Cummings
Otorrinolaringologia
CIRURGIA DE CABEÇA E PESCOÇO

VOLUME I

PARTE I Otorrinolaringologia Geral
Paul W. Flint, Editor

PARTE II Cirurgia Facial Plástica e Reconstrutiva
J. Regan Thomas, Editor

SEÇÃO 1: CIRURGIA FACIAL

SEÇÃO 2: RINOPLASTIA

PARTE III Seios, Rinologia e Alergia/Imunologia
Valerie J. Lund, Editor

PARTE IV Laringologia e Broncoesofagologia
Paul W. Flint, Editor

PARTE V Cirurgia de Cabeça e Pescoço e Oncologia
Bruce J. Haughey | K. Thomas Robbins, Editors

SEÇÃO 1: CONSIDERAÇÕES GERAIS

SEÇÃO 2: GLÂNDULAS SALIVARES

SEÇÃO 3: CAVIDADE ORAL

SEÇÃO 4: FARINGE E ESÔFAGO

SEÇÃO 5: LARINGE

SEÇÃO 6: PESCOÇO

SEÇÃO 7: TIREOIDE/PARATIREOIDE

VOLUME II

PARTE VI Otologia, Neurotologia e Cirurgia da Base do Crânio
John K. Niparko, Editor

SEÇÃO 1: CIÊNCIA BÁSICA

SEÇÃO 2: AVALIAÇÃO DIAGNÓSTICA

SEÇÃO 3: ORELHA EXTERNA

SEÇÃO 4: ORELHA MÉDIA, MASTOIDE E OSSO TEMPORAL

SEÇÃO 5: ORELHA INTERNA

SEÇÃO 6: ESTÍMULO POR PRÓTESE AUDITIVA, APARELHOS E REABILITAÇÃO AUDITIVA

SEÇÃO 7: DISTÚRBIOS VESTIBULARES

SEÇÃO 8: DISTÚRBIOS DO NERVO FACIAL

SEÇÃO 9: BASE DO CRÂNIO

PARTE VII Otorrinolaringologia Pediátrica
Marci M. Lesperance, Editor

SEÇÃO 1: GERAL

SEÇÃO 2: CRANIOFACIAL

SEÇÃO 3: PERDA AUDITIVA E OTOLOGIA PEDIÁTRICA

SEÇÃO 4: INFECÇÕES E INFLAMAÇÃO

SEÇÃO 5: CABEÇA E PESCOÇO

SEÇÃO 6: FARINGE, LARINGE, TRAQUEIA E ESÔFAGO

Cummings
Otorrinolaringologia
CIRURGIA DE CABEÇA E PESCOÇO

Paul W. Flint, MD
Professor and Chair
Department of Otolaryngology–Head and
 Neck Surgery
Oregon Health & Science University
Portland, Oregon

Bruce H. Haughey, MBChB
Professor and Director
Head and Neck Surgical Oncology
Department of Otolaryngology–Head and
 Neck Surgery
Washington University School of Medicine
St. Louis, Missouri

Valerie Lund, CBE, MD
Professor of Rhinology
University College London
London, United Kingdom

John K. Niparko, MD
Tiber Alpert Professor and Chair
Department of Otolaryngology–Head and
 Neck Surgery
The Keck School of Medicine of the University of
 Southern California
Los Angeles, California

K. Thomas Robbins, MD
Professor
Division of Otolaryngology–Head and
 Neck Surgery
Executive Director Emeritus
Simmons Cancer Institute at SIU
Simmons Endowed Chair of Excellence
 in Oncology
Southern Illinois University School of Medicine
Springfield, Illinois

J. Regan Thomas, MD
Mansueto Professor and Chairman
Department of Otolaryngology–Head and
 Neck Surgery
University of Illinois
Chicago, Illinois

Marci M. Lesperance, MD
Professor, Department of Otolaryngology–
 Head and Neck Surgery
Chief, Division of Pediatric Otolaryngology
University of Michigan Health System
Ann Arbor, Michigan

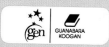

© 2017 Elsevier Editora Ltda.
Todos os direitos reservados e protegidos pela Lei 9.610 de 19/02/1998.
Nenhuma parte deste livro, sem autorização prévia por escrito da editora, poderá ser reproduzida ou transmitida sejam quais forem os meios empregados: eletrônicos, mecânicos, fotográficos, gravação ou quaisquer outros.

ISBN: 978-85-352-8465-2
ISBN versão eletrônica: 978-85-352-8636-6

CUMMINGS OTOLARYNGOLOGY – HEAD AND NECK SURGERY 6TH EDITION
Copyright © 2015 by Saunders, an imprint of Elsevier Inc.
Copyright © 2010, 2005, 1998, 1993, 1986 by Mosby, Inc.

This translation of Cummings Otolaryngology – Head and Neck Surgery, 6th Edition, by Paul W. Flint, Bruce H. Haughey, Valerie J. Lund, John K. Niparko, K. Thomas Robbins, J. Regan Thomas and Marci M. Lesperance was undertaken by Elsevier Editora Ltda and is published by arrangement with Elsevier Inc.

Esta tradução de Cummings Otolaryngology – Head and Neck Surgery, 6th Edition, de Paul W. Flint, Bruce H. Haughey, Valerie J. Lund, John K. Niparko, K. Thomas Robbins, J. Regan Thomas e Marci M. Lesperance, foi produzida por Elsevier Editora Ltda e publicada em conjunto com Elsevier Inc.

ISBN: 978-1-4557-4696-5

Capa: Studio Creamcrakers

Editoração Eletrônica: DTPhoenix Editorial

Elsevier Editora Ltda.
Conhecimento sem Fronteiras

Rua Sete de Setembro, nº 111 – 16º andar
20050-006 – Centro – Rio de Janeiro – RJ

Rua Quintana, nº 753 – 8º andar
04569-011 – Brooklin – São Paulo – SP

Serviço de Atendimento ao Cliente
0800 026 53 40
atendimento1@elsevier.com

Consulte nosso catálogo completo, os últimos lançamentos e os serviços exclusivos no site www.elsevier.com.br

---

NOTA
Como as novas pesquisas e a experiência ampliam o nosso conhecimento, pode haver necessidade de alteração dos métodos de pesquisa, das práticas profissionais ou do tratamento médico. Tanto médicos quanto pesquisadores devem sempre basear-se em sua própria experiência e conhecimento para avaliar e empregar quaisquer informações, métodos, substâncias ou experimentos descritos neste texto. Ao utilizar qualquer informação ou método, devem ser criteriosos com relação a sua própria segurança ou a segurança de outras pessoas, incluindo aquelas sobre as quais tenham responsabilidade profissional.
Com relação a qualquer fármaco ou produto farmacêutico especificado, aconselha-se o leitor a cercar-se da mais atual informação fornecida (i) a respeito dos procedimentos descritos, ou (ii) pelo fabricante de cada produto a ser administrado, de modo a certificar-se sobre a dose recomendada ou a fórmula, o método e a duração da administração, e as contraindicações. É responsabilidade do médico, com base em sua experiência pessoal e no conhecimento de seus pacientes, determinar as posologias e o melhor tratamento para cada paciente individualmente, e adotar todas as precauções de segurança apropriadas.
Para todos os efeitos legais, nem a Editora, nem autores, nem editores, nem tradutores, nem revisores ou colaboradores, assumem qualquer responsabilidade por qualquer efeito danoso e/ou malefício a pessoas ou propriedades envolvendo responsabilidade, negligência etc. de produtos, ou advindos de qualquer uso ou emprego de quaisquer métodos, produtos, instruções ou ideias contidos no material aqui publicado.

O Editor

CIP-Brasil. Catalogação na publicação.
Sindicato Nacional dos Editores de Livros, RJ

C975
6. ed
Cummings otorrinolaringologia: cirurgia de cabeça e pescoço / Paul W. Flint ... [et. al.]; tradução Cristiana Caldas Osorio, Karina Penedo Carvalho, Luiz Cláudio de Queiroz Faria. - 6. ed. - Rio de Janeiro: Elsevier
1888 p. : il. ; 28 cm.

Tradução de: Cummings otolaryngology
Inclui bibliografia e índice
ISBN 978-85-352-8465-2

1. Otorrinolaringologia – Manuais, guias, etc. 2. Cabeça – Tumores – Manuais, guias, etc.. 3. Cabeça – Cirurgia – Manuais, guias, etc. 4. Pescoço – Tumores – Manuais, guias, etc. 5. Pescoço – Cirurgia – Manuais, guias, etc. I. Flint, Paul W.

CDD: 617.51
CDU: 616.21

16-36951

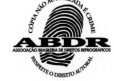

Tradução e Revisão Científica

COORDENAÇÃO DA REVISÃO CIENTÍFICA

Shirley Shizue Nagata Pignatari
Mestre e Doutora pelo Departamento de
Otorrinolaringologia e Cirurgia de Cabeça e Pescoço da
Universidade Federal de São Paulo (UNIFESP)
Pós-doutora pela Disciplina de Moléstias Infecciosas da
UNIFESP
Fellowship em Otolaryngology pela University of Iowa
(UIHC), Estados Unidos

REVISÃO CIENTÍFICA

Claudia Antunha de Freitas (Capítulo 42)
Especialista em Otorrinolaringologia pelo Departamento de
Otorrinolaringologia e Cirurgia de Cabeça e Pescoço da
UNIFESP
Fellowship pela Disciplina de Otorrinolaringologia Pediátrica
do Departamento de Otorrinolaringologia e Cirurgia de
Cabeça e Pescoço da UNIFESP

Eduardo Macoto Kosugi (Capítulos 4, 18, 19 e 90)
Mestre, Doutor e Professor Adjunto da Disciplina de
Rinologia do Departamento de Otorrinolaringologia e
Cirurgia de Cabeça e Pescoço da UNIFESP

Erika Mucciolo Cabernite (Capítulos 25 e 44)
Especialista em Otorrinolaringologia pelo Hospital do
Servidor Público Estadual de São Paulo
Fellowship pela Disciplina de Rinologia do Departamento de
Otorrinolaringologia e Cirurgia de Cabeça e Pescoço da
UNIFESP

Fábio Brodskyn (Capítulos 54 e 55)
Especialista em Otorrinolaringologia e Cirurgia de Cabeça e
Pescoço
Mestre em Ciências e Médico Assistente da Disciplina de
Cirurgia de Cabeça e Pescoço do Departamento de
Otorrinolaringologia e Cirurgia de Cabeça e Pescoço da
UNIFESP

Giuliano Bongiovani (Capítulos 7, 10, 11, 14, 15, 17, 23, 26, 46
e 89)
Especialista em Otorrinolaringologia
Mestre em Ciências da Disciplina de Rinologia do
Departamento de Otorrinolaringologia e Cirurgia de
Cabeça e Pescoço da UNIFESP

Giuliano Molina de Melo (Capítulos 35, 36, 37, 39, 43 e 49)
Mestre em Otorrinolaringologia e Cirurgia de Cabeça e
Pescoço pela Universidade de São Paulo (USP)
Doutor em Ciências e Médico Assistente da Disciplina de
Cirurgia de Cabeça e Pescoço do Departamento de
Otorrinolaringologia e Cirurgia de Cabeça e Pescoço da
UNIFESP

Hudson Godeiro de Araújo Teixeira (Capítulos 22 e 24)
Especialista em Otorrinolaringologia pelo Departamento de
Otorrinolaringologia e Cirurgia de Cabeça e Pescoço da
UNIFESP
Fellowship pela Disciplina de Rinologia do Departamento de
Otorrinolaringologia e Cirurgia de Cabeça e Pescoço da
UNIFESP

José Ricardo Gurgel Testa (Capítulos 13, 57, 58, 61, 63, 67 a
70, 79, 86, 87 e 88)
Mestre, Doutor e Professor Adjunto da Disciplina de Otologia
e Otoneurologia
Chefe da Disciplina de Otologia e Otoneurologia do
Departamento de Otorrinolaringologia e Cirurgia de
Cabeça e Pescoço da UNIFESP

Juliana Antoniolli Duarte (Capítulos 60, 62, 74, 75, 76 e 81)
Especialista em Otorrinolaringologia
Mestre em Ciências e Médico Assistente da Disciplina de
Otologia e Otoneurologia do Departamento de
Otorrinolaringologia e Cirurgia de Cabeça e Pescoço da
UNIFESP

Juliana Hermann (Capítulos 51 e 56)
Especialista em Otorrinolaringologia
Mestre e Doutora em Ciências pelo Departamento de
Otorrinolaringologia e Cirurgia de Cabeça e Pescoço da
UNIFESP

Luciano Rodrigues Neves (Capítulos 8, 27 a 32)
Mestre, Doutor e Professor Assistente
Chefe do Serviço de Pronto Socorro e Coordenador do
Programa de Educação Médica Continuada do
Departamento de Otorrinolaringologia e Cirurgia de
Cabeça e Pescoço da UNIFESP

Luiz Bastos (Capítulo 12)
Especialista em Otorrinolaringologia e Cirurgia de Cabeça e
Pescoço
Mestre em Ciências pela Disciplina de Cirurgia de Cabeça e
Pescoço do Departamento de Otorrinolaringologia e
Cirurgia de Cabeça e Pescoço da UNIFESP

Marcel Palumbo (Capítulos 2 e 3)
Especialista em Otorrinolaringologia e Cirurgia de Cabeça e
Pescoço
Mestre em Ciências e Médico Assistente da Disciplina de
Cirurgia de Cabeça e Pescoço do Departamento de
Otorrinolaringologia e Cirurgia de Cabeça e Pescoço da
UNIFESP

Márcio Cavalcante Salmito (Capítulos 77, 82 a 85)
Especialista em Otorrinolaringologia
Mestre em Ciências e Médico Assistente da Disciplina de
Otologia e Otoneurologia do Departamento de
Otorrinolaringologia e Cirurgia de Cabeça e Pescoço da
UNIFESP

TRADUÇÃO E REVISÃO CIENTÍFICA

Mariana de Novaes Carvalho Santos (Capítulo 9)
Especialista em Otorrinolaringologia pelo Departamento de
Otorrinolaringologia da Faculdade de Medicina da Santa
Casa de Misericórdia de São Paulo.
Fellowship pela Disciplina de Otorrinolaringologia Pediátrica
do Departamento de Otorrinolaringologia e Cirurgia de
Cabeça e Pescoço da UNIFESP

Norma Oliveira Penido (Capítulos 59, 64, 65, 66, 71, 72, 73,
78, 80 e 91)
Mestre, Doutora e Professora Adjunta da Disciplina de
Otologia e Otoneurologia
Coordenadora da Pós Graduação do Departamento de
Otorrinolaringologia e Cirurgia de Cabeça e Pescoço da
UNIFESP
Fellowship em Otorrinolaringologia pela House Ear Institute
e pela Universidade de Southern California School of
Medicine, Estados Unidos

Onivaldo Cervantes (Capítulos 5, 6, 38, 45, 47, 48, 50 e 52)
Mestre, Doutor e Professor Livre Docente da Disciplina de
Cirurgia de Cabeça e Pescoço do Departamento de
Otorrinolaringologia e Cirurgia de Cabeça e Pescoço da
UNIFESP

Rodrigo de Oliveira Santos (Capítulos 34, 41 e 53)
Mestre, Doutor e Professor Adjunto da Disciplina de Cirurgia
de Cabeça e Pescoço do Departamento de
Otorrinolaringologia e Cirurgia de Cabeça e Pescoço da
UNIFESP

Shirley Shizue Nagata Pignatari (Capítulos 16, 33, 40, 92 a
108 e Índice)

Thiago Luis Rosado Soares de Araujo (Capítulos 20 e 21)
Especialista em Otorrinolaringologia pelo Departamento de
Otorrinolaringologia e Cirurgia de Cabeça e Pescoço da
UNIFESP
Fellowship pela Disciplina de Rinologia do Departamento de
Otorrinolaringologia e Cirurgia de Cabeça e Pescoço da
UNIFESP

Vitor Chen (Capítulos 1, 9 e 42)
Especialista em Otorrinolaringologia, Mestre em Ciências e
Médico Assistente da Disciplina de Otorrinolaringologia
Pediátrica do Departamento de Otorrinolaringologia e
Cirurgia de Cabeça e Pescoço da UNIFESP

TRADUÇÃO

Adilson Salles (Capítulos 24, 26, 27 e 28)
Mestre em Anatomia Humana, Departamento de Anatomia
do Instituto de Ciências Biomédicas da Universidade
Federal do Rio de Janeiro (UFRJ)
Doutor em Medicina, Faculdade de Medicina da UFRJ
Professor Adjunto do Instituto de Ciências Biomédicas da
UFRJ
Pesquisador do Departamento de Antropologia do Museu
Nacional da UFRJ

Adriana de Siqueira (Capítulo 7)
Médica Veterinária pela Universidade Federal do Paraná
(UFPR)
Mestra em Ciências pelo Programa de Patologia
Experimental e Comparada da Faculdade de Medicina
Veterinária e Zootecnia da USP (FMVZ-USP)
Doutora em Ciências pelo Programa de Patologia
Experimental e Comparada da FMVZ-USP

Alexandre Aldiguieri Soares (Capítulos 67 e 68)
Médico pela UFRJ
Residência em Clínica Médica pelo Hospital Naval Marcílio
Dias
Residência em Endocrinologia pelo Instituto Estadual de
Diabetes e Endocrinologia Luiz Capriglione (Iede-RJ)

Aline Santana da Hora (Capítulos 16, 21 e 22)
Graduada em Medicina Veterinária pela Universidade do
Estado de Santa Catarina (CAV-UDESC)
Mestre em Clínica Veterinária pela FMVZ-USP
Doutora em Ciências pela FMVZ-USP
Pós-doutoranda pela FMVZ-USP

Ana Julia Perrotti-Garcia (Capítulos 8, 9 e 18)
Cirurgiã-dentista pela Faculdade de Odontologia da USP
Tradutora Intérprete pela Faculdades Metropolitanas Unidas
Especialista em Cirurgia e Traumatologia Bucomaxilofacial
pela Metodista/Rudge Ramos
Especialista em Tradução pela Faculdade de Filosofia, Letras
e Ciências Humanas (FFLCH) da USP
Mestre em Linguística Aplicada pelo Programa de Pós-
Graduação em Linguística Aplicada e Estudos da
Linguagem da Pontifícia Universidade Católica de São
Paulo (LAEL, PUC-SP)
Doutora em Língua Inglesa pelo departamento de Línguas
Modernas da FFLCH-USP.
Intérprete Médica membro da International Medical
Interpreters Association (IMIA) e da American Translators
Association (ATA), Estados Unidos

Andrea Favano (Capítulos 81, 85 e Índice)
Cirurgiã-Dentista pela Faculdade de Odontologia da USP
Certificado de Proficiência em Inglês pela Universidade de
Cambridge, Reino Unido
Tradutora-Intérprete pelo Centro Universitário Ibero-
Americano (UNIBERO)
Especialista em Tradução Inglês–Português pela Universidade
Gama Filho

Carla Tavares Ramos da Silva (78 e 79)
Licenciada em Língua Inglesa pela Universidade do Estado
do Rio de Janeiro (UERJ)
Coordenadora Pedagógica do Cultural Norte-Americano

Carolina Santos Bosaipo (Capítulos 97 e 98)
Especializanda em Otorrinolaringologia pela Escola Paulista
de Medicina da UNIFESP

Cristiana Caldas Osorio (Capítulos 99, 100, 101, 102, 103,104 e
108)
Graduada em Medicina pela UFRJ
Residência em Pediatria no Hospital dos Servidores do
Estado do Rio de Janeiro
Residência em Nefrologia Pediátrica no Hospital Geral de
Bonsucesso
Mestre em Saúde da Criança pelo Instituto Fernandes
Figueira/Fiocruz

Débora Rodrigues Fonseca (Capítulos 12, 41 e 43)
Graduada em Odontologia pela UFRJ
Especialista em Cirurgia e Traumatologia Bucomaxilofacial
pela UFRJ
Mestre em Ciências Morfológicas pela UFRJ

Denise Rodrigues (Capítulos 10, 13 e 14)
Bacharel em Tradução pela Universidade de Brasília (UnB)
Pós-graduada em Tradução pela Universidade de Franca

TRADUÇÃO E REVISÃO CIENTÍFICA

Douglas Futuro (Capítulos 11 e 23)
Médico

Felipe Gazza Romão (Capítulos 86, 87 e 88)
Professor da Faculdades Integradas de Ourinhos (FIO)
Mestre pelo Departamento de Clínica Veterinária da
 Faculdade de Medicina Veterinária e Zootecnia (FMVZ-
 UNESP) Botucatu
Residência em Clínica Médica de Pequenos Animais na
 FMVZ-UNESP Botucatu

Fernando Mundim (Capítulo 6)
Professor adjunto do Instituto de Psiquiatria da Faculdade de
 Medicina da UFRJ

Ivellise Maíra Alves (Capítulos 61 e 64)
Graduanda de Filosofia pela USP

José de Assis Silva Júnior (Capítulo 34)
Mestre e Doutor em Patologia pela Universidade Federal
 Fluminense (UFF)
Especialista em Estomatologia pela UFRJ

Karina Penedo Carvalho (Capítulos 38, 39, 55, 56, 89, 90 e 91)
Doutora em Biologia Humana e Experimental pela UERJ
Mestre em Morfologia pela Pós-Graduação em Biologia
 Humana e Experimental da UERJ
Bióloga pela UERJ

Laise Cavalhieri (Capítulo 92, 93, 95 e 95)
Graduada em Medicina na Faculdade de Ciências Médicas de
 Santos
Residente do Segundo Ano de Otorrinolaringologia da
 UNIFESP

Luiz Claudio de Queiroz Faria (Capítulos 29 a 32, 45 a 48, 51,
 52, 53, 71 a 77, 82, 83 e 84)
Tradutor Técnico Inglês–Português

Luiz Frazão Filho (Capítulos 5 e 25)
Tradutor/intérprete pela Universidade Estácio de Sá e
 Brasillis Idiomas
Certificate of Proficiency in English, University of Michigan,
 Ann Arbor, Michigan, Estados Unidos

Manoel Giffoni (Capítulos 15, 17, 50, 62 e 63)
Tradutor

Marcella de Melo Silva (Capítulos 19 e 35)
Graduada em Psicologia pela UERJ
Especializada em Tradução pelo Curso de Tradutores Daniel
 Brilhante de Brito

Maria Claudia Lopes da Silva (Capítulos 36, 42, 44 e 69)
Médica Veterinária pela FMVZ-USP
Residente em Patologia Animal pela FMVZ-UNESP
Mestre em Patologia Animal pela FMVZ-UNESP

Mariangela Pinheiro de Magalhães Oliveira (Capítulos 20 e 40)
Graduada em Nutrição pela Faculdade de Saúde Pública da
 USP
Especialista em Alimentação Coletiva pela Associação
 Brasileira de Nutrição (ASBRAN)
Pós-graduada em Obesidade e Emagrecimento pela
 Universidade Gama Filho (UGF)
Pós-graduada em Administração de Recursos Humanos pela
 Fundação Armando Álvares Penteado (FAAP)

Marie Odile (Capítulos 57 a 60)
Tradutora

Mateus de Souza Ribeiro Mioni (Capítulos 70 e 80)
Residência em Inspeção Sanitária de Alimentos na
 FMVZ-UNESP
Mestre em Medicina Veterinária Preventiva pela
 FMVZ-UNESP
Professor Substituto da Disciplina de Biossegurança na
 FMVZ-UNESP

Mirela Lienly Ong (Capítulos 33, 37 e 54)
Medica Veterinária, Universidade Anhembi Morumbi
Especialista em Ultrassonografia de Pequenos Animais pelo
 Instituto Veterinário de Imagem

Raquel de Souza (Capítulos 65 e 66)
Tradutora

Silvia Spada (Capítulo 49)
Professora pela Faculdade de Filosofia, Letras e Ciências
 Humanas da USP
Certificada em tradução por Curso Extracurricular de Prática
 de Tradução da USP

Sueli Toledo Basile (Capítulo 96)
Tradutora pelo Instituto Presbiteriano Mackenzie e Cell-lep

Teodoro Lorent (Capítulos 1 a 4, 105, 106 e 107)
Mestre em Letras e Literatura Comparada pela Universidade
 de Wisconsin, Estados Unidos

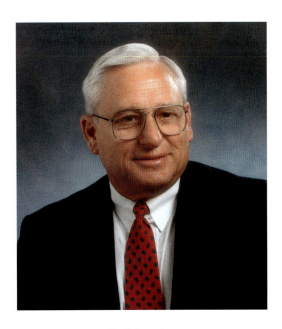

In Memoriam

Charles Krause, MD

Founding Editor de *Otorrinolaringologia – Cirurgia de Cabeça e Pescoço*

Em 7 de fevereiro de 2013, a otorrinolaringologia e a comunidade da University of Michigan perderam um de seus maiores líderes: Charles J. Krause, MD. Dr. Krause foi editor sênior das três primeiras edições de *Otorrinolaringologia – Cirurgia de Cabeça e Pescoço*. Por seu serviço e muitas contribuições para a especialidade, dedicamos a sexta edição a Charles J. "Chuck" Krause, MD, e oferecemos esta homenagem.

Dr. Krause recebeu seu diploma de Medicina em 1962 pela State University of Iowa, agora conhecida como a University of Iowa. Depois de completar sua residência em otorrinolaringologia nessa mesma universidade, ele iniciou sua carreira como parte do corpo docente. Recrutado para a University of Michigan, em 1977, o Dr. Krause atuou como Chair do Department of Otolaryngology – Head and Neck Surgery de 1977 até 1992. Ele permaneceu ativo como docente até 2000 e ocupou posições de liderança no hospital e em centros de saúde, além da Faculdade de Medicina.

Enquanto esteve em Michigan, Dr. Krause transformou o departamento por meio da introdução de divisões especializadas na prática médico-acadêmica para os membros do corpo docente, recrutando novos professores, melhorando as instalações clínicas e reforçando os aspectos relacionados com pesquisa básica e residência médica.

Além de seu papel como chefe de departamento, ele serviu à University of Michigan como Chief of Clinical Affairs, Senior Associate Dean of the Medical School e Senior Associate Hospital Director. Também liderou o desenvolvimento do M-CARE (Medical Care Availability and Reduction of Error), um projeto de saúde lançado pela universidade em 1986, e foi seu primeiro presidente. Comandou ainda o planejamento estratégico das primeiras instalações de saúde satélite da universidade, fora do *campus* médico principal.

Em nível nacional, o Dr. Krause atuou como presidente de organizações como a American Academy of Otolaryngology – Head and Neck Surgery, a American Society of Head and Neck Surgery, a American Board of Otolaryngology e a American Academy of Facial Plastic and Reconstructive Surgery.

Dr. Krause é lembrado como um visionário calmo e reflexivo que, por meio da construção de consensos e aproximação de pessoas, orientou dezenas de formandos a carreiras de sucesso.

Conforme descrito pelo Dr. Charles W. Cummings, "Chuck era uma pessoa firme que poderia suprimir qualquer fomento político. Seu comportamento não era sensacionalista, mas crível... Uma personalidade altruísta. Seu influxo foi seminal para o progresso da especialidade em Oncologia de Cabeça e Pescoço e Cirurgia Plástica Facial."

Em novembro de 2012, ele e sua esposa Barbara participaram da primeira cerimônia "Charles J. Krause, MD, Collegiate Professorship in Otolaryngology", uma honra oferecida a Carol Bradford, MD, FACS, Chair of Otolaryngology – Head and Neck Surgery. A cadeira de professor irá garantir que o chefe de departamento encarne os ideais do Dr. Krause e promova um ambiente que leve excelência e integridade à assistência clínica, à educação e à pesquisa.

Os editores da sexta edição são eternamente gratos pela dedicação e pelo empenho de Chuck Krause com seus pacientes e à Otorrinolaringologia – Cirurgia de Cabeça e Pescoço.

Colaboradores

Waleed M. Abuzeid, MD
Clinical Instructor
Department of Otolaryngology–Head and Neck Surgery
Stanford Sinus Center
Palo Alto, California

Meredith E. Adams, MD
Assistant Professor
Department of Otolaryngology–Head & Neck Surgery
and Neurosurgery
University of Minnesota
Minneapolis, Minnesota

Peter A. Adamson, MD
Professor and Head
Division of Facial Plastic and Reconstructive Surgery
Department of Otolaryngology–Head and Neck Surgery
University of Toronto Faculty of Medicine
Toronto, Ontario, Canada

Antoine Adenis, MD, PhD
Past Chair
Unicancer Gastrointestinal Cooperative Study Group;
Professor of Medical Oncology
Catholic University;
Head, Gastrointestinal Oncology Department
Northern France Cancer Center
Lille, France

Seth A. Akst, MD, MBA
Assistant Professor
Department of Anesthesiology & Critical Care Medicine
George Washington University Medical Center
Washington, DC

Sheri L. Albers, DO
Fellow
Pain Management and Spinal Interventional Neuroradiology
University of California–San Diego School of Medicine
UC San Diego Medical Center
San Diego, California

Clint T. Allen, MD
Assistant Professor
Department of Otolaryngology–Head and Neck Surgery
Johns Hopkins School of Medicine
Baltimore, Maryland

Carryn Anderson, MD
Department of Radiation Oncology
University of Iowa Hospitals & Clinics
Iowa City, Iowa

William B. Armstrong, MD
Professor and Chair
Department of Otolaryngology–Head and Neck Surgery
University of California–Irvine
Irvine, California

Michelle G. Arnold, MD
Department of Otolaryngology
Naval Medical Center San Diego
San Diego, California

Moisés A. Arriaga, MD, MBA
Clinical Professor and Director of Otology and Neurotology
Department of Otolaryngology and Neurosurgery
Louisiana State University Health Sciences Center;
Medical Director
Hearing and Balance Center
Culicchia Neurological Clinic
New Orleans, Louisiana;
Medical Director
Louisiana State University Our Lady of the Lake Hearing
and Balance Center
Our Lady of the Lake Regional Medical Center
Baton Rouge, Louisiana

H. Alexander Arts, MD
Professor
Departments of Otolaryngology and Neurosurgery
University of Michigan Medical School
Ann Arbor, Michigan

Yasmine A. Ashram, MD
Assistant Professor
Department of Physiology
Consultant Intraoperative Neurophysiologist
Faculty of Medicine
Alexandria University
Alexandria, Egypt

Nafi Aygun, MD
Associate Professor of Radiology
Russel H. Morgan Department of Radiology
Johns Hopkins University
Baltimore, Maryland

Douglas D. Backous, MD
Director
Listen For Life Center
Virginia Mason Medical Center
Seattle, Washington;
Department of Otolaryngology–Head and Neck Surgery
Madigna Army Medical Center
Fort Lewis, Washington

Shan R. Baker, MD
Professor
Facial Plastic and Reconstructive Surgery
Department of Otolaryngology–Head and Neck Surgery
University of Michigan
Ann Arbor, Michigan

xi

COLABORADORES

Thomas J. Balkany, MD
Hotchkiss Endowment Professor and Chairman Emeritus
Department of Otolaryngology
Professor of Neurological Surgery and Pediatrics
University of Miami Miller School of Medicine
Miami, Florida

Leonardo Balsalobre, MD
Rhinology Fellow
Sao Paulo ENT Center
Edmundo Vasconcelos Hospital
São Paulo, Brazil

Fuad M. Baroody, MD
Professor of Surgery
Section of Otolaryngology–Head and Neck Surgery
Professor of Pediatrics
University of Chicago Medicine
Chicago, Illinois

Nancy L. Bartlett, MD
Professor of Medicine
Komen Chair in Medical Oncology
Washington University School of Medicine;
Medical Oncologist
Siteman Cancer Center
St. Louis, Missouri

Robert W. Bastian, MD
Founder and Director
Bastian Voice Institute
Downers Grove, Illinois

Gregory J. Basura, MD, PhD
Assistant Professor
Department of Otolaryngology–Head and Neck Surgery
University of Michigan
Ann Arbor, Michigan

Carol A. Bauer, MD
Professor of Otolaryngology–Head and Neck Surgery
Southern Illinois University School of Medicine
Springfield, Illinois

Shethal Bearelly, MD
Resident Physician
Department of Otolaryngology–Head and Neck Surgery
University of California–San Francisco
San Francisco, California

Mark J. Been, MD
Department of Otolaryngology–Head and Neck Surgery
University of Cincinnati School of Medicine
Cincinnati, Ohio

Diana M. Bell, MD
Assistant Professor
Head and Neck Pathology
University of Texas M.D. Anderson Cancer Center
Houston, Texas

Michael S. Benninger, MD
Chairman
Head and Neck Institute
The Cleveland Clinic;
Professor
Cleveland Clinic Lerner College of Medicine of Case Western
    Reserve University
Cleveland, Ohio

Arnaud F. Bewley, MD
Assistant Professor
Department of Otolaryngology–Head and Neck Surgery
University of California–Davis
Sacramento, California

Prabhat K. Bhama, MD, MPH
Department of Otolaryngology–Head and Neck Surgery
Alaska Native Medical Center
Anchorage, Alaska

Nasir Islam Bhatti, MD
Director
Airway and Tracheostomy Service
Associate Professor
Department of Otolaryngology–Head and Neck Surgery
Department of Anesthesiology and Critical Care Medicine
Johns Hopkins University School of Medicine
Baltimore, Maryland

Amit D. Bhrany, MD
Assistant Professor
Department of Otolaryngology–Head and Neck Surgery
University of Washington
Seattle, Washington

Benjamin S. Bleier, MD
Assistant Professor
Department of Otology and Laryngology
Harvard Medical School, Massachusetts Eye and Ear
    Infirmary
Boston, Massachusetts

Andrew Blitzer, MD, DDS
Professor of Clinical Otolaryngology
Columbia University College of Physicians and Surgeons
Director
New York Center for Voice and Swallowing Disorders
New York, New York

Michael M. Bottros, MD
Assistant Professor
Department of Anesthesiology
Washington University School of Medicine
St. Louis, Missouri

Derald E. Brackmann, MD
Clinical Professor of Otolaryngology
Department of Head & Neck and Neurological Surgery
University of Southern California School of Medicine;
Associate and Board Member
House Ear Clinic
Los Angeles, California

Carol R. Bradford, MD
Charles J. Krause MD Collegiate Professor and Chair
Department of Otolaryngology–Head and Neck Surgery
University of Michigan
Ann Arbor, Michigan

Gregory H. Branham, MD
Professor and Chief
Facial Plastic and Reconstructive Surgery
Washington University in St. Louis
St. Louis, Missouri

Barton F. Branstetter IV, MD
Chief of Neuroradiology
Department of Radiology
University of Pittsburgh Medical Center;
Professor
Departments of Radiology, Otolaryngology,
and Biomedical Informatics
University of Pittsburgh
Pittsburgh, Pennsylvania

Jason A. Brant, MD
Resident Physician
Department of Otorhinolaryngology–Head and Neck Surgery
Hospitals of the University of Pennsylvania
Philadelphia, Pennsylvania

Michael J. Brenner, MD
Associate Professor
Kresge Hearing Research Institute
Division of Facial Plastic and Reconstructive Surgery
Department of Otolaryngology–Head and Neck Surgery
University of Michigan School of Medicine
Ann Arbor, Michigan

Scott Brietzke, MD, MPH
Director of Pediatric Otolaryngology and Sleep Surgery
Department of Otolaryngology
Walter Reed National Military Medical Center;
Associate Professor of Surgery
Department of Surgery
Uniformed Services University of the Health Sciences
Bethesda, Maryland

Robert J.S. Briggs, MBBS
Clinical Associate Professor
Department of Otolaryngology
The University of Melbourne
Melbourne, Australia

Jennifer Veraldi Brinkmeier, MD
Clinical Lecturer
Department of Otolaryngology–Head and Neck Surgery
Division of Pediatric Otolaryngology
University of Michigan
Ann Arbor, Michigan

Hilary A. Brodie, MD, PhD
Professor and Chair
Department of Otolaryngology
University of California–Davis School of Medicine
Sacramento, California

Carolyn J. Brown, PhD
Professor
Department of Communication Sciences and Disorders
Department of Otolaryngology–Head and Neck Surgery
University of Iowa
Iowa City, Iowa

David J. Brown, MD
Associate Professor Department of Otolaryngology–Head
and Neck Surgery
Division of Pediatric Otolaryngology
University of Michigan
Ann Arbor, Michigan

Kevin D. Brown, MD, PhD
Assistant Professor
Department of Otolaryngology–Head and Neck Surgery
Weill Cornell Medical College
New York, New York

Lisa M. Brown, MD, MAS
Cardiothoracic Surgery Fellow
Washington University in St. Louis
St. Louis, Missouri

Cameron L. Budenz, MD
Neurotology Fellow
Department of Otolaryngology–Head and Neck Surgery
University of Michigan
Ann Arbor, Michigan

John P. Carey, MD
Professor and Division Head for Otology, Neurotology,
and Skull Base Surgery
Department of Otolaryngology–Head and Neck Surgery
Johns Hopkins University School of Medicine
Baltimore, Maryland

Margaretha L. Casselbrandt, MD, PhD
Director
Division of Pediatric Otolaryngology
Children's Hospital of Pittsburgh
University of Pittsburgh School of Medicine
Pittsburgh, Pennsylvania

Paolo Castelnuovo, MD
Professor
University of Insubria
Chairman
Ospedale di Circolo e Fondazione Macchi
Varese, Italy

Kenny H. Chan, MD
Professor of Otolaryngology
University of Colorado School of Medicine
Chief
Pediatric Otolaryngology
Children's Hospital Colorado
Aurora, Colorado

Burke E. Chegar, MD
Clinical Assistant Professor
Department of Dermatology
Indiana University School of Medicine
Indianapolis, Indiana;
President
Chegar Facial Plastic Surgery
Carmel, Indiana

Eunice Y. Chen, MD, PhD
Assistant Professor
Departments of Surgery and Pediatrics
Dartmouth Hitchcock Medical Center
Lebanon, New Hampshire

COLABORADORES

Alan G. Cheng, MD
Assistant Professor of Otolaryngology–Head and Neck Surgery
Assistant Professor of Pediatrics
Akiko Yamazaki and Jerry Yang Faculty Scholar
Children's Health
Stanford University School of Medicine
Stanford, California

Douglas B. Chepeha, MD, MSPH
Professor
Department of Otolaryngology–Head and Neck Surgery
University of Michigan
Ann Arbor, Michigan

Tendy Chiang, MD
Assistant Professor
Department of Pediatric Otolaryngology
Children's Hospital Colorado
Aurora, Colorado

Wade W. Chien, MD
Assistant Professor
Department of Otolaryngology–Head and Neck Surgery
Johns Hopkins School of Medicine
Baltimore, Maryland;
Staff Clinician
National Institute on Deafness and Other
   Communication Disorders
National Institutes of Health
Bethesda, Maryland

Sukgi S. Choi, MD
Director and Eberly Chair
Department of Pediatric Otolaryngology
Children's Hospital of Pittsburgh of UPMC
Professor
Department of Otolaryngology
University of Pittsburgh School of Medicine
Pittsburgh, Pennsylvania

Richard A. Chole, MD, PhD
Lindburg Professor and Chairman
Department of Otolaryngology
Washington University School of Medicine
St. Louis, Missouri

James M. Christian, DDS, MBA
Associate Professor
Department of Oral and Maxillofacial Surgery
University of Tennessee College of Dentistry
Memphis, Tennessee

Eugene A. Chu, MD
Facial Plastic and Reconstructive Surgery, Rhinology, and
   Skull Base Surgery
Kaiser Permanente Head & Neck Surgery;
Clinical Assistant Professor
Facial Plastic and Reconstructive Surgery
UCI Department of Otolaryngology–Head and Neck Surgery
Downey, California

Robert Chun, MD
Associate Professor
Associate Residence Program Director
Children's Hospital of Wisconsin
Department of Otolaryngology
Medical College of Wisconsin
Milwaukee, Wisconsin

Martin J. Citardi, MD
Professor and Chair
Department of Otorhinolaryngology–Head and Neck Surgery
University of Texas Medical School at Houston;
Chief of Otorhinolaryngology
Memorial Hermann–Texas Medical Center,
Houston, Texas

Andrew Michael Compton, MD
Clinical Fellow of Facial Plastic and Reconstructive Surgery
Department of Otolaryngology–Head and Neck Surgery
Washington University School of Medicine
St. Louis, Missouri

Robin T. Cotton, MD
Professor
Department of Otolaryngology–Head and Neck Surgery
University of Cincinnati College of Medicine
Department of Pediatric Otolaryngology–Head and Neck
   Surgery
Cincinnati Children's Hospital
Cincinnati, Ohio

Marion Everett Couch, MD, PhD, MBA
Chair and Professor
Department of Otolaryngology–Head and Neck Surgery
Indiana University School of Medicine
Indianapolis, Indianapolis

Martha Laurin Council, MD
Assistant Professor
Departments of Internal Medicine and Dermatology
Washington University
St. Louis, Missouri

Mark S. Courey, MD
Professor
Department of Otolaryngology–Head and Neck Surgery
Director
Division of Laryngology
University of California–San Francisco
San Francisco, California

Benjamin T. Crane, MD, PhD
Associate Professor
Departments of Otolaryngology, Bioengineering,
   and Neurobiology and Anatomy
University of Rochester
Rochester, New York

Oswaldo Laércio M. Cruz, MD
Affiliate Professor
Otology & Neurotology Division
Federal University of São Paulo
São Paulo, Brazil

Frank Culicchia, MD
David Kline Professor and Chair
Department of Neurosurgery
Louisiana State University Health Sciences Center at New
   Orleans
New Orleans, Louisiana

Charles W. Cummings, MD
Distinguished Service Professor
Department of Otolaryngology–Head and Neck Surgery
Johns Hopkins Medical Institutions
Baltimore, Maryland

Calhoun D. Cunningham III, MD
Assistant Professor
Division of Otolaryngology–Head and Neck Surgery
Duke University Medical Center
Durham, North Carolina

Brian C. Dahlin, MD
Assistant Clinical Professor
Diagnostic and Interventional Neuroradiology
University of California–Davis
Sacramento, California

Sam J. Daniel, MDCM
Director
Department of Pediatric Otolaryngology
Montreal Children's Hospital;
Associate Chair
Department of Pediatric Surgery
McGill University
Montreal, Quebec, Canada

E. Ashlie Darr, MD
Clinical Instructor
Department of Otology and Laryngology
Harvard Medical School
Boston, Massachusetts

Terry A. Day, MD
Professor and Clinical Vice Chair
Department of Otolaryngology–Head and
  Neck Surgery
Medical University of South Carolina
Charleston, South Carolina

Charles C. Della Santina, MD, PhD
Professor of Otolaryngology–Head and Neck Surgery
  and Biomedical Engineering
Johns Hopkins School of Medicine
Baltimore, Maryland

Joshua C. Demke, MD
Assistant Professor
Facial Plastic and Reconstructive Surgery
Director
West Texas Craniofacial Center of Excellence
Texas Tech Health Sciences Center
Lubbock, Texas

Françoise Denoyelle, MD, PhD
Professor
Department of Pediatric Otolaryngology and Head
  and Neck Surgery
Necker Children's Hospital
APHP
Paris V University
Paris, France

Craig S. Derkay, MD
Professor and Vice-Chairman
Department of Otolaryngology–Head and Neck Surgery
Eastern Virginia Medical School;
Director
Department of Pediatric Otolaryngology
Children's Hospital of the King's Daughters
Norfolk, Virginia

Rodney C. Diaz, MD
Associate Professor of Otology, Neurology,
  and Skull Base Surgery
Department of Otolaryngology–Head and Neck Surgery
University of California–Davis School of Medicine
Sacramento, California

Robert A. Dobie, MD
Clinical Professor
Departments of Otolaryngology–Head and Neck Surgery
University of Texas Health Science Center at San Antonio
San Antonio, Texas;
University of California–Davis School of Medicine
Sacramento, California

Alison B. Durham, MD
Assistant Professor
Department of Dermatology
University of Michigan
Ann Arbor, Michigan

Scott D.Z. Eggers, MD
Assistant Professor
Department of Neurology
Mayo Clinic College of Medicine
Rochester, Minnesota

Avraham Eisbruch, MD
Professor
Department of Radiation Oncology
University of Michigan Medical School
Associate Chair of Clinical Research
University of Michigan Health System
Ann Arbor, Michigan

David W. Eisele, MD
Andelot Professor and Director
Department of Otolaryngology–Head and Neck Surgery
Johns Hopkins University School of Medicine
Baltimore, Maryland

Lindsay S. Eisler, MD
Associate Professor
Geisinger Medical Center
Danville, Pennsylvania

Mark El-Deiry, MD
Department of Otolaryngology
Emory University School of Medicine
Atlanta, Georgia

Hussam K. El-Kashlan, MD
Professor
Department of Otolaryngology–Head and Neck Surgery
University of Michigan
Ann Arbor, Michigan

Ravindhra G. Elluru, MD, PhD
Associate Professor
Division of Pediatric Otolaryngology
Cincinnati Children's Hospital;
Associate Professor
Department of Otolaryngology
University of Cincinnati College of Medicine
Cincinnati, Ohio

Susan D. Emmett, MD
Department of Otolaryngology–Head and Neck Surgery
Johns Hopkins University School of Medicine
Department of International Health
Johns Hopkins Bloomberg School of
  Public Health
Baltimore, Maryland

Samer Fakhri, MD
Professor and Vice Chair
Residency Program Director
Department of Otorhinolaryngology–Head and Neck
  Surgery
University of Texas Medical School at Houston
Houston, Texas

Carole Fakhry, MD
Assistant Professor
Department of Otolaryngology–Head and Neck Surgery
Johns Hopkins School of Medicine
Baltimore, Maryland

Marcela Fandiño Cardenas, MD, MSc
Pediatric Otolaryngologist
Fundación Cardiovascular de Colombia
Bucaramanga, Colombia

Edward H. Farrior, MD
Associate Clinical Professor
Department of Otolaryngology–Head and Neck Surgery
University of South Florida
Tampa, Florida

Richard T. Farrior, MD
Professor Emeritus
Department of Otolaryngology
University of South Florida
Tampa, Florida

Russell A. Faust, MD, PhD
Associate Professor of Pediatrics
Wayne State University School of Medicine
Assistant Professor of Oral Biology
Ohio State University College of Dentistry
Columbus, Ohio

Berrylin J. Ferguson, MD
Director
Division of Sino-nasal Disorders and Allergy
Professor of Otolaryngology
University of Pittsburgh School of Medicine
Pittsburgh, Pennsylvania

Daniel S. Fink, MD
Assistant Professor
Department of Otolaryngology–Head and Neck Surgery
Louisiana State University
Baton Rouge, Louisiana

Paul W. Flint, MD
Professor and Chair
Department of Otolaryngology–Head and Neck Surgery
Oregon Health and Science University
Portland, Oregon

Wytske J. Fokkens, MD
Professor of Otorhinolaryngology
Academic Medical Centre
Amsterdam, The Netherlands

Howard W. Francis, MD, MBA
Professor and Vice-Director
Department of Otolaryngology–Head and Neck Surgery
Johns Hopkins School of Medicine
Baltimore, Maryland

David R. Friedland, MD, PhD
Professor and Vice-Chair
Department of Otolaryngology and Communication Sciences
Chief, Division of Otology and Neuro-otologic Skull
  Base Surgery
Chief, Division of Research
Medical Director, Koss Cochlear Implant Program
Medical College of Wisconsin
Milwaukee, Wisconsin

Oren Friedman, MD
Director
Facial Plastic Surgery
Associate Professor
Department of Otorhinolaryngology
University of Pennsylvania
Philadelphia, Pennsylvania

Rick A. Friedman, MD
Keck School of Medicine
University of Southern California
Los Angeles, California

John L. Frodel Jr, MD
Atlanta Medispa and Surgicenter, LLC
Atlanta, Georgia;
Geisinger Center for Aesthetics and Cosmetic Surgery
Danville, Pennsylvania

Michael P. Gailey, DO
Department of Pathology
University of Iowa
Iowa City, Iowa

Suzanne K. Doud Galli, MD, PhD
Cosmetic Facial Surgery
Washington, DC

Ian Ganly, MD, PhD
Associate Attending Surgeon
Head and Neck Service
Memorial Sloan Kettering Cancer Center;
Associate Professor
Department of Otolaryngology
Weill Cornell Medical College
Cornell Presbyterian Hospital
New York, New York

Bruce J. Gantz, MD
Professor
Department of Otolaryngology–Head and Neck Surgery
University of Iowa Carver College of Medicine
Head
Department of Otolaryngology–Head and Neck Surgery
University of Iowa Hospitals and Clinics
Iowa City, Iowa

C. Gaelyn Garrett, MD
Professor and Vice Chair
Department of Otolaryngology
Vanderbilt University;
Medical Director
Vanderbilt Voice Center
Nashville, Tennessee

M. Boyd Gillespie, MD
Professor of Otolaryngology–Head and Neck Surgery
Medical University of South Carolina
Charleston, South Carolina

Douglas A. Girod, MD
Executive Vice Chancellor
University of Kansas Medical Center
Interim Dean
University of Kansas School of Medicine
Kansas City, Kansas

Adam C. Goddard, MD
Chief Resident
Department of Oral and Maxillofacial Surgery
University of Tennessee College of Dentistry
Memphis, Tennessee

John C. Goddard, MD
Associate
House Ear Clinic
Los Angeles, California

George S. Goding Jr, MD
Professor
Department of Otolaryngology
University of Minnesota Medical School;
Faculty
Department of Otolaryngology
Hennepin County Medical Center
Minneapolis, Minnesota

Andrew N. Goldberg, MD, MSCE
Professor and Director
Division of Rhinology and Sinus Surgery
Department of Otolaryngology–Head and Neck Surgery
University of California–San Francisco
San Francisco, California

David Goldenberg, MD
Chief of Otolaryngology–Head and Neck Surgery
Professor of Surgery and Oncology
Division of Otolaryngology–Head and Neck Surgery
Pennsylvania State University
Penn State Hershey Medical Center
Hershey, Pennsylvania

Nira A. Goldstein, MD, MPH
Professor of Clinical Otolaryngology
Division of Pediatric Otolaryngology
State University of New York
Downstate Medical Center
New York, New York

Debra Gonzalez, MD
Assistant Professor
Division of Otolaryngology–Head and Neck Surgery
Southern Illinois University School of Medicine
Springfield, Illinois

Christine G. Gourin, MD, MPH
Associate Professor
Department of Otolaryngology–Head and Neck Surgery
Head and Neck Surgical Oncology
Johns Hopkins University
Baltimore, Maryland

Glenn Green, MD
Associate Professor
Department of Otolaryngology–Head and Neck Surgery
University of Michigan
Ann Arbor, Michigan

Vincent Grégoire, MD, PhD
Professor
Department of Radiation Oncology
Université Catholique de Louvain
St-Luc Université Hôpital
Brussels, Belgium

Heike Gries, MD, PhD
Assistant Professor
Department of Pediatric Anesthesiology
Oregon Health & Science University
Portland, Oregon

Garrett Griffin, MD
Midwest Facial Plastic Surgery
Woodbury, Minnesota

Elizabeth Guardiani, MD
Assistant Professor
Department of Otorhinolaryngology–Head and Neck Surgery
University of Maryland School of Medicine
Baltimore, Maryland

Samuel P. Gubbels, MD
Assistant Professor
Department of Surgery
Division of Otolaryngology
Director
University of Wisconsin Cochlear Implant Program
University of Wisconsin
Madison, Wisconsin

Patrick K. Ha, MD
Associate Professor
Department of Otolaryngology–Head and Neck Surgery
Johns Hopkins University
Baltimore, Maryland

Bronwyn E. Hamilton, MD
Associate Professor of Radiology
Department of Radiology
Division of Neuroradiology
Oregon Health & Science University
Portland, Oregon

Grant S. Hamilton III, MD
Assistant Professor
Department of Otolaryngology–Head and Neck Surgery
Mayo Clinic
Rochester, Minnesota

Marc Hamoir, MD
Professor
Department of Head and Neck Surgery
Université Catholique de Louvain
St-Luc Université Hôpital Cancer Center
Brussels, Belgium

xviii COLABORADORES

Jaynee A. Handelsman, PhD
Director
Pediatric Audiology
Clinical Assistant Professor
Department of Otolaryngology
Mott Children's Hospital
University of Michigan Health System
Ann Arbor, Michigan

Ehab Y. Hanna, MD
Professor and Vice Chairman
Department of Head and Neck Surgery
Director of Skull Base Surgery
Medical Director
Head and Neck Center
University of Texas M.D. Anderson Cancer Center
Houston, Texas

Brian M. Harmych, MD
Department of Otolaryngology–Head
   and Neck Surgery
University of Cincinnati School of Medicine
Cincinnati, Ohio

Uli Harréus, MD
Professor and Chair
Department of Otolaryngology–Head
   and Neck Surgery
EVK Duesseldorf Academic Hospital of
   Heinrich-Heine University
Duesseldorf, Germany

Robert V. Harrison, PhD, DSc
Professor and Director of Research
Department of Otolaryngology–Head
   and Neck Surgery
University of Toronto;
Senior Scientist
Program in Neuroscience and Mental Health
The Hospital for Sick Children
Toronto, Ontario, Canada

Bruce H. Haughey, MBChB
Professor and Director
Head and Neck Surgical Oncology
Department of Otolaryngology–Head
   and Neck Surgery
Washington University School of Medicine
St. Louis, Missouri

Amer Heider, MD
Assistant Professor
Department of Pathology
University of Michigan Health System
Ann Arbor, Michigan

John Hellstein, DDS
Clinical Professor
Oral and Maxillofacial Pathology
University of Iowa Carver College of Medicine
Iowa City, Iowa

Kurt R. Herzer, MSc
Fellow/MD-PhD Candidate
Medical Scientist Training Program
Johns Hopkins University School of Medicine
Baltimore, Maryland

Frans J.M. Hilgers, MD, PhD
Chairman Emeritus
Department of Head and Neck Oncology and Surgery
The Netherlands Cancer Institute–Antoni van Leeuwenhoek;
Professor Emeritus
Amsterdam Center for Language and Communication
University of Amsterdam
Amsterdam, The Netherlands

Justin D. Hill, MD
ENT Specialists
Salt Lake City, Utah

Alexander T. Hillel, MD
Assistant Professor
Department of Otolaryngology–Head and Neck Surgery
The Johns Hopkins University School of Medicine
Baltimore, Maryland

Michael L. Hinni, MD
Professor
Mayo Clinic College of Medicine
Chair
Department of Otolaryngology–Head and Neck Surgery
Mayo Clinic
Phoenix, Arizona

Allen S. Ho, MD
Assistant Professor
Department of Surgery
Cedars-Sinai Medical Center;
Director
Head and Neck Cancer Center
Samuel Oschin Comprehensive Cancer Institute
Los Angeles, California

Maria K. Ho, MD
Keck School of Medicine
University of Southern California
Los Angeles, California

Henry T. Hoffman, MD
Professor of Otolaryngology
University of Iowa
Iowa City, Iowa

Eric H. Holbrook, MD
Assistant Professor
Department of Otology and Laryngology
Harvard Medical School
Massachusetts Eye and Ear Infirmary
Boston, Massachusetts

David B. Hom, MD
Professor and Director
Division of Facial Plastic & Reconstructive Surgery
Departments of Otolaryngology–Head and Neck Surgery
   and Dermatology
University of Cincinnati College of Medicine,
Cincinnati, Ohio

Jeffrey J. Houlton, MD
Assistant Professor
Head & Neck Surgical Oncology
University of Washington
Seattle, Washington

John W. House, MD
Clinic Professor
Department of Otorhinolaryngology–Head and Neck
 Surgery
University of Southern California Keck School of Medicine;
Associate Physician
House Clinic
Los Angeles, California

Timothy E. Hullar, MD
Associate Professor
Department of Otolaryngology–Head and Neck Surgery
Washington University in St. Louis
St. Louis, Missouri

Steven Ing, MD
Assistant Professor
Department of Endocrinology, Diabetes, & Metabolism
Ohio State University College of Medicine
Columbus, Ohio

Stacey L. Ishman, MD, MPH
Surgical Director
Upper Airway Center
Associate Professor
Cincinnati Children's Hospital Medical Center
University of Cincinnati
Cincinnati, Ohio

Robert K. Jackler, MD
Sewall Professor and Chair
Department of Otolaryngology–Head and Neck Surgery
Professor
Departments of Neurosurgery and Surgery
Stanford University School of Medicine
Stanford, California

Neal M. Jackson, MD
Resident Physician
Lousiana State University Health Sciences Center
New Orleans, Louisiana

Ryan S. Jackson, MD
Department of Otolaryngology–Head and Neck Surgery
University of South Florida School of Medicine
Tampa, Florida

Brian Jameson, MD
Department of Endocrinology
Geisinger Health System
Geisinger Wyoming Valley Medical Center
Wilkes-Barre, Pennsylvania

Herman A. Jenkins, MD
Professor and Chair
Department of Otolaryngology
University of Colorado School of Medicine
University of Colorado Hospital
Aurora, Colorado

Hong-Ryul Jin, MD, PhD
Professor of Otorhinolaryngology–Head and Neck Surgery
Seoul National University
Seoul, Korea

John K. Joe, MD†
Assistant Professor
Department of Surgery
Division of Otolaryngology–Head and Neck Surgery
Yale University School of Medicine
New Haven, Connecticut

Stephanie A. Joe, MD
Associate Professor and Director
The Sinus & Nasal Allergy Center
Co-Director, Skull Base Surgery
Department of Otolaryngology–Head and Neck Surgery
University of Illinois at Chicago
Chicago, Illinois

Christopher M. Johnson, MD
Clinical Instructor
Department of Otolaryngology
Center for Voice, Airway, and Swallowing Disorders
Georgia Regents University
Augusta, Georgia

Tiffany A. Johnson, PhD
Associate Professor
Department of Hearing and Speech
University of Kansas Medical Center
Kansas City, Kansas

Timothy M. Johnson, MD
Lewis and Lillian Becker Professor of Dermatology
University of Michigan
Ann Arbor, Michigan

Nicholas S. Jones, MD
Professor
Department of Otorhinolaryngology–Head and Neck Surgery
Nottingham University Hospitals NHS Trust
Nottingham, United Kingdom

Mark Jorissen, MD, PhD
Professor-Doctor
Department of Otolaryngology
University of Leuven
Leuven, Belgium

Morbize Julieron, MD
Northern France Cancer Center
Lille, France

Alyssa A. Kanaan, MD
Fellow
Pediatric Otolaryngology
Department of Pediatric Otolaryngology
Montreal Children's Hospital
McGill University
Montreal, Quebec, Canada

Robert T. Kavitt, MD, MPH
Assistant Professor of Medicine
Medical Director
Center for Esophageal Diseases
Section of Gastroenterology
University of Chicago
Chicago, Illinois

---

† Falecido.

Robert M. Kellman, MD
Professor & Chair
Department of Otolaryngology & Communication Sciences
SUNY Upstate Medical University
Syracuse, New York

David W. Kennedy, MD
Professor of Rhinology
Perelman School of Medicine
University of Pennsylvania
Philadelphia, Pennsylvania

Jessica Kepchar, DO
Department of Otolaryngology
Bayne-Jones Army Community Hospital
Fort Polk, Louisiana

Robert C. Kern, MD
Professor and Chairman
Department of Otolaryngology–Head and Neck Surgery
Northwestern University Feinberg School of Medicine
Chicago, Illinois

Merrill S. Kies, MD
Professor of Medicine
Thoracic/Head and Neck Medical Oncology
The University of Texas M.D. Anderson Cancer Center
Houston, Texas

Paul R. Kileny, PhD
Professor
Department of Otolaryngology–Head and Neck Surgery
Academic Program Director
Department of Audiology and Electrophysiology
University of Michigan Health System
Ann Arbor, Michigan

Alyn J. Kim, MD
Southern California Ear, Nose, and Throat
Long Beach, California

Jason H. Kim, MD
Assistant Professor
Department of Otolaryngology–Head and Neck Surgery
St. Jude Medical Center
Fullerton, California

Theresa Kim, MD
San Francisco Otolaryngology Medical Group
San Francisco, California

William J. Kimberling, PhD
Professor of Ophthalmology and Visual Sciences and
  Otolaryngology
University of Iowa Carver College of Medicine
Iowa City, Iowa;
Senior Scientist
Boys Town National Research Hospital
Omaha, Nebraska

Ericka F. King, MD
Assistant Professor
Department of Otolaryngology–Head and
  Neck Surgery
Oregon Health and Science University
Portland, Oregon

Jeffrey Koh, MD, MBA
Professor
Department of Anesthesiology and Perioperative Medicine
Chief, Division of Pediatric Anesthesiology and Pain
  Management
Oregon Health and Science University
Portland, Oregon

Raymond J. Konior, MD
Clinical Professor
Department of Otolaryngology–Head and Neck Surgery
Loyola University Medical Center
Maywood, Illinois;
Chicago Hair Institute
Oakbrook Terrace, Illinois

Frederick K. Kozak, MD
Head, Division of Pediatric Otolaryngology
Medical/Surgical Director
Cochlear Implant Program
B.C. Children's Hospital;
Clinical Professor and Residency Program Director
Division of Otolaryngology
Department of Surgery
University of British Columbia
Vancouver, British Columbia, Canada

Shannon M. Kraft, MD
Assistant Professor
Department of Otolaryngology–Head and Neck Surgery
University of Kansas
Kansas City, Missouri

Russell Kridel, MD
Clinical Professor and Chief
Department of Otorhinolaryngology–Head and Neck
  Surgery
Division of Facial Plastic Surgery
University of Texas Health Science Center
Houston, Texas

Parvesh Kumar, MD
Joe and Jean Brandmeyer Chair and Professor of Radiation
  Oncology
Department of Radiation Oncology
University of Kansas Medical Center
Associate Director of Clinical Research
University of Kansas Cancer Center
Kansas City, Kansas

Melda Kunduk, PhD
Associate Professor
Department of Communication Sciences and Disorders
Louisiana State University
Baton Rouge, Louisiana;
Department of Otolaryngology–Head and Neck Surgery
Louisiana State University Health Sciences Center
New Orleans, Louisiana

Ollivier Laccourreye, MD
Professor
Department of Otorhinolaryngology–Head and Neck Surgery
Hôpital Européen Georges Pompidou
Université Paris Descartes
Paris, France

Stephen Y. Lai, MD, PhD
Associate Professor
Head and Neck Surgery
University of Texas M.D. Anderson Cancer Center
Houston, Texas

Devyani Lal, MBBS, DipNBE, MD
Consultant
Department of Otolaryngology
Assistant Professor
Mayo Clinic College of Medicine
Mayo Clinic
Scottsdale, Arizona

Anil K. Lalwani, MD
Professor and Vice Chair for Research
Director, Division of Otology, Neurotology, & Skull Base
  Surgery
Director, Columbia Cochlear Implant Center
Columbia University College of Physicians and Surgeons
New York, New York

Derek J. Lam, MD, MPH
Assistant Professor
Department of Otolaryngology–Head and Neck Surgery
Oregon Health and Science University
Portland, Oregon

Paul R. Lambert, MD
Chairman
Department of Otolaryngology–Head and Neck Surgery
Medical University of South Carolina
Charleston, South Carolina

Christopher G. Larsen, MD
Assistant Professor
Department of Otolaryngology
University of Kansas Medical Center
Kansas City, Kansas

Amy Anne Lassig, MD
Assistant Professor
Department of Otolaryngology–Head and Neck Surgery
University of Minnesota
Minneapolis, Minnesota

Richard E. Latchaw, MD
Professor
Department of Radiology
Division of Diagnostic and Therapeutic Neuroradiology
University of California at Davis
Sacramento California

Kevin P. Leahy, MD, PhD
Assistant Professor of Clinical Otorhinolaryngology
Department of Otorhinolaryngology–Head and Neck
  Surgery
University of Pennsylvania Perlman School of Medicine
Philadelphia, Pennsylvania

Daniel J. Lee, MD
Associate Professor
Department of Otology and Laryngology
Harvard Medical School;
Department of Otolaryngology
Massachusetts Eye and Ear Infirmary
Boston, Massachusetts

Nancy Lee, MD
Attending Member
Department of Radiation Oncology
Memorial Sloan Kettering Cancer Center
New York, New York

Stella Lee, MD
Assistant Professor
Department of Otolaryngology
University of Pittsburgh School of Medicine
Pittsburgh, Pennsylvania

Maureen A. Lefton-Greif, PhD, CCC-SLP
Associate Professor
Departments of Pediatrics, Otolaryngology–Head and
  Neck Surgery, and Physical Medicine & Rehabilitation
Johns Hopkins University School of Medicine
Baltimore, Maryland

Donald A. Leopold, MD
Professor of Otorhinolaryngology
University of Vermont
Burlington, Vermont

Marci M. Lesperance, MD
Professor, Department of Otolaryngology–Head and
  Neck Surgery
Chief, Division of Pediatric Otolaryngology
University of Michigan Health System
Ann Arbor, Michigan

Jessica Levi, MD
Assistant Professor of Otolaryngology–Head and Neck
  Surgery
Boston University and Boston Medical Center
Boston, Massachusetts

James S. Lewis Jr, MD
Associate Professor
Department of Pathology and Immunology
Associate Professor
Department of Otolaryngology–Head and Neck Surgery
Washington University in St. Louis
St. Louis, Missouri

Daqing Li, MD
Professor
Department of Otorhinolaryngology–Head and Neck
  Surgery
University of Pennsylvania School of Medicine;
Director, Gene and Molecular Therapy Laboratory
Director, Temporal Bone Laboratory
Hospital of the University of Pennsylvania
Philadelphia, Pennsylvania

Timothy S. Lian, MD
Professor
Department of Otolaryngology–Head and Neck Surgery
Louisiana State University Health Sciences Center
Shreveport, Louisiana

Whitney Liddy, MD
Resident
Department of Otolaryngology–Head and Neck Surgery
Northwestern University Feinberg School of Medicine
Chicago, Illinois

Charles J. Limb, MD
Associate Professor
Department of Otolaryngology–Head and Neck Surgery
Johns Hopkins University School of Medicine
Baltimore, Maryland

Judy Z. Liu, MD
Resident Physician
Department of Otolaryngology–Head and Neck Surgery
University of Illinois at Chicago
Chicago, Illinois

Jeri A. Logemann, PhD
Ralph and Jean Sundin Professor
Department of Communication Sciences and Disorders
Northwestern University
Evanston, Illinois;
Professor
Departments of Neurology and Otolaryngology–Head and
   Neck Surgery
Northwestern University Feinberg School of Medicine;
Director
Voice, Speech, and Language Service and Swallowing Center
Northwestern Memorial Hospital
Chicago, Illinois

Thomas Loh, MBBS, FRCS
Senior Consultant and Head
Department of Otolaryngology–Head and Neck Surgery
National University Hospital;
Associate Professor and Head
Department of Otolaryngology
National University of Singapore
Singapore

Christopher Lominska, MD
Assistant Professor and Associate Residency Program Director
University of Kansas Medical Center
Kansas City, Kansas

Brenda L. Lonsbury-Martin, PhD
Senior Research Scientist
VA Loma Linda Healthcare System
Professor
Department of Otolaryngology–Head and Neck
   Surgery
Loma Linda University Health
Loma Linda, California

David G. Lott, MD
Assistant Professor
Mayo Clinic College of Medicine
Consultant
Department of Otolaryngology–Head and Neck Surgery
Mayo Clinic
Phoenix, Arizona

Lawrence R. Lustig, MD
Francis A. Sooy MD Professor in Otolaryngology
Department of Otolaryngology–Head and Neck Surgery
Chief
Division of Otology & Neurology
University of California–San Francisco
San Francisco, California

Anna Lysakowski, PhD
Professor
Anatomy and Cell Biology
University of Illinois at Chicago
Chicago, Illinois

Robert H. Maisel, MD
Chief
Department of Otolaryngology–Head and Neck Surgery
Hennepin County Medical Center;
Professor
Department of Otolaryngology–Head and Neck Surgery
University of Minnesota
Minneapolis, Minnesota

Ellen M. Mandel, MD
Associate Professor
Department of Otolaryngology
University of Pittsburgh
Pittsburgh, Pennsylvania

Susan J. Mandel, MD, MPH
Professor and Associate Chief
Division of Endocrinology, Diabetes, and Metabolism
Perelman School of Medicine
University of Pennsylvania
Philadelphia, Pennsylvania

Devinder S. Mangat, MD
Professor of Facial Plastic Surgery
Department of Otolaryngology–Head and Neck Surgery
University of Cincinnati
Cincinnati, Ohio

Lynette J. Mark, MD
Associate Professor
Department of Anesthesiology &
   Critical Care Medicine
Department of Otolaryngology–Head and Neck Surgery
Johns Hopkins University
Baltimore, Maryland

Jeffrey C. Markt, DDS
Associate Professor and Director
Department of Otolaryngology–Head and
   Neck Surgery
Division of Oral Facial Prosthetics/Dental Oncology
University of Nebraska School of Medicine
Omaha, Nebraska

Michael Marsh, MD
Arkansas Center for Ear, Nose, Throat,
   and Allergy
Fort Smith, Arkansas

Glen K. Martin, PhD
Senior Research Career Scientist
VA Loma Linda Healthcare System
Professor
Department of Otolaryngology–Head and Neck Surgery
Loma Linda University Health
Loma Linda, California

Douglas E. Mattox, MD
William Chester Warren Jr MD Professor and Chair
Department of Otolaryngology–Head and Neck Surgery
Emory University School of Medicine
Atlanta, Georgia

Thomas V. McCaffrey, MD, PhD
Professor and Chair
Department of Otolaryngology–Head and Neck Surgery
University of South Florida School of Medicine
Tampa, Florida

JoAnn McGee, PhD
Scientist
Developmental Auditory Physiology Laboratory
Boys Town National Research Hospital
Omaha, Nebraska

Johnathan D. McGinn, MD
Division of Otolaryngology–Head and Neck Surgery
Pennsylvania State University
Penn State Hershey Medical Center
Hershey, Pennsylvania

John F. McGuire, MD
Attending Physician
Department of Otolaryngology
Fallbrook Hospital
Fallbrook, California

Jonathan McJunkin, MD
Assistant Professor
Department of Otolaryngology
Washington University in St. Louis
St. Louis, Missouri

J. Scott McMurray, MD
Associate Professor
Departments of Surgery and Pediatrics
University of Wisconsin School of Medicine
  and Public Health
American Family Children's Hospital
Madison, Wisconsin

Jeremy D. Meier, MD
Assistant Professor
Division of Otolaryngology–Head and Neck Surgery
University of Utah School of Medicine
Department of Pediatric Oncology
Primary Children's Hospital
Salt Lake City, Utah

Albert L. Merati, MD
Professor and Chief, Laryngology
Department of Otolaryngology–Head and Neck Surgery
University of Washington School of Medicine,
Seattle, Washington

Saumil N. Merchant, MD†
Professor
Department of Otology and Laryngology
Harvard Medical School
Department of Otolaryngology
Massachusetts Eye and Ear Infirmary
Boston, Massachusetts

Anna H. Messner, MD
Professor and Vice Chair
Department of Otolaryngology–Head and Neck Surgery
Stanford University
Stanford, California

Anna Meyer, MD
Assistant Professor
Department of Otolaryngology–Head and Neck Surgery
University of California–San Francisco
San Francisco, California

James D. Michelson, MD
Professor
Department of Orthopaedics and Rehabilitation
University of Vermont College of Medicine
Burlington, Vermont

Henry A. Milczuk, MD
Associate Professor and Chief
Division of Pediatric Otolaryngology
Oregon Health and Science University
Portland, Oregon

Jennifer L. Millar, MSPT
Physical Therapist
Department of Physical Medicine and Rehabilitation
Johns Hopkins Hospital
Baltimore, Maryland

Michelle Miller-Thomas, MD
Assistant Professor
Mallinckrodt Institute of Radiology
Washington University School of Medicine
St. Louis, Missouri

Lloyd B. Minor, MD
Carl and Elizabeth Naumann Dean of the School of Medicine
Professor of Otolaryngology–Head and Neck Surgery
Professor of Bioengineering and Neurobiology (by courtesy)
Stanford University
Stanford, California

Jenna L. Mitchell
Texas A&M Health Science Center
Round Rock, Texas

Steven Ross Mobley, MD
Facial Plastic & Reconstructive Surgery
Murray, Utah

Eric J. Moore, MD
Professor
Department of Otolaryngology
Mayo Clinic
Rochester, Minnesota

Harlan Muntz, MD
Professor of Otolaryngology
Department of Surgery
University of Utah School of Medicine
Primary Children's Medical Center
Salt Lake City, Utah

Craig S. Murakami, MD
Clinical Professor
Facial Plastic and Reconstructive Surgery
University of Washington
Department of Otolaryngology
Virginia Mason Medical Center
Seattle, Washington

---

† Falecido.

Jeffrey N. Myers, MD, PhD
Hubert L. and Olive Stringer Distinguished Professor
  in Cancer Research
Professor and Director of Research
Deputy Chair for Academic Programs
Department of Head & Neck Surgery
University of Texas M.D. Anderson Cancer Center
Houston, Texas

Robert M. Naclerio, MD
Professor and Chief of Otolaryngology–Head and Neck
  Surgery
University of Chicago
Chicago, Illinois

Joseph B. Nadol Jr, MD
Professor
Department of Otology and Laryngology
Harvard Medical School
Department of Otolaryngology
Massachusetts Eye and Ear Infirmary
Boston, Massachusetts

Paul Nassif, MD
Assistant Clinical Professor
Department of Otolaryngology
University of Southern California Keck School of Medicine
Los Angeles, California;
Partner
Spalding Drive Cosmetic Surgery and Dermatology
Beverly Hills, California

Marc Nelson, MD
Associate Professor
Department of Otolaryngology
Pediatric ENT Center
Akron Children's Hospital
Akron, Ohio

Rick F. Nelson, MD
Assistant Professor
Department of Otolaryngology–Head and Neck Surgery
Indiana University
Indianapolis, Indianapolis

Piero Nicolai, MD
Professor
University of Brescia School of Medicine
Chairman
Spedali Civili
Brescia, Italy

David R. Nielsen, MD
Executive Vice President and Chief Executive Officer
American Academy of Otolaryngology–Head and Neck
  Surgery
Alexandria, Virginia;
President, Council of Medical Specialty Societies
Chairman of the Board, PCPI Foundation
Chicago, Illinois

John K. Niparko, MD
Tiber Alpert Professor and Chair
Department of Otolaryngology–Head and Neck Surgery
The Keck School of Medicine of the University of
  Southern California
Los Angeles, California

Richard J. Noel, MD, PhD
Division Chief
Pediatric Gastroenterology, Hepatology, and Nutrition
Duke University Medical Center
Durham, North Carolina

S.A. Reza Nouraei, Bchir, PhD, MRCS
Researcher
Laryngology Research Group
University College London
Academic Specialist Registrar
Charing Cross Hospital
London, United Kingdom

Ajani Nugent, MD
Department of Otolaryngology
Emory University School of Medicine
Atlanta, Georgia

Daniel W. Nuss, MD
G.D. Lyons Professor and Chair
Department of Otolaryngology–Head and Neck Surgery
Louisiana State University Health Sciences Center School of
  Medicine at New Orleans, New Orleans, Louisiana

Brian Nussenbaum, MD
Christy J. and Richard S. Hawes III Professor
Vice Chair for Clinical Affairs
Division Chief, Head and Neck Surgery
Patient Safety Officer
Department of Otolaryngology–Head and Neck Surgery
Washington University School of Medicine
St. Louis, Missouri

Gretchen M. Oakley, MD
Resident Physician
Division of Otolaryngology–Head and Neck Surgery
University of Utah
Salt Lake City, Utah

Rick M. Odland, MD, PhD
Professor
Department of Otolaryngology
University of Minnesota;
Medical Director
Department of Otolaryngology
Hennepin County Medical Center
Minneapolis, Minnesota

Richard G. Ohye, MD
Head
Section of Pediatric Cardiovascular Surgery
Department of Cardiac Surgery
University of Michigan
Ann Arbor, Michigan

Bert W. O'Malley Jr, MD
Gabriel Tucker Professor and Chairman
Department of Otorhinolaryngology–Head and Neck Surgery
Professor of Neurosurgery
Abramson Cancer Center
University of Pennsylvania School of Medicine;
Co-director, Center for Cranial Base Surgery
Co-director, Head and Neck Cancer Center
University of Pennsylvania Health System
Philadelphia, Pennsylvania

Robert C. O'Reilly, MD
Professor of Pediatrics and Otolaryngology–Head and Neck
  Surgery
Thomas Jefferson University
Philadelphia, Pennsylvania;
Division Chief
Pediatric Otolaryngology
A.I. DuPont Hospital for Children
Wilmington, Delaware

Juan Camilo Ospina, MD
Pediatric Otolaryngologist
Head
Division of Otorhinolaryngology and Maxillofacial Surgery
Hospital Universitario San Ignacio;
Associate Professor
Pontificia Universidad Javeriana
Bogota, Colombia

Robert H. Ossoff, DMD, MD, CHC
Special Assistant to the Vice-Chancellor for Health Affairs
Maness Professor of Laryngology and Voice
Vanderbilt University Medical Center
Nashville, Tennessee

Mark D. Packer, MD
Executive Director
Department of Defense Hearing Center of Excellence
Chief of Otology, Neurology, and Skull Base Surgery
San Antonio Military Health System
Joint Base San Antonio-Lackland, Texas

Nitin A. Pagedar, MD, MPH
Assistant Professor
Department of Otolaryngology–Head and Neck Surgery
University of Iowa
Iowa City, Iowa

John Pallanch, MD
Chair
Division of Rhinology
Department of Otorhinolaryngology
Mayo Clinic
Rochester, Minnesota

Stephen S. Park, MD
Professor and Vice-Chair
Department of Otolaryngology
Director
Division of Facial Plastic Surgery
University of Virginia
Charlottesville, Virginia

Matthew S. Parsons, MD
Assistant Professor of Radiology
Mallinckrodt Institute of Radiology
Washington University School of Medicine
St. Louis, Missouri

Hetal H. Patel, MD
Division of Otolaryngology–Head and Neck Surgery
Pennsylvania State University
Penn State Hershey Medical Center
Hershey, Pennsylvania

G. Alexander Patterson, MD
Evarts A. Graham Professor of Surgery
Chief, Division of Cardiothoracic Surgery
Washington University in St. Louis
St. Louis, Missouri

Phillip K. Pellitteri, DO
Chair
Department of Otolaryngology–Head and Neck Surgery
Guthrie Health System
Sayre, Pennsylvania;
Clinical Professor
Department of Otolaryngology–Head and Neck Surgery
Temple University School of Medicine
Philadelphia, Pennsylvania

Jonathan A. Perkins, DO
Professor
Department of Otolaryngology–Head and Neck Surgery
University of Washington School of Medicine
Director
Vascular Anomalies Program
Seattle Children's Hospital
Seattle, Washington

Stephen W. Perkins, MD
Clinical Associate Professor
Department of Otolaryngology–Head and Neck Surgery
Indiana University School of Medicine;
President
Meridian Plastic Surgeons
Indianapolis, Indianapolis

Shirley S.N. Pignatari, MD, PhD
Professor and Head
Division of Pediatric Otolaryngology
Federal University of Sao Paulo
São Paulo, Brazil

Steven D. Pletcher, MD
Associate Professor
Department of Otolaryngology–Head and Neck Surgery
University of California–San Francisco
San Francisco, California

Aron Popovtzer, MD
Head of Head and Neck Unit
Davidoff Comprehensive Cancer Center;
Consultant
Department of Otolaryngology
Rabin Medical Center;
Chair
Israeli Head and Neck Society
Petah-Tikva, Israel

Gregory N. Postma, MD
Professor
Department of Otolaryngology
Director
Center for Voice, Airway, and Swallowing Disorders
Georgia Regents University
Augusta, Georgia

Shannon M. Poti, MD
Chief Resident Surgeon
Department of Otolaryngology–Head and Neck Surgery
University of California–Davis Medical Center
Sacramento, California

William P. Potsic, MD, MMM
Emeritus Professor of Otorhinolaryngology–Head and Neck
  Surgery
Perelman School of Medicine at the University of
  Pennsylvania
Philadelphia, Pennsylvania

COLABORADORES

Seth E. Pross, MD
Department of Otolaryngology–Head and Neck Surgery
University of California–San Francisco
San Francisco, California

Liana Puscas, MD, MHS
Associate Professor
Division of Otolaryngology–Head and Neck Surgery
Duke University School of Medicine
Durham, North Carolina

Zhen Jason Qian, MD (Cand.)
College of Physicians and Surgeons
Columbia University
New York, New York

Virginia Ramachandran, AuD, PhD
Senior Staff Audiologist & Research Coordinator
Division of Audiology
Department of Otolaryngology–Head and Neck Surgery
Henry Ford Hospital;
Adjunct Assistant Professor & Audiology Clinical Educational
   Coordinator
Wayne State University
Detroit, Michigan

Gregory W. Randolph, MD
Director, General and Thyroid Surgical Divisions
Massachusetts Eye & Ear Infirmary
Member, Endocrine Surgical Service
Massachusetts General Hospital
Harvard Medical School
Boston, Massachusetts

Lesley Rao, MD
Assistant Professor
Department of Anesthesiology
Washington University School of Medicine
St. Louis, Missouri

Christopher H. Rassekh, MD
Associate Professor
Department of Otorhinolaryngology–Head and Neck Surgery
University of Pennsylvania
Philadelphia, Pennsylvania

Lou Reinisch, PhD
Dean of Arts and Sciences
Professor of Physics
Farmingdale State College (SUNY)
Farmingdale, New York

Albert L. Rhoton Jr, MD
Professor and Chairman Emeritus
Department of Neurosurgery
University of Florida
Gainesville, Florida

Nadeem Riaz, MD, MSc
Instructor in Radiation Oncology
Department of Radiation Oncology
Memorial Sloan Kettering Cancer Center
New York, New York

Jeremy D. Richmon, MD
Assistant Professor and Director
Head and Neck Robotic Surgery
Department of Otolaryngology–Head and Neck Surgery
Johns Hopkins University
Baltimore, Maryland

James M. Ridgway, MD
Facial Plastic Surgeon
Newvue Plastic Surgery and Skin Care
Bellevue, Washington

Matthew H. Rigby, MD, MPH
Assistant Professor
Department of Otolaryngology–Head and Neck Surgery
Dalhousie University
Halifax, Nova Scotia, Canada

Mark D. Rizzi, MD
Assistant Professor
Department of Clinical Otolaryngology–Head and Neck
   Surgery
Perelman School of Medicine at the University of
   Pennsylvania
Division of Pediatric Otolaryngology
Children's Hospital of Philadelphia
Philadelphia, Pennsylvania

K. Thomas Robbins, MD
Professor and Chair
Department of Surgery
Division of Otolaryngology
Southern Illinois University School of Medicine
Springfield, Illinois

Daniel Roberts, MD, PhD
Resident
Department of Otolaryngology
Massachusetts Eye and Ear Infirmary
Boston, Massachusetts

Frederick C. Roediger, MD
Director
Division of Otolaryngology
Maine Medical Center
Portland, Maine

Ohad Ronen, MD
Director
Head and Neck Surgery Service
Department of Otolaryngology–Head and Neck Surgery
Galilee Medical Center;
Senior Lecturer
Faculty of Medicine in the Galilee
Bar-Ilan University
Nahariya, Israel

Kristina W. Rosbe, MD
Professor and Director of Pediatric Otolaryngology
Department of Otolaryngology–Head and Neck Surgery
University of California–San Francisco
San Francisco, California

Richard M. Rosenfeld, MD, MPH
Professor and Chairman of Otolaryngology
SUNY Downstate Medical Center
New York, New York

Bruce E. Rotter, MD
Professor and Dean
Southern Illinois University School of Dental Medicine
Alton, Illinois

Jay T. Rubinstein, MD, PhD
Professor
Departments of Otolaryngology and Bioengineering
University of Washington;
Director
Virginia Merrill Bloedel Hearing Research Center
Seattle, Washington

Michael J. Ruckenstein, MD
Professor of Otorhinolaryngology–Head and Neck Surgery
Hospitals of the University of Pennsylvania,
Philadelphia, Pennsylvania

Christina L. Runge, PhD
Associate Professor
Department of Otolaryngology and
    Communication Sciences
Chief, Division of Communication Sciences
Director, Koss Cochlear Implant Program
Medical College of Wisconsin
Milwaukee, Wisconsin

Leonard P. Rybak, MD, PhD
Professor
Division of Otolaryngology
Southern Illinois University School of Medicine
Springfield, Illinois

Rami E. Saade, MD
Head and Neck Surgical Oncology Fellow
Department of Head and Neck Surgery
University of Texas M.D. Anderson
    Cancer Center
Houston, Texas

Babak Sadoughi, MD
Attending Physician
Beth Israel Medical Center
Mount Sinai Health System
New York, New York

Thomas J. Salinas, DDS
Associate Professor
Department of Dental Specialties
Mayo Clinic
Rochester, Minnesota

Sandeep Samant, MD
Chief
Division of Head and Neck and Skull Base Surgery
Professor and Vice-Chairman
Department of Otolaryngology–Head and Neck Surgery
University of Tennessee Health Science Center
Memphis, Tennessee

Robin A. Samlan, MBA, PhD
Assistant Professor
Department of Speech, Language, & Hearing Sciences
University of Arizona
Tucson, Arizona

Ravi N. Samy, MD
Associate Professor
Department of Otolaryngology
University of Cincinnati
Program Director, Neurotology Fellowship
Cincinnati Children's Hospital
Cincinnati, Ohio

Guri S. Sandhu, MD
Consultant Otolaryngologist/Airway Surgeon
Charing Cross Hospital
Imperial College
London, United Kingdom

Cara Sauder, MA, CCC-SLP
Speech-Language Pathologist
University of New Mexico Hospital
Albuquerque, New Mexico

Richard L. Scher, MD
Professor of Otolaryngology–Head and Neck Surgery
Vice Chairman of Surgery for Clinical Operations
Associate Chief of Otolaryngology–Head and Neck Surgery
Duke University Health System
Durham, North Carolina

Joshua S. Schindler, MD
Associate Professor
Department of Otolaryngology
Oregon Health and Science University
Portland, Oregon

Cecelia E. Schmalbach, MD
Associate Professor
Department of Surgery
Division of Otolaryngology–Head and Neck Surgery
University of Alabama at Birmingham
Birmingham, Alabama

Scott R. Schoem, MD
Director
Department of Otolaryngology
Connecticut Children's Medical Center
Hartford, Connecticut;
Clinical Professor
Department of Otolaryngology
University of Connecticut School of Health Sciences
Farmington, Connecticut

Michael C. Schubert, PT, PhD
Associate Professor
Department of Otolaryngology–Head and Neck Surgery
Johns Hopkins University
Baltimore, Maryland

Todd J. Schwedt, MD
Associate Professor of Neurology
Mayo Clinic
Phoenix, Arizona

James J. Sciubba, DMD, PhD
Professor (Retired)
Department of Otolaryngology–Head and Neck Surgery
The Johns Hopkins School of Medicine;
Consultant
The Milton J. Dance Head & Neck Center
The Greater Baltimore Medical Center
Baltimore, Maryland

Anthony P. Sclafani, MD
Director, Facial Plastic Surgery
Surgeon Director, Department of Otolaryngology
The New York Eye & Ear Infirmary
New York, New York;
Professor
Department of Otolaryngology
New York Medical College
Valhalla, New York

Meena Seshamani, MD, PhD
Department of Head and Neck Surgery
The Permanente Medical Group
San Francisco, California

A. Eliot Shearer, MD, PhD
Resident Physician
Department of Otolaryngology–Head and Neck Surgery
University of Iowa
Iowa City, Iowa

Clough Shelton, MD
Professor and Chief
Division of Otolaryngology
Hetzel Presidential Endowed Chair
    in Otolaryngology
University of Utah School of Medicine
Salt Lake City, Utah

Neil T. Shepard, PhD
Chair, Division of Audiology
Director, Dizziness & Balance Disorders Program
Department of Otolaryngology
Mayo Clinic
Rochester, Minnesota

Seiji B. Shibata, MD, PhD
Resident Physician
Department of Otolaryngology–Head and Neck Surgery
University of Iowa
Iowa City, Iowa

Yelizaveta Shnayder, MD
Associate Professor
Department of Otolaryngology–Head and Neck Surgery
University of Kansas School of Medicine
Kansas City, Kansas

Kathleen C.Y. Sie, MD
Professor
Department of Otolaryngology–Head and Neck Surgery
University of Washington School of Medicine
Director
Childhood Communication Center
Seattle Children's Hospital
Seattle, Washington

Daniel B. Simmen, MD
Center for Rhinology, Skull Base Surgery,
    and Facial Plastic Surgery
Hirslanden Clinic
Zurich, Switzerland

Michael C. Singer, MD
Director
Division of Thyroid & Parathyroid Surgery
Department of Otolaryngology–Head and Neck Surgery
Henry Ford Health System
Detroit, Michigan

Parul Sinha, MBBS, MS
Resident
Department of Otolaryngology–Head and Neck Surgery
Washington University School of Medicine
St. Louis, Missouri

William H. Slattery III, MD
Partner
House Ear Clinic;
Clinical Professor
University of Southern California–Los Angeles
Los Angeles, California

Henrik Smeds, MD
Staff Surgeon
Department of Otolaryngology
Karolinska University Hospital
Stockholm, Sweden

Marshall E. Smith, MD
Professor
Division of Otolaryngology–Head and Neck Surgery
University of Utah School of Medicine;
Attending Physician and Medical Director
Voice Disorders Clinic
Primary Children's Medical Center
University Hospital
Salt Lake City, Utah

Richard J.H. Smith, MD
Professor
Department of Otolaryngology
University of Iowa Carver College of Medicine
Iowa City, Iowa

Timothy L. Smith, MD, MPH
Professor and Director
Oregon Sinus Center
Department of Otolaryngology–Head and Neck Surgery
Oregon Health and Science University
Portland, Oregon

Ryan H. Sobel, MD
Clinical Instructor
Department of Otolaryngology–Head and Neck Surgery
Johns Hopkins Hospital
Baltimore, Maryland

Robert A. Sofferman, MD
Emeritus Professor of Surgery
Department of Surgery
Division of Otolaryngology–Head and Neck Surgery
University of Vermont School of Medicine
Burlington, Vermont

Zachary M. Soler, MD, MSc
Assistant Professor
Department of Otolaryngology–Head and Neck Surgery
Medical University of South Carolina
Charleston, South Carolina

Samuel A. Spear, MD
Otology/Neurotology & Skull Base Surgery Fellow
Department of Otolaryngology–Head and Neck Surgery
Louisiana State University
Baton Rouge, Louisiana

Steven M. Sperry, MD
Assistant Professor
Department of Otolaryngology–Head and Neck Surgery
University of Iowa Hospitals and Clinics
Iowa City, Iowa

Niranjan Sritharan, MBBS
Clinical Otolaryngology Fellow
Massachusetts Eye & Ear Infirmary
Boston, Massachusetts

Brad A. Stach, PhD
Director
Division of Audiology
Department of Otolaryngology–Head and Neck Surgery
Henry Ford Hospital
Detroit, Michigan

Robert P. Stachecki, MD
Instructor of Radiology
Mallinckrodt Institute of Radiology
Washington University School of Medicine
St. Louis, Missouri

Hinrich Staecker, MD, PhD
David and Mary Zamierowsky Professor
Department of Otolaryngology–Head and Neck Surgery
University of Kansas School of Medicine
Kansas City, Kansas

Aldo Cassol Stamm, MD, PhD
Chief
Department of Otolaryngology
São Paulo ENT Center
São Paulo, Brazil

James A. Stankiewicz, MD
Professor and Chairman
Department of Otolaryngology–Head and Neck Surgery
Loyola University Medical Center
Maywood, Illinois

Shawn M. Stevens, MD
Resident Physician
Department of Otolaryngology–Head and Neck Surgery
Medical University of South Carolina
Charleston, South Carolina

David L. Steward, MD
Professor
Department of Otolaryngology–Head and Neck Surgery
University of Cincinnati Academic Health Center
Cincinnati, Ohio

David G. Stoddard Jr, MD
Department of Otolaryngology–Head and Neck Surgery
Mayo Clinic
Rochester, Minnesota

Janalee K. Stokken, MD
Head and Neck Institute
The Cleveland Clinic
Cleveland, Ohio

Angela Sturm-O'Brien, MD
Facial Plastic Surgery Associates
Houston, Texas

John B. Sunwoo, MD
Director of Head and Neck Cancer Research
Department of Otolaryngology–Head and Neck Surgery
Stanford Cancer Institute
Stanford University School of Medicine
Stanford, California

Veronica C. Swanson, MD, MBA
Associate Director
Department of Anesthesiology
Chief
Pediatric Cardiac Anesthesiology
St. Christopher's Hospital for Children;
Associate Professor
Departments of Anesthesiology and Pediatrics
Drexel University College of Medicine and Dentistry
Philadelphia, Pennsylvania

Robert A. Swarm, MD
Professor of Anesthesiology
Washington University School of Medicine
St. Louis, Missouri

Jonathan M. Sykes, MD
Professor and Director
Facial Plastic Surgery
University of California Davis Medical Center
Sacramento, California

Luke Tan, MBBS, MD
Senior Consultant
Luke Tan ENT Head & Neck Cancer and Thyroid
  Surgery Center
MT Elizabeth Hospital;
Clinical Associate Professor
Department of Otolaryngology
National University of Singapore
Singapore

Marietta Tan, MD
Resident
Department of Otolaryngology–Head and Neck Surgery
Johns Hopkins University
Baltimore, Maryland

Pravin A. Taneja, MD, MBA
Program Director
Pediatric Anesthesia Fellowship
Department of Anesthesiology
St. Christopher's Hospital for Children;
Assistant Professor
Department of Anesthesiology
Drexel University College of Medicine and Dentistry
Philadelphia, Pennsylvania

M. Eugene Tardy Jr, MD
Emeritus Professor of Otolaryngology–Head and Neck Surgery
Department of Otolaryngology
University of Illinois Medical Center
Chicago, Illinois

Sherard A. Tatum III, MD
Professor
Departments of Otolaryngology and Pediatrics
SUNY Upstate Medical University;
Medical Director
Cleft and Craniofacial Center
Golisano Children's Hospital
Syracuse, New York

S. Mark Taylor, MD
Professor
Department of Otolaryngology–Head and Neck Surgery
Dalhousie University
Halifax, Nova Scotia, Canada

Rod A. Teasley, MD, JD
Department of Otolaryngology
Vanderbilt University Medical Center
Nashville, Tennessee

Helder Tedeschi, MD, PhD
Head, Division of Neurosurgery
Department of Pathology
University of Campinas
São Paulo, Brazil

Steven A. Telian, MD
John L. Kemink Professor of Neurotology
Department of Otolaryngology–Head and Neck Surgery
University of Michigan
Ann Arbor, Michigan

David J. Terris, MD
Surgical Director of the GRU Thyroid Center
Professor
Department of Otolaryngology–Head and Neck Surgery
Georgia Regents University
Augusta, Georgia

J. Regan Thomas, MD
Mansueto Professor and Chairman
Department of Otolaryngology–Head and Neck Surgery
University of Illinois
Chicago, Illinois

Chafeek Tomeh, MD
Clinical Instructor
Department of Otolaryngology–Head and Neck Surgery
Stanford University School of Medicine
Stanford, California

Dean M. Toriumi, MD
Professor
Department of Otolaryngology–Head and Neck Surgery
Division of Facial Plastic and Reconstructive Surgery
University of Illinois at Chicago
Chicago, Illinois

Aline Tran, AuD
Audiologist
Department of Otolaryngology–Head and Neck Surgery
Keck Medical Center
University of Southern California
Los Angeles, California

Joseph B. Travers, PhD
Professor
Division of Oral Biology
The Ohio State University College of Dentistry
Ohio State University
Columbus, Ohio

Susan P. Travers, PhD
Professor
Division of Oral Biology
The Ohio State University College of Dentistry
Columbus, Ohio

Mai Thy Truong, MD
Clinical Assistant Professor
Department of Otolaryngology–Head and Neck Surgery
Stanford University
Stanford, California

Terance T. Tsue, MD
Physician in Chief
University of Kansas Cancer Center
Douglas A. Girod MD Endowed Professor of Head &
   Neck Surgical Oncology
Vice-Chairman and Professor
Department of Otolaryngology–Head and Neck Surgery
University of Kansas School of Medicine
Kansas City, Kansas

Michael D. Turner, DDS, MD
Division Director
Oral and Maxillofacial Surgery
Jacobi Medical Center;
Director, The New York Salivary Gland Center
Associate Residency Director, Oral and Maxillofacial Surgery
Beth Israel Medical Center
New York, New York

Ravindra Uppaluri, MD, PhD
Associate Professor
Department of Otolaryngology–Head and Neck Surgery
Washington University School of Medicine
St. Louis, Missouri

Michael F. Vaezi, MD, PhD
Professor of Medicine
Clinical Director, Division of Gastroenterology, Hepatology,
   and Nutrition
Director, Center for Swallowing and Esophageal Motility
   Disorders
Director, Clinical Research
Vanderbilt University Medical Center
Nashville, Tennessee

Kathryn M. Van Abel, MD
Resident
Department of Otolaryngology
Mayo Clinic
Rochester, Minnesota

Michiel W.M. van den Brekel, MD, PhD
Head, Department of Head and Neck Oncology and Surgery
The Netherlands Cancer Institute–Antoni van Leeuwenhoek;
Professor, Amsterdam Center of Language and
   Communication;
Consultant, Department of Oral and Maxillofacial Surgery
Academic Medical Center
University of Amsterdam
Amsterdam, The Netherlands

Lori A. Van Riper, PhD
Department of Pediatric Audiology and Otolaryngology
Mott Children's Hospital
University of Michigan Health System
Ann Arbor, Michigan

Sunil P. Verma, MD
Assistant Professor
Department of Otolaryngology–Head and Neck Surgery
University of California–Irvine
Irvine, California;
Director
University Voice and Swallowing Center
University of California–Irvine Medical Center
Orange, California

Peter M. Vila, MD, MSPH
Resident
Department of Otolaryngology–Head and Neck Surgery
Washington University School of Medicine
St. Louis, Missouri

David E. Vokes, MBChB
Consultant Otolaryngologist–Head & Neck Surgeon
Auckland City Hospital
Auckland, New Zealand

P. Ashley Wackym, MD
Vice President of Research
Legacy Research Institute
Legacy Health;
President
Ear and Skull Base Center
Portland, Oregon

Tamekia L. Wakefield, MD
Adjunct Assistant Clinical Professor
Department of Otolaryngology–Head and Neck Surgery
Mt. Sinai School of Medicine
New York, New York;
Attending Pediatric Otolaryngologist
Department of Otolaryngology and
 Communicative Disorders
Long Island Jewish Medical Center
New Hyde Park, New York

Michael J. Walden, DO, MD
Staff Radiologist
Department of Radiology
Womack Army Medical Center
Fort Bragg, North Carolina

Thomas J. Walker, MD
Facial Plastic and Reconstructive Surgery
Department of Otolaryngology–Head and Neck Surgery
University of Illinois at Chicago
Chicago, Illinois

Edward J. Walsh, PhD
Director
Developmental Auditory Physiology Laboratory
Boys Town National Research Hospital
Omaha, Nebraska

Rohan R. Walvekar, MD
Associate Professor
Louisiana State University Health Sciences Center
 at New Orleans
New Orleans, Louisiana

Tom D. Wang, MD
Professor & Chief
Division of Facial Plastic and Reconstructive Surgery
Oregon Health and Science University
Portland, Oregon

Tzu-Fei Wang, MD
Assistant Professor of Internal Medicine
Division of Hematology
The Ohio State University Comprehensive
 Cancer Center
Arthur G. James Cancer Hospital and Richard J. Solove
 Research Institute
Columbus, Ohio

Frank M. Warren III, MD
Assistant Professor and Chief
Division of Otology/Neurotology
Department of Otolaryngology Head and Neck Surgery
Oregon Health and Science University;
Attending Physician
Department of Otolaryngology–Head and Neck Surgery
Kaiser Permanente
Portland, Oregon

Heather H. Waters, MD
Department of Otolaryngology–Head and Neck Surgery
Indiana University Medical Center;
Meridian Plastic Surgeons
Indianapolis, Indianapolis

Randal S. Weber, MD
Professor and Chair
Head and Neck Surgery
The University of Texas M.D. Anderson Cancer Center
Houston, Texas

Richard O. Wein, MD
Associate Professor
Department of Otolaryngology–Head and Neck Surgery
Tufts Medical Center
Boston, Massachusetts

Gregory S. Weinstein, MD
Professor and Vice Chair
Director
Division of Head and Neck Surgery
Co-director
The Center for Head and Neck Cancer
Department of Otorhinolaryngology–Head and Neck
 Surgery
University of Pennsylvania School of Medicine
Philadelphia, Pennsylvania

Erik K. Weitzel, MD
Chief of Rhinology
Program Director
Department of Otolaryngology
Joint Base San Antonio
San Antonio, Texas

D. Bradley Welling, MD, PhD
Walter Augustus LeCompt Professor and Chair
Harvard Department of Otology and Laryngology
Chief of Otolaryngology
Massachusetts Eye and Ear Infirmary and Massachusetts
 General Hospital
Boston, Massachusetts

Richard D. Wemer, MD
Consultant
Department of Otolaryngology–Head and Neck Surgery
Park Nicollet Clinics
St. Louis Park, Minnesota

Ralph F. Wetmore, MD
E. Mortimer Newlin Professor of Pediatric Otolaryngology
Perelman School of Medicine at the University of Pennsylvania
Chief
Division of Pediatric Otolaryngology
The Children's Hospital of Philadelphia
Philadelphia, Pennsylvania

Richard H. Wiggins III, MD
Professor and Director of Head and Neck Imaging
Departments of Radiology, Otolaryngology, Head and Neck
  Surgery, and Biomedical Informatics
University of Utah Health Sciences Center
Salt Lake City, Utah

Brent J. Wilkerson, MD
Resident Physician
Department of Otolaryngology–Head and Neck Surgery
University of California–Davis
Sacramento, California

Franz J. Wippold II, MD
Professor of Radiology
Chief of Neuroradiology
Mallinckrodt Institute of Radiology
Washington University School of Medicine
St. Louis, Missouri;
Adjunct Professor of Radiology/Radiological Sciences
F. Edward Hébert School of Medicine
Uniformed Services University of the Health Sciences
Bethesda, Maryland

Gayle Ellen Woodson, MD
Professor and Chair
Division of Otolaryngology
Southern Illinois University School of Medicine
Springfield, Illinois

Peter J. Wormald, MD
Professor
Department of Surgery
Division of Otolaryngology–Head and Neck Surgery
University of Adelaide
Adelaide, Australia

Harry V. Wright, MD
Fellow
Facial Plastic and Reconstructive Surgery
Farrior Facial Plastic Surgery;
Associate Professor
Department of Otolaryngology–Head and Neck Surgery
University of South Florida
Tampa, Florida

Robert F. Yellon, MD
Professor
Department of Otolaryngology
University of Pittsburgh School of Medicine
Director of ENT Clinical Services
Department of Pediatric Otolaryngology
Children's Hospital of Pittsburgh of UPMC
Pittsburgh, Pennsylvania

Charles D. Yingling, PhD, DABNM
Clinical Professor
Department of Otolaryngology–Head and Neck Surgery
Stanford University of School of Medicine
Stanford, California;
Chief Executive Officer
Golden Gate Neuromonitoring
San Francisco, California

Bevan Yueh, MD, MPH
Professor & Chair
Department of Otolaryngology–Head and Neck Surgery
University of Minnesota
Minneapolis, Minnesota

Rex C. Yung, MD
Director of Pulmonary Oncology
Departments of Medicine and Oncology
Johns Hopkins University
Baltimore, Maryland

Renzo A. Zaldívar, MD
Clinical Professor
Department of Ophthalmology
University of North Carolina
Chapel Hill, North Carolina

George H. Zalzal, MD
Chief
Division of Otolaryngology
Children's National Medical Center
Professor of Otolaryngology and Pediatrics
George Washington University School of Medicine
  and Health Sciences
Washington, DC

Adam M. Zanation, MD
Associate Professor
Co-Director, Head and Neck Oncology Fellowship
Co-Director, Rhinology and Skull Base Surgery Fellowship
University of North Carolina at Chapel Hill
Chapel Hill, North Carolina

David S. Zee, MD
Professor of Neurology and Otolaryngology–Head and
  Neck Surgery
Department of Neurology
Johns Hopkins Hospital
Baltimore, Maryland

Marc S. Zimbler, MD
Director of Facial Plastic & Reconstructive Surgery
Beth Israel Deaconess Medical Center;
Assistant Professor of Otolaryngology–Head and Neck
  Surgery
Icahn School of Medicine
Mount Sinai Medical Center
New York, New York

S. James Zinreich, MD
Professor of Radiology
Russel H. Morgan Department of Radiology
Department of Otorhinolaryngology–Head and Neck Surgery
Johns Hopkins Medical Institutions
Baltimore, Maryland

Teresa A. Zwolan, PhD
Professor and Director
Department of Otolaryngology
University of Michigan Cochlear Implant Program
Ann Arbor, Michigan

Prefácio

A sexta edição do *Cummings Otorrinolaringologia – Cirurgia de Cabeça e Pescoço* foi concebida como um recurso definitivo, representando, em toda sua diversidade, os principais componentes da especialidade, bem como os mais recentes avanços na cirurgia minimamente invasiva, na orientação de imagem, na robótica e no implante coclear, entre outros temas correlatos. Seções relevantes para a genética das doenças foram adicionadas ou aprimoradas para abordar as inovações mais recentes. Além disso, o novo capítulo sobre medidas de desempenho com base em evidências é uma excelente referência para entender a evolução da reforma dos cuidados de saúde, o papel dos órgãos de gestão e medidas, de compra fundamentada em valor e o impacto na prática do médico.

Continuamos a manter o texto conciso, mas ainda representando os principais e importantes desenvolvimentos no campo. O conteúdo reflete as extensas inter-relações de seus vários componentes. Cada capítulo contém pontos-chave no início e uma lista de leitura sugerida, com as referências "mais relevantes". Tal como na última edição, a sexta menciona o site Expert Consult, que contém o texto detalhado e imagens do livro, uma lista de referência completa para cada capítulo, bem como vídeos demonstrando o Accreditation Council for Graduate Medical Education Key Indicator Procedures, entre outros itens. Os vídeos oferecem aos estudantes uma excelente oportunidade para compreender melhor os elementos críticos desses procedimentos fundamentais.

Nosso objetivo é promover o conhecimento aos estudantes de Otorrinolaringologia – Cirurgia de Cabeça e Pescoço e fornecer uma base para as gerações seguintes. Por tradição, contamos com colaboradores do mundo todo, reconhecendo, assim, as contribuições globais para a área. Por meio do esforço combinado de todos os colaboradores, a sexta edição continua a ser o recurso definitivo para a nossa especialidade.

Agradecimentos

Agradeço ao meu pai, Roy Kenneth Flint, BG ret, soldado e professor, por proporcionar um exemplo de liderança ao longo da vida; e à minha esposa Laurie e à minha filha Carlyn por sempre me lembrarem que ninguém é perfeito. Eles me mantêm são.

Paul W. Flint

Tem sido uma grande honra e um prazer fazer parte da equipe editorial de *Cummings Otorrinolaringologia – Cirurgia de Cabeça e Pescoço*. Os autores foram incansáveis em seus esforços e trabalharam bastante para produzir capítulos que são absolutamente abrangentes, em alcance e profundidade. Meus sinceros agradecimentos a cada um deles e suas famílias, que inevitavelmente colocaram-se ao dispor de tanto trabalho. Minha fiel assistente, Debbie Turner, de apenas 23 anos, controlou nossos prazos e esteve em contato com os autores e editores de modo altamente organizado, enquanto minhas enfermeiras do consultório deram assistência a pacientes para cobrir meu tempo longe das linhas de frente durante a criação deste livro. Da mesma maneira, os residentes e bolsistas da University of Washington em St. Louis mantiveram-se firmes quando necessário.

A capacidade de suprir o conhecimento começa, e continua, com a educação. Assim, agradeço a meus pais, o falecido Thomas e Marjorie Haughey, meus mestres, professores de medicina, orientadores de residência médica em Otorrinolaringologia em Auckland, na Nova Zelândia, e na University of Iowa e aos colegas da especialidade, com quem aprendo e aprenderei.

Meu muito obrigado também vai para minha família que, inabalavelmente, endossou o tempo necessário para este projeto. Por isso, meus mais amorosos e sinceros agradecimentos para minha esposa, Helen, bem como a Rachel e Jack, Chris e Cindy, Will, Rachel e Gretchen.

Finalmente, como apreciamos este livro e seus componentes on-line, tento manter em mente a fonte de todo o conhecimento e verdade: nas palavras de Provérbios 2:6, "...o Senhor dá a sabedoria e, pela sua boca, vem seu conhecimento e compreensão." A minha sincera esperança é que os leitores, em todos os lugares, se beneficiem deste livro, alcançando melhor o objetivo comum de nossa especialidade na assistência de alta qualidade ao paciente.

Bruce H. Haughey

Agradeço a Paul Flint e seus colegas pelo meu envolvimento com este projeto de prestígio, aos editores pela sua eficiência exemplar na sua gestão e a meu marido, David Howard, por seus constantes apoio e incentivo.

Valerie J. Lund

Sou grato a Charlie Cummings e Paul Flint pela honra de juntar esta equipe editorial maravilhosamente colaborativa e aos muitos autores que deram seu melhor ao compor este recurso essencial.

Dedico o meu empenho àqueles que têm proporcionado meu conhecimento. E também a meus pais, minha esposa e meus filhos, além de meus pacientes: vocês me mostraram a importância da dedicação aos outros e que a verdadeira compaixão é mostrada no esforço e na ação.

Doze anos de minha formação inicial estiveram sob a liderança de Chuck Krause e na companhia da sua família e da notável Barb's. A partir de Chuck, aprendi que as lições importantes são aprendidas por meio de preparação e paciência.

John K. Niparko

Ao refletir sobre a minha carreira acadêmica, há muitas pessoas que prestaram influências positivas na minha busca pelo sucesso. Além dos mentores importantes das edições anteriores, sou grato por outro grupo de indivíduos talentosos, o qual tive o privilégio de conhecer durante estes últimos 35 anos. Eles são os colegas do corpo docente de várias disciplinas, companheiros, residentes e estudantes de medicina, cujas interações e amizades ocorreram ano após ano. Tais relações envolvendo tantos indivíduos conhecedores de todos os níveis de atividade acadêmica contribuíram substancialmente para a maturidade de cada um. Para mim, pessoalmente, é uma verdadeira honra participar desta experiência contínua. Por esta razão, gostaria de agradecer às talentosas pessoas com as quais interagi e que me complementaram.

K. Thomas Robbins

É um grande privilégio e uma honra ser um dos editores deste excelente livro. Embora a base de conhecimentos para a nossa especialidade e para a medicina de modo geral esteja em constantes evolução e crescimento, tal contribuição serve para otorrinolaringologistas e seus pacientes em todo o mundo para o melhor tratamento final. Como chefe de um departamento acadêmico, valorizo a riqueza de informações disponíveis aos meus médicos residentes em treinamento. Como indivíduo que tem centrado sua carreira em uma subespecialidade da Otorrinolaringologia, estou especialmente orgulhoso por ajudar a melhorar a informação disponível para o leitor na área de plástica facial e cirurgia reconstrutiva.

Em uma nota pessoal, quero agradecer e reconhecer a grande ajuda e assistência que recebi de minha assistente administrativa, Denise McManaman, na edição deste livro. Sua incansável ética de trabalho é sempre admirável e apreciada. Finalmente, obrigado à minha esposa, Rhonda, e aos meus filhos, Ryan, Aaron e Evan, por seu apoio entusiástico e por nunca duvidarem de minhas atividades profissionais.

J. Regan Thomas

Estou honrada de ser editora dos capítulos sobre Otorrinolaringologia Pediátrica do livro *Otorrinolaringologia – Cirurgia de Cabeça e Pescoço*. É particularmente significativo poder seguir os passos do Dr. Charles J. Krause, o editor fundador do presente livro, que ajudou a inspirar-me e a muitos outros a trilhar uma carreira na Otorrinolaringologia, por meio de seu longo mandato como Chair de Otolaryngology – Head and Neck Surgery na University of Michigan. Na verdade, enquanto residentes debruçamo-nos sobre cada capítulo para nos prepararmos para nossas aulas à noite, conhecidas como "Krause Club". É gratificante ver como este livro floresceu em paralelo com o crescimento e o desenvolvimento de nossa área.

Agradeço ao Dr. Flint e ao Dr. Cummings pela oportunidade de contribuir com este trabalho. Sou grata a todos os autores por compartilharem seu conhecimento e sua paciência em lidar com todas as minhas dúvidas. Agradeço aos meus colegas da University of Michigan pela disponibilidade em prestar seus conhecimentos e ao auxílio de minha assistente administrativa, Mary Anne Nugent. Finalmente, agradeço a meu marido, Edward Karls, e a meus filhos, Matthew, Michelle, Maria e Melanie: eles são uma fonte diária de sabedoria e discernimento em pediatria que não podem ser facilmente capturados em um livro.

Marci M. Lesperance

Sumário

VOLUME I

PARTE I
Otorrinolaringologia Geral

1 Histórico, Exame Físico e Avaliação Pré-operatória, 3
Ericka F. King | Marion Everett Couch

2 Traqueotomia, 20
Shannon M. Kraft | Joshua S. Schindler

3 Visão Geral Sobre Diagnóstico por Imagem em Cabeça e Pescoço, 29
Nafi Aygun | S. James Zinreich

4 Faringite em Adultos, 79
Brian Nussenbaum | Carol R. Bradford

5 Infecções Cervicais Profundas e Odontogênicas, 90
James M. Christian | Adam C. Goddard | M. Boyd Gillespie

6 Manifestações de Cabeça e Pescoço em Pacientes Imunocomprometidos, 103
Andrew N. Goldberg | Steven D. Pletcher | Theresa Kim

7 Manifestações Nasais de Doença Sistêmica, 129
Ryan S. Jackson | Thomas V. McCaffrey

8 Manifestações Laríngeas e Traqueais das Doenças Sistêmicas, 136
Kevin P. Leahy

9 Manifestações Orais das Doenças Sistêmicas, 142
Michael D. Turner

10 Apneia do Sono e Distúrbios do Sono, 155
Tamekia L. Wakefield | Derek J. Lam | Stacey L. Ishman

PARTE II
Cirurgia Facial Plástica e Reconstrutiva

SEÇÃO 1 ■ CIRURGIA FACIAL

11 Análise Estética Facial, 177
Marc S. Zimbler

12 Trauma Maxilofacial, 190
Robert M. Kellman

13 Otoplastia, 216
Peter A. Adamson | Suzanne K. Doud Galli | Alyn J. Kim

SEÇÃO 2 ■ RINOPLASTIA

14 Rinoplastia, 222
M. Eugene Tardy Jr | J. Regan Thomas | Anthony P. Sclafani

15 Técnicas Especiais de Rinoplastia, 259
Richard T. Farrior | Edward H. Farrior | Lindsay S. Eisler

PARTE III
Seios, Rinologia e Alergia/Imunologia

16 Fisiologia do Sistema Olfatório, 285
Donald A. Leopold | Eric H. Holbrook

17 Radiologia da Cavidade Nasal e dos Seios Paranasais, 303
Michael J. Walden | S. James Zinreich | Nafi Aygun

18 Epistaxe, 323
Daniel B. Simmen | Nicholas S. Jones

19 Rinite Não Alérgica, 336
Stephanie A. Joe | Judy Z. Liu

20 Resultados do Tratamento Clínico e Cirúrgico da Rinossinusite Crônica com e sem Pólipos Nasais, 346
Zachary M. Soler | Timothy L. Smith

21 Rinossinusite Aguda: Patogênese, Tratamento e Complicações, 358
Michael S. Benninger | Janalee K. Stokken

22 Rinossinusite Fúngica, 364
Berrylin J. Ferguson | Stella Lee

23 Tumores Benignos do Trato Nasossinusal, 373
Piero Nicolai | Paolo Castelnuovo

24 Cirurgia Primária dos Seios Paranasais, 385
Devyani Lal | James A. Stankiewicz

25 Fístula Liquórica Rinogênica, 416
Martin J. Citardi | Samer Fakhri

26 Dacriocistorrinostomia Endoscópica, 429
Erik K. Weitzel | Peter J. Wormald

xxxviii SUMÁRIO

PARTE IV
Laringologia e Broncoesofagologia

27 Função Faríngea e Laríngea, 439
Gayle Ellen Woodson

28 Visualização da Laringe, 448
Robin A. Samlan | Melda Kunduk

29 Distúrbios Benignos da Mucosa das Pregas Vocais, 459
Robert W. Bastian

30 Laringite Aguda e Crônica, 488
Clint T. Allen | Albert L. Merati

31 Aspiração Crônica, 495
David W. Eisele | Steven D. Pletcher

32 Tratamento Cirúrgico da Estenose da Via Aérea Superior, 504
Hetal H. Patel | David Goldenberg | Johnathan D. McGinn

33 Doenças do Esôfago, 515
Robert T. Kavitt | Michael F. Vaezi

PARTE V
Cirurgia de Cabeça e Pescoço e Oncologia

SEÇÃO 1 ▪ CONSIDERAÇÕES GERAIS

34 Epidemiologia do Papilomavírus Humano no Câncer de Cabeça e Pescoço, 545
Carole Fakhry | Christine G. Gourin

35 Tratamento de Melanoma Cutâneo de Cabeça e Pescoço, 550
Cecelia E. Schmalbach | Alison B. Durham | Timothy M. Johnson | Carol R. Bradford

36 Processos Malignos do Seio Paranasal, 564
Allen S. Ho | Adam M. Zanation | Ian Ganly

SEÇÃO 2 ▪ GLÂNDULAS SALIVARES

37 Doenças Inflamatórias das Glândulas Salivares, 589
Neal M. Jackson | Jenna L. Mitchell | Rohan R. Walvekar

38 Neoplasias Benignas das Glândulas Salivares, 604
Rami E. Saade | Diana M. Bell | Ehab Y. Hanna

39 Neoplasias Malignos das Glândulas Salivares, 624
John B. Sunwoo | James S. Lewis Jr | Chafeek Tomeh | Jonathan McJunkin

SEÇÃO 3 ▪ CAVIDADE ORAL

40 Lesões da Mucosa Oral, 648
James J. Sciubba

41 Distúrbios da Articulação Temporomandibular, 672
Bruce E. Rotter

42 Tumores Benignos e Lesões Semelhantes a Tumor da Cavidade Oral, 680
Timothy S. Lian

43 Neoplasias Malignas da Cavidade Oral, 686
Richard O. Wein | Randal S. Weber

SEÇÃO 4 ▪ FARINGE E ESÔFAGO

44 Tumores Benignos e Malignos da Nasofaringe, 715
Luke Tan | Thomas Loh

45 Neoplasias da Hipofaringe e do Esôfago Cervical, 726
Peter M. Vila | Ravindra Uppaluri

SEÇÃO 5 ▪ LARINGE

46 Tumores Malignos da Laringe, 744
William B. Armstrong | David E. Vokes | Sunil P. Verma

47 Tratamento do Câncer Glótico Inicial, 776
Henry T. Hoffman | Michael P. Gailey | Nitin A. Pagedar | Carryn Anderson

48 Laringectomia Total e Laringofaringectomia, 797
Christopher H. Rassekh | Bruce H. Haughey

49 Radioterapia para Câncer da Laringe e Hipofaringe, 812
Christopher Lominska | Parvesh Kumar

SEÇÃO 6 ▪ PESCOÇO

50 Diagnóstico Diferencial dos Tumores Cervicais, 830
Ajani Nugent | Mark El-Deiry

51 Neoplasias Cervicais, 836
Terry A. Day | Arnaud F. Bewley | John K. Joe

52 Linfomas de Cabeça e Pescoço, 854
Tzu-Fei Wang | Nancy L. Bartlett

53 Radioterapia e Tratamento dos Linfonodos Cervicais e Tumores Malignos da Base do Crânio, 865
Vincent Grégoire | Nancy Lee | Marc Hamoir | Nadeem Riaz

SEÇÃO 7 ■ TIREOIDE/PARATIREOIDE

54 Distúrbios da Glândula Tireoide, 886
Phillip K. Pellitteri | Steven Ing | Brian Jameson

55 Conduta nas Neoplasias da Tireoide, 903
Stephen Y. Lai | Susan J. Mandel |
Randal S. Weber

56 Tratamento dos Distúrbios da Paratireoide, 932
E. Ashlie Darr | Niranjan Sritharan |
Phillip K. Pellitteri | Robert A. Sofferman |
Gregory W. Randolph

VOLUME II

PARTE VI
Otologia, Neurotologia e Cirurgia da Base do Crânio

SEÇÃO 1 ■ CIÊNCIA BÁSICA

57 Anatomia do Osso Temporal, Orelha Externa e Orelha Média, 963
Howard W. Francis

58 Anatomia do Sistema Auditivo, 973
Christina L. Runge | David R. Friedland

59 Fisiologia do Sistema Auditivo, 980
Wade W. Chien | Daniel J. Lee

60 Anatomia do Sistema Vestibular, 993
Anna Lysakowski

SEÇÃO 2 ■ AVALIAÇÃO DIAGNÓSTICA

61 Diagnóstico Audiológico, 1013
Paul R. Kileny | Teresa A. Zwolan

62 Avaliação Eletrofisiológica da Audição, 1033
Carolyn J. Brown | Tiffany A. Johnson

63 Neurorradiologia do Osso Temporal e da Base do Crânio, 1046
Frank M. Warren III | Clough Shelton |
Bronwyn E. Hamilton | Richard H. Wiggins III

SEÇÃO 3 ■ ORELHA EXTERNA

64 Infecções da Orelha Externa, 1062
Jason A. Brant | Michael J. Ruckenstein

65 Terapias Tópicas para Distúrbios da Orelha Externa, 1070
Daniel J. Lee | Daniel Roberts

SEÇÃO 4 ■ ORELHA MÉDIA, MASTOIDE E OSSO TEMPORAL

66 Otite Média Crônica, Mastoidite e Petrosite, 1086
Richard A. Chole

67 Timpanoplastia e Ossiculoplastia, 1103
Meredith E. Adams | Hussam K. El-Kashlan

68 Mastoidectomia: Técnicas Cirúrgicas, 1114
Shawn M. Stevens | Paul R. Lambert

69 Otosclerose, 1126
John W. House | Calhoun D. Cunningham III

70 Tratamento do Traumatismo do Osso Temporal, 1135
Hilary A. Brodie | Brent J. Wilkerson

SEÇÃO 5 ■ ORELHA INTERNA

71 Perda Auditiva Neurossensorial de Causa Genética, 1149
Seiji B. Shibata | A. Eliot Shearer | Richard J.H. Smith

72 Manifestações Otológicas das Doenças Sistêmicas, 1165
Saumil N. Merchant | Joseph B. Nadol Jr

73 Perda Auditiva Neurossensorial em Adultos, 1183
H. Alexander Arts

74 Zumbido e Hiperacusia, 1200
Carol A. Bauer

75 Perda Auditiva Induzida por Ruído, 1209
Brenda L. Lonsbury-Martin | Glen K. Martin

76 Infecções do Labirinto, 1223
John C. Goddard | William H. Slattery III

77 Ototoxicidade Vestibular e Auditiva, 1233
Leonard P. Rybak | Michael J. Brenner

78 Sintomas e Síndromes Otológicos, 1247
Carol A. Bauer | Herman A. Jenkins

SEÇÃO 6 ■ ESTÍMULO POR PRÓTESE AUDITIVA, APARELHOS E REABILITAÇÃO AUDITIVA

79 Considerações Clínicas e Cirúrgicas no Implante Coclear, 1257
Thomas J. Balkany | Kevin D. Brown

80 Aparelho Auditivo de Amplificação, 1268
Brad A. Stach | Virginia Ramachandran

81 Princípios de Fisiologia Vestibular Aplicada, 1281
John P. Carey | Charles C. Della Santina

SEÇÃO 7 ■ DISTÚRBIOS VESTIBULARES

82 Avaliação do Paciente com Vertigem, 1313
Timothy E. Hullar | David S. Zee | Lloyd B. Minor

83 Distúrbios Vestibulares Periféricos, 1336
Benjamin T. Crane | Lloyd B. Minor

84 Distúrbios Vestibulares Centrais, 1355
Benjamin T. Crane | Scott D.Z. Eggers | David S. Zee

85 Reabilitação Vestibular e de Equilíbrio:
Fundamentos Básicos do Programa, 1369
Jennifer L. Millar | Michael C. Schubert | Neil T. Shepard

SEÇÃO 8 ■ DISTÚRBIOS DO NERVO FACIAL

86 Testes da Função do Nervo Facial, 1379
Rodney C. Diaz | Shannon M. Poti | Robert A. Dobie

87 Distúrbios Clínicos do Nervo Facial, 1392
Douglas E. Mattox

88 Reabilitação da Paralisia Facial, 1404
James M. Ridgway | Prabhat K. Bhama | Jason H. Kim

SEÇÃO 9 ■ BASE DO CRÂNIO

89 Anatomia Cirúrgica da Base Lateral do Crânio,
1423
Oswaldo Laércio M. Cruz | Helder Tedeschi |
Albert L. Rhoton Jr

90 Cirurgia Transnasal da Base Anterior do Crânio
Assistida por Endoscopia, 1431
Aldo Cassol Stamm | Shirley S.N. Pignatari |
Leonardo Balsalobre

91 Neoplasias do Osso Temporal e Cirurgia da Base
Lateral do Crânio, 1448
Michael Marsh | Herman A. Jenkins

PARTE VII
Otorrinolaringologia Pediátrica

SEÇÃO 1 ■ GERAL

92 Anatomia do Desenvolvimento, 1479
Eunice Y. Chen | Kathleen C.Y. Sie

93 Avaliação e Conduta na Apneia Obstrutiva do
Sono Pediátrica, 1489
Nira A. Goldstein

SEÇÃO 2 ■ CRANIOFACIAL

94 Fendas Labial e Palatina, 1500
Tom D. Wang | Henry A. Milczuk

95 Disfunção Velofaríngea, 1518
Harlan Muntz | Marshall E. Smith | Cara Sauder |
Jeremy D. Meier

96 Malformações Congênitas do Nariz e da
Nasofaringe, 1529
Ravindhra G. Elluru

SEÇÃO 3 ■ PERDA AUDITIVA E OTOLOGIA PEDIÁTRICA

97 Detecção e Diagnóstico Precoces da Perda
Auditiva na Infância, 1541
Jaynee A. Handelsman | Lori A. Van Riper |
Marci M. Lesperance

98 Otite Média Aguda e Otite Média com Efusão,
1551
Margaretha L. Casselbrandt | Ellen M. Mandel

SEÇÃO 4 ■ INFECÇÕES E INFLAMAÇÃO

99 Rinossinusite Crônica Pediátrica, 1570
Fuad M. Baroody

100 Doenças Infecciosas Pediátricas, 1577
Anna Meyer

SEÇÃO 5 ■ CABEÇA E PESCOÇO

101 Diagnóstico Diferencial das Massas Cervicais,
1587
Mark D. Rizzi | Ralph F. Wetmore | William P. Potsic

102 Anomalias Vasculares de Cabeça e Pescoço, 1597
Jonathan A. Perkins

103 Lesões Malignas de Cabeça e Pescoço em
Crianças, 1614
Jennifer Veraldi Brinkmeier | Amer Heider |
David J. Brown

104 Doenças das Glândulas Salivares em Crianças,
1635
Sam J. Daniel | Alyssa A. Kanaan

SEÇÃO 6 ■ FARINGE, LARINGE, TRAQUEIA E ESÔFAGO

105 Distúrbios da Voz, 1651
Sukgi S. Choi | George H. Zalzal

106 Papilomatose Respiratória Recorrente, 1660
Craig S. Derkay | Russell A. Faust

107 Estenoses Glótica e Subglótica, 1676
George H. Zalzal | Robin T. Cotton

108 Distúrbios da Aspiração e Deglutição, 1689
David J. Brown | Maureen A. Lefton-Greif |
Stacey L. Ishman

PARTE I

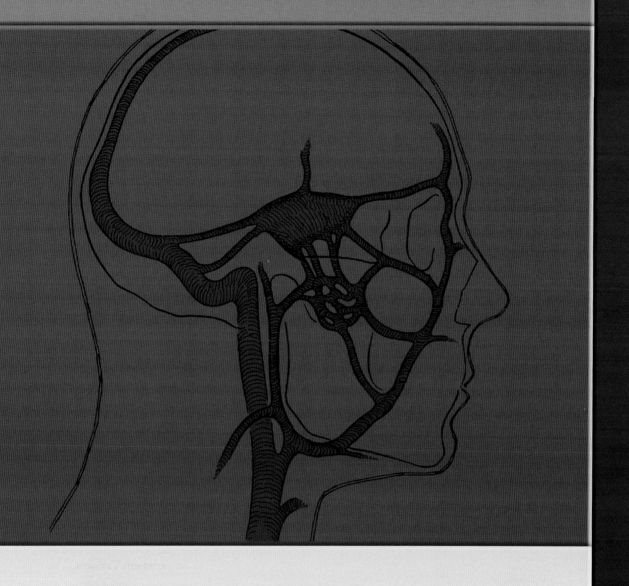

Otorrinolaringologia Geral

I

Histórico, Exame Físico e Avaliação Pré-operatória

1

Ericka F. King | Marion Everett Couch

Pontos-chave

- Um histórico minucioso e um exame físico detalhado são fundamentais para uma excelente assistência ao paciente.
- Em pacientes com traumatismo craniano, a equimose retroauricular (sinal de Battle) sugere que pode ter ocorrido uma fratura óssea temporal.
- A avaliação da *pars* flácida da membrana timpânica é essencial para examinar as bolsas de retração, nas quais podem se desenvolver colesteatomas.
- Os pequenos pontos amarelos na mucosa bucal são glândulas sebáceas, geralmente chamadas de grânulos de Fordyce, e não são anormais.
- O palato duro pode ter um crescimento ósseo conhecido como *tórus palatino*.
- Os fatores de risco de complicação cardiovascular perioperatória são distensão venosa jugular, terceira bulha cardíaca audível, infarto agudo do miocárdio recente (últimos 6 meses), ritmo cardíaco não sinusal, contrações ventriculares prematuras frequentes (> 5 por minuto), idade acima de 70 anos, estenose valvar aórtica, cirurgia torácica ou vascular prévia e condição médica geral precária.
- O sinal de Chvostek, hiperatividade do nervo facial provocada ao tocar o tronco comum do nervo à medida que atravessa a glândula parótida, e o sinal de Trousseau, espasmo do dedo e do punho após inflar o medidor da pressão sanguínea durante vários minutos, são indicadores clinicamente importantes de hipocalcemia latente.
- As deficiências congênitas da hemostasia afetam até 1% da população.
- No pré-operatório, a contagem de plaquetas deve estar acima de 50.000/mL; em níveis abaixo de 20.000/mL, pode ocorrer sangramento espontâneo.
- Aproximadamente 50% de todas as mortes no pós-operatório em idosos ocorrem secundariamente aos eventos cardiovasculares; consequentemente, várias doenças cardíacas devem ser tratadas antes de qualquer procedimento e convém ponderar os benefícios de qualquer outro procedimento urgente.

A importância de se obter um histórico completo e um exame físico não deve ser subestimada. Em muitos casos, uma avaliação clínica conduzida de forma minuciosa consegue elucidar o diagnóstico. Em outros casos, é fundamental que se encaminhe para uma avaliação mais aprofundada para evitar testes desnecessários. A análise cuidadosa do quadro do paciente determina a urgência de outro tratamento e evita atrasos potencialmente prejudiciais. Os otorrinolaringologistas são auxiliados pela quantidade de informação que pode ser constatada por um exame físico meticuloso, devido ao fácil acesso de estruturas relevantes e uma gama de ferramentas para exames prontamente disponíveis, como endoscópios de fibra óptica.

Do mesmo modo, a avaliação pré-operatória é essencial para a decisão cirúrgica. Devem ser levadas em consideração as comorbidades do paciente e outros fatores relevantes para que se possa avaliar de maneira precisa o risco envolvido em um procedimento cirúrgico. Além disso, convém analisar se os benefícios compensam possíveis riscos. Ao tratar de modo apropriado essas comorbidades no pré-operatório, o risco pode ser reduzido da melhor maneira possível, minimizando complicações operatórias. Um aspecto fundamental é o reconhecimento do ideal definido no Juramento de Hipócrates – "Segundo o meu poder e entendimento, nunca para causar dano ou mal a alguém". É de responsabilidade do cirurgião garantir que uma avaliação adequada do paciente seja concluída antes de entrar na sala de cirurgia.

OBTENÇÃO DO HISTÓRICO

O primeiro passo ao coletar o histórico do paciente começa antes de ele entrar na clínica, realizando uma análise completa dos registros do indivíduo. Primeiramente, uma avaliação das anotações do prontuário enviado pelo médico solicitante deve elucidar o raciocínio clínico que desencadeou a visita do paciente. É extremamente útil obter cópias das imagens radiográficas anteriores para análise. Apesar de os laudos do radiologista serem valiosos, nada substitui uma análise pessoal de todas as imagens relevantes ao otorrinolaringologista. É cada vez mais comum essas imagens serem transmitidas eletronicamente direto para um sistema de visualização digital ou copiadas em CD com o *software* para visualização incluído, o que possibilita fazer a análise em um PC padrão.

Caso o paciente tenha sido submetido a cirurgias anteriores, a análise dos relatórios operatórios é inestimável. Convém examinar os relatórios anatomopatológicos e, especialmente referentes a lesões incomuns ou malignas, solicitar as imagens das lâminas para que sejam analisadas pelo setor de patologia para uma segunda opinião. Por fim, os exames laboratoriais oferecem bastante informação e devem ser analisadas de maneira minuciosa.

Os prontuários eletrônicos do paciente (PEP) estão sendo cada vez mais utilizados e têm a vantagem de serem mais legíveis e menos fragmentados do que os registros em papel. Entretanto, o PEP contém uma grande quantidade de material, o que demanda tempo para analisar tudo. Os vários formatos entre os diferentes pacotes de *software* são um desafio para o médico especialista, ao tentar identificar com maior eficiência as informações importantes contidas no PEP.

Primeiramente, o especialista deve determinar a principal queixa do paciente, que pode ser diferente do objetivo do médico solicitante, que o encaminhou à consulta. Ao abordar as principais preocupações do paciente, é importante estabelecer empatia, o que aumenta a eficiência e o andamento da visita. Isso possibilita também que o paciente participe do seu próprio cuidado. Este último ponto é um dos princípios fundamentais para o cuidado centrado no paciente, uma abordagem que serve para melhorar tanto a satisfação do paciente quanto os resultados para a saúde.[1,2]

O histórico da doença existente explica a queixa principal. O médico deve compreender totalmente a natureza da doença, além de fatores temporais, agravantes e atenuantes, terapia anterior e sintomas relacionados. Na cabeça e no pescoço, muitos órgãos estão interligados, sendo fundamental perguntar sobre o impacto do processo da doença nos sistemas relacionados (p. ex., a presença de disfagia em um paciente com queixa nas vias aéreas). Conforme o médico ouve o paciente, um quadro se forma, com uma lista de diagnósticos diferenciados a serem considerados. Outros questionamentos devem ser iniciados para discriminar os itens nessa lista.

A presença ou a ausência de dor devem ser esclarecidas em cada visita ao consultório. Um método útil para se chegar a um histórico da dor, frequentemente ensinado em várias disciplinas médicas, é o indicado pelo mnemônico "OPQRST". Essas letras ajudam o médico a lembrar de perguntar sobre a *origem* da dor; quaisquer fatores *paliativos* ou *provocativos*; a *qualidade* da dor, seja incômoda, aguda ou latejante; a *irradiação* para outro local; a *gravidade*; e os fatores *temporais*, como se a dor é constante ou intermitente e se ocorreram quaisquer alterações desde o início.

Um diálogo sobre o histórico médico do paciente faz com que o otorrinolaringologista compreenda melhor o paciente e as informações frequentemente revelam o que é importante em futuros exames e tratamento. O médico deve questionar sobre qualquer visita anterior ao serviço de emergência, hospitalizações e problemas de saúde que exigiram o cuidado de um médico. Uma lista de problemas com questões sobre a saúde deve ser compilada e guardada. Ela serve para indicar quaisquer alterações que ocorram enquanto o paciente estiver sob os cuidados do otorrinolaringologista. Um histórico cirúrgico completo é importante para que se obtenha uma compreensão sobre o impacto das comorbidades no cuidado otorrinolaringológico, a fim de prever alterações anatômicas e avaliar os riscos anestésicos que possam ser encontrados, caso se realize futuro tratamento cirúrgico. Um histórico sobre a dificuldade de entubação é especialmente importante para esclarecer e prever qualquer desafio que surja na sala de cirurgia.

É fundamental tomar conhecimento sobre quaisquer alergias a substâncias conhecidas e efeitos colaterais. Eles devem ser anotados destacadamente no prontuário médico. Devem-se distinguir as alergias reais dos efeitos colaterais de um medicamento. Além disso, todos os medicamentos e as dosagens certas devem ser registrados com precisão. Convém avaliar o cumprimento das normas sobre medicamentos prescritos; é fundamental saber as dosagens atuais que o paciente está tomando, a fim de proporcionar cuidado perioperatório adequado. Além disso, pacientes com histórico de baixa adesão ao tratamento precisam ser levados em conta durante a decisão do curso do tratamento (p. ex., quando o médico estiver considerando um tratamento conservador que requeira intensa vigilância e acompanhamento).

Deve-se obter ainda um histórico social detalhado. Um aspecto importante é questionar sobre os fatores de risco para determinadas doenças. É importante anotar a exposição ao tabagismo ativo e passivo. É útil perguntar especificamente sobre o consumo de cigarro, charuto ou tabaco de mascar, seja no passado ou atualmente. O consumo de álcool pode ser difícil quantificar, a menos que o entrevistador pergunte questões diretas relacionadas com quantidade consumida, frequência, tipo de bebida e duração do consumo. Convém abordar também o uso de drogas recreacionais ou endovenosas (EV). A importância de obter um histórico sexual é cada vez mais importante, devido ao elevado reconhecimento do papel que o papilomavírus humano tem em alguns tipos de cânceres de cabeça e pescoço e para avaliar o risco de imunodeficiência humana adquirida, hepatite C e outras doenças sexualmente transmissíveis. Exposições ocupacionais a carcinogênicas e ruídos podem requerer esclarecimento caso indicados como uma queixa importante. Deve-se verificar o histórico de exposição à radiação, método de tratamento (implantes, feixes externos ou pela boca) e dosagem. É importante registrar também um histórico de exposição à radiação acidental. A compreensão do ambiente em que o paciente vive e o apoio social disponível são significativos para a avaliação das necessidades pós-operatórias e o planejamento da disposição adequada. É importante também avaliar a capacidade de o indivíduo realizar atividades cotidianas fundamentais. Uma ferramenta utilizada com frequência, especialmente nos pacientes com câncer de pescoço e cabeça, é o Índice da Escala de Desempenho de Karnofsky (Tabela 1-1).[3]

Muitas vezes, o histórico familiar é revelador. Assim, fazer perguntas ao paciente sobre o seu histórico familiar de perda de

TABELA 1-1. Escala de Desempenho de Karnofsky		
Definição	%	Critério
Capaz de realizar atividades normais e trabalhar; não precisa de cuidado especial	100	Normal; sem queixas; sem evidência de doença
	90	Capaz de realizar atividades normais; sintomas e sinais leves de doença
	80	Atividade normal sem esforço; alguns sinais e sintomas de doença
Incapaz de trabalhar; capaz de viver em casa, cuidar da maioria das necessidades pessoais; necessita de graus diversos de assistência	70	Cuida de si próprio; incapaz de realizar atividade normal ou trabalho ativo
	60	Precisa de assistência ocasional; capaz de cuidar da maioria das necessidades pessoais
	50	Precisa de assistência considerável e cuidados médicos frequentes
Incapaz de se cuidar sozinho; requer o equivalente ao cuidado institucional ou hospitalar; doença pode estar avançando rapidamente	40	Inválido; requer cuidado especial e assistência
	30	Invalidez grave; indica-se hospitalização; morte não iminente
	20	Muito doente; hospitalização necessária; tratamento de suporte ativo necessário
	10	Moribundo; processos fatais avançando rapidamente
	0	Morte

Do *Oxford textbook of palliative medicine*, ed 4. New York, 2010, Oxford University Press.

Quadro 1-1. HISTÓRICO

Apresentação

Revisão

Registros médicos
Imagens radiográficas
Valores laboratoriais
Amostras patológicas

Pergunte Sobre Principais Queixas

Localização
Duração
Características temporais
Fatores agravantes e aliviantes
Queixas relacionadas

Revisão do Histórico do Paciente

Histórico médico
Histórico cirúrgico
Alergias
Medicamentos
Histórico social
Qualidade de vida
Histórico familiar

Fatores de risco

Consumo de tabaco e álcool
Uso de fármacos
Práticas sexuais

Revisão dos Sistemas

Respiratório
Cardíaco
Neurológico
Endócrino
Gastrintestinal
Urogenital
Musculoesquelético
Cutâneo
Psiquiátrico

---

audição, defeitos congênitos, atopia ou câncer ajuda a descobrir informações pertinentes que podem alterar o rumo da avaliação.

Finalmente, uma revisão dos sistemas faz parte de cada histórico abrangente. Essa revisão inclui alterações nos sistemas respiratório, cardíaco, neurológico, endócrino, gastrintestinal, urogenital, musculoesquelético, cutâneo e psiquiátrico. Uma revisão de todos os elementos do histórico completo encontra-se disponível no Quadro 1-1.

EXAME FÍSICO

O otorrinolaringologista deve planejar uma abordagem para o exame de cabeça e pescoço que permita que o paciente se sinta confortável, enquanto realiza uma avaliação completa e abrangente. Muitas das técnicas empregadas pelo otorrinolaringologista, como nasofaringolaringoscopia por fibra óptica, podem fazer com que o paciente se sinta desconfortável, caso não sejam realizadas de modo correto. Consequentemente, é essencial estabelecer um bom relacionamento com o paciente antes de dar prosseguimento ao exame.

As mãos devem ser lavadas antes e depois de cada exame. As porções do exame da cabeça e do pescoço devem ser realizadas apenas com o examinador usando luvas e, em algumas circunstâncias, com óculos de segurança. Precauções universais são obrigatórias na prática da medicina atual e com o benefício adicional de mostrar ao paciente que o examinador se preocupa com a transmissão de doenças, o que aumenta a confiança.

APARÊNCIA GERAL

Muitas informações podem ser deduzidas ao se avaliarem o comportamento e a aparência geral do paciente. Convém, primeiramente, conduzir uma avaliação dos sinais vitais. Deve-se observar o nível de atenção e orientação, como também sinais de desconforto ou toxicidade, como aumento do trabalho respiratório, diaforese e calafrios. A expressão do paciente pode sugerir problemas psiquiátricos, como depressão, ansiedade ou psicose franca. Pode haver uma intoxicação aguda evidente, evitando a capacidade de o paciente consentir o exame ou tratamento. A higiene pessoal precária pode ser uma pista de um ambiente doméstico problemático ou mesmo um morador de rua, motivo que talvez faça com que o paciente se torne relutante em revelar diretamente ao falar sobre o seu histórico social. Unhas, dentes ou bigode manchados de alcatrão e nicotina são prenúncios de consumo excessivo de tabaco. Forma de andar desordenada e má postura podem indicar distúrbio vestibular ou problema neurológico.

Cabeça e Faces

Deve-se examinar o formato geral da cabeça, simetria e sinais de traumatismo. Convém observar as áreas de perda de cabelo, caso relevante, e identificar lesões no couro cabeludo. Inspeciona-se também a pele facial, em busca de sinais de danos causados pelo sol, lesões e a presença de rítides. Analisa-se a face, em seguida, para verificar a existência de características dismórficas ao posicionar a cabeça diretamente na frente do examinador. Avalia-se a simetria facial, tanto em repouso quanto em movimento. O Sistema de Classificação do Nervo Facial da American Academy of Otolaryngology – Head and Neck Surgery é um padrão respeitado para o registro de graduações da função nervosa (Tabela 1-2).

O esqueleto facial – incluindo o dorso nasal ósseo, bordas da órbita, eminências malares, maxila e mandíbula – deve ser minuciosamente palpado para identificar deformidades, irregularidades e alterações. Isso é especialmente importante em pacientes com traumatismo facial recente. As regiões que recobrem os seios paranasais podem ser palpadas ou tocadas com firmeza para verificar a sensibilidade, talvez evidente durante um episódio de sinusite. Avalia-se a articulação temporomandibular com o examinador colocando os dedos na região da articulação temporomandibular anterior ao meato acústico externo e pedindo ao paciente que abra e feche a boca. Deslocamento, travamento ou estalo da articulação sugerem distúrbio do disco intra-articular, o qual pode ser responsável pela otalgia ou cefaleia.

Deve-se examinar a glândula parótida por alterações na pele sobrejacente ou aumento da glândula e identificar massas visíveis. Depois, convém palpar as glândulas para detectar sensibilidade e

TABELA 1-2. Sistema de Classificação do Nervo Facial da American Academy of Otolaryngology – Head and Neck Surgery

Grau	Movimento Facial	
I	Normal	Função facial normal o tempo todo
II	Disfunção leve	Fronte: função moderada para boa Olho: fechamento completo Boca: assimetria leve
III	Disfunção moderada	Fronte: sem movimento Olho: fechamento completo com esforço Boca: ligeiramente fraca com esforço máximo
IV	Disfunção moderadamente grave	Fronte: sem movimento Olho: fechamento incompleto Boca: assimétrica com esforço máximo
V	Disfunção grave	Fronte: sem movimento Olho: fechamento incompleto Boca: movimento leve
VI	Paralisia total	Sem movimento

caracterizar quaisquer massas. Observam-se também a localização, o tamanho, a mobilidade e a compressibilidade das massas. A palpação bimanual (usando luvas) dentro da cavidade oral possibilita a compressão na parte anterior da parótida entre as mãos, o que fornece informações valiosas. Avaliam-se de maneira sistemática os linfonodos pré-auriculares e retroauriculares em cada paciente. Ao se posicionar diante do paciente e colocar as mãos atrás das orelhas, os linfonodos retroauriculares não passarão despercebidos.

Olhos

O formato das fendas palpebrais é observado ao longo dos cantos se houver qualquer arredondamento ou aumento na distância intercantal. A conjuntiva e a esclerótica devem ser examinadas se houver quaisquer infecção, inchaço ou descoloração. Observa-se a presença de nistagmo espontâneo e os movimentos extraoculares são examinados para proporcionar uma avaliação dos nervos oculomotor, troclear e abducente, registrando nistagmo horizontal ao olhar fixo. Em alguns casos, o exame de fundo de olho pode ser importante e capaz de indicar a necessidade de exame oftalmológico mais detalhado.

Orelhas

Pavilhão Auricular. Examina-se a região pós-auricular em busca de incisões cirúrgicas cicatrizadas. Convém procurar sinais clínicos de mastoidite, como sensibilidade, eritema e flutuação. Em pacientes com traumatismo, a equimose sobreposta à mastoide (sinal de Battle) indica fratura do osso temporal.

Devem-se notar a posição e o formato do pavilhão auricular; as anomalias bilaterais podem indicar malformações congênitas, como microtia ou aurículas proeminentes. Examina-se a pele sobrejacente em busca de evidência de eritema, drenagem e crostas consistentes com infecção. A psoríase auricular ou do meato acústico externo acompanhada por descamação, pele ressecada e edema é outro achado comum. Ulcerações e erupções cutâneas podem sugerir infecções virais como resultado de herpes-vírus simples e herpes-zóster. Convém procurar lesões e danos causados pelo sol ligados ao câncer de pele e solicitar biópsia. A perda de pontos cartilaginosos é observada em lesões inflamatórias e infecciosas, bem como no quadro de hematoma auricular. A dor à manipulação do pavilhão auricular indica inflamação ou infecção do pavilhão auricular ou do meato acústico externo.

As áreas anteriores à raiz da hélice e do *tragus* podem apresentar fossetas pré-auriculares, pólipos cutâneos ou seios. Deve-se observar qualquer drenagem.

Meato Acústico Externo. O terço externo do meato acústico é cartilaginoso, com pele consideravelmente espessa que contém folículos capilares, glândulas sebáceas e glândulas apócrinas que produzem cerume. Os dois terços internos do meato são ósseos e têm apenas uma camada fina de pele recobrindo o osso. Para visualizar o meato acústico, segura-se delicadamente o pavilhão auricular elevando-o superior e posteriormente para alinhar o meato e possibilitar a inserção atraumática do espéculo auricular. Deve-se avaliar a patência geral do meato: a dificuldade de inserir um espéculo de tamanho adequado pode indicar a presença de estenose que pode ser congênita ou de natureza adquirida.

Geralmente, o cerume acumula-se no meato, obstruindo-o com frequência; isso pode requerer remoção cuidadosa, a fim de garantir o exame completo. Devem ser observadas a cor e a consistência da drenagem ou dos resíduos, levando-se em conta as culturas. Corpos estranhos podem ser encontrados, quase sempre lateral ao istmo; eles precisam ser removidos com um microscópio cirúrgico. Baterias em formato de disco devem ser retiradas emergencialmente. Assim que o meato estiver livre de detritos, deve-se avaliar a qualidade do meato acústico. Eritema e edema em um ambiente esbranquiçado e úmido indicam otite externa. Em pacientes mais idosos, é possível observar com frequência atrofia na pele do meato acústico externo que pode estar associada à psoríase ou ao eczema do meato. Além disso, devem ser notadas quaisquer massas ou lesões cutâneas. Os cânceres cutâneos, tais como o carcinoma de células escamosas, podem comprometer a pele do meato acústico, motivo para que se façam um relatório minucioso e biópsia de quaisquer lesões. A existência de tecido de granulação na junção do canal ósseo com o cartilaginoso deve levar à suspeita de otite externa maligna, sobretudo em pacientes com diabetes ou imunocomprometidos. Lacerações podem estar presentes em caso de traumatismo, com fraturas do osso temporal.

Membrana Timpânica. A membrana timpânica deve ficar visível assim que qualquer detrito tenha sido removido. Conforme mostra a Figura 1-1, a membrana é oval e em forma de cone, envolvida pelo ânulo fibroso branco. A porção central da membrana é fixada no cabo do martelo, que termina no umbo. Pode-se observar facilmente o processo lateral do martelo na membrana timpânica superior, o qual estará mais destacado com as membranas retraídas. Além desse processo, encontra-se a parte flácida, em que a membrana timpânica carece de fibras radiais e circulares presentes na parte tensa, a qual abrange o restante do tímpano. A parte flácida deve ser examinada de forma minuciosa, pois é a localização mais comum para a formação de bolsas de retração e detritos, que podem indicar a formação de colesteatoma. A membrana timpânica normal deve ter tonalidade cinza-perolado e translúcida, o que possibilita o exame das estruturas da orelha média, como a janela redonda e o promontório. A abertura da tuba auditiva e o estribo são visíveis em algumas orelhas. O médico deve também avaliar as áreas de timpanoesclerose, que aparece como manchas brancas calcificadas, frequentemente observadas nas regiões com traumatismo anterior. Uma membrana eritematosa espessa, ocasionalmente com bolhas, sugere miringite; por outro lado, uma membrana atelectásica fina disposta sobre as estruturas da orelha média subjacente pode indicar otite média adesiva. Os vasos sanguíneos radiais proeminentes podem indicar uma orelha média com efusão crônica. Devem ser observadas as perfurações com a sua localização, a proximidade ao ânulo e o tamanho aproximado expresso em porcentagem do tímpano perfurado.

Convém realizar a otoscopia pneumática, especialmente quando distúrbios na orelha média são uma preocupação. Primeiramente, utiliza-se um espéculo de tamanho adequado que possibilite a vedação do meato acústico. Ao insuflar o bulbo delicadamente, a membrana timpânica se moverá para frente e para trás, caso o espaço da orelha média esteja bem arejado. Com o tímpano retraído, é importante desinflar o bulbo antes de vedar o canal para gerar pressão negativa. As perfurações e a orelha média com efusões são as causas mais comuns de membranas timpânicas imobilizadas.

Avalia-se também a existência de qualquer líquido na orelha média. As efusões serosas aparecem como líquido de cor âmbar, às vezes com níveis de ar-líquido ou bolhas de ar. As efusões

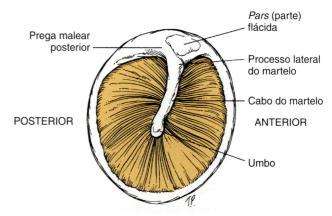

FIGURA 1-1. A membrana timpânica.

TABELA 1-3. Teste do Diapasão*

Weber	Weber "Negativo"	Weber Direito	Weber Esquerdo
Resposta do paciente	"Som na linha média"	"Som mais alto na direita"	"Som mais alto na esquerda"
Interpretação	Som de condução óssea igual em ambas as orelhas	Perda de audição condutiva unilateral direita; perda auditiva neurossensorial unilateral esquerda	Perda auditiva condutiva unilateral esquerda; perda auditiva neurossensorial unilateral direita

Rinne	Rinne "Positivo"	Rinne "Negativo"	Rinne "Igual"
Resposta do paciente	"Som mais alto quando o diapasão está próximo ao canal"	"Som mais alto quando o diapasão está no processo mastoide"	"O som é igual"
Interpretação	Condução aérea mais alto que condução óssea; normal	Condução óssea mais alta que condução aérea; perda de audição condutiva	Condução aérea e óssea iguais

*Começa com diapasão de 512-Hz; em seguida, incluindo diapasões de 256-Hz e 1.024-Hz.

mucoides surgirão na tonalidade de cinza-fosco, com perda dos pontos da orelha média tipicamente visualizados, e a membrana timpânica estará geralmente retraída. As massas brancas atrás de uma membrana timpânica intacta, com maior frequência no quadrante anteroposterior, indicam colesteatoma. As massas vascularizadas devem despertar imediata suspeita de tumor glômico da orelha média; o médico deve também procurar um sinal de Brown, no qual a massa fica esbranquiçada na otoscopia pneumática.

Avaliação Auditiva. Os testes com diapasão, geralmente realizados com um diapasão de 512-Hz, possibilitam que o otorrinolaringologista consiga fazer a distinção entre a perda auditiva neurossensorial e a condutiva (Tabela 1-3). Os testes com diapasão servem para confirmar o audiograma, que pode dar resultados falsos devido a ajuste precário dos fones ou variações no equipamento ou na equipe. Todos os testes devem ser conduzidos em uma sala silenciosa sem ruído de fundo e com as orelhas limpas de cerume e resíduos.

O teste de Weber é realizado colocando-se o diapasão de 512-Hz vibrando no centro da testa do paciente, no dorso do nariz ou nos incisivos centrais com os dentes do paciente bem apertados. Em seguida, pergunta-se ao paciente se o som está mais alto em uma orelha ou se ele escuta na linha média. As ondas sonoras devem ser transmitidas para ambas as cócleas de maneira bem equilibrada através do crânio. A perda auditiva neurossensorial unilateral faz com que o som se lateralize para a orelha com a melhor função coclear. Entretanto, a perda auditiva condutiva unilateral faz com que o teste de Weber lateralize-se para o lado com a perda condutiva, pois há menos ruído de fundo competindo detectado através da condução aérea. Curiosamente, o resultado do Weber na linha média é tido como "negativo". O "Weber direito" e o "Weber esquerdo" referem à direção em que o som é lateralizado.

Para elucidar melhor a perda auditiva unilateral, realiza-se o teste de Rinne. Coloca-se o diapasão de 512-Hz no processo mastoide e instrui-se o paciente a falar para o examinador quando não é mais capaz de ouvir o som. Transfere-se, em seguida, o diapasão à frente do meato acústico e pergunta-se ao paciente se ainda

consegue ouvir novamente o som. Se o som ainda estiver audível, o teste é considerado positivo. Isso indica que a condução aérea é maior do que a condução óssea. Se o som não puder ser mais ouvido quando o diapasão for colocado na frente do meato, a condução óssea é considerada maior do que a condução aérea. Assim, denomina-se *teste de Rinne negativo*. Tais testes podem ser repetidos com diapasões de 256-Hz e 1.024-Hz; as respostas negativas são uma indicação de grau de perda auditiva condutiva (Tabela 1-4).

O teste de Schwabach compara a condução óssea do paciente com a do examinador. São utilizados vários diapasões de 256 Hz a 2.048 Hz, e esse teste presume que o examinador tenha uma audição normal. A haste vibrando do diapasão é colocada no processo mastoide do paciente e, em seguida, no processo mastoide do examinador. Isso deve ser feito alternando-se entre os dois participantes, até que um não consiga ouvir mais o diapasão. Se o paciente continuar ouvindo o diapasão junto com o examinador, o resultado é tido como *teste de Schwabach normal*. Se o paciente continuar ouvindo o som, isso é chamado de *teste de Schwabach prolongado*. Tal fato pode indicar uma perda auditiva condutiva do paciente. Se o paciente ouvir o som por menos tempo que o examinador, isso é chamado de *teste de Schwabach abreviado*. Tal resultado indica a perda auditiva neurossensorial do paciente.

Nariz

O exame começa com a avaliação externa do nariz. Deve-se examinar o nariz mediante visão frontal, perfil e base em busca de qualquer deformidade ou assimetria. Consideram-se a projeção da ponta e do dorso e a largura da base alar. Inspecionam-se a qualidade e a espessura da pele e do tecido mole adjacente e a existência de quaisquer lesões ou descoloração.

Em seguida, realiza-se o exame interno. A rinoscopia anterior usando espéculo nasal com luz possibilita a avaliação do septo nasal e das conchas nasais. O espéculo deve ser direcionado lateralmente para evitar tocar as bordas metálicas no septo sensível. Convém observar drenagem, coágulo e corpos estranhos. O septo anterior, no qual vários ramos pequenos das artérias carótidas internas e externas se encontram (plexo de Kiesselbach), deve ser avaliado em busca de vasos superficiais proeminentes que podem ser responsáveis por sangramentos. Os desvios septais anteriores e os esporões ósseos costumam ficar evidentes, de modo que a palpação do septo anterior com os dedos (com luvas) pode ser útil para determinar a existência de desvio caudal. As características da mucosa da concha inferior podem variar de úmida, edematosa e mucosa pálida observada em pessoas com rinite alérgica até mucosa eritematosa e edematosa observada em pessoas com sinusite. Pólipos e massas podem ser visualizados e submetidos a exame endoscópico. Deve-se analisar a patência das vias aéreas nasais bilateralmente.

A endoscopia nasal usando endoscópios rígidos possibilita o exame completo das porções mais posteriores da cavidade nasal, mas acarreta o risco de laceração em um paciente não

TABELA 1-4. Avaliação com Diapasão do Grau de Perda Auditiva

Perda Auditiva	256 Hz	512 Hz	1024 Hz
<15 dB	+	+	+
15-30 dB	–	+	+
30-45 dB	–	–	+
45-60 dB	–	–	–

+: Rinne positivo, condução aérea > condução óssea.
–: Rinne negativo, condução óssea > condução aérea.

colaborativo. Após a aplicação de anestesia local e *spray* descongestionante de uso tópico, o endoscópio rígido de zero grau pode ser passado pelo nariz ao longo do assoalho nasal, observando-se o aspecto do septo, a concha inferior e o orifício da tuba auditiva. Pode-se observar a aparência da mucosa após o descongestionamento nasal, comparando-se com a aparência na rinoscopia anterior. Retira-se, então, o endoscópio e se reintroduz acima na concha inferior para visualizar a concha média e, novamente, passando posteriormente pela nasofaringe. A ponta do endoscópio é apoiada na cabeça da concha média e, em seguida, direciona-se lateralmente para visualizar a parede do lado lateral nasal, quando o paciente for capaz de tolerar isso. Os óstios acessórios do seio maxilar podem ser visíveis e são frequentemente confundidos com o verdadeiro óstio maxilar, que fica localizado atrás do uncinado, geralmente não visível. Em pacientes que foram submetidos à cirurgia endoscópica do seio, muitos dos óstios do seio podem ser avaliados endoscopicamente. Repete-se, então, o procedimento no outro lado. As sondas flexíveis de fibra óptica podem também ser usadas e são mais seguras em crianças menores e outros pacientes imprevisíveis, mas geralmente proporcionam uma imagem de qualidade inferior e são mais difíceis de serem direcionadas lateralmente e na parte superior da cavidade nasal.

Nasofaringe

A nasofaringe estende-se da base do crânio até o palato mole, e essa pode ser uma área desafiadora para se examinar. No paciente com um palato mole posterior alto e uma base da língua pequena, o otorrinolaringologista pode utilizar um pequeno espelho bucal e uma lanterna para visualizar a nasofaringe. Ao ter o paciente sentado com a coluna reta na cadeira, o médico consegue puxar a língua firmemente para frente enquanto abre a boca da pessoa para colocar o espelho na parte posterior do palato mole. De maneira semelhante à usada para ver a laringe com um espelho, as estruturas na nasofaringe podem ser observadas quando este fica voltado para cima.

Outro método utiliza a nasofaringoscopia por fibra óptica, a qual possibilita uma excelente visualização dessa área. Pode-se inspecionar a linha média em busca de quaisquer tumores, ulcerações ou áreas de sangramento. Provavelmente, pode ser obtida a melhor visualização usando uma sonda rígida de 90 graus na orofaringe. Ao avançar a sonda pela boca e colocando a borda biselada posterior ao palato mole, pode-se observar a nasofaringe em sua totalidade. A simetria em ambos os lados da nasofaringe pode ser comparada usando essa técnica.

Independentemente da técnica utilizada, as adenoides, o orifício da tuba auditiva, o tórus tubário e a fosseta de Rosenmüller podem ser examinados em cada lado. Enquanto as crianças têm o tecido da adenoide presente, os adultos não apresentam muito do tecido da adenoide sobrando nessa área. A presença de tecido deve ser considerada imediatamente como linfoma ou infecção do vírus da imunodeficiência humana (HIV), que pode manifestar hipertrofia da adenoide como parte da doença. Todos os pacientes com otite média unilateral devem ser examinados, devido à possibilidade de tumores nasofaríngeos. O carcinoma de nasofaringe manifesta-se de forma mais comum na fosseta de Rosenmüller. Em pacientes jovens do sexo masculino, os angiofibromas nasofaríngeos são localmente agressivos, mas histologicamente consistem em tumores benignos que ocorrem de modo mais comum na coana ou na nasofaringe. Cistos na porção superior da nasofaringe podem indicar um cisto de Thornwaldt benigno ou um craniofaringioma maligno.

Cavidade Oral

Os limites da cavidade oral estendem-se da junção do vermelhão do lábio, do palato duro, dos dois terços anteriores da língua, das membranas bucais, da borda alveolar superior e inferior e do trígono retromolar até o assoalho da boca. A cavidade oral pode ser visualizada com uma lanterna bem direcionada e um abaixador de língua usando-se luvas. Um exame com abordagem sistemática garante que nenhuma parte da superfície da mucosa fique sem ser examinada.

As comissuras labiais e orais devem ser inspecionadas por quaisquer lesões que possam indicar carcinoma. Linfonodos lisos na submucosa podem denotar uma mucocele. Convém observar quaisquer fissuras ou rachaduras consistentes com estomatite angular ou queilose.

Em seguida, pede-se ao paciente que abra a boca para observar a presença ou a ausência de trismo. Avalia-se a condição geral dos dentes e da gengiva ao longo da oclusão. Examina-se bilateralmente o trígono retromolar; em geral, os cânceres nessa região são assintomáticos até avançarem localmente, e vale identificar pequenas lesões assintomáticas.

Devem-se examinar as superfícies dorsal, ventral e lateral da língua em busca de endurecimento ou lesões ulcerativas. Segurar a língua anterior delicadamente com uma gaze possibilita que o examinador consiga mover a língua anterior de um lado para o outro. Ao pedir para o paciente que levante a língua em direção ao palato duro, será possível o exame do assoalho da boca e dos ductos de Wharton. O examinador deve palpar o assoalho da boca com abordagem bimanual.

Inspeciona-se a mucosa bucal por placas brancas que possam representar afta oral, as quais são facilmente removidas com um abaixador de língua, ou leucoplaquia, que não é removível. A condição pré-cancerígena mais preocupante é a eritroplasia; portanto, todas as lesões vermelhas e a maioria das lesões brancas devem ser levadas para biópsia. Enquanto examina as membranas bucais, o médico deve observar a localização do ducto parotídeo, ou ducto de Stenon, enquanto se abre este próximo ao segundo molar superior. Os pequenos pontos amarelos na mucosa bucal consistem nas glândulas sebáceas, geralmente denominadas *grânulos de Fordyce*, e não são anormais. As úlceras aftosas, ou aftas, são úlceras brancas dolorosas que podem ser encontradas em qualquer parte da mucosa, mas estão frequentemente na membrana bucal.

O palato duro pode apresentar um crescimento ósseo conhecido como *tórus palatino*. Essas deformidades ósseas na linha média são benignas e não precisam ser biopsiadas, embora o crescimentos que não se encontrem na linha média devam ser avaliados cuidadosamente como possíveis lesões cancerígenas. Lesões ósseas similares ao longo da superfície lingual da mandíbula, chamadas de *tórus mandibular*, podem também estar presentes.

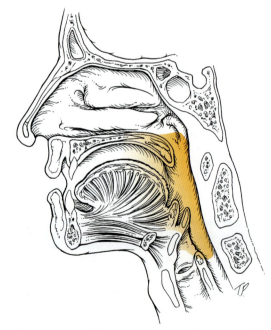

FIGURA 1-2. A orofaringe, que inclui o terço posterior da língua, o palato mole, os pilares tonsilares (anterior e posterior), as paredes lateral e posterior da faringe e a valécula.

Orofaringe

A orofaringe inclui o terço posterior da língua, os pilares amigdalianos anteriores e posteriores, o palato mole, a parede faríngea posterior e a valécula (Fig. 1-2).

O tamanho da amígdala costuma ser indicado em escala, e muitas escalas são usadas. A escala de Brodsky apresenta um bom grau de confiabilidade do intraexaminador e do interexaminador.[4] Com essa escala, 0 indica que as amígdalas estão completamente dentro da fossa tonsilar; 1+, as amígdalas estão localizadas justamente fora da fossa e ocupam menos de 25% da largura total da orofaringe; 2+, as amígdalas ocupam 26 a 50%; 3+, as amígdalas ocupam 51 a 75% da largura orofaríngea; e 4+, as amígdalas ocupam mais de 75% da largura orofaríngea. A expressão *kissing tonsils* refere-se ao fato de as amígdalas estarem encostadas na linha média. Convém examinar as superfícies das amígdalas em busca de lesões, exsudatos, eritemas e tonsilites. Uma causa comum para a sensação de corpo estranho no fundo da garganta são os cáseos, debris amarelos ou brancos nas criptas das amígdalas que não são causadas por retenção de alimento ou infecção, mas que frequentemente fazem o paciente ter halitose. Elas podem ser removidas com uma haste flexível de algodão. A assimetria tonsilar na maioria das vezes é benigna, mas, quando a amígdala dilatada apresenta um aspecto atípico, deve-se considerar a existência de linfoma.

Os pilares amigdalianos, o palato mole, a úvula e as paredes faríngeas laterais e posteriores devem ser examinados. Protuberâncias no palato mole ou nas paredes faríngeas podem indicar um abscesso, massa ou aneurisma; a palpação nessas regiões pode ser útil, mas desencadear reflexo faríngeo no paciente. Observa-se o desvio da úvula com massas no palato mole lateral, sendo o abscesso periamigdaliano o mais comum. O alongamento da úvula pode ser observado na apneia do sono. Uma úvula bífida pode ocorrer de forma isolada ou vir acompanhada por uma área com certa transparência na linha média do palato mole e um corte no palato duro posterior, consistente com fenda palatina da submucosa. O aspecto "em paralelepípedo" da mucosa na orofaringe posterior indica hipertrofia linfoide na submucosa, geralmente observada em quadros de infecção, rinite alérgica e refluxo.

A base da língua pode ser examinada visualmente com o auxílio de um espelho dental e pode ser palpada com um dedo (com luvas). O paciente deve estar ciente sobre a possibilidade de sentir reflexo faríngeo enquanto esse exame é realizado. Em pacientes com reflexos faríngeos extremos, com anatomia desfavorável ao exame com o espelho, ou quando uma lesão preocupante precisa ser examinada minuciosamente, pode haver a necessidade de se realizar o exame endoscópico por fibra óptica flexível. Ao passar

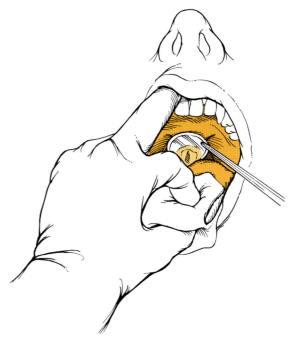

FIGURA 1-4. O exame indireto da laringe com espelho.

cuidadosamente o endoscópio por fibra óptica flexível pelo nariz anestesiado, consegue-se também observar a interação do palato mole e a base da língua durante a deglutição.

Laringe e Hipofaringe

Em geral, a laringe é subdividida em supraglote, glote e subglote. A área da *supraglote* inclui a epiglote, as pregas ariepiglóticas, as falsas pregas vocais e os ventrículos. A glote abrange o assoalho inferior do ventrículo, as verdadeiras pregas vocais e as aritenoides. A *subglote* geralmente começa 5 a 10 mm abaixo da margem livre da prega vocal e estende-se à margem inferior da cartilagem cricoide, embora essa definição seja um tanto controversa (Fig. 1-3).

A hipofaringe estende-se da borda superior do osso hioide ao aspecto inferior da cartilagem cricoide e é composta por três subdivisões: 1) os seios piriformes, 2) a parede hipofaríngea e 3) a região pós-cricoide. Essa região, rica em linfáticos, pode abrigar tumores que geralmente são detectados somente em estágios avançados; a detecção precoce desses carcinomas relativamente "silenciosos" é importante e não deve ser negligenciada.

O examinador não deve detectar apenas as anomalias anatômicas, mas também observar como a laringe e a hipofaringe estão funcionando para que o paciente tenha as vias aéreas, a fonação e a deglutição adequadas.

O posicionamento correto é fundamental para que haja êxito no desempenho da laringoscopia indireta. As pernas do paciente devem ser cruzadas e colocadas firmemente no apoio para os pés. As costas devem estar eretas com os quadris encostados firmemente na cadeira. Enquanto se inclina lentamente para frente da cintura, o paciente deve colocar o queixo levemente para cima como se fosse farejar. O examinador puxa a língua do paciente para fora, pegando-a com uma esponja com gaze. Depois, o examinador estende o dedo médio para retrair o lábio superior do paciente superiormente, aquece o espelho para evitar que embace e o coloca na orofaringe para elevar a úvula e o palato mole para ver a laringe (Fig. 1-4). O paciente com forte reflexo faríngeo pode se beneficiar de um pequeno jato de *spray* com anestesia local que ajuda a conter essa sensação. O exame com o endoscópio rígido é realizado da mesma maneira com vários telescópios angulados e possibilita a documentação fotográfica. O exame realizado com o endoscópio por fibra óptica flexível também permite

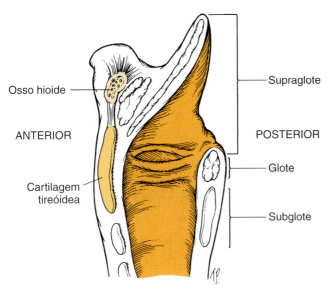

FIGURA 1-3. A laringe

excelente visualização e melhora a capacidade de vocalizar e deglutir durante o exame, pois a língua não fica presa anteriormente. Essa modalidade é muito bem tolerada.

A epiglote deve estar nítida e sem lesões aparentes. Qualquer epiglote eritematosa e edematosa pode significar uma inflamação ou infecção grave que exige cuidado com o controle das vias aéreas. O pecíolo da epiglote é a estrutura mais ao ápice na superfície laríngea da epiglote acima da comissura anterior das pregas vocais verdadeiras. Pode ser confundido com cisto ou massa, mas esse relevo é normal. As lesões da mucosa irregulares podem ser carcinomas e requerem mais avaliação.

Na glote posterior, o movimento das aritenoides possibilita a determinação da mobilidade da prega vocal. A mucosa interaritenóidea pode ser edematosa ou eritematosa e, às vezes, indica laringite com refluxo gastrintestinal. A mucosa sobre as aritenoides pode ser eritematosa como resultado de uma artrite reumatoide, ou como resultado de um traumatismo de uma entubação recente. Redes ou cicatrizes glóticas posteriores podem estar presentes.

As pregas vocais verdadeiras podem ter as bordas brancas translúcidas e nítidas que se encontram uma com a outra na fonação. O edema nas pregas que se estende por toda a sua extensão geralmente é causado pelo edema de Reinke, muito comum em tabagistas. Lesões ulcerativas ou exofíticas merecem um exame mais aprofundado e costumam requerer laringoscopia direta operatória. O movimento da prega vocal verdadeira também precisa ser avaliado e algumas manobras possibilitam uma visualização melhor da laringe e suas estruturas relacionadas. Respiração ofegante, silenciosa e vocalização com a voz aguda "iiiii" ajudam na avaliação da função da prega vocal verdadeira. Deve-se observar a presença de paralisia da prega vocal verdadeira e as pausas sutis entre as pregas durante a adução das pregas vocais.

Durante a abdução das pregas vocais, ocasionalmente é possível se observar a região subglótica. Uma cartilagem cricoide proeminente, observada inferiormente à comissura anterior, pode ser confundida com uma estenose subglótica. É difícil examinar completamente a região subglótica no consultório médico. Qualquer preocupação relacionada com inchaço inflamatório, massas ou estenose deve ser abordada em um ambiente operatório ou radiográfico por imagem.

Geralmente, os seios piriformes ficam em colapso quando estão em repouso. Ao examinar a hipofaringe endoscopicamente, deve-se pedir ao paciente para fechar a boca e soprar com as bochechas; isso irá expandir a região e permitirá o exame da mucosa. Convém observar o excesso de saliva que pode indicar disfagia como resultado da falta de sensação faríngea ou obstrução esofágica. A região pós-cricoide tem um plexo venoso rico que pode ser um tanto proeminente, o que leva ao inchaço da submucosa ou à descoloração de cor púrpura da mucosa. Isso pode ser confundido com uma neoplasia vascular.

Pescoço

A melhor forma de abordar o pescoço, uma parte do exame de otorrinolaringologia completo, é palpando-o enquanto visualiza as estruturas subjacentes (Fig. 1-5). As estruturas da linha média, como a traqueia e a laringe, em geral, são facilmente localizadas e palpadas. Em pescoços finos e curtos, a cartilagem cricoide em forma de anel de sinete é um bom local para se usar como orientação. Em crianças pequenas, a cartilagem laríngea e a traqueal são muito macias e maleáveis, podendo ser difícil achar algum ponto preciso para a palpação. O osso hioide costuma ser a estrutura mais proeminente no pescoço anterior das crianças, podendo cobrir a cartilagem tireoide. Em adultos, um "clique" palpável fica evidente quando a laringe é movida para frente e para trás na direção lateral. Qualquer desvio das vias aéreas pode ser notado. A crepitação subcutânea pode indicar fratura laríngea e também ser observada no caso do ar migrando para cima decorrente de uma traqueostomia recente, ruptura esofágica ou pneumomediastino primário. Em pacientes com respiração estertorosa, a ausculta das vias aéreas em vários níveis pode ajudar a localizar a região do

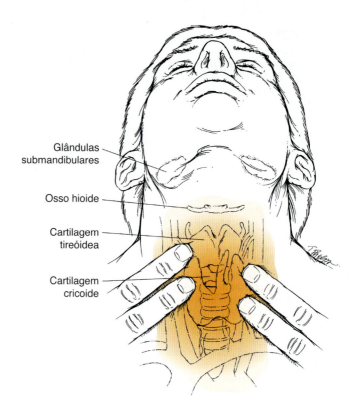

FIGURA 1-5. Anatomia básica do pescoço anterior. Convém observar as estruturas enquanto se realiza o exame do pescoço.

fluxo de ar obstruído. Deve-se avaliar também a amplitude de movimento do pescoço.

Trígonos do Pescoço. Muitos médicos acham difícil definir o pescoço em termos de triângulos quando comunicam a localização dos achados clínicos (Fig. 1-6). O músculo esternocleidomastóideo divide o pescoço em um triângulo posterior – cujos limites são o trapézio, a clavícula e o músculo esternocleidomastóideo – e um triângulo anterior limitado pelos músculos esternocleidomastóideo, digástrico e esterno-hióideo. Esses triângulos são ainda subdivididos em trígonos menores: o *trígono posterior* abrange os triângulos supraclavicular e occipital; o *trígono anterior* pode ser dividido em trígonos submandibular, carotídeo e muscular.

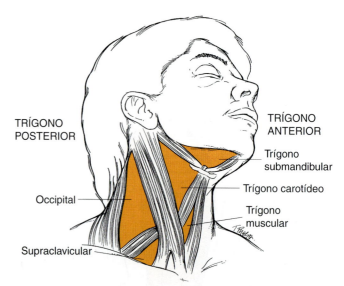

FIGURA 1-6. Trígonos do pescoço. O trígono anterior é dividido do trígono posterior pelo músculo esternocleidomastóideo.

1 | HISTÓRICO, EXAME FÍSICO E AVALIAÇÃO PRÉ-OPERATÓRIA

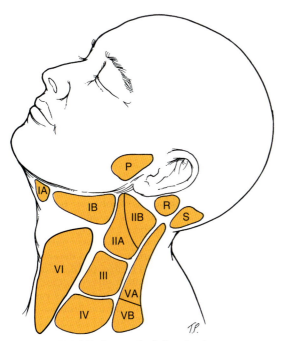

FIGURA 1-7. Regiões dos linfonodos do pescoço.

Regiões dos Gânglios Linfáticos

Outro sistema de classificação para as massas do pescoço, aprovado pela American Head and Neck Society e pela American Academy of Otolaryngology – Head and Neck Surgery, utiliza as referências radiográficas para definir os seis níveis que descrevem a localização da adenopatia (Fig. 1-7). O *nível I* é definido pelo corpo da mandíbula, pelo ventre anterior do músculo digástrico contralateral e pelo músculo estilo-hioideo; o *nível IA* contém os linfonodos submentonianos; e o *nível IB* consiste nos linfonodos submandibulares. Os níveis IA e IB são separados pelo ventre anterior ipsilateral do músculo digástrico.

O terço superior da cadeia jugulodigástrica é conhecido como *nível II*, em que os terços central e inferior representam os *níveis III e IV*, respectivamente. Mais especificamente, os linfonodos jugulodigástricos da base do crânio ao limite inferior do osso hioide estão localizados no nível II. Além disso, os linfonodos do *subnível IIA* estão localizados medialmente ao plano definido pelo nervo acessório espinal e os linfonodos do *subnível IIB* localizam-se lateralmente ao nervo.

O nível III estende-se do limite inferior do osso hioide ao limite inferior da cartilagem cricoide, sendo que o nível IV inclui os linfonodos localizados do limite inferior da cartilagem cricoide ao limite superior da clavícula. Para os níveis III e IV, o limite anterior é a margem lateral do músculo esterno-hioide, e o limite posterior é a margem lateral do músculo esternocleidomastóideo.

O *nível V* abrange o trígono posterior, que inclui o linfonodo supraclavicular e o nervo acessório espinal, e engloba os linfonodos da margem lateral do músculo esternocleidomastóideo à margem anterior do músculo trapézio. O *subnível VA* (linfonodos acessórios espinais) fica separado do *subnível VB* (linfonodos supraclaviculares e dos cervicais transversos) por um corte que se estende da margem inferior da cartilagem cricoide. É importante ressaltar que o linfonodo de Virchow *não* fica localizado na região VB, mas sim no nível IV.

Os linfonodos pré-traqueais, paratraqueais e pré-cricoides (linfonodos de Delfos) estão contidos no *nível VI*, que se estende do osso hioide à região supraesternal. Os limites laterais são as artérias carótidas comuns.

Embora não façam parte desse sistema de classificação, as regiões parótidas/peri-tireoidianas, retroauriculares e suboccipitais são frequentemente designadas como *regiões P, R e S*, respectivamente.

Adenopatia e Tumores A palpação sistemática de todos os níveis do pescoço possibilita a detecção de tumores e linfonodos aumentados. Convém sempre observar os linfonodos palpáveis e isso pode acarretar uma avaliação com punção aspirativa por agulha fina ou radiologia por imagem, caso o quadro clínico ou o exame levante suspeita de um processo infeccioso ou maligno. Em adultos, linfonodos acima de 1 cm em tamanho são mais propensos a serem patológicos; em crianças, linfonodos acima de 1,5 cm no diâmetro maior são preocupantes. Na cadeia cervical superior, é muito comum encontrar múltiplos linfonodos, limítrofes, aumentados, indistintos ou levemente firmes que geralmente são referidos como "de má qualidade". Na região submandibular, em geral, é difícil distinguir os tumores da arquitetura normal da glândula submandibular; a palpação bilateral nessa região usando o dedo com luvas no assoalho da boca tem grande utilidade. É importante observar a mobilidade da massa com relação à pele sobrejacente e às estruturas no entorno. A artéria carótida, frequentemente confundida com um linfonodo sobressalente, pode ser diferenciada pela sua pulsação proeminente. A carótida e outras massas vasculares podem ser auscultadas por sopros vasculares.

Glândula Tireoide

A glândula tireoide localiza-se abaixo da cartilagem cricoide e cobre a traqueia anterior. A melhor forma de examiná-la é posicionando-se atrás do paciente e colocando as duas mãos na região paratraqueal próximo à cartilagem cricoide. Fazer com que o paciente ingira ou beba um gole de água geralmente ajuda a delinear melhor os lobos tireoidianos fazendo com que a traqueia levante e abaixe. Pressionar firmemente um sulco da traqueia possibilita que o conteúdo do outro lado seja distinguido de modo mais fácil. É possível reconhecer a sensibilidade difusa e a totalidade da glândula. Os nódulos ou as estruturas císticas devem ser observados e avaliados minuciosamente, em geral com punção aspirativa por agulha fina. Deve-se também avaliar cuidadosamente a adenopatia adjacente no nível VI.

PELE

Enquanto avança fazendo o exame detalhado da cabeça e do pescoço, a pele que cobre a face e o pescoço deve ser avaliada cuidadosamente. As aurículas externas geralmente sofrem exposição solar e correm o risco de desenvolver malignidades de pele, como carcinoma basocelular ou carcinoma de células escamosas. O couro cabeludo deve também ser examinado em busca de lesões na pele, como melanoma, carcinoma basocelular e carcinoma de células escamosas. Convém verificar todas as verrugas por margens irregulares, cor heterogênea, ulcerações e lesões-satélites. Em pacientes com hemangiomas e marcas de nascença vasculares na cabeça e no pescoço, quaisquer marcas de nascença em qualquer outro lugar no corpo devem ser avaliadas.

EXAME NEUROLÓGICO

A Tabela 1-5 descreve os fundamentos básicos para um exame neurológico apropriado para a maioria dos pacientes de cabeça e pescoço. Os pacientes que precisam de cuidados médicos relacionados com a vertigem ou a falta de equilíbrio requerem exame neurológico altamente especializado além do escopo deste capítulo, embora muitas informações clínicas valiosas possam ser obtidas com uma avaliação dos nervos cranianos.

POPULAÇÕES ESPECIAIS
PACIENTES COM TRAUMATISMO

Os pacientes com quadro de traumatismo agudo requerem uma abordagem imediata. A avaliação da estabilidade e da permeabilidade das vias aéreas é de máxima preocupação, e os otorrinolaringologistas são os mais qualificados para oferecer essa avaliação. Quando há comprometimento agudo com risco de vida, as vias

TABELA 1-5. Exame Neurológico	
Nervos Cranianos	Testes
I	Sentido de olfato a várias substâncias Não usar amônia (sensação química comum causada pela estimulação do SNC)
II	Acuidade visual Campos visuais Examinar os fundos óticos
III	Movimentos extraoculares em seis campos de visão
IV	Reflexo pupilar à luz
V	Palpar os músculos temporal e masseter O paciente deve trincar os dentes Teste a dor em fronte, bochechas, mandíbula e temperatura. Também, deve-se testar dando um toque leve (com algodão) Reflexo córneo (pisca-se reagindo ao toque com algodão na córnea)
VI	Reflexo próximo à luz Ptose nas pálpebras superiores
VII	Simetria da face em repouso Levantar a sobrancelha, franzir, fechar os olhos bem apertados, sorrir, soprar com as bochechas
VIII	Auditivo – testes do diapasão para audição Vestibular – nistagmo no olhar lateral; teste de Hallpike-Dix; balançar a cabeça; teste calórico; uso de lentes de Frenzel
IX, X	Rouquidão Mobilidade das cordas vocais verdadeiras Reflexo faríngeo (NC IX ou X) Movimento do palato mole e da faringe
XI	Contrair ombros contra as mãos do examinador (músculo trapézio) Virar a cabeça contra a mão do examinador (músculo esternocleidomastóideo)
XII	Mostrar a língua A língua desvia para o lado da lesão Atrofia da língua, fasciculações

NC, nervo craniano.

aéreas devem ser restabelecidas por técnicas cirúrgicas ou não cirúrgicas mais apropriadas com atenção especial à imobilização da coluna cervical, uma discussão que vai além do escopo deste capítulo. Deve-se dar atenção ao estabelecimento da respiração adequada e intervir em qualquer comprometimento cardiovascular. Em seguida, realiza-se um histórico detalhado. É importante elucidar o mecanismo do traumatismo, bem como também se ocorreu perda da consciência. Convém obter o histórico e uma lista dos medicamentos em uso, assim que possível. Deve-se realizar um exame físico direcionado para identificar quaisquer comorbidades, além de quaisquer lesões nas estruturas neurológicas, vasculares e aerodigestivas. O histórico completo e o exame físico detalhado neste capítulo devem ser realizados assim que o paciente estiver estabilizado e as lesões agudas tiverem sido tratadas.

CRIANÇAS

É óbvio que os recém-nascidos e as crianças pequenas não são capazes de fornecer um histórico subjetivo detalhado. As informações devem ser coletadas das observações de seus responsáveis, o que talvez careça de objetividade por causa do elevado nível de preocupação pela maioria dos pais. Os médicos precisam confiar bem mais em suas próprias avaliações objetivas. Ao mesmo tempo, o medo e a falta de cooperação do paciente podem limitar de forma significativa a capacidade de se realizar um exame minucioso. Por sua vez, isso se torna um desafio para determinar um quadro esclarecedor sobre o problema do paciente e o possível diagnóstico. Deve-se manter um grau elevado de suspeita quanto a anomalias congênitas e síndromes.

IDOSOS

De todas as cirurgias realizadas atualmente, 25 a 33% são feitas em indivíduos acima de 65 anos. É provável que se verifique um aumento conforme a população envelhece. Além disso, a reserva fisiológica torna-se frequentemente comprometida. A avaliação pré-operatória nesse grupo populacional deve levar esse aspecto em conta e ponderar o benefício do procedimento em face aos riscos elevados nessa população. A consulta com o serviço de anestesia facilita o planejamento em pacientes idosos de alto risco.

Aproximadamente 50% de todas as mortes no pós-operatório em adultos mais idosos ocorrem de forma secundária a eventos cardiovasculares. As doenças cardíacas graves devem ser tratadas antes de qualquer procedimento eletivo, ponderando os benefícios de qualquer procedimento muito urgente. Caso seja necessária a cirurgia, deve-se dar início às precauções cardíacas. Os pacientes com indícios físicos ou com um histórico de doença vascular periférica devem ser avaliados para determinar estenose da artéria carótida. Caso uma estenose grave seja identificada, deve-se realizar a endarterectomia carotídea antes de qualquer procedimento eletivo que requeira anestesia geral. Convém considerar o risco de um acidente cerebrovascular ao avaliar o paciente para procedimentos mais urgentes. Do ponto de vista respiratório, o envelhecimento leva à perda da complacência pulmonar, ao endurecimento da parede torácica e à atrofia dos músculos respiratórios. Em muitos procedimentos otorrinolaringológicos, o cirurgião deve considerar o risco de aspiração pulmonar intraoperatória ou pós-operatória e de edema pulmonar pós-obstrutivo. Pacientes com função pulmonar limítrofe podem não tolerar até mesmo complicações respiratórias moderadas. A função de todos os órgãos diminui com a idade, levando à necessidade de uma avaliação pré-operatória completa para maximizar a segurança dos pacientes mais idosos.

AVALIAÇÃO PRÉ-OPERATÓRIA

O paciente que precisa de tratamento cirúrgico deve ser avaliado minuciosamente para identificar comorbidades médicas que requeiram exames adicionais, medidas profiláticas e mudança comportamental antes da cirurgia para maximizar o resultado cirúrgico. Além disso, o registro anestésico anterior oferece uma visão valiosa em questões como manejo das vias aéreas e tolerância completa à anestesia geral, regional, local ou neuroléptica. Deve-se obter uma lista completa dos medicamentos em uso e alergias. O histórico social serve como um meio de antecipar as necessidades pós-operatórias e para evitar internações prolongadas. Qualquer questão significativa deve ser encaminhada ao setor de serviço social, de preferência antes da cirurgia.

Em casos sem complicações, o histórico e o exame físico são acompanhados por testes de triagem de rotina. O sangue é coletado para o hemograma, eletrólitos séricos, nitrogênio ureico no sangue (NUS), creatina, glicose e perfil da coagulação para descartar possíveis anomalias ocultas. Em pacientes acima de 40 anos, ou naqueles com históricos médicos pertinentes, devem ser realizados radiografia torácica e eletrocardiograma (ECG). Além disso, mulheres em idade fértil devem ser submetidas ao teste de gravidez. Em crianças submetidas a procedimentos de baixo risco, tais como colocação de aparelho auditivo, não serão necessários mais testes.

Quando a necessidade aumenta, deve-se consultar rapidamente um especialista adequado. Convém informar com clareza sobre a natureza do procedimento proposto e pedir para que comente de forma específica sobre a segurança relativa sobre a realização do procedimento no referente à evolução de doenças

CONSENTIMENTO INFORMADO

Embora uma discussão detalhada sobre as ramificações jurídicas do consentimento informado esteja além do escopo deste capítulo, a questão ética merece ser analisada. Uma parte do processo pré-operatório é a explicação clara e minuciosa que o médico deve transmitir ao paciente sobre o procedimento, seus riscos e os possíveis resultados. A relação que o cirurgião desenvolve com o paciente neste momento geralmente serve mais do que enfrentar uma ação judicial, caso ocorra uma circunstância indesejada, do que qualquer documento jurídico detalhando os riscos e benefícios. Os riscos e resultados potenciais que possam influenciar a decisão do paciente ao se submeter ao procedimento devem ser discutidos com o paciente e registrados.

ALERGIA

O cirurgião deve se precaver contra reações anafiláticas com todos os pacientes. Em algumas circunstâncias, muitas das reações adversas aos fármacos descritos pelos pacientes não representam o verdadeiro fenômeno alérgico, mas são simplesmente efeitos adversos da substância. No entanto, essas reações requerem registro completo e medidas preventivas contra agentes alergênicos durante o período perioperatório.

Potentes agentes inflamatórios, substâncias vasoativas e proteases são responsáveis por choques anafiláticos. Podem levar a urticária, hipotensão profunda, taquicardia, broncoconstrição e edema, que comprometem as superfícies da mucosa das vias aéreas e do trato aerodigestivo superior. Mesmo em pacientes entubados, a dessaturação rápida do oxigênio costuma ser uma característica significativa. Conforme a reação avança, pode haver parada cardíaca apesar do esforço máximo de reanimação. Levando em conta a possibilidade de morbidade e mortalidade das reações anafiláticas, o otorrinolaringologista deve identificar os agentes alergênicos de um paciente durante a fase pré-operatória.

Os antibióticos perioperatórios são administrados quando se realiza uma incisão cutânea ou quando há possibilidade de contaminação, tanto de um processo infeccioso quanto do trato aerodigestivo. Frequentemente, são administrados antibióticos da família da penicilina no período perioperatório. A incidência de reações adversas graves à penicilina é em torno de 1%. Acredita-se que há uma chance de 10 a 15% que os pacientes com essas reações também reajam de maneira adversa às cefalosporinas. A noção da reatividade cruzada com a penicilina no teste cutâneo parece ter sido originada de dados obtidos na década de 1970, quando se provou a contaminação da penicilina com as cefalosporinas. A menos que o paciente tenha um histórico de atopia significativo ou urticária induzida pela penicilina, de edema da mucosa ou de anafilaxia, as cefalosporinas podem ser administradas com baixo risco. As cefalosporinas causam reações de hipersensibilidade independentemente; entretanto, convém observar as reações adversas envolvendo essa família de medicamentos. Caso haja evidência de uma alergia grave à penicilina, outras opções de antibióticos podem servir como substitutos, como a clindamicina.

A absorção na mucosa de proteínas alergênicas do látex da luva do cirurgião pode rapidamente desencadear um choque anafilático em pacientes extremamente sensíveis ao látex. Aproximadamente 7 a 10% dos profissionais de saúde são regularmente expostos ao látex, e 28 a 67% das crianças com espinha bífida demonstram testes cutâneos positivos às proteínas do látex.[5] Durante o pré-operatório, se um paciente apresentar um histórico suspeito de alergia ao látex, devem-se tomar precauções para evitar a exposição a ele, utilizando materiais alternativos na cirurgia.

Do mesmo modo, pacientes com reações alérgicas ou adversas a soja ou ovos podem reagir ao propofol, um agente de indução ubíquo. A protamina e os agentes de contraste EV podem provocar reações de hipersensibilidade em pacientes com alergias a peixes e outros frutos do mar. Embora raro, alguns pacientes têm reações alérgicas aos tipos de éster de anestésicos locais, tais como cocaína,* procaína e tetracaína.

Caso haja suspeita de reação alérgica ou adversa, a melhor atitude a tomar é evitar o uso de todos os agentes agressivos em potencial durante a cirurgia. Se isso não for possível por algum motivo, o cirurgião e o anestesista devem planejar a pré-medicação do paciente com esteroides sistêmicos, antagonistas histamínicos e broncodilatadores. Ou seja, o médico deve estar preparado para lidar com o pior cenário possível de choque anafilático.

COMPLICAÇÕES EM VÁRIOS ÓRGÃOS
COMPLICAÇÕES CARDIOVASCULARES

As complicações cardiovasculares são a causa mais comum de mortalidade no perioperatório. Especificamente, quase 50% da taxa de mortalidade está associada ao infarto do miocárdio no perioperatório. A revisão meticulosa do sistema cardiovascular é de extrema importância para determinar a capacidade cirúrgica do paciente, especialmente aquele que necessitará de anestesia geral. Os fatores de risco de uma complicação cardiovascular perioperatória são distensão venosa jugular, terceira bulha cardíaca audível, infarto do miocárdio recente (últimos 6 meses), ritmo cardíaco não sinusal, contrações ventriculares prematuras frequentes (> 5 por minuto), idade acima de 70 anos, estenose aórtica valvar, cirurgia torácica ou vascular prévia e quadro clínico geral precário. A cirurgia de emergência impõe um risco adicional de complicações cardiovasculares. Na população de pacientes oncológicos de cabeça e pescoço, a elevada incidência de abuso do tabaco e álcool leva a uma taxa elevada de doença arterial coronária (DAC), cardiomiopatia e doença vascular periférica.

O otorrinolaringologista deve obter um histórico prévio de cirurgias minimamente invasivas, tolerância geral ao exercício, angioplastia ou cirurgia de *bypass*, insuficiência cardíaca congestiva (ICC), dispneia ao esforço, hipertensão, dispneia paroxística noturna, claudicação, derrame ou ataque isquêmico transitório, síncope, palpitações ou outras arritmias e anomalias cardíacas auscultatórias ou anatômicas conhecidas. A presença ou a suspeita de DAC, insuficiência cardíaca, hipertensão não tratada ou doença vascular periférica deve levar a uma consulta específica ao anestesista ou cardiologista antes da cirurgia. Tal avaliação deve incluir um exame de ECG, como também possível exercício ou teste de esforço, ecocardiografia e cateterização cardíaca conforme indicado. O resultado dessa consulta deve estabelecer o risco cirúrgico e anestésico e melhorar o quadro cardiovascular pré-operatório do paciente. Além disso, medidas específicas intraoperatórias e pós-operatórias fisiológicas (p. ex., monitoramento invasivo) e farmacológicas preventivas devem ser delineadas, como também o nível de observação no pós-operatório.

Em geral, os pacientes são mantidos em seus regimes anti-hipertensivos, antianginosos e antiarrítmicos até o momento da cirurgia. Certos medicamentos, como diuréticos e digoxina, podem ser suspensos a critério do anestesista ou do cardiologista. No pré-operatório, os eletrólitos séricos e os níveis antiarrítmicos devem ser verificados e ajustados quando necessário. Estudos da coagulação (tempo de protrombina [TP]/tempo de protrombina parcial [TTP]) e quantificação das plaquetas são rotineiramente realizados em pacientes com fatores de risco cardiovasculares, pois um sangramento significativo pode levar a graves complicações cardiovasculares no perioperatório. Uma radiografia torácica relativamente recente é considerada essencial nesse grupo de alto risco.

---

* Substância proibida no Brasil.

PARTE I | OTORRINOLARINGOLOGIA GERAL

No pré-operatório, o otorrinolaringologista deve estar ciente dos tipos de procedimentos que podem levar a ramificações cardiovasculares específicas. Os pacientes com válvulas prostéticas e aqueles com histórico de endocardite, defeitos cardíacos congênitos não corrigidos, receptores de transplante cardíaco com valvulopatia ou cardiomiopatia hipertrófica devem receber antibiótico profilático no momento da cirurgia. Tal profilaxia é especialmente importante durante os procedimentos realizados na cavidade oral e no trato aerodigestivo superior. Isso também parece importante na drenagem cirúrgica de infecções na cabeça e no pescoço, na qual o risco de colonização hematogênica bacteriana é elevado. De acordo com a American Heart Association, uma dose de ampicilina administrada 30 a 60 minutos antes da incisão é a profilaxia adequada para os procedimentos no trato respiratório. A dosagem é de 2 g em adultos e 50 mg/kg (até 2 g) em crianças. Em pacientes alérgicos à penicilina, pode ser administrada a cefazolina, a ceftriaxona ou a clindamicina.[6] Pacientes com marca-passos ou desfibriladores implantados e aqueles com prolapso da válvula mitral não precisam de profilaxia de endocardite.

A manipulação das vias aéreas, carótida e do nervo vago pode induzir bradicardia e hipotensão. Agentes, como lidocaína, epinefrina e cocaína, frequentemente usados na cirurgia nasossinusal, podem desencadear eventos cardiovasculares indesejáveis. A lesão na cadeia simpática cervical pode precipitar hipotensão postural no pós-operatório. Por fim, o cirurgião deve também estar ciente de que o eletrocautério unipolar pode reprogramar um marca-passo durante a cirurgia.

COMPLICAÇÕES RESPIRATÓRIAS

As complicações pulmonares no pós-operatório são a segunda causa mais comum de mortalidade no perioperatório. Isso não é surpresa, considerando os efeitos da anestesia geral e da cirurgia no desempenho pulmonar. A atelectasia e a disparidade da ventilação/perfusão ocorrem secundariamente a um número de fatores, como o uso de agentes anestésicos e da ventilação com pressão positiva, além da posição supina. Os agentes anestésicos, barbitúricos e opiáceos tendem a diminuir a resposta ventilatória a hipercapnia e hipóxia. A entubação endotraqueal anula os efeitos aquecedores e umidificantes das vias aéreas superiores, levando a uma função ciliar ruim, secreções espessas e subsequente resistência reduzida à infecção. Além disso, a dor no pós-operatório afeta de maneira substancial a capacidade de o paciente tossir, especialmente após procedimentos torácicos ou abdominais (p. ex., retalho miocutâneo torácico, transposição do tubo gástrico, gastrostomia endoscópica percutânea, retalho livre do músculo reto, enxerto ósseo da crista ilíaca). Devido à reserva respiratória atenuada, os pacientes com doença pulmonar crônica são mais suscetíveis a sofrer complicações pulmonares no pós-operatório do que os pacientes saudáveis. Por exemplo, fumantes inveterados têm um risco três vezes maior de sofrer complicações pulmonares no pós-operatório comparados com não fumantes. Portanto, é fundamental identificar esses pacientes durante a avaliação pré-operatória.

Especificamente, um histórico positivo de asma, doença pulmonar obstrutiva crônica, enfisema, consumo abusivo de tabaco, pneumonia, edema pulmonar, fibrose pulmonar ou síndrome do desconforto respiratório adulto requer atenção redobrada antes da cirurgia. O tratamento anterior desses problemas pulmonares, com o número de hospitalizações e visitas às unidades de emergência; o uso de medicamentos, como esteroides, antibióticos e broncodilatadores; e a necessidade de entubação ou terapia com oxigênio crônico devem ser abordados. O otorrinolaringologista deve obter uma estimativa sobre dispneia, limitação ao exercício físico, tosse, hemoptise e produção de catarro do paciente. Devem-se identificar os fatores que agravam a doença pulmonar crônica. Novamente, é de extrema importância verificar a tolerância a anestésicos usados previamente nesse grupo de risco. Doenças cardíaca e renal coexistentes, tais como ICC e insuficiência

renal crônica, têm um grande impacto na função pulmonar. A hipertensão pulmonar e o *cor pulmonale* secundários a apneia do sono obstrutiva, fibrose cística, distrofia muscular, enfisema ou cifoescoliose complicam ainda mais o tratamento anestésico. Nas doenças congênitas que afetam os pulmões, como a fibrose cística e a síndrome de Kartagener, há problemas na eliminação de secreções no perioperatório.

Durante o exame físico, o médico deve estar atento sobre o *habitus* corporal e a aparência geral. A obesidade, a cifoescoliose e a gestação podem predispor a ventilação precária, atelectasia e hipóxia. Os pacientes com caquexia são mais propensos a desenvolver pneumonia pós-operatória. Deve-se notar que o baqueteamento digital e a cianose, embora sugestivos, não são indicadores confiáveis de doença pulmonar crônica. Convém determinar a frequência respiratória do paciente e registrar a presença de batimento da asa do nariz, uso do músculo acessório, diaforese ou estridor. A auscultação que revela chiado, roncos, sons pulmonares reduzidos, crepitantes, estertores e relação alterada do tempo inspiratório/expiratório deve levantar suspeita de comprometimento pulmonar.

Em pacientes com doença pulmonar, é imprescindível que se faça uma radiografia torácica posteroanterior e lateral no pré-operatório, pois os achados geralmente orientam a mudança da técnica anestésica usada durante a cirurgia. Indica-se também a gasometria arterial (GA) no ar ambiente. Pacientes com pressão de oxigênio arterial abaixo de 60 mg ou com pressão de dióxido de carbono arterial acima de 50 mg são mais propensos a sofrer complicações pulmonares no pós-operatório. As determinações da GA também podem ser usadas para avaliar a eficácia geral do tratamento respiratório e médico no pré-operatório. Do mesmo modo que a radiografia torácica, os níveis da GA no pré-operatório proporcionam uma referência comparativa para o pós-operatório.

Os testes da função pulmonar no pré-operatório, como a espirometria e as curvas de fluxo-volume, são muito úteis. Uma medição quantitativa também pode ser usada para avaliar a eficácia tanto da intervenção no pré-operatório quanto cirúrgica. A espirometria pode ser utilizada para diferenciar a doença pulmonar restritiva da obstrutiva e para prognosticar a morbidade no perioperatório das complicações pulmonares. Em geral, o volume expiratório forçado em 1 segundo/alteração da capacidade vital forçada abaixo de 75% é considerado anormal, enquanto uma alteração abaixo de 50% acarreta um risco significativo de complicações pulmonares no perioperatório. As curvas do fluxo-volume no pré-operatório podem diferenciar uma obstrução fixa de via aérea (p. ex., bócio) de uma obstrução extratorácica variável (p. ex., paralisia unilateral da prega vocal) e uma intratorácica variável (p. ex., tumor na traqueia).

Os cuidados pré-operatórios com pacientes otorrinolaringológicos com doença pulmonar significativa são vitais, e as recomendações de um pneumologista devem ser seguidas. Aconselha-se aos tabagistas que parem de fumar por, pelo menos, uma semana antes da cirurgia. Deve-se iniciar a fisioterapia torácica voltada a aumento dos volumes pulmonares e eliminação de secreções. Isso inclui exercícios de tosse e de respiração profunda, espirometria incentivada e percussão torácica com drenagem postural. Não é aconselhável operar um paciente com uma exacerbação aguda da doença pulmonar ou com infecção pulmonar aguda. As infecções agudas devem ser eliminadas com antibióticos e fisioterapia torácica antes da cirurgia eletiva. Não são recomendados antibióticos profiláticos em pacientes não infectados, pois é possível descartar organismos resistentes. Finalmente, o regime médico deve ser otimizado, incluindo o uso de agonistas β-adrenérgicos inaláveis, cromolina e esteroides (inaláveis ou sistêmicos). Os níveis séricos de teofilina, caso usados, podem ser terapêuticos.

PROBLEMAS RENAIS

A identificação e a avaliação de problemas renais no pré-operatório são essenciais. Qualquer anomalia eletrolítica significativa descoberta durante a triagem de rotina de pacientes saudáveis deve ser corrigida no pré-operatório. Desse modo, adia-se a cirurgia enquanto não houver garantia de outra avaliação médica. A doença renal preexistente é o principal fator de risco de desenvolvimento de necrose tubular aguda tanto durante quanto após a cirurgia. A insuficiência renal, seja aguda ou crônica, influencia os tipos, dosagens e intervalos dos fármacos e anestésicos no perioperatório. Uma condição oligúrica ou anúrica requer controle criterioso do líquido, especialmente em pacientes com comprometimento cardiorrespiratório. Além disso, a insuficiência renal crônica (IRC) costuma estar associada a anemia, disfunção plaquetária e coagulopatia. As anomalias eletrolíticas, especialmente a hipercalemia, podem levar a arritmias, sobretudo no quadro de acidose metabólica crônica que frequentemente acompanha a IRC. A hipertensão e a aterosclerose acelerada são fatores de risco para o desenvolvimento de isquemia miocárdica no intraoperatório. As respostas autonômicas simpáticas podem predispor a episódios hipotensivos durante a administração da anestesia. O otorrinolaringologista também deve estar atento à possibilidade de lesão de ossos desmineralizados durante o posicionamento do paciente. Além disso, um sistema imune debilitado pode contribuir para cicatrização precária das feridas e infecção no pós-operatório. Finalmente, pelo fato de os pacientes com IRC geralmente receberem transfusões sanguíneas, eles têm um risco mais elevado de portar agentes patógenos transmitidos pelo sangue, como hepatite B e C.

As possíveis causas de doença renal devem ser elucidadas, como hipertensão, diabetes, nefrolitíase, glomerulonefrite, doença policística, lúpus, poliarterite nodosa, síndrome de Wegener ou de Goodpasture, traumatismo ou agressões cirúrgicas ou anestésicas prévias. Devem ser registrados os sintomas de poliúria, polidipsia, fadiga, dispneia, disúria, hematúria, oligúria ou anúria e edema periférico, como também uma lista completa de todos os medicamentos que o paciente toma.

Em pacientes dialisados, é importante documentar o cronograma da diálise. Um nefrologista deve acompanhar a avaliação pré--operatória e otimizar o estado do líquido do paciente e dos eletrólitos antes da cirurgia. O nefrologista deve também estar disponível para auxiliar no controle dessas questões no pós-operatório, sobretudo quando uma importante intervenção cirúrgica de cabeça e pescoço, base do crânio ou neuro-otológica for planejada, o que pode requerer grandes volumes de líquidos ou transfusões de sangue no intraoperatório.

As análises no pré-operatório nos pacientes com doença renal significativa rotineiramente envolvem ECG, radiografia torácica, painel de controle dos eletrólitos e da composição química, CBC, PT/PTT, contagem de plaquetas e tempo de sangramento. Além de uma consulta nefrológica, os pacientes com doença renal grave devem também passar por uma consulta com o anestesista no pré-operatório, e mais avaliações cardiológicas também são indicadas.

Um histórico de hipertrofia prostática benigna ou câncer de próstata, com ou sem cirurgia, pode dar o prognóstico de dificuldade na cateterização do trato urinário no perioperatório. Finalmente, não se deve realizar uma cirurgia eletiva em pacientes com infecções agudas do trato geniturinário, pois pode aumentar a possibilidade de sepse pela imunossupressão transitória associada à anestesia geral.

DISTÚRBIOS HEPÁTICOS

A avaliação no pré-operatório de pacientes com suspeita de insuficiência hepática ou clinicamente evidente deve começar com um histórico detalhado da terapia com fármacos hepatotóxicos, icterícia, transfusão de sangue, hemorragia gastrintestinal superior e cirurgia e anestesia prévias. O exame físico deve incluir hepatomegalia, esplenomegalia, ascites, icterícia, asterixe e encefalopatia. A lista de análises sanguíneas é um tanto extensa e inclui hematócrito, contagem de plaquetas, bilirrubina, eletrólitos,

creatinina, NUS, proteína sérica, PT/PTT, aminotransferase sérica, fosfatase alcalina e desidrogenase lática. Convém obter também testes para hepatite viral. É importante ressaltar que os pacientes com hepatite alcoólica moderada a grave devem receber atenção médica portando exames da função hepática relativamente normais e parâmetros de coagulação. Tais indivíduos correm o risco de insuficiência hepática no perioperatório.

A cirrose e a hipertensão portal têm várias manifestações sistêmicas. A colaterização e a vasodilatação arterial levam à queda da resistência vascular periférica e ao aumento do débito cardíaco. O estado hiperdinâmico pode ocorrer mesmo em caso de cardiomiopatia alcoólica. A capacidade de resposta do sistema cardiovascular à descarga simpática e à administração de catecolaminas também fica reduzida, provavelmente de modo secundário ao aumento nos níveis de glucagon sérico. O débito cardíaco pode ser reduzido com o uso de propranolol, que vem sendo defendido por alguns como um tratamento para varizes esofágicas. Ao diminuir o débito cardíaco, reduz o fluxo pelo sistema portal e os efeitos colaterais das varizes esofágicas. Além disso, existe a probabilidade de vasoconstrição esplâncnica seletiva. Uma vez iniciada, não se podem parar os betabloqueadores facilmente por causa do efeito rebote significativo.

A sequela renal varia com a gravidade da doença hepática, de uma retenção de sódio moderada a insuficiência aguda associada à síndrome hepatorrenal. Os diuréticos administrados para diminuir as ascites frequentemente podem levar a hipovolemia intravascular, azotemia, hiponatremia e encefalopatia. O controle dos líquidos no período perioperatório deve ser acompanhado de perto com diálise, caso necessário, para a insuficiência renal aguda.

Do ponto de vista hematológico, os pacientes com cirrose geralmente têm um nível elevado de 2,3-difosfoglicerato em seus eritrócitos, o que causa um desvio para a direita na curva de dissociação da oxiemoglobina. Clinicamente, isso resulta em uma saturação de oxigênio reduzida. Essa situação agrava-se ainda mais pelo frequente achado de anemia. Além disso, podem ser encontradas trombocitopenia e coagulopatia significativas. O uso de produtos sanguíneos adequados no pré-operatório pode levar à correção a curto prazo de anomalias hematológicas, mas o prognóstico nesses pacientes permanece insatisfatório.

A encefalopatia resulta da eliminação hepática insuficiente de compostos nitrogenados. Embora as medições dos níveis de amônia sérica e NUS sejam úteis, nem sempre se correlacionam com o grau de encefalopatia. O tratamento inclui hemostasia, antibióticos, controle meticuloso dos líquidos, dieta baixa em proteína e lactose.

DISTÚRBIOS ENDÓCRINOS

Distúrbios da Tireoide

Os sintomas de hipertireoidismo são perda de peso, diarreia, fraqueza musculoesquelética, calor, pele úmida, intolerância ao calor e nervosismo. Os resultados dos testes laboratoriais podem demonstrar hipercalcemia, trombocitopenia e anemia leve. Os pacientes mais idosos devem também receber atenção médica especial com insuficiência cardíaca, fibrilação atrial ou outras disritmias. O termo *tempestade tireoidiana* refere-se à exacerbação de hipertireoidismo com risco de morte que resulta em hipertensão e taquicardia grave.

O tratamento do hipertireoidismo tenta estabelecer um estado eutireóideo e melhorar os sintomas sistêmicos. A propiltiouracila inibe tanto a síntese tireoidiana quanto a conversão periférica de T4 para T3. A resposta clínica completa pode levar até 8 semanas, durante as quais a dosagem talvez tenha de ser ajustada para evitar o hipotireoidismo. O iodeto de potássio (solução de Lugol), que age inibindo a organificação do iodeto, pode ser adicionado ao regime médico. Em pacientes com hiperatividade, os betabloqueadores têm sido usados com eficácia. O propranolol oferece o benefício adicional de reduzir a conversão de T4 a T3. Não pode ser

PARTE I | OTORRINOLARINGOLOGIA GERAL

usado em pacientes com ICC secundária à função ventricular esquerda fraca ou broncospasmo, pois ele irá exacerbar ambas as condições. De preferência, a terapia médica deve preparar o paciente moderadamente tireotóxico para a cirurgia dentro de 7 a 14 dias. Caso haja a necessidade de uma cirurgia de emergência, o propranolol EV ou o esmolol pode ser administrado e titulado para manter a frequência cardíaca abaixo de 90 batimentos/minuto. Outros medicamentos que podem ser usados são a reserpina e a guanetidina, que esgotam as reservas de catecolaminas, e os glicocorticoides, os quais reduzem tanto a secreção do hormônio tireoidiano quanto a conversão de T4 para T3. O iodo radioativo também pode ser usado de modo eficaz para anular a função da tireoide, mas não deve ser administrado em mulheres em idade fértil.

Os sintomas de hipotireoidismo, letargia, déficit cognitivo e intolerância ao frio resultam dos níveis circulantes inadequados de T4 e T3. Os achados clínicos podem ser bradicardia, hipotensão, hipotermia, hipoventilação e hiponatremia. Não há evidência sugerindo que os pacientes com hipotireoidismo leve para moderado corram um alto risco de sofrer complicações anestésicas, mas todos os pacientes com cirurgia eletiva com qualquer uma dessas condições devem ser tratados com reposição dos hormônios da tireoide antes da cirurgia. O hipotireoidismo grave resultante do coma mixedematoso é uma emergência médica que está associada a uma elevada taxa de mortalidade; portanto, deve-se combinar a infusão EV de T3 ou T4 e glicocorticoides com suporte ventilatório e controle da temperatura, quando necessário.

Distúrbios da Glândula Paratireoide

A prevalência do hiperparatireoidismo aumenta com a idade. Dos pacientes com hiperparatireoidismo primário, 60 a 70% foram constatados inicialmente com nefrolitíase secundária à hipercalcemia, e 90% apresentavam adenomas paratireoidianos benignos. O hiperparatireoidismo secundário à hiperplasia ocorre em associação ao câncer medular de tireoide e ao feocromocitoma em neoplasia endócrina múltipla tipo IIA e, mais raramente, com malignidade. Em hipercalcemia humoral com malignidade, demonstrou-se que os tumores não endócrinos secretam uma proteína tipo hormônio paratireoidiano. O hiperparatireoidismo secundário geralmente resulta da doença renal crônica. A hipocalcemia e a hiperfosfatemia associadas a essa condição levam ao aumento da produção do hormônio paratireoidiano e, no decorrer do tempo, à hiperplasia paratireoidiana. O hiperparatireoidismo terciário ocorre quando a ICC é rapidamente corrigida, conforme ocorre no transplante renal.

Além da nefrolitíase, os sinais e sintomas de hipercalcemia são poliúria, polidipsia, fraqueza musculoesquelética, desconforto epigástrico, ulceração péptica e constipação. As radiografias podem mostrar reabsorção óssea significativa em 10 a 15% dos pacientes. A depressão, a confusão e a psicose podem também estar associadas a elevações acentuadas nos níveis séricos de cálcio.

O tratamento imediato da hipercalcemia geralmente combina diurese sódica com diurético de alça e reidratação com soro fisiológico quando necessário. Isso se torna urgente conforme os níveis séricos de cálcio elevam-se acima de 15/dL. Vários medicamentos podem ser usados para baixar os níveis séricos de cálcio: o etidronato inibe a reabsorção óssea anormal; o agente citotóxico mitramicina inibe a atividade osteoclástica induzida pelo hormônio paratireoidiano, mas associada a efeitos colaterais significativos; e a calcitonina funciona de maneira transitória, também pela inibição direta da atividade osteoclástica. A hemodiálise pode também ser usada na população de pacientes apropriados.

O caso mais comum de hipoparatireoidismo é o iatrogênico. A cirurgia da tiroide e da paratireoide ocasionalmente resulta na remoção acidental de todos os tecidos paratireoidianos. A ablação do tecido paratireoidiano também pode ocorrer após grande cirurgia de cabeça e pescoço, além de radioterapia no pós-operatório. Os sintomas são tetania, parestesia digital e perioral, espasmo muscular e convulsões. Um sinal de Chvostek (hiperatividade no nervo facial provocada ao tocar o tronco comum do nervo conforme atravessa a glândula parótida) e um sinal de Trousseau (espasmo no dedo e no punho após a insuflação do balonete de pressão sanguínea durante vários minutos) são indicadores clinicamente importantes da hipocalcemia latente. O tratamento é feito com suplemento de cálcio e análogos da vitamina D.

Problemas Adrenais

A hiperatividade da glândula adrenal pode ser resultado de um adenoma hipofisário, um tumor secretor de corticotropina (ACTH) ou uma neoplasia adrenal primária. Os sintomas são obesidade em tronco, atrofia muscular, fácies em forma de "lua" e alterações no comportamento que variam de flexibilidade emocional à psicose franca. Faz-se o diagnóstico com o teste de supressão com dexametasona, e o tratamento é a adrenalectomia ou a hipofisectomia. É importante regular a pressão sanguínea e os níveis séricos de glicose e normalizar o volume intravascular e os eletrólitos. O aldosteronismo primário (síndrome de Conn) resulta em maior troca tubular renal de sódio por potássio e íons de hidrogênio. Isso leva a hipocalemia, fraqueza musculoesquelética, fadiga e acidose. Deve-se adotar a espironolactona antagonista da aldosterona, caso o paciente precise de diurese.

A insuficiência adrenal primária idiopática (doença de Addison) resulta de ambas as deficiências de glicocorticoide e mineralocorticoide. Os sintomas são astenia, perda de peso, anorexia, dor abdominal, náusea, vômitos, diarreia, constipação, hipertensão e hiperpigmentação. A hiperpigmentação é causa da superprodução de ACTH e β-lipotropina, a qual leva à proliferação dos melanócitos. A medição dos níveis plasmáticos de cortisol em 30 a 60 minutos após a administração EV de ACTH ajuda no diagnóstico. Pacientes com insuficiência adrenal primária não demonstram resposta. A reposição de glicocorticoides é necessária duas vezes ao dia e deve ser aumentada com o estresse. A terapia com mineralocorticoide pode ser administrada uma vez ao dia. É importante ressaltar que os pacientes tratados por mais de 3 semanas com glicocorticoides exógenos, devido a qualquer condição médica, supostamente tenham supressão do seu eixo adrenal-hipofisário. Além disso, devem ser tratados com esteroides em dose de estresse no perioperatório.

O feocromocitoma é um tumor da medula adrenal que secreta epinefrina e norepinefrina. Os sintomas são hipertensão (frequentemente episódica), cefaleia, palpitações, tremores e sudorese profusa. O tratamento pré-operatório começa com fenoxibenzamina (um alfabloqueador de longa duração) ou prazosina durante, pelo menos, 10 dias após a cirurgia. Adiciona-se um betabloqueador somente após o estabelecimento do alfabloqueador para evitar vasoconstrição β-mediada sem oposição. As crises hipertensas agudas podem ser controladas com nitroprussiato ou fentolamina.

Distúrbios do Pâncreas

Diabetes Melito. A diabetes é um distúrbio do metabolismo dos carboidratos que resulta em várias manifestações sistêmicas. Trata-se da anomalia endócrina mais comum encontrada em pacientes cirúrgicos e pode ser caracterizada como dependente de insulina (tipo I, ou acometimento juvenil) ou não dependente de insulina (tipo II). A hiperglicemia pode ser o resultado de diversas etiologias que afetam a produção de insulina e sua função. Técnicas de controle buscam evitar a hipoglicemia e manter os níveis de glicose sérica elevados/normais durante o período perioperatório. Esses objetivos são muito difíceis de manter, pois a infecção, o estresse, os esteroides exógenos e as variações na ingestão de carboidratos podem causar grandes oscilações nos níveis séricos de glicose. É imprescindível o controle rigoroso com a correção da hiperglicemia, utilizando-se uma tabela progressiva de insulina de acordo com a glicemia ou infusão EV contínua em casos mais graves. O controle dos líquidos deve focar em manter a hidratação e o equilíbrio eletrolítico.

DISTÚRBIOS HEMATOLÓGICOS

Um histórico de hematomas fáceis ou hemorragia excessiva antes ou durante uma cirurgia deve levantar suspeita sobre a possibilidade de diátese hematológica. Um número significativo de pacientes precisará de atenção médica ou terapia anticoagulante para condições médicas coexistentes. Após um histórico minucioso, o médico deve obter os estudos laboratoriais. TP, TTP e contagem das plaquetas estão incluídos na triagem pré-operatória de rotina. O TP avalia as vias comuns extrínsecas e as finais. Incluídos na via extrínseca, estão os fatores II, VII, IX e X dependentes de vitamina K, que são inibidos pela varfarina. Em contrapartida, a heparina inibe a trombina e os fatores IXa, Xa e XIa, elementos da via de coagulação intrínseca. O TTP mede a eficácia das vias comuns intrínsecas e finais. Quanto à população normal, alguns pacientes podem demonstrar variação significativa nos níveis quantitativos de determinados fatores na ausência de anomalias de coagulação clinicamente relevantes. A trombocitopenia ou a disfunção das plaquetas também podem levar à disfunção na coagulação. Um hemograma padrão inclui a contagem de plaquetas, que deve estar acima de 50.000/mL a 70.000/mL antes da cirurgia. O tempo de sangramento pelo método de Ivy, um teste clínico da função plaquetária, deve estar entre 3 e 8 minutos. Os produtos de divisão de fibrilina podem também ser medidos para ajudar a determinar o diagnóstico da coagulação intravascular disseminada.

Deficiências Congênitas

As deficiências congênitas da hemóstase afetam até 1% da população. Muitas dessas deficiências são clinicamente leves. Duas das mais graves deficiências envolvem o fator VIII, que é um complexo de duas subunidades, o fator VIII:C e o fator VIII: fator de von Willebrand. A transmissão recessiva ligada ao sexo dos defeitos na quantidade e na qualidade do fator VIII:C leva a hemofilia A. Devido à sua meia-vida curta, o controle do fator VIII:C no perioperatório requer infusão de crioprecipitado a cada 8 horas. A doença que apresenta um quadro mais leve do que a hemofilia A é a síndrome de von Willebrand, na qual o sangramento tende a ser na mucosa ao invés de visceral.

A doença classifica-se em três subtipos. Os tipos I e II representam as deficiências quantitativas e qualitativas, respectivamente. Tais deficiências são transmitidas pela herança autossômica dominante. A doença de von Willebrand de tipo I é também caracterizada pelos baixos níveis de fator VIII:C. A doença de von Willebrand de tipo III é muito mais rara e manifesta-se com sintomas similares aos da hemofilia. Devido à meia-vida mais longa do fator VIII: fator de Von Willebrand, os pacientes com a doença de von Willebrand de tipo II podem ser transfundidos com crioprecipitado em até 24 horas antes da cirurgia, com infusões repetidas a cada 24 a 48 horas. Os indivíduos com a doença de von Willebrand de tipo I requerem transfusão adicional antes da cirurgia para aumentar os níveis de fator VIII:C e normalizar o tempo de sangramento.

Os pacientes com hemofilia, doença de von Willebrand e outras anomalias hemostáticas congênitas mais comuns devem receber acompanhamento de um hematologista no perioperatório. A correção das deficiências do fator deve ser feita em tempo hábil, e os pacientes devem ser monitorados atentamente por qualquer evidência de sangramento.

Uso de Anticoagulante

A varfarina, a heparina e a aspirina têm-se tornado medicamentos muito utilizados. Condições como fibrilação atrial, trombose venosa profunda, embolia pulmonar e substituição da válvula cardíaca são rotineiramente tratadas inicialmente com heparina no ambulatório; em seguida, por varfarina. Essa terapia diminuiu de forma acentuada a incidência de eventos tromboembólicos e, quando monitorada adequadamente, há somente um leve aumento no risco de complicações hemorrágicas. A aspirina é amplamente usada, tanto como analgésico quanto como profilático na doença arterial coronariana. Os pacientes tomando qualquer um desses medicamentos precisam de exame cuidadoso para avaliar a gravidade da condição que necessita de anticoagulante. O benefício da cirurgia relativa ao risco de normalizar a coagulação deve ser claramente estabelecido tanto com o paciente quanto com o médico que prescreve o anticoagulante.

A varfarina deve ser interrompida, pelo menos, 3 dias antes da cirurgia, dependendo da função hepática. Os pacientes considerados com alto risco de tromboembolismo devem ser admitidos para fazer a heparinização antes da cirurgia. Assim, a frequência da infusão pode ser ajustada para manter o TTP no limite terapêutico. A interrupção da heparina por aproximadamente 6 horas antes da cirurgia deve ser suficiente para a reversão da anticoagulação. Em situações de emergência, a varfarina pode ser revertida com vitamina K em cerca de 6 horas e mais rapidamente com a infusão de plasma fresco congelado (PFC). Os efeitos da heparina podem ser revertidos com protamina ou PFC. É importante ressaltar que o efeito rebote no qual os efeitos anticoagulantes são restabelecidos pode ocorrer em até 24 horas após o uso de protamina. A terapia anticoagulante pode ser restabelecida logo após a cirurgia, caso necessário. Muitos cirurgiões, entretanto, preferem aguardar vários dias, a menos que seja contraindicado. Em geral, o cirurgião pode considerar útil discutir o cronograma da terapia do pós-operatório com o hematologista antes da cirurgia.

Irreversível inibidor da função plaquetária, a aspirina leva a um tempo de sangramento prolongado. Não há forte evidência que relacione o tratamento com aspirina com sangramento intraoperatório excessivo; entretanto, a hipótese do risco de aspirina e outros fármacos anti-inflamatórios não esteroides faz com que muitos cirurgiões peçam aos seus pacientes que parem de tomar esses medicamentos até 2 semanas antes da cirurgia, a fim de possibilitar a reversão da cultura das plaquetas.

Insuficiência Hepática

Pacientes com insuficiência hepática podem precisar de atenção médica, em razão de várias anomalias hematológicas. O sangramento das varizes esofágicas secundariamente à hipertensão portal pode levar à anemia. A supressão da medula óssea induzida pelo álcool e o hiperesplenismo podem resultar em trombocitopenia grave. Um TP elevado pode indicar uma deficiência em fatores dependentes de vitamina K das vias extrínsecas de coagulação, como também nos fatores I, V e XI, que também são produzidos no fígado. Finalmente, conforme a insuficiência hepática avança, pode ocorrer fibrinólise excessiva. Todas essas sequelas hematológicas de insuficiência hepática aumentam o risco de morbidade e mortalidade operatória. O controle no pré-operatório deve tentar corrigir a anemia e a trombocitopenia, como foi indicado, e reabastecer os fatores de coagulação deficientes com FFP. O manejo dos líquidos pode se revelar difícil.

Outra causa menos comum de elevação do TP é a síndrome da esterilização intestinal, na qual a microbiota intestinal, uma importante fonte de vitamina K, é erradicada devido a doses prolongadas de antibióticos em pacientes incapacitados de obter vitamina K de outras fontes. A reversão ocorre rapidamente com terapia com vitamina K.

Trombocitopenia

A queda na contagem de plaquetas pode ocorrer como resultado de várias condições médicas, como transfusão massiva, insuficiência hepática, coagulação intravascular disseminada, anemia aplástica, malignidade hematológica e púrpura trombocitopênica idiopática. Com o aumento no uso de quimioterápicos para diversas malignidades, houve um aumento na prevalência de trombocitopenia iatrogênica. No pré-operatório, a contagem de plaquetas deve ser acima de 50.000/mL; em níveis abaixo de 20.000/mL, pode ocorrer sangramento espontâneo. Além disso, no caso de qualquer indicação de disfunção plaquetária, deve-se avaliar o tempo de sangramento. A azotemia grave secundária à insuficiência renal pode levar à disfunção plaquetária (síndrome urêmica plaquetária). Deve-se realizar diálise quando necessário.

A correção da trombocitopenia com transfusão de plaquetas deve ser feita, de preferência, de antígeno leucocitário humano – doadores compatíveis, especialmente em pacientes que receberam transfusão de plaquetas antes e podem ser sensíveis. Uma unidade contém aproximadamente $5,5 \times 10^{11}$ plaquetas. Uma unidade por 10 g de peso corporal é uma boa dose inicial, e as plaquetas devem ser infundidas rapidamente justamente antes da cirurgia.

Hemoglobinopatias

Das mais de 300 hemoglobinopatias, a anemia falciforme e a talassemia são, de longe, as mais comuns. Aproximadamente 10% dos negros nos Estados Unidos são portadores do gene da anemia falciforme, embora o estado heterozigótico não acarrete um verdadeiro risco anestésico. Há manifestações clínicas significativas em 1 a cada 400 negros que são homozigotos por hemoglobina S. A mutação genética resulta na substituição da valina pelo ácido glutâmico na sexta posição da cadeia beta da molécula hemoglobina, levando a alterações no formato dos eritrócitos quando a hemoglobina fica desoxigenada. A tendência para falciformação está relacionada diretamente com a quantidade da hemoglobina S. Os achados clínicos são anemia e hemólise crônica, e o infarto de múltiplos órgãos pode ocorrer secundariamente à oclusão dos vasos arteriais. O tratamento consiste em medidas preventivas: a oxigenação e a hidratação ajudam a manter a perfusão do tecido, e a transfusão antes de procedimentos cirúrgicos reduz a concentração de eritrócitos que carregam a hemoglobina S, consequentemente diminuindo a possibilidade de falciformação.

Existem vários tipos de talassemia, cada uma causada por mutações genéticas em uma das subunidades da molécula da hemoglobina. Os sintomas variam conforme a gravidade da mutação. Os pacientes com a forma mais grave, a talassemia beta maior, dependem de transfusão, o que frequentemente leva à toxicidade do ferro.

TRANSTORNOS NEUROLÓGICOS

É fundamental registrar todas as anormalidades neurológicas. O cirurgião deve distinguir as lesões periféricas das centrais, e geralmente a tomografia computadorizada ou a ressonância magnética por imagem são muito úteis nesse aspecto. A consulta neurológica deve ser feita quando há um quadro de achados sutis ou achados confusos ou paradoxos, e para avaliar possíveis etiologias não otorrinolaringológicas relacionadas com determinadas queixas, como cefaleia e desequilíbrio. Durante o aconselhamento do paciente no pré-operatório, o cirurgião deve estar ciente sobre a possibilidade de uma lesão ou o sacrifício de um nervo. Assim, deve comunicar a possível sequela dessas ações ao paciente.

Caso o paciente tenha um histórico de convulsões, o cirurgião precisa descobrir o tipo, o padrão e a frequência da epilepsia, bem como os medicamentos anticonvulsivos mais atuais em uso e seus efeitos colaterais. A terapia com fenitoína pode levar a dentição precária e anemia, enquanto o tratamento com carbamazepina pode causar disfunção hepática, hiponatremia, trombocitopenia e leucopenia – todas são preocupações para o cirurgião e para o anestesista. Aconselham-se no pré-operatório, portanto, o hemograma, os testes da função hepática e as análises da coagulação. Agentes anestésicos, como enflurano, propofol e lidocaína, têm o potencial de precipitar a atividade convulsiva, dependendo das suas doses. Em geral, os medicamentos anticonvulsivos devem estar nos níveis séricos terapêuticos e ser mantidos inclusive no próprio dia da cirurgia.

A disfunção autonômica sintomática pode contribuir para a hipotensão intraoperatória. Pode ser necessário aumentar o volume intravascular no pré-operatório, aumentando a ingestão dietética de sal, maximizando a hidratação e administrando fludrocortisona.

Convém levar em conta também os pacientes com doenças do neurônio motor superior, como a esclerose lateral amiotrófica ou os processos do neurônio motor inferior que afetam o núcleo dos nervos cranianos do tronco encefálico. Em qualquer um dos casos, o otorrinolaringologista deve se confrontar com sintomas bulbares, como disfagia, disfonia e mastigação ineficiente. Conforme a deficiência avança, o risco de aspiração aumenta de maneira significativa. Quando os músculos respiratórios são afetados, o paciente torna-se propenso a dispneia, intolerância em se deitar em superfície plana e tosse ineficiente. Acompanhados com a aspiração, esses fatores colocam o paciente em um risco cirúrgico considerável de complicações pulmonares. Portanto, se a cirurgia for necessária para esses indivíduos, a avaliação pré-operatória deve incluir um exercício pulmonar que inclua radiografia torácica, testes da função pulmonar e análise dos gases sanguíneos arteriais, além da consulta. Um estudo com vídeo da função da deglutição deve também ser indicado. Finalmente, o neurologista do paciente deve participar de modo ativo no processo da tomada de decisão (p. ex., se deve prosseguir com a cirurgia).

O parkinsonismo apresenta o problema da salivação excessiva e de secreções bronquiais, refluxo gastroesofágico, apneia do sono central ou obstrutiva e insuficiência autonômica – todos predispõem a dificultar o controle das vias aéreas e da pressão sanguínea no período perioperatório. Os medicamentos dopaminérgicos devem ser administrados até o momento da cirurgia, para evitar a síndrome maligna neuroléptica potencialmente fatal. Medicamentos como fenotiazinas, metoclopramida e outros antidopaminérgicos devem ser evitados. No pré-operatório, a função pulmonar do paciente e a estabilidade autonômica devem ser investigadas.

Caso clinicamente indicado, os pacientes com esclerose múltipla devem também ser submetidos à avaliação pulmonar no pré-operatório, pois esses indivíduos necessitam de atenção médica devido à função bulbar e à respiração deficiente. A existência de contraturas pode limitar o posicionamento do paciente na mesa de cirurgia. Além disso, o paciente deve estar livre de infecções antes da cirurgia, pois a pirexia pode exacerbar o bloqueio de condução nos neurônios desmielinizados.

CONCLUSÃO

Este capítulo oferece um breve panorama sobre a importância de se coletar um histórico completo e realizar um exame físico minucioso, além da avaliação pré-operatória. Os distúrbios em um órgão costumam repercutir outros sistemas. Portanto, uma abordagem interdisciplinar que envolva o otorrinolaringologista, o anestesista, o intensivista e os consultores especializados é totalmente justificável. Os diálogos do cirurgião com o paciente no pré-operatório servem como um meio de reforçar as expectativas do paciente no pós-operatório e mecanismos de controle. Desse modo, a responsabilidade em garantir uma avaliação pré-operatória adequada cabe ao cirurgião, e a finalidade desse processo deve ser em cuidar do melhor interesse do paciente.

Para consultar a lista completa de referências, acesse www.expertconsult.com.

LEITURAS SUGERIDAS

Adkins RB Jr: Preoperative assessment of the elderly patient. In Cameron JL, editor: *Current surgical therapy*, St Louis, 1992, Mosby.

Buckley FP: Anesthesia and obesity and gastrointestinal disorders. In Barash PG, Cullen BF, Stoelting RK, editors: *Clinical anesthesia*, Philadelphia, 1989, JB Lippincott.

Davies W: Coronary artery disease. In Goldstone JC, Pollard BJ, editors: *Handbook of clinical anesthesia*, New York, 1996, Churchill Livingstone.

Ellison N: Hemostasis and hemotherapy. In Barash PG, Cullen BF, Stoelting RK, editors: *Clinical anesthesia*, Philadelphia, 1989, JB Lippincott.

Gelman S: Anesthesia and the liver. In Barash PG, Cullen BF, Stoelting RK, editors: *Clinical anesthesia*, Philadelphia, 1989, JB Lippincott.

Goldstone JC: COPD and anesthesia. In Goldstone JC, Pollard BJ, editors: *Handbook of clinical anesthesia*, New York, 1996, Churchill Livingstone.

Graf G, Rosenbaum S: Anesthesia and the endocrine system. In Barash PG, Cullen BF, Stoelting RK, editors: *Clinical anesthesia*, Philadelphia, 1989, JB Lippincott.

Hirsch NP, Smith M: Central nervous system. In Goldstone JC, Pollard BJ, editors: *Handbook of clinical anesthesia*, New York, 1996, Churchill Livingstone.

Hurford WE: Specific considerations with pulmonary disease. In Firestone LL, Lebowitz PW, Cook CE, editors: *Clinical anesthesia procedures of the Massachusetts General Hospital*, ed 3, Boston, 1988, Little, Brown.

Kovatsis PG: Specific considerations with renal disease. In Davidson JK, Eckhardt WF III, Perese DA, editors: *Clinical anesthesia procedures of the Massachusetts General Hospital*, ed 4, Boston, 1993, Little, Brown.

Long TJ: General preanesthetic evaluation. In Davidson JK, Eckhardt WF III, Perese DA, editors: *Clinical anesthesia procedures of the Massachusetts General Hospital*, ed 4, Boston, 1993, Little, Brown.

McGee S: *Evidence-based physical diagnosis*, ed 3, Philadelphia, 2012, Saunders.

Morgan C: Cardiovascular disease, general considerations. In Goldstone JC, Pollard BJ, editors: *Handbook of clinical anesthesia*, New York, 1996, Churchill Livingstone.

Robbins KT, Clayman G, Levine PA, et al: Neck dissection classification update. Revisions proposed by the American Head and Neck Society and the American Academy of Otolaryngology–Head and Neck Surgery. *Arch Otolaryngol Head Neck Surg* 128:751, 2002.

Rotter S: Specific considerations with cardiac disease. In Davidson JK, Eckhardt WF III, Perese DA, editors: *Clinical anesthesia procedures of the Massachusetts General Hospital*, ed 4, Boston, 1993, Little, Brown.

Schag CC, Heinrich RL, Ganz PA: Karnofsky performance status revisited: reliability, validity, and guidelines. *J Clin Oncol* 2:187, 1984.

Strang T, Tupper-Carey D: Allergic reaction. In Goldstone JC, Pollard BJ, editors: *Handbook of clinical anesthesia*, New York, 1996, Churchill Livingstone.

Vandam LD, Desai SP: Evaluation of the patient and preoperative preparation. In Barash PG, Cullen BF, Stoelting RK, editors: *Clinical anesthesia*, Philadelphia, 1989, JB Lippincott.

2 Traqueotomia

Shannon M. Kraft | Joshua S. Schindler

Pontos-chave

- Embora descrita em vários textos históricos, a traqueotomia somente se tornaria um procedimento cirúrgico de rotina no fim do século XIX e início do século XX.
- As indicações para a traqueotomia são desobstrução da via aérea, acesso em cirurgia de cabeça e pescoço, higiene pulmonar e necessidade de ventilação mecânica prolongada.
- A traqueotomia diminui o risco de traumatismo laríngeo da entubação translaríngea, reduz a necessidade de sedação em pacientes ventilados e facilita um retorno prematuro à alimentação oral e comunicação.
- A traqueotomia precoce (dias 1 até 4) não apresenta impacto significativo na mortalidade, na incidência de pneumonia associada ao aparelho de ventilação ou na duração da internação na unidade de terapia intensiva, se comparada com a traqueotomia tardia (>10 dias).
- A traqueotomia por dilatação percutânea é uma alternativa rápida e segura que pode ser realizada na unidade de terapia intensiva.
- A seleção da cânula adequada depende da anatomia individual do paciente e das exigências de ventilação.
- Os protocolos e as esquipes multiprofissionais para a traqueostomia reduzem a morbidade, promovem a decanulação precoce e melhoram a qualidade de vida dos pacientes com traqueostomia.

HISTÓRIA DA TRAQUEOTOMIA

A história da traqueotomia é longa e fabulosa, com suas origens enraizadas em lendas. Os primeiros relatos de um procedimento semelhante à traqueotomia foram encontrados em tábuas egípcias datadas de 3.600 a.C.[1] O *Rig Veda* (2.000 a 1.000 a.C.), um texto sagrado hindu, e o *Ebers Papyrus* (2.000 a 1.000 a.C.) fazem alusão a cortar o pescoço para ter acesso à via aérea.[2,3] Na era grega e romana, tanto médicos quanto poetas registraram relatos sobre a abertura da via aérea. Hipócrates era rigorosamente contra o procedimento, citando o risco potencial à artéria carótida.[4] Já o poeta Homero de Bizâncio entretia a corte com suas histórias sobre Alexandre, o Grande, que salvou um companheiro de batalha que estava engasgando com um osso ao abrir a via aérea do soldado com sua espada.[5] Galeno relatou que o médico grego Asclepíades realizou uma traqueotomia eletiva em torno de 100 a.C.,[3] mas foi somente em 340 a.C. que houve o primeiro relato sobre o registro de uma cirurgia. Por sua vez, o médico Antilo de Roma a descreveu fazendo uma incisão no terceiro e no quarto anéis traqueais e extraindo a cartilagem com ganchos para permitir que o paciente respirasse com mais facilidade.[3] O resultado dessa e de muitas outras aventuras cirúrgicas, no entanto, continua sendo um mistério.

Por pelo menos 1.500 anos, enxergava-se a traqueotomia como "um semiabate e uma aberração cirúrgica". O procedimento foi quase que totalmente abandonado, exceto em circunstâncias mais extremas. À medida que a Idade Média cedia espaço à Renascença, anatomistas e médicos passavam a recuperar o interesse pelos benefícios em potencial que a traqueotomia proporcionava. Em 1543, Andreas Vesalius, mais conhecido por sua obra *De Humani Corporis Fabrica*, colocou uma cânula na traqueia de um porco e demonstrou a ventilação do pulmão ao soprá-lo de forma intermitente.[7] Antonio Musa Brassavola é creditado como sendo o primeiro a registrar a traqueotomia realizada com êxito. Ele realizou o procedimento em um paciente em 1546 para desobstruir a via aérea resultante de um abscesso periamigdaliano.[8] O paciente supostamente ficou completamente recuperado. Nos anos que se seguiram, os trocânteres e as cânulas visavam a ajudar a manter a abertura da via aérea. Uma das primeiras tentativas envolvia uma cânula curta e reta desenvolvida por Santório em 1590. Infelizmente, essa cânula colocada contra a parede comum entre a traqueia e o esôfago era propensa a criar fístulas.[9] Alguns anos depois, Júlio César introduziu uma cânula de metal curvada para superar esse problema,[10] embora nunca tenha sido utilizado amplamente.

Apesar do avanço do conhecimento sobre a anatomia do trato respiratório e sua fisiologia, a traqueotomia passou por um lento reconhecimento como sendo uma cirurgia legítima. O temor e o desinteresse no procedimento frequentemente resultavam em consequências desastrosas. Um dos exemplos mais impressionantes disso na história dos Estados Unidos envolve o presidente George Washington, que acordou em uma manhã de 1799 com uma grave dor de garganta. Ele foi ficando rouco conforme o dia avançava, e os médicos James Craik, Gustavus Brown e Elisha Dick foram chamados pelo antigo presidente em sua residência na Virgínia. Dick, o integrante mais jovem do grupo, sugeriu que deveriam realizar uma traqueotomia em Washington para aliviar a obstrução.[11] No entanto, o médico mais velho discordou da sua avaliação e tratou Washington como ele tendo "infecção na garganta", de acordo com a prática da época – a sangria. A via aérea do presidente ficou obstruída, e ele morreu logo em seguida com anemia, devido à perda excessiva de sangue, e atualmente sabemos que se tratava de epiglotite.[12,13]

A atitude com relação à traqueotomia passou a mudar em meados do século XIX, quando surtos de difteria na Europa levaram a inúmeras mortes, como resultado da obstrução da via aérea.

Os cirurgiões franceses Pierre Bretonneau e Armand Trousseau defendiam um uso mais agressivo da traqueotomia para o controle da via aérea. Trousseau[14] publicou sua experiência em 1869, indicando que tinha "realizado a operação em mais de 200 casos de difteria e (...) tinha a satisfação de reconhecer que um quarto dessas operações obteve sucesso".

Os cirurgiões tornaram-se mais confiantes com o procedimento e começaram a notar os benefícios potenciais da traqueotomia na obstrução da via aérea grave. Friedrich Trendelenburg apresentou um estudo em 1.871, no qual descreveu que usou a traqueostomia para dar anestesia geral.[15] Nos anos seguintes, e antes do advento da entubação orotraqueal, a traqueostomia foi usada como controle da via aérea durante alguns procedimentos cirúrgicos. A obra de Chevalier Jackson,[16] na Filadélfia, ajudou a padronizar as técnicas para a realização da traqueostomia e estabelecer protocolos para o cuidado desses pacientes. Ele advertiu sobre os riscos em potencial da "traqueostomia alta" (cricotireoidostomia) e os riscos associados à estenose laringotraqueal. Jackson[17] desenvolveu também uma cânula de metal de duplo lúmen com comprimento e curvatura anatomicamente adequados. Inclusive, criaram-se cânulas com canos mais longos que possibilitavam que as obstruções traqueais fossem contornadas.

O desenvolvimento de vacinas, antitoxinas e antibióticos ao final do século XIX e no início do século XX melhorou muito o controle clínico de muitas das infecções na via aérea superior que antes necessitavam de traqueostomia. Em 1921, Rowbotham e Magill[18] publicaram sua obra sobre entubação endotraqueal com base em suas experiências com pacientes que sofreram lesões durante a Primeira Guerra Mundial. A entubação logo se tornaria o método preferido para administrar anestésico durante os procedimentos cirúrgicos, substituindo o éter ou o clorofórmio administrado por uma máscara,[19] e a traqueostomia ficava reservada aos pacientes que não podiam ser entubados por via transoral ou transnasal.

Na primeira metade do século XIX, surtos recorrentes de poliomielite nos Estados Unidos resultaram em paralisia de centenas de milhares de pacientes.[20] A epidemia de pólio moldou a evolução da traqueostomia em duas maneiras. Naqueles que foram afetados de modo mais grave pela doença, o controle da secreção e a proteção da via aérea eram comprometidos pelo enfraquecimento faríngeo. Embora muitos desses indivíduos pudessem ser tratados com drenagem postural, a traqueostomia era ocasionalmente necessária para a higiene pulmonar.[21] Além do enfraquecimento faríngeo, muitos pacientes sofriam de insuficiência respiratória como resultado de paralisia do diafragma ou interrupção dos centros respiratórios medulares. Um ventilador com pressão negativa, popularmente chamado de "pulmão de ferro", era o principal meio de ventilação mecânica no início da epidemia. Nos anos 1950, foram desenvolvidos os aparelhos de ventilação de pressão positiva com a tecnologia desenvolvida para os pilotos da Segunda Guerra Mundial.[12] A combinação da traqueostomia com a ventilação com pressão positiva facilitava a ventilação prolongada em pacientes com poliomielite bulbar,[22] o que reduzia a mortalidade na fase aguda em aproximadamente 25% a 90% em alguns relatos.[23] A traqueostomia continuou sendo uma ferramenta útil no tratamento da obstrução aguda da via aérea, para a administração de anestesia geral em cirurgias específicas de cabeça e pescoço, bucomaxilofaciais e oncológicas, bem como para a higiene pulmonar (Quadro 2-1). Entretanto, avanços no cuidado intensivo na última metade do século XX fizeram da ventilação mecânica prolongada o principal indicador da traqueostomia na época atual.[8,24,25] Quase dois terços das traqueostomias são realizados em indivíduos entubados na unidade de terapia intensiva (UTI)[25,26] e atualmente a traqueostomia é uma das cirurgias mais comuns realizadas em pacientes graves.[27]

VANTAGENS E DURAÇÃO DA TRAQUEOSTOMIA

Exceto no caso de obstrução iminente da via aérea, a traqueostomia é geralmente realizada de forma eletiva. Como tal, devem-se levar

---

Quadro 2-1. INDICAÇÕES PARA TRAQUEOSTOMIA

Ventilação mecânica prolongada
- Doença respiratória
- Doença neuromuscular
- Rebaixamento de nível de consciência (incapacidade de proteger via aérea)

Higiene pulmonar

Em cirurgias
- Reconstrução após câncer de cabeça e pescoço
- Fraturas maxilofaciais extensas

Obstrução da via aérea
- Epiglotite/supraglotite
- Tumor
- Paralisia da prega vocal bilateralmente
- Angioedema
- Corpo estranho
- Traumatismo brusco de pescoço/penetrante
- Apneia do sono obstrutiva

---

em consideração as vantagens em potencial que a traqueostomia proporciona com relação à entubação orotraqueal contínua, como também o momento adequado para se realizar o procedimento. Evidências de edema laríngeo e formação de granuloma e de ulceração podem ser observadas nos dias seguintes após a entubação. Se não forem tratadas, podem progredir para estenose laríngea. A correção da estenose na região glótica é um grande desafio e traz o risco de comprometer a deglutição e/ou a voz. Com o objetivo de evitar a laringe, a traqueotomia resulta em menores danos laríngeos e menor traumatismo local à comissura posterior, além de diminuir o risco de estenose laríngea.[28] Para o paciente que requer ventilação prolongada, outra potencial vantagem da traqueotomia é a diminuição da necessidade de sedação. Curiosamente, os pacientes submetidos à traqueostomia relatam que se sentem mais confortáveis do que com a entubação translaríngea.[29] Outras vantagens da traqueotomia são a possibilidade de retorno precoce à nutrição oral e à comunicação, ambas impedidas pela entubação translaríngea. Tem-se mostrado grande interesse na indicação precoce à traqueotomia como um meio de reduzir a incidência de pneumonia por ventilação mecânica (PVM), a duração da ventilação mecânica e o tempo de permanência na UTI.[30] As orientações iniciais relacionadas com a indicação da traqueotomia eram um tanto abrangentes. Em 1989, o American College of Chest Physicians divulgou um consenso no qual recomendava manter a entubação orotraqueal caso a previsão de ventilação mecânica fosse menos de 10 dias. Se a ventilação mecânica prevista excedesse 21 dias, recomendava-se a traqueotomia.[31] Vários estudos foram realizados na tentativa de fornecer evidência que apoiasse a indicação adequada da traqueotomia em subgrupos diferentes de pacientes.

PACIENTES COM TRAUMATISMO

Em uma recente metanálise, Dunham et al. questionaram os dados da American Associations for the Surgery of Trauma and Medline, buscando por estudos que comparassem a traqueotomia precoce (3 a 8 dias) com a traqueotomia tardia (> 7 dias). Não foi demonstrado benefício de sobrevida na realização da traqueotomia precoce. A incidência de se desenvolver PVM foi a mesma entre os grupos (risco relativo [RR] 1,00, intervalo de confiança de 95%). A quantidade de dias passados na ventilação mecânica e de permanência na UTI foi similar entre os grupos, embora tenha sido observada uma tendência à diminuição de tempo na UTI e da necessidade de ventilação em pacientes com lesões cerebrais graves.[32]

PACIENTES COM ACIDENTE VASCULAR CEREBRAL

A traqueostomia precoce relacionada com o derrame *versus* a entubação orotraqueal prolongada no teste de cuidado

22 PARTE I | OTORRINOLARINGOLOGIA GERAL

neurocrítico (SET-POINT)[33] trata-se de um teste prospectivo no qual os pacientes neurocirúrgicos na UTI que sofreram de hemorragia cerebral, hemorragia subaracnóidea ou acidente vascular cerebral isquêmico com expectativas de entubação prolongada foram randomizados para traqueostomia de 3 dias ou de 7 a 14 dias após entubação. Trinta pacientes foram escolhidos para cada grupo, e os pesquisadores não encontraram diferença no critério principal de avaliação (duração da permanência na UTI) entre o grupo inicial (17 dias) e o grupo padrão (18 dias). O uso geral de sedativos e fármacos para o grupo inicial (42% e 64%, respectivamente) foi significantemente inferior ao do grupo padrão (62% e 75%, respectivamente).

PACIENTES CARDIOTORÁCICOS

A traqueostomia em pacientes após a cirurgia cardíaca é controversa na maioria das vezes, devido à possibilidade de infecções da ferida esternal desencadeadas pelas secreções traqueais contaminadas e de mediastinite. Uma revisão aprofundada de 228 pacientes adultos submetidos à traqueostomia precoce (< 10 dias) ou à traqueostomia tardia (14 a 28 dias) durante a recuperação da cirurgia de válvula ou *bypass* da artéria coronária demonstrou redução na mortalidade (21% *vs.* 40%) e diminuição no tempo de permanência na UTI (diferença média de 7,2 dias). Curiosamente, constatou-se que a taxa de infecção na ferida esternal foi mais baixa no grupo da traqueostomia precoce (6% *vs.* 20%), o que levantou a questão sobre o verdadeiro risco de infecção nessa população.[34]

As tentativas de resolver essa questão ferida-infecção esbarraram em dados conflitantes. Um estudo de 2008 realizado no Reino Unido observou 7.002 pacientes cirúrgicos cardiotorácicos consecutivos, e 1,4% destes foram submetidos à traqueostomia percutânea por insuficiência respiratória. Constatou-se que as incidências de infecções esternais profundas (9% *vs.* 0,7%) e superficiais (31% *vs.* 6,5%) eram significativamente mais elevadas entre os pacientes submetidos à traqueostomia. Finalmente, a traqueostomia percutânea foi identificada como um prognosticador independente de infecção da ferida esternal profunda.[35]

Uma análise retrospectiva com 5.095 pacientes em 2009 identificou 57 pacientes que precisaram de traqueostomia após uma cirurgia cardíaca, sendo que nenhum desenvolveu mediastinite. Dez pacientes desenvolveram infecção esternal, mas as bactérias isoladas dessas infecções eram diferentes daquelas isoladas das secreções traqueais. Além disso, não houve correlação entre a duração da traqueostomia e o desenvolvimento dessas infecções. Os autores concluíram que não ocorreu uma relação direta entre a traqueostomia precoce após a esternotomia e a mediastinite.[36] Um estudo similar revisou mais de 2.800 pacientes de cirurgia cardiotorácica e identificou 252 pacientes que sofreram insuficiência respiratória no pós-operatório e 108 indivíduos que no final receberam traqueostomia. A incidência de infecção na ferida esternal profunda foi maior em pacientes com insuficiência respiratória (5,1 *vs.* 1%); no entanto, a taxa de infecção foi similar nos subgrupos de traqueostomia e sem traqueostomia (4,6 *vs.* 5,6%) nos pacientes com insuficiência respiratória. A traqueostomia não foi identificada como um prognóstico da infecção na ferida esternal profunda nesse estudo.[37]

POPULAÇÕES COMBINADAS DE PACIENTES

Em 2005, Griffiths et al.[38] realizaram uma revisão sistemática da literatura que focava especificamente na traqueotomia precoce *versus* tardia em populações mistas de cuidado crítico. Foram identificados cinco estudos nos quais os pacientes foram randomizados ou "quase randomizados". Não houve diferença significativa em mortalidade entre os dois grupos que pudesse ser identificada (RR 0,79). Além disso, o risco de desenvolver PVM foi essencialmente o mesmo entre os grupos. A revisão, entretanto, sugere que, em populações mistas, os pacientes submetidos à traqueotomia

precoce tiveram uma duração mais curta na ventilação mecânica (média de 8,5 dias) e passaram muito menos tempo na UTI (média de 15,3 dias).

Pesquisas subsequentes sustentaram alguns desses achados e refutaram outros. Em um estudo retrospectivo com 592 pacientes ventilados, 128 deles passaram por traqueostomia antes de 7 dias e 464, após 7 dias. Os pacientes na coorte da traqueotomia precoce passaram uma média de 45% de menos tempo na ventilação mecânica, e a média de permanência na UTI foi reduzida para 34% no grupo da traqueotomia precoce. A incidência de PVM e a mortalidade total não tiveram diferenças significativas.[39] Uma revisão posterior de sete estudos randomizados com 1.044 pacientes submetidos à ventilação mecânica mostrou que os indivíduos que passaram por traqueotomia precoce (2 a 8 dias) não reduziram a mortalidade a curto prazo (RR 0,86) e a mortalidade em longo prazo (RR 0,84) ou diminuíram a incidência de PVM (RR 0,95). A duração da traqueotomia não estava relacionada com uma redução estatisticamente significativa na duração da ventilação mecânica ou sedação, nem os pacientes passaram menos tempo na UTI ou permaneceram menos tempo internados no hospital.[40]

Em 2009, na tentativa de resolver algumas dessas questões, a Intensive Care Society do Reino Unido concluiu um amplo teste multicêntrico, prospectivo e randomizado envolvendo pacientes em ventilação mecânica. Embora os resultados completos do teste da "traqueostomia como cuidado crítico (TracMan) ainda não tenham sido publicados até o momento desta edição, os dados iniciais foram apresentados no 29º International Symposium of Intensive Care and Emergency Medicine. Nesse estudo, identificaram-se 909 pacientes que precisavam de intubação por mais de 7 dias. Os pacientes foram randomizados em traqueotomia precoce (dia 1 a 4) e tardia (> 10 dias). Esse teste não demonstrou diferença no tempo de permanência na UTI, tempo de hospitalização ou incidência de pneumonia. A outra única diferença identificada entre os grupos foi a redução da necessidade de sedação para 2,6 dias na coorte da traqueotomia precoce.[41]

TRAQUEOTOMIA ABERTA

A rigor, a *traqueotomia* é criação de uma abertura na parede traqueal anterior. Por outro lado, a *traqueostomia* é a formalização de um estoma permanente ao suturar as bordas da traqueia à pele. Ao longo dos anos, essas terminologias passaram a ser utilizadas como sinônimos. Enquanto a traqueotomia aberta é tipicamente realizada na sala de cirurgia, em pacientes seletos, o procedimento também pode ser realizado no leito da UTI.

Caso não haja contraindicação, o paciente deve ser posicionado com o pescoço estendido. Isso eleva a laringe e expõe até 50% de traqueia proximal no pescoço. Os antibióticos devem ser administrados no pré-operatório como profilaxia contra patógenos cutâneos. Antes do procedimento, o cirurgião deve palpar e identificar hioide, tireoide e cartilagem cricoide. Ao realizar uma traqueotomia de urgência para estabelecer uma via aérea, ou quando os pontos não estão distintos, deve-se optar por uma incisão vertical, pois o cirurgião estará menos propenso a encontrar estruturas vasculares na linha média. Marca-se a incisão vertical desde o limite inferior da cricoide e prolongam-se 2 a 3 cm inferiormente. Em uma traqueotomia eletiva em um paciente com pontos facilmente palpáveis, pode-se realizar uma incisão horizontal mais cosmeticamente favorável. Convém marcar uma incisão horizontal de 2 a 3 cm no nível aproximado do segundo anel traqueal, 1 cm abaixo do cricoide (Fig. 2-1, *A*). Injeta-se na incisão planejada 1% de lidocaína com 1:100.000 epinefrina e prepara-se o paciente com campos estéreis. Inicia-se cortando a pele e o tecido subcutâneo com um bisturi nº 15. Divide-se, então, a camada superficial da fáscia cervical profunda verticalmente, tomando cuidado para evitar as veias jugulares anteriores e quaisquer ramos que estejam atravessando. Os músculos infra-hióideos devem separados na rafe mediana e afastados lateralmente (Fig. 2-1, *B*). O istmo da tireoide pode ser

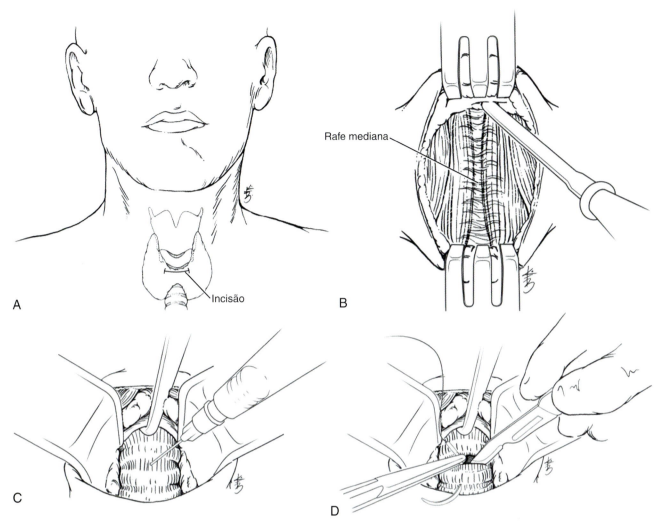

FIGURA 2-1. A, Melhor posição da incisão abaixo da margem inferior do cricoide. **B,** A rafe mediana dos músculos infra-hióideos é separada e os músculos são afastados lateralmente. **C,** O gancho da cricoide pode ser utilizado para imobilizar e fixar a traqueia antes de abrir a via aérea. **D,** O acesso à via aérea é realizado entre o segundo e o terceiro anéis ou entre o terceiro e o quarto anéis traqueais. O anel inferior pode ser fixado com uma sutura para facilitar o acesso, caso o paciente perca a cânula acidentalmente. (De Cohen JI, Clayman GL, editors: Atlas of head and neck surgery, Philadelphia, 2011, Elsevier).

mobilizado, de modo que exponha a traqueia anterior, ou ser dividido. Caso o istmo seja dividido, convém tomar cuidado ao abordar qualquer sangramento das bordas da glândula antes de abrir a via aérea. Com um gancho na cricoide, deve-se fixar a via aérea superiormente e anteriormente (Fig. 2-1, *C*). Uma esponja de Kittner pode ser usada para limpar grosseiramente o restante da fáscia pré-traqueal para que os anéis traqueais possam ser identificados com clareza.

É fundamental que o cirurgião converse com o anestesista antes de entrar na via aérea. Em um paciente entubado, é recomendado que a cânula do tubo endotraqueal (ETT) tenha seu balonete (*cuff*) esvaziado temporariamente para que não haja perfuração quando estiver entrando na via aérea. A traqueotomia deve ser realizada entre o terceiro e quarto anéis (Fig. 2-1, *D*). Pode-se entrar na via aérea de várias maneiras como incisões verticais, horizontais e em forma de H. Os autores preferem uma incisão horizontal entre o segundo e o terceiro anéis com a criação do retalho de Bjork. Esse retalho traqueal da borda inferior foi introduzido por Bjork[42] em 1960 para ajudar a evitar a falsa passagem quando estiver substituindo uma cânula deslocada. Deve-se observar que tais retalhos geralmente resultam em traqueostomias semipermanentes que possam precisar de fechamento cirúrgico após a decanulação.

Assim que estiver dentro da via aérea, deve-se puxar o ETT para trás, a fim de que a ponta do cânula fique justamente acima da abertura. Se necessário, isso permitirá que a cânula seja avançada rapidamente para restabelecer a ventilação. Então, a cânula da traqueostomia é avançada até a abertura da via aérea e, em seguida, conectada com o circuito da ventilação mecânica. Assim que a ventilação retornar e as curvas finais do CO_2 e saturação de C_2 estiverem confirmadas, retira-se o gancho do cricoide, e a cânula é fixada nos quatro quadrantes com sutura, além das fixações da traqueotomia.

TRAQUEOTOMIA PERCUTÂNEA

Os desafios de garantir o tempo na sala cirúrgica e a dificuldade de transportar pacientes gravemente doentes têm sido o objetivo do desenvolvimento de uma alternativa rápida, segura e confiável para a realização da traqueotomia aberta. Toye e Weinstein[43] foram os primeiros a descrever a traqueotomia percutânea usando a técnica de Seldinger em 1969, mas foi somente quando Ciaglia introduziu a técnica percutânea com dilatação, em 1985, que o procedimento passou a se tornar corriqueiro na UTI.[44]

Não é de se surpreender que os maiores benefícios da traqueotomia percutânea com dilatação (TPD) estão relacionados principalmente com a logística. Em 2005, Liao et al.[45] revisaram sua experiência com 368 traqueotomias, 190 abertas e 178 percutâneas. O tempo médio da consulta até a traqueotomia foi de 7,4 dias no grupo da TPD, em comparação com os 14 dias no grupo de procedimento aberto. De acordo com a análise de custo para sua instituição, a TPD economizou US$400 por procedimento ao evitar a sala de cirurgia. Além disso, diminuir o estresse psicológico de pacientes já graves é essencial. Uma revisão de 2007 sobre o transporte de 339 pacientes graves revelou que eventos inesperados ocorreram em quase 70% durante o transporte. Embora a maioria deles tenham sido eventos mínimos (fios emaranhados e perda de sondas da oximetria), 8,9% dos transportes foram relacionados com eventos graves, tais como hipotensão e aumento da pressão intracraniana.[46] A rapidez com a qual a TPD pode ser realizada em mãos experientes também ajuda a reduzir a quantidade de tempo que o paciente se encontra em risco de outros problemas externos relacionados com o procedimento. Demonstrou-se que a TPD fica em torno de 9,8[47] e 25,7[48] minutos mais rápido do que uma cirurgia aberta.

ORIENTAÇÕES/CONTRAINDICAÇÕES

O cirurgião deve reconhecer que nem todos os pacientes são bons candidatos à TPD. O procedimento é contraindicado para crianças, pois a traqueia dobrável e móvel da via aérea pediátrica é difícil de localizar e estabilizar para a realização segura da técnica percutânea. Além disso, é difícil ventilar o paciente de maneira adequada e controlar o broncoscópio simultaneamente durante uma ETT pediátrica.[49]Em adultos, existem poucas contraindicações absolutas para a TPD. Sem dúvida, algumas condições favorecem uma técnica aberta.[50] As massas na linha média do pescoço podem ocultar os pontos e, em geral, devem ser controladas com uma cirurgia aberta. É recomendável a traqueotomia aberta em caso de alterações de coagulação significativas por causa da maior facilidade em alcançar hemostase, embora a capacidade de corrigir a coagulopatia no ambiente da UTI faça disso uma questão menos grave. Um nível elevado de suporte respiratório (FiO_2 acima de 70% e pressão expiratória final acima de 10) facilita uma abordagem aberta, pois a necessidade de broncoscopia durante o procedimento pode fazer com que a ventilação se torne um desafio. Finalmente, os pacientes com lesões na coluna cervical devem fazer a cirurgia aberta para evitar movimentos involuntários do pescoço durante a colocação da traqueotomia.

Os pacientes obesos precisam de cuidado especial. Levando em conta que a obesidade não se trata de uma contraindicação rigorosa, a palpação dos pontos laringotraqueais pode ser difícil em um pescoço espesso. Portanto, os cirurgiões devem considerar cuidadosamente o seu conhecimento e seu grau de confiança com o procedimento da TPD antes de realizá-la em um paciente obeso. Uma revisão identificou a obesidade como um fator de risco independente para complicações após o procedimento. Quinze por cento dos pacientes com índice de massa corporal (IMC) acima de 30 kg/m² sofreram complicações, em comparação com 8% dos pacientes com IMC abaixo de 30 kg/m². Mais especificamente, 80% das decanulações acidentais ocorreram em pacientes com IMC acima de 30 kg/m². Entretanto, esse fenômeno não é exclusivo da técnica da TPD e pode ser uma indicação para um procedimento aberto com um retalho de Bjork ou técnica similar para reduzir esse risco.

TÉCNICAS

A técnica mais comum usada para a TPD foi descrita pela primeira vez por Ciaglia et al..[52] Nessa técnica, passa-se um fio-guia entre o primeiro e o segundo ou o segundo e o terceiro anéis traqueais. A dilatação sequencial usando dilatadores graduados (Ciaglia Percutaneous Tracheostomy Introducer Set; Cook Medical, Inc. Bloomington, IN) sobre o fio-guia cria uma passagem através da qual a cânula da traqueostomia pode ser colocada. A dilação em série pode ser substituída pelo uso de apenas um dilatador pontiagudo com um revestimento hidrofílico (Ciaglia Blue Rhino Percutaneous Tracheostomy Introducer Kit, Cook Medical), que possibilita uma dilatação rápida com menos instrumentação.[53]Embora a

TPD possa ser realizada a olho nu, atualmente é executada com frequência com o auxílio de videobroncoscopia.[54] Isso serve, sobretudo, para proteger a parede membranosa posterior da traqueia.[55] A taxa de complicação geral é mais alta quando o guia broncoscópico não é usado (16,8%), se comparada quando a broncoscopia é usada (8,3%).[51] Caso o paciente não tenha demandas respiratórias significativas, uma máscara laríngea para a via aérea pode ser usada para melhorar a visualização durante a broncoscopia.

Assim que o paciente estiver posicionado com o pescoço esticado, os pontos laríngeos devem ser palpados, e deve ser usada lidocaína 1% com epinefrina 1:100.000 para infiltrar a pele e o tecido subcutâneo. Deve-se fazer uma incisão de 2 cm da margem inferior do cricoide em direção à fúrcula esternal, além de uma dissecção hemostática em um plano sagital mediano para retirar a gordura subcutânea. O broncoscópio deve avançar pelo ETT, e a cânula deve ser retirada no nível das pregas vocais. Assim que a traqueia puder ser palpada, deve-se passar uma agulha de calibre 22 com uma seringa com solução salina entre o primeiro e o segundo ou o segundo e terceiro anéis traqueais. Convém confirmar o posicionamento na traqueia com a aplicação de pressão negativa na seringa e aspiração de ar. A agulha pode também ser visualizada como o broncoscópio e deve entrar nas posições 10 e 2 horas na traqueia, com 12 horas na linha média anterior da traqueia. O local de entrada na traqueia é fundamental para evitar o colapso da parede lateral da traqueia e uma subsequente estenose. Nesse momento, pode-se passar o fio flexível em J pela agulha até a via aérea. Utiliza-se um introdutor de 14-Fr para realizar a dilatação inicial, introduzindo-se o cateter de 12-Fr no fio-guia. Alarga-se o trato com o dilatador afunilado e, assim, a cânula de traqueostomia é posicionada com o dilatador/introdutor de tamanho apropriado e avançado até a via aérea sobre o fio-guia/cateter introdutor sob a visibilização broncoscópica. Após a sua colocação em funcionamento, remove-se o fio-guia, o cateter-guia e o dilatador.

TÉCNICAS PERCUTÂNEAS ALTERNATIVAS

Foram feitas várias modificações na técnica da TPD, embora nenhuma delas esteja atualmente disponível comercialmente nos Estados Unidos. Uma técnica usa o fórceps de dilatação com fio-guia Griggs® (Portex; Hythe, Kent, Reino Unido) sobre um fio-guia para dilatar pelo tecido mole no pescoço anterior entrando na traqueia. A cânula pode então ser passada sobre o fio-guia.[56]

O Fantoni Translaryngeal Tracheostomy Set® (Mallinck-rodt; Mirandola, Itália) usa um método retrógrado para colocar a traqueotomia. Um traqueoscópio rígido com balonete substitui o ETT e é avançado para a posição sob orientação broncoscópica. O traqueoscópio gera uma transluminação na pele e possibilita a passagem de um fio-guia que é puxado para fora pela boca. Cessa-se temporariamente o controle da via aérea enquanto o fio-guia é fixado na cânula com balonete. Puxa-se a cânula passando pela laringe e através da parede da anterior da traqueia enquanto se contrapressiona o pescoço. A extremidade com o balonete da cânula é direcionada distalmente para baixo da traqueia. Uma vez posicionada, um anel fixa a cânula e o paciente é ventilado através desta.[57]O PercuTwist Kit (Rusch-Teleflex Medical; Kernen, Alemanha) usa uma técnica com apenas um dilatador.[58] Utiliza-se uma agulha cateter para passar um fio-guia com a ponta em forma de J na via aérea. O aparelho PercuTwist, que se assemelha a grande parafuso, é introduzido na parede traqueal, puxando-o anteriormente enquanto dilata a abertura da traqueia. Assim, o aparelho é removido e coloca-se uma cânula de 9,0 com o auxílio de um dilatador de inserção.

CÂNULAS PARA TRAQUEOSTOMIA

A escolha da cânula adequada depende de um número de fatores como a mecânica pulmonar, a anatomia do paciente e as necessidades de comunicação.[59] As cânulas de metal feitas de prata ou de aço possibilitam um perfil discreto, mas sem um conector de 15 mm e o balonete e, portanto, não são adequadas para pacientes que requerem ventilação mecânica.[60] As cânulas de plástico feitas de silicone ou de cloreto de polivinila estão disponíveis em vários formatos e tamanhos, com ou sem balonetes, e a maioria pode ser conectada com os circuitos do ventilador.

As configurações da cânula são definidas conforme o diâmetro interno (DI), o diâmetro externo, o comprimento e a curvatura do aparelho (Tabela 2-1). Nos sistemas de cânulas duplas, o DI se refere ao diâmetro da cânula interna. O DI dos sistemas com cânula única é determinado pelo DI da própria cânula. O DI da cânula determina o fluxo de ar. Se o DI for muito pequeno, a resistência pela cânula aumenta e gera um impacto no esforço para respirar. As resistências estimadas pelas cânulas Shiley de tamanho 4, 6, 8 e 10 são 11,4, 3,96, 1,75 e 0,69 cm H_2O/L/s,

TABELA 2-1. Tamanhos de Cânulas Comuns para Traqueostomia

	DI (mm)	DE (mm)	Comprimento (mm)
Shiley Disposable Inner Cannula			
Tamanho 4	5	9,4	62 (balonete)/ 65 (sem balonete)
Tamanho 6	6,4	10,8	74 (balonete)/ 76 (sem balonete)
Tamanho 8	7,6	12,2	79 (balonete)/ 81 (sem balonete)
Tamanho 10	8,9	13,8	79 (balonete)/ 81 (sem balonete)
Portex Flex Disposable Inner Cannula			
Tamanho 6	6	8,5	64
Tamanho 7	7	9,9	70
Tamanho 8	8	11,3	73
Tamanho 9	9	12,6	79
Tamanho 10	10	14	79
Shiley XLT Proximal Extension			
Tamanho 5	5	9,6	20 P, 33 D
Tamanho 6	6	11	23 P, 34 D
Tamanho 7	7	12,3	27 P, 34 D
Tamanho 8	8	13,3	30 P, 35 D
Shiley XLT Distal Extension			
Tamanho 5	5	9,6	5 P, 48 D
Tamanho 6	6	11	8 P, 49 D
Tamanho 7	7	12,3	12 P, 49 D
Tamanho 8	8	13,3	15 P, 50 D
Portex Extra Horizontal Length			
Tamanho 7	7	9,7	18
Tamanho 8	8	11	22
Tamanho 9	9	12,4	28
Portex Extra Vertical Length			
Tamanho 7	7	9,7	41
Tamanho 8	8	11	45
Tamanho 9	9	12,4	48
Tamanho 10	10	13,8	52,0

Adaptado de Hess DR: Tracheostomy tubes and related appliances. *Resp Care* 2005;50(4):497-518; Adult Tracheostomy,www.covidien.com; and Portex Tracheostomy Tubes, www.smiths-medical.com/catalog/portex-tracheostomy-tubes.
D, distal; DI, diâmetro interno; DE, diâmetro externo; P, proximal.

respectivamente.[61] Deve-se escolher a cânula com o menor diâmetro que atenda às necessidades do paciente.

É fundamental escolher uma cânula que se ajuste melhor à anatomia de cada paciente para evitar complicações da obstrução ou decanulação acidental. As cânulas com comprimento proximal extra (horizontal) foram desenvolvidas para acomodar o pescoço obeso ou as massas no pescoço que deslocam a traqueia posteriormente. As cânulas com comprimento distal extra podem ser utilizadas para as áreas de desvio da estenose ou malácia distal ao estoma. Se as cânulas pré-fabricadas com comprimento extra não atenderem às necessidades específicas de cada paciente, cânulas com anel fixador flexível e ajustável podem também ser usadas para personalizar o comprimento da cânula. Assim que o comprimento ideal for determinado, pode-se criar uma cânula personalizada para que se ajuste às especificações individuais.

As cânulas sem balonetes são ideais para os pacientes que não necessitam de ventilação mecânica. Essas cânulas conseguem contornar a obstrução da via aérea superior, possibilitam a higiene pulmonar e acomodam a fala. Por outro lado, as cânulas com balonete são projetadas para ser de volume alto/baixa pressão e ajudam a atenuar o risco de estenose traqueal. A pressão de perfusão capilar da mucosa traqueal é de aproximadamente 25 a 30 mm. As pressões do balonete acima disso podem resultar em necrose isquêmica, que leva à estenose. Balonetes de baixo volume/alta pressão (*tight-to-shaft* [TTS]) e espuma são utilizados com menos frequência. As cânulas TTS são ideais para pacientes que necessitam apenas de pressão positiva intermitente; o perfil discreto do balonete ajuda a facilitar a fala.[60] É importante ressaltar que o TTS de silicone deve ser preenchido com água estéril durante períodos que requerem insuflação do balonete, pois ocorre difusão de ar pelo balonete.

COMPLICAÇÕES

Embora seja considerado um procedimento de rotina, a traqueotomia não está isenta de riscos. Uma revisão de 2006 revelou que a taxa de complicação geral da traqueotomia foi de 3,2%. A taxa de mortalidade de complicações relacionadas com o procedimento é de aproximadamente 0,6%. As taxas de complicação foram mais elevadas em pacientes com infecções nas vias aéreas superiores, obesidade, paralisia e insuficiência cardíaca congestiva. A mortalidade foi também mais elevada em pacientes com condições cardíacas (> 25%) do que naqueles com traumatismo (6% a 11,5%) ou infecção pulmonar (5,7%).

As complicações da traqueotomia podem ser classificadas como *precoce* (< 7dias) ou *tardia* (> 7 dias; Tabela 2-2).

COMPLICAÇÕES INTRAPROCEDIMENTAIS
Fogo na Via Aérea

O início e a propagação de fogo requerem três elementos: 1) uma fonte de combustível; 2) uma fonte de energia; e 3) uma fonte comburente. Embora os incêndios cirúrgicos sejam raros durante a traqueotomia, todos os elementos essenciais estão presentes, e a traqueotomia é o procedimento mais comum sendo realizado no momento de um fogo nas vias aéreas. As cortinas, o ETT e os antissépticos à base de álcool são fontes de combustão em potencial. A cauterização e o oxigênio ou o óxido nitroso fornecem a energia de ativação e os agentes comburentes, respectivamente.[63] Deve-se tomar cuidado para manter a concentração de oxigênio inspirado a mais baixa que o paciente consiga tolerar (menos de 40% em condições ideais), enquanto os instrumentos cirúrgicos estiverem sendo utilizados. O cirurgião deve desligar os instrumentos eletrocirúrgicos assim que entrar na via aérea para eliminar o risco de incêndio.

Sangramento

No intraoperatório, a maioria do sangramento é secundária à lesão venosa jugular anterior ou ao sangramento da borda da

TABELA 2-2. Escala Relatada de Efeitos Adversos Associados à Traqueostomia dos Testes Randomizados Comparando com as Técnicas Percutânea e Cirúrgica Aberta

	Incidência (%)	
Complicação	TPD	Aberta
Intraprocedimento		
Inserção paratraqueal	0-4	0-4
Laceração da parede posterior	0-13	ND
Precoce (< 7 dias)		
Sangramento		
Leve	10-20	11-80
Intenso	0-4	0-7
Pneumotórax	<1	0-4
Enfisema subcutâneo	0-5	0-11
Queimadura na via aérea	<1	<1
Perda acidental da cânula	0-5	0-15
Infecção do estoma	0-10	11-80
Perda da via aérea	0-8	0-4
Tardia (> 7 dias)		
Estenose traqueal	7-27	11-63
Traqueomalacia	0-7	0-8
Fístula traqueoesofágica	<1	<1
Fístula traqueoarterial	<1	<1
Fechamento tardio do estoma	0-39	10-54

De Delaney A, Bagshaw SM, Nalos M: Percutanous dilational tracheostomy vs surgical tracheostomy in critically ill patients: a systematic review and meta-analysis. *Crit Care* 2006;10:R55.
TPD, traqueotomia percutânea com dilatação

tireoide. Isso pode ser facilmente controlado, mas convém tomar cuidado com o uso da cauterização, principalmente no ambiente rico em abastecimento de oxigênio.

Pneumotórax/Pneumomediastino

O pneumotórax e o pneumomediastino são raros após uma traqueotomia. Os mecanismos potenciais envolvem lesão direta na pleura, dissecção de ar ao longo da traqueia ou ruptura de uma bolha alveolar.[64] A incidência de pneumotórax radiográfico em um grande estudo foi de 4,3%. Entretanto, somente 3 dos 255 pacientes precisaram de qualquer tipo de intervenção, e essa decisão foi feita exclusivamente com base clínica.[65] Dessa forma, na ausência de achados clínicos, a radiografia torácica de rotina não é indicada após a traqueotomia.

COMPLICAÇÕES PRECOCES

Infecção

As infecções no local da traqueotomia ocorrem em aproximadamente 6,6% dos pacientes. A incidência tem mostrado ser menor na TPD em comparação com a traqueotomia aberta. Em geral, o cuidado com a ferida local e o uso de antibióticos são o suficiente para resolver o problema.

Obstrução na Cânula

A traqueotomia contorna a umidificação e o aquecimento natural, proporcionados pelas passagens nasais. O resultado é o ressecamento da mucosa traqueal com redução da função mucociliar.[66] Como resultado, a cânula da traqueostomia pode se tornar obstruída com as secreções espessas. A aspiração frequente e a

limpeza de rotina da cânula interna são exigidas inicialmente. A traqueia frequentemente se adapta. Além disso, a cânula pode ser colocada de modo que a ponta fique encostada na parede membranosa da traqueia. Por isso, geralmente são necessárias cânulas de tamanhos e tipos diferentes.

Decanulação Acidental

A decanulação acidental tem sido relacionada com pacientes com estado mental alterado, aumento de secreção e mudanças no turno da enfermagem.[67] Caso a decanulação ocorra antes da maturação do trato da traqueotomia, as tentativas em substituir a cânula podem resultar em uma passagem falsa desta para os tecidos moles do pescoço. Ao passar despercebido, isso pode levar a pneumotórax, pneumomediastino e desconforto respiratório. Se a cânula não puder ser colocada com êxito através da traqueotomia, deve-se tentar a entubação orotraqueal. Convém tomar cuidado em especial com pacientes que passaram por TPD, pois o trato pode estar um tanto apertado. Caso os pacientes tenham sido decanulados acidentalmente antes de 7 dias, é recomendável que sejam entubados por cima ao invés de tentar substituir a cânula percutânea de modo emergencial. Assim que a via aérea estiver segura, pode-se usar um *kit* percutâneo para substituir a cânula de maneira controlada.

COMPLICAÇÕES TARDIAS

Estenose Traqueal

Quando a pressão do balonete excede a pressão de perfusão capilar, o resultado é necrose isquêmica e condrite nas cartilagens traqueais subjacentes. Os balonetes de alto volume e baixa pressão foram desenvolvidos para atenuar esse risco. A ponta de uma cânula posicionada inadequadamente também pode danificar a mucosa traqueal. Esse tipo de traumatismo pode levar à estenose traqueal e/ou subglótica. Não está claro se a TPD ou a traqueotomia aberta geram a maior possibilidade de causar estenose (24% a 58% *versus* 7% a 63%, respectivamente),[68,69] mas a incidência de estenose clinicamente relevante é baixa em ambos os casos. As estenoses da TPD são únicas por serem caracterizadas por um formato de "saca-rolhas" que as torna morfologicamente distintas. Acredita-se que isso tenha a ver com o rompimento e a fratura dos anéis traqueais.[70] Aparelhos pontiagudos para traqueotomia, localização anterior adequada desta e o uso de cânula de menor tamanho possível para a traqueostomia são recomendados para ajudar a reduzir esse risco.

Fístulas Traqueoinominadas

A fístula traqueoinominada ocorre em torno de 0,7% dos pacientes tanto em quadro agudo (< 2 semanas)[71] quanto em quadro crônico (> 2 semanas).[72] Um evento sentinela de sangramento costuma preceder uma hemorragia massiva. O reconhecimento imediato e o tratamento da condição são necessários para evitar a asfixia e a exsanguinação. Qualquer paciente com sangramento grave deve ser submetido à traqueobroncoscopia. Em 78% dos casos, o evento ocorre entre 3 e 4 semanas após a traqueotomia.[73] Os fatores de risco são colocação baixa da traqueostomia, má nutrição, radiação, uso de esteroide e hiperextensão da cabeça. A atenção imediata em estabelecer uma via aérea com uma ETT que contorne ou o tamponamento da fístula devem ser as prioridades. Tradicionalmente, o tratamento definitivo é por meio da esternotomia mediana com ligação da artéria inominada.[74-76] Entretanto, essa cirurgia de emergência acarreta uma taxa de mortalidade de aproximadamente 50%.[77] Foram relatados resultados bem-sucedidos com o tratamento endovascular,[78,79] mas junto com a preocupação de colocar um *stent* em um campo potencialmente contaminado.

Fístula Traqueoesofágica

A fístula traqueoesofágica ocorre em menos de 1% dos pacientes submetidos à traqueotomia. O risco de formação de fístula pela parede envolvida aumenta quando uma sonda nasogástrica de diâmetro largo se encontra no local.[80] Embora a colocação do *stent* para contornar a fístula seja uma opção,[81] a fístula traqueoesofágica é mais bem controlada pela interposição do tecido viável entre a traqueia membranosa e o esôfago.[82]

Fístula Traqueocutânea

Dos pacientes que se encontram com uma cânula de traqueotomia colocada há mais de 4 meses, 70% desenvolverão uma fístula traqueocutânea persistente como resultado da epitelização do trato.[83] Um histórico de exposição à radiação ou de uso do retalho de Bjork aumenta o risco de um trato persistente após a decanulação.[84] A fístula deve ser fechada pelo risco de pneumonia aspirativa, irritação cutânea e dificuldades em se expressar com a fala.

TRATAMENTO COM TRAQUEOSTOMIA

Equipes multiprofissionais e protocolos para o cuidado com a traqueostomia podem diminuir a morbidade, resultam em decanulação precoce e, geralmente, melhoram a qualidade de vida dos pacientes com traqueostomia.[85-88] Apesar de se tratar de um procedimento realizado de forma comum, no entanto, a literatura revisada por profissionais da área de traqueostomia é escassa. Em 2011, a American Academy of Otolaryngology–Head and Neck Surgery convocou um grupo de especialistas com o propósito de revisar a literatura disponível e desenvolver uma diretriz consensual.[89] O objetivo era reduzir as variações nos padrões da prática, proporcionar recomendações para a padronização do cuidado e ajudar a reduzir as complicações (Tabela 2-3).

Sempre que for possível, o paciente e os responsáveis pelo seu cuidado devem ser instruídos sobre a traqueotomia antes da cirurgia.[90] O grupo considerou importante que os pacientes adultos com anatomia favorável que passaram por uma traqueostomia aberta pudessem ter a primeira troca da cânula pelos médicos entre o 3º e o 5º dias, caso o indivíduo tenha sido submetido a uma traqueotomia aberta. No entanto, as cânulas para a traqueostomia percutânea não deveriam ser retiradas até o 10º dia, devido ao aumento no risco de falsa passagem.[90,91] O paciente deve ter o acesso disponível para um aparelho de aspiração no período pós-operatório para uso imediato e, assim que estiver clinicamente apto, deve ser instruído sobre como limpar a cânula no caso de bloqueio com as secreções. Com exceção daqueles que passaram por uma reconstrução com retalho livre recente, os fixadores da traqueostomia devem ser usados para reduzir o risco de decanulação acidental. A umidificação deve ser feita em todos os pacientes ventilados e no período imediato no pós-operatório em indivíduos que não necessitam de ventilação mecânica.

No caso dos pacientes que requerem ventilação mecânica, o grupo recomendou que a pressão intrabalonete fosse monitorada e que os balonetes fossem mantidos na menor pressão a possibilitar uma ventilação adequada. Incentiva-se o envolvimento precoce do fonoaudiólogo para avaliar se o paciente é um candidato adequado para uma válvula fonatória. A válvula fonatória não deve ser usada, a menos que o balonete tenha sido esvaziado.

Antes da alta hospitalar, os pacientes e os cuidadores devem ser orientados quanto ao cuidado com a traqueostomia e os procedimentos de emergência. Os cuidadores devem ser capazes de identificar os sinais de desconforto respiratório, e tanto os pacientes quanto os cuidadores devem ser capazes de demonstrar que sabem cuidar da aspiração e da limpeza da cânula, trocar a traqueostomia e usar todos os equipamentos em casa. Os pacientes devem receber informação de contato dos profissionais de saúde e das empresas de fornecimento de equipamentos. Finalmente, devem ser fornecidas instruções por escrito antes da alta hospitalar.

DECANULAÇÃO

Para muitos pacientes, a necessidade de uma traqueotomia é temporária. Quando a condição médica subjacente tiver sido resolvida, o paciente pode ser avaliado para a decanulação. A endoscopia

No.	Declaração	Média
	TABELA 2-3. Princípios Fundamentais que Obtiveram Consenso Relacionado ao Cuidado com Traqueostomia	
1	O objetivo deste consenso é melhorar o cuidado entre os pacientes pediátricos e adultos com a traqueostomia	8,56
2	Convém instruir o paciente e os cuidadores antes de realizar uma traqueostomia eletiva	8,22
3	Antes do procedimento, deve haver uma avaliação quanto à comunicação quando uma traqueostomia não emergencial for planejada	7,67
4	Todas as cânulas de traqueostomia para troca devem estar disponíveis ao lado do leito ou ao alcance.	8,78
5	Uma primeira troca de cânula normalmente deve ser feita por um médico experiente com a assistência da equipe de enfermagem, um fisioterapeuta e um médico-assistente, ou com o auxílio de outro médico.	8,22
6	Na ausência de aspiração, o balonete da cânula de traqueostomia deve ser esvaziado quando o paciente não necessitar mais de ventilação mecânica.	8,22
7	Em crianças, deve-se discutir com a família sobre as necessidades de cuidado e preparo para que a decanulação seja realizada.	8,67
8	A utilização de um protocolo definitivo de cuidado com a traqueostomia para a instrução do paciente e do cuidador antes da alta hospitalar ajudará a melhorar os resultados do paciente e diminuir as complicações relacionadas com a cânula da traqueostomia.	8,11
9	O paciente e seus cuidadores devem receber uma *checklist* de procedimentos de emergência antes da alta hospitalar, que deve ficar com o indivíduo o tempo todo.	8,89
10	Todos os pacientes e seus cuidadores devem ser avaliados antes da alta hospitalar para avaliar a competência com os procedimentos de cuidado com a traqueostomia	8,89
11	Antes da alta hospitalar, os pacientes e seus cuidadores devem ser informados sobre como agir em situações de emergência.	8,89
12	Em caso de emergência, com a perda da cânula em uma traqueostomia madura, ela deve ser substituída por outra do mesmo tamanho ou de um tamanho menor ou com uma cânula endotraqueal pela abertura traqueal.	8,44
13	Em caso de emergência, os pacientes com perda da cânula de traqueostomia que não pode ser reinserida devem ser entubados (quando for possível oralmente), se eles não estiverem conseguindo oxigenar ou ventilar, ou se houver o temor de que a via aérea será perdida ou de que irá ficar sem entubação.	8,11

De Mitchell RB, Hussey HM, Setzen G, et al: Clinical consensus statement: tracheostomy care. *Otolaryngol Head Neck Surg* 2013;148(1):6-20.

por fibra óptica é útil para confirmar que a glote e a subglote estão adequadamente patentes. Caso o paciente demonstre ter um nível adequado de atenção para proteger a via aérea e não requerer mais entubação por quaisquer procedimentos adicionais, uma cânula sem balonete pode ser colocada no estoma e o aparelho da traqueostomia fica limitado. O paciente deve ser capaz de respirar confortavelmente e demonstrar capacidade de controlar e limpar suas secreções. Além disso, o paciente deve ser capaz de demonstrar capacidade para remover a tampa, caso ocorra uma dificuldade respiratória.

A duração do teste de limitação depende do paciente e pode variar do dia para a noite ou levar várias semanas. Levando em conta que o paciente atenda aos critérios e consiga tolerar um teste de limitação adequadamente longo, a cânula poderá então ser removida. O local deve ser coberto com gaze, e deve-se aplicar pressão na ferida durante a fala e a tosse para reduzir o fluxo de ar pelo trato. O paciente deve continuar a ter cuidado com a água até que o trato esteja completamente fechado.[89] Se o trato não se fechar espontaneamente, poderá ser feito cirurgicamente com anestesia local ou geral.

Para consultar a lista completa de referências, acesse www.expertconsult.com.

LEITURA SUGERIDA

Das P, Zhu H, Shah RK, et al: Tracheotomy-related catastrophic events: results of a national survey. *Laryngoscope* 122:30–37, 2012.

Durbin CG Jr: Tracheostomy: why, when and how? *Respir Care* 55:1056–1068, 2010.

Jackson C: Tracheotomy. *Laryngoscope* 19:285–290, 1909.

McClelland RMA: Tracheotomy: its management and alternatives. *Proc R Soc Med* 65:401–404, 1972.

Mitchell RB, Hussey HM, Setzen G, et al: Clinical consensus statement: tracheostomy care. *Otolaryngol Head Neck Surg* 148(1):6–20, 2013.

Pratt LW, Ferlito A, Rinaldo A: Tracheotomy: historical review. *Laryngoscope* 118:1597–1606, 2008.

Szmuk P, Ezri T, Evron S, et al: A brief history of tracheostomy and tracheal intubation, from the Bronze Age to the Space Age. *Intensive Care Med* 34:222–228, 2008.

Visão Geral Sobre Diagnóstico por Imagem em Cabeça e Pescoço

3

Nafi Aygun | S. James Zinreich

Pontos-chave

- A escolha da modalidade para aquisição de imagem varia e depende da localização e da natureza da doença.
- A tomografia computadorizada (TC) é rápida, amplamente disponível e pode ser utilizada como primeira e, em geral, única modalidade para aquisição de imagem para a maioria das doenças que afetam o pescoço.
- A TC é excelente para detalhar limites ósseos.
- A administração de contraste intravenoso (IV) nos exames de TC melhora a quantidade e a qualidade da informação fornecida.
- A exposição a radiação do exame por TC é alta e deve ser levada em consideração, especialmente em pacientes jovens que requerem a repetição de exames.
- A imagem por ressonância magnética (RM) oferece um excelente contraste do tecido mole e é a modalidade de escolha para os processos mais agressivos.
- O uso apropriado de supressão de gordura e do contraste é essencial na maioria dos exames de RM da cabeça e do pescoço.
- A precisão da tomografia por emissão de pósitrons (PET) melhora quando é associada a TC.
- Há um bem-sucedido estadiamento primário da maioria das lesões malignas no pescoço quando ele é realizado junto com a TC ou a RM e o exame clínico.
- A PET/TC é excelente para identificar metástases distantes e recidiva no pós-tratamento.
- A interpretação das imagens deve sempre ser feita em conjunto com a informação clínica.
- Para proporcionar um diagnóstico diferencial prático para as lesões de massa no pescoço, aconselha-se uma abordagem com base nos espaços do pescoço definidos pelas fáscias cervicais.

O diagnóstico médico por imagem mudou a forma como o diagnóstico médico e cirúrgico é feito de uma maneira nunca imaginada antes. Cada área da medicina clínica foi afetada de forma profunda. Por meio das consultas, os radiologistas são capazes de auxiliar os otorrinolaringologistas de várias maneiras: proporcionando o diagnóstico primário, confirmando uma impressão clínica, avaliando a anatomia regional e a extensão da doença, auxiliando no tratamento definitivo dos pacientes e acompanhando a resposta ao tratamento.

Os neurorradiologistas são treinados em uma subespecialidade para a aquisição de imagem da cabeça e do pescoço, base craniana, osso temporal, cérebro e coluna vertebral. Eles são consultores principais das imagens para os otorrinolaringologistas.

Este capítulo oferece uma introdução e uma revisão sobre a aquisição de imagem da cabeça e do pescoço para o otorrinolaringologista. As várias modalidades de imagem disponíveis serão abordadas aqui e as estratégias para aquisição de imagem de várias regiões e questões clínicas serão revisadas. A abordagem básica para a aquisição de imagem radiológica e a interpretação são descritas de modo que o médico solicitante se beneficiará com a compreensão deste campo. A intenção é melhorar a utilidade do diagnóstico por imagem na assistência aos pacientes.

O escopo da aquisição de imagem da cabeça e do pescoço é um tópico muito amplo para ser abordado em apenas um capítulo. Desse modo, forneceremos ao médico aqui somente um esboço e uma breve sinopse do campo. Os textos didáticos definitivos para cada imagem da cabeça e do pescoço também se encontram disponíveis.[1-4]

MODALIDADES DE AQUISIÇÃO DE IMAGEM DISPONÍVEIS

RADIOGRAFIA CONVENCIONAL

Desde a descoberta dos raios X, a radiografia convencional (RX) vem sendo usada para a aquisição de imagem da região da cabeça e do pescoço. No entanto, recentemente a RX da região da cabeça e do pescoço está sendo substituída em grande parte pela tomografia computadorizada (TC). As projeções tradicionais obtidas com a RX que são aplicáveis à aquisição de imagem da cabeça e do pescoço estão descritas a seguir.

Vistas dos Ossos e Seios Faciais

A vista lateral, de Caldwell, de Waters e submentovértice ou basal são as possíveis incidências. A vista lateral mostra o seio esfenoide, frontal e maxilar. A melhor aquisição ocorre 5 graus fora da posição lateral real para evitar sobreposição das paredes posteriores dos seios maxilares. O método de Caldwell exibe os seios frontais e as células etmoidais aeradas posteriores. É obtido na projeção posteroanterior (PA) com 15 graus do ângulo caudal do feixe de raios X. O método de Waters consegue mostrar os seios maxilares, as células aeradas etmoidais anteriores e o assoalho orbital. É obtido na projeção PA com o pescoço em 33 graus de extensão. A vista submentovértice exibe os seios esfenoidais e as paredes anterior e posterior dos seios frontais. Obtém-se na projeção anteroposterior (AP) com a cabeça a 90 graus de extensão.

Vistas do Pescoço

As vistas AP e lateral do pescoço para expor os detalhes do tecido mole são úteis para a avaliação do contorno geral dos tecidos moles do pescoço. Essas vistas são essencialmente as mesmas projeções usadas na avaliação de traumatismo cervical, mas não expostas para o detalhe ósseo.

Vistas do Osso Temporal

Várias projeções são aceitáveis para as partes de visualizações do osso temporal, como a *projeção de Schüller*, a vista lateral do mastoide obtida com 30 graus do ângulo cefalocaudal. Já a *projeção de Stenvers* é uma projeção oblíqua do osso petroso obtida com a cabeça do paciente levemente flexionada e girada 45 graus no lado oposto ao que está sendo examinado; o feixe é angulado para 14 graus. A *projeção transorbital* é uma vista frontal dos ossos mastoides e petrosos, embora a imagem convencional do osso temporal tenha sido totalmente substituída pela TC.

TOMOGRAFIA COMPUTADORIZADA

A TC foi desenvolvida para o uso clínico em meados dos anos 1970 por Hounsfield. Os exames de TC evoluíram no decorrer do tempo de tal modo que os *scanners* mais avançados atualmente fazem a varredura de forma "helicoidal", na qual o aparelho usa a técnica de "anel deslizante". Isso possibilita que a mesa se mova enquanto se realiza a varredura, resultando em volumes completos de tecido sendo examinados sem saltar o tecido entre os cortes. A proporção da velocidade na qual na mesa se move com relação ao tempo que leva para uma rotação completa do tubo da TC é chamada de *pitch*. A TC com multidetectores possibilita a varredura de múltiplos cortes durante uma rotação do tubo da TC, o que aumenta de maneira significativa a velocidade do exame e torna possível obter cortes muito mais finos em um curto espaço de tempo. Hoje em dia, os *scanners* de TC conseguem obter cortes de 0,5 mm de espessura e realizar o exame do pescoço da base craniana até o mediastino em menos de 30 segundos. Além disso, a tecnologia computadorizada avançada torna possível a manipulação em tempo real desses dados, permitindo reconstruções multiplanares e em várias formas tridimensionais (3D) sem a degradação da imagem. As imagens podem ser reconstruídas em qualquer plano desejado, independentemente do plano usado para a aquisição de imagens.

A TC utiliza um feixe de raios X colimado (estreito) que é diferencialmente absorvido por vários tecidos do corpo para gerar imagens transversais de alta resolução. O grau de atenuação dos fótons de raios X para cada voxel (menor unidade de imagem) é mostrado no visor numérico. Essas unidades de atenuação são conhecidas como *unidades de Hounsfield* (HUs) e geralmente variam de – 1.000 a 1.000 HU. Atribui-se à água um valor de 0 HU, enquanto a gordura fica em aproximadamente – 80 a 100 HU. O cálcio e o osso ficam na faixa de 100 a 400 HU, e a maioria dos líquidos oscila entre 0 e 30 HU.

Para gerar imagens dos valores de atenuação, a TC utiliza algoritmos matemáticos complexos de reconstrução também conhecidos como *filtros*. A doença óssea e o traumatismo ósseo são visualizados de maneira melhor com um algoritmo de detalhe ósseo, enquanto se utiliza o algoritmo do tecido mole para avaliar as estruturas do tecido mole (Fig. 3-1).

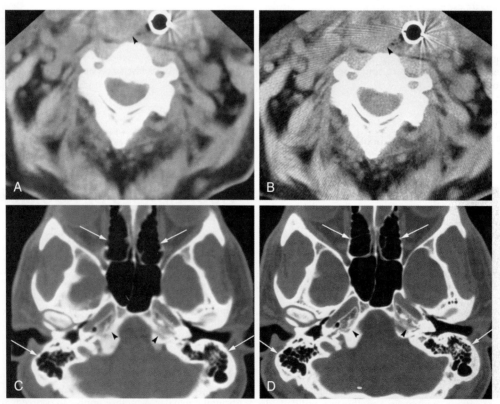

FIGURA 3-1. Comparação de vários algoritmos e janelas da tomografia computadorizada. Imagens do algoritmo do tecido molde **(A)** e algoritmo do osso **(B)** de um hematoma laríngeo (*setas*) usando as janelas do tecido mole (350 HU de largura). A imagem do algoritmo do osso tem uma aparência granulada, enquanto o algoritmo padrão mostra uma imagem suavizada. Imagens do algoritmo do tecido mole **(C)** e do algoritmo do osso **(D)** da base do crânio usando as janelas do osso (4000 HU de largura). Observa-se a nitidez aperfeiçoada do ápice petroso trabecular (*setas*) e as paredes ósseas do mastoide e das células respiratórias dos seios etmoidais (*setas*).

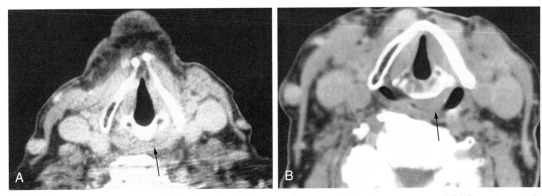

FIGURA 3-2. Laringe sem e com a manobra de Valsalva adaptada. **A,** A tomografia computadorizada com contraste (TCCC) no plano axial realizada com a respiração leve não possibilita distinguir o carcinoma retrocricoide (*seta*), pois a parede faríngea posterior está comprimida contra a massa. **B,** TCCC axial no mesmo paciente, obtida alguns minutos depois com a manobra de Valsalva adaptada, causa distensão na hipofaringe agora cheia de ar, possibilitando a detecção do tumor (*seta*).

Exibição da Imagem da Tomografia Computadorizada

As imagens de um determinado algoritmo de reconstrução podem ser visualizadas de várias formas para realçar as diferenças na atenuação de estruturas variadas. A *largura da janela* se refere à escala de valores de atenuação na HU que forma em escala de cinza para uma determinada imagem. O *nível da janela* se refere ao valor central da HU para aquela determinada largura da janela. Uma largura de janela estreita de 80 HU com um nível de 40 HU é frequentemente utilizada para a aquisição de imagem do cérebro e exibe apenas as densidades acima de 40 HU e 40 HU abaixo do nível da janela. Consequentemente, qualquer densidade acima de 80 HU será exibida como branco, e qualquer densidade abaixo de zero será exibida como preto em escala de cinza. Qualquer densidade intermediária será distribuída uniformemente ao longo da escala em cinza. Para a aquisição de imagem dos tecidos moles da cabeça e do pescoço, um nível de janela de aproximadamente 40 a 70 HU é em geral a opção no ponto médio aproximadamente igual à densidade do músculo. A largura da janela frequentemente varia entre 250 a 400 HU. Portanto, mostra uma escala mais ampla de densidades que envolvem a calcificação, o contraste endovenoso (EV) e a gordura para uma imagem melhor. Para a aquisição de imagem das estruturas ósseas, tais como os seios paranasais e o osso temporal, a melhor opção são os níveis da janela de 0 a 400 HU e uma largura de janela ampla de 2.000 a 4.000 HU. O motivo para uma largura de janela ampla para o osso é que a ampla gama de densidades, do osso cortical (1.000 HU aproximadamente) descendo ao gás (–1.000 HU), precisa ser visualizada na mesma imagem. Entretanto, as estruturas da densidade intermediária entre o osso e o gás ocupam uma faixa estreita na escala de cinza na largura dessa janela e ficam pouco discriminadas (aparência borrada) com essas configurações. A terminologia mais utilizada para descrever essas janelas mencionadas consiste em *janelas para tecido mole* (largura da janela de 250 HU a 400 HU) e *janelas para osso* (2.000 HU a 4.000 HU). É importante compreender que essas janelas de visualização são completamente independentes do algoritmo matemático da imagem escolhido para a geração da imagem. Em outras palavras, uma imagem gerada por um algoritmo do tecido mole pode ser exibida com as larguras da janela do tecido mole e do osso (Fig. 3-1, *A* e *C*). Por outro lado, a imagem pode ser reconstruída por computador utilizando um algoritmo do osso e exibida tanto da largura da janela do tecido mole quanto do osso (Fig. 3-1, *B* e *D*). Para otimizar a imagem da lesão do tecido mole e do osso adjacente, pode-se usar o algoritmo do tecido mole e do osso para gerar imagens com as janelas adequadas do tecido mole e do osso.

Há múltiplas opções disponíveis para exibir a imagem (ajustando o nível da janela e os parâmetros da largura no console da imagem) e gravá-la permanentemente em filme radiográfico ou em outro tipo de mídia. Os sistemas de arquivamento e distribuição de imagens (PACS) têm se tornado o padrão para a exibição e o armazenamento de imagens.

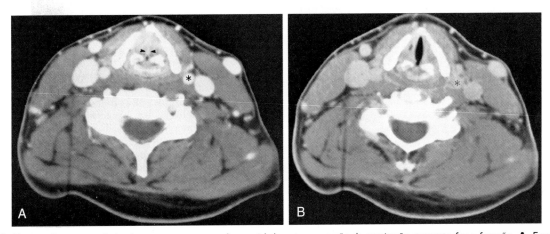

FIGURA 3-3. Tomografia computadorizada com contraste no plano axial durante suspensão da respiração enquanto faz a fonação. **A,** Esse exame com tomografia computadorizada obtido durante a suspensão da respiração mostra as pregas vocais verdadeiras aduzindo e se aproximando uma da outra (*setas*). Observa-se o ótimo contraste alto da densidade na artéria carótida comum (*asterisco*) e nas veias jugulares. **B,** Vocalizar "iiii" faz com que as pregas vocais aduzam parcialmente na posição paramediana. Observa-se que a densidade com contraste diminui de forma significativa na artéria carótida (*asterisco*) e nas veias jugulares nesta imagem tardia, obtida muito depois do término da infusão de contraste.

Colaboração do Paciente

A colaboração do paciente é necessária para que se obtenha uma melhor qualidade da imagem. Deve-se instruir o paciente a não deglutir e prender a respiração ou manter a respiração parada durante cada aquisição de corte para minimizar o artefato de movimento de cada via aérea adjacente e das estruturas faríngeas. Ocasionalmente, podem ser necessárias manobras provocadoras, tais como assoprar em um canudo pequeno ou assoprar com a bochecha (manobra de Valsalva adaptada) para distender a hipofaringe ou fonação para avaliar os movimentos das pregas vocais (Figs. 3-2 e 3-3).

O realce de contraste é geralmente utilizado para a opacificação das artérias sanguíneas e para a identificação das regiões com tecido anormal como identificadas pelos padrões de realce anormais (Fig. 3-4). Quanto à aquisição de imagem da cabeça e do pescoço, o contraste é especialmente útil nos exames por TC do pescoço e das órbitas. Em geral, o contraste não é necessário para avaliar os ossos temporais, embora possa ser ocasionalmente necessário. A TC dos ossos faciais e seios paranasais não requer o contraste EV na maioria das aplicações. O material de contraste iodado é potencialmente nefrotóxico e pode ser nocivo para pacientes com disfunção renal. Reações alérgicas ao material de contraste iodado são comuns e geralmente moderadas, mas podem surgir na forma de choque anafilático, embora raro.

Exposição à Radiação

Como uma breve revisão, a exposição à radiação (dose) que um paciente recebe é conhecida como *dose absorvida de radiação*, uma medida da radiação total de energia total absorvida pelos tecidos. É expressa como unidade de sistema internacional (SI) chamada de *Gray* (Gy). Um Gy é a quantidade de radiação necessária para depositar energia de 1 Joule (J) em 1 kg de tecido (1 Gy = 1 J/kg). Anteriormente, a unidade usada para expressar a dose de radiação absorvida era o rad (1 rad = radiação necessária para depositar a energia de 100 ergs em 1 g de tecido). A fórmula para converter rads em Gy é: 100 rads é igual a 1 Gy.

A *dose de radiação equivalente* é o termo mais utilizado porque considera o "fator de qualidade" (Q) da radiação envolvida (dose de radiação equivalente = dose de radiação absorvida Q). O fator de qualidade leva em conta a atividade biológica variável de diversos tipos de radiação ionizante. Para raios X, Q = 1. Portanto, quando se trata de diagnósticos por raios X, a dose de radiação equivalente é igual à dose de radiação absorvida. A unidade dos SI para a dose de radiação equivalente é o Sievert (Sv). A unidade anterior era o equivalente de Röntgen para mamíferos (rem). Em suma, 1 Gy = 1 Sv, e 1 Sv = 100 rem.

A dose de radiação equivalente depende da opção da voltagem do tubo e das configurações em uso (pico de quilovoltagem [kVp] e miliamperagem [mAs], espessura do corte, do campo e tempo do ciclo do *gantry*. Para um determinado pico de quilovoltagem, a dose de radiação equivalente irá variar linearmente com a miliamperagem; a dose em uso irá variar levemente entre os aparelhos. A dose de radiação equivalente para um exame por TC pode ser reduzida de forma considerável utilizando a técnica de baixa miliamperagem.

A eficácia da dose equivalente foi desenvolvida como um meio de representar a fração do risco estocástico total de cânceres fatais e anomalias cromossômicas resultantes da irradiação de uma parte do corpo em particular. Utiliza-se um sistema de ponderação para considerar a suscetibilidade dos principais tecidos e órgãos do corpo do indivíduo, embora uma abordagem completa sobre esse assunto esteja fora do âmbito deste capítulo. Quanto a isso, é suficiente indicar que, para um determinado exame, a dose eficaz administrada no paciente é menor do que a dose (dose de radiação equivalente) recebida pela região que está sendo examinada.

IMAGEM POR RESSONÂNCIA MAGNÉTICA

A imagem por ressonância magnética (RM) é uma modalidade para aquisição de imagens que utiliza a resposta dos tecidos biológicos para um campo magnético aplicado e de troca para gerar imagens. Não é possível descrever completamente os princípios da RM em um capítulo introdutório sobre aquisição de imagem da cabeça e do pescoço; entretanto, a seguir há um breve resumo.

Dois tipos de magnetos são utilizados para realizar o exame clínico com RM: o permanente e o supercondutor. Os *magnetos permanentes* não requerem entrada contínua de energia para manter o campo magnético. São compostos por grandes elementos magnéticos metálicos configurados para gerar um campo magnético uniforme entre os componentes. Os *magnetos supercondutores* são eletromagnetos geralmente compostos por filamentos de nióbio-titânio. Requerem entrada de energia para serem iniciados, mas, assim que ganham potência, mantêm-se em um estado supercondutor por meio de um sistema revestido de nitrogênio líquido e conchas de hélio líquido.

A terra tem uma força de campo magnético de 0,5 Gauss (G). O Tesla (T) é outra unidade de força magnética relacionada com o Gauss pela equação 1 T = 10.000 G. As unidades de RM clínica geralmente operam em forças de campo magnético entre 0,3 e 3 T, embora *scanners* para pesquisa de diâmetros menores com potência de até 9 T estejam sendo usados.

Existem muitas sequências de pulso de ressonância magnética disponíveis para gerar imagens. As sequências de pulso mais comuns na RM são as técnicas Spin Eco e Gradiente Eco.

TABELA 3-1. Dose Eficaz Estimada Equivalente dos Exames Comuns

Exame	Dose Eficaz Equivalente
Radiografias torácicas	20 mrem
TC, abdome	1.000 mrem
TC, tórax	1.000 mrem
TC, cérebro	120 mrem
TC, seio nasal	70 a 130 mrem

Do "Nationwide Evaluation of X-Ray Trends (NEXT)" 2000 Survey of Computed Tomography. Food and Drug Administration, Center for Devices and Radiological Health. CRCPD Publication E-07-2.
TC, tomografia computadorizada.

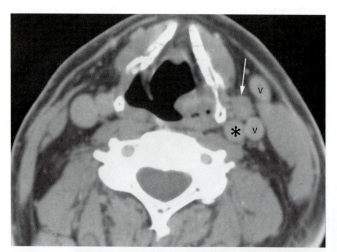

FIGURA 3-4. Tomografia computadorizada com contraste (TCCC) com infusão de contraste abaixo do ideal. Essa TCCC axial de um paciente com tumor no seio piriforme esquerdo foi obtida com infusão de contraste insuficiente, resultando em uma fraca distinção da artéria carótida comum (*asterisco*) e da veia jugular (v) do linfonodo metastático isodenso adjacente (*seta*). A infusão de contraste inadequada também reduz a possibilidade de identificar a imperfeição focal na metástase linfonodal.

A RM é uma das áreas mais ativas de desenvolvimento e pesquisa no campo da radiologia diagnóstica. A RM deriva o seu sinal de prótons de hidrogênio, mais abundante no tecido gorduroso e na água. Quando direcionados em um campo magnético alto, os prótons girando ficam alinhados na direção do campo magnético. Os pulsos de radiofrequência (RF) são transmitidos ao elemento que estimula os prótons girando, mudando sua orientação com relação ao campo magnético. Conforme os prótons se realinham com o campo magnético, eles perdem energia e emitem um sinal, que é captado pelas bobinas e reconstruído em uma imagem. A qualidade da RM depende da relação sinal/ruído alta, que é usada para melhorar o contraste da imagem e a resolução espacial.[5] Em geral, quanto maior a força de campo do magneto, maior a relação sinal/ruído.

A bobina de superfície é uma antena receptora para o sinal de RF emitido do objeto da imagem após a estimulação por RF. A bobina padrão de cabeça costuma ser a mais adequada para o exame de doença da cabeça e do pescoço acima do ângulo da mandíbula. A bobina da cabeça possibilita a aquisição de imagem do cérebro e das órbitas adjacentes, uma vantagem quando as lesões na cabeça e no pescoço se espalham intracranianamente. As bobinas do pescoço cobrem uma área mais ampla da base craniana até as clavículas e vêm em várias configurações, como na forma de bobina de volume do pescoço e bobina para pescoço anterior. As bobinas de superfície melhoram de maneira significativa a qualidade da imagem da cabeça e do pescoço, captando de modo eficaz o sinal e, consequentemente, aumentando a relação sinal/ruído, e são capazes de captar o sinal de uma parte bem menor do corpo.

A espessura do corte mais comum na RM é 5 mm, com seções de 3 mm utilizadas nas menores regiões de interesse. Entretanto, um corte mais fino apresenta uma relação menor de sinal/ruído. Ocasionalmente, seções de 1 a 2 mm podem ser necessárias para estruturas menores (p. ex., nervos faciais), que requerem uma técnica de aquisição de volume. A quantidade de cortes é limitada na RM, o oposto à TC, pela sequência específica aplicada. Para cobrir todo o pescoço da base craniana ao mediastino superior, geralmente há a necessidade de se obter duas aquisições separadas.

Artefatos na Imagem por Ressonância Magnética

O artefato de movimento, o artefato de deslocamento químico, os artefatos de suscetibilidade de implantes metálicos (p. ex., implantes ortodônticos, amálgamas) e maquiagem podem comprometer a RM (Fig. 3-5). O artefato de movimento se torna mais proeminente com o aumento da força do campo, o aumento da duração das sequências de pulso do indivíduo e a duração total do estudo da imagem. Uma sequência de imagem típica pode durar de 2 a 8 minutos. Para limitar o artefato de movimento, são preferíveis as sequências com menos de 4 minutos, e deve-se instruir o paciente para não deglutir e respirar superficialmente e calmamente.

O artefato de deslocamento químico surge das diferenças nas frequências de ressonância da água e dos prótons de gordura. O resultado é uma relação exagerada (registros espaciais errôneos) nas áreas onde a gordura se encosta às estruturas que contêm predominantemente prótons de água, como a porção posterior do globo ou uma massa. O artefato de deslocamento químico pode gerar uma aparência de uma pseudocápsula em torno de uma lesão, ou causar obscurecimento de uma estrutura de diâmetro pequeno, como o nervo ótico. O artefato de deslocamento químico pode ser identificado como uma faixa luminosa em um lado da estrutura e uma faixa preta no lado oposto. Isso costuma ser mais perceptível nas imagens ponderadas em T1 (T1s).

O artefato metálico odontológico varia conforme a gravidade, dependendo da quantidade e da composição do metal na boca, e a sequência de pulso e potência de campo do *scanner* de RM. A maioria das amálgamas odontológicas causa uma leve distorção no campo magnético local e resulta em leve baixa no sinal em torno dos dentes envolvidos. Tratamento dentário, implantes metálicos e aparelhos ortodônticos podem causar distorção mais grave na imagem, dificultando a visualização da maxila, da mandíbula e do assoalho da boca. Produtos para maquiagem, como rímel, que contém componentes metálicos, podem também gerar perda localizada de sinal na porção anterior da órbita e do globo.

Sequências de Pulso da Imagem por Ressonância Magnética

Várias sequências de pulso estão disponíveis nas unidades clínicas de RM. Os detalhes sobre a física da RM podem ser encontrados na maioria dos livros didáticos sobre radiologia e RM. Os protocolos mais comuns utilizados são a aquisição de imagem ponderada em T1, a densidade Spin (protônica), a ponderada em T2, a ponderada em T1 com intensificação com gadolínio, o com supressão de gordura e o Gradiente Eco (Fig. 3-6). A angiografia por ressonância magnética (ARM) não é realizada com frequência. As abreviações utilizadas para identificar os parâmetros sequenciais são tempo de repetição (TR), tempo de eco (TE) e tempo de inversão (TI), sendo medidas em milissegundos. A descrição seguinte das sequências de pulso é apresentada para ajudar o

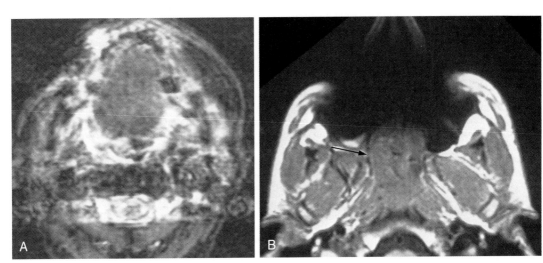

FIGURA 3-5. Artefatos na imagem por ressonância magnética. **A,** O movimento durante sequência de recuperação da inversão em T1 curto axial gerou degradação significativa da imagem com distorção anatômica e perda do mapeamento da intensidade de sinal. **B,** Os metais ortodônticos geram artefatos que distorcem as estruturas faciais anteriores nesta imagem ponderada em T1 de um menino com angiofibroma infantil preenchendo a cavidade nasal (*seta*) e a nasofaringe. A maxila anterior e uma porção do nariz ficaram distorcidas.

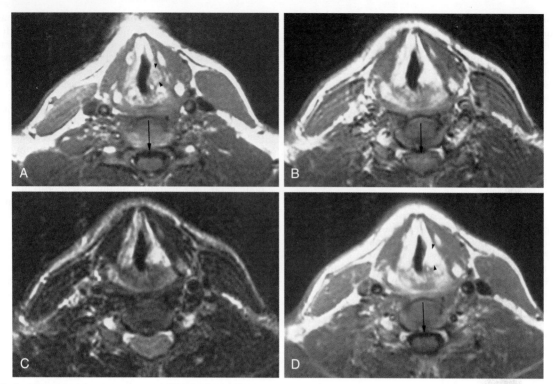

FIGURA 3-6. Sequências de pulso da imagem por ressonância magnética comum sem supressão de gordura. **A,** Imagem ponderada em T1 no plano axial do tumor glótico esquerdo (*setas*), com intensidade de sinal intermediária e que espessa a prega vocal verdadeira. Observa-se que o líquido cefalorraquiano (LCR) em torno da coluna espinal (*seta*) está preto, indicando que se trata de uma imagem em T1. **B,** Imagem ponderada com rotação-densidade também revela intensidade de sinal alto (causada pelo aumento no conteúdo de água) do tumor das pregas vocais. O LCR agora está isointenso na coluna espinal (*seta*), indicando se tratar de uma sequência de rotação-densidade. **C,** Imagem ponderada em T2 demonstra uma massa com intensidade de sinal alto visivelmente demarcado contra o fundo escuro de gordura e músculo. **D,** T1 pós-gadolínio mostra aumento do tumor das pregas (*setas*). O LCR continua preto (*seta*).

médico a identificar e compreender as sequências mais comuns realizadas e para determinar seus respectivos usos na cabeça e no pescoço.

Imagens Ponderadas em T1. As sequências ponderadas em T1 (TR curto) (Fig. 3-7, *A*; Fig. 3-6, *A*) utilizam um TR curto (500 a 700 ms) e um TE curto (15 a 40 ms). A aquisição de imagem em T1 é a sequência fundamental para a cabeça e o pescoço, pois oferece um excelente contraste do tecido mole com uma visualização superior da anatomia e uma relação alta de sinal/ruído, além de ter duração de imagem moderada (4 a 5 minutos), o que minimiza os artefatos de movimento. A gordura é o sinal de intensidade alta (claro ou branco) em T1 e proporciona um contraste natural da cabeça e do pescoço. Ar, fluxo sanguíneo rápido, osso e estruturas cheias de líquido, tais como o líquido cefalorraquiano (LCR) e vítreo, são sinais com intensidade baixa (escuros ou pretos) em T1. O músculo tem a intensidade de sinal baixa para intermediária em T1. O contraste alto inerente da gordura relativa às estruturas adjacentes possibilita uma excelente delineação dos músculos, do globo, artérias sanguíneas e lesões com massa que contornam a gordura. O osso cortical é de cor preta, e a medula óssea interna, branca, devido à gordura dentro da medula. Os seios paranasais aerados são pretos, enquanto a mucosa retida ou as lesões com massa são com intensidade de sinal baixa para intermediária. Muitas das lesões sólidas de cabeça e pescoço mostrarão um sinal compatível com os dos músculos em T1. (Para que se identifique rapidamente em T1: a gordura é branca, o LCR e o vítreo são pretos e a mucosa nasal é de baixo sinal).

Imagens Ponderadas em T2. As imagens ponderadas em T2 (T2s; Fig. 3-6, *C* e 3-7, *B*) utilizam um TR longo (2.000 a 4.000 ms) e um TE longo (50 a 90 ms) e, às vezes, são chamadas de *imagens em TR longo/TE longo*. As imagens em T2 são mais úteis para realçar as lesões patológicas, pois as T2s mostram o LCR e o vítreo em intensidade de sinal alta (claro), com relação à intensidade de sinal baixa para intermediária da gordura e do músculo da cabeça e do pescoço. A gordura perde a intensidade de sinal com o aumento da ponderação em T2. Atualmente, a maioria dos radiologistas usa o Fast Spin-Eco (FSE) em T2 para a aquisição de imagens da cabeça e do pescoço, o que proporciona uma aquisição bem mais rápida com melhora na relação sinal/ruído. Entretanto, a gordura permanece clara nas imagens com FSE. Muitas das massas da cabeça e do pescoço são de intensidade de sinal mais elevadas em T2, se comparadas com sua intensidade de sinal baixa para intermediária em T1. A combinação da T1 com a T2 é geralmente útil para caracterizar as estruturas que contêm líquido, os componentes sólidos e hemorrágicos. O osso, o fluxo sanguíneo rápido, o cálcio, a hemossiderina e os seios que contêm ar são de cor preta. A doença inflamatória dos seios nasais e a mucosa do trato respiratório normal aparecem muito claras. (Para que se identifique rapidamente em T2: o LCR, o vítreo e a mucosa nasal são de brilho intenso, enquanto o músculo tem sinal baixo para intermediário).

Realce por Meio de Contraste Gadolínio. O material de contraste à base de gadolínio é utilizado em conjunto com as sequências em T1 (o gadolínio encurta em T1) e, com a dose aplicada, apresenta pouco efeito em T2. As vantagens do realce do contraste são aumento da visibilidade da lesão e melhora na delineação das margens de uma massa relativa ao sinal baixo de músculo, osso, artéria ou globo.[6] Entretanto, o realce por meio de contraste gadolínio (sem supressão de gordura concomitante) apresenta utilidade limitada dentro da cabeça e do pescoço, como também na órbita, devido à grande quantidade de gordura presente dentro dessas regiões (Fig. 3-6, *D*). Após a injeção de contraste à base de gadolínio, o sinal aumenta dentro da lesão, geralmente escurecendo a lesão dentro da gordura adjacente com intensidade de sinal alta.[7] Portanto, para a aquisição de imagem da cabeça e do pescoço, o realce à base de gadolínio é utilizado da melhor maneira possível

3 | VISÃO GERAL SOBRE DIAGNÓSTICO POR IMAGEM EM CABEÇA E PESCOÇO   35

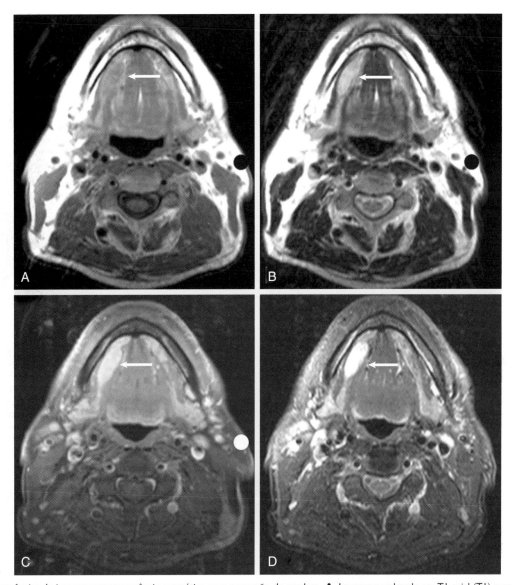

FIGURA 3-7. Sequências de imagens por ressonância magnética com supressão de gordura. **A,** Imagem ponderada em T1 axial (T1) sem contraste em um paciente com carcinoma adenoide cístico na glândula sublingual direita mostra uma massa bem definida no espaço sublingual direito (*seta*). **B,** Imagem ponderada em T2 axial sem supressão de gordura mostra que o tumor (*seta*) e a gordura (*ponto preto*) têm sinal hiperintenso. **C,** T1 pós-gadolínio e saturação de gordura apresenta supressão adequada da gordura subcutânea (*ponto branco*) e aumento do tumor (*seta*). O líquido cefalorraquiano é preto, indicando uma T1. Observa-se a supressão do sinal da medula mandibular comparado com T1 com pré-contraste. **D,** Nesta imagem de recuperação de inversão em T1 curto axial com excelente supressão de gordura, o tumor está muito mais bem delineado (*seta*).

com as técnicas específicas de supressão de gordura, que a tornam escura ou negra. O contraste à base de gadolínio realça as estruturas normais, incluindo a mucosa nasal e faríngea, o tecido linfoide no anel de Waldeyer, os músculos extraoculares e o fluxo de sangue lento nas veias. Todas elas podem aparecer surpreendentemente claras, especialmente se combinadas com as técnicas de supressão de gordura. (Para que se identifique rapidamente um contraste à base de gadolínio realçado em T1: a mucosa nasal e a gordura são brancas e o LCR e o vítreo são pretos; convém observar também o "Gd-DTPA" [ácido dietileno triamino pentaacético] impresso diretamente na imagem ou nos rótulos adesivos do estudo). O contraste à base de gadolínio pode induzir a fibrose sistêmica nefrogênica, que pode ser fatal secundária à insuficiência múltipla dos órgãos. Os pacientes com uma taxa de filtração glomerular estimada em menos de 30 mL/min/área de superfície corporal não devem receber contraste à base de gadolínio.

Métodos com Supressão de Gordura. Foram desenvolvidas várias sequências para suprimir a intensidade de sinal da gordura. T2s, recuperação da inversão com tau curto (STIR), pré-saturação espectral com recuperação e inversão (SPIR) e pré-saturação seletiva com deslocamento químico (saturação de gordura) são alguns dos métodos clinicamente disponíveis mais comuns de supressão de gordura. Uma vantagem da supressão de gordura é a redução ou a eliminação de artefatos de deslocamento químico ao retirar o sinal da gordura da imagem, enquanto se preserva o sinal da água. Além disso, algumas técnicas de supressão de gordura se aproveitam do realce por meio de contraste à base de gadolínio ao eliminar o sinal com intensidade alta do entorno da gordura, enquanto retêm o aumento da intensidade alta gerada pelo gadolínio. Algumas lesões patológicas sofrem um aumento no conteúdo de água, e o contraste à base de gadolínio exerce seus efeitos paramagnéticos enquanto se encontra nos vasos sanguíneos e no líquido extracelular aumentado da lesão. No entanto, o contraste à base de gadolínio não realça a gordura. O sinal da gordura pode ser manipulado do seguinte modo:

1. A STIR (Fig. 3-7, *D*) proporciona a supressão de gordura em grandes partes do corpo.[8] O tempo de inversão (p. ex., 140 ms) é individualmente "calibrado" para cada paciente

para posicionar a gordura no ponto neutro da intensidade de sinal. Consequentemente, elimina o sinal da gordura ajustando-o completamente para preto. As imagens em STIR mostram a mucosa, o LCR e o vítreo como intensidade de sinal muito alta. A maioria das lesões com massa na cabeça e no pescoço terá intensidade de sinal alta em STIR e em T2. As desvantagens da STIR são a degradação da imagem secundária à relação reduzida de sinal/ruído e o aumento da vulnerabilidade dos artefatos de movimento, como as pulsações dos vasos sanguíneos. Outras desvantagens da STIR, como aumento no tempo de escaneamento e menos cortes, são contornadas pelas sequências mais rápidas disponibilizadas recentemente. (Para identificar rapidamente uma imagem em STIR: a gordura fica quase completamente preta; o LCR, o vítreo e a mucosa ficam muito claros. Uma imagem em T1 fica na lista dos tempos TR e TE na imagem).

2. As sequências de pré-saturação seletiva-frequência (Fig. 3-7, C) tipicamente usadas com a técnica Spin-Eco suprimem seletivamente o sinal da gordura. (Observa-se que, no restante deste capítulo, os termos *supressão de gordura* e *saturação de gordura* são usados de maneira indistinta e para se referir às técnicas de pré-saturação [deslocamento químico] seletiva-frequência). As sequências de saturação de gordura ponderadas em T1 se aproveitam ao máximo do realce à base de gadolínio. Uma lesão com realce de gadolínio na cabeça e no pescoço retém a sua intensidade de sinal alta e não fica escurecida, porque a gordura é suprimida para se tornar uma intensidade de sinal baixa para intermediária. O realce das massas dentro de cabeça e pescoço e da órbita é particularmente bem visualizado utilizando essa técnica. A supressão de gordura seletiva-frequência é também altamente complementar para T2 FSE. A imagem em T2 da gordura saturada proporciona uma excelente supressão da gordura, otimizando o sinal alto das estruturas normais e lesões que são elevadas em conteúdo de água, contrastada contra o fundo preto da gordura. As desvantagens das sequências de saturação de gordura são que as lesões com realce sem gadolínio não são bem distinguidas. Essas sequências são mais suscetíveis aos artefatos, podendo ocorrer supressão de gordura não uniforme. Além disso, há menos cortes com T1, a menos que o tempo de TR seja mais extenso, prolongando o tempo da imagem. (Para que se identifique rapidamente uma T1 com realce à base de gadolínio com saturação de gordura, a mucosa e os vasos pequenos são brancos, a gordura é de intensidade baixa para intermediária e o LCR e o vítreo são pretos).

Técnicas com Gradiente-Eco. As várias sequências com gradiente-eco estão disponíveis para várias aplicações. As varreduras com gradiente-Eco utilizam um TR muito curto (30 a 70 ms), em TE muito curto (5 a 15 ms) e um ângulo de inclinação de menos de 90 graus. Apresentam diversos acrônimos de propriedade como GRASS, MPGR, SPGR, FLASH e FISP. As sequências com gradiente-eco beneficiam-se do fenômeno do realce do fluxo relacionado. Ou seja, qualquer sangue fluindo rapidamente surgirá extremamente claro. Essas sequências são úteis para localizar os vãos normais, detectando a obstrução do fluxo nos vasos sanguíneos comprimidos ou trombosados, ou mostrando as lesões vasculares que apresentam um sinal tubular, linear, tortuoso ou claro que representa as regiões de fluxo sanguíneo rápido (Fig. 3-8). As sequências com gradiente-eco podem ser obtidas mais rapidamente do que com as técnicas convencionais com *spin*-eco, embora sua maior suscetibilidade no artefato de movimento diminua os benefícios de um tempo de exame mais curto. As técnicas com gradiente-eco possibilitam também o volume, ou seja, a aquisição de imagens em 3D *versus* 2D, permitindo melhor resolução espacial e reconstrução utilizando o computador em qualquer plano de imagem em várias espessuras de cortes. A desvantagem das sequências com gradiente-eco tem a ver com a redução da suscetibilidade magnética do artefato do osso e do ar, o que limita sua função próxima à base craniana ou aos seios paranasais. (Para identificar de forma rápida uma imagem com gradiente-eco, as artérias e geralmente os vasos sanguíneos são brancos; e a gordura, o LCR e o vítreo e a mucosa podem apresentar intensidades de sinal variáveis, dependendo da técnica utilizada).

Angiografia por Ressonância Magnética

A angiografia por ressonância magnética (ARM) é uma das técnicas mais comuns geradas por *time-of-flight* (TOF) ou contraste de fase, que depende do sangue fluindo dentro dos vasos como fonte de sinal. A ARM com realce com contraste utiliza a amplificação do sangue com contraste de gadolínio como fonte primária de sinal. A ARM pode ser obtida com algoritmos bidimensional (2D) e 3D e, atualmente, fornece as informações mais pertinentes em muitos quadros clínicos, embora careça de resolução temporal (capacidade de exibir imagens no decorrer do tempo, conforme o material de contraste atravessa) necessária para avaliar algumas das malformações vasculares.

Desvantagens da Aquisição de Imagem por Ressonância Magnética

Várias desvantagens da RM da cabeça e do pescoço devem ser levadas em consideração. A RM frequentemente requer 30 a 45 minutos para fazer a varredura, período no qual o paciente deve se manter imóvel, um processo difícil para um paciente doente ter que realizar. Os artefatos de movimento são encontrados de forma mais frequente do que na TC, embora os artefatos dentários possam ser menos problemáticos. Embora se saiba que não ocorrem efeitos nocivos durante a gestação, a RM não deve ser utilizada durante o primeiro trimestre. As contraindicações absolutas à RM são pacientes com marcapassos e clipes de aneurisma ferromagnéticos intracranianos. Com o crescente aumento na variedade de implantes com componentes eletrônicos, o médico deve seguir as recomendações do fabricante de acordo com a segurança da RM. Esses pacientes com risco de corpos estranhos metálicos orbitais devem passar por uma triagem com radiografias simples ou TC antes da RM. Geralmente, as próteses oculares e os implantes ossiculares são seguros. Infelizmente, a RM é uma das modalidades para aquisição de imagem mais caras.

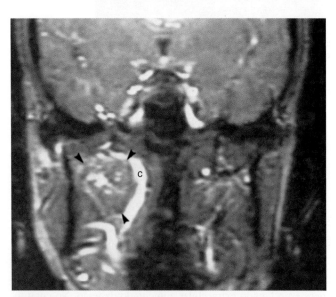

FIGURA 3-8. Sequência com gradiente-eco em um paciente com paraganglioma vagal direito. A imagem multiplanar coronal com gradiente-eco demonstra uma massa (*setas*) que desloca a artéria carótida interna (c) medialmente. O fluxo sanguíneo arterial tem intensidade de sinal muito alta na artéria carótida interna deslocada medialmente e nos vasos bem internos que nutrem o tumor.

ULTRASSONOGRAFIA

A ultrassonografia diagnóstica de alta resolução utiliza as propriedades de ondas sonoras de alta frequência refletidas para gerar imagens transversais, que são visualizáveis em quase todos os planos. O transdutor, uma sonda de alta frequência de 5 ou de 10 MHz, faz a varredura da superfície da pele da região de interesse. A gordura tem um grau moderado de ecos internos (ecogenicidade), o músculo esquelético é menos ecogênico do que a gordura e a massa sólida apresenta uma ecogenicidade variável, mas costuma ser menos ecogênica do que a gordura. Um cisto tem poucos, se algum, ecos internos, um fundo da parede fortemente ecogênico e uma transmissão completa do som atrás do cisto. Tanto o osso quanto o cálcio são fortemente ecogênicos e, consequentemente, escurecem as estruturas adjacentes por uma sombra acústica. A ultrassonografia não apresenta efeitos nocivos conhecidos e não tem contraindicações. A ultrassonografia é rápida e precisa, e a ultrassonografia com Doppler oferece informações sobre os vasos sanguíneos e os padrões do fluxo. Além disso, a ultrassonografia é relativamente mais barata se comparada com a TC ou a RM. As desvantagens são um campo de visão limitado, a falta de pontos anatômicos facilmente identificáveis e a dependência de operador.

MEDICINA NUCLEAR

Tomografia por Emissão de Pósitrons

Ao contrário das modalidades de aquisição de imagem já discutidas neste capítulo, que possibilitam a obtenção de informações anatômicas detalhadas, a tomografia por emissão de pósitrons (PET) oferece dados bioquímicos e fisiológicos. Radiofármacos para a tomografia por emissão de pósitrons são injetados intravenosamente, e sua distribuição é medida no corpo. Os radiofármacos para a emissão de pósitrons podem ser desenvolvidos de substâncias que ocorrem de forma natural, como água15O, monóxido de carbono 11C, amônia 13N ou análogos radioativos ou outras substâncias biológicas, como 18F fluoro-2-dióxido-glicose (FDG). Após ser emitido pelo átomo, o pósitron se desloca no tecido em uma distância curta, até encontrar um elétron e formar um positrônio, que é imediatamente aniquilado e sua massa convertida em energia, formando dois fótons 511-keV. Esses fótons de aniquilação se deslocam opostos uns aos outros em aproximadamente 180 graus e são captados pelos detectores posicionados em torno do paciente. A detecção simultânea desses fótons os relaciona ao mesmo evento de aniquilação e permite a localização espacial. A detecção coincidente da aniquilação pode ser realizada pelos *scanners* de PET mais caros, consequentemente gerando resolução espacial e sensibilidade de qualidade superior. Os sistemas híbridos de detecção à base de câmera gama possibilitam a utilização da aquisição de imagem por PET fora dos centros acadêmicos.

A atenuação dos fótons nos tecidos em que atravessam diminui a atividade aparente captada pelos detectores. Os métodos de correção da atenuação proporcionam melhores detalhes anatômicos e uma melhor localização da lesão, mas resultam em imagens mais "barulhentas". O efeito da correção da atenuação na qualidade visual da imagem é controverso e, em muitos centros, as imagens são geradas tanto com quanto sem correção da atenuação. Entretanto, para a avaliação semiquantitativa e quantitativa, a correção da atenuação se faz necessária.

Dependendo da escolha dos radiofármacos, a aquisição de imagem por PET pode fornecer informações relacionadas com fluxo sanguíneo, isquemia, metabolismo do ácido desoxirribonucleico (DNA), metabolismo da glicose, síntese proteica, metabolismo de aminoácidos e estado dos receptores. O desenvolvimento dos radiofármacos requer conhecimento e equipamentos sofisticados que, combinados com a meia-vida muito curta da maioria dessas substâncias, limitam a sua utilidade clínica. A meia-vida relativamente longa do FDG (110 minutos) é responsável pela sua utilização generalizada. Além disso, o FDG pode ser dado aos centros que oferecem aquisição de imagem por PET por intermédio de fornecedores comerciais, evitando a necessidade de cíclotron no local.

O metabolismo da glicose em células neoplásicas em crescimento é realçado e responsável pelo aumento na utilização dos estudos sobre FDG-PET. Os estudos moleculares revelaram que várias alterações genéticas responsáveis pelo desenvolvimento de tumores têm também um efeito direto na glicólise. Têm mostrado também que a assimilação de aumento tumoral do FDG está fortemente relacionada com a quantidade de células tumorais viáveis, mas não claramente associada a sua taxa proliferativa. O análogo da glicose, 2-desoxi-D-glicose, é transportado para a célula e metabolizado no ciclo glicolítico. Após a fosforilação com hexoquinase para glicose fosfato-6-desidrogenase, o composto fica metabolicamente preso na célula. Devido a esse mecanismo de aprisionamento na célula, a concentração de FDG cresce constantemente nas células metabolicamente ativas, gerando um contraste maior entre o tumor e o tecido normal. Deve-se levar em conta que o aumento do metabolismo da glicose não é exclusivo às células malignas, podendo também ser observado em tumores benignos, lesões inflamatórias ou infecciosas e até em tecidos normais. Do mesmo modo, algumas células malignas podem não apresentar um aumento no metabolismo da glicose por vários motivos.

Um exame típico de PET tem início 30 a 60 minutos após a administração de aproximadamente 10 mCi de 18F-FDG. Um período de 6 a 12 horas de jejum é necessário antes da injeção, e os pacientes devem beber água antes da injeção de FDG para minimizar a coleta no sistema urinário. Como a assimilação normal de FDG no músculo pode simular tumor, alguns centros fazem uso de relaxantes musculares, como benzodiazepinas. A varredura leva de 30 a 60 minutos e é realizada na posição supina em várias posições na mesa para cobrir o corpo inteiro.

A avaliação qualitativa das imagens FDG-PET é suficiente para a maioria dos objetivos clínicos, mas é possível se obter a medição quantitativa da concentração de FDG. Para esse propósito, podem ser aplicadas várias abordagens com complexidade diferente. Algumas delas requerem computação complexa, aquisição de dados e amostra de sangue arterial durante a varredura. O método mais comum aplicado, o valor padronizado de captação (SUV – *Standardized Uptake Value*), é simples e limitado à medição de concentrações de radioatividade em apenas um tempo. A concentração da atividade é normalizada ao peso do corpo ou à área da superfície corporal. O cálculo do SUV possibilita a diferenciação do tecido maligno de causas malignas da assimilação aumentada. Além disso, pode ser usado para medir a resposta ao tratamento. Uma desvantagem do cálculo do SUV no monitoramento da terapia é que permite apenas a comparação de duas medições obtidas ao mesmo tempo após a injeção do marcador.

A principal desvantagem da PET é a falta de informação anatômica que resulta na fraca localização da lesão. Vários aplicativos de software são utilizados para "fundir" as imagens PET com as da TC ou RM, que são obtidas em diferentes tempos. A fusão das imagens anatômicas com as funcionais melhora de forma significativa a localização da lesão, mas ainda está sujeita a muitas dificuldades técnicas e erros. A combinação das unidades PET/TC permite a aquisição tanto de imagens TC quanto PET utilizando apenas uma peça de equipamento na mesma sessão sem a necessidade de mover o paciente. Os erros na localização da lesão são minimizados, embora ocorram em determinadas regiões do corpo onde o movimento fisiológico ou involuntário é inevitável.

Outra limitação importante da PET é a fraca resolução espacial. Entretanto, a PET é uma tecnologia em evolução, e certamente ocorrerão melhorias na resolução espacial. No entanto, devido às limitações fundamentais inerentes ao método, a resolução espacial máxima alcançável é de 1 a 2 mm. Portanto, a PET é incapaz de exibir uma doença microscópica.

Imagem por Radionuclídeos

A cintilografia tem várias aplicações para a cabeça e o pescoço. Na imagem das glândulas salivares, as imagens com pertecnetato de

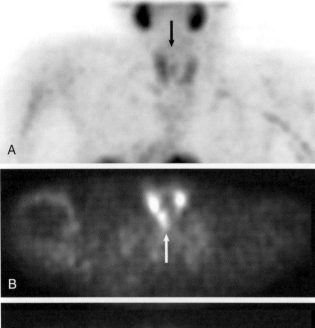
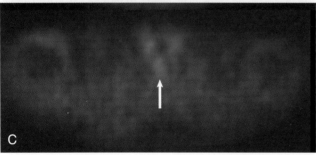

FIGURA 3-9. A, Imagem planar inicial de uma cintilografia com sestamibi tecnécio-99m em um paciente com suspeita de adenoma paratireoide mostra uma pequena região de captação entre os lobos da tireoide (*seta*). Observa-se a captação fisiológica nas glândulas tireoides e submandibulares. **B,** Imagem por tomografia computadorizada com emissão de próton único (SPECT) inicial localizado com a captação posterior das glândulas tireoides na região paraesofágica. **C,** Imagens SPECT tardias mostram a diminuição esperada da radioatividade decorrente das glândulas tireoides, onde a lesão paraesofágica retém radionuclídeo, consistente com adenoma de paratireoide.

tecnécio-99mm (Tc-99mm) podem ser úteis para avaliar a função das glândulas salivares em doença autoimune e inflamatória das glândulas salivares. Se as glândulas salivares estiverem obstruídas, pode-se avaliar o grau de obstrução, como também o acompanhamento da obstrução após o tratamento. Ao avaliar as neoplasias nas glândulas salivares, os achados do exame com pertecnetato Tc-99mm são quase patogenéticos de tumor de Warthin e oncocitoma. A resolução espacial é limitada em aproximadamente 1,5 cm. Portanto, a localização precisa da massa dentro da glândula se torna difícil. A tomografia computadorizada por emissão de fóton único (SPECT) pode ser útil em alguns casos ao proporcionar a localização anatômica mais precisa, se comparada com as imagens planares.

As técnicas para aquisição de imagem da tireoide e terapia da tireoide são descritas em vários textos didáticos.[10,11] Muitos centros utilizam o iodo-123 (I-123) para determinar a captação da tireoide, e o pertecnetato Tc-99m é usado para obter imagens completas das glândulas. Essas imagens determinam se os nódulos tireoidianos estão "quentes" ou "frios". O iodo-131 (I-131) é usado para tratar o hipertireoidismo e, no acompanhamento, para detectar e tratar cânceres da tireoide residuais, recorrentes e metastáticos.

O carcinoma medular de tireoide é difícil de visualizar, mas o succimer Tc-99mm (ácido dimercaptossuccínico Tc-99mm [DMSA]) tem sido usado, e o pentetreotida In-111 também tem sido usado com êxito.

A identificação de adenomas paratireoides vem sendo realizada há vários anos com uma técnica de subtração usando o pertecnetato Tc-99mm e o tálio-201 (Tl-201). Nesse teste, o tálio é absorvido pelo tecido da tireoide e pelo tecido paratireoidiano, enquanto a tireoide é o único tecido que consegue absorver o pertecnetato Tc-99mm. Portanto, a subtração da imagem com pertecnetato Tc-99mm da imagem do Tl-201 deve deixar apenas o tecido paratireoidiano. Presume-se que a sensibilidade dessa técnica seja muito elevada para lesões acima de 1 g. A sensibilidade diminui em lesões menores, e a técnica de subtração pode ser prejudicada pelo movimento do paciente. Atualmente, o sestamibi Tc-99mm é o agente preferido em muitas instituições. Um protocolo para aquisição de imagem de fase dupla é usado com a melhora na identificação de adenomas paratireoidianos (Fig. 3-9).

O vazamento de LCR pode ser detectado com pentetato In-111 (In-111 DTPA) colocado no espaço subaracnóideo. Essa técnica é descrita e ilustrada no Capítulo 20.

TÉCNICAS DE RECONSTRUÇÃO TRIDIMENSIONAL

Os dados da imagem tanto da TC quanto da RM podem ser processados para gerar reconstruções em 3D. Sistemas de comunicação e arquivamento de imagens de última geração já disponíveis na maioria das instituições evitam a necessidade do uso de uma plataforma separada para realizar essas reconstruções.

Os dados da TC são carregados como uma pilha de cortes em 2D contínuos que definem o volume digitalizado. As reconstruções são criadas escolhendo-se uma escala específica de densidades para exibição ou traçando manualmente um esboço da estrutura desejada. As melhorias oferecidas pelos *scanners* de TC *multislice-multirow* e a capacidade de realce com programas de computação na estação de trabalho para imagens têm colaborado para uma mudança de paradigma na radiologia, na qual as imagens de volume passaram a substituir as imagens axiais. Os dados da TC de uma grande parte do corpo podem ser coletados em um período de tempo muito curto como um todo, e o conjunto de dados volumétricos pode ser visualizado em vários planos, como as reconstruções em 3D.

A melhor forma de obter dados da RM para análise de imagens é utilizando o método de aquisição do volume, com o qual os dados são coletados como um bloco completo em 3D, ao invés de cortes individuais. Como a aquisição do volume leva mais tempo, em geral as técnicas com gradiente-eco são necessárias para reduzir o tempo de aquisição de imagens. Assim que coletados, os dados são visualizados em qualquer plano desejado e, ao selecionar uma faixa de intensidades de sinal, ou ao traçar estruturas específicas com o cursor, são criados os modelos de superfície em 3D.

A utilidade da reconstrução em 3D poderá ser mais bem apreciada com as reconstruções craniofaciais.[12,13] Visualizar diretamente as relações em 3D das estruturas faciais ajuda a planejar melhor, e os instrutores verão que os modelos em 3D da face e das estruturas orbitais são úteis para ensinar os estudantes de medicina, residentes e estudantes de anatomia. A endoscopia virtual é uma simulação gerada por computador da perspectiva endoscópica. As imagens endoscópicas virtuais de traqueia, laringe, faringe, cavidade nasal, seios paranasais e orelha têm demonstrado uma enorme utilidade clínica (Fig. 3-10).

Atualmente, a resolução espacial da TC é superior à da RM na cabeça e no pescoço em termos de visualização das relações ósseas. Por outro lado, a RM oferece melhor visualização das estruturas do tecido mole transcraniano, como todas as vias visuais, com melhor resolução de contraste do tecido, se comparado com a da TC. Portanto, a TC e a RM provavelmente desempenharão funções complementares na exibição de imagens em 3D.

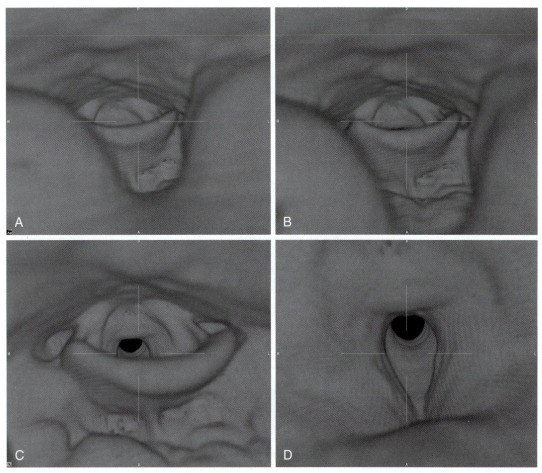

FIGURA 3-10. Laringoscopia virtual normal. A navegação em tempo real na laringe pode ser realizada com facilidade em uma plataforma e um *software* especial.

APLICAÇÕES DA TOMOGRAFIA COMPUTADORIZADA, DA IMAGEM POR RESSONÂNCIA MAGNÉTICA E DA ULTRASSONOGRAFIA EM CABEÇA E PESCOÇO

Cada região anatômica requer uma abordagem distinta para a aquisição de imagens para melhorar a detecção e a caracterização da estrutura ou da lesão de interesse. A seguir, há uma descrição das indicações para o uso da TC, da RM e da ultrassonografia em regiões específicas da cabeça e do pescoço, incluindo uma abordagem geral para aquisição de imagens relevantes para cada região anatômica em termos de planos de imagem, espessura do corte, agentes de contraste e sequências de pulso. Sempre que possível, deve-se realizar a TC e a RM antes da biópsia e antes da ressecção das lesões, pois o edema resultante pode escurecer as verdadeiras margens de uma possível massa.

APLICAÇÃO DA TOMOGRAFIA COMPUTADORIZADA EM CABEÇA E PESCOÇO

Os *scanners* de TC de multicanal revolucionaram a aquisição de imagem da cabeça e do pescoço: o pescoço inteiro agora pode ser examinado em menos de 1 minuto com uma espessura de corte com menos de 1 mm. Esses dados podem então ser reconstruídos em qualquer plano em qualquer espessura de corte desejada. Essa inovação evitou a necessidade de protocolos específicos de local para a aquisição de imagens. Uma TC simples do pescoço utilizando um *scanner* com multidetectores usa uma espessura de corte de 1 mm e uma intensidade de aproximadamente 1, com varredura axial contínua realizada da sela túrcica descendo até a entrada torácica. Em seguida, as imagens simples com 3 mm de espessura, axial, sagital e coronal são reconstruídas para a visualização. O uso de contraste EV é fundamental para a interpretação do estudo. Pode ser extremamente difícil determinar a extensão da doença e a invasão vascular, a compressão e a discriminação dos vasos dos linfonodos e dos pequenos feixes musculares (Figs. 3-3 e 3-4). A avaliação da relação mucosa-submucosa normal e dos tumores da mucosa não é possível de se realizar sem o realce com contraste. Para otimizar, o contraste deve estar presente tanto nas artérias quanto nas veias durante a aquisição de imagem e possibilitar que haja contraste suficiente para que se propague das veias até o interstício dos tecidos para os tumores serem realçados. Isso é importante, sobretudo, para os *scanners* de TC com multidetectores de ponta, que tendem a finalizar a aquisição da imagem antes de alcançar o melhor realce do tumor, a menos que se recorra a um atraso entre a injeção de contraste e a varredura. Para manter uma boa opacificação dos vasos após esse atraso, utiliza-se um esquema de injeção de contraste bifásica. O tempo de atraso e a velocidade em que o material de contraste é injetado variam de acordo com as especificações do *scanner*. Administra-se melhor o contraste com uma bomba de infusão mecânica, embora a técnica de infusão gota a gota possa também ser eficaz. Frequentemente, a reconstrução da imagem utilizando um algoritmo de tecido mole é suficiente. Caso haja suspeita de erosão óssea ou destruição devido à presença de tumor ou inflamação, as seções da base craniana e da mandíbula precisam ser reconstruídas usando um algoritmo ósseo.

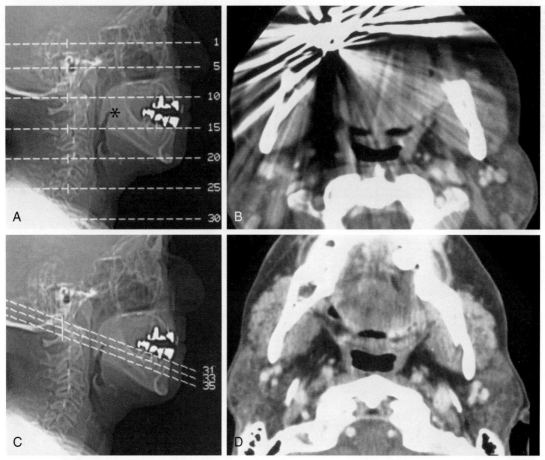

FIGURA 3-11. Evitando artefatos dentários na tomografia computadorizada (TC). **A,** Imagem Scout lateral sem angulação do *gantry* da TC (*linhas pontilhadas* representam as imagens axiais selecionadas) em um paciente com várias densidades metálicas nos dentes por tratamento odontológico. A língua posterior (*asterisco*) e o palato mole estão posicionados diretamente posteriores ao metal. **B,** A tomografia computadorizada com contraste (TCCC) axial no nível do trabalho dentário não é interpretável por causa dos vários artefatos tracejados gerados pelas obturações e coroas metálicas. **C,** A vista Scout mostra cortes adicionais com o *gantry* da TC angulado para evitar os artefatos dentários. **D,** TCCC axial angulada no mesmo nível que a **B** mostra melhoria significativa na qualidade da imagem da língua posterior e orofaringe.

Pescoço Supra-hióideo

A TC do pescoço supra-hióideo é geralmente realizada durante a avaliação simultânea da extensão profunda dos tumores com base na mucosa e para avaliar a doença metastática associada às cadeias dos linfonodos cervicais. Como os artefatos tracejados das obturações dentárias frequentemente ofuscam a orofaringe e a nasofaringe, em geral é necessário obter seções com ângulos adicionais para avaliar a faringe diretamente posterior ao tratamento odontológico (Fig. 3-11).

Linfadenopatia cervical. A avaliação do linfonodo usando a TC é realizada concomitantemente durante a TC da maioria dos tumores supra-hióideos e infra-hióideos ou de inflamação. A qualidade da avaliação do linfonodo depende muito do êxito em conseguir uma concentração elevada de contraste nas estruturas arteriais e venosas do pescoço. Caso contrário, os linfonodos e os vasos podem parecer extremamente similares.

Glândulas Salivares

A amálgama dentária pode causar artefatos tracejados significativos que escurem a parênquima glandular submandibular ou a parótida. Caso o tratamento dentário seja identificado na vista lateral Scout (escanograma), os artefatos dentários podem ser evitados se optarmos pela projeção semiaxial oblíqua com o *gantry* do *scanner* angulado na direção negativa, entre o plano coronal e axial, para evitar os dentes. Esse plano oferece a vantagem de visualizar tanto as glândulas submandibulares quanto as parótidas no mesmo corte, paralelamente ao ventre posterior do músculo digástrico.[14] É necessária a administração de contraste para ambas as condições, neoplásica e inflamatória, das glândulas salivares. O realce dos vasos intraglandulares pode simular ou escurecer pequenas pedras; consequentemente, aconselha-se também que se realize um exame com pré-contraste em caso de suspeita de sialolitíase. A atenuação da TC de uma glândula parótida normal é variável e depende da proporção de gordura e tecido glandular presente, que varia conforme a idade. As glândulas submandibulares apresentam uma atenuação mais previsível similar ao do músculo. Qualquer diferença nos valores de atenuação das glândulas submandibulares da direita e da esquerda deve levantar suspeita de lesão obstrutiva, como câncer no assoalho da boca.

Sialografia e Sialografia por Tomografia Computadorizada. Embora seja raramente necessária, a sialografia convencional continua sendo o melhor método radiográfico para avaliar a anatomia do ducto em doenças obstrutivas, inflamatórias e autoimunes das glândulas salivares. A sialografia-TC suplementar pode ser realizada em pacientes que não contam com RM para avaliar uma glândula densa suspeita de abrigar uma massa. A sialografia-TC pode ser obtida no momento da injeção intraductal de contraste lipossolúvel ou hidrossolúvel, ou após uma sialografia de rotina (a glândula pode ser reinjetada durante a TC com o cateter deixado no lugar). O plano de estudo é o mesmo usado na TC sem contraste (TCSC) e deve estar angulado igualmente, para evitar os artefatos de obturação dentária. O uso de material de contraste sialográfico concentrado pode causar artefatos tracejados

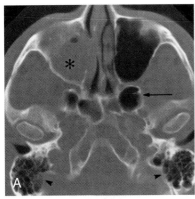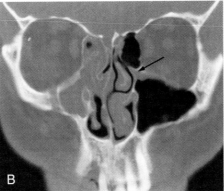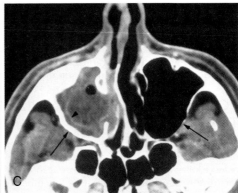

FIGURA 3-12. Tomografia computadorizada na avaliação de sinusite. **A,** Imagem do seio 5 mm axial com tomografia computadorizada sem contraste (TCSC) usando algoritmo ósseo e janelas ósseas em um paciente com sinusite maxilar crônica direita. Excelente detalhe ósseo é obtido de ambos os seios maxilares (o espessamento da parede posterior e a esclerose estão presentes à direita) e mastoides. Pode-se notar uma discriminação clara da opacificação do tecido mole do seio maxilar direito (*asterisco*) em comparação com o seio maxilar esquerdo normal e cheio de ar. A pneumatização do processo pterigóideo (*seta*) é uma extensão da pneumatização do seio esfenoide. **B,** TCSC de 3 mm coronal com algoritmo ósseo e janelas ósseas no mesmo paciente demonstra claramente o espessamento da mucosa e opacificação dos seios etmoidais e maxilar direito e o infundíbulo maxilar esquerdo (*seta*). Detalhe anatômico nítido da arquitetura óssea e o uso do plano coronal são essenciais para o planejamento pré-operatório antes da cirurgia endoscópica do seio. **C,** Tomografia computadorizada de 3 mm axial com contraste e com algoritmo do tecido mole e janelas do tecido mole exagera a espessura da parede posterior do seio maxilar direito (*setas*). A mucosa espessa apresenta uma borda fina de aumento ao longo da sua margem luminal (*seta*). Pode-se observar com frequência uma combinação de esclerose óssea e espessamento da mucosa no caso de sinusite crônica.

significativos, caso muito contraste fique coletado nos ductos dilatados, ácinos ou grandes agrupamentos – todos eles podem escurecer pequenas massas na glândula. Para um ótimo exame de TC, estende-se a injeção até a fase acinar para maximizar a opacificação do parênquima e, consequentemente, as lesões com silhuetas de massas dentro do parênquima.

Laringe e Pescoço Infra-Hióideo

A TC do pescoço infra-hióideo e da laringe é a mais requisitada para avaliar o carcinoma de células escamosas (CEC) da laringe e da hipofaringe, associado à metástase nos linfonodos cervicais, ao traumatismo e à inflamação. O detalhe final da laringe e das pregas vocais requer reconstruções mais finas do que as seções de rotina de 3 mm. As seções atravessando as pregas vocais de forma ideal são reconstruídas paralelamente ao plano das verdadeiras pregas vocais. Como a avaliação das pregas vocais é importante para o estadiamento de carcinoma glótico, várias técnicas provocativas podem facilitar a aquisição da imagem laríngea nos casos em que as pregas vocais não são visualizadas pelo exame físico. A respiração leve coloca as cordas em uma posição parcialmente abduzida. Deve-se fazer com que o paciente sopre um canudo ou faça a manobra de Valsalva (assoprar com as bochechas). Assim, a hipofaringe e a laringe supraglótica podem ser distendidas para uma melhor separação das pregas ariepiglóticas da hipofaringe, enquanto se abduzem as cordas simultaneamente (Fig. 3-3). As cordas vocais podem ser avaliadas durante a fonação (o paciente dizendo "iiiii"), que faz com que as cordas se aduzam e se movam para uma posição paramediana (Fig. 3-3). O ato de prender a respiração também aduzirá as pregas vocais, fechará a glote e reduzirá de maneira significativa os artefatos de movimento. Ao fazer a varredura da laringe duas vezes, uma para aduzir e a segunda vez (em seções limitadas à glote) para abduzir as pregas vocais, o radiologista consegue avaliar o movimento das pregas vocais e identificar a fixação. A avaliação de traumatismo faríngeo pode não precisar de contraste IV. As janelas ósseas são úteis para avaliar as fraturas de cartilagem ou erosão tumoral.

Glândulas Tireoides e Paratireoides

A varredura deve se estender até o arco aórtico para cobrir locais em potencial de tecido tireoide e paratireoide ectópico. Embora a tireoide normal seja hiperdensa, devido ao conteúdo natural de iodo na TCSC, a TC com contraste (TCCC) é a preferível para esse estudo. A tireoide normal fica intensamente realçada na TCCC, e a maioria das lesões com massa da tireoide aparece com menor realce. As paratireoides são raramente visualizadas principalmente pela TC, levando em conta que a medicina nuclear e as técnicas de ultrassonografia são mais viáveis para localizar adenomas paratireóideos.

Seios Paranasais

A TC dos seios paranasais pode ser abordada de várias formas, dependendo do processo antecipado da doença. Uma triagem axial com TCSC dos seios (Fig. 3-12, *A*) é indiscutivelmente superior às radiografias convencionais, oferece informações sobre o envolvimento específico dos seios pelos processos inflamatórios e delineia melhor a destruição ou a esclerose óssea. Um método é usar cortes com 5 mm de espessura obtidos em intervalos de 10 mm (5 mm de espaço), que consegue cobrir todos os seios paranasais com seis a oito cortes. Os parâmetros técnicos podem ser otimizados para que se mantenha uma exposição baixa à radiação similar às das radiografias.

Quando se planeja a cirurgia endoscópica dos seios, a aquisição de imagem TCSC dos seios é obrigatória para a avaliação pré-operatória para se chegar à extensão da doença no seio, detectar as variantes anatômicas e organizar a abordagem cirúrgica (Fig. 3-12, *B*). Esse estudo é feito no plano axial, com o paciente na posição supina, com cortes finos reconstruídos nos planos sagital e coronal. Frequentemente, é necessário apenas o algoritmo ósseo com suas propriedades de realce nas bordas para avaliar a anatomia detalhada do complexo ostiomeatal. A administração de contraste não costuma ser necessária para sinusites comuns, embora quando há suspeita de polipose nasal grave o contraste seja útil para demonstrar a aparência característica de "cascata" dos pólipos aumentados ou para caracterizar uma mucocele associada. Um algoritmo do tecido mole com janelas de tecido mole pode ser útil quando se utiliza a TCCC para avaliar as complicações intracranianas dos processos inflamatórios nos seios. Pode-se usar um descongestionante nasal para ajudar a diminuir a congestão da mucosa nasal normal, mas assimétrica (ciclo da mucosa nasal normal), da massa com base na mucosa.

A avaliação dos tumores nos seios requer a aquisição de imagem mais detalhada possível. O compartimento intracraniano e parafaríngeo, mastigador, e os espaços bucais devem ser incluídos o suficiente no campo de visão, para que se possibilite uma avaliação da extensão do tumor. No mínimo, devem ser visualizados os níveis I e II dos linfonodos. Para um estudo minucioso, são

TOMOGRAFIA COMPUTADORIZA EM TRAUMA FACIAL

A TC do traumatismo facial caracteriza as fraturas e as lesões no tecido mole. Não é necessário material de contraste. O algoritmo ósseo é obrigatório para a demonstração do detalhe ósseo fino, inclusive o algoritmo do tecido mole também é útil para avaliar lesão do tecido mole orbital e facial. As reconstruções de superfície em 3D e as imagens que reproduzem o volume são úteis para o planejamento da restauração facial e a avaliação dos resultados cirúrgicos.

utilizados tanto os algoritmos ósseos quanto os do tecido mole. Isso ajuda a diferenciar o componente do tecido mole e possibilita a avaliação de uma destruição óssea sutil (Fig. 3-12, *A* e *C*). O plano coronal é o melhor para avaliar a lâmina cribriforme. A TCCC é utilizada para maximizar as características realçadas do tumor para diferenciá-lo das estruturas de tecido mole adjacentes.

Osso Temporal e Base do Crânio

As imagens de TC de alta resolução obtidas com um *scanner* de multicanal são, atualmente, o padrão para a aquisição de imagem do osso temporal. O conjunto de dados adquiridos é reconstruído em um corte com espessura de 0,5 mm em qualquer plano desejado. As imagens reformatadas com alinhamento rotacional são as mais úteis para exibir um canal semicircular completo em apenas um plano, a fim de ajudar no diagnóstico de um canal semicircular superior deiscente. Em geral, o contraste EV não é necessário para a aquisição de imagem do osso temporal. No entanto, os tumores vasculares ou CEC que tenham invadido o osso temporal talvez requeiram o uso de contraste EV, além de algoritmos suplementares do tecido mole, para uma melhor visualização da imagem do componente do tecido mole extracraniano e intracraniano da lesão. Contudo, um algoritmo ósseo com janelas ósseas é usado em todas as imagens do osso temporal.

APLICAÇÃO DA IMAGEM POR RESSONÂNCIA MAGNÉTICA NA REGIÃO DA CABEÇA E DO PESCOÇO

Pescoço Supra-Hióideo

A RM é ideal para a aquisição de imagem do pescoço supra-hióideo, que inclui nasofaringe, orofaringe, cavidade oral e língua. A bobina padrão para a cabeça, que tem uma eficiência de sinal alta, permitirá a visualização das estruturas do pescoço supra-hióideo caudalmente próximo ao nível da margem inferior da mandíbula e do assoalho da boca. Para a aquisição de imagem da cavidade oral, do assoalho da boca, do espaço submandibular e das cadeias de linfonodos cervicais, a bobina da cabeça não será suficiente. A bobina do pescoço anterior ou do volume é necessária para visualizar o pescoço inteiro da base craniana até a entrada torácica (da dura até a pleura). São necessárias várias sequências de pulso e planos de imagem usando cortes de 5 mm de espessura para avaliar de forma adequada as estruturas profundas e superficiais do pescoço. (Implícito nesta discussão sobre a técnica de RM para todas as regiões da cabeça e do pescoço está o fato de que a T1 sagital é obtida como sequência inicial em todos os estudos dos autores e usada, principalmente, como uma vista do escanograma para o posicionamento adequado em outros planos de imagem, mas também para obtenção de informações anatômicas). Um pré--contraste em T1 axial e, frequentemente, um T1 coronal, é necessário para avaliar com precisão os planos da gordura no pescoço. A gordura proporciona um excelente fundo branco no qual é possível discernir com facilidade os planos musculares e fasciais, o osso, o seio e as estruturas vasculares. O plano coronal é especialmente útil para a visualização das relações das estruturas do pescoço supra-hióideo até a base craniana e ainda para delinear a anatomia da língua e do assoalho da boca. A aquisição de imagem STIR ou em T2, geralmente obtida no plano axial, é requerida para detectar as estruturas com um T2 longo (p. ex., tumores, cistos, linfadenopatia, edema) que aparecem mais claras do que a gordura e o músculo ao fundo. As T1s pós-gadolínio com supressão de gordura no plano axial e coronal são frequentemente úteis para diferenciar as margens realçadas de uma lesão ou para detectar a propagação perineural do tumor. A T2 pode ser combinada com a supressão de gordura para aprimorar a informação obtida.

Linfadenopatia. Antes do uso generalizado do gadolínio e das técnicas de supressão de gordura, a RM era menos específica do que a TC na caracterização das metástases dos linfonodos cervicais, devido à sua menor capacidade de mostrar os linfonodos heterogeneamente realçados, um sinal altamente de precisão de metástase nodal no caso de CEC no pescoço. Entretanto, as tecnologias aprimoradas do *scanner* RM, do realce com gadolínio e das sequências de supressão de gordura têm permitido uma comparável exatidão. Do mesmo modo, a detecção da RM da invasão da artéria carótida pela propagação extracapsular do tumor dos linfonodos costuma ser superior à TCCC.

Uma bobina do pescoço anterior ou de volume usando cortes de 5 mm de espessura com um espaço entrecorte pequeno de 1 a 2 mm é necessária para englobar todas as cadeias de linfonodos por todo o pescoço da base craniana até as clavículas dentro do campo de visão da imagem. A detecção da linfadenopatia cervical com RM pode ser realizada com uma sequência de STIR (reduzindo a ordem da sensibilidade), T2 com supressão de gordura, T1 pós-gadolínio com supressão de gordura, T2 convencional ou T1 com pré-contraste. Embora a STIR seja a sequência mais sensível, pode ser limitada pelos artefatos de pulsação proeminentes dos vasos. O nódulo heterogeneamente realçado na RM deve ser análogo ao mesmo achado na TCCC e é mais bem demonstrado em T1 com supressão de gordura no pós-contraste.

Glândulas Salivares

A RM da glândula parótida pode ser realizada com uma bobina de cabeça padrão usando cortes de 3 a 5 mm, mas com o risco de excluir uma porção da glândula submandibular que fica na margem do campo de visão utilizável. A bobina de volume do pescoço é a melhor para a aquisição de imagem tanto das glândulas submandibulares quanto da parótida dentro do mesmo campo de visão, especialmente se houver suspeita de malignidade, e as metástases dos linfonodos cervicais são procuradas na parte inferior do pescoço. Pode ser necessária uma bobina de superfície menor para a avaliação da propagação do tumor perineural, ao longo do nervo facial, seguindo ao segmento mastoide do canal do nervo facial. Conforme o conteúdo de gordura da glândula parótida, um tumor pode ser mais bem definido em uma T1 ou uma T2. A supressão de gordura em T1 com pós-contraste possibilita uma melhor representação das margens do tumor, que se trata de um achado crítico na imagem para a diferenciação de malignidade das massas benignas. Mais recentemente, os magnetos com desempenho de gradiente superior possibilitam imagens de sialografia por RM. Apesar de sua limitação em termos de resolução espacial, em comparação com a sialografia convencional, a sialografia por RM eliminou a necessidade da sialografia convencional em muitos quadros clínicos.

Laringe e Pescoço Infra-hióideo

A laringe e o pescoço infra-hióideo requerem tanto a bobina do pescoço anterior quanto do volume, preferencialmente usando cortes com espessura menor de 3 mm da laringe. O campo de visão deve incluir a área da margem inferior da mandíbula até as clavículas. Embora a laringe possa ser examinada melhor pela RM e pela TCCC axial, a RM laríngea oferece uma proporção maior de estudos subaproveitados. A RM laríngea é mais suscetível aos artefatos de movimento do que a RM de outras regiões do pescoço, devido à combinação da deglutição, da respiração e da pulsação vascular das artérias carótidas comuns adjacentes. As T1s coronal e axial com pré-contraste são fundamentais para avaliar os planos de gordura paraglótica. O plano coronal, angulado paralelo às vias aéreas, é especialmente útil para determinar a propagação do tumor transglótico. A T1 pós-gadolínio e a supressão de gordura nos planos axial e coronal são os melhores métodos para detecção das margens da lesão, invasão da cartilagem adjacente e linfonodos malignos associados. Uma T2 no plano axial pode ajudar a detectar o sinal do tumor moderadamente aumentado e melhorar a detecção de lesões císticas e necróticas no pescoço com sinal elevado.

Glândula Tireoide e Paratireoide

As técnicas e as espessuras de corte aplicadas na laringe são as mesmas utilizadas para as glândulas tireoide e paratireoide. Pode haver a necessidade de diminuir a centralização do campo de visão para incluir o mediastino superior e garantir a avaliação completa da extensão inferior de um tumor de tireoide ou de uma glândula paratireoide ectópica. As vistas sagitais e coronais ajudam a compreender a extensão craniocaudal da lesão relativa ao arco aórtico, aos grandes vasos e ao mediastino. Essa informação é especialmente útil para o cirurgião. Embora a RM consiga detectar uma lesão da tireoide ou da paratireoide não suspeita durante a aquisição de imagem de rotina do pescoço ou da coluna cervical, a RM é utilizada com menos frequência para a avaliação primária dessas lesões por causa do custo do estudo e da suscetibilidade aos artefatos de movimento. A glândula tireoide normal será levemente realçada tanto com a TCCC quanto com a RM com realce de gadolínio. A massa sólida na tireoide ou na paratireoide costuma ser de baixa intensidade em T1 e com sinal alto em T2 e pode ser realçada com gadolínio. As lesões císticas ficam claras em T2.

Seios Paranasais

Como a RM é principalmente indicada para a avaliação de tumores nos seios paranasais e, ocasionalmente, para doenças inflamatórias, como a mucocele, ela pode ser realizada com uma bobina de cabeça padrão, utilizando cortes de 3 a 5 mm. A vantagem da RM sobre a TC é a capacidade da RM de fazer a distinção entre o tumor e as secreções do seio obstruído e avaliar a verdadeira extensão do tumor. Uma imagem em T1 sagital, axial ou coronal com pré-contraste proporcionará uma boa visualização dos seios, da cavidade nasal, da lâmina cribriforme, do mastigador e dos espaços parafaríngeos e das órbitas. As secreções nos seios paranasais com baixo conteúdo proteico mostram sinal baixo em T1 e alto em T2. Com o aumento do conteúdo proteico, o sinal em T1 aumenta e o sinal em T2 diminui. Concentrações muito elevadas de proteína resultam em sinal baixo em ambas as sequências de pulso e, às vezes, podem simular os seios normalmente pneumatizados. Não é possível visualizar o aumento das secreções dos seios paranasais nas imagens com pós-contraste, exceto na mucosa dos seios, na qual os tumores frequentemente aumentam e mostram um sinal intermediário em T2, permitindo a diferenciação das secreções pós-obstrutivas do tumor. Recomenda-se a imagem em T1 com saturação de gordura para definir melhor as margens do tumor no seio, quando o tumor se estende diretamente ou por propagação perineural para além do seio até a fossa craniana anterior, a órbita, o espaço parafaríngeo ou a fossa pterigopalatina. Os planos sagitais e coronais são muito úteis para avaliar a extensão da lâmina cribriforme; os planos coronais e axiais são melhores para avaliar o seio cavernoso, o seio orbital, a fossa pterigopalatina e a propagação do espaço parafaríngeo.

Osso Temporal

A RM é o método padrão de aquisição de imagem para a detecção de lesões no canal auditivo interno (CAI), no canal do nervo facial e no forame jugular. Combinada com a TC, a RM é útil para avaliar as lesões expansivas ou destrutivas do osso temporal e do canal auditivo externo (CAE). Uma bobina de cabeça padrão é adequada para a maioria das lesões no osso temporal, mas uma bobina de superfície menor de 5 a 10 cm pode proporcionar uma melhor resolução para determinadas regiões em termos de cobertura. O tamanho reduzido das estruturas do osso temporal e de suas respectivas lesões requer imagens com resolução espacial melhor, que podem ser obtidas usando cortes mais finos de 0,5 a 3 mm (de preferência sem espaço entre os cortes), bobinas de superfície menores ou T1 (relação de sinal mais alto/ruído) ou obtenção de volume. A imagem em T1 com pré-contraste nos planos sagitais e axiais é útil para definir a anatomia e detectar as lesões com sinal alto, como gordura, metemoglobina e cistos viscosos ou proteicos. As imagens em T1 pós-gadolínio (sem ou com saturação de gordura) nos planos axiais e coronais são fundamentais para detectar lesões com pequeno aumento e determinar a extensão de lesões maiores. Na realidade, para um exame de rotina com suspeita de schwannoma vestibular (ou neuroma acústico), um estudo com imagem em T1 pós-gadolínio nos planos coronal e axial pode ser o único necessário. As imagens em T2 são frequentemente desnecessárias para os tumores no CAI, mas podem ser úteis no caso de suspeita de doença desmielinizante e isquêmica do tronco cerebral, meningioma, produtos sanguíneos, secreções proteicas ou um tumor destrutivo grande, ou quando estiver sendo avaliado após uma TC preliminar do osso temporal. A melhor forma de avaliar uma lesão no nervo facial no segmento mastóideo do canal do nervo facial da extensão proximal e distal é utilizando uma bobina de superfície com imagens em T1 sagital e coronal com pré-gadolínio e pós-gadolínio.

Base do Crânio

A RM pode ser indicada para as lesões da base do crânio ou para as lesões intracranianas e extracranianas que envolvam de modo secundário a base craniana. Da mesma maneira, uma bobina de cabeça padrão utiliza imagens com cortes de 3 a 5 mm dessa região. A imagem em T1 sagital, coronal ou axial pré-gadolínio possibilita a avaliação dos planos da gordura do pescoço supra-hióideo e também a detecção de produtos sanguíneos com intensidade de sinal alta, líquidos proteicos ou gordura dentro da lesão. Imagens em T1 axial e coronal (ocasionalmente sagital) com saturação de gordura e pós-gadolínio são excelentes para ajudar a determinar a extensão de uma lesão aumentada acima, abaixo e dentro da base craniana. As imagens T2 nos planos axial ou coronal podem ser úteis na detecção de uma lesão com sinal alto; as imagens por STIR geralmente fornecem informações similares às imagens em T2 na base craniana e talvez não sejam necessárias.

APLICAÇÃO DA ULTRASSONOGRAFIA EM CABEÇA E PESCOÇO

A avaliação com ultrassonografia de alta resolução do pescoço supra-hióideo, glândulas salivares e pescoço infra-hióideo é limitada às estruturas do pescoço mais superficiais por causa do impedimento da transmissão sonora causado pelos ossos faciais, mandíbula, ponta da mastoide e ar dentro da cavidade oral e faringe, altamente refletores. A técnica da ultrassonografia usa um transdutor de alta frequência (p. ex., 10 MHz) e múltiplos planos de imagens similar para todas essas regiões. Pode-se observar melhor uma pequena lesão superficial com um transdutor de alta frequência, que apresenta uma resolução espacial superior, enquanto uma lesão mais profunda requer um transdutor de baixa frequência. A técnica com Doppler de fluxo colorido pode ajudar a diferenciar as estruturas vasculares de uma lesão cística ou sólida. A ultrassonografia da cabeça e do pescoço é realizada com menor frequência na América do Norte do que na Europa, talvez por causa da disponibilidade mais comum de TC na América do Norte e a percepção de que a TC oferece uma precisão melhor.

Linfadenopatia Metastática

A ultrassonografia combinada com a punção aspirativa por agulha fina pode ser uma ferramenta muito eficaz na avaliação de linfonodos metastáticos em câncer de cabeça e pescoço. Entretanto, os

PARTE I | OTORRINOLARINGOLOGIA GERAL

linfonodos do terço superior da jugular interna, retrofaríngeos e do sulco traqueoesofágico são avaliados de maneira insatisfatória, devido ao escurecimento causado pelo osso ou pelas estruturas das vias aéreas. A ultrassonografia pode ser o melhor método, talvez melhor do que a RM ou a TC, para determinar a existência de invasão de tumor da carótida pela propagação extracapsular dos linfonodos metastáticos, mas a avaliação pode não ser confiável conforme o tumor se aproxima da base craniana. A invasão da artéria carótida caracteriza-se pela perda do plano fascial ecogênico entre a parede do vaso e o tumor.

Glândulas Salivares

A ultrassonografia é indicada tanto para doença inflamatória quanto neoplásica. Consegue detectar pedras no ducto salivar menores de 2 mm. Um ducto obstruído e dilatado pode aparecer como uma estrutura cística tubular. Um abscesso pode ser detectado e drenado sob a orientação ultrassonográfica durante o estádio agudo de sialadenite. Uma massa na glândula parótida superficial pode ser facilmente avaliada pela ultrassonografia, mas o lobo profundo da glândula parótida fica pouco visível, devido à mandíbula, ao processo estiloide e à ponta da mastoide. A ultrassonografia é também muito sensível na detecção de massa na glândula submandibular. Embora a ultrassonografia consiga determinar a nitidez das bordas da lesão, a RM ou a TCCC são as melhores técnicas para avaliar uma neoplasia agressiva ou um processo inflamatório que se estende além das bordas da glândula, pois os marcadores profundos são demonstrados com mais facilidade usando esses métodos. As margens bem definidas geralmente indicam uma massa benigna, enquanto as margens infiltrativas sugerem malignidade.

Pescoço Infra-hióideo

A ultrassonografia com transdutor de alta frequência costuma ser a primeira modalidade de aquisição de imagem para a avaliação de massas na tireoide e paratireoide, pois é relativamente mais econômica, não apresenta efeitos colaterais e é fácil de realizar. As massas císticas e sólidas e a calcificação são facilmente identificadas, mas, do mesmo modo que outras modalidades para aquisição de imagem, não é possível diferenciar de maneira confiável os linfonodos malignos dos benignos da tireoide. A ultrassonografia é a modalidade para aquisição de imagem de escolha para as biópsias guiadas por imagem. O adenoma da paratireoide é prontamente identificável se a sua localização for craniana ao esterno.

APLICAÇÃO DE FDG-PET NO CÂNCER DE CABEÇA E PESCOÇO

A tecnologia PET continua evoluindo, assim como sua função exata na aquisição de imagem de malignidades na cabeça e no pescoço. A PET/TC está se tornando cada vez mais disponível como o método preferido.

Estadiamento

Estadiamento T. A taxa de detecção de um tumor primário no quadro de CEC da cabeça e do pescoço com a FDG-PET é levemente superior à RM ou à TC e comparável com a panendoscopia. No entanto, para as lesões superficiais na mucosa, como as limitações de todas as modalidades para aquisição de imagem são bem reconhecidas, incluindo a PET, a panendoscopia continua sendo a melhor maneira para avaliar tais lesões. Considerando a resolução espacial limitada e a falta de detalhe anatômico, em geral, a PET é insuficiente para avaliar a extensão submucosal da doença e o envolvimento das estruturas adjacentes. A RM e a TC continuam sendo as modalidades de escolha para esse propósito. A FDG-PET consegue identificar um tumor primário não detectado por outras modalidades de diagnóstico no quadro de metástase linfonodal cervical com elemento desconhecido, embora resultados falso-positivos também sejam frequentes nesse caso.

Estadiamento N. A sensibilidade da FDG-PET na detecção de linfonodos metastáticos no pescoço é superior à TC e à RM; no entanto, o impacto dessa sensibilidade elevada no manejo do paciente ainda não se concretizou. Uma modalidade que consiga diferenciar os pescoços N0 da N1 com exatidão se torna muito necessária, mas não é uma realidade esperar que a PET consiga diagnosticar metástases microscópicas, mesmo no futuro, devido às limitações técnicas inerentes de resolução espacial. Os dados atualmente disponíveis não justificam o uso rotineiro da FDG-PET para o estadiamento linfonodal, apesar de sua superioridade comprovada.

Estadiamento em M. A aquisição de imagem com FDG-PET é ideal para a detecção de doença à distância, devido à sua elevada sensibilidade e à sua capacidade de examinar virtualmente todo o corpo em um único estudo. Portanto, a PET é recomendada para a avaliação de pré-tratamento de estádios avançados em pacientes com câncer em cabeça e pescoço. As lesões síncronas no trato aerodigestivo superior e pulmões são também detectadas com a FDG-PET de maneira mais precisa do que em outras modalidades, embora os resultados falso-positivos continuem sendo problemáticos.

Planejamento da Terapia e Monitoramento

Os campos da radioterapia podem ser determinados com base nos dados da PET/TC. A captação do marcador pode ser quantificada e as alterações no metabolismo do tumor podem ser monitoradas pela PET durante o tratamento. Entretanto, se essas alterações podem prognosticar a resposta ao tratamento, ainda é uma área ativa de pesquisa. Os dados preliminares sugerem que o estudo inicial com FDG-PET, realizado dias após o início do tratamento, consegue separar os pacientes reagentes dos não reagentes, mesmo antes de quaisquer alterações estruturais terem ocorrido. Caso essa veracidade seja comprovada, poderá haver uma modificação no tratamento bem antes no processo.

Detecção de Doença Residual e Recorrente

A avaliação do pescoço após a cirurgia e a radioterapia é limitada tanto clinicamente quanto radiologicamente. A PET é definitivamente superior às modalidades por imagem anatômicas e ao exame clínico na distinção de doença recidivada, de fibrose ou de tecido cicatrizante (Fig. 3-13). Entretanto, reconhece-se bem que os resultados falso-positivos, devido à inflamação induzida pela cirurgia e pela radioterapia, são comuns nos primeiros meses após a terapia. Portanto, em geral, recomenda-se adiar os estudos com FDG-PET por, pelo menos, 2 a 3 meses após a conclusão do tratamento.

PRINCÍPIOS DE INTERPRETAÇÃO DE IMAGEM

ESTRATÉGIA PARA INTERPRETAÇÃO DE IMAGEM E DIAGNÓSTICO DIFERENCIAL

Esta seção foi incluída para auxiliar o cirurgião principiante ou o oncologista no desenvolvimento de uma estratégia básica para a interpretação de imagens. Normalmente, o radiologista escolhe e supervisiona o estudo por imagem apropriado, avalia e interpreta as imagens e comunica sua importância ao médico solicitante. No entanto, o diálogo constante entre o médico solicitante e o radiologista melhorará de modo significativo a interpretação do estudo por imagem. A interpretação precisa de um estudo por imagem da cabeça e do pescoço requer um método sistemático de observação, conhecimento da anatomia complexa e fisiopatologia, além de uma compreensão sobre os princípios de aquisição de imagem. O diagnóstico diferencial das lesões de cabeça e pescoço requer também uma abordagem sistemática. A seguir, há o resumo de um desses processos de diagnóstico por imagem.

1. Obter dados clínicos: idade, sexo, histórico, achados físicos.
2. Pesquisar as radiografias em busca de todas as anomalias e identificar esses achados.

3 | VISÃO GERAL SOBRE DIAGNÓSTICO POR IMAGEM EM CABEÇA E PESCOÇO 45

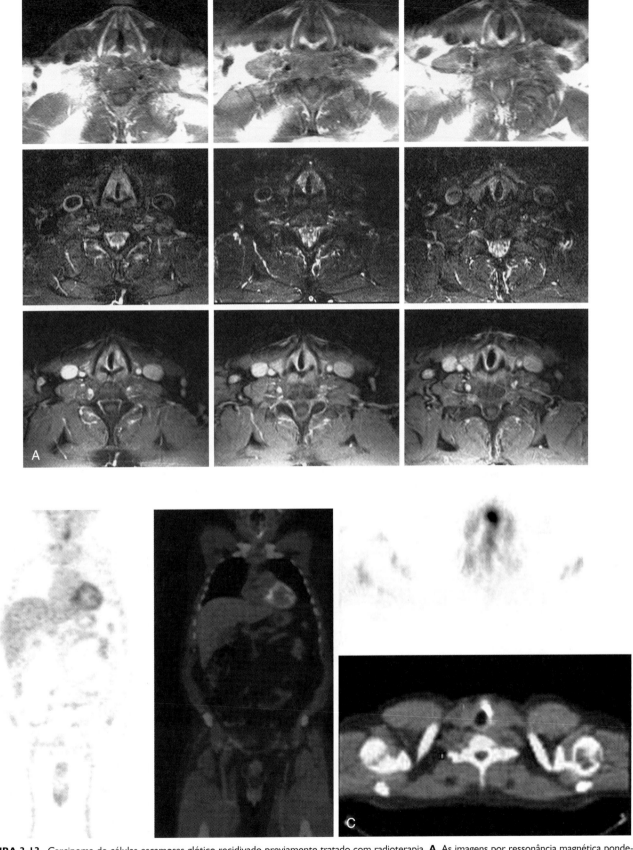

FIGURA 3-13. Carcinoma de células escamosas glótico recidivado previamente tratado com radioterapia. **A,** As imagens por ressonância magnética ponderadas em T1, ponderadas em T2 (recuperação de inversa em T1 curto) e ponderadas em T1 com saturação de gordura e realçada por contraste (RMs) mostram suave saturação da prega vocal verdadeira esquerda sem uma massa discreta. É impossível diferenciar as alterações pós-terapia de tumor recidivado. **B,** Tomografia por emissão de pósitron (PET; *esquerda*) no plano coronal e tomografia computadorizada PET (PET/TC; *direita*) demonstra aumento da atividade metabólica nas regiões glótica e subglótica esquerda. **C,** PET axial (*acima*) e PET/TC (*abaixo*) mostram captação anterior à cricoide, compatível com o envolvimento extralaríngeo não visualizado na RM (comprovada patologicamente).

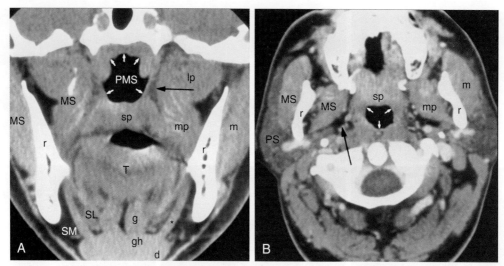

FIGURA 3-14. A anatomia normal por tomografia computadorizada do pescoço supra-hióideo. **A,** Tomografia computadorizada com contraste (TCCC) coronal. **B,** TCCC axial. Estas imagens demonstram baixa densidade de gordura do espaço parafaríngeo (*seta*). Observa-se sua posição central como um espaço marcador. As seguintes estruturas podem ser identificadas: ventre anterior do músculo digástrico (d), músculo genioglosso (g), músculo gênio-hióideo (gh), músculo pterigoide lateral (lp), músculo masseter (m), músculo pterigoide medial (mp), espaço mastigatório (MS), espaço mucoso nasofaríngeo (PMS, *setas pequenas*), espaço parotídeo (PS), ramo da mandíbula (r), espaço sublingual (SL), espaço submandibular (SM), palato mole (sp) e musculatura intrínseca da língua (T).

3. Compartimentalizar a lesão.
4. Interpretar a cronicidade e a agressividade das observações: aguda ou crônica, não agressiva ou agressiva, benigna ou maligna.
5. Desenvolver um diagnóstico diferencial. Utilizar categorias patológicas: congênita, inflamatória, tumor, traumatismo, vascular e assim por diante.
6. Utilizar a informação clínica e radiológica para limitar a escolha e se chegar ao diagnóstico mais apropriado.

Ao aplicar esse tipo de estratégia, é improvável que importantes achados sejam negligenciados, pois todas as imagens terão sido avaliadas. Pode-se realizar isso observando todos os espaços anatômicos em cada corte e prosseguir sequencialmente passando por todos os cortes. Além disso, cada espaço anatômico pode ser avaliado com os cortes em série, seguidos pelo próximo espaço anatômico e assim por diante. Caracterizar uma lesão requer observações específicas de tais elementos, como a localização, o espaço anatômico do epicentro, o tamanho, a definição das margens, a extensão da proliferação em cada direção, a invasão dos componentes adjacentes, o envolvimento das estruturas neurovasculares, o padrão de aumento, os cistos, a calcificação, a densidade, a intensidade de sinal, a ecogenicidade, a hemorragia e a linfadenopatia. Em seguida, resumir os achados ajuda a ligá-los em um padrão lógico. A compartimentalização de uma lesão é o último passo do processo observacional e requer a localização do epicentro ou do local de origem da lesão em um espaço anatômico específico, embora algumas lesões possam ser multicompartimentais. A origem de uma lesão é limitada pelos tipos de tecido que estão

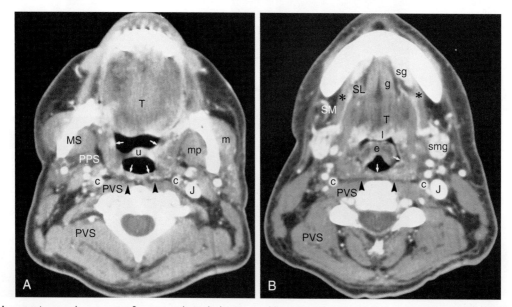

FIGURA 3-15. A anatomia normal por tomografia computadorizada do espaço sublingual, espaço submandibular e cavidade oral. Tomografia computadorizada com contraste no plano axial nos níveis superior **(A)** e inferior **(B)** da língua, respectivamente. Observam-se as seguintes estruturas: carótida (c), epiglote (e), músculo genioglosso (g), veia jugular (J), tonsila lingual (l), músculo masseter (m), músculo pterigoide medial (mp), espaço mastigatório (MS), músculo milo-hióideo (*asterisco*), espaço da mucosa faríngea da orofaringe (*setas pequenas*), espaço pré-vertebral (PVS), espaço retrofaríngeo (*setas*), espaço sublingual (SL), espaço submandibular (SM), glândula submandibular (smg), musculatura intrínseca da língua (T) e úvula do palato mole (u).

3 | VISÃO GERAL SOBRE DIAGNÓSTICO POR IMAGEM EM CABEÇA E PESCOÇO   47

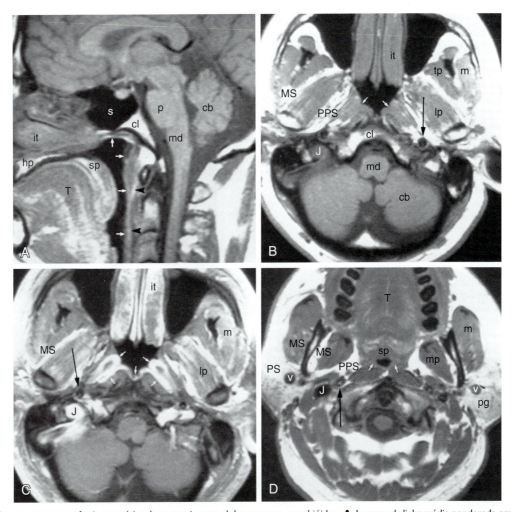

FIGURA 3-16. Imagem por ressonância magnética da anatomia normal do pescoço supra-hióideo. **A,** Imagem da linha média ponderada em T1 sem contraste no plano sagital. **B,** Imagem em T1 axial sem contraste no nível do forame jugular. **C,** Imagem em T1 axial pós-gadolínio no mesmo nível que a **B** demonstra aumento da mucosa nasofaríngea e das veias jugulares. **D,** Imagem em T1 axial sem contraste no nível do corpo vertebral C2 e do meio da língua demonstra alta intensidade de sinal da gordura no espaço parafaríngeo. As seguintes estruturas rotuladas são: cerebelo (cb), clivus (cl), palato duro (hp), artéria carotídea interna (*seta*), ossos turbinados inferiores (it), veia jugular (J), músculo pterigóideo lateral (lp), músculo masseter (m), medula (md), espaço mastigatório (MS), espaço da mucosa nasofaríngea (*setas pequenas*), ponte (p), glândula parótida (pg), espaço parafaríngeo (PPS), espaço parotídeo (PS), espaço retrofaríngeo (*setas*), seio esfenoide (s), palato mole (sp), musculatura intrínseca da língua (T), músculo temporal (tp) e veia retromandibular (v).

em cada espaço específico. Um exemplo de um resumo seria "Homem de 35 anos de idade com quadro de massa cística e sem aumento no espaço sublingual". Uma causa frequente de erro no diagnóstico é não conseguir realizar primeiro todas as observações: a interpretação e o diagnóstico diferencial da lesão são as etapas finais.

A interpretação da gravidade de uma lesão utiliza tanto as características radiológicas quanto clínicas. Por exemplo, a interpretação poderá usar descrições como *inflamatória* (edema, cavidade do abscesso, febre), *não agressiva* (reestruturação do osso, avanço lento dos sintomas), *agressiva* (destruição do osso, avanço rápido), *neoplásica benigna* (margens bem definidas, deslocamento das estruturas adjacentes, sem dor), *maligna* (margens mal definidas, invasão e destruição das estruturas adjacentes, dor e neuropatias) ou *cística* (centro com baixa densidade, um aumento com borda fina, flutuante). O diagnóstico diferencial limita-se ao refinar ainda mais a interpretação: "Homem de 35 anos de idade com quadro de massa cística assintomática no espaço sublingual com aspecto crônico e não agressiva". Com o conhecimento dos achados clínicos relevantes, o diagnóstico diferencial adequado poderá, então, ser montado e limitado a uma, ou pelo menos algumas poucas, causas patológicas possíveis. Nesse exemplo, uma rânula seria a análise mais provável.

AQUISIÇÃO POR IMAGEM DA ANATOMIA, LESÕES ESPECÍFICAS LOCAIS E PSEUDOTUMORES DA CABEÇA E DO PESCOÇO

ESPAÇO DO PESCOÇO SUPRA-HIÓIDEO

Com o advento das imagens transversais na radiografia, primeiro com a TC e depois com a RM, a abordagem interpretativa radiológica mudou de um padrão fundamentado na anatomia compartimental cirúrgica para uma dependente dos espaços fasciais. No entanto, uma combinação de duas abordagens interpretativas (p. ex., o espaço parafaríngeo no nível nasofaríngeo, com a designação compartimental servindo como um modificador) pode ser mais útil para definir com exatidão a localização da lesão.

A região da cabeça e do pescoço, o território anatômico que se estende da base craniana até a entrada torácica, é a melhor para compartimentalizar os pescoços supra-hióideo e infra-hióideo, com o osso hioide servindo como o ponto divisório.[16] As Figuras 3-14 a 3-16 apresentam a anatomia transversal na TC e na RM do pescoço supra-hióideo, que pode ser dividido em uma sequência de espaços fasciais com base nas partes e camadas da fáscia cervical superficial e profunda. A fáscia cervical superficial engloba a face e o pescoço e proporciona uma camada gordurosa, na qual a pele é capaz de deslizar. A fáscia cervical profunda subjacente é separada em três camadas distintas: uma camada *superficial* (revestimento), uma camada *média* (visceral) e uma camada *profunda* (pré-vertebral). (As limitações de espaço e a complexidade dos espaços fasciais não possibilitam uma descrição detalhada ou uma explicação sobre a fáscia cervical profunda). Embora não consigam ser geralmente visualizadas na TC ou na RM, essas camadas fasciais dividem o pescoço supra-hióideo em espaços anatômicos distintos e cirurgicamente definidos:

1. Espaço parafaríngeo (EPF)
2. Espaço mucoso faríngeo (EMF)
3. Espaço parotídeo (EP)
4. Espaço carotídeo (EC)
5. Espaço mastigatório (EM)
6. Espaço retrofaríngeo (ERF)
7. Espaço pré-vertebral (EPV)
8. Cavidade oral (CO)
9. Espaço sublingual (ESL)
10. Espaço submandibular (ESM)

As doenças inflamatórias e neoplásicas, os principais processos fisiopatológicos da cabeça e do pescoço, tendem a evoluir e se espalhar nos limites desses espaços fasciais.[17] No entanto, essa abordagem fundamentada no uso da anatomia fascial possibilita a delineação de espaços anatômicos específicos, com identificação de lesões específicas da doença para cada um desses espaços. Como consequência, pode-se chegar a um diagnóstico diferencial e a um diagnóstico final resultante bem mais preciso.

ESPAÇO PARAFARÍNGEO

O ponto central anatômico fundamental para se compreender a anatomia supra-hióidea é o espaço parafaríngeo (EPF). Esse espaço fascial fibrogorduroso estende-se da base craniana até o nível do osso hióide e serve como um espaço marcador em torno do qual os espaços fasciais restantes ficam organizados. Contém gordura, porções da terceira divisão do nervo V craniano, a artéria maxilar interna, a artéria faríngea ascendente e o plexo venoso. No plano axial, esse espaço apresenta uma configuração triangular e demonstra simetria bilateral. No plano coronal, o EPF tem a forma de uma ampulheta e é mais espesso na base craniana e no nível hióideo, sendo mais fino no pescoço médio-supra-hióideo.

O EPF fica bem definido e localizado em ambos os planos axial e coronal tanto na TC quanto na RM.[18] Com a TC, o conteúdo de gordura predominante serve como um marcador de baixa intensidade entre os músculos mediais da deglutição, localizados no

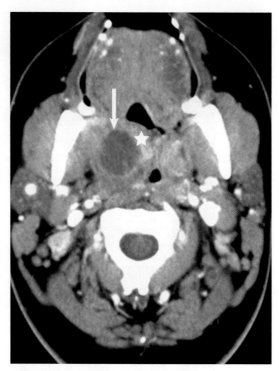

FIGURA 3-17. Abscesso tonsilar. Tomografia computadorizada com contraste no plano axial demonstra uma lesão tonsilar esquerda de baixa densidade (*seta*) com realce da borda periférica fina. A tonsila esquerda está com o tamanho aumentado. O espaço parafaríngeo esquerdo parcialmente apagado (*estrela*) está na posição lateral.

espaço mucoso faríngeo (EMF), e os músculos da mastigação, localizados mais lateralmente. Com a RM, o EPF apresenta uma intensidade de sinal luminosa em T1 (a sequência de varredura que melhor realça as diferenças da gordura com o tecido muscular). Com períodos de TR mais longos e mais ponderação em T2, esse espaço gorduroso torna-se menos intenso no sinal.

Como esse espaço é o epicentro em torno do qual os espaços fasciais estão arranjados, serve como um marcador importante ou espaço central fundamental. Ao notar a posição e a direção do deslocamento do EPF, o médico consegue determinar o epicentro e a origem do espaço fascial de uma lesão supra-hióidea. Levando em conta que o EPF contém poucas estruturas de onde podem surgir lesões, a maioria das lesões encontradas nesse

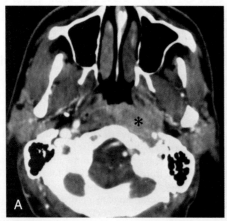
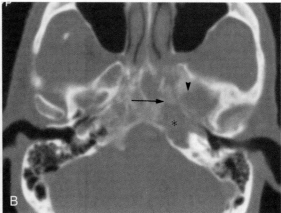

FIGURA 3-18. Carcinoma nasofaríngeo. **A,** Tomografia computadorizada com contraste no plano axial demonstra lesão aumentada (*asterisco*) que envolve o espaço da mucosa faríngea, os espaços retrofaríngeos e o espaço pré-vertebral. Um tumor está encostado na base do crânio. **B,** Imagem por tomografia computadorizada com contraste no plano axial com configurações ósseas no nível da base do crânio demonstra uma lesão lítica destrutiva envolvendo o osso petroso anteromediano esquerdo (*asterisco*), porção mediana da asa maior do esfenoide (*seta*) e clivus adjacente (*seta*).

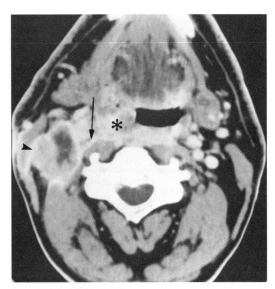

FIGURA 3-19. Carcinoma de células escamosas da orofaringe. Tomografia computadorizada com contraste no plano axial demonstra lesão aumentada de densidade mista (*asterisco*) na orofaringe direita. O tumor se alastrou posterolateralmente envolvendo as artérias carótidas (*seta*). Nota-se o linfonodo aumentado (*ponta da seta*) com núcleo necrótico de baixa densidade posterior ao espaço carotídeo, posicionado bem abaixo do músculo esternocleidomastóideo. O aumento do músculo esternocleidomastóideo indica invasão do músculo.

espaço se espalha por ali secundariamente de um espaço fascial adjacente.[19]

Os espaços fasciais centrados em torno do EPF são o EMF, o espaço carotídeo (EC), o espaço parotídeo (EP), o espaço mastigatório (EM), o espaço retrofaríngeo (ERF) e o espaço pré-vertebral (EPV). Cada espaço apresenta bordas anatômicas bem definidas, contém principais estruturas importantes e dá origem a processos patológicos que são seletivos ao local daquele espaço. Levando em conta os processos patológicos em cada espaço fascial, é conveniente utilizar os termos *congênito*, *inflamatório*, *neoplásico* (benigno e maligno), *pseudolesão* e *variados*. Aplicando essas poucas categorias de doença, essa abordagem esclarece a maioria das principais lesões encontradas na cabeça e no pescoço e é usada na discussão seguinte sobre lesões supra-hióideas e infra-hióideas.

ESPAÇO MUCOSO FARÍNGEO

O espaço mucoso faríngeo (EMF) está localizado medialmente ao EPF e anteriormente ao EPV. Engloba as superfícies mucosas nas margens internas da nasofaringe e orofaringe e inclui tecido linfoide (adenoideano), glândulas salivares menores, porções dos músculos constritores e músculos da deglutição. A porção medial da tuba auditiva o atravessa. Essas estruturas ficam mediais ou no lado das vias aéreas da fáscia bucofaríngea. Vale lembrar que essa estrutura fascial pode ser observada na RM como uma faixa de sinal com intensidade baixa. Na TCCC ou nos estudos da RM com contraste de gadolínio, a mucosa faríngea sobreposta fica aumentada.

O EMF estende-se da base craniana até a margem inferior da cartilagem cricoide e segue até a porção superior do pescoço infra-hióideo. Engloba a nasofaringe, a orofaringe e as porções da hipofaringe. As lesões nesse espaço deslocam o EPF lateralmente.

Em geral, deve-se ter muita cautela ao interpretar as superfícies mucosas da faringe, da cavidade oral e da laringe. A mucosa normal tem um sinal alto em T2 em STIR e no aumento em T1 com contraste pós-gadolínio e com a TCCC. Pode ser confundida com malignidade superficial com base na mucosa. Do mesmo modo, um pequeno tumor superficial da mucosa pode ser indistinguível da mucosa normal adjacente. O exame clínico direto das superfícies mucosas é ainda superior à TC transversal ou à imagem por RM na detecção de tumor superficial; entretanto, a TC e a RM são superiores na detecção de tumor submucoso e invasão profunda. A irregularidade da mucosa e a leve assimetria são comuns, especialmente próximas à fossa de Rosenmüller (os recessos faríngeos laterais da nasofaringe), e deve-se tomar cuidado ao atribuir uma anormalidade. Estudos repetidos com uma manobra da Valsalva adaptada para distender as vias aéreas podem ser úteis. O envolvimento de músculos submucosos e estruturas adjacentes profundas, como o EPF, confirmarão a presença de uma lesão mucosa neoplásica suspeita. O tecido linfoide (adenoideano) costuma ser hipertrófico e proeminente, especialmente em crianças e pré-adolescentes, e pode prejudicar as vias aéreas. Na TC, o tecido linfoide é isodenso ao músculo. Com a RM, apresenta uma intensidade similar ao músculo em T1, mas com um sinal alto em T2. Encontra-se superficial à fáscia bucofaríngea e é relativamente homogêneo.

As lesões inflamatórias do EMF englobam faringite, abscesso (especialmente abscesso peritonsilar) e cistos de retenção pós-inflamatória (Fig. 3-17). O tumor misto das glândulas salivares é a neoplasia benigna mais comum.

O cisto de Thornwaldt é a lesão congênita mais comum na mucosa nasofaríngea na linha média posterior e raramente apenas se torna infectada de forma secundária. Fica muito clara nas sequências de TR longas na RM.

O CEC é o tumor mais comum no trato aerodigestivo superior e origina-se no EMF. A maioria das lesões surge no epitélio escamoso na região do recesso faríngeo lateral (Fig. 3-18 e 3-19). As pequenas lesões da submucosa podem ser negligenciadas no exame clínico, mas conseguem ser detectadas na imagem transversal. O envolvimento dos espaços musculofaciais adjacentes confirma a existência de uma lesão na mucosa. Pode se tornar grande e levar à invasão e à destruição extensa dos espaços fasciais vizinhos, ou se estender medialmente envolvendo o EPF. Com a TC, o CEC demonstra aumento não homogêneo da lesão, frequentemente com extensão até os espaços adjacentes. Com a RM, é de intensidade intermediária em T1 e de intensidade alta em T2, aumentando com infusão de gadolínio.[20] O CEC pode ser uma causa para otite serosa e opacificação das células mastóideas, devido à disfunção da tuba auditiva gerada pela invasão ou pelo efeito da massa. O avanço superior à base craniana é comum. O forame lacerado, o forame oval, o canal carotídeo, o forame jugular e o clivo podem

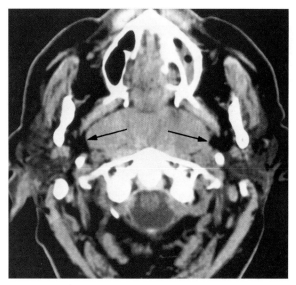

FIGURA 3-20. Linfoma nasofaríngeo. Tomografia computadorizada sem contraste no plano axial demonstra o espaço da mucosa faríngea com uma lesão de massa nasofaríngea grande deslocando os espaços pré-vertebral e retrofaríngeo posteriormente. A lesão invade o espaço parafaríngeo bilateralmente (*setas*).

também ser afetados. A proliferação perineural do tumor ao longo do nervo V motor craniano é comum, e convém investigar cuidadosamente quanto à sua presença, especialmente se houver atrofia unilateral dos músculos mastigatórios inervados pela divisão mandibular do quinto nervo craniano. Inferiormente, o CEC nasofaríngeo pode se alastrar e envolver palato mole, pilares tonsilares e cavidade nasal. A adenopatia cervical assintomática com envolvimento das cadeias de linfonodos jugular interna superior e do nervo acessório espinal é a forma presente em mais de 50% dos pacientes. Os linfonodos são geralmente considerados positivos quando crescem acima de 1,5 cm de diâmetro. Linfonodo com borda aumentada e um centro necrótico de baixa intensidade na TCCC indica comprometimento neoplásico. Na RM, os linfonodos apresentam uma intensidade de sinal luminosa em T2. Em T2, após a administração de gadolínio, pode-se visualizar o aumento dos linfonodos.

O extenso tecido linfoide no EMF é uma fonte para o desenvolvimento de linfoma não Hodgkin (Fig. 3-20). Os CEC e o linfoma podem apresentar extenso comprometimento do linfonodo. Os linfonodos associados ao CEC frequentemente apresentam núcleos necróticos, enquanto os do linfoma são geralmente não cavitários e homogêneos. Os tumores das glândulas salivares menores malignos também ocorrem nesse espaço. Essas três lesões malignas são difíceis de se separar radiologicamente.

ESPAÇO PAROTÍDEO

O espaço parotídeo (EP), a "casa" da glândula parótida e da porção extracraniana do nervo fascial, fica localizado lateralmente ao EPF e ao EC e posteriormente ao EM. Estende-se superiormente do nível do osso temporal levemente escamoso até o ângulo da mandíbula inferiormente. Contém glândula parótida, múltiplos linfonodos (dentro e fora do parênquima da glândula parótida), nervo facial, veia retromandibular e ramos da artéria carótida externa. A glândula parótida sobrepõe-se à porção superior do músculo masseter. Sua porção retromandibular profunda fica superior à mandíbula e lateral ao EPF e ao EC. O ventre posterior do músculo digástrico separa o EP do EC.

Devido ao seu elevado conteúdo de gordura, especialmente em adultos, o parênquima da glândula parótida costuma ser de baixa densidade na TC, mas pode variar e se aproximar da densidade muscular. É de intensidade alta em T1 (levemente mais baixa do que a gordura subcutânea) e com intensidade reduzida em T2,

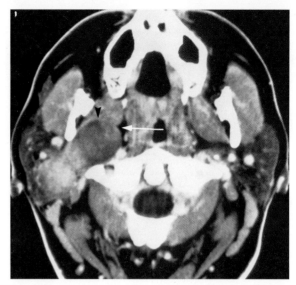

FIGURA 3-21. Adenoma pleomórfico benigno da glândula parótida direita. Tomografia computadorizada com contraste no plano axial demonstra um tumor em forma de haltere com aumento na sua porção superficial. A sua porção profunda é predominantemente de baixa densidade. O espaço parafaríngeo está deslocado medialmente (seta) e o músculo pterigoide lateral está comprimido anteriormente (ponta da seta). A lesão deslocou o ramo da mandíbula anteriormente.

mas geralmente retém a intensidade de sinal alta em T2 relativa ao músculo. A veia retromandibular situa-se justamente posterior à margem lateral do ramo mandibular. Traçando uma linha paralela do forame estilomastóideo a um ponto quase lateral à veia retromandibular, o curso diagonal do nervo facial dividirá a glândula parótida nas porções superficial e profunda; embora não se trate de uma divisão anatômica real, é útil para o planejamento cirúrgico. O nervo facial pode ser observado em alguns estudos com RM, e o seu curso deve ser determinado e considerado quando planejar a remoção de lesões do lobo profundo da parótida.

As lesões no EP são geralmente envoltas por tecido da glândula parótida e mais bem definidas com a RM do que a TC.[21] Com a TCSC, as lesões são geralmente isodensas a glândula normal ou de intensidade aumentada. Com a RM, as lesões são intensidade

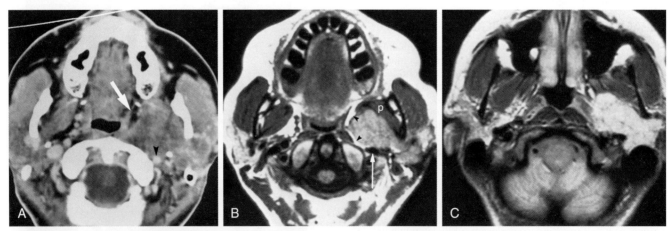

FIGURA 3-22. Tumor de células acinares da glândula parótida esquerda. **A,** Tomografia computadorizada com contraste no plano axial no nível C1 e C2 demonstra uma lesão de massa irregular e não homogênea que envolve as porções superficial e profunda da glândula parótida esquerda. A lesão desloca o espaço parafaríngeo anterior e medialmente (seta). Há aumento do espaço estilomandibular, e é possível notar que as áreas com realce irregular estão na porção periférica e por toda a lesão, que deslocou a artéria carótida posteriormente (ponta da seta). **B,** Imagem ponderada em T1 axial demonstra resolução de contraste superior da imagem por ressonância magnética (RM). As porções superficial e profunda da lesão estão bem delineadas. A margem da lesão pode ser separada do músculo pterigoide lateral (p), que está deslocado anteriormente e lateralmente. O espaço parafaríngeo (pontas de seta), indicado pela sua alta intensidade da gordura, está deslocado medialmente. O fluxo nulo marca o local da artéria carótida esquerda (seta). **C,** RM axial com rotação-densidade no nível da base do crânio demonstra uma lesão bem definida com intensidade aumentada de sinal. O envolvimento de ambos os lobos superficial e profundo está bem delineado.

muscular na T1 e geralmente hiperintensas à glândula parótida normal em T2.[18] Quando pequenas, as lesões parótidas tendem a ser homogêneas. Com o aumento do tamanho da lesão, podem desenvolver áreas com hemorragia, necrose e calcificação. Caso a lesão se espalhe ou se origine da porção profunda da glândula, ela deslocará o EPF medialmente e, às vezes, anteriormente. Lesões maiores na glândula parótida irão causar a alargamento do tunel estilomandibular, o espaço entre a borda posterior da mandíbula e o processo estiloide. A comparação com o lado contralateral tornará o alargamento sutil nesse espaço evidente.[22] Se forem maiores, as lesões do lobo profundo poderão deslocar a artéria carótida posteriormente. Como regra geral, as lesões benignas são bem definidas, enquanto as lesões malignas apresentam margens indistintas e podem invadir as estruturas adjacentes. As lesões no EPF ou no EC podem se espalhar lateralmente até o EP e imitar clinicamente uma lesão parótida.

As lesões congênitas do EP são hemangioma, linfangioma e cistos da primeira e da segunda fendas branquiais e, posteriormente, surgindo como uma lesão de aparência cística com paredes lisas.[23] As bordas aumentadas do cisto indicam que foi infectada secundariamente. A doença inflamatória pode se apresentar como um inchaço difuso ou como um abscesso localizado. A infecção na base do crânio adjacente é mais bem demonstrada com a TC, e a infecção pode ocorrer secundária à doença com cálculo.

Os cálculos são também demonstrados de modo melhor pela sialografia como defeitos de enchimento intraluminal ou pela TC, devido à sua sensibilidade dez vezes maior do que os filmes comuns para detectar os cálculos calcificados. A sialadenite, a doença autoimune e as estenoses são ainda mais bem avaliadas pela sialografia convencional, que conseguem demonstrar com mais precisão a anatomia ductal. A sialadenite crônica fará com que a densidade na TC da glândula parótida afetada fique similar à do músculo. Isso aparece como um sinal mais baixo da glândula parótida em T1 e com sinal mais claro em T2, em comparação com a glândula parótida contralateral. As doenças autoimunes, como a síndrome de Sjögren, demonstram o aumento bilateral da parótida. O aumento bilateral da glândula pelos cistos linfoepiteliais benignos é observado na síndrome da imunodeficiência adquirida.

O adenoma pleomórfico benigno (tumor misto benigno), a neoplasia benigna mais comum da glândula parótida, é bem definido e demonstra graus variáveis de aumento de contraste (Fig. 3-21). Costuma ser de configuração ovoide e pode envolver tanto o lobo profundo quanto o superficial da glândula parótida ou, de forma menos comum, de ambos. Raramente, os tumores mistos benignos podem surgir do tecido salivar medial ao lobo profundo, apresentando uma borda de gordura em ambas as margens medial e lateral. Pode-se observar ocasionalmente a calcificação dentro do tumor, que é hipointensa em T1 e hiperintensa em T2. Os lobos superficial e profundo da glândula parótida podem estar comprometidos, levando a uma configuração de um haltere da massa, e associados à dilatação do ligamento estilomandibular.

As lesões malignas englobam carcinoma mucoepidermoide, carcinoma adenoide cístico, carcinoma de células acinares e tumor misto maligno (Fig. 3-22). As lesões malignas de alto grau apresentam bordas infiltrativas, e a RM é superior à TC para mostrar as margens e a extensão da lesão. Por causa da abundância de tecido linfonodal dentro da glândula parótida, o comprometimento do linfonodo pode ser observado com o linfoma de não Hodgkin, enquanto o envolvimento metastático pode ser observado com o CEC e o melanoma maligno. O carcinoma de células basais da orelha e da bochecha adjacentes pode entrar em metástase nos linfonodos parotídeos.

ESPAÇO CAROTÍDEO

O espaço carotídeo (EC), também conhecido como *espaço parafaríngeo pós-estiloide* – o espaço dos vasos, nervos e linfonodos –, localiza-se posteriormente ao EPF, lateralmente ao ERF,

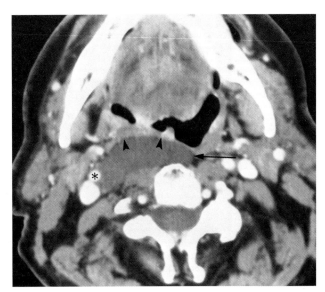

FIGURA 3-23. Ganglioneuroma do espaço carotídeo esquerdo e espaço retrofaríngeo. A tomografia computadorizada com contraste no plano axial no nível do meio da língua demonstra uma lesão em forma de C ou de linguiça, de baixa densidade e bem definida na porção anteromedial do espaço carotídeo esquerdo. A lesão reveste parcialmente a artéria carótida esquerda (*asterisco*) e a desloca posterolateralmente, estendendo-se medialmente até o espaço retrofaríngeo esquerdo (*seta*). O espaço parafaríngeo foi deslocado lateralmente, e o espaço da mucosa faríngea (*pontas de seta*) está localizado anteriormente à lesão.

anterolateralmente aos espaços pré-vertebrais e medialmente ao EP e ao processo estiloide. O ventre posterior do músculo digástrico separa o EC do EP, e o EC é formado das porções de todas as três camadas da fáscia cervical profunda. O EC estende-se do osso temporal e da base craniana superiormente até o mediastino inferiormente.[24] Contém a artéria carótida comum e as suas principais divisões, a artéria carótida interna e a externa; a veia jugular; os nervos cranianos IX até XII; o plexo simpático; e os linfonodos. A veia jugular situa-se lateral e posterior à artéria carótida, e o nervo vago fica no sulco posterior entre os dois vasos. Os nervos cranianos IX, XI e XII migram para a porção anteromedial do EC abaixo no pescoço. As lesões do EC deslocam o EPF anteriormente e, caso sejam grandes, podem remodelar o processo estiloide e deslocá-lo anterolateralmente.

A infecção no EC ocorre de forma mais comum secundária à proliferação da infecção dos espaços fasciais adjacentes. Os linfonodos reacionais inflamatórios, que são caracteristicamente homogêneos e menores de 1 cm de tamanho, podem ser observados em qualquer porção ao longo do EC e estar relacionados com vários processos infecciosos, como sinusite, mononucleose infecciosa e tuberculose. Os linfonodos supurativos podem apresentar núcleos com baixa densidade e não ser distinguidos dos linfonodos malignos. Aglomerados ou grupos de linfonodos amontoados em grandes massas não são incomuns. A celulite causa a perda dos planos do tecido mole normal, e os abscessos são caracterizados pelas coletas de líquido focais com margens aumentadas.

Na TCCC, os vasos sanguíneos normais demonstram aumento de contraste. Com a TCCC dinâmica, uma Wash-In Phase (visualização prévia de contraste) pode ser demonstrada dentro dos vasos normais e dentro dos vasos de alimentação ou de drenagem de massa, o que ajuda a indicar ainda mais a etiologia vascular de uma lesão. Na RM, os vasos sanguíneos aparecem como áreas circulares ou lineares de cavidade vazia, devido à corrente rápida do fluxo de sangue. Fluxo turbulento ou lento leva a áreas com intensidade de sinal mista. A ectasia venosa, a dissecção, o aneurisma, pseudoaneurisma e a trombose podem ser prontamente diagnosticados com a técnica de aquisição de imagem transversal. A avaliação das imagens de corte adjacentes demonstrará uma

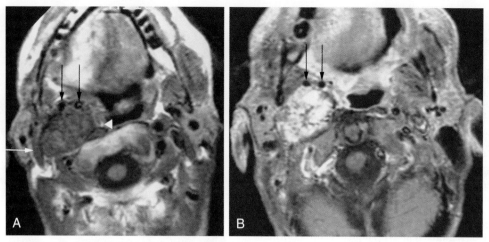

FIGURA 3-24. Glomo vagal (paraganglioma) do espaço carotídeo (pós-estiloide parafaríngeo) direito. **A,** A imagem ponderada em T1 (T1) axial no nível do C2 demonstra uma lesão de densidade mista predominantemente de baixa densidade que compreende o limite posterior do espaço carotídeo esquerdo. A lesão desloca o ventre posterior do músculo digástrico lateralmente (*seta branca*) e as artérias carótidas interna e externa anteriormente (*setas pretas*). A gordura parafaríngea é deslocada medialmente (*ponta da seta*). A lesão invade a região medial das vias aéreas, e as pequenas áreas pontuadas de baixa intensidade observadas ao longo da margem e na porção anterior da lesão representam os fluxos vazios dos vasos do tumor. **B,** A imagem T1 axial no mesmo nível após injeção de gadolínio demonstra um denso realce da lesão. Novamente, os múltiplos fluxos vasculares vazios e pontuados aparecem dentro da lesão e em torno na periferia. As artérias carótidas (*setas*) são observadas sobrepostas à margem anterior da lesão.

configuração tubular na lesão. Uma artéria carótida ectásica ou uma veia jugular assimetricamente dilatada podem parecer clinicamente como massa lateral no pescoço, mas prontamente discerníveis radiologicamente. A veia jugular direita é geralmente maior do que a esquerda, ocasionalmente muito maior, o que reflete uma drenagem venosa maior do cérebro. A trombose, tanto de natureza arterial quanto venosa, aparece como um defeito de enchimento intraluminal tubular com ou sem efeito associado da massa na TCCC, pois os *vasa vasorum* da parede venosa aumentam em forma de anel.[25] A trombose subaguda ou a hemorragia na parede venosa secundária à dissecção ou ao traumatismo irão gerar um sinal claro em T1, devido aos efeitos de encurtamento em T1 da metemoglobina paramagnética, um produto de decomposição de hemoglobina.

A maioria das lesões com massa no EC é de origem neoplásica, e a maioria dos tumores neurogênicos consiste em schwannomas (Fig. 3-23). Um schwannoma surge das células de Schwann que formam o revestimento de nervos e que se originam de maneira mais comum no nervo vago e de modo menos comum no plexo simpático. Um *neurofibroma* contém elementos de células de Schwann e neurais misturados e surge dos nervos periféricos. Os neurofibromas são raros; quando presentes, eles geralmente se multiplicam e fazem parte da neurofibromatose. Entretanto, ambos os tumores são bem definidos na TC, e qualquer um pode apresentar um componente de baixa densidade devido à infiltração de gordura. Na TCCC, os neurofibromas demonstram graus variados de aumento. Na RM, eles têm uma aparência similar. Na TC e na RM, a maioria dos tumores neurais tem características de densidade e intensidade similares aos tumores das glândulas salivares e, frequentemente, não é possível diferenciá-los. Os tumores neurais podem apresentar um aumento denso e similar aos paragangliomas. Na angiografia, os neuromas são caracteristicamente hipovasculares ao contrário dos paragangliomas, que são hipervasculares. As lesões neurogênicas surgem posteriormente à artéria carótida interna e, assim, causam deslocamento anterior da artéria carótida interna.

Os paragangliomas, lesões que se desenvolvem dos derivados das células da crista neural, podem surgir no forame jugular

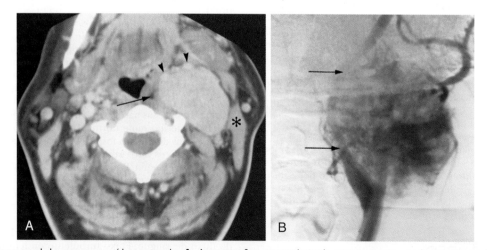

FIGURA 3-25. Glomo vagal do espaço carotídeo esquerdo. **A,** A tomografia computadorizada com contraste no plano axial no nível central da língua demonstra uma lesão aumentada, bem definida e relativamente homogênea no espaço carotídeo esquerdo. As artérias carótidas estão localizadas na margem anteromedial da lesão (*pontas das setas*). O espaço parafaríngeo está deslocado medialmente (*seta*). A lesão está localizada profundamente no músculo esternocleidomastóideo (*asterisco*). **B,** A angiografia por subtração digital anteroposterior demonstra um tumor densamente vascular que desloca a artéria carótida interna medialmente (*setas*). A vascularização e a coloração densa do tumor indicam que a lesão se trata de um paraganglioma.

3 | VISÃO GERAL SOBRE DIAGNÓSTICO POR IMAGEM EM CABEÇA E PESCOÇO   53

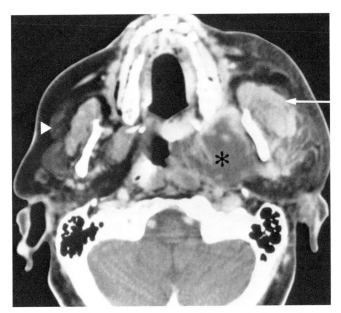

FIGURA 3-26. Abscesso no espaço mastigatório esquerdo. Tomografia computadorizada com contraste no plano axial no nível da borda alveolar superior demonstra uma lesão de baixa densidade (*asterisco*) na borda medial do espaço mastigatório esquerdo que envolve o músculo pterigoide lateral esquerdo. O abscesso está revestido por uma borda de realce irregular. O edema infiltrou e ocultou o espaço parafaríngeo. O músculo masseter esquerdo (*seta*) está espesso, e o edema está presente nos planos do tecido mole lateral ao músculo masseter e no espaço bucal anteriormente. Observa-se a glândula parótida acessória sobreposta no músculo masseter direito (*ponta de seta*).

como massa na fossa posterior. No meio do pescoço, o paraganglioma causa um deslocamento característico da artéria carótida anteriormente e da veia jugular posteroanteriormente. Na bifurcação da carótida, uma lesão causa o alargamento entre as artérias carótidas interna e externa. Na RM, o paraganglioma é reconhecido pela sua hipervascularidade, caracterizado por múltiplas áreas de sinal nulo e aumento do fluxo relacionado dos vasos dilatados de alimentação e drenagem.[26]

O envolvimento dos linfonodos no EC pode ser observado mais comumente com as metástases do CEC ou como parte do comprometimento generalizado pelo linfoma não Hodgkin. O envolvimento dos linfonodos pode ser uma manifestação inicial de CEC, embora possa ocorrer a proliferação extracapsular da doença. O envolvimento completo da artéria carótida (fixação da carótida) pode indicar inoperabilidade. Entretanto, a artéria carótida pode ser sacrificada na operação, caso o paciente consiga tolerar com êxito um teste de oclusão da carótida com balão. Os linfonodos metastáticos são caracteristicamente heterogêneos, sobretudo após o aumento por contraste.

ESPAÇO MASTIGATÓRIO

O espaço mastigatório (EM) também conhecido como *fossa infratemporal* – o espaço dos músculos mastigatórios e a porção posterior do ramo mandibular – situa-se no EP e é separado dos músculos de deglutição no EMF pelo EPF.[27] O EM contém os músculos masseter e temporal e o pterigóideo medial e lateral, o ramo motor da terceira divisão do nervo craniano V, o nervo alveolar inferior, a artéria maxilar interna e suas ramificações, o plexo venoso pterigóideo e o corpo do ramo posterior da mandíbula. Inclui a fossa temporal (EM suprazigomático) superiormente, engloba o arco zigomático e se estende inferiormente para englobar a fossa infratemporal e as estruturas em ambos os lados da mandíbula. A massa no EM desloca o EPF posteriormente e medialmente.

A infecção (celulite, abscesso, osteomielite) pode envolver a mandíbula e os músculos mastigatórios. Pode ocorrer proliferação até a base do crânio ou envolvimento do EM suprazigomático, o que isso deve ser descartado (Fig. 3-26). Os abscessos geralmente surgem de um foco odontogênico ou decorrente de má condição dos dentes. As alterações ósseas decorrentes da osteomielite são mais bem demonstradas na TC.

As lesões benignas são o hemangioma e o linfangioma (Fig. 3-27). O angiofibroma nasofaríngeo, um tumor que acomete

(glomo jugular), ao longo do curso do nervo vago (glomo vagal; Figs. 3-24 e 3-25) ou na bifurcação da carótida (tumor do corpo da carótida). Os paragangliomas são múltiplos em até 5% dos pacientes, e a lesão é ovoide com margens lisas. Devido à sua hipervascularidade acentuada, aumenta densamente na TC. A angiografia revela um tumor muito vascularizado com coloração capilar densa. Na base craniana, corrói a espinha jugular e causa destruição óssea permeativa do forame jugular, ao contrário de um schwannoma, que causa uma expansão lisa com margens corticais intactas. O paraganglioma do forame jugular pode se espalhar para o osso temporal ou se infiltrar na base craniana, surgindo

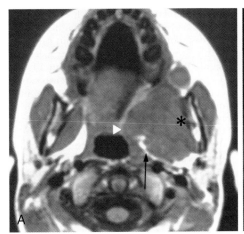
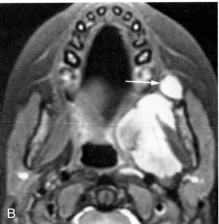

FIGURA 3-27. Linfangioma do espaço mastigatório esquerdo. **A,** A imagem ponderada em T1 no plano axial no nível da base da língua e na região tonsilar da orofaringe demonstra uma massa de tecido mole de baixa densidade e não homogênea que envolve o músculo pterigoide esquerdo lateral (*asterisco*). Desloca o espaço parafaríngeo medialmente e anteriormente (*seta*). A massa estende-se da parede medial lateral da orofaringe esquerda (*ponta de seta*). **B,** Imagem axial com rotação-densidade e supressão de gordura demonstra uma lesão com intensidade de sinal clara. As margens estão agora com melhor definição, e a lesão pode ser separada do músculo pterigoide lateral. A lesão invade a parede anteromedial da orofaringe anteriormente, estende-se até o espaço bucal (*seta*) anterior à margem cortical da mandíbula.

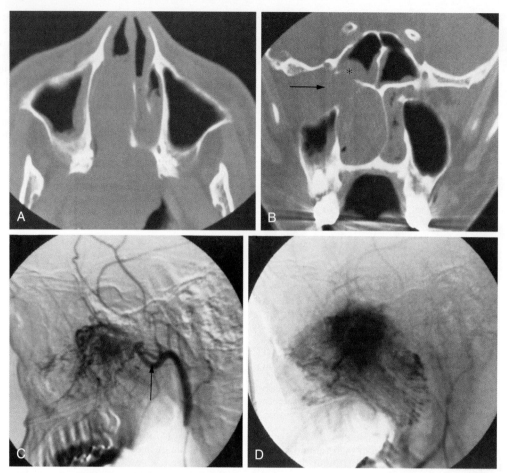

FIGURA 3-28. Angiofibroma nasofaríngeo juvenil. **A,** Tomografia computadorizada sem contraste (TCSC) no plano axial demonstra uma massa de tecido mole homogênea dilatando a abertura nasal direita. Um componente grande do tumor projeta-se posteriormente até a nasofaringe e orofaringe. **B,** TCSC coronal também demonstra a opacificação completa e expansão da abertura nasal direita pela massa de tecido mole. O tumor alastra-se e dilata a fissura infraorbital direita (*seta*). O tumor (*asterisco*) está presente no seio esfenoide, tendo destruído o assoalho direito. **C** e **D,** Angiografias de subtração lateral (fase inicial arterial e capilar) demonstram uma massa vascular na nasofaringe e abertura nasal. A artéria maxilar interna (*seta*) causa um emaranhado de vasos tumorais. A coloração densa do tumor é observada na fase capilar.

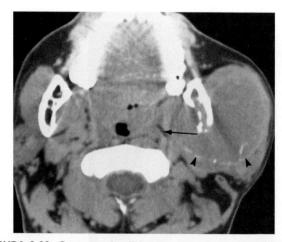

FIGURA 3-29. Carcinoma de células escamosas do ramo mandibular. A tomografia computadorizada com contraste no plano axial no nível do C2 demonstra um tumor de tecido mole grande destruindo a porção central e a margem medial do ramo mandibular esquerdo com uma extensão do tumor chegando aos músculos masseter e pterigoide lateral. O espaço parafaríngeo foi deslocado medialmente (*seta*) e uma borda fina de realce circular pode ser observada posteriormente e lateralmente (*pontas de seta*).

pré-adolescentes do sexo masculino, surge na fossa pterigopalatina e geralmente se alastra ao EM (Fig. 3-28). As neoplasias ósseas primárias podem surgir na mandíbula. O condrossarcoma e o osteossarcoma se manifestam com calcificação condroide e nova formação óssea, respectivamente. A lesão óssea é caracteristicamente de intensidade muscular em T1 e hiperintensa em T2. A T1 pós-gadolínio demonstra aumento extenso. A massa infiltrativa com destruição mandibular pode ser indistinguível da doença metastática. O linfoma não Hodgkin pode apresentar envolvimento ósseo, com massa de tecido mole, ou como massa de linfonodos. O CEC se manifesta como uma massa infiltrativa e ocorre secundário à extensão de um espaço fascial vizinho (Fig. 3-29). A proliferação perineural do tumor é comum no EM. Devem-se avaliar o espessamento e o aumento do quinto nervo craniano ao longo do seu curso; passa do tronco encefálico até o seio cavernoso, atravessa o forame oval, finalmente abaixo da base craniana, e passa inferiormente para inervar os músculos individuais da mastigação (Fig. 3-30). O forame oval pode aumentar de tamanho, e pode-se encontrar um tumor dentro do seio cavernoso. O envolvimento do tumor no nervo alveolar inferior pode causar corrosão, aumento irregular ou destruição do canal alveolar inferior da mandíbula.[28]

Os pseudotumores podem enganar os menos experientes. Uma glândula parótida acessória que se sobrepõe na margem

3 | VISÃO GERAL SOBRE DIAGNÓSTICO POR IMAGEM EM CABEÇA E PESCOÇO 55

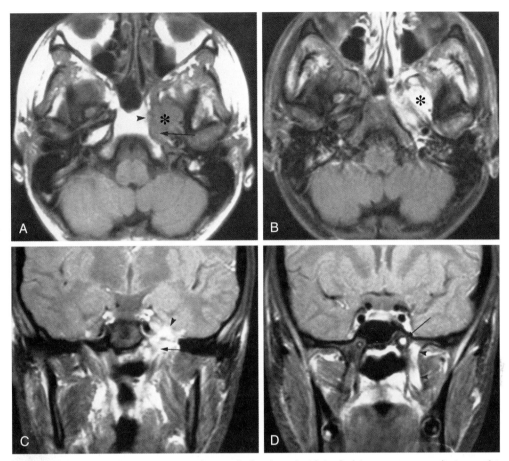

FIGURA 3-30. Carcinoma adenoide cístico do espaço mastigatório invadindo a base do crânio. **A,** A imagem por ressonância magnética ponderada em T1 (T1) demonstra uma lesão bem definida de baixa densidade (*asterisco*) invadindo a borda lateral do clivo e destruindo o ápice medial do osso petroso temporal esquerdo (*seta*). A margem cortical lateral do clivo foi erodida (*ponta da seta*). **B,** Imagem em T1 no plano axial com supressão de gordura e pós-gadolínio demonstra aumento difuso e irregular da lesão da fossa média esquerda (*asterisco*). Nesta sequência, a intensidade de sinal de gordura normalmente alta foi suprimida. **C,** Imagem no plano coronal com rotação-densidade, supressão de gordura pós-gadolínio demonstra um tumor aumentado (*ponta de seta*) abaixo da base do crânio expandindo pelo forame oval até a fossa média esquerda (*seta*). **D,** A imagem no plano coronal com rotação-densidade, supressão de gordura e pós-gadolínio demonstra um tumor aumentado no canal vidiano expandido (*seta*) e na fossa pterigoide (*pontas de seta*).

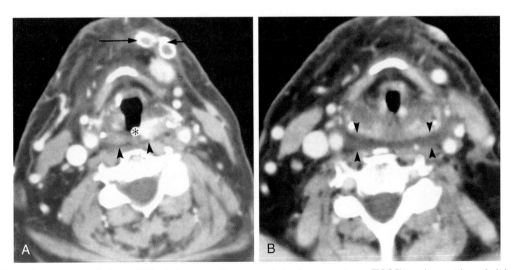

FIGURA 3-31. Edema do espaço retrofaríngeo (ERF). **A,** A tomografia computadorizada com contraste (TCCC) no plano axial no nível da margem superior do osso hioide demonstra um tubo nasogástrico (*asterisco*) na parede posterior das vias aéreas orofaríngeas e espessamento moderado da parede lateral da laringe. O ERF está normal (*pontas de seta*). Dois linfonodos (*setas*) com bordas realçadas estão localizados na parte anterior à glândula submandibular. **B,** TCCC axial repetido no mesmo nível 6 meses depois demonstra o edema com aparência bem definida em forma de "gravata-borboleta" no RPS (*pontas de seta*).

anterior do músculo masseter ou o aumento assimétrico da glândula parótida podem simular o tumor. Em ambas as situações, a variante da glândula parótida retém as características de sinal na RM idênticas às da glândula parótida normal. A hipertrofia do músculo masseter pode ocorrer secundariamente ao ranger os dentes e imitar uma lesão de massa ou ser bilateral. Se o quinto nervo craniano estiver lesionado ou invadido por um tumor, isso resulta em denervação dos músculos, atrofia ipsilateral dos músculos mastigatórios e infiltração de gordura. O grupo muscular contralateral normal pode ser considerado incorretamente como aumentado e ser mal interpretado como envolvimento tumoral.

ESPAÇO RETROFARÍNGEO

O espaço retrofaríngeo (ERF), um grande espaço entre as camadas centrais e profundas da fáscia cervical profunda, fica posterior ao EMF, anterior ao EPV e medial ao EC. Estende-se da base craniana superiormente ao nível T3 do mediastino superior inferiormente.[29] O ERF é importante porque pode servir como "corredor" para a proliferação da doença entre a cabeça, o pescoço e o mediastino. Seus conteúdos são gordura e linfonodos, sendo os principais os linfonodos de Rouvière (linfonodos retrofaríngeos laterais clássicos) e os linfonodos retrofaríngeos mediais. Geralmente, esse grupo nodal acomete as crianças, e até 1 cm de tamanho é considerado normal; entretanto, um linfonodo acima de 5 mm é visto como suspeito em adultos. Uma lesão de massa no ERF deslocará o EPF anterolateralmente. A infecção, a faringite ou a tonsilite podem levar ao envolvimento dos linfonodos no ERF. Pode ocorrer celulite difusa ou abscesso, sendo esse último geralmente secundário à infecção no EMF ou no EPV. A infecção ou a massa na porção alar lateral do ERF infra-hióideo podem ter uma aparência de "gravata-borboleta" na imagem axial (Fig. 3-31). O CEC pode invadir o ERF diretamente ou ser observado somente com o envolvimento dos linfonodos. O padrão é do tipo de aumento não homogêneo, frequentemente com núcleos necróticos de baixa densidade. Com o linfoma não Hodgkin, os linfonodos são homogêneos e múltiplos e, em geral, envolvem mais de um dos espaços fasciais.

ESPAÇO PRÉ-VERTEBRAL

O espaço pré-vertebral (EPV), também definido pelas camadas profundas da fáscia cervical profunda, é dividido em compar-

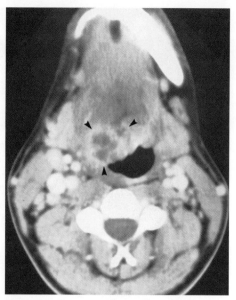

FIGURA 3-32. Abscesso, base direita da língua. A tomografia computadorizada com contraste no plano axial do pescoço supra-hióideo demonstra uma massa realçada mista de baixa densidade e não homogênea (*pontas das setas*) na base da língua e na região tonsilar direita. A área com baixa densidade da lesão indica pus dentro do abscesso, embora a massa de carcinoma de células escamosas ulceradas pareça similar.

timentos anterior e posterior. O primeiro engloba os órgãos vertebrais cervicais na porção anterior e estende-se de um processo transverso até o outro. O compartimento posterior envolve os elementos vertebrais na porção posterior. O EPV contém os músculos pré-vertebral, escaleno e paraespinal; o plexo braquial; o nervo frênico; o corpo vertebral; e a artéria e a veia vertebrais. Similar à anatomia do ERF, o EPV estende-se da base craniana superiormente até o mediastino inferiormente.

O EPV situa-se diretamente superior ao ERF e posteromedial ao EC. A massa no compartimento anterior do EPV causa espessamento dos músculos pré-vertebrais e desloca os músculos pré-vertebrais e o EPF anteriormente. Uma massa no compartimento posterior do EPV desloca a musculatura paraespinal e a gordura no EC posterior lateralmente, afastando-se dos elementos na

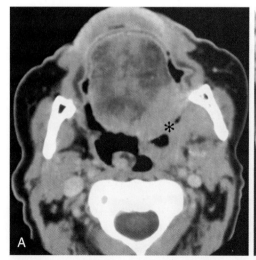
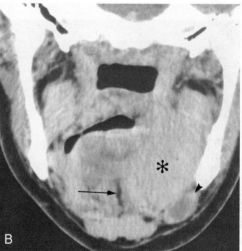

FIGURA 3-33. Carcinoma de células escamosas da base da língua e do assoalho da boca. **A,** A tomografia computadorizada com contraste (TCCC) no plano axial no nível do meio da língua demonstra uma lesão homogênea (*asterisco*), isodensa relativa aos músculos mastigatórios, envolvendo as margens lateral e posterior do lado esquerdo da língua, músculo pterigoide lateral esquerdo e região tonsilar da orofaringe. **B,** TCCC coronal demonstra massa homogênea que envolve a porção lateral da língua e estende-se até o assoalho da boca inferiormente e à região tonsilar superiormente (*asterisco*). O septo na linha média (*seta*) da língua está deslocado lateralmente. Um linfonodo necrótico (*ponta de seta*) está localizado na porção inferior da língua.

3 | VISÃO GERAL SOBRE DIAGNÓSTICO POR IMAGEM EM CABEÇA E PESCOÇO 57

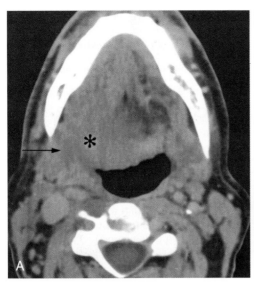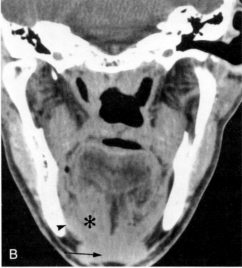

FIGURA 3-34. Linfoma não Hodgkin da base da língua e do assoalho da boca. **A,** A tomografia computadorizada com contraste no plano axial no nível médio da língua demonstra um aumento no lado direito da língua por uma lesão de massa homogênea (*asterisco*), isodensa à musculatura normal da língua. O espaço submandibular (*seta*), localizado mais lateralmente, está também comprometido. **B,** A tomografia computadorizada com contraste no plano coronal demonstra envolvimento homogêneo da base lateral inferior direita da língua (*asterisco*), músculo milo-hióideo (*ponta da seta*) e assoalho da boca. A lesão está localizada acima do ventre anterior do músculo digástrico (*seta*). A natureza homogênea da lesão favorece o linfoma.

porção posterior da espinha. A infeção e a doença maligna, os processos de doença mais comuns no EPV, geralmente envolvem o corpo vertebral.

A infecção, incluindo a tuberculose e os patógenos bacterianos, caracteristicamente envolve o corpo vertebral e o espaço do disco intervertebral adjacente. Os processos benignos, embora muito menos comuns, são o cordoma, o osteocondroma, o cisto ósseo aneurismático, o tumor de células gigantes e o neurofibroma plexiforme. Os processos de doença maligna são a doença metastática, a leucemia, o linfoma e a invasão direta pelo CEC. A destruição do corpo vertebral com massa de tecido mole associada pode ser observada, e o canal espinal e o saco dural podem estar comprometidos.

CAVIDADE ORAL

A CO, o espaço dos dois terços anteriores da língua e do assoalho da boca, situa-se abaixo do palato duro, medialmente às bordas superior e inferior da alveolar e dos dentes, anterior à orofaringe e superior ao músculo milo-hióideo, que se estende entre as margens inferiores-mediais da mandíbula. A CO é separada da orofaringe posteriormente por papilas circunvaladas, pilares tonsilares e palato mole. A CO inclui a língua oral (os dois terços anteriores da língua), enquanto a orofaringe contém a base da língua (um terço posterior da língua), o palato mole, as amígdalas e a parede faríngea posterior.

A CO pode ser dividida em dois espaços principais, o *espaço sublingual* (ESL) e o *espaço submandibular* (ESM). O músculo milo-hióideo, que constitui o assoalho da boca, é o marcador que separa esses dois espaços. Outras áreas da cavidade oral são o assoalho da boca, a língua oral, o palato duro, a mucosa bucal, a borda alveolar superior, a borda alveolar inferior, o trígono retromolar e o lábio.

A maioria das massas na CO e na orofaringe é acessível ao exame clínico direto, e as lesões na mucosa são prontamente visualizadas. O objetivo da imagem transversal é avaliar o grau de envolvimento submucoso. Muitas neoplasias na CO são prontamente detectáveis no exame clínico, e o CEC é responsável por aproximadamente 90% das neoplasias na CO e orofaringe (Figs. 3-32 a 3-34). A imagem transversal tem papel importante no cálculo do tamanho do tumor, na identificação da invasão do tumor e na avaliação da metástase nodal.

As lesões congênitas são tireoide lingual e lesões císticas (cistos epidermoides, dermoides e teratoides). A maioria das infecções na CO tem origem dentária, e as infecções dentárias anteriores ao segundo molar tendem a envolver o ESL e situam-se superiormente ao músculo milo-hióideo. As infecções nos molares posteriores geralmente envolvem o ESM e situam-se inferiormente ao músculo milo-hióideo. Saber o espaço que está envolvido é fundamental para o planejamento da drenagem cirúrgica.

FIGURA 3-35. Celulite e abscesso submandibular. A tomografia computadorizada com contraste no plano axial demonstra uma lesão aumentada e mista de baixa densidade (*asterisco*) que envolve o espaço submandibular direito (SMS). O abscesso desloca as estruturas da linha média da língua para a esquerda, e o edema se estende lateralmente do SMS até se sobrepor nos tecidos moles. A gordura é de densidade alta devido à infiltração causada pelo edema.

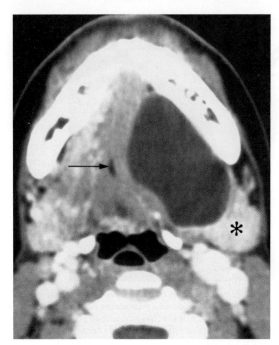

FIGURA 3-36. Rânula dos espaços lingual e submandibular esquerdos. A tomografia computadorizada com contraste no plano axial no nível do corpo da mandíbula demonstra uma lesão grande de baixa densidade com margens bem definidas envolvendo ambos os espaços sublingual e submandibular. A lesão desloca as estruturas da língua da linha média (*seta*) para a direita. A glândula submandibular está deslocada posteriormente e lateralmente (*asterisco*).

ESPAÇO SUBLINGUAL

O espaço sublingual (ESL) está localizado na porção anterior da língua, lateralmente aos músculos intrínsecos da língua (genioglosso e gênio-hióideo) e superiormente e medialmente ao músculo milo-hióideo. Anteriormente, o ESL estende-se do tubérculo geniano da mandíbula e posteriormente conecta-se livremente ao ESM na margem posterior do músculo milo-hióideo. O ESL contém a porção anterior de músculo hioglosso, nervo lingual (divisão sensorial do nervo craniano V), ramo da corda do tímpano do nervo craniano VII, artéria e veia linguais, porção profunda de glândulas e ductos submandibulares, glândulas e ductos sublinguais.

As lesões congênitas do ESL são lesões epidermoides e dermoides, linfangioma e hemangioma. O tecido da tireoide lingual será resultado de falha na migração normal no desenvolvimento do tecido tireoide da base da língua até o pescoço inferior. Na TC, a tireoide lingual fica na linha média na porção posterior da língua e demonstra aumento de contraste denso. Os exames da tireoide com medicina nuclear demonstram tecido tireoidiano funcional.

A celulite e o abscesso podem ocorrer secundariamente às infecções dentárias ou mandibulares ou podem surgir como consequência de doença de cálculo tanto das glândulas submandibulares quanto sublinguais. O abscesso caracteriza-se por áreas centrais de baixa densidade com ou sem aumento nas bordas (Fig. 3-35). Do mesmo modo que os cálculos nas glândulas carótidas, a TC consegue identificar prontamente as pedras calcificadas e evidencia a destruição óssea e o sequestro na osteomielite mandibular. A rânula, um cisto de retenção pós-inflamatória da glândula sublingual, surge como uma lesão cística de baixa densidade. Quando aumenta, expande-se posteriormente e inferiormente para o ESM, onde é conhecido como uma "rânula mergulhante" (Fig. 3-36).

O CEC, o mais maligno no ESL, pode se espalhar da orofaringe, da CO, da borda alveolar ou da porção anterior da língua. Sua característica é uma massa com áreas irregulares de aumento, ulceração, necrose central e envolvimento dos linfonodos. Os planos da gordura normal podem ficar escurecidos. A proliferação do tumor pela linha média da língua ou ao longo do nervo mandibular ou lingual ou invasão do córtex ou da medula da mandíbula é um achado importante que altera o planejamento do tratamento.

ESPAÇO SUBMANDIBULAR

O espaço submandibular (ESM) situa-se inferiormente e lateralmente ao ESL. Fica localizado inferiormente ao osso milo-hióideo e superiormente ao osso hióideo. O ESM contém o ventre anterior do músculo digástrico, gordura, linfonodos submandibulares e submentais, a porção superficial do nervo hipoglosso e a artéria e a veia faciais.

As lesões congênitas não são incomuns no ESM e consistem em cisto da segunda fenda branquial, cisto do ducto tireoglosso e higroma cístico (linfangioma). O cisto da fenda branquial ocorre de forma mais comum no ângulo da mandíbula, posteriormente à glândula submandibular, anteriormente ao músculo esternocleidomastóideo e anterolateralmente ao EC (Fig. 3-37). Pode conter uma fístula associada ou trato do seio. Os cistos no ducto tireoglosso ficam localizados na linha média e são encontrados em qualquer região da base da língua até a porção média da glândula tireoide. O higroma cístico, uma malformação dos canais linfáticos, é uma lesão multilocular com densidade líquida que pode envolver tanto o ESL quanto o ESM em adultos.

A rânula, um cisto de retenção da glândula sublingual, geralmente se estende até o ESM e pode predominantemente envolvê-lo. Apresenta configuração unilocular, e seu traço de origem deve ser cuidadosamente investigado no ESL, porque isso ajudará a estabelecer sua origem e seu diagnóstico.

Os tumores benignos são tumor benigno de células mistas, lipoma, dermoide e epidermoides. A doença maligna apresenta-se secundária ao envolvimento submandibular e submental linfonodal, geralmente de um CEC da CO e face. O envolvimento de múltiplos linfonodos aumentados pode ser observado com o linfoma não Hodgkin.

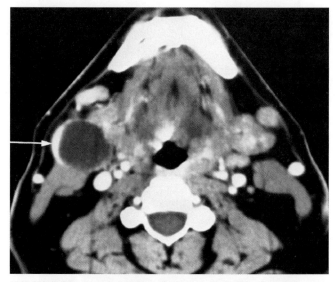

FIGURA 3-37. Cisto da fenda braquial infectado. Tomografia computadorizada com contraste no plano axial no nível médio da língua e base da mandíbula demonstra uma lesão bem definida de baixa densidade na porção lateral do espaço submandibular localizado anteriormente ao esternocleidomastóideo direito. Pode-se observar uma borda fina de realce periférico anteriormente e medialmente, e a parede lateral demonstra espessura aumentada (*seta*). A localização favorece o cisto da segunda fenda braquial, e o realce da parede do cisto indica que está infectado. A metástase nodal do carcinoma de células escamosas orofaríngeas com relação ao papilomavírus humano deve ser considerada no diagnóstico diferencial, dependendo da idade do paciente.

3 | VISÃO GERAL SOBRE DIAGNÓSTICO POR IMAGEM EM CABEÇA E PESCOÇO   59

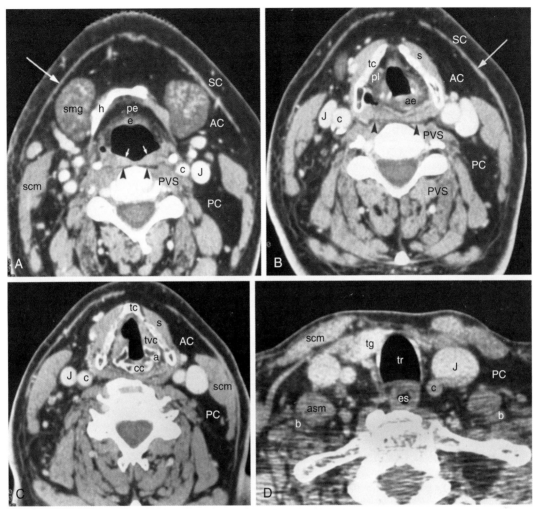

FIGURA 3-38. Imagem normal por tomografia computadorizada com contraste (TCCC) no plano axial mostrando anatomia do pescoço infra-hióideo. A TCCC foi obtida no nível do osso hióideo **(A)**, prega vocal falsa **(B)**, prega vocal verdadeira **(C)** e glândula tireoide **(D)**. As densidades tracejadas na gordura superficial da área do pescoço direito em **A** e **B** são de radiação prévia da massa na parótida direita. Observam-se as seguintes estruturas: cartilagem aritenoide (a), espaço cervical anterior (AC), pregas ariepiglóticas (ae), músculo escaleno anterior (asm), plexo braquial (b), artéria carótida (c), cartilagem cricoide (cc), epiglote (e), esôfago (es), osso hióideo (h), veia jugular (J), espaço cervical posterior (PC), gordura pré-epiglótica (pe), gordura paralaríngea (pl), espaço pré--vertebral (PVS), espaço da mucosa faríngea (*setas pequenas*), músculo platisma (*seta grande*), espaço retrofaríngeo (*pontas de seta*), músculo infra-hióideo (s), espaço cervical superficial (SC), músculo esternocleidomastóideo (scm), glândula submandibular (smg), cartilagem tireoide (tc), traqueia (tr) e prega vocal verdadeira (tvc).

ESPAÇOS DO PESCOÇO INFRA-HIÓIDEO

O pescoço infra-hióideo estende-se superiormente ao osso hióideo e inferiormente às clavículas e contém os seguintes espaços:
1. ERF infra-hióideo
2. EPV infra-hióideo
3. Espaços cervicais anterior e posterior (lateral)
4. Espaço mucoso hipofaríngeo
5. Espaço visceral e laringe
6. Espaço carotídeo (EC)

A anatomia transversal normal do pescoço infra-hióideo está ilustrada nas Figuras 3-38 a 3-40. O EPF termina no osso hióideo e não continua até o pescoço infra-hióideo. Os espaços mucoso, da carótida, retrofaríngeo, pré-vertebral e cervical anterior são contínuos superiormente com o pescoço supra-hióideo e estendem-se inferiormente até a entrada torácica.[30] Esses espaços são discutidos com mais detalhes na seção sobre o pescoço supra-hióideo deste capítulo, e o espaço cervical posterior é descrito na próxima seção. As lesões podem invadir secundariamente as estruturas do pescoço infra-hióideo na margem craniana (espaços submandibular, parafaríngeo, carótida, retrofaríngeo e mucoso orofaríngeo), margem posterior (EPV e vértebra) e margem inferior (mediastino e parede torácica).

ESPAÇO RETROFARÍNGEO INFRA-HIÓIDEO

O ERF infra-hióideo, um espaço potencial contendo uma fina camada de gordura em sem linfonodos, é rodeado pela camada central da fáscia cervical profunda anteriormente, pela fáscia alar da bainha carotídea lateralmente e pela camada profunda da fáscia cervical profunda posteriormente.[31] Diferentemente do ERF supra-hióideo, que contém tanto gordura quanto linfonodos, o ERF infra-hióideo contém apenas gordura. Na TC e na RM, o ERF infra-hióideo normal é uma faixa de gordura demonstrada de forma inconsistente que se sobrepõe à margem anterior dos músculos longos do colo, localizados entre as duas bainhas carotídeas.

O ERF infra-hióideo pode estar envolvido pelos processos que surgem dos tecidos dentro desse espaço, mas que de forma comum é afetado pela invasão externa dos espaços adjacentes. As lesões dentro desse espaço têm uma configuração característica de "gravata-borboleta" e ficam localizadas na porção anterior dos

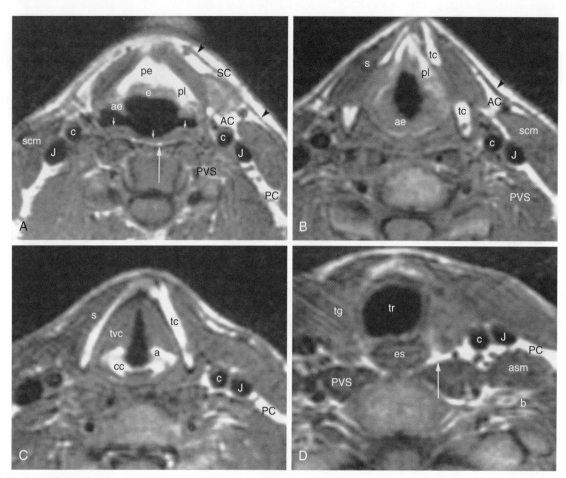

FIGURA 3-39. Ressonância magnética axial da anatomia normal. Imagens ponderadas em T1 sem contraste obtidas no nível do osso hióideo **(A)**, prega vocal falsa **(B)**, prega vocal verdadeira **(C)** e glândula tireoide **(D)**. As seguintes estruturas rotuladas são: cartilagem aritenoide (a), espaço cervical anterior (AC), pregas ariepiglóticas (ae), músculo escaleno anterior (asm), plexo branquial (b), artéria carótida (c), cartilagem cricoide (cc), epiglote (e), esôfago (e), veia jugular (J), espaço cervical posterior (PC), gordura pré-epiglótica (pe), gordura paralaríngea (pl), espaço pré-vertebral (PVS), espaço da mucosa faríngea (*setas pequenas*), músculo platisma (*pontas de seta*), espaço retrofaríngeo (*seta grande*), músculo infra-hióideo (s), espaço cervical superficial (SC), músculo esternocleidomastóideo (scm), cartilagem da tireoide (tc), glândula tireoide (tg), traqueia (tr) e prega vocal verdadeira (tvc).

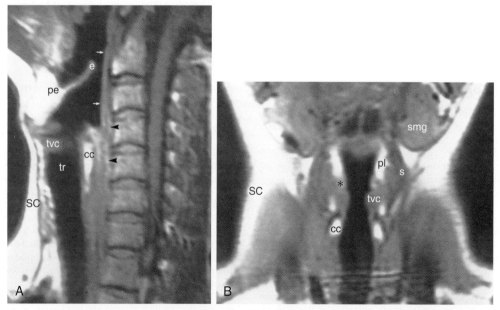

FIGURA 3-40. Ressonância magnética coronal e sagital normal do pescoço infra-hióideo. **A,** Imagem ponderada em T1 sagital. **B,** T1 coronal obtida por meio da laringe. Observam-se as seguintes estruturas: cartilagem cricoide (cc), epiglote (e), prega vocal falsa (*asterisco*), espaço da mucosa faríngea (*setas pequenas*), gordura pré-epiglótica (pe), gordura paralaríngea (pl), espaço retrofaríngeo (*pontas de seta*), músculo infra-hióideo (s), espaço cervical superficial (SC), glândula submandibular (smg), traqueia (tr) e prega vocal verdadeira (tvc).

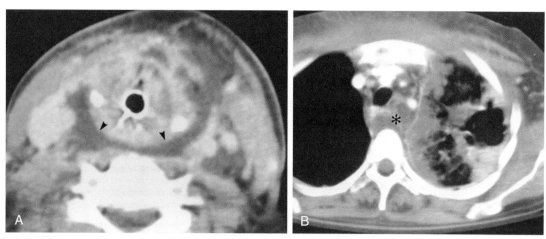

FIGURA 3-41. Abscesso do espaço visceral e espaço retrofaríngeo infra-hióideo. **A,** A tomografia computadorizada com contraste no plano axial no nível das pregas vocais falsas demonstra um abscesso de baixa densidade no espaço retrofaríngeo (*pontas de seta*), gerando uma configuração em forma de "gravata-borboleta". O abscesso estende-se lateralmente ao espaço cervical posterior esquerdo e anteriormente nos espaços cervical anterior e visceral. **B,** A comunicação entre o espaço retrofaríngeo e o mediastino está bem demonstrada pela extensão cefálica deste abscesso do mediastino (*asterisco*) posterior à traqueia.

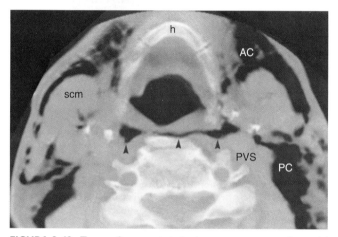

FIGURA 3-42. Tomografia computadorizada sem contraste no plano axial de enfisema subcutâneo realçando os espaços cervicais. O gás decorrente do pneumomediastino foi dissecado no espaço cervical anterior (AC), espaço cervical posterior (PC) e espaço retrofaríngeo (*pontas de seta*). Observa-se o padrão do tipo "gravata-borboleta" do espaço retrofaríngeo. Outras estruturas rotuladas são o osso hióideo (h), o músculo esternocleidomastóideo (scm) e o espaço pré-vertebral (PVS).

músculos longos do colo (Fig. 3-41). Os lipomas e os linfangiomas são duas lesões congênitas de baixa densidade que surgem principalmente, ou se espalham secundariamente, no ERF infra-hióideo. A inflamação desse espaço pode ser decorrente de laceração mucosa faríngea, discite, osteomielite do EPV ou infecções originárias do espaço cervical posterior. O gás nesse espaço sugere laceração de faringe, laringe ou traqueia; pneumomediastino; ou existência de organismos formadores de gás (Fig. 3-42). O edema da inflamação em um espaço adjacente pode ser levado ao ERF e pode, ocasionalmente, simular uma coleta de líquido real ou abscesso. A neoplasia que surge no EMF e no EC, posterior à glândula tireoide e na laringe pode envolver o ERF. A proliferação extracapsular dos linfonodos metastáticos acessórios da jugular e espinal e as neoplasias do espaço visceral, ocasionalmente, podem invadir o ERF. Um quadro comum de pseudotumor nessa região é a existência de uma artéria carótida interna tortuosa, geralmente observada em pacientes de meia-idade ou idosos.

ESPAÇO PRÉ-VERTEBRAL INFRA-HIÓIDEO

O EPV infra-hióideo continua superiormente no EPV supra-hióideo e inferiormente ao mediastino. Esse espaço é suscetível aos mesmos processos patológicos, conforme ocorre no componente

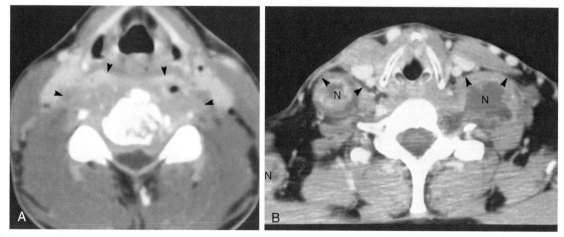

FIGURA 3-43. Lesões do espaço pré-vertebral (PVS). **A,** A tomografia computadorizada com contraste (TCCC) no plano axial do abscesso pré-vertebral estende-se anteriormente das discites no C5/C6. As margens anterolaterais do abscesso (*pontas de seta*) deslocam os espaços da mucosa faríngea e cervical posterior anteriormente. Uma pequena quantidade de gás está presente no abscesso na esquerda. **B,** A TCCC axial dos neurofibromas plexiformes bilaterais (N) surgindo do plexo branquial no PVS mostra o deslocamento anterior da gordura nos espaços cervicais posteriores (*pontas de seta*).

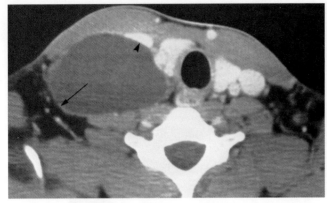

FIGURA 3-44. Linfangioma no espaço cervical posterior. A tomografia computadorizada com contraste revela massa de baixa densidade, clara e homogênea com margens nítidas que deslocam o espaço cervical posterior (*seta*) posterolateralmente e a veia jugular interna (*ponta de seta*) anteriormente.

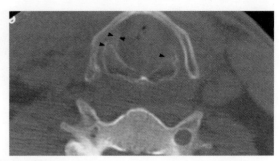

FIGURA 3-46. Traumatismo laríngeo. A tomografia computadorizada sem contraste no plano axial no nível da articulação cricotireóidea mostra uma fratura no anel cricoide deslocado lateralmente (*pontas de seta*) e hematoma subglótico obstruindo as vias aéreas.

supra-hióideo, como os inflamatórios e infecciosos (artrite, discite, osteomielite), assim como as neoplasias que surgem no canal espinal, no plexo branquial, na musculatura paraespinal ou nos corpos vertebrais (Fig. 3-43).

ESPAÇOS CERVICAIS ANTERIOR E POSTERIOR (CERVICAL LATERAL)

O espaço cervical posterior (cervical lateral) corresponde ao triângulo posterior e é uma camada fibrogordurosa que contém a jugular interna e as cadeias de linfonodos cervicais transversais, além dos nervos frênicos e nervos acessórios espinais. O espaço cervical posterior é limitado pelo músculo esternocleidomastóideo e pelo revestimento de camada da fáscia cervical profunda anterolateralmente, bainha carotídea anteriormente e a fáscia pré-vertebral posteromedialmente. Estende-se superiormente do processo mastoide e da base craniana descende até a primeira costela e clavículas inferiormente.[32] Portanto, essa pequena porção do espaço cervical posterior estende-se até o pescoço supra-hióideo, com a maior parte ocupando o pescoço infra-hióideo.

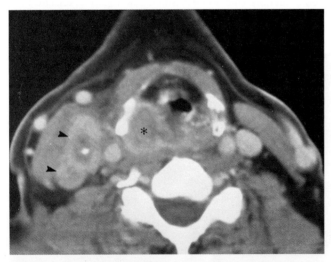

FIGURA 3-45. Carcinoma de células escamosas do seio piriforme. A tomografia computadorizada com contraste no plano axial mostra massa levemente aumentada no seio piriforme direito (*asterisco*) que desloca a prega ariepiglóticas anteromedialmente. Os defeitos focais na jugular interna e linfonodos no nervo acessório espinal (*pontas de seta*) indicam proliferação do tumor metastático. Pode-se observar a calcificação no linfonodo jugular interno.

Uma lesão transespacial (linfangioma, neurofibroma plexiforme, lipoma, hemangioma) pode invadir dois ou mais compartimentos sem respeitar os limites fasciais.[33] As lesões congênitas do espaço cervical posterior consistem em um cisto da segunda fenda branquial, que tende a se alojar ao longo da margem anterior do músculo esternocleidomastóideo, e um linfangioma ou higroma cístico (Fig. 3-44). Ambas as lesões são de densidade de LCR na TC, baixa intensidade em T1 e alta intensidade em T2 e podem mostrar aumento no anel caso tenha sido infectado de modo secundário. A inflamação pode acometer esse espaço procedente de lesões cutâneas ou de linfonodos com abscessos. As neoplasias benignas consistem em tumores neurogênicos (neurofibroma plexiforme, schwannoma), lipoma ou hemangioma. As neoplasias malignas no espaço cervical posterior são frequentemente metástases às cadeias linfonodais do nervo acessório espinal ou da veia jugular interna, sendo que o CEC representa o maior grupo tanto de tumores primários quanto secundários que envolvem esse espaço. Menos frequentemente, os sarcomas, tais como o lipossarcoma, o liomiossarcoma ou o histiocitoma fibroso maligno manifestam-se nessa região. As estruturas normais, tais como os músculos escalenos, os vasos pouco opacificados na TC e o aumento relacionado com o fluxo de sinal alto dos vasos na RM, podem ser confundidos com um pseudotumor. A atrofia muscular por denervação do músculo esternocleidomastóideo ou de outros músculos do pescoço pode ocasionalmente causar uma interpretação incorreta dos músculos contralaterais (de tamanho normal) como representando massas.

ESPAÇO MUCOSO HIPOFARÍNGEO

O espaço mucoso hipofaríngeo forma as paredes da hipofaringe e inclui a continuação do EMF abaixo do osso hióideo posteriormente, os seios piriformes lateralmente, as pregas ariepiglóticas e a epiglote anteriormente e o músculo cricofaríngeo anteriormente. O espaço mucoso hipofaríngeo, os seios piriformes e as pregas ariepiglóticas são frequentemente difíceis de avaliar na TCCC e na RM, pois são espaços relativamente finos que normalmente se fundem quando a faringe fica relaxada. Geralmente, recorre-se à manobra de Valsalva adaptada, para distender a hipofaringe o suficiente para que se consiga obter uma imagem (Fig. 3-2).

No caso do EMF supra-hióideo, deve-se tomar muito cuidado ao atribuir uma anomalia nesse espaço, pois a redundância da mucosa e a distensão incompleta podem simular um tumor. Corpos estranhos, inflamação e CEC são as lesões mais comuns no espaço mucoso hipofaríngeo. A inflamação pode causar ulceração ou inchaço da mucosa, com gás ou coleta de líquido com aumento das bordas sugerindo o diagnóstico, sendo que os linfonodos reacionais são comuns. O melhor indicador de malignidade hipofaríngea é uma massa volumosa com invasão e destruição das estruturas submucosas e profundas com o ERF, as pregas ariepiglóticas, a cartilagem cricoide e laringe e os linfonodos necróticos associados (Fig. 3-45).

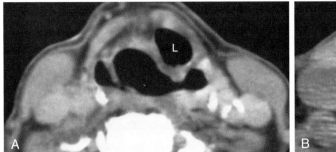
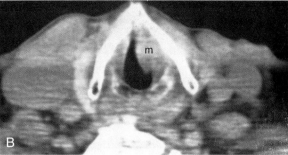

FIGURA 3-47. Laringocele. **A,** A tomografia computadorizada com contraste (TCCC) no plano axial no nível da membrana tireo-hióidea demonstra uma laringocele interna cheia de ar (L) que desloca a gordura pré-epiglótica e as pregas ariepiglóticas. Observa-se que a membrana tireo-hióidea está separada do seio piriforme pelas pregas ariepiglóticas. **B,** TCCC axial no nível da prega vocal verdadeira revela a causa da laringocele – um carcinoma transglótico obstrutivo (m).

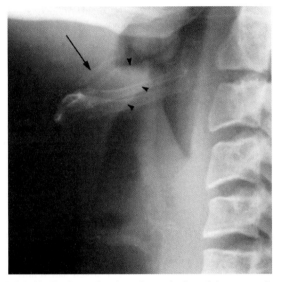

FIGURA 3-48. Epiglotite. A radiografia simples lateral do pescoço demonstra a epiglote inchada (*pontas de seta*) e as pregas ariepiglóticas. A porção inferior do ligamento estilo-hióideo (*seta*) ossificou bilateralmente.

ESPAÇO VISCERAL E LARINGE

O espaço visceral corresponde ao triângulo muscular e fica confinado pela camada central da fáscia cervical profunda com a camada fascial anterior dividindo em torno da glândula tireoide. O espaço visceral contém laringe, traqueia, hipofaringe, esôfago, glândulas paratireoides e tireoides, nervo laríngeo recorrente e linfonodos traqueoesofágicos.[34] A margem superior é o osso hióideo, e a borda inferior é o mediastino. O esqueleto da laringe inclui as cartilagens tireoide, cricoide, aritenoides, cuneiformes e corniculadas. Essas cartilagens podem revelar um grau variável de calcificação ou ossificação, e esses achados aumentam com a idade do paciente. Os ligamentos do estilo-hioide e dos músculos estilo-hióideos frequentemente se calcificam e, consequentemente, conhecer os padrões normais de calcificação será útil para distinguir os corpos estranhos opacos, como ossos de galinha, de estruturas normais em radiografias simples ou em TC.

LARINGE

O osso hioide sustenta o esqueleto laríngeo e, ocasionalmente, sofre fratura em traumatismo brusco ou é destruído por neoplasias. As fraturas do esqueleto da laringe aparecem na TC como lesões lineares, geralmente com deslocamento ou distorção da

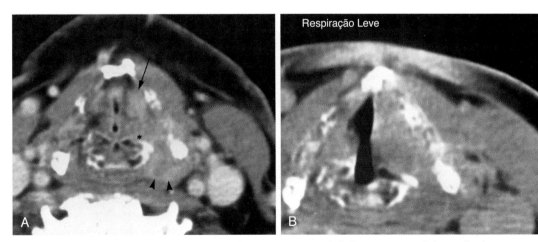

FIGURA 3-49. Carcinoma de células escamosas transglótico, com fixação de prega vocal. **A,** Pregas vocais verdadeiras aduzidas na tomografia computadorizada com contraste (TCCC) no plano axial obtida durante a suspensão da respiração; o tumor estende-se anteriormente e superiormente da prega vocal verdadeira direita até a gordura paralaríngea adjacente (*seta*) e posteriormente no músculo cricoaritenóideo (*pontas de seta*). O canto anterior da cartilagem aritenoide esquerda calcificada foi corroído pelo tumor. **B,** TCCC axial repetido, realizado durante a respiração leve, revela aderência da prega vocal verdadeira esquerda na linha média; a prega direita está parcialmente abduzida.

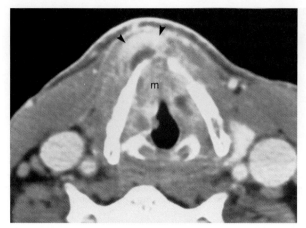

FIGURA 3-50. Carcinoma de células escamosas transglóticas com invasão da cartilagem. A imagem por tomografia computadorizada com contraste no plano axial no nível da prega vocal verdadeira mostra massa aumentada (m) originando-se na prega vocal esquerda, cruzando a comissura anterior e invadindo o terço anterior da prega direita. O tumor invadiu a cartilagem da tireoide anterior e desloca os músculos infra-hióideos da tireoide anteriormente (*pontas de seta*).

cartilagem. É possível visualizar melhor uma fratura (ou janelas ósseas) em cartilagem bem ossificada, mas a identificação se torna mais difícil em cartilagem não calcificada, que requer o uso de uma largura de janela mais estreita e um exame com configuração mais específica para cartilagem. O traumatismo laríngeo pode resultar em hematomas nas pregas ariepiglóticas, nas pregas vocais falsas, nas pregas vocais verdadeiras ou na subglote e pode comprometer as vias aéreas (Fig. 3-46). O enfisema subcutâneo adjacente pode resultar do traumatismo na mucosa laringofaríngea, decorrente de uma lesão penetrante no pescoço, ou de uma dissecção ascendente da parede torácica ou do mediastino.

As laringoceles são formadas pelo aumento da pressão infraglótica (p. ex., trompetista e sopradores de vidro) ou decorrentes de uma obstrução do ventrículo laríngeo e seu apêndice distal por lesões neoplásicas ou inflamatórias (Fig. 3-47). A laringocele interna estende-se superiormente pela gordura paralaríngea (espaço paraglótico), preenchida por líquidos ou ar (laringocele obstruída) e pode causar variável comprometimento da via respiratória na região supraglótica. Uma laringocele mista (externa) se estende superolateralmente, transpassa a membrana tireo-hióidea e pode apresentar-se como massa cervical. Uma mucocele (cisto de retenção mucoso) na mucosa supraglótica pode ser indistinguível de uma mucocele interna obstruída. A inflamação na região supraglótica pode levar a uma epiglotite, que causa espessamento da mucosa epiglótica e das pregas ariepiglóticas, comprometendo a via aérea (Fig. 3-48).

Além da avaliação de rotina em adenopatia no pescoço supra-hióideo e tumores no seio nasal, o CEC laríngeo e o hipofaríngeo são as indicações mais comuns para a aquisição de imagem do pescoço infra-hióideo. Como a TCCC e a RM são relativamente insensíveis às lesões mucosas superficiais, é obrigatório ter conhecimento sobre os achados do exame físico e as localizações específicas de interesse para facilitar a localização e a caracterização da lesão. Os achados que ajudam a identificar o CEC da mucosa superficial da laringe ou faringe são uma massa, uma irregularidade ou uma assimetria da mucosa e da ulceração. Os planos da gordura na laringofaringe são fundamentais para determinar a extensão da invasão profunda ou inflamação. A gordura nos espaços pré-epiglótico e epiglótico e nas pregas ariepiglóticas e a gordura paralaríngea da supraglote são marcos fundamentais facilmente identificados na RM e TC axial. As imagens em T1 coronais são particularmente úteis para avaliar a configuração das vias aéreas e para determinar as margens craniocaudais da lesão supraglótica, glótica ou transglótica, pois o plano da gordura paralaríngea é verticalmente orientado e termina inferiormente nas pregas vocais verdadeiras (músculo tireoaritenóideo). Uma lesão torna-se transglótica quando a interface da gordura entre o músculo tireoaritenóideo (prega vocal verdadeira) e a gordura paralaríngea (prega vocal falsa) é eliminada, o que indica que o tumor cruzou o ventrículo laríngeo (Fig. 3-49, *A*). A comissura anterior deve ser menor que 1 mm de espessura; uma espessura maior nessa área representa proliferação do tumor da margem anterior de uma prega para a outra. Pode-se chegar a um diagnóstico da fixação da prega vocal quando a prega envolvida permanecer paramediana durante a respiração leve ou com uma manobra de Valsalva adaptada (Fig. 3-49, *B*).

A invasão ou a destruição da cartilagem por infecções agressivas ou tumores são pontos importantes para o estadiamento e costumam ser de difícil identificação na TCCC ou na RM, quando a cartilagem se encontra incompletamente calcificada. Caso a cartilagem tenha se ossificado, a TCCC e a RM são relativamente sensíveis para detectar a erosão da cartilagem. Usando uma combinação de T1, T2 e T1 com saturação de gordura e contraste por pós-gadolínio, a RM pode ser mais sensível do que a TCCC para avaliar invasão da camada central da cartilagem da tireoide, especialmente se a cartilagem estiver ossificada e a gordura central da medula tiver sido substituída por um tumor. O melhor indicador

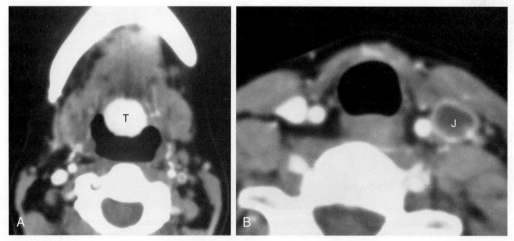

FIGURA 3-51. Glândula tireoide lingual. **A,** Massa com densidade aumentada de tecido tireóideo (T) ectópico invade posteriormente da língua no nível do forame ceco na tomografia computadorizada com contraste (TCCC). **B,** TCCC no nível traqueal superior revela que a glândula tireoide está ausente na sua localização normal. Observam-se o pseudotumor ou a veia jugular interna (J) trombosada simulando metástase no linfonodo com borda realçada.

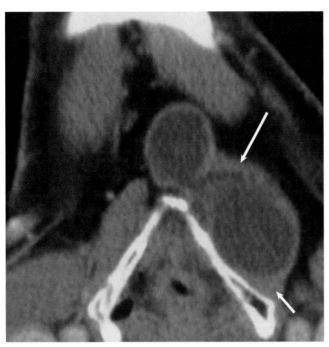

FIGURA 3-52. Cisto do ducto tireoglosso. O cisto do ducto tireoglosso de baixa densidade está inserido dentro dos músculos infra-hióideos (setas) neste exame de tomografia computadorizada com contraste no plano axial.

de invasão da cartilagem é a presença de um tumor na margem externa da cartilagem, nos músculos infra-hióideos (Fig. 3-50).

GLÂNDULA TIREOIDE

A glândula tireoide situa-se dentro das folhas anteriores da camada central da fáscia cervical profunda (dentro do espaço visceral), anterior e lateral às cartilagens tireoides, cricoides e traqueais superiores. Consiste em lobos tireóideos laterais, istmos e lobo piramidal. O conteúdo de iodo normal da glândula tireoide faz com que tenha densidade mais elevada do que o músculo na TCSC. A glândula é normalmente homogênea com aumento da imagem na TCCC e na RM, mas ocasionalmente se encontra em exame de rotina uma perda de homogeneidade devido a calcificação, bócio, cisto coloidal ou massa sólida. Quando o exame

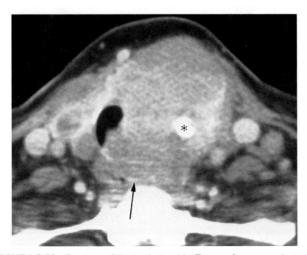

FIGURA 3-53. Carcinoma folicular de tireoide. Tomografia computadorizada com contraste no plano axial justamente abaixo do cricoide mostra grande massa com calcificação nodular (asterisco) que desloca a traqueia para a direita e distorce as vias aéreas. Invadiu posteriormente o espaço retrofaríngeo (seta).

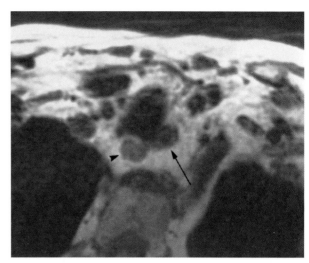

FIGURA 3-54. Adenoma da paratireoide. Adenoma da paratireoide retrotraqueal ectópico (ponta de seta) parece similar ao esôfago normal adjacente (seta) na imagem ponderada em T1 no plano axial.

físico, a ultrassonografia ou a cintilografia levantam a suspeita de carcinoma de tireoide ou linfoma de tireoide, a TCCC ou a RM podem ser utilizadas para uma caracterização mais detalhada, especialmente se for tireoide torácica ou massa de paratireoide.

A ausência da glândula tireoide no nível da cartilagem tireóidea deve redirecionar a atenção à língua para uma glândula tireóidea lingual ectópica (Fig. 3-51). Um cisto do ducto tireoglosso é um resquício do ducto tireoglosso embrionário. Assim, pode ocorrer em qualquer lugar ao longo da sua rota migratória do forame cego lingual até o lobo piramidal, embora ocorra com maior frequência um pouco inferior ao osso hioide (Fig. 3-52). A tireoidite inflamatória pode aumentar a glândula tireoide. O aumento benigno pode também resultar de cistos coloidais e de bócios. A calcificação da tireoide não é específica e ocorre em bócios e em adenomas de tireoide benignos. As malignidades da tireoide consistem em carcinomas papilíferos, foliculares, mistos e anaplásicos, além do linfoma não Hodgkin, os quais podem apresentar uma aparência similar na imagem (Fig. 3-53). Margens indistintas de uma massa tireóidea, infiltração dos tecidos adjacentes e linfonodos necróticos são indicações de malignidade da tireoide. A metástase na glândula tireoide surge, com maior frequência, decorrente da disseminação extracapsular do CEC nos linfonodos adjacentes do que por via hematogênica.

GLÂNDULAS PARATIREOIDES

As glândulas paratireoides são geralmente quatro em quantidade e ficam adjacentes à superfície posterior da glândula tireoide. Como são muito pequenas, as glândulas paratireoides normais não são visualizadas com facilidade em um exame por imagem do pescoço de rotina. Uma glândula paratireoide ectópica pode ocorrer no mediastino (Fig. 3-54). Um adenoma de paratireoide é geralmente uma massa discreta localizada profundamente nos lobos da tireoide. Ocasionalmente, pode-se detectar um adenoma na TC ou RM de rotina como uma massa nodular aumentada que pode ser diferenciada dos linfonodos, devido à sua localização posterior à glândula tireoide e à captação aumentada.

LINFADENOPATIA

Anatomia e Classificação dos Linfonodos

Os linfonodos dos triângulos superficiais do pescoço são organizados pelas principais cadeias linfáticas. A classificação tradicional dos linfonodos de cabeça e pescoço inclui 10 grupos: cervical lateral, cervical anterior, submandibular, submental, sublingual,

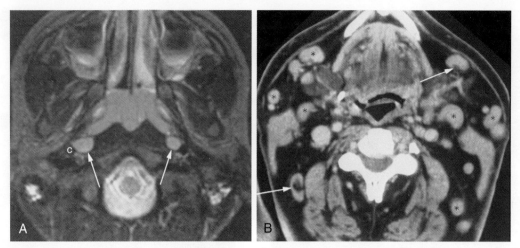

FIGURA 3-55. Anatomia normal do linfonodo. **A,** Nesta criança de 8 anos, os linfonodos retrofaríngeos normais laterais (*setas*) estão localizados nas artérias carótidas internas (c) e demonstram um sinal moderadamente alto nas imagens ponderadas em T2. O tecido adenoide de sinal alto é geralmente proeminente nesta idade. **B,** Múltiplos linfonodos moderadamente aumentados (*asterisco*) estão presentes nas cadeias linfáticas do nervo acessório espinal, submandibular, anterior jugular, jugular interno nesta imagem por tomografia computadorizada com contraste. Observa-se o hilo gorduroso excêntrico (*setas*) nos dois linfonodos, um problema em potencial no diagnóstico de imperfeição focal no linfonodo metastático.

retrofaríngeo, parotídeo, facial, mastóideo e occipital. As cadeias cervicais laterais são ainda subdivididas em cadeia profunda e cadeia superficial: a *cadeia cervical lateral profunda* inclui a jugular interna, nervo acessório espinal e linfonodos cervicais transversais (supraclaviculares); a *cadeia cervical lateral superficial* consiste nos linfonodos jugulares externos. O grupo cervical anterior (justavisceral) contém os linfonodos pré-laríngeos (delfianos), pré-traqueais, pré-tireoidianos e traqueal lateral (traqueoesofágico ou paratraqueal).[35] As cadeias de linfonodos cervicais são encontradas em todos os variados espaços do pescoço e estão indicadas a seguir.

1. *Espaço cervical posterior:* linfonodos do nervo acessório espinal, cervical transversal e jugular interno (posterior à veia jugular interna).
2. *Espaço carotídeo:* linfonodos da cadeia jugular interna (anterior à margem posterior da veia jugular interna).
3. *Espaço submandibular:* linfonodos submandibulares e submentais.
4. *Espaço parotídeo:* linfonodos parotídeos.
5. *Espaço retrofaríngeo supra-hióideo:* linfonodos retrofaríngeos medial e lateral.
6. *Espaço visceral:* linfonodos pré-laríngeos, pré-tireoidianos, pré-traqueais e traqueoesofágicos.
7. *Tecidos subcutâneos do couro cabeludo e da face:* linfonodos occipitais, mastóideos e faciais.

A condensação dessa nomenclatura em sete grupos com algarismos romanos (níveis de I a VII) foi proposta e é referência sucinta útil para a documentação e análise estatísticas dos linfonodos. Som et al.[21] propuseram uma classificação nodal com base em imagem para encontrar uma referência comum entre os critérios anatômicos por imagem e as duas classificações clínicas nodais mais comuns usadas, a American Joint Committee on Cancer e a American Academy of Otolaryngology – Head and Neck Surgery.

Nessa classificação, o *nível I* combina os linfonodos submandibulares e os submentais. Os níveis II a IV dividem a cadeia jugular interna em três partes, usando marcos que são facilmente reconhecíveis na imagem transversal: o *nível II* são os linfonodos

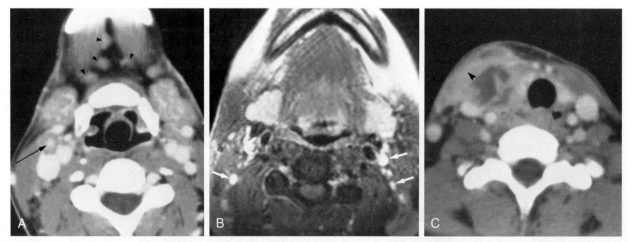

FIGURA 3-56. Linfonodos reacionais e inflamatórios na tomografia computadorizada com contraste (TCCC) e imagem por ressonância magnética. **A,** TCCC axial dos linfonodos hiperplásicos em um paciente com síndrome da imunodeficiência adquirida – o complexo relacionado exibe múltiplos linfonodos submentais (*pontas de seta*) e um linfonodo jugular interno aumentado com aumento no hilo central (*seta*). **B,** Linfonodos pequenos, normais ou reacionais (*setas*) realçam nesta imagem ponderada em T1 com saturação de gordura e pós-gadolínio (*ponta da seta*). **C,** TCCC axial de massa de tuberculose nodal (escrófula) com aumento periférico e invasão do músculo esternocleidomastóideo (*ponta de seta*) é difícil de distinguir do grupo de linfonodos metastáticos.

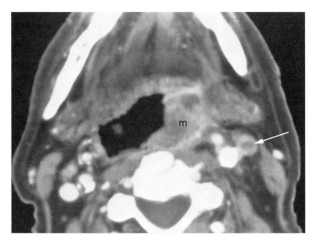

FIGURA 3-57. Linfonodo metastático na tomografia computadorizada com contraste (TCCC). TCCC axial de um paciente com um carcinoma de células escamosas no seio piriforme esquerdo (m) e um linfonodo de "tamanho normal" de 9 mm (*seta*) com uma imperfeição focal (realce da borda com núcleo necrótico) são diagnóstico de metástase.

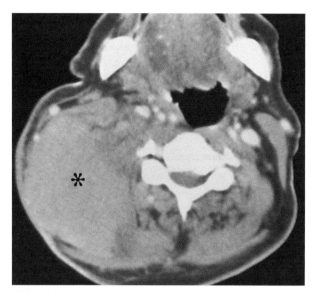

FIGURA 3-58. Envolvimento do linfonodo pelo linfoma não Hodgkin. A tomografia computadorizada com contraste no plano axial mostra um linfonodo do nervo acessório espinal homogêneo e muito grande (*asterisco*) invadindo tanto a pele como a musculatura paraespinal do espaço pré-vertebral. A ausência de necrose central ou defeitos focais em uma massa tão grande sugere, mas não confirma diagnóstico de linfoma.

jugulodigástricos (jugular interna superior) e inclui os linfonodos da base do crânio descendo até a parte inferior do corpo do osso hioide; o *nível III* é a cadeia jugular interna supraomo-hióidea (jugular interna central), da parte inferior do corpo do osso hioide à borda inferior da cartilagem cricoide; e *nível IV* inclui os linfonodos infraomo-hióideos (jugular interna inferior) da borda inferior da cartilagem cricoide até o nível das clavículas. O *nível V* inclui o nervo acessório espinal e os linfonodos cervicais transversos da base craniana às clavículas, que se situam posteriormente ao músculo esternocleidomastóideo. O *nível VI* inclui os linfonodos viscerais superiores, localizados entre as artérias carotídeas do nível inferior do osso hioide ao nível superior do manúbrio. Os linfonodos do *nível VII* estão localizados no mediastino superior entre as artérias carotídeas, abaixo do manúbrio e acima do nível da veia inominada.

As subdivisões dos níveis I, II e V são também definidas. Os linfonodos do *nível Ia* são os linfonodos submentais localizados na margem lateral do ventre anterior do músculo digástrico. Os linfonodos do *nível Ib* estão localizados lateralmente ao músculo digástrico, perto da glândula submandibular. Os linfonodos do *nível IIa* estão localizados no nível, ou anterior, à veia jugular interna. Os linfonodos do nível II que estão posteriormente localizados e separados da veia jugular interna estão no *nível IIb*, e os linfonodos do *nível Va* ficam acima da borda inferior da cartilagem cricoide; os linfonodos do *nível Vb* ficam abaixo do nível do cricoide e acima do nível da clavícula. Os níveis Ib e IIa são divididos por um plano coronal imaginário arbitrariamente selecionado que segue a borda posterior da glândula submandibular. Essa margem posterior do músculo esternocleidomastóideo separa os níveis II, III e IV do nível V.

Deve-se observar que os linfonodos retrofaríngeos, supraclaviculares e parotídeos não estão incluídos na classificação de níveis. Os linfonodos retrofaríngeos estão localizados medialmente às artérias carotídas internas a 2 cm da base do crânio. Os linfonodos supraclaviculares ficam no nível da clavícula, ou caudais a ela, e laterais às artérias carotídas. Pode ser difícil separar os linfonodos supraclaviculares dos linfonodos do nível IV e nível V inferiores nas imagens transversais, devido à orientação oblíqua da clavícula.

LINFONODOS: NORMAIS E PATOLÓGICOS

A TCCC continua sendo o padrão-ouro para a detecção e a classificação da linfadenopatia cervical como benigna ou maligna. As considerações mais importantes na detecção e na caracterização de linfonodos no estudo radiográfico são localização, tamanho, quantidade, agrupamento, padrão de aumento, calcificação, nitidez das margens e invasão ou deslocamento das estruturas adjacentes. Em primeiro lugar, os linfonodos devem ser detectados e localizados em uma cadeia linfonodal específica ou nível, usando

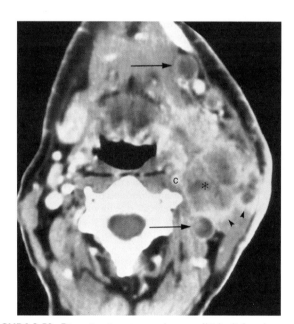

FIGURA 3-59. Disseminação extracapsular em múltiplos linfonodos em um paciente com carcinoma de células escamosas da tonsila. Metástases dos linfonodos dos nervos acessório espinal e submandibular esquerdo (*seta*) apresentam aumento típico da borda e baixa densidade central nesta imagem por tomografia computadorizada com contraste no plano axial. O grupo grande de linfonodos metastáticos (*asterisco*) na cadeia jugular interna esquerda mostra imperfeições focais de baixa densidade central. Observam-se as margens infiltrativas mal definidas dessa massa de linfonodos, característica de proliferação extracapsular do tumor. O tumor está invadindo o músculo esternocleidomastóideo (*pontas de seta*) posterolateralmente e o espaço pré-vertebral medialmente. Cerca de 40% da circunferência da artéria carótida (c) interna esquerda está envolvida pelo tumor, que ainda possibilita preservação cirúrgica da artéria carótida.

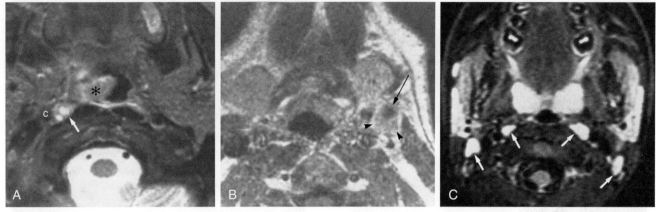

FIGURA 3-60. Linfonodos metastáticos e defeitos focais na imagem por ressonância magnética. **A,** A imagem ponderada em T2 no plano axial no nível do palato mole mostra intensidade de sinal alta no carcinoma de células escamosas da tonsila direita (*asterisco*). Um linfonodo de Rouvière retrofaríngeo de 10 mm lateral metastático com defeito central com intensidade de sinal alta (*seta*) localizado na artéria carótida (c) interna. **B,** Linfonodo digástrico jugular esquerdo (*pontas de seta*) com imperfeição focal de intensidade de sinal baixa (*seta*) na imagem ponderada em T1 com gadolínio é análogo ao defeito focal observado em metástases na tomografia computadorizada com contraste. **C,** Imagem com recuperação de inversão (STIR) em T1 curto no plano axial exibe excelente supressão de gordura da gordura subcutânea. O neuroblastoma metastático está demonstrado nos linfonodos claros dos nervos acessório espinal e jugular interno (*setas*). Observa-se a aparência branca dos tecidos tonsilares e da glândula parótida normais na STIR.

uma das convenções para rotular as regiões cervicais discutidas previamente. O envolvimento do linfonodo está descrito como sendo unilateral ou bilateral relacionado com os níveis específicos ou cadeias afetadas.

Os linfonodos inflamatórios (reacionais) na TCCC tendem a ser menores de 10 mm e são raramente maiores de 20 mm, apresentando um aumento hilar ou moderadamente homogêneo e com margens bem definidas (Fig. 3-55). As margens dos linfonodos devem permanecer nítidas na adenopatia reacional, exceto em casos de linfonodos com abscessos grandes que desencadeiam reação inflamatória na gordura adjacente, escurecendo as margens nodais (Fig. 3-56). A calcificação é um achado comum em linfonodos previamente afetados e curados, costumando ocorrer em tuberculose ou infecções bacterianas. Na RM, esses linfonodos reacionais são aumentados e apresentam margens bem definidas em todas as sequências. São da mesma intensidade do músculo em T1, aumentam moderadamente e homogeneamente em T1 com supressão de gordura e pós-gadolínio e são bem nítidos na T2 e na STIR.

A correlação do tamanho do linfonodo com a sensibilidade e a especificidade no prognóstico de metástase maligna foi realizada em diferentes regiões do pescoço em pacientes com carcinoma de cabeça e pescoço, o que possibilitou critérios adequados de tamanho para distinguir os linfonodos normais dos anormais.[35] Embora a TC consiga prontamente detectar o aumento do linfonodo, tem provado também ser capaz de diagnosticar com precisão as metástases em linfonodos de "tamanho normal" de CEC primário de cabeça e pescoço. A escala mais alta para o tamanho de linfonodo cervical normal é de 5 e 10 mm, com o linfonodo jugular digástrico variando em até 15 mm. As exceções são os linfonodos retrofaríngeos, que são considerados patológicos em tamanhos acima de 10 mm em crianças e 5 mm em adultos. Geralmente, os linfonodos cervicais maiores de 10 a 15 mm são potencialmente malignos, e os linfonodos menores que isso são considerados reacionais ou inflamatórios. Os linfonodos maiores de 20 mm são frequentemente malignos. Uma doença do pescoço clinicamente oculta ocorre em 15 a 40% dos pacientes com CEC de cabeça e pescoço. Os linfonodos clinicamente ocultos variam em 12 mm de tamanho (Fig. 3-57). Estudos para comparar estadiamento clínico e por TC de metástases nodais mostram que o exame físico do pescoço tem uma precisão de 70 a 82%, em comparação com os 87 a 93% da TC. Em pacientes sem doença linfonodal durante o exame, a TC provavelmente aumentará o estadiamento de N0 no pescoço a N1 em 20 a 46% dos casos gerais. A TC pode baixar o estadiamento do exame clínico do pescoço em 3 a 36% dos casos.[36,37]

O padrão de realce na TC é muito útil para distinguir os linfonodos inflamatórios dos linfonodos metastáticos, mas não é infalível. A presença de uma imperfeição focal (baixa densidade central) ou um realce periférico é característica de malignidade mesmo em linfonodos de tamanho normal. Uma imperfeição focal em um linfonodo aumentado é uma forte indicação de uma metástase linfonodal necrótica, embora a tuberculose e um linfonodo com abscesso possam imitar essa aparência. O aumento central denso ou linear do hilo de um linfonodo aumentado sem aumento na borda costuma ser um sinal distinto de um linfonodo reacional. Os linfonodos maiores de 20 a 40 mm sem necrose central geralmente indicam linfoma ou sarcoidose (Fig. 3-58). Os linfonodos linfomatosos tratados podem apresentar calcificação distrófica e, raramente, os tumores formadores de matriz de cálcio (osteossarcoma, condrossarcoma) podem manifestar metástases radiodensas. Quando as margens de um linfonodo aumentado com necrose central são indistintas, é porque pode ter ocorrido a penetração extracapsular do tumor através da cápsula do linfonodo (Fig. 3-59). Esse sinal pode significar redução da sobrevida em 5 anos em 50%. A quantidade de linfonodos envolvidos é importante: múltiplos linfonodos sugerem uma inflamação mais generalizada ou processo neoplásico, enquanto o agrupamento de múltiplos linfonodos – às vezes aparentando um único – sugere malignidade e pode ser palpável como sendo única massa grande. Além dos agrupamentos de linfonodos e margens indistintas, ao invés de bem formadas, os linfonodos sugerem malignidade, mas são menos específicos do que tendo um tamanho maior de 15 mm, com realce da borda ou imperfeição focal.

O uso da RM para a adenopatia maligna apresenta vantagens e limitações se comparadas com a TC. Os linfonodos malignos que parecem ter a intensidade do músculo em T1 podem apresentar aumento nas bordas em T1 com supressão de gordura e pós-gadolínio, são muito nítidos na STIR e são geralmente claros em T2 (embora a necrose possa apresentar tanto um sinal alto quanto baixo em sequência de TR longas; Fig. 3-60). As sequências de TR longas com supressão de gordura diminuirão o sinal de gordura no fundo e melhorarão ainda mais a detecção. A imagem por STIR é superior à TCCC em termos de sensibilidade em qualquer linfonodo aumentado, mas não é específica para metástases. A RM e a TCCC utilizam os mesmos critérios de tamanho, agrupamento, nitidez da margem e formato para a caracterização de linfonodos anormais. A especificidade do realce da borda na TCCC é a principal vantagem da TC para o diagnóstico de metástases. O mesmo achado de realce da borda na imagem em T1 com supressão de gordura e pós-gadolínio provavelmente representa um tumor

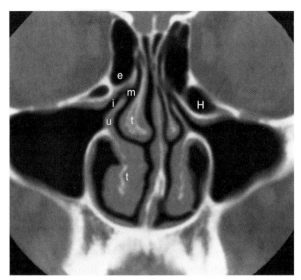

FIGURA 3-61. Complexo ostiomeatal normal. A tomografia computadorizada sem contraste no plano coronal demonstra o complexo ostiomeatal no melhor ângulo. A drenagem mucociliar normal é do seio maxilar ascendendo até o infundíbulo (i) e o óstio do seio maxilar até meato (m) médio. A bula etmoidal (e) e o processo uncinado (u) formam as paredes laterais e mediais do infundíbulo, respectivamente. A variante anatômica normal de uma célula respiratória de Haller (H) subjacente à órbita causa um leve estreitamento do infundíbulo esquerdo. Uma pequena célula de Haller está presente à direita. Observa-se a mucosa das conchas (t) levemente assimétrica, que é parte do ciclo nasal normal.

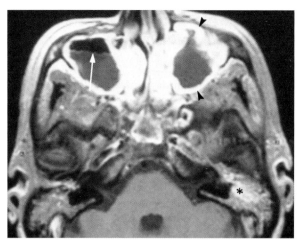

FIGURA 3-62. Sinusite aguda e crônica. Imagem ponderada em T1 com saturação de gordura e pós-gadolínio demonstra um nível hidroaéreo (*seta*) no seio maxilar direito que é diagnóstico de sinusite aguda (sobreposta na sinusite crônica). O seio maxilar esquerdo está cheio de secreções de baixa intensidade e apresenta uma borda periférica de mucosa aumentada e inflamada (*pontas de seta*), típica de sinusite crônica. As células respiratórias mastóideas e a cavidade da orelha esquerda (*asterisco*), que normalmente aparecem pretas, estão cheias de tecido inflamatório aumentado.

focal ou também uma necrose central. Por outro lado, as sequências por RM descritas não são específicas. A RM consegue demonstrar melhor a invasão das estruturas adjacentes do que a TCCC, especialmente os músculos.

A gordura, o osso, a cartilagem e o músculo adjacente são frequentemente comprimidos ou invadidos pela proliferação extracapsular. A invasão secundária nas estruturas subjacentes e nos espaços anatômicos por lesões nodais agressivas pode se desenvolver nas estruturas da bainha carotídea, na base craniana, EPV e vértebra e mandíbula. Os linfonodos superficiais podem invadir a pele e os músculos adjacentes. Os linfonodos da jugular interna e do nervo acessório espinal podem invadir os espaços da carótida, da gordura parafaríngea e pré-vertebral e visceral infra-hióideo. Os linfonodos parotídeos podem violar o entorno de parênquima parotídeo, pele, EM e EPF. Os linfonodos supra-hióideos retrofaríngeos podem se estender lateralmente ao EP, posteriormente ao EPV, anteriormente ao espaço mucoso e superiormente à base do crânio. Os linfonodos traqueoesofágicos podem envolver a artéria carótida comum e a veia jugular interna no EC, o nervo laríngeo recorrente, as estruturas do espaço visceral da laringe e tireoide e o mediastino.

A invasão da artéria carótida acarreta um mau prognóstico, como uma taxa de recidiva local de 46% e uma taxa metastática distante de 56 a 68%. Para os pacientes com um tumor que envolve a artéria carótida, a taxa de sobrevida de 5 anos cai para 7%, e a média de taxa de sobrevida diminui para menos de 1 ano. O aumento da sobrevida é possível caso a artéria carótida envolvida seja ressecada. A melhor modalidade de aquisição de imagem entre a TCCC, a RM ou a ultrassonografia para a avaliação da aderência carótida não foi bem estabelecida na literatura. Uma probabilidade muito alta de invasão da carótida existe se o tumor estiver envolvendo 75% ou mais da circunferência da carótida, enquanto a invasão se torna improvável se o contato do tumor na carótida for abaixo de 25% da circunferência da carótida (Fig. 3-59). A ultrassonografia é uma técnica adjunta potencialmente valiosa capaz de demonstrar a invasão da artéria carótida.

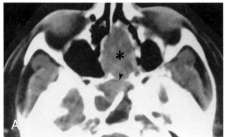
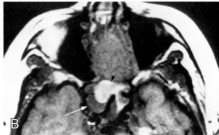
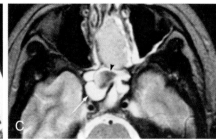

FIGURA 3-63. Comparação da tomografia computadorizada (TC) com a imagem por ressonância magnética para separar o tumor de pequenas células dos seios nasais da piomucocele esfenoidal. **A,** A TC com contraste no plano axial mostra massa levemente aumentada (*asterisco*) na cavidade nasal posterior esquerda e etmoides, que parece se estender até o seio esfenoidal. Os conteúdos do seio esfenoidal na realidade representam duas viscosidades de mucos, com muco de densidade elevada anteriormente (*ponta de seta*) correlacionando com o muco viscoso ou mais ressecado. **B,** A imagem ponderada em T1 sem contraste no plano axial demonstra um tumor nasal de sinal intermediário. O muco viscoso, anterior, de sinal alto (*ponta da seta*) no seio esfenoidal está claramente distinguido do tumor nasal anteriormente e do muco hidratado de baixo sinal (*seta*) posteriormente. **C,** Na imagem ponderada em T2 sem contraste no plano axial, o sinal do tumor nasal é intermediário, similar ao do cérebro. O muco viscoso anterior (*ponta da seta*) no seio esfenoidal tem o sinal invertido para se tornar de baixa intensidade, enquanto o muco hidratado (*seta*) posteriormente agora se tornou mais nítido.

SEIOS NASAIS E BASE DO CRÂNIO
SEIOS NASAIS E PARANASAIS

A região nasossinusal pode ser dividida em três regiões principais: os seios, o complexo ostiomeatal e a cavidade nasal. Os seios paranasais são cavidades alinhadas na mucosa e cheias de ar, denominadas de acordo com os ossos da face na qual se desenvolvem. Essa mucosa é propensa tanto à doença inflamatória quanto neoplásica. Os seios frontais, maxilares, etmoidais e esfenoidais são todos drenados por meio do óstio para a cavidade nasal. Os seios frontais, maxilares, etmoidais anteriores e etmoidais médios drenam no hiato semilunar abaixo das conchas médias. Essas áreas representam o complexo ou unidade ostiomeatal, e uma pequena lesão nessa região pode causar obstrução em múltiplos óstios sinusais. Os etmoides posteriores e o seio esfenoide drenam abaixo das conchas superiores ou do recesso esfenoide-etmoidal. A cavidade nasal estende-se das narinas anteriormente até a cóana posteriormente e do palato duro inferiormente até a lâmina cribriforme superiormente. O septo nasal na linha média, as conchas nas laterais e os seios maxilares e etmoidais formam as paredes.

Os compartimentos adjacentes aos seios que sofrem risco de invasão por processos inflamatórios e neoplásicos agressivos consistem na fossa craniana anterior, nas órbitas, no seio cavernoso (do seio esfenoidal), no espaço mastigatório, na fossa pterigopalatina (pterigomaxilar), na cavidade oral e nos tecidos moles anteriores da face. Esses compartimentos são cuidadosamente visualizados em busca de invasão dural ou cefálica, comprometimento do nervo óptico e musculatura extraocular, proliferação perineural na base craniana ou extensão direta nos compartimento profundos do pescoço supra-hióideo e estruturas orais. O envolvimento de qualquer um desses compartimentos secundários pode alterar de maneira significativa o planejamento do tratamento e a abordagem cirúrgica.

SEIOS PARANASAIS

Buscam-se anomalias congênitas e de desenvolvimento das cavidades nasossinusais em todos os exames por TC. As variantes anatômicas comuns são pneumatização e curvatura paradoxal das conchas, desvio de septo, hipoplasia do seio e células respiratórias de Haller (Fig. 3-61). O desenvolvimento dos seios pode variar desde aplasia até hipoplasia. A pneumatização sugere o desenvolvimento do seio; a aeração indica que a porção pneumatizada do seio está cheia de ar; e o espessamento da mucosa ou opacificação significa que a seção pneumatizada está cheia de líquido ou com inflamação do tecido mole. Tanto a hipoplasia quanto a formação reacional de osso novo (inflamação crônica) podem causar o espessamento e a esclerose nas paredes sinusais.

Em geral, a avaliação dos seios paranasais envolve o exame de dois componentes: os conteúdos do seio, incluindo a mucosa e as paredes ósseas. A mucosa sinusal normal é muito fina e não é possível observá-la na TC ou na RM, assim como o osso é normalmente fino e delicado nos seios posteriores maxilares, etmoidais e esfenoidais. A TC e a RM conseguem revelar prontamente a presença de seio normalmente areado, espessamento mucoso (sinusite crônica, cistos de retenção ou pólipos), nível hidroaéreo (sinusite aguda, entubação e traumatismo) ou opacificação completa (mucocele, traumatismo e sinusite aguda ou crônica; Fig. 3-62). A parede do seio maxilar posterolateral normalmente é delicada e melhor indicador de esclerose óssea do que a parede anterior. A parede do seio maxilar anterior (e frontal) normalmente espessa pode variar de 1 a 3 mm (Fig. 3-12, A e C). Observadores novatos geralmente se esquecem de avaliar o osso em busca de vestígios importantes, como espessamento e esclerose (sinusite crônica ou hipoplasia), fraturas, reestruturação (mucocele se espalhando lentamente ou neoplasia) ou destruição (infecção maligna ou agressiva, como mucormicose).

Decidir qual porção da cavidade nasal ou sinusal ou seio opacificado contém secreções mucosas obstruídas é clinicamente importante com um tumor sinusal ou nasal. A questão é mais problemática ainda com a TCSC ou TCCC, pois as secreções sinusais e o tumor são frequentemente similares em densidade, e tanto o tumor quanto a mucosa podem aumentar; entretanto, a RM oferece muito mais informação (Fig. 3-63). A avaliação desse problema requer um conhecimento dos padrões de intensidade de sinal do tumor *versus* do muco. Os tumores nasossinusais tendem a apresentar intensidade de sinal baixa a intermediária em T1 e intensidade de sinal intermediária em T2, embora os tumores de glândulas salivares menores e o carcinoma adenoide cístico possam apresentar intensidade de sinal alta.[39] As neoplasias agressivas altamente celulares tendem a ter um conteúdo de sinal de água menor e são menos nítidas em T2. Os tumores realçam moderadamente e de forma mais ou menos uniforme com gadolínio.

As secreções sinusais apresentam padrões mais complexos. O muco hidratado e não viscoso é de intensidade baixa em T1 e de intensidade alta em T2. O muco ressecado e viscoso tende a ser de intensidade alta em T1 e de intensidade baixa para intermediária em T2. O muco extremamente ressecado pode não apresentar intensidade de sinal em T1 ou T2, simulando osso ou ar. Tanto o seio obstruído quanto a mucocele expansiva frequentemente apresentam duas ou mais camadas de muco em um padrão de borda concêntrica com as secreções mais ressecadas e viscosas localizadas centralmente. A mucosa periférica de um seio obstruído aumenta com a sinusite crônica ou com a piomucocele, mas não aumenta com uma mucopiocele simples. A melhor forma de resolver a detecção de presença do tumor *versus* secreção obstruída é comparar a respectiva alteração na intensidade de sinal de

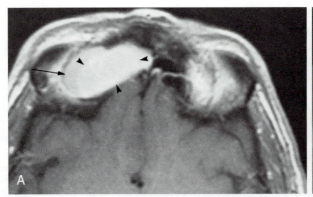 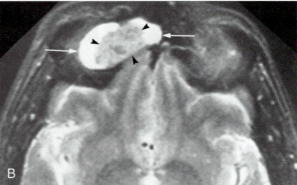

FIGURA 3-64. Mucocele simples na imagem por ressonância magnética. **A,** A mucocele frontal na imagem ponderada em T1 no plano axial expande o seio frontal direito e apresenta um sinal muito alto, componente central viscoso ou ressecado (*pontas de seta*) e uma borda concêntrica periférica de baixa intensidade de muco menos viscoso (*seta*). **B,** A imagem ponderada em T2 no plano axial com inversão de intensidades de sinal nas bordas concêntricas com muco periférico hidratado (*setas*) torna-se clara, e o muco viscoso central (*pontas de seta*) perde o sinal.

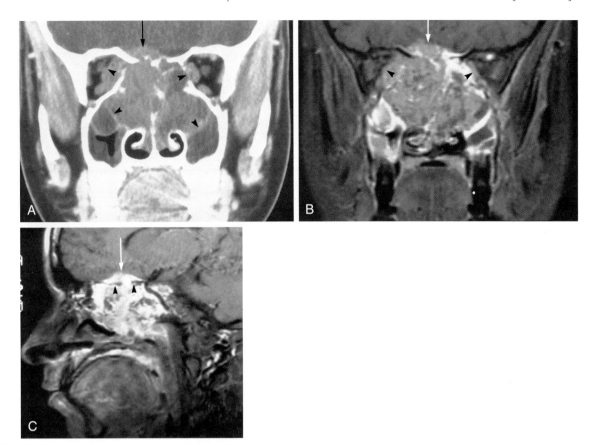

FIGURA 3-65. Carcinoma invasivo de pequenas células de lâmina cribriforme e órbitas. **A,** A tomografia computadorizada com contraste no plano coronal mostra, de forma mais nítida do que na imagem por ressonância magnética, massa centrada nos seios etmoidais posteriores com destruição óssea na lâmina cribriforme (*seta*) e órbitas mediais. O tumor invadiu ambas as órbitas e os seios maxilares (*pontas de seta*). **B,** Extensão da fossa craniana anterior (*seta*) através da lâmina cribriforme e invasão orbital (*pontas de seta*) são bem visíveis nesta imagem ponderada em T1 com saturação de gordura e pós-gadolínio no plano coronal. **C,** Imagem em T1 no plano sagital com saturação de gordura e pós-gadolínio mostra a dimensão anteroposterior do tumor e a extensão do tumor aumentado (*seta*) por meio da lâmina cribriforme de baixa intensidade e o plano esfenoidal (*pontas de seta*).

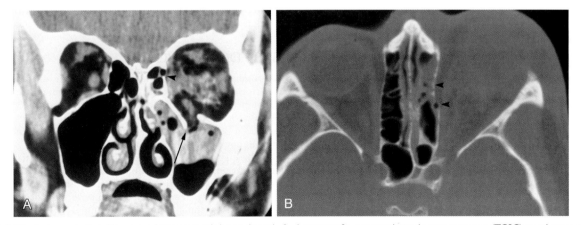

FIGURA 3-66. Fraturas do tipo *blow-out* orbitais no medial e no lateral. **A,** A tomografia computadorizada sem contraste (TCSC) no plano coronal com janelas do tecido mole mostra a fratura *blow-out* da órbita com deslocamento do assoalho (*seta*), distorção do reto inferior e herniação da gordura orbital através do defeito do assoalho orbital. A hemorragia intraconal e o nível hidro-aéreo hemorrágico do seio maxilar de alta densidade estão bem demonstrados nestas janelas. A fratura *blow-out* orbital medial (*ponta de seta*) é também suspeitada. **B,** TCSC axial usando as janelas ósseas mostra as células respiratórias etmoidais anteriores à esquerda opacificadas que ajudam diretamente o observador que deslocaram a fratura orbital medial (*pontas de seta*).

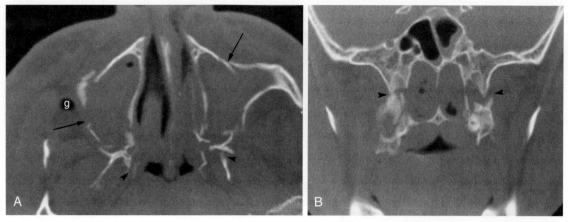

FIGURA 3-67. Fraturas faciais. **A,** Fraturas de Le Fort tipo II bilaterais das paredes na porção anterior e posterior do seio maxilar (*setas*) e lâminas do pterigoide (*pontas de seta*) aparecem como descontinuidades ou luminosidades do osso nesta tomografia computadorizada sem contraste (TCSC) de 3 mm no plano axial. Sinais indiretos da fratura facial são seios maxilares opacificados, gás (g) na lâmina de gordura bucal direita e inchaço facial pré-malar. **B,** TCSC no plano coronal demonstra as fraturas na lâmina pterigoide bilateral (*pontas de seta*).

cada componente em T1, T2 e T1 pós-gadolínio, de modo que raramente se consegue obter uma resposta com apenas uma sequência. São necessárias, pelo menos, uma em T1 e uma em T2.

COMPLEXO OSTIOMEATAL

O complexo ostiomeatal tem se tornado uma área de pesquisa radiológica e fisiopatológica ativa com o desenvolvimento da cirurgia endoscópica dos seios para as doenças inflamatórias dos seios paranasais. A TCSC de corte fino no plano coronal é o melhor meio de demonstrar a anatomia dessa área (Fig. 3-61). São informações importantes: 1) anatomia nasossinusal do indivíduo e a presença de quaisquer variantes anatômicas, como seio maxilar hipoplásico, concha bolhosa, células respiratórias de *agger nasi*, células respiratórias de Haller, desvio de septo, desvio do processo uncinado, bula etmoidal ou curvatura paradoxal das conchas médias; 2) a localização das células respiratórias obstruídas; 3) a extensão da doença sinusal crônica ou aguda e se esse padrão é consistente com a obstrução do complexo ostiomeatal; e 4) existência de quaisquer alterações cirúrgicas prévias (Caldwell-Luc, etmoidectomia interna ou externa, uncinectomia etc.). A obstrução do complexo ostiomeatal pode resultar de compressão anatômica, inflamação da mucosa, pólipos, neoplasias benignas e CEC. As mucoceles, uma complicação da obstrução sinusal crônica, são evidenciadas pela expansão do seio e muco de baixa densidade na TCCC ou pelas bordas concêntricas do muco em um seio aumentado na RM (Fig. 3-64). Uma mucopiocele mostra apenas o realce periférico quando está infectada.

CAVIDADE NASAL

A cavidade nasal é ocasionalmente a localização de uma doença sintomática. As variantes anatômicas são atresia coanal, concha bolhosa, curvatura paradoxal da concha média, uma cavidade nasal larga decorrente de um seio maxilar hipoplásico e desvio do septo. A mucosa nasal das conchas pode ser assimétrica em espessura, devido ao ciclo nasal normal ou como resultado da existência de pólipos ou inflamação. A obstrução do complexo ostiomeatal e de outros seios pode ocorrer com tumores benignos (pólipo antrocoanal, tumores neurais, papiloma invertido) ou malignos (CEC, adenocarcinoma, carcinoma adenoide cístico; Fig. 3-65). Caso haja massa nasal, a extensão da massa dentro de cavidade nasal, seios adjacentes ou órbitas ou envolvimento da lâmina cribriforme podem ser determinados pela TCCC coronal ou pela RM sagital e coronal, o que pode influenciar no planejamento da abordagem cirúrgica e da terapia pós-operatória.

TRAUMATISMO FACIAL

O traumatismo facial está brevemente incluído aqui por causa da relação estreita entre os seios e os ossos faciais. Imagens em TCSC com cortes finos no plano axial e coronal direto são os métodos ideais para determinar a extensão completa do traumatismo facial. Uma estratégia para avaliar a extensão do traumatismo do seio é visualizar o traçado em cortes consecutivos em ambos os planos de imagem procurando por fraturas, canais e fissuras normais e deslocamentos. Entretanto, a forma mais rápida de localizar fraturas sinusais é procurar por sinais indiretos de fratura (Fig. 3-66): nível líquido-ar, opacificação de um seio com sangue e a presença de gás fora do seio (pneumoencéfalo, enfisema subcutâneo, fossa infratemporal ou gás orbital). A identificação de fraturas possibilita a determinação da classificação das fraturas: fratura nasal, orbital tipo *blow-out*, trimalar ou trípode, Le Fort (I, II, III e complexo) ou do complexo nasoetmoidal (Fig. 3-67). A avaliação é feita da extensão do traumatismo do tecido mole, especialmente dos tecidos moles orbitais do cristalino, globo, músculos extraoculares e nervo ótico. As fraturas com deslocamento do assoalho orbital podem prender gordura ou os músculos extraoculares e resultar em enoftalmia ou disfunção da motilidade ocular.

BASE DO CRÂNIO

Anatomicamente, a base do crânio pode ser dividida em fossa anterior, média e posterior. A asa maior e a menor do esfenoide dividem a fossa anterior da fossa média, enquanto a pirâmide petrosa e as porções do mastoide do osso temporal dividem a fossa média da posterior. Os lobos parietal e occipital do cérebro não entram em contato direto com a base craniana.

A base craniana é formada por cinco ossos: 1) frontal, 2) etmoide, 3) temporal, 4) esfenoide e 5) occipital. Cada um desses ossos pode ser subdividido em elementos ósseos, e os ossos frontal e temporal são pareados; por exemplo, o osso occipital tem as porções basioccipital, condilar e escamosa. A base craniana tem seu diâmetro mais longo no plano AP e estende-se da região da *crista galli* até a margem posterior do forame magno posteriormente. A parte mais fina fica na orientação superior-inferior, e varia entre 3 a 5 mm de espessura em muitas áreas, com exceção do osso temporal petroso muito mais espesso.

Com a TC, a base craniana pode ser visualizada usando plano axial ou coronal (somente é possível um plano coronal modificado, devido à inclinação limitada do *gantry*). O plano coronal é excelente para delinear a extensão superior-inferior de uma lesão. A TC oferece uma excelente visualização do detalhe ósseo, especialmente quando se utilizam as técnicas de algoritmo ósseo.

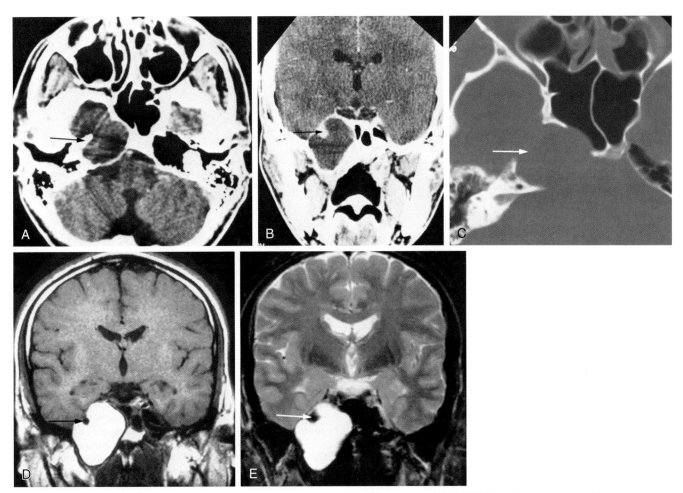

FIGURA 3-68. Granuloma de colesterol. **A** e **B,** Imagens por tomografia computadorizada com contraste (TCCC) no plano axial e coronal demonstram lesão expansiva do ápice petroso direito e asa do esfenoide aumentada. A lesão é homogeneamente de baixa densidade. A artéria carótida (*setas*) direita deslocada está localizada no limite lateral da lesão. **C,** A imagem TCCC axial com algoritmo ósseo usando janelas ósseas demonstra truncamento da porção anteromedial do osso temporal petroso (*seta*) e porção adjacente posterolateral do osso esfenoide. A lesão invade o seio esfenoidal direito. **D,** Imagem ponderada em T1 no plano coronal. **E,** Imagem ponderada em T2. **D** e **E** demonstram uma lesão de alta intensidade em ambas as sequências, consistente com meta-hemoglobina. A artéria carótida interna é notada na porção média lateral da lesão (*seta*). A lesão estende-se acima e abaixo da base craniana e invagina no seio esfenoidal.

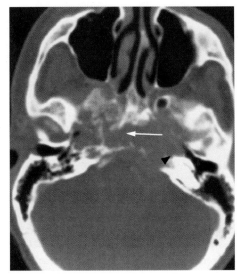

FIGURA 3-69. Metástase da base do crânio decorrente de adenocarcinoma da mama. A tomografia computadorizada sem contraste no plano axial demonstra um tumor metastático infiltrando e destruindo grande parte da fossa média. O clivus (*seta*) e o osso temporal anteromedial esquerdo (*ponta de seta*) estão especialmente afetados.

Além do plano axial, a RM possibilita a aquisição de imagem tanto no plano coronal verdadeiro quanto no plano sagital, sendo esse último especialmente útil para o estudo de lesões na linha média (p. ex., cordoma). A RM oferece também contraste e visibilidade aperfeiçoada da lesão e delineação mais precisa da extensão da lesão.

Utilizando uma abordagem anatômica, os médicos podem classificar as lesões da base craniana como sendo fossa anterior, média e posterior; eles podem desenvolver ainda uma abordagem diferencial única para as porções medial e lateral de cada fossa. As lesões podem também ser classificadas como *primárias*, aquelas que surgem na própria base do crânio, ou *secundárias*, aquelas que se estendem para baixo da cavidade craniana (lesões endocranianas) ou crescendo para cima vindo de baixo (lesões exocranianas). As massas endocranianas podem ser extracerebral ou intracerebral, enquanto as lesões exocranianas são secundárias à extensão superiormente de um processo de doença de órbita, cabeça e pescoço supra-hióideo, espinha cervical e músculos pré-vertebrais.

A base craniana contém múltiplos forames que permitem a saída dos nervos cranianos e fluxo de entrada e fluxo de saída das artérias e veias. Esses forames oferecem também uma rota de acesso para que doenças se espalhem da cavidade craniana às estruturas inferiores e vice-versa.[17] A RM realizada após a infusão de gadolínio e com o uso de técnicas de supressão de gordura

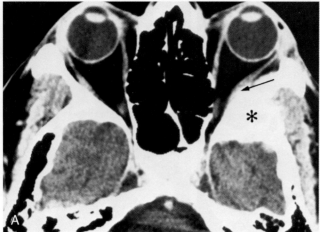
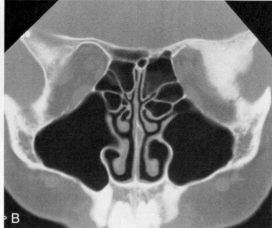

FIGURA 3-70. Carcinoma prostático com metástase para órbita esquerda. **A,** A tomografia computadorizada com contraste (TCCC) no plano axial demonstra metástase esclerótica da margem posterolateral da órbita esquerda (*asterisco*). O componente de tecido mole pequeno (*seta*) está localizado profundamente na hiperostose e desloca o músculo reto lateral medialmente. **B,** TCCC coronal com configuração óssea demonstra uma reação esclerótica acentuada na porção lateral superior da órbita esquerda. O volume intraorbital diminuiu.

possibilita a detecção precisa da proliferação perineural, mais observada com o envolvimento do quinto e sétimo nervos cranianos.[40]

As fraturas da base do crânio são facilmente detectadas com a TC que utiliza seções de cortes finos e técnicas de reformatação. Os níveis do seio ar-líquido, opacificação do seio e sombreamento dos ossos temporais podem evidenciar a presença de uma fratura. Do mesmo modo, a opacificação do seio e a localização da fratura podem indicar o local de um vazamento do líquido cefalorraquiano.

As lesões inflamatórias da base do crânio atualmente são menos comuns, e a osteíte é considerada como esclerose das margens ósseas. A osteomielite geralmente envolve todas as três partes da caixa craniana e caracteriza-se por áreas líticas irregulares, ocasionalmente com áreas de sequestro ósseo.

As alterações ósseas de doença neoplásica podem ser erosiva, infiltrativa, expansiva, lítica, esclerótica ou de densidade mista. As lesões neoplásicas cranianas primárias não são comuns. As condições benignas são osteoma, condroma, tumor de células gigantes, granuloma de colesterol e cisto ósseo aneurismático (Fig. 3-68). O osteossarcoma, o condrossarcoma, o fibrossarcoma e raramente o sarcoma de Ewing e o linfoma são exemplos de lesões malignas comuns nessa região. As lesões metastáticas são mais comuns do que as lesões primárias da base do crânio e, frequentemente, têm um componente de tecido mole associado (Fig. 3-69). As metástases osteoblásticas são causadas de forma mais comum pelo carcinoma de próstata ou de mama, e as alterações escleróticas podem ser observadas ocasionalmente em linfoma (Fig. 3-70). As lesões líticas são mais comuns do que os achados osteoblásticos e são geralmente secundárias ao carcinoma de pulmão, mama, rim ou cólon.

Os processos neoplásicos intracerebrais podem estar associados às alterações ósseas. Os gliomas cerebrais raramente causam erosão ou expansão óssea local; entretanto, os gliomas óticos

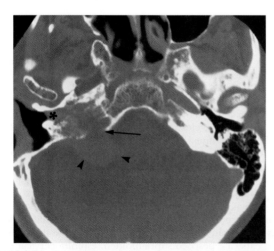

FIGURA 3-71. Tumor glômico (paraganglioma) do osso temporal petroso. A tomografia computadorizada com contraste no plano axial com janelas ósseas demonstra uma lesão infiltrativa destrutiva nas porções média e superior do osso temporal petroso direito (*seta*). A margem mal definida da lesão é característica de um tumor glômico. A massa de tecido mole (*pontas de seta*) é observada na cisterna do ângulo pontocerebelar e na porção inferior na cavidade da orelha média direita (*asterisco*). Foi realizada previamente uma mastoidectomia direita.

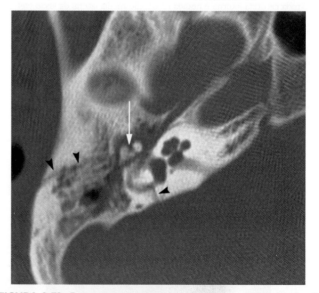

FIGURA 3-72. Fratura petrosa transversal com deslocamento ossicular. A tomografia computadorizada sem contraste de 1,5 mm de alta resolução usando algoritmo ósseo e janelas ósseas mostra fratura petrosa transversal (*pontas de seta*) que se estende pelo osso mastóideo e pelos canais semicirculares. Pode-se observar o deslocamento ossicular da cabeça do martelo da sua articulação com o corpo da bigorna fraturado (*seta*). A opacificação da orelha média também confirma a presença de traumatismo do osso temporal.

3 | VISÃO GERAL SOBRE DIAGNÓSTICO POR IMAGEM EM CABEÇA E PESCOÇO   **75**

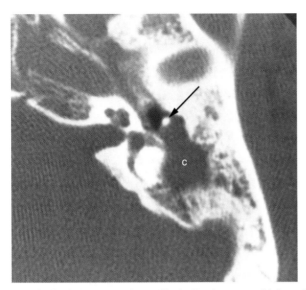

FIGURA 3-73. Colesteatoma da *pars* flácida. O colesteatoma (c) da orelha média expande-se ao antro mastóideo e recesso epitimpânico nesta tomografia computadorizada sem contraste no plano axial. A ausência da bigorna e do tecido mole invadindo a cabeça do martelo (*seta*) confirma a erosão ossicular.

podem causar expansão do canal ótico. Os neuromas (tumores da bainha nervosa) podem causar expansão de forames da base craniana, nervo auditivo interno (nervo craniano VIII), forame jugular (nervos cranianos IX, X e XI), canal hipoglosso (nervo craniano XII) e parede lateral do clivus e forame redondo (nervo craniano V). Os paragangliomas causam alterações erosivas irregulares nos forames da base do crânio (Fig. 3-71). Um meningioma costuma apresentar um sinal de hiperostose (esclerose óssea), especialmente comum com uma lesão na fossa média que envolve tanto a asa esfenoidal maior quanto a menor. O cordoma, um tumor de resquícios notocordais, tipicamente causa destruição do clivus (basisfenoide e basioccipital) com massa de tecido mole associada e calcificação.[41,42] As erosões do assoalho selar e a expansão da sela são características de adenomas hipofisários.

OSSO TEMPORAL

Para determinar as alterações do osso temporal, é necessária a avaliação de orelha externa, orelha média, células respiratórias mastóideas, ápice petroso, orelha interna, canal auditivo interno, canal do nervo facial e compartimento vascular (forame jugular e canal da carótida). Os compartimentos adjacentes, nos quais uma lesão agressiva do osso temporal pode se espalhar, ou dos quais uma lesão pode invadir o osso temporal, consistem no ângulo pontocerebelar (meningioma, schwannoma acústico, colesteatoma), forame jugular (schwannoma, paraganglioma, tumor glômico), base do crânio e clivus (cordoma), espaço carotídeo (aneurisma, schwannoma), espaço parotídeo (carcinoma adenoide cístico) e tecidos moles da orelha externa e couro cabeludo (CEC).

Para a orelha externa e o canal auditivo externo, a busca por anomalias pode ser realizada tanto com RM quanto com a TC de alta-resolução. O desenvolvimento anormal (hipoplasia da orelha externa, atresia fibrosa ou óssea do meato auditivo externo), a opacificação do tecido mole (colesteatoma do canal auditivo externo, mucormicose, CEC), a formação óssea (exostoses) ou a erosão da bigorna (colesteatoma da *pars* flácida) podem ser facilmente detectados, com sua extensão definida pela TC. A RM pode acrescentar mais informações sobre o envolvimento do tecido mole abaixo da base do crânio ou sobre infiltração auricular e couro cabeludo.

O melhor método para avaliar a orelha média é a TC com alta resolução. As anomalias de cadeia ossicular (fusão, deslocamento, prótese, esclerose estapediana da base do estribo), nível de ar-líquido (traumatismo, otite média aguda), opacificação do tecido mole (otite média aguda ou crônica, colesteatoma, traumatismo, entubação nasogástrica ou endotraqueal crônica) e espessamento da membrana timpânica (otite média) podem ser todas caracterizadas (Fig. 3-72). A abordagem radiográfica das células respiratórias mastóideas e do ápice petroso é similar à dos seios paranasais e consiste na avaliação dos conteúdos de tecido mole do ápice petroso e do mastoide e das paredes ósseas. A avaliação é feita por desenvolvimento ou pneumatização dessas regiões (pneumatização ou opacificação por tecido mole), do septo e das paredes ósseas (hipoplasia ou esclerose de otomastoidite crônica), da margem da mastoide, do ápice petroso (expandido por um colesteatoma primário ou secundário [Fig. 3-73] ou um granuloma de colesterol) ou da destruição óssea (CEC, histiocitoma fibroso maligno, tumor glômico). A RM pode complementar a TC na avaliação de uma massa grande do ápice petroso ou da mastoide. Um ápice petroso normal, não pneumatizado, gorduroso (cheio de medula) apresenta um sinal alto em T1 e um sinal baixo em T2, mas o granuloma de colesterol é de sinal alto em T1 e T2 decorrente da metemoglobina (Fig. 3-68). O muco em uma célula respiratória é de baixa intensidade em T1 e de intensidade muito alta em T2, aumentando moderadamente com gadolínio. Um colesteatoma primário é similar ao líquido cefalorraquidiano em intensidade e aparece sendo de intensidade baixa em T1 e com o sinal moderadamente alto em T2, mas não aumenta com

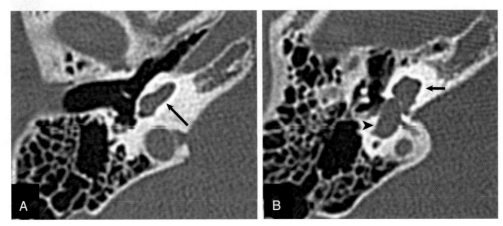

FIGURA 3-74. Malformação de Mondini. **A,** A imagem por tomografia computadorizada no plano axial mostra uma membrana basilar (*seta*) da cóclea de aparência normal. **B,** Os giros secundários e apicais da cóclea formam uma aparência cística, como resultado de falta de divisão do septo interescalar (*seta curta*). O vestíbulo é grande e displásico (*ponta de seta*).

76 PARTE I | OTORRINOLARINGOLOGIA GERAL

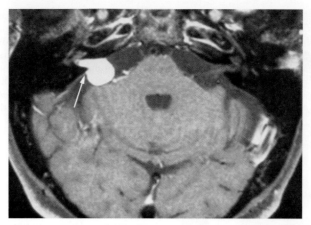

FIGURA 3-75. Schwannoma acústico. A imagem por ressonância magnética ponderada em T1 com saturação de gordura e pós-gadolínio no plano axial demonstra uma massa do ângulo pontocerebelar claramente aumentada à direita com componentes intracanaliculares (característico de schwannoma acústico) e extracanaliculares. Observa-se o ângulo agudo que a massa faz com a borda petrosa (*seta*).

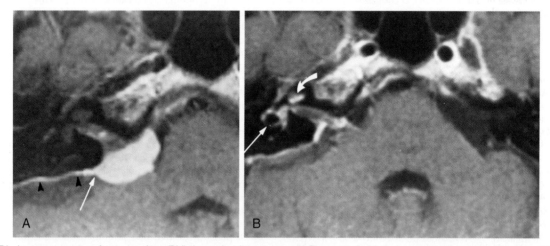

FIGURA 3-76. Imagem por ressonância magnética (RM) do canal auditivo interno (IAC) e nervo facial. **A,** Imagem ponderada em T1 pós-gadolínio no plano axial mostra um meningioma de base grande e nitidamente aumentado sobre o IAC. Observa-se o seu ângulo obtuso (*seta*) com a borda petrosa e a "cauda" dural estendendo-se posteriormente (*pontas de seta*), que são característicos de um meningioma. **B,** No mesmo paciente, uma labirintite pós-operatória foi identificada na imagem ponderada em T1 pós-gadolínio no plano axial no seguimento. O aumento anormal de vestíbulo, canais semicirculares (*seta reta*) e cóclea (*seta curva*) são os novos achados, que podem somente ser observados na RM com contraste de gadolínio.

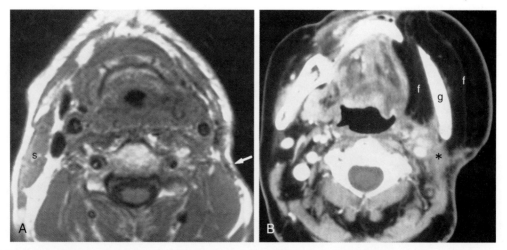

FIGURA 3-77. Aparência pós-operatória do pescoço. **A,** A imagem ponderada em T1 no plano axial demonstra uma dissecção prévia do pescoço esquerdo (*seta*) com remoção do músculo esternocleidomastóideo (s) e da gordura no espaço cervical posterior. **B,** Paciente com um retalho osteocutâneo, com gordura espessa (f) nas margens profundas e externas do enxerto mandibular (g), desenvolveu um tumor profundo recidivado (*asterisco*) em torno da bainha carótica.

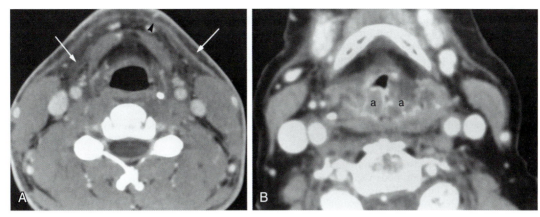

FIGURA 3-78. Alterações da radiação no pescoço. **A,** A tomografia computadorizada com contraste (TCCC) demonstra densidades irregulares na gordura por todos os espaços cervical superficial e cervical anterior (*setas*) e um espessamento do músculo platisma (*ponta de seta*). **B,** Outro paciente, submetido a radioterapia para carcinoma glótico, desenvolveu um espessamento da epiglote e das pregas epiglóticas (a) nesta TCCC axial. Este achado pode persistir por muitos meses após a terapia.

gadolínio. Os achados no pós-operatório encontrados na TC e na RM são prótese ossicular metálica, implantes cocleares e vários tipos de mastoidectomias.

A melhor forma de avaliar as estruturas da orelha interna é com a TC de alta resolução, prestando-se atenção às variantes anatômicas e densidade óssea. Um aqueduto vestibular aumentado é a anomalia mais comum encontrada na imagem com quadro de perda auditiva neurossensorial congênita. Uma cóclea com um giro basal bem desenvolvido com um segundo giro e giro apical incompletos sugere uma malformação de Mondini (Fig. 3-74). O giro basal da cóclea e a janela redonda podem ser identificadas nas imagens em TC tanto no plano coronal quanto axial. O córtex do canal semicircular horizontal (lateral) pode estar corroído por um colesteatoma. A janela oval e a base do estribo estão espessadas pela otoesclerose estapediana, sendo que a borda da cápsula ótica está desmineralizada pela otoesclerose labiríntica (otospongiose). Todo o osso petroso pode estar anormalmente com densidade baixa, com displasias, como osteogênese imperfeita, ou pode estar esclerótico, como no caso de doença de Paget ou osteopetrose. As lesões inflamatórias ou neoplásicas podem envolver a cóclea e o vestíbulo sem alterações ósseas evidentes na TC; entretanto, a RM em T1 com contraste de gadolínio pode mostrar uma lesão com realce.

O canal auditivo interno e os canais do nervo facial são mais bem avaliados pela TC de alta resolução com detalhe ósseo e pela RM com contraste de gadolínio para anomalia no tecido mole. Na TC, os achados podem incluir alargamento (schwannoma acústico, cirurgia) ou estreitamento (displasia óssea, hiperostose decorrente de meningioma) do canal auditivo interno. O canal do nervo facial pode ser traçado ao longo de todo o seu curso tanto no plano coronal quanto no axial nas áreas de erosão (neuroma facial, paraganglioma, hemangioma) ou posição anormal (localização anterior do segmento mastóideo com atresia no canal auditivo externo). A RM com contraste de gadolínio (Fig. 3-75 e 3-76) é a modalidade de escolha para a avaliação do sétimo e do oitavo nervos cranianos dentro do canal auditivo interno e do osso temporal (Schwannomas dos nervos faciais ou vestibulares ou dentro da cóclea) ou para demonstrar inflamação do sétimo nervo craniano (paralisia de Bell). Convém observar que os nervos faciais podem normalmente realçar de forma moderada e geralmente de forma simétrica, dentro do canal do nervo facial. O realce assimétrico é muito provável de ser anormal.

PESCOÇO E FACE NO PÓS-OPERATÓRIO

A TCCC ou a RM para o pré-operatório são extremamente úteis para interpretar pescoço, base do crânio ou face no pós-operatório nos locais com potencial de recidiva do tumor. Do mesmo modo, um parâmetro para o uso da TCCC ou da RM 3 a 6 meses após a cirurgia ou radioterapia irá melhorar ainda mais a capacidade da imagem em detectar um tumor recidivado no pós-tratamento. O espaço cervical posterior é o espaço do pescoço alterado com maior frequência, e parte ou todos os seus conteúdos podem ser ressecados para estadiamento e tratamento de carcinoma de cabeça e pescoço; uma anotação deve ser feita das estruturas ausentes. Um esvaziamento cervical radical (Fig. 3-77, *A*) remove o músculo esternocleidomastóideo, a veia jugular interna, os linfonodos regionais e a maior parte do tecido fibrogorduroso que compromete esse espaço. Os esvaziamentos seletivos supraomo-hióideo modificados extraem menos.

A CO e a face são também afetadas pela cirurgia. O traumatismo facial é frequentemente tratado com fixação interna com pinos e placas metálicas. A fixação interna é também realizada como parte de procedimentos, em que a mandíbula é dividida, ou quando a mandíbula é parcialmente ressecada pela invasão do tumor. Fios de metal, pinos e placas podem causar artefatos que escurecem locais de vazamento do líquido cefalorraquidiano pós-traumático ou tumor recidivado em potencial. Os tumores do seio e do palato podem requerer ressecção de maxila, palato, paredes orbitais, tecido mole e lâmina cribriforme. A gordura, o músculo ou o osso contido em enxertos livres, miocutâneos e osteocutâneos colocados na cavidade cirúrgica complicam ainda mais a interpretação da imagem (Fig. 3-77, *B*). A cirurgia laríngea pode retirar parte ou toda a laringe, geralmente com a colocação de traqueostomia. Os tecidos moles restantes do espaço visceral destruído são difíceis de se avaliar com precisão.

A radioterapia frequentemente causa um padrão edematoso, caracterizado na TC por um aumento irregular na densidade dos planos subcutâneos, parafaríngeos e do espaço cervical posterior (Fig. 3-78). Na RM, o sinal pode ser aumentado em T2. O espaço da mucosa da faringe e da laringe pode também desenvolver inchaço e edema, com aparência de espessamento mucoso difuso e aumento na TCCC, enquanto na RM pode mostrar sinal alto nas sequências de TR longas e na imagem em T1 com contraste de gadolínio. O edema na pós-radioterapia, especialmente da laringe e faringe, pode simular uma neoplasia recorrente por um período longo de 6 meses a 7 anos após a terapia ter sido concluída.[43] Por fim, os linfonodos tratados podem diminuir de tamanho ou desaparecer completamente, deixando uma aparência de "gordura suja".

A proliferação do tumor recidivado geralmente produz uma faixa ou linfonodos com a densidade de tecido mole dentro dos planos de gordura normal, ou substituindo-os. Entretanto, a TCCC tem dificuldade em detectar tumores menores (< 1 cm) ou de mucosa, ou mesmo em oferecer uma diferenciação confiável entre o carcinoma recorrente e uma fibrose ou edema. Uma nova massa, volumosa e com borda aumentada; uma invasão do tecido local ou mesmo uma destruição óssea são um forte sinal de um tumor recidivado. A RM é supostamente capaz de distinguir o tumor de uma fibrose induzida por radiação em alguns casos. A fibrose ou a cicatrização no pós-tratamento têm o sinal similar ou mais baixo do que o músculo em todas as sequências, especialmente em T2; é geralmente linear, não similar à massa, e pode aumentar moderadamente de maneira linear. A RM é superior à TC (especialmente à TCSC) na distinção de tumor recidivado com as estruturas musculares e vasculares. No pós-tratamento do pescoço, a RM com contraste de gadolínio pode ter o potencial de identificar o tumor recidivado e permitir a distinção do tumor da fibrose, considerando que o tumor recidivado pode realçar as bordas, um padrão não observado com a cicatriz. Finalmente, a PET/TC é a melhor para diferenciar o tecido do tumor metabolicamente ativo das alterações no pós-operatório.

Para consultar a lista completa de referências, acesse www.expertconsult.com.

LEITURA SUGERIDA

Babbel RW, Smoker WRK, Harnsberger HR: The visceral space: the unique infra-hyoid space. *Semin Ultra CT MR* 12:204–223, 1991.

Bitar R, Leung G, Perng R, et al: MR pulse sequences: what every radiologist wants to know but is afraid to ask. *Radiographics* 26:513–537, 2006.

Castelijns JA, van den Brekel MW: Imaging of lymphadenopathy in the neck. *Eur Radiol* 12:727–738, 2002.

Curtin HD: Separation of the masticator space from the parapharyngeal space. *Radiology* 163:195, 1987.

Davis WL, Harnsberger HR, Smoker WRK, et al: Retropharyngeal space: evaluation of normal anatomy and diseases with CT and MR imaging. *Radiology* 174:59, 1990.

Fakhry N, Barberet M, Lussato D, et al: [Role of (18)-FDG PET/CT in the initial staging of head and neck cancers]. (In French) *Rev Laryngol Otol Rhinol (Bord)* 128:3–9, 2007.

Rydberg J, Liang Y, Teague SD: Fundamentals of multichannel CT. *Radiol Clin North Am* 41:465–474, 2003.

Som PM: Detection of metastasis in cervical lymph nodes: CT and MR criteria and differential diagnosis. *AJR Am J Roentgenol* 158:961–969, 1992.

Som PM, Curtin HD, Mancuso AA: Imaging-based nodal classification for evaluation of neck metastatic adenopathy. *AJR Am J Roentgenol* 174:837–844, 2000.

Veit-Haibach P, Luczak C, Wanke I, et al: TNM staging with FDG-PET/CT in patients with primary head and neck cancer. *Eur J Nucl Med Mol Imaging* 34:1953–1962, 2007.

Yousem DM, Som PM, Hackney DB, et al: Central nodal necrosis and extracapsular neoplastic spread in cervical lymph nodes: MR imaging versus CT. *Radiology* 182:753–759, 1992.

Faringite em Adultos 4

Brian Nussenbaum | Carol R. Bradford

Pontos-chave

- A causa mais comum (30 a 60%) de faringite em adultos é a infecção viral autolimitada decorrente do resfriado comum. O rinovírus é o agente etiológico mais comum.

- A faringite em adultos é causada por uma infecção bacteriana em aproximadamente 5 a 10% dos pacientes. Em crianças, a faringite bacteriana é responsável por 30 a 40% dos casos.

- O *Streptococcus pyogenes* b-hemolítico do grupo A (SBHGA) é o organismo patogênico responsável pela maioria dos casos de faringite bacteriana em adultos.

- A prevenção da febre reumática é possível se o tratamento com antibióticos for iniciado até 10 dias após o início dos sintomas, mas o tratamento com antibióticos parece não afetar a incidência de glomerulonefrite pós-estreptocócica aguda.

- Outras causas bacterianas mais comuns de faringite aguda incluem o *Streptococcus* do grupo A não β-hemolítico, *Arcanobacterium haemolyticum*, organismos sexualmente transmissíveis (*Neisseria gonorrhoeae*, *Treponema pallidum* e *Chlamydia*), tuberculose, tularemia e difteria.

- A gripe (Influenza) continua sendo um problema mundial. Cada ano, 500 milhões de pessoas ao redor do mundo desenvolvem a gripe, e aproximadamente 150.000 somente nos Estados Unidos necessitam de hospitalização. Em anos não pandêmicos, resultam entre 20.000 a 40.000 mortes; em anos pandêmicos, as mortes podem chegar a 100.000 por ano. Influenza do tipo A é responsável pela maioria da morbidade e mortalidade.

- A dor de garganta causada pelo vírus Epstein-Barr ocorre em 82% dos pacientes com mononucleose infecciosa e é a queixa mais comum. Outros sintomas podem incluir desconforto abdominal, cefaleia, rigidez no pescoço e erupção cutânea.

- O tratamento para a maioria dos pacientes com mononucleose infecciosa consiste de medidas de suporte como repouso, antipiréticos e analgésicos. Deve-se aconselhar os pacientes a evitarem esportes de contato enquanto o exame e a ultrassonografia abdominal não confirmarem o resultado de esplenomegalia. Os antivirais não são benéficos para infecções sem complicações, e os antibióticos são indicados somente em caso de infecções bacterianas secundárias. Corticosteroides são indicados para complicações relacionadas à obstrução das vias aéreas superiores, anemia hemolítica grave, trombocitopenia grave ou doença grave persistente.

- Cândida pode afetar a orofaringe na forma de candidíase pseudomembranosa. O organismo isolado mais comum é a *Candida albicans*, mas outros organismos – *C. glabrata*, *C. tropicalis*, *C. dublinensis*, *C. rugosa* e *C. krusei* – estão surgindo como os agentes mais causadores, especialmente em pacientes imunocomprometidos e naqueles que receberam radioterapia anteriormente.

Faringite é a inflamação da faringe. A região anatômica da faringe invariavelmente afetada em adultos é a orofaringe. O sintoma predominante é a dor de garganta, que frequentemente é a terceira queixa mais comum relatada pelos pacientes.[1] A faringite infecciosa é apenas uma das causas mais prováveis de dor de garganta em adultos (Quadro 4-1). Um histórico minucioso e o exame físico são extremamente importantes para determinar o diagnóstico diferencial para cada paciente individualmente. Por exemplo, o carcinoma de células escamosas no trato aerodigestivo superior apresenta frequentemente quadro de dor de garganta crônica. A epiglotite em adultos geralmente se manifesta como uma grave dor de garganta aguda e odinofagia com um exame orofaríngeo relativamente normal. As condições mais comuns, tais como gotejamento pós-nasal e refluxo laringofaríngeo, podem causar uma faringite irritativa. A exposição ocupacional[2,3] e ambiental[4] pode também estar associada à faringite irritativa, o que tem sido demonstrado em várias popula-

ções diferentes, sendo o caso mais recente o ocorrido com a tosse dos bombeiros que trabalharam no socorro do World Trade Center.[5]

A faringite em adultos é causada por uma infecção bacteriana em aproximadamente 5% a 10% dos pacientes.[6] Em crianças, a faringite bacteriana é responsável por 30 a 40% dos casos.[6] Aproximadamente 75% dos adultos que buscam cuidado médico com dor de garganta são medicados com antibióticos por uma suposta faringite bacteriana, mesmo que essa prática seja apenas para a minoria dos pacientes.[7] Essa prática pode ser atribuída às expectativas do paciente em receber antibióticos e à prática dos médicos de que os pacientes retornarão à consulta caso os antibióticos não sejam prescritos e ficarão insatisfeitos sem a prescrição. Esse uso inadequado de antibióticos tem consequências negativas tanto para os pacientes quanto para a saúde pública.

O objetivo deste capítulo é orientar a avaliação e o manejo apropriados das diversas causas de faringite infecciosa em adultos.

Quadro 4-I. ETIOLOGIAS PARA DOR DE GARGANTA EM ADULTOS

Faringites relacionadas a micróbios

Bacteriana

Streptococcus pyogenes β-hemolítico do grupo A
Streptococcus dos grupos C, G e F
Arcanobacterium haemolyticum
Neisseria gonorrhoeae
Treponema pallidum
Chlamydia pneumoniae
Mycoplasma pneumoniae
Mycobacterium tuberculosis
Francisella tularensis
Corynebacterium diphtheriae
Yersinia enterocolitica
Yersinia pestis
Trichomonas vaginalis
Fusobacterium necrophorum

Viral

Rinovírus
Coronavírus
Parainfluenza
Influenza tipos A e B
Vírus da imunodeficiência humana
Adenovírus
Vírus de Epstein-Barr
Herpes-vírus simples tipos 1 e 2
Citomegalovírus

Fúngica

Espécies de *Candida*

Protozoários

Toxoplasma gondii

Outras Causas

Abscessos (peritonsilar, parafaríngeo, retrofaríngeo)
Epiglotite
Câncer (carcinoma de células escamosas, linfoma)
Autoimune (síndrome de Behçet, penfigoide mucoso benigno,
    sarcoidose)
Refluxo faringolaríngeo
Gotejamento pós-nasal
Síndrome de Eagle
Neuralgia glossofaríngea
Doença de Crohn
Corpo estranho
Trauma
Medicamentos
Exposições ambientais/poluição do ar

Para efeitos deste capítulo, consideramos *adultos* os pacientes acima de 15 anos.

INFECÇÃO BACTERIANA
STREPTOCOCCUS PYOGENES β-HEMOLÍTICO DO GRUPO A

O *Streptococcus pyogenes* β-hemolítico do grupo A (SBHGA) é o organismo patogênico responsável pela maioria dos casos de faringite bacteriana em adultos.[8] No entanto, em geral, o SBHGA é responsável apenas por aproximadamente 10% dos casos de faringite em adultos.[8] *Streptococcus* são cocos gram-positivos que crescem em cadeias. A sua reserva natural é a pele e a mucosa do trato aerodigestivo superior da nasofaringe e da orofaringe. O organismo é um patogênico somente em humanos, sendo que menos de 5% dos adultos são portadores assintomáticos.[9] A proliferação ocorre principalmente via microgotas aerossolizadas, menos comumente pelo contato direto e raramente por ingestão de leite não pasteurizado ou alimento contaminado. As infecções são mais comuns no outono e no inverno. A patogênese das infecções por

SBHGA está relacionada a fatores virulentos intrínsecos ao organismo (parede celular, cápsula de ácido hialurônico, proteínas M), enzimas secretadas (estreptolisina O, estreptolisina S, DNase, hialuronidase), exotoxinas secretadas (exotoxinas A, B e C) e os mediadores inflamatórios ao hospedeiro (interleucina 1 a 6, fator de necrose tecidual, prostaglandina, bradicinina, óxido nítrico, enzimas lisossômicas e radicais livres).[1]

Os tecidos locais afetados pela faringite SBHGA incluem amígdalas palatinas, úvula, palato mole e parede faríngea posterior. Os sintomas são geralmente rápidos no início e incluem dor de garganta intensa, odinofagia, linfadenopatia cervical, febre, calafrios, mal-estar, cefaleia, leve rigidez no pescoço e anorexia. Trismo, rouquidão, tosse, conjuntivite, diarreia, rinorreia e lesões ulcerativas distintas geralmente não estão presentes.[10] A faringe tipicamente apresenta eritema, edema e exsudatos tonsilares branco-cinzentos que envolvem simetricamente os tecidos afetados. Pode haver a presença de petéquias no palato mole, as amígdalas ficam geralmente inchadas e a respiração apresenta um característico mau hálito. Pode também ocorrer erupção cutânea escarlatinoforme.

Caso não sejam tratadas, as infecções são geralmente autolimitadas e consistem de inflamação localizada que se resolve de 3 a 7 dias. Os pacientes são contagiosos durante a fase aguda da doença e por 1 semana seguinte. O rápido tratamento com antibióticos reduz a duração dos sintomas (caso se inicie o tratamento em 24 a 48 horas do sintoma inicial), diminui o período de contágio para 24 horas após o início do tratamento e reduz a incidência de complicações supurativas.[11] A prevenção da febre reumática é possível se o tratamento com antibióticos começar em até 10 dias após o início dos sintomas. Estima-se que 3.000 a 4.000 pacientes com SBHGA devam ser tratados para prevenir um único caso de febre reumática. Curiosamente, o tratamento com antibióticos parece não afetar a incidência de glomerulonefrite pós-estreptocócica aguda.[8] Outras manifestações possíveis incluem escarlatina, síndrome do choque tóxico, fasceíte necrotizante e bacteremia, levando a infecção para locais distantes.

É difícil diagnosticar de modo preciso as faringotonsilites por SBHGA somente com sintomas ou sinais, porque há grande sobreposição de achados comuns com outras causas de faringite. Em uma população de jovens adultos com dor de garganta, o uso apenas de sinais e sintomas superestima a ocorrência de SBHGA em 81% dos pacientes, e este falso diagnóstico frequentemente leva a tratamentos desnecessários.[12] Isso é problemático, porque o tratamento com antibióticos deve se limitar somente aos pacientes propensos a desenvolver uma infecção por SBHGA.[13] Como é difícil chegar a esse diagnóstico, foram desenvolvidos sistemas de classificação baseados exclusivamente em sintomas e sinais. Os pacientes podem então ser divididos em *grupos de probabilidade alta* que devem receber terapia empírica por antibióticos, *grupos de probabilidade intermediária* que devem ser submetidos a mais exames como teste rápido de antígeno e/ou cultura da orofaringe e *grupos de probabilidade baixa* que requerem apenas terapia sintomática e acompanhamento adequado.[1] Os dois sistemas de prognóstico clínico que foram testados e aprovados prospectivamente nas populações adultas são aqueles descritos por Walsh et al.[14] e por Centor et al.[15] Esses sistemas de classificação não devem ser usados em pacientes que são imunocomprometidos, com comorbidades complicadas ou que tenham um histórico de febre reumática. Os médicos devem também considerar as circunstâncias epidemiológicas. Por exemplo, devem-se evitar esses sistemas de classificação durante uma epidemia de febre reumática aguda, em países com crianças em idade escolar ou para adultos com ocupações que os colocam em contato direto com crianças.[16]

O sistema de classificação de Walsh utiliza o algoritmo baseado em cinco itens: 1) linfonodos cervicais aumentados ou sensíveis, 2) exsudatos faríngeos, 3) exposição recente ao SBHGA, 4) tosse recente e 5) temperatura oral acima de 101ºF (38,3ºC).[14] O sistema de classificação de Centor utiliza o histórico de febre, adenopatia cervical anterior, exsudatos tonsilares e ausência de tosse para gerar um sistema de pontuação aditiva simples com quatro variáveis.[15] A presença de três dos quatro critérios de Centor apresenta um valor preditivo positivo de 40 a 60%, enquanto a ausência de três ou quatro critérios tem um valor preditivo negativo de 80%. O critério de Centor foi aprovado pelos Centers for Disease Control and Prevention (CDC), American Academy of Family Physicians e American College of Physicians para uso de orientações na prática clínica para o tratamento de faringite aguda em adultos.[16] Essas orientações recomendam que os pacientes com nenhum ou um critério apenas de Centor não devem ser submetidos a mais testes ou tratamento com antibióticos devido à possibilidade muito pouco provável de infecção por SBHGA. Para os pacientes com dois ou mais critérios, há algumas estratégias providenciais: 1) faça o exame dos pacientes com dois, três ou quatro critérios com um teste rápido de antígeno e reserve os antibióticos àqueles com teste positivo; 2) faça o exame dos pacientes com dois ou três critérios com um teste rápido de antígeno e limite os antibióticos àqueles com teste positivo ou com quatro critérios; ou 3) não faça exames de diagnóstico e limite o tratamento com antibióticos àqueles com três ou quatro critérios. Os autores dessas orientações não incluíram a amostra da cultura de orofaringe em seus algoritmos devido à baixa reprodutibilidade, com resultados dependendo da técnica de obtenção e processamento da cultura, além da incapacidade de distinguir a infecção aguda de um estado de portador.

Depois que as recomendações acima foram publicadas, uma perspectiva diferente relacionada ao diagnóstico e controle da faringite por SBHGA em adultos foi proposta pela Infectious Diseases Society of America (IDSA).[10,17] As orientações da IDSA para o diagnóstico e controle do SBHGA foram publicadas inicialmente em 2002 e atualizadas em 2012. Em pronto-atendimentos, a precisão do critério de Centor para predizer uma cultura positiva de SBHGA na garganta foi de 32 a 56%. Baseada nesses dados, a IDSA percebeu que a aplicação apenas desse sistema de classificação clínica resultaria na continuação de prescrição excessiva de antibióticos em adultos com faringite sem SBHGA.[17] Levando isso em consideração, a IDSA continua recomendando a confirmação laboratorial dos casos com suspeita clínica de faringite por SBHGA em adultos. A American Heart Association também recomenda a confirmação laboratorial.[18] Levando em conta a sensibilidade (80 a 90%) e a especificidade (> 95%) dos testes rápidos de detecção de antígenos utilizados mais recentemente, a baixa incidência de SBHGA e o risco muito baixo de febre reumática na população adulta, a IDSA recomenda o uso apenas dos testes rápidos de antígenos, sem confirmação por cultura de orofaringe, como uma estratégia alternativa aceitável para o diagnóstico.[10] Embora muitas variáveis possam afetar os resultados, a IDSA ainda recomenda o uso da cultura de orofaringe em uma placa de ágar-sangue de carneiro como padrão ouro para documentar a presença de SBHGA no trato respiratório superior e para confirmar faringite aguda por SBHGA. Para chegarem à sensibilidade máxima no diagnóstico, alguns médicos optam por usar a cultura de orofaringe ou ainda confirmar o teste rápido de antígeno negativo com uma cultura.[10] A sensibilidade da cultura de orofaringe é de 90 a 95%. O uso de titulação de anticorpos antiestreptocócicos não desempenha qualquer papel no diagnóstico de rotina da faringite por SBHGA. Infelizmente, um dos maiores problemas ao testar os adultos com faringite é que os médicos geralmente não seguem quaisquer outras orientações, o que acarreta em um tratamento desnecessário em muitos pacientes.[19]

Adultos com faringite por SBHGA devem ser tratados com um antibiótico cuja dose e duração sirvam para erradicar o organismo da faringe. A penicilina ou a amoxicilina é o tratamento de escolha devido a sua eficácia comprovada, espectro estreito e baixo custo. Não foram documentados cepas de SBHGA resistentes à penicilina.[10,16] O ciclo por via oral deve ser de 10 dias para todas as opções de antibióticos, exceto no caso do uso de azitromicina, que deve ser administrada no curso de 5 dias.[10] A penicilina benzatina pode ser usada de forma alternativa como uma única injeção intramuscular que proporciona níveis bactericidas durante 21 a 28 dias. A eritromicina é uma alternativa aceitável para os pacientes alérgicos à penicilina, mas nos Estados Unidos existem relatos de resistência bacteriana ao macrolídeo (<5% dos isolados atualmente). A clindamicina é uma alternativa aceitável para os pacientes tanto com alergia à penicilina como uma estirpe resistente ao macrolídeo. Embora estudos tenham demonstrado que a cefalosporina, a clindamicina e a azitromicina conseguem erradicar com eficácia o SBHGA da faringe no decorrer de 5 ou menos dias de tratamento, a IDSA não recomenda o uso rotineiro desses tratamentos mais curtos por causa das inadequações encontradas nesses estudos, o amplo espectro desses antibióticos comparados com a penicilina e os custos acrescidos.[10] Pode-se usar medicamento analgésico/antipirético, tais como o paracetamol ou um anti-inflamatório não esteroidal que não contenha aspirina, para o controle dos sintomas gerais e da febre.

Muitas explicações sobre o fracasso do tratamento com penicilina foram trazidas à tona, incluindo 1) condição de portador, 2) uso incompleto e inadequado, 3) exposição recorrente, 4) copatogenicidade *in vivo* da microbiota oral normal produtora de β-lactamase, 5) erradicação *in vivo* da microbiota protetora normal, 6) escovas de dentes e aparelhos ortodônticos contaminados e 7) localização intracelular da bactéria. Essas explicações estão baseadas em estudos observacionais ou laboratoriais sem confirmação clínica, ao invés de evidências do tipo I e II.[20]

Refazer o teste de rotina não é recomendado para pacientes assintomáticos após um tratamento completo de faringite por SBHGA.[10] Isso deve ser indicado apenas em circunstâncias especiais, tais como em pacientes com histórico de febre reumática, desenvolvimento de faringite durante um surto de febre reumática aguda ou glomerulonefrite pós-estreptocócica aguda ou proliferação familiar da infecção do tipo "pingue-pongue". Os pacientes com sintomas persistentes com testes repetidos positivos para antígeno rápido ou cultura de orofaringe podem ser portadores na presença de infecção viral, podem ter copatógenos que produzem β-lactamase, podem não ter usado adequadamente o antibiótico ou podem ter contraído uma nova infecção com SBHGA por contato familiar ou comunitário. Na presença de faringite viral recorrente, o teste não distingue entre a condição de portador *versus* faringite por SBHGA genuína, e a erradicação da condição de portador do SBHGA raramente é possível com a penicilina. A clindamicina ou a amoxicilina + ácido clavulânico devem ser usadas para tratar pacientes com episódios sintomáticos múltiplos e repetidos de SBHGA confirmados no teste laboratorial.[10] A IDSA recomenda que se considere a tonsilectomia quando episódios sintomáticos recorrentes não tenham sua frequência diminuída, apesar de terapia antimicrobiana recorrente, e quando não houver evidência de outra etiologia por episódios recorrentes.[10] Um ensaio clínico randomizado de tonsilectomia *versus* a observação em adultos com episódios recorrentes documentados de faringite estreptocócica realizado na Finlândia mostrou que a tonsilectomia foi benéfica para reduzir o número de episódios de futuras infecções de garganta. O número necessário a ser tratado para prevenir uma recidiva era cinco.[21] Não houve publicações de orientações para tonsilectomia na prática clínica em adultos. É importante também ressaltar que as recomendações para o diagnóstico e controle da faringite aguda variaram de forma significativa quando comparadas com 12 orientações de países da Europa, nos Estados Unidos e Canadá.[22]

OUTRAS INFECÇÕES ESTREPTOCÓCICAS

Os estreptococos dos grupos B, C e G foram isolados de pacientes durante episódios de faringite aguda.[6,8,23] Esses organismos fazem parte da microbiota do trato respiratório normal, portanto, é difícil diferenciar a colonização da infecção; consequentemente, a função desses organismos como patógenos na faringite aguda é controversa.[23] Os estreptococos dos grupos B, C e G podem ser isolados em pacientes com faringite aguda com sintomas clínicos e achados dos exames indistinguíveis daqueles do SBHGA.[8,23] As infecções faríngeas com estreptococos dos grupos C e G podem causar glomerulonefrite aguda, mas nunca foi demonstrado que causasse febre reumática aguda.[8] Tratar todos os casos ou apenas alguns tem sido objeto de debate. Sugere-se que os médicos devam considerar o tratamento em pacientes que não reagem à terapia sintomática ou em pacientes que corram um risco maior de sequelas.[23] Penicilina e clindamicina proporcionam um tratamento eficaz quando necessário.

Arcanobacterium haemolyticum

O *Arcanobacterium haemolyticum* é um bacilo gram-positivo, β-hemolítico e sem motilidade que causa 0,5 a 2,5% de casos de faringite bacteriana.[24] Esse organismo causa também infecções profundas, tais como pneumonia, meningite, osteomielite, abscessos cerebrais e abscesso peritonsilar, tanto em pacientes imunocompetentes como imunocomprometidos.[25] Nesses casos mais complicados, foram relatadas todas as fontes das feridas cutâneas ou das amígdalas ou ausência de uma fonte identificável. A fosfolipase D e a hemolisina são exotoxinas secretadas que supostamente cumprem função na patogênese das infecções.[26] O modo de transmissão parece ser por via aérea.

O *Arcanobacterium haemolyticum* não faz parte da microbiota bacteriana respiratória superior normal.[26] A incidência máxima em pacientes com faringite aguda é de 2,5%, encontrada principalmente na população jovem adulta entre 15 e 18 anos.[27] Outros relatos apontam que o pico de incidência ocorre em pacientes entre 10 e 30 anos.[26] A infecção é rara em outras populações de pacientes. O quadro clínico pode variar de uma faringite leve a uma tonsilite exsudativa, chegando até a quadros do tipo difteria ou ainda septicemia. A presença de erupção cutânea em 25 a 50% dos pacientes pode ser urticariforme, macular ou maculopapular. A erupção cutânea geralmente ocorre em tronco e extremidades, poupando as palmas das mãos, as solas dos pés e o rosto. A erupção cutânea pode ser a forma predominante do sintoma presente, especialmente em casos de sintomas com apenas faringite leve. Outras características clínicas incluem febre (64%) e linfadenopatia cervical (41%).[27]

A faringite causada pelo *A. haemolyticum* é facilmente confundida com a faringite viral ou por SBHGA com exantema, devido à sobreposição de sintomas. Quando há suspeita, deve-se realizar a cultura de orofaringe usando o ágar-sangue a 5%.[26] Usando esse meio de cultura, as zonas hemolíticas proeminentes são formadas em 24 horas pelo *Arcanobacterium haemolyticum*. O ágar-sangue de carneiro geralmente é o exame padrão, porque é rapidamente hemolisado pelo SBHGA, mas o *Arcanobacterium haemolyticum* forma apenas colônias de 0,5 mm com uma borda estreita de hemólise em 48 horas usando esse meio de cultura. Como a maioria dos laboratórios de análises clínicas descartam as culturas de orofaringe após 48 horas, acabam perdendo esse diagnóstico quando o método é usado.

A penicilina oral era o tratamento recomendado no passado, mas os testes de resistência bacteriana demonstraram aumento na tolerância desse organismo; consequentemente, a terapia antibiótica de primeira linha para a faringite por *Arcanobacterium haemolyticum* é a eritromicina.[26] Curiosamente, muitos casos relatados de infecções profundas e complicadas foram tratados com êxito usando somente a penicilina intravenosa em dose elevada.[25] Vancomicina, clindamicina, cefalexina e gentamicina são também antimicrobianos eficazes. O *Arcanobacterium haemolyticum* é resistente à oxacilina e ao sulfametoxazol + trimetoprima. Os testes de sensibilidade aos antibióticos são recomendados para todas as culturas positivas.

Neisseria gonorrhoeae

Neisseria gonorrhoeae é um organismo sexualmente transmissível que afeta a região anogenital, mas que pode também causar gengivite, estomatite, glossite e faringite.[28] A faringite gonocócica é incomum, mas uma manifestação bem descrita. Essa infecção

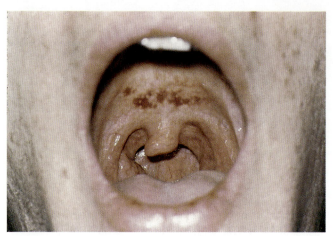

FIGURA 4-1. Faringite traumática, observada em pacientes com manifestações orais de doenças sexualmente transmissíveis. (Cortesia de Richard A. Chole, MD, PhD).

geralmente ocorre concomitantemente com infecção genital, mas raramente ocorre como a única região envolvida. O sexo oral é o comportamento de alto risco para a doença, sendo a incidência mais elevada em homossexuais masculinos e femininos.[8] A autoinoculação tem sido considerada como um possível mecanismo de transmissão da doença à orofaringe. Em pacientes com gonorreia genital, encontram-se culturas orofaríngeas positivas em 20% dos pacientes homossexuais do sexo masculino, 10% femininos e 3% heterossexuais masculinos.[29] Combinando esses grupos, a incidência geral relatada de cultura orofaríngea positiva em pacientes com gonorreia genital é de 4 a 11%. No entanto, curiosamente, somente 50% desses pacientes manifestarão sintomas de faringite aguda.[29] Para os pacientes assintomáticos, a evidência sugere que a presença de *Neisseria gonorrhoeae* na orofaringe pode ser autolimitada.[31] Isso não justifica, no entanto, retirar o tratamento porque a disseminação partindo da faringite ainda pode ocorrer. A propagação mais comum se manifesta como artrite, articulações sépticas e dermatite.[29]

Os pacientes sintomáticos geralmente vão ao médico com queixas que sugerem tonsilite. As tonsilas palatinas ficam aumentadas e com exsudatos branco-amarelados surgindo das criptas amigdalianas.[28] Pode haver evidência de trauma orofaríngeo, especialmente no palato mole ou na úvula (Fig. 4-1). A febre (8%) e a linfadenopatia (9%) são achados incomuns. Os organismos são encontrados dentro dos resíduos celulares nas bases das criptas amigdalianas.[30] Devido a isso, recomenda-se obter amostras de cultura e coloração de Gram de dentro das criptas. Uma coloração de Gram típica revela diplococos gram-negativos intracelulares. Esse achado deve ser confirmado pela cultura em meio de Thayer-Martin Modificado, porque a faringe pode estar colonizada por outras espécies de *Neisseria*. A sensibilidade e a especificidade da cultura foram relatadas como sendo em 47% na faringe.[32] O teste de amplificação de ácidos nucleicos, baseado na amplificação do DNA, apresenta uma sensibilidade de 95% e uma especificidade de 98% para detectar gonorreia faríngea.[32] Entretanto, esse teste ainda não foi aprovado pela Food and Drug Administration (FDA) dos Estados Unidos para o uso em testes extragenitais.

O tratamento recomendado é com uma única dose de ceftriaxona intramuscular.[8,33] A dose máxima com uma única injeção com 250 mg de ceftriaxona ajudou a melhorar a eficácia contra a infecção faríngea. Os pacientes com gonorreia que relatam exposição ao sexo oral devem ser tratados com ceftriaxona, ao invés de terapias alternativas, devido a sua eficácia documentada no tratamento de infecções faríngeas e a pouca eficiência de antibióticos alternativos para erradicar esse organismo dessa região. A penetração reduzida de outros antibióticos na faringe pode ser um mecanismo para o desenvolvimento de gonorreia resistente às cefalosporinas. O tratamento combinado com a *Chlamydia trachomatis* pode ser administrado em todos os casos, porque esse organismo não é identificado de forma confiável nas amostras de cultura de orofaringe, mas ainda assim coexiste em 45% dos casos.[33] O tratamento para a *C. trachomatis* consiste de uma única dose oral de azitromicina como terapia de primeira escolha ou, de forma alternativa, com doxiciclina no curso de 7 dias.[33]

Treponema pallidum

O *treponema pallidum* é a espiroqueta causadora da sífilis. A sífilis primária pode se manifestar na região oral em pacientes com o fator de risco de contato orogenital. O achado mais comum é uma úlcera, e a região afetada de forma mais comum é o lábio, seguida pela língua e as amígdalas.[34] O envolvimento oral durante o estágio inicial é indolor, portanto, não se manifesta como faringite. Se não for tratada, se inicia o período latente e, subsequentemente, a sífilis secundária surge em até 6 meses. A sífilis secundária se manifesta principalmente com sintomas sistêmicos, mas as queixas orofaríngeas podem ser proeminentes.[34] Os sintomas incluem cefaleia, indisposição, febre baixa, dor de garganta, rinorreia, tumor cervical e erupção cutânea.[35,36] O exame físico da faringe revela manchas e erupções maculopapulares ovais e vermelhas. Inicialmente, essas lesões são repletas de espiroquetas e são altamente infecciosas. As amígdalas (uni ou bilaterais) podem estar inflamadas e vermelhas. Pode haver a presença de linfadenopatia de consistência dura cervical e em outras regiões. Uma erupção papular não pruriginosa ou maculopapular envolvendo as palmas das mãos e as solas dos pés é característica da sífilis secundária.[34,35] Os sintomas e os sinais da sífilis secundária podem durar de 3 a 12 semanas e, em seguida, a doença entra em outra fase latente se não for tratada.[34,36] Nesse ponto, cerca de um terço dos pacientes é curado sem qualquer tipo de tratamento específico, outro terço permanece latente (sem lesões, mas com testes sorológicos positivos persistentes) e o restante avança para a fase terciária.

O diagnóstico durante os casos suspeitos de sífilis secundária é realizado usando o microscópio ou os testes sorológicos.[35] A coloração de Gram não é capaz de detectar essa bactéria. As espiroquetas podem ser detectadas com o microscópio de campo escuro, mas ao utilizar essa técnica não é possível distinguir o *T. pallidum* do *T. microdentium*, um organismo comensal na cavidade oral.[34] A coloração por prata de Warthin-Starry consegue detectar o *T. pallidum* nas amostras teciduais, embora a detecção não costume ser possível no curso mais avançado da doença.[35] Os testes sorológicos não específicos (VDRL, RPR) e específicos (FTA-ABS, TPHA) para treponemas são positivos, sendo que os testes específicos permanecem positivos mesmo após o tratamento adequado.

O tratamento para a sífilis primária ou secundária é com uma única dose intramuscular de penicilina G benzatina. A terapia alternativa envolve doxiciclina ou ceftriaxona, mas com tempo de tratamento mais longo para que proporcionem a cura.

Chlamydia pneumoniae

A *Chlamydia pneumoniae* é um organismo intracelular obrigatório gram-negativo que existe em duas formas. O *corpo elementar* é a forma extracelular, que é metabolicamente inativa e infecciosa. Já o corpo reticular é a forma intracelular, metabolicamente ativa e não infecciosa. O corpo elementar sofre endocitose e, em seguida, altera-se para o corpo reticular, que subsequentemente forma as inclusões intracitoplasmáticas características. Após 36 horas aproximadamente, o corpo reticular se condensa e retorna ao corpo elementar, que sofre liberação pela citólise ou exocitose em 48 horas. A marca característica da infecção é que ela se torna subclínica prolongada. O único receptor conhecido são os humanos e a doença é transmitida por via aérea.

A infecção por *Chlamydia pneumoniae* em adultos é a causa mais comum de pneumonia e bronquite.[37] A dor de garganta e a rouquidão são as queixas mais comuns entre os pacientes e esses sintomas podem ser intensos o suficiente a ponto de serem a queixa principal. Casos de *C. pneumoniae* que geram faringite sem o envolvimento aparente do trato respiratório inferior são raros.[38] De fato, a função desse organismo como um agente causador nos casos primários de faringite tem sido questionada. O diagnóstico é difícil de se confirmar pois há dificuldade em isolar *C. pneumoniae* em cultura, o ensaio imunoenzimático (ELISA) não é sensível e a reação em cadeia da polimerase (PRC)/kits de amplificação do DNA para a detecção confiável ainda está em estágio de desenvolvimento. A evidência sorológica de infecção por *C. pneumoniae* foi encontrada em 8,5% dos pacientes adultos em busca de cuidados médicos com quadro de faringite aguda,[39] mas os dados de acompanhamento sugerem que os critérios para o diagnóstico sorológico não são específicos, pois 19% dos adultos assintomáticos, saudáveis e com amostra de cultura e PRC-negativos também preenchem os critérios sorológicos para a infecção aguda por *C. pneumoniae*.[40]

C. pneumoniae é suscetível a tetraciclina, macrolídeos e fluoroquinolonas, mas resistente às sulfonamidas. Terapias com duração de duas a três semanas são necessárias para erradicar o organismo.

Mycoplasma pneumoniae

Estima-se que o *Mycoplasma pneumoniae* seja responsável por 15 a 20% dos casos de pneumonia adquirida na comunidade.[41] A maior parcela de pacientes com pneumonia causada por *M. pneumoniae* se encontra na faixa de 15 a 19 anos. Esse organismo não é a provável causa de uma faringite isolada, mas da dor de garganta, da congestão nasal e da coriza que acompanham a pneumonia. Outros sintomas incluem tosse, febre, calafrios e indisposição. Miringite bolhosa não é um achado concomitante comum durante os episódios de pneumonia. O envolvimento de outros órgãos pode ocorrer e estar associado à morbidade significativa e à morte. A síndrome de Stevens-Johnson, a anemia hemolítica, a coagulação intravascular disseminada, a pericardite, a miocardite, a meningite, a mielite transversa e a síndrome de Guillain-Barré foram todas descritas.

O diagnóstico da infecção por *M. pneumoniae* não pode ser feito apenas com o embasamento clínico. A radiografia torácica geralmente mostra broncopneumonia que envolve um ou mais lobos com ou sem uma pequena efusão pleural. O hemograma é geralmente normal, mas 50 a 60% dos pacientes apresentam um aumento de títulos com aglutininas a frio.[42] Isso ocorre com frequência após a segunda semana da doença e se normaliza após 6 semanas. O isolamento por cultura é possível, mas não é prático devido ao crescimento lento e fastidioso do organismo. A fixação do complemento e a ELISA são os testes sorológicos disponíveis que auxiliam no diagnóstico. Entretanto, esses testes são limitados devido à inabilidade de estabelecerem um diagnóstico prematuro. Os anticorpos fixadores de complemento não sobem até a 2ª a 4ª semanas após a infecção e as imunoglobulinas M não sobem até a 1ª semana após a infecção. As técnicas para a detecção de antígeno e o teste da PCR estão ambos sendo desenvolvidos e testados e acredita-se que servirão como um método preciso para que os médicos realizem um diagnóstico imediato.

O tratamento com tetraciclina, macrolídeos ou quinolonas é eficaz; mas antibióticos betalactâmicos não são eficientes.

Mycobacterium tuberculosis

Em populações endêmicas, a reativação da tuberculose raramente pode ocorrer nas amígdalas, com ou sem envolvimento pulmonar concomitante.[43,44] Todos os pacientes com envolvimento tonsilar buscam auxílio médico com dor de garganta, sendo que a maioria apresenta também um quadro de linfadenopatia cervical. No entanto, a raridade desse achado, mesmo em pacientes que tenham tuberculose que se queixam de dor de garganta, foi demonstrada em um estudo realizado por Anim e Dawlatly.[45] Esses autores estudaram o tecido tonsilar de 14 pacientes com tuberculose pulmonar que também se queixavam de dor de garganta. Não foram demonstrados granulomas em qualquer amostra no exame

84 PARTE I | OTORRINOLARINGOLOGIA GERAL

histopatológico. O Armed Forces Institute of Pathology[46] revisou 22 casos de amígdalas com inflamação granulomatosa, que representavam 0,08% (22 de 26.386 casos) de todos os casos de amígdalas e adenoides examinados de 1940 a 1999. Foram diagnosticados apenas três casos de tuberculose tonsilar. Outras etiologias encontradas em 21 pacientes com acompanhamento incluíam sarcoidose (n = 7), doença de Hodgkin (n = 2), carcinoma das células escamosas (n = 1), toxoplasmose (n = 1) e idiopática (n = 7).

Quando afetado pela tuberculose, o exame orofaríngeo revela amígdalas hipertróficas com ulceração e exsudato branco.[43] O tecido tonsilar revela granulomas caseosos ou inflamação granulomatosa no exame histopatológico, e os organismos são frequentemente observados na coloração de Ziehl-Neesen. É necessária também a cultura para micobactérias. O teste intradérmico (PPD) será positivo, a menos que o paciente seja imunossuprimido ou tenha uma infecção fulminante. O controle médico com agentes antituberculosos é a terapia recomendada. Se o método por coloração de Ziehl-Neesen for negativo, pode ser difícil distinguir a tuberculose tonsilar da sarcoidose, porque ambas as doenças são caracterizadas por inflamação granulomatosa, doença pulmonar e linfadenopatia.[46] É importante nessa situação que se chegue a um diagnóstico definitivo, ao invés de tratá-la como um suposto caso de sarcoidose, porque os corticosteroides podem ser nocivos caso o paciente realmente tenha tuberculose.

Francisella tularensis

Francisella tularensis é um bacilo gram-negativo e agente causador da tularemia, que ocorre tanto na forma epidêmica como esporádica nos Estados Unidos.[47] Os dois subtipos conhecidos são o *Jellison tipo A*, que é o biotipo mais virulento e comum na América do Norte, e o *Jellison tipo B*, que é mais comum na Europa e Ásia.[48] A *F. tularensis* é um organismo zoonótico que sobrevive em roedores, carrapatos, guaxinins, coelhos, novilhos, gatos e cães. Os carrapatos são o hospedeiro natural. A transmissão ocorre por meio de artrópodes e insetos hematófagos, ingestão de água e alimentos contaminados ou inalação de poeira contaminada por fezes de artrópodes infectados.[47,48] Em alguns casos, a fonte exata de infecção ainda não fica clara mesmo após um questionamento minucioso. A transmissão pessoa a pessoa é rara e não tem importância epidemiológica.[47]

Luotonen et al.[49] estudaram 127 pacientes com manifestações de tularemia na região da cabeça e do pescoço, representando 11,5% de todos os pacientes tratados por tularemia em sua instituição. A doença se manifestou em três formas: 1) glandular, 2) ulceroglandular e 3) orofaríngea. A *forma orofaríngea* representava 25% dos casos de cabeça e de pescoço, e 70% dos pacientes com a forma orofaríngea tinham mais de 15 anos de idade. As fontes de infecção identificadas nesses casos incluíam carne de coelho e morangos contaminados. Meric et al.[50] estudaram 145 pacientes com tularemia orofaríngea, observados na Turquia entre 2004 e 2005, em um assentamento construído após um terremoto em 1999. A média de idade era de 39 anos, e 59% dos pacientes eram do sexo feminino. Como a fonte da forma orofaríngea da tularemia era frequentemente da água e do alimento contaminado, outros membros da família acabaram também infectados.[47]

A forma orofaríngea se manifesta com febre, calafrios, indisposição, dor de garganta e tumor cervical doloroso.[48,49] Os sinais incluem mal estado geral, febre, hiperemia faríngea, tonsilite exsudativa e linfadenopatia não endurecida que pode supurar durante o curso da doença. O quadro clínico pode ser facilmente confundido com mononucleose infecciosa aguda, especialmente devido a resultados falso-positivos que podem ser obtidos no teste Monospot, e linfócitos atípicos podem estar presentes no esfregaço sanguíneo.[49] Alguns casos podem também ser confundidos com faringite por SBHGA e descobertos somente após o fracasso da terapia com penicilina. A média da contagem de leucócitos é de $9.200/mm^2$ com apenas 14% tendo um deslocamento à esquerda.

A taxa de sedimentação eritrocitária é elevada em todos os pacientes, com uma média de 57 mm/h.[50]

A melhor técnica para determinar o diagnóstico são os títulos de hemaglutinação sérica. Um aumento de quatro vezes na titulação ou um título acima de 1:160 em qualquer momento é considerado suficiente para o diagnóstico, levando em conta uma suspeita clínica da doença.[47] Esses títulos geralmente ficam dentro da faixa de diagnóstico por 16 dias após o início da doença, mas não antes de 11 dias. Recentemente, o teste da PCR foi descrito de modo que permite o diagnóstico prematuro em casos altamente suspeitos.[51] Não há outros testes laboratoriais específicos para essa doença. Geralmente a cultura não serve, porque o organismo é fastidioso e não cresce bem *in vitro*.

F. tularensis é resistente aos antibióticos betalactâmicos. Os aminoglicosídeos, os macrolídeos, os fluoroquinolonas e as tetraciclinas são opções eficazes para terapia antimicrobiana. O atraso do tratamento acima de 14 dias após o início do sintoma está associado ao fracasso terapêutico e a uma recuperação prolongada.[50] Deve-se recorrer a uma fonte segura de recursos hídricos ou alimentares para evitar futuros casos na população local.

Corynebacterium diphtheriae

A difteria é um exemplo de uma doença infecciosa que foi quase erradicada com a aplicação de princípios microbiológicos e de saúde pública. A incidência mundial diminuiu drasticamente com a administração de toxoide diftérico após a Segunda Guerra Mundial. Trata-se atualmente de uma doença rara nos Estados Unidos, com menos de cinco casos diagnosticados por ano desde 1980.[52] Entretanto, essa doença não foi totalmente erradicada. Em 1994, uma epidemia de difteria ressurgiu nas Repúblicas Independentes Soviéticas e causou aproximadamente 50.000 doentes e 1.800 mortes.[53] Os surtos podem também ocorrer em populações imunizadas, porque os adultos podem apresentar níveis séricos de antitoxinas abaixo do nível protetor.[54]

O *Corynebacterium diphtheriae* é um bacilo pleomórfico gram-positivo imóvel. As cepas toxigênicas são patogênicas e a produção de toxinas é mediada por um bacteriófago. A exotoxina diftérica inibe a síntese proteica nas células mamíferas neutralizando o fator de elongação 2. A antitoxina neutraliza a toxina circulante, mas se torna ineficaz a partir do momento que ocorre a penetração da célula.

A transmissão ocorre através das secreções infectadas de nariz, garganta, olhos ou lesões da pele. A entrada ocorre pela boca ou pelo nariz e o organismo permanece inicialmente localizado nas superfícies das mucosas do trato respiratório superior. A inflamação local e a necrose do tecido mediado pela toxina causam a formação de uma pseudomembrana fibrinosa, fragmentada, aderente e cinza-preto. A localização das pseudomembranas pode ser nasal, tonsilar, faríngea, laríngea, laringotraqueal, conjuntival, genital ou cutânea. Mais de uma área pode ser afetada, mas a orofaringe é o local em que ocorre o maior envolvimento. As tentativas de remover uma pseudomembrana caracteristicamente causam sangramento do tecido subjacente. A dor de garganta e a febre baixa geralmente começam 1 a 2 dias antes do desenvolvimento da pseudomembrana. A gravidade dos sintomas locais varia muito. Os sintomas podem ser leves, melhorando concomitantemente à descamação da pseudomembrana, após 7 a 10 dias. Por outro lado, caso a doença se prolongue ou envolva principalmente a laringe, ou se a pseudomembrana for aspirada após a descamação, os sintomas podem ser graves e fatais. Tipicamente, os pacientes desenvolvem uma aparência de "pescoço taurino" causada pelo edema acentuado dos linfonodos cervicais e excesso de infiltração nos tecidos moles do pescoço. Isso pode gerar compressão externa na laringe com subsequente obstrução das vias aéreas.

Os efeitos das toxinas nas regiões distantes causam miocardite, neurite e necrose tubular aguda. A necrose está associada à administração tardia de antitoxinas e tipicamente ocorre justamente quando a doença local está melhorando 2 semanas após o acometimento. A neurite periférica ocorre 3 a 7 semanas depois e geralmente afeta os nervos motores ao invés dos sensoriais e, frequentemente, compromete também o palato mole e os músculos faríngeos.

O diagnóstico definitivo é baseado no isolamento do organismo. Amostras da pseudomembrana devem ser enviadas para cultura, inoculadas no laboratório em meio ágar-sangue, soro coagulado de Loeffler e telurito. O resultado positivo para SBHGA não descarta a possibilidade de difteria, porque esse organismo pode ser cocultivado em 30% dos casos.[55] Amostras retiradas da cultura no meio de Loeffler caracteristicamente mostram organismos em forma de blocos com ângulos acentuados uns com os outros. Essa morfologia é remanescente da aparência de um "ideograma chinês". Deve-se testar a toxigenicidade da difteria recuperada, utilizando o teste de neutralização de cobaias ou o teste de Elek, que é baseado em uma reação de precipitação utilizando-se um antissoro comercialmente disponível.

O tratamento consiste tanto em antitoxinas como antibióticos. O resultado depende da localização e da extensão da pseudomembrana, da condição imunológica do paciente e da rapidez em que a antitoxina é administrada. A antitoxina deve ser dada o mais rápido possível, pois inativa apenas a toxina que ainda não entrou nas células. A antitoxina é um antissoro hiperimune de origem equina, portanto deve-se realizar o teste de sensibilidade ao soro equino antes de sua administração. A dose recomendada depende da localização e duração da doença.[56] Os antibióticos são necessários para erradicar o organismo, sendo recomendadas a penicilina e a eritromicina. De forma alternativa, o *C. diphtheriae* é também sensível à tetraciclina, clindamicina e rifampicina. Terapia de suporte é importante, porque muitos pacientes têm dificuldade de deglutição e alguns precisam de entubação ou traqueostomia para evitar obstrução nas vias aéreas superiores. Deve-se administrar vacinação de reforço durante o período de recuperação e obter eletrocardiogramas seriados para a detecção precoce de complicações cardíacas. A erradicação da doença deve ser documentada com duas culturas negativas após a conclusão do tratamento.

O histórico de imunização do paciente é uma informação importante para que se determine uma suspeita da doença, levando em conta que a imunização ou a injeção de reforço recente tornam a doença extremamente improvável. Recomenda-se a imunização de reforço com toxoide diftérico a cada 10 anos em adultos. Isso é importante especialmente para as pessoas que viajam para regiões epidêmicas ou endêmicas. Os pacientes imunizados ainda podem ser portadores do organismo, já que a vacina é voltada unicamente contra a toxina. Quando os portadores são detectados, o tratamento deve consistir em antibióticos e imunização de reforço de toxoide, caso nenhuma tenha sido administrada durante os anos anteriores.

Yersinia enterocolitica

Yersinia enterocolitica é um bacilo gram-negativo móvel bem descrito como causador de infecções entéricas. Os sintomas de faringite ocorrem em 20 a 30% desses pacientes com enterite e, mais recentemente, a *Y. enterocolitica* foi descrita como a causadora da faringite na ausência de enterite.[57] Durante um surto de transmissão pelo leite, 14 de 172 pacientes com *Y. enterocolitica* devidamente documentada por cultura apresentaram faringite sem enterite. Todos os pacientes eram adultos com uma média de idade de 38,5 anos. Isso contrastou com os pacientes afetados pela enterite, cuja média de idade era de 5 anos. Os achados consistentes entre os pacientes afetados incluem tonsilite exsudativa, adenopatia cervical, febre e contagem elevada de leucócitos (média de 16.000/mm^3). Todos os pacientes apresentaram cultura de orofaringe com crescimento de *Y. enterocolitica* no ágar-sangue ou ágar de MacConkey sem quaisquer outros tipos de organismos identificados, além de resposta sorológica positiva.

Embora esse organismo não seja o causador comum da faringite, a identificação imediata é importante, porque o diagnóstico tardio pode levar a obstrução das vias aéreas, bacteremia, sepse e morte.[58] O médico responsável pelo tratamento deve se manter atento em casos de faringite exsudativa com sintomas contínuos, com os resultados dos exames e com a leucocitose, apesar do tratamento adequado para as causas mais comuns de faringite viral ou bacteriana. A cultura de orofaringe ou o teste rápido para a detecção de antígeno para SBHGA e os testes sorológicos para monocleose infecciosa são negativos. Pacientes com β-talassemia têm particularmente um risco mais elevado de desenvolvimento de infecções por *Y. enterocolitica*.[59] O organismo é sensível a tetraciclinas, aminoglicosídeos, cefalosporinas de terceira geração e trimetoprima-sulfametoxazol. Penicilina, ampicilina e cefalosporinas de primeira geração não erradicam esse organismo com eficácia.

INFECÇÃO VIRAL
RESFRIADO COMUM (RINOVÍRUS, CORONAVÍRUS E VÍRUS PARAINFLUENZA)

A causa mais comum (30 a 60%) de faringite em adultos é uma infecção viral autolimitada que ocorre como parte do resfriado comum.[6] A média por adulto é de 2 a 4 resfriados por ano, o que representa em torno de 20% dos pacientes que procuram cuidados médicos com quadro de doença aguda.[60] O rinovírus é o agente etiológico mais comum do resfriado comum.[8] O coronavírus e o vírus parainfluenza geralmente são menos implicados. Antes da identificação do novo coronavírus como sendo o causador da síndrome do desconforto respiratório agudo (SDRA), acreditava-se que o resfriado comum era a única doença que o coronavírus pudesse causar em humanos.[61] Um ponto interessante é que os sintomas respiratórios superiores, tais como dor de garganta e rinorreia, ocorrem em uma minoria (13% a 25%) dos pacientes com SDRA.[61] Ao invés de diagnosticar hiperemia ou edema, o exame da orofaringe revela o ressecamento da mucosa.[62] A linfadenopatia é também tipicamente ausente na SDRA.

O rinovírus é um vírus RNA de fita simples da família *Picornaviridae*. Existem mais de 100 sorotipos de rinovírus. É transmitido via grandes partículas de aerossóis que inicialmente afetam o epitélio ciliado nasal. O vírus não invade diretamente o epitélio nasal, mas causa a reação inflamatória aguda. Os mediadores inflamatórios subsequentemente causam edema e hiperemia na mucosa nasal que se estende até a faringe.

Os sintomas presentes de resfriado comum podem se misturar com os da faringite por SBHGA, mas a dor de garganta geralmente não é grave, e a odinofagia é incomum. Os pacientes frequentemente se queixam de sintomas nasais (rinorreia, congestão nasal) que precedem os sintomas da garganta. Podem vir acompanhados também de tosse seca, rouquidão e febre baixa. A mucosa nasal é tipicamente edematosa, e a orofaringe apresenta um eritema moderado. O diagnóstico virológico específico é desnecessário para a maioria dos pacientes, porque geralmente não afeta o controle. A tomografia computadorizada (TC) dos seios paranasais não consegue distinguir com grau de confiabilidade os pacientes com resfriado comum daqueles com sinusite bacteriana aguda, porque as anomalias na imagem são frequentemente encontradas em ambas as condições.[63] O resfriado comum é o que mais causa anomalias no exame por TC dos seios maxilares (87%), seguido em frequência pela oclusão do infundíbulo etmoidal (77%), anomalias nos seios etmoidais (65%), anomalias nos seios esfenoidais (39%) e anomalias nos seios frontais (32%). Os achados por imagem são frequentemente bilaterais. Quando associados ao resfriado comum, a maioria das anomalias na TC dos seios melhora acentuadamente ou se resolve em 2 semanas após o início da doença. O tratamento do resfriado comum é sintomático e consiste em repouso, hidratação oral e medicamentos antigripais sem necessidade de prescrição médica para aliviar os sintomas. Os adultos mais saudáveis se recuperarão em 1 semana. Os antibióticos não devem ser rotineiramente usados e são indicados somente em caso de sinusite bacteriana aguda secundária, que ocorre em 0,5 a 5% dos casos.[63]

VÍRUS INFLUENZA

Influenza é um vírus de RNA de fita simples da família *Orthomyxoviridae*. Foram identificados três tipos – A, B e C – mas somente os tipos A e B causam epidemias generalizadas.[64] Os vírus Influenza tipo A são ainda classificados em subtipos baseados nas diferenças antigênicas entre glicoproteínas de superfície hemaglutinina e neuraminidase.[65] A doença é transmitida por via aérea através de gotículas respiratórias. O vírus invade o epitélio respiratório, inicialmente na árvore traqueobrônquica, e posteriormente atravessa todo o trato respiratório. A glicoproteína de superfície hemaglutinina facilita a aderência do vírus nas células epiteliais respiratórias ligando-se aos receptores de ácido siálico. A glicoproteína neuraminidase facilita a liberação de vírions de progenia ao catalisar a quebra das ligações glicosídicas do ácido siálico.

Na América do Norte, a gripe surge em surtos no final do outono e/ou no inverno. Entretanto, trata-se de uma doença que é um problema mundial: a cada ano, 500 milhões de pessoas ao redor do mundo contraem a gripe, e aproximadamente 150.000 pessoas precisam ser hospitalizadas somente nos Estados Unidos.[64] Essa doença também pode ser fatal. A pandemia de 1918 matou 20 milhões de pessoas. Em anos não pandêmicos, ocorrem 20.000 a 40.000 mortes.[64] Em anos pandêmicos, esse número pode chegar a 100.000 mortes por ano. A doença varia em gravidade baseada em vários fatores: Influenza tipo A, ao contrário do tipo B, é a responsável pela maioria dos casos de morbidade e mortalidade significativas; pacientes muito jovens correm um risco mais elevado de hospitalização relacionada à gripe; pacientes mais idosos (> de 50 anos) correm um risco mais elevado de complicações; e pacientes com comorbidades subjacentes, tais como imunossupressão, doença cardiopulmonar ou diabetes, correm também um risco elevado de um período complicado com a doença. A morte é geralmente causada por uma pneumonia viral primária ou bacteriana secundária. Os organismos bacterianos que causam a pneumonia nesses pacientes são os patógenos adquiridos na comunidade, *Staphylococcus aureus* e o *Streptococcus* do grupo B.[64]

Pacientes recorrem ao cuidado médico com surto abrupto de febre, cefaleia e mialgias, logo seguidos por dor de garganta, indisposição, calafrios, sudorese, tosse seca e rinorreia. A dor de garganta pode ser de natureza grave, e o exame da orofaringe tipicamente revela hiperemia moderada e edema sem exsudatos. A linfadenopatia é um achado incomum.

Em caso de infecções sem complicações, os sintomas geralmente se resolvem após 3 a 5 dias. A terapia de suporte é indicada durante esse período. Pode-se recorrer aos tratamentos antivirais com inibidores de canais de íon M2 (amantadina) ou os inibidores de neuraminidase (zanamivir ou oseltamivir). A amantadina é prescrita para reduzir a duração dos sintomas em torno de 1 dia quando iniciada em 2 dias do início dos sintomas.[65,66] Entretanto, esse medicamento apresenta limitações que incluem o desenvolvimento rápido de cepas virais resistentes à medicação e, como tal, não é recomendado para o tratamento de infecções gripais do tipo A. Os inibidores de neuraminidase são eficazes contra os tipos de gripe A e B e diminuem os sintomas para 1 a 2,5 dias quando iniciados no período de 2 dias do desenvolvimento dos sintomas.[65,67] Esses medicamentos demonstraram que reduzem as complicações em populações de alto risco.[50] As recomendações atuais de tratamento para inibidores de neuraminidase incluem os pacientes em alto risco de complicações ou aqueles com doença grave.[64,65] Deve-se considerar também o tratamento para os pacientes sem risco elevado, mas quando a doença é diagnosticada prematuramente.

Com a disponibilidade de novos tratamentos que devem ser administrados na fase inicial da doença para que surtam efeitos benéficos, é necessário que se chegue a um diagnóstico rápido e preciso. A FDA aprovou alguns testes de diagnósticos rápidos que fornecem resultados em menos de 15 minutos. Comparado com a cultura de orofaringe, o padrão ouro para diagnósticos laboratoriais, a sensibilidade e a especificidade desses testes variam de 62 a 73% e de 80 a 99%, respectivamente.[66] As amostras devem ser obtidas do nariz, em vez de da garganta.

O melhor tratamento para a doença é a prevenção com uma vacina inativada contra o Influenza, que é preparada anualmente baseada nas cepas virais que provavelmente surgem durante a temporada de gripe. A vacinação é 70 a 100% eficaz quando os vírus na vacina e os vírus da epidemia se encontram antigenicamente compatíveis.[65] O FDA aprovou uma vacina intranasal com o vírus vivo atenuado como uma alternativa à vacina inativada injetável.[66] Essa vacina imita a infecção natural de forma mais precisa e, consequentemente, oferece uma resposta imunológica mais ampla e com maior duração. A vacina pode ser administrada em pacientes saudáveis, não gestantes, de 2 a 49 anos; entretanto, como essa vacina contém o vírus vivo da gripe, não deve ser usada em pacientes ou em pessoas em contato direto com pacientes com doenças crônicas ou com imunodeficiência.

O CDC recomenda a vacinação de rotina para pessoas com idade acima de 50 anos e estimula a vacinação de crianças entre 6 e 24 meses de idade.[66] Outras populações, para as quais a vacinação é recomendada, são os residentes e os funcionários de unidades de cuidados prolongados, pacientes com doença cardiopulmonar crônica, pacientes com doença metabólica ou imunossuprimidos, mulheres no segundo ou terceiro trimestre de gestação durante a temporada de gripe, funcionários de serviços de saúdes e provedores de cuidados domiciliares para pacientes de alto risco.[64] Para os pacientes de alto risco que não foram vacinados ou que receberam a vacina em anos de fraca compatibilidade viral da vacina, o zanamivir ou o oseltamivir pode ser eficaz como profilaxia contra a doença.[65,66,68] Quando usado para essa finalidade, deve-se tomar o medicamento diariamente durante o período de risco de gripe na comunidade. Durante cursos prolongados, o desenvolvimento de cepas resistentes à medicação se torna uma preocupação.[69]

VÍRUS DA IMUNODEFICIÊNCIA HUMANA

A infecção aguda pelo vírus da imunodeficiência humana (HIV) do tipo 1 causa uma síndrome do tipo mononucleose em 40 a 90% dos pacientes, que tem início em dias a semanas após a exposição.[70] Essa doença febril é chamada de *síndrome retroviral aguda* (SRA). Devido aos sinais e sintomas não específicos, mesmo os pacientes com risco de HIV não são frequentemente diagnosticados de forma imediata. Consequentemente, a SRA deve ser incluída no diagnóstico diferencial em qualquer paciente com quadro de febre de origem desconhecida e com fatores de risco de exposição ao HIV.

O tempo entre a quebra da barreira da mucosa e o início da viremia é de 4 a 11 dias.[70] Os sintomas relacionados à SRA são causados pela forte resposta imune à replicação viral. Os sintomas e sinais mais comuns incluem febre (temperatura média máxima de 38,9ºC [102ºF]), letargia, erupção cutânea, mialgia, cefaleia, faringite, adenopatia cervical e artralgia.[71] A faringite ocorre em 50 a 70% dos pacientes e, em geral, surge como hipertrofia dos tecidos do anel de Waldeyer sem exsudatos. Outras manifestações orais menos comuns observadas incluem úlceras (29%) e candidíase (17%).[72]

O diagnóstico depende de exames laboratoriais. O hemograma completo pode revelar linfopenia ou trombocitopenia.[73] Geralmente, não é possível observar nesse momento linfócitos atípicos e uma redução na contagem de células CD4. Como os anticorpos ao HIV aparecem aproximadamente 4 semanas após a infecção, o teste imunoenzimático (ELISA) e os testes com a técnica de Western-blot também dão negativo nesse momento. O nível plasmático quantitativo de RNA do HIV-1 testados por PCR é necessário para se chegar a um diagnóstico oportuno. Esse nível estará acima de 50.000 cópias/mL.[70,73] A titulação viral elevada associada à SRA é um reflexo da explosão inicial da viremia com a ampla propagação do vírus e a inoculação dos órgãos linfáticos. Caso não se consiga obter o nível de plasma quantitativo de RNA do HIV-1, a detecção do antígeno viral p24 é um teste alternativo que pode ser usado para se chegar ao diagnóstico.

O histórico natural da SRA é a resolução de sinais e sintomas, junto com a viremia, no decorrer de 14 dias após o surto inicial.[73] O avanço da doença para outras manifestações do HIV ou para a síndrome da imunodeficiência adquirida (AIDS) finalmente ocorrerá. Embora dados sejam limitados no que diz respeito aos benefícios de longo prazo do tratamento precoce, a terapia imediata e mantida com medicamentos antirretrovirais pode limitar a extensão da propagação viral, restringir os danos no sistema imune, proteger as células apresentadoras de antígenos e reduzir a chance de avanço da doença.[70] A colaboração do paciente com o tratamento continuado é importante, porque a adesão inconsistente pode causar resistência viral que acaba por limitar as opções futuras de tratamento.

Em pacientes com AIDS, as úlceras persistentes na orofaringe podem ser causadas pelo vírus do herpes simples, citomegalovírus (CMV), *Cryptococcus*, histoplasmose, micobactérias e linfoma.[74] No entanto, em muitos casos, a etiologia não identificável é determinada após exames microbiológicos, sorológicos e patológicos exaustivos. A patogênese dessas úlceras não é clara, mas tem sido considerada como de natureza imunogênica[75] e possivelmente relacionada ao aumento relativo de células T citotóxicas (CD8) nos tecidos locais.[74] Essas úlceras crescem de forma progressiva, apresentam comportamento destrutivo e são extremamente dolorosas; têm propensão pela fossa tonsilar, pelo assoalho da boca e pela epiglote.[76] A dor associada a essas úlceras causa odinofagia que pode levar à má-nutrição e ao definhamento. Os pacientes com essas úlceras tipicamente manifestam imunossupressão avançada, como contagem média de CD4 de 25 células/mm^3.[75]

Corticosteroides injetável[76] e sistêmico[74] provaram ter êxito no tratamento dessas úlceras relacionadas à AIDS. Friedman et al.[76] demonstraram que as injeções intralesionais de triancinolona acetonida curam por completo 51% das 36 úlceras tratadas durante 4 semanas e 72% em 8 semanas. Para os 10 pacientes que não apresentaram resolução clínica completa, seis ainda apresentaram melhora sintomática acentuada. Em outros estudos, dados preliminares sugeriram que a talidomida era eficaz, e se realizou um estudo multicêntrico, duplo-cego, randomizado, placebo controlado.[75] Esse estudo revelou cura completa em 55% dos pacientes no grupo tratado com talidomida, oposto aos 7% no grupo de placebo, que foi considerado estatisticamente significante. O tempo médio para cura completa foi de 3,5 semanas. A maioria dos pacientes no grupo da talidomida que não mostrou uma resposta completa teve pelo menos uma resposta parcial. Foram realizadas medições sobre a qualidade de vida nesses pacientes, que mostraram redução na dor e melhora na capacidade de deglutição.

ADENOVÍRUS

O adenovírus é um vírus DNA dupla-fita da família *Adenoviridae*. Embora o adenovírus seja bem conhecido como um agente causador da faringite com conjuntivite (febre faringoconjuntival) em crianças, os sorotipos 3, 4, 7 e 21 causam surtos de doença respiratória febril em recrutas militares,[77,78] adultos imunocomprometidos (especialmente em transplantados de células-tronco hematopoiéticas)[79] e raramente em jovens adultos civis saudáveis.[80] Os recrutas militares parecem estar expostos a um risco em particular devido a estresse físico e aglomerações associadas ao treinamento básico. Antes da disponibilidade de vacinas, os surtos adenovirais ocorriam com frequência entre os recrutas militares, afetando até 10% e causando até 70% de todos os casos de doença respiratória.[81] Isso tinha sérias implicações no preparo militar, porque o treinamento básico tinha de ser interrompido em uma média de 3 dias para cada recruta afetado.[81] Os surtos também sobrecarregavam os recursos médicos e acarretavam enorme perda econômica. No início de 1971, vacinas vivas orais contra os sorotipos 4 e 7 se tornaram disponíveis para o uso militar e eram administradas em todos os recrutas do sexo masculino de outubro a março de cada ano. Isso foi alterado para imunizações no ano todo em 1984 por causa dos surtos recorrentes no final da primavera e início do outono. Essa intervenção surtiu efeito dramático e reduziu as taxas de doença específicas ao adenovírus em 95% até 99%. No entanto, o fabricante dessa vacina interrompeu a produção em 1995, devido à incapacidade de manter "boas práticas de fabricação" nas instalações existentes; os estoques de vacina contra os sorotipos 4 e 7 foram esgotados em 1998 e 1999, respectivamente, e os surtos ressurgiram como uma ameaça à saúde dos recrutas militares.[77,78,81]

Em adultos, o adenovírus causa faringite como parte de uma doença respiratória febril, com dor de garganta relatada em 71% dos pacientes. O adenovírus invade diretamente a mucosa faríngea e produz um efeito citopático. Consequentemente, a dor de garganta é tipicamente mais grave do que no resfriado comum. Outros sintomas associados incluem congestão nasal, tosse seca, mialgia, cefaleia, náusea, vômito e diarreia. A temperatura oral média foi de 38,9°C (102°F) em um surto militar.[81] Os exames revelaram faringite exsudativa difícil de distinguir da faringite por SBHGA. Mais da metade dos pacientes afetados recebeu antibióticos em algum momento durante o curso da doença devido à preocupação com faringite bacteriana ou infecção respiratória.[81]

A infecção por adenovírus pode ser confirmada pela cultura de orofaringe. A amostra é cultivada em várias linhagens celulares *in vitro* e se observa o efeito citolítico. Realiza-se a imunofluorescência usando um anticorpo monoclonal antiadenovírus para confirmar o diagnóstico. O soro da fase aguda e convalescente também pode ser testado para titulação de anticorpos. A PCR é um teste rápido e sensível para detectar o DNA adenoviral tanto em aspirado nasofaríngeo como no soro.[82] Em pacientes imunocomprometidos, a detecção do DNA adenoviral no soro precede o desenvolvimento de infecções sistêmicas graves.[79]

Em geral, a doença é autolimitada e o tratamento sintomático é suficiente na maioria dos casos. A duração média dos sintomas é de 10 dias.[81] No entanto, a morbidade e a mortalidade significativas podem ocorrer em pacientes imunocomprometidos[79,83] e raramente em jovens adultos previamente saudáveis.[84] A infecção pode causar pneumonia, infecções bacterianas secundárias e, de forma mais rara, meningite, encefalite, cistite, nefrite, colite e morte. Não existem terapias antivirais ou agentes antivirais aprovados que demonstrem eficácia contra essas infecções adenovirais graves. Relatos e pequenos estudos de casos apoiam os possíveis benefícios de ribavirina, cidofovir, ganciclovir, transfusão de leucócitos e imunoglobulina intravenosa.[83]

VÍRUS EPSTEIN-BARR

O vírus Epstein-Barr (EBV) é um vírus DNA dupla-fita da família *Herpesviridae*. O vírus permanece ubíquo em humanos ao permanecer latente nos linfócitos B e replicando intermitentemente nas células epiteliais orofaríngeas, permitindo a transmissão pela saliva. Transfusão sanguínea é um modo mais raro de transmissão. Mundialmente, 80 a 90% dos adultos são soropositivos para EBV.[85] Quase todas as crianças nos países em desenvolvimento se tornam soropositivos aos 6 anos de idade. Já nos países industrializados, cerca de 30% dos casos ocorrem durante a adolescência ou no início da fase adulta. Nessa população, 50% dos pacientes se tornam soropositivos sem que houvesse o desenvolvimento de uma doença clara.[85]

O EBV é o agente causador da mononucleose infecciosa (MI). A via inicial da infecção ocorre através dos tecidos linfoides e das células epiteliais faríngeas. O período de incubação inicial é de 3 a 7 semanas. Os pródromos de indisposição, febre e calafrios são seguidos 1 a 2 semanas depois por dor de garganta, febre, anorexia e linfadenopatia (especialmente cervical). A dor de garganta se manifesta em 82% dos pacientes com MI e é a queixa mais comum. Outros sintomas podem incluir desconforto abdominal, cefaleia, rigidez no pescoço e erupção cutânea.

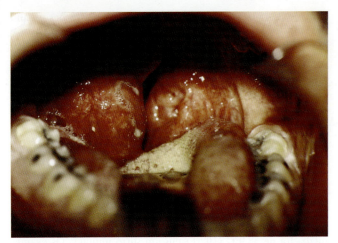

FIGURA 4-2. Mononucleose infecciosa mostrando tonsilite exsudativa característica com hipertrofia tonsilar. (Cortesia de Richard A. Chole, MD, PhD).

O exame da orofaringe revela uma faringite exsudativa com eritema e hipertrofia tonsilar (Fig. 4-2). Outros achados podem incluir hiperplasia linfoide difusa no anel de Waldeyer, petéquias na junção do palato duro com o palato mole e úlceras na mucosa faríngea e epiglótica.[86] É comum a presença de adenopatia cervical proeminente. A esplenomegalia e a hepatomegalia são encontradas em 50 e 15% dos casos, respectivamente, e o edema periorbital em até 30% dos casos.[85]

A MI causa uma linfocitose absoluta com linfócitos atípicos acima de 10%. Uma resposta vigorosa das células citotóxicas T ao EBV é responsável pela linfocitose e causa muitos dos sintomas associados. O achado de linfócitos atípicos na amostra de sangue periférico pode ser consistente com a impressão clínica de MI, mas não específico para essa doença. A toxoplasmose, CMV, infecção por HIV aguda, hepatite A, tularemia e a rubéola podem também estar associadas com esse achado. O CMV pode causar uma doença do tipo mononucleose, mas a dor de garganta é tipicamente muito menos proeminente. Outros achados sorológicos podem incluir neutropenia (50 a 80%), trombocitopenia (25 a 50%) e transaminases elevadas assintomáticas (50 a 80%).[87]

Os estudos imunológicos incluem o teste de anticorpos heterófilos e testes de anticorpos específicos ao EBV.[85] Os anticorpos heterófilos estão estreitamente associados à infecção primária por EBV, mas não são produzidos como uma resposta imunológica específica aos antígenos expressos pelo EBV. Os anticorpos heterófilos formam a base para o teste *monospot* disponibilizado recentemente. Entre 70% a 90% dos adultos com MI terão o resultado positivo no teste *monospot*, mas isso é detectável apenas durante um curto período de tempo com o início em 2 a 3 semanas após o surgimento da faringite e da febre. Os estudos de anticorpos específicos ao EBV conseguem diagnosticar com precisão a MI aguda em pacientes com *monospot*-negativo quando a suspeita clínica para essa doença ainda for considerada alta. Os anticorpos específicos ao antígeno capsídeo viral do EBV estão presentes no início dos sintomas clínicos, ao contrário dos anticorpos contra antígenos nucleares de Epstein-Barr que estão presentes somente durante a fase de convalescência ou após exposição prévia.

Embora muitos casos de MI aguda tenham um curso autolimitado sem sequela significativa, está bem descrita uma ampla gama de complicações.[87] As infecções bacterianas secundárias, geralmente a faringite por SBHGA, ocorrem em até 30% dos casos. O sintoma de obstrução progressiva nas vias aéreas superiores da hiperplasia linfoide e da tonsilite grave ocorre em menos de 5% dos pacientes, mas é um dos motivos mais frequentes que levam à hospitalização. A hepatite manifestada pelas transaminases elevadas é um achado comum, mas a icterícia ocorre em apenas 5% dos casos, e as ascites ou a insuficiência hepática fulminante ocorrem de forma mais rara. Complicações neurológicas graves ocorrem em 1 a 5% dos pacientes e podem se manifestar como meningite; encefalite; neuropatias cranianas, especialmente do nervo VII craniano; mielite transversa; e síndrome de Guillain-Barré. Outras complicações raras incluem ruptura esplênica espontânea, anemia hemolítica, miocardite e psicose.

O tratamento para os pacientes mais afetados consiste de cuidados de suporte, repouso, antipiréticos e analgésicos. Os pacientes devem ser aconselhados a evitar esportes de contato até que o exame físico e a ultrassonografia abdominal confirmem a resolução da esplenomegalia.[85] Os antivirais não são benéficos para as infecções sem complicações e os antibióticos são indicados apenas em casos de infecções bacterianas secundárias. A ampicilina e a amoxicilina não devem ser usadas, porque esses antibióticos podem causar erupção cutânea maculopapular em 95% dos pacientes com MI.[87] Outros antibióticos β-lactâmicos podem causar erupção cutânea em 40 a 60% dos pacientes com MI, portanto devem-se administrar antibióticos alternativos. Corticosteroides são indicados para complicações relacionadas a obstrução iminente das vias aéreas superiores, anemia hemolítica grave, trombocitopenia grave ou doença grave persistente. Outras intervenções nas vias aéreas – tais como entubação nasofaríngea, entubação endotraqueal ou traqueostomia – são raramente necessárias.

HERPES-VÍRUS SIMPLES

O herpes-vírus simples (HSV) é um vírus DNA dupla-fita da família *Herpesviridae*. O HSV tipo 1 (HSV-1) e o tipo 2 (HSV-2) são distinguidos pela antigenicidade. O HSV-1 está geralmente associado à doença na região da cabeça e do pescoço, embora o HSV-2 também já tenha sido descrito como causador de doença nessa região.[88] O contato direto com secreções orais é o principal modo de transmissão do HSV-1. A infecção primária por HSV é cada vez mais reconhecida como uma causa predominante da faringite aguda entre os estudantes universitários, sendo responsável por aproximadamente 6% dos casos.[89] Os pacientes imunossuprimidos também se encaixam em risco elevado.

A infecção primária por HSV-1 é caracterizada pela faringite com ou sem gengivoestomatite. O herpes labial recorrente é uma manifestação da reativação em vez de da infecção primária. Os sintomas e os sinais do exame físico não são facilmente distinguíveis da faringite por SBHGA como se verifica pelo tratamento presuntivo frequente com antibióticos.[89] Os sintomas incluem dor de garganta, febre, indisposição e linfadenopatia. Os achados na orofaringe incluem vermelhidão e hipertrofia das amígdalas com exsudatos sobrepostos (Fig. 4-3).[86] Adenopatia cervical dolorosa está frequentemente presente. Embora os sintomas e os achados predominantes estejam associados à faringite, 34% têm pelo menos uma lesão do tipo herpes – uma úlcera dolorosa e superficial – na cavidade oral ou na orofaringe.[89]

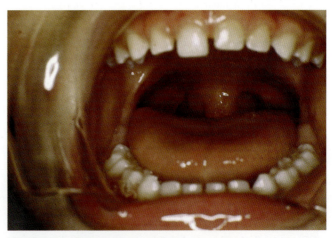

FIGURA 4-3. Faringite viral por vírus do herpes mostrando hiperemia das amígdalas. (Cortesia de Richard A. Chole, MD, PhD).

O diagnóstico pode ser obtido com a cultura viral com confirmação por imunofluorescência. Caso presentes, as vesículas contêm a concentração mais elevada do vírus nos primeiros dias de manifestação da doença. As células gigantes multinucleadas, observadas no teste de Tzanck das células obtidas da base da úlcera, indicam infecção com vírus do herpes, mas devem ser realizados mais testes para identificar qual o tipo de vírus dessa família que está envolvido. Os testes sorológicos para os anticorpos neutralizantes foram descritos, mas não são confiáveis para diagnosticar a infecção primária.[90]

Há escassez de dados para o tratamento das infecções faríngeas primárias por HSV com antivirais. Os pacientes podem potencialmente se beneficiar do tratamento, levando em conta que 14% requerem hospitalização e 40% procuram cuidados médicos para os sintomas após a avaliação inicial.[89] Extrapolando dos efeitos benéficos em episódios primários de infecções genitais por HSV, os antivirais podem potencialmente diminuir os sintomas, caso sejam prescritos logo no início. Estes dados precisam ser mais estudados. Infelizmente, não existem testes precisos para o diagnóstico precoce; até que um teste se torne disponível, parece razoável optar pela terapia antiviral até que os resultados da cultura retornem nos grupos de alto risco com sintomas de faringite graves e achados sugestivos, que não recorreram aos cuidados médicos durante o surto de gripe e que não tenham evidência sorológica de MI.[89]

INFECÇÃO FÚNGICA
ESPÉCIES DE CANDIDA

Candida spp. é um fungo que afeta a orofaringe na forma de candidíase pseudomembranosa, também conhecida como cândida.[91] O organismo isolado mais comum é a *Candida albicans*, mas outros organismos – tais como *C. glabrata*, *C. tropicalis*, *C. dubliniensis*, *C. rugosa* e *C. krusei* – são atualmente conhecidos como outros agentes causadores.[91,92] Como a *C. albicans* é um organismo comensal normal da cavidade oral, a candidíase orofaríngea (COF) é considerada uma infecção oportunista e, atualmente, é a infecção oportunista mais frequente encontrada em pacientes HIV-positivo sintomáticos.[93] Em indivíduos que foram expostos à radiação para o câncer de cabeça e pescoço, a *Candida* pode ser isolada em 73% dos pacientes e pode causar infecção em 27%.[94] Outras populações com risco da doença incluem aqueles com xerostomia, por causa de radioterapia prévia em cabeça e pescoço, com síndrome de Sjögren ou como efeito colateral de medicamentos; pessoas que usam corticosteroides inalatórios ou antibióticos de amplo espectro; indivíduos imunossuprimidos; pessoas com diabetes melito, síndrome de Cushing e em condições terminais; e aqueles em dieta com teor elevado de carboidratos.[91]

Pacientes com COF se queixam de desconforto oral, queimação, sensação de paladar alterado e disfagia. Pseudomembranas brancas que consistem de células epiteliais de descamação, fibrina e hifas fúngicas podem ser raspadas para expor a mucosa subjacente, que aparece eritematosa. Outras áreas que podem estar envolvidas, além da orofaringe, incluem a mucosa bucal, o palato duro, a língua, a laringe, a hipofaringe e o esôfago. Os sintomas e os achados clínicos não são significantemente diferentes se a COF for causada pela *C. albicans* ou por outras variedades de *Candida*. O diagnóstico pode ser confirmado pelo preparo de KOH e/ou cultura positiva. As culturas podem ser obtidas com uma amostra oral ou enxágue bucal de instilação de 10 mL de solução salina normal na boca durante 10 segundos e, em seguida, coletado em um recipiente esterilizado.[92]

As manifestações da doença são geralmente locais, mas raramente podem se tornar sistêmicas e causar morbidade significativa e mortalidade. A terapia inicial para a COF sem complicações inclui melhoria na higiene bucal e uso de antifúngicos tópicos.[91] Pacientes com infecção refratária ou recorrente e aqueles com risco elevado de doença sistêmica devem ser tratados com antifúngicos sistêmicos. O fluconazol é o medicamento predominantemente usado para tratar a COF, porque o organismo predominante, a *C. albicans*, tem mostrado sensibilidade à medicação de forma consistente, e o fluconazol é geralmente bem tolerado. No entanto, com o aumento do uso, o desenvolvimento de resistência ao fluconazol tem se tornado uma preocupação crescente. A resistência está geralmente relacionada ao grau de imunossupressão e dosagem total do medicamento.[95] O itraconazol é uma alternativa de antifúngico eficaz e deve ser usado para cepas resistentes ao fluconazol.[91]

Deve-se suspeitar de uma infecção por *C. albicans* resistente, infecção por *Candida* não *albicans* ou uma infecção mista em pacientes sem uma cura clínica após um curso de 14 dias de fluconazol (100 mg/dia).[92] As infecções mistas podem ser difíceis de detectar no início, porque a *C. albicans* pode predominar na amostra da cultura inicial. Várias espécies não *albicans* de *Candida* têm concentrações inibitórias mínimas elevadas ao fluconazol e requerem o aumento da dosagem, em até 800 mg por dia, para se chegar à cura.[92,96] Além disso, o tratamento de infecções da COF mista por *C. albicans* e pelas variedades não *albicans* de *Candida* frequentemente requer dosagens mais elevadas ou cursos mais prolongados de fluconazol para erradicar a doença.[97] Algumas espécies, tais como a *C. krusei*, são resistentes ao fluconazol. Por esse motivo, os pacientes devem repetir a coleta da cultura. O uso do meio cromogênico e o teste de suscetibilidade a antifúngicos são úteis nessas situações.

Considerou-se a profilaxia para pacientes em alto risco de relapso de COF. Tais populações incluem pacientes infectados com HIV, pacientes com transplante de medula óssea, pacientes com neutropenia induzida pela quimioterapia e aqueles em radioterapia para o câncer de cabeça e pescoço. Nesse caso específico, o fluconazol parece ser melhor do que a nistatina.[91] Para avaliar a eficácia da profilaxia, realizou-se um estudo clínico randomizado controlado para comparar o fluconazol (150 mg uma vez por semana) com o placebo em uma população de pacientes infectados com HIV com um episódio de COF documentada que responderam a um curso de 7 dias com fluconazol (200 mg/dia).[93] Os desfechos do estudo foram uma terceira recorrência de COF, ocorrência de reação adversa ao medicamento, desenvolvimento de resistência ou duração total no estudo de 18 meses. Esse estudo revelou menos recorrências de COF no grupo tratado com fluconazol. De forma considerável, o desenvolvimento de *Candida* resistente foi raramente observado e não foi significativamente diferente entre os grupos. Embora este estudo tenha provado que o fluconazol administrado semanalmente diminui as recorrências de COF, os autores ainda recomendam cautela na profilaxia de longo prazo devido ao risco inerente de desenvolver resistência. Levando-se em conta essa preocupação, outros autores sugeriram que a profilaxia antifúngica seja limitada não apenas aos pacientes que tenham o risco elevado de recorrências de COF, mas também àqueles em alto risco de infecções fúngicas invasivas.[97] O melhor antifúngico a ser usado nessas situações ainda está sendo pesquisado.[98,100]

Para consultar a lista completa de referências, acesse www.expertconsult.com.

LEITURA SUGERIDA

Chiappini E, Regoli M, Bonsignori F, et al: Analysis of different recommendations from international guidelines for the management of acute pharyngitis in adults and children. *Clin Ther* 33:48–58, 2011.

Meric M, Willke A, Finke E, et al: Evaluation of clinical, laboratory, and therapeutic features of 145 tularemia cases: the role of quinolones in oropharyngeal tularemia. *APMIS* 116:66–73, 2008.

Shulman ST, Bisno AL, Clegg HW, et al: Clinical practice guideline for the diagnosis and management of group A streptococcal pharyngitis: 2012 update by the Infectious Disease Society of America. *Clin Infect Dis* 155:e86–e101, 2012.

Spinks A, Glasziou PP, Del Mar CB: Antibiotics for sore throat. *Cochrane Database Syst Rev* 2013;(11):CD000023.

Tiemstra J, Miranda RLF: Role of non–group-A streptococci in acute pharyngitis. *J Am Board Fam Med* 22:663–669, 2009.

5 | Infecções Cervicais Profundas e Odontogênicas

James M. Christian | Adam C. Goddard | M. Boyd Gillespie

Pontos-chave

- O *Staphylococcus aureus* resistente à meticilina (MRSA) é atualmente a bactéria mais comum nas infecções cervicais profundas adquiridas na comunidade entre crianças com menos de 2 anos.
- Até 10% dos isolados de MRSA são resistentes à clindamicina.
- O tratamento conservador sem drenagem é mais bem-sucedido no caso de abscessos com menos de 2,5 cm de diâmetro que envolvem apenas um espaço cervical.

As infecções cervicais profundas (ICP) continuam sendo uma condição frequente e potencialmente letal tanto em crianças quanto em adultos. O conhecimento dos espaços complexos do pescoço e de como eles se comunicam é necessário para o tratamento cirúrgico adequado. O local da infecção pode fornecer informações sobre sua origem e os prováveis microrganismos a serem considerados quando a terapia empírica for instituída.

ETIOLOGIA

As condições infecciosas e inflamatórias do trato aerodigestivo superior são a causa primária de ICP. Estima-se que o custo direto das ICP nos Estados Unidos ultrapasse US$ 200 milhões anualmente.[1] As infecções dentárias são a causa mais comum de ICP em adultos, enquanto as infecções orofaríngeas atingem mais crianças.[25]

As estimativas indicam que os biofilmes bacterianos causam de 65 a 80% das infecções humanas, tendo atuação fundamental na etiologia das infecções odontogênicas.[6] As infecções dentárias correlatas são exacerbações menores e localizadas decorrentes de cárie antiga ou doença periodontal. Daí a considerável atenção dispensada à periodontite – uma doença inflamatória crônica das estruturas de sustentação dos dentes e, por definição, uma infecção crônica de baixo grau resultante de um biofilme microbiano – como um potencial fator de risco na morbidade e na mortalidade de condições sistêmicas, como doença cardiovascular, diabetes melito e nascimento prematuro. Estudos epidemiológicos revelaram uma associação entre doença periodontal e doença cardiovascular e diabetes melito, mas as pesquisas prosseguem visando a uma investigação mais profunda dessas relações.[7-9]

Na população pediátrica, a rinossinusite aguda é uma causa comum de linfadenite retrofaríngea. Os procedimentos cirúrgicos bucais e exames endoscópicos podem provocar iatrogenicamente uma infecção das vias aéreas superiores ou traumatizar o lúmen faringoesofágico. A sialadenite, com ou sem obstrução ductal, pode precipitar a disseminação da infecção. Os corpos estranhos retidos no trato aerodigestório superior podem iniciar e espalhar infecções até as regiões profundas do pescoço.

Infecções superficiais como a celulite podem se disseminar pelos planos fasciais mais profundos do pescoço. O traumatismo penetrante, inclusive as injeções com agulha associadas à administração de medicação por via intravenosa (IV), pode introduzir patógenos nos planos fasciais. As lesões congênitas ou adquiridas, como os cistos branquiais, os cistos do ducto tireoglosso ou as laringoceles, podem se infectar e resultar na disseminação da infecção. Os cistos congênitos representam de 10 a 15% das ICP na população pediátrica e devem ser motivo de suspeita, especialmente quando há ICP recidivante.[10] A mastoidite aguda pode evoluir para um abscesso de Bezold, disseminando-se para a região superior do pescoço através das fissuras ósseas. Os linfonodos necróticos malignos podem formar abscessos e demandar um alto grau de suspeita de câncer se observados em pacientes adultos com mais de 40 anos, nos quais cerca de 5% dos casos de ICP estão associados a linfonodos malignos.[11] Os pacientes imunocomprometidos podem exigir atenção médica para patógenos mais virulentos ou atípicos. Embora os fatores etiológicos sejam muitos, uma investigação minuciosa da causa normalmente não revela nenhuma fonte específica clara.

MICROBIOLOGIA

A microbiologia da ICP geralmente envolve uma mistura de organismos aeróbios e anaeróbios representativos da microbiota orofaríngea. Estudos realizados isolaram aproximadamente 280 espécies de bactérias na cavidade oral, mas menos de 50% da microbiota oral podem ser identificados por meio dos métodos tradicionais.[12,13] Estudos recentes utilizaram métodos moleculares independentes de cultivo (métodos de sequenciamento do gene 16rRNA) para identificar cerca de 600 espécies bacterianas. A Tabela 5-1 apresenta muitas das espécies de bactéria comuns, aeróbias normais, facultativas e anaeróbias – várias espécies fúngicas, vírus e até mesmo protozoários podem ser encontrados na microbiota oral. Na maioria dos pacientes, essas bactérias orais normais constituem a causa da maioria das infecções odontogênicas. O *Staphylococcus aureus*, especificamente, é muito mais comum no nariz e na garganta, podendo participar de infecções odontogênicas mistas. Os anaeróbios gram-negativos compreendem grande parte do restante da microbiota oral, e o número desses organismos pode ser maior, especialmente em pacientes com doença periodontal crônica.[14]

Anteriormente, vários estudos demonstraram com consistência uma predominância de determinadas espécies associadas às infecções odontogênicas,[15-21] entre as quais o grupo *Streptococcus milleri* e as espécies *Prevotella (Bacteroides)*, *Peptostreptococcus* e *Staphylococcus*. Em um recente estudo conduzido por Rega et al.,[15] que descreveram a microbiologia das infecções da cabeça e do pescoço

TABELA 5-1. Microbiota Oral Normal

Bactéria Aeróbia	Bactéria Anaeróbia
Cocos Gram-positivos	
Streptococcus	*Streptococcus*
	Peptococcus
	Peptostreptococcus
Cocos Gram-negativos	
Neisseria	*Veillonella*
Bacilos Gram-positivos	
Difteroides	*Clostridium*
	Actinomyces
	Eubacterium
	Lactobacillus
Bacilos Gram-negativos	
Haemophilus	*Prevotella*
Eikenella	*Bacteroides*
	Fusobacterium
	Porphyromonas

Adaptado a partir de Peterson LJ. Odontogenic infections. In Cummings CW, ed: *Otolaryngology – head and neck surgery*, vol 2, ed 2. St Louis: Mosby; 1993.

de origem odontogênica, as bactérias mais comuns isoladas foram os *Streptococcus viridans*, a *Prevotella*, os estafilococos e o *Peptostreptococcus*. Esse achado se mostrou consistente por muitos anos, mesmo diante das mudanças de nome, especialmente dos *Bacteroides*, destinadas a melhor refletir as informações genéticas mais atuais.[12-15] Estudos recentes que utilizaram métodos moleculares para identificar espécies extraídas de amostras coletadas a partir de infecções odontogênicas constataram maior prevalência de anaeróbios facultativos ou obrigatórios e um número limitado de estreptococos.[13,16,22] Essa diferença de resultados pode ser influenciada pelos métodos de determinação da especiação, quando as culturas aeróbias e anaeróbias convencionais sustentam o crescimento de determinados micróbios sobre outros. Além disso, 60% da microbiota oral não têm como ser cultivados pelos métodos de cultura de rotina.[23]

Quase toda infecção odontogênica resulta de microbiota mista. As análises microbiológicas retrospectivas demonstram regularmente patógenos orais e isolados polimicrobianos comuns.[24] Os organismos mais comumente isolados, que geralmente refletem a microbiologia das infecções odontogênicas, são o *Streptococcus viridans*; o *Staphylococcus epidermidis* e o *S. aureus*; o *Streptococcus* β-hemolítico do grupo A (*S. pyogenes*); e as espécies de *Bacteroides*, *Fusobacterium* e *Peptostreptococcus*. As culturas ocasionalmente revelam espécies de *Neisseria*, *Pseudomonas*, *Escherichia* e *Haemophilus*.

A proporção de infecções do espaço cervical adquiridas na comunidade associadas à presença de *Staphylococcus aureus* resistente à meticilina está aumentando significativamente em todo o mundo, especialmente entre a população pediátrica.[25-27] O MRSA tem mais probabilidade de infectar pacientes mais jovens nas laterais do pescoço.[25] Outro estudo constatou que o MRSA era o organismo mais comum isolado em crianças com menos de 16 meses, com um risco ainda maior entre crianças afro-americanas. Nesse estudo, aproximadamente 8% dos isolados de MRSA eram resistentes à clindamicina.[26]

Os organismos atípicos são uma causa relativamente comum de ICP. Os *Actinomyces* são organismos saprofíticos endógenos da cavidade oral e das tonsilas. O sítio mais comum de actinomicose cervicofacial é nas imediações do ângulo da mandíbula, e esse patógeno pode atravessar os planos fasciais em sua via de disseminação (Fig. 5-1). Uma reação granulomatosa com a formação de abscesso central e necrose com "grânulos de enxofre" é uma das características. Pacientes com infecções tuberculosas e não tuberculosas da cabeça e do pescoço geralmente chegam à consulta médica apresentando um quadro de linfadenopatia cervical. Do ponto de vista histopatológico, há inflamação granulomatosa necrotizante caseosa. A doença da arranhadura do gato – causada pelo bacilo gram-negativo pleomórfico *Bartonella henselae* – manifesta-se com linfonodos cervicais inchados e sensíveis, com a possível formação de abscesso provocada por lesões tardias. O tratamento de infecções atípicas do espaço cervical geralmente tende ao tratamento não cirúrgico, uma vez que os procedimentos de incisão e drenagem podem resultar no desenvolvimento de ferida crônica ou trato fistuloso.

ANATOMIA

O diagnóstico preciso e a administração do tratamento adequado exigem o conhecimento da completa organização anatômica dos espaços cervicais. Os planos fasciais dividem o pescoço em espaços reais e potenciais. A Tabela 5-2 apresenta uma descrição resumida dos espaços e do conteúdo cervicais. A Figura 5-2 descreve as vias de disseminação comuns.

As infecções odontogênicas causadas por dentes cariados e má higiene continuam a ser a fonte mais comum de ICP no paciente adulto. Além disso, vários outros itens importantes no que diz respeito a infecções odontogênicas também devem ser levados em consideração. Veja-os a seguir.

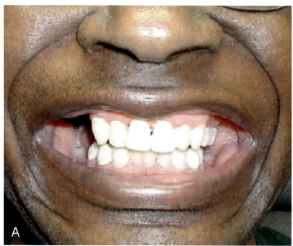 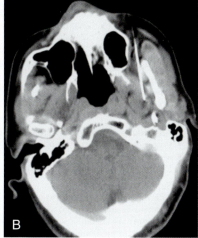

FIGURA 5-1. A, Paciente com instalação de trismo 5 dias após tratamento dentário. **B**, A biópsia percutânea guiada por tomografia computadorizada de uma massa no espaço parafaríngeo esquerdo indicou a existência de actinomicose.

PARTE I | OTORRINOLARINGOLOGIA GERAL

TABELA 5-2. Principais Espaços Cervicais Profundos e Seu Conteúdo

Espaço Cervical	Limites	Conteúdo	Espaços de Comunicação
Peritonsilar	• Porção medial da tonsila palatina • Face lateral do músculo constritor superior	• Tecido conjuntivo frouxo • Ramos tonsilares dos vasos faríngeos linguais, faciais e ascendentes	• Parafaríngeo
Parafaríngeo	• Superior: base da fossa média • Inferior: osso hioide • Anterior: rafe pterigomandibular • Posterior: fáscia pré-vertebral • Medial: Constritor superior • Lateral: polo profundo da parótida, músculo pterigóideo medial	• *Pré-estiloide* • Gordura • Linfonodos • Artéria maxilar interna • Nervos auriculotemporal, lingual, alveolar inferior • Músculos pterigoides • Lobo profundo da parótida • *Pós-estiloide* • Carótida • Jugular interna • Nervo simpático superior • Nervos cranianos IX, X, X e XII	• Peritonsilar • Submandibular • Visceral • Retrofaríngeo • Carotídeo • Mastigador • Parotídeo
Fossa intratemporal	• Superior: esfenoide e fossa temporal do crânio medialmente ao arco zigomático • Anterior: fissura infraorbital, maxila • Lateral: ramo e coronoide da mandíbula • Medial: lâmina pterigóidea lateral com os músculos tensor e levantador do véu palatino	• Músculos pterigóideos • Tendão temporal • Artéria maxilar interna • Plexo venoso pterigóideo • Nervo mandibular (V3) com gânglio ótico	• Fossa temporal • Fossa pterigomaxilar
Fossa pterigomaxilar	• Superior: corpo do esfenoide, osso palatino • Anterior: parede posterior ou antro maxilar • Posterior: processo pterigóideo, asa maior do esfenoide • Medial: osso palatino • Lateral: músculo temporal através da fossa pterigomaxilar	• Nervo maxilar (V2) • Gânglio esfenopalatino • Artéria maxilar interna	• Fossa infratemporal • Espaço parafaríngeo • Espaço mastigador • Fossa temporal
Fossa temporal	• Superior: linha temporal do crânio • Inferior: arco zigomático • Lateral: fáscia temporal • Medial: ptério	• Músculo temporal • Corpo adiposo temporal	• Fossa infratemporal • Fossa pterigomaxilar
Parótida	• Medial: espaço parafaríngeo • Lateral: fáscia parotídea	• Glândula parótida • Nervo facial • Artéria carótida externa • Veia facial posterior	• Parafaríngeo • Fossa temporal • Mastigador
Mastigador	• Medial: fáscia medial aos músculos pterigóideos • Lateral: fáscia superposta ao masseter	• Músculo masseter • Músculos pterigóideos • Ramo e corpo posterior da mandíbula • Nervo alveolar inferior • Artéria maxilar interna	• Parotídeo • Pterigomaxilar • Parafaríngeo
Submandibular	• Superior: assoalho da boca • Inferior: músculo digástrico • Anterior: músculo milo-hióideo e ventre anterior do músculo digástrico • Posterior: ventre posterior do músculo digástrico e ligamento estilomandibular • Medial: músculos hioglosso e milo-hióideo • Lateral: pele, platisma, mandíbula	• Glândulas sublinguais e submandibulares • Ducto de Wharton • Nervo lingual • Linfonodos • Artéria e veia faciais • Ramo marginal do nervo craniano VII	• Parafaríngeo • Espaço visceral
Visceral	• Superior: osso hioide • Inferior: mediastino • Anterior: camada superficial da fáscia cervical profunda • Posterior: espaço retrofaríngeo; fáscia pré-vertebral • Lateral: espaço parafaríngeo	• Faringe • Esôfago • Laringe • Traqueia • Glândula tireoide	• Submandibular • Parafaríngeo • Retrofaríngeo
Bainha carotídea	• Anterior: músculo esternocleidomastóideo • Posterior: espaço pré-vertebral • Medial: espaço visceral • Lateral: músculo esternocleidomastóideo	• Artéria carótida • Veia jugular interna • Nervo vago • Alça cervical	• Espaço visceral • Pré-vertebral • Parafaríngeo
Retrofaríngeo	• Superior: base do crânio • Inferior: porção superior do mediastino • Anterior: faringe, esôfago • Posterior: fáscia alar • Medial: rafe mediana do músculo constritor superior • Lateral: bainha carotídea	• Linfonodos • Tecido conjuntivo	• Bainha carotídea • Porção superior do mediastino • Espaço parafaríngeo • *Danger space*

(continua)

TABELA 5-2. **Principais Espaços Cervicais Profundos e Seu Conteúdo** (*continuação*)			
Espaço Cervical	**Limites**	**Conteúdo**	**Espaços de Comunicação**
Danger	• Superior: base do crânio • Inferior: diafragma • Anterior: fáscia alar da camada profunda da fáscia cervical profunda • Posterior: fáscia pré-vertebral da camada profunda da fáscia cervical profunda	• Tecido areolar frouxo	• Retrofaríngeo • Pré-vertebral • Mediastino
Pré-vertebral	• Superior: base do crânio • Inferior: cóccix • Anterior: fáscia pré-vertebral • Posterior: corpos vertebrais • Lateral: processo transverso das vértebras	• Tecido areolar denso • Músculos paraespinais, pré-vertebrais e escalenos • Artéria e veia vertebrais • Plexo braquial • Nervo frênico	• *Danger space*

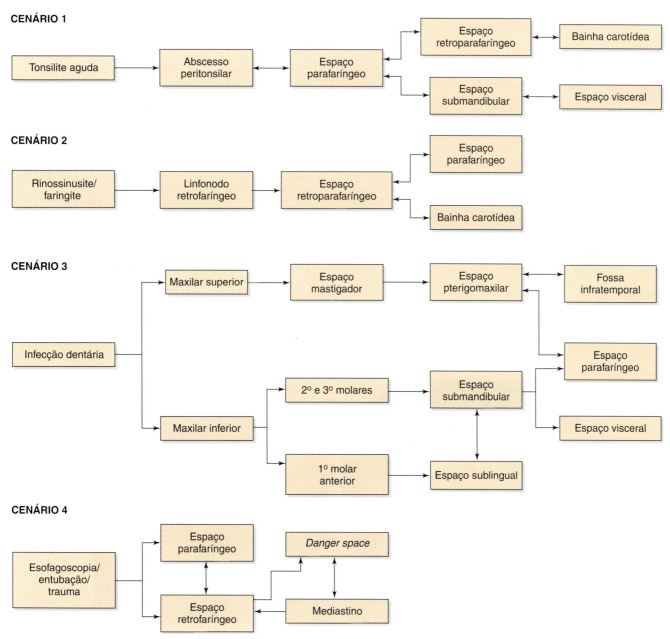

FIGURA 5-2. Vias comuns de disseminação de infecção dos espaços cervicais profundos.

ESPAÇOS MAXILARES

Os dois espaços maxilares primários que podem ser envolvidos são o espaço canino e o espaço bucal. O *espaço canino* é infectado quase exclusivamente em decorrência da infecção apical da raiz do dente canino maxilar. A raiz deve ser o bastante longa para garantir a localização do ápice em uma posição superior à inserção do músculo levantador do ângulo da boca. O espaço canino está localizado entre a superfície anterior da maxila e o músculo levantador do lábio superior. Em caso de infecção, normalmente ocorre edema na região localizada lateralmente ao nariz, em geral com perda aparente da dobra nasolabial ipsilateral. A drenagem geralmente é feita com uma incisão intraoral.

O espaço bucal consiste em um espaço ovoide existente abaixo do arco zigomático e acima da borda inferior da mandíbula, o qual é envolvido quando a infecção dos dentes molares maxilares eclode acima da conexão do músculo bucinador. Tal espaço está localizado entre esse músculo e a pele. Os três molares maxilares podem causar infecção neste espaço, levando a um quadro desagradável que pode causar trismo.

ESPAÇOS MANDIBULARES

Os espaços mandibulares primários contemplam os espaços submentual, sublingual e submandibular. Os espaços primários são aqueles para os quais a infecção se espalha diretamente dos dentes para os ossos. O espaço submentual está localizado nos ventres anteriores dos músculos digástricos e entre o músculo milo-hióideo e a pele. Esse espaço é envolvido pelos incisivos mandibulares infectados, cuja raiz alonga-se o suficiente para possibilitar a erosão em sentido apical com relação à inserção do músculo mentual. As infecções isoladas do espaço submentual não são comuns.

Os espaços sublingual e submandibular saem na face medial da mandíbula. Normalmente, eles são envolvidos devido à perfuração lingual resultante da infecção proveniente dos pré-molares e molares mandibulares. O fator que determina o envolvimento do espaço sublingual ou submandibular é o local da perfuração com relação à inserção do músculo milo-hióideo (Fig. 5-3). Se o ápice do dente estiver na posição superior (pré-molares, primeiro molar), o espaço sublingual é envolvido. Por outro lado, se os ápices estiverem na posição inferior com relação à linha milo-hióidea (segundo e terceiro molares), o espaço submandibular é envolvido.

O espaço sublingual está localizado entre a mucosa bucolingual e o músculo milo-hióideo. Seu limite posterior é aberto, permitindo a livre comunicação com o espaço submandibular e os espaços secundários localizados mais atrás e acima. Do ponto

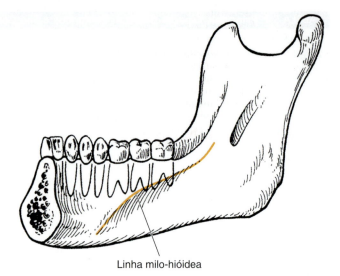

FIGURA 5-3. A linha milo-hióidea é a inserção do músculo milo-hióideo. As infecções acima dessa linha afetam o espaço sublingual, enquanto as infecções abaixo dela afetam o espaço submandibular.

de vista clínico, o edema extraoral é mínimo, mas o edema intraoral no assoalho da boca pode ser acentuado e, se for bilateral, provoca a elevação da língua, dificultando a deglutição.

O espaço submandibular está localizado entre o músculo milo-hióideo e a pele. Assim como o espaço sublingual, o espaço submandibular tem um limite posterior aberto, podendo comunicar-se facilmente também com os espaços secundários. Quando esse espaço é infectado, o edema começa na borda lateral inferior da mandíbula e se estende medialmente para a região digástrica e posteriormente para o osso hioide.

Se todos os três espaços mandibulares primários forem bilateralmente infectados, a infecção é denominada *angina de Ludwig*. Ela foi descrita originariamente por Wilhelm Friedrich von Ludwig[28] em 1836. A angina de Ludwig não era uma condição incomum na era pré-antibiótico e constituía uma causa significativa de morte. A doença caracteriza-se por uma celulite gangrenosa bilateral de rápida evolução que atinge os três espaços primários, podendo estender-se para a região posterior e envolver os espaços secundários e causando grande edema, elevação e deslocamento da língua e endurecimento tenso da região submandibular acima do osso hioide (Fig. 5-4). Se houver flutuação, sua presença é mínima, devido à rapidez da evolução do processo celulítico. O

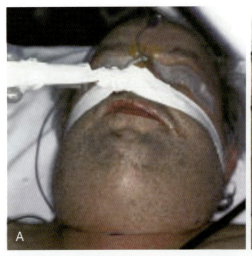
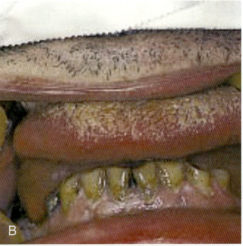

FIGURA 5-4. Paciente com angina de Ludwig e edema dos espaços cervical superior bilateral (**A**) e sublingual bilateral, fazendo com que a língua obstrua a via aérea superior (**B**).

paciente apresenta trismo, sialorreia e incapacidade de deglutir, junto com traquipneia e dispneia. O iminente comprometimento das vias aéreas gera acentuada ansiedade. Se não for tratada, a celulite pode evoluir com rapidez alarmante, provocando obstrução das vias aéreas e a morte. A causa comum é uma infecção odontogênica oriunda de um molar mandibular, com evidente envolvimento de estreptococos virulentos. No entanto, em última análise, o quadro geralmente é de natureza mista.[29,30]

AVALIAÇÃO CLÍNICA
HISTÓRICO
Os sintomas de ICP são determinados tanto pelo processo inflamatório generalizado quanto pelos sintomas localizados na área da infecção. Sintomas inflamatórios, como dor, febre, edema e vermelhidão, são comuns. Sintomas como disfagia, odinofagia, sialorreia, voz abafada, rouquidão, dispneia, trismo e otalgia servem de pistas para a localização do processo inflamatório e sua possível gravidade, devendo fornecer informações sobre a manifestação e a duração dos sintomas. Devem-se identificar eventos recentes, como manipulação dentária, cirurgia das vias aéreas superiores ou entubação, uso de medicamentos intravenosos, sinusite, faringite, otite e traumatismo rombo ou penetrante de tecidos moles, para formular um diferencial de prováveis microrganismos e vias de disseminação comuns.

Deve-se rever o histórico médico para a verificação de eventuais alergias a antibióticos e do estado de deficiência imunológica do paciente. Pacientes com histórico de vírus da imunodeficiência humana (HIV), hepatite, diabetes, doenças vasculares do colágeno, doenças hematológicas malignas e uso recente de quimioterapia ou esteroides apresentam maior risco de exposição a patógenos atípicos e doença de rápida evolução, com possível ausência de resposta inflamatória aguda. Mesmo com a terapia adequada, os pacientes imunocomprometidos apresentam um risco mais elevado de ICP. Em um grande estudo retrospectivo, 10.000 pessoas infectadas com o vírus HIV submetidas a terapia antirretroviral padrão apresentaram um risco de ICP duas vezes maior ao longo de seis anos de observação, em comparação com 50.000 pacientes do grupo de controle.[31]

EXAME FÍSICO
É necessário um exame físico completo da cabeça e do pescoço em todo paciente com possível ICP. A palpação das regiões do pescoço

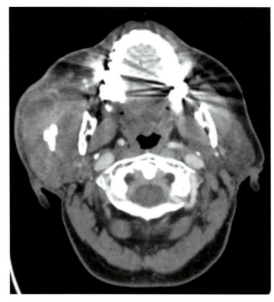

FIGURA 5-5. Cálculo grande na parótida direita causando inflamação e flegmão do espaço parotídeo.

e da face pode identificar sensibilidade localizada ou de flutuação e crepitação causada por traumatismo das vias aéreas ou organismos produtores de gás. O exame otoscópico da orelha e das vias nasais pode rapidamente revelar edema, pus, drenagem e sensibilidade, o que pode descartar a existência de corpos estranhos obstrutivos. O uso de uma luz frontal, que deixa as mãos livres para o exame bimanual, facilita o exame da cavidade oral e da orofaringe. A dificuldade em abrir a boca indica que a inflamação já se espalhou para o espaço parafaríngeo, pterigóideo ou massetérico. Deve-se considerar a existência de uma fonte de infecção quando houver edema alveolar e dentes cariados, soltos, sensíveis ou quebrados. Convém avaliar o assoalho da boca para verificar a eventual presença de edema visível, o que pode causar deflexão posterior da língua. Cabe avaliar também se os ductos de Stensen (parotídeo) e Wharton (submandibular) apresentam descarga purulenta, palpando-os para verificar se há cálculos obstrutivos (Fig. 5-5).

A visualização da orofaringe é necessária para a avaliação de edema da parede assimétrica lateral ou posterior e/ou desvio da

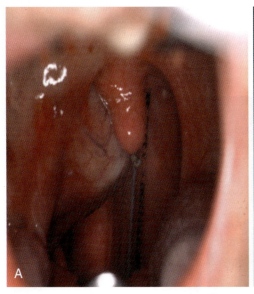
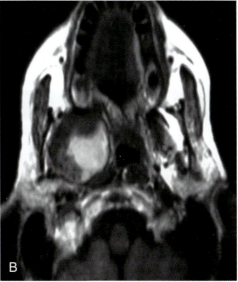

FIGURA 5-6. Edema peritonsilar direito sem dor ou inflamação (**A**) aparentemente atribuído a um tumor no espaço parafaríngeo direito, revelado por tomografia computadorizada (**B**).

úvula. A existência de edema unilateral da parede faríngea na ausência de sintomas inflamatórios correlatos, como febre e eritema da mucosa, deve suscitar a possibilidade de tumores parafaríngeos, que não devem ser biopsiados ou incisados sem uma avaliação mais profunda (Fig. 5-6). Uma tonsila aumentada, irregular ou ulcerada unilateralmente, especialmente no contexto de uma exposição prolongada ao fumo e a álcool, pode indicar malignidade tonsilar.

É recomendável um exame completo dos nervos cranianos. As infecções da dentição superior, dos seios paranasais, dos tecidos moles da face e da parótida colocam as órbitas em maior risco, devido ao fluxo retrógrado através das veias faciais e oftálmicas. Devem-se separar as pálpebras edematosas manualmente para avaliar o globo subjacente. A mobilidade reduzida do globo e/ou a ausência de reflexo papilar à luz são indícios de inflamação orbital ou abscesso, o que exige atenção urgente para salvar o olho.

Na maioria dos casos de suspeita de ICP, indica-se um exame de avaliação das vias aéreas superiores realizado por meio de fibra óptica flexível com o paciente acordado, especialmente se ele apresentar rouquidão, dispneia, estridor e/ou disfagia ou odinofagia sem causa óbvia evidenciada no exame orofaríngeo. Uma leitura normal da oximetria de pulso não elimina a necessidade de uma avaliação direta das vias aéreas. Isso porque a saturação de oxigênio não é um indicador satisfatório do estado destas vias, considerando-se que, em geral, não cai enquanto elas não estão completamente obstruídas. Convém constatar uma via aérea pérvia, mediana, sem edema, antes do transporte para a avaliação radiográfica. Tal procedimento pode evitar uma emergência envolvendo as vias aéreas enquanto o paciente está em decúbito dorsal na sala de radiologia. A avaliação direta das vias aéreas identificará os pacientes possivelmente difíceis de entubar pela técnica padrão, em caso de necessidade de cirurgia.

AVALIAÇÃO LABORATORIAL
EXAMES DE SANGUE

Um exame de sangue completo inicial normalmente demonstra leucocitose em casos de ICP. A falta de uma resposta leucocitária pode ser indício de doença viral, imunodeficiência ou condição como um tumor, o que pode ser confundido com ICP. A coleta diária de sangue para a contagem de glóbulos brancos pode ser útil no monitoramento da resposta do paciente a tratamentos como a administração de antibióticos por via intravenosa e/ou drenagem cirúrgica. Os esteroides intravenosos geralmente são necessários para reduzir a inflamação das vias aéreas superiores na ICP e não devem ser restringidos por preocupação de que a leucocitose relacionada com esteroides dificulte o monitoramento da resposta ao tratamento. Convém um painel eletrolítico básico para avaliar o nível de glicose, a hidratação do corpo e a função renal, caso seja necessária a administração de anestesia geral durante o tratamento.

ESTUDOS DE IMAGEM
Radiografia Comum

A imagem radiográfica tem atuação fundamental na avaliação da suspeita de ICP. A tecnologia de raios X simples é barata, rápida e amplamente disponibilizada, além de fornecer excelentes informações em circunstâncias específicas. Em casos de suspeita de infecção de origem dentária, a radiografia comum ou a radiografia panorâmica da mandíbula podem ajudar a identificar fontes dentárias de infecção ou cálculos salivares (>5 mm), caso essa condição já não seja evidenciada no exame físico. A existência de translucências no ápice da raiz dentária constitui um achado comum no caso de abscesso dentário. As radiografias laterais do pescoço são úteis para uma rápida avaliação do trato aerodigestório superior em casos de suspeita de abscesso retrofaríngeo ou supraglotite. Um nível hidroaéreo ou de um espessamento do tecido pré-vertebral na C2 (segunda vértebra cervical) de mais de 5 mm em uma criança ou mais de 7 mm em um adulto indica infecção retrofaríngea. O espessamento da epiglote, comumente conhecido como *sinal do polegar*, ou o espessamento da cartilagem aritenóidea indicam a provável presença de supraglotite com necessidade urgente de uma avaliação direta das vias aéreas em um ambiente controlado com recursos para a realização de traqueostomia. Indica-se a radiografia do tórax em casos de dispneia, taquicardia e/ou tosse para descartar aspiração e/ou mediastinite.

Tomografia Computadorizada

Os exames de tomografia computadorizada (TC) da cabeça e do pescoço continuam sendo a técnica radiográfica padrão para a avaliação de ICP, uma vez que o exame físico isoladamente não identifica corretamente o espaço ou os espaços envolvidos em 70% dos casos.[32] Os exames de TC com contraste intravenoso proporcionam uma excelente visualização da maioria das estruturas ósseas e de tecidos moles da cabeça e do pescoço. O contraste IV possibilita a visualização dos grandes vasos do pescoço e o realce das áreas de inflamação. Os exames de TC são de grande valor para determinar se a infecção está contida nos linfonodos ou se há disseminação além desses limites para os planos fasciais da cabeça e do pescoço. Embora excelente para identificar a presença de ICP, a TC não é capaz de fazer uma distinção confiável entre o edema generalizado do flegmão e um abscesso purulento, pois ambos geralmente aparecem como formações hipodensas com realce periférico. Consequentemente, a decisão de explorar o pescoço deve ser tomada com base em fundamentos clínicos na expectativa de que não haja pus em até 25% das explorações.[33] A adenopatia metastática, em geral proveniente de uma neoplasia

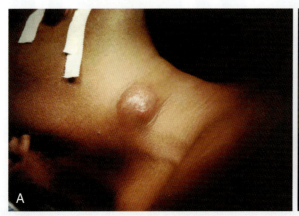
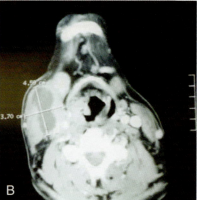

FIGURA 5-7. Uma linfadenite no lado direito do pescoço e um abscesso decorrente de carcinoma de células escamosas da hipofaringe.

primária de tonsila, deve ser descartada clinicamente, uma vez que pode mimetizar abscesso cervical na TC ou conter abscesso em caso de infecção secundária (Fig. 5-7).[34] A TC fornece ao cirurgião valiosas informações sobre os espaços cervicais que exigem exploração e drenagem na ocasião da cirurgia. O uso de contraste intravenoso é contraindicado para a maioria dos pacientes com alergia a iodo ou tinta de contraste e para pacientes com comprometimento da função renal. Outras modalidades de exame de imagem são indicadas em casos em que não é possível utilizar o contraste IV.

Imagem por Ressonância Magnética

A imagem por ressonância magnética (RM) não é utilizada como exame de rotina em caso de suspeita de ICP, mas deve ser considerada em determinadas circunstâncias em que o método se mostra superior à TC. Além disso, o exame de RM é demorado e provavelmente menos tolerado por pacientes com dor ou aqueles com dificuldade para deglutir ou manter as vias aéreas abertas enquanto deitados em posição supina (decúbito dorsal). Os exames de RM podem fornecer detalhes complementares à TC em infecções que envolvem a cavidade intracraniana, a parótida e o espaço pré-vertebral. A avaliação dos grandes vasos da cabeça e do pescoço é eventualmente indicada em caso de suspeita de trombose supurativa dos grandes vasos da cabeça e do pescoço – como no seio sigmoide, na veia jugular interna ou no seio cavernoso – ou em causa de infecção após traumatismo do pescoço, como a espetada de uma agulha intravenosa. A angiografia por ressonância magnética com fluxo venoso possibilita uma excelente avaliação quanto à presença de trombos e pseudoaneurisma, mas talvez seja necessário recorrer a técnicas angiográficas invasivas para a colocação de *stent* ou oclusão com balão em raros casos de pseudoaneurismas infectados.

Ultrassonografia

A ultrassonografia é extensamente utilizada na avaliação de lesões benignas e malignas da cabeça e do pescoço na Europa, mas tem tido um papel mais limitado nos Estados Unidos. Os aparelhos de ultrassom portáteis estão mais disponíveis em salas de emergência e ambulatórios, podendo, com maior experiência, ser utilizados mais extensamente para ICP. A natureza não invasiva da ultrassonografia o torna uma modalidade de exame de imagem atraente para pacientes pediátricos, e a ausência de radiação reduz a preocupação com os possíveis prejuízos a longo prazo. A maioria dos técnicos em ultrassonografia está apta a executar a aspiração por agulha fina, que pode ser útil para a coleta de cultura ou para a realização de drenagem terapêutica.[35] A ultrassonografia pode ser limitada em casos de edema ou flegmão significativo do pescoço, podendo ser menos sensível para os espaços cervicais não laterais (p. ex., parafaríngeo, retrofaríngeo), que talvez fujam ao alcance focal da tecnologia. Embora seja possível observar os níveis de fluido de um abscesso através de ultrassonografia se este for suficientemente grande e superficial, a falta de visualização não descarta a possibilidade de sua existência, dadas as limitações da técnica na avaliação serial de múltiplos espaços em corte transversal mais bem visualizados por meio de TC. Em um estudo com 210 crianças com ICP, a ultrassonografia forneceu informações suficientes em 98% dos pacientes. Entretanto, a TC avaliou melhor as vias aéreas superiores e os espaços cervicais em uma minoria de casos complicados de ICP.[36]

TRATAMENTO

TRATAMENTO CLÍNICO

Controle das Vias Aéreas

O tratamento inicial de qualquer paciente com ICP conhecida ou suspeita consiste em garantir a proteção das vias aéreas. A perda das vias aéreas é tradicionalmente a principal causa de mortalidade por ICP.[37] As complicações com as vias aéreas devem ser previstas em todos os casos, especialmente naqueles que envolvem o assoalho da boca e os espaços parafaríngeo e retrofaríngeo. Em geral, a avaliação do trato respiratório superior por meio de fibra óptica por ocasião da avaliação inicial identifica uma iminente complicação com as vias aéreas antes que a condição, de fato, ocorra. O monitoramento por oximetria de pulso é útil se interpretado dentro do contexto adequado, mas uma oximetria normal não deve oferecer uma falsa segurança se o paciente apresentar, do ponto de vista clínico, desconforto respiratório. Pacientes com comprometimento das vias aéreas não devem ser removidos de uma unidade de tratamento intensivo para se submeterem a exames radiográficos prolongados antes que as vias aéreas estejam protegidas. Convém utilizar o recurso do acesso intravenoso para permitir a rápida administração de medicamentos e agentes anestésicos quando necessário. A terapia respiratória de primeira linha inclui o uso de uma máscara facial para oxigenação com umidade produzida por vapor frio, a administração de esteroides IV e a aplicação de nebulização com epinefrina. Se o paciente apresentar sintomas respiratórios leves e o exame revelar edema leve com menos de 50% de obstrução em nível glótico ou supraglótico, ele provavelmente responderá à terapia médica isolada enquanto estiver sob observação direta na sala de emergência ou na unidade de tratamento intensivo.

A intervenção urgente nas vias aéreas é necessária no caso de níveis mais elevados de estridor e dispneia, normalmente acompanhados de obstrução de mais de 50%. A comunicação efetiva entre o otorrinolaringologista responsável e a equipe da unidade de atendimento de emergência/anestesiologia é fundamental. O otorrinolaringologista precisa comunicar os resultados da avaliação inicial das vias aéreas ao anestesiologista e deve participar ativamente do planejamento da entubação. Em geral, é possível realizar uma entubação com fibra óptica bem-sucedida com o paciente acordado se for visualizado que as vias aéreas têm tamanho suficiente para possibilitar a passagem do broncoscópio flexível padrão (5 a 6 mm). A preparação das vias aéreas com nebulização de lidocaína e tubos nasais lubrificados com lidocaína gel com ou sem sedação leve torna possível que os pacientes adultos, em sua maioria, sejam confortavelmente entubados enquanto acordados. O paciente deve estar sentado em posição ereta, com um aspirador potente para limpar as secreções das vias aéreas e permitir uma melhor visualização. A sala deve contar com recursos para a realização de traqueostomia, caso haja necessidade de via aérea cirúrgica. Pode-se considerar uma traqueostomia eletiva se não houver previsão de extubação no período de 24 a 48 horas, ou se os procedimentos de drenagem cirúrgica resultarem em edema significativo ou prolongado das vias aéreas. Em tais situações, a traqueostomia eletiva tem sido associada a períodos de internação mais curtos e custos reduzidos, em comparação com a entubação prolongada.[38] Uma traqueostomia realizada com o paciente acordado deve ser prevista nos casos em que a visualização do lúmen das vias aéreas seja mínima ou inexistente. Os crescentes níveis máximos de pressão sobre as vias aéreas e a presença de secreções espumosas no interior das vias após uma entubação bem-sucedida podem indicar a presença de edema pulmonar pós-obstrutivo, uma condição que normalmente se resolve por meio de ventilação mecânica com pressão positiva e o uso criterioso de diuréticos intravenosos.

Reanimação com Líquidos

A baixa ingestão de líquidos antes da apresentação do paciente é comum nos casos em que a infecção cervical causa graus significativos de disfagia, odinofagia ou trismo. A desidratação costuma ocorrer especialmente nas infecções dos espaços peritonsilar e retrofaríngeo, podendo ser a principal etiologia das infecções do espaço parotídeo relacionadas com sialadenite. Taquicardia, membranas mucosas secas e descoradas e turgor reduzido da pele são sinais de desidratação. De qualquer maneira, a maioria dos pacientes beneficia-se da infusão oportuna de 1 a 2L de líquidos isotônicos por via intravenosa. A reposição adequada com líquidos antes

98 PARTE I | OTORRINOLARINGOLOGIA GERAL

da intervenção cirúrgica reduz a gravidade da hipotensão associada à anestesia.

Antibioticoterapia

As ICP exigem o tratamento oportuno com antibióticos intravenosos no momento do diagnóstico, devido à natureza rapidamente progressiva dessas infecções. A cultura não é necessária antes da terapia empírica com antibióticos; normalmente, convém uma ampla cobertura, uma vez que a maioria dos casos envolve uma microbiota mista de cocos gram-positivos e bastonetes gram-negativos com ou sem anaeróbios.[15] Em consequência das crescentes taxas de MRSA (*Staphylococcus aureus* resistente à meticilina) na comunidade, especialmente em crianças com menos de 2 anos, a clindamicina é a terapia inicial preferida nessa população de pacientes.[39] Talvez seja necessário ampliar a cobertura com antibióticos em casos de infecção otológica ou dos seios paranasais ou de infecções nasocomiais, nas quais costuma surgir o *Pseudomonas*, enquanto a ampliação da cobertura anaeróbia geralmente é necessária no caso de infecções odontogênicas fulminantes.

As secreções obtidas por aspiração ou incisão e drenagem devem ser enviadas para cultura e teste de sensibilidade, devido à crescente incidência de organismos resistentes na comunidade em geral. A resistência à clindamicina pode estar presente em 5 a 10% das ICP pediátricas relacionadas com o MRSA.[25] As informações fornecidas pela cultura e pelo teste de sensibilidade são especialmente importantes no contexto das infecções hospitalares ou em um hospedeiro imunocomprometido. Em geral, com um histórico e um exame físico detalhados, é possível identificar pacientes que apresentam risco de infecções atípicas, condições a serem confirmadas através da coloração de Gram e cultura das secreções aspiradas ou de amostras de biópsia tecidual.

De modo geral, tanto a penicilina com ou sem metronidazol quanto a clindamicina, no paciente alérgico à penicilina, já provaram sua eficácia na maioria dos casos. A ampicilina-sulbactam é recomendada como medicamento de primeira linha, dada a resistência de até 20% à penicilina G e à clindamicina em caso de ICP.[40] A resistência à penicilina pode estar relacionada com a síntese da β-lactamase por estreptococos, *Prevotella*, *Porphyromonas* e *Fusobacterium*. A terapia combinada de penicilina com metronidazol oferece ampla cobertura tanto de bactérias aeróbias quanto anaeróbias, com eficácia sobre bactérias produtoras de β-lactamase e efeitos colaterais mínimos.

A bactéria *Eikenella corrodens* está associada a algumas infecções odontogênicas e é resistente à clindamicina, ao metronidazol e aos macrolídios. As fluoroquinolonas, especificamente a moxifloxacina, são recomendadas para o tratamento de *E. corrodens*. A moxifloxacina é eficaz contra estreptococos e anaeróbios orais, podendo ser tomada por via oral com a mesma biodisponibilidade que por via parenteral. Entretanto, esse fármaco não deve ser administrado a gestantes ou crianças devido a seus efeitos tóxicos na cartilagem em fase de crescimento. As cefalosporinas de terceira geração, como a ceftriaxona, conseguem atravessar a barreira hematoencefálica e são eficazes contra estreptococos orais e a maioria dos anaeróbios orais. Pode-se utilizar a vancomicina quando todos os outros antibióticos anteriormente discutidos são contraindicados. Seu uso combinado ao metronidazol é eficaz para anaeróbicos gram-positivos e obrigatórios.[15] A escolha da terapia com antibióticos costuma ser determinada pelo quadro clínico e pelos achados da cultura e do teste de sensibilidade. O Quadro 5-1 mostra as opções de antibióticos de primeira linha.

Os antibióticos profiláticos administrados antes de procedimentos dentários, bucais e na região da cabeça e do pescoço podem reduzir o risco de ICP. A profilaxia deve consistir em uma dose oral ou intravenosa de uma penicilina resistente à β-lactamase ou clindamicina administrada até 30 minutos após procedimentos realizados nas cavidades não estéreis do corpo. Pode-se administrar uma cefalosporina de primeira geração (p. ex., cefalexina) ou clindamicina no caso de incisões cervicais em um campo estéril. A profilaxia é obrigatória para qualquer paciente com histórico de sopro cardíaco ou doença valvular reumática e aqueles com dispositivos protéticos vasculares ou articulares.

A terapia intravenosa com antibióticos sem intervenção cirúrgica pode ser suficiente em determinadas circunstâncias. Várias séries grandes demonstraram que, em 60% dos casos, a ICP se resolveu apenas com antibioticoterapia.[24,39] Se o paciente estiver clinicamente estável e, por outro lado, saudável com cavidades de abscesso com menos de 2,5 cm de diâmetro envolvendo um único espaço cervical, um ensaio de 48 a 72 horas de antibioticoterapia empírica intravenosa é um procedimento adequado.[41] Recomenda-se um ensaio de antibioticoterapia empírica em quase todos os casos pediátricos estáveis, uma vez que até mesmo acúmulos consideráveis de material podem responder favoravelmente à administração isolada de antibióticos e esteroides intravenosos.[42] Em geral, convém não dar nada ao paciente pela boca, monitorando-se rigorosamente as alterações do estado clínico e a elevação da contagem de glóbulos brancos. A repetição da intervenção por imagem e/ou cirúrgica é necessária em pacientes que não apresentam melhora ou cujo estado piora durante o período de observação. Caso se observe uma melhora significativa com o uso de antibióticos IV após 48 a 72 horas, a terapia deve ser mantida por 24 horas após a normalização dos sintomas, seguida por 2 semanas de terapia com um antibiótico oral equivalente. Os pacientes submetidos a procedimento cirúrgico normalmente precisam de 48 a 72 horas de terapia pós-operatória com antibióticos IV antes de receberem alta e passarem à terapia oral.

TRATAMENTO CIRÚRGICO

Princípios do Tratamento Cirúrgico

Ao se considerar a terapia cirúrgica para ICP, é preciso seguir vários princípios de orientação.

1. A disponibilidade de antibióticos nos espaços preenchidos com pus é limitada pela baixa vascularização.
2. O tratamento de uma infecção do espaço fascial depende de uma incisão aberta e drenagem.
3. Os espaços fasciais são contíguos e a infecção pode se espalhar imediatamente de um espaço para outro. Portanto, convém abrir todos os espaços primários e secundários, nos quais, depois de abertos, é preciso instalar drenos e, possivelmente, cateteres de irrigação.
4. Os dentes envolvidos devem ser extraídos, de preferência, por ocasião dos procedimentos de incisão e drenagem, a fim de garantir a resolução da infecção. No caso de infecção

---

Quadro 5-1. ALTERNATIVAS DE ANTIBIÓTICOS DE PRIMEIRA LINHA PARA INFECÇÕES CERVICAIS PROFUNDAS

Infecções Adquiridas na Comunidade (Cocos Gram-positivos, Bastonetes Gram-negativos, Anaeróbios)
- Ampicilina-sulbactam 1,5-3 g IV q6h
- Clindamicina (em caso de alergia à penicilina) 600-900 mg IV q8h
- Moxifloxacina (em caso de suspeita de *Eikenella*) 400 mg/dia

Pacientes Comprometidos/Infecção Nosocomial (*Pseudomonas*; MRSA): Alternativas Pseudomonais e Gram-negativas
- Ticarcilina-clavulanato 3 g IV a cada 6h
- Piperacilina-tazobactam 3 g IV a cada 6h
- Imipenem-cilastatina 500 mg IV a cada 6h
- Ciprofloxacina (em caso de alergia à penicilina) 400 mg IV a cada 12h
- Levofloxacina (em caso de alergia à penicilina) 750 mg IV a cada 24h

MRSA
- Clindamicina 600-900 mg IV cada 8h + vancomicina 1 g a cada 12h
- Trimetoprima-sulfametoxazol 10 mg/kg/dia a cada 8h (em caso de resistência à clindamicina) + vancomicina 1 g IV a cada 12h

Fasciíte Necrotizante (ou Necrosante) (Anaeróbios Mistos Gram-positivos e Expandidos)
- Ceftriaxona 2 g IV a cada 8h + clindamicina 600-900 mg IV q8h + metronidazol 500 mg IV a cada 6h

IV, intravenoso; MRSA, *Staphylococcus aureus* resistente à meticilina.

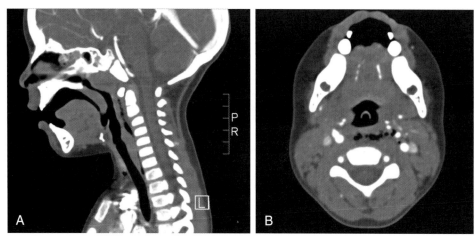

FIGURA 5-8. Um traumatismo penetrante causou ar e secreções no espaço retrofaríngeo, conforme observado através de tomografia computadorizada nos planos sagital (**A**) e axial (**B**), o que resultou em infecção cervical profunda.

do espaço fascial, é prudente extrair os dentes envolvidos, em vez de confiar no tratamento endodôntico.[43]

A drenagem cirúrgica é necessária em determinadas circunstâncias

1) Quando há nível hidroaéreo no pescoço ou quando há evidência de organismos produtores de gás; 2) quando o comprometimento das vias aéreas é uma ameaça decorrente de abscesso ou flegmão; ou (3) quando o paciente não responde ao período de 48 a 72 horas de antibioticoterapia empírica IV. Os principais objetivos da intervenção cirúrgica são oferecer uma amostra de líquido ou tecido para fins de coloração tecidual, cultura e teste de sensibilidade; fornecer irrigação terapêutica da cavidade infectada do corpo; e criar uma via de drenagem externa estável para evitar o reacúmulo de material de abscessos.

Aspiração com Agulha

A aspiração com agulha sem incisão, geralmente, é suficiente para pequenos abscessos contidos dentro dos limites de um linfonodo ou com infecções agudas causadas por cistos congênitos suspeitos ou pseudocistos fibróticos. A infecção recorrente é comum em cistos da cabeça e do pescoço. Portanto, deve-se prever uma excisão cirúrgica completa após a inflamação aguda ceder. No adulto, a aspiração pode ser feita à beira do leito, quando a massa cervical for palpável e o paciente cooperar. A criança, por outro lado, necessita de sedação para evitar desvios de curso durante a aspiração. A aplicação de pomada de lidocaína na superfície da pele por 15 minutos antes da aspiração auxilia no conforto do paciente. As injeções de lidocaína geralmente são tão dolorosas quanto a aspiração terapêutica propriamente dita e podem obstruir os contornos palpáveis da massa, dificultando a aspiração. A lenta introdução de um cateter IV de calibre 16 ou 18 G em uma seringa de controle com a aplicação de pressão negativa normalmente possibilita a localização do abscesso. A agulha pode ser removida do cateter e o cateter pode ter 1 a 2 mL de solução salina estéril quando o pus é demasiadamente espesso para ser totalmente aspirado. As técnicas orientadas por imagem que utilizam o rastreamento por ultrassonografia ou tomografia computadorizada estão sendo cada vez mais utilizadas em caso de insucesso da aspiração inicial com agulha fina não orientada ou de massa não palpável.[44,45] A orientação por imagem pode permitir também a colocação de pequenos cateteres do tipo *pigtail* por meio de uma técnica de Seldinger para drenagem e lavagem.

Incisão e Drenagem Transoral

O acesso ao espaço peritonsilar pode ser feito por via transoral em um adulto cooperador sem a ocorrência de trismo significativo. O procedimento tem mais probabilidade de ser bem-sucedido e confortável para o paciente se pelo menos uma hora antes de sua realização forem administrados solução de reidratação líquida IV, medicação para dor, antibióticos e esteroides. Após a aplicação de spray anestésico tópico, cerca de 1 a 2 mL de lidocaína a 1% com epinefrina a 1:100.000 são injetados na mucosa da face lateral do palato mole. Uma tentativa inicial de drenar o espaço por aspiração é razoável e ajuda a localizar a bolsa do abscesso. Se o espaço não puder ser comprimido apenas com aspiração, faz-se uma incisão de 1 a 2 cm através da mucosa e da submucosa ao longo da curvatura normal e 1 cm atrás da borda anterior do pilar tonsilar. A cuidadosa ampliação vertical da incisão com uma pinça hemostática possibilita o acesso necessário ao espaço peritonsilar para a drenagem do abscesso. A irrigação com solução salina estéril com o auxílio de uma seringa de 20 mL e um cateter venoso de calibre 18 G pode ser facilmente realizada através da incisão. O paciente pode receber alta e receber medicação para dor e antibióticos por via oral com acompanhamento ambulatorial agendado no espaço de 48 a 72 horas. A tonsilectomia em uma data posterior é uma opção para pacientes com histórico de abscesso peritonsilar, tonsilite recidivante ou crônica, ou sintomas obstrutivos decorrentes de hipertrofia tonsilar. Aproximadamente 16% dos adultos e 7% das crianças correm o risco de apresentar um abscesso peritonsilar recidivante em um momento futuro após a ocorrência de um episódio inicial.[5] Alternativamente, a tonsilectomia na vigência de uma "amigdalite" aguda no momento em que a condição se manifesta pode ser uma opção em caso de abscesso peritonsilar recidivante, de tonsilite aguda recidivante ou se houver necessidade de anestesia geral por desconforto do paciente ou exposição insuficiente. A tonsilectomia na vigência de uma tonsilite aguda pode ser mais difícil e sangrar mais do que aquela de uma condição não aguda em decorrência da inflamação periférica. Portanto, o cirurgião deve ter acesso a recursos como iluminação adequada, sucção, eletrocauterização, chumaços de gaze e sutura.

A incisão e a drenagem por via transoral são os métodos cirúrgicos preferidos também para determinadas infecções profundas do espaço cervical. As infecções odontogênicas limitadas ao alvéolo podem responder à remoção do dente afetado para drenar a raiz infectada, embora a incisão cervical seja necessária em caso de disseminação da infecção para além dos tecidos alveolares. Uma incisão cervical com drenagem dependente do assoalho bilateral da boca através do músculo milo-hióideo é obrigatória em casos de angina de Ludwig, a fim de reduzir o risco de obstrução das vias aéreas. Pode-se ter acesso ao espaço por meio de incisão transoral da mucosa oral com uma dissecção romba paralela ao nervo facial por meio dos músculos bucinadores. É possível entrar no espaço mastigatório por meio de incisão do trígono retromolar com uma dissecção romba através do músculo masseter. Após a drenagem e a irrigação, pode-se inserir um dreno de Penrose de 1,25 cm ou um pavio de gaze através da incisão e fixá-lo com uma sutura de seda se for necessária uma drenagem constante. Do contrário, pode-se deixar a ferida aberta para fechá-la posteriormente ou fechá-la com sutura frouxa interrompida com fio de Vicryl® ou *catgut* cromado.

O acesso ao espaço retrofaríngeo geralmente é mais fácil por via transoral, especialmente porque muitas infecções ocorridas nesse espaço são originárias da tonsila faríngea e localizam-se na orofaringe superior ou na nasofaringe, de difícil acesso através do pescoço (Fig. 5-8). Depois de garantir a proteção das vias aéreas e inserir um abridor de boca faz-se a aspiração transmucosa com agulha do provável local da infecção. Após identificar a bolsa do abscesso, faz-se uma incisão na mucosa sobrejacente, utilizando uma dissecção romba para ter acesso à loja. Convém ter cuidado ao dissecar a região além das paredes laterais da faringe para evitar lesões inadvertidas à artéria carótida. Normalmente, não se colocam drenos devido à possibilidade de aspiração do dreno e às possíveis dificuldades para removê-lo. Se for colocado dreno ancorado, é possível puxá-lo para fora pela boca e fixá-lo com segurança ao rosto com fita adesiva. Alternativamente, pode-se extrair uma pequena elipse da mucosa e da submucosa no local da incisão para retardar o processo de cicatrização e possibilitar vários dias de drenagem antes que a ferida cirúrgica se contraia.

Incisão e Drenagem Transcervical

A incisão e a drenagem transcervical são a abordagem cirúrgica tradicional em caso de infecção profunda do espaço cervical. Determina-se o local da incisão pelos espaços cervicais que precisam ser explorados. Se a pele acima do abscesso do pescoço se tornar flutuante, a drenagem adequada geralmente pode ser feita sob anestesia local, com ou sem sedação, através de uma incisão feita no sentido das linhas de tensão da pele relaxada. Em geral, pode-se obter acesso aos espaços cervicais profundos através de três incisões potenciais que proporcionam excelente exposição anatômica e cicatrização estética: 1) a incisão parotídea pré-auricular; 2) a incisão cervical horizontal; ou 3) a incisão submentual horizontal. A incisão parotídea pré-auricular com extensão cervical, conforme necessário, possibilita acesso aos espaços parotídeo e temporal. A incisão cervical horizontal em uma dobra natural da pele oferece acesso aos espaços mastigatório, parafaríngeo, pterigóideo, submandibular, pré-vertebral, retrofaríngeo, carotídeo e cervical lateral. É possível obter acesso aos espaços parafaríngeo e pterigóideo mediante a retração anterior da glândula submandibular e a dissecção em sentido superomedial ao ventre posterior do músculo digástrico ao longo da superfície medial do ramo mandibular. Pode-se ter acesso aos espaços pré-vertebral e retrofaríngeo identificando primeiro a fáscia pré-vertebral através da retração dos músculos infra-hióideos em sentido medial e da bainha carotídea em sentido lateral, abaixo da bifurcação da carótida. Desse modo, pode-se dissecar o espaço de forma romba em sentido superior, na linha mediana ao nível do abscesso. Pode-se fazer uma incisão cervical horizontal na linha mediana para ter acesso aos músculos infra-hióideos, à tireoide e à traqueia. A incisão horizontal na porção inferior esquerda do pescoço com dissecção da fáscia pré-vertebral medialmente à bainha carotídea serve como um canal de drenagem para o esôfago e a parte superior do mediastino. A incisão submentual horizontal funciona como uma via direta de acesso aos espaços submandibulares laterais e ao assoalho da boca.

Depois de proteger a via aérea através de intubação com fibra óptica ou traqueostomia com o paciente acordado, marca-se no pescoço o local proposto para incisão, no qual se injeta lidocaína a 1% com epinefrina a 1:100.000, realiza-se antissepsia e cobre-se com campo cirúrgico. Na maioria dos casos, o paciente não deve ser curarizado durante o procedimento, a fim de permitir a monitoração dos nervos cranianos adjacentes. O princípio norteador da cirurgia de ICP consiste em obter o acesso e a drenagem

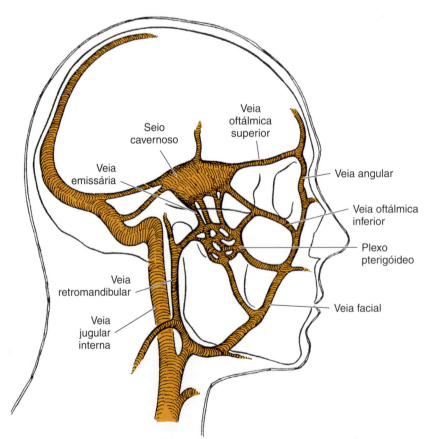

FIGURA 5-9. A infecção pode se espalhar para o seio cavernoso a partir da mandíbula, dos tecidos moles da face e dos seios através das porções inferior e superior do plexo venoso avalvular oftálmico.

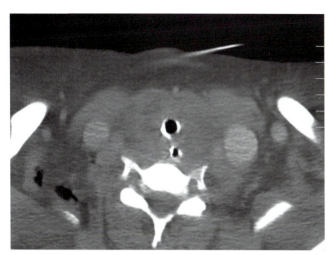

FIGURA 5-10. Tireoidite bacteriana causadora de obstrução aguda das vias aéreas e mediastinite descendente.

adequados dos espaços infectados, minimizando, ao mesmo tempo, o risco para as estruturas normais. Após a incisão através da fáscia cervical superficial, a dissecção romba com um pequeno hemostático curvo e uma esponja de Kittner podem ajudar a separar as estruturas normais, criando uma via de acesso ao compartimento infectado. Convém evitar a dissecção digital dos tecidos em pacientes com histórico de abuso de medicamentos intravenosos administrados por via transcervical em face de eventuais fragmentos de agulha quebrada nos tecidos moles do pescoço. O acesso aos espaços cervicais profundos requer a extração dos linfonodos aumentados que bloqueiam o acesso ao espaço infectado; entretanto, deve-se ter cuidado para não exagerar na dissecção, sob pena de aumentar o risco para os nervos e vasos normais eventualmente deslocados ou ocultados pela inflamação. Durante o acesso aos espaços cervicais profundos, quaisquer líquido ou secreção purulenta devem ser submetidos a teste de cultura. A esse procedimento, deve se seguir a irrigação com generosas quantidades de solução salina isotérmica normal. A drenagem externa é mantida com a colocação de um dreno de Penrose de 1,25-2,50 cm, puxado para fora através da incisão e fixado à pele do pescoço com uma sutura. O restante da incisão pode ser fechado com suturas frouxas com fio de *nylon* 4-0.

COMPLICAÇÕES ESPECÍFICAS DAS INFECÇÕES CERVICAIS PROFUNDAS
COMPLICAÇÕES VASCULARES
Síndrome de Lemierre

A síndrome de Lemierre é uma tromboflebite rara da veia jugular interna geralmente causada pelo bacilo anaeróbio gram-negativo *Fusobacterium necrophorum*.[46] Embora se trate de uma condição rara, a conscientização com relação a essa síndrome é importante, dados a sua manifestação característica e o seu resultado potencialmente fatal se a doença não for reconhecida e tratada. A síndrome normalmente segue um período de faringite antes de evoluir para condições como febre, letargia, sensibilidade e edema na parte lateral do pescoço, eventual ocorrência de trismo e êmbolos sépticos geralmente observados em forma de infiltrados nodulares bilaterais através de radiografia de tórax ou em forma de artrite séptica. A bactéria é conhecida por se disseminar através das veias tonsilares para o sistema jugular interno, onde a endotoxina bacteriana induz a agregação plaquetária e a formação de trombos sépticos. A terapia de primeira linha inclui a administração de antibióticos intravenosos resistentes à β-lactamase com ou sem anticoagulação com heparina. A cirurgia de extração da veia jugular pode ser indicada a pacientes com agravamento do quadro clínico, apesar da terapia médica adequada, ou em caso de formação de abscesso cervical.

Trombose do Seio Cavernoso

A trombose do seio cavernoso é uma infecção grave – com uma taxa de mortalidade de 30 a 40% – causada pela disseminação retrógrada de infecção da dentição superior ou dos seios paranasais para o seio cavernoso através do sistema venoso avalvular oftálmico (Fig. 5-9).[49] Os sintomas são febre, letargia, dor orbital, proptose, redução da mobilidade extraocular e dilatação das pupilas com reflexo fotomotor (reflexo pupilar à luz) retardado. A melhor forma de confirmação do diagnóstico é por meio de exame de imagem por ressonância magnética do cérebro com contraste, que mostra o realce dural (realce paquimeníngeo) na região do seio cavernoso. O tratamento consiste na administração de suporte avançado de vida, antibióticos intravenosos de amplo espectro e terapia anticoagulante.

Pseudoaneurisma ou Ruptura da Artéria Carótida

São raros os relatos de casos de pseudoaneurismas ou rupturas da artéria carótida após a disseminação de infecção dos espaços retrofaríngeo e parafaríngeo para o espaço carotídeo.[48] As características dessa complicação são massa pulsátil na região cervical, síndrome de Horner, paralisia dos nervos cranianos IX a XII, expansão de hematomas ou de equimoses cervicais ou sangue vermelho-vivo proveniente do nariz ou da boca em caso de ICP. A complicação requer a ligação cirúrgica imediata da artéria carótida.

Mediastinite

A mediastinite é uma complicação relativamente rara da ICP causada pela disseminação da infecção ao longo dos planos retrofaríngeo e pré-vertebral do pescoço para a porção superior do mediastino. Sua taxa de mortalidade é de 30 a 40%.[49,50] A manifestação inclui edema cervical difuso, dispneia, dor pleurítica na respiração profunda, taquicardia, hipóxia e derrame pleural ou alargamento mediastinal evidenciado através de radiografia do tórax. Geralmente, o exame de tomografia computadorizada torácica com contraste intravenoso revela acúmulo de líquido, níveis hidroaéreos ou invasão/infiltração da gordura mediastinal (Fig. 5-10). Entre os fatores de risco da mediastinite na população pediátrica, estão a idade abaixo de 2 anos, o envolvimento do espaço retrofaríngeo e o MRSA.[51] A administração de antibióticos intravenosos de amplo espectro é necessária devido à alta frequência de múltiplos patógenos que envolvem tanto espécies gram-positivas e gram-negativas quanto aeróbias e anaeróbias. Se limitada à porção anterossuperior do mediastino acima da carina, a drenagem transcervical através de uma cervicotomia bilateral com dissecção romba ao longo do plano pré-vertebral geralmente possibilita acesso suficiente para a drenagem, a irrigação e a colocação de drenos de borracha flexível. A toracotomia é um procedimento a ser considerado em casos que se estendam além da porção superior do mediastino ou que envolvam mais de um compartimento do mediastino. Em uma metanálise de 69 pacientes com mediastinite causada por abscesso cervical, a taxa de mortalidade foi de 19% entre pacientes submetidos a drenagem cervical e torácica e de 47% entre aqueles submetidos apenas a drenagem cervical.[52]

Fasciíte Necrotizante

A fasciíte necrotizante é uma forma grave de ICP que acomete com mais frequência adultos mais velhos (mais de 60 anos) e pacientes imunocomprometidos, especialmente aqueles com diabetes mal controlado.[53] A origem da infecção costuma ser de natureza odontogênica e envolve microbiota mista aeróbia e anaeróbia. A manifestação clínica pode consistir em uma celulite rapidamente progressiva com edema cervical puntiforme e aparência de casca de laranja decorrente da obstrução dos vasos linfáticos dérmicos com ou sem crepitação subcutânea (ou enfisema subcutâneo). A tomografia computadorizada cervical com contraste intravenoso revela a existência de gás tecidual em mais de 50% dos casos e áreas hipodensas difusas não loculadas sem realce periférico, um quadro consistente com necrose liquefativa. O tratamento requer suporte avançado de vida, controle das condições imunocomprometedoras, administração de antibióticos intravenosos de amplo espectro e exploração cirúrgica. Os achados cirúrgicos consistentes com a presença de fasciíte necrotizante são mau cheiro; acúmulo de líquido aquoso marrom; gordura liquefeita de coloração acinzentada; e estiramento muscular à menor pressão com os dedos. É recomendável o desbridamento do tecido morto até que se alcance uma borda viável sangrante ou nervos ou vasos vitais. A ferida deve ser totalmente irrigada, coberta com gaze umedecida e mantida aberta para uma reabordagem no prazo de 48 a 72 horas. Os pacientes podem necessitar de uma reconstrução de pele com enxerto ou retalho cutâneo depois que a infecção ceder, podendo-se considerar também, em caso de pronta disponibilidade, a administração de oxigenioterapia hiperbárica como tratamento adjuvante.[53] O índice de mortalidade pode ser de 20 a 30% em pacientes tratados e é mais elevado em pacientes com extensão mediastinal.

Para consultar a lista completa de referências, acesse www.expertconsult.com.

LEITURA SUGERIDA

Carbone PN, Capra GG, Brigge MT: Antibiotic therapy for pediatric deep neck abscesses: a systematic review. *Int J Pediatr Otorhinolaryngol* 76:1647–1653, 2012.

Duggal P, Naseri I, Sobol SE: The increased risk of community-acquired methicillin-resistant *Staphylococcus aureus* neck abscesses in young children. *Laryngoscope* 121:51–55, 2011.

Eisler L, Wearda K, Romatoski K, et al: Morbidity and cost of odontogenic infections. *Otolaryngol Head Neck Surg* 149:84–88, 2013.

Flynn R, Paster B, Stokes L, et al: Molecular methods of diagnosis of odontogenic infections. *J Oral Maxillofac Surg* 70:1854–1859, 2012.

Inaba H, Amano A: Roles of oral bacteria in cardiovascular diseases—from molecular mechanisms to clinical cases: implication of periodontal diseases in development of systemic diseases. *J Pharmacol Sci* 113:103–109, 2010.

Kluka EA: Emerging dilemmas with methicillin-resistant *Staphylococcus aureus* infections in children. *Curr Opin Otolaryngol Head Neck Surg* 19:462–466, 2011.

Manifestações de Cabeça e Pescoço em Pacientes Imunocomprometidos

6

Andrew N. Goldberg | Steven D. Pletcher | Theresa Kim

Pontos-chave

- Muitas imunodeficiências são adquiridas e afetam o sistema imune adaptativo, acarretando a disfunção das células T e das células B.
- Os pacientes portadores de imunodeficiência estão em risco de infecções fúngicas, bacterianas e virais e apresentam uma frequência mais alta de determinadas neoplasias malignas, frequentemente com uma evolução clínica mais agressiva que aquela vista em indivíduos imunocompetentes.
- A terapia antirretroviral altamente ativa (HAART) teve um impacto profundo sobre a evolução da doença pelo vírus de imunodeficiência humana (HIV) e levou a uma diminuição de muitas das complicações associadas à doença.
- A síndrome inflamatória da reconstituição imune pode ocasionar o agravamento paradoxal de infecções já tratadas anteriormente ou o mascaramento de infecções não reconhecidas anteriormente após o início do tratamento do HIV ou durante a recuperação das contagens celulares após o transplante de células-tronco.
- As neoplasias malignas associadas à infecção em pacientes imunodeficientes incluem o sarcoma de Kaposi (herpes vírus B humano), o carcinoma de células escamosas (papilomavírus humano) e o transtorno linfoproliferativo pós-transplante (vírus Epstein-Barr [EBV]).
- Os receptores de transplantes em imunossupressão têm um risco maior de câncer de pele não melanomatoso e têm o dobro da probabilidade de vir a apresentar carcinoma de células escamosas do que carcinoma de células basais.
- Muitos dos linfomas que ocorrem em pacientes imunodeficientes são linfomas não Hodgkin de células tipo B, estando a maioria deles associada à infecção pelo EBV.
- Muitos pacientes portadores do HIV apresentam lesões da parótida, das quais as mais comuns são cistos linfoepiteliais benignos que são tratados de forma efetiva pela HAART.
- As infecções invasivas por organismos *Aspergillus*, como a sinusite fúngica invasiva e a osteomielite da base do crânio, são condições que acarretam risco de vida, ocorrem em pacientes imunodeficientes e exigem prontos reconhecimento e tratamento.
- A perda auditiva é comum em pacientes imunodeficientes e pode decorrer de causas infecciosas em pacientes de HIV ou dos medicamentos imunossupressivos em receptores de transplantes.

ESPECTRO DE IMUNODEFICIÊNCIA

A imunodeficiência ocorre no contexto de transtornos genéticos, infecciosos e outros transtornos adquiridos. As células do sistema imune derivam de células-tronco hematopoiéticas na medula óssea, circulam no sangue e na linfa e estão presentes em praticamente todos os tecidos.[1] A proteção do hospedeiro ocorre por dois mecanismos, um inato e o outro adaptativo. O *sistema imune inato* se encontra amplamente conservado em muitas espécies vertebradas e constitui a primeira linha de defesa. As células predominantemente envolvidas são neutrófilos, eosinófilos, basófilos, macrófagos/monócitos, células dendríticas e células destruidoras naturais. O *sistema imune adaptativo* é responsável por proteger o hospedeiro em relação a patógenos que escapam às respostas imunes inatas e é característico dos vertebrados superiores. Os componentes celulares envolvidos na imunidade adaptativa são os linfócitos T e B. As imunodeficiências podem afetar qualquer dos componentes do sistema imune inato e do adaptativo.

As imunodeficiências primárias, que não são tão comuns quanto as imunodeficiências secundárias (adquiridas), raramente afetam o sistema imune inato. A imunodeficiência combinada grave afeta tanto as células T como as células B do sistema imune adaptativo e as crianças nascidas com esse transtorno morrem com frequência ao início da infância devido a infecções. Outras imunodeficiências genéticas que afetam as células T e B incluem a síndrome de DiGeorge, a agamaglobulinemia ligada ao cromossomo X, a síndrome de Wiskott-Aldrich, a imunodeficiência variável comum e deficiências seletivas de imunoglobulinas, em que as concentrações séricas de uma ou mais subclasses de imunoglobulinas estão reduzidas. As características clínicas da disfunção das células T incluem o início dos sintomas ao início do período neonatal (de 3 a 5 meses) por infecções fúngicas, virais e micobacterianas e por infecções oportunistas, como aquela por *Pneumocystis jiroveci*.[2] As deficiências de células B ou de anticorpos se caracterizam por infecções bacterianas piogênicas por organismos encapsulados; isso inclui infecções sino-pulmonares, otites médias,

103

Quadro 6-1. CAUSAS DE IMUNODEFICIÊNCIA

Primárias
Deficiência de complemento
Imunodeficiência comum variável
Síndrome de DiGeorge
Deficiências seletivas de imunoglobulinas
Imunodeficiência combinada grave
Síndrome de Wiskott-Aldrich
Agamaglobulinemia ligada ao cromossomo X

Secundárias (Adquiridas)
Vírus de imunodeficiência humana
Condições hematológicas malignas
Transtornos mieloproliferativos
Diabetes melito
Imunossupressão iatrogênica induzida por fármacos
- Fármacos quimioterápicos
- Corticosteroides
- Fármacos imunossupressivos após transplantes de órgãos sólidos e de medula óssea

sepse e uma incidência aumentada de atopia, porém não uma suscetibilidade aumentada a infecções fúngicas ou virais.[2]

As imunodeficiências adquiridas são muito mais comuns que as primárias. A imunodeficiência adquirida pode decorrer da infecção pelo vírus da imunodeficiência humana (HIV); de condições malignas hematológicas e de transtornos linfoproliferativos como o mieloma múltiplo ou a leucemia; do diabetes melito; ou da imunossupressão iatrogênica induzida por medicações, devido a medicações quimioterápicas, corticosteroides e outros fármacos imunossupressores após o transplante de órgãos sólidos e de medula óssea (Quadro 6-1). Não se conhece o mecanismo exato da imunidade alterada em pacientes portadores de diabetes, mas uma disfunção dos neutrófilos que acarreta uma deficiência funcional dos neutrófilos parece desempenhar um papel chave. Juntamente com os macrófagos, os neutrófilos reconhecem e eliminam patógenos que penetram no hospedeiro. Os neutrófilos são recrutados por mediadores inflamatórios para o local da infecção (quimiotaxia) e destroem micróbios pelo processo de fagocitose, através do qual o neutrófilo engloba e internaliza o patógeno e em seguida o elimina.[1] Os pacientes diabéticos demonstram alterações na quimiotaxia e na função fagocitária dos neutrófilos, que melhoram ao tratamento insulínico e à reversão da hiperglicemia.[3-5]

Os pacientes que apresentam imunodeficiência por qualquer causa têm um risco maior que seus correspondentes imunocompetentes de apresentarem infecções fúngicas, bacterianas e virais e têm uma frequência mais alta de determinadas condições malignas. Grande parte dessa afecção pode se manifestar na região de cabeça e pescoço; por essa razão, os otorrinolaringologistas devem se familiarizar com o espectro de doenças que afetam pacientes imunocomprometidos.

VÍRUS DE IMUNODEFICIÊNCIA HUMANA/SÍNDROME DE IMUNODEFICIÊNCIA ADQUIRIDA
BIOLOGIA E IMUNOLOGIA

O vírus da imunodeficiência humana (HIV) infecta e debilita linfócitos e macrófagos, ocasionando um comprometimento imune progressivo. O declínio progressivo da função imune durante os estádios mais avançados da infecção culmina na síndrome de imunodeficiência adquirida (AIDS). Relatos anedóticos de infecções fora do comum e de uma deficiência imune idiopática, predominantemente em homossexuais masculinos, começaram a aparecer no início da década de 1980 e se avolumaram rapidamente até a epidemia de HIV/AIDS, que afetou a população de todo o mundo.[6] A cada ano mais de 2,5 milhões de pessoas são infectadas pelo HIV, e 1,7 milhão de pessoas morrem de AIDS.[7]

Estima-se que haja em todo o mundo 34 milhões de pessoas vivendo como portadoras do HIV, e a região mais gravemente afetada é a África subsaariana, onde a AIDS é a principal causa de morte. Nos Estados Unidos há aproximadamente 1 milhão de pessoas vivendo com HIV; o HIV e a AIDS se encontram mais concentrados em áreas urbanas, com a frequência mais alta ocorrendo no Nordeste, seguido pelo Sul, o Oeste e o Meio-oeste do país.[8]

A transmissão do HIV se dá por líquidos e tecidos corporais contaminados. O vírus de um paciente infectado pode inocular a corrente sanguínea de outro indivíduo por uma solução de continuidade da pele ou da mucosa ou por uma infusão endovenosa (EV). Os modos de transmissão incluem relações sexuais, compartilhamento de agulhas por usuários de drogas endovenosas, a transmissão vertical de mãe para filho e, em raros casos, por transfusão de derivados sanguíneos contaminados ou por exposição acidental em profissionais de cuidado de saúde. Os indivíduos masculinos homossexuais e bissexuais são mais gravemente afetados pelo HIV e pela AIDS que qualquer outro grupo, constituindo mais de 60% das novas infecções por HIV.[9] Estima-se que o uso de drogas injetáveis seja responsável por 35% dos casos de AIDS nos Estados Unidos.[10]

O HIV é um retrovírus da subfamília *Lentivirus*, assim designada devido à progressão lenta da doença nos indivíduos afetados. Esses vírus estabelecem infecções crônicas com um período de incubação longo e uma progressão lenta da doença. Os vírus na família *Lentivirus* infectam tipicamente células envolvidas na modulação imune. No caso do HIV, são afetados os macrófagos e as células T CD4, acarretando defeitos tanto na imunidade humoral como naquela celularmente mediada. O ciclo vital do vírus se inicia quando este se fixa ao receptor CD4, uma proteína de superfície no subgrupo de linfócitos T auxiliares, que é expressa também em macrófagos. A fusão da membrana viral à membrana celular possibilita a entrada na célula do núcleo central do vírus. A transcriptase reversa, uma enzima portada pelo vírus, possibilita a transcrição do RNA a DNA (uma reversão da transcrição normal) e media em seguida a transcrição do RNA do genoma viral ao DNA viral. A integrase viral, outra proteína viral, facilita a incorporação do DNA viral ao genoma do hospedeiro. O DNA viral é transcrito a múltiplas cópias de RNA pela célula do hospedeiro. Esse RNA recém-criado pode ser emendado e traduzido a proteínas virais ou pode permanecer intacto como um futuro genoma viral. A tradução de algumas sequências do RNA viral ocasiona precursores de proteínas ou múltiplas proteínas agrupadas. Esses precursores são submetidos a um processamento proteolítico por uma protease viral, que libera as proteínas virais funcionais. Essas proteases são necessárias para a infectividade do vírus. Após a replicação do genoma e das proteínas virais, os novos vírus brotam da célula infectada e passam a infectar novas células. A polimerase de DNA viral é propensa a erros, incorporando um nucleotídeo incompatível por genoma por rodada de transcrição. Essa incompatibilidade, combinada ao grau de replicação que ocorre, estabelece uma vasta reserva de genomas que confere ao vírus uma vantagem na aquisição da resistência a fármacos e proporciona uma barreira criticamente importante ao desenvolvimento de vacinas.[11,12]

DIAGNÓSTICO E CLASSIFICAÇÃO

A Organização Mundial de Saúde (OMS) reviu em 2007 a definição dos casos, a determinação do estádio clínico e a classificação do HIV e da AIDS.[13] Assim também, os Centers for Disease Control (CDC) dos Estados Unidos reviram suas diretrizes em 2008.[14] Tanto as definições de caso para vigilância da OMS como as dos CDC passaram a exigir a confirmação laboratorial da infecção por HIV (Tabela 6-1). A infecção por HIV em adultos é diagnosticada com base no teste positivo de anticorpos ao HIV por uma imunoanálise enzimática, seguido por um teste confirmatório de anticorpos ao HIV ou por um teste virológico positivo ao HIV e seus componentes (HIV-RNA, HIV-DNA ou antígeno HIV p24). Em crianças o teste de anticorpos ao HIV não é recomendado para o diagnóstico

6 | MANIFESTAÇÕES DE CABEÇA E PESCOÇO EM PACIENTES IMUNOCOMPROMETIDOS

TABELA 6-1 Sistemas de Determinação do Estádio e de Classificação do HIV e da AIDS da OMS e dos CDC

Estádio OMS	Sintomas Associados ao HIV	Contagem CD4 e Percentagem da OMS	Estádio CDC	Contagem CD4 e Percentagem CDC
1	Assintomático	≥ 500 células/µL	1	≥ 500 células/µL ou percentagem ≥ 29
2	Sintomas leves	350-499 células/µL	2	200-499 células/µL ou percentagem de 14 a 28
3	Sintomas avançados	200-349 células/µL		
4	Sintomas graves (AIDS)	< 200 células/µL ou percentagem < 15	3	< 200 células/µL ou percentagem < 14

Modificado de *WHO case definitions of HIV for surveillance and revised clinical staging and immunological classification of HIV-related disease in adults and children*. Genebra, Suíça: World Health Organization, 2007; e de Schneider E. Revised surveillance case definitions for HIV infection among adults, adolescents, and children aged < 18 months and for HIV infection and AIDS among children aged 18 months to < 13 years — Estados Unidos, 2008. *MMWR Morb Mortal Wkly Rep* 2008:57(RR10);9.

AIDS, síndrome de imunodeficiência adquirida; CDC, Centers for Disease Control; HIV, vírus de imunodeficiência humana; OMS, Organização Mundial da Saúde.

Quadro 6-2. ESTÁDIOS CLÍNICOS DA DOENÇA DO HIV DA OMS

Estádio Clínico 1

Assintomático
Linfadenopatia generalizada persistente

Estádio Clínico 2

Perda de peso moderada (< 10% do peso corporal presumido ou medido) sem explicação
Infecções recorrentes do trato respiratório (sinusite, amidalite, otite média e faringite)
Herpes-zóster
Queilite angular
Ulcerações orais recorrentes
Erupções papulares pruriginosas
Dermatite seborreica
Infecções ungueais por fungos

Estádio Clínico 3

Perda de peso grave (> 10% do peso corporal presumido ou medido) sem explicação
Diarreia crônica não explicada por mais de 1 mês
Febre persistente sem explicação
Candidíase oral persistente
Leucoplasia pilosa oral
Tuberculose pulmonar (corrente)
Infecções bacterianas graves (pneumonia, empiema, piomiosite, infecções ósseas ou articulares, meningite ou bacteremia)
Estomatite, gengivite ou periodontite ulcerativa necrosante aguda
Anemia sem explicação, neutropenia ou trombocitopenia crônica

Estádio Clínico 4

Síndrome de adelgaçamento do HIV
Pneumonia por *Pneumocystis*
Pneumonias bacterianas graves recorrentes
Infecção por herpes simples crônica
Candidíase esofágica (ou candidíase da traqueia, dos brônquios ou dos pulmões)
Tuberculose extrapulmonar
Sarcoma de Kaposi
Infecção por citomegalovírus
Toxoplasmose do sistema nervoso central
Encefalopatia do HIV
Criptococose extrapulmonar
Infecção micobacteriana não tuberculosa disseminada
Leucoencefalopatia multifocal progressiva
Criptosporidiose crônica
Isosporíase crônica
Micose (coccidiodomicose ou histoplasmose) disseminada
Bacteremia recorrente por Salmonella não tifoide
Linfoma (cerebral ou não Hodgkin de células B) ou outros tumores sólidos associados ao HIV
Carcinoma cervical invasivo
Leishmaniose atípica disseminada
Nefropatia sintomática associada ao HIV ou miocardiopatia sintomática associada ao HIV

Modificado de WHO case definitions of HIV for surveillance and revised clinical staging and immunological classification of HIV-related disease in adults and children. Genebra, Suíça: World Health Organization, 2007.
HIV, vírus de imunodeficiência humana; OMS, Organização Mundial da Saúde

---

senão após a idade de 18 meses; o teste virológico é mais confiável nessa população. A determinação do estádio clínico é utilizada depois de se confirmar que o paciente apresenta a infecção pelo HIV e a classificação do estádio é útil para a avaliação basal e para o acompanhamento durante o tratamento (Quadro 6-2). Os estádios clínicos se correlacionam à progressão e ao prognóstico da doença naquela não tratada.

Os estádios clínicos da OMS incluem a infecção por HIV (estádios 1 e 2), a doença avançada por HIV (estádio 3) e a AIDS (estádio 4). Reconhecendo que os testes imunológicos (contagem de linfócitos T CD4) não estão universalmente disponíveis, a OMS recomendou o uso de critérios clínicos e imunológicos para a classificação do estádio. O sistema CDC de classificação do estádio inclui três estádios, combinando os estádios 2 e 3 da OMS ao estádio CDC 2. Em contraste com a classificação de estádio da OMS, os CDC recomendam que se empreguem unicamente critérios imunológicos para a determinação do estádio, exceto no caso do estádio 3 (AIDS), que pode ser definido por uma contagem de CD4 abaixo de 200 células/mL, uma percentagem de CD4 abaixo de 14 ou a presença de uma condição definidora da AIDS (Quadro 6-3).

TERAPIA ANTIRRETROVIRAL ALTAMENTE ATIVA

Quando deixada sem tratamento, a infecção pelo HIV causa a debilitação gradual do sistema imune num período de alguns anos, acarretando um imunocomprometimento profundo e AIDS. Avanços no conhecimento da biologia do HIV possibilitaram o desenvolvimento de medicamentos para a terapia antirretroviral (ART) que têm como alvo diversas etapas criticamente importantes para o ciclo vital do vírus. Os fármacos atuais não erradicam o vírus; por esta razão, os objetivos principais do tratamento são a prevenção da entrada do vírus nas células CD4, a inibição da replicação viral, a redução da morbidade associada ao HIV e a prevenção da transmissão vertical.[15-17] Estão disponíveis atualmente para o tratamento da infecção pelo HIV medicamentos antirretrovirais de cinco classes. Esses medicamentos incluem os inibidores da transcriptase reversa nucleosídeo/nucleotídeos (NRTI), os inibidores da transcriptase reversa não nucleosídeos (NNRTI), os inibidores de proteases, os inibidores da fusão, os antagonistas de CCR5 e os inibidores da transferência de hélices por integrase.[18] O uso da combinação de múltiplos fármacos para se ter como alvo diferentes estádios do ciclo vital do vírus possibilita uma supressão mais efetiva da replicação e a emergência mais tardia da resistência a medicamentos, constituindo a base da terapia antirretroviral altamente ativa (HAART).[16] Os regimes típicos de terapia antirretroviral altamente ativa combinam três ou mais tipos diferentes de medicamentos, como dois NRTI a um PI ou dois NRTI a um NNRTI.

A expectativa de vida dos pacientes infectados pelo HIV aumentou significativamente desde a introdução da HAART, em meados da década de 1990. Foi atribuído ao uso da HAART o crédito por um declínio de mais de 45% na mortalidade relacionada à AIDS no final da década de 1990.[19,20] A proporção das

Quadro 6-3. CONDIÇÕES DEFINIDORAS DA AIDS DOS CDC

Infecções bacterianas, múltiplas ou recorrentes[*]
Candidíase dos brônquios, da traqueia ou dos pulmões
Candidíase do esôfago[†]
Câncer cervical invasivo[§]
Coccidioidomicose, disseminada ou extrapulmonar
Criptococose, extrapulmonar
Criptosporidiose intestinal crônica (duração de > 1 mês)
Acometimento por citomegalovírus (que não do fígado, do baço ou dos linfonodos), início a uma idade acima de 1 mês
Retinite por citomegalovírus (com perda da visão)
Encefalopatia relacionada ao HIV
Herpes simples, úlceras crônicas (duração > 1 mês) ou bronquite, pneumonite ou esofagite (início a uma idade > 1 mês)
Histoplasmose disseminada ou extrapulmonar
Isosporíase intestinal crônica (duração > 1 mês)
Sarcoma de Kaposi[†]
Pneumonia linfoide intersticial ou complexo de hiperplasia linfoide pulmonar[*†]
Linfoma de Burkitt (ou termo equivalente)
Linfoma imunoblástico (ou termo equivalente)
Linfoma primário do cérebro
Complexo *Mycobacterium avium* ou *Mycobacterium kansasii* disseminado ou extrapulmonar
Mycobacterium tuberculosis em qualquer local, pulmonar,[†§] disseminada[†] ou extrapulmonar[†]
Mycobacterium, outra espécie ou espécie não identificada, disseminada[†] ou extrapulmonar[†]
Pneumonia por *Pneumocystis jiroveci*[†]
Pneumonias recorrentes[†§]
Leucoencefalopatia multifocal recorrente
Sepse por *Salmonella* recorrente
Toxoplasmose do cérebro, início a uma idade acima de 1 mês
Síndrome de adelgaçamento atribuída ao HIV

Modificado de Schneider E. Revised surveillance case definitions for HIV infection among adults, adolescents, and children aged < 18 months and for HIV infection and AIDS among children aged 18 months to < 13 years – Estados Unidos, 2008. *MMWR Morb Mortal Wkly Rep* 2008:57(RR10);9.

[*]Somente em crianças com idade acima de 13 anos (de CDC 1994 revised classification system for human immunodeficiency vírus infection in children less than 13 years of age. *MMWR Morb Mortal Wkly Rep* 1994;43[No. RR-12].)

[†]Condição que pode ser diagnosticada presuntivamente.

[§]Somente em adultos e em adolescentes com idade acima de 13 anos (de CDC 1993 revised classification system for HIV infection and expanded surveillance case definition for AIDS among adolescentes and adults. *MMWR Morb Mortal Wkly Rep* 1992;4[No.RR-17].)

AIDS, síndrome de imunodeficiência adquirida; CDC, Centers for Disease Control and Prevention; HIV, vírus de imunodeficiência humana.

mortes causadas pela AIDS em comparação às causas de morte não relacionadas à AIDS diminuiu drasticamente, de 97% na era pré-HAART para 47% na era da HAART, e a mediana de idade à morte aumentou de 49 para 66 anos.[21]

Os CDC recomendam que seja iniciada a terapia antirretroviral em todos os pacientes infectados pelo HIV para se reduzir o risco de progressão da doença e para se evitar a transmissão do HIV.[18] Crescem as evidências sugestivas de que a infecção pelo HIV não tratada se associa a uma frequência aumentada de doenças cardiovasculares, hepáticas e renais; de complicações neurológicas; e de neoplasias malignas. Entretanto, ainda não há dados randomizados demonstrando claramente um benefício da terapia antirretroviral em pacientes com uma contagem de CD4 acima de 350 células/mL. A decisão de se iniciar a terapia antirretroviral em pacientes virgens de terapia com uma contagem CD4 acima de 350 células/mL deve ser guiada pelos benefícios e os riscos potenciais associados à terapia, pelas comorbidades do paciente e por sua disposição a aderir ao tratamento prolongado. O teste quanto à resistência a medicamentos é recomendado em todos os pacientes diagnosticados como portadores do HIV, independentemente de ser o

tratamento inicial ou não. O tratamento inicial geralmente consiste de dois NRTI em combinação a um NNRTI, PI, inibidor da transferência de hélices por integrase ou antagonista de CCR5. A escolha do regime é determinada pela carga viral e a contagem de CD4 pré-tratamento, pelas comorbidades do paciente, como o acometimento hepático e cardiovascular, pelas interações medicamentosas potenciais, pelos resultados do teste de resistência a medicamentos genotípico e pelo potencial de aderência.

SÍNDROME INFLAMATÓRIA DA RECONSTITUIÇÃO IMUNE

Embora o uso da terapia antirretroviral altamente ativa tenha ocasionado um declínio na morbidade e na mortalidade associadas ao HIV, alguns pacientes que recebem a terapia demonstram uma deterioração clínica inesperada, apesar da melhora das contagens CD4 e da diminuição da carga viral. O termo mais amplamente aceito para esse fenômeno é o do *síndrome inflamatória da reconstituição imune* (IRIS). Foram descritos dois subtipos – IRIS paradoxal e desmascarada.[22] Os pacientes com *IRIS paradoxal* apresentam sintomas agravados ou uma nova manifestação de uma infecção já reconhecida. Na *IRIS desmascarada,* doenças que não foram suspeitadas anteriormente se tornam evidentes logo após o início da HAART. Em ambos os tipos da síndrome a resposta inflamatória à condição subjacente é mais grave do que seria de se esperar num paciente apresentando uma nova infecção oportunista. A incidência da IRIS é relatada de maneira variável, de menos de 10% para mais de 50%. Uma grande metanálise verificou que a incidência global era de 13%, sendo visto um aumento exponencial em pacientes com uma contagem CD4 abaixo de 50 células/mL.[23] Muitos casos ocorrem dentro de 60 a 90 dias do início da HAART.[24-26] Não há um consenso quanto à definição e aos critérios diagnósticos da IRIS, porém muitas das definições propostas incluem um diagnóstico confirmado de HIV, a associação temporal entre a ocorrência da IRIS e o início da HAART, a demonstração da reconstituição imune em resposta à HAART (p. ex., aumento da contagem de CD4 e diminuição da carga viral), a deterioração clínica marcada por um processo inflamatório e a exclusão de outras etiologias que possam explicar a piora do quadro clínico. Os patógenos mais comumente associados à IRIS são *Mycobacterium* (tuberculosas e não tuberculosas), *Cryptococcus*, herpes-vírus, vírus de hepatite B e C e o papilomavírus humano (HPV).[27] Num pequeno estudo prospectivo em que 19% dos pacientes apresentaram IRIS, 13% deles tiveram envolvimento em cabeça e pescoço; as manifestações mais comuns foram sarcoma de Kaposi e tuberculose (TB).[28] O momento de início da terapia antirretroviral em pacientes apresentando uma infecção oportunista ativa constitui um desafio, mas as evidências sugerem que um início precoce leva a frequências mais baixas de mortalidade associada à AIDS, ainda que ao custo de uma incidência aumentada da IRIS.[29]

A IRIS também já foi descrita em pacientes apresentando imunodeficiência não por HIV, incluindo receptores de transplantes (TR) de órgãos sólidos e de células-tronco.[30-33] Os pacientes que procuram a atenção médica por terem apresentado criptococose, tuberculose, doença por citomegalovírus (CMV) e hanseníase foram descritos na rejeição a um transplante de órgãos e podem levar a essa rejeição.[33] Os corticosteroides são frequentemente utilizados para se combater a resposta inflamatória do hospedeiro, tanto em pacientes HIV positivos como naqueles HIV negativos, mas o tratamento desses pacientes continua a ser um desafio.

EXPOSIÇÃO OCUPACIONAL À INFECÇÃO PELO VÍRUS DA IMUNODEFICIÊNCIA HUMANA

Com mais de 1,1 milhão de crianças e adultos HIV positivos nos Estados Unidos e devido à elevada prevalência de queixas referentes à cabeça e ao pescoço nesses pacientes, os otorrinolaringologistas vão encontrar em sua prática pacientes HIV positivos.[30] Torna-se

TABELA 6-2 Recomendações quanto à Profilaxia Pós-exposição no Caso de Lesões Percutâneas

	ESTADO DE INFECÇÃO DA FONTE		
Tipo de Exposição	HIV Positivo, Classe 1[*]	HIV Positivo, Classe 2[†]	Estado HIV Não Conhecido[‡]
De menor gravidade[‖]	PPE básica com dois fármacos	PPE expandida usando três ou mais fármacos	Em geral a PPE não se justifica; considerar PPE básica com dois fármacos no caso de fonte com fatores de risco de HIV[§]
De maior gravidade[¶]	PPE expandida com três fármacos		

Modificado de Centers for Disease Control. Updated U.S. Public Health Service guidelines for the management of occupational exposures to HIV and recommendations for postexposure prophylaxis. *MMWR Morb Mortal Wkly Rep* 2005; 54 (No.RR-9).
[*]Infecção por HIV assintomática ou carga viral baixa (< 1.500 cópias/mL).
[†]Infecção por HIV sintomática, síndrome de imunodeficiência adquirida ou carga viral alta conhecida.
[‡]Por exemplo, indivíduo fonte de infecção falecido, sem amostras disponíveis para o teste do HIV.
[§]Caso a PPE seja administrada e o indivíduo fonte seja posteriormente determinado como sendo HIV negativo, a PPE deve ser suspensa.
[‖]Por exemplo, lesão por agulha sólida ou superficial.
[¶]Por exemplo, agulha oca de grande calibre, punção profunda ou agulha usada em artéria ou veia do paciente.
HIV, vírus de imunodeficiência humana; PPE, profilaxia pós-exposição.

essencial um conhecimento dos riscos da transmissão ocupacional, assim como das precauções que podem reduzir a um mínimo essa transmissão. Os CDC realizaram 143 investigações de 1981 a 2010 de profissionais de cuidado de saúde com soroconversão HIV que foi potencialmente adquirida ocupacionalmente. Entre esses casos, 57 foram confirmados como tendo sido adquiridos ocupacionalmente, com o mais recente deles ocorrendo em 1999.[34-36] Um relato de casos abaixo da frequência real é possível devido à natureza voluntária do sistema de relato. As exposições que acarretam risco de transmissão de HIV são lesões percutâneas (p. ex., picadas de agulha ou cortes por um objeto pontiagudo) ou o contato de membranas mucosas ou da pele não intacta com sangue, tecidos ou outros líquidos corporais que são potencialmente infecciosos. O risco de transmissão por outros líquidos que não o sangue ou de transmissão através da pele intacta é demasiado baixo para ser estimado em estudos prospectivos. Embora o líquor cefalorraquiano (LCR) acarrete risco de infecção, secreções nasais, escarro, suor, lágrimas, urina e vômito não são considerados infecciosos, a não ser que estejam visivelmente sanguinolentos.[37,38] Dados prospectivos agrupados sugeriram um risco médio de transmissão de HIV de 0,32% para picadas de agulha e de 0,03% após a exposição de membranas mucosas.[39] Embora tenha sido sugerida como uma possível fonte de exposição ocupacional ao HIV, a lesão por agulhas de sutura não foi confirmada como fonte de transmissão em estudos prospectivos. Uma carga viral mais baixa (< 1.500 cópias de RNA/mL) ou uma carga que esteja abaixo dos limites de detecção reduz provavelmente a possibilidade de transmissão, mas não afasta essa possibilidade.

A prevenção da exposição ao sangue pelo uso de práticas seguras, de precauções de barreira, de dispositivos de segurança para as agulhas e outras inovações constitui a melhor maneira de se prevenir a infecção por HIV e outros patógenos transmitidos pelo sangue.[36] Os CDC recomendam que se usem precauções padrão, designadas anteriormente como *precauções universais*, no cuidado de todos os pacientes, independentemente do estado de infecção presumido.[40] Essas precauções incluem a higiene das mãos, o uso de equipamento para a proteção pessoal (luvas, jaleco, máscara, protetores oculares e/ou escudo facial), manejo seguro de objetos pontiagudos e etiqueta apropriada para a tosse (os indivíduos sintomáticos devem cobrir a boca e o nariz ao espirrar ou tossir). Picadas de agulha e exposições de mucosas vão ocorrer a despeito dessas precauções. As providências a seguir devem ser tomadas imediatamente após a exposição a sangue ou a outros líquidos infecciosos: lavar com água e sabão picadas de agulha e cortes; irrigar com água o nariz, a boca ou a pele; e irrigar os olhos com água limpa, soro fisiológico ou irrigantes estéreis.[41] Para se reduzir a um mínimo o risco de transmissão da doença, a profilaxia pós-exposição (PPE) deve ser iniciada dentro de algumas horas da exposição e deve ser mantida por 4 semanas.[37] O número de medicamentos usados depende do tipo de exposição e do perfil de risco do paciente de origem (Tabela 6-2). O tratamento pode ser suspenso caso o paciente de origem venha subsequentemente a testar negativamente para a infecção por HIV e não demonstre nenhuma evidência de infecção aguda por HIV. Os indivíduos expostos devem ser testados quanto ao HIV por ocasião da exposição, com testes de seguimento a 6 semanas, 12 semanas e 6 meses após a exposição.[37] A prevenção da transmissão do HIV após a PPE não é completa. Já houve pelo menos 20 casos de soroconversão apesar do uso da PPE, alguns dos quais receberam regimes de múltiplos medicamentos.[42] Por esta razão, aderir cuidadosamente às precauções padrão e evitar a exposição continuam sendo as maneiras mais prudentes de se prevenir a infecção.

MANIFESTAÇÕES DA IMUNODEFICIÊNCIA EM CABEÇA E PESCOÇO

O trato aerodigestivo superior é uma porta de entrada de microrganismos e um sistema imune funcionante é necessário para a

---

Quadro 6-4. MANIFESTAÇÕES COMUNS DA IMUNODEFICIÊNCIA EM CABEÇA E PESCOÇO

Manifestações Infecciosas

Cavidade Oral

Candidíase
Herpes-vírus simples
Úlceras aftosas
Leucoplasia pilosa oral

Seios Paranasais

Sinusite aguda
Sinusite crônica
Sinusite invasiva

Ouvido e Osso Temporal

Otite média
Mastoidite

Linfonodos

Linfadenopatia/linfadenite cervical

Manifestações Não Infecciosas

Acometimento de glândulas salivares
Neuropatias
Perda auditiva
Lipoatrofia facial associada ao HIV
Condições malignas
- Condições malignas definidoras da AIDS
- Sarcoma de Kaposi
- Linfoma não Hodgkin
- Condições malignas não definidoras da AIDS
- Linfoma de Hodgkin
- Transtorno linfoproliferativo pós-transplante
- Carcinoma de células escamosas não cutâneo
- Câncer de pele não melanomatoso

AIDS, síndrome de imunodeficiência adquirida; HIV, vírus de imunodeficiência humana.

prevenção de infecções em cabeça e pescoço e para se impedir a entrada de patógenos no trato respiratório inferior e no trato gastrintestinal.[43] Muitas das infecções que afetam pacientes imunodeficientes são os mesmos processos que envolvem a cabeça e o pescoço em indivíduos imunocompetentes, mas têm um impacto maior sobre pacientes imunodeficientes.[44] As doenças infecciosas encontradas comumente em pacientes imunodeficientes envolvem a cavidade oral, os ouvidos, o osso temporal, os seios paranasais e os linfonodos cervicais. Além disso, há outras doenças imunomoduladas, tais como transtornos inflamatórios e neoplasias malignas, que ocorrem com uma frequência aumentada em pacientes imunodeficientes. O Quadro 6-4 resume as manifestações de imunodeficiência que mais tendem a ser encontradas na região de cabeça e pescoço.

IMUNODEFICIÊNCIA E NEOPLASIAS MALIGNAS

Com a melhora da sobrevida de longo prazo em pacientes portadores da infecção por HIV, passou-se a focalizar maior atenção em morbidades de evolução prolongada como o câncer. Muitas dessas neoplasias malignas se manifestam em cabeça e pescoço (Tabela 6-3). Três tipos de câncer ocorrem em frequência acentuadamente aumentada nos estádios mais avançados da infecção por HIV e são, por isso, considerados neoplasias malignas definidoras da AIDS (ADM). Eles incluem o sarcoma de Kaposi, o linfoma não Hodgkin e o câncer cervical invasivo.[14] Esses cânceres se associam a causas infecciosas, quais sejam o herpes-vírus humano 8 (HHV8), o vírus Epstein-Barr (EBV) e o papilomavírus humano (HPV), respectivamente. A frequência de neoplasias malignas não definidoras da AIDS (NADM), como o câncer da orofaringe ou da laringe relacionado ao HPV, o linfoma de Hodgkin e neoplasias malignas cutâneas, também é mais alta na população imunodeficiente em comparação ao grupo imunocompetente.[45-47] As NADM ocorrem tardiamente na evolução da doença, com frequência depois do diagnóstico da AIDS.[47,48] Estudos da incidência de câncer em outras populações imunodeficientes, como os receptores de transplantes de órgãos sólidos e de células-tronco, demonstraram uma semelhança notável no padrão de taxas aumentadas de câncer.[46,49,50] De modo geral, a incidência padronizada de câncer em pessoas com HIV e em receptores de transplantes em comparação à população geral é de 4 e de 3,8, respectivamente.[49] Esses achados sugerem que a função imune tem um papel vital na oncogênese, especialmente em cânceres com uma causa infecciosa reconhecida ou suspeitada.

A incidência de câncer em pacientes imunodeficientes é um problema que vem crescendo. Um grande estudo longitudinal verificou que 9,5% dos pacientes portadores de HIV apresentaram pelo menos uma neoplasia maligna em meio a 76.000 pessoas-ano de acompanhamento, das quais 70% eram ADM e 30% eram NADM.[51] É de interesse que a proporção de NADM aumentou significativamente, de 12% na era pré-HAART para 43% na era HAART. Essa tendência no sentido das NADM foi demonstrada em inúmeros estudos.[52-54] Numa análise de 13 estudos de grupos populacionais com HIV com quase 40.000 pacientes as NADM foram verificadas como sendo a mais frequente causa de morte não relacionada à AIDS.[55] Nos Estados Unidos o risco aumentado de NADM em pacientes portadores de HIV é visto predominantemente em homens brancos, sem um risco aumentado visto em negros ou em mulheres.[56] Os locais mais frequentes de NADM são o trato respiratório (37%), órgãos digestivos (29%) e o lábio, a cavidade oral e a faringe (6%).[55] Em contraste com os pacientes imunocompetentes, nos quais o carcinoma de células escamosas (CCE) é sem sombra de dúvida o tipo mais comum de condição maligna de cabeça e pescoço, os pacientes imunodeficientes tendem mais a procurar cuidados médicos apresentando sarcoma de Kaposi e linfoma não Hodgkin (LNH). Outros cânceres da cabeça e pescoço vistos em pacientes imunodeficientes incluem carcinomas das glândulas salivares, da nasofaringe e de células de Merkel.[57]

Embora devam ser usados regimes de tratamento padrão ao se tratar pacientes imunodeficientes com câncer, o médico responsável pelo tratamento deve ficar atento para monitorar as toxicidades potencialmente superpostas que decorrem do tratamento do câncer e da HAART ou dos regimes de imunossupressão. As

TABELA 6-3. Condições Malignas de Cabeça e Pescoço Associadas à Imunodeficiência			
Condição Maligna	Estado de Imunodeficiência	Locais de Manifestação Inicial	Notas
Sarcoma de Kaposi (SK)*	Infecção por HIV Receptores de transplantes	Pele, mucosa oral e linfonodos HIV: 70% ocorrem na cabeça e no pescoço Receptores de transplantes: membros inferiores	Evolução mais agressiva em comparação aos imunocompetentes Associado ao HHV8 Diminuição acentuada desde a HAART
Câncer de pele não melanomatoso (CPNM)	Infecção por HIV Receptores de transplantes	Qualquer local	Pacientes de HIV tendem mais a apresentar CCB; receptores de transplantes tendem mais a apresentar CCEc Mesmos fatores de risco da população geral Evolução mais agressiva em comparação aos imunocompetentes
Carcinoma de células escamosas (CCE) não cutâneo	Infecção por HIV Receptores de transplantes	Laringe, cavidade oral, orofaringe	Evidências em apoio à incidência aumentada são duvidosas, exceto pelo CCE do lábio, que pode ser considerado cutâneo Evolução mais agressiva
Linfoma			
Linfoma não Hodgkin (LNH)*	Infecção por HIV	Cabeça e pescoço envolvidos em dois terços	Maior probabilidade de ter doença avançada
Linfoma de Hodgkin (LH)	Infecção por HIV	Envolvimento praticamente universal dos linfonodos cervicais	
Transtorno linfoproliferativo pós-transplante (TLPT)	Receptores de transplantes	40% apresentam envolvimento de cabeça e pescoço	Muitos são LNH de células B, mas também ocorre o LH

*Condição maligna definidora da AIDS.
CCB, carcinoma de células basais; HAART, terapia antirretroviral altamente ativa; HHV8, herpes-vírus humano 8; HIV, vírus de imunodeficiência humana; CCEc, carcinoma de células escamosas cutâneo.

estatinas emergiram como uma terapia adjuvante potencialmente útil e são benéficas para reduzir a inflamação crônica. Estudos recentes relataram uma diminuição de até 57% nas NADM em pacientes HIV positivos em terapia por estatinas.[58-60] Embora a sobrevida prolongada em pacientes apresentando ADM e NADM tenha aumentado na era da HAART, a sobrevida é baixa em comparação àquela na população geral com câncer.

SARCOMA DE KAPOSI

Epidemiologia e Patogênese

O sarcoma de Kaposi (SK) é um transtorno angioproliferativo que causa lesões caracterizadas pela proliferação de células fusiformes, angiogênese, inflamação e edema.[61,62] Foram encontradas quatro variantes clínicas, com características histológicas idênticas, porém com padrões epidemiológicos distintos: SK clássico, SK endêmico, SK relacionado a transplantes ou à imunossupressão SK-IT e SK associado à AIDS (SK-AIDS).[63-65] A forma clássica do SK foi descrita originalmente em homens idosos com ascendência do Leste europeu ou da bacia do Mediterrâneo, com as lesões ocorrendo tipicamente nos membros superiores e inferiores.[64] Uma variante endêmica do SK foi também reconhecida em crianças e adultos negros na África.[66] A incidência do SK era muito baixa antes da epidemia de AIDS, tendo sido visto um aumento de vinte vezes após essa epidemia.[67] Em 1981 Friedman-Kien[68] publicou um relatório de SK ocorrendo em jovens homossexuais masculinos, fora isso sadios, e acabou por se tornar bem estabelecida a associação entre a infecção por HIV e o desenvolvimento do SK. Em 1989 o SK-AIDS foi relatado em 15% de todos os pacientes portadores de AIDS dos Estados Unidos.[69] O risco de SK em pacientes com AIDS foi estimado como sendo 20.000 vezes aquele da população geral e mais de 300 vezes aquele de outros pacientes imunodeficientes. Desde a introdução da HAART em países desenvolvidos foi vista uma diminuição acentuada na incidência do SK-AIDS e a incidência estimada está atualmente em torno de 5%.[70-72] A frequência geral do SK continua a ser muito mais alta nos países em desenvolvimento; na África o SK é o câncer mais frequente em homens e o segundo câncer mais frequente em mulheres na população geral.[64,67] O SK-IT foi estimado como ocorrendo em frequência de 100 a 150 vezes maior que na população geral.[67,73-75] Os relatos de prevalência variam dependendo da localização geográfica e vão de 0,5% nos Estados Unidos a 5,3% na Arábia Saudita.[76] O risco de SK-IT é mais alto nos 2 primeiros anos após o transplante e aumenta as incompatibilidades do antígeno leucocitário humano (HLA).[77]

Ao início da epidemia de SK-AIDS foi vista uma relação notável entre o modo de infecção pelo HIV e o risco de desenvolvimento de SK. O risco de aquisição de SK-AIDS foi relatado como sendo baixo, de apenas 1%, em pacientes que adquiriam AIDS por transfusões de sangue, enquanto o risco era de 21% na população de homens que fazem sexo com homens (MSM).[69] O SK era visto em apenas 2% dos casos de AIDS em mulheres, com muitas delas relatando o contato sexual com MSM.[66] Essas disparidades epidemiológicas levaram à especulação de que um componente infeccioso, possivelmente transmitido sexualmente, contribuía para o SK-AIDS.[69] Em 1994 Chang et al.[78] identificaram o herpes-vírus associado ao SK em lesões de SK. O herpes-vírus associado ao SK foi designado formalmente como HHV8 e, juntamente com o EBV, é membro da subfamília de herpes-vírus *Gammaherpesvirus*.[79,80] O HHV8 foi identificado em mais de 95% de todas as lesões SK, independentemente do subtipo epidemiológico.[64,65] A prevalência variável da infecção pelo HHV8 em todo o mundo pode explicar a ampla variação na prevalência do SK em diferentes países.[81] O mecanismo da oncogênese não foi plenamente elucidado, porque o HHV8 está presente tanto em indivíduos em imunossupressão como nos imunocompetentes.[82] Todavia, a infecção pelo HHV8 associada ao estado da função imune do hospedeiro é considerada como desempenhando um papel causal.[64,83,84]

A infecção pelo HHV8 propriamente dita parece ser uma epidemia de proporções mundiais, cujo início pode ter precedido a epidemia do HIV.[83,85-87] Apesar de sua prevalência generalizada, os modos de transmissão do HHV8 não foram integralmente esclarecidos. Alguns estudos sugeriram que o sexo entre homens é uma via de transmissão importante.[85,88,89] As evidências quanto à transmissão heterossexual são mistas, com alguns estudos apoiando a associação e outros mostrando que a transmissão heterossexual não tem nenhum papel.[67] Um agrupamento familiar da soropositividade ao HHV8 é visto em populações com uma frequência elevada de SK endêmico.[90] Já foram também relatados dados sugerindo que há a transmissão vertical da mãe para o filho, mas eles não explicam a prevalência aumentada da infecção por HHV8 em crianças pré-puberais.[91,92] Alguns investigadores concluíram que pode haver um papel para a transmissão não sexual de uma criança para outra, talvez pela saliva.[92-94] A cavidade oral e a orofaringe parecem ser locais importantes para a replicação e a liberação do vírus.[95] Já foi igualmente relatada a transmissão da infecção por órgãos transplantados.[96] Muitas das infecções primárias pelo HHV8 são assintomáticas e os pacientes sadios demonstram o controle imunológico da infecção.

Quadro Clínico Inicial e Diagnóstico

O SK-IT e o SK-AIDS são mais agressivos em comparação à forma clássica e à forma endêmica do SK. A evolução clínica do SK-AIDS varia de uma doença indolente e lentamente progressiva a uma evolução rapidamente progressiva e fatal.[68] O SK-AIDS se associa a uma expectativa de vida mais curta, porém muitos pacientes morrem devido a uma infecção oportunista ou um linfoma e não ao SK em si.[97] Muitos pacientes apresentam múltiplas lesões e comumente também o envolvimento de linfonodos ou de órgãos viscerais. Os locais frequentemente envolvidos incluem a pele, a mucosa oral e os linfonodos. O SK-AIDS ocorre na região de cabeça e pescoço em até 70% dos casos, enquanto o SK-IT tende a ocorrer nos membros inferiores.[65,98,99] Um SK oral ocorre em um terço dos pacientes de SK-AIDS, enquanto lesões cutâneas são mais comuns no SK-IT.[100,101] Os locais mais comuns das manifestações iniciais nos casos de SK não AIDS de cabeça e pescoço são o palato e a orofaringe.[102] O acometimento cutâneo ocorre como lesões maculares e papulares multicêntricas que não se mostram hipersensíveis e não empalidecem à pressão. Essas lesões frequentemente coalescem e evoluem para lesões nodulares violáceas (Fig. 6-1). Elas são habitualmente assintomáticas, mas podem se tornar pruriginosas e esteticamente desfigurantes. O SK da mucosa ocorre comumente na cavidade oral e o SK oral pode ser um primeiro sinal da infecção por HIV.[103,104] O SK da mucosa se associa a contagens CD4 mais baixas que as da doença cutânea.[105] O SK oral pode se assemelhar à hiperplasia gengival associada à ciclosporina em receptores de transplantes, mas a ciclosporina

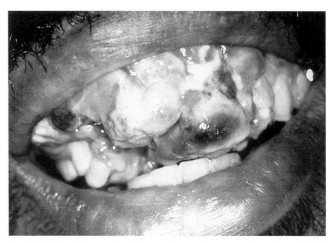

FIGURA 6-1. Sarcoma de Kaposi nodular da gengiva e do palato. Devido à aparência ulcerada e fungiforme, o diagnóstico diferencial inclui o linfoma não Hodgkin e o carcinoma de células escamosas. (Cortesia do Dr. Russell Corio.)

causa geralmente uma hiperplasia gengival fibrótica generalizada, enquanto o SK oral produz uma expansão vermelho-purpúrea mais localizada.[106] Os locais mais frequentemente afetados no SK oral são o palato duro, a gengiva e a língua.[103] O SK da mucosa tende mais a ser sintomático que a doença cutânea. As lesões podem causar dentes frouxos e se associam a dores, ulcerações e sangramentos.

O SK visceral pode ser assintomático ou rapidamente fatal, dependendo de sua localização. Estudos de necrópsia sugeriram que mais de 25% dos pacientes de SK-AIDS apresentam lesões viscerais.[65] Essas lesões envolvem mais comumente o trato gastrintestinal (GI), o fígado, o baço e os pulmões. O acometimento GI é com frequência assintomático. A mediana da sobrevivência no SK pulmonar sem tratamento é de apenas alguns meses.[107] Os sintomas iniciais mais comuns do SK pulmonar são dispneia e tosse, geralmente sem febre, a não ser que esteja presente uma infecção concomitante. Pode ser difícil de distinguir clinicamente o SK pulmonar de outras doenças neoplásicas e infecciosas; por essa razão, os estudos radiológicos têm um papel importante no diagnóstico. A tomografia computadorizada (TC) do tórax é com frequência suficiente para se diagnosticar o SK pulmonar e consegue identificar o envolvimento linfático ou extrapulmonar.[107,108]

Os otorrinolaringologistas podem encontrar pacientes apresentando SK na laringe associados a sintomas que vão da tosse ou rouquidão crônica à obstrução das vias aéreas superiores.[109-112] Muitos pacientes com SK laríngeo apresentam lesões cutâneas concomitantes.[102] A obstrução aguda das vias aéreas pode ser evitada se o diagnóstico e o tratamento forem adequadamente realizados. Recomenda-se o tratamento – local no caso da doença isolada ou sistêmico no caso de acometimento multicêntrico – para se impedir a progressão até o comprometimento das vias aéreas.[110]

A biópsia é obtida para a confirmação patológica ao se suspeitar do diagnóstico de SK. A histopatologia dos diferentes tipos histológicos de SK é praticamente idêntica, sendo vistas pequenas diferenças entre os espécimes de SK-AIDS e de SK não AIDS.[113] O SK se caracteriza por angioproliferação, células fusiformes, um infiltrado inflamatório e edema. As lesões se apresentam com vários tipos morfológicos diferentes, sendo mais comuns manchas, placas e nódulos.[114] Lesões nodulares são mais comuns no SK-IT e no SK-AIDS e se caracterizam pela proliferação de canais vasculares semelhantes a fendas, eritrócitos extravasados e a proliferação de células fusiformes (Fig. 6-2). As lesões do SK podem ser imitadas pela angiomatose bacilar, que também causa lesões proliferativas vasculares. A presença de bacilos pleomórficos à coloração prata de Warthin-Starry ajuda a distinguir a angiomatose bacilar.[115,116] A identificação do DNA do HHV8 pode ajudar a distinguir o SK de outras lesões vasculares.[117] Um teste de HIV se justifica nos casos em que se identifica um SK num paciente sem história conhecida de infecção por HIV.

À avaliação inicial de um paciente de SK se deve proceder ao exame cutâneo completo e a um exame de cabeça e pescoço. Um exame normal dessas áreas não assegura a ausência do SK, porque lesões viscerais clinicamente significativas podem ocorrer na ausência de um acometimento mucocutâneo. Deve-se efetuar a aquisição de imagens radiológicas do tórax e do abdome e uma endoscopia GI na presença de sintomas GI ou pulmonares sem explicação. A aparência clássica de pequenos nódulos vasculares submucosos estabelece o diagnóstico do SK visceral. A biópsia endobrônquica pode acarretar hemorragias significativas e é desaconselhada. Sintomas constitucionais – tais como febre, suores noturnos e perda de peso – devem ser registrados juntamente com o estado imunológico do paciente, incluindo a contagem de CD4 e a carga viral.

Tratamento

Apesar das múltiplas opções terapêuticas para o SK, não há nenhuma terapia curativa, apenas tratamento paliativo. A evolução da doença é variável e muitos pacientes conseguem obter a remissão do SK e sucumbem a outras causas de morte. A evolução é complicada pela suscetibilidade aumentada ao desenvolvimento de infecções oportunistas relacionadas à imunodeficiência. A extensão e a localização da doença e a gravidade dos sintomas determinam o tratamento do SK. As indicações específicas de tratamento no SK incluem lesões esteticamente desfigurantes, lesões orais ou viscerais sintomáticas, dor ou edema em associação a linfadenopatia ou um acometimento cutâneo extenso. Terapias locais podem ser úteis no caso de lesões localizadas ou para fins cosméticos, mas não impedem a ocorrência de lesões novas em áreas não tratadas, sendo alta a taxa de recorrência.[65,118] Os tratamentos locais incluem o gel de altretinoína tópico (o único tratamento tópico para SK aprovado pela Food and Drug Administration [FDA]), a irradiação local, a quimioterapia injetável intralesionar, a crioterapia, a terapia a laser e a excisão cirúrgica.

Um objetivo primordial deve ser o de se restaurar a função imune quando possível, porque as lesões regridem frequentemente à reversão da imunodeficiência. Todavia, a suspensão dos medicamentos imunossupressivos em receptores de transplantes pode levar ao insucesso do transplante em até metade dos pacientes.[64] Os dados sugerem que o uso de sirolimus no lugar de regimes imunossupressivos à base de ciclosporina pode acarretar a regressão das lesões de SK-IT, mas há necessidade de investigações

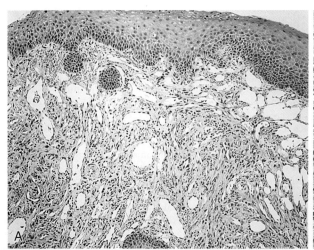
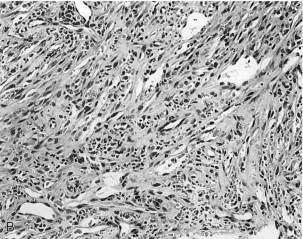

FIGURA 6-2. Sarcoma de Kaposi da mucosa. **A,** Fotomicrografia de um sarcoma de Kaposi submucoso mostrando canais vasculares em forma de fenda e um extravasamento esparso de eritrócitos (100x). **B,** Fotomicrografia em aumento maior da mesma lesão mostrando a proliferação característica de células fusiformes (200x).

adicionais para substanciar esses resultados.[101,119-121] A HAART é reconhecida atualmente como sendo um pilar do tratamento do SK-AIDS em todos os estádios.[70,118,122] Os medicamentos antirretrovirais foram demonstrados como reduzindo o crescimento do SK e investigações ativas quanto ao uso de inibidores de protease em pacientes não portadores de AIDS apresentando SK estão em andamento.[123,124] O sistema de classificação do estádio de SK, do AIDS Clinical Trial Group, levava em conta originalmente, para predizer a probabilidade de sobrevivência, a carga tumoral, o estado imune conforme refletido pela contagem de CD4 e a presença de doença sistêmica.[125] Dados mais recentes demonstraram que somente uma carga tumoral elevada e o acometimento sistêmico indicam um prognóstico desfavorável.[126] É importante notar que a IRIS pode ocorrer após o início da HAART ou depois da redução das medicações imunossupressivas. Os pacientes apresentando a IRIS podem procurar cuidados médicos devido a uma exacerbação dos sintomas do SK e já foram relatados casos de IRIS associados a um SK oral.[67,127]

Quatro fármacos se encontram atualmente aprovados pela FDA para o tratamento sistêmico do SK. Esses medicamentos incluem antraciclinas lipossômicas (doxorrubicina e daunorrubicina), paclitaxel e interferon-a. Outros fármacos comumente empregados incluem os alcaloides da vinca (vincristina, vinblastina e vinorelbina), beomicina e etoposide.[70,128,129] Deve-se ter cuidado ao se usar paclitaxel, porque podem ocorrer interações medicamentosas graves com diversos componentes da HAART. A quimioterapia por múltiplos medicamentos se associa a uma toxicidade aumentada, incluindo a mielossupressão, e os resultados na doença disseminada têm sido decepcionantes.[128] Os pacientes HIV positivos em quimioterapia também apresentam um risco aumentado de vir a ter infecções oportunistas.[130] À medida que a base molecular da patogênese do SK é definida com maior clareza, estão sendo desenvolvidas terapias que têm como alvo vias específicas. Esses tratamentos experimentais têm focalizado predominantemente a angiogênese, a replicação e o ciclo vital do HHV8 e a regulação das citocinas.[131] Ensaios clínicos em andamento estão investigando compostos antiangiogênicos como imatinib mesilato, inibidores de metaloproteinases da matriz e a interleucina-12.[132-134]

NEOPLASIAS CUTÂNEAS

Os receptores de transplantes de células-tronco e de órgãos em imunossupressão e pacientes HIV positivos têm um risco mais alto de apresentarem câncer de pele em comparação aos indivíduos imunocompetentes. Os fatores de risco do desenvolvimento de câncer de pele em pacientes imunodeficientes são os mesmos da população geral, sendo os fatores principais uma pele clara, a exposição ao sol e uma história familiar de câncer de pele.[135-138] Algumas medicações antirretrovirais foram relatadas como tendo um efeito fotossensibilizante ou pode ser que a própria infecção pelo HIV tenha efeito fotossensibilizante, mas essas relações ainda não foram estabelecidas na literatura mais ampla.[139] A frequência de câncer de pele não melanomatoso (CPNM) está aumentada em receptores de transplantes e em pessoas portando HIV/AIDS, porém o risco é acentuadamente mais alto naqueles que receberam transplantes.[46] A incidência de CPNM pode ser de até 34% nos receptores de transplantes.[140,141] Na população geral o carcinoma de células basais (CCB) é mais comum do que o carcinoma de células escamosas cutâneo (CCEc). O CPNM apresenta uma distribuição semelhante à do CCB, ocorrendo em frequência quase três vezes maior que o CCEc, enquanto os receptores de transplantes vêm a apresentar mais frequentemente CCEc que CCB.[139,142-144] O risco de desenvolvimento de CPNM aumenta drasticamente a um período pós-transplante mais prolongado; a prevalência do CPNM a 10 anos após o transplante é de 32%.[143,145,146] Na população HIV positiva o CCB perde apenas para o SK como a neoplasia maligna mais comum, com prevalência de 1,8%.[147] A contagem de CD4 não se correlaciona à incidência nem à gravidade do CCB, mas pode ter um papel mais significativo no desenvolvimento do CCEc.[138,139]

Outro fator de risco para o desenvolvimento do CCEc é o uso de voriconazol no tratamento de infecções fúngicas invasivas em receptores de transplantes e em pacientes portadores de HIV. Diversos relatos descreveram a fotossensibilidade induzida por voriconazol levando ao desenvolvimento acelerado de CCEc,[148] porém o mecanismo exato de fototoxicidade e de progressão ao CCEc ainda não foi esclarecido.

As evidências que ligam a imunodeficiência a um risco aumentado de melanoma não são tão claras quanto para o CPNM. Há evidências conflitantes quanto a se o melanoma se encontra ou não elevado em receptores de transplantes. Em geral os dados sugerem efetivamente um risco aumentado de melanoma, porém em grau muito menor do que aquele visto para o CPNM.[149]

O resultado final do tratamento varia com o tipo de câncer de pele. Em comparação à população geral, o CPNM em pacientes imunocomprometidos – especialmente o CCEc – é mais frequentemente invasivo e agressivo, com uma frequência mais alta de metástases e de recorrência.[136,150-152] Embora já tenham sido relatados tipos mais agressivos de CCB em pacientes HIV positivos, as técnicas excisionais padrão acarretam taxas de cura semelhantes àquelas na população geral.[150,151,153-155] O CCEc, em contraste, se associa a uma mortalidade mais elevada em pacientes em imunossupressão, com mortalidade em torno de 3% em receptores de transplantes e de até 50% em pacientes de HIV apresentando CCEc metastático.[156,157] O melanoma também apresenta características mais agressivas no contexto da imunossupressão e taxas mais baixas de sobrevida livre da doença e de sobrevida global foram demonstradas em pacientes HIV positivos.[158] Assim como no tratamento do SK, a redução da imunossupressão em receptores de transplantes se associa a uma incidência reduzida e a uma evolução final melhor no câncer de pele.[152] Não foram estabelecidas diretrizes claras para o tratamento do CCEc ou do melanoma em pacientes de HIV, mas é geralmente recomendada a excisão local, com a consideração imediata da terapia sistêmica.[151] Devido à natureza agressiva do câncer de pele em pacientes em imunossupressão, é recomendada a detecção imediata, com um limiar baixo de biópsia de lesões suspeitas.

CARCINOMA DE CÉLULAS ESCAMOSAS NÃO CUTÂNEO

Os dados relativos à incidência do CCE não cutâneo em pacientes imunodeficientes são mistos. Alguns estudos relataram uma incidência aumentada em receptores de transplantes, com uma grande série relatando uma incidência de 0,5%, que foi um aumento de vinte vezes em relação à população controle.[159,160] Mais especificamente, os pacientes que se submeteram a um transplante de fígado tiveram um risco ainda maior, especialmente de CCE da cavidade oral.[161-163] Fatores de confusão de uso pré-transplante de tabaco e de álcool, porém, podem contribuir para a incidência aumentada vista em ambos os grupos.[159,163-165] A frequência de tabagismo em pacientes HIV positivos nos Estados Unidos é mais alta que na população geral, de 52 a 60% em geral e de até 80% em áreas urbanas.[56] Justifica-se a cessação do tabagismo e o aconselhamento quanto ao abuso de álcool, assim como a detecção precoce do CCE por biópsias das lesões suspeitas. Níveis elevados de imunossupressão em receptores de transplantes e contagens CD4 mais baixas podem conferir um risco aumentado.[159,166] Os pacientes imunodeficientes parecem efetivamente apresentar uma evolução clínica mais virulenta que a população geral. Os receptores de transplantes e os pacientes com HIV tendem a procurar cuidados médicos com uma idade mais precoce e com uma doença mais avançada que seus correspondentes imunocompetentes.[159,160,166]

Foram realizados menos estudos focalizando CCE de cabeça e pescoço (CCECP) em pacientes HIV positivos e em receptores de transplantes. Um estudo de um grupo populacional dinamarquês verificou que os pacientes portadores de HIV tinham um aumento para o triplo na incidência de CCECP.[167] Frequências aumentadas de cânceres da tireoide, da faringe, da nasofaringe, da laringe e

PARTE I | OTORRINOLARINGOLOGIA GERAL

das glândulas salivares foram observadas em receptores de transplantes.[50,144,168,169] Os receptores de transplantes de órgãos sólidos evidenciam uma frequência mais alta de câncer do lábio.[50] O diagnóstico do CCE da cavidade oral em receptores de transplantes se torna mais difícil devido à aparência causadora de confusão da doença enxerto *versus* hospedeiro (DEVH) crônica, discutida mais adiante neste capítulo.[170] De maneira geral, o local mais comum de CCECP em pacientes imunodeficientes é a laringe, seguida da cavidade oral e da orofaringe.[164,171]

A imunodeficiência avançada pode contribuir para o desenvolvimento do CCECP. Um grande estudo de um grupo populacional demograficamente compatível demonstrou um risco aumentado de CCE da cavidade oral e da faringe unicamente em pacientes com a contagem CD4 abaixo de 200 células/mL.[172] Outros locais com risco aumentado de CCE em pacientes HIV positivos são a nasofaringe e as glândulas salivares, em que o EBV tem um papel oncogênico.[173] Uma atenção progressivamente crescente tem sido dedicada ao estado HPV em receptores de transplantes e em pacientes HIV positivo, devido ao reconhecimento da relação causal entre o HPV e o CCE orofaríngeo na população geral. A maior suscetibilidade à infecção pelo HPV em receptores de transplantes e em pacientes HIV positivos pode ter um papel importante na ocorrência do CCECP não cutâneo.[48,171,174] A infecção pelo HPV se associa ao CCECP, especialmente na orofaringe e mais especificamente na amígdala, sendo o tipo mais comumente visto o HPV16.[175] O comprometimento imune poderia supostamente levar a uma frequência aumentada de infecção e à não resolução das infecções.[176] O papel do HPV16 e do HPV18 na oncogênese do CCE do colo uterino e de cabeça e pescoço sugere que a vacinação profilática contra o HPV em pacientes imunodeficientes pode ser útil na prevenção do CCE, mas os estudos ainda não confirmaram essa teoria.

O tratamento de receptores de transplantes e de pacientes HIV positivos apresentando CCECP deve seguir as diretrizes estabelecidas. Embora a intervenção cirúrgica continue a ser uma opção importante, os pacientes requerem com frequência uma terapia combinada na doença avançada. O uso da quimioterapia nesses pacientes pode colocá-los em risco significativo de infecções oportunistas, devendo a escolha dos fármacos quimioterápicos ser efetuada levando-se em conta o risco da imunossupressão. Dados sugestivos de que receptores de transplantes e pacientes HIV positivos são capazes de tolerar a radioterapia a cabeça e pescoço, com toxicidades semelhantes àquelas dos pacientes imunocompetentes, estão sendo observados.[144,177-179] A transferência tecidual livre foi demonstrada como sendo uma opção viável em receptores de transplantes submetidos a uma cirurgia de extirpação, com morbidade semelhante àquela de pacientes não transplantados.[180]

LINFOMA

Pacientes HIV positivos e receptores de transplantes têm um risco maior de apresentarem linfoma não Hodgkin (LNH) e linfoma de Hodgkin (LH) que os indivíduos imunocompetentes. O LNH associado ao EBV é o tipo de linfoma que se desenvolve mais comumente em ambos os grupos e é uma neoplasia maligna definidora da AIDS. Os LNH são um grupo heterogêneo de tumores, mas a grande maioria (> 95%) deles deriva de células B.[118] Os linfomas que ocorrem em receptores de transplantes em imunossupressão são classificados numa entidade mórbida designada como *transtorno linfoproliferativo pós-transplante* (PTLD). Em 2008, a OMS atualizou sua classificação dos tumores de tecidos hematopoiéticos e linfáticos visando a definir melhor essa categoria heterogênea de doenças.[181] O PTLD é dividido em quatro categorias: 1) lesões iniciais (hiperplasia plasmocitária reativa, semelhante à mononucleose infecciosa); 2) polimórfico (policlonal e monoclonal); 3) monomórfico (linfomas de células B e de células T); e 4) linfomas LH e semelhantes ao LH clássicos. A classificação da OMS para os linfomas relacionados à AIDS inclui três categorias: 1) linfomas que ocorrem também em pacientes imunocompetentes (p. ex., de

Burkitt, difuso de grandes células B, de Hodgkin); 2) linfomas que ocorrem especificamente em pacientes HIV positivos (linfoma efusional primário, linfoma de grandes células B ocorrendo na doença de Castleman multicêntrica associada ao HHV8 e linfoma plasmoblástico [PBL]); e 3) linfomas que também ocorrem nos estados de imunodeficiência. Muitos dos LNH relacionados à AIDS são linfomas de células B associados ao EBV, como o linfoma de Burkitt, o linfoma difuso de grandes células B e o PBL.[118,128,182,183]

Juntamente com o HHV8, o EBV é um membro da família *Gammaherpesvirus*. Estima-se que mais de 90% da população mundial adulta estejam infectados.[184] O EBV é encontrado em até 50% dos LNH relacionados à AIDS e em praticamente 90% dos casos de PTLD.[185-187] O EBV altera a expressão e a regulação de proteínas do gene supressor tumoral (*TP53*), o que contribui supostamente para a oncogênese; todavia, devido à presença praticamente ubíqua da infecção pelo EBV, pode ser que o risco de desenvolvimento do LNH seja determinado pela intensidade da imunossupressão.[80,128,185] Entretanto, os pacientes imunodeficientes não foram verificados como tendo uma frequência aumentada de câncer nasofaríngeo associado ao EBV e o EBV não foi demonstrado numa grande proporção dos LNH relacionados à AIDS.[188] Portanto, o papel do EBV na oncogênese do LNH ainda não foi esclarecido e constitui uma área de investigação contínua.

Linfoma Não Hodgkin Relacionado à AIDS

Epidemiologia e Quadro Clínico Inicial. O LNH relacionado à AIDS ocorre em até 19% dos pacientes HIV positivos e é a segunda mais comum condição maligna que se manifesta nessa população.[128,189] Os pacientes tendem muito mais a procurar cuidados médicos apresentando uma doença avançada, sintomas sistêmicos (febre, calafrios, suores noturnos e/ou perda de peso) e um acometimento extralinfonodal, incluindo o envolvimento da medula óssea, em comparação a seus correspondentes imuncompetentes.[118,128,189] De fato, 70 a 80% dos LNH relacionados à AIDS são diagnosticados inicialmente no estádio III ou IV da doença; isso contrasta nitidamente com apenas 10 a 15% dos LNH de alto grau na população HIV negativa.[190-193] Enquanto muitos LNH se desenvolvem no contexto da imunossupressão avançada, a doença também pode ocorrer no contexto da imunocompetência relativa e, portanto, não pode ser afastada com base numa contagem CD4 elevada ou numa baixa carga viral. O linfoma de Burkitt, mais especificamente, foi notado como ocorrendo em pacientes com uma contagem CD4 relativamente alta.[194,195] Enquanto a incidência do SK declinou agudamente desde o advento da HAART, o efeito da HAART sobre a incidência do LNH relacionado à AIDS foi muito mais modesto, mas é ainda assim significativo.[54]

Tal como nos pacientes imunocompetentes portando um LNH, o LNH relacionado à AIDS ocorre mais comumente na região de cabeça e pescoço e quase dois terços dos pacientes apresentam manifestações de cabeça e pescoço.[189] O acometimento extralinfonodal é duas vezes mais comum no LNH relacionado à AIDS em comparação ao LNH não associado ao HIV.[189,196,197] Os locais extralinfonodais em cabeça e pescoço incluem a cavidade oral, a região nasossinusal, a faringe, a nasofaringe, a órbita, a glândula parótida, a laringe, a mandíbula e o sistema nervoso central (SNC).[198-204] Outros locais de acometimento extralinfonodal incluem o trato GI, a medula óssea e o fígado. O acometimento linfonodal predomina no pescoço, com o envolvimento frequente da região submandibular, da jugulodigástrica e da supraclavicular.[205]

O LNH de cabeça e pescoço frequentemente se manifesta de início por um tumor expansivo. Sintomas constitucionais estão presentes com frequência e febre, suores noturnos e uma perda de peso não intencional (> 10% da massa corporal) são vistos em 82% dos pacientes.[206] Os sintomas iniciais dependem da localização da doença. O linfoma nasossinusal em geral se manifesta inicialmente por obstrução nasal ou outros sintomas inespecíficos consistentes com uma rinossinusite crônica.[207] O LNH da cavidade oral afeta mais comumente a gengiva e o palato e pode se

6 | MANIFESTAÇÕES DE CABEÇA E PESCOÇO EM PACIENTES IMUNOCOMPROMETIDOS

manifestar por uma afta persistente, um tumor expansivo ou dentes moles. Rouquidão, sintomas respiratórios e disfagia podem indicar o acometimento da laringe ou da faringe. O linfoma nasofaríngeo pode se manifestar por obstrução nasal e por uma otite média serosa. Os pacientes recém-diagnosticados como portando um LNH devem ser avaliados quanto à infecção por HIV devido à íntima associação ao HIV.

O linfoma plasmoblástico (PBL) é um tipo raro de linfoma difuso de grandes células B que envolve tipicamente a cavidade oral e a mandíbula, mas já foi relatado em outras regiões, incluindo os seios paranasais, a parótida, a laringe, a pele e os linfonodos.[118,187,208,209] Apesar de muitos casos ocorrerem como LNH relacionado à AIDS, já houve relatos de PBL ocorrendo em receptores de transplantes e em pacientes imunocompetentes.[210-213] A gengiva e a mucosa do palato duro são envolvidas com grande frequência e os tumores têm propensão à invasão do osso adjacente.[214] Essas lesões devem ser distinguidas de expansões gengivais benignas como o granuloma piogênico e o granuloma de células gigantes periférico.[208] Foi proposto anteriormente um possível papel para o HHV8 na oncogênese, mas o conjunto de evidências atuais sugere que a presença do HHV8 afasta o PBL; em contraste, as evidências apoiam uma possível associação ao EBV.[215] O diagnóstico de PBL indica um prognóstico desfavorável, independentemente da modalidade de tratamento.[216]

Diagnóstico. O diagnóstico do linfoma em pacientes HIV positivos começa por um alto grau de suspeita. Outras manifestações comuns da doença do HIV, como linfadenopatia periférica generalizada e ulcerações orais benignas, podem imitar o linfoma. A combinação de uma lesão rapidamente expansiva e sintomas constitucionais é particularmente preocupante quanto ao LNH. O diagnóstico do linfoma pode ser feito através de biópsia por aspiração com agulha fina (AAF). Embora o tipo histológico possa ser determinado em alguns casos a partir de um bloco celular após a aspiração, espécimes teciduais maiores são frequentemente necessários para o diagnóstico e a determinação do tipo histológico; por esta razão, podem ser consideradas biópsias abertas. O prognóstico e o tratamento dependem da presença do acometimento extralinfonodal; deve ser efetuada, portanto, uma investigação exaustiva do SNC, do mediastino e do abdome por RM ou por TC, caso não se disponha da RM. A doença leptomeníngea é a manifestação mais comum do envolvimento do SNC e ocorre em até 10% dos pacientes; ela é avaliada de maneira melhor por RM.[217,218] Uma cintilografia óssea e uma biópsia da medula óssea também podem ser úteis no processo de determinação do estádio.

Prognóstico e Tratamento. Desenvolvido em 1993, o International Prognostic Index (IPI) é um instrumento clínico utilizado para se predizer a sobrevida no LNH.[219] Os fatores associados a um prognóstico desfavorável incluem uma idade acima de 60 anos, estádio tumoral avançado, desidrogenase lática sérica elevada, estado geral comprometido e mais de um local de acometimento extralinfonodal. O instrumento foi validado em pacientes com linfoma relacionado à AIDS, porque escores IPI de alto risco foram demonstrados como predizendo uma sobrevida baixa.[190,220-221] Um grande estudo demonstrou as taxas de sobrevivência nos grupos de baixo risco, risco baixo-intermediário, risco intermediário-alto e alto risco como sendo de 66, 42, 35 e 8%, respectivamente, na era HAART.[222] Dados recentes sugeriram que na época atual a relação entre a contagem CD4 e a sobrevida no LNH pode ser menos significativa do que se supunha anteriormente.[220,223] Entretanto, outros relatos mostraram que a contagem de CD4 continua a ser um fator preditivo da sobrevivência.[224-226] A sobrevivência global no LNH antes do advento da HAART era de apenas 10%.[118] Numerosos estudos demonstraram uma sobrevivência melhorada ao se combinar a HAART à quimioterapia combinada padrão. Até 92% dos pacientes vêm a obter a remissão completa e quase chegam à sobrevida por 5 anos, mesmo com escores de risco IPI intermediário-altos.[190,226,227] No entanto, ainda há um hiato na sobrevida entre os pacientes HIV positivos e a população geral portando LNH.[228]

O LNH relacionado à AIDS é tratado tipicamente pela quimioterapia por múltiplos medicamentos em combinação à HAART. A terapia precisa equilibrar a necessidade de se erradicar a neoplasia ao risco de uma imunossupressão ainda maior. O tratamento sistêmico do LNH pode ser complicado por supressão da medula óssea, por mucosite e por infecções oportunistas, acarretando altas taxas de morbidade e mortalidade.[128] Rituximab, um anticorpo monoclonal, foi demonstrado como obtendo taxas de remissão semelhantes em pacientes HIV positivos e negativos.[229] A radioterapia tem um papel em pacientes apresentando doença localizada ou no tratamento paliativo de lesões sintomáticas. O LNH confinado aos linfonodos cervicais tem uma resposta melhorada à terapia, com sobrevivência mais prolongada que o acometimento extralinfonodal, envolvendo os seios paranasais, a mandíbula e outros locais extralinfonodais.[204] O linfoma primário do SNC tem talvez o pior prognóstico; ele tem uma tendência a apresentar recorrência e se associa a uma imunossupressão profunda.[193,230] A evolução final de casos de LNH agressivo e em recidiva é extremamente desfavorável e não se dispõe de nenhum tratamento eficaz. O tratamento de escolha do LNH recidivado em pacientes imunocompetentes é o transplante autólogo de células-tronco; infecções oportunistas e a toxicidade têm limitado seu uso no LNH relacionado à AIDS.[231]

Transtorno Linfoproliferativo Pós-transplante

O transtorno linfoproliferativo pós-transplante (TLPT) é uma complicação do transplante de órgãos sólidos e de células-tronco que se caracteriza por uma linfoproliferação anormal impulsionada pelo EBV. A incidência global em adultos é de aproximadamente 2 a 3% e em crianças a incidência se aproxima dos 8%.[186,232] O TLPT é a segunda mais comum neoplasia maligna que se desenvolve em receptores de transplantes, depois das neoplasias malignas cutâneas.[164] Quase 40% dos pacientes procuram cuidados médicos por achados na região de cabeça e pescoço, especialmente no anel de Waldeyer e nos linfonodos cervicais.[233] O TLPT que envolve cabeça e pescoço se manifesta habitualmente por sintomas semelhantes aos da mononucleose infecciosa e por hipertrofia adenotonsilar, podendo se associar à obstrução das vias aéreas superiores.[164,233,234] O TLPT também já foi relatado envolvendo os lábios, a gengiva, a pele facial, a cavidade nasal e os seios paranasais.[199,235,238]

Muitos TLPT são LNH do tipo de células B.[164] A incidência varia significativamente com o tipo de órgão transplantado, com a taxa mais alta em transplantes de múltiplos órgãos ou de intestino e a taxa mais baixa em transplantes renais.[186] O TLPT se desenvolve no contexto de uma imunossupressão grave, que dificulta a formação de uma resposta imune dos linfócitos T citotóxicos ao EBV. O risco de desenvolvimento de TLPT é mais alto em pacientes não afetados anteriormente pelo EBV, o que pode explicar a incidência mais alta em crianças. Ele ocorre numa distribuição temporal bimodal e muitos casos se evidenciam nos 2 primeiros anos após o transplante, com um pico menor ocorrendo mais de 2 anos após o transplante.[186]

O tratamento deve ser dirigido inicialmente à diminuição do regime de imunossupressão para possibilitar uma resposta adequada das células B. Até 50% dos pacientes respondem à redução da imunossupressão.[239,240] Os pacientes que não respondem podem tornar necessária uma terapia sistêmica tal como a quimioterapia combinada, a terapia por citocinas ou a terapia anti-CD20 (rituximab).[164,186] A cirurgia é reservada para o controle de sintomas locais; a obstrução das vias aéreas superiores ocasionada pela hipertrofia adenotonsilar pode tornar necessário se recorrer à cirurgia.[241,242]

Linfoma de Hodgkin

O linfoma de Hodgkin (LH) pode ser visto em receptores de transplantes e em pacientes portadores de HIV. Ele é muito mais raro como manifestação do TLPT em receptores de transplantes que o LNH, constituindo apenas 1,8 a 3,5% de todos os TLPT, mas sua incidência ainda é quinze vezes maior do que na população geral.[243,244] Os fatores de risco de desenvolvimento de LH em receptores de transplantes incluem transplante de medula óssea e história de DEVH.[243,245] O TLPT do tipo LH se assemelha clinicamente ao LH clássico que ocorre no contexto pós-transplante, mas se distingue por suas características patológicas, como os marcadores celulares e a proliferação de fundo.[243,245] O LH tem prognóstico melhor que os outros linfomas TLPT e deve ser tratado da mesma maneira, com foco na quimioterapia apropriada e na redução da imunossupressão.[243,244]

Linfoma de Hodgkin em Portadores do Vírus da Imunodeficiência Humana. Embora não seja considerado como uma ADM, o LH é a mais comum NADM ocorrendo em pacientes portadores de HIV.[51,56] A incidência do LH é de quase cinco a quinze vezes maior em pacientes portadores de HIV (LH-HIV) em comparação aos pacientes HIV negativos.[245,246] Os dados sugerem que o LH-HIV é mais comum em indivíduos masculinos homossexuais e usuários de drogas endovenosas que em outros grupos de risco do HIV.[128,247] Várias características distinguem o LH-HIV do LH que ocorre em pacientes HIV negativos. Os pacientes com LH-HIV tendem mais a procurar cuidados médicos com uma doença avançada, envolvimento extralinfonodal que inclui a medula óssea (em até 50% dos casos) e sintomas sistêmicos (em 40% dos casos, em comparação a 27% nos pacientes HIV negativos).[247-249] Em ambos os grupos o envolvimento linfático cervical é muito comum; uma série demonstrou o envolvimento dos linfonodos cervicais em todos os casos de LH-HIV.[247] É digno de nota que o EBV está presente em mais de 90% dos pacientes de LH-HIV, em comparação a menos de 90% dos casos de LH em pacientes não HIV.[182,249]

A histologia do LH-HIV também é distinta daquela da população geral. Os pacientes HIV positivos apresentam em frequência maior os subtipos agressivos de celularidade mista e de depleção linfocitária, em comparação à predominância dos subtipos linfócitos nodulares na população geral.[246] O achado mais surpreendente no LH-HIV é que, contra todas as expectativas, sua incidência aumentou na era pós-HAART.[54] Os pacientes em imunossupressão moderada (contagem CD4 entre 225 e 249 células/μL) têm mais do dobro da probabilidade de desenvolver LH-HIV que os pacientes em imunossupressão grave (contagem CD4 < 25 células/μL).[246] Acredita-se que uma contagem CD4 aumentada possibilita maior sobrevida das células de Reed-Sternberg, que são as células patológicas vistas caracteristicamente no LH.[250] A avaliação para classificação do estádio ao diagnóstico de LH-HIV deve incluir a aquisição de imagens como TC do crânio, do tórax e do abdome, além de biópsia da medula óssea.[182] A avaliação do estado imune do paciente deve ser também realizada, por testes da contagem CD4 e da carga viral.

O padrão de tratamento aceito para o LH-HIV consiste na quimioterapia combinada juntamente com a ART. Os pacientes tratados por HAART em combinação à quimioterapia evidenciaram melhoras na resposta à terapia e apresentam sobrevida livre de doença e sobrevida global mais longa em comparação aos pacientes tratados por quimioterapia combinada tão somente.[249,251] Foram relatadas taxas de sobrevida global de 80%, que se aproximam dos resultados vistos na população geral.[252]

OUTRAS NEOPLASIAS

Os relatos de casos de outras neoplasias malignas de cabeça e pescoço em pacientes imunodeficientes incluem tumores musculares lisos associados ao EBV, carcinomas de Merkel (associados ao poliomavírus de células de Merkel) e fibrossarcomas.[253-256] Embora o conjunto de evidências relativas à incidência de neoplasias malignas raras de cabeça e pescoço seja atualmente limitado, pesquisas continuadas sobre mecanismos oncogênicos em geral e em pacientes imunodeficientes mais especificamente vão possibilitar um conhecimento mais profundo desse problema complexo.

ACOMETIMENTO DE GLÂNDULAS SALIVARES

XEROSTOMIA EM PORTADORES DO VÍRUS DE IMUNODEFICIÊNCIA HUMANA E EM TRANSPLANTADOS

Assim como os receptores de transplantes, os pacientes HIV positivos são significativamente afetados por xerostomia. A prevalência da xerostomia foi relatada como sendo de 2 a 10% em pacientes HIV positivos e de mais de 60% em receptores de transplantes de células-tronco (SCT).[257,258] A xerostomia é mais provável no contexto da DEVH crônica, que se evidencia em até 40 a 70% dos pacientes que recebem transplantes de doadores não aparentados compatíveis; 80% dos pacientes com DEVH extensa se queixam de xerostomia.[259-261] No contexto do HIV, alguns casos são induzidos iatrogenicamente pelo uso da HAART, de antidepressivos e de outros medicamentos, enquanto outros casos são causados pela respiração bucal crônica secundária ao acometimento nasossinusal ou à hipertrofia adenoide. Outros ainda estão relacionados à síndrome de linfocitose infiltrativa difusa (discutida mais adiante). A razão de fluxo salivar foi demonstrada como estando diminuída na presença de HIV ou de DEVH, o que leva a uma incidência aumentada de cáries dentárias e de alterações da deglutição.[257,262,263] Substitutos de saliva, irrigações frequentes com soro fisiológico e sialogogos ajudam a aliviar esses problemas. As cáries dentárias podem ser evitadas por flúor.

LESÕES DAS GLÂNDULAS SALIVARES EM PORTADORES DO VÍRUS DE IMUNODEFICIÊNCIA HUMANA

Lesões das glândulas salivares são comuns em pacientes HIV positivos, especialmente em crianças, nas quais até 18% podem procurar cuidados médicos devido a tumores parotídeos.[264,265] Essas lesões podem decorrer de neoplasias malignas relacionadas à AIDS, como o LNH ou o SK, da síndrome de linfocitose infiltrativa difusa (SLID) ou, em casos muito raros, da lipomatose da parótida. A maioria dos tumores em glândulas salivares de pacientes HIV positivos, porém, decorre de uma condição benigna designada como *cisto linfoepitelial benigno* (CLEB).[202,203,266-268] Esses cistos produzem um aumento de volume persistente e não hipersensível associado a uma linfadenopatia cervical.[269] Eles ocorrem em 3 a 6% dos adultos e em 1 a 10% das crianças com HIV.[270] Embora

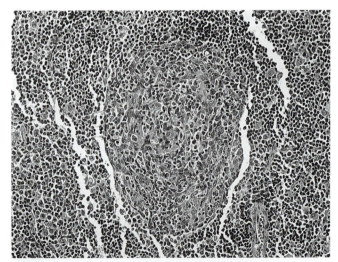

FIGURA 6-3. Cisto linfoepitelial benigno. Fotomicrografia demonstrando a metaplasia escamosa do epitélio ductal em um caso de doença linfoepitelial cística da glândula parótida relacionado ao vírus da imunodeficiência humana (200x).

praticamente patognomônicos da infecção por HIV, já foi relatada sua ocorrência em pacientes HIV negativos.[271] Seu desenvolvimento decorre supostamente da proliferação linfoide, ocasionando a obstrução dos ductos e a dilatação da glândula salivar, ou da proliferação linfoide em linfonodos intraparotídeos, que faz com que o epitélio glandular fique sequestrado no interior dos linfonodos e acarreta uma dilatação cística.[272,273] As secreções espessas podem ocasionar a obstrução de ductos, com sialadenite e dor como consequência disso.[274] Essas lesões têm proporções variáveis de componentes císticos e sólidos e, embora possa se evidenciar apenas um acometimento clínico unilateral, a avaliação radiológica frequentemente revela alterações bilaterais.[275-277] Histologicamente os cistos linfoepiteliais benignos têm paredes revestidas por um epitélio escamoso hiperplásico e metaplásico e apresentam agregados de proliferação linfoide.[269] Muitos deles ocorrem na glândula parótida, mas alguns são também encontrados na glândula submandibular e em raras ocasiões em outros locais, como na cavidade oral, na tireoide ou no pâncreas.[270] O diagnóstico diferencial das lesões císticas da parótida inclui a síndrome de Sjögren, o tumor cístico de Warthin e os cistos da fenda branquial. Os tumores císticos de Warthin bilaterais podem ser diferenciados radiologicamente dos cistos linfoepiteliais benignos com base na presença de nodularidade focal nos tumores de Warthin e na linfadenopatia associada aos cistos.[277]

A avaliação de pacientes HIV positivos que procuram cuidados médicos devido a tumores em glândulas salivares deve começar por uma coleta meticulosa da história focalizando o momento de início e a razão de crescimento do tumor, assim como todo e qualquer sintoma associado a ele, como dor. Sintomas constitucionais como perda de peso, febre e suores noturnos devem ser investigados; a presença de qualquer um deles deve alertar o médico quanto à possibilidade de linfoma ou tuberculose (TB). O exame físico deve focalizar as características comuns do cisto linfoepitelial benigno – deve-se examinar o lado contralateral quanto a tumores bilaterais e o pescoço quanto a linfadenopatia. O examinador deve procurar evidências de malignidade, como endurecimento, dor, fixação e disfunção do nervo facial.

A PAAF pode ser útil para o diagnóstico de tumores nas glândulas salivares. Tumores unilaterais e aqueles suspeitos de malignidade devem ser submetidos à PAAF. Um estudo de 99 PAAF da parótida em pacientes HIV positivos verificou que 75% delas eram consistentes com CLEB, 14% eram infecciosos/inflamatórios e 6% eram neoplásicos. Todas as lesões neoplásicas eram malignas; três eram LNH, uma era um mieloma múltiplo, um era um adenocarcinoma metastático do pulmão e um era uma extensão direta de um CCB cutâneo. Em 6% dos pacientes a PAAF não se mostrou diagnóstica.[278] Um estudo maior e mais recente da PAAF de tumores em glândulas salivares em pacientes HIV positivos relatou que 34% eram linfadenopatias reativas, 23% eram CLEB e 23% se deviam a organismos infecciosos (mais comumente *Mycobacterium*). Além disso, 7% dos pacientes apresentavam uma doença neoplásica que incluía adenoma pleomórfico, linfoma, SK, CCE e rabdomiossarcoma.[270] O carcinoma de células claras também foi relatado em pacientes HIV positivos.[279] A PAAF dos cistos linfoepiteliais benignos revela uma população linfoide heterogênea, macrófagos espumosos esparsos e células escamosas anucleadas contra um fundo proteináceo.[269] Centros germinativos, ilhotas mioepiteliais que constituem a metaplasia do epitélio ductal e a dilatação cística dos ductos (Fig. 6-3) diferenciam os CLEB do linfoma.[280] A aspiração também pode ser útil para o alívio de sintomas em cistos maiores, ainda que as lesões frequentemente recidivem. Os aspirados iniciais devem ser enviados para avaliação citológica e microbiológica.

Há diversas opções de tratamento para os pacientes apresentando cistos linfoepiteliais benignos. Os pacientes que ainda não estiverem recebendo a HAART devem ser encaminhados para o início do tratamento, porque essas lesões podem regredir com a terapia antiviral.[281-283] A observação tão somente constitui a melhor opção em pacientes minimamente sintomáticos sem deformidades estéticas significativas. O tratamento radioterápico em doses baixas acarreta uma redução de mais de 50% no tamanho da lesão. Essas melhoras, porém, duram tipicamente menos de 10 meses.[284] Alguns pacientes são tratados por aspirações com agulha repetidas, porém a natureza repetitiva desse tratamento está abaixo do nível ótimo. A aspiração com agulha combinada à escleroterapia por doxiciclina ou tetraciclina pode produzir uma diminuição significativa no tamanho da lesão.[285-287] Tem-se empregado uma solução de doxiciclina a 100 mg/6 mL, injetada por um cateter endovenoso após a aspiração do cisto. Muitos pacientes ficam com massas fibróticas residuais menores, mas os resultados de longo prazo desse tratamento não são conhecidos.[285,286] Outros medicamentos usados na escleroterapia incluem o morruato de sódio, etanol e bleomicina.[288-291] A aderência a precauções padrão é obrigatória ao se tratar os cistos linfoepiteliais benignos, porque o antígeno nuclear e o RNA do HIV foram confirmados no líquido do cisto, até mesmo em pacientes com carga viral sérica indetectável.[292]

Os CLEB associados ao HIV tipicamente não tornam necessária a parotidectomia. Entretanto, a parotidectomia ou a enucleação das lesões pode ser considerada em cistos que apresentam rápidas mudanças de tamanho, sejam desfigurantes ou acarretem sintomas significativos por pressão. Além de conseguir abordar as lesões grandes, a cirurgia proporciona uma resposta completa com uma taxa de recorrência muito baixa.[293-295] Outras indicações de parotidectomia incluem uma citologia da PAAF sugestiva de neoplasia, tumores unilaterais com um componente sólido significativo ou características preocupantes quanto a uma neoplasia maligna. Não foi relatada a transformação maligna de CLEB.[269]

SÍNDROME DE LINFOCITOSE INFILTRATIVA DIFUSA

Um aumento da glândula parótida associado a sintomas de ressecamento foi reconhecido em pacientes HIV positivos na década de 1980 e Itescu et al.[296] foram os primeiros a categorizar a síndrome de linfocitose infiltrativa difusa (SLID) como uma entidade discreta em 1990. A síndrome ocorre no contexto do HIV e se caracteriza pelo aumento de tamanho da glândula salivar e por linfocitose CD8 visceral e circulante. Associa-se frequentemente à linfadenopatia cervical e até 60% dos pacientes relatam igualmente sintomas de ressecamento, como xerostomia e xeroftalmia.[274,297,298] O acometimento extraglandular na síndrome SLID pode incluir uma pneumonite intersticial linfocitária ou disfunção renal.[289,299] Ela ocorre o dobro da frequência em negros em comparação aos indivíduos brancos.[300,301] O diagnóstico é confirmado

---

Quadro 6-5. DIAGNÓSTICO DIFERENCIAL DE TUMORES NO PESCOÇO EM PACIENTES IMUNODEFICIENTES

Síndrome de linfocitose infiltrativa difusa (pacientes HIV positivos)
Idiopáticas
Infecciosas
- Linfadenite bacteriana ou abscesso bacteriano secundário a infecção da orofaringe
- Doença de arranhadura do gato (*Bartonella henselae*)
- Linfadenite micobacteriana: organismos tuberculosos e atípicos
- Linfadenite ou tireoidite por *Pneumocystis*
- Linfadenite por *Toxoplasma*
- Linfadenite viral: citomegalovírus, vírus Epstein-Barr
Cisto linfoepitelial da glândula parótida (pacientes HIV positivos)
Neoplásicas
- Sarcoma de Kaposi
- Linfoma (inclui transtorno linfoproliferativo pós-transplante)
  - Não Hodgkin
  - Doença de Hodgkin
- Carcinoma metastático
- Melanoma metastático
- Tumores das glândulas salivares
- Tumores da tireoide

HIV, vírus da imunodeficiência humana.

pela biópsia das glândulas salivares menores, que demonstra a infiltração linfocitária, ou pela cintilografia com gálio-67 positiva nos casos em que a biópsia não é possível.[274] A síndrome SLID se assemelha fenotipicamente à síndrome de Sjögren em termos do aumento de tamanho das glândulas salivares, dos sintomas de ressecamento e da histologia das glândulas salivares. O aumento da parótida é universal na síndrome SLID, mas ocorre em menos de um terço dos pacientes apresentando a síndrome de Sjögren.[274] Além disso, a síndrome SLID se caracteriza pela ocorrência mais frequente da infiltração linfocitária extraglandular, pela predominância de células CD8 nos agregados linfoides (em oposição às células CD4 na síndrome de Sjögren) e pela presença pouco frequente de autoanticorpos séricos.[274,297] O tratamento geralmente é de apoio, com foco na ART. Na era pré-HAART a síndrome SLID se manifestava em aproximadamente 3 a 4% dos pacientes HIV positivos, mas na era HAART a incidência diminuiu significativamente, para menos de 1%.[297]

ABORDAGEM DIAGNÓSTICA DOS TUMORES CERVICAIS EM PACIENTES IMUNODEFICIENTES

HISTÓRIA E EXAME FÍSICO

Os otorrinolaringologistas são frequentemente consultados para avaliar tumores no pescoço em pacientes imunodeficientes. A investigação diagnóstica se inicia por uma história completa e um exame físico meticuloso. O clínico deve interrogar o paciente quanto a fatores de risco de causas infecciosas de adenopatia cervical, incluindo doenças recentes, contato com gatos e cães, exposição a TB e fatores de risco de neoplasias malignas de cabeça e pescoço, incluindo o uso de tabaco e de álcool. Um linfonodo aumentado de tamanho tem maior probabilidade de ser patológico nos casos em que determinadas características locais e constitucionais são encontradas na história e ao exame físico.

Embora sintomas constitucionais por si só não sejam indicadores específicos de uma infecção ou de uma neoplasia maligna, a presença desses sintomas sem uma causa reconhecida justifica uma investigação mais a fundo. A linfadenopatia cervical causada por linfoma em pacientes imunodeficientes se associa a sintomas B em praticamente 50% dos pacientes.[118,247,248,302] A distribuição, o tamanho e a mobilidade dos linfonodos cervicais podem sugerir uma etiologia infecciosa ou maligna. A linfadenopatia cervical que tenha mais de 2 cm, seja unilateral, dolorosa, profunda ou assimétrica, é suspeita de uma doença, como a doença granulomatosa ou linfoma.[303] Uma adenopatia hipersensível tende mais a ser secundária a uma infecção bacteriana, como na linfadenite supurativa ou na TB, enquanto linfonodos cervicais aumentados de tamanho e não hipersensíveis podem decorrer de uma neoplasia maligna.[304] Um exame meticuloso de cabeça e pescoço deve procurar locais potenciais de infecção ou de condições malignas.

DIAGNÓSTICO DIFERENCIAL

São escassos os dados objetivos relativos à incidência de adenopatia cervical em pacientes HIV positivos, porém uma série demonstrou que 54% de todos os pacientes HIV positivos que foram enviados para a PAAF de um linfonodo aumentado de tamanho apresentavam envolvimento dos linfonodos cervicais.[305] Aproximadamente 40% dos pacientes HIV positivos com adenopatia apresentam uma linfadenopatia reativa benigna e de 20 a 30% deles têm etiologia tuberculosa.[306-308] Nesse pano de fundo de adenopatia hipertrófica, porém, há casos de outras etiologias infecciosas e neoplásicas, incluindo infecções fúngicas, infecção por *Pneumocystis jiroveci* (anteriormente *Pneumocystis carinii*), linfoma, SK e outros processos que ocorrem na população geral (Quadro 6-5).[305,306,308] Uma neoplasia maligna pode estar presente em até 10% dos casos. A tendência de múltiplos processos patológicos a coexistir nessa população e a baixa sensibilidade de muitos

achados e testes clínicos tornam necessária a realização de avaliações microbiológicas e histológicas do tecido linfonodal. O estado imune do paciente, conforme indicado pela história de infecções oportunistas, a contagem CD4 e a carga viral, pode ajudar a diminuir a amplitude do diagnóstico diferencial das adenopatias cervicais. Embora o LNH e as infecções micobacterianas tendam mais a estar presentes no contexto de uma imunossupressão avançada, a contagem CD4 por si só não é suficiente para se afastar uma neoplasia maligna ou uma infecção.[194,195,246]

A TB extrapulmonar é a segunda causa mais comum de linfadenopatia cervical em pacientes HIV positivos, depois da linfadenopatia cervical benigna.[305,306,308] A TB continua a ser uma causa importante de morte em pacientes HIV positivos, mas tratamentos eficazes se encontram largamente disponíveis; por essa razão, o pronto diagnóstico e o início imediato do tratamento são essenciais. O local mais comum de envolvimento por TB extrapulmonar em pacientes HIV positivos é nos linfonodos, mas outros locais da região de cabeça e pescoço que podem ser afetados incluem a laringe, a cavidade oral e o lábio e a glândula parótida.[305,309-314] Os receptores de transplantes de órgãos com infecção tuberculosa também têm um risco mais alto de vir a apresentar manifestações extrapulmonares (10 a 20% dos pacientes), com o envolvimento cervical relatado em 6% deles.[315] Os locais de infecção tuberculosa na cabeça e no pescoço em receptores de transplantes incluem os linfonodos cervicais, a laringe e o ouvido médio.[311,316-318] Infecções micobacterianas não tuberculosas também ocorrem em pacientes imunocomprometidos e causam com frequência infecções pulmonares, linfadenite cervical e lesões cutâneas ulcerativas, tendo sido também relatadas como afetando o osso temporal.[319]

INVESTIGAÇÃO DIAGNÓSTICA

A PAAF é um método inicial excelente para a coleta de amostras patológicas de tumores no pescoço. O espécime deve ser analisado quanto à citologia e à cultura e por colorações para bactérias aeróbicas e anaeróbicas, micobactérias e fungos. Um bloco celular deve ser igualmente preparado, já que o linfoma é sempre uma preocupação. Isso possibilita uma avaliação diagnóstica adicional, como a citometria de fluxo, para se diferenciar um tecido reativo de um linfoma e para se determinar a classe do linfoma, o que pode ter implicações terapêuticas. A probabilidade diagnóstica da PAAF é aumentada por múltiplas passagens da agulha na lesão, aplicando-se ou não a sucção ao êmbolo da seringa. A presença de um citopatologista ou de um técnico é benéfica por duas razões: a preparação do espécime para a citologia pode ser realizada de maneira correta e criteriosa e a adequação do aspirado para o diagnóstico pode ser determinada por meio de aspirações repetidas caso necessário. A orientação ultrassonográfica aumenta a probabilidade diagnóstica em linfonodos que sejam de palpação difícil. Erros na coleta de amostras, preparação inadequada das lâminas citopatológicas e a interpretação errônea das características citológicas podem ocasionar resultados falso-negativos. Estudos recentes da PAAF em pacientes HIV positivos relataram que a frequência de amostras inadequadas era inferior a 10%.[270,306] Uma biópsia aberta deve ser considerada em pacientes com um linfoma diagnosticado pela PAAF, porém sem um espécime adequado para a tipagem histológica. Os espécimes de biópsia recentes devem ser enviados diretamente ao patologista, que deve ser informado quanto à possibilidade de linfoma. A decisão de se proceder a uma biópsia diagnóstica aberta no contexto de uma PAAF negativa ou inconclusiva deve ser motivada por uma suspeita de malignidade ou de infecção.[304,320] As condições que tornariam preferencial a realização de uma biópsia aberta incluem linfonodos com tamanho acima de 2 cm e aumentando; início associado a uma contagem CD4 baixa; linfadenopatia assimétrica, unilateral ou localizada; sintomas constitucionais de origem não determinada; adenopatia mediastinal; ou hepatoesplenomegalia. Deve-se evitar a biópsia aberta diante da suspeita de carcinoma metastático e, se possível, fazer o diagnóstico por PAAF. Ao se fazer o diagnóstico de um carcinoma metastático, deve-se proceder a um exame meticuloso do trato aerodigestivo superior sob anestesia geral em busca de um tumor primário.

O teste do derivado proteico purificado, ou teste cutâneo tuberculínico, pode facilitar o diagnóstico de uma linfadenite micobacteriana. No contexto de um grau avançado de infecção por HIV e de comprometimento imune, porém, o paciente pode apresentar anergia, acarretando uma baixa sensibilidade do teste do derivado proteico purificado. O critério para um resultado positivo num paciente infectado pelo HIV é uma reação com diâmetro acima de 5 mm e não 10 mm, como na população geral.

INFECÇÕES NASOSSINUSAIS
QUADRO CLÍNICO INICIAL E PATOGÊNESE

Assim como na população geral, as queixas nasossinusais são comuns em pacientes imunodeficientes. Enquanto o termo *rinossinusite* é frequentemente usado para se descrever a inflamação nasossinusal, o termo *sinusite* é usado para maior simplicidade. Os relatos da prevalência em pacientes HIV positivos variam de 10 a 68%, dependendo dos critérios empregados.[321,322] Até um terço dos pacientes que se submetem a SCT alogênicos e 12% dos receptores de transplantes de órgãos sólidos vêm a apresentar uma sinusite aguda.[323,324] A DEVH crônica é um fator de risco de sinusite em receptores de SCT.[325,326] Os seios maxilares e as células etmoidais são os mais frequentemente envolvidos e os sintomas de sinusite aguda ou crônica são semelhantes àqueles da população geral.[327,328] Esses sintomas incluem febre, dor facial à pressão, congestão nasal, corrimento nasal mucopurulento e secreção pós-nasal. Os pacientes com uma sinusite crônica se mostram com frequência relativamente assintomáticos e relatam apenas congestão e corrimento nasal. Os pacientes podem procurar cuidados médicos inicialmente por queixas pulmonares, como broncospasmo ou tosse, em decorrência da eliminação de secreções pós-nasais.

Vários mecanismos patogênicos foram propostos para explicar a incidência elevada de sinusite em pacientes imunocomprometidos. Em primeiro lugar, a imunidade sistêmica e local alterada em consequência da infecção pelo HIV ou da terapia imunossupressiva deixa o hospedeiro suscetível a infecções.[322] Segundo, foram notadas reduções no tempo de eliminação mucociliar em pacientes com infecção por HIV e normalidades ciliares na mucosa nasal de receptores de transplantes de medula óssea.[329-331] A função mucociliar alterada pode acarretar a estase das secreções e maior suscetibilidade a infecções nasossinusais ou pode refletir danos ao microambiente nasal por infecções repetidas, ocasionando a redução da eliminação mucociliar. Finalmente, alguns dados sugerem que a ativação das células B policlonais, com a produção aumentada de imunoglobulina E, leva à atopia aumentada em pacientes HIV positivos, que se manifesta por sintomas alérgicos novos ou aumentados (rinite alérgica, alergias a medicamentos e asma).[332] Todavia, as tentativas de se correlacionar diretamente a sinusite à doença atópica em pacientes HIV positivos não tiveram êxito e um estudo em crianças infectadas pelo HIV no período perinatal não encontrou uma prevalência aumentada de atopia.[333,334]

O espectro de bactérias implicadas na sinusite associada à imunodeficiência se assemelha àquele visto na população geral. Os patógenos mais comuns incluem *Streptococcus pneumoniae*, *Haemophilus influenzae* e *Moraxella catarrhalis* na sinusite aguda, juntamente com espécies de *Staphylococcus* e *Pseudomonas* e organismos anaeróbicos na sinusite crônica.[335,336] Outros patógenos não fúngicos incomuns cultivados em pacientes imunocomprometidos incluem *Legionella pneumophila*, *Acantamoeba*, *Mycobacterium kansasii*, *Pasteurella multocida*, *Cytomegalovirus* e *Exserohilum* sp.[337-343]

As características clínicas e radiológicas da sinusite estão intimamente ligadas ao grau de imunossupressão. Pacientes com função imune relativamente normal (contagem CD4 ≥ 200 células/mL) devem ser tratados por regimes padrão para sinusite aguda e crônica.[335,344] Com a deterioração da função imune, os pacientes se tornam mais suscetíveis a um acometimento extenso e tendem mais a desenvolver a sinusite crônica; por esta razão, a cobertura antibiótica deve incluir espécies de *Staphylococcus* e *Pseudomonas* e organismos anaeróbicos.[335,345] Os pacientes em estádios mais avançados de imunossupressão, conforme refletido por uma contagem CD4 abaixo de 200 células/mL ou uma contagem absoluta de neutrófilos abaixo de 600 células/mL, estão em risco de infecção por uma doença mais agressiva, como a sinusite pseudomonal ou a sinusite fúngica invasiva.[346,347]

Fungos como *Aspergillus* e a ordem Mucorales, especialmente *Rhizopus* e *Mucor*, são patógenos particularmente importantes na sinusite relacionada à imunodeficiência, porque esses organismos têm o potencial de causar uma doença invasiva e frequentemente

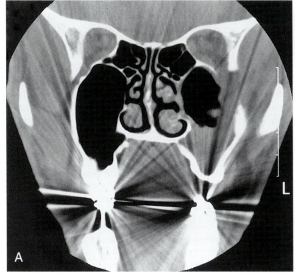
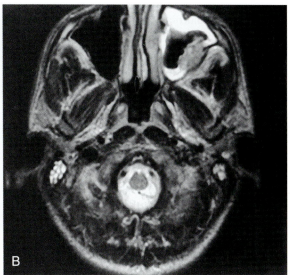

FIGURA 6-4. Imagens por tomografia computadorizada (TC) e por ressonância magnética (RM) de uma sinusite por *Aspergillus*. **A,** TC coronal dos seios paranasais mostrando sinusite maxilar esquerda com erosão da parede óssea lateral superior. **B,** RM T2 ponderada axial do mesmo paciente mostrando a mucosa do seio maxilar esquerdo acentuadamente espessada, com sinal hiperintenso consistente com inflamação e um processo transmural da parede lateral, com sinal hipointenso correspondendo à região de destruição óssea à TC. O diagnóstico diferencial inclui a doença fúngica invasiva, linfoma e carcinoma de células escamosas.

PARTE I | OTORRINOLARINGOLOGIA GERAL

fatal. A incidência da sinusite fúngica invasiva (SFI) é de 1,7% após SCT e o risco mais alto ocorre no período pós-transplante imediato.[348-350] Ela é muito mais comum nas condições hematológicas malignas, como a leucemia mielógena aguda (incidência de 14%) ou na leucemia linfoblástica aguda (incidência de 4%) que em portadores de HIV/AIDS ou no transplante de órgãos sólidos.[351,352] Essa diferença na suscetibilidade pode ser explicada pelo fato de que os neutrófilos são essenciais para a resposta imune a infecções por fungos.[353,354] Os receptores de transplantes e os pacientes portadores de HIV/AIDS geralmente conservam a função dos neutrófilos, mas pacientes nos estádios mais avançados de HIV podem vir a apresentar neutropenia e tipicamente correm o risco de SFI quando a contagem CD4 cai abaixo de 50 células/mL.[355] Qualquer que seja a causa da imunossupressão, os principais determinantes do risco são a presença da neutropenia abaixo de 600 células/mL e a duração dessa permanência.[351,353] A neutropenia funcional, tal como se vê na cetoacidose diabética, também é um fator de risco estabelecido.[352] A terapia antifúngica profilática em pacientes portando condições hematológicas malignas e em receptores de transplantes não foi demonstrada como sendo eficaz na prevenção da SFI.[350] O mais comum fungo patogênico na sinusite invasiva e não invasiva, tanto em pacientes em imunossupressão como naqueles imunocomprometidos, é o *Aspergillus fumigatus*.[347] Outros fungos que foram isolados incluem *Candida albicans, Cryptococcus neoformans, Valsa sórdida, Exserehilum* e *Scopulariopsis* sp. e outros.[351,356-360]

A sinusite fúngica invasiva é uma condição com risco de vida, e o diagnóstico precoce e o tratamento imediato são primordiais. A histopatologia combinada à cultura e às colorações constitui a abordagem diagnóstica mais eficaz na sinusite fúngica. Sintomas unilaterais (parestesias faciais, tumefação, dor ou rinorreia), com ou sem febre, num paciente com uma contagem absoluta de neutrófilos abaixo de 600 células/mL devem alertar o clínico quanto à possibilidade da SFI. O sintoma inicial mais comum é a febre.[349] A presença de proptose juntamente com achados de nervos cranianos, como diminuição dos movimentos extraoculares ou da visão, sugere um envolvimento orbital. Meningismo e alterações do estado mental são sintomas do estádio avançado sugestivos de disseminação intracraniana.

DIAGNÓSTICO

A avaliação inicial de um paciente imunodeficiente apresentando sintomas de sinusite deve incluir um meticuloso exame de cabeça e pescoço, assim como uma endoscopia nasal, para identificar quaisquer anormalidades mucosas ou estruturais. Devem-se obter culturas sob orientação endoscópica caso seja identificada a drenagem de secreções a partir do meato médio ou do recesso esfenoetmoidal. O diagnóstico de SFI pode constituir um desafio, porque os achados do exame físico podem ser muito sutis. Os achados endoscópicos variam de uma mucosa isquêmica pálida a placas de necrose bem circunscritas. Podem estar presentes perfurações do septo nasal e do palato duro e a infecção fúngica pode se acompanhar de supuração, causando confusão com a sinusite bacteriana.[347]

Os estudos radiológicos têm com frequência um papel chave no diagnóstico, embora haja controvérsia quanto à modalidade de aquisição de imagens que seria melhor para se detectar a SFI. Um edema unilateral da mucosa nasossinusal, com ou sem erosão óssea, ao exame de TC deve levar à suspeita de uma sinusite fúngica ou de uma neoplasia (Fig. 6-4). A presença de erosão óssea ou de alterações na intensidade do sinal dos tecidos moles fora dos seios nasais é altamente sugestiva de um processo invasivo.[361,362] Embora a aquisição de imagens de TC de alta resolução seja o estudo de escolha para se identificar a erosão óssea, a RM se mostra superior no delineamento da extensão intracraniana ou orbital da doença.[349] As alterações vistas às imagens T1 ponderadas são isointensas nas infecções bacterianas e fúngicas, mas as imagens T2 ponderadas demonstram um sinal fraco na doença fúngica e um sinal forte na doença bacteriana. Os achados suspeitos de SFI

à RM incluem a obliteração ou infiltração do tecido adiposo periantral ou orbital, alterações inflamatórias nos músculos extraoculares ou intensificação das leptomeninges. Um estudo de casos controle verificou que a RM tinha maior sensibilidade que a TC (85 *vs.* 63%) e especificidade semelhante (83%) na detecção da SFI.[363] Qualquer que seja o tipo de estudo obtido, aconselha-se um limiar baixo para a aquisição de imagens de pacientes com contagem baixa de neutrófilos ou CD4.

A sinusite fúngica invasiva constitui uma emergência diagnóstica e terapêutica e toda e qualquer suspeita deve ser abordada o mais cedo possível. Pode-se considerar uma biópsia do turbinado inferior e/ou médio ou uma lavagem antral diagnóstica com biópsia e exame histológico.[307,351,364] Um corte congelado de um espécime de biópsia é frequentemente usado para se acelerar o início do tratamento por medicamentos antifúngicos. Devem-se colher o tecido para biópsia e as secreções drenadas do meato médio e enviá-los para cultura bacteriana e fúngica. Não foram estabelecidas diretrizes uniformes para o diagnóstico da SFI, porém qualquer lesão suspeita deve ser submetida à biópsia com coloração por prata, histopatologia e cultura.

A sinusite por fungos pode se estender por disseminação tromboflebítica ou hematológica e pode penetrar assim na órbita ou na cavidade intracraniana, sem evidências histológicas de invasão da mucosa.[365] O padrão de invasão angiocêntrico dos organismos *Aspergillus* pode possibilitar a extensão da doença sem evidências de destruição óssea à aquisição de imagens. No contexto clínico consistente com a sinusite fúngica e com elementos fúngicos identificados à coloração por prata ou à cultura, portanto, o tratamento da sinusite fúngica deve ser iniciado independentemente da confirmação histológica da invasão.

TRATAMENTO

Os objetivos do tratamento da sinusite em pacientes imunocomprometidos incluem o tratamento rápido da sinusite bacteriana e a identificação precoce de casos de sinusite fúngica ou de neoplasia. O tratamento clínico inicial da sinusite bacteriana aguda consiste de antibióticos de amplo espectro, descongestionantes e irrigação com soro fisiológico. Os antibióticos devem ter boa cobertura para *Streptococcus, Staphylococcus* e *H. influenzae*; amoxicilina/clavulanato e cefuroxime constituem boas opções de primeira linha. A cobertura antibiótica deve incluir também *Pseudomonas* e organismos anaeróbicos em pacientes em imunossupressão moderada ou naqueles que não respondam à antibioticoterapia inicial.[335] Descongestionantes tópicos podem estimular a eliminação de secreções e proporcionar melhoras sintomáticas.[366] Todavia, os pacientes devem ser acompanhados atentamente e a drenagem cirúrgica deve ser considerada caso a febre ou os sintomas locais persistam após 10 dias de terapia. Os pacientes com evolução rapidamente progressiva ou com um quadro clínico inicial tóxico devem ser submetidos à aquisição de imagens precocemente e a um tratamento agressivo que inclua antibióticos parenterais e possivelmente a intervenção cirúrgica. A cobertura antibiótica pode ser estreitada quando se dispuser dos resultados da cultura e da biópsia. Devem-se administrar ao todo de 4 a 6 semanas de antibióticos.[344]

Deve-se suspeitar de uma sinusite fúngica nos casos em que a febre ou outros sintomas persistam apesar do tratamento clínico agressivo ou naqueles em que os pacientes apresentam sinais clínicos de doença invasiva, tais como edema orbital ou facial. A histopatologia combinada a cultura e colorações constitui a abordagem diagnóstica mais eficaz à sinusite fúngica. A sinusotomia e o desbridamento devem ser realizados para estabelecer a eliminação das secreções e para obter conteúdos da mucosa e dos seios paranasais para a avaliação histopatológica e microbiológica. A intervenção cirúrgica é particularmente importante em pacientes apresentando contagens baixas de neutrófilos ou CD4. Pode-se recorrer a abordagens externas ou endoscópicas, dependendo da preferência do cirurgião. Deve-se obter um exame de congelamento de lesões mucosas suspeitas para permitir o diagnóstico rápido e a intervenção oportuna.

A sinusite fúngica invasiva requer tratamento agressivo e imediato. O tratamento ideal envolve três componentes: 1) terapia antifúngica sistêmica, 2) desbridamento cirúrgico dos tecidos infectados e 3) restauração da função imune. Mais especificamente, deve-se reverter a imunossupressão, porque a restauração da contagem de neutrófilos é necessária para se prolongar a sobrevivência.[351,352] O fator de estimulação de colônias de granulócitos não foi comprovado como sendo útil no tratamento da sinusite fúngica invasiva. Deve-se considerar o início da HAART numa tentativa de melhorar o estado imune subjacente de pacientes HIV positivos. Deve-se administrar uma medicação antifúngica de amplo espectro em doses altas por via endovenosa em todos os casos apresentando um quadro clínico compatível com a SFI, independentemente de se ter demonstrado a invasão histologicamente ou não. Anfotericina B lipossômica, equinocandinas como caspofungina ou micafungina ou triazóis de amplo espectro como posaconazol constituem terapias clínicas alternativas em pacientes com função renal deficiente.[349,367-371]

O desbridamento cirúrgico dos tecidos envolvidos é importante para se reduzir ao máximo a carga de fungos, porque a terapia clínica por si só se mostra tipicamente insuficiente. Deve-se considerar a gravidade da infecção e o nível de alteração imune ao se planejar a intervenção cirúrgica. A sinusotomia tão somente não é suficiente; na medida do possível os tecidos envolvidos devem ser desbridados até margens hemorrágicas.[372] O desbridamento endoscópico é preferido sempre que possível.[373,374] Abordagens transfaciais podem ser necessárias no contexto de um acometimento extenso, que pode tornar necessária a maxilectomia, a exenteração orbital ou a ressecção craniofacial para o controle ótimo da doença; todavia, as probabilidades de sobrevivência na presença de uma extensão intracraniana são mínimas.[348] Uma cirurgia agressiva deve ser considerada no contexto da condição geral e do prognóstico do paciente. O tratamento pós-operatório deve manter os medicamentos antifúngicos endovenosos, com a consideração da irrigação por soro fisiológico contendo medicamentos antifúngicos.[371] Há necessidade de um acompanhamento cuidadoso e de um limiar baixo para a exploração cirúrgica repetida. Pacientes nos quais a doença fúngica parece clinicamente resolvida podem vir a apresentar uma sinusite bacteriana crônica persistente; por essa razão, faz-se necessário um acompanhamento continuado.[375] O oxigênio hiperbárico foi relatado como terapia adjuvante com base em evidências in vitro de um efeito fungicida sobre radicais livres de oxigênio, mas esse benefício não foi demonstrado como sendo suficiente para justificar o uso de rotina.[376] A mortalidade na SFI sem tratamento foi relatada como sendo de 50 a 80% devido ao envolvimento intracraniano e orbital.[349] Relatos mais recentes demonstraram taxas de mortalidade global entre 30 e 50%.[362,363,374]

Embora envolvam mais comumente os seios paranasais, já foram descritas infecções fúngicas invasivas da cavidade oral, da faringe e da laringe em pacientes HIV positivos e em outros pacientes em imunossupressão.[377-384] O diagnóstico e o tratamento dessas infecções requerem um alto grau de suspeita e o pronto início da terapia clínica. Num caso houve necessidade de uma laringectomia total para o controle da doença.[385]

Pacientes imunodeficientes apresentando sinusite crônica também são candidatos à intervenção cirúrgica. Friedman et al.[386] verificaram que a cirurgia endoscópica de seios paranasais em pacientes HIV positivos com sinusite crônica acarretou melhoras sintomáticas em 75% dos pacientes, de maneira comparável aos resultados na população geral. Esse efeito foi verificado como sendo independente da contagem CD4 e levou os autores a sugerirem o mesmo algoritmo de tratamento para a sinusite crônica nos pacientes, independentemente do estado HIV. Esses achados foram reforçados por Murphy et al.,[387] que mostraram uma diminuição significativa nos sintomas de sinusite e aumento da qualidade de vida em pacientes HIV positivos com sinusite crônica após

a cirurgia endoscópica dos seios paranasais. O tempo de acompanhamento nesses estudos foi limitado.

Devido à significativa morbidade associada à sinusite em pacientes imunocomprometidos, tem-se dedicado uma atenção especial à identificação e ao tratamento da doença dos seios paranasais pré-transplante, que pode reduzir o risco de sinusite e suas complicações após o transplante. Alguns estudos relataram que a avaliação radiológica pré-transplante pode predizer a incidência de sinusite pós-transplante, enquanto outros estudos não encontraram nenhuma correlação.[388-392] Nesse momento, portanto, não há evidências suficientes em apoio à avaliação endoscópica ou TC de rotina em pacientes assintomáticos quanto à doença dos seios paranasais antes do transplante.

MANIFESTAÇÕES OTOLÓGICAS E NEUROLÓGICAS DA IMUNODEFICIÊNCIA

As manifestações de imunodeficiência no ouvido, no osso temporal e no sistema nervoso são variadas e incluem infecções, disfunção da tuba auditiva, neuropatias e perda auditiva. Devem-se considerar cuidadosamente as doenças acarretando risco de vida potencial, pois os pacientes imunodeficientes têm um risco consideravelmente maior de infecções invasivas.

OSTEOMIELITE DA BASE DO CRÂNIO

Embora se manifeste mais comumente em pacientes diabéticos de idade mais avançada, a osteomielite da base do crânio (OBC) também ocorre em pacientes imunocomprometidos, com frequência em pacientes mais jovens e não diabéticos portando uma neoplasia hematológica maligna ou HIV.[393,394] A suscetibilidade dos pacientes HIV positivos à osteomielite da base do crânio é atribuída a uma combinação de alteração da quimiotaxia e da função dos neutrófilos à depressão da imunidade humoral.[395] A patogênese da osteomielite da base do crânio é facilitada pela decomposição da barreira cutânea local no canal auditivo externo (CAE), secundariamente a lesões dermatológicas (p. ex., eczema, seborreia) e a traumas autoinduzidos em decorrência de prurido. A disseminação até a base do crânio, com a consequente osteomielite do osso temporal, se dá através das fissuras de Santorini e da sutura timpanomastoidea.[395] Embora muitas das infecções sejam causadas por Pseudomonas aeruginosa, os fungos são uma consideração importante em pacientes apresentando imunodeficiência secundariamente ao HIV ou a uma condição hematológica maligna.[396] Organismos como Aspergillus fumigatus são os mais comuns nas infecções fúngicas, com relatos de outros fungos que incluem Aspergillus flavus, Aspergillus niger e Scedosporium apiospermum.[393]

A infecção do ouvido por A. fumigatus pode se manifestar por uma otite externa crônica em pacientes imunocomprometidos, mas pode causar uma osteomastoidite ou osteomielite da base do crânio invasiva e rapidamente fatal em pacientes com função imune deficiente. As infecções podem se iniciar no espaço do ouvido médio ou podem se estender a partir do canal auditivo externo.[396] Os fatores de risco de aspergilose invasiva do osso temporal incluem uma contagem CD4 baixa, um diagnóstico de AIDS, neutropenia, terapia com corticosteroide, terapia antineoplásica e uma terapia antibiótica prolongada.[395] A osteomielite da base do crânio causada por A. fumigatus se manifesta por otalgia, otorreia e perda auditiva. A doença invasiva acarreta a destruição dos ossículos e a erosão do canal facial, acompanhada de invasão do nervo e destruição das placas durais, com a possível extensão aos seios durais e a outras estruturas intracranianas.[397] A ocorrência de vertigens, fraqueza facial, meningismo e alterações do estado mental deve alertar o clínico quanto à possibilidade de invasão do labirinto ou do canal facial, ou de extensão intracraniana. Deve-se suspeitar da osteomielite do osso temporal nos casos em que a otalgia, a tumefação auricular e/ou pós-auricular e a otorreia persistam apesar da terapia ou naqueles em que se

PARTE I | OTORRINOLARINGOLOGIA GERAL

evidencie uma paralisia do nervo facial ou a disfunção de outros nervos cranianos.

A otoscopia pode revelar detritos esbranquiçados ou um tecido de granulação na junção do osso à cartilagem no canal auditivo externo, que pode ser tomada erroneamente por um colesteatoma. Ao início da evolução da doença, a osteomielite da base do crânio por fungos tem uma propensão a envolver o ouvido médio e a mastoide sem afetar o canal auditivo externo.[396] Os detritos da osteomielite da base do crânio devem ser levados à cultura e corados para pesquisa de bactérias, fungos, bacilos acidófilos e *Pneumocystis jiroveci* (anteriormente *Pneumocystis carinii*), ainda que os resultados da cultura possam ser negativos devido a antibióticos tópicos ou orais administrados anteriormente. A presença da invasão por fungos numa biópsia de mucosa do ouvido médio é diagnóstica de osteomastoidite por *Aspergillus*. A TC pode mostrar a erosão do osso do canal auditivo externo ou sugerir o envolvimento da base do crânio, porém a RM é mais útil para a detecção das alterações dos tecidos moles. A RM da base do crânio deve ser realizada na presença de um acometimento mastoideo extenso ou da erosão das placas durais à TC, dando-se uma atenção especial ao fluxo sanguíneo dos seios laterais e a outras indicações de extensão intracraniana. A cintilografia por tecnécio 99 é um teste muito sensível, ainda que relativamente inespecífico, para a detecção da atividade osteoblástica aumentada. A cintilografia por citrato de gálio 67 é mais específica para a osteomielite e alguns investigadores sugeriram seu uso no monitoramento da resposta à terapia.[395,398] Outros investigadores, porém, notaram exames persistentemente positivos no contexto da doença recorrente, que podem limitar sua utilidade.[394] A ausência de invasão tecidual à histopatologia e a ausência de erosão óssea à TC não afastam definitivamente o diagnóstico de *Aspergillus* invasivo do osso temporal. O clínico deve manter um alto grau de suspeita de aspergilose invasiva em pacientes imunocomprometidos a despeito da ausência desses achados.

As fluoroquinolonas constituem o tratamento de escolha na osteomielite bacteriana da base do crânio, com taxas de cura próximas dos 90%.[394] Todavia, mais de 30% das infecções por *P. aeruginosa* se mostram resistentes à ciprofloxacina na osteomielite da base do crânio; por isso se deve considerar a ciprofloxacina em combinação a uma cefalosporina de terceira geração.[399] Os pacientes com uma infecção superficial por *Aspergillus* podem ser tratados inicialmente por clotrimazol tópico e pela limpeza frequente dos detritos do canal auditivo externo. Tal como ocorre na sinusite fúngica invasiva, o tratamento da osteomielite da base do crânio por fungos deve incluir a terapia antifúngica sistêmica e a restauração da função imune. Deve-se iniciar imediatamente o uso de anfotericina B ou itraconazol em doses altas. Voriconazol foi demonstrado como sendo uma alternativa eficaz em pacientes cuja infecção persista apesar do tratamento por anfotericina.[400] O desbridamento cirúrgico agressivo não é mais o padrão de cuidado, mas recomenda-se o desbridamento local do tecido de granulação e a drenagem dos abscessos associados.[393] A mortalidade global pela osteomielite da base do crânio reduziu de 50% para menos de 15%, com a mortalidade aumentada de 27% vista na osteomielite da base do crânio por fungos.[393,401]

OUVIDO MÉDIO

A disfunção da tuba auditiva causada pela hipertrofia adenoidena ou pelo acometimento nasossinusal é comum em crianças e adultos infectados pelo HIV. Não é de se estranhar, portanto, que a otite média (OM) ocorra comumente na população infectada por HIV. Assim como na população HIV negativa, adultos e crianças maiores têm maior probabilidade de procurar cuidados médicos devido a uma otite média serosa e a uma perda auditiva condutiva, enquanto a otite média aguda (OMA) é mais comum em crianças pequenas.[402,403] A bacteriologia da otite média aguda é paralela à dos pacientes HIV negativos, com predominância de organismos *Streptococcus pneumoniae*, *H. influenzae*, *Streptococcus* do grupo A e *M. catarrhalis*.[403,404] A terapia inicial da otite média aguda, portanto, é a mesma que em pacientes HIV negativos. Caso a otite média persista, deve-se considerar a timpanocentese para orientar a terapia pelos resultados da cultura e da sensibilidade. Dados limitados sugeriram que pacientes HIV positivos podem ter maior propensão às complicações sistêmicas relacionadas à otite média aguda.[403,405] Já foi descrito um abscesso de Bezold num paciente HIV positivo.[406] Pacientes apresentando uma otite média supurativa refratária a antibióticos devem ser submetidos de imediato à timpanocentese para cultura e colorações especiais e deve-se obter cuidadosamente a biópsia do tecido de granulação, de pólipos e de outros tecidos para afastar neoplasias e infecções atípicas.

Embora os dados objetivos sejam limitados, estudos recentes relataram que crianças portadoras de HIV têm uma incidência aumentada de perda auditiva condutiva, de perfuração da membrana timpânica e timpanograma anormal em comparação a crianças HIV negativas.[407,408] Não há protocolos de tratamento bem definidos para otites médias recorrentes e para otites médias serosas persistentes em pacientes infectados por HIV. Tal como em pacientes imunocompetentes, a colocação de drenos de timpanostomia pode acarretar otorreia crônica ou a perfuração persistente da membrana timpânica; no entanto, não foi estabelecido que esses contextos adversos são vistos em frequência maior em pacientes HIV positivos. Deve-se levar em conta a gravidade da perda auditiva e a morbidade associada à otite média ao se decidir quanto à colocação dos drenos de timpanostomia.

Os pacientes HIV positivos que venham a apresentar otite média crônica, colesteatoma ou perfuração persistente da membrana timpânica devem ser avaliados quanto à intervenção cirúrgica. Os avanços no tratamento da infecção por HIV fizeram com que os pacientes HIV positivos vivessem por períodos mais longos com um comprometimento imune relativamente menor. O melhor prognóstico geral da infecção por HIV pode levar a um aumento no acometimento crônico do ouvido e os pacientes HIV positivos que se submetem a uma cirurgia otológica eletiva não foram demonstrados como apresentando eventos adversos relacionados a sua imunodeficiência.[409]

Os organismos *Pneumocystis jiroveci* podem causar otomastoidite em pacientes imunocomprometidos. As manifestações extrapulmonares de *P. jiroveci* se tornaram mais comuns devido ao uso rotineiro de pentamidina para a pneumonia por esses organismos e a otomastoidite causada por esse patógeno ocorre frequentemente na ausência de acometimento pulmonar.[410-414] A via de transmissão de *P. jiroveci* ao osso temporal não foi esclarecida, mas foram propostas a disseminação retrógrada a partir da nasofaringe através da tuba auditiva e a disseminação hematógena. Os pacientes que apresentam otomastoidite por *Pneumocystis* comumente procuram cuidados médicos devido à ocorrência unilateral de otalgia, otorreia e perda auditiva e apresentam uma massa polipoide à otoscopia. A TC dos ossos temporais revela esclerose óssea sem erosões e a opacificação dos espaços aéreos do ouvido médio e do mastoide. Um pólipo auricular persistente, acompanhado de sinais e sintomas de otite média, apesar do uso de gotas óticas e de antibióticos sistêmicos, deve ser submetido à biópsia para histopatologia e colorações especiais. Devem ser solicitadas colorações para prata, que podem revelar organismos *P. jiroveci* circundados por um exsudato granular espumoso. O tratamento efetivo da otite externa por *P. jiroveci*, com a recuperação da audição, é efetuado pela administração oral de trimetoprim-sulfametoxazol.[410,411]

NEUROPATIAS EM PORTADORES DO VIRUS DA IMUNODEFICIÊNCIA HUMANA

Transtornos neurológicos são manifestações comuns da infecção por HIV e decorrem das propriedades neurotrópicas e imunossupressivas do vírus e da suscetibilidade a infecções do SNC, como citomegalovírus (CMV), toxoplasmose ou meningite criptocócica. Os transtornos neurocognitivos associados ao HIV variam de alterações neuropsicológicas sutis à incapacitante demência associada

6 | MANIFESTAÇÕES DE CABEÇA E PESCOÇO EM PACIENTES IMUNOCOMPROMETIDOS

ao HIV (DAH).[415] A DAH é uma demência subcortical que se caracteriza por perda de memória, apatia e dificuldade de leitura e de compreensão nos estádios iniciais. Os pacientes evoluem gradualmente em alguns meses até apresentarem uma demência global e também, com frequência, neuropatias motoras e sensoriais concomitantes.[416] A DAH é causada supostamente pela exposição repetida a monócitos infectados que cruzam a barreira hematoencefálica ou pela produção viral autônoma no cérebro, que serve como reservatório para o vírus.[417]

A DAH deve ser diferenciada de outras causas de disfunção do SNC, como a encefalite por CMV, a leucoencefalopatia multifocal progressiva (LMP), a meningite, o linfoma primário do SNC, a toxoplasmose e a depressão.[416] A LMP é uma doença desmielinizante do SNC associada à infecção pelo poliomavírus. A deterioração da atividade mental e de outras funções neurológicas na LMP é progressiva e inclui a fraqueza de nervos cranianos. A infecção do cérebro por *Toxoplasma gondii* produz grandes áreas de necrose por coagulação. A lesão tumoral decorrente disso causa alteração do nível de consciência e déficits focais, incluindo a disfunção de nervos cranianos. A toxoplasmose é diagnosticada de maneira definitiva pela biópsia cerebral, mas em geral é diagnosticada presuntivamente pela presença de uma lesão intensificada à RM ou à TC e por uma resposta clínica e radiológica ao tratamento empírico por pirimetamina e sulfadiazina ou clindamicina.

Os déficits de nervos cranianos podem decorrer de um linfoma do SNC primário ou secundário, sendo mais comumente afetados o nervo trigêmeo e o nervo facial.[418,419] A meningite asséptica também se associa a neuropatias cranianas secundariamente ao aumento da pressão intracraniana e à inflamação perineural.[420] A paralisia idiopática do nervo facial era relatada anteriormente como ocorrendo mais comumente em pacientes HIV positivos.[421] Entretanto, devido à raridade da ocorrência da paralisia idiopática do nervo facial, mesmo em pacientes HIV negativos, esses achados não foram confirmados ao longo do tempo. O diagnóstico das neuropatias cranianas pode ser complicado pela presença de múltiplos processos patológicos concomitantes no SNC e no sistema nervoso periférico.

A neuropatia periférica associada à infecção pelo HIV pode afetar nervos motores e causar uma paresia espástica, porém mais comumente ela afeta nervos sensoriais, num fenômeno denominado *polineuropatia sensorial distal* (PSD), a mais comum neuropatia sensorial associada ao HIV, que está presente em 50 a 60% dos pacientes.[422] O envolvimento de nervos cranianos é raro, com incidência de 2 a 3% em estudos mais antigos, em que os nervos mais comumente afetados eram o nervo facial, o trigêmeo, o óptico e o cocleovestibular.[423] A PSD se caracteriza por uma polineuropatia e uma degeneração axônica de natureza simétrica. Um padrão semelhante de neuropatia pode afetar seletivamente os nervos cranianos e acarretar uma mononeuropatia transitória ou uma polineuropatia sensorimotora progressiva.[424] Embora notada anteriormente como ocorrendo em pacientes com contagens CD4 mais baixas, na era HAART a contagem CD4 não parece se correlacionar à frequência ou à gravidade da PSD sintomática.[425,426] Os mecanismos patogênicos da PSD não foram inteiramente esclarecidos, mas a invasão neural direta pelo HIV tem pouca probabilidade de desempenhar um papel importante.[425] A toxicidade mitocondrial pelos antirretrovirais NRTI foi também reconhecida como causa de neuropatia em pacientes de HIV e pode ser difícil distingui-la dos efeitos da PSD.[416,422,425-427] Finalmente, a vasculite necrosante associada à infecção por CMV ou pelo vírus varicela-zóster também pode contribuir para a degeneração axônica.[427]

PERDA AUDITIVA

No início da epidemia do HIV, alguns estudos pequenos sugeriram níveis mais elevados de perda auditiva sensorineural (PASN), afetando predominantemente as frequências mais altas, em pacientes portadores de HIV. Dados mais recentes, no entanto, mostraram resultados mistos; alguns estudos demonstraram uma incidência aumentada de perda auditiva sensorineural em pacientes HIV positivos, mas outros não mostraram nenhum aumento.[307,407,428-430] A terapia antirretroviral não parece produzir uma frequência aumentada de perda auditiva.[431] Embora os pacientes portadores de HIV possam não apresentar evidências clínicas de disfunção auditiva, muitos estudos demonstraram latências de onda retardadas ao teste das respostas evocadas auditivas do tronco encefálico (ABR).[432-434] Essas anormalidades ABR ocorrem em pacientes com infecção por HIV sintomática ou assintomática. A via auditiva central no tronco encefálico superior apresenta disfunção em estádios mais precoces da infecção pelo HIV, conforme indicado por intervalos I-V e III-V prolongados, enquanto o tronco encefálico inferior é afetado na infecção por HIV avançada, conforme indicado por I-III prolongado.[435] Esses achados foram atribuídos aos efeitos da infecção pelo HIV sobre o SNC.

O labirinto não é um local tão comum de doença relacionada ao HIV quanto o sistema auditivo central. Poucos achados anormais estão presentes à histopatologia do osso temporal, até mesmo em espécimes dos quais foram cultivados vírus.[436] Um estudo demonstrou que os pacientes portadores de HIV tinham resultados de posturografia anormais em comparação aos indivíduos normais e que a disfunção vestibular se agrava à imunossupressão avançada.[437] Um estudo mais recente, porém, verificou que pacientes portadores de HIV não tinham nenhuma diferença no arremesso da cabeça ou no teste de Romberg em comparação aos pacientes HIV negativos.[438]

Doenças oportunistas que incluem a toxoplasmose do SNC, a meningite tuberculosa, a meningite criptocócica e o LNH também podem causar perda auditiva sensorineural em pacientes com AIDS. Já foram relatadas surdez súbita e hipofunção vestibular em associação à infecção aguda por HIV e a uma meningite asséptica, possivelmente em consequência de uma labirintite viral ou de uma neuropatia cocleovestibular.[439]

Meningite Criptocócica

A meningite criptocócica é uma infecção oportunista causada pelo fungo *Cryptococcus neoformans* e constitui uma doença definidora da AIDS em 40 a 60% dos pacientes que são diagnosticados com AIDS.[440,441] Desde a introdução da HAART a incidência de infecções oportunistas por *C. neoformans* em pacientes portadores de HIV diminuiu de forma dramática, de até 60 casos em cada 1.000 pessoas em 1992 para 2 a 7 casos por 1.000 pessoas em 2000. A meningite é a manifestação mais comum, ocorrendo em praticamente 75% dos casos.[440,442] A meningite criptocócica se associa a um imunocomprometimento grave e ocorre em raras ocasiões quando a contagem CD4 está acima de 100 células/mL. Uma perda auditiva sensorineural bilateral ocorre em 18 a 30% dos pacientes com meningite criptocócica.[443,444] A perda auditiva apresenta início súbito e progressão lenta e é geralmente reversível ao tratamento da infecção subjacente.[444] A meningite criptocócica pode se manifestar por paralisias de nervos cranianos afetando o nervo facial ou os nervos vestibulares em consequência da elevação da pressão intracraniana.[445,446] A histopatologia do osso temporal em pacientes apresentando meningite criptocócica demonstra a invasão e a destruição extensa das fibras e do gânglio espiral do nervo coclear. Em muitos casos, com exceção das infecções fulminantes, os nervos vestibulares e as estruturas cocleares são relativamente poupados.[447-450] Casos de neuropatia auditiva relacionados à infecção criptocócica foram também descritos em pacientes imunocomprometidos.[451]

O diagnóstico da meningite criptocócica pode ser retardado ocasionalmente por uma evolução clínica indolente. O quadro clínico inicial é constituído de cefaleia, febre, mal-estar e alteração do estado mental em algumas semanas, mas os pacientes podem procurar cuidados médicos apenas por uma súbita perda auditiva.[445,450] A perda auditiva é a mais comum manifestação de nervos cranianos, seguida de reflexos pupilares anormais, paralisia de músculos extraoculares, paralisia do nervo facial e vista turva. A hipertensão intracraniana é considerada como sendo a causa primária das anormalidades visuais e extraoculares associadas à meningite criptocócica.[445]

Nos casos em que a perda auditiva neurossensorial decorrente da meningite criptocócica é diagnosticada erroneamente como perda auditiva súbita idiopática ou como doença autoimune do ouvido interno, o tratamento à base de corticosteroides coloca o paciente em risco de vir a apresentar uma infecção criptocócica fulminante com risco de vida. Por esta razão, o tratamento de uma perda auditiva súbita e progressiva num paciente HIV positivo imunocomprometido deve incluir o antígeno criptocócico sérico e uma punção lombar antes de se considerar a terapia com corticosteroide. Uma elevada contagem celular no LCR é vista em pacientes imunocompetentes, mas se mostra com frequência baixa em pacientes com HIV.[445] O diagnóstico é feito pela detecção do antígeno criptocócico e pela identificação do *C. neoformans* em cultura. A visualização do fungo encapsulado em brotamento com o uso de tinta da Índia é um teste rápido e fácil, porém menos sensível. A terapia padrão consiste em pelo menos 2 semanas de desoxicolato de anfotericina B (0,7 a 1 mg/kg/dia) ou de anfotericina B lipossômica (3 a 5 mg/kg/dia) em pacientes com disfunção renal.[445] A adição de flucitosina à dose de 100 mg/kg/dia foi demonstrada como proporcionando benefícios adicionais.[452,453] Os pacientes são tratados com fluconazol (200 mg/dia) por 6 a 12 meses, considerando-se a suspensão se a contagem CD4 se mantiver acima de 100 a 200 células/mL por pelo menos 6 a 12 meses.[445] Uma hipertensão intracraniana persistente pode tornar necessárias punções lombares seriadas, a administração de acetazolamida ou a colocação de uma derivação ventrículo-peritoneal.[454]

Tal como ocorre com os organismos *Mycobacterium*, as infecções por *Cryptococcus* em pacientes HIV positivos podem se associar à síndrome IRIS. As infecções criptocócicas na síndrome IRIS podem se manifestar inicialmente por linfadenite, lesões do SNC ou lesões da pele ou dos tecidos moles, mas a meningite asséptica é a mais comumente relatada.[30,455] Essas infecções representam habitualmente a reativação de infecções tratadas anteriormente (IRIS paradoxal).[455] Diferenciar as infecções criptocócicas relacionadas à IRIS de infecções oportunistas efetivas é difícil, porém importante, porque o tratamento nesses pacientes difere. Não há diretrizes universalmente aceitas, mas foram propostas doses de prednisona reduzidas gradativamente.[30] Além disso, pacientes não submetidos à HAART que procurem cuidados médicos devido a infecções oportunistas podem se beneficiar do adiamento do início da HAART até depois de se proceder à fase inicial do tratamento.[26,455]

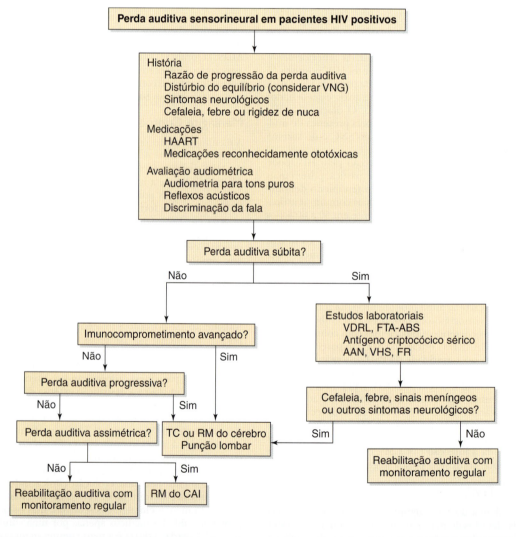

FIGURA 6-5. Algoritmo diagnóstico da perda auditiva sensorineural em pacientes positivos para o vírus da imunodeficiência humana. AAN, anticorpos antinucleares; TC, tomografia computadorizada; VHS, velocidade de hemossedimentação; FTA-ABS, teste de absorção do anticorpo fluorescente ao treponema; HAART, terapia antirretroviral altamente ativa; CAI, canal auditivo interno; RM, aquisição de imagens por ressonância magnética; FR, fator reumatoide; VDRL, teste do Venereal Disease Research Laboratory; VNG, videonistagmografia.

6 | MANIFESTAÇÕES DE CABEÇA E PESCOÇO EM PACIENTES IMUNOCOMPROMETIDOS

Quadro 6-6. DIAGNÓSTICO DIFERENCIAL DA PERDA AUDITIVA SENSORINEURAL NA INFECÇÃO PELO HIV

Idiopática

Infecciosa/Inflamatória

Meningite asséptica
   Toxoplasmose do sistema nervoso central[*]
   Meningite criptocócica[*]
   Meningite micobacteriana[*]
   Otossífilis
   Leucoencefalopatia multifocal progressiva[*]
   Encefalite subaguda[*]

Neoplásica

Linfoma de Hodgkin
   Tumores do ângulo ponto cerebelar/canal auditivo interno e ápice petroso
   Linfoma não Hodgkin do cérebro e das meninges[*]

Medicações Ototóxicas

[*]Associado à infecção avançada pelo vírus da imunodeficiência humana (HIV), incluindo a síndrome de imunodeficiência adquirida.

Otossífilis

Deve-se suspeitar da otossífilis em todo e qualquer paciente infectado pelo HIV que seja visto apresentando queixas cocleovestibulares. Deve-se suspeitar da infecção por HIV, por sua vez, em todos os pacientes diagnosticados com sífilis. Uma tendência alarmante de aumento da frequência de sífilis surgiu com a epidemia de HIV. A frequência de infecções atingiu um pico em 2000 (2,1 casos por 100.000 pessoas), mas aumentou para 46 casos por 100.000 pessoas em 2010.[456] O grupo demográfico primordialmente afetado é o de homens que fazem sexo com homens, que constituem 67% dos casos.[456] As razões para a mudança incluem uma diminuição nas práticas de sexo mais seguro e um aumento no uso de drogas ilícitas.[457] Os pacientes portadores de HIV diferem dos pacientes HIV negativos com sífilis porque a infecção pelo HIV se associa a um risco maior de vir a apresentar neurossífilis.[457] O intervalo entre a infecção primária e a otossífilis parece ser mais curto, de 2 a 5 anos, na infecção pelo HIV em comparação a 15 a 30 anos na população geral e uma contagem CD4 abaixo de 200 células/mL se associa a uma probabilidade maior de insucesso do tratamento.[458,459] Até mesmo em pacientes clinicamente curados de sífilis foram isolados treponemas viáveis da perilinfa e do tecido do osso temporal.[460,461] Sugeriu-se, portanto, que os treponemas residuais, que permanecem adormecidos no osso temporal, são reativados à deterioração da imunidade celularmente mediada no contexto do HIV. A neurossífilis pode ocorrer em qualquer estádio da infecção sifilítica; por isso se deve suspeitar da otossífilis num paciente infectado pelo HIV apresentando anormalidades cocleovestibulares e com história anterior de sífilis tratada, porque o acometimento do labirinto pode decorrer da reativação, da reinfecção ou de uma infecção persistente pelo treponema.

A incidência de perda auditiva foi relatada como sendo de quase 20% em pacientes com sífilis latente e de 54% em pacientes com neurossífilis.[462] A perda auditiva em decorrência da sífilis pode ser progressiva ou flutuante ou pode ter início súbito.[462,463] Tinidos, plenitude auricular e distúrbios do equilíbrio ocorrem ocasionalmente. A curva audiométrica demonstra frequentemente uma perda auditiva de frequências baixas em associação a escores de discriminação da fala diminuídos. Felizmente a maioria dos pacientes recupera a audição ou apresenta uma audição estabilizada após um tratamento apropriado.[462,464]

O diagnóstico da otossífilis se baseia na história e nos testes sorológicos em pacientes apresentando uma disfunção cocleovestibular sem nenhuma outra causa aparente. Tradicionalmente se recorria à avaliação inicial a testes não treponêmicos, como o teste do Venereal Disease Research Laboratory (VDRL) e o da reagina plasmática rápida. Em anos recentes, porém, um teste não

---

Quadro 6-7. CLASSIFICAÇÃO DAS LESÕES ORAIS ASSOCIADAS AO HIV PELA FORÇA DA ASSOCIAÇÃO À INFECÇÃO PELO HIV

Lesões Fortemente Associadas à Infecção pelo HIV

Candidíase
Leucoplasia pilosa oral
Sarcoma de Kaposi
Linfoma não Hodgkin
Acometimento periodontal
   • Eritema gengival linear
   • Gengivite ulcerativa necrosante
   • Periodontite ulcerativa necrosante

Lesões Mais Raramente Associadas à Infecção pelo HIV

Infecções por micobactérias (típicas e atípicas)
Hiperpigmentação melanótica
Estomatite (ulcerativa) necrosante
Acometimento de glândulas salivares
Xerostomia
Aumento de glândulas salivares
Púrpura trombocitopênica
Infecções virais
   • Herpes-vírus simples
   • Papilomavírus humano
   • *Condyloma acuminatum*
   • *Verruga vulgaris*
   • Vírus varicela-zóster

Lesões Vistas no HIV

Infecções por *Actinomyces israelii*, *Escherichia coli* ou *Klebsiella pneumoniae*
Doença de arranhadura do gato (*Bartonella henselae*)
Angiomatose epitelioide (bacilar)
Infecções por fungos (excluindo-se a candidíase)
   • *Cryptococcus neoformans*
   • *Histoplasma capsulatum*
   • *Mucoraceae*
   • *Aspergillus flavus*
Estomatite aftosa recorrente

Modificado de Classification and diagnostic criteria for oral lesions in HIV infection. EC-Clearinghouse on Oral Problems Related to HIV Infection and WHO Collaborating Centre on Oral Manifestations of the Immunodeficiency Virus. *J Oral Pathol Med* 1993;22(7):289-291.
HIV, vírus de imunodeficiência humana.

Quadro 6-8. CLASSIFICAÇÃO DAS LESÕES ORAIS ASSOCIADAS AO HIV PELA ETIOLOGIA

Infecções por Fungos

Candidíase pseudomembranosa
Candidíase eritematosa
Queilite angular

Infecções Virais

Leucoplasia pilosa oral
Verrugas orais
Herpes labial
Herpes simples intraoral recorrente

Condições Idiopáticas

Estomatite aftosa recorrente
Ulceração sem outra especificação/estomatite ulcerativa necrosante

Infecções Bacterianas

Gengivite ou periodontite ulcerativa necrosante

Neoplasias

Sarcoma de Kaposi oral
Linfoma não Hodgkin oral
Carcinoma de células escamosas oral

Modificado de Shiboski CH, Patton LL, Webster-Cyriaque JY, et al. The Oral HIV/AIDS Research Alliance: updated case definitions of oral disease endpoints. *J Oral Pathol Med* 2009;38(6):481-488.

treponêmico empregando uma análise imunossorbente ligada a enzimas se tornou o teste de avaliação de triagem de escolha.[465] Caso ele se mostre positivo, deve-se proceder ao teste confirmatório por um teste específico do treponema, como o teste de absorção do anticorpo fluorescente ao treponema ou o teste de micro-hemaglutinação do *Treponema pallidum* (MHA-TP). Deve-se realizar também o exame do LCR em todo e qualquer paciente suspeito de neurossífilis.[466] Os testes específicos para o treponema permanecem positivos por toda a vida, mesmo após a erradicação com êxito da infecção. O teste não treponêmico da análise imunossorbente ligada a enzimas não é útil em casos de reinfecção e o teste VDRL pode se mostrar negativo na sífilis terciária. Pacientes com testes reativos ao treponema, porém testes não treponêmicos não reativos, e que tenham achados clínicos consistentes com otossífilis devem ser tratados presuntivamente. Os achados da TC do osso temporal na otossífilis podem ser normais, mas transparências irregulares na cápsula ótica ou na cadeia ossicular com uma característica aparência "roída de traças" podem ajudar a confirmar o diagnóstico.[467]

O tratamento da sífilis em pacientes HIV positivos é o mesmo dos pacientes HIV negativos. A recomendação atual dos CDC quanto ao tratamento da neurossífilis é a penicilina G cristalina aquosa (18 a 24 milhões de U/dia) por 10 a 14 dias. Pode-se considerar também a penicilina procaína na dose de 2,4 milhões de unidades uma vez ao dia, juntamente com probenecida 500 mg quatro vezes ao dia, ambas por 10 a 14 dias.[468] Os corticosteroides são também frequentemente empregados na otossífilis, mas em pacientes infectados pelo HIV isso pode se associar ao risco de um imunocomprometimento ainda maior, acarretando complicações infecciosas. A terapia com corticosteroides deve ter duração curta e deve ser administrada em estreita cooperação com o provedor de cuidados primários do paciente.

Abordagem da Perda Auditiva Sensorineural em Pacientes HIV Positivos

A primeira prioridade na avaliação da perda auditiva sensorineural num paciente portador da infecção por HIV é afastar uma doença potencialmente com risco de vida para o mesmo. Uma história meticulosa deve incluir uma descrição da razão de progressão da perda auditiva e a presença de distúrbios do equilíbrio, outros sintomas neurológicos, cefaleia, febre e rigidez de nuca. Deve-se obter uma lista completa de todas as medicações, com atenção à HAART, e o uso de medicações ototóxicas deve ser interrompido se isso for clinicamente possível. Deve-se proceder a um completo exame neurológico de cabeça e pescoço. A avaliação audiométrica deve incluir um audiograma de tons puros, o teste dos reflexos acústicos e escores de discriminação da fala. A eletronistagmografia ou videonistagmografia é útil na avaliação dos distúrbios do equilíbrio para avaliar a função vestibular periférica. Devem-se obter rotineiramente na avaliação de pacientes apresentando uma perda auditiva sensorineural súbita estudos laboratoriais que incluam o VDRL, o teste de absorção do anticorpo fluorescente ao treponema, a determinação do antígeno criptocócico sérico, dos anticorpos antinucleares, da velocidade de hemossedimentação e do fator reumatoide. Pacientes com perda auditiva sensorineural súbita associada a cefaleia, febre, sinais meníngeos ou outras anormalidades neurológicas devem ser submetidos à TC ou à RM seguida de punção lombar. Pacientes em imunossupressão avançada apresentando uma perda auditiva sensorineural progressiva ou súbita devem ser submetidos à aquisição de imagens cerebrais e ao exame do LCR. Devem-se realizar a determinação do antígeno criptocócico e culturas de fungos, micobactérias e bactérias. Deve-se igualmente examinar o LCR quanto à citologia, VDRL e contagem celular, proteínas e glicose. Deve-se considerar a RM do ângulo ponto cerebelar com gadolínio em pacientes com perda auditiva assimétrica e uma investigação negativa sob todos os demais aspectos para afastar um neuroma acústico ou outras lesões dessa região. Anormalidades no ABR são comuns na população infectada pelo HIV, tornando esse teste insensível para a detecção de doenças do nervo coclear causadas por tumores no ângulo ponto cerebelar e no canal auditivo externo. A abordagem diagnóstica a pacientes HIV positivos com perda auditiva sensorioneural está resumida na Figura 6-5.

O tratamento da perda auditiva na população infectada pelo HIV deve focalizar a causa subjacente (Quadro 6-6). Conforme referido anteriormente, a administração de corticosteroides no contexto da infecção por HIV é arriscada. Pode haver múltiplas causas de perda auditiva durante o curso de uma infecção por HIV. Em consequência disso, o clínico deve estar preparado para repetir a avaliação em busca de novas causas de perda auditiva sensorineural em casos de deterioração súbita e rápida da audição residual. Finalmente, a reabilitação auditiva por meio de aparelhos de audição tem um papel importante na manutenção da qualidade de vida numa doença incapacitante e isolante. A experiência inicial com o implante coclear em pacientes portadores de HIV demonstrou resultados de sucesso, sem qualquer aumento nas complicações pós-operatórias.[469,470]

Perda Auditiva em Receptores de Transplantes

Os pacientes em insuficiência renal crônica apresentam reconhecidamente uma frequência elevada de perda auditiva sensorineural, conforme demonstrado tanto pela audiometria para tons puros como pelos testes ABR.[471,472] Embora o tratamento por diálise não tenha sido demonstrado como melhorando a função auditiva, um estudo pequeno demonstrou melhoras nos achados ABR após o transplante renal.[472] Em contraste, os pacientes que são submetidos ao transplante de fígado parecem ter uma frequência aumentada de perda auditiva sensorineural após o transplante e 15% dos receptores de transplantes de fígado pediátricos e mais de 75% dos adultos foram relatados como apresentando perda auditiva sensorineural após o transplante.[473-475] A causa desse

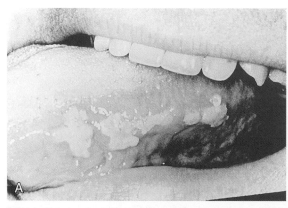 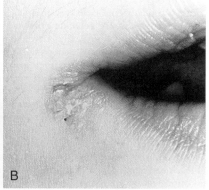

FIGURA 6-6. Candidíase pseudomembranosa e queilite angular. **A**, Candidíase pseudomembranosa da superfície lateral da língua. Essas placas brancas lisas são facilmente raspadas da mucosa, deixando uma base eritematosa e hemorrágica. **B**, Queilite angular caracterizada por úlceras hipersensíveis e fissuras da comissura oral em consequência de uma infecção candidial. (Cortesia do Dr. Steven Ashman.)

aumento aparente na perda auditiva não foi determinada, mas alguns estudos sugeriram que os medicamentos imunossupressivos podem contribuir para isso.

CAVIDADE ORAL

Uma doença oral ocorre em muitos pacientes durante a evolução da infecção pelo HIV e após um transplante. A lesão mais comum é a candidíase oral (CO), seguida pela leucoplasia pilosa oral (LPO).[478-480] Outros achados comuns incluem SK, infecções periodontais e gengivais, aftas, estomatite por herpes simples e xerostomia. Os receptores de transplantes estão em risco de complicações orais devido ao efeito de medicações imunossupressivas e alguns pacientes podem apresentar uma doença oral como efeito colateral da irradiação corporal total antes de um transplante de células-tronco.[161]

O sistema de classificação mais amplamente usado para as lesões orais no HIV classifica as lesões de acordo com seu grau de associação à infecção pelo HIV (Quadro 6-7).[481] Um workshop internacional em 2002 concluiu que esse sistema de classificação ainda é relevante, mas em 2009 a Oral HIV/AIDS Research Alliance (parte do AIDS Clinical Trials Group) propôs uma atualização desse sistema, classificando as lesões de acordo com a etiologia (Quadro 6-8).[482,483] O risco de desenvolvimento de uma lesão oral relacionada ao HIV se correlaciona a contagens CD4 mais baixas, porém alguns dados sugeriram que essa relação se enfraquece a durações mais longas da infecção pelo HIV (> 10 anos).[478] O uso da HAART ocasionou uma diminuição de 10 a 50% na doença oral associada ao HIV, porém séries pequenas em crianças sugeriram que esse efeito pode não ser tão significativo.[484] De maneira geral, aproximadamente 20 a 35% dos pacientes HIV positivos em uso da HAART apresentam complicações orais.[479,480,485] As condições malignas mais prevalentes ocorrendo na cavidade oral e na faringe são o SK e o LNH. Entretanto, à medida que aumenta a expectativa de vida dos pacientes de AIDS, o mesmo ocorre com o risco de desenvolvimento de outras lesões malignas. O clínico deve estar preparado para lidar com esse desafio maior 1) se familiarizando com as lesões orais que ocorrem comumente nessa população de pacientes, 2) efetuando biópsias de todas as lesões que sejam suspeitas ou que não respondam a um período curto de terapia empírica e 3) não pressupondo que múltiplas lesões concomitantes têm a mesma patogênese.

INFECÇÕES POR FUNGOS

Candidíase Oral

A infecção por *Candida* é a manifestação oral mais comum da infecção por HIV em adultos e crianças[486] e a HAART teve um impacto significativo sobre a incidência da candidíase oral (CO). Os relatos da prevalência da candidíase oral são de 10 a 24% nos pacientes não em HAART e de 2% a 10% naqueles em HAART.[479,487-489] Na presença de uma contagem CD4 abaixo de 200 células/mL, a prevalência aumenta para 39% nos pacientes não recebendo a HAART.[487] A candidíase oral também ocorre em até 25% dos receptores de transplantes de órgãos e é 10 vezes mais comum nessa população que na população geral.[161,490-492] O organismo mais comumente responsável é *C. albicans* e 40 a 60% dos pacientes HIV positivos apresentam a colonização por *C. albicans*.[493-495] Os receptores de transplantes não evidenciam uma frequência aumentada de infecção sintomática, mas têm maior probabilidade de apresentar a colonização assintomática não por *C. albicans*.[161] A candidíase oral é uma infecção oportunista e está fortemente relacionada a contagens CD4 mais baixas, a cargas virais mais altas e possivelmente ao tabagismo.[496]

As três formas mais comuns de candidíase oral são a candidíase pseudomembranosa, a candidíase eritematosa e a queilite angular. A candidíase pseudomembranosa (sapinho) se manifesta por placas lisas brancas ou semelhantes a queijo cottage, que podem ocorrer em qualquer superfície mucosa. Ela se distingue de outras lesões brancas da orofaringe porque as placas brancas podem ser removidas por esfregação; uma base eritematosa permanece ao se remover a placa. A candidíase eritematosa se caracteriza por manchas leve ou moderadamente eritematosas. A queilite angular se manifesta por fissuras hipersensíveis e eritematosas e por úlceras na comissura oral (Fig. 6-6).[481] O diagnóstico diferencial da candidíase oral inclui leucoplasias, carcinoma *in situ* e OHL. A candidíase oral pode ser diagnosticada com base na resolução dessas lesões à terapia antifúngica empírica. Um diagnóstico mais definitivo pode ser obtido por uma preparação de hidróxido de potássio ou a coloração pelo Gram de um raspado ou pela coloração de um espécime de biópsia pelo ácido periódico Schiff. As espécies *Candida* também foram relatadas como causando lesões necrosantes da epiglote em pacientes imunocomprometidos.[498,499]

A candidíase oral em pacientes com contagem CR4 acima de 200 células/mL é tratada com êxito por antifúngicos tópicos – nistatina suspensão (100.000 U/mL) 5 mL quatro vezes ao dia ou clotrimazol pastilhas 10 mg cinco vezes ao dia por 14 dias.[500] Em pacientes com contagens CD4 abaixo de 200 células/mL, recomenda-se o fluconazol ou itraconazol oral, com cetoconazol como alternativa.[501] O posaconazol foi demonstrado como sendo eficaz na candidíase oral refratária aos outros fármacos azólicos.[502,503] Embora o fluconazol profilático tenha sido demonstrado como evitando episódios de candidíase oral, o medicamento não é recomendado como profilaxia primária devido ao risco de desenvolvimento de organismos resistentes, ao custo da profilaxia e à ausência de benefício em termos da sobrevivência.[486,504]

Histoplasmose Oral

A histoplasmose é uma doença fúngica granulomatosa causada por *Histoplasma capsulatum* e constitui uma doença definidora da AIDS.[505] O *Histoplasma capsulatum* é endêmico em áreas da América do Norte, da América Central e da América do Sul e na Ásia e na África, mas pode ser encontrado no mundo inteiro.[506] Praticamente 50% a 80% dos adultos em áreas endêmicas podem estar infectados, porém muitos deles se mostram assintomáticos.[507] Embora pacientes imunocompetentes possam vir a apresentar lesões orais, a histoplasmose oral (HO) se associa fortemente à infecção pelo HIV. Em áreas endêmicas a prevalência da histoplasmose oral é de 3% em pacientes infectados pelo HIV e de menos de 0,1% em pacientes não infectados pelo HIV; portanto, qualquer paciente que procure cuidados médicos com histoplasmose oral devem ser submetidos ao teste do HIV.[505,508] A infecção sintomática por *Histoplasma* se manifesta por um acometimento pulmonar ou disseminado agudo ou crônico.[508] O envolvimento mucocutâneo ocorre mais comumente no contexto da histoplasmose disseminada, mas pode ocorrer isoladamente.[505] Já foi relatada uma histoplasmose que afeta a cavidade nasal e a glândula parótida de

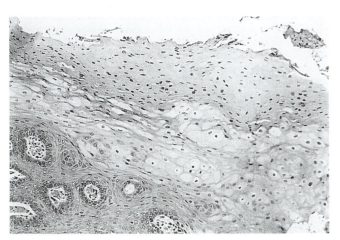

FIGURA 6-7. Leucoplasia pilosa oral. Está presente a característica hiperparaqueratose, assim como uma camada de "células balão" na camada superior de células espinhosas. (Cortesia do Dr. Russell Corio.)

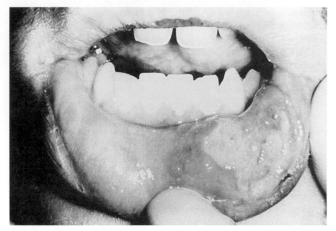

FIGURA 6-8. Úlcera aftosa maior (doença de Sutton) do lábio inferior. Essa lesão é indistinguível do linfoma e do carcinoma de células escamosas e deve ser submetida à biópsia. (Cortesia do Dr. Steven Ashman.)

pacientes HIV positivos e a histoplasmose oral pode ocorrer em receptores de transplantes de órgãos em imunossupressão.[509-511] A presença da histoplasmose oral se associa a contagens CD4 abaixo de 50 células/mL e a uma mortalidade mais alta a 6 meses que em pacientes com histoplasmose disseminada sem envolvimento oral.[512,513]

Os pacientes com histoplasmose oral apresentam inicialmente manchas eritematosas dolorosas que evoluem para lesões granulomatosas elevadas que podem ser recobertas por uma pseudomembrana aderida.[514] Pode estar também presente uma adenopatia cervical associada.[514] O diagnóstico é estabelecido pelo teste quanto a antígenos em líquidos corporais e na biópsia de lesões com histologia e cultura para *H. capsulatum*.[507] Na histoplasmose oral que ocorre no contexto da doença disseminada, o tratamento depende da gravidade da doença.[506] Em pacientes de AIDS com doença grave se recomenda o desoxicolato de anfotericina B (0,7 mg/kg/dia) ou a anfotericina B lipossômica (3 mg/kg/dia) seguida pelo itraconazol oral por toda a vida (200-400 mg/dia). Na doença leve a moderada o itraconazol oral por si só pode ser suficiente. Pacientes com contagens CD4 abaixo de 150 células/mL ou outros pacientes em imunossupressão com doença recorrente devem ser colocados em profilaxia com itraconazol diário.

Infecções Fúngicas Invasivas

Embora acometam mais comumente os seios paranasais, infecções fúngicas invasivas da cavidade oral, da faringe e da laringe foram descritas em pacientes HIV positivos e outros pacientes em imunossupressão.[376-384,515,516] O diagnóstico e o tratamento dessas infecções invasivas requerem um alto grau de suspeita e o pronto início da terapia clínica. Num caso houve necessidade de uma laringectomia total para o controle da doença.[385]

INFECÇÕES VIRAIS

Leucoplasia Pilosa Oral

A leucoplasia pilosa oral (LPO) é uma lesão branca de superfície corrugada e irregular causada pelo EBV. Uma série pequena detectou o EBV em amostras de saliva em 80% dos pacientes HIV positivos em comparação a 20% dos controles, o que pode explicar a incidência aumentada de LPO em pacientes imunocomprometidos.[517] A leucoplasia pilosa oral ocorre em frequência maior na superfície lateral da língua. Ela afeta de 3 a 12% dos pacientes HIV positivos e ocorre também em 2 a 13% dos receptores de transplantes.[161,479,518,519] É rara em crianças, ocorrendo apenas em 3 a 4% delas.[264] Sua presença em um paciente fora isso assintomático é uma forte indicação de um diagnóstico de infecção por HIV e de um grau moderado a grave de imunossupressão. Os fatores de risco de desenvolvimento de LPO incluem uma baixa contagem CD4, uma carga viral alta e a presença de candidíase oral.[519-521] A presença da leucoplasia pilosa oral não é tão fortemente preditiva da insuficiência imune e virológica quanto a da candidíase oral.[497]

Uma biópsia é indicada para se afastar uma lesão maligna ou pré-maligna nos casos em que uma lesão oral persista apesar de um período curto de terapia anticandidíase. O diagnóstico diferencial da LPO inclui a leucoplasia, o carcinoma *in situ*, a candidíase hipertrófica e o líquen plano. A leucoplasia pilosa oral é diagnosticada à biópsia pela presença de hiperqueratose, de acantose, de células claras ou "balão" na camada superior de células espinhosas juntamente com um grau mínimo de inflamação e pela presença do EBV nas células epiteliais basais (Fig. 6-7).[522] Depois de feito o diagnóstico, um tratamento mais a fundo raramente é necessário, porque a LPO se mostra com frequência assintomática e não apresenta transformação maligna. Os dados não são suficientes para apoiar recomendações baseadas em evidências quanto ao tratamento. Já foi investigado o tratamento tópico à base de podofilina ou de retinoína, mas a recorrência é comum. Em um estudo pequeno verificou que a adição de aciclovir ao creme de podofilina acarretava a remissão completa a 12 meses.[523] Já foi relatado o uso de antivirais sistêmicos (desciclovir, valaciclovir, aciclovir, ganciclovir, foscarnet e fanciclovir), mas o conjunto de evidências em apoio a seu uso é pequeno.[500]

Herpes-vírus Simples

As infecções da cavidade oral pelo herpes-vírus simples (HSV) aumentam em todos os estádios da infecção pelo HIV. A soropositividade ao HSV se aproxima dos 95% na comunidade HIV positiva, em comparação a 80% na população geral.[524] A prevalência das lesões por HSV diminuiu na era da HAART e a prevalência recente foi relatada como sendo de 2 a 3%.[524] As lesões herpéticas se mostram particularmente prevalentes quando a contagem CD4 está abaixo de 100 células/mL. A estomatite relacionada ao HSV é a causa mais comum de lesões orais sintomáticas em receptores de transplantes.[161] O herpes labial é a manifestação mais comum da infecção da cavidade oral por herpes simples. Quando ocorrem em pacientes infectados pelo HIV, essas "vesículas da febre" são geralmente maiores e mais numerosas, persistem por mais tempo e apresentam recorrência mais frequentemente que na população geral. A infecção intraoral pelo HSV afeta habitualmente a mucosa queratinizada e fixa do palato duro e da gengiva e o dorso da língua. A aparência típica é aquela de pequenas úlceras arredondadas sem um alo eritematoso. Úlceras múltiplas podem produzir um desconforto significativo à mastigação e à deglutição, colocando em risco a nutrição. A infecção pelo HSV em pacientes infectados pelo HIV pode ser prolongada e ser menos localizada que na população geral.

A infecção pelo HSV em geral é diagnosticada empiricamente pela aparência característica das lesões e é tratada com fanciclovir, valaciclovir ou aciclovir oral por 7 dias, porém lesões graves podem tornar o uso do aciclovir endovenoso necessário.[524] Raspados de células da base da lesão devem ser levados à cultura para o teste de sensibilidade no caso de lesões que persistam após o tratamento adequado. O tratamento de escolha para o HSV resistente ao aciclovir é por foscarnet endovenoso. A terapia imunossupressiva diária por aciclovir, fanciclovir ou valaciclovir oral deve ser considerada em pacientes que tenham recorrências frequentes ou graves.

Papilomavírus Humano

O papilomavírus humano (HPV) pode causar verrugas orais ou genitais que, tal como outras lesões orais associadas ao HIV, ocorrem em associação a contagens CD4 mais baixas.[525] A incidência de verrugas orais em pacientes HIV positivos é de 1,6%, com infecção assintomática em até 40% deles e, o que é interessante, a incidência de verrugas orais aumenta as cargas virais *mais baixas*.[526-528] Não ficou claro se esse fenômeno é explicado por um mecanismo semelhante ao da síndrome IRIS. A frequência de infecção oral pelo HPV não diminuiu na era da HAART e pode

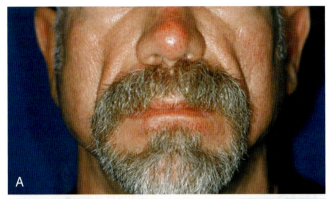
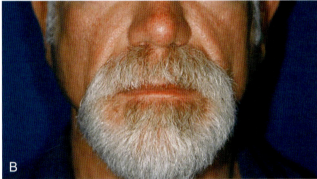

FIGURA 6-9. Lipoatrofia facial moderadamente grave, antes (**A**) e depois (**B**) do tratamento. (Cortesia do Dr. Michael Echavez.)

até mesmo ter aumentado.[500,529] Os receptores de transplantes também tendem mais a ter verrugas orais que a população geral, e a infecção oral assintomática pelo HPV foi relatada como ocorrendo em 18 a 20% dos casos.[161] O teste quanto ao HPV em amostras de enxágues orais foi verificado como tendo produtividade diagnóstica muito maior em comparação a raspados de mucosa ou de amígdalas.[527] Poucos estudos investigaram o tratamento ideal dessas lesões na população com HIV, mas a cirurgia é a terapia mais comum em lesões sintomáticas. As terapias alternativas incluem cidofovir, bleomicina, cimetidina, podofilina ou interferon intralesional.

ÚLCERAS AFTOSAS

As úlceras aftosas são de três tipos, todos os quais afetam a mucosa oral não fixada. As *úlceras herpetiformes* têm menos de 0,2 mm de diâmetro e são autolimitadas. As *úlceras aftosas menores* são úlceras dolorosas bem circunscritas, com diâmetro inferior a 6 mm e um alo eritematoso; em pacientes HIV positivos as úlceras coalescem frequentemente, formando lesões maiores que duram em torno de 2 semanas. As *úlceras aftosas maiores* (doença de Sutton) têm mais de 6 mm de diâmetro (Fig. 6-8), são dolorosas, persistem por várias semanas e ameaçam a ingestão nutricional. É difícil diferenciá-las macroscopicamente de uma condição maligna. Na era HAART a incidência das úlceras aftosas varia de 1 a 8%.[482,530,531] O tratamento deve focalizar afastar-se uma lesão maligna, prover-se alívio sintomático e monitorar-se o estado nutricional. Deve-se obter uma biópsia da borda da úlcera e submetê-la ao exame histopatológico para afastar um linfoma e um CCE. O tamanho, a cronicidade e a extraordinária hipersensibilidade das úlceras aftosas tornam necessário um monitoramento cuidadoso do peso corporal e a provisão de suplementos nutricionais líquidos. Recomenda-se o tratamento inicial de úlceras aftosas menores por medicações analgésicas e medicações protetoras tópicas vendidas sem receita médica.[532] Em lesões maiores ou em lesões menores que não estejam se consolidando, a talidomida (200 mg/dia) foi demonstrada como sendo eficaz no tratamento, mas se mostra ineficaz na prevenção de recorrências.[500] A administração intralesional ou sistêmica de esteroides também foi demonstrada como sendo eficaz.

GENGIVITE E DOENÇA PERIODONTAL

O acometimento periodontal associado ao HIV é classificado em três categorias: eritema gengival linear, doença periodontal necrosante e progressão intensificada de uma doença periodontal crônica.[533] O *eritema gengival linear* se manifesta por um eritema linear característico que não responde à terapia periodontal convencional e está estreitamente relacionado à presença da candidíase oral. A *doença periodontal necrosante*, que também pode ocorrer em pacientes imunocompetentes, se manifesta por ulceração da papila interdental associada a sangramento e dor na gengiva (*gengivite ulcerativa necrosante*), que pode invadir o osso alveolar (*periodontite ulcerativa necrosante*); ela também se associa fortemente à candidíase oral. Relatos de casos descreveram a extensão desse processo de necrose ao osso maxilar ou mandibular e isso é designado como *estomatite ulcerativa necrosante*. Pacientes com um acometimento periodontal coexistente podem vir a apresentar o agravamento da doença. Ao uso da HAART, a prevalência da doença periodontal diminuiu de pouco menos de 10% para até menos de 1% num estudo.[533] A presença da doença periodontal necrosante num paciente não reconhecido como portador da infecção por HIV deve motivar testes sorológicos, pois essa doença se associa fortemente ao HIV. Pacientes com contagens CD4 abaixo de 200 células/mL têm probabilidade muito maior de apresentar a doença periodontal necrosante que aqueles com contagens CD4 acima de 200 células/mL.

O diagnóstico diferencial de um processo destrutivo que envolva os tecidos moles e o osso das cristas alveolares inclui o linfoma, o CCE, o SK, a angiomatose bacilar e as infecções por fungos ou por micobactérias. A presença de uma destruição óssea desproporcional em relação às alterações dos tecidos moles tende mais a ser causada pela angiomatose bacilar que pela periodontite ulcerativa necrosante.[116] Os tecidos devem ser enviados para exame histopatológico e microbiológico. Deve-se solicitar uma interconsulta odontológica para o tratamento apropriado e rápido da doença periodontal.

O pilar da terapia da gengivite e da periodontite relacionadas ao HIV inclui a remoção da placa dentária e enxágues orais com povidona-iodo a 10% e gliconato de clorexidina a 0,1 a 0,2%.[522] Como o acometimento periodontal em pacientes HIV positivos se associa estreitamente à candidíase, deve-se recorrer também ao tratamento antifúngico tópico ou sistêmico.[533] Deve-se desbridar todo e qualquer tecido necrosado e o dente deve ser selado. Deve-se instituir a terapia antibiótica parenteral com clindamicina ou metronidazol, caso os pacientes não respondam ao tratamento inicial.

DOENÇA ENXERTO *VERSUS* HOSPEDEIRO

A doença enxerto *versus* hospedeiro (DEVH) é um transtorno imunológico que ocorre predominantemente em receptores de transplantes de células-tronco, mas também foi relatado em receptores de transplantes de órgãos sólidos. Ela ocorre quando células T doadoras montam uma resposta a antígenos em células do hospedeiro. Constitui uma causa de morte importante após transplantes de células-tronco e 40% dos pacientes apresentam a DEVH aguda; outros 20 a 50% deles apresentam a DEVH crônica.[161,534] A DEVH crônica apresenta com frequência manifestações na cavidade oral que incluem xerostomia, úlceras, trismo, lesões liquenoides ou queratósicas e retração gengival. As lesões liquenoides ocorrem em até 20% dos pacientes e tipicamente causam dor e/ou ardência.[535] Elas se manifestam inicialmente por placas queratósicas com áreas eritematosas, ulceradas e descamadas. Pode haver a transformação maligna das lesões liquenoides; por isso se recomenda a biópsia.[536] Corticosteroides sistêmicos são o padrão de cuidado para a DEVH crônica e são frequentemente empregados em conjunção a medicamentos imunossupressivos.[534]

LIPOATROFIA FACIAL ASSOCIADA AO HIV

Descrita originalmente em 1998, a *lipodistrofia associada ao HIV* é um termo utilizado para designar coletivamente as alterações na distribuição do tecido adiposo que ocorrem em pacientes HIV positivos que recebem a ART.[537] Essas alterações incluem uma lipoatrofia (LA) periférica que afeta a face e os membros; *lipohipertrofia*, que pode se manifestar pelo aumento do depósito de tecido adiposo nos coxins adiposos dorsocervicais ("corcova de búfalo") ou nos aspectos lateral e anterior do pescoço ("pescoço de sapo-boi"); aumento de tamanho das mamas e da circunferência abdominal e aumento do tecido adiposo visceral; e por distúrbios metabólicos como hipertrigliceridemia, hipercolesterolemia, resistência à insulina, diabetes melito tipo 2 e elevação das transaminases hepáticas.[538-541] Os relatos quanto à prevalência variam amplamente em decorrência da ausência de definições de casos padronizadas e de diferenças na metodologia, mas os relatos da prevalência da lipoatrofia periférica em homens e mulheres HIV positivos variam entre 22 e 35%.[542,543] Um grande estudo recente em corte transversal verificou que 54% dos adultos em ART há mais de 12 meses apresentavam lipoatrofia facial.[544] Os relatos da prevalência em crianças estão próximos dos 25%.[545,546]

Ainda há controvérsia em torno do mecanismo da lipodistrofia, mas ela é considerada como estando relacionada ao uso da ART, mais especificamente aos NRTI e aos inibidores de proteases, porém não aos NNRTI.[540,542,547] O uso combinado de NRTI e de inibidores de proteases parece ter um efeito sinérgico que leva à lipoatrofia facial.[548] Esses achados levaram alguns investigadores a concluir que a inibição de proteínas reguladoras de lípides e de adipócitos por fármacos antirretrovirais ou a toxicidade mitocondrial dos NRTI é o fator responsável.[540] Outros estudos, porém, mostraram uma correlação com o diagnóstico de AIDS, a contagem CD4 e a carga viral, mas não com a HAART, o que sugere um papel para a própria infecção pelo HIV.[540,549] Essa discrepância pode se dever às metodologias diferentes utilizadas nos estudos e é possível que esses diversos fatores tenham impacto sobre algumas das manifestações diferentes da lipodistrofia, porém não sobre outras.[538]

A lipoatrofia facial se caracteriza pela atrofia do tecido adiposo nas regiões malar, bucal, melolabial e temporal (Fig. 6-9).[550,551] Os pacientes afetados pela lipoatrofia periférica podem se sentir constrangidos ou estigmatizados devido a sua aparência estética, e os estudos mostraram que esses efeitos negativos podem levar a uma aderência menor à HAART.[540] Os pacientes portadores de lipodistrofia foram verificados como tendo qualidade de vida diminuída.[552] A avaliação objetiva da gravidade da lipoatrofia é difícil porque a TC e a RM são ambas de alto custo e não são práticas para o uso de rotina. A ultrassonografia foi verificada em alguns estudos como sendo útil, porém outros dados sugeriram que as alterações detectadas à ultrassonografia não se correlacionam às alterações vistas à TC.[553-555] Essa controvérsia pode refletir diferenças na metodologia dos estudos.

Muitas estratégias terapêuticas diferentes foram propostas para a lipoatrofia facial, porém, infelizmente, as terapias clínicas não se mostraram eficazes.[556,557] Modificar o regime antiviral pode ter um impacto modesto.[545,558] As opções cirúrgicas incluem o enxerto de tecido adiposo autólogo, filtros temporários (ácido hialurônico), filtros semipermanentes (hidroxilapatita cálcio ou ácido poli-l-lático), filtros permanentes (polimetilmetacrilato, silicone, poliacrilamida gel ou polialquilimida gel) e a colocação de um implante sintético malar ou submalar.[551,559-575] Os tratamentos aprovados pela FDA atualmente para a lipoatrofia facial incluem a hidroxilapatita cálcio e o ácido poli-l-lático. Estudos comparativos não mostraram uma diferença significativa na evolução final com êxito entre a colocação de um implante e a injeção de enchimentos adiposos ou sintéticos.[576-579] A decisão de tratar a lipoatrofia facial e o método utilizado para a correção da deformidade estética devem ser guiados pela preferência do paciente e do cirurgião. Deve-se tomar cuidado ao usar enchimentos injetáveis, porque foram feitos relatos de complicações tais como infecções, formação de abscessos, cegueira e oftalmoplegia.[580,581]

RESUMO

Os pacientes com imunodeficiência estão tendo uma vida mais longa e mais saudável devido aos avanços no tratamento da infecção pelo HIV e ao maior sucesso dos transplantes de órgãos e de células-tronco. O reconhecimento e o tratamento das entidades mórbidas que ocorrem nessa população específica são importantes para reduzir ainda mais a morbidade e a mortalidade das patologias de cabeça e pescoço. Embora o tratamento desses pacientes constitua um desafio para os clínicos, um conhecimento claro da fisiopatologia básica das condições de cabeça e pescoço vai possibilitar aos otorrinolaringologistas avaliar e tratar de maneira mais efetiva essas doenças.

Para consultar a lista completa de referências, acesse www.expertconsult.com.

LEITURA SUGERIDA

Antiretroviral Therapy Cohort Collaboration: Causes of death in HIV-1–infected patients treated with antiretroviral therapy, 1996-2006: collaborative analysis of 13 HIV cohort studies. *Clin Infect Dis* 50(10):1387–1396, 2010.

Armstrong WS: The immune reconstitution inflammatory syndrome: a clinical update. *Curr Infect Dis Rep* 15(1):39–45, 2013.

Carfrae MJ, Kesser BW: Malignant otitis externa. *Otolaryngol Clin North Am* 41(3):537–549, viii–ix, 2008.

Engels EA, Pfeiffer RM, Fraumeni JF, Jr, et al: Spectrum of cancer risk among US solid organ transplant recipients. *JAMA* 306(17):1891–1901, 2011.

Hengge UR, Ruzicka T, Tyring SK, et al: Update on Kaposi's sarcoma and other HHV8 associated diseases. Part 1: epidemiology, environmental predispositions, clinical manifestations, and therapy. *Lancet Infect Dis* 2(5):281–292, 2002.

Michelow P, Dezube BJ, Pantanowitz L: Fine needle aspiration of salivary gland masses in HIV-infected patients. *Diagn Cytopathol* 40(8):684–690, 2012.

Oliveira Cobucci RN, Saconato H, Lima PH, et al: Comparative incidence of cancer in HIV-AIDS patients and transplant recipients. *Cancer Epidemiol* 36(2):e69–e73, 2012.

Shiboski CH, Patton LL, Webster-Cyriaque JY, et al: The Oral HIV/AIDS Research Alliance: updated case definitions of oral disease endpoints. *J Oral Pathol Med* 38(6):481–488, 2009.

Shiels MS, Pfeiffer RM, Gail MH, et al: Cancer burden in the HIV-infected population in the United States. *J Natl Cancer Inst* 103(9):753–762, 2011.

Silverberg MJ, Leyden W, Warton EM, et al: HIV infection status, immunodeficiency, and the incidence of non-melanoma skin cancer. *J Natl Cancer Inst* 105(5);350–360, 2013.

Sorensen P: Manifestations of HIV in the head and neck. *Curr Infect Dis Rep* 13(2):115–122, 2011.

Zwald FO, Brown M: Skin cancer in solid organ transplant recipients: advances in therapy and management: part I. Epidemiology of skin cancer in solid organ transplant recipients. *J Am Acad Dermatol* 65(2):253–261; quiz 262, 2011.

Manifestações Nasais de Doença Sistêmica

7

Ryan S. Jackson | Thomas V. McCaffrey

Pontos-chave

- A tríade clássica da granulomatose de Wegener (GW) envolve o trato respiratório superior, os pulmões e os rins.
- O teste de autoanticorpo anticitoplasma de neutrófilos é altamente sensível para GW, mas um resultado negativo não descarta o diagnóstico.
- Os principais agentes utilizados para induzir a remissão de GW são ciclofosfamida, metotrexato e/ ou glicocorticoides.
- Aproximadamente 40% dos pacientes com sarcoidose apresentam alterações granulomatosas nos órgãos extrapulmonares. O envolvimento do nariz e dos seios paranasais pela sarcoidose é relativamente pouco frequente e a maioria dos registros baseia-se em relatos de casos. Por isso, não se tem certeza da verdadeira incidência do envolvimento nasal.
- As elevações na enzima conversora de angiotensina ocorrem em 83% dos pacientes com sarcoidose ativa.
- A manifestação nasal mais comum na síndrome da imunodeficiência adquirida é a rinite crônica. O paciente vai à consulta médica apresentando ressecamento, formação de crostas, congestão nasal, obstrução parcial e dor ou desconforto.
- As manifestações clínicas iniciais do linfoma nasal de células T costumam ser obstrução nasal seguida por rinorreia purulenta e secreção serossanguinolenta. Conforme os sintomas progridem, normalmente a ulceração unilateral da mucosa que se estende ao palato, ao seio maxilar e ao lábio superior ajuda a diferenciar o linfoma da GW, a qual está associada à ulceração difusa da mucosa nasal.
- É mais provável que o penfigoide cicatricial afete a mucosa, enquanto o penfigoide bolhoso fique restrito à pele. Achados nasais ocorrem em 25 a 50% dos pacientes afetados. O local habitual de envolvimento é a região nasal anterior, que apresenta crostas ulcerativas dolorosas.
- Caracteriza-se a discinesia ciliar primária pela doença crônica do trato respiratório que começa na infância e leva a um conjunto de sintomas como rinite crônica, sinusite, bronquiectasia, tosse crônica, otite média e esterilidade.
- Fibrose cística é a doença hereditária fatal mais comum entre os brancos e afeta 1 em 2.000 nascidos vivos. A doença caracteriza-se como uma exocrinopatia com características clínicas de doença pulmonar crônica, sinusite crônica e insuficiência pancreática.

Doenças sistêmicas podem afetar a cavidade nasal e os seios paranasais de modo específico e não específico. Em alguns casos, os achados nasais podem ser a primeira indicação de doença sistêmica. A compreensão das várias maneiras pelas quais as doenças sistêmicas podem se manifestar no nariz é importante tanto para otorrinolaringologistas quanto para profissionais de outras especialidades médicas que frequentemente trabalham em conjunto no tratamento destas doenças. As manifestações nasais de doenças sistêmicas frequentemente se apresentam como sintomas de rinite crônica que não respondem ou respondem minimamente aos tratamentos padronizados.

As doenças sistêmicas que afetam as fossas nasais podem produzir alterações patológicas de três modos em geral. Primeiro, a fisiopatologia geral da doença pode afetar os tecidos do nariz, como em uma epistaxe recorrente ou grave secundária a coagulopatia. Segundo, a histologia característica da mucosa nasal pode se tornar um processo patológico de menor importância em algo mais grave e aparente, conforme visto na telangectasia hemorrágica hereditária. Nesta doença em particular, a telangectasia causa poucos sintomas na pele, mas podem ocorrer epistaxes graves nos vasos superficiais e facilmente traumatizados da mucosa nasal (Cap. 18). Terceiro, uma doença sistêmica pode afetar os tecidos nasais como parte de um complexo de sintomas, conforme visto na granulomatose de Wegener (GW).

DOENÇA GRANULOMATOSA

Diversas doenças granulomatosas apresentam uma predileção pelos tecidos das vias aéreas. Incluem GW, síndrome de Churg-Strauss e sarcoidose. Tais doenças frequentemente caracterizam-se por uma resposta inflamatória local do trato respiratório, sobretudo nas vias aéreas superiores. A GW talvez seja a doença granulomatosa mais comum a afetar as vias aéreas superiores, em particular as fossas nasais. Embora envolva com menos frequência a cavidade nasal, a sarcoidose e a síndrome de Churg-Strauss também apresentam achados característicos que podem permitir o diagnóstico precoce.

GRANULOMATOSE DE WEGENER

Friedrich Wegener foi o primeiro a definir claramente a GW em 1939 como uma doença sistêmica caracterizada por granulomas necrosantes com vasculite dos tratos respiratórios superior e inferior, vasculite sistêmica e glomerulonefrite focal ou proliferativa necrosante.[1] A tríade clássica da GW envolve o trato respiratório superior, os pulmões e os rins. Antigamente, a GW costumava ser confundida com diversas outras entidades que causam granulomas na linha média ou destruição do terço médio da face, incluindo linfomas, carcinomas e processos infecciosos. A GW também deve ser diferenciada de outras causas de rinossinusite granulomatosa, como granulomas traumáticos e lesões induzidas por cocaína. Atualmente, a GW pode ser facilmente diagnosticada com biópsias nasais mais precisas, exame histopatológico e teste com o anticorpo anticitoplasmático anticitoplasma de neutrófilos (c-ANCA).

A prevalência da GW é estimada em 3 casos por 100.000, e a média de idade no momento do diagnóstico é 55 anos.[2] Homens e mulheres são afetados de modo similar e, de acordo com os últimos estudos, mais de 90% de todos os pacientes com GW são caucasianos. De 1 a 4% dos pacientes remanescentes são afro-americanos, hispânicos ou asiáticos.[3]

Os sintomas nasais de pacientes com GW podem ser congestão nasal, rinorreia e anosmia. Tais sintomas podem progredir para rinite, sinusite, perfuração do septo e/ou estenose das vias aéreas nasais. A endoscopia nasal tipicamente revela lesões granulomatosas na mucosa nasal, edema e crostas.[4] Por causa da natureza não específica de muitos dos sintomas da GW, o diagnóstico e o tratamento podem ser demorados mesmo sendo realizados por especialistas.

As características clínicas da GW podem ser divididas em três categorias. Pacientes com a GW *tipo 1* procuram cuidados médicos com uma forma limitada da doença, caracterizada por sintomas nas vias aéreas superiores e poucos achados sistêmicos. Tipicamente apresentam sintomas de infecção do trato respiratório superior ao longo de várias semanas, não responsivos a antibióticos, frequentemente associados a dor nasal, rinorreia serossanguinolenta e crostas.

Os pacientes com doença do *tipo 2* estão mais doentes e inicialmente são encontrados achados sistêmicos, embora estes não sejam tão graves quanto na doença do tipo 3. A apresentação inicial da GW tipo 2 é similar à do tipo 1: uma infecção prolongada característica do trato respiratório superior com secreção nasal contínua que progride a dor nasal, sensibilidade ao toque ou à palpação, secreção serossanguinolenta, ulceração e crostas. Frequentemente há envolvimento pulmonar associado a tosse, hemoptise e lesões cavitárias na radiografia torácica.

O GW *tipo 3* é a forma amplamente disseminada da doença sistêmica e comumente consiste no envolvimento das vias aéreas superiores e inferiores, lesões cutâneas e envolvimento renal progressivo. As características sistêmicas são mais intensas e, como na doença do tipo 1 e do tipo 2, estão presentes sintomas e ulcerações nasais.

Diagnóstico

O diagnóstico clínico da GW é sugerido pela história clínica e por achados nasais característicos. Os exames laboratoriais que frequentemente são anormais na GW contemplam a velocidade de hemossedimentação, hemoglobina, a creatinina sérica e os níveis séricos de c-ANCA. Estes achados sorológicos em conjunto com a biópsia nasal podem fornecer o diagnóstico definitivo de GW.

Imunofluorescência é uma técnica que distingue anticorpos ANCA antiproteinase-3 (anti-PR3) de anticorpos antimieloperoxidase de acordo com o padrão de marcação. O padrão citoplasmático é visto com ANCA para anti-PR3; e o padrão perinuclear, com ANCA para antimieloperoxidase.[5] O padrão característico de marcação granular grosseira para c-ANCA é causado por anticorpos contra proteinase-3 e serina protease neutra presente nos grânulos azurófilicos dos neutrófilos. O teste c-ANCA é altamente sensível para GW, mas um resultado negativo não exclui o diagnóstico. A especificidade do teste c-ANCA para GW tem sido confirmada por estudos amplos e em alguns casos pode evitar a biópsia.[6-8] A titulação da c-ANCA pode ser utilizada para monitorar a atividade da doença, pois um aumento na titulação pode ser preditivo de recidiva da doença, embora esse conceito permaneça controverso. Entretanto, é clinicamente apropriado interpretar um aumento na titulação da c-ANCA como um indicador ao monitoramento cuidadoso do paciente para sinais de recidiva.

A biópsia nasal, que pode ser realizada com o uso de anestesia local e/ou sedação intravenosa, fornece evidência ao diagnóstico. Todas as crostas nasais visíveis devem ser removidas. Em seguida, convém uma remoção de tecido do septo, assoalho nasal e conchas nasais no sentido de fornecer amplas amostras de tecido para colorações e cultura.[8] É necessário realizar cultura para descartar agentes infecciosos formadores de granulomas, como fungos e micobactéria.

Patologia

As características histopatológicas da GW são vasculite dos vasos pequenos e médios com lesões granulomatosas intramurais, excêntricas e necrosantes. Tipicamente, artérias, arteríolas, capilares, vênulas e veias estão envolvidos, embora raramente os grandes vasos estejam afetados. Também podem estar presentes microabscessos que aumentam e coalescem em áreas necróticas maiores.

Tratamento

Pacientes com GW apresentam o envolvimento de múltiplos órgãos e são mais bem tratados por uma equipe médica com um otorrinolaringologista e um clínico ou especialista com conhecimento da doença. Os algoritmos de tratamento frequentemente baseiam-se na gravidade da doença e nos órgãos afetados.[9] Os pacientes normalmente são tratados com imunossupressão para induzir a remissão e então as dosagens são ajustadas para manter o estado de remissão. Os principais agentes utilizados para induzir a remissão são a ciclofosfamida, o metotrexato e/ou os glicocorticoides.

A ciclofosfamida é um agente alquilante que prejudica a replicação e a transcrição do DNA. O regime padrão atual de tratamento para GW com ciclofosfamida é a administração oral de 2 mg/Kg por dia com a dose máxima de 200 mg/dia. Normalmente, a terapia é continuada por 6 meses a 1 ano e então a dosagem é gradativamente diminuída após o desaparecimento dos sintomas.

O metotrexato é uma alternativa à ciclofosfamida em pacientes com formas limitadas da GW, como a doença do tipo 1. Atua como um antimetabólito e inibe a diidrofolato redutase no sentido de diminuir o metabolismo do folato. A dose padrão começa em 0,25 mg/kg/semana, que pode ser aumentada para 25 mg/semana. Normalmente, é utilizada por 1 ano. Embora possa ser continuada indefinidamente, a dosagem pode ser diminuída ou o fármaco pode ser abruptamente interrompido.

Os glicocorticoides são administrados simultaneamente, se são utilizados a ciclofosfamida ou o metotrexato. A dose inicial recomendada de prednisona é de 0,5 a 1 mg/kg/dia até o máximo de 80 mg/dia.[9] A diminuição da dosagem pode começar após 1 mês com o objetivo de interromper completamente o agente em 6 a 9 meses.

Após a estabilização dos sintomas, o paciente com GW pode ser efetivamente mantido sob um regime de sulfametoxazol-trimetoprima.[10] Embora o mecanismo de ação deste fármaco não seja conhecido com exatidão, tem demonstrado prevenir a recidiva, apresentando efeitos colaterais mínimos.

Novos agentes terapêuticos têm se mostrado promissores em casos resistentes. Foi relatado que o rituximabe, um anticorpo monoclonal quimérico, mostrou-se efetivo no tratamento da GW resistente.[11] Tem sido demonstrado que o micofenolato de mofetila, um pró-fármaco que suprime a síntese de guanina nos linfócitos, inibindo a inosina monofosfato desidrogenase e bloqueando a síntese de DNA e a proliferação, reduz a recidiva em pacientes que não podem ser tratados com ciclofosfamida.[12]

A reconstrução cirúrgica pode ser utilizada para restabelecer a função, uma vez que a doença esteja em remissão, e inclui a correção da deformidade do nariz em sela e o reparo da perfuração do septo. A cirurgia endoscópica funcional do seio pode beneficiar pacientes selecionados com crostas nasais crônicas. A irrigação com solução salina com ou sem antibióticos é essencial no tratamento, embora o debridamento nasal possa ser útil nas técnicas que preservem a mucosa e nos cuidados pós-operatórios frequentes para minimizar a formação de cicatrizes.

SARCOIDOSE

A sarcoidose é uma doença granulomatosa sistêmica, crônica, capaz de envolver quase todos os órgãos do corpo. Frequentemente envolve o sistema linfático, os pulmões, o fígado, o baço e os ossos. Embora o envolvimento do epitélio do trato respiratório superior seja comparativamente incomum, os sintomas nasais podem ser a primeira manifestação da doença.

A etiologia da sarcoidose é desconhecida, mas as hipóteses etiológicas têm sido atribuídas a vários agentes infecciosos, químicos (incluindo berílio e zircônio), pólen de pinho e pó de amendoim.[13] Também tem sido associada às anormalidades da imunidade celular e humoral.

A sarcoidose tem uma distribuição mundial, mas a incidência é maior no norte da Europa, no sul dos Estados Unidos e na Austrália. Ocorre comumente entre os 20 e 40 anos. As mulheres são discretamente mais afetadas do que os homens e a doença é 10 a 20 vezes mais prevalente em negros do que em brancos.

Na maioria dos casos, o curso clínico é benigno, com resolução espontânea em 2 anos, embora em 10% dos casos possa progredir à fibrose pulmonar. O pulmão é o principal órgão afetado pela sarcoidose, e 90% dos pacientes apresentam evidência de envolvimento torácico, tanto pelo aumento dos linfonodos intratorácicos quanto pelo infiltrado no parênquima pulmonar. Aproximadamente 40% dos pacientes com sarcoidose apresentam alterações granulomatosas nos órgãos extrapulmonares.

O envolvimento do nariz e dos seios paranasais pela sarcoidose é relativamente incomum, e a maioria dos registros baseia-se em relatos de caso. Então, a incidência verdadeira do envolvimento nasal não é conhecida com certeza. A incidência observada do envolvimento nasal confirmado pelo exame histopatológico em grandes populações de pacientes com sarcoidose variou entre 1 e 6%.[14,15] O sintoma mais comum do envolvimento nasal é a obstrução nasal, mas também podem ocorrer epistaxe, dispneia, dor nasal, epífora e anosmia.

A sarcoidose nasal comumente afeta a mucosa do septo e das conchas inferiores. A mucosa nasal costuma ser seca e friável com crostas.[16] Podem ser notados nódulos submucosos com uma coloração amarela característica. Tais nódulos têm a apresentação macroscópica de granulomas intramucosos, que podem ser identificados em amostras de biópsia da mucosa. Na doença mais avançada, visualiza-se uma mucosa irregular polipoide, que é friável e sangra prontamente. Uma infiltração mais grave pode levar a uma perfuração no septo ou mesmo a uma fístula oronasal.

O envolvimento dos seios paranasais na sarcoidose frequentemente acompanha o envolvimento da mucosa nasal. Ocorrem o espessamento mucoso ou a opacificação dos seios paranasais. Alguns pacientes com sarcoidose nasal apresentam lesões ósseas nos ossos nasais. Tais lesões são uma resposta aos granulomas no osso e podem se apresentar como regiões dispersas de osteoporose ou zonas de destruição franca. As linhas de sutura podem desaparecer, mas não é vista uma reação periosteal.[17]

Diagnóstico

O diagnóstico da sarcoidose baseia-se na combinação de dados histológicos, radiográficos, imunológicos e bioquímicos. O diagnóstico de sarcoidose de nariz e seios paranasais baseia-se nos achados clínicos de crostas, mucosa nasal friável com alterações polipoides ou nódulos submucosos amarelados característicos. A tomografia computadorizada (TC) dos seios e os achados radiográficos são anormais na maioria dos casos de sarcoidose nasal. Achados pulmonares como linfadenopatia ou fibrose pulmonar são comuns. A captação de gálio radioativo pode estar aumentada na mucosa nasal na sarcoidose.[18]

Um achado laboratorial que pode sugerir o diagnóstico de sarcoidose é a elevação do cálcio sérico ou urinário. Elevações na enzima conversora de angiotensina sérica (ECA) ocorrem em 83% dos pacientes com sarcoidose ativa. Atualmente, tal teste tornou-se muito útil ao diagnóstico da sarcoidose e para o monitoramento de recidivas. Convém lembrar que os valores de ECA também podem estar aumentados na tuberculose (TB), no linfoma, na hanseníase e na doença de Gaucher. Além disso, o teste sorológico negativo para sífilis também pode ser útil. O diagnóstico de sarcoidose é confirmado pela existência de granulomas não caseosos compostos por múltiplas células epitelioides e células gigantes de Langerhans na mucosa nasal. Colorações negativas para fungos e para bacilos álcool-acidorresistentes auxiliam o diagnóstico.

Patologia

Múltiplos granulomas não caseosos são a característica histológica marcante da sarcoidose. O granuloma sarcoide consiste em uma área central densa de células epitelioides circundada por linfócitos e fibroblastos. Células gigantes multinucleadas de até 150 mm de diâmetro costumam ser encontradas nos granulomas. Nenhuma característica histológica é específica para sarcoidose e ocorrem granulomas similares na tuberculose, na beriliose, na hanseníase, na pneumonite por hipersensibilidade, na doença fúngica e nos processos inflamatórios crônicos.[19,20]

Tratamento

A maioria dos casos de sarcoidose no estádio I passa por remissão espontânea em 2 anos sem tratamento específico. A sarcoidose além do estádio I com valores elevados de ECA ou envolvimento extrapulmonar habitualmente requer tratamento. Isso se aplica à maioria dos casos de sarcoidose nasal.

Os sintomas nasais podem ser tratados com irrigações de solução salina e esteroides nasais tópicos. Infecções secundárias devem ser tratadas com terapia antimicrobiana direcionada por cultura. A cirurgia pode ser benéfica à obstrução nasal sintomática ou sinusite crônica em pacientes selecionados. Embora tais terapias não tratem a condição de base, melhoram a gravidade dos sintomas e diminuem a necessidade de terapia sistêmica.[21]

O tratamento de escolha para sarcoidose é o corticosteroide sistêmico. A maioria dos sintomas dos pacientes pode ser controlada com prednisona oral em doses diárias de 10 a 40 mg.[22] Se os sintomas nasais recidivam enquanto o paciente está recebendo doses sistêmicas relativamente altas de corticosteroides, o tratamento local com esteroide intranasal pode ser utilizado para reduzir a dose oral.

O metotrexato tem sido utilizado de modo bem-sucedido para tratar a sarcoidose nasal em uma dose semanal de 30 mg.[23] O uso do metotrexato somente deve ser considerado se for contraindicado o uso sistêmico de corticosteroides, pois sua efetividade para a sarcoidose não foi amplamente testada.

SÍNDROME DE CHURG-STRAUSS

A *síndrome de Churg-Strauss* (SCS), também conhecida como *angeíte granulomatosa alérgica*, afeta vasos pequenos a médios e em geral ocorre igualmente entre homens e mulheres com média de idade de 50 anos. Descobriu-se que a SCS está geneticamente associada ao *HLA-DRB4*.[24] É uma vasculite granulomatosa caracterizada pela tríade constituída por asma brônquica, eosinofilia e vasculite sistêmica. A SCS consiste em três fases: 1) fase prodrômica com rinite alérgica e asma; 2) uma fase eosinofílica infiltrativa com pneumonia eosinofílica crônica (síndrome de Loeffler) ou gastrenterite; e 3) uma vasculite sistêmica com inflamação granulomatosa, que pode trazer risco à vida. A SCS está associada a crostas nasais e polipose e pode ser diferenciada da GW pela presença tanto de pólipos nasais quanto de asma. O resultado do teste para c-ANCA também é negativo na SCS, embora os anticorpos citoplasmáticos perinucleares antineutrófilos (p-ANCAs) sejam encontrados em 70% dos pacientes. A SCS pode ser diferenciada da sarcoidose pela existência da asma, eosinofilia e vasculite com granulomas necrosantes – todos ausentes na sarcoidose.[25]

Patologia

No exame histopatológico, a SCS caracteriza-se pela vasculite necrosante de vasos pequenos a médios. Granulomas necrosantes extravasculares também podem estar presentes, e a eosinofilia nos vasos e tecidos perivasculares é proeminente.

Tratamento

O tratamento é similar ao da GW. Glicocorticoides continuam a ser o tratamento padrão-ouro à SCS, embora a ciclofosfamida possa ser útil em casos de risco de morte ou em pacientes com fatores prognósticos ruins.[26] Recentemente, novas abordagens têm sido investigadas. Rituximabe, um anticorpo monoclonal depletor de células B, tem sido utilizado com respostas favoráveis em pacientes com SCS refratários aos tratamentos convencionais.[27]

DOENÇA AUTOIMUNE E INFLAMATÓRIA

Doenças autoimunes e inflamatórias também podem afetar a cavidade nasal. De modo mais marcante, a policondrite recidivante pode afetar a cartilagem nasal, enquanto a policondrite da pele do nariz e do vestíbulo nasal podem ser uma manifestação tardia do lúpus eritematoso sistêmico. A síndrome de Sjögren é uma doença inflamatória crônica sistêmica que afeta as glândulas exócrinas. Tipicamente, apresenta-se como xeroftalmia, xerostomia e aumento da glândula parótida. Pacientes com a síndrome de Sjögren podem buscar cuidados médicos com ressecamento nasal, que leva à formação de crostas e epistaxe.

POLICONDRITE RECIDIVANTE

A policondrite recidivante (PR) é uma doença reumatológica rara, de etiologia desconhecida, que resulta na inflamação da cartilagem. A PR ocorre tipicamente na quarta década e afeta igualmente homens e mulheres. A incidência é estimada em 3 casos por 1 milhão de pessoas.[28]

Em um estudo prospectivo, McAdam et al.[29] determinaram que metade dos pacientes com PR inicia o quadro com condrite auricular ou artropatia, mas, com o tempo, a maioria dos pacientes evolui com acometimento multissistêmico. A PR envolve mais comumente a cartilagem de orelhas, nariz, trato respiratório e articulações. Isso torna o otorrinolaringologista fundamental no diagnóstico e no manejo do processo da doença. As manifestações sistêmicas típicas são condrite auricular, dano audiovestibular, poliartrite, condrite nasal, condrite laringotraqueal, inflamação ocular e vasculite cardiovascular. A causa de morte da maioria dos pacientes é secundária ao envolvimento do trato respiratório ou cardiovascular.

As manifestações nasais costumar contemplar crostas, rinorreia e epistaxe. Tais sintomas iniciam-se após uma lesão que acarreta a exposição da cartilagem e leva a uma resposta inflamatória. A inflamação crônica pode causar a destruição da cartilagem que resulta na perfuração do septo e pode levar à deformidade do nariz em sela.

Diagnóstico

McAdam et al.[29] descreveram os critérios diagnósticos para PR, que requerem três ou mais dos seguintes sinais e sintomas, em combinação com a confirmação histológica: 1) condrite auricular bilateral; 2) poliartrite inflamatória soronegativa não ulcerativa; 3) condrite nasal; 4) inflamação ocular; 5) condrite do trato respiratório; e 6) dano audiovestibular. Kent et al.[28] sugeriram um critério mais estrito. Além do critério de McAdam, adicionaram a necessidade de achados histológicos de condrite em duas ou mais regiões anatômicas com resposta a esteroides.

Os resultados laboratoriais são inespecíficos para PR, mas os marcadores inflamatórios como a velocidade de hemossedimentação, proteína C-reativa e anticorpos antinucleares podem estar anormais. Foi encontrada uma associação genética entre PR e *HLA-DR4*, conforme descrito por Zeuner et al.[30] Teste de função pulmonar, radiografia torácica, ecocardiografia, TC e imagem de ressonância magnética podem ser úteis na determinação do diagnóstico e da extensão da doença.

Patologia

Achados histopatológicos de PR são importantes para o diagnóstico. Um exame de biópsia nasal demostrará condrólise, condrite e pericondrite. A cartilagem perde sua basofilia na coloração por hematoxilina e eosina e pode ser aparente no pericôndrio um infiltrado de linfócitos, neutrófilos e plasmócitos. Com a destruição posterior da cartilagem, nota-se um infiltrado de macrófagos. Uma vez a cartilagem sendo destruída, é substituída por tecido conjuntivo fibroso.

Tratamento

A terapia imunossupressora é frequentemente indicada, devido ao envolvimento sistêmico e ao comportamento agressivo da PR. O manejo clínico consiste em corticosteroides e medicações citotóxicas. O manejo cirúrgico depende dos órgãos envolvidos, e a cirurgia é direcionada a eles, podendo consistir no reparo da aorta ou reconstrução das vias aéreas.

NEOPLASIAS

A neoplasia sistêmica com manifestação nasal mais importante é o linfoma nasal de células T. A leucemia e o linfoma de células B também podem apresentar manifestação nasal, sendo que os linfomas de células B talvez se manifestem como uma obstrução nasal unilateral por uma massa nasal ou nasofaríngea aumentada. A leucemia aguda pode se manifestar como uma infecção do trato respiratório superior ou como epistaxe secundária a mucosa friável na porção anterior do nariz.

LINFOMA DE CÉLULAS T

Previamente conhecido como *reticulose maligna da linha média* ou *reticulose polimórfica*, o linfoma nasal de células T é uma doença rara que pode ser de difícil diagnóstico. A taxa de remissão de longo prazo é baixa em pacientes com esta doença; e 50% morrem por uma disseminação extranodal distante ou de recidivas fora do campo de tratamento.[31,32] Os linfomas nasais de células T diferem-se fenotipicamente do linfoma de seios paranasais e no anel linfático de Waldeyer, que tendem a ter origem em células B.

Diagnóstico

As manifestações clínicas do linfoma de células T nasal costumam começar com a obstrução nasal, seguida por uma rinorreia purulenta e secreção serossanguinolenta. Conforme os sintomas progridem, a ulceração unilateral da mucosa com extensão a palato, seio maxilar e lábio superior auxilia a distinguir o linfoma da GW, que está associada à ulceração difusa da mucosa nasal. A mucosa frequentemente está pálida e friável, com crostas extensas. A fístula oronasal ocorre com frequência, assim como perfurações do septo nasal, que foram relatadas em 40% dos casos de linfoma de células T nasal.[33] Tipicamente, o envolvimento unilateral de nariz, face, palato e/ou órbita é intenso; os sintomas sistêmicos são mais notáveis em casos avançados e envolvem mal-estar, sudorese noturna, episódios febris e artralgias.[34]

Os resultados laboratoriais são similares àqueles da granulomatose de Wegener. Entretanto, é importante contemplar o teste ao vírus da imunodeficiência humana (HIV). A biópsia nasal pode auxiliar o diagnóstico, se as amostras tanto do tecido anormal quanto do normal adjacente forem adequadas.

Patologia

Os linfomas de células T apresentam um infiltrado linfoide polimórfico constituído de células maduras, imaturas e linfócitos atípicos, plasmócitos, histiócitos, eosinófilos e macrófagos. O infiltrado caracteriza-se pela angiocentricidade e pela angioinvasão e pode levar à oclusão dos vasos e ao infarto tecidual local. Isso pode causar rápida necrose tecidual e isquemia, vistas no linfoma de células T nasal. Os estudos imuno-histoquímicos demonstram a existência de marcadores associados às células T, como CD2, CD7, CD45RO e CD 43, bem como o marcador para células *natural killer* CD57.[35]

Tem sido frequentemente relatada a associação do vírus de Epstein-Barr (EBV) com o linfoma de células T nasal. Vários estudos relataram a detecção do DNA e do RNA do EBV nas células tumorais associadas a altos títulos de anticorpos para EBV em pacientes com linfoma de células T.[32,36,37] O papel causador do EBV na patogênese do linfoma de células T tem sido fortemente sugerido, mas continua indeterminado.

Tratamento

A doença localizada responde bem à radioterapia, e a quimioterapia pode beneficiar pacientes com doença disseminada ou recidivante. Um estudo de 2004 sugeriu que uma alta dose de quimioterapia e o transplante autólogo de células-tronco do sangue periférico podem ser opções efetivas de tratamento ao linfoma de células T nasal recidivante.[31] Atualmente, na tentativa de controlar a lesão primária e prevenir a disseminação precoce, a quimioterapia multiagentes associada à radioterapia é a recomendação inicial de tratamento para o linfoma de células T nasal.[32]

DOENÇAS POR IMUNODEFICIÊNCIA

A imunodeficiência é de importância especial na rinologia em duas áreas: as manifestações nasais da síndrome da imunodeficiência adquirida (AIDS) e as consequências infecciosas das imunodeficiências iatrogênicas que resultam da quimioterapia para doenças neoplásicas e hematológicas. Essas duas formas de imunodeficiências criam dificuldades ao diagnóstico e aos tratamentos das doenças infecciosas do nariz, que se tornarão um componente crescente na prática da rinologia.

SINUSITE NO PACIENTE IMUNOCOMPROMETIDO

A rinite e a sinusite nos pacientes imunocomprometidos geralmente se devem aos mesmos patógenos que afetam a população geral. Pode haver sinais mais sutis da infecção bacteriana, mas o tratamento é similar e consiste em antibióticos e/ou cirurgia. Complicações como abscesso orbital ou periorbital podem ser mais sutis, e o tratamento cirúrgico talvez seja instituído antes do surgimento de uma coleção bem definida na TC.

A sinusite fúngica raramente aparece em pacientes imunocomprometidos, mas é extremamente importante ao otorrinolaringologista em termos de diagnóstico e tratamento. Espécies de *Aspergillus* e *Mucor* são os fungos mais comumente envolvidos. Os pacientes envolvidos apresentam-se com secreção nasal sanguinolenta, dor e aumento de volume facial, febre e edema. A doença frequentemente progride rapidamente de um modo invasivo e causa celulite facial, alterações gangrenosas de mucosa nasal e seios paranasais, alteração do nível de consciência, paralisia dos nervos cranianos, perda da visão e proptose.[38]

Diagnóstico

O diagnóstico é estabelecido por meio de achados do exame físico, como mucosa pálida ou acinzentada de cavidade nasal ou palato, ou a clássica concha média enegrecida.[39] A diminuição da dor e da sensibilidade da cavidade nasal são sinais de suspeita. Convém obterem-se pequenas amostras de lesões nasais, devendo ser enviadas à cultura e ao exame microscópico, que deve incluir a coloração por impregnação por prata metenamina de Gomori. A TC dos seios pode demonstrar uma lesão com destruição óssea, mas frequentemente minimiza o problema clínico em um paciente gravemente imunocomprometido.

Tratamento

O tratamento inclui a terapia padrão para a neutropenia febril (se presente), o controle da glicemia em diabéticos e a terapia médica para infecção por *Mucor* ou *Aspergillus* confirmados por cultura ou biópsia. As terapias antifúngicas atuais são anfotericina B, dada sistemicamente e por irrigações nasais; voriconazol; e posaconazol. O debridamento cirúrgico agressivo é bastante aconselhado se o paciente puder tolerar intervenções cirúrgicas, que variam do debridamento endoscópico à maxilectomia total com exenteração orbital e ressecção craniofacial.

SÍNDROME DA IMUNODEFICIÊNCIA ADQUIRIDA E VIAS AÉREAS NASAIS

A AIDS é uma síndrome caracterizada pela presença de uma ou mais doenças oportunistas que indicam uma imunodeficiência celular subjacente sem qualquer outra causa conhecida de imunodeficiência.[40] Sabe-se bem que a condição é causada pelo HIV, que ataca as células T-helper.

A manifestação nasal mais comum da AIDS é a rinite crônica. Os pacientes buscam cuidados médicos com ressecamento, crostas, congestão nasal, obstrução parcial e dor ou desconforto. A rinite purulenta pode ser secundária ao citomegalovírus. Outros agentes causadores de rinossinusite relatados na literatura são *Streptococcus pneumoniae*, *Haemophilus influenzae*, *Legionella pneumophila*, espécies de *Alternaria*, *Cryptococcus neoformans* e *Acanthamoeba castellanii*. O tratamento inicial de rinossinusite em pacientes com HIV ou AIDS, de acordo com Meiteles e Lucente,[41] consiste em antibióticos e descongestionantes. A falha da terapêutica inicial deve ser seguida por lavagem antral e cultura com tratamento direcionado. Se a resposta for inadequada, deve ser realizada a intervenção cirúrgica.[41]

Neoplasias benignas ou malignas também estão presentes nos pacientes com AIDS, que podem se queixar de obstrução nasal, perda da audição e secreção nasal com odor fétido. São achados na rinoscopia e na biópsia da cavidade nasal e da nasofaringe a hipertrofia linfoide benigna e os linfomas nasais. Também foi identificado o sarcoma de Kaposi na pele nasal, no vestíbulo, na cavidade nasal, no septo e na nasofaringe em pacientes com AIDS.[41] Os sintomas apresentados são a obstrução nasal, a rinorreia e a epistaxe. Além disso, o exame físico pode revelar lesões nodulares violáceas. O tratamento dessas neoplasias varia de suporte clínico à quimioterapia e à radiação, se indicado.

DOENÇAS CUTÂNEAS

Os achados nasais associados a doenças autoimunes ou do colágeno são incomuns. Entretanto, algumas dessas doenças apresentam manifestações nasais que podem causar morbidade significativa e valem ser mencionadas. São o pênfigo vulgar, o penfigoide, o escleroderma e a doença de Behçet.

PÊNFIGO VULGAR

O pênfigo vulgar é uma doença mucocutânea bolhosa comum caracterizada por uma dermatite bolhosa não cicatricial de origem presumivelmente autoimune.[42] A cavidade oral é o local mais

PARTE I | OTORRINOLARINGOLOGIA GERAL

comumente envolvido na região da cabeça e do pescoço, e apenas 10% de todos os pacientes apresentam o envolvimento da cavidade nasal. Lesões ulcerativas e descamativas podem ser vistas, mas também foram relatadas ulcerações do septo nasal com perfuração anterior, embora seja mais provável o acometimento do nariz externo. Os esteroides são a base do tratamento e podem ser combinados com outros imunossupressores.

PENFIGOIDE

O penfigoide é uma doença incomum caracterizada por bolhas e formação de cicatriz. Sua etiologia presumida é autoimune. O penfigoide pode ser dividido em duas categorias: *penfigoide cicatricial* afeta principalmente a mucosa, enquanto o *penfigoide bolhoso* está restrito à pele. Os achados nasais ocorrem entre 25 a 50% dos pacientes afetados.[43] O local habitual de envolvimento é a região nasal anterior, em que se verificam crostas ulceradas e doloridas. A formação de cicatriz costuma ser encontrada na área da valva nasal, mas também pode afetar a nasofaringe. As cicatrizes podem ser bilaterais e podem levar a uma obstrução nasal parcial ou total.[44] O tratamento, que costuma ser feito por um dermatologista, envolve dapsona e/ou agentes imunossupressores.

ESCLERODERMA

O escleroderma é uma doença sistêmica de etiologia desconhecida. Suas características são rigidez simétrica da pele e insuficiência vascular. As manifestações em cabeça e pescoço são muito comuns e afetam, principalmente, a pele e a cavidade oral. Os achados nasais são telangiectasia da mucosa levando à epistaxe. O tratamento é sintomático.

DOENÇA DE BEHÇET

A doença de Behçet caracteriza-se por uma tríade que inclui ulceração oral, ulceração genital e inflamação ocular. A ulceração aftosa típica encontrada na cavidade oral nesta doença também pode ser encontrada na mucosa nasal. Tais lesões tipicamente desaparecem sem deixar cicatrizes, mas podem causar rinorreia, ulceração no septo e dor. O tratamento inclui o cuidado sintomático em conjunto com agentes imunossupressores.

TELANGIECTASIA HEMORRÁGICA HEREDITÁRIA

A telangiectasia hemorrágica hereditária (doença de Rendu-Osler-Weber) é uma doença autossômica dominante herdada, que acomete a estrutura da pele e os vasos sanguíneos da mucosa. O sintoma mais comum é a epistaxe secundária ao sangramento espontâneo das telangiectasias da mucosa nasal, que pode ser moderada ou grave. O tratamento envolve cauterização, ablação com *laser*, dermatoplastia do septo, terapia com estrógeno e embolização. A cauterização recorrente pode levar a perfuração do septo. (Para uma discussão completa da telangiectasia hemorrágica hereditária, ver o Capítulo 18.)

DOENÇAS MUCOCILIARES

O mecanismo de defesa principal de nariz e seios paranasais contra a infecção é o sistema mucociliar. Apenas recentemente a fisiologia deste sistema recebeu atenção minuciosa, e seu papel na prevenção da sinusite é demonstrado através dos efeitos das deficiências mucociliares nas discinesias ciliares e na fibrose cística. Novas técnicas para avaliar a função dos cílios permitiram um melhor diagnóstico dessas condições, cujas consequências prejudiciais podem ser controladas com o tratamento precoce.

A função mucociliar normal no nariz direciona o muco para a nasofaringe em todas as partes, exceto na porção mais anterior do septo nasal. A direção do transporte mucociliar independe da posição do corpo com relação à gravidade. Nas áreas em que falta o epitélio ciliar, o transporte mucociliar pode ser realizado pela tração exercida pela camada de muco viscoso.[45] Se um fragmento de mucosa é excisado e então reimplantado, os cílios continuam a se movimentar na mesma direção de seu local de origem.

DISCINESIA CILIAR PRIMÁRIA

A discinesia ciliar primária foi primeiramente descrita em associação à síndrome de Kartagener. A discinesia caracteriza-se pela doença crônica do trato respiratório, que começa na infância e leva a um conjunto de sintomas como a rinite crônica, a sinusite, a bronquiectasia, a tosse crônica, a otite média e a esterilidade.[45] A incidência da discinesia ciliar primária é de 1 em 15.000 a 1 a 30.000, e suspeita-se de que seja uma doença autossômica recessiva.[46]

Diagnóstico

A discinesia ciliar primária pode ser diagnosticada pelo teste da sacarina, que é realizado pela colocação de um tablete de sacarinato de sódio pouco atrás da porção anterior da concha inferior. Registra-se o tempo requerido para o paciente notar um gosto adocicado após a colocação do tablete. O tempo máximo costuma ser de 30 minutos na população normal. O resultado do teste pode ser influenciado por muitas variáveis e por si só não identifica uma etiologia específica para os sintomas. Outro teste envolve a investigação citológica das células ciliares viáveis coletadas no escovado nasal. A investigação citológica deve ser realizada em vários intervalos e pode confirmar o diagnóstico ao encontrar a diminuição da frequência de batimentos ciliares.

Tratamento

O manejo da discinesia ciliar primária envolve antibióticos e irrigações nasais. A cirurgia é indicada por infecções crônicas ou recorrentes para estabelecer um padrão de drenagem dependente. No entanto, mesmo com a drenagem cirúrgica adequada, o uso de antibióticos de longo prazo e as irrigações nasais serão necessários para controlar os sintomas.

FIBROSE CÍSTICA

A fibrose cística (FC), a doença fatal herdada mais comum entre os brancos, é autossômica recessiva. Afeta 1 em 2.000 nascidos vivos e está associada a mutação no cromossomo 7q31-32.[47] A FC é causada por defeitos no gene da fibrose cística, que codifica a proteína FC transmembrana reguladora de condutância. Esta afeta o componente mucoso do transporte mucociliar, mais do que os cílios em si, como é o caso na discinesia ciliar. A FC caracteriza-se como uma exocrinopatia com as seguintes características clínicas: doença pulmonar crônica, sinusite crônica e insuficiência pancreática com má absorção intestinal.[47] Pacientes vão ao otorrinolaringologista por doença nasossinusal, e as manifestações nasais da FC são polipose nasal, tanto unilateral quanto bilateral, que leva à sinusite obstrutiva. Os pacientes tipicamente reclamam de obstrução nasal e rinorreia.

Diagnóstico

Embora o diagnóstico de FC normalmente seja feito antes do comparecimento ao otorrinolaringologista, a suspeita deve ser alta em uma criança com polipose nasal. O diagnóstico é confirmado com o teste de cloro no suor. Os sintomas nasais específicos são a obstrução nasal intermitente com rinorreia clara, porém espessa, e pólipos nasais. A polipose nasal crônica pode causar o alargamento do dorso nasal. A rinoscopia anterior e a endoscopia nasal são importantes para a avaliação ampla das cavidades nasais, para determinar o grau da obstrução da inflamação. A radiologia demonstra o hipodesenvolvimento dos seios, especialmente o seio frontal, secundário à sinusite crônica. Outros achados comuns na TC são polipose nasal, medianização da parede nasal lateral e retenção do muco nos seios maxilares. Embora quase todos os pacientes com FC apresentem evidências radiológicas de doença nos seios,[48,49] somente cerca de 10% apresentam sintomas de sinusite.[50] Portanto, o histórico do paciente deve guiar o tratamento. As culturas dos seios são importantes para a identificação de agentes infecciosos, e a endoscopia pode demonstrar um material verde-acinzentado com aspecto de cimento nos seios. As bactérias mais comuns a afetar esses seios são a *Pseudomonas aeruginosa* e a *Staphylococcus aureus*.

Tratamento

O tratamento de pacientes com FC costuma ser multiprofissional e envolve uma equipe de pediatras, pneumologistas, otorrinolaringologistas e médicos infectologistas. O tratamento dos sintomas nasais da FC é importante para manter as vias aéreas nasais patentes e evitar infecções, assim como uma antibioticoterapia de longo prazo direcionada aos organismos causadores também pode ser necessária. Irrigações nasais e esteroides tópicos frequentemente são benéficos. A cirurgia para os pólipos nasais, a cirurgia dos seios ou ambas podem ser indicadas em casos de falhas no tratamento clínico. O procedimento realizado depende do grau de obstrução nasal, da gravidade dos sintomas da sinusite e da motivação do paciente e da família. O papel exato da intervenção cirúrgica em pacientes com FC permanece controverso. A cirurgia deve ser agendada com a aprovação do pneumologista e do anestesiologista, dado o potencial para doença pulmonar obstrutiva grave.

COMPLICAÇÕES

Complicações do envolvimento nasal de doenças sistêmicas podem se dever a destruição tecidual local, efeito de massa ou infecção secundária. Os pacientes podem se queixar de rinite ou gotejamento pós-nasal, e alguns também podem se queixar de epífora secundária à obstrução do ducto nasolacrimal. Com a destruição tecidual local, pode ocorrer epistaxe. A destruição grave também pode levar à perfuração do septo, resultando na deformidade do nariz em sela.

EMERGÊNCIAS

Poucas emergências estão relacionadas com as manifestações nasais de doenças sistêmicas. A epistaxe, embora raramente uma emergência, pode ser profusa e de difícil controle, que pode levar a um sangramento intenso que necessite de tamponamento nasal, embolização ou controle cirúrgico. O envolvimento intracraniano pode se manifestar como alteração no estado mental ou déficits nos nervos cranianos. Além disso, o envolvimento orbital pode levar a alterações agudas na visão ou diplopia.

Para consultar a lista completa de referências, acesse www.expertconsult.com.

LEITURA SUGERIDA

Cohen P, Parnoux C, Mahr A, et al: French Vasculitic Study Group: Churg-Strauss syndrome with poor-prognosis factors: a prospective multicenter trial comparing glucocorticoids and six or twelve cyclophosphamide pulses in forty-eight patients. *Arthritis Rheum* 57:686, 2007.

Hanson RD, Olsen KD, Rogers RS, III: Upper aerodigestive tract manifestations of cicatricial pemphigoid. *Ann Otol Rhinol Laryngol* 97:493–499, 1988.

Kouzaki H, Kitanishi T, Kitano H, et al: Successful treatment of disseminated nasal T-cell lymphoma using high-dose chemotherapy and autologous peripheral blood stem cell transplantation: a case report. *Auris Nasus Larynx* 31:79–83, 2004.

McDonald TJ: Wegener's granulomatosis of the nose. In McCaffrey TV, editor: *Systemic disease and the nasal airway (rhinology and sinusology)*, New York, 1993, Thieme.

McDonald TJ: Nasal manifestations of systemic diseases. In Cummings CW, editor: *Otolaryngology: head and neck surgery*, ed 4, Philadelphia, 2005, Mosby.

Sanchez-Cano D, Callejas-Rubio JL, Ortego-Centeno N: Effect of rituximab on refractory Wegener granulomatosis with predominant granulomatous disease. *J Clin Rheumatol* 14(2):92–93, 2008.

Seo P, Stone JH: The antineutrophil cytoplasmic antibody-associated vasculitides. *Am J Med* 117:39–50, 2004.

Slavit DH, Kasperbauer JL: Ciliary dysfunction syndrome and cystic fibrosis. In McCaffrey TV, editor: *Systemic disease and the nasal airway (rhinology and sinusology)*, New York, 1993, Thieme.

Tami TA: Granulomatous diseases and chronic rhinosinusitis. *Otolaryngol Clin North Am* 38:1267–1278, 2005.

8. Manifestações Laríngeas e Traqueais das Doenças Sistêmicas

Kevin P. Leahy

Pontos-chave

- O espectro dos sintomas laríngeos e traqueais de transtornos sistêmicos pode incluir sintomas como rouquidão, tosse, estridor e comprometimento das vias aéreas e variar de leve a intenso.
- Muitos transtornos sistêmicos que afetam a laringe podem mimetizar o carcinoma de laringe.
- Deve-se suspeitar de um processo sistêmico acometendo a laringe em um paciente rouco com ausência de lesão evidente.
- Muitos transtornos sistêmicos necessitam de abordagem multidisciplinar para obter resultados ótimos, e o tratamento pode incluir um fonoaudiólogo, um reumatologista, um infectologista e um otorrinolaringologista.

O número de problemas que podem afetar a laringe e a traqueia é bastante variado. Suas manifestações variam desde rouquidão leve até obstrução das vias aéreas, mas felizmente a maioria se manifesta da primeira forma. Na avaliação de um paciente com uma queixa laríngea ou traqueal, o problema pode ser classificado como maligno ou não maligno. No entanto, essa classificação não é facilmente realizada, pois muitos processos não malignos podem mimetizar condições malignas, pelo menos antes da biópsia. Portanto, será responsabilidade do otorrinolaringologista continuar a suspeitar e refletir sobre uma gama mais abrangente de possibilidades. Tal abordagem necessita de uma compreensão básica da variedade ou afecções que afetam a laringe como uma parte integral dos recursos do otorrinolaringologista.

Este capítulo enfoca as doenças não malignas que afetam a laringe e a traqueia. Muitos dos processos infecciosos que os otorrinolaringologistas encontram em sua prática, principalmente aqueles que afetam a população pediátrica, serão abordados em outros capítulos. Este capítulo fornece um resumo de doenças sistêmicas e infecciosas que podem se manifestar como disfunção laríngea ou traqueal, descrevendo suas etiologias, seus diagnósticos e tratamentos.

GRANULOMATOSE DE WEGENER

A granulomatose de Wegener (GW) é uma doença inflamatória multissistêmica caracterizada por granulomatose e vasculite necrosantes, acometendo artérias de pequeno calibre, arteríolas, capilares e vênulas.[1,2] Primariamente ela envolve os tratos respiratórios superior e inferior, incluindo a laringe e a traqueia e eventualmente os rins.[1] Outras regiões acometidas são a cavidade bucal, a pele, as articulações (poliarterite) e a órbita.[1] Nas vias aéreas, a região subglótica e a traqueia são mais comumente afetadas (Fig. 8-1).

O envolvimento das vias aéreas geralmente ocorre na presença de doença sistêmica; no entanto, pode ser o único sinal da doença. Especificamente, 10 a 20% dos pacientes com GW procuram atendimento médico apresentando envolvimento subglótico e estenose subsequente.[1,3,4] Como resultado, os pacientes podem ser incorretamente diagnosticados como tendo asma quando estridor for interpretado erroneamente como sibilos. O envolvimento glótico se manifesta com alterações vocais. A maioria dos pacientes com GW tem um resultado positivo no teste para anticorpos citoplasmáticos antineutrófilos (ANCA), com c-ANCA sendo positivo com maior frequência do que p-ANCA. Até 20% dos pacientes que têm a doença com envolvimento respiratório apresentam resultados negativos do teste ANCA (c-ANCA e p-ANCA).[2]

Sintomas comuns de GW das vias aéreas incluem rouquidão, tosse, hemoptise, dispneia, estridor e sibilos. Dificuldade respiratória progressiva com estridor pode ser o primeiro sinal de envolvimento das vias aéreas, embora as provas de função pulmonar com

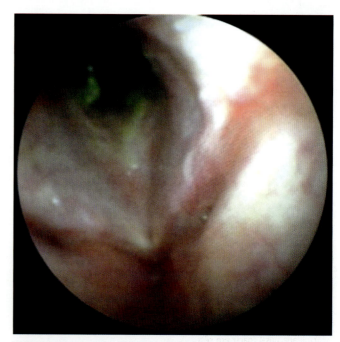

FIGURA 8-1. Granulomatose de Wegener ativa. Crostas amarelas e estreitamento subglótico podem ser observados.

alças de fluxo-volume possam ser úteis em distinguir entre uma lesão extratorácica fixa (ou seja, estenose subglótica) e o acometimento parenquimatoso pulmonar.[2] O padrão típico de achatamento das fases inspiratória e expiratória é observado nas lesões fixas.[2]

O manejo da GW é complexo e geralmente necessita de uma abordagem multidisciplinar. As manifestações sistêmicas são tratadas com corticosteroides sistêmicos e outros agentes imunomoduladores, dependendo da gravidade da doença. O tratamento de escolha é feito com corticosteroides associados a ciclofosfamida.[2,4] Uma vez que a remissão tenha sido alcançada, o metotrexato ou a azatioprina podem ser usados.[2] A doença das vias aéreas na GW apresenta um desafio complexo, porque frequentemente comporta-se independentemente da doença sistêmica; o tratamento deve ser adaptado aos sintomas e ao nível de comprometimento.

Na presença de obstrução aguda das vias aéreas, a realização da traqueostomia pode salvar a vida do paciente. No entanto, com a evolução das técnicas endoscópicas, muitos pacientes podem ser tratados sem traqueostomia.[3-5] Embora as técnicas difiram entre si, a dilatação da estenose com injeção intralesional de corticosteroides é a principal opção terapêutica, embora o uso de mitomicina C tópica após a dilatação tenha sido relatado.[6] Dependendo da gravidade do estreitamento ou do nível da estenose, a dilatação deve ser feita com dilatadores rígidos ou com balão.[2-4] O *laser* de dióxido de carbono (CO_2) também tem sido utilizado para tratar estenose subglótica.[6] Em pacientes com estenose, podem ser usados *stents* ou traqueostomia. Por fim, a ressecção e a reanastomose têm sido usadas para remover o segmento estenótico; no entanto, reserva-se esse tratamento quando a estenose se encontra consolidada e a doença, inativa.

POLICONDRITE RECIDIVANTE

A policondrite recidivante é uma rara doença inflamatória de etiologia desconhecida que cursa com episódios de inflamação das estruturas cartilaginosas em todo o corpo.[7] As áreas habitualmente afetadas são as orelhas, o nariz, os olhos, a laringe, os brônquios, as cartilagens costais e as articulações. Homens e mulheres são igualmente afetados, com uma incidência anual de 3,5 por milhão.[8] Indivíduos de todas as idades podem ser afetados, mas o pico de início é em torno da quarta e quinta décadas. Somente aproximadamente 14% dos pacientes buscam atendimento médico com sintomas de acometimento das vias aéreas, embora 50 a 55% dos pacientes eventualmente apresentem esses sintomas.[7] O diagnóstico baseia-se na presença de múltiplos critérios, descritos primeiramente por McAdam et al.,[7] sendo posteriormente modificados por Damiani e Levine.[9] O achado mais comum é condrite bilateral do pavilhão auricular; o envolvimento respiratório é menos comum, porém mais lesivo. Em aproximadamente 25 a 35% dos pacientes, a policondrite recidivante é antecedida por um processo autoimune.[8,10]

O envolvimento do trato respiratório pode ter consequências graves. Comumente, os pacientes consultam o médico com queixas de rouquidão, tosse, engasgos, sibilos, dispneia aos esforços, estridor ou maior sensibilidade no arcabouço laríngeo.[7-9] É relatada uma taxa de mortalidade em torno de 10 a 50% quando a região laringo-traqueobrônquica está envolvida.[8] A via aérea pode ser acometida em vários níveis, fato esse que torna o tratamento difícil. A obstrução da via aérea superior pode ocorrer com envolvimento laríngeo e colapso da traqueia ou dos brônquios pode ocorrer quando a via aérea mais distal encontra-se afetada. O desconforto respiratório pode ocorrer decorrente de dois mecanismos: 1) colapso da via aérea devido a destruição e a fibrose das cartilagens laríngeas e traqueais ou 2) estreitamento periférico da via aérea oriunda de inflamação e fibrose cicatricial.[11] Nesses casos, os pacientes podem necessitar de traqueostomia para a manutenção da perviabilidade da via aérea.

Os exames de imagem podem ser úteis no diagnóstico de policondrite recidivante. As radiografias simples podem demonstrar sinais de artropatia não erosiva observada na doença,[9] a fluoroscopia das vias aéreas pode ser usada para a avaliação do colapso da via aérea durante a expiração,[11] e tanto a ressonância magnética como a tomografia computadorizada (TC) podem ser usadas como exames complementares para o diagnóstico. Achados TC típicos incluem estenose subglótica, estreitamento da luz traqueobrônquica, espessamento e densa calcificação das cartilagens traqueais, estreitamento brônquico periférico e bronquiectasia;[11] o achado mais comum é o aumento de atenuação e o espessamento homogêneo das paredes das vias aéreas (Fig. 8-2).[11] O exame de ressonância magnética é muito sensível para a visualização da inflamação dos tecidos moles, que tendem a ser hiperintensos nas imagens ponderadas em T2 e realçados com gadolínio nas imagens ponderadas em T1.[8]

O exame histológico detecta condrite associada a infiltrado misto de células inflamatórias composto por leucócitos polimorfonucleares, linfócitos, plasmócitos e eosinófilos, dependendo do estádio em que foi feita a coleta da lesão.[7,9] A alteração primária é a perda da matriz mucopolissacarídea seguida por reação inflamatória pericondral.[12]

Além das abordagens cirúrgicas, a policondrite recidivante é tratada com corticosteroides em altas doses. A terapia de manutenção consiste no uso de metotrexato e corticosteroides em doses baixas. A azatioprina, a ciclofosfamida, a ciclosporina e a dapsona podem ser opções em casos refratários.[8] O uso de infliximabe, que bloqueia o fator de necrose tumoral-α, foi relatado no tratamento de casos refratários.[13]

SARCOIDOSE

A sarcoidose é uma doença granulomatosa crônica de etiologia desconhecida. Caracteriza-se por formação de granuloma não

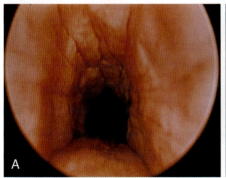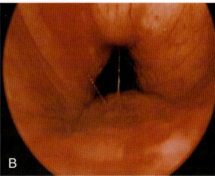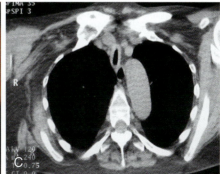

FIGURA 8-2. Uma mulher de 65 anos relata sintomas progressivos de comprometimento das vias aéreas após entubação recente. Também observou-se deformidade nasal (nariz em sela). **A,** Visão endoscópica durante a inspiração, demonstrando espessamento da mucosa traqueal e ausência de anéis traqueais normais. **B,** Visão endoscópica demonstrando o colapso das vias aéreas durante a expiração. **C,** A tomografia computadorizada do tórax demonstrando espessamento e colapso parcial da parede traqueal.

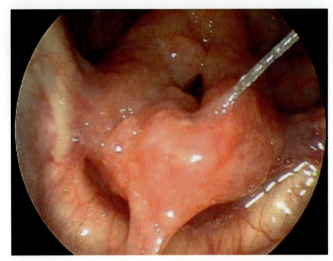

FIGURA 8-3. Sarcoidose laríngea. Observa-se o ligamento hioepiglótico e a proeminência do osso hioide. A epiglote está alterada em sua morfologia, apresentando aspecto nodular clássico e "em turbante".

caseoso associado a aglomerados de tubérculos no mesmo estádio de desenvolvimento,[14,15] podendo afetar qualquer órgão.[14] As manifestações na região da cabeça e do pescoço são relatadas em 9% dos pacientes com sarcoidose.[14] O primeiro diagnóstico histopatológico de envolvimento laríngeo foi confirmado por Poe em 1940, apesar de descrições anteriores constarem na literatura.[14,15] A incidência estimada de sarcoidose laríngea é entre 1 e 5%.[14] Apesar de rara, a sarcoidose laríngea pode ser a única manifestação da doença.

Os sintomas geralmente são leves apesar do extenso comprometimento tecidual. A progressão da doença é lenta e é caracterizada por muitas recidivas e remissões.[15] Em relação ao envolvimento laríngeo, os sintomas incluem tipicamente rouquidão, dispneia, estridor, disfagia e tosse.[14,16,17] No entanto, os pacientes podem ser assintomáticos. Raramente, a obstrução das vias aéreas pode ser o sintoma inicial.[14]

A região supraglótica da laringe é mais frequentemente afetada, seguida pela subglote. As pregas vocais geralmente são poupadas. A epiglote é o sítio mais comumente acometido, seguido pelas cartilagens aritenoides, pregas ariepiglóticas e pregas vestibulares.[14] Quando existe suspeita de envolvimento da via aérea, a laringoscopia é essencial para o diagnóstico.

O aspecto clássico da laringe afetada pela sarcoidose é descrito como "espessamento semelhante a um turbante" (Fig. 8-3).[15] Esse espessamento é decorrente do edema e da induração difusos detectados na supraglote. Esse edema apresenta a característica rósea e pálida no seu aspecto. O exame com fibra óptica flexível pode revelar a presença de edema e eritema, nódulos mosqueados, lesões em massa e ulcerações.[14] A biópsia das áreas afetadas mostra infiltração linfocítica e granulomas epitelioides não caseosos.[14] Os achados patológicos podem ser confundidos com aqueles decorrentes de outras doenças granulomatosas, sendo recomendadas a realização de exames e culturas adicionais.[14]

O tratamento das manifestações laríngeas da sarcoidose pode ser realizado com o uso de corticosteroides sistêmicos. Para lesões pequenas e bem circunscritas, alguns médicos têm realizado injeção intralesional de corticosteroides.[14,17] Quando a obstrução da via aérea é evidente, a excisão com *laser* de dióxido de carbono (CO_2) ou com microdebridador pode prevenir a necessidade de uma traqueostomia. É preferível tratar lesões quando elas são não obstrutivas de modo a evitar a necessidade de uma traqueostomia.[17] Devido ao risco de envolvimento laríngeo, é recomendado que pacientes portadores de sarcoidose e que apresentem sintomas compatíveis com acometimento das vias aéreas sejam avaliados por um otorrinolaringologista.[15]

AMILOIDOSE

A amiloidose é uma doença idiopática caracterizada pela deposição extracelular de proteínas fibrilares insolúveis. Curiosamente, as origens dessas proteínas fibrilares são suas variantes normalmente solúveis. Esses depósitos foram descritos inicialmente por Rokitansky em 1842.[18] O primeiro caso de acometimento laríngeo foi descrito por Borow em 1873.[18] Desde então, a amiloidose raramente tem sido descrita como afetando a laringe, sendo responsável por uma incidência de 0,2% dentre os tumores benignos da laringe.[19] Contudo, a deposição de amiloide na laringe é o envolvimento mais comum na região de cabeça e pescoço[18] e outros depósitos podem ocorrer em quaisquer locais no trato aerodigestório superior e inferior.

A amiloidose é classificada com base em três parâmetros: 1) a proteína fibrilar que compõe os depósitos, 2) a proteína precursora da qual a proteína amiloide foi derivada e 3) a descrição clínica do processo patológico associado (primário, secundário, associado à mieloma, familial ou amiloidose associada à hemodiálise).[18] A amiloidose laríngea geralmente é uma doença localizada e primária, mas pode ser encontrada em associação a outra doença, como, por exemplo, o mieloma múltiplo.[18]

Os sintomas variam com a deposição amiloide. A localização mais comum dentro da laringe é a deposição nas pregas vocais, pregas vestibulares e nos ventrículos laríngeos (Fig. 8-4).[20] Frequentemente as queixas costumam ser a rouquidão ou a tosse, mas se a deposição for significativa também podem ser observados a dispneia ou o estridor.

A biópsia da lesão primária é o padrão-ouro para a obtenção do diagnóstico. Com o emprego da microscopia óptica, o depósito amiloide exibe uma aparência acelular, amorfa, homogênea, eosinofílica após ser colorido com hematoxilina e eosina.[18] Os achados clássicos de birrefringência verde brilhante sob a microscopia de luz polarizada são observados após a coloração com vermelho do congo. Outros testes diagnósticos devem ser realizados, tais como o hemograma completo, as provas de função hepática e renal, além do exame de urina para pesquisar a proteína de Bence-Jones.[18] Um encaminhamento ao hematologista ou oncologista é adequado e prudente, dada a associação de amiloidose com mieloma múltiplo.

O tratamento é focado na manutenção da patência das vias aéreas e na melhora da rouquidão, minimizando seus efeitos sobre a qualidade vocal.[18,20] O tratamento é cirúrgico com a excisão dos depósitos amiloides durante a microlaringoscopia de suspensão com excisão. A excisão com microdebridador e a excisão com *laser*

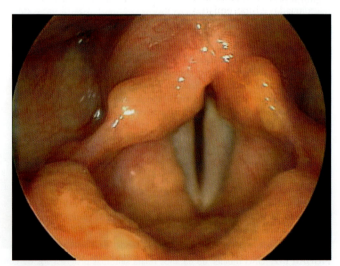

FIGURA 8-4. Deposição amiloide na região supraglótica (prega vestibular direita e face laríngea da epiglote), poupando as pregas vocais. O paciente procurou atendimento médico com rouquidão e tosse não produtiva.

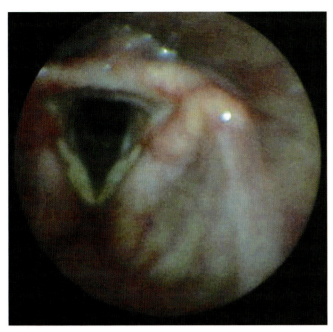

FIGURA 8-5. Este paciente que relatou rouquidão já possuía o diagnóstico de artrite reumatoide. O exame com fibra óptica demonstrou espessamento bilateral de ambas as pregas vocais.

de dióxido de carbono são duas modalidades utilizadas atualmente; a recorrência de depósitos amiloides é comum e tratada com uma nova abordagem cirúrgica. Raramente, a traqueostomia é necessária.

ARTRITE REUMATOIDE

A artrite reumatoide é uma doença autoimune comum que envolve inflamação do tecido sinovial.[21] As mulheres têm uma probabilidade duas a três vezes maior de apresentar a doença, sendo que a laringe está envolvida em aproximadamente 25 a 30% dos casos. Os sintomas variam em rouquidão, disfagia, sensação de globo faríngeo e até mesmo estridor.[22]

A artrite reumatoide afeta a laringe de duas formas. Na forma ativa, o envolvimento laríngeo é agudo com aumento da sensibilidade e eritema. O exame laringoscópico frequentemente demonstra a região onde se encontram as cartilagens aritenoides edemaciadas e hiperemiadas.[23] A forma crônica caracteriza-se pela anquilose da articulação cricoaritenoidea.[23] Isso pode resultar em comprometimento bilateral da movimentação das pregas vocais, necessitando de urgente intervenção tanto com adoção de tratamento clínico quanto cirúrgico.[24, 25]

Além do envolvimento articular, nódulos submucosos podem se desenvolver nas pregas vocais (Fig. 8-5). O aspecto histológico é similar àquele dos nódulos reumatoides encontrados em outros órgãos. Mais frequentemente, esses nódulos levam à rouquidão e, quando removidos, melhoram a qualidade vocal.[22] Existem relatos de casos de pacientes tratados com metotrexato nos quais ocorreu o desenvolvimento de nódulos reumatoides gigantes na laringe e causaram obstrução das vias aéreas.[21,23]

PÊNFIGO

O pênfigo é uma doença autoimune rara que afeta a pele e as mucosas. O afrouxamento da junção dermoepidérmica promove a formação característica de bolhas. A doença é habitualmente identificada pelos dermatologistas; contudo, na experiência de Hale e Bystryn,[26] as queixas laríngeas não eram raras quando o acometimento nasal também era presente. O pênfigo pode somente estar circunscrito à laringe, mas isso é raro.[27] Mais frequentemente são encontradas lesões precedentes nasais ou bucais. A apresentação laríngea mais comum dessa doença é a rouquidão, embora estridor progressivo e dispneia possam ser os sintomas iniciais.[28] Ao exame com fibra óptica, caracteristicamente observa-se o envolvimento supraglótico afetando a superfície laríngea da epiglote, as pregas ariepiglóticas e a mucosa sobre as cartilagens aritenoideas. As lesões encontradas não têm a aparência típica de bolhas, porque a epiderme é lacerada durante o processo de deglutição. O que resta é uma base fibrinosa de coloração bronzeada associada a um halo eritematoso (Fig. 8-6).[28,29] Caso essa condição seja identificada, uma inspeção completa da mucosa da cavidade bucal – o sítio mais comum de pênfigo na região de cabeça e pescoço[27] – e da cavidade nasal pode revelar outras lesões.[26] Devido à resposta inflamatória subjacente, a cicatrização pode ser prevalente e pode levar a estenose da região supraglótica.

O diagnóstico baseia-se na biópsia tecidual. Devido à natureza frágil das mucosas, deve-se tomar cuidado durante a realização da endoscopia. O achado histológico clássico é a acantólise intraepitelial.[28, 29] O pênfigo caracteristicamente apresenta lesões acantolíticas, as quais são subepiteliais com envolvimento da membrana basal. No pênfigo, a imunofluorescência direta tem um padrão intracelular, a imunofluorescência indireta pode medir a quantidade de anticorpos circulantes, podendo predizer a gravidade da doença.[27]

O tratamento baseia-se no uso de corticosteroides por via oral. Inicialmente, são administradas altas doses e, posteriormente, reduz-se o medicamento (titulação) até atingir o adequado esquema de manutenção. A azatioprina, a ciclofosfamida e a ciclosporina têm sido utilizadas como medicamentos de manutenção para o pênfigo.[27,28]

COQUELUCHE

A coqueluche, causada pela *Bordetella pertussis*, tem aumentado em frequência nos Estados Unidos.[30] Originalmente uma doença comum da infância, atualmente é mais habitualmente encontrada em lactentes, adolescentes e adultos. O motivo para esse aumento

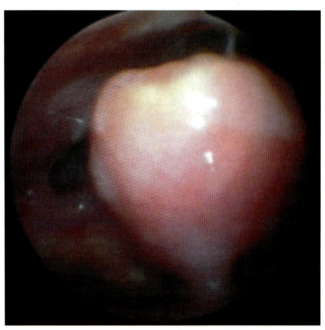

FIGURA 8-6. O paciente procurou atendimento médico com dispneia progressiva. O exsudato fibrinoso é clássico para pênfigo. Bolhas normalmente não são vistas no trato aerodigestório superior, pois rompem-se e desprendem-se com facilidade, sendo detectado o exsudato fibrinoso, como pode ser visto nesta imagem.

é desconhecido, embora se acredite que, apesar da vacinação, a proteção máxima somente seja conferida por 3 anos, com redução da efetividade a cada ano a partir de então.[31]

Os adultos que se tornam infectados caracteristicamente não apresentam a fase catarral com febre e leucocitose,[32] mas, em vez disso, uma tosse intensa e crônica. O tratamento com antibióticos, dentre eles a eritromicina, não altera o curso clínico, mas previne a transmissão.[30] A azitromicina também tem se mostrado útil na profilaxia.

TUBERCULOSE

Com o passar dos anos, a apresentação clínica da tuberculose (TB) laríngea tem mudado. Geralmente, a TB laríngea se desenvolvia na presença de TB pulmonar grave, secundária às secreções expectoradas contendo o microrganismo.[33] A maioria dos pacientes vistos na atualidade apresenta-se sem sintomas pulmonares ou uma história de TB pulmonar, e teoriza-se que a doença laríngea seja decorrente de disseminação hematogênica ou linfática.[34, 35] Apesar dessas alterações, o sintoma mais comum é a rouquidão.[34-36] Outros sintomas são disfagia, odinofagia, tosse e perda de peso.[34, 36] Apesar da falta de envolvimento pulmonar, o resultado do teste PPD (derivado proteico purificado) geralmente é positivo.[37,38]

A localização do acometimento laríngeo também mudou com o passar do tempo. A localização mais comum costumava ser a porção posterior da glote, mas essa localização vem sendo suplantada em frequência por vários outros subsítios da laringe, tais como as pregas vocais, pregas ventriculares, pregas ariepiglóticas, além da porção posterior da glote.[33, 36] As lesões podem ser nodulares, exofíticas ou ulcerativas,[33, 36-38] e devido a sua morfologia a TB laríngea é algumas vezes confundida com o carcinoma espinocelular (CEC).[36]

O diagnóstico de TB laríngea geralmente é feito pela combinação de cultura de escarro, amostras de biópsia com resultado positivo para bacilos acidorresistentes e a radiografia de tórax.[36] A terapia clínica pode aliviar os sintomas laríngeos e acelerar a melhora da rouquidão. Durante o processo diagnóstico da TB laríngea, os pacientes devem ser triados para o vírus da imunodeficiência (HIV), pois é alta a incidência de coinfecção promovida por esses dois microrganismos patogênicos.

HISTOPLASMOSE

A histoplasmose é causada pelo fungo dimórfico *Histoplasma capsulatum*.[39, 40] Regiões endêmicas nos Estados Unidos incluem os vales dos rios Mississippi e Ohio. A infecção varia de acordo com a exposição inicial; pode se manifestar tanto como uma infecção pulmonar aguda ou crônica quanto como uma infecção disseminada aguda ou crônica.[40] Ambos os processos pulmonares são autolimitados, a menos que concomitantemente não estejam presentes sinais e sintomas típicos de imunossupressão (ou seja, vírus da imunodeficiência humana - HIV).[39,40] A histoplasmose disseminada aguda quase sempre é fatal,[41] e a doença disseminada crônica geralmente se manifesta na forma de lesões focalmente destrutivas.[39, 40]

O envolvimento mucoso é comum e pode lembrar lesões compatíveis com CEC ou TB.[42-44] As biópsias podem demonstrar a presença de granulomas mal definidos com macrófagos e células gigantes multinucleadas.[40, 42] Colorações com ácido periódico de Schiff e metanima-nitrato de prata de Grocott-Gomori podem revelar a presença intracelular de *H.capsulatum*.[42-44] Essas úlceras começam como elevações planas, placoides, não dolorosas inicialmente, que se tornam dolorosas após sofrerem ulceração.[43] O tratamento é feito com anfotericina B por via intravenosa.

BLASTOMICOSE

O microrganismo responsável pela blastomicose é o fungo dimórfico *Blastomyces dermatitidis*. Esse saprófita do solo pode ser encontrado em todas as regiões dos Estados Unidos e Canadá, mas é endêmico ao longo das bacias dos rios Mississippi e Ohio. A porta de entrada primária são os pulmões.[39] A disseminação hematogênica é responsável pelo envolvimento de outros órgãos. A pele é o órgão mais comumente afetado, em contraste com a laringe, a qual pode estar acometida em aproximadamente 2% dos casos.[39, 45] Anteriormente à introdução da terapia antifúngica, a mortalidade por blastomicose superava os 60%.[39]

O envolvimento laríngeo tem como queixa principal a rouquidão.[45, 46] O exame revela caracteristicamente lesões exofíticas, mas lesões ulcerativas também foram descritas. As pregas vocais são o subsítio mais comumente acometido, podendo ocorrer extensão às pregas ventriculares. Uma vez que essas lesões podem ser confundidas com CEC, a biópsia é fundamental para o diagnóstico.

Os achados histológicos típicos incluem sinais de inflamação aguda e crônica, microabscessos e formação de células gigantes. O achado característico é a hiperplasia pseudoepiteliomatosa.[39] Colorações fúngicas (p. ex., prata metenamina de Gomori) revelam a presença do microrganismo com aspecto de uma esfera de parede dupla de 8 a 15 mm de diâmetro com botões únicos de base ampla.[39] Além da identificação histológica, a cultura do microrganismo é realizada em meio de ágar enriquecido. Para casos não complicados, o tratamento prolongado com itraconazol ou cetoconazol por via oral pode ser administrado. A anfotericina B também é eficaz, principalmente em casos com envolvimento do sistema nervoso central.

CRIPTOCOCOSE

A criptococose é uma infecção sistêmica causada por *Cryptococcus neoformans*, um fungo leveduriforme com uma cápsula de polissacarídeo espessa.[39] É encontrado em áreas contaminadas por excrementos de pombas.[39] Assim como na blastomicose, a infecção ocorre pela inalação dos esporos. A doença pulmonar em pacientes não imunocomprometidos geralmente é subclínica. Contudo, em pacientes imunossuprimidos, o envolvimento sistêmico é característico. O sistema nervoso é o mais comumente afetado com ocorrência de meningite. A maioria dos casos com envolvimento laríngeo ocorre em pacientes imunocomprometidos, mas foram relatados casos raros em pacientes imunocompetentes.[39, 47] As pregas vocais são o único local afetado com rouquidão subsequente. À biópsia, podem-se observar leveduras gemulando. Assim como na blastomicose, pode ser identificada a presença de hiperplasia pseudoepiteliomatosa. Dependendo da gravidade da infecção, pode-se utilizar anfotericina B ou fluconazol para o tratamento.[39, 47]

COCCIDIOIDOMICOSE

Coccidioides immitis, o microrganismo fúngico responsável pela febre do vale de São Joaquim, é endêmica no sudoeste dos Estados Unidos e norte do México.[39] 60% das infecções passam despercebidas (assintomáticas) após a inalação dos esporos. Nos 40% remanescentes, sintomas parecidos com os da gripe ocorrem de uma a três semanas após a infecção.[39] A maioria dos casos de envolvimento laríngeo ocorre nos casos de coccidioidomicose disseminada. Os sintomas variam desde rouquidão, dor e odinofagia até envolvimento das vias aéreas com a detecção de estridor.[48,49] A anfotericina B é o medicamento de escolha para o tratamento.

ACTINOMICOSE

A actinomicose é uma infecção supurativa caracterizada pela presença de drenagem purulenta crônica de fístulas que contêm os patognomônicos grânulos de enxofre.[39] O microrganismo causador é o *Actinomyces israelii*, um microrganismo gram-positivo anaeróbico ou microaerofílico, não acidorresistente. Esses microrganismos são endógenos da cavidade bucal e podem ser encontrados em dentes cariados, placas bacterianas e nas criptas amigdalianas.[39] A actinomicose cervicofacial é responsável por 50 a 60% de todos os casos,[39] sendo os casos laríngeos e traqueais mais relatados.[50] O tratamento envolve antibioticoterapia prolongada como o emprego da penicilina, embora a clindamicina também seja utilizada.[39,50]

CANDIDÍASE

A candidíase que afeta a laringe tende a estar associada ao envolvimento oral assim como esofagiano. Pacientes afetados caracteristicamente encontram-se imunocomprometidos devido à quimioterapia ou à síndrome da imunodeficiência adquirida. A candidíase laríngea isolada foi observada principalmente em pacientes que utilizam cronicamente corticosteroides inalatórios.[51-53] As lesões geralmente são placas sésseis brancas sobre uma base eritematosa; contudo, pode-se observar a presença de úlceras.[51] A terapia é enfocada em eliminar o agente causador (ou seja, o inalador esteroide) juntamente com o uso de antifúngico por via oral, por exemplo o fluconazol.[51,53] Igualmente, o supercrescimento de cândidas pode estar associado ao fracasso do uso de prótese fonatória em uma fístula traqueoesofágica.

Para consultar a lista completa de referências, acesse www.expertconsult.com.

LEITURA SUGERIDA

Damiani JM, Levine HL: Relapsing polychondritis—report of ten cases. *Laryngoscope* 89:929–946, 1979.

Ellison DE, Canalis RF: Sarcoidosis of the head and neck. *Clin Dermatol* 4:136–142, 1986.

Hale EK, Bystryn JC: Laryngeal and nasal involvement in pemphigus vulgaris. *J Am Acad Dermatol* 44:609–611, 2001.

McAdam LP, O'Hanlan MA, Bluestone R, et al: Relapsing polychondritis: prospective study of 23 patients and a review of the literature. *Medicine (Baltimore)* 55:193–215, 1976.

Polychronopoulos VS, Prakash UB, Golbin JM, et al: Airway involvement in Wegener's granulomatosis. *Rheum Dis Clin North Am* 33(VI):755–775, 2007.

Pribitkin E, Friedman O, O'Hara B, et al: Amyloidosis of the upper aerodigestive tract. *Laryngoscope* 113:2095–2101, 2003.

Vrabec DP: Fungal infections of the larynx. *Otolaryngol Clin North Am* 26:1091–1114, 1993.

Woo P, Mendelsohn J, Humphrey D: Rheumatoid nodules of the larynx. *Otolaryngol Head Neck Surg* 113:147–150, 1995.

9 Manifestações Orais das Doenças Sistêmicas

Michael D. Turner

Pontos-chave

- Diversos estudos têm observado associação entre doença periodontal e doença vascular aterosclerótica, com base no achado de microrganismos patogênicos periodontais e determinadas proteínas sorológicas, que causam inflamação sistêmica no sulco gengival. Contudo, ainda não foi demonstrada uma relação causal entre esses dois processos patológicos.
- Antibioticoprofilaxia antes de determinados procedimentos odontológicos é recomendada para pacientes com anormalidades valvulares cardíacas que estejam sob risco de desenvolver endocardite bacteriana subaguda. Quando prescritos adequadamente, os antibióticos recomendados reduzem o uso excessivo de antibióticos, os efeitos adversos potenciais e a resistência aos medicamentos. Os procedimentos odontológicos para os quais a profilaxia da endocardite é recomendada são aqueles que envolvem a perfuração da mucosa oral ou a manipulação do tecido gengival ou da região periapical dos dentes.
- Pacientes sob uso de medicamentos com efeito cardiovascular (como diuréticos, bloqueadores dos canais de cálcio e inibidores da enzima conversora de angiotensina) podem ter hipossalivação, que é prejudicial à saúde e às funções bucal e faríngea.
- A detecção precoce do câncer oral é fundamental, porque pacientes com tumores em fase inicial apresentam taxas de sobrevida consideravelmente maiores do que aqueles com cânceres em fase tardia, que já apresentam disseminação aos tecidos regionais e ao sistema linfático.
- Os pacientes com câncer de cabeça e pescoço devem ser submetidos à avaliação odontológica antes da terapia definitiva, de modo a remover a patologia bucal (p. ex., cáries dentárias, doença periodontal, dentes não restauráveis) antes de serem submetidos à cirurgia, quimioterapia ou radioterapia.
- As alterações motoras, sensitivas e cognitivas que acompanham as doenças vasculares cerebrais apresentam efeitos nocivos à saúde e à função bucal. Um acidente vascular cerebral (AVC) pode causar déficits sensitivos e motores bucais permanentes que resultam em comprometimento da função da língua e do vedamento labial, dificuldade para comer e beber, comprometimento do uso de próteses e problemas visoespaciais, com consequências sociais e psicológicas adversas.
- Na maioria dos pacientes tratados com anticoagulantes, não é necessário interromper a anticoagulação em caso de procedimentos cirúrgicos bucais simples, se for feita hemostasia local e se técnicas cirúrgicas conservadoras forem utilizadas.
- A síndrome de Sjögren, doença autoimune sistêmica associada à inflamação dos tecidos epiteliais, é o transtorno clínico mais comum associado a xerostomia e disfunção salivar.
- O herpes-vírus simples tipo I (HSV-1) e o vírus varicela-zóster (VZV) são as infecções virais mais comuns na região orofacial. Eles podem se manifestar como herpes labial ou gengivoestomatite herpética primária (HSV-1) ou na forma de lesões orofaciais dolorosas e agudas (VZV).
- A infecção fúngica oral mais frequente é causada pela *Candida albicans*. O supercrescimento de *C. albicans* na região da orofaringe apresenta muitas etiologias: transtornos endócrinos, tais como diabetes; imunossupressão; deficiências nutricionais; medicamentos, principalmente antibióticos e imunossupressores a longo prazo; hipofunção das glândulas salivares; próteses dentárias removíveis; e má higiene bucal e de próteses.

O líquen plano é um transtorno autoimune crônico mucocutâneo, que pode ser precipitado por diversos fatores, tais como predisposição genética, estresse emocional, medicamentos, alimentação ou hipersensibilidade. A cavidade oral desempenha um importante papel na fisiologia, sendo responsável por três funções fundamentais: ingestão de alimentos e bebidas, comunicação e proteção do hospedeiro contra substâncias nocivas. Vários tecidos de cabeça, pescoço e boca evoluíram para realizar essas funções vitais, incluindo os músculos da expressão facial, mastigação e deglutição (incluindo a língua); mucosa bucal, dental e tecidos periodontais; glândulas salivares; e receptores do paladar e do olfato. Esses tecidos funcionam continuamente juntos para manter o corpo hidratado e nutricionalmente saudável, para proteger o trato aerodigestivo e para fornecer informações quimiossensoriais

TABELA 9-1. Considerações do Tratamento Oral Relativo a Condições Sistêmicas

Condição sistêmica	Causa	Considerações orais	Considerações do tratamento
Distúrbios de coagulação	Terapia de anticoagulação Quimioterapia Cirrose hepática Doenças renais	Risco aumentado de sangramento	Alterar a terapia de anticoagulação Limitar a cirurgia dentoalveolar Usar métodos de anticoagulação tópicos
Imunossupressão	Cirrose alcoólica Quimioterapia Diabetes Medicamentos Terapia de transplante de órgãos Doenças renais	Infecções microbianas	Medicamentos antimicrobianos adequados
Substituição das articulações	Acidentes Osteoartrite Artrite reumatoide	Risco aumentado para infecções tardias das articulações protéticas	Profilaxia antibiótica
Sequelas da radioterapia	Radioterapia de cabeça e pescoço	Hipofunção das glândulas salivares Mucosite Osteorradionecrose Risco aumentado de cáries Disfagia Disgeusia Dificuldade com a mastigação Infecções microbianas Comprometimento da fixação de próteses dentárias	Uso regular de flúor Estimulantes e substitutos salivares Higiene oral rigorosa e frequentes consultas para observação clínica Tratamento da dor
Terapia com esteroide	Doenças autoimunes Terapia de transplante de órgãos	Infecções microbianas Aumento do risco de insuficiência adrenal	Medicamentos antimicrobianos adequados Suplementação com esteroides para procedimentos odontológicos
Dano valvular/ Sopro cardíaco	Defeitos cardíacos adquiridos Defeitos cardíacos congênitos Transplantes valvulares	Risco aumentado para o desenvolvimento de endocardite bacteriana subaguda	Profilaxia antibiótica

sobre alimentos, bebidas e substâncias potencialmente perigosas. Muitos desses processos e tecidos podem permanecer notavelmente intactos por todo o tempo de vida de uma pessoa, embora diversas doenças sistêmicas e seus tratamentos (p. ex., medicamentos, cirurgia, irradiação de cabeça e pescoço, quimioterapia) possam causar um comprometimento significativo à saúde bucal. Esses problemas podem, consequentemente, levar a dor, desnutrição, infecção, comprometimento da comunicação e uma diminuição na qualidade de vida.

Diversas doenças sistêmicas cursam inicialmente com manifestações orais, as quais podem ser prontamente examinadas utilizando técnicas não invasivas. Saliva e fluido crevicular (exsudato do ligamento periodontal) podem substituir certos testes sorológicos no futuro e é possível que células epiteliais vestibulares possam contribuir para o diagnóstico de doenças sistêmicas. O reconhecimento de condições bucais normais e incomuns pode ajudar a melhorar a prevenção, o diagnóstico, a disseminação e o tratamento de muitas doenças sistêmicas. Condições sistêmicas podem exigir modificações dos tratamentos orais (Tabela 9-1) e medicamentos podem afetar a saúde bucal (Tabela 9-2). Isso exige claramente uma abordagem multidisciplinar, que envolve numerosas especialidades da medicina e da odontologia.[1]

O propósito deste capítulo é fornecer uma visão panorâmica das manifestações orais das condições clínicas mais relevantes e de seus tratamentos. O reconhecimento e o tratamento de muitas condições sistêmicas podem ajudar a prevenir o desenvolvimento de certas doenças bucais.

DOENÇAS DO CORAÇÃO

Doenças cardíacas, tais como doença cardíaca isquêmica, infarto do miocárdio e hipertensão, continuam sendo a principal causa de óbito durante as últimas cinco décadas. Uma vez que essas

doenças são afecções crônicas comuns que afetam a pessoa idosa, suas manifestações orais, assim como seu tratamento, ficarão cada vez mais comuns no futuro, com a expansão da população mais idosa.

Algumas condições cardiovasculares apresentam sinais e sintomas orofaciais, que devem ser levados em consideração na conduta terapêutica. A dor anginosa pode aparecer como dor referida em pescoço, clavícula, mandíbula e dentes. Um diagnóstico diferencial abrangente deve incluir patologias de origem dentoalveolar (p. ex., cáries, doença periodontal), musculoesquelética ou de sistema nervoso central e periférico, além de doença da articulação temporomandibular (ATM) e infarto do miocárdio.

Diversos estudos epidemiológicos recentes demonstraram uma associação, mas não uma relação causal, entre doença cardíaca e doenças dentais/periodontais. Microrganismos patogênicos periodontais e determinadas proteínas sorológicas encontradas no sulco gengival (principalmente proteína C reativa) têm sido encontrados em ateromas carotídeos, tendo sido demonstrado que induzem a agregação plaquetária. Contudo, não foi validado o papel da infecção periodontal como um fator de risco de doença cardiovascular. O tratamento periodontal intensivo resultou em inflamação sistêmica a curto prazo, aguda (aumento dos níveis de proteína C reativa, interleucina-6, marcadores de ativação endotelial E-selectina solúvel e fator de von Willebrand), bem como disfunção endotelial leve.[2-4] Embora uma associação biológica seja plausível, recomendações relacionadas à intervenção terapêutica baseadas nos estudos atuais ainda não estão estabelecidas.[5]

O tratamento medicamentoso das doenças cardiovasculares também apresenta consequências bucais prejudiciais. Foi demonstrado, por exemplo, que os medicamentos anti-hipertensivos causam disfunção salivar (diuréticos, bloqueadores dos canais de cálcio e betabloqueadores), hiperplasia gengival (bloqueadores dos canais de cálcio), reações mucosas liquenoides (diuréticos

144 PARTE I | OTORRINOLARINGOLOGIA GERAL

TABELA 9-2. Visão Geral das Sequelas Orais da Ingestão de Medicamentos para Doenças Sistêmicas

Categoria farmacológica	Fármaco	Problema oral
Analgésicos	Aspirina	Hemorragia, eritema multiforme
	AINEs	Hemorragia
	Barbitúricos, codeína	Eritema multiforme
Anestésicos (local)	Benzocaína, cloridrato de procaína, lidocaína	Transtornos do paladar
Antiarrítmicos	Procainamida	Reações lúpicas
	Quinidina	Reação da mucosa liquenoide
Antiartrítico, antipirético, anti-inflamatório	Alopurinol, auranofina, colchicina, dexametasona, hidrocortisona, levamisol, D-penicilamina, fenilbutazona, salicilatos, 5-tiopiridoxina, sais de ouro	Transtornos do paladar, reação liquenoide, pigmentação oral, estomatite vesiculoulcerativa
Antibióticos	Todos	Candidíase oral
	Eritromicina	Reação de hipersensibilidade, estomatite vesiculoulcerativa
	Penicilina	Reação de hipersensibilidade, eritema multiforme, estomatite vesiculoulcerativa
	Cloranfenicol, ciprofloxacina, clindamicina, dapsona, isoniazida, antibióticos sulfa, tetraciclinas	Eritema multiforme
	Minociclina	Melanose
	Clorexidina	Pigmentação marrom dos dentes e da língua
	Ampicilina, cefamandol, etambutol, cloreto de hidrogênio, griseofulvina, lincomicina, metronidazol, niridazol, sulfassalazina, tetraciclinas	Transtornos do paladar
Anticoagulantes	Todos	Hemorragia
Anticonvulsivantes	Carbamazepina	Eritema multiforme, transtornos do paladar
	Fenitoína	Eritema multiforme, aumento de volume gengival, transtornos do paladar
Agentes antidiarreicos	Bismuto	Pigmentação escura da língua
Anti-histamínicos	Todos	Disfunção das glândulas salivares
	Maleato de clorfeniramina	Transtornos do paladar
Anti-hipertensivos	Todos	Disfunção das glândulas salivares
	Bloqueadores dos canais de cálcio	Aumento de volume gengival
	Inibidores da enzima conversora de angiotensina	Estomatite vesiculoulcerativa, pênfigo vulgar
	Cloranfenicol	Estomatite vesiculoulcerativa
	Hidralazina	Reação lúpica, eritema multiforme
	Metildopa	Reação lúpica e reação mucosa liquenoide
	Diuréticos tiazídicos	Reação da mucosa liquenoide
	Minoxidil, verapamil	Eritema multiforme
	Acetazolamida, amilorida, captopril, diazóxido, diltiazem, enalapril, ácido etacrínico, nifedipina	Transtornos do paladar
Antilipêmicos	Colestiramina, clofibrato	Transtornos do paladar
Antimicóticos	Griseofulvina	Eritema multiforme, pigmentação de preto na língua
	Anfotericina B	Transtornos do paladar
Antineoplásicos	Todos	Candidíase oral, hemorragia oral, infecções virais orais recorrentes, estomatite aftosa, estomatite vesiculoulcerativa
Antiparkinsonianos	Todos	Disfunção das glândulas salivares
	Levodopa	Transtornos do paladar
Agentes antirrefluxo	Todos	Disfunção das glândulas salivares
	Cimetidina	Eritema multiforme
Antitireoidianos	Carbimazol, metimazol, propiltiouracila, Metiltiouracil, tiouracil	Transtornos do paladar
Antioxidantes	Galato de octila	Ulcerações alérgicas
Ansiolíticos	Benzodiazepínicos	Disfunção das glândulas salivares
Agentes quelantes	Penicilamina	Úlceras e pênfigo vulgar
Corticosteroides, imunossupressores, antiproliferativos	Todos	Candidíase oral, infecções virais orais recorrentes, estomatite vesiculoulcerativa, transtornos do paladar
	Azatioprina, doxorrubicina, bleomicina, carmustina, 5-fluorouracil, metotrexato, sulfato de vincristina	
	Ciclosporina	Aumento de volume gengival
Hipoglicemiantes	Agentes de sulfonilureia	Eritema multiforme
	Glipizida, fentermina e derivados	Transtornos do paladar
Relaxantes musculares	Todos	Disfunção das glândulas salivares
	Baclofeno, clorzoxazona	Transtornos do paladar
Outros	Etidronato, monoacetato de germina, idoxuridina, ferro sorbitex, vitamina D	Transtornos do paladar

(continua)

9 | MANIFESTAÇÕES ORAIS DAS DOENÇAS SISTÊMICAS

TABELA 9-2. Visão Geral das Sequelas Orais da Ingestão de Medicamentos para Doenças Sistêmicas (*continuação*)

Categoria farmacológica	Fármaco	Problema oral
Psicofármacos	Todos	Disfunção das glândulas salivares
	Glutetimida, meprobamato	Eritema multiforme
	Fenotiazinas	Pigmentação oral, discinesia tardia
	Carbonato de lítio	Eritema multiforme, transtornos do paladar
	Cloridrato de trifluoperazina	Transtornos do paladar
Simpaticomiméticos	Anfetaminas, anrinona	Transtornos do paladar
Vasodilatadores	Cloridrato de bamifilina, dipiridamol, emplastro de nitroglicerina, oxifedrina	Transtornos do paladar

HCl, cloreto de hidrogênio; AINEs, anti-inflamatórios não esteroidais.

Quadro 9-1. CONDIÇÕES CARDÍACAS ASSOCIADAS COM MAIOR RISCO DE RESULTADOS ADVERSOS DE ENDOCARDITE PARA AS QUAIS A PROFILAXIA EM PROCEDIMENTOS ODONTOLÓGICOS É JUSTIFICADA

Prótese valvular cardíaca ou material protético usado para reparo de válvula cardíaca

Endocardite infecciosa anterior

Doença cardíaca congênita (DCC)[*]

DCC cianótica não reparada, incluindo condutos e *shunts* paliativos

Defeito cardíaco congênito completamente reparado com material protético ou dispositivo, se colocado por cirurgia ou por intervenção com cateter, durante os primeiros seis meses após o procedimento[†]

DCC reparada com defeitos residuais no local ou adjacente ao local de uma placa protética ou dispositivo protético, que iniba a endotelização

Valvopatia cardíaca que se desenvolva em receptores de transplante cardíaco

Modificado de Lockhart PB, Loven B, Brennan MT, Fox PC. The evidence base for the efficacy of antibiotic prophylaxis in dental practice. *J Am Dent Assoc* 2007;138(4):458-474; e Wilson W, Taubert KA, Gewitz M, et al. Prevention of infective endocarditis: guidelines from the American Heart Association. *J Am Dent Assoc* 2007;138(6):739-745, 747-760.

[*] Exceto para as condições listadas acima, a profilaxia antibiótica não é mais recomendada para qualquer outra forma de doença coronária.

[†] A profilaxia é razoável porque a endotelização do material protético ocorre dentro de seis meses após o procedimento.

---

tiazídicos) e distúrbios no paladar (inibidores da enzima conversora da angiotensina, bloqueadores dos canais de cálcio). É apropriado levar em consideração uma possível alteração dos esquemas posológicos dos medicamentos.[6]

Pacientes que foram submetidos a transplante cardíaco e estão recebendo medicamentos imunossupressores pós-operatórios devem ser avaliados para potenciais complicações orais. A terapia imunossupressora aumenta a prevalência de infecções oportunistas bucais, tais como a reativação do herpes-vírus simples (HSV) e supercrescimento de *Candida albicans*. Foi relatado que a ciclosporina, imunossupressor frequentemente utilizado, causa hiperplasia gengival em até 13 a 85% dos pacientes.[7]

Devem ser levadas em consideração as condições cardíacas antes da realização do tratamento odontológico. Pacientes que recebem terapia anticoagulante podem procurar atendimento médico devido a lesões hemorrágicas da mucosa oral (ver "Doenças Cerebrovasculares" a seguir). Pacientes sob alto risco para endocardite bacteriana estão elencados no Quadro 9-1. O esquema de antibiótico-profilaxia recomendado pela American Heart Association é fornecido na Tabela 9-3.[8] A necessidade de profilaxia antibiótica em pacientes de alto risco que serão submetidos a procedimentos odontológicos tem sido questionada pelo National Institute for Health and Clinical Excellence do National Health System do Reino Unido. Suas diretrizes de 2008 afirmam claramente que todos os pacientes que são submetidos a tratamento odontológico *não* necessitam de profilaxia antibiótica.[9] No momento atual, nos Estados Unidos, é considerado padrão de cuidados administrar profilaxia antibiótica em pacientes que serão submetidos a procedimentos odontológicos que envolvem manipulação do tecido gengival, da região periapical dos dentes ou perfuração da mucosa oral.

Embora possa aumentar a frequência cardíaca e a pressão arterial, o tratamento odontológico pode ser realizado com segurança em pacientes com doença cardíaca isquêmica, através do controle adequado da dor e da ansiedade.[10] O uso de anestésicos locais com epinefrina pode ser uma preocupação no tratamento de pacientes cardíacos, em virtude do aumento da frequência cardíaca, do volume de batimento e do débito cardíaco. Contudo, foi detectado que a epinefrina, em baixas doses, apresenta poucos desses efeitos sistêmicos e, em pacientes cardiovasculares estáveis, pode ser utilizada com segurança. Para pacientes com uma história cardíaca questionável, 0,04 mg de epinefrina deve ser a dose máxima administrada (aproximadamente 1,8 mL de anestésico

---

TABELA 9-3. Regimes Antibióticos para os Procedimentos Odontológicos Recomendados no Quadro 9-1

Situação	Agente	Regime: Dose Única 30 a 60 min. antes do procedimento	
Oral	Amoxicilina	Adultos 2 g	Crianças 50 mg/kg
Incapacidade de tomar medicação oral	Ampicilina ou	2 g IM ou IV	50 mg/kg IM ou IV
	Cefazolina ou ceftriaxona	1 g IM ou IV	50 mg/kg IM ou IV
Alergia a penicilinas ou ampicilina oral	Cefalexina[*] ou	2 g	50 mg/kg
	Clindamicina	600 mg	20 mg/kg
	Azitromicina ou claritromicina	500 mg	15 mg/kg
Alergia a penicilinas ou ampicilina e incapacidade de tomar medicação oral	Cefazolina ou ceftriaxona[†]	1 g IM ou IV	50 mg/kg IM ou IV
	Fosfato de clindamicina	600 mg IM ou IV	20 mg/kg IM ou IV

Modificado de Lockhart PB, Loven B, Brennan MT, Fox PC. The evidence base for the efficacy of antibiotic prophylaxis in dental practice. *J Am Dent Assoc* 2007;138(4):458-474; e Wilson W, Taubert KA, Gewitz M, et al. Prevention of infective endocarditis: guidelines from the American Heart Association. *J Am Dent Assoc* 2007;138(6):739-745, 747-760.

[*] Ou outra cefalosporina oral de primeira ou segunda geração em dosagem equivalente para adulto ou criança.

[†] Cefalosporinas não devem ser usadas em indivíduos com história de anafilaxia, angioedema ou urticária com penicilinas ou ampicilina.

IM, intramuscular; IV, intravenoso.

NEOPLASIAS MALIGNAS

O câncer de orofaringe envolve o palato mole, as tonsilas, a base da língua e valécula e é diagnosticado em aproximadamente 35.000 homens e mulheres anualmente nos Estados Unidos. Neoplasias malignas da cavidade oral e faringe, que representam 3,9% de todas as neoplasias nos Estados Unidos, apresentam um efeito deletério direto e frequentemente permanente sobre a função e saúde da boca. Embora homens tivessem uma probabilidade muito maior de desenvolver câncer de orofaringe no passado, a proporção homens/mulheres atualmente é 2:1. A prevalência e a mortalidade dos cânceres orais aumentam com a idade, e os principais fatores de risco passíveis de prevenção são o uso de tabaco e o consumo excessivo de álcool.[10]

Sinais comuns incluem lesões eritematosas e leucoplásicas ulceradas e com crostas, que não cicatrizam. A dor não é necessariamente um sintoma dos cânceres orais e os pacientes deveriam ser aconselhados a consultar seus dentistas ou médicos para um diagnóstico definitivo se uma lesão ou um inchaço não tiver desaparecido em um período de duas a três semanas.

A maior parte dos 10% remanescentes das doenças malignas de cabeça e pescoço são linfomas ou tumores das glândulas salivares; além disso, aproximadamente 1% de todos os tumores se origina abaixo das clavículas e metastatiza para cabeça e pescoço.[11] Da mesma forma, a inspeção visual e a palpação da região de cabeça e pescoço devem incluir linfonodos, músculos da mastigação e movimentação facial e glândulas salivares. São necessárias biópsias de todas as lesões orais e de cabeça e pescoço que não cicatrizam.

A detecção precoce do câncer de boca é fundamental, pois pacientes com tumores em fase inicial apresentam taxas de sobrevida significativamente maiores do que aqueles com cânceres em fase tardia que já apresentam metástases. Por exemplo, as taxas de sobrevida em cinco anos para cânceres de língua pequenos e localizados (estádios I e II) e cânceres de língua com comprometimento de linfonodos e possível metástase (estádios III e IV) são de 70,7 e 36,7%, respectivamente.[12] Da mesma forma, desde 1980, a American Cancer Society recomendou um check-up voltado para o câncer a cada três anos para indivíduos com idade de 20 a 39 anos e anualmente para aqueles com 40 anos ou mais.[13] Isso é especialmente relevante para a população idosa e, em especial, para adultos mais velhos desdentados (já que eles consultam os dentistas com frequência menor do que seus correspondentes mais jovens).

O tratamento da maior parte dos tumores irá direta ou indiretamente afetar a saúde e a função bucal. A quimioterapia causa mucosite reversível, estomatite, hipofunção salivar, disfunção do olfato e do paladar, diminuição do apetite e suscetibilidade aumentada para infecções microbianas bucais. Clinicamente, podem ocorrer desidratação e deficiências nutricionais significativas na presença de mucosite oral e faríngea intensa e infecções microbianas recorrentes. Devido às significativas morbidade e mortalidade das terapias antineoplásicas, esses pacientes requerem acompanhamento frequente e a longo prazo por profissionais da área odontológica.

O tratamento das neoplasias da orofaringe inclui cirurgia, radioterapia e quimioterapia, dependendo do estádio do tumor e da extensão da disseminação regional. A remoção extensiva do tumor e dos linfonodos afetados pode resultar em desfiguração facial significativa, disfagia, disfonia, trismo, parestesia, disfunção das glândulas salivares e diminuição da mobilidade de pescoço e ombros. A irradiação de cabeça e pescoço é frequentemente usada após a cirurgia para o tratamento da doença residual e microscópica; no entanto, também tem efeitos adversos significativos. As sequelas incluem mucosite, estomatite, disfagia, disfunção permanente das glândulas salivares, alteração do olfato e paladar, infecções microbianas bucais (p. ex., a reativação de infecções por HSV, vírus varicela-zóster e *C. albicans*) e aumento do risco de desenvolvimento de osteorradionecrose.

É importante ressaltar que esses pacientes devem ser submetidos à avaliação pré-operatória dentária antes da terapia definitiva, a fim de minimizar as sequelas orais causadas pela cirurgia, quimioterapia e radioterapia. No pós-operatório, os pacientes dentados e edentados devem continuar a executar higiene bucal rigorosa e manter uma programação regular de reavaliações com profissionais de saúde bucal para reduzir o risco de desenvolvimento de osteorradionecrose, infecções microbianas bucais e outras patologias da boca.

DOENÇAS VASCULARES ENCEFÁLICAS

As alterações motoras, sensoriais e cognitivas que acompanham as doenças vasculares encefálicas têm efeitos deletérios sobre a saúde e a função oral. Um acidente vascular encefálico pode causar déficit sensorial e motor permanente na boca que, muitas vezes, resulta em função lingual inadequada, comprometimento do vedamento labial, dificuldade em comer e beber, má adaptação de próteses dentárias e déficits visuais, com consequências sociais e psicológicas negativas.[14] As deficiências nutricionais e a diminuição da qualidade de vida podem ser resultado da dificuldade de ingerir alimentos e líquidos.

A localização do acidente vascular encefálico determina os déficits orofaciais. As lesões do córtex esquerdo causam paralisia do lado direito e distúrbios na fase oral da deglutição, fala, linguagem e memória auditiva. As lesões do córtex direito causam paralisia do lado esquerdo, disfunção faríngea com potencial para aspiração e perda de memória ao realizar tarefas simples como escovar os dentes. O comprometimento motor e sensitivo orofacial pode levar à inadequada higiene dental e da prótese e acúmulo de alimentos entre os dentes, região vestibular e abaixo da língua. Em última análise, isso pode levar a doenças dentárias e periodontais e infecções microbianas bucais, que podem ser agravadas pela falta de sensibilidade do paciente. Alguns pacientes apresentam dificuldade em comunicação, raciocínio e memória, o que dificulta o entendimento das instruções de cuidados domésticos e a obtenção precisa da história médica pertinente do paciente e de sua queixa principal.

A anticoagulação, o tratamento preventivo padrão após um AVC, pode produzir hemorragia, petéquias, equimoses e púrpura na mucosa oral. O tratamento odontológico pode ser realizado com segurança em pacientes fazendo uso de varfarina se a relação normatizada internacional (INR) for menor ou igual a 3. No entanto, se uma cirurgia dentoalveolar extensa for planejada, é recomendada a conversão para a heparina de baixo peso molecular ou heparinização em um ambiente hospitalar. O uso de aspirina é popular em adultos com risco de eventos trombóticos cardiovasculares, e baixas doses de aspirina são um excelente agente preventivo. No entanto, suas propriedades antiplaquetárias têm contribuído para um notável aumento do risco de sangramento após as extrações dentárias. Para a maioria dos pacientes que requerem procedimentos cirúrgicos orais simples, se forem utilizadas técnicas cirúrgicas conservadoras e hemostáticas locais, a descontinuação da terapia com aspirina pode não ser necessária.[15]

DOENÇAS PULMONARES

Um elo comum entre a saúde bucal e as doenças pulmonares – como enfisema, bronquite, asma e doença pulmonar obstrutiva crônica (DPOC) – é o tabagismo. O tabagismo é uma das duas causas de câncer de boca passíveis de prevenção e também está associado com patologias benignas da mucosa oral (estomatite nicotínica, infecções fúngicas). Pouco é conhecido sobre os efeitos diretos da DPOC sobre a saúde bucal. No entanto, está bem estabelecido que a modalidade de tratamento da DPOC com corticosteroides tem muitas consequências orais em crianças e adultos, particularmente em relação ao aumento do número de cáries.[16] O uso crônico de corticosteroides sistêmicos e inalados também predispõe os pacientes a infecções fúngicas orais. Por fim, o uso de óxido nitroso é contraindicado em pacientes com DPOC grave, por alterar o drive de oxigênio respiratório.

A pneumonia aspirativa é causada pela aspiração de secreções gástricas ou da orofaringe; é uma condição comum, particularmente em adultos mais velhos e em pacientes hospitalizados com sistema imunológico comprometido. Distúrbio da deglutição orofaríngea – uma consequência das doenças neuromusculares, doenças vasculares encefálicas, doenças debilitantes, hipofunção salivar e medicamentos – é um fator de risco frequente para pneumonia por aspiração.[17] A colonização da orofaringe com bacilos gram-negativos predispõe a pneumonia bacilar. Uma fonte importante de infecção anaeróbia é o sulco gengival. Além disso, a prevalência de colonização bacteriana aumenta com a má higiene bucal e a doença periodontal. Portanto, pacientes de risco devem seguir um regime regular de higiene dental.[18] Os antibióticos de largo espectro são o tratamento padrão para a pneumonia, embora o uso prolongado de antibióticos aumente o risco de desenvolver infecções fúngicas orais e resistência aos antibióticos.

A tuberculose (TB), um problema de saúde global causado pela disseminação do *Mycobacterium tuberculosis*, manifesta-se raramente na cavidade oral. A lesão da mucosa bucal clássica é uma úlcera dolorosa, profunda, irregular, no dorso da língua (com sítios adicionais, incluindo o palato, os lábios, mucosa bucal e gengiva).[19] *M. tuberculosis* também pode infectar os linfonodos cervicais e submandibulares (referidos como *escrófula*) e pode estar presente nas glândulas salivares maiores.

As lesões orais da TB necessitam de diagnóstico e tratamento antimicrobiano adequados, incluindo orientação sobre possibilidade de transmissão da doença. Uma investigação recente relatou culturas positivas para *M. tuberculosis* em amostras de saliva, em lesões de cárie e em placa de próteses coletadas de pacientes com TB, demonstrando a possibilidade de infecção oral nesses pacientes.[20] Curiosamente, as taxas de detecção desses sítios bucais utilizando técnicas de reação em cadeia de polimerase eram consideravelmente mais elevadas (entre 89 e 100% de taxas de detecção) do que os métodos tradicionais de cultura (0 a 17%).[21]

DOENÇAS ENDÓCRINAS E EXÓCRINAS

DIABETES MELITO

A presença ou ausência de diabetes e o grau de controle metabólico da glicose em pacientes influenciam significativamente o nível e a gravidade de doenças orais relacionadas ao diabetes. Os pacientes que controlam sua diabetes têm menos problemas de saúde bucal do que aqueles com diabetes mal controlado, e alguns dados sugerem que pessoas com diabetes controlado tenham a mesma incidência de doença oral que a população em geral. Alternativamente, o diabetes mal controlado é associado com uma infinidade de problemas de saúde bucal. A doença oral mais prevalente em pessoas com diabetes é a doença periodontal.[22]

Vários mecanismos têm sido propostos para explicar o aumento da suscetibilidade das pessoas com diabetes às doenças periodontais, incluindo alterações na resposta do hospedeiro, na microbiota subgengival, no metabolismo do colágeno, na vascularização e no fluido gengival, além de padrões de hereditariedade. Vários mecanismos fisiopatológicos (p. ex., comprometimento da função dos neutrófilos, diminuição da fagocitose e leucotaxia) também têm sido usados para explicar uma maior perda óssea alveolar, uma maior tendência para cáries, uma maior perda de dentes e um aumento na suscetibilidade a infecções bucais e lesões na mucosa. Infelizmente, nenhuma ligação direta entre o controle glicêmico e a saúde oral foi comprovada clinicamente e em nível molecular.

O diabetes predispõe o indivíduo a neuropatias periféricas e sensoriais, que inibem a percepção da dor e podem produzir déficits quimiossensitivos, como o comprometimento da função do paladar e a diminuição da sensibilidade olfativa.[23] Essa disfunção sensitiva pode reduzir a capacidade da pessoa de manter uma dieta adequada, o que leva a um comprometimento do controle glicêmico. As pessoas com diabetes também relataram aumento de queixas de glossodínia e estomatopirose (síndrome da boca ardente), bem como aumento das queixas de boca seca (xerostomia). Não foi demonstrada a presença de uma relação entre o controle glicêmico e a disfunção das glândulas salivares.

DOENÇAS DAS SUPRARRENAIS

Uma manifestação oral da doença de Addison, causada por insuficiência adrenal primária ou hipoadrenalismo, é a pigmentação cutânea difusa da pele e das mucosas. No entanto, essa apresentação não é encontrada em pessoas com insuficiência adrenal secundária, resultado da administração crônica de corticosteroides.

Muitas vezes, as pessoas diagnosticadas com doença de Cushing ou hiperadrenalismo – causado por uma doença adrenal ou pela administração prolongada e em altas doses de corticosteroides – procuram atendimento médico com a característica fáscies em lua cheia. Os sintomas orais incluem um aumento na suscetibilidade às infecções, tais como candidíase e fraqueza muscular, que se manifesta como dificuldade em falar, comer e engolir.

DOENÇAS DA HIPÓFISE

A hipersecreção crônica do hormônio do crescimento na acromegalia resulta em alterações orofaciais significativas pelo supercrescimento ósseo e dos tecidos moles. A separação dos dentes (diastemas) e a má oclusão podem ser uma consequência do alargamento alveolar da maxila e da mandíbula. As características faciais extrabucais incluem formação de bossa frontal, hipertrofia do osso nasal, prognatismo mandibular e alargamento dos seios paranasais. O supercrescimento dos tecidos moles pode ocorrer na mucosa bucal e em tecidos das glândulas salivares, língua e lábios.

DOENÇAS DA TIREOIDE

A macroglossia é a principal manifestação oral do hipotireoidismo, que é frequentemente causado por tireoidite crônica autoimune (tireoidite de Hashimoto) ou adquirida (p. ex., induzida por medicamentos, radiação ou cirurgia). Lactentes com hipotireoidismo congênito não diagnosticado podem desenvolver macroglossia, lábios pronunciados e erupção tardia dos dentes, com má oclusão subsequente.

O hipertireoidismo ou tireotoxicose geralmente é causado pela doença de Graves, uma doença autoimune. As manifestações faciais e de pele incluem a retração da pálpebra superior com exoftalmia, hiperpigmentação e eritema da pele. As crianças podem ser levadas para atendimento médico com perda precoce de dentes decíduos, com subsequente erupção precoce dos dentes permanentes. A hiperplasia do tecido linfático, comumente encontrada na doença de Graves, pode se manifestar na região tonsilar e na orofaringe.

DOENÇAS DAS PARATIREOIDES

A desmineralização óssea, com posterior substituição por tecido fibroso, pode produzir áreas císticas bem definidas, radiolucentes no raio-X, que são características do hiperparatireoidismo. A mobilidade dos dentes, a perda da lâmina dura e uma aparência radiográfica de osteoporose também podem ser encontradas.

O hipoparatireoidismo idiopático é uma doença autoimune adquirida, associada com deficiência glandular poliendócrina, candidíase mucocutânea e anemia perniciosa. O pseudo-hipoparatireoidismo é uma doença hereditária caracterizada por falta de resposta do órgão terminal aos efeitos do hormônio da paratireoide, por fáscies em lua cheia e por braquimetacarpalismo. Esses sinais podem aparecer juntamente com alterações tróficas da pele e das unhas, secura das mucosas, queilite angular e hipoplasia de esmalte causada pela hipocalcemia crônica simultânea.

TRANSTORNOS GRANULOMATOSOS E COLÁGENO-VASCULARES
SÍNDROME DE SJÖGREN

A síndrome de Sjögren (SS), uma doença autoimune sistêmica associada a inflamação dos tecidos epiteliais, é o transtorno clínico mais comum associado a xerostomia e a disfunção salivar. A SS foi reclassificada em 2002 e ocorre nas formas primária e secundária.[24] A SS *primária* envolve os distúrbios das glândulas lacrimais e salivares, com consequente diminuição da produção de saliva e lágrimas. Na SS *secundária*, o distúrbio ocorre com outras doenças autoimunes, como artrite reumatoide, lúpus eritematoso sistêmico, esclerodermia, polimiosite e poliarterite nodosa.

Os infiltrados focais, periductais, de células mononucleares em tecidos exócrinos e os autoanticorpos anti-Ro (SS-A), anti-La (SS-B) e fator reumatoide são as marcas da SS. Os infiltrados salivares e lacrimais consistem predominantemente de células T (linfócito T auxiliar CD4 +), com menos células B, macrófagos e mastócitos.[25] As manifestações clínicas da consequente hipofunção salivar incluem lábios rachados e ulcerados, mucosa oral seca, infecções fúngicas, cárie dentária recorrente, gengivite, disfagia, comprometimento do uso de próteses removíveis (dentaduras) e dificuldade de falar sem o auxílio de fluidos. Em pacientes com SS, há uma taxa de 1,8% de transformação para linfoma de células B;[26] assim, exames de boca, cabeça e pescoço devem ser realizados nesses pacientes regularmente.

Boca seca e suas sequelas orais associadas exigem avaliações dentárias constantes para reduzir o risco de desenvolver cárie dentária, infecções microbianas bucais, disfagia, disgeusia e comprometimento da alimentação, além de diminuir a necessidade de próteses removíveis.

LÚPUS ERITEMATOSO SISTÊMICO

Aproximadamente 25% dos pacientes com lúpus têm lesões orais, que são úlceras superficiais geralmente circundadas por eritema.[27] Essas lesões podem ocorrer nos lábios e em todas as superfícies da mucosa da boca e podem ser indistinguíveis do líquen plano ou da leucoplasia. Portanto, elas requerem o diagnóstico histopatológico. A imunofluorescência direta e indireta dessas lesões mostra coloração da membrana basal da junção dermatoepidérmica com imunoglobulinas e complemento, semelhante ao que é observado em lesões de pele. Outras manifestações do lúpus eritematoso sistêmico incluem doenças periodontais, xerostomia e hipossalivação que podem ocorrer independentemente da SS ou que podem ser associadas a SS secundária.[28]

ESCLERODERMIA

As manifestações orais da doença resultam de depósitos de colágeno nos tecidos ou em torno de nervos e vasos. A dificuldade de abrir a boca ocorre como resultado da fibrose dos músculos mastigatórios e os transtornos da deglutição, devido à imobilidade da língua. As manifestações bucais mais comumente reconhecidas são o aumento dos espaços do ligamento periodontal e a gengivite ocasional.[29] A esclerodermia também pode ser associada a SS e a síndrome CREST (combinação de calcinose cutânea, *fenômeno de Raynaud,* disfunção esofágica, esclerodactilia e telangiectasia), e esses pacientes podem se queixar de xerostomia concomitante.

SARCOIDOSE

A sarcoidose é uma doença granulomatosa sistêmica que pode cursar com massas sobre língua, lábios, mandíbula e maxila. Os resultados da biópsia demonstram a presença de granulomas não caseosos característicos, consistentes com as manifestações extraorais. O diagnóstico diferencial inclui outras doenças granulomatosas (p. ex., granuloma infeccioso, granulomatose de Wegener, granuloma letal da linha média), doenças granulomatosas infecciosas (p. ex., histoplasmose, blastomicose) ou até mesmo linfoma.

GRANULOMATOSE DE WEGENER

A granulomatose de Wegener é uma doença rara, caracterizada histologicamente por vasculite e inflamação granulomatosa. A inflamação granulomatosa destrutiva ocorre na cavidade oral como hiperplasia gengival avermelhada a arroxeada, com petéquias. Além disso, os pacientes podem ter mobilidade dentária que leva a perda de dentes e menor capacidade de cicatrização de feridas bucais. A doença pode permanecer localizada e restrita à cavidade oral por um longo tempo antes que ocorra o envolvimento de múltiplos órgãos. A biópsia é extremamente importante para estabelecer um diagnóstico precoce e para evitar a destruição causada por essa doença progressiva.

DOENÇAS INFECCIOSAS
DOENÇAS VIRAIS

O herpes-vírus simples (HSV-1) e o vírus varicela-zóster (VZV) são as infecções virais mais comuns da região orofacial. Podem ocorrer como herpes labial e gengivoestomatite herpética primária (HSV-1) ou como lesões orofaciais agudas, dolorosas (VZV). A infecção inicial ocorre geralmente na infância. No entanto, o vírus latente, localizado nos gânglios sensitivos, pode ser reativado secundariamente a imunossupressão, trauma, estresse, luz solar, distúrbios gastrintestinais (GI) e infecção simultânea. Após um período prodrômico, as vesículas cheias de líquido do HSV-1 se rompem, formam crostas e se resolvem em uma a duas semanas. A reativação da infecção por VZV da infância aparece como vesículas na pele e mucosas, geralmente seguindo uma distribuição unilateral das divisões oftálmicas, maxilares ou mandibulares da porção sensitiva do nervo trigêmeo. Cegueira, paralisia facial, déficit auditivo e vertigem também são potenciais sequelas da neuralgia pós-herpética. O tratamento com aciclovir e antivirais mostrou-se eficaz na prevenção e no tratamento da infecção por HSV-1 e deve ser iniciado no momento do diagnóstico ou quando houver suspeita de início.[30]

A hepatite tem manifestações orofaciais, especialmente durante a fase ictérica da doença. Achados clínicos incluem um tom amarelo-marrom na mucosa de boca, olhos e pele. Pessoas com infecção crônica por hepatite C podem desenvolver líquen plano e sialadenite linfocítica causada pela produção de autoanticorpos.[31]

As complicações orais e as manifestações da doença do vírus da imunodeficiência humana (HIV) e da síndrome da imunodeficiência adquirida (AIDS) são numerosas devido ao estado de imunocomprometimento desses pacientes. No entanto, desde o advento das terapias combinadas e do uso de inibidores de protease, o número de pacientes com HIV nos Estados Unidos que desenvolvem AIDS foi exponencialmente reduzido.[32] Nos pacientes que evoluem e acabam por desenvolver a AIDS, algumas das condições orais mais comumente observadas – a candidíase, o sarcoma de Kaposi e a leucoplasia pilosa – podem ser um indicativo do nível de imunossupressão. Outras lesões comuns que afetam os indivíduos com HIV e AIDS incluem estomatite aftosa, doença periodontal do HIV (eritema gengival linear e periodontite ulcerativa necrosante), doenças das glândulas salivares, linfoma não Hodgkin e linfadenopatia. A coinfecção por citomegalovírus, que ocorre em 90% dos casos dos pacientes com HIV, pode causar retinite, esofagite e ulcerações orais. A leucoplasia pilosa, uma lesão branca ondulada que ocorre nas superfícies laterais ou ventrais da língua, é causada pela reativação do vírus Epstein-Barr em indivíduos infectados pelo HIV.

DOENÇAS FÚNGICAS

A infecção fúngica oral mais frequente é causada por *C. albicans*, e o supercrescimento de *C. albicans* na orofaringe tem muitas etiologias, que incluem transtornos endócrinos (p. ex., diabetes), imunossupressão, deficiências nutricionais, medicamentos (principalmente antibióticos e imunossupressores de uso prolongado), hipofunção das glândulas salivares, próteses dentárias removíveis e má higiene oral. Existem muitas variedades de manifestações da candidíase na boca, incluindo a forma pseudomembranosa (placas brancas, facilmente removíveis), lesões eritematosas agudas ou atróficas (lesões eritematosas ou erosivas), estomatite crônica hiperplásica/por prótese (lesões hiperplásicas geralmente encontradas na superfície de contato com próteses dentárias totais) e queilite angular (lesões eritematosas, fissuras localizadas nas comissuras dos lábios). A queilite angular[33] é frequentemente causada por uma perda de dimensão vertical (secundária ao edentulismo) e por salivação (em consequência de acidente vascular cerebral ou outra desordem neuromuscular).[34]

DOENÇAS BACTERIANAS

A cavidade oral é palco de inúmeras espécies de bactérias responsáveis por causar infecções na boca e faringe. *Porphyromonas gingivalis* e *Treponema denticola* frequentemente estão implicadas no desenvolvimento da doença periodontal, enquanto o *Staphylococcus aureus* e o *Streptococcus viridans* são conhecidos por causar infecções das glândulas salivares. Espécies de *Lactobacillus e Streptococcus mutans* são as causas mais comuns de cárie dentária recorrente. A infecção dentária que se dissemina através dos dentes para o osso subjacente pode resultar em um abscesso dentoalveolar. O edema facial e bucal e a assimetria que se desenvolve conforme a infecção progride através do osso alveolar podem se tornar fatais (p. ex., angina de Ludwig). As infecções por *M. tuberculosis* são incomuns em indivíduos saudáveis e são vistas principalmente em pacientes imunocomprometidos (veja "Doenças pulmonares" anteriormente).

As doenças sexualmente transmissíveis causadas por *Neisseria gonorrhoeae* e *Treponema pallidum* também podem causar distúrbios orais. As infecções por *N. gonorrhoeae* estão associadas com linfadenopatia submandibular, estomatite gonocócica (ulcerações e eritema da mucosa) e infecção gonocócica da faringe (leve dor de garganta). Na sífilis, o estádio da doença determina as manifestações orais. A sífilis primária cursa com um cancro nos lábios, enquanto a sífilis secundária está associada a lesões papulosas, erosões eritematosas ou branco acizentadas, faringite, linfadenopatia e aumento do volume das glândulas parótidas. As lesões da mucosa e da pele durante essa fase são altamente contagiosas. A sífilis congênita causa anormalidades dentárias, como dentes incisivos de Hutchinson e molares amoriformes.

ARTRITES E DOENÇAS DO OSSO
ARTRITE REUMATOIDE

A artrite reumatoide (AR) provoca a destruição progressiva das estruturas articulares e periarticulares, o que inclui a ATM. Vários sinais e sintomas da patologia da ATM ocorrem nesses pacientes e incluem estalos, bloqueio, crepitação, sensibilidade à palpação na área pré-auricular, dor durante o movimento mandibular, edema (pouco frequente) e mudanças na relação entre a maxila e a mandíbula causadas pela erosão da cabeça condilar. Além disso, esses problemas progressivos podem causar dor considerável durante a mastigação, o que pode afetar a nutrição.[35] A AR também é frequentemente associada a outras doenças autoimunes do tecido conjuntivo, tais como a síndrome de Sjögren.

A abordagem farmacológica da AR e de outros distúrbios articulatórios pode ter sequelas adversas graves que afetam a saúde bucal e a realização do tratamento odontológico. Compostos de ouro, penicilamina, metotrexato e outros medicamentos imunossupressores em doses elevadas/usados cronicamente têm sido

---

> **Quadro 9-2.** RECOMENDAÇÕES PARA A PREVENÇÃO DE INFECÇÕES DE IMPLANTES ORTOPÉDICOS E ODONTOLÓGICOS
>
> *Recomendação 1:* O profissional pode considerar interromper a prática de prescrever rotineiramente antibioticoterapia profilática para pacientes com implantes articulares de próteses de quadril e joelho, que sejam submetidos a procedimentos odontológicos.
>
> *Recomendação 2:* Na falta de evidências conclusivas, nenhuma recomendação pode ser processada a favor ou contra o uso de antimicrobianos orais/tópicos em pacientes com implantes de próteses articulares ou outros implantes ortopédicos que sejam submetidos a procedimentos odontológicos.
>
> *Recomendação 3:* Na ausência de evidência confiável relacionando a má saúde oral à infecção protética articular, é a opinião do grupo do trabalho que os pacientes com implantes articulares protéticos ou outros implantes ortopédicos devem realizar uma higiene oral adequada.

Reproduzido de Jevsevar DS, Abt E. The New AAOS-ADA Clinical Practice Guideline on Prevention of Orthopaedic Implant Infection in Patients Undergoing Dental Procedures. *J Am Acad Orthop Surg* 2013;21(3):195-197.

---

associados a estomatite aguda e infecções microbianas recorrentes, como candidíase oral e infecções recorrentes por HSV. Novos agentes biológicos anti-inflamatórios também irão aumentar a tendência de os pacientes desenvolverem infecções microbianas bucais.[36]

Outros fármacos usados para AR – tais como doses elevadas de anti-inflamatórios não hormonais, salicilatos e medicamentos imunossupressores – podem aumentar o risco de sangramento excessivo durante ou após a cirurgia dentoalveolar. O uso de terapia imunossupressora a longo prazo provoca insuficiência suprarrenal e a suplementação de glicocorticoides é necessária antes de procedimentos dentários extensos.

O tratamento dos sintomas da artrite da ATM é frequentemente paliativo (p. ex., dietas com alimentos macios, medicação anti-inflamatória/analgésica), mas também pode envolver o uso de dispositivos acrílicos intrabucais ortopédicos, fisioterapia e cirurgia de ATM. As deformidades articulatórias, por fim, impedirão a mobilidade e a destreza necessárias para a higiene bucal diária, sendo recomendadas visitas regulares ao consultório odontológico. Portanto, a assistência diária com a higiene oral pode ser necessária para manter a saúde da boca.

OSTEOARTRITE

A maioria das formas de osteoartrite (OA) tem menos complicações sistêmicas graves do que a AR, contudo muitas das preocupações discutidas para o paciente com AR são relevantes para a população com OA também. Os pacientes podem ter maior dificuldade de realizar a higiene oral, de tolerar os tratamentos dentários prolongados ou a colocação em posição supina e podem apresentar sinais e sintomas da ATM e distúrbios relacionados. Adultos com OA podem ter articulações protéticas e consequentemente requerem a profilaxia com antibióticos antes de tratamentos dentários (Quadro 9-2).[36] O tratamento clínico com fármacos (veja "Artrite Reumatoide" anteriormente) pode exigir precauções apropriadas antes dos tratamentos dentários ou acompanhamento estomatológico para efeitos adversos.

SÍNDROME DE REITER

A síndrome de Reiter é uma condição artrítica recorrente caracterizada por conjuntivite, artrite assimétrica de extremidade inferior, uretrite não gonocócica, balanite circinada e queratoderma blenorrágico. As lesões orais aparecem como pápulas e ulcerações em mucosa bucal, gengiva e lábios. As lesões na língua assemelham-se à língua geográfica.

DOENÇA DE PAGET

A doença de Paget é um distúrbio adquirido que cursa com reabsorção óssea excessiva e variáveis tentativas de reparação. O crânio e a maxila são frequentemente envolvidos. Ocorrem alargamento extenso e deformidade da maxila nesses pacientes, com espaçamento e mobilidade dos dentes. Esses achados clínicos são confirmados radiograficamente, com a presença de múltiplas lesões radiolúcidas/radiopacas nos ossos afetados.

SARCOMA DE EWING

O sarcoma de Ewing é um tumor ósseo raro, que ocasionalmente envolve a mandíbula. A apresentação clínica pode incluir parestesia de lábio e queixo, sendo o diagnóstico feito após imagens radiográficas e tomográficas e a obtenção de amostras para biópsia. O diagnóstico diferencial inclui doenças granulomatosas, doença de Paget, histiocitose de células de Langerhans e hiperparatireoidismo.

SUBSTITUIÇÃO TOTAL DA ARTICULAÇÃO

Em 2012, a American Dental Association e a American Academy of Orthopedics revisaram suas orientações sobre as articulações protéticas e a necessidade de profilaxia.[36] Após uma extensa revisão baseada em evidência nos seus estudos referenciados, foram feitas novas recomendações. Estudiosos revisaram a qualidade das evidências, com foco em como os procedimentos odontológicos poderiam causar infecções nos implantes ortopédicos (i.e., por quais mecanismos isso ocorreria). Eles determinaram que apenas um estudo de evidência direta, de força moderada, poderia ser usado para a diretriz.[36] O estudo demonstrou que os procedimentos odontológicos não foram um fator de risco para infecção dos implantes e que a profilaxia antibiótica não alterava o risco de ocorrência de infecção nos implantes (Quadro 9-2).

CONDIÇÕES DERMATOLÓGICAS
LÍQUEN PLANO

O líquen plano é uma doença autoimune crônica, mucocutânea, que pode ser precipitada por uma série de condições, tais como predisposição genética, estresse emocional, drogas, alimentos ou hipersensibilidade a materiais odontológicos.[37] O líquen tem uma variedade de aparências clínicas e pode ser tipo placa, bolhoso, atrófico, reticular (linhas brancas entremeadas, conhecidas como *estrias de Wickham*) ou erosivo (lesões ulcerativas acompanhadas de estrias periféricas). As lesões geralmente ocorrem sobre a mucosa bucal, gengiva e língua, mas também podem ser encontradas nos lábios e palato. Amostras histopatológicas são necessárias para o diagnóstico diferencial entre o líquen plano e outras lesões orais mucocutâneas comuns (p. ex., estomatite aftosa, pênfigo, penfigoide, lúpus). O objetivo do tratamento de muitas dessas condições autoimunes da mucosa bucal é reduzir a inflamação e o desconforto oral. Dependendo da extensão das lesões bucais, imunossupressores tópicos – glicocorticosteroides, mais comumente na forma de pomadas e géis – podem ser suficientes para o conforto do paciente e a prevenção da exacerbação das lesões. Se a terapia tópica for insuficiente para o controle das lesões, deve ser considerada a terapia sistêmica imunossupressora. Algumas evidências sugerem que as lesões do líquen plano tenham predisposição à transformação maligna. Portanto, as lesões, particularmente aquelas com ulcerações, devem ser reavaliadas regularmente.

PÊNFIGO VULGAR

O pênfigo vulgar é uma doença autoimune causada por anticorpos produzidos contra a desmogleína 3, causando uma dissociação do epitélio na camada suprabasal, com acantólise. A apresentação clínica inclui lesões bolhosas na forma de vesículas, que, ao se romperem, ocasionam ulcerações dolorosas e sangramento. As lesões podem ocorrer na pele e mucosa oral e ocular, resolvendo-se após duas semanas (com o tratamento). As mucosas de palato, língua e gengiva são os locais mais comumente atingidos.[38] O diagnóstico pode ser feito com a presença do sinal de Nikolsky positivo, segundo o qual uma nova lesão se desenvolve após leve pressão aplicada à mucosa bucal assintomática. Histopatologia e testes de imunofluorescência direta também são necessários. As estratégias de tratamento para o pênfigo vulgar são similares àquelas usadas para o líquen plano. No entanto, devido a possível extensão generalizada das lesões, imunossupressores e esteroides sistêmicos podem ser usados para prevenir as complicações secundárias, como infecções recorrentes, desequilíbrio eletrolítico e disfagia causada pela disseminação da lesão para faringe, laringe e esôfago. Uma variante do pênfigo vulgar, o pênfigo paraneoplásico, é uma doença autoimune bolhosa, que ocorre em associação com neoplasias subjacentes e requer cuidados multidisciplinares cuidadosamente monitorizados.[39]

PENFIGOIDE DA MEMBRANA MUCOSA

Antígenos localizados na base do epitélio causam o descolamento subepidérmico e a formação de bolhas subepiteliais no penfigoide da membrana mucosa.[40] Semelhante ao pênfigo, as lesões orais eritematosas e vesiculares iniciais se rompem, resultando em ulcerações pseudomembranosas. Na boca, essas lesões frequentemente ocorrem sobre o tecido gengival e causam gengivite descamativa e cicatrizes subsequentes.[41] A cegueira é uma complicação das lesões oculares, que causam dano corneal e cicatrização da mucosa conjuntival. Portanto, o diagnóstico definitivo é criticamente importante e o tratamento subsequente envolve uma equipe multidisciplinar de cuidados da saúde.

ERITEMA MULTIFORME

O eritema multiforme é uma doença autoimune aguda, recorrente, autolimitada, que comumente causa lesões orais e cutâneas com formação de bolhas. Acredita-se que ela seja precipitada por uma reação de hipersensibilidade do tipo III, alergia a medicamentos ou infecção herpética. A apresentação inclui o desenvolvimento agudo de vesículas, com subsequente ruptura que provoca úlceras dolorosas de mucosa bucal, lábios, palato e língua. As lesões cutâneas, muitas vezes, chegam ao atendimento médico com uma aparência característica em alvo ou em olho de boi e os lábios podem tornar-se inchados, friáveis e crostosos. Com corticosteroides e terapia antiviral ou abstinência de drogas, a resolução completa ocorre após 14 dias. Uma forma mais grave da doença, conhecida como *síndrome de Stevens-Johnson*, é geralmente provocada por uma droga, ao invés de uma infecção, e envolve a boca, a pele e outras superfícies mucosas.[42]

DISTÚRBIOS GASTRINTESTINAIS
DOENÇA DE CROHN E COLITE ULCERATIVA

Pacientes com doença inflamatória intestinal, doença de Crohn e colite ulcerativa podem desenvolver úlceras orais aftosas recorrentes.[43] Na colite ulcerativa, as úlceras aftosas são frequentemente associadas a envolvimento de outras mucosas, irite, artrite e eritema nodoso. A colite ulcerativa também pode se manifestar com pioestomatite, um progressivo envolvimento inflamatório e necrótico de todos os tecidos da mucosa oral. Além de úlceras aftosas orais, a doença de Crohn está associada com edemas nodulares, uma aparência em paralelepípedos da mucosa e úlceras profundas de aparência granulomatosa.

SÍNDROME DE BEHÇET

A síndrome de Behçet é uma doença idiopática que consiste em úlceras orais e genitais recorrentes, artrite e doença inflamatória de olhos e trato gastrintestinal. As úlceras orais aparecem como úlceras aftosas recorrentes, que ocorrem na grande maioria dos pacientes e geralmente precedem outros sítios de envolvimento.

DOENÇA DO REFLUXO GASTRESOFÁGICO

A doença do refluxo gastresofágico manifesta-se na cavidade oral como erosão da mucosa e gengiva e inflamação causadas pelo ácido. Quando o refluxo continua por um longo período, pode ocorrer erosão do esmalte dentário.

DOENÇAS DE MÁ ABSORÇÃO

Uma infinidade de condições GI leva à má absorção de vitaminas e nutrientes, o que leva a patologias bucais. A enteropatia sensível ao glúten ou a doença celíaca pode se manifestar com úlceras aftosas recorrentes. A deficiência de vitamina A produz alterações disceratóticas de pele e mucosas, queilite angular (infecção fúngica das comissuras labiais) e defeitos na dentina e no esmalte dos dentes em desenvolvimento. A deficiência de vitamina B2 (riboflavina) está associada à queilite angular e à dor em queimação em lábios, boca e língua. As deficiências de vitamina B12 e ácido fólico também podem produzir úlceras aftosas recorrentes. A deficiência de niacina (pelagra) pode envolver a língua e outros tecidos da mucosa oral, fazendo com que a língua se torne edemaciada e pressionada contra os dentes.

O escorbuto, ou deficiência de vitamina C, está associado a hemorragias perifoliculares e petéquias orais causadas pelo comprometimento da integridade vascular, hiperplasia gengival e estomatite. Os dentes podem tornar-se móveis, e o envolvimento dos tecidos gengivais pode ser fonte de halitose. A deficiência de vitamina D pode dificultar o metabolismo do cálcio, porque a vitamina D é necessária para a absorção de cálcio. A deficiência de cálcio pode contribuir para a osteopenia mandibular ou a osteoporose (particularmente em mandíbulas desdentadas), bem como para a hipoplasia de esmalte causada por hipocalcemia crônica. A deficiência de vitamina K leva a uma diátese hemorrágica que muitas vezes se apresenta como bolhas hemorrágicas orais. As deficiências de folato e ferro produzem glossite atrófica, causada pela atrofia das papilas filiformes; queilite angular; e ocasionalmente lesões eczematosas na mucosa bucal. A deficiência de zinco tem sido associada a alterações do paladar, que podem resultar em uma mudança significativa na ingestão de líquidos e bebidas.

DOENÇAS NEUROLÓGICAS
DEMÊNCIA

A progressão da demência é acompanhada de uma incapacidade gradual de realizar os autocuidados, que incluem a higiene oral adequada, devido a autonegligência e perda das habilidades cognitivas e motoras. Esses problemas foram considerados como responsáveis por aumentar proporcionalmente a gravidade da demência. Indivíduos com doença de Alzheimer, a forma mais comum de demência, têm a saúde bucal prejudicada como resultado da má higiene oral. Eles têm uma maior prevalência de placa dentária, sangramento gengival e cálculo em comparação a adultos de idade e sexo correspondente, além de hipofunção das glândulas salivares, mesmo quando não estão tomando medicamentos.[44]

Idosos com comprometimento cognitivo têm próteses dentárias significativamente mais velhas e próteses que são menos limpas em comparação a indivíduos sem demência. Outra sequela da má higiene oral é uma tendência de aumento de cáries coronárias e radiculares, que é observada com o aumento da gravidade da demência. Muitos desses distúrbios orais são resultado do tratamento farmacêutico das doenças demenciantes. Os medicamentos com efeitos colaterais anticolinérgicos, tais como os antidepressivos, são frequentemente utilizados para demência

e são a causa da disfunção salivar, que em última análise é a fonte de vários distúrbios orais e faríngeos. Muitos desses pacientes não têm função sensorial oral ou cognitiva intacta e são incapazes de relatar os sintomas de dor oral, infecção ou patologia. Portanto, é imperativo que eles passem por exames de saúde bucal mais frequentes conforme a doença progride. Além disso, à medida que o nível de demência se agrava, os cuidadores se tornam criticamente importantes em fornecer higiene oral diária, identificando doenças estomatológicas e facilitando os tratamentos dentários.[45]

DOENÇA DE PARKINSON

A maior quantidade de acetilcolina presente no cérebro em pessoas com doença de Parkinson pode produzir disfagia e dismotilidade esofágica. A capacidade de vedar o lábio é prejudicada, resultando em escape de saliva e, por fim, levando a uma infecção fúngica nas comissuras labiais, denominada *queilite angular*. Os medicamentos anticolinérgicos, tais como levodopa e selegilina, comumente usados para o tratamento dos sintomas de Parkinson, causam xerostomia e hipofunção salivar. Um efeito adverso da terapia com levodopa a longo prazo é a discinesia tardia, caracterizada por movimentos orofaciais involuntários, que incluem estalos labiais que lembram beijos, caretas e batimento da língua. A perda de expressão facial, a dificuldade de mastigação, a fala lenta e os tremores de cabeça, lábios e língua são sintomas comuns que aumentam com a gravidade da doença.[46]

MIASTENIA GRAVIS

A miastenia grave, uma doença autoimune causada por perda ou disfunção dos receptores de acetilcolina, resulta em fraqueza muscular episódica. Os sintomas orofaciais incluem disfagia com aspiração subsequente, regurgitação nasal e alteração na voz.

PARALISIA DE BELL

A paralisia facial unilateral, conhecida como *paralisia de Bell*, ocorre como resultado de um defeito no VII nervo craniano. A aparência facial é distorcida devido à falta de controle dos músculos da expressão facial. A capacidade funcional de lábios e bochechas é perdida no lado afetado. Isso pode produzir diminuição da limpeza natural e cáries dentárias unilaterais se a higiene oral adequada não for mantida.

ESCLEROSE MÚLTIPLA

A perda de coordenação muscular como resultado da desmielinização dos nervos longos na esclerose múltipla pode prejudicar gravemente a saúde bucal. A fraqueza da língua e a perda do uso da extremidade superior prejudicam a higiene dental e da prótese, assim como o uso de próteses dentárias. A nevralgia do trigêmeo é comum nesses pacientes; é caracterizada por uma dor unilateral excruciante em lábios, gengiva ou queixo, que pode ser desencadeada por contato com determinadas áreas de face, lábios ou língua.

DISTROFIA MUSCULAR MIOTÔNICA

A fraqueza muscular e a perda subsequente na distrofia muscular miotônica comprometem severamente a saúde e a função oral. A incapacidade de relaxar os músculos após a contração resulta em dificuldade de mastigar, franzir os lábios e virar a cabeça. O envolvimento muscular facial diminui a capacidade de usar dentaduras. Os medicamentos usados para tratar a distrofia muscular miotônica (quinino) são conhecidos por causar xerostomia e edema da mucosa bucal. Os dentes anteriores afastados e a respiração oral são comumente vistos como resultado da fraqueza dos músculos faciais e aumento de volume da língua causados por depósitos de gordura.

DOENÇAS DE ÓRGÃOS E GLÂNDULAS

DOENÇAS RENAIS

A insuficiência renal ou falência renal requer, em última análise, a diálise peritoneal ou a hemodiálise. Tais pacientes são suscetíveis a inúmeras doenças orais, que incluem hipofunção salivar, comprometimento da cicatrização de feridas, infecções da mucosa oral, cáries dentárias, gengivite e periodontite.[41,47] Esses problemas, particularmente aqueles associados com as infecções microbianas, são maiores em pacientes recebendo corticosteroides por períodos prolongados e outros imunossupressores. A estomatite urêmica é uma condição exclusiva de pacientes submetidos à diálise, que normalmente se apresenta como um espessamento eritematoso da mucosa oral coberto por uma pseudomembrana, lesões ulcerativas, hemorragia gengival e da mucosa e equimoses. O aparecimento dessas lesões muitas vezes corresponde ao aumento agudo dos níveis de nitrogênio ureico sanguíneo (BUN), e elas apresentam melhora espontânea após a resolução do estado urêmico.[48]

O sangramento da superfície da mucosa oral também é devido à agregação plaquetária alterada e à diminuição do fator III plaquetário, e os pacientes submetidos à hemodiálise apresentam aumento do sangramento como resultado da destruição das plaquetas. As manifestações orais dos distúrbios hemorrágicos são petéquias e equimoses.

As alterações ósseas, comumente observadas na insuficiência renal, incluem perda da lâmina dura, desmineralização óssea, lesões radiolúcidas localizadas na maxila (granulomas centrais de células gigantes com subsequente deslocamento de dentes) e alargamento do trabeculado.[48] Essas lesões ósseas líticas são resultado do hiperparatireoidismo. Como a heparina é administrada durante a diálise para evitar a coagulação do sangue, os procedimentos odontológicos devem ser realizados em dias nos quais o paciente não está recebendo diálise, e devem ser tomadas precauções para evitar a hemorragia excessiva. A avaliação e o manejo das condições potencialmente anêmicas ou hipertensas são necessários quando o tratamento odontológico é realizado.

O transplante renal é uma opção de tratamento para pacientes com insuficiência renal em estádio final. Após o transplante, os pacientes recebem imunossupressores a longo prazo, que têm múltiplas sequelas orais (p. ex., hiperplasia gengival induzida por ciclosporina, infecções orais fúngicas induzidas por esteroides). Foi relatado que os pacientes transplantados renais têm uma maior prevalência de lesões orais, como candidíase, leucoplasia, displasia e câncer de lábio. Esses pacientes requerem avaliações bucais pré-transplante e tratamento e acompanhamento rigorosos após o transplante, para ajudar a manter a função e a saúde bucal e para diminuir a probabilidade de desenvolver infecções orais, que podem se disseminar pela circulação sistêmica em uma pessoa imunossuprimida.[49]

A diálise peritoneal não apresenta problemas adicionais ao manejo odontológico, no entanto, pacientes tratados com hemodiálise estão potencialmente em risco de desenvolver endocardite infecciosa. Cerca de 10 a 17% dos casos de endocardite infecciosa em pacientes recebendo hemodiálise são causados por microrganismos que podem surgir a partir da cavidade bucal (p. ex., *S. viridans, Lactobacillus spp.*).[50] Portanto, tem sido sugerido que antibioticoprofilaxia seja prudente em pacientes tratados com hemodiálise com *shunts* arteriovenosos/enxertos quando são realizados procedimentos dentários invasivos.[51]

CIRROSE E DOENÇAS HEPÁTICAS CRÔNICAS

A negligência resultando em cáries dentárias e doenças periodontais e a má higiene oral são distúrbios orais frequentes em pacientes com alcoolismo crônico. No entanto, mesmo o consumo moderado de álcool tem sido relacionado ao aumento do risco de desenvolvimento de doença periodontal, talvez por causa do efeito deletério do álcool na função das células T, macrófagos e neutrófilos. Distúrbios nutricionais em consequência do alcoolismo e doenças orais podem produzir glossite e perda das papilas da língua, além de infecções fúngicas recorrentes nas superfícies da mucosa oral e das comissuras labiais (queilite angular). O consumo excessivo de álcool e o uso intenso de tabaco são importantes fatores de risco para o câncer de boca (veja "Neoplasias Malignas" anteriormente). Nesse sentido, exames orais nesses pacientes devem incluir análise dos sítios de alto risco, tais como porção anterior do assoalho da boca, bordo lateral da língua e porção posterior da orofaringe.

As infecções microbianas bucais e o comprometimento da cicatrização das feridas são as complicações orais mais comuns em pacientes com cirrose, resultantes da imunossupressão induzida pelo álcool. A suscetibilidade a infecções orais aumenta quando os pacientes necessitam de transplantes de fígado e dos regimes imunossupressores pós-operatórios necessários. Esses pacientes devem receber acompanhamento rigoroso de seus dentistas, para reduzir o risco de desenvolver doenças estomatológicas. Foi relatada em pacientes com cirrose hepática uma diminuição da função olfativa e do paladar, que pode reduzir a ingestão de nutrientes e levar à hipertrofia de glândula parótida, levando à disfunção reversível das glândulas salivares.

Distúrbios de coagulação são uma preocupação nos pacientes com disfunção hepática e, assim, tais pacientes estão em risco de desenvolver hemorragia quando submetidos a procedimentos cirúrgicos orais. Petéquias na mucosa, equimoses e sangramento gengival espontâneo também podem resultar de anormalidades na coagulação. As provas pré-operatórias de coagulação são necessárias antes da cirurgia dos ossos alveolar, gengival e periodontal, e medidas especiais podem ser necessárias para assegurar a adequada formação de trombos.

DISTÚRBIOS HEMATOLÓGICOS

DISTÚRBIOS HEMORRÁGICOS

A terapia anticoagulante para o acidente vascular encefálico e a prevenção da trombose arterial predispõem os pacientes a sofrerem transtornos hemorrágicos. Os anticoagulantes (heparina, varfarina, antagonistas da vitamina K, inibidores diretos da trombina), antiplaquetários (aspirina, adenosina difosfato, bloqueadores dos receptores da adenosina difosfato) e os medicamentos fibrinolíticos ou trombolíticos (primeira geração, estreptoquinase; segunda geração, alteplase; terceira geração, reteplase) podem causar lesões hemorrágicas na mucosa oral, como petéquias, equimoses e púrpura.

Os problemas de sangramento também podem resultar de distúrbios plaquetários e de coagulopatias. O transtorno hemorrágico hereditário mais comum, a doença de von Willebrand, é causado pela deficiência do fator de von Willebrand, que resulta em adesão plaquetária inadequada. Em casos leves, o sangramento normal ocorre após a cirurgia ou o trauma; no entanto, em uma doença mais grave, pode ocorrer um sangramento espontâneo da mucosa oral que se assemelha ao transtorno da hemofilia A. A hemofilia A, uma doença congênita da coagulação, é causada por deficiência ou defeito do fator VIII. A frequência e a gravidade dos problemas de sangramento na hemofilia A são diretamente associadas aos níveis sanguíneos de fator VIII. Em casos graves, o sangramento espontâneo e excessivo em cavidade bucal, lábios e articulações pode ser iniciado prontamente. A imunodeficiência produzida na síndrome de Wiskott-Aldrich, uma doença ligada ao X, recessiva, hereditária, pode resultar em infecções recorrentes, eczema e trombocitopenia crônica, com manifestações de hemorragia e púrpura na pele e mucosa oral.

Um número reduzido de plaquetas como resultado de uma deficiência, destruição ou consumo resulta em púrpura trombocitopênica. A trombocitopenia idiopática primária é considerada como sendo um processo autoimune, enquanto a trombocitopenia secundária pode ser causada por medicamentos ou doenças sistêmicas, como a leucemia. Suas manifestações orais incluem petéquias e bolhas hemorrágicas na mucosa bucal.

DISTÚRBIOS DAS CÉLULAS BRANCAS SANGUÍNEAS

As leucemias e seus tratamentos têm um profundo efeito sobre a cavidade bucal. As alterações da mucosa oral, como sangramento, ulceração, petéquias e hiperplasia gengival, podem ser os sinais iniciais de leucemia.[52] Por causa de seu estado imunocomprometido, os pacientes estão em risco para o desenvolvimento de infecções bacterianas, fúngicas e virais. A quimioterapia pode causar mucosite e ulcerações da mucosa.[53] A má higiene bucal resulta em inflamação gengival e sangramento, ulcerações da mucosa e doença periodontal. No entanto, essas sequelas orais podem ser reduzidas por adequada higiene oral, visitas frequentes ao dentista para limpezas e terapia antimicrobiana. A doença enxerto *versus* hospedeiro, reação dos antígenos do hospedeiro contra as células do doador, é uma ocorrência comum após o transplante de medula óssea. As sequelas orais incluem disfagia, mucosite, xerostomia e ulcerações da mucosa.[54]

A redução aguda no número de leucócitos produzidos na agranulocitose pode ser precipitada por agentes quimioterápicos ou por doenças imunológicas. As manifestações bucais incluem lesões necróticas e ulcerativas da mucosa, faringe e pele. As infecções bacterianas recorrentes, ulcerações orais e doença periodontal são manifestações bucais comuns da síndrome de Chediak-Higashi. Pessoas com essa doença hereditária da membrana dos lisossomos dos granulócitos também desenvolvem frequentemente o linfoma não Hodgkin.

As manifestações orais da anemia estão associadas com a redução da capacidade de transporte de oxigênio do sangue. A mucosa oral pálida, perda das papilas da língua com dor associada e queilite angular são características da anemia por deficiência de ferro e vitamina B12. A anemia grave por deficiência de ferro pode progredir para a síndrome de Plummer-Vinson, resultando em dor bucal, disfagia e risco aumentado para o carcinoma oral e faríngeo. Além disso, a pele e a mucosa das pessoas com anemia falciforme podem parecer ictéricas, e achados radiográficos ósseos incluem osteoporose e alterações trabeculares. A erupção tardia e a hipoplasia dental também podem ser encontradas.

DISTÚRBIOS DA HEMOGLOBINA

A talassemia é uma doença hereditária da produção de hemoglobina que cursa com anemia crônica e superexpansão da medula óssea. As manifestações orais desse supercrescimento ósseo podem incluir uma maxila proeminente com má oclusão associada, rarefação do osso alveolar, paralisia de nervos cranianos e descoloração do dente como resultado da intensa deposição de ferro.[55] As porfirias são doenças causadas por produção metabólica defeituosa da porção heme da molécula de hemoglobina. A coloração avermelhada dos dentes (eritrodontia) pode ser encontrada na porfiria congênita em consequência da deposição de porfirina nos dentes.

SAÚDE E DOENÇA ORAL NAS MULHERES

Muitas das manifestações orais que são exclusivas ou normalmente encontradas em mulheres são consideradas como sendo precipitadas ou agravadas por alterações hormonais. Essas modulações hormonais em todo o tempo de vida de uma mulher resultam em lesões bucais variáveis, que frequentemente são específicas de um determinado estádio da vida (p. ex., puberdade, menstruação, gravidez, menopausa).

PUBERDADE

Transtornos alimentares podem ser inicialmente identificados durante esse estádio do desenvolvimento pelos achados orais.

Vômitos autoinduzidos e regurgitação crônica dos conteúdos gástricos observados na bulimia nervosa e anorexia nervosa podem causar erosão do esmalte lingual dos dentes, mais comumente na região maxilar anterior. Outras manifestações orais desses distúrbios incluem traumatismos dos tecidos da mucosa oral e faríngea, queilite angular, desidratação e aumento de volume da glândula parótida.[56]

GRAVIDEZ

A gengivite da gravidez, caracterizada pelos tecidos gengivais e interproximais eritematosos, é a condição periodontal mais comum e se desenvolve em aproximadamente dois terços de todas as gestações. Esses sintomas geralmente aparecem durante o primeiro trimestre e continuam durante toda a gravidez. A hiperplasia gengival inflamatória, que é iniciada por uma reação aumentada a irritantes locais, pode evoluir para uma condição da mucosa, conhecida com um *granuloma piogênico*, também chamado de *tumor da gravidez, epúlide gravídica* ou *granuloma da gravidez*. Essa alteração ocorre em menos de 10% das gestações, mas pode ser encontrada como um crescimento único tumoriforme sobre os tecidos interproximais na região maxilar anterior. A excisão cirúrgica é geralmente necessária para a resolução completa do quadro.

Estudos têm demonstrado que o tratamento da periodontite em mulheres grávidas melhora a doença periodontal e é seguro, mas não altera significativamente as taxas de nascimento prematuro, baixo peso ao nascer ou restrição de crescimento fetal. Portanto, existem algumas contraindicações para mulheres grávidas se submeterem ao tratamento ativo para as doenças periodontais.[50]

MENOPAUSA E PÓS-MENOPAUSA

A menopausa tem sido associada com queixas orais (p. ex., estomatodínia; estomatopirose ou síndrome da boca ardente; xerostomia), mas a etiopatogenia não foi claramente elucidada.[57] A síndrome da boca ardente requer uma ampla avaliação para descartar doenças orais microbianas, salivares e dentoalveolares, deficiências nutricionais e metabólicas antes de se recomendar o tratamento com doses baixas de antidepressivos.[58] As alterações perimenopausa e pós-menopausa na mucosa bucal incluem a gengivoestomatite da menopausa, que se caracteriza por tecidos gengivais pálidos, secos, brilhantes e facilmente sangrantes. Alguns estudos têm demonstrado uma relação entre a reabsorção da crista residual e a osteoporose. No entanto, não se sabe se a perda óssea sistêmica afeta a gravidade da doença periodontal ou contribui para a reabsorção óssea alveolar e a perda dos dentes posteriores.

Bifosfonatos Orais

Os bifosfonatos são administrados por via oral para o tratamento da osteoporose. Ao contrário da formulação por via intravenosa para fins oncológicos, os bifosfonatos administrados por via oral raramente causam necrose óssea. Esse processo patológico agora é denominado de *osteonecrose dos maxilares* e é tratado por debridamento do osso necrótico. Teoriza-se que a descontinuação dos bifosfonatos por via oral elimine a suscetibilidade a esse processo patológico.[59]

DOENÇAS HEREDITÁRIAS E CONGÊNITAS

Inúmeras malformações congênitas têm manifestações em cabeça, pescoço e boca. Apenas as mais comuns são discutidas nesta revisão.

Vários distúrbios afetam a dentição, dentre os mais comuns temos os dentes manchados ou mosqueados, causados pela ingestão de tetraciclina ou excesso de flúor durante o desenvolvimento do dente permanente. A sífilis congênita é associada com

154 PARTE I | OTORRINOLARINGOLOGIA GERAL

anormalidades dos incisivos (bordas chanfradas, dentes de Hutchinson) e molares (molares em forma de cúpula ou amora). Na osteogênese imperfeita, a assim chamada doença dos ossos frágeis, o osso alveolar e a dentina são afetados. Os dentes são opalescentes e têm mobilidade, e também podem ocorrer fraturas ósseas patológicas nos ossos faciais. A dentinogênese imperfeita manifesta-se por uma junção deficiente entre esmalte e dentina, resultando em dentes que são altamente suscetíveis à fratura e à cárie dentária. Dentes malformados e supranumerários são encontrados em outras doenças do sistema esquelético como a disostose cleidocraniana.[60]

As anormalidades no palato são evidentes na síndrome de Turner (uma abóbada palatina ogival), na síndrome de Marfan (palato alto arqueado e apinhamento dentário) e nos transtornos de lábio e palato leporinos, relativamente mais comuns (Cap. 94). A síndrome orofaciodigital, ou disostose orodigitofacial, é caracterizada por um lábio superior curto, hipertrofia dos frênulos dos lábios e língua e fissuras dos palatos duro e mole. Macroglossia e um palato fendido ou muito arqueado podem ser observados na síndrome de Down (trissomia do 21) com uma hipoplasia maxilar, bem como hipodontia ou anodontia. Esses pacientes são mais suscetíveis à periodontite e à gengivoestomatite necrosante precoce.

Pigmentação incomum da mucosa oral é resultado de muitas doenças. A mucosa bucal e a pele facial podem apresentar múltiplos angiomas e manchas vinho do porto numa distribuição trigeminal unilateral na síndrome de Sturge-Weber (angiomatose encefalofacial). As telangiectasias no lábio e nas superfícies mucosas orais aparecem durante a infância e aumentam com a idade em várias doenças. Síndrome de Rendu-Osler-Weber (telangiectasia hemorrágica hereditária) e doença de Fabry (angioqueratoma corpóreo difuso universal) incluem telangiectasias na língua, cavidade bucal e na mucosa nasal que se tornam evidentes na puberdade e aumentam à medida que o paciente envelhece. A melanose da gengiva pode ocorrer como uma variante normal na população negra, mas também ocorre na hemocromatose, uma doença autossômica dominante caracterizada por aumento da absorção de ferro pelo trato GI. A doença de Albright (displasia fibrosa poliostótica) apresenta-se com melanose dos tecidos gengivais, manchas café-com-leite na pele da face (manchas de bordos irregulares chamadas na literatura inglesa de manchas tipo "costa de Maine") e migração e mobilidade dos dentes causadas pelo envolvimento maxilar com displasia fibrosa. A melanose da pele peribucal e dos tecidos gengivais também está presente na síndrome de Peutz-Jeghers. A doença de Tangier, um distúrbio do metabolismo das lipoproteínas, é associada com xantomas patognomônicos, que aparecem como amígdalas amarelas ou branco-amareladas com manchas cinzentas no palato mole.

Os fibromas da maxila, mandíbula ou língua foram relacionados com pelo menos cinco síndromes sistêmicas: 1) a doença de von Recklinghausen congênita é uma doença autossômica dominante com múltiplos neurofibromas de pele e osso, manchas café com leite na pele e melanose oral; 2) a adenomatose endócrina múltipla tipo 3 é associada com neurofibromas em língua e lábios;

3) a doença de Cowden é predominantemente hereditária e é caracterizada por pápulas rugosas em face, braços e mucosa oral; 4) a esclerose tuberosa, uma síndrome neurocutânea, também está associada com manchas café-com-leite e fibromas intraorais; e 5) a síndrome de Melkersson-Rosenthal é uma anomalia do desenvolvimento, com paralisia facial unilateral, edema da pele periorbitária e língua fissurada com projeções das papilas que revelam fibromas à biópsia.

Várias doenças congênitas desenvolvem lesões ósseas da maxila e mandíbula. A histiocitose de células de Langerhans, a doença de Letterer-Siwe, o granuloma eosinofílico de células de Langerhans e a doença de Hand-Schüller-Christian são associadas com lesões destrutivas infiltrativas do osso causados por supercrescimento com histiócitos. Podem aparecer como uma epúlide gengival, dentes com mobilidade ou erosões da mucosa. A doença de Gaucher é caracterizada por uma redução na quebra de cerebrosídeo normal com resultante acúmulo de histiócitos carregados de lipídeos. Isso resulta em lesões radiolúcidas na mandíbula. A osteopetrose ocorre com hiperostose maxilar e mandibular, semelhante ao observado na doença de Paget, displasia fibrosa, histiocitose X e acromegalia.

Para consultar a lista completa de referências, acesse www.expertconsult.com.

LEITURA SUGERIDA

American Heart Association, American Dental Association Division of Communications: For the dental patient...: antibiotics and your heart: new guidelines from the American Heart Association. *J Am Dent Assoc* 138(6):920, 2007.

Brook I: The bacteriology of salivary gland infections. *Oral Maxillofacial Surg Clin North Am* 21(3):269–274, 2009.

Coogan MM, Challacombe SJ: Oral health and disease in AIDS: introduction. *Adv Dent Res* 23(1):3, 2011.

Keefe DM, Schubert MM, Elting LS, et al: Updated clinical practice guidelines for the prevention and treatment of mucositis. *Cancer* 109(5):820–831, 2007.

Lockhart PB, Bolger AF, Papapanou PN, et al: Periodontal disease and atherosclerotic vascular disease: does the evidence support an independent association? A scientific statement from the American Heart Association. *Circulation* 125(20):2520–2544, 2012.

Mancini M, Grappasonni I, Scuri S, et al: Oral health in Alzheimer's disease: a review. *Curr Alzheimer Res* 7(4):368–373, 2010.

McClung M, Harris ST, Miller PD, et al: Bisphosphonate therapy for osteoporosis: benefits, risks, and drug holiday. *Am J Med* 126(1):13–20, 2013.

Peterson DE, Bensadoun RJ, Roila F, ESMO Guidelines Working Group: Management of oral and gastrointestinal mucositis: ESMO Clinical Practice Guidelines. *Ann Oncol* 21(Suppl 5):v261–v265, 2010.

Southerland JH, Moss K, Taylor GW, et al: Periodontitis and diabetes associations with measures of atherosclerosis and CHD. *Atherosclerosis* 222(1):196–201, 2012.

Spanemberg JC, Cherubini K, de Figueiredo MA, et al: Aetiology and therapeutics of burning mouth syndrome: an update. *Gerodontology* 6(29):84–89, 2012.

Venning VA, Taghipour K, Mohd Mustapa MF, et al: British Association of Dermatologists' guidelines for the management of bullous pemphigoid, 2012. *Br J Dermatol* 167(6):1200–1214, 2012.

Watters W, 3rd, Rethman MP, Hanson NB, et al: Prevention of orthopaedic implant infection in patients undergoing dental procedures. *J Am Acad Orthop Surg* 21(3):180–189, 2013.

Apneia do Sono e Distúrbios do Sono

10

Tamekia L. Wakefield | Derek J. Lam | Stacey L. Ishman

Pontos-chave

- O ronco acomete pelo menos 40% dos homens e 20% das mulheres e frequentemente acompanha distúrbios respiratórios do sono. No entanto, apenas 2% das mulheres e 4% dos homens acima dos 50 anos apresentam sintomas da síndrome da apneia e hipopneia obstrutiva do sono (SAHOS). A SAHOS é caracterizada por cinco ou mais eventos respiratórios – apneias, hipopneias ou despertar relacionado com o esforço respiratório – e esses eventos estão associados a excesso de sonolência ao longo do dia; a acordar com arfar, engasgo ou falta de ar ou relatos de apneias, ronco alto ou ambos por outra pessoa.

- Os efeitos negativos à saúde são atribuídos a SAHOS não tratada; esses efeitos incluem aumento da mortalidade; aumento de patologias cardiovasculares e disfunções neurocognitivas. Além disso, demonstrou-se que a SAHOS não tratada é um fator de risco para resistência à insulina, doença do refluxo gastresofágico, acidentes por veículos automotivos, além da diminuição da atenção, da memória de trabalho e da função executiva.

- Ronco alto, sono agitado, excesso de sonolência durante o dia são os sintomas mais comuns da SAHOS. Contudo, a polissonografia é necessária e é considerada o padrão-ouro para diagnóstico de SAHOS.

- A laringoscopia por fibra óptica é uma ferramenta importante para identificar se o nível de obstrução é nasal, retropalatal ou retrolingual. Muitas pessoas apresentam obstruções em vários níveis.

- A uvulopalatofaringoplastia é o procedimento cirúrgico mais comumente realizado nos casos de SAHOS e é frequentemente mal empregada como primeira linha de terapia cirúrgica independentemente da coexistência de outros fatores do paciente, tais como obesidade, retrognatia e existência de outros locais de obstrução. O resultado disso é que a uvulopalatofaringoplastia frequentemente torna-se ineficaz para o tratamento da SAHOS em pacientes não selecionados.

- A glossectomia parcial de linha média, a linguoplastia e a ablação na base da língua por meio de radiofrequência são procedimentos adotados na tentativa de reduzir o colapso ou estreitamento retrolingual que ocorre na SAHOS.

- O tratamento cirúrgico da área hipofaríngea compreende procedimentos para impedir o relaxamento muscular da língua na via aérea durante o sono. Esses procedimentos incluem o avanço do genioglosso e a miotomia do hioide, ambos com o objetivo de ampliar as vias aéreas na região retrolingual.

- Dos pacientes diagnosticados com SAHOS em um centro para distúrbios do sono, 31% apresentaram disfunções do sono coexistentes, dos quais o mais comum foi por higiene inadequada do sono (15%) e por distúrbio do movimento periódico dos membros (8%).

- A *insônia* é definida como dificuldade de iniciar, manter, consolidar ou estabelecer a qualidade do sono; é recorrente, apesar de haver ocasião e oportunidade adequadas para o sono, e gera disfunção diurna.

- Os distúrbios do sono relacionados com o ritmo circadiano ocorrem quando os padrões pessoais de sono-vigília estão desalinhados em relação ao relógio social de maneira persistente ou recorrente, levando a extrema sonolência ao longo do dia ou insônia e resultando em prejuízo funcional.

- As parassonias são movimentos indesejáveis ou fenômenos subjetivos que ocorrem durante o sono e ao adormecer ou ao acordar.

Ao longo da última década, o interesse pelo sono e seus distúrbios cresceu substancialmente. Grande parte dessa renovação no interesse dentro da comunidade da otorrinolaringologia concentra-se na síndrome da apneia e hipopneia obstrutiva do sono (SAHOS), um distúrbio respiratório relacionado com o sono. À medida que a cintura dos americanos em geral aumentou, aumentou também a incidência de SAHOS. Pesquisas de base populacional indicam que 2% das mulheres e 4% dos homens com mais de

PARTE I | OTORRINOLARINGOLOGIA GERAL

50 anos apresentam SAHOS sintomática. Também foram feitos progressos na compreensão da fisiopatologia da SAHOS, nos métodos diagnósticos, nos tratamentos clínicos e cirúrgicos. Reconhecer que o distúrbio do sono exige uma abordagem multidisciplinar levou à criação de uma nova disciplina na área médica – a medicina do sono – com equipes compostas por clínicos gerais, pneumologistas, otorrinolaringologistas, neurologistas, pediatras, psiquiatras, cirurgiões orais/maxilofaciais, dentistas, psicólogos comportamentais e nutricionistas que trabalham juntos para cuidar de pacientes com distúrbios do sono. Grandes avanços têm sido alcançados no diagnóstico e tratamento de distúrbios do sono, e os otorrinolaringologistas estão na linha de frente desse novo campo de atuação, oferecendo técnicas cirúrgicas tradicionais e inovadoras para facilitar o tratamento.

PERSPECTIVAS HISTÓRICAS

A ideia de a obesidade estar intimamente associada à sonolência diurna parece ter sido escrita pela primeira vez por Charles Dickens em *Os cadernos póstumos do Clube Pickwick*, originalmente publicado em 1837. Dickens descreve de maneira vibrante a figura de Joe, um menino tão obeso que apresenta dificuldade para respirar, emite sons como se estivesse roncando mesmo quando acordado e frequentemente cai no sono ainda de pé. Além disso, há evidências que sugerem que alguns dos nossos líderes e ditadores mais famosos sofriam do mesmo problema. O vigésimo presidente dos Estados Unidos, William Howard Taft, tinha um índice de massa corporal (IMC) de 42 kg/m² enquanto no cargo e dizia-se que roncava, caía no sono frequentemente durante o dia e sofria de hipertensão.[2] Chouard et al.[3] descrevem diversos motivos para suspeitar de que Napoleão I (1769-1821) sofria de SAHOS na última década de sua vida: ele era obeso e retrognático, tinha pescoço curto e grosso, sofria de obstrução nasal, frequentemente dormia durante o dia, queixava-se de falta de energia e de dificuldade intelectual, além de apresentar constantemente um aspecto de cansaço e estar sempre descabelado. Em 1956, Bicklemann et al.[4] usaram a descrição de Dickens em seu relato de caso intitulado *Extreme Obesity Associated with Alveolar Hypoventilation: a Pickwick Syndrome*. Esse artigo frequentemente citado foi a primeira descrição da síndrome de Pickwick em uma revista acadêmica. Em 1965, a apneia do sono foi descrita como uma situação clínica pela primeira vez, mas somente na década de 1970 o grupo[5] de Elio Lugaresi fez a descrição completa da SAHOS com seus potenciais efeitos adversos cardiovasculares.

Na fase inicial desse novo diagnóstico, as opções de tratamento limitavam-se à traqueostomia ou à perda de peso. No início de 1980 isso mudou com a introdução da uvulopalatofaringoplastia (UPFP) conforme o relato de Fujita et al.[6] e de Simmons et al.[7] Não muito tempo após a introdução da UPFP compreendeu-se que, apesar do benefício para muitos casos, metade dos pacientes ainda tinha apneia do sono persistente, além de ser um procedimento doloroso. Foi durante essa mesma época que um jovem médico pesquisador, o australiano Colin Sullivan, desenvolveu a pressão positiva contínua nas vias aéreas (CPAP), que atualmente ainda é o tratamento de primeira linha para adultos acometidos por SAHOS.

Da mesma maneira que o tratamento para SAHOS evoluiu, a terapia que visa a tratar o ronco também. O desenvolvimento de tratamentos cirúrgicos ambulatoriais, dispositivos isentos de prescrição e intervenções farmacológicas têm crescido bastante nos últimos anos.

CLASSIFICAÇÃO DOS DISTÚRBIOS RESPIRATÓRIOS OBSTRUTIVOS RELACIONADOS COM O SONO

Os distúrbios respiratórios relacionados com o sono variam de relaxamento parcial das vias aéreas e aumento da resistência das vias aéreas superiores até episódios de hipopneia ou de colapso completo das vias aéreas com apneia do sono (Tabela 10-1). Além

TABELA 10-1. Definições e Tipos de Eventos Respiratórios

Evento respiratório	Definição
Apneia	Cessação do fluxo de ar durante pelo menos 10 segundos.
Hipopneia	Redução no fluxo de ar (≥ 30%) por no mínimo 10 segundos, com dessaturação de oxiemoglobina ≥ 4% OU redução do fluxo de ar (≥ 50%) por no mínimo 10 segundos com dessaturação de oxiemoglobina ≥ 3% ou despertar no eletroencefalograma (EEG).
Despertar relacionado com esforço respiratório (RERA)	Sequência de respirações por pelo menos 10 segundos com aumento do esforço respiratório ou achatamento da forma de onda da pressão nasal, levando a um despertar do sono quando a sequência de respirações não atende aos critérios de apneia ou hipopneia.
Obstrutivo	Esforço toracoabdominal contínuo durante a cessação parcial ou completa do fluxo de ar.
Central	Inexistência de esforço toracoabdominal durante a cessação parcial ou completa do fluxo de ar.
Mista	Evento respiratório com características obstrutivas e centrais, com eventos mistos geralmente iniciando como eventos centrais e terminando com esforço toracoabdominal sem fluxo de ar.

De Kushida CA, Littner MR, Morgenthaler T, et al. Practice parameters for the indications for polysomnography and related procedures: an update for 2005. *Sleep* 2005;28:499-521.

disso, uma série de índices é usada para descrever o distúrbio respiratório do sono (Tabela 10-2).

RONCO

O ronco é o som produzido pela vibração dos tecidos moles da faringe. Na maioria das vezes, é mais alto durante a inspiração do que na expiração. Acomete pelo menos 40% dos homens e 20% das mulheres e frequentemente acompanha o distúrbio respiratório do sono. Todavia, pode ocorrer isoladamente e, por definição, não está associado aos sintomas de sonolência diurna excessiva (SDE) ou insônia. Na ausência de SAHOS, o ronco é documentado quando ocorre ronco audível habitual com um índice de

TABELA 10-2. Índices de Distúrbios Respiratórios do Sono

Índice	Definição
Índice de apneia	Número de apneias por hora de tempo total de sono
Índice de hipopneia	Número de hipopneias por hora de tempo total de sono
Índice Apneia-Hipopneia	Número de apneias e hipopneias por hora de tempo total de sono
Índice de despertar relacionado com esforço respiratório (RERA)	Número de RERA por hora de tempo total de sono
Índice de distúrbio respiratório	Número de apneias, hipopneias e RERA por hora de tempo total de sono
Índice de apneia central	Número de apneias centrais por hora de tempo total de sono
Índice de apneia mista	Número de apneias mistas por hora de tempo total de sono

Quadro 10-1. SINTOMAS DE DISTÚRBIOS RESPIRATÓRIOS DO SONO

Sono não reparador
Roncos altos
Observação de apneia, sufocação ou episódios de engasgo
Sonolência diurna excessiva
Fadiga ou irritabilidade matinal
Perda de memória
Diminuição da função cognitiva
Depressão
Alterações de humor ou de personalidade
Impotência e diminuição da libido
Cefaleias matinais ou noturnas
Sudorese noturna
Enurese noturna

apneia e hipopneia (IAH) inferior a cinco eventos por hora sem sintomas diurnos. A polissonografia (PSG) não é exigência para o diagnóstico, mas, quando utilizada, revela um sinal do microfone audível não associado a despertar, a dessaturações, a limitação do fluxo aéreo ou a arritmias.[9]

SÍNDROME DE RESISTÊNCIA DAS VIAS AÉREAS SUPERIORES

O termo *síndrome de resistência das vias aéreas superiores* (SRVRS) foi usado pela primeira vez para descrever pacientes que não se enquadravam nos critérios para a síndrome SAHOS, mas que apresentam sonolência diurna excessiva e outras queixas somáticas debilitantes.[10] A SRVRS é caracterizada por *despertar relacionado com o esforço respiratório* (RERA), definido como uma sequência de respirações durante pelo menos 10 segundos com o aumento do esforço respiratório que termina com o despertar.[11] O RERA é detectado com uso de manometria da pressão esofágica, que apresenta um padrão de aumento progressivo da pressão esofágica negativa seguido pelo despertar.[11,12] A PSG revela despertares frequentes associados ao ronco, à pressão intratorácica anormalmente negativa ou ao aumento da atividade do eletromiograma diafragmático. A atual International Classification of Sleep Disorders não considera SRVRS um distúrbio do sono isolado, mas recomenda que seja incluída no âmbito da definição de SAHOS porque a fisiopatologia é semelhante.[9]

SÍNDROME DE APNEIA OBSTRUTIVA DO SONO

A síndrome de SAHOS é definida por cinco ou mais eventos respiratórios – apneias, hipopneias ou RERA – associados a sonolência diurna excessiva; acordar ofegante, engasgado ou em pausa respiratória; ou relatos feitos por outras pessoas de apneias, ronco alto ou ambos. Cada episódio de apneia ou hipopneia deve durar um mínimo de 10 segundos, é comumente acompanhado por reduções da saturação de oxigênio no sangue de pelo menos 3 a 4% e frequentemente termina com breves despertares inconscientes do sono. O ronco entre apneias é uma queixa comum de parceiros de cama e frequentemente é o sintoma que faz com que o paciente procure atendimento médico, apesar de a sonolência diurna em excesso ser uma queixa inicial comum. Os acidentes automobilísticos e o aumento da morbidade e da mortalidade cardiovascular são complicações frequentes da SAHOS se ela não for tratada. Muitos dos que sofrem de SAHOS queixam-se de acordar com cefaleia pela manhã, dor de garganta e fadiga ou uma sensação de não se sentirem energicamente recuperados independentemente da duração do sono (Quadro 10-1). A SAHOS é exacerbada por ingestão de álcool, uso de sedativo e ganho de peso. A American Academy of Sleep Medicine classifica a SAHOS em função da quantidade de ocorrências de episódios a cada hora: a leve de 5 a 15; a moderada de 15 a 30; e a grave, de 30 ou mais.

FISIOPATOLOGIA

A obstrução que ocorre na SAHOS resulta do colapso das vias aéreas da faringe durante o sono. A etiologia e o mecanismo de colapso são multifatoriais, mas são amplamente causados pela interação entre vias aéreas superiores facilmente colapsáveis e o relaxamento dos músculos dilatadores da faringe. A obesidade, a hipertrofia do tecido mole e as características craniofaciais, como retrognatia, ampliam a propensão para o colapso, aumentando as pressões extraluminais dos tecidos circundantes das vias aéreas superiores. No entanto, o comprometimento estrutural das vias aéreas nem sempre é suficiente para produzir SAHOS. Notavelmente, os pacientes sem qualquer anormalidade anatômica também podem apresentar SAHOS. Isso pode acontecer porque as vias reflexas complexas do sistema nervoso central até a faringe, que controlam a ação dos músculos dilatadores da faringe, podem não ter a capacidade de manter a permeabilidade da faringe. As três principais áreas de obstrução são o nariz, o palato e a hipofaringe, embora a SAHOS associada a obstrução da laringe decorrente de paralisia bilateral da laringe, laringomalacia e lesões obstrutivas da laringe também já tenha sido relatada.

Fujita[13] classificou os padrões de obstrução por localização anatômica: o tipo I é colapso apenas da região retropalatal; o tipo II é colapso tanto da região retropalatal como retrolingual; o tipo III é colapso somente da região retrolingual. Posteriormente, estudos analisaram a prevalência de obstrução retropalatal *versus* retrolingual nos pacientes com SAHOS e roncos e descobriram que tanto a obstrução retrolingual (77 *vs.* 40%) como a retropalatal (100 *vs.* 70%) são aumentadas em pacientes com SAHOS, confirmadas por PSG em comparação com os roncadores.

A obstrução nasal contribui para maior resistência das vias aéreas e pode agravar a SAHOS, mas dificilmente é a única causa. A obstrução nasal pode contribuir para a respiração com a boca aberta durante o sono, o que aumenta a colapsibilidade das vias aéreas superiores e pode diminuir a eficácia dos músculos dilatadores.[15] O ronco é frequentemente um sintoma de apresentação da SAHOS e pode ser causado por obstrução nasal. Os procedimentos cirúrgicos destinados a melhorar a respiração nasal apresentaram melhora subjetiva do ronco depois da correção da obstrução nasal.[16] Mesmo que o tratamento isolado da via aérea nasal raramente leve à cura da SAHOS, ele possibilita a diminuição dos níveis de CPAP utilizados para o tratamento subsequente.[17] A obstrução nasal pode ser causada pela deformação óssea e cartilaginosa ou por mudanças nos tecidos moles. Pelo fato de muitas causas de obstrução nasal serem possíveis, todas elas devem ser investigadas durante a avaliação do paciente com SAHOS.

A obesidade é um fator de risco relevante para SAHOS. Postula-se que o acúmulo de depósito de gordura em torno dos espaços cervicais e parafaríngeos estreite e comprima as vias aéreas superiores e possa compensar os efeitos dos músculos dilatadores que mantêm a permeabilidade das vias aéreas.[18] Acredita-se também que a obesidade contribua para a SAHOS por meio dos efeitos maléficos sobre o metabolismo, a ventilação e o volume pulmonar, resultando em uma incompatibilidade entre ventilação alveolar e perfusão pulmonar. A obesidade pode reduzir significativamente o volume pulmonar, resultando na redução da capacidade residual funcional. Foi observado que as variações de volume do pulmão reduzem de maneira significativa o tamanho da região faríngea das vias aéreas superiores por meio do efeito mecânico da traqueia e da tração torácica, ou "puxão traqueal", aumentando o risco de colapso da via aérea.

A hipertrofia adenoamigdaliana é a principal causa de SAHOS em crianças. Há várias características estruturais associadas à SAHOS nos adultos. Variações craniofaciais que têm sido associadas com SAHOS[20] incluem: o aumento da distância do osso hioide em relação ao plano mandibular, a diminuição da projeção mandibular e maxilar, o crescimento mandibular e maxilar com rotação para baixo e posterior, o aumento do comprimento facial vertical, o aumento do comprimento vertical da via aérea posterior e o

PARTE I | OTORRINOLARINGOLOGIA GERAL

aumento da angulação cervical. O tono neuromuscular contribui para a permeabilidade das vias aéreas superiores. Durante o sono, esse tônus diminui e as vias aéreas tendem a entrar em colapso. O músculo genioglosso é considerado o músculo mais importante na manutenção da permeabilidade da via aérea na SAHOS. A atividade muscular elevada do genioglosso e do tensor palatino foi observada em pacientes com SAHOS acordados e em comparação com os indivíduos normais acordados que apresentam níveis menores de atividade. Isso sugere que, mesmo no estágio de vigília, a atividade do músculo dilatador das vias aéreas compensa uma via aérea superior anatomicamente mais comprometida no paciente com SAHOS.[18] Há estudos em andamento para determinar a extensão e a importância do tônus neuromuscular na manutenção da permeabilidade das vias aéreas durante o sono.

CONSEQUÊNCIAS DA APNEIA OBSTRUTIVA DO SONO NÃO TRATADA

Uma série de efeitos negativos à saúde vem sendo atribuída à SAHOS não tratada, como aumento da mortalidade, aumento de doenças cardiovasculares e dificuldades cognitivas. Em um estudo retrospectivo, He et al.[21] descobriram que pacientes com SAHOS não tratada com o índice de apneia (IA) maior que 20 tiveram um aumento estatisticamente significativo da mortalidade em comparação com os pacientes com IA menor que 20 e também descobriram que os pacientes não tratados com IA maior que 20 tiveram uma sobrevida em 8 anos de 63% quando comparados aos 96% daqueles cujo IA era menor que 20. Além disso, há relatos de que a SAHOS não tratada aumenta o risco de acidentes automobilísticos fatais e não fatais em 2,5 vezes.[22] Uma parcela significativa da morbidade e mortalidade associadas à SAHOS ocorre por meio do seu efeito sobre o sistema cardiovascular, o que pode resultar em hipertensão, doença coronária, insuficiência cardíaca congestiva, arritmias, hipertensão pulmonar, acidente vascular cerebral e morte súbita. Se a SAHOS moderada e a grave não forem tratadas, há o risco triplicado de aumento de eventos cardiovasculares fatais e não fatais, quando comparados aos homens saudáveis sem SAHOS e homens com SAHOS tratados com CPAP.[23] Há também o registro de que a SAHOS tratada com CPAP reduz a pressão arterial em 10 mmHg.[24]

Demonstrou-se que a SAHOS não tratada é um fator de risco independente para a resistência à insulina.[25] Recentemente, foi sugerido que a SAHOS pode contribuir para o desenvolvimento de diabetes e *síndrome metabólica*, termo empregado para descrever a ocorrência comum de obesidade, resistência à insulina, hipertensão e dislipidemia. Porém, outros estudos ainda são necessários para determinar se há uma relação entre SAHOS e anormalidades metabólicas.

A prevalência da doença de refluxo gastresofágico em pacientes com SAHOS é significativamente mais elevada do que na população em geral.[26-28] Embora esses distúrbios geralmente ocorram em conjunto, não há relação temporal ou causal que tenha sido demonstrada entre os dois. Isso pode refletir o fato de que eles compartilhem fatores de risco semelhantes. Foi demonstrado que o tratamento de SAHOS com CPAP diminui a incidência da doença de refluxo gastresofágico.

Além dos claros efeitos físicos de SAHOS, tais como SDE e comprometimento do humor, déficits neurocognitivos também estão associados a SAHOS. Há registros de que a SAHOS não tratada causa problemas de atenção, memória de trabalho e funções executivas, sendo que todos melhoram significativamente com tratamento com CPAP.[30] A insatisfação dos parceiros de cama é também uma queixa muito comum entre os pacientes com SAHOS e o tratamento demonstra melhorar a qualidade de vida tanto nos indivíduos tratados como em seus respectivos parceiros de cama. Dessa maneira, os benefícios do tratamento da SAHOS são substanciais e estão muito bem documentados.

ESCALA DE SONOLÊNCIA DE EPWORTH

Favor responder as seguintes perguntas com base nessa escala:

0.	Nenhuma chance de cochilar
1.	Pequena chance de cochilar
2.	Moderada chance de cochilar
3.	Alta chance de cochilar

Situação	Chance de cochilar
Lendo	_____
Assistindo TV	_____
Sentado em um lugar público (p. ex., teatro ou local de encontro)	_____
Dirigindo um carro, parado em um semáforo	_____
Como passageiro em um carro por uma hora sem interrupção	_____
Sentado calmamente, após o almoço sem álcool	_____
Deitado para descansar quando as circunstâncias o permitirem	_____
	Escore Total: _____

Escala de Epworth < 10 = Normal

FIGURA 10-1. Escala de Sonolência de Epworth

DIAGNÓSTICO

Os sintomas mais comuns da SAHOS são o ronco alto, o sono agitado e a hipersonolência diurna. Além desses, há uma série de sinais e sintomas relatados na ocorrência de SAHOS (Quadro 10-1). A obesidade é um achado comum entre pacientes com SAHOS: 70% dos pacientes adultos com SAHOS estão registrados como obesos.[32] Por isso, é aconselhável incluir durante a anamnese o histórico detalhado do sono e do exame físico para todos os pacientes obesos. A Escala de Sonolência Epworth é um instrumento muito utilizado para avaliar a sonolência diurna (Fig. 10-1). A SAHOS pode ser suspeita em pacientes cuja escala apresente índice maior que 10.[33] Sonolência ou fadiga também podem ser causadas por outras condições clínicas que devem ser consideradas durante a avaliação de pacientes com suspeita de SAHOS (Quadro 10-2). Além disso, deve-se considerar a presença de distúrbios adicionais do sono.

Devido ao aumento da prevalência de SAHOS em pacientes com hipertensão, doença da artéria coronária, insuficiência cardíaca congestiva, acidente vascular cerebral e diabetes melito, essas populações devem ser cuidadosamente monitoradas para os

---

Quadro 10-2. CONDIÇÕES CLÍNICAS QUE PRODUZEM FADIGA

Anemia grave
Disfunção endócrina, como hipotireoidismo e doença de Addison
Síndrome da fadiga crônica
Doença pulmonar, como asma, enfisema e síndrome de Pickwick
Doença cardiovascular, como insuficiência cardíaca congestiva e esquerda
Neoplasias, como lesões disseminadas e do sistema nervoso central
Quimioterapia contra o câncer
Doenças do colágeno
Infecções crônicas, como mononucleose infecciosa, hepatite e influenza
Depressão e outros transtornos psiquiátricos
Desnutrição
Transtornos neurológicos, como doença de Parkinson e esclerose múltipla
Reação medicamentosa adversa

Quadro 10-3. ACHADOS DE EXAME FÍSICO

Obstrução Nasal
Desvio de septo nasal
Hipertrofia de corneto
Colapso da válvula nasal
Hipertrofia de adenoide
Tumores ou pólipos nasais

Obstrução orofaríngea
Aumento do palato mole
Hipertrofia das tonsilas palatinas
Sinéquias na parede posterior da faringe
Macroglossia
Torus mandibular grande
Estreitamento do arco esquelético

Obstrução hipofaríngea
Colapso das paredes laterais da faringe
Epiglote em forma de ômega
Tumor de hipofaringe
Hipertrofia tonsilar lingual
Retrognatia e micrognatia

Obstrução laríngea
Paralisia de pregas vocais
Tumor de laringe

Obstrução Geral do Pescoço
Aumento da circunferência do pescoço
Tecido cervical adiposo redundante

Constituição física geral
Obesidade
Acondroplasia
Deformidade da parede torácica
Síndrome de Marfan

Sinais Cardiovasculares
Hipertensão arterial, especialmente hipertensão matinal
Edema periférico

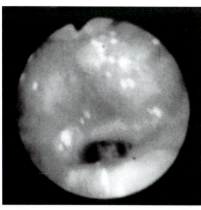

FIGURA 10-3. Vista por fibra óptica de obstrução da base da língua. (De Troell RJ, Riley RW, Powell NB, Li K. Surgical management of the hypopharyngeal airway in sleep disordered breathing. *Otolaryngol Clin North Am* 1998;13:983.)

são parâmetros importantes para a avaliação geral. Além disso, a constituição física, a posição e o tamanho da mandíbula e da maxila, além das características faciais, devem ser analisados. A avaliação do nariz deve incluir o exame de qualquer deformidade externa, a adequação da válvula nasal, a posição do septo, o tamanho dos cornetos, o edema na mucosa nasal e a presença ou ausência de pólipos, secreção purulenta ou rinorreia. Em seguida, deve-se avaliar a cavidade oral, observando o tamanho da língua e sua posição, se o palato e a úvula estão alongados, o tamanho das tonsilas, o escore de Mallampati modificado, a dentição e a congestão da orofaringe. No pescoço, avaliam-se seu tamanho, a posição do hioide e da mandíbula, incluindo retrognatia (Quadro 10-3).

A nasofibrolaringoscopia é uma técnica importante para a avaliação das vias aéreas. Esse exame pode avaliar diversas estruturas – nasal, retropalatal ou retrolingual – durante o estado de vigília do paciente ou enquanto ele estiver dormindo e é um instrumento relevante para identificar o nível de obstrução (Figs. 10-2 e 10-3). Diversos estudos descrevem os benefícios e as limitações da adição da manobra de Müller a esse exame para prever pré-operatoriamente a eficácia da intervenção cirúrgica.[36,37] A manobra de Müller é realizada com o paciente acordado, gerando pressão negativa pela inalação contra a glote fechada com o nariz e a boca fechados, o que desencadeia colapso das vias aéreas (Figs. 10-4 e 10-5). Sher et al.[37] realizaram a manobra de Müller nos pacientes com SAHOS tanto na posição de decúbito dorsal quanto na posição sentada, selecionaram aqueles pacientes que tiveram colapso palatal e descobriram que 73% deles tiveram pelo menos 50% de redução no índice de distúrbio respiratório (IDR) após a UPFP. Aboussouan[36] descobriu que a utilização da manobra de Müller

sinais e sintomas de SAHOS. Recentemente, foi reconhecido que a SAHOS pode ser subdiagnosticada em mulheres devido a um menor índice de suspeita entre os médicos ou subnotificação dos sintomas clássicos pelas pacientes do sexo feminino. Mulheres com SAHOS são mais propensas a relatar sintomas de insônia, palpitações cardíacas e edema no tornozelo.

Apesar de a presença de sonolência diurna e de os roncos altos serem os sinais frequentes que levam os pacientes com SAHOS a procurarem atendimento médico, são os achados durante o exame físico que irão fortalecer a probabilidade diagnóstica. O cálculo do IMC, a aferição da pressão arterial e a circunferência do pescoço

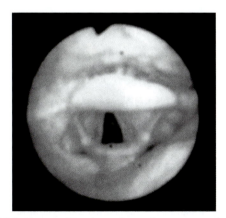

FIGURA 10-2. Vista por fibra óptica da via aérea na região da hipofaringe normal. (De Troell RJ, Riley RW, Powell NB, Li K. Surgical management of the hypopharyngeal airway in sleep disordered breathing. *Otolaryngol Clin North Am* 1998;13:983.)

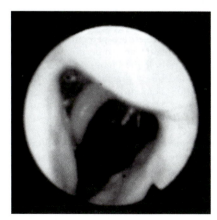

FIGURA 10-4. Vista por fibra óptica da via aérea na região da hipofaringe antes da manobra de Müller. (De Troell RJ, Riley RW, Powell NB, Li K. Surgical management of the hypopharyngeal airway in sleep disordered breathing. *Otolaryngol Clin North Am* 1998;13:983.)

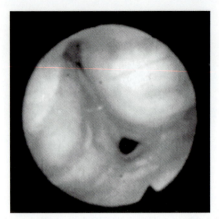

FIGURA 10-5. Vista por fibra óptica de colapso da hipofaringe durante manobra de Müller. (De Troell RJ, Riley RW, Powell NB, Li K. Surgical management of the hypopharyngeal airway in sleep disordered breathing. *Otolaryngol Clin North Am* 1998;13:983.)

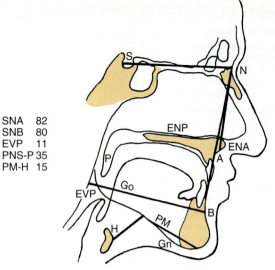

FIGURA 10-6. Traçado cefalométrico padrão. A, subnasal; ENA, espinha nasal anterior; B, supramentoniano; Gn, gnátio; Go, gônio; H, hioide; PM, plano mandibular; PM-H, plano mandibular a hioide; N, násio; P, ponta da úvula; EVP, espaço da via aérea posterior; ENP, espinha nasal posterior; PNS-P, comprimento do palato mole; S, sela; SNA, maxila a base do crânio; SNB, mandíbula a base do crânio. (De Riley R, Powell N, Guilleminault C. Obstructive sleep apnea syndrome: a review of 306 consecutively treated surgical patients. *Otolaryngol Head Neck Surg* 1993;108:117.)

para orientar a decisão sobre o uso da UPFP resultou em uma redução de 50% do IAH em 78% dos pacientes que tiveram colapso velopalatal, em comparação aos 36% para a obstrução multinível. Assim, embora a manobra de Müller possa ajudar a orientar a decisão cirúrgica quando a área de colapso é puramente retropalatal, ela parece ser menos útil em pacientes com obstrução multinível, que é o caso da maioria dos pacientes.

Para identificar melhor o local ou os locais de obstrução em pacientes com SAHOS, a endoscopia do sono induzido (ESI) tem sido usada para guiar a intervenção cirúrgica mais eficaz. A ESI inclui o uso de nasofaringoscopia por fibra óptica para avaliar o local de colapso das vias aéreas durante a indução farmacológica do sono.[38,39] Embora essa avaliação seja mais comumente realizada com uso da combinação de midazolam e propofol para a sedação, alguns autores que realizam a ESI principalmente em crianças sugerem o uso de dexmedetomidina como agente primário para a sedação.[40-42] Isso porque ele causa menor depressão respiratória e instabilidade cardiovascular e, assim, representa melhor o sono natural.[43,44] Essa técnica demonstrou ser o meio mais útil para avaliar o local, a gravidade e o padrão de obstrução das vias aéreas durante o sono.[45-47] Um método proposto para a padronização dos achados durante a ESI denominado classificação de *véu palatino, orofaringe, base da língua, epiglote* (VOTE do inglês velum, oropharynx, tongue base, epiglottis) demonstrou boa confiabilidade intraclassificador e interclassificador.[47,48] Estudos recentes usaram o sistema como forma de prognóstico dos desfechos de intervenções cirúrgicas.[49,50] Muitos pesquisadores demonstram que colapso multinível ou completo na região do véu palatino ou na base da língua predispõem a piores desfechos das intervenções cirúrgicas. Outros tentaram o uso de imagens processadas por softwares para mensurar de maneira objetiva o percentual de mudança na área transversal da via aérea durante o período de vigília e do sono.[51]

Várias técnicas radiológicas têm sido adotadas para ajudar na identificação do local e da gravidade da obstrução da via aérea superior na SAHOS. Pelo fato de a maioria das técnicas radiológicas para avaliação da SAHOS ser realizada em pacientes acordados, elas fornecem informações limitadas sobre a obstrução durante o sono. A radiografia cefalométrica é a modalidade de imagem mais frequentemente usada. O cefalograma é uma representação bidimensional das vias aéreas, um sistema de avaliação padronizado com ampla disponibilidade e custo relativamente baixo (Fig. 10-6).[52] Esses exames fornecem informação tanto do esqueleto ósseo quanto do tecido mole sobrejacente. Vários estudos com uso de cefalometria confirmaram que pacientes com SAHOS têm deslocamento inferior do osso hioide, espaço menor das vias aéreas posteriores e palatos moles mais longos do que os pacientes não portadores de SAHOS (Fig. 10-7).[53-56] Mesmo assim, as diferenças observadas entre os dois grupos durante a cefalometria não apresentaram resultados significativos que justifiquem o uso de cefalogramas laterais como única ferramenta de diagnóstico.[57]

A tomografia computadorizada (TC) em pacientes acordados oferece um bom detalhe anatômico do osso e dos tecidos moles. Assim como o cefalograma, a TC é pouco sensível para o diagnóstico de SAHOS; no entanto, diversos estudos demonstram que ela é uma modalidade melhor para ilustrar as mudanças anatômicas pós-operatórias que se correlacionam com a melhoria dos parâmetros da PSG.[57]

A imagem por ressonância magnética (RM) proporciona uma excelente diferenciação dos tecidos moles e não necessita de exposição à radiação. Porém, pode ser difícil de tolerar, é cara, tem

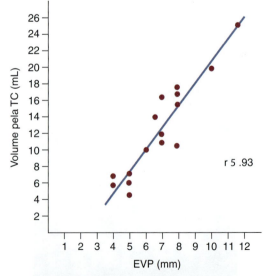

FIGURA 10-7. Comparação do volume da via aérea hipofaríngea por tomografia computadorizada (TC) com o espaço da via aérea posterior (EVP), medido em radiografias cefalométricas. (De Riley R, Powell N. Maxillofacial surgery and obstructive sleep apnea syndrome. *Otolaryngol Clin North Am* 1990;23;809.)

Quadro 10-4. MONITORES DE POLISSONOGRAFIA

Eletroencefalograma (C3 ou C4, Ol ou O2, Fl)
Eletro-oculograma
Monitores para avaliação dos fluxos nasal e oral: termistores, transdutores de pressão nasal ou pletismografia respiratória por indutância
Eletromiograma submentoniano
Eletromiograma tibial anterior
Monitores de posição de corpo
Monitor de esforço respiratório torácico
Monitor de esforço respiratório abdominal
Eletrocardiograma
Oximetria de pulso
Microfone de traqueia
Opcional:
  Monitor de expiração final de dióxido de carbono
  Monitor de pressão esofágica
  Pressão positiva contínua das vias aéreas e pressão positiva binível nas vias aéreas

TABELA 10-3. Recomendações da Força-Tarefa de 2011 da European Respiratory Society para Apneia Obstrutiva do Sono

Recomendado	Não recomendado
Redução de peso	Terapia posicional (exceto em pacientes cuidadosamente selecionados)
Uso de aparelhos orais (SAHOS leve a moderada)	Desencadeamento de apneia por estímulo muscular.
Corticosteroides intranasais	Dispositivos de retenção da língua
Adenotonsilectomia (SAHOS pediátrica)	Terapia medicamentosa
Tonsilectomia (adultos com hipertrofia tonsilar)	Dilatadores nasais
Retalho uvulopalatal com tonsilectomia	Cirurgia nasal como intervenção única.
Avanço maxilo-mandibular	Uvulopalatofaringoplastia (exceto em pacientes cuidadosamente selecionados).
Distração osteogênica	UFP assistida por *laser*
	Cirurgia por radiofrequência do palato mole
	Retalho uvulopalatal como única intervenção
	Implantes de Pillar (exceto em pacientes cuidadosamente selecionados)
	Cirurgia de radiofrequência da base da língua
	Suspensão de hioide como única intervenção
	Glossectomia a *laser* da linha média/suspensão da língua
	Avanço do músculo genioglosso como único procedimento
	Cirurgia multinível como terapia de primeira linha

De Randerath WJ, Verbraecken J, Andreas S, et al. Non-CPAP therapies in obstructive sleep apnoea. *Eur Respir J* 2001:37((May)5): 1000-1028.
SAHOS, síndrome da apneia e hipopneia obstrutiva do sono; UFP, uvulofaringoplastia.

disponibilidade limitada e é ruidosa, o que pode comprometer a avaliação enquanto o paciente estiver adormecido. Da mesma maneira que a TC e a cefalometria, a RM não foi útil na distinção entre pacientes com SAHOS e os não portadores de SAHOS.

Por último, a fluoroscopia tem sido utilizada como um exame dinâmico das vias aéreas para avaliar diretamente os locais de obstrução. A sonofluoroscopia, um exame realizado enquanto o paciente está adormecido, mostrou melhorar as taxas de sucesso da UPFP, quando o local inicial da obstrução é identificado (67 *vs.* 42%); contudo, esses estudos são demorados e expõem os pacientes a excesso de radiação, o que limita sua utilidade.[59]

A PSG noturna é o padrão-ouro para o diagnóstico da SAHOS. O estudo de diagnóstico durante a noite completa de sono é considerado o instrumento mais preciso para medir a presença e a gravidade de SAHOS. Os parâmetros monitorados durante a PSG são: eletroencefalograma, eletro-oculograma, eletromiograma submentoniano, eletrocardiograma, fluxo de ar, esforço toracoabdominal e oximetria (Quadro 10-4). As informações obtidas pelo estudo são analisadas por técnicos de PSG e interpretadas pelo médico do sono. Os episódios de distúrbios respiratórios que ocorrem durante a PSG são classificados de maneira padronizada para orientar a prática (Figs. 10-8 até 10-10).[34]

TRATAMENTO

Para proporcionar um tratamento eficaz para SAHOS, deve haver uma análise criteriosa do paciente, das terapias clínicas e cirúrgicas disponíveis, além dos riscos inerentes e das complicações possíveis dessas intervenções. Os efeitos deletérios da SAHOS não tratada na saúde cardiovascular e neurocognitiva estão bem documentados; no entanto, o médico responsável pelo tratamento deve ter conhecimento de todas as intervenções disponíveis, das taxas de sucesso, dos riscos de complicações e da necessidade de nova cirurgia quando se traça o plano de tratamento.

TRATAMENTO CLÍNICO

Pelo fato de a SAHOS ser um problema em múltiplos níveis, multifatorial, que pode ocorrer em pessoas com comorbidades graves, há muitas opções de tratamento para abordá-la. Em geral, recomenda-se uma abordagem gradual que se inicie com medidas clínicas conservadoras. Em 2011, uma força tarefa interdisciplinar

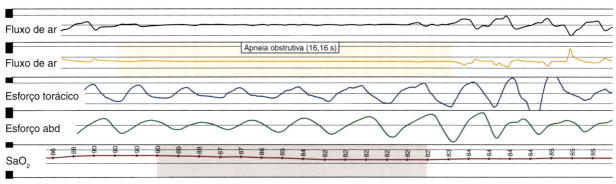

FIGURA 10-8. Traço polissonográfico de apneia obstrutiva. Abd, abdominal.

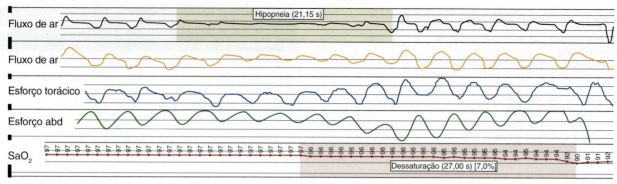

FIGURA 10-9. Traçado polissonográfico de hipopneia. Abd, abdominal.

da European Respiratory Society (ERS) avaliou as opções de tratamento que não CPAP na literatura científica e fez recomendações referentes a terapias para SAHOS de acordo com a medicina baseada em evidências (Tabela 10-3).[60]

A perda de peso deve ser recomendada a todos os pacientes com sobrepeso e com SAHOS. Porém, a manutenção da perda de peso é difícil e os pacientes frequentemente recuperam o peso perdido; assim, outras intervenções também são recomendadas. A consulta com um cirurgião bariátrico pode ser considerada no tratamento de pacientes acometidos por obesidade mórbida. Evidências recentes revelam que a perda de peso induzida cirurgicamente melhora significativamente a SAHOS relacionada com a obesidade e os parâmetros de qualidade do sono,[61] e essa melhora pode ocorrer em até um mês após a cirurgia.[62] As informações reunidas pela ERS sustentam essa observação e a redução de peso é atualmente recomendada.[60]

O CPAP é o tratamento padrão-ouro para SAHOS moderada a grave. Estudos revelam a eficácia do CPAP na redução do IAH e na melhora subjetiva da qualidade do sono; no entanto, a adesão do paciente ao tratamento continua sendo um obstáculo significativo.[12,63,64] O CPAP atua como um coxim pneumático que impede o colapso das vias aéreas superiores, fornecendo pressão intraluminal positiva constante durante a inspiração e a expiração. Inúmeros efeitos do tratamento com CPAP são descritos, sendo que o principal é a redução do IAH, melhora objetiva e subjetiva do sono, melhora da qualidade de vida em geral, redução dos riscos de eventos cardiovasculares e redução do risco de acidentes automobilísticos.[21,65,66] Atualmente, cresce o interesse pelos efeitos benéficos da CPAP para a saúde cardiovascular, também devido à diminuição da inflamação, mensurada pela redução dos marcadores inflamatórios, proteínas C-reativa e interleucina-6; melhora da função endotelial e redução da atividade simpática diurna.[67-69] A pressão positiva binível nas vias aéreas (BiPAP) e a pressão automática positiva de vias aéreas (APAP) foram desenvolvidas para melhorar a titulação da pressão e tratar os pacientes com disfunções neuromusculares e doença ventilatória. O BiPAP proporciona uma menor pressão expiratória nas vias aéreas, ajustável separadamente, e pressão inspiratória das vias aéreas mais altas. Embora o BiPAP não tenha revelado maior adesão dos pacientes em termos populacionais, uma alteração do método de fornecimento de pressão positiva pode melhorar significativamente a adesão em pacientes individualmente.[70] Aparelhos de APAP titulam a pressão positiva automaticamente e selecionam o nível eficaz de CPAP, que impede o colapso de vias aéreas superiores. A pressão muda em resposta às variações no ronco e na magnitude, limitação ou impedância do fluxo de ar.[71-73]

Aparelhos orais são usados com sucesso em pacientes com SAHOS leve, moderada e algumas graves (Fig. 10-11), aumentando o espaço posterior da porção orofaríngea das vias aéreas. Ferguson et al.[74] fizeram um estudo cruzado para comparar a terapia com aparelhos orais e a terapia com CPAP nasal e concluíram que os aparelhos orais são eficazes em alguns pacientes com SAHOS leve a moderada (IAH 14 a 50) e eles estão associados a uma satisfação maior do que com o CPAP. Há registro de que o índice de adesão à terapia com aparelho oral ficou em 77%.[75] As complicações mais frequentemente relatadas decorrentes da terapia com aparelho oral são dor de dente e na musculatura da mandíbula, dificuldade de mastigação na parte da manhã e salivação excessiva. Embora a terapia por aparelho oral apresente um bom custo-benefício e tenha maior taxa de adesão de pacientes, o CPAP provou ser mais eficaz na redução do IAH.[76] Segundo a ERS, os aparelhos orais são recomendados para tratar pacientes com SAHOS leve ou

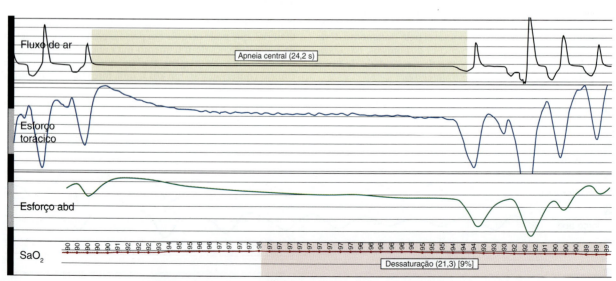

FIGURA 10-10. Traço polissonográfico de apneia central. Abd, abdominal.

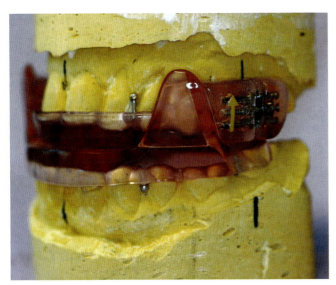

FIGURA 10-11. Aparelho de avanço mandibular para apneia do sono leve a moderada.

moderada e aqueles pacientes que não toleram CPAP.[60] Por isso, essa intervenção pode ser recomendada como terapêutica de segunda linha para SAHOS leve ou moderada; no entanto, a reavaliação do estudo do sono com o uso do aparelho é indicada para confirmar a eficácia do tratamento.

A terapia farmacológica tem sido proposta como alternativa ao tratamento em pacientes intolerantes a CPAP; porém, as evidências atuais são insuficientes para recomendar o uso de terapia medicamentosa como a primeira linha de conduta para o tratamento da SAHOS.[77] Os muitos mecanismos propostos pelos quais os medicamentos podem reduzir a gravidade da SAHOS incluem o aumento do tônus do músculo dilatador da via aérea superior, o impulso ventilatório e o tônus colinérgico durante o sono *versus* redução da proporção de sono REM, da resistência das vias aéreas e da tensão superficial das vias aéreas superiores.[77] O modafinil é o estimulante central dos receptores pós-sinápticos α_1-adrenérgicos, que atuam promovendo o estado de alerta. Atualmente, é usado para o tratamento de narcolepsia e de hipersonia idiopática. O modafinil também é aprovado pela Food and Drug Administration para aliviar os sintomas de sonolência residual em pacientes com SAHOS que são usuários regulares de CPAP, mas que ainda têm SDE.[78] No entanto, o modafinil não deve ser usado na ausência de um tratamento definitivo para SAHOS associada. No momento atual, a terapia farmacológica não é recomendada como primeira linha de tratamento para SAHOS.[60]

Esteroides intranasais vêm sendo pesquisados como tratamento para a SAHOS e a fluticasona mostrou algum sucesso no tratamento de pacientes com SAHOS com rinite coexistente. Kiely et al.[79] relataram que o IAH ficou menor em 24 pacientes que receberam fluticasona intranasal em comparação aos que receberam placebo (23,3 *versus* 30,3). Brouillette et al.[80] aplicaram fluticasona intranasal por um período de 6 semanas às crianças com SAHOS e hipertrofia adenotonsilar e relataram redução da frequência de apneias obstrutivas e hipopneias. Devido aos benefícios demonstrados, o tratamento com fluticasona intranasal justifica futuras investigações. Os esteroides intranasais não são recomendados aos pacientes adultos com SAHOS como única forma terapêutica, mas são indicados no tratamento pediátrico de SAHOS na coexistência de rinites e/ou obstrução das vias aéreas superiores como consequência de hipertrofia adenotonsilar.[60] Montelucaste, o antagonista do receptor de leucotrienos, também se mostrou promissor, reduzindo o tamanho da adenoide e os distúrbios respiratórios relacionados com o sono em crianças com SAHOS leve.

O uso de fitas dilatadoras nasais e dos descongestionantes tópicos tem sido defendido em pacientes com SAHOS e obstrução nasal grave. McLean et al.[82] descobriram que o tratamento da obstrução nasal com 0,4 ml de oximetazolina a 0,05% e fitas nasais dilatadoras reduziu a respiração pela boca durante o sono e diminuiu a gravidade da SAHOS, mas não aliviou completamente seus sintomas. A ERS afirma ainda que os dados publicados não apoiam o uso de dilatadores nasais para a redução do ronco e para a melhora dos distúrbios respiratórios do sono ou arquitetura do sono na SAHOS. Porém, as fitas dilatadoras nasais demonstraram reduzir significativamente o ronco, a respiração bucal e a sonolência em pacientes sem SAHOS.[84]

TRATAMENTO CIRÚRGICO

Fatores importantes na decisão de tratar SAHOS com procedimento cirúrgico incluem os desejos do paciente, a tolerância ao CPAP, a gravidade dos sintomas, a gravidade da doença, comorbidades do paciente e o local e a gravidade do colapso das vias aéreas superiores (Quadro 10-5). Conforme mencionado anteriormente, os pacientes com SAHOS em geral têm sobrepeso, são hipertensos e têm outros fatores de risco cardíacos. Esses pacientes precisam ser avaliados com muita cautela com um exame médico minucioso antes de se considerar a alternativa de tratamento cirúrgico para SAHOS.

O planejamento cirúrgico para pacientes com SAHOS deve incluir uma discussão entre a equipe de anestesia e o cirurgião sobre os planos para o manejo das vias aéreas. Um algoritmo em etapas usado frequentemente inclui o uso de uma cânula de guedel para evitar obstrução das vias aéreas pela língua, evitar o uso de agentes paralisantes até que o paciente possa ser ventilado facilmente com uma máscara e a preparação de métodos alternativos de ventilação caso a entubação não seja bem-sucedida. O cirurgião também deve ter uma discussão franca com o paciente sobre a possibilidade de uma traqueostomia. É fundamental uma

---

Quadro 10-5. INDICAÇÕES PARA TRATAMENTO CIRÚRGICO

IAH > 5 e < 14 com sonolência diurna excessiva
IAH > 15
Dessaturação da oxi-hemoglobina < 90%
Síndrome de resistência das vias aéreas superiores, de preferência com melhora objetiva da disfunção cognitiva e terapia clínica
Arritmias cardíacas significativas associadas a obstruções
Terapia clínica malsucedida ou recusada e desejo de cirurgia
Estabilidade clínica suficiente para se submeter aos procedimentos recomendados.

Quadro 10-6. OPÇÕES DE TRATAMENTO CIRÚRGICO

Cirurgia nasal
Septoplastia nasal
Redução de corneto inferior
Adenoidectomia
Ressecção de tumor nasal ou de pólipos
Reconstrução da válvula nasal

Cirurgia palatal
Ablação do palato por radiofrequência
Implantes palatais
Injeção roncoplástica
Tonsilectomia
Uvulopalatofaringoplastia/zetaplastia
Faringoplastia com avanço transpalatino

Cirurgia de hipofaringe
Tonsilectomia lingual
Glossectomia parcial da linha média
Ablação da base da língua por radiofrequência
Osteotomia mandibular e avanço do músculo genioglosso
Miotomia e suspensão de hioide
Sutura para suspensão da língua
Osteotomia e avanço maxilomandibular

avaliação pré-operatória pelo médico responsável ou pela equipe de anestesia e ela inclui uma avaliação para detecção de doença cardiovascular latente.

Os pacientes com SAHOS em geral são tratados com uso de um protocolo cirúrgico estadiado, em etapas. O local da obstrução deve ser determinado em cada paciente para identificar o tipo e a extensão da intervenção cirúrgica. Geralmente, os pacientes com obstrução palatal isolada são submetidos à cirurgia palatal e aqueles com obstrução na base da língua são levados a procedimentos destinados ao tratamento dessa área. O exame endoscópico é realizado para determinar o local da obstrução. A maioria dos pacientes é sintomática porque tanto a área palatal como a da base da língua estão obstruídas. Antes de iniciar a terapia, os pacientes devem ser orientados quanto à possível necessidade de procedimentos cirúrgicos diversos para conseguir tratar os sintomas. A endoscopia do sono pode ser a melhor alternativa para avaliar esses casos (Quadro 10-6). Os pacientes com obstrução laríngea devem ser tratados de maneira adequada para aliviar a obstrução e devem ser considerados para traqueostomia caso não se obtenha melhora com a cirurgia ou com CPAP.

O fundamental nesse processo é identificar os locais de obstrução. Vários estudos endoscópicos avaliaram a prevalência de obstrução retropalatal e retroglossal em pacientes com SAHOS. Em 2000, Steinhart et al.[14] analisaram 117 pacientes com SAHOS e descobriram que 100% deles tinham obstrução retropalatal e 77% apresentavam obstrução no retroglosso, ilustrando assim que a maioria dos pacientes apresenta uma combinação dos dois. Em 2005, den Herder et al.[84] avaliaram 127 pacientes que foram submetidos a uma avaliação semelhante e descobriram que 88% desses pacientes tinham obstrução retropalatal e 49% tinham obstrução retroglossal. Nesse estudo, 51% tinham exclusivamente obstrução palatina, enquanto apenas 12% tinham obstrução exclusivamente na base da língua. Em 2011, Ravesloot e de Vries[50] avaliaram 100 pacientes suspeitos de SAHOS. Desse grupo, 83% apresentaram obstrução palatal, enquanto 56% demonstraram obstrução na base da língua, 38% obstrução na epiglote e 7% na orofaringe. A obstrução em múltiplos níveis foi observada em 76%. Esses achados correlacionam-se com os achados da PSG, de maneira que pacientes com vários níveis de obstrução apresentavam IAH significativamente pior do que aqueles com um único nível de obstrução (24 *vs.* 12,6; P = 0,007). Dois outros estudos relataram os resultados da cirurgia que foi adaptada de acordo com os resultados de ESI. Em 2012, Gillespie et al.[47] relataram 38 pacientes submetidos a ESI antes da cirurgia planejada. Eles modificaram o plano cirúrgico em função dos dados encontrados na ESI em 62% dos pacientes e 73% apresentavam obstrução em diversos níveis, enquanto muito menos pacientes tiveram apenas obstrução palatal (16%) ou colapso na base da língua (11%). Também em 2012, Koutsourelakis et al.[49] relataram um estudo de 49 pacientes submetidos a ESI seguida de uma combinação de cirurgia do palato, ablação de língua por radiofrequência e suspensão do hioide. Mesmo com um plano cirúrgico adaptado aos achados da ESI, 53% não responderam ao tratamento. Comparados aos responsivos, foi observado que esses pacientes apresentavam maior ocorrência de colapso circunferencial velar completo (42% *versus* 4%) e colapso anteroposterior completo na base da língua (77% *versus* 30%).

Cirurgia Nasal

A obstrução nasal tem sido associada a má qualidade do sono, ronco e SAHOS.[85-87] A septoplastia, redução de cornetos, cirurgia de válvula nasal e cirurgia do seio são procedimentos adotados para tratar a obstrução nasal associada a SAHOS e a seleção de um procedimento nasal é baseada na patologia. No entanto, ainda que os procedimentos nasais não sejam propensos a melhorar a SAHOS de maneira significativa quando usados isoladamente,[17] melhorar a permeabilidade nasal pode ajudar a restaurar a respiração fisiológica e possibilitar o uso de CPAP nasal em pacientes previamente intolerantes. Devem ser feitas algumas considerações

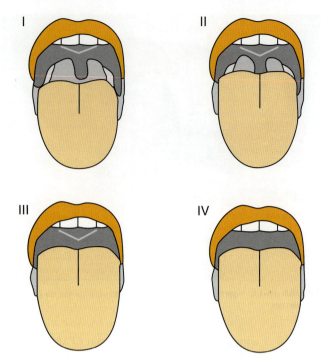

FIGURA 10-12. Posição do palato segundo classificação de Mallampati modificada. I, Toda a úvula pode ser observada com a língua em repouso. II, Uma vista parcial da úvula é observada. III, Apenas os palatos mole e duro podem ser observados. IV, Apenas o palato duro pode ser observado.

para tratar a obstrução nasal como conduta inicial no tratamento da SAHOS assim como para facilitar uma melhor adesão a CPAP.

Cirurgia Palatal

Em 1981, Fujita et al.[6] descreveram a UPFP, o primeiro procedimento palatal para tratamento da SAHOS. A UPFP com tonsilectomia foi desenvolvida para eliminar a obstrução palatal por ressecção de tecido palatal e faríngeo redundante. Esse é o procedimento cirúrgico mais realizado para SAHOS e é muitas vezes erroneamente utilizado como o tratamento cirúrgico de primeira linha para SAHOS independentemente de fatores coexistentes do paciente, tais como obesidade, retrognatia e existência de outros tipos de obstrução.[88] Como resultado, muitas vezes o tratamento da SAHOS é mal-sucedido em pacientes não selecionados. O local de colapso da faringe tem efeito significativo na probabilidade de sucesso da UPFP. Em uma metanálise de 37 estudos publicados dos resultados de UPFP, as taxas de sucesso eram na melhor das hipóteses de 50% e foram relacionadas à gravidade da SAHOS.[89] O sucesso nesse caso foi definido como um índice de distúrbio respiratório (IDR) inferior a 20 ou um IAH de até 10, juntamente com, pelo menos, uma melhora de 50% no IDR.[89] Usando um sistema de estadiamento com base em posição do palato, tamanho das amígdalas e IMC, Friedman et al.[90] demonstraram o valor do estadiamento dos pacientes com SAHOS para previsão do sucesso da UPFP. Nesse sistema de estadiamento, o tamanho das tonsilas, o IMC e a posição palatal com base no estadiamento de Mallampati modificado são utilizados para estratificar os pacientes (Fig. 10-12). Os pacientes em estádio I apresentam uma taxa de sucesso de 80%, os pacientes em estádio II têm taxa de sucesso de 40%, os pacientes em estádio III apresentam uma taxa de sucesso de apenas 8% (Tabela 10-4). Esses resultados demonstram claramente que o estadiamento clínico melhora a taxa geral de sucesso e é fundamental para identificar que pacientes não vão se beneficiar com o procedimento de UPFP. As complicações associadas à UPFP incluem refluxo nasal temporário em 12 a 15% dos pacientes, sangramento pós-operatório em 1 a 5%, infecção em 2% e alteração rara na fala.[91] Por isso, UPFP só deve ser considerada em

TABELA 10-4. Dados Pré-operatórios *versus* Pós-operatórios Obtidos Durante Polissonografia em UPFP apenas e em UPFP com Ablação por Radiofrequência da Base da Língua

		Fase I	Fase II	Fase III
Índice de apneia				
UPFP Apenas	Pré-operatório	5,4 ± 14,2	16 ± 26,9	8,7 ± 14,5
	Pós-operatório	0,3 ± 1,3[*]	2,7 ± 5,4[*]	12,4 ± 24,8
UPFP + ARFB	Pré-operatório	—	11,5 ± 15,5	9,3 ± 18,2
	Pós-operatório	—	2,7 ± 7,8[*]	3,2 ± 7,4[*†]
Índice Apneia-Hipopneia				
UPFP Apenas	Pré-operatório	24 ± 12,8	47,2 ± 31,3	34,9 ± 22,4
	Pós-operatório	6,7 ± 4,7[*]	34,2 ± 29,9[*]	39,1 ± 22,7
UPFP + ARFB	Pré-operatório	—	47,9 ± 26,6	41,7 ± 21,8
	Pós-operatório	—	19,5 ± 16,4[*†]	28,5 ± 21,9[*†]
Mínimo de SpO₂ (mmHg)				
UPFP apenas	Pré-operatório	85,9 ± 12,5	80,0 ± 15	85,7 ± 8,8
	Pós-operatório	93,1 ± 1,9[*]	85,3 ± 8,2[*]	82,8 ± 12,9
UPFP + ARFB	Pré-operatório	—	82,1 ± 9,7	79,9 ± 14,3[†]
	Pós-operatório	—	87,5 ± 6,7[*]	83,8 ± 14,8[*]

Dados de Friedman M, Ibrahim H, Joseph NJ, Staging of obstructive sleep apnea/hypopnea syndrome: a guide to appropriate treatment, Laryngoscope 2004;114:454.
[*]Significativamente diferente do valor pré-operatório.
[†]Significativamente diferente de UPFP apenas.
SpO₂, saturação arterial de oxigênio; ARFB, ablação por radiofrequência da base da língua; UPFP, uvulopalatofaringoplastia.

pacientes cuidadosamente selecionados com obstrução limitada à área da orofaringe.

Para melhorar o procedimento tradicional de UPFP, foram sugeridas outras técnicas para tratar a obstrução retropalatal. Woodson et al.[92] introduziram a faringoplastia transpalatal avançada, que visa a diminuir a obstrução retropalatal, alterando o palato duro ósseo e os anexos dos tecidos moles da região da maxila posterior. Com esse procedimento, é removido 1 cm do palato duro, o palato mole é avançado e fixado medial e lateralmente na aponeurose do tensor, ampliando a região retropalatal. Woodson et al.[92] relataram sucesso do procedimento quando usado em pacientes com obstrução retropalatal persistente após UPFP e naqueles com SAHOS cujas tonsilas eram pequenas e sem o típico palato mole longo, espesso (Fig. 10-13). Outro procedimento, a zetaplastia, foi introduzido por Friedman et al.[93,94] para o uso como um procedimento palatal primário ou de revisão em pacientes selecionados (Fig. 10-14).

Para reduzir a dor resultante, o custo e a morbidade da UPFP, foram desenvolvidas técnicas menos invasivas. O implante palatal foi projetado para reduzir o colapso do palato mole nas vias aéreas e a obstrução através da colocação de três implantes, que endurecem o palato. A porosidade dos implantes também facilita a formação de uma cápsula fibrótica, que liga os três implantes e enrijece ainda mais o palato. Nordgard et al.[95] relataram que houve redução significativa no IAH, na sonolência diurna e no ronco com a utilização de implantes palatais em pacientes com SAHOS leve a moderada desde que o IMC seja mantido. A complicação mais comum desse procedimento é a extrusão parcial do implante. Potenciais vantagens incluem o fato de que o procedimento pode ser feito em uma única ida ao consultório, apresenta morbidade mínima e revelou reduzir o ronco de maneira significativa. Em função de sua baixa morbidade, a colocação de implante palatal é muito comum para o tratamento do ronco e pode ser útil em pacientes com SAHOS leve.

Cirurgia Orofaríngea

A tonsilectomia tem sido usada para tratar o comprometimento das vias aéreas superiores causado pela hipertrofia tonsilar. Recentemente, novas técnicas de tonsilectomia e de redução do volume das tonsilas estão sendo utilizadas para diminuir as complicações operatórias e pós-operatórias resultantes associadas ao processo tradicional. A redução tonsilar por radiofrequência por meio de tonsilectomia intracapsular ganhou popularidade e está sendo usada no tratamento de crianças com SAHOS. Apesar de esse procedimento parecer minimamente invasivo e apresentar morbidade limitada, a ERS concluiu que as evidências são insuficientes para recomendá-lo como procedimento único para o tratamento da SAHOS. Outras pesquisas com essas técnicas mais recentes são necessárias para determinar a eficácia no tratamento da SAHOS.

Em 2003, Cahali[93] descreveu pela primeira vez a faringoplastia lateral como alternativa para UPFP. A técnica compreende tonsilectomia bilateral, incisão longitudinal do constritor superior da faringe, incisão diagonal através do palatofaríngeo superior, fechamento com zetaplastia da face superior da fossa tonsilar e sutura dos pilares anterior e posterior juntos na face inferior da fossa tonsilar. Em um grupo de 10 pacientes com SAHOS pelo menos moderada e colapso na parede lateral da faringe demonstrados por endoscopia, Cahali observou uma redução importante no IAH médio (45,8 no pré-operatório, reduzindo para 15,2 no pós-operatório, $P = 0{,}009$), assim como melhoras subjetivas na qualidade do sono e no estado de alerta durante o dia. Todos os 10 pacientes apresentaram algum grau de disfagia que subsequentemente foi resolvido, mas o tempo médio para retornar à deglutição normal foi de 14,5 dias e um paciente apresentou disfagia por 70 dias. Em um estudo mais recente de Mesti e Cahali[97] com base em 20 pacientes, os autores foram capazes de alcançar um retorno mais consistente da deglutição normal em um intervalo de 14 a 33 dias (média de 21,6 dias). Isso foi atribuído à cuidadosa preservação do estilofaríngeo durante o processo de dissecação do músculo constritor superior. Em 2004, Cahali et al.[98] relataram os resultados de um estudo randomizado que comparou UPFP com a faringoplastia lateral entre 27 pacientes com pelo menos SAHOS moderada e colapso retropalatal na endoscopia. Eles encontraram melhoras significativas no IAH médio (41,6 diminuindo para 15,5, $P = 0{,}002$) e no percentual de tempo gasto em estádios profundos do sono (9,8 subindo para 16,3, $P = 0{,}03$) com faringoplastia lateral enquanto a UPFP não apresentou qualquer alteração estatisticamente relevante na PSG.

Outra variação da faringoplastia lateral foi descrita por Pang e Woodson[99] em 2006. Essa consiste em tonsilectomia bilateral, transecção da porção inferior do palatofaríngeo e rotação superolateral e sutura em 8 para mobilizar o músculo no arco do palato mole anterior (Fig. 10-15). Em 2007, Pang e Woodson[100] relataram os resultados encontrados em um estudo randomizado que

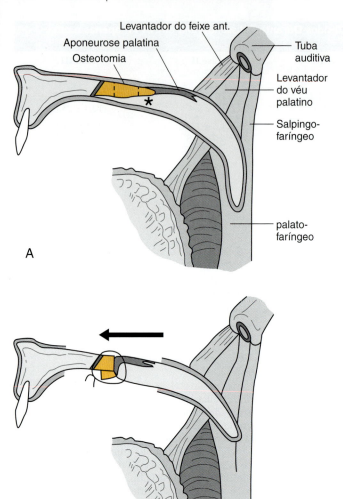

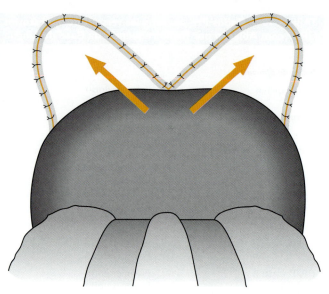

FIGURA 10-14. Z-palatoplastia. Observe a direção anterolateral da tração (setas) no palato mole, que alarga o espaço retrofaríngeo. (De Friedman M, Schalch P. Z-palatoplasty. *Oper Techn Otolaryngol* 2007;18:2.)

FIGURA 10-13. Corte sagital médio do palato mostrando avanço palatal. **A**, Orifícios são realizados com broca a partir da cavidade oral até o nariz e são anteriores à porção óssea a ser removida (laranja). Uma borda óssea forte sustenta as suturas. A extensão anterior do retalho médio é colocada na mucosa palatal mais fina. A mucosa é mais espessa posteriormente (asterisco). **B**, Após osteotomia, as suturas são feitas através dos orifícios e o fragmento de osso com a inserção do tendão e dos ligamentos é avançado. Ant., anterior. (De Woodson BT. Transpalatal advancement pharyngoplasty. *Oper Tech Otolaryngol* 2007;18;11.)

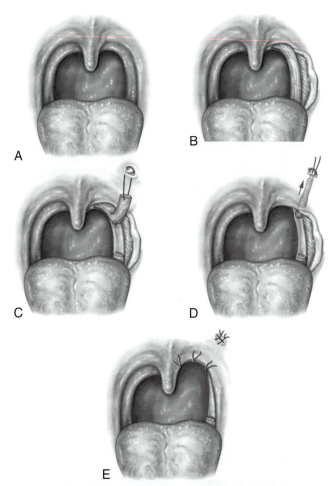

FIGURA 10-15. Técnica de faringoplastia para expansão do esfíncter. **A**, Vista pré-operatória da orofaringe. **B**, Exposição do palatofaríngeo (fibras verticais). **C**, Elevação do palatofaríngeo. **D**, Rotação e tunelização do palatofaríngeo para o hâmulo. **E**, Suturas para suspensão e aproximação. (De Woodson BT, Sitton M, Jacobowitz J. Expansion sphincter pharyngoplasty and palatal advancement pharyngoplasty: airway evaluation and surgical techniques. *Oper Techn Otolaryngol* 2012;23:6.)

comparou a UPFP com a faringoplastia lateral entre pacientes não obesos com tonsilas pequenas e colapso da parede lateral na nasoendoscopia flexível. Ao longo do estudo, a faringoplastia lateral demonstrou taxa de sucesso maior, definida por uma redução de 50% no IAH e IAH pós-operatório abaixo de 15, comparado com UPFP (78,2% *vs.* 45,5%), e melhora maior foi observada no IAH (32,2 ± 8,4 *vs.* 18,5 ± 7,6).

Estimulação do Nervo Hipoglosso

Pelo fato de a SAHOS ser primariamente associada ao relaxamento da musculatura da faringe durante o sono, tem sido proposta a estimulação elétrica do nervo hipoglosso como método para melhorar o tônus neuromuscular da faringe durante o sono, em particular no genioglosso. Relatórios recentes demonstraram que seria possível estimular o nervo hipoglosso e assim aumentar o tônus muscular da faringe e melhorar o fluxo aéreo inspiratório sem despertar o paciente.[101,102] Depois disso, foi desenvolvido um dispositivo implantável de estimulação do nervo hipoglosso que consegue detectar com precisão o início da fase inspiratória da

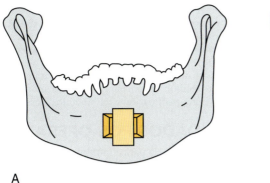
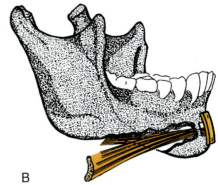

FIGURA 10-16. Procedimento de avanço do genioglosso: modificação de osteotomia do geniotubérculo retangular. **A**, Vista anterior. A modificação da osteotomia do geniotubérculo retangular oferece tensão excelente sobre o músculo genioglosso com risco mínimo de fratura e é tecnicamente confiável. O fragmento de geniotubérculo é girado o suficiente para possibilitar sobreposição óssea. Um único miniparafuso colocado inferiormente é usado para fixar o fragmento. **B**, Vista lateral. (De Troell RJ, Riley RW, Powell NB, Li K. Surgical management of the hypopharyngeal airway in sleep disordered breathing. *Otolaryngol Clin North Am* 1998;13:983.)

respiração por meio de sensores de pressão da parede torácica, possibilitando que a estimulação elétrica do nervo hipoglosso seja feita junto com a inspiração. Em 2001, Schwartz et al. implantaram esse dispositivo em 8 pacientes e demonstraram uma melhora significativa do IAH médio tanto na fase do sono NREM (52 *vs.* 23 eventos/hora quando estimulado, P<0,001) como na fase do sono REM (48 *vs.* 17 eventos/hora quando estimulado, P<0,001). Em um grupo de 21 pacientes que fizeram a implantação de dispositivo semelhante e o usaram por uma média de 5,8 horas por noite, Eastwood et al.[104] encontraram melhora semelhante após 6 meses (IAH médio foi de 43 no início do estudo *versus* 20 após a estimulação). Ao usar uma definição padrão de sucesso cirúrgico (IAH < 20 e > 50% de redução no IAH pós-operatório), eles perceberam uma taxa de sucesso de 67% (12/18). O estudo de acompanhamento de 30 pacientes relatado por Schwartz et al.[105] demonstrou uma relação dose-resposta entre a amplitude de corrente usada para estimular o nervo hipoglosso e o fluxo de ar inspiratório máximo. Goding et al. estudaram 26 pacientes que implantaram um estimulador do nervo hipoglosso através de fluoroscopia *cross-table* e encontraram melhoras na largura das vias aéreas retrolingual (100% dos pacientes) e retropalatal (65%). Van de Heyning et al. conduziram um estudo prospectivo de intervenções em duas partes para investigar os preditores de sucesso com a estimulação do nervo hipoglosso. Na parte 1, 22 pacientes com IMC inferior a 35 kg/m² e IAH de 25 ou maior tinham um estimulador de nervo hipoglosso implantado e foram avaliados para detecção de preditores de resposta ao tratamento (redução do IAH em ≥ 50% do momento basal e um IAH < 20 em 6 meses). A combinação de IAH de 50 ou menos e IMC de 32 kg/m² foi significativamente associada ao sucesso da terapia. Em pacientes que atenderam a esses critérios, a taxa de sucesso foi de 55% (6 de 11) em comparação com 0% de pacientes que não atenderam a esses critérios. Na parte 2, os pacientes foram selecionados especificamente para implantação do dispositivo com base nos critérios mencionados, e nesses 8 pacientes houve melhora do IAH médio de valor inicial de 39 para 10 (P <0,01) 6 meses após o implante. Em geral, os resultados dessas investigações sugerem que a estimulação do nervo hipoglosso é promissora, mas provavelmente só produzirá resposta parcial, e nem todos os pacientes serão igualmente beneficiados. Mais estudos são necessários para refinar os algoritmos de sincronização usados na cronometragem dos pulsos elétricos e para determinar melhor que pacientes serão melhores candidatos para tal dispositivo. Até o início de 2013 esses dispositivos ainda não tinham sido aprovados para uso em paciente fora dos ensaios clínicos.

Procedimentos na Base da Língua

A glossectomia parcial da linha média (GPM), linguoplastia e ablação por radiofrequência (ARF) da base da língua foram desenvolvidas para tratar o colapso retrolingual ou o estreitamento que ocorre na SAHOS. A tonsilectomia lingual também pode ser útil em pacientes com hipertrofia tonsilar lingual. A GPM cria uma via aérea retrolingual maior por meio da remoção de uma tira retangular da linha média da metade posterior da língua. Em pacientes selecionados, a tonsilectomia lingual, a redução das pregas ariepiglóticas e a epiglotectomia parcial também são realizadas.[107] Com linguoplastia, o tecido excedente da língua é removido posterior e lateralmente da porção excisada na GPM. Woodson e Fujita[108] relataram que a linguoplastia resultou em uma taxa de resposta de 79% em pacientes cujo procedimento de UPFP tenha falhado. Frequentemente, após o procedimento, ocorre edema significativo na língua, por isso, muitas vezes esses procedimentos são realizados em conjunto com uma traqueostomia para proteger a via aérea.

A ARF da base da língua diminui o colapso das vias aéreas superiores, produzindo uma redução volumétrica no tecido da base da língua pela formação de tecido cicatricial. Uma sonda isolada que fornece energia de RF a 465 KHz[109] é introduzida em diversas áreas da base da língua promovendo necrose de coagulação e cicatrização. O procedimento frequentemente é realizado em ambiente ambulatorial com anestesia local e pode exigir vários tratamentos para alcançar os resultados desejados.[110] Uma avaliação de 11 séries mostrou uma incidência de sucesso de 20 a 83% com várias aplicações de ARF e concluiu que esse procedimento não é adequado como método único de tratamento, principalmente pelo fato de que a maioria dos pacientes precisa passar por sessões múltiplas.[111]

Procedimentos na Hipofaringe

O tratamento cirúrgico da área hipofaríngea compreende procedimentos idealizados para impedir o colapso da língua nas vias aéreas durante o sono. O avanço do genioglosso (AG) e a miotomia do hioide (MH) criam uma via aérea retrolingual aumentada. No AG, o tubérculo genial da mandíbula, que é a inserção anterior do musculo genioglosso, é mobilizado por meio de osteotomia (Fig. 10-16). O segmento é então avançado e fixado no lugar na face inferior da osteotomia. Em quatro séries de casos, a realização de AG como procedimento único apresentou taxas de sucesso de 39 a 78% em pacientes com SAHOS grave (IDR médio pré-operatório 53 a 59).[111] MH requer que o hioide seja mobilizado via miotomia inferior e fixado anterior e inferiormente à inserção da cartilagem da tireoide (Fig. 10-17). As taxas de sucesso para o procedimento de MH com UPFP variam entre 52 e 78% em três séries cujos pacientes apresentaram IMC abaixo de 30.[111] Contudo, em uma série com um paciente com IMC médio de 34,1, a taxa de sucesso atingiu apenas 17% (5/29).[112] Esses procedimentos resultam em alargamento da via aérea retrolingual, fixando os principais dilatadores das vias aéreas da faringe para frente sem interferir na oclusão dentária. Complicações associadas a AG e MH incluem parestesia permanente em 6%, infecção em 2 a 5%, necessidade de tratamento de canal dentário em 4% e presença

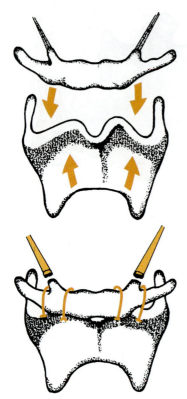

FIGURA 10-17. Miotomia do hioide modificada e procedimento de suspensão. (De Riley R, Powell N, Guilleminault C. Obstructive sleep apnea and the hyoid: a revised surgical procedure. *Otolaryngol Head Neck Surg* 1994;111:717.)

de seroma em 2%. Além disso, o risco de fratura de mandíbula, aspiração e morte é inferior a 1%.[113] A ERS recomenda que tanto o AG como a MH sejam reservados para cirurgias multiníveis em candidatos cuidadosamente selecionados com obstrução retrolingual/hipofaríngea.[50]

O procedimento de suspensão da língua objetiva a fixa à frente, evitando assim colapso das vias aéreas. Por meio de uma incisão intraoral no freio, um parafuso de titânio é colocado no córtex lingual do tubérculo da mandíbula, e uma sutura permanente é passada pela musculatura paramediana da língua ao longo do comprimento da língua, através da base da língua e em seguida de volta através do comprimento da musculatura da língua. Em seguida, é ancorada no parafuso para se puxar a base da língua anteriormente.[114] Quando esse procedimento foi realizado com UPFP, relataram-se variações nas taxas de sucesso de 20 a 57%,[111] embora um estudo tenha demonstrado uma taxa de sucesso cirúrgico de 3 anos de até 78% para os pacientes com SAHOS grave que recusaram CPAP nasal.[115] Atualmente, a suspensão de língua não é recomendada como única opção de tratamento para pacientes obesos com SAHOS de moderada a grave.

O avanço maxilomandibular aumenta a via aérea retropalatal e retrolingual (Fig. 10-18). A maxila e a mandíbula são avançadas por meio de osteotomias maxilares Le Fort I e mandibulares sagitais divididas. Esse procedimento geralmente é realizado depois de outra intervenção cirúrgica mal-sucedida e as potenciais complicações incluem má oclusão, recidiva, parestesia do nervo, falta de junção ou má junção, problemas na articulação temporomandibular, infecção, sangramento e necessidade de tratamento dentário posterior. A taxa de sucesso desse procedimento é de 90%.[116]

Traqueotomia

A traqueotomia representa o padrão-ouro tradicional de tratamento cirúrgico para SAHOS. Alivia SAHOS contornando completamente a porção da via aérea que mais comumente entra em colapso durante o sono. No entanto, os problemas psicossociais associados, a percepção da inconveniência e a morbidade raramente fazem da traqueostomia uma opção cirúrgica desejável. Contudo, ela deve ser considerada em pacientes que falharam em todos os outros tratamentos de SAHOS, naqueles cuja SAHOS represente risco de vida e que sejam incapazes de tolerar CPAP ou em pacientes que apresentem distúrbios neurológicos.[117] A traqueotomia também pode ser a melhor opção para os obesos mórbidos ou como medida provisória para pacientes submetidos à cirurgia na base da língua.

CUIDADOS PÓS-OPERATÓRIOS

Com a tendência para o múltiplo tratamento cirúrgico da SAHOS, pode haver maior chance de obstrução pós-operatória das vias aéreas devido a consequente edema em vários locais na via aérea superior. Além disso, sedação pós-anestésica, juntamente com alterações respiratórias secundárias a medicamentos analgésicos narcóticos, podem ser agravantes em pacientes com vias aéreas já comprometidas.

Em uma revisão retrospectiva de 135 pacientes submetidos à cirurgia para SAHOS, Esclamado et al.[118] identificaram complicações em 13% dos pacientes: 14 foram problemas relativos às vias aéreas, como falha durante a entubação ou obstrução das vias aéreas após a extubação (1 dos quais resultou em morte); 3 pacientes tiveram hemorragia e 1 paciente apresentou arritmia. Os pacientes que apresentaram problemas na entubação eram mais propensos a serem mais pesados, enquanto aqueles que tiveram problemas durante a extubação receberam uma dosagem de analgésico narcótico significativamente maior. O risco de complicação perioperatória não foi relacionado com idade, sintomas pré-operatórios, problemas clínicos simultâneos ou realização simultânea de septoplastia ou tonsilectomia. Em 1990, Fairbanks[91] fez uma pesquisa nacional em 72 locais que realizaram UPFP e descobriu que ao longo de 9 anos houve 16 óbitos, 46 casos de estenose da nasofaringe e 42 casos de incompetência palatal. Algumas complicações extras relatadas incluem hemorragia e deiscência da ferida.

Em função do reconhecimento do risco temporário de comprometimento das vias aéreas após a cirurgia, foram desenvolvidos os algoritmos de atendimento ao paciente para minimizar sua morbidade e mortalidade.[118,119] Recomenda-se a hospitalização

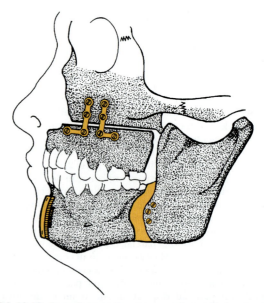

FIGURA 10-18. Procedimento de avanço maxilomandibular, vista lateral. Osteotomia maxilar de Le Fort I com fixação com placa rígida e uma osteotomia mandibular sagital bilateral com fixação bicortical com parafuso. O avanço é de pelo menos 10 mm. Um avanço anterior de genioglosso é mostrado. (De Powell NB, Riley RW, Guilleminault C. The hypopharynx: upper airway reconstruction in obstructive sleep apnea syndrome. In Fairbanks DNF, Fujita A, eds: Snoring and obstructive sleep apnea, ed 2. New York: Raven Press; 1994:205.)

TABELA 10-5. Prevalência de Distúrbios do Sono concomitantes em Pacientes com Apneia Obstrutiva do Sono

Distúrbio	Número	Prevalência Entre Outros Distúrbios (%)	Prevalência Entre Coorte Total (%)
Higiene inadequada do sono	93	41,7	14,5
Transtorno dos movimentos periódicos dos membros	52	23,3	8,1
Narcolepsia	16	7,2	2,5
Insônia Primária (idiopática)	14	6,3	2,2
Hipoventilação alveolar central	9	4,0	1,4
Transtorno relacionado com trabalho em turnos	5	2,2	0,8
Insônia psicofisiológica	5	2,2	0,8
Bruxismo	5	2,2	0,8
Hipersonia idiopática	4	1,8	0,6
Sonambulismo	3	1,3	0,5
Sonilóquio	3	1,3	0,5
Distúrbio do sono de origem ambiental	3	1,3	0,5
Distúrbio do sono hipnótico-dependente	3	1,3	0,5
Síndrome do atraso de fase do sono	3	1,3	0,5
Distúrbio do sono dependente da toxina	1	0,1	0,2
Terrores noturnos	1	0,4	0,2
Pesadelos	1	0,4	0,2
Enurese	1	0,4	0,2
Despertares confusos	1	0,4	0,2

Dados de Scharf SM, Tubman A, Smale P, Prevalence of concomitant sleep disorders in patients with obstructive sleep apnea. *Sleep Breath* 2005;9:50.

para a maioria dos pacientes que se submetem a cirurgia das vias aéreas e deve ser considerada admissão à unidade de terapia intensiva em cirurgia multinível.[120] A avaliação prospectiva de pacientes com SAHOS grave mostrou que o uso de CPAP nasal na primeira noite pós-operatória foi eficaz para manter a saturação de oxigênio acima de 90%, embora o nível de saturação de oxigênio médio pré-operatório fosse de 51,5%.[121] Com base nesses achados, recomenda-se que os pacientes com SAHOS grave utilizem CPAP durante as primeiras 2 semanas após a cirurgia. Além disso, sugere-se que seja efetuada a PSG pós-operatória em 3 a 4 meses para avaliar a resposta à cirurgia.

DISTÚRBIOS DO SONO

Os otorrinolaringologistas geralmente concentram sua atenção no diagnóstico e tratamento da SAHOS e fazem pouca consideração à presença de distúrbios do sono adicionais nos pacientes com suspeita de SAHOS. Em 2005, um estudo retrospectivo revisou 643 pacientes diagnosticados com SAHOS em um centro de distúrbio do sono e descobriu que 31% apresentavam distúrbios do sono coexistentes.[122] Nessa população, 19 distúrbios do sono diferentes foram concomitantemente diagnosticados em pacientes com SAHOS, sendo que os mais comuns foram higiene do sono inadequada (15%) e transtorno de movimentos periódicos dos

---

Quadro 10-7. CLASSIFICAÇÃO DOS DISTÚRBIOS DO SONO

Insônia
Distúrbios respiratórios relacionados com o sono
Hipersonias de origem central
Distúrbios do ritmo circadiano do sono
Parassonias
Distúrbios do movimento relacionados com o sono
Sintomas isolados, aparentemente normais
Variantes e questões não resolvidas
Outros distúrbios do sono

---

membros (8%; Tabela 10-5). Por isso, uma triagem para detectar a presença de distúrbios do sono simultâneos é importante tanto no momento do diagnóstico de SAHOS como em pacientes com doença persistente após o tratamento clínico ou cirúrgico.

CLASSIFICAÇÃO DOS DISTÚRBIOS DO SONO

A segunda edição da *International Classification of Sleep Disorders* (CIDS-2) alterou a dicotomia que havia na classificação do sistema de distúrbios intrínsecos e extrínsecos do sono para uma categoria de sistema em seis agrupamentos principais da doença e duas seções de condições diversas (Quadro 10-7).[9] Essas categorias de doenças incluem insônia, distúrbio respiratório relacionado com o sono, hipersonias de origem central, distúrbios do ritmo circadiano do sono, parassonias, distúrbios do movimento relacionados com o sono, sintomas isolados/variações aparentemente normais/ questões não solucionadas, além de outros distúrbios do sono. A SAHOS, o distúrbio do sono mais comumente tratado por médicos otorrinolaringologistas, é abordada na categoria de distúrbios respiratórios relacionados com o sono.

O sono é dividido em dois estágios: movimento rápido dos olhos (REM) e movimento não rápido dos olhos (NREM). A fase NREM ocupa cerca de 80% da noite e subdivide-se em três fases caracterizadas por padrões específicos do eletroencefalograma. A fase N1, anteriormente denominada fase 1, é o estádio de transição entre o sono e o despertar em que surge o padrão de voltagem misto com ondas cerebrais de 3 a 7 ciclos/segundo. As pessoas podem sentir como se estivessem acordadas nessa fase. A fase N2, anteriormente denominada fase 2, pode ser classificada como sendo a primeira etapa do verdadeiro sono e é identificada pela presença de fusos e complexos K. A fase N3, previamente denominada fases 3 e 4, também é conhecida como *sono de ondas lentas* e distingue-se por ondas delta, que são ondas de alta amplitude (até 2 ciclos/segundo) e formam pelo menos 20% de um período de 30 segundos de registro, conhecido como *época*. A fase R, o sono REM, é caracterizada por movimentos oculares rápidos e ondas de baixa frequência e amplitude mista. Os períodos REM geralmente

170 PARTE I | OTORRINOLARINGOLOGIA GERAL

Quadro 10-8. DISTÚRBIOS DE INSÔNIA

Insônia de ajuste (insônia aguda)
Insônia psicofisiológica
Insônia paradoxal
Insônia idiopática
Insônia como resultado de um distúrbio mental
Higiene do sono inadequada
Insônia comportamental da infância
Insônia como resultado de medicamento ou substância
Insônia como resultado de uma condição clínica
Insônia não como resultado de uma substância ou condição fisiológica conhecida, não especificada (insônia não orgânica)
Insônia fisiológica (orgânica), não especificada

---

alternam com períodos de NREM em ciclos de 90 minutos, sendo que os períodos de REM aumentam sua duração durante a noite.

Insônia

A *insônia* é definida como sendo uma dificuldade recorrente de início, manutenção, consolidação ou qualidade do sono; a insônia causa disfunção diurna que existe apesar da oportunidade adequada e da possibilidade de sono.[123] Nessa definição, é possível incluir o sono não restaurador ou o de má qualidade. Usando essa definição, a conferência de ciência do National Institutes of Health estima que 10% dos adultos sofrem de insônia.[124] As crianças também sofrem de insônia, sendo relatada uma ocorrência de 20 a 30% de bebês, crianças de 1 a 2 anos e pré-escolares[125] e em 12 a 30% dos adolescentes.[126] Em relação às crianças, cuidadores relatam que uma criança pode apresentar dificuldade de iniciar o sono, recusar-se a ir para a cama ou ser incapaz de dormir sozinha. Entre os sintomas diurnos, deve-se incluir pelo menos um dos citados a seguir: fadiga e mal-estar, comprometimento cognitivo (atenção, concentração ou memória), dificuldade social/profissional ou baixo rendimento escolar, alteração do humor ou irritabilidade, sonolência diurna, redução da motivação ou da energia e propensão a acidentes, além de sintomas físicos, tais como cefaleia, tensão muscular, sintomas GI ou preocupação com o sono em si. Diversos subtipos de insônia são descritos (Quadro 10-8).

A *insônia psicofisiológica* está associada à ansiedade sobre o sono e à dificuldade em adormecer em situações planejadas. Muitas vezes, comportamentos aprendidos impedem o aparecimento de sono nesses pacientes. A insônia psicofisiológica pode ocorrer em até 2% da população em geral.[9] A *insônia paradoxal*, apesar de ser menos comum, também está associada a disfunção diurna, mas ainda assim poderia ser bem menos do que o esperado conforme as queixas feitas pelos pacientes. Pacientes com insônia paradoxal queixam-se de não dormir ou de dormir pouco, mas frequentemente há uma incompatibilidade entre a percepção do tempo de sono e o seu registro em estudo do sono ou actigrafia. A *insônia idiopática* frequentemente começa na lactância ou infância, persiste ao longo da vida e não tem outra causa identificável. Por outro lado, a *insônia comportamental infantil* está relacionada com questões limitantes específicas, identificáveis ou com padrões de comportamento no início do sono que impedem as crianças de dormirem. Isso frequentemente é associado a comportamentos ou padrões do cuidador e podem manifestar-se por meio de exigências de rituais especiais ou longos processos para dormir.[127]

A higiene do sono inadequada é diagnosticada quando a insônia persiste durante pelo menos 1 mês e inclui um dos seguintes comportamentos: horários inadequados do sono que incluem cochilos diurnos frequentes; variação no tempo de permanência na cama ou do tempo acordado ou tempo excessivo dormindo; uso rotineiro de narcóticos, cafeína ou álcool, especialmente antes de deitar; participação em atividades que promovam estímulo mental ou físico próximo do horário de dormir; uso frequente da cama para outras atividades, como assistir televisão ou ler; ou incapacidade de manter um ambiente de sono confortável que inclui temperatura, iluminação e roupas de cama adequadas.[9] Embora a higiene do sono muitas vezes não seja a principal causa da insônia, se não for tratada, pode complicar o tratamento adequado.[128] Além disso, a higiene do sono inadequada frequentemente está presente juntamente com outros distúrbios do sono e pode ser diagnosticada como um distúrbio do sono secundário. Frequentemente, a insônia em crianças muito novas é relacionada com a incompatibilidade entre as expectativas do cuidador e o desenvolvimento infantil.[127] A insônia comportamental infantil deve ser considerada em crianças mais novas. Muitas vezes, a insônia na população pediátrica é tratada com higiene adequada do sono, estabelecimento de limites rigorosos e/ou terapia comportamental. Além disso, antes de considerar uma intervenção farmacológica, devem-se instituir métodos de senso comum, como a redução da oferta de líquidos antes de dormir e o estabelecimento horários para medicamentos estimulantes, como os usados para o transtorno do déficit de atenção com hiperatividade. A ocorrência do distúrbio de atraso das fases do sono ligado ao ritmo circadiano (a ser definido adiante) também deve ser investigada em crianças mais velhas e adolescentes. Além disso, populações especiais como aquelas com autismo ou síndrome de Asperger apresentam uma incidência maior de insônia.[129]

Distúrbios Respiratórios do Sono

As condições incluídas nessa seção são definidas por distúrbios respiratórios durante o sono, quer de natureza obstrutiva ou central. Essa seção inclui as síndromes de apneia central e da apneia obstrutiva do sono, juntamente com distúrbios relacionados com hipoventilação e hipóxia (Quadro 10-9).

A apneia do sono central (ASC) é caracterizada por uma ausência do esforço respiratório que resulta na falta de fluxo de ar. As hipopneias centrais, que são classificadas junto com apneias centrais, são caracterizadas por uma redução do esforço respiratório que resulta na diminuição do fluxo de ar devido a disfunção do sistema nervoso ou cardiopulmonar, tais como a doença pulmonar obstrutiva crônica ou insuficiência cardíaca congestiva.[130] Os pacientes com ASC frequentemente chegam para atendimento médico com sintomas semelhantes aos da SAHOS, tais como SDE, ronco, apneia testemunhada e despertar com falta de ar.

Quadro 10-9. DISTÚRBIOS RESPIRATÓRIOS RELACIONADOS COM O SONO

Síndromes de Apneia Central do Sono

Apneia central primária do sono
Apneia central do sono como resultado de padrão de respiração de Cheyne-Stokes
Apneia central do sono como resultado de respiração periódica de alta altitude
Apneia central do sono como resultado de uma condição clínica que não a respiração de Cheyne-Stokes
Apneia central do sono como resultado de medicamento ou substância
Apneia central do sono primária da infância

Síndromes de Apneia Obstrutiva do Sono

Apneia obstrutiva do sono, adulto
Apneia obstrutiva do sono, pediátrica

Síndrome de Hipóxia/Hipoventilação Relacionada com o Sono

Hipoventilação alveolar não obstrutiva relacionada com o sono, idiopática
Síndrome de hipoventilação alveolar central congênita
Hipoventilação/Hipóxia relacionada com o sono como resultado de uma condição clínica
Hipoventilação/Hipóxia relacionada com o sono como resultado de uma patologia do parênquima pulmonar ou vascular
Hipoventilação/Hipóxia relacionada com o sono como resultado de obstrução das vias aéreas inferiores
Hipoventilação/Hipóxia relacionada com o sono como resultado de distúrbios neuromusculares e da parede do tórax

Outros Distúrbios Respiratórios Relacionados com o Sono

Apneia do sono/distúrbio respiratório relacionado com o sono, não específico

Quadro 10-10. HIPERSONIAS DE ORIGEM CENTRAL SEM RELAÇÃO COM DISTÚRBIO DO SONO RELACIONADO COM O RITMO CIRCADIANO, DISTÚRBIO RESPIRATÓRIO RELACIONADO COM O SONO OU OUTRAS CAUSAS DE DISTÚRBIO DO SONO NOTURNO

Narcolepsia com cataplexia
Narcolepsia sem cataplexia
Narcolepsia como resultado de uma condição clínica
Narcolepsia, não especificada
Hipersonia recorrente
Síndrome de Klein-Levin
Hipersonia relacionada com a menstruação
Hipersonia idiopática com tempo prolongado do sono
Hipersonia idiopática sem tempo prolongado do sono
Síndrome de sono insuficiente induzido comportamentalmente
Hipersonia como resultado de condição clínica
Hipersonia como resultado de medicamento ou substância
Hipersonia não como resultado de substância ou problema fisiológico conhecido (hipersonia não orgânica)
Hipersonia fisiológica (orgânica), não especificada

Semelhante à SAHOS, a ASC em adultos é definida por mais de cinco apneias por hora, embora elas sejam diferenciadas por serem de natureza central.[9] Os bebês frequentemente param de apresentar a apneia do sono central à medida que envelhecem.[131]

As síndromes hipoventilatórias/hipóxicas relacionadas com o sono são subclassificadas nas seguintes categorias: congênita, idiopática ou resultado de condições clínicas como doença do parênquima pulmonar, doença vascular e distúrbios neuromusculares ou da parede torácica. A hipoventilação é um problema fisiológico caracterizado por hipercapnia com tensão de dióxido de carbono superior a 45 mmHg na gasometria arterial.[9] Essa elevação decorre por desequilíbrio entre a produção e a eliminação de dióxido de carbono e é de natureza crônica (ou seja, não precipitada por um evento agudo no último mês). A ventilação geralmente é adequada enquanto os pacientes estão acordados, mas ocorre hipoventilação durante o sono quando a respiração torna-se superficial e há diminuição do volume corrente.[132]

Hipersonias de Origem Central

As hipersonias centrais são doenças não causadas por distúrbios do ritmo circadiano, distúrbios respiratórios relacionados com o sono ou outras causas de disfunções do sono noturno. Elas são caracterizadas principalmente pelo SDE, mas são diagnosticadas somente após se descartar a presença dos distúrbios do sono previamente mencionados. As hipersonias centrais incluem narcolepsia, hipersonia recorrente e hipersonia idiopática (Quadro 10-10).

A sonolência diurna é caracterizada por dificuldade em permanecer acordado ou alerta, resultando em sono involuntário durante o dia. A sonolência é mais comumente avaliada pelo teste das latências múltiplas do sono (TLMS) após o registro de uma noite sem disfunção respiratória significativa relacionada com o sono. Também é possível utilizar a ESE para avaliar a sonolência dessa população. O TLMS é um teste que avalia a tendência para adormecer em ambientes silenciosos e escuros durante o dia. É o principal teste de sonolência diurna e somente é validado se a polissonografia registrar pelo menos 6 horas de sono antes do início do teste e pelo menos 2 horas passarem entre as oportunidades de cochilo. O tempo para o início do sono e a ocorrência de períodos de sono REM no início do sono (SOREMP, do inglês *sleep onset REM periods*) são registrados para quatro ou cinco cochilos durante o dia.[134]

A narcolepsia é fortemente suspeita com dois ou mais episódios de SOREMP e um início médio de cochilo de menos de 8 minutos. Suas características típicas são a paralisia do sono (incapacidade de se mover ao acordar), em 25%; alucinações hipnagógicas (sensação de sonhar quando acordado), em 30%; e cataplexia (uma perda súbita e transitória do tônus muscular em resposta a emoções fortes), em 70%.[135] A narcolepsia é subdividida em duas categorias, uma com cataplexia e outra sem. Além disso, o nível de hipocretina-1 abaixo de 110 pg/ml no líquido cerebrospinal é altamente específico para narcolepsia com cataplexia.[136] A narcolepsia raramente ocorre antes dos 4 anos de idade, e apenas 6% dos pacientes que buscam atendimento médico têm idade inferior a 10 anos.[137] Seu início ocorre principalmente na faixa etária entre 15 e 30 anos e tem prevalência igual entre homens e mulheres.

A hipersonia idiopática é caracterizada por SDE grave em pacientes com tempo de sono normal (de 6 a 10 horas) ou tempo de sono prolongado (>10 horas) e por grande dificuldade de acordar, quer de sono noturno ou cochilos. Também resulta em um tempo de início de sono, em média, inferior a 8 minutos no TLMS, mas com menos de dois SOREMP (se ocorrer), e a intrusão de elementos do REM, característicos da narcolepsia, está ausente. Essa disfunção em geral ocorre antes dos 25 anos de idade e é de natureza insidiosa.

Distúrbios do Ritmo Circadiano

O relógio biológico está localizado no núcleo supraquiasmático. Esse sistema endógeno, juntamente com a claridade externa e os sinais sociais, mantém as pessoas reguladas em um ciclo de 24 horas. Há distúrbio do sono do ritmo circadiano (DSRC) quando ocorrem desalinhos persistentes ou recorrentes entre o padrão pessoal de sono-vigília e o relógio social, levando assim a SDE ou insônia e resultando em comprometimento das funções. Uma série de distúrbios está nessa categoria, mas a disfunção comum a todas elas é que as pessoas são incapazes de dormir quando necessitam (Quadro 10-11).

O DSRC mais comum é o tipo com fases do sono atrasadas. É especialmente comum entre os adolescentes e os adultos jovens.[139] Nesse distúrbio, ocorre atraso do início do sono geralmente superior a duas horas e frequentemente é mais tarde do que o desejado. A qualidade e a duração do sono geralmente são normais, mas o horário natural de despertar é atrasado; se as pessoas acometidas por esse distúrbio puderem dormir o quanto desejarem, elas terão dificuldade em dormir em um horário convencional e acordarão mais tarde, depois de uma duração apropriada de sono.

O tipo de fase do sono avançada também é comum, mas é mais frequente em adultos mais velhos.[140] Esses pacientes têm dificuldade em permanecerem acordados até quando gostariam e comumente acordam mais cedo do que o desejado. São menos propensos a procurar atendimento médico, porque poucos problemas sociais resultam do despertar logo cedo. Esses pacientes também têm a duração e qualidade do sono normais para a sua idade, mas o seu tempo natural de início de sono é alterado para mais cedo do que o desejado.

O tipo de DSRC relacionado com o trabalho em turnos pode acometer até 32% dos trabalhadores que trabalham em turnos noturnos e 26% dos trabalhadores que trabalham em turnos rotativos.[141] Estima-se que 18% da população dos Estados Unidos podem estar envolvidos em trabalhos em turnos que caem, pelo menos parcialmente, fora do horário diurno das 6 às 18h.[142] É caracterizado por insônia ou SDE associado ao horário de trabalho que se sobrepõe ao tempo normal de sono e persiste por pelo

Quadro 10-11. DISTÚRBIOS DO SONO DO RITMO CIRCADIANO

Distúrbio do sono do ritmo circadiano, tipo atraso na fase do sono
Distúrbio do sono do ritmo circadiano, tipo avanço na fase do sono
Distúrbio do sono do ritmo circadiano, tipo irregularidade entre sono-vigília
Distúrbio do sono do ritmo circadiano, tipo livre curso
Distúrbio do sono do ritmo circadiano, tipo *jet lag*
Distúrbio do sono do ritmo circadiano, tipo relacionado com trabalho em turnos
Distúrbio do sono do ritmo circadiano como resultado de uma condição clínica
Outro distúrbio do ritmo circadiano do sono (distúrbio do ritmo circadiano não especificado)
Outro transtorno do ritmo circadiano do sono como resultado de uma medicação ou substância

Quadro 10-12. PARASSONIAS

Transtornos do Despertar (do sono NREM)

Despertares confusos
Sonambulismo
Terror noturno

Parassonias geralmente associadas ao sono REM

Distúrbio comportamental do sono REM (incluindo distúrbio de sobreposição de parassonia e estado dissociado)
Paralisia isolada do sono recorrente
Transtorno de pesadelo

Outras Parassonias

Transtornos dissociativos relacionados com o sono
Enurese do sono
Gemidos relacionados com o sono (catatrenia)
Síndrome da explosão da cabeça
Alucinações relacionadas com o sono
Distúrbio alimentar relacionado com o sono
Parassonia, não especificada
Parassonia como resultado de uma medicação ou substância
Parassonia como resultado de uma condição clínica

REM, movimento rápido dos olhos; NREM, movimento não rápido dos olhos.

---

menos 1 mês.[9] Isso tende a passar se o horário normal de sono for restabelecido.

Por último, o tipo *jet lag* de DSRC é uma condição temporária associada a viagens por pelo menos dois fusos horários, causando insônia ou SDE. Os primeiros sintomas geralmente ocorrem em 1 a 2 dias após a viagem e a resolução depende do numero de fusos horários atravessados e da direção da viagem; as viagens para o leste ou o adiantamento das fases são mais difíceis de ajustar do que as viagens para o oeste.[143]

Parassonias

Parassonias são movimentos indesejáveis ou fenômenos subjetivos que ocorrem seja ao adormecer, ao acordar ou durante o próprio sono. Esses fenômenos incluem ativação do sistema nervoso autonômico, movimentos, sonhos, emoções ou comportamentos anormais.[9] Como um grupo, as parassonias tendem a aparecer logo na infância e muitas vezes apresentam transformação constante e gradual, com resolução dos sintomas, o que sugere que a etiologia pode ser maturacional. A remissão espontânea com a idade é comum e geralmente não há anormalidades clínicas evidentes quando o indivíduo acometido está acordado. Poucas anormalidades fisiopatológicas foram identificadas para explicar as parassonias. Elas são classificados como distúrbios do despertar (durante o sono NREM) ou como parassonias relacionadas com o sono REM e estas parassonias (Quadro 10-12).

Terror noturno, sonambulismo e despertares confusos são distúrbios do despertar que geralmente ocorrem no primeiro terço da noite, predominam na infância e comumente diminuem de frequência com a idade.[144] A maioria desses desconfortos pode ser tratada com tranquilização ou melhora da higiene do sono. Uma intervenção farmacológica raramente é necessária.

Quadro 10-14. DISTÚRBIOS DO MOVIMENTO RELACIONADOS COM O SONO

Síndrome das pernas inquietas
Transtorno de movimentos periódicos dos membros
Cãibras nas pernas relacionadas com o sono
Bruxismo relacionado com o sono
Transtorno de movimento rítmico relacionado com o sono
Transtorno de movimento relacionado com o sono, não especificado
Distúrbio de movimento relacionado com o sono como resultado de medicação ou substância
Distúrbio de movimento relacionado com o sono como resultado de uma condição clínica

---

As parassonias relacionadas com o sono REM incluem distúrbio comportamental do sono REM (DCR), paralisia isolada do sono recorrente e distúrbio de pesadelo. O DCR é resultante da persistência do tônus muscular durante a fase REM e pode causar movimentos prejudiciais durante os sonhos. O DCR frequentemente é associado e pode preceder o início de distúrbios neurológicos como o mal de Parkinson ou a demência de corpúsculos de Lewy.[145] A PSG é indicada porque os pacientes com SAHOS podem ter despertares durante o sono REM que mimetizam o DCR.[146] O transtorno de pesadelo é caracterizado por episódios recorrentes de despertares do sono com lembranças de sonhos intensamente perturbadores, geralmente acompanhadas de emoções disfóricas como medo, ansiedade ou raiva, estado de alerta total ao acordar e recordação clara e imediata.[9] É comum na infância e na idade adulta e pode ser especialmente associado a eventos de estresse agudo e transtorno de estresse pós-traumático. O tratamento pode incluir tranquilização, terapia cognitivo-comportamental ou intervenção farmacológica.[147]

Diversos tipos de parassonias são associados especificamente a SAHOS ou ao tratamento de SAHOS (Quadro 10-13). Esses incluem despertares induzidos pela SAHOS durante sono REM que mimetizam DCR, com a ocorrência de comportamentos complexos ou violentos após o despertar relacionado com sonhos, e um segundo tipo que ocorre após um despertar durante o sono NREM, com comportamentos complexos ou violentos semelhantes que podem ser facilmente confundidos com distúrbios de despertar ou com uma convulsão. Os despertares induzidos por SAHOS no NREM podem levar a transtorno alimentar relacionado com o sono, que pode levar a uma piora das SAHOS. Outra parassonia associada é o ataque anóxico cerebral induzido pela SAHOS, ou convulsão noturna, que também pode se manifestar com o comportamento complexo ou violento do tipo parassonia. Finalmente, o uso do CPAP nasal para SAHOS pode resultar em um aumento significativo do sono REM, ou rebote do sono REM, que leva a despertares confusos, sonambulismo ou terror noturno.[9] Exceto quando houver suspeita de DCR, a PSG raramente é necessária nesses pacientes, a menos que haja suspeita de apneia do sono associada. No entanto, a PSG pode ser indicada em pacientes que relatam comportamentos violentos relacionados com o sono, SDE, quando os eventos são frequentes, a idade de início ou as manifestações clínicas são incomuns.[144]

Quadro 10-13. PARASSONIAS ASSOCIADAS A APNEIA DO SONO OBSTRUTIVA

Despertares de sono REM induzidos por SAHOS
Despertares de sono NREM induzidos por SAHOS
Ataques de anoxia cerebral induzida por SAHOS ou convulsões noturnas
Rebote do REM decorrente do uso de CPAP que leva a:
Despertares confusos
Sonambulismo
Terror noturno

CPAP, pressão positiva contínua nas vias aéreas; NREM, movimento dos olhos não rápido; REM, movimento rápido dos olhos; SAHOS, Apneia Obstrutiva do Sono.

Quadro 10-15. SINTOMAS ISOLADOS, VARIANTES APARENTEMENTE NORMAIS E QUESTÕES NÃO RESOLVIDAS

Pessoa que dorme muito
Pessoa que dorme pouco
Ronco
Sonilóquio
Mioclonia do início do sono (espasmos hípnicos)
Mioclonia Benigna do Sono da Infância
Tremor hipnagógico dos pés e alternância de ativação muscular da perna durante o sono
Mioclonia propriespinal no início do sono
Mioclonia fragmentária excessiva

Distúrbios do Movimento Relacionados com o Sono

Distúrbios do movimento relacionados com o sono são caracterizados por movimentos repetitivos que ocorrem durante o sono e levam a sua interrupção (Quadro 10-14). Entre os distúrbios mais comuns há a síndrome das pernas inquietas (SPI) e o transtorno de movimentos periódicos dos membros (TMPM).[148,149] A SPI é definida como uma sensação desconfortável nas pernas, que causa uma urgência para movê-las. Esse desconforto é agravado na ausência de atividade, ocorre mais comumente no final da tarde ou à noite e é aliviado pelo movimento. Em crianças, o histórico familiar de SPI ou a documentação por PSG de mais de cinco movimentos periódicos dos membros por hora pode auxiliar no diagnóstico.[150] Pesquisas atuais sobre a fisiopatologia da SPI envolveram os baixos níveis de ferro e a interrupção no sistema dopaminérgico nigroestriatal. Por essa razão, a avaliação deve incluir os níveis de saturação de ferritina e transferrina. A deficiência de ferro deve ser tratada para níveis de ferritina inferiores a 18 g/L ou cuja saturação de transferrina seja inferior a 16%.[151]

O TMPM é caracterizado por movimentos estereotipados repetitivos das pernas que ocorrem durante o sono e resultam em distúrbio do sono ou fadiga durante o dia.[152] Ao contrário da SPI, cujos sintomas ocorrem durante o dia, esses pacientes geralmente desconhecem os movimentos da perna ou o distúrbio do sono. Estima-se que a prevalência de TMPM seja de 4 a 11% das pessoas com idades entre 15 e 100 anos e há sinais de que aumenta com a idade.[149] Pelo fato de esses distúrbios também serem relacionados com mudanças no sistema dopaminérgico nigroestriatal, levanta-se a hipótese de que o início de TMPM possa sinalizar um declínio da função dopaminérgica.[149] Alguns estudos mostram redução na TMPM com tratamento com clonazepam (mecanismo desconhecido) e antagonista da dopamina.[153-156]

Sintomas Isolados, Variantes Aparentemente Normais, Questões não Solucionadas

As questões destacadas nesse grupo são aquelas que ainda estão figuradas entre o sono normal e o anormal (Quadro 10-15).[9] Nesse grupo estão incluídos os que dormem por longo tempo, que geralmente dormem mais de 10 horas por dia, e aqueles que dormem pouco, geralmente 5 horas por dia ou menos; as definições de tempo de sono para pacientes pediátricos são ajustadas conforme a idade. Certo número de condições associadas a mioclonia ou espasmos durante o sono também está incluído nesta seção, como o ronco.

O ronco é diagnosticado quando seu ruído audível é relatado por um observador e não há queixas de SDE, insônia ou interrupção do sono. Em 2005, a National Sleep Foundation realizou uma pesquisa e revelou que 59% dos 1.500 adultos relataram que roncavam.[157] Em 1993, o *Wisconsin Sleep Cohort Study* relatou que o ronco ocorre em 28% das mulheres adultas e 44% dos homens adultos.[32] A prevalência de ronco habitual nas populações pediátricas foi relatada como menor, de 7% a 13% em crianças de até 4 anos[158] e 10% em alunos do ensino fundamental e médio.[126] Embora o tratamento para o ronco tenha sido concentrado classicamente no alívio dos sintomas socialmente preocupantes, dados recentes sugerem que pacientes com ronco habitual têm desfechos neurocognitivos mais baixos – incluindo redução na atenção, na memória e nos escores de inteligência – e aumento da hiperatividade comportamental em relação àqueles indivíduos que não roncam.

CONCLUSÃO

Embora a maioria dos pacientes encaminhados para o otorrinolaringologista sofra de algum distúrbio respiratório do sono, uma coorte significativa pode também sofrer de outros distúrbios do sono que incluem higiene inadequada do sono, insônia, distúrbios do ritmo circadiano e distúrbio do movimento dos membros. O diagnóstico de distúrbios concomitantes do sono nos permitirá tratar os pacientes com SDE de maneira eficaz e pode ser muito importante na avaliação de pacientes com doenças persistentes após o tratamento clínico ou cirúrgico.

Para consultar a lista completa de referências, acesse www.expertconsult.com.

LEITURA SUGERIDA

Allen RP, Picchietti D, Hening WA, et al: Restless legs syndrome: diagnostic criteria, special considerations, and epidemiology. A report from the Restless Legs Syndrome Diagnosis and Epidemiology Workshop at the National Institutes of Health. *Sleep Med* 4(2):101–119, 2003.

American Academy of Sleep Medicine: *International classification of sleep disorders. diagnostic and coding manual*, ed 2, Westchester, IL, 2005, American Academy of Sleep Medicine.

Arand D, Bonnet M, Hurwitz T, et al: The clinical use of the MSLT and MWT. *Sleep* 28(1):123–144, 2005.

den Herder C, van Tinteren H, de Vries N: Sleep endoscopy versus modified Mallampati score in sleep apnea and snoring. *Laryngoscope* 115(4):735–739, 2005.

Eiser AS: Dream disorders and treatment. *Curr Treat Options Neurol* 9(5):317–324, 2007.

Ferguson KA, Cartwright R, Rogers R, et al: Oral appliances for snoring and obstructive sleep apnea: a review. *Sleep* 29(2):244–262, 2006.

Friedman M, Ibrahim H, Joseph NJ: Staging of obstructive sleep apnea/hypopnea syndrome: a guide to appropriate treatment. *Laryngoscope* 114(3):454–459, 2004.

Kezirian EJ, Goldberg AN: Hypopharyngeal surgery in obstructive sleep apnea: an evidence-based medicine review. *Arch Otolaryngol Head Neck Surg* 132(2):206–213, 2006.

Kezirian EJ, Weaver EM, Yueh B, et al: Incidence of serious complications after uvulopalatopharyngoplasty. *Laryngoscope* 114(3):450–453, 2004.

Kryger MH, Roth T, Dement WC, editors: *Principles and practice of sleep medicine*, ed 4, Philadelphia, 2005, WB Saunders, pp 659–672.

Kushida CA, Littner MR, Morgenthaler T, et al: Practice parameters for the indications for polysomnography and related procedures: an update for 2005. *Sleep* 28(4):499–521, 2005.

Li KK, Powell N, Riley R: Postoperative management of the obstructive sleep apnea patient. *Oral Maxillofac Surg Clin North Am* 14(3):401–404, 2002.

Littner M, Hirshkowitz M, Davila D, et al: Practice parameters for the use of auto-titrating continuous positive airway pressure devices for titrating pressures and treating adult patients with obstructive sleep apnea syndrome. An American Academy of Sleep Medicine report. *Sleep* 25(2):143–147, 2002.

Marin JM, Carrizo SJ, Vicente E, et al: Long-term cardiovascular outcomes in men with obstructive sleep apnoea-hypopnoea with or without treatment with continuous positive airway pressure: an observational study. *Lancet* 365(9464):1046–1053, 2005.

Mindell JA, Kuhn B, Lewin DS, et al: American Academy of Sleep Medicine. Behavioral treatment of bedtime problems and night wakings in infants and young children. *Sleep* 29(10):1263–1276, 2006.

National Institutes of Health: National Institutes of Health State of the Science Conference Statement on Manifestations and Management of Chronic Insomnia in Adults, June 13-15, 2005. *Sleep* 28(9):1049–1057, 2005.

Nordgard S, Hein G, Stene BK, et al: One-year results: palatal implants for the treatment of obstructive sleep apnea. *Otolaryngol Head Neck Surg* 136(5):818–822, 2007.

Overeem S, Mignot E, van Dijk JG, et al: Narcolepsy: clinical features, new pathophysiologic insights, and future perspectives. *J Clin Neurophysiol* 18(2):78–105, 2001.

Patil SP, Schneider H, Schwartz AR, et al: Adult obstructive sleep apnea: pathophysiology and diagnosis. *Chest* 132(1):325–337, 2007.

Riley RW, Powell NB, Guilleminault C: Obstructive sleep apnea syndrome: a review of 306 consecutively treated surgical patients. *Otolaryngol Head Neck Surg* 108(2):117–125, 1993.

Roth T: Insomnia: definition, prevalence, etiology, and consequences. *J Clin Sleep Med* 3(Suppl 5):S7–S10, 2007.

Sack RL, Auckley D, Auger RR, et al: American Academy of Sleep Medicine: Circadian rhythm sleep disorders: part II, advanced sleep phase disorder, delayed sleep phase disorder, free-running disorder, and irregular sleep-wake rhythm: an American Academy of Sleep Medicine review. *Sleep* 30(11):1484–1501, 2007.

Sheldon SH, Ferber R, Kryger MH: *Principles and practice of pediatric sleep medicine*, Philadelphia, 2005, Saunders.

Woodson BT, Franco R: Physiology of sleep disordered breathing. *Otolaryngol Clin North Am* 40(4):691–711, 2007.

Woodson BT, Robinson S, Lim HJ: Transpalatal advancement pharyngoplasty outcomes compared with uvulopalatopharyngoplasty. *Otolaryngol Head Neck Surg* 133(2):211–217, 2005.

PARTE II

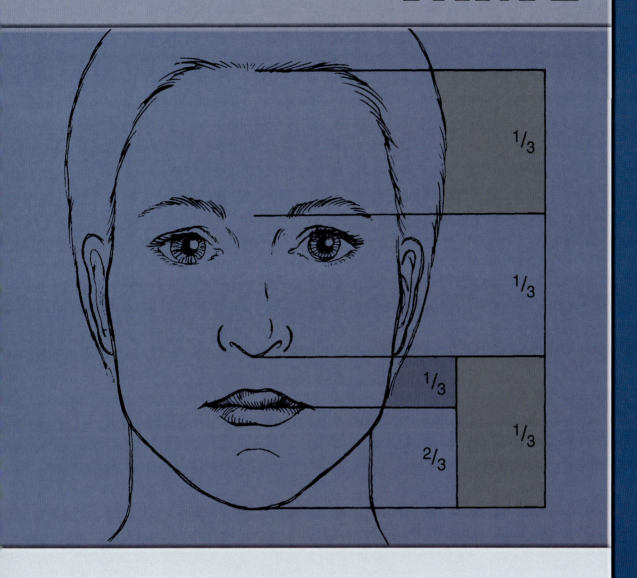

Cirurgia Facial Plástica e Reconstrutiva

SEÇÃO 1 ■ CIRURGIA FACIAL

Análise Estética Facial

11

Marc S. Zimbler

Pontos-chave

- É fundamental o cirurgião plástico ou o reconstrutivo saberem fazer detalhadamente a análise estética facial.
- Os nomes dos pontos de referência nos tecidos moles e anatômicos precisam ser claros e ser a linguagem básica adotada pelos cirurgiões.
- Os ângulos nasal e nasofacial são essenciais na análise e no planejamento da rinoplastia.
- As subunidades estéticas e as linhas de tensão da pele relaxada são imprescindíveis no planejamento das incisões e dos reparos cirúrgicos.

Ao longo da história, a humanidade tem tentado estabelecer o conceito de beleza. Os poetas, os filósofos e os artistas têm ponderado sobre essa qualidade de difícil definição, enquanto tentam quantificar o que é evidente para todos nós. Como cirurgiões, no entanto, é necessário que tenhamos uma abordagem mais científica da beleza para formularmos planos cirúrgicos com resultados bem-sucedidos. Pontos de referência em comum são essenciais para a comunicação com colegas e para o registro no prontuário médico. Além disso, precisamos ser capazes de definir com precisão características específicas que se desviam do padrão considerado normal, de modo a identificar anomalias congênitas e deformidades faciais.

Desde o Antigo Egito, idealizam-se as proporções estéticas faciais na arte. No entanto, não foi apenas até a era da filosofia grega que o estudo da beleza se tornou uma disciplina formal. Para Platão e Aristóteles, a beleza significava simetria, harmonia e geometria. No século V a. C., o escultor grego Policleto definiu a "beleza perfeita" como a mútua harmonia de todas as partes. Assim, nada poderia ser adicionado ou subtraído. Tais proporções harmônicas eram mantidas como sendo belas em si mesmas, independentes de qualquer observador.

Estas ideias foram posteriormente revistas pelos artistas da Renascença, que começaram a definir as proporções ideais para a forma humana. Este exemplo é muito evidente nos desenhos de Leonardo da Vinci e seu *Homem Vitruviano* (Fig. 11-1). Foi da Vinci quem formulou as proporções faciais ideais por meio do estudo da anatomia e dividiu o perfil em terços iguais (Fig. 11-2). A precisão científica de Leonardo rivalizava com a de Vesalius, e a beleza da arte de da Vinci permanece inquestionável. Outro artista da Renascença inspirado pela noção vitruviana de proporções perfeitas foi o impressor alemão Albrecht Dürer, que usou seu próprio dedo como uma unidade de medida para construir um sistema proporcional para todo o corpo. Em 1528, Dürer publicou um tratado em quatro livros sobre as proporções humanas, no qual ele dividiu o perfil facial em quatro partes iguais e reconheceu que o comprimento do nariz é igual ao da orelha.

Os cânones artísticos impostos na Antiguidade e durante a Renascença dominaram a arte ocidental por séculos. No século XX, os antropometristas Leslie Farkas et al.[1] desafiaram estes cânones clássicos quando mediram as proporções faciais de 200 mulheres, incluindo 50 modelos. Concluiu-se que alguns dos cânones não são nada além de idealizações artísticas. No entanto, embora fatores sociais e culturais influenciem o conceito de beleza em cada geração, esses cânones estéticos têm resistido ao tempo. Atualmente, os parâmetros estabelecidos na literatura de cirurgia plástica facial baseiam-se predominantemente nos trabalhos de Powell e Humphreys,[2] que em 1984 resumiram esse tópico em um único texto, chamado *Proporções estéticas da face*.

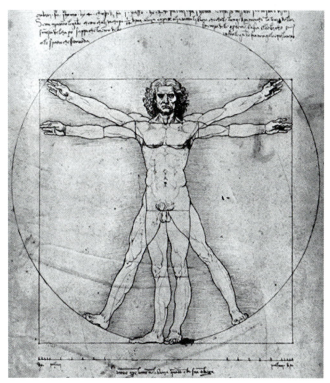

FIGURA 11-1. Proporções do corpo de acordo com Vitruvius, 1.490 a. C.; estudo de Leonardo da Vinci. Caneta e tinta com toques de uma camada de tinta sobre estilete, 34,4 x 24,5 cm. (Cortesia da Galleria dell'Academia, inv. 228, Veneza, Itália)

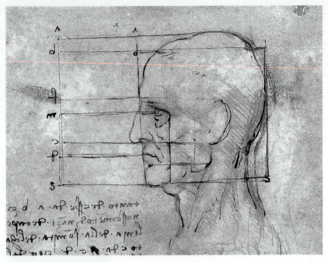

FIGURA 11-2. Proporções da cabeça, 1.490 a. C.; estudo de Leonardo da Vinci. Pena e tinta sobre giz negro, 28,0 × 22,2 cm. (Cortesia da Galleria dell´Academia, inv.236v., Veneza, Itália).

> **Quadro 11-2. PONTOS DE REFERÊNCIA CEFALOMÉTRICOS**
>
> Sela (S): Ponto médio da fossa hipofisária
> Orbital (Or): Ponto mais inferior da margem infraorbital
> Pório (P): Ponto mais superior do meato auditivo externo
> Condílio (Cd): Ponto mais superior da cabeça do côndilo mandibular
> Articulado (Ar): Ponto de intersecção da margem posterior do ramo ascendente da mandíbula e da margem externa da base do crânio.
> Espinha nasal anterior (ENA)
> Espinha nasal posterior (ENP)
> Ponto A, subespinal (A): Ponto mais profundo na concavidade da pré-maxila
> Próstio (Pr): Ponto mais inferior e anterior da porção alveolar da pré-maxila
> Infradental (Id): Ponto mais superior e anterior da porção alveolar da mandíbula
> Ponto B, supramentoniano (B): Ponto mais posterior no contorno externo do processo alveolar mandibular
> Pogônio (Pg): Ponto mais anterior do queixo ósseo na linha média
> Gnátio (Gn): Ponto entre os pontos mais anteriores (Pg) e inferiores (Me) no queixo
> Mento (Me): Ponto mais inferior na mandíbula
> Gônio (Go): Ponto médio no ângulo da mandíbula.

MARCOS ANATÔMICOS E PONTOS DE REFERÊNCIA

A análise facial depende tanto do tecido mole quanto dos pontos de referência esqueléticos. Os pontos de referência no tecido mole são mostrados na Figura 11-3 e listados no Quadro 11-1. Os pontos de referência esqueléticos são definidos pela análise cefalométrica e mostrados na Figura 11-4 e listados no Quadro 11-2. A raiz e o dorso nasal têm vários nomes de identificação. Por isso, o leitor deve estar consciente de diferenças sutis, porém importantes. São exemplos o násio, o rádix (raiz), o rínio e a sela.

O plano horizontal de Frankfurt (Fig. 11-5) é o ponto de referência padrão para os pacientes posicionados para fotografias e radiografias cefalométricas. A *linha de Frankfurt* é traçada da margem superior do canal auditivo externo para a borda inferior da região infraorbital, no ponto e na transição entre a pálpebra inferior e a pele da bochecha, enquanto o olhar do paciente está paralelo ao chão.

> **Quadro 11-1. PONTOS DE REFERÊNCIA ANATÔMICOS DOS TECIDOS MOLES**
>
> Tríquio (Tr): Raiz dos cabelos anterior na linha média
> Glabela (G): Ponto mais proeminente da testa em perfil
> Násio (N): Depressão mais profunda na raiz do nariz; tipicamente corresponde à sutura nasofrontal
> Rádix: Raiz do nariz, uma região e não um ponto; parte de uma curva ininterrupta que começa na borda orbital superior e continua ao longo da parede nasal lateral.
> Rínio (R): Tecido mole da junção osteocartilaginosa no dorso nasal.
> Sela: Junção osteocartilaginosa no dorso nasal
> *Supratip*: Ponto cefálico a ponta nasal
> Ponta nasal (PN): A rigor, a projeção mais anterior do nariz em perfil
> Subnasal (Sn): Junção da columela e do lábio superior
> Labrale superior (Ls): Borda do vermelhão do lábio superior
> Estômio (E): Porção central da lacuna interlabial
> Estômio superior: Ponto mais inferior do vermelhão do lábio superior
> Estômio inferior: Ponto mais superior do vermelhão do lábio inferior
> Labrale inferior (Li): Borda do vermelhão do lábio inferior
> Sulco mentolabial (Si): Ponto mais posterior entre o lábio inferior e o queixo
> Pogônio (Pg): Ponto de tecido mole na linha média mais anterior do queixo
> Mento (Me): Ponto de tecido mole mais inferior do queixo
> Ponto cervical (C): Ponto mais interno entre a área submentoniana e o pescoço

PROPORÇÕES FACIAIS

A avaliação inicial da face contempla a simetria, que raramente é perfeita quando se comparam as metades através de um plano mesossagital (Fig. 11-6). No entanto, os pontos na linha média devem estar sobre o eixo central. A largura facial é avaliada dividindo-se a face em quintos iguais (Fig. 11-7). A largura de um olho deve ser igual a um quinto da largura total da face e a mesma da distância intercantal ou da largura da base nasal.

A altura da face costuma ser avaliada por um destes dois métodos. O primeiro método divide a face em terços iguais (Fig. 11-8), conforme descrito por da Vinci. As medidas são feitas na linha média, do tríquio até a glabela, da glabela para o subnasal e do subnasal até o mento. O segundo método exclui o terço superior da face, devido à variabilidade comum da posição da raiz dos cabelos. As medidas são feitas do násio (em contraposição à glabela) até o subnasal e do subnasal até o mento (Fig. 11-9). Com esse método, a parte medial da face representa 43% da altura, com a parte inferior da face respondendo por 57%.

ANÁLISE DE SUBUNIDADE

A face é dividida em unidades estéticas (Fig. 11-10) que são posteriormente repartidas em subunidades. As principais unidades classicamente definidas para a análise facial são a testa, os olhos, o nariz, os lábios, o queixo, as orelhas e o pescoço. As unidades e as subunidades baseiam-se na espessura, na cor e na textura da pele, além do contorno das estruturas abaixo dela. Um planejamento preciso das incisões cirúrgicas e das reconstruções requer a análise de toda a unidade ou subunidade. As incisões paralelas às linhas de tensão da pele relaxada (LTPR; Fig. 11-11) e dentro dos limites das unidades ou subunidades resultam em cicatrizes mais favoráveis.

TESTA

Os limites da testa vão da raiz dos cabelos até a glabela e compõem o terço superior da face. A anatomia do contorno da testa é mais esteticamente agradável com uma delicada convexidade no perfil. O ângulo nasofrontal (Fig. 11-12) é criado por uma linha tangencial à glabela através do násio e fazendo uma intersecção com uma linha tangencial com o dorso nasal. A medida estética desse ângulo varia de 115 a 135 graus.

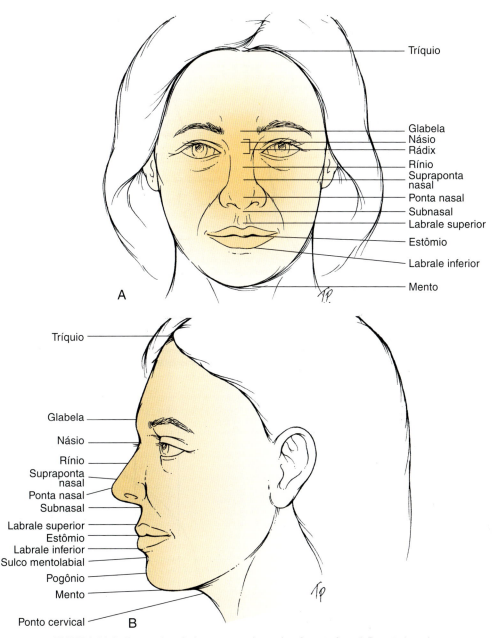

FIGURA 11-3. Pontos de referência nos tecidos moles. **A,** visão frontal. **B,** visão lateral.

OLHOS

O formato ideal das sobrancelhas segue um arco suave e delicadamente curvo. A sobrancelha deve começar medialmente em uma configuração ligeiramente semelhante a um traço e continuar-se com um afilamento gradual na direção da sua extremidade lateral. A posição lateral para uma mulher é bem acima da margem supraorbitária, enquanto, para um homem, na margem ou próxima a ela. A borda medial da sobrancelha encontra-se em uma linha perpendicular que passa através da porção mais lateral da asa do nariz e aproximadamente 10 mm acima do canto medial do olho (Fig. 11-13). Em mulheres, o ponto mais alto do arco da sobrancelha está em uma linha traçada tangencialmente a partir do limbo lateral. No entanto, essa posição ideal da sobrancelha pode variar conforme as tendências da moda e o ponto mais alto, na verdade, se encontrar em qualquer parte desde o limbo lateral até o canto lateral. Segundo Sheen,[3] o arco da sobrancelha é mais agradável quando ele se estende como uma linha ininterrupta da testa até a ponta nasal lateral (Fig. 11-14).

Os limites das órbitas estão no terço inferior da parte superior da face e no terço superior da parte medial da face. A largura de um olho do canto medial para o canto lateral deve ser igual a um quinto da largura facial. A distância intercantal deve ser igual à largura de um olho. As distâncias intercantais para as mulheres e os homens são de 25,5 a 37,5 mm e 26,5 a 38,7 mm, respectivamente. Em geral, o olho deve ter o formato de uma amêndoa, com o canto lateral ligeiramente mais superior do que o canto medial. A abertura palpebral média é de 10 a 12 mm em altura e 28 a 30 mm em largura. A dobra da pálpebra superior é a linha criada pela inserção da aponeurose do músculo elevador da pálpebra e do septo orbital dentro do músculo orbicular do olho e da derme. A localização da dobra é, em média, aproximadamente 11 mm a partir da linha ciliar, mas pode variar entre 7 e 15 mm. A pálpebra superior normalmente cobre uma pequena porção da íris, mas não a pupila. A pálpebra inferior está 1 a 2 mm da íris no olhar neutro, com a esclera invisível abaixo da margem da íris.

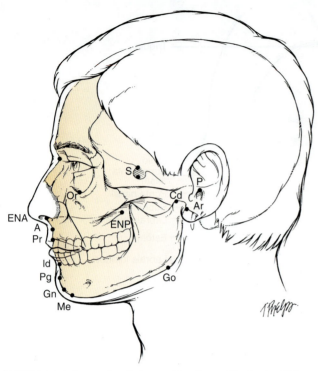

FIGURA 11-4. Pontos de referência cefalométricos. Ver Quadro 11-2 para as definições de todas as abreviaturas.

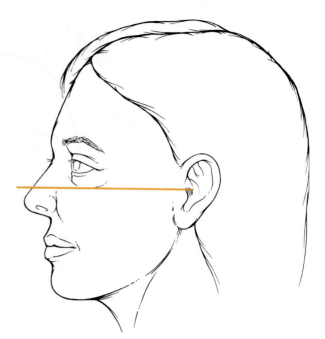

FIGURA 11-5. Plano horizontal de Frankfurt. Uma linha é traçada da margem superior do canal auditivo externo até a margem mais inferior da região infraorbitária.

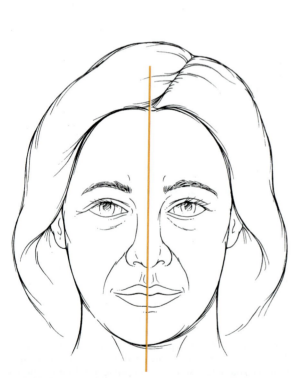

FIGURA 11-6. Simetria facial através do plano mesossagital.

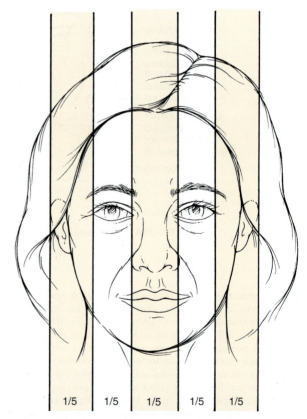

FIGURA 11-7. Largura facial. A largura facial é dividida em quintos iguais.

11 | ANÁLISE ESTÉTICA FACIAL   181

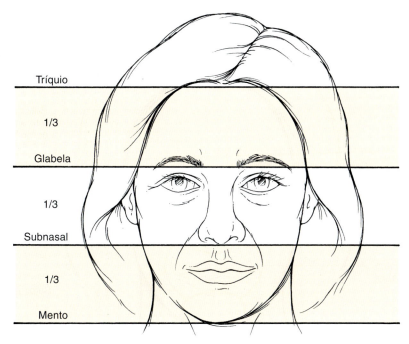

FIGURA 11-8. Altura facial. A altura da face é dividida em terços iguais. Do tríquio até a glabela, da glabela até o subnasal e do subnasal até o mento.

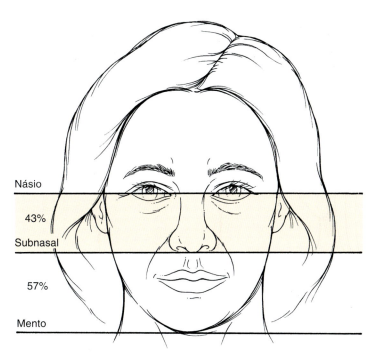

FIGURA 11-9. Altura da face medial e inferior. A divisão da altura é desigual e medida do násio até o subnasal e do subnasal até o mento.

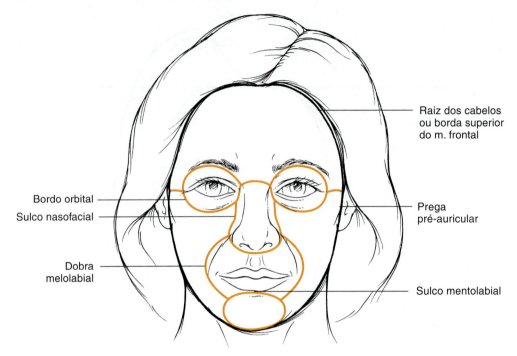

FIGURA 11-10. Unidades estéticas da face.

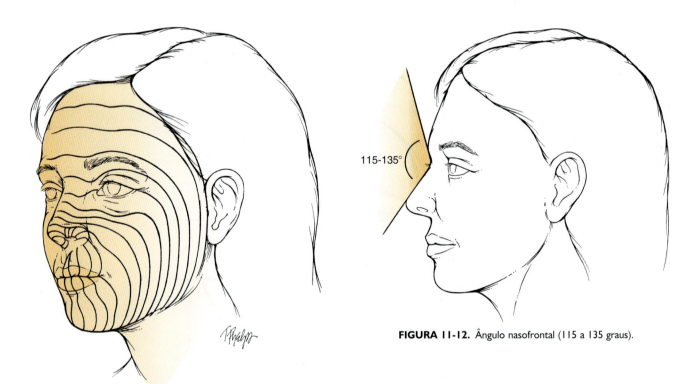

FIGURA 11-11. Linhas de tensão da pele relaxadas.

FIGURA 11-12. Ângulo nasofrontal (115 a 135 graus).

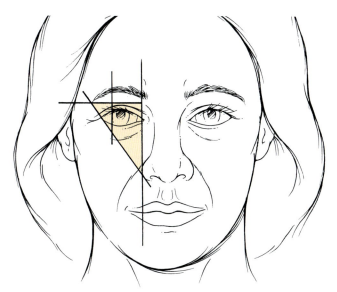

FIGURA 11-13. Posição ideal da sobrancelha. A porção medial encontra-se ao longo da tangente horizontal com o canto medial e a asa do nariz. O ponto mais alto do arco da sobrancelha está localizado acima do limbo lateral.

NARIZ

Os limites do nariz estão dentro do terço médio da face. Na visualização lateral, o ponto de início do nariz começa no násio, que a rigor se localiza no mesmo nível da dobra palpebral superior (Fig. 11-3), e termina no subnasal. Pelo fato de o nariz ser central e a unidade estética da face mais proeminente, ele sempre é analisado em relação com as outras estruturas faciais, principalmente o queixo, os lábios e as sobrancelhas. As subunidades topográficas do nariz (Fig. 11-15) foram descritas por Burget[4] e são essenciais no planejamento de procedimentos reconstrutivos. As bordas das subunidades nasais permitem a camuflagem de cicatrizes quando as incisões se encontram ao longo de suas margens.

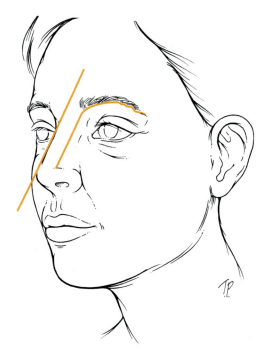

FIGURA 11-14. Uma linha estética ininterrupta vai da sobrancelha até a ponta do nariz.

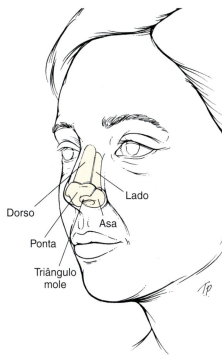

FIGURA 11-15. Subunidades estéticas nasais adaptadas da descrição de Burget.

RELAÇÕES NASOFACIAIS

Powell e Humphreys[2] formularam relações entre o nariz e a face e incluíram o ângulo nasofrontal, o ângulo nasolabial e o ângulo nasomentoniano. O ângulo nasofrontal (ver Fig. 11-12) já foi descrito anteriormente neste capítulo. O â*ngulo nasolabial* define a inclinação angular da columela conforme ela se encontra com o lábio superior. O ângulo é formado entre a interseção de uma linha tangencial ao labial superior e o subnasal e uma linha tangencial ao subnasal e o ponto mais anterior da columela (Fig. 11-16). Tal ângulo deve medir 95 a 110 graus em mulheres e 90 a 95 graus em homens. O ângulo *nasofacial* é a inclinação do dorso nasal com relação ao plano facial (Fig. 11-17). Ele representa o ângulo formado a partir de uma linha vertical tangencial à glabela através do pogônio, fazendo uma interseção a uma linha proveniente do násio através da ponta nasal. A rigor, esse ângulo mede 36 graus, mas ele pode variar de 30 a 40 graus. O ângulo *nasomentoniano* descreve o ângulo formado por uma linha tangencial do násio até a ponta nasal, fazendo uma interseção com uma linha proveniente da ponta nasal até o pogônio (Fig. 11-18). A variação deste ângulo é de 120 a 132 graus, e ele pode ser impreciso se a posição do queixo ou dos lábios estiver em desarmonia.

Rotação e Projeção Nasal

A rotação e a projeção nasal são medidas essenciais na determinação da estética nasal. A rotação da ponta nasal geralmente ocorre ao longo de um arco produzido por um raio com o centro no canal auditivo externo (Fig. 11-11). Ela aumenta ao longo da porção superior do arco e diminui ao longo da porção inferior. Vários métodos têm sido utilizados para analisar a projeção da ponta nasal e definir o comprimento do nariz. Simmons[5] mediu a projeção da ponta nasal com relação ao comprimento do lábio superior (Fig. 11-20). A projeção nasal é aproximadamente igual ao comprimento do lábio superior, proporcionando uma relação de 1:1. O método de Goode[2] usa uma linha vertical traçada do násio até o sulco alar, uma linha perpendicular desde o sulco alar até a ponta do nariz, e uma linha da ponta do nariz de volta para o násio (Fig. 11-21). A relação comparando o comprimento da linha perpendicular (sulco alar até a ponta nasal) com a do

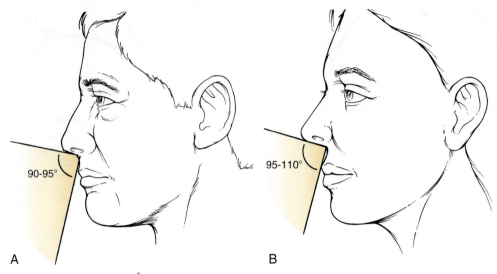

FIGURA 11-16. Ângulo nasolabial. **A,** Homem, 90 a 95 graus. **B,** Mulher, 95 a 110 graus.

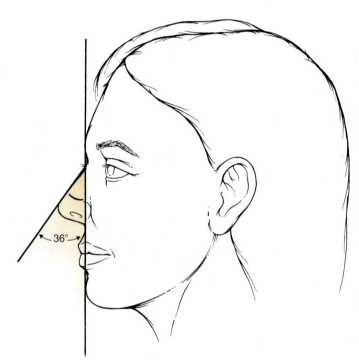

FIGURA 11-17. Ângulo nasofacial: 30 a 40 graus.

comprimento nasal (násio até a ponta nasal) deve ser de 0,55 a 0,6. Quando tais relações são observadas, o ângulo nasofacial é de aproximadamente 36 graus. Crumley e Lanser[6] usam um método similar e usam um triângulo 3-4-5, no qual a hipotenusa é o comprimento nasal e a projeção, o braço menor do triângulo.

Complexo Alar-Columelar

Na visualização lateral, a razão ala/lóbulo é considerada ideal em 1:1 (Fig. 11-22). Uma columela pendente de 3 a 5 mm é considerada aceitável. Do ponto de vista basal, o nariz deve ser triangular e é dividido em três unidades equivalentes (Fig. 11-23).

LÁBIOS

Os limites dos lábios são contidos dentro do terço inferior da face. O lábio superior é medido do subnasal até o estômio superior. Enquanto isso, o lábio inferior e o queixo são medidos do estômio inferior até o mento (Fig. 11-24). As subunidades dos lábios são bem definidas (Fig. 11-25), enquanto a altura do lábio superior relativa ao lábio inferior deve ter uma relação de aproximadamente 1:2. A posição horizontal do lábio pode ser determinada por dois métodos em separado: o primeiro desenha uma linha do subnasal através do labrale inferior até o pogônio (Fig. 11-26) e uma linha perpendicular através do ponto mais anterior de cada lábio definindo sua posição horizontal. Além disso, os lábios superior e inferior devem estar 3,5 e 2,2 mm anteriores a esta linha, respectivamente. O segundo método usa o ângulo nasomentoniano para determinar a posição horizontal do lábio, e os lábios devem recair logo por trás desta linha a uma distância de 4 mm para o lábio superior e 2 mm para o lábio inferior (Fig. 11-18).

11 | ANÁLISE ESTÉTICA FACIAL 185

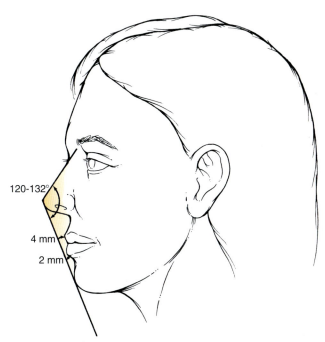

FIGURA 11-18. Ângulo nasomentoniano: 120 a 132 graus. Os lábios devem estar logo por trás desta linha a uma distância de 4 mm para o lábio superior e 2 mm para o inferior.

QUEIXO

Os limites do queixo encontram-se no terço inferior da face e podem ser medidos a partir do sulco mentolabial até o mento. O queixo é uma unidade facial fundamental quando se analisam o nariz ou o pescoço. A maioria das análises de rinoplastia começa com a posição apropriada do queixo com relação a projeção nasal e a harmonia facial. Gonzalez-Ulloa[7] descreveu a posição ideal do queixo com uma linha tangencial através do násio ao pogônio, que é quase que perpendicular ao plano horizontal de Frankfurt (Fig. 11-27). Um método alternativo para a análise da posição do queixo é descrito na seção sobre o lábio (Fig. 11-26). Em tal

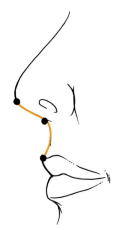

FIGURA 11-20. Usando o método de Simons, a projeção nasal é aproximadamente igual ao comprimento do lábio superior, com uma relação de 1:1.

método, o sulco mentolabial encontra-se aproximadamente 4 mm por trás dessa linha.

PESCOÇO

O pescoço ideal tem a mandíbula bem definida do pogônio até o ângulo da mandíbula com um ângulo mentocervical agudo. Esse ângulo é produzido traçando-se uma linha da glabela até o pogônio e fazendo uma interseção desta com uma linha tangencial do mento até o ponto cervical (Fig. 11-28). Define-se *ponto cervical* como o mais profundo entre o submento e o pescoço. Também é importante avaliar a posição do queixo quando se analisa o pescoço, pois um ângulo mentocervical obtuso pode causar a percepção de pouca projeção do queixo.

ORELHAS

A largura da orelha é de aproximadamente a metade de seu comprimento. O comprimento da orelha deve se aproximar ao comprimento do nariz, medido do násio até o subnasal. A margem superior da orelha reside ao nível da sobrancelha, enquanto sua margem inferior está ao nível das asas do nariz. O eixo longo da

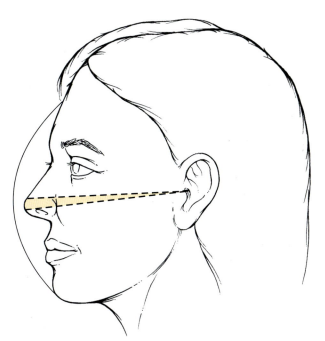

FIGURA 11-19. A rotação da ponta nasal geralmente ocorre ao longo de um arco produzido por um raio com o centro no canal auditivo externo.

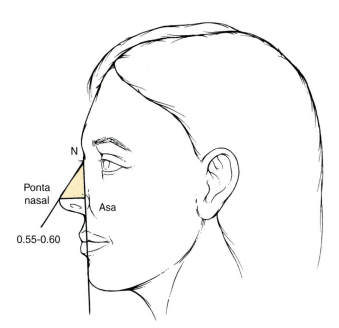

FIGURA 11-21. Método de Goode para traçar a projeção da ponta. N, násio.

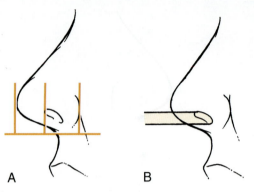

FIGURA 11-22. Asa nasal. **A,** A relação asa/lóbulo deve ser de 1:1. **B,** A columela é mostrada entre 3 a 5 mm.

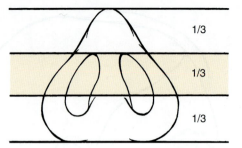

FIGURA 11-23. Base nasal dividida em terços iguais.

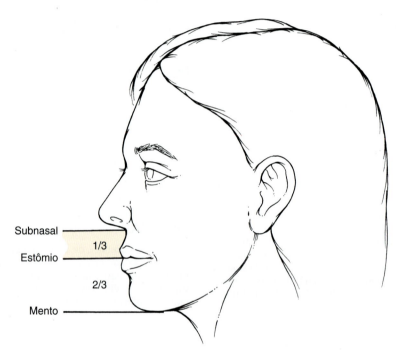

FIGURA 11-24. Relação do lábio e dos terços faciais inferiores.

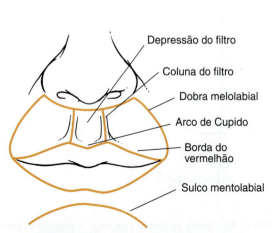

FIGURA 11-25. Subunidades estéticas do lábio.

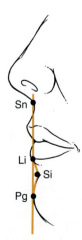

FIGURA 11-26. Posição horizontal do lábio. O sulco mentolabial (Si) deve se encontrar 4 mm posterior a uma linha vertical traçada do subnasal (Sn) através do labrale inferior (Li) e estendendo-se para o pogônio (Pg).

11 | ANÁLISE ESTÉTICA FACIAL 187

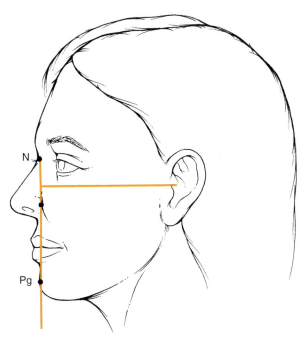

FIGURA 11-27. O meridiano zero de Gonzalez-Ulloa. A posição ideal do queixo está em uma linha vertical do násio (N) até o pogônio (Pg), que é perpendicular à horizontal de Frankfurt.

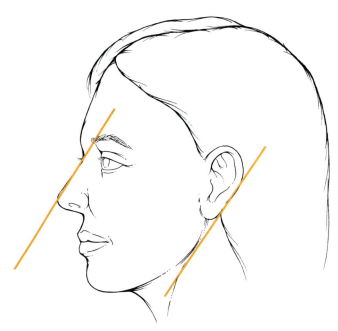

FIGURA 11-29. O eixo longo das orelhas faz um paralelo ao eixo longo do dorso nasal.

orelha é paralelo ao eixo longo do dorso nasal (Fig. 11-29). Além disso, nota-se que ele tem uma rotação posterior de aproximadamente 15 graus a partir do plano vertical. A orelha faz uma protrusão do crânio a um ângulo de aproximadamente 20 a 30 graus, que usualmente traduz-se em uma medida de 15 a 25 mm da hélice até a pele da mastoide.

PELE E ENRUGAMENTO

Quando se analisa a face, a avaliação da pele merece atenção especial. A textura, a espessura, a elasticidade e o dano solar são todos fatores críticos que contribuem para a aparência facial em geral. Em 1988, Fitzpatrick[8] estabeleceu uma classificação de tipo de pele (Tabela 11-1), e em 1994 Glogau[9] categorizou o fotoenvelhecimento da pele (Quadro 11-3). No entanto, no exame da pele, a análise das rugas faciais é mais importante. A ruga tem origem em várias causas, que podem ser o envelhecimento cronológico, o fotoenvelhecimento ou o dano solar, além da dobradura da pele secundária a perda de um suporte esquelético ou de tecido mole. As linhas faciais hiperdinâmicas (Fig. 11-30) são rugas específicas geradas pelo movimento dos músculos faciais ao longo do tempo. São exemplos destas as dobras horizontais na testa, os pés-de-galinha e as linhas glabelares. Cada linha é causada pela contração repetitiva da musculatura subjacente. As linhas hiperdinâmicas devem ser distinguidas de outras linhas faciais, como a dobra melolabial, o sulco mentolabial e as finas rugas que se entrecruzam encontradas na bochecha e sob as pálpebras.

IMAGENS COMPUTADORIZADAS E FOTOGRAFIA DIGITAL

Avanços tecnológicos na fotografia digital e nos gráficos computadorizados revolucionaram a maneira como muitos cirurgiões obtêm e processam as fotografias dos pacientes. A disponibilidade

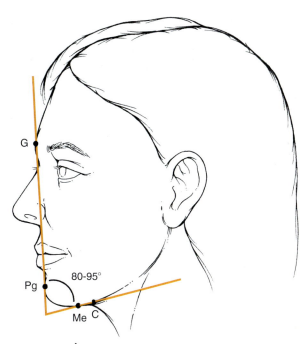

FIGURA 11-28. Ângulo mentocervical (80 a 95 graus). C, ponto cervical; G, glabela; M, mento; Pg, pogônio.

TABELA 11-1. Classificação de Fitzpatrick de Tipo de Pele Reativa ao Sol

Tipo de Pele	Cor da Pele	Características
I	Branca	Sempre se queima, nunca se bronzeia
II	Branca	Geralmente se queima, bronzeia-se com dificuldade
III	Branca	Algumas vezes queima-se, algumas vezes bronzeia-se
IV	Branca	Raramente se queima, bronzeia-se com facilidade
V	Marrom	Raramente se queima, bronzeia-se com facilidade
VI	Negra	Nunca se queima, sempre se bronzeia

Quadro 11-3. CLASSIFICAÇÃO DE FOTOENVELHECIMENTO DE GLOGAU

Tipo I: Nenhuma ceratose, poucas rugas, entre 20 a 30 anos, raramente usa maquiagem.
Tipo II: Lentigos precoces, rugas ao movimento, entre 30 e 40 anos, algumas vezes usa maquiagem.
Tipo III: Fotoenvelhecimento avançado, rugas presentes em repouso, entre 50 e 60 anos, sempre usa maquiagem.
Tipo IV: Fotoenvelhecimento grave, rugas profundas, entre 60 e 70 anos, a maquiagem apresenta benefícios mínimos.

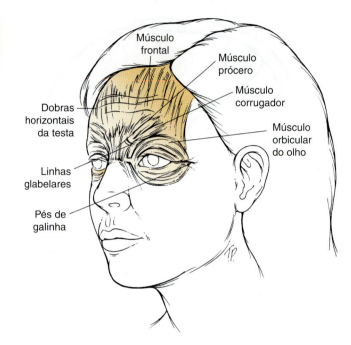

FIGURA 11-30. Linhas faciais hiperdinâmicas causadas pela contração repetida dos músculos subjacentes.

imediata das fotografias para revisão e a capacidade de gerar imagens modificadas pelo computador proporcionam um meio fácil e eficaz de análise pré-operatória. As consultas de rotina no consultório costumam contemplar "exames de imagens" do paciente, que se tornaram um instrumento vital para a orientação pré-operatória. Elas também proporcionam ao cirurgião uma oportunidade de fortalecer a comunicação com o paciente a respeito das reais expectativas quanto ao resultado da cirurgia. Outros benefícios das imagens computadorizadas são o arquivamento de fotos e o uso delas como instrumento de instrução para os residentes e pós-graduandos. Ao longo dos últimos anos, essa tecnologia evoluiu de uma técnica cara e incômoda para uma altamente eficiente, amigável ao usuário e de preço razoável.

Os componentes essenciais para um sistema de imagens computadorizadas são um computador, um dispositivo de captura da imagem ou câmera e o *software* para edição das imagens. As especificações do computador dependem das demandas e expectativas do cirurgião. Outros componentes altamente recomendáveis são um gravador de disco compacto (CD) para o arquivamento e o armazenamento, um quadro de gráficos, um *tablet* para desenho digital e uma impressora colorida de alta resolução.

Assim como ocorre com as fotografias de 35 mm, a clareza da fotografia digital depende da sofisticação da câmara e das suas lentes. A resolução das câmaras digitais é descrita em *pixels*, e atualmente ela varia até 12 megapixels. No entanto, uma câmara de 3,0 megapixels é suficientemente adequada para as demandas da maioria das fotografias médicas. Além disso, uma imagem de 3 megapixels impressa em um papel de fotografia brilhante de 10 cm por 15 cm é quase indistinguível de uma fotografia convencional. Para uma aparência mais profissional com qualidade e controle similar a uma câmara de 35 mm, prefere-se uma câmera SLR (*single-lens reflex*), com mais megapixels. Outras capacidades são lentes intercambiáveis e medição TTL (*through-the-lens*). O preço das câmaras digitais SLR avançadas caiu consideravelmente nos últimos anos. Uma câmara de 6 megapixels pode ser comprada, com as lentes incluídas, por aproximadamente US$ 700. A iluminação, o fundo e o posicionamento do paciente são semelhantes aos da fotografia convencional. Desse modo, sugerem-se *flashes* externos montados na câmera para melhorar os resultados com um sombreamento mínimo.

Uma vez as imagens fotográficas sendo baixadas no computador, vários *softwares* de imagens e gráficos podem ser usados para abrir e alterá-los. O Mirror Suite (Image Management Plus Simulation; Canfield Scientific, Fairfield, NJ) é um *software* bastante moderno e sofisticado, mas amigável para o usuário, projetado para os profissionais médicos. Uma vez baixados, os arquivos de imagens da câmera são automaticamente exportados ao *software* Mirror e são salvos nos prontuários dos pacientes. A facilidade e a velocidade da alteração da imagem é a principal característica desse *software*, que torna as consultas dos pacientes mais ágeis e informativas. Além do mais, o *software* tem a capacidade de medir e analisar os ângulos faciais para auxiliar a análise e o planejamento pré-operatório (Fig. 11-31). Tais sistemas disponíveis comercialmente – completo com computador, câmera e *software* – custam milhares de dólares. No entanto, sistemas mais básicos podem ser montados por um preço mais modesto.

Os sistemas computadorizados e sua capacidade de gerar imagens alteradas para a orientação dos pacientes podem ser particularmente úteis durante a consulta pré-operatória para a rinoplastia. As simulações geradas pelo computador são comparadas com as imagens pré-operatórias e revistas com o paciente. O cirurgião deve ser conservador quanto às imagens geradas pelo computador e precisa evitar mudanças excessivamente exageradas. Dessa maneira, são nutridas expectativas realistas, e um conceito comum do resultado pode ser alcançado entre o cirurgião e o paciente. A imagem computadorizada pode ser muito útil para demonstrar ao paciente de rinoplastia com micrognatia o benefício adicional do

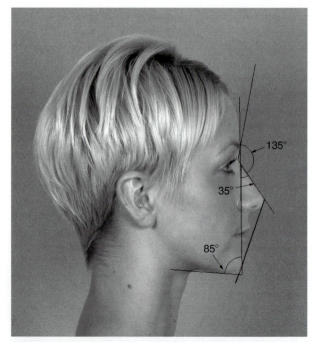

FIGURA 11-31. Análise dos ângulos faciais, incluindo o nasofrontal, o nasofacial e o mentocervical. (*Cortesia da Canfield Clinical Systems.*)

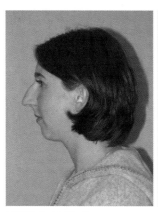 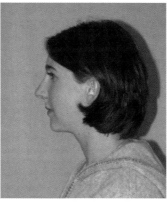

FIGURA 11-32. Imagens computadorizadas pré-operatória (*esquerda*) e pós-operatória (*direita*) de uma combinação de rinoplastia e aumento do queixo. *(Cortesia da Canfield Clinical Systems).*

aumento do queixo (Fig. 11-32). As imagens geradas pelo computador ajudam os pacientes a visualizarem a melhora global na harmonia facial.

Para consultar a lista completa de referências, acesse www.expertconsult.com.

LEITURA SUGERIDA

Burget GC: Aesthetic restoration of the nose. *Clin Plast Surg* 12(3):463–480, 1985.
Crumley RL, Lanser M: Quantitative analysis of nasal tip projection. *Laryngoscope* 98(2):202–208, 1988.
Farkas LG, Hreczko TA, Kolar JC, et al: Vertical and horizontal proportions of the face in young adult North American caucasians: revision of neoclassical canons. *Plast Reconstr Surg* 75(3):328–338, 1985.
Fitzpatrick TB: The validity and practicality of sun-reactive skin types I through VI. *Arch Dermatol* 124(6):869–871, 1988.
Glogau RG: Chemical peeling and aging skin. *J Geriatr Dermatol* 2:30–35, 1994.
Gonzalez-Ulloa M: Quantitative principles in cosmetic surgery of the face (profileplasty). *Plast Reconstr Surg Transplant Bull* 29:186–198, 1962.
Powell N, Humphreys B: *Proportions of the aesthetic face*, New York, 1984, Thieme-Stratton.
Sheen JH: *Aesthetic rhinoplasty*, St. Louis, 1978, Mosby.
Simons RL: Nasal tip projection, ptosis and supratip thickening. *J Ear Nose Throat* 61:452–455, 1982.

12 Trauma Maxilofacial

Robert M. Kellman

Pontos-chave

- O reparo adequado das fraturas craniomaxilofaciais requer um diagnóstico preciso e um planejamento adequado. O diagnóstico requer um bom exame físico e tomografia computadorizada (TC) de alta resolução, pelo menos nos cortes axial e coronal.
- Lesões associadas devem ser reconhecidas e abordadas.
- A mandíbula é muitas vezes avaliada por meio de radiografia panorâmica, mas os exames de TC detectam fraturas ocultas e visualizam melhor um mal posicionamento da cabeça condilar da mandíbula.
- Fraturas devem ser classificadas como frontal, base do crânio, naso-órbito etmoidal (NOE), parede orbital, zigomática, maxilar ou mandibular.
- A familiaridade com a classificação Le Fort é obrigatória.
- A familiaridade com o acesso cirúrgico é importante. São feitas tentativas para minimizar a violação da pele facial; por exemplo, o terço superior é frequentemente acessado através de uma incisão coronal, e a mandíbula é abordada por via transmucosa, sempre que possível.
- Os ossos do terço médio são acessados superiormente através de uma incisão coronal, centralmente através de incisões orbitais e inferiormente transoralmente através das abordagens transmucosa sublabial sempre que possível, minimizando o uso de abordagens transcutâneas.
- Abordagens endoscópicas ajudam a minimizar incisões cirúrgicas.
- O tratamento exige a compreensão de princípios biomecânicos: o terço superior da face necessita de reparos para estética e separação da calota craniana do nariz e dos seios paranasais; fraturas NOE exigem reposicionamento dos tendões cantais mediais; e o terço médio é sustentado pelos pilares verticais e horizontais. O reparo desses pilares restaura dimensão facial e suporte funcional.
- A mandíbula sustenta forças significativas durante a mastigação, e o reparo deve superar forças de tensão na função. Restauração adequada de oclusão é fundamental para a redução dos ossos que suportam o dente.
- Fraturas panfaciais são mais difíceis e exigem um planejamento abrangente para o tratamento.
- Fixação rígida permite o reparo anatômico e rápido restabelecimento da função, mas isso requer reposicionamento preciso e adesão aos princípios técnicos.

O termo *trauma maxilofacial* é geralmente usado para se referir a lesões do esqueleto facial, e o tratamento dessas lesões, às vezes, é considerado como "ortopedia facial" (*Trauma craniomaxilofacial* pode ser um termo melhor, porque parede anterior e assoalho da fossa craniana anterior estão incluídos nessas lesões). Como nesse texto, as lesões de tecidos moles são frequentemente discutidas separadamente. Contudo, o reposicionamento preciso dos fragmentos esqueléticos fraturados tem grandes implicações na estética facial e no rearranjo dos tecidos moles, bem como um impacto significativo em funções críticas, tais como visão e mastigação. O posicionamento de incisões e a extensão de várias exposições cirúrgicas podem influenciar a aparência final do rosto e a função das estruturas faciais, tais como pálpebras, lábios e nariz. Portanto, o tratamento adequado do trauma maxilofacial exige uma abordagem abrangente. Essas lesões devem ser abordadas por profissionais que estão familiarizados com as várias ramificações da base do crânio, orbital, facial, seios paranasais, dentoalveolar, lesões das vias aéreas e, mais importante, por aqueles dispostos a colaborar quando necessário com outros especialistas que podem ter áreas sobrepostas de especialização. Por exemplo, lesões combinadas da

face e da base craniana anterior são frequentemente melhor abordadas em conjunto pelo neurocirurgião e cirurgião craniomaxilofacial, em vez do tratamento separado, independente, até mesmo em etapas. Mesmo que este capítulo apenas descreva superficialmente muitos aspectos complexos e controversos do tratamento do trauma craniomaxilofacial, pressupõe-se que esse tratamento quase sempre necessite de uma abordagem abrangente para essas lesões, muitas vezes complexas e desafiadoras.

O tratamento das lesões faciais evoluiu significativamente durante as duas últimas décadas. Avaliação das lesões craniomaxilofaciais mudou significativamente com o advento da tomografia computadorizada (TC), que melhorou drasticamente durante esse intervalo. Aparelhos modernos de TC são excepcionalmente rápidos e oferecem resolução suficiente para permitir a reconstrução em múltiplos planos, são confiáveis, precisos e fornecem imagem tridimensional. Esses avanços têm acrescentado muito para a compreensão pré-operatória da natureza das lesões pelo cirurgião.

A partir das técnicas revolucionárias da cirurgia craniofacial congênita, pioneira por Paul Tessier, exposições mais amplas foram possíveis, enquanto cicatrizes visíveis foram minimizadas. O acesso mais amplo levou à melhor compreensão dos padrões comuns de fratura e do seu tratamento, e, como seria de esperar, aproveitando a experiência adquirida com as abordagens de acesso estendido, os cirurgiões atualmente tentam executar as mesmas cirurgias complexas usando técnicas menos invasivas.[1] Recentemente, tais técnicas foram melhoradas, beneficiando-se da visualização adicional possível através da endoscopia.[2-10]

Técnicas de reparo ósseo também evoluíram, a partir do uso frequente de fixação com fios interósseos e fios de suspensão de Adams[11] para o uso comum de fixação rígida com placas e parafusos. A maioria das fixações mandibulares iniciais usava grandes placas com parafusos de grande diâmetro,[12-15] e os tratamentos evoluíram mais recentemente para o uso frequente de técnicas de miniplacas como defendido por Michelet et al.,[16] Champy et al.[17-19] e, mais recentemente, por Ellis.[20] As microplacas e até mesmo placas absorvíveis têm sido preconizadas para o reparo das fraturas do crânio e dos terços médio e superior da face e para osteotomias. O progresso em compreender os princípios biomecânicos envolvidos no tratamento da fratura facial resultou em reparos mais confiáveis, tanto do ponto de vista da tecnologia quanto na sua aplicação. Embora ainda não amplamente disponíveis, técnicas de imagens intraoperatórias avançadas permitem a restauração mais confiável e precisa da arquitetura complexa tridimensional do esqueleto facial.[21,22]

Os avanços na tecnologia dos implantes – particularmente a ampla utilização da malha de titânio, placas e parafusos – têm levado à melhor biocompatibilidade.[23] Implantes de polietileno poroso até agora parecem ser bem tolerados na órbita, e, juntamente com os cimentos de hidroxiapatita, tais implantes têm fornecido uma ampla variedade de opções para a reconstrução craniofacial. Finalmente, o reparo secundário (tardio) de resultados insatisfatórios tem progredido, proporcionando mais opções para o paciente infeliz com um mau resultado como consequência de alguma lesão não tratada ou com reparo inicial subótimo. Este capítulo se concentra principalmente no tratamento e inclui avaliação e reparo primário com menção de complicações e o tratamento dos resultados tardios insatisfatórios.

ANATOMIA, FISIOLOGIA E FISIOPATOLOGIA

GERAL

Apesar de a forma e a função serem os fundamentos da anatomia facial e, de um modo geral, a forma ser importante para a função, a arquitetura facial também é importante esteticamente. É necessário o conhecimento da anatomia do esqueleto facial para a compreensão dos mecanismos e padrões de lesões faciais, bem como as abordagens para o seu tratamento. Representações anatômicas estão disponíveis em muitos textos de anatomia e atlas; o foco neste capítulo é sobre os aspectos pertinentes à lesão e ao reparo.

A face pode ser arbitrariamente dividida em seções, cada uma das quais inclui estruturas anatômicas ósseas e tecidos viscerais e moles associados. De superior para inferior, os ossos frontais são geralmente considerados o *terço superior* da face. As maxilas, zigomas e órbitas compreendem o *terço médio*, ou *face média*, que pode incluir o nariz, ou o nariz e complexo naso-órbito etmoidal podem ser considerados separadamente como a *face central*. A mandíbula é geralmente considerada o *terço inferior*, apesar de as porções verticais (posteriores) da mandíbula estenderem-se superiormente à base do crânio, o que está bem acima do terço inferior.

TERÇO SUPERIOR

O osso frontal forma o contorno da testa. Fraturas deslocadas podem criar várias deformidades, a mais comum é uma depressão central na fronte (Fig. 12-1). O osso frontal forma a junção entre o crânio e a face, relacionando-se com várias estruturas viscerais,

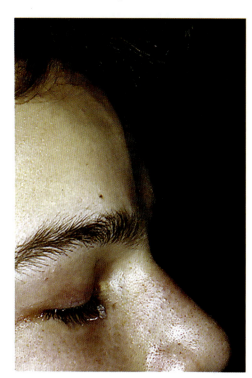

FIGURA 12-1. Vista lateral de um paciente com uma fratura afundada da região frontal central.

sendo o cérebro a mais crítica. Os seios frontais tipicamente em par, quando presentes (cerca de 85% das vezes), estão alojados totalmente dentro dos ossos frontais (Fig. 12-2). Fraturas do osso frontal podem envolver apenas as paredes anteriores do seio, caso em que as fraturas são significativas apenas para a função sinusal e estética; no entanto, as fraturas podem envolver a parede posterior do seio ou estenderem-se além do seio, sendo consideradas fraturas verdadeiras do crânio com preocupações neurocirúrgicas. As margens supraorbitárias e o teto também fazem parte dos ossos frontais, que são, portanto, também relacionados com as órbitas; as fraturas podem, assim, afetar as funções orbital e ocular. Inferiormente na linha média, a porção glabelar do osso frontal se

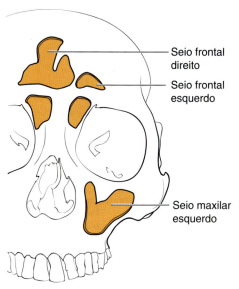

FIGURA 12-2. Vista frontal do esqueleto craniofacial demonstrando a presença dos seios frontais no interior do osso frontal. (Modificado de Grant JCP. *Grant's atlas of anatomy.* Baltimore: Williams & Wilkins; 1972.)

relaciona com a extensão superior dos ossos nasais. O osso glabelar espesso protege o trato de drenagem frontal subjacente e as lâminas cribiformes, que abrigam os ramos dos nervos olfatórios. Os nervos supraorbitário e supratroclear passam através de incisuras, ou forames, nas margens supraorbitárias e podem ser lesionados por traumatismo ou, mais comumente, durante a manipulação cirúrgica.

TERÇO MÉDIO

O terço médio da face inclui zigomas, órbitas e maxilas, além do nariz, que juntamente com as órbitas mediais anteriores formam a face central. A projeção anterior dos zigomas – eminência malar ou "maçã do rosto" – é um determinante importante de projeção e contorno facial. As projeções posterolaterais, os arcos zigomáticos, articulam-se com os ossos temporais posteriormente e fornecem as inserções dos músculos masseter superiormente. As projeções superiores e mediais do zigoma contribuem para as margens orbitárias lateral e inferior e as paredes orbitais inferolaterais. O deslocamento dessa porção do zigoma pode alterar significativamente a posição do globo ocular na órbita. A extensão inferomedial do osso zigomático se estende desde a margem orbitária inferior e contata amplamente a maxila para formar o pilar lateral importante do terço médio da face (Fig. 12-3). Enquanto as margens orbitárias superior, medial e inferior da órbita estendem-se anteriormente ao globo ocular, a margem lateral, que é composta principalmente do osso zigomático, está situada perto do equador do globo ocular (Fig. 12-4).[24] Por conseguinte,

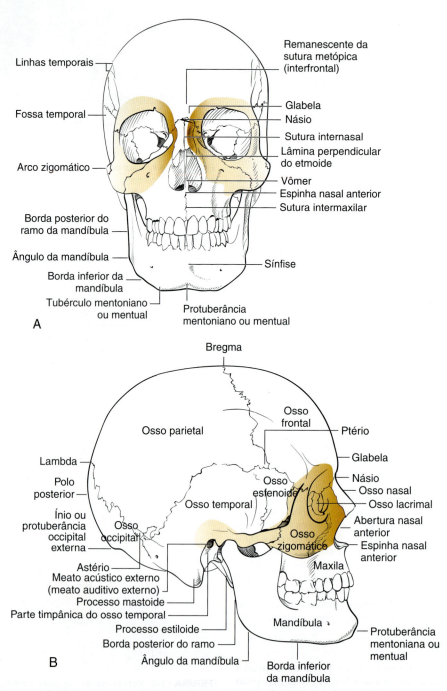

FIGURA 12-3. O esqueleto craniofacial demonstra a ampla inserção do osso zigomático à maxila, que se estende à margem infraorbitária inferolateralmente. **A,** Vista frontal. **B,** Vista lateral. (Modificado de Grant JCP. *Grant's atlas of anatomy*. Baltimore: Williams & Wilkins; 1972.)

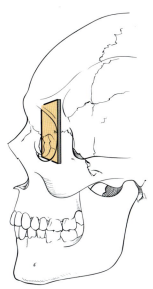

FIGURA 12-4. Representação esquemática do eixo do globo ocular, estendendo-se da parede lateral da órbita ao osso lacrimal. Toda a parede lateral está atrás do eixo do globo ocular, enquanto somente uma porção do assoalho da órbita está situada atrás. (Modificado de Pearl RM. Treatment of enophthalmos. *Clin Plast Surg* 1992; 19:99.)

para a mastigação, e o reposicionamento adequado da maxila após trauma é crítico para a reconstituição de uma oclusão funcional entre os dentes superiores e inferiores. Superomedialmente, a crista lacrimal anterior é formada pelo osso maxilar. Fraturas dessa área muitas vezes levam ao mau posicionamento dos ligamentos cantais mediais, o que pode resultar em telecanto, uma deformidade estética desagradável.

A maxila também contém o nervo infraorbitário, o ramo terminal de V2, que proporciona sensação para a bochecha medial, lateral do nariz, lábio superior e gengiva superior e os dentes (Fig. 12-5). As fraturas podem comprometer esse nervo, e cuidados devem ser tomados para preservá-lo e, se necessário, descomprimi-lo ao reparar essas fraturas. As maxilas também abrigam os seios maxilares, que drenam para o meato médio do nariz, lateralmente aos cornetos médios. A lesão do trato de drenagem é incomum, mas obstrução preexistente pode contribuir para infecção.

Os ossos nasais formam a projeção nasal óssea e apoiam as cartilagens laterais superiores, que formam as válvulas nasais internas. Devido à sua posição de destaque no meio da face, os ossos nasais são os ossos mais frequentemente fraturados no corpo humano. Restauração da função nasal é importante para respiração e olfação, o que também pode ter um impacto significativo no paladar. Os ossos nasais também são cosmeticamente importantes e a restauração subótima do contorno nasal normalmente é bastante aparente. Os ossos nasais são suportados pelos processos frontais das maxilas, que são projeções anteriores da maxila superomedialmente. A não identificação de fraturas nessa área pode levar a resultados insatisfatórios de reduções de fratura nasal.

As órbitas são estruturas ósseas complexas com contribuições estruturais de vários ossos da face e do crânio. Além das contribuições frontal, zigomática e maxilar discutidas anteriormente, o osso lacrimal situa-se atrás do osso maxilar medialmente (Fig. 12-6). O osso maxilar e o lacrimal formam a fossa lacrimal, que abriga o saco lacrimal. As fortes cristas lacrimais anterior (osso maxilar) e posterior (osso lacrimal) fornecem os sítios de inserção dos componentes dos ligamentos cantais mediais. Note que os ligamentos

alterações menores no posicionamento do zigoma podem ter um impacto significativo sobre a posição anteroposterior do globo ocular. Enoftalmia é uma complicação comum de fraturas zigomáticas inadequadamente reparadas ou não reparadas.

As maxilas estendem-se desde os zigomas lateralmente até os ossos nasais medialmente para formar as porções mediais das margens infraorbitárias e assoalhos orbitários anteriores e apoiar os ossos nasais. Elas também formam as aberturas piriformes e abrigam os ductos lacrimais. A dentição superior é importante

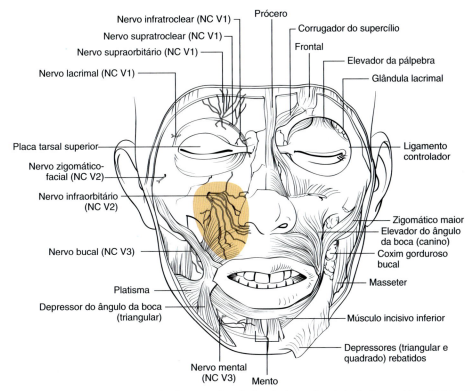

FIGURA 12-5. Vista frontal da face parcialmente dissecada. O nervo infraorbitário é observado saindo do forame infraorbitário. (Modificado de Grant JCP. *Grant's atlas of anatomy*. Baltimore: Williams & Wilkins; 1972.)

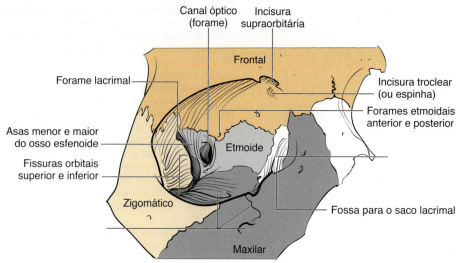

FIGURA 12-6. Anatomia óssea da órbita demonstrando as contribuições de múltiplos ossos. (Modificado de Zide BM, Jelks GW: *Surgical anatomy of the orbit.* New York: Raven Press; 1985.)

cantais mediais têm três componentes: uma inserção anterior, uma posterior e uma superior (Fig. 12-7.). A lâmina papirácea fina do osso etmoide completa a parede orbitária medial, e o osso palatino faz uma pequena contribuição posteroinferiormente. A órbita posterior lateral é constituída pela asa maior do esfenoide, e o sólido osso do canal óptico é formado pela asa menor do esfenoide. O canal óptico situa-se posteromedialmente atrás da parede medial, onde é geralmente protegido de tudo, exceto de lesões mais severas. O forame óptico é, na verdade, direcionado para a margem orbitária lateral ao invés de anteroposterior diretamente. O importante "ápice orbitário" inclui a área lateral ao canal óptico; aqui, os nervos cranianos III, IV, V e VI atravessam para entrar na órbita, a qual é considerada como parte da fissura orbital superior. Quando a pressão de uma lesão, tumor, abscesso ou hematoma causa disfunção nesses nervos, é chamado de *síndrome da fissura orbitária superior* e exige intervenção cirúrgica de urgência.[25,26]

A familiaridade com a forma complexa das paredes orbitais é importante para o reparo. A posição do globo ocular é determinada pela forma e pelo conteúdo orbital, e a melhor maneira de evitar más posições do globo ocular é restaurar a forma natural da órbita e assegurar que a gordura orbital que tenha escapado através de fraturas retorne para a órbita. Embora o assoalho da órbita seja levemente côncavo inferolateralmente, ele tende a ser mais convexo medialmente e se torna significativamente convexo posteriormente atrás do equador do globo ocular (Fig. 12-6). A familiaridade com essa anatomia aumenta a probabilidade de reparo adequado após a lesão.

Também é importante compreender a terminologia apropriada associada com lesões. O termo *fratura blowout* implica que as margens orbitárias permaneceram intactas, enquanto uma ou mais paredes da órbita, tipicamente o assoalho através da parede medial, também são comumente afetadas ou estão fraturadas. Isso também tem implicações para o mecanismo de lesão: a força transmitida por um impacto contuso através do globo ocular para as paredes circundantes. As fraturas do assoalho podem lesionar o nervo infraorbitário, que atravessa o assoalho da órbita.

As estruturas do terço médio da face são pares, e os ossos centrais estão unidos na linha média. Os ossos nasais e maxilares estão unidos verticalmente, e o palato faz a ponte horizontal inferior entre as duas maxilas. A ponte horizontal superior é formada pela base anterior do crânio. Há ligações horizontais entre os ossos nasais, mas não correm em linha reta porque os ossos nasais estão situados em uma linha superior às margens infraorbitárias; posteriormente as conexões horizontais passam através do esfenoide. As relações entre os vários ossos são importantes não só quando se consideram a anatomia normal e sua reconstituição, mas também para a compreensão de como a arquitetura facial distribui as forças biomecânicas, o que é importante para o reparo das estruturas fraturadas.

O conceito de "face central" entra em cena apenas na presença de lesão e refere-se a uma lesão em que o trauma à raiz nasal sólida é transmitido posteriormente, resultando numa lesão telescópica. Isso tem sido chamado de *fratura naso-orbital, fratura dos etmoides,*[27] *fraturas do complexo naso-etmoidal (CNE)* e, mais recentemente, *fraturas naso-órbito etmoidais (NOE).* Uma fratura clinicamente importante assume um significado ainda maior quando utilizada como um paradigma para a compreensão de como as fraturas faciais ocorrem e como a face é projetada para fornecer máxima proteção para estruturas importantes para a sobrevivência do organismo humano.

O nariz é importante para vias aéreas, olfato e aspecto cosmético, mas é menos crítico para a sobrevivência humana do que a visão ou a função cerebral. Os ossos sólidos da glabela e a raiz nasal não só protegem a lâmina cribiforme subjacente, mas também recebem o primeiro impacto à face central. Como os ossos nasais e processos frontais da maxila são apoiados pelas lâminas

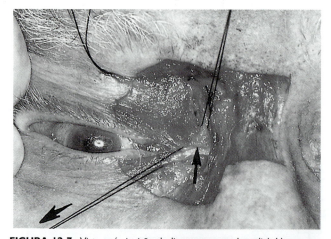

FIGURA 12-7. Vista após incisão do ligamento cantal medial. Uma sutura próxima do nariz está ao redor do *componente superior;* uma sutura puxada lateralmente está ao redor do *componente anterior,* que foi lesionado. O componente posterior corre atrás do componente anterior e está fixando as estruturas mediais à crista lacrimal posterior. (Modificado de Zide BM, Jelks GW: *Surgical anatomy of the orbit.* New York: Raven Press; 1985.)

Tabela 12-1. "Proteção de Sobrevivência" das Estruturas Anatômicas

Zona de Deformação Facial	Área Protegida
Parede orbital medial	Nervo óptico, globo
Chão orbital	Globo
Seio maxilar	Globo, fossa craniana média
Etmoide	Globo, nervo óptico, fossa craniana anterior, fossa craniana média
Seio frontal	Fossa craniana anterior
Seio esfenoidal	Artérias carótidas, seios cavernosos
Rosto como um todo	Cavidade craniana
Pescoços condilares da mandíbula	Fossa craniana média

papiráceas finas dos ossos etmoidais, esses últimos oferecem pouco apoio e deformam-se, permitindo assim que os ossos nasais "telescopem" posteriormente enquanto dissipam a onda de choque para os seios etmoidais. Os nervos ópticos são suspensos no amortecimento da gordura orbitária anterior ao forame óptico; mais posteriormente, eles são protegidos pelo osso espesso das asas menores do esfenoide, uma vez que entram no canal ósseo. Assim, as órbitas mediais formam uma "zona de deformação" para proteger os globos oculares e os nervos ópticos na maioria dos traumas faciais centrais.

O mesmo conceito pode ser aplicado a outros aspectos da anatomia facial esquelética. Os globos oculares tendem a ser protegidos no trauma contuso direto pelos ossos finos de ambos os assoalhos orbitários e paredes mediais. Os globos oculares são relativamente redondos e são suspensos em gordura para que a maioria dos traumas contundentes seja transmitida para os assoalhos finos das órbitas e paredes mediais, o que explica por que as fraturas *blowout* são muito mais comuns do que rupturas do globo ocular.[28] Similarmente, a própria face funciona como um "amortecedor" para a cavidade craniana, de modo que a frequência e a gravidade da lesão cerebral podem ser limitadas. Finalmente, essa teoria fornece uma explicação para a presença dos seios paranasais, que oferece uma vantagem de sobrevivência, isto é, os seios servem como uma zona de deformação para a face,[28] permitindo que a energia seja dissipada antes que ela atinja os olhos e o cérebro. Assim, toda a arquitetura facial evoluiu pelo seu desenho para fornecer proteção para sobrevivência de órgãos críticos (Tabela 12-1).

TERÇO INFERIOR

A mandíbula é geralmente considerada o terço inferior da estrutura facial. Ela contém a dentição mandibular, que interage com a dentição maxilar para a mastigação. Ao contrário do terço médio, que é fixo ao crânio, a mandíbula é móvel e balança, articulada à base do crânio em dois anexos bilateralmente simétricos. As regiões articulares ocorrem nas articulações temporomandibulares (ATMs), que são as articulações artrodiais verdadeiras que tanto balançam quanto deslizam. A conformação da mandíbula – um osso com forma semelhante a uma ferradura articulado em dois lugares com a mesma entidade sólida, o crânio – torna-a bem projetada para absorver forças de impacto, em vez de transmiti-las para o assoalho da fossa média sólida, e, portanto, múltiplas fraturas de mandíbula como o resultado de uma força de impacto único não são incomuns. (Trauma mandibular que causa lesão à base do crânio pode ocorrer, e a cabeça do côndilo da mandíbula pode até mesmo raramente atravessar a fossa glenoide, que abriga a cartilagem da articulação, e entrar na fossa média, mas tais lesões continuam a ser raras).[29] A cabeça do côndilo da mandíbula está alojada no interior da ATM e está ligada ao ramo vertical, pelo colo do côndilo relativamente fino e fraco. Essa área fraca do osso

parece fraturar facilmente quando um impacto contralateral é aplicado, e fraturas dessa área do colo do côndilo são geralmente chamadas de *fraturas subcondilares*, indicando que elas ocorrem abaixo da ATM. Um impacto central no mento não raramente resulta em fraturas subcondilares bilaterais. O colo do côndilo estende-se inferiormente para o ramo vertical, e é também relativamente fino comparado com o osso do corpo e das regiões sinfisárias de suporte dentário. No entanto, as fraturas do ramo vertical (exceto extensões de fraturas subcondilares) são relativamente incomuns, provavelmente por causa dos efeitos protetores do suspensório muscular fornecidos pelos músculos da mastigação, os quais se inserem no ramo vertical. O poderoso músculo masseter insere-se amplamente à superfície inferolateral do ramo, enquanto os pterigoides inserem-se na superfície medial. O temporal insere-se no processo coronoide, uma extensão superior do ramo anterior. A região do ângulo da mandíbula é a extensão posterior da região de suporte dentário e é uma área comum de fraturas. Fraturas dessa região estendem-se da área espessa de suporte dentário na região do terceiro molar posteroinferiormente para o osso muito mais fino do ramo. A presença do terceiro molar tende a enfraquecer o osso superiormente, e a tensão do suspensório muscular também pode imobilizar a área, criando um ponto de fratura natural. As fraturas nessa região são particularmente difíceis de estabilizar, e os reparos têm, tradicionalmente, resultado em maiores taxas de complicações (veja "Complicações" a seguir). Como pode ser previsto, a mandíbula é mais grossa nas áreas de suporte dos dentes.

A porção anterior, de canino a canino, é referida como a *região sinfisária* ou *sínfise*, por vezes arbitrariamente dividida em *sínfise* na linha média e *regiões parassinfisárias* em ambos os lados da linha média. A área de canino ao ângulo do corpo da mandíbula contém os dois pré-molares (bicúspide) e três dentes molares. Outro aspecto único da anatomia mandibular é a presença do nervo alveolar inferior. Um ramo da terceira divisão do nervo trigêmeo, o nervo alveolar inferior, entra na mandíbula na língula e percorre sob as raízes dos dentes que são supridos por ele, saindo pelo forame mentoniano ou mental como o nervo mentoniano ou mentual, geralmente na região do primeiro pré-molar. Ao reparar fraturas mandibulares, é importante ter em mente que o forame mentoniano ou mental geralmente não representa a posição mais inferior do nervo, o que deve ser considerado ao colocar material de fixação na mandíbula na região do corpo posterior ao forame mentoniano ou mental.

Um esquema comum de classificação das fraturas da mandíbula utiliza os termos *favorável* e *desfavorável*.[30] No entanto, esse regime não tem impacto no tratamento e não é abordado aqui. Também é importante estar familiarizado com as mudanças que ocorrem na mandíbula com a idade e perda do dente. Quando as pessoas perdem os dentes, as tensões normais no osso são significativamente alteradas, e a remodelação do osso tende a resultar na atrofia da sua parte alveolar. As porções de suporte dentário da mandíbula atrofiam de cima para baixo, trazendo o nervo alveolar inferior mais perto da superfície oral; em casos extremos, pode mesmo repousar na parte superior do osso. Além disso, ocorre a aterosclerose da artéria alveolar inferior, limitando o suprimento sanguíneo para o osso atrófico fino.[31] Isso tem implicações significativas no tratamento dessas fraturas. Fraturas de segmentos alveolares, fraturas dentárias e avulsão de dentes estão além do objetivo deste capítulo.

Um conhecimento da anatomia dental básica e familiaridade com as relações oclusais normais e anormais comuns é importante para qualquer um que trata de fraturas nos ossos do suporte dentário da face. A quantidade normal de dentes no adulto é de 32, com 8 em cada quadrante da maxila e da mandíbula. Numeração comum em adultos nos Estados Unidos é de 1 a 32, iniciando no terceiro molar superior direito (número 1) a contagem para a esquerda; o terceiro molar superior esquerdo é o dente de número 16, o terceiro molar inferior esquerdo é o número 17, e assim por diante, terminando com o terceiro molar inferior direito,

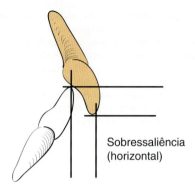

FIGURA 12-8. *Sobremordida* é o trespasse vertical dos incisivos superiores sobre os incisivos inferiores. *Sobressaliência* é a extensão horizontal anteriormente dos incisivos superiores em direção aos incisivos inferiores. (Modificado de Bailey BJ. *Head and neck surgery – otolaryngology*, ed 2. Philadelphia: Lippincott-Raven; 1998.)

número 32. As superfícies dentárias contêm cúspides para mastigar e sulcos entre essas cúspides; em dentes multicúspides, estes são identificados por suas posições como *mesial* (em relação aos incisivos), *distal* (em direção à região posterior da mandíbula ou maxila), *bucal* (na direção da bochecha) e *lingual* (em direção à língua). A oclusão é complexa e tem muitos aspectos, mas uma relação molar normal foi definida por Angle[32] como a "cúspide mesiovestibular do primeiro molar superior situada dentro do sulco mesiovestibular do primeiro molar inferior." Essa é a *classe I* de Angle. Quando o molar superior está mais anterior – geralmente, com o mento relativamente retruído –, é a *classe II*; quando o molar superior está mais posterior, com o mento relativamente prognato, é a *classe III* de Angle. O arco superior deve ser mais amplo do que o arco mandibular e, quando as cúspides vestibulares superiores situam-se lingualmente em relação às cúspides vestibulares inferiores, há uma mordida cruzada desse lado. Da mesma forma, anteriormente, os dentes superiores devem estar numa posição anterior aos dentes inferiores, definido como um trespasse horizontal normal. Os incisivos superiores devem sobrepor-se aos incisivos inferiores verticalmente, definido como uma sobremordida normal (Fig. 12-8).[33]

AVALIAÇÃO E DIAGNÓSTICO
EXAME FÍSICO

Embora a tomografia computadorizada tenha se tornado o carro-chefe do diagnóstico do trauma maxilofacial, certos aspectos importantes de lesões faciais são ainda mais bem avaliados por um exame físico completo. A importância dessa arte às vezes perdida deve ser enfatizada.

Em primeiro lugar, a avaliação inicial deve abordar os chamados ABCs do tratamento de trauma e quaisquer outras lesões potencialmente fatais. Trauma facial pode ser associado com lesões primárias das vias aéreas da laringe e da traqueia ou secundárias das vias aéreas, obstruídas por edema da cavidade oral ou faringe ou pelo sangue. O estabelecimento de uma via aérea segura pode exigir entubação ou traqueostomia, e o estado da coluna cervical deve ser sempre considerado. Quando o sangramento não é grave, o uso de um endoscópio de fibra óptica pode facilitar a entubação sem manipulação (extensão) do pescoço. Outras opções incluem o uso de um estilete luminoso e entubação retrógrada ou estabilização temporária das vias aéreas usando a máscara laríngea. Quando necessário, a cricotireoidostomia pode ser realizada, apesar de uma traqueostomia ser preferível, quando possível.

Sangramento mais grave é oriundo do nariz e dos seios, que pode ser controlado por tamponamento com gaze. No entanto, laceração da artéria carótida interna na base do crânio pode exigir angiografia e balão de oclusão imediatamente acima e abaixo da laceração, embora tais lesões sejam raramente compatíveis com a sobrevivência. Naturalmente, as lesões neurológicas devem ser avaliadas por neurocirurgiões, porque podem ser fatais.

Embora a lesão possa não ser uma ameaça à vida, o estado visual deve ser avaliado o mais rapidamente possível, porque a perda progressiva da visão geralmente indica o aumento da pressão intraorbitária ou lesão do nervo óptico e intervenção precoce é necessária para salvar a visão.

A qualidade do exame físico das estruturas faciais varia dependendo da quantidade de tempo decorrido após a lesão, da quantidade de edema que se desenvolveu, da presença de hematoma e da presença de dispositivos relacionados com o tratamento, tais como tamponamentos, tubos e colares cervicais. A aparência facial geral deve ser avaliada em primeiro lugar, à procura de ferimentos penetrantes e lacerações, bem como a possibilidade de corpos estranhos. Função do nervo facial deve ser avaliada em cada uma de suas divisões, e a possibilidade de fístula liquórica (FL), otorreia e/ou rinorreia deve ser considerada, se houver drenagem evidente de fluidos. Se o paciente pode cooperar, uma avaliação completa da função do nervo craniano deve ser realizada. Quando estão presentes lacerações, um exame estéril da ferida pode fornecer informação sobre o estado do osso subjacente. Em lesões particularmente severas – por exemplo, hérnia cerebral através da ferida –, isso deve ser adiado para a cirurgia.

Terço Superior

No terço superior da face, a fronte é avaliada quanto a sensibilidade e função motora. Em alguns casos, as fraturas podem ser visíveis como depressões (Fig. 12-1) ou palpáveis como degraus, embora normalmente essas fraturas sejam mais facilmente visualizadas no exame de TC.

Terço Médio

Como observado anteriormente, o terço médio da face abriga numerosas estruturas. Dessas, os olhos são funcionalmente mais importantes; portanto, a visão deve ser avaliada o mais rapidamente possível, porque a perda visual progressiva exige um tratamento de emergência. Uma luz brilhante no olho irá avaliar a resposta pupilar, mesmo no paciente não responsivo. Ausência de resposta pupilar pode indicar lesão ao sistema aferente (nervo óptico) ou sistema eferente (terceiro nervo craniano e/ou gânglio ciliar), assim como pode indicar uma condição intracraniana mais grave, que deve ser imediatamente avaliada pelo neurocirurgião e pelo oftalmologista. A tomografia computadorizada é imperativa para avaliar a natureza e a extensão das lesões. Outras disfunções significativas, mas menos graves, incluem limitação do movimento ocular com ou sem diplopia. Teste de ducção forçada é realizado com anestesia da conjuntiva e, em seguida, manipulação do globo ocular em todas as direções com uma pinça. Um tonômetro de aplanação também pode ser utilizado para determinar o aumento da pressão quando o paciente olha na direção da limitação do olhar (um aumento na pressão de 4 mmHg ou mais é indicativo de encarceramento).[34] A posição do globo ocular deve ser avaliada tanto na posição anteroposterior (enoftalmia *versus* proptose) quanto na posição vertical. O exoftalmômetro de Hertel é uma boa ferramenta para medir a posição do globo ocular quando as margens orbitárias laterais não estão deslocadas. Caso contrário, os dispositivos que medem em relação ao canal auditivo externo devem ser utilizados (p. ex., dispositivo de Naugle).[35] Enoftalmia também pode ser identificada clinicamente, quer através do reconhecimento da posição mais posterior do globo ocular ou, por vezes, pelo aprofundamento da prega palpebral superior e alongamento da pálpebra superior. Schubert[36] recomenda a mensuração da distância anteroposterior do globo ocular até a sobrancelha com o paciente em posição supina, porque a distância aumenta na presença de enoftalmia. Quemose e hemorragia subconjuntival, bem como equimoses periorbitárias, são sinais indicadores de lesão orbital. Embora não seja universalmente aceito, independentemente dos achados, se uma fratura periorbitária é identificada, acredita-se que avaliação oftalmológica deve ser realizada antes do reparo, porque as lesões sutis, como lacerações na retina, podem ser uma contraindicação para cirurgia.

Mau posicionamento zigomático pode ser visível ou palpável, embora, se houver uma grande quantidade de edema presente, possa ser obscurecido. O mesmo é verdadeiro para as fraturas nasais. O septo nasal deve ser visualizado, porque hematomas septais devem ser drenados antes que resultem em necrose da cartilagem do septo. Um exame nasal cuidadoso também pode revelar trauma na cartilagem lateral superior, com consequente perda de suporte da válvula nasal. Dormência da bochecha e da região nasal lateral (lesão V2) pode ser a única indicação da fratura zigomática e deve alertar o clínico para se obter uma tomografia computadorizada.

Fraturas telescópicas dos ossos nasal, lacrimal e etmoidal, as chamadas fraturas CNE ou NOE, requerem avaliação cuidadosa das relações cantal medial; e mesmo com estudo detalhado, elas ainda podem passar desapercebidas. Quando o ligamento cantal é totalmente avulsionado, o que é raro, ou quando o osso ao qual se insere é completamente separado, que é mais comum, o ligamento cantal medial lentamente se afasta de sua posição natural. Ele tende a se deslocar lateralmente, anteriormente e inferiormente, embora o deslocamento possa ocorrer de forma gradual e não ser detectado durante a fase aguda. Uma avaliação cuidadosa inclui a medição das larguras palpebrais horizontais, da distância intercantal e da distância entre a linha média dorsal nasal e cada canto medial. Os dois lados devem ser iguais, e a distância intercantal deve ser aproximadamente igual à largura de cada pálpebra horizontal, que também deveria ser igual; também tem sido descrito como a metade da distância interpupilar (Fig. 12-9).[37] A perda de altura dorsal nasal e o desenvolvimento de pregas epicantais são outros sinais indicadores. Finalmente, tração direta sobre o canto medial deve ser realizada para testar a firmeza da inserção. Um exame bimanual realizado com um instrumento no nariz e um dedo sobre a área do canto medial, como defendido por Paskert e Manson,[38] também pode ser tentado. Avaliação do sistema coletor lacrimal é geralmente reservada para a cirurgia.

Fraturas deslocadas ou móveis da maxila são geralmente avaliadas ao nível da dentição. A mudança na oclusão do paciente é indicativa de uma fratura de um ou mais dos ossos que suportam os dentes. Naturalmente, a avaliação começa com os próprios dentes, que, se deslocados, alterarão a oclusão. Excluindo-se aqueles com mobilidade, os dentes são cuidadosamente avaliados quanto a mobilidade dos segmentos alveolares nos quais eles estão inseridos. Movimento de todo um segmento do terço médio da face indica fratura do terço médio facial, cuja maioria ocorre a nível maxilar, mesmo quando fraturas mais superiores estão presentes. Separação craniofacial pura ao nível Le Fort III na ausência de fraturas do terço médio inferior (maxilares) é uma ocorrência extremamente rara. Mais importante do que identificar o nível de uma fratura do terço médio facial no exame clínico é encontrar evidências de sua presença, o que indica a necessidade de reparação, bem como um estudo cuidadoso da tomografia computadorizada para identificar todos os níveis envolvidos. Geralmente, se os dentes e alvéolos estão intactos, segurar a maxila acima ou nos incisivos e suavemente balançá-la para trás e para frente identificará movimento relativo acerca da base do nariz ou do crânio acima dela. Note que a ausência de movimento não garante que os ossos não estão fraturados, porque segmentos impactados podem não ter mobilidade. A presença de uma mordida aberta anterior também é suspeita, apesar de fraturas mandibulares subcondilares poderem produzir o mesmo achado. Exame do palato também pode revelar evidências de fratura, e não é incomum encontrar lacerações mucosas ao longo dos trajetos de fraturas palatinas.

Terço Inferior

A mandíbula deve ser avaliada quanto a áreas sensíveis, lacerações da mucosa ao longo da gengiva e mobilidade de fragmentos. O encurtamento do ramo vertical, desvio para esse lado, contato prematuro dos pré-molares e uma mordida aberta anterior podem ser indicativos de fratura subcondilar; fraturas subcondilares bilaterais podem mostrar somente uma mordida aberta anterior e contato bilateral prematuro dos molares.

É importante avaliar a sensibilidade na distribuição do nervo mentoniano ou mental, porque dormência pós-operatória não é incomum e, a menos que seja documentada no pré-operatório, seria difícil determinar se foi devida à lesão ou à cirurgia. Os dentes do paciente devem ser avaliados quanto a fraturas e outros ferimentos, tais como intrusões, subluxações e avulsões. A menos que um cirurgião de cabeça e pescoço/plástico facial se sinta confortável em tratá-las, deve ser realizada uma consulta odontológica.

AVALIAÇÃO RADIOGRÁFICA

Com algumas exceções, a TC tem substituído outras formas de imagens radiográficas para a avaliação de lesões craniomaxilofaciais. Com a alta disponibilidade dos aparelhos de TC modernos de alta velocidade e alta resolução, a maioria dos cirurgiões de trauma maxilofacial abandonou a radiografia simples dos ossos dos terços superior e médio da face, até mesmo como uma ferramenta de triagem. As numerosas sombras sobrepostas tornam fácil a não identificação de fraturas que seriam observadas na TC, e a presença de uma fratura exigiria um exame de TC. A exceção são as fraturas nasais simples – *simples* significando sem evidência de envolvimento de outros ossos faciais – que são rotineiramente avaliadas usando radiografias planas, embora até mesmo essas possam ser desnecessárias, pois têm pouco impacto no tratamento. Outra exceção é a utilização da incidência anteroposterior de Caldwell para a criação de um modelo para utilização na criação de um retalho ósseo osteoplástico do seio frontal.

Em geral, o plano da TC (axial *vs.* coronal) faz diferença em relação a eficácia com a qual as fraturas selecionadas são visualizadas.[39,40] Em uma série de estudos, fraturas foram criadas em cabeças de cadáveres frescos e foram digitalizadas usando vários protocolos. Dissecções foram então realizadas para correlacionar os resultados da TC e para determinar quais planos de orientação

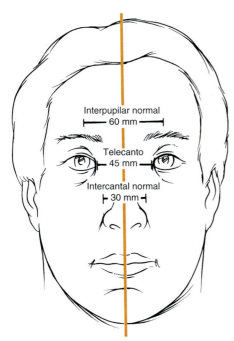

FIGURA 12-9. Relação métrica das distâncias intercantais normal e anormal da distância interpupilar no telecanto traumático. (Modificado de Holt JE, Holt GR. *Ocular and orbital trauma*. Washington, DC: American Academy of Otolaryngology–Head and Neck Surgery Foundation, 1983.)

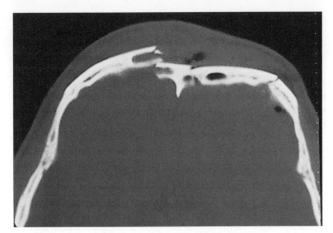

FIGURA 12-10. Imagem axial de tomografia computadorizada demonstra paredes anterior e posterior do seio frontal acentuadamente deslocadas.

produziram não somente os melhores dados primários da TC, mas também as melhores reconstruções tridimensionais. Verificou-se que a orientação axial era melhor para visualizar a maioria das fraturas frontais, bem como fraturas NOE, e para visualização de arcos zigomáticos e paredes verticais da órbita. Orientação coronal foi melhor para ver os tetos e assoalhos da órbita e as lâminas pterigoides. Em geral, como pode ser previsto, estruturas verticais foram mais bem visualizadas nos cortes axiais, enquanto estruturas horizontais foram mais bem observadas nos cortes coronais. Verificou-se também que os exames realizados com uma resolução inferior a 1,5 mm não devem ser usados para fazer reconstruções tridimensionais, porque os algoritmos *fill-in* usados pelos aplicativos de software criaram muitas deturpações. Em geral, reconstruções tridimensionais criam uma imagem panorâmica que pode ajudar o cirurgião a visualizar a arquitetura facial global; contudo, elas contêm potenciais imprecisões não apresentadas nos exames obtidos diretamente.

Terço Superior

Para fraturas frontais, uma TC axial de alta resolução dá boas informações sobre as paredes anterior e posterior (Fig. 12-10). No entanto, na presença de fraturas da parede posterior, é impossível determinar a significância de densidade de partes moles no interior dos seios. Independentemente do grau de deslocamento, quando a parede posterior é deslocada e a densidade do tecido macio é aparente no interior do seio, é recomendável que a parte interna do seio seja visualizada diretamente ou por via endoscópica. O autor teve mais de uma experiência em que a colocação de um endoscópio em um seio com deslocamento mínimo da parede posterior, e nenhuma fístula liquórica revelou herniação do tecido cerebral para o seio. Fraturas da parede anterior deslocadas que necessitam de reparação são comumente encontradas na TC, mesmo na ausência de evidência clínica de deformidade estética. Fraturas que se estendem até o assoalho da fossa anterior são mais bem avaliadas com uma tomografia computadorizada de alta resolução.

Terço Médio

Simples fraturas *blowout* do assoalho da órbita são mais bem avaliadas através do corte coronal da TC. No entanto, se houver extensão para a parede medial, recomenda-se um exame axial ou uma reconstrução de qualidade a partir de cortes coronais de 1 ou 1,5 milímetros, que devem ser obtidos (Fig.12-11). Além disso, para uma avaliação precisa da órbita, Schubert[36] recomendou a criação de uma reconstrução parassagital no plano do nervo óptico (que atravessa realmente a órbita de posteromedial para anterolateral, de modo que não é num plano sagital verdadeiro).

A avaliação precisa do deslocamento da parede orbitária permite ao cirurgião antecipar a quantidade de enoftalmia provável de ocorrer se as fraturas não forem reparadas.[41-43] Isso não só ajuda a determinar a extensão do reparo orbitário que será necessário, mas também se é o reparo absolutamente necessário. Avaliação da TC do canal óptico e do ápice orbitário tem significado crítico na presença de neuropatias cranianas relacionadas a essas áreas. A perda visual, como resultado de trauma, necessita de análise imediata da tomografia computadorizada da órbita quando possível, porque uma lesão reversível causando constrição do ápice orbitário pode ser identificada.[25,26]

Apesar de as fraturas zigomáticas poderem ser visualizadas nas radiografias planas, a avaliação precisa do deslocamento é mais bem analisada na TC. O estado do arco pode ser avaliado em filmes planos nas chamadas incidências de Hirtz. Embora estas possam ser adequadas para fraturas simples do arco zigomático que não envolvem o corpo do osso zigomático, a maioria das fraturas zigomáticas envolve alterações tridimensionais complexas na posição, assim como o envolvimento das paredes orbitais lateral e inferior, e são mais bem avaliadas com tomografias. A TC axial demonstra mudanças na posição do arco zigomático, que pode ser de outra forma perdida em casos de trauma de alto impacto no sentido anteroposterior. Comparação cuidadosa com o arco contralateral é importante, assim como a familiaridade com a forma normal do arco zigomático, que é mais achatado anteriormente e não representa, portanto, um arco convexo verdadeiro.

Deslocamento das fraturas maxilares normalmente é bem demonstrado em exames axiais. Esses exames também mostram

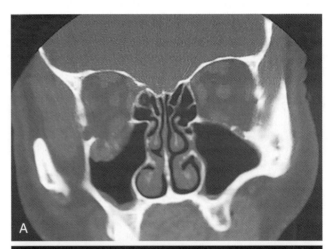

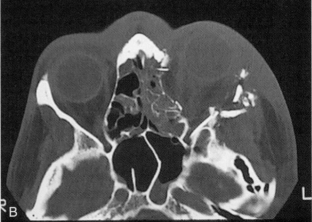

FIGURA 12-11. A, Esta imagem coronal demonstra claramente uma fratura *blowout* completa do assoalho direito da órbita. **B,** Uma imagem axial demonstra uma fratura *blowout* da parede medial da órbita.

fraturas através das lâminas pterigoides, o que ajuda a definir a presença de fraturas do tipo Le Fort. No entanto, os componentes horizontais dessas fraturas são mais bem visualizados nos cortes coronais e, como seria de esperar, em reconstruções tridimensionais a partir de cortes coronais.[44]

Terço Inferior

Ao contrário dos terços médio e superior da face, para a mandíbula a maioria dos cirurgiões prefere radiografias planas ou, mais comumente, a radiografia panorâmica; muitas vezes ambas são as técnicas de imagem de escolha. Vários estudos[45,46] concluíram que os filmes radiográficos são melhores do que a TC, embora a resolução de cortes de 3 mm tenha sido utilizada nesses estudos. Wilson et al.[47] sugeriram que a adição da TC axial em 39 pacientes com fraturas de mandíbula revelou duas fraturas parassinfisárias e 15 casos de cominuição ou deslocamento que não tinham sido detectados na tomografia panorâmica. No entanto, a TC também perdeu fraturas mandibulares posteriores, de modo que ambas foram necessárias para maximizar a informação. No entanto, a resolução de cortes de 3 a 5 mm foi usada, e isso pode explicar a baixa sensibilidade dos exames de TC em sua série. Em um estudo posterior que usou tomografia computadorizada helicoidal de alta resolução (resolução de corte de 1 mm), a sensibilidade para os exames de TC foi de 100%, enquanto para tomografia panorâmica foi de 86% (7 fraturas não detectadas em 6 de 12 pacientes).[48] Considerando a disparidade de custos entre tomografia panorâmica e tomografia computadorizada, não está claro se o padrão de cuidados para avaliação mandibular vai mudar. Lee[6] sugeriu que a tomografia computadorizada coronal com reconstrução tridimensional é o procedimento de escolha para avaliar a posição do fragmento proximal em fraturas subcondilares da mandíbula. Além disso, ele recomenda um exame pós-operatório para assegurar que a redução está precisa após redução endoscópica. Essa é certamente uma abordagem mais cara do que o estudo radiográfico através da projeção de Towne, que é normalmente usado para visualizar a posição do fragmento condilar. A experiência adicional acabará por determinar os estudos mais adequados.

ESQUEMA DE CLASSIFICAÇÃO

Numerosos sistemas de classificação foram desenvolvidos e relatados para as várias fraturas que ocorrem no esqueleto facial. Tais sistemas são úteis para a comunicação entre médicos e são valiosos para fins de documentação, análises particularmente estatísticas; eles devem também ser úteis para o planejamento do tratamento. No entanto, muitos esquemas de classificação deixam de cumprir um ou mais desses critérios. Um breve resumo de alguns dos sistemas mais utilizados é dado aqui.

FACE SUPERIOR

Na área frontal, esquemas de classificação têm-se centrado sobre o envolvimento dos seios frontais, e esses sistemas têm orientado o tratamento. A classificação mais útil, que prevê a possibilidade de interrupção da passagem de drenagem do seio frontal, foi apresentada por Stanley e Becker.[49] Eles separaram as fraturas do seio frontal em linear horizontal e linear vertical e das paredes anterior e posterior cominutivas, com e sem fraturas do CNE ou das margens supraorbitárias. De interesse foi a constatação de que, sempre que uma fratura do CNE ou da margem supraorbitária ocorreu em combinação com fraturas cominutivas das paredes do seio frontal anterior ou posterior, uma lesão do ducto ocorreu. Esse regime foi modificado por Gonty et al.,[50] mas, curiosamente, no comentário sobre esse artigo escrito por Stanley,[51] ele sugere que até mesmo seu próprio sistema de classificação não é tão útil clinicamente. Numerosos outros sistemas de classificação têm sido sugeridos, mas oferecem pouco para auxiliar o planejamento da abordagem de tratamento.

Esquemas de classificação também foram projetados para prever a incidência de rinoliquorreia após trauma na base anterior do crânio. O mais útil desses, que também é um pouco previsível intuitivamente, foi relatado por Sakas et al.,[52] que descobriram que, quanto mais centralmente localizada a fratura na base do crânio e quanto mais severa a fratura, maior a probabilidade de fístula liquórica.

TERÇO MÉDIO

Numerosos sistemas de classificação foram criados para abordar as múltiplas fraturas que ocorrem nessa área. Embora nem sempre aplicável, o sistema mais importante é o desenvolvido há mais de 100 anos por Rene Le Fort.[53] Ele foi desenvolvido artificialmente através da análise dos padrões de fraturas faciais que foram vistos em cadáveres traumatizados devido a quedas de uma altura. A *fratura Le Fort I*, ou *fratura horizontal da maxila*, ocorre acima do nível dos dentes superiores, separando os alvéolos e os dentes do esqueleto craniofacial restante. Ela atravessa o septo nasal e posteriormente completa as fraturas através das paredes posterior da maxila e lâminas pterigoides. A *fratura Le Fort II*, ou *fratura piramidal*, começa em um lado no pilar zigomático-maxilar e cruza a face em uma direção superomedial, que fratura o rebordo infraorbitário e o assoalho da órbita, atravessa a órbita medial, cruza a linha média na raiz nasal ou através dos ossos nasais e, em seguida, percorre inferolateralmente em todo o lado contralateral do esqueleto facial, criando um segmento facial inferior em forma de pirâmide separado do esqueleto craniofacial restante. Como a fratura Le Fort I, ela fratura o septo nasal, as paredes maxilares posteriores e as lâminas pterigoides. A fratura *Le Fort III*, ou *separação craniofacial completa*, ocorre ao nível da base do crânio, separando os zigomas dos ossos temporais e ossos frontais, cruzando as órbitas laterais e órbitas mediais, e alcançando a linha média na junção nasofrontal, violando também septo nasal e lâminas pterigoides (Fig. 12-12). Mesmo que muitas fraturas observadas clinicamente não se encaixem precisamente nesse regime de classificação, ele tem resistido ao teste do tempo e revela-se útil para a comunicação e

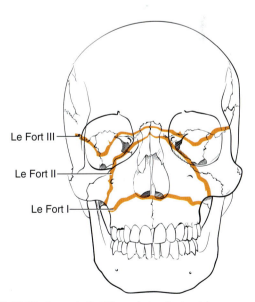

FIGURA 12-12. *Fratura Le Fort I* é uma fratura horizontal que separa o osso contendo a dentição superior do remanescente do esqueleto craniofacial. *Fratura Le Fort II* é uma fratura "piramidal", que se estende através da maxila, através da margem infraorbitária e do assoalho da órbita, em direção superior através da parede medial da órbita, através da área da raiz nasal e, então, similarmente através do outro lado. *Fratura Le Fort III* é a verdadeira separação craniofacial, que inclui fraturas de arcos zigomáticos e áreas frontozigomáticas; ela então cruza as paredes da órbita inferior lateral e medial e completa-se através da raiz nasal. Note que todas as fraturas Le Fort cruzam o septo nasal e as lâminas pterigoides.

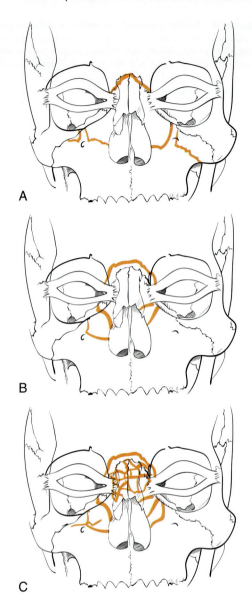

FIGURA 12-13. Fraturas naso-órbito etmoidais foram classificadas como tipos I, II e III por Markowitz et al.. As fraturas do *tipo I* **(A)** incluem um segmento central sólido no qual o ligamento cantal medial está inserido. As fraturas *tipo II* **(B)** são mais cominutivas que as do tipo I, mas ainda possuem um segmento central no qual o ligamento cantal medial está inserido. Nas fraturas *tipo III* **(C)**, o osso está fragmentado, e nenhum osso sólido está inserido no ligamento cantal medial. (Modificado de Markowitz BL, Manson PN, Sargent L, et al. Management of the medial canthal tendon in nasoethmoid orbital fractures: the importance of the central fragment in classification and treatment. *Plast Reconstr Surg* 1991;87:843-853.)

planejamento do tratamento. A fim de utilizá-lo para fins de documentação, é útil descrever mais especificamente a natureza das fraturas em cada caso em particular. Por exemplo, a fratura pura Le Fort III é provavelmente uma ocorrência rara, mas muitos cirurgiões irão descrever uma lesão pelo nível mais grave encontrado e, em seguida, descrever os componentes adicionais.

Inúmeros sistemas de classificação têm sido usados para descrever as fraturas NOE. O sistema que é provavelmente o mais útil para o planejamento do tratamento é descrito por Markowitz et al. (Fig. 12-13).[54] Nesse esquema, a *fratura tipo I* ocorre quando um grande fragmento central que contém o ligamento cantal medial é liberado do osso circundante. O tratamento consiste na fixação rígida desse fragmento central no lugar. Em uma *fratura tipo II*, a cominuição é significativa, mas o fragmento que contém o ligamento cantal medial ainda é reparável; contudo, a fixação transnasal desse fragmento e/ou do tendão ainda é necessária. Em uma *fratura tipo III*, o tendão está desinserido ou ligado a um fragmento inutilizável; ele deve ser liberado e diretamente reparado com fixação transnasal. Essa descrição mostra como uma classificação útil não só descreve a lesão, mas também ajuda no planejamento do reparo.

TERÇO INFERIOR

Fraturas mandibulares são, na maior parte, classificadas pela região anatômica em que ocorrem e por sua gravidade. A gama de gravidade geralmente inclui fraturas *simples, cominutivas* ou *avulsivas* (perda óssea). A mandíbula também é classificada como *dentada, edêntula* ou *atrófica edêntula*. Historicamente, uma classificação comum separou as fraturas em favoráveis e desfavoráveis. Na verdade, essas descrições não são consideradas úteis para determinar o plano de tratamento e certamente não oferecem documentação ou vantagens de comunicação; assim, elas são apenas de importância histórica.

TRATAMENTO
GERAL

Uma vez que as lesões foram identificadas, um plano de tratamento deve ser desenvolvido. Como observado anteriormente, consultas adequadas devem ser feitas, e os profissionais considerados necessários devem ser incluídos no processo de modo que o plano de tratamento seja abrangente. Uma abordagem fragmentada aumenta a probabilidade de um resultado menos do que o ideal e deve, portanto, ser evitada.

É geralmente aceito que, como a maioria das lesões maxilofaciais são consideradas contaminadas, como resultado da comunicação com o nariz, seios nasais e/ou a cavidade oral, o tratamento antibiótico deve ser iniciado logo quando o paciente procura tratamento médico. Um estudo prospectivo realizado por Chole e Yee[55] demonstrou algum benefício dessa abordagem. Tipicamente, são selecionados antibióticos que cobrem organismos orais: penicilinas, cefalosporinas ou clindamicina. Não está claro quanto tempo eles devem ser continuados, mas eles são geralmente administrados por pelo menos 24 horas após a cirurgia, embora às vezes sejam utilizados por períodos mais longos.

Uma questão que tem gerado opiniões fortes é o momento da cirurgia. As primeiras revisões das fraturas mandibulares sugeriram que o atraso no tratamento aumentou a probabilidade de infecção.[56] No entanto, desde o advento da terapia antibiótica profilática de rotina, isso não parece ser verdade. Muitos cirurgiões têm sugerido que a cirurgia deve ser adiada até a resolução do edema para que assimetrias faciais possam ser mais bem avaliadas. No entanto, como essas fraturas são avaliadas utilizando tomografia computadorizada, esta provavelmente não é uma preocupação relevante, sobretudo porque extensas exposições dos tecidos moles recriam o edema dos tecidos moles de qualquer maneira. Argumentos convincentes e mais recentes têm sugerido que novo trauma aos tecidos moles após a resolução da fase inflamatória aguda pode resultar em um envelope de tecido mole menos maleável e menos resiliente e cicatrização e resultados menos favoráveis, embora isso continue a ser mais teórico do que provado. Certamente, a lógica parece sugerir que a intervenção precoce para restaurar os tecidos moles e duros para as suas posições anatômicas normais seria benéfica. No entanto, não é incomum outras considerações interferirem, particularmente em trauma grave, em que a estabilização do paciente com lesões que ameaçam a vida tem prioridade. Assim, o nível de urgência continua a ser uma decisão individual.

ACESSO CIRÚRGICO

O uso frequente de abordagens de acesso estendido[57,58] conduziu a uma melhor compreensão dos padrões de fratura e das complexidades da redução e fixação. Combinados com a utilização de técnicas de fixação rígida e o uso de enxertos ósseos,[59] o reparo do esqueleto facial tornou-se mais seguro, e a necessidade pós-cirúrgica de fixação maxilomandibular (FMM) e traqueostomia foi minimizada.[60] No entanto, exposições amplas também têm desvantagens, e assimetrias faciais podem ser vistas na presença de excelente redução esquelética. Essas têm sido atribuídas a problemas com a cicatrização e cobertura dos tecidos moles, levando os cirurgiões a buscarem abordagens de acesso mais limitado que ainda permitam correto reposicionamento ósseo.[61]

Um desafio adicional na cirurgia craniomaxilofacial é a incapacidade de fazer incisões diretamente sobre a maioria das fraturas, porque cicatrizes inaceitáveis e lesões do nervo facial ocorreriam. As incisões são cuidadosamente planejadas para tirar vantagem das áreas que são ou transmucosas, bem escondidas, ou situadas de tal modo que a cicatriz pode ser adequadamente camuflada. Frequentemente, no entanto, isso requer grande divulsão e descolamento, bem como retração intraoperatória significativa, todos os quais podem levar a alterações suaves do tecido que resultam em um resultado aquém do ideal. Essas questões devem ser cuidadosamente consideradas no planejamento da cirurgia, tendo em mente que às vezes é mais sensato estender uma incisão do que danificar os tecidos moles com excesso de zelo na retração.

Terço Superior

O carro-chefe da exposição das margens frontal e supraorbitária é a incisão coronal. De um modo geral, essa incisão é menos intrusiva, mesmo no homem careca ou com pouco cabelo, do que a incisão bilateral na sobrancelha, a chamada incisão de borboleta ou asa de gaivota. (A exceção pode ser uma incisão unilateral na sobrancelha em um paciente com sobrancelhas espessas ou na presença de uma laceração significativa.) Num paciente com cabelo, uma incisão irregular com uma forma de *W* ou uma linha ondulada[62] impede a cicatriz de dividir o cabelo, o que a torna praticamente imperceptível, ao passo que uma incisão linear parece ser menos visível no couro cabeludo calvo (Fig. 12-14).

Raspar o cabelo não é necessário, embora a criação de uma faixa sem cabelo faça com que seja mais fácil manter o cabelo fora da ferida durante a cirurgia e fechamento da ferida; alguns neurocirurgiões fazem uma tricotomia completa do couro cabeludo quando uma lesão intracraniana está presente. Quando é necessária uma exposição completa dos zigomas, a incisão tipicamente começa no sulco pré-auricular e estende-se superiormente acima da orelha e sobre a parte superior da cabeça para a orelha contralateral. A incisão pode curvar-se anteriormente sobre a parte central do couro cabeludo para reduzir o retalho de pele, permitindo que ele vire mais facilmente. Quando a exposição do zigoma não é necessária, a incisão começa acima da orelha. Quando um longo retalho de pericrânio for necessário, como para reparo da fossa anterior ou obliteração do seio frontal, a incisão não deve violar a pericrânio. A pele pode, então, ser elevada posteriormente sobre o pericrânio, o qual é incisado mais posteriormente e descolado com o retalho de pele anterior, portanto criando um retalho de pericrânio longo, baseado anteriormente para uso posterior (Fig. 12-15).

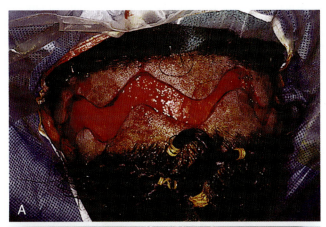
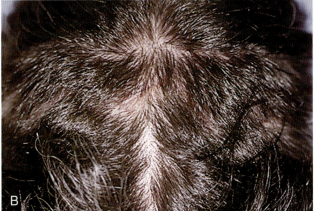

FIGURA 12-14. A, Incisão coronal mascarada pela irregularidade. **B,** Mesmo quando o cabelo é relativamente curto, a irregularidade da incisão permite que ela seja bem escondida debaixo do cabelo.

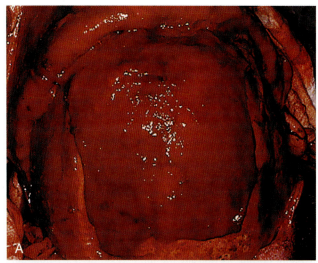
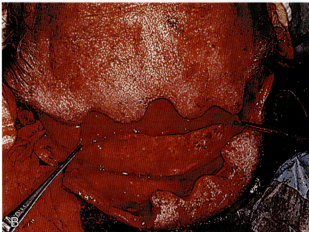

FIGURA 12-15. A, Note que o pericrânio é incisado posteriormente à pele, através do descolamento do retalho posterior de pele sobre o pericrânio e, então, incisando o pericrânio mais posteriormente. **B,** Demonstra o extenso retalho de pericrânio conseguido com essa abordagem.

Conforme o retalho é descolado anteriormente, deve-se ter cuidado para evitar lesões aos ramos temporais (frontais) do nervo facial. Isso pode ser conseguido elevando diretamente contra a fáscia temporal ou através de uma incisão na camada superficial da fáscia temporal profunda na linha temporal de fusão de modo que o descolamento possa ser continuado por baixo dessa camada. Se isso for feito, é crítico que a fáscia seja suspensa no momento da sutura para impedir a queda dos tecidos moles do terço médio da face. Os nervos supraorbitário e supratroclear são encontrados conforme o retalho é descolado nas margens supraorbitárias. Quando o nervo supraorbitário passa através de uma incisura, é facilmente descolado inferiormente com o retalho, embora se deva ter cuidado para não o lesionar. Quando o nervo passa através de um forame verdadeiro, a margem inferior do forame deve ser fraturada usando osteótomo, cureta ou outro instrumento de remoção óssea para permitir que o nervo mova-se inferiormente com o retalho. Além disso, a gordura orbital pode herniar ao redor do nervo. Descolamento do periósteo superior do teto orbitário requer primeiro um descolamento em direção superior à margem, porque há tipicamente um excesso de 3 a 7 mm; falha em reconhecer isso pode resultar em descolamento diretamente nos tecidos orbitais. O periósteo tende a ser aderente na sutura nasofrontal, e descolamento acentuado pode ser necessário aqui. Descolamento nesse nível oferece amplo acesso ao terço superior da face. O descolamento desse retalho também pode ser continuado inferiormente na linha média para a exposição dos ossos nasais, paredes orbitais mediais e processos frontais da maxila; o descolamento lateralmente fornece exposição dos arcos zigomáticos e da maioria dos ossos zigomáticos e paredes laterais da órbita.

Terço Médio

Numerosas opções estão disponíveis para o cirurgião abordar o terço médio do esqueleto facial, e as incisões devem ser selecionadas com base no acesso necessário para reparar adequadamente uma lesão em particular, na capacidade de camuflar cicatrizes e na experiência do cirurgião. Fraturas zigomáticas são geralmente reparadas em mais de um local, muitas vezes necessitando de mais de um acesso cirúrgico. Como observado anteriormente, os arcos zigomáticos são bem expostos por meio da incisão coronal. A fratura simples do arco, no entanto, pode ser acessada através de uma incisão de Gillies, que é feita dentro da linha temporal do cabelo e o retalho descolado abaixo da fáscia temporal (sobre o músculo temporal, porque a fáscia insere-se no arco, enquanto o músculo passa sob o arco); isso permite que um instrumento seja passado com confiança sob o arco para elevá-lo. Ou ele pode ser abordado de forma semelhante utilizando uma incisão transmucosa no sulco gengivobucal intraoralmente. A região frontozigomática (margem lateral da órbita) pode ser acessada de várias maneiras, e o cirurgião plástico facial deve selecionar a incisão mais apropriada para cada situação. A incisão na região lateral da pálpebra superior, algumas vezes descrita como "incisão de blefaroplastia superior", é comumente usada (Fig. 12-16), pois ela tende a ficar bem escondida na prega da pálpebra superior; e ela está substituindo a incisão lateral na sobrancelha, ainda considerada aceitável por muitos, embora frequentemente leve a uma cicatriz notável. O rebordo lateral pode também ser abordado através de uma incisão conjuntival na pálpebra inferior, quando a incisão é estendida lateralmente e uma cantotomia é realizada; no entanto, uma quantidade inaceitável de retração às vezes pode ser necessária ao usar essa abordagem. O assoalho da órbita, por outro lado, é bem exposto através de uma incisão transconjuntival através da pálpebra inferior; esta pode ser realizada utilizando uma abordagem pré-septal ou pós-septal, e cada uma tem as suas vantagens e desvantagens. Independentemente da abordagem utilizada, deve ser tomado cuidado para evitar lesões ao septo orbital, porque cicatrizes nessa camada tendem ao mau posicionamento pós-operatório da pálpebra inferior. Estendendo tais incisões para incluir uma cantotomia lateral, a incisão da pele permite uma exposição mais ampla, particularmente para a colocação de grandes enxertos e para a exposição das órbitas medial e lateral. O assoalho da órbita também pode ser explorado através de incisões transcutâneas por meio da pálpebra inferior, incluindo a subciliar e incisões na prega da pálpebra inferior. Exceto quando já existe uma laceração significativa, a incisão infraorbitária foi abandonada por muitos por causa do acesso limitado e edema prolongado e excessivo da pálpebra inferior. A órbita medial pode ser explorada por meio de uma incisão coronal, uma incisão transconjuntival (transcaruncular ou retrocaruncular) ou uma incisão cutânea semelhante a uma abordagem para etmoidectomia externa. Note-se que, sempre que uma incisão na pálpebra inferior é usada, é aconselhável colocar um ponto de Frost no final do procedimento e deixá-lo no lugar durante 24 a 48 horas. Ele é colocado através da pálpebra inferior, colado na fronte para esticar a pálpebra

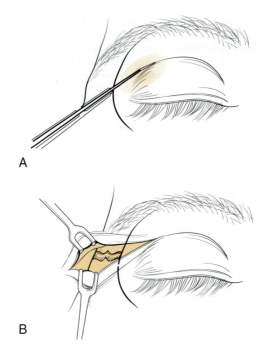

FIGURA 12-16. A blefaroplastia na pálpebra superior fornece excelente acesso à margem lateral da órbita e à órbita lateral. (Modificado de Bailey BJ, Calhoun KH. *Atlas of head and neck surgery – otolaryngology*. Philadelphia: Lippincott Williams & Wilkins; 2001.)

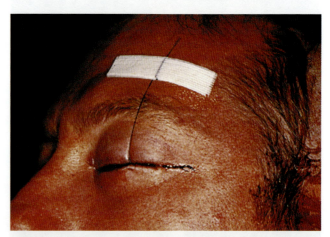

FIGURA 12-17. Fotografia demonstra a fixação com "ponto de Frost". A sutura é colocada através da pálpebra inferior e, então, puxada sob leve tensão sobre a fronte com a pálpebra superior fechada. Uma fita estéril é colocada sobre a sutura. A sutura é dobrada e uma segunda fita estéril é colocada; então, a sutura é dobrada novamente em direção superior e uma terceira fita estéril é colocada. Isso mantém a pálpebra inferior sob tensão.

inferior e pode diminuir a probabilidade de mau posicionamento da pálpebra inferior (Fig. 12-17).

A porção inferior do terço médio – isto é, as paredes anteriores da maxila, incluindo as aberturas piriformes, os processos frontais e a sutura zigomático-maxilar – é mais bem abordada por via transoral por incisão na mucosa do sulco gengivobucal. Cuidados devem ser tomados para evitar o descolamento de fragmentos ósseos no retalho e para evitar danos aos nervos infraorbitários. Essa incisão permite descolamento superior às margens infraorbitárias. A exposição adicional pode ser obtida usando a abordagem de *degloving* mediofacial, embora isso adicione o risco de estenose nasal, em que a mucosa do vestíbulo nasal é incisada circunferencialmente nessa abordagem. Exposição palatina é geralmente obtida através de lacerações que ocorrem ao longo das linhas de fratura. Um retalho palatino em forma de U também pode ser descolado para exposição ampla do palato.

Terço Inferior (Mandíbula)

A mandíbula pode ser exposta tanto por via transmucosa quanto por via transcutânea. Preocupações iniciais de que os acessos intraorais levariam a maiores taxas de infecção não se mostraram verdadeiras em séries maiores.[63] Praticamente todas as áreas da mandíbula podem ser abordadas através de incisões transorais. A região da sínfise é facilmente exposta usando uma incisão colocada de 5 a 10 mm abaixo da margem gengival, deixando assim a mucosa livre suficiente para o fechamento fácil da ferida. As fraturas do corpo podem ser expostas de forma semelhante. Deve-se ter cuidado para evitar lesão do nervo mentoniano ou mental conforme ele sai da mandíbula e entra nos tecidos moles para fornecer sensibilidade para a pele sobrejacente. A região do ângulo é mais bem exposta usando uma incisão que começa na parte inferior do ramo anterior da mandíbula. Ela estende-se sobre a linha oblíqua e é conduzida abaixo da margem gengival dos molares posteriores. Finalmente, o ramo vertical e as regiões subcondilares são expostos usando a parte vertical da última incisão e estendendo-a superiormente. A exposição da região subcondilar é aumentada com a ajuda de endoscópios.[5-7]

Incisões extraorais adicionam o risco de uma cicatriz visível, bem como a possibilidade de injúria ao ramo mandibular do nervo facial. Por outro lado, para fraturas anteriores do corpo, o risco de lesão do nervo mentoniano ou mental pode ser

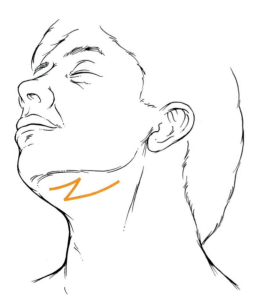

FIGURA 12-18. O meio do corpo da mandíbula é difícil de alcançar através de uma incisão externa. A direção da incisão submental é diferente da direção da incisão submandibular. Algumas vezes, um comprimento maior pode ser obtido combinando essas duas incisões em desenho de zetaplastia.

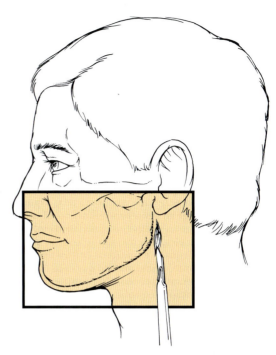

FIGURA 12-19. Incisão vertical imediatamente posterior à mandíbula através de pele e tecido subcutâneo até a profundidade do músculo platisma. (Modificado de Ellis E III, Zide MF. *Surgical approaches to the facial skeleton.* Philadelphia: Lippincott Williams & Wilkins; 1994:143.)

diminuído. A sínfise é mais bem abordada através de uma incisão submentoniana. A região posterior do corpo, ângulo e mesmo as regiões subcondilares são mais bem abordadas através de uma incisão submandibular. Para ajudar na exposição óssea e minimizar a retração, a incisão pode ser feita usando a largura de um dedo ou menos abaixo da mandíbula e elevada inferiormente superficial ao platisma. O platisma é incisado na largura de dois dedos abaixo da mandíbula para minimizar o risco para o nervo facial (Fig. 12-18). A região anterior do corpo é mais difícil de abordar por via transcutânea, porque as linhas de tensão da pele relaxada atravessam a mandíbula e há risco de lesão do nervo facial. Essa área é provavelmente mais bem abordada através da combinação de uma incisão submental com uma incisão submandibular anterior e união das duas através de um Z para minimizar a cicatriz. As regiões do ramo e subcondilar podem ser abordadas através de incisão submandibular, elevando entre o músculo masseter e osso. Alternativamente, uma incisão retromandibular pode ser usada como defendido por Ellis e Zide (Fig. 12-19).[64] Uma incisão pré-auricular pode ser usada, mas isso pode aumentar o risco de lesão do tronco principal do nervo facial; se uma abordagem pré-auricular é usada, uma dissecção do nervo facial deve ser considerada para protegê-lo.

CICATRIZAÇÃO ÓSSEA

A introdução superficial a cicatrização óssea é incluída aqui do ponto de vista da interação entre técnicas de reparo e a maneira pela qual o osso cicatriza. Em geral, como outro tecido lesionado, o osso tende a cicatrizar. O processo começa quase imediatamente após a lesão com o desenvolvimento de um hematoma na fratura. O crescimento interno subsequente de vasos traz fibroblastos e outras células progenitoras, de modo que uma diferenciação para condroblastos começa a estabelecer a fibrocartilagem e a matriz condroide, o que leva a estabilização inicial e proporciona o substrato para o desenvolvimento do osteoide. Com a diferenciação em osteoblastos, o osteoide é depositado, resultando na formação de um calo. É útil pensar no calo como dispositivo de fixação natural, em que o calo é depositado até que o movimento cesse no local da fratura. Uma vez que o movimento cessa, ósteons delicados, cada um com os próprios vasos delicados, podem crescer em toda a fratura, resultando numa união da fratura por novo osso e, portanto, estabilização completa e cicatrização.[23,65] Uma vez que a fratura é unida por osso, a forma do osso é então remodelada para coincidir com a sua função de acordo com a lei de Wolff, que diz que o osso remodela de acordo com as forças que agem sobre ele. Isso resulta na recriação da forma adequada para combinar com a função, um processo que tende a ser muito eficaz para a cicatrização de ossos longos.

Infelizmente para o cirurgião craniomaxilofacial, a lei de Wolff não dá conta de duas necessidades fundamentais do esqueleto facial: estética e função dental. Assim, permitir que os ossos faciais cicatrizem sozinhos tende a resultar em deformidades cosméticas significativas e função mastigatória comprometida, o que também pode ter implicações significativas para a nutrição. Mesmo que os ossos que contêm os dentes realmente remodelem em resposta às forças que agem sobre eles, eles não vão remodelar para recriar uma relação oclusal adequada e funcional entre a dentição maxilar e mandibular. Portanto, é fundamental que essas fraturas sejam tratadas de forma a orientar o processo de cicatrização para recriar forma satisfatória e função adequada.

Dois aspectos devem ser considerados na execução desses reparos. Um deles é como observado: o realinhamento adequado dos ossos para recriar forma estética e função oclusal. O outro é metodológico e refere-se ao tipo de fixação realizada – fixação rígida, que se destina a maximizar a quantidade de estabilidade criada no momento do reparo para minimizar a formação de calo, infecção e qualquer mudança no posicionamento cirúrgico. O termo *fixação rígida* refere-se à utilização de dispositivos, tipicamente placas e parafusos, para fixar as posições dos ossos com firmeza suficiente para impedir o movimento dos fragmentos, mesmo na presença de carga funcional. Quando adequadamente realizado, esse tipo de fixação minimiza o desenvolvimento de calo, o qual pode ser cosmeticamente deformante; também minimiza a infecção e permite uma função imediata, evitando assim a necessidade de FMM.

Cicatrização óssea através da cascata de diferenciação descrita anteriormente foi referida como cicatrização óssea *indireta* ou *secundária* para distingui-la da cicatrização óssea *direta* ou *primária*, que só ocorre quando nenhum movimento ocorre em toda a linha de fratura.[23] Parece que a ponte de um *gap* ósseo por osso só pode ocorrer na ausência de movimento entre esse *gap*. Quanto mais movimento presente, maior a quantidade de calo necessária para estabilizar os fragmentos de modo que a cicatrização do osso pode, eventualmente, ocorrer. Por outro lado, quanto mais estável uma fixação, e, portanto, menos movimento, menos calo se formará e maior a probabilidade de que o osso una diretamente a fratura e cicatrize a lesão. Daqui resulta que, quando o calo é incapaz de estabilizar uma fratura, o osso nunca se formará; a fratura permanecerá unida por tecido fibroso, formando assim uma união fibrosa, alternativamente conhecida como uma *não união, não união fibrosa* ou *pseudoartrose* (veja "Complicações" a seguir). Para realizar um reparo estável, é necessário compreender a biomecânica do esqueleto facial e, ainda mais importante, é fundamental usar essa compreensão na aplicação da fixação. Caso contrário, o movimento tende a ocorrer quando o reparo é baseado em função, e as complicações são, então, mais prováveis de ocorrer.

BIOMECÂNICA DO ESQUELETO FACIAL

As forças que atuam sobre os ossos faciais são complexas e ainda não totalmente elaboradas.[66] No entanto, o nível atual de compreensão fornece informações suficientes para orientar técnicas de reparo rígidas que podem resultar em uma alta taxa de sucesso. Por outro lado, o não cumprimento desses princípios provavelmente resultará em taxas de complicações maiores do que é aceitável.

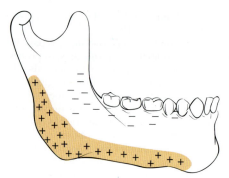

FIGURA 12-20. Representação simplificada das áreas de tensão e compressão criadas no corpo mandibular quando a força é direcionada ao longo da mandíbula anterior pela colocação de um bolo alimentar entre a dentição anterior da mandíbula e maxila.

Tal como discutido, a forma facial destina-se a apoiar a sua função e servir como um amortecedor para proteger os órgãos mais críticos da lesão traumática. Áreas que suportam a função devem ter força ao longo dos caminhos de força. No terço médio da face, estas têm sido chamadas de *pilares* e *contrafortes*, áreas que suportam a arquitetura facial durante os poderosos atos de morder e mastigar.[66-68] É particularmente importante restabelecer esses pilares quando tiverem sido fraturados; além disso, eles são separados por áreas de fraqueza, que parecem facilitar a sua atuação como "zonas de deformação." A mandíbula oferece suporte à dentição durante os atos de morder e mastigar. Como esse osso oscila a partir do crânio, as forças geradas quando o bolo alimentar é comprimido entre os dentes resultam num efeito de fulcro que gera zonas de tensão e compressão em várias áreas (Fig. 12-20). Elas devem ser consideradas durante o reparo das fraturas, porque os reparos devem superar tanto as forças exercidas pela contração muscular como aquelas criadas por funções específicas, tais como a mastigação.

TERÇO SUPERIOR

No terço superior, a parede anterior do seio frontal é fina, na medida em que apenas fornece cobertura para o próprio seio, e não há forças significativas agindo nessa área. Isso pode ser considerado durante o planejamento do reparo. Se os ossos forem mantidos em posição, um resultado satisfatório deve ocorrer. Os rebordos supraorbitários, por outro lado, e os ossos frontais laterais e superiores aos seios frontais são mais espessos para fornecer proteção para os conteúdos da órbita e da fossa anterior, respectivamente. Isso exige mais força para fraturar esses ossos e eles são, portanto, mais propensos a serem impactados e difíceis de reduzir. Ainda assim, não há forças funcionais significativas agindo sobre esses ossos.

TERÇO MÉDIO

O terço médio é mais complexo. Os chamados pilares ou contrafortes aceitam as altas forças da mastigação sem fraturar. Os pilares "verticais" têm sido descritos como lateral e medial de cada lado, bem como posterior (Fig. 12-21). O pilar lateral passa das regiões molares superiormente ao longo da sutura zigomático-maxilar, através da eminência malar sólida, então em direção superior ao longo do rebordo lateral da órbita e da sutura frontozigomática no osso frontal. O pilar medial passa da região do canino superiormente ao longo do osso sólido que margeia a abertura piriforme, em seguida, superiormente ao longo do processo frontal sólido da maxila no osso frontal. Como Rudderman e Mullen[66] apontaram, o objetivo do reparo é reconstruir "trajetos de carga", para que o osso possa voltar a suportar as cargas para as quais foi concebido. No terço médio, isso requer o restabelecimento dos quatro pilares verticais, que apoiam as forças de impacto da

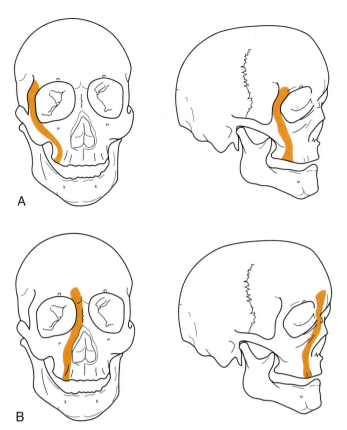

FIGURA 12-21. A, O pilar vertical lateral da face média estende-se do osso frontal ao longo da área frontozigomática e em direção inferior através do osso forte da área zigomático-maxilar. **B,** O pilar vertical medial estende-se do osso frontal através da região frontonasal e em direção inferior através da junção nasomaxilar para envolver o osso espesso da abertura piriforme.

mastigação. Um pilar vertical posterior adicional transmite forças através das lâminas pterigoides à base do crânio, mas pouca atenção é dada a esse pilar, porque nenhum acesso está disponível para repará-lo.

Os pilares horizontais do terço médio da face servem os conectores através dos pilares verticais. Estes ocorrem no palato, incompletamente através da face central de eminência malar a eminência malar ao longo dos rebordos infraorbitários (incompleto porque esse suporte horizontal é incompleto através da abertura piriforme) e em toda a barra frontal. Os pilares são essencialmente importantes para o cirurgião facial para o restabelecimento correto da arquitetura facial. Há também a terceira dimensão, de anterior para posterior, e o único pilar reconstruível nessa direção passa a partir da raiz temporal do arco zigomático anteriormente à eminência malar em cada lado.

O zigoma forma uma inserção importante para o poderoso músculo masseter. Para apoiar a função desse músculo, o osso tem de ser ligado solidamente; ainda, a fim de deformar, ele também tem de ser capaz de responder a uma força traumática. Os vários anexos do chamado "tripé" zigomático tornam isso possível. Se ele é considerado um tripé ou quadripé, pouco importa; o que é importante é a natureza dos seus anexos. A eminência zigomática é bastante sólida, mas seus anexos ao osso circundante são menos. O arco zigomático é bastante fino, como é o rebordo inferior da órbita. No entanto, o rebordo lateral da órbita é bastante sólido, e não é incomum para as fraturas zigomáticas serem articuladas a partir desse anexo. A inserção ao restante da maxila é ampla e contínua com o rebordo infraorbitário, permitindo assim que a nomenclatura tripé faça sentido. Enquanto o osso é relativamente sólido verticalmente para suportar as forças da mastigação, é realmente o osso fino que transmite facilmente uma força dirigida mais horizontalmente ou obliquamente. Reparo requer estabilização do zigoma nas três dimensões. Os tratamentos tradicionais focavam-se no ponto de fixação mais sólido, e não era incomum as fraturas zigomáticas serem fixadas com um único fio na fratura frontozigomática. A validade desse reparo foi posta em questão durante anos,[69] e dados mais recentes sugerem que são necessários pontos de fixação múltiplos para manter a posição tridimensional do zigoma contra a tração forte do músculo masseter.[70] Técnicas de fixação mais recentes focaram-se nos pilares zigomático-maxilares, porque é geralmente a área móvel, em vez de fixar o ponto de articulação, que tende a ser a área frontozigomática.

A órbita óssea serve como um suporte para os conteúdos orbital ou orbitário. Assim, para a órbita, as únicas preocupações biomecânicas são a reconstituição da forma orbital durante o posicionamento adequado dos conteúdos orbital ou orbitário. Isso assegura a posição adequada do globo ocular, o que é necessário tanto esteticamente quanto funcionalmente. A reconstrução orbital deve ser forte o suficiente para suportar os conteúdos da órbita.

A área facial central inclui as inserções para as pálpebras mediais e a projeção do nariz. As pálpebras mediais estão ligadas pelos ligamentos cantais mediais às cristas lacrimais sólidas. Quando elas são interrompidas, os tendões são puxados lateralmente, bem como anteriormente e inferiormente, e o comprimento horizontal das pálpebras é encurtado. Ela precisa ser adequadamente reconstruída para suportar a tensão lateral constante das pálpebras. Caso contrário, terá uma aparência desagradável, e má função do sistema coletor lacrimal também pode ocorrer. A reconstituição dos ossos nasais é importante para a função nasal e estética.

TERÇO INFERIOR

Como observado anteriormente, ao passo que as porções dentárias da mandíbula ocupam o terço inferior, o ramo vertical da mandíbula também está incluído nessa discussão. A mandíbula normal do adulto é um osso forte e sólido que contém a dentição mandibular. Numerosos músculos inserem-se na mandíbula, e as forças são desenvolvidas através do osso quando esses músculos contraem, mesmo na ausência de mastigação. (Isso é importante, visto que as forças continuam a agir em toda a mandíbula quando um paciente está com FMM). A mandíbula suporta a língua e o hioide, estruturas importantes para a deglutição e a função das vias aéreas. No entanto, as forças mais significativas em toda a mandíbula são desenvolvidas durante a mastigação, e as forças que atuam sobre uma determinada área da mandíbula variam dependendo da localização do bolo alimentar entre os dentes.

Explicações iniciais da biomecânica mandibular assumiram um feixe simples com forças ao longo do topo do feixe, sempre criando zonas de tensão superiormente (em direção à superfície alveolar) e zonas de compressão inferiormente. Esse conceito foi apresentado na Europa quase simultaneamente por Spiessl[14] na Suíça e por Champy et al.[17,19] na França. Curiosamente, no entanto, esses dois cirurgiões bucomaxilofaciais desenvolveram duas técnicas de fixação inteiramente diferentes para superar essas forças, e duas escolas concorrentes de pensamento foram desenvolvidas. Aqueles que seguiram Spiessl e a Arbeitsgemeinschaft für Osteosynthesefragen (AO) utilizaram técnicas de placas de compressão para fixar fraturas mandibulares mais, ao passo que aqueles que seguiram Champy usaram as chamadas técnicas de miniplacas. Hoje, tornou-se evidente que há espaço para ambos os conceitos, e isso é mais importante para compreender a biomecânica da fixação da fratura e para selecionar a técnica particular, que tem a maior probabilidade de sucesso numa dada situação.

No modelo de feixe simples, uma fratura do corpo da mandíbula é separada superiormente (zona de tensão) e comprimida inferiormente (zona de compressão), quando uma força é aplicada às superfícies dentárias anteriormente (p. ex., mastigar um

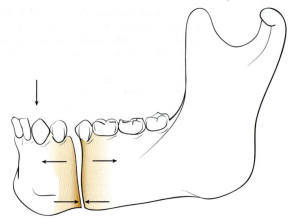

FIGURA 12-22. Quando uma força é aplicada anteriormente ao longo da superfície dentária, a porção posterior da mandíbula é mantida em posição pela musculatura mandibular. Isso resulta numa força compressiva sendo gerada ao logo da borda inferior, quando a borda superior é distraída (uma área de tensão). (Modificado de Kellman RM, Marentette LJ. *Atlas of craniomaxillofacial fixation.* New York: Raven Press; 1995.)

bolo entre os incisivos; Fig. 12-22). Nessa situação, o controle da zona de tensão resulta na manutenção da redução. Além disso, quando uma força é aplicada pela mastigação anteriormente com a zona de tensão controlada, a força de compressão em função é distribuída ao longo do comprimento da fratura. Uma vez que isto é claramente entendido, uma variedade de opções de fixação se torna disponível para o cirurgião de cabeça e pescoço. No entanto, certas limitações criadas pelos aspectos únicos da anatomia mandibular devem ser primeiramente superadas. São a presença de raízes de dente dentro do osso e a presença do nervo alveolar inferior dentro do osso. Porque é importante preservar essas estruturas, determinadas áreas do osso mandibular ficam indisponíveis para a colocação de aparelhos de fixação. Champy e Spiessl chegaram às mesmas conclusões sobre a necessidade de controlar as zonas de tensão sem lesionar estruturas vitais, mas eles resolveram o problema de evitar os dentes e nervos de maneiras diferentes. Champy escolheu controlar a zona de tensão com pequenas placas ("miniplacas") posicionadas cuidadosamente entre as raízes dos dentes e o nervo alveolar inferior com parafusos que passam por apenas uma cortical óssea, minimizando assim o risco para os dentes e nervos caso a colocação fosse imperfeita. Spiessl evitou o uso dessas pequenas placas com parafusos monocorticais; em vez disso, ele usou um arco de barra bem colocado do outro lado da dentição para controlar a zona de tensão e uma placa de compressão maior que usava parafusos bicorticais colocados abaixo do nervo alveolar inferior para maximizar a quantidade de estabilização. Acreditava-se que a fixação maior e compressiva era necessária, pois estava sendo colocada em uma posição que era realmente biomecanicamente desvantajosa. No entanto, usando essa abordagem, é absolutamente fundamental que a zona de tensão seja controlada em primeiro lugar; caso contrário, a placa de compressão sobre a região inferior da mandíbula vai separar a porção alveolar da fratura. Em última análise, como ficou claro que ambas as técnicas tiveram altas taxas de sucesso, a batalha entre as escolas de pensamento foi dissolvida. É agora claro que, enquanto princípios biomecânicos forem seguidos corretamente, podem-se esperar altas taxas de sucesso.[71]

Infelizmente, nem todos os aspectos da função mandibular seguem esse modelo de feixe simples. Irregularidades do osso mandibular tornam algumas áreas potencialmente mais instáveis do que outras. O potencial de torque e o movimento de rotação parecem ser maiores na região da sínfise, de tal modo que, ao usar miniplacas, duas são necessárias para obter uma fixação estável nessa área. Uma única miniplaca parece ser adequada ao longo do corpo da mandíbula, desde que o paciente não mastigue no lado da fratura durante o período de cicatrização. A região de ângulo apresenta alguns problemas particulares, e é a região na qual foi sempre observado o número mais elevado de complicações.[72,73] A região do ângulo tem osso espesso superiormente e osso fino posteroinferiormente. Um dente está muitas vezes presente no osso superior espesso, o que pode enfraquecer o osso; mas a extração desse dente, o que pode ser inevitável em alguns casos, tende a enfraquecer a área ainda mais. Além disso, nenhuma dentição está por trás da fratura, portanto, uma barra em arco não fornece nenhum apoio para a fixação. A complexidade das forças que atuam sobre essa área acrescenta um outro desafio. Foi observado pela primeira vez por Kroon et al.[74] que, dependendo de onde um bolo de comida for colocado ao longo da dentição inferior, a localização das zonas de compressão e zonas de tensão no ângulo variou tanto que a área inferior poderia mudar de compressão para tensão e vice-versa. (Rudderman e Mullen[66] confirmaram esse achado também em outras áreas da mandíbula). A fixação da área do ângulo permanece controversa, mas a maioria dos autores concorda que, embora mais difíceis, demoradas e exigentes para aplicar, as placas de reconstrução mandibular[72,75] maiores e mais longas oferecem as fixações mais confiáveis e as maiores taxas globais de sucesso. Por outro lado, o desejo de usar técnicas mais fáceis e simples resultou numa saída dos padrões, e Potter e Ellis[76] defenderam recentemente a utilização de uma única miniplaca de 1,3 mm colocada intraoralmente ao longo da linha oblíqua da mandíbula como fixação adequada das fraturas de ângulo mandibular. Um estudo mais recente de Fox e Kellman[77] sugere que, quando utilizamos técnicas de miniplacas para fixar fraturas de ângulo mandibular, duas miniplacas são melhores e provavelmente devem ser de 2 mm, como foi previamente sugerido por Levy et al.[73] e por Kroon et al..[74] Em um recente estudo prospectivo, Siddiqui et al.[78] não encontraram nenhuma diferença significativa em complicações quando se utiliza uma ou duas miniplacas para fixar as fraturas do ângulo mandibular.

Outro aspecto importante da biomecânica mandibular é o papel que o ramo vertical exerce no restabelecimento das relações faciais. Quando o terço médio da face é fraturado, o ramo vertical da mandíbula torna-se o único determinante da altura facial correta. Por isso, é fundamental que esses pilares da altura facial sejam restabelecidos antes de tentar reposicionar os ossos esmagados do terço médio da face.

REPARO DA FRATURA

A chave para o reparo de fraturas é uma compreensão dos princípios biomecânicos descritos, juntamente com os vários aspectos de avaliação e acesso descritos anteriormente. A aplicação de todos esses princípios deve permitir ao cirurgião analisar as lesões, o plano de tratamento e executá-lo. A descrição seguinte aborda algumas das controvérsias e questões de sequenciação que o cirurgião enfrenta no manejo desses pacientes.

A maioria das fixações é realizada utilizando placas e parafusos de titânio, embora uma variedade de placas e parafusos absorvíveis também seja usada. São geralmente polímeros de poliéster que contêm o ácido poliláctico, ácido poliglicólico ou uma variedade de misturas desses e alguns outros polímeros. Elas degradam primeiramente através de cisão hidrolítica, e seus derivados são na maioria das vezes bem tolerados pelo corpo humano. No entanto, não há contraindicação para o uso de fios de aço inoxidável quando necessário, e fixações que utilizam esses fios têm resistido ao teste do tempo.

OCLUSÃO

Em qualquer trauma maxilofacial que envolva os segmentos de suporte dentário, é essencial que a relação oclusal adequada seja restabelecida. Isso é importante para a restauração da função mastigatória normal. A relação oclusal entre a dentição maxilar e mandibular também determina a relação entre os ossos da face

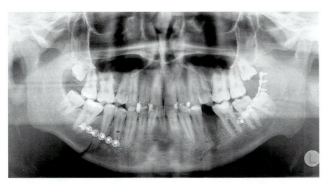

FIGURA 12-23. Radiografia panorâmica da mandíbula. Barras substituem os parafusos de fixação maxilomandibular (FMM). Note a presença de múltiplos orifícios nas raízes dos dentes inferiores criados pela colocação dos parafusos da FMM. (Cortesia do Dr. Michael Ehrenfeld, Munich, Germany.)

central inferior. Alinhamento direto dos fragmentos ósseos quase sempre toma o segundo lugar em relação ao alinhamento da oclusão. Isso é particularmente verdadeiro quando o terço médio da face está colapsado, porque a altura da mandíbula é utilizada para restabelecer a altura facial, e a oclusão é um componente chave da relação entre a mandíbula e a maxila.

Oclusão é melhor restabelecida usando barras de arco, que são bandas de metal flexível, com ganchos para fios ou bandas de borracha que estão ligados diretamente aos dentes. A barra de Erich é a barra de arco mais comum nos Estados Unidos. Outras opções incluem Ivy Loops, embora só estabilizem alguns dentes em vez de toda a arcada dentária. Eles também não fornecem bandas de tensão em toda a arcada dentária mandibular. Uma variedade de outras opções também está disponível e uma inovação recente tem sido a utilização de parafusos para FMM. Mesmo que estes possam ser colocados rapidamente e facilmente, várias desvantagens são evidentes, a mais comum das quais é a penetração frequente nas raízes dos dentes ao colocá-los (Fig. 12-23).[79] Todas as barras de arco tendem a puxar a dentição lingualmente, mas o posicionamento mais inferior e bucal dos parafusos quando o parafuso de FMM é usado tende a aumentar essa tendência.

Uma vez que as barras de arco estejam colocadas, elas podem ser usadas para manter o paciente com a FMM. Isso é feito através da colocação de fios ou elásticos de borracha entre os ganchos na barra da arcada superior e aqueles na barra da arcada inferior. A seguir, a fixação rígida de todas as fraturas faciais é concluída, e o FMM pode ser liberado, mas as barras de arco devem ser mantidas em posição no caso de serem necessários elásticos de treinamento durante o período de cicatrização. A FMM não corrige a má oclusão que é o resultado da fixação rígida dos fragmentos em posições subótimas; somente a reposição dos fragmentos corrige tais más oclusões. A FMM também pode ser necessária para o manejo das fraturas não fixadas. Alguns cirurgiões não estão mais colocando barras de arco ao fixar fraturas mandibulares simples. Essa prática ainda não é suportada pelos estudos dos resultados e, portanto, deve ser considerada controversa.

Terço Superior

Uma série de algoritmos tem sido publicada sobre o tratamento das fraturas do osso frontal, especialmente do seio frontal. Embora cada um tenha os seus méritos, eles tendem a ser um pouco complicados. Em vez disso, uma abordagem mais simplificada é apresentada aqui. As questões-chave no trauma do seio frontal relacionam-se a duas questões fundamentais. Em primeiro lugar, é necessária exploração? Em segundo lugar, é necessária obliteração? As respostas exigem o uso de julgamento cirúrgico, mas algumas orientações são lógicas.

Tenha em mente os objetivos do osso que está sendo reparado. A parede anterior precisa ser reparada por razões cosméticas. A parede posterior precisa ser tratada para proteger a fossa craniana anterior. As vias de drenagem do seio devem funcionar para drenar os seios ou os seios devem ser obliterados; caso contrário, ocorrerá infecção crônica. Assim, fraturas puras da parede anterior que não se estendem para os ductos nasofrontais são reparadas apenas para fins cosméticos. Essas devem ser exploradas se forem significativamente afundadas, porque, mesmo na ausência de deformidade aguda, elas são suscetíveis de levar a deformidades quando o edema regride. As menores placas disponíveis são geralmente utilizadas, e placas absorvíveis também podem trabalhar bem nessa área, porque pouca ou nenhuma demanda de força existe no reparo. Fragmentos cominutivos podem ser colocados juntos e fixados com parafusos individuais a uma placa que faz a ponte do defeito ou fragmentos pequenos podem ser colocados juntos com pequenas placas e/ou fios. O uso do endoscópio pode permitir a reparação de fraturas selecionadas da parede anterior com incisões mínimas. Essas técnicas estão atualmente iniciando e tendem a se tornar mais prevalentes conforme novos instrumentos são desenvolvidos para simplificar os procedimentos. Quando os ductos são envolvidos, mas a parede posterior está intacta, o julgamento permite mais de uma opção. Obliteração do seio frontal é sempre aceitável, mas também é razoável permitir que o seio funcione para ver o que acontece. Se o seio se torna obstruído e desenvolve uma sinusite aguda ou crônica, a cavidade pode ser aberta endoscopicamente ou obliteração pode ser realizada numa data posterior.[80] Na ausência de lesão da parede posterior, nada deve ser perdido por essa abordagem, desde que seja realizado acompanhamento adequado do paciente.

A presença de lesões na parede posterior complica as duas questões. A fratura da parede posterior não deslocada que não exige a exploração da lesão ductal ou do deslocamento da parede anterior pode ser observada. No entanto, se a parede posterior está deslocada, é difícil determinar o estado da dura-máter e do cérebro subjacente. Na ausência de lesão ductal aparente, ainda é prudente considerar a trepanação e endoscopia transcutânea, porque a herniação inesperada do cérebro para o seio pode ser observada utilizando essa abordagem. (A sentença sobre a largura da parede do deslocamento tem pouco significado a esse respeito.) Na ausência de deslocamento da parede posterior, e sem alterações dos tecidos moles associados com uma fratura não deslocada, não está claro que a obliteração é obrigatória, mesmo na presença de lesões do ducto. O acompanhamento cuidadoso que inclui exames periódicos de TC demonstrará se a aeração do seio está presente. Se a obstrução crônica persistir, obliteração deve ser realizada. A escolha da técnica de obliteração inclui várias opções e todas parecem funcionar. A gordura certamente tem resistido ao teste do tempo, como o osso e até mesmo deixar o seio vazio, após cuidadosa obstrução dos ductos com fáscia, para permitir a osteogênese.[81-85] Inúmeras complicações foram encontradas usando cimentos de hidroxiapatita,[86,87] mas em uma revisão que usou em combinação com retalhos de pericrânio vivo, não foi

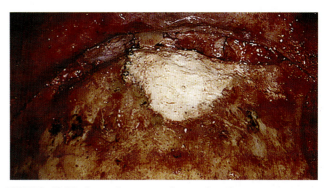

FIGURA 12-24. A parede anterior do seio frontal estava severamente cominuída neste paciente unilateralmente. Portanto, o seio foi obliterado usando cimento de hidroxiapatita, que foi simultaneamente usado para criar um contorno satisfatório.

relatada nenhuma complicação.[88] Os cimentos oferecem a vantagem única de contornabilidade, de forma que podem ser usados para reparar o contorno frontal na presença de cominuição severa e/ou perda óssea da parede anterior (Fig. 12-24).

Finalmente, a opção de obliteração através da cranialização – isto é, a remoção completa das paredes posteriores do seio – é reservada para os casos em que as paredes posteriores estão severamente cominutivas. Donald e Bernstein[89,90] usam muito essa técnica sempre que a parede posterior do seio frontal está envolvida em trauma. Por outro lado, Schulz[91] acredita que a obliteração dos seios frontais nunca é necessária. Se o seio for obstruído de qualquer maneira, parece lógico que a camada adicional da parede posterior acrescente outra barreira entre a cavidade nasal contaminada e a fossa anterior, devendo ser preservada e reconstruída, se possível.

RINOLIQUORREIA

Na presença de trauma grave com fraturas da fossa anterior, rinoliquorreia não é rara e pode ocorrer através dos seios frontais ou através de lâmina cribiforme, seios etmoidais e/ou esfenoidais. Grandes defeitos devem ser tratados no momento do reparo da fratura facial. Pequenos defeitos devem ser identificados por via endoscópica e geralmente podem ser reparados usando essa abordagem. O exame cuidadoso dos defeitos é importante, porque uma fístula transitória pode ter sido interrompida como resultado da hérnia cerebral, e complicações tardias, tais como meningite ou morte, podem ocorrer quando são deixados sem tratamento.[92] Alguns autores sugerem exploração precoce quando LCR é encontrado na presença de trauma.[93]

FRATURA DA BASE DO CRÂNIO

Na presença de uma fratura grave da base anterior do crânio, lesão cerebral e rinoliquorreia são comuns. A melhor maneira de tratar essas lesões é em colaboração com os neurocirurgiões. A presença de lesões cerebrais muitas vezes leva a atrasos no tratamento das fraturas faciais e pode na realidade aumentar o risco de meningite. Evidências sugerem que, quanto mais tempo persistir uma fístula liquórica, maior o risco de meningite.[52,94] Portanto, a intervenção precoce pode diminuir o risco dessas complicações. A utilização da abordagem transglabelar subcraniana pode permitir a intervenção precoce, na medida em que permite um acesso mais direto ao assoalho da fossa anterior sem a necessidade de retração significativa dos lobos frontais.[95-98] Ela também permite a visualização direta da área cribiforme sem desarticulá-la completamente, de modo que muitas lesões do assoalho da fossa anterior podem ser reparadas sem comprometer completamente o olfato. A fossa anterior pode ser segregada das cavidades nasais e seios, e as fraturas faciais podem ser reparadas precocemente, na esperança de ter melhores resultados nesses pacientes gravemente feridos.[95]

Terço Médio

Fraturas que envolvem os segmentos de suporte dentário são primeiramente estabilizadas ao nível da oclusão. Fraturas horizontais acima do nível oclusal (Le Fort I) são reparadas restabelecendo os quatro pilares verticais, dois mediais e dois laterais. A maioria dos cirurgiões trata essas fraturas utilizando placas em L e J de 1,5 a 2 mm (Fig. 12-25), embora outras combinações e outros tamanhos possam ser utilizados. É importante assegurar que dois parafusos sejam colocados em ambos os lados de cada fratura com placa, embora mais possam ser colocados desde que as raízes dos dentes não sejam lesionadas. A chave é fixá-las na direção das forças de mastigação, de modo que a mastigação não atrapalhe a cicatrização.[66]

Quando o palato está fraturado, é importante garantir que os dentes não estejam rodados em torno da fratura palatina, o que resultaria em eversão lingual ou bucal dos dentes e um mau posicionamento significativo dos fragmentos do osso. Em casos de

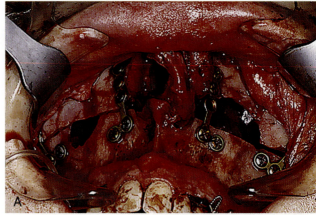

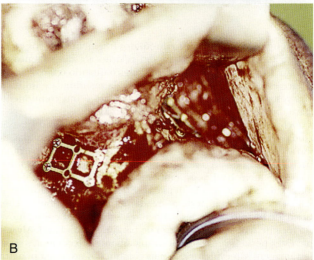

FIGURA 12-25. A, Um exemplo de uma osteotomia Le Fort I planejada fixada com placas L e J. **B,** Um reparo alternativo usando placas quadradas de 1 mm. A forma geométrica dessas placas adiciona resistência à fixação.

fratura grave, em particular quando os segmentos alveolares estão fraturados e/ou a mandíbula está semelhantemente fraturada, uma tala palatina pode ser necessária para estabilizar os dentes na posição correta. O palato pode ser fixado diretamente com uma placa ou pode ser estabilizado ao longo da área pré-maxilar, se a estabilização oclusal for adequada para impedir a rotação (Fig. 12-26).

Fraturas maxilares ao nível Le Fort II são igualmente estabilizadas utilizando placas de 1,5 a 2 mm, de novo assegurando que pelo menos dois parafusos sejam colocados em ambos os lados de cada fratura com placa (Fig. 12-27). Uma placa pode ser colocada ao longo do rebordo infraorbitário para estabilizar a parte superior das fraturas. Caso contrário, quando acessadas, a raiz nasal deve ser rigidamente fixada usando placas muito pequenas (Fig. 12-28). É extremamente importante ter a certeza de que o terço médio da face não está impactado e rotacionado superiormente antes de fixar os ossos em posição. Embora a FMM seja aplicada primeiramente, é realmente possível puxar o paciente para o que parece ser uma boa oclusão, mesmo que o terço médio da face esteja impactado; os dentes inferiores são puxados pela FMM em direção à maxila superiormente rotacionada, puxando os côndilos mandibulares para fora da fossa glenoide. O paciente pode até mesmo permanecer no que parece ser uma boa FMM por um total de 6 semanas ou mais e, quando a FMM é liberada, a mandíbula retorna à sua posição neutra, revelando uma mordida aberta anterior significativa. Por conseguinte, é importante reconhecer isso no momento da cirurgia, de modo que o terço médio da face seja adequadamente rodado para baixo na posição correta. Se ele está

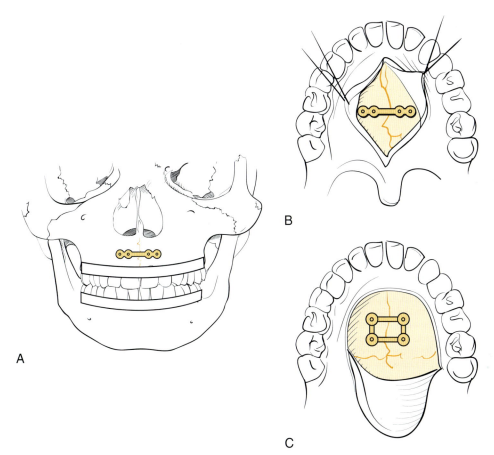

FIGURA 12-26. A, Fixação de uma fratura no palato através da colocação de uma placa por meio da fratura na maxila anterior. **B,** Colocação direta de uma placa ao longo da fratura palatina. **C,** Similar a **B,** demonstra o uso de uma placa quadrada para conferir maior estabilidade à fixação da fratura palatina. (Modificado de Bailey BJ, Calhoun KH. *Atlas of head and neck surgery—otolaryngology*. Philadelphia: Lippincott William & Wilkins; 2001.)

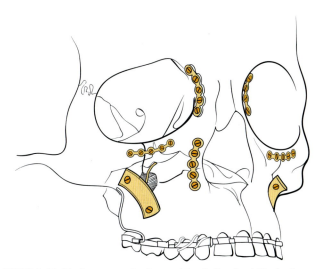

FIGURA 12-27. Representação diagramática da fixação rígida das fraturas Le Fort I e II com miniplacas. Note que o defeito maxilar direito é reparado com um enxerto ósseo. O enxerto ósseo é preso ao osso em cada extremidade de forma que o próprio enxerto ósseo funcione como um dispositivo de fixação rígida. (Modificado de Kellman RM, Marentette LJ. *Atlas of craniomaxillofacial fixation*. New York: Raven Press; 1995.)

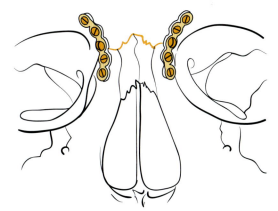

FIGURA 12-28. Representação diagramática da fixação da região nasofrontal com pequenas placas e parafusos. (Modificado de Kellman RM, Marentette LJ. *Atlas of craniomaxillofacial fixation*. New York: Raven Press; 1995.)

severamente impactado, o fórceps de Rowe pode ser necessário para mobilizar o terço médio da face e trazê-lo para baixo em sua posição correta. Por muitos anos, os cirurgiões estavam mais preocupados com a possibilidade de alongamento facial como resultado do tracionamento da FMM das fraturas maxilares não corrigidas do que em relação a rotação e encurtamento do terço médio da face. Portanto, a base do tratamento era o fio de suspensão de Adams, no qual a barra da arcada superior era ligada para os arcos zigomáticos (ou ossos frontais quando os zigomas estavam fraturados) para evitar o alongamento facial; tal tratamento provavelmente agravava a rotação do terço médio da face e levava a encurtamento anterior e formação de mordida aberta em muitos pacientes. Com o advento das abordagens de acesso ampliado e exposição de rotina e fixação das fraturas do terço médio facial, esse problema foi reconhecido e agora é cuidadosamente evitado. Da mesma forma, com a disponibilidade de técnicas de fixação rígida, a utilização de fios para fixação externa de fraturas do terço médio facial tornou-se extremamente rara. No entanto, a familiaridade com tais técnicas é de valor para a compreensão da variedade de opções cirúrgicas.

Embora as áreas entre os pilares não sejam particularmente importantes para o apoio estrutural, os próprios pilares são. Portanto, quando o osso é deficiente ao longo desses pilares, ele deve ser substituído. Um defeito de menos de 5 mm de um único pilar provavelmente pode ser superado com segurança com uma placa. Caso contrário, os defeitos devem ser reconstruídos utilizando enxertos ósseos de outro sítio. O enxerto monocortical da calota craniana é uma fonte comum de material de enxerto ósseo; ele pode ser estabilizado com uma placa ou pode ser usado como uma placa biológica e fixado ao osso em cada extremidade usando parafusos compressivos (Fig. 12-27).

A quantidade de estabilização necessária para a fixação de fraturas zigomáticas e, portanto, a quantidade de exposição cirúrgica podem variar dependendo da quantidade de instabilidade e de cominuição das fraturas. Manson[99] sugeriu que a gravidade da lesão é determinada pela quantidade de energia transmitida para o osso no momento da lesão. Isso está implícito pela lesão, por isso a gravidade é realmente analisada no planejamento do tratamento. No entanto, para as fraturas minimamente deslocadas, o zigoma tende a articular-se na área frontozigomática, e o tratamento pode exigir somente redução percutânea; ele pode reduzir de modo estável ou pode precisar de apenas uma exposição sublabial e fixação ao longo da área zigomático-maxilar. Quando uma força maior causa a lesão, tende a haver cominuição na área zigomático-maxilar, tornando esse um ponto de referência inadequado para a redução. Uma exposição na pálpebra inferior permite o alinhamento do rebordo infraorbitário bem como a exploração posterior do assoalho da órbita, se necessário. O acesso à parede lateral da órbita também é particularmente útil, já que o alinhamento do zigoma com a asa maior do esfenoide na órbita lateral tende a ser uma referência segura para redução óssea adequada. Com impactos mais graves, cominuição acentuada pode tornar mais difícil garantir que o zigoma foi bem reposicionado. A incisão coronal permite exposição completa da totalidade dos arcos zigomáticos. Quando o zigoma contralateral está intacto, ele serve como um bom ponto de referência. Caso contrário, mesmo a ampla exposição pode não garantir reposicionamento preciso do osso zigomático. Radiografia transoperatória pode ser útil nesse caso. A posição do arco pode ser verificada usando fluoroscopia.[21] No entanto, embora não seja comumente disponível, a tomografia computadorizada transoperatória certamente fornece uma avaliação mais precisa da posição do osso. Caso contrário, uma verificação pós-operatória pode indicar a necessidade de cirurgia de revisão. Finalmente, é importante ter em mente que, embora a maioria dos defeitos do assoalho da órbita possa ser avaliada em exames pré-operatórios de TC, um defeito potencial do assoalho orbitário pode não ser visível. Isso ocorre quando o zigoma está gravemente impactado no espaço orbital. Depois da desimpactação do osso zigomático, um defeito do assoalho da órbita

anteriormente ausente que necessita de tratamento pode estar presente. A não observância disso pode resultar em enoftalmia não prevista no pós-operatório. Um endoscópio colocado no seio maxilar fornece um modo minimamente invasivo para avaliar o assoalho da órbita nessa situação. É também importante reparar as margens orbitárias antes de abordar as paredes orbitais, porque a posição da margem irá afetar a posição do globo ocular e a forma global da órbita.

A órbita em si tem de ser restaurada, tanto quanto possível a sua forma pré-injúria; isso requer uma familiaridade com o contorno normal da órbita. Um crânio na sala de cirurgia pode ser útil nesse caso, e alguns cirurgiões até mesmo colocam um crânio em uma bolsa estéril clara e adaptam implantes da parede orbital nele. É importante reconhecer a convexidade do assoalho orbital medialmente atrás do equador do globo ocular. O insucesso em reconstituir isso criará uma tendência de enoftalmia. É também importante preencher defeitos significativos na parede medial, pela mesma razão. Quaisquer tecidos orbitais presos devem ser liberados para suas posições normais na órbita, e teste de ducção forçada deve ser realizado antes e depois de todas as manobras na órbita. Os contornos das paredes orbitárias podem ser reconstruídos com materiais autólogos ou com materiais aloplásticos, e cada opção tem as suas vantagens e desvantagens específicas. O osso da calota craniana é facilmente disponível, mas é muito rígido e não pode ser modelado no formato.[100] A modelagem requer o corte do osso e a colocação de placas juntando os pedaços nos diferentes formatos. O osso da costela é mais flexível e pode ser dobrado em forma determinada, mas sofre maior reabsorção. Para os pequenos defeitos, cartilagem ou osso do septo nasal e face frontal do osso maxilar têm sido utilizados com sucesso. Após a liberação do reto inferior, uma fissura no assoalho da órbita pode ser coberta com fáscia ou filme de gelatina. O titânio é facilmente moldável, mas persiste a preocupação acerca do crescimento de tecido fibroso nos furos no material, embora não existam relatos reais de isso ser um problema. Polietileno poroso tornou-se popular nos últimos anos, para a reparação de defeitos do assoalho da órbita, e ele está substituindo materiais utilizados anteriormente que tinham taxas variáveis de extrusão. A maioria dos cirurgiões coloca implantes orbitais diretamente via transconjuntival e incisões transcutâneas na pálpebra, embora recentemente a colocação bem-sucedida desses implantes através do seio maxilar utilizando assistência endoscópica tenha sido relatada.[4,101] Enoftalmia geralmente precisa ser ligeiramente sobrecorrigida para compensar o edema que se desenvolve durante o procedimento cirúrgico. Por outro lado, o hipoftalmo (posição inferior do olho) não deve ser sobrecorrigido, porque a sobrecorreção nessa direção é mais provável que persista.

Fraturas naso-órbito etmoidais estão entre as mais difíceis de tratar. Fraturas simples, em que os ligamentos cantais mediais permanecem ligados a uma parte de osso central significativa sólida (tipo I), são reparadas através da estabilização do pedaço sólido de osso ao esqueleto circundante com placas. Este deve ser posicionado e fixado, ou ele vai lentamente lateralizar e resultar em uma deformidade significativa ao longo do tempo. O tratamento das lesões mais graves tipos II e III é um pouco mais controverso, e alguns defendem a manutenção de todos os anexos ligamentares no osso, enquanto outros recomendam focar nos próprios ligamentos.[95-98] Com os ligamentos expostos, geralmente através de uma incisão coronal, uma sutura permanente ou fio é passado através do ligamento, e o fio de sutura é passado através da área da crista lacrimal posterior (que pode ou não estar presente), por trás dos ossos nasais, através do septo nasal, e por fora da mesma área no lado contralateral (usando extremo cuidado para evitar lesões no globo ocular contralateral), onde ele pode ser fixado no osso frontal contralateral (em torno de um parafuso, através de um buraco da placa ou através de um orifício na margem supraorbitária) ou no ligamento cantal medial contralateral. Um afastador largo (uma colher de chá esterilizada pode ser utilizada) deverá cobrir e proteger o globo ocular contralateral durante a

12 | TRAUMA MAXILOFACIAL   211

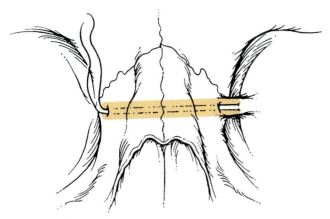

FIGURA 12-29. Representação diagramática da sutura passando através do ligamento cantal medial esquerdo e, então, através do osso lacrimal atrás da raiz nasal. A seguir, ela é fixada ao osso frontal contralateral para permitir que tensão apropriada seja colocada no ligamento cantal medial para reposicionamento adequado. (Modificado de Bailey BJ, Calhoun KH. *Atlas of head and neck surgery – otolaryngology*. Philadelphia: Lippincott William & Wilkins; 2001.)

passagem dos fios de suturas ou de um lado para o outro. Se essa última abordagem é usada, o apertamento dos fios fixa ambos os ligamentos cantais mediais juntos. Se o fio de sutura é fixado ao osso frontal, o mesmo procedimento deve ser repetido para o ligamento cantal medial contralateral, partindo do princípio de que ele também está lesionado (Fig. 12-29).

Deve-se tomar muito cuidado para garantir o bom posicionamento e a fixação do ligamento cantal. Quando a identificação do ligamento cantal medial é difícil, uma pinça hemostática pode ser colocada na carúncula e empurrada medialmente; ao analisar a área da superfície profunda, o ligamento deve estar aproximadamente na zona da protuberância criada pela pinça hemostática (Fig. 12-30); obviamente, deve-se ter muito cuidado para evitar lesão da córnea ao usar essa técnica. Se o ligamento não for fixado medialmente, ele irá lentamente lateralizar com o tempo e resultará num telecanto desagradável, mau posicionamento da carúncula, encurtamento horizontal das pálpebras e potencial disfunção lacrimal. Também é importante ter certeza de que a altura total do dorso nasal foi restabelecida e enxertos ósseos devem ser usados se necessário. O insucesso em realizar essa tarefa tende a exagerar qualquer aparência de telecanto e aumenta a probabilidade de desenvolver pregas epicantais. Alguns cirurgiões preconizam a colocação de placas percutâneas de suporte contra a pele nasal sobrejacente para recriar a concavidade natural nessa área. Não está claro se essas medidas são necessárias. Ainda que passados por via transnasal, esses não são os mesmos que os antigos reparos percutâneos das fraturas NOE, os quais não devem ser utilizados para tratar essas fraturas, porque eles são, na sua maior parte, ineficazes.

Terço Inferior

Os princípios básicos do tratamento da fratura mandibular foram discutidos na seção "Biomecânica do Esqueleto Facial". O tratamento de fraturas específicas é discutido aqui mais detalhadamente. Na mandíbula dentada, a primeira prioridade é o restabelecimento da relação oclusal adequada dos dentes. Como se observa, um bom arco de barras não só ajuda nesse esforço, mas também fornece uma boa banda de tensão em toda a porção alveolar da fratura. Às vezes, uma fratura deslocada torna a colocação da barra mais difícil. Nessa situação, uma incisão intraoral, que expõe a fratura, irá permitir a redução preliminar da fratura e ajudará no posicionamento apropriado da barra de arco. Se a colocação da barra é iniciada no local da fratura e fios sucessivos são colocados alternadamente em ambos os lados da fratura, uma banda de tensão apertada pode ser bem aplicada e manterá a fratura na aproximação razoável. (Alguns cirurgiões fixam fraturas mandibulares simples, sem o auxílio do uso da barra para realizar a FMM, mas essa abordagem não é recomendada). A relação oclusal adequada entre a dentição maxilar e mandibular deve então ser determinada, e os fios são geralmente usados para segurar o paciente em FMM, enquanto a fratura é fixada.

Uma variedade de opções de tratamento está disponível para a maioria das fraturas, e uma familiaridade com os princípios básicos de reparo de fratura permite que o cirurgião selecione um método preferido para qualquer fratura. Em primeiro lugar, uma familiaridade com as fixações de compartilhamento de carga e suporte de carga ajuda a determinar quais opções estão disponíveis para o reparo de uma fratura de mandíbula particular. O compartilhamento de carga depende da integridade do osso subjacente, e o aparelho de fixação está posicionado de modo a assegurar que as forças em função são suportadas pelo próprio osso. Assim, tal como discutido anteriormente, uma pequena placa em

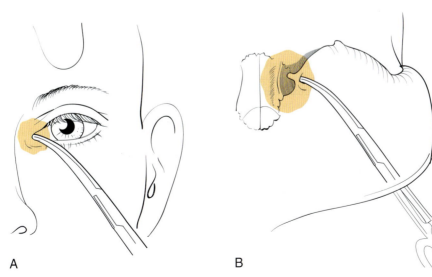

FIGURA 12-30. A, Demonstração da colocação de uma pinça de Crile dentro da área da carúncula imediatamente lateral ao canto medial. **B,** Com a pinça em posição empurrando medialmente, o retalho coronal é virado para baixo. A área onde a pinça de Crile está prensando os tecidos moles é onde o ligamento cantal medial pode geralmente ser identificado e pinçado. (A, Modificado de Bailey BJ, Calhoun KH. *Atlas of head and neck surgery – otolaryngology*. Philadelphia: Lippincott William & Wilkins; 2001.)

toda a zona de tensão irá garantir que o osso sólido seja empurrado em conjunto em função, de modo a compartilhar a carga com o aparelho de fixação. Fixação com miniplaca, placa de compressão e parafuso compressivo representam fixações de compartilhamento de carga que requerem contato ósseo adequado para ter sucesso. Por outro lado, quando o osso é insuficiente para dividir a carga com o aparelho de fixação, como é visto quando o osso é muito fino e atrófico, fraturas são significativamente cominutivas, ou, se há perda óssea, a fixação tem de suportar a carga entre a área reparada e, portanto, é necessária uma fixação de suporte de carga. Esta exige uma reparação, que é suficientemente forte para suportar a carga que é aplicada à área em particular, em função, e, assim, é necessária uma placa relativamente longa e forte. Até recentemente, as placas e os parafusos de 2,7 mm foram utilizados para a maioria das fixações mandibulares de suporte de carga; no entanto, uma placa de reconstrução de titânio mandibular forte de 2,4 mm parece ser adequada na maioria dos casos. Para realizar com sucesso uma fixação de suporte de carga na mandíbula, um mínimo de três, mas de preferência quatro parafusos bicorticais solidamente mantidos devem ser colocados no osso de cada lado da área fraca (defeituosa).[102] Deve também ser evidente, portanto, que uma placa de reconstrução de suporte de carga pode ser usada como uma técnica alternativa para qualquer fratura, porque, se for suficientemente forte para suportar um defeito, ela deve ser forte o suficiente para reparar qualquer fratura. Isso é consistente com o achado observado anteriormente, que uma placa de reconstrução mandibular (PRM) fornece a fixação mais confiável das fraturas do ângulo mandibular.[72,75]

Se a PRM pode ser usada como uma técnica alternativa para qualquer fratura, por que ela não é recomendada para todas as fraturas? A resposta é técnica. Uma vez que a placa é maior e requer múltiplos parafusos bicorticais em uma grande distância, é mais difícil de colocar. A PRM é uma placa mais forte, o que torna mais difícil de dobrar; é mais longa, o que exige maior exposição cirúrgica; e os parafusos têm de ser bicorticais, o que significa que têm de ser colocados ao longo da borda inferior da mandíbula, que muitas vezes requer incisões externas, especialmente nas regiões mais posteriores da mandíbula. Além disso, a colocação indevida do parafuso bicortical resulta em complicações.

Quando se utiliza uma placa de reconstrução, a opção de um design que bloqueia a cabeça do parafuso à placa deve ser considerada. Vários dispositivos têm sido desenvolvidos, incluindo aqueles em que as cabeças dos parafusos eram rosqueadas e expansíveis, e, após a colocação, um parafuso de inserção era colocado expandindo a cabeça do parafuso de modo que ela era fixada à placa. Modelos mais recentes usam uma cabeça de parafuso rosqueada que aperta (bloqueios) diretamente na placa. Uma vantagem particular de tais modelos é que eles podem permitir a flexão imperfeita da placa sem perturbar a redução da fratura, porque o parafuso para quando a cabeça está totalmente travada no orifício da placa, em vez de continuar a apertar e puxar o osso à placa que não está idealmente dobrada. No entanto, o uso desse tipo de placa não deve ser considerado como um substituto para a dobragem correta.

A fixação externa é também uma opção, apesar de ser menos estável do que uma placa de reconstrução colocada rigidamente. Essa técnica requer pinos colocados externamente, o que deixa cicatrizes em torno dos locais do pino e aumenta o risco de infecção. Como uma PRM, quanto mais pontos de fixação colocados, maior será a estabilidade.

Sempre que a fratura é oblíqua – que é quando o osso divide obliquamente, de tal modo que os dois fragmentos se sobrepõem, em vez de encostarem um no outro –, parafusos de fixação compressivos são recomendados, com ou sem fixação com placas. Os parafusos compressivos são colocados de modo que a primeira cortical funciona como uma arruela; quando o parafuso é apertado, as duas corticais são comprimidas em conjunto. Isso é conseguido com mais facilidade perfurando mais a primeira cortical em

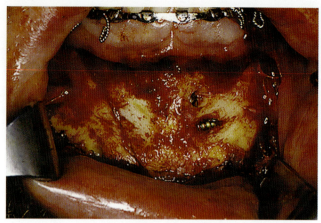

FIGURA 12-31. Um exemplo de fixação de fratura mandibular anterior usando dois parafusos compressivos.

vez de exigir parafusos especiais com porções sem rosca. Pelo menos dois parafusos são necessários para impedir a rotação em torno do primeiro, e três proporcionam uma fixação mais segura.

Na região da sínfise, quando uma fixação de compartilhamento de carga pode ser realizada, uma série de opções está disponível para o cirurgião maxilofacial. Uma vez que o osso é curvo, a cortical sólida em ambos os lados da fratura é acessível a parafusos, por conseguinte, a fixação com parafuso compressivo pode ser aplicada. Quando isso é feito, é recomendado que dois parafusos sejam utilizados; e, embora não seja crítico, é provavelmente melhor se a cabeça de cada parafuso estiver do lado oposto da fratura (Fig. 12-31). É também possível utilizar duas miniplacas, com um mínimo de dois parafusos de cada lado da fratura através de cada placa. Recomenda-se que parafusos de 2 mm sejam utilizados. Uma vez colocada uma barra ou miniplaca na banda de tensão, uma placa de compressão bicortical ao longo da borda inferior da mandíbula também é uma opção.

Na região do corpo, acredita-se que uma única miniplaca é geralmente adequada, desde que o paciente não mastigue do lado da fratura durante o período de cicatrização. Um arco de barra ou miniplaca na banda de tensão também pode ser combinado com uma placa de compressão bicortical ao longo da borda inferior.

A região do ângulo é mais complexa e, como esperado, a escolha da técnica de reparação é mais controversa. Embora uma vez defendida por defensores da técnica AO,[14,15] o uso de uma placa na banda de tensão e uma placa de compressão não é mais recomendado.[72] De fato, a atual filosofia AO recomenda o uso de uma técnica de miniplaca ou uma placa de reconstrução (fixação de suporte de carga). No entanto, a melhor abordagem com miniplacas permanece controversa. Champy et al.[19] recomendam uma única miniplaca 2 mm colocada ao longo da linha oblíqua da região do ângulo. O paciente é então instruído a não mastigar nesse lado durante 6 semanas. Por outro lado, Kroon et al.[74] realizaram estudos que demonstraram a mudança da localização da zona de tensão e, por conseguinte, recomendaram o uso de duas miniplacas no ângulo. Levy et al.[73] revisaram sua experiência usando uma única miniplaca no ângulo e compararam os resultados com os pacientes que tinham duas miniplacas colocadas no ângulo. Uma diferença significativa nos resultados foi relatada: o grupo de duas miniplacas teve uma taxa de infecção de 3,1%, em comparação com uma taxa de infecção de 26,3% quando uma única miniplaca foi usada. Fox e Kellman[77] relataram uma taxa de infecção de 2,9% em 72 pacientes que usaram duas miniplacas de quatro furos de 2 mm para fixar as fraturas do ângulo. Potter e Ellis,[76] por outro lado, relataram uma baixa taxa de complicação principal utilizando uma única miniplaca de 1,3 mm ao longo da linha oblíqua. No entanto, as *complicações principais* foram arbitrariamente definidas como aquelas que exigiram um retorno à sala de cirurgia, por isso algumas falhas completas não contam como complicações principais, porque foram tratadas no consultório. Como observado previamente, Siddiqui et al.[78] não observaram nenhuma diferença significativa quando foram utilizadas uma ou duas miniplacas. No entanto, os números eram pequenos: em seu estudo, 36 indivíduos tinham uma miniplaca, e 26 tinham duas miniplacas; e, embora tenham surgido muitas complicações menores, nenhum insucesso foi relatado em ambos os grupos, o que torna difícil tirar quaisquer conclusões definitivas. Finalmente, Niederdellmann et al.[103] defenderam uma técnica de parafuso compressivo para as fraturas do ângulo mandibular, mas é uma técnica difícil, que não deve ser tentada a menos que o cirurgião tenha uma vasta experiência com essas técnicas.

A quantidade de fixação necessária para fraturas do ramo mandibular é menos clara, mas provavelmente é prudente considerar duas miniplacas de 2 mm para tais fraturas. O tratamento das fraturas subcondilares continua a ser o mais controverso, e muitos cirurgiões tratam quase todos os casos com a FMM, enquanto alguns defendem a redução aberta rotineira para fraturas subcondilares. É interessante que a chamada redução fechada foi tão bem aceita por tantos anos, porque ela é realmente um tratamento fechado e não redução. FMM é usada para treinar a mandíbula a voltar à sua oclusão pré-trauma e, quando combinada com fisioterapia, um resultado satisfatório é típico. No entanto, se as radiografias são obtidas após a conclusão de um período de redução fechada, a posição do fragmento condilar provavelmente não estará alterada. Mesmo assim, os pacientes costumam estar razoavelmente bem. Se essa abordagem for selecionada, é recomendado que a FMM seja liberada após 10 a 14 dias, de modo que a fisioterapia possa ser iniciada mais cedo. Alguns cirurgiões não recomendam a FMM e tratam o paciente com fisioterapia imediata. Se o paciente desenvolve uma má oclusão, o cirurgião tem a opção de substituir a FMM, geralmente usando elásticos de treinamento, ou reconsiderar a redução aberta. Por outro lado, não está claro que os pacientes evoluem muito melhor quando a redução aberta verdadeira é realizada; e esse fato, combinado com o risco tradicionalmente significativo de lesão do nervo facial que aumenta de fato as complicações, levou à aceitação do tratamento fechado. A maioria dos cirurgiões aceitou as indicações clássicas para a redução aberta relatadas por Zide e Kent, em 1983,[104] das quais 1) deslocamento condilar na fossa média, 2) incapacidade de obter redução, 3) deslocamento extracapsular lateral do côndilo e 4) invasão por um corpo estranho. As indicações relativas oferecidas são mais frequentes, incluindo 1) fraturas condilares bilaterais em uma mandíbula edêntula quando nenhuma tala está disponível, 2) fraturas do côndilo quando talas não são recomendadas, 3) fraturas condilares bilaterais, juntamente com fraturas do terço médio da face cominutivas, e 4) fraturas condilares bilaterais associadas com problemas dos ossos gnáticos. Na verdade, estudos prospectivos recentes sugeriram que os pacientes realmente evoluem melhor após a redução aberta do que após o tratamento fechado.[105-108] A questão-chave é saber se a complicação inaceitável de paralisia do nervo facial pode ser reduzida a um nível aceitável para justificar a redução aberta rotineira dessas fraturas. Recentemente, a introdução da fixação transoral assistida por via endoscópica dessas fraturas parece estar a mudar um pouco o paradigma.[5-9,109] Infelizmente, embora a taxa de sucesso seja elevada, e a taxa de complicações seja extremamente baixa, a fixação das fraturas subcondilares por via endoscópica permanece uma técnica difícil, com uma curva de aprendizagem, e que exige instrumentos especializados para facilitar a sua execução.[5] No entanto, conforme maior experiência é adquirida, não é improvável que ela se torne uma técnica mais comum e mais fraturas subcondilares provavelmente sejam tratadas de forma aberta, reduzidas e fixadas rigidamente.

Mesmo que o foco tenha sido a redução aberta, a redução fechada das fraturas mandibulares ainda tem a sua indicação. *Redução fechada* refere-se ao uso da FMM como o único tratamento para fraturas selecionadas da mandíbula. De um modo geral, a redução fechada usando FMM por 4 a 6 semanas é reservada para fraturas não deslocadas dentro da linha de dentição. Os dentes têm de ser adequados para apoiar uma barra sólida, e o paciente tem que estar disposto a cooperar com o período de FMM. O paciente também deve ser cuidadosamente observado quanto a quaisquer sinais de movimento dos fragmentos e, se o osso está mudando ou se aparecerem sinais de infecção, a redução aberta deve ser considerada.

A questão dos dentes na linha de fraturas mandibulares tem evoluído significativamente ao longo das últimas décadas. Antes do uso rotineiro de antibióticos, a presença de um dente da linha de fratura era associada a uma elevada incidência de infecção e mesmo osteomielite.[110] A extração dentária minimizaria essas complicações, mas elas ainda não eram raras. Revisões mais recentes têm observado uma maior incidência de infecção, quando ocorre uma fratura através ou em torno de um dente, mas a extração não diminui a taxa já inferior de infecção; assim a extração de um dente saudável não parece ser indicada a menos que ele não esteja interferindo com a redução. Por outro lado, um dente inflamado ou infectado na linha de fratura deve ser extraído. Note-se que na região do ângulo, o terceiro molar contribui significativamente para a área da secção transversal do osso, e sua extração tende a desestabilizar a fratura e a respectiva fixação.[72] Iizuka e Lindqvist[72] encontraram uma maior taxa de complicação quando esses dentes foram extraídos no momento da fixação das fraturas do ângulo. Eles recomendam, portanto, que a fratura do ângulo seja estabilizada antes da extração usando um reparo de suporte de carga, após o qual o dente pode ser extraído.

MANDÍBULA EDÊNTULA

A mandíbula edêntula apresenta dois problemas: o primeiro é que os dentes que estão ausentes são importantes para o restabelecimento adequado da relação oclusal, a qual por sua vez é crítica para a função adequada da mastigação; a segunda é a quantidade de atrofia mandibular normalmente vista em mandíbulas desdentadas.

A oclusão é importante para a função adequada e para o reposicionamento dos fragmentos de osso; por conseguinte, se uma prótese estiver disponível, ela deve ser usada como uma tala para assegurar o realinhamento adequado dos ossos. Além disso, o reposicionamento funcional é importante, mesmo na ausência de dentes, porque o posicionamento inadequado pode tornar a reabilitação protética mais difícil ou mesmo impossível; e mesmo quando uma prótese puder ser construída, a pressão sobre a ATM pode levar a problemas adicionais para o paciente.

Atrofia mandibular é um problema ainda maior, na medida em que, tradicionalmente, tem levado a taxas inaceitavelmente elevadas de complicações. Um equívoco comum é que, como a mandíbula é pequena, apenas uma pequena placa é necessária para repará-la. Na realidade, as forças sobre a mandíbula continuam a ser grandes, e a pequena quantidade de osso disponível significa que o contato osso-osso para a cicatrização é limitado, e o osso fino não fornece apoio suficiente para compartilhar adequadamente a carga com as placas pequenas de fixação. Assim, a mandíbula atrófica é uma contraindicação para a fixação de *compartilhamento* de carga; para minimizar a taxa de complicações, a fixação de *suporte* de carga deve ser utilizada, o que requer fortes placas longas com vários pontos de fixação com parafusos bicorticais. Devido ao uso dessa abordagem, a taxa de sucesso para a cicatrização óssea nessas fraturas difíceis aumentou dramaticamente.[111]

FRATURAS PANFACIAIS

Quando fraturada em partes individuais, cada uma das fraturas descritas é reparável. No entanto, quando todos os ossos ou a maior parte do esqueleto facial estão fraturados, é muito mais difícil recriar a forma tridimensional correta e reposicionar corretamente os fragmentos fraturados. A lógica dita que a

COMPLICAÇÕES

A complicação mais comum é a incapacidade de obter uma redução ideal. Quando isso envolve os ossos que suportam os dentes, ocorrerá uma má oclusão. Se ela for mínima e puder ser resolvida com ortodontia, nova intervenção cirúrgica pode ser desnecessária, mas isso fica a critério do cirurgião e do paciente. Se a má oclusão for mais significativa, nova cirurgia é indicada. Quando uma técnica de redução fechada for usada, uma má oclusão pode ser corrigida pelo ajustamento da FMM. No entanto, se a fixação rígida foi aplicada, apenas remoção e reposicionamento das placas vão reparar um mau posicionamento. Quando o osso cicatriza na posição incorreta, ocorre a *má união*; como o termo indica, a cicatrização de fato ocorreu, em oposição à *não união*. Em outras áreas da face, as más uniões costumam levar a assimetrias faciais. Na órbita, pode ocorrer o mau posicionamento do globo ocular, o mais comum dos quais é a enoftalmia. Quando o assoalho da órbita for inadequadamente restabelecido, não é incomum ocorrer hipoftalmo. Essas deformidades geralmente demandam reexploração e colocação de material de enxerto adicional. O insucesso em reparar adequadamente as fraturas NOE levará ao telecanto; no entanto, isso pode não ser reconhecível inicialmente e tornar-se posteriormente uma deformidade aparente, quando o reparo é mais difícil.

A não união é uma complicação mais grave. Não é comum nos terços médio e superior da face, mas não é rara na mandíbula. É geralmente associada com movimento no local da fratura, embora possa ser associada a um dente infectado. Quando fragmentos da fratura são móveis, o movimento interfere com a cicatrização do osso e parece predispor ao desenvolvimento de infecções. Uma vez que a infecção se desenvolve, a incapacidade de estabilizar a fratura e tratar a infecção pode levar a osteomielite. Isso resulta em perda de massa óssea e, tipicamente, resulta em uma não união infectada. Como resultado da perda de osso, mesmo se a infecção é resolvida, o defeito provavelmente cicatriza com tecido fibroso, em vez de osso. Isso também ocorre quando uma lesão resulta em perda óssea. Uma corrida entre o crescimento ósseo e crescimento interno fibroso começa. Se o tecido fibroso ganha, o vínculo que se forma entre os fragmentos ósseos não é sólido; portanto o movimento persiste entre os fragmentos. Isso tem sido chamado de *pseudoartrose,* porque o movimento dos ossos em torno da fibrose atua como uma falsa articulação. Ela foi por diversas vezes também chamada de não união, o que implica que o osso não cicatrizou em toda a área, ou uma *não união fibrosa.* Se o osso é estabilizado através de uma não união fibrosa, quer utilizando FMM prolongada ou fixação rígida, o osso pode ainda preencher a lacuna e cicatrizar. Na presença de osteíte, é importante desbridar qualquer osso desvitalizado, além de tratar a infecção com antibióticos.

Várias complicações dos tecidos moles também podem ocorrer. A mais comum é cicatriz. No entanto, um problema significativo após abordagens de acesso aberto extenso é uma inclinação dos tecidos moles do terço médio facial. Isso pode ser evitado pela ressuspensão adequada dos tecidos moles antes do fechamento da ferida. Mau posicionamento da pálpebra inferior, como ectrópio ou entrópio, pode ocorrer quando são usadas incisões na pálpebra inferior. Deve-se ter cuidado para evitar lesões ao septo orbital e retração excessiva durante a reparação óssea. Um ponto de Frost deixado no local por 1 a 2 dias no pós-operatório pode diminuir a ocorrência desse problema. Recomenda-se também que a pálpebra inferior seja massageada várias vezes por dia pelos pacientes, começando após a primeira semana de pós-operatório, para ajudar a romper qualquer desenvolvimento de contratura da cicatriz. Fixação da sutura da base nasal alar subcutaneamente pode impedir o alargamento da base nasal depois da utilização da abordagem de *degloving* do terço médio da face. Além disso, como observado anteriormente, a irregularidade da incisão coronal permite escondê-la mais graciosamente dentro do cabelo.

Estruturas relacionadas também podem ser lesionadas, tipicamente como resultado de trauma, embora também possam ocorrer como resultado da cirurgia. As mais temidas são as lesões cerebrais e oculares; portanto, deve-se ter muito cuidado quando se explora a órbita. Lesão cirúrgica a ramos do nervo trigêmeo não é incomum. Os nervos supraorbitário e supratroclear estão em risco ao elevar o retalho coronal inferiormente ao longo das margens supraorbitárias, e os nervos infraorbitários estão em risco ao expor a maxila através da abordagem sublabial e da abordagem da pálpebra inferior. Por fim, o nervo mentoniano ou mentual é vulnerável durante a exposição mandibular e seu antecessor, o nervo alveolar inferior, é particularmente vulnerável durante a perfuração e colocação do parafuso nas regiões do corpo e do ângulo mandibular. O nervo facial está em risco durante várias exposições faciais, e deve-se tomar muito cuidado para evitar lesionar essa importante estrutura. O sistema de coleta lacrimal pode ser lesionado a partir do trauma, mas também pode ser lesado durante a cirurgia. Se a sua continuidade está em questão, o implante de *stent* e canulação dos canalículos são recomendados. A lesão de músculos extraoculares e nervos pode resultar em diplopia, mesmo na ausência de aprisionamento.

Finalmente, a questão do reparo secundário, da revisão ou da fratura tardia representa todo um campo de tratamento avançado do trauma maxilofacial que depende muito das técnicas de cirurgia craniofacial e cirurgia ortognática. Como no reparo primário, a parte mais crítica é a avaliação cuidadosa através de avaliação clínica e tomografia computadorizada, seguidos de um planejamento cuidadoso desses procedimentos complexos e difíceis. Às vezes próteses pré-fabricadas podem ser criadas para auxiliar na reconstrução. Mesmo com extenso planejamento e execução precisa, as limitações do envelope de tecido mole podem impedir a obtenção de um resultado ideal.

DIREÇÕES FUTURAS E NOVOS HORIZONTES

É impossível prever exatamente como os problemas discutidos aqui serão tratados no futuro. No entanto, algumas das novas tecnologias que estão sendo usadas podem fornecer alguns *insights* sobre as indicações de novos desenvolvimentos. A recente introdução dos endoscópios no tratamento do trauma facial já alterou a forma como alguns cirurgiões tratam a mandíbula e as fraturas orbitais,[4-8,101] e alguns já estão adaptando essas técnicas a fraturas mais complexas, tais como as fraturas zigomáticas[3] e frontais e até mesmo numa variedade de osteotomias maxilofaciais.[112] O desenvolvimento de um melhor planejamento baseado em TC e tecnologia de navegação pode resultar no uso mais frequente de técnicas percutâneas para o reposicionamento dos ossos da face. A tecnologia da distração constantemente melhorada não só permite uma melhor correção das deformidades congênitas, mas também permite a reparação de defeitos traumáticos secundários e a reconstrução primária de defeitos induzidos traumaticamente.

Avanços na compreensão dos princípios biomecânicos permitirão o refinamento continuado dos aparelhos de fixação e sua colocação. Os avanços na tecnologia reabsorvível podem conduzir à utilização de rotina de tais materiais para a reparação de muitas, senão de todas as fraturas faciais. Atualmente, um dos problemas intrínsecos com os materiais reabsorvíveis é que eles se quebram mais rapidamente quando as tensões que atuam sobre eles são maiores, o que os torna menos úteis para fraturas em áreas de alta tensão. Espera-se que tais problemas sejam superados com novos materiais.

Finalmente, materiais de substituição de ossos e colas estão atualmente sob intenso estudo. Combinados com proteínas que modulam a cicatrização óssea, pode tornar-se possível não apenas reparar os ossos de forma mais eficaz, mas a tecnologia de reconstrução e cicatrização guiada pode permitir a reparação e remodelação controlada do esqueleto facial.

Para consultar a lista completa de referências, acesse www.expertconsult.com.

LEITURA SUGERIDA

Chen CT, Chen YR, Tung TC, et al: Endoscopically assisted reconstruction of orbital medial wall fractures. *Plast Reconstr Surg* 103(2):714–720, 1999.

Ellis E, III: Treatment of mandibular angle fractures using the AO reconstruction plate. *J Oral Maxillofac Surg* 51:250–254, 1993.

Fox AJ, Kellman RM: Mandibular angle fractures: two-miniplate fixation and complications. *Arch Facial Plast Surg* 5:464–469, 2003.

Gonty AA, Marciani RD, Adornato DC: Management of frontal sinus fractures: a review of 33 cases. *J Oral Maxillofac Surg* 57:372–379, 1999.

Gruss JS, Mackinnon SE, Kassel EE, et al: The role of primary bone grafting in complex craniomaxillofacial trauma. *Plast Reconstr Surg* 75(1):17–24, 1985.

Iizuka T, Lindqvist C: Rigid internal fixation of fractures in the angular region of the mandible: an analysis of factors contributing to difference complications. *Plast Reconstr Surg* 91:265–271, 1993.

Iizuka T, Lindqvist C, Hallikainen D, et al: Infection after rigid fixation of mandibular fractures: a clinical and radiologic study. *J Oral Maxillofac Surg* 49:585–593, 1991.

Kellman RM: Endoscopically assisted repair of subcondylar fractures of the mandible: an evolving technique. *Arch Facial Plast Surg* 5:244–250, 2003.

Kellman RM: Safe and dependable harvesting of large outer-table calvarial bone grafts. *Arch Otolaryngol Head Neck Surg* 120(8):856–860, 1994.

Kellman RM: Use of the subcranial approach in maxillofacial trauma. *Facial Plast Surg Clin North Am* 6(4):501–510, 1998.

Le Fort R: Etude experimentale sur les fractures de la machoire superieure. *Rev Chir Paris* 23:208, 360, 479, 1901.

Lee C, Mankani MH, Kellman RM, et al: Minimally invasive approaches to mandibular fractures. *Facial Plast Surg Clin North Am* 9:475–487, 2001.

Lee C, Mueller RV, Lee K, et al: Endoscopic subcondylar fracture repair: functional aesthetic, and radiographic outcomes. *Plast Reconstr Surg* 102:1434–1443, 1998.

Lindqvist C, Kontio R, Pihakari A, et al: Rigid internal fixation of mandibular fractures—an analysis of 45 patients treated according to the ASIF method. *Int J Oral Maxillofac Surg* 15(6):657–664, 1986.

Manson PN, Grivas A, Rosenbaum A, et al: Studies on enophthalmos. II. The measurement of orbital injuries and their treatment by quantitative computed tomography. *Plast Reconstr Surg* 77:203, 1986.

Manson PN, Hoopes JE, Su CT: Structural pillars of the facial skeleton: an approach to the management of Le Fort fractures. *Plast Reconstr Surg* 66(1):54–61, 1980.

Markowitz BL, Manson PN, Sargent L, et al: Management of the medial canthal tendon in nasoethmoid orbital fractures: the importance of the central fragment in classification and treatment. *Plast Reconstruct Surg* 87(5):843–853, 1991.

Mincy JE: Posttraumatic cerebrospinal fluid fistula of the frontal fossa. *J Trauma Injury Infect Crit Care* 6(5):618–622, 1966.

Raveh J, Laedrach K, Vuillemin T, et al: Management of combined frontonaso-orbital/skull base fractures and telecanthus in 355 cases. *Arch Otolaryngol Head Neck Surg* 118:605–614, 1992.

Rudderman RH, Mullen RL: Biomechanics of the facial skeleton. *Clin Plastic Surg* 19(1):11–29, 1992.

Sakas DE, Beale DJ, Ameen AA, et al: Compound anterior cranial base fractures: classification using computed tomography scanning as a basis for selection of patients for dural repair. *J Neurosurg* 88:471–477, 1998.

Stanley RB, Jr: Reconstruction of midface vertical dimension following Le Fort fractures. *Arch Otorhinolaryngol* 110:571, 1984.

Wilson IF, Lokeh A, Benjamin CI, et al: Contribution of conventional axial computed tomography (nonhelical), in conjunction with panoramic tomography (zonography), in evaluating mandibular fractures. *Ann Plast Surg* 45:415–421, 2000.

Wilson IF, Lokeh A, Benjamin CI, et al: Prospective comparison of panoramic tomography (zonography) and helical computed tomography in the diagnosis and operative management of mandibular fractures. *Plast Reconstr Surg* 107:1369–1375, 2001.

Worsaae N, Thorn JJ: Surgical versus nonsurgical treatment of unilateral dislocated low subcondylar fractures: a clinical study of 52 cases. *J Oral Maxillofac Surg* 52:353–360, 1994.

13 Otoplastia

Peter A. Adamson | Suzanne K. Doud Galli | Alyn J. Kim

Pontos-chave

- Orelhas proeminentes ou aladas ou em abano são uma das deformidades congênitas mais comuns de cabeça e pescoço e ocorrem em 5% de brancos.
- Apresentam herança autossômica dominante com penetrância variável.
- O ângulo aurículo-cefálico normal varia entre 25 e 35 graus; a posição normal do pavilhão auricular é de 15 a 20 mm a partir da borda da hélice até o couro cabeludo.
- As anomalias subjacentes mais comuns são enrolamento da anti-hélice insuficiente e/ou cavidade disforme da concha com uma parede alta da concha.
- As técnicas de otoplastia com secção de cartilagem podem resultar em perda menos frequente de correção, mas carregam um risco aumentado de desenvolvimento de irregularidades da cartilagem.
- As técnicas de otoplastia poupadoras de cartilagem podem resultar em perda mais frequente de correção, mas reduzem a incidência de irregularidades da cartilagem.
- A realização de otoplastia em um passo a passo, abordagem gradual para corrigir a deformidade específica em um determinado paciente, revelou ser bem-sucedida no longo prazo.

Embora as orelhas proeminentes sejam consideradas um sinal de boa sorte por algumas culturas asiáticas, na maioria das outras culturas elas são associadas a sentimentos de ansiedade, desconforto social e até comportamento anormal.[1] Infelizmente, elas são frequentemente uma fonte de provocação ou ridículo social, em especial para as crianças.

Hoje existem técnicas que possibilitam a correção dessa deformidade com o mínimo de dor e ruptura de estilo de vida. Alcançar o sucesso como cirurgião de otoplastia requer uma avaliação da estética facial, conhecimento profundo da anatomia das orelhas, uma compreensão sólida da razão de ser da técnica cirúrgica utilizada e atenção meticulosa aos detalhes técnicos (Vídeo 31-1; Fig. 13-1).

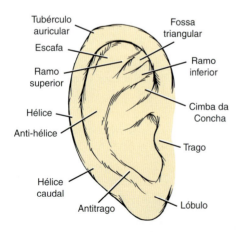

FIGURA 13-1. Referências anatômicas da orelha normal. (Modificado de Adamson PA, Tropper GJ, McGraw BL. Otoplasty. Em Krause CJ, Mangat DS, Pastorek N, eds: *Aesthetic facial surgery*. Filadélfia: JB Lippincott; 1991: 709).

HISTÓRIA

A otoplastia tem uma longa história. O método indiano de reconstrução auricular foi descrito já no século VII nos escritos de Sushruta,[2] alguns dos primeiros textos sobre o tema da Ayurveda (medicina indiana), e muitas das raízes da cirurgia plástica moderna resultam diretamente dos ensinamentos indianos antigos. Em 1597, Tagliacozzi[3] publicou *De Curtorum Chirurgia*, que descreveu as técnicas de reconstrução auricular e outras e tornou-se conhecida como "o método italiano". No entanto, no início de 1800, o cirurgião prussiano Johann Friedrich Dieffenbach[4] descreveu a primeira técnica para o tratamento de orelhas proeminentes. Suas técnicas foram publicadas no tratado *Die operative Chirurgie*, uma extraordinária obra de dois volumes que englobava todos os tipos de métodos cirúrgicos reconstrutivos e gerais. Ele especificou o recuo do pavilhão auricular suturando a cartilagem auricular ao periósteo mastoide após a pele pós-auricular ser excisada.

Alguns anos mais tarde, Ely[5] descreveu seu tratamento de orelhas proeminentes com uma abordagem anterior que envolvia uma excisão fusiforme de pele e cartilagem. Monks[6] redefiniu essa abordagem e tratou as crianças com uma excisão apenas da pele no sulco pós-auricular; ele tratou os adultos com uma excisão de pele com cartilagem.

No início de 1900, Morestin[7] desenvolveu um método de excisão da cartilagem conchal na parede medial para romper a "mola" da cartilagem; isso serviu para medializar a anti-hélice e diminuir a projeção da concha. Em 1910, Luckett[8] informou sobre o seu método de restabelecer a anti-hélice com uma excisão da cartilagem e plicação das bordas. Em 1937, Davis e Kitlowski[9] relataram sua técnica, que combinou a excisão, incisão e raspagem da cartilagem. Além de remoção da pele pós-auricular e suturas através da cartilagem, essas foram usadas para criar uma nova anti-hélice. Becker[10] procurou evitar formação de crista cartilaginosa antinatural com incisões através da cartilagem e relatou sua técnica em 1949. Em 1955, Converse et al.[11] criaram uma nova anti-hélice com

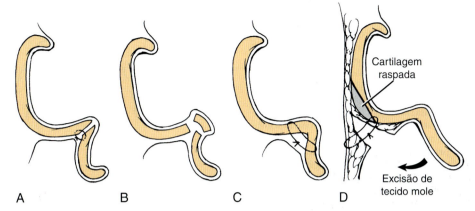

FIGURA 13-2. Técnicas históricas em otoplastia. **A**, Incisão na cartilagem para recriar prega anti-hélice. **B**, Incisões paralelas na cartilagem. **C**, Técnica de sutura de Mustardé. **D**, Raspagem de cartilagem da concha com excisão de tecidos moles pós-auriculares. (Modificado de Adamson PA, Tropper GJ, McGraw BL. Otoplasty. Em Krause CJ, Mangat DS, Pastorek N, eds: *Aesthetic facial surgery*. Filadélfia: JB Lippincott; 1991:721).

duas incisões paralelas juntamente com sutura e usaram uma escova de aço para arredondar as bordas. Em 1958, Gibson e Davis[12] relataram que fazer incisões relaxadoras na cartilagem resultava em um dobramento do lado oposto. Em 1959, Farrior[13] registrou sua excisão de cunhas de cartilagem para romper a mola da cartilagem antes de estabilizar a anti-hélice com uma sutura. Em 1963, Stenstrom[14] relatou suas descobertas de que fazer um entalhe na cartilagem anteriormente facilitava a plicação posterior; esse método foi particularmente aplicável a cartilagem forte, rígida. Em 1967, Kaye[15] relatou sua técnica, que envolvia um entalhe anterior e uma plicação posterior com remoção de uma elipse vertical da cartilagem da concha (Fig. 13-2).

A cirurgia para o tratamento de orelhas de abano, desde então, evoluiu, e as técnicas mais modernas concentram-se em terapias menos invasivas e reconhecem os defeitos anatômicos subjacentes. Isto é evidente, em particular, com o método de Mustardé de restabelecer o alívio anti-helical e o método de recuo da concha de Furnas. Mustardé[16] publicou seu método em 1963 e descreveu o uso de plicação da sutura em três pontos sem incisão da cartilagem. A técnica de Furnas[17] foi publicada em 1968 e introduziu a correção do excesso da concha por sutura da concha ao mastoide (Fig. 13-3).

INCIDÊNCIA

A incidência de microtia é de 1 em 20.000; no entanto, orelhas de abano são muito mais prevalentes e podem ser a deformidade congênita mais comum de cabeça e pescoço.[18] Na população branca, a incidência é de 5%,[18] com a hélice desenrolada sendo a anormalidade mais comum.[17] A segunda deformidade mais comum é a proeminência hipertrófica da cavidade conchal e frequentemente está presente com a deformidade da anti-hélice.

ETIOLOGIA

A predisposição genética desempenha um papel no desenvolvimento das orelhas proeminentes. Ela é claramente observada em famílias com deformidades auriculares tanto nos pais como nos filhos. Em um estudo, 59% dos pacientes de otoplastia tinham uma história familiar positiva[19] e, como mencionado anteriormente, foi demonstrado que a herança é autossômica dominante com penetrância variável.[20]

ANATOMIA E EMBRIOLOGIA

O pavilhão auricular é um apêndice composto por cartilagem fibroelástica coberta por pele muito fina. Na face anterior, a pele fixa-se ao pericôndrio, enquanto posteriormente uma camada fina de tecido conjuntivo areolar fica subjacente à pele. A cartilagem auricular é uma extensão da cartilagem do meato acústico externo; ela é envolvida pelo pericôndrio e presa à cabeça por vários ligamentos e músculos. Um ligamento cruzado anterior estabiliza o trago e a raiz helicoidal no processo zigomático e um ligamento posterior estabiliza a concha no mastoide. A "cavidade" do pavilhão consiste em três concavidades componentes: a cavidade da concha (*cavum concha*) inferiormente e a cimba da concha e fossa triangular superiormente. O pavilhão é definido pela série de pregas e protuberâncias em sua superfície anterior, com os principais pontos de referência sendo o lóbulo, a hélice e a anti-hélice, o trago e o antitrago, a fossa triangular, a escafa e o ramo da hélice.

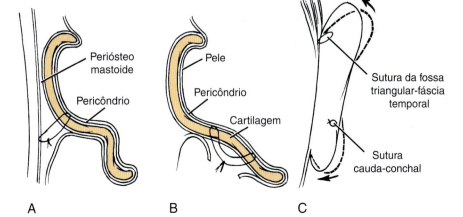

FIGURA 13-3. Técnicas de sutura em otoplastia. **A**, Suturas concha-mastoide. **B**, Suturas escafa-concha. **C**, Efeitos das suturas da fossa triangular-fáscia temporal e da cauda-concha. (Modificado de Adamson PA, Tropper GJ, McGraw BL. Otoplasty. Em Krause CJ, Mangat DS, Pastorek N, eds: *Aesthetic facial surgery*. Filadélfia: JB Lippincott; 1991:721).

A inervação sensorial é através de nervos cranianos V (o nervo aurículo-temporal), VII (o nervo facial) e X (nervo de Arnold), além de nervos cervicais C2 e C3 (o plexo cervical). A principal fonte de sangue vem da artéria carótida externa por meio das artérias auricular posterior e temporal superficial com contribuições adicionais da artéria occipital. O *lóbulo*, que se encontra caudal à estrutura cartilaginosa, é constituído por tecido fibrogorduroso mole e tipicamente pode projetar-se ligeiramente. Uma protuberância cartilaginosa na *hélice* é chamada de "tubérculo auricular de Darwin" e é o vestígio remanescente que corresponde à ponta do pavilhão de um animal.[21]

O placoide ótico é o primeiro indício de uma futura orelha e está presente durante a terceira semana de crescimento intrauterino. A aurícula emana da mesoderme do primeiro e segundo arcos branquiais; seu crescimento ocorre por meio do desenvolvimento das seis proeminências de His na sexta semana.[22] As seis estruturas a seguir evoluem a partir dessas proeminências: 1) o trago, 2) o ramo da hélice, 3) a hélice, 4) a anti-hélice, 5) o antitrago e 6) o lóbulo. Na semana 12, as proeminências já se fundiram. Quando se fundem de maneira inadequada, pode ocorrer um trato sinusal pré-auricular.

A formação de cartilagem começa na 7ª semana. A concha deriva do ectoderma do primeiro sulco branquial. A porção superior forma a cimba da concha, a porção média forma a cavidade da concha e a porção mais baixa forma a incisura intertragal. A malformação da cavidade da concha contribui para protrusão excessiva do pavilhão auricular a partir da cabeça. Adicionalmente, a margem helicoidal pode desenvolver-se separadamente a partir de uma prega cutânea caudal às protuberâncias 4 e 5,[23] que se desenvolve rapidamente durante a 8ª a 12ª semana. A anti-hélice enrola-se da 12ª até 16ª semanas; se houver falha, resulta em escafa protuberante. Finalmente, a hélice enrola-se durante o sexto mês de gestação.

Normalmente, o pavilhão é posicionado cerca de 15 a 20 mm a partir da borda helicoidal até o couro cabeludo. A partir de uma vista frontal, a borda é lateral à anti-hélice lateralmente por cerca de 2 a 5 mm. O ângulo aurículo-cefálico é de 30 graus no ideal estético, com a faixa normal variando entre 25 e 35 graus. Orelhas que excedem 40 a 45 graus são geralmente consideradas anormais.[24]

Em pacientes com orelhas salientes, as anormalidades anatômicas subjacentes mais comuns são ou uma deficiência na espiralização da anti-hélice ou uma cavidade conchal disforme com uma parede conchal alta. Frequentemente, uma combinação das duas anormalidades é aparente e pode haver dobragem inadequada da cartilagem elástica na hélice e anti-hélice em graus variados. As técnicas otoplásticas são empregadas para restabelecer as referências anatômicas normais e/ou ajustar a angulação do pavilhão auricular em relação à cabeça da cartilagem conchal. A partir de uma perspectiva embriológica, a compreensão das bases anatômicas distintas para a orelha saliente conduz a escolha da técnica apropriada ou combinação de técnicas necessárias para o reparo.

Quando um indivíduo completa 3 anos, 85% do crescimento auricular está concluído,[25,26] e o crescimento cartilaginoso é quase completo aos 5 anos.[27] A dimensão vertical média é de 5 cm em lactentes, enquanto nos adultos é de 6 cm.[24] Devido a essas características do crescimento, a intervenção cirúrgica pode ser realizada aos 5 ou 6 anos sem impedir o crescimento adicional; isso também ocorre na época em que outras crianças começam a perceber essas anomalias e, no meio social da escola, a provocação pode se tornar um problema.

TÉCNICAS DE SECÇÃO DE CARTILAGEM *VERSUS* POUPADORAS DE CARTILAGEM

O objetivo final da otoplastia é conseguir um resultado estético permanente por meio da introdução de anatomia e posição anatômica normais na orelha deformada. As técnicas de secção da

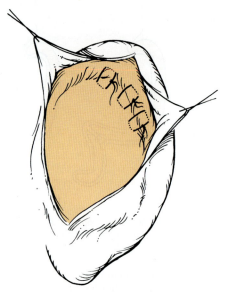

FIGURA 13-4. Suturas escafa-concha. Uma a três suturas de Mustardé são posicionadas. (Modificado de Adamson PA, Tropper GJ, McGraw BL. Otoplasty. Em Krause CJ, Mangat DS, Pastorek N, eds: *Aesthetic facial surgery*. Filadélfia: JB Lippincott; 1991:723).

cartilagem derivam da observação de que a cartilagem irá dobrar longe do lado do corte. A modificação física da cartilagem inclui técnicas que envolvem o corte da cartilagem quer nos processos de espessura parcial ou total, quer no lado anterior ou posterior. A cartilagem pode ser excisada parcialmente para ajustar a estrutura ou pode ser esculpida entalhando-se ou friccionando a superfície. Esses tipos de técnicas são frequentemente apropriados para cartilagem rígida e espessa; no entanto, há um risco de desenvolvimento de irregularidades na superfície ou bordas cortantes, especialmente em longo prazo. Além disso, as excisões podem resultar em uma redução do pavilhão auricular e qualquer uma dessas técnicas pode causar cicatrizes.

As técnicas poupadoras de cartilagem envolvem sutura para manter a posição e o contorno do pavilhão recém-moldado. O resultado final pode ser reajustado com facilidade, e danos à cartilagem e formação de cicatrizes são mínimos. A simetria bilateral pode ser estabelecida pelo ajuste das suturas depois de comparar os dois lados. Mustardé[16] aconselhou o uso de suturas permanentes para reesculpir o relevo da anti-hélice, com várias suturas horizontais em colchão de material de sutura permanente organizado posteriormente ao longo da prega anti-hélice. Furnas[17] também usou suturas horizontais em "U", mas utilizou-as para ancorar a cavidade conchal ao periósteo mastoide a fim de aliviar a escavação do mastoide. Desde as descrições dessas técnicas, muitas modificações e combinações foram tentadas e estabelecidas (Fig. 13-4).

OTOPLÁSTICA COM ABORDAGEM GRADUADA

Com uma abordagem graduada, as deformidades auriculares são abordadas em processo lógico e em etapas, o que implica avaliar cuidadosamente a deformidade e corrigir cada um dos seus aspectos com precisão.[25,26]

A anestesia local é infiltrada antes da excisão de uma parte fusiforme da pele a partir do sulco pós-auricular. A quantidade precisa é determinada manipulando-se o pavilhão até a posição desejada e identificando a pele redundante. Uma excisão excêntrica é posicionada sobre a face posterior do pavilhão auricular de modo que a cicatriz resultante fica no sulco; uma incisão de liberação posicionada superiormente facilita a colocação da sutura. Em continuidade com a excisão na pele, quantidades variáveis de

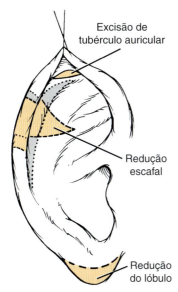

FIGURA 13-5. Refinamento de otoplastia. Ressecção em cunha (*amarelo*), excisão escafal fusiforme com ressecção em bloco da hélice (*linha pontilhada*), redução do lobo e corte helicoidal podem ser realizados se necessário. (Modificado de Adamson PA, Tropper GJ, McGraw BL. Otoplasty. Em Krause CJ, Mangat DS, Pastorek N, eds: *Aesthetic facial surgery*. Filadélfia: JB Lippincott; 1991:724).

tecido mole podem ser removidas do sulco pós-auricular para tratar a saliência da concha. Três suturas horizontais em "U" do tipo Furnas prendem a concha ao periósteo do mastoide. Essas suturas são colocadas na fossa triangular, na cavidade da concha e na concha cymba para abordar a cavidade da concha superior, a cavidade da concha inferior e a cavidade média, respectivamente. Excisões adicionais por técnica de raspagem nas eminências ponticular, triangular e conchal são reservadas para cavidades muito profundas da concha.

As suturas mastoides da concha são colocadas sem supercorreção excessiva no terço médio da orelha para evitar a deformidade em orelha de abano. Além disso, puxando-se superiormente e posteriormente na cavidade, evita-se estenose do meato acústico externo.

Após a cavidade conchal ser reposicionada, a anti-hélice é tratada com uma a três suturas horizontais em "U" de Mustardé. Essas suturas são colocadas ao final da simulação manual da espiralização desejada, após a qual elas são amarradas em ordem. As suturas requerem uma porção de 4 a 6 mm através de cartilagem e pericôndrio anterior. Uma raspagem ou entalhe na superfície anterior pode ser necessária para a cartilagem particularmente rígida.

Quando essas terapias são concluídas, a pele é fechada com suturas absorvíveis. Elas são colocadas em modo interrompido e invertido para possibilitar a saída de sangue. Almofadas de algodão embebido em óleo mineral e de peróxido de hidrogênio são moldadas junto à orelha e um curativo do tipo mastoide é fixado. A redução da escafa, o refinamento da hélice e a redução do lóbulo são realizados conforme necessário (Fig. 13-5).

OUTRAS TÉCNICAS DE OTOPLASTIA

Caouette-Laberge et al.[28] relataram sobre uma técnica de entalhe que estava em uso em Quebec, no Canadá, há mais de 30 anos, em que a aurícula era abordada posteriormente. Através de uma incisão transcartilaginosa da cauda da hélice, a cartilagem da anti-hélice foi exposta, cortada e marcada; isso serviu para eliminar a memória intrínseca da cartilagem. Com suturas absorvíveis, a anti-hélice foi recriada. Nordzell[29] relatou sobre essa técnica de entalhe, que estava em uso na Suécia há mais de 30 anos. Com uma abordagem anterior, a cartilagem foi acessada e sofreu uma incisão. A abrasão da cartilagem possibilitou que a anti-hélice fosse facilmente recriada enquanto era dobrada para trás naturalmente; em seguida, suturas absorvíveis foram usadas para ancorar o bordo medial da cartilagem com incisão ao longo da borda lateral. Spira[30] relatou sua experiência de 30 anos em otoplastia em Houston, Texas. Ele dependia de uma técnica revisada de Mustardé. A técnica de quatro etapas de Spira incluía otoabrasão anterior; a colocação de sutura posterior na anti-hélice e na concha; e, finalmente, a colocação de sutura anterior na raiz da hélice, com uma sutura Hatch para evitar a orelha de abano. Bauer et al.[31] também descreveram uma técnica combinada de otoplastia para tratar hipertrofia da concha. A deformidade da concha foi abordada primeiro por uma excisão anterior da pele e cartilagem. A maior largura de cartilagem foi excisada para facilitar o fechamento da pele; em seguida, a deformidade foi abordada a partir da face posterior com um "corte em forma de lula" de pele removida e suturas foram utilizadas para efetuar o recuo da concha. Pitanguy et al.[32] descreveram uma técnica pela qual uma ilha cartilaginosa de 2 mm de largura na prega anti-hélice é dissecada e ventralmente luxada antes do fechamento da cartilagem e pele restantes e antes da colocação de fita cirúrgica. Ela foi modificada por Werdin et al.[33] de um modo tal que a cartilagem da concha foi ressecada, ao invés de girar e fixar a concha ao mastoide. Park e Jeong[34] descreveram uma técnica de aderência de enxerto de cartilagem da concha pela qual um pedaço de cartilagem da concha com pericôndrio intacto foi fixado à escafa posterior e parede da concha para aderência após a colocação de suturas em "U".

Erol[35] descreveu uma abordagem através de um retalho cutâneo de base anterior através da qual a cartilagem conchal sofreu incisão e foi liberada. Após a excisão da quantidade necessária, a cartilagem foi entalhada. A sutura da cartilagem foi providenciada posteriormente. Ele relatou que essa abordagem foi ajustada para todos os métodos modernos de otoplastia e contribuiu muito para a proteção da forma da cartilagem e para evitar a formação de cicatrizes (p. ex., queloides posteriores). Horlock et al.[36] descreveram a adição de um retalho fascial posterior para proteger as suturas de extrusão; este retalho pode ser aplicado tanto a suturas do tipo Furnas como de Mustardé.

Fritsch[37,38] descreveu uma técnica de otoplastia sem incisão na qual a correção da protuberância auricular foi efetuada com posicionamento preciso das suturas de retenção percutâneas. Nesse método, as incisões foram evitadas porque o material de sutura foi colocado por via subcutânea para remodelar a cartilagem; os nós foram enterrados. Além disso, de la Torre et al.[39] descreveram o uso de suturas de Kaye temporárias para fazer ajustes precisos para a anti-hélice. Três suturas de seda foram colocadas percutaneamente a partir da face posterior da aurícula, mas foram deixadas desamarradas; depois de todas as três estarem no local, foram fixadas com o intuito de recriar a prega anti-hélice. Elas serviram como um guia para colocação de sutura de náilon permanente e foram especialmente úteis para correção bilateral e garantia de simetria. Após as suturas permanentes serem colocadas, as suturas de seda temporárias foram removidas.

Epstein et al.[40] relataram o uso de eletrocautério para enfraquecer e esculpir a cartilagem. A partir de uma abordagem posterior, uma elipse de pele foi excisada. O eletrocautério foi usado para criar um sulco em forma de Y de espessura parcial. As suturas horizontais em "U" foram colocadas próximas, através da cartilagem, para recriar a prega da anti-hélice. Ragab[41] descreveu o uso de laser de dióxido de carbono (CO_2) para evaporar o pericôndrio e espessura parcial da superfície medial da cartilagem auricular da escafa e concha antes de fixação com suturas em "U" absorvíveis. Azuara[42] descreveu seu método de otoplastia com múltiplas incisões de transfixação. A incisão inicial foi da face posterior da aurícula, preservando o máximo de tecido conjuntivo subjacente e pericôndrio quanto possível. A dissecção foi subpericondreal anteriormente, após uma incisão de transfixação inicial ter sido feita. Incisões de transfixação foram feitas de maneira multidirecional, mas precisa, para estar na anti-hélice recém-formada. Essas incisões serviram como incisões relaxadoras que possibilitaram que a cartilagem fosse rolada para uma nova anti-hélice, que foi fixada com suturas permanentes.

Raunig[43] descreveu uma técnica em que uma anti-hélice foi criada desgastando-se por abrasão a superfície anterior da cartilagem anti-hélice. Uma incisão na pele de cerca de 10 mm de comprimento foi feita na escafa acima do ramo superior, e um túnel subpericondreal foi dissecado sobre o aspecto anterior da concha para baixo até o antitrago. Uma lima revestida de diamante foi introduzida no túnel e utilizada para raspar a superfície cartilaginosa anterior. A abrasão da cartilagem continuou até que uma curvatura adequada da anti-hélice fosse alcançada e a concha da orelha adotasse sua nova forma, sem qualquer sinal de tensão. A margem helicoidal foi fixada à pele do mastoide com esparadrapo durante aproximadamente 6 semanas, a fim de manter a forma anti-helical desejada.

Octil-2-cianoacrilato é um adesivo de tecido usado para otoplastia neonatal.[44] A prega anti-helical pode ser recriada à medida que a orelha é fixada ao mastoide com uma gota dessa cola; a pele e o adesivo degradam em uma ou duas semanas. Esse procedimento simples pode aliviar a criança de outra intervenção cirúrgica. Finalmente, tem-se proposto o uso de endoscopia como um método para evitar determinadas incisões e potencial formação desnecessária de cicatrizes durante a otoplastia. Em um relatório por Graham e Gault,[45] uma incisão foi feita no couro cabeludo temporal com uma incisão anterior na linha de implantação dos cabelos. Um bolso óptico foi formado e a cartilagem foi desgastada através da segunda incisão. Sob visão endoscópica, as suturas foram posicionadas posteriormente através de pequenas incisões que mantiveram a nova anti-hélice e foram fixadas à fáscia do mastoide.

COMPLICAÇÕES

As complicações podem ser classificadas como precoces ou tardias. As principais complicações precoces são hematoma, dor, infecção, pericondrite e necrose da cartilagem. As complicações tardias incluem problemas com suturas, queloides e cicatrizes hipertróficas, hipoestesia, suscetibilidade ao frio e, evidentemente, resultados insatisfatórios.

O hematoma precoce é uma complicação significativa que pode evoluir para infecção e necrose da cartilagem, ou até mesmo para deformidade da orelha em couve-flor, se não tratado. As causas da formação de hematoma são dissecção imprópria dos tecidos, hemostasia inadequada e curativos de pressão inadequados. A incidência é de cerca de 3% e as taxas mais altas são observadas com técnicas de corte de cartilagem.[46,47] Se houver desenvolvimento de um hematoma, a dor frequentemente é o primeiro sintoma. O acúmulo deve ser drenado imediatamente sob condições estéreis, e qualquer sangramento ativo deve ser controlado com eletrocautério. A incisão deve ser fechada quer sobre um dreno ou com suturas interrompidas para possibilitar a saída de qualquer sangue adicional. A orelha deve novamente receber um curativo adequado e o paciente deve receber antibiótico de amplo espectro.

A dor é muitas vezes equiparada a hematoma ou infecção; outras causas são problemas com o curativo, como orelha dobrada, ou mesmo necrose por pressão. Para a maioria, a dor deve ser mínima depois de otoplastia. Se a dor for progressiva, a remoção do curativo é obrigatória.

O risco de infecção é minimizado com uma técnica estéril, antibióticos intraoperatórios, irrigação de feridas com antibiótico antes do fechamento e pomada antibiótica aplicada à linha de sutura. Se houver desenvolvimento de uma infecção, o tratamento é por evacuação de qualquer acúmulo e iniciação de antibióticos. Os agentes patogênicos típicos são *Staphylococcus aureus*, *Escherichia coli* e *Pseudomonas aeruginosa*; estes são observados como infecções agudas ou crônicas (p. ex., uma sutura infectada, granuloma).[46,47]

A pericondrite pode acompanhar qualquer infecção ou hematoma. Isso requer tratamento em condições estéreis com o desbridamento de tecido necrosado e administração de antibióticos por via intravenosa. A necrose de cartilagem pode também resultar de infecção ou hematoma. Além disso, a técnica cirúrgica inadequada, o uso de cautério ou mesmo a colocação de curativo podem causar necrose da cartilagem.

Complicações tardias de sutura podem ocorrer com muitos tipos de material de sutura. Categute cromado pode causar uma reação localizada na pele e inflamação. Determinadas suturas (p. ex., trançada em comparação com monofilamento) são mais reativas e têm o potencial para iniciar um granuloma de corpo estranho; se isso acontecer, o material de granuloma e o material de sutura devem ser removidos. No entanto, a remoção pode ser adiada por vários meses de pós-operatório para diminuir o potencial de um impacto negativo sobre o resultado estético. Outra complicação da sutura é a perda de correção com técnicas de sutura. Nessas técnicas, a supercorreção é recomendada para compensar a perda esperada de correção, que pode ser de até 40%.[25] Esse tipo de complicação é minimizado colocando-se um número apropriado de suturas e usando modalidades de enfraquecimento de cartilagem para cartilagem mais rígida.

A cicatriz hipertrófica ou formação de queloide pode desenvolver-se, especialmente depois de uma incisão pós-auricular.[48] Os pacientes em risco são pacientes mais jovens e aqueles com a pele mais pigmentada, particularmente pacientes com história de formação de queloide. As modalidades preventivas incluem evitar a ressecção superagressiva da pele e assegurar um fechamento absolutamente livre de tensão.

A lesão do nervo auricular maior pode levar a hipoestesia após otoplastia. Embora seja um incômodo, tem importância clínica mínima; a função sensorial frequentemente retorna de algumas semanas até meses de pós-operatório. A ruptura do suprimento de sangue auricular pode levar a geladura recorrente e uma maior suscetibilidade a temperaturas frias após a otoplastia.[49]

Talvez a complicação mais difícil seja a insatisfação do paciente. Uma discussão pré-operatória requer diálogo para estabelecer expectativas realistas. Os pacientes precisam ser alertados de que a melhora – não a perfeição – é o objetivo. Assimetrias pequenas (isto é, até 2 ou 3 mm quando se compara um com o outro lado) são aceitáveis e são abrangidas pela variação do normal. Nossa experiência mostra que a supercorreção é mais bem tolerada em comparação com a hipocorreção; em qualquer caso, o paciente irá requerer uma tranquilização no pós-operatório caso as expectativas não tenham sido satisfeitas. Se a deformidade puder ser corrigida cirurgicamente, pode-se realizar uma revisão quando for apropriado. A tranquilização contínua pode ser necessária quando a correção não é possível.

Várias situações pós-operatórias foram observadas em pacientes de otoplastia. Uma das mais comuns é a perda de correção. Esse problema pode implicar em uma deficiência técnica, porque é mais frequentemente observado nas técnicas de sutura e, geralmente, durante os primeiros 3 meses de pós-operatório.[50] A perda de correção pode significar que as suturas não foram colocadas adequadamente ou que não foram colocadas suturas suficientes. Alternativamente, pode ocorrer uma falha se a cartilagem estiver demasiadamente rígida ou se o recuo insuficiente da concha for obtido. Em aproximadamente metade dos casos em que a perda de correção ocorreu, uma história de trauma associado da orelha foi relatada.[25]

A deformidade da orelha de abano ocorre quando o recuo da concha ou a excisão da pele pós-auricular na porção central da orelha foi excessivamente agressiva. Outras deformidades da concha incluem dobra da concha ou impacto sobre o canal externo. A hipertrofia da concha pode limitar o recuo da concha se não for abordada cirurgicamente, quer por métodos de excisão ou suturas. Além disso, se a cavidade da concha for excessivamente ressecada e a anti-hélice excessivamente espiralada, hipercorreção pode resultar em um aspecto de "preso para baixo".

No caso de anti-hélice hipercorrigida, a orelha pode parecer presa para baixo se o excesso de altura da parede da concha não tiver sido abordado. Além disso, a hélice pode parecer escondida porque a anti-hélice é mais lateralmente posicionada. Uma pós-deformidade vertical também pode ocorrer com a hipercorreção; ela se refere a uma prega vertical não natural na escafa e dobra da hélice se suturas forem colocadas de maneira incorreta. Finalmente, a hipocorreção e assimetria são complicações potenciais que podem causar insatisfação; ambas podem obrigar a uma revisão cirúrgica.

RESUMO

Orelhas em abano são uma condição congênita comum que pode causar desconforto emocional significativo para muitos indivíduos. Inúmeras técnicas, da simples à complexa, foram descritas ao longo dos anos para corrigir essa deformidade. As incisões de corte de cartilagem podem resultar em perda menos frequente de correção, mas em aumento das irregularidades de cartilagem em longo prazo. As técnicas de sutura poupadoras de cartilagem deixam a cartilagem intacta, reduzindo desse modo a incidência dessas irregularidades. Nossa experiência com uso de recuo da cavidade conchal de tecido mole e a técnica de sutura de prega anti-helical em colchão horizontal em uma abordagem graduada provou ser muito bem-sucedida (Fig. 13-6 e 13-7). O entalhe da cartilagem é reservado para a cartilagem mais espessa que pode ser mais refratária a técnicas apenas de sutura. As complicações são raras e geralmente menores. Criar uma orelha natural traz harmonia para a face e requer uma apreciação dos aspectos mais delicados da anatomia da orelha e atenção ao detalhe cirúrgico; o cirurgião que está assim empenhado é recompensado com um alto grau de satisfação do paciente.

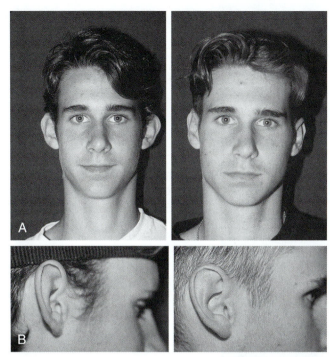

FIGURA 13-7. Este jovem de 15 anos sofreu uma excisão de cavidade de tecido mole para recuo da concha e suturas de Mustardé modificadas mínimas para recriar sua prega anti-hélice e protusão do polo superior. **A**, Vista pré-operatória anteroposterior (*esquerda*) e os resultados 2 anos mais tarde (*direita*). **B**, Vista pré-operatória lateral (*esquerda*) e os resultados 2 anos mais tarde (*direita*).

Para consultar a lista completa de referências, acesse www.expertconsult.com.

LEITURA SUGERIDA

Adamson PA, Litner JA: Otoplasty technique. *Facial Plast Surg Clin North Am* 14:79, 2006.
Adamson PA, McGraw BL, Tropper GJ: Critical review of clinical results. *Laryngoscope* 101:883, 1991.
Aguilar EA: Congenital auricular malformation. In Bailey BJ, Johnson JT, editors: *Head and neck surgery—otolaryngology*, ed 4. Philadelphia, 2006, Lippincott Williams & Wilkins.
Calder JC, Naasan A: Morbidity in otoplasty: a review of 562 consecutive cases. *Br J Plast Surg* 47:170, 1994.
Caouette-Laberge L, Guay N, Bortoluzzi P, et al: Otoplasty: anterior scoring technique and results in 500 cases. *Plast Reconstr Surg* 105:504, 2000.
Converse JM, Nigro A, Wilson FA, et al: A technique for surgical correction of lop ear. *Plast Reconstr Surg* 15:411, 1955.
Fritsch MH: Incisionless otoplasty. *Laryngoscope* 105(5 Pt 3, Suppl 70):1, 1995.
Nachlas NE: Otoplasty. In Papel ID, editor: *Facial plastic and reconstructive surgery*, ed 2. New York, 2002, Thieme.
Raunig H: Antihelix plasty without modeling sutures. *Arch Facial Plast Surg* 7:334, 2005.
Spira M: Otoplasty: what I do now—a 30-year perspective. *Plast Reconstr Surg* 104:834, 1999.

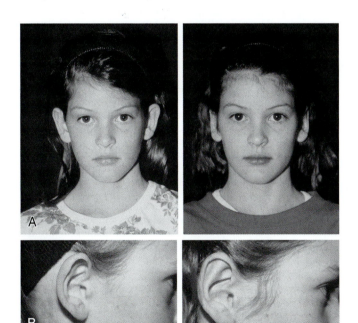

FIGURA 13-6. Esta menina de 10 anos sofreu uma excisão mínima de cavidade de tecido mole para recuo da concha e suturas de Mustardé modificadas mínimas para recriar a prega da anti-hélice para recuar o polo anterior. **A**, Vista pré-operatória anteroposterior (*esquerda*) e os resultados 1 ano mais tarde (*direita*). **B**, Vista lateral pré-operatória (*esquerda*) e resultados 1 ano mais tarde (*direita*).

SEÇÃO 2 ■ RINOPLASTIA

14 Rinoplastia

M. Eugene Tardy Jr | J. Regan Thomas | Anthony P. Sclafani

Pontos-chave

- Os melhores resultados de rinoplastia são alcançados por técnicas conservadoras que mantenham resultados naturais e de aparência normal.
- A maioria dos desfechos bem-sucedidos é obtida principalmente por meio de reorientação e aumento do tecido e não de técnicas de ressecção ou redução agressivas.
- A qualidade e a espessura da pele são parte essencial do planejamento pré-operatório.
- Um fator fundamental da avaliação cirúrgica é a avaliação da força inerente e do suporte da anatomia da ponta nasal.
- Uma fotografia padronizada, de cor uniforme, antes da cirurgia e fotos seriadas após o procedimento são tão importantes para o cirurgião quanto as radiografias são para o cirurgião ortopédico ou os eletrocardiogramas são para o cardiologista.
- Nenhum procedimento "de rotina" da ponta é usado; em vez disso, incisões, abordagens e técnicas para a ponta são baseadas na anatomia individual do paciente.
- A inserção das cartilagens laterais superiores à superfície inferior dos ossos nasais deve ser preservada.
- Um dorso osteocartilaginoso com perfil alto e forte é tipicamente um objetivo estético melhor.
- Osteotomias estreitas, feitas na medida exata, produzem menos trauma para os tecidos moles durante a cirurgia e menos edema e equimose no pós-operatório.
- O paciente deve ser informado de que mudanças pós-operatórias sutis continuam por muitos meses após a cirurgia.

FILOSOFIA CIRÚRGICA

Os avanços das técnicas de rinoplastia desenvolvem-se inexoravelmente à medida que as virtudes dos novos procedimentos operatórios são comprovadas por resultados de longo prazo favoráveis. A filosofia comum referente à rinoplastia, contudo, permanece constante: a operação é mais bem realizada com técnicas conservadoras com base em 1) anatomia encontrada e 2) técnicas de refinamento planejadas para conseguir desfechos naturais e de aspecto normal. Rupturas radicais com técnicas já comprovadas somente devem ser consideradas quando características anatômicas significativamente variantes são encontradas.

A rinoplastia estética e reconstrutiva, universalmente reconhecida como a mais aprimorada, mas a mais difícil de todos os procedimentos de cirurgia plástica, chegou ao 125º aniversário do seu desenvolvimento moderno. Embora determinados refinamentos da técnica tenham obtido aceitação progressiva durante os primeiros três quartos do século XX, a cirurgia fundamental manteve-se primariamente um procedimento de redução de tecido, caracterizado por vários graus de excisão – muitas vezes bastante profundos – dos componentes anatômicos nasais fundamentais.

Nos últimos 30 anos, contudo, ocorreu uma revolução impressionante em pontos finos da análise e da técnica, guiada por cirurgiões dedicados à reorientação e ao aumento de tecido, não à ressecção; à individualização da técnica, em vez de uma abordagem inflexível; e à dissecção atraumática dos tecidos em planos de clivagem nasal adequados. Uma compreensão mais abrangente a respeito do desfecho cirúrgico de longo prazo agora domina e orienta a seleção da técnica cirúrgica porque os cirurgiões não estão mais satisfeitos com resultados satisfatórios de curto prazo que arriscam futuras desventuras visuais e funcionais. Assim, todas as modificações das estruturas nasais devem levar em consideração os efeitos dinâmicos que cada manobra exerce sobre a via aérea nasal, a aparência geral imediata do nariz e o controle previsto da variabilidade do processo de cicatrização dos tecidos nasais. Claramente, o nariz cirurgicamente alterado continua sendo modificado pelo processo de cicatrização e por determinados fenômenos de envelhecimento inexoráveis durante o tempo de vida do paciente. Assim, raramente é possível designar um "resultado final" após a cirurgia nasal.

A filosofia, abordagens e técnicas graduadas apresentadas neste capítulo procuram documentar e validar as vantagens de longo prazo de uma análise precisa e detalhada do planejamento, das técnicas cirúrgicas atraumáticas e conservadoras dedicadas a reposicionamento e reorientação dos tecidos e do maior controle sobre o processo de cicatrização.

AVALIAÇÃO PRÉ-OPERATÓRIA DO PACIENTE

AVALIAÇÃO ANATÔMICA

O resultado final de qualquer procedimento de rinoplastia é consequência da anatomia do paciente (Fig. 14-1) tanto quanto da habilidade do cirurgião. Não existem dois narizes parecidos; ocorre, então, que não basta apenas um procedimento padrão para reconstruir cada nariz de maneira agradável. A capacidade para diagnosticar as possibilidades e limitações inerentes a cada paciente é um pré-requisito absoluto para alcançar resultados de excelência. Às vezes os pacientes com deformidades mínimas – uma pequena protuberância, uma ponta minimamente bulbosa, um nariz levemente alargado – são os melhores candidatos para resultados cirúrgicos

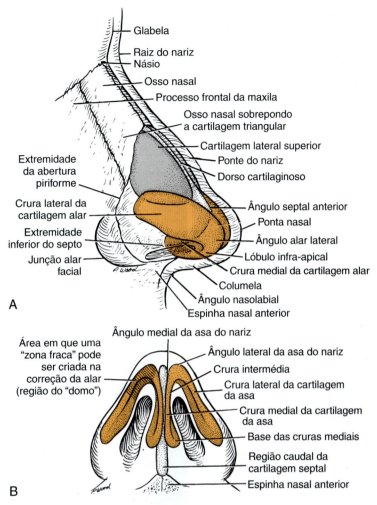

FIGURA 14-1. Anatomia cirúrgica nasal prática. **A,** Vista lateral. **B,** Vista da base.

quase perfeitos (Fig. 14-2). Pelo fato de o problema inicial ser mínimo, no entanto, esse grupo de pacientes frequentemente espera e até mesmo exige a perfeição. Os resultados cirúrgicos mais marcantes são possíveis em pacientes que demonstram desvios significativos de um ideal estético (uma giba grande, um nariz alongado, caído; um nariz torto); esses pacientes podem tolerar possíveis imperfeições menores que ocorrem porque a melhora geral é drástica (Fig. 14-3). É de fundamental responsabilidade do cirurgião equilibrar vontades e desejos do paciente com o que é realisticamente possível, dadas as limitações anatômicas, ou possibilidades inerentes a cada nariz isoladamente.

A qualidade da pele é um indicador essencial do desfecho cirúrgico e desempenha um papel significativo no planejamento pré-operatório. A pele extremamente grossa, rica em glândulas sebáceas e tecido subcutâneo, é o tipo de pele menos ideal para alcançar refinamento e definições desejáveis. É preciso ter cuidado para não reduzir demais o esqueleto osteocartilaginoso em pacientes de pele espessa em uma tentativa fútil de produzir um nariz muito menor. A incapacidade da pele espessa de contrair favoravelmente nessa situação pode levar ao excesso de tecido de cicatrização, um aspecto amorfo do nariz e até mesmo a temida deformidade em "bico de papagaio" (Fig. 14-4). Quando devidamente sustentados pela retenção ou criação de uma estrutura esquelética de suporte vigorosa, desfechos refinados podem ser produzidos em pacientes de pele espessa com o passar do tempo.

A pele extremamente fina – frequentemente pálida, sardenta e quase translúcida – também deve ser reconhecida e respeitada por suas limitações inerentes. Embora ideal para alcançar uma definição, a pele fina com tecido subcutâneo escasso não fornece quase nenhum coxim para cobrir até mesmo menores irregularidades esqueléticas ou imperfeições de contorno e, portanto, exige uma cirurgia quase perfeita para conseguir o resultado natural desejado. Ocasionalmente, os pacientes com essa condição anatômica demonstram uma indesejável e progressiva retração da pele e encolhimento pouco atraente ao longo dos anos, tornando o nariz não natural e angulado.

O tipo de pele ideal fica num ponto entre esses dois extremos, não sendo nem muito espessa e oleosa nem muito fina e delicada. Possui tecido subcutâneo suficiente para fornecer um coxim satisfatório sobre o esqueleto nasal, mas ainda possibilita que uma definição importante fique evidente em um tempo relativamente curto depois da cirurgia. A avaliação do tipo de pele é feita por inspeção e palpação – rolando a pele sobre o esqueleto nasal e pinçando-a suavemente entre os dedos do examinador.

Um fator crítico na avaliação do candidato a rinoplastia é a força inerente e o suporte da ponta nasal, chamada de *recuo da ponta*. Uma depressão da ponta com o dedo em direção ao lábio superior proporciona um teste rápido e confiável da capacidade das estruturas móveis da ponta de voltarem para a posição (Fig. 14-5). A ponta que possui cartilagens alares delicadas e fracas não tolera bem ressecções extensas de tecido e pode requerer a adição de estruturas de suporte para melhorar a sua estabilidade a longo prazo. Essas pontas fracas são frequentemente acompanhadas por paredes laterais alares finas e pele fina (Fig. 14-6, C). Se o recuo for instantâneo e vigoroso, e as cartilagens da ponta resistirem à influência deformante do dedo, uma cirurgia mais definitiva da

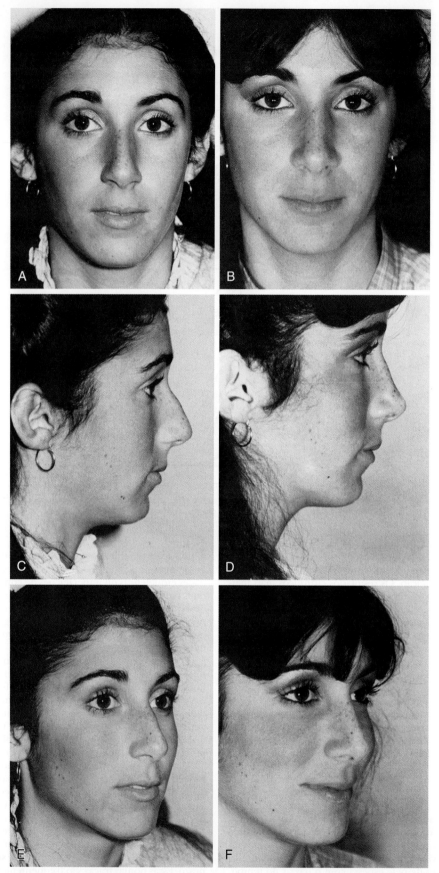

FIGURA 14-2. Candidata ideal para a cirurgia de rinoplastia. **A, C** e **E**, Imagens pré-operatórias. **B, D** e **F**, Imagens pós-operatórias.

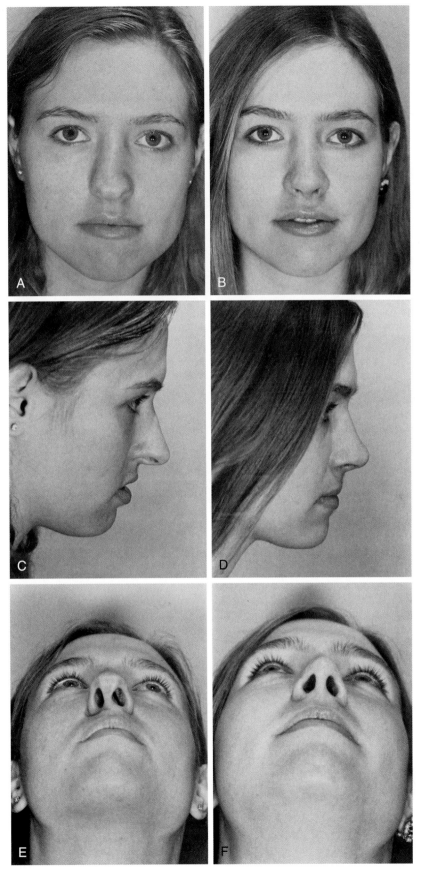

FIGURA 14-3. Reconstrução de um nariz torto, demonstrando grandes mudanças cirúrgicas. **A** e **B**, Vista frontal. **C** e **D**, Vista lateral. **E** e **F**, Vistas da base.

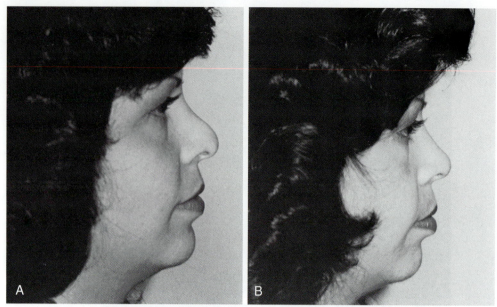

FIGURA 14-4. Cirurgia revisional de paciente encaminhada com típica deformidade em "bico de papagaio" do tecido mole. Uma cicatriz na supraponta é cuidadosamente retirada com restauração adequada da relação ponta-supraponta. Um enxerto de cartilagem cobre o dorso para alisar e melhorar o contorno do esqueleto nasal. **A**, Imagem pré-operatória. **B**, Imagem pós-operatória.

ponta geralmente pode ser realizada sem medo de perda substancial. O tamanho, a forma, a atitude e a resiliência das cartilagens alares podem ser estimados por palpação da crura lateral entre dois dedos que circundam suas margens cefálica e caudal. Durante essa avaliação, o cirurgião toma a decisão mais importante sobre a possibilidade de aumentar, reduzir ou preservar cuidadosamente a projeção da ponta que existe no pré-operatório. Qualquer assimetria das cartilagens alares deve ser cuidadosamente observada para correção posterior.

Uma grande quantidade de informações diagnósticas pode ser obtida pela palpação dos vestíbulos internos do nariz com o polegar e o indicador circundando a columela. Caso contrário, tortuosidades e angulações não detectadas do septo nasal, que podem influenciar significativamente os aspectos funcional e estético final, podem não ser descobertas. A largura e o comprimento da columela e das cruras mediais que ela contém são determinados. As cruras mediais curtas provavelmente irão exigir suportes cartilaginosos para sustentar e alongar minimamente a columela e

ajudar na rotação, se desejável; cruras mediais extremamente alargadas ou longas convidam à redução de largura e comprimento, bem como retroposicionamento. Informações sobre o potencial da ponta de se submeter a rotação cefálica desejável são adquiridas por meio da exploração com os dedos, o que determina se o complexo ponta-lábio está preso por um comprimento inadequado de músculo. Também é importante determinar se o componente esquelético central do nariz, a cartilagem quadrangular, é muito longo e pode interferir na rotação satisfatória da ponta (Fig. 14-7). O tamanho e a posição da espinha nasal e seu ângulo septal caudal relacionado também devem ser avaliados.

Um cirurgião experiente pode realizar esses exercícios diagnósticos visuais e palpatórios com precisão e facilidade, frequentemente enquanto levanta uma história adicional do paciente. Detectar as características estruturais pequenas, mas distintivas fundamentais, da anatomia nasal de cada indivíduo é o primeiro e mais importante passo em direção a um resultado cirúrgico esplêndido.

Um exame cuidadoso das fossas nasais antes e depois da redução da mucosa e dos cornetos é um componente essencial do exame inicial. A rinoscopia anterior e posterior com endoscopia nasal amplia as informações de diagnóstico além daquelas fornecidas apenas pelo espéculo nasal. Um desvio evidente e sintomático do septo nasal é facilmente diagnosticado. A placa etmoidal desviada, que parece inocente, mas pode ser responsável pelo bloqueio das vias aéreas após a quebra das paredes ósseas laterais durante uma osteotomia (Fig. 14-8), pode ser facilmente negligenciada pela inspeção casual. O exame interno confirma a condição das válvulas nasais internas e das cartilagens laterais superiores (CLS) associadas e distingue se os cornetos requerem reparo ou reposicionamento para melhorar a função nasal geral. Se existir uma perfuração do septo, seu tamanho e localização podem influenciar significativamente a extensão planejada do procedimento cirúrgico, em particular se uma remoção substancial da giba estiver prevista. A válvula nasal interna é definida pelo septo nasal, a margem caudal da CLS, cabeça do corneto inferior e o assoalho nasal. A avaliação funcional das válvulas nasais internas deve ser realizada em casos de obstruções nasais uni ou bilaterais. Enquanto se obstrui a narina contralateral com a ponta do dedo, pede-se ao paciente para classificar a respiração em uma escala de 0 (sem fluxo de ar) a 10 (fluxo de ar sem comprometimento). Uma cureta fina é suavemente inserida

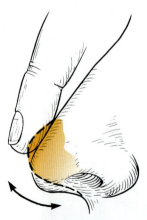

FIGURA 14-5. Depressão forçada das estruturas da ponta nasal, com avaliação do recuo da ponta, guia o cirurgião para uma melhor compreensão da força e integridade dos mecanismos de suporte da ponta. Essa informação é vital na seleção da técnica de definição da ponta adequada.

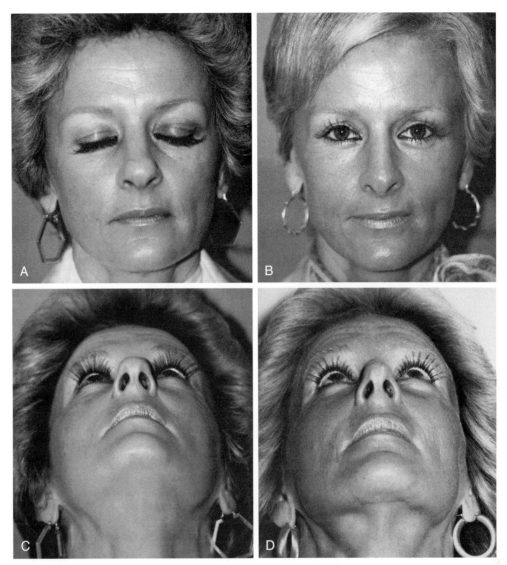

FIGURA 14-6. Resultados da cirurgia após dois anos de pós-operatório em paciente adequada para estreitamento da ponta nasal com sutura transdomal. É realizada uma redução mínima de volume, mantendo uma faixa completa, generosa. Observe a mudança permanente de uma ponta trapezoidal para uma configuração triangular mais desejável. **A** e **C**, Imagens pré-operatórias. **B** e **D**, Imagens pós-operatórias.

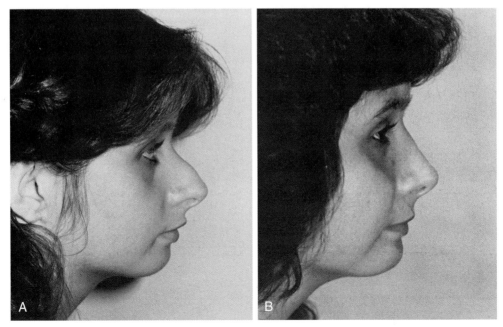

FIGURA 14-7. A, Esta paciente jovem demonstra prolongamento clássico da borda caudal da cartilagem quadrangular, levando a um ângulo nasolabial indefinido, com superprojeção da ponta e desarmonia da proporção nasal. **B**, Redução da cartilagem quadrangular caudal muito longa com redução do perfil, combinado com aumento do ângulo nasofrontal profundo com enxerto de cartilagem *onlay*. Observe a melhora no contorno dos lábios, na proporção e no equilíbrio nasal e facial geral.

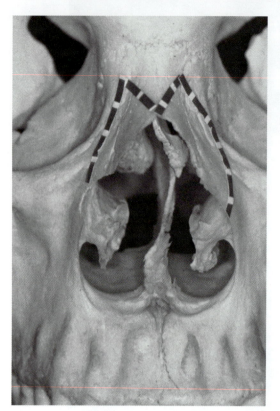

FIGURA 14-8. Típica lâmina perpendicular do etmoide desviada. Estreitar a parede nasal-lateral óssea sem corrigir incialmente o desvio do septo inevitavelmente leva à criação de obstrução nasal, mesmo que ela não exista antes da cirurgia.

no nariz e evita-se colapso interno, enquanto se introduz, em vários locais (CLS caudal medial próxima do septo dorsal, na sobreposição das CLS e cartilagens laterais inferiores [CLI] ou ao longo da crura lateral) durante a inspiração. O paciente novamente classifica a respiração nasal na mesma escala; aumentos de dois ou mais pontos podem indicar a localização do colapso dinâmico da ponta, que pode ser considerado para melhorar a respiração nasal.

Finalmente, a posição e inclinação dos ângulos nasofrontal e nasolabial, a forma e o tamanho das asas, a largura geral dos terços médio e superior do nariz, e a relação do nariz com o restante das características faciais e dos pontos de referência são avaliados (Fig. 14-9). Os ossos nasais devem ser palpados, e deve-se dar atenção ao grau de simetria de posição e contorno dos ossos. Além disso, as assimetrias faciais, que estão presentes com mais frequência do que o contrário, e a relação da projeção do queixo com o nariz devem ser documentadas (Fig. 14-10), em particular para pacientes que não têm conhecimento da existência dessas anormalidades. O uso rotineiro de um espelho de três vias, fotografias faciais e até mesmo imagens de computador catalisa esse importante processo de comunicação entre o paciente expectante e o cirurgião cauteloso. Esse é o momento, reforçado pelas discussões posteriores, para tornar o paciente consciente de todas e quaisquer limitações que a variação anatômica existente impõe ao desfecho cirúrgico desejado. As expectativas realistas e o consentimento totalmente informado são a base para o desfecho cirúrgico mais importante – um paciente satisfeito – ser alcançado.

FOTOGRAFIA E IMAGEM

As fotografias em cores, padronizadas, uniformes, antes da cirurgia e fotos seriadas após o procedimento são tão importantes para o cirurgião quanto as radiografias para o cirurgião ortopédico ou os eletrocardiogramas para o cardiologista. Elas são guias

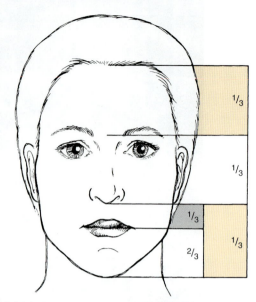

FIGURA 14-9. Proporções relativamente ideais do rosto humano em vista frontal.

importantes para o planejamento e a realização da cirurgia, registros definitivos para avaliação pelo cirurgião e paciente, ferramentas de ensino inestimáveis e registros médico-legais vitais. Os métodos confiáveis de fazer fotografias padronizadas consistentemente uniformes são descritos aqui, e os ângulos-padrão são mostrados na Figura 14-11. O cirurgião deve garantir pessoalmente a realização de fotografias uniformes e padronizadas ou deve providenciar de maneira rigorosa a sua realização por um fotógrafo médico ou assistente experiente. A fotografia digital moderna tem várias vantagens que incluem a facilidade de armazenamento e recuperação e possibilita revisão e retomada imediatas. No entanto, a função de focagem automática *não* deve ser utilizada ao se fazer imagens-padrão no pré e pós-operatório; em vez disso, deve-se escolher a distância focal e o foco deve ser ajustado manualmente. Quando os pacientes mudam as poses, eles frequentemente mudam sua distância da câmera; o foco da imagem é ajustado alterando a distância do paciente, não refocando a câmera, garantindo uma distância focal uniforme.

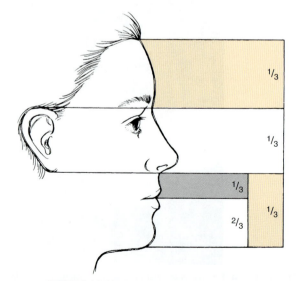

FIGURA 14-10. Proporções ideais, vista lateral.

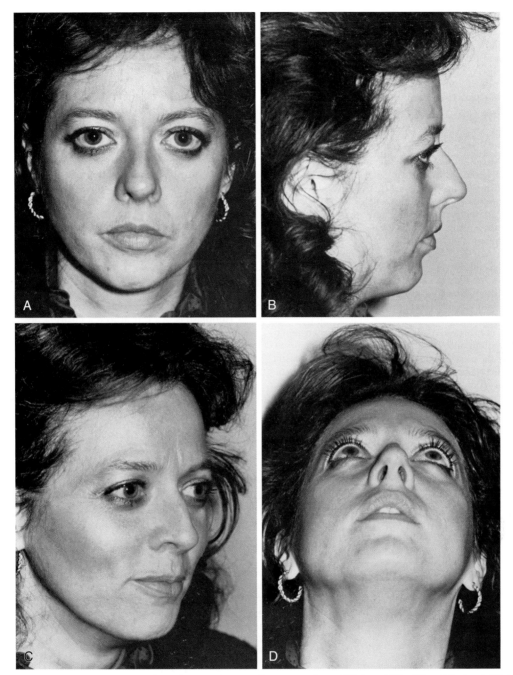

FIGURA 14-11. Imagens fotográficas ideais de rinoplastia devem incluir, no mínimo, vistas frontal (**A**), lateral (**B**), oblíqua (**C**) e basal (**D**). Uma vista sorrindo é frequentemente útil (oblíqua esquerda e lateral não mostradas). Em casos especiais, imagens de perto podem fornecer documentação adicional.

As imagens por computador revelaram ser uma ferramenta útil de comunicação no período de consulta, no pré-operatório. Imagens realistas e cirurgicamente atingíveis devem ser apresentadas ao paciente para evitar expectativas falsas ou espúrias. Enfatizamos que as imagens computadorizadas representam uma *meta realista* de cirurgia e não um desfecho garantido. Esse componente da consulta fornece ao paciente uma ilustração gráfica da "visão" estética do cirurgião.

AVALIAÇÃO LABORATORIAL

A extensão das avaliações laboratoriais realizadas no período pré-operatório depende das necessidades do paciente isoladamente. Se o cirurgião solicitará uma pesquisa bioquímica automatizada (SMA-12), hemograma completo, exame de urina, pesquisa de sangramento e coagulação (rotineiramente consistindo de hemograma completo, contagem de plaquetas, tempo de coagulação, de sangramento e tempo parcial de tromboplastina) ou uma combinação desses, dependerá da história e das necessidades individuais do paciente. Essa informação é agravada por uma história abrangente de qualquer distúrbio hemorrágico pessoal ou familiar. Possui particular importância qualquer história de ingestão recente de ácido acetilsalicílico, medicamentos que o contenham ou medicamentos fitoterápicos e alternativos, que devem ser suspensos pelo menos 2 semanas antes da cirurgia programada. Muitos desses fármacos não padronizados podem levar a hemorragia desagradável durante ou após a cirurgia nasal e, portanto, devem ser evitados.

As radiografias rotineiras do seio nasal são solicitadas somente se há suspeita de doença nasal e sinusal; as radiografias do esqueleto nasal geralmente fornecem pouca informação útil que não possa ser bem obtida a partir de inspeção e palpação minuciosas. Quando houver suspeita de implantes nasais ou corpos estranhos, os exames de tomografia computadorizada (TC) podem ser inestimáveis para localizar a sua posição, composição e extensão.

ANESTESIA E ANALGESIA

A rinoplastia bem-sucedida depende de uma análise pré-operatória cuidadosa, uma técnica cirúrgica precisa e uma cicatrização pós-operatória favorável. Cada etapa cirúrgica da correção do nariz está inter-relacionada e é interdependente de outras, de modo que o sucesso de cada etapa depende em grande medida das anteriores. Pelo fato de a infiltração anestésica ser a etapa cirúrgica inicial na rinoplastia, uma técnica bem planejada e bem executada que evite a distorção do tecido é necessária para um procedimento controlado e bem-sucedido (Fig. 14-12).

A administração inadequada de anestesia resulta em desconforto para o paciente, agitação e um campo cirúrgico sanguinolento, o que, na melhor das hipóteses, dificulta a cirurgia. A administração correta do anestésico comumente resulta em um paciente relaxado, confortável e um campo cirúrgico relativamente sem sangue, possibilitando dissecção anatômica precisa.

Assim como existe uma infinidade de técnicas de rinoplastia, existem também várias abordagens para a anestesia nasal. A experiência sugere que uma combinação de analgesia endovenosa (EV) monitorizada com anestesia tópica local e por infiltração funciona bem para a rinoplastia. A anestesia geral inalatória pode ser utilizada de maneira segura para a cirurgia nasal de rotina e pode ser escolhida de acordo com a preferência do paciente e do cirurgião. Como com qualquer procedimento, um ambiente confortável e calmo é essencial durante a indução e o despertar da anestesia geral e durante todo tempo de sedação IV para otimizar a experiência do paciente.

PLANOS CIRÚRGICOS

Para atingir completamente as metas de anestesia local, é importante avaliar, identificar e utilizar corretamente os planos cirúrgicos do nariz. A importância dos planos teciduais anatômicos é reforçada durante todo o treinamento cirúrgico porque a dissecção dentro desses planos favoráveis facilita a cirurgia com sangramento e formação de cicatrizes pós-operatórios mínimos.

Dentro do nariz, três planos distintos de dissecção podem ser identificados. Um *plano extraperiosteal* existe lateral e medial ao processo frontal da maxila ao longo do curso pretendido das osteotomias laterais. A infiltração de anestésico local em ambos os lados do processo frontal auxilia na eliminação ou redução do sangramento após a osteotomia lateral (Fig. 14-13). Existe um segundo plano nos espaços submucopericondral e submucoperiosteal que ladeia o septo nasal. A infiltração do anestésico local nesse *plano submucopericondrial* resulta em uma hidrodissecção do retalho septal, facilitando a elevação e a preservação da integridade do retalho (Fig. 14-14). É de grande importância o plano cirúrgico que ocupa as regiões suprapericondriais e supraperiosteais imediatas sobre as cartilagens inferiores e superiores e ossos nasais que existem logo abaixo da camada de tecido subcutâneo (Fig. 14-15). Este *plano suprapericondrial* é manipulado em todas as rinoplastias. A infiltração e a cirurgia nesse plano produzem um campo praticamente sem sangue para cirurgia precisa e delicada.

Existe uma escassez de estruturas vasculares e neurais nesses planos e a infiltração anestésica aqui não atinge os vasos e nervos que se encontram mais superficiais no tecido subcutâneo e na derme. Quando o anestésico é injetado nos planos adequados, difunde-se mais rapidamente e requer apenas pequenas quantidades (geralmente 3,5 a 5 ml) para obter os efeitos anestésicos e vasoconstritores desejados. Se a infiltração for feita no tecido subcutâneo ou epitélio que recobre esses planos, quantidades maiores são necessárias para obter esses efeitos, e há uma tendência de "insuflar" o nariz, criando distorções que levam a um julgamento impreciso. Ao identificar e utilizar os planos de dissecção

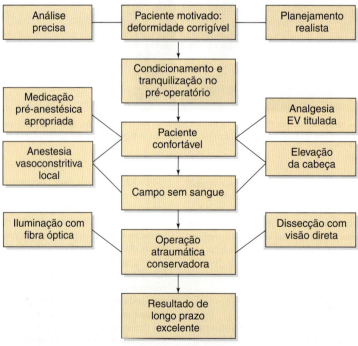

FIGURA 14-12. Componentes de uma rinoplastia bem-sucedida. EV, endovenosa.

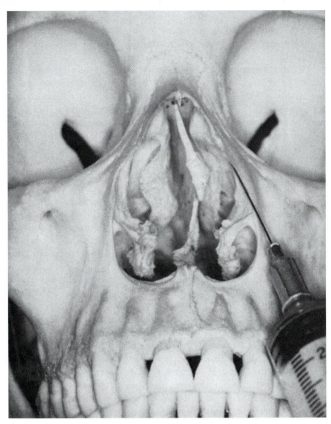

FIGURA 14-13. Infiltração de anestésico das faces internas (mediais) do processo frontal da maxila, bem como da superfície lateral, cria um caminho em vasoconstrição para progressão da osteotomia lateral, reduzindo assim ou eliminando hemorragia e edema.

adequados, são necessárias apenas pequenas quantidades de anestésico para atingir anestesia e vasoconstrição máximas com consequente distorção nasal mínima.

MEDICAÇÃO PRÉ-OPERATÓRIA E ANALGESIA ENDOVENOSA

A anestesia local por infiltração é administrada após o paciente ter sido sedado com medicações pré-operatórias e analgesia IV. É importante que o paciente não receba muitas famílias de fármacos diferentes antes ou durante a cirurgia. Combinações de fármacos, particularmente quando eles são misturados com medicamentos IV administrados durante a cirurgia, são muitas vezes imprevisíveis em sua eficácia individual e combinada. Qualquer reação medicamentosa que possa surgir decorrente da utilização de múltiplas famílias de agentes farmacológicos é difícil de tratar e pode ser impossível de neutralizar de maneira inteligente.

Uma cooperação estreita entre o cirurgião e o anestesista é importante nesse momento e durante toda a cirurgia: cada um é responsável pela segurança e pelo bem-estar do paciente e cada um catalisa o processo operatório com um respeito saudável pelas responsabilidades do outro. Para maior conforto, o paciente é mantido na posição de Trendelenburg reversa com a cabeça elevada. Isso aumenta a vasoconstrição e facilita a drenagem venosa e linfática.

ANESTESIA POR INFILTRAÇÃO

Antes de qualquer injeção, o nariz é tratado com um anestésico tópico e descongestionante. Cotonoides neurocirúrgicos embebidos em solução de cocaína a 4% são colocados no nariz e produzem excelente vasoconstrição e anestesia da mucosa. Se a anestesia

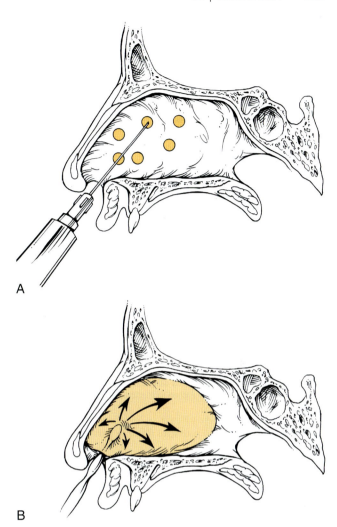

FIGURA 14-14. A, Infiltração de anestésico no plano submucopericondral resulta em "hidrodissecção" do retalho mucopericondral. **B,** Elevação do retalho septal mucopericondral é mais facilmente realizada quando ocorre infiltração adequada de anestésico. (Copyright 2008 por Johns Hopkins University, Art as applied to Medicine.)

geral for usada, oximetazolona a 0,05% é usada em vez de cocaína, o que reduz o limiar de convulsão.

Para anestesia por infiltração, lidocaína a 1% com diluição 1:100.000 de epinefrina é a preferida. Essa concentração de epinefrina produz vasoconstrição profunda, se o início das incisões for feito 10 a 15 minutos após a injeção final. A concentração de lidocaína a 1% é suficiente para produzir uma anestesia excelente e tem uma duração efetiva de 1,5 a 2 horas.

Exceto em casos isolados, um total de 5 a 10 ml da solução injetados com moderação nos planos cirúrgicos adequados é suficiente para produzir vasoconstrição profunda e anestesia nasal completa sem distorção significativa do tecido. Nenhum esforço é feito para bloquear nervos específicos. Se a reconstrução do septo for necessária, um adicional de 3 a 5 ml de anestésico é injetado nos planos septais submucopericondral e submucoperiosteal para ajudar na hidrodissecção do retalho septal.

A infiltração do anestésico local é iniciada retraindo-se a asa do nariz cefalicamente com o polegar e o dedo indicador para expor a borda caudal da CLS (espéculos ou afastadores são desnecessários e redundantes nesse momento). Uma agulha longa de calibre 27 é colocada paralelamente ao eixo longo da CLS exposta e, com um movimento rápido, a agulha penetra no

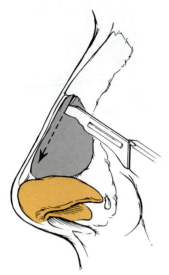

FIGURA 14-15. Excessos de dorso cartilaginoso são raspados com uma faca afiada, sob visão direta, até que uma relação ponta-supraponta satisfatória seja estabelecida. A dissecção precisa nesta área é facilitada pela infiltração adequada de anestésico e pela exposição do plano suprapericondral. Salvo em circunstâncias anormais, o mucopericôndrio subjacente que liga as cartilagens laterais superiores com a cartilagem quadrangular é sempre preservado. A protuberância pode ser reduzida alternativamente por meio de ressecção de cartilagem e elementos ósseos em bloco. (Copyright 2008 por Johns Hopkins University, Art as applied to Medicine.)

epitélio, geralmente com sensação mínima para o paciente (Fig. 14-16, A).

A agulha é avançada ao longo da parede lateral do dorso, abraçando o pericôndrio da CLS e o periósteo dos ossos nasais, permanecendo assim no plano correto. A identificação desse plano é reforçada levantando-se os tecidos moles que recobrem o dorso nasal com o polegar e o dedo indicador.

Uma quantidade mínima de solução anestésica, geralmente menos de 0,5 mL, é depositada nesse plano à medida que a agulha é retirada, mas não além do ponto de penetração inicial (Fig. 14-16, B). Se o nariz ficar distorcido durante essa manobra, a agulha não se encontra no plano correto e a infiltração é interrompida até que o plano adequado seja localizado. Com ligeira rotação alternada da agulha lateral e medialmente sobre o dorso (Fig. 14-16, C e D), o procedimento é repetido até que o anestésico seja depositado no plano adequado sobre a área a ser dissecada. O procedimento é repetido no lado oposto. Com esse método, duas picadas de agulha são suficientes para anestesiar o dorso nasal.

A anestesia da base do nariz e da columela é realizada em seguida. A agulha penetra na pele na junção do assoalho da narina direita com a columela e é avançada para um ponto um pouco além da junção alar esquerda com a face (Fig. 14-16, E). A infiltração ocorre quando a agulha é retirada para a columela. Sem remoção, a agulha é girada e avançada na columela. Mais uma vez, uma pequena quantidade de anestésico é depositada à medida que a agulha é retirada. Poupando ao paciente outra picada de agulha, a agulha é girada na base nasal direita, que é anestesiada de maneira semelhante (Fig. 14-16, F).

A técnica de infiltração de anestésico na ponta nasal depende do tipo de incisão planejada para a ponta nasal. Se é pretendido fazer uma incisão transcartilaginosa, a pele vestibular sobre a superfície inferior da CLI é exposta e evertida por pressão acima da narina. A solução é depositada ao longo do curso da incisão proposta no plano natural abaixo do pericôndrio. A elevação cirúrgica e a preservação de um retalho de pele vestibular íntegro são assim facilitadas. Se a exposição da cartilagem alar for contemplada, o anestésico é infiltrado no tecido mole ao longo da extensão da incisão planejada na margem caudal da cartilagem. Se uma abordagem aberta for necessária, infiltração adicional ocorre em região interdomal, lóbulo infra-apical e columela.

O anestésico pode então ser depositado ao longo do curso das osteotomias laterais (Fig. 14-16, A e B) ou, se desejado, isso pode ser adiado até mais tarde na cirurgia. Esse atraso adiciona uma medida de segurança ao procedimento, possibilitando ao paciente metabolizar a lidocaína e epinefrina iniciais antes que qualquer outra solução seja adicionada. A margem da abertura piriforme logo acima da borda anterior principal do corneto inferior é trazida em relevo acentuado, cercando-a com as lâminas de um pequeno espéculo nasal. A agulha é inserida nesse local e uma pequena quantidade de medicamento é injetada. A agulha é então avançada lateralmente e em seguida medialmente ao processo frontal da maxila ao longo da via pretendida das osteotomias laterais (Fig. 14-16, G); à medida que a agulha é retirada, a solução é depositada. Assim, a via das osteotomias laterais é circundada por anestesia local vasoconstritora, um complemento valioso para osteotomias sem sangue e com conforto para o paciente. A equimose pós-operatória é reduzida a um mínimo ou eliminada por essa última manobra associada a um procedimento operatório suave.

Quando a reconstrução do septo é planejada, sua anestesia é realizada, mesmo que já esteja anestesiado com solução de cocaína. Ao contrário das etapas anteriores, a infiltração de uma quantidade generosa de solução para dentro do plano do septo adequado é preferida. Essa quantidade resulta em hidrodissecção do mucopericôndrio e mucoperiósteo dos septos cartilaginoso e ósseo (Fig. 14-14). Ela possibilita a elevação de um retalho avascularizado e pode ajudar a dissecar sinéquias de áreas de fraturas antigas.

Com a intensa vasoconstrição da mucosa nasal nesse ponto, os cotonoides são removidos temporariamente. Com o bisel para baixo, a agulha é inserida na mucosa do lado do retalho mucopericondrial de destino e é avançada para o plano entre a cartilagem quadrangular e o pericôndrio; com a infiltração de anestésico, uma elevação hidráulica é criada. Esse processo é repetido em vários outros locais ao longo da mucosa. A agulha é então inserida abaixo do mucoperiósteo que cobre o septo ósseo em ambos os lados, e o anestésico é infiltrado nesse local. Pequenas quantidades de solução são também depositadas em ambos os lados da base do septo na junção da crista maxilar-cartilagem quadrangular. Após a conclusão da anestesia do septo, os cotonoides são reinseridos. Se o início da cirurgia for aguardado 10 a 15 minutos, a vasoconstrição atingirá sua eficiência máxima e o sangramento será minimizado.

MARCOS CIRÚRGICOS

Embora não seja estritamente necessário, pode ser útil tanto para o cirurgião novo como para o experiente indicar os marcos anatômicos cirúrgicos na superfície externa da pele com uma caneta hidrográfica. Essas marcações externas do esqueleto nasal e de sua estrutura podem normalmente ser avaliadas com um erro aceitável de 1 a 2 mm, possibilitando uma análise crítica sobre excisões planejadas, aumentos e reorientações das estruturas nasais (Fig. 14-17). Pode ser útil, particularmente em um ambiente de ensino, marcar as margens das cartilagens alares e seus pontos precisos de definição da ponta, bem como a quantidade pré-planejada de redução cefálica necessária para refinamento e definição. As margens caudais dos ossos nasais e processos frontais das maxilas são marcadas e a extensão da remoção prevista da giba ósseo-cartilaginosa e as vias de osteotomia planejadas podem ser indicadas por linhas pontilhadas. Um sinal de mais nas depressões dos contornos serve para lembrar o cirurgião da necessidade de aumento pretendido porque as depressões pequenas podem mais tarde ser obscurecidas por infiltração de anestésico e edema cirúrgico. As marcas na pele são orientações gerais para as

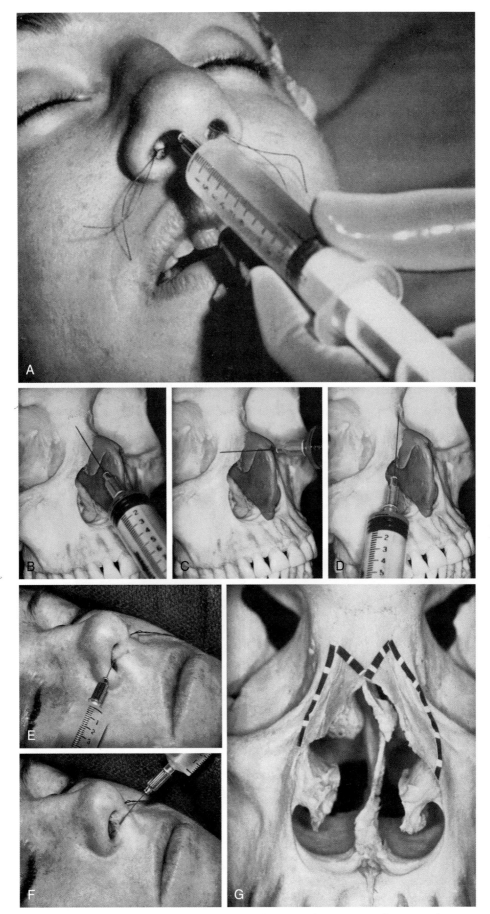

FIGURA 14-16. **A**, Avanço inicial da agulha no plano adequado sobre o dorso ósseo e cartilaginoso, com infiltração no plano entre o esqueleto nasal e os tecidos subcutâneos. **B**, Infiltração da parede lateral do nariz, próxima do esqueleto nasal. **C** e **D**, Rotação da agulha dentro de tecidos moles para realizar mais anestesia nos tecidos nasais laterais e dorsais. **E** e **F**, Infiltração de base nasal e assoalho com a penetração de uma agulha. **G**, Via pretendida de osteotomias laterais baixas. Infiltração de anestésico local deve circundar essa via medial e lateral ao processo frontal.

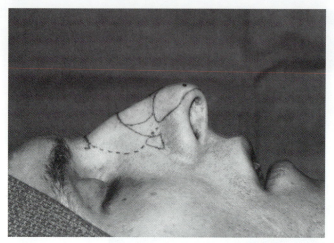

FIGURA 14-17. Marcos esqueléticos e seus limites detalhados nos tecidos moles nasais. O ponto de definição da ponta é indicado por um ponto preto.

manobras cirúrgicas pretendidas, mas podem ser úteis na orientação do raciocínio cirúrgico para que um procedimento preciso seja executado.

REFINAMENTO CIRÚRGICO DA PONTA NASAL

Pelo fato de ser móvel e dinâmica, a ponta nasal é abordada como uma porção bastante distinta e separada da rinoplastia. É útil, embora não seja obrigatório, operar a ponta nasal primeiro porque geralmente é tecnicamente mais eficiente alinhar e reconstruir o restante do nariz para as dimensões determinadas, até um certo grau, pela projeção, pelo tamanho e pela atitude da ponta.

O objetivo da cirurgia é construir uma ponta nasal definida, estável, com projeção adequada, que seja aproximadamente triangular na visualização da base e combine harmoniosamente com o restante da anatomia nasal. A rotação cefálica da ponta durante a rinoplastia geralmente é desejável. No passado, colocava-se ênfase forte sobre a excisão do tecido e a divisão mais radical das cartilagens da ponta e das estruturas de suporte. Gradualmente, os cirurgiões passaram a perceber que melhores resultados de longo prazo ocorrem quando as estruturas de suporte da ponta são preservadas e técnicas reconstrutivas mais conservadoras na definição da ponta são usadas.

A anatomia cirúrgica da ponta nasal é extraordinariamente variada, um fato que torna a definição da ponta difícil, mas também emocionante e desafiadora. A Figura 14-1 mostra a anatomia cirúrgica pertinente e os termos aplicados a ela.

A definição da ponta não pode ser realizada com sucesso, muito menos dominada, sem que os mecanismos maiores e menores de sustentação da ponta sejam avaliados, respeitados e conservados ou, quando indicado, reconstruídos. A perda de suporte e projeção da ponta no período pós-operatório de cicatrização é um dos erros cirúrgicos mais comuns da rinoplastia. Essa "ptose da ponta" é geralmente o resultado inevitável do sacrifício dos suportes da ponta (Fig. 14-18).

Os principais mecanismos de sustentação da ponta consistem em 1) tamanho, forma e resiliência das cruras mediais e laterais; 2) inserção das cruras mediais à extremidade caudal da cartilagem quadrangular; e 3) inserção dos tecidos moles da margem caudal da CLS à margem cefálica da cartilagem alar (Fig. 14-19). Se qualquer um ou todos esses suportes maiores de ponta estiverem de alguma maneira comprometidos durante a cirurgia, deve ser considerado o restabelecimento compensatório dos mecanismos maiores de sustentação da ponta.

Os mecanismos menores de sustentação da ponta (Fig. 14-20; Fig. 14-19), que em determinadas configurações anatômicas podem assumir importância de suporte maior, incluem: 1) septo cartilaginoso dorsal; 2) ligamentos interdomais; 3) septo membranoso; 4) espinha nasal; 5) pele circundante e tecidos moles; e 6) paredes laterais alares.

Em toda rinoplastia, o procedimento inevitavelmente resulta em preservação, redução ou, frequentemente, aumento da projeção da ponta. A prática cirúrgica diversificada apresenta as muitas

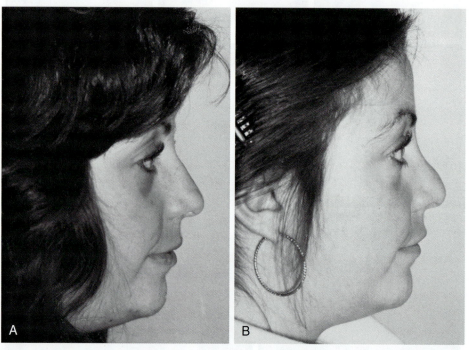

FIGURA 14-18. A, Vista pré-operatória de uma paciente que deseja fazer uma rinoplastia. **B,** A paciente 6 meses depois de cirurgia feita em outro local, demonstrando a ponta com ptose e perda de projeção causada por sacrifício excessivo dos mecanismos de sustentação da ponta.

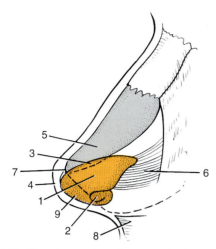

FIGURA 14-19. Mecanismos maiores de sustentação da ponta: 1, tamanho e forma da cartilagem alar; 2, inserção da base da crura medial à cartilagem quadrangular caudal; 3, inserção da cartilagem lateral superior à cartilagem alar. Mecanismos menores de sustentação da ponta: 4, tecido mole interdomal; 5, dorso cartilaginoso; 6, complexo tecido mole-sesamoide que insere crura lateral à parede piriforme; 7, inserção de cartilagem alar à pele e ao tecido mole; 8, espinha nasal; 9, septo membranoso.

situações anatômicas em que cada um desses desfechos é desejável e pretendido. A preservação da projeção já existente é o objetivo cirúrgico desejável se, como na maioria dos pacientes, ela for satisfatória no pré-operatório. Alguns pacientes necessitam de um aumento na projeção da ponta em relação à nova linha de perfil pretendida. Existe uma variedade previsível de métodos cirúrgicos confiáveis para criar ou aumentar a projeção da ponta; eles são discutidos mais adiante neste capítulo. Finalmente, em um grupo de pacientes limitado, mas claramente definível, com pontas super projetadas, uma redução intencional calculada desse excesso é desejável.

Essas mudanças podem ser previstas considerando-se o efeito do tripé nasal na ponta, com as cruras laterais formando duas pernas, as cruras mediais combinadas formando a terceira perna e os pontos de definição da ponta nasal colocados no ápice. Como tal, cada manipulação de qualquer uma das três pernas vai causar graus variáveis de mudança na projeção e rotação da ponta nasal.

Conseguir atingir esses resultados cirúrgicos diversos requer uma compreensão e um respeito saudável pelos mecanismos maiores e menores de sustentação da ponta, associados ao reconhecimento dos princípios dinâmicos intraoperatórios da ponta que interagem em toda cirurgia. Ocorre claramente, então, que as incisões e as abordagens adequadas para a ponta devem ser planejadas para preservar o maior número de suportes possível. A escultura da cartilagem alar deve respeitar, de maneira semelhante, esse princípio, conservando o volume e a integridade da crura lateral, evitando excisões radicais e o sacrifício da cartilagem da ponta, exceto em situações anatômicas mais extremas.

Para entender claramente a dinâmica de cicatrização e para avaliar e comparar os resultados com precisão, os cirurgiões devem diferenciar entre as incisões, abordagens e técnicas de escultura. *Incisões* são simplesmente métodos de acesso às estruturas de suporte do nariz e por si só têm pouca importância. *Abordagens* da ponta nasal proporcionam exposição importante das estruturas esqueléticas e consistem em procedimentos para evitar a exposição completa ou expor totalmente as cartilagens da ponta. As *técnicas de escultura* são definidas como modificações cirúrgicas: excisão, reconstrução ou reorientação das cartilagens alares calculadas para resultar em mudanças significativas em definição, tamanho, orientação e projeção da ponta nasal. As principais incisões, abordagens e técnicas utilizadas na cirurgia de ponta nasal estão listadas na Figura 14-21 e no Quadro 14-1. Devido à complexidade de configurações anatômicas encontradas na cirurgia da ponta nasal, outras modificações são frequentemente usadas para garantir refinamentos estáveis.

Ao avaliar a necessidade de remodelação da ponta, o cirurgião deve determinar se a ponta requer 1) uma redução no volume das cartilagens alares; 2) uma mudança na atitude e orientação das cartilagens alares; 3) uma alteração na projeção da ponta; 4) uma rotação cefálica, com um consequente aumento da inclinação columelar (ângulo nasolabial), ou uma rotação caudal, com a consequente diminuição da inclinação columelar; 5) um estreitamento dos ângulos domais; ou 6) um estreitamento da distância interdomal (Quadro 14-2). Após esses fatores serem precisamente avaliados, as incisões mais favoráveis, a abordagem e a técnica de definição da ponta podem ser escolhidas (Fig. 14-22).

Idealmente, a redução conservadora do volume da margem cefálica da crura lateral, preservando a maior parte da crura enquanto mantém uma faixa completa (ininterrupta) de cartilagem alar, é preferida (Fig. 14-23). Esse procedimento é satisfatório e adequadamente seguro quando são necessários refinamento e rotação mínimos e conservadores. À medida que a deformidade da ponta aumenta em tamanho e complexidade, técnicas mais agressivas são necessárias. Recomenda-se uma filosofia de abordagem anatômica gradual, progressiva para a cirurgia da ponta. Isso implica não utilizar nenhum procedimento e abordagem da ponta de rotina; em vez disso, as incisões, abordagem e técnica adequadas de escultura são selecionadas baseando-se inteiramente em uma análise da anatomia encontrada. Quando possível, uma cirurgia de faixa completa é realizada, reservando técnicas de faixa interrompida mais arriscadas para situações anatômicas nas quais as alterações de refinamento e rotação mais profundas e significativas sejam desejáveis.

ABORDAGENS NÃO *DELIVERY*

Quando a situação anatômica exige refinamento e rotação da ponta conservadores ou mínimos, uma abordagem não *delivery* (divisão da cartilagem ou eversão retrógrada) é preferida (Fig. 14-24). A maior parte da crura lateral é deixada intacta como uma faixa completa, com ressecção de apenas alguns milímetros da porção cefálica medial da crura lateral para realizar o refinamento. Essa cirurgia é útil em muitos pacientes, pois tende a imitar a natureza: muda muito pouco a anatomia normal da ponta e, portanto, cicatriza previsivelmente de maneira consistente, com simetria e mínima formação de cicatriz (Figs. 14-25 e 14-26).

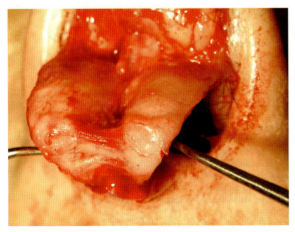

FIGURA 14-20. O ligamento interdomal estabiliza a posição dos domos um em relação ao outro e é um suporte menor da ponta na maioria dos pacientes.

236 PARTE II | CIRURGIA FACIAL PLÁSTICA E RECONSTRUTIVA

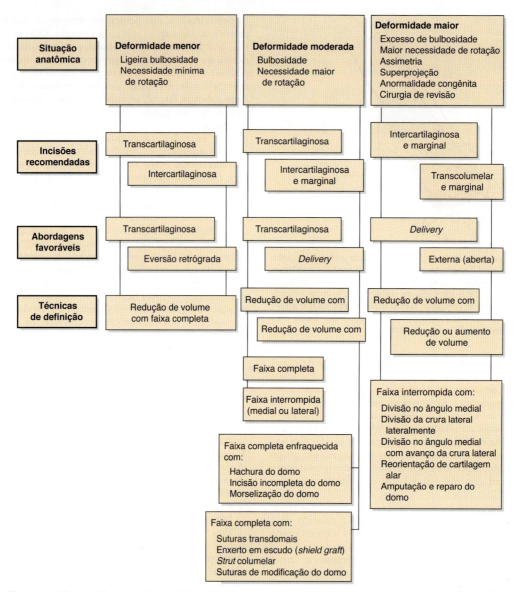

FIGURA 14-21. Algoritmo cirúrgico útil na seleção de incisões, abordagens e técnicas utilizadas na cirurgia da ponta nasal. Em todos os casos, a anatomia do paciente determina a seleção. Como a deformidade anatômica piora ou se torna mais anormal, uma abordagem gradual é feita em etapas para corrigir a deformidade.

Quadro 14-1. CLASSIFICAÇÃO DOS TERMOS CIRÚRGICOS

Incisões
Transcartilaginosa
Intercartilaginosa
Marginal

Abordagens
Delivery
Não *delivery*
Divisão da cartilagem
Retrógrada
Externa (aberta)

Técnicas
Redução de volume com:
Faixa completa
Faixa completa enfraquecida
Faixa interrompida
Suturas da ponta
Enxertos estruturais
Enxertos não estruturais

Quadro 14-2. POSSÍVEIS INDICAÇÕES PARA ABORDAGEM ABERTA

Nariz gravemente torto
Cartilagens alares assimétricas
Sutura transdomal
Sutura de enxerto da ponta
Colocação de enxerto de expansão (*spreader grafts*)
Colocação de enxerto para extensão septal caudal
Rinoplastia de aumento
Fenda labial ou deformidades complexas do nariz
Reparo de perfuração grande do septo
Excisão de tumores nasais
Superprojeção/subprojeção da ponta grave
Rinoplastia de revisão
Pele da ponta espessa
Cartilagens alares fracas, especialmente em caso de pele espessa
Narinas infantis
Ensino

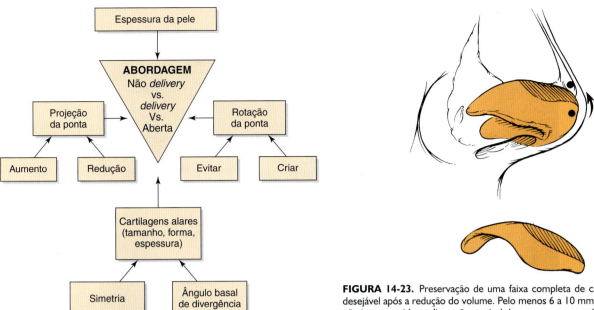

FIGURA 14-22. Considerações da cirurgia da ponta nasal.

FIGURA 14-23. Preservação de uma faixa completa de cartilagem alar é desejável após a redução do volume. Pelo menos 6 a 10 mm da crura lateral não interrompida na dimensão vertical devem ser preservados para garantir suporte de longo prazo e contorno natural. Apenas em circunstâncias especiais variantes o domo é dividido e, posteriormente, ressuturado para restaurar a continuidade com a crura. (Copyright 2008 por Johns Hopkins University, Art as applied to Medicine.)

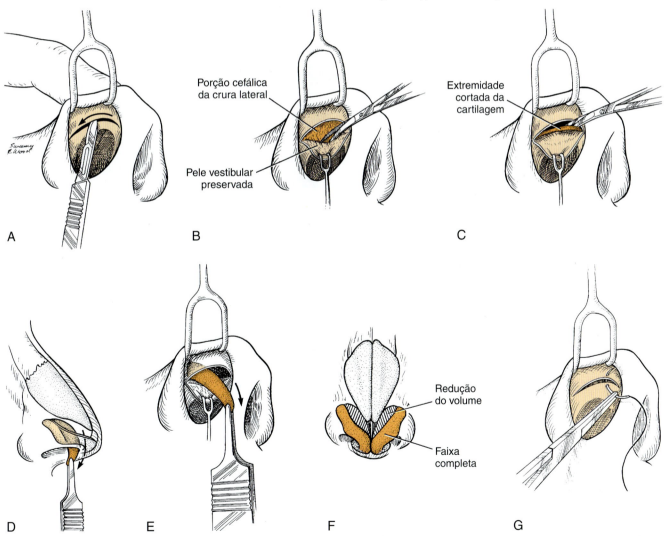

FIGURA 14-24. Abordagem não *delivery* (transcartilaginosa) com preservação de uma faixa completa generosa, usada em pacientes que demonstram projeção pré-operatória satisfatória, distância interdomal mínima e exigem modelagem mínima da cartilagem da ponta. **A**, incisão única através apenas da pele vestibular, feita vários milímetros acima da margem caudal da cartilagem lateral inferior. **B**, Com uma tesoura, a pele vestibular é dissecada da porção da cartilagem lateral inferior que será removida. **C**, Mobilização da cartilagem a ser excisada para redução do volume da crura lateral; uma porção do domo e da crura medial é incluída quando indicado. **D**, Descolamento medial da cartilagem lateral da área do domo. **E**, Redução do volume da cartilagem lateral inferior concluída com descolamento lateral; uma faixa completa de cartilagem alar residual íntegra permanece. **F**, Resultado final pretendido: redução de volume simétrico e refinamento da cartilagem alar. Uma faixa completa, intacta, generosa permanece. **G**, Sutura da incisão transcartilaginosa com categute cromado de 5-0.

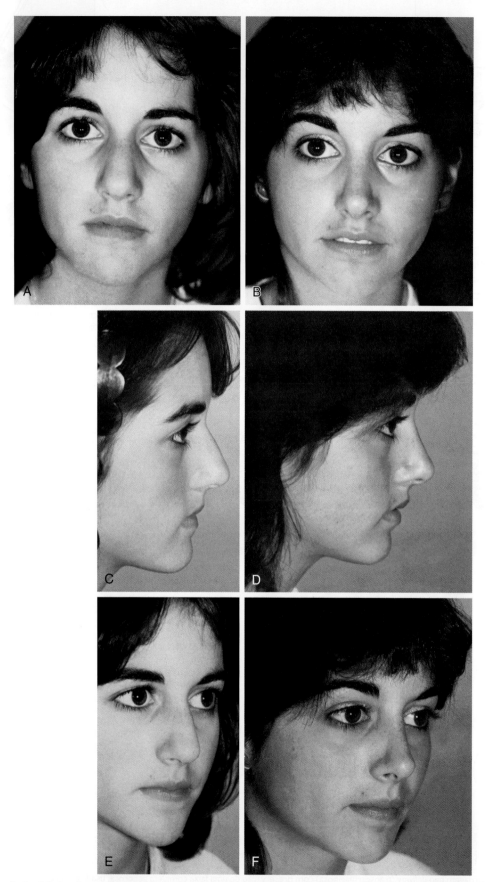

FIGURA 14-25. Resultado cirúrgico de um ano usando uma abordagem transcartilaginosa com redução de volume, técnica de faixa completa. **A, C e E,** Imagens no pré-operatório. **B, D e F,** Imagens pós-operatórias.

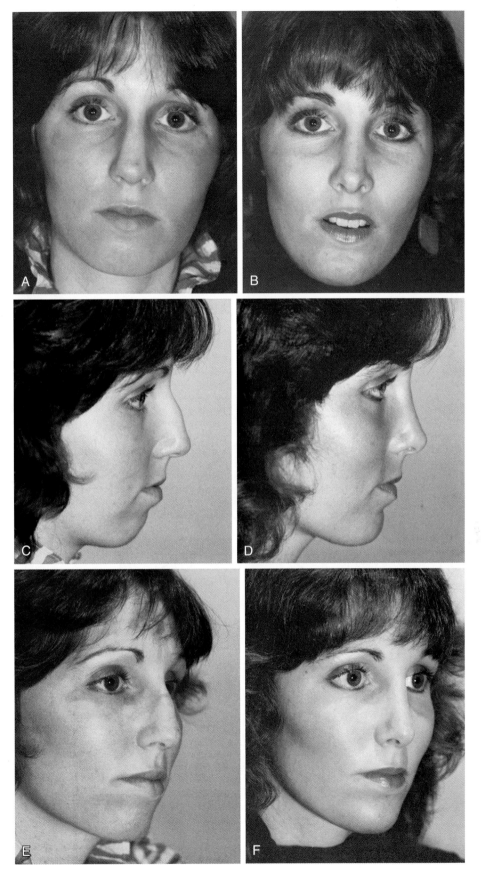

FIGURA 14-26. Resultado cirúrgico de um ano usando uma abordagem transcartilaginosa com redução de volume, técnica de faixa completa. Adição de aumento do queixo melhora o resultado da rinoplastia. **A, C e E,** Imagens no pré-operatório. **B, D e F,** Imagens pós-operatórias.

ABORDAGENS DO TIPO *DELIVERY*

À medida que a anatomia da ponta se torna mais anormal ou assimétrica, técnicas cirúrgicas mais complexas são gradualmente utilizadas. Nesses pacientes, uma abordagem do tipo *delivery* pode ser utilizada possibilitando apresentação visual das cartilagens alares como retalhos condrocutâneos bipediculados para análise adicional e reconstrução (Fig. 14-27). Alternativamente, pode-se usar uma abordagem aberta ou externa. Sob visão direta, as modificações cirúrgicas dos formatos variados podem então ser realizadas de maneira simétrica. A redução maior do volume da parte medial da crura lateral em geral é necessária, ainda mantendo uma faixa completa de pelo menos 7 a 9 mm de largura (Figs. 14-28 e 14-29). Se julgar necessário, ainda maior definição da ponta pode ser obtida de maneira segura com suturas domais, transdomais e interdomais com polidioxanona 4-0 ou suturas com nylon claro (Fig. 14-30). Nós contamos fortemente com a capacidade de reorientação da ponta nasal através das técnicas de sutura das cartilagens porque essas técnicas fornecem estreitamento vantajoso da ponta a longo prazo e, como benefício adicional, maiores suporte e projeção. Em pacientes com pele extremamente fina, paredes alares laterais delicadas e cartilagem bulbosa, a definição com estreitamento pode ser conseguida através de uma sutura transdomal das faixas completas com suturas transfixantes horizontais (Fig. 14-31 e 14-32). A definição com estreitamento é realizada, os suportes vitais da ponta são preservados e a cicatrização simétrica é facilitada (Fig. 14-6). As abordagens do tipo *delivery*, ou abertas, são indicadas quase exclusivamente quando a remoção de tecido adiposo subcutâneo significativo ou a ressecção de cicatriz são necessárias.

Em casos de deformidades da ponta mais graves e, particularmente, quando existem assimetrias acentuadas, deformidades variadas e projeção exagerada, o cirurgião pode considerar técnicas de faixa interrompida, mais agressivas e potencialmente desestabilizadoras para obter resultados ideais (Figs. 14-33 e 14-34). Aqui, depois da redução de volume em graus variados, a faixa cartilaginosa residual completa é dividida em algum lugar ao longo do seu curso, geralmente no ângulo ou próximo dele; porções excessivas da crura lateral e, ocasionalmente, da medial, são removidas e as cartilagens são reconstruídas de modo que suas extremidades cortadas encostem ou sobreponham-se. Existem perigos inerentes (cicatrizes e assimetrias durante a cicatrização) sempre que a faixa completa é interrompida e parte da sustentação da ponta quase sempre é sacrificada, o que pode ser compensado pela colocação de um *strut* de cartilagem no compartimento columelar. As técnicas de faixa interrompida tendem a promover rotação cefálica da ponta, mas podem ser um problema caso a rotação da ponta seja contraindicada. A rotação da ponta pode ser ainda mais acentuada pelo encurtamento do septo caudal e pela colocação de enxertos cartilaginosos de preenchimento para apagar ainda mais o ângulo nasolabial. Quando possível, as extremidades das faixas interrompidas são reconstituídas com sutura fina.

ABORDAGEM ABERTA

Para os pacientes nos quais o diagnóstico pré-operatório exato do estado da crura lateral inferior não pode ser determinado com precisão (p. ex., rinoplastia de revisão, Fig. 14-35), quando assimetrias de CLI são esperadas (Fig. 14-36), em casos de narizes gravemente torcidos, e quando a pele da ponta nasal é espessa e associada a cruras laterais inferiores moles e fracas, a abordagem aberta pode ser inestimável. Deformidades de fenda labial, superprojeção ou subprojeção graves das pontas com anatomia

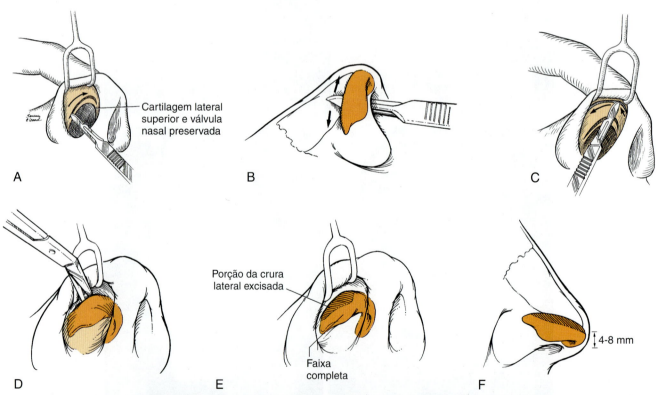

FIGURA 14-27. Cirurgia de cartilagens alares com abordagem tipo *delivery* utilizando incisões intercartilaginosas e marginais. As cartilagens alares são distribuídas como retalhos condrocutâneos bipediculados isolados para inspeção e escultura. **A**, Incisão intercartilaginosa criada acima e ao longo da borda da projeção da cartilagem lateral superior. **B**, O bisturi eleva a pele, os tecidos moles da pirâmide cartilaginosa e o ângulo septal, dissecando no plano suprapericondrial imediato. **C**, Incisão curvada criada na pele vestibular precisamente na margem caudal da cartilagem lateral inferior. **D**, Crura lateral e domo dissecados para serem soltos na preparação do *delivery* através da narina para definição. **E**, Remodelagem da cartilagem, excisão conservadora de uma parte da margem cefálica da crura lateral. **F**, Extensão máxima da excisão da cartilagem necessária para preservar uma faixa forte, intacta, completa (4 a 8 mm).

14 | RINOPLASTIA

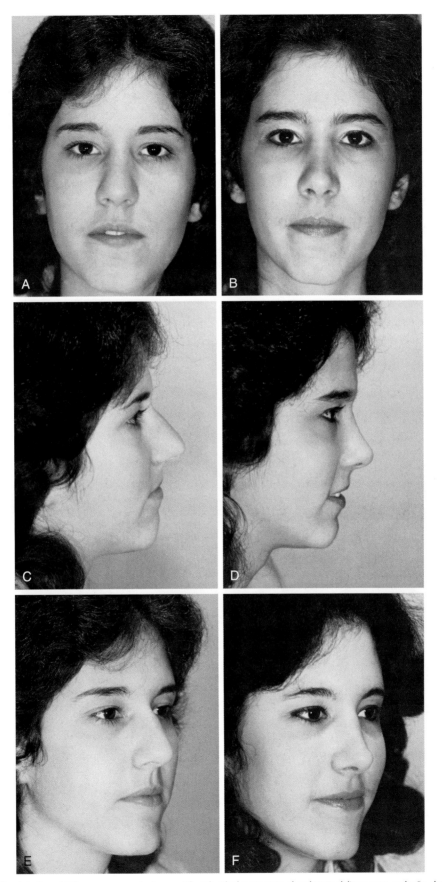

FIGURA 14-28. Resultado cirúrgico obtido em uma paciente considerada ideal para uma abordagem *delivery* com redução de volume, técnica de faixa completa. **A, C** e **E**, Imagens pré-operatórias. **B, D** e **F**, Imagens pós-operatórias.

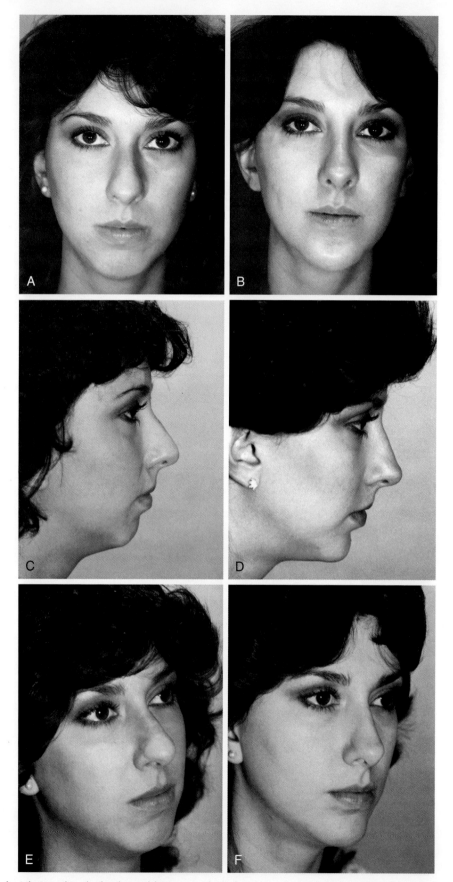

FIGURA 14-29. Resultado cirúrgico utilizando abordagem *delivery* com redução de volume, técnica de faixa completa. Remoção generosa de tecido gorduroso da ponta foi realizada. Observe o valor do aumento do queixo para o equilíbrio facial geral. **A, C e E**, Imagens pré-operatórias. **B, D e F**, Imagens pós-operatórias.

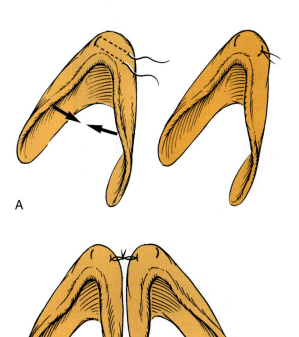

FIGURA 14-30. Para melhorar ainda mais a definição da ponta, mantendo sua sustentação, a faixa completa pode ser estreitada no domo com suturas domais únicas (**A**) ou utilizando uma sutura transfixante horizontal para estreitar a distância interdomal (**B**). (Copyright 2008 por Johns Hopkins University, Art as applied to Medicine.)

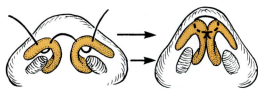

FIGURA 14-31. Definição por estreitamento da ponta nasal em pacientes com cartilagens delicadas e pele fina pode ser realizada de maneira eficaz com uma ou mais suturas transdomais de nylon 4-0 claro. A sutura passa através de ambas as cruras medial e lateral, de cada lado, a firmeza do ponto é testada antes da fixação final para garantir colocação correta da sutura e estreitamento simétrico. Um aumento modesto da projeção e uma definição significativa da ponta trapezoidal podem ser realizados, se desejado, com estreitamento da sutura transdérmica.

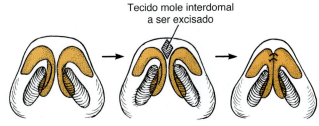

FIGURA 14-32. Sutura interdomal da crura medial para estreitamento modesto.

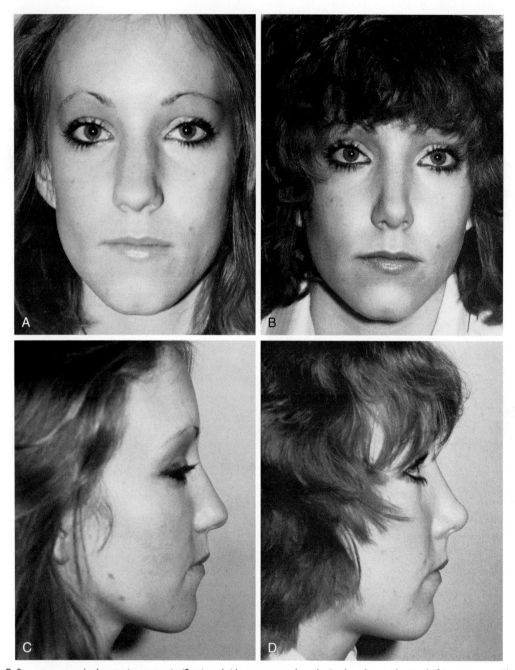

FIGURA 14-33. Refinamento através de estreitamento significativo obtido com o uso da redução de volume, técnica de faixa interrompida seguida de sutura para sua reconstituição. A pele grossa e o tecido subcutâneo possibilitam interrupção vertical da faixa completa no ângulo entre as cruras medial e lateral. **A** e **C**, Imagens pré-operatórias. **B** e **D**, Imagens pós-operatórias.

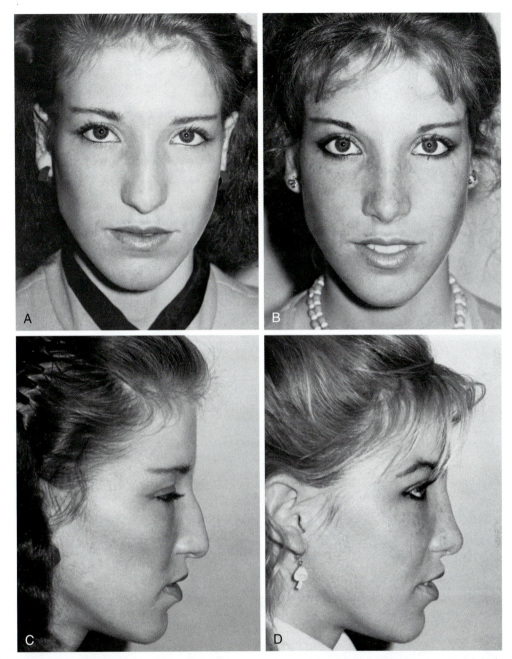

FIGURA 14-34. Técnica de faixa interrompida escolhida para pacientes com cartilagens volumosas, pele espessa e uma necessidade de rotação modesta da ponta. **A** e **C**, Imagens pré-operatórias. **B** e **D**, Imagens pós-operatórias.

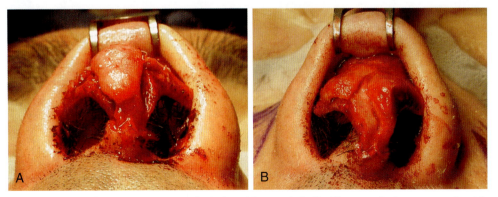

FIGURA 14-35. A abordagem aberta pode ser vantajosa na rinoplastia de revisão, quando facilita (**A**) a remoção de enxertos mal posicionados e (**B**) correção de assimetrias residuais ou iatrogênicas.

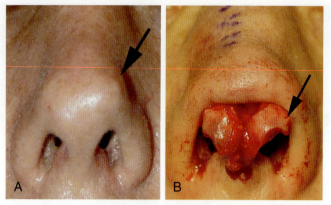

FIGURA 14-36. A, Assimetrias naturais das cartilagens laterais inferiores podem causar abaulamentos (*seta*), mesmo na ausência de cirurgia prévia. **B**, A abordagem aberta possibilita diagnóstico e tratamento precisos das assimetrias de cartilagem.

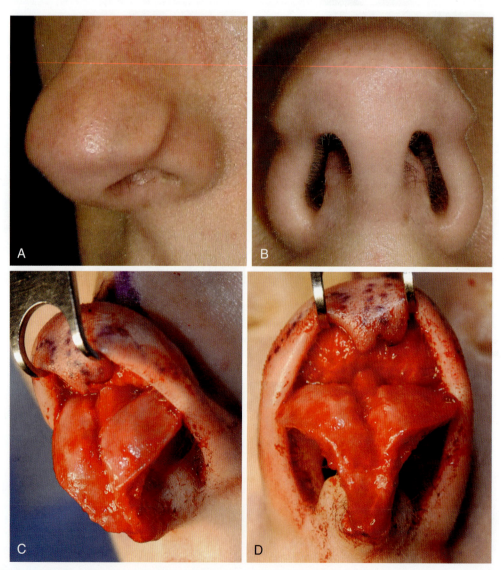

FIGURA 14-37. Superprojeção da ponta e excentricidades da cartilagem lateral inferior (**A** e **B**) são mais facilmente diagnosticadas e tratadas através de uma abordagem aberta (**C** e **D**).

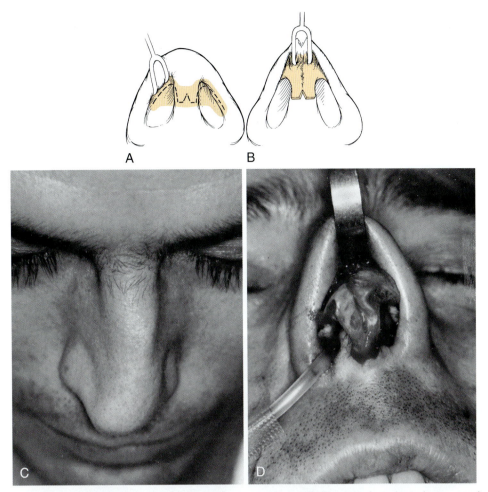

FIGURA 14-38. A, incisão utilizada para a abordagem aberta (externa) para a ponta nasal. **B**, Exposição de anatomia da ponta nasal através de uma abordagem aberta. **C**, Vista dorsal do nariz caracterizada por uma ponta nasal assimétrica, demonstrando a crura lateral esquerda convexa e a crura lateral direita côncava. **D**, Vista basal através de uma abordagem aberta mostra cartilagens laterais assimétricas, torcidas e desiguais.

excêntrica (Fig. 14-37) também são bem atendidas por uma abordagem aberta (externa) (Fig. 14-38; Quadro 14-2). A abordagem externa proporciona um diagnóstico excelente em visão direta, capacidade de realizar a cirurgia bimanual, exposição extraordinária que possibilita estabilização das suturas dos enxertos; e, sobretudo, visualização simultânea, bilateral, sem distorções das estruturas nasais existentes, auxiliando no manejo preciso do nariz (Fig. 14-39). Quando adequadamente realizada, a abordagem aberta produz apenas um pouco mais de edema do que as abordagens endonasais.

Incisões marginais bilaterais são realizadas de lateral para medial (Fig. 14-40), seguindo cuidadosamente a margem caudal das CLI, estendendo-se até imediatamente acima da base da crura medial. Assim como na técnica *delivery*, é essencial dissecar intimamente acima do pericôndrio para evitar ruptura da drenagem venosa e linfática da ponta nasal (Fig. 14-41). Uma incisão segmentada (em degrau de escada ou asa de gaivota) através da columela média (Fig. 14-42) liga as duas incisões marginais. Como esse retalho é cuidadosamente elevado (Fig. 14-43), as artérias columelares são divididas, e o tecido mole pode ser afastado para fora do pericôndrio das CLI com algum instrumento com ponta de algodão. O ângulo septal anterior é identificado e a elevação suprapericondral continua sobre o septo dorsal até a abertura piriforme na linha média. As técnicas de faixa completa, sutura e/ou de enxerto podem então ser realizadas facilmente com o contorno da ponta ou suturas do enxerto precisamente colocadas. O posicionamento e a fixação adequados de grandes enxertos dorsais ou implantes são facilmente realizados com o uso de abordagem aberta.

Na conclusão do procedimento, a estabilidade da ponta nasal é assegurada por palpação e observação direta. Tipicamente, se as cruras mediais foram separadas e o ligamento interdomal dividido, as cruras são reaproximadas com suturas, frequentemente em torno de um *strut* columelar; a integridade dos segmentos das cruras laterais também é avaliada. A incisão columelar é cuidadosamente fechada com suturas monofilamentares permanentes 6-0, e incisões marginais são fechadas com categute cromado 4-0. No pós-operatório, é especialmente importante eliminar o espaço morto criado pela elevação da pele-tecido mole aplicando-se esparadrapo firmemente na ponta nasal e no dorso. A abordagem aberta adiciona uma incisão ao procedimento, mas preserva ao máximo, e pode até aumentar, o suporte da ponta nasal.

Na abordagem aberta, os tecidos moles do nariz são elevados do esqueleto cartilaginoso e ósseo subjacente revelando a anatomia exata responsável pelo formato nasal. Procedimentos de redução e aumento, particularmente quando se adicionam enxertos de cartilagem na ponta e no dorso, podem ser realizados com precisão e maior controle das suturas. Pelo fato de ambos os lados do nariz serem visualizados simultaneamente, a simetria cirúrgica pode ser facilmente conseguida. Quando existe uma anatomia da ponta acentuadamente variante, ou quando há necessidade de reconstrução extensa do terço médio do dorso nasal, a abordagem aberta facilita a reconstrução.

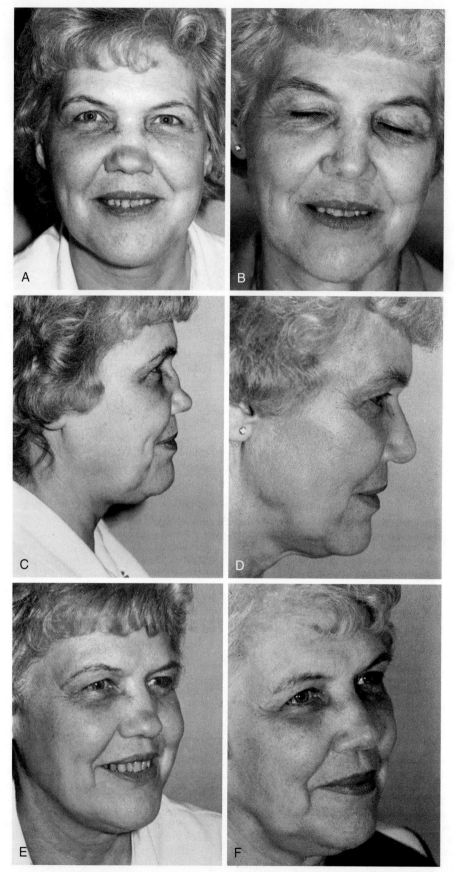

FIGURA 14-39. Definição da ponta nasal combinada com enxerto de cartilagem de aumento em um nariz colapsado, realizado através de uma abordagem aberta; resultado após 3 anos. **A, C e E**, Imagens pré-operatórias. **B, D e F**, Imagens pós-operatórias.

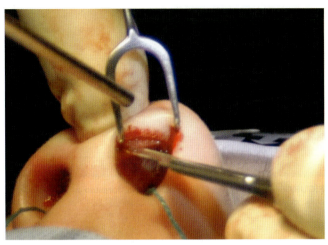

FIGURA 14-40. Assim como na técnica *delivery*, incisões marginais são feitas na margem caudal das cartilagens laterais inferiores.

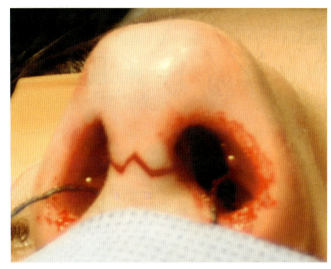

FIGURA 14-42. Incisão transcolumelar conecta as duas incisões marginais.

PROJEÇÃO DA PONTA

Uma decisão final fundamental na realização da cirurgia da ponta nasal envolve a necessidade de preservação, aumento ou redução de projeção existente da ponta. Pelo fato de a maioria dos pacientes que se submetem a uma rinoplastia demonstrar projeção satisfatória, torna-se responsabilidade do cirurgião assegurar que os suportes maiores e menores da ponta sejam deixados em grande parte intactos ou reconstruídos para evitar uma perda subsequente de projeção. Técnicas com faixa completa são, portanto, recomendadas sempre que possível, assim como evitar a incisão completa de transfixação, que destrói o suporte vital fornecido pela sobreposição da crura medial ao septo caudal (Fig. 14-44). Se for necessária uma projeção adicional, ela pode ser conseguida de várias maneiras. *Struts* de cartilagem autógenos posicionados abaixo ou entre as cruras mediais (Figs. 14-45 e 14-46) são eficazes no estabelecimento de suporte e projeção permanentes. Os enxertos cartilaginosos de preenchimento, introduzidos na base da columela através de uma incisão columelar lateral baixa (Fig. 14-47), fornecem uma plataforma adicional para a projeção da ponta resultante do *strut*. Os *struts* de cartilagem devem ser moldados com uma curva suave para corresponder à anatomia curva da columela, por vezes ajudando na criação de uma "dupla quebra" distinta, mas nunca devem se estender até o ápice da pele da ponta, para que não haja desenvolvimento de um aspecto de tenda. Se as bases das cruras mediais divergirem de maneira amplamente espalhada, pode-se adquirir uma maior projeção da ponta por meio da ressecção do excesso de tecido mole intercrural, seguido pela sutura das cruras mediais. A altura e o contorno podem ser adicionados à ponta com enxertos de cartilagem autógena de septo nasal ou cartilagem auricular (Fig. 14-48). Pelo fato de esses enxertos repousarem no subcutâneo, logo abaixo da

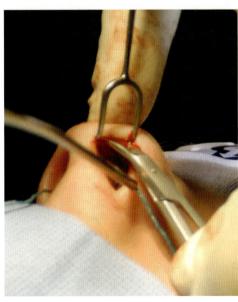

FIGURA 14-41. Tesouras com a ponta invertida são usadas para dissecar imediatamente acima do pericôndrio.

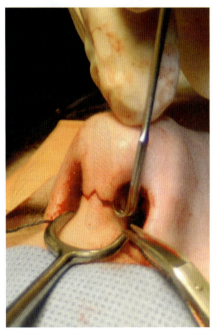

FIGURA 14-43. A pele da ponta nasal é elevada em um plano pré-pericondrial.

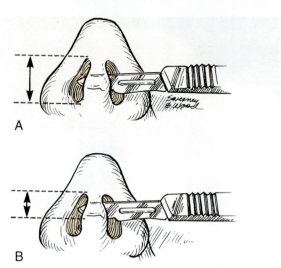

FIGURA 14-44. Incisões de transfixação parciais são sempre preferíveis às incisões de transfixação completas, embora nem sempre sejam viáveis. Preservar a inserção da base da crura medial ao septo caudal mantém um mecanismo de suporte da ponta vital. **A**, Incisão de transfixação completa, que sacrifica a inserção da base da crura medial ao septo. **B**, Incisão de transfixação parcial, que preserva a inserção da base da crura medial ao septo.

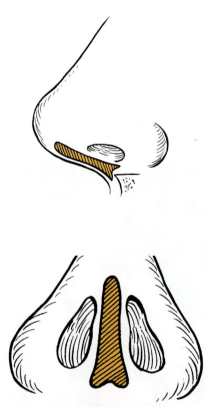

FIGURA 14-45. Posição de um *strut* cartilaginoso entre as cruras mediais para reforçar o suporte da ponta nasal e melhorar a projeção.

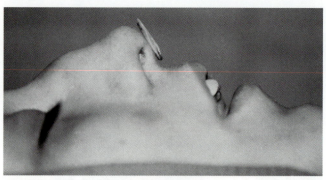

FIGURA 14-46. *Strut* cartilaginoso autógeno, formado a partir do septo nasal, que vai ser colocado em bolsão columelar.

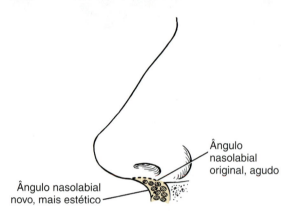

FIGURA 14-47. Enxertos de preenchimento de cartilagem autógena são eficazes em conferir suporte a uma ponta fraca e no apagamento de um ângulo nasolabial agudo ou retraído.

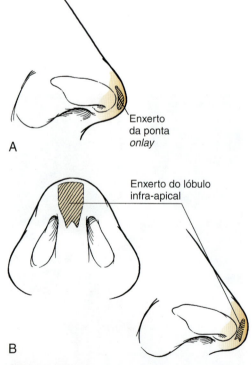

FIGURA 14-48. A, Enxertos de cartilagem da ponta *onlay*, muitas vezes usados para melhorar a projeção e o contorno da ponta nasal. **B**, Enxertos de cartilagem, precisamente posicionados na área do lóbulo infra-apical, aumentam a projeção da ponta e auxiliam no contorno de sua anatomia. O tamanho, a forma e o comprimento da ponta podem ser alterados para alcançar uma variedade de contornos estéticos favoráveis. Enxertos podem ser suturados no local para maior estabilidade ao usar a abordagem aberta ou *delivery*.

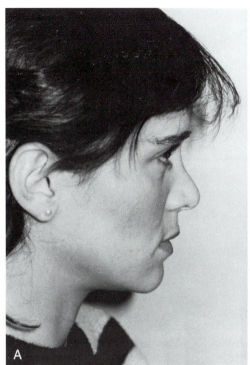 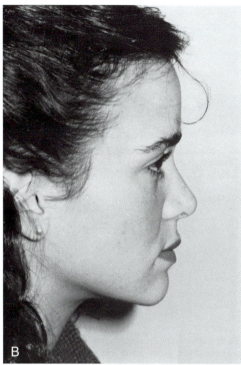

FIGURA 14-49. Paciente de rinoplastia de revisão cuja aparência é melhorada e normalizada com a adição de enxertos de ponta nasal e enxertos de cartilagem *onlay* para aumentar um dorso nasal super-reduzido. **A**, Imagem pré-operatória. **B**, Imagem pós-operatória.

pele, é preciso muito cuidado com seu posicionamento. Quando colocados por via endonasal, a "preparação de um bolsão" torna-se um pré-requisito básico para a sua utilização; isto é, um bolsão é formado, no qual o enxerto se ajusta tão precisamente quanto uma mão em uma luva. Quando esses enxertos são colocados utilizando-se uma abordagem externa, eles devem ser suturados em uma posição precisamente na linha média. Esculpidos em forma de um triângulo, trapézio ou escudo, os enxertos podem acentuar pontos e destaques favoráveis definidores da ponta além de conferir uma aparência mais normal às pontas com inadequações congênitas ou pós-cirúrgicas (Fig. 14-49). Para projeção modesta da ponta e melhora da simetria, enxertos de cartilagem da ponta podem ser efetivamente colocados através de incisões marginais limitadas e ser formados com precisão no lóbulo infra-apical. Quando a projeção da ponta e seu contorno estão adequados, os enxertos de ponta são mais bem fixados por sutura às cruras intermédias.

A rotação cefálica da ponta pode aumentar a projeção por meio do avanço das cruras laterais medialmente e suturando-as para que repousem acima das extremidades cortadas das cruras mediais. Suturas transdomais adequadamente posicionadas entre duas faixas completas de cartilagem alar podem resultar em projeção adicional da ponta, se colocadas de tal maneira que avancem as cruras laterais medialmente.

Deve-se notar, então, que a cirurgia de ponta nasal é um acordo em que o cirurgião abre mão de algo para conseguir em troca uma ponta nasal mais estreita, definida e estável. Anos de experiência são necessários para entender e dominar completamente as técnicas cirúrgicas da ponta do nariz. Além dessa visão valiosa, a ênfase deve ser sempre colocada na conservação das estruturas anatômicas da ponta e em evitar tanto a excisão radical como o sacrifício do tecido da ponta. O acompanhamento seriado de longo prazo e a avaliação de pacientes tanto por exames frequentes como pela revisão de fotografias padronizadas e uniformes facilitam o desenvolvimento de experiência no refinamento cirúrgico da ponta nasal.

CIRURGIA DO DORSO CARTILAGINOSO

A superfície dorsal da cartilagem quadrangular e a das CLS relacionadas compreendem o dorso cartilaginoso. Comumente, deve-se estabelecer uma nova relação entre a ponta e a linha de perfil. A redução da área de supraponta a um nível que possibilite que a borda principal da ponta fique 1 a 2 mm acima do perfil cartilaginoso é a meta estética habitual. Tornar essa nova relação permanente exige que a projeção da ponta, seja ela preexistente ou consequente da cirurgia, seja estável e duradoura. Assim, a cirurgia da ponta geralmente é realizada no início da operação, a menos que um crescimento excessivo significativo do septo dorsal tenha criado uma variante anatômica, na qual esse mecanismo de sustentação menor da ponta esteja fornecendo maior impulso de suporte para a projeção da ponta – o "nariz de tensão". Nessa última circunstância, a redução do alinhamento da área da supraponta para eliminar esse suporte indesejável precede a cirurgia da ponta, possibilitando assim uma avaliação mais precisa da verdadeira magnitude dos mecanismos normais de sustentação da ponta.

A estética é mais bem atendida quando a redução tanto do dorso cartilaginoso como do ósseo resulta em um perfil relativamente forte, alto e de linhas retas nos homens (Fig. 14-50), com a extremidade principal da ponta apenas ligeiramente mais alta nas mulheres (Fig. 14-51). Nessa última circunstância, uma ligeira inclinação de cerca de 2 a 3 mm deve existir entre o ponto de definição da ponta e a extensão da linha do perfil cartilaginoso. (Na análise final, no entanto, o perfil "ideal" consiste naquilo que torna cada paciente satisfeito e feliz). Ao planejar um perfil de alinhamento, os dois pontos de referência estáveis são o ângulo nasofrontal, localizado idealmente ao nível da dobra supratarsal, e o ponto de definição da ponta. A reversão da relação habitual ponta-supraponta, em que o dorso cartilaginoso da supraponta fica variavelmente mais alto que a ponta, é necessária para se atingir esse ideal estético.

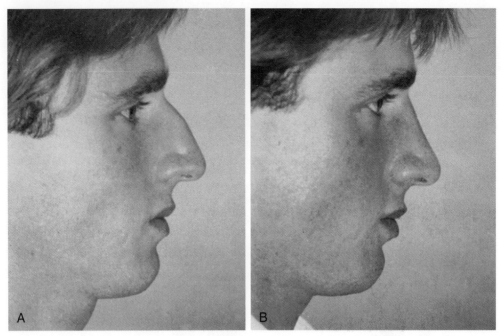

FIGURA 14-50. A, Perfil nasal masculino insatisfatório preparado para normalizar as proporções nasais e melhorar o equilíbrio e a estética facial geral. **B**, Perfil nasal com dorso alto, forte, proporciona uma aparência altamente desejável.

Pode-se avaliar, então, que o grau e a angulação da remoção da giba dependem de uma variedade de fatores, sendo que alguns deles estão sob o controle do cirurgião e outros não. Esses fatores incluem a espessura da pele, a quantidade de giba óssea em relação à giba cartilaginosa, a largura relativa do nariz, a inclinação da ponta nasal e, igualmente importante, os desejos do paciente em relação ao perfil nasal desejado. Na análise final, é a capacidade do cirurgião em visualizar o aspecto final do nariz, após aproximadamente 12 a 18 meses de cicatrização, que possibilita o alinhamento exato e preciso do perfil.

Como a espessura da pele difere daquela de tecidos moles – é mais fina quando recobre o rínion e mais espessa na área da supraponta – segue-se que a remoção em linha reta tanto da giba cartilaginosa como óssea pode resultar em super-redução e em um

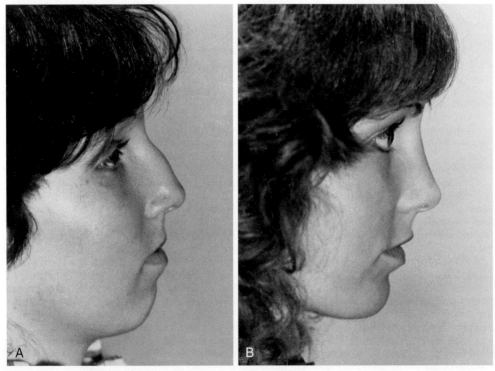

FIGURA 14-51. Perfil feminino desejável continua forte com um dorso alto, mas geralmente é melhorado quando a projeção da ponta nasal leva a um perfil com uma supraponta de 2 a 3 mm. Além disso, um perfil nasolabial ligeiramente mais aberto é desejável, acompanhado por uma sutil configuração em dupla quebra da columela.

14 | RINOPLASTIA   253

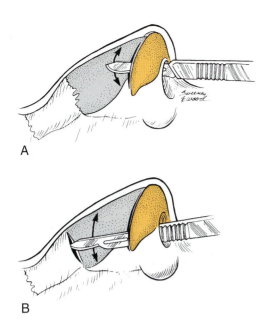

FIGURA 14-52. **A**, Elevação dos tecidos moles sobre o dorso cartilaginoso com bisturi afiado deve ser realizada no plano tecidual favorável, próximo da pirâmide cartilaginosa para reduzir cicatrizes e sangramento. **B**, Elevação do periósteo com um bisturi inicialmente, depois com um levantador periosteal de Joseph para finalizar o descolamento dos tecidos moles nasais. A inclusão de periósteo no retalho de pele cria uma espessura adicional do manto de cobertura da pele, amortecendo e camuflando qualquer possível irregularidade na cicatrização óssea.

perfil final insatisfatório. Para acomodar essa diferença de espessura do tecido, uma redução inicial gradual controlada do dorso cartilaginoso sob visão direta é preferida.

O acesso ao esqueleto nasal é obtido por meio da elevação dos tecidos moles sobre o dorso cartilaginoso por dissecção com bisturi, no plano preciso do tecido que é íntimo ao pericôndrio envolvendo a CLS e o dorso cartilaginoso (Fig. 14-52).

Respeitar e usar esse plano de tecido evita traumatismo desnecessário para os vasos sanguíneos localizados superficialmente e aos nervos sensoriais, resultando significativamente em menos sangramento e em uma redução da formação de cicatrizes. O acesso ao dorso ósseo é realizado pela elevação do periósteo sobre os ossos nasais com o levantador Joseph (Fig. 14-52, B), expondo assim todo o esqueleto osteocartilaginoso do nariz para inspeção e cirurgia sob visão direta. Excelente exposição pode ser obtida durante essas manobras técnicas simplesmente estendendo o limite medial da incisão transcartilaginosa ou intercartilaginosa 4 a 6 mm em torno do ângulo septal anterior – a incisão de transfixação parcial. O mecanismo maior de suporte da ponta nasal, a inserção da crura medial à margem caudal do septo, é preservado evitando-se a incisão de transfixação completa mais tradicional.

Com o afastador Converse no lugar, uma excelente exposição do dorso nasal é obtida, mais bem visualizado com fotóforo de fibra óptica intenso. Instala-se assim o ambiente para alinhamento gradual do perfil cartilaginoso. Um bisturi é posicionado na junção osseocartilaginosa e é retirado ligeiramente para baixo até o ângulo septal anterior; isso possibilita que qualquer fibra de tecido mole remanescente caia lateralmente expondo claramente a cartilagem subjacente azul-branca. Sob visão direta, com a lâmina do bisturi em ângulo reto em relação ao dorso cartilaginoso (cartilagem quadrangular e CLS combinadas), os componentes do dorso cartilaginoso são raspados sem problemas (Fig. 14-15). A espessura da faixa (1 a 3 mm) depende da quantidade de redução da suraponta necessária para estabelecer uma nova relação ponta-suraponta satisfatória. Após cada faixa ser removida, o perfil é inspecionado e palpado para assegurar a suavidade e o desenvolvimento de uma relação adequada com a ponta. Pode ser útil pressionar a ponta em direção ao lábio de tempos em tempos para determinar o grau exato de redução cartilaginosa. A falha em reduzir essa suraponta em relação à projeção final da ponta é um erro comum que leva a uma relação

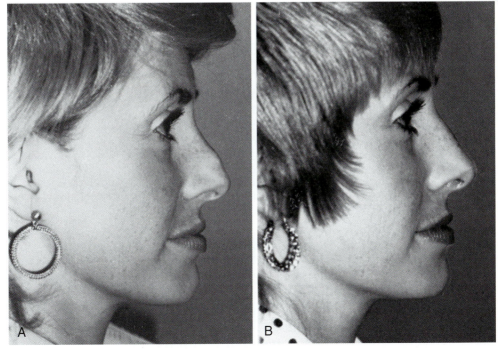

FIGURA 14-53. Deformidade cartilaginosa pós-operatória em "bico de papagaio" resulta de alinhamento impreciso ou redução inadequada da pirâmide cartilaginosa. **A**, Imagem pré-operatória. **B**, Imagem pós-operatória.

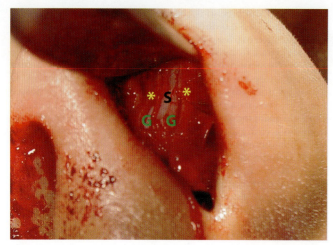

FIGURA 14-54. Enxertos expansores (*spreader grafts*) podem ser colocados por uma abordagem endonasal. G, enxertos expansores (*spreader grafts*); S, septo dorsal; *asterisco* denota borda dorsal das cartilagens laterais superiores.

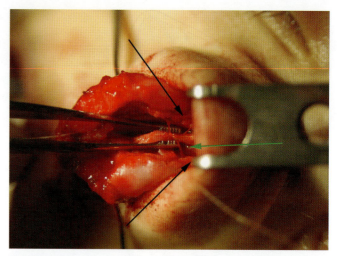

FIGURA 14-55. Enxertos expansores (*spreader grafts*) unilaterais ou bilaterais podem ser suturados no local sob visão direta. Cartilagens laterais superiores dorsais (*setas pretas*) e septo dorsal (*seta verde*) são mostradas.

ponta-supraponta desagradável, ou pior, uma deformidade cartilaginosa em bico de papagaio, que requer cirurgia de revisão (Fig. 14-53).

Na rinoplastia típica, as CLS estão envolvidas na redução cirúrgica apenas devido à sua íntima relação com o septo, como as asas da cartilagem quadrangular. À medida que essa redução evolui, a ponte subjacente de mucopericôndrio que estabiliza as CLS no septo pode ser exposta. Essa parte vital do revestimento nasal contribui significativamente para a válvula nasal interna e é melhor deixá-la intacta e não dividida.

Afastando suavemente o mucopericôndrio para longe das cartilagens, pode-se realizar uma maior redução cartilaginosa, se necessário, sem comprometer o mucopericôndrio a ser preservado. Em casos de desvios graves do dorso cartilaginoso, um enxerto expansor unilateral pode ser altamente eficaz na melhora dos desvios dorsais e da função nasal. Especialmente em casos com grandes reduções dorsais, o estreitamento do dorso nasal pode causar o colapso da válvula nasal interna, porque o ângulo entre o septo dorsal e a CLS estreita-se. Um enxerto expansor pode ser suturado no local entre o septo dorsal e a CLS nessas situações, quer por uma abordagem endonasal (Fig. 14-54) ou aberta (Fig. 14-55), para evitar o colapso pós-operatório da válvula. Ocasionalmente, a margem caudal da CLS, em sua relação anatômica com a margem cefálica da cartilagem alar, demonstra um aspecto semelhante a um rolo. Se essa redundância de cartilagem contribuir para a espessura excessiva no terço médio do nariz em incidências frontal e oblíqua, ela pode ser ressecada. Exceto no nariz anormalmente longo, caído, o comprimento das CLS desempenha apenas um pequeno papel no comprimento nasal geral e normalmente não requer nenhum encurtamento significativo. No entanto, a inserção e a sobreposição das CLS à superfície inferior dos ossos nasais são de importância vital. Se essa relação de apoio fundamental sofrer avulsão por trauma cirúrgico ou não cirúrgico, o reparo é extremamente difícil, ocorre uma deformidade com depressão do contorno e as vias aéreas ipsilaterais podem ser comprometidas. O reparo frequentemente é mais bem realizado por um autoenxerto de cartilagem *onlay* (Fig. 14-56) ou enxerto expansor (*spreader graft*).

O alinhamento do perfil cartilaginoso inicialmente gera várias vantagens significativas. A relação ponta-supraponta é estabelecida com precisão, a super ou sub-redução indesejável é facilmente prevenida, e a quantidade exata de giba óssea a ser removida ou reduzida fica facilmente aparente.

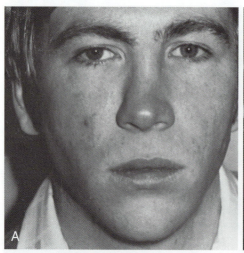
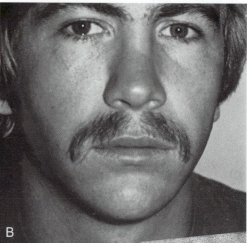

FIGURA 14-56. A, Avulsão traumática ou iatrogênica de cartilagem lateral superior da superfície inferior dos ossos nasais constitui deficiências estéticas e muitas vezes funcionais graves. **B,** Após a integridade das vias aéreas ter sido assegurada, a melhora da aparência é mais bem realizada com autoenxertos de cartilagem finos.

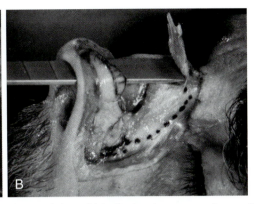

FIGURA 14-57. A, Osteótomo de Rubin colocado na junção osseocartilaginosa (extremidade caudal da giba óssea) em preparação para alinhamento do perfil ósseo. **B**, Giba óssea removida simetricamente. A precisão do alinhamento é significativamente auxiliada por uma aleta vertical no cabo do osteótomo de Rubin, que impede mal alinhamento ou rotação indesejada durante a progressão cefálica do instrumento.

CIRURGIA DO DORSO ÓSSEO
REDUÇÃO DE PERFIL ÓSSEO

Com a relação ponta-supraponta satisfatoriamente estabelecida, o grau exato de excesso de giba óssea fica prontamente aparente (Fig. 14-46). Se uma remoção óssea mínima for necessária para estabelecer o perfil pré-determinado desejado, a lima de corte afiado de carboneto de tungstênio facilita uma redução rápida e minimamente traumática. Ainda menos trauma é criado a partir da remoção inicial da giba por osteótomo Rubin pequeno, afiado em fio de navalha; uma pedra de afiar é mantida na montagem da mesa de operação para afiar a borda crítica em cada osteótomo imediatamente antes de ser usado.

Como descrito anteriormente, apenas periósteo suficiente para possibilitar a remoção da giba óssea é elevado sobre o dorso ósseo. Preservar o periósteo e a inserção de tecidos moles sobrejacente aos ossos nasais e processos frontais da maxila lateralmente reduz trauma e sangramento e, mais importante, estabiliza as paredes ósseas laterais móveis após todas as fraturas estarem concluídas.

O osteótomo Rubin é colocado na extremidade caudal da giba óssea e é alinhado e posicionado para efetuar a remoção apenas daquela quantidade de osso que se deseja para deixar uma linha de perfil alta, forte (Fig. 14-57). O conservadorismo é mais importante aqui, porque qualquer refinamento ósseo adicional pode ser realizado com a lima. Batidas progressivas com o martelo de abatimento acústico forçam o osteótomo afiado com precisão através dos ossos nasais espessos guiado pelo cirurgião. O estabilizador vertical localizado no cabo do osteótomo Rubin serve admiravelmente para possibilitar o controle cirúrgico exato do alinhamento do instrumento.

O fragmento ósseo destacado é, em seguida, removido e inspecionado para detecção de assimetrias, que podem fornecer ao cirurgião indícios da necessidade de uma maior redução óssea seletiva. Em caso de as irregularidades do osso persistirem, vários métodos podem ser úteis para se atingir a suavidade absoluta. Se uma borda do osso nasal cortado exigir redução adicional, ela pode ser realizada raspando-se com o osteótomo fino e afiado, aparando sob visão direta com as fortes tesouras Becker de dupla ação ou suavizando com a lima de corte inferior.

Antes de realizar a finalização e a suavização final do dorso ósseo com a lima, é útil inspecionar a altura relativa da CLS, aparando-as sob visão direta para que fiquem no mesmo nível ou imediatamente abaixo do nível do dorso cartilaginoso. Esse passo é considerado importante nessa fase do procedimento porque as CLS que permanecem muito acima do dorso cartilaginoso podem ficar presas nos dentes da lima, representando risco de avulsão ou de deslocamento – uma lesão difícil de reparar.

O perfil nasal deve, então, ser criticamente avaliado pelo cirurgião. O perfil final não deve apenas ser esteticamente agradável, mas deve estar absolutamente liso e livre de irregularidades; caso contrário, irregularidades desagradáveis no contorno podem se desenvolver meses ou mesmo vários anos mais tarde, particularmente no paciente com pele relativamente fina. Várias técnicas são úteis na avaliação da suavidade do perfil antes de concluir o alinhamento do perfil ósseo com uma lima de finalização. A palpação do dorso através da pele com um dedo molhado revela irregularidades não detectáveis de outra maneira com a palpação de rotina. Tensionar a pele sobre o dorso durante a palpação facilita a avaliação. Durante a visualização interna do dorso osteocartilaginoso, a palpação do dorso com a extremidade não cortante da lâmina do bisturi Bard-Parker Nº 15 frequentemente possibilita a descoberta de irregularidades mínimas que com frequência não são aparentes nem mesmo para o olho mais crítico. Se houver tecido mole redundante sob a pele, medial ou lateralmente, pode-se excisá-lo conservadoramente nesse ponto.

A finalização definitiva do dorso ósseo é realizada com a lima delicada de carboneto de tungstênio, um instrumento que mantém a sua afiação extrema por longos períodos sem se detectar falta de corte significativo. A lima de corte inferior é preferida para evitar trauma para os tecidos moles na área nasofrontal. A lima deve ser puxada com firmeza e obliquamente para baixo do dorso ósseo, cortando o osso com cada ação e eliminando movimentos para frente e para trás excessivos, demasiadamente traumáticos. Todos os produtos da raspagem, tanto os fragmentos ósseos como a "serragem", devem ser removidos por aspiração para evitar irregularidades posteriores.

Se a remoção extremamente agressiva da giba ocorrer como resultado de um osteótomo mal direcionado, várias soluções estão disponíveis. A giba óssea excisada pode ser recolocada após adequação do tamanho e remoção de toda mucosa anexa. Fixado com uma tala, esse enxerto ósseo pode ser usado para reconstruir satisfatoriamente um dorso super-reduzido. Um realinhamento mais delicado das irregularidades do dorso ósseo ou cartilaginoso pode ser satisfatoriamente conseguido com enxertos de cartilagem autógenos do septo, remanescentes de cartilagem alar ou enxertos de cartilagem auricular. A reconstrução com implantes aloplásticos é menos recomendável que a reconstrução com tecido autólogo, que se integra perfeitamente em torno do tecido e é muito mais resistente à infecção. Contudo, em casos que exigem aumento dorsal significativo, os implantes dorsais expandidos de politetrafluoroetileno (e-PTFE) podem ser alternativas satisfatórias. Idealmente, a hiper-ressecção agressiva do dorso deve ser evitada, optando-se por uma redução dorsal cuidadosa e gradual.

ESTREITAMENTO DO NARIZ: OSTEOTOMIAS

O alinhamento do perfil na rinoplastia de redução típica inevitavelmente resulta em uma largura excessiva parecida com um platô no dorso nasal, que requer seu estreitamento para um aspecto

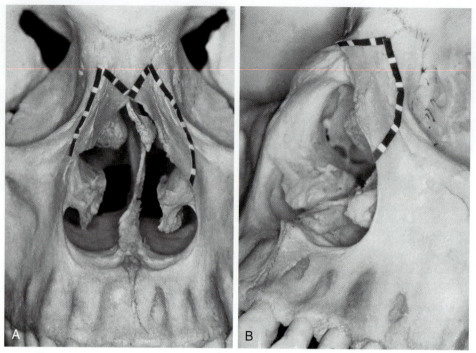

FIGURA 14-58. A, Osteotomia oblíqua medial ajuda a criar estreitamento e alongamento significativos e atraumáticos da pirâmide óssea, em particular em pacientes com ossos nasais pesados ou previamente fraturados. O trajeto da osteotomia é direcionado 15 a 20 graus de distância da linha média; em sua extensão mais cefálica, estabelece um enfraquecimento ósseo, que determina o ponto exato da fratura das osteotomias laterais na maioria das operações. **B**, Local e direção de osteotomias oblíquas mediais e laterais baixas.

normal, natural, quando o paciente é visto de frente. Para realizar tal estreitamento, as paredes laterais ósseas formadas pelos ossos nasais e processos frontais da maxila devem ser mobilizados e angulados ou movidos medialmente. As CLS também são movidas medialmente devido a suas inserções estáveis à superfície inferior dos ossos nasais.

A situação agora já está pronta para o estreitamento preciso através de osteotomias oblíquas mediais. Um micro-osteótomo afiado, delicado de 2 a 3 mm, é colocado na extensão superior do local em que a giba óssea fora removida em um dos lados do septo ósseo e é avançado cefálica e obliquamente, em um ângulo de 15 a 20 graus para fora (Fig. 14-58). O pequeno trauma gerado decorre dessas osteotomias oblíquas mediais, pois elas criam uma fraqueza ou deiscência pré-determinada na qual a fratura final ocorre em decorrência das osteotomias laterais. Isso representa uma característica de segurança da osteotomia para prevenir o desenvolvimento de fraturas cirúrgicas excêntricas ou assimétricas quando apenas osteotomias laterais são realizadas, o que é uma possibilidade sempre presente. Além disso, o estreitamento ósseo ocorre sem necessitar da forte pressão exercida sobre os ossos nasais para realizar a fratura, uma manobra tradicional, mas desnecessariamente traumática.

As osteotomias laterais são deixadas por último na rinoplastia porque podem ser mais traumáticas do que as etapas anteriormente realizadas. Refinamento adicional da ponta, reconstrução do septo ou cirurgia de redução de base alar são concluídos antes de as osteotomias laterais serem iniciadas.

O trauma pode ser significativamente reduzido em osteotomias laterais se micro-osteótomos de 2 ou 3 mm forem utilizados para realizar uma fratura controlada das paredes laterais ósseas. A elevação do periósteo ao longo da via das fraturas laterais é desnecessária porque os osteótomos pequenos exigem pouco espaço para sua progressão cefálica. Apropriadamente, o periósteo intacto estabiliza e mobiliza internamente as fraturas completas, facilitando a cicatrização estável e precisa. A osteotomia lateral curva baixa é iniciada pressionando-se o osteótomo afiado através da pele vestibular para encontrar a margem da abertura piriforme no corneto inferior ou imediatamente acima dele (Fig. 14-59). Isso preserva a parede lateral óssea ao longo do assoalho do nariz, o chamado triângulo de Webster, onde o estreitamento não iria conseguir nenhuma melhoria estética favorável e poderia comprometer a via aérea nasal inferior. O caminho da osteotomia, em seguida, segue em direção à face da maxila, curvando-se ao longo da junção nasomaxilar e encontrando a osteotomia oblíqua pequena, medial previamente criada. Uma fratura completa, controlada e atraumática da parede lateral óssea é assim criada, possibilitando quebra sem pressão excessivamente traumática (Fig. 14-60). A pressão imediata com o dedo é aplicada bilateralmente sobre os locais de osteotomia lateral para evitar mais extravasamento de sangue para os tecidos moles. Na realidade, pouco

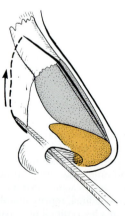

FIGURA 14-59. Osteotomia lateral baixa é iniciada na abertura piriforme na inserção, ou imediatamente acima, da concha inferior ao processo frontal da maxila. Nenhuma incisão é necessária para um osteótomo de 2 ou 3 mm.

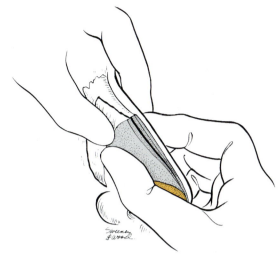

FIGURA 14-60. Após cruzamento da osteotomia baixa lateral com a extensão cefálica da osteotomia oblíqua medial, quebra e estreitamento da pirâmide óssea são comumente realizados com facilidade com pressão suave do dedo médio. Em pacientes jovens, fraturas completas com mobilização total da pirâmide óssea são desejáveis. Menos mobilização e até mesmo as chamadas *fraturas em galho verde* podem ser aceitáveis em pacientes adultos idosos. Uma leve pressão realizada sobre o local da osteotomia lateral até a fixação final da tala é eficaz na redução de edema e equimose potenciais.

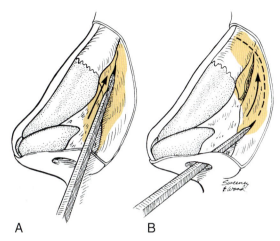

FIGURA 14-61. A, Osteotomias laterais intermediárias mais altas podem ser necessárias em pacientes com extrema assimetria de paredes laterais ósseas; apenas através delas a mobilização completa e adequada pode ser realizada de maneira satisfatória. **B**, Osteotomias intermediárias devem ser sempre realizadas antes de osteotomias laterais inferiores serem concluídas.

ou nenhum sangramento ocorre durante micro-osteotomias porque os tecidos moles que abraçam as paredes laterais ósseas permanecem essencialmente intactos.

Após a fratura, o dorso é novamente palpado e inspecionado para quaisquer irregularidades; se alguma for encontrada, é corrigida sob visão direta. As CLS são visualizadas para assegurar que sua relação com a altura do septo esteja apropriada.

A linha de fratura da osteotomia lateral deve ser a mais baixa possível para possibilitar uma parede lateral grande para a fratura e para evitar uma deformidade palpável em degrau que ocorre quando osteotomias são posicionadas muito altas na parede lateral nasal, mais próximas do dorso. Os ossos devem, idealmente, ser livremente móveis, mas imobilizados pelo periósteo não rompido e tecidos moles que permanecem fixados aos fragmentos ósseos.

Alternativamente, as osteotomias laterais podem ser realizadas de maneira perfurante, seja através de uma incisão de abertura piriforme ou por abordagem percutânea usando um osteótomo afiado de 2 mm. As perfurações em "selo de correio" são feitas para enfraquecer o osso o suficiente para possibilitar a conclusão da fratura com pressão digital. Isso teoricamente preserva as "pontes" de periósteo que abrangem a linha da osteotomia e estabilizam o osso nasal para evitar fratura óssea excessiva ou colapso. As incisões são feitas horizontalmente no nível do canto medial, na metade da linha que vai até a parte superior do dorso, e verticalmente ao longo do sulco nasomaxilar, na metade do trajeto entre o canto medial e a abertura piriforme. O osteótomo é introduzido e perfurações são realizadas através do osso nasal, com cuidado para evitar trauma do revestimento nasal interno; estas são

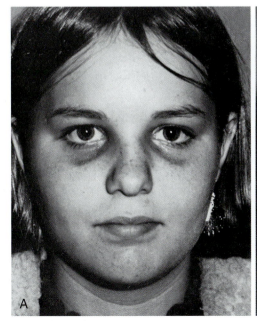
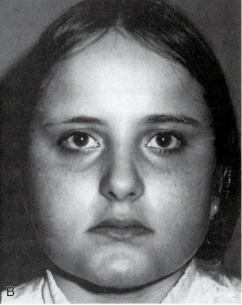

FIGURA 14-62. Pirâmide torta típica, em que osteotomias duplas podem ser úteis. **A**, Imagem pré-operatória. **B**, Imagem pós-operatória.

Quadro 14-3. ETAPAS DA REALIZAÇÃO DE UMA RINOPLASTIA

1. Durante a consulta (mentalmente)
2. Durante a revisão das fotografias após a consulta (mentalmente)
3. Na noite antes da cirurgia (mentalmente)
4. A cirurgia real (fisicamente)
5. Em cada consulta pós-operatória (mentalmente)

espaçadas com 2 a 3 mm de distância, a partir da margem cefálica da osteotomia medial para a abertura piriforme. Uma rápida pressão digital com dois polegares é suficiente para completar a osteotomia e mobilizar o osso. Osteotomias percutâneas podem ter valor particular em casos de redução significativa da giba óssea, onde elevação excessiva do periósteo pode ter sido necessária medialmente.

Quando as paredes laterais ósseas do nariz são tortas, assimétricas ou acentuadamente irregulares, outras osteotomias podem ser necessárias, mais altas no processo frontal para atingir a correção (Figs. 14-61 e 14-62). As osteotomias intermediárias podem mudar a forma dos ossos nasais, revertendo uma convexidade ou concavidade anormal em dois segmentos distintos, que podem ser alinhados conforme desejado, e que são úteis no tratamento dos dorsos ósseos largos ou assimétricos.

CONSIDERAÇÕES PÓS-CIRÚRGICAS

O cuidado de um paciente após a rinoplastia é direcionado para conforto do paciente, redução de inchaço e edema, permeabilidade da via aérea nasal e compressão da tala para estabilização do nariz.

Uma lista detalhada de instruções é fornecida para o paciente ou membro da família que o acompanha; os aspectos importantes desse "faça e não faça" são enfatizados. A prevenção de trauma no nariz é claramente a consideração mais importante. A terapia com descongestionante oral é útil e, embora o uso de corticosteroides e antibióticos seja comum em uma rinoplastia de rotina, a sua eficácia não está comprovada.

A tala externa é removida pelo cirurgião ou enfermeiro cirúrgico 5 a 7 dias após a cirurgia. Um aspecto importante é a remoção suave do esparadrapo e da tala com dissecção romba da pele do nariz com um instrumento não cortante, sem perturbar ou levantar a pele em cicatrização. Não seguir essa política pode levar à perturbação da cama fibroblástica subcutânea recém-formada sobre o dorso nasal com cicatrizes adicionais indesejáveis e até mesmo hematoma abrupto. Após a limpeza da pele com um solvente de adesivo, fotografias frontais e laterais são realizadas imediatamente para documentar o resultado cirúrgico inicial no pós-operatório; essas primeiras fotografias podem assumir uma importância médico-legal vital se o resultado cirúrgico do paciente for comprometido por trauma no futuro imediato. Em favor do aprendizado do cirurgião e para o melhor interesse do paciente, agendam-se consultas nos meses 1, 3, 6, 9, 12, 18 e 24 após a operação. Depois disso, as consultas anuais são úteis para avaliar as mudanças sutis na aparência nasal que inevitavelmente ocorrem. Observar essas mudanças, tanto as favoráveis como as desfavoráveis, possibilita ao cirurgião refinar sua técnica tanto para prever como para controlar essas características da cicatrização de longo prazo (Quadro 14-3).

LEITURA SUGERIDA

Brennan HG, Parkes ML: Septal surgery: the high septal transfixion. *Int Surg* 58:732, 1973.

Fry HJH: Nasal skeletal trauma and the interlocked stresses of the nasal septal cartilage. *Br J Plast Surg* 20:146, 1967.

Gilbert JG, Felt LJ: The nasal aponeurosis and its role in rhinoplasty. *Arch Otolaryngol* 61:433, 1955.

Goin MK, Goin JM: *Changing the body*, Baltimore, 1981, Williams & Wilkins.

Goodman WS, Charles DA: Technique of external rhinoplasty. *Can J Otolaryngol* 7:13, 1978.

Gunter JP: Anatomical observations of the lower lateral cartilages. *Arch Otolaryngol* 89:61, 1969.

Janeke JB, Wright WK: Studies on the support of the nasal tip. *Arch Otolaryngol* 93:458, 1971.

Natvig P, Sether LA, Gingrass RP, et al: Anatomical details of the osseous-cartilaginous framework of the nose. *Plast Reconstr Surg* 48:528, 1971.

Ortiz-Monasterio F, Olmedo A, Oscoy LO: The use of cartilage grafts in primary aesthetic rhinoplasty. *Plast Reconstr Surg* 67:597, 1981.

Padovan IF: External approach in rhinoplasty. *Surg ORL Lug* 3:354, 1966.

Parkes ML, Brennan HG: High septal transfixion to shorten the nose. *Plast Reconstr Surg* 45:487, 1970.

Sheen JH: Achieving more nasal tip projection by use of small autogenous vomer or septal cartilage grafts. *Plast Reconstr Surg* 56:35, 1975.

Sheen JH: Secondary rhinoplasty. *Plast Reconstr Surg* 56:137, 1975.

Sheen JH: *Aesthetic rhinoplasty*, St Louis, 1985, Mosby.

Skoog T: *Plastic surgery*, Philadelphia, 1975, WB Saunders.

Smith TW: As clay in the potter's hand: a review of 221 rhinoplasties. *Ohio Med J* 63:1055, 1967.

Straatsma BR, Straatsma CR: The anatomical relationship of the lateral nasal cartilage to the nasal bone and the cartilaginous nasal septum. *Plast Reconstr Surg* 8:443, 1951.

Tardy ME: Rhinoplasty tip ptosis: etiology and prevention. *Laryngoscope* 83:923, 1973.

Tardy ME: Septal perforations. *Otolaryngol Clin North Am* 6:711, 1973.

Tardy ME: Nasal reconstruction and rhinoplasty. In Ballenger JJ, editor: *Textbook of otolaryngology*, ed 12, Philadelphia, 1977, Lea & Febiger.

Tardy ME: Surgical correction of facial deformities. In Ballenger JJ, editor: *Textbook of otolaryngology*, ed 12, Philadelphia, 1977, Lea & Febiger.

Tardy ME: Symposium on the aging face: rhinoplasty in midlife. *Otolaryngol Clin North Am* 13:289, 1980.

Tardy ME: *Rhinoplasty*, Baltimore, 1984, Williams & Wilkins.

Tardy ME: Rhinoplasty. In Cummings CW, et al, editors: *Otolaryngology: head and neck surgery*, ed 5, Vol 1, St Louis, 1986, Mosby.

Tardy ME: Transdomal suture refinement of the nasal tip. *Facial Plast Surg* 4:4, 1987.

Tardy ME: *Rhinoplasty: the art and the science*, Philadelphia, 1996, WB Saunders.

Tardy ME, Broadway D: Graphic record-keeping in rhinoplasty: a valuable self-learning device. *Facial Plast Surg* 6:2, 1989.

Tardy ME, Denneny JC: Micro-osteotomies in rhinoplasty: a technical refinement. *Facial Plast Surg* 1:137, 1984.

Tardy ME, Denneny JC, Fritsch MH: The versatile cartilage autograft in reconstruction of the nose and face. *Laryngoscope* 95:523, 1985.

Tardy ME, Hewell TS: Nasal tip refinement: reliable approaches and sculpture techniques. *Facial Plast Surg* 1:87, 1984.

Tardy ME, Kron TK, Younger R, et al: The cartilaginous pollybeak: etiology, prevention and treatment. *Facial Plast Surg* 6:113–120, 1989.

Tardy ME, Schwartz MS, Parras G: Saddle nose deformity: autogenous graft repair. *Facial Plast Surg* 6:2, 1989.

Tardy ME, Tom L: Anesthesia in rhinoplasty. *Facial Plast Surg* 1:146, 1984.

Tardy ME, Toriumi D: Alar retraction: composite graft correction. *Facial Plast Surg* 6:2, 1989.

Tardy ME, Younger R, Key M, et al: The overprojecting tip: anatomic variation and targeted solutions. *Facial Plast Surg* 4:4, 1987.

Toriumi DM, Mueller RA, Grosch T, et al: Vascular anatomy of the nose and the external rhinoplasty approach. *Arch Otolaryngol Head Neck Surg* 122:24–34, 1996.

Webster RC: Advances in surgery of the tip: intact rim cartilage techniques and the tip-columella-lip esthetic complex. *Otolaryngol Clin North Am* 8:615, 1975.

Webster RC, Smith RC: Rhinoplasty. In Goldwyn RM, editor: *Long-term results in plastic and reconstructive surgery*, Boston, 1980, Little, Brown.

Wright MR, Wright WK: A psychological study of patients undergoing cosmetic surgery. *Arch Otolaryngol* 101:145, 1975.

Wright WK: Study on hump removal in rhinoplasty. *Laryngoscope* 77:508, 1967.

Wright WK: Surgery of the bony and cartilaginous dorsum. *Otolaryngol Clin North Am* 8:575, 1975.

Técnicas Especiais de Rinoplastia

15

Richard T. Farrior | Edward H. Farrior | Lindsay S. Eisler

Pontos-chave

- A abordagem externa para a rinoplastia é quase sempre utilizada exclusivamente em narizes gravemente deformados ou anteriormente operados.
- As modificações de ângulo nasofrontal podem ajudar a diminuir ou alongar o dorso nasal.
- Os enxertos fixadores (*batten grafts*) ajudam a corrigir tanto o colapso da válvula interna quanto externa.
- Os enxertos alargadores (*spreader grafts*) são úteis tanto estrutural quanto cosmeticamente e podem aumentar a área da válvula interna nasal.
- O septo pode ser retificado para corrigir deformidades nasais graves.
- Uma deformidade de nariz em sela pode ser corrigida com materiais autógenos, como cartilagem septal, auricular ou costal.
- Em geral, o nariz não caucasiano tem pele grossa; cartilagem fraca; um dorso liso e largo; uma ponta mal definida e de baixa projeção; e uma base alar larga.
- Em casos de deformidade com fenda nasal unilateral, a ponta e a columela do nariz são desviadas em direção à parte sem a fenda. Além disso, o assoalho nasal é alargado e a narina com a fenda fica mais larga do que a narina sem a fenda.
- No caso da deformidade com fenda nasal bilateral, a columela é pequena e desviada para o lado menos comprometido.
- Em ambos os tipos de deformidade com fenda nasal, a ponta do nariz não é muito definida e bífida. Desloca-se a base alar lateral, posterior e inferiormente com relação ao lado sem fenda
- A reconstrução da deformidade nasal de lábio leporino baseia-se na melhora da simetria da ponta do nariz e da base, além das vias nasais.

Considera-se uma rinoplastia estética e reconstrutiva o mais desafiador e difícil dos procedimentos plásticos faciais. Cada rinoplastia é única e apresenta ao cirurgião uma diversidade de desafios e várias técnicas especializadas para tratar as deformidades anatômicas ou funcionais do paciente. Este capítulo aborda algumas das deformidades nasais menos comuns e as técnicas cirúrgicas que podem ser usadas para corrigi-las. Tais deformidades requerem a inclusão de todos os aspectos da rinosseptoplastia combinada, com as frequentes extensão e modificação de várias técnicas.[1, 2] Esses casos são particularmente desafiadores com relação à melhora das vias aéreas e a ganhos máximos em termos de aparência. Uma forma de rinosseptoplastia combinada que corrige tanto as deformidades nasais internas quanto externas em uma das etapas é essencial.[1,4] O capítulo concentra-se nas modificações do septo, do ângulo nasofrontal e da ponta do nariz, enquanto detalha princípios e técnicas necessários para corrigir o nariz torto, o nariz em sela, o nariz não caucasiano e o nariz de lábio leporino.

ANÁLISE

Um exame cuidadoso que não faça uso somente de observação, mas também da palpação detalhada do nariz é essencial para determinar no pré-operatório quais componentes anatômicos estão, de fato, comprometidos na deformidade nasal. A experiência é um fator importante para que se realize o exame no consultório.

O exame cuidadoso deve ser acompanhado de fotografias apropriadas, radiografias e análise facial. As descobertas pré-operatórias influenciam bastante a escolha da melhor abordagem cirúrgica e as técnicas de exposição.

A análise pré-operatória com os achados na sala de operação pode ser realizada por meio da rinoplastia com abordagem intranasal padrão ou com abordagem externa. Usamos tanto as abordagens padrão quanto a abordagem externa, embora a abordagem externa seja usada quase universalmente para o nariz torto, o nariz que requer implantes e o nariz de lábio leporino.[2,5-7]

INCISÕES E ELEVAÇÃO DO TECIDO MOLE

Geralmente, usamos incisões intranasais para o nariz desviado, mas costumamos adotar a técnica da rinoplastia aberta ou externa quando há assimetrias, desvios e deficiências de tecido graves evidentes.[2,5-7] Algumas das indicações para uso de rinoplastia externa são: 1) quando a deformidade nasal é difícil de ser precisamente analisada; 2) quando a assimetria das paredes ósseas laterais e das cartilagens laterais inferiores (CLIs) é grave; 3) quando existe uma deficiência de tecido que requeira implantes locados e suturados com precisão;[8] 4) com anomalias congênitas, como a do nariz de lábio leporino ou outras deformidades em que haja assimetrias profundas; 5) com um dorso ósseo e cartilaginoso extremamente largo, independentemente se a giba for retirada; e 6) para fins de aprendizagem. A abordagem externa envolve uma

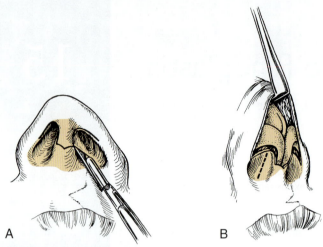
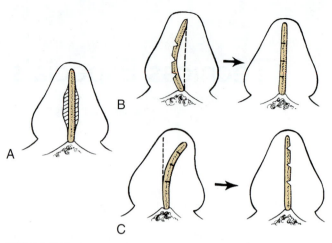

FIGURA 15-1. A abordagem externa (aberta). **A,** Uma incisão em asa de gaivota é feita sobre a columela logo acima da proeminência das cruras mediais; então, estende-se para cima ao longo da borda caudal das cruras mediais e lateralmente para as incisões marginais com o bisturi. Depois, a pele é elevada com tesouras de tenotomia de Stevens. **B,** Uma excelente exposição da raiz do nariz pode ser obtida, o que ajuda na avaliação da assimetria do dorso. O septo caudal e a espinha nasal anterior podem ser abordados através de uma abordagem externa, ou uma incisão com hemitransfixação separada pode ser feita, conforme demonstrado pela linha pontilhada.

FIGURA 15-2. Correção da curvatura septal. **A,** Raspagem vertical para reduzir a espessura septal. A raspagem também pode ser usada para reduzir a curvatura. **B,** Remoção de fitas da cartilagem para retificar o septo na linha mediana. **C,** Incisões para que a cartilagem se abra e retorne à linha mediana.

incisão transversa do meio da columela em uma curva em forma de asa de gaivota, ao invés de um ângulo fechado. Usamos a incisão em forma de asa de gaivota, ao invés da incisão de asa de gaivota invertida, para criar um ponto único e não dois pontos, na extremidade distal do retalho. A incisão é, então, estendida para cima ao longo da borda caudal da crura medial e lateralmente ao longo de uma incisão marginal da cartilagem alar (Fig. 15-1). A elevação inicia-se com uma dissecção com o bisturi. A pele da columela é elevada antes que a elevação seja estendida lateralmente sobre as cruras das CLIs. A incisão externa que cruza a columela deixa uma cicatriz quase imperceptível e oferece uma excelente visualização pelo "desluvamento" do nariz.

MODIFICAÇÕES SEPTAIS E DA COLUMELA

É impossível discutir a correção de uma difícil deformidade nasal sem abordar a cirurgia do septo envolvido. As técnicas específicas necessárias são determinadas pela quantidade de cartilagem que permanece e pelo quão angulada ou deslocada ela esteja. O septo deve ser considerado um local ideal de doação para implantes de cartilagem e osso. Quando um material adequado estiver disponível, é um implante excelente para o dorso nasal, para o *strut* columelar, para um implante em escudo para a ponta (*shield implant*), para criar enxertos alargadores (*spreader grafts*) e fixadores (*batten grafts*). Uma vez as incisões feitas, a elevação dos retalhos mucopericondrais é geralmente complicada por conta da fibrose pelos locais da fratura, pela sobreposição ou pela laminação da cartilagem em si. No nariz anteriormente operado, uma abordagem prática inclui começar a elevação do mucopericôndrio abaixo do dorso, já que essa área, em geral, não está afetada. Assim, a dissecção segue para baixo até o local da operação anterior, onde podem ter sido retirados cartilagem e osso.

Costuma ser necessário elevar o mucopericôndrio em ambos os lados da cartilagem septal. Liberar as retrações fibrosas e as angulações septais é essencial para que o arcabouço septal se estire. A deformidade septal encontrada e a direção das angulações determina o quanto de cartilagem e osso deve ser removido ou reposicionado. Geralmente, a marcação ou a remoção de faixas finas de cartilagem ao longo das angulações existentes são necessárias para chegar ao estiramento (Fig. 15-2). Soltar todos os vetores de tensão possibilita que o septo enrolado se estire. A decisão sobre a posição final do septo pode não ser possível até que as osteotomias sejam realizadas, sobretudo se os ossos nasais e as cartilagens laterais superiores (CLSs) estiverem gravemente desviados da linha mediana. Desse modo, uma decisão final sobre o que mais necessita ser feito com relação ao septo, às vezes, deve esperar até a conclusão das osteotomias mediais, quando o nariz inteiro estiver posicionado na linha mediana (Fig. 15-3), como no caso dos desvios do complexo ósseo central.

As suturas de coaptação transseptal são de grandes ajuda nessa cirurgia, pois juntam os dois retalhos mucopericondrais e passam entre as angulações ou os pedículos cartilaginosos para evitar uma superposição (Fig. 15-4). Talas de polietileno foram usadas por anos para estabilizar o septo no período pós-operatório imediato e para evitar o desenvolvimento de sinéquias, sobretudo quando cirurgias no corneto tiverem sido realizadas. Duas suturas transfixantes são sempre colocadas ao longo das talas de polietileno, de

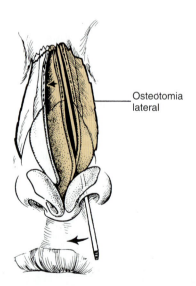

FIGURA 15-3. Correção do componente central do desvio. Para desvios que acometem a raiz inteira do nariz ou o componente central remanescente do nariz, é necessário estabelecer um ponto de apoio firme com o osteótomo para fraturar essa porção central até a linha média. Essa manobra difícil requer uma osteotomia medial completa, o mais paralela possível ao septo, ao contrário da osteotomia medial de atenuação.

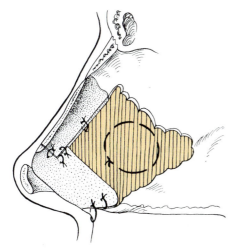

FIGURA 15-4. Suturas de coaptação. Mais modificações da reconstrução septal, em que já foi necessário remover uma quantidade significativa de cartilagem e osso. As suturas de coaptação podem ser uma sutura única, uma sutura transfixante no mucopericôndrio ou uma sutura contínua que passe para frente e para trás, transfixante, presa à extremidade livre original.

modo que a primeira passe entre os pedículos da cartilagem ou abaixo da cartilagem septal para apoio; e a segunda passe mais atrás por meio do mucopericôndrio e da cartilagem. O cirurgião pode ainda colocar um suporte no septo com uma angulação maior, usando uma porção reta e fina da lâmina perpendicular do etmoide.

REPOSICIONAMENTO CAUDAL

Quando é necessário reposicionar a porção caudal do septo, convém liberar o mucopericôndrio em ambos os lados para soltar toda a tensão extrínseca da cartilagem. A cartilagem é, então, descolada da espinha nasal anterior subjacente e da crista maxilar. A tensão intrínseca do septo é aliviada por meio de uma incisão, hachuras e remoção de cunhas. Uma vez esse pedículo caudal esteja liberado dos vetores de tensão, ele pode ser sustentado na linha mediana através de suturas que circundam a espinha anterior ou por meio de perfurações na espinha (Fig. 15-5). Para evitar

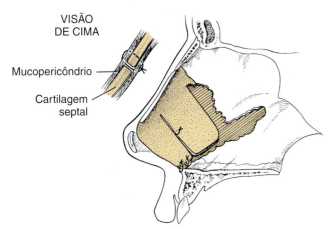

FIGURA 15-5. Reposicionamento e sutura do septo caudal. O septo deslocado é reposicionado na espinha anterior e crista maxilar. A reconstrução é feita através de uma incisão ou hachura e com a correta colocação das suturas. Desse modo, uma sutura passa ao redor da espinha nasal anterior, pela submucosa. A próxima sutura de fixação passa por um lado do retalho mucopericondral, entre o osso da espinha anterior e a cartilagem septal, e sai através do mucopericôndrio no outro lado e, depois, volta por trás pelo retalho, pelo septo e pelo retalho para completar a volta. As outras suturas são passadas entre os retalhos mucopericondriais e entre os pedículos de cartilagem para evitar o deslocamento.

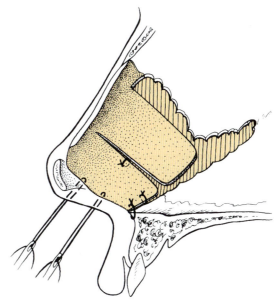

FIGURA 15-6. A estabilização do septo caudal com suturas de tração pelo centro da columela restabelece a relação septocolumelar. Ao fim do procedimento, as suturas de tração devem ser removidas ou presas folgadamente na pele columelar.

um deslocamento posterior, uma sutura deve passar pelos dois retalhos mucopericondriais e entre o osso da espinha e a cartilagem. O pedículo da cartilagem é preso diretamente na espinha para ser alinhado e, quando é suturado junto com os retalhos mucopericondriais, eles ajudam posteriormente a dar mais estabilidade. Quando for necessário, a borda caudal do septo deve ser sustentada com relação à columela com suturas simples ou suturas septocolumelares transfixantes (Fig. 15-6).

ENCURTAMENTO DO SEPTO CAUDAL

Para corrigir uma ponta nasal caída, as CLIs devem ser rodadas cefalicamente. Além disso, um apoio forte para a ponta é necessário. Tanto o septo caudal quanto o tecido mole podem precisar ser modificados para que se consiga esse resultado (Fig. 15-7). Frequentemente, uma retração associada na columela resulta em um ângulo nasolabial agudo; a correção da retração requer a

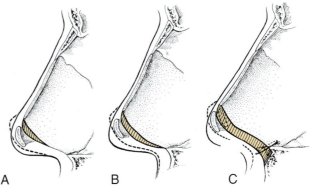

FIGURA 15-7. Modificações para encurtar o nariz. **A,** O encurtamento limitado ideal e a elevação da ponta envolvem apenas o terço externo até metade do septo caudal e uma incisão de transfixação limitada. **B,** Encurtamento do septo caudal inteiro com pequena angulação estendendo-se até a espinha. **C,** Encurtamento da porção caudal inferior inteira do nariz com aprofundamento do ângulo nasolabial. O ângulo obtuso nasolabial é corrigido. Uma cunha óssea em ângulo reto é removida da espinha anterior e uma sutura, passada da cartilagem à base da columela membranosa para reforçar a angulação e eliminar o espaço morto.

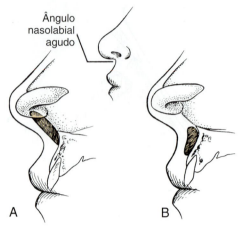

FIGURA 15-8. Correção do ângulo septolabial agudo. **A,** O *strut* columelar dá preenchimento à columela. **B,** Quando o *strut* columelar não é necessário, um simples enxerto de preenchimento serve como filtro e dá suporte aos pés das cruras mediais. Um implante pode ser necessário sobre a face da maxila e abaixo da espinha anterior para criar o preenchimento da porção labial.

retificação do septo caudal e a colocação de um enxerto de extensão septal ou um enxerto grosso (Fig. 15-8). Uma ressecção limitada da borda caudal do septo pode ser necessária para remover uma porção do septo deformado que esteja deslocado da espinha anterior, projetando-se em uma narina. Quando a borda caudal da cartilagem septal está gravemente deslocada, geralmente cria uma distorção e uma retração da columela, ainda que haja uma cartilagem adequada. A retificação e o reposicionamento do septo caudal na columela, às vezes, corrigem a retração (Fig. 15-9). Raramente é necessário diminuir as CLSs, mesmo a redução do deslocamento ao longo da borda caudal podendo ser necessária para reduzir a largura excessiva naquela área.

A AVALIAÇÃO FINAL DO SEPTO

Uma vez que todas as cirurgias septais reconstrutivas e osteotomias tenham sido realizadas, a análise final da posição do septo pode ser feita. Em especial, essa posição é crítica na junção das porções ósseas e cartilaginosas do nariz, tanto interna quanto externamente. Nesse ponto, o cirurgião pode determinar se o suporte dorsal adequado foi mantido. Se o dorso cartilaginoso tiver uma tendência a afundar, uma sutura de tração pode passar através da pele para prender apenas o septo ou as CLSs e o septo ao longo do dorso (Fig. 15-10). A sutura passa por cima, através da pele, e permanece na posição, enquanto todas as suturas de coaptação e apoio tiverem sido colocadas e a cirurgia estiver completa. A sutura de tração pode, então, ser removida. Em casos extremos, a sutura de tração pode passar por uma tala externa fina e grudada a um coxim, de modo a permanecer por uma semana, até que a tala seja removida.

COMPLEXO SEPTOCOLUMELAR

Muitas vezes, a columela e o septo caudal devem ser abordados na rinoplastia. A retração da columela causada pela retração do septo caudal pode ocorrer. Ou ainda, outras anormalidades do septo e da columela podem alterar a aparência do nariz. CLIs ptóticas com uma margem caudal convexa podem aumentar a aparência da columela, o que pode ser exacerbado pela margem caudal proeminente do septo e/ou um septo excessivamente membranoso.

Tais deformidades podem ser abordadas através da diminuição ou esculpindo a crura medial e o septo caudal, conforme demonstrado na Figura 15-11. Outras estruturas que podem contribuir para anormalidades percebidas ou reais do septo caudal e da columela são a ptose do crura lateral da CLI. Ela pode levar a uma aparente retração da columela ou da asa do nariz, o que resulta em uma columela pendente. (Fig. 15-12). Essas anormalidades devem ser corrigidas quando se abordam as CLIs, seja pela redução, seja pelo aumento (Fig. 15-13). O reposicionamento da espinha maxilar anterior, a divisão do músculo depressor do septo nasal, a secção do frênulo, a remoção da gordura ou o aumento do ângulo nasolabial podem também ser necessários quando se abordam o septo caudal e a columela.[9]

MODIFICAÇÕES DO ÂNGULO NASOFRONTAL

Modificações sutis no ângulo nasofrontal podem melhorar de maneira significante os perfis nasal e facial do paciente. Em pacientes com um ângulo nasofrontal obtuso, o nariz em geral parece ter um comprimento excessivo. Nesse tipo de paciente, um osteótomo de 2 mm pode ser inserido através de uma incisão na linha média pelos ossos nasais (Fig. 15-14). Os ossos nasais podem ser incisados ou enfraquecidos nos dois lados com osteotomias transversais, o que controla o lugar de fratura cefálica. Isso

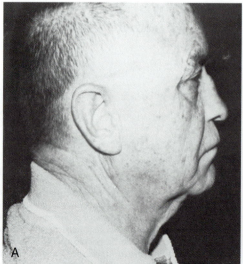
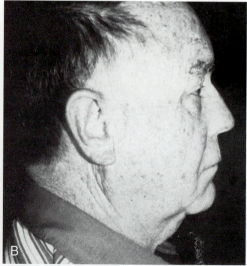

FIGURA 15-9. Correção da retração da columela. **A,** Retração da columela marcada e da ponta caída (visão pré-operatória). **B,** Após reconstrução septal com rotação da ponta e preenchimento columelar.

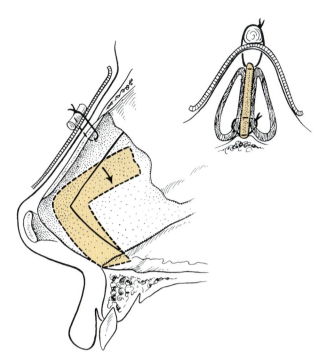

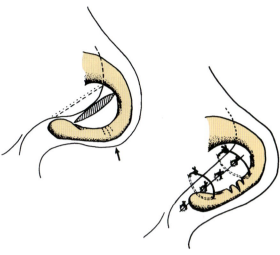

FIGURA 15-10. Sutura de tração dorsal. Se a perda de suporte resulta de lesão ou cirurgia na junção da cartilagem septal com os ossos nasais e a lâmina perpendicular do etmoide, o septo caudal remanescente inclina-se para baixo (*seta*). Uma sutura de tração pode ser passada pela pele do dorso do nariz e, então, usada para prender o septo sozinho ou o septo com as cartilagens laterais superiores. Depois, a sutura de tração é passada por uma tala nasal macia, fina e metálica e presa sobre um coxim. As suturas de tração dorsais podem ser usadas simplesmente para manter a posição e o apoio, enquanto a cirurgia intranasal inteira é concluída e o nariz, fechado. As suturas são removidas depois. Quando necessário, as suturas devem permanecer na posição por uma semana e devem ser removidas com a tala.

FIGURA 15-11. O complexo septocolumelar. Fora as anormalidades laterais da narina e sua relação com a columela, esse complexo envolve pelo menos os septos caudal e membranoso e a curvatura e a força das cruras mediais. A borda caudal exageradamente convexa das cruras mediais, conforme ocorre no caso da columela pendente, pode ser parcialmente seccionada para que elas se estirem com a sutura. Pode ser necessária uma ressecção parcial do septo caudal cartilaginoso e membranoso. O complexo septocolumelar é reestabelecido com suturas, com suturas transfixantes septocolumelares. As cruras mediais podem ser abordadas de maneira retrógrada através de uma incisão transfixante e elevação subcutânea da pele ou por abordagem externa.

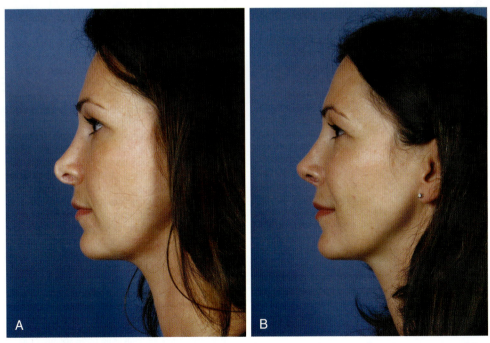

FIGURA 15-12. Retração cefálica da margem alar. **A,** Complicações pós-operatórias: o sempre frequente edema da supraponta ou deformidade da supraponta e retração cefálica da margem alar lateral. **B,** A correção é realizada com a redução do septo nasal cartilaginoso e a remoção do tecido fibroso da parte superior da ponta. Em seguida, esculpem-se as cartilagens laterais inferiores, o que libera as cruras laterais, inserindo um implante de cartilagem retrógrado ao longo da margem alar (Fig. 15.13).

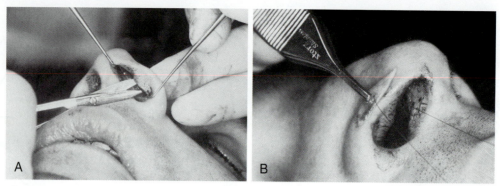

FIGURA 15-13. Implante retrógrado da margem alar. **A,** Criação retrógrada do bolsão por meio de uma incisão marginal da cartilagem alar, abaixo da borda. **B,** O implante esculpido de cartilagem é trazido para o bolsão com suturas de tração e mantido nessa posição com suturas transalares presas com fio de polietileno fino.

permitirá que o cirurgião controle o lugar do ângulo nasofrontal quando a giba óssea for removida. Após a remoção, o ângulo pode ser suavizado ou aprofundado com uma raspa ou um instrumento de secção.

Em pacientes com um ângulo nasofrontal agudo, o nariz em geral parece ser pequeno e com muita projeção. Nesses pacientes, o ângulo nasofrontal pode ser aumentado com cartilagem autógena, osso ou quaisquer materiais aloplásticos mencionados anteriormente. A cartilagem autógena é o material geralmente escolhido por conta da sua baixa taxa de absorção e não reatividade. Uma bolsa com tamanho preciso deve ser criada para que não haja movimento do enxerto e para que ele seja estabilizado através de suturas transcutâneas que o amarrem sobre um reforço.

ASSIMETRIAS NA PONTA E NA ALAR
ENXERTOS DE PONTA

Este tópico considera a correção de assimetrias e deficiências graves da ponta do nariz que ocorrem decorrentes de traumatismo ou deformidades congênitas. Para esses narizes, uma exposição ampla das CLIs é totalmente essencial e pode ser alcançada através de técnicas fechadas ou por uma abordagem externa.

Quando as assimetrias das CLIs são graves, o manejo requer modificações nas cartilagens normal e anormal, se o objetivo for chegar a uma ponta simétrica. A porção cefálica da CLI é um excelente implante para usar na ponta nasal de modo a cobrir angulações, preencher pequenas depressões e reforçar a cartilagem por sutura direta. Quando é necessário um aumento maior, a cartilagem esculpida ou laminada, septal ou auricular, é útil (Fig. 15-15). Na ponta, esses implantes podem ser combinados ou suturados diretamente aos domos das CLIs. Se uma distorção marcante ocorrer com uma retração associada no tecido mole, pode ser necessário liberar a crura lateral da CLI no lado comprometido tanto da pele dorsal quanto vestibular e, depois, avançar a crura lateral até a ponta do nariz entre as duas camadas da pele, como na técnica usada na reparação do nariz de lábio leporino (Fig. 15-16).

O septo é uma fonte ideal de enxertos para serem colocados na ponta do nariz. Tal implante tem um efeito estabilizador para as cruras mediais e os domos, mantendo sua ligação e dando uma maior projeção à ponta. Essa técnica é útil para a ponta do nariz com traumatismo grave e para o nariz que já foi operado, nos quais, bem frequentemente, muito tecido tenha sido removido das CLIs. Um enxerto da ponta do nariz ou um enxerto escudo deve ser suturado diretamente nas CLIs, o que pode ser conseguido

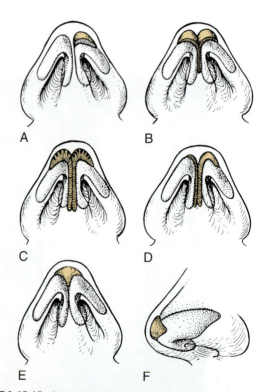

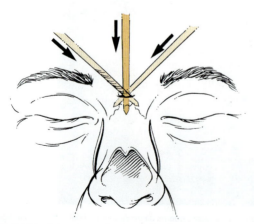

FIGURA 15-14. O ângulo nasofrontal é reduzido com a colocação de um osteótomo de 2 mm através de um incisão e criação de uma angulação mais profunda, juntando as duas partes laterais em ângulo reto.

FIGURA 15-15. A cirurgia revisional com implantes para a ponta nasal. **A,** Um simples implante *onlay*, que pode ser suturado na posição à cartilagem ou mantido por uma sutura de tração pela pele externa. **B,** Implante na ponta e na columela, mais comumente usando uma cartilagem auricular. **C,** Contorno do implante através de uma incisão. **D,** implante assimétrico. **E** e **F,** Botão da ponta com estabilização entre as cruras mediais.

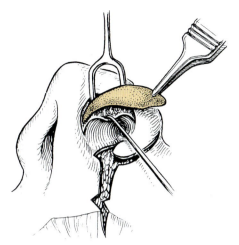

FIGURA 15-16. Liberação da cartilagem alar do nariz de lábio leporino ou para certas assimetrias da cartilagem lateral inferior (CLI). A CLI é liberada da pele da superfície e vestibular, o que possibilita ser rodada medialmente para projetar a ponta do nariz. A cartilagem é, então, colocada entre as duas superfícies de pele na nova posição e sustentada com suturas transalares presas sobre um filme plástico plano na superfície externa. Esta técnica é usada para deformidades nasais unilaterais e bilaterais e pode ser aplicada tanto por uma abordagem intranasal quanto externa. Abaulamentos em ambas superfícies devem ser evitados.

prontamente pelas incisões intranasais (incisões marginais de cartilagem alar), ou o material do enxerto pode ser colocado através de uma rinoplastia externa, mais fácil e com menos chance de ser deslocado (Fig. 15-17). A migração dos enxertos em escudos é um grande problema e a sutura direta evita esse deslocamento. Removendo uma cunha da borda inferior do escudo, dois pontos são criados ao longo da borda inferior que ajudam na estabilização.

ENXERTOS FIXADORES ALARES (ALAR BATTEN GRAFTS)

A porção das fossas nasais imediatamente abaixo das CLSs tem uma importância funcional especial. Essa área da válvula precisa ser considerada especialmente quando as CLSs e CLIs colapsam para dentro ao nível do *limen vestibuli*. Nesse caso, pode ser necessário colocar implantes de cartilagem auricular ou septal, moldados de maneira que a convexidade fique para fora, criando um efeito de "suporte flutuante". A porção cefálica das CLIs, com sua pele vestibular, pode ser rodada até um defeito na supraponta. Em

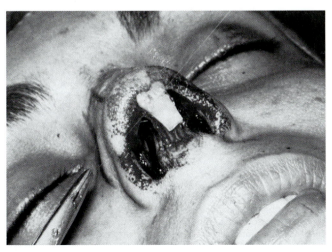

FIGURA 15-17. A rinoplastia externa possibilita que o enxerto em escudo seja suturado na posição. (Cortesia de Dr. Calvin Johnson, New Orleans, LA.)

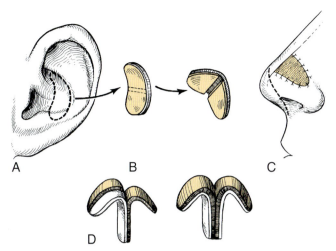

FIGURA 15-18. A, A cartilagem auricular pode ser usada como um enxerto composto; a fina pele anterior anexa é usada para abrir a área da válvula quando há perda de suporte e diminuição da área significativa. Excisa-se a pele da porção central do enxerto, que "monta" no septo como uma sela. A pele inserida na abertura mucosa. Para evitar uma grossura excessiva do dorso, pode ser necessário excisar uma faixa de cartilagem ao longo do dorso do septo. As bordas da pele são suturadas precisamente à mucosa nasal. **B,** Posição do enxerto alargador (*spreader graft*). **C,** Enxerto alargador (*spreader graft*) sendo suturado na posição. **D,** Enxerto de suporte (*batten graft*) suturado na posição.

geral, tanto pele quanto cartilagem são necessárias, e a curvatura natural da concha da orelha, com sua fina pele anterior, é um enxerto composto ideal para ser usado na área de válvula. O enxerto substitui a cartilagem septal e a pele auricular do enxerto é suturada à mucosa nasal (Fig. 15-18). O enxerto composto é uma fonte de apoio e revestimento para a área da válvula constrita.

TÉCNICAS DE SUTURA

A sutura no entorno da ponta nasal é uma técnica reversível e não destrutiva que possibilita a redefinição e o reposicionamento da ponta do nariz sem alterações estruturais. A sutura no entorno é realizada "de baixo pra cima."[10,11] Várias técnicas de sutura possibilitam contornar as CLIs. A sutura que abrange as cruras laterais, a sutura transdomal e a sutura interdomal são técnicas usadas comumente para que mudanças precisas sejam realizadas de maneira reversível.

TÉCNICAS DE TRANSPOSIÇÃO

A transposição das cruras laterais pode ser usada em pacientes com concavidades extremas nas cruras laterais, que causam covas no lóbulo lateral do nariz e na asa do nariz com estreitamento da válvula nasal. Após a divisão do domo ter sido realizada, as cruras laterais estarão completamente liberadas de todos os anexos. Os segmentos liberados das cruras laterais côncavas podem então ser dobrados e suturados à crura medial e à pele vestibular; as cruras, até então côncavas, agora têm uma superfície convexa na parte externa do nariz, o que corrige as covas e evita o colapso.

NARIZ TORTO

O acompanhamento cirúrgico do nariz torto segue como um dos maiores desafios na cirurgia plástica facial. O paciente e o cirurgião devem ter expectativas realistas quanto ao grau de correção que pode ser obtido sem comprometer o apoio do nariz e sua função. Para corrigir o nariz torto, o cirurgião deve determinar as deformidades específicas presentes. Um exame nasal detalhado deve ser realizado, com inspeções externa e interna usando palpação. O apoio estrutural, a simetria e o desvio de ossos nasais,

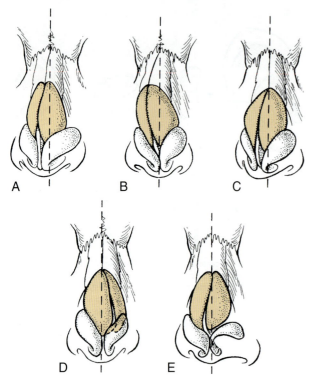

FIGURA 15-19. Várias deformidades nasais e de componentes anatômicos envolvidos. Cada componente anatômico do nariz desviado ou torto influencia os componentes restantes, sobretudo aqueles imediatamente adjacentes, assim como cada etapa da cirurgia influencia as outras etapas. **A,** O desvio do nariz inteiro, incluindo os ossos nasais até o rádix. **B,** O nariz torto com a ponta e o septo caudal retornando à linha média. Os ossos nasais são desviados da linha média até a rádix. A maior convexidade ou a concavidade do dorso ósseo e cartilaginoso costuma estar na sua junção. **C,** O desvio dos componentes cartilaginosos do nariz, incluindo o septo, com deslocamento caudal para fora da espinha anterior. **D,** Desvio do septo dorsal e do ângulo septal com o restante do nariz na linha média, o que gera uma distorção da cartilagem lateral inferior, com assimetria verdadeira ou simulada. **E,** O desvio do septo dorsal e o ângulo septal com distorção da ponta inteira do nariz e das cruras mediais.

CLSs e CLIs precisam ser avaliados durante o exame externo (Fig. 15-19). O exame interno torna possíveis a inspeção e a palpação do septo e da espinha nasal, nos quais as posições relativas à linha média são importantes de determinar.

O nariz torto é mais bem conduzido com uma abordagem externa; entretanto, se a deformidade primária do paciente tiver sido na pirâmide óssea, a abordagem fechada será suficiente. Note-se que o nariz torto é muitas vezes associado a um rosto assimétrico. Tal característica deve ser esclarecida com o paciente no pré-operatório, pois a retificação do nariz nesse paciente costuma ser indesejável.

RECONSTRUÇÃO SEPTAL

Não precisa ser enfatizado que, se o septo não for retificado, não será obtido um resultado satisfatório. Para liberar o septo, o cirurgião terá de elevar os retalhos mucoperiosteais do assoalho do nariz abaixo das CLIs, que devem ser liberadas do septo dorsal para que elas sejam reorientadas na linha média. Muitas vezes, a subluxação do septo caudal contribui para a deformidade do nariz torto. A subluxação diminui o suporte da ponta e pode causar assimetrias das cartilagens alares. Para corrigir a subluxação, o septo caudal deve ser liberado da espinha nasal. O septo e a espinha nasal devem ser aparados e o septo caudal deve ser, então, suturado à espinha nasal na linha média. Várias modificações septais foram discutidas em outras partes desse livro e não serão repetidas aqui.

OSTEOTOMIAS

Antes de realizar osteotomias para realinhar o compartimento nasal, o cirurgião deve determinar exatamente o tamanho da redução da giba que será realizada, se for necessário. Em geral, em um nariz com uma giba por traumatismo, o desnível é criado pela perda do apoio e pelo achatamento da porção cartilaginosa do dorso. Nesses pacientes, inicialmente convém prestar atenção ao aumento da projeção cartilaginosa com a cirurgia septal combinada com a cirurgia da ponta nasal.[12] Se a giba dorsal for removida, o desvio do compartimento ósseo precisa ser levado em consideração. No caso de um nariz desviado externamente, a assimetria do dorso, tanto ósseo quanto cartilaginoso, fica geralmente aparente, o que pode ser corrigido com uma remoção assimétrica da giba e uma remoção de maior volume de osso e cartilagem no lado mais longo ou côncavo (Fig. 15-20). Em alguns pacientes, convém seccionar a mucosa e o osso ou cartilagem durante a remoção da giba, o que é particularmente necessário quando uma giba grande for removida. A mucosa remanescente abaixo do dorso pode sofrer uma herniação para cima, abaixo da pele, e resultar em um indesejável preenchimento completo do dorso.

As osteotomias medianas são realizadas primeiro.[2,12,13] Se uma osteotomia intermediária estiver planejada para ser realizada entre as osteotomias medianas e laterais, ela deve ser feita em segundo lugar; a osteotomia lateral é realizada por último. Caso uma lâmina grossa do osso esteja evidente, próximo da borda superior do teto, agora aberto, ela pode servir de ponto de apoio para os ossos nasais saírem do násio, enquanto a borda inferior se move medialmente. Esse calço do osso é removido com um osteótomo. Uma incisão é feita no plano do septo e, então, no plano dos ossos nasais (Fig. 15-21).[12,18] Depois disso, as osteotomias médias são estendidas até o rádix, seja em um plano paralelo ao septo nasal ou em uma curva lateral até a posição da extremidade superior da osteotomia lateral. Considera-se estender a incisão óssea até o rádix uma osteotomia completa, o que é, em geral, essencial em um nariz torto, particularmente se o desvio for até o rádix (Fig. 15-22). Quando for necessário, na finalização das osteotomias medianas e laterais, o osteótomo é reinserido na osteotomia mediana e levado até o osso firme do rádix, onde um ponto de apoio forte para o osteótomo é formado. O osteótomo é usado para fraturar o osso nasal e a lâmina perpendicular do etmoide até a linha mediana. Essa não é uma manobra de fratura externa, mas uma fratura da porção central do complexo nasal superior para incluir a linha mediana da raiz dos ossos nasais e a lâmina perpendicular do etmoide (Fig. 15-3).

Em um nariz largo e plano em que não só é necessário mudar a linha de perfil, o teto plano do compartimento ósseo e a CLS devem ser estreitados. A osteotomia intermediária, realizada de maneira transmucosa, é útil nesse sentido (Fig. 15-23).

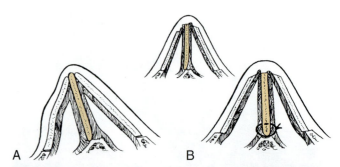

FIGURA 15-20. A, Pirâmides nasais com assimetrias laterais, tanto ósseas quanto cartilaginosas, no nariz desviado. Remove-se a giba de modo assimétrico até os ossos nasais. **B,** A relação corrigida com reconstrução septal combinada. Ocasionalmente, os enxertos podem ser colocados sobre o lado curto ao invés de reduzir o lado comprido. A inserção revela deformidades que podem ocorrer com o osso nasal longo, que permanece maior do que o pequeno após a remoção da giba, se essa assimetria não for considerada.

15 | TÉCNICAS ESPECIAIS DE RINOPLASTIA

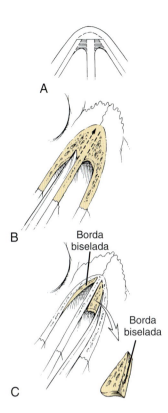

FIGURA 15-21. A, Quando realizar osteotomias mediais, é importante encurtar a porção grossa do osso entre o dorso e o osso nasal. **B,** O osteótomo é colocado verticalmente no plano do septo nasal e o corte, realizado ligeiramente mais alto que a área de giba a ser removida. **C,** Um segundo corte é feito de modo biselado para encurtar os ossos nasais, o que abre o teto do nariz para um nível mais alto e ajuda em uma fratura mais superoposterior ou transversa. Também evita a formação de calo ósseo que leva a um alargamento pós-operatório do nariz.

Em um nariz desviado, a osteotomia lateral segue a curvatura do sulco nasofacial – ou seja, contra a face da maxila – e com a rotação do osteótomo, curva-se para cima para juntar-se à osteotomia mediana. Levando em consideração que a osteotomia foi realizada conforme recomendado, extensões inadvertidas de fratura e espículas ósseas são raras.[12,14] A osteotomia alta – ou seja, aquelas longe da face maxilar – são satisfatórias no caso de algumas rinoplastias estéticas, mas, para narizes com desvios externos, as osteotomias baixas completas são aconselháveis. Tais procedimentos requerem a criação de uma fratura transversa que junte as osteotomias medianas e laterais em suas extremidades cefálicas.

Há um debate sobre os benefícios de se descolar o periósteo que se sobrepõe à osteotomia para preservá-la, em vez de simplesmente realizar uma osteotomia através do periósteo. Acreditamos firmemente na abordagem subperiosteal e, com um plano avascular com mínima elevação lateral, a cobertura periosteal é preservada para ser costurada no lugar da osteotomia. Sem a elevação periosteal, a borda do osteótomo irá lacerar o periósteo e, talvez, causar um traumatismo no tecido subcutâneo também. A osteotomia lateral pode ser realizada através de uma incisão intranasal horizontal na abertura piriforme. Para os casos em discussão, em que, geralmente, já exista um grande nível de cicatrização devido a traumatismo mucoso ou cirurgia extensiva anterior, preferimos uma abordagem através de um sulco bucal. Isso evita incisões intranasais adicionais e possíveis cicatrizações circunferenciais. Na cirurgia de revisão, quando o lugar da osteotomia anterior está proeminente, múltiplas osteotomias ou a fragmentação no local parecem produzir um resultado mais aceitável do que simplesmente raspar a área ou repetir uma única osteotomia.

ENXERTOS DE ALARGAMENTO (*SPREADER GRAFTS*)

Uma vez que as CLSs tenham sido liberadas do septo, o grau de desvio dorsal pode ser determinado. Se esse desvio for menor, as osteotomias podem realinhar o nariz à linha média e as CLSs só precisarão ser suturadas ao septo. Se houver um desvio septal dorsal significativo, conforme observado na deformidade em forma de C, um enxerto exterior pode ser colocado no lado côncavo para camuflar a deformidade. Outro método para ajudar a ocultar a concavidade da deformidade septal é inserir um enxerto de alargamento (*spreader graft*), retirado da cartilagem septal e colocado acima da mucosa intranasal intacta entre o septo e a CLS (Fig. 15-24). O enxerto irá preencher a concavidade da deformidade em forma de C e preservar a área transversal da válvula nasal. Esses enxertos também irão corrigir a depressão observada no colapso da CLS. Se o dorso for reduzido em mais de 3 mm, a largura confluente do dorso cartilaginoso será bastante comprometida e os enxertos de alargamento deve ser considerados de modo a evitar um dorso estreitado e uma deformidade em V invertido.

NARIZ EM SELA

A deformação de nariz em sela é observada em pacientes de maneira secundária à perda de apoio estrutural do nariz com subsequente colapso. Essa deformidade pode ser iatrogênica, como resultado de uma redução exageradamente cautelosa do dorso nasal, ou pode ser traumática ou congênita de origem. Tal perda de suporte pode envolver o dorso ósseo ou cartilaginoso e costuma estar associada a retração da columela e deformidades internas e externas. Uma análise crítica deve ser feita com relação a quais componentes nasais estão comprometidos na deformidade em particular. Ao analisar esse fator, pode-se desenvolver um plano reconstrutivo no pré-operatório.

AUMENTO

Quando o plano reconstrutivo tiver sido desenvolvido, o cirurgião deve decidir que tipo de material de implante será usado para o aumento. Muitos implantes já foram usados no nariz, como tecido autógeno (cartilagem, osso, fáscia e derme), material homólogo (cartilagem irradiada, cartilagem liofilizada, osso e derme acelular) e material aloplástico (Gore-Tex, Mersilene, Proplast, Silastic e Supramid). Materiais de heteroenxerto, como cartilagem ou osso bovino, são usados menos frequentemente por conta da reabsorção.

Preferimos usar materiais autógenos no nariz.[15-22] A cartilagem septal é preferível, mas a cartilagem auricular e da costela também são úteis. Se a pirâmide óssea necessita ser aumentada, a crista ilíaca autógena, o osso calvário ou a costela podem ser usados. A fáscia temporal e a derme são facilmente coletadas e podem ser usadas para preencher, contornar ou suavizar certos defeitos nasais. O Alloderm é processado da derme humana e pode ser usado para aumento da mesma maneira que a fáscia ou a derme. Materiais homólogos já foram usados com sucesso,[23] mas em geral são menos desejáveis por conta da imprevisibilidade a longo prazo em termos de reabsorção e curvatura.[24,25]

Os cirurgiões ainda estão aguardando o desenvolvimento de um implante aloplástico ideal. Os implantes atuais ainda têm um grande risco de rejeição, inflamação e extrusão. O Vicryl, Gore-Tex, Mersilene, Proplast e Supramid são materiais de malha que se tornam parcialmente incorporados aos tecidos circundantes e resultam em uma fina camada de cicatriz sobre o dorso irregular. Implantes com Silastic já foram usados com sucesso no dorso do nariz, mas têm uma maior taxa de extrusão e uma sensação artificial no terço inferior do nariz.

Atualmente, a Gore-Tex é nosso enxerto aloplástico preferido para aumento dorsal. A tolerância do Gore-Tex como material de implante tem farta documentação.[11,26,27] Além disso, quantidades mínimas de aumento fibroso interno levam à estabilidade do implante, mas não restringem sua remoção quando necessário. As

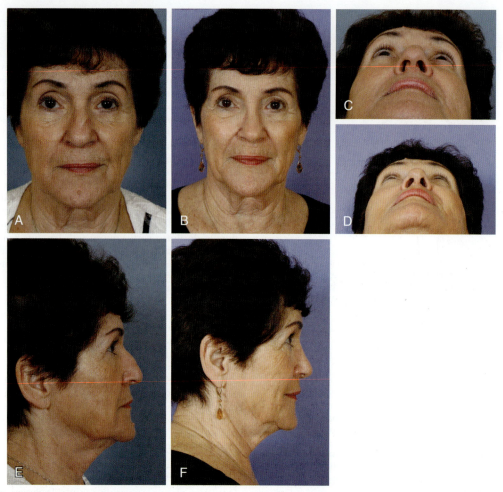

FIGURA 15-22. Osteotomias mediais e laterais curvadas em um nariz torto com uma raiz nasal estreita. **A,** A raiz nasal estreita é desviada apenas na porção inferior dos ossos nasais. O deslocamento da borda caudal do septo também está aparente nessa visão anterior. O desgaste do osso ou as osteotomias mediais curvadas combinadas com uma osteotomia lateral ligeiramente mais curvada para cima são indicados para esse caso. **B,** O resultado pós-operatório em que a fratura da porção medial estreita dos ossos nasais era desnecessária. **C** e **D,** A mesma paciente com um evidente deslocamento caudal do septo e alguma distorção tardia na proeminência da crura medial no lado direito. O nariz havia sido adequadamente retificado, a projeção da ponta foi mantida e o septo caudal foi mantido na posição. Entretanto, a proeminência da crura medial persiste. **E,** O perfil também demonstra o deslocamento caudal do septo na narina direita e a necessidade de uma remoção conservadora da giba, um aumento da projeção da ponta e um pequeno implante na bochecha. **F,** Resultado pós-operatório.

folhas reforçadas de 4 a 7 mm são muito mais fáceis de esculpir para aumentar. Com esses implantes e as folhas, é importante afilar a borda para assegurar uma transição suave ao tecido mole circundante, o que pode ser feito por meio de um bisturi afiado e biselado ou quebrando as margens com uma pinça hemostática ou um porta-agulhas. Caso a deformidade de nariz em sela necessite de uma cirurgia septal extensa e osteotomias, às vezes é melhor realizar o procedimento e, em uma segunda operação, colocar os implantes. Uma reconstrução septal extensa pode ser essencial para o estiramento completo do nariz e para o aumento da altura vertical, de modo que o tamanho do implante requerido é menor (Fig. 15-25). No caso do nariz em sela, a válvula anterior costuma ser circular, ao invés de oval ou piriforme, e a reconstrução septal deve ser combinada com zetaplastia intranasal para liberar as retrações cicatriciais e abrir as áreas da válvula anterior.

Uma das dificuldades da rinoplastia e, sobretudo no caso de rinoplastia de revisão, é assegurar um contorno suave no dorso nasal, o que pode ser especialmente difícil em pacientes com pele fina quando são usados implantes. Quando há irregularidades na pele e na cicatrização ou aderências cicatriciais na estrutura nasal subjacente, é necessário evitar a recorrência, uma vez a pele nasal sendo levantada. Implantes de cartilagem autógena laminados e esculpidos de qualquer natureza podem deixar bordas irregulares ou uma superfície irregular. Uma maneira de suavizar essas bordas e outras irregularidades consiste em drapear um pedaço de fáscia temporal sobre as estruturas cartilaginosa e óssea inteiras. O enxerto de fáscia temporal pode ser colocado através de uma incisão intercartilaginosa ou de uma rinoplastia aberta. O enxerto fixa-se na posição com suturas de tração, que são, então, presas a um apoio de plástico mole ao nível do ângulo nasofrontal em cada lado e com sutura direta inferior, lateral e no dorso. Uma sutura precisa e direta pode ser conseguida por meio de uma rinoplastia aberta. A fáscia temporal já demonstrou que não reabsorve de maneira significativa *in vivo*[28] e a morbidade do local doador é mínima. Essa técnica de enxerto da fáscia é uma parte importante do arsenal cirúrgico, sobretudo para a rinoplastia de revisão, irregularidades dorsais, cicatrizes e implantes suprajacentes (Fig. 15-26). O Gore-Tex com folha cardiovascular de 0,4 mm ou o Alloderm podem ser usados no lugar da fáscia com pequeno risco de reação ou extrusões (Fig. 15-26, D e E).

INDICAÇÃO

Deformidades de nariz em sela amenas são observadas em pacientes com uma depressão pronunciada na supraponta. O nariz parece largo e, se houver uma giba dorsal, ela é acentuada pela depressão

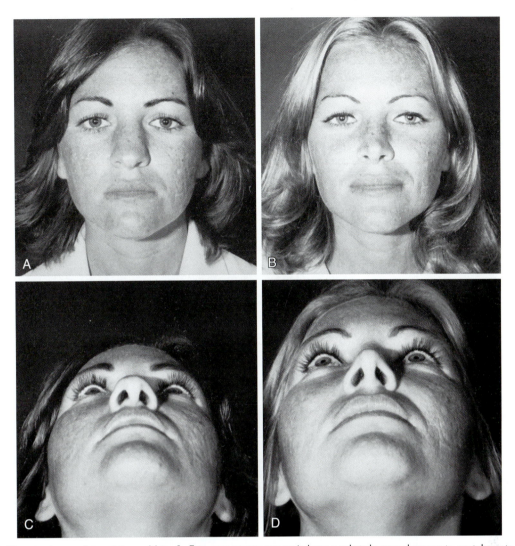

FIGURA 15-23. Osteotomia completa e intermediária. **A,** Este caso mostra um nariz largo e achatado com alargamento protuberante dos ossos nasais. Apenas uma mudança mínima no perfil é necessária. Essa paciente precisaria estreitar o nariz, o que se consegue em muitos casos com o uso de uma osteotomia intermediária colocada no meio do caminho entre uma osteotomia medial completa e uma osteotomia baixa lateral. **B,** Os resultados dessa cirurgia combinada com um implante de cartilagem autógeno na columela. O dorso cartilaginoso foi estreitado sem mudar o perfil. **C** e **D,** Visões basais da mesma paciente antes e depois do estreitamento, com definição e aumento da projeção da ponta e do suporte de columela.

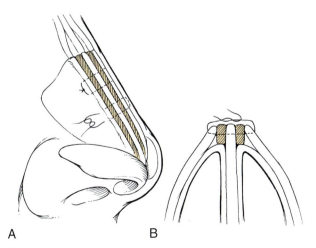

FIGURA 15-24. A, Enxertos alargadores (*spreader grafts*) bilaterais suturados na posição. **B,** Enxertos alargadores (*spreader grafts*) extramucosos em posição.

na parte de cima da ponta. Tal deformidade pode ser corrigida com o aumento da supraponta com cartilagem macerada ou fáscia. O implante deve ser colocado no menor bolsão possível para preservar a estabilidade, além de esculpido e biselado de modo a reduzir quaisquer irregularidades e a suavizar as suas bordas.

As deformidades de nariz em sela mais graves apresentam retração na columela secundária à perda de cartilagem quadrangular e um dorso em prolapso. As pirâmides cartilaginosas e ósseas podem ser alargadas ou aplainadas, o que requer várias osteotomias. O implante dorsal deve ser cuidadosamente modelado, com particular atenção à preparação do local recipiente e à superfície correspondente do implante, de modo que o implante irá se encaixar confortavelmente nos ossos nasais rugosos. A superfície de baixo do implante deve ser côncava para se encaixar na curvatura do dorso do nariz. Um conceito tridimensional deve ser levado em conta na confecção do enxerto. O aspecto dorsal do enxerto deve ser quase reto e se estender no diâmetro completo do nariz (Fig. 15-27). Os enxertos devem ter camadas para incrementar o aumento. Os enxertos de osso devem ser fixados nos ossos nasais com um fio Kirschner, e uma tala nasal externa deve ser aplicada por vários dias.

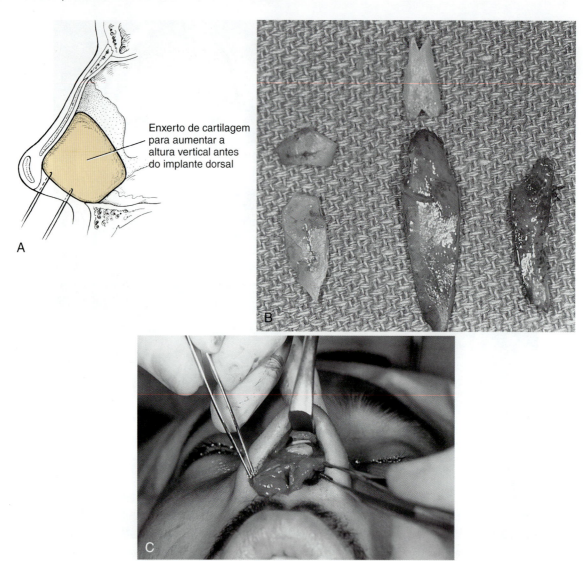

FIGURA 15-25. A, O septo e a deformidade de nariz em sela. A cartilagem septal retificada pode ser reinserida como um suporte columelar grande para aumentar a altura vertical do nariz e dar apoio ao implante dorsal. **B,** Os implantes de cartilagem do septo nasal. **C,** Os implantes de cartilagem laminados suturados na posição por uma abordagem aberta. As irregularidades podem ser suavizadas com um revestimento de fáscia temporal ou cobertura Gore-Tex (Fig. 15-26).

ENXERTO AJUSTÁVEL E DINÂMICO DE ROTAÇÃO DA PONTA NASAL

Os enxertos ajustáveis e dinâmicos de rotação da ponta (ADRP) são enxertos dorsais de alargamento maiores que continuam para além do septo caudal até o comprimento desejável para desrotação da ponta.[8] O ADRP é muito útil no nariz muito rodado, quando é necessário o deslocamento inferior inteiro da ponta, e a colocação de um enxerto de ponta exacerbaria a aparência da columela.[8] O ADRP restabelece a tensão elástica da ponta nasal, ajuda a estabelecer uma posição confiável para o complexo da ponta do nariz e melhora o colapso da válvula nasal. Por meio de uma abordagem aberta, os enxertos de alargamento dorsal estendidos (*extended spreaders grafts*) costumam ser suturados a um suporte (*strut*) na columela e às cruras mediais do CLI (Fig. 15-28). Os enxertos de alargamento estendidos podem deslizar ao longo do eixo anteroposterior da cartilagem quadrangular, o que permite que o complexo da ponta seja reposicionado até a rotação desejada da ponta e a projeção serem conseguidas. Uma vez que a posição da ponta desejada e a tensão tenham sido alcançadas, os enxertos de alargamento estendidos são suturados à cartilagem quadrangular. Esse enxerto estendido ajuda a diminuir a rotação da ponta e fortalecer o septo dorsal e o ângulo septal anterior.

NARIZ NÃO CAUCASIANO

A cirurgia estética do nariz não caucasiano requer uma análise pré-operatória detalhada para identificar as deformidades estruturais presentes. Quando as deformidades tiverem sido identificadas, as modificações cirúrgicas apropriadas podem ser levadas adiante. As generalidades que seguem se referem em geral ao nariz do negro, embora o dos asiáticos e outras etnias tenham características similares. Em geral, o nariz não caucasiano tem uma pele grossa, cartilagens frágeis, um dorso plano e largo, uma ponta sem muita projeção ou definição com uma base alargada (Fig. 15-29). A pele grossa, sebácea e inelástica limita o grau da escultura da ponta do nariz. O tecido adiposo na ponta pode ser removido e injeções subdérmicas de Kenalog 10 (Apothecon) no pós-operatório ajudam a diminuir o edema da parte superior da ponta e a formação de cicatriz.

A abordagem externa oferece ao cirurgião uma excelente visualização e uma oportunidade de colocar os enxertos com

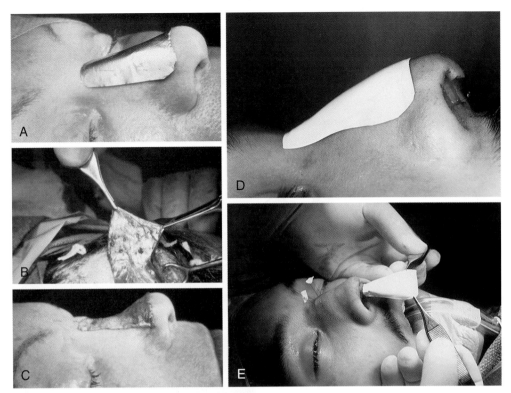

FIGURA 15-26. No caso de um nariz com pele fina e irregularidades ósseas cartilaginosas, como implantes laminados, um enxerto de fáscia temporal pode ser útil. **A,** É criado um molde para dar tamanho ao enxerto. **B,** Coleta-se o enxerto de fáscia temporal através de uma incisão vertical pela porção raspada do couro cabeludo. **C,** O enxerto da fáscia é colocado sobre o dorso nasal antes da inserção no bolso subcutâneo sobre o dorso nasal. **D,** A cobertura Gore-Tex cardiovascular é colocada como um revestimento sobre o dorso para suavizar quaisquer irregularidades. **E,** Como no caso da fáscia temporal, a cobertura Gore-Tex é colocada na posição com suturas de tração. Inferiormente, o revestimento fino pode ser precisamente suturado nessa posição, em especial com a abordagem aberta.

precisão. A incisão transcolumelar no nariz não caucasiano deve ser realizada ligeiramente mais baixo do que no nariz caucasiano, pois o aumento do nariz não caucasiano empurra a pele da columela cefalicamente.[11] Se a incisão é feita no meio da columela, ela pode ser empurrada até a região do lóbulo abaixo da ponta.

Se a cartilagem septal estiver disponível, deve ser coletada para possível uso como *strut* columelar, como um enxerto de ponta ou como um enxerto de dorso isoladamente. O *strut* columelar é suturado às cruras mediais para ajudar a manter a projeção. O enxerto de ponta é modelado e, depois, usado para dar uma definição à ponta e para ajudar a estabilizar as CLIs frágeis. O enxerto de ponta pode ser coberto para dar comprimento ao nariz e para prevenir a rotação excessiva da ponta.

Uma das descobertas mais consistentes sobre o nariz não caucasiano é a maneira como a espinha nasal anterior pouco desenvolvida contribui para o ângulo nasolabial agudo.[25] Os enxertos de preenchimento de cartilagem ou osso sólido ou macerado podem ser colocados na área pré-maxilar para corrigir esse ângulo. Um *strut* columelar também pode ser usado para preencher essa área e dar suporte à ponta.

AUMENTO DORSAL

A aparência plana e larga do nariz não caucasiano está geralmente relacionada com o dorso baixo. Os ossos nasais são, em geral, pequenos e, ainda que a pirâmide óssea pareça larga, é raro que osteotomias sejam necessárias para estreitá-las. O aumento dorsal dá a ilusão de estreitamento da pirâmide óssea. Os tipos de enxerto disponíveis e as técnicas para o aumento do dorso foram descritos anteriormente neste capítulo no tópico sobre deformidades de nariz em sela. Os mesmos processos de decisão e técnicas aplicam-se ao aumento do nariz não caucasiano.

ESCULTURA DA BASE NASAL

A asa nasal grossa, larga e vistosa pode ser modificada por sua redução e seu afinamento. Numerosas modificações do procedimento de Weir envolvem a excisão dos triângulos, calços ou crescentes da base alar em cada um dos lados, que são realizados para estreitar a base nasal e são geralmente combinados com procedimentos para aumentar a projeção da ponta do nariz por meio de mais apoio e mais comprimento da columela. A técnica mais frequentemente usada para o nariz extremamente largo combina o estreitamento da base nasal e a redução do comprimento alar.

A redução da asa deve ser realizada de maneira conservadora e simétrica. Em geral, a largura alar deve ser igual à distância entre os cantos mediais dos olhos. De uma visão lateral, cerca de 2 a 3 mm da columela devem ser visíveis abaixo da asa. Em um nariz não caucasiano, a asa tem uma inserção mais caudal no rosto, criando um lóbulo alar bulboso desproporcional, o que geralmente resulta em um encobrimento alar e uma aparência da columela inadequada.

O planejamento das incisões usadas para a redução da base nasal é ditado pelas necessidades do paciente. A asa e as narinas podem ser reduzidas individualmente ou de maneira combinada, conforme a necessidade de reduzir a proeminência da asa ou o tamanho da narina. Em geral, o nariz não caucasiano necessitaria de uma redução alar com reposicionamento mediano da asa. A partir da base do limite da narina, uma incisão é feita 1 a 2 mm acima da prega (Fig. 15-30). A aba alar pode ser deslocada medialmente e uma quantidade conservadora da asa pode ser excisada. Para evitar cicatrizes visíveis, as bordas cortadas devem ser cuidadosamente reaproximadas. Um fio de sutura cromado 5-0 deve ser usado para reaproximar o retalho alar. Uma ou duas suturas Maxon 5-0 subcutâneas devem ser usadas para reaproximar a incisão

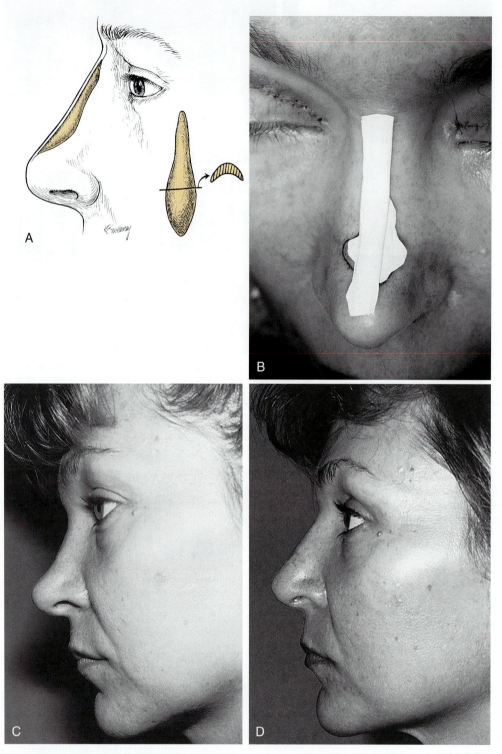

FIGURA 15-27. A, Os implantes dorsais devem ser precisamente contornados nas três dimensões e, preferivelmente, estender-se por todo o dorso nasal. Usa-se material autógeno e, quando tecido nasal ou cartilagem auricular não é suficiente, utiliza-se o osso esponjoso do quadril. Os enxertos de osso ilíaco foram em grande parte substituídos por enxertos de osso calvário hoje em dia. Se o osso ilíaco for usado, mais córtex pode permanecer no osso esponjoso. **B,** A cobertura laminada Gore-Tex para aumento dorsal, com suas margens afiladas e as bordas maceradas. **C,** Visão pré-operatória da deformidade suave de nariz em sela e da irregularidade do tecido mole do dorso cartilaginoso. **D,** Visão pós-operatória com aumento dorsal e preenchimento de tecido mole do dorso nasal cartilaginoso esquerdo.

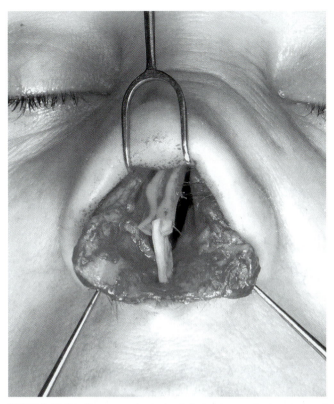

FIGURA 15-28. O enxerto ajustável e dinâmico de rotação da ponta nasal consiste em um *strut* columelar suturado à espinha nasal e a enxertos alargadores estendidos (*extended spreader grafts*). Os enxertos alargadores estendidos são suturados entre as cartilagens laterais superiores e a cartilagem quadrangular para melhorar a rotação e a projeção.

da junção alar-facial. Poucas suturas simples 6-0 facilmente absorvíveis são usadas para reaproximar as bordas da pele.

ESCULTURA DO TECIDO MOLE ALAR

A redução da base nasal pode ser combinada com uma cirurgia para a borda inferior grossa da asa, o que requer excisão e afinamento (Fig. 15-31). Mais procedimentos podem ser necessários para arquear a asa, a fim de corrigir o encobrimento alar. Ao esculpir ou afinar a asa ou a margem da narina, a excisão deve ser feita ligeiramente em direção ao lado da narina. Isso não só torna a cicatriz menos visível, mas também cria um rolamento mais natural à borda. O procedimento costuma ser combinado com um apoio à columela ou outro procedimento para criar uma maior aparência da columela com relação à margem alar. Outras técnicas podem ser usadas para criar uma maior proeminência columelar, como o uso de enxertos auriculares compostos ou transposição de retalhos de pele e cartilagem a partir da borda cefálica das CLI.

NARIZ DE LÁBIO LEPORINO

A reparação da deformidade nasal em casos de lábio leporino requer uma especial atenção à CLI assimétrica e retrodeslocada na fenda unilateral e à ponta em depressão, assim como a columela relativamente pequena na fenda bilateral. Associada à deformidade, está a hipoplasia da maxila no lado da fenda ou bilateralmente. A hipoplasia do terço médio da face é resultado da falta de penetração mesodérmica (Fig. 15-32).

A deformidade nasal unilateral em pessoas com lábio leporino é assimétrica e complexa, de modo que uma aproximação não consegue revelar todos os seus aspectos tridimensionais. As principais características são o retrodescolamento da CLI no lado comprometido com uma deformidade em forma de S na cartilagem e no tecido mole. O espessamento da asa ocorre lateralmente e a base alar é lateral e inferiormente deslocada, com uma perda do ângulo alar-facial. De maneira clássica, a extremidade caudal do septo é deslocada em direção ao lado normal junto com a espinha nasal anterior e a base da columela. Internamente, um grande esporão posterior, em geral, se estende até o lado da fenda. A maxila é subdesenvolvida no lado comprometido por conta da falta de penetração e desenvolvimento mesodérmico. O domo da CLI no lado da fenda é deprimido, o que resulta em uma falta de projeção da ponta naquele lado. Há, em geral, um assoalho nasal excessivamente largo no lado da fenda, embora uma estenose possa ocorrer depois da cirurgia de reparação do lábio e do assoalho nasal na infância.

A deformidade nasal do lábio leporino bilateral é muito mais complexa do que a deformidade unilateral e os desafios cirúrgicos são muitos. Frequentemente, o subdesenvolvimento da pré-maxila inteira e do prolábio é aparente; e o septo caudal e a columela são curtos. Além disso, na deformidade secundária, a asa é achatada com poucas angulação ou projeção da ponta; um alargamento bilateral do assoalho nasal e achatamento do ângulo alar-facial também estão aparentes.

Embora a reparação do tecido mole possa ser prontamente alcançada no momento da reparação inicial do lábio ou cirurgia de revisão, a reconstrução será inadequada se a simetria da cartilagem e do osso não for abordada. Devemos, muitas vezes, usar uma abordagem externa para as deformidades nasais do lábio leporino unilaterais e bilaterais.[29,30] No caso da deformidade nasal de lábio leporino unilateral, a crura lateral da CLI no lado da fenda é liberada da pele da superfície e da pele vestibular. A cartilagem é deslocada medialmente, de modo que chegue a um tamanho normal (Fig. 15-33). A posição é mantida com suturas ao domo oposto para projetar a ponta no lado da fenda, junto com suturas pela pele vestibular, pela cartilagem e pela pele da superfície (Fig. 15-33). Essas suturas de *nylon* 5-0 transalares são fixadas sobre uma tala plástica plana e fina apenas no lado da superfície de pele. Com a rinoplastia aberta, é possível, com visão direta, estabilizar a crura lateral comprometida depois com uma sutura diretamente na CLS ou no septo (Fig. 15-34). Esse fato é muito importante quando se desloca o lado da fenda de maneira caudal, o que resulta em uma deformidade no encobrimento da columela.

No caso da deformidade unilateral de lábio leporino, convém prestar particular atenção ao deslocamento do septo caudal em direção ao lado normal e ao esporão septal nasal posterior no lado da fenda. Todas as técnicas de rinosseptoplastia podem ser necessárias para corrigir a deformidade nasal de lábio leporino e os enxertos *onlay* são muitas vezes necessários abaixo da base alar no lado da fenda (Figs. 15-35 e 15-36). No caso da deformidade de lábio leporino bilateral, as cartilagens podem ser precisamente dissecadas bilateralmente e liberadas de ambas as superfícies de pele, a fim de possibilitar o recrutamento mediano e a sutura, para projetar a ponta do nariz (Fig. 15-37).

Os enxertos são combinados com osteotomias altas Le Fort I para avanço maxilar em deformidades graves associadas a lábio leporino tanto unilateral quanto bilateral.[31,32] Ambas osteotomias maxilares e mandibulares podem ser necessárias. A oclusão deve ser precisa e combinada com a colocação de tala e fixação interdental. Os enxertos de osso são colocados entre a maxila avançada e as lâminas pterigoides, sobre a face da maxila e a borda da abertura piriforme (Figs. 15-38 e 15-39).

Nos casos de deformidade bilateral de lábio leporino, vários procedimentos de alongamento da columela foram desenvolvidos; a seleção depende da gravidade da deformidade e de qual cirurgia tiver sido realizada.[33] Os procedimentos mais comumente usados para o alongamento da pele da columela são o retalho bifurcado de Millard (Fig. 15-40)[34] e o retalho de Cronin no assoalho do nariz (Fig. 15-41).[35] Ambos os procedimentos aumentam a columela e, quando combinados com técnicas para projetar os domos das CLIs, resultam em uma visível melhora na aparência do paciente.

O texto continua na p. 280

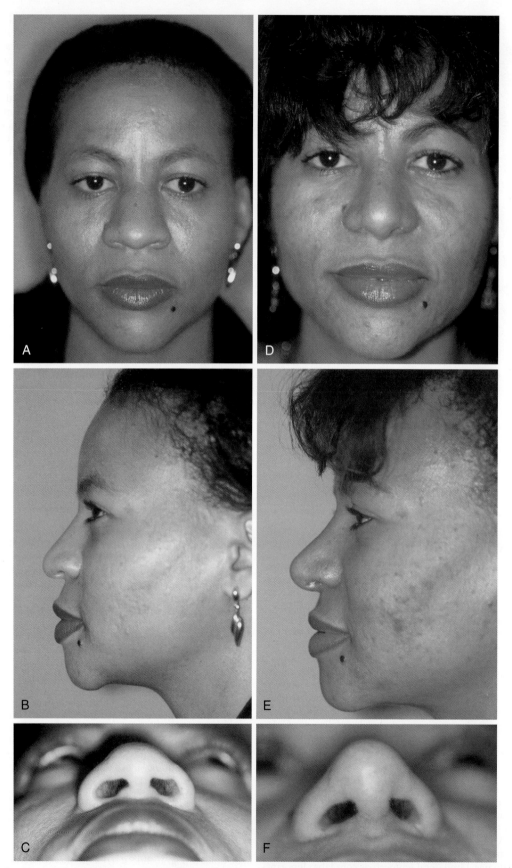

FIGURA 15-29. Rinoplastia não caucasiana, com a colocação de *strut* columelar; enxerto escudo; excisões Weir; e osteotomias mediais, intermediárias e laterais. **A,** Frontal pré-operatório. **B,** Lateral pré-operatório. **C,** Basal pré-operatório. **D,** Frontal pós-operatório. **E,** Lateral pós-operatório. **F,** Basal pós-operatório.

15 | TÉCNICAS ESPECIAIS DE RINOPLASTIA 275

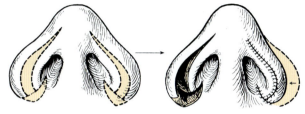

FIGURA 15-31. Redução e afinamento da asa combinados. Para uma asa excessivamente grossa, uma cunha da pele que se estende até a ponta é removida. Essa incisão deve ser ligeiramente interna ou em direção do lado nasal do vestíbulo para criar um aspecto mais desejável e esconder a incisão.

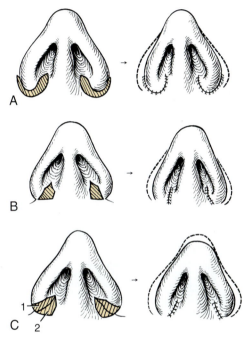

FIGURA 15-30. Manejo da base nasal. **A,** Nossa técnica realizada predominantemente para estreitar a base nasal. A incisão superior, que corresponde a parte interna de uma curva, é alongada com um encurvamento para encontrar a incisão exterior no assoalho do nariz e lateralmente, o que equaliza os dois lados da excisão para fechamento. Usamos suturas intradérmicas e suturas simples. **B,** Estreitamento da base nasal por excisão de uma cunha do assoalho do nariz. **C,** Um procedimento comumente realizado que estreita a base e reduz a altura da asa.

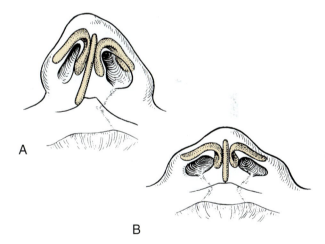

FIGURA 15-32. Deformidades nasais de lábio leporino. **A,** Deformidade unilateral de lábio leporino. **B,** Deformidade bilateral de lábio leporino.

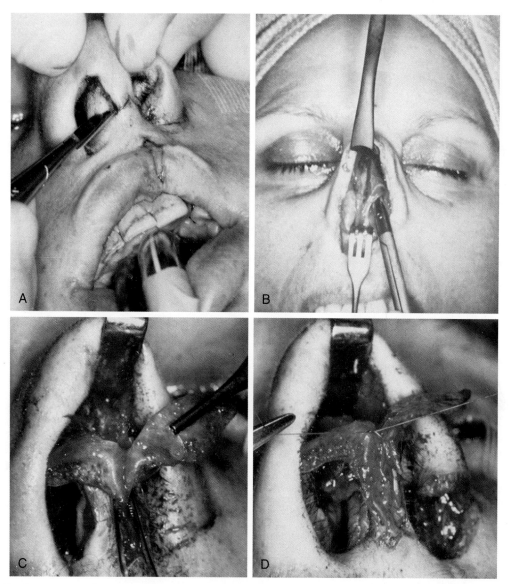

FIGURA 15-33. Abordagem por rinoplastia externa para deformidades nasais de lábio leporino. **A,** A incisão em asa de gaivota invertida é feita abaixo da base das cruras mediais. **B,** As cartilagens laterais inferiores são dissecadas para fora da pele dorsal sobrejacente e a pele vestibular subjacente. As duas cruras laterais são aparadas e moldadas até que sejam simétricas. Nesse caso, as cartilagens laterais superiores foram suturadas sob visão direta até o septo ao longo do dorso. **C,** A exposição completa da cartilagem lateral inferior no lado da fenda, liberando-a da pele da superfície e do vestibular, possibilita o reposicionamento e sua colocação precisa entre as duas superfícies de pele. **D,** As duas cruras mediais são suturadas recorrendo à crura lateral do lado da fenda para projetar a ponta no lado unilateral da fenda ou em ambos os lados no caso de deformidade de lábio leporino bilateral.

15 | TÉCNICAS ESPECIAIS DE RINOPLASTIA   **277**

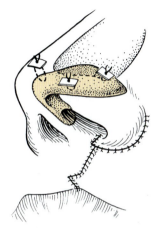

FIGURA 15-34. Sutura das cruras medianas no domo, às vezes com pequena correção da cartilagem retrodeslocada no lado da fenda. A cartilagem lateral inferior sobrepõe-se à borda inferior da cartilagem lateral superior.

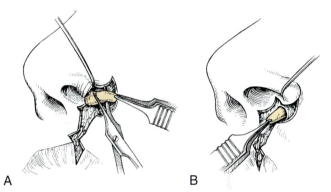

FIGURA 15-35. Afinamento alar lateral e colocação de implantes maxilares. **A,** Qualquer tecido fibroso excessivo anexo à alar é removido de maneira subcutânea entre as superfícies da pele vestibular e da pele externa. **B,** Através da incisão alar, o material do implante de cartilagem ou osso, geralmente obtido do nariz, é colocado sobre a face da maxila abaixo da cicatriz do lábio e da base alar.

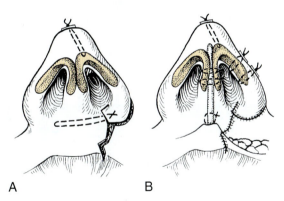

FIGURA 15-36. Reposicionamento e sutura da cartilagem lateral inferior. **A,** A cartilagem alar é reposicionada com ligeira sobrecorreção. Uma sutura subcutânea deve ser usada para reforçar o reposicionamento da base alar em posição simétrica. **B,** Um esquema da operação completa mostra a reconstrução septal, a correção da cartilagem alar distorcida e a correção da base alar deslocada lateralmente. Enxertos de osso e cartilagem são colocados de maneira subperiosteal sobre a face da maxila. Suturas de fixação são presas em talas plásticas planas externamente.

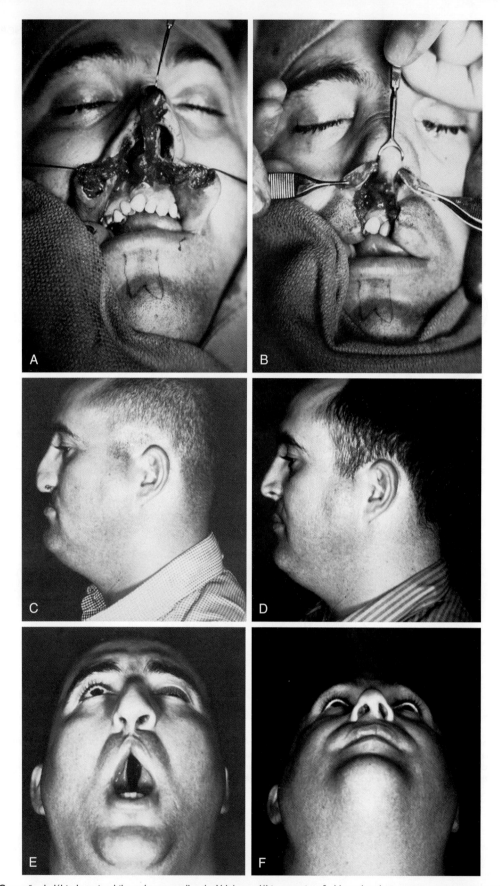

FIGURA 15-37. Correção de lábio leporino bilateral com retalho de Abbé para lábio superior. **A,** Uma abordagem externa por uma incisão transfixante, que difere da abordagem externa mais recentemente popularizada, em que a exposição é externa, ao invés de interna, das cruras mediais no septo membranoso. O reparo do lábio, ao mesmo tempo, é feita com um retalho de Abbé assimétrico por conta da estenose do lado direito. **B,** As cartilagens laterais inferiores são apresentadas bilateralmente através de incisões padrão na margem da cartilagem e são dissecadas para fora tanto da pele da superfície quanto da pele vestibular. Assim, podem ser avançadas até a ponta, suturadas e fixadas entre a pele da superfície e a pele vestibular. **C,** O perfil pré-operatório demonstra a disparidade entre os lábios e entre a maxila e a mandíbula, ilustrando o fato de que o prolábio foi removido. **D,** Aparência pós-operatória. Implantes de cartilagem autógena são colocados na columela; osso e cartilagem do nariz foram colocados sobre a face da maxila. **E,** A visão basal mostra a ausência de prolábio e de estenose do vestíbulo nasal direito. O palato não foi reparado. **F,** A visão pós-operatória mostra a projeção da ponta, o alongamento da columela e o retalho de Abbé assimétrico. A gordura do retalho do assoalho da narina direita foi removida depois.

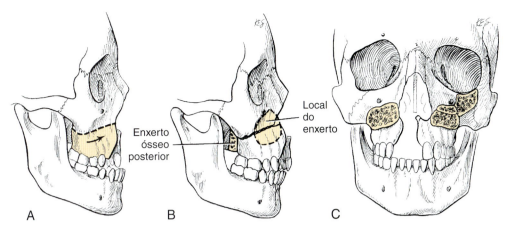

FIGURA 15-38. Osteotomias maxilares Le Fort I para corrigir o hipodesenvolvimento da maxila. **A,** Quando a deformidade inclui má oclusão grave, os enxertos *onlay* por si próprios não são adequados, e uma osteotomia Le Fort I deve ser realizada. **B,** Enxertos de osso são colocados posteriormente entre a maxila e os ossos pterigoides. **C,** Enxertos *onlay* sobre a face da maxila podem ser necessários também. O reposicionamento maxilar deve ser coordenado com um ortodontista. O planejamento e a colocação de uma tala intradental devem ser feitos no pré-operatório.

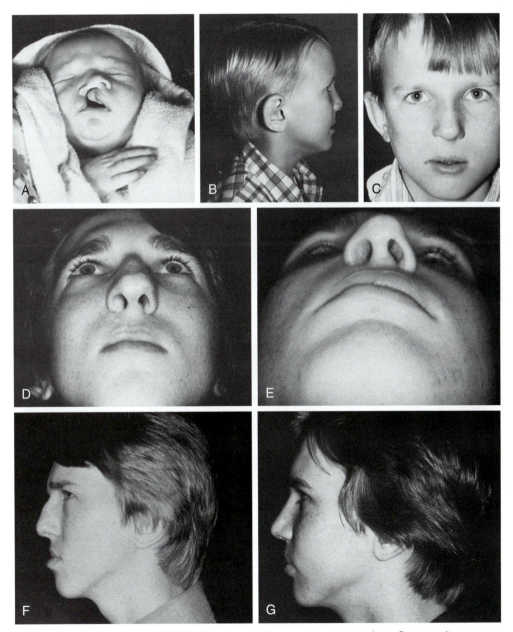

FIGURA 15-39. Deformidades nasal e palatal unilateral de lábio leporino tratadas com osteotomias maxilares. O autor realizou o reparo original das fissuras labial e palatina unilaterais. **A,** A fotografia pré-operatória mostra a gravidade da deformidade e enfatiza a falta de penetração mesodermal da maxila direita. **B** e **C,** Resultados do pós-operatório imediato após o reparo do lábio e do palato que revelam o perfil com aparência nasal e relações maxilares e mandibulares satisfatórias. **D** e **E,** Um resultado mais tardio mostra as mudanças que ocorreram na base nasal com correção do deslocamento septal caudal. **F** e **G,** Aparências pré e pós-operatórias após a osteotomia Le Fort I e implantes de osso autógeno em uma rinoplastia de revisão aos 18 anos de idade.

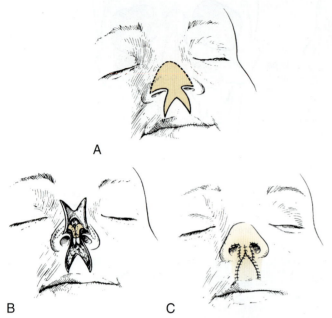

FIGURA 15-40. Técnica do retalho de Millard para alongar a columela. **A,** Cada retalho deve ser cuidadosamente desenhado para comprimento e largura apropriados. Modificações podem ser necessárias, dependendo do grau e da localização da cicatriz no lábio. **B,** A técnica de Millard deve ser combinada com uma rinoplastia externa para aumentar a projeção da ponta do nariz. **C,** Os retalhos do lábio são avançados para cima para aumentar a columela.

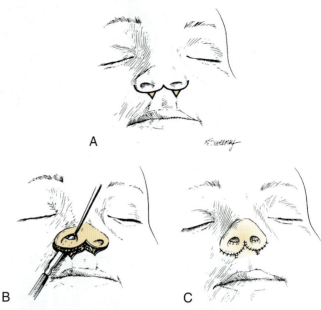

FIGURA 15-41. Técnica de Cronin para alongar a columela. **A,** Incisões são feitas abaixo dos vestíbulos nasais bilateralmente. **B,** Os vestíbulos nasais são dissecados para fora bilateralmente e avançados medialmente para alongar a columela. Os triângulos de Burow podem ser excisados nas cicatrizes de lábio leporino bilaterais. Um *strut* de columela deve ser suturado para manter a projeção da ponta. **C,** As incisões são fechadas, avançando o tecido do vestíbulo nasal para cima, de modo a aumentar a columela.

Quando há uma estenose das vias aéreas nasais, as técnicas precedentes podem ser usadas para controlar as deformidades na CLI, septo e alares. No entanto, um prolongamento alar deve ser deslocado lateralmente para abrir a via aérea. O assoalho é alargado com o avanço de um retalho V-Y. A asa é, então, deslocada lateralmente pela excisão de um crescente da pele lateralmente ao lugar do prolongamento alar (Fig. 15-42).

RESUMO

Este capítulo enfatiza a série de deformidades nasais septais que podem necessitar de correção. As deformidades internas e externas combinadas, os deslocamentos e as torções requerem uma correção cirúrgica combinada interna e externa. Para chegar a uma correção adequada, o arsenal do cirurgião deve incluir o espectro completo das técnicas avançadas e sofisticadas para reconstrução septal e rinoplastia corretiva.

Muitas vezes, o estigma do lábio leporino é acentuado por uma deformidade nasal residual. Conforme as técnicas de tecido mole se desenvolvem, geralmente é a deformidade nasal que chama a atenção para o lábio. Por conta das distorções criadas pela falta de penetração mesodérmica, as deformidades nasais irão persistir, não importa se as anormalidades labiais e nasais tiverem sido bem reparadas primeiramente. A deformidade do lábio leporino apresenta problemas cirúrgicos únicos que podem ser difíceis de corrigir.

Em qualquer situação, os pacientes com deformidades nasais graves não podem deixar a mesa de cirurgia com uma respiração pior do que antes da operação. Os que têm deformações nasais complicadas merecem total atenção do cirurgião quanto à função e à aparência durante o planejamento da correção cirúrgica. Na maioria dos casos, a aparência estética melhora de maneira considerável, mesmo quando se requer maior reorganização da estrutura nasal.

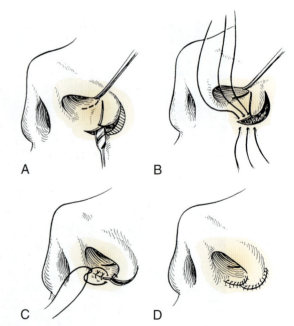

FIGURA 15-42. Correção da estenose da narina aumentando a largura do assoalho nasal. **A,** Primeiro, uma incisão em V é feita lateralmente através do vestíbulo nasal. Excisa-se um pedaço de pele em forma de lua crescente lateralmente. **B,** A base alar é, então, avançada lateralmente. **C,** Depois, a incisão na região do vestíbulo nasal é fechada, avançando a base alar como um V-Y. **D,** A incisão alar facial é fechada.

Para consultar a lista completa de referências, acesse www.expertconsult.com.

LEITURA SUGERIDA

Broadbent TR, Woolf RM: Anatomy of a rhinoplasty-saw technique. *Ann Plast Surg* 13:67, 1984.

Broadbent TR, Woolf RM: Basic anatomy: clinical application in rhinoplasty. *Ann Plast Surg* 13:76, 1984.

Converse JM. *Reconstructive plastic surgery*, Vols II and III, Philadelphia, 1964, WB Saunders.

Denecke HJ, Meyer R: *Plastic surgery of the head and neck, corrective and reconstructive rhinoplasty*, New York, 1967, Springer-Verlag.

Diamond H: Rhinoplasty techniques. *Surg Clin North Am* 51:317, 1971.

Herber SC, Lehman JA: Orthognathic surgery in the cleft lip and palate patient. *Clin Plast Surg* 20:755, 1993.

Johnson CM, Toriumi DM: *Open structure rhinoplasty*, Philadelphia, 1990, WB Saunders.

Meyer R: *Correction of rhinoplasty complications, transactions of the Fifth International Congress on Plastic and Reconstructive Surgery*, Melbourne, Australia, 1971, Butterworth.

Meyer R: *Secondary and functional rhinoplasty, the difficult nose*, Orlando, 1988, Grune & Stratton.

Rees TD, Guy CL, Converse JM: Repair of the cleft lip nose: addendum to the synchronous technique with full-thickness skin grafting of the nasal vestibule. *Plast Reconstr Surg* 37:47, 1966.

Rees TD, Wood-Smith D, editors: Rhinoplasty. In *Cosmetic facial surgery*, Philadelphia, 1973, WB Saunders.

Schuller DE, Bardach J, Krause CJ: Irradiated homologous costal cartilage for facial contour restoration. *Arch Otolaryngol* 103:12, 1977.

Tardy ME, Brown RT: *Surgical anatomy of the nose*, New York, 1990, Raven Press.

Tardy ME: *Rhinoplasty: the art and science*, Philadelphia, 1997, WB Saunders.

Toriumi DM, Sykes JM, Johnson CM: Open structure rhinoplasty for management of the non-Caucasian nose. *Oper Techn Otolaryngol Head Neck Surg* 4:225, 1990.

Wright WK: Surgery of the bony and cartilaginous dorsum. *Otolaryngol Clin North Am* 8:575, 1975.

PARTE III

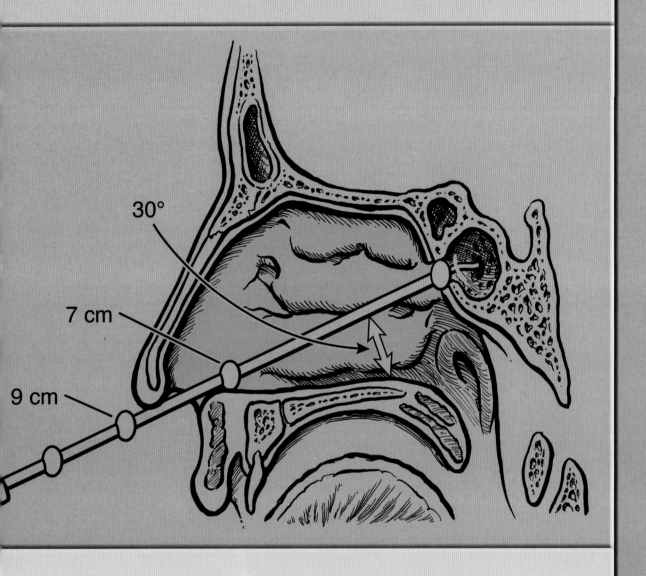

Seios, Rinologia e Alergia/Imunologia

Fisiologia do Sistema Olfatório

16

Donald A. Leopold | Eric H. Holbrook

Pontos-chave

- O epitélio olfatório é um neuroepitélio colunar pseudoestratificado que contém células de suporte, neurônios receptores olfativos bipolares e células basais divisórias, localizadas na fenda olfatória entre as conchas média e superior, e o septo nasal.

- Os axônios que se estendem desde os neurônios receptores se aglutinam em feixes (I par de nervos cranianos) que percorrem a placa cribriforme para fazer sinapses primárias com o bulbo olfatório.

- Assim como identificado em roedores, existe um mapa olfatório em que tipos individuais de receptores olfativos encontram-se distribuídos aleatoriamente entre zonas dentro da mucosa olfatória e se convergem para formar sinapses em glomérulos específicos. Essa formação em mapa de receptores parece estender-se a centros de processamento mais elevados.

- Existem vários testes para a capacidade olfatória que se encontram comercialmente disponíveis e acessíveis a todos os médicos. Esses testes permitem uma avaliação da extensão da perda olfatória e servem para mensurar as alterações da capacidade olfatória ao longo do tempo.

- As razões mais comuns para a perda olfatória incluem rinossinusite crônica e pólipos, infecção no trato respiratório superior, traumatismo craniano e envelhecimento. A história do paciente é extremamente importante para se determinar a etiologia dos distúrbios olfativos.

- Substituição irregular da mucosa olfatória com epitélio respiratório parece ser comum com o envelhecimento. Doença de Alzheimer está estreitamente relacionada com a perda olfatória independente do envelhecimento.

- A rinossinusite crônica pode causar tanto uma perda na condução do olfato, quanto uma perda neurossensorial. A endoscopia nasal é extremamente útil para avaliar obstrução da fenda olfatória.

- A tomografia computadorizada é útil para avaliar as perdas condutivas e a rinossinusite crônica. A ressonância magnética pode ser útil se sinais neurológicos sugerirem tumor, lesão ou doença neurodegenerativa.

- Terapias disponíveis para distúrbios olfativos continuam limitadas. Suporte aos pacientes e aconselhamento sobre os perigos associados com a perda do olfato são uma parte importante da consulta.

A percepção de odores adiciona uma qualidade de vida que é difícil de expressar. Odores fazem parte da nossa vida cotidiana, do prazer de sentir perfumes, da satisfação do aroma de café e torradas, às advertências de mau-cheiros como o de gambás e queimado. Como as moléculas de substâncias são transportadas através do nariz, ocorre a possibilidade de virem a ser percebidas. A qualidade e a intensidade da percepção de que dependem do estado anatômico do epitélio nasal e o estado dos sistemas nervosos periférico e central.

Esse capítulo explora a fisiologia do olfato, evidenciando resultados de estudos pertinentes. O primeiro debate centra-se nos caminhos e obstáculos que as moléculas odoríferas devem transpor para entrar em contato com as células receptoras olfativas. A consideração do processamento neural de estímulo odorífero e os caminhos que projetam para o cérebro fornecem algum discernimento sobre os mecanismos que fundamentam a percepção olfatória. Testes olfatórios exploram a avaliação e o método dessa percepção. O capítulo termina com uma seção sobre problemas olfativos clínicos em seres humanos e inclui sugestões para o seu diagnóstico e tratamento.

ANATOMIA DE ESTÍMULO OLFATÓRIO

VIAS NASAIS

Sentir um odor é um resultado da entrada pelos nervos olfatório, trigêmeo, glossofaríngeo e vago. Aparentemente, as propriedades de qualquer substância odorífera determinam o "mix" particular dessas diversas entradas. A estimulação do nervo olfatório (I par de nervos cranianos), que é necessária para a identificação da maioria dos odoríferos, depende de suas moléculas alcançarem a mucosa olfatória na parte superior da cavidade nasal. Embora moléculas possam atingir a fossa olfatória por difusão, o olfato requer algum tipo de fluxo de ar nasal, geralmente como parte de inalação (fluxo ortonasal). Durante a alimentação, um fluxo retronasal de moléculas odoríferas estimula os receptores olfativos, na parte superior do nariz, e contribui significativamente para o sabor do alimento.[1,2] Esse fluxo de ar pode ser muito leve, tal como o gerado pelo movimento da boca e da faringe.[3-5] Dados adicionais a partir de um modelo em grande escala indicam que

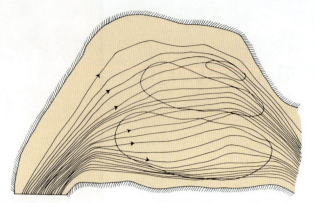

FIGURA 16-1. Padrão aerodinâmico do fluxo inspiratório (250 mL/s) através de um modelo em escala ampliada (20× tamanho normal) da cavidade nasal saudável (corte sagital) de um ser humano adulto, do sexo masculino. Linhas mostram os caminhos percorridos por pequenas partículas de poeira que entram nas narinas externas. (De Scherer PW, Scherer PW, Hahn II, Mozell MM. The biophysics of nasal airflow. *Otolaryngol Clin North Am* 1989;22:265.)

as taxas de fluxo de ar fisiológicas correspondem a aproximadamente 50% do fluxo de ar total que passam através do meato médio e cerca de 35% fluem através do meato inferior (Fig. 16-1). Cerca de 15% fluem através da região olfatória.[6]

Por meio de modelos matemáticos do nariz, criados a partir de tomografia computadorizada (TC) de cortes anatômicos e funções de transporte de massa previstas, pode-se predizer a intensidade do odor para diferentes quantidades de epitélio olfatório, a qualidade do gás carreador e a solubilidade das moléculas odoríferas.[7-9] Observou-se concordância desses resultados teóricos com os dados experimentais em humanos e animais.

O efeito de uma alteração rápida da velocidade de fluxo, tal como a induzida com uma inalação rápida e forte, no fluxo de ar sobre o padrão *in vivo*, permanece desconhecido. Em seus estudos em grande escala, Scherer et al.[6] descobriram que a porcentagem e a velocidade de fluxo de ar para a região olfatória são semelhantes para várias taxas de fluxo de ar em estado de equilíbrio na faixa fisiológica. No entanto, o fato é que a manobra de inspirar profundamente é quase universalmente realizada quando uma pessoa se depara com um estímulo olfatório. É possível que o propósito dessa manobra seja aumentar momentaneamente o número de moléculas olfativas na fenda olfatória por meio de uma alteração transitória no padrão de fluxo de ar do nariz. Uma inspiração profunda também pode permitir que o nervo trigêmeo alerte os neurônios olfativos centrais de que um odorífero está chegando. A duração da inspiração, a velocidade e o volume do fluxo são bastante diferentes entre os indivíduos, mas permanecem notavelmente constantes para qualquer indivíduo.[10] Além disso, Laing[11] demonstrou que diferentes inspirações não melhoram a percepção olfatória de um indivíduo. A inspiração naturalmente escolhida parece ser o ideal para a anatomia nasal de cada indivíduo.

As moléculas devem passar através das passagens nasais mais altas e estreitas para alcançarem a área olfatória. O epitélio que reveste as paredes dessas passagens é úmido, de espessura variável, e é aerodinamicamente "áspero". Schneider e Wolf[12] observaram que a capacidade olfatória é melhor quando esse epitélio está moderadamente congesto, úmido e vermelho, como durante uma infecção das vias aéreas superiores (IVAS). Além disso, a capacidade olfatória parece ser melhor nas câmaras nasais estreitas,[13,14] mas as alterações na permeabilidade nasal que ocorrem durante o ingurgitamento rítmico natural e o adelgaçamento do epitélio nasal (ciclo nasal)[15] não têm qualquer efeito sobre a capacidade olfatória.[16-18]

A interação de moléculas nessas paredes forradas de muco extrai algum muco a partir da corrente de ar, aumentando o tempo de transporte das moléculas. Esse processo poderia influenciar o espectro de substâncias químicas que alcança a fenda olfatória ou pode propagar a sua chegada ao longo do tempo.

Moncrieff[19] descreveu esse fenômeno em tempos variáveis, necessários para as substâncias odoríferas atravessarem as vias nasais de ovelhas. A interação de moléculas pode separar ou classificar os odores antes que eles atinjam a mucosa olfatória. Substâncias químicas que possuem uma alta capacidade de interação podem ter odor mínimo ou ausente, simplesmente porque interagem com as paredes nasais antes que atinjam a fenda olfatória, acentuando assim o componente trigêmeo. Será que o mundo teria cheiro diferente se os homens não apresentassem nariz externo para alongar o caminho da região olfatória? Será que um animal com um focinho longo, como o cão, tem olfato de forma diferente, como resultado dos efeitos de interação dessas substâncias?

MUCOSA OLFATÓRIA

Após as moléculas odoríferas atingirem a região olfatória, devem interagir com o muco que recobre as células receptoras. O muco, aparentemente, é oriundo das glândulas de Bowman que se encontram na região mais profunda na lâmina própria (somente do tipo seroso em seres humanos)[20,21] e na mucosa respiratória adjacente (células caliciformes). Os pesquisadores observaram que as células de suporte (sustentaculares) do epitélio olfatório humano não são histologicamente equipadas para secretar muco.[21-23] As células de suporte da maioria das outras espécies, no entanto, secretam muco, muitas vezes em resposta às substâncias odoríferas.[20,24-26]

As partições das moléculas de um agente odorífero entre a fase de ar e a fase de muco são certamente outro determinante a ser percebido. Para alcançar os receptores olfativos, as moléculas odoríferas devem ser solúveis no muco. Contudo, Laffort et al.[27] descreveram que não devem ser tão "fortemente capturadas" pelo muco, impossibilitando sua capacidade de interagir com os receptores. Além disso, as alterações na espessura ou na composição do muco podem influenciar o tempo de difusão necessário para as moléculas odoríferas atingirem os sítios receptores.[28] Agentes adrenérgicos, colinérgicos e peptidérgicos causaram essas alterações no muco que recobre os receptores olfativos através de seus efeitos sobre as atividades secretórias das glândulas mucosas. Além disso, esses mesmos agentes influenciam na sensibilidade das próprias células de receptores olfatórios.[29-31]

Uma vez no sistema olfatório mucoepitelial, a taxa de remoção da substância olfatória também é importante. Hornung e Mozell[32] demonstraram que 79% de um odorífero marcado radioativamente (butanol) permaneceram retidos no muco por 30 minutos após a exposição inspiratória, enquanto octano marcado radioativamente rapidamente foi eliminado. O muco pode exercer um papel diferencial na desativação, remoção ou de não interação dos odoríferos da área olfatória.

EPITÉLIO OLFATÓRIO

Localizado a 7 cm dentro da cavidade nasal, os neurônios sensoriais olfatórios são protegidos por uma pequena fissura milimetricamente ampla localizada na região posterossuperior do nariz. Na superfície epitelial, esses neurônios bipolares são expostos para o exterior através dos seus dendritos e cílios. Proximalmente, os axônios desses mesmos neurônios fazem sinapse na base do cérebro (bulbo olfatório). Embora a região do receptor olfatório seja uma lâmina sólida da mucosa olfatória, alojados num ambiente protegido em fetos humanos e animais de laboratório, alguns grupos de pesquisa demonstraram que uma mistura de tecidos epiteliais respiratórios e olfatórios está presente em seres humanos adultos (Fig. 16-2).[22,33-37] O número desses aglomerados de epitélio respiratório, que se encontram na área olfatória, aumenta com a idade, o que sugere que a perda de neurônios olfatórios, principalmente, pode explicar, pelo menos parcialmente, a diminuição da capacidade olfatória associada com o envelhecimento.[38]

O epitélio olfatório humano abrange uma área de cerca de 1 cm² de cada lado. O epitélio é colunar pseudoestratificado e

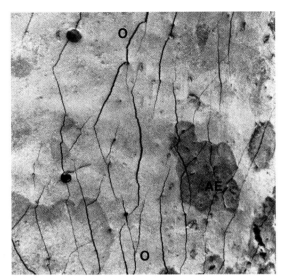

FIGURA 16-2. Baixa magnificação da superfície da cavidade nasal obtida de uma região de transição. Porções de epitélio respiratório (AE; áreas escuras) podem ser observadas dentro da região olfatória (O) (28x). (De Morrison EE, Costanzo RM. Morphology of the human olfactory epithelium. *J Comp Neurol* 1990;297:1. De Wiley-Liss, uma divisão de John Wiley & Sons.)

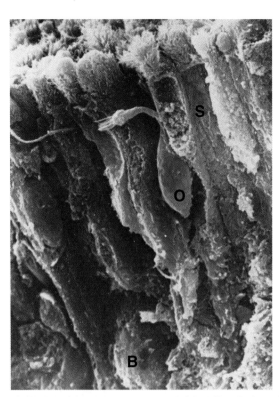

FIGURA 16-4. Imagem em corte transversal do epitélio olfatório, observam-se as células colunares de sustentação (S) que se estendem em todo o comprimento do epitélio. Um neurônio olfatório (O) com sua célula basal (B) e dendrito pode ser observado entre as células de suporte (1.241x). (De Morrison EE, Costanzo RM. Morphology of the human olfactory epithelium. *J Comp Neurol* 1990;297:1. De WileyLiss, uma divisão de John Wiley & Sons.)

repousa sobre uma lâmina própria vascular sem submucosa (Fig. 16-3). Na maioria dos mamíferos estudados, foram identificados quatro principais tipos de células (Figs. 16-4 e 16-5), sendo elas: 1) receptores olfatórios ciliados, 2) células microvilares, 3) células de sustentação e 4) células basais.[22,23,35,39] As pesquisas que utilizam coloração de imuno-histoquímica dos elementos olfatórios continuam a fornecer informações sobre o crescimento, a maturação, a função dos elementos celulares específicos e as semelhanças com outro tecido neural.[37,40-46] Um possível uso para essa técnica pode ser o de esclarecer a etiologia de disfunção olfatória do paciente e, possivelmente, oferecer um prognóstico quanto à melhoria da capacidade olfatória.[18,47] Igualmente importante como análise do epitélio é a avaliação dos feixes de axônios olfatórios que percorrem dentro da lâmina própria da mucosa. Dado que esses feixes surgem a partir dos neurônios receptores distribuídos ao longo de uma região do epitélio, a identificação de axônios olfatórios

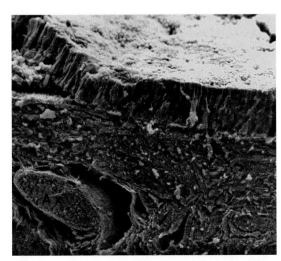

FIGURA 16-3. Digitalização tridimensional de baixa potência; epitélio olfatório e lâmina própria. O epitélio (E) olfatório se sobrepõe a uma lâmina própria espessa de tecido conjuntivo que contém pequenos feixes de axônios olfatórios (A x) e vasos sanguíneos (V) (248x). (De Morrison EE, Costanzo RM. Morphology of the human olfactory epithelium. *J Comp Neurol* 1990;297:1. De Wiley-Liss, uma divisão de John Wiley & Sons.)

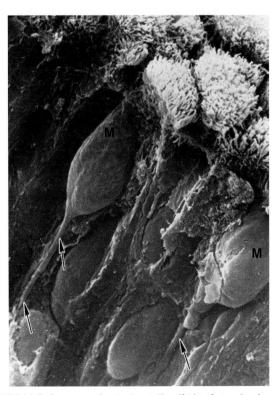

FIGURA 16-5. Baixa magnificação do epitélio olfatório fraturado, observam-se os processos semelhantes a axônios (setas) a partir das células microvilares (M), que se estendem basalmente entre células de sustentação (3.060x). (De Morrison EE, Costanzo RM. Morphology of the human olfactory epithelium. *J Comp Neurol* 1990;297:1. De Wiley-Liss, uma divisão de John Wiley & Sons.)

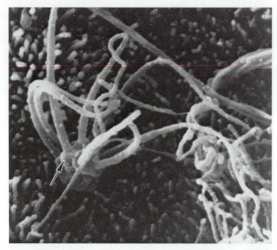

FIGURA 16-6. Alta magnificação de um botão olfatório com cílios longos que gradualmente diminuem à medida que se estendem sobre a superfície epitelial. Na base de cada cílio, uma estrutura do tipo colar (*seta*) pode ser observada na superfície do botão olfatório (14.220x). (De Morrison EE, Costanzo RM. Morphology of the human olfactory epithelium. *J Comp Neurol* 1990;297:1. De WileyLiss, uma divisão de John Wiley & Sons.)

maduros, em comparação com a abundância de axônios imaturos ou substituição por colágeno dentro desses feixes, sugere uma mucosa olfatória saudável e funcional. É possível que isso seja uma representação mais fiel do estado do epitélio como um todo, o que pode ser deduzido a partir da análise da superfície epitelial oriunda de uma pequena amostra de biópsia.[48]

Neurônios Olfatórios

O neurônio receptor olfatório é bipolar e tem um "botão" periférico em forma de clava que sustenta os cílios (Fig. 16-6). A superfície do epitélio olfatório humano é recoberta com cílios que se estendem desde os botões dendríticos de neurônios receptores olfatórios. Contudo, foi observado em dois estudos que utilizaram microscopia eletrônica que não há braços de dineína sobre esses cílios.[21,23] Os pesquisadores de tais estudos concluíram a partir dessa observação que nem os braços de dineína nem a motilidade são essenciais para o olfato humano. Após o alargamento para o núcleo, o neurônio receptor olfatório se reduz a um fino e longo axônio não mielinizado que pode percorrer vários centímetros para o bulbo olfatório. Os feixes dessas fibras formam-se na lâmina própria e tornam-se rodeados como um grupo pelas membranas plasmáticas das células olfatórias de embainhamento do tipo Schwann para formar o nervo olfatório (I par de nervos cranianos), que atravessa 15 a 20 forames na placa cribriforme para a sinapse no bulbo. Allison e Warwick[49] estimaram que o coelho possui aproximadamente 50 milhões de axônios olfatórios, enquanto Jafek[21] estimou apenas 6 milhões bilateralmente observados nos seres humanos.

Células Olfatórias de Embainhamento

As células olfatórias de embainhamento são as únicas que compartilham características que são comuns com as células de Schwann e as células da glia. Porque os neurônios olfatórios têm a capacidade de se regenerar e de fazer sinapses funcionais com o bulbo olfatório, foi demonstrado importância em relação ao papel das células olfatórias de embainhamento nesse processo e o seu possível potencial terapêutico para a reparação de lesões neuronais periféricas. As células do tipo glial que embainham os neurônios olfatórios sustentam o crescimento axonal de ambos os neurônios olfatórios e não olfatórios.[50] Devido à sua capacidade de promover o crescimento de longa distância de axônios em regeneração *in vivo* e sua capacidade de revestir de mielina novamente os axônios da medula espinal dos mamíferos adultos, essas células têm recebido grande atenção como potenciais agentes para reverter lesões da medula espinal e doenças desmielinizantes.[51] Guntinas-Lichius et al.[52] compararam transplantes de mucosa olfatória com mucosa bucal colocado sobre uma reanastomose primária do nervo facial em ratos. O uso da mucosa olfatória resultou em melhores movimentos das vibrissas, menos ramificações dos neurônios motores e maior precisão da reinervação.

Células Microvilares

As células microvilares ocorrem em cerca de um décimo a mais que os neurônios olfativos ciliados.[21,22] O corpo celular é em forma de balão e está localizado perto da superfície epitelial; a qual tem uma membrana apical que contém microvilosidades que se projetam para o muco que recobre o epitélio (Fig. 16-5).[23,53] A parte mais profunda da célula se reduz a uma projeção citoplasmática fina semelhante ao axônio que continua para a lâmina própria. Embora nenhuma evidência eletrofisiológica tenha sido descrita de que essas células respondem aos estímulos químicos, Rowley et al.[39] levantaram a hipótese de que as células são uma classe morfologicamente distinta dos receptores sensoriais. A evidência para essa hipótese foi obtida com a macromolécula (peroxidase de horseradish) que é marcador citoquímico para os receptores olfatórios ciliados e para as células microvilares quando é injetada no bulbo olfatório.

Células de Sustentação

Dentre essas duas células do tipo receptor estão as células de sustentação, ou de suporte. As células altas têm uma membrana apical que se une firmemente à superfície de receptor e às células microvilares. Parecem estar posicionadas de tal forma que separam as células receptoras umas das outras; no entanto, a aposição íntima entre células receptoras ocorre.[21-23] Se essa proximidade permite que algumas células receptoras influenciem os padrões de disparo das outras ainda não está determinado. Células de sustentação não geram potenciais de ação, nem estão eletricamente ligadas umas às outras;[54,55] assim, não parecem contribuir diretamente para o processo de transdução olfatória e para o surgimento de potenciais geradores por estímulos olfativos. No entanto, não parecem desempenhar um papel na regulação de íons e água,[56] e, juntamente com as células do ducto da glândula Bowman, contêm enzimas xenobióticas, tais como o citocromo P-450, que provavelmente contribuem para o metabolismo odorante.[57]

Células Basais

Na camada mais profunda de todas essas células, estão as células basais ao longo da lâmina basal. As células basais são divididas em dois grupos de células em replicação. As *células basais horizontais* estão apenas acima da lâmina basal, e as *células basais globosas* estão posicionadas entre as células basais horizontais e os neurônios imaturos. As células basais globosas parecem ser responsáveis pela substituição contínua de neurônios receptores olfatórios. No entanto, durante o insulto grave, essas células podem repovoar as componentes não neuronais do epitélio também.[58-61] Essa função identifica a célula basal globosa como célula-tronco genuína

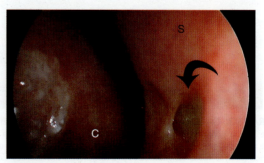

FIGURA 16-7. Fotografia da cavidade nasal direita, em que se observa o órgão de Jacobson (*seta curva*). S, septo; C, corneto inferior.

localizada dentro da mucosa olfatória, mas novas evidências apontam para a célula basal horizontal como uma célula-tronco também, especialmente sob condições de lesão.[62-64] A renovação contínua desses neurônios sensoriais especiais não é conhecida por ocorrer em outros sistemas sensoriais. O ciclo de replicação é entre 3 e 7 semanas.[65,66] Quando as novas formas de células receptoras também projetam seus axônios para o bulbo olfatório, onde ocorrem as sinapses com os neurônios de segunda ordem, a função olfatória e a contínua substituição do neurônio olfatório são garantidas.

ÓRGÃO VOMERONASAL

Muitos mamíferos têm uma depressão ou sulco identificável na parte anteroinferior do septo nasal que contém células quimiossensitivas.[67] Na maioria desses animais, um nervo que conecta essas células ao sistema nervoso central (SNC) pode ser identificado frequentemente em um bulbo olfatório acessório. Em algumas situações, esse sistema foi receptivo aos feromônios.[68] Investigações foram feitas para averiguar a possibilidade de que os seres humanos têm algum tipo de sistema vomeronasal.[69] Estudos que utilizaram biópsia da mucosa nasal desse pequeno sulco, muitas vezes observado ao longo do septo nasal anteroinferior (órgão de Jacobson), demonstraram características histológicas olfatórias, mas sem conexão central (Fig. 16-7). Estudos eletrofisiológicos demonstraram potenciais de ação negativos da área vomeronasal em resposta a estímulos químicos específicos, mas sem uma resposta subjetiva de indivíduos testados.[70] Esses mesmos estímulos não provocaram potenciais negativos no sistema olfatório. Semelhante atividade elétrica provocada por certos compostos colocados diretamente na área vomeronasal tem demonstrado ocasionar alterações em pressão sanguínea, frequência cardíaca e níveis hormonais.[71] Uma vez que nenhuma conexão cerebral central identificada pareça existir, e um bulbo olfatório acessório, semelhante ao observado em outros mamíferos, nunca tenha sido identificado nos seres humanos, é possível que tal sistema funcione como um sistema neuroendócrino, que emite uma substância em resposta a um estímulo químico específico. Por meio da tomografia por emissão de pósitrons (PET) após a apresentação de um suposto feromônio, observa-se a detecção do composto executado em regiões corticais superiores diferentes das normalmente ativadas na percepção dos odores; e, em contraste com os resultados de exames de PET do sistema olfatório, as respostas aos feromônios conhecidos mostram diferenças entre os sexos.[72] Genes *V2R* que codificam para receptores vomeronasais foram encontrados em mamíferos. No entanto, nos seres humanos os supostos receptores vomeronasais seriam pseudogenes não funcionais.[73] É possível que os receptores vomeronasais humanos não sejam relacionados ao olfato e que outros receptores de mamíferos ainda precisem ser identificados. Ao analisar os dados genéticos, bioquímicos e eletrofisiológicos, sugeriu-se que alguns comportamentos com base em feromônios em vertebrados são mediados através do epitélio olfatório principal.[74,75] Recentemente, uma pequena família de receptores olfatórios que detecta aminas foi encontrada em mamíferos.[76] Os receptores associados a traços de amina (RATAs) consistem de seis genes diferentes identificados nos seres humanos.[77,78] Semelhante aos neurônios vomeronasais, são muito sensíveis e respondem a aminas e foram capazes de alterar os padrões de comportamento em mamíferos.[79] Atualmente, não existe nenhuma boa evidência que correlacione o órgão vomeronasal humano com a importância do sintoma, mas é necessário prudência na manipulação cirúrgica dessa área anatômica.[80]

BULBO OLFATÓRIO

O bulbo olfatório encontra-se na base do córtex frontal, na fossa anterior (Fig. 16-8). Serve como a primeira estação retransmissora na via olfatória, onde os neurônios olfatórios primários fazem sinapse com neurônios secundários. Essas sinapses e seus parceiros pós-sinápticos formam agregados densos de neurópilo denominados *glomérulos*. Nos seres humanos, as projeções de axônios olfatórios maduros para o bulbo terminam em glomérulos, mas projeções mal direcionadas comumente ocorrem, geralmente na camada plexiforme externa.[81] No coelho adulto, aproximadamente 26.000 axônios olfatórios entram em cada glomérulo, onde entram em

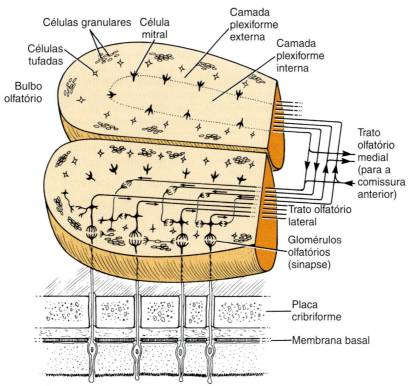

FIGURA 16-8. Estrutura de bulbos olfatórios e suas conexões neurais, a mucosa olfatória e o cérebro.

contato com aproximadamente 100 neurônios de segunda ordem.[82] Essa relação indica uma convergência considerável de informações, porque esses neurônios passam da periferia para a primeira estação central. (As interligações entre os vários glomérulos em um bulbo, as interligações entre os bulbos e as conexões aferentes e eferentes com o cérebro indicam que processamento considerável também ocorre ao nível do bulbo).

A projeção neuronal da mucosa olfatória para o bulbo exibe algumas restrições anatômicas, mas não é estritamente ponto a ponto. Em outras palavras, uma determinada região do bulbo recebe a sua entrada mais densa de uma região particular da mucosa,[83] mas entradas para uma região particular do bulbo convergem a partir de muitas células receptoras, distribuídas ao longo de uma determinada zona da mucosa.[84] Inversamente, um pequeno foco no epitélio projeta-se amplamente, mas dentro de uma região restritiva do bulbo.[85] Essas entradas densas e difusas possivelmente representam influências excitatórias e inibitórias, que, como em outros sistemas sensoriais, limitam a representação do estímulo neural conforme o processamento se move centralmente. Alternativamente, a convergência e divergência das projeções de neurônios no epitélio podem servir para aglutinar as entradas das células receptoras de sensibilidade aos odores. Evidências para sustentar essa ideia emergem da ativação coerente de único glomérulo ou conjuntos de glomérulos por substâncias odoríferas específicas.[86,87] Portanto, é claro que o microcircuito do bulbo é especializado para limitar o padrão espacial da ativação glomerular induzida por apenas uma ou por uma mistura de substâncias odoríferas.

Alinhado à capacidade de regeneração do epitélio olfatório, existe um mecanismo para a substituição neuronal no bulbo olfatório. Nos mamíferos, o bulbo olfatório está intimamente associado a células em divisão nos ventrículos laterais que migram através do fluxo migratório rostral para o bulbo e se tornam neurônios maduros. Nos seres humanos, o fluxo migratório rostral parece estar localizado em torno de uma extensão do ventrículo lateral no bulbo olfatório e pelo menos algumas das células derivadas a partir do fluxo mudam para a região periglomerular.[88]

CONEXÕES OLFATÓRIAS NO CÉREBRO

As conexões olfatórias mais centrais incluem o tubérculo olfatório, o córtex pré-piriforme, parte dos núcleos amigdaloides e o núcleo da estria terminal, com mais projeções para certo número de estruturas, incluindo o hipotálamo. Embora essas estruturas recebam a entrada olfatória, também servem para outras funções, tais como a ingestão de alimentos, a regulação da temperatura, os ciclos de sono, visão, memória, audição e paladar. Essas ligações podem explicar as memórias fortes e o contexto emocional de vários odores. É também possível que essas estruturas influenciem o processo olfatório por conexões eferentes.[89,90]

A organização como de receptores olfativos que se projetam para o bulbo olfatório, com a formação de um mapa olfatório (descrito adiante), também parece ocorrer em algum grau em áreas corticais superiores. Em camundongos, substâncias odoríferas únicas ativam padrões distintos no córtex piriforme anterior. A exposição à fragrância resulta em mapas de atividade no córtex piriforme que são diferentes, porém com áreas de sobreposição, os quais são semelhantes em diferentes camundongos. Odores que estão relacionados em estrutura também estimulam padrões semelhantes de atividade no córtex piriforme. Por meio desses achados, sugeriu-se uma organização de projeção axonal e estimulação em resposta à estimulação odorífera dentro do córtex.[91]

SENSO QUÍMICO COMUM

Terminações nervosas livres de três nervos cranianos, o trigêmeo (o mais importante), o glossofaríngeo e o vago, fornecem quimiorreceptividade na mucosa do trato respiratório.[92,93] Os nervos trigêmeos são sensíveis à queimadura por amônia e à pimenta. No nariz, praticamente todos os odoríferos estimulam os nervos olfatórios e trigêmeos; mesmo quando não há pungência aparente, essas substâncias podem ser percebidas. As vias anatômicas periféricas para esses nervos cranianos foram muito estudadas; no entanto, as conexões centrais que permitem a sua interação e como se relacionam com outros sentidos estão apenas começando a ser determinadas.[92,94,95] Cometto-Muñiz e Cain[96] demostram que, quando testado com amoníaco, o sentido químico comum comporta-se mais como um detector de massa total do que um detector de concentração (isto é, a uma dada concentração, a magnitude perceptível aumenta com o tempo de apresentação). É até possível que o nervo trigêmeo interprete estímulos pungentes ou quimicamente irritativos como de natureza dolorosa ou nociceptiva.

TRANSDUÇÃO E CODIFICAÇÃO OLFATÓRIA

Apresentação Odorífera

Em cada nível do sistema olfatório, diferentes fatores controlam ou modelam como o sistema funciona. O nariz tem passagens estreitas, revestidas por muco úmido que são removidos por correntes de ar alternantes. O muco olfatório hidrofílico recebe as moléculas odoríferas com restrições de sorção, solubilidade e reatividade química. Uma vez que a molécula odorífera é dissolvida no muco olfatório, outro grupo de eventos influencia na interação com as células receptoras olfativas. Proteínas de ligação solúveis, como proteínas de ligação a odoríferos, foram descritas em vertebrados que respiram ar, e foi sugerido que essas proteínas melhoram o acesso dos odoríferos aos receptores olfativos.[97-101] Essa melhora parece ser relacionada a ligação e solubilização de moléculas odoríferas hidrofóbicas, aumentando assim a sua concentração no ambiente da célula receptora em aproximadamente 1.000 a 10.000 vezes mais do que a sua concentração no ar ambiente.[102,103] Além disso, as mesmas moléculas de proteínas que se ligam a odoríferos podem atuar como removedoras das moléculas odoríferas da região do receptor de células após a transdução. Outros pesquisadores, contudo, sugeriram que essa ligação de odoríferos à proteína de ligação nos mamíferos é demasiadamente lenta para ser capaz de se ligar e libertar a substância odorífera no muco.[104,105] Então, concluíram que o papel das proteínas de ligação aos odoríferos é puramente hipotético e, provavelmente, não está relacionado à proteína de transporte de odor. É também possível que os sistemas olfatórios de vertebrados que respiram ar possam ter um sistema de sensor químico, como o de organismos unicelulares e multicelulares. Esse sistema pode produzir enzimas que degradam e transformam produtos estimulantes em inativos e vice-versa.[106] Portanto, muitos eventos perirreceptores ocorrem no muco olfatório antes de a substância odorífera realmente entrar em contato com os cílios da célula do receptor olfatório.

Receptores Odoríferos

Em mamíferos, é geralmente aceito que a transformação real de informações químicas odoríferas em um potencial de ação elétrica ocorre como resultado de interações específicas entre as moléculas odoríferas e proteínas de receptor na superfície dos cílios olfatórios.[107,108] Pelo menos os primeiros estágios de discriminação odorífera ocorrem a nível neuronal primário.[108-111] Esse processo é mediado por uma grande família de genes que compreendem 297 pseudogenes e 339 genes de receptores intactos (não incluindo os RATAs previamente mencionados) que codificam para variantes de uma proteína do receptor transmembrana de sete domínios.[112] O genoma humano é composto de aproximadamente 30.000 genes, tornando assim os receptores olfatórios a maior família de genes em todo o genoma.

Como esse processo de transdução se move através da membrana da célula do receptor, vários sistemas de segundo mensageiro auxiliam na despolarização da célula e iniciam o potencial de

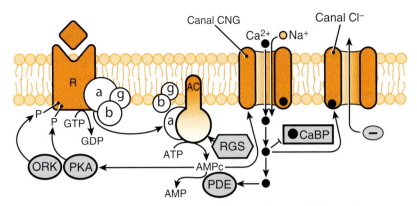

FIGURA 16-9. Um diagrama da cascata da atividade enzimática de transdução da ligação de uma molécula odorífera a um receptor olfatório (R) em um sinal elétrico que pode ser transmitido ao cérebro. AC, adenilil ciclase; AMP, monofosfato de adenosina; ATP, trifosfato de adenosina; CaBP, proteína de ligação à calmodulina; AMPc, adenosina monofosfato cíclico; canal CNG, canal disparado por nucleotídeo cíclico; GDP, guanosina difosfato; GTP, trifosfato de guanosina; ORK, quinase do receptor olfatório; P, fosfato; PDE, fosfodiesterase; PKA, proteína quinase A; RGS, regulador de proteínas G (mas aqui atua sobre a AC). As setas indicam as vias (*feedback*) estimuladoras e inibidoras. (De Firestein S. How the olfactory system makes sense of scents. Nature 2001;413:211. Copyright 2008 pela Johns Hopkins University, Art as Applied to Medicine.)

ação. Por meio de gravações com o método de *patch-clamp*, demonstrou-se que as adenosinas monofosfato cíclico (AMPc) e de fosfato de inositol são as principais vias de sinalização que podem mediar a transdução olfatória, dependendo das espécies e das substâncias odoríferas.[109,113] Nos mamíferos, os receptores olfatórios são membros dos receptores acoplados à proteína G (G_{olf}), e a proteína G está principalmente localizada no epitélio olfatório; no entanto, evidências recentes para a presença de receptores olfatórios em vários outros tecidos humanos foram descritas, porém com função desconhecida.[114,115] Com a ligação do receptor a um odorífero, a adenilato ciclase é ativada por G_{olf} e converte o trifosfato de adenosina em AMPc. O AMPc, em seguida, liga-se a um canal de íons de sódio-cálcio para permitir o influxo desses íons. Quanto mais canais abertos, a célula despolariza e um potencial de ação é produzido (Fig. 16-9). A evidência clínica de suporte da via de AMPc vem de pacientes com pseudo-hipoparatireoidismo do tipo 1a, que têm uma deficiência em proteína G_{olf} estimuladora, necessária para a transdução de segundo mensageiro, e também têm perdas olfativas.[116-118]

Com doses elevadas de substâncias odoríferas, e em outras partes da via olfatória (tais como o bulbo olfatório), outro sistema de segundo mensageiro, envolvendo óxido nítrico/monofosfato de guanosina cíclico, foi identificado.[119,120]

Codificação Odorífera

Uma vez que as células receptoras olfativas periféricas são despolarizadas, começa uma convergência de informação elétrica em direção ao bulbo olfatório. Na cavidade nasal, um amplo padrão geneticamente determinado de organização emergente torna mais específica a forma como a informação é transmitida através dos glomérulos e das células mitral/tufadas do bulbo olfatório.[111,121,122] A forma com que as informações elétricas são codificadas, a partir das milhares de substâncias odoríferas que podem ser reconhecidas e discriminadas, está apenas começando a ser compreendida. Em meados do século XX, Adrian[123-128] sugeriu vários mecanismos com base em seus dados eletrofisiológicos. Considerados em conjunto, todos esses mecanismos podem produzir diferentes padrões de atividade através da mucosa, o que explicaria os diferentes padrões de atividade observados a partir das áreas anteriores e posteriores do bulbo. Um mecanismo é a sensibilidade seletiva dos receptores individuais, de tal modo que as substâncias odoríferas que entram excitam diferentes padrões de receptores ao longo da superfície da mucosa. Um segundo mecanismo estende esse conceito, sugerindo que os receptores de sensibilidade estão agregados em determinadas regiões da mucosa, dando assim uma representação espacial diferente para cada substância odorífera. O mecanismo final que Adrian sugere propõe que cada substância odorífera, tendo diferentes propriedades físico-químicas, tais como a solubilidade, poderia se espalhar diferencialmente tanto no tempo quanto no espaço sobre a superfície mucosa. As propostas de Adrian foram apoiadas por investigadores posteriormente.

Ao longo dos anos, a evidência da existência de um mapa olfatório para odores vem crescendo. Além da evidência eletrofisiológica descrita anteriormente, provas anatômicas vêm de padrões especiais identificados através de peroxidase de raiz forte (horseradish peroxidase), de neurônios receptores para o bulbo[129] e a partir da descoberta de moléculas de adesão diferencial em células específicas para as vias de axônios olfatórios que conduzem ao bulbo olfatório.[130,131] No entanto, os avanços genéticos têm ajudado a solidificar o argumento da existência de mapas de odor. Sabe-se agora que o epitélio olfatório do camundongo é dividido em quatro zonas, aproximadamente. Cada zona contém um grupo de diferentes subtipos de receptores olfatórios que parecem estar confinados dentro da zona designada. Essas zonas são então reproduzidas por projeções do receptor para o bulbo olfatório. O que é mais surpreendente é que os axônios de cada subtipo de receptor olfatório idêntico convergem e fazem sinapse com as células mitrais dentro de apenas alguns glomérulos de cada bulbo olfatório. Os camundongos possuem em média uma razão de receptor/glomérulo de 1:2 para cada bulbo, ao passo que a distribuição em humanos é mais ampla, da ordem de 1:16.[132] Portanto, uma substância odorífera específica pode ativar certos tipos de receptores olfatórios que depois enviam sinais para glomérulos específicos e criam um padrão de atividade muito parecido com os padrões de outros sistemas sensoriais no cérebro.[133-135] A incapacidade de perceber odores particulares (anosmia específica) foi associada com a perda de genes de receptores de odores específicos, dando origem à evidência clínica para a especificidade do receptor de odoríferos.[122,136,137]

Processamento Central

A contribuição do SNC para a codificação olfatória e discriminação é indeterminada. Pode ser que o código olfatório seja completado no momento em que deixa o bulbo olfatório. De forma alternativa, o código pode precisar para ser concluído do processamento neural central adicional. Seja qual for o estado do código olfatório, é claro que o SNC utiliza informação olfatória para muitas finalidades. Uma finalidade, por exemplo, está na área de alimentação. Células sensíveis à glicose no hipotálamo lateral de macacos integram muitos insumos quimiossensoriais, de fontes endógenas e exógenas, enquanto as células insensíveis à glicose da mesma área distinguem entre menos sugestões quimiossensoriais mais específicas para controlar o comportamento de aquisição de alimentos.[138] Em outra área, o poder alfa-2 na gravação do eletroencefalograma é aumentado após uma exposição a cheiro desagradável (ácido valérico), mas não depois de uma exposição a um agradável (álcool feniletílico).[139]

O local em que o sistema nervoso central processa e armazena a informação olfatória também não está claro. Foi sugerido em estudos sobre a lateralidade que os seres humanos têm um lado melhor para a capacidade olfatória.[141,40] Zatorre e Jones-Gotman[141] sugeriram que o lado direito é o melhor com base em sua observação de que não há déficits na capacidade de identificação olfatória em pacientes após excisões nas regiões central, parietal e posterior esquerda do cérebro. Essa informação é sustentada pela constatação de que os pacientes com lesões parietal direita e frontotemporal têm dificuldade com a lateralização de odores.[142] Brand e Jacquot,[143] que avaliaram as respostas de atividade eletrodérmica, mostraram uma predominância do hemisfério direito no tratamento da informação olfatória que não depende da qualidade do odor e sem diferença no lado da narina envolvida. Alternativamente, Hong et al.[18] correlacionaram a função olfatória com a anatomia nasal por meio de tomografia computadorizada. Eles aprenderam que a maioria das pessoas está usando apenas o seu lado esquerdo quando percebem uma informação olfatória. Destreza pode ser um determinante dessa tendência[144] ou o lado preferido pode estar relacionado com a aprendizagem. Tanto a PET quanto a ressonância magnética funcional (RMf) foram utilizadas para avaliar as respostas do cérebro para odores apresentados de forma unilateral e bilateral. Muitas medidas de controle devem ser instituídas com esses estudos, porque a maioria dos odores não é puramente olfativa, e a introdução de estimulação do trigêmeo acrescenta ativação através das entradas contralaterais. Além disso, somente o ato de cheirar, sem a presença de uma substância odorífera, causa a ativação de certos centros maiores do cérebro, e a memória de uma substância ativa outros. Não é surpreendente que os resultados não foram homogêneos, mas tende a haver mais evidências de uma dominância do hemisfério direito no funcionamento olfatório.[145,146]

COGNIÇÃO OLFATÓRIA

Os odores são compreendidos pela maior parte com base na experiência, e cada pessoa desenvolve seu próprio código hedônico dentro das restrições culturais.[147-149] Associações odoríficas, uma vez estabelecidas, são notoriamente difíceis de apagar da memória,[90,150,151] mesmo que o incidente que formou a associação seja esquecido ou pareça irracional. Em um estudo, demonstrou-se que a memória odorífica dura pelo menos um ano, ao passo que a memória visual, apenas alguns meses.[90] Curiosamente, a memória odorífica é facilitada pela estimulação nasal bilateral, sugerindo que as pessoas que têm obstrução nasal unilateral podem formar memórias odoríficas mais pobres.[152] Uma aversão odorífica pode ser formada para uma comida perfeitamente boa por indulgência excessiva. Da mesma forma, tornar-se doente enquanto se come um alimento que de outra forma seria inócuo pode ter o mesmo efeito.[90] Esse mesmo fenômeno é utilizado de forma eficaz em treinamento animal, em que o cloreto de lítio, um emético, é dado com alimentos para induzir uma aversão. Para muitas dessas razões, o sistema de memória que existe para odores pode ser distinto dos outros sistemas de memória.[152,153] Os avanços moleculares incríveis realizados na compreensão da transdução e codificação olfatória sugerem que a aprendizagem e a memória também podem ser um sistema "conectado". Em relação à capacidade adaptativa para atender às necessidades biológicas específicas, como as descritas anteriormente, não importa o quanto o sistema é conectado, ele precisa de flexibilidade.[154]

Se os bebês humanos recém-nascidos discriminam entre cheiros agradáveis e desagradáveis ou se o sentido do olfato entra em sua apreciação do alimento é discutível.[90] Eles podem, no entanto,

Quadro 16-1. TIPOS DE MENSAGENS TRANSMITIDAS PELOS MAMÍFEROS POR MEIO DO OLFATO

Determinação de idade
Alerta
Despertar atenção
Proteção
Sinalização de perigo
Abordagem encorajadora
Frustação
Determinação de sexo
Saudação
Gregarismo
Determinação de membros de grupos
Identificação de território
Determinação de indivíduo
Indicação de dor
Predador
Presa
Indicação de fase reprodutiva
Determinação de status social
Determinação de membros de espécies
Submissão
Marcação territorial
Marcação de trilha
Sinal de perigo

De Doty RI: Odor guided behavior in mammals. *Experientia* 1986;42:257; and Mykytowycz R. The role of skin glands in mammalian communication. In Johnston JW Jr, Moulton DG, Turk A, eds: *Advances in chemoreception, vol I: communication by chemical signals.* New York: Appleton-Century-Crofts, 1970.

identificar odores que têm significado biológico. Em um estudo, 30 mulheres que tinham acabado de dar à luz foram submetidas à lavagem de um de seus seios, e seus recém-nascidos foram colocados de bruços entre os seus seios; 22 dos 30 recém-nascidos selecionaram o seio não lavado (que tinha o cheiro).[155] Macfarlane[156] mostrou que, com a idade de 6 a 10 dias, as crianças preferem uma almofada com o cheiro do seio de sua própria mãe do que de uma mãe estranha. Outros estudos demonstraram que entre as idades de 3 e 5 anos, a percepção de odor desempenha um papel na ligação de uma criança à sua mãe.[100] Entre as idades de 2 e 7 anos, as crianças começam a mostrar preferências a odores que são semelhantes aos dos adultos que vivem na mesma área.[157-159] No entanto, a sensibilidade olfatória das crianças pré-púberes a substâncias odoríferas específicas pode ser bastante diferente da observada em adolescentes e adultos.[160] Todas essas observações de desenvolvimento olfatório humano precoce têm paralelos em outros mamíferos. Vários investigadores sugeriram que esse desenvolvimento está relacionado com o crescimento acentuado que ocorre no circuito neural do epitélio olfatório e do bulbo olfatório desde o nascimento até que seja atingida a idade adulta.[161,162]

Feromônios, que são difundidos em todo o reino animal submano, são substâncias químicas liberadas por um membro de uma espécie e recebidas por outro membro, resultando em uma ação específica ou processo de desenvolvimento.[163] Assim, o hamster macho sabe se a fêmea está receptiva ao acasalamento,[164,165] e a formiga conhece a trilha colocada por um indivíduo da mesma espécie a um determinado alimento.[166] (Uma lista mais completa de mensagens que provavelmente são transportadas entre os mamíferos por meio de olfato é apresentada no Quadro 16-1.)[167,168] A busca de um feromônio humano já se arrasta por muitos anos e vários odores biológicos refinados a partir de urina humana, secreções axilares e secreções vaginais foram apontados muitas vezes na imprensa popular como sendo feromônios. Ambos os estudos anatômicos e comportamentais apoiam a possibilidade de comunicação humana através de odores (discussão anterior sobre o órgão vomeronasal). No entanto, estudos adicionais com técnicas de duplo-cego são necessários antes que conclusões adequadas possam ser descritas.[13,169-171] Um exemplo do tipo de atividade biológica humana em que o controle quimiossensorial pode ser exercido é a sincronia do ciclo menstrual. Russell et al.[172] colocaram uma mistura de álcool e secreção das axilas de uma mulher na pele do lábio superior de cinco mulheres e apenas álcool na pele de seis mulheres do grupo controle. Durante um período de 5 meses houve um aumento estatisticamente significativo (0,01) para maior tendência para sincronia menstrual com a mulher que doou as secreções axilares entre o grupo experimental do que no grupo controle. Da mesma forma, Preti et al.[173] aplicaram extrato axilar masculino nos lábios superiores de um grupo de mulheres e observaram mudanças nos pulsos de hormônio luteinizante. Além disso, as respostas nessas mulheres a uma escala de humor indicaram uma redução global na tensão e um aumento no relaxamento. Esses estudos não discriminam entre a ativação do sistema olfatório e vomeronasal, mas defendem um sistema de comunicação quimiossensitivo que parece ocorrer em humanos.

Como mencionado anteriormente, Liberles e Buck[76] descobriram uma segunda família de receptores olfatórios que ocorrem no epitélio olfatório de camundongos e seres humanos. Esses RATAs também se comunicam através de proteínas G, mas estão localizados em neurônios olfatórios que não possuem receptores olfativos típicos. Os receptores detectam várias aminas que são encontradas na urina de camundongos e são importantes na atividade relacionada com o feromônio. Isso proporcionaria uma explicação para a atividade de feromônios semelhantes em seres humanos, mesmo com a falta de um órgão vomeronasal conectado centralmente.

ESTÍMULO E MENSURAÇÃO DO OLFATO

Durante muitos anos, a avaliação clínica de capacidade olfatória foi simplesmente para determinar se o paciente podia detectar qualquer substância odorífera. No entanto, assim como esse tipo de teste, com respostas sim ou não, não é mais aceitável na avaliação da visão ou da audição, também não é aceitável para a avaliação olfatória. Para a prática clínica cuidadosa, testes repetíveis quantitativos são necessários para serem utilizados para documentar a capacidade olfatória durante o curso do tratamento médico ou ao longo do tempo. Os dois aspectos do olfato mais comumente testados são o limiar e a capacidade de identificação. Desses, a identificação está mais intimamente relacionada com a função olfatória diária.

A mensuração do limiar de detecção tenta quantificar a concentração mais diluída de uma substância odorífera em particular que um indivíduo pode detectar. O formato geral deste ensaio é a utilização de uma série de garrafas que contêm uma gama de concentrações em intervalos predeterminados. Apesar de piridina e álcool n-butílico (1-butanol) serem as duas substâncias químicas de teste mais amplamente utilizadas, devido à sua solubilidade em água, facilidade de identificação e história de utilização bem sucedida, o álcool feniletílico, que tem um cheiro parecido ao de rosas, pode ser uma escolha melhor, porque tem menos reatividade de trigêmeo.[174] As substâncias odoríferas são apresentadas da menor para a maior concentração, até que o indivíduo identifique corretamente quatro substâncias a uma dada concentração. Essa ordem de apresentação evita a adaptação (isto é, a perda de sensibilidade pela mera estimulação) que pode ocorrer se as concentrações fortes fossem usadas incialmente.[175] Na situação de teste, o indivíduo é apresentado a duas garrafas: uma contém a substância odorífera e a outra, uma branca. O indivíduo é solicitado a escolher a garrafa que contém a substância odorífera (procedimento da escolha forçada, duas alternativas).[176,177] Uma análise criteriosa deve ser usada, no entanto, para a interpretação dos escores do limiar de detecção olfatória, porque a confiabilidade teste-reteste desse ensaio foi descrita como baixa.[178,179]

Testes de identificação permitem ao indivíduo cheirar uma série de odores e nomeá-los corretamente. O teste é supralimiar, isto é, os estímulos são apresentados a uma concentração acima do limiar que o indivíduo considera normal para a substância odorífera. Além disso, os testes de identificação presumem a capacidade cognitiva normal. Sem essa habilidade, uma baixa pontuação no teste olfatório pode ser devido à aplicação errônea do teste em um indivíduo com capacidade olfatória normal. Várias versões desse teste estão disponíveis e são geralmente utilizadas. Cain et al.[180] desenvolveram um teste de identificação que é administrado junto com um teste de limiar. Nesse teste, oito itens domésticos comuns (p. ex., talco para bebês, café, sabonete Ivory®) são apresentados para o indivíduo em frascos de tampa rosqueada. O indivíduo é classificado de acordo com a quantidade de substâncias odoríferas que é capaz de identificar corretamente.

Doty et al.[181,182] desenvolveram um método de testar a capacidade de identificação usando livretos que o indivíduo precisa raspar e cheirar, sendo compostos por 12 ou 40 substâncias odoríferas microencapsuladas. Esse teste comercialmente disponível é autoadministrável e pode ser enviado pelo correio para testar indivíduos ou ser usado durante o exame médico. O material que acompanha os livretos permite ranquear percentualmente os resultados dos testes por idade e sexo, que são determinantes conhecidos da capacidade olfatória (de acordo com o item "Fatores que Afetam Teste Olfatório" deste capítulo). Porque o indivíduo é solicitado a escolher a resposta correta de uma lista de quatro respostas possíveis, a chance de acerto seria de 25%. Obviamente, ninguém obtendo menos do que isto deve ser considerado como alguém fingindo estar doente. A praticidade de os folhetos serem portáteis, o frescor do estímulo e a diversão de fazer o teste contribuem para sua popularidade.

Um teste simples de triagem olfatória pode ser realizado por profissionais médicos e baseia-se na capacidade de detectar o odor de um chumaço aberto de álcool. Os pacientes são instruídos a fechar os olhos, e o chumaço aberto é lentamente trazido para perto do nariz. Os pacientes devem notificar o testador quando um odor é detectado e a distância medida entre a compressa embebida em álcool e o nariz do paciente se correlaciona com o grau de comprometimento olfatório.[183] Esse ensaio foi capaz de diferenciar os pacientes com hiposmia e anosmia, podendo ser modificado e utilizado como teste unilateral.

Em outras partes do mundo, o teste olfatório também é realizado, por vezes, como um dos testes vistos anteriormente e algumas vezes com ensaios concebidos localmente, os quais contêm substâncias odoríferas culturalmente familiares. No Japão, o teste padrão é o olfatômetro T e T, um rack com oito concentrações de cinco substâncias odoríferas diferentes. A partir desse teste, ambos os limites de detecção e de reconhecimento podem ser determinados e serão traçados num gráfico semelhante a um audiograma.[184] Na Alemanha, um teste de identificação, detecção e limiar de substância odorífera que usa canetas de ponta de feltro impregnado de substância odorífera foi desenvolvido (Sniffin' Sticks; Burghart Modizintechnik, Erlangen, Alemanha). Esse teste tem a vantagem de uma meia vida longa, da capacidade de ser reutilizado e da curta duração de administração do teste.[185]

É bem sabido que substâncias odoríferas diferentes alcançam os receptores olfativos nasais a partir da frente, através das narinas (estimulação ortonasal), e da parte de trás, através das cóanas posteriores (estimulação retronasal). Pierce e Halpern[186] usaram tampas de pequenas caixinhas de filme contendo substâncias odoríferas diferentes que foram colocadas na língua dos indivíduos e foram capazes de testar essas duas vias de estimulação separadamente e foi demonstrado que são independentes. Heilmann et al.[187] desenvolveram um kit de teste clínico retronasal que utiliza substâncias em forma de pós de uso oral. Renner et al.[188] descreveram um "teste de cheiro doce" para avaliar a função olfatória retronasal com apresentação do estímulo oral. Testar essas duas vias diferentes mostrou um recrutamento neural diferencial no cérebro,[189] o que pode explicar diferenças de percepção de aroma com a via de apresentação de odor. Com esse novo conhecimento, um teste clínico melhor do olfato humano vai precisar assegurar se está testando o olfato ortonasal, o olfato retronasal ou ambos.

Doty et al.[190] analisaram nove testes olfativos diferentes, incluindo testes de identificação de odor, de discriminação, de detecção, da memória e da intensidade supralimiar e de percepção da agradabilidade.[191] Usando uma análise de componentes principais, eles foram capazes de determinar que a maioria dos testes mede uma fonte comum de variância. Esse resultado é confirmado na prática clínica, onde é raro encontrar uma grande discrepância entre os testes olfativos.

Para todos os testes olfativos, especialmente aqueles que medem o limiar, o controle da concentração do estímulo é obviamente importante. Em geral, as duas técnicas principais para controlar ou variar a concentração da substância odorífera são 1) diluição da substância odorífera em fase líquida em quantidades variáveis de solvente e 2) diluição da substância odorífera em fase de vapor com ar. Racks com garrafas para cheirar podem ser concebidos com um gradiente de concentrações. Embora sejam convenientemente portáteis, os líquidos podem ser contaminados por oxidação, ou a concentração da substância odorífera pode ser alterada por oxidação ou evaporação.[191] Portanto, as soluções devem ser renovadas regularmente quando os testes de garrafa aberta são usados. Um controle mais preciso sobre a intensidade do estímulo foi obtido com uma variedade de olfatômetros. Com a mistura de ar puro e correntes de ar odorizado, as concentrações de odorantes atingindo o nariz podem ser controladas com precisão. Embora esses olfatômetros sejam bastante precisos no controle do estímulo, seu custo e tamanho têm restringido seu uso a laboratórios de pesquisa.

Um problema frequentemente encontrado em testes de sensibilidade olfatória é que muitos pacientes confundem a perda do sentido do olfato com a perda do sentido do paladar. Westerman[192] desenvolveu um teste simples para tal avaliação, em que a substância odorífera é colocada sobre a língua e o indivíduo é solicitado a descrever o aroma do material. Esse teste também pode ser utilizado para identificar indivíduos que simulam ser doentes, porque alguns indivíduos sabem que o sabor é largamente mediado através do sentido do olfato. Portanto, quando questionados a identificar o sabor do café colocado na língua, o indivíduo simulador olfatório de olhos vendados, devem reportar um gosto amargo, identificando seu sabor, como café, mas se eximem de qualquer capacidade de identificar o odor de café quando este é colocado em frente ao seu nariz. Laing et al.[193] na Austrália mostram que os seres humanos têm uma capacidade limitada para identificar os componentes de misturas de gosto e odor.

Testes eletrofisiológicos da capacidade olfatória em seres humanos foram desenvolvidos e estão disponíveis em laboratórios. A entrega correta das moléculas odoríferas para o nariz no ar aquecido e umidificado é obrigatória em todos esses estudos objetivos.[194,195] O mais simples dos testes, o eletro-olfatograma (EOG), é obtido pela colocação de um eletrodo diretamente no epitélio olfatório.[196] Quando uma substância odorífera estimula as células receptoras, verifica-se uma mudança negativa na tensão. Isso foi demonstrado em vários animais, incluindo seres humanos, e acredita-se que represente um somatório dos muitos potenciais de receptores celulares únicos.[26,54,197,198] Embora o epitélio olfatório seja relativamente inacessível no ser humano, alguns pesquisadores, incluindo Furukawa et al.,[199] conseguiram o registro dos potenciais EOG e demonstraram a diminuição de potenciais em indivíduos com hiposmia compatíveis com a sua perda olfatória. Como esses pesquisadores afirmaram, o EOG fornece o único método eletrofisiológico atualmente disponível para o diagnóstico diferencial de anosmia causada por distúrbios do epitélio olfatório *versus* o trato olfatório central.

Um segundo método de teste eletrofisiológico utilizado com sucesso em outros sistemas sensoriais, como a audição e a visão, é a mensuração de potenciais cerebrais. Nesse teste, uma média da atividade elétrica percutânea do cérebro é obtida após múltiplas exposições programadas a uma substância odorífera. Usando esse teste em seu centro de pesquisa, Kobal e Hummel[200] conseguiram determinar quando o estímulo olfatório chega aos receptores e mostraram diferenças entre estímulo olfatório puro e estímulo do

nervo trigêmeo. Amplitudes máximas de potenciais devido a substâncias que, em parte ou exclusivamente, excitam o nervo trigêmeo (altas concentrações de dióxido de carbono, mentol, acetaldeído) foram encontradas no vértice e são definidas como *potenciais evocados quimio-somatossensoriais* ou *potenciais relacionados a eventos do trigêmeo*. Substâncias que exclusivamente, ou em grande escala, excitam o nervo olfatório (sulfeto de hidrogênio, vanilina) causaram respostas máximas na área parietal e são definidas como *potenciais evocados olfatórios* ou *potenciais relacionados a eventos olfativos*. Esse método correlacionaria melhor com o teste psicofísico de percepção de odor. Embora promissora, essa tecnologia requer habilidade e o teste não pode ser utilizado com todos.[201]

Outro tipo de atividade das ondas cerebrais induzida é o componente endógeno, chamado de *variação negativa contingente* (VNC).[202] As ondas cerebrais são chamadas de "endógenas" porque sua presença depende de estratégias de resposta humana em detrimento de características de estímulo. O método se correlacionaria melhor com o teste psicofísico de discriminação de odor. Quando os potenciais relacionados a eventos olfatórios e VNC são mensurados simultaneamente, as avaliações eletrofisiológicas do estado clínico podem ser realizadas.[203,204] Quando ambos estiverem ausentes, a anosmia está presente. Quando apenas VNC está presente, uma distorção olfatória é provável. Finalmente, em caso de hiposmia, quando a substância odorífera é apresentada logo acima do limiar de discriminação, a amplitude da VNC é aumentada e o potencial evocado-olfatório é indetectável. Essa técnica é claramente uma ferramenta clínica útil, embora geralmente não esteja disponível.

Muito trabalho, principalmente no delineamento da pesquisa, tem-se centrado em sinais no cérebro dependentes do nível de oxigênio do sangue através do uso de PET e RMf. Atualmente, a utilização clínica dessas modalidades em alterações do olfato não é prática; no entanto, esses métodos contribuem significativamente para a compreensão do processamento das substâncias odoríferas. Ambas as modalidades de imagem são baseadas nas diferenças do fluxo sanguíneo cerebral regional entre a apresentação de um estímulo e níveis basais. PET é limitada pelo fato de que necessita de uma substância radioativa. A resolução espacial é pequena, e a distinção entre duas áreas de ativação pode ser difícil. Além disso, a PET obtém dados durante um período mais longo e pode perder sinais curtos. Ressonância magnética funcional, por outro lado, não envolve radiação e os indivíduos podem ser avaliados múltiplas vezes. A resolução temporal é também melhor com RMf do que com PET; no entanto, limitações causadas por áreas circundantes de osso e ar podem reduzir os sinais em certas regiões. Coletivamente, essas modalidades têm aumentado a compreensão de onde ocorre o processamento olfatório. Parece ser estreitamente associado com a ativação do nervo trigêmeo e do sistema límbico, mesmo no processamento mais simples de percepção passiva de odores, um conceito que explica a recordação imediata de emoções relacionadas a uma fonte de cheiro. Com o aumento da complexidade das tarefas de processamento olfativas, as áreas fora das utilizadas para percepção passiva – amígdala, córtex piriforme, o córtex órbito-frontal e tálamo – são recrutadas com cada conjunto combinado de regiões específicas para a tarefa.[205]

FATORES QUE AFETAM A AVALIAÇÃO DA CAPACIDADE OLFATÓRIA

IDADE

O teste de capacidade olfatória em crianças apresenta problemas especiais. Cameron e Doty[206] descreveram um teste semelhante a um jogo utilizando o método da escolha forçada que pode ser autoadministrado e que foi usado com sucesso para testar crianças a partir dos 4 anos.

O outro método popular para testar a capacidade olfatória em adultos é o método de limiar de detecção, que foi utilizado em pacientes de 5 a 15 anos, com o método da escolha forçada,[207] mas

TABELA 16-1. Espectro de Perda Olfatória como Descrito por Quatro Centros Quimiossensoriais

	Goodspeed et al. (1987)[244]*	Davidson et al. (1987)[232]†	Leopold et al. (1987)[228]‡	Heywood et al. (1986)[178]§
Total de pacientes (n)	441	63	198	133
Etiologia (%)				
Doença obstrutiva ou de cavidade nasal	30	33	29	20
Infecção do trato respiratório posterossuperior	19	32	15	17
Trauma encefálico	9	10	19	32
Idade	0	0	8	6
Congênito	0	5	8	0
Toxinas	1	11	3	0
Miscelâneas	14	10	8	16
Idiopático	26	0	10	10

*Connecticut Chemosensory Clinical Research Center, Farmington, CT.
†Chemosensory Perception Laboratory, University of California, San Diego, CA.
‡Clinical Olfactory Research Center, SUNY Health Science University, Syracuse, NY.
§Smell and Taste Clinic, Medical College of Virginia, Richmond, VA.

a relevância clínica desse teste, especialmente em crianças, é incerta. Engen[90] descreveu que é muito difícil testar uma preferência hedônica em crianças menores de 4 anos, porque esses indivíduos responderam "sim" para os questionamentos, independentemente de a pergunta ter sido formulada de forma positiva ou negativa (ou seja, tanto "você gostou?", quanto "você não gostou?" resultaram em respostas afirmativas). Estudos que utilizaram fantoches ou rostos felizes e tristes apresentaram resultados mais consistentes.[158,159]

Testar adultos mais velhos é, geralmente, um problema apenas se houver uma grande perda de função olfatória ou se o paciente sofrer de demência. Para os indivíduos com baixa capacidade olfatória, o teste pode ser chato, desanimador e frustrante, podendo levar à medição inadequada de capacidade olfatória real. Para testar a capacidade olfatória no indivíduo demente, os testes utilizados em crianças costumam ser úteis. Obviamente, se alguém está severamente demente, qualquer tipo de teste interativo é fútil.

GÊNERO

Nos seres humanos, a média dos resultados dos testes ao longo de muitas substâncias químicas têm consistentemente mostrado que as mulheres têm uma capacidade olfatória melhor do que os homens, tanto no limiar quanto em tarefas de identificação.[208] Para substâncias odoríferas específicas, no entanto, pode não haver nenhuma diferença.[209] Além disso, o ciclo menstrual influencia os níveis de limiar de olfato nas mulheres, que é melhor na ovulação e mais pobre durante a menstruação.[169,182,210] As razões para esse padrão não são simplesmente variações hormonais, porque Doty et al.[171] mostraram ciclismo olfatório, mesmo em mulheres que estavam tomando contraceptivos orais, cujos níveis de hormônio não variaram. Em animais, existe uma relação clara entre o olfato e o funcionamento sexual; em camundongos, a gravidez pode ser bloqueada pelo odor de um macho estranho.[211]

ADAPTAÇÃO E HABITUAÇÃO

A percepção de um odor forte perceptível ao entrar em uma área irá desaparecer depois de um tempo. Essa resposta de adaptação em seres humanos, tal como medido por Stuiver,[212] ocorre, geralmente, dentro de 1 a 5 minutos para os produtos químicos estudados. Por meio dos resultados obtidos, sugere-se que a adaptação ocorre tanto na célula receptora[198,213] quanto mais centralmente.[212,214,215] Adaptação central é suportada pela descoberta de que, em humanos, a estimulação contínua através de uma narina leva à adaptação em ambas as narinas.[212]

Adaptação olfatória cruzada é a capacidade de um agente químico de diminuir a capacidade de resposta e a sensibilidade do indivíduo a uma outra substância química. Foi proposto que, quanto maior o efeito da adaptação cruzada de um agente odorífero para outro, o mais provável é que estes partilhem canais sensoriais comuns.[216-220] A forma e o grau em que a substância odorífera causa a adaptação dos receptores podem não resultar de um mecanismo simples, porque, mesmo se dois diferentes odoríferos são combinados em intensidade subjetiva, os seus efeitos cruzados de adaptação podem ser assimétricos.[220,221] Por exemplo, pentanol parece ter um efeito de adaptação cruzada forte sobre o propanol, ao passo que propanol tem apenas um pequeno efeito de adaptação cruzada sobre o pentanol.[222]

PROBLEMAS OLFATÓRIOS CLÍNICOS
CAPACIDADE OLFATÓRIA DIMINUÍDA E DISTORCIDA

A vida de uma pessoa com anosmia é maçante. Os pacientes dizem selecionar os alimentos por textura, cor e hábito. Alguns afirmam, por exemplo, que identificam o leite azedo pelo caráter irregular. Outros não usam perfumes por medo de excesso. Muitos

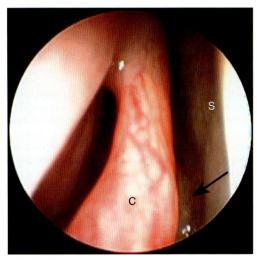

FIGURA 16-10. Fenda olfatória direita com pólipo. C, concha média; S, septo. A seta indica um pólipo.

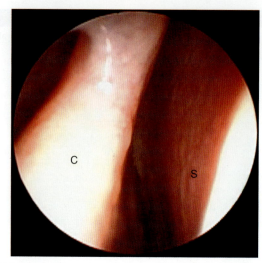

FIGURA 16-11. Edema da mucosa da fenda olfatória direita. C, concha média; S, septo.

expressam preocupação com fogo e gases nocivos ou perigosos e, de fato, a maioria dos pacientes anósmicos tem sido envolvida em pelo menos um acidente originado por esse problema. Os alarmes de fumaça são uma necessidade absoluta para essas pessoas.

Em contraste com essa falta de estímulos sensoriais, alguns indivíduos têm uma percepção distorcida de fragrância (*parosmia*) ou a percepção constante de um odor, geralmente em desordens de personalidade (fantosmia). Essas pessoas se sentem infelizes e gastam uma grande quantidade de tempo e dinheiro tentando se livrar de seu problema, muitas vezes sem sucesso.

DISFUNÇÕES OLFATÓRIAS HUMANAS

No relatório do Panel on the Communicative Disorders ao National Advisory Neurological and Communicative Disorders and Stroke Council, foi estimado que aproximadamente 2 milhões de adultos norte-americanos apresentam distúrbios do paladar e do olfato. Na literatura foram listadas mais de 200 condições associadas com mudanças na capacidade quimiossensorial.[13,223-226] Através de anamnese cuidadosa, exames físicos, testes quimiossensoriais e exames de imagem, vários centros quimiossensoriais categorizam a maioria dos casos de perdas olfatórias em categorias etiológicas (Tabela 16-1). As seções seguintes descrevem as categorias etiológicas comuns em detalhe. Esses pacientes raros que apresentam uma distorção do sentido do olfato (parosmia ou fantosmia) sem qualquer alteração na intensidade não estão incluídos na classificação.

DOENÇA E OBSTRUÇÃO DA CAVIDADE NASAL

A anosmia é produzida por obstrução total da cavidade nasal, tal como a causada por pólipos nasais, edema importante da mucosa, ou simplesmente pela oclusão das narinas com os dedos. Uma pequena porção de vias aéreas pode manter a função olfativa quase normal. Imagina-se que a localização da abertura ou da área através da qual o ar passa para chegar à fenda olfativa é medial e anterior à parte inferior da concha média.[227,228] Essa área pode funcionar como um regulador do fluxo de ar para a fenda olfatória e as alterações na sua anatomia afetam claramente a capacidade olfatória. Consequentemente, a obstrução nessa região ou acima dela por mucosa edemaciada, pólipos, tumores ou deformidades ósseas na cavidade nasal pode diminuir ou eliminar a capacidade olfatória (Figs. 16-10 e 16-11).[229-231] Essa obstrução às vezes ocorre mesmo quando a cavidade nasal inferior aparentemente está normal. Sabe-se que a administração sistêmica de esteroides reverte a anosmia na maioria dos pacientes com obstrução nasal causada por pólipos nasais e rinite crônica.[226,232-234] Embora a corticoterapia sistêmica de longo prazo apresente muitos inconvenientes,[235] um curso de 1 ou 2 semanas pode servir como um teste de diagnóstico para a doença nasal. O que é ainda pouco claro é a etiologia da anosmia no paciente raro com uma via aérea nasal patente cuja capacidade olfativa pode ser melhorada por terapia com esteroides sistêmicos a longo prazo.[236]

Apesar de vários autores proporem que a deformidade traumática da cavidade nasal possa causar perda olfativa,[237-239] nenhum desses estudos utilizou testes olfativos reprodutíveis. Além disso, não houve qualquer mudança significativa na capacidade olfatória resultante de alterações cirúrgicas na anatomia nasal. Portanto, as perdas olfativas descritas podem ter sido causadas por problemas neurológicos. Na experiência dos autores desse capítulo, é raro identificar um indivíduo cuja anatomia nasal foi tão deformada por trauma externo que nem mesmo uma pequena quantidade de ar possa atingir a fenda olfatória. Cicatrizes de procedimentos cirúrgicos prévios entre a concha média e o septo nasal, no entanto, podem ser efetivas no fechamento da área olfativa ao fluxo de ar.

Acreditou-se que a obstrução da fenda olfatória por edema e pólipos fosse o mecanismo da disfunção olfatória em pacientes com rinossinusite crônica. Essa conclusão pode ser apenas parcialmente precisa. Kern[240] analisou amostras de biópsia da mucosa olfatória de pacientes com rinossinusite crônica e alterações inflamatórias foram encontradas no epitélio olfatório de um grande número de indivíduos que executaram mal os testes de identificação de substâncias odoríferas. Com essa descoberta, sugeriu-se que uma disfunção neuronal causada principalmente por inflamação pode contribuir para a deficiência olfatória com ou sem um processo obstrutivo concorrente. Na verdade, existe evidência de apoptose ativa de neurônios receptores olfatórios em pacientes com rinossinusite crônica,[241] o que poderia explicar o achado de perda de olfato que não responde a esteroides orais em pacientes com uma longa história de doença de cavidade nasal. Fator de necrose tumoral alfa pode impedir a recuperação do epitélio olfatório normal após a lesão.[242]

PERDA DE OLFATO APÓS INFECÇÃO DAS VIAS AÉREAS SUPERIORES

Muitas pessoas, em um momento ou outro, perderam seu sentido de olfato completamente durante uma infecção de vias aéreas superiores (IVAS). Em geral, as perdas olfatórias são consequentes à obstrução das vias aéreas nasais e se resolvem quando a via aérea nasal se torna patente novamente (1 a 3 dias).[243] De maior preocupação é o pequeno número de pacientes cuja capacidade olfatória nunca se recupera após os outros sintomas da IVAS se resolverem. Essas pessoas tendem a ser indivíduos saudáveis na quarta, quinta ou sexta década de vida e a maioria é composta por mulheres (70 a 80%).[227,232,244,245] A razão para a preponderância do sexo feminino não é clara, mas pode estar relacionada ao fato de que as mulheres tendem a ter mais IVASs.[246] Espécimes de biópsia da fenda olfatória desses pacientes apresentam ou a diminuição do número de receptores olfatórios ou uma completa ausência deles.[247-249] Além disso, por meio das mensurações por ressonância magnética do volume do bulbo olfatório observa-se uma diminuição no seu tamanho, que se correlaciona com a gravidade da perda, assim como com a duração da hiposmia.[250] A lesão nessas pessoas pode mesmo ser mais central. Em estudos com o uso de PET com fluorodeoxiglicose observou-se hipometabolismo nas áreas de córtex piriforme, amígdala e para-hipocampo onde os neurônios olfatórios se projetam.[251] O prognóstico para a recuperação dessa perda olfatória é geralmente pobre. Hendriks[245] uniu vários estudos com pacientes com disfunção olfativa e encontrou que cerca de um terço dos pacientes recuperaram a sua capacidade de olfatória, independentemente se foram ou não tratados. Duncan e Seiden[252] observaram ligeira a moderada melhoria em dois terços das suas amostras de 21 pacientes, mas tal melhora levou anos para ocorrer. O problema com esses estudos é que uma obstrução nasal superior por muco ou mucosa edemaciada pode permanecer após a resolução da IVAS. Sem imagens simultâneas da cavidade nasal, seria impossível determinar se um retorno da capacidade olfatória após uma perda por IVAS foi devido à liberação da fenda olfatória ou à recuperação da função neural olfativa.

Traumatismo Craniano

Em uma revisão de vários grandes estudos com pacientes em sua maioria adultos com traumatismo craniano, tanto maiores quanto menores, observou-se que a incidência de perda olfatória foi de 5 a 10% (Leigh,[253] 1.000 casos; Hughes,[254] 1.800 casos; Sumner,[255] 1.167 casos; Zusho,[256] 5.000 casos). Em contraste, as taxas de perda olfatória após traumatismo craniano na infância foram descritas como sendo de 3,2% (perda transitória) e 1,2% (perda permanente; Jacobi et al.,[257] 741 casos). O grau de perda olfatória está geralmente associado com a gravidade do traumatismo. No entanto, até mesmo um traumatismo menor pode produzir anosmia total.[258,259] Observou-se que, na maioria dos estudos com pacientes que se queixavam de perda olfatória após traumatismo, a perda média estava no intervalo anósmico.[18,183] Fikentscher e Mauuller,[260] que classificaram 77 de 122 pacientes como anósmicos, também suportaram essa tendência de que a perda pós-traumática é completa. O grau de perda olfatória também é determinado em parte pelo local de traumatismo craniano. Golpes frontais mais frequentemente causam perda olfatória; no entanto, anosmia total é cinco vezes mais provável em casos de golpe occipital.[245,261] O aparecimento de uma perda olfatória traumática é geralmente imediato, embora em alguns casos o paciente ou não perceba a perda ou não experimente a perda até meses após a lesão.[18,262] Traumatismos cranianos recorrentes em lutadores de boxe estão associados a maior frequência de perdas olfatórias em comparação com controles pareados.[263] A taxa de recuperação da função olfatória é inferior a 10% de acordo com a maioria dos grandes estudos. No entanto, Duncan e Seiden[252] demonstraram que um terço do seu grupo de 20 pacientes apresentou ligeira melhora na capacidade de identificação após o traumatismo, embora a qualidade da capacidade olfatória que retornou tenha sido geralmente muito pobre.

A lesão exata para o sistema olfatório produzida por traumatismo é desconhecida, mas imagina-se ser devida à laceração dos nervos olfatórios à medida que saem da parte superior da placa cribriforme[264] ou à contusão dos bulbos olfatórios ou de outras áreas centrais de processamento.[265] Após o trauma, as células olfatórias apresentam-se geralmente distorcidas, têm proliferação de axônios e emaranhados de axônio na lâmina própria e têm poucos botões olfatórios e cílios.[249,266] Os feixes nervosos olfatórios contêm axônios imaturos e neuromas de reentrada são encontrados dentro do epitélio.[48] Esses achados sugerem o seguinte cenário: 1) os nervos olfatórios foram danificados no momento do traumatismo, talvez na placa cribriforme; 2) a resposta normal dos nervos olfatórios é regenerar, mas os axônios não podem formar sinapses funcionais, ou por causa de qualquer formação de cicatriz na placa cribriforme ou por danos irreversíveis nos bulbos olfatórios; e 3) sem essa conexão para o bulbo, as células não produzem botões olfatórios ou cílios. Portanto, a chave para ajudar os pacientes com perda traumática olfativa é restabelecer o contato entre os axônios olfatórios e o bulbo olfatório, se ainda for viável. Atualmente, no entanto, não existe nenhum método conhecido para realizar essa tarefa.

Outra possível área de lesão do sistema olfatório após traumatismo craniano pode ser no córtex frontal. Em um estudo com 40 pacientes que apresentaram anosmia total traumática, todos tinham grandes problemas de formação educacional.[267] A maioria desses pacientes apresentou alterações psicossociais associadas às lesões de córtex frontal. Da mesma forma, Levin et al.[268] observaram reconhecimento olfatório prejudicado em pacientes que tiveram um hematoma ou contusão traumática na região frontotemporal. Suspeita-se de lesões no córtex orbital frontal após o traumatismo craniano quando há uma associação entre perda de olfato, alterações de cognição e empatia.[269]

Idade

Embora os indivíduos mais velhos possam ter perda olfativa por qualquer das outras causas discutidas aqui, também podem ter perdas causadas por doenças relacionadas com a demência, além do próprio processo de envelhecimento. Na verdade, em indivíduos saudáveis, déficits de equilíbrio, olfato e capacidade visual discriminam melhor entre pessoas com mais de 85 anos e com menos de 74 anos.[270] Tem sido demonstrado que a capacidade de identificação olfatória cai acentuadamente nas sexta e sétima décadas de vida, de modo que mais da metade das pessoas com idade de 65 a 80 anos mostra grandes declínios olfatórios.[271] Esse padrão de variação em relação à idade é semelhante ao observado para a acuidade visual e a inteligibilidade da fala.[272] Também se verificou que os limiares olfatórios diminuem com a idade, embora esse efeito seja um pouco menos dramático em mulheres (Fig. 16-12).[61,181,271,273,274] Em estudo realizado pela National Geographic Smell Survey, Wysocki e Gilbert[275] determinaram que o grau e a taxa de perda olfatória a substâncias odoríferas são específicos e variam de indivíduo para indivíduo. Outros efeitos do envelhecimento mensurados sobre o sentido do olfato são a diminuição em magnitude,[271] alterações na percepção da agradabilidade,[275,276] associação com estado nutricional diminuído[277,278] e a capacidade de discriminar sabor em alimentos diários.[279,280]

As perdas de percepção na capacidade olfatória que acompanham o envelhecimento não são surpreendentes quando as alterações anatômicas são observadas. Bhatnagar et al.[281] cuidadosamente estudaram os bulbos olfatórios de indivíduos com idades entre 25 e 95 anos. De um total de 50.935 células mitrais aos 25 anos, esses pesquisadores observaram uma redução linear de em média 520 células por ano. Da mesma forma, a partir de um volume total de bulbo olfatório de 50,02 mm aos 25 anos, um declínio de 0,19 mm por ano foi observado. Além da diminuição do número de elementos celulares, Liss e Gomez[282] observaram degeneração extensiva no bulbo com o envelhecimento.

Pelo menos duas doenças relacionadas com demência, Alzheimer e Parkinson, são frequentemente acompanhadas por uma desordem olfatória. Em pacientes com tais doenças, é provável que o bulbo olfatório ou o córtex olfatório central tenham sofrido alguma lesão e essa é, pelo menos em parte, responsável pela perda concomitante na detecção de odores e em sua capacidade

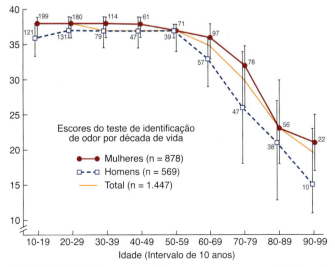

FIGURA 16-12. Relação entre idade e sexo com os escores do Teste de Identificação de Odor (Universidade da Pensilvânia) realizado em um grande grupo heterogêneo de indivíduos (De Doty RL, Shaman P, Dann M. Development of the University of Pennsylvania Smell Identification Test: a standardized microencapsulated test of olfactory function. *Physiol Behav* 1984;32:489.)

de reconhecimento.[283] A doença de Alzheimer é caracterizada pela presença de emaranhados neurofibrilares e placas neuríticas na maioria das vias olfatórias centrais.[284-287] Acredita-se que placas e emaranhados devem ser levados em consideração nas deficiências clínicas da doença.[288,289] Alterações patológicas semelhantes e anormalidades de testes são observadas em pacientes com síndrome de Down, o que evidencia uma possível ligação genética.[290] Além disso, como Pearson et al.[289] apontaram, o envolvimento do sistema olfatório contrasta fortemente com a anormalidade mínima observada em outras áreas do cérebro. Essa descoberta evidenciou a possibilidade de que o sistema olfatório é o portal de entrada para um agente ambiental que provoca a doença.[291] Anormalidades no epitélio olfatório nasal identificadas por Talamo et al.[292] podem adicionar evidências para a teoria. Uma teoria alternativa é de que o sistema olfatório é simplesmente preferencialmente lesado em relação aos outros elementos neurais.[293] Um número de defeitos não motores está presente em pacientes com doença de Parkinson, incluindo depressão e perda cognitiva.[294] A redução na capacidade de detectar e identificar odores é um desses defeitos e sua importância está relacionada com o subtipo clínico da doença de Parkinson e pode ajudar no diagnóstico.[295,296] As alterações olfatórias são independentes dos sintomas cognitivos e motores,[297] ocorrendo no início da doença. Depois de mensurar a capacidade olfatória em pacientes com doença de Parkinson e pacientes normais de diferentes idades, Hawkes[298] postulou a hipótese de que a doença de Parkinson começa como um evento agudo e que as perdas neurais e olfatórias progridem. Perdas neuronais foram identificadas no bulbo e trato olfatório de indivíduos que morreram com a doença de Parkinson, além disso, uma forte correlação com a duração da doença foi observada.[299] Porque a perda da capacidade olfatória também ocorre no início da doença de Alzheimer e não é percebida pelo paciente, a diminuição da capacidade olfatória em ensaios clínicos pode ser um sinal precoce importante para o desenvolvimento dessas doenças.[300] De fato, se um paciente tem um diagnóstico de doença de Alzheimer ou de Parkinson, mas os exames não detectam diminuição de olfato, um diagnóstico diferencial deve ser considerado.[301] Em um estudo interessante com parentes de primeiro grau de pacientes com doença de Parkinson, observou-se que um menor consumo de cafeína na vida está associado à diminuição dos escores do olfato.[302]

Disfunção Congênita

A história usual de uma pessoa com uma perda congênita total do sentido do olfato é que a mesma é saudável e começa a notar, aos 8 anos, que amigos, pais e irmãos podem perceber algo que ela não podia. Na maioria dessas pessoas, as outras funções quimiossensoriais estão intactas, de modo que pungência, odores irritantes e gostos podem ser detectados normalmente.[303] Muito mais pessoas apresentam uma perda isolada, também conhecida como *anosmia específica*, de sensibilidade a um produto químico particular ou grupo de substâncias químicas, por exemplo, almíscares, trimetilamina (odor como o de peixe), cianeto de hidrogênio (semelhante a amêndoas), butil-mercaptano (aditivo para gás natural) e ácido isovalérico (odor de vestiário).[284,285]

Jafek et al.[303] propuseram que a fisiopatologia da perda olfatória congênita é uma degeneração ou atrofia do epitélio olfatório ou do bulbo olfatório no final do processo de desenvolvimento. Essa teoria foi fundamentada na total falta de receptores periféricos ou de células de suporte e o achado de rotina do epitélio respiratório em amostras de biópsia da fenda olfatória de pessoas com um histórico consistente com uma perda congênita. No teste olfatório, os indivíduos do grupo congênito obtiveram score igual ou um pouco melhor do que o obtido no desempenho aleatório.[232,303] Como os membros de grupos com perda olfatória por outras etiologias (p. ex., traumatismo craniano, pós-IVAS) possuem pelo menos algum epitélio olfatório, embora frequentemente anormal, não é surpreendente o grupo com perda congênita obter a menor pontuação olfativa de todos os grupos etiológicos.

Possivelmente, o tipo mais conhecido de anosmia congênita está associado com hipogonadismo hipogonadotrópico e é conhecido como síndrome de Kallmann.[304,305] Esse distúrbio afeta, aproximadamente, um em 8.000 homens e uma em 40.000 mulheres, principalmente de forma esporádica. As mutações no cromossomo X localizado no gene *KAL1*, que codifica a proteína anosmina-1, são responsáveis por 11 a 14% dos casos. Acredita-se que uma mutação autossômica dominante no gene *FGFR1* (anteriormente *KAL2*) para o receptor-1 do fator de crescimento de fibroblastos é a responsável por outros 10% dos casos. Além disso, outras mutações em genes envolvidos na migração de neurônios que liberam o hormônio gonadotropina durante o desenvolvimento estão sendo descobertas.[306] Demonstrou-se que pelo menos alguns pacientes com a síndrome de Kallmann têm agenesia dos bulbos e projeções olfatórias e desenvolvimento incompleto do hipotálamo.[307-309] Em imagens de TC, não se observam anormalidades ósseas etmoidais em pacientes com a síndrome de Kallmann, especialmente nos que possuem mutações no *KAL1*.[310] Um paciente com síndrome de Kallmann estudado por Jafek et al.[303] também não tinha epitélio olfatório na fenda olfativa. Contudo, em estudo conduzido por Schwob et al.,[309] não foi observado epitélio olfatório anormal. Outros defeitos por vezes observados na síndrome de Kallmann são anomalias renais, criptorquidia, surdez, deformidades da linha média facial e diabetes. A existência dessa síndrome traz à luz a forte associação entre desenvolvimento sexual e olfato em outros mamíferos. Os camundongos machos, por exemplo, não apresentam o comportamento de acasalamento ou desenvolvimento sexual se os seus bulbos olfatórios forem removidos logo após o nascimento.[311-313]

Exposição a Substâncias Tóxicas

A avaliação da perda olfatória em conjunto com a história de exposição a um produto químico particular é o método clínico atualmente utilizado para fazer o diagnóstico de uma perda relacionada com a exposição às substâncias tóxicas. A perda pode ocorrer ao longo de um período de dias, como foi o caso de um dentista, que utilizou um novo composto de trabalho odontológico. Por outro lado, pode levar anos até que a perda seja evidente, tal como acontece com a exposição à formalina. Mesmo as substâncias comuns, tais como a fumaça do cigarro, podem ser associadas com a perda olfatória.[314] A literatura contém muitos relatos de perdas olfatórias após exposição a toxinas, algumas das quais são reversíveis, normalmente depois da remoção da pessoa afetada da fonte tóxica, mas algumas são permanentes.[232,315-318] Scott,[226] Feldman et al.[223] e outros[319] listaram muitos dos agentes conhecidos relacionados à perda olfatória e suas listas são longas. A maioria dos agentes apresenta-se na forma de gases ou aerossóis e entram no nariz com o fluxo respiratório de ar. Obviamente, a concentração e a duração da exposição devem ser consideradas e os empregados em ocupações que utilizam esses agentes devem estar cientes desses fatores.[320,321]

Neoplasias

Tanto os tumores intranasais quanto os intracranianos podem afetar o olfato. Os tumores intranasais mais comumente observados são papilomas invertidos, adenomas, carcinomas de células escamosas e estesioneuroblastomas.[322] Esses tumores intranasais diminuem a capacidade olfativa, principalmente bloqueando o fluxo de ar para a fenda olfatória.

Meningiomas intracranianos, tumores hipofisários e gliomas podem causar destruição local para o aparelho olfatório. Estimou-se que aproximadamente 25% dos tumores do lobo temporal causaram uma alteração olfatória.[323] Os sintomas de obstrução nasal, epistaxe, anosmia, hiposmia, alterações de visão ou outros sinais do SNC devem ser um alerta para a presença desses tumores. Tumores intranasais normalmente não se manifestam como perda olfatória por causa da função intacta do lado contralateral. O teste olfatório unilateral é uma boa forma de diagnosticá-los.

TABELA 16-2. Medicamentos que Acometem o Olfato e o Paladar	
Classificação	**Medicamento(s)**
Amebicidas e anti-helmínticos	Metronidazol; niridazol
Anestésicos locais	Benzocaína, hidrocloreto de procaína e outros; hidrocloreto de cocaína; hidrocloreto de tetracaína
Anticolesterolêmicos	Clofibrato
Anticoagulantes	Fenindiona
Anti-histamínicos	Maleato de clorfeniramina
Antimicrobianos	Anfotericina B; ampicilina; cefamandol; griseofulvina; hidrocloreto de etambutol; lincomicina; sulfassalazina; estreptomicina; tetraciclinas; tirotricina
Antiproliferativos, incluindo agentes imunossupressores	Doxorrubicina e metotrexato; azatioprina; carmustina; sulfato de vincristina
Antirreumáticos, analgésicos antipiréticos, anti-inflamatórios	Alopurinol; colchicina; ouro; levamisol; d-penicilamina; fenilbutazona; 5-tiopiridoxina
Antissépticos	Hexetidina
Agentes antitireoídeos	Carbimazol; metimazol; metiltiouracila; propiltiouracila; tiouracila
Agentes para higiene oral	Lauril sulfato de sódio (creme dental)
Diuréticos e Anti-hipertensivos	Captopril; diazoxida; ácido etacrínico
Hipoglicemiantes	Glipizida; fenformina e derivados
Medicamentos relaxantes musculares e para o tratamento da doença de Parkinson	Baclofeno; clormezanona; levodopa
Opioides	Codeína; cloridrato de hidromorfona; morfina
Psicofármacos, incluindo medicações antiepiléticas	Carbamazepina; carbonato de lítio; fenitoína; psilocibina; trifluoperazina
Simpatomiméticos	Anfetaminas; teoclato de fenmetrazina e hidrocloreto de fenbutrazato (associado)
Vasodilatadores	Oxifedrina; hidrocloreto de bamifilina
Outros	Monoacetato de germina; idoxuridina; ferro sorbitex; vitamina D; produtos químicos industriais, incluindo inseticidas

Modificado de Schiffman SS. Taste and smell in disease (part 2). *N Engl J Med* 1983; 308:1275.

Infecção pelo Vírus da Imunodeficiência Humana

Mostrou-se em testes que pacientes infectados com o vírus da imunodeficiência humana têm a capacidade olfativa diminuída. Essas perdas são variáveis e não se correlacionam com medidas de saúde, tais como contagem das células T helper (CD4), peso corporal, composição corpórea, gestão de doenças e dieta.[324-326]

Epilepsia

Auras olfativas são algumas vezes associadas com epilepsia. A prevalência de auras olfativas foi estimada entre menos de 1% e menos de 30%.[327] Essas auras geralmente duram apenas alguns minutos ou menos e são, muitas vezes, desagradáveis.

Distúrbios Psiquiátricos

Pacientes com depressão, transtorno bipolar e alucinações podem ter queixas olfativas, mas suas habilidades olfatórias são apenas minimamente reduzidas.[328] Alterações específicas de função olfatória foram identificadas em desordens com doenças dopaminérgicas (p. ex., transtorno de déficit de atenção/hiperatividade, autismo, esquizofrenia, síndrome de deleção 22q11).[329] Embora os pacientes deprimidos tenham alguma capacidade gustativa alterada, sua capacidade de identificar odores geralmente é normal.[330] Assim sendo, a fonte das queixas olfatórias que essas pessoas apresentam deve provavelmente estar localizada no SNC, e é possível que os mesmos produtos químicos que se acredita causarem os sintomas da depressão possam também afetar as conexões neurais entre o sistema límbico e o hipotálamo.[331] Pacientes com psicose com escores olfatórios iniciais mais baixos demonstraram piores resultados funcionais.[332]

Pryse-Phillips[333] diferencia *alucinações olfatórias intrínsecas*, em que o paciente acredita que os cheiros emanam de seu próprio corpo, de *alucinações extrínsecas*, em que os odores parecem se originar de uma fonte diferente do próprio corpo do paciente. A *síndrome de referência olfatória* descreve pacientes que são obsessivamente preocupados com odores menores ou ausentes. Pelo fato de essas preocupações serem muitas vezes em referência ao odor corporal, essas pessoas se banham com frequência e usam perfumes de forma anormal. Na síndrome de Marcel Proust, os indivíduos evocam memórias baseados em odores, de maneiras tão dramáticas que interferem com suas rotinas diárias. Uma atenção cuidadosa às descrições das preocupações dos pacientes muitas vezes aponta para a necessidade de encaminhamento psiquiátrico.

Parosmia e Fantosmia

A distorção do sentido do olfato incomoda claramente os pacientes, mais do que a perda do sentido do olfato. É difícil para pacientes com parosmia (distorção das substâncias odoríferas) aprender novos nomes para os cheiros de itens familiares, e os mesmos ficam perturbados, porque nada cheira como normalmente. Por outro lado, os pacientes com fantosmia (percepção do olfato, sem a presença de um odorante no ambiente) podem continuamente perceber um odor desagradável, como ovos podres ou fezes. Ambas as distorções podem ser intermitentes ou contínuas e podem ser causadas por gatilhos específicos, como odores fortes, inspiração profunda e estresse. As distorções também podem estar presentes em apenas uma das narinas e o simples bloqueio da narina pode diagnosticar essa situação. Parosmias e fantosmias foram descritas acompanhando muitas doenças, algumas das quais estão associadas com doenças psiquiátricas ou do cérebro, tais como tumores do lobo temporal ou convulsões.[225,334] Por esse motivo, acredita-se que essas alterações tenham origem no SNC. Em um estudo realizado por Leopold et al.,[335] sugeriu-se que alguns indivíduos com fantosmia podem ter neurônios doentes no sistema olfatório periférico que são passíveis de gerenciamento. No entanto, a etiologia da fantosmia e da parosmia é mais frequentemente associada a uma IVAS específica, traumatismo craniano ou ao processo de envelhecimento.[335,336] Outros pesquisadores também observaram esses distúrbios em pacientes com doença nasal.[226,337] Os doentes com essas distorções de qualidade de odor são mais propensos a serem mulheres e com capacidade olfatória geralmente diminuída quando testada.[226,335,338]

Medicações

Embora alguns medicamentos pareçam afetar mais o paladar do que o sistema olfatório, muitos podem causar disfunção olfativa (Tabela 16-2). Normalmente, a capacidade olfativa retorna após a medicação nociva ser descontinuada, mas às vezes a mudança é permanente.[339]

Procedimento Cirúrgico

Alterações no fluxo de ar respiratório ou na região em torno dos nervos olfatórios podem afetar a capacidade olfatória. Embora deformidades septais podendo afetar a capacidade olfatória tenham sido descritas[340] e a cirurgia do septo já tenha sido relatada na melhora da capacidade olfatória,[341,342] deformidades graves capazes de obstruir a via aérea nasal são extremamente raras. Perdas da capacidade olfatória após rinoplastia também foram descritas. Revendo os registros de 100 pacientes que realizaram rinoplastias consecutivas, Champion[343] observou que 20% queixaram-se da perda do sentido do olfato de 6 a 18 meses após a cirurgia, mas 95% dessas perdas foram temporárias. Nenhum teste olfatório foi usado nesse estudo. Goldwyn e Shore[344] testaram 97 pacientes antes e depois da cirurgia nasal e encontraram 3 pacientes com diminuição da capacidade olfatória pós-operatória.

Em contraste, Kimmelman[345] testou 93 pacientes antes e depois de uma série de procedimentos em cavidade e seios nasais e constatou que 34% apresentavam capacidade olfativa decrescida. As perdas podem ser causadas por um dano neuronal no momento da cirurgia ou por um estreitamento das vias aéreas nasais por alterações anatômicas ou por tecido cicatricial.[346] Felizmente, os avanços na cirurgia endoscópica da cavidade nasal têm permitido uma cirurgia mais precisa com menos danos olfatórios.[347]

Nos pacientes que se submeteram a uma laringectomia total, o ar inspirado é reencaminhado para longe da cavidade nasal. Esses pacientes se queixam de diminuição da capacidade olfatória,[348] mas alguns podem perceber odores quando o estímulo se encontra debaixo de seus narizes.[349] Mozell et al.[350] e Schwartz et al.[5] mostraram que a capacidade olfativa pode ser restaurada ao paciente após laringectomia através do desvio da respiração novamente por seus narizes, indicando que receptores olfativos e funções adicionais estavam intactos, mesmo depois de muitos anos. O uso contínuo de manobras para movimentar o ar para dentro da cavidade nasal (o "bocejo educado") pode conseguir reabilitar a habilidade de cheirar em pacientes após laringectomia.[351,352] O sistema olfativo pode se degradar rapidamente, e reduções no volume do bulbo olfativo foram reportadas até 6 meses após a laringectomia.[353]

Grande parte das cirurgias de base do crânio e craniana na região dos bulbos olfativos é associada a uma perda total e permanente da capacidade olfatória. No entanto, têm sido desenvolvidas técnicas para a preservação do trato olfatório.[354-356] A cirurgia pituitária endoscópica está associada com diminuição da capacidade olfativa pós-operatória, mas a hiposmia pode ser muito pior se um retalho mucoso do septo (*flap* de Hadad-Bassagasteguy) for usado.[357]

Perda Idiopática

Após exames extensivos que incluem muitos testes, alguns pacientes ainda não apresentam nenhuma razão óbvia para sua disfunção olfativa. Eles são geralmente adultos jovens ou de meia-idade saudáveis. Em algumas amostras de biópsia de tecido olfatório de pacientes nessa categoria, observou-se a presença de epitélio olfativo, mas as mudanças observadas não são o suficiente para serem características de diagnóstico.[47,249]

AVALIAÇÃO DIAGNÓSTICA

Os aspectos mais importantes que o médico pode oferecer ao paciente com uma disfunção olfativa são um diagnóstico preciso, a preocupação com a sua situação e uma terapia praticável. A obtenção de uma história clínica detalhada é de extrema importância. Além disso, uma estimativa pelo paciente sobre a gravidade da perda olfativa e o tempo de duração da perda (p. ex., dias, semanas ou meses) fornece informação útil. Eventos que ocorreram na época da perda, tais como traumatismo ou IVAS, também precisam ser determinados. Uma revisão completa da saúde geral do paciente ajuda a descartar efeitos colaterais dos medicamentos e os problemas causados por doenças, como o hipotireoidismo. Uma avaliação cuidadosa do problema do paciente pode conduzir a um diagnóstico de uma entidade aparentemente não relacionada, tal como uma doença metabólica em um paciente que previamente acreditava-se ter problemas psicológicos.[358] O exame físico deve incluir uma atenção especial ao nariz, boca e sistema neurológico. A endoscopia nasal tem sido particularmente útil na determinação das vias aéreas nasais na região logo abaixo da fenda olfatória.

Testes obrigatórios para pacientes com queixas quimiossensitivas incluem o teste de habilidades gustativas e olfativas.[359,360] Em geral, os testes de identificação (p. ex., Smell Identification Test®; Sensonics, Haddonfield, NJ) são mais úteis do que testes de limiar na prática clínica.[359] Teste do olfato ortonasal unilateral tem sido útil na detecção de tumores nasais e cranianos, bem como de perdas neurais insuspeitas.[361] Pessoas com perdas olfativas unilaterais estão em risco de desenvolver perda bilateral dentro de 4 ou 5 anos.[362] O teste retronasal olfativo também é útil para entender as queixas dos pacientes. Se a situação clínica do paciente justifica testes sanguíneos, como os níveis de hormônio da tireoide, esses testes devem ser realizados, mas exames de sangue de rotina não demonstraram utilidade.[244]

Se houver suspeita de uma deformidade ou obstrução anatômica, ou história de doença nasal ou de seios nasais ou se o diagnóstico não for perfeitamente claro, uma TC das cavidades nasais e dos seios deve ser realizada no plano coronal. Outra vantagem da TC coronal é que ajuda a excluir tumores e deformidades na fossa craniana anterior. A RM dessa região não permite visualização do detalhe ósseo fino da cavidade nasal superior, mas pode ser útil para os tecidos moles, algumas vezes, incluindo os sulcos olfativos.[363-365] A RM também permite a mensuração do volume do bulbo olfativo, que geralmente diminui juntamente com perdas olfatórias. De fato, em pacientes com perdas olfatórias após IVASs e traumatismo craniano, um volume do bulbo de 40 mm^3 ou menos foi associado com nenhuma recuperação.[366] Em alguns centros ao redor dos Estados Unidos, biópsias olfatórias são obtidas para avaliar o estado do epitélio olfativo. Esses estudos de biópsia necessitam de uma grande quantidade de tempo e conhecimentos especializados e ainda são considerados ferramentas de pesquisa.[47,247,253,303,367]

TRATAMENTO

O tratamento dos distúrbios olfatórios depende do tipo e da causa determinada (Fig. 16-13). A principal disfunção olfativa para a qual o tratamento tem sido útil é a causada por doença nasal. Como descrito anteriormente, o problema é a obstrução do fluxo de ar para a fenda olfatória. O objetivo do tratamento é de abrir as passagens de ar, preservando o epitélio olfativo, melhorando a capacidade olfativa. A terapia médica que inclui os esteroides intranasais, antibióticos e terapia antialérgica é o pilar do tratamento dessas afecções.[368] Esteroides orais têm sido particularmente

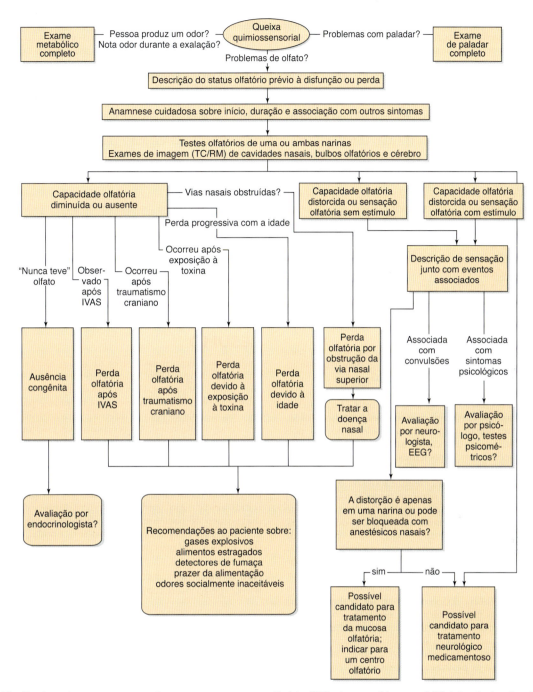

FIGURA 16-13. Algoritmo de como tratar o paciente com um transtorno olfatório. EEG, eletroencefalograma; IVAS, infecção das vias aéreas superiores; RM, ressonância magnética; TC, tomografia computadorizada.

úteis em encolher a mucosa nasal espessa; no entanto, os efeitos colaterais dessa terapia devem ser ponderados contra os seus benefícios potenciais.[369,370] Os tumores são tratados de acordo com princípios oncológicos habituais. Muitas vezes, a doença nasal está associada com ou talvez causada por doença dos seios etmoidais adjacentes. Etmodectomias funcionais, frequentemente realizadas com o uso de um endoscópio, podem melhorar a saúde desses seios e estes, por sua vez, podem permitir a abertura da fenda olfatória.[371-375] Mesmo os pacientes que foram submetidos a cirurgia podem precisar de tratamento médico a longo prazo para controlar a doença e prevenir a reincidência.

Para os casos em qualquer uma das outras categorias de diagnóstico, nenhuma terapia foi comprovadamente efetiva. A técnica que tem sido sugerida pode melhorar um pouco a capacidade olfatória; utilizando-se exposições repetidas a quatro substâncias odoríferas escolhidas aleatoriamente, duas vezes por dia.[376,377] Em geral, o problema é uma falta total de neurônios olfativos de receptores (p. ex., congênitos) ou lesões aos nervos olfativos que parecem não funcionar normalmente (p. ex., trauma). Várias estratégias de tratamento desses casos foram propostas, muitas vezes usando vitaminas ou minerais. Pensou-se na vitamina A para ser uma estratégia de tratamento efetiva porque 1) é necessária para a reparação do epitélio, 2) ratos brancos aparentemente apresentam anosmia com uma dieta deficiente em vitamina A[378] e 3) demonstrou-se que quantidades consideráveis de vitamina A foram encontradas no epitélio olfatório dos mamíferos.[379] Em um estudo não controlado, Duncan e Briggs[379] utilizaram a vitamina A com sucesso para restaurar a capacidade olfativa, pelo menos parcialmente, em 50 de 56 de seus pacientes. Em um ensaio clínico duplo-cego, randomizado, controlado por placebo, Reden et al.[380] não observaram nenhum benefício no uso da vitamina A por via oral. Testes com vitaminas do complexo B também foram realizados para avaliar o seu papel no tratamento da anosmia, mais uma vez sem sucesso.[379,381]

Mackay-Sim e Dreosti[382] demonstraram que camundongos adultos com deficiência de zinco não apresentaram uma preferência por odor de alimentos. Essa descoberta sustenta a administração de zinco por via oral descrita por Henkin et al.[383] como uma opção de tratamento para perdas de paladar e olfato associadas à deficiência de zinco. Sabe-se que a deficiência de zinco grave é rara e difícil de comprovar.[384] No entanto, relatos ocasionais de pacientes cujos problemas olfatórios melhoraram com a terapia de zinco estão disponíveis.[385,386] Esses estudos devem ser avaliados, no entanto, considerando-se que alguns distúrbios olfativos melhoram espontaneamente. Em um estudo controlado randomizado, duplo-cego dos efeitos de zinco em 106 pacientes com problemas de paladar e olfato, Henkin et al.[261] observaram que o zinco não foi mais eficaz do que o placebo. O zinco geralmente não é uma terapia recomendada para distúrbios olfativos.[226] Gluconato de zinco intranasal, que esteve disponível para a comercialização em farmácias como um tratamento para o resfriado comum, foi removido pela FDA por causa de relatos de anosmia após a sua utilização.[387]

Henkin et al.[261] também sugeriram que a aminofilina é útil para os pacientes com anosmia e hiposmia. Essa sugestão baseia-se na observação de que o AMPc desempenha um papel na transdução de respostas olfatórias. Infelizmente, os dados comprobatórios que suportam a sua utilização não estão disponíveis. O tratamento com o antibiótico minociclina, um agente antiapoptótico, foi sugerido para pacientes que perderam a capacidade olfatória depois de uma IVAS. Um teste prospectivo, randomizado, duplo-cego controlado por placebo com 55 pacientes avaliou essa terapia, no entanto, falhou em mostrar qualquer benefício.[388]

Uma vez que os pacientes foram identificados como tendo uma perda olfativa para a qual não há nenhum tratamento, deve-se ter certeza de que há outros com déficits semelhantes. Porque o olfato desempenha um papel tão importante na apreciação de alimentos, esses doentes devem ser aconselhados sobre formas possíveis de melhorar a variedade ou temperos da dieta para melhorar quaisquer modalidades sensoriais que permanecem (p. ex., enfatizando sabor, cor, textura, viscosidade e "sensação na boca" proveniente dos alimentos). Treinamento olfativo pode ser realizado e promover uma pequena melhoria. Esforços devem ser realizados para garantir que as pessoas normósmicas que convivem com tais pacientes entendam o problema e possam ajudar voluntariamente com informações de preocupação social em relação aos odores. Mais uma vez, detectores de fumaça e fogo são obrigatórios para indivíduos anósmicos, e as pessoas anósmicas que vivem sozinhas devem buscar ajuda confidencial de amigos com relação aos odores. Os perigos do gás natural e gás liquefeito de petróleo podem ser evitados ao se mudarem os aparelhos para elétricos e combustível não explosivo de aquecimento ou arrefecimento.[389]

O tratamento da fantosmia é variado. Uma terapia simples e segura que tem sido eficaz em vários casos é a que utiliza a instilação de quatro gotas de solução salina nasal na narina afetada com a cabeça posicionada para baixo e para a frente. Esta é eficaz provavelmente através de um bloqueio das vias aéreas nasais superiores e da reprodução de um fenômeno que muitos dos pacientes notam com o choro ou lacrimejamento excessivo. Na Europa, Zilstorff[390] e Fikentscher e Rasinski[336] utilizaram cloridrato de cocaína tópica diretamente sobre a mucosa olfatória. No entanto, vários ciclos de tratamento foram necessários e outros clínicos foram incapazes de reproduzir seus resultados.[226] Além disso, o autor do presente capítulo, Donald A. Leopold, documentou a perda total da capacidade olfativa em um paciente que utilizou esse tratamento diariamente durante vários anos. Neurocirurgiões têm realizado bulbectomias olfativas através de uma abordagem neurocirúrgica de craniotomia para aliviar o odor fantasma.[391,392] Embora os pacientes que são submetidos a essa cirurgia tenham o prazer de se livrar de seu odor fantasma, permanecem sem sua capacidade olfativa do lado operado. Se ambos os lados são operados, os pacientes serão totalmente anósmicos. Leopold et al.[335,338] conseguiram gerir com sucesso a fantosmia por remoção ou ablação de epitélio olfatório no lado inferior da placa cribriforme. A vantagem desse procedimento parece ser que a capacidade olfativa não é irreversivelmente destruída em algumas pessoas. A cirurgia é difícil e pode exigir a reparação de uma fístula liquórica.

RESUMO

Embora os mecanismos básicos do olfato não estejam totalmente elucidados, o que já foi descoberto forma uma base interessante para futuras pesquisas. O processo de apresentação da substância odorífera para os receptores difere de pessoa para pessoa e pode ser uma adaptação para as diferenças na anatomia da parte superior da cavidade nasal. Os receptores regeneram em toda a vida adulta, mas por que esse processo não continua após o traumatismo craniano? Como é que o sistema olfativo distingue os milhares de odores a que os seres humanos estão expostos? Qual é a relação da perda olfatória nas doenças de Alzheimer e Parkinson com a progressão da doença? As respostas a essas perguntas e muitas outras ainda estão sendo exploradas. Através da avaliação e do diagnóstico de pacientes com problemas olfatórios, uma melhor compreensão do sistema olfatório será obtida, e esses pacientes poderão ser ajudados no processo.

Para consultar a lista completa de referências, acesse www.expertconsult.com.

LEITURA SUGERIDA

Doty RL, editor: *Handbook of olfaction and gustation*, ed 2, New York, 2003, Marcel Dekker.

Doty RL: Office procedures for quantitative assessment of olfactory function. *Am J Rhinol* 21(4):460–473, 2007.

Doty RL, Mishra A: Olfaction and its alteration by nasal obstruction, rhinitis, and rhinosinusitis. *Laryngoscope* 111:409–423, 2001.

Heilmann S, Huettenbrink KB, Hummel T: Local and systemic administration of corticosteroids in the treatment of olfactory loss. *Am J Rhinol* 18:29–33, 2004.

Reed RR: After the holy grail: establishing a molecular basis for mammalian olfaction. *Cell* 116:329–336, 2004.

Radiologia da Cavidade Nasal e dos Seios Paranasais

17

Michael J. Walden | S. James Zinreich | Nafi Aygun

Pontos-chave

- O diagnóstico da sinusite aguda é feito com base na análise clínica. Reserva-se o exame de imagem para casos com suspeita de complicações intracranianas e orbitais.
- A tomografia computadorizada (TC) é o exame de escolha para a sinusite crônica (RSC) e para o planejamento da cirurgia endoscópica funcional nos seios paranasais (FESS), por conta do excelente detalhamento ósseo que fornece.
- As secreções agudas dos seios têm baixa atenuação na TC e são semelhantes ao sinal de líquido no exame de ressonância magnética (RM). Com maior desidratação das secreções, a concentração de proteína aumenta, o que causa uma alta atenuação nos exames de TC e menor sinal em T2 na RM. O sinal em T1 primeiro aumenta e depois diminui conforme se eleva a concentração de proteína.
- Variações anatômicas são muito comuns e não devem ser entendidas como a causa da RSC, embora possam ser responsáveis pela falta de resposta ao tratamento e pela recorrência.
- Os primeiros sinais nos exames de imagem da rinossinusite fúngica invasiva aguda são o edema nos tecidos moles dos seios paranasais e a destruição óssea focal na parede do seio.
- A sinusite fúngica alérgica apresenta uma alta densidade característica na TC e ao menor sinal em T1 e T2 na RM.
- O local mais comum para penetração intracraniana ou fístula liquórica associados à FESS é a lâmina cribriforme anterior e medial, formada pela lamela lateral do nicho cribriforme. Sua extensão e sua espessura estão sujeitas à variação individual, que precisam ser cuidadosamente avaliadas antes de qualquer cirurgia.
- Os nervos ópticos e as artérias carótidas internas podem estar vulneráveis a lesões durante a FESS por conta das variações em suas relações anatômicas com células pneumatizadas e deiscências de coberturas ósseas.
- O carcinoma celular escamoso é a malignidade mais comum na cavidade nasossinusal. Há várias outras neoplasias não tratáveis cirurgicamente, como o linfoma e o rabdomiossarcoma, o que torna o diagnóstico histopatológico uma necessidade antes do tratamento.
- Várias lesões podem mimetizar neoplasias e devem ser abordadas com cuidado para evitar cirurgias potencialmente desnecessárias e perigosas.

TÉCNICAS DE EXAME

RADIOGRAFIAS

As radiografias simples para a avaliação dos seios paranasais têm sido, em grande parte, substituídas pela tomografia computadorizada (TC), sobretudo por conta dos problemas de sobreposição de tecidos e deficiências inerentes à análise dos tecidos moles comparados com a TC. As radiografias simples são pouco usadas na prática atual.

TOMOGRAFIA COMPUTADORIZADA

Atualmente, a TC é o exame padrão-ouro para a avaliação de sinusite por conta da excelente capacidade de mostrar e diferenciar a mucosa hipertrófica, o osso e o ar. É também complementar à ressonância magnética (RM) na avaliação de tumores em vários casos. Os dados da TC também servem para guiar a navegação e o planejamento cirúrgico. Os aparelhos de tomografia computadorizada multicanal (*multislice*) estão amplamente disponíveis na maioria dos centros de exame e avaliam de maneira rápida e abrangente a anatomia da cabeça e do pescoço. Já se foi o tempo em que se pedia aos pacientes para segurar a respiração por longos períodos enquanto estivessem deitados com a cabeça estendida para obter lâminas coronais diretas. O advento da tecnologia *slip ring* e os subsequentes aparelhos multicanais permitem que lâminas bem finas sejam obtidas instantaneamente, as quais são usadas subsequentemente para reconstruir imagens em qualquer plano desejado nos formatos bi e tridimensionais.

Entretanto, a TC utiliza radiação ionizada, que tem efeito estocástico no desenvolvimento de malignidades. Elas se tornam motivo de busca dos serviços médicos, em geral, pelo menos 10 a 15 anos após o início da exposição. Essa é uma preocupação significativa para pacientes que fazem vários exames, especialmente crianças.[1] Várias estratégias de diminuição da dose são usadas por diferentes fabricantes e radiologistas,[2] embora médicos solicitantes devam também ter essa responsabilidade, pois a eliminação de TCs desnecessárias tem um grande impacto na dose de radiação ao paciente. A tomografia computadorizada de feixe cônico (TCFC)

303

é uma tecnologia recentemente desenvolvida que potencialmente diminui a dose de radiação em cerca de 50 a 70%, em comparação com a TC multicanal (*multislice*). A TC de feixe cônico tem uma resolução relativamente boa das estruturas ósseas na área maxilofacial; entretanto, proporciona pouco contraste no tecido mole e não deve ser totalmente confiável na avaliação de tecidos moles.[3] A administração de contraste iodado é desnecessária para a avaliação de sinusite e deve ser restrita à avaliação de doenças neoplásicas e complicações de sinusite aguda em casos selecionados.

EXAME DE RESSONÂNCIA MAGNÉTICA

A RM com campo magnético de 1,5 T ou maior é a modalidade preferível para a avaliação de doenças neoplásicas de cavidade nasal e seios paranasais, pois distingue melhor o tumor das mudanças inflamatórias e estruturas anatômicas normais em comparação com TC. No entanto, tanto a TC quanto a RM são geralmente necessárias para determinar a ressecabilidade do tumor em particular. Agentes quelantes como o gadolínio são necessários para caracterizar completamente a extensão das lesões. Imagens pós-contraste saturadas de gordura e ponderadas em T1 são da maior importância na avaliação de base do crânio e seios paranasais. Mesmo imagens ponderadas em T2 se beneficiam da aplicação da técnica de supressão de gordura, pois, de outra maneira, a inflamação (brilho) e a gordura (brilho) em uma sequência *fast spin-echo* em T2 podem ser difícil de serem diferenciadas, sobretudo na base do crânio ou em lugares com gordura medular abundante (p. ex., o ápice petroso).

TOMOGRAFIA POR EMISSÃO DE PÓSITRON – TOMOGRAFIA COMPUTADORIZADA

A tomografia por emissão de pósitron (PET) é uma ferramenta muito robusta no campo dos exames oncológicos em geral. Infelizmente, a PET e a PET/TC têm restrições importantes na avaliação de tumores nasossinusais e na base do crânio. A menor resolução em comparação com a TC e a RM representa uma grande desvantagem nessa área anatômica, em que estruturas normais e anormais de interesse são, muitas vezes, bem pequenas. O PET tem um desempenho pior que a RM no estadiamento tumoral em pacientes sem tratamento. A identificação da metástase nodal é mais precisa com PET/TC em comparação com a TC e a RM sozinhas, mas o PET/TC não é suficientemente preciso para direcionar decisões sobre o tratamento. Para a detecção de metástases distantes, o PET tem uma clara vantagem sobre as outras modalidades. A vantagem mais significativa do PET/TC é observada no acompanhamento de pacientes que foram tratados com cirurgia ou radioterapia, em que o tecido de granulação e outras mudanças pós-tratamento tornam a interpretação da TC e da RM muito complicada.

CIRURGIA GUIADA POR IMAGEM

Embora não seja um substituto do conhecimento anatômico, da boa técnica cirúrgica e do bom senso, a cirurgia guiada por imagem pode convencer o cirurgião a aceitar casos mais difíceis e realizar cirurgias mais complexas. Vários sistemas de cirurgia guiada por imagem usados rotineiramente hoje em dia têm um princípio em comum: dar ao cirurgião uma conexão em tempo real entre o conjunto de dados de imagem obtidos no pré-operatório e o campo cirúrgico.

ANATOMIA

ANATOMIA NORMAL E FISIOLOGIA

Na sua forma mais simples, a cavidade nasal é uma passagem de ar na linha mediana mais ou menos cilíndrica que se estende das narinas anteriormente até a cóana posteriormente: divide-se na linha mediana pelo septo nasal e é lateralmente limitada pelos seios maxilares. A cavidade nasal é coberta por seios em sequência que vão dos seios frontais anteriormente até os seios etmoidais e esfenoidais. Entretanto, a anatomia nasossinusal não tem nada de simples. Passagens de ar intrincadas e subdivididas e caminhos de drenagem que conectam os seios com a cavidade nasal tornam sua anatomia muito complexa.

O entendimento da anatomia da parede lateral nasal e sua relação com estruturas adjacentes são essenciais (Fig. 17-1).[46] A parede nasal lateral tem três projeções bulbosas ósseas conhecidas como *conchas superiores, mediais* e *inferiores*. As conchas subdividem cada lado da cavidade nasal em três passagens de ar distintas chamadas *meatos*. O *meato superior*, a passagem de ar subjacente à concha superior, recebe a drenagem das células etmoidais posteriores e os seios esfenoidais através do recesso esfenoetmoidal. O *meato médio* recebe drenagem do seio frontal ipsilateral, do seio maxilar e das células aéreas etmoides anteriores; o seio frontal drena para o meato médio via recesso frontal (Fig. 17-2). Assim, o seio maxilar drena para o óstio maxilar e, subsequentemente, para o infundíbulo etmoidal. As células aéreas etmoidais anteriores drenam para os óstios das células etmoidais. O *meato inferior* recebe drenagem do ducto nasolacrimal.

Alguns anexos ao longo da parede lateral ajudam a formar as células etmoidais e prendem-se à concha medial em sua porção posterior. A primeira dessas lâminas ósseas é a lamela basal da concha média, que se funde com a lâmina papirácea posterior à bula etmoidal. A lamela basal separa o seio etmoide anterior do seio etmoide posterior. O seio etmoide posterior consiste em células aéreas, que variam bastante em número e forma de pessoa a pessoa: essas células aéreas estão situadas entre a lamela basal e o seio esfenoide.

O seio esfenoide, o mais posterior dos seios, é geralmente alojado no clivo e é circundado de modo posterossuperior pela sela túrcica. Seu óstio está localizado medialmente na porção anterossuperior da parede anterior do seio. Este, por sua vez, comunica-se com o recesso esfenoetmoidal situado lateralmente ao septo nasal e é visto, às vezes, em imagens coronais, mas observado melhor nos planos sagitais e axiais.

O número e a posição dos septos do seio esfenoide variam. Os septos podem aderir à parede óssea que recobre a artéria carótida interna, que ocasionalmente penetra no seio esfenoide.

Anatomicamente, os seios paranasais estão muito próximos à fossa craniana anterior, à placa cribiforme, às artérias carótidas internas, aos seios cavernosos, às órbitas e seus conteúdos e aos nervos ópticos no mesmo momento em que saem das órbitas.[7-10] Assim, deve-se ter um extremo cuidado quando manobrar instrumentos na direção posterior para evitar uma lesão inadvertida dessas estruturas.[7,8,11,12]

Os seios paranasais e a mucosa nasal são revestidas por células colunares ciliadas que direcionam o fluxo mucoso dos seios a três saídas: o recesso frontal, o infundíbulo etmoidal e o recesso esfenoetmoidal. De lá, o muco é propulsionado posteriormente para a nasofaringe e engolido em algum momento.

A compreensão da fisiologia do ciclo nasal e do *clearance* mucociliar dos respectivos seios paranasais é um pré-requisito para entender os canais ostiomeatais, que propiciam uma intercomunicação entre a cavidade nasal e os seios paranasais. Os dois canais ostiomeatais principais são a *unidade ostiomeatal anterior* – que inclui o óstio do seio frontal, o recesso frontal, o óstio do seio maxilar, o infundíbulo etmoidal e o meato médio –, a *unidade ostiomeatal posterior*, que consiste no óstio do seio esfenoide, o recesso esfenoetmoidal e o meato superior. Esses canais propiciam a comunicação entre os seios frontal ipsilateral, etmoidal anterior e maxilar. Qualquer exame por imagem dos seios paranasais deve tornar possível a avaliação dessas unidades ostiomeatais.

A variação cíclica da espessura da mucosa nasal é conhecida como ciclo nasal (Fig. 17-3). A intensidade do sinal da RM para a mucosa que reveste a cavidade nasal e os seios etmoidais varia conforme o ciclo nasal.[13]

O caminho de drenagem do seio frontal é o mais complexo (Fig. 17-4). O seio frontal drena para uma estrutura em forma de

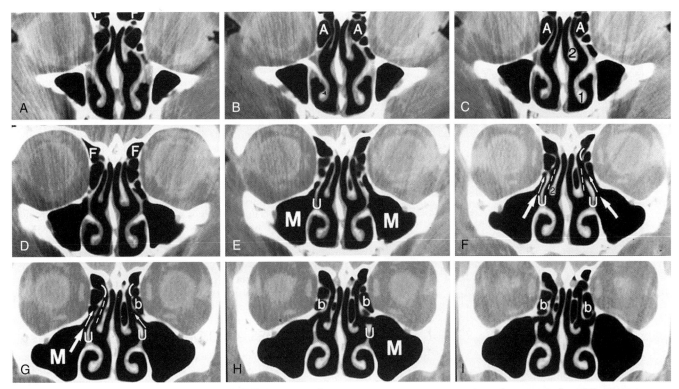

FIGURA 17-1. A até I, Tomografia computadorizada (TC) da anatomia dos seios paranasais em cortes coronais, conforme mostrado na TC coronal de cortes finos de um cadáver. A unidade ostiomeatal anterior é mostrada de F a I. O recesso frontal (*linhas curvas pequenas*), o meato médio (*linhas pontilhadas*), o infundíbulo (*setas pequenas*) e o óstio principal do seio maxilar (*setas brancas grandes*) podem ser vistos. A, célula *agger nasi*; b, bula etmoidal; F, seio frontal; M, seio maxilar; U, processo uncinado; 1, concha inferior; 2, concha média. (De Som PM, Curtin HD. Head and neck imaging, ed 3. St Louis: 1996; Mosby.)

ampulheta, às vezes chamada de trato de saída do seio frontal (FSOT, do inglês *frontal sinus outflow tract*). A porção superior dessa via de saída é um estreitamento em forma de funil chamado infundíbulo, localizado na parte inferior e medial do seio frontal, que leva ao óstio frontal. O óstio frontal forma a cintura da ampulheta na porção mais medial do seio frontal. A porção inferior da ampulheta é chamada de *recesso frontal*, a porção mais estreita desse trato de saída (o primeiro "ponto estreito"), que, por sua vez, leva à porção superior do meato médio, um local de drenagem compartilhado com o seio etmoidal anterior. Anterior ao recesso frontal, está a célula *agger nasi*, uma célula etmoidal presente na maioria das pessoas. Ela representa a célula etmoidal mais anterior e, junto às células frontais, faz os limites do recesso frontal. Se a *agger nasi* for grande, pode influenciar diretamente a permeabilidade do recesso frontal e do meato médio anterior. O recesso frontal é limitado posteriormente pela bula etmoidal, em geral a maior das células etmoidais anteriores. O limite anterior do processo uncinado funde-se com a parede posteromedial da *agger nasi* e com a parede posteromedial do ducto nasolacrimal. A borda livre do processo uncinado delimita a margem inferior do infundíbulo (Fig. 17-5), que é a passagem aérea que conecta o óstio do seio maxilar ao meato médio, o segundo ponto estreito. O recesso esfenoetmoidal, o terceiro ponto estreito, recebe drenagem das células etmoidais posteriores e do seio esfenoidal (Fig. 17-6). Está situado lateralmente ao septo nasal e drena na porção posterior do meato superior.[6,14]

Posteriormente ao processo uncinado, está a bula etmoidal, em geral a maior das células etmoidais anteriores. O processo

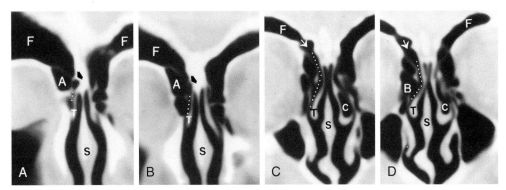

FIGURA 17-2. Anatomia do seio frontal. A tomografia computadorizada dos seios frontais de anterior (**A**) a posterior (**D**) mostra a relação entre o seio frontal (F) e o meato médio (*linha pontilhada*). Percebe-se a estrutura óssea (*seta preta*) que separa o seio frontal do meato médio anterior. Essa separação é perdida em imagens posteriores, revelando a posição do recesso frontal (*seta*). Observa-se a posição da *célula agger nasi* (A) e sua relação com o recesso frontal. O septo nasal (S), a bula etmoidal (B), a concha média (T) e a concha bolhosa (C) são também mostrados. (De Som PM, Curtin HD. Head and neck imaging, ed 3. St Louis: 1996; Mosby.)

306 PARTE III | SEIOS, RINOLOGIA E ALERGIA/IMUNOLOGIA

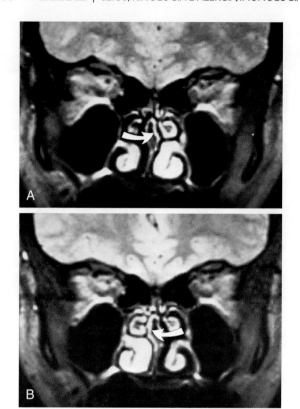

FIGURA 17-3. Ciclo nasal. **A** e **B**, Ressonâncias magnéticas coronais de um voluntário saudável obtidas com 30 minutos de diferença mostram a mudança na espessura da mucosa (*setas*) do septo nasal e das conchas.

uncinado, em geral, segue um curso medial e inferior à bula etmoidal, que está inserida lateralmente na lâmina papirácea.

O espaço entre a bula etmoide e a borda livre do processo uncinado define o hiato semilunar. Medialmente, o hiato semilunar comunica-se com o meato médio; o espaço aéreo lateral, à concha média. Lateral e inferiormente, o hiato semilunar comunica-se com o infundíbulo, o canal aéreo entre o processo uncinado e a borda inferomedial da órbita.

A concha média localiza-se medialmente à bula etmoidal e ao processo uncinado. Anteriormente, está presa à parede medial da célula *agger nasi* e à borda superior do processo uncinado. Superiormente, a concha média adere ao platô cribriforme. Conforme se estende posteriormente, a concha média emite a lamela basal, uma estrutura óssea que percorre um curso lateral e se funde com a lâmina papirácea posterior à bula etmoidal.

Na maioria dos indivíduos, a parede posterior da bula etmoidal está intacta e um espaço de ar é geralmente encontrado entre a lamela basal e a bula etmoidal. Esse espaço de ar é chamado de *recesso retrobular* ou *recesso suprabular*, dependendo da sua extensão. Em geral, ele drena para o recesso frontal (Fig. 17-7). A deiscência ou a total ausência de parede posterior da bula etmoidal são comuns e podem propiciar a comunicação entre esses dois espaços aéreos, em geral, separados.

VARIAÇÕES ANATÔMICAS

Ainda que a anatomia nasal varie significativamente de paciente a paciente, certas anatomias são relativamente comuns. Algumas variações anatômicas estão associadas à sinusite, embora uma relação causal ainda não tenha sido estabelecida.[14-19] Tais variações podem contribuir para a obstrução mecânica dos canais ostiomeatais nesses pacientes e não precisam ser abordadas durante a

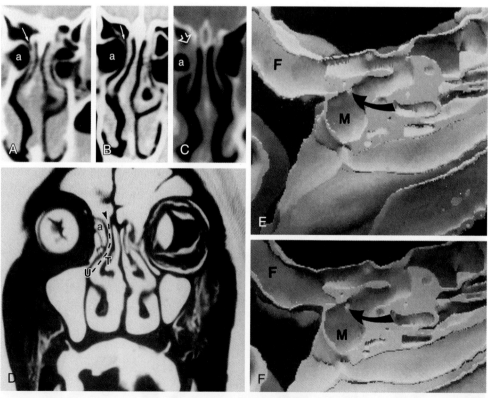

FIGURA 17-4. Anatomia do recesso frontal. **A** e **B**, Tomografias computadorizadas (TC) coronais revelam o recesso frontal patente (*seta*) a despeito da presença de uma grande célula *agger nasi* (a). **C,** TC coronal em um paciente diferente com um recesso frontal direito obstruído e um espessamento mucoperiosteal no seio frontal direito (*seta aberta*). Observa-se uma célula *agger nasi* (A). **D,** Uma TC coronal de densidade revertida em um cadáver mostra de maneira clara a posição do recesso frontal (*seta*). Percebe-se também a relação entre a concha média (T), o processo uncinado (U), a célula *agger nasi* (a) e o meato médio (*linha pontilhada*). **E** e **F,** TC tridimensionais em plano sagital dos seios paranasais mostram a posição do recesso frontal (*seta curva*) e mostram seu formato de ampulheta, estreitando-se entre o seio frontal (F) e o meato médio (M). (De Som PM, Curtin HD. Head and neck imaging, ed 3. St Louis: 1996; Mosby.)

17 | RADIOLOGIA DA CAVIDADE NASAL E DOS SEIOS PARANASAIS **307**

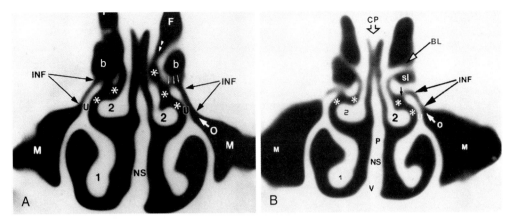

FIGURA 17-5. Canais ostiomeatais anteriores. A tomografia computadorizada pelos seios etmoidais anteriores mostra as passagens de ar intercomunicando-se com o seio frontal (F), o seio etmoidal anterior e o seio maxilar (M). O óstio principal (O) do seio maxilar comunica-se com o infundíbulo (INF), que é limitado medialmente pelo processo uncinado (U) e lateralmente pela órbita. Por sua vez, o infundíbulo comunica-se com o meato médio (*asteriscos*) pelo hiato semilunar (*seta branca mais medial em* **A**, *seta preta pequena em* **B**). O recesso frontal (*setas brancas em* **A**) está patente. A bula etmoidal (b) costuma ser a maior célula aérea no seio etmoidal anterior. Nota-se o prolongamento vertical da concha média (**2**) até o platô cribriforme (CP). O prolongamento lateral da concha média até a lâmina papirácea é chamado de lamela basal (BL). O espaço de ar entre a lamela basal e a bula etmoide é o seio lateral (sl). A concha inferior (I), o septo nasal (NS), o vômer (V) e o platô perpendicular do osso etmoide (P) são mostrados também. (De Som PM, Curtin HD. Head and neck imaging, ed 3. St Louis: 1996; Mosby.)

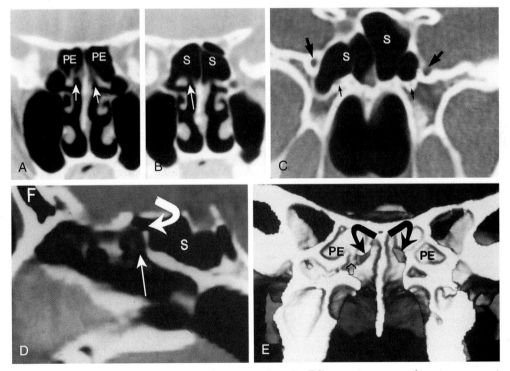

FIGURA 17-6. A anatomia do seio esfenoidal. **A e B**, As tomografias computadorizadas (TC) coronais mostram a fronteira entre o seio etmoidal posterior (PE) e o seio esfenoidal (S). Essa fronteira é reconhecida mais facilmente a partir do recesso esfenoetmoidal (*setas brancas*). **C**, A TC coronal pelo seio esfenoidal (S) mostra o número e a orientação dos septos no seio e a relação entre o forame redondo (*setas pretas grandes*) e o canal vidiano (*setas pretas pequenas*). **D**, A TC sagital paramedial mostra a posição do óstio do seio esfenoide (*seta curva*) e o canal do recesso esfenoetmoidal (*seta preta*). O seio frontal (F) e o seio esfenoidal (S) são observados. **E**, a TC tridimensional com uma visão em plano coronal pelo limite posterior do seio etmoidal posterior (PE) revela a orientação do recesso esfenoetmoidal (*seta aberta*) e a posição dos óstios do seio esfenoide (*setas curvas*). (De Som PM, Curtin HD. Head and neck imaging, ed 3. St Louis: 1996; Mosby.)

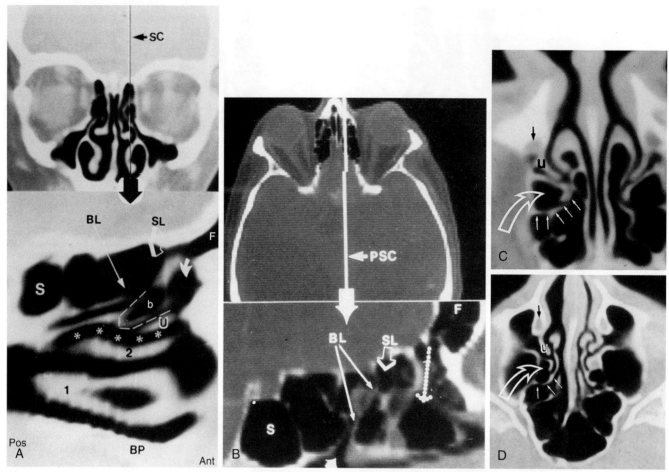

FIGURA 17-7. Anatomia da lamela basal e do seio lateral (recessos retrobular e suprabular). **A,** Plano (SC) sagital reconstruído a partir de dados de cortes coronais diretos de tomografia computadorizada (TC). **B,** Plano sagital (PSC) reconstruído a partir de dados de TC axial direta. Ambas as imagens mostram o delineado da lamela basal (BL) e a posição do seio lateral (SL) entre a lamela basal e a bula etmoidal (b). A posição do hiato semilunar (linha pontilhada em **A**), o recesso frontal e o meato médio anterior (seta curva em **A**, seta pontilhada em **B**) são perceptíveis. O seio frontal (F), o seio esfenoidal (S), o processo uncinado (U), o meato médio (asteriscos), a concha inferior (I), a concha média (2), o palato ósseo (BP) e a junção meato médio-nasofaringe (seta branca maior em **B**) são mostrados anterior (A) e posteriormente (P). **C** e **D**, TC axiais mostram a orientação do processo uncinado (u) e sua associação ao ducto nasolacrimal até a lamela basal. Observa-se a inserção da lamela basal (setas brancas pequenas) na lâmina papirácea. A bula etmoidal (seta curva) é a célula aérea anterior à lamela basal. Em ambos os pacientes nos quais esses exames foram obtidos, a parede posterior da célula aérea está incompleta, o que proporciona comunicação direta entre a bula etmoidal e o seio lateral. (De Som PM, Curtin HD. Head and neck imaging, ed 3. St Louis: 1996; Mosby.)

cirurgia. Em geral, a significância de uma variação anatômica é determinada por sua relação com os canais ostiomeatais e com as passagens de ar pela fossa nasal. As variações mais comuns serão discutidas nos parágrafos seguintes. Por ser muito variável, a anatomia nasal requer uma avaliação pré-cirúrgica cuidadosa de maneira individual.

Concha Bolhosa

A *concha bolhosa* é definida como uma aeração da concha média que pode ser unilateral ou bilateral (Fig. 17-8). A aeração das conchas superiores e inferiores é menos frequente. Se for grande, a concha média bolhosa pode obstruir o meato médio ou o infundíbulo. A cavidade de ar na concha bolhosa é revestida com o mesmo epitélio do resto da cavidade nasal, o que pode levar ao comprometimento dessas células com os mesmos distúrbios inflamatórios experimentados nos seios paranasais. A obstrução da drenagem da concha pode levar à formação de mucocele.

Desvio do Septo Nasal

O desvio septal é um arqueamento assimétrico do septo nasal que pode comprimir a concha média lateralmente e estreitar o meato médio (Fig. 17-9). Quando o ângulo do desvio é grande, pode contribuir para a obstrução mecânica do complexo ostiomeatal anterior. O esporão ósseo está, em geral, associado ao desvio septal. O desvio nasal septal é, geralmente, congênito, mas pode ser secundário a um traumatismo e, na maioria dos casos, não causa uma propensão para a sinusite.[20]

Concha Média Paradoxal

A concha média costuma se curvar medialmente em direção ao septo nasal. Entretanto, quando sua maior curvatura se projeta lateralmente, essa variante é chamada de *concha média paradoxal*. Ela pode estreitar ou obstruir a cavidade nasal, o meato médio e o infundíbulo (Fig. 17-10).

Variações no Processo Uncinado

Na maioria dos casos, o processo uncinado estende-se obliquamente em direção ao septo nasal, com a borda livre circundando a superfície inferior e anterior da bula etmoidal. Às vezes, a borda livre do uncinado fixa-se ao assoalho da órbita ou ao limite anteroinferior da lâmina papirácea, o que recebe o nome de *processo uncinado atelectásico* (Fig. 17-11). Essa variante é geralmente associada a um infundíbulo ocluído e causa o seio maxilar ipsilateral hipoplásico e, muitas vezes, opacificado. O seio maxilar

17 | RADIOLOGIA DA CAVIDADE NASAL E DOS SEIOS PARANASAIS   **309**

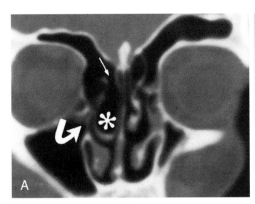
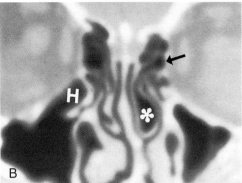

FIGURA 17-8. A concha bolhosa em dois pacientes. **A,** A tomografia computadorizada (TC) coronal mostra uma concha bolhosa proeminente (*asterisco*) à direita com comunicação até o recesso frontal (*seta pequena*). Percebe-se a obstrução do meato médio direito (*seta curva*). **B,** A TC coronal mostra a concha bolhosa (*asterisco*) do lado esquerdo com comunicação ao seio lateral (*seta*). Observa-se a célula de Haller (H) contralateral. (De Som PM, Curtin HD. Head and neck imaging, ed 3. St Louis: 1996; Mosby.)

hipoplásico faz com que a localização da órbita ipsilateral seja mais inferior, dando lugar a complicações orbitais mais frequentes durante a cirurgia.[21,22] O prolongamento superior do processo uncinado tem três grandes variações que ajudam a determinar a configuração anatômica do recesso frontal e a sua drenagem.[23] Essas variações são: 1) um processo uncinado que se estende lateralmente para se prender à lâmina papirácea ou à bula etmoidal, formando um recesso terminal no infundíbulo com o recesso frontal abrindo-se diretamente ao meato médio: 2) um processo uncinado que se estende medialmente e se prende à superfície lateral da concha média; ou 3) um processo uncinado que se estende medial e superiormente para se prender diretamente à base do crânio. O recesso frontal drena no infundíbulo nas duas últimas variações.

Células de Haller (Células do Recesso Infraorbital ou Infrabular)

As células de Haller são células etmoidais que se estendem lateralmente sobre a porção medial do teto do seio maxilar (Fig. 17-12). O tamanho e a forma são variáveis, mas, se forem grandes, as células de Haller podem causar o estreitamento do infundíbulo. Elas podem existir de maneira discreta ou se abrir no seio maxilar ou no infundíbulo.

Células de Onodi (Células esfenoetmoidais)

As células de Onodi são extensões laterais e posteriores das células etmoidais posteriores.[24] Essas células podem circundar o trato do nervo óptico, aumentando o risco de lesão no nervo durante a cirurgia.

Bula Etmoidal Gigante

A bula etmoide pode crescer e estreitar ou obstruir o meato médio e o infundíbulo.

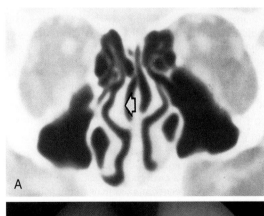
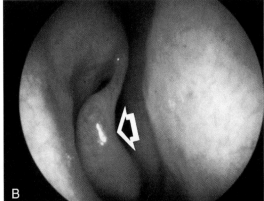

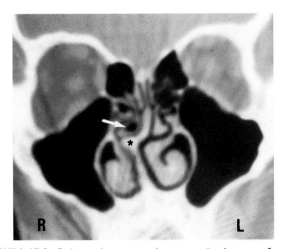

FIGURA 17-9. O desvio do septo nasal com esporão. A tomografia computadorizada coronal mostra o desvio do septo nasal até o lado direito com um esporão nasal cartilaginoso direito (*asterisco*). Observa-se a concha bolhosa ipsilateral (*setas*). Ambas as variantes anatômicas contribuem com o estreitamento marcante da cavidade nasal direita e das passagens etmoidais.

FIGURA 17-10. A concha média paradoxal. **A,** A tomografia computadorizada coronal (CT) mostra as conchas médias paradoxais bilaterais. O lado direito é destacado (*seta*). **B,** A imagem endoscópica correlaciona-se com os achados da TC (*seta*). (De Som PM, Curtin HD. Head and neck imaging, ed 3. St Louis: 1996; Mosby.)

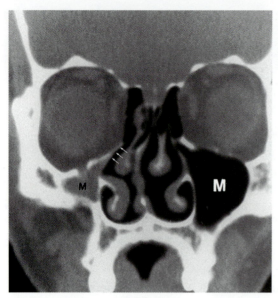

FIGURA 17-11. O processo uncinado atelectásico. A tomografia computadorizada coronal mostra que o processo uncinado direito está justaposto ao limite inferomedial da órbita (*setas*). A resultante obstrução do infundíbulo costuma ser a causa do proeminente processo inflamatório no seio maxilar ipsilateral (*M preto*). Nota-se que esse processo está associado a hipoplasia do seio maxilar ipsilateral em comparação com o seio contralateral (*M branco*). (De Som PM, Curtin HD. Head and neck imaging, ed 3. St Louis: 1996; Mosby.)

Pneumatização Extensiva do Seio Esfenoidal

A pneumatização do seio esfenoidal pode se estender até os processos clinoides anteriores e ao clivo e circundar os nervos ópticos, o que aumenta o risco de lesão no nervo durante a cirurgia (Fig. 17-13). O canal carotídeo pode também se salientar em direção ao seio esfenoidal com possível deiscência óssea, aumentando o risco de uma lesão catastrófica na artéria carótida durante a cirurgia (Fig. 17-14).

Desvio Medial ou Deiscência da Lâmina Papirácea

O desvio medial ou deiscência da lâmina papirácea pode ser um achado de alteração congênita ou ocorrer secundariamente a um traumatismo facial. Em ambos os casos, os conteúdos intraorbitais estão em risco durante a cirurgia. Um desvio medial e uma deiscência óssea excessivos ocorrem com mais frequência no local da inserção da lamela basal na lâmina papirácea.

Crista Galli Aerada

Essas células podem se comunicar com o recesso frontal. A obstrução deste óstio pode levar a uma sinusite crônica e à formação de mucocele. O reconhecimento no pré-operatório é essencial para diferenciar essas células das células etmoidais e evitar uma possível penetração cirúrgica do crânio.

Assimetria na Altura do Teto do Etmoide

É importante notar qualquer assimetria na altura do teto etmoidal. A incidência de penetração intracraniana durante uma cirurgia funcional endoscópica no seio é maior quando essa variação anatômica ocorre. A penetração intracraniana é mais provável de ocorrer no lado em que a posição do teto está mais baixa.[25]

PATOLOGIA
INFECCIOSA/INFLAMATÓRIA
Sinusite Aguda

A sinusite aguda (RSA) costuma ser viral em sua origem. Uma superinfecção bacteriana de um seio paranasal obstruído ocorre de maneira infrequente.[26,27] Em geral, a obstrução resulta de uma aposição de superfícies mucosas edemaciadas de uma infecção viral no trato respiratório superior. O edema interrompe o padrão normal de drenagem mucociliar do seio, o que resulta em obstrução do seu óstio. O acúmulo de secreção no seio pode, então, levar a uma superinfecção bacteriana. Os patógenos bacterianos tradicionalmente responsáveis são o *Streptococcus pneumoniae*, o *Haemophilus influenzae*, o *Streptococcus b-hemolítico* e a *Moraxella catarrhalis*.[28-30] Entretanto, os seios também são colonizados em indivíduos assintomáticos, e a obstrução pode levar ao crescimento exagerado de uma das colônias residentes.[31-35] Assim, uma cultura pode ser necessária no caso de falha no tratamento inicial.[27] Em geral, apenas um seio é comprometido e o seio etmoidal, o lugar mais comum.[19,29] O risco de complicações regionais e intracranianas aumenta com o comprometimento dos seios frontais, etmoidais e esfenoidais.[19]

Em um ambiente clínico apropriado, o marco radiológico da RSA é um nível líquido aéreo no seio respectivo. Sangue na ocasião de um traumatismo, líquido após uma lavagem ou entubação endotraqueal também podem causar níveis líquidos aéreos. O histórico clínico é fundamental na interpretação desse achado. Entretanto, os achados radiológicos na RSA podem não ser específicos, como espessamento leve ou nodular da mucosa sinusal ou opacificação completa do seio. Na RM, os achados são secreções com sinal hipointenso em T1 e sinal hiperintenso em T2. No entanto, geralmente a RSA pode ser diagnosticada com base nos sintomas clínicos, e os exames por imagem não devem ser obtidos rotineiramente.[27]

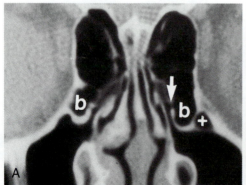 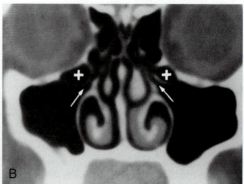

FIGURA 17-12. Células de Haller (infraorbitais). **A,** Observam-se a célula de Haller esquerda (*sinal de mais*) com a bula etmoidal (b) e seu óstio (*seta*) localizado medialmente abrindo-se para o infundíbulo. **B,** Células de Haller bilaterais (*sinais de mais*). Nota-se sua grande proximidade com o processo uncinado e suas influências nos infundíbulos (*setas*). (De Som PM, Curtin HD. Head and neck imaging, ed 3. St Louis: 1996; Mosby.)

17 | RADIOLOGIA DA CAVIDADE NASAL E DOS SEIOS PARANASAIS   311

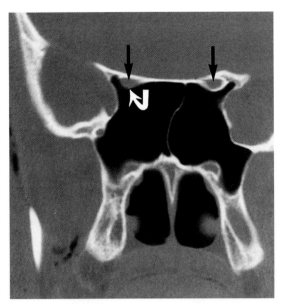

FIGURA 17-13. Relação dos nervos ópticos com seio esfenoidal. Os nervos ópticos de tipo 3 (*setas pretas*) percorrem o seio esfenoide com mais de 50% dos nervos circundados por ar. Percebe-se a deiscência do osso que cobre o nervo óptico direito (*seta curva*). Esse achado aumenta o risco de dano no nervo óptico durante uma cirurgia endoscópica funcional no seio. (De Som PM, Curtin HD. Head and neck imaging, ed 3. St Louis: 1996; Mosby.)

Sinusite Crônica

A sinusite crônica (RSC) é diagnosticada quando os sintomas duram mais de 12 semanas consecutivas. Quase todos os sintomas, no entanto, são não específicos e não têm demonstração objetiva da inflamação da mucosa. Assim, o diagnóstico com base em sintomas não é confiável.[11,12,27,36] Mais de 40% dos pacientes que preenchem o diagnóstico com base em sintomas de RSC podem apresentar resultados normais de TC e endoscopia.[26] Uma rinoscopia anterior nem sempre possibilita a confirmação da inflamação na mucosa, fazendo-se então necessária uma endoscopia nasal para visualizar o meato médio e a bula etmoidal.[11,37,38] A TC pode confirmar a presença e avaliar a extensão da inflamação na cavidade sinusal além do que possibilita a endoscopia. Embora seja pouco comum, é possível que uma inflamação crônica, diagnosticada por endoscopia, esteja presente mesmo com uma TC negativa, como nos casos de ausência de hipertrofia na mucosa e secreções retidas. Além disso, uma pequena inflamação mucosa diagnosticada por TC pode estar presente em indivíduos assintomáticos em até 1/3 da população.[8] A correlação entre endoscopia positiva e TC positiva é maior do que a correlação entre endoscopia negativa e TC negativa. Em geral, a correlação dos resultados da TC e da endoscopia é de cerca de 70% a 80%.[7,11,12,37]

Os achados radiológicos de RSC variam (Fig. 17-15). Os sinais sugestivos de RSC são espessamento difuso ou polipoide da mucosa, opacificação parcial ou completa dos seios, remodelação ou espessamento (osteíte) dos ossos e polipose.[29,30,39] A TC fornece excelente informação sobre a extensão e a distribuição da doença na mucosa, mas não dá muita informação sobre a natureza das alterações (como infecção, granuloma e cicatrização pós-cirúrgica). Quando as secreções no seio são agudas e de baixa viscosidade, elas têm baixa atenuação na TC (de 10 a 25 HU). Em um estado mais crônico, as secreções no seio tornam-se mais grossas e concentradas, e a atenuação da TC aumenta com medições de densidade entre 30 e 60 HU (Fig. 17-16).[40]

A opacificação do complexo ostiomeatal (COM), que representa o bloqueio do infundíbulo, predispõe o desenvolvimento de sinusite. A opacificação do meato médio está presente em 72% dos pacientes com sinusite crônica; 65 a 84% têm espessamento mucoperiosteal concomitante do seio maxilar; e 82% exibem mudanças inflamatórias nos seios etmoidais.[41,42] Teoricamente 100% dos pacientes com doença inflamatória nos seios frontais também apresentam opacificação no recesso frontoetmoidal. A opacificação no seio frontal que compromete o COM sem doença inflamatória no seio maxilar ou etmoidal anterior é rara.[15-17]

Babbel et al.[43] revisaram 500 pacientes com TC de seios paranasais e definiram cinco padrões recorrentes de doença nasossinusal inflamatória: infundibular, COM, recesso esfenoetmoidal, polipose nasossinusal e doença esporádica ou inclassificável. O padrão infundibular, encontrado em 26% dos pacientes, refere-se à obstrução focal no óstio do seio maxilar e no infundíbulo etmoidal associado a doença no seio maxilar. O padrão COM (em 25%) refere-se a doença maxilar ipsilateral, frontal e etmoidal anterior causada pela obstrução do meato médio (Fig. 17-17). Babbel et al.[43] também descobriram que o seio frontal também era por vezes poupado, por conta da localização variável do recesso frontal no meato médio. O padrão do recesso esfenoetmoidal (em 6%) resultou na inflamação do seio etmoidal posterior e esfenoidal causada por obstrução no recesso esfenoetmoidal. O padrão da polipose nasossinusal (em 10%) era causado por pólipos nasais difusos e nos seios paranasais (Fig. 17-15). Achados radiográficos associados incluíram o alargamento infundibular, paredes nos seios etmoidais convexas (salientes) e atenuação do septo nasal ósseo e das trabéculas etmoidais.[4,43,44]

A osteíte (espessamento e esclerose) das paredes ósseas dos seios foi atribuída à reação secundária do osso à inflamação crônica da mucosa e, mais recentemente, a um processo que pode ter um papel ativo no desenvolvimento e na recorrência da doença na mucosa,[45,46] embora ainda não esteja claro qual é o papel da osteíte, se houver algum, na patogênese da RSC. Ainda assim, a osteíte é uma descoberta comum em pacientes com RSC e sua prevalência aumenta conforme a duração da doença. Vários sintomas e sistemas de pontuação tomográficos e endoscópicos já foram propostos para classificar melhor os pacientes em categorias diagnósticas e prognósticas. Não foi encontrada nenhuma correlação significativa entre a gravidade dos sintomas e a extensão da inflamação identificada por TC ou endoscopia.[7,9,10,36,37] Em particular, sintomas isolados de dor facial e/ou pressão ou dor de cabeça não se correlacionam em nada com evidência de doença sinusal na TC. O sistema de pontuação Lund-MacKay é o método mais popular aplicado na descrição tomográfica de doença sinusal. Uma pontuação de 0, 1 ou 2 é dada para opacificação normal, parcial ou total, respectivamente, a cinco sublocais: 1) etmoide anterior, 2) etmoide posterior, 3) frontal, 4) maxilar e 5) seios

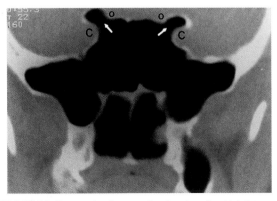

FIGURA 17-14. Pneumatização extensiva do seio esfenoidal. A tomografia computadorizada coronal mostra a pneumatização dos processos clinoides anteriores (*setas*) e sua relação com os nervos ópticos (o) e artérias carótidas internas (C). A presença de pneumatização do processo clinoide anterior é um importante indicador da vulnerabilidade do nervo óptico durante a cirurgia endoscópica funcional no seio. (De Som PM, Curtin HD. Head and neck imaging, ed 3. St Louis: 1996; Mosby.)

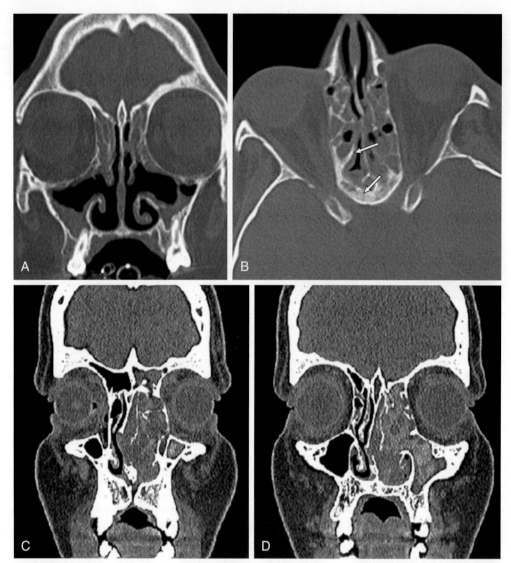

FIGURA 17-15. Sinusite crônica (RSC). As tomografias computadorizadas (TC) de um paciente com fibrose cística revelam as características de imagem da RSC. As imagens coronais (**A**) e axiais (**B**) mostram a opacificação dos seios e a osteíte (*setas*). As imagens coronais de um paciente diferente (**C** e **D**) revelam pólipos hiperdensos, outra característica radiológica da RSC.

esfenoidais – em cada lado. Além disso, uma pontuação de 0 ou 2 é dada para o complexo ostiomeatal patente ou obstruído, respectivamente, em cada lado da cavidade nasossinusal,[47] o que gera uma pontuação máxima de 12 por lado.

Na RM, a aparência da RSC varia por conta das concentrações variáveis de proteína e de prótons de água livres. Quando as secreções nasossinusais se tornam obstruídas, dois importantes eventos fisiológicos ocorrem: o número de células caliciformes da mucosa que secretam proteínas aumenta e a mucosa reabsorve a água livre, resultando em uma transição de um fluido fino e seroso para um muco mais grosso e, depois, uma porção desidratada parecida com uma pedra. Conforme a concentração de proteína aumenta, a intensidade de sinal em T2 diminui. Essas mudanças são supostamente causadas pela ligação cruzada que ocorre entre as moléculas de glicoproteína.[40] Som, Curtin et al[40,48] descrevem quatro padrões de intensidade de sinal na RM que podem ser observados em casos de RSC: 1) hipointenso em T1 e hiperintenso em T2 com concentração de proteína menor que 9%; 2) hiperintenso em T1 e hiperintenso em T2 com concentração de proteína total aumentada para de 20 a 25%; 3) hiperintenso no T1 e hipointenso em T2 com uma concentração de proteína total entre 25 a 30%; e 4) hipointenso em T1 e T2 com uma concentração de proteína maior que 30% e secreções densas em uma forma quase sólida. A RM de secreções densas (como aquelas com concentração de proteína maior que 30%) pode ter ausências de sinal no T1 e T2 que podem se parecer com seios normalmente aerados.[40,48]

Sinusite Fúngica

As formas clinicamente distintas de sinusite fúngica (RSF) podem ser divididas em tipos não invasivos e invasivos. A *RSF não invasiva* inclui bola fúngica e RSF alérgica, também conhecida como *RSF eosinofílica*, enquanto a *RSF invasiva* inclui subtipos invasivos agudos e invasivos granulomatosos crônicos. A apresentação clínica e radiológica da RSF é, em grande parte, determinada pela resposta imune do hospedeiro: uma reação exagerada manifesta-se como uma RSF eosinofílica, enquanto uma bola fúngica é tipicamente observada em hospedeiros com imunidade normal. Observa-se a RSF invasiva em um cenário de baixa resposta imune, seja na forma crônica, como visto em indivíduos pouco imunocomprometidos (p. ex., pessoas com diabetes), ou na forma aguda, como

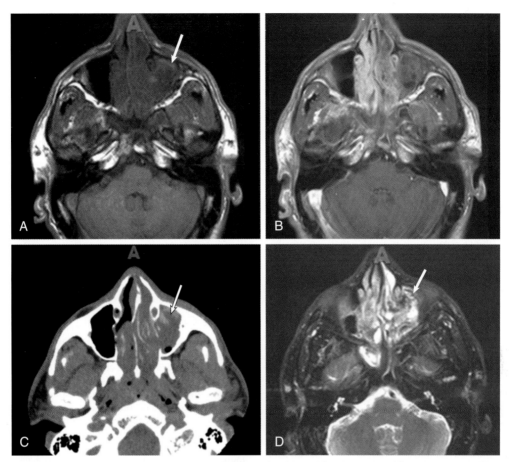

FIGURA 17-16. Sinusite crônica (RSC). As ressonâncias magnéticas (RMs) ponderadas em T1 pré-contraste (**A**) e pós-contraste (**B**) mostram um material de sinal predominantemente de baixo sinal em T1 no seio maxilar esquerdo, embora pequenas áreas de alto sinal em T1 anteriormente (*seta*) possam ser observadas no muco altamente proteico (espesso). Essa área é hiperdensa na TC correspondente (**C**) e hipodensa (**D**) na RM ponderada em T2 correspondente (*setas*).

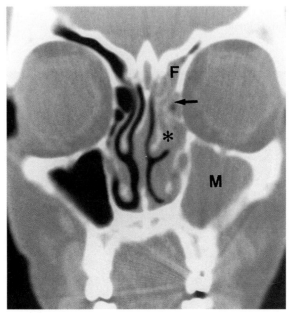

FIGURA 17-17. Padrão de sinusite do complexo ostiomeatal. Mudanças inflamatórias obstruem o meato médio esquerdo (*asterisco*), tendo como resultado a opacificação de maxilar esquerdo (M), frontal (F) e seios etmoidais anteriores (*seta*). (De Som PM, Curtin HD. Head and neck imaging, ed 3. St Louis: 1996; Mosby.)

visto em pacientes gravemente imunocomprometidos (neoplasias malignas hematológicas, transplante de medula óssea).

As culturas apresentam rotineiramente a presença de fungos na mucosa nasal de pacientes com RSF, mas isso não deve ser tomado como prova de RSF, pois a maioria dos indivíduos, se não todos, sem sinusite também terá culturas positivas. O papel dos fungos na RSF não está claramente entendido, mas uma relação é evidente entre a RSC e a RSF eosinofílica (alérgica) na sua etiologia e características nos exames por imagem. Geralmente, a RSF alérgica ocorre em pacientes com um histórico de atopia ou asma. Por outro lado, pode estar associada a polipose nasossinusal. Os patógenos fúngicos mais comumente encontrados na RSF invasiva são *Zygomycota* (*Rhizopus, Rhizomucor, Absidia, Mucor*), *Aspergillus, Bipolaris* e *Candida*. Os organismos mais comumente implicados na RSF não invasiva são alguns dos fungos dermatológicos (*Bipolaris, Curvularia* e *Alternaria*) e algumas das espécies de mofo hialino (*Aspergillus* e *Fusarium*).[42,49] Os fungos mucorales e o *Aspergillus* são parte da microbiota respiratória normal,[19] mas seu envolvimento nos seios paranasais pode muitas vezes ser diferenciado clinicamente.[50,51]

Algumas características dos exames por imagem podem sugerir RSF alérgica.[52-54] Na TC, uma lesão hiperdensa focal pode ser observada com material mucoide hipodenso circundante. Na RM, o sinal de baixa intensidade no T1 e a ausência de sinal no T2 foram encontrados em vários casos de RSF alérgica, possivelmente devido à presença de metais paramagnéticos (p. ex., ferro e manganês). Embora a aparência na RM de secreções desidratadas possa ser similar na RSC, o menor sinal em T2 não é tão pronunciado como na doença fúngica. O marco nos exames por imagem de RSF alérgica são as secreções hiperdensas com expansão dos seios. O comprometimento da base do crânio e das órbitas com exoftalmia ou compressão do nervo óptico não é incomum.[55] A expansão da erosão do seio e do osso pode ocasionalmente fazer-se passar por uma doença maligna. Na RM, as secreções do seio podem parecer muito escuras em todas as sequências de pulso, o que às vezes leva a subestimar a extensão da doença. Uma bola fúngica costuma ser observada como uma opacificação de apenas um seio com calcificações salpicadas ou volumosas. Pode ser difícil diferenciar da RSC normal se não houver as calcificações. A forma alérgica da infecção com *Aspergillus* está associada a pólipos nasossinusais recorrentes (Fig. 17-15).

De acordo com Som e Curtin,[40] a RSF invasiva começa na concha média e, de maneira secundária, envolve o maxilar, os seios etmoidais e esfenoidais, embora, em muitos casos, seja difícil assegurar onde a doença começou. Os níveis líquidos aéreos são incomuns e, logo, pode haver um espessamento mucoso não específico ou opacificação do seio, tornando impossível diferenciar a RSF invasiva da sinusite normal em exames por imagem, o que enfatiza a importância de um alto grau de suspeição para o diagnóstico oportuno dessa entidade. Em hospedeiros altamente imunocomprometidos, uma busca diligente deve ser realizada por osso reativo espessado, erosão e áreas localizadas de osteomielite em associação a alterações localizadas no tecido mole. Também é sugestiva de infecção fúngica a associação de doença inflamatória sinusal com o comprometimento da fossa nasal adjacente e do tecido mole da bochecha (Fig. 17-18). Esses sinais de infecção agressiva são atípicos em casos de patógenos bacterianos. Com mucormicose e *Aspegillus* invasivo, uma invasão vascular pode ocorrer, levando a trombose intracraniana, extracraniana e infarto.

Sinusite Alérgica

A sinusite alérgica ocorre em 10% da população.[4] Tipicamente, produz uma pansinusite com comprometimento simétrico.[43] A TC costuma mostrar um espessamento mucoso nodular com espessamento das conchas.[4] Os níveis líquidos aéreos são raros, a menos que ocorra uma superinfecção bacteriana.[39]

Sinusite Granulomatosa

Embora muitas doenças granulomatosas envolvam a cavidade nasossinusal, a granulomatose de Wegener (GW), também conhecida como granuloma com poliangeíte, é a mais comumente encontrada. Nas fases iniciais da GW, os achados radiológicos são muito similares aos da RSC não específica. Bandas fibrópticas que se estendem das conchas até as paredes nasais são frequentemente observadas no estádio crônico. A perfuração do septo nasal, a destruição das conchas nasais e um espessamento marcado das paredes dos seios são características da doença em estágio avançado. Defeitos ósseos líticos e áreas com tecido mole inflamatório podem ocorrer e requerem diferenciação de outros processos granulomatosos, como sarcoidose e neoplasias, como o linfoma.

NEOPLASIAS

MALIGNA

A maioria dos tumores malignos primários das fossas nasossinusais é de origem epitelial e inclui o carcinoma da espinocelular (CEC), o adenocarcinoma e o carcinoma adenoide cístico. Outros

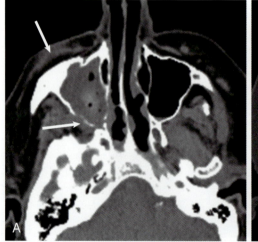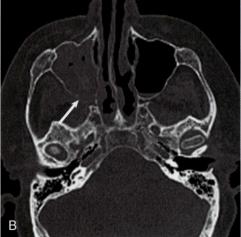

FIGURA 17-18. Sinusite fúngica. Imagens de seios maxilares em tomografias computadorizadas axiais em janelas de partes moles (**A**) demonstram a opacificação dos seios maxilares com hiperdensidade central e comprometimento dos tecidos moles periantrais (*setas*). A janela óssea (**B**) revela com mais clareza a erosão da parede posterolateral do seio (*seta*).

tumores são os melanomas, sarcomas e tumores com diferenciação neuroendócrina. Em geral, os tumores malignos primários da cavidade nasossinusal chamam a atenção médica tardiamente no curso da doença, pois eles não apresentam sintomas nas etapas iniciais. O diagnóstico por acaso de um câncer nasossinusal assintomático é raro. Os sintomas costumam decorrer da invasão da doença para fora da cavidade nasossinusal (órbita, fossa pterigopalatina, espaço mastigatório) ou disseminação perineural, incluindo diplopia, epífora, má oclusão, trismo, tumor no pescoço e dormência facial.

Em tumores no estádio inicial de malignidade, os achados na TC podem ser indistinguíveis da doença inflamatória. De fato, as alterações inflamatórias estão quase sempre presentes em associação a neoplasias, como resultado de secreções retidas. A RM é mais apropriada para diferenciar a doença inflamatória da neoplasia por conta do menor sinal do tecido tumoral em T2, em comparação com as secreções não hiperproteicas e as diferentes características do realce das neoplasias (realce sólido), comparadas com a inflamação (realce periférico; Fig. 17-17). A detecção de erosão e a destruição dos ossos finos na TC de seios paranasais permitem o diagnóstico desses tumores enquanto eles ainda estão confinados à cavidade nasal, o que requer um cuidadoso exame de todas as TCs de seios paranasais com a possibilidade de malignidade em mente. Nos estádios mais avançados da doença, a erosão e a destruição óssea ficam muitas vezes aparentes, o que tem uma aparência radiológica diferente da remodelação óssea secundária a processos benignos, como polipose, mucocele, RSF alérgica, schwannoma e papiloma. Entretanto, alguns tumores malignos, como o melanoma e o linfoma, tendem a remodelar o osso ao invés de destruí-lo.

Além da histologia do tumor primário, o *status* das margens cirúrgicas e a presença de disseminação intracraniana e orbital são preditores independentes da sobrevida em pacientes com tumores malignos nasossinusais.[56] Em geral, a TC é mais precisa na avaliação da integridade do osso. Enquanto isso, a RM é bem superior à TC na avaliação da extensão da doença, incluindo disseminação perineural ou meníngea, além de diferenciar o tumor de alterações inflamatórias secundárias. Na maioria das práticas, os pacientes são examinados tanto com RM quanto TC antes da cirurgia.

Como em outras áreas de cabeça e pescoço, a classificação TNM é recomendada pelo American Joint Committee on Cancer para o estadiamento dos cânceres nasossinusais (Tabela 17-1), embora o estadiamento de cânceres nessa área não seja bem estabelecido como outros tumores da cabeça e do pescoço. Uma das razões é a maior diversidade de tipos histológicos, em comparação com outras regiões da cabeça e do pescoço, em que domina o CEC. Além disso, o tamanho da lesão não é um indicador prognóstico importante nessa região em termos de sobrevida nem caracterizado no estadiamento primário do tumor.

Os comprometimentos dural e periorbital são dois fatores muito importantes para o prognóstico e para o planejamento da ressecção e da reconstrução cirúrgicas.[57] A maioria dos cirurgiões crê que a invasão tumoral à gordura orbital requer a exenteração orbital. No entanto, a determinação da invasão da periórbita é muitas vezes difícil em exames por imagem, pois o tumor pode destruir o osso e entalhar a periórbita sem se infiltrar. Assim, a destruição da órbita óssea não necessariamente significa uma invasão orbital. Por outro lado, a invasão sutil da periórbita pode não ser aparente nos exames por imagem. O encarceramento da gordura periorbital, a nodularidade na interface entre o tumor e o tecido orbital e o alargamento dos músculos extraoculares com aumento de realce são sinais confiáveis de invasão periorbital. Entretanto, a ausência desses sinais nem sempre pode descartar o envolvimento tumoral.[58] Imagens de RM ponderadas em T1 de alta resolução, com saturação de gordura, são particularmente úteis nessa avaliação. Em geral, a precisão dos exames por imagem para a determinação da invasão periorbital é relativamente modesta, de 60 a 70%, o que reflete em grande parte seu baixo valor preditivo negativo. Então, o exame por imagem pode predizer a presença de invasão periorbital mais precisamente do que pode prever a ausência da invasão (Fig. 17-20).

A RM é a modalidade preferível para avaliar a extensão intracraniana do tumor e a invasão dural. O espessamento nodular e irregular com realce da dura ou suave espessamento da dura de mais de 5 mm prediz uma invasão dural com valor preditivo positivo de 100%.[59] Surgem dificuldades quando o espessamento e o realce são pequenos, e menores do que 5 mm, o que pode ser visto tanto na invasão dural quanto em mudanças reativas. Como no caso da invasão periorbital, é mais fácil confirmar a presença da invasão do que sua ausência (Fig. 17-21).

A extensão do tumor posteriormente envolvendo a parede posterior do seio esfenoidal geralmente indica doença sem possibilidades de ressecção. Além disso, o comprometimento do septo nasal e do palato duro tem um impacto nas técnicas cirúrgicas e de reconstrução usadas. A metástase linfonodal é outro

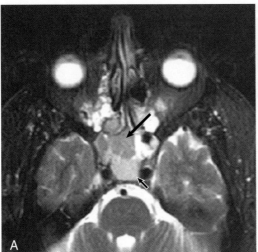
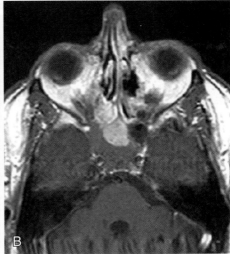

FIGURA 17-19. O carcinoma espinocelular (CEC). A imagem de ressonância magnética axial ponderada em T2 (**A**) ilustra o sinal T2 relativamente hipointenso no CEC envolvendo os seios esfenoetmoidais direitos (*seta longa*) com relação a secreções retidas (*seta pequena*). **B,** A imagem pós-contraste ponderada em T1 no mesmo nível mostra realce do tumor.

TABELA 17-1. Estadiamento do Tumor Primário em Seio Maxilar, Cavidade Nasal e Seio Etmoide

Estádio	Descrição
Seio Maxilar	
T1	O tumor está limitado à mucosa do seio maxilar sem erosão ou destruição óssea
T2	O tumor causa erosão óssea ou destruição, que inclui a extensão até o palato duro e/ou meato mediano, exceto a extensão até a parede posterior do seio maxilar e as placas pterigoides
T3	O tumor invade qualquer um dos seguintes: osso da parede posterior do seio maxilar, tecidos subcutâneos, piso ou parede medial da órbita, fossa pterigoide e seios etmoides
T4a	O tumor invade os conteúdos orbitais anteriores, pele da bochecha, placas pterigoides, fossa infratemporal, placa cribriforme ou esfenoide ou seios frontais
T4b	O tumor invade qualquer um dos seguintes: ápice da órbita, dura, cérebro, fossa craniana mediana, nervos cranianos (exceto a divisão maxilar do nervo trigeminal [V2]), nasofaringe ou clívus
Cavidade Nasal e Seio Etmoide	
T1	O tumor está restrito a qualquer sublocal, com ou sem invasão óssea
T2	O tumor compromete dois sublocais em uma mesma região ou extensão até uma região adjacente em um complexo nasoetmoide, com ou sem invasão óssea
T3	O tumor invade parede medial ou piso da órbita, seio maxilar, palato ou placa cribriforme.
T4a	O tumor invade qualquer um dos seguintes: conteúdos orbitais anteriores, pele do nariz ou da bochecha, fossa craniana anterior (extensão mínima), placas pterigoides ou esfenoides ou seios frontais
T4b	O tumor invade qualquer um dos seguintes: ápice orbital, dura, cérebro, fossa craniana mediana, nervos cranianos (exceto V2), nasofaringe ou clívus

Dados do American Joint Committee on Cancer Staging. American Joint Committee on Cancer Staging manual, ed 7. New York: Springer; 2010.

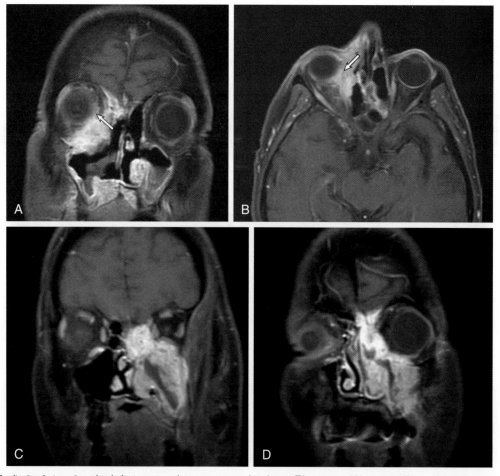

FIGURA 17-20. Avaliação da invasão orbital. As imagens pós-contraste ponderada em T1 coronais (**A**) e axiais (**B**) mostram um carcinoma espinocelular com realce recorrente envolvendo (escurecendo) o músculo reto medial, o que é consistente com uma invasão orbital (*setas*). **C** e **D**, Imagens pós-contraste em T1 coronais de um paciente diferente com rabdomiossarcoma com a doença se aproximando do cone muscular. A periórbita não foi penetrada.

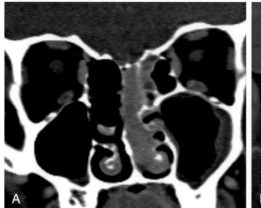
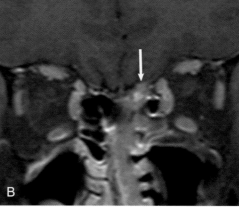

FIGURA 17-21. Estesioneuroblastoma. **A,** A TC coronal mostra uma massa de tecido mole na cavidade nasal esquerda que se estende até o recesso olfatório. **B,** A ressonância magnética coronal pós-contraste em T1 no mesmo nível mostra um espessamento dural suave e um realce menor que 5 mm (*seta*). Entretanto, havia invasão dural na cirurgia.

indicador de mau prognóstico e ocorre em 25% dos cânceres nasossinusais malignos. As cadeias ipsilaterais submandibulares e submentoniana, nível I, e as da região jugular alta, nível II, são os lugares mais comuns de metástase nodal.

Quando o seio maxilar é o local primário de comprometimento, a disseminação fora das paredes do seio ocorre mais frequentemente nas paredes anterior e posterolateral. Trata-se de um indicador de mau prognóstico. Isso particularmente ocorre se a fossa pterigopalatina (FPP) estiver comprometida.

Os tumores nasossinusais podem também invadir estruturas intracranianas por disseminação perineural (DPN). Os exames por imagem podem demonstrar DPN da doença antes que o paciente apresente sintomas, mudando significativamente o curso do tratamento. A detecção de metástase perineural requer um conhecimento detalhado da anatomia da base do crânio e imagens de qualidade, de modo que a RM é bem superior à TC nesse ponto. Imagens ponderadas em T1 de alta resolução podem revelar o ocultamento de gordura que circunda os nervos fora do crânio, o que é uma pista importante de DPN do tumor. As imagens em T1 com supressão de gordura e com contraste podem ser extremamente úteis, pois o tumor contrastado é facilmente identificado no fundo suprimido. A DPN ocorre na maioria das vezes ao longo do quinto e do sétimo nervos cranianos. Os nervos auriculotemporal, vidiano, petroso superficial maior promovem anastomoses entre o sétimo e o quinto nervos cranianos e podem agir como condutores pelos quais o tumor se alastra do quinto ao sétimo nervo e vice-versa. A avaliação da FPP é particularmente importante porque o tumor geralmente envolve primeiro a FPP antes de infiltrar-se de maneira intracraniana pela fissura orbital inferior, pelo forame redondo, pelo forame oval, pelo canal do vidiano e, finalmente, pelo seio cavernoso e pelo cavo de Meckel (Fig. 17.22). Se a gordura no FPP estiver obliterada ou completamente substituída por tecido mole na TC ou na RM em T1, deve-se suspeitar de uma infiltração neoplásica.

O CEC que surge do epitélio nasossinusal é responsável pela maioria dos tumores epiteliais malignos na cavidade nasossinusal.[60,61] A maioria dos CEC do trato nasossinusal aparece na cavidade nasal e dos seios etmoidais, enquanto o seio maxilar costuma ser envolvido secundariamente (Fig. 17-19).

Os adenocarcinomas que aparecem nas glândulas seromucosas entremeadas na mucosa nasossinusal são as segundas neoplasias malignas mais comuns e respondem por cerca de 10% dos tumores malignos nessa região.[62] Os adenocarcinomas são mais frequentes nos seios etmoidais e estão associados à exposição a poeira de madeira.

Carcinomas na Glândula Salivar

O carcinoma adenoide cístico e o carcinoma mucoepidermoide são os dois tipos mais comuns de carcinomas na glândula salivar. Os melanomas são responsáveis por aproximadamente 5% dos tumores nasossinusais malignos e, em geral, desenvolvem-se no septo nasal, na parede nasal lateral ou, menos frequentemente, nas conchas. Eles são prontamente diagnosticados clinicamente por conta de sua descoloração, mas podem ter várias intensidades de sinal nos exames de RM, dependendo do conteúdo da melanina (sinal brilhante em T1) e/ou hemorragia.

O neuroblastoma olfativo (NBO), também conhecido como *estesioneuroblastoma*, e o carcinoma nasossinusal indiferenciado (CNSI) são tumores da cavidade nasossinusal pouco comuns com diferenciação neuroendócrina. Os CNSI geralmente têm um prognóstico desalentador e apresentam uma altíssima taxa de crescimento; eles invadem a órbita e a base do crânio, enquanto os NBOs têm um prognóstico bem mais favorável.[63,64]

Os NBO podem estar associados a cistos intracranianos e, preferivelmente, envolvem a região da cavidade nasal e etmoide anterior (Fig. 17-21). Entretanto, a formação de cisto intracraniano não é nem sensível nem específica para o estesioneuroblastoma. Os CNSI têm sido descritos com a maior taxa de disseminação dural/subaracnoide das doenças malignas nasossinusais. As características das imagens dos sarcomas podem variar, dependendo de

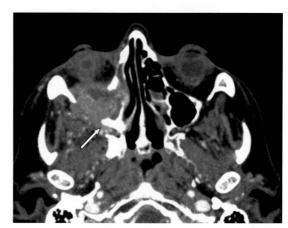

FIGURA 17-22. A TC axial mostra uma disseminação sutil do carcinoma espinocelular na fossa pterigopalatina (*seta*).

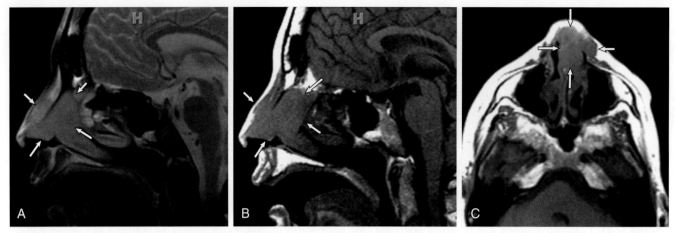

FIGURA 17-23. As ressonâncias magnéticas ponderadas em T2 (**A**), sagitais (**B**) e axiais (**C**) ponderadas em T1 mostram um paciente com linfoma com linfócito T/célula NK em um local nasal caraterístico (*setas*).

sua matriz óssea (osteossarcoma), condroide (condrossarcoma) e de tecido mole (rabdomiossarcoma e fibrossarcoma).

Os tumores malignos da cavidade nasossinusal com pequenas células azuis redondas indiferenciadas são raros e consistem em um desafio significativo para os patologistas, pois a definição da sua origem histológica pode não ser estipulada com microscópio óptico. Recentes avanços nos métodos de imuno-histoquímica e na microscopia eletrônica permitiram a identificação de entidades como NBO, CNSI, carcinoma de pequena célula indiferenciada (neuroendócrino), carcinoma indiferenciado (similar ao linfoepitelioma), melanoma maligno, sarcoma/tumor neuroectodérmico de Ewing, rabdomiossarcoma (Fig. 17-20), condrossarcoma mesenquimal, osteossarcoma de célula pequena, sarcoma sinovial, linfoma extranodal de linfócito T/célula NK e plasmacitoma extramedular na categoria dos tumores de pequenas células azuis redondas.[65] Independentemente de sua origem específica, esses tumores apresentam características muito agressivas nos exames por imagem.

Os linfomas extranodais da cavidade nasal e dos seios paranasais são raros em populações ocidentais.[66] Os seios paranasais tendem a abrigar linfomas de linfócito B, enquanto os linfomas da cavidade nasal são geralmente de linfócito T/células NK, que têm pior prognóstico, sobretudo em populações asiáticas (Fig. 17-23).[67]

A metástase para a cavidade nasossinusal é uma ocorrência rara. Os tumores primários típicos são o carcinoma de célula renal e o adenocarcinoma do trato gastrintestinal. O primeiro pode apresentar características hemorrágicas, enquanto as variedades mucinosas do último podem apresentar calcificação pontilhada. Nas crianças, as metástases de neuroblastoma costumam aparecer nas paredes dos seios perto das linhas de sutura e são, em geral, líticas.

TUMORES NEOPLÁSICOS BENIGNOS

Os osteomas são tumores comuns, benignos e, geralmente, pequenos, encontrados com mais frequência incidentalmente nos seios paranasais. Eles, em geral, envolvem os seios frontais e etmoidais (Fig. 17-24). Os osteomas podem se tornar clinicamente relevantes se obstruírem a drenagem dos seios ou colidirem com os músculos extraoculares. Nesses casos, o tratamento cirúrgico pode ser indicado e, em geral, realizado por endoscopia. O diagnóstico costuma ser direto na TC, em que eles parecem tumores arredondados, de densidade óssea. Na RM, eles podem parecer com ausência de sinal, que às vezes simulam um seio aerado, levando a um subdiagnóstico com essa modalidade.[52]

O fibroma ossificante pode ocorrer na cavidade nasal e nos seios como um grande tumor de tecido mole com áreas com

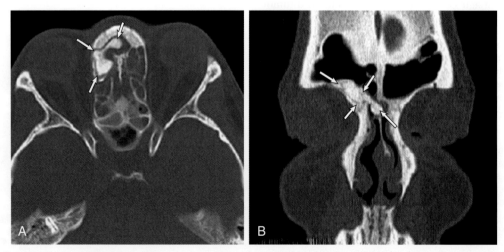

FIGURA 17-24. Osteoma. As tomografias computadorizadas axiais (**A**) e coronais (**B**) ao nível do recesso frontal mostram uma massa hiperdensa no seio frontal direito (*setas*) consistente com um osteoma.

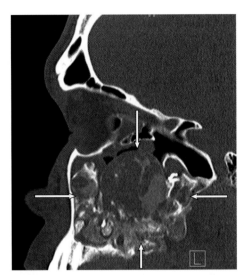

FIGURA 17-25. Fibroma ossificante. Uma tomografia computadorizada mostra uma grande massa heterogênea (*setas*) no seio maxilar com áreas focais de osso maduro na lesão.

inclusões de osso maduro. O remodelamento ósseo como resultado da expansão da cavidade nasossinusal é comum (Fig. 17-25).

Os papilomas desenvolvem-se a partir da mucosa schneideriana derivada da ectoderme do trato nasossinusal. Três padrões de papiloma schneiderano são reconhecidos microscopicamente: fungiforme, célula cilíndrica e papiloma invertido (PI).

Os PIs tipicamente surgem na parede nasal lateral, no septo nasal ou no seio maxilar e crescem em direção à cavidade nasal. A extensão para a base do crânio e o compartimento intracraniano não são incomuns. A recorrência, a transformação maligna[68] ou a coexistência com CEC são marcas desse tumor que, portanto, requer total excisão cirúrgica. A incidência de transformação maligna é tema de debate, mas aparentemente um grupo substancial de pacientes tem malignidade na primeira apresentação, que, em geral, escapa ao diagnóstico. Elevados níveis de receptor de fator de crescimento epidérmico e de fator de crescimento transformante alfa (TGF-alfa) foram demonstrados em tumores com PI e CEC, em comparação com o PI isolado.[69] Além disso, certas características histopatológicas – como aumento na hiperceratose, presença de hiperplasia epitelial escamosa e aumento do índice mitótico – são preditivas de recorrência.[70] A avaliação pré-cirúrgica por imagem é fundamental e requer tanto a TC quanto a RM se o tumor estiver fora da cavidade nasossinusal.[71] A TC pode mostrar calcificações no tumor e esclerose de ossos adjacentes, que são inespecíficos e provavelmente de natureza reativa. Na RM, esse tumor irá mostrar baixo sinal em T2 e realce. Padrões "fungiformes" e "cerebriformes" de realce têm sido descritos nessa entidade e podem sugerir o diagnóstico (Fig. 17-26).[72] Por conta da alta taxa de recorrência e transformação maligna, um acompanhamento cuidadoso é essencial e muitas vezes há a necessidade de exames por imagem em áreas não passíveis de avaliação endoscópica.[73]

Um vasto leque de outros tumores benignos como schwannoma, neurofibroma, hemangioma, adenoma pleomórfico, plasmocitoma, meningioma, cordoma, tumor de célula gigante e granuloma reparativo de célula gigante têm sido descritos no trato nasossinusal.

Os meningiomas que comprometem a base anterior do crânio (fossa olfatória e plano esfenoidal) estão geralmente confinados ao compartimento intracraniano. A extensão até os seios é incomum, mas ocorre. Alguns desses tumores podem ser passíveis de cirurgia endoscópica. Os meningiomas costumam causar o espessamento do osso adjacente, que pode ser de natureza reativa ou resultado de extensão intraóssea.

LESÕES QUE MIMETIZAM NEOPLASIAS
Cefalocele

Hérnias focais do cérebro (encefalocele) e/ou suas coberturas (meningocele) podem estar presentes de maneira congênita ou secundária a cirurgia prévia no seio etmoidal ou esfenoidal (Fig. 17-27). Essa entidade deve ser considerada quando se lida com um tumor de tecido mole isolado adjacente ao teto do etmoide ou esfenoide, sobretudo quando ocorre com erosão óssea adjacente. O diagnóstico diferencial inclui mucocele, neoplasia e, menos comumente, um pólipo associado a uma deiscência óssea adjacente. A TC coronal irá mostrar melhor a extensão da erosão óssea e a RM sagital e coronal serão úteis para determinar o diagnóstico diferencial.

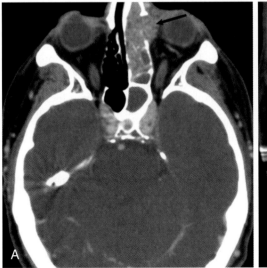
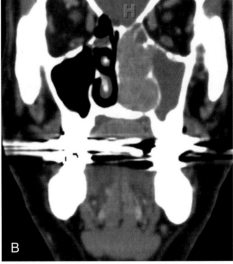

FIGURA 17-26. Papiloma invertido. **A,** A tomografia computadorizada axial (TC) pós-contraste mostra uma massa nos seios etmoidais esquerdos que protrui anteriormente na órbita esquerda (*seta*). Um padrão "fungiforme" de realce é evidente na lesão. **B,** A TC coronal pós-contraste mostra a mesma lesão envolvendo e expandindo-se para a cavidade nasal esquerda também.

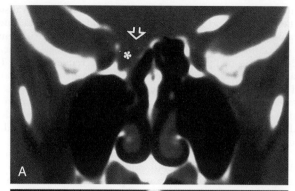
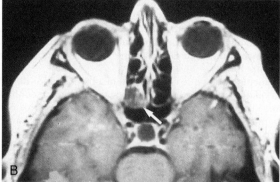
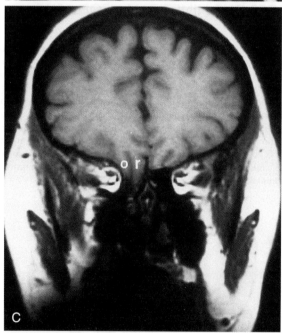

FIGURA 17-27. As aparências na tomografia computadorizada (TC) e na ressonância magnética de uma encefalocele. **A,** A TC coronal pelo seio etmoidal posterior revela erosão do teto do seio etmoidal posterior (*seta e asterisco*). **B,** A RM axial ponderada em T1 mostra uma massa isolada de tecido mole no seio etmoidal posterior (*seta*) que, em **C,** uma RM coronal ponderada em T1 confirma a encefalocele. O giro reto (r) e o giro orbital (o) são observados. (De Som PM, Curtin HD. Head and neck imaging, ed 3. St Louis: 1996; Mosby.)

Definem-se as cefaloceles pela sua localização. As cefaloceles occipital e frontoetmoides (CFEs) e cefaloceles basais (CBs) são as mais comuns. As cefaloceles occipitais congênitas são muito mais comuns, mas estão associadas a defeitos no fechamento do tubo neural e são patogeneticamente diferentes das CFE e das CB. As CFEs são divididas em variedades nasofrontais, nasoetmoides e naso-orbitais com base na sua morfologia. Igualmente, a CB é descrita de acordo com sua relação com os ossos esfenoide e etmoide. A maioria das CFEs é aparente ao nascimento e está associada a várias deformidades craniofaciais. As CB e algumas CFEs podem permanecer assintomáticas por vários anos e podem chamar a atenção médica como um tumor nasossinusal ou nasofaríngeo já na fase adulta. A identificação dos conteúdos de uma cefalocele é muito importante, pois alguns, em particular as CB, podem conter tecido cerebral operante, como quiasma óptico e glândula pituitária. Em raros casos, podem ser encontrados vasos dentro ou perto da cefalocele. Os conteúdos do saco podem ser mais bem avaliados com RM, enquanto a TC pode proporcionar melhor classificação anatômica como resultado de sua excelente habilidade de demonstrar a anatomia tridimensional da base do crânio.

As cefaloceles adquiridas podem ocorrer como resultado de um traumatismo na cabeça ou uma cirurgia. Elas são agora mais comuns do que as cefaloceles congênitas por conta do signicativo aumento das cirurgias endoscópicas funcionais dos seios paranasais e da prevalência de lesões na cabeça decorrentes de colisões de veículos motorizados. Tais pacientes geralmente chegam ao atendimento médico com sintomas relacionados com vazamento de líquor e meningite recorrente. A formação de saco verdadeiro é rara, mas se demostra o defeito ósseo com TC de alta resolução na maioria dos pacientes. O vazamento de líquor pode ser observado durante a avaliação endoscópica e é aumentado se a fluoresceína for colocada de maneira intratecal. A demonstração positiva de uma fístula liquórica a partir de um defeito na base do crânio pode ser conseguida com uma tomocisternografia, que envolve a administração intratecal de io-hexol seguida de TC de alta resolução na posição prona. Em setores de medicina nuclear, a fístula liquórica pode ser demonstrada por administração intratecal de radioisótopo, em geral índio-111, e capturando as imagens do crânio com uma câmera gama (Fig. 17-28). Como um adjuvante, alguns cotonoides são colocados na cavidade nasal e a radioatividade desses cotonoides é contada para predizer a localização aproximada do vazamento, embora essa técnica não seja mais usada comumente.

A displasia fibrosa é uma condição similar ao tumor relativamente comum, caracterizada por uma proliferação anormal de tecido fibroso e osso desorganizado. Afeta mais comumente os ossos craniofaciais e é observada como uma descoberta incidental na TC dos seios paranasais. Os sintomas podem se desenvolver como resultado de obstrução dos seios, comprometimento do nervo craniano e efeito de massa. A TC apresenta uma aparência de vidro fosco e expansão local do osso, o que possibilita a diferenciação da metástase osteoblástica na maioria dos casos (Fig. 17-29). Na RM, a displasia fibrosa pode ter uma aparência heterogênea e apresentar realce com contraste de gadolínio.

O hematoma organizado é uma lesão comum na cavidade nasossinusal que pode se fazer passar por lesões neoplásicas por conta da sua propensão a ter realce e expansão irregulares. Tais lesões podem também causar erosão nas paredes dos seios. Entretanto, essa erosão tende a ser mais suave e parecer mais benigna do que as lesões malignas. Além disso, essas lesões são muito heterogêneas em T2 e contêm de maneira característica um contorno hipointenso em T2 (Fig. 17-30).[74] Acredita-se que essas lesões representam um acúmulo focal de sangue com subsequente formação de uma cápsula fibrosa e neovascularização.[74]

17 | RADIOLOGIA DA CAVIDADE NASAL E DOS SEIOS PARANASAIS 321

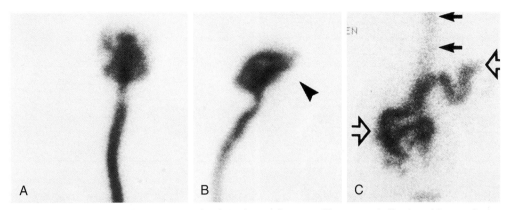

FIGURA 17-28. Fístula liquórica observada após a cirurgia endoscópica funcional no seio. Um exame do líquido cefalorraquidiano com índio-111 ácido pentético em projeções anteroposteriores (**A**) e laterais (**B**) mostra a atividade normal dos espaços subaracnóideos. Não é observada atividade nos seios paranasais ou na cavidade nasal (seta). **C,** A imagem anteroposterior tardia do abdome apresenta uma atividade intestinal anormal por conta da ingestão de secreções da fístula liquórica oculta (setas abertas). Observa-se atividade residual no espaço subaracnóideo (setas pretas). (De Som PM, Curtin HD. Head and neck imaging, ed 3. St Louis: 1996; Mosby.)

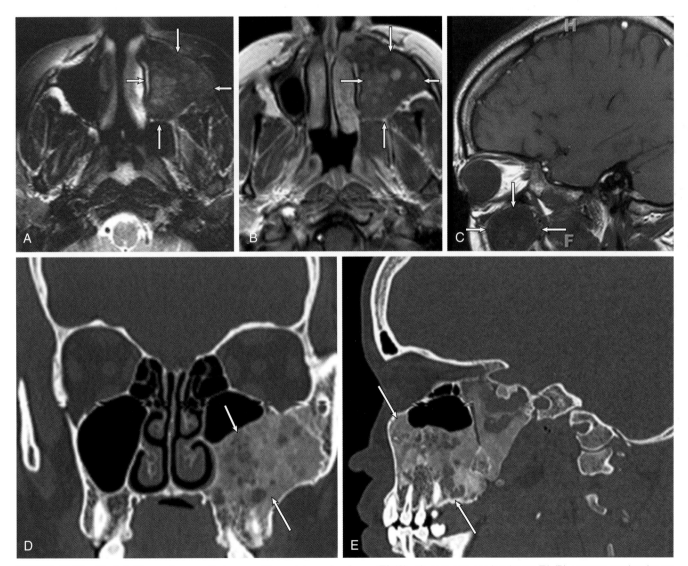

FIGURA 17-29. Displasia fibrosa. As ressonâncias magnéticas axiais ponderadas em T2 (**A**), pós-contraste ponderadas em T1 (**B**) e sagitais ponderadas em T1 (**C**) mostram um tumor heterogêneo (setas) envolvendo o seio maxilar esquerdo. As tomografias computadorizadas coronais (**D**) e sagitais (**E**) da mesma lesão mostram a expansão da parede do seio (setas) e uma aparência de vidro moído característica de displasia fibrosa.

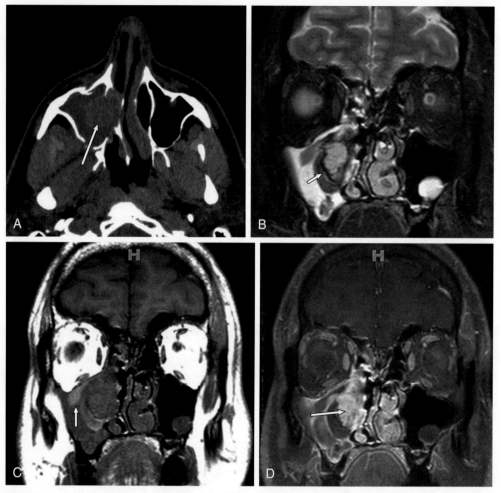

FIGURA 17-30. Hematomas organizados podem mimetizar lesões neoplásicas. **A,** A tomografia computadorizada axial mostra um tumor com densidade de partes moles no seio maxilar direito que se estende até a cavidade nasal direita. A lesão tem uma hiperdensidade central (*seta*). **B,** A ressonância magnética (RM) coronal ponderada em T2 mostra um tumor a ponto de ser heterogêneo no sinal com sinal linear baixo, o que sugere uma hemossiderina (*seta*). **C,** A RM coronal ponderada em T1 mostra áreas de sinal T1 hiperintenso (*seta*), que pode ser visto em produtos do sangue. **D,** A imagem pós-contraste ponderada em T1 demonstra realce central (*seta*).

 Para consultar a lista completa de referências, acesse www.expertconsult.com.

LEITURA SUGERIDA

Adelson RT, Marple BF: Fungal rhinosinusitis: state-of-the-art diagnosis and treatment. *J Otolaryngol* 34(Suppl 1):S18–S23, 2005.

Ashraf N, Bhattacharyya N: Determination of the "incidental" Lund score for the staging of chronic rhinosinusitis. *Otolaryngol Head Neck Surg* 125:483–486, 2001.

Bhattacharyya T, Piccirillo J, Wippold FJ, 2nd: Relationship between patient-based descriptions of sinusitis and paranasal sinus computed tomographic findings. *Arch Otolaryngol Head Neck Surg* 123:1189–1192, 1997.

DelGaudio JM, Swain RE, Jr, Kingdom TT, et al: Computed tomographic findings in patients with invasive fungal sinusitis. *Arch Otolaryngol Head Neck Surg* 129:236–240, 2003.

Ferguson BJ, Seethala R, Wood WA: Eosinophilic bacterial chronic rhinosinusitis. *Laryngoscope* 117(11):2036–2040, 2007.

Goldenberg D, Golz A, Fradis M, et al: Malignant tumors of the nose and paranasal sinuses: a retrospective review of 291 cases. *Ear Nose Throat J* 80(4):272–277, 2001.

Ilica AT, Mossa-Basha M, Maluf F, et al: Clinical and radiologic features of fungal diseases of the paranasal sinuses. *J Comput Assist Tomogr* 36(5):570–576, 2012.

Meltzer EO, Hamilos DL: Rhinosinusitis diagnosis and management for the clinician: a synopsis of recent consensus guidelines. *Mayo Clin Proc* 86(5):427–443, 2011.

Mossa-Basha M, Blitz AM: Imaging of the paranasal sinuses. *Semin Roentgenol* 48(1):14–34, 2013.

Schubert MS: Allergic fungal sinusitis. *Otolaryngol Clin North Am* 37:301–326, 2004.

Suarez C, Llorente JL, Fernandez De Leon R, et al: Prognostic factors in sinonasal tumors involving the anterior skull base. *Head Neck* 26(2):136–144, 2004.

Yousem D, Kennedy D, Rosenberg S: Ostiomeatal complex risk factors for sinusitis: CT evaluation. *J Otolaryngol* 20:419, 1991.

Zinreich SJ: Imaging for staging of rhinosinusitis. *Ann Otol Rhinol Laryngol Suppl* 193:19–23, 2004.

Zinreich SJ, Kennedy DW, Kumar AJ, et al: MR imaging of normal nasal cycle: comparison with sinus pathology. *J Comput Assist Tomogr* 12:1014–1019, 1988.

Epistaxe 18

Daniel B. Simmen | Nicholas S. Jones

Pontos-chave

- Epistaxe é a emergência otorrinolaringológica mais comum.
- A etiologia mais comum é idiopática, seguida por traumática, iatrogênica, coagulopática e neoplásica.
- O manejo varia desde reposição emergencial da perda de sangue, visualização direta e cauterização, tamponamento nasal e embolização externa ou cirúrgica endoscópica.
- Localizar o sítio de sangramento é de importância primordial.
- Evitar o tamponamento nasal se possível; o tamponamento causa traumatismo à mucosa nasal e faz com que seja difícil encontrar o sítio de sangramento.
- O objetivo primário é ocluir o vaso próximo em seu ponto de sangramento.
- Os ramos terminais das artérias carótidas externa e interna irrigam a mucosa da cavidade nasal com muitas anastomoses entre esses sistemas.
- Existem várias anastomoses no lado ipsilateral e atravessam para o lado contralateral.
- A abordagem básica para o tratamento é localizar o sítio de sangramento, deter o sangramento e tratar a causa.
- A maioria dos sangramentos idiopáticos da região posterior é do septo, geralmente do ramo septal da artéria esfenopalatina.
- Eletrocoagulação com sucção bipolar endoscópica trata a maioria das epistaxe.
- Se um ponto de sangramento não pode ser encontrado, em condições ideiais o nariz é tamponado com um agente hemostático absorvível que produz um traumatismo mucoso mínimo.
- A ligadura da artéria esfenopalatina por via endoscópica substitui a necessidade de tampões nasais posteriores, exceto em uma situação de emergência para controlar um sangramento profuso.
- O padrão de ramificação da artéria esfenopalatina é complexo, no entanto o mais comum é serem dois ou três ramos mediais à crista etmoidal e algumas vezes existem ainda mais.
- A epistaxe posterior persistente pode ser controlada por embolização percutânea.

A epistaxe é a emergência otorrinolaringológica mais comum e afeta até 60% da população em algum momento da vida, sendo que 6% necessitam de atendimento médico.[1] Estima-se que os sangramentos nasais afetem 108 para cada 100.000 pessoas da população por ano.[2] Na Inglaterra e no País de Gales, cerca de 10,2 em 100.000 pacientes são internados por epistaxe com uma média de permanência de 2,9 dias em um período de três meses[3] e, nos Estados Unidos, 17 em 100.000 (6%) são internados.[4] Picos de incidência são observados nos pacientes com menos de 10 anos e em pessoas com mais de 40 anos.[5,6] Mulheres em idade fértil apresentam menos internações hospitalares por epistaxe, o que pode ser devido aos estrógenos que fornecem proteção da vasculatura nasal.[7] A etiologia da epistaxe na maioria dos pacientes é idiopática,[8] seguida por neoplasias primárias e causas traumáticas ou iatrogênicas.

Decisões sobre qual a intervenção terapêutica ideal e qual o momento oportuno para isso são frequentemente tomadas com uma base *ad hoc*, e a maioria das unidades não tem um protocolo (algoritmo sistemático) para o manejo da epistaxe[9] independentemente de algumas diretrizes e revisões recentemente publicadas.[10–12] Contudo, esse protocolo não apresenta o momento oportuno para a intervenção cirúrgica. O manejo de um paciente com epistaxe engloba desde a reposição da perda de sangue, a visualização direta e a cauterização, o tamponamento nasal e a embolização cirúrgica (endoscópica ou externa). Recentemente, McGarry[13] separou a *epistaxe anterior*, sangramento de uma fonte anterior ao plano da abertura piriforme, da *epistaxe posterior*, sangramento posterior a esse plano. Uma subdivisão adicional inclui epistaxe proveniente de parede lateral, septo ou assoalho nasal.[13]

ANATOMIA VASCULAR

A cavidade nasal é extremamente vascularizada. Os ramos terminais das artérias carótidas externa e interna irrigam a mucosa da cavidade nasal com anastomoses frequentes entre esses sistemas (Fig. 18-1). A porção anterior do septo nasal é o sítio de um plexo de vasos denominado de *plexo de Kiesselbach*, ou *área de Little*, que é irrigado por ambos os sistemas.

Os ramos terminais da artéria carótida externa que irrigam a cavidade nasal são a artéria facial e a artéria maxilar. A *artéria facial* forma a artéria labial superior, que penetra no nariz e irriga a porção anterior do septo nasal. A *artéria maxilar* percorre a fossa pterigopalatina e seus ramos terminais são as artérias esfenopalatina, palatina descendente, faríngea, infraorbital e alveolar posterossuperior. A ramificação da artéria esfenopalatina quando penetra na cavidade nasal é um ponto-chave na compreensão do

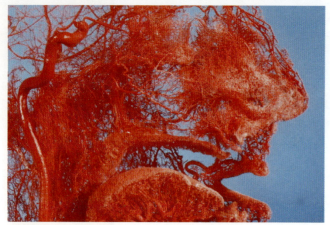

FIGURA 18-1. Crânio humano injetado com látex mostrando a anatomia vascular funcional da irrigação arterial mucosa nasal interna e externa, com rica anastomose entremeada e anastomoses transversais. (Cortesia do Institute of Anatomy, Universidade de Zurique, Suíça.)

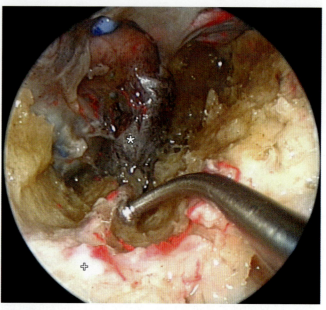

FIGURA 18-2. Visão endoscópica de uma peça anatômica injetada com látex mostrando a artéria vidiana ao longo do assoalho do seio esfenoidal direito com a sonda esférica, anastomosando a carótida interna com o sistema arterial esfenopalatino (cursor).

manejo dos sangramentos nasais posteriores. A artéria esfenopalatina penetra na cavidade nasal através do forame esfenopalatino, local em que se divide em ramos conchal (posterolateral) e septal (posteromedial).[14,15] A artéria palatina descendente tem seu trajeto através do canal palatino maior e transforma-se em artéria palatina maior entrando no nariz por intermédio do forame incisivo para irrigar a porção anterior inferior do septo, onde se anastomosa com os ramos mediais da artéria esfenopalatina. De maneira significativa, a artéria vidiana compartilha uma importante anastomose entre a artéria carótida interna e um ramo da artéria esfenopalatina e, desse modo, ao sistema da carótida externa (Fig. 18-2).

A artéria carótida interna irriga a mucosa nasal através dos ramos etmoidais da artéria oftálmica, sendo a artéria oftálmica o primeiro ramo da artéria carótida interna. A artéria etmoidal posterior passa pelo canal etmoidal posterior para a fossa craniana anterior e se divide em ramos lateral e medial que irrigam a parte superior da porção posterior do septo e a parede nasal lateral. A artéria etmoidal anterior penetra na cavidade nasal através do canal etmoidal anterior e passa anteromedialmente à área da base craniana anterior (Fig. 18-3). Nesse ponto, ela cruza o teto da porção anterior do seio etmoidal para alcançar a fóvea etmoidal e a lâmina crivosa. Um ramo nasal irriga a parte anterior superior do septo e seu outro ramo, a artéria meníngea anterior, penetra intracranialmente.

Um aspecto fundamental na compreensão da anatomia vascular e sua importância para a epistaxe é o fato de que existem várias anastomoses no lado ipsilateral entre os sistemas da carótida interna e externa, sem contar os vasos que cruzam para o lado contralateral (Fig. 18-4). As ricas anastomoses que existem sustentam a importância de uma estratégia para abordar o sítio mais distal de qualquer sangramento.

O óstio do seio maxilar serve como uma linha divisória entre as epistaxes anterior e posterior. O sangramento anterior geralmente é mais fácil de acessar, sendo, portanto, menos perigoso. A epistaxe posterior é mais problemática para se tratar, uma vez que a visualização é mais difícil, e o sangue frequentemente é deglutido, o que torna mais difícil avaliar a quantidade de sangue perdido.

O termo *sangramento posterior* com demasiada frequência é utilizado incorretamente para denominar o sangramento que não pode ser visualizado com um fotóforo. Essa denominação frequentemente está incorreta porque frequentemente ele é identificado

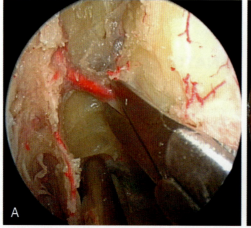 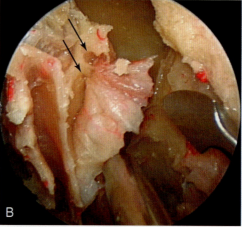

FIGURA 18-3. Vista endoscópica da base do crânio esquerda em uma amostra injetada com látex, apresentando o curso da artéria etmoidal anterior. **A,** Microtesouras de Zürich dividem a artéria perto da órbita. **B,** Vista endoscópica da área da base do crânio esquerda após um procedimento de drenagem mediana mostrando o ramo nasal anterior, emergindo a artéria etmoidal e a primeira fibra olfativa logo atrás (setas).

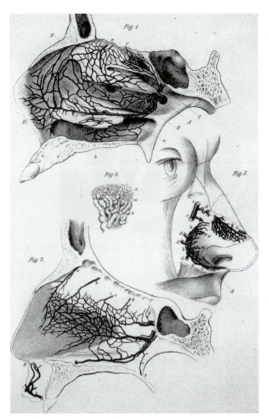

FIGURA 18-4. Irrigação arterial interna e externa com ricas anastomoses entre e, também, anastomoses transversais: parede nasal lateral (A), porção externa do nariz (B), e septo (C). (Reproduzido de Zuckerkandl: Anatomie der Nasenhöhle, Taf. XIII, 1892.)

> **Quadro 18-1. CRITÉRIOS DE AVALIAÇÃO DA EPISTAXE EM ACIDENTES E EMERGÊNCIAS E ENCAMINHAMENTO RÁPIDO PARA OS OTORRINOLARINGOLOGISTAS**
>
> 1. O paciente está hemodinamicamente estável e não mostra sinais clínicos secundários à hipoperfusão (cardíaco/respiratório ou escala de coma de Glasgow diminuída).
> 2. O paciente não tem quaisquer comorbidades médicas graves que tornariam a transferência para a clínica ou ala ORL insegura.
> 3. Foram enviados hemograma completo, coagulograma, tipagem e armazenamento de sangue para futura comparação que possa ser necessária para transfusão, e reposição volêmica intravenosa foi iniciada para sangramentos significativos.
> 4. Pressão digital sobre cartilagens alares e septo do paciente foi utilizada pelo menos por 20 minutos.

Medidas de primeiros socorros incluem solicitar para o paciente aplicar pressão firme, constante sobre a parte inferior (não óssea) do nariz por 20 minutos e inclinar para frente com a boca aberta sobre um recipiente, de modo que a perda de sangue adicional possa ser estimada. Caso contrário, o sangue gotejando pós-nasalmente será deglutido, e o próximo sinal de alerta podem ser diversas centenas de mililitros de sangue vomitado.

> **Quadro 18-2. CAUSAS SELECIOINADAS DE EPISTAXE**
>
> **Causas locais**
> Idiopáticas/espontâneas
> Trauma
> - Manipular a parte interna do nariz com os dedos
> - Corpo estranho
> - Oxigênio nasal e pressão positiva contínua nas vias aéreas
> - Fratura nasal
>
> Inflamatórias/infecciosas
> - Resfriado comum, rinossinusite viral
> - Rinossinusite alérgica
> - Rinossinusite bacteriana
>
> Doenças granulomatosas
> - Granulomatose de Wegener (Fig. 18-6)
> - Sarcoidose
> - Tuberculose
>
> Irritantes ambientais
> - Fumaça
> - Produtos químicos
> - Poluição
> - Altitude
>
> Pós-operatórias/iatrogênicas
> - Cirurgia nasal (Fig. 18-7)
>
> Neoplasia primária
> - Hemangioma do septo, conchas
> - Hemangiopericitoma (glomangiopericitoma)
> - Papiloma nasal
> - Granuloma piogênico (Fig. 18-8)
> - Angiofibroma (Fig. 18-9)
> - Carcinoma e outras afecções malignas nasais (Fig. 18-10)
>
> Estruturais
> - Deformidade septal, esporões
> - Perfuração do septo (Fig. 18-11)
>
> Droga
> - Esteroides nasais tópicos
> - Abuso de cocaína (Fig. 18-12), substâncias ocupacionais
>
> **Distúrbios gerais, causas sistêmicas**
> Hipertensão
> Arteriosclerose
> Deficiências ou disfunção das plaquetas
> Coagulopatias (p. ex., varfarina, doenças do fígado)
> Leucemia
> Doença de von Willebrand
> Telangiectasia hemorrágica hereditária
> Falência de órgãos (p. ex., fígado, rins)

após exame endoscópico, e em muitos desses pacientes o sangramento está localizado na parte alta do septo.

TRATAMENTO
AVALIAÇÃO INICIAL

A quantidade de sangue perdido deve ser estimada. Um meio é perguntar aos pacientes se eles perderam sangue suficiente para ensopar um lenço, uma toalha de rosto ou de banho – essa última indicaria uma perda significativa – e durante qual período (um sangramento menor, mas regular, pode levar à anemia). Uma avaliação clínica das condições cardíacas e do volume de sangue circulante deve incluir a verificação do paciente, se este está pálido, transpirando, se apresenta vasoconstrição acentuada ou está frio, ou tem taquicardia; todas essas alterações indicam hipovolemia significativa. Uma redução na pressão sanguínea frequentemente é um sinal tardio, principalmente em indivíduos jovens que podem manter a pressão arterial até que o volume circulatório torne-se crítico. Tem sido defendido um limiar de transfusão de 9 g/dL, uma vez que foi demonstrado que isso melhora a evolução do quadro.[16]

Deve-se assegurar um acesso intravenoso, verificar e corrigir qualquer anormalidade de coagulação e coletar sangue para identificar o grupo sanguíneo e reservar sangue para uma futura prova cruzada que possa ser necessária no caso de o paciente precisar de transfusão. Em nossa unidade, pacientes internados pelo departamento de emergência podem ser transferidos rapidamente para a emergência ORL se estiverem estáveis (Quadro 18-1). Isso ajuda a evitar tamponamento nasal desnecessário e contraprodutivo no departamento de emergência além de evitar que pacientes sejam transferidos antes de estarem em condições ideais para viajar.

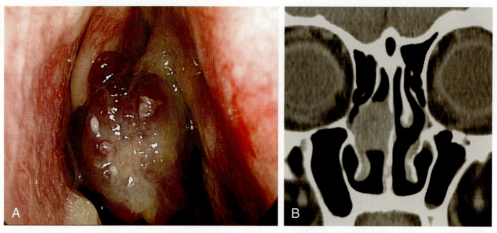

FIGURA 18-5. Vista endoscópica (A) e tomografia computadorizada (B) de um hemangioma cavernoso originado da fenda olfativa do lado direito que vem causando uma epistaxe intensa.

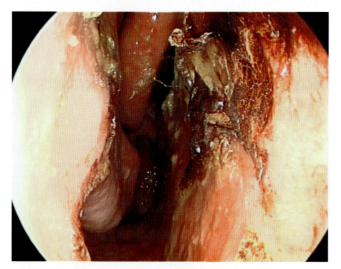

FIGURA 18-6. Vista endoscópica da granulomatose de Wegener.

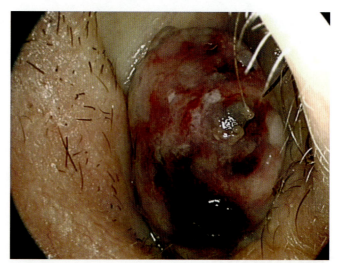

FIGURA 18-8. Granuloma piogênico no septo, vestíbulo nasal direito.

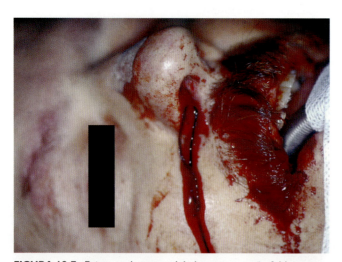

FIGURA 18-7. Epistaxe **pós-operatória intensa que não foi interrompida por tamponamento.** O exame por via endoscópica determinou que o sangramento originava-se do ramo septal, que foi cortado durante uma esfenoidotomia realizada no lado direito.

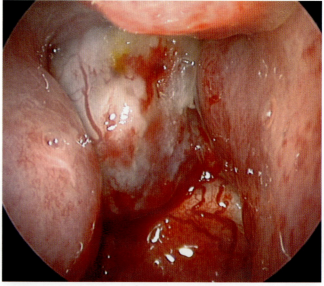

FIGURA 18-9. Visão endoscópica de um angiofibroma obstruindo a cavidade nasal direita e a coana.

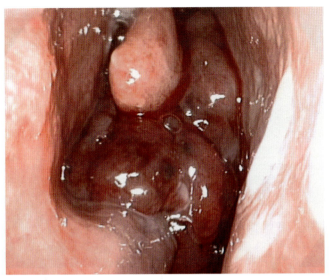

FIGURA 18-10. Carcinoma de células escamosas da cavidade nasal direita originado do septo e obstruindo a fenda olfativa e o meato médio.

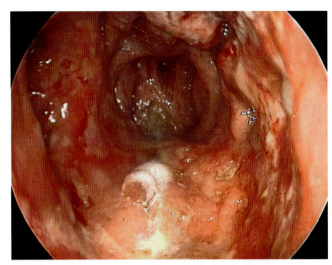

FIGURA 18-12. Perfuração total do septo causando epistaxe e formação de crostas em um paciente com história de abuso de cocaína.

É importante estabelecer tanto o sítio quanto a causa do sangramento (Quadro 18-2), de modo que o sangramento possa ser interrompido e a causa, tratada. Deve também ser lembrado que a epistaxe frequentemente é idiopática; contudo, ela pode ser uma manifestação de uma possível doença subjacente (Figs. 18-5 até 18-12). O paciente deve ser submetido à pesquisa adicional de acordo com a história.

EXAME COM FOTÓFORO COM ANESTESIA LOCAL

A chave para controlar a maioria das epistaxes é encontrar o ponto de sangramento e, embora a cauterização química com nitrato de prata possa ser usada, a eletrocoagulação bipolar é mais eficaz. A proteção do médico contra a contaminação do sangue é importante. Um avental de plástico para o paciente e o profissional é útil para evitar que as roupas sejam manchadas, e uma proteção para os olhos é aconselhável se houver sangramento ativo, porque alguns pacientes reflexivamente sopram qualquer líquido escorrendo pelo lábio superior, o que pode criar um aerossol sanguinolento. Uma vez que os coágulos tenham sido eliminados, a via aérea nasal deve ser inspecionada, inicialmente com um fotóforo. Se o ponto de sangramento não puder ser localizado, a inspeção com um endoscópio deve ser feita.

ENDOSCOPIA NASAL

A endoscopia nasal tem um papel fundamental na definição e no tratamento da epistaxe posterior, podendo reduzir substancialmente as internações hospitalares.[17-19]

EPISTAXE EM CRIANÇAS

Crianças pequenas geralmente sangram a partir de um vaso só dentro do nariz na junção mucocutânea no septo e esse sangramento invariavelmente cessa de forma espontânea. Em crianças com epistaxe, quando nenhum vaso proeminente pode ser observado, a aplicação local regular de um creme pode ajudar,[20] embora a vaselina sozinha não seja de grande ajuda.[21] Uma análise sistemática da Colaboração Cochrane da eficácia dos tratamentos tópicos para a epistaxe idiopática em crianças concluiu que o melhor tratamento ainda precisa ser definido.[22] Até 5 a 10% das crianças com sangramentos nasais recorrentes podem ter doença de von Willebrand não diagnosticada.[23,24] Um estudo defendeu o uso de betabloqueadores em crianças com epistaxe primária recorrente resistente ao manejo convencional, sendo o fármaco administrado na dose de 1,5 a 2 mg/kg/dia, dividida em três doses, como uma terapia de segunda linha para a supressão da epistaxe.[25] Essa terapia, no entanto, não pode ser recomendada até que um estudo prospectivo e randomizado ofereça-lhe suporte. Crianças com leucemia e aquelas que recebem quimioterapia muitas vezes têm epistaxe associada com trombocitopenia. Adultos, adolescentes e crianças mais velhas muitas vezes sangram da área de Kiesselbach ou de um esporão maxilar.

EPISTAXE EM ADULTOS

A extremidade caudal do septo é onde se anastomosam vários ramos da carótida interna e externa, no plexo de Kiesselbach, e é o local mais comum de sangramento.[26] Menos comumente, o sangramento é proveniente de uma região mais posterior no septo, e um desvio septal pode dificultar sua visualização (Fig. 18-13). Alguns pacientes com rinite alérgica sazonal queixam-se mais de hemorragias nasais na temporada de febre do feno e esteroides tópicos nasais podem agravar o sangramento em aproximadamente 4% dos usuários. Muitas pessoas acreditam que uma hemorragia

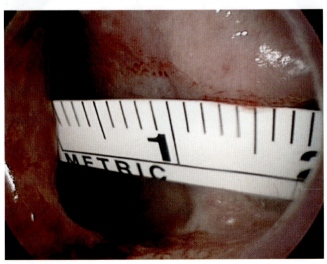

FIGURA 18-11. Perfuração do septo causando epistaxe e formação de crostas.

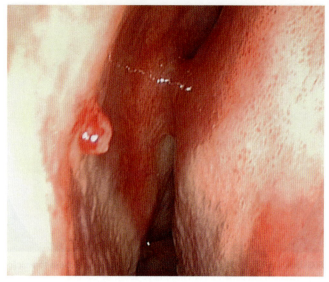

FIGURA 18-13. Vista endoscópica do sítio de sangramento no septo na epistaxe, no lado oposto à concha média esquerda na fenda olfativa.

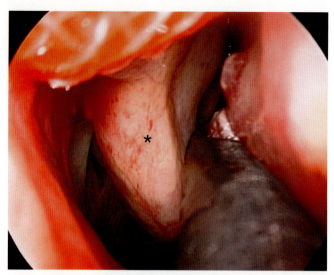

FIGURA 18-14. Vista endoscópica do sítio de sangramento em epistaxe intensa. O vaso sangrante foi encontrado no septo em frente à concha superior (*asterisco*) na fenda olfativa direita. A eletrocauterização monopolar de sucção foi realizada para parar o sangramento.

nasal signifique uma liberação da pressão e que possa ser o prenúncio de um AVC, sendo importante abordar tais ansiedades. Embora muitos pacientes estejam hipertensos quando têm suas hemorragias nasais, poucos continuam com essa condição no acompanhamento, e a associação entre hipertensão e epistaxe é discutível.[27] Muitos clínicos relatam que a epistaxe não está relacionada à hipertensão.[28-30] No entanto, pacientes com hipertensão arterial tendem a ter hemorragias nasais que são mais suscetíveis de conduzir a internação e a serem associadas a comorbidades.[31]

Os transtornos hemorrágicos podem chegar ao atendimento médico pela primeira vez como hemorragias nasais, embora isto seja raro. Uma variedade de fármacos tem sido associada com a epistaxe, e a varfarina é uma das causas mais comuns.[3,32] Quase um terço dos pacientes internados com epistaxe, que estavam tomando varfarina, teve uma relação internacional normatizada (INR) acima do limite superior da faixa terapêutica.[33] A necessidade de reverter a anticoagulação é incerta, enquanto o paciente está dentro do intervalo terapêutico.[34] Em pacientes com excesso de anticoagulação, plasma fresco congelado, extratos de fator de coagulação e vitamina K podem ser úteis. A vitamina K leva mais de seis horas para funcionar, o que isso pode atrasar a anticoagulação por sete dias após o uso de varfarina ser iniciado. Se a relação normatizada internacional for superior a 4, a varfarina deve ser interrompida, e plasma fresco congelado deve ser administrado.[35] Extratos de fator de coagulação devem ser dados com muita cautela, devido ao risco de complicações tromboembólicas. Não foi demonstrado que o ácido tranexâmico, um agente antifibrinolítico, seja útil.[36] Outros fármacos associados com o sangramento incluem a aspirina, que interfere com a função plaquetária por até sete dias, clopidogrel e anti-inflamatórios não esteroidais.[37] Em pacientes sem histórico de um distúrbio hemorrágico ou terapia anticoagulante, as provas de coagulação de rotina não adicionam informações importantes para o tratamento.[38] Uma maior incidência de epistaxe é vista em pacientes com uma ingestão elevada de álcool, mesmo na ausência de qualquer evidência de anormalidade durante as provas de coagulação.[39] Marcadores indiretos do uso excessivo de álcool incluem o volume corpuscular médio, γ–glutamiltransferase, aspartato aminotransferase e alanina aminotransferase.[40] Perguntas sobre os hábitos etílicos do paciente devem ser feitas, e a ajuda deve ser oferecida aos pacientes afetados.

Tratamento Tópico

Um estudo randomizado controlado de cauterização de nitrato de prata e Naseptin, um creme pré-formulado que contém neomicina, contra Naseptin isolado mostrou que ambos eram eficazes.[41] Um estudo com pacientes que aplicaram semanalmente triancinolona 0,025% e vaselina diária resultou em 89% dos pacientes não tendo nenhum sangramento adicional.[42] Vários compostos hemostáticos foram utilizados, mas sem evidências consistentes de sua eficácia. Partículas derivadas de colágeno com trombina de origem bovina foram consideradas melhores do que os tampões nasais.[43] O uso de grânulos de gelatina de origem bovina tópica e trombina humana em casos de epistaxe anterior foi relatado, mas seu custo limita o uso, e são necessários mais estudos para avaliar sua eficácia.

Cauterização

A maioria das epistaxes anteriores pode ser controlada com a identificação do ponto sangrante usando um fotóforo e cauterização. A grande maioria dos sítios de sangramento posterior pode ser identificada por endoscopia sem anestesia geral.[44] A maioria

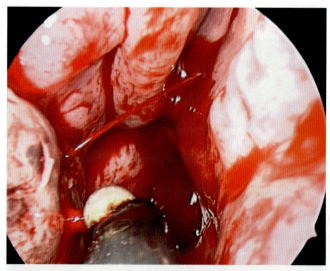

FIGURA 18-15. Vista endoscópica do sítio de sangramento na epistaxe intensa proveniente de um ramo conchal da artéria esfenopalatina no lado direito, imediatamente antes de a eletrocauterização monopolar de sucção ser realizada.

dos sangramentos idiopáticos posteriores são procedentes do septo, geralmente do ramo septal da artéria esfenopalatina enquanto ela corre na região submucosa (Fig. 18-14), apesar de alguns autores relatarem sangramento da face lateral do meato médio ou inferior, bem como da extremidade posterior dos cornetos (Fig. 18-15).[45] Quando o sítio da hemorragia não pode ser claramente identificado com um fotóforo, é melhor optar pelo uso de um endoscópio rígido nasal por um otorrinolaringologista experiente. A chave é identificar o local do sangramento e conseguir o controle usando cauterização com nitrato de prata ou eletrocoagulação bipolar de sucção. Estudos recentes têm mostrado que o uso de eletrocoagulação bipolar por via endoscópica trata a maioria das epistaxes.[46,47] Preparar o nariz com fenilefrina ou cocaína por seus efeitos descongestionantes e anestésicos muitas vezes ajuda no processo. É interessante notar que a fenilefrina tem um efeito descongestionante significativo em seis minutos e o máximo efeito anestésico após nove minutos,[48] mas tempo deve transcorrer para que tais efeitos ocorram. Uma injeção de anestésico local e epinefrina promove uma melhor analgesia, se houver um vaso considerável que precise de eletrocoagulação bipolar; caso contrário, o paciente pode sentir uma sensação de amargo.

Para cessar o sangramento, pode ser usada eletrocoagulação de sucção com uma pinça bipolar ou monopolar. Algumas das pinças bipolares de sucção agora disponíveis ajudam a remover o sangue e a fumaça ao mesmo tempo. A cabeça bulbosa do dispositivo de sucção monopolar permite a cauterização de um vaso de tamanho considerável em qualquer lugar no nariz e seu grande canal de sucção tem menor probabilidade de ficar entupido por sangue solidificado. A cauterização bilateral simultânea deve ser evitada para minimizar o risco de causar uma perfuração septal. Após a cauterização, os pacientes devem ser aconselhados a não assoarem o nariz por cerca de 10 dias para que a área possa cicatrizar. Um creme antisséptico deve ser aplicado várias vezes por dia durante duas semanas, para evitar a secagem da escara e sua eliminação, com um novo sangramento resultante. O creme não deve ser colocado diretamente sobre a área tratada, mas é mais bem colocado dentro da borda da narina com a ponta do dedo e em seguida "ordenhado" para dentro massageando as bordas da narina, então podendo ser sugado. Esta orientação também pode ser dada aos pacientes com uma área do septo apresentando crostas decorrentes da manipulação digital do nariz ou por ressecamento excessivo da mucosa. Considerando que a maioria das hemorragias nasais é procedente da área de Little – ou em crianças pequenas, da junção mucocutânea –, uma pequena proporção dos sangramentos vem de mais acima no septo ou mais posteriormente. A endoscopia é útil para definir o ponto de sangramento. Se o nariz for tamponado antes de a endoscopia ser feita, pode complicar a determinação do local exato da hemorragia, porque isso muitas vezes provoca o traumatismo da mucosa e o médico é enganado pela situação.

Raramente, tumores nasais podem chamar a atenção do médico com epistaxe ou rinorreia serosanguinolenta, e é importante verificar se um tumor nasal está presente, especialmente, por trás de um desvio do septo. Se as crostas forem evidentes no septo, é válido perguntar se estas têm sido um problema. A formação de crostas pode seguir-se a uma abrasão, manipulação digital ou vasculite, como a granulomatose de Wegener.[49] Se parecer provável que a manipulação ou a eliminação de qualquer crosta ao assoar o nariz está perpetuando o problema, geralmente não é útil confrontar o paciente sobre isso. Em vez disso, se o médico casualmente mencionar que manipular o nariz com o dedo é muito comum ("você vê as pessoas fazendo isso nos carros ou esperando o ônibus e muitas pessoas fazem quando ninguém está olhando") e dizer que as crostas secas são irritantes e, por fim, perguntar se a pessoa tem que remover as crostas, o paciente pode confessar que está fazendo isso e alguns progressos são possíveis de serem realizados.

Se o ponto de sangramento não for identificado, tamponar delicadamente o nariz com folhas finas de celulose oxidada (Surgicel Fibrillar; Ethicon, Blue Ash, Ohio, EUA) evita danos na mucosa e promove a coagulação para controlar a hemorragia. A maioria dos sangramentos idiopáticos posteriores vem do septo, geralmente do ramo septal da artéria esfenopalatina enquanto ela corre pela submucosa. A chave é identificar o sítio do sangramento e assumir o controle usando eletrocoagulação bipolar de sucção. Um desvio do septo intenso pode tornar difícil definir o ponto de sangramento.[49] O controle do sangramento evita o desconforto associado com o tamponamento nasal e evita também a internação.[50] Uma análise de custo-benefício de 38 pacientes adultos com epistaxe concluiu que £6.804 (aproximadamente $10.260 dólares) poderiam ser economizados, evitando a internação de 28 pacientes.[46] A cauterização endoscópica alcança a hemostasia em mais de 80% dos pacientes com epistaxe posterior à primeira tentativa e mais de 90% após uma segunda tentativa.[38] O ponto de sangramento pode ser cauterizado com a ajuda de um endoscópio nasal, que tem uma taxa de fracasso relatada de 17 a 33%.[51,52] As complicações associadas a este procedimento são incomuns, mas relatos isolados descrevem a parestesia palatina pelo dano térmico ao nervo palatino maior, danos para o ducto lacrimal e possível dano ao nervo óptico quando a cauterização é usada em um paciente que já foi submetido a uma etmoidectomia.[53] Se por algum infortúnio o sangramento for intenso por causa do trauma para a artéria carótida interna no esfenoide, o tamponamento imediato do seio esfenoidal é necessário com um tampão de gaze bem firme.[54] O paciente então é submetido à reanimação e é pedido o auxílio de um radiologista intervencionista.

Tamponamento Nasal

Se um ponto de sangramento não puder ser encontrado usando um fotóforo, idealmente, um cirurgião endoscópico experiente deve tentar localizar o ponto de sangramento. No entanto, se ninguém que tenha estas habilidades estiver disponível, o nariz é tamponado com um agente hemostático absorvível que produza o mínimo de traumatismo da mucosa. Foram utilizados vários tampões não absorvíveis, mas sua inserção é desconfortável, assim como sua presença, uma vez colocados na posição; a inserção pode causar trauma local da mucosa, o que pode complicar a localização do ponto de sangramento.

Se um tamponamento anterior fracassar, e nenhum cirurgião experiente estiver disponível para examinar, localizar e cauterizar o ponto de sangramento, pode ser necessário fazer mais um tamponamento para bloquear o ponto de sangramento. Isto requer boa anestesia local e analgesia para permitir a pressão adequada a ser aplicada com os tampões em posição. Vários tampões industrializados estão disponíveis. A inserção de um tampão nasal convencionalmente significou que o paciente tem que ser internado,

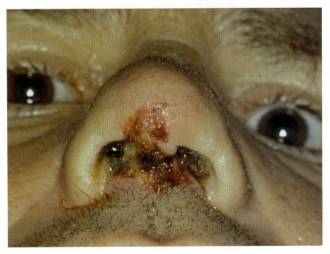

FIGURA 18-16. Necrose da columela após o tamponamento nasal posterior bilateral.

embora um estudo tenha dispensado 46 dos 62 pacientes cuja via aérea nasal estava tamponada e prosseguiu com o seguimento em ambulatório, após 48 horas. No entanto, 28% daqueles que receberam alta tiveram retornos não planejados.[55] Se o tamponamento anterior fracassar, um balão posterior pode precisar ser colocado e insuflado no espaço pós-nasal. Em seguida, é colocado um tampão anterior, e então tração suave é usada para puxar o balão para a frente contra o tampão anterior. O conjunto é mantido em posição por uma fixação sobre o cateter anteriormente, quando ele emerge através do tampão anterior.[56] É fundamental que qualquer fixação usada para prender o cateter não fique repousada sobre a pele da narina, pois isto pode produzir necrose da área em menos de quatro horas (Fig. 18-16). Os tampões posteriores foram necessários em 9% dos pacientes em uma série de casos.[57]

A morbidade e o desconforto físico associados com o tamponamento nasal incluem dor, hipóxia, necrose alar e toxemia e são bem descritos na literatura.[53,58-60] Infelizmente, o tamponamento nasal é usado rotineiramente em alguns departamentos, onde a especialização em endoscopia nasal não está disponível; e apenas 7% das unidades no Reino Unido têm eletrocoagulação com sucção disponível.[9] O tamponamento não só traumatiza a mucosa de revestimento nasal, como também pode causar complicações cardiorrespiratórias e infecção local.[58]

O papel da antibioticoterapia sistêmica profilática em pacientes que têm tamponamentos nasais não é bem estabelecido, e grandes variações são aparentes na prática corrente na Inglaterra.[54] A principal preocupação é evitar a síndrome do choque tóxico. Nós prescreveríamos antibióticos se o paciente tivesse alguma anomalia cardíaca que exigisse a profilaxia antibiótica para a cirurgia. Um estudo concluiu que a antibioticoterapia sistêmica profilática é desnecessária na maioria dos pacientes com epistaxe que são tratados com tamponamentos nasais.[61] O uso de antibióticos tópicos pode ser mais apropriado, mais barato e tão eficaz quanto a outra estratégia.

Se o paciente não tiver novos episódios de sangramento dentro de 12 a 24 horas, os tampões devem ser removidos. O nariz deve ser inspecionado com um endoscópio rígido, se isso já não tiver sido feito antes do tamponamento, para excluir qualquer doença que possa ter sido responsável pelo sangramento. A epistaxe posterior controlada por tamponamento nasal posterior tem uma taxa de fracasso entre 26 e 52% e uma taxa de complicação entre 2 e 68,8%.[61,62] As complicações observadas foram sinéquias, angina, celulite periorbital, sinusite, síndrome do choque tóxico, hipóxia e otite média.[62,63]

Foi afirmado: "Já se foram os dias em que um paciente era tratado com tamponamento nasal posterior desconfortável e depois ainda passava vários dias na enfermaria para sangrar novamente no momento de sua remoção."[64] A ligadura endoscópica da artéria esfenopalatina (LEAEP) substituiu a necessidade de tamponamentos nasais posteriores, exceto em situações de emergência, para controlar a hemorragia profusa.

O objetivo é alcançar uma taxa de êxito elevada e baixa morbidade. Pacientes idosos com problemas médicos múltiplos – arteriosclerose, hipertensão, diabetes, doença hepática e renal – toleram o tamponamento especialmente mal e as complicações ocorrem com frequência. Portanto, o médico deve considerar uma intervenção cirúrgica precoce, em vez do tamponamento do nariz, nesta população.[60]

Ligadura da Artéria Maxilar

Outra técnica para controlar a epistaxe posterior é pela ligadura da artéria maxilar na fossa pterigopalatina.[65] Este procedimento tem uma taxa de sucesso relatada de aproximadamente 90%,[66] e os fracassos do tratamento são devidos à dificuldade em encontrar a artéria e seus ramos. Esta técnica também está associada com uma taxa de complicação de 28%.[66] Como este procedimento é feito através de uma abordagem de Caldwell-Luc, as complicações incluem rinossinusite, dor facial, fístula oroantral e parestesias faciais e dentárias; e a dissecação na fossa pterigopalatina pode resultar em cegueira, oftalmoplegia e diminuição do lacrimejamento.[67]

Ligadura da Artéria Carótida Externa

A ligadura da artéria carótida externa tem sido defendida, mas as ricas anastomoses dos vasos no nariz tornam o procedimento um tanto ineficaz.[67] A ligadura da artéria carótida externa previne a embolização, que pode ser desejável por causa do sangramento na distribuição do vaso, mas esta área também é irrigada pelas anastomoses transversais dos vasos contralaterais. Por esta razão, é melhor evitar a ligadura da artéria carótida externa. Infarto e isquemia vascular encefálica têm sido relatados após a ligadura da carótida externa em pacientes idosos ateroscleróticos, cuja circulação cerebral parcialmente depende das conexões anastomáticas do meio externo para o sistema da carótida interna.

O PAPEL DA LIGADURA ENDOSCÓPICA DA ARTÉRIA ESFENOPALATINA

Se o sangramento não puder ser controlado após o exame endoscópico com cauterização e/ou tamponamento nasal, a sedação e o exame sob anestesia local ou geral são indicados. O

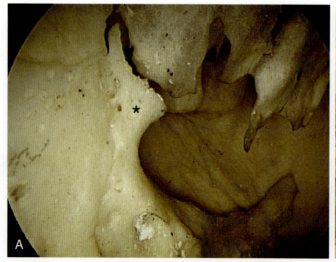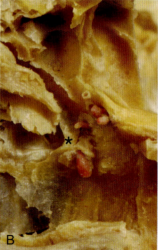

FIGURA 18-17. A, Visualização endoscópica da crista etmoidal direita (*asterisco*) em um crânio humano. **B,** Vista da parede lateral direita do nariz injetada com látex rosa para mostrar os quatro ramos da artéria esfenopalatina, três acima e um abaixo da crista etmoidal (*asterisco*).

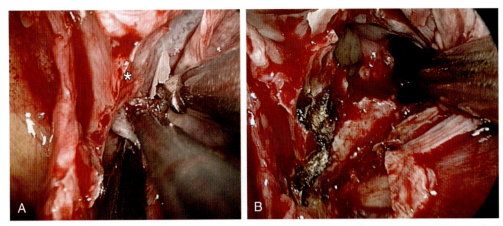

FIGURA 18-18. A, Vista endoscópica no intraoperatório da dissecção da artéria esfenopalatina logo atrás da crista etmoidal (*asterisco*). A cauterização bipolar do primeiro ramo é realizada logo abaixo da crista etmoidal. **B,** Vista final após a cauterização de todos os quatro ramos, dois abaixo e dois acima da crista etmoidal, e sucção dentro do seio esfenoidal direito.

tratamento de escolha é a eletrocoagulação bipolar de todos os pontos de sangramento.[10] O pinçamento ou a eletrocoagulação da artéria esfenopalatina (LEAEP) é atualmente o tratamento aceito para o manejo da epistaxe posterior persistente,[50,62,68-72] porque produz menos morbidade em comparação com a embolização ou a ligadura da artéria carótida externa ou maxilar.[73,74] A principal complicação em 25% dos pacientes foi a formação de crostas nasais. Dados procedentes de séries de casos agrupados mostraram que 98% dos pacientes tinham epistaxe controlada por pinçamento ou eletrocoagulação da artéria esfenopalatina.[75] O cirurgião endoscópico deve localizar a artéria esfenopalatina ao nível da crista etmoidal (Fig. 18-17).[75] Uma incisão é feita sobre a fontanela posterior, um retalho submucoso é levantado e o ramo anterior é identificado com sua origem imediatamente posterior à crista etmoidal. O ramo posterior é identificado em seguida e é pinçado ou submetido à eletrocoagulação (Fig. 18-18). Na maioria dos casos, o forame esfenopalatino abre-se no meato médio e superior.

A artéria esfenopalatina normalmente começa a emitir ramos laterais para a crista etmoidal e estes ramos variam amplamente. É importante que o cirurgião que realiza a ligadura ou a cauterização da artéria esteja consciente de que mais de 97% dos indivíduos têm dois ou mais ramos para a crista etmoidal, 67% têm três ou mais ramificações, e 35% têm quatro ou mais ramos. O cirurgião endoscópico visualiza a artéria esfenopalatina no nível do forame esfenopalatino ou poucos milímetros medialmente a ele. Fazendo uma incisão na mucosa da região da fontanela posterior, anterior à parte horizontal da base da concha quando ele se junta à parede nasal lateral, um retalho submucoso é levantado e a artéria é identificada posterior à crista etmoidal e é cortada ao meio. Alguns autores descrevem a identificação da artéria e seu pinçamento, mas não dissecam mais para verificar se algum outro ramo estava presente.[68,71,72] Isso pode ocorrer devido à crença equivocada de que a artéria entra como um tronco único dentro do nariz, o que tem levado ao fracasso destes procedimentos. Um estudo analisou especificamente o padrão de ramificação desta artéria do ponto de vista do cirurgião endoscópico.[51,76] Foram encontrados dois ramos da artéria esfenopalatina próximos do forame esfenopalatino. Em seu estudo, 16% ramificaram dentro do forame e alcançaram o nariz juntas; em 42%, os ramos tinham uma relação anteroposterior, com o ramo septal sendo posterior ao ramo nasal posterior e, nos 42% restantes, o ramo septal saiu através de um forame separado, posterior ao forame esfenopalatino.[51]

Em um estudo realizado por Simmen et al.,[76] os pesquisadores descobriram que mais de 97% das amostras tinham dois ou mais

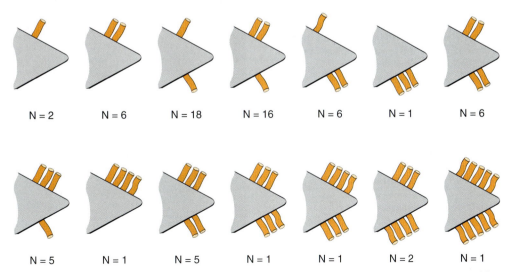

FIGURA 18-19. Diagramas ilustrando o número possível de ramos da artéria esfenopalatina superiores e inferiores à crista etmoidal no plano sagital medial a ela. (Modificado de Simmen D, Raghavan U, Manestar M, et al. The anatomy of the sphenopalatine artery for the endoscopic sinus surgeon. *Am J Rhinol 2006; 20:502-505.*)

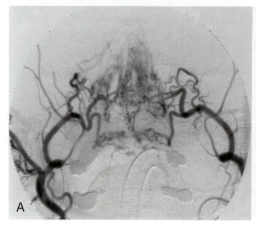
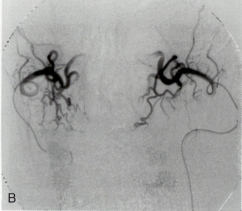

FIGURA 18-20. Angiografia superseletiva bilateral das artérias esfenopalatinas. **A,** A anastomose transversal da irrigação arterial mucosa septal. **B,** Vista de pós-embolização.

ramos mediais para a crista etmoidal, 30% tinham três ramos, e em um dos casos foram identificados 10 ramos. A variação nas 77 amostras é ilustrada na Figura 18-19.

Vários relatórios têm afirmado que a taxa de sucesso de LEAEP fica entre 92 e 100% no controle da epistaxe com esta técnica.[69,71,75] A incapacidade de pinçar todos os ramos da artéria esfenopalatina pode ser a razão para a continuidade da epistaxe após o procedimento. Todas as divisões da artéria esfenopalatina ocorrem na fissura pterigomaxilar e entram nas fossas nasais como vasos sanguíneos separados. A disposição desses ramos em relação ao forame esfenopalatino varia amplamente. O ramo maior e situado mais anteriormente na base é o ramo nasal lateral posterior, que deve ser pinçado e dividido para que o retalho possa ser levantado superiormente, a fim de localizar o ramo nasosseptal, que deve ser pinçado e dividido também. Como tais variações são encontradas no padrão de ramificação da artéria esfenopalatina, a dissecção cuidadosa é necessária, mesmo depois de estes dois ramos serem pinçados. Uma busca completa por dissecção cuidadosa deve ser feita ao redor do forame esfenopalatino para encontrar todos os outros ramos que possam ser pinçados. O pinçamento ou a eletrocoagulação da artéria esfenopalatina tem uma taxa de fracasso de 0 a 8%[75] e não está associada a complicações graves. A principal complicação, como mencionado anteriormente, é a incapacidade de controlar a epistaxe e é geralmente devida a falha no pinçamento de todos os ramos da artéria esfenopalatina. As disposições destes ramos são imprevisíveis, como visto em nosso estudo, e pode variar entre os dois lados no mesmo indivíduo. Além disso, os ramos dessa artéria podem emergir através de forames separados e, se o cirurgião não estiver ciente disto, pode resultar em deixar alguns ramos passarem despercebidos. Outras complicações são incomuns e incluem formação de crostas nasais, parestesia palatina, sinusite aguda, diminuição do lacrimejamento e perfuração septal.[71] Um estudo de longo prazo de LEAEP revelou uma taxa de sucesso de 93%.[77] Não defendemos o tamponamento e o retamponamento para a epistaxe refratária, se isto puder ser evitado.

EMBOLIZAÇÃO

A embolização arterial tem demonstrado ser eficaz no tratamento da epistaxe intratável.[78-80] No entanto, o procedimento traz consigo um risco de complicações, que incluem o acidente vascular encefálico, hemiplegia, oftalmoplegia, paralisia do nervo facial, convulsões e necrose de tecidos moles.[81-84] Contudo, uma análise de 31 casos de embolização da artéria maxilar realizada por Siniluoto et al.[85] não determinou quaisquer complicações importantes, persistentes. Como a neurorradiologia intervencionista está cada vez mais disponível, a embolização se tornou uma opção quando o tratamento inicial fracassa. Também é importante afirmar neste momento que a técnica de embolização arterial é eficaz principalmente para as áreas de irrigação da artéria carótida *externa*; é extremamente perigoso para a irrigação da artéria carótida *interna*. A embolização para os ramos terminais da artéria oftálmica, portanto, não é defendida devido ao alto risco de causar cegueira em consequência de um refluxo de material embólico.[86]

Nós defendemos o uso desta técnica de embolização arterial para pacientes com epistaxe refratária que não são indicados para a cirurgia ou nos quais a cirurgia não foi capaz de controlar a hemorragia (Fig. 18-20). A epistaxe posterior persistente pode ser controlada por embolização percutânea das artérias sangrantes. A taxa de sucesso para esse procedimento é entre 71 e 95% com uma taxa de complicação de 27%.[50,65,85]

SANGRAMENTO DA ARTÉRIA ETMOIDAL ANTERIOR

Uma causa incomum de epistaxe intensa está associada com uma fratura nasoetmoidal, caso em que o sangramento se origina da artéria etmoidal anterior. Estes pacientes formam um subgrupo distinto, cujo manejo é diferente, uma vez que necessitam de cirurgia para a artéria etmoidal anterior, através de uma abordagem

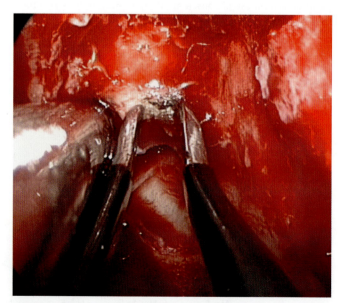

FIGURA 18-21. Vista endoscópica intraoperatória da eletrocauterização bipolar com sucção da artéria etmoidal anterior esquerda na epistaxe. Etmoidectomia anterior parcial e exposição do vaso logo abaixo da base do crânio são mostradas.

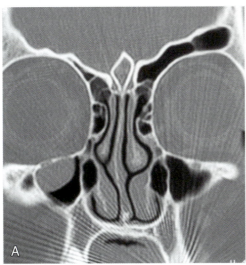
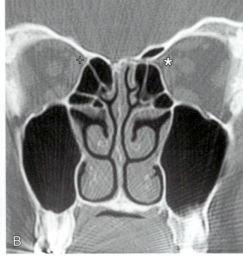

FIGURA 18-22. A e B, Tomografia computadorizada coronal dos seios paranasais. As informações da lista de verificação pré-operatória provarão que, em um recesso supraorbital bem pneumatizado (*lado esquerdo*), a artéria etmoidal anterior situa-se abaixo da base do crânio (*asterisco*). Se o recesso suprarobital for mal pneumatizado ou não tiver qualquer pneumatização (*lado direito*), o curso da artéria etmoidal será dentro da base do crânio (+). (Reproduzido de Simmen D, Raghavan U, Briner HR, et al. The surgeon's view of the anterior ethmoid artery. Clin Otolaryngol 2006;31:187-191.)

externa tradicional ou de uma abordagem endoscópica. Isso ocorre porque raramente o sangramento diminui com as medidas conservadoras (Fig. 18-21).[87]

A artéria etmoidal anterior também pode ser danificada durante a cirurgia sinusal. Ela corre risco porque atravessa o teto dos seios etmoidais a caminho da órbita da fossa craniana anterior.[88] Os danos na artéria podem levar a epistaxe profusa, sangramento intraorbital e, às vezes, hemorragia intracraniana.[89] O desenvolvimento de hemorragia retro-orbital é uma emergência, porque pode levar à cegueira. O canal ósseo em que a artéria etmoidal anterior atravessa a base do crânio pode ser deiscente, tornando-a vulnerável a danos.[90] Uma deiscência da artéria etmoidal anterior foi relatada em 11 a 40% dos casos.[91] Saliências ósseas da extremidade lateral do canal ósseo da artéria são aparentes, tanto onde ela emerge da órbita quanto medialmente, onde atravessa a lamela lateral. Alguns autores afirmaram que a artéria está por trás do recesso frontal e pode atuar como um marco de referência quando nos aproximamos dessa área.[92,93] Stammberger[90] localizou a artéria etmoidal anterior 1 a 2 mm atrás da junção da parede posterior do recesso frontal e as células aéreas etmoidais anteriores. Simmen et al.[94] mostraram uma distância média da parede posterior do recesso frontal à artéria de 11 mm (variação de 6 a 15 mm). Na maioria dos casos, a posição da artéria é espelhada em ambos os lados. No entanto, é variável e, por conseguinte, não é seguro usar a artéria como um marco de referência para qualquer intervenção endoscópica, especialmente para localizar o recesso frontal. A artéria etmoidal anterior é sempre vista entre a segunda e terceira lamelas e o local mais comum para encontrar a artéria está no recesso suprabular (85%). Se a pneumatização do seio etmoidal for acentuada, a artéria é suscetível de estar situada abaixo da base do crânio, onde é mais propensa a sofrer danos cirúrgicos. O conhecimento pré-operatório do recesso suprabular e das células supraorbitais pela cuidadosa interpretação das tomografias computadorizadas é útil para evitar danos à artéria etmoidal anterior (Fig. 18-22).

Deve ser enfatizado que é geralmente desnecessário e mesmo indesejável localizar a artéria etmoidal anterior na cirurgia durante a maioria dos procedimentos, porque isso vai aumentar o risco de danificá-la.

IRRIGAÇÃO DE ÁGUA QUENTE PARA EPISTAXE

A irrigação de água quente como um tratamento não invasivo para epistaxe posterior recebeu uma atenção renovada.[95,96,98] No século XIX, obstetras usavam água quente para irrigar uma ferida de hemorragia pós-parto, e Guice[97] introduziu este procedimento para estancar o fluxo de sangue nos casos de epistaxe em 1879. Os estudos de Sven-Eric Stangerup[98] envolvendo experimentos com coelhos mostraram que irrigar o nariz a 40° a 46°C (104° 114,8°F) não conduz a quaisquer alterações histológicas da mucosa. Temperaturas mais elevadas resultam em vasodilatação e, em particular, em edema da mucosa. Somente a temperaturas acima de 52° C (125,6 ° F) a necrose é provocada. Pode-se supor que o edema da mucosa induzido pelo calor leve à compressão local do vaso sangrante; ao mesmo tempo, ele pode propagar a cascata para a hemostasia.[95,98]

Depois de um exame com endoscopia nasal, a anestesia tópica da cavidade nasal relevante é administrada usando tetracaína a 4%. Um cateter urinário modificado de Stangerup é inserido na cavidade nasal afetada, o balão é insuflado na rinofaringe e o cateter é puxado suavemente para trás, até que a coana esteja bloqueada. A cavidade nasal afetada é irrigada continuamente com água corrente a uma temperatura de 50°C (122°F), até o sangramento diminuir. O tratamento dura aproximadamente três

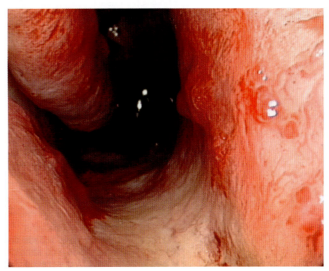

FIGURA 18-23. Telangiectasia hemorrágica hereditária com malformações arteriovenosas na visualização endoscópica da cavidade nasal direita.

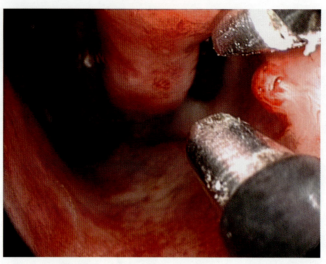

FIGURA 18-24. Vista endoscópica durante a eletrocoagulação bipolar de sucção da parede nasal lateral esquerda com malformação arteriovenosa em paciente com telangiectasia hemorrágica hereditária.

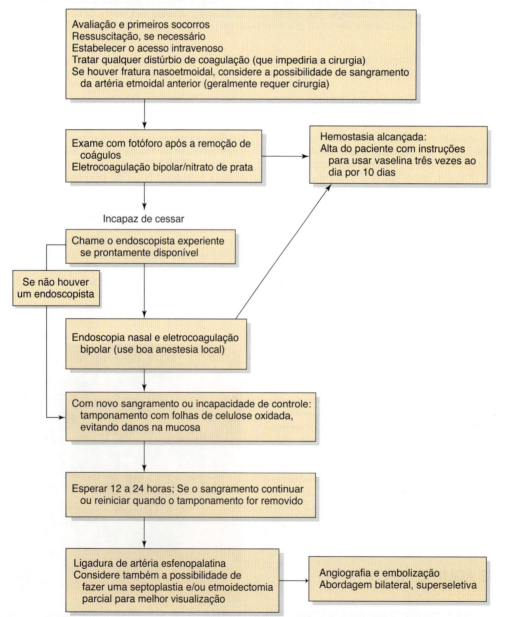

FIGURA 18-25. Protocolo de manejo para a epistaxe. A chave é encontrar o sítio de sangramento com a endoscopia, se ele não for observado com fotóforo. Minimize o uso de tamponamento para o conforto do paciente. A ligadura da artéria esfenopalatina deve ser executada se não for encontrado o sítio de sangramento ou se o sangramento não puder ser interrompido por um endoscopista experiente.

minutos, com o paciente sentado na posição vertical, para que a água de irrigação possa fluir para a frente do nariz em um recipiente coletor. Após a irrigação com 500 mL de água quente, o cateter pode ser removido. Em um estudo prospectivo que incluiu 84 pacientes, Schlegel et al.[95] demonstraram uma taxa de sucesso de 82%, sem complicações. Essa técnica evita o tamponamento doloroso, a hospitalização ou a cirurgia imediata e também permite que o paciente respire normalmente através de uma cavidade nasal aberta após o tratamento.

MANEJO DA EPISTAXE EM PACIENTES COM TELANGIECTASIA HEMORRÁGICA HEREDITÁRIA

A telangiectasia hemorrágica hereditária (THH) é um transtorno multissistêmico autossômico dominante caracterizado por telangiectasias que afetam as superfícies cutâneas e mucosas e malformações arteriovenosas nas circulações pulmonares, cerebrais e hepáticas (Fig. 18-23). O sintoma mais comum nesta população é a epistaxe, que afeta mais de 90% dos indivíduos. A gravidade das crises é variável, e os episódios de epistaxe podem ser funcional e socialmente debilitantes para o paciente e podem exigir internação frequente. Além disso, existe um conjunto de pacientes para os quais o sangramento é intratável.[99] Muitos métodos de tratamento para epistaxe resultante da THH já foram descritos na literatura. Estes incluem estratégias clínicas, tais como o uso de manipulação hormonal e agentes antifibrinolíticos, bem como as opções cirúrgicas, que incluem a coagulação com laser (Fig. 18-24),[100] septodermoplastia[101] e o fechamento nasal,[102] mas não há um método que tenha provado ser inteiramente bem-sucedido ou sem efeitos colaterais significativos.

Um recente estudo prospectivo desenvolvido por Hitchings et al.[99] investigou o efeito de várias opções cirúrgicas sobre os escores de qualidade de vida nesses pacientes. Os autores concluíram que o fechamento nasal deve ser oferecido a pacientes com epistaxe moderada a intensa que provaram não responder a outras opções de tratamento (tratamento de coagulação bipolar ou laser, septodermoplastia) e subjetivamente 88% (7/8) dos pacientes tratados com fechamento nasal relataram uma cessação completa das suas hemorragias nasais. O fechamento da cavidade nasal, o procedimento de Young, baseia-se no princípio de que a ausência de fluxo de ar através da cavidade nasal ressecando-o impede o início do colapso da mucosa sobrejacente às frágeis telangiectasias.[102] Uma alternativa ao fechamento nasal é o uso de obturadores nasais.[103] Nos últimos anos, o anticorpo monoclonal bevacizumabe tem sido defendido na THH para a epistaxe intratável, com uso tanto topicamente[104] quanto por injeção local.[105-107] Além disso, algumas evidências apoiam o uso de tamoxifeno para reduzir a necessidade de transfusões de sangue.[108]

RESUMO

O papel da endoscopia nasal rígida como parte da avaliação inicial dos pacientes que procuram atendimento médico com epistaxe, com visualização direta e controle do ponto de sangramento, é eficaz na maioria dos pacientes e reduz a necessidade de tamponamento nasal. A ligadura endoscópica da artéria esfenopalatina está bem estabelecida como o tratamento de escolha, onde cauterização química e tamponamento nasal falharem. Um algoritmo para o manejo da epistaxe é mostrado na Figura 18-25.

Para consultar a lista completa de referências, acesse www.expertconsult.com.

LEITURA SUGERIDA

Leong SCL, Roe RJ, Karkanevatos A: No-frills management of epistaxis. *Emerg Med J* 22:470–472, 2005.

Lund VJ, Howard DJ: Treatment algorithm for the management of epistaxis in hereditary hemorrhagic telangiectasia. *Am J Rhinology* 13:319–322, 1999.

McGarry GW: Epistaxis. In Gleeson M, editor: *Scott-Brown's otorhinolaryngology head and neck surgery*, ed 7, vol 2. London, 2008, Hodder-Arnold, pp 1596–1608.

Schlegel C, Siekmann U, Linder T: Non-invasive treatment of intractable posterior epistaxis with hot-water irrigation. *Rhinology* 44:90–93, 2006.

Simmen D, Raghavan U, Briner HR, et al: The surgeon's view of the anterior ethmoid artery. *Clin Otolaryngol* 31:187–191, 2006.

Simmen D, Raghavan U, Manestar M, et al: The anatomy of the sphenopalatine artery for the endoscopic sinus surgeon. *Am J Rhinol* 20:502–505, 2006.

19 Rinite Não Alérgica

Stephanie A. Joe | Judy Z. Liu

Pontos-chave

■ A rinite não alérgica (RNA) pode estar clinicamente presente sob forma isolada ou combinada, com uma mistura variável de um componente alérgico.

■ As mulheres tendem a ser afetadas com mais frequência, e a incidência também aumenta com a idade.

■ Muitas vezes, a sintomatologia da RNA e da rinite alérgica (RA) são bastante semelhantes e, assim, é necessária uma diferenciação cuidadosa. É difícil diferenciar os sintomas típicos da rinite – rinorreia, congestão, espirros, alterações no olfato e gotejamento pós-nasal – entre uma categoria alérgica ou não alérgica.

■ A fisiopatologia da RNA é bastante complexa, e ainda há muito a ser descoberto. Vários fatores atuam na fisiologia e no controle nasal, incluindo uma intrincada inervação sensorial, parassimpática e simpática. Outros fatores que também influenciam são diferentes cascatas inflamatórias e uma infinidade de reações celulares e de proteínas, a maioria delas não totalmente compreendidas.

■ Os testes de provocação têm sido um dos pilares das tentativas de avaliação da fisiopatologia da RNA. Histamina, muscarina, ar frio, adenosina monofosfato e capsaicina estão entre os agentes mais comumente estudados. A pesquisa atual também está avaliando o potencial papel de imunoglobulina E, mastócitos e outros fatores conhecidos que normalmente são considerados na RA e também poderiam atuar na RNA, apesar da atopia sistêmica negativa.

■ Diferenciar os inúmeros tipos de RNA pode ser difícil. As variedades de RNA apresentadas e discutidas neste capítulo são divididas em 11 categorias seguintes: RNA com síndrome de eosinofilia; RNA relacionada com hormônio, induzida por medicação, induzida por irritante ou como resultado da exposição a substâncias químicas; e RNA como resultado de rinite atrófica, obstruções anatômicas, distúrbios sistêmicos ou rinoliquorreia e RNA idiopática.

■ As divisões da RNA em subtipos baseiam-se na terapia e no controle, visto que o tratamento de cada tipo de RNA dentro de uma categoria específica tem uma base semelhante. Apesar dos vários tipos, a base da RNA é a mesma: alguma exposição ou alteração na mucosa nasal, seja ela externa ao corpo ou no interior dele, altera a homeostase normal da mucosa nasal e induz os sintomas resultantes da RNA. O quadro diagnóstico pode ser complicado pela presença de RA coexistente.

■ Se após uma exaustiva pesquisa, nenhuma etiologia clara for anotada, a condição é denominada *rinite idiopática* ou *rinite vasomotora*.

■ Historicamente, acreditava-se que a rinite idiopática estava relacionada com atividade parassimpática excessiva ou simpática reduzida na mucosa nasal. Isso, provavelmente, é apenas uma parte de todo o quadro quanto à rinite vasomotora, e também já foram propostas outras teorias.

■ O fator mais importante na obtenção de um diagnóstico adequado é um histórico completo. Os pontos que não podem deixar de ser abordados são sintomatologia detalhada, possíveis agentes desencadeadores, uso anterior e atual de medicamentos e outras doenças sistêmicas. Um exame completo, em busca de possíveis fatores locais e/ou anatômicos, também é necessário e deve contemplar a endoscopia nasal.

■ A melhor ferramenta global de tratamento é evitar os agentes desencadeadores conhecidos. A terapia medicamentosa deve suplementar isso. Os medicamentos que têm sido utilizados e provaram eficácia são os corticosteroides, os anti-histamínicos e os anticolinérgicos tópicos nasais.

■ As preparações orais dos medicamentos mencionados anteriormente têm valor limitado, e sua utilidade é mínima se comparada com a terapia tópica direta.

■ Descongestionantes, sejam eles orais ou tópicos, devem ser usados com moderação e somente em combinação com terapias tópicas.

■ A intervenção cirúrgica para RNA costuma ser reservada para aqueles pacientes cujos sintomas não são controlados com terapia medicamentosa conservadora, mas a cirurgia também é benéfica para aqueles com obstrução anatômica clara e significativa.

A rinite crônica apresenta um enorme problema para a indústria da saúde. Estima-se que 10% da população seja afetada por sintomas nasais crônicos ou recorrentes, com uma estimativa de 17 a 19 milhões de americanos afetados pela rinite não alérgica.[1,2] A prevalência de pacientes com rinite não alérgica (RNA) entre as populações de clínicas de otorrinolaringologia e alergia varia de 28 a 60%, e sua incidência aumenta com a idade.[3,4] Dos pacientes que chegam ao consultório do otorrinolaringologista, 50% são diagnosticados com algum tipo de RNA, e o resto é diagnosticado com rinite alérgica RA.[5,1] Em uma pesquisa com 975 pacientes que visitavam consultórios de alergistas por conta de rinite crônica, o National Classification Task Force descobriu que 43% foram diagnosticados com RA pura, 23% com RNA e 34% com RA associada à RNA. Assim, 57% dos pacientes com rinite crônica têm algum componente da RNA.[6] Ao analisar estes e os dados de outros estudos epidemiológicos, Settipane e Charnock[7] propuseram que a razão da prevalência de RA (pura e mista) para a de RNA foi de 3:1. As mulheres parecem ser mais afetadas pela rinite, e um estudo recente observou que 70% das mulheres com idades entre 50 e 64 anos sofreram com alguma forma de rinite durante um período de 1 ano.[7,8] Em comparação com pacientes alérgicos, um maior número de pacientes com RNA é do sexo feminino. Além disso, a rinite não alérgica parece ser diagnosticada durante a idade adulta e tende a ser recorrente, não sazonal.[7]

Os problemas que podem resultar da rinite crônica são sinusite, desenvolvimento de pólipos como resultado de inflamação e obstrução crônicas, disfunção da tuba auditiva, disfunção da laringe, otite média crônica, perda de audição, distúrbios respiratórios do sono, distúrbios do olfato, mal-estar e fadiga. Na verdade, a rinite está presente em até 80% dos pacientes com síndrome da fadiga crônica.[9] Tais sintomas costumam interferir no desempenho escolar ou profissional, e a diminuição de produtividade é agravada pela necessidade de consultas médicas frequentes. Em uma pesquisa recente com pacientes com rinite, um quarto deles observou que restringia sua escolha de ocupação ou de residência de modo a reduzir seus sintomas.[10] Além disso, os medicamentos, embora geralmente úteis, podem provocar efeitos colaterais indesejáveis, como sonolência, epistaxe, palpitações e ressecamento nasal, o que agrava o impacto global da RNA.[11]

A RNA e a RA têm apresentações, manifestações, tratamentos e impactos sobre os desempenhos escolar e profissional semelhantes. Assim, as estatísticas relativas à RA podem ser usadas para inferir o impacto econômico da RNA. Em muitos casos, a RA e a RNA frequentemente são indistinguíveis e coexistem.[1,2] Nos Estados Unidos, de 20 a 40 milhões de pessoas são afetadas pela RA e os custos diretos de visitas ao médico e gastos com medicamentos são de, pelo menos, US$ 1,9 bilhões anualmente. O custo pela diminuição de produtividade se aproxima de US$ 3,8 bilhões anualmente.[12] Apesar de todos os itens mencionados, definir a RNA é difícil. A apresentação dos sintomas é inespecífica, e os pacientes podem chegar ao médico por diversas maneiras. Mais comumente, um paciente queixa-se de rinorreia, congestão nasal e espirros, apesar de um histórico negativo de alergia, além de teste cutâneo e citologia nasal negativos. Infelizmente, após a alergia ser descartada como a causa da rinite, tais pacientes podem ser diagnosticados como *rinite vasomotora*, um termo abrangente usado para diagnosticar os pacientes afetados.[2,13,14] Como não foram estabelecidos critérios de unificação para essa ampla classe de problemas, uma investigação e uma coleta de informações mais aprofundadas costumam ser abandonadas pela maioria dos médicos, especialmente porque não há testes de diagnóstico claros disponíveis. O tratamento é indiscriminado, e observam-se reações variadas entre os pacientes. Muitas vezes, os resultados são insatisfatórios e frustrantes, tanto para o médico quanto para o paciente. A rinite crônica tem sido descrita na literatura por meio de muitos termos. Historicamente, o termo *rinite vasomotora* tem sido preferido, mas a disfunção vascular distinta ou do nervo motor é difícil de ser identificada.[4] Outros termos utilizados na literatura são *rinite perene*, *rinite idiopática*, *RNA perene* e *rinite perene não alérgica e*

não infecciosa.[6,15-18] A *rinite não alérgica* é o termo que será utilizado aqui para descrever a variedade de problemas relacionados com a rinite, que causam rinorreia intermitente, congestão nasal e obstrução nasal não ligada à alergia. O prurido nasal e os espirros com RNA ocorrem em menor grau do que na RA, e os sintomas oculares não são proeminentes na RNA.

Serão apresentadas neste capítulo várias formas de RNA e fatores contribuintes para a RNA crônica, assim como a pesquisa relativa à fisiopatologia da RNA também será brevemente avaliada. Além disso, este capítulo fornecerá a base para o desenvolvimento de uma avaliação sistemática e de um plano de tratamento para pacientes com RNA.

FISIOPATOLOGIA
FUNÇÃO NASAL E INERVAÇÃO

Os efeitos da RNA não podem ser totalmente observados sem uma breve avaliação da função nasal, que inclui termorregulação, olfato, filtração e umidificação do ar inspirado. A mucosa nasal também produz secreções que contêm imunoglobulina A, proteínas e enzimas para fornecer lubrificação e proteção. As secreções capturam material particulado, e os cílios nasais impulsionam o material para os óstios naturais. Isso acontece em uma frequência de 10 a 15 batidas/min, e a camada de muco flui a uma taxa de 2,5 a 7,5 mL/min.[19] A inervação da mucosa nasal é altamente organizada e muito complexa. A regulação da vasculatura da mucosa e das secreções glandulares é controlada pelo sistema nervoso autônomo. Os nervos simpáticos formam metade do arco reflexo nasal eferente. Uma vez estimulados, os nervos simpáticos liberam norepinefrina e neuropeptídeo Y, os quais causam vasoconstrição da vasculatura nasal. Os nervos parassimpáticos compreendem a outra metade do arco reflexo nasal eferente. Depois de terem sido estimulados, os nervos parassimpáticos liberam acetilcolina, norepinefrina e o peptídeo vasoativo intestinal. Os neurotransmissores e neuropeptídeos colinérgicos estimulam as glândulas serosas da mucosa nasal e aumentam a secreção de muco. A estimulação unilateral do arco reflexo eferente conduz a uma reação bilateral.[19,20]

A sensibilidade nasal origina-se, principalmente, do nervo trigêmeo. Nervos etmoidais aferentes fornecem inervação sensitiva a epitélio, vasos e glândulas. As fibras C são nervos sensoriais aferentes não especializados que reagem à dor e a alterações na temperatura e na osmolaridade. Além disso, são os tipos mais relevantes de fibras sensoriais na RNA. Estas fibras sensoriais são estimuladas por mediadores inflamatórios, como a histamina e a bradicinina, e estão envolvidas nos reflexos mediados centralmente.

Pesquisas recentes também elucidaram sua estimulação por irritantes inalados, como nicotina, fumaça, formaldeído e capsaicina. Isso será discutido posteriormente. Uma vez estimuladas, as fibras C despolarizam-se e liberam neuropeptídeos, tais como a substância P e o peptídeo relacionado com o gene da calcitonina, que aumentam a permeabilidade vascular e ativam a secreção das glândulas submucosas. O resultado é a estimulação aguda de células glandulares, endoteliais e epiteliais no interior da mucosa nasal, causando, desse modo, a sensação de coceira, rinorreia e/ou queimação.[5]

Um distúrbio em qualquer componente da mucosa nasal pode levar à RNA. O sistema nervoso parassimpático eferente produz secreções glandulares, e o ramo simpático causa o descongestionamento nasal. Tais atividades fisiológicas são normais. No entanto, a hiper-responsividade do ramo sensorial aferente provoca uma reação eferente exagerada a estímulos neuronais; o resultado são a hipersecreção de muco e o aumento da congestão nasal como consequência da exsudação de plasma capilar. Os mesmos sintomas são vistos com aporte aferente normal e um arco eferente hiper-reativo. Menos comumente, um problema epitelial intrínseco ou a regulação do sistema nervoso central são fontes da responsividade desordenada. Infelizmente, dada a complexa interação da regulação da mucosa, o isolamento de uma fonte para estudo específico é dificultado.[16] Os sintomas variáveis e não específicos da RNA podem confundir, o que agrava a difícil tarefa de identificar a fonte fisiopatológica exata. Sugere-se que agentes irritantes possam levar à síntese de mediadores e neuromediadores pró-inflamatórios na mucosa nasal.[21] Um mecanismo sugerido na fisiopatologia complexa da RNA envolve a cascata inflamatória que inclui prostaglandinas e produtos de leucotrienos. No entanto, as evidências ainda são ambíguas e contraditórias no que diz respeito à importância de tais substâncias.[22] Outra teoria é a hipótese da "via aérea única", que preconiza que as vias aéreas inferiores e superiores estão ligadas de tal modo que uma doença em uma área afetará a outra.

Observou-se que a doença nasossinusal ocorre simultaneamente em muitos pacientes com doença brônquica. Pacientes com asma alérgica, asma não alérgica e doença pulmonar obstrutiva crônica têm mais inflamação e sintomas nasais.[23] A rinite não alérgica está associada a doença das vias aéreas inferiores, sobretudo asma e bronquite crônica.[24]

TESTE DE PROVOCAÇÃO

Vários testes de provocação nasal têm sido utilizados em tentativas de caracterizar a RNA e a reatividade nasal. O teste de provocação por metacolina é utilizado para estudar a capacidade de resposta glandular. Tal provocação ignora a estimulação do nervo sensorial e determina a capacidade de resposta glandular independentemente de mediação imunológica ou alérgeno.[15,4] A metacolina é um agonista do receptor colinérgico muscarínico utilizado para estimular os receptores colinérgicos nas glândulas submucosas. A administração intranasal leva a um aumento dose-dependente nas secreções glandulares e à rinorreia. Os pacientes com RNA apresentam um aumento na atividade glandular, se comparados com os controles.[16] No entanto, tal reação hiper-responsiva não é exclusiva de pacientes com RNA. Os pacientes com RA e RNA respondem à metacolina de modo semelhante;[4,16] portanto, a metacolina pode ser utilizada para diferenciar entre RA e RNA nos controles, mas não para diferenciar uma da outra. Os efeitos vasculares são ignorados no teste com metacolina, e, assim, os pacientes com a queixa principal de congestão nasal não são testados.

A histamina colocada no nariz estimula os sintomas de rinite e é amplamente utilizada para estudar tanto a RA quanto a RNA.[4,5,25,26] O teste de provocação com histamina aumenta a permeabilidade vascular, causando espirros, prurido, rinorreia e obstrução nasal.[4,16] Os pacientes com RNA têm maior resposta se comparados com os controles.[25] A resposta vivenciada pelos pacientes com RNA é menor do que a observada em pacientes com RA, mas se nota uma sobreposição significativa na capacidade de resposta das duas populações de pacientes. Ainda faltam indicações definitivas do papel da histamina como influência no mecanismo fisiológico da RNA.[5,16] Entretanto, tais resultados sugerem que a hiper-reatividade vascular pode ser um fator contribuinte para a RNA.

Os efeitos do ar frio e seco na mucosa nasal foram extrapolados da pesquisa de asma.[27,28] Os estudos demonstram que a inalação nasal de ar frio e seco provoca o ressecamento da mucosa nasal; isso induz sintomas de rinorreia, congestão e espirros ocasionais em pacientes suscetíveis. O ar frio e seco aumenta a tonicidade e a osmolalidade das secreções nasais; isso provoca a liberação de mediadores inflamatórios, a estimulação aferente, a ativação do arco reflexo parassimpático, o aumento da descamação epitelial, a geração de sintomas de rinite e a produção de muco.

Uma das hipóteses atuais sobre a fisiologia da rinite por ar frio é que o ar frio e seco provoca a estimulação neurossensorial, o que leva à hiperosmolaridade e aos sintomas nasais mencionados. Essas mudanças, por sua vez, levam à ativação de mastócitos. No entanto, as evidências também corroboram uma variação desta teoria, a qual sugere que o ar frio induz perda de água na mucosa nasal, resultando em hiperosmolaridade. O aumento na osmolalidade estimularia, então, os nervos sensoriais, ativaria os mastócitos e causaria danos ao epitélio nasal. O papel dos mastócitos da mucosa é liberar mediadores que aumentam o movimento de fluidos, diminuem a hiperosmolalidade e restabelecem a homeostase ao alterar a vasculatura, o epitélio e as células glandulares nasais.[28,29] Independentemente do mecanismo específico, a hipótese geral da rinite induzida pelo ar frio é a incapacidade da mucosa de compensar a elevada perda de água que resulta desta exposição ambiental específica.[30] Togias et al. propuseram[31] que o estudo da liberação de mediadores de mastócitos, com consequente inflamação e aumento da permeabilidade vascular por meio de estímulos imunológicos ou físicos, proporcionará modelos para o estudo de várias formas de rinite.

Stjarne et al. analisaram a capsaicina,[32] uma vez que ela se relaciona com o estímulo da mucosa nasal. A colocação de capsaicina na mucosa nasal leva à estimulação do nervo sensorial e estimulação específica das fibras C. O resultado é a ativação do reflexo parassimpático colinérgico, o que causa rinorreia, congestão, espirros e queimação nasal.[32,33] Os sintomas ocorrem independentemente da liberação de histamina ou da ativação de mastócitos. Isso sugere que tais resultados são específicos para pacientes com RNA.[32]

Em 1991, Stjarne et al.[32] publicaram estudos sobre dessensibilização da mucosa nasal com capsaicina, cujos resultados foram reproduzidos por outros grupos.[34,35] O tratamento local da concha inferior com capsaicina durante 3 dias consecutivos levou à liberação do nervo sensorial, à redução de neuropeptídeos e à função interrompida de terminações nervosas sensíveis à capsaicina. Os participantes relataram uma redução de mais de 50% das queixas de obstrução nasal e secreção após 1 mês de estímulo com uma dose de capsaicina. Estes resultados correlacionaram-se com melhora do aspecto da mucosa nasal e mantiveram-se por 3 meses; os sintomas e o aspecto da mucosa voltaram aos níveis pré-tratamento após 6 meses. Tal bloqueio colinérgico foi considerado útil em pacientes com queixa principal de rinorreia. Sugeriu-se, novamente, um efeito específico em pacientes com RNA.[32]

Os testes mencionados antes representam exemplos de formas de se estudar a fisiopatologia da RNA, mas ainda não se encontrou nenhum teste que possa ser um modelo específico para o estudo da RNA. Para cada um dos testes de provocação, estão disponíveis estudos que corroboram a tese inversa. Além disso, são usados vários métodos diferentes nestes estudos para avaliar a capacidade de resposta, o que obscurece ainda mais os resultados. Há dificuldades para encontrar, de forma definitiva, uma resposta diferencial distinta entre pacientes com RNA e RA.[4,16]

COMPONENTE ALÉRGICO

Uma pesquisa mais recente avaliou o papel da produção de imunoglobulina E (IgE) na mucosa, com e sem testes de provocação em pacientes diagnosticados com RNA. A produção de IgE dentro da mucosa nasal na RA convencional tem sido estudada extensivamente. Rondon et al.[37] mostraram, recentemente, um subgrupo de pacientes com RNA que também produziu IgE local mediante teste de provocação nasal. Isso também foi estudado e demonstrado em um estudo clínico realizado por Wedbeck et al. em 2005. Tais resultados sugerem que um subgrupo de pacientes com RNA pode ter uma via de doença alérgica, embora ainda exibam atopia sistêmica negativa; é possível que este grupo seja daqueles com rinite eosinofílica não alérgica (RENA).[36-38]

HIPER-REATIVIDADE NASAL

A hiper-reatividade nasal é o aumento da reatividade da mucosa nasal que resulta em sintomas nasais, como congestão nasal, obstrução e rinorreia. Tal evento ocorre em resposta a estímulos não específicos, como tabaco e perfume, e é comum na rinite não alérgica não infecciosa. Ela é um componente tanto da rinite alérgica quanto da não alérgica.[18,39-41] Os mecanismos subjacentes ainda não estão claros, mas distúrbios que envolvam qualquer porção da mucosa nasal podem estar implicados. O dano epitelial, com aumento da permeabilidade, é uma hipótese; respostas alteradas a estímulos de glândulas e/ou vasculatura das mucosas são outras. Uma resposta exagerada a estímulos normais pode resultar de alterações na sensibilidade dos nervos sensoriais.[42]

A conexão entre a hiper-reatividade nasal e a inflamação das vias aéreas, como pode ser visto na RA e na asma, tem sido extensivamente estudada.[42] No entanto, a hiper-reatividade não está muito bem caracterizada na RNA. Conforme mencionado anteriormente, a provocação nasal com substâncias como a histamina e a metacolina foi testada na tentativa de se distinguirem os pacientes com RNA daqueles sem o distúrbio.[39] A provocação com ar frio e seco é bem-sucedida como ferramenta para determinar a presença de hiper-reatividade nasal e para identificar aqueles com RNA, mas uma resposta diferencial é menos clara quando se comparam pacientes alérgicos e não alérgicos.[39,41] Shusterman e Murphy[40] destacaram a sobreposição de RA e RNA, ao avaliar a presença de agentes desencadeadores de sintomas nasais não alérgicos autorrelatados em pacientes alérgicos *versus* não riníticos. Eles descobriram que um número significativo de pacientes alérgicos relatou a presença destes agentes desencadeadores, em comparação com os controles. Na ordem relativa de frequência, tais agentes desencadeadores não alérgicos foram alimentos picantes, mudanças na temperatura e umidade, fumaça ambiental do tabaco, exercícios, produtos de limpeza doméstica, perfumes e colônias, consumo de álcool e luzes brilhantes.[40]

Knipping et al.[43] estudaram as mudanças morfopatológicas observadas na hiper-reatividade nasal, comparando seus achados em três grupos: pacientes com RA, indivíduos com rinite idiopática e controles. Os pacientes com RA apresentaram mais alterações epiteliais, vasculares e inflamatórias do que os outros dois grupos e também exibiram um acúmulo de óxido nítrico sintase endotelial. Ambos os grupos de pacientes com rinite apresentaram hiperinervação com um denso suprimento de fibras nervosas não mielinizadas, em comparação com os controles. Nos pacientes com rinite, também foram vistos níveis elevados de neuropeptídeos substância P e de peptídeo relacionado com o gene da calcitonina. Foi encontrado um número relativamente menor de células inflamatórias nos pacientes com rinite idiopática em comparação com os pacientes com RA. Tal pesquisa corrobora a premissa de que a RNA pode ser atribuída à inflamação neurogênica, independentemente de um processo inflamatório imunológico.[43]

CLASSIFICAÇÃO

RINITE EOSINOFÍLICA NÃO ALÉRGICA

Um esquema de classificação para as principais formas de RNA está listado no Quadro 19-1. Jacobs et al.[44] descreveram a rinite eosinofílica não alérgica (RENA) pela primeira vez em 1981, separando-a do RNA tradicional. Este complexo é composto por sintomas perenes, com episódios de rinorreia aquosa, prurido, epífora e espirros em pacientes com reações negativas ou irrelevantes para alergias comuns em testes cutâneos ou *in vitro* para alérgenos comuns. A maioria dos pacientes nega desencadeadores específicos, embora alguns se queixem de que as alterações climáticas ou a exposição a produtos químicos irritantes sejam incômodos. O exame citológico de secreções nasais mostra eosinofilia acentuada. Tal reação pode ocorrer como parte de um processo contínuo de rinossinusite crônica com e sem polipose nasal, além de tríade de Samter; ou pode ocorrer como um distúrbio isolado em até um terço dos pacientes com RNA.[5,45-47]

Infelizmente, a fisiopatologia exata desta condição não está clara. No entanto, conforme mencionado, os estudos mostraram que mastócitos, células IgE-positivas e eosinófilos estão aumentados na mucosa nasal de pacientes com RA e RNA, possivelmente como uma consequência de reações localizadas mediadas por IgE. Junto a este possível componente alérgico, a disfunção neural nasal tem sido igualmente descrita como um fator que contribui para a sintomatologia em pacientes com RENA.[36,48,4]

Quadro 19-1. CLASSES DE RINITE NÃO ALÉRGICA

Rinite Eosinofílica Não Alérgica

Distúrbios e condições relacionados com hormônios
- Hipotireoidismo
- Acromegalia
- Puberdade
- Gravidez
- Pós-menopausa

Medicamentos (Quadro 19-2)
- Rinite medicamentosa

Irritantes
- Temperatura
- Umidade
- Mudanças barométricas
- Gustativos

Exposição a substâncias químicas
- Imunológica
  - Proteínas animais
  - Trigo
  - Látex
  - Píretro nas indústrias de inseticidas e jardinagem
  - Anidridos ácidos na indústria de adesivos
  - Tolueno em tintas para pintura em *spray* de carrocerias
- Odores fortes
  - Perfumes
  - Fumaça de escapamento
  - Pesticidas
  - Produtos de limpeza (p. ex., amônia)
  - Desodorantes de ambiente
  - Fragrâncias florais
  - Cosméticos

Irritantes
- Poluição do ar (interior e exterior)
- Ozônio
- Fumaça de tabaco
- Papel-carbono, poeira de papel, tinta de impressão
- Vapores de pintura
- Compostos orgânicos voláteis (materiais de construção, mobiliário)
- Formaldeído
- Óxidos de nitrogênio
- Tolueno e xileno

Corrosivos
- Cloreto de amônio
- Ácido clorídrico
- Cloreto de vinila
- Cloro
- Organofosforados
- Acrilamida

Rinite Atrófica

Abuso de cocaína
Cirurgia
Envelhecimento
Causas infecciosas
Radioterapia externa
Doenças sistêmicas associadas
Idiopática
Emocional
Induzida por exercício
Rinoliquorreia

RINITE HORMONAL

Por meio de efeitos diretos sobre a mucosa nasal, os hormônios podem causar hiper-reatividade das glândulas mucosas e aumento da rinorreia.[1] O hipotireoidismo e a acromegalia são condições metabólicas que resultam de desequilíbrios hormonais e estão associados a sintomas nasais e rinite.[5] Níveis hormonais séricos flutuantes durante a menstruação também podem levar a sintomas nasais em mulheres férteis. Da mesma maneira, a rinite pode surgir como resultado das concentrações variáveis de hormônio no sangue durante a puberdade.[5,3,21]

A rinite durante a gravidez é uma entidade bem conhecida que afeta 22% das mulheres grávidas. Tal número aumenta em 69% em mulheres que também fumam.[50] Os sintomas nasais prevalentes são rinorreia e congestão; e uma análise do histórico do paciente frequentemente revela problemas anteriores com rinite. Durante a gravidez, as alterações vasculares e o aumento fisiológico do volume de sangue circulante podem contribuir para maior acúmulo vascular nasal e relaxamento da musculatura lisa vascular induzido por progesterona.[51] Demonstrou-se que a gravidade da rinite durante a gravidez está em paralelo com os níveis de estrogênio no sangue.[5] Acredita-se que o sangue é desviado do nariz e direcionado para o útero crescente durante a gravidez. Portanto, os sintomas nasais podem diminuir conforme se aproxima o fim da gravidez.[51] Os efeitos nasais diretos resultantes de mudanças nos níveis de estrogênio, progesterona, prolactina e hormônio de crescimento placentário são, assim, possíveis causas do desenvolvimento desta condição. No entanto, nenhuma teoria atual sobre a etiologia é convincente, e uma etiologia multifatorial parece mais plausível.[51,52]

RINITE INDUZIDA POR MEDICAÇÃO

A rinite é um efeito colateral comum de inúmeros medicamentos. Uma lista deles é mostrada no Quadro 19-2. A aspirina e os fármacos anti-inflamatórios não esteroidais são conhecidos por sua associação a reações das vias aéreas, como rinossinusite e asma. Os sintomas nasais e congestão estão associados a vários agentes psicotrópicos (p. ex., tioridazina, amitriptilina, perfenazina) e anti-hipertensivos (p. ex., betabloqueadores, alfabloqueadores, inibidores da enzima conversora de angiotensina, vasodilatadores). Reposição hormonal e contraceptivos orais também podem levar à RNA.[5,21,53] Perguntar sobre o uso excessivo e abusivo de medicamentos é fundamental. A rinite medicamentosa é uma entidade única, que resulta na congestão rebote após o uso persistente de descongestionante nasal tópico ou de cocaína. A congestão rebote resultante induz mais uso de descongestionante, o que se transforma em um ciclo vicioso e em eventual dependência.

ATRÓFICA

Antes dos antibióticos, a rinite atrófica primária em países ocidentalizados era comumente associada à infecção por bactérias, como a *Klebsiella ozaenae*. Hoje, a rinite atrófica é mais frequentemente vista como resultado de cirurgia agressiva para obstrução nasal, traumatismo, manifestações de doenças granulomatosas, abuso crônico de cocaína e radioterapia.[54] Ela também está associada ao envelhecimento, uma vez que a incidência de rinite aumenta com a idade. Sanico e Togias[16] postulam que as alterações da mucosa, junto com o envelhecimento, levam à diminuição da função, da capacidade de condicionar o ar inspirado e da produção de secreção, resultando nos sintomas de rinite.

A mucosa nasal na rinite atrófica gradualmente se transforma de um epitélio respiratório ciliado funcional em um revestimento não funcional de metaplasia escamosa não ciliada, com uma perda da depuração mucociliar e da regulação neurológica. Crostas, mau cheiro, atrofia da mucosa e cavidades nasais amplamente patentes são vistas em pacientes que se queixam de congestão nasal.[54] O padrão normal de fluxo de ar está alterado, o que provavelmente contribui para a sensação de congestão e obstrução,

---

Quadro 19-2. MEDICAMENTOS QUE CONTRIBUEM PARA A RINITE

Preparações Intranasais
Cocaína
Descongestionantes nasais tópicos

Anti-Hipertensivos
Antagonistas de adrenoceptores α e β
Reserpina
Hidralazina
Felodipina
Inibidores da enzima conversora de angiotensina
Betabloqueadores
Metildopa
Guanetidina
Fentolamina

Agentes para Hiperplasia Prostática
Doxazosina
Tansulosina

Hormônios
Contraceptivos orais

Agentes Anti-inflamatórios
Medicamentos Anti-inflamatórios Não Esteroidais
Aspirina

Agentes Antiplaquetários
Clopidogrel

Antidepressivos
Inibidores seletivos da recaptação da serotonina

Hipnóticos não Benzodiazepínicos
Zolpidem®

Inibidores de Fosfodiesterase Tipo 5
Sildenafila
Tadalafila
Vardenafila

Agentes Psicotrópicos
Tioridazina
Clordiazepóxido
Clorpromazina
Amitriptilina
Perfenazina
Alprazolam

---

além da diminuição da função olfativa. O tratamento é limitado e frequentemente insatisfatório, incluindo antibióticos, irrigações nasais, umidificação e outros tratamentos médicos, que serão discutidos posteriormente. Várias cirurgias para alterar o fluxo nasal de ar trouxeram alívio para alguns pacientes.

RINITE INDUZIDA POR IRRITANTE

Mudanças de temperatura, alterações na pressão barométrica, alimentos ingeridos e irritantes inalados são outras causas que incitam a RNA. Estímulos físicos, como ar frio e mudanças climáticas, são fatores desencadeantes conhecidos. Conforme mencionado antes, o ar frio e seco é um fator conhecido no desenvolvimento de rinorreia profusa.[27,55] Mudanças de altitude e pressão resultam em pressão facial, dores de cabeça, além de sintomas nasais em indivíduos sensíveis (p. ex., aqueles que trabalham na área da aviação). A ingestão de certos alimentos que levam a rinorreia mucoide ou aquosa é uma condição conhecida como *rinite gustativa*.[5,56] Alimentos quentes e picantes são os culpados mais comuns, mas quase todos podem ser implicados. O início é agudo e dura enquanto o alimento está sendo ingerido. Os pacientes com rinite alérgica ou com um histórico de tabagismo são mais propensos a relatar sintomas de rinite gustativa.[57] Não se fazem presentes outros sintomas característicos de RA, e o teste cutâneo com extratos de alimentos suspeitos tem resultado negativo. A estimulação dos nervos sensoriais aferentes é o mecanismo fisiopatológico mais provável; ela ativa os nervos parassimpáticos que abastecem as glândulas mucosas nasais e também poderia explicar a transpiração e a epífora que às vezes acompanham tal reação.[57]

RINITE OCUPACIONAL

Uma forma mais complexa de rinite induzida por inalantes é a RNA ocupacional. A incidência é estimada em 5 e 15% e deve ser diferenciada da RA induzida ocupacionalmente ou da rinite imunológica.[58] Devido a uma falta de testes de diagnóstico claros neste processo de esclarecimento, o histórico médico e do local de trabalho é especialmente importante. Junto com os sintomas típicos da RNA, aqueles que sofrem de rinite ocupacional também têm um sentido de olfato prejudicado, sangramento nasal, crostas e transporte mucociliar reduzido. Muitas vezes, eles também têm hiper-reatividade nasal.[59]

O Quadro 19-1 descreve as várias formas de exposição química – imunológica, corrosiva, por odores fortes e por irritação – conforme classificadas por Baraniuk e Kaliner.[60] Os aeroalérgenos imunológicos associados à rinite no local de trabalho são agentes de alto peso molecular, como proteínas animais, trigo, látex, piretro presente nas indústrias de inseticidas e jardinagem, anidridos ácidos na indústria de adesivos e tolueno em tintas para pintura em *spray* de carrocerias automotivas. A maioria dos antígenos de alto peso molecular deriva de fontes biológicas e pode induzir uma reação imunomediada.

Muitos pacientes queixam-se de sintomas quando expostos a perfumes, gases de escapamento, agentes de limpeza, desodorizantes de ambientes, fragrâncias florais e cosméticos. Tais reações incômodas ocorrem em pacientes com uma consciência olfativa intensificada. As reações por irritação ocorrem com a exposição a substâncias inaláveis irritantes. Além disso, os níveis de poluição do ar e de ozônio são monitorados diariamente em áreas suscetíveis. A fumaça de tabaco, os vapores de tintas, o formaldeído, os óxidos de nitrogênio e o tolueno também são exemplos desse problema. A exposição a elevadas concentrações de gases químicos solúveis pode causar inflamação de mucosa oral e nasal, pele e olhos, além de queimaduras e ulcerações das mucosas. Cloreto de amônio, ácido clorídrico, cloreto de vinila, organofosforados e acrilamida são conhecidos por causar estas reações corrosivas. Tais compostos de baixo peso molecular são reativos e induzem reações por mecanismos não imunes.[7,17,61]

Sugere-se que os danos em mucosa nasal e neurônios associados por irritantes podem provocar a síntese de mediadores e neuromediadores pró-inflamatórios.[21] As evidências indicam que muitas das formas de rinite por irritação são mediadas por mecanismos neurogênicos, sobretudo aqueles relacionados com exposições químicas. A inflamação neurogênica tem sido discutida como um modelo em síndromes de sensibilidade química, como rinite e asma.[62] Conforme discutido anteriormente, o mecanismo proposto é a estimulação de receptores de irritantes químicos nos nervos sensoriais (ou seja, fibras C) para induzir a liberação de neuropeptídeos. Isso produz vasodilatação e edema associados a inflamação, independentemente das respostas imunomediadas. Muitas formas deste tipo de rinite ocupacional estão associadas a manifestações brônquicas e oftalmológicas,[21] que costumam ser aliviadas quando os agentes agressores são evitados, tal como nos fins de semana e nas férias, com afastamento do trabalho.

RINITE IDIOPÁTICA NÃO ALÉRGICA

Diagnostica-se a rinite idiopática ou vasomotora (RVM) quando outras causas identificáveis foram excluídas e nenhuma evidência citológica de inflamação da mucosa é encontrada.[1] Esta forma é, portanto, um diagnóstico de exclusão e é a mais comum de RNA. No entanto, por esta razão, a RNA idiopática apresenta dificuldades de tratamento para o médico.[7] Historicamente, acreditava-se que a rinite idiopática era causada por um desequilíbrio do

---

Quadro 19-3. FATORES LOCAIS NA RINITE

Fatores Anatômicos

Desvio de septo
Conchas hipertróficas
Colapso da válvula nasal
Pólipo antrocoanal
Hipertrofia de adenoide
Atresia/estenose de coanas
Perfuração do septo
Fenda palatina

Fontes Inflamatórias e Infecciosas

Rinossinusite aguda e crônica (viral, bacteriana, fúngica, eosinofílica)
Doenças específicas causadas por organismos patológicos:
- Tuberculose
- Hanseníase
- Sífilis
- Rinoscleroma
- Rinosporidiose
- Polipose nasossinusal

Neoplasias

Benigna (papiloma invertido)
Maligna

---

suprimento do nervo autonômico na mucosa nasal, fosse uma atividade parassimpática excessiva ou simpática reduzida. Especulou-se a respeito da relação entre a RVM e o sistema nervoso autônomo (SNA) pela primeira vez há mais de 50 anos.[2,13] Conforme mencionado, a reatividade da mucosa nasal, que é um equilíbrio dos sistemas simpático e parassimpático, controla a vascularidade e a expressão glandular. Jaradeh et al.[63] usaram um laboratório de SNA para comparar as reações nasais em pacientes do grupo controle com as de pacientes com RVM. Seus estudos demonstraram uma relação entre disfunção do SNA e RVM, com hipoatividade do sistema nervoso simpático com relação ao sistema parassimpático. Tais defeitos neurais específicos podem contribuir para a sintomatologia diversificada na RVM.[64]

Pacientes com rinite não alérgica, não infecciosa e perene são por vezes classificados como *blockers* ou *runners*, com base no predomínio de queixas de sintomas de congestão nasal ou rinorreia, respectivamente. Muitas vezes, esses pacientes apresentam uma menor prevalência de espirros, prurido e sintomas conjuntivais em comparação com o observado em indivíduos com RA.[21]

FATORES ASSOCIADOS

Várias condições locais e sistêmicas podem resultar em sintomas nasais e rinite. Fatores anatômicos locais são evidentes no exame e podem exacerbar uma rinite subjacente. Os sintomas nasais podem ser o primeiro sinal de neoplasias. Além disso, etiologias infecciosas podem ser as causas primárias de sintomas nasais como resultado de doença nasal subjacente crônica e obstrutiva. O diagnóstico e o controle da doença sistêmica devem ser abordados, a fim de se tratar de forma eficaz uma RNA coexistente. Os Quadros 19-3 e 19-4 listam vários distúrbios locais e sistêmicos que contribuem para a rinite ou têm a rinite como um componente.

HISTÓRIA E DIAGNÓSTICO

HISTÓRIA

O diagnóstico de RNA fundamenta-se no histórico completo, em exames físicos completos de cabeça e pescoço, além de testes diagnósticos para descartar inflamação ou etiologias infecciosas. Um histórico completo inclui perguntas sobre a manifestação e a história da sintomatologia; ele deve ser amplo quanto ao padrão e à ocorrência no tempo dos sintomas, a fatores exacerbantes e atenuantes, a causas ambientais e à exclusão de alérgenos ambientais comuns. O Quadro 19-5 fornece uma lista de perguntas para

Quadro 19-4. CONDIÇÕES SISTÊMICAS ASSOCIADAS À RINITE

Doenças Autoimunes/Reumáticas
- Lúpus eritematoso sistêmico
- Síndrome de Sjögren
- Esclerodermia
- Policondrite recidivante
- Síndromes de deficiência de imunoglobulina

Vasculites
- Granulomatose de Wegener
- Sarcoidose
- Síndrome de Churg-Strauss
- Granuloma piogênico
- Poliangiite microscópica
- Vasculite crioglobulinêmica

Falta de Motilidade Ciliar
- Discinesia ciliar primária (síndrome de Kartagener)
- Síndrome de Young

Fibrose Cística

Distúrbios/Condições Hormonais
- Acromegalia
- Hipotireoidismo
- Gravidez
- Perimenopausa/pós-menopausa
- Puberdade

ajudar o médico a atentar para a história do paciente. Tal lista pode ser transformada em um questionário para uma avaliação rápida e eficaz do paciente. Brandt e Bernstein[65] delinearam um questionário para auxiliar no diagnóstico de RNA. Seus resultados revelaram que os pacientes com um início de sintomas após os 35 anos de idade, sem história familiar de alergias, sem sintomas relacionados com gatos ou a ar livre, bem como sintomas ligados a perfumes e fragrâncias, apresentavam uma probabilidade de 96% de ter RNA. Conforme já discutido, várias condições sistêmicas estão associadas a sintomas de rinite; estas variam de vasculites a desequilíbrios hormonais e a causas infecciosas, como a rinossinusite crônica. Os Quadros 19-3 e 19-4 fornecem uma amostra de condições que podem contribuir para a rinite.

Quando uma criança chega ao atendimento médico com sintomas de RNA, alguns fatores importantes devem ser analisados. Ronco, histórico do sono, desempenho escolar, histórico do nascimento e evidência de traumatismo recente são pontos que precisam ser avaliados. Entre adolescentes, o início da puberdade também deve ser discutido. Embora a causa mais comum da rinite em crianças seja o resfriado comum, outras condições importantes devem ser consideradas, como substâncias irritantes ambientais, corpos estranhos, distúrbios da tireoide, hipertrofia de adenoide, polipose, imunodeficiências, discinesia ciliar, refluxo e fibrose cística.[64,66]

EXAME FÍSICO

Um exame abrangente de cabeça e pescoço inclui achados observados na endoscopia nasal. A mucosa costuma ser turva e edematosa com secreções mucoides claras. Podem ser observadas infiltrações na mucosa e hiperplasia linfoide que envolvem as amígdalas, as adenoides e a base da língua. Áreas de mucosa esbranquiçada ao redor de vasos proeminentes têm sido relatadas em exposições químicas.[67] A presença de inflamação e secreção purulenta a partir do meato médio e do recesso esfenoetmoidal indica infecção ativa. Os pólipos são uma indicação de inflamação e obstrução crônicas. Além disso, observa-se atrofia da mucosa em casos de envelhecimento, cirurgia prévia e abuso de drogas. A obstrução anatômica pode ser diagnosticada com desvio de septo, conchas hipertróficas, estenose coanal ou atresia. Muitas vezes, o colapso da válvula nasal é esquecido quando os pacientes se queixam de obstrução nasal, pois a perfuração do septo com crostas e epistaxe pode ser associada a

sintomas semelhantes. O exame da cavidade nasal e da nasofaringe também ajuda a identificar hipertrofia de adenoide ou lesões mucosas incomuns sugestivas de sarcoidose ou granulomatose de Wegener (GPA, granulomatose com poliangiite).

TESTES DIAGNÓSTICOS

Um exame diagnóstico completo deve incluir testes cutâneos e/ou testes séricos de anticorpos IgE específicos para alérgenos relevantes (teste sérico para alergia relevante), que são tipicamente negativos na RNA. A citologia nasal fornece informações sobre os tipos de células presentes na mucosa e determina se há evidência de inflamação. Raspar a mucosa da concha inferior, lavar o nariz e assoar o nariz são métodos descritos a fim de fornecer epitélio para a análise dos tipos de células, sobretudo em busca de eosinófilos. Um campo de alta potência com 5 a 25 eosinófilos é compatível com um diagnóstico de RENA.[68]

A rinometria acústica é um complemento na avaliação diagnóstica e também pode fornecer medidas objetivas de permeabilidade nasal.[69] Gosepath et al.[70] publicaram recentemente um protocolo para o uso de testes de provocação nasal como um método padronizado para a avaliação de RNA. Em tal esquema, eles expõem o paciente a um alérgeno respectivo, avaliam a resposta clínica e coletam dados objetivos com rinomanometria e rinometria acústica. A rinite crônica também tem sido associada à insuficiência olfativa.[71] Testes validados de identificação de odores podem ser um complemento útil ao exame diagnóstico dos pacientes com RNA. Realiza-se a tomografia computadorizada (TC) dos seios em pacientes com suspeita de doença sinusal; a ressonância magnética (RM) de cabeça e pescoço também se justifica em casos de lesões tumorais.

Quadro 19-5. PERGUNTAS ÚTEIS SOBRE O HISTÓRICO DO PACIENTE

Quais são os seus sintomas nasais e sinusais?

Seus sintomas são intermitentes ou persistentes?

Quais das seguintes alternativas estão incluídas entre seus sintomas?
- Corrimento nasal
- Congestão/bloqueio
- Drenagem pós-nasal
- Episódios de espirros
- Prurido nasal
- Coceira nos olhos
- Epífora

Você tem alergias ambientais, como a febre do feno?

Você já foi submetido a testes de alergia?

Você já foi tratado de alergias?

Há certas situações ou ambientes nos quais seus sintomas pioram ou nos quais eles melhoram? Por exemplo, em casa ou no trabalho, ambiente interno ou externo?

Há certos momentos do dia ou do ano durante os quais seus sintomas pioram ou melhoram?

Houve mudanças em seu ambiente antes do início dos seus sintomas?

Que tipo de trabalho você faz?

Você está exposto a substâncias químicas em sua atividade profissional?

Seus sintomas melhoram nos fins de semana e feriados?

Você tem notado um aumento nos sintomas nasais ou sinusais quando está próximo de certos produtos químicos, aromas ou alimentos?

Seus sintomas começaram quando você começou a tomar certos medicamentos?

Que medicamentos você já experimentou para os seus sintomas?

Dos medicamentos que você já experimentou, algum deles resultou em melhora de seus sintomas?

Caso tenha usado *sprays* nasais, você os usou regularmente?

Caso tenha usado *sprays* nasais, alguém lhe mostrou como usá-lo corretamente?

Você tem um histórico de sinusite crônica?

Você tem um histórico de pólipos nasais e/ou dos seios?

Você é sensível ou alérgico à aspirina?

Você se submeteu a cirurgia dos seios nasais?

Você tem asma?

Você tem um histórico de traumatismo craniano ou nasal?

Nos últimos anos, a aplicação uniforme do ar frio e seco intranasal tem sido proposta como uma ferramenta de diagnóstico reprodutível na identificação de pacientes com rinite idiopática.[39] Van Gerven et al.[41] mostraram que uma curta exposição intranasal ao ar frio e seco pode auxiliar no diagnóstico de hiper-responsividade em pacientes que sofrem de rinite. Neste estudo controlado, utilizou-se uma escala analógica visual e mediu-se o pico de fluxo nasal inspiratório antes e após a provocação com ar frio. Assim, os resultados mostraram um aumento na obstrução nasal em pacientes com rinite em comparação com os grupos controle.

Exames de imagem que utilizam radiografias simples ou até mesmo tomografia computadorizada não são particularmente úteis na rinite não complicada, sobretudo depois de a endoscopia nasal inicial ser realizada. No entanto, as TCs podem ser úteis na avaliação de sinusopatia inflamatória, variação anatômica, uma possível causa de rinorreia de LCR ou outra doença nasossinusal. A RM é útil quando um tumor está sendo considerado.

TRATAMENTO DE RINITE NÃO ALÉRGICA

PREVENÇÃO

A educação do paciente é de extrema importância no tratamento da RNA. Muitas vezes, os pacientes não estão cientes do gatilho específico que incita seus sintomas, mas um histórico completo e preciso pode com frequência elucidar a causa. Depois de terem sido esclarecidos, os pacientes podem ter um papel ativo no cuidado com sua saúde e no controle de seu ambiente. Evitar fatores desencadeantes como perfumes, fumaça de cigarro, materiais de limpeza e certos alimentos ou vinhos costuma ser algo conseguido sem grande dificuldade. Caso uma alteração no ambiente não seja viável, a exposição pode ser limitada; por exemplo, exposições ocupacionais podem ser reduzidas ou eliminadas com o uso de máscaras e coberturas de proteção, e medicamentos associados a sintomas podem ser interrompidos ou alterados. O exercício é um complemento importante e, muitas vezes, esquecido da terapia. O exercício vigoroso diminui a congestão nasal ao estimular receptores adrenérgicos na mucosa nasal. Infelizmente, em muitas circunstâncias, a exposição causadora não pode ser evitada, o exercício não controla os sintomas e não existe substituto para uma medicação essencial. Nesses casos, em vez de simplesmente aceitar a rinorreia e a congestão, a terapia médica pode ser usada para ajudar a controlar os sintomas da RNA. Além disso, é importante lembrar que o diagnóstico e o tratamento podem ser complicados pela presença de RA coexistente.

CORTICOSTEROIDES NASAIS TÓPICOS

Corticosteroides nasais tópicos são amplamente utilizados no tratamento da RNA. Existem várias preparações diferentes, e uma lista parcial é apresentada na Tabela 19-1. Tais agentes atuam na mucosa nasal, o que resulta em quimiotaxia reduzida de neutrófilos e eosinófilos, liberação reduzida de mediadores de basófilos e mastócitos, além de consequente redução de edema e inflamação.[72] A eficácia dos corticosteroides nasais requer que o fármaco entre em contato com a mucosa nasal. A administração ideal requer a indução dos medicamentos para dentro da cavidade nasal. Assim, recomenda-se o direcionamento do bico de pulverização para cima e para longe do septo nasal.[73] No entanto, a obstrução anatômica resultante de pólipos e hipertrofia das conchas pode impedir que os corticosteroides tópicos cheguem a seu destino.

Descongestionantes, tópicos ou sistêmicos, podem ser usados para diminuir o edema da mucosa e auxiliar no início da aplicação tópica de corticosteroides nasais. Após os corticosteroides tópicos alcançarem de modo consistente e bem-sucedido a mucosa nasal, os descongestionantes devem ser reduzidos e descontinuados. A solução salina fisiológica é outro adjuvante útil para a terapia, e a lavagem com tal substância aumenta a eficácia do corticosteroide ao nível da mucosa. Além de limpar o nariz, a solução salina melhora a função ciliar e a depuração mucociliar.

Os corticosteroides tópicos costumam ser bem tolerados e efeitos colaterais são raramente encontrados. Os efeitos colaterais relatados com mais frequência são irritação do septo nasal, crostas e secura nasal, epistaxe, secura na garganta e dores de cabeça. Relatou-se perfuração do septo, mas é incomum,[73] e ainda mais raros são os efeitos colaterais sistêmicos. Aproximadamente 20% das preparações de corticosteroides intranasais são absorvidos pela mucosa nasal; a maior parte dos 80% restantes é engolida e sofre metabolismo hepático de primeira passagem na circulação portal. Houve preocupação com a biodisponibilidade após o uso tópico, e uma resposta definitiva não está totalmente clara. Além disso, há conflito nas evidências a respeito de a possibilidade da porção absorvida pela mucosa nasal causar complicações sistêmicas.[74-79] No entanto, exceder a dosagem recomendada e utilizar corticosteroides tópicos em conjunto com outros corticosteroides inalantes certamente aumenta tal risco. O termo *margem de segurança* refere-se ao múltiplo da dose inicial recomendada que irá suprimir a produção de cortisol e causar problemas sistêmicos.

Considerando os achados sobre eosinófilos e inflamação na citologia nasal, a RENA responde bem aos corticosteroides tópicos nasais e estes são a base do tratamento.[1] Ao selecionar um corticosteroide intranasal tópico, saiba que eles não são todos iguais e que estudos têm mostrado inconsistências. O propionato de fluticasona e a beclometasona são atualmente as únicas preparações corticosteroides tópicas com uma indicação da Food and Drug Administration (FDA) dos Estados Unidos para o tratamento de RNA, pois se verificou que ambas são eficazes em pacientes com RNA.[79,80] A budesonida também mostrou boa eficácia e é, atualmente, o único corticosteroide tópico nasal que tem categoria de risco na gravidez B, enquanto todos os outros são C.[81,82] Por outro lado, a mometasona não mostrou melhor eficácia do que o placebo na redução dos sintomas de rinite em pacientes com RNA perene ao longo de um período de 6 semanas em um estudo em separado.[83]

TABELA 19-1. Corticosteroides Nasais Comumente Prescritos			
Nome Genérico	**Nome Comercial**	**Dosagem (Adultos)**	**Biodisponibilidade Sistêmica**
Beclometasona	Qnasl®	2x/dia	44%
Budesonida	Rhinocort®	1 a 2x/dia	34%
	Aqua®	1x/dia	34%
Ciclesonida	Omnaris®	1x/dia	Não disponível
	Zetonna®	1x/dia	Não disponível
Furoato de fluticasona	Veramyst®	1x/dia	<1%
Propionato de fluticasona	Flonase®	1x/dia	<1%
Mometasona	Nasonex®	1x/dia	<1%
Triancinolona	Nasacort®	1 a 2x/dia	Não disponível
	Nasacort AQ®	1x/dia	Não disponível

ANTI-HISTAMÍNICOS

Os anti-histamínicos orais tendem a apresentar um papel limitado no tratamento da RNA. No entanto, eles podem ser benéficos para pacientes com RNA que também apresentam espirros e prurido como sintomas.[84] Os anti-histamínicos podem ser administrados de forma oral, parenteral ou tópica. São agentes de primeira geração a difenidramina, a clorfeniramina e a clemastina. Eles são os anti-histamínicos mais potentes e eficazes disponíveis. No entanto, estes fármacos são lipofílicos e atravessam a barreira hematoencefálica. Como resultado, a depressão do sistema nervoso central que causa sedação, sonolência e prejuízo motor e cognitivo é sua principal limitação. Outros efeitos secundários estão relacionados com suas propriedades anticolinérgicas, que, por sua vez, são também os mecanismos prováveis para sua redução na rinorreia.[69] Os anti-histamínicos bem-sucedidos de segunda e terceira geração, não sedativos e lipofílicos tais como a loratadina, a desloratadina, a cetirizina, a levocetirizina e a fexofenadina são agora mais úteis.

A liberação de histamina é a fisiopatologia indicada na RA. Por essa razão, os anti-histamínicos seriam aparentemente uma escolha ruim para a RNA. No entanto, a azelastina – um anti-histamínico tópico – tem seu uso aprovado tanto na RA quanto na RNA. A azelastina é um antagonista do receptor H1. Além disso, ela inibe a síntese de leucotrienos, cininas e citocinas, bem como a expressão de moléculas de adesão intercelulares, evitando o surgimento de radicais livres de superóxido. Tais efeitos anti-inflamatórios, que não têm relação com o antagonismo do receptor H1, possibilitam que a azelastina promova alívio na RENA e na RVM.[85,86] A RM funcional (RMf) demonstra que a azelastina causa atenuação do fluxo sanguíneo para as regiões olfativa e de processamento sensorial do cérebro, reduzindo, assim, sua resposta a odorantes.[87] Dois estudos duplo-cego, multicêntricos e randomizados mostraram claramente que a azelastina obteve redução significativa dos sintomas de RNA, incluindo obstrução nasal, rinorreia e edema nasal.[88,89] A alta incidência de rinite mista também possibilita que tal medicação seja bastante útil. Além disso, estudos demonstraram que a medicação costuma ser bem tolerada e apresenta uma baixa taxa de interrupção de 2,3%.[88,89] O *spray* nasal de olopatadina também é um anti-histamínico com eficácia comprovada, mas ele não foi aprovado pela FDA para o uso na RNA.[90] A Tabela 19-2 fornece uma lista de anti-histamínicos e sua dosagem.

ANTICOLINÉRGICOS

Medicamentos anticolinérgicos proporcionam alívio da rinorreia incômoda e implacável na RNA. As preparações orais causam visão turva, boca e olhos secos e secreções grossas. Tais efeitos colaterais sistêmicos são perturbadores e superam os potenciais benefícios dessa medicação. De forma alternativa, o brometo de ipratrópio, que é um anticolinérgico tópico, atua localmente e bloqueia a entrada parassimpática apenas para as glândulas mucosas nasais. Efeitos colaterais sistêmicos são incomuns com o brometo de ipratrópio intranasal. Epistaxe e ressecamento nasal podem ocorrer, mas eles raramente são intoleráveis e têm incidência reduzida com a utilização prolongada do medicamento.[91] Duas dosagens estão disponíveis: 0,03%, que é aprovada pela FDA para o tratamento de RA e RNA, e 0,06%, a qual é aprovada para a rinite viral aguda. O brometo de ipratrópio intranasal pode ser usado em crianças a partir dos 6 anos e também em mulheres grávidas (ele tem uma categoria de risco na gravidez B). Inicialmente, aplica-se o *spray* duas a três vezes por dia. O controle dos sintomas deve se manifestar dentro de uma semana e, uma vez que os sintomas diminuam, a dosagem pode ser reduzida para uma aplicação de *spray* por vez. Uma aplicação de *spray* duas vezes por dia é a mais baixa dose de manutenção recomendada.

CIRURGIA

A cirurgia também é usada em casos recalcitrantes para tratar sintomas específicos de RNA. Pólipos nasais, conchas inferiores

TABELA 19-2. Anti-histamínicos Comumente Prescritos		
Nome Genérico	Nome Comercial	Dose
Primeira Geração		
Difenidramina	Benadryl®	25-50 mg q4-6h prn 6,25 mg q4-6h (pediátrico)
Clemastina	Tavist®	1,34 mg bid-tid prn (máx 8 mg/dia) 0,5 mg bid (pediátrico)
Clorfeniramina	Chlor-Trimeton®	4 mg q4-6h (max 24 mg/dia) 1 mg q4-6h (2-6 anos) 2 mg q4-6h (6-12 anos)
Segunda Geração		
Acrivastina	Semprex D®	8 mg q4-6h prn
Loratadina	Claritin®	10 mg qd 5 mg qd (2-5 anos)
Desloratadina	Clarinex®	5 mg qd 2,5 mg qd (6-11 anos) 1,5 mg qd (idades 11 meses a 5 anos) 1 mg qd (6-11 meses)
Terceira Geração		
Fexofenadina	Allegra®	60 mg bid ou 180 mg qd 30 mg bid (6-12 anos)
Cetirizina	Zyrtec®	5 a 10 mg qd 2,5 mg qd bid (2-5 anos) 2,5 mg qd (6-23 meses)
Levocetirizina	Xyzal®	5 mg qd como dose noturna 2,5 mg qd como dose noturna (6-11 anos)
Tópicos		
Azelastina	Astelin®	2 atomizações por narina bid 1 atomização por narina bid (5-12 anos)
Olopatadina nasal	Patanase®	2 atomizações por narina bid 1 atomização por narina bid (6-11 anos)

bid, duas vezes ao dia; max, máximo; prn, conforme necessário; q4-6h, a cada 4 a 6 horas; qd, uma vez ao dia; tid, três vezes ao dia.

hipertróficas e desvio ou esporões septais podem obstruir completamente uma passagem nasal. Como foi dito, medicamentos tópicos devem atingir a mucosa nasal para serem eficazes. Nessas circunstâncias, a intervenção cirúrgica pode ser justificável. Há pouca discussão sobre o desempenho de uma polipectomia nasal quando pólipos são resistentes à terapia médica. Técnicas de conservação de tecidos e de preservação de mucosa são usadas sempre que possível para manter a função fisiológica e reduzir o risco de rinite atrófica.

Além da mucosa altamente vascular, as membranas das conchas inferiores contêm sinusoides venosos cercados por fibras musculares lisas sob controle autonômico;[55] também existe um rico suprimento de glândulas mucosas e serosas. Dessa maneira, a hipertrofia da concha contribui para a obstrução e a drenagem nasal. A hipertrofia que não responde ao tratamento clínico pode ser tratada de várias maneiras: por injeção direta de corticosteroides, eletrocauterização, ablação a *laser*, resseção com microdebridador, resseção submucosa, deslocamento lateral, turbinectomia parcial e ablação por radiofrequência. Os objetivos são usar abordagens conservadoras para minimizar a interferência na função das conchas e preservar o transporte mucociliar, secreção, filtragem, modulação da temperatura e regulação de fluxo de ar nasal. Várias técnicas também estão disponíveis quando se considera uma septoplastia. As especificidades de tais procedimentos são descritas em outras partes deste livro e estão fora do âmbito de discussão.

Em 1959, Malcomson[92] demonstrou que a entrada parassimpática hiperativa resulta em RVM. Nos anos seguintes, Golding-Wood[93] apresentou evidência clínica para sustentar o trabalho de Malcomson. Isso ajudou o desenvolvimento de procedimentos cirúrgicos para o tratamento de casos recalcitrantes da rinite crônica. Inicialmente, realizaram-se tentativas para seccionar o nervo petroso superficial maior, mas o risco de paralisia facial era inaceitavelmente alto. Por isso, foi necessária uma nova abordagem. Em 1961, Golding-Wood[94] popularizou a neurectomia transantral do nervo vidiano.

Durante os últimos 40 anos, várias abordagens diferentes para o nervo vidiano foram utilizadas para tratar a rinorreia persistente que resiste a medidas mais conservadoras. A abordagem transantral requer ressecção das paredes anterior e posterior do seio maxilar. Isso põe em risco a artéria maxilar interna adjacente, o nervo maxilar, o nervo alveolar superior e o gânglio esfenopalatino. A seção do nervo lingual pode causar fístulas oronasais ou orossinusais. Os riscos das abordagens transetmoidais são hemorragia (como resultado de danos em artérias etmoidais) e danos na visão. As tendências atuais favorecem as abordagens transnasais endoscópicas. Embora tecnicamente mais desafiadora, tal abordagem transnasal apresenta uma morbidade menor em comparação com outros métodos descritos.[95,96] Outras complicações, que independem da abordagem, são diminuição do lacrimejamento, ingurgitamento da mucosa quando na posição supina, disestesia e recorrência dos sintomas iniciais, provavelmente em decorrência de reinervação.

CONSIDERAÇÕES GERAIS TOTAIS NO TRATAMENTO

O tópico anterior deste capítulo descreve a classificação das múltiplas causas da RNA. Ao considerar o tratamento, elas podem ser organizadas nas seguintes designações amplas: RENA, causas hormonais, medicamentos, etiologias irritantes, rinite atrófica, obstrução anatômica, doenças sistêmicas e rinite idiopática. Tal organização é preferível, pois os tratamentos de formas irritantes de rinite – sensibilidade química, rinite induzida por temperatura, rinite gustativa e seus diversos subconjuntos – são essencialmente idênticos e dependem dos sintomas predominantes. Da mesma maneira, a rinite hormonal abrange alterações menstruais, gravidez e hipotireoidismo, de modo que o tratamento requer o ajuste destas causas subjacentes. Como discutido anteriormente, a rinite induzida por medicamentos é aliviada pela substituição de outras medicações.

O tratamento conservador é adequado para a maioria das pacientes grávidas que chegam ao atendimento médico com rinorreia. As pacientes podem ser tranquilizadas quanto ao fato de que os sintomas certamente cessarão dentro de 2 a 4 semanas após o parto. Se necessário, diversos regimes terapêuticos estão disponíveis para mulheres grávidas. No entanto, antes de iniciar uma paciente em uma nova medicação, o obstetra deve ser consultado. Irrigações nasais com solução salina podem ajudar e não apresentam risco. Difenidramina e clorfeniramina podem ser usadas quando necessário, embora se recomende precaução durante o primeiro trimestre. Descongestionantes também podem ser usados, mas se relatou *gastrosquise* quando utilizados durante o primeiro trimestre. Os efeitos de corticosteroides tópicos foram extrapolados a partir de seu uso em pacientes grávidas com asma.[53] Relatou-se que injeções sistêmicas e intranasais de corticosteroides controlam eficazmente a rinite e a congestão e não parecem representar risco para o feto quando utilizadas com cautela e limitações. No entanto, não existem estudos controlados quanto a estes tratamentos.[97,98] Outras causas hormonais da rinite são sensíveis aos mesmos medicamentos, conforme descrito anteriormente.

Para tratar outras formas de RNA, pode-se usar um tratamento semelhante. O tratamento conservador inclui evitar substâncias irritantes, tempo frio e certos alimentos e vinho. Assim, convém tentar isso primeiramente. O tratamento de doenças subjacentes e o ajuste de medicações associadas podem trazer considerável alívio. Se a terapia farmacológica for iniciada, o brometo de ipratrópio é uma excelente escolha para pacientes que se queixam principalmente de rinorreia. Os corticosteroides tópicos ou a azelastina administrados com ou sem descongestionantes ou solução salina nasal, se necessário, também são eficazes. Por fim, a correção cirúrgica deve ser considerada caso os sintomas não respondam ao tratamento conservador ou médico. A neurectomia do nervo vidiano pode ser uma opção viável de tratamento para rinorreia persistente quando estas outras terapias falharam. A cirurgia das conchas inferiores, bem como a septoplastia, pode aliviar a obstrução anatômica e é benéfica em muitos casos.

Como discutido no capítulo, muitas doenças reumatológicas/vasculites têm manifestações otorrinolaringológicas. Granulomatose de Wegener (GPA), síndrome de Churg-Strauss, sarcoidose e policondrite recidivante são as quatro condições mais prováveis de afetar o nariz e as cavidades nasais. O tratamento destas condições é realizado principalmente com uma abordagem multidisciplinar e o uso de medicamentos imunossupressores e/ou antibióticos.

Para consultar a lista completa de referências, acesse www.expertconsult.com.

LEITURA SUGERIDA

AHRQ Publication No. 02-E023: *Management of Allergic and Nonallergic Rhinitis, Summary, Evidence Report/Technology Assessment No. 54*, 2002, Agency for Healthcare Research and Quality, http://archive.ahrq.gov/downloads/pub/evidence/pdf/rhinitis/rhinitis.pdf.
Berger WE, Schonfeld JE: Nonallergic rhinitis in children. *Clin Allergy Immunol* 19:197–207, 2007.
Bousquet J, Khaltaev N, Cruz AA, et al: Allergic rhinitis and its impact on asthma (ARIA) 2008. *Allergy* 63(Suppl 86):8, 2008.
Bousquet J, Van Cauwenberge P, Khaltaev N, Aria Workshop Group, World Health Organization: Allergic rhinitis and its impact on asthma. *J Allergy Clin Immunol* 108(Suppl 5):S147–S334, 2001.
Ellegard EK, Larlsson GN, Ellegard LH: Rhinitis in the menstrual cycle, pregnancy, and some endocrine disorders. *Clin Allergy Immunol* 19:305–321, 2007.
Ellis AK, Keith PK: Nonallergic rhinitis with eosinophilia syndrome. *Curr Allergy Asthma Rep* 6(3):215–220, 2006.
Graf PM: Rhinitis medicamentosa. *Clin Allergy Immunology* 19:295–304, 2007.
Greiner AN, Meltzer EO: Pharmacologic rationale for treating allergic and nonallergic rhinitis. *J Allergy Clin Immunol* 118:985–996, 2006.
Jacobs RL, Freedman PM, Boswell RN: Nonallergic rhinitis with eosinophilia (NARES syndrome): clinical and immunologic presentation. *J Allergy Clin Immunol* 67:253–262, 1981.
Litvyakova LI, Baraniuk JN: Nasal provocation testing: a review. *Ann Allergy Asthma Immunol* 86(4):355–365, 2001.
Powe DG, Jones NS: Local mucosal immunoglobulin E production: does allergy exist in non-allergic rhinitis? *Clin Exp Allergy* 36:1367–1372, 2006.
Robinson SR, Wormald PJ: Endoscopic vidian neurectomy. *Am J Rhinology* 20(2):197–202, 2006.
Sahin-Yilmaz AA, Corey, JP: Rhinitis in the elderly. *Clin Allergy Immunol* 19:209–219, 2007.
Sarin, S, Undem B, Sanico A, et al: The role of the nervous system in rhinitis. *J Allergy Clin Immunol* 118:999–1014, 2006.
Togias A, Naclerio RM: Cold air–induced rhinitis. *Clin Allergy Immunol* 19:267–281, 2007.

20 Resultados do Tratamento Clínico e Cirúrgico da Rinossinusite Crônica com e sem Pólipos Nasais

Zachary M. Soler | Timothy L. Smith

Pontos-chave

- Apesar da eficácia favorável da terapêutica clínica, mais de 250.000 pacientes são submetidos a tratamento cirúrgico nos Estados Unidos a cada ano por rinossinusite crônica (RSC) e os custos totais do tratamento são superiores a 8 bilhões de dólares.[1,2] Compreender a eficácia de terapias clínicas e cirúrgicas para a RSC, portanto, tem imensas implicações para a saúde pública.

- Em uma pesquisa recente dos membros da American Rhinologic Society, mais de 90% consideraram os antibióticos antibacterianos componentes fundamentais da terapia clínica para RSC, sobretudo antes de se considerar a cirurgia.[3] Os antibióticos utilizados para a RSC são os agentes antibacterianos e antifúngicos, os quais podem, ainda, ser diferenciados com base na via de administração, como formulações orais, endovenosas e tópicas (Tabela 20-1).

- Revisões baseadas em evidências e o European Position Paper on Rhinosinusitis and Nasal Polyps 2012 (EPOS12) não recomendam expressamente o uso rotineiro de antibióticos tópicos na RSC.[4-6]

- O EPOS12 e revisões baseadas em evidências recentemente publicadas também não recomendam o uso de antibióticos antifúngicos tópicos em pacientes com RSC.[4-6]

- Evidências de nível 1A substanciais sugerem que os corticosteroides tópicos melhoram os resultados em pacientes com RSC, incluindo subgrupos com e sem pólipos nasais. Isso levou a fortes recomendações a favor de corticosteroides tópicos após recentes revisões baseadas em evidências e documentos de posicionamento profissional como o EPOS12.[4,6]

- Os corticosteroides orais são alguns dos medicamentos mais comuns associados a processos judiciais, e o custo de ações que envolvem corticosteroides em geral é bastante alto.[7] O litígio costuma ser o resultado da má comunicação e de um termo de consentimento inadequado quanto aos riscos, como necrose avascular do quadril, supressão adrenal, ganho de peso, desregulação de níveis glicêmicos, hipertensão, glaucoma e catarata, entre muitos outros.

- A importância da atopia na fisiopatologia global da RSC não está completamente compreendida, e faltam evidências definitivas de que a atopia piore especificamente a gravidade da RSC.[8]

- Estudos controlados randomizados (ECR) atualmente disponíveis não refletem a prática clínica atual no que diz respeito ao tratamento cirúrgico de pacientes com RSC. O atual paradigma clínico aceito é tratar os pacientes com RSC utilizando primeiro um amplo esquema clínico, reservando a cirurgia somente para aqueles com sintomas persistentes e graves. Com base neste paradigma, o ECR adequadamente conduzido incluiria apenas os indivíduos que não obtiveram benefícios com um amplo esquema clínico, um desenho de estudo ainda não relatado.

- A literatura atual fornece evidências convincentes de que pacientes submetidos à cirurgia endoscópica sinusal (CES) para RSC, em média, têm melhora dos resultados de qualidade de vida (QV) depois da CES. A maioria destes dados, no entanto, carece de grupos controle para comparação.

- Estudos recentes que englobam grupos comparados entre si demonstram que os pacientes submetidos ao tratamento cirúrgico relatam melhora maior em instrumentos de qualidade de vida do que os pacientes tratados clinicamente. Além disso, relatam menor uso de antibióticos orais e corticosteroides orais e menor número de dias perdidos de trabalho e/ou escola. Após um ano, a coorte cirúrgica ainda relatou melhores resultados de qualidade de vida em comparação com a coorte clínica.

- Conforme se refina a compreensão da fisiopatologia da RSC, é provável que ocorra a estratificação da RSC em outros subgrupos. A estratificação pode ser justificada por motivos clínicos, como é feito atualmente, ou pode, ainda, ser determinada por genótipos ou fenótipos moleculares.

20 | RESULTADOS DO TRATAMENTO CLÍNICO E CIRÚRGICO DA RINOSSINUSITE CRÔNICA COM E SEM PÓLIPOS NASAIS

A rinossinusite crônica (RSC) é uma condição comum caracterizada pela inflamação da mucosa do nariz e dos seios paranasais que dura mais de 3 meses. Estudos epidemiológicos estimam que 10 a 15% da população dos Estados Unidos tenha RSC, a prevalência alcança um pico entre 30 e 60 anos e é estável em todos os grupos étnicos.[9] O tratamento da RSC envolve mais comumente terapia farmacológica, com a cirurgia geralmente reservada para os pacientes cujos sintomas persistem após o tratamento médico adequado. Apesar da eficácia favorável da terapia clínica, mais de 250.000 pacientes são submetidos a tratamento cirúrgico nos Estados Unidos a cada ano, e os custos totais de tratamento da RSC excedem 8 bilhões de dólares.[1,2] Compreender a eficácia das terapias clínicas e cirúrgicas para RSC, portanto, tem imensas implicações para a saúde pública.

Os estudos que analisam os resultados após a RSC evoluíram muito ao longo das últimas décadas, tanto em quantidade quanto em rigor metodológico. A análise bibliográfica recente de publicações sobre RSC ao longo dos últimos 30 anos demonstrou um aumento de 600% no número de estudos, uma mudança de desenho de retrospectivo para o prospectivo, o maior uso de métricas de resultados validadas e um aumento da proporção de estudos clínicos randomizados (ECR). Mais autores estão realizando revisões sistemáticas de resultados do tratamento, muitas vezes com metanálise, e organizações profissionais estão revisando as evidências disponíveis e publicando recomendações e/ou diretrizes relacionadas com o tratamento.

Coincidindo com a evolução dos estudos relacionados com a RSC, tem havido uma melhor compreensão da fisiopatologia da doença. A RSC com polipose nasal (RSCcPN) e a RSC sem polipose nasal (RSCsPN) agora são consideradas subconjuntos de uma única doença que compartilham algumas características clínicas comuns, mas distinguem-se, muitas vezes, em um nível molecular e podem diferir quanto aos resultados do tratamento.[10] De muitas maneiras, esta classificação simples também pode ser muito ampla, pois outras condições características podem ser identificadas, como rinossinusite fúngica alérgica (RSFA) e doença respiratória exacerbada por aspirina (DREA), apesar de haver muita incerteza e controvérsia com relação às estratégias de classificação. Certamente, a compreensão dos subtipos de RSC ainda está desenvolvendo-se, e muitos estudos anteriores e atuais não conseguem diferenciar os pacientes, até mesmo pelo tipo de pólipo. Tais limitações inerentes devem ser mantidas em mente ao serem analisados os resultados de estudos.

Este capítulo descreve os resultados de tratamentos clínicos e cirúrgicos comuns de pacientes adultos com RSC. Serão enfatizadas as evidências de qualidade, sobretudo com relação a estudos clínicos randomizados, revisões sistemáticas e baseadas em evidências e diretrizes profissionais. Quando possível, os resultados serão discutidos com relação aos subtipos RSCsPN e RSCcPN, além de outros subtipos específicos de RSC comumente identificadas.

TRATAMENTOS CLÍNICOS
ANTIBIÓTICOS

Os patógenos microbianos sempre foram considerados componentes fundamentais da fisiopatologia geral da RSC. O conceito de RSC como uma infecção persistente, ou talvez, recorrente, dominou o pensamento inicialmente e foi reforçado pela alta prevalência de bactérias patogênicas em culturas nasossinusais.[11] Embora a natureza inflamatória da RSC seja enfatizada hoje, as bactérias certamente podem atuar na exacerbação da doença e, até certo grau, promover a inflamação crônica da mucosa que caracteriza a doença. Da mesma maneira, foi postulado que elementos fúngicos promovem a inflamação crônica, através de processos mediados pela imunoglobulina E (IgE) ou por suprarregulação da imunidade inata.[12] Em uma recente pesquisa dos membros da American Rhinologic Society (ARS), mais de 90% consideram antibióticos antibacterianos como componentes fundamentais da terapia clínica da RSC, principalmente antes de se considerar a cirurgia.[3] Os antibióticos utilizados para a RSC são os agentes antibacterianos e os antifúngicos, os quais podem ainda ser diferenciados com base na via de administração que inclui formulações orais, endovenosas (EV) e tópicas (Tabela 20-1).

Medicamentos Antibacterianos

Medicamentos Orais. Os antibióticos orais para RSC podem ser divididos nas classes macrolídios e não macrolídios. Embora a classe dos antibióticos *macrolídios* também tenha efeitos antibacterianos, tais medicamentos têm conhecidas propriedades anti–inflamatórias, com efeito comprovado nas vias aéreas superiores e inferiores de pacientes com RSC, asma e fibrose cística. Os antibióticos *não macrolídios* são agentes comumente utilizados, como penicilinas, cefalosporinas e fluoroquinolonas, entre outros, tendo sido alegado que todos agiriam por meio dos seus efeitos antibacterianos.

É encontrada grande variabilidade entre os clínicos na duração escolhida para cursos de antibióticos orais na RSC, indo de 10 dias a 8 semanas para o tratamento de curto prazo a, pelo menos, 3 meses para cursos de longo prazo. A duração do tratamento varia entre os estudos, mas, para avaliar antibióticos não macrolídios, todos os ERCs utilizaram cursos de 3 semanas ou menos. Enquanto isso, estudos randomizados para avaliar a classe dos macrolídios tiveram 3 meses de duração. Por isso, revisões baseadas em evidências classificaram antibióticos orais de *curto prazo* como regimes de menos de 3 a 4 semanas de duração e antibióticos orais de *longo prazo* como aqueles com uma duração de 3 meses ou mais.[4,5] Apesar destas recomendações, alguns médicos têm defendido cursos de curta duração de antibióticos orais de 6 a 8 semanas. Embora tal prática não seja incomum, há poucas evidências disponíveis para apoiar sua utilização. Apenas um estudo comparou os escores tomográficos de Lund-Mackay no período basal com escores após 3 semanas e 6 semanas de antibioticoterapia em pacientes com RSCsPN.[13] Apesar da melhora dos escores da TC pós-tratamento, não houve diferença entre os escores em 3 semanas e 6 semanas (4,38 vs. 4,13; $P = 0,90$). Assim, não tem sido recomendado o uso rotineiro de cursos prolongados de antibióticos de curto prazo para a RSC.[4,5]

Antibióticos Orais Não Macrolídios

Rinossinusite Crônica Sem Pólipos Nasais. Não foi realizado nenhum ECR para comparar antibióticos não macrolídios orais ao placebo em pacientes com RSCsPN. A falta de dados de qualidade com relação a essa opção de tratamento é surpreendente, dada a frequência com que é utilizado. Três estudos controlados randomizados compararam dois antibióticos diferentes em pacientes com RSC, mas nenhum dos estudos demonstrou um antibiótico como superior ao outro.[14-16] Vários estudos observacionais relatam resultados melhores após a antibioticoterapia oral; no entanto, a maioria desses estudos inclui medidas adjuvantes, tais como irrigações com solução salina ou terapias com corticosteroides tópicos, tornando impossível decifrar o impacto dos antibióticos isoladamente. Esses poucos estudos que limitam a intervenção com antibióticos orais foram publicados antes do desenvolvimento de critérios diagnósticos reconhecidos e relataram resultados de curto prazo apenas, carecendo de dados validados.[5] Os benefícios potenciais dos antibióticos antibacterianos orais têm de ser ponderados com relação a seus custos variáveis e um perfil de efeitos adversos bem conhecido que inclui erupções simples, distúrbios gastrintestinais (GI), infecção por *Clostridium difficile* e anafilaxia. O European Position Paper on Rhinosinusitis and Nasal Polyps 2012 (EPOS12) concluiu que o tratamento de curto prazo na RSCsPN provavelmente só é relevante nas exacerbações com uma cultura positiva (recomendação B).[4] Uma revisão baseada em evidências publicada nos Estados Unidos no mesmo ano sugeriu que os antibióticos antibacterianos orais sejam considerados uma opção, também com base em evidências de grau B.[5]

Rinossinusite Crônica Com Pólipos Nasais. Apenas um ERC avaliou a doxiciclina (200 mg no dia 1 seguida por 100 mg/dia) durante 20 dias em pacientes com RSCcPN, comparando esta com

TABELA 20-1. Estudos Controlados Randomizados Avaliando Antibióticos Antibacterianos para Rinossinusite Crônica

Estudo	Ano	Desenho	NE	Definição de RSC	N	Grupo(s) de Estudo	Protocolo	Desfecho(s) Clínico(s)	Conclusões
Antibacterianos Orais (Não macrolídios)									
Van Zele et al.[17]	2010	ECR	1B	Pólipos bilaterais	33	• Doxiciclina • Placebo	Doxiciclina 200 mg uma vez, seguida por 100 mg 1x/dia por 20 dias	• Tamanho do pólipo • PFIN • Olfação • Congestão • Rinorreia • Drenagem pós-nasal	• Redução no tamanho do pólipo na 12ª semana • Redução na drenagem pós-nasal na 2ª semana
Dellamonica et al.[14]	1994	ECR	1B	Sintomas + achados radiográficos	171	• Cefotiam • Cefixima	• Cefotiam 200 mg 2x/dia por 10 dias • Cefixima 200 mg 2x/dia por 10 dias	• "Cura" clínica ou "melhora"	Nenhuma diferença entre grupos
Legent et al.[15]	1994	ECR	1B	Sintomas por 3 meses + achados à TC	251	• Amoxicilina/clavulanato • Ciprofloxacino	• Amoxicilina/clavulanato 500 mg 3x/dia por 9 dias • Ciprofloxacino 500 mg 2x/dia por 9 dias	• "Cura" clínica • Drenagem nasal	Nenhuma diferença entre grupos
Huck et al.[16]	1993	ECR	1B	"Doença sinusal que não se resolve"	15	• Cefaclor • Amoxicilina	• Cefaclor 500 mg 2x/dia por 10 dias • Amoxicilina 500 mg 3x/dia por 10 dias	• "Sucesso/falha" • Achados radiográficos	Nenhuma diferença entre grupos
Antibacterianos Orais (Macrolídios)									
Videler et al.[20]	2011	ECR, cego	1B	EPOS	60	• Azitromicina • Placebo	• Azitromicina 500 mg QD 3x/dia, depois 500 mg/semana por 11 dias	• SNOT–22 • Escala de Classificação da Resposta do Paciente • Sintomas na EVA • Endoscopia nasal • PFIN • Olfação • *Short Form-36* • Culturas nasossinusais	Nenhum benefício significativo foi encontrado com relação ao placebo
Wallwork et al.[19]	2006	ECR, cego	1B	Critérios da Força Tarefa em RSC (CRS *Task Force*), Escores na TC	59	• Roxitromicina • Placebo	Roxitromicina 150 mg ao dia por 3 meses	• Sintomas (SNOT–20) • Escala de resposta do paciente • Pico de fluxo inspiratório nasal • Tempo de trânsito da sacarina • Endoscopia nasal • Função olfatória • Marcadores do lavado nasal	• Resposta do paciente melhorada, SNOT–20 e endoscopia, mas nenhuma melhora em outros resultados • Resposta melhor em pacientes sem IgE elevada
Antibacterianos Endovenosos*									
—	—	—	—	—	—	—	—	—	—
Antibacterianos Tópicos									
Videler et al.[36]	2008	ECR	1B	Sintomas por 3 meses + achados objetivos + cultura com estafilococos	14	• Bacitracina/colimicina • Placebo	• Bacitracina/colimicina 8 mL (830/640 mg/mL) 2x/dia por 8 semanas + levofloxacino oral por 2 semanas • Solução salina 2x/dia por 8 semanas + levofloxacino oral por 2 semanas	Nebulizador	• Sintomas na EVA • *Short Form-36* • Escore de Sintomas Específicos da Doença
Desrosiers e Salas-Prato[35]	2001	ECR	1B	Sintomas por 3 meses	20	• Tobramicina • Placebo	Tobramicina 4 mL (20 mg/mL) 3x/dia por 4 semanas Solução salina + quinina 1 mg/mL	Nebulizador	• RQLQ • Dor • Edema mucoso • Secreções • Drenagem pós-nasal • Congestão
Sykes et al.[34]	1986	ECR	2B	Nenhuma	50	• Dexametasona/tramazolina e neomicina • Dexametasona, tramazolina	• Dexametasona 20µg, tramazolina 120µg, neomicina 100µg pela narina 4x/dia por 2 semanas • Dexametasona 20µg, tramazolina 120µg, pela narina 4 x/dia por 2 semanas	*Spray* com dose medida	• Sintomas • Resistência nasal • Depuração mucociliar

* Nenhum estudo foi realizado

Dados de Soler ZM, Over SL, Kern RC et al. Antimicrobials and chronic rhinosinusitis with or without polyposis in adults: an evidenced–based review with recommendations. *Int Forum Allergy Rhinol* 2013;3(1):31-47.
RSC, rinossinusite crônica; TC, tomografia computadorizada; EPOS, European Position Paper on Rhinosinusitis and Nasal Polyps; IgE, imunoglobulina E; NE, nível de evidência; PFIN, pico de fluxo inspiratório nasal; QD, diariamente; ECR, estudo controlado randomizado; RQLQ. Rhinoconjunctivitis Quality of Life Questionnaire; SNOT, Sino-nasal Outcomes Test; EVA, escala visual analógica.

a metilprednisolona e o placebo.[17] Em comparação com o placebo, o grupo doxiciclina tinha pólipos com tamanho menor e foi avaliado por endoscopia nasal e houve uma redução da drenagem pós-nasal em 2 semanas. Nenhuma diferença foi observada na congestão, na rinorreia, na perda do olfato ou no pico do fluxo inspiratório nasal (PFIN). Considerou-se melhora, ao menos em parte, pelos efeitos anti-inflamatórios, pois foram relatadas reduções significativas na metaloproteinase de matriz 9, na mieloperoxidase e na proteína catiônica eosinofílica. Outro estudo para avaliar antibióticos contra *Staphylococcus* por 3 semanas após a cirurgia sinusal não conseguiu demonstrar melhora no escore de sintomas ou de qualidade de vida (QV).[18] Com base nestas evidências limitadas e nos custos e efeitos adversos conhecidos, as recomendações recentes sugerem que os antibióticos antibacterianos orais sejam considerados uma *opção* em pacientes com RSCcPN.[4,5]

Antibióticos Orais Macrolídios

Rinossinusite Crônica Sem Pólipos Nasais. Várias evidências mostraram a eficácia de antibióticos macrolídios em melhorar resultados em estudos observacionais prospectivos, com achados de imagem, citocinas do muco e sintomas relatados pelo paciente.[5] Dois ensaios clínicos randomizados avaliaram o uso de macrolídio nesta população de pacientes, utilizando um curso de tratamento de 3 meses. A melhor evidência disponível no suporte do uso de macrolídios vem de Wallwork et al..[19] Este ECR administrou 150 mg de roxitromicina por dia ou placebo por 3 meses em 64 pacientes com RSC refratária, excluindo aqueles com pólipos nasais. O grupo de macrolídios demonstrou uma melhora significativa nos sintomas subjetivos, na QV específica da doença, nos achados endoscópicos e no tempo medido de trânsito da sacarina em comparação com o placebo ($P \leq 0,01$ para todos) ao concluir-se a terapia. Nenhuma melhora foi observada na função olfatória objetiva, no PFIN ou em mediadores, avaliados a partir do lavado nasal. A melhora na qualidade de vida não foi mais significativa em 12 semanas após a conclusão da terapia. Uma análise dos subgrupos com base nos níveis séricos de IgE revelou que a maior parte do benefício observado no estudo foi em pacientes com níveis baixos (<200 mg/L) de IgE (P <0,01). No grupo de baixo nível de IgE, a melhora na QV foi significativa na conclusão da terapia e apresentou uma tendência em direção à significância em 12 semanas após a conclusão (P = 0,06). Videler et al.[20] relataram um segundo ECR avaliando a azitromicina (500 mg/dia durante 3 dias seguidos por 500 mg/semana durante 11 semanas) em pacientes com RSC. É importante ressaltar que tal grupo incluiu pacientes com RSCsPN e RSCcPN e não estratificou com base no nível de IgE. Não foram observadas diferenças em sintomas, QV, PFIN ou olfação.

Os possíveis benefícios do uso de macrolídios a longo prazo devem ser ponderados com relação aos altos custos e riscos. Relatos epidemiológicos recentes sugeriram que os macrolídios estão associados a um aumento do risco de morte súbita, possivelmente pelo prolongamento do intervalo QT.[21,22] O uso prolongado de antibióticos também levanta a preocupação teórica de resistência a antibiótico, embora isso não tenha sido demonstrado em pacientes com RSC. Pesando os riscos e benefícios, o EPOS12 sugeriu que os antibióticos macrolídios a longo prazo sejam restritos aos pacientes com níveis baixos de IgE e sintomas em curso, apesar do uso de corticosteroides tópicos e irrigações com solução salina, com outras revisões recomendando-os como uma *opção*.[4,5]

Rinossinusite Crônica Com Pólipos Nasais. Conforme mencionado anteriormente, o estudo de Videler et al.[20] avaliou o uso de macrolídios a longo prazo em uma população mista de pacientes com RSCsPN e RSCcPN e mostrou uma diferença não significativa. Vários estudos observacionais não controlados administraram macrolídios em pacientes com RSCcPN e mostraram um benefício no tamanho dos pólipos, nas características de imagem e nos níveis de interleucina 8 (IL-8), apesar de os efeitos serem pequenos.[23,24] Com base na falta de dados de qualidade que demonstrem benefícios, mais estudos são necessários antes de se fazerem recomendações definitivas aos pacientes com RSCcPN.[4,5]

Antibióticos Endovenosos. Os antibióticos EV podem ser considerados em pacientes com RSC que não obtiveram benefícios com formulações orais ou naqueles cujas culturas demonstraram organismos resistentes aos antibióticos por via oral disponíveis. Somente dois estudos relataram resultados após a terapia antibiótica EV em pacientes com RSC. Ambos os estudos foram não controlados e não diferenciaram RSCcPN de RSCsPN. Anand et al.[25] relataram melhoras significativas nos escores de sintomas em 45 pacientes com osteíte ao exame de TC após 6 semanas com terapia EV que utilizou vários antibióticos, mas o tamanho da amostra não foi grande o suficiente para demonstrar diferenças significativas em QV, TC ou endoscopia. Fowler et al.[26] relataram uma revisão retrospectiva de 31 pacientes tratados com antibióticos EV em regime ambulatorial por 4 a 8 semanas. Nesta coorte, 26% dos indivíduos interromperam a terapia prematuramente devido a complicações, e 89% tiveram recidivas de sintomas durante o acompanhamento. Estudos que descrevem resultados da terapia antibiótica EV ambulatorial relatam taxas de complicações entre 16 e 26%, as quais envolveram flebite, anormalidades da função hepática, infecções no local de acesso endovenoso, reações medicamentosas agudas e sangramento.[25–27] A falta de dados de qualidade, junto com os altos custos e altos índices de complicações, levou a recomendações *contra* o uso rotineiro de antibióticos antibacterianos EV.[4,5]

Antibióticos Tópicos. As formas tópicas de administração de antibiótico são uma opção atraente para pacientes com RSC, pois os medicamentos podem ser liberados diretamente na superfície mucosa por meio de um *spray*, nebulizador ou irrigação. As formulações tópicas de antibióticos têm se mostrado eficazes em infecções oculares e otológicas, e a tobramicina nebulizada mostrou-se eficaz nas vias aéreas inferiores de pacientes com fibrose cística, sobretudo aqueles com colonização por *Pseudomonas*. O uso de antibióticos tópicos em infecções nasossinusais parece ser uma extensão lógica que pode evitar complicações sistêmicas observadas com preparações orais e EV. Atualmente, não há antibióticos aprovados pela agência americana Food and Drug Administration para uso sinusal, mas a popularidade de formulações tópicas é evidenciada pelas diversas empresas farmacêuticas que produzem e comercializam antibióticos para uso tópico. As evidências que sustentam o uso de antibióticos tópicos foram resumidas por várias revisões com base em evidências e pelo EPOS12.[4-6] Várias séries de casos e ensaios clínicos abertos, não controlados, relataram resultados após o uso tópico de antibiótico em RSCsPN, e cada um deles relatou reduções nos escores de sintomas, imagens ou mediadores inflamatórios.[28-33] Três ECRs avaliaram antibióticos tópicos em RSCsPN; no entanto, todos falharam em mostrar uma diferença significativa em comparação com o placebo.[34-36] De fato, Desrosiers e Salas-Prato[35] verificaram que a tobramicina nebulizada resultou no aumento da congestão. Não há ECRs avaliando antibióticos tópicos para pacientes com RSCcPN. A maioria dos estudos falhou em relatar complicações ou relatam somente complicações leves, como dor de garganta e tosse. Os custos associados a antibióticos tópicos podem ser elevados, e as formulações para nebulização podem requerer de 10 a 20 minutos, várias vezes por dia.[30,31] Atualmente, não existe nenhuma padronização quanto à preparação de antibiótico, à dose, ao intervalo de dosagem ou ao método de administração. Além disso, há uma escassez de dados no que diz respeito à absorção sistêmica, à cinética e à segurança global, tanto para a administração a curto quanto a longo prazo. Assim, revisões baseadas em evidências e o EPOS12 são expressamente *contra* o uso rotineiro de antibióticos tópicos na RSC.[4-6]

Medicamentos Antifúngicos

O papel dos fungos como agentes etiológicos na RSC continua controverso. Certamente, a presença de elementos fúngicos é fundamental para o diagnóstico da rinossinusite fúngica alérgica, embora permaneça a controvérsia sobre o papel exato dos fungos na sua fisiopatologia.[12] Outros sugeriram que os fungos são fundamentais para todas as formas de RSC.[37] Utilizando técnicas de cultura altamente sensíveis, os fungos podem ser identificados na cavidade nasal da maioria dos indivíduos com RSC, embora organismos semelhantes sejam observados em pacientes controle sem sinusite.[38] Os dados sugestivos de que elementos fúngicos podem regular positivamente respostas inflamatórias incentivam ainda mais o entusiasmo com o uso de antibióticos antifúngicos, incluindo tanto as preparações orais quanto as tópicas.[39]

A anfotericina B tópica foi extensamente estudada em pacientes com RSC. Foram publicados nove ECRs para avaliar a eficácia da anfotericina B em adição a diversas metanálises resumindo o efeito.[40-51] O entusiasmo inicial com essa terapia foi gerado após Ponikau et al.[50] relatarem melhora nos escores à TC e à endoscopia após irrigações com anfotericina B em comparação com o placebo. No entanto, este mesmo estudo não conseguiu demonstrar uma diferença nos sintomas dos pacientes. Infelizmente, nenhum dos outros oito ECRs demonstrou melhora significativa nos sintomas em comparação com o placebo, e Weschta et al.,[49] de fato, relataram resultados piores no grupo anfotericina B ($P < 0{,}005$). Da mesma maneira, os ECRs que avaliaram os resultados de QV não mostraram uma diferença significativa.[44,45,49,50] Nenhuma metanálise recente conseguiu demonstrar que a anfotericina B otimiza os resultados clínicos em pacientes com RSC, como a melhora nos escores de sintomas e nos resultados da TC ou endoscopia.[40-42] Com esta evidência em mente, o EPOS12 e duas revisões baseadas em evidências recentemente publicadas desaconselham expressamente o uso de antibióticos tópicos antifúngicos em pacientes com RSC.[4-6]

Vários estudos examinaram antibióticos antifúngicos por via oral em pacientes com RSC. O maior nível de evidências vem de Kennedy et al.,[52] que relataram um ECR duplo-cego que comparou terbinafina com o placebo em 53 pacientes com RSC. Todos os pacientes tinham RSC de acordo com critérios aceitos, mas nenhuma diferenciação foi feita entre RSCsPN e RSCcPN. Na conclusão do tratamento, não se observou diferença entre as vertentes do estudo na QV, nos escores à TC, nas complicações e na avaliação global realizada pelo médico ou pelo paciente. Dois estudos retrospectivos não controlados avaliaram o itraconazol oral em pacientes com RSFA. Chan et al.[53] relataram melhora de 56% no escore de sintomas após 2 meses de tratamento, enquanto Seiberling e Wormald[54] verificaram que 70% dos pacientes tiveram uma resposta favorável. Estudos de função hepática com resultados elevados foram observados em 19 e 17%, respectivamente, com 3 a 13% deles requerendo a interrupção da terapia. A falta de dados sobre a qualidade levou a recomendações *contra* o uso de antifúngicos sistêmicos para RSC, incluindo populações com RSCsPN, RSCcPN e RSFA.[4-6] Nenhum estudo avaliou antibióticos antifúngicos EV para pacientes com RSC.

CORTICOSTEROIDES TÓPICOS

Todas as formas de RSC são caracterizadas por inflamação persistente na mucosa, e estudos demonstram suprarregulação de uma grande variedade de células inflamatórias, citocinas e quimiocinas. As formulações de corticosteroides, com os seus amplos efeitos anti-inflamatórios, representam uma opção lógica de tratamento. Em muitos casos, tais medicamentos foram aprovados pela FDA para o tratamento da inflamação crônica, tanto das vias aéreas superiores (rinite alérgica e RSCcPN) quanto das inferiores (asma e doença pulmonar obstrutiva crônica) e têm farmacocinética e perfis de segurança bem descritos. A capacidade de distribuir corticosteroides diretamente na superfície da mucosa nasossinusal é uma clara vantagem, pois os efeitos adversos sistêmicos podem ser minimizados, o que possibilita o uso a longo prazo. Existem muitas formulações diferentes de corticosteroides, e os métodos de administração variam amplamente, incluindo *sprays* tradicionais, gotas, nebulizadores e dispositivos de irrigação. Os fatores que poderiam, teoricamente, afetar a eficácia de formulações tópicas de corticosteroides são a fisiopatologia subjacente da doença (RSCsPN *vs.* RSCcPN); se os óstios sinusais foram abertos cirurgicamente; método de distribuição (pressão e volume, alto *vs.* baixo); e formulações de corticosteroides específicos.

Eficácia

Eficácia Global em Rinossinusite Crônica. Muitos ECRs avaliaram a eficácia de corticosteroides tópicos em pacientes com RSC, incluindo os subgrupos RSCsPN e RSCcPN. Talvez seja difícil estabelecer conclusões definitivas, devido à utilização de diferentes formulações, dispositivos de administração e medidas de resultado entre os estudos. No entanto, estão disponíveis dados de resumo de cinco revisões sistemáticas diferentes com metanálises, além de uma avaliação baseada em evidências recentes e uma diretriz

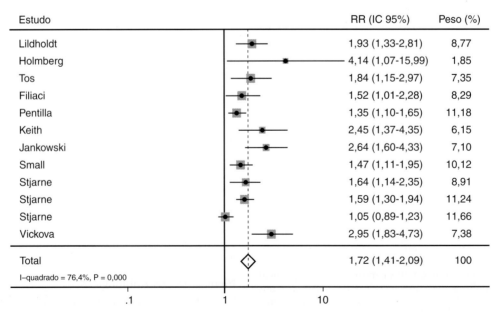

FIGURA 20-1. *Forest plot* de estudos controlados randomizados avaliando corticosteroides tópicos em pacientes com pólipos nasais. IC, intervalo de confiança; RR, razão de risco. (Dados de Rudmik L, Schlosser RJ, Smith TL, Soler ZM. Impact of topical nasal steroid therapy on symptoms of nasal polyposis: a meta-analysis. *Laryngoscope* 2012;122[7]:1431–1437.)

20 | RESULTADOS DO TRATAMENTO CLÍNICO E CIRÚRGICO DA RINOSSINUSITE CRÔNICA COM E SEM PÓLIPOS NASAIS   **351**

profissional.[6,55–59] As três metanálises de ECRs com pacientes com RSCcPN demonstraram um benefício significativo, embora cada um varie ligeiramente com relação aos critérios de inclusão/exclusão e desfechos de interesse.[55,57,59] Joe et al.[55] encontraram melhora no tamanho dos pólipos, conforme determinado por endoscopia em seis ECRs. Já Rudmik et al.[59] avaliaram sintomas relatados pelo paciente em 12 ECRs, demonstrando que os indivíduos que receberam corticosteroides tópicos foram 1,72 vez (intervalo de confiança [IC] de 95%, 1,41–2,09) mais propensos a relatar melhora do que aqueles que receberam placebo (Fig. 20-1). Kalish et al.[57] também relataram uma melhora em escores de sintomas (diferença média padronizada [DMP] – 0,46; $P < 0,0001$) depois de analisar sete ensaios controlados com placebo. Não foi observada diferença entre as formulações de corticosteroides específicos.

Duas revisões sistemáticas com metanálise investigaram a eficácia de corticosteroides tópicos em pacientes com RSCSPN. Kalish et al.[56] identificaram nove ECRs, embora houvesse uma heterogeneidade significativa entre os estudos. Eles conseguiram combinar cinco estudos com relação à resposta global, mas não demonstrar uma diferença significativa (razão de risco [RR] 0,75; IC 95%, 0,50–1,10; $P = 0,14$). Com relação aos sintomas, três estudos foram combinados e demonstraram uma redução significativa nos escores de sintomas (RR 0,63; IC 95%, 0,16–1,09; $P = 0,009$), sem heterogeneidade entre as avaliações. Tendo em vista estes dados, os autores perberam que não poderiam fazer uma forte conclusão global. Mais recentemente, Snidvongs et al.[58] combinaram os resultados de dez ECRs e revelaram que os corticosteroides tópicos reduzem sintomas gerais em pacientes com RSCsPN (DMP – 0,37; IC 95%, –0,60 a –0,13). Não foi observada diferença entre as formulações de corticosteroides específicos.

Considerado em conjunto, o elevado nível de evidência 1A sustenta a conclusão de que os corticosteroides tópicos melhoram os resultados em pacientes com RSC, incluindo os subgrupos com e sem pólipos nasais. Isso levou a fortes recomendações *a favor de* corticosteroides tópicos pelas recentes revisões baseadas em evidências e diretrizes, como o EPOS12.[4,6] Apesar da forte eficácia dos corticosteroides tópicos, muitas perguntas permanecem, incluindo se os resultados diferem com base no estado cirúrgico e métodos de administração.

Estado Cirúrgico, Método de Administração e Eficácia do Corticosteroide Tópico. A eficácia dos corticosteroides tópicos baseia-se na distribuição adequada à superfície da mucosa afetada, um resultado que poderia ser afetado pelo método de administração e pela cirurgia sinusal prévia. Os métodos de administração podem incluir diversos dispositivos utilizados para liberar o fármaco, vários volumes distribuídos e diferentes posições da cabeça. Esta parte da literatura é grande e variada, mas diversas generalizações têm surgido. Sem cirurgia sinusal prévia, libera-se pouquíssimo fármaco na mucosa sinusal, independentemente do dispositivo de administração, do volume ou da posição da cabeça. Tal suposição é sustentada por metanálise de ECRs de corticosteroides tópicos, nos quais subgrupos que tiveram a cirurgia sinusal prévia são mais propensos a ter melhora significativa nos resultados em pacientes com RSCcPN.[4,57] Estes dados sustentam a crença comum entre médicos de que a cirurgia sinusal aumenta a terapia médica, melhorando a liberação de medicamentos tópicos para a mucosa sinusal. O impacto dos métodos de administração é um pouco mais difícil de discernir. Análises de subgrupos de revisões sistemáticas sugerem que dispositivos de administração nasal (sprays, gotas, nebulizadores) são menos eficazes que os métodos de administração sinusal (punção direta, irrigação), mas tais comparações são difíceis de serem feitas, pois não foram realizados ensaios de comparação direta para avaliar métodos de administração.[57,58] Colocando-se todos os dados disponíveis em conjunto, revisões recentes e o EPOS12 sugerem que os corticosteroides tópicos apresentam uma probabilidade maior de eficácia após a cirurgia sinusal e quando os métodos de administração são utilizados de modo a promoverem a deposição do fármaco dentro dos seios paranasais especificamente, em vez de apenas na mucosa nasal.[4,6] Ensaios clínicos de qualidade para avaliar técnicas cirúrgicas (grandes óstios *vs.* pequenos óstios) e dispositivos/métodos de administração certamente serão uma grande prioridade na próxima década.

CORTICOSTEROIDES ORAIS

Os corticosteroides orais têm amplos efeitos anti-inflamatórios que estão bem demonstrados em um grande espectro de doenças inflamatórias crônicas, envolvendo as das vias aéreas superiores e inferiores. Os corticosteroides orais têm sido muito utilizados como uma estratégia de tratamento da RSC, sobretudo para pacientes com RSCcPN, mas seu uso deve ser considerado à luz dos efeitos adversos conhecidos após a administração a curto e longo prazo. A Revisão Cochrane atualizada em 2011 analisou três ECRs que avaliaram corticosteroides orais em pacientes com RSCcPN.[60] A melhora foi demonstrada no tamanho dos pólipos e nos escores de sintomas e qualidade de vida em comparação com o placebo.

TABELA 20-2. Resumo das Recomendações para Uso de Corticosteroides em Rinossinusite Crônica

Pacientes RSC	Grau de Evidência	Equilíbrio de Benefícios e Prejuízos	Recomendação	Protocolo de Corticosteroide
RSCsPN	C	Equilíbrio percebido de benefícios para prejuízos	Opção	
RSCcPN	A	Preponderância de benefícios sobre prejuízo, em seguimento de curto prazo, pequeno	Fortemente recomendado	Considerar prednisona oral a curto prazo em RSCcPN
SFA	B	Benefícios sobre prejuízos em curto prazo	Recomendado	Considerar prednisona oral para pacientes com SFA
Uso pré-operatório em SFA	B	Benefícios sobre prejuízos particularmente após desbridamento cirúrgico	Recomendado	Considerar prednisona oral no pré-operatório em SFA
Uso pré-operatório em RSCcPN	B	Benefícios sobre prejuízos	Recomendado	Considerar prednisona oral no pré-operatório em RSCcPN
Uso pré-operatório em RSCsPN	NA	NA	Nenhuma recomendação	

Dados de Poetker DM, Jakubowski LA, Lal D et al: Oral corticosteroids in the management of adult chronic rhinosinusitis with and without nasal polyps: an evidence-based review with recommendations. *Int Forum Allergy Rhinol* 2013;3(2):104-120.

SFA, sinusite fúngica alérgica; RSCsPN, rinossinusite crônica sem pólipos nasais; RSCcPN, rinossinusite crônica com pólipos nasais; NA, não aplicável.

PARTE III | SEIOS, RINOLOGIA E ALERGIA/IMUNOLOGIA

No entanto, os ensaios foram de qualidade moderada e duração curta (2 a 4 semanas). Poetker et al.[61] publicaram uma revisão sistemática em 2013, que identificou vários outros ECRs com pacientes em tratamento de RSFA e aqueles contemplando o uso perioperatório de corticosteroides por via oral em indivíduos com RSCcPN (Tabela 20-2). Esses autores encontraram um nível de evidência 1 de que corticosteroides orais melhoram os resultados a curto prazo em pacientes com RSCcPN e RSFA. Um ECR também demonstrou que os corticosteroides orais administrados no período perioperatório melhoram os resultados endoscópicos até 6 meses após a cirurgia sinusal, embora o pico do efeito tenha sido em 2 semanas.[62] No entanto, nenhum destes estudos demonstrou que os corticosteroides orais têm efeitos prolongados que duram significativamente além da extensão do próprio esquema de tratamento. A maioria dos médicos está consciente desta realidade, pois os pacientes frequentemente relatam grande melhora de sintomas durante o tratamento com corticosteroides apenas renovando as queixas logo após sua interrupção. A ausência de melhora a longo prazo limita a utilidade dos corticosteroides orais para RSCcPN, por causa dos perfis de efeitos adversos conhecidos. Poetker e Smith[7] revisaram as implicações médico-legais da utilização de corticosteroides e verificaram que os corticosteroides eram um dos medicamentos mais comuns associados a processos judiciais. Além disso, o custo de ações envolvendo corticosteroides muitas vezes foi bastante elevado. O litígio era tipicamente o resultado de má comunicação e do termo de consentimento inadequado com relação aos riscos, como necrose avascular do quadril, supressão adrenal, ganho de peso, desregulação da glicose, hipertensão, glaucoma e catarata, entre muitos outros.

Os dados a respeito do uso de corticosteroides orais na RSCsPN são muito escassos. Lal e Hwang[63] revisaram sistematicamente estudos publicados em 2011 e não conseguiram identificar quaisquer ECRs. Os relatos que existem são não controlados e normalmente apontam resultados em que os corticosteroides orais consistem apenas em um componente de um esquema de tratamento mais amplo, com um desenho de estudo que não permite conclusões definitivas quanto à eficácia do corticosteroide oral na RSCsPN, durante e fora do período perioperatório. No geral, os dados que sustentam o uso de corticosteroides orais na RSCsPN baseiam-se principalmente na teoria, na opinião de especialistas e nas séries de casos não controlados, o que limita bastante a força de quaisquer conclusões a serem alcançadas.

Com base nas evidências apresentadas anteriormente, os autores de diretrizes baseadas em evidências e nos documentos de posição recomendam corticosteroides orais para uso de curto prazo em pacientes com RSCcPN.[4,61] Essas recomendações envolvem o uso de corticosteroides orais no período perioperatório em pacientes com RSCcPN, inclusive aqueles do subtipo RSFA. Sua utilização seria particularmente recomendada em conjunto com o uso a longo prazo de corticosteroides tópicos. O uso de corticosteroides orais para RSCsPN, inclusive durante o período perioperatório, é considerado uma opção, mas outros estudos clínicos são necessários antes de haver recomendações definitivas.[4,61]

IRRIGAÇÕES COM SOLUÇÃO SALINA

As irrigações com solução salina tornaram-se componentes comuns de esquemas de tratamento abrangentes de longo prazo para RSC, incluindo as formas RSCsPN e RSCcPN. Parte de de tal popularidade é, sem dúvida, reflexo do custo relativamente baixo e do excelente perfil de segurança desse tipo de terapia. As irrigações com solução salina podem variar de acordo com o volume utilizado, a pressão do método de administração e a frequência de uso. Um grande número de ECRs avaliou irrigações de solução salina, embora, como seria de esperar, haja uma heterogeneidade significativa no que diz respeito a populações de pacientes, desenho do estudo e métricas de resultados. O controle com placebo é particularmente problemático na terapia com solução salina, pois não existe um controle adequado. Como resultado, muitas vezes os estudos comparam a terapia com solução salina com absolutamente nenhuma terapia ou com outros tratamentos adjuvantes de forma não cega. Uma revisão sistemática recente conduzida por Rudmik et al.[6] identificou oito ECRs, e uma Revisão Cochrane avaliou o uso de solução salina na RSC.[64-72] Dos oito ECRs, cinco eram fora de contexto cirúrgico e três envolveram irrigações com solução salina após a cirurgia sinusal. A partir destes dados, várias conclusões podem ser alcançadas. As irrigações com solução salina parecem melhorar os sintomas gerais e a QV em pacientes com RSC. Por sua vez, a solução salina parece ter eficácia em pacientes independentemente se eles foram submetidos anteriormente à cirurgia sinusal. Pelo menos um ECR demonstra que a administração de um volume elevado (240 mL) de solução salina é superior à administração de um baixo volume por meio de um simples *spray*.[69] Até o momento, não há nenhuma evidência convincente para sugerir que existem diferenças clinicamente relevantes entre as formulações salinas isotônica e hipertônica.[6] É difícil diferenciar os efeitos nos subgrupos RSCsPN e RSCcPN, pois os estudos nem sempre identificam os pacientes utilizando esses critérios. Com isso em mente, revisões recentes baseadas em evidências recomendam fortemente irrigações com solução salina como terapia de longo prazo para pacientes com RSC, em particular na RSCsPN, com a administração de um volume elevado. Assim, recomenda-se esta em métodos de baixo volume.[6] Da mesma maneira, o documento de posicionamento EPOS12 recomendou o uso de irrigações com solução salina na RSCsPN, mas não teve evidências suficientes para recomendar sua utilização em RSCcPN.[4]

ANTI-HISTAMÍNICOS

É aparente uma associação epidemiológica entre RSC e rinite alérgica, sobretudo em pacientes com RSCcPN e asma comórbida.[73] No entanto, a importância da atopia na fisiopatologia geral da RSC não está completamente compreendida, e uma evidência definitiva que está faltando é o fato de a alergia comórbida piorar a gravidade da doença específica da RSC.[8] No entanto, parece razoável que os anti-histamínicos possam melhorar os resultados, especialmente nos pacientes que demonstraram hipersensibilidade tipo I a alérgenos inalantes. Infelizmente, não há ECRs que tenham examinado anti-histamínicos, tópicos ou orais, para o tratamento da RSCsPN. Para pacientes com RSCcPN, apenas um ECR explorou o impacto da cetirizina oral, em comparação com o placebo, mas tal estudo foi de rigor duvidoso, e não foram observadas diferenças definitivas.[74] Considerando-se essa falta de dados, anti-histamínicos orais não são recomendados como um tratamento específico para a RSC, incluindo as formas de RSCsPN ou RSCcPN.[4] No entanto, há fortes evidências de que os anti-histamínicos melhoram os resultados em pacientes com rinite alérgica e, portanto, o uso de anti-histamínicos para esta indicação específica parece adequado.[75]

ANTAGONISTAS DE LEUCOTRIENOS

Os antagonistas de leucotrienos são os medicamentos inibidores via da 5-lipoxigenase (zileuton) e aqueles que bloqueiam a ação no receptor cisteinil leucotrieno tipo 1 (montelucaste, zafirlucaste). Esses fármacos mostram eficácia para doenças inflamatórias crônicas das vias aéreas superiores (rinite alérgica) e inferiores (asma) e, portanto, podem, teoricamente, proporcionar benefícios na RSC. Realizou-se a maioria dos estudos com pacientes com RSCcPN com asma. Foram estudos abertos não controlados, os quais sugerem que poderia existir algum benefício.[76-79] O EPOS12 revisou as evidências disponíveis, incluindo os vários ECRs que têm dados para esta população.[80-83] Surpreendentemente, não foi publicada nenhuma revisão sistemática com metanálise no que diz respeito a esta classe de medicamentos; uma Revisão Cochrane foi registrada, mas nunca totalmente executada. Os ECRs publicados relataram resultados negativos ou tiveram limitações metodológicas que colocaram em

20 | RESULTADOS DO TRATAMENTO CLÍNICO E CIRÚRGICO DA RINOSSINUSITE CRÔNICA COM E SEM PÓLIPOS NASAIS — 353

questão os achados do estudo.[4] Como tal, não poderia ser claramente discernido se os antagonistas de leucotrienos melhoraram os resultados específicos da RSC ou se eles simplesmente melhoraram a alergia ou a asma. Os autores do EPOS12 não recomendam o uso de antagonistas de leucotrienos para RSC; conforme os achados positivos relatados em alguns estudos, essa classe de medicamentos merece um estudo mais aprofundado futuramente, em ambas as populações RSCsPN e RSCcPN.

ANTICORPOS MONOCLONAIS

Avanços recentes possibilitaram o desenvolvimento de anticorpos monoclonais que se destinam a mediadores inflamatórios específicos, como as terapias anti-IgE e anti-IL-5. Um pequeno ECR avaliou a terapia anti-IgE (omalizumabe) em pacientes com RSCcPN e IgE sérica total elevada.[84] Infelizmente, apenas 14 indivíduos foram incluídos neste estudo, e todos os resultados foram negativos, com escores de opacificação à TC, QV, olfação, endoscopia e PFIN. Dois ensaios clínicos randomizados avaliaram a terapia anti-IL-5 em pacientes com RSCcPN. O primeiro ECR duplo-cego avaliou uma única infusão de reslizumabe e não encontrou diferenças significativas nos resultados específicos para RSC em comparação com o placebo.[85] Um segundo ECR duplo-cego avaliou duas infusões de mepolizumabe (n = 20) ou placebo (n = 20) em pacientes com RSCcPN.[86] Observou-se uma redução no tamanho dos pólipos avaliados por endoscopia em uma escala de oito pontos em 8 semanas (diferença de tratamento 1,38; ($P = 0,028$), além de uma redução na opacificação à TC. Ocorreram reduções nos escores de sintomas e no PFIN, mas não foram estatisticamente significativas, possivelmente como resultado do tamanho limitado da amostra. A evidência preliminar a favor da terapia anti-IL-5 deve ser considerada com relação aos seus elevados custos e riscos potenciais. Atualmente, a terapia anti-IgE não é recomendada para RSC, mas anticorpos anti-IL-5 podem ser considerados na terapia para pacientes com a doença com polipose refratária.[4]

OUTRAS TERAPIAS CLÍNICAS

Muitas outras terapias têm sido oferecidas para RSC e apresentam algum grau de evidência teórica ou de nível baixo que ssustentam seu uso, muitas vezes em populações selecionadas. Estas envolvem a imunoterapia (pacientes atópicos e com rinossinusite fúngica alérgica), a terapia com furosemida (RSCcPN), os imunossupressores sistêmicos (RSCcPN), a dessensibilização à aspirina (DREA), o xampu para bebês (biofilme), os probióticos, os inibidores da bomba de prótons e os medicamentos homeopáticos. Embora essas terapias sejam promissoras, nenhuma é sustentada por dados clínicos de qualidade e, portanto, não se recomenda para uso rotineiro em pacientes com RSCsPN ou RSCcPN.[4] Um resumo das recomendações relativas às terapias clínicas comumente utilizadas para a RSC é apresentado na Tabela 20-3.

CIRURGIA ENDOSCÓPICA SINUSAL

A cirurgia endoscópica sinusal (CES) procura remover pólipos, se presentes; abrir os óstios obstruídos; remover secreções espessadas; e reduzir a carga inflamatória da doença. Dependendo do tamanho da abertura do óstio, um objetivo adicional da cirurgia é promover a entrada da medicação nos seios paranasais no pós-operatório, com irrigações de solução salina e corticosteroides tópicos. Tal como a avaliação dos resultados médicos mencionados, faz sentido a avaliação do tratamento cirúrgico utilizando o mesmo rigor e insistindo em dados de ECRs duplo-cegos. No entanto, quando são feitas tentativas para desenhar o ensaio cirúrgico ideal, as dificuldades logísticas surgem imediatamente. O primeiro problema encontrado é a escolha do grupo controle com o qual comparar a cirurgia. Se a cirurgia é comparada com nenhum tratamento ou com farmacoterapia, é impossível manter um teste cego com relação à alocação de tratamento, e os efeitos diferenciais do placebo não podem ser descartados entre os tratamentos

TABELA 20-3. Resumo de Recomendações para Terapia Clínica em Rinossinusite Crônica

Terapia Clínica	EPOS12*	EBRR†
Antibacteriano oral Não Macrolídio <3 a 4 semanas	RSCsPN: B+ RSCcPN: C+	RSC: Opcional
Antibacteriano oral Macrolídio ≥ 12 semanas	RSCsPN: C+ RSCcPN: C+	RSC: Opcional
Antibacteriano endovenoso	RSCsPN: Não analisou RSCcPN: Não analisou	RSC: Não recomendam
Antibacteriano tópico	RSCsPN: A– RSCcPN: Nenhum dado	RSC: Não recomendam
Antifúngico oral	RSCsPN: A– RSCcPN: A–	RSC: Não recomendam
Antifúngico endovenoso	RSCsPN: Nenhum dado RSCcPN: Nenhum dado	RSC: Não recomendam
Corticosteroide tópico	RSCsPN: A+ RSCcPN: A+	RSCsPN: Recomendam RSCcPN: Recomendam
Corticosteroide sistêmico (oral)	RSCsPN: C+ RSCcPN: A+	RSCsPN: Opcional RSCcPN: Recomendam
Irrigação com solução salina	RSCsPN: A+ RSCcPN: D+	RSC: Recomendam
Anti-histamínicos (em rinite alérgica)	RSCsPN: Nenhum dado RSCcPN: D+	—
Antagonistas de leucotrieno	RSCsPN: Nenhum dado RSCcPN: A–	—
Anticorpos monoclonais anti-IgE	RSCcPN: A–	—
Anticorpos monoclonais anti-IL-5	RSCcPN: D+	—

* Conforme relatado no European Position Paper on Rhinosinusitis and Nasal Polyps 2012.[4]

† Revisões baseadas em evidências publicadas com recomendações.[5,6,61]

+, recomendado; –, recomendado contra; A, diretamente baseado na categoria I de evidência; B, diretamente baseado na categoria II de evidência ou extrapolado da categoria I de evidência; C, diretamente baseado na categoria III de evidência ou extrapolado das categorias I ou II de evidência; D, diretamente baseado na categoria IV de evidência ou extrapolado das categorias I, II ou III de evidência.

RSCsPN, rinossinusite crônica sem pólipos nasais; RSCcPN, rinossinusite crônica com pólipos nasais; IgE, imunoglobulina E; IL-5, interleucina 5.

clínico e cirúrgico. O médico também pode comparar a CES com a cirurgia *sham* (simulada). Neste desenho, os pacientes ficariam em teste cego quanto à alocação do tratamento, e os efeitos diferenciais do placebo poderiam ser minimizados entre os braços de tratamento. No entanto, o uso de cirurgia *sham* levanta preocupações de ordem ética importantes, que na maioria dos casos elimina sua utilização.[87] O segundo problema refere-se à inclusão do paciente em ensaios cirúrgicos randomizados. A escolha de se submeter à cirurgia não é considerada fácil pela maioria dos pacientes, e poucos estão dispostos a se submeter ao processo de randomização, especialmente nos Estados Unidos. Por último, os tratamentos cirúrgicos são extremamente caros, tornando-se economicamente inviável cobrir tais custos como seria de se esperar para os participantes randomizados de um estudo. Os problemas mencionados contribuem para a escassez de estudos controlados randomizados disponíveis que avaliem a CES e tornam questionável se ECRs em grande escala serão realizados futuramente.

Apesar das realidades discutidas, um pequeno número de ECRs tem incluído a CES como uma vertente do tratamento em pacientes com RSC. Uma Revisão Cochrane, em 2009, identificou três ECRs que compararam tratamentos clínicos com a CES.[88] De acordo com dados não publicados, um estudo não conseguiu demonstrar diferença entre uma antrostomia meatal média e uma antrostomia inferior. Os outros dois estudos compararam o tratamento clínico com a CES. Em 1997, Hartog et al.[89] distribuíram randomicamente 89 pacientes com sinusite maxilar para irrigações sinusais mais 10 dias de antibióticos ou o mesmo esquema de tratamento mais CES. Os efeitos globais não foram diferentes, embora os pacientes cirúrgicos tenham relatado melhora do olfato e menos drenagem purulenta. Em 2004, Ragab et al.[90] distribuíram randomicamente 90 pacientes com RSC, incluindo RSCsPN e RSCcPN, para irrigações com solução salina, um corticosteroide nasal e 3 meses de eritromicina ou CES seguidas por irrigações com solução salina, um corticosteroide nasal e 2 semanas de eritromicina. Não houve diferença nos escores totais de sintomas entre os grupos de tratamento. A conclusão lógica a partir desses estudos é que nenhuma evidência sugere a CES ser superior à terapia clínica para o tratamento da RSC. No entanto, tais ECRs e revisões que resumem esses estudos não refletem a prática clínica atual no que diz respeito ao tratamento cirúrgico de pacientes com RSC. Os dois últimos ensaios comparam terapia clínica e a CES como tratamentos iniciais da RSC. O atual paradigma clínico aceito é tratar primeiro os pacientes com RSC utilizando um amplo esquema clínico, reservando a cirurgia apenas para aqueles com sintomas persistentes e graves. Com base neste paradigma, o ECR bem conduzido incluiria apenas os pacientes que não obtiveram benefícios com um amplo esquema clínico, um desenho de estudo ainda não relatado.

As pesquisas relacionadas com a CES evoluíram muito ao longo das últimas décadas. Como acontece com qualquer nova técnica cirúrgica, os relatos iniciais eram séries de casos retrospectivos pequenas, de uma única instituição. A partir daí, muitos estudos prospectivos de coorte foram publicados. As medidas de desfecho utilizadas para determinar a eficácia cirúrgica envolvem mais comumente escores tomográficos, classificação endoscópica, função olfatória, sintomas individuais ou QV. Embora cada um desses itens tenha importância, enfatizou-se QV específica da doença como a medida predominante para a maioria dos estudos atuais. A importância da avaliação da qualidade de vida espelha uma mudança geral entre os estudos, com o intuito de enfatizar especialmente os resultados centrados no paciente. Existem muitas medidas de qualidade de vida específicas para a RSC validadas; são o Rhinosinusitis Disability Index (RSDI), o Chronic Sinusitis Survey (CSS) e o Sinonasal Outcomes Test-22 (SNOT-22), entre muitos outros (Tabela 20-4).[91-94] Tais instrumentos de QV específicos da RSC são delineados para capturar os diversos impactos que a RSC tem sobre um indivíduo em particular, costumando incluir os domínios físico, emocional e funcional. A ênfase nesses resultados flui logicamente de estudos que mostram correlações inconsistentes entre sintomas e medidas radiográficas em pacientes com RSC, além daqueles que demonstram que a QV específica da RSC é o fator dominante para os pacientes buscarem a cirurgia.

Foram realizadas várias revisões para resumir os achados do grande número de estudos de coorte e séries de casos que exploraram os resultados após a CES em pacientes com RSC. Apesar de alguns estudos se concentrarem em um subtipo de RSC, muitos incluem todos os pacientes com RSC. Smith et al.[95] identificaram 45 estudos entre 1966 e 2004, que relataram resultados de QV ou sintomas após a CES. A heterogeneidade significativa no desenho de estudo e nas medidas de resultados impediu uma metanálise formal, mas se verificou que todos os estudos relataram significativa melhora em pelo menos um desfecho clínico. Desde 2004, grandes estudos adicionais prospectivos de coorte foram publicados, e cada um demonstra melhora estatisticamente significativa nos sintomas ou na QV. Em 2004, Bhattacharyya[96] acompanhou 100 pacientes por um período médio de 19 meses após a CES. Os sintomas foram examinados no pré-operatório e no pós-operatório, utilizando escalas de Likert (variação de 0 a 5). Após a cirurgia, observou-se uma diminuição estatisticamente significativa nos principais sintomas — pressão facial, congestão nasal, obstrução nasal, rinorreia e hiposmia — e em sintomas menores ($P < 0,001$ para todos). A variação líquida no escore de sintomas principais variou de 1,5 a 2,3 pontos. Ling e Kountakis acompanharam 158 pacientes com RSC durante 12 meses após a cirurgia e relataram melhoras significativas nos escores da escala visual analógica (EVA) e do SNOT-22 após a cirurgia.[97] Em 2009, foram relatados resultados de longo prazo do estudo English National Comparative Audit of Surgery for Nasal Polyposis and Chronic Rhinosinusitis.[98] Tal estudo acompanhou 3.128 pacientes submetidos à cirurgia para RSC, com os subtipos RSCsPN e RSCcPN, e relatou resultados de cinco anos de 1.459 indivíduos. Verificaram que o escore SNOT-22 melhorou significativamente a partir de um valor basal pré-operatório de 40,9 para 28,2. No ano seguinte, Smith et al.[99] publicaram um estudo de coorte multi-institucional de 302 pacientes de três centros médicos acompanhados por uma média de 17,4 meses após a CES. Os escores médios melhoraram em 18,9 pontos no RSDI e 21,2 pontos no CSS, o que representa uma mudança de 15,8 e 21,2%, respectivamente ($P < 0,001$ para ambos). Chester et al. também realizaram duas revisões sistemáticas[100,101] com metanálise que avaliaram melhoras na fadiga e na dor corporal após a CES em pacientes com RSC.

A literatura citada anteriormente fornece evidências convincentes de que, em média, os pacientes submetidos à CES para RSC terão melhores resultados de QV após a CES. A maioria dos dados, no entanto, carece de grupos controle para comparação. É razoavelmente aceitável que uma parte da melhora observada entre os estudos pode estar relacionada com o efeito placebo, fato não incomum em pacientes bastante envolvidos emocional, física e financeiramente em um procedimento cirúrgico. Uma parte da melhora pode estar relacionada com as flutuações no curso natural da RSC; não é raro os pacientes buscarem tratamento quando estão em meio a uma exacerbação da doença, e alguma regressão à média poderia ser esperada. Tais preocupações explicam o motivo pelo qual pesquisadores incorporam braços controle – de modo que qualquer impacto de fatores não tratáveis pode ser eliminado, tanto por meio do processo de randomização quanto por métodos estatísticos. Vários estudos recentes tentaram comparar os resultados após a CES com resultados da terapia exclusivamente clínica.[102,103] Neste desenho, aos pacientes que tinham sintomas em curso apesar da terapia clínica foi oferecida a cirurgia. Aqueles pacientes que optaram por se submeter à cirurgia foram então comparados com os quais não foram eleitos para a cirurgia, mas continuaram apenas com a terapia clínica. Os pacientes eleitos ao tratamento cirúrgico (n = 75) relataram terem melhorado mais do que aqueles que foram clinicamente manejados (n = 55) em ambos os instrumentos de QV, RSDI e CSS. Além disso, os pacientes cirúrgicos relataram menor uso de antibióticos orais e corticosteroides orais e menor número de dias perdidos de trabalho e/ou escola. Essa coorte foi então acompanhada por um ano, e na coorte cirúrgica ainda houve melhores resultados de qualidade de vida em comparação com a coorte clínica. De fato, 17 pacientes que tinham sido inicialmente eleitos à terapia clínica foram para a coorte cirúrgica cruzada. Assim, os resultados neste grupo cruzado espelharam aqueles da coorte cirúrgica geral. Embora tal estudo inclua uma vertente de controle, pode-se supor que muitos fatores influenciam a escolha de um paciente pela cirurgia ou terapia clínica. Tais fatores têm o potencial para

Instrumento	Domínios ou Subescalas	Nº de Itens na Pesquisa	Validade			Confiabilidade		Resposta à mudança	Interpretação	Número de Estudos Utilizando o Instrumento (por País)
			Conteúdo	Critério	Construção	Alfa de Crombach	Teste-Reteste			
RSDI [92]	Funcional, emocional, físico	30	Experiência dos autores	Nenhuma associação significativa a escore à TC	*Discriminante*: pacientes com doença sinusal têm escores diferentes para todos os itens em comparação com o controle	0,95	r = 0,60 a 0,92 para cada um dos três domínios	Alteração no escore durante 24 meses correlacionada com a alteração na gravidade dos sintomas, saúde física, humor e controle de sintomas percebido	Compreensível e curto (<5 min. para completar)	EUA: 26 Reino Unido: 1 Suíça: 1 Turquia: 1 TOTAL: 29
CSS[93]	Sintomas, medicamentos	6	Revisão da literatura, experiência dos autores	Nenhuma correlação com escore à TC	*Convergente*: correlacionado com as subescalas 3/8 do SF–36; escores no CSS e SF-36 melhoraram com a cirurgia	0,73	r = 0,86 aos 14 a 60 dias	Tamanho do efeito: 1,12 após a cirurgia RMP: 0,33–0,82 após tratamento médico/cirúrgico	Não avaliada	EUA: 32 Austrália 2 Canadá: 1 Nova Escócia: 1 Taiwan: 1 TOTAL: 37
SNOT-20	Nasal, paranasal, sono, social, emocional	20	Derivado do RSOM–31	Nenhuma correlação com escore à TC	*Convergente*: escores SNOT–20 e SF–12 melhorados *Discriminante*: escores significativamente diferentes entre pacientes com rinossinusite e controles	0,9	r = 0,9	RMP: 0,37 em 2 meses após a cirurgia; 0,4 aos 6 meses; 0,4 em 1 ano; melhora de 38% (IC 95%, 28% a 49%) no escore com cirurgia; alteração nos escores significativamente diferente entre pacientes com sintomas melhorados *vs.* nenhuma melhora aos 6 meses, mas *não* em 1 ano	Carga do tempo: 10 min.; fácil de interpretar: escore é a média dos 20 itens	EUA: 13 Austrália: 3 China: 2 Alemanha: 2 Egito: 2 Nova Zelândia: 1 Reino Unido: 1 Escócia: 1 Espanha: 1 Itália: 1 Grécia: 1 Tailândia: 1 Turquia: 1 Vietnã: 1 Japão: 1 TOTAL: 32
SNOT-22[94]	O mesmo que SNOT-20, além de questões relativas a obstrução nasal e perda do sentido do gosto e olfato	22	Derivado do SNOT-20	Não avaliado	*Discriminante*: escores significativamente diferentes entre pacientes com RSC e controles saudáveis e entre subgrupos de pacientes com RSC	0,91	r = 0,93	Tamanho do efeito aos 3 meses: 0,81; redução estatisticamente significativa nos escores relatados pelo paciente aos 3 meses	Carga de resposta reduzida em comparação ao SNOT-20 (classificação de importância removida)	Reino Unido: 5 Dinamarca: 1 República Tcheca: 1 Bélgica: 1 TOTAL: 8

Dados de Quintanilla-Dieck L, Litvack JR, Mace JC, Smith TL. Comparison of disease—quality-of-life instruments in the assessment of chronic rhinosinusitis. *Int Forum Allergy Rhinol* 2012;2(6):437-443.

IC, intervalo de confiança; RSC, rinossinusite crônica; CSS, Chronic Sinusitis Survey; TC, tomografia computadorizada; QV, qualidade de vida; RSDI, Rhinosinusitis Disability Index; RSOM, Rhinosinusitis Outcome Measure; SF, Medical Outcomes Study Short-form Survey; SNOT, Sinonasal Outcomes Test; RMP, resposta média padronizada.

TABELA 20–5. Diferença Mínima Clinicamente Importante para Medidas Comuns de Qualidade de Vida Utilizadas em Pesquisa de Resultados em Rinossinusite Crônica

Domínios do Instrumento de Pesquisa de QV	Variação do Escore	DMCI
RSDI total:	0–120	≥10,35
Físico	0–44	≥3,80
Funcional	0–36	≥3,45
Emocional	0–40	≥4,20
CSS total:	0–100	≥9,75
Sintomas	0–100	≥13,25
Medicamentos	0–100	≥12,60
SNOT-20	0–100	≥16,0 (20 x 0,80)
SNOT-22	0–110	≥8,90
RQLQ	0–6	≥0,62

Dados de Soler ZM, Smith TL. Quality of life outcomes after functional endoscopic sinus surgery. *Otolaryngol Clin North Am* 2010; 43(3): 605-612.

CSS, Chronic Sinusitis Survey; DMCI, diferença mínima clinicamente importante; QV, qualidade de vida; RQLQ, Rhinoconjunctivitis Quality of Life Questionnaire; RSDI, Rhinosinusitis Disability Index; SNOT, Sinonasal Outcomes Test.

mente. Achados de centros médicos terciários, como os relatados por Smith et al.,[106] podem não refletir uma prática individual do cirurgião.

Os dados de resultados da CES apresentados antes representam principalmente as coortes globais de pacientes com RSC; no entanto, faz sentido que pacientes com certos subtipos, incluindo RSCsPN e RSCcPN, possam experimentar diferentes desfechos após a cirurgia. Pesquisadores também levantaram a hipótese de que muitos fatores diferentes podem afetar a gravidade e os resultados da RSC, como dados demográficos (idade, sexo, raça/etnia), comorbidades médicas (asma, rinite alérgica, tabagismo, depressão, fibromialgia), fenótipos conhecidos da doença (RSC-cPN, RSFA, DREA) e análise do estado cirúrgico. Os resultados destes estudos, às vezes, podem parecer conflitantes dadas as diferenças sutis, mas importantes, no desenho do estudo e na análise e inter-relação de vários fatores, o que torna a confusão difícil de ser totalmente eliminada. Alguns fatores certamente estão relacionados com pior QV associada à RSC antes da CES, como sexo feminino, depressão, fibromialgia e DREA.[107-111] Em geral, pacientes com RSCcPN também relatam melhores escores de QV em comparação com aqueles com RSCsPN.[107] A QV no período inicial pode ser impactada pela fisiopatologia da doença em si, ou pode ser um reflexo de fatores que levam os pacientes a procurar atendimento médico. Muitos desses mesmos fatores preveem pior QV específica da RSC após a CES também. Por exemplo, o English Audit Study verificou uma QV pós-operatória pior em pacientes com RSCsPN em comparação com aqueles que tinham RSCcPN.[98] No entanto, de modo geral, a mudança na QV vista após a CES parece ser bastante semelhante em todos esses grupos. Assim, em

confundir os resultados. Com isso em mente, os estudos em andamento estão tentando medir potenciais fatores de confusão, de modo que eles possam ser controlados em futuras análises de dados de resultados a longo prazo.

Os dados anteriormente mencionados sugerem bastante que os pacientes, em média, apresentam melhoras estatisticamente significativas na qualidade de vida após a CES. No entanto, a melhora estatística média de um grupo não assegura que o grau de melhora seja grande o bastante em magnitude para ser clinicamente relevante, nem implica necessariamente que cada paciente individualmente tenha melhorado. No que diz respeito a muitos casos de RSC, o conceito de "cura" ou "sucesso" cirúrgico pode ser demasiado simplista. Em vez disso, a melhora após o tratamento é provavelmente mais vista ao longo de um *continuum*: alguns pacientes retornam completamente à QV do período anterior, outros não experimentam nenhuma melhora ou piora, e a maioria dos indivíduos relata algum grau de melhora. Uma maneira de medir os resultados da CES é determinar o limiar de uma determinada medida de resultado que represente a diferença mínima clinicamente significativa (DMCS). Ou seja, trata-se da menor mudança que é perceptível para um indivíduo e considerada clinicamente relevante. Para algumas medidas de QV específicas para a RSC, a DMCS foi avaliada diretamente, tal como com o SNOT-22 (Tabela 20-5).[94] Para outros, os autores optaram por aplicar aproximações, como o método da metade do desvio padrão.[104] A maioria dos estudos de resultado da CES demonstra que o nível médio de melhora da QV após a CES é estatisticamente significativo e maior que a DMCS para essa medida.[105] É menos comum os estudos informarem a porcentagem de pacientes cuja mudança individual foi de 1 DMCS ou superior. No estudo multi-institucional relatado por Soler e Smith,[106] 68,5 e 70,9% dos pacientes apresentaram melhora clinicamente significativa nos instrumentos RSDI e CSS após a CES, mas muitos indivíduos ainda apresentaram escores de qualidade de vida acima do normal (Fig. 20-2). Achados semelhantes foram relatados na English Audit Survey e em estudos prospectivos menores.[98] É importante entender essas nuances de dados de resultados da CES ao aconselhar pacientes com relação às expectativas após a CES. Além disso, a heterogeneidade inerente à RSC deve sempre ser mantida em

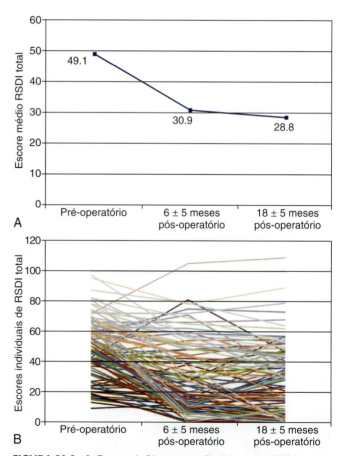

FIGURA 20-2. A, Escores do Rhinosinusitis Disability Index (RSDI) antes e depois da cirurgia endoscópica sinusal em uma coorte de pacientes com rinossinusite crônica. **B,** Escores individuais do RSDI antes e depois da cirurgia endoscópica sinusal na mesma coorte de pacientes.

qualquer ponto no tempo, um paciente com RSCsPN pode tender a ter uma QV pior do que um com RSCcPN, mas a mudança absoluta na QV após a CES muitas vezes não é estatisticamente diferente. Naqueles casos em que se pode mostrar como estatisticamente significativa, é pouco provável tal diferença ser clinicamente relevante também. O impacto do *status* cirúrgico é menos claro. O estudo multi-institucional relatado por Smith et al.[99] verificou que uma história de cirurgia sinusal prévia levou a uma melhora menor na qualidade de vida após a CES. Nesse estudo, os pacientes que se submeteram à CES primária foram 2,1 vezes mais propensos a melhorar do que aqueles submetidos à cirurgia de revisão (IC 95%, 1,2-3,4; P <0,006). Nenhum outro fator foi verificado como preditivo de modo semelhante por meio de análise de regressão multivariada. Este achado contradiz a English Audit Survey, em que a cirurgia de revisão não pareceu impactar os resultados.[98] A realidade atual é que conclusões definitivas não podem ser facilmente tiradas com relação aos impactos sutis de fatores clínicos facilmente identificáveis em resultados a longo prazo. O que está claro, porém, é que nenhum desses fatores prediz um resultado ruim após a CES, e nenhum deve ser utilizado para excluir pacientes de uma considerável CES.

FUTURO DAS PESQUISAS EM RINOSSINUSITE CRÔNICA

Conforme se refina nossa compreensão da fisiopatologia da RSC, é provável ocorrer a estratificação da RSC em subgrupos adicionais. A estratificação pode ser justificada por razões clínicas, como atualmente é feita, ou pode ainda ser informada por mecanismos moleculares e genótipos. As pesquisas clínicas e cirúrgicas futuras serão necessárias para determinar se os tratamentos têm eficácia nestes endótipos e se marcadores específicos podem ser identificados para prever a resposta. Considerando que as medidas objetivas atuais são muitas vezes inespecíficas, como a depuração mucociliar, é provável tais medidas objetivas futuras envolverem os níveis de citocinas inflamatórias locais ou outros marcadores moleculares característicos de endótipos específicos. Para os resultados médicos, continuarão sendo enfatizados os dados provenientes de ECRs adequadamente realizados. No que diz respeito à cirurgia sinusal, futuras pesquisas devem ser prospectivas e utilizar instrumentos validados. Além disso, convém considerar fortemente a inclusão de braços controle de pacientes que continuaram com a terapia clínica.

Para consultar a lista completa de referências, acesse www.expertconsult.com.

LEITURA SUGERIDA

Benninger MS, Senior BA: The development of the Rhinosinusitis Disability Index. *Arch Otolaryngol Head Neck Surg* 123:1175–1179, 1997.

Fokkens WJ, Lund VJ, Mullol J, et al: EPOS 2012: European position paper on rhinosinusitis and nasal polyps 2012: a summary for otorhinolaryngologists. *Rhinology* 50:1–12, 2012.

Gliklich RE, Metson R: Techniques for outcomes research in chronic sinusitis. *Laryngoscope* 105:387–390, 1995.

Hopkins C, Gillett S, Slack R, et al: Psychometric validity of the 22-item Sinonasal Outcome Test. *Clin Otolaryngol* 34:447–454, 2009.

Hopkins C, Slack R, Lund V, et al: Long-term outcomes from the English national comparative audit of surgery for nasal polyposis and chronic rhinosinusitis. *Laryngoscope* 119:2459–2465, 2009.

Kalish LH, Arendts G, Sacks R, et al: Topical steroids in chronic rhinosinusitis without polyps: a systematic review and meta-analysis. *Otolaryngol Head Neck Surg* 141:674–683, 2009.

Kalish L, Snidvongs K, Sivasubramaniam R, et al: Topical steroids for nasal polyps. *Cochrane Database Syst Rev* 12:CD006549, 2012.

Poetker DM, Jakubowski LA, Lal D, et al: Oral corticosteroids in the management of adult chronic rhinosinusitis with and without nasal polyps: an evidence-based review with recommendations. *Int Forum Allergy Rhinol* 3:104–120, 2013.

Rudmik L, Hoy M, Schlosser RJ, et al: Topical therapies in the management of chronic rhinosinusitis: an evidence-based review with recommendations. *Int Forum Allergy Rhinol* 3:281–298, 2012.

Rudmik L, Schlosser RJ, Smith TL, et al: Impact of topical nasal steroid therapy on symptoms of nasal polyposis: a meta-analysis. *Laryngoscope* 122:1431–1437, 2012.

Sacks PL, Harvey RJ, Rimmer J, et al: Topical and systemic antifungal therapy for the symptomatic treatment of chronic rhinosinusitis. *Cochrane Database Syst Rev* 8:CD008263, 2011.

Smith TL, Batra PS, Seiden AM, et al: Evidence supporting endoscopic sinus surgery in the management of adult chronic rhinosinusitis: a systematic review. *Am J Rhinol* 19:537–543, 2005.

Smith TL, Kern R, Palmer JN, et al: Medical therapy vs. surgery for chronic rhinosinusitis: a prospective, multi-institutional study with 1-year follow-up. *Int Forum Allergy Rhinol* 3:4–9, 2013.

Smith TL, Litvack JR, Hwang PH, et al: Determinants of outcomes of sinus surgery: a multi-institutional prospective cohort study. *Otolaryngol Head Neck Surg* 142:55–63, 2010.

Soler ZM, Oyer SL, Kern RC, et al: Antimicrobials and chronic rhinosinusitis with or without polyposis in adults: an evidenced-based review with recommendations. *Int Forum Allergy Rhinol* 3:31–47, 2013.

Soler ZM, Smith TL: Quality-of-life outcomes after endoscopic sinus surgery: how long is long enough? *Otolaryngol Head Neck Surg* 143:621–625, 2010.

Soler ZM, Smith TL: Quality of life outcomes after functional endoscopic sinus surgery. *Otolaryngol Clin North Am* 43:605–612, 2010.

Van Zele T, Gevaert P, Holtappels G, et al: Oral steroids and doxycycline: two different approaches to treat nasal polyps. *J Allergy Clin Immunol* 125:1069–1076, 2010.

Videler WJ, Badia L, Harvey RJ, et al: Lack of efficacy of long-term, low-dose azithromycin in chronic rhinosinusitis: a randomized controlled trial. *Allergy* 66:1457–1468, 2011.

Wallwork B, Coman W, Mackay-Sim A, et al: A double-blind, randomized, placebo-controlled trial of macrolide in the treatment of chronic rhinosinusitis. *Laryngoscope* 116:189–193, 2006.

21 Rinossinusite Aguda: Patogênese, Tratamento e Complicações

Michael S. Benninger | Janalee K. Stokken

Pontos-chave

■ A compreensão da patogênese da rinossinusite depende da definição dos tipos específicos de rinossinusite.

■ Rinossinusite bacteriana aguda (RSBA), rinossinusite crônica (RSC) e exacerbação aguda da rinossinusite crônica (EARSC) são três entidades distintas.

■ Uma série de fatores ambientais e referentes ao hospedeiro predispõe ao desenvolvimento de rinossinusite. Estes são alergia, infecção e exposições ambientais.

■ A rinossinusite aguda costuma ser o resultado de uma infecção viral, enquanto a RSBA ocorre principalmente por infecção por *Streptococcus pneumoniae*, *Haemophilus influenzae*, *Moraxella catarrhalis* e *Staphylococcus aureus*.

■ O tratamento da rinossinusite aguda mudou com o surgimento de resistência dos patógenos comuns e o uso rotineiro de imunizações contra *S. pneumoniae* e *H. influenzae*.

■ Após revisões completas da literatura, várias diretrizes foram propostas que sugerem atualmente a amoxicilina com ácido clavulânico como o tratamento de primeira linha, devido ao crescente surgimento de organismos produtores de β-lactamase, sobretudo ao *H. influenzae*. Altas doses de amoxicilina-clavulanato são recomendadas em indivíduos ou ambientes onde os níveis de resistência ao *S. pneumoniae* são elevados.

■ A EARSC ocorre por uma piora súbita dos sintomas de um paciente com RSC. Muitas vezes, é associada a um aumento nas bactérias proeminentes na exacerbação. Apesar de um aumento ser observado nos organismos tipicamente associados a RSBA – *S. pneumoniae*, *H. influenzae*, *M. catarrhalis* e *Staphylococcus aureus* –, uma alta porcentagem de organismos anaeróbios também foram identificados.

DEFINIÇÕES DE RINOSSINUSITE AGUDA E CRÔNICA

A fim de compreender a fisiopatologia e a patogênese da rinossinusite, é importante perceber que os diferentes tipos de rinossinusite foram definidos e o mecanismo de desencadeador pode variar bastante entre os diferentes subtipos. Embora *sinusite* seja o termo geralmente utilizado para quaisquer inflamação ou infecção dos seios da face, este termo foi amplamente substituído por *rinossinusite*, pois o nariz está quase sempre envolvido com infecção ou inflamação, ao mesmo tempo em que os seios da face.[1] Como muitos fatores podem contribuir para a rinossinusite, alguns debates continuaram quanto à definição exata. Em termos gerais, define-se *rinossinusite* como "um grupo de doenças caracterizadas por inflamação da mucosa dos seios paranasais."[2] Em 1997, a Rhinosinusitis Task Force da American Academy of Otolaryngology–Head and Neck Surgery[3] desenvolveu uma classificação de rinossinusite atualmente bem aceita e que foi descrita por Lanza e Kennedy.[1] Esta classificação baseia-se na identificação de sintomas para se estabelecer um diagnóstico. Os sintomas são divididos em sintomas maiores – drenagem purulenta nasal, congestão nasal, pressão ou dor facial, diminuição do olfato e drenagem purulenta posterior – e vários sintomas menores.[1] Quando um paciente

descreve dois dos sintomas maiores ou um maior e dois sintomas menores, a rinossinusite pode ser diagnosticada (Tabela 21-1). A classificação dos tipos de rinossinusite baseou-se essencialmente em intervalos de tempo a partir do início dos sintomas. Mais recentemente, uma classificação mais rigorosa para rinossinusite crônica (RSC) foi descrita com base em achados endoscópicos. Estes incluem RSC com pólipo nasal (RSCcPN) e sem pólipos nasais (RSCsPN). O *European Position Paper on Rhinosinusitis and Nasal Polyps* de 2012 (EPOS 2012)[4] define melhor o processo da doença para as populações adulta e pediátrica (Quadro 21-1).

A resposta inflamatória é uma sequela esperada de um processo infeccioso. A inflamação nasossinusal pode resultar de vários elementos que resultam em obstrução dos óstios dos seios e predispõem os pacientes a infecção. Muitos fatores que atuam no desenvolvimento da rinossinusite bacteriana aguda (RSBA) foram descritos.[1,4-6] Estes envolvem fatores relacionados com o hospedeiro: fatores genéticos, como a síndrome dos cílios imóveis ou a fibrose cística; certas doenças sistêmicas ou tratamentos médicos que predispõem os indivíduos a infecções; neoplasias; e doenças alérgicas ou imunes. Embora anormalidades anatômicas, como grandes esporões septais e hipertrofia de cornetos paradoxal, tenham sido sugeridas em associação a rinossinusite, atualmente não existe uma relação clara. A rinossinusite também pode se

TABELA 21-1. Sintomas da Rinossinusite

Principais	Secundários
Dor/pressão facial	Cefaleia
Edema facial	Febre (não aguda)
Obstrução nasal	Halitose
Descarga/drenagem posterior incolor, purulenta	Fadiga
Hiposmia/anosmia	Dor dentária
Presença de secreção purulenta ao exame nasal	Tosse
Febre (rinossinusite aguda apenas)	Dor, pressão e/ou plenitude em ouvidos

Para o diagnóstico da rinossinusite são necessários dois sintomas principais ou um principal e dois sintomas secundários.

desenvolver com a participação de fatores ambientais como infecções bacterianas, virais, fúngicas ou inflamações que ocorrem secundariamente a fungos ou a colonização bacteriana;[2,7] traumatismo; exposição primária ou secundária à fumaça do tabaco;[8] irritações crônicas ou agudas ou produtos químicos nocivos; ou fatores iatrogênicos, como cirurgia, medicamentos, tamponamento nasal ou o uso de sonda nasogástrica.[9] As evidências mostram que indivíduos com rinite alérgica têm maior incidência de desenvolver rinossinusite aguda e crônica. Além disso, uma associação de RSBA a asma também foi sugerida, embora esta também possa estar relacionada com rinite alérgica.[6-8]

As distinções entre rinossinusite aguda (RSA), rinossinusite aguda recorrente (RSAR), rinossinusite subaguda (RSSA) e RSC e exacerbação aguda da RSC (EARSC) baseiam-se nas diferenças temporais na apresentação e, em alguns casos, na apresentação clínica. Cada uma destas subcategorias pode estar associada a diferentes processos fisiopatológicos, e a predisposição para o seu desenvolvimento pode variar de paciente para paciente. Levando em consideração tais etiologias, a patogênese será descrita com base nessa classificação.

RINOSSINUSITE AGUDA

A rinossinusite aguda (RSA) é uma doença muito comum que, em um ou outro momento, irá acometer a maioria das pessoas. De um ponto de vista temporal, a rinossinusite é aguda quando persiste por até 4 semanas[1] e resulta de interações entre condições predisponentes, tais como rinite alérgica, deficiência imunológica ou resposta inflamatória a uma infecção viral. A inflamação leva ao edema e à obstrução do óstio do seio, com prejuízo da ventilação e da drenagem normal do seio e consequente instalação de uma infecção bacteriana secundária (Fig. 21-1).

Os vírus são responsáveis pela maioria dos casos de RSA e incluem rinovírus, coronavírus, influenza, o vírus sincicial respiratório (VSR) e o parainfluenza. Foram feitas tentativas de estimar a prevalência da RSA. Estima-se que as crianças têm entre seis e oito infecções do trato respiratório superior (ITRSs) por ano, enquanto os adultos têm em média de duas a três.[9] Supondo-se que 90% dos pacientes com gripe têm sinusite (bacteriana ou viral), pode ser estimado que, nos Estados Unidos, mais de 1 bilhão de casos de rinossinusite virais e bacterianas ocorrem anualmente (quatro episódios por pessoa × 260 milhões de pessoas).[10]

A *rinossinusite bacteriana aguda* (RSBA) foi definida como sendo de instalação súbita com uma duração de menos de quatro semanas.[1] Como a maioria dos casos de rinossinusite é uma infecção viral autolimitada, e infecções bacterianas geralmente ocorrem na sequência de uma ITRS viral, diagnostica-se a RSBA após pelo menos sete a dez dias de sintomas ou em pacientes cujos sintomas pioram após cinco a sete dias.[1,4,10] A RSA torna-se uma infecção bacteriana em apenas aproximadamente 0,5% a 2% dos casos, prevalência aceita em grande parte dos consensos desenvolvidos para o tratamento de RSBA.[5] O diagnóstico pode ser mais difícil nas crianças, que muitas vezes têm dificuldade em descrever seus sintomas.

Na RSBA, o *Streptococcus pneumoniae* (20 a 45%), o *Haemophilus influenzae* (20 a 43%) e a *Moraxella catarrhalis* (14 a 28%) são os organismos predominantes.[4,11,12] Embora se acreditasse que o *Staphylococcus aureus* era um agente contaminante, atualmente está sendo considerado um patógeno real na RSBA e responde por 8 a 11% dos casos.[13] O *S. aureus* é resistente à meticilina (MRSA).[14,15] Como o *M. catarrhalis* é em grande parte um patógeno autolimitado, e já que o MRSA está se tornando um problema maior de saúde, tratar *S. aureus* pode ser mais importante, também sendo algo bem reconhecido na RSC e na EARSC.[10,11,16]

A RSBA é uma doença autolimitada em muitos casos. Ensaios clínicos de antibióticos controlados com placebo mostraram uma alta taxa de resolução no grupo controle.[4,10,17] A resolução da infecção por *M. catarrhalis* ocorre provavelmente sem tratamento com antibióticos e, em menor grau, *H. influenzae*. A infecção por *S. pneumoniae* é menos provável de se resolver sem tratamento; por conseguinte, pode ser importante identificar quais os pacientes têm infecção por esse organismo. A maneira mais confiável é obter a secreção dos seios para culturas, e o aspirado do seio maxilar é o método tradicional de obtê-las. No entanto, por ser um método

Quadro 21-1. DEFINIÇÃO CLÍNICA DE RINOSSINUSITE EM ADULTOS

Inflamação da cavidade nasal e seios paranasais caracterizados por dois ou mais dos sintomas:
- Qualquer uma das alterações: congestão/obstrução nasal ou descarga nasal anterior/posterior:
  - ± Pressão/dor facial
  - ± Redução/perda do olfato (± tosse em crianças)

E um dos sinais a seguir:
- Sinais endoscópicos de:
  - Pólipos nasais e/ou
  - Descarga mucopurulenta principalmente do meato médio e/ou
  - Edema/obstrução de mucosa principalmente do meato médio
  E/ou
- Alterações em TC que incluem:
  - Alterações mucosas dentro do complexo ostiomeatal e/ou seios

De Fokkens W, Lund V, Meullo J, et al: The European Position Paper on rhinosinusitis and nasal polyps. Rhinology 2012;23:1-299.
TC, tomografia computadorizada

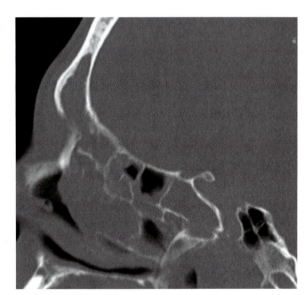

FIGURA 21-1. Tomografia computadorizada sagital de um paciente com rinossinusite bacteriana aguda e edema da fronte, evidenciando deiscência da tábua anterior do seio frontal e opacificação dos seios esfenoide, etmoide e frontal.

invasivo a melhora na coleta de amostras para culturas do meato médio guiada por endoscopia nasal resultou em um salto no uso deste último método na prática clínica.[16,18] Uma revisão baseada em evidências revelou que as culturas do meato médio obtidas por endoscópios são tão sensíveis e específicas quanto aquelas obtidas por aspirados de seio maxilar.[18] Na prática clínica, no entanto, as culturas são muitas vezes obtidas apenas quando o tratamento não obteve sucesso. A gravidade dos sintomas e os achados radiológicos podem ajudar a identificar diferentes patógenos. Pacientes infectados com *S. pneumoniae* apresentaram sintomas mais significativos e piores resultados radiográficos do que aqueles infectados com *H. influenzae*.[11]

Com a ampla utilização da vacinação pneumocócica conjugada heptavalente, uma mudança evidente ocorreu na distribuição global de agentes patogênicos em casos de RSBA. Em um estudo recente em que a patogênese da RSBA foi avaliada, a proporção de patógenos obtidos por culturas guiadas por endoscopia nasal em adultos com sinusite maxilar aguda foi comparada entre os 4 anos prévios e os 5 anos após a introdução da vacina pneumocócica conjugada (VPC). O *H. influenzae* aumentou de 36 para 43%, tornando-se o agente patogênico mais comum. Ao mesmo tempo, o *S. pneumoniae* apresentou uma diminuição de sua frequência, deixando de ser o agente patogênico mais comum, observado em 46% dos isolados para uma ocorrência de 35%, após a utilização da vacina. Além disso, um aumento foi observado também nos casos decorrentes da infecção por *M. catarrhalis* e *S. aureus*.[14] Em um estudo similar, culturas nasofaríngeas foram obtidas de crianças com sinusite maxilar aguda antes e após a utilização da VPC. O *S. pneumoniae* diminuiu de 43 para 25% dos isolados, e o *H. influenzae* aumentou de 35 para 41%; o *M. catarrhalis* permaneceu estável, correspondendo de 13 a 14% dos casos. O *S. pyogenes* aumentou de 7 a 12%, e o *S. aureus* aumentou de 4 a 8%.[12]

Após a ampla vacinação pneumocócica, uma evidente mudança foi observada nos sorotipos de *S. pneumoniae* responsáveis, não só pela RSBA, mas também pela otite média aguda (OMA), com um aumento dos sorotipos não encontrados na vacina.[15,19,20] No entanto, alguns especulam que essa mudança pode reduzir a longo prazo a eficácia da vacina pneumocócica conjugada heptavalente.[20] Em vários estudos, observou-se uma redução tanto nas cepas de *S. pneumoniae* altamente resistentes quanto nas não suscetíveis provenientes de cultura de OMA e, em menor grau, em RSBA.[21-25] Whitney et al.[22] mostraram uma redução de 35% em cepas não suscetíveis à penicilina. O *S. pneumoniae* com alto nível de resistência à penicilina também parece ter reduzido e foi descrita a diminuição de sua ocorrência de 15 para 5%.[24] Relatou-se um aumento associado de cepas de *H. influenzae* produtoras de β-lactamase.[25] Embora os dados relacionados com a mudança de patógenos tenham menos suporte em casos de RSBA quando comparados com os de OMA, uma clara mudança ocorreu dentre os patógenos associados a ambas as doenças e essa alteração é paralela entre os dois grupos. Isso não é inesperado, pois os microrganismos patogênicos são semelhantes para RSBA e OMA, e sugeriu-se que a mudança na microbiologia de RSBA ocorreu por causa do envolvimento dos mesmos patógenos na OMA e na RSBA.[26]

O mecanismo pelo qual a inflamação de uma ITRS viral pode levar a RSBA foi sugerido em vários estudoss.[5,27] Conforme já mencionado, a RSA tipicamente desenvolve-se em conjunto com uma ITRS viral aguda. A propensão para desenvolver uma ITRS viral pode ocorrer mais comumente em indivíduos predispostos. A infecção viral pode resultar em edema da mucosa da cavidade nasal ou dos seios, e o resultante edema e o ingurgitamento podem resultar em oclusão ou obstrução do óstio do seio. A redução na tensão de oxigênio ocorre, o que pode reduzir o transporte mucociliar e a transudação de fluido nas cavidades.[6] A inflamação também resulta em alterações no muco, que se torna mais viscoso, e ocorrem mudanças na frequência de batimento dos cílios. Tais mudanças no ambiente do seio nasal levam a redução do *clearence*, estase do muco e colonização bacteriana. Se os seios paranasais permanecerem obstruídos, ou o sistema de transporte mucociliar não voltar ao normal,

pode surgir uma infecção bacteriana. A capacidade de o organismo responder a infecção viral e reduzir a inflamação pode, em parte, determinar se uma infecção bacteriana secundária ocorrerá.

O papel das alergias no desenvolvimento de rinossinusite tem sido fortemente sugerido, mas não foi comprovado.[6-8] Reações antígeno-anticorpo resultam em hipersensibilidade mediada por imunoglobulina E (IgE), o que leva à degranulação dos mastócitos e liberação de histamina e outros mediadores de inflamação. Tais mediadores causam alterações na permeabilidade vascular, desestabilização das membranas lisossômicas e outras reações que produzem inflamação, edema da mucosa e obstrução dos óstios.[6] Embora os agentes infecciosos sejam a causa primária de inflamação de seio, também podem representar uma infecção secundária. O tipo e a amplitude da reação podem estar relacionados com a resposta do hospedeiro e como se ligam ao processo de doença e sua progressão. Poucas pesquisas foram realizadas sobre os efeitos dos esteroides tópicos nasais, a exposição a alérgenos ou a imunoterapia na prevenção de casos recorrentes de RSBA.

Define-se *rinossinusite aguda recorrente* (RSAR) como aquela com quatro ou mais episódios por ano, com uma duração de mais de 7 a 10 dias e uma ausência de interrupção dos sinais ou sintomas que sugerem uma rinossinusite em curso ou crônica.[1] Embora infecções respiratórias virais recorrentes sejam comuns, em geral, é raro um paciente desenvolver verdadeiros episódios recorrentes de RSBA que atendem aos critérios para o diagnóstico de RSBA recorrentes. Quando o fazem, espera-se que a bacteriologia e a fisiopatologia sejam semelhantes às dos episódios individuais de RSBA.

Apesar de a RSBA ser um distúrbio comum, os critérios utilizados para fazer o diagnóstico são razoavelmente bem estabelecidos, e o tratamento é relativamente simples. As definições e o consequente tratamento para a RSC têm sido particularmente difíceis de estabelecer como um resultado da grande variedade de fatores contribuintes que têm sido associados à RSC. Embora a atuação das bactérias e da terapia com antibióticos esteja bem estabelecida na RSBA, o papel das bactérias na RSC não é bem compreendido ainda. Portanto, o uso de sintomas para tentar definir RSC não é tão eficaz como na RSBA.[2,28]

DIAGNÓSTICO

O diagnóstico de RSBA baseia-se em um conjunto de critérios clínicos, que são muitas vezes difíceis de distinguir de uma ITRS viral ou rinossinusite viral. A metodologia dos testes diagnósticos disponíveis é complicada e raramente utilizada na prática clínica. O diagnóstico de RSBA costuma se basear na apresentação clínica, tais como sintomas de uma ITRS viral que persistem por mais de 10 dias ou que se agravaram após 5 a 7 dias.[29] Os sinais e sintomas comuns de RSBA são drenagem nasal e/ou pós-nasal, congestão nasal, pressão/dor facial, hiposmia ou anosmia, febre, tosse, fadiga, dor dentária na maxila e pressão e/ou sensação de ouvido tampado. Nas diretrizes mais recentes da Infectious Disease Society of America (IDSA), reconheceu-se que o diagnóstico pode ser feito com base nos achados clínicos e no exame físico. Os exames para diagnóstico, como radiografias, tomografia computadorizada (TC) e ressonância magnética (RM), fornecem pouca ou nenhuma informação adicional sobre aquela fornecida pela apresentação clínica e, portanto, o uso rotineiro destes exames para o diagnóstico da RSBA não é indicado, exceto quando houver suspeita de complicações.[30] Estas observações e recomendações são idênticas às da American Academy of Pediatrics (AAP),[31] que publicou as diretrizes para a gestão de rinossinusite pediátrica em 2001.

Aspirado e cultura de seios da face, considerados o padrão-ouro no diagnóstico de RSBA, são procedimentos invasivos e potencialmente dolorosos. Além disso, são demorados e exigem um otorrinolaringologista experiente. Por conseguinte, tal procedimento não é utilizado no contexto dos cuidados primários, em que uma considerável proporção de pacientes com RSBA recebe tratamento. Esse procedimento é mais apropriadamente usado no diagnóstico de pacientes cujos sintomas de RSBA persistem, apesar da adequada terapia antimicrobiana, e geralmente ocorre em uma população mais propensa a procurar tratamento de um especialista.[29,31] Dados recentes sustentam fortemente o uso seletivo de culturas do meato médio coletadas por meio de endoscopia nasal como uma alternativa para o aspirado de seio maxilar em pacientes nos quais a cultura é indicada. Isso pode reduzir a morbidade para o paciente e possibilitar o exame e a vigilância quando necessário.[18]

TRATAMENTO

Como a maioria dos casos de RSA é causada por vírus e, portanto, autolimitada, o tratamento não é necessário, exceto o sintomático. Além disso, mesmo no caso de RSBA, a maioria dos casos será autolimitada e irá se resolver mesmo sem tratamento. Isso, junto com o reconhecimento de que as ITRSs tipicamente não serão infecções bacterianas até 7 a 14 dias após o início, levou a um aumento do conservadorismo no tratamento com antibióticos. As orientações recentes da IDSA recomendam o diagnóstico e o tratamento com antibióticos se houver "surgimento de sintomas ou sinais 'persistentes' compatíveis com rinossinusite aguda com duração de 10 dias ou mais sem qualquer evidência de melhora clínica; surgimento de sintomas ou sinais 'severos' como febre alta (maior ou igual a 39°C) e secreção nasal purulenta ou dor facial com duração de pelo menos 3 a 4 dias no início da doença; 'piora' dos sintomas ou sinais, como 'novo' início de febre, cefaleia ou o aumento de secreção nasal após sintomas virais típicos [infecção respiratória superior] que duraram 5 a 6 dias e estavam melhorando (ou seja, 'dupla piora')".[30] A IDSA também sugere que os antibióticos devem ser iniciados, uma vez esses critérios sendo cumpridos.[30]

A mudança na patologia, tanto em relação às bactérias causadoras quanto nos padrões de resistência aos antibióticos relacionados com o uso excessivo de antimicrobianos, junto com a introdução de VPC no uso clínico de rotina no ano 2000, alterou o tratamento com antibióticos tradicionais da RSBA. Vários outros fatores, que têm um impacto significativo sobre a patologia da RSBA, e a seleção de um antibiótico adequado são essenciais na formulação de um plano de tratamento abrangente. Farmacocinética e farmacodinâmica são utilizadas para avaliar a adequação de um antibiótico para o tratamento de infecções do trato respiratório e os mecanismos utilizados para vencer a resistência aos antibióticos entre patógenos do trato respiratório comuns.

A seleção de um antibiótico apropriado para o tratamento da RSBA baseia-se em uma série de considerações, como a gravidade da doença, o agente patogênico mais provável, a probabilidade de que o patógeno infectante seja resistente a um ou mais antibióticos e a utilização recente de antibióticos. Tais considerações combinadas com a incerteza diagnóstica da RSBA representam um desafio real para os médicos que tratam pacientes com RSBA. Os objetivos do tratamento são: 1) erradicar quaisquer agentes patogênicos dos seios paranasais, 2) diminuir a duração dos sintomas, 3) prevenir as complicações e a progressão para RSC e 4) tornar novamente os seios saudáveis.[29] Para alcançar tais objetivos, é importante a utilização de antibióticos adequados, em pacientes apropriados, por um período de tempo igualmente apropriado. A combinação disso preserva a utilidade clínica dos antibióticos disponíveis e evita o aumento contínuo da resistência aos antibióticos. Uma série de diretrizes de tratamento da rinossinusite e um número ainda maior de revisões dessas diretrizes foram publicados para ajudar os clínicos na seleção de um antibiótico apropriado. Com o tempo, esta resistência aos antibióticos tem conduzido a mudanças nas recomendações para a terapia antimicrobiana. Amoxicilina, cefalosporinas e macrolídios tradicionalmente têm sido o tratamento de primeira escolha para RSBA, apesar de recomendações mais recentes sugerirem que essa abordagem tradicional deva ser modificada.

As recentes recomendações da IDSA agora afirmam que a amoxicilina-clavulanato, em vez da amoxicilina sozinha, é recomendada como terapia antimicrobiana empírica para RSBA em adultos e crianças. Além disso, a "alta dose" de amoxicilina-clavulanato é recomendada para crianças e adultos com RSBA que 1) são de regiões geográficas com altas taxas endêmicas de *S. pneumoniae* não suscetíveis à penicilina, 2) têm infecção grave, 3) foram recentemente hospitalizados ou utilizaram antibióticos no mês anterior ou 4) são imunocomprometidos.[30] Os macrolídios (claritromicina e azitromicina) não são recomendados para tratamento empírico, por causa das altas taxas de resistência do *S. pneumoniae* (~30%), e a sulfametoxazol-trimetoprima *não* é recomendada para terapia empírica por causa de altas taxas de resistência entre *S. pneumoniae* e *H. influenzae* (~30 a 40%). Um bom esquema alternativo para a amoxicilina-clavulanato para terapia antimicrobiana empírica inicial da RSBA é a doxiciclina em adultos (não recomendada para crianças), pois continua a ser altamente ativa contra os patógenos respiratórios e tem excelentes propriedades farmacocinéticas e farmacodinâmicas.[30] Como as taxas de resistência de *S. pneumoniae* variam, as cefalosporinas orais de segunda e de terceira geração atualmente não são recomendadas para monoterapia empírica da RSBA; no entanto, para os pacientes de regiões geográficas com altas taxas endêmicas de *S. pneumoniae* não suscetíveis à penicilina, a terapia associada incluindo clindamicina e uma cefalosporina de terceira geração (cefixima ou cefpodoxima) é recomendada.[30]

Em casos de hipersensibilidade do tipo I à penicilina ou de suspeita de alergia, a doxiciclina ou uma fluoroquinolona respiratória (levofloxacina ou moxifloxacina) podem ser recomendadas como agente alternativo para terapia antimicrobiana empírica inicial em adultos. Em crianças, indica-se a levofloxacina quando há uma história de hipersensibilidade do tipo I à penicilina. Evidências crescentes sugerem que nenhuma alergenicidade cruzada existe entre a penicilina e as cefalosporinas de terceira geração.[32] Assim uma combinação de uma cefalosporina de terceira geração (cefixima ou cefpodoxima) e clindamicina pode ser utilizada em crianças com RSBA que têm uma história de hipersensibilidade não tipo I à penicilina.[30] Embora o *S. aureus* – incluindo MRSA – seja um patógeno potencial em casos de RSBA, com base em dados atuais, a cobertura antimicrobiana de rotina para *S. aureus* ou MRSA durante a terapêutica empírica inicial da RSBA não é recomendada.[30] Esta pode ser iniciada após o fracasso do tratamento inicial ou o tratamento direcionado pela cultura. O tratamento deve durar 5 a 7 dias em adultos e 10 a 14 dias em crianças, com base na literatura atual.[30]

Várias outras opções de tratamento podem ser consideradas para a RSBA. Provavelmente, a mais significativa é o reconhecimento de que a utilização de *spray* de corticosteroide intranasal (CIN) pode reduzir tanto o período de tempo em que o paciente é sintomático quanto a intensidade dos sintomas.[18] Com base nesta informação, é razoável iniciar o tratamento da RSBA com CIN, sobretudo em pacientes com sintomas mais significativos.[30,33] Irrigações com solução salina ou com descongestionantes nasais podem ajudar a melhorar os sintomas, embora provavelmente tenham um papel menor no tratamento da infecção. Descongestionantes orais não são recomendados, devido à fraca evidência de sua eficácia e aos efeitos colaterais.[30] Embora os anti-histamínicos possam ser benéficos em pacientes alérgicos, apresentam pouca ou nenhuma eficácia no paciente não alérgico com RSBA. Além disso, o efeito de "secar" dos anti-histamínicos sedativos pode até ser contraproducente no tratamento da doença.

Se os sintomas piorarem após 72 horas de terapia antimicrobiana empírica inicial, ou não melhorarem, apesar de 3 a 5 dias de terapia antimicrobiana empírica inicial, é razoável considerar uma mudança na medicação. Se o paciente já estiver em doses elevadas de amoxicilina-clavulanato ou fluoroquinolona, e não se tiver observado nenhuma melhora após 72 horas, é razoável considerar que os sintomas não são secundários a RSBA, e o médico deve considerar outras etiologias, como alergia, RSC ou dor facial. Caso os sintomas piorem, indica-se uma avaliação por um otorrinolaringologista.

COMPLICAÇÕES

A maioria dos episódios de RSBA responde ao tratamento medicamentoso apropriado. No entanto, a RSA pode tornar-se complicada por extensão a uma estrutura adjacente. Tais infecções podem ter resultados devastadores, como cegueira, morbidade neurológica e morte. Essas complicações são raras e estima-se ocorrerem uma vez em cada 95.000 internações pediátricas.[34] A localização e o momento em que ocorrem as complicações se relacionam diretamente com o desenvolvimento dos seios paranasais e sua proximidade com a órbita e o cérebro e são divididas em orbital, intracraniana e aquelas com envolvimento do osso da parede do seio. Reconhecer os sinais e sintomas precocemente e iniciar o tratamento medicamentoso e/ou cirúrgico é importante para alcançar bons resultados. No entanto, mesmo com o tratamento adequado, a morte é um risco potencial, em decorrência de infecções graves, sobretudo nos casos de trombose do seio cavernoso.[35]

A anatomia e o desenvolvimento dos seios paranasais são importantes na compreensão da patogênese desta doença. As complicações da RSBA envolvem principalmente a órbita e a fossa craniana anterior por causa de sua proximidade com os seios etmoidal e frontal.[36-39] Ocorrem por um de dois mecanismos: ou por perda de uma barreira anatômica ou por disseminação hematológica. A lâmina papirácea é a borda lateral do recesso frontal, maxilar e etmoidal na órbita. Uma deiscência na lâmina pode ser congênita ou resultar de destruição óssea. Muitas vezes, esta pode ser visualizada radiologicamente. A disseminação hematológica ocorre através do sistema venoso oftálmico avalvular, que liga as veias faciais aos seios cavernosos. A disseminação também pode ocorrer por meio da tromboflebite dos vasos, que atravessam os limites ósseos.

O tempo do desenvolvimento dos seios paranasais é também um fator nas complicações de RSBA. Os pacientes com complicações orbitais tendem a ter menos do que 7 anos de idade, enquanto as complicações intracranianas são observadas mais frequentemente em pacientes adolescentes.[40] O desenvolvimento dos seios etmoides e maxilares começa no útero. Os seios maxilares têm uma fase rápida de crescimento até a idade de 4 anos e continuam a desenvolverem-se até a adolescência. Os seios etmoidais são os seios mais desenvolvidos no momento do nascimento, o que contribui para a propensão das complicações orbitais em crianças mais jovens. Os seios etmoidais também aumentam gradualmente de volume na adolescência. Os seios frontais primeiro tornam-se visíveis radiograficamente em torno de 5 anos e aumentam de tamanho na puberdade, o que explica a maior taxa de complicações intracranianas na adolescência. Os seios esfenoidais são os últimos a se desenvolverem em torno de 6 anos, mas raramente são envolvidos em quaisquer complicações da rinossinusite aguda.

O septo orbital é uma importante estrutura anatômica envolvida na patogênese de complicações orbitais das rinossinusites. É uma extensão do periósteo, o qual é a borda anterior da órbita. Essa estrutura estende-se da borda orbital para as pálpebras superiores e inferiores na aponeurose do músculo levantador superiormente e inferiormente na placa tarsal. Quando os olhos estão fechados, o septo orbital e as placas do tarso cobrem toda a abertura orbital. O septo orbital distingue o limite entre as infecções pré-septal e pós-septal.

Complicações orbitárias da rinossinusite foram primeiro classificadas na década de 1970 por Chandler et al.[41] Tal classificação continua a ser utilizada como padrão para descrever as complicações orbitais. Grupo I: complicações em pacientes com celulite pré-septal ou edema inflamatório superficial às placas do tarso e ao septo orbital. Grupo II: pacientes que apresentam celulite orbital ou pós-septal em que há edema dos conteúdos orbitais sem um abcesso. Grupo III: pacientes que apresentam um abscesso subperiosteal adjacente à lâmina papirácea e sob o periósteo da órbita medial. Grupo IV: pacientes com um abscesso orbital ou uma coleção discreta dentro do tecido orbital. Grupo V: quando um paciente tem uma trombose do seio cavernoso.

As complicações intracranianas não têm um sistema de classificação, mas relacionam-se com qualquer infecção que envolve o sistema nervoso central, sobretudo a fossa craniana anterior. Isso inclui abscesso epidural ou subdural ou empiema, meningite, abcesso intracerebral e trombose do seio cavernoso e/ou sagital.[42-45]

O tumor de Pott é uma osteomielite do osso frontal com uma coleção subperiosteal adjacente na testa do paciente. Esta pode ser uma complicação de ambos, rinossinusite aguda e crônica ou traumatismo na face anterior do seio frontal. Costuma ser associada a outras complicações intracranianas.

Os pacientes com complicações da RSBA provavelmente não apresentam histórico de uso de esteroides por via nasal ou de alergias sazonais e muitas vezes não têm uma história de quadros repetitivos de infecção. A incidência é maior em homens que em mulheres, e as complicações são mais comumente observadas na população pediátrica.[46] Os pacientes apresentam uma história de sintomas semelhantes a uma infecção respiratória superior. Os sintomas mais comuns são tosse, congestão nasal, rinorreia, pressão facial, dor de garganta, drenagem pós-nasal, anosmia, febre, otalgia e fadiga. O diagnóstico da RSBA pode ter sido feito, e alguns pacientes apresentam esses sintomas após o início de antibióticos orais. Os pacientes com complicações intraorbitárias apresentam-se com edema periorbital ou eritema, dor e possíveis alterações visuais. Os pacientes com complicações intracranianas tipicamente apresentam uma história de infecção das vias aéreas superiores, febre e dor de cabeça. Alteração do estado de consciência, convulsões, meningismo e déficits neurológicos focais são os sinais de complicações intracranianas mais preocupantes. Os sintomas e achados de exame físico estão detalhados na Tabela 21-2

Os microrganismos mais frequentes em RSBA são, predominantemente, *S. pneumoniae*, *H. influenzae* e *M. catarrhalis*.[14,47-49] As bactérias isoladas em casos complicados de sinusite podem ser estes três microrganismos, mas comumente presentes com *Streptococcus anginosis* (anteriormente *S. milleri*). Muitas RSBA complicadas são polimicrobianas.[36,50,51] Goytia et al.[52] relataram uma taxa de 75% de culturas polimicrobianas. Olwoch[51] avaliou as culturas de 163 pacientes com sinusite complicada e descobriu que os organismos mais frequentemente isolados incluíam *S. anginosis* (18,5%), *S. aureus* (12,4%), estreptococos β-hemolíticos (10,3%), estafilococos coagulase-negativos (8,6%) e *H. influenzae* (8,6%).[51] O MRSA é também um agente patogênico em potencial. Liao et al.[53] encontraram uma taxa de 5,9% em complicações orbitais. Os anaeróbios mais comuns foram o *Peptostreptococcus* (6,4%) e *Prevotella* (4,7%).[51]

Um bom exame clínico é fundamental para se obter um diagnóstico apropriado e para se conduzirem os exames posteriores. Cada paciente deve ser submetido a uma rinoscopia anterior ou endoscopia nasal para avaliar a presença de drenagem purulenta no meato médio. Além disso, exame oftalmológico para avaliar a acuidade visual, movimentos extraoculares e proptose deve ser realizado. Quando se suspeita de envolvimento pós-septal, uma consulta oftalmológica deve ser realizada imediatamente para ajudar no planejamento cirúrgico. Os sintomas que podem indicar aumento da pressão intracraniana são cefaleia frontal ou retro-orbital, náuseas e vômitos, alteração do estado mental, rigidez de nuca e papiledema.

Um hemograma deve ser realizado para se avaliar a presença de leucocitose. Hemoculturas devem ser realizadas em pacientes com complicações intracranianas e complicações orbitais mais graves. A punção lombar deve ser considerada quando os sintomas sugerem o envolvimento intracraniano. Exames de imagem devem ser realizados antes da punção lombar nos casos de déficits neurológicos focais para evitar herniação e comprometimento neurológico. A TC com contraste é indicada quando há suspeita de envolvimento pós--septal ou com uma complicação intracraniana.

A TC também deve ser considerada quando a inflamação pré-septal progride em 24 a 48 horas apesar do tratamento com antibióticos. Quando complicações intracranianas são suspeitas com base no exame físico ou nos achados da TC, a RM contrastada deve ser realizada, assim como uma avaliação com neurocirurgião.

Complicações da RSBA em pacientes pediátricos são raras e podem resultar do atraso no diagnóstico. Esses pacientes muitas

TABELA 21-2. Sinais e Sintomas das Complicações da Rinossinusite Aguda

Complicação	Achados Clínicos
Celulite pré-septal	Edema, eritema e desconforto em pálpebras Movimento extraocular sem restrições Acuidade visual normal
Abscesso subperiosteal	Proptose e movimento do músculo extraocular prejudicado
Celulite orbital	Edema e eritema de pálpebras, proptose e quemose Movimentos extraoculares não limitados Acuidade visual normal
Abscesso orbital	Exoftalmia, quemose, oftalmoplegia e diminuição da capacidade visual significantes
Trombose do seio cavernoso	Dor orbital, quemose, proptose e oftalmoplegia bilaterais
Meningite	Cefaleia, inflexibilidade cervical e febre alta
Abscesso epidural	Cefaleia, febre, estado mental alterado e desconforto local TC sem contraste: uma coleção hipodensa ou isodensa em forma de crescente no espaço epidural
Abscesso subdural	Cefaleia, febre, meningismo, déficit neurológico focal e letargia com rápida deterioração TC: uma coleção hipodensa ao longo de um hemisfério ou ao longo da foice RM: baixo sinal em T1 e alto sinal em T2 com ganho com contraste periférico
Abscesso intracerebral	Febre, cefaleia, êmese, letargia, convulsões e déficits neurológicos focais Déficits frontais podem incluir alterações de humor e comportamento RM: lesão cística hipointensa com realce periférico da cápsula nas imagens em T2
Osteomielite do osso frontal (tumor de Pott)	Edemaciação flutuante na fronte

TC, tomografia computadorizada; RM, ressonância magnética

vezes necessitam de múltiplas cirurgias e internações prolongadas. Nesses casos, iniciar o tratamento imediatamente pode reduzir a morbidade. O tratamento médico deve ser iniciado empiricamente com base nos padrões de resistência antimicrobiana observados no hospital onde será o tratamento. Complicações orbitais são manejadas de acordo com a gravidade no momento da apresentação. Infecções do grupo Chandler I podem ser tratadas com sucesso com um curso de antibióticos orais e acompanhamento cuidadoso. Antimicrobianos de amplo espectro por via endovenosa que cobrem os patógenos mais prováveis devem ser iniciados no momento da admissão para todos os pacientes em grupos Chandler II a V. A antibioticoterapia pode então ser modificada com base nos resultados subsequentes de microbiologia.

O tratamento médico também inclui descongestionantes nasais, irrigações salinas e esteroides nasal e/ou orais. O uso de anticoagulantes é controverso para os casos de trombose venosa. Indica-se a intervenção cirúrgica em qualquer paciente com diminuição da acuidade visual, com um déficit na aferência do pupilar ou com ausência de melhora após 48 horas de tratamento com antimicrobianos. Se uma intervenção neurocirúrgica for planejada, a drenagem do seio unilateral deve ser coordenada. Indica-se drenagem cirúrgica na maioria dos casos de formação de abscesso. No entanto, um pequeno abscesso subperiosteal pode ser tratado clinicamente por 48 horas caso o paciente se apresente com visão normal.[54] No tratamento de trombose do seio cavernoso, todos os seios envolvidos devem ser drenados, incluindo o seio esfenoidal.

RESUMO

A patogênese da rinossinusite depende da sua classificação. Certos fatores ambientais, tais como alergia, fumaça ou substâncias irritantes crônicas, parecem predispor a um episódio. Os vírus e as bactérias aeróbias são as principais causas de RSBA, embora a crescente resistência e alguma mudança na distribuição de agentes patogênicos tenham alterado a abordagem terapêutica. Complicações da RSBA são raras e a suspeita de complicação em potencial ou iminente deve merecer um exame minucioso.

Para consultar a lista completa de referências, acesse www.expertconsult.com.

LEITURA SUGERIDA

Benninger MS, Brook I, Farrell DJ: Disease severity in acute bacterial rhinosinusitis is greater in patients infected with *Streptococcus pneumoniae* than in those infected with *Haemophilus influenzae*. *Otolaryngol Head Neck Surg* 135:523–528, 2006.

Benninger MS, Payne SC, Ferguson BJ, et al: Endoscopically directed middle meatal cultures versus maxillary sinus taps in acute bacterial maxillary rhinosinusitis: a meta-analysis. *Otolaryngol Head Neck Surg* 134:3–9, 2006.

Black S, Shinefield H, Baxter R, et al: Impact of the use of heptavalent pneumococcal conjugate vaccine on disease epidemiology in childeren and adults. *Vaccine* S2, 2006.

Black S, Shinefield H, Baxter R, et al: Postlicensure surveillance for pneumococcal invasive disease after use of heptavalent pneumococcal conjugate vaccine in northern California Kaiser Permanente. *Pediatr Infect Dis* 23:485–489, 2004.

Brook I, Foote PA, Hausfeld JN: Frequency of recovery of pathogens causing acute maxillary sinusitis in adults before and after introduction of vaccination of children with the 7-valent vaccine. *J Med Microbiol* 55:943–946, 2006.

Brook I, Gober AE: Frequency of recovery of pathogens from the nasopharynx of children with acute maxillary sinusitis before and after the introduction of vaccination with the 7-valent pneumococcal vaccine. *Int J Pediatr Otorhinolaryngol* 71:575–579, 2007.

Casey JR, Pichichero ME: Changes in frequency and pathogens causing acute otitis media in 1995-2003. *Pedatr Infect Dis* 23:824–828, 2004.

Chow AW, Benninger MS, Brook I, et al: IDSA clinical practice guideline for acute bacterial rhinosinusitis in children and adults. *Clin Infect Dis* 54:e72–e112, 2012.

DePestel DD, Benninger MS, Danziger L, et al: Cephalosporin use in treatment of patients with penicillin allergies. *J Am Pharm Assoc* 48:530–540, 2003.

Fokkens W, Lund V, Mullol J, et al: European Position Paper on Rhinosinusitis and Nasal Polyps 2012. *Rhinology* (Suppl 23):1–298, 2012.

Hanage WP, Auranen K, Syrjanen R, et al: Ability of pneumococcal serotypes and clones to cause acute otitis media: implications for the prevention of otitis media by conjugate vaccines. *Infect Immune* 72:76–81, 2004.

Meltzer EO, Bachert C, Staudinger H: Treating acute rhinosinusitis: comparing efficacy and safety of mometasone furoate nasal spray, amoxicillin, and placebo. *J Allergy Clin Immunol* 116:1285–1295, 2005.

Meltzer EO, Hamilos DL, Hadley JA, et al: Rhinosinusitis: establishing definitions for clinical research and patient care. *Otolaryngol Head Neck Surg* 131:S1–S62, 2004.

Payne SC, Benninger MS: *Staphylococcus aureus* is a major pathogen in acute bacterial rhinosinusitis: a meta-analysis. *Clin Infect Dis* 45:e121–e127, 2007.

Pichichero ME: Pathogen shifts and changing cure rates for otitis media and tonsillopharyngitis. *Clin Pediatr* 45:493–502, 2006.

Pichichero ME, Brixner DI: A review of recommended antibiotic therpay with impact on outcomes in acute otitis media and acute bacterial sinusitis. *Am J Managed Care* 12:S292–S302, 2006.

Sinus and Allergy Health Partnership: Antimicrobial treatment guidelines for acute bacterial rhinosinusitis. *Otolaryngol Head Neck Surg* 130(1 Suppl):1–45, 2004.

22 Rinossinusite Fúngica

Berrylin J. Ferguson | Stella Lee

Pontos-chave

- A categorização da rinossinusite fúngica (RSF) em invasiva aguda, invasiva crônica e bola fúngica ou distúrbios sinusais eosinofíílicos que incluem rinossinusite fúngica alérgica (RSFA) e rinossinusite fúngica eosinofílica não alérgica (RSFENA) tem importantes implicações no prognóstico e no tratamento. Além disso, uma combinação de manifestações fúngicas pode coexistir.
- A colonização fúngica foi demonstrada em casos de inalação nasal opioide ou analgésica.
- As alterações iniciais da RSF invasiva aguda na tomografia computadorizada (TC) não são específicas e são semelhantes às causas não fúngicas de rinossinusite.
- A mucormicose invasiva é mais comum em pacientes em cetoacidose diabética, e o primeiro sintoma da doença invasiva costuma ser a anestesia do nariz, seguida de rápido desenvolvimento de mucosa isquêmica escurecida.
- O diagnóstico rápido de RSF invasiva em paciente imunocomprometido utilizando colorações para fungos, cultura e biópsia imediatamente, se possível, é fundamental para a rápida implementação da terapia.
- O tratamento de RSF invasiva é a reversão da fonte de imunossupressão, a terapia antifúngica apropriada e a cirurgia dirigida.
- Bolas fúngicas nos seios paranasais podem apresentar calcificações na TC, e o tratamento é a remoção cirúrgica endoscópica.
- A RSFA é diagnosticada histopatologicamente por tampões eosinofílicos de mucina que contêm hifas fúngicas em pacientes com uma resposta elevada a imunoglobulina E (IgE) para o fungo cultivado.
- O tratamento da RSFA é a remoção cirúrgica endoscópica de mucina alérgica e pólipos seguidos de corticoides sistêmicos. Antifúngicos tópicos ou sistêmicos podem ter alguma ação, mas a evidência é fraca. A imunoterapia pode ser indicada após a remoção cirúrgica de toda a mucina alérgica. A RSFENA pode realmente ser uma variante da RSFA em que a elevação sistêmica de IgE fungo-específica está ausente, mas quando existe IgE local elevada.

A rinossinusite fúngica (RSF) pode ser classificada como invasiva ou não invasiva, com base na histopatologia. Tais manifestações também dependem da saúde imunológica dos hospedeiros. A RSF rapidamente invasiva ocorre em pacientes com comprometimento imunológico grave, enquanto as formas invasivas e não invasivas crônicas surgem em pacientes com sistemas imunológicos intactos. São formas não invasivas as bolas fúngicas, em que o sistema imunitário não é nem hiper-responsivo nem pouco responsivo, e a doença fúngica eosinofílica em seios nasais, a qual é secundária a uma resposta imune elevada aos fungos, ou alérgica ou não alérgica. Uma distinção também pode ser realizada com rinossinusite eosinofílica produtora de mucina (RSEM), em que os fungos não estão presentes na avaliação histopatológica, e os pacientes desproporcionalmente apresentam asma, hipersensibilidade a aspirina e alergias alimentares. Em alguns casos, mais de uma manifestação ocorre simultaneamente. Desde a última publicação deste texto, o conceito de RSF eosinofílica não alérgica (RSFENA) – que supostamente compreendia quase todos os casos de rinossinusite crônica (RSC), com base em uma resposta imunológica não mediada por imunoglobulina E (IgE) contra os fungos – caiu em desuso. Isso porque, em estudos recentes, não foi demonstrada nenhuma eficácia terapêutica de antifúngicos baseados nesta classificação. Ao final de 1990, Ponikau et al. descreveram que 93% dos pacientes que se submeteram à cirurgia de seios nasais tinham tanto mucina eosinofílica quanto fungos presentes em amostras de lavado nasal, defendendo a entidade onipresente da RSFENA. Uma cultura de fungos positiva após o lavado nasal foi considerada prova de envolvimento de fungos. Os Fungos, no entanto, foram relatados em quase 100% dos casos de RSC, bem como nos pacientes controle.[1] Demonstraram-se evidências de eosinofilia pela presença de proteína básica principal em quase todos os pacientes com doença hiperplástica sinusal.[2]

As atuais definições são mais rigorosas e necessitam do exame histopatológico com a presença de hifas em mucina eosinofílica para diagnóstico de RSFA ou de RSFENA, em vez de apenas a positividade de cultura de fungos e os subprodutos de eosinófilos, como a proteína básica principal.

Na descrição da RSF, é importante utilizar a categoria que melhor descreve a manifestação, pois o prognóstico e a terapia diferem entre cada manifestação da doença (Tabela 22-1). As espécies de fungos que provocam a doença são de menor importância do que a resposta imunológica dos hospedeiros ou do que a não resposta ao fungo. Determinar as espécies de fungos pela cultura fúngica auxilia na seleção antifúngica e é, portanto, importante principalmente naquelas manifestações fúngicas responsivas à terapêutica antifúngica.

TABELA 22-1. Representação de Como as Manifestações de Rinossinusite Fúngica Dependem do Estado Imunológico do Hospedeiro					
Defesa do hospedeiro	Imunodeficiente		Imunocompetente		Hiperresponsividade Alérgica ou Mediada por Célula Alterada
Manifestação de rinossinusite fúngica	Invasiva, fulminante	Invasiva, crônica	Invasiva, granulomatosa	Bola fúngica	Rinossinusite fúngica alérgica Rinossinusite fúngica eosinofílica não alérgica

RINOSSINUSITE FÚNGICA INVASIVA

Rinossinusite Fúngica Rapidamente Invasiva

A *RSF rapidamente invasiva*, também denominada de *RSF fulminante invasiva*, é quase sempre restrita a pacientes com resposta imunológica alterada, como naqueles submetidos a transplante, diabéticos em cetoacidose ou indivíduos com leucemia. Como o nome implica, o curso de tempo é rápido e, na inspeção histopatológica, os fungos podem ser observados invadindo o tecido (Fig. 22-1). A RSF invasiva deve ser suspeita quando o paciente imunodeprimido desenvolve febre e os sintomas estão localizados no nariz ou na área dos seios paranasais, como inchaço orbital, dor facial ou congestão nasal. Quase metade de todos os pacientes com RSF invasiva pode apresentar manifestações orbitais, como oftalmoplegia, proptose e perda visual.[3] Na endoscopia nasal, pode-se observar necrose da mucosa nasal, indicativa de mucormicose. Em casos raros, a esporulação fúngica pode ser aparente. É mais comum observar apenas edema e alterações indistinguíveis de causas não fúngicas de rinossinusite.

As espécies fúngicas invasivas mais comuns em casos invasivos crônicos ou indolentes e agudos da RSF variam geograficamente, mas costumam ser ocasionadas por espécies de *Aspergillus*, frequentemente *A. fumigatus* ou *A. flavus*. No entanto, muitas espécies podem se tornar invasoras em casos de imunossupressão, como *Scedosporium apiospermum*; *Pseudallescheria boydii*; espécies de *Fusarium*; zigomicetos, que causam mucormicoses; e até mesmo raramente basidiomicetos (cogumelos).[4] Com mucormicose, a anestesia da mucosa nasal ou nas bochechas é comum e precede o aparecimento de necrose isquêmica escurecida da cavidade nasal. A cavidade oral deve ser sempre examinada para a invasão, por meio do palato duro a partir do nariz. Se houver suspeita de RSF, deve ser realizada uma tomografia computadorizada (TC) dos seios. As alterações observadas nos seios por TC ou por meio de radiografias simples geralmente são indistinguíveis de outras causas de rinossinusite, embora na doença avançada a TC possa mostrar erosão óssea ou invasão dos tecidos moles. Infelizmente, os estudos de imagem anormais são comuns nesta população comprometida. Até 42% dos pacientes com leucemia em um estudo apresentaram radiografias anormais de seios.[5] A ressonância magnética foi descrita como mais sensível do que a TC para a detecção de invasão característica no tecido do seio paranasal e pode revelar-se útil para o diagnóstico.[6,7]

As infecções fúngicas na população em situação de risco composta por pacientes gravemente neutropênicos, como aqueles submetidos a transplante de medula óssea, podem ser reduzidas por meio da eliminação da fonte de exposição fúngica usando sistemas de alta eficácia para a filtração de partículas no ar e pela eliminação de fontes fúngicas, como plantas domésticas.

Aspergillus. A espécie de *Aspergillus* mais comumente responsável pelo quadro invasivo nos Estados Unidos é *A. fumigatus*. Além disso, a *A. flavus* é comumente associada à doença fúngica invasiva crônica, mais indolente e observada principalmente em pessoas no Sudão e na Índia, mas também pode ser responsável pela doença fúngica invasiva fulminante, independentemente da localização geográfica.[8,9] O tratamento e o prognóstico não diferem entre espécies de *Aspergillus*, que podem ser angioinvasivas, mas tal invasão não é obliterante, conforme observado nos casos de mucormicose. Infartos hemorrágicos podem ser observados quando há envolvimento cerebral.[10]

Mucormicose. A *mucormicose* é um termo geralmente utilizado para designar qualquer doença causada por espécies fúngicas dentro da ordem *Mucorales* da classe dos zigomicetos. Contudo, a espécie mais comum e virulenta é a *Rhizopus oryzae*. A mucormicose ganhou a reputação como a infecção fúngica mais agudamente fatal conhecida em seres humanos. O fungo cresce rapidamente, e, no prazo de 24 horas, as culturas das espécies de *Mucor* podem alcançar o topo da placa de cultura. É importante que, se houver suspeita desses fungos, o paciente deve ser atendido imediatamente. As *Mucor* tendem à invasão e à obliteração vascular que ocasionam isquemia. Espécies incomuns dessa família podem acometer imunocompetentes, tais como a *Apophysomyces elegans*, mas normalmente o tratamento é curativo.[11,12]

O crescimento de *Mucor* é facilitado pelas condições acidóticas e, enquanto o fungo cresce, isso facilita a sua propagação por invasão vascular, o que conduz a isquemia. O uso de oxigênio hiperbárico neste cenário é teoricamente atraente, pois reduz a

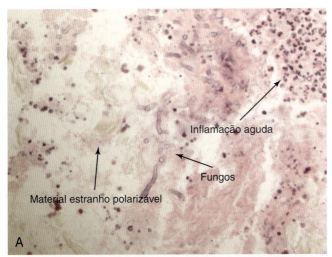

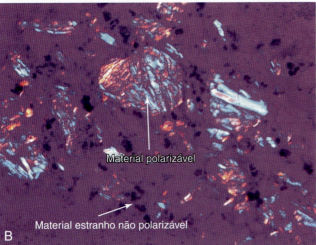

FIGURA 22-1. A, Secção histopatológica; observam-se fungos associados a tecido necrótico, ausência de invasão e inflamação com material estranho polarizável. **B,** Material estranho polarizável observado na mucosa nasal necrótica.

isquemia e a acidose, mas não há estudos controlados que comprovem sua eficácia. Oxigênio hiperbárico é uma opção terapêutica relativamente benigna e, nessas situações de risco de morte, pode ser adicionado ao regime terapêutico. Pacientes com diabetes mal controlada, sobretudo em cetoacidose diabética, apresentam-se exclusivamente em risco de mucormicose invasiva. O soro humano normal pode inibir o crescimento de *Rhizopus*, enquanto o soro de pacientes com cetoacidose diabética, na verdade, pode aumentar o crescimento dos fungos.[13,14] O mecanismo deste aumento da suscetibilidade à mucormicose pode ser atribuído à ligação alterada de transferrina em pacientes diabéticos, o que torna o ferro mais prontamente disponível.[15,16] Os pacientes que recebem diálise renal e o quelante de ferro deferoxamina também apresentam risco elevado para mucormicose.[17] A importância do ferro na fisiologia da mucormicose invasiva é demonstrada em quadros clínicos e em estudos *in vitro*, embora o crescimento de *Aspergillus* e *Candida* seja afetado a um grau muito menor pela disponibilidade de ferro.[18] Outras causas de imunossupressão também levam a mucormicose, como defeitos ou redução do número de neutrófilos e a imunossupressão causada por esteroides. A cetoacidose diabética é facilmente revertida, ao contrário da leucemia ou da insuficiência da medula óssea. As taxas de sobrevivência naqueles com mucormicose invasiva refletem a variação na capacidade de reverter a causa predisponente subjacente. Infecção pulmonar, doença maligna ativa, neutropenia e concentrações séricas basais mais elevadas de ferro e ferritina têm sido relacionadas com a diminuição da sobrevivência.[16] Até 80% de pacientes diabéticos sobrevivem, enquanto essa taxa diminui a menos de 50% em pacientes não diabéticos.[19] Uma revisão sistemática recente demonstrou que os pacientes que estavam diabéticos foram submetidos a cirurgia ou tratados com anfotericina B lipossomal melhoraram a sobrevida em geral.[3]

Rinossinusite Fúngica Invasiva Indolente

A *RSF crônica*, também conhecida como *RSF invasiva indolente*, pode ocorrer em pacientes sem ou com imunocomprometimento. Os sintomas são lentamente progressivos ao longo de muitas semanas a meses, em contraste com o curso rapidamente fatal de RSF invasiva aguda não tratada. O diagnóstico da RSC invasiva deve ser suspeito em pacientes com qualquer elemento de imunossupressão ou com complicações da rinossinusite, como neuropatias cranianas ou extensão orbital. A RSF invasiva crônica é rara. Foi descrita de forma mais convincente em artigos do Sudão, onde o organismo patogênico observado foi sempre *A. flavus*. O quadro histológico é de um granuloma, no qual as células gigantes contêm as hifas. Neste quadro, os pacientes imunocompetentes apresentam-se ao atendimento médico com proptose indolor.[20] Outras espécies de fungos podem causar RSF invasiva indolente com extensão para a órbita ou palato, como *A. fumigatus*,[21] espécies de *Alternaria*,[22] *P. boydii*, *Sporothrix schenckii*[23] e espécies *Bipolaris*.[23] O hospedeiro é aparentemente imunocompetente, e o curso da doença, variável. Em alguns pacientes, a exenteração cirúrgica é curativa. Em outros, a doença é implacável, apesar de várias terapias, como antifúngicos sistêmicos e cirurgia, podendo levar a cegueira, extensão cerebral ou morte.[24] Pacientes que vivem na África ou na Índia são desproporcionalmente acometidos com RSF invasiva granulomatosa. Tanto a RSF invasiva granulomatosa crônica quanto a RSF alérgica foram descritas ocorrendo simultaneamente, o que sugere um espectro de doenças.[25] Independentemente disso, o tratamento e o prognóstico são, hoje em dia, o mesmo para ambas as formas granulomatosa e não granulomatosa de RSF invasiva crônica e em geral incluem cirurgia e terapia antifúngica. Os esteroides orais podem ser úteis para pacientes com RSFA concomitante, conforme detalhado mais adiante neste capítulo, mas eles devem ser usados com cuidado em pacientes com evidência histológica de RSF invasiva.

Muito poucos centros realizam culturas de fungos com testes de sensibilidade aos antifúngicos. No entanto, as culturas podem ser enviadas para um laboratório de referência, tal como o University of Texas Fungus Testing Laboratory na University of Texas Health Science Center em San Antonio, para teste de sensibilidade a vários antifúngicos. Vários testes comerciais para avaliar a suscetibilidade foram aprovados pela Food and Drug Administration dos Estados Unidos, mas atualmente estão limitados aos testes de *Candida*. Ensaios de diagnóstico com base na reação em cadeia pela polimerase e antígenos novos podem ajudar a melhorar a precisão e possibilitar o diagnóstico precoce da doença fúngica invasiva futuramente. Nos Estados Unidos, a rinossinusite invasiva crônica não granulomatosa é mais comum do que a forma granulomatosa, mas ainda é rara. Normalmente, nenhuma imunodeficiência é identificada.[22,26]

Rinossinusite Crônica Induzida por Opioides Intranasais. A colonização fúngica não invasiva frequente também pode ser observada na população de pacientes recentemente descrita por abuso de opioides intranasais. A administração de opioides esmagados e acetaminofeno no nariz leva à necrose com a colonização fúngica, frequentemente por espécies de *Candida* ou *Aspergillus*. Infelizmente, a incapacidade de reconhecer que a causa subjacente da colonização fúngica não é o fungo, mas sim a utilização ilícita da medicação nasal, acarreta uma terapia antifúngica prolongada inadequada. A atuação da terapia antifúngica foi descrita em três casos descritos na literatura sobre este problema emergente, mas

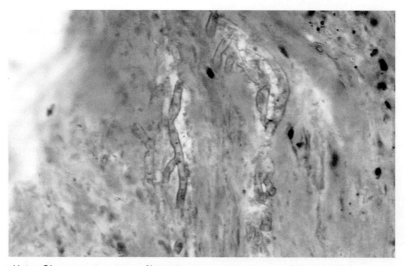

FIGURA 22-2. Secção histopatológica. Observa-se rinossinusite fúngica invasiva em um corte congelado oriundo de um paciente com leucemia. Uma espécie *Aspergillus* cresceu em culturas subsequentes. Observa-se que algumas das hifas parecem edemaciadas, sugerindo mucormicose, mas este é um artefato do corte congelado. Há ramificação de 45 graus típica de espécies de *Aspergillus* e hifas septadas.

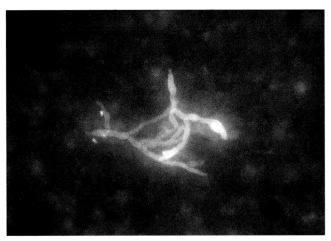

FIGURA 22-3. Com a coloração de calcoflúor branco, observam-se os elementos das hifas. Esta coloração fluorescente pode ser utilizada para a imediata identificação de elementos fúngicos.

não há comprovação da eficácia.[27-29] Os pacientes apresentam-se para atendimento médico com dor nasal, debris fibrinosos e necrose tecidual e, frequentemente, com perfuração do septo.

Na avaliação patológica, comumente observa-se material polarizável característico (Fig. 22-2). Os pacientes que se abstêm do uso de fármacos intranasais com concomitante debridamento recorrente apresentam melhor recuperação. A terapia inclui debridamentos em série e interrupção do abuso de opiáceos ou acetaminofeno intranasais, que podem exigir a reabilitação do uso de fármacos.

Diagnóstico de Rinossinusite Fúngica Invasiva. A biópsia do tecido suspeito para a patologia e cultura é fundamental para se estabelecer o diagnóstico de RSF invasiva. A observação de hifas dentro dos tecidos no exame histopatológico estabelece o diagnóstico e a detecção é intensificada com a realização de colorações especiais para fungos. As culturas fúngicas devem ser obtidas, de preferência, antes do início da terapia antifúngica sistêmica, pois realizar tratamento antifúngico antes da cultura diminui a probabilidade de que o fungo cresça em uma cultura. Uma vez suspeita a RSF, é fundamental que o diagnóstico seja estabelecido o mais rápido possível. Portanto, uma biópsia por congelamento para análise patológica ou avaliação do material enviado para a cultura por colorações fúngicas imediatas, como calcoflúor branco (Fig 22-3), deve ser solicitada. Se qualquer um destes testes for positivo para fungo, a terapia antifúngica apropriada e a ressecção cirúrgica estendida devem ser iniciadas imediatamente.[30]

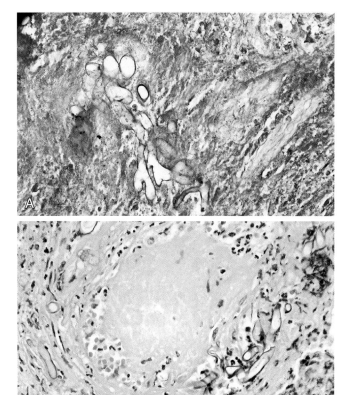

FIGURA 22-4. A, Mucormicose em secção histopatológica. Observam-se amplas hifas (coloração ácido periódico-Schiff). **B,** As hifas de mucormicose pode ser observadas invadindo a parede do vaso. O vaso está trombosado (coloração de hematoxilina-eosina).

Nem o congelamento do tecido envolvido nem as colorações especiais para fungos irão definitivamente distinguir entre as espécies de fungos, embora se possa suspeitar de mucormicose se os elementos fúngicos observados estiverem em forma de fitas largas (10-15μm), irregulares e raramente septados (Fig. 22-4 A e B). Os artefatos do corte congelado podem resultar em elementos edemaciados de hifas de *Aspergillus*, assemelhando-se às hifas de mucormicose. Geralmente, em secções histopatológicas não congeladas, a distinção entre mucormicose e aspergilose pode ser realizada. As espécies de *Aspergillus* apresentam hifas mais estreitas com septações regulares e ramificações de 45 graus observadas na histopatologia (Fig. 22-5). As culturas são importantes para distinguir as

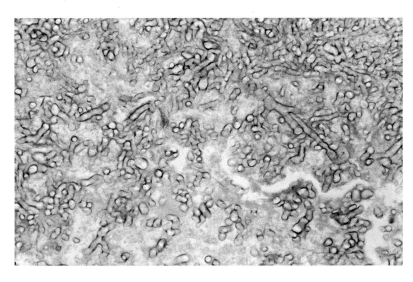

FIGURA 22-5. Bola fúngica com hifas de *Aspergillus*. Toda a amostra era composta por uma massa emaranhada de hifas. Não foi observada a invasão de tecidos.

PARTE III | SEIOS, RINOLOGIA E ALERGIA/IMUNOLOGIA

TABELA 22-2. Vários Agentes Fúngicos e Antifúngicos de Escolha

Antifúngico	Dose	Atividade	Comentários
Anfotericina B EV lipídica e não lipídica	0,25 até 1,0 mg/Kg/dia EV em dextrose 5% A dose varia com a formulação lipídica	A terapia é ativa contra a maioria dos patógenos fúngicos, mas é variável contra algumas espécies de *Aspergillus* e zigomicetos *Pseudallescheria boydii* e espécies de *Fusarium* são resistentes	A nefrotoxicidade é reduzida com formulações lipídicas mais dispendiosas
Anfotericina B tópica	100 µg/mL, 20mL 2 vezes ao dia	Conforme a atividade da anfotericina B EV lipídica e não lipídica	Não é absorvida por via oral; a eficácia contra rinossinusite fúngica não invasiva não foi comprovada
Cetoconazol	400 mg, VO, 1 vez ao dia	Espécies de *Candida* e *Pseudallescheria boydii*	Hepatotóxico; monitorar a função hepática
Itraconazol	100 mg VO 2 vezes ao dia, com as refeições	Fungos dematiáceos e atividade variável contra as espécies de *Aspergillus* Não tem atividade contra zigomicetos	Mais bem absorvido pelo pH ácido do estômago; coadministrar com refrigerante de cola ou suco de cranberry; monitorar a função hepática se utilizado por longo período
Posaconazol	Suspensão oral de 40 mg/mL; a dose é de 400 mg, 2 vezes ao dia	Indicado para o tratamento de várias infecções por fungos invasivos, incluindo zigomicetos, *Fusarium* e *Aspergillus* spp. em pacientes refratários ou intolerantes a outras terapias antifúngicas	A segurança não foi avaliada para pacientes com menos de 13 anos; usar com cuidado com outros medicamentos metabolizados pelo sistema CYP3A4
Terbinafina	250 mg/dia VO	Atividade antifúngica *in vivo* variável; utilizada principalmente para a dermatofitose	Não foi eficaz em um estudo controlado randomizado com pacientes com RSC não invasiva
Voriconazol	200 mg VO 2 vezes ao dia 1 hora antes ou imediatamente após as refeições; formulações EV dadas como dose de ataque, seguida por 4 mg/Kg, 2 vezes ao dia	Indicado para o tratamento de uma ampla gama de fungos patogênicos	Monitorar a função hepática; um efeito adverso incomum é a alteração de visão

EV, endovenoso; RSC, rinossinusite crônica; VO, via oral.

espécies de *Aspergillus* de espécies de fungos patogênicos menos comuns, os quais também podem ser septados. Isso inclui espécies de *Fusarium* e de *Alternaria* e *Pseudallescheria boydii*, entre outras.[31]

As infecções por pseudo-hifas de *Candida* são distintas das espécies de fungos com verdadeiras hifas. No entanto, a ubiquidade da *Candida* requer um grande número de organismos presentes na cultura ou a invasão profunda dos tecidos, não superficial, para distinguir o crescimento da *Candida* saprofítica da infecção fúngica invasiva por *Candida*.

As técnicas moleculares que utilizam sondas de oligonucleotídeos e o sequenciamento de genes estão em desenvolvimento. Assim, possibilitam um diagnóstico mais rápido e preciso da infecção, a fim de acelerar o tratamento antifúngico adequado.[32,33]

Terapia para Rinossinusite Fúngica Invasiva. A terapia de RSF invasiva exige reversão da condição subjacente predisponente, terapia antifúngica sistêmica adequada e debridamento cirúrgico. Destes, o mais importante é a reversão da causa subjacente da imunossupressão.[34] Caso a fonte de imunocomprometimento seja profunda e irreversível, o tratamento não será bem-sucedido. Assim, nestes pacientes, ações mutilantes e dolorosas devem ser evitadas. Alguns pacientes podem se beneficiar da infusão de granulócitos na tentativa de reverter a imunossupressão. A infusão também pode ser adjuvante quando a cirurgia e as terapias antifúngicas falharem. No entanto, existem apenas alguns casos na literatura.[35]

A RSF invasiva no paciente imunocompetente é rara e o curso, geralmente crônico, embora ainda possa ser letal. Assim como a RSF invasiva aguda, a RSF invasiva crônica, incluindo tanto as formas granulomatosas quanto não granulomatosas, necessita de terapia semelhante, com exceção da correção da imunodeficiência.[23,36] O tratamento da RSF invasiva inclui debridamento endoscópico, muitas vezes, em várias ocasiões sucessivas, combinado

com terapêutica antifúngica tanto sistêmica quanto tópica, de acordo com o perfil de sensibilidade do fungo isolado. Tal abordagem tem substituído abordagens cirúrgicas externas, embora debridamentos externos possam ser necessários para a exenteração orbital, ou se a hemorragia impede o diagnóstico endoscópico e o debridamento.[37]

Para a maioria dos pacientes com RSF invasiva, e especificamente aqueles com mucormicose, a anfotericina B sistêmica continua a ser o fármaco de escolha por via endovenosa (EV) nas doses de 0,25mg/kg/dia, até o máximo de 1,5mg/kg em dias alternados. A nefrotoxicidade é a principal toxicidade limitante da dose, que pode ser reduzida com a adição de sódio. Febre, calafrios, náuseas e hipotensão frequentemente acompanham as doses iniciais. Tais toxicidades podem ser reduzidas ou eliminadas com a utilização de anfotericina B de complexo lipídico, no qual a anfotericina B é entregue por meio de lipossomos. Estes lipossomos têm uma afinidade com o sistema reticuloendotelial, e assim a toxicidade aos outros tecidos pela anfotericina B pode ser evitada. Alguns fungos também respondem a outros antifúngicos, e, ocasionalmente, outros agentes antifúngicos são os fármacos de escolha. Os triazóis (fluconazol, itraconazol, voriconazol e posaconazol), as equinocandinas (caspofungina, micafungina e anidulafungina) e a flucitosina estão disponíveis para o tratamento de doença fúngica invasiva.[38] O voriconazol é indicado para o tratamento primário da RSF invasiva secundária a *Aspergillus*,[39] e cerca de metade dos casos de infecções invasivas por *Aspergillus* em um estudo foi sanada com itraconazol.[40] Vários agentes fúngicos e fármacos antifúngicos de escolha para tratá-los podem ser encontrados na Tabela 22-2.

O posaconazol mostrou eficácia como terapia de resgate,[41,42] em pacientes com doença renal, ou naqueles que possam estar em risco de desenvolver insuficiência renal, como em paciente com diabetes não controlada.[38]

TABELA 22-3. Correlação entre Tomografia Computadorizada, Alterações Macroscópicas e Patológicas com Incidência de Bola Fúngica

	TC Positiva para Hiperdensidade, Cálcio e Ferritina	TC Negativa
Positiva para bola fúngica	32	20
Negativa para bola fúngica	9 ou positivo para aparência macroscópica comparada com a bola fúngica	1.129 ou negativo para aparência macroscópica de uma bola fúngica
Positiva	52	0
Negativa	11	1127

Dados de Dhong HJ, Jung JY, Park JH: Diagnostic accuracy in sinus fungus balls: CT scan and operative findings. *Am J Rhinol* 2000;14:227.
TC, tomografia computadorizada.

Bolas Fúngicas em Seios Paranasais

As bolas fúngicas em seios paranasais são comuns e crescem nas cavidades úmidas dos seios paranasais de um hospedeiro que tem geralmente um estado imunológico normal. Pacientes imunodeprimidos também podem desenvolver bolas fúngicas e necessitar de assistência médica com mais frequência quando apresentam espécies de *Aspergillus* e óstios dos seios não dilatados.[43] A terapia esteroide sistêmica ou abrasão cirúrgica pode predispor o crescimento de fungo previamente presente, tornando a infecção invasiva. Na verdade, Rupa e Thomas[25] descreveram recentemente seis pacientes com bola fúngica concomitante e RSF granulomatosa invasiva no sul da Índia. As bolas fúngicas paranasais causam sintomas indistinguíveis de RSC e podem ser assintomáticas e descobertas incidentalmente. Na Figura 22-5, observa-se histologicamente a característica de hifas emaranhadas encontrada em uma bola de fungos. Na cirurgia, uma bola de fungos é macroscopicamente uma massa enegrecida, frequentemente friável e ocasionalmente com esporulação visível. Tal aspecto macroscópico característico tem um valor preditivo positivo de 100% para a aparência histológica de uma bola de fungo e tem um valor preditivo negativo muito alto (Tab. 22-3).[44]

O termo *micetoma* é incorreto quando utilizado para se referir às bolas fúngicas paranasais, pois o micetoma se remete a uma infecção fúngica fistulosa da pele. Várias espécies de fungos causam bolas fúngicas, como *A. flavus*, *A. fumigatus*, *Alternaria*[8] e espécies de *Mucor*.[45]

As alterações de densidades metálicas ou calcificadas na TC dentro de uma cada cavidade sinusal opacificada têm um valor preditivo positivo de cerca de 60% para uma bola de fungos e um poder preditivo negativo elevado. Assim, estudos micológicos e histológicos são essenciais para confirmar o diagnóstico (Tab. 22-3).[44]

A ausência de crescimento em cultura de fungos pode ocorrer em mais de 30% das amostras, apesar de as hifas estarem presentes na histopatologia. Colonização bacteriana concomitante com diversos organismos, como *Staphylococcus* coagulase-negativa, *S. aureus*, anaeróbios e espécies de *Pseudomonas*, ocorre em quase 75% de bolas de fungos.[46,47] Assim, a presença de uma bola de fungos pode servir como um foco para infecções agudas recorrentes. Boase et al.[48] mostraram que, em um estudo utilizando ovelhas como modelo, o biofilme fúngico não conseguiu se formar sem inoculação bacteriana prévia.

Desde a última edição deste texto, vários estudos grandes sobre o tratamento da bola fúngica foram publicados; os pacientes de tais estudos apresentaram sintomas semelhantes aos observados em estudos anteriores, porém nestes acrescentou-se um inquérito sobre a qualidade de vida (QV) no pós-operatório. Assim, as pesquisas também observaram melhorias. Em um dos maiores estudos até o momento, foram avaliados mais de 170 pacientes da região central da França com bolas fúngicas em seios paranasais. A maioria era no seio maxilar, e espécies de *Aspergillus* foram os patógenos normalmente encontrados. O tratamento de remoção cirúrgica endoscópica foi bem-sucedido em 172 de 173 de seus casos.[49] No entanto, Ferreiro et al.[50] descreveram a morte como uma complicação cirúrgica em alguns casos de bolas fúngicas esfenoidais.

Infecção Fúngica Saprófita

As infecções fúngicas saprófitas ocorrem quando esporos de fungos onipresentes em solo germinam em crostas mucosas, o que impede sua remoção natural da cavidade nasossinusal. Isso é comumente observado após a cirurgia nasossinusal. O tratamento é a remoção da crosta que está fornecendo o substrato sobre o qual os esporos dos fungos estão crescendo. Frequentemente por limpeza nasal ou por assoar o nariz, tais secreções mucosas endurecidas incrustadas de esporos podem ser removidas, e nenhuma outra terapia será necessária.

Rinossinusite Fúngica Alérgica

A RSF alérgica (RSFA) foi primeiro descrita em 1981 por Millar et al.[51] e, em seguida, por Katzenstein et al.[52] em 1983, que detalharam as descobertas histopatológicas singulares. Ambos os grupos reconheceram a semelhança histológica de RSFA com a aspergilose broncopulmonar alérgica anteriormente descrita (ABPA). Além disso, a RSFA é considerada uma forma nasossinusal da ABPA. Realiza-se o diagnóstico por exame histopatológico, ao se observar uma mucina alérgica caracterizada por células inflamatórias necróticas, eosinófilos e cristais de Charcot-Leyden (um subproduto da degranulação de eosinófilos). Nesse caso, a mucina alérgica é composta por elementos de hifas, habitualmente mais bem observados com colorações para fungos.[53] Com a cultura da mucina alérgica, obtêm-se vários espécies fúngicas. Os fungos associados variam geograficamente. Na América do Norte, a maioria

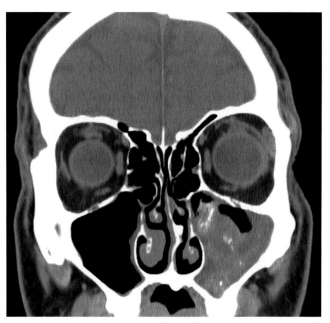

FIGURA 22-6. Observam-se calcificações em tomografia computadorizada de seio coronário com seio maxilar esquerdo parcialmente opacificado, consistente com uma bola de fungo do seio maxilar.

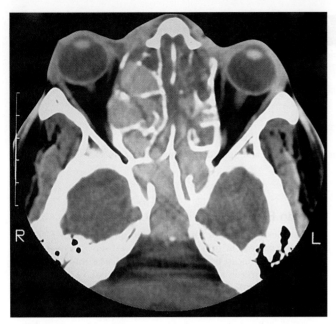

FIGURA 22-7. Tomografia computadorizada axial de um paciente com rinossinusite fúngica alérgica. Notam-se a heterogeneidade das densidades no etmoidal e a erosão óssea de lâmina papirácea direita e da parede posterior do seio esfenoidal.

dos casos de RSFA é causada por espécies dematiáceas ou produtoras de pigmentos, como *Bipolaris* e espécies *Alternaria, Exserohilum robatum* e *Curvularia lunata*. No norte da Índia, a maioria dos casos de RSFA é ocasionada por *Aspergillus flavus*. Nos países do Golfo Pérsico, predominam as espécies de *Aspergillus*.

O critério mais rigoroso para o diagnóstico de RSFA exige uma resposta elevada de IgE aos fungos encontrados na cultura da mucina eosinofílica que contém os fungos. Não deve haver qualquer indício de invasão por fungos. Pacientes com evidência histopatológica de RSFA sem elevada IgE aos fungos são classificados como tendo RSFENA.[54] Levin et al. descreveram recentemente que pacientes com RSFENA podem demonstrar imunidade local efetiva, quando não há elevação sistêmica de IgE aos fungos.[55]

O tratamento e o prognóstico para pacientes com RSFA independe das espécies fúngicas cultivadas. Clinicamente, os pacientes com RSFA são atópicos e têm pólipos nasais. Até 40% dos pacientes com RSFA apresentam asma, que é geralmente leve. Muitos destes pacientes foram submetidos a múltiplos procedimentos de polipectomia nasal. Na TC de seio, comumente observa-se erosão óssea,[56] além do muco espesso ocasionando uma densidade heterogênea em partes moles (Figs. 22-6 e 22-7).[57]

Epidemiologia e Geografia. A incidência de RSFA varia geograficamente.[58] As áreas endêmicas são locais de umidade elevada nos Estados Unidos ao longo do rio Mississippi e no sul do país. Em pacientes submetidos à cirurgia endoscópica, 51% foram diagnosticados com RSFA no norte da Índia,[82] 8,6% em Adelaide, na Austrália,[83] e 12% na Arábia Saudita.[83a] Em 1998, a maior taxa descrita nos Estados Unidos foi em Memphis, no Tennessee, onde 20% dos casos de sinusite submetidos à cirurgia endoscópica eram de RSFA. Mais reveladora é a ausência de RSFA em determinadas regiões, como a região noroeste dos Estados Unidos, onde o clima é mais frio. A presença de esporos de mofo é necessária para a RSFA ocorrer, e contagem de esporos de mofo ao ar livre varia amplamente de acordo com os aspectos geográficos e de sazonalidade.

Fisiopatologia. Para o desenvolvimento da RSFA, é necessário que um indivíduo geneticamente predisposto à alergia fúngica seja exposto aos esporos do mofo por inalação. O esporo deve escapar do transporte ou da expulsão mucociliar por espirros ou tosse por tempo suficiente, a fim de possibilitar a germinação.

Estima-se que, em média, uma pessoa inale $5,7 \times 10^8$ esporos de várias espécies dentro de um período de 24 horas.[60] Ocasionalmente, por causa da interrupção do transporte mucociliar, baixa umidade do ambiente nasal, ou grande quantidade de inóculo, os esporos de mofo não podem ser eliminados. A germinação aumenta a antigenicidade dos fungos,[61] conduzindo a um aumento da produção de mucina alérgica, na qual o fungo continua a crescer. Isso leva a um "circuito de retroalimentação positiva" em que o crescimento dos fungos antigênicos induz a produção de mais mucina alérgica, o que leva a um aumento do crescimento fúngico. A mucina alérgica viscosa resiste à ação mucociliar normal, e as citocinas inflamatórias promovem o crescimento de pólipos nasais. Quando os esporos de mofo ao acaso alojam-se em apenas um lado do nariz, a RSFA unilateral irá se desenvolver. As alterações imunológicas da RSFA envolvem resposta aumentada de IgE e IgG específica aos fungos. Com a exceção de espécies de *Aspergillus*, testes para a resposta de IgG específica contra outras espécies fúngicas não estão disponíveis comercialmente. A IgE total extremamente elevada no soro sanguíneo geralmente está presente e diminui conforme a doença é controlada. Com base em estudos *in vitro* com amostras de pacientes com RSFA e RSEM, Pant et al.[62,63] propuseram que uma resposta imune fúngica não alérgica associada ao aumento de células CD8+ pode estar presente e que a alergia fúngica foi semelhante em pacientes com RSC em comparação com aqueles com RSFA. Isso implica que a presença de alergia fúngica por si só é insuficiente para o desenvolvimento de RSFA.

Tanto ABPA quanto RSFA estão associadas a determinada classe de genes do complexo principal de histocompatibilidade II (antígenos leucocitários humanos [HLA] DR2 e DR5). Certamente, nem todos os pacientes com RSFA apresentam esse genótipo nem todos os pacientes com esse genótipo desenvolvem ABPA ou RSFA. Schubert et al.[64] descreveram que HLA-DQB1*03 foi um achado significativamente mais frequente em pacientes com RSFA do que naqueles com RSC sem fungos, embora ambos fossem elevados se comparados com os controles normais. Tal achado é compatível com um papel para a exposição ao superantígeno bacteriano de pacientes geneticamente suscetíveis, levando à regulação e à ativação não especificas das células T, o que pode definir a fase de uma reação para reação mediada por Th2 contra fungos que podem estar presentes por acaso (Tab. 22-4).[65]

Terapia

Cirurgia e Esteroides. O tratamento da RSFA consiste na remoção cirúrgica dos pólipos nasais e da mucina alérgica espessada com a preservação da mucosa, que geralmente pode ser realizada com técnicas endoscópicas. A mucina é aderente e microdebridadores podem facilitar sua remoção. No entanto, o uso de microdebridadores adjacentes às áreas da órbita ou do crânio é perigoso pelo risco de deiscência óssea. Mesmo se a ressecção cirúrgica for incompleta, os esteroides sistêmicos serão adjuvantes, podendo resultar em remissão. Normalmente, devem ser iniciados no período perioperatório, a uma dose de 60mg de prednisona por vários dias. Em seguida, a dose deve ser reduzida durante 2 a 4 semanas. Corticoides sistêmicos no pré-operatório podem resolver o componente eosinofílico do processo e levar a um diagnóstico

TABELA 22-4. Patogênese da Rinossinusite Fúngica Alérgica

Elementos Necessários Atualmente	Elementos Prováveis ou Possivelmente Necessários
Crescimento fúngico não invasivo	Superantígeno de fontes bacterianas
Mucina eosinofílica	Subtipo de antígeno leucocitário humano suscetível à estimulação superantigênica
Reação alérgica do tipo I aos fungos cultivados	

TABELA 22-5. Estudos com Anfotericina B Tópica em Pacientes com Rinossinusite Crônica

Estudo	Critério de Seleção	Delineamento	Dose de Anfotericina B	Resultado
Ponikau et al.[86] (2002)	Rinossinusite crônica	NR, NC (n=51)	20 mL, 2 vezes por dia, 100 µg/mL por mais de 3 meses (8 mg/dia)	Melhora em 75%
Ricchetti et al.[87] (2002)	Pólipos nasais	NR, NC (n=74)	20 mL, 2 vezes por dia, 1:1.000 por 4 semanas (8 mg/dia)	Resolução dos pólipos em 42% a 62% dos PN leves a moderados, 0% nos casos graves
Weschta et al.[88] (2004)	Pólipos nasais sem rinossinusite fúngica alérgica	R, DC, CP (n=74)	200 µL por *spray*, 4 vezes por dia, por 8 semanas (4,8 mg/dia)	Melhora insignificante
Ponikau et al.[89] (2005)	Rinossinusite crônica	R, DC, CP (n=24)	20 mL, 2 vezes por dia, 250 µg/mL por 6 meses (20 mg/dia)	8,8% melhoraram à TC
Ebbens et al.[79] (2006)	Rinossinusite crônica, antes de cirurgia endoscópica nos seios, sem rinossinusite fúngica alérgica	R, DC, CP, MC (n=116)	25 mL de anfotericina B, 2 vezes ao dia, 100 µg/mL por 13 semanas (10 mg/dia)	Diferença objetiva ou subjetiva ou na qualidade de vida nos PN
Liang et al.[91] (2008)	Rinossinusite crônica sem pólipos nasais, após cirurgia endoscópica nos seios	R, DC, CP (n=64)	20 mg de anfotericina B em 500 mL de solução salina para irrigação, diariamente por 4 semanas (20 mg/dia)	Diferença nos PN em qualidade de vida ou por endoscopia nasal
Gerlinger et al.[90] (2009)	Pólipos nasais após cirurgia endoscópica nos seios	R, DC, CP (n=33)	5 mg/mL por *spray*, 2 *sprays* em cada narina, 2 vezes por dia, por 12 meses (4 mg/dia)	Diferença nos PN em qualidade de vida

CP, controlado com placebo; DC, duplo cego; MC, multicêntrico; NC, não cego; NR, não randomizado; PN, pólipos nasais; R, randomizado.

equivocado de uma bola de fungos pelo patologista. Quando esteroides são retirados, os eosinófilos geralmente retornam, e uma nova coleta pode ser útil para o diagnóstico histopatológico de RSFA.[66] A terapia esteroide por via oral no pós-operatório também foi benéfica. Em um ensaio randomizado controlado por placebo, observaram-se benefícios no alívio dos sintomas e nos achados na endoscopia nasal, em decorrência do uso da prednisolona 50 mg uma vez por dia, durante 6 semanas e, em seguida, reduzida ao longo de um período de 6 semanas adicionais. Todos os 12 pacientes em tratamento experimentaram os efeitos colaterais que variaram de ganho de peso a diabetes induzida por esteroides. No entanto, a recorrência da doença foi observada em todos os pacientes que pararam o tratamento, com esteroides tópicos em 18 meses.[67] Infelizmente, a predisposição para esta resposta alérgica pode resultar em recorrência. Como as aberturas amplas foram criadas na cavidade sinusal, as recidivas muitas vezes podem ser tratadas com desbridamento endoscópico, esteroides sistêmicos e tópicos e, possivelmente, terapia antifúngica.

Imunoterapia. Inicialmente, a imunoterapia foi considerada contraindicada em casos de RSFA, por apresentar o potencial teórico de agravar a doença por meio da formação de imunocomplexos. Mabry et al.[69] mostraram que, inicialmente, a imunoterapia específica para fungos, após a cirurgia endoscópica em seios (CES) para RSFA, não causa danos e pode resultar em uma melhora dentro dos primeiros anos de pós-operatório. Um estudo recente conduzido por Greenhaw et al.[68] também demonstrou a segurança da imunoterapia em altas doses em pacientes com RSFA. Se a melhora clínica pode ser mantida ao longo do tempo, isso ainda é incerto. Em estudos, foi descrito que, depois de 4 a 10 anos, as taxas de remissão foram iguais independentemente da imunoterapia administrada.[69,70]

O omalizumabe, o anticorpo monoclonal humanizado contra a porção Fc da IgE, foi atualmente aprovado para pacientes com asma alérgica grave. O uso em pacientes com RSFA não foi descrito, embora o autor principal deste capítulo (B.J.F.) tenha acompanhado um caso que respondeu após uma semana do início da administração do omalizumabe. Vários estudos recentes descreveram a redução das exacerbações e a menor necessidade de terapia com corticoides em pacientes com ABPA e tratados com omalizumabe.[71-73]

Outras Modalidades. Ocasionalmente, os antibióticos foram algumas vezes indicados para melhorar a RSFA, mas não há estudos que sustentem seu uso para essa indicação. Em um estudo, Ferguson e Wood[74] demonstraram que, em 22 amostras de pacientes com RSFA e 33 RSEM não fúngica, as bactérias estavam presentes em 77% dos pacientes com RSFA e em 55% dos pacientes com RSEM não fúngica. Se RSFA necessita da presença de um superantígeno bacteriano, possivelmente as terapias antibacterianas podem ter um papel no tratamento da doença, porém isso ainda precisa ser elucidado. Se a estimulação superantigênica for importante, os inibidores da calcineurina podem ter alguma atuação, como fazem na dermatite atópica, em que o picrolimo e o tacrolimo têm eficácia comprovada. Contudo, os inibidores da calcineurina não foram estudados para esta indicação. As lavagens salinas não foram estudadas para esta condição, mas têm um papel de destaque para a maioria dos médicos. São também utilizadas antes da aplicação de um esteroide tópico, a fim de lavar o muco viscoso, para que os esteroides tópicos nasais estejam mais propensos a penetrar nas mucosas subjacentes.

Terapias Antifúngicas Restritas à Rinossinusite Fúngica Alérgica ou Rinossinusite Fúngica Não Alérgica. No equivalente pulmonar da ABPA, o antifúngico itraconazol em uma dose de 200 mg duas vezes por dia durante 16 semanas foi melhor significativamente para tratar a doença em um estudo randomizado, multicêntrico, controlado por placebo.[75] Em um estudo randômico recentemente realizado no Egito, 50 adultos com RSFA foram submetidos a uma das cinco possibilidades de tratamento, além da "terapia médica conveniente". A recorrência da RSFA em pacientes randomizados para vários agentes terapêuticos foi para o itraconazol oral (66%), o *spray* nasal antifúngico (fluconazol; 10%), o *spray* nasal antifúngico mais itraconazol oral (14%), as irrigações nasais antifúngicas (28%) e o placebo (75%). Muitos dos detalhes dos métodos de estudo não foram descritos, e os grupos de estudados foram compostos por poucos pacientes. No entanto, em pacientes com doença restrita aos fungos, a superioridade da terapia antifúngica tópica foi impressionante, com nenhum benefício aparente do uso de itraconazol oral.[76] Em contraposição, em um estudo retrospectivo observacional, não randomizado, 23 pacientes com RSFENA ou RSFA refratária, houve resposta endoscópica objetiva e melhora dos sintomas em decorrência do uso do itraconazol oral (100 mg, duas vezes por dia, durante 6 meses) em 19 (82%) dos indivíduos. Foi necessária a interrupção do tratamento com itraconazol em três pacientes por causa da elevação da função hepática, e, nos 16 restantes, os esteroides orais foram reduzidos;

TABELA 22-6. Terapia para Rinossinusite Fúngica Alérgica		
Definitivamente Eficaz	**Provável ou Possivelmente Eficaz**	**Ineficaz ou Não Determinada**
Esteroides sistêmicos ou tópicos Cirurgia Lavado nasal	Imunoterapia Antifúngicos orais* Anti-imunoglobulina E*	Anfotericina B tópica Moduladores de leucotrienos Inibidores da calcineurina Antibióticos

*Eficácia demonstrada em aspergilose broncopulmonar alérgica.

em mais de 1 ano de acompanhamento, 11 dos 16 (69%) ficaram livres da doença.[77]

Vários estudos avaliaram o papel da terapia antifúngica na RSC não restrita a RSFA ou a RSFENA. Uma recente revisão Cochrane observou que não houve diferença estatística significativa por metanálise com relação a qualquer resultado avaliado em seis ensaios randomizados, incluindo a melhora dos sintomas e os escores endoscópicos e radiológicos.[78] Destes, a terapia tópica foi avaliada em cinco estudos, e o tratamento sistêmico, investigado em um outro estudo. A análise do efeito de antifúngicos intranasais tem evoluído (Tab. 22-5). No maior estudo realizado, Ebbens et al.[79] não observaram nenhum benefício, seja de forma objetiva ou subjetiva, no uso da irrigação de anfotericina em 116 pacientes. Especificamente, os pacientes com RSFA foram excluídos desse estudo.

Altas doses de terbinafina oral foram comparadas com a administração de placebo, porém nenhum benefício foi observado em um estudo multicêntrico controlado com pacientes com RSC não restritas à RSFA. De fato, nenhum paciente com RSC foi excluído deste estudo.[80] As terapias de provável ou possível benefício encontram-se na Tabela 22-6.

RINOSSINUSITE FÚNGICA EOSINOFÍLICA NÃO ALÉRGICA

Os autores deste capítulo restringiram a classificação da RSFENA para pacientes com evidência histopatológica de hifas em *plugs* de mucina eosinofílica, não apenas evidências de cultura de fungos. Se tais pacientes têm elevação sistêmica da IgE aos fungos, estes são classificados como tendo RSFA; e se eles não têm provas sistêmica de IgE aos fungos, são diagnosticados com RSFENA. Conforme mencionado, a evidência preliminar que sustenta a presença local de IgE em RSFENA sugere que ambas as doenças podem ser devido a mecanismos semelhantes.

Resultados conflitantes foram encontrados em três grandes estudos que compararam os dados demográficos da doença sinusal eosinofílica quanto à presença ou à ausência de fungos. Em 2000, Ferguson[81] descreveu que a rinossinusite eosinofílica produtora de mucina e sem a presença de fungos diferiu significativamente em características clínicas da RSFA, embora haja uma sobreposição entre elas. Esta base de dados foi obtida por meio de uma ampla revisão da literatura sobre RSFA e rinossinusite eosinofílica produtora de mucina e não fúngica (RSEPM-NF) e combinada com um banco de dados de pacientes do nordeste dos Estados Unidos. Nessa revisão, realizou-se a comparação entre 69 pacientes com RSEPM-NF com 431 pacientes com RSFA. Observou-se que os pacientes com RSFA foram significativamente mais jovens (30,7 anos em comparação com 48 anos), menos propensos a ter asma (41 *vs.* 93%) e menos sensíveis à aspirina (13% em comparação com 54%). Além disso, tinham significativamente níveis mais elevados de IgE total (média de 1.941 mg/dL com uma variação de 12 a 13.084 mg/dL) em comparação com pacientes com RSEPM (média de 267 mg/dL com uma variação de 14 para 1.162 mg/dL). Eles também eram menos propensos a ter a doença bilateral (55 *vs.* 100%). Mais de 90% desta base de dados foi inferida com informações provenientes da América do Norte.[81]

Em 2006, Saravanan et al.[82] prospectivamente categorizaram 70 pacientes do norte da Índia submetidos a cirurgia do seio e descobriram que 36 de 70 (51%) pacientes apresentavam RSFA, 12 de 70 (17%) possuíam RSEPM-NF, 4 (6%) tinham bolas fúngicas e os 18 (26%) indivíduos restantes tinham RSC não eosinofílica por outras causas. Tal como o estudo conduzido por Ferguson,[81] a média de idade dos pacientes com RSFA era mais baixa do que a dos pacientes com RSEPM-NF (28 ± 13 anos *vs.* 41 ± 10 anos) e a doença bilateral foi menos provável no grupo RSFA (75 *vs.* 100%). No entanto, tais descobertas não apresentaram significância estatística. A erosão óssea (100 *vs.* 40%) e a heterogeneidade de densidades em tomografia computadorizada (97 *vs.* 67%) foram significativamente mais comuns no grupo RSFA em comparação com o grupo RSEPM-NF.[82]

Em Adelaide, na Austrália, em uma avaliação prospectiva com 188 pacientes com RSEPM, observou-se que aqueles com RSFA clássicos eram significativamente mais jovens do que os com outras formas de RSEPM. No entanto, nenhuma diferença foi encontrada nos subgrupos em quaisquer outros parâmetros analisados, como sensibilidade à aspirina, bilateralidade da doença, níveis de imunoglobulina ou asma. Praticamente, 100% de todos os pacientes RSFA apresentavam doença bilateral, no sul da Austrália.[83]

São possíveis explicações para as diferenças entre estes três grandes estudos o impacto das diferenças introduzidas pelo clima, a suscetibilidade genética e fatores socioeconômicos. No estudo conduzido por Ferguson[81] e na análise retrospectiva, 93% dos pacientes eram da América do Norte, enquanto os dois grandes estudos prospectivos foram conduzidos em apenas um local. O estudo realizado por Saravanan[82] representou pacientes da região central do norte da Índia, enquanto os estudos de Pant[62,63] foram com indivíduos de Adelaide, na Austrália. É possível que, no Norte da Índia e no Sul da Austrália, as condições tenham sido de uma quantidade de inóculo superior com doença bilateral mais frequente. Recentemente, a controvérsia que envolve a definição da RSFA foi intensificada por relatos de invasão da mucosa, conforme indicado pela inflamação granulomatosa e pelas ramificações septadas das hifas fúngicas nos tecidos da submucosa em pacientes supostamente com RSFA extensa.[84,85]

CONCLUSÃO

Dentro de cada classificação, existem áreas não bem determinadas. Na compreensão dos autores, as categorizações estão incompletas e em constante mudança, com relação às causas da RSF e aos melhores tratamentos, sobretudo das RSF não invasivas. A classificação da RSF ao longo de um espectro imunológico, que varia de invasivo à doença alérgica, serve como um guia para tratar adequadamente e prever os resultados clínicos em pacientes com RSF.

Para consultar a lista completa de referências, acesse www.expertconsult.com.

LEITURA SUGERIDA

Chakrabarti A, Denning DW, Ferguson BJ, et al: Fungal rhinosinusitis: a categorization and definitional schema addressing current controversies. *Laryngoscope* 119(9):1809–1818, 2009.

Ferguson BJ: Definitions of fungal rhinosinusitis. *Otolaryngol Clin North Am* 33:227–235, 2000.

Katzenstein AL, Sale SR, Greenberger PA: Allergic *Aspergillus* sinusitis: a newly recognized form of sinusitis. *J Allergy Clin Immunol* 72:89, 1983.

Manning SC, Holman M: Further evidence for allergic pathophysiology in allergic fungal sinusitis. *Laryngoscope* 108(10):1485–1496, 1998.

Tumores Benignos do Trato Nasossinusal

23

Piero Nicolai | Paolo Castelnuovo

Pontos-chave

- A obstrução nasal unilateral é o sintoma mais comum em pacientes com tumores benignos ou malignos do trato nasossinusal. Portanto, qualquer indivíduo com essa queixa deve ser submetido a endoscopia nasal, estudos por imagens e, se necessário, exame histológico para estabelecer um diagnóstico preciso.

- Osteoma e papiloma invertido são os tumores mais frequentes do trato nasossinusal. Entretanto, como os osteomas nem sempre necessitam de cirurgia, o papiloma invertido é a indicação cirúrgica mais comum para os tumores benignos do nariz e dos seios paranasais.

- O fundamental para a remoção bem-sucedida do papiloma invertido é a ressecção ao longo do plano subperiostal com broqueamento do osso subjacente à mucosa acometida.

- A maioria dos papilomas invertidos pode ser ressecada através de uma abordagem endoscópica, e sua extensão depende do local e do tamanho da lesão.

- A necessidade de uma abordagem externa ou combinada para o papiloma invertido localizado no seio frontal deve ser antecipada e discutida com o paciente, pelas dificuldades de avaliação pré-operatória de sua extensão ao longo da mucosa do seio.

- Os angiofibromas juvenis que se estendem para a nasofaringe, as cavidades nasais, o esfenoide, os seios maxilares, os etmoidais, a fossa pterigomaxilar/infratemporal, as órbitas e as áreas adjacentes ao seio cavernoso podem ser removidos com cirurgia endoscópica.

- Os angiofibromas juvenis que acometem extensivamente o assoalho da fossa craniana média envolvem a artéria carótida interna e as áreas críticas após um tratamento são mais bem tratadas com uma abordagem combinada externa/endoscópica.

- Como a maioria dos angiofibromas juvenis se localiza na base do esfenoide e cresce pela submucosa, o pós-operatório deve contemplar exames endoscópicos periódicos e estudos de imagens.

- Os osteomas envolvem de modo mais frequente o seio frontal. Com a introdução das brocas curvas e o uso mais extenso do procedimento Draf III, mesmo osteomas com extensão lateral para o seio frontal podem ser removidos endoscopicamente. Entretanto, nos osteomas frontais ebúrneos de grande volume com extensão importante para a parte superior e/ou lateral do seio, a necessidade de acesso externo deve ser discutida com o paciente.

- Obtém-se a cavitação por meio do broqueamento da parte central do osteoma, deixando uma concha periférica de osso que subsequentemente é dissecada mais facilmente das estruturas adjacentes. Este é um aspecto fundamental para a remoção de grandes osteomas através de um acesso limitado.

O aperfeiçoamento das técnicas de imagens e a grande difusão da cirurgia endoscópica levaram a um novo interesse na abordagem de tumores benignos do trato nasossinusal. Esta região anatômica está envolvida por várias entidades histopatológicas que, de acordo com a classificação da Organização Mundial da Saúde, são os tumores epiteliais (papilomas e adenomas de glândula salivar), os tumores de tecidos moles (mixoma, leiomioma, hemangioma, schwannoma, neurofibroma e meningioma) e os tumores de osso e cartilagem (lesão de células gigantes, tumor de células gigantes, condroma, osteoma, condroblastoma, fibroma condromixoide, osteocondroma, osteoma osteoide, osteoblastoma, ameloblastoma e hamartoma condromesenquimal nasal).[1] Apesar de se originar da fossa pterigomaxilar, o angiofibroma juvenil tradicionalmente é incluído no grupo dos tumores do trato nasossinusal, devido à sua apresentação como uma massa na região nasal ou nasofaríngea.

Além dos osteomas, que geralmente são diagnosticados acidentalmente nas tomografias computadorizadas (TC) de cérebro ou órbitas ou estão associados a cefaleias frontais na ausência de qualquer outra queixa nasal, o sintoma inicial da maioria dos tumores benignos do trato nasossinusal é a obstrução nasal unilateral, que hoje em dia requer investigação inicial com endoscopia das cavidades nasais após uso de descongestionante apropriado. Este exame geralmente revela uma massa de aspecto variável que estreita ou obstrui a fossa nasal. Em algumas lesões, como no papiloma invertido e no angiofibroma, a aparência endoscópica pode

PARTE III | SEIOS, RINOLOGIA E ALERGIA/IMUNOLOGIA

TABELA 23-1. Distribuição dos Tumores Benignos do Trato Nasossinual pela Histologia e Abordagem Cirúrgica

Histologia do Tumor	Abordagem Cirúrgica			
	Endoscópica	Combinada	Externa	Total
Papiloma invertido	403	41	12	456
Osteoma	109	39	11	159
Angiofibroma juvenil	120	1	34	155
Hemangioma capilar lobular	50	1	-	51
Displasia fibrosa	26	3	1	30
Hemangioma cavernoso	11	1	-	12
Schwannoma	7	3	1	11
Fibroma ossificante	8	-	1	9
Hamartoma	9	-	-	9
Glioma	5	1	1	7
Adenoma pleomórfico	5	-	-	5
Diversos	20	7	-	27
Total	773	97	61	931

Dados de uma série de 931 pacientes tratados na University Hospitals of Brescia and Varese (Itália) de 1994 a 2013.

mesmo sugerir a natureza da lesão. Nesse ponto, nossa conduta é obter estudos de imagem, que podem ajudar a definir a vascularização da massa e suas relações com as estruturas adjacentes, além de afastar um diagnóstico da meningoencefalocele. Em geral, nossa preferência é pela ressonância magnética (RM), pois pode diferenciar claramente um tumor de secreções retidas, permitir uma resolução mais alta do contraste e mesmo sugerir a natureza de uma lesão dos tecidos moles. A TC com contraste pode ser considerada uma alternativa razoável. A biópsia é necessária sempre que o diagnóstico não pode ser estabelecido pelos estudos por imagens, mas deve ser evitada na suspeita de um angiofibroma.

Mesmo que a maioria dos tumores do trato nasossinual possa ser abordada através de uma via endoscópica, certas situações ainda necessitam de um procedimento externo ou combinado. A necessidade de um procedimento externo ou combinado pode ser claramente sugerida pelos exames de imagens, mas existem casos nos quais a decisão definitiva só pode ser tomada durante a cirurgia. Consequentemente, a possibilidade de troca de um procedimento endoscópico para um externo deve ser discutida com o paciente antes da cirurgia.

Este capítulo detalha o papiloma invertido, o osteoma e o angiofibroma juvenil – os tipos histológicos mais comuns vistos nas nossas séries de 931 tumores benignos do trato nasossinual encontrados durante 20 anos em dois hospitais universitários (Tabela 23-1). Também fornecemos informações sobre outros tumores benignos vistos menos comumente.

PAPILOMA INVERTIDO

O papiloma invertido – ou *papiloma schneideriano, invertido* – integra o grupo dos papilomas nasossinusais, junto com as variantes oncocítica e exofítica. É o segundo tumor benigno mais comum do trato nasossinual após o osteoma, mesmo que represente a indicação cirúrgica mais comum para um tumor nasossinual benigno.

Estima-se que a lesão represente 0,4 a 4,7% de todos os tumores nasais cirurgicamente removidos, com uma incidência que varia de 0,6 a 1,5 casos a cada 100.000 habitantes anualmente.[2,3] Os homens são mais comumente afetados do que as mulheres e a lesão geralmente é observada entre a quinta e a sexta décadas de vida.

Com relação à aparência histológica, o papiloma invertido é composto exclusivamente, ou quase exclusivamente, por fitas de membrana basal hiperplásicas com inclusões epiteliais que crescem endofiticamente na direção do estroma subjacente. O epitélio tem múltiplas camadas e é formado de células colunares escamosas ou colunares ciliadas misturadas com mucócitos.[4]

O papiloma invertido costuma se originar da parede nasal lateral na área da fontanela. O seio maxilar é o segundo sítio mais comumente afetado, e os seios frontal e esfenoidal raramente são envolvidos de maneira primária. Em geral, a lesão envolve extensivamente mais de um seio, impossibilitando avaliar o local exato de origem.

A associação do papiloma invertido ao carcinoma de células escamosas foi superestimada, com frequências registradas de até 56%. Dados recentes claramente demonstram que a prevalência varia entre 3,4 e 9,7%[7] e que uma ocorrência sincrônica é mais comum do que uma metacrônica.

A presença do papilomavírus humano (HPV) no papiloma invertido foi extensivamente investigada. Entretanto, se tal achado representa uma colonização pura ou indica que o vírus atua como fator etiológico, isso ainda é assunto de debate.[8] Uma ampla variação da prevalência de HPV, avaliada pela hibridização *in situ* ou reação de polimerase em cadeia, foi encontrada em todos os três tipos de papilomas. Uma metanálise recente tentou esclarecer se essa variabilidade era causada pelo método de detecção do HPV, pela origem geográfica ou pelo tipo do papiloma. Mesmo se o tipo de papiloma fosse estatisticamente significante em uma metanálise estratificada, nenhum dos fatores foi considerado significativo utilizando uma metarregressão formal.[9] Sorotipos 16 e 18 foram especificamente associados a papilomas invertidos que demonstram sinais histológicos de transformação maligna.[10,11] Nessa situação, demonstrou-se um aumento nos níveis do receptor do fator de crescimento epidérmico e fator α de crescimento tumoral.[12]

A obstrução nasal unilateral com rinorreia aquosa é o sintoma mais comum que leva o paciente a buscar consulta com o otorrinolaringologista, enquanto epífora, proptose, diplopia e cefaleias podem estar associadas a uma lesão avançada que envolva a órbita ou a base do crânio. A endoscopia nasal geralmente demonstra uma lesão polipoide pálida com uma aparência papilar que faz protrusão a partir do meato médio (Fig. 23-1). Isso pode facilmente sugerir o diagnóstico, mas às vezes isso é menos óbvio pela presença concomitante de pólipos inflamatórios. Indica-se uma biópsia realizada sob orientação endoscópica para estabelecer o diagnóstico histológico.

São necessários estudos por imagens para avaliar a extensão e a configuração tridimensional da lesão e demonstrar sua relação com as estruturas vizinhas (p. ex., órbita, base do crânio, nervo óptico, artéria carótida interna). Na nossa experiência, tais objetivos são mais bem alcançados com o uso da RM contrastada com gadolíneo. Este também apresenta a vantagem sobre a TC de melhor diferenciar um tumor de alterações inflamatórias da mucosa, demonstrando o padrão descrito como cerebriforme-colunar (Fig. 23-2). Isso reflete a disposição histológica do papiloma invertido caracterizada por uma alternância de dobras paralelas regulares formadas por epitélio metaplásico com alta celularidade e de um estroma subjacente com menor celularidade e é, portanto, altamente preditivo para o diagnóstico do papiloma invertido.[13] Entretanto, mesmo a RM tem limitações, especialmente nas lesões que preenchem completamente os seios maxilar, esfenoidal ou frontal, bem como na diferenciação dos papilomas invertidos, os quais crescem dentro do seio, mas surgem a partir de uma pequena área de inserção diferente daquela que está extensivamente acometendo a mucosa. Vários estudos indicam que uma hiperostose focal[14] e alterações osteíticas[15] vistas na TC podem ser

23 | TUMORES BENIGNOS DO TRATO NASOSSINUSAL   375

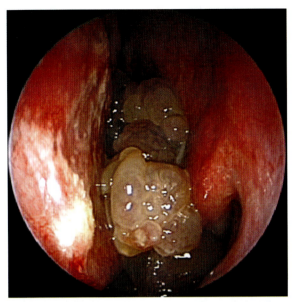

FIGURA 23-1. Aparência endoscópica típica de um papiloma invertido. Uma lesão polipoide com superfície papilar pálida faz protrusão a partir do meato médio e preenche extensivamente a cavidade nasal esquerda.

consideradas preditores confiáveis da origem tumoral. Tais achados também podem ser identificados pela RM (Fig. 23-3).

Conforme claramente demonstrado por uma metanálise de 2006[16] e pela nossa experiência com mais de 400 papilomas invertidos, a cirurgia endoscópica é uma alternativa confiável, se comparada com as técnicas tradicionais externas para a maioria das lesões. Entretanto, uma abordagem exclusivamente endoscópica pode estar contraindicada quando houver: 1) envolvimento maciço da mucosa do seio frontal e/ou de uma célula supraorbital; 2) extensão transorbital, uma situação bastante incomum geralmente encontrada em pacientes que já foram submetidos a um ou mais procedimentos cirúrgicos; 3) existência concomitante de malignidade que envolva áreas críticas; e 4) tecido cicatricial significativo e distorção anatômica por cirurgia prévia.

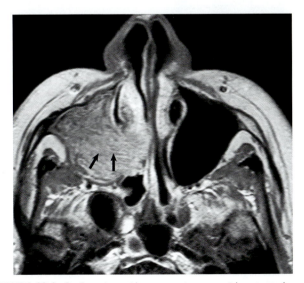

FIGURA 23-2. Papiloma invertido em uma imagem axial contrastada ponderada em T1 de ressonância magnética. O seio maxilar está ocupado por uma massa sólida que faz protrusão para a fossa nasal através de um óstio acessório. A lesão exibe um padrão cerebriforme-colunar, tipicamente visto no papiloma invertido (*setas*).

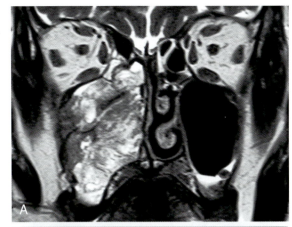

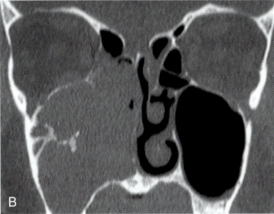

FIGURA 23-3. Papiloma invertido em uma imagem de ressonância magnética (RM) e de tomografia computadorizada (TC), ambas no plano coronal. O seio maxilar está completamente ocupado por uma lesão expansível que destruiu a parede medial e invadiu a fossa nasal direita. **A,** A RM ponderada em T2 demonstra o padrão cerebriforme-colunar da lesão e possibilita a visualização do esporão ósseo ao longo da parede lateral do seio maxilar, onde a lesão se origina. **B,** A imagem de TC não fornece uma boa caracterização da opacificação com densidade de tecidos moles, mas gera uma visualização superior do esporão ósseo esclerótico.

Um ponto fundamental das abordagens endoscópicas é a impossibilidade de sempre obter uma ressecção em bloco. Entretanto, não é o conceito da ressecção em bloco *per se* que precisa ser atingido para que se obtenha uma remoção completa. O objetivo maior é dissecar a mucosa envolvida ao longo do plano subperiostal e broquear o osso subjacente sempre que necessário pelos achados das imagens e intraoperatórios.[17] A extensão da cirurgia é determinada pelo local da lesão e pela área de mucosa envolvida pela lesão. Além dos casos com uma pequena área de inserção claramente identificável da lesão, que pode ser tratada por uma abordagem bastante conservadora,[18] três tipos básicos de ressecções endoscópicas estão disponíveis de acordo com nossa classificação.[19] A *ressecção tipo I* (Fig. 23-4, *A*) está indicada para os papilomas invertidos que envolvem o meato médio, o etmoidal, o meato superior, o seio esfenoidal ou uma combinação destas estruturas. Mesmo lesões que fazem protrusão para o seio maxilar sem envolvimento direto da mucosa são tratáveis por essa abordagem. A *ressecção tipo II* (Fig. 23-4, *B*), que corresponde a uma maxilectomia medial endoscópica, está indicada para tumores que se originam dentro do complexo nasoetmoidal e secundariamente se estendem para o seio maxilar ou para lesões maxilares primárias que não envolvem as paredes anterior e lateral do seio. O ducto nasolacrimal pode ser incluído no espécime para aumentar a exposição da parte anterior do seio maxilar. A *ressecção tipo III* (Fig. 23-4, *C*), também conhecida como a *cirurgia de Sturman-Canfield* ou

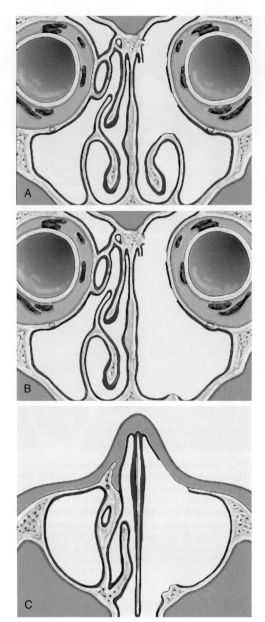

FIGURA 23-4. Representação esquemática resumindo as diferentes ressecções endoscópicas utilizadas para os papilomas invertidos da região nasoetmoidal-maxilar. **A**, Ressecção tipo I. **B**, Ressecção tipo II. **C**, Ressecção tipo III.

cirurgia endonasal de Denker,[20] corresponde à remoção da porção medial da parede anterior do seio maxilar para permitir o acesso a todas as paredes do antro. Portanto, é recomendada para papilomas invertidos que envolvem extensivamente o compartimento anterior do seio maxilar.

O envolvimento do seio frontal pode ser observado em diferentes cenários que variam de uma lesão limitada que cresce marginalmente do osso etmoidal para o recesso frontal (Fig. 23-5) para casos bastante complexos nos quais a maior parte ou toda a mucosa do seio está acometida. Como o fundamental para se obter um bom resultado é a remoção da lesão ao longo do plano subperiosteal com a possibilidade de broquear o osso subjacente, a opção cirúrgica pode ser uma sinusotomia endoscópica Draf IIB ou Draf III ou uma combinação de abordagem endoscópica com uma sinusotomia externa através de um retalho osteoplástico, dependendo da extensão do envolvimento da mucosa do seio frontal, o que geralmente é avaliado somente no momento da cirurgia. Mesmo o envolvimento de uma célula supraorbital extensivamente pneumatizada costuma ser desafiador. A exposição através do nariz pode ser aumentada após a cauterização e a secção da artéria etmoidal anterior e pelo deslocamento da órbita após broquear a porção superior da lâmina papirácea. Entretanto, sempre que a lesão envolver uma célula que se estende mais posteriormente e/ou lateralmente sobre a órbita, e a ressecção completa não pode ser obtida por via transnasal, o cirurgião deve recorrer a um retalho osteoplástico frontal.

A despeito do acesso escolhido para a ressecção do papiloma invertido, a cirurgia deve terminar com a criação de uma cavidade bem marsupializada que facilitará o acesso durante a inspeção endoscópica de acompanhamento, o que deve ser realizado periodicamente para diagnosticar precocemente lesões residuais ou recorrentes. Após a cirurgia, indicam-se uma RM ou uma TC somente quando um seio que foi originalmente envolvido pela lesão não estiver acessível para exploração devido a um fechamento cicatricial, quando o paciente estiver sintomático, ou quando uma lesão residual ou recorrente for histologicamente identificada.

Na época em que a ressecção transnasal sem assistência endoscópica ou microscópica era a técnica mais comumente utilizada, a frequência de recorrência variava de 40[21] a 78%.[22] Estes valores extremamente altos indicam que tais "recidivas", sobretudo ocorrendo no local da ressecção primária, deveriam ter sido mais apropriadamente consideradas como lesões residuais. Esses dados refletem a inadequação da cirurgia transnasal para gerar uma excisão radical da lesão. Diante destas limitações, a maxilectomia medial através de uma rinotomia lateral foi estabelecida nas décadas de 1970 e 1980 como o padrão-ouro para o tratamento do papiloma invertido. Apesar de a frequência de recorrências ter diminuído, variando de 0[23] a 29%,[24] essa técnica foi associada a sequelas estéticas potenciais. Portanto, a técnica do *degloving* tornou-se a abordagem mais popular para o tratamento do papiloma invertido. A introdução de técnicas endoscópicas revolucionou o tratamento do papiloma invertido. Suas inquestionáveis vantagens são a ausência de uma incisão facial, mínimo edema facial, menor tempo de internação e uma redução na dor pós-operatória e na disestesia.[25]

Considerando os resultados, as séries de casos mais recentemente publicadas demonstram que o índice de recorrência está bem abaixo dos 10%.[17,26,27] Excetuando a ressecção incompleta e a doença em estádios avançados, o risco de recorrência foi recentemente associado ao tabagismo,[28] que também parece favorecer

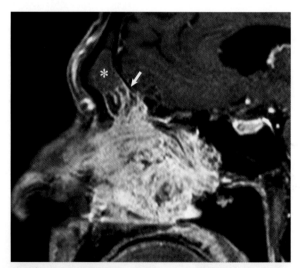

FIGURA 23-5. Papiloma invertido em uma imagem sagital contrastada de ressonância magnética. A vantagem deste plano de aquisição é a excelente avaliação do crescimento tumoral para a parte mais caudal do seio frontal. A parte superior do seio está preenchida por secreções inflamatórias (*asterisco*). O plano sagital também possibilita a avaliação precisa das relações entre o tumor e o assoalho da fossa cranial anterior, que não está invadida (*seta*).

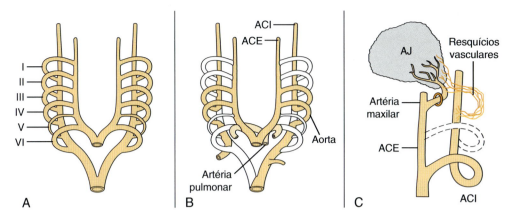

FIGURA 23-6. Representação esquemática resumida da teoria postulada por Schick et al.[29] na origem do angiofibroma juvenil (AJ) de resquícios da artéria braquial. **A,** Durante a embriogênese, as seis artérias do arco branquial conectam temporariamente as aortas ventral e dorsal. **B,** A regressão fisiológica de várias estruturas vasculares (*vasos brancos*) ocorre subsequentemente e leva à configuração definitiva do sistema vascular. **C,** A regressão do primeiro arco da artéria branquial ocorre por meio da formação de um plexo vascular, que geralmente está completo no momento do nascimento. A regressão incompleta desta estrutura pode explicar o suprimento sanguíneo típico dos angiofibromas juvenis, oriundo das artérias maxilar e esfenopalatina, com persistentes conexões vasculares para a via da carótida interna. I a VI, seis artérias branquiais; ACE, artéria carótida externa; ACI, artéria carótida interna.

a transformação maligna.[29] Um sistema de estadiamento facilitaria a comparação dos resultados entre diferentes instituições, mas infelizmente nenhuma das diversas classificações específicas para o papiloma invertido[26,30-34] foi amplamente aceita como um padrão de referência.

ANGIOFIBROMA JUVENIL

O angiofibroma juvenil é uma lesão benigna caracterizada histologicamente por áreas revestidas por endotélio vascular envoltas por estroma fibroso que tipicamente afeta adolescentes do sexo masculino. Estudos de imuno-histoquímica e microscopia eletrônica sugerem que a lesão pode ser considerada uma malformação vascular (ou hamartomas) em vez de um tumor.[35] Essas observações levaram Schick et al.[36] a postular que o angiofibroma juvenil possa se desenvolver a partir de uma regressão incompleta de uma artéria branquial, que se origina na embriogênese entre os 22º e 24º dias e forma uma conexão temporária entre a aorta ventral e a aorta dorsal. Esta artéria comumente regride e forma um plexo vascular que ou involui ou deixa resquícios, os quais potencialmente levam ao desenvolvimento do angiofibroma juvenil (Fig. 23-6). Tal teoria é sustentada pelo achado de que os vasos do angiofibroma juvenil expressam laminina α_2, considerada um marcador para angiogênese precoce.[37]

A lesão tem um epicentro patognomônico de origem na região da fossa pterigopalatina e, subsequentemente, cresce através de diferentes vias de disseminação que tipicamente seguem os forames e as fissuras da base do crânio. O osso pode ser envolvido basicamente por dois mecanismos: reabsorção devido à pressão oriunda do crescimento subperiostal ou invasão do componente esponjoso, inicialmente na região do processo pterigoide com subsequente expansão em direção a asa maior do osso esfenoide e erosão do assoalho da fossa média craniana. Na sua fase inicial, o angiofibroma juvenil estende-se através do forame esfenopalatino na direção da nasofaringe e da cavidade nasal e ao longo do nervo vidiano na direção do assoalho do seio esfenoidal. A extensão lateral através da fissura pterigopalatina leva à invasão da fossa infratemporal, que nas lesões avançadas pode estar completamente preenchida. Quando a lesão se expande anteriormente, a parede posterior do seio maxilar é empurrada progressivamente para frente. Apesar de benigno, o angiofibroma juvenil pode se estender intracranialmente pela órbita via fissura orbital inferior e superior ou ao longo do nervo maxilar para a região parasselar. Observa-se a invasão da base anterior do crânio através do etmoide com menor frequência. A despeito do local e do padrão de envolvimento intracraniano, o crescimento transdural da lesão é muito raro.[38]

A obstrução nasal unilateral e a epistaxe são os sintomas iniciais mais comuns dos angiofibromas juvenis de tamanho pequeno a intermediário. Nas lesões avançadas, podem ocorrer edema das bochechas, proptose ou cefaleia, o que indica um envolvimento da fossa infratemporal, órbita ou fossa craniana, respectivamente. O achado endoscópico de uma lesão lisa e hipervascularizada em um adolescente que se origina atrás da concha média, que geralmente está deslocada lateralmente contra a parede lateral (Fig. 23-7), sugere fortemente um diagnóstico de angiofibroma juvenil. Em geral, isto é confirmado por TC e RM. Portanto, recorrer a uma biópsia, associada a alto risco de hemorragia, raramente é justificável.

Na TC e RM, o diagnóstico do angiofibroma juvenil se baseia nas seguintes três características: 1) a área de origem invariavelmente se localiza na região da fossa pterigopalatina; 2) sua

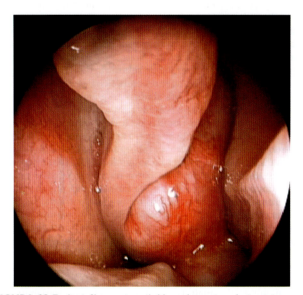

FIGURA 23-7. Angiofibroma juvenil. Na endoscopia, a lesão tipicamente aparece como uma massa polipoide hipervascularizada que abaula a partir da parede lateral por trás da concha média, comprimida lateralmente. A coana está completamente obstruída.

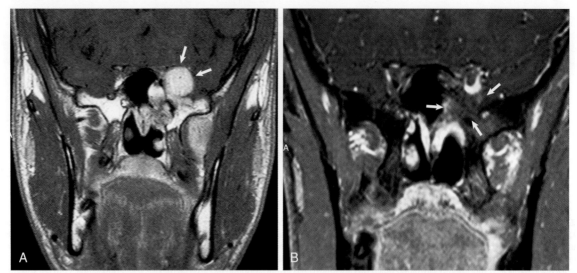

FIGURA 23-8. Angiofibroma juvenil em uma imagem coronal contrastada de ressonância magnética (RM) obtida antes e após a ressecção endoscópica. **A,** Imagem pré-tratamento demonstrando invasão do assoalho e da parede lateral de seio esfenoidal esquerdo e fossa infratemporal. A extensão intracraniana é demonstrada em íntima proximidade com a fissura orbital superior (*setas*). **B,** A RM obtida após a ressecção cirúrgica demonstra tecido sólido (*setas*) ao longo da parede lateral do seio esfenoidal; a ausência de contraste sugere tecido cicatricial residual.

aparência hipervascular após contraste; e 3) seu padrão de crescimento.[39] Na RM, as sequências ponderadas em T1 e T2 de várias lacunas de sinal dentro da lesão, indicando grandes vasos intratumorais, corroboram ainda mais o diagnóstico de angiofibroma juvenil. Às vezes, a diferenciação dessa lesão de hemangioma capilar, hemangiopericitoma e schwannoma pode ser difícil, devido a um padrão de contraste semelhante. Entretanto, essas outras lesões comumente não envolvem a fossa pterigopalatina e ocorrem em um diferente grupo etário.

Vários sistemas de classificação para o angiofibroma juvenil estão disponíveis na literatura.[48-52] Eles devem ser utilizados para estratificar os casos de acordo com a extensão da lesão e para facilitar a comparação entre diferentes séries.

O sangramento intraoperatório sempre foi considerado um dos aspectos mais desafiadores no tratamento do angiofibroma juvenil, que no passado levou a um alto índice de persistência da doença e uma notável mortalidade. A introdução no início da década de 1970 da embolização pré-operatória,[40] comumente realizada 48 horas antes da cirurgia, revolucionou o tratamento desta lesão, devido à considerável redução do sangramento intraoperatório e, portanto, tornando a avaliação dos limites tumorais durante a dissecação mais precisa. Atualmente, a disponibilidade da angiografia de subtração digital intra-arterial, dos microcateteres e dos agentes embólicos, como as partículas de álcool polivinílico, facilita ainda mais a embolização superseletiva dos vasos aferentes.[41] Além disso, a angiografia fornece detalhes do suprimento vascular da lesão e demonstra as conexões com a artéria carótida interna, a artéria vertebral e os ramos do sistema carotídeo contralateral. Apesar de os métodos atualmente disponíveis de embolização gerarem excelente desvascularização dos vasos aferentes a partir da artéria maxilar interna e seus ramos, bem como da artéria faríngea ascendente, o controle da vascularização principal oriunda da carótida interna é trabalhoso. Antigamente, a desvascularização por punção tumoral direta e embolização era associada a um risco muito alto de grandes complicações neurológicas.[42] O interesse nesta técnica foi revisto recentemente por seu uso em combinação com o agente embólico Onix (Covidien, Dublin, Irlanda),[43-45] um copolímero etileno álcool vinílico utilizado de modo bem-sucedido no tratamento das malformações arteriovenosas cranianas e espinais. No caso de preenchimento da artéria interna, um evento muito raro, o teste da oclusão com balão e o sacrifício da artéria carótida interna ou um procedimento menos invasivo, como a colocação de *stent* na porção intratemporal da artéria carótida,[46] podem ser considerados.

Nem todos os especialistas concordam com a embolização pré-operatória feita rotineiramente. Na verdade, as alterações induzidas por este procedimento na periferia do tumor demonstraram um aumento na probabilidade de deixar tecido residual.[47]

A cirurgia é considerada a principal linha de tratamento do angiofibroma juvenil. Atualmente, diversas abordagens estão disponíveis, que variam de técnicas microendoscópicas à técnica de *degloving* e ressecção da fossa infratemporal. Independentemente da técnica escolhida, os passos primordiais para minimizar o sangramento e obter a ressecção radical são a dissecção da lesão no plano subperiosteal com a ajuda do cautério bipolar e extenso broqueamento do osso esfenoidal, no qual o tumor cresce com digitações difíceis de identificar mesmo sob ampliação. A importância desta última etapa cirúrgica foi enfatizada por Howard et al.,[52] que observaram uma considerável redução das recorrências nas suas séries com a remoção sistemática da parte esponjosa do osso esfenoidal envolvido pela lesão.

A cirurgia endoscópica também emergiu como uma alternativa viável às abordagens externas no tratamento dos angiofibromas juvenis.[54-56] O envolvimento da fossa infratemporal, órbita e da região parasselar não pode ser considerado contraindicação para a cirurgia endoscópica (Fig. 23-8). No entanto, as lesões avançadas com envolvimento extenso do seio cavernoso ou da artéria carótida interna (Fig. 23-9) são mais bem tratadas através de uma abordagem combinada endonasal externa. O *degloving* ou a abordagem à fossa infratemporal podem ser selecionados de acordo com a localização do componente intracraniano e a preferência do cirurgião. Para as lesões com grande extensão intracraniana, outra opção é a ressecção dos componentes extra e intracranianos em dois tempos. Para as lesões residuais que envolvam áreas críticas, a possibilidade de trocar a técnica para um procedimento combinado sempre deve ser discutida com o paciente devido a possibilidade de tecido cicatricial tornar a dissecação através de uma abordagem exclusivamente endonasal problemática. O cirurgião também deve manter em mente que a radioterapia em baixas doses (30 a 36 Gy) se mostrou efetiva nos casos de lesões avançadas ou recorrentes, consideradas não tratáveis por ressecção completa com morbidade aceitável.[57] Novas técnicas, como a radiocirurgia por Gamma Knife[58] e os sistema Cyberknife,[59] podem ser alternativas com uma baixa morbidade quando utilizadas para lesões de tamanho limitado.

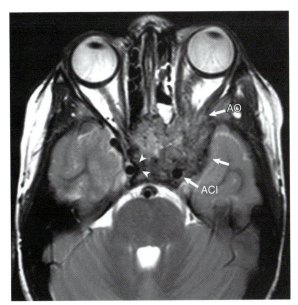

FIGURA 23-9. Angiofibroma juvenil em uma imagem axial de ressonância magnética ponderada em T2. A lesão invade o ápice orbital esquerdo (AO), a parede lateral do seio esfenoidal esquerdo (*setas*) está completamente destruída e a artéria carótida interna (ACI) está envolvida pela lesão. No lado direito, uma barreira óssea (*pontas de seta*) separa a lesão da artéria carótida interna.

A vigilância pós-operatória baseia-se em exames endoscópicos e de imagens periódicos, que devem ser realizados por um mínimo de 3 anos.[25] Como a maioria das lesões residuais tende a crescer na submucosa, a TC contrastada, ou preferivelmente RM, tem atuação fundamental na detecção precoce. Estudos por imagens realizados no período pós-operatório imediato devem identificar tecido residual de angiofibromas juvenis com mais facilidade devido à ausência de alterações inflamatórias.[60] A frequência real das lesões residuais, apesar de difícil de avaliar, varia de 6 a 39%.[58] Apesar da grande variabilidade no seguimento pós-operatório com relação ao momento e à técnica de imagem utilizada por diferentes investigadores, a maioria das lesões residuais é diagnosticada em um período de 1 ano após a cirurgia. Independentemente da abordagem cirúrgica utilizada (externa *versus* endoscópica), a invasão do esfenoide ou do processo pterigoide, da fossa infratemporal, do forame lácero e/ou do seio cavernoso nas lesões mais avançadas tem impacto negativo no controle local.[61] Quando apropriadamente planejada, a cirurgia endoscópica está associada a um baixo índice de lesões residuais, que são relatadas em 0[62] a 17%[61] dos pacientes.

Como a compreensão do comportamento biológico das lesões residuais ainda é limitada, comumente monitoramos as lesões residuais com RM para avaliar o padrão de crescimento. O tratamento na forma de cirurgia ou radioterapia somente é programado quando existem sinais claros de aumento progressivo no tamanho.

OSTEOMA

O osteoma é uma lesão osteoblástica benigna de crescimento lento, além de ser o tumor benigno mais comum do trato nasossinusal. Ele é encontrado em 1% dos pacientes submetidos a radiografias simples dos seios da face e em 3% daqueles submetidos a TC para sintomas nasossinusais.[63] Geralmente, os osteomas são diagnosticados entre a segunda e a quinta décadas de vida, com uma leve preponderância masculina comumente relatada na literatura. O seio frontal é o sítio anatômico mais frequentemente envolvido (~80% dos casos), seguido pelo etmoidal, pelo seio maxilar e, mais raramente, pelo seio esfenoidal. Os osteomas podem ser observados na síndrome de Gardner, um distúrbio genético caracterizado por múltiplos pólipos do colo em associação a osteomas do crânio e vários tumores de tecidos moles.

Macroscopicamente, a maioria dos osteomas aparece como massas duras, brancas e multilobuladas. A área de origem é facilmente reconhecida nas lesões pequenas, enquanto nos grandes osteomas sua identificação pode ser problemática.

De acordo com a classificação de Fu e Perzin,[64] os osteomas são histologicamente divididos em três categorias: marfim, maduro e misto. O *osteoma de marfim*, ou *osteoma ebúrneo*, é lobulado e formado por osso denso compacto e contém uma quantidade mínima de tecido fibroso sem evidência de ductos haversianos. O *osteoma maduro*, ou *osteoma esponjoso*, é composto de osso esponjoso maduro no qual as trabéculas ósseas são divididas por uma grande quantidade de tecido fibroso. A lesão contém fibroblastos em diferentes estádios de maturação e um grande número de fibras de colágeno, além de o tecido conjuntivo geralmente conter vasos de parede fina distendidas. O *osteoma misto* tem características dos osteomas ebúrneo e maduro.

Não existe consenso geral sobre os mecanismos que levam ao desenvolvimento dos osteomas, apesar de terem sido propostas três teorias principais: 1) a *teoria embriológica* propõe que o osteoma se desenvolve na junção entre o etmoide embriológico cartilaginoso e o osso frontal membranoso, o que não explica a ocorrência de osteomas distantes da área onde o osso frontal e o labirinto etmoidal se unem; (2) a *teoria traumática* correlaciona o desenvolvimento do osteoma com um traumatismo prévio; e 3) a *teoria infecciosa* se baseia na crença de que uma inflamação local pode alterar o metabolismo do osso adjacente ativando a osteogênese.[39] Outra possibilidade é que a etiologia dos osteomas seja variável; portanto, as lesões são mais adequadamente consideradas hamartomas ósseos de crescimento lento que se originam na infância.[65]

A maioria dos osteomas é assintomática e ocasionalmente diagnosticada em exames radiológicos realizados por outros motivos. Em sua localização mais comum, frontal ou frontoetmoidal, o osteoma pode interferir com a drenagem do seio e, portanto, pode causar sinusite ou mesmo uma mucocele com consequente dor frontal. Se a lesão envolve a tábua externa do osso frontal, o paciente pode se queixar de deformidade estética, enquanto os tumores que crescem na direção da órbita podem causar sintomas orbitais ou lacrimais (p. ex., proptose, diplopia, dor orbital, epífora, diminuição da acuidade visual e mesmo cegueira transitória). Os osteomas que se estendem para a fossa craniana anterior têm o risco de formarem fístulas liquóricas, pneumocele, meningite e abscesso cerebral. De acordo com os diferentes padrões de crescimento, os osteomas maxilares prejudicam a drenagem do seio e podem causar sintomas como dor na área maxilar. Eles também podem comprimir o nervo infraorbital e causar sintomas neurológicos, ou modificar o perfil estético da região maxilar.

O exame endoscópico da cavidade nasal geralmente é normal, pois a lesão se localiza profundamente dentro da cavidade paranasal. Apenas em casos muito raros, nos quais o osteoma cresce na direção da cavidade nasal, ele pode ser visualizado como uma massa firme coberta por mucosa normal ou atrófica.[39]

Atualmente, a avaliação por imagem dos osteomas se baseia na TC. De acordo com a quantidade de osso mineralizado dentro da lesão, os osteomas podem exibir uma densidade muito alta que se assemelha à do osso cortical (Fig. 23-10) ou uma densidade gradualmente decrescente que demonstra um padrão em vidro-fosco (Fig. 23-11 e 23-12). Em geral, o uso de contraste é desnecessário para o diagnóstico.[39] As reconstruções multiplanares podem ajudar a identificar a origem da lesão na parede do seio, que é um achado relevante para a seleção da melhor abordagem cirúrgica. Sempre que a lesão causa uma erosão massiva da interface óssea com a base anterior do crânio ou a órbita, a RM delineia melhor a relação entre osteoma e os tecidos moles adjacentes (p. ex., dura-máter, cérebro, conteúdo orbital).

Como os osteomas são lesões de crescimento lento, o consenso geral na literatura defende a conduta expectante para qualquer

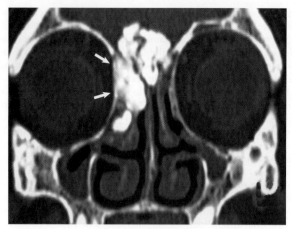

FIGURA 23-10. Osteoma em uma imagem coronal de tomografia computadorizada. Observa-se um osteoma ebúrneo de tamanho excessivo no etmoide direito, invadindo a *crista galli* e a placa cribriforme, além da fossa craniana anterior. A órbita direita não foi invadida e a fina lâmina papirácea ainda pode ser detectada (*setas*).

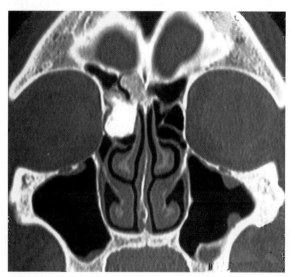

FIGURA 23-11. Imagem coronal de tomografia computadorizada (TC) demonstra o osteoma frontoetmoidal exibindo um padrão misto que é ebúrneo no etmoidal anterior e esponjoso na direção do seio frontal.

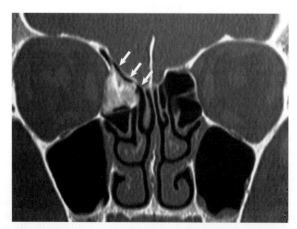

FIGURA 23-12. Imagem coronal de tomografia computadorizada demonstrando um osteoma do etmoide direito que apresenta uma densidade em vidro-fosco tipicamente observada na variante esponjosa. A lesão é adjacente ao recesso frontal, que não está obstruído (*setas*).

lesão que seja assintomática, não invada estruturas críticas como o nervo óptico (risco para complicação intracraniana) e não invada extensivamente a base anterior do crânio ou órbita (risco para complicação orbital). Nesses casos, é aconselhável monitorar a lesão com exames de imagens periódicos, preferencialmente a RM. Em todas as outras situações, recomenda-se a cirurgia.

Diferentes abordagens cirúrgicas externas – frontoetmoidectomia através de uma incisão de Lynch-Howarth, *degloving*, rinotomia lateral, procedimento de Caldwell-Luc, sinusotomia frontal osteoplástica via incisão coronal – foram bastante utilizadas antigamente de acordo com o local e o tamanho dos osteomas. A introdução e o subsequente refinamento das técnicas endoscópicas levaram a uma considerável mudança no tratamento cirúrgico dessas lesões e a maioria atualmente é tratada por meio de uma abordagem transnasal. A *cavitação* é um truque cirúrgico que ajuda a ressecar mesmo grandes osteomas através do nariz; o núcleo da lesão é broqueado com uma broca de corte ou diamantada, deixando uma concha bem fina de osso que pode ser facilmente fraturada e dissecada dos tecidos adjacentes.[66] A possibilidade de utilizar um equipamento que induza a emulsificação óssea ultrassônica[67] ou a realização de uma piezocirurgia[68] também foram propostas. Uma fístula liquórica pode ocorrer durante estas manobras se a lesão estiver em contato com a dura-máter. Consequentemente, o paciente deve ser informado sobre tal possibilidade e sobre a necessidade de reparo do defeito com uma técnica multicamada.[69]

Lesões que envolvem etmoide, esfenoide e/ou parede medial do seio maxilar – em alguns casos específicos, aquelas que envolvem as paredes inferior e medial da órbita – podem ser ressecadas por via transnasal (Fig. 23-13). A introdução de brocas curvas e o uso mais disseminado de sistemas de navegação e do procedimento Draf III contribuíram para superar algumas das limitações da remoção endoscópica dos osteomas frontais citadas no início da década de 2000 por Schick et al..[70] Mesmo tumores localizados lateralmente a um plano sagital virtual prolongado para cima a partir da lâmina papirácea podem ser tratados por ressecção endoscópica, quando o acesso para o lúmen do seio frontal é amplo o suficiente para realizar uma sinusotomia mediana Draf III sobre a órbita com instrumentos curvos (Fig. 23-14).[71,72] Entretanto, para lesões que se estendem mais lateralmente em um seio estreito com acesso limitado para instrumentos, a remoção radical raramente é possível com um procedimento puramente endoscópico (Fig.

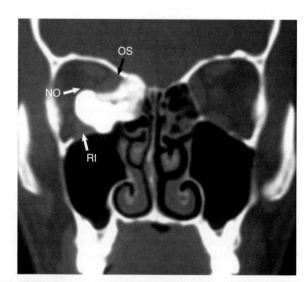

FIGURA 23-13. Em uma imagem coronal de tomografia computadorizada, um grande osteoma etmoidal pode ser visto invadindo a órbita e desviando o nervo óptico (NO), o músculo oblíquo superior (OS) e o músculo reto inferior (RI). A densidade alta e bastante homogênea é característica da variante ebúrnea. A lesão foi ressecada via abordagem endoscópica.

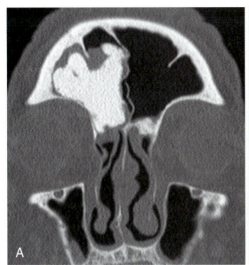
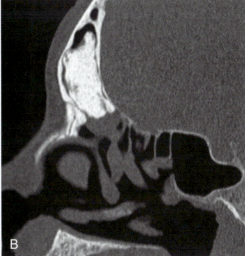

FIGURA 23-14. Cortes axial (**A**) e coronal (**B**) de tomografia computadorizada demonstrando um grande osteoma frontal direito. Diante de um grande diâmetro anteroposterior e da presença de espaço residual mínimo entre a lesão e a parede vizinha, pode-se realizar a remoção por meio de um procedimento Draf III.

23-15). Tais lesões podem ser expostas mais adequadamente e broqueadas através da combinação de uma abordagem endoscópica com uma trefinação frontal guiada por imagem[73] ou, nas lesões mais extensas, com uma sinusotomia osteoplástica com retalho. Na nossa experiência, a obliteração do seio frontal está contraindicada sempre que uma grande sinusotomia frontal, a qual pode manter uma drenagem satisfatória pelo seio, é realizada. Por outro lado, quando um osteoma frontal se localiza lateralmente e não envolve o infundíbulo frontal, resseca-se melhor através de um retalho osteoplástico exclusivo sem causar distúrbio no fluxo de saída do seio. No caso de uma lesão que causa erosão massiva da parede anterior do seio frontal, a reconstrução é necessária para manter um contorno frontal regular. Isso pode ser feito por meio da coleta de um enxerto de calota craniana, a partir do osso parietal, que é fixado no local com o uso de microplacas.

Como as recorrências dos osteomas são muito raras, a vigilância pós-operatória periódica rotineira por TC não está justificada. Geralmente, realizamos exames de TC 1 ano após a cirurgia e, com base em seus resultados, toma-se uma decisão sobre a necessidade de outros acompanhamentos radiológicos. A existência de uma estenose na sinusotomia frontal ou maxilar sintomática é outra situação que necessita de exame de TC.

HEMANGIOMA CAPILAR LOBULAR

O hemangioma capilar lobular é uma lesão de crescimento rápido caracterizada por uma proliferação de capilares dispostos em lóbulos e separados por um estroma de tecido conjuntivo frouxo, geralmente infiltrado por células inflamatórias.[74] O tumor foi comumente relatado na literatura como "granuloma piogênico", mas hoje é considerado inadequado pelo fato de a lesão não ser resultado de uma infecção bacteriana nem ser um granuloma verdadeiro.

A maioria dos hemangiomas capilares lobulares mucosos de cabeça e pescoço origina-se na cavidade oral e poucos surgem na cavidade nasal. Em uma série de 40 pacientes publicados por Puxeddu et al.,[78] as idades variaram dos 10 meses aos 72 anos com uma média de idade de 42 anos e um pico de incidência na quinta década de vida. Não se observou preponderância por gênero.

A etiopatogenia dos hemangiomas capilares lobulares ainda é obscura. Traumatismo, influências hormonais, oncogenes virais, malformações arteriovenosas microscópicas subjacentes e produção de fatores de crescimento angiogênicos foram tidos como itens etiopatogenéticos potenciais. A relevância do traumatismo, como o hábito de colocar o dedo na narina, é sustentada pelo fato de a maioria das lesões se localizar na metade anterior da cavidade nasal no nível da área de Little ou na cabeça das conchas inferior e média.

Em sua apresentação típica, o hemangioma capilar lobular aparece na endoscopia como uma massa avermelhada a roxa, com não mais de 1 cm, associada a epistaxe.[75] Entretanto, em situações mais raras, a lesão alcança um tamanho considerável e preenche a cavidade nasal completamente, o que leva a uma queixa de obstrução nasal unilateral. Nesses casos, o diagnóstico diferencial com relação a outras lesões hipervascularizadas – como o angiofibroma, o pólipo angiomatoso, o hemangioma, o hemangiopericitoma, o paraganglioma, o angiossarcoma e as metástases de tumores bastante vascularizados (p. ex., carcinoma de rins ou tireoide) – pode ser problemático e necessitar de estudos por imagens apropriados inicialmente. Na TC, a lesão aparece como uma

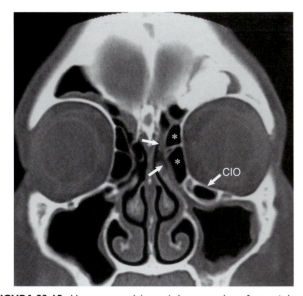

FIGURA 23-15. Um osteoma ebúrneo é demonstrado na face mais lateral do seio frontal esquerdo nesta imagem coronal de tomografia computadorizada. A lesão está bastante distante do recesso frontal (*setas*), que está estreitado por uma célula *agger nasi* grande. O osteoma foi removido por abordagem combinada, via endoscópica e sinusotomia osteoplástica frontal. CIO, célula infraorbital.

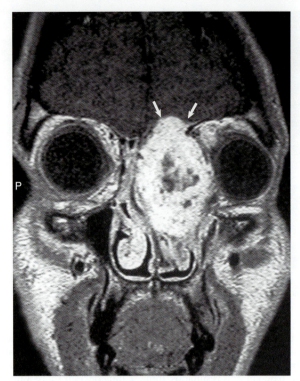

FIGURA 23-16. Um hemangioma capilar lobular aparece em uma imagem coronal contrastada de ressonância magnética como uma grande lesão etmoidal que comprime a órbita e invade o assoalho da fossa craniana anterior. Os bordos nítidos da parte intracraniana da lesão e o realce dural sutil sugerem invasão extradural (setas).

massa unilateral com densidade de tecidos moles, enquanto o padrão da RM consiste em hiperintensidade em T2 e hipointensidade espontânea em T1. Em ambas as sequências, um realce vívido pode ser observado após a administração de um meio de contraste paramagnético.[89] Assim que o angiofibroma é excluído, devido à sua localização peculiar e ao perfil epidemiológico, somente o exame histológico pode estabelecer um diagnóstico definitivo.

A cirurgia é o tratamento de escolha para o hemangioma lobular capilar, e a ressecção radical pode ser realizada por meio de uma abordagem endoscópica mesmo em grandes lesões.[99] Na nossa experiência, somente em um caso foi necessária uma ressecção craniofacial anterior formal. Nessa situação, a lesão envolvia extensamente a órbita e a base anterior do crânio e foi associada a uma hiperplasia endotelial papilar intravascular (Fig. 23-16).[76]

FIBROMA OSSIFICANTE E DISPLASIA FIBROSA

Antigamente, o fibroma ossificante e a displasia fibrosa tradicionalmente eram agrupados devido às suas similaridades histológicas. Em 1963, entretanto, Reed[77] sugeriu que eles deveriam ser considerados duas entidades distintas. O *fibroma ossificante* é uma neoplasia benigna verdadeira, enquanto a *displasia fibrosa* consiste em uma anomalia do desenvolvimento do mesênquima formador do osso de base genética, com um defeito na diferenciação e maturação osteoblástica que leva a substituição do tecido ósseo normal por tecido fibroso de celularidade variável e osso enovelado imaturo. As principais diferenças histopatológicas entre as duas lesões são a ausência de uma cápsula e a existência de osso mais imaturo sem atividade osteoblástica na displasia fibrosa.[78] O *fibroma ossificante psamomatoide* é uma variação do fibroma ossificante que se caracteriza por diversos pequenos ossículos no estroma semelhantes a corpos psammoma encontrados nos meningiomas extracranianos, que na realidade são acelulares e têm teste positivo para antígenos da membrana epitelial.[79]

O fibroma ossificante no trato nasossinusal geralmente ocorre na terceira e na quarta décadas de vida, preferencialmente em mulheres negras, enquanto sua variante psammomatoide tipicamente afeta homens em idades mais jovens e demonstra um comportamento local mais agressivo. A displasia fibrosa costuma ser diagnosticada dentro das primeiras duas décadas de vida e pode se apresentar em três formas – monostótica, poliostótica ou disseminada; a forma disseminada também é conhecida como *síndrome de McCune-Albright*.

Nem o fibroma ossificante nem a displasia fibrosa estão associados a sintomas específicos, embora o fibroma ossificante frequentemente se manifeste como uma lesão que ocupa espaço, evidente na cavidade nasal ao exame endoscópico, que causa obstrução nasal. A displasia fibrosa no estádio avançado pode interferir na drenagem do seio frontal ou maxilar e resultar em pressão ou dor na área correspondente; pode comprimir o nervo óptico ou a órbita com dano da visão ou diplopia, respectivamente; ou resultar em deformidades estéticas. Achados endoscópicos não costumam ser significativos ou podem consistir em uma lesão coberta por uma mucosa intacta, como no osteoma.

A aparência da TC na displasia fibrosa está estritamente relacionada com o grau de mineralização do tecido. Nas fases iniciais, associada a uma alta densidade de tecido fibroso, a lesão demonstra uma aparência radiolucente ou lítica que é difícil de diferenciar de um cisto ósseo simples. Conforme a quantidade de tecido ósseo aumenta, observa-se uma aparência de vidro-fosco (Fig. 23-17) ou esclerótica. Na RM, relata-se o sinal como variável nas sequências ponderadas em T2, enquanto o sinal T1 é mais comumente hipointenso. Um realce heterogêneo pode ser obtido após a administração de gadolíneo.[39]

Apesar de a diferenciação nas imagens entre displasia fibrosa e fibroma ossificante poder ser problemática, esta última comumente aparece na TC como uma lesão bem definida, multiloculada, limitada por um bordo denso periférico tipo casca de ovo.[80] Na RM, o fibroma ossificante demonstra um sinal hiperintenso nas sequências ponderadas em T2, mas nas sequências ponderadas em T1 o sinal é de intensidade intermediária a hiperintenso na parte central da lesão e hipointenso na concha externa.[39]

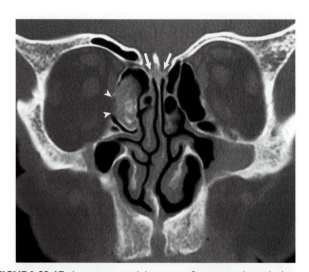

FIGURA 23-17. Imagem coronal de tomografia computadorizada demonstrando uma displasia fibrosa. Uma lesão expansível pode ser observada no etmoide direito com um padrão de densidade mista que inclui calcificações, uma aparência em vidro fosco e áreas de baixa densidade. Tal padrão reflete os diferentes graus de mineralização do tecido fibroso que substitui o osso normal. A lâmina papirácea está interrompida (pontas de setas), mas a órbita não foi invadida. A placa cribriforme está espessada e demonstra um padrão em vidro fosco (setas) sugestivo da displasia fibrosa.

O objetivo do tratamento cirúrgico é diferente para as duas lesões. O fibroma ossificante requer uma ressecção radical, face ao alto índice de recorrências – responsáveis por 44% das lesões localizadas nos etmoidais[81] – e ao comportamento agressivo dos tumores recorrentes, com destruição local e invasão potencial de estruturas adjacentes vitais.[82] A remoção bem-sucedida do fibroma ossificante por meio de uma abordagem endoscópica foi relatada na literatura.[83-85] Para a displasia fibrosa, a cirurgia destina-se a aliviar os sintomas, como o dano visual decorrente da compressão do nervo óptico, ou para corrigir deformidades estéticas. O tipo de ressecção, parcial ou radical, deve ser modulado com base no local da lesão e consequentemente na possibilidade de ocorrência de complicações.[86] A descompressão do nervo óptico tradicionalmente era obtida por meio de abordagens transfaciais externas, neurocirúrgicas ou combinadas, apesar de a maioria dos casos poder ser abordada por uma cirurgia endoscópica endonasal.[83,87-90] Uma metanálise recente avaliou a eficácia e o resultado da descompressão do nervo óptico em pacientes assintomáticos com estreitamento do canal óptico, com a conclusão de que, neste grupo específico de indivíduos, a cirurgia não está indicada.[91] Não se indica a radioterapia devido ao risco de transformação maligna e aos possíveis efeitos adversos sobre o crescimento do esqueleto facial em pacientes jovens. O tratamento clínico da displasia fibrosa baseia-se no uso de bisfosfonados (p. ex., pamidronato), que inibem a atividade osteoclástica e são utilizados com sucesso em pacientes com lesões extensas associadas a alterações estéticas significantes e dor.[92,93]

SCHWANNOMA

O schwannoma é um tumor neurogênico que se origina nas células de Schwann da bainha dos nervos mielinizados. Trata-se de uma rara neoplasia que pode ser encontrada em qualquer parte do corpo; em 25 a 45% dos casos, localiza-se na região de cabeça e pescoço. Somente 4% envolvem o trato nasossinusal, em que seio etmoidal, maxilar, fossa nasal e esfenoide estão envolvidos (listados em ordem decrescente de frequência). De acordo com uma revisão de 160 casos,[94] a distribuição etária varia de 6 a 78 anos e a maioria dos pacientes está entre 25 e 55 anos; não existe predileção aparente por gênero. A lesão raramente é observada em associação à doença de von Recklinghausen.

Considera-se que os schwannomas nasossinusais surjam mais frequentemente das divisões oftálmicas e maxilares dos nervos trigêmeos, mas também podem se originar de fibras simpáticas do plexo carotídeo ou de fibras parassimpáticas do gânglio pterigopalatino. Sobretudo nas lesões grandes, a identificação do nervo de origem na cirurgia é extremamente difícil.

Macroscopicamente, o tumor aparece como uma massa bem delineada, mas não capsulada, globular, firme a elástica de coloração amarela.[95] Histologicamente, os schwannomas são compostos de áreas celulares Antoni A com corpos Verocay, áreas mixoides hipocelulares Antoni B e células tumorais que são forte e difusamente imunorreativas para a proteína S100. O patologista deve diferenciar o schwannoma de neurofibroma, tumor fibroso solitário, leiomioma, histiocitoma fibroso e fibrossarcoma.

Na endoscopia, a aparência de um schwannoma nasossinusal é bastante inespecífica; a existência de uma rede de capilares às vezes sugere um diagnóstico de lesão hipervascular (Fig. 23-18). Os achados da TC geralmente não são diagnósticos, mas a RM reflete as características histológicas da lesão (Fig. 23-19). Especificamente, as lesões com um componente Antoni A prevalente apresentam sinal intermediário nas imagens ponderadas em T1 e T2, enquanto naquelas com um padrão Antoni B predominante, que está relacionado com um estroma mixoide frouxo, a hiperintensidade é observada nas imagens ponderadas em T2.[96,97]

A cirurgia radical é o tratamento de escolha para o schwannoma nasossinusal. Antes do advento da cirurgia endoscópica, várias abordagens externas foram utilizadas com relação ao local e ao tamanho da lesão. Após o artigo inicial de Klossek et al.[98] sobre o tratamento endoscópico dos schwannomas nasossinusais, outros casos com resultados bem-sucedidos surgiram na literatura[99-102] e sustentaram a idéia de que, mesmo para esse tumor, a cirurgia endoscópica pode ser considerada uma alternativa viável para técnicas tradicionais.

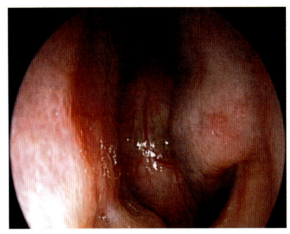

FIGURA 23-18. Este schwannoma benigno aparece na endoscopia como uma grande massa polipoide que preenche totalmente a cavidade nasal esquerda. Uma rede de capilares na superfície da lesão pode sugerir um diagnóstico de tumor hipervascularizado.

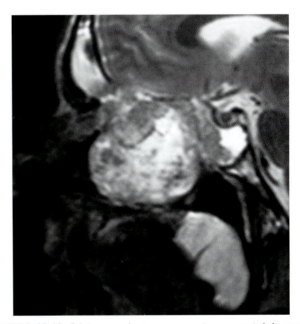

FIGURA 23-19. Schwannoma benigno em uma imagem sagital de ressonância magnética ponderada em T2. Uma grande massa hiperintensa oblitera a fossa nasal e faz protrusão para o esfenoide e o seio frontal. O teto etmoidal está erodido e a *crista galli* não pode ser reconhecida. Um hemangioma concomitante do palato mole também é visível.

Para consultar a lista completa de referências, acesse www.expertconsult.com.

LEITURA SUGERIDA

Barnes L, Eveson JW, Reichart P, et al: *Pathology and genetics of head and neck tumours (World Health Organization Classification of Tumours)*, Lyon, 2005, IARC Press.

Brors D, Draf W: The treatment of inverted papilloma. *Curr Opin Otolaryngol Head Neck Surg* 7:33–38, 1999.

Busquets JM, Hwang PH: Endoscopic resection of sinonasal inverted papilloma: a meta-analysis. *Otolaryngol Head Neck Surg* 134:476–482, 2006.

Coutinho-Camillo CM, Brentani MM, Nagai MA: Genetic alterations in juvenile nasopharyngeal angiofibromas. *Head Neck* 30:390–400, 2008.

Danesi G, Panciera DT, Harvey RJ, et al: Juvenile nasopharyngeal angiofibroma: evaluation and management of advanced disease. *Otolaryngol Head Neck Surg* 138:581–586, 2008.

Hofmann T, Bernal-Sprekelsen M, Koele W, et al: Endoscopic resection of juvenile angiofibromas: long-term results. *Rhinology* 43:282–289, 2005.

Howard DJ, Lloyd G, Lund V: Recurrence and its avoidance in juvenile angiofibroma. *Laryngoscope* 111:1509–1511, 2001.

Hyams VJ: Papillomas of the nasal cavity and paranasal sinuses: a clinicopathological study of 315 cases. *Ann Otol Rhinol Laryngol* 80:192–206, 1971.

Kamel RH: Transnasal endoscopic medial maxillectomy in inverted papilloma. *Laryngoscope* 105:847–853, 1995.

Kamel R, Kbaled A, Kandil T: Inverted papilloma: new classification and guidelines for endoscopic surgery. *Am J Rhinol* 19:358–364, 2005.

Kania RE, Sauvaget E, Guichard JP, et al: Early postoperative CT scanning for juvenile nasopharyngeal angiofibroma: detection of residual disease. *AJNR Am J Neuroradiol* 26:82–88, 2005.

Krouse JH: Development of a staging system for inverted papilloma. *Laryngoscope* 110:965–968, 2000.

Lee DK, Chung SK, Dhong HJ, et al: Focal hyperostosis on CT of sinonasal inverted papilloma as a predictor of tumor origin. *AJNR Am J Neuroradiol* 28:618–621, 2007.

Maroldi R, Farina D, Palvarini L, et al: Magnetic resonance imaging findings of inverted papilloma: differential diagnosis with malignant sinonasal tumors. *Am J Rhinol* 18:305–310, 2004.

Marshall AH, Bradley PJ: Management dilemmas in the treatment and follow-up of advanced juvenile nasopharyngeal angiofibroma. *ORL J Otorhinolaryngol Relat Spec* 68:273–278, 2005.

McCary WS, Gross CW, Reibel JF, et al: Preliminary report: endoscopic versus external surgery in the management of inverting papilloma. *Laryngoscope* 104:415–419, 1994.

Nicolai P, Berlucchi M, Tomenzoli D, et al: Endoscopic surgery for juvenile angiofibroma: when and how. *Laryngoscope* 113:775–782, 2003.

Onerci M, Ogretmenoglu O, Yücel T: Juvenile nasopharyngeal angiofibroma: a revised staging system. *Rhinology* 44:39–45, 2006.

Puxeddu R, Berlucchi M, Ledda GP, et al: Lobular capillary hemangioma of the nasal cavity: a retrospective study on 40 patients. *Am J Rhinol* 20:480–484, 2006.

Rokade A, Sama A: Update on management of frontal sinus osteomas. *Curr Opin Otolaryngol Head Neck Surg* 20:40–44, 2012.

Starlinger V, Wendler O, Gramann M, et al: Laminin expression in juvenile angiofibroma indicates vessel's early developmental stage. *Acta Otolaryngol* 127:1310–1315, 2007.

Tanna N, Edwards JD, Aghdam H, et al: Transnasal endoscopic medial maxillectomy as the initial oncologic approach to sinonasal neoplasms: the anatomic basis. *Arch Otolaryngol Head Neck Surg* 133:1139–1142, 2007.

Woodworth BA, Bhargave GA, Palmer JN, et al: Clinical outcomes of endoscopic and endoscopic-assisted resection of inverted papillomas: a 15-year experience. *Am J Rhinol* 21:591–600, 2007.

Wormald PJ, van Hesselt A: Endoscopic removal of juvenile angiofibroma. *Otolaryngol Head Neck Surg* 129:684–691, 2003.

Cirurgia Primária dos Seios Paranasais

24

Devyani Lal | James A. Stankiewicz

Pontos-chave

- Cirurgia primária para a rinossinusite crônica é atualmente realizada quase exclusivamente por via endoscópica.
- A cirurgia funcional endoscópica (FESS) visa a restaurar a função mucociliar, restabelecendo a ventilação sinusal e a drenagem fisiológica.
- A identificação dos pontos de referência anatômicos e das variações ajuda a limitar as complicações.
- Lesões orbitais ou da base do crânio são mais prováveis de ocorrer, quando a lâmina papirácea se localiza medialmente ao óstio do seio maxilar ou quando uma deiscência da lâmina está presente, com hipoplasia do seio maxilar, com um rebaixamento ou inclinação da fóvea etmoidal, quando as septações do seio esfenoidal estão ligadas ao canal carotídeo e com deiscência do canal carotídeo ou do nervo óptico.
- A parte anterior da base do crânio é mais elevada anteriormente e se inclina para baixo posteriormente.
- A parede anterior do seio esfenoidal é convexa em direção à visão do cirurgião; a base do crânio é côncava, inclinada e se afastando da visão do cirurgião.
- Herniação intranasal da gordura orbital, pressionando o bulbo do olho, pode simular o rompimento da lâmina papirácea e da periórbita.
- As principais complicações da cirurgia endoscópica sinusal (CES) são a fístula liquórica, a cegueira, a diplopia e a lesão da artéria carótida interna.
- A FESS proporciona uma melhora significativa geral e da qualidade de vida específica da doença.
- As causas mais comuns de falha de CES são a lateralização da concha nasal média, uma perda da antrostomia meatal média, estenose do óstio maxilar, cicatrizes no recesso frontal, células aéreas etmoidais residuais e aderências.

Um acessso através da parede anterior do seio maxilar foi descrito, inicialmente, em 1675 por Molinetti.[1] Na década de 1890, Caldwell, Spicer e Luc[1,2] incluíram uma contra-abertura para o nariz. Os procedimentos de Caldwell-Luc permaneceram como práticas tradicionais no tratamento primário da rinossinusite crônica (RSC) no início do século XX. Embora Hirschmann[3] tenha conduzido o primeiro exame endoscópico do nariz com um cistoscópio modificado, em 1901, a era moderna da cirurgia endoscópica (CES) evoluiu a partir do desenvolvimento das hastes de Hopkins, em 1950. Messerklinger[4] foi pioneiro no estudo da anatomia endoscópica e da fisiopatologia dos seios paranasais, tendo publicado suas experiências com CES, em 1978.[4-6] Ele destacou o papel do complexo ostiomeatal (COM) na fisiopatologia da rinossinusite e dirigiu uma atenção a esse complexo durante a cirurgia. Seu então residente Stammberger[5,6,8-10] foi fundamental na popularização dessa técnica fora da Alemanha e da Áustria,[3] embora tenha sido creditado a Kennedy[7] a introdução da CES nos Estados Unidos, em 1985.[3] Com ampla disponibilidade de endoscópios e de instrumentação e com um treinamento focalizado em técnicas endoscópicas, a cirurgia primária para a RSC é, atualmente, realizada quase que exclusivamente com o uso de endoscópios. Acessos externos têm indicações limitadas na CES primária e as técnicas endoscópicas são agora rotineiramente aplicadas na conduta de muitos distúrbios dos seios paranasais não inflamatórios. A lógica e a extensão da cirurgia são determinadas pela fisiopatologia do processo da doença em cada paciente individual e devem ser cuidadosamente planejadas. A realização da cirurgia só deve ser iniciada após adquirir um entendimento completo da anatomia e da fisiopatologia relevantes e, geralmente, após falha de uma terapêutica clínica adequada.

ANATOMIA

A identificação das referências anatômicas e o reconhecimento das variações são fundamentais para maximizar os benefícios e limitar as complicações da CES.[11] Este capítulo oferece uma análise concisa da anatomia cirúrgica e dos dados relevantes da anatomia endoscópica.[12-24] O cirurgião deve também estar familiarizado com os pontos externos de referência e com a orientação espacial tridimensional. A nomenclatura foi padronizada com base nas recomendações da Terminologia Anatômica da International Conference on Sinus Disease e será usada neste capítulo.[12]

COMPLEXO OSTIOMEATAL

O complexo ostiomeatal (Fig. 24-1) é um conceito funcional, em vez de uma estrutura anatômica com limites definidos. Ele

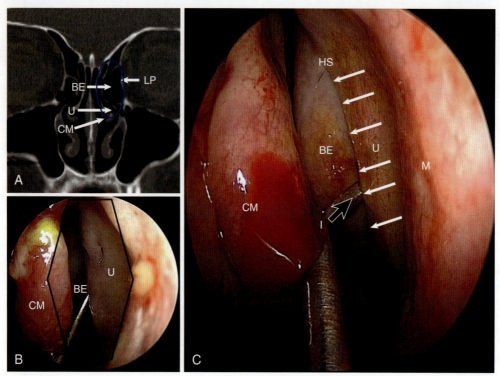

FIGURA 24-1. Complexo ostiomeatal esquerdo (delimitado pela *linha azul*) está conectado lateralmente pela parede medial da órbita ou à lâmina papirácea (LP) e medialmente pela concha média (CM). BE, bolha etmoidal; U, processo uncinado. **A**, Secção coronal de TC com o contorno do complexo ostiomeatal. **B**, Visão endoscópica da cavidade nasal esquerda com a concha média sendo medializada. **C**, Vista mais ampliada do meato médio esquerdo. O processo uncinado se estende anteriormente à linha maxilar anterior (M). Sua margem posterior livre é paralela à bolha etmoidal. O hiato semilunar (HS, *setas brancas*) é uma fenda bidimensional entre a margem posterior livre do processo uncinado e a bolha etmoidal. É o intervalo através do qual a cavidade nasal se comunica com o infundíbulo etmoidal (I). O infundíbulo (*seta preta*) é um espaço tridimensional entre o processo uncinado e a lâmina papirácea. Esta imagem endoscópica mostra a sonda maxilar com a bola passada através do hiato semilunar linear até o infundíbulo.

representa a via final comum para drenagem e ventilação dos seios etmoidal, maxilar e frontal. O objetivo de nomear essa área é enfatizar o conceito de que a inflamação no COM pode levar à obstrução anatômica e funcional dos seios anteriores. Estratégias clínicas e cirúrgicas são concebidas para eliminar a obstrução do COM e restaurar a função dos seios paranasais. Embora os limites exatos do COM não sejam bem definidos, são constituídos por estruturas conectadas entre a parede medial da órbita e a concha média. O COM compreende o processo uncinado, o infundíbulo etmoidal, o hiato semilunar, as células etmoidais anteriores e os óstios dos seios etmoidais anteriores, maxilar e frontal (Fig. 24-1).

O processo uncinado é a primeira estrutura encontrada no meato médio, quando a concha média é medializada. Trata-se de uma estrutura óssea, em "forma de foice", que segue de anterossuperior para posteroinferior, com fixações ósseas ao longo da parede lateral da cavidade nasal. Situa-se no plano sagital e forma a parede medial do infundíbulo etmoidal. O infundíbulo etmoidal é um espaço tridimensional, em "forma de funil", entre o processo uncinado medial e a lâmina papirácea lateralmente, no qual os seios anteriores drenam. O seio maxilar se abre na parte inferior do infundíbulo etmoidal, em um ângulo de 45 graus, e o seio frontal pode drenar na sua parte superior. O hiato semilunar inferior, referido como *hiato semilunar*, é uma fenda bidimensional, que se situa entre a margem livre do processo uncinado e a bolha etmoide. Trata-se de uma fenda que liga o meato médio ao infundíbulo lateralmente. O infundíbulo é acessado cirurgicamente, a

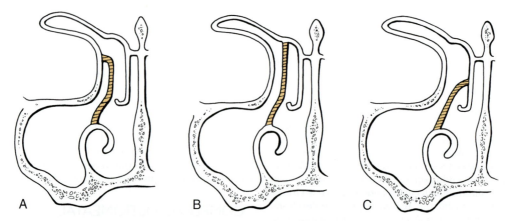

FIGURA 24-2. Esquema de cortes coronais do complexo ostiomeatal mostrando as fixações superiores do processo uncinado à lâmina papirácea (**A**), ao teto do etmoide (**B**) ou à concha média (**C**). Se o processo uncinado se fixar ao teto do etmoide ou à concha média, o seio frontal drena no interior do infundíbulo. Se o processo uncinado se fixar à lâmina papirácea, o seio frontal drena medialmente, junto à concha média.

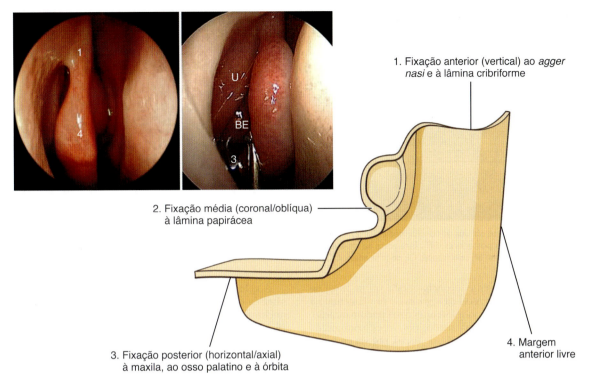

FIGURA 24-3. Representação esquemática da concha média direita vista lateralmente, mostrando as fixações: vertical (1), oblíqua média (2) e horizontal posterior (3). *No detalhe*, vistas endoscópicas da concha média direita mostrando a margem anterior livre (4) e as fixações anterior (1) e posterior (3). U, uncinado; BE, bolha etmoidal.

partir do nariz, por meio de uma sonda passada através do hiato semilunar.

A fixação superior do processo uncinado tem implicações na drenagem dos seios frontais. O processo uncinado pode se fixar à lâmina papirácea, à base do crânio ou à concha média (Fig. 24-2). Quando o processo uncinado se fixa à base do crânio ou à concha média, o seio frontal drena na região superior do infundíbulo. Contudo, mais comumente, o processo uncinado é fixado lateralmente à orbita, abaixo do óstio frontal interno, formando um recesso terminal (*recessus terminalis*). Nesse caso, o seio frontal drena medialmente ao processo uncinado, no meato médio, não no infundíbulo. O processo uncinado pode apresentar múltiplas fixações à órbita, à concha média e à base do crânio; as afirmações anteriores são destinadas a simplificar a compreensão de como a drenagem do recesso frontal pode ser afetada pelas fixações do processo uncinado. O processo uncinado deve ser removido para obter um acesso aos seios etmoidais anteriores, ao seio maxilar e ao recesso frontal. Sua porção posteroinferior se sobrepõe ao óstio do seio maxilar e deve ser removida para identificar esse óstio.

CONCHA NASAL MÉDIA

A concha nasal média (CM) é uma estrutura em forma de *boomerang* (Fig. 24-3). A lamela basal da CM é fixada à parede lateral da cavidade nasal e à base do crânio. A lamela basal da CM pode ser convenientemente organizada em três partes, de anterior para posterior. A parte inicialmente identificada durante a endoscopia nasal é a parte vertical, fixada à região da *agger nasi*, anteriormente e, em seguida, à lâmina cribriforme, superiormente. Essa parte está orientada no plano sagital. A segunda parte tem uma orientação oblíqua no plano coronal, sendo fixada à parede medial da órbita. A terceira parte, mais posterior, é o seu apoio posterior, que se situa no plano transversal, sendo fixada à parede lateral da cavidade nasal, na lâmina papirácea, na maxila e na lâmina perpendicular do osso palatino. A parte oblíqua da lamela basal é a única parte da CM que pode ser sacrificada sem comprometer a integridade da concha. Se a fixação vertical ou horizontal for danificada, a CM vai ser lateralizada com formação de cicatriz abaixo do meato médio e no complexo etmoidal posterior.

COMPLEXO ETMOIDAL

O complexo etmoidal é dividido pela lamela basal nas células etmoidais anteriores e posteriores (Fig. 24-4). Qualquer célula que drene no meato médio é considerada uma *célula etmoidal anterior*, enquanto aquelas que se abrem no meato superior são as *células etmoidais posteriores*. Não existem células etmoidais médias. Ocasionalmente, células etmoidais pneumatizam no interior dos seios adjacentes, comprometendo a sua drenagem, estendendo-se para o seio maxilar (célula infraorbital ou de Haller), o recesso frontal (células frontais, suprabular, frontobular e supraorbital) e o seio esfenoidal (esfenoetmoidal ou célula de Onodi).

A bula etmoidal é uma célula etmoidal anterior, sendo a de maior dimensão e mais proeminente dentre as células do complexo etmoidal. Ela é a primeira célula posterior encontrada posteriormente ao processo uncinado, durante a entrada no complexo etmoidal anterior. Frequentemente, a bula etmoidal possui uma fixação óssea à base do crânio, a lamela da bula. A sua parede lateral corresponde à parede medial da órbita e drena para os recessos suprabular ou retrobular (seio lateral; a combinação dos recessos suprabular e retrobular). O recesso suprabular e o recesso retrobular são fendas, em vez de células, limitadas superiormente pelo teto etmoidal, lateralmente pela lâmina papirácea, inferiormente pelo teto da bula etmoidal e posteriormente pela lamela basal. O hiato semilunar superior, ou hiato secundário, é um espaço bidimensional que conecta o meato médio a esses recessos.

O *agger nasi* é uma protuberância óssea no etmoide, situada no nível da fixação da concha média à parede lateral da cavidade nasal. Quando o *agger nasi* é pneumatizado, forma as células do *agger nasi* (CAN; Fig. 24-5, *A*). A célula do *agger nasi* é a mais anterior de todas as células etmoidais e uma das mais constantes, ocorrendo em 98,5% das imagens de tomografia computadorizada (TC).[20] Na endoscopia, a célula aparece como uma projeção na parede lateral

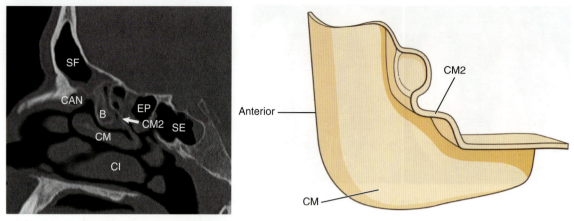

FIGURA 24-4. A segunda parte oblíqua da concha média (CM2) é fixada à lâmina papirácea, por meio da lamela basal, separando as células etmoidais anteriores (B) das células etmoidais posteriores (EP). Esta parte se situa em um plano coronal/frontal e é mais bem visualizada na tomografia computadorizada, em corte. CAN, célula *agger nasi*; SF, seio frontal; CI, concha inferior; CM, concha média; SE, seio esfenoidal.

da cavidade nasal anteriormente à concha média ou no nível de sua fixação na concha média. A célula *agger nasi* é fundamental na cirurgia do seio frontal.[20,24] Ela pode estender a sua pneumatização, superiormente, até o seio frontal, sendo, por vezes, confundida com o próprio seio, quando observada, de baixo, por via endoscópica. Um erro comum é remover o soalho e a parede posterior da célula, deixando o teto ou a cúpula celular apoiados no recesso frontal. Da mesma forma, uma lamela da bolha etmoidal parcialmente ressecada também pode cicatrizar no recesso frontal e causar uma obstrução iatrogênica do seio frontal.

A célula etmoidal infra-orbitária (CEI), tradicionalmente conhecida como *Célula de Haller*, é uma célula etmoidal anterior que pneumatiza no assoalho da órbita, acima do óstio do seio maxilar (Fig. 24-5, *B*), e que pode comprometer a sua permeabilidade. Quando a parede comum dessa célula com o óstio do seio maxilar não é adequadamente ressecada, um edema pode se desenvolver, obstruindo o óstio do seio maxilar. A parede lateral da CEI pode estar conectada ao canal do nervo infraorbital e deve, portanto, ser cuidadosamente removida. As células etmoidais anteriores, em relação ao recesso frontal, podem sofrer um impacto na sua

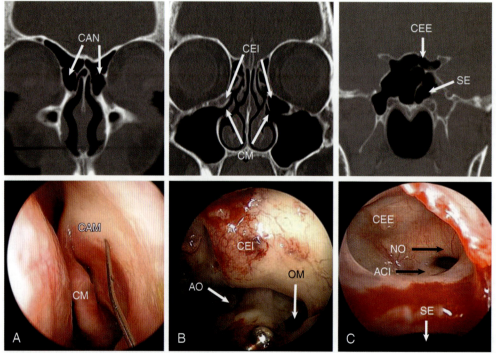

FIGURA 24-5. Células etmoidais. A sequência superior mostra imagens de tomografia computadorizada (TC) com as correspondentes imagens endoscópicas abaixo. **A**, célula *agger nasi* (CAN) é a célula mais anterior, observada em um exame de TC, em corte coronal, anterior à concha média (CM). Endoscopicamente ela é identificada como uma protuberância na fixação da concha média e pode estreitar o infundíbulo etmoidal superior. **B**, TC, em secção coronal, mostrando as células etmoidais infraorbitárias bilaterais (CEI, célula Haller) estreitando o infundíbulo etmoidal inferior e fixando lateralmente ao canal infraorbital. O seio maxilar se abre na parte inferior do infundíbulo em um ângulo de 45 graus. A visão endoscópica do infundíbulo esquerdo, após uncinectomia, mostra a célula etmoidal infraorbital estreitando o infundíbulo inferior e obstruindo potencialmente a drenagem do óstio natural do seio maxilar (OM). O óstio natural do seio maxilar apresenta uma forma elíptica e se abre no soalho do infundíbulo, em um ângulo de 45 graus, e não diretamente na parede lateral. Óstios acessórios (OA) são, em geral, circulares e estão aqui presentes na fontanela posterior. **C**, a célula esfenoetmoidal (CEE), ou célula de Onodi, é uma célula etmoidal posterior, lateral e superior ao seio esfenoidal (SE) e que, em geral, é menor e desviada medial e inferiormente. As setas nas figuras mostram a CEE esquerda nos cortes coronal e sagital da TC. A imagem endoscópica mostra a relação da CEE com o SE e o nervo óptico (NO) e a artéria carótida interna (ACI) que se encontra em relação à parede lateral do CEE.

24 | CIRURGIA PRIMÁRIA DOS SEIOS PARANASAIS 389

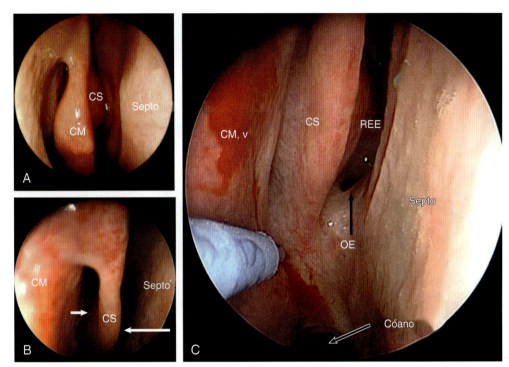

FIGURA 24-6. Vista endoscópica da concha superior direita (CS) e do meato superior, mostrando vistas progressivamente mais próximas posteriormente de **A** a **C**. Anteriormente, a concha superior compartilha uma fixação na base de crânio com a concha média (CM) e segue em um plano sagital como a concha média. O meato superior (*seta pequena* em **B**) é, portanto, *posterior* à metade medial da porção média da lamela basal da concha média. Células etmoidais posteriores abrem no meato superior. Inferiormente, a concha superior forma a parede lateral do recesso esfenoetmoidal (REE, *seta grande* em **B**), que se situa entre o septo nasal, medialmente e o meato superior, lateralmente. O óstio esfenoidal (OS) abre no recesso esfenoetmoidal. CM, v, concha média, parte vertical.

drenagem e serão discutidas, em detalhes, juntamente com a anatomia do seio frontal.

O seio etmoidal posterior consiste de uma a cinco células que drenam para o meato superior ou o meato supremo (Figs. 24-6 e 24-7). Quando intensamente pneumatizado, esse seio pode se estender até a lâmina papirácea e a parede anterior do esfenoide. A célula esfenoetmoidal (célula de Onodi) é uma célula etmoidal posterior que se estende lateral e superiormente ao seio esfenoidal. Tanto a artéria carótida interna (ACI) quanto o nervo óptico podem ser expostos no seu interior. O seio esfenoidal situa-se inferomedialmente à célula etmoidal mais posterior (Fig 24-5, *C*; célula esfenoetmoidal [CEE]).

SEIO MAXILAR

O óstio natural do seio maxilar (Fig. 24-5, *B*) drena na parte inferior do infundíbulo, em um ângulo de 45 graus, e se situa logo abaixo do assoalho da órbita, medialmente à parede do seio. Ele geralmente fica posicionado no ponto médio entre as paredes anterior e posterior do seio.[13] Sua posição corresponde ao terço superior do

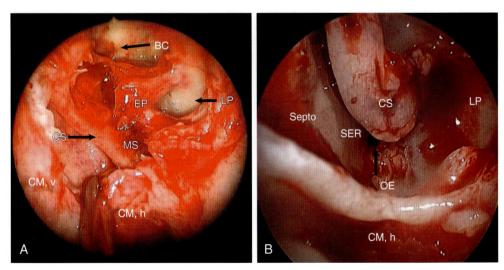

FIGURA 24-7. A, O meato superior esquerdo (MS) foi exposto, dissecando através da lamela basal oblíqua da concha média (extremidade da aspiração). Os limites da etmoidectomia posterior são a concha superior (CS) medialmente, a lâmina papirácea (LP) lateralmente, a base do crânio (BS) superiormente e a fixação horizontal da concha média (CM, h) inferiormente. **B**, O óstio esfenoidal (OE) drena no recesso esfenoetmoidal (REE) medialmente ao terço inferior da concha superior. O óstio esfenoidal, em geral, está localizado na junção do terço superior com os dois terços inferiores da face do esfenoide, cerca de 1,5 cm acima dos cóanos. LP, lâmina papirácea; CM, v, concha média, parte vertical; CM, h, concha primária, parte horizontal; EP, células etmoidais posteriores.

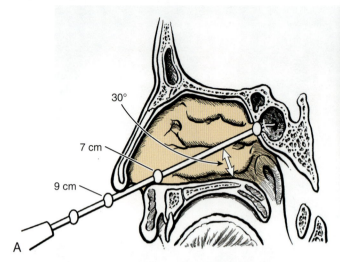
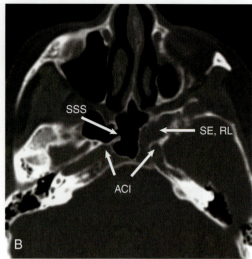

FIGURA 24-8. A, O óstio esfenoidal fica situado a uma distância de 6,2 a 8 cm (média = 7,1 cm) a partir da espinha nasal, em um ângulo de 30 a 34 graus em relação ao soalho. **B**, O seio esfenoidal (SE) apresenta pneumatização variável e septações (SSS). Pneumatização lateral extensa cria um recesso lateral (RL). Os septos intersinusais (SSS) dividem o seio esfenoidal assimetricamente e, em geral, são fixados ao canal ósseo da artéria carótida interna (ACI).

infundíbulo em 10% dos casos, ao terço médio em 25% dos casos e ao terço inferior em 65% dos casos.[14] O óstio natural apresenta uma forma elíptica; óstios acessórios são arredondados e estão presentes nas fontanelas em, pelo menos, 10% dos pacientes.[13] A parede lateral da cavidade nasal apresenta duas áreas chamadas *fontanelas* onde o osso está ausente entre a mucosa. Uma fontanela é anterior ao processo uncinado (*fontanela anterior*) e a outra é posterior (*fontanela posterior*). Os óstios acessórios não devem ser confundidos com o óstio natural, porque o fluxo de muco do seio maxilar segue, sempre, em direção ao óstio maxilar natural.

SEIO ESFENOIDAL

O seio esfenoidal (Fig. 24-8) é o mais posterior dentre os seios paranasais. O seu óstio natural se abre no recesso esfenoetmoidal. Esse recesso é posicionado medial e posteriormente à concha superior, anteriormente à parede anterior do esfenoide e lateralmente ao septo nasal. O óstio do seio esfenoidal está localizado aproximadamente no ponto médio dos dois terços acima da parede anterior do seio. Situa-se medialmente à extremidade posterior da concha nasal superior em 83% dos casos.[15] O óstio se encontra a uma distância de 6,2 a 8 cm (média de 7,1 cm) a partir da espinha nasal, em um ângulo de 30 a 34 graus com o assoalho (Fig. 24-8).[15-18] O cirurgião deve identificar o óstio natural para acessar, com segurança, tal seio. O osso esfenoide está rodeado por várias estruturas críticas, tais como a ACI, o nervo óptico e a base do crânio. Septações no esfenoide, frequentemente, apresentam fixações à ACI.

SEIO FRONTAL

O seio frontal se origina embriologicamente a partir de uma célula etmoidal anterior. A conexão entre o seio frontal e as células etmoidais anteriores não é um tubo ou uma conduta, mas um espaço ou recesso em "forma de ampulheta", cuja parte mais estreita corresponde ao óstio frontal interno (Fig. 24-9).[24] O seio frontal drena, através do recesso frontal, para o meato médio (geralmente) ou na parte superior do infundíbulo (menos comumente; Fig. 24-2). Messerklinger[4] descreveu o movimento mucociliar do seio frontal, em 1955: o muco flui para cima, em direção ao septo intersinusal, através do teto do seio frontal lateral, medialmente e, em seguida, ao longo do assoalho para o óstio frontal do seio e para baixo no recesso frontal. Uma parte estimada em 40 a 60% desse muco flui de volta até a parede medial do recesso frontal em direção ao septo intersinusal e recircula acima do septo intersinusal em direção ao teto. Consequentemente, a perfuração de um orifício no septo intersinusal ou a remoção da sua parte inferior nem sempre é um procedimento útil.

A parede medial do recesso frontal é constituída pela parte mais anterior da concha média e sua parede lateral corresponde à lâmina papirácea. No padrão mais simples de pneumatização, o limite anterior do recesso frontal é a parede posterior da célula *agger nasi* e o limite posterior são a bolha etmoidal e a lamela da bula (Fig. 24-9). O óstio do seio frontal pode drenar anteriormente ao processo uncinado ou, com maior frequência, posteriormente a ele.[19] O recesso frontal é, frequentemente, preenchido com várias células etmoidais anteriores, chamadas *células do recesso frontal*, o que, consequentemente, restringe a via de drenagem do seio frontal.

Kuhn[20] identificou as células frontoetmoidais comuns que pneumatizam em torno do recesso frontal (Quadro 24-1, Fig. 24-10; Fig. 24-9). Células frontais situam-se anteriormente ao recesso frontal, enquanto as células suprabular, etmoidal supraorbital e frontobular situam-se posteriormente ao recesso frontal (Fig. 24-9). Uma via de drenagem tortuosa e estreita do seio frontal pode ser facilmente sujeita à obstrução por um edema relativamente menor. Um padrão complexo de intensa pneumatização do seio frontal pode causar problemas adicionais com a drenagem do seio frontal.[20,24] Considerando que a maior parte dessas células pode ser acessada por via endoscópica, algumas podem exigir a adição de trepanação do seio frontal anterior.

Quadro 24-1. CÉLULAS DO RECESSO FRONTAL

Células frontais: situadas acima do *agger nasi* e pneumatizam anteriormente para o seio e o recesso frontal (Fig. 24-10).
Tipo 1: Uma única célula superior à da célula *agger nasi*
Tipo 2: Uma camada de duas ou mais células acima da célula *agger nasi*
Tipo 3: Uma única célula que se estende a partir da célula *agger nasi* no seio frontal, acima do assoalho do seio frontal mas menos do que 50% da altura do seio frontal
Tipo 4: Uma célula isolada dentro do seio frontal (Kuhn) ou uma única célula que se estende para o seio frontal para maior do que 50% da altura do seio frontal (Wormald)
Célula etmoidal supraorbitária (Fig. 24-10): Células posteriores ao seio frontal, com pneumatização superior ao teto da órbita
Célula do seio Interfrontal (Fig. 24-10): Pneumatização do septo intersinusal e drenagem para um seio frontal, medial ao óstio do seio frontal
Célula Suprabular (Fig. 24-9, B.): Célula superior à bula etmoidal.
Célula bolha frontal (Fig. 24-9, B.): Célula superior à bula etmoidal pneumatizando na tábua posterior do frontal (base anterior do crânio).

24 | CIRURGIA PRIMÁRIA DOS SEIOS PARANASAIS 391

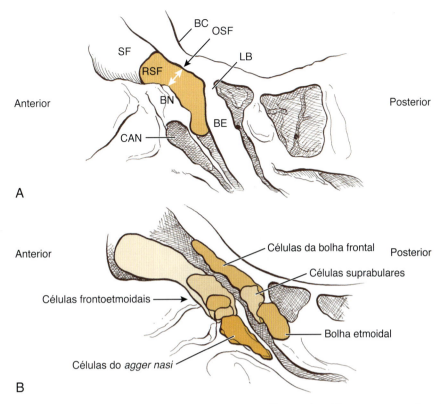

FIGURA 24-9. **A**, O recesso do seio frontal (RSF) é um espaço em forma de ampulheta (área sombreada) com cintura situada no óstio do seio frontal (OSF), que é a sua parte mais estreita. Na configuração mais simples, os limites do recesso frontal são definidos pela célula *agger nasi* (CAN) e pelo bico nasal (BN) anterior à bolha etmoidal (BE) e à lamela da bula (LB) posteriormente, à base anterior do crânio (BC) posterossuperiormente, à lâmina cribriforme e à concha média medialmente e à lâmina papirácea lateralmente. SF, seio frontal. **B**, células frontoetmoidais pneumatizadas, em torno do recesso frontal. Células frontais situadas anteriormente ao recesso frontal; as células suprabular, etmoidal supraorbital e frontobular situam-se posteriormente ao recesso frontal.

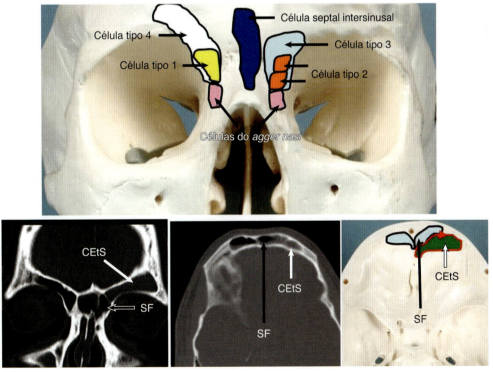

FIGURA 24-10. As células frontais são de quatro tipos, representadas aqui em um modelo do crânio (Quadro 24-1 para maiores detalhes). Células etmoidais supraorbitárias (CEtS) pneumatizam sobre o teto da órbita, posterior e lateralmente ao seio frontal (SF), mostrado aqui na tomografia computadorizada axial e coronal e em um modelo axial do crânio.

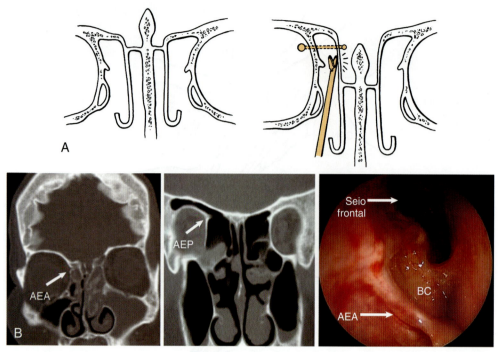

FIGURA 24-11. A, A dissecção deve ser evitada ao longo da parte medial da concha média, porque o teto do etmoide pode ser maior do que a lâmina cribriforme. À *esquerda*, o raso complexo cribriforme-fóvea etmoidal. À *direita*, a lâmina cribriforme em posição baixa, com a lamela lateral longa. O instrumento aponta um espaço comum de extravasamento iatrogênico do líquido cerebrospinal. **B**, Localização das artérias etmoidais deve ser determinada antes da dissecção da base do crânio (BC). Em uma tomografia computadorizada, estas artérias aparecem como projeções cônicas da órbita e, às vezes, podem estar situadas no interior do espaço etmoidal e pediculadas (externamente à BC). A artéria etmoidal anterior (AEA) está localizada na base do crânio, logo posteriormente ao recesso do seio frontal. A artéria etmoidal posterior (AEP) é localizada imediatamente à frente do esfenoide nas células etmoidais posteriores com aspecto mais calibroso.

A anatomia do recesso frontal deve ser estudada em imagens axial, coronal e sagital, para construir uma impressão mental tridimensional da via de drenagem do seio frontal, com alvo nessas células.

Importância das Células Frontoetmoidais

Embora Kuhn[20] tenha descrito a célula de tipo 4 como um tipo isolado de célula, no interior do seio frontal, sem conexão aparente com o recesso frontal, o uso de modernas técnicas de imagem, a partir de seções sagitais, revelou que a maior parte das células do tipo 4 drena para a área do recesso frontal. Por conseguinte, Wormald[24] sugeriu uma modificação na classificação de Kuhn, definindo uma célula tipo 4 como aquela que se estende para cima do seio frontal, em relação a 50% da altura do seio frontal, enquanto uma célula de tipo 3 pneumatiza menos do que 50% dessa altura. Em corte tomográfico (TC) coronal, o seio frontal parece ser septado quando as células etmoidais supraorbitais (ESO) estiverem presentes. Estudo por meio de tomografia computadorizada em seções axial, coronal e com reconstruções sagitais irá mostrar que a "célula do seio frontal" lateral, na verdade, está situada posteriormente ao seio frontal e drena através de uma abertura distinta para o recesso frontal, posterior e lateralmente ao verdadeiro óstio frontal. O óstio frontal pode estar frequentemente presente, em um plano vertical, em frente ao óstio da ESO. A lamela da bula etmoidal separa essas duas aberturas e deve ser removida em direção da base do crânio para identificar a abertura da ESO. Células ESO devem ser reconhecidas para evitar uma lesão completa dessa célula ou uma confusão com o verdadeiro seio frontal. Cicatrizes podem obstruir a drenagem tanto da ESO quanto do seio frontal de uma partição não removida que separa a ESO do seio frontal, suficientemente elevada para criar uma grande câmara comum de drenagem. Isso deve ser feito com cuidado, porque a artéria etmoidal anterior está comumente situada no nível da fixação da lamela da bula na base do crânio.

BASE ANTERIOR DO CRÂNIO

A base anterior do crânio é formada pela lâmina cribriforme medialmente e a fóvea etmoidal lateralmente. A lâmina cribriforme tem uma parte medial e uma lamela lateral. A fóvea etmoidal estende-se lateralmente, a partir da lamela lateral da lâmina cribriforme, para formar, lateralmente, o teto dos seios etmoidais. A parte medial das células etmoidais é formada pela lamela lateral da lâmina cribriforme, que se estende verticalmente, a partir da fixação da concha média, na parte medial da lâmina cribriforme. Esse teto medial pode ser apenas de 0,1 a 0,2 mm de espessura e pode se localizar muito abaixo da fóvea etmoidal. Keros[21] classificou a base do crânio em três tipos, de acordo com a profundidade (rasa, média ou profunda) do sulco olfatório: *tipo 1* de 1 a 3 mm, *tipo 2* de 4 a 7 mm e *tipo 3* de 8 a 16 mm. Uma vez que a lamela lateral é muito delgada e inclinada em Keros tipo 3, os pacientes com essa configuração são especialmente vulneráveis à penetração da parte anterior da base do crânio durante a CES (Fig. 24-11, *A*). A área cribriforme também pode ter alturas assimétricas em cada um dos lados da cavidade nasal. Estudo recente utiliza a relação entre a altura da célula etmoidal posterior e a altura do seio maxilar, para avaliar a altura da base do crânio, posteriormente ao etmoide.[16,17] Se o seio maxilar for elevado, a parte posterior do etmoide é menor e indica uma base do crânio mais inferior. A parte anterior da base do crânio é mais alta anteriormente e se inclina para baixo, posteriormente,[22] uma característica que se torna importante durante a etmoidectomia e a sinusotomia esfenoidal transetmoidal. O cirurgião deve dissecar em um nível mais baixo, através do etmoide, até que a base do crânio seja identificada. As partições etmoidais são, então, removidas a partir da base do crânio, em uma direção de anterior para posterior, tracionando para frente, a partir da base do crânio, em vez de empurrar de volta. A artéria etmoidal anterior situa-se posteriormente ao recesso frontal, normalmente por trás da célula etmoidal anterior mais superior. Na maioria dos casos, esses vasos estão situados na base do crânio e não são visíveis, mas às vezes eles podem se mostrar

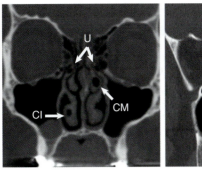
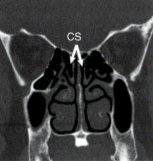

FIGURA 24-12. Pneumatização pode envolver a concha média (CM) e, em casos mais raros, a concha inferior (CI), concha superior (CS) e o processo uncinado (U) estão envolvidos.

pediculados no interior de uma prega, no interior do espaço etmoidal. Pesquisa pré-operatória, por meio de escaneamento por TC, pode identificar artérias etmoidais em posição baixa. A artéria etmoidal posterior pode ser identificada na base do crânio logo abaixo do seio esfenoidal. Se for traumatizada, esses vasos devem ser cauterizados com um cautério bipolar, para evitar comprometimento da base do crânio. É importante não os seccionar, de modo a impedir a sua retração para a órbita, o que poderia causar a formação de um hematoma orbital agudo e consequente cegueira (Fig. 24-11, *B*), embora, felizmente, esse tipo de complicação seja raro.

VARIAÇÕES ANATÔMICAS

Variações anatômicas incluem estruturas como uma concha bolhosa, células do *agger nasi*, células infraorbitais (de Haller), células esfenoetmoidais (de Onodi) e a concha média paradoxal. *Concha bolhosa* é o termo usado para uma concha média aerada ou uma célula encontrada no interior da concha média. Essas estruturas aparecem como uma área expandida na concha média e que podem obstruir o COM. Na ausência de uma história de rinossinusite, um achado incidental de uma concha média alargada, durante a endoscopia, ou de uma concha bolhosa na TC, não impõe maiores investigações.[23] A maioria dos pacientes com tais variações permanece assintomática. Em uma revisão de 172 exames de TC coronal dos seios da face, uma concha bolhosa foi observada em 28% dos pacientes com doença sinusal e em 26% dos pacientes sem essa condição.[23] A pneumatização da concha média pode estar situada apenas na parte vertical, o que torna mais difícil a sua ressecção. Um processo uncinado pneumatizado é raro, mas pode contribuir para a obstrução do COM. Conchas inferior e superior bolhosas também são raras e têm um significado clínico desconhecido. No entanto, o reconhecimento desses padrões raros é importante durante a ressecção cirúrgica para evitar confusões (Fig. 24-12).

INDICAÇÕES PARA A CIRURGIA PRIMÁRIA DOS SEIOS PARANASAIS

Qualquer doença nasossinusal pode ser abordada por via endoscópica ou externamente, embora os acessos endoscópicos sejam, atualmente, a norma. Não há qualquer indicação absoluta para CES em relação a qualquer doença nasossinusal inflamatória descomplicada. Em contrapartida, a cirurgia é obrigatória em certas condições, como complicações orbitais iminentes ou complicações intracranianas, rinossinusite fúngica invasiva, rinorreia de LCR, tumores nasossinusais, mucocele e pólipos expansivos que causam erosão da base do crânio ou da órbita. Não há contraindicação absoluta para o acesso endoscópico, embora a decisão de usar um acesso externo ou uma abordagem endoscópica dependa da exposição necessária e da formação e da experiência do cirurgião. O Quadro 24-2 lista os processos de doenças nasossinusais para os quais a cirurgia é indicada.[25]

RINOSSINUSITE CRÔNICA

A rinossinusite crônica (RSC), resistente à terapia clínica, é a indicação mais comum para a cirurgia. A cirurgia é indicada em doentes sintomáticos nos quais a terapia clínica falhou. A cirurgia é adjuvante à terapia medicamentosa, e uma terapia clínica de manutenção de longo prazo pode ser necessária, a despeito da cirurgia. Cirurgia para RSC é direcionada para aliviar a obstrução no COM, melhorando, assim, a drenagem e a ventilação dos seios, com o objetivo de restaurar a função mucociliar. A cirurgia também é útil na liberação de terapia clínica tópica nas cavidades nasais operadas, porque a penetração desses medicamentos é melhorada após a CES. Na era moderna, a cirurgia da cavidade principal é realizada quase exclusivamente pela via endoscópica, com os procedimentos externos ou guiados por luz frontal sendo raramente utilizados.

RINOSSINUSITE AGUDA RECORRENTE

A cirurgia pode ser indicada para pacientes com rinossinusite aguda recorrente, definida como quatro ou mais episódios por ano.[2] A doença deve ser confirmada por via endoscópica ou tomografia computadorizada enquanto o doente é sintomático e antes que qualquer intervenção cirúrgica seja realizada; isso é porque sintomas podem mimetizar condições nasossinusais, frequentemente relacionados com distúrbios não inflamatórios, tais como as enxaquecas e outros distúrbios que levam às dores de cabeça.

COMPLICAÇÕES DA RINOSSINUSITE AGUDA

Complicações agudas, orbitais e intracranianas, que não respondem à terapia clínica exigem intervenção cirúrgica imediata. Procedimentos externos foram utilizados no passado, porque o edema nasal e a inflamação podem comprometer a visualização durante uma exposição endoscópica. No entanto, com a experiência, a CES é segura e eficaz na conduta de tais situações.[26]

RINOSSINUSITE CRÔNICA COM PÓLIPOS NASAIS

Uma indicação relativa para a cirurgia é a presença de pólipos nasais que causam obstrução nasal e não respondem à terapia clínica. Contudo, pólipos não podem ser erradicados, e o objetivo da cirurgia é proporcionar uma passagem nasal para a ventilação dos seios paranasais e a sua drenagem, bem como para criar um acesso na aplicação da terapia clínica tópica. A cirurgia é adjuvante à terapia clínica. Pólipos em associação com asma, rinossinusite alérgica fúngica (RSAF) e doenças respiratórias exacerbadas pela aspirina (ou a tríade de Samter: pólipos nasais, asma e

---

Quadro 24-2. INDICAÇÕES PARA CIRURGIA PRIMÁRIA NASOSSINUSAL

Doença Nasossinusal Inflamatória
Rinossinusite crônica (com ou sem polipose nasal)
Rinossinusite aguda recorrente
Complicações da rinossinusite
Pólipos nasossinusais
Bola fúngica não invasiva e rinossinusite fúngica eosinofílica
Rinossinusite fúngica invasiva
Mucoceles

Outras
Epistaxe intratável
Rinorreia do líquido cerebrospinal e meningoencefalocele anteriores
Remoção de corpo estranho
Reparação da atresia coanal
Dores de cabeça e dor facial
Síndrome do seio silencioso
Tumores nasossinusais
Expansões transnasais para a base do crânio e a órbita

394 PARTE III | SEIOS, RINOLOGIA E ALERGIA/IMUNOLOGIA

sensibilidade à aspirina) podem ser recalcitrantes e de tratamento muito difícil.

MUCOCELES

Mucoceles correspondem à presença de sacos revestidos por epitélio contendo muco e que enchem completamente um dos seios paranasais. Eles são expansíveis e causam erosão óssea; por conseguinte, eles devem ser removidos ou drenados para prevenir complicações intracranianas e orbitais. Mucoceles são mais comumente encontradas nos seios frontal e etmoidal, embora mucoceles esfenoidais isoladas tenham sido relatadas.[27,28] No passado, as abordagens abertas foram usadas para remover completamente o revestimento da mucocele. No entanto, essa prática pode ser perigosa, porque as mucoceles podem erodir através da base do crânio ou através da lâmina papirácea, na órbita. A conduta endoscópica com marsupialização é preferível e mais segura, porque a remoção completa do revestimento do cisto não é necessária. Embora tecnicamente mais desafiadora, essa última abordagem é muito eficaz, com taxas de recorrência baixas.[29] A meta cirúrgica no tratamento de uma mucocele é expor amplamente a sua cavidade para permitir a drenagem (marsupialização). A abertura deve ser realizada de uma forma segura, no entanto, muitas vezes porque as mucoceles causam deiscência nas bases do crânio ou orbitais, que obviamente não deveriam ser abertas. Cuidados devem ser tomados para evitar a formação de cicatrizes, a fim de evitar a recorrência. O emprego de navegação guiada por sistemas intraoperatórios de imagem pode ajudar na identificação e na abertura segura das mucoceles.

EPISTAXE DE DIFÍCIL CONTROLE

Epistaxe posterior descontrolada pode ser contida com assistência endoscópica na identificação do vaso sangrante;[30] este assunto está descrito no Capítulo 18.

FÍSTULAS LIQUÓRICAS E MENINGOENCEFALOCELES ANTERIORES

Correção endoscópica é, atualmente, uma abordagem padrão para o reparo dos casos de fístula liquórica e das meningoencefaloceles, com taxas de sucesso superiores a 90%.[31,32] Fístulas liquóricas e meningoencefaloceles serão ambas descritas em pormenores, no Capítulo 25.

RINOSSINUSITE FÚNGICA NÃO INVASIVA

RSFA e bolas fúngicas não invasivas são, comumente, tratadas por via endoscópica. Uma grande antrostomia ou abertura do óstio dos seios paranasais é criada, e detritos fúngicos são irrigados e removidos. Rinossinusite eosinofílica fúngica é tratada por meio de CES e terapia clínica agressiva. Consulte o Capítulo 22 para maiores detalhes.

RINOSSINUSITE FÚNGICA INVASIVA

Rinossinusite fúngica invasiva é, quase exclusivamente, uma doença que envolve pacientes gravemente imunocomprometidos. Todos os tecidos avasculares e necróticos devem ser desbridados até que um sangramento de tecido saudável seja obtido. Desbridamentos em série podem ser necessários a cada 2 a 3 dias, e a doença deve ser mantida sob vigilância estrita, com apoio de acompanhamento endoscópico e radiográfico. Uma ampla abordagem aberta pode ser planejada no caso de doença extensa ou com envolvimento da pele, do tecido subcutâneo ou do osso (nasal, palatino, maxila). O prognóstico continua sendo difícil apesar de um desbridamento ideal por qualquer tipo de abordagem, porque os pacientes apresentam comorbidades multissistêmicas.[33] Veja o Capítulo 22 para maiores detalhes.

REMOÇÃO DE CORPOS ESTRANHOS

A endoscopia é útil na visualização de corpos estranhos e na sua remoção atraumática.

REPARO DA ATRESIA COANAL

Abordagens endoscópicas podem ser usadas no lugar dos acessos transpalatais para tratar a atresia coanal tanto unilateral quanto bilateral, em casos adequados.[34-36] Veja o Capítulo 96 para obter detalhes.

CEFALEIA E DOR FACIAL

O papel da cirurgia no tratamento de dores de cabeça é muito controvertido. CES pode oferecer benefício em um número muito limitado de pacientes que apresentam dor de cabeça e dor facial, e a cirurgia em tais pacientes deve ser realizada depois de uma avaliação neurológica completa. Levine et al.[37] descreveram uma abordagem multidisciplinar consensual sobre o diagnóstico e o tratamento da "dor de cabeça de origem sinusal". Eles afirmaram que um padrão estável de dores de cabeça recorrentes como a queixa de apresentação é mais provável que seja um quadro de enxaqueca. Dores de cabeça autolimitadas recorrentes e associadas com sintomas rinogênicos são, também, mais suscetíveis de configurar um quadro de enxaqueca. Sintomas rinogênicos proeminentes com dor de cabeça, como uma das várias queixas, devem ser avaliados em relação à doença otorrinolaringológica. Dor de cabeça com febre associada à secreção nasal purulenta é, provavelmente, rinogênica na origem e mais bem avaliada por endoscopia nasal e TC dos seios paranasais.[37] Moretz e Kountakis[38] estudaram o efeito da CES na pontuação subjetiva da dor de cabeça em pacientes com diagnóstico de RSC. Em uma análise retrospectiva envolvendo 201 pacientes, eles compararam pontuações de dores de cabeça no pré-operatório e pós-operatório durante dois anos. Uma diminuição global das pontuações médias de dores de cabeça foi observada no acompanhamento de dois anos. Para os pacientes com achados normais na TC e sem causa rinogênica de dor de cabeça, o papel da cirurgia sinusal é polêmico. Parsons e Batra[39] e Clerico et al.[40] relataram que os achados dos pontos de contato na TC e/ou endoscopia são um pré-requisito para a cirurgia. Eles também enfatizam que a presença de pontos de contato não é patognomônica, porque muitos pacientes com pontos de contato não apresentam dor de cabeça. Clerico et al.[40] estabeleceram que é importante "provar" a correlação do ponto de contato com as dores de cabeça, observando a resposta ao tratamento clínico ou a um bloqueio anestésico diagnóstico. A cirurgia deve ser considerada somente se os pacientes têm uma clara redução da dor de cabeça em resposta aos descongestionantes intranasais e sprays anestésicos ou com achados óbvios na endoscopia, na tomografia computadorizada ou em ambas. Em uma série retrospectiva envolvendo 34 pacientes, Parsons e Batra[39] relataram uma redução na intensidade e na frequência das dores de cabeça (91 e 85%, respectivamente) em pacientes que se submeteram a CES para aliviar os pontos de contato identificados na TC. No entanto, outros são menos otimistas. Stankiewicz[41] estabeleceu que a cirurgia deveria ser utilizada apenas depois de avaliações neurológica e radiográfica completas e insuficiência da terapia clínica. Uma cirurgia do septo nasal, das conchas ou sinusal guiada pela endoscopia deve ser usada somente se o alívio dos pontos anatômicos específicos com medicamentos ou se determinado dado físico ou radiográfico indicarem o local do problema. Mesmo com esses pré-requisitos, a cirurgia apresenta resultados variáveis, podendo ser malsucedida e podendo piorar a dor de cabeça. Resultados em longo prazo podem ser pobres, e um acompanhamento de pelo menos um ano é necessário para confirmar o sucesso do resultado.[41]

SÍNDROME DO SEIO SILENCIOSO

A causa da síndrome do seio silencioso (SSS) não é clara. A SSS é associada à obstrução do COM. Presume-se que a pressão

24 | CIRURGIA PRIMÁRIA DOS SEIOS PARANASAIS **395**

negativa resultante cause uma implosão gradual da cavidade maxilar, o que resulta em um seio maxilar muito pequeno e contraído. O processo uncinado fica lateralizado em direção ao seio maxilar, ficando fixado na parede medial da órbita. O teto da cavidade do seio maxilar, que corresponde ao assoalho da órbita, também pode ser "sugado" para o seio maxilar e causar enoftalmia. Muco e secreções são coletados no interior do seio, e simples uncinectomia e antrostomia maxilar são eficazes para tratar essa condição e para prevenir novas enoftalmias.[42]

TUMORES E UTILIZAÇÃO EXPANDIDA DO ACESSO TRANSNASAL ENDOSCÓPICO DO SEIO PARANASAL

Tumores benignos e malignos da cavidade nasal e dos seios paranasais podem ser ressecados por via endoscópica com abordagens assistidas por endoscopia.[43-48] Veja os Capítulos 23 e 36 para uma descrição mais detalhada. A cavidade nasal e os seios paranasais são utilizados como uma via para os territórios que se aproximam das regiões anterior e média da base do crânio, da cavidade craniana e outras regiões do crânio. O acesso endoscópico ganhou popularidade generalizada na ressecção de tumores hipofisários.[49] Acessos expandidos para a fossa infratemporal, o clivo, as fossas anterior e média do crânio, o ápice da parte petrosa e a órbita, com a descrição de reconstrução utilizando novos retalhos sendo descrita.[50-60]

CIRURGIA ENDOSCÓPICA PARA RINOSSINUSITE

FISIOPATOLOGIA DAS RINOSSINUSITES CRÔNICAS

Uma descrição detalhada da fisiopatologia da RSC está além do âmbito do presente capítulo. No entanto, uma compreensão completa da fisiopatologia é essencial para o tratamento da RSC. Um transporte mucociliar normal é necessário para manter a desobstrução ostiomeatal.[61,62] Os cílios dos seios maxilar e frontal transportam o muco em padrões específicos somente para os óstios naturais, apesar da presença de óstios acessórios.[62] Interações complexas de fatores ligados ao hospedeiro (locais e sistêmicos) com alterações no gatilho do ambiente, na função mucociliar, resultam finalmente em danos irreversíveis para o revestimento da cavidade. A rinossinusite é normalmente precedida por um evento estimulante, tal como uma infecção viral da via respiratória superior que impeça a depuração mucociliar, causando obstrução dos óstios naturais dos seios. Tal bloqueio pode resultar de um edema da mucosa ostial, muco anormal ou excessivo, função ciliar comprometida ou uma combinação desses fatores. Uma série subsequente de eventos cria um ambiente propício à proliferação bacteriana e à persistente inflamação nasossinusal.[61] Alergias, fibrose cística, discinesia ciliar e imunodeficiências podem predispor à RSC. O papel de biofilmes, bactérias e fungos está, atualmente, sob investigação.

PRINCÍPIOS DA CIRURGIA ENDOSCÓPICA FUNCIONAL DOS SEIOS PARANASAIS

O principal objetivo da cirurgia endoscópica funcional (FESS) é restaurar a função dos seios paranasais, restabelecendo o padrão fisiológico de ventilação e de transporte mucociliar. O objetivo é remover a mucosa e o osso irreversivelmente comprometidos e preservar o tecido normal, ampliando, sob critérios cuidadosos, os verdadeiros óstios naturais dos seios. O COM é o alvo primário, mais frequente, da CES, porque uma mínima inflamação nessa área pode levar a doenças nos seios maxilar, etmoidal anterior e frontal. Septações ósseas devem ser removidas, mas uma remoção agressiva da mucosa é inapropriada e desnecessária, pois ela causa problemas pós-operatórios com a cura. O revestimento mucoso da base do crânio, da lâmina papirácea e das cavidades nasais deve ser preservado, e os seios paranasais não envolvidos devem ser evitados. A

despeito de uma cirurgia adequada, a doença das mucosas pode persistir e exigir mais tratamento clínico. Cirurgia mais extensa pode ser necessária para a rinossinusite aguda complicada ou por doença extensa por fungos ou pólipos. Cada paciente é avaliado, individualmente, para determinar o local da doença e da obstrução, e a cirurgia é realizada de forma restrita para atingir esses objetivos. Técnica cirúrgica minimamente invasiva dos seios[63] é uma intervenção endoscópica introduzida em 1994. Os seus objetivos são semelhantes àqueles da FESS, com algumas diferenças que visam a padronizar o procedimento. Uma técnica recém-introduzida envolve a dilatação dos óstios naturais dos seios, por meio de um dispositivo de balão inflável. O balão da sinusotomia pode ser conduzido de forma independente ou em conjunto com a cirurgia convencional da cavidade, um procedimento chamado híbrido.

CIRURGIA ESTENDIDA: ACESSO LIMITADO *VERSUS* ACESSO ESTENDIDO

Kuehnemund et al[64] analisaram os resultados pós-operatórios a partir de um acesso cirúrgico limitado e de um acesso mais estendido em CES em pacientes com RSC.[64] Os 65 pacientes do estudo foram examinados no pré-operatório e foram reavaliados em três meses e seis meses e em visitas de acompanhamento de longo prazo após a cirurgia. Usando endoscopia, o tempo de transporte de sacarina e a avaliação dos sintomas, esses pesquisadores descobriram que os resultados cirúrgicos e os sintomas foram semelhantes nos dois grupos, sugerindo que um acesso conservador pode ser suficiente.

AVALIAÇÃO PRÉ-OPERATÓRIA

História

Uma história detalhada da terapia clínica prévia para RSC é crítica para determinar se o paciente necessita de cirurgia, embora uma descrição completa da terapia clínica esteja além do objetivo deste capítulo.[61,65] Os pacientes que apresentam falha no controle sintomático, com tal tratamento, são considerados os candidatos à cirurgia. Fatores que têm sido associados com resultados mais pobres da cirurgia devem ser avaliados no pré-operatório. Esses fatores incluem tabagismo, asma, sensibilidade à aspirina, alergias, imunodeficiência e depressão (veja Capítulo e-45* para maiores detalhes).[66] A resposta do paciente à terapia clínica e às cirurgias anteriores, além de quaisquer comorbidades preexistentes, influencia a indicação para a cirurgia.

Exame

Exame ambulatorial compreende um exame completo da cabeça e do pescoço, um exame ocular de base, rinoscopia anterior e endoscopia nasal. A rinoscopia anterior detecta qualquer desvio significativo do septo que possa causar problemas com a endoscopia nasal, que é realizada de forma sistemática com um endoscópio rígido ou flexível.[67] O caráter da mucosa, o aspecto das vias de drenagem do seio e a presença de variações anatômicas, anomalias estruturais, drenagem purulenta e pólipos são anotados.

Avaliação Radiográfica

Tomografias computadorizadas são realizadas para avaliar a anatomia nasossinusal e o padrão da doença, de modo a orientar a cirurgia.[68-80] Se uma deiscência ou uma erosão óssea estiverem presentes, a ressonância magnética pode ser indicada, particularmente, se houver suspeita de extensão intracraniana. Essa modalidade de exame de imagem também é útil na diferenciação entre tumores e líquidos no interior dos seios paranasais e para avaliar áreas deiscentes da base do crânio em relação a possíveis encefaloceles. Tomografias computadorizadas sem contraste[68] orientadas para fins diagnósticos são úteis no planejamento pré-operatório. O bloqueio de qualquer via de drenagem sinusal pode, geralmente,

---

* Disponível, em inglês, em www.expertconsult.com.

ser identificado pela presença de líquidos retidos no interior dos seios. Frequentemente, a causa do bloqueio pode ser determinada a partir da presença de uma mucosa espessada, pólipos ou anormalidades anatômicas. Calcificações ou sinais hiperintensos podem ser evidências de fungo ou de tumores. Cuidado deve ser tomado na interpretação de achados "positivos" na TC, correlacionando com os sintomas do paciente.[69-72] Opacificação acidental do seio pode ser encontrada em até 27% das tomografias da região.[70] Os pacientes com RSC e com endoscopia positiva devem ser tratados clinicamente e TC do seio deve ser obtida 3 a 4 semanas após a terapia, para avaliar o efeito do tratamento.[73] Se a TC, no acompanhamento, revelar evidências de inflamação persistente, a cirurgia pode ser indicada.

Secções coronais mostram a unidade ostiomeatal e a relação do cérebro e da órbita com os seios paranasais. Secções axiais de TC complementam as imagens coronais e devem ser obtidas para o planejamento da cirurgia, na doença grave, nos seios etmoidais posteriores e esfenoidal. Seções sagitais são, particularmente, úteis para avaliar a anatomia do recesso frontal e a inclinação da base do crânio. Todos os três planos de corte devem ser cuidadosamente avaliados para construir uma avaliação tridimensional da anatomia relevante. "Rastreamento do seio por meio de TC", com um número limitado de secções coronais, pode ser útil para o diagnóstico de sinusite, mas secções coronais com secções no máximo de 5 mm são necessárias para evitar a perda de informação anatômica para o planejamento cirúrgico.[74] Modernos *scanners* de TC podem produzir secções de 0,5 mm sem prolongar o tempo do exame.

As tomografias são cuidadosamente revistas antes da cirurgia e devem estar disponíveis para revisão, durante o procedimento, para permitir a avaliação da extensão da doença e para auxiliar o planejamento operacional. A confirmação dos dados é útil para o planejamento pré-operatório (Tabela 24-1). Meyers e Valvassori[22] avaliaram 400 tomografias computadorizadas pré-operatórias focalizando a atenção às variações anatômicas. Eles encontraram seis variações específicas que poderiam predispor um cirurgia a uma perfuração inadvertida na órbita ou na base anterior do crânio. Essas variações são: 1) uma lâmina papirácea situada medialmente ao óstio do seio maxilar; 2) hipoplasia do seio maxilar; 3) anormalidades na fóvea etmoidal como uma fóvea baixa ou inclinada; 4) deiscência da lâmina papirácea; 5) variações na parede do seio esfenoidal, tais como septos ligados à carótida ou deiscência da carótida ou do nervo óptico; e 6) presença de células esfenoetmoidais. A hiperpneumatização do seio frontal ou a presença de uma célula frontal podem estar associadas com uma fóvea etmoidal profunda.[75]

CONSIDERAÇÕES INTRAOPERATÓRIAS E PERIOPERATÓRIAS

A instrumentação para CES inclui um arranjo de endoscópios (0, 30, 45 e 70 graus). Endoscópios angulados estão agora disponíveis, onde a haste está situada no mesmo lado que a lente. Isso cria mais espaço no endoscópio para a passagem de instrumentos e é especialmente útil em cirurgia endoscópica da base do crânio, onde dois cirurgiões operam ao mesmo tempo. Um conjunto apropriado de instrumentos, em linha reta e angulado, para acessar todos os seios, deve estar disponível. Instrumentos desenvolvidos como lâminas especiais (microdebridadores) são muito úteis em pacientes com pólipos e, ainda, auxiliam a criar cristas agudas nas mucosas. Um dispositivo de sucção ligado ao microdebridador pode ser usado para coletar amostras de tecido para o exame histopatológico. A utilização de um sistema como o *flushing* Endo-Scrub (Medtronic, Minneapolis, MN) é útil em procedimentos nos quais uma possibilidade de sangramento é prevista. Bainhas permanentes e descartáveis, que servem em vários endoscópios angulares, estão atualmente disponíveis. O sistema de orientação da imagem é opcional para utilização em locais onde é indicado.

As escolhas de anestesia, terapia clínica perioperatória e cuidados pós-operatórios devem ser planejadas com antecedência. As intervenções para otimizar o campo cirúrgico e os resultados pós-operatórios devem ser determinadas. O sangramento no campo cirúrgico dificulta a identificação e a visualização de pontos de referência e também pode prolongar o tempo operatório, aumentar os riscos de complicações e criar dificuldades na conclusão da cirurgia programada. Muitas intervenções têm sido propostas para

TABELA 24-1. Principais Fatores a Serem Revistos na Tomografia Computadorizada, no Pré-Operatório Antes de Cirurgia Endoscópica dos Seios Paranasais	
Fator	**Detalhes**
Doença	Extensão e padrão Correlação clínica
Integridade óssea (erosão, expansão e deiscência)	Base do crânio Lâmina papirácea Canal óptico Canal carotídeo
Base do crânio	Altura Simetria Inclinação da lâmina cribriforme e da fóvea etmoidal Relação altura do etmoide posterior/maxilar
Seio Maxilar	Localização e fixação do processo uncinado à parede medial da órbita Pneumatização e altura (hipoplasia do seio maxilar apresenta assoalho baixo da órbita) A presença de células infraorbitais
Seio Etmoidal	Localização das artérias etmoidais anterior e posterior Altura das células etmoidais posteriores (determina a inclinação da base do crânio) Células esfenoetmoidais (Onodi) grandes e suas relações com o nervo óptico
Seio Esfenoidal	Localização do óstio esfenoidal Septações esfenoidais e relação com o canal carotídeo
Seio Frontal	Extensão da pneumatização (mais profunda fóvea etmoidal observada ao lado, com uma célula frontal e/ou um seio frontal hiperpneumatizado) Via de drenagem natural Presença de *agger nasi*/células frontais/supra-etmoidais Diâmetro anteroposterior do recesso frontal em corte sagital
Vários	Desvios de septo e sua correlação clínica Concha bolhosa Anormalidades na órbita

otimizar a hemostasia e a visão do campo cirúrgico. Essas intervenções incluem a utilização da posição de Trendeleburg invertida, a administração de vasoconstritores tópicos, o uso de uma máscara laríngea e técnicas favoráveis.[76-97]

TERAPIA CLÍNICA PRÉ-OPERATÓRIA

Antibióticos e esteroides orais podem ser iniciados 7 a 10 dias antes da cirurgia para reduzir a inflamação da RSC purulenta ou da polipose nasal e da doença reativa das vias aéreas inferiores, melhorar o campo cirúrgico, reduzir o sangramento e prevenir complicações respiratórias. Uma pesquisa nacional constatou que 88,2% dos rinologistas nos Estados Unidos usaram esteroides orais pré-operatórios, especialmente nos casos de pólipos nasais.[81] Uma dose média de prednisona (30 a 40 mg/dia) durante 4 a 7 dias foi o regime de esteroide mais utilizado, seguido por uma dose baixa de prednisona (10 a 20 mg/dia) e de prednisona em dose elevada (> 40 mg/dia). Os benefícios observados incluíram diminuição da inflamação das mucosas, melhora da visualização do campo cirúrgico, diminuição do tempo cirúrgico e diminuição do sangramento cirúrgico, além de diminuição da taxa de recorrência da doença, melhora dos sintomas, melhores resultados pós-operatórios e diminuição da necessidade de revisão.

Pesquisa é necessária para avaliar a eficácia de esteroides sistêmicos para pacientes com RSC sem polipose nasal (RSCsPN) no período perioperatório. A eficácia da terapia perioperatória com esteroide é suportada apenas em pacientes com RSC com pólipo nasal (RSCcNP) por dois ensaios clínicos randomizados (ECRs) e um estudo prospectivo. Wright e Agrawal[82] realizaram um ECR duplo-cego e controlado por placebo, no qual 26 pacientes foram randomizados para receber placebo ou prednisona (30 mg por dia) durante 5 dias no pré-operatório e 9 dias após a cirurgia. Redução da inflamação na mucosa e redução da dificuldade cirúrgica no intraoperatório foram relatadas em pacientes tratados com esteroides, mas nenhuma diferença significativa entre os grupos foi registrada no tempo operatório ou na perda de sangue. A capacidade olfativa pós-operatória foi significativamente superior, em 2 semanas, no grupo tratado com esteroides. Sienkiewicz et al.[83] conduziram um ECR no campo cirúrgico de 36 pacientes com RSCcPN submetidos a ESS e que foram uniformemente randomizados para receber prednisona no pré-operatório (30 mg por dia, durante 5 dias) ou nenhuma terapia. Eles observaram melhora significativa no campo cirúrgico e redução do tempo cirúrgico no grupo tratado com esteroide, mas não encontraram qualquer diferença significativa na perda de sangue operatório. Giordano et al.[84] avaliaram prospectivamente 40 pacientes com RSCcPN submetidos à CES e tratados por via oral com esteroides pré-operatórios (n = 21) versus nenhum tratamento pré-operatório (n = 19). O grupo do tratamento recebeu prednisolona 1 mg/kg durante 7 dias antes da cirurgia e foi registrado um tempo cirúrgico significativamente menor, mas nenhuma diferença significativa foi observada na perda estimada de sangue.

CONSIDERAÇÕES INTRAOPERATÓRIAS

Sistemas de Navegação Guiados por Imagem

Um problema inerente à cirurgia endoscópica é a visão bidimensional proporcionada pelo uso de uma única lente. Sistemas de navegação foram desenvolvidos para auxiliar a reduzir os riscos da CES. Esses sistemas empregam cortes tomográficos finos reformatados em vários planos para criar uma configuração tridimensional. Essa visão tridimensional é, então, correlacionada com a anatomia real intraoperatória do paciente com a ajuda de um computador (Fig. 24-13). O cirurgião pode colocar uma sonda em qualquer estrutura para obter em tempo real uma vista tridimensional da posição da sonda. Esses sistemas de navegação assistidos por computador, que podem ser extremamente úteis em casos difíceis e na cirurgia de revisão, estão ganhando popularidade. Metson[76] mostrou um aumento de 70,6% no número de procedimentos usando

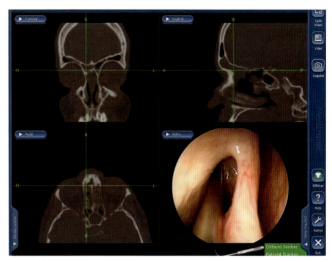

FIGURA 24-13. Sistemas de navegação guiada por imagem empregam secções finas reformatadas, de tomografia computadorizada, em cortes coronal (*superior esquerdo*), sagital (*superior direito*) e axial (*inferior esquerdo*) para gerar uma visão tridimensional que é correlacionada, no perioperatório, com a anatomia real do paciente, como pode ser observado através do endoscópio (*inferior direito*).

o sistema de navegação guiado por imagem e um aumento de 92,8% no número de cirurgiões a empegar esse método, nos primeiros dois anos em que essa tecnologia se tornou disponível.

No entanto, os sistemas de navegação são auxiliares à endoscópica do cirurgião; eles não são um substituto para uma compreensão completa da anatomia cirúrgica. Mesmo sob circunstâncias ideais, eles estão associados a determinado grau de irregularidade ou de erro.[76,77] Precisão na faixa de 2 a 3 mm é aceitável no sistema de orientação por imagem, tornando-os mais úteis na confirmação da identificação de grandes compartimentos (seio etmoidal posterior versus seio esfenoidal) do que distinguir entre incrementos de milímetro, tal como na base do crânio. Possíveis fontes de erro incluem variáveis durante a exploração da TC, marcadores fiduciais (dispositivos de referência) ou mudança dos fones, alterações dos tecidos moles durante o registro de superfície, além de erros durante o registro dependente do operador. Além disso, os sistemas de navegação não são necessários para todos os casos de CES e vêm associados com um aumento no tempo da cirurgia e nos custos operacionais. Dependendo do sistema e das características das instalações clínicas, o tempo operacional e o custo hospitalar podem ser significativamente maiores com o uso de um sistema de navegação.[76,77] À medida que a utilização de sistemas de monitorização da imagem vai se tornando mais popular, a questão é saber se este seria um padrão de atendimento.[78] A American Academy of Otolaryngology–Head and Neck Surgery[79] aprova o uso desses sistemas para questões como cirurgia de cavidades, nos casos de: 1) revisão de cirurgia dos seios paranasais; 2) distorção da anatomia durante o desenvolvimento do seio, pós-operatória ou de origem traumática; 3) extensa polipose nasossinusal; 4) doença que envolve os seios frontal, etmoidal posterior e esfenoidal; 5) doença confinada à base do crânio, à órbita, ao nervo óptico ou a ACI; 6) Fístula liquórica ou condições nas quais estão presentes defeitos na base do crânio; e 7) neoplasias benignas e malignas nasossinusais. Em uma comparação envolvendo 60 pacientes submetidos à cirurgia guiada por imagem (CGI) e 179 pacientes submetidos à CES sem orientação de imagem, Tabaee et al.[80] encontraram diferenças estatisticamente significativas na incidência de grandes complicações intraoperatórias ou pós-operatórias, no número de processos de revisão e nas pontuações dos sintomas pós-operatórios SNOT-20 (*Sinonasal Outcome Test*, escores dos pacientes com rinossinusite crônica).[80] No entanto, uma maior incidência de extravasamento intraoperatório de fístulas liquóricas foi observada no grupo submetido à cirurgia sem orientação por imagem – 2,2% *versus* 0% no grupo de CGI. Uma metanálise envolvendo 355 cirurgias mostrou que o uso da monitorização intraoperatória por imagem não reduziu o risco de complicações, mas pode ser útil ao reduzir as cirurgias de revisão.[85]

Tomografia Computadorizada Intraoperatória

A principal desvantagem da CGI é que as tomografias são obtidas antes do procedimento e podem não refletir o processo intraoperatório da doença. Tentativas têm sido feitas para superar esse problema. Batra et al.[86] relataram recentemente um ensaio prospectivo envolvendo cirurgias de cavidades guiadas por imagem intraoperatória, em 49 pacientes submetidos à CES e cirurgia da base do crânio. A aquisição da TC de qualidade foi considerada excelente em 24 casos (49,0%), boa em 15 (30,6%), regular em 5 (10,2%) e inatingível em 5 (10,2%). Intervenções adicionais foram realizadas em 8 de 44 casos (18,2%) com base no conjunto de dados da TC intraoperatória. Análise de fatores preditivos para a intervenção, incluindo presença adicional de pólipos ou de tumores, cirurgia prévia, uso de monitoramento por imagem e qualidade de TC, não alcançou significância estatística. Sistemas de monitoramento por imagem estão atualmente disponíveis em alguns centros limitados.

Escolha de Anestesia

A escolha da anestesia é determinada pela extensão da cirurgia, pela idade e pelo estado de saúde do paciente, além de pela preferência e pela experiência do anestesista.[87-90]

Anestesia Local. A CES usando simplesmente a anestesia local pode ser realizada, mas a maior desvantagem da anestesia local é prover uma sedação insuficiente. Sem um anestesista experiente, a anestesia geral deve ser utilizada. A sedação com anestesia local acalma os pacientes, estabiliza a pressão arterial e minimiza o sangramento. Teoricamente, a anestesia local melhora a segurança, porque o paciente acordado pode informar a respeito da manipulação do periósteo orbital ou da dura-máter. A anestesia local funciona bem para jovens pacientes submetidos à CES primária por menos de duas horas. Se o paciente se torna instável durante a cirurgia, o sangramento deve ser rapidamente controlado e a sedação por via endovenosa (EV) deve ser suspensa, o procedimento deve ser interrompido e a anestesia geral deve ser administrada. Em uma revisão retrospectiva envolvendo 177 pacientes, Fedok et al.[90] compararam os índices de complicações e os tempos de recuperação em pacientes que foram submetidos a septoplastia eletiva ou CES, usando anestesia local com sedação em pacientes que se submeteram ao mesmo procedimento utilizando anestesia geral. O tempo total da cirurgia e o tempo de recuperação foram menores nos pacientes que receberam anestesia local com sedação. A frequência de vômitos, epistaxe e náuseas foi menor no grupo sob anestesia local, ao passo que três pacientes que receberam anestesia geral necessitaram de internações não planejadas. Um estudo retrospectivo mais antigo de avaliação envolvendo 232 pacientes mostrou uma taxa levemente mais alta de complicação com a anestesia local e sedação do que em relação à anestesia geral.[87] Outro estudo não encontrou qualquer diferença apreciável entre a anestesia local com sedação e a anestesia geral em termos de dor pós-operatória, náuseas, vômitos e tolerância geral.[88]

Anestesia Geral. A anestesia geral independe da cooperação do paciente e do controle das vias aéreas pelo paciente. Isso é útil nos casos de pacientes ansiosos e de crianças e é recomendável para os procedimentos longos.[88] A anestesia geral também é indicada se sistemas de navegação assistidos por computador forem utilizados, porque qualquer movimentação do paciente pode interromper o dispositivo de referência. O uso de *sprays* com descongestionantes nasais tópicos e injeções locais ainda é útil para a vasoconstrição e a dor pós-operatória. O tipo de anestésico geral administrado pode alterar a hemodinâmica de um paciente e pode ter impacto na visualização endoscópica. Uma revisão recente e sistemática da literatura comparou a anestesia intravenosa total (AIVT) com a anestesia inalatória, em relação à visualização do campo

cirúrgico.[89] O estudo revelou sete ensaios que preenchiam o critério de inclusão. Quatro dos sete demonstraram uma melhora estatisticamente significativa no campo cirúrgico durante a CES, quando os pacientes receberam AIVT em comparação com a anestesia inalatória. A máscara laríngea das vias aéreas também tem sido substituída pela entubação endotraqueal para diminuir a resposta hemodinâmica à entubação endotraqueal, minimizar a pressão expiratória final positiva e melhorar o retorno venoso. Embora medicamentos hipotensivos tenham sido utilizados para reduzir a pressão arterial média durante a CES, diminuindo o fluxo sanguíneo, o uso de vasodilatadores puros, tal como o nitroprussiato de sódio, pode levar à taquicardia reflexa e a um aumento do débito cardíaco, piorando, assim, a vasodilatação e o sangramento local. Por outro lado, o uso de betabloqueadores demonstrou ser vantajoso, porque diminui a pressão sanguínea pela redução do débito cardíaco, em vez da redução da resistência vascular sistêmica. A AIVT tem sido proposta como um anestésico preferido na CES, porque se admite que a AIVT diminua o débito cardíaco sem uma diminuição significativa na resistência vascular sistêmica, observada, frequentemente, com os agentes voláteis.[89] Melhora da hemostasia e da visualização durante a FESS pode provavelmente ser mais bem obtida com uma combinação de esteroides orais pré-operatórios, AIVT e vasoconstritores tópicos intraoperatórios.[89,91]

Anestesia Tópica. Uma solução de lidocaína a 1% com adrenalina 1:100.000 pode ser injetada utilizando um espéculo nasal e uma lanterna, antes do preparo do paciente. Um grande bloqueio transoral palatino é útil para diminuir o sangramento das estruturas nasossinusais posteriores. As extremidades anteriores do septo nasal, das conchas inferior e média são injetadas. A injeção do dorso do nariz e um bloqueio dos nervos infraorbital e palatino maior podem ser usados quando a anestesia local vai ser utilizada. Após a injeção, pequenas compressas de algodão embebidas em cocaína, tetracaína-efedrina ou solução concentrada de adrenalina (como discutido mais adiante neste capítulo) são aplicadas no interior da cavidade nasal para anestesia tópica adicional e vasoconstrição. Alternativamente, pequenas compressas podem ser colocadas antes do preparo e as injeções são aplicadas, sob visualização endoscópica direta, após o preparo.

Todos os recipientes de medicamentos tópicos devem ser rotulados ou marcados com cores, para evitar uma injeção inadvertida. Higgins et al.[91] realizaram uma revisão sistemática do uso de vasoconstritores tópicos na CES em relação à eficácia e à segurança. As recomendações foram: 1) evitar o uso de fenilefrina tópica, se possível, devido ao risco de complicações cardíacas graves; 2) usar com cuidado a cocaína tópica; 3) evitar o uso de betabloqueadores para hipertensão intraoperatória, após o uso de vasoconstritor tópico; 4) evitar agentes anestésicos com hidrocarbonetos halogenados quando usar vasoconstritores tópicos; e 5) evitar o uso de concentrado tópico de cocaína ou de adrenalina em pacientes com história de doença cardiovascular. Suas recomendações de dosagem para recém-nascidos, uma dose equivalente a 38 quilogramas, ou de uma criança de 12 anos, consideram o uso inicial de 0,05% de oximetazolina. Se uma visualização adequada ou a hemostasia não forem obtidas, considere o uso criterioso de adrenalina tópica 1:2.000. Para os pacientes de 38 Kg ou de 12 a 17 anos, o uso de oximetazolina ou de adrenalina 1:2.000 é criteriosamente recomendado. Para aqueles com 18 anos ou mais, o uso cuidadoso de adrenalina 1:2.000 ou 1:1.000 é recomendado.

Preparação do Paciente na Área Pré-operatória de Espera

Um *spray* descongestionante nasal tópico é administrado na área de espera pré-operatória. O *spray* provoca descongestão nasal e vasoconstrição e também retarda a absorção sistêmica da cocaína ou do cloridrato de tetracaína tópicos. Se esteroides perioperatórios forem escolhidos para administração, o paciente pode receber a dose recomendada de dexametasona EV na área de espera. Isso pode ser útil para reduzir a congestão nasal pós-operatória, náuseas e vômitos, bem como a redução das complicações reativas das vias aéreas.

Posicionamento e Preparação do Paciente no Intraoperatório

O paciente é levado à sala de cirurgia e será colocado na posição de decúbito dorsal, na mesa da sala de cirurgia. Após a administração da anestesia geral ou da sedação EV, anestésico local pode ser injetado ou compressas podem ser aplicadas antes do preparo do paciente; esse procedimento permite um tempo suficiente para que a anestesia e a vasoconstrição tenham efeito. A mesa deve ser posicionada a 90 ou 180 graus de distância da aparelhagem da anestesia, que também oferece espaço adicional para a colocação de monitores endoscópicos e dispositivos de monitoramento por imagem. Uma esponja colocada na faringe é opcional se a anestesia geral for usada. Se essa esponja for aplicada, cuidados devem ser tomados para que uma das extremidades esteja exposta através da boca. A esponja da faringe ajuda a prevenir a aspiração, mas a colocação também pode resultar em traumatismo na faringe e no palato. Quando a anestesia local for usada, uma esponja expansível ou um cateter pediátrico de Foley n° 8 é colocado na parte nasal da faringe e o balão é insuflado com 10 a 15 mL de água. Se nenhuma esponja for colocada na faringe, a cavidade oral e o estômago devem sempre ser aspirados com uma sonda orogástrica, antes da extubação. Se o paciente está sob anestesia geral, os olhos devem ser umedecidos e cobertos com uma faixa vertical com a parte medial do olho mantida limpa para observação. Uma fita transparente pode ser utilizada para cobrir, alternativamente, toda a pálpebra. Uma dose pré-operatória de um antibiótico que abrange agentes patogênicos comuns da cavidade deve ser considerada, em particular na presença de uma infecção ativa. O paciente é colocado em ligeira posição de Trendelenburg invertida, sendo rodado em relação ao cirurgião, para ajudar a reduzir a perda de sangue e para proporcionar uma posição mais confortável para o cirurgião. Com o paciente posicionado dessa forma, é também uma boa prática avaliar cuidadosamente a tomografia computadorizada, antes de a cirurgia ser iniciada. Se um sistema de navegação intraoperatório é utilizado, a cabeça de navegação é revestida, como proteção, e o sistema devidamente calibrado. O cirurgião então faz a sua assepsia e se veste para a cirurgia. A proteção do corpo é realizada ou com uma cortina de cabeça (p. ex., memorial de proteção) ou uma proteção do nariz com toalhas cirúrgicas. Os olhos são incluídos dentro do campo cirúrgico. O cirurgião pode querer se sentar ou ficar em pé, dependendo se a visualização é direta, através do endoscópio, ou se uma câmera e monitor estão sendo utilizados na visualização. É útil ter a enfermeira de apoio, no mesmo lado ou de frente para o cirurgião, com um suporte de Mayo segurando instrumentos comumente usados no paciente. Quando o paciente for recoberto e todos os dispositivos de aspiração e de instrumentação forem ligados e testados, a cirurgia pode ser iniciada.

TÉCNICAS BÁSICAS: MESSERKLINGER E WIGAND

A técnica de FESS se desenvolveu a partir das abordagens descritas por Messerklinger[4,62] e Wigand.[91] A técnica de Messerklinger envolve um acesso de anterior para posterior.[4] O processo começa com a visualização com um endoscópio de zero grau, iniciando com a remoção do processo uncinado para expor o infundíbulo. A dissecção é, então, realizada como indicado, com a remoção da bolha etmoidal, a exposição do óstio do seio frontal e a identificação do teto do etmoide. Uma vez que a base do crânio é identificada, a dissecção continua posteriormente com remoção das células etmoidais anteriores restantes, remoção das células etmoidais posteriores e, finalmente, abertura do seio esfenoidal. O óstio do seio maxilar é identificado com o uso de um endoscópio de 30 graus, e esse óstio é alargado, se necessário. A divergência Wigand, a partir da técnica de Messerklinger, é baseada no acesso posterior para anterior para completar a etmoidectomia.[91] Essa técnica começa com a ressecção parcial da concha média, a abertura das células etmoidais posteriores e a remoção da parede anterior do seio esfenoidal. Uma vez que a base do crânio é identificada, no interior do seio esfenoidal, a dissecção é continuada anteriormente através das células etmoidais posterior e anterior. A principal vantagem dessa técnica é a exposição precoce da base do crânio. Na prática, uma combinação dessas técnicas é tipicamente utilizada. A técnica descrita a seguir é baseada nos princípios anteriores e descreve as etapas gerais que seguimos na CES.

CIRURGIA ENDOSCÓPICA DO SEIO

As etapas básicas da cirurgia endoscópica são apresentadas no Quadro 24-3 e no Vídeo 49-1.

1. Endoscopia Nasal. Uma endoscopia nasal completa foi a primeira a ser realizada (Fig. 24-14). Os pontos de referência, as anormalidades estruturais, a condição da mucosa, a presença de quaisquer pólipos ou pus e as possíveis diferenças significativas em relação ao exame pré-operatório são registrados. Nessa condição, injeções adicionais de 1 mL de lidocaína com adrenalina 1:100.000 podem ser injetadas na parede lateral da cavidade nasal, acima da concha média (Fig. 24-14). Se um desvio significativo do septo estiver presente, o lado mais alargado deverá ser abordado primeiro, se possível, porque não existe mais espaço para trabalhar nessa região antes da correção do septo nasal.

2. Medialização da Concha Média. Medializando suavemente a concha média com um elevador Freer, é possível criar uma melhor visualização do meato médio (Fig. 24-15). A manipulação agressiva da concha média deve ser evitada, porque pode levar à desestabilização da concha e à fratura da base do crânio. Uma incisão de relaxamento no interior da lamela basal da concha média foi recentemente

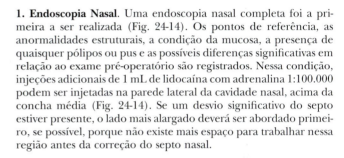

Quadro 24-3. PASSOS BÁSICOS NA CIRURGIA ENDOSCÓPICA DOS SEIOS PARANASAIS

1. Posicionamento do paciente
2. Diagnóstico por endoscopia nasal (Vídeo 49-2)
3. Injeções de anestésico tópico (Vídeo 49-3)
4. Medialização da concha média para expor o complexo ostiomeatal (incisão relaxante da lamela basal é opcional)
5. Uncinectomia com um endoscópio de zero grau
6. Antrostomia maxilar (Vídeo 49-4): use um endoscópio de 30 ou 45 graus para identificar o óstio do seio maxilar, identifique o assoalho da órbita e depois o siga até a parede medial da órbita (lâmina papirácea)
7. A remoção da bula etmoidal; identificação da lâmina papirácea em sua parede medial
8. Identificação da lamela basal da concha média nos segmentos horizontais e oblíquos
9. Remoção da parte inferomedial da lamela basal da parte vertical da concha média para penetrar no seio etmoidal posterior
10. Etmoidectomia (Vídeo 49-5); manter o acesso baixo entre a concha superior medialmente e a lâmina papirácea lateralmente
11. Identificação da face do esfenoide
12. Identificação da base posterior do crânio sob a parte posterior do etmoide (possível na ausência de pólipos ou em uma única camada de células) ou seguindo a face do esfenoide, para cima, até a base do crânio
13. Depuração da base do crânio em uma direção de posterior à anterior, removendo partições etmoidais (Vídeo 49-7)
14. Sinusotomia esfenoidal (se necessária) através do triângulo medial inferior da caixa etmoidal posterior ou identificando-o no recesso esfenoetmoidal (Vídeo 49-6)
15. Opcional: Identificação dos recessos frontais, sinusotomia frontal
16. Opcional: Medialização da concha média, pela criação de uma aderência entre a superfície medial e o septo (sutura ou compressa)
17. Opcional: colocação de um espaçador no meato médio

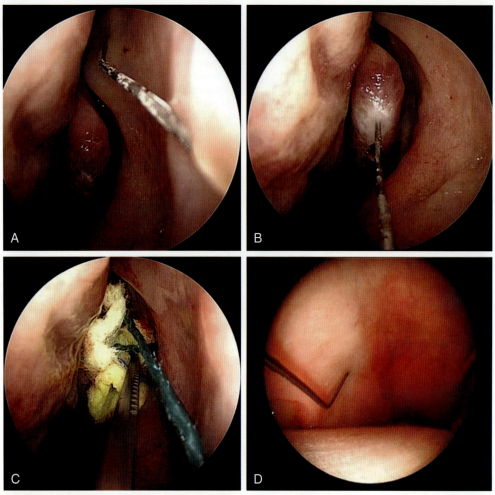

FIGURA 24-14. Visão endoscópica da cavidade nasal esquerda mostrando o local da injeção para bloquear o suprimento arterial da etmoidal anterior. **A**, acima da axila nasal e da parede lateral da cavidade nasal. **B**, injeções adicionais podem ser aplicadas na concha média, especialmente para ressecção da concha bolhosa. **C**, Uma compressa embebida em adrenalina 1:1.000 é colocada no meato médio; a solução está manchada em amarelo com um corante fluorescente, para evitar a injeção inadvertida. **D**, Bloqueio transoral direito da artéria palatina maior.

descrita, evitando uma desestabilização descontrolada e aumentando o espaço cirúrgico do meato médio (Fig. 24-15).[93]

3. A Ressecção do Processo Uncinado. Realizamos uma uncinectomia retrógrada (Fig. 24-16, de *A* a *C*). O processo uncinado é identificado com o endoscópio de zero grau, como uma estrutura em "forma de foice" com uma margem livre posterior. Anteriormente, a margem é vista como uma linha aguda na junção com o processo frontal da maxila (a linha maxilar anterior). Quando pólipos estiverem presentes, o processo uncinado é mais bem identificado a partir da sua extremidade livre posterior, que muitas vezes desvia-se externamente ou apresenta a extremidade evertida. Para iniciar a uncinectomia, uma sonda com uma bola na extremidade é deslizada até o infundíbulo, por trás dessa margem livre posterior para medializar o processo uncinado no meato médio, externamente à lâmina papirácea. Essa manobra é particularmente útil quando o processo uncinado é atelectásico sobre a órbita, como na síndrome do seio silencioso. Um percutor *backbiter* (retrógrado) pediátrico é usado para entalhar retrogradamente o processo uncinado, através do hiato semilunar, em um plano transversal entre o terço inferior e os dois terços superiores do processo uncinado. Essa localização baixa evita uma penetração orbital inadvertida e, também, é provável que corresponda à localização natural do óstio do seio maxilar. A incisão é continuada anteriormente até que o osso lacrimal, mais duro, seja encontrado, por via endoscópica, como a linha maxilar anterior. A penetração desse osso pode danificar o canal lacrimal. Uma vez que essa incisão do processo uncinado esteja completa, o terço médio do processo uncinado é removido com instrumentos adequados de corte. O terço superior pode ser preservado, nesse momento, para evitar cicatrizes do recesso frontal ou para auxiliar a dissecção do recesso frontal, em uma etapa seguinte. A parte inferior é rodada medialmente com uma sonda Lusk e é removida com o uso combinado de um instrumento de percussão inferior e um microdebridador. Alternativamente, uma uncinectomia anterógrada também pode ser realizada com uma lâmina em "forma de foice" ou um elevador pode ser utilizado para ressecar o processo uncinado, através de uma incisão vertical que começa na sua face anterior e continua inferior e posteriormente ao longo da margem anterior, em forma de crescente.

4. Antrostomia Maxilar. A remoção do processo uncinado expõe o infundíbulo, que se situa lateralmente (Fig. 24-16, *C* a *E*). O óstio do seio maxilar é elíptico e, normalmente, situado no assoalho do infundíbulo lateralmente ao terço inferior do processo uncinado. Pelo fato de o óstio abrir em um ângulo de 45 graus, a partir do assoalho do infundíbulo, ele é mais bem visualizado e manipulado com o auxílio de endoscópio com um ângulo de 30 ou 45 graus.[14] Óstios acessórios são mais circulares e comumente encontrados no interior da fontanela posterior. O óstio natural do seio maxilar não pode ser visualizado, sem a remoção do processo uncinado. A drenagem do seio maxilar ocorre através do óstio natural; a abertura de um óstio acessório do seio e a perda do óstio natural levam à recirculação do muco e a uma infecção persistente. Caso

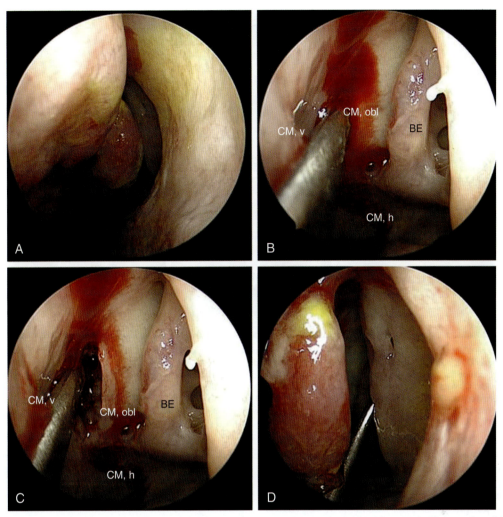

FIGURA 24-15. Medialização da concha média (CM). **A**, posição natural da concha média na cavidade nasal esquerda. **B**, A concha média é delicadamente medializada, com a ajuda de um elevador Freer. **C**, Opcionalmente, uma incisão relaxante formal da lamela basal é realizada, através de todas as três camadas da lamela basal da concha média, na junção das partes oblíqua (CM, obl) e vertical (CM, v) medialmente à bula etmoidal (BE), através de todas as três camadas. A fixação horizontal (CM, h) é cuidadosamente preservada, para evitar a desestabilização e o sangramento. **D**, Após a medialização, um espaço maior é produzido, no meato médio.

um edema significativo da mucosa esteja presente, o óstio maxilar não pode ser identificado facilmente. Uma sonda de Lusk pode ser passada suavemente para o interior do infundíbulo para auxiliar a identificação do óstio natural. Para evitar a penetração na órbita, a sonda não deve ser forçada através da parede óssea. Se o óstio natural estiver patente, ele não deve ser manipulado. Se estiver edemaciado e obstruído, a sonda de Lusk pode ser usada para dilatá-lo posteriormente. Uma leve percussão direta pode, então, ser utilizada para abrir, ainda mais, o óstio ainda tanto posterior quanto inferiormente, se necessário. Qualquer óstio acessório que possa estar presente deve ser distinguido do óstio natural do seio maxilar por meio da TC e da endoscopia (Fig. 24-17). Pelo fato de o fluxo do muco do seio maxilar ser sempre direcionado ao óstio natural, um óstio acessório posterior na fontanela ou a antrostomia não são funcionais. Se o óstio natural possui alguma permeabilidade, o muco flui para fora e pode retornar ao seio maxilar através do óstio posterior/antrostomia, criando uma recirculação. Uma antrostomia maxilar que incorporou o óstio natural apresenta a aparência de uma pérola.[6,7]

Antrostomias maiores são preferidas em pacientes com pólipos; e a antrostomia pode ser alargada inferiormente em direção à concha inferior e, posteriormente, em direção à parede maxilar posterior. Um perfurador retrógrado (*backbitter*) também pode ser usado para abrir a região anterior do óstio, com o cuidado de remover apenas o processo uncinado residual. Uma corrosão anterior do óstio natural é, geralmente, desnecessária e pode danificar o ducto nasolacrimal. É importante não remover a mucosa, de modo a evitar cicatrizes e disfunção mucociliar.

Uma vez que a antrostomia maxilar esteja completa, o seio é cuidadosamente examinado com endoscópios em ângulos de 30, 45 ou 70 graus. Doenças na cavidade podem ser removidas com instrumentos endoscópicos curvos, um microdebridador ou irrigação. Qualquer pus ou detritos devem ser levados para exame de cultura. Pontos de referência, incluindo as paredes medial e inferior da órbita, são cuidadosamente identificados. Ocasionalmente, uma célula infraorbital pode bloquear superiormente a antrostomia; essa célula pode agora ser aberta de forma segura.

5. Etmoidectomia Anterior. A bula etmoidal é a maior célula do complexo etmoidal anterior, sendo geralmente a primeira e a mais proeminente, identificada como uma protuberância no interior do meato médio. Se houver um espaço retrobular, este pode ser penetrado e a bula etmoidal pode ser removida de forma retrógrada (Fig. 24-18, de *A* a *C*). Se não existir um espaço retrobular, uma cureta, um microdebridador ou um fórceps percutor podem ser usados para entrar na bula etmoidal ao longo das suas superfícies inferior e medial. Em seguida, as paredes anterior e medial são removidas para expor a parede posterior. Alguns cirurgiões deixam a parede inferior intacta como um suporte para manter a parte medial da concha. A lâmina papirácea forma a parede lateral

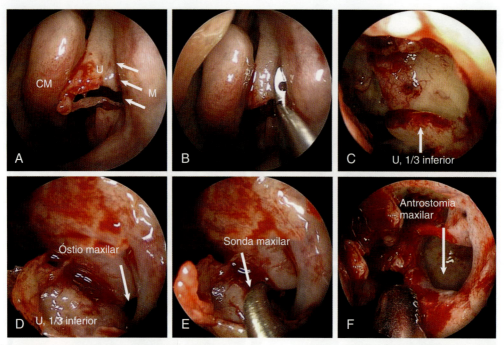

FIGURA 24-16. Etapas na uncinectomia retrógrada do lado esquerdo e na antrostomia maxilar: Etapas **A**, **B** e **C** são realizadas sob visão de um endoscópio de zero grau; para os etapas **D**, **E** e **F**, um endoscópio angular de 30 graus tem sido utilizado. **A**, A uncinectomia é iniciada, com um percutor *backbiter* pediátrico, na junção dos dois terços superiores com o terço inferior, estendendo-se, anteriormente, até a linha anterior da maxila (M, setas). **B**, A parte superior do processo uncinado (U) é removida. **C**, Vista do terço inferior; o óstio natural do seio maxilar fica lateralmente ao seio. **D**, Usando um endoscópio de 30 graus angulado inferolateralmente permite-se a visão ideal do formato elíptico do óstio natural do seio maxilar. **E**, O óstio natural é, então, levemente dilatado posteriormente com uma pinça curva maxilar. **F**, O terço inferior do processo uncinado é removido e uma antrostomia em "forma de pera" é, assim, criada. CM, concha média.

da bula e é facilmente identificada. A mucosa deve ser preservada na lâmina papirácea. A abertura do *agger nasi* e das células suprabulares completa a etmoidectomia anterior, mas a abertura é realizada somente após a identificação da base do crânio. A dissecção nunca deve ser realizada medialmente à conexão vertical superior da concha média, porque tal extensão traria o risco de penetrar na lâmina cribriforme e na fóvea etmoidal. Dissecção deve continuar posteriormente, até que a lamela basal seja identificada, que corresponde ao posterior limite das células etmoidais anteriores. A janela do microdebridador deve sempre estar em posição de visibilidade, quando se trabalha ao longo da lâmina papirácea, para evitar lesões orbitais inadvertidas.

6. Etmoidectomia Posterior. As células etmoidais posteriores abrem no interior do meato superior (presente entre a concha superior e as lamelas oblíquas da concha média [Fig. 24-6 e 24-7]). Assim, uma vez que a concha superior e o meato superior sejam identificados, as células etmoidais posteriores podem ser removidas, a partir da face medial em direção à lâmina papirácea, permanecendo em um nível baixo até que a base do crânio seja identificada (Fig. 24-18, C a E). Para abrir as células etmoidais posteriores, as regiões inferior e medial da lamela basal vertical devem ser removidas com o microdebridador ou uma cureta (Fig. 24-18, D). Se uma incisão de alívio foi realizada, anteriormente, na lamela basal, para medializar a concha, essa incisão também pode ser usada para iniciar a etmoidectomia posterior. Caso contrário, a parte inferomedial da lamela basal vertical da concha média é cuidadosamente removida com uma cureta, um percutor ou um microdebridador. Os limites da etmoidectomia posterior correspondem à lâmina papirácea lateralmente e à concha superior medialmente. As células etmoidais posteriores podem ser grandes e a base do crânio é frequentemente facilmente identificada, especialmente na ausência de pólipos e uma segunda camada de células. Toma-se cuidado para não abrir a lamela basal horizontal, evitando não apenas a desestabilização da concha média, mas, também porque essa manobra expõe os vasos provenientes da artéria esfenopalatina, provocando uma hemorragia imediata ou tardia. Uma sonda calibrada ou um sistema de navegação computadorizado são úteis nesse ponto para identificar a parede anterior do seio esfenoidal. Em um adulto médio, essa estrutura está aproximadamente a 7 cm do limite nasal, em um ângulo de 30 graus (Fig. 24-8). A base do crânio pode ser, então, identificada anterior e superolateralmente ao esfenoide. A última célula etmoidal posterior reside superolateralmente ao esfenoide sinusal. Às vezes, uma grande célula etmoidal posterior pode ser confundida com o seio esfenoidal. Se o assoalho da presente célula puder ser visualizado por meio de um endoscópio de zero grau, ela corresponde, em geral, a uma célula etmoidal posterior e não ao seio esfenoidal.[94] Além disso, o óstio esfenoidal natural é quase sempre medial à fixação da concha superior (Figs. 24-6 e 24-7). Durante a dissecção inicial através das células etmoidais posteriores, septações e células menores são encontradas superiormente e não devem ser exploradas até que a base do crânio seja claramente identificada. Elas serão removidas mais adiante, à medida que a dissecção da base do crânio continue superiormente em uma direção posteroanterior.

7. Sinusotomia do Esfenoide. A parede anterior do seio esfenoidal é, geralmente, convexa, em relação à posição do cirurgião, enquanto a base do crânio é côncava e se distancia do cirurgião. O óstio do seio esfenoidal pode ser acessado pela via transetmoidal, lateralmente à concha média. Isso pode ser feito pela entrada no esfenoide, na parte inferomedial das células etmoidais mais posteriores, ou mais fisiologicamente, através do recesso esfenoetmoidal, depois de expor a concha superior e o meato superior, por meio da remoção da lamela basal da concha média (Fig. 24-19, A e B; Fig. 24-7). O terço inferior da metade da concha superior pode precisar de remoção para uma visualização completa do recesso esfenoetmoidal e do óstio do seio esfenoidal, na parede anterior do seio esfenoidal (Fig. 24-19, C). O óstio também pode ser identificado pela via transnasal medialmente a concha média, através da cavidade nasal, se não existir nenhuma obstrução do septo (Fig. 24-6). Em qualquer um dos acessos, o segmento do terço inferior até a metade da concha superior é removido com fórceps de corte e, na maior parte dos casos, essa manobra expõe o óstio apenas

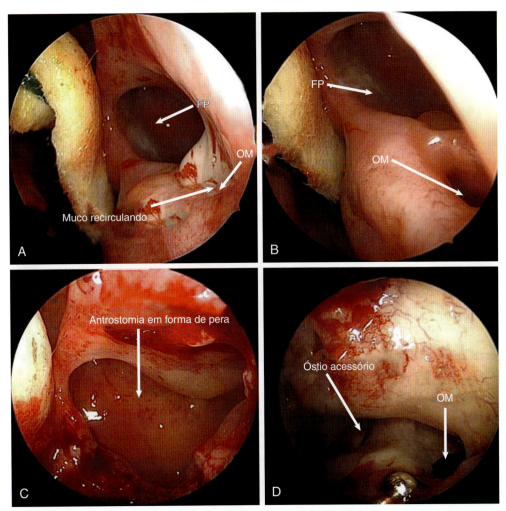

FIGURA 24-17. Uma antrostomia na fontanela posterior (FP) não é útil, porque o transporte mucociliar do seio maxilar continua em direção ao óstio natural (OM). **A**, Muco flui de volta para o interior do seio maxilar esquerdo, através da antrostomia cirúrgica posicionada posteriormente. **B**, Escaras e restos de tecido estão presentes entre as duas aberturas. **C**, Uma vez que este tecido seja removido, a forma de pera desejada da antrostomia maxilar é confirmada por meio de um endoscópio de 30 graus. **D**, Um óstio acessório na fontanela posterior deve igualmente ser incorporado no antrostomia maxilar.

medialmente ou posteriormente. Resseção extensa deve ser evitada para preservar o olfato; Say et al.[95] revelaram que a remoção do terço inferior compromete clinicamente o olfato. O óstio situa-se aproximadamente à metade da distância entre as margens superior e inferior da parede anterior. O óstio natural pode ser localizado a partir do deslizamento suave de uma sonda, ao longo da parede anterior até que ela facilmente passe (Fig. 24-19, A e B). A sonda nunca deve ser forçada de modo a evitar lesões na base do crânio, no nervo óptico e na ACI.

Uma vez que o óstio do seio esfenoidal seja identificado, ele deve ser alargado (Fig. 24-19, C a E). O cirurgião alarga o óstio por intermédio da inserção de uma pequena cureta ou fórceps reto, com a abertura dirigida, primeiro medial e inferiormente. Um perfurador ou microdebridador do esfenoide pode, então, ser usado de forma segura para alargar o óstio, conforme necessário. A abertura circunferencial deve ser evitada para prevenir a estenose pós-operatória. À medida que o óstio do seio esfenoidal é ampliado, o cirurgião deve estar ciente de que pequenos ramos da artéria esfenopalatina podem ser presentes medial ou lateralmente, podendo causar sangramento. Um cautério simples controla bem esse sangramento. O pedículo de um retalho nasosseptal potencialmente pediculado possui um ramo septal posterior da artéria esfenopalatina.[54] Se uma grande extensão inferior está sendo realizada em direção ao assoalho, a mucosa da parte inferior do esfenoide deve ser removida do osso, antes que o osso seja removido, para preservar esse potencial retalho para uso futuro. Presença de material purulento, fungo, pólipos ou detritos deve ser aspirada ou irrigada e cuidados devem ser tomados para preservar a mucosa. Instrumentação para remover a doença posteriormente, posterolateralmente ou superiormente no seio esfenoidal deve ser evitada, a menos que seja guiada por um sistema de navegação computadorizado bem calibrado, para evitar comprometimento da ACI, do nervo óptico e da base do crânio. Septações não deveriam ser removidas desnecessariamente, porque elas podem se fixar posteriormente a uma parede da carótida deiscente ou fraca.

8. Conclusão da Etmoidectomia e da Dissecção da Base do Crânio. A base do crânio, que pode ser facilmente visualizada no interior e superiormente à abertura do seio esfenoidal ou no interior das células etmoidais posteriores, torna-se o principal ponto de referência durante a conclusão da etmoidectomia. Uma vez que a órbita e a base do crânio tenham sido identificadas, a dissecção de posterior para anterior das células etmoidais superiores pode continuar (Fig. 24-20, de A a E). Essa manobra é segura, porque, como a base do crânio se desvia superiormente, o instrumento é movido para cima e para trás das projeções etmoidais superiores, as quais são, em seguida, tracionadas para frente. A extremidade do instrumento deve estar sempre atrás de uma divisória, antes da sua remoção; caso contrário, o cirurgião pode estar corroendo a base do crânio. Essa dissecção pode ser realizada por meio de um fórceps de corte de 45 graus ou instrumentos rombos como cureta ou tubo de sucção curvo. O instrumento de dissecção jamais deve

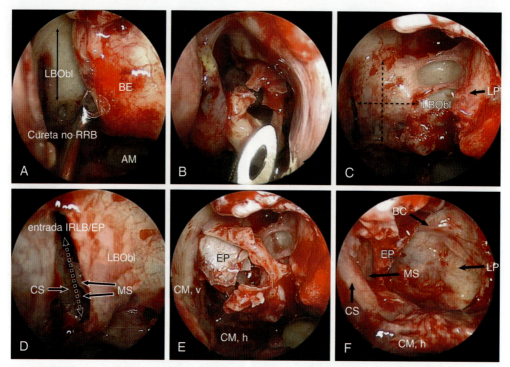

FIGURA 24-18. Etmoidectomia esquerda. De **A** para **C**, Etmoidectomia, anterior completamente. **D** para **F**, Etmoidectomia posterior. **A**, A bolha etmoidal pode ser removida pela entrada no recesso retrobular (RRB) e fraturando-a para frente (mostrado) ou entrando na parte inferomedial da bolha (BE) com um microdebridador ou uma cureta. **B**, A bolha é removida com um microdebridador ou outros instrumentos. **C**, Isto expõe a lâmina papirácea (LP) na sua parede lateral e a parte oblíqua da lamela basal da concha média (LBobl) posteriormente. A órbita é identificada através da antrostomia maxilar. **D**, O aspecto inferomedial da lamela basal vertical é removido com um microdebridador ou elevador Freer, para abrir as células etmóideas posteriores. Alternativamente, se uma incisão relaxante da lamela basal (IRLB) foi realizada (isto corresponde à região inferomedial da lamela basal vertical), esta manobra também pode ser usada para iniciar a etmoidectomia posterior (EP). **E**, As células etmoidais posteriores (EP) são, então, removidas através do meato superior (MS) com cureta ou microdebridador, mantendo-se em um nível baixo e lateral, dissecando entre a lâmina papirácea lateralmente e a concha superior (CS) medialmente. O MS está situado por trás da LBobl da concha média e lateralmente à CS. CM, v: parte vertical da concha média; CM, h: parte horizontal da concha média. **F**, A base do crânio (BC) pode ser identificada nas grandes células etmoidais, não polipoides posteriores. As fixações vertical anterior (CM, v) e horizontal inferior (CM, h) da concha média são cuidadosamente preservadas. AM, antrostomia maxilar.

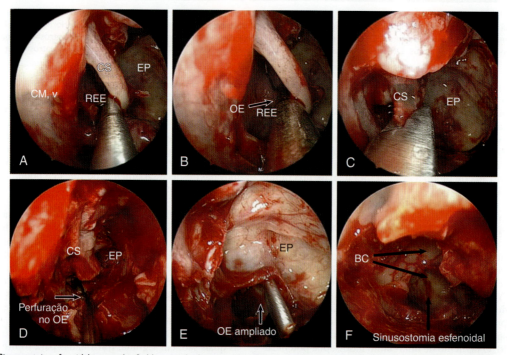

FIGURA 24-19. Sinusotomia esfenoidal esquerda. **A**, Uma sonda de aspiração calibrada é utilizada para identificar a parede anterior do seio esfenoidal, que é de, aproximadamente, 7 cm a partir do limite inferior da narina, em um ângulo de 30 graus. O óstio do seio esfenoidal (OE) é localizado, deslizando-se suavemente uma sonda ao longo da parede anterior até que passe facilmente. **B**, O OE está situado aproximadamente no ponto médio em direção à parede anterior do esfenoide, no recesso esfenoetmoidal (REE), que fica entre o septo nasal medialmente e a concha superior (CS) lateralmente. **C**, Uma vez que o nível do OE tenha sido determinado, o segmento entre o terço inferior e a metade da CS é ressecado, para identificar o óstio. **D**, O SE é alargado, primeiro inferomedialmente com uma cureta ou um pequeno percutor. **E**, De acordo com a necessidade, o OE pode ser alargado em direção à base do crânio (BC), à lâmina papirácea, ao septo e ao soalho do esfenoide. **F**, A BC é identificada tanto no interior do seio esfenoidal quanto anterior à sua face frontal, no espaço etmoidal posterior (EP). CM, v: concha média, parte vertical.

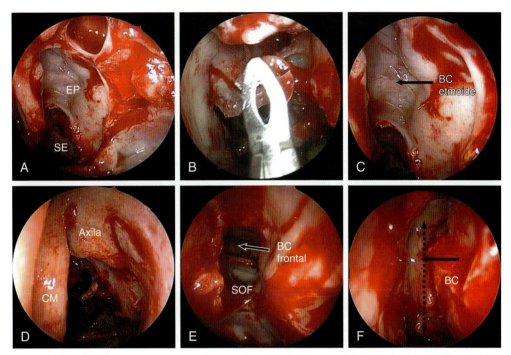

FIGURA 24-20. Completando a etmoidectomia do lado esquerdo com a dissecção da base do crânio (BC). **A**, A BC é identificada no seio esfenoidal (SE) e etmoidal posterior (EP). **B**, As septações e as células remanescentes das células etmoidais posterior e anterior são removidas no sentido posteroanterior, com a extremidade do instrumento, sempre se mantendo atrás de uma divisória antes da remoção. **C**, A BC é aberta na área suprabular. **D** e **E**, Sinusotomia frontal (SOF) é realizada, em seguida, para identificar a BC na placa frontal posterior. **F**, As partições etmoidais são então removidas na área do recesso frontal posterior (*seta contínua*) para criar uma transição suave da placa frontal posterior à BC etmoidal anterior (*seta tracejada*). CM, concha média.

ser empurrado para cima se ele encontrar uma estrutura que resista ao avanço; apenas dissecções tangenciais são realizadas. Também deve ser lembrado que o etmoide é mais largo posteriormente, à medida que a órbita se torna estreita e, assim, o cirurgião deve evitar penetrar a lâmina papirácea. Aplicação de uma leve pressão externa sobre a órbita durante a visualização da lâmina, com o endoscópio, permite a identificação de quaisquer áreas deiscentes (Fig. 24-21). Herniação de gordura orbital durante essa manobra deve causar preocupação de traumatismo orbital.

À medida que a etmoidectomia se aproxima do ponto mais anterior, as células suprabulares são abertas (Fig. 24-20). O recesso do frontal e a área do *agger nasi* são abertos, por último, em uma etmoidectomia completa ou anterior, a partir de cima, porque o sangramento pode reduzir a visualização endoscópica e dificultar a dissecção das células mais inferiores. Essa área também apresenta maior risco de formação de cicatrizes e de lesão iatrogênica e, por isso, requer dissecção meticulosa. A parte superior do *agger nasi* pode estar próxima à base do crânio, e as partes lateral e anterior podem ser contíguas com o saco lacrimal e a órbita. Ele pode ser aberto com segurança das superfícies inferior, medial ou posterior em direção à face anterior da base do crânio, após ter sido identificado.

9. Sinusotomia Frontal. A decisão de abrir o recesso frontal é confusa para muitos cirurgiões. Em geral, se o seio frontal não está doente, ele deve ser poupado. Se uma doença no seio frontal estiver

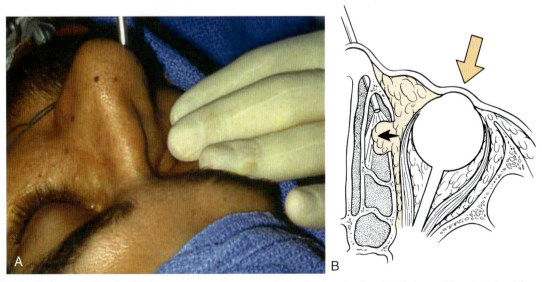

FIGURA 24-21. A e **B**, Por meio da aplicação de uma compressão suave no bulbo do olho, visualizando a lâmina papirácea (*seta laranja*), o cirurgião pode identificar quaisquer áreas deiscentes. Protrusão da gordura orbital (*seta preta*) indica uma violação do periósteo orbital, sendo uma fonte de preocupação para possível traumatismo orbital.

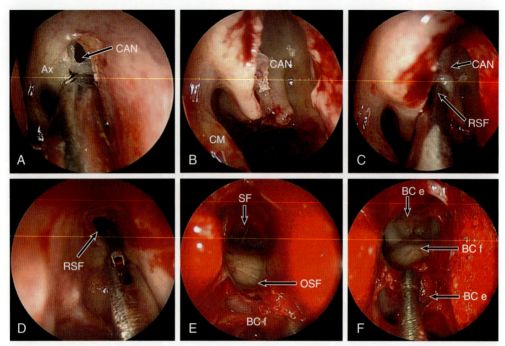

FIGURA 24-22. Sinusotomia básica frontal esquerda realizada com um endoscópio de 45 graus. Uma revisão completa da anatomia do recesso frontal é necessária, antes de empreender qualquer sinusotomia frontal. **A**, A parte axilar (Ax) da concha média é aberta para identificar a célula *agger nasi* (CAN). **B**, A parede anterior da CAN é removida para identificar as suas paredes medial, posterior e o teto. **C**, O recesso do seio frontal (RSF) é canulado, com uma sonda atrás da parede posterior da CAN. **D**, A parede posterior e a cúpula da CAN são removidas para iniciar a abertura do seio frontal. **E**, Após a remoção da CAN, o óstio do seio frontal (OSF) é identificado como a parte mais estreita do recesso do seio frontal (SF), utilizando um endoscópio de 70 graus. **F**, Nessa visão endoscópica de 70 graus, as partições etmoidais, em torno do recesso frontal posterior, são removidas para criar uma transição suave entre a parte frontal (f) da base do crânio (BC) e a parte etmoidal (e) da BC. CM, concha média.

presente, a abertura do recesso frontal é justificada, tomando-se os devidos cuidados para minimizar a lesão da mucosa e evitar a lateralização da concha média (Fig. 24-22, de *A* a *E*). A ostioplastia frontal é desnecessária na polipose nasal assintomática, porque os pólipos rotineiramente se projetam no seio frontal e no recesso. O risco de causar sintomas do seio frontal em um paciente sem acometimento nessa região deve ser considerado. A cirurgia do seio frontal será discutida, em detalhes, no Capítulo e-51;* aqui nós fornecemos um resumo sucinto dos conceitos-chave.

Instrumentação monitorada por imagens computadorizadas pode ser muito útil na realização de dissecção do seio frontal, especialmente com um padrão complexo de pneumatização. Isso permite um entendimento tridimensional da anatomia do recesso frontal, além de auxiliar na sua localização. Tal como ocorre com as aplicações da CES em outros locais, as limitações dos sistemas de orientação por imagem devem sempre ser consideradas para evitar o excesso de confiança no método. Apesar de a dissecção poder ser iniciada com um endoscópio zero grau, endoscópios de 30, 45 e 70 graus podem ser necessários para uma dissecção mais elevada no recesso, dependendo do padrão de pneumatização. Instrumento frontal e uma variedade de outros instrumentos devem estar disponíveis para dissecção se o seio frontal tiver que ser abordado.

Se restos do processo uncinado estiverem presentes superiormente, eles devem ser cuidadosamente removidos. A fixação superior do processo uncinado deve ser determinada, por meio da revisão da varredura pré-operatória por TC e por meio de exame endoscópico, para ajudar a identificar o recesso frontal. Isso pode não ser possível se estiver presente uma opacificação significativa do seio frontal e das células etmoidais anteriores. Se o processo uncinado estiver fixado à concha média ou à fóvea etmoidal, o recesso frontal drena no infundíbulo. A remoção da porção mais superior do processo uncinado fornece um acesso ao recesso frontal. Quando o processo recesso frontal estiver fixado à lâmina papirácea, como ocorre na maior parte dos casos, o recesso frontal fica localizado entre a concha média e a extensão superior do processo uncinado. Uma vez que a anatomia do recesso frontal tenha sido definida, uma sonda frontal curva pode ser passada para o seio. Instrumentos frontais do tipo "girafa" e curetas curvas são utilizados para realizar dissecções cuidadosas, preservando a mucosa e removendo partições celulares ao redor do recesso, para ampliá-lo.

Wormald descreveu que o *agger nasi* era o elemento chave para dissecção do seio frontal.[24] Ele também propôs a analogia de um "bloco de construção" para reconstruir uma imagem tridimensional, estudando os cortes tomográficos coronais, axiais e sagitais. As presenças do *agger nasi*, das células frontais, supraorbitais e células suprabulares são identificadas, como a via de drenagem do seio frontal. A dissecção é realizada pela primeira abertura acima da célula *agger nasi* e, em seguida, sequencialmente removendo as células subsequentes do seio frontal. Uma grande célula *agger nasi*, frontal ou supraorbital, pode facilmente ser confundida com o recesso frontal. Assim, uma avaliação pré-operatória da anatomia é essencial. Uma vez que o recesso frontal seja identificado, qualquer pólipo restante e doença devem ser removidos para proporcionar uma área de drenagem adequada. A posição e a estabilidade da concha média devem ser examinadas, para garantir que ela não vai cicatrizar em uma posição lateral, que pode obstruir o recesso frontal. Se necessário, devem ser tomadas medidas para evitar a lateralização da concha média.

10. Tratamento da Concha Média. A fixação vertical e as fixações horizontais posteriores da concha média devem ser cuidadosamente preservadas, para evitar a sua desestabilização e lateralização.[96,97] Conchas lateralizadas causam obstrução pós-operatória dos meatos superior e médio e bloqueiam a drenagem do seio, resultando em inflamação persistente e infecção, com a necessidade de cirurgia de revisão. A concha média deve, na maioria dos casos, ser preservada. Contudo, em algumas situações, a sua remoção parcial ou completa é necessária, embora a remoção deva ser

---
*Disponível, em inglês, em www.expertconsult.com.

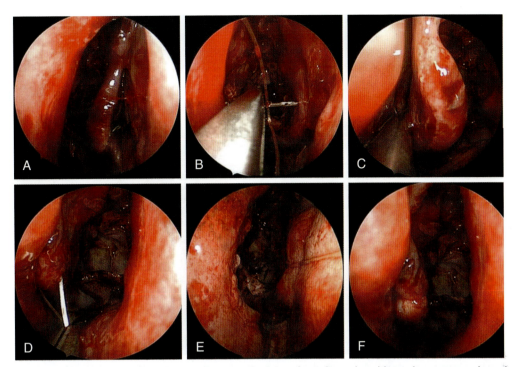

FIGURA 24-23. Sutura de medialização da concha média. **A**, A extremidade anteroinferior da concha média e a área correspondente do septo são desgastadas de cada lado (o lado direito é mostrado aqui). **B**, Uma sutura com agulha Keith é aplicada através da concha média direita e do septo. **C**, A agulha é inserida medialmente à concha média esquerda. **D**, A agulha é, então, passada através da concha média esquerda de volta para o septo para criar uma sutura em oito. **E**, A sutura é, então, fixada ao septo. **F**, Observe a posição medializada das conchas médias direita (**E**) e esquerda deixada ao concluir o procedimento. Nenhuma compressa é necessária.

considerada apenas quando a doença causou uma desestabilização grave. A concha média pode ser removida com uma percussão direta, a partir de sua fixação anterior à parede lateral da cavidade nasal e prosseguindo posteriormente. O coto posterior da concha média muitas vezes sangra, necessitando do uso de um cautério de sucção. Uma remoção parcial da concha, na qual a concha média bolhosa anterior é removida, mas as fixações anterossuperiores e das lamelas basais são preservadas, é outra consideração a ser feita. A observação pós-operatória é essencial, porque, se a concha for parcialmente removida, a lateralização ainda pode ocorrer. Outra opção é uma pequena área de debridação da mucosa na face medial da concha e de uma área correspondente do septo nasal, para promover a formação de uma aderência. Isso pode ser feito com uma lâmina em "forma de foice" ou com um microdebridador. Sutura ou uma leve compressa no meato médio é utilizada no pós-operatório, durante 4 a 7 dias, para comprimir a concha contra o septo e permitir a formação de aderência. A sutura de medialização é ilustrada na figura 24-23.

11. Concluindo o Procedimento. Antes de o procedimento ser completado, todos os pequenos fragmentos de osso são removidos e a hemostasia é obtida. Algodão embebido em uma solução de adrenalina pode ser colocado sobre as áreas que estão sangrando. As áreas das artérias esfenopalatina, septal posterior, etmoidal anterior e etmoidal posterior são cuidadosamente examinadas. Se esses vasos forem lesados, eles devem ser cauterizados, embora o cautério deva ser usado com moderação para reduzir as cicatrizes. Géis anticoagulantes e produtos compressivos estão disponíveis se houver sangramento persistente, mas alguns podem causar granulações e cicatrizes. Uma pequena compressa pode ser colocada no meato médio para manter as conchas médias medializadas, especialmente se um procedimento de aderência foi realizado. Alternativamente, sutura de medialização pode ser realizada, e nenhuma compressa pode ser necessária. Uma variedade de materiais, tanto dissolúveis quanto não dissolúveis, está disponível como espaçadores do meato. O tamponamento nasal geralmente não é necessário para hemostasia após CES. Se uma septoplastia foi realizada, suturas de acolchoamento podem substituir o uso de compressas ou tamponamento nasal, que são alternativas. Compressas não absorvíveis no meato médio são deixadas no local por 3 a 7 dias. Compressas inferiores na cavidade nasal podem ser normalmente removidas antes de o paciente ser liberado ou em 24 a 72 horas, melhorando muito o conforto do paciente. Embora muitas variações de tamponamento pós-operatório tenham sido descritas, a partir de compressas não absorvíveis até o uso de compressas mantidas por períodos mais prolongados, poucas evidências suportam o uso de um método sobre os outros.[96,97] Se uma compressa, na parte nasal ou oral da faringe, foi colocada no pré-operatório, ela deve agora ser removida e o estômago deve ser aspirado com uma sonda orogástrica.

SITUAÇÕES ESPECIAIS

Desvio do Septo Nasal

Desvios significativos de septo nasal podem causar deslocamento lateral da concha média, impedindo, assim, o COM e tornando a CES tecnicamente mais difícil. Se o paciente apresenta sintomas de desvio, a septoplastia pode ser adicionada ao procedimento endoscópico (Fig. 24-24). A correção de desvio assintomático é uma conduta mais discutível. Se a septoplastia torna o procedimento endoscópico mais simples, ou facilita a endoscopia pós-operatória e o desbridamento, ela deve ser realizada durante a CES. A CES se torna de mais fácil execução do lado onde exista uma exposição mais adequada e, em seguida, realiza-se a septoplastia para continuar o procedimento do lado oposto.

Uma alternativa mais apropriada para uma septoplastia formal é septoplastia submucosa endoscópica, realizada sob visualização endoscópica. Em primeiro lugar, uma pequena incisão é feita através da mucosa do septo, imediatamente anterior a qualquer desvio ou esporão. A mucosa é elevada, em ambos os lados do desvio, e, em seguida, é realizada uma incisão através do septo, de modo que o osso ou a cartilagem desviados são removidos. Da

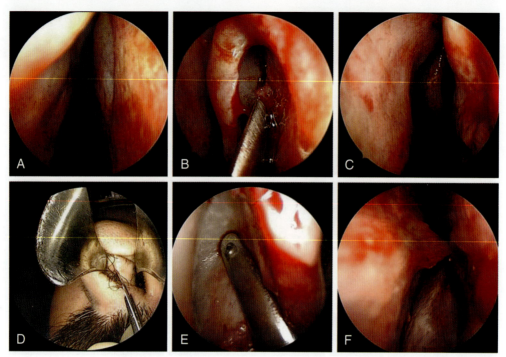

FIGURA 24-24. Septoplastia endoscópica "direta". **A**, A incisão da mucosa é realizada anteriormente ao desvio focal do septo, para a direita. **B**, O esporão é removido depois de elevar bilateralmente a submucosa e o pericôndrio e os retalhos submucoso e periósteo. **C**, O retalho da mucosa é abaixado; meato médio é agora satisfatoriamente visualizado para que a cirurgia endoscópica possa avançar para a septoplastia endoscópica "assistida". **D**, A hemitransfixação convencional é realizada sob a orientação de uma lanterna frontal. **E**, O endoscópio e um elevador Freer com sucção podem ser utilizados, uma vez que um longo retalho submucoso e pericôndrico de 1 cm foi elevado. **F**, Em seguida, a dissecção prossegue como na septoplastia convencional, mas sob orientação endoscópica.

mesma forma que na septoplastia formal, deve-se tomar cuidado para não produzir rupturas na mucosa, em ambos os lados do septo. A septoplastia endoscópica, de uma forma rápida e mais conveniente, cria espaços para procedimentos endoscópicos da sinusite. Com pequenas incisões, nenhum tipo de sutura é necessário. Alternativamente, uma septoplastia endoscópica também pode ser realizada depois de uma incisão convencional com a ajuda de um espéculo nasal. Uma vez que o retalho mucopericondrial, de cerca de um centímetro, tenha sido elevado, o endoscópio de zero grau pode ser inserido. Um elevador de sucção Freer é particularmente útil em prosseguir com dissecação posterior, como em uma septoplastia convencional. A utilização do endoscópio proporciona melhor visualização das estruturas posteriores e é útil no ensino e na supervisão de estagiários.

Concha Bolhosa

A concha bolhosa deve ser abordada em pacientes com rinossinusite submetidos à cirurgia, principalmente porque a sua remoção melhora a visualização do meato médio. Com uma lâmina em "forma de foice", a parede anterior de uma concha bolhosa é incisada para abrir a célula (Fig. 24-25). Um microdebridador também pode ser utilizado, mantendo preservada, contudo, a mucosa normal das estruturas circundantes. A parede lateral é removida posteriormente à lamela basal, e deve-se ter cuidado para não desestabilizar a concha média. Como último recurso, ou se um risco de lateralização da concha média estiver presente, uma ressecção completa da concha pode ser considerada.

Pólipos na Rinossinusite Crônica

Em um procedimento preliminar, pólipos são de fácil abordagem por via endoscópica, pelo fato de eles apresentarem uma consistência gelatinosa e um suprimento mínimo de sangue. A revisão cirúrgica de um pólipo é tecnicamente mais difícil. Pólipos obstruem a visualização e, muitas vezes, causam um intenso sangramento. Um microdebridador pode ajudar a reduzir a perda sanguínea e melhorar a visualização, removendo rapidamente os pólipos nasais. O instrumento também aspira o sangue, mantendo o campo cirúrgico limpo.[98,99] Em todos os casos de polipose extensa, é aconselhável limpar os pólipos anterior e inferiormente, até que a concha média e outras referências sejam identificadas. A cirurgia deve progredir somente quando a órbita e base do crânio forem identificadas. A cirurgia de um pólipo primário pode ser conduzida sem uma acentuada perda de sangue, e os seios devem ser abertos amplamente. A decisão de operar sobre o seio frontal depende de cada paciente individualmente. A maioria dos pacientes apresenta doença assintomática no recesso frontal, e a manipulação do recesso frontal nem sempre é necessária. A presença de osteíte e de um diâmetro estreito do recesso frontal, nas imagens sagitais de TC, são situações desfavoráveis. Se o seio frontal precisa ser aberto, uma grande sinusotomia, com remoção dos pólipos, deve ser realizada, porque os pólipos tendem a recidivar, em primeiro lugar, no recesso frontal. A concha média está envolvida na maioria dos casos de polipose e, se esse envolvimento ocorrer, a remoção da concha média é apropriada.

Pólipos antrocoanais têm sido, tradicionalmente, tratados por meio de um acesso Caldwell-Luc ao seio maxilar ou por meio de uma abordagem endoscópica combinada e uma abordagem transcanina.[100] A criação de uma antrostomia meatal inferior endoscópica foi dirigida para proporcionar um melhor acesso à remoção do pólipo, juntamente com a ampla antrostomia meatal média criada pelo processo da doença. No entanto, a extensão da antrostomia meatal média para a base da cavidade nasal, pela ressecção do segmento médio da concha inferior (mega-antrostomia), pode ser outra opção que oferece a vantagem de evitar a recirculação através do meato inferior. Qualquer um desses procedimentos pode ajudar a evitar a necessidade de um procedimento Caldwell-Luc.[101] Endoscópios e instrumentos curvos ou de preensão são muito úteis na remoção da porção maxilar do pólipo, que é um procedimento chave para evitar falhas.

Sinusotomia com Balão e Cirurgia dos Seios Assistidas por Balão

Cateterismo do seio com balão é um procedimento cirúrgico no qual a dilatação de um óstio do seio paranasal é obtida pela

24 | CIRURGIA PRIMÁRIA DOS SEIOS PARANASAIS **409**

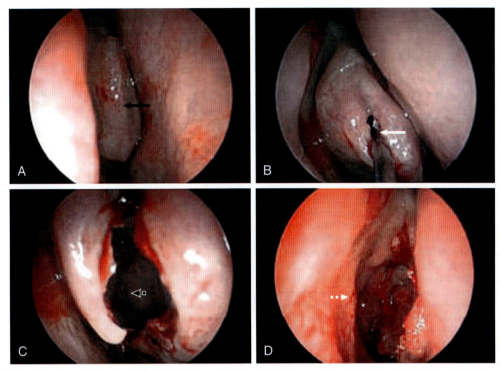

FIGURA 24-25. A, Concha bolhosa direita (*seta*). **B**, Uma incisão vertical é realizada com uma lâmina em forma de foice (*seta*). **C**, Revestimento interno da mucosa da concha bolhosa (*seta*). **D**, A parte lateral da concha bolhosa foi removida, expondo o processo uncinado (*seta*) e a bolha (*asterisco*).

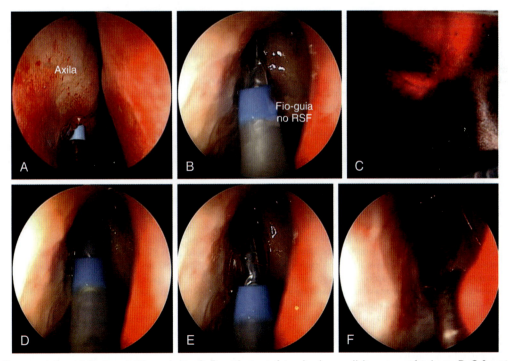

FIGURA 24-26. Sinusotomia frontal direita assistida por balão. **A**, Etmoidectomia foi realizada, e a célula *agger nasi* foi aberta. **B**, O fio-guia é utilizado como uma sonda no interior do recesso do seio frontal (RSF). **C**, Após o fio-guia deslizar para o interior do seio frontal, a transluminação confirma a visualização do osso frontal. Deve-se observar um *spot* de luz agudo e brilhante, a partir do cateter iluminado, em vez de uma luz fraca e difusa. A presença dessa luz confirma que a sonda está no interior do seio frontal e não no *agger nasi* ou em uma célula do recesso frontal adjacente. Alternativamente, a fluoroscopia pode ser usada. **D**, Uma vez que a posição da sonda no interior do seio frontal seja confirmada, o balão é insuflado em uma pressão predeterminada, durante 10 a 12 segundos. **E,** Em seguida, o balão é desinsuflado e o dispositivo é removido. **F**, Visualização endoscópica é então utilizada para verificar a dilatação do conduto do seio frontal. Um balão mais longo ou uma dilatação sequencial com balões mais curtos podem ser necessários. Fragmentos ósseos residuais são removidos cuidadosamente, neste momento, como ocorre em uma cirurgia convencional.

PARTE III | SEIOS, RINOLOGIA E ALERGIA/IMUNOLOGIA

utilização de um cateter com balão. O procedimento envolve a inserção de um cateter de dilatação por balão sobre um fio-guia posicionado no interior dos seios paranasais envolvidos, sob visualização endoscópica com ou sem fluoroscopia ou um fio-guia apoiado por iluminação (Fig. 24-26). A insuflação do balão resulta na dilatação do óstio alvo. Esse procedimento pode ser usado para todos os óstios dos seios e do infundíbulo etmoidal. Esse procedimento também pode facilitar a inserção de *stents* farmacológicos, em pacientes selecionados.

Técnica. As indicações para sinusotomia por meio de balão incluem a rinossinusite aguda, crônica e recorrente a CES primária. Na RSC, a sua utilização nos casos graves, tais como com a polipose nasal ou a RSAF, é controversa. Doenças de leve a moderada nos seios maxilar, etmoidal ou esfenoidal são, provavelmente, mais favoráveis ao tratamento por dilatação de seus óstios, usando um cateter com balão.[102,103] Deiscências na base do crânio e da órbita também podem ser contraindicações relativas, devido à probabilidade de lesão dural, intracraniana ou orbital. O procedimento deve ser realizado por cirurgiões que estão familiarizados tanto com a anatomia nasossinusal quanto com a técnica de dilatação por balão. O óstio do seio de interesse é localizado com base nas referências anatômicas discutidas anteriormente, na CES convencional. Endoscópios retos ou inclinados são necessários, dependendo do seio a ser manipulado. Dois sistemas de balão aprovados atualmente pela Food and Drug Administration dos Estados Unidos são os sistemas the Acclarent (Acclarent, a Johnson & Johnson Company, Menlo Park, CA) e Entellus (Entellus Medical, Plymouth, MN). Essencialmente, fio-guia rígido ou flexível e conduzido sob iluminação é passado no óstio do seio. O cateter com balão é, em seguida, passado ou pode ser integrado ao sistema do fio-guia; balões de vários tamanhos estão disponíveis. O cirurgião então insufla o balão com uma pressão desejada, por um período de tempo, mantendo a pressão adequada. O leitor é convidado a se dirigir ao fabricante para obter maiores detalhes sobre cada um dos sistemas.

Sinusotomia maxilar com balão pode ser realizada por meio de qualquer acesso (transantral) retrógrado ou anterógrado, passando na extremidade de um cateter guiado por fio. A escolha depende da preferência do cirurgião e do dispositivo utilizado. Em uma abordagem transnasal, a visualização endoscópica do óstio natural do seio maxilar pode não ser possível, sem a mobilização do processo uncinado. Um fio-guia curvo pode ser cegamente inserido através do óstio natural e a fluoroscopia e a transiluminação podem ser usadas para confirmação. Isso evita situações perigosas, tais como a possibilidade de o cateter poder escorregar para a parte nasal da faringe ou através de um descolamento da mucosa do osso maxilar. O óstio é, então, dilatado. No acesso transantral, o seio maxilar é acessado através de uma punção na parede anterior da maxila, através da fossa canina, de um modo semelhante à de uma punção antral tradicional.[104] Um pequeno endoscópio flexível, de fibra óptica, é, então, passado e o óstio natural é identificado. O óstio é dilatado com um sistema de balão integrado a um fio-guia. Um acesso mais lateral e superior para o seio maxilar proporciona melhor visualização. Depois de utilizar qualquer um dos métodos de acesso, imagens endoscópicas intranasais, por meio de um endoscópio com angulações de 30 ou 45 graus, podem mostrar o óstio maxilar dilatado, porque a dilatação do balão desvia medialmente o processo uncinado.

A dilatação do óstio do seio esfenoidal é realizada com um cateter-guia reto ou com inclinação de 30 graus passado, inicialmente, medialmente à concha média e depois ao recesso esfenoetmoidal entre o septo nasal e a concha superior.

A dilatação da via de saída do seio frontal é uma das maiores razões pelas quais os balões podem ser utilizados na prática clínica. O procedimento oferece uma alternativa relativamente simples e menos traumática para a dissecção convencional. No entanto, como afirmado anteriormente, a anatomia da via de saída do recesso frontal deve ser reconstruída mentalmente, para uma execução confiável desse procedimento. O procedimento é realizado sob visão endoscópica direta, com ajuda de endoscópios angulares (endoscópios de 30, 45 ou 70 graus, conforme necessário para a visualização). A sonda é normalmente colocada atrás da concha média e é delicadamente movida de medial para lateral, até que o seio seja canulado. Em muitos casos nos quais existem trajetos muito confusos para o scio frontal, ou nos quais o recesso é firmemente fixado às células etmoidais ao redor, uma dissecção convencional pode ser assistida pela utilização de um balão para ajudar nesse procedimento (sinusotomia frontal assistida por balão ou procedimento "híbrido"). Um exemplo de uma sinusotomia frontal assistida por balão é mostrado na Figura 24-26.

Resultados da Sinusotomia com Balão. Após estudos de viabilidade,[102] Bolger et al.[103] publicaram a primeira avaliação prospectiva, multicêntrica sobre a segurança e os resultados da sinusotomia assistida por cateter com balão, envolvendo 115 pacientes. Destes, 106 pacientes foram submetidos a sinusotomia assistida por cateter com balão. Em seis pacientes, o procedimento de cateterismo teve de ser alterado para dissecção endoscópica com instrumentos tradicionais. Sinusotomia foi tentada em 358 seios, dos quais 347 (96,9%) foram canulados com sucesso; 11 seios tinham de ser dissecados com instrumentação endoscópica tradicional, porque não foi possível uma canulação secundária ao tecido cicatricial, a restrições anatômicas e ao edema da mucosa polipoide. Em cinco seios, punção e dilatação foram realizadas, mas a abertura foi insuficiente. Sinusotomia usando cateteres com balão foi realizada com sucesso em 143 óstios maxilares, 75 óstios esfenoidais e 124 recessos frontais. Sinusotomia usando cateteres com balão foi a intervenção única no seio de 52 de 109 pacientes (47,7%). Não houve efeitos adversos graves e nenhum paciente com fístula liquórica, lesão orbital ou sangramento nasal que tenha exigido uma compressão. Houve nove casos de sinusite bacteriana, após dilatação, que foram resolvidos com tratamento antibiótico oral. O tempo médio de fluoroscopia em cada seio foi de 0,81 minutos e a dose média de radiação por paciente foi de aproximadamente 730 mrem. Dispositivos mostraram um mau funcionamento em 12 das 358 aplicações/seios (3,35%). No final de 24 semanas de acompanhamento, a endoscopia de 307 seios demonstrou permeabilidade em 80,5%, perda da patência do seio em 1,6% e desobstrução indeterminada em 17,9%. Tratamento revisional foi requerido em 0,98% dos seios e em 2,75% dos pacientes. Os sintomas foram avaliados no início, após 1 semana, 12 semanas e 24 semanas por meio de 20 tópicos do questionário do Sino-Nasal Outcomes Test (SNOT-20). Os pacientes tratados exclusivamente com dilatação por cateter com balão experimentaram melhora sintomática, bem como os pacientes tratados com sinusotomia por cateter com balão, associado com instrumentação endoscópica, em diferentes seios. Para cada grupo, e todos os grupos de estudo em geral, todas as alterações foram estatisticamente significativas (p<0,0001). Stankiewicz et al. relataram, em 59 de 104 pacientes (107 óstios maxilares) submetidos a dilatação com balão transantral *stand-alone* (sistema independente) da via de saída do seio maxilar, que a avaliação do acompanhamento pós-procedimento foi concluída em 27,0 ± 3,6 meses. A pontuação SNOT-20 melhorou de 2,65 ± 0,97 no início para 0,79 ± 0,71 no acompanhamento de longo prazo (p<0,0001). Melhoria da produtividade do trabalho e da atividade associada a problemas de saúde relacionados com a sinusite para todos pacientes foi estatisticamente significativa em todos os critérios característicos da pesquisa (p<0,0001 a 0,02). Uma análise dos resultados em um subgrupo de pacientes com doença maxilar e etmoidal anterior (20 pacientes, ou 34%) mostrou semelhante melhora significativa dos sintomas (diminuição SNOT-20 de 2,1; p<0,0001). Aproximadamente 92% de todos os pacientes referiram satisfação com o procedimento com o balão. Quatro pacientes (6,8%) foram submetidos à cirurgia sinusal revisional, em 11,1 ± 7,3 meses após o tratamento.

Chandra[105] estimou a dose de radiação para a lente do olho, durante dilatação com balão assistida por meio de fluoroscopia, e a extensão do tempo de fluoroscopia que seriam toleradas. Ele concluiu que a lente pode tolerar menos de 30 minutos de fluoroscopia durante sinuplastia com balão. Outros avanços nas tecnologias, tais como sistemas opticamente guiados, estão levando à redução ou à eliminação da fluoroscopia. Procedimentos ambulatoriais que usam tecnologia de cateterismo com balão, realizados com anestesia local, estão agora disponíveis. Autores relataram que as taxas de complicações de procedimentos com balão são semelhantes às taxas da CES, mas os dados de longo prazo ainda não são disponíveis.[106]

CUIDADOS PÓS-OPERATÓRIOS DA CIRURGIA ENDOSCÓPICA DOS SEIOS

Uma vez que um paciente tenha saído da sedação ou da anestesia geral, a cabeça deve ser elevada. Na sala de recuperação, uma rápida avaliação do estado visual e mental é realizada. A maior parte dos pacientes saudáveis pode ser conduzida para casa a partir do quarto de recuperação do hospital. Spray nasal com solução salina e o uso por um tempo curto de descongestionantes nasais são prescritos, irrigações nasais com soluções salinas podem ser iniciadas um dia após a cirurgia, se forem utilizadas sem um tamponamento nasal. Para pacientes com drenagem purulenta ou tamponamento nasal, antibióticos adequados são dispensados. Os pacientes com vias aéreas reativas, doenças fúngicas ou pólipos extensos geralmente se beneficiam de terapia "intensiva" com esteroides para reduzir o edema pós-operatório da mucosa. Os pacientes são aconselhados a evitar uma atividade física intensa, assoar o nariz e usar qualquer medicação que possa aumentar o risco de hemorragia.

O pós-operatório é quase tão fundamental para o sucesso de cirurgia quanto a própria cirurgia, para assegurar que as crostas e cicatrizes não estejam obstruindo os óstios dos seios e que a concha média não está lateralizada. A primeira consulta pós-operatória deve ocorrer em torno de 3 a 7 dias após a cirurgia. Durante essa consulta, qualquer compressa deve ser removida e os seios são examinados por via endoscópica.[107,108] Crostas soltas e coágulos são removidos, porque comprometem a cicatrização da mucosa.[107,108] Coágulos ou crostas fixas não devem ser removidas; isso é importante, porque essa remoção pode danificar a mucosa, causar sangramento e cicatrizes e retardar a cura. A frequência e a intensidade do debridamento pós-operatório não são padronizadas. Os pacientes que tenham sido submetidos a cirurgia mínima com um pequeno sangramento podem necessitar de irrigações diárias para limpar os detritos dos seios. Debridamentos mais frequentes podem ser necessários para os pacientes submetidos a uma cirurgia extensa, pólipos, RSAF ou que foram submetidos a cirurgia do seio frontal.[107,108] Outros problemas, como uma concha média lateralizada, muitas vezes, podem ser tratados nesse período, evitando, assim, a necessidade de cirurgia revisional. O controle da alergia, bem como o uso de antifúngicos, esteroides, inibidores de leucotrienos, antibióticos e irrigação, deve ser mobilizado, conforme necessário. As consultas de acompanhamento, os exames endoscópicos e

debridamentos adicionais são adaptados individualmente, para cada paciente, para auxiliar a alcançar resultados favoráveis.

COMPLICAÇÕES

Complicações relacionadas à CES podem ser divididas em categorias pequenas e grandes (Quadro 24-4). As pequenas complicações podem, normalmente, ser tratadas com consequências mínimas. A mais comum dentre as pequenas complicações é a formação de sinéquias, o que não exige qualquer tipo de revisão.[109] No entanto, complicações catastróficas raramente ocorrem e elas podem ser tratadas, com segurança, se reconhecidas precocemente. As principais complicações incluem hemorragia grave, cegueira e lesões intracranianas. Hopkins et al.[110] realizaram um estudo prospectivo multicêntrico envolvendo 3.128 pacientes que passaram por uma cirurgia nasossinusal na Inglaterra e no País de Gales. Grandes complicações – orbitais ou intracranianas, hemorragias que exigem ligaduras ou descompressão orbital, retorno à sala de cirurgia – ocorreram em 11 pacientes (0,4%). Pequenas complicações (todos os outros eventos indesejáveis) ocorreram em 207 pacientes (6,6%). As pequenas complicações mais comumente relatadas foram hemorragia intensa perioperatória (5,0%) e hemorragia pós-operatória necessitando de tratamento (0,8%). A taxa de complicações foi ligada à localização da doença, que foi medida em termos de gravidade do sintoma e QOL (Questionário para Avaliar a Qualidade de Vida) relacionada a saúde, extensão da polipose, nível de opacidade dos seios na TC e a presença de comorbidades, mas não correlacionadas com as características cirúrgicas (extensão da cirurgia, uso de endoscopia ou microdebridador, formação do cirurgião e cirurgia adjuvante das conchas nasais). Uma auditoria nacional recente de complicações a partir da CES, nos Estados Unidos, foi realizada por Ramakrishnan et al..[111] Um total de 62.823 pacientes com critérios de inclusão conhecidos foi analisado. A taxa geral de grandes complicações foi de 1,00% (fístula liquórica, 0,17%; lesão orbital, 0,07%; hemorragia com necessidade de transfusão, 0,76%). Fístula liquórica foi menos provável de ocorrer na população pediátrica (p = 0,05), enquanto lesão orbital foi mais provável de ocorrer em crianças (p<0,001). Análise do impacto dos sistemas de orientação por imagem (SOI) foi limitada pelo desenho do estudo. Stankiewicz et al.[112] atualizaram, recentemente, seus 25 anos de experiência com complicações a partir de CES para RSC, envolvendo 3.402 pacientes (6.148 lados). Todas as complicações foram revistas globalmente e não foram divididas em categorias grande ou pequena. Um total de 105 pacientes apresentou complicação na CES, com uma taxa de complicação global dos pacientes de 0,031 ou 0,017 por lado operado. As complicações mais comuns foram hemorragia (n = 41), complicações orbitais (n = 29) e fístula liquórica (n = 19). Os seguintes fatores foram anotados, como elementos associados ao aumento do risco de complicações: idade, cirurgia revisional, pólipos nasais, variação anatômica, doença extensa, saúde geral, uso de medicamentos e fatores subjacentes. A instrumentação motorizada colocou os pacientes em um risco maior. A experiência cirúrgica e uso de dispositivos de orientação por imagem não impediram a ocorrência de complicações.

O primeiro passo para evitar complicações é a prevenção. Casos tecnicamente difíceis não devem ser conduzidos por um cirurgião inexperiente em cirurgias dos seios paranasais, até que ele tenha dominado o procedimento, através de dissecções de cadáveres, cursos e treinamento cirúrgico.[110-113] A prevenção também envolve uma completa avaliação pré-operatória de história do paciente, achados físicos e avaliação radiográfica. Um procedimento de consentimento livre e esclarecido, no qual a taxa de complicações cirúrgica é discutida, é essencial.

Hemorragia

O sangramento pode ser pequeno ou grande. Sangramento pequeno intraoperatório ou pós-operatório é comum e geralmente requer uma intervenção mínima. Dissecção meticulosa com

---

Quadro 24-4. COMPLICAÇÕES DA CIRURGIA ENDOSCÓPICA DOS SEIOS PARANASAIS

Complicações Menores

Epistaxes menores
Hiposmia
Aderências
Dor de cabeça
Equimose ou enfisema periorbitário
Dor dentária ou facial

Complicações Maiores

Epistaxes maiores
Anosmia
Traumatismo nasolacrimal
Lesão da carótida, hemorragia intracraniana, acidente vascular encefálico
Hematoma orbital, diplopia, diminuição da acuidade visual, cegueira
Extravasamento do líquido cerebrospinal, pneumoencéfalo, meningite

PARTE III | SEIOS, RINOLOGIA E ALERGIA/IMUNOLOGIA

instrumentos como o microdebridador ajuda a reduzir a perda de sangue. No intraoperatório, a aplicação de compressas de algodão embebidas em solução de adrenalina, evitando o uso de cautério, geralmente é eficaz no controle do sangramento. No pós-operatório, a administração de descongestionantes tópicos, compressas e cauterização local é útil. Grandes sangramentos pós-operatórios são uma indicação para o retorno imediato à sala de cirurgia. A artéria septal posterior, abaixo do seio esfenoidal, é, frequentemente, a causa de tal sangramento. Outros ramos da artéria maxilar, na concha média, também podem causar uma hemorragia acentuada, que pode ser controlada por via endoscópica na maioria dos casos; procedimentos externos ou embolização são raramente necessários. Comprometimento da ACI exige controle imediato da hemorragia e angiografia para oclusão com balão.[113] Lippert et al.[114] relatam dois casos de hemorragia maciça da ACI, causada por CES.[114] Em ambos os casos, a hemorragia foi suficientemente interrompida por implante de um enxerto de *stent*, que preservou o lúmen da artéria; não foram observadas sequelas neurológicas.

Complicações Oftálmicas

A utilização de instrumentos motorizados de corte tem sido um avanço útil na CES, mas também tem sido implicada nas complicações orbitais rápidas, irreversíveis e devastadoras. Bhatti e Stankiewicz[115] revisaram as complicações neuro-oftalmológicas, associadas com CES, que eles categorizaram, de acordo com os locais anatômicos, da seguinte forma: órbita, nervo óptico, músculos extrínsecos do bulbo do olho e sistema de drenagem lacrimal. Complicações orbitais, que ocorrem em 0,12% dos procedimentos da CES,[113] incluem hemorragia orbital, enoftalmia, enfisema orbital, formação de lipogranuloma e reação intraorbital de corpo estranho. Hemorragia orbital é a complicação oftalmológica mais comum da CES e leva potencialmente à cegueira, se não for diagnosticada e tratada precocemente. Prevenção de complicações orbitais começa no planejamento pré-operatório que inclui revisão da anatomia orbital. Os olhos devem ser sempre incluídos no campo cirúrgico, para que eles possam ser facilmente examinados durante a cirurgia. Visualização endoscópica da parede lateral simultânea com a palpação orbital vai mostrar a menor projeção da lâmina papirácea e é muito útil como ferramenta preventiva. Com qualquer complicação orbital, uma consulta oftalmológica imediata deve ser obtida e as pressões intraorbitais devem ser medidas. Quaisquer complicações intraoperatórias oculares devem ser imediatamente identificadas e tratadas, durante a cirurgia e no pós-operatório. Hemorragia orbital, proptose, alterações pupilares e alterações na acuidade visual são sinais ameaçadores.

Hematoma orbital pode ser de origem arterial ou venosa.[116] Sangramento das artérias etmoidais anterior ou posterior pode levar a rápida expansão dos hematomas, que, por sua vez, causam um aumento súbito na pressão intraorbital, devendo ser tratados agressivamente. Esforços simultâneos são realizados para aliviar a elevada pressão intraorbital e parar o sangramento. Cantotomia e cantólise laterais podem ser necessárias para aliviar a pressão intraorbital. Se a artéria foi retraída para a órbita, uma descompressão orbitária, por via endoscópica, com cautério ou clampeamento, é útil. Se essa manobra não for possível, uma etmoidectomia externa pode ser realizada para isolar o vaso e descomprimir a órbita. Outras terapias incluem massagem orbital e administração de agentes osmóticos. O sangramento venoso, tal como ocorre a partir das veias que seguem as margens da lâmina papirácea, leva a hematomas orbitais lentamente progressivos. Essas lesões não podem ser reconhecidas até que o paciente esteja na sala de recuperação ou em casa. O tratamento deve ser semelhante ao usado para hematomas orbitais arteriais.

Cegueira por CES é uma complicação devastadora e pode ter várias causas. Pressão intraorbitária elevada causa cegueira após 60 a 90 minutos ou até mais cedo, com uma hemorragia arterial rápida.[117] A cegueira também pode resultar de lesão do nervo óptico na órbita, no seio esfenoidal ou no interior de uma célula esfenoetmoidal. Uma consulta oftalmológica é obtida imediatamente. Além disso, qualquer compressa nasal deve ser removida. Descompressão orbitária, que pode incluir descompressão do nervo óptico, pode ser necessária; administração de esteroides também pode ser benéfica. Neuropatia óptica inflamatória também pode causar amaurose, após a cirurgia sinusal. Haller et al.[118] relataram o caso de dois pacientes que apresentaram diminuição visual dramática duas semanas após a cirurgia do seio, como resultado de doenças inflamatórias posteriores à doença dos seios paranasais. Eles foram tratados com descompressão do nervo óptico ou orbital, esteroides sistêmicos e antibióticos, o que resultou em uma melhoria significativa na acuidade visual em um paciente e uma restauração completa da visão no outro.

Diplopia resulta de danos à musculatura ocular, mais comumente os músculos reto medial e oblíquo superior.[119] Diplopia pode ser causada por rompimento da lâmina papirácea e a entrada na órbita ou pela tração do conteúdo orbital, através de uma deiscência no seio etmoidal com um microdebridador; assim, é importante manter sempre esse instrumento tangente à lâmina papirácea. Diplopia causada por lesão muscular deve ser tratada por um oftalmologista e geralmente tem um prognóstico ruim.

O saco e o conduto lacrimal estão em estreita relação com o óstio natural do seio maxilar, bem como as células etmoidais anteriores. Para evitar lesões, a dissecção nunca deve ser realizada a frente da margem anterior da concha média. A antrostomia inferior deve ser realizada, pelo menos, 1 cm atrás da margem anterior da concha média, de modo a evitar o ducto nasolacrimal. Antrostomias inferiores ou médias não devem ser abertas anteriormente. Danos ocultos ao ducto nasolacrimal foram, provavelmente, eventos comuns quando as antrostomias eram abertas anteriormente, como previamente descrito.[120] Quando os pacientes são sintomáticos, uma dacriocistorrinostomia pode ser necessária; esse procedimento pode ser realizado endoscopicamente.

Um enfisema subcutâneo pode resultar de uma pequena fratura na lâmina papirácea. Se o paciente é submetido a elevadas pressões positivas, após a extubação, ou se o paciente tosse, vomita ou sopra o nariz, o ar pode ficar preso nos tecidos subcutâneos e orbitais. Os olhos devem ser examinados em relação a quaisquer outras complicações. Nenhum tratamento é geralmente necessário e o enfisema, comumente, desaparece em 7 a 10 dias.

Complicações Intracraniais

Penetração na região anterior da base do crânio pode ocorrer em qualquer local, mas várias áreas são mais propensas a lesões. O osso lateral da base do crânio é geralmente muito duro, em contraste com os ossos mediais da base do crânio, que podem ser finos, em particular na região posterior à artéria etmoidal anterior. Muitas vezes, a fóvea etmoidal e a lâmina cribriforme situam-se mais baixo do que o habitual e, assim, qualquer dissecção que siga superiormente, ao longo da face medial da concha média, corre o risco de penetração na base do crânio. Defeitos da base do crânio resultarão em perda de LCR que pode ser tratada no intraoperatório, se ela for reconhecida. Uma variedade de retalhos, tais como mucosa nasal, enxertos da fáscia temporal, gordura, músculo e derme acelular, pode ser utilizada isoladamente ou em combinação, para auxiliar o fechamento do vazamento.[31,32]

Técnicas de enxertia *overlay* e *underlay* funcionam igualmente bem e o uso de cola de fibrina é útil na vedação e cura. Se houver um grande defeito na base do crânio, osso ou cartilagem são utilizados para criar uma ponte no defeito e evitar a formação de uma encefalocele. A penetração na base do crânio pode levar à lesão cerebral e à hemorragia maior, devido à lesão vascular. Essas complicações são raras e exigem uma intervenção neurocirúrgica imediata. Por causa de tamponamento nasal, fístulas liquóricas podem não ser aparentes durante a cirurgia ou no pós-operatório imediato. Extravasamentos retardados são desafiadores, porque é difícil determinar o local do vazamento. Se o exame endoscópico

24 | CIRURGIA PRIMÁRIA DOS SEIOS PARANASAIS 413

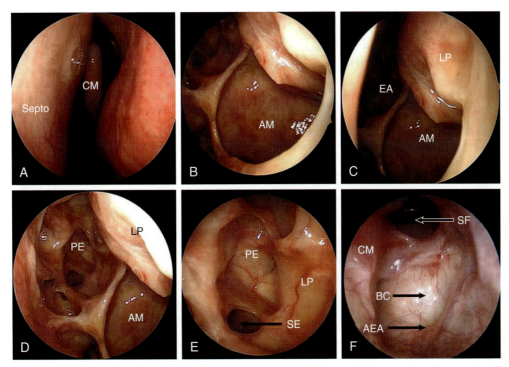

FIGURA 24-27. Uma cavidade nasossinusal esquerda bem cicatrizada três meses após a cirurgia endoscópica, examinada com um endoscópio de 30 graus. **A**, Posição medial favorável da concha média direita (CM). **B**, Antrostomia maxilar bem cicatrizada, em forma de pera (AM). **C**, Cavidade etmoidal anterior (EA) amplamente cicatrizada e patente. **E**, Sinusotomia esfenoidal (SE) cicatrizada e patente. **F**, Sinusotomia frontal (SF) cicatrizada e amplamente patente. **D**, Cavidade etmoidal posterior esquerda (PE) cicatrizada amplamente patente. AEA, artéria etmoidal anterior; LP, lâmina papirácea; AM, antrostomia maxilar; CM, concha média; BC, base do crânio.

não consegue identificar a origem, uma TC com cisternograma ou injeção intratecal de fluoresceína (uso *off-label*) com endoscopia pode ser útil. Pequenas fístulas liquóricas, muitas vezes, fecham espontaneamente, mas a cirurgia deve ser considerada para qualquer vazamento que dure mais tempo do que 2 a 3 semanas (veja o Capítulo 25 para maiores detalhes).

RESULTADOS

Os resultados da CES são difíceis de comparar por conta das variações da gravidade da doença, dos procedimentos e das técnicas utilizadas, além do tempo do acompanhamento do paciente. Estudos prospectivos recentes estabeleceram que a CES melhora a qualidade de vida em várias situações, diminui o tempo que o paciente fica afastado do trabalho e reduz a utilização sistemática de antibióticos e de esteroides[121-131] (veja o Capítulo 20 para uma discussão detalhada). A Figura 24-27 mostra uma cavidade CES bem recuperada, após três meses da cirurgia.

CAUSAS DE FALHA DA CIRURGIA ENDOSCÓPICA PRIMÁRIA DOS SEIOS PARANASAIS

A combinação de uma técnica cirúrgica cuidadosa e de cuidados pós-operatórios meticulosos pode fornecer resultados e melhoras duradouras na saúde do paciente. As causas mais comuns de falha nas técnicas cirúrgicas são a lateralização das conchas e falha ao incorporar o óstio natural à antrostomia meatal média, resultando em recirculação, estenose do óstio maxilar, células aéreas residuais e aderências na região etmoidal e cicatrizes no recesso frontal.[132] Má seleção de candidatos com base nos sintomas, tais como dor facial, também pode levar à insuficiência no alívio de tais sintomas se eles se devem a problemas neurológicos. A taxa de cirurgia revisional foi avaliada em 10% com uma taxa de sucesso de 78%.[133]

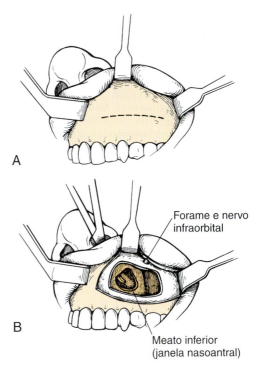

FIGURA 24-28. A, A incisão para um procedimento de Caldwell-Luc é realizada no sulco gengivobucal, acima da fossa canina. **B**, Um osteótomo ou uma broca é usado para criar uma janela para o interior do antro. Uma janela nasoantral pode, então, ser criada.

PROCEDIMENTOS EXTERNOS

PROCEDIMENTO DE CALDWELL-LUC E TREPANAÇÃO DA FOSSA CANINA

A técnica de criação de uma abertura na fossa canina, com uma antrostomia intranasal, foi descrita por George Caldwell[2] em 1893 e Henry Luc em 1897.[134] Até então, o advento do endoscópio era a principal abordagem usada para acessar o seio maxilar. A criação de uma antrostomia intranasal permitiu tanto a drenagem do seio maxilar quanto uma abertura para irrigações, após o fechamento da incisão no sulco gengivobucal. Hoje, o procedimento de Caldwell-Luc tem indicações limitadas como conduta na rinossinusite aguda ou crônica complicada, na cirurgia do espaço pterigomaxilar, no traumatismo, nos corpos estranhos e nos tumores benignos. Recentemente foi relatado que a trepanação da fossa canina tem se mostrado útil na tríade de Samter e na remoção de detritos e de pólipos na RSAF.[135] Combinado com uma abordagem endoscópica, o procedimento também pode ser útil na descompressão orbitária e na remoção dos papilomas invertidos.[136,137]

O procedimento de Caldwell-Luc é, geralmente, realizado sob anestesia geral. O sulco gengivobucal é injetado com lidocaína a 1% e adrenalina 1:100.000 e, ainda, compressas de algodão impregnadas com um vasoconstritor são colocadas na cavidade nasal. A incisão é feita no sulco gengivobucal, acima da fossa canina (Fig. 24-28). Um manguito adequado de tecido é deixado na gengiva para facilitar a sutura durante o fechamento. Em crianças a incisão deve ser posicionada acima da dentição secundária; radiografias simples podem ajudar a determinar esse nível. A incisão é realizada através do periósteo sobre a maxila; o periósteo é, então, descolado superiormente, até que o nervo infraorbital seja identificado. Um osteótomo de 4 mm ou uma broca são utilizados para abrir uma janela no antro maxilar. A parede anterior do seio é geralmente muito fina e pode ser penetrada com golpe suave do osteótomo. Uma vez que a janela é aberta, um fórceps percutor ou uma broca podem ser usados para ampliar a janela, caso necessário. O comprometimento da dentição secundária e do nervo infraorbital é cuidadosamente evitado. A antrostomia intranasal é criada pela passagem de uma pinça hemostática curva sob a concha inferior e no interior do seio. Essa janela deve ser feita, pelo menos, 1 centímetro atrás da extremidade anterior da concha inferior, para evitar danos ao ducto nasolacrimal. A remoção parcial da concha inferior membranácea ou o implante de um *stent* ajudam a prevenir o fechamento pós-operatório. O seio maxilar pode ser visualizado endoscopicamente através da antrostomia via óstio natural quanto através da fossa canina. A incisão gengival é fechada com uma sutura absorvível. Alternativamente, conjuntos de trepanação estão, atualmente, disponíveis comercialmente para criar uma minitrepanação através da fossa canina.

Em uma revisão envolvendo 670 procedimentos de Caldwell-Luc, a maior complicação frequente foi a obstrução nasal recorrente, que ocorreu em 28% dos pacientes.[138] Outras complicações foram assimetria facial, dormência facial, fístula oroantral, deiscência da ferida, dacriocistite, dentes desvitalizados, sinusite recorrente e polipose recorrente. Técnicas que podem ajudar a reduzir as complicações incluem a retração suave do tecido, a proteção do nervo infraorbital, a limitação do tamanho da antrostomia anterior e a prevenção de fissuras na parede óssea do antro.[139] Robinson e Wormald[140] referiram que a área mais adequada para realizar a punção da fossa canina, sem lesar o nervo infraorbital ou nervo alveolar superior anterior, está localizada na intersecção da linha média pupilar com uma linha horizontal, através do soalho do vestíbulo do nariz. O mesmo grupo mais tarde descreveu as complicações decorrentes da técnica de punção da fossa canina[141] em 67 pacientes. A utilização de pontos de referência para definir o local da punção da fossa canina, bem como a orientação endoscópica, resultou em uma quantidade estatisticamente menor de complicações, tais como dormência, formigamento e dor.

ETMOIDECTOMIA INTRANASAL

Etmoidectomias intranasais têm sido largamente substituídas por abordagens endoscópicas. Um espéculo nasal e uma fonte de iluminação são utilizados, em vez de endoscópios, para visualização. A segurança da etmoidectomia intranasal tem sido questionada e as taxas de complicação variam de 1,1 a 2,8%.[142,143] Atualmente, poucos cirurgiões realizam esse procedimento.

ETMOIDECTOMIA EXTERNA

Uma etmoidectomia externa é uma abordagem alternativa, mas é raramente usada na RSC. No entanto, pode ser útil no tratamento de complicações orbitais das rinossinusites agudas, como um abcesso subperiosteal, onde a inflamação e o edema podem limitar a visualização endoscópica. O procedimento é geralmente realizado sob anestesia geral e a cavidade nasal é topicamente decongestionada. Uma tarsorrafia temporária é realizada no olho do mesmo lado para proteger o bulbo do olho. O cirurgião deve marcar o local da incisão antes da injeção, no ponto médio entre o canto medial do olho e a linha média do nariz (Fig. 24-29). A área é depois injetada com lidocaína a 1% com adrenalina 1:1.000.000. Uma incisão em forma de "asa de gaivota" pode ajudar a reduzir a contratura pós-operatória do canto medial; a incisão é feita com um bisturi nº15 e é continuada através do periósteo. Com o uso de um elevador, um pequeno manguito de tecido é elevado medialmente para ajudar o fechamento. Um movimento lateral descola o saco lacrimal, a partir da sua fossa superior e inferiormente, juntamente com suas fixações. Um retrator

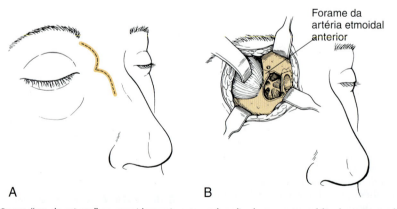

FIGURA 24-29. A, Uma incisão em "asa de gaivota" na etmoidectomia externa é realizada no ponto médio do canto medial e da linha média nasal. **B,** A artéria etmoidal anterior se localiza na linha de sutura frontoetmoidal, que também é a extensão superior da dissecção. O osso é removido da fossa lacrimal e da lâmina papirácea para proporcionar exposição adicional.

maleável é utilizado para proteger os conteúdos durante a dissecação orbital seguinte.

O periósteo é elevado posteriormente em direção à órbita, até que a artéria etmoidal anterior seja identificada. Esse vaso deve ser ligado para permitir maior exposição posterior. Se um abscesso subperióstico estiver presente, pus será encontrado, e ele deve ser coletado para cultura. Uma sonda é, então, usada para entrar no complexo etmoide, através da fossa lacrimal ou através da lâmina papirácea, se não apresentar deiscência. Identificação da lamela basal orienta os limites da dissecção. A base do crânio pode ser, em geral, claramente identificada nas células etmoidais posteriores e essa identificação ajuda em qualquer dissecção adicional das células etmoidais anteriores. A dissecção não deve ser realizada em um nível mais alto do que a linha de sutura frontoetmoidal, que marca o nível da base do crânio. Uma vez que as células etmoidais são abertas, quaisquer mucosa doente, pólipos ou tumores podem ser removidos. No final do procedimento, o periósteo é, formalmente, reposicionado na região da tróclea por meio de uma sutura não absorvível para minimizar a diplopia por causa da hipoatividade do músculo oblíquo superior. A incisão é fechada em duas camadas e é drenada externamente por meio de uma tira de borracha. Todas as compressas devem ser removidas após 3 a 4 dias, e irrigações nasais frequentes ajudam a reduzir a formação de crostas no pós-operatório. As complicações incluem diplopia devido ao comprometimento da tróclea ou do reto medial, a cegueira devido ao hematoma, ceratite de exposição, abrasões da córnea, lesão da base do crânio e fístula liquórica.[144]

ABORDAGENS EXTERNAS AO SEIO FRONTAL

Frontoetmoidectomia, trepanação do seio frontal e obliteração do seio frontal são procedimentos realizados no seio frontal, por meio de uma abordagem externa. Estes casos serão discutidos no Capítulo e-51.[*]

ACESSOS AO SEIO ESFENOIDAL

Acessos transeptal e transetmoidal ao esfenoide podem ser realizados com uma lâmpada de cabeça ou um microscópio, mas, atualmente, são realizados sob orientação endoscópica.

CONCLUSÕES

Pacientes com RSC experimentam uma melhora significativa do estado de saúde em geral após a cirurgia sinusal. A cirurgia endoscópica é extremamente segura e eficaz, mas uma familiaridade completa com a anatomia tridimensional é essencial. Abordagens externas são indicadas em determinadas situações e também podem ser utilizadas em pacientes nos quais vários procedimentos endoscópicos falharam.

AGRADECIMENTOS

Agradecemos ao Dr. Kevin Welch, MD, por sua ajuda inestimável na compilação e edição do vídeo associado a este capítulo.

Para consultar a lista completa de referências, acesse www.expertconsult.com.

LEITURA SUGERIDA

Ahmed J, Pal S, Hopkins C, et al: Functional endoscopic balloon dilation of sinus ostia for chronic rhinosinusitis. *Cochrane Database Syst Rev* (7):CD008515, 2011.

Batra PS, Ryan MW, Sindwani R, et al: Balloon catheter technology in rhinology: reviewing the evidence. *Laryngoscope* 121(1):226–232, 2011.

Bolger W, Bolger WE, Brown CL, et al: Safety and outcomes of balloon catheter sinusotomy: a multi center 24-week analysis in 115 patients. *Otolaryngol Head Neck Surg* 137:10–20, 2007.

Casiano R: *Endoscopic sinonasal dissection guide*, New York, 2011, Thieme.

Getz AE, Hwang PH: Basal lamella relaxing incision improves endoscopic middle meatal access. *Int Forum Allergy Rhinol* 3(3):231–235, 2013.

Gonz'alez-Castro J, Pascual J, Busquets J: National survey on the use of preoperative systemic steroids in endoscopic sinus surgery. *Int Forum Allergy Rhinol* 3(6):497–503, 2013.

Higgins TS, Hwang PH, Kingdom TT, et al: Systematic review of topical vasoconstrictors in endoscopic sinus surgery. *Laryngoscope* 121:422–432, 2011.

Kelly EA, Gollapudy S, Riess ML, et al: Quality of surgical field during endoscopic sinus surgery: a systematic literature review of the effect of total intravenous compared to inhalational anesthesia. *Int Forum Allergy Rhinol* 3(6):474–481, 2013.

Kennedy DW: Functional endoscopic sinus surgery: technique. *Arch Otolaryngol* 111(10):643–649, 1985.

Kennedy DW, Hwang PH: *Rhinology: diseases of the nose, sinuses, and skull base*, New York, 2012, Thieme.

Khosla AJ, Pernas FG, Maeso PA: Meta-analysis and literature review of techniques to achieve hemostasis in endoscopic sinus surgery. *Int Forum Alergy Rhinol* 3(6):482–487, 2013.

Lee JM, Grewal A: Middle meatal spacers for the prevention of synechiae following endoscopic sinus surgery: a systematic review and meta-analysis of randomized controlled trials. *Int Forum Allergy Rhinol* 2:477–486, 2012.

Messerklinger W: *Endoscopy of the nose*, Baltimore, 1978, Urban & Schwarzenberg.

Metson R: Image-guided surgery; lessons learned from the first 1000 cases. *Otolaryngol Head Neck Surg* 128(1):8–13, 2003.

Meyers RM, Valvassori G: Interpretation of anatomic variations of computed tomography scans of the sinuses: a surgeon's perspective. *Laryngoscope* 108:422–425, 1998.

Orlandi RR, Smith B, Shah L, et al: Endoscopic verification of the sphenoid sinus. *Int Forum Allergy Rhinol* 2:16–19, 2012.

Ramakrishnan VR, Kingdom TT, Nayak JV, et al: Nationwide incidence of major complications in endoscopic sinus surgery. *Int Forum Allergy Rhinol* 2:34–39, 2012.

Rudmik L, Soler ZM, Orlandi RR, et al: Early postoperative care following endoscopic sinus surgery: an evidence-based review with recommendations. *Int Forum Allergy Rhinol* 1:417–430, 2011.

Smith TL, Kern RC, Palmer JN, et al: Medical therapy versus surgery for chronic rhinosinusitis: a prospective multi-institutional study. *Int Forum Allergy Rhinol* 1(4):235–241, 2011.

Stammberger H: *Functional endoscopic sinus surgery*, St. Louis, 1991, Mosby.

Stammberger HR, Kennedy DW: Paranasal sinuses: anatomic terminology and nomenclature. The Anatomic Terminology Group. *Ann Otol Rhinol Laryngol Suppl* 167:7, 1995.

Stankiewicz JA, Lal D, Connor M, et al: Complications in endoscopic sinus surgery for chronic rhinosinusitis: a 25-year experience. *Laryngoscope* 121(12):2684–2701, 2011.

Stankiewicz J, Truitt T, Atkins J, et al: Two-year results: transantral balloon dilation of the ethmoid infundibulum. *Int Forum Allergy Rhinol* 2(3):199–206, 2012.

Wormald PJ: The axillary flap approach to the frontal recess. *Laryngoscope* 112(3):494–499, 2002.

Wormald PJ: *Endoscopic sinus surgery: anatomy, three dimensional reconstruction and surgical technique*, ed 2, Stuttgart, 2008, Thieme.

---

[*] Disponível, em inglês, em www.expertconsult.com.

25 Fístula Liquórica Rinogênica

Martin J. Citardi | Samer Fakhri

Pontos-chave

- Podem-se classificar as fístulas liquóricas rinogênicas (FLR) em *traumáticas* (>90%) ou *não traumáticas* (<10%). Cerca de 80% de todos os casos traumáticos ocorrem após traumatismo acidental e o restante de forma iatrogênica após procedimentos neurocirúrgicos e rinológicos. As etiologias não traumáticas incluem neoplasias e hidrocefalia.

- As FLRs não traumáticas idiopáticas têm sido associadas a uma pressão intracraniana elevada. Vários estudos confirmaram sua relação com a hipertensão intracraniana benigna e com a síndrome da sela vazia.

- A manifestação clínica das FLRs inclui a drenagem aquosa unilateral com um gosto metálico ou salgado característico, geralmente no contexto clínico de possíveis fatores etiológicos.

- Pode-se confirmar a rinoliquorreia pela detecção de β-2 transferrina nas secreções nasais.

- Os exames de cisternografia fornecem confirmação diagnóstica e informações sobre localização. A cisternografia por tomografia computadorizada (TC) e a por radionuclídeo exigem punção lombar para a administração de um marcador radioativo, enquanto a cisternografia por ressonância magnética (RM) pode ser realizada exclusivamente através de protocolos de imagem específicos. A cisternografia com radionuclídeo oferece baixa sensibilidade e baixa resolução espacial. A cisternografia por TC e por RM oferece uma resolução espacial muito mais elevada, mas, ainda assim, depende da presença de uma rinoliquorreia ativa e relativamente de grande volume para uma detecção confiável.

- O exame endoscópico após a administração de fluoresceína intratecal pode confirmar um diagnóstico de FLR e indicar a sua localização. Porém, deve-se usar fluoresceína diluída, dada a existência de relato de sérias sequelas neurológicas após a administração de doses intratecais mais elevadas.

- O reparo endoscópico surgiu como a modalidade de escolha para a maioria dos casos de FLR que exige reparo cirúrgico. Durante o procedimento, o local é identificado e fechado com material de enxerto autógeno (fáscia, enxerto ósseo livre, gordura), aloenxerto (aloenxerto dérmico acelular) e/ou substitutos durais de colágeno xenogênico. Normalmente, coloca-se um enxerto de mucosa livre sobre esses materiais, e a reconstrução é garantida com o uso de selante cirúrgico e tampões de material reabsorvível ou não.

- As FLRs traumáticas geralmente se revolvem com medidas conservadoras (drenagem lombar e repouso no leito). O reparo cirúrgico é reservado na falha dessas medidas ou quando uma lesão maciça requer procedimento cirúrgico formal de exploração e reparo em caráter de urgência. Se a FLR iatrogênica for reconhecida durante o procedimento, deve ser reparada imediatamente.

- A FLR traumática que se desenvolve após a cirurgia pode ser conduzida inicialmente de forma conservadora, porém, a maioria dos pacientes necessita de reparo cirúrgico.

- É pouco provável que a FLR não traumática se resolva de forma espontânea. Após a exclusão de possíveis fatores etiológicos (p. ex., tumor cerebral), o reparo cirúrgico se torna necessário.

A FLR resulta de uma comunicação direta entre o espaço subaracnóideo que contém o líquor cefalorraquidiano (LCR) e o espaço mucoso dos seios paranasais. Esta serve de via de disseminação de patógenos bacterianos e outros microrganismos, podendo levar a meningite e infecções intracranianas, condições que, ainda hoje, implicam significativa morbidade. Além disso, o defeito da base do crânio através do qual o LCR drena pode representar uma via para o desenvolvimento de pneumocéfalo e compressão cerebral secundária. Embora as FLRs sejam conceitualmente simples, seu diagnóstico e sua localização podem ser desafiadores. Atualmente novas estratégias têm oferecido uma forma mais direta para sua caracterização. Nas últimas duas décadas, a estratégia de tratamento evoluiu significativamente à medida que as técnicas endoscópicas minimamente invasivas ganharam aceitação e suplantaram as técnicas mais tradicionais, que exigem incisões externas e/ou craniotomia.

PERSPECTIVA HISTÓRICA

O primeiro relato de FLR foi no século XVII. No início do século XX, Dandy[2] relatou o primeiro reparo bem-sucedido, realizado através de craniotomia bifrontal para a colocação de um enxerto de fáscia lata. Embora essa estratégia cirúrgica oferecesse acesso direto para o reparo, as taxas de insucesso relatadas eram bastante altas, e o procedimento envolvia o risco da morbidade decorrente da craniotomia. Na realidade, as taxas de recorrência relatadas atingiam 27%[3] e, em uma determinada série, apenas 60% dos reparos foram bem-sucedidos.[4]

As abordagens extracranianas foram introduzidas em meados do século XX. Em 1948, Dohlman[5] apresentou um paciente cuja FLR foi reparada através de uma incisão naso-orbital padrão. Vários anos depois, Hirsch[6] relatou o fechamento bem-sucedido de duas FLRs esfenoidais através de uma abordagem endonasal. Em 1964, Brabec e Hallberg[7] descreveram o reparo de um defeito cribriforme através de uma via endonasal. Todos esses procedimentos endonasais foram realizados antes do advento da cirurgia endoscópica nasal.

As abordagens endoscópicas foram introduzidas e popularizadas na década de 1980 e no início dos anos 1990. Tanto Wigand[8] quanto Stankiewicz[9] descreveram o fechamento de FLR iatrogênica durante a cirurgia sinusal endoscópica. Em 1989, Papay et al.[10] introduziram a endoscopia transnasal rígida para o reparo endonasal da FLR; e em 1990, Mattox e Kennedy[11] apresentaram outra série de casos de abordagem da FLR por visualização endoscópica. Desde então, várias séries foram publicadas,[12-14] e o reparo endoscópico surgiu como um sustentáculo do tratamento cirúrgico.[15]

CLASSIFICAÇÃO

O Quadro 25-1 sintetiza uma classificação para todos os casos de FLR. Ela é baseada em sua fisiopatologia e possui importantes implicações clínicas para a seleção das estratégias de tratamento e para a orientação do paciente em relação ao seu prognóstico.

Ommaya et al.[16] foram os primeiros a reconhecer a importância de uma classificação precisa, propondo a divisão da FLR em *traumáticas* e *não traumáticas*. Os autores consideravam inadequada a aplicação do termo "espontânea", já que uma abrangente investigação de todos os casos de FLR deveria revelar sua causa mais próxima. Como a maioria dos casos da chamada FLR espontânea

---

Quadro 25-1. CLASSIFICAÇÃO DA FÍSTULA LIQUÓRICA RINOGÊNICA

Traumática

Acidental

Imediata

Tardia

Iatrogênica (Cirúrgica)

Complicação de procedimentos neurocirúrgicos:
- Hipofisectomia transesfenoidal
- Craniotomia frontal
- Outros procedimentos na base do crânio

Complicação de procedimentos rinológicos:
- Cirurgia sinusal
- Septoplastia
- Outros procedimentos combinados da base do crânio

Não traumática

Pressão Intracraniana elevada

Neoplasia intracraniana

Hidrocefalia:
- Não comunicativa
- Obstrutiva

Hipertensão intracraniana benigna

Pressão Intracraniana Normal

Anomalia congênita

Neoplasia da base do crânio:
- Carcinoma nasofaríngeo
- Malignidade nasossinusal

Processo erosivo da base do crânio:
- Mucocele dos seios paranasais
- Osteomielite

Idiopática

---

apresenta uma etiologia específica, o termo "espontânea" talvez deva ser reservado para os casos de FLR idiopática propriamente ditos, nos quais as diversas investigações realizadas não conseguem determinar uma causa específica.

Os dados na literatura sobre a incidência da FLR são escassos. Apenas 4% de todos os casos são não traumáticos, e 16% ocorrem como resultado direto de procedimentos intracranianos e extracranianos.[17] A grande maioria é resultante de trauma acidental ou cirúrgico. Tradicionalmente, cerca de 80% dos casos foram relatados na presença de traumatismo acidental, principalmente sob a forma de trauma craniano fechado. Observa-se a ocorrência em apenas 2 a 3% dos casos de traumatismo craniano grave.[17] A presença de fratura da base do crânio está relacionada a FLR em 12 a 13% dos casos.[18] Mais de 50% das FLRs resultantes de traumatismo craniano acidental estão localizadas na parte anterior da base do crânio, geralmente envolvendo a placa cribriforme.[19,20] A maioria das FLRs traumáticas torna-se clinicamente evidente dentro de dois dias, e quase a totalidade se manifesta até três meses após o evento traumático.[21] A maioria das FLRs resultantes de traumatismo craniano acidental resolve-se espontaneamente ou com um tratamento conservador que inclua drenagem lombar e repouso no leito.

Dados recentes sugerem que as FLRs iatrogênicas são mais comuns dos que as FLRs decorrentes de traumatismo acidental.[22-24] Uma pesquisa entre otorrinolaringologistas revelou que 25% dos participantes já haviam vivenciado um caso de FLR nos últimos cinco anos.[26] Relatos indicam uma taxa de 0,5% de FLR durante as cirurgias sinusais endoscópicas.[27]

FISIOPATOLOGIA

O LCR é produzido pelo plexo coroide dos ventrículos a uma taxa de 20 mL por hora nos adultos. Este circula a partir dos ventrículos, atravessa os forames de Luschka e Magendie e chega aos espaços subaracnóideos em torno dos hemisférios cerebrais, cerebelo e medula espinal. Seu volume total é de 140 mL, incluindo 20 mL contidos nos ventrículos, 50 mL no espaço subaracnóideo intracraniano e 70 mL no espaço subaracnóideo paraespinal. O limite superior de sua pressão varia de 40 mm de H_2O em crianças a 140 mm de H_2O em adultos. A pressão oscila de acordo com a respiração e a pressão arterial, bem como com as mudanças da posição da cabeça. Essa pressão é mantida pelo equilíbrio relativo entre a produção de LCR pelo plexo coroide e a sua reabsorção pelas vilosidades aracnóideas. Como a secreção do LCR ocorre em um ritmo estável, a taxa de reabsorção desempenha um papel importante na determinação de sua pressão.[28] Os processos que alteram sua reabsorção tendem a levar ao aumento da pressão intracraniana.

A presença de rinoliquorreia ativa necessita da eliminação das barreiras que normalmente separam o conteúdo do espaço aracnóideo do nariz e seios paranasais, ou seja, depende de defeitos da aracnoide, dura máter, mucosa dos seios paranasais e das estruturas ósseas interpostas. Além disso, é necessário também um gradiente de pressão para produzir um fluxo de LCR.

A partir dessas observações, é possível inferir sobre as possíveis etiologias das FLRs. Diversas intervenções cirúrgicas, incluindo a cirurgia sinusal de rotina, podem levar a lesões inadvertidas da base do crânio. Com frequência, os procedimentos intracranianos e da base do crânio violam diretamente as barreiras, entretanto, a reconstituição dessas barreiras pode ser incompleta. Os traumatismos cranianos graves podem levar a fraturas da base do crânio com laceração dural. A erosão direta da base do crânio causada por neoplasia ou infecção também pode criar uma FLR.

O outro fator importante na patogênese da FLR é o aumento da pressão intracraniana (PIC). A presença de massa intracraniana e de hidrocefalia está associada a uma PIC elevada. Tanto uma tosse forte quanto a manobra de Valsalva provocam um aumento transitório da PIC. Um fator importante em casos de aparente FLR idiopática é também a PIC elevada. Em uma série de publicações,

Schlosser et al.[29,30] observaram que todos os pacientes submetidos a punção ou drenagem lombar por indicação clínica após um reparo endoscópico bem-sucedido de FLR não traumática apresentaram PIC elevada (média de 26,5 cm de H_2O no primeiro relato[29] e 32,5 cm H_2O no segundo[30]), sugerindo que a PIC oculta pode ser um fator etiológico até mesmo na chamada FLR idiopática ou espontânea. Poderia se postular que, em pacientes com PIC elevada oculta, a FLR poderia servir de válvula de alívio para a descompressão da pressão elevada. (Se o paciente apresentar FLR ativa no momento da punção lombar, a pressão de abertura pode ser normal, considerando-se que a FLR permitiu a descompressão da PIC, portanto, o aumento da pressão pode ser aparente somente após o reparo cirúrgico).

Em pelo menos determinados casos, a FLR não traumática parece resultar de uma PIC anormalmente elevada. Como a PIC elevada é uma característica básica da hipertensão intracraniana benigna (HIB), as fisiopatologias da FLR não traumática e da HIB podem ser semelhantes. A HIB, também conhecida como *hipertensão intracraniana idiopática* e *pseudotumor cerebral*, é uma síndrome da PIC elevada na ausência de causas específicas, como massas intracranianas, hidrocefalia e trombose de seio dural. As manifestações clínicas da HIB incluem cefaleia, zumbido pulsátil, papiledema e distúrbios visuais, como a paralisia do nervo abducente, por exemplo. Os pacientes com HIB são, em sua maioria, mulheres obesas de meia idade. As características demográficas das populações acometidas por FLR espontânea são bastante similares.[31] Em um estudo realizado, 82% dos pacientes com FLR espontânea apresentavam um índice de massa corporal (IMC) elevado (média de 36,2).[32] Portanto, o diagnóstico de HIB deve ser examinado na presença de FLR espontânea. Schlosser et al.[33] demonstraram que 8 em 11 pacientes (72%) com aparente FLR idiopática preenchiam rigorosamente os critérios modificados de Dandy utilizados pelos neuro-oftalmologistas para o diagnóstico de HIB. Os outros três pacientes preenchiam a maioria, mas não a totalidade dos critérios.

Em uma publicação separada, Schlosser et al.[34] avaliaram a incidência de sela vazia em 15 pacientes com FLR aparentemente espontânea e em 9 pacientes com FLR não espontânea, observando uma maior incidência estatisticamente significativa ($P = 0,01$) de sela vazia no grupo não traumático (100% vs. 11%). Uma sela vazia, portanto, serve como um marcador de PIC elevada.[35] Normalmente, a glândula pituitária preenche toda a sela túrcica, entretanto, se a aracnoide e o LCR se herniarem através do diafragma selar, esse saco preenchido com LCR pode comprimir parcial ou completamente a glândula pituitária. Nesse caso, ocorre a chamada sela vazia. As manifestações clínicas e o perfil demográfico dos pacientes com síndrome da sela vazia (SSV) são semelhantes ao que se observa em pacientes com HIB e FLR não traumática. As manifestações clínicas da SSV incluem cefaleia, perda de memória, ataxia cerebelar, papiledema e defeitos do campo visual. Além disso, a maioria dos pacientes são mulheres obesas de meia idade e com elevado IMC. Em uma publicação mais recente, Silver et al.[36] demonstraram que os sinais radiográficos apresentados por 14 pacientes com FLR não traumática aparentemente idiopática foram, em grande parte, semelhantes ao que se observa em pacientes com PIC elevada e HIB. Esses sinais incluem depressões causadas por granulações aracnóideas em 70% dos pacientes, selas vazias em 50%, menigoencefaloceles em 50% e ectasias durais em 35%. Como a SSV está associada à dinâmica alterada da circulação do LCR,[37] o tratamento da FLR não traumática, que já se demonstrou ter relação com a SSV, deve levar em consideração seu diagnóstico concomitante e possível impacto clínico.

A associação entre a FLR não traumática, a HIB e a SSV tem importante implicação clínica, uma vez que as três entidades podem ser manifestações do mesmo transtorno fisiopatológico subjacente que eleva os níveis de PIC e do LCR. Dor de cabeça persistente após um reparo cirúrgico bem-sucedido pode ser indício de hipertensão intracraniana oculta. Da mesma forma, a rinoliquorreia recorrente ou persistente geralmente representa a descompressão da PIC anormalmente alta. Portanto, deve-se levar em consideração a questão da dinâmica anormal do LCR nos casos de FLR aparentemente idiopática.

A arquitetura óssea da base do crânio desempenha um papel importante no desenvolvimento da FLR. Certamente as deiscências ósseas ou até mesmo o afinamento parcial enfraquece a barreira normal que separa o espaço subaracnóideo dos seios paranasais. Alternativamente, esse enfraquecimento pode ser considerado como anomalia congênita. Além disso, existem áreas específicas da base do crânio que normalmente são bastante finas. A lamela lateral da placa cribriforme (LLPC), em particular, já foi reconhecida como uma área potencialmente fraca (Fig. 25-1). O comprimento da LLPC demonstra considerável variação. Se ela for especialmente longa, essa variação anatômica enfraquece uma porção significativa do crânio. A presença de deiscências congênitas na face lateral do teto do esfenoide em decorrência da persistência do canal craniofaríngeo lateral (canal de Sternberg) também já foi implicada na patogênese de FLR e meningoencefaloceles esfenoidais.[38,39] Essa relação entre o canal de Sternberg e as meningoencefaloceles esfenoidais foi desconsiderada por outros autores.[40] Em todos os casos de afinamento da estrutura óssea da base do crânio, a pressão gerada pelo conteúdo intracraniano sobrejacente combinado a constantes pulsações durais pode agravar a erosão da área enfraquecida e resultar no desenvolvimento de FLR.

Embora o traumatismo da base do crânio que resulta em FLR durante ou após uma cirurgia sinusal endoscópica de rotina seja uma ocorrência rara, a frequência elevada desse procedimento torna essa complicação uma causa importante nos dias de hoje.[9,41,42] A pressão inadvertida ao longo da fina estrutura da base do crânio pode fraturá-la e lacerar a dura-máter. Como a LLPC é a parte mais fraca da base do crânio, até mesmo o menor trauma nessa região pode provocar a FLR. A retração ou ressecção agressiva da concha média (Fig. 25-2) pode estar associada a lesão da LLPC. Deve-se considerar também o mecanismo da lesão durante o procedimento. É provável que os instrumentos elétricos produzam uma lesão maior na base do crânio do que os instrumentos convencionais utilizados na cirurgia sinusal. Os instrumentos elétricos estão associados a uma maior remoção tecidual e, consequentemente, o defeito da base do crânio pode ser bastante extenso. Os instrumentos elétricos mais recentes podem aumentar

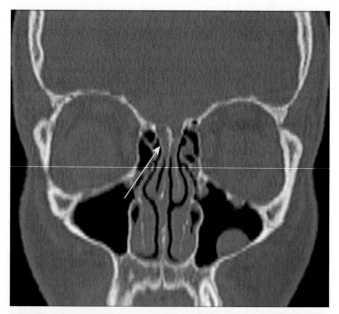

FIGURA 25-1. Corte coronal de tomografia computadorizada dos seios paranasais mostrando a lamela lateral da placa cribriforme (*seta*), a parte mais fraca da base do crânio. O comprimento da lamela lateral é bastante variável. Neste exemplo, a lamela é bastante longa; consequentemente, a base do crânio está mais suscetível a lesões inadvertidas.

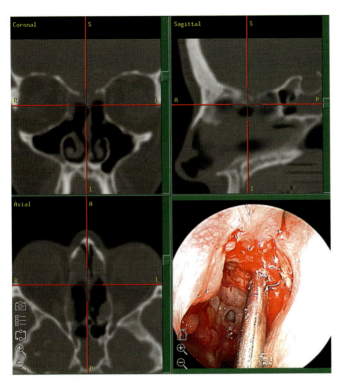

FIGURA 25-2. A ressecção da concha média pode resultar em trauma inadvertido à base do crânio e FLR. Nesta captura de tela de um sistema de navegação cirúrgica obtida durante o reparo de FLR bilaterais, a ponta do instrumento aparece apoiada sobre o defeito da porção anterior da base do crânio. O corte coronal da tomografia computadorizada dos seios paranasais mostra perda óssea da base do crânio e da concha média em ambos os lados.

o risco dessa complicação, devido a sua capacidade de remover o tecido de forma mais rápida e fácil. A rinoliquorreia pode ocorrer no período intraoperatório ou pós-operatório. Quando os pacientes relatam sintomas compatíveis após a cirurgia sinusal, deve-se considerar o diagnóstico de FLR, mesmo não havendo intercorrências durante o procedimento.

Uma meningocele ou meningoencefalocele pode ocorrer associada à FLR, embora cada uma dessas condições possa ocorrer de forma independente. As meningoceles e as meningoencefaloceles desenvolvem-se a partir da constante pressão exercida pela dura-máter sobre uma parte enfraquecida da base do crânio. Com o tempo, uma porção da dura-máter pode projetar-se através do defeito ósseo para dentro dos seios paranasais e do nariz. Se o defeito for de proporções significativas, e o decurso de tempo tiver sido suficiente, pode levar ao desenvolvimento de uma meningoencefalocele. Com frequência, a FLR é a manifestação de uma meningocele ou meningoencefalocele, mas em muitos pacientes ela não constitui um achado concomitante.

Em muitos casos, é difícil determinar a etiologia precisa para a FLR. Entende-se que vários fatores podem influenciar na sua patogênese. Uma LLPC longa, por exemplo, aumenta o risco de uma fístula espontânea, embora a maioria das pessoas com essa característica de base do crânio não manifeste a doença. Entretanto, a combinação de LLPC longa com PIC elevada, talvez em decorrência da associação com uma variante da SSV e/ou HIB, pode levar à FLR. É importante lembrar dessa etiologia multifatorial, especialmente em pacientes com rinoliquorreia recorrente ou persistente após reparo cirúrgico. É claro que o insucesso cirúrgico pode resultar de outros fatores não reconhecidos.

DIAGNÓSTICO

Intuitivamente, o diagnóstico de FLR pode parecer simples; no entanto, na prática, pode ser problemático. Em determinados casos, a presença de rinoliquorreia pode ser óbvia. Por exemplo, o desenvolvimento de rinorreia aquosa unilateral após um traumatismo craniano com consequente fratura da porção anterior da base do crânio exige pouco esforço para a confirmação do diagnóstico. Entretanto, por várias razões, a confirmação do diagnóstico e sua exata localização podem representar um grande desafio clínico. Primeiro, a FLR é uma condição relativamente rara, mas outras rinopatias – como rinite alérgica sazonal, rinite não alérgica perene e rinite vasomotora – são relativamente comuns. Essas condições mais inócuas podem mimetizar alguns dos sinais e sintomas da FLR ou ocorrer simultaneamente à mesma. Segundo, rinoliquorreia geralmente é intermitente. Consequentemente, um exame diagnóstico realizado na ocasião em que a FLR está inativa pode levar a um resultando falso-negativo. Por fim, o LCR drena a partir de um sistema de baixa pressão; consequentemente, a quantidade e a duração da drenagem podem ser bastante pequenas, uma vez que o gradiente de pressão determinante do fluxo de LCR é intrinsecamente baixo, mesmo relativamente aumentado na FLR.

O diagnóstico normalmente é um processo bifásico. Primeiro, é preciso confirmar a presença de rinoliquorreia mediante a documentação de evidência objetiva da presença de LCR extracraniano. Segundo, é preciso determinar a posição do defeito, ou dos defeitos, da base do crânio através do qual o LCR está drenando.

DIAGNÓSTICO DIFERENCIAL

Ocasionalmente, uma fístula liquórica otogênica pode apresentar-se como uma rinoliquorreia. Em tal circunstância, o defeito da base do crânio comunica o espaço intracraniano e os espaços pneumatizados do ouvido médio e mastoide por trás de uma membrana timpânica intacta. O LCR acumula-se no ouvido médio, drenando pela tuba auditiva para o nariz, onde se manifesta como uma rinorreia aquosa.

Os pacientes que realizam irrigações nasossinusais com solução salina podem observar rinorreia aquosa até horas após o término. A retenção de fluidos de irrigação pode ser problemática nos casos de cavidades sinusais abertas após procedimento cirúrgico, as quais podem ser mobilizadas após inclinação da cabeça. Quando isso ocorre no pós-operatório imediato, a distinção entre uma verdadeira rinorreia e a liberação do fluido de irrigação salina retido pode ser um tanto desafiadora; entretanto, a descontinuidade das irrigações eliminará rapidamente a rinorreia, mas não reduzirá uma drenagem real de LCR.

Um grande número de condições inflamatórias nasossinusais – incluindo a rinite alérgica sazonal e perene e condições não inflamatórias, como rinite vasomotora – pode produzir rinorreia aquosa. Os aspectos correlatos normalmente servem para distinguir essas condições da verdadeira rinoliquorreia.

HISTÓRICO

O histórico clínico do paciente fornece importantes pistas sobre a FLR. O paciente com FLR ativa relatará a ocorrência de descarga nasal aquosa unilateral do lado suspeito. Em geral, a rinorreia é associada a um gosto salgado ou metálico, mas, em muitos casos, pode não estar necessariamente presente. É claro que o paciente com perfuração septal não conseguirá localizar exatamente o lado do defeito da base do crânio, e o paciente com defeitos bilaterais descreverá a presença de rinorreia aquosa bilateral. A rinoliquorreia possui uma característica típica de variação posicional; isto é, a rinorreia só ocorre quando o paciente abaixa a cabeça. Por exemplo, os pacientes relatam que a rinorreia aquosa ocorre quando se curvam para amarrar os sapatos.

No caso de FLR traumática, o histórico do evento antecedente fornecerá pistas óbvias sobre a presença de defeito da base do crânio. Rinorreia aquosa unilateral que se desenvolve após um traumatismo craniano decorrente de um acidente automobilístico ou de uma queda ou rinorreia aquosa unilateral observada após

PARTE III | SEIOS, RINOLOGIA E ALERGIA/IMUNOLOGIA

cirurgia sinusal ou da base do crânio devem ser consideradas como possíveis casos de FLR.

As FLRs aparentemente idiopáticas podem ser precedidas por aumentos transitórios da PIC. Relatos clínicos sugerem que alguns pacientes desenvolvem FLR após assoar o nariz com força. Nesse caso, a FLR pode ser classificada como traumática.

Se o defeito da base do crânio envolver a placa cribriforme, os pacientes podem relatar hiposmia, anosmia e/ou parosmia. Uma neoplasia da base do crânio que cause um defeito na base do crânio pode produzir poucos sintomas, além daqueles associados a um defeito da base do crânio, até que a lesão assuma proporções relativamente maciças e invada ou destrua nervos cranianos adjacentes e outras estruturas.

É necessário um histórico detalhado das condições nasossinusais em pacientes com suspeita de FLR. Primeiro, a presença de doença inflamatória dos seios paranasais pode influenciar a estratégia de tratamento na presença de uma verdadeira rinoliquorreia. Segundo, as condições inflamatórias podem mimetizar os sintomas de uma FLR, e os sintomas nasais oscilantes decorrentes de inflamação variável podem dificultar o histórico clínico. Por fim, muitos desses pacientes podem ter sido submetidos a cirurgia em um passado não tão recente. Nesse caso, esses procedimentos podem estar associados a uma lesão de base do crânio não reconhecida que se apresenta como rinoliquorreia anos ou décadas depois.

Um histórico de cefaleia deve ser pesquisado de forma detalhada. Alguns pacientes com FLR idiopática não traumática relatam dor de cabeça severa e difusa que melhora quando a rinoliquorreia se manifesta e piora quando ela cessa. A fisiopatologia dessas dores de cabeça provavelmente reflete as variações na PIC. Quando a PIC está elevada, a dor de cabeça se manifesta; no entanto, quando há drenagem de LCR, que se manifesta com uma rinorreia aquosa, diminui a PIC e a dor de cabeça melhora. A cefaleia crônica pode ser resultante também de outras causas de PIC elevada, como HIB e SSV, condições associadas à FLR (como vimos anteriormente). Raramente, uma cefaleia crônica pode ter como causa uma neoplasia intracraniana não reconhecida. A cefaleia crônica severa pode ocorrer também em decorrência de PIC baixa causada pela depleção crônica do LCR através de uma drenagem persistente.

Um histórico de meningite bacteriana e, principalmente, um histórico de múltiplos episódios de meningite bacteriana podem sugerir um possível defeito da base do crânio que funciona como uma via para a extensão intracraniana de patógenos bacterianos a partir dos seios paranasais.

EXAME FÍSICO

Durante o exame físico de um paciente com suspeita de FLR, o médico deve tentar demonstrar a rinorreia aquosa unilateral fazendo com que o paciente se incline para a frente. Caso essa manobra seja negativa, não deve ser considerada como prova definitiva da ausência de FLR, especialmente se o histórico clínico respaldar esse diagnóstico.

Tradicionalmente, o chamado sinal do halo é considerado um importante marcador de rinoliquorreia após um episódio de traumatismo craniano. Considera-se presente quando se forma um anel transparente em torno de uma mancha central de sangue após uma descarga de sangue pelas narinas em lenço ou toalha de papel. Entretanto, a presença de lágrima ou saliva provavelmente produzirá um sinal de halo falsamente positivo.

Em geral, o exame nasal, incluindo a rinoscopia anterior e a endoscopia nasal, não é específico. A mucosa nasal úmida e brilhante pode ser identificada no local da FLR, e um fio de líquido transparente pode ser o prenúncio de uma drenagem ativa de LCR. O exame nasal pode demonstrar a massa de uma meningoencefalocele e também fornecer pistas importantes sobre outras condições nasais que podem mimetizar o quadro.

Naqueles pacientes com PIC elevada, pode haver presença de papiledema. A PIC elevada associada à HIB pode estar associada também à paralisia do nervo abducente. O estigma de traumatismo maxilofacial recente ou distante pode estar presente em pacientes com FLR traumática.

TESTES DIAGNÓSTICOS

As estratégias para os testes diagnósticos de FLR podem ser divididas em dois grupos: o primeiro grupo tem por objetivo identificar uma substância que possa servir como marcador do LCR, enquanto o segundo grupo visa a administrar agentes que possam documentar a presença de comunicação entre os espaços intradural e extradural.

Marcadores Químicos

Durante muitas décadas, a glicose foi considerada um marcador sensível e específico do LCR. Aplica-se tiras de teste de glicose oxidase na descarga nasal; a presença de glicose, indicada pela mudança de cor da tira, representava o LCR misturado a secreções nasais. Relatos descrevem uma taxa muito elevada de resultados falso-negativos,[43,44] uma vez que as substâncias redutoras presentes nas lágrimas e no muco nasal também reagem com essas tiras de glicose oxidase.[45] Além disso, podem ocorrer resultados falso-negativos na presença de meningite bacteriana ativa, que normalmente reduz os níveis de glicose no LCR.

Mais recentemente, a β2-transferrina surgiu como o marcador bioquímico preferido do LCR. Em 1979, Meurman et al.[46] realizaram a eletroforese proteica em amostras de LCR, lágrimas, secreções nasais e soro e observaram uma fração de β2-transferrina apenas nas amostras de LCR. Vários anos mais tarde, Oberascher e Arrer[47] descreveram de forma mais detalhada a técnica para esse marcador e não observaram quaisquer resultados falso-positivos entre uma série de 42 testes realizados. As técnicas utilizadas nesses relatos não eram excessivamente sensíveis, embora fossem bastante específicas; os aperfeiçoamentos técnicos aumentaram o nível de sensibilidade, chegando, até mesmo, a simplificar a técnica.[48] Como a β2-transferrina é um marcador confiável do LCR, já foi proposto que o teste negativo de β2-transferrina em um paciente com suspeita de FLR pode ser uma justificativa suficiente para dispensar quaisquer procedimentos invasivos.[49]

O teste de β2-transferrina merece importantes ressalvas. Primeiro, um teste confiável exige que o laboratório receba uma amostra adequada. Como o teste normalmente não se encontra amplamente disponível, o tempo de transporte pode degradar a amostra. Além disso, é possível que o volume de drenagem nasal do paciente não seja suficiente se a drenagem de LCR for muito lenta ou intermitente. Assim como é possível também que alguns idosos, pessoas com deficiência e/ou pacientes não cooperadores não consigam coletar a drenagem nasal devido a dificuldades no processo efetivo de coleta. Por fim, embora aparentemente bastante específica do LCR, a β2-transferrina já foi detectada também no humor aquoso[50] e no soro de pacientes com doença hepática crônica relacionada ao alcoolismo.[51]

Outro marcador químico que poderia ser utilizado para a detecção de LCR é a β-traço proteína (βTP). Trata-se da segunda proteína mais comum encontrada no LCR depois da albumina e que já foi identificada como uma prostaglandina D2 sintetase. A βTP é produzida pelas meninges e pelo plexo coroide e liberada no LCR. Está presente também em outros líquidos corporais, inclusive no soro, mas em concentrações muito mais baixas do que no LCR. A βTP apresenta 100% de sensibilidade e especificidade em casos de rinoliquorreia.[52] Vale ressaltar que o uso da βTP não é confiável em pacientes com insuficiência renal e/ou meningite bacteriana, uma vez que os níveis de βTP no soro e no LCR já demonstraram aumentar substancialmente com a redução da taxa de filtração glomerular e diminuir na presença de meningite bacteriana.[53] A βTP é um teste rápido com alta relação custo-benefício que deve fazer parte dos testes diagnósticos para FLR.

Tanto o teste de β2-transferrina quanto de βTP compartilham uma desvantagem comum de um longo tempo de resposta que inevitavelmente causa atrasos na confirmação do diagnóstico. Existem relatos de outra técnica que utiliza uma tecnologia rápida de imunossubtração controlada por chip para a detecção de transtirretina (outra proteína marcadora do LCR).[54] Essa tecnologia produz resultados consistentes no espaço de 5 a 10 minutos, e não de 5 a 12 horas, o tempo necessário para a detecção tanto de β2-transferrina quanto de βTP pelos métodos tradicionais.

Uma nova estratégia para a detecção de LCR é o uso do "nariz eletrônico", um sistema que utiliza semicondutores orgânicos para a identificação de gases voláteis; nesse relato, o nariz eletrônico foi capaz de fazer a distinção entre o LCR e o soro em 18 de um total de 19 casos.[55]

Marcadores de Líquor Cefalorraquidiano

Os testes de agentes intratecais fornecem informações que podem confirmar a presença de uma FLR. Esses testes podem fornecer informações também sobre a localização do defeito da base do crânio associado. Todos esses testes (exceto aqueles baseados em RM) requerem uma punção lombar para a introdução de um agente marcador no espaço subaracnóideo. As complicações causadas pelo agente intratecal podem ser bastante graves, e as propriedades intrínsecas do agente podem limitar a especificidade e a sensibilidade do teste. Os agentes podem ser categorizados como corantes visíveis, marcadores radionuclídeos e corantes radiopacos. Consideram-se positivos quaisquer desses testes se o agente for visualizado no interior das narinas e dos seios paranasais.

A fluoresceína intratecal provavelmente é o agente mais popular. Kirchner e Proud[56] introduziram essa técnica em 1960, e, mais tarde, Messerklinger[57] a aprimorou e popularizou. Resumindo, faz-se uma punção lombar para introduzir a fluoresceína no espaço intratecal, mantendo-se o paciente com a cabeça abaixada, e executa-se uma endoscopia nasal para identificar a fluoresceína no interior das narinas e dos seios paranasais. Dada a cor verde característica da fluoresceína, é bastante fácil identificá-la até mesmo em diminutas quantidades. É possível utilizar filtros específicos de luz azul para aumentar o nível de detecção visual, mas normalmente não é necessário. A fluoresceína intratecal já foi associada a diversas complicações catastróficas, porém isoladas, como convulsões tônico-clônicas e morte. Entretanto, na maioria desses casos, a complicação foi inconclusivamente associada à administração de fluoresceína ou resultou da injeção de uma dose inusitadamente alta. Em um grande estudo realizado na Europa e nos Estados Unidos que envolveu 420 aplicações de fluoresceína intratecal, Keerl et al.[58] concluíram que a fluoresceína é muito útil na localização de FLR e que, se administrada em baixas dosagens (50 mg ou menos), é improvável que tenha relação com eventos adversos, uma vez que a maioria das complicações parece estar relacionada à dosagem. A diluição recomendada da fluoresceína é de 0,1 mL de fluoresceína a 10% (a fórmula intravenosa, não a oftálmica) em 10 mL do LCR do próprio paciente;[12] essa diluição deve ser injetada lentamente no decorrer de 30 minutos. Recomenda-se aconselhar os pacientes sobre os riscos da fluoresceína intratecal, visto não se tratar de uma aplicação aprovada pela FDA (órgão regulador de alimentos e medicamentos dos Estados Unidos).

A albumina sérica com iodo radioativo (^{131}I), a albumina sérica marcada com tecnécio (^{99m}Tc) e o DTPA (ácido dietileno triamino pentacético) e o pentetato de índio-111 já foram usados na cisternografia por radionuclídeo, que envolve a administração intratecal de um radionuclídeo marcador através de uma punção lombar e o subsequente monitoramento da sua distribuição por cintilografia. Normalmente, colocam-se também compressas intranasais próximas ao suspeito defeito da base do crânio, examinando-as de 12 a 24 horas mais tarde para medir a radioatividade. A contagem de compressas deve ser determinada pela massa unitária de compressas secas, devendo-se calcular uma relação de radionuclídeos que compare o número de marcadores contidos nas compressas com um volume unitário de sangue periférico.[59] Uma relação elevada sugere a presença de FLR, e a distribuição do número de marcadores pelas compressas pode sugerir o local do defeito.

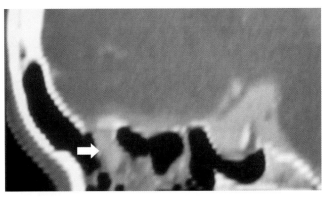

FIGURA 25-3. O extravasamento de líquor cefalorraquidiano mostrado em uma imagem de cisternografia por tomografia computadorizada (TC) caracteriza-se pela presença de contraste no interior dos seios paranasais pneumatizados. O contraste deve se apresentar em continuidade direta, de modo a demonstrar com segurança um ponto preciso de comunicação, como mostra a reconstrução desta imagem de tomografia computadorizada em plano sagital obtida a partir de uma cisternografia positiva por TC. A seta indica a área do contraste no interior dos seios etmoidais.

Como a cisternografia por radionuclídeos exige um fluxo ativo de LCR para a documentação, a técnica de cisternografia por radionuclídeos com sobrepressão, que incorpora uma infusão constante de traçadores para elevar a pressão intracraniana e, consequentemente, aumentar o fluxo, pode melhorar a sua sensibilidade.[60] Na prática, a utilidade da cisternografia por radionuclídeos tem se mostrado limitada pela baixa resolução espacial da cintilografia. Apesar de suas aparentes vantagens, a técnica produz uma taxa inaceitável de resultados falso-positivos ou indeterminados, razão pela qual não pode ser o único teste utilizado para a confirmação de FLR.

A cisternografia por tomografia computadorizada (TC), que utiliza imagem por TC após a administração intratecal de contraste radiopaco (metrizamida), também pode ser utilizada para documentar a presença de FLR (Fig. 25-3).[61,62] Aproximadamente 80% das FLR podem ser confirmadas através da cisternografia por tomografia computadorizada.[63]

A cisternografia por ressonância magnética (RM) é um método não invasivo para a avaliação da presença de LCR intranasal/intrassinusal (Fig. 25-4).[64] Nessa técnica, uma imagem fortemente ponderada em T2 com supressão de gordura e reversão de vídeo é um meio de visualização do LCR; se o sinal característico se estender do espaço intracraniano aos seios paranasais, esse achado representa uma FLR. A sensibilidade, especificidade e acurácia relatadas são de 0,87, 0,57 e 0,78, respectivamente.[65]

ESTUDOS DE LOCALIZAÇÃO

Os testes diagnósticos baseados nos marcadores de LCR também fornecem informações sobre a localização do defeito da base do crânio através do qual o LCR está drenando. Essas informações são fundamentais para o desenvolvimento de uma estratégia para o reparo cirúrgico da FLR. O nível das informações anatômicas fornecidas por esses testes varia. Por exemplo, mesmo sob as melhores circunstâncias, sabe-se que a resolução espacial de uma cisternografia por radionuclídeos é baixa. Mesmo quando esses testes são positivos, os resultados podem apenas sugerir uma região (p. ex., placa cribriforme) ou, até mesmo, apenas um lado. A cisternografia por RM fornece informações anatômicas mais detalhadas, mas a sua aquisição demorada produz cortes de imagens relativamente espessos para pequenos defeitos da base do crânio. Mesmo a cisternografia por TC com contraste de metrizamida pode ser difícil de interpretar com segurança, embora os cortes digitalizados possam ter apenas 1 mm de espessura. É importante lembrar que todos esses testes pressupõem a presença de um fluxo ativo de LCR; se a drenagem for intermitente ou muito

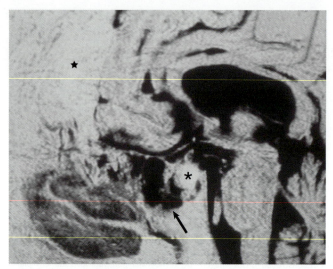

FIGURA 25-4. A cisternografia por ressonância magnética (RM) constitui um meio não invasivo para a confirmação e localização de Fístula Liquórica Rinogênica (FLR). Nesta imagem em plano sagital obtida durante uma cisternografia por RM realizada em um paciente com FLR após uma hipofisectomia transesfenoidal, observa-se a presença do sinal do LCR, demonstrado em preto, no seio esfenoidal (seta). O asterisco mostra a posição da sela. A fossa craniana anterior mostra um sinal mínimo devido à presença de pneumocéfalo (estrela).

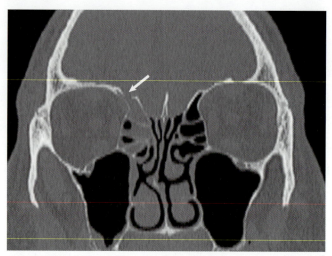

FIGURA 25-6. A tomografia computadorizada (TC) de alta resolução dos seios paranasais pode ser utilizada para visualizar até mesmo pequenos defeitos ósseos da base do crânio. Essa imagem de TC em plano coronal foi reconstruída a partir de dados de imagem tomográfica axial direta de 1 mm com o auxílio de um sistema de software de processamento de imagens. Vale notar que nem todas as imagens coronais reconstruídas são de qualidade suficiente para permitir o exame preciso da base do crânio. Uma deiscência óssea (seta) combinada a um teste positivo de β2-transferrina representa um provável local de FLR ativa; entretanto, na ausência de um teste positivo de β2-transferrina, não se deve pressupor a presença de uma FLR a partir desse achado.

pequena, quaisquer desses testes podem fornecer um resultado falsamente negativo.

A endoscopia nasal após a administração da fluoresceína intratecal constitui um meio para a confirmação direta da presença e localização de uma FLR (Fig. 25-5). Esse teste também exige um fluxo ativo de LCR para identificar e normalmente desempenha um papel importante em duas circunstâncias. Primeiro, pode-se administrar a fluoresceína intratecal no início de um procedimento de reparo de uma FLR confirmada por outros meios – normalmente, teste de β2-transferrina. Segundo, a fluoresceína intratecal e a endoscopia nasal podem ser utilizadas apenas para fins de diagnóstico; deve-se realizar esse procedimento sob anestesia na sala de cirurgia, a fim de aumentar os níveis de segurança e conforto para o paciente.

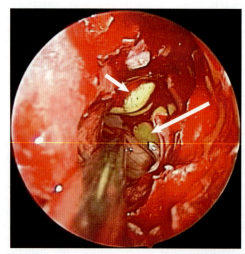

FIGURA 25-5. A endoscopia nasal intraoperatória realizada após a administração de fluoresceína intratecal constitui um meio para a confirmação da FLR e a localização precisa do respectivo defeito da base do crânio. Nesta imagem endoscópica obtida após uma etmoidectomia e uma esfenoidectomia, uma meningocele projeta-se das faces superior (seta pequena) e superolateral (seta grande) do seio esfenoidal esquerdo. A meningocele apresenta uma coloração esverdeada, uma vez que a fluoresceína colore o líquor cefalorraquidiano presente em seu interior.

A especificidade dos testes de β2-transferrina alterou significativamente o papel dos diversos testes de cisternografia por serem considerados seguramente específicos e não invasivos, relegando esses outros estudos baseados em imagens apenas a determinados casos. Após a confirmação do diagnóstico de uma FLR através de teste de β2-transferrina, a TC de alta resolução (imagens coronais diretas de 1 mm ou imagens coronais reconstruídas a partir de dados de imagem axial de 1 mm através de um algoritmo de software) e a RM da base do crânio podem fornecer informações anatômicas adequadas sobre a integridade da base do crânio. Pode-se realizar a exploração endoscópica para a identificação e o reparo do local do defeito (descrita a seguir), com atenção dirigida a quaisquer áreas da deiscência suspeita da base do crânio. Em uma análise, Zapalac et al.[66] enfatizaram os testes de β2-transferrina para o diagnóstico e a TC de alta resolução para a localização. Nessa estratégia, a TC e a RM são complementares; ou seja, a TC fornece detalhes sobre a anatomia óssea, inclusive as deiscências ósseas da base do crânio (Fig. 25-6), enquanto a RM fornece detalhes sobre os tecidos moles, incluindo as meningoenceloceles coincidentes e as massas intracranianas incidentais (Fig. 25-7). A RM é capaz também de identificar uma sela vazia, um achado que sugere o diagnóstico etiológico concomitante de SSV. Além disso, os exames de TC fornecem informações sobre as meningoenceloceles, mas geralmente carecem dos detalhes sobre os tecidos moles presentes nos exames de imagem por RM (Fig. 25-8). Os aperfeiçoamentos da tecnologia de software de imagem e cirurgia assistida por computador vieram permitir a criação do aplicativo de fusão TC/RM. Nessa modalidade, as imagens de TC de alta resolução se fundem às imagens de RM para criar uma imagem híbrida, tanto com excelentes detalhes ósseos e de tecidos moles quanto de sinal indicador da presença de líquido. Utilizando esse aplicativo, Mostafa e Khafagi[67] conseguiram localizar precisamente, com um grau de sensibilidade de 89,5%, o local da FLR em 17 dos 19 casos investigados.

TRATAMENTO

Após a confirmação da presença de uma FLR e da localização do defeito da base do crânio, a conduta ideal tem por objetivo a escolha de uma estratégia de tratamento adequada (Fig. 25-9). Esse

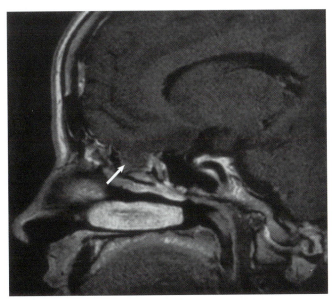

FIGURA 25-7. A ressonância magnética permite a produção de excelentes imagens das meningoencefaloceles anteriores da base do crânio. A *seta* mostra a aparência característica nesta imagem em plano sagital.

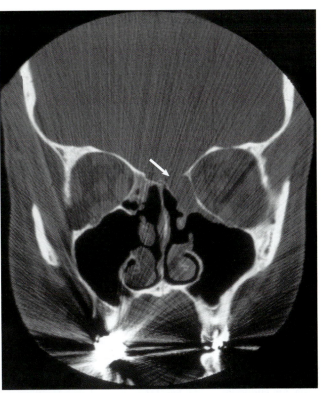

FIGURA 25-8. A tomografia computadorizada pode ser utilizada para visualizar as estruturas ósseas da base do crânio, mas não tem como fazer uma distinção confiável entre uma meningoencefalocele e uma mucocele com reabsorção óssea. Essa imagem tomográfica em plano coronal mostra uma deiscência óssea da base do crânio (*seta*) e uma área adjacente de opacificação. Nesse caso, confirmou-se a presença de uma meningoencefalocele através de imagem de ressonância magnética.

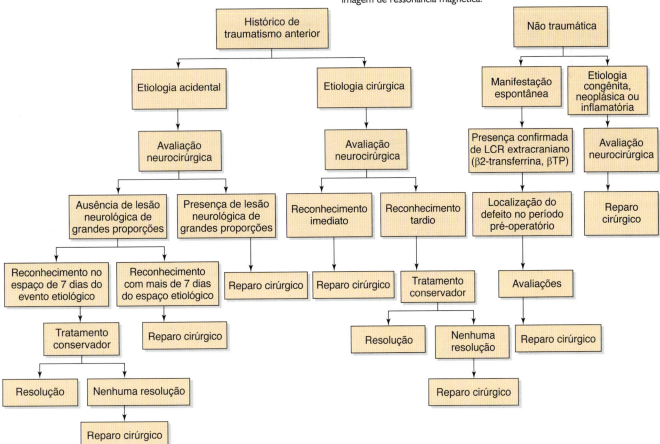

FIGURA 25-9. Estratégia de tratamento da Fístula Liquórica Rinogênica. βTP, proteína β-traço.

PARTE III | SEIOS, RINOLOGIA E ALERGIA/IMUNOLOGIA

Quadro 25-2. TRATAMENTO CONSERVADOR DA FÍSTULA LIQUÓRICA RINOGÊNICA

Drenagem liquórica através de um cateter lombar
Repouso rigoroso no leito
Elevação da cabeça
Amolecedores do bolo fecal
Paciente aconselhado a evitar tossir, espirrar, assoar o nariz e fazer esforço
Antibióticos profiláticos (possivelmente)[*]

[*] A administração de antibióticos em caráter de rotina é controversa. Os dados mais consistentes respaldam o uso de antibióticos após uma fístula traumática, mas mesmo esses dados estão longe de ser conclusivos. Os dados relativos a outras etiologias são escassos.

processo decisivo deve levar em consideração a etiologia e a provável história natural da FLR.

O tratamento ideal requer a cooperação entre diversas disciplinas, das quais a otorrinolaringologia, a neurocirurgia e a neurorradiologia. Mesmo que o otorrinolaringologista conduza o tratamento da FLR em nível primário, deve-se buscar a contribuição dos colegas neurocirurgiões. Além disso, a consulta com especialistas em doenças infecciosas pode ser útil para a escolha dos antibióticos adequados em caso de suspeita de meningite.

No caso de pacientes com FLR idiopática ou espontânea, devem-se considerar consultas adicionais. Uma consulta oftalmológica formal pode confirmar a presença de papiledema, um indicador de PIC elevada. Se a RM do paciente mostrar uma sela vazia, um endocrinologista deve fazer uma avaliação completa da função pituitária.

TRATAMENTO CONSERVADOR

O tratamento conservador da FLR (Quadro 25-2) inclui um período de 1 a 2 semanas de repouso rigoroso no leito com a cabeça elevada e vários dias de drenagem liquórica contínua através de um cateter lombar ou de drenagem intermitente através de torneiras espinais seriadas. Além disso, os pacientes são aconselhados a evitar tossir, espirrar, assoar o nariz e fazer esforço; geralmente recomenda-se a administração de amolecedores do bolo fecal. Essas medidas têm por objetivo reduzir o fluxo de drenagem do LCR mediante a diminuição da pressão intracraniana. Desse modo, o fechamento do local do defeito pode ocorrer sem intervenção cirúrgica.

Embora sejam dispositivos passivos, os drenos lombares exigem um tratamento ativo. A contagem de células, proteínas, glicose e culturas do LCR deve ser enviada diariamente para avaliação e análise patológica. É desejável uma taxa de drenagem de 10 mL por hora. É claro que taxas mais elevadas produzem uma maior descompressão da PIC, mas podem resultar em uma PIC anormalmente baixa e produzir severa cefaleia. A PIC baixa pode também causar pneumocéfalo, uma vez que o ar é puxado através do defeito da base do crânio. Em caso de suspeita de PIC baixa, deve-se reduzir a taxa de drenagem ou grampear o dreno até que a PIC se estabilize em um nível mais elevado.

As complicações da drenagem lombar são significativas; portanto, o método deve ser utilizado com cautela,[68] devendo ser evitado em caso de PIC acentuadamente elevada. Além disso, a drenagem lombar implica risco de meningite. Apesar desse risco, no entanto, a administração rotineira de antibióticos para a profilaxia da meningite não se faz necessária, uma vez que esses medicamentos são ineficazes e podem, até mesmo, induzir a resistência em prováveis patógenos.[17,69] Todavia, uma cefalosporina de primeira geração, ou antibiótico similar, para a cobertura da flora cutânea pode minimizar o risco de celulite no local da punção e, consequentemente, reduzir o risco de meningite ascendente secundária. Além disso, é razoável administrar antibióticos em pacientes com histórico de rinossinusite bacteriana supurativa.

TÉCNICAS TRANSCRANIANAS

O conceito de reparo transcraniano da FLR é bastante simples: após a craniotomia, identifica-se o local do defeito e, em seguida, coloca-se um enxerto tecidual para fechar o defeito. Podem ser utilizados enxertos de fáscia lata, musculares e retalho galeal pediculado. Pode-se utilizar um selante tecidual, como cola de fibrina, para fixar os enxertos. O acesso à região da placa cribriforme e ao teto etmoidal exige uma craniotomia frontal; a craniotomia ampliada e as técnicas de cirurgia da base do crânio com uma compressão cerebral ainda maior permitem acesso aos defeitos dos seios esfenoidais.

As reconhecidas e potenciais morbidades dessas técnicas incluem compressão cerebral, hematoma, convulsões e anosmia. Apesar do acesso direto ao defeito da base do crânio, as taxas de insucesso são bastante elevadas; na realidade, as taxas de insucesso relatadas podem ser superiores a 25%.[3] Por essas razões, as técnicas extracranianas hoje são preferidas na maioria das circunstâncias.

TÉCNICAS EXTRACRANIANAS

As primeiras técnicas extracranianas exigiam uma incisão externa para o acesso transinusal ao defeito da base do crânio. Mais recentemente, as técnicas endoscópicas que permitem acesso ao defeito por via transnasal ou transinusal suplantaram as técnicas mais antigas. Ambas as técnicas extracranianas procuram selar o defeito com a colocação de um enxerto no local do defeito, embora as técnicas endoscópicas permitam uma visualização superior. Desde as descrições iniciais do reparo endoscópico de FLR na década de 1980, o tratamento endoscópico surgiu como a técnica primária para o tratamento cirúrgico de defeitos da base do crânio.[15]

O passo inicial para o reparo endoscópico da FLR é a dissecção endoscópica padrão, de modo que o local do defeito seja devidamente visualizado. Pode-se administrar a fluoresceína intratecal (discutida anteriormente) para facilitar a identificação do defeito. Em seguida, o local do defeito deve ser preparado para a colocação do enxerto, podendo-se utilizar o cautério bipolar a laser para fulgurar uma meningoencefalocele concomitante; nunca se deve reduzir uma meningoencefalocele apenas empurrando-a dentro do espaço intracraniano. Pode-se utilizar o cautério bipolar também para remover a mucosa dos seios paranasais que adere à dura-máter. Alternativamente, é possível utilizar a energia de radiofrequência (p. ex., Colbation; Arthrocare, Austin,TX) para remover tecido sem aquecê-lo, o que pode ser um método substituto para o cautério bipolar. Deve-se remover também a mucosa localizada a até 5 mm das margens do defeito da base do crânio para facilitar o enxerto mucoso. A ressecção das conchas média e superior não é um procedimento de rotina necessário para o acesso.

Os detalhes específicos da seleção do enxerto têm gerado considerável controvérsia. Os possíveis enxertos incluem a fáscia temporal, a fáscia lata, musculares, os retalhos pediculados da concha média (apenas mucosa ou mucosa e osso), a gordura autógena, os enxertos cartilaginosos livres (oriundos do septo nasal ou da cartilaginosa auricular) e os enxertos ósseos livres (originários do septo nasal, do calvário ou de outros locais). O aloenxerto dérmico acelular também pode servir como enxerto.[70] Embora possam ser utilizados, os enxertos pediculados intranasais já foram associados a uma taxa de insucesso relativamente elevada; consequentemente, os enxertos livres parecem ter a preferência para a maioria das circunstâncias.[71] Em uma meta-análise de 289 FLR, Hegazy et al.[72] descobriram que a escolha do material de enxerto não parecia alterar o resultado do reparo.

A escolha do material de enxerto depende, em grande parte, da disponibilidade do material e da experiência e preferência do cirurgião. Recentemente, o interesse pelo uso de substitutos durais de colágeno xenogênico (Durepair [Medtronics, Minneapolis, MN], Dura-Gen [Integra LifeSciences, Plainsboro, NJ] e Dura-Guard [Synovis, St. Paul, MN]) para o fechamento de defeitos da

25 | FÍSTULA LIQUÓRICA RINOGÊNICA   425

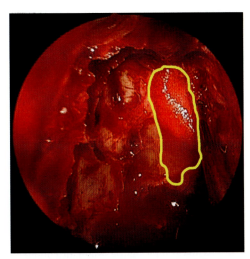

FIGURA 25-10. A colocação correta do enxerto é fundamental para o sucesso do reparo da FLR. Nesta imagem endoscópica, a ponta do instrumento está apoiada na margem medial do aloenxerto dérmico acelular, inserido por baixo das bordas de um defeito na parte anterior da base do crânio. A *linha amarela* realça as bordas do enxerto, colocado no lado do espaço intracraniano em que há um defeito da placa cribriforme direita. Antes da colocação do enxerto, foram realizadas uma etmoidectomia e uma ressecção da concha média para facilitar o reparo do defeito da base do crânio.

base do crânio tem aumentado. Isso se deve, em parte, aos avanços das técnicas de tratamento endoscópico de patologias complexas da base do crânio que resultam em defeitos da base do crânio de proporções relativamente grandes. O implante de colágeno oferece uma plataforma para que os fibroblastos nativos produzam uma camada de colágeno em que se misture o implante e acabe por substituí-lo. Em um estudo com animais que comparou três substitutos durais – Durepair, Dura-Gen e Dura-Guard –, os três implantes foram considerados seguros e eficazes para a cicatrização de defeitos da dura-máter criados por procedimentos cirúrgicos.[73]

A colocação correta do enxerto é fundamental para o sucesso do reparo endoscópico (Fig. 25-10). O ideal é que os enxertos de fáscia ou material similar sejam colocados do lado do espaço intracraniano em que se encontra o defeito com o uso de uma técnica de *underlay*. A pressão intracraniana serve para manter o enxerto no lugar. Wormald[74] e McDonogh descreveram a técnica do *bath plug* ("tampão de banheira"), que incorpora um enxerto intracraniano de gordura; a pressão intracraniana do paciente ajuda a manter o enxergo na posição desejada. Defeitos maiores podem exigir uma reconstrução em camadas com um suporte sólido, como enxertos cartilaginosos ou ósseos colocados no espaço epidural (Figs. 25-11 e 25-12). Na realidade, essa reconstrução em camadas oferece uma borda limítrofe muito mais robusta, podendo reduzir o risco de recorrência tardia e formação de meningoencefaloceles, especialmente em pacientes com PIC elevada – ou seja, aqueles com suspeita de HIB ou SSV. Vale ressaltar, no entanto, que os dados contidos na literatura não indicam melhores resultados com o uso de suporte rígido ou de múltiplas camadas para a reconstrução de defeitos maiores.[25] Além do tamanho e do local do defeito, o gradiente de pressão do LCR no defeito da base do crânio é um fator importante na escolha da técnica cirúrgica (*underlay* ou *overlay*) e do material de enxerto.

Os enxertos de mucosa nunca devem ser colocados no espaço intracraniano, devendo-se observar a colocação correta do enxerto, a fim de evitar colocá-lo inadvertidamente no espaço intracraniano. Já houve relato da presença de uma mucocele intracraniana após um reparo endoscópico de FLR; é provável que essa complicação seja resultado da colocação incorreta de um enxerto de mucosa.[75]

Nos últimos 10 anos, os retalhos pediculados de mucosa têm atraído crescente interesse, uma vez que são bastante adequados no tratamento de FLR de altos fluxos resultantes de procedimentos endoscópicos de reparo de defeito da base do crânio. Esses retalhos, originários de ramos da artéria esfenopalatina, consistem em tecidos transferidos da concha inferior ou média.[76] O retalho nasosseptal, oriundo do ramo septal posterior da artéria esfenopalatina, é adequado para a reconstrução de grandes defeitos da base do crânio.[77] Vale enfatizar que o uso rotineiro dessas transferências de tecido pediculado para todo tipo de FLR não é recomendável; ao contrário, deve-se limitar o papel desses retalhos locais aos casos de alto fluxo de drenagem associado a extensas cirurgias endoscópicas de base do crânio e transdural, quando ocorrem grandes FLR com alto fluxo de LCR em decorrência da abordagem cirúrgica.

Após a colocação dos enxertos, pode-se utilizar um selante cirúrgico (p. ex., cola de fibrina) para ajudar a manter os enxertos no lugar. Normalmente, colocam-se tampões nasais absorvíveis adjacentes aos enxertos, enquanto os tampões tradicionais não absorvíveis são usados como suporte para os tampões absorvíveis. Os tampões nasais servem de suporte para os enxertos, produzindo alguma hemostasia.

As abordagens endoscópicas puras permitem excelente acesso ao teto etmoidal, à placa cribriforme e à maior parte do seio esfenoidal. Os vazamentos pela face lateral do seio esfenoidal podem exigir uma abordagem ampliada, que incorpore a dissecção

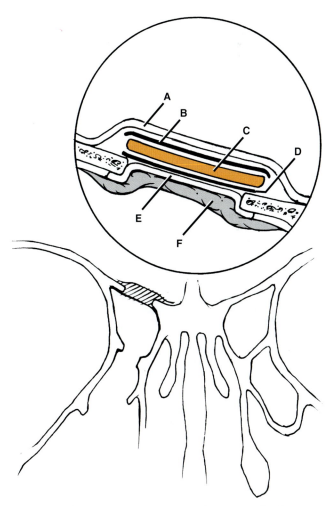

FIGURA 25-11. A reconstrução da base do crânio em camadas oferece uma barreira mais forte. Esta ilustração do reparo de um defeito do teto do seio etmoidal esquerdo mostra as camadas representativas. A, dura; B, autoenxerto fascial ou aloenxerto dérmico acelular; C, Autoenxerto ósseo ou cartilaginoso; D, autoenxerto fascial ou aloenxerto dérmico acelular. E, autoenxerto livre de mucosa; F, selante cirúrgico. (Modificado a partir de Lorenz RR, Dean RL, Hurley DB, et al: Endoscopic reconstruction of anterior and middle cranial fossa defects using acellular dermal allograft. *Laryngscope* 113:496-501, 2003.)

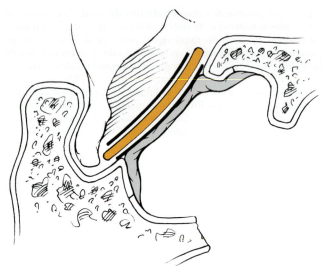

FIGURA 25-12. A reconstrução em camadas oferece também uma barreira ideal contra FLR pelos seios esfenoidais, como mostra a ilustração desse reparo de um defeito esfenoidal (após a hipofisectomia transesfenoidal). As camadas são dispostas conforme indicado na Figura 25-11. (Modificado a partir de Lorenz RR, Dean RL, Hurley DB, et al: Endoscopic reconstruction of anterior and middle cranial fossa defects using acellular dermal allograft. *Laryngscope* 113:496-501, 2003.)

endoscópica da fossa pterigopalatina.[78,79] É possível que seja necessário um retalho osteoplástico ou uma trepanação simples para reparar os defeitos através da tábua posterior do seio frontal (Fig. 25-13).

Os cuidados pós-operatórios incluem repouso rigoroso no leito durante vários dias, além da administração de antibióticos antiestafilocócicos para a profilaxia contra complicações decorrentes do tamponamento nasal. No período pós-operatório imediato, os pacientes devem ser monitorados para a observação de possíveis complicações intracranianas, como hematomas, por exemplo; a observação na unidade de tratamento intensivo é recomendável durante as primeiras 24 horas ou por mais tempo, se necessário. Se for colocado um dreno lombar durante a cirurgia, a drenagem do LCR, que descomprime a pressão no local do reparo, deve continuar por 1 a 5 dias, devendo-se seguir rigorosamente os princípios do tratamento padrão da drenagem lombar (como vimos anteriormente). Os tampões nasais são removidos vários dias após a cirurgia, podendo-se verificar o local da cirurgia através de endoscopia nasal seriada. Os pacientes devem ser aconselhados a evitar espirrar, tossir e realizar atividades que exijam esforço durante aproximadamente seis semanas após o reparo cirúrgico.

O tratamento pós-operatório a longo prazo de pacientes com PIC elevada e aparentemente FLR espontânea deve ter por objetivo a redução da PIC. Isso pode ser feito através de terapia com a administração de diuréticos, como acetazolamida,[80] ou, o que é mais comum, através de um procedimento de desvio de LCR, como o desvio (ou derivação) ventriculoperitoneal ou a drenagem lomboperitoneal.

As técnicas endoscópicas oferecem várias vantagens. A excelente visualização proporcionada pela endoscopia nasal facilita a identificação do defeito e a colocação do enxerto. O reparo endoscópico também é bem tolerado, especialmente em comparação com as técnicas intracranianas. Os resultados relatados são excelentes.[12-14,66] Uma grande análise sistemática observou taxas de sucesso de 90% e 97% para reparos endoscópicos primários e secundários, respectivamente.[81]

PRECAUÇÕES EM RELAÇÃO À FÍSTULA LIQUÓRICA RINOGÊNICA

Os pacientes com diagnóstico confirmado de FLR e que estão à espera de tratamento definitivo, bem como aqueles com suspeita de FLR, devem ser orientados sobre a fisiopatologia da doença. Para muitos pacientes, pode parecer banal, mas a orientação agressiva do paciente é necessária para corrigir essa má concepção potencialmente fatal. Especificamente, os pacientes precisam conhecer os sintomas iniciais de meningite para que possam buscar rapidamente a assistência médica necessária se esses sintomas começarem a se desenvolver. Além disso, esses pacientes devem ser aconselhados a minimizar ações que possam aumentar a pressão intracraniana e exacerbar a drenagem de LCR.

A meningite bacteriana é a principal causa de morbidade em pacientes com FLR. Levando em consideração o campo cirúrgico contaminado durante seu reparo endoscópico, a maioria dos cirurgiões opta pela administração de antibióticos no período perioperatório. Normalmente, administra-se um agente com boa penetração no LCR, como a ceftriaxona. Entretanto, a eficácia dos antibióticos profiláticos em longo prazo para a prevenção de meningite em pacientes com rinoliquorreia ativa continua sendo objeto de muita controvérsia. A preocupação com o uso injustificado de antibióticos é a potencial seleção de organismos resistentes. A incidência relatada de meningite em pacientes com fístula liquórica pós-traumática é amplamente variável (de 2 a 5%).[82-84] Vários fatores, entre os quais a duração ou a manifestação tardia, o local e a incidência de infecções concomitantes, parecem afetar a ocorrência de meningite. Pacientes com FLR pós-traumáticos com duração superior a sete dias apresentam um risco de oito a dez vezes maior de contrair meningite.[82,83] Deve-se considerar seriamente, portanto, o reparo cirúrgico de FLRs pós-traumáticos que durem mais de sete dias, apesar do tratamento conservador adequado. MacGee et al.[85] relataram um dos principais estudos frequentemente citados nos argumentos contra o uso de antibióticos profiláticos no caso de fístulas liquóricas pós-traumáticas. Nesse estudo, os autores relataram uma série de 58 pacientes e mais 344 casos analisados a partir da literatura, perfazendo um total de 402 casos. A incidência de meningite no grupo que recebeu antibiótico profilático foi de 14%, comparada a 5% no grupo tratado sem antibiótico. Entretanto, a diferença na incidência de meningite entre os dois grupos não alcançou relevância estatística. Em uma metanálise de seis estudos que envolveram 324 pacientes com fístula liquórica pós-traumática, Brodie[84] relatou uma incidência de 2,5% de meningite entre os pacientes que receberam antibiótico profilático, comparada a uma incidência de 10% entre aqueles que não receberam a medicação. A diferença foi

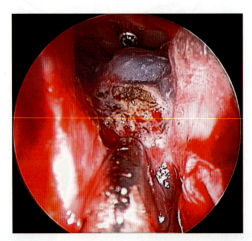

FIGURA 25-13. O reparo endoscópico de um defeito da tábua posterior dos seios frontais pode exigir uma trepanação da tábua anterior. Nesta imagem endoscópica do recesso frontal esquerdo obtida através de um telescópio com campo de visão de 70 graus, o aspirador inferior está apoiado sobre a borda inferior de uma pequena meningocele, enquanto o aspirador cautério bipolar superior, passado através da trepanação, encontra-se apoiado na borda superior da meningocele.

estatisticamente significativa ($P = 0,006$). Entretanto, individualmente, nenhum dos estudos envolvidos nessa análise demonstrou qualquer diferença significativa na incidência de meningite com a administração de antibiótico profilático. Vale ressaltar a escassez de estudos constantes na literatura que avaliam a incidência de meningite na presença de fístulas liquóricas idiopáticas não traumáticas.

No caso de qualquer paciente com histórico de FLR, pode-se cogitar a imunização contra as espécies *Streptococcus pneumonia*, *Haemophilus influenzae* e *Meningococcus*. Em tese, esses pacientes podem apresentar mais risco de contrair meningite bacteriana aguda, uma vez que a barreira reconstruída pode ser menos robusta do que a base do crânio normal. Essa hipótese ainda não foi provada; entretanto, a imunização é uma intervenção de risco relativamente baixo que pode prevenir um evento possivelmente catastrófico em longo prazo.

UMA ESTRATÉGIA DE TRATAMENTO ABRANGENTE

O reparo cirúrgico da FLR é indicado em caso de insucesso do tratamento conservador; reconhecimento intraoperatório de fístula durante uma cirurgia sinusal, de base do crânio ou uma craniotomia; grandes defeitos ou drenagens, especialmente associados a pneumocéfalo; fístulas idiopáticas – os chamados espontâneos; e ferimentos traumáticos abertos na cabeça com fístula liquórica.

Não se pode utilizar uma única estratégia de tratamento para o tratamento de todo tipo de fístula liquórica. Ao contrário, a escolha do tratamento adequado deve refletir a história natural, bem como a possível morbidade; consequentemente, o tratamento deve ter como alvo a sua etiologia subjacente. Em termos práticos, convém considerar opções de tratamento em quatro situações: 1) etiologia traumática não cirúrgica, 2) lesão intraoperatória com reconhecimento/manifestação imediata, 3) lesão cirúrgica com reconhecimento/manifestação tardia e 4) fístulas não traumáticas – as chamadas espontâneas.

Etiologia Traumática Não Cirúrgica

Deve-se inicialmente tratar a FLR decorrente de trauma craniano com medidas conservadoras para reduzir a PIC e promover o fechamento espontâneo da fístula. Se a rinoliquorreia não se resolver no decorrer de vários dias, a exploração e o reparo cirúrgicos passam a ser necessários. Em geral, utilizam-se técnicas endoscópicas extracranianas; entretanto, os procedimentos abertos intracranianos também podem se justificar. Uma exceção importante ao uso de medidas conservadoras é a condição que envolve lesão craniana maciça e exige exploração cirúrgica urgente; nesse caso, deve-se efetuar o fechamento direto do defeito da base do crânio.

Em geral, o traumatismo craniano maciço é associado a lesões intracranianas e maxilofaciais, condições normalmente tratadas de forma interdisciplinar com atenção imediata dispensada a lesões neurológicas letais. O pneumocéfalo requer tratamento imediato, uma vez que o rápido acúmulo de ar pode levar a um resultado catastrófico. Na maioria dos casos de FLR com pneumocéfalo, o reparo endoscópico é suficiente.[86] A maioria dos casos de traumatismo maciço craniano e da base do crânio é tratada inicialmente por um neurocirurgião especialista em traumatismos, em conjunto com um otorrinolaringologista, um cirurgião maxilofacial e um oftalmologista, dependendo da extensão e do local das lesões. Entretanto, a grande maioria dos casos de FLR decorrente de traumatismo craniano não requer intervenção cirúrgica, uma vez que tendem a se resolver apenas com medidas conservadoras.

A administração de antibióticos profiláticos para FLR decorrente de traumatismo é controversa (veja discussão anteriormente). Certamente, nos casos de ferimento aberto contaminado, a maioria dos cirurgiões utilizaria antibióticos endovenosos (EV),

mas, na maioria das circunstâncias, a decisão de administrar antibióticos EV deve ser tomada caso a caso.

Lesão Intraoperatória com Reconhecimento ou Manifestação Imediata

As FLRs observadas no intraoperatório devem ser reparadas tão logo sejam reconhecidas. Em caso de suspeita durante uma cirurgia sinusal endoscópica de rotina, o cirurgião deve tentar confirmar a presença desse diagnóstico. Se for confirmado, deve-se efetuar o reparo endoscópico. A ruptura ou ressecção deliberada da dura-máter em cirurgias da parte anterior da base do crânio deve ser fechada de modo a proporcionar uma vedação hermética ao final do procedimento.

Lesão Cirúrgica com Reconhecimento ou Manifestação Tardia

Em alguns casos, a presença de FLR pode levar dias, semanas, meses ou, até mesmo, anos para se confirmar após um procedimento cirúrgico. Na maioria dos casos, é necessária terapia conservadora durante alguns dias, uma vez que pelo menos alguns casos são fechados com essas medidas simples. Entretanto, é razoável buscar intervenção cirúrgica imediata em caso de fístulas maciças. Além disso, se houver um decurso de tempo significativo (i. e., mais de algumas semanas) entre a cirurgia e o diagnóstico, a probabilidade de sucesso das medidas conservadoras diminui, em cujo caso é necessária a intervenção cirúrgica imediata. É claro que, quando as medidas conservadoras falham, o reparo cirúrgico constitui o passo seguinte.

Fístulas Liquóricas Rinogênicas Não Traumáticas

Em geral, as FLR não traumáticas provavelmente exigem reparo cirúrgico, mas, em determinados e raros casos, pode-se tentar medidas conservadoras. O tratamento da FLR não traumática decorrente de neoplasia, hidrocefalia, etc. deve incluir o tratamento dos fatores etiológicos específicos. É muito comum ocorrerem "espontaneamente"; ou seja, não há presença de fatores antecedentes óbvios. Nesse caso, deve-se levar em consideração a elevação não reconhecida da PIC em decorrência de HIB ou SSV. O reparo cirúrgico precoce é necessário para o tratamento definitivo desses pacientes.

Após a cirurgia, deve-se reavaliar o paciente para verificar o desenvolvimento da PIC elevada. Os repetidos exames oftalmológicos podem excluir o desenvolvimento de papiledema. O desenvolvimento de cefaleia também pode ser um indício de PIC elevada. Alguns clínicos chegam até mesmo a defender a punção lombar como procedimento de rotina para medir a pressão de abertura. Obviamente, se a PIC elevada se confirmar após a cirurgia, a condição deve ser prontamente tratada. As opções de tratamento incluem o medicamentoso (acetazolamida) e a derivação cirúrgica (derivação ventriculoperitoneal ou lomboperitoneal). A coordenação com a oftalmologia, a neurocirurgia, a neurologia e a endocrinologia é fundamental.

CONCLUSÃO

A FLR ocorre quando um defeito da base do crânio permite que o LCR drene do espaço intracraniano para o nariz e os seios paranasais. Normalmente são classificados como *traumáticos* e *não traumáticos*. O diagnóstico preciso é problemático, embora o ensaio de β2-transferrina hoje ofereça uma modalidade de teste específico. Existem vários estudos de rastreamento de LCR, porém são pobres em termos de precisão, especificidade e sensibilidade. A tomografia computadorizada de alta resolução fornece informações detalhadas sobre a anatomia óssea da base do crânio, e a RM avalia problemas com o tecido mole, como tumores não reconhecidos e meningoencefaloceles coincidentes. A cisternografia por tomografia computadorizada confirma tanto a presença do vazamento quanto o seu local, mas só tem utilidade se o vazamento for constante.

Muitas FLRs respondem ao tratamento conservador; ou seja, a observação combinada a medidas destinadas a minimizar a PIC. Especificamente, as fístulas traumáticas tendem a se resolver apenas com medidas conservadoras. Por outro lado, as fístulas não traumáticas geralmente requerem reparo cirúrgico direto. Embora existentes há muitas décadas, as técnicas transcranianas para o fechamento de fístulas liquóricas geralmente representam um tratamento de segunda linha no tratamento contemporâneo. As técnicas extracranianas foram desenvolvidas em meados do século XX, mas a incorporação da visualização endoscópica e da instrumentação nos últimos 25 anos transformou o reparo endoscópico na modalidade cirúrgica preferida para aqueles casos em que o reparo cirúrgico se faz necessário.

RESUMO

O tratamento conservador consiste em repouso no leito, drenagem lombar e administração de antibióticos endovenosos, devendo ser a primeira opção em muitos casos. Se a cirurgia for necessária, o reparo deve ter por objetivo tratar a etiologia subjacente. As grandes lesões neurológicas concomitantes caracterizam-se por lesões associadas a grandes violações durais, as quais exigem exploração neurocirúrgica imediata.

Tanto a TC de alta resolução quanto a RM são necessárias na maioria dos casos para o diagnóstico da etiologia da FLR. O exame de TC define a anatomia óssea da base do crânio, enquanto a RM exclui patologias intracranianas concomitantes, como tumores e selas vazias. A consulta oftalmológica para a avaliação de papiledema é recomendável, e a avaliação endócrina é reservada a qualquer paciente com diagnóstico confirmado de sela vazia. A consulta com o neurocirurgião é necessária para todo paciente e deve ser solicitada em todos os casos de fístula liquórica incidental ocorridos durante procedimentos não neurocirúrgicos.

Para consultar a lista completa de referências, acesse www.expertconsult.com.

LEITURA SUGERIDA

Brodie HA: Prophylactic antibiotics for posttraumatic cerebrospinal fluid fistulae. A meta-analysis. *Arch Otolaryngol Head Neck Surg* 123(7):749–752, 1997.

Colquhoun IR: CT cisternography in the investigation of cerebrospinal fluid rhinorrhoea. *Clin Radiol* 47(6):403–408, 1993.

Curnes JT, Vincent LM, et al: CSF rhinorrhea: detection and localization using overpressure cisternography with Tc-99m-DTPA. *Radiology* 154(3):795–799, 1985.

Hegazy HM, Carrau RL, Snyderman CH, et al: Transnasal endoscopic repair of cerebrospinal fluid rhinorrhea: a meta-analysis. *Laryngoscope* 110(7):1166–1172, 2000.

Keerl R, Weber RK, Draf W, et al: Use of sodium fluorescein solution for detection of cerebrospinal fluid fistulas: an analysis of 420 administrations and reported complications in Europe and the United States. *Laryngoscope* 114(2):266–272, 2004.

Kirchner FR, Proud GO: Method for the identification and localisation of cerebrospinal fluid rhinorrhea and otorrhea. *Laryngoscope* 70:921, 1960.

Kirsch AP: Diagnosis of cerebrospinal fluid rhinorrhea: lack of specificity of the glucose oxidase test tape. *J Pediatr* 71(5):718–719, 1967.

Komisar A, Weitz S, Ruben RJ: Cerebrospinal fluid dynamics and rhinorrhea: the role of shunting in repair. *Otolaryngol Head Neck Surg* 91(4):399–403, 1983.

Lanza DC, O'Brien DA, Kennedy DW: Endoscopic repair of cerebrospinal fluid fistulae and encephaloceles. *Laryngoscope* 106(9 Pt 1):1119–1125, 1996.

Lorenz RR, Dean RL, Hurley DB, et al: Endoscopic reconstruction of anterior and middle cranial fossa defects using acellular dermal allograft. *Laryngoscope* 113:496–501, 2003.

Meco C, Oberascher G, et al: Beta-trace protein test: new guidelines for the reliable diagnosis of cerebrospinal fluid fistula. *Otolaryngol Head Neck Surg* 129(5):508–517, 2003.

Nandapalan V, Watson ID, Swift AC: Beta-2-transferrin and cerebrospinal fluid rhinorrhoea. *Clin Otolaryngol* 21(3):259–264, 1996.

Ommaya AK, Di Chiro G, Baldwin M, et al: Non-traumatic cerebrospinal fluid rhinorrhoea. *J Neurol Neurosurg Psychiatry* 31(3):214–225, 1968.

Park JI, Strelzow VV, Friedman WH: Current management of cerebrospinal fluid rhinorrhea. *Laryngoscope* 93(10):1294–1300, 1983.

Schlosser RJ, Bolger WE: Spontaneous nasal cerebrospinal fluid leaks and empty sella syndrome: a clinical association. *Am J Rhinol* 17:91–96, 2003.

Schlosser RJ, Bolger WE: Nasal cerebrospinal fluid leaks: critical review and surgical considerations. *Laryngoscope* 114(2):255–265, 2004.

Schlosser RJ, Wilensky EM, Grady MS, et al: Elevated intracranial pressures in spontaneous cerebrospinal fluid (CSF) leaks. *Am J Rhinol* 7:191–195, 2003.

Schlosser RJ, Woodworth BA, Wilensky EM, et al: Spontaneous cerebrospinal fluid leaks: a variant of benign intracranial hypertension. *Ann Otol Rhinol Laryngol* 115(7):495–500, 2006.

Sillers MJ, Morgan CE, el Gammal T: Magnetic resonance cisternography and thin coronal computerized tomography in the evaluation of cerebrospinal fluid rhinorrhea. *Am J Rhinol* 11(5):387–392, 1997.

Silver RI, Moonis G, et al: Radiographic signs of elevated intracranial pressure in idiopathic cerebrospinal fluid leaks: a possible presentation of idiopathic intracranial hypertension. *Am J Rhinol* 21(3):257–261, 2007.

Thaler ER, Bruney FC, et al: Use of an electronic nose to distinguish cerebrospinal fluid from serum. *Arch Otolaryngol Head Neck Surg* 126(1):71–74, 2000.

Zapalac JS, Marple BF, Schwade ND: Skull base cerebrospinal fluid fistulas: a comprehensive diagnostic algorithm. *Otolaryngol Head Neck Surg* 126(6):669–676, 2002.

Zerris VA, James KS, et al: Repair of the dura mater with processed collagen devices. *J Biomed Mater Res B Appl Biomater* 83(2):580–588, 2007.

Zweig JL, Carrau RL, Celin SE, et al: Endoscopic repair of cerebrospinal fluid leaks to the sinonasal tract: predictors of success. *Otolaryngol Head Neck Surg* 123(3):195–201, 2000.

Dacriocistorrinostomia Endoscópica

26

Erik K. Weitzel | Peter J. Wormald[*]

Pontos-chave

- As epíforas crônicas devem ser investigadas com uma dacriocistografia e, possivelmente, uma cintilografia óssea, antes da cirurgia, para definir o local da obstrução e garantir que ela possa se beneficiar ou seja passível de uma dacriocistorrinostomia (DCR).
- Embora a obstrução anatômica das vias lacrimais seja associada a excelentes resultados cirúrgicos, as obstruções funcionais têm respostas menos impressionantes após a cirurgia. É importante diferenciar entre estes dois tipos de obstrução para determinar o prognóstico do paciente.
- A margem superior do saco lacrimal está localizada bem acima da inserção da concha nasal média. Os resultados cirúrgicos são melhores quando todo o saco é marsupializado.
- O objetivo primário é que o saco lacrimal marsupializado seja mantido em contato direto com mucosa circundante, para uma cicatrização por primeira intenção. Esse conceito possibilita que resultados da DCR endonasal sejam iguais ou melhores do que da DCR externa.
- São vantagens de DCR endonasal sobre a DCR externa a ausência de incisão cutânea e a não interrupção do mecanismo de bombeamento lacrimal.

O elemento mais crítico para uma conduta bem-sucedida na doença do sistema lacrimal distal que exige dacriocistorrinostomia (DCR) endoscópica é a criação da mais ampla marsupialização possível da parede medial do saco lacrimal.[1] A determinação diagnóstica do local do bloqueio é fundamental porque as lesões proximais ao canalículo comum não podem ser gerenciadas com DCR isoladamente. O cirurgião não deve tentar tal procedimento sem uma compreensão altamente detalhada da anatomia nasal relacionada ao saco lacrimal, junto com a disponibilidade de um equipamento apropriado, excelente exposição e atenção cuidadosa na preservação da mucosa (Vídeo 53-1).

A dacriocistorrinostomia, mais conhecida como DCR, é o desvio cirúrgico do saco lacrimal e de seu ducto para o tratamento da epífora, uma condição na qual as lágrimas se acumulam a ponto de escorrerem ao longo da face. Essa condição se diferencia daquela em que um filme lacrimal anormalmente espesso altera a visão, mas não escorre pela pele. Tal distinção é importante na epífora, uma condição provavelmente causada por obstruções que são tratadas com cirurgia. Enquanto isso, os outros distúrbios são causados por qualquer anormalidade na composição da lágrima ou perda do reflexo de irritação da córnea. Tais anomalias são, geralmente, tratadas clinicamente.[2]

As duas principais categorias de obstrução lacrimal são: anatômica e funcional. *Obstruções anatômicas* são bloqueios completos, mais comumente observados entre o saco lacrimal e a cavidade nasal, que são esperadas em certas faixas etárias. Já as *obstruções funcionais* são causadas por estreitamentos críticos dentro do sistema lacrimal que retardam o fluxo lacrimal normal ou por uma falha no mecanismo de bombeamento proximal. As obstruções anatômicas são mais comuns do que as obstruções funcionais em uma proporção de 30 a 70%.[3] Ambas as obstruções – anatômicas e funcionais – podem ser gerenciadas com DCR endoscópica. No entanto, obstruções anatômicas apresentam resultados superiores. Crianças com obstrução nasolacrimal congênita, muitas vezes, têm uma válvula de Hasner obliterada que pode ser passível de sondagem, enquanto os jovens adultos tendem a apresentar uma doença dos canalículos, causando epífora. São grupos passíveis de DCR pacientes de meia-idade, que apresentam uma maior incidência de dacriolitos, e pacientes idosos que, comumente, apresentam uma obstrução do canal lacrimal.[4]

ANATOMIA

O maior desafio para alcançar excelentes resultados na DCR é a remoção completa do osso medial ao saco lacrimal (Fig. 26-1, *A*). A axila da concha média constitui-se em uma excelente referência endoscópica para a localização do saco lacrimal. O terço superior do saco lacrimal está logo acima da inserção anterior da concha média e a porção inferior restante do saco lacrimal está orientada verticalmente, sob a linha maxilar anterior ou a sutura lacrimomaxilar. O processo frontal da maxila e o osso lacrimal são dois segmentos ósseos, um de cada lado da sutura lacrimomaxilar, que necessitam ser removidos durante a DCR endoscópica. Logo acima da porção média do saco lacrimal, o processo frontal da maxila funde-se medialmente na axila da concha média, posterior ao qual está a célula *agger nasi*. Pelo fato de a axila não ser significativamente reduzida durante a DCR, a incorporação da célula *agger nasi* aberta, na marsupialização do saco lacrimal, é necessária em 55% dos casos.[5] O arcabouço ósseo posterior da porção medial do saco é o osso lacrimal. Tal osso é muito fino e facilmente descamado, contrastando bastante com a aparência do processo frontal da maxila. O processo uncinado está fixado posteriormente ao osso lacrimal, sendo igualmente

---

[*]Peter J. Wormald recebe royalties da Medtronic ENT pelo desenvolvimento de instrumentos cirúrgicos e é consultor da Neilmed Pty Ltd.

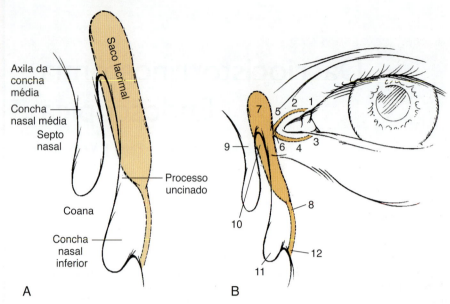

FIGURA 26-1. A, posição do saco lacrimal, conforme observado durante a visualização endonasal. O saco lacrimal está localizado sob a mucosa e o processo frontal da maxila, em uma posição delineada pela linha pontilhada. **B**, Anatomia do aparelho lacrimal esquerdo. 1, ponto superior; 2, canalículo superior; 3, ponto inferior; 4, canalículo inferior; 5, ligamento cantal medial; 6, canalículo comum; 7, saco lacrimal; 8, ducto lacrimonasal; 9, concha média; 10, osso lacrimal; 11, concha inferior; 12, válvula de Hasner.

fino. Portanto, devem ser tomados cuidados para evitar sua remoção inadvertida. Uma vez o saco lacrimal sendo aberto, o cirurgião deve identificar a abertura do canalículo comum (ponto interno comum), de aproximadamente 3 mm, acima do local onde a base da axila está situada. Uma sonda romba pode, então, ser introduzida superiormente ao longo da superfície lateral do saco aberto, para localizar qualquer osso remanescente que impeça a marsupialização completa do saco. A identificação do ponto interno comum é fundamental, pois isso representa a porção mais proximal do sistema lacrimal que pode ser controlado com sucesso pela DCR. Além disso, quando posicionado no centro do saco aberto, ele possibilita ao cirurgião saber se o procedimento foi realizado corretamente. A estenose dos canalículos inferior, superior e comum não pode ser controlada com sucesso com a DCR (Fig. 26-1, *B*).

A porção mais distal do sistema lacrimal é o ducto nasolacrimal, que se estende a partir da parte mais inferior do saco lacrimal e se abre no meato nasal inferior através da válvula de Hasner.[6-8]

DIAGNÓSTICO

Dois componentes principais são incluídos na avaliação diagnóstica do paciente que procura o atendimento médico devido à epífora: o exame físico e o exame radiológico. O *exame físico* começa pela exclusão de flacidez palpebral, mau posicionamento, anomalias punctais e blefarite. Palpa-se a área do saco lacrimal para procurar um possível refluxo de secreção mucopurulenta, como resultado de dacriocistite, o que sugere uma obstrução passível de DCR. Em seguida, realiza-se o teste de desaparecimento do corante com uma gota de 2% de fluoresceína em ambos os fundos de sacos conjuntivais. Um resultado normal desse teste mostra o desaparecimento completo e simétrico do corante dentro de cinco minutos. Um cotonete colocado no meato inferior é também usado para confirmar o fluxo de fluoresceína (teste de Jones I positivo). No caso de resultados anormais, uma investigação mais detalhada do sistema lacrimal deve ser realizada com o teste de Jones II da seguinte maneira: uma sonda lacrimal de Bowman, tamanho 0 ou 00, é colocada ao longo do canalículo inferior ou superior ao palpar o ponto interno comum (válvula de Rosenmüller). Um *soft stop* (bloqueio macio) sugere um impedimento da progressão da sonda lacrimal, antes entrar no saco lacrimal, e exige uma avaliação mais aprofundada. Sente-se um *hard stop* (bloqueio duro) quando a extremidade distal da sonda impacta-se na parede medial do saco lacrimal, o que implica a ausência de estenose do sistema canalicular. Finalmente, uma agulha lacrimal romba de calibre 25 é inserida no ponto lacrimal inferior para irrigar suavemente o sistema lacrimal com uma solução salina clara (não tingida com fluoresceína). Caso o paciente sinta um gosto salino, isso descarta uma obstrução completa, mas não fornece informações sobre uma obstrução funcional. Uma obstrução anatômica conduzirá ao refluxo da solução salina e o paciente não sentirá o gosto. Os testes de Jones I e II são utilizados, em conjunto, para tentar diagnosticar corretamente o local da obstrução. Se o saco lacrimal e o sistema canalicular estiverem abertos, mas o ducto, obstruído, a fluoresceína irá se acumular no interior do saco, durante o teste de Jones I. Conforme os pontos lacrimais são irrigados com soro fisiológico claro, durante o teste de Jones II, o irrigante claro vai capturar a fluoresceína, a partir do saco lacrimal, e a solução salina retornará manchada de amarelo. Se o saco lacrimal não estiver aberto, não haverá fluoresceína suficiente no sistema lacrimal para manchar a solução salina irrigante e o refluxo será claro. Os resultados dos testes de Jones II possibilitam as seguintes conclusões: 1) o refluxo de solução salina clara do mesmo ponto lacrimal que é irrigado indica obstrução proximal do canalículo comum, pois a fluoresceína não encheu o saco lacrimal durante o teste de Jones e não está presente em quantidade suficiente para manchar a solução salina que reflui; 2) o refluxo de um líquido claro do ponto lacrimal oposto indica obstrução do canalículo comum ou do ponto interno comum; e 3) o refluxo de solução manchada de fluoresceína, através do ponto lacrimal oposto, indica obstrução do ducto nasolacrimal (fluoresceína manchada, presente no saco lacrimal, refluindo com a solução salina).[9]

A avaliação radiológica para epífora complementa os testes de Jones I e II. A cintilografia é o recurso equivalente da medicina nuclear ao teste de desaparecimento do corante, mas é registrada com 30 minutos de estudo. Ambas as obstruções – anatômicas e funcionais – serão evidentes neste estudo (Fig. 26-2, *B*). O segundo estudo, uma dacriocistografia (DCG), requer o uso de seringas nos

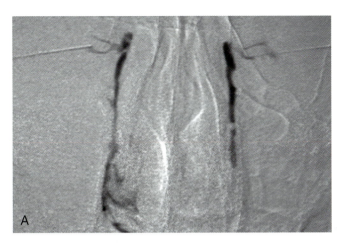

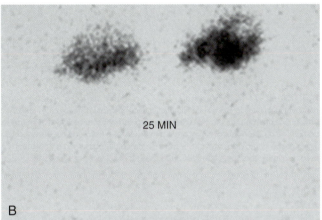

FIGURA 26-2. À *esquerda*, obstrução anatômica. O lado esquerdo mostra uma falha na dacriocistografia (**A**) e na cintilografia (**B**) em mostrar a penetração. À direita, obstrução funcional. O corante penetra na cavidade nasal do lado direito da dacriocistografia (**A**), mas, depois de 25 minutos, a cintilografia não mostra qualquer penetração (**B**).

pontos lacrimais, injetando um contraste radiopaco. Mais uma vez, três resultados, que correspondem às conclusões do teste de Jones II, descritas anteriormente, podem ser determinados. Avaliando os resultados da cintilografia e da DCG, em conjunto, é possível determinar obstruções funcionais (Fig. 26-2, *A* [*direita*]) e obstruções anatômicas (Fig. 26-3; Fig. 26-2, *A* [*esquerda*]).

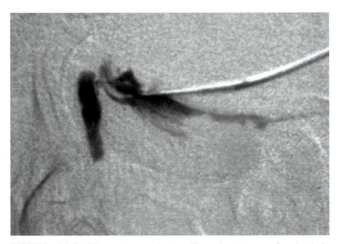

FIGURA 26-3. Obstrução anatômica. Esta dacriocistografia do lado esquerdo mostra que o corante falhou em penetrar na junção saco–ducto nasolacrimal.

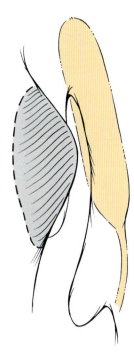

FIGURA 26-4. Septoplastia endoscópica alta. A área ideal de remoção óssea para a dacriocistorrinostomia (DCR) é mostrada pela *linha tracejada*. Esta região maleável do septo nasal será subsequentemente um espaço potencial para conferir liberdade adicional ao movimento do endoscópio. Todas as DCR endonasais exigem uma septoplastia se a axila da concha média não for **completamente visualizada** (*Copyright* 2008 pela Johns Hopkins University, *Art as Applied to Medicine*).

PROCEDIMENTO
MANOBRAS PREPARATÓRIAS

Como a questão ergonômica é fundamental para o sucesso deste procedimento,[10] a sala de cirurgia deve ser otimizada para melhorar a visualização endoscópica. Algumas manobras sutis úteis são a extensão da cabeça, que possibilita a mobilidade da cabeça de um lado para o outro, e a colocação do monitor de vídeo em direção ao cirurgião. O campo cirúrgico também deve ser otimizado em todos os momentos, pois a aposição dos retalhos da mucosa é muito importante para o sucesso do procedimento e exige campos cirúrgicos completamente secos, para uma realização do procedimento com clareza. A hemostasia é obtida por meio de quatro intervenções principais: 1) trabalhar com o anestesista para reduzir o débito cardíaco;[11-13] 2) posicionar o paciente com a cabeça elevada cerca de 30 graus para reduzir a vasocongestão dependente; 3) injetar anestésico local para produzir vasoconstrição (lidocaína a 1% com epinefrina 1: 100.000);[14-16] e 4) periodicamente colocar cotonoides contendo epinefrina 1:1000. Finalmente, uma septoplastia alta com abordagem endoscópica (Fig. 26-4) é realizada em cerca de 50% dos casos de DCR endoscópicas para criar um espaço potencial anterossuperior adequado na cavidade nasal.[17,18] Depois de concluído, realiza-se o restante do procedimento com um endoscópico de 30 graus em uma direção superolateral.

ELEVAÇÃO DO RETALHO

Um retalho mucoperiosteal pediculado posteriormente é confeccionado de acordo com as dimensões mostradas na Figura 26-5, com uma lâmina n° 15 para as incisões e um Freer afiado para o descolamento e a elevação. É importante elevar o retalho inteiramente do osso lacrimal, de modo a ele ficar ligado inferiormente no processo uncinado e superiormente à axila da concha média

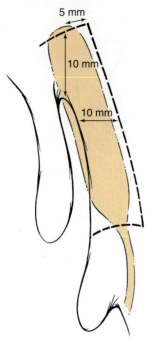

FIGURA 26-5. Detalhe do retalho da dacriocistorrinostomia com as medidas sugeridas. A margem superior do retalho é de 5 mm posterior à inserção da concha média e 10 mm acima da axila da concha média. O limite inferior do retalho é de 10 mm anterior ao processo uncinado e junto da margem superior da concha inferior (*Copyright* 2008 pela Johns Hopkins University, Art as Applied to Medicine).

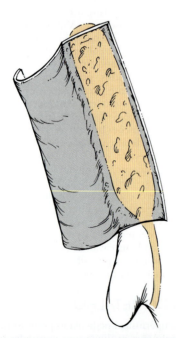

FIGURA 26-6. Retalho da mucosa elevado do processo frontal da maxila e rebatido sobre a concha média. O retalho deve ser mobilizado para fora da área da axila da concha média a fim de possibilitar uma adequada remoção óssea superior e posterior (*Copyright* 2008 pela Johns Hopkins University, Art as Applied to Medicine).

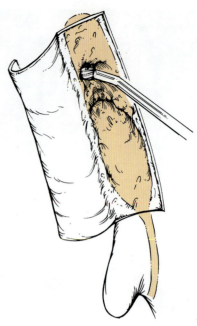

FIGURA 26-7. Trabalho ósseo. Um perfurador de osso é usado para remover o processo frontal da maxila do saco lacrimal. Em seguida, utiliza-se uma broca diamantada para desgastar o osso remanescente visível às margens do retalho da dacriocistorrinostomia. Finalmente, o osso que recobre a célula *agger nasi* é removido, até que a mucosa da célula possa ser o apoio para o saco lacrimal aberto (*Copyright* 2008 pela Johns Hopkins University, Art as Applied to Medicine).

(Fig. 26-6). A hemostasia deve ser retomada, neste ponto, com o uso de vasoconstritores tópicos.

REMOÇÃO DO OSSO

O processo frontal da maxila que recobre a porção anterior do saco lacrimal é removido com uma rugina de desgaste anterior, um perfurador Hajek-Koeffler de 4 mm ou um Kerrison de 4 mm com desgaste anterior. Cria-se um espaço inicial ao desarticular o osso lacrimal lateralmente, ao longo da sutura maxilolacrimal, desgastando a porção exposta da maxila. Cuidados devem ser tomados para liberar o instrumento após o desgaste do osso, pois tal manobra libera qualquer tecido mole subjacente aderido (geralmente, a parede do saco lacrimal). Não atentar para isso pode resultar em danos para o saco lacrimal, no momento da remoção do osso. Pelo fato de que é normal ressecar a maior parte da axila da concha média e o processo frontal da maxila, durante este procedimento, o *agger nasi* comumente será incluído na ressecção (Fig. 26-7). Quando a maior parte possível de osso é removida dessa maneira, o cirurgião irá trocar o instrumento para uma broca DCR para "aplainar" o osso remanescente. A remoção óssea deve ser completada até as margens das incisões da mucosa nasal original, a fim de possibilitar a exposição máxima do saco lacrimal. O broqueamento estará completo quando um hemisfério do saco lacrimal se posicionar em cima do processo frontal da maxila. Isso permitirá que os retalhos do saco lacrimal marsupializado permaneçam abertos e não enrolem sobre si mesmos durante a cicatrização. Assim que o broqueamento estiver concluído, usa-se uma lâmina arredondada para descamar do osso lacrimal, a partir da parte posterior do saco lacrimal.

CANULAÇÃO

A atenção é, agora, dirigida para os pontos lacrimais superior e inferior, que devem ser dilatados e, em seguida, canulados com sondas Bowman. Uma sonda 00 é, geralmente, introduzida através do canalículo inferior e dirigida inicialmente para trás. No entanto, à medida que o saco lacrimal é acessado, dirige-se a extremidade da sonda superiormente através do canalículo comum, a qual entra no saco lacrimal. Antes de o saco lacrimal ser aberto, é essencial confirmar que a sonda esteja em seu interior e não presa no canalículo comum. A secção sobre a extremidade da sonda, quando ela ainda está no canalículo comum, irá danificar a abertura deste na altura de sua entrada no saco lacrimal e isso pode contribuir para um resultado final ruim. Para assegurar que a sonda está no interior do saco lacrimal, a extremidade da sonda deve ser bem visualizada através da parede do saco lacrimal, conforme ela se projeta na parede medialmente. A menos que a extremidade da sonda seja claramente visualizada, o saco não deve ser aberto. Quando a sonda estiver presa no canalículo comum, todo o saco lacrimal se move junto com a sonda, mas sua extremidade não é vista claramente.

MARSUPIALIZAÇÃO

Uma vez que a sonda se torna evidente no saco lacrimal, uma lâmina em forma de lança (Medtronics ENT, Jacksonville, FL) é usada para abrir o saco verticalmente, de cima para baixo. Uma sonda romba pode ser colocada através da incisão da parede medial do saco lacrimal para verificar a adequação da remoção óssea, nesse momento. A fim de possibilitar que ambos os retalhos anterior e posterior sejam descolados sem tensão, o retalho posterior é liberado nas suas margens superior e inferior com tesoura Bellucci. Enquanto isso, o retalho anterior é liberado com uma mini-lâmina lacrimal, em forma de foice (Medtronics ENT). Se uma quantidade adequada de osso for removida, durante o processo de aplainamento, os retalhos vão cair em uma posição aberta e permanecerão nessa posição (Fig. 26-8).

REINSERÇÃO DO RETALHO E ENTUBAÇÃO LACRIMAL

Apara-se o retalho da parede lateral da cavidade nasal elevado no início do procedimento agora para acomodar o saco lacrimal aberto (Fig. 26-8). Um segmento quadrado é removido da parte anterior do retalho, proporcional à dimensão do saco aberto. Isso é feito usando uma lâmina afiada através de um fórceps de corte Blakesley pediátrico. Usa-se uma sonda romba para manipular todos os retalhos em sua posição final. A decisão quanto à possibilidade de colocar *stents* lacrimais é tomada nesse momento. Em geral, dispomos de uma baixa tendência para indicar a colocação de *stents* em obstrução funcional da via nasolacrimal, pois uma das causas de obstrução intermitente é o estreitamento do sistema lacrimal, especialmente do canalículo comum. O critério mais importante com relação à tomada de decisão sobre a colocação ou não de *stent* é o grau de estreitamento do canalículo comum. Essa condição é avaliada observando o movimento da sonda Bowman, através do canalículo comum. Se a sonda for firmemente aprisionada pelo canalículo comum, os *stents* são colocados. No entanto, se a passagem da sonda Bowman ocorreu sem resistências, através dos canalículos e da válvula de Rosenmüller,[19] não precisam ser colocados *stents*. Em caso de estreitamento do canalículo comum, a entubação com sondas O'Donoghue (BD Visitec, Bidford-Upon-Avon, Reino Unido) ou com outros tubos deve ser realizada neste momento. Cuidados devem ser tomados para garantir que os tubos estejam livres de tensão de modo a evitar um cisalhamento, lesando os delicados pontos lacrimais (efeito *cheese-wiring*). Para proteger os tubos e manter os retalhos na posição, um quadrado de 1,5 cm de Gelfoam é produzido e deslocado para cima dos tubos, seguido por um segmento de 4-mm de tubo de silicone e dois clipes de liga de titânio (Fig. 26-9). Os tubos devem ser deixados no local, no mínimo, por quatro a seis semanas. Se há suspeita de o paciente apresentar uma estenose do canalículo comum, os tubos podem ser deixados por seis a nove meses.

REVISÃO DE DACRIOCISTORRINOSTOMIA

Os passos iniciais na revisão DCR são semelhantes aos da técnica primária. É importante assegurar que as incisões iniciais nas mucosas nasais sejam feitas sob apoio ósseo, de modo que a elevação da mucosa ocorra no plano cirúrgico correto. Como tal plano é desenvolvido até o local da cirurgia prévia sobre o saco lacrimal,

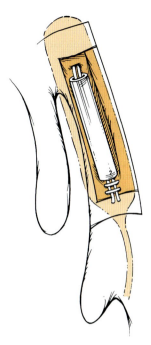

FIGURA 26-9. Visão ampliada da dacriocistorrinostomia (DCR) concluída. Os *stents* dos tubos de O'Donoghue abrem o canalículo comum. O saco lacrimal marsupializado está em aproximação direta com as margens cortadas do retalho da DCR. Nenhum osso é deixado exposto e nenhuma força é necessária para manter o saco lacrimal na posição aberta (*Copyright* 2008 pela Johns Hopkins University, *Art as Applied to Medicine*).

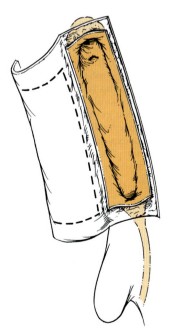

FIGURA 26-8. O saco lacrimal é aberto e exposto na parede lateral da cavidade nasal. Então, secciona-se o retalho da dacriocistorrinostomia o (*linhas tracejadas*) para cobrir qualquer osso exposto (*Copyright* 2008 pela Johns Hopkins University, *Art as Applied to Medicine*).

PARTE III | SEIOS, RINOLOGIA E ALERGIA/IMUNOLOGIA

usa-se um bisturi para remover o tecido cicatricial da parede medial do saco lacrimal. Em seguida, revisa-se o óstio ósseo, para garantir a completa exposição do saco lacrimal. Neste ponto, a DCG deve ser revista para estabelecer o tamanho do saco lacrimal disponível para marsupialização. E, se falha cirúrgica for devido a um saco lacrimal inadequadamente aberto, uma mucosa ampla estará disponível para a marsupialização. Os resultados obtidos nessas circunstâncias são esperados para que sejam semelhantes aos da DCR primária. No entanto, se o saco lacrimal disponível for demasiadamente pequeno ou apresentar cicatrizes, os resultados podem ser comprometidos, pois a quantidade de mucosa disponível para marsupialização é limitada. A adaptação do retalho da mucosa nasal disponível ao saco lacrimal melhora o resultado, pois se une à mucosa nasolacrimal com necessidade limitada de cicatrização do tecido de granulação.

RESULTADOS
PATOLOGIA

Para os casos de obstrução anatômica, os cirurgiões devem obter uma taxa de sucesso de 95 a 97%, definida como um livre fluxo de fluoresceína no interior da cavidade nasal e um paciente assintomático, segundo os resultados relatados.[3,20-27] As obstruções funcionais alcançam igualmente uma taxa semelhante de sucesso técnico com permeabilidade lacrimal (fluxo claro de fluoresceína). No entanto, apenas 81% dos pacientes funcionais relatam alívio completo dos sintomas,[3] sendo a discrepância relacionada com a fisiopatologia da obstrução funcional, segundo a qual anomalias nas bombas lacrimais causam uma coleção contínua de lágrimas no bulbo do olho. Contudo, aqueles pacientes funcionais que não preencherem os critérios de sucesso (ausência de sintomas) ainda desfrutam uma considerável melhora.[18,20] Geralmente, a experiência dita qual a abordagem, endoscópica ou externa, com os melhores resultados nas mãos de cada cirurgião. No entanto, vários estudos mostram que resultados equivalentes ou melhores podem ser alcançados pelo método endoscópico.[3,18,21,28,29]

TÉCNICA

As obstruções do saco lacrimal e dos ductos lacrimais são mais comumente tratadas por meio de três procedimentos: DCR externa, DCR endoscópica e DCR assistida por *laser*. Os resultados com procedimentos endoscópicos dependem totalmente da forma como o saco lacrimal é tratado. Assim, qualquer discussão sobre a DCR endoscópica deve especificar a extensão da marsupialização do saco lacrimal. As duas variações mais discutidas sobre a técnica endoscópica envolvem a preservação completa/marsupialização do saco lacrimal ou a excisão medial da parede do saco lacrimal. As estatísticas relatadas neste capítulo referem-se apenas à preservação completa da mucosa na técnica de marsupialização. Os resultados da DCR externa e endonasal são, atualmente, considerados, em grande parte, semelhantes nas mãos de um cirurgião especialista em oculoplastia.[30-32] A DCR assistida por *laser* mostra resultados pobres a curto e longo prazo, em comparação com as outras duas técnicas (Tabela 26-1). São opções frustradas a serem evitadas

TABELA 26-1. Taxas de Sucesso das Técnicas Tradicionais de Dacriocistorrinostomia

Tipo de procedimento	Imediato	~5 anos
Endoscópico	84 a 94%	92%
Externo	65 a 100%	94%
Assistido por *laser*	47 a 100%	38%

Dados de Erdöl H, Akyol N, Imamoglu HI et al. Long-term follow-up of external dacryocystorhinostomy and the factors affecting its success. *Orbit* 24(2):99-102, 1995; Umapathy N, Kalra S, Skinner DW et al: Long-term results of endonasal laser dacryocystorhinostomy. *Otolaryngol Head Neck Surg* 135(1):81-84, 2006.

a colocação de um anel isolante por meio da parede medial do saco lacrimal ou uma fenda vertical no saco lacrimal, sem marsupialização, ambas associadas a taxas de falha de mais de 65%.[33] São técnicas menos comumente relatadas a dacrioplastia com balão transcanalicular assistida por *laser* e a conjuntivo-DCR.

TERAPIAS FARMACOLÓGICAS

Pesquisas atuais sugerem que antimetabólitos, incluindo a mitomicina C e a 5-fluorouracila, não melhoram os resultados.[4] No entanto, alguns estudos controversos relataram melhores resultados.[34-39] A colocação de *stents* no sistema lacrimal proximal, como tubos de silicone durante um a seis meses, tem sido uma medida padrão pós-operatória para estimular a cicatrização mantendo a permeabilidade do sistema. No entanto, relatórios recentes sugerem que a colocação de tubos pode ser considerada opcional e tem pouco benefício adicional nos resultados.[19,40-43]

REVISÃO

O tamanho do saco lacrimal restante é um preditor dos resultados a serem esperados com a cirurgia de revisão. Todos os pacientes que se submeteram à DCR prévia, quer externa ou endoscópica, devem ser submetidos a uma DCG no pré-operatório para avaliar o tamanho do saco lacrimal. Se o saco lacrimal for de tamanho normal, a taxa de sucesso deste procedimento é semelhante ao de um procedimento primário. No entanto, se a formação de aderências e a cicatrização do saco lacrimal estiverem presentes, as taxas de sucesso caem, pois, mesmo com a exposição de um saco lacrimal cheio, apenas uma pequena quantidade de mucosa lacrimal pode ser marsupializada. No entanto, os resultados, em geral, da revisão da DCR endoscópica tendem a ser, ainda, muito bons e têm sido relatadas taxas de 89% de sucesso.[17,18,44,45]

COMPLICAÇÕES
PERIOPERATÓRIO

Uma revisão sistemática encontrou uma taxa de complicação de 5% na DCR. Entre as causas, em ordem decrescente de frequência, estão: hemorragia, exposição da gordura orbital, hematoma orbital e obstrução do óstio por sinéquias/tecido granulação.[4] Embora a hemorragia represente um atraso cirúrgico, a hemostasia geralmente pode ser recuperada com epinefrina tópica 1:1000 e detida com cautério bipolar.[21] Se for encontrada gordura orbital, isso implica que o cirurgião, de maneira incorreta, dissecou posteriormente ao processo uncinado e, assim, ele deve evitar cuidadosamente esta área no restante da cirurgia. Além disso, a gordura exposta deve ser cuidadosamente protegida da ação da broca, o que poderia levar grandes quantidades de gordura para fora da órbita. Nenhuma medida de reparação deve ser tentada com relação à gordura exposta, pois se espera que ela seja recoberta espontaneamente pela mucosa e os pacientes devem ser aconselhados a não assoar o nariz até que a cicatrização esteja completa.

FALHAS CIRÚRGICAS

Os *stents* de silicone colocados sob muita tensão podem romper os pontos lacrimais em uma complicação, um cisalhamento, conhecida como efeito *cheese-wiring*, levando à epífora funcional iatrogênica. Isso tem sido relatado em 0,1% dos casos e é facilmente impedido puxando uma alça do tubo de silicone antes da colocação dos clipes intranasais, ou envolvendo os tubos lacrimais em torno de um cotonete no canto medial, ao mesmo tempo em que eles são sustentados pela via intranasal. Um tubo devidamente colocado não oferecerá qualquer tensão nos pontos lacrimais, mas não deve ser posto sobre a córnea. Outra razão comum para falha cirúrgica é a remoção óssea inadequada. Qualquer remanescente da parte fechada do saco lacrimal pode desenvolver um menisco de líquido, criando maior resistência ao sistema lacrimal e à falha da bomba lacrimal. Bons resultados na DCR envolvem completa remoção óssea medial do saco lacrimal e aplainamento do osso circundante, para que os retalhos do saco lacrimal se mantenham abertos quando masurpializados, para evitar tal tipo de complicação.[46]

RARO

Outras complicações graves relatadas são sinusite frontal ou maxilar pós-operatória por lesões nas vias de drenagem, penetração orbital com lesão dos músculos oculares e fístula liquórica. Todas as complicações significativas, que ocorrem como um resultado de uma via endonasal, devem-se à inexperiência do cirurgião com a anatomia cirúrgica endoscópica e só foram relatadas em séries sem otorrinolaringologistas envolvidos. É por essa razão que o oftalmologista e o otorrinolaringologista devem agir como uma equipe, de modo a todos os aspectos dessa técnica serem rapidamente dominados, com uma morbidade mínima associada ao processo de aprendizagem.[20,47-51]

CONCLUSÕES

A dacriocistorrinostomia endoscópica efetivamente desvia o fluxo lacrimal das obstruções do saco e dos condutos lacrimais. Todas as técnicas da DCR obtêm melhores resultados quando a causa é a obstrução nasolacrimal anatômica (obstruções fixas) *versus* funcional (falha da bomba). Um exame de dois estádios que utiliza tanto o exame físico quanto os exames radiológicos pode determinar o tipo de obstrução e o local anatômico da doença. As técnicas endoscópicas têm a vantagem de não criar uma incisão cutânea, com resultados semelhantes aos da DCR externa, constituindo-se em uma opção ideal para os casos de revisão. As falhas na DCR endoscópica se devem principalmente a uma marsupialização inadequada da mucosa do saco lacrimal.

Para consultar a lista completa de referências, acesse www.expertconsult.com.

LEITURA SUGERIDA

Leong SC, Macewen CJ, White PS: A systematic review of outcomes after dacryocystorhinostomy in adults. *Am J Rhinol Allergy* 24:81–90, 2010.

Nerad JA: Diagnosis and management of the patient with tearing. In Nerad JA, editor: *Techniques in ophthalmic plastic surgery*, Cincinnati, 2010, Elsevier, pp 261–297.

Wormald PJ: Powered endonasal dacryocystorhinostomy. *Laryngoscope* 112:69–71, 2002.

Wormald PJ: Powered endoscopic DCR. *Otolaryngol Clin North Am* 39:539–549, 2006.

Wormald PJ: Powered endoscopic DCR. In *Endoscopic sinus surgery: anatomy, three-dimensional reconstruction, and surgical technique*, ed 3, New York, 2012, Thieme.

PARTE IV

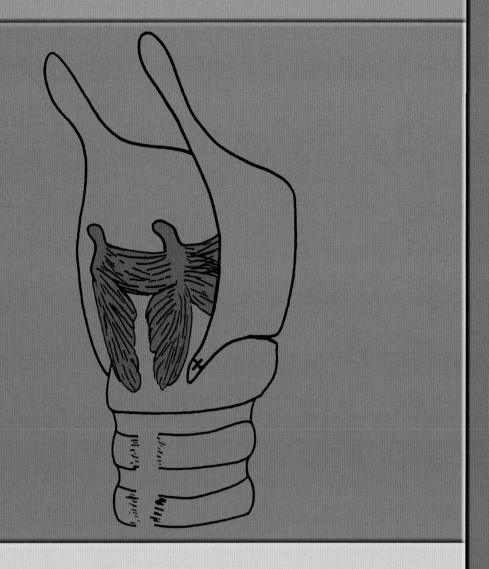

Laringologia e Broncoesofagologia

Função Faríngea e Laríngea

27

Gayle Ellen Woodson

Pontos-chave

- O trato aerodigestivo superior atua nas funções da respiração e da deglutição.
- As extremidades anteriores das pregas vocais são fixadas na comissura anterior.
- Todos os movimentos das pregas vocais são causados por músculos que movem a cartilagem aritenoidea.
- O músculo cricoaritenoideo posterior é o único músculo que abre ativamente a laringe.
- O nervo laríngeo recorrente supre todos os músculos intrínsecos da laringe, exceto o músculo cricotireoideo, o qual é inervado pelo ramo motor do nervo laríngeo superior.
- O ramo interno do nervo laríngeo superior conduz informações sensitivas da laringe.
- O som da voz é produzido pela vibração passiva das pregas vocais pela ação do ar expirado.

O trato aerodigestivo superior atua concomitantemente na fisiologia da respiração e da deglutição. O nariz é o orifício inicial do processo respiratório, enquanto a cavidade oral é o portal para a ingestão dos alimentos. Ambas se abrem em uma cavidade comum: a faringe. A permeabilidade da via aérea superior deve ser ativamente sustentada durante a respiração, uma vez que um colapso total e vigoroso é necessário para impulsionar os alimentos ao esôfago, durante a deglutição. A via aérea deve ser protegida durante a deglutição para que os alimentos ou a água ingerida não penetrem a traqueia. A aspiração de alimentos ou de material estranho pode levar a consequências graves, como asfixia ou infecção pulmonar. Nos humanos, a função do trato aerodigestivo superior é consideravelmente mais complexa, devido tanto às exigências da fala quanto às diferenças estruturais significativas. Nos lactentes e em todos os mamíferos não humanos, a faringe é funcionalmente compartimentalizada em passagens distintas para a respiração e a alimentação. A epiglote se associa à úvula para formar um canal respiratório desde a cavidade nasal até a laringe e duas vias laterais da cavidade da boca para o esôfago se formam com a utilização dos seios piriformes para que os alimentos sejam direcionados ao esôfago.[1] Nos humanos durante desenvolvimento pós-natal, o alargamento do crânio associado a flexão da base do crânio promove o deslocamento descendente da laringe, alongando a faringe e afastando a úvula da epiglote, fazendo com que ambas percam o contato previamente existente. O resultado é uma cavidade comum da faringe para respirar e engolir (Fig. 27-1).[2,3] A laringe inicia a sua descida, com a idade de cerca de 18 a 24 meses. Os dois resultados positivos desse movimento são: o aumento do poder vocal decorrente do aumento da ressonância e a expansão da diversidade articulatória.[4]

Essa configuração complexa e potencialmente perigosa das vias aéreas superiores é resultado embriológico e decorrente do processo evolutivo. O trato respiratório inferior tem evoluído como um desdobramento do tubo digestivo, aparecendo inicialmente nos peixes pulmonados como uma simples esfíncter muscular com objetivo de proteger os pulmões da entrada de água.[5] Consequentemente, durante o desenvolvimento embrionário, o intestino anterior é a origem comum da laringe, da traqueia e do esôfago.

A função normal da laringe e da faringe requer uma precisa coordenação entre as funções que competem neste sistema. Assim, a função é facilmente perturbada por disfunção estrutural ou

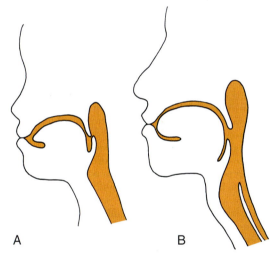

FIGURA 27-1. Descida pós-natal da laringe. A migração de epiglote afastando-se da úvula resulta na perda da compartimentalização da faringe para a concomitante respiração e a alimentação. **A**, Incidência sagital da via aérea de um recém-nascido. **B**, Incidência sagital da via aérea de um adulto.

neurológica. Além disso, o tratamento de qualquer doença ou distúrbio dessa região pode ter um impacto sobre mais de uma função. Por exemplo, uma cirurgia realizada na região glótica pode melhorar a perveabilidade das vias aéreas, mas pode prejudicar a voz ou levar à aspiração durante a deglutição. Portanto é imperativo que os otorrinolaringologistas compreendam a função do trato aerodigestivo superior. Este capítulo se concentra nas funções da respiração e fonação; a deglutição será abordada no Capítulo e-57.*

MOBILIDADE LARÍNGEA
ANATOMIA APLICADA

Nas ilustrações de muitos livros, a movimentação das pregas vocais somente é descrita no plano axial, com movimentos semelhantes

---
* Disponível, em inglês, em www.expertconsult.com.

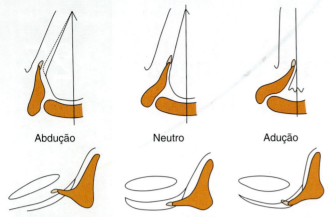

FIGURA 27-2. Movimento tridimensional da cartilagem aritenoidea e da prega vocal. (De Hirano M. *Anatomy and behavior of the vocal process.* In Baer T, Sasaki C, Harris K, eds: Laryngeal function in phonation and respiration. Boston: College-Hill Press; 1987).

ariepiglóticas, as quais limitam lateralmente a supraglote. As fibras musculares no interior de cada prega ariepiglótica contribuem para a constrição supraglótica; além disso, duas pequenas cartilagens sesamoides: a cartilagem *corniculada* e a cartilagem *cuneiforme* situam-se acima de cada cartilagem aritenoidea, sendo também componente da prega ariepiglótica.

A maior parte dos músculos intrínsecos da laringe conecta as cartilagens aritenoideas ou a cartilagem cricóidea ou a tireóidea. Eles incluem o músculo tireoaritenoideo, cricotireoideo lateral e interaritenoideo, que agem para aduzir (fechar) as pregas vocais e o músculo cricoaritenoideo posterior (CAP), que é o único abdutor (abrir) ativo da laringe. Como mencionado acima, as cartilagens aritenoideas são as principais estruturas que movem a laringe. As porções membranosas das pregas vocais são suspensas entre a cartilagem tireóidea e aritenoideas, de modo que a posição de cada prega vocal membranosa é determinada pelo movimento da cartilagem aritenoidea. A aritenoide gira em sentido superior e lateral para abrir a laringe e gira medialmente para fechá-la. A contração do músculo CAP traciona o processo muscular da aritenoide posteriormente e para baixo. A estrutura da articulação cricoaritenoidea impede que toda a aritenoide seja tracionada ao longo desse vetor. Em vez disso, a rotação das aritenoides desloca o processo vocal para cima e lateralmente, abduzindo (abrindo) a prega vocal (Fig. 27-3).[9] Por outro lado, o músculo cricoaritenoideo lateral traciona o processo muscular da aritenoide em sentido anterior e caudal, girando a aritenoide, o que leva ao movimento medial do processo vocal aduzindo (fechando) a prega vocal. O músculo tireoaritenoideo exerce alguma força adutora, contudo sua maior ação é encurtar ou tensionar a prega vocal, aumentando a sua área

ao de um dispositivo tipo "para-brisas". Detalhes sobre o movimento posterior realizado pela ação das cartilagens da laringe têm sido largamente ignorados. A razão é que os primeiros conceitos formulados derivaram da avaliação da laringe com um movimento refletido no espelho e as observações registradas em uma configuração bidimensional (2D) nos desenhos à mão livre. No entanto, com o advento da endoscopia flexível, da estroboscopia, da gravação em vídeo e da digitalização das imagens, tornou-se claro que o movimento da laringe é mais complexo do que previamente descrito. As pregas vocais se movem em três dimensões e produzem alterações conformacionais no comprimento, na forma e no volume (Fig. 27-2).[6] Os termos *cadavérico* e *paramediano* têm sido comumente usados para descreverem a posição de pregas vocais paralisadas. Estes termos são insuficientes para descreverem as alterações tridimensionais (3D) na configuração da glote quando esta se encontra paralisada.[7] O movimento da laringe é mais bem entendido como o resultado da interação de seus componentes.

O arcabouço laríngeo consiste no osso hioide e em uma série de cartilagens. O osso hioide é uma estrutura em "forma de U" que é aberta posteriormente e suspensa por músculos e ligamentos, a partir da base do crânio e da mandíbula. A cartilagem tireóidea, a maior cartilagem laríngea, é suspensa a partir do osso hioide. A palavra *tireoide* significa "escudo" – um nome apropriado, porque a estrutura não apresenta apenas a forma de um escudo, mas também fornece suporte e proteção às pregas vocais. No plano axial, a cartilagem tireóidea parece com a "letra V", com suas duas lâminas projetando-se posteriormente. Da mesma forma que ocorre com o osso hioide, a cartilagem tireóidea é aberta posteriormente; as pregas vocais estão fixadas na face posterior da superfície anterior da cartilagem tireóidea e posteriormente fixadas às cartilagens aritenoideas, a principal parte móvel da laringe. As cartilagens aritenoideas estão apoiadas sobre a borda superior da lâmina da cartilagem cricóidea e articuladas com essas cartilagens por meio de uma articulação esférica rasa. A cartilagem cricóidea é a única que apresenta aspecto de anel rígido completo na via aérea. Apresenta a forma de um anel de sinete, sendo mais ampla posteriormente. Inferior e lateralmente às articulações cricóideas, o corno inferior da cartilagem tireóidea se articula com cartilagem cricóidea, por meio de duas articulações semelhantes a uma dobradiça, conferindo aspecto em forma de viseira ou em "alça de balde", cujo movimento controla o espaço entre as cartilagens tireóidea e cricóidea.[8]

A cartilagem epiglótica é uma estrutura em "forma de folha" fixada inferiormente à superfície posterior da cartilagem tireóidea. A margem superior é livre e se projeta dentro da hipofaringe, acima do hiato glótico. A mucosa que recobre a epiglote se estende lateralmente em ambos os lados, sendo contínua a mucosa que recobre as cartilagens aritenoideas, formando as pregas

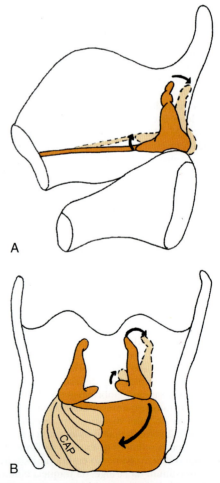

FIGURA 27-3. Movimentação tridimensional resultante da contração do músculo cricoaritenoideo posterior. **A**, Vista sagital. **B**, Vista posterior. CAP, músculo cricoaritenoideo posterior.

transversal (Fig. 27-4). Nossa compreensão das ações individuais e combinadas dos músculos da laringe tem sido bastante avançada pela modelagem 3D da movimentação laríngea.[9] As porções vocal e muscular do músculo tireoaritenoideo exercem forças significativamente diferentes na laringe. A porção muscular apresenta uma ação adutora mais eficaz na prega vocal, enquanto a porção vocal exerce maior influência na forma da prega vocal. Os músculos interaritenoideos conectam as duas cartilagens aritenoideas e, por conseguinte, parecem ser ativamente envolvidos na adução. No entanto, modelagem do movimento em 3D da laringe indica que a contração isolada do músculo interaritenoideo realmente abduz as pregas vocais. O músculo intrínseco mais recentemente reconhecido é um pequeno feixe de fibras na prega ariepiglótica que pode contrair a laríngea na região supraglótica. Este músculo está

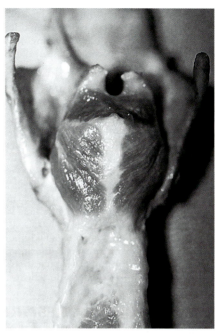

FIGURA 27-5. Vista posterior da laringe de um cadáver humano mostrando a compartimentalização do músculo cricoaritenoideo posterior.

implicado na deglutição e durante a manobra de Valsalva, parecendo bem ativo nos pacientes com hiperfunção vocal.[10]

Além dos diversos vetores de força produzidos pelas ações dos músculos da laringe, a compartimentalização segmentar desses músculos aumenta as possibilidades para um controle fino do movimento. Por exemplo, o músculo CAP humano é dividido em duas partes distintas supridas por ramos nervosos separados; eles diferem-se quanto ao tipo de fibra muscular e inserem-se em lados opostos do processo muscular (Fig. 27-5)[11,12]. O músculo tireoaritenoideo humano também é compartimentalizado e há muito tempo considerado um compartimento medial separado, o músculo *vocal*.

Em contraste com outros músculos intrínsecos da laringe, o músculo cricotireoideo não insere na cartilagem aritenoidea e, portanto, não tem ação direta sobre movimento aritenoideo. Em vez disso, o músculo cricotireoideo conecta as margens anteriores das cartilagens tireoidea e cricoidea. A contração desse músculo traciona as duas cartilagens e as aproxima, aumentando a distância entre a comissura anterior e a cartilagem cricoide. O resultado é um alongamento da prega vocal com aumento no seu comprimento e na sua tensão. Como ambas as pregas vocais inserem-se na comissura anterior, a contração de um dos músculos cricotireoideos afeta as pregas vocais ipsilateral e contralateral. Contração de ambos os músculos cricotireoideos direito e esquerdo resulta em máxima tração anterior.[8]

Músculos que são extrínsecos mas se conectam com a laringe também podem afetar a função glótica, exercendo uma tração sobre as cartilagens da laringe. Os músculos esterno-hióideo, tíreo-hióideo e omo-hióideo são inervados pela alça cervical e tracionam a laringe para baixo. Essa ação, bem como a tração descendente da traqueia durante a inspiração, resulta em abdução das pregas vocais.[13] Músculos que exercem uma força para cima incluem os músculos gênio-hióideo, o ventre anterior do digástrico, o milo-hióideo e o estilo-hióideo. Em pacientes com disfonia hiperfuncional, o excesso de atividade geralmente pode ser percebido por meio da palpação dos músculos extrínsecos da laringe.

A inervação da laringe é realizada pelos nervos laríngeo superior e laríngeo recorrente, ambos ramos do nervo vago (X par craniano). O nervo laríngeo superior emerge do nervo vago em uma posição alta no pescoço, no gânglio inferior do nervo vago; seu ramo interno atravessa lateralmente a membrana tíreo-hióidea

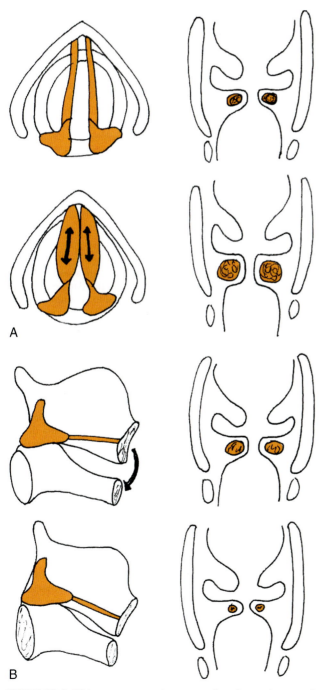

FIGURA 27-4. Efeitos na espessura da prega vocal resultantes da contração do (**A**) músculo tireoaritenoideo e (**B**) músculo cricotireoideo.

e conduz fibras sensitivas à região supraglótica e às pregas vocais, enquanto o ramo externo do nervo laríngeo superior conduz fibras nervosas motoras para o músculo cricotireoideo. Todos os demais músculos intrínsecos da laringe são supridos pelo nervo laríngeo recorrente, que emerge do nervo vago no tórax e, em seguida, tem trajeto ascendente até entrar na laringe, nas proximidades da articulação cricotireoidea. O trajeto do nervo laríngeo recorrente é muito mais longo do lado esquerdo, porque ele cruza o ligamento arterial, um vestígio remanescente de ligação embrionária entre a aorta e a artéria pulmonar. No lado direito, o nervo recorrente segue para baixo até o nível da artéria subclávia direita, antes de retornar ao pescoço.

A mucosa da laringe é ricamente suprida por receptores sensoriais. De fato, existem muito mais receptores sensoriais na laringe do que nos pulmões, os quais têm uma área muito maior. Receptores sensoriais da laringe respondem a uma variedade de estímulos, incluindo estímulos mecânicos, térmicos, químicos e gustativos. Esses receptores proporcionam dados importantes para proteção da laringe e também fornecem informações sobre o movimento do ar durante a inspiração e expiração. Os receptores provêm a alça aferente de uma variedade de reflexos.

FUNÇÃO LARÍNGEA NA RESPIRAÇÃO

A função principal e mais primitiva da laringe é a de proteger as vias aéreas inferiores. Na evolução, a laringe inicialmente surgiu como um esfíncter para impedir a penetração de água no interior das vias aéreas dos peixes pulmonados.[5] Em seguida, os músculos dilatadores surgiram para permitir a abertura ativa da laringe. Nos animais mais evoluídos, a laringe não é apenas uma válvula que se abre e se fecha quando acionada; pelo contrário, é um resistor variável capaz de regular o fluxo de ar. Outras funções da laringe são a manobra de Valsalva e a tosse. A laringe é também um órgão sensorial que fornece informações sobre a função das vias aéreas e a pureza do ar inalado e serve como a alça aferente para o desencadeamento de muitos reflexos.

PROTEÇÃO

Quando a laringe é estimulada mecanicamente, fecha abruptamente e a respiração cessa. A apneia também pode ocorrer em resposta a agentes químicos diversos, tais como a amônia, a fenilbiguanida e fumaça de cigarro. Essas reações são respostas apropriadas e benéficas que impedem a entrada de corpos estranhos nas vias aéreas inferiores, embora uma potente estimulação da laringe possa resultar em respostas que parecem ser mal adaptativas, como laringospasmo e broncoconstrição prolongada.[14] Esses reflexos podem ser produzidos em animais de experimentação por estimulação elétrica do nervo laríngeo superior e, provavelmente, representam uma supersaturação das vias aferentes, as quais somente são úteis quando pouco estimuladas.

A laringe ocupa uma posição protegida no corpo e raramente está sujeita a estimulação direta. Portanto, o laringospasmo e a apneia não são ocorrências frequentes. Reflexos graves da laringe são mais frequentemente encontrados em pacientes na sala de cirurgia, em resposta à estimulação direta durante a entubação, a endoscopia ou a extubação. Esses reflexos mais provavelmente ocorrem em pacientes durante a anestesia leve e naqueles que estão bem oxigenados.

Laringospasmo paroxístico recorrente é ocasionalmente encontrado na prática clínica. Em alguns pacientes, é causado pelo refluxo gastroesofágico, que responde à medicação ácido-supressora. Em outros pacientes, a fisiopatologia parece ser uma hipersensibilidade do reflexo de fechamento da laringe, porque é relatado algum evento desencadeante, como comer, inalar vapores ou odores. O início ocorre com frequência na vigência de infecção das vias aéreas superiores, mas também pode ocorrer após um traumatismo cirúrgico do nervo laríngeo recorrente. Na maioria das vezes, há a resolução espontânea dentro de alguns meses, mas pode se tornar um problema permanente e debilitante. O reflexo de fechamento da laringe é particularmente sensível em crianças e pode ser evocado por um estímulo tão fraco como a água. Durante a primeira infância, a intensidade desse reflexo aumenta e depois diminui, tendo curso de duração similar à da incidência de síndrome da morte súbita, o que sugere que os reflexos laríngeos podem desempenhar um papel na sua causa.[15]

TOSSE

Outro importante reflexo protetor que envolve a laringe é a tosse, a qual ejeta muco e material estranho dos pulmões.[16] A tosse pode ser uma ação voluntária ou uma resposta reflexa à estimulação da laringe ou dos receptores nos pulmões. O reflexo da tosse é suprimido durante o sono, de modo que um estímulo maior é necessário nos estádios progressivos do sono. Durante o sono profundo, uma tosse não pode ser evocada, a menos que os primeiros estímulos resultem em uma superficialização do sono.

A primeira fase de uma tosse é inspiratória. A laringe abre amplamente, permitindo uma inalação rápida e profunda. Na tosse voluntária, a extensão do esforço inspiratório é variada de acordo com a que se destina a força da tosse. A segunda fase é compressiva e envolve o fechamento abrupto da glote e uma intensa ativação dos músculos expiratórios; sendo assim, a eficácia da tosse é comprometida pela incompetência glótica. Finalmente e de forma repentina, a laringe se abre amplamente, o que resulta em uma saída súbita e rápida de ar com velocidades tão elevadas quanto 10 litros/seg. A tosse desempenha um importante papel na limpeza da árvore traqueobrônquica e na manutenção da permeabilidade das vias aéreas inferiores. Tosse anormal pode ser um grave problema clínico que interfere com a função normal diária e compromete a qualidade de vida.

CONTROLE DA VENTILAÇÃO

O papel da laringe como um órgão ativo durante a respiração não é amplamente reconhecido. Abdução e adução das pregas vocais ritmadas com as fases da respiração têm sido reconhecidas por muitos anos.[17,18] Postulou-se que todo o movimento respiratório da laringe seja passivo e resulte do acoplamento biomecânico da laringe sobre a árvore traqueobrônquica.[13,19] Algumas evidências sugerem que a tração para baixo da laringe dilataria a glote,[13] mas observações clínicas e evidências experimentais indicam que a laringe se move ativamente na respiração e, de fato, desempenha um papel importante na regulação da respiração. A laringe está localizada na entrada da traqueia; não é somente capaz de abrir-se e fechar-se rapidamente, mas também pode criar alterações súbitas na resistência. Assim, a laringe é mais bem adaptada do que qualquer outra parte do trato respiratório a regular o fluxo de ar. Alterações na resistência que resultem de respostas da laringe a estímulos respiratórios, como a pressão negativa nas vias aéreas e as alterações da composição gasosa do sangue, têm um efeito benéfico sobre a ventilação.[20]

O alargamento da glote durante a inspiração é uma ação primária da ventilação que só cessa durante a anestesia profunda ou o sono. O músculo CAP, o único dilatador ativo da laringe, começa a contrair antes da ativação do diafragma em cada inspiração.[5,21,22]

O nível de atividade do CAP – e, consequentemente, os deslocamentos da laringe com a respiração – varia. O movimento da laringe pode ser imperceptível durante a respiração não assistida ou silenciosa; no entanto, com o aumento do esforço respiratório, a atividade do CAP aumenta proporcionalmente com atividade do diafragma. Diferenças importantes têm sido observadas entre a atividade do CAP e o comportamento diafragmático (Fig. 27-6). Quando a via aérea superior é parcialmente ocluída, a inspiração gera uma pressão negativa nas vias aéreas, que são um potente estímulo para o CAP e vários outros músculos que dilatam as vias aéreas superiores.[20,23] Em contrapartida, o diafragma responde reduzindo a força inspiratória e aumentando a duração da inspiração.[14] Essa resposta ocorre porque, durante a obstrução parcial das vias aéreas, o CAP e o diafragma têm efeitos opostos sobre a permeabilidade das vias aéreas. O aumento da força diafragmática aumenta a pressão negativa e favorece o colapso da via aérea. Para inspirar o mesmo volume, o diafragma prolonga a duração da inspiração. A contração do CAP dilata a via aérea, que se opõe ao efeito do diafragma. Durante uma forte demanda respiratória, o CAP continua a contrair durante expiração, mesmo após o diafragma ter relaxado; isso retarda a adução expiratória e facilita a saída do ar. Durante a respiração curta e ofegante, a glote sustenta uma posição abduzida (aberta) para garantir o fluxo máximo de ar. Devido a essas diferenças fisiológicas, o nervo frênico não é uma escolha ideal para reinervação do CAP em pacientes com paralisia da laringe.

Existe alguma controvérsia na literatura quanto ao fato de a adução da laringe durante a expiração ser um processo ativo ou passivo. Alguns estudos eletromiográficos (EMG) não confirmaram qualquer atividade expiratória dos músculos adutores da laringe, fato esse que sugere que o estreitamento expiratório da glote seja passivo, um resultado do relaxamento do CAP.[24,25]

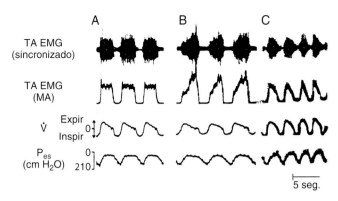

FIGURA 27-7. Atividade dos músculos adutores da laringe durante a respiração como mostrado pela eletromiografia. **A**, Platô na atividade do músculo tireoaritenoideo (TA EMG) é correlacionado com a diminuição do fluxo aéreo. **B**, Aumento progressivo na atividade do músculo tireoaritenoideo está correlacionado com registro mais achatado do fluxo de ar e a expiração. **C**, Diminuição da atividade durante a expiração é correlacionada com uma expiração mais curta. Expir., expiração; Inspir., inspiração; MA, média; Pes, pressão no esôfago (intratorácica); V, fluxo de ar. (De Kuna ST, Insalaco G, Woodson GE. Thyroarytenoid muscle activity during wakefulness and sleep in normal adults. *J Appl Physiol* 1988;63:1332).

Outros pesquisadores documentaram uma atividade dos músculos adutores da laringe durante a fase expiratória.[26,27] Essas observações conflitantes foram reconciliadas pela constatação de que a atividade respiratória dos músculos adutores da laringe é muito menos consistente do que a atividade do CAP. A adução expiratória da laringe é ativa ou passiva, dependendo da estratégia respiratória. Durante condições basais, tais como no sono, os músculos adutores da laringe são "silenciosos"; no entanto, durante a vigília, a ativação dos músculos adutores laríngeos expiratórios é frequentemente detectada, mas em níveis extremamente variáveis. Correlações da atividade dos músculos adutores da laringe com fluxo expiratório de ar, o padrão ventilatório e a resistência transglótica sugerem que este seja um mecanismo importante para o controle da frequência respiratória (Fig. 27-7).[28] Adução da glote aumenta a resistência expiratória ao fluxo de ar e, assim, a expiração é prolongada. Durante as condições normais de respiração, a frequência respiratória é, principalmente, controlada pela variação da taxa da expiração,[29] a qual pode ser retardada pela contração parcial do diafragma. A ação dos músculos abdominais aumenta a taxa de expiração, embora durante respiração basal, em condições de repouso, a laringe pareça ser mesmo o mecanismo primário para o controle do padrão ventilatório.

A regulação laríngea de respiração não é essencial para a vida, como evidenciado pelo fato de que os pacientes ventilam de forma satisfatória através de uma traqueostomia, embora a incapacidade de respirar e de falar normalmente através dos orifícios naturais exerça um impacto devastador na qualidade de vida. A função ótima do trato aerodigestivo superior requer a função normal da laringe.

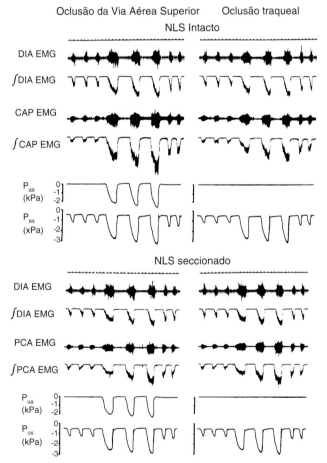

FIGURA 27-6. Efeitos das oclusões da via aérea superior e da traqueia em um cão anestesiado, antes e depois de secção do nervo laríngeo superior (NLS). Em cada registro, a referência superior indica o tempo (em segundos) e o segundo e terceiro registros são atividades eletromiográficas do diafragma (DIA EMG) e do músculo cricoaritenoideo posterior (CAP EMG). Os dois registros inferiores em cada painel indicam a pressão nas vias aéreas superiores (Pas), do esôfago (Pes) e a pressão intratorácica. Oclusão traqueal afeta somente a pressão intratorácica, considerando que a oclusão da via aérea superior também afeta a pressão das vias aéreas superiores, que é detectada sensorialmente pelo NLS. (De Sant' Ambrogio FB, Mathew OP, Clark WD, Sant' Ambrogio G. Laryngeal influences on breathing pattern and posterior cricoarytenoid muscle activity. *J Appl Physiol* 1985;58:1298).

RECEPTORES SENSORIAIS

A laringe não é apenas um órgão motor, mas também local onde existe uma variedade de receptores sensoriais que influenciam a respiração e a função cardiovascular. A laringe é densamente povoada por receptores sensoriais, que são mais numerosos do que os localizados nos pulmões. Essa descoberta é notável considerando que a área de superfície interna dos pulmões é de vários metros quadrados, enquanto a laringe é uma estrutura relativamente menor. Fibras nervosas do nervo laríngeo superior identificam três principais tipos receptores respiratórios laríngeos – pressão negativa, fluxos de ar e *drive receptors*[30] – ativados pelo processo respiratório, os quais influenciam o controle central da respiração. *Receptores de fluxo de ar* realmente respondem a uma diminuição

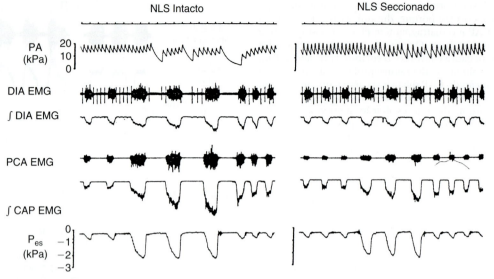

FIGURA 27-8. Os efeitos de oclusão da via aérea superior sobre a pressão arterial (PA) em um cão anestesiado antes e depois de uma secção transversal do nervo laríngeo superior (NLS). Em cada registro, a parte superior marca o tempo em segundos. O terceiro e quinto traçados estão sincronizados e indicam a atividade eletromiográfica integrada do diafragma (DIA EMG) e do músculo cricoaritenoideo posterior (CAP EMG). O traçado inferior corresponde à pressão intraesofágica (Pes) como um indicador de esforço respiratório (De Sant'Ambrogio FB, Mathew OP, Clark WD, Sant' Ambrogio G. laringe influências sobre o padrão de respiração e atividade muscular cricoaritenóideo posterior. *J Appl Physiol* 1985; 58: Sant'Ambrogio FB, Mathew OP, Clark WD, Sant'Ambrogio G. Laryngeal influences on breathing pattern and posterior cricoarytenoid muscle activity. *J Appl Physiol* 1985;58:1298 1298).

da temperatura, porque a laringe é resfriada pelo ar inspirado; portanto, os receptores de fluxo de ar não respondem ao ar que tenha sido aquecido e umidificado pela cavidade nasal; ao contrário, eles são ativados pelo ar que entra pela boca, particularmente no clima seco e frio. Provavelmente os *drive receptors* sejam proprioceptores que respondem aos movimentos respiratórios da laringe. Sensações laríngeas desencadeadas por estímulos táteis e químicos não são ativadas durante as condições normais de respiração, mas a sua estimulação pode afetar profundamente a ventilação.

REFLEXOS CIRCULATÓRIOS

A estimulação da laringe pode alterar a frequência cardíaca e a pressão arterial. Durante a indução da anestesia geral, a entubação endotraqueal pode resultar em bradicardia. O resultado direto da estimulação experimental da laringe sobre a pressão sanguínea é a hipertensão,[31] embora na prática clínica os efeitos da bradicardia ou da ectopia sejam detectados e, em geral, prevaleçam resultando em hipotensão. Em pacientes com apneia obstrutiva do sono, a pressão negativa nas vias aéreas pode estimular os receptores da laringe tão fortemente que arritmias cardíacas podem ocorrer. Experimentos com animais mostram que o ramo aferente desse reflexo é o nervo laríngeo superior, pois seccionando esse nervo há abolição dessas respostas cardiovasculares (Fig. 27-8). O ramo eferente para bradicardia é o nervo vago e o ramo eferente para a elevação da pressão sanguínea é composto pelas fibras nervosas simpáticas, mas as conexões centrais envolvidas ainda não foram identificadas.[32]

FUNÇÃO FARÍNGEA NA RESPIRAÇÃO

A via aérea superior assemelha-se a um conduto com vários segmentos nos quais a forma e a área de secção transversal podem ser alteradas dinamicamente. A faringe é a maior região, a mais complacente e é suscetível ao colapso passivo. Manutenção da patência exige a ação dos músculos estriados da via aérea superior em coordenação com a atividade dos músculos respiratórios.[33] Os músculos das vias aéreas superiores também determinam se o ar é inspirado pelo nariz ou pela boca. A anatomia e as propriedades intrínsecas dos músculos das vias aéreas superiores indicam que eles principalmente são adaptados a funções não respiratórias, mas podem ser usados em atividades respiratórias. A maioria dos músculos que atua sobre a faringe não mostra atividade respiratória durante a respiração corrente em repouso; ao contrário, eles são recrutados pelo aumento da capacidade respiratória ou pela obstrução das vias aéreas superiores (Fig. 27-9).[34]

Em indivíduos saudáveis, a cavidade nasal é a via preferida da respiração, porque a posição relaxada da mandíbula fecha a boca e o palato mole relaxado veda a entrada de ar na cavidade oral. Além disso, a cavidade nasal aquece, umidifica e filtra o ar inspirado. A seleção de respiração oral ou nasal é realizada principalmente pelo palato mole, uma faixa de tecidos macios inserida posteriormente na porção óssea do palato duro. A respiração oral exige a ativação do músculo elevador do véu palatino, para elevar o palato mole e ativar os músculos da úvula. A respiração nasal é

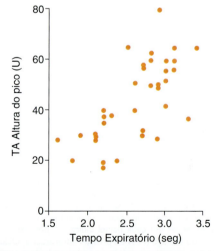

FIGURA 27-9. O pico de atividade eletromiográfica do músculo tireoaritenoideo (TA altura do pico) como uma função do tempo expiratório em um humano acordado. Coeficiente de correlação = 0,680. (De Kuna ST, Insalaco G, Woodson GE. Thyroarytenoid muscle activity during wakefulness and sleep in normal adults. *J Appl Physiol* 1988;63:1332).

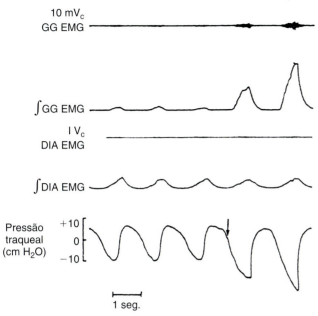

FIGURA 27-10. Respostas dos músculos diafragma e genioglosso (GG) à oclusão nasal (começando na *seta*) em um coelho anestesiado e vagotomizado. O registro superior indica a atividade eletromiográfica sincronizada (EMG) do genioglosso em milivolts; o segundo traço indica a atividade integrada do genioglosso em volts. O terceiro e quarto registros EMG são sincronizados e integrados do diafragma (DIA). (De Mathew OP, Abu-Osba YK, Thach BT. Influence of upper airway pressure changes in respiratory frequency. *J Appl Physiol* 1982;52:483).

favorecida pela constrição da passagem da parte oral da faringe, que é realizada, principalmente, por meio da ativação dos músculos palatoglossos, medialização do istmo das fauces e elevação da base da língua. Essa atividade é maior durante a respiração nasal forçada com a boca aberta.[35]

Poucas informações objetivas estão disponíveis em relação à função respiratória dos músculos constritores da faringe. É amplamente assumido que ocorre um aumento do tônus nesses músculos, provocando maior rigidez e reduzindo a tendência da faringe ao colapsamento, decorrente da pressão negativa gerada durante a inspiração. Por outro lado, admite-se que flacidez dos constritores da faringe desestabilize a via aérea e, portanto, promova o colapso, embora não existam dados físicos disponíveis para apoiar tal conceito.[5] Em contrapartida, a contração dos músculos constritores colapsa ativamente o lúmen da faringe. Foi detectada uma atividade espontânea do músculo constritor superior da faringe no ciclo respiratório, mas esta atividade ocorre durante a fase expiratória e desaparece com a broncoconstrição, o que sugere que ela desempenha um papel na modulação da resistência ao fluxo expiratório.[36]

Os músculos dilatadores da faringe estão localizados em posição anterior e lateral. O mais bem estudado e, provavelmente, o mais importante dilatador da faringe é o genioglosso, um músculo em "forma de leque" que se origina da face posterior do corpo da mandíbula e cujas fibras se dispersam até se inserir na língua. Embora não exista nenhum estudo conclusivo a respeito de quais músculos são os responsáveis por deslocar a base da língua para frente, dilatando as vias aéreas, as evidências sugerem fortemente que esse é o papel do genioglosso. Em experiências com animais, detectou-se que o aumento da atividade EMG do genioglosso está associado a uma maior capacidade da faringe para resistir a pressão negativa de colapso.[37] A atividade EMG do genioglosso aumenta reflexamente em resposta à pressão negativa das vias aéreas superiores (Fig. 27-10).[14,23] Nos humanos com apneia obstrutiva do sono, uma diminuição da atividade EMG do genioglosso tem sido observada durante os eventos obstrutivos, ao passo que a obstrução é aliviada com a recuperação da atividade do genioglosso.[38]

O osso hioide dá suporte à hipofaringe. Nos humanos e em outros primatas, o osso hioide não se articula com qualquer outro elemento esquelético; ao contrário, está suspenso por músculos e ligamentos. Foi demonstrado, em experiências com animais, que a contração dos músculos ligados ao osso hioide aumenta o tamanho e a estabilidade das vias aéreas superiores.[39] Admite-se que os músculos conectados ao osso hioide resistam a tração para baixo exercida pela traqueia sobre a via aérea, durante a inspiração.[35,40]

FUNÇÃO NA FONAÇÃO

A fala humana exige uma interação coordenada de boca, faringe, laringe, pulmões, diafragma, músculos do pescoço e da parede abdominal. Os três componentes fundamentais no processo são fonação, ressonância e articulação: a *fonação* é a geração de som pela vibração das pregas vocais, a *ressonância* é a indução das vibrações no trato vocal e a *articulação* é a organização do som em palavras.

FONAÇÃO

O papel da laringe na produção do som tem sido reconhecido durante séculos,[41] embora o mecanismo pelo qual a laringe gera o som a partir do ar exalado não estivesse claro até os meados do século XX. Em 1950, Husson[42] apresentou a hipótese neurocronáxica que considerava que as vibrações na glote eram causadas por impulsos nervosos rítmicos pelos nervos da laringe, sincronizados com a frequência do som produzido, de modo que cada ciclo vibratório era causado por um impulso neural distinto – uma hipótese fisiologicamente impossível.

Na década de 1950, van den Berg[43] usou sistema de gravação em alta velocidade para documentar o movimento das pregas vocais durante a vibração e, posteriormente, relatou sua teoria sobre o mecanismo da fonação; agora amplamente aceita, a teoria Mioelástica-Aerodinâmica sustenta que a interação das forças aerodinâmicas e das propriedades mecânicas dos tecidos da laringe é responsável por induzir a vibração das pregas vocais e gerar um som vocal.

A fonação normal requer que cinco condições sejam satisfeitas; essas condições estão listadas no Quadro 27-1. O apoio da respiração deve ser adequado para fornecer energia e as margens vibratórias das pregas vocais devem ser alinhadas e separadas por um pequeno e apropriado intervalo. As propriedades físicas da prega vocal devem ser propícias à vibração e sua conformação tridimensional deve ser favorável. Finalmente, uma voz normal requer controle volitivo do comprimento, da tensão e da forma da glote.

O processo de fonação começa com a inalação de ar e, em seguida, o fechamento da glote posiciona as pregas vocais nas proximidades da linha média. Uma explicação simplificada da fonação é que expiração faz com que a pressão subglótica aumente até que as pregas vocais sejam deslocadas lateralmente, o que produz uma diminuição súbita na pressão subglótica. As forças que contribuem para o retorno das pregas vocais à linha média incluem essa diminuição da pressão, as forças elásticas na prega vocal e o efeito de Bernoulli no fluxo de ar. Quando as pregas vocais retornam à linha média, a pressão a traqueia se refaz e o ciclo é repetido. A estrutura da prega vocal determina se a vibração resultante é periódica ou caótica.

A fonação real é mais complexa do que o modelo descrito anteriormente, pois a prega vocal não é uma estrutura homogênea

---

Quadro 27-1. CINCO REQUISITOS PARA A FONAÇÃO

1. Suporte respiratório adequado
2. Aproximação das pregas vocais
3. Propriedades vibratórias favoráveis
4. Conformação favorável da prega vocal
5. Controle do comprimento e da tensão

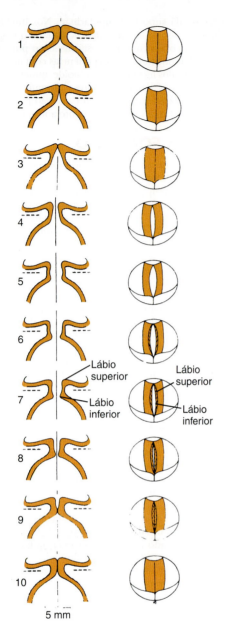

FIGURA 27-11. Movimentos de diferentes porções das pregas vocais, durante um ciclo vibratório, demonstrado esquematicamente no plano coronal (à esquerda) e a partir de uma visão superior (à direita). Movimento da mucosa começa caudalmente (1) e, em seguida, move-se em sentido cefálico. A porção inferior está fechando à medida que a margem superior está abrindo (5). (De Hirano M. *Clinical examination of voice.* New York: Springer-Verlag; 1981).

e, também, pelo fato de que ela vibra em três dimensões.[44] Além disso, o padrão de vibração varia com a altura de som produzido (grave ou agudo) e o registro vocal. O conceito de "corpo-cobertura" (*body-cover*) da fonação – composto pela mucosa e prega – determina que a vibração da mucosa não corresponde diretamente à vibração do restante da prega vocal.[45] Em vez disso, o "corpo" da prega vocal é relativamente estático enquanto a onda somente se propaga pela cobertura mucosa. Esta onda vibracional começa na parte inferomedial da prega vocal e se move superiormente (Fig. 27-11). À medida que as margens da prega vocal começam a se separar, as margens inferiores fecham e essa relação temporal é contabilizada pelo modelo de duas massas proposto por Ishizaka e Flanagan.[46] À medida que as extremidades superiores das pregas vocais se separam, o fluxo de ar através da glote gera uma maior pressão negativa na margem inferior das pregas vocais, o que acelera o fechamento inferior.

A teoria de corpo-cobertura e o modelo de duas massas são consistentes com a maior parte do movimento observado durante a fonação modal (p. ex., o registro "de cabeça" e o registro em frequências médias), embora a onda da mucosa diminua nos tons agudos, ela não é visível durante o "falsete", o que sugere que os movimentos da mucosa e do tecido subjacente se tornam acoplados. Desse modo, a retração elástica, mais do que o efeito de Bernoulli, é a principal força que impulsiona a fase de fechamento da fonação; a fase de fechamento é muito mais curta e apenas as cristas superiores das pregas vocais mantêm contato. As características vibratórias do falsete têm sido atribuídas a um aumento da tensão e a decréscimo da espessura da prega vocal. Durante a fonação em tons mais graves, o músculo vocal é relaxado para que o «corpo» da prega vocal participe da oscilação (processo de vibração).

FORÇA EXPIRATÓRIA

A força disponível para impulsionar a fonação depende do volume de ar nos pulmões, da retração elástica da parede torácica e do diafragma, além da força dos músculos abdominais e intercostais. Normalmente, expiração passiva é suficiente para a emissão de voz durante uma simples conversa. Gritar e cantar requerem uma inspiração pré-fonatória mais profunda, um volume pulmonar maior e um esforço expiratório ativo. Pelo fato de que a quantidade de apoio respiratório necessário para o uso normal da voz seja pequena em comparação com a capacidade pulmonar, geralmente a perda da voz não é uma queixa apresentada pelos pacientes com desordens pulmonares. O apoio respiratório torna-se um problema clínico na fonação em duas situações. Primeiro, em pacientes com disfonia funcional, pois uma inspiração pré-fonatória insuficiente exige excessiva pressão glótica para produzir voz em volume aceitável, o que pode levar a lesões induzidas pelo estresse nas pregas vocais. Em segundo lugar, em um paciente com uma desordem orgânica da voz e função pulmonar reduzida, a capacidade para compensar a alteração glótica é limitada. Por exemplo, um paciente com paralisia laríngea é mais sintomático se coexistir um enfisema pulmonar. Um componente importante do treinamento vocal são as instruções sobre o controle da respiração para maximizar o poder da produção vocal.

POSICIONAMENTO DA PREGA VOCAL

A fonação exige uma relação crítica entre o espaço localizado entre as margens mediais das pregas vocais e o fluxo de ar expiratório. As pregas devem estar próximas, suficientemente juntas, de modo que o fluxo de ar produza as oscilações; se o espaço for muito grande, o voz é soprosa ou áfona, somente sendo produzido um ruído de fluxo de ar turbulento e nenhum som periódico. A diferença pode ser maior se o fluxo de ar for também maior; por outro lado, o baixo fluxo de ar expirado exige um espaço mais estreito entre as pregas vocais. Se as pregas vocais estiverem firmemente apostas, uma pressão excessiva é necessária, ocorrendo uma fonação tensa ou até ausente. Uma analogia para fonação é o som gerado pelo ar liberado, a partir de uma bexiga de festa. O tom e o volume podem ser variados pelo ajuste da tensão das bordas do orifício da bexiga. O som será mais intenso quando houver uma maior quantidade de ar dentro do balão. E se a pressão sobre o orifício do balão for suficientemente grande para interromper o fluxo de ar, o som cessa. Com a diminuição da pressão de fechamento, o som torna-se cada vez mais turbulento.

CAPACIDADE VIBRATÓRIA DAS PREGAS VOCAIS

As propriedades físicas das pregas vocais são cruciais para determinar a função vocal. Durante a fonação modal normal, a mucosa ondula livremente sobre o ligamento vocal e o músculo vocal subjacentes.[47] Importantes estudos histológicos feitos por Hirano mostraram que essa ondulação é possível porque a mucosa e o músculo são separados por uma camada de tecido conectivo especializado que funciona como um amortecedor das ondas de choque. Esse tecido altamente especializado é caracterizado por concentrações estratificadas de elastina e de colágeno. A camada mais superficial, também conhecida como o *espaço de Reinke*, é composta de fibras de colágeno e de elastina frouxamente rearranjadas entre si; a camada intermédia é predominantemente composta por fibras elásticas e a camada profunda é constituída de fibras colágenas densamente organizadas. As camadas intermédia e profunda juntas formam o ligamento vocal.

FORMA DA PREGA VOCAL

No modo de falsete, somente as margens superiores das pregas vocais estabelecem contato durante a fase de fechamento, enquanto que, durante a fonação modal, a qual é mais eficiente, a onda da mucosa origina-se na superfície inferior da prega vocal. Isso requer uma configuração favorável da glote no plano coronal, com as superfícies mediais das pregas vocais quase que paralelas. Se o músculo vocal estiver atrófico ou paralisado, a superfície medial da prega vocal se apresentará convexa e o trato glótico será muito convergente para uma fonação ótima. A glote divergente também é desfavorável à fonação.

CONTROLE DA FREQUÊNCIA VOCAL

As alterações de comprimento e de tensão da prega vocal são usadas para controlar a frequência fundamental da vibração das pregas vocais com intuito de produzir as inflexões dinâmicas na voz. Tais ajustes envolvem um controle motor fino. Na faixa inferior da escala vocal (sons mais graves), a contração dos músculos tireoaritenoideos resulta em uma diminuição da altura, porque diminui a tensão na cobertura mucosa da prega vocal. Durante a contração do músculo cricotireoideo, o que aumenta o comprimento e a tensão, o reforço da contração dos tireoaritenoideos resulta em aumento da altura. A contração do músculo cricotireoideo na ausência de atividade do músculo tireoaritenoideo é geralmente aceita como responsável pelo mecanismo de produção do falsete.

O tamanho e as propriedades físicas da laringe determinam a faixa de frequências sonoras que pode ser produzida. A criança apresenta uma laringe menor e, portanto, tem uma faixa mais elevada de frequências do que um adulto. Durante a puberdade, nos homens, o rápido aumento do tamanho da laringe resulta na instabilidade do controle da altura, até que ocorra uma adaptação à nova anatomia. O tamanho não é o único determinante da faixa de altura (frequências), porque a perda da elasticidade, relacionada com a idade, além do aumento da ossificação da lâmina da cartilagem tireóidea, resulta em uma elevação da altura dos tons. Alturas menores da voz (frequências mais graves) são produzidas por homens jovens, cujas pregas vocais são mais longas e mais pesadas do que das mulheres e mais complacentes do que as dos homens mais velhos.

RESSONÂNCIA

O som produzido pela glote, isoladamente do resto do trato vocal, não soa como a voz humana, mas é áspero e assemelha-se a algo como um chamado "som de ganso". Um som fonado (reconhecido) adquire as características da voz humana, através da ressonância do tórax, das vias aéreas superiores e do crânio. A *ressonância* corresponde a prolongamento, amplificação e filtragem do som pela indução da vibração simpática; as frequências vocais reforçadas pela ressonância são denominadas *formantes*. A própria faringe não ressoa, porque suas paredes são demasiadamente complacentes para apoiar a vibração simpática; a estrutura ressonante primária é, na verdade, a coluna de ar contida na faringe. O comprimento do trato vocal e os locais dos segmentos de constrição conferem frequências ressonantes características (formantes), que são excitadas com qualquer som presente no trato, seja da glote ou a partir de uma laringe artificial. Um locutor controla a ressonância da voz, alterando a forma e o volume da faringe, elevando ou abaixando a laringe, movendo a língua ou a posição da mandíbula ou, ainda, fazendo variar a quantidade de som transmitido através da nasofaringe e da cavidade nasal. O treinamento vocal para cantar, atuar ou falar em público concentra-se fortemente em refinamento e maximização da ressonância. O objetivo é produzir um som mais alto e mais agradável possível, com uma tensão ou pressão mínima na laringe.

ARTICULAÇÃO

A *hipótese fonte-filtro* da fonação indica que a laringe é a fonte constante de som, que é moldado em palavras pelo trato vocal superior. Nesse modelo geralmente aceito, as consoantes e as vogais são formadas pela ação de lábios, língua, palato e faringe. A participação da laringe durante a articulação é, em geral, considerada limitada no início e no término da fonação, coordenando com articuladores superiores a produção de sons vocalizados e não vocalizados. Na simulação computadorizada, esse modelo parece explicar razoavelmente bem a fala, embora evidências atuais sugiram que a posição e a forma da glote podem realmente variar com a produção de vogais diferentes, de modo que a contribuição da laringe na fonação pode ser mais complexa do que anteriormente reconhecida.[48]

ENTRADA SENSORIAL PARA O CONTROLE DA FALA

Um mecanismo óbvio para controlar a saída do som durante a fala é o *feedback* auditivo. Essa entrada sensorial é mais importante quando uma pessoa está aprendendo a falar e não é essencial no uso diário. Pessoas surdas previamente à aquisição da linguagem nunca desenvolvem a fala compreensível completamente, enquanto aquelas que se tornam surdas após a aquisição da linguagem são capazes de manter padrões de fala bastante normais, em parte pela produção da fala balística (explosiva), mas provavelmente também devido a utilização de recursos não auditivos para o *feedback*. Um exemplo da importância de recursos não auditivos no controle da voz é a capacidade de cantores bem treinados emitirem a voz com um bom controle de altura e intensidade, mesmo quando não conseguem se escutar. Sensações táteis induzidas pelas vibrações sonoras em face, pescoço e tórax são sinais importantes para esse controle. Muitos receptores sensoriais encontrados na laringe respondem à pressão, ao fluxo do ar e aos movimentos articulares, mas o grau a partir do qual essa sensibilidade laríngea influencia o controle vocal ainda não é conhecido.

Para consultar a lista completa de referências, acesse www.expertconsult.com.

LEITURA SUGERIDA

Laitman JT, Reidenber JS: Advances in understanding the relationship between the skull base and larynx with comments on the origins of speech. *Hum Evol* 3:99, 1988.

Remmers JE, deGroot WJ, Sauerland EK, et al: Pathogenesis of upper airway occlusion during sleep. *J Appl Physiol* 44:931, 1978.

Sant'Ambrogio G, Mathew OP, Fisher JT, et al: Laryngeal receptors responding to transmural pressure, airflow, and local muscle activity. *Resp Physiol* 54:317, 1983.\

28 Visualização da Laringe

Robin A. Samlan | Melda Kunduk

Pontos-chave

- A endoscopia laríngea, utilizando endoscópios flexíveis ou rígidos, é usada para examinar a estrutura da prega vocal e função macroscópica.
- A videoestroboscopia é usada para examinar o padrão vibratório das pregas vocais e a relação entre o corpo e a cobertura mucosa.
- Imagem digital de alta velocidade complementa a endoscopia e a estroboscopia, mostrando detalhes em vibrações curtas e aperiódicas, permitindo a quantificação dos parâmetros vibracionais.
- A imagem de banda estreita (NBI, do inglês *narrow-band imaging*) utiliza as características de absorção de luz dos tecidos para revelar detalhes vasculares.
- Cada dispositivo utilizado para visibilizar as pregas vocais acrescenta uma contribuição única para sua avaliação e compreensão.

Várias opções estão disponíveis para visibilizar e documentar a morfologia e fisiologia laríngea, sendo que cada uma tem vantagens únicas e respectivas limitações. Este capítulo discute a videoestroboscopia da laringe (VEEL), a imagem digital de alta velocidade e imagem de banda estreita (NBI).

O termo *endoscopia* é utilizado aqui para se referir a um exame realizado com uma fonte de luz halógena contínua e um endoscópio rígido ou flexível. *A videoendoscopia laríngea* fornece informações sobre a estrutura e o funcionamento da prega vocal. É usada para diagnosticar e documentar a voz e as alterações laríngeas, planejar o tratamento, fazer comparações longitudinais, educar os pacientes e fornecer *biofeedback* para as terapias vocal e respiratória. Deve-se registrar o exame ou incluir imagens fixas deste na documentação dos acompanhamentos de rotina e para aplicações médico-legais.

A *estroboscopia* é uma técnica de iluminação usada para examinar os padrões de vibração da prega vocal e a relação entre o corpo da prega vocal e sua respectiva cobertura mucosa. É valiosa para descrever doença das mucosas e seus efeitos sobre a vibração das pregas vocais. A estroboscopia é necessária para determinar o fechamento glótico e a flexibilidade da mucosa, para fazer inferências sobre a tensão e, às vezes, identificar ou diferenciar as lesões. Endoscópios rígidos e flexíveis podem ser usados para avaliações estroboscópicas, com diferentes vantagens e limitações.

Imagem digital de alta velocidade (IDAV) complementa a endoscopia e a estroboscopia; possibilita observar detalhes da vibração das pregas vocais quando estas apresentarem movimentação curta ou aperiódica e a análise de imagem permite a quantificação de detalhes vibratórios que não seria possível de outra forma.

Imagem de banda estreita (NBI) é uma técnica que utiliza as características da absorção de luz pelos diferentes tecidos e órgãos e que permite uma análise detalhada dos padrões vasculares dentro e fora de uma lesão. Na laringe, tem sido utilizada para melhorar a identificação da papilomatose respiratória recorrente e para triagem de doenças malignas, identificando áreas candidatas a amostras para biópsia.

Imagem endoscópica da laringe e do trato vocal está contida na atividade prática dos otorrinolaringologistas.[1] Considerando que a avaliação da saúde da mucosa e o diagnóstico da laringe estão dentro do campo especializado do otorrinolaringologista, o exame avalia: 1) padrões vibratórios durante várias condições de emissão de voz, 2) o comportamento da laringe e das estruturas supralaríngeas durante a fonação e 3) como o tratamento com sondas altera a fisiologia da fonação; eles são também utilizados como *feedback* visual para a terapia. A primeira seção deste capítulo se refere à endoscopia e à estroboscopia: protocolos de avaliação, equipamentos, técnica de exame e os registros clínicos. A segunda seção descreve a IDAV e a terceira seção discute o NBI e a filtração da imagem.

VIDEOENDOSCOPIA E ESTROBOSCOPIA

ENDOSCOPIA: AVALIAÇÃO USANDO LUZ CONTÍNUA

Protocolo

O exame endoscópico com luz contínua em oposição à estroboscopia fornece informações relativas à estrutura de laringe, à cartilagem aritenoide, ao movimento da prega vocal, ao movimento da mucosa, à vascularização, à atividade supraglótica e à conformação da borda livre da prega vocal. O protocolo de ações mais comumente utilizadas nesse tipo de avaliação está listado no Quadro 28-1 e proporciona uma oportunidade de focalização na estrutura e no funcionamento macroscópico, diante de uma série de atividades solicitadas. A velocidade "normal" para a repetição rápida de "ee" e "hee" é considerada de quatro a seis sílabas por segundo[2] e a dificuldade com precisão e ritmo no início/término da vocalização foi encontrada em pacientes com comprometimento neurológico.[3,4] A produção de frases, sentenças ou a própria conversação durante o exame endoscópico é particularmente útil quando a qualidade da voz não é consistente com a avaliação perceptiva-auditiva da voz durante a entrevista com o paciente. O exame da função velofaríngea é indicado se a emissão nasal ou uma hipernasalidade estiverem presentes.

Estrutura da Laringe

Devem ser registradas as anomalias e assimetrias da valécula epiglótica, dos recessos piriformes, da epiglote, das pregas ariepiglóticas, das pregas vestibulares e da margem posterior da glote. Redução do tom durante a emissão sustentada das vogais "ee" aumenta o ângulo de visão, permitindo melhor observação das

> **Quadro 28-1. PROTOCOLO PARA VIDEOENDOSCOPIA LARÍNGEA (LUZ CONTÍNUA)**
>
> Respiração em repouso
> Respiração profunda
> Tosse ou ato de limpar a faringe
> Sustentando "ee" em um tom e volume confortáveis
> Variação de tons
> Fonação suave e tensa
> Repetições rápidas de "ee"
> Repetições rápidas de "hee"
> O "ee" seguido de uma aspiração nasal rápida (× 3)[*] – Manobra do Sniff
> Assobiar[*]
> Frases e/ou conversa, conforme necessário[*]
> Observação da função velofaríngea durante sons sustentados tais como "ee" e "s"[*]
> Observação da função velofaríngea durante as frases carregadas de contrastes sonoros nasal-oral

[*]Se estiver usando um endoscópio flexível.

valéculas. Uma epiglote em "forma de ômega" é uma variante comum em homens, mas rara no sexo feminino.[2,5] Sinais de irritação da laringe ou de possível refluxo laringofaríngeo devem ser observados; principalmente se esses sinais incluem edema, eritema, irregularidades da superfície e lesões da parte posterior da laringe.[6-9] A especificidade dos sinais de refluxo ainda precisa ser definida. Em particular, a presença de "barra interaritenoidea", eritema em região aritenoidea e hiperemia associada a hiperplasia linfoide em parede posterior da faringe foram encontrados em um número substancial de voluntários "normais".[8]

Movimento da Aritenoide e da Prega Vocal

O movimento e a posição das aritenoides informam ao examinador a respeito da integridade da articulação cricoaritenoidea e do nervo laríngeo recorrente. As aritenoides são descritas como móveis ou imóveis, simétricas ou assimétrica se retificadas ou rodadas. A imobilidade é ainda descrita pela sua posição: mediana, paramediana, intermediária ou lateral. A mobilidade é mais facilmente avaliada quando os pacientes estão emitindo a voz e depois quando inspiram durante tosse, assobio e quando inalam abruptamente (Manobra do Sniff).

Muco

Muitas vezes o muco espesso adere na borda livre ou supraglótica das pregas vocais. A presença de muco espesso geralmente está relacionada a uma diminuição da ingesta hídrica ou uma irritação crônica, devido a traumatismo mecânico, fumo ou refluxo laringofaríngeo.

Acúmulo de muco nos recessos piriformes pode indicar uma redução da sensibilidade da laringe, enfraquecimento das paredes laterais da faringe ou deglutição ineficiente. Muco espessado e aderente às pregas vocais pode mascarar uma lesão ou uma anormalidade. Para permitir a diferenciação do muco das estruturas ou das lesões subjacentes, os pacientes devem ser instruídos a tentar remover o muco, por meio da deglutição ou pela tosse suave.

Vascularização

Um rubor envolvendo a mucosa das pregas vocais é considerado eritema ou hiperemia. Normalmente, se os vasos de pequeno calibre forem visíveis, sua orientação é estarem alinhados paralelamente a borda livre das pregas vocais. Vasos anormalmente dilatados e tortuosos, *ectasia vascular* ou *microvarizes* podem representar áreas de rigidez ou de risco para hemorragia. A hemorragia ocorre quando células sanguíneas escapam de um vaso em uma quantidade suficiente para conferir uma coloração rubra difusa à prega vocal. Muitas vezes as pregas vocais pós-hemorrágicas se manifestam por meio de uma coloração amarelo amarronzada, semelhante às regiões com equimoses pós-traumáticas.

Atividade Supraglótica

A *atividade supraglótica* se refere ao movimento acima do nível das pregas vocais. Alguma atividade supraglótica é considerada normal: uma constrição da parede lateral é frequentemente observada com um aumento do tom do som emitido. Um estreitamento anteroposterior da região supraglótica pode ajudar a criar o formante do cantor[10] e um estreitamento ou uma dilatação ariepiglótica podem ocorrer na emissão de diferentes vogais.[11-13] Outros movimentos supraglóticos são sinais claros de transtorno: por exemplo, o tremor e o movimento mioclônico são evidências de comprometimento neurológico. A constrição supraglótica, às vezes, é considerada uma variante normal, mas, em outros casos, um sinal de voz desordenada. Constrição no início da fonação e constrição leve em toda a fonação ocorrem em pessoas sem distúrbios da voz.[14,15] Enquanto a constrição supraglótica sustentada, como pode ser vista nas Figuras 28-1 e 28-2 é considerada, em geral, um indicador de disfonia por tensão muscular (DTM).[11] A disfonia de tensão muscular pode ser a causa de um distúrbio da voz (disfonia de tensão muscular primária) ou pode ser compensatória a uma anormalidade subjacente (disfonia de tensão muscular secundária).[16,17] Para desmembrar a etiologia, terapia de voz deve ser utilizada para reduzir a quantidade de constrição, seguida por reavaliações sucessivas.

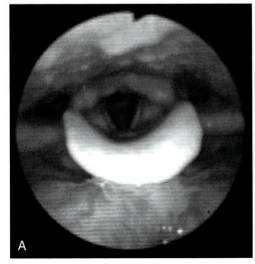 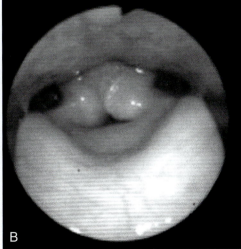

FIGURA 28-1. A, Pregas vocais durante a respiração. **B**, Pregas vocais com uma constrição supraglótica anteroposterior durante a fonação.

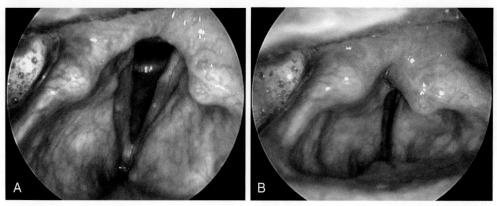

FIGURA 28-2. A, Pregas vocais durante a respiração. **B**, Pregas vocais com uma constrição supraglótica lateromedial durante a fonação.

Borda da Prega Vocal

A observação da borda livre das pregas vocais deve ser feita e avaliada se estas são lineares ou irregulares, lisas ou ásperas.[18] O conceito de borda de prega vocal irregular inclui não apenas a presença de lesões, mas também as margens convexas e côncavas ("arqueadas"). Observe que um *arqueamento* é um termo descritivo, não uma doença em si, e as pregas arqueadas podem ser o resultado de uma série de distúrbios subjacentes.

Limitações

Apesar de a endoscopia ser um método atraente, porque é facilmente disponível na maioria das clínicas de otorrinolaringologia, em geral as informações que ela fornece são insuficientes para compreender plenamente um distúrbio da voz. Os detalhes estruturais são limitados, em comparação às outras técnicas, e os padrões vibratórios que determinam qualidade da voz não podem ser observados. É necessária uma iluminação especializada ou o uso de câmeras a fim de visualizar de forma adequada a vibração das pregas vocais, pelo fato de estas ocorrerem em centenas de ciclos por segundo.

AVALIAÇÃO COM ESTROBOSCOPIA

A videoestroboscopia é usada para avaliar os padrões de vibração das pregas vocais. Uma compreensão da fisiologia da prega vocal normal em diferentes padrões de fonação é essencial para interpretar os exames estroboscópicos. Uma breve descrição da vibração das pregas vocais segue e explicações mais detalhadas podem ser encontradas em outras fontes.[12,13] Ao considerar a vibração das pregas vocais, é útil considerar nessas pregas uma camada de cobertura flexível que compreende o epitélio e a camada superficial da lâmina própria que recobre um conteúdo relativamente tenso; este conteúdo é constituído pelas camadas intermediária e profunda da lâmina própria, além do músculo tireoaritenoideo.[19-21] A contração muscular é responsável pelo posicionamento (adução e abdução em relação à linha média) e pela forma (alongada, encurtada, abaulada) das pregas vocais. Um adequado posicionamento, além da forma e das propriedades mecânicas, é necessário para que as forças aerodinâmicas e elásticas possam iniciar e sustentar a vibração.

Dois padrões de movimento são a base da vibração normal e desordenada das pregas vocais. O primeiro consiste no deslocamento lateral e retorno à linha média que, de forma cíclica, abre e fecha o espaço aéreo entre as pregas vocais, chamado *glote*. O segundo padrão é uma diferença de tempo entre as porções superior e inferior das pregas vocais, de modo que a porção inferior, muitas vezes, leva a parte superior em seu movimento de afastamento e de aproximação, em relação à linha média. Às vezes, este segundo padrão é chamado de *diferença vertical de fase* e, juntamente com a inércia da coluna de ar logo acima das pregas vocais, desempenha um papel importante ao iniciar e manter a vibração.[12,13] A vibração inicia-se logo que a pressão respiratória fornece uma fonte de energia e a *pressão intragló*tica – a pressão de ar entre as pregas vocais – esteja, pelo menos parcialmente, em fase com a direção do movimento das pregas vocais. A assimetria na pressão de condução é facilitada pela diferença vertical de fase, pela inertância (condutância) da coluna de ar supraglótica ou por ambas.[12,13] Alterações na estrutura da prega vocal, que ocorrem com distúrbios ou no pós-operatório, podem afetar significativamente os padrões vibratórios; e em casos extremos, tais perturbações podem até evitar que a vibração ocorra.

Ciclicamente vibração das pregas vocais altera constantemente a área da glote, convertendo a corrente de ar exalado constante em uma série de pulsos de ar, que interage com as pressões subglóticas e supraglóticas; esta condição é conhecida como *fluxo glótico*. O padrão particular de vibração das pregas vocais e a influência da coluna supraglótica de ar determinam as características temporais de cada pulso dentro do fluxo glótico, influenciando a qualidade do som resultante. Fluxo glótico e a onda da pressão sonora resultantes serão discutidos no Capítulo e-56.*

Para avaliar os padrões de vibração durante a fonação, onde a frequência fundamental (F_0) da vibração das pregas vocais comumente é superior a 100 ciclos por segundo (Hz), a vibração deve ser observada em câmera lenta ou no que parece ser lenta. A videoestroboscopia é utilizada clinicamente para avaliação vocal, proporcionando uma imagem laríngea em câmera lenta. Uma fonte de luz estroboscópica ilumina as pregas vocais, por meio de múltiplos ciclos vibratórios e uma série de imagens é capturada revelando as pregas vocais em diversas fases do ciclo glótico. Quando as imagens são apresentadas ao espectador com uma frequência adequada, as pregas vocais parecem estar em movimento reduzido, produzindo ciclos suaves das pregas vocais com imagens de afastamento e retorno à linha média.[22-24] O momento do flash luminoso e da captura da imagem é determinado pela previsão da medida da F_0 e, se a predição estiver incorreta, a ilusão de vibração na câmera lenta vai se desfazer e as pregas vocais revelarão mais uma sensação de "tremer" do que de vibrar. A luz do estroboscópio também pode ser utilizada no modo parado ou travado, onde a luz é emitida como um flash, em um ritmo associado à frequência da vibração da prega vocal, criando uma ilusão de que as pregas vocais não estão se movendo.

A videoestroboscopia é utilizada para avaliar padrões de vibração das pregas vocais, flexibilidade da mucosa, estrutura das camadas subjacentes das pregas vocais e porção inferior das margens das pregas vocais. Isto é particularmente valioso para a caracterização da rigidez, presença de cicatrizes ou lesões submucosas; detecção de pequenas lesões nas pregas vocais; identificação de abaulamentos assimétricos ou tensão; e ainda monitoramento da cicatrização

---

*Disponível, em inglês, em www.expertconsult.com

Quadro 28-2. PROTOCOLO PARA A VIDEOESTROBOSCOPIA LARÍNGEA (LUZ DE XENÔNIO)

Endoscópio Rígido

Sustentando "ee" em um tom e volume confortáveis (várias vezes)
Fonação inspiratória de "ee"
Glissando ascendente, sustentando a nota alta
Glissando descendente, sustentando a nota baixa
Emissão suave da vogal "ee"
Emissão forte da vogal "ee"
Sustentado "ee" na altura e intensidade mais confortáveis do paciente usando o modo travado
Realizar Terapia fonoaudiológica conforme necessário

Endoscópio Flexível

Sentenças do Consensus Auditory Perceptual Evaluation for Voice:[27]
  "Érica tomou suco de pêra e amora."
  "Sonia sabe sambar sozinha."
  "Olha lá o avião azul."
  "Agora é hora de acabar."
  "Minha mãe namorou um anjo."
  "Papai trouxe pipoca quente.
Tarefas cantando quando necessário
Conversa, conforme necessário

do tecido após a fonocirurgia. A estroboscopia associada a endoscopia flexível se revelou importante ao alterar o diagnóstico em 30 a 47% dos pacientes[17,25,26] e para fornecer detalhes adicionais do original diagnóstico em 32% dos casos (p. ex., onde uma hiperfunção estava presente e que pode ser correlacionada a uma alteração subjacente, como a atrofia ou uma lesão).[17]

Protocolo

Aspectos importantes da avaliação estroboscópica incluem fechamento da glote, flexibilidade/rigidez da mucosa, simetria de fase e regularidade. Tradicionalmente, essas características são classificadas a partir da fonação sustentada em um tom e uma sonoridade mais confortáveis (MCPL), embora um protocolo mais completo esteja listado no Quadro 28-2. Parâmetros vibratórios são classificados a partir da emissão de "ee" no MCPL, de modo que o examinador deve provocar várias dessas emissões, monitorando a qualidade da voz durante o exame. Se a qualidade durante a estroboscopia for muito diferente da qualidade da conversação anterior ao exame, emissões sonoras adicionais devem ser feitas, quando possível. A fonação inspirada pode diminuir a constrição supraglótica, quando as pregas vestibulares limitarem a visualização das pregas vocais[11] ou quando o edema resultante do estímulo, ou lesões do compartimento inferior da margem da prega vocal, também o faz. Padrões vibratórios devem ser alterados quando se solicita um tom alto ou baixo (tom agudo e grave, respectivamente) e em relação a uma fonação suave ou tensa. Alongamento bilateral e simétrico das pregas vocais durante a emissão de tons ascendentes confirma grosseiramente que a função muscular cricotireoidea está intacta e que podem detectar a presença de um edema membranoso, de segmentos rígidos ou cicatrizes ao longo da sua margem. O modo "congelado" da estroboscopia é útil para avaliar a regularidade vibratória, que é a extensão na qual um ciclo de vibração é semelhante em duração ao próximo ciclo. Também é útil para realçar diferenças de plano e lesões da margem da prega vocal.

Se a ansiedade do paciente não se manifestar durante a fonação sustentada, o endoscópio flexível é utilizado para avaliar a voz encadeada. As frases incluídas no Consensus Auditory Perceptual Evaluation for Voice[27] constituem uma boa amostra-padrão, porque avaliam uma variedade diferente de contextos em relação aos sons da fala e mostram diferentes requisitos do controle motor da laringe. Se a preocupação for a voz cantada, as atividades do canto devem ser incluídas na análise. Técnicas de terapia podem ser usadas para alterar os padrões de tensão muscular ou vibratórios, possibilitando um diagnóstico mais preciso, uma avaliação das mudanças do padrão vocal e uma orientação para terapia. Existem muitas técnicas a esse respeito. Cantarolar, twangs, suspiro ou emissão de semivogais descendentes com alto fluxo de ar podem alterar a conformação supraglótica, o padrão de fechamento glótico e a vibração das pregas vocais. Trinados, voz ofegante, fonação soprosa, tosse, ação abdominodiafragmática expiratória e *feedback* visual também podem ser úteis na avaliação.

Fechamento Glótico

O *padrão de fechamento glótico* indica o grau e o padrão do contato entre as pregas vocais no momento mais fechado do ciclo de vibração. Duas questões principais devem ser abordadas: primeiro, a glote está ou não está completamente fechada? Em segundo lugar, se as pregas vocais não estão completamente encostadas, o que representa a fenda remanescente? As formas do espaço entre as pregas vocais e os padrões incompletos de fechamento podem ser descritas utilizando uma variedade de termos e um desses padrões é mostrado na Figura 28-3. Como afirmado, o fechamento é tradicionalmente classificado no MCPL e é comum o fechamento se tornar mais completo com um tom baixo (voz grave) ou uma voz mais volumosa e se tornar menos completo com um tom alto (voz aguda) e uma fonação mais suave.

O fechamento total (Fig. 28-3, *A*) é o padrão mais comum em homens[28] e ocorre em algumas mulheres com o aumento da intensidade ou em MCPL.[28-30] Uma fenda posterior (Fig. 28-3, *B*) é o padrão de fechamento mais comum nas mulheres[28,31,32] e poderia ser uma variante normal para os homens.[28] Essa fenda é tipicamente limitada ao espaço entre as pregas cartilaginosas durante a MCPL, mas ela pode se estender à porção membranosa da prega vocal durante a produção de som suave.[28] Rammage et al.[11] definiram que uma grande fenda glótica pode se tratar de um padrão isométrico da laringe nos caos de disfonia por tensão muscular.

Fendas anteriores (Fig. 28-3, *C*) e fusiformes (Fig. 28-3, *D*) são variantes normais nos homens em qualquer idade e nas mulheres idosas.[2,31] Elas também estão presentes em pacientes com distúrbios da voz e podem ocorrer quando houver déficit tecidual nas pregas vocais, como resultado de cicatrizes, cirurgia prévia, atrofia, deficiências motoras das pregas vocais, déficit do nervo laríngeo superior ou no caso de sulco vocal.

Fendas em "forma de ampulheta" (Fig. 28-3, *E*) são típicas nos casos de nódulos vocais ou quando há um cisto ou um pólipo e uma lesão epitelial contralateral. Grandes lesões unilaterais também podem causar espaços em forma de ampulheta. Um *padrão de fechamento incompleto* ocorre quando a abertura se estende a todo o comprimento das pregas vocais e é comum nos casos nos quais há um comprometimento da sua movimentação, cicatriz e variante de disfonia por tensão muscular/afonia, na qual o paciente não aduz completamente as pregas durante a fonação. Às vezes, o fechamento se alterna entre dois ou mais padrões e padrões múltiplos devem ser delineados.

Fase de Fechamento

Embora as descrições acima possam ser utilizadas para estabelecer o *grau* de fechamento, também são úteis para descrever a *duração* do fechamento. Durante a vibração no MCPL, normalmente a glote encontra-se aberta (abrindo, totalmente aberta ou fechando) por aproximadamente dois terços de um ciclo de vibração e permanece fechada no terço restante. Geralmente, o tempo de fechamento diminui em tons mais altos e nas mulheres idosas, aumentando nos homens idosos.[5] A fase de fechamento é uma medida útil em um paciente que emite sons ofegantes, mas atinge fechamento completo, ou nos padrões vocais hiperfuncionais, quando a abertura breve das pregas vocais é apenas observada.

Nível de Fechamento Vertical

As pregas vocais normalmente se unem no mesmo plano vertical. O plano de fechamento irregular pode ser secundário a diferenças neuromusculares entre as duas pregas (paralisia ou paresia), como resultado de traumatismo ou de cirurgia laríngea.

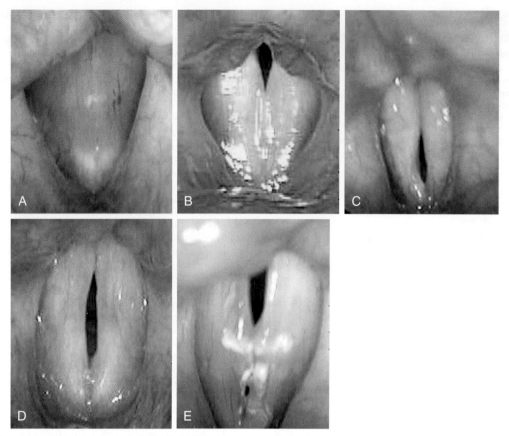

FIGURA 28-3. Fechamento glótico e padrões de fenda. **A**, Fechamento completo. **B**, Fenda glótica posterior. **C**, Fenda glótica anterior. **D**, Fenda fusiforme. **E**, Fenda em "ampulheta".

Flexibilidade e Rigidez da Mucosa

A *amplitude de vibração*, cada excursão horizontal da prega vocal em relação à linha média, é uma ação que envolve flexibilidade/rigidez. A excursão mediana de cerca de um terço da largura da prega (Fig. 28-4) é considerada normal.[19] A amplitude de vibração máxima das pregas vocais direita e esquerda geralmente é simétrica, sendo menor nas mulheres do que nos homens e comumente variando com o tipo de sonoridade, sendo inversamente proporcional ao tom.[5] Diminuição da amplitude de vibração pode ser resultado de incompetência glótica, tensão durante o fechamento glótico ou aumento da massa ou da rigidez das pregas vocais. Diminuição da amplitude é comum em lesões como pólipos sólidos, cistos, papiloma, carcinoma, edema de Reinke, cicatrizes e estados hipercinéticos.[19] Aumento da amplitude pode ser um sinal de diminuição da tonicidade, como observado na prega vocal com paresia ou atrofia.

Onda da mucosa é uma ondulação vertical da mucosa que recobre as pregas vocais sobre a sua estrutura interna. Ela ocorre por causa de alteração na fase vertical, correspondendo à diferença de tempo entre as margens superior e inferior das pregas vocais, que é vital para a auto-oscilação das pregas.[12,13,33] A onda é propagada a partir do lábio inferior da prega vocal e, em seguida, ela se projeta até a margem medial e em toda a superfície superior da prega. A velocidade da onda da mucosa está relacionada com o valor da pressão necessária para produzir a fonação[34,35] e a onda mucosa é caracterizada como a distância que ele percorre através da superfície superior da prega vocal. Normalmente, essa onda se

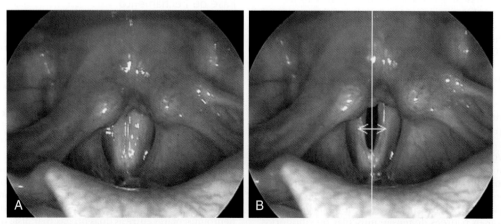

FIGURA 28-4. A, Fechamento glótico completo. **B,** Amplitude máxima de vibração/excursão.

move aproximadamente metade da largura da prega vocal, durante a fonação no MCPL.[36] O trajeto da onda da mucosa se estende por uma maior distância através da prega quando a mucosa é anormalmente maleável, como na degeneração polipoide ou decorrente do aumento da pressão subglótica de ar. Nessas condições, geralmente ela é maior do que metade da largura da prega na fonação em voz alta, quando a pressão subglótica de ar está aumentada. A onda da mucosa é reduzida ou mesmo ausente quando a mucosa está rígida ou quando a diferenciação da estrutura das pregas vocais em camadas é mínima; isso ocorre comumente com o aumento do tom[19] (som agudo) e com envelhecimento.[31] Em condições patológicas, a diminuição ou a ausência de onda mucosa é observada em algumas lesões, cicatrizes ou nos casos de sulco vocal. Fechamento glótico incompleto que resulta do envelhecimento, da atrofia ou de deficiências motoras também pode levar a uma diminuição ou ausência de onda da mucosa.[31,37,38]

Simetria

Simetria de fase é um parâmetro temporal. Ela se refere à extensão pela qual as pregas vocais se movem em um padrão espelhado durante a vibração. As pregas vocais devem se afastar e se aproximar em relação à linha média ao mesmo tempo e em ambos os lados. Vibração assimétrica levanta questões sobre diferenças nas propriedades mecânicas ou no estado neurológico entre as pregas[19] e, assim, diferenças direita-esquerda na posição, na massa, na tensão, na elasticidade e na viscosidade devem ser exploradas. A alteração na simetria direita-esquerda não necessariamente altera a qualidade da voz percebida,[39,40] sendo identificada assimetria direita-esquerda leve em quase 80% dos indivíduos em um grupo de controle com qualidade de voz normal.[41]

Regularidade

Regularidade, ou periodicidade, descreve o grau pelo qual um ciclo fonatório é semelhante, em amplitude e tempo, ao próximo ciclo fonatório.[19] Regularidade é mais bem avaliada no modo parado (ou luz fixa), onde a imagem parece estática se a vibração for regular e tremida se a vibração for irregular. Ela também pode ser estimada a partir do modo *strobe* (modo luz variável), onde não se rastreará adequadamente a frequência fundamental se a vibração for irregular e a imagem ficará tremida. A incidência de ausência de periodicidade aumenta com a idade.[31] Uma vibração regular depende de um equilíbrio estável entre a pressão pulmonar e as pregas vocais. Uma vibração irregular pode ser causada por uma variedade de fatores que incluem assimetrias na inervação (p. ex., paresia), homogeneidade (p. ex., lesão, como cisto ou carcinoma), flacidez (p. ex., paralisia, atrofia, lesão edematosa), tônus instável (p. ex., disfonia espasmódica ou outra doença neuromuscular) ou força inconsistente (p. ex., doença pulmonar funcional).[19]

SISTEMAS ESTROBOSCÓPICOS

Videoendoscopia e sistemas estroboscópicos podem ser comprados como uma unidade completa ou montados pelo instrumentador. Um sistema completo inclui a luz halógena estroboscópica, endoscópios rígidos e flexíveis, uma câmera com lente, um monitor, um computador para gravação digital, um microfone de contato ou dispositivo de eletroglotografia para a determinação de F_0 e uma impressora. Muitas opções estão disponíveis para cada parte do sistema para melhor atender às necessidades dos usuários. Uma variedade de endoscópios rígidos e flexíveis está disponível para aquisição. As câmeras podem ser de definição digital ou de alta definição e algumas exigem processadores de imagem específicos. Gravações podem ser em definição-padrão ou de alta definição e opções de visualização, que incluem em tempo real e de reprodução, podem ser personalizadas para atender as necessidades e o orçamento dos usuários. *Softwares* para recuperação e reprodução de exames previamente gravados variam em diferentes sistemas e alguns oferecem opções para a revisão de imagens e de vídeos, a partir de qualquer computador em rede, utilizando a instalação de infraestrutura de rede. Essas opções serão discutidas, em detalhes adicionais, na seção sobre registros médicos.

ENDOSCÓPIOS

Endoscópios Rígidos

Endoscópios rígidos podem ter ângulos de 70 ou 90 graus e diferirem em diâmetro. Endoscópios rígidos podem proporcionar maior resolução do que os flexíveis e fornecer mais imagens brilhantes e mais nítidas. O contraste é excelente, a seleção dos ângulos de visão é grande e a imagem é ampliada com mais precisão do que com um endoscópio flexível. O exame é simples e, geralmente, não exige anestesia tópica.[11,19,42] A principal limitação do endoscópio rígido é a fonação ser limitada a vogais sustentadas, mais comumente "ee", o que complica a avaliação de doenças que são mais aparentes durante a fala encadeada. Pelo fato de que uma visualização com endoscópio rígido 70 graus geralmente requer um pescoço estendido e a língua projetada, a dimensão do espaço glótico pode parecer exagerada[29] e, em alguns pacientes, é difícil avaliar com precisão o movimento aritenoideo.

Técnica. O exame da laringe com um endoscópio rígido de 70 graus é realizado com o paciente em ligeira anteroflexão, a partir dos quadris, mantendo o dorso reto. O pescoço e queixo são estendidos e a língua é ligeiramente saliente. O examinador envolve a língua com gaze e a mantém presa suavemente durante o exame. O endoscópio avança apenas sob a úvula ou entre a úvula e pilares das fauces, até que a epiglote seja visualizada. O examinador pode precisar flexionar o punho para inclinar inferiormente a extremidade do endoscópio; o ângulo pode ser variado para diferentes níveis de ampliação e gerar diferentes campos de visão. Exames com o endoscópio de 90 graus são semelhantes, mas o paciente não necessita se inclinar para frente ou estender o pescoço. Outra diferença é o ângulo; a extremidade do endoscópio de 90 graus é posicionada com inclinação mínima, de modo que a luz se mantém paralela à superfície das pregas vocais. Esse tipo de endoscópio é, muitas vezes, preferido para a visualização da laringe, quando um ou mais ângulos amplos de visão são desejados. Uma lente longa ou uma lente com *zoom* pode ser necessária para uma visualização adequada dos detalhes da prega vocal.

O desembaçamento dos endoscópios pode ser um desafio, porque os grânulos de esterilização podem causar danos para a lente e prejuízos para o paciente. As alternativas incluem o uso de líquidos desembaçantes, água quente (não fervendo), película de sabão, cera cirúrgica ou manter a lente do endoscópio em contato com a bochecha ou o lado da língua do paciente por um tempo curto. Geralmente o exame sem anestesia tópica é tolerado, mas uma pequena quantidade de *spray* de benzocaína tópica ou um produto semelhante por vezes pode ser útil e não parece afetar os resultados dos exames.[43]

Endoscópios Flexíveis

A principal vantagem do endoscópio flexível é a capacidade para visualizar dinamicamente a laringe, isto é, durante as atividades naturais tais como a fala e o canto. A mobilidade das aritenoides e o espaço glótico podem ser descritos com maior precisão[29] e tanto a cavidade nasal como o esfíncter velofaríngeo podem ser avaliadas durante o mesmo exame. A endoscopia flexível é o método preferido quando a questão envolve o movimento em vez da estrutura ou da saúde da mucosa. É particularmente útil nos casos de desordens tais como disfonia espasmódica e disfonia de tendão muscular, nos quais o problema da voz é mais evidente durante a fala corrente do que na emissão sustentada de vogais. As desvantagens envolvem o fato de que o transporte da luz e magnificação são inferiores à endoscopia rígida; a distorção óptica que ocorre na periferia da imagem, um efeito de ondulação ou em "favo de mel" podem ocorrer quando a imagem é focalizada. O efeito de "favo de mel" não é uma preocupação com endoscópios flexíveis que

PARTE IV | LARINGOLOGIA E BRONCOESOFAGOLOGIA

TABELA 28-1 Problemas Comuns e Soluções para Endoscopia Laríngea e Estroboscopia

Problema	Solução (ões)
A imagem está embaçada.	Aqueça o endoscópio. Se necessário, limpe a lente do endoscópio, da ocular ou da câmera. Gire o endoscópio de modo que a lente fique virada para a bochecha, durante a introdução.
A imagem está distorcida.	Verifique ou ajuste o foco. Conforme o necessário, limpe a lente do endoscópio, da ocular ou da câmera.
A imagem está escura.	Conforme o necessário, limpe a lente do endoscópio, da ocular ou da câmera. Aumente a luz, conforme recomendado pelo sistema particular. Reposicione o endoscópio. Verifique o número de horas da lâmpada de xenônio (seu brilho desaparece com o uso).
A imagem está granulada.	Diminuia o ganho. Desfoque ligeiramente o endoscópio. Considere uma lente de câmera com menor foco.
A imagem está inclinada, ou as pregas vocais parecem ter diferentes larguras.	Modifique o alinhamento do endoscópio ou da câmera. Tenha certeza de que seu braço e punho estejam em linha reta quando se aproximar do paciente. Diminua a pressão do microfone da laringe sobre a cartilagem tireóidea.
A imagem somente mostra a maior parte das valéculas e a epiglote ou a comissura anterior não pode ser vista.	Introduza mais o endoscópio Incline para baixo a extremidade do endoscópio. Peça para o paciente fechar a boca em torno do endoscópio. Verifique a posição do paciente: as pernas devem estar descruzadas, o dorso reto, o pescoço ligeiramente estendido. Comece com um "ee" estridente.
Somente aritenoides e as partes posteriores das pregas vocais são vistas.	Retire ligeiramente o endoscópio. Incline para baixo a extremidade do endoscópio. Solicite ao paciente que fale em um tom alto. Solicite um som mais próximo de um "ee".
A base da língua é alta	Comece com um "hey", sustente a parte "ee" do ditongo. Peça ao paciente para deixar que a parte posterior da língua se mantenha flácida Solicite ao paciente que segure a sua própria língua.
A úvula está "no caminho".	Direcione o endoscópio a lateral da úvula. Solicite um som mais próximo de um "ee". Solicite que o paciente suspire. Solicite que o paciente feche o nariz ou use clipes no nariz.
A cor é anormal	O controle de cor é específico do sistema; consulte o seu manual. Verifique as configurações de brilho. Verifique o foco; um pequeno desfoque pode ser necessário.
A epiglote é em forma de ômega.	Use um endoscópio de 90 graus. Solicite que o paciente se incline mais e que estenda mais o pescoço. Tente uma abordagem lateral.
O estroboscópio não está rastreando o som	Modifique a colocação dos eletrodos do microfone ou da eletroglotografia da laringe. Solicite que o paciente respire fundo e fale mais alto ou mais baixo. Tente tons adicionais. Se possível, escolha uma frequência fundamental aproximada como substituição.
Pregas vestibulares: pregas vestibulares estão fechadas de modo que as pregas vocais não podem ser vistas.	Peça ao paciente que emita um suspiro suave e gentil - "hhheee". Peça ao paciente para rir - "hee hee hee." Solicite a fonação inspiratória. Execute a terapia da voz e, em seguida, repita a avaliação.
Ocorrem engasgos.	Antecipe a ocorrência explicando como é o exame. Fale sobre o exame com o paciente usando uma voz calma. Distraia o paciente pedindo a ele que fale o alfabeto de trás para frente. Solicite que o paciente fixe a visão em um ponto sem piscar Peça ao paciente para manter a língua protrusa para suspirar quando respirar. Solicite que o paciente sustente a sua própria língua. Altere a abordagem (p. ex., lateral *versus* anterior; elevar ou abaixar a extremidade do endoscópio). Aplique anestésico tópico. Use um endoscópio flexível.

contêm um dispositivo de câmera acoplado na extremidade. Esses endoscópios com "chips na extremidade" (*chip-in-the-tip*) eliminam o feixe de fibras ópticas, proporcionando uma imagem superior. Embora o endoscópio com chip na extremidade represente uma melhora significativa, a nova tecnologia vem acompanhada de um aumento significativo nos custos e a qualidade dos exames resultantes não é equivalente às obtidas com a endoscopia rígida. Além disso, muitos pacientes acham o exame com endoscópio flexível mais invasivo do que com o endoscópio rígido, sendo que a técnica flexível tem maior risco de sangramento, reações adversas ao anestésico e reação vasovagal. Endoscópios flexíveis podem ser adquiridos com variados comprimentos e diâmetros da extremidade distal, podendo apresentar ou não canal de trabalho.

Técnica. O endoscópio flexível é tipicamente inserido depois da aplicação de um anestésico tópico e de um vasoconstritor. Ele pode ser introduzido através do meato nasal médio ou inferior. A via superior é preferida para o exame da região velofaríngea, mas ambas as vias são equivalentes quanto à visualização da laringe. O examinador deve elevar ligeiramente o endoscópio à medida que o paciente deglute, para evitar o desencadeamento do reflexo de tosse ou do laringospasmo.

Solução de Problemas

Um exame da qualidade com um endoscópio rígido ou flexível significa que a imagem está em foco sendo suficientemente grande para mostrar pequenas irregularidades das mucosas e suficientemente brilhante para mostrar detalhes, mas não tão brilhante que os obscureça. O contraste de cores é importante para diferenciar lesões sutis e alterações vasculares. Idealmente, a análise inclui uma visão laríngea proveniente de ângulos abertos e um *close-up* das pregas vocais. Problemas comuns de imagem e as respectivas soluções estão listados na Tabela 28-1.

REGISTROS CLÍNICOS

Alguns sistemas de registros clínicos fornecem uma base de dados construída que permite fáceis armazenamento e recuperação de imagens endoscópicas e exames estroboscópicos dos pacientes. As imagens podem ser impressas ou salvas eletronicamente como parte de um relatório. Modelos de relatório podem ser preparados para os diferentes exames, tais como a esofagoscopia transnasal ou a estroboscopia, sendo que os relatórios podem ser anexados ao prontuário eletrônico. Mais recentemente, tornaram-se possíveis os processos de troca e de arquivamento das imagens endoscópicas da laringe através da rede hospitalar, com o emprego do Digital Imaging and Communications in Medicine standard. Vários fornecedores têm incorporado esse processo em seus sistemas para documentarem e relatarem os achados endoscópicos e estroboscópicos (p. ex., Stream Medical, [Little-town, MA] e KayPENTAX [Montvale, NJ]). Então, vídeos e imagens de pacientes podem ser conectados aos registros clínicos eletrônicos dos pacientes, criando um único ponto de acesso para múltiplos provedores.

IMAGEM DIGITAL DE ALTA VELOCIDADE (IDAV)

Embora a videoestroboscopia seja uma técnica de visualização mais frequentemente usada para analisar a vibração das pregas vocais e uma poderosa ferramenta para examinar a vibração simétrica e regular,[19,37] quando há uma vibração irregular, que é frequentemente observada na produção da voz desordenada, sua vantagem é limitada. A videoestroboscopia exige que o registro de um segmento de fonação dure um tempo suficiente para disparar a luz estroboscópica e, assim, não pode fornecer informações sobre o início e término da fonação, porque são fases muito curtas e irregulares.

Atualmente, apenas a IDAV[44-46] e a quimografia de alta velocidade[47-49] permitem que o examinador analise os padrões de vibração das pregas vocais, independentemente da duração da fonação, da gravidade da disfonia ou durante as fases de início e de término da sonorização. A videoquimiografia permite somente a observação de movimentos de uma única linha horizontal a partir de uma imagem da laringe, somando as imagens para representar o padrão vibratório. A IDAV permite a observação do comprimento total das pregas vocais, sendo assim, a videoquimografia pode ser considerada uma versão unidimensional da IDAV. Ambas as técnicas capturam imagens em velocidade muito mais rápida do que a faixa usada na fonação, permitindo que as informações detalhadas de cada ciclo de vibração das pregas vocais sejam coletadas. Portanto, o examinador pode visualizar a vibração das pregas vocais sem a exigência do *pitch-tracking* (altura da voz), fato requerido para realizar a videolaringoestroboscopia.

Desde que as primeiras gravações de vibração das pregas vocais foram realizadas com a fotografia de alta velocidade,[50-52] os registros de alta velocidade têm se revelado promissores para essas aplicações clínicas. Esses registros têm se constituído na base sobre a qual muito do nosso conhecimento subsequente sobre a vibração das pregas vocais está sendo fundamentado. A tecnologia avançada em câmeras e a resolução da imagem e dos computadores têm resultado no desenvolvimento da IDAV, que permite a gravação de 2.000 a 10.000 (e superiores) quadros por segundo (fps), em oposição a 25 ou 30 fps disponíveis na videoestroboscopia. Essa técnica é uma grande promessa para superar as limitações técnicas atualmente disponíveis para a observação direta da função da laringe. Os Vídeos 55-1 a 55-12 mostram exemplos de estroboscopia e IDAV para indivíduos com e sem distúrbios da voz.

EQUIPAMENTO

Dois sistemas de IDAV estão comercialmente disponíveis no momento: KayPENTAX Color High-Speed Video System, model 9710 (KayPENTAX, Montvale, NJ)) tem uma resolução espacial de 512 × 512 pixels em 2.000 fps, 512 × 256 pixels a 4.000 fps e 512 × 96 pixels em 10.000 fps; o Wolf High-Speed Endocam 5562 (Richard Wolf Medical Instruments, Vernon Hills, IL) tem uma resolução de 256 × 256 pixels. Como um quadro de referência, um sistema VEEL típico tem uma resolução de 750 × 480 pixels, o que aumenta para 1.920 × 1.080 pixels de resolução do vídeo gravado na definição KayPENTAX High-Definition Digital Stroboscopy System. Ambos os sistemas utilizam endoscópios de 70- ou 90 graus para visualizarem as pregas vocais, como no Sistema VEEL. Endoscópios flexíveis têm sido utilizados apenas em ambientes de pesquisa limitados com muito poucos indivíduos, porque em geral a imagem não é suficientemente brilhante ou clara. Com um endoscópio rígido, cada um desses sistemas exige uma fonte de luz fria de 300 watts para alcançar suficiente clareza e brilho das imagens de IDAV. O tempo de gravação e as taxas de captura do Wolf system são de 2 segundos a 4.000 fps, respectivamente, e o sistema armazena imagens em cores da mesma forma que em um sistema VEEL. O sistema IDAV Kaypentax capta 2.000 fps em 4 segundos. Taxas mais rápidas de captação também podem ser registradas por 4 segundos e em cores, mas com uma imagem de menor tamanho. Imagens em taxas mais altas de captura serão em preto e branco. Ambos os sistemas IDAV permitem ao examinador rever as imagens capturadas em diferentes taxas de reprodução. Mesmo que a reprodução de áudio sincronizado não esteja disponível em qualquer um dos sistemas, ambos os sistemas permitem gravações simultâneas de sinais endoscópicos e acústicos e permitem também, mais adiante, uma análise e comparações de dados acústicos e endoscópicos.

No contexto da investigação, a câmera de alta velocidade Phantom v7.3 (Vision Research, Wayne, NJ) registra 10.000 fps com uma resolução espacial de 640 × 480 pixels e duração de 32 segundos. Na resolução máxima (800 × 600 pixels), a velocidade máxima é de 6.688 fps.[22] Um sistema IDAV poderoso como esse ainda é, principalmente, uma ferramenta de pesquisa, devido ao tamanho do equipamento, à magnitude dos dados adquiridos, à duração prolongada da revisão dos dados capturados, bem como à complexidade do processamento de imagem.

AVALIAÇÃO

Alguns dos parâmetros utilizados na avaliação perceptual da análise de dados de imagem de alta velocidade são os mesmos dos envolvidos na VEEL: padrão de fechamento, simetria de fase, amplitude de vibração, aspecto da onda mucosa, maleabilidade do tecido, segmentos adinâmicos, simetria, regularidade, nível vertical de fechamento e as margens das pregas vocais. Patel et al.[53] relataram que não foi possível em 63% dos seus participantes avaliar a função vibratória das pregas vocais por meio da estroboscopia; enquanto a interpretação da função vibratória da IDAV foi possível em 100% dos participantes. Além disso, a IDAV permite a observação do início e do término da fonação,[54,55] da vibração nas estruturas circundantes, tais como as pregas vestibulares,[56] as quebras das vibrações intermitentes, a assimetria entre as vibrações das pregas

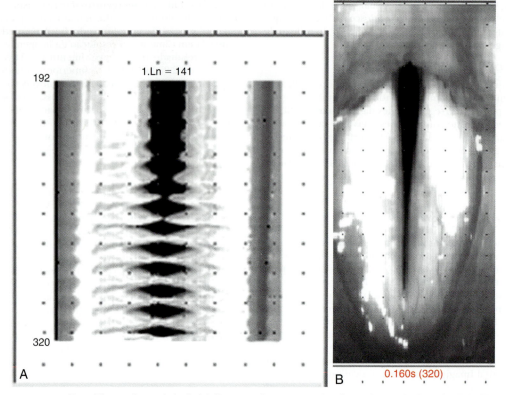

FIGURA 28-5. Imagens quimográficas (**A**) tomadas em linha (Ln) 141 a partir de imagens endoscópicas digitais de alta velocidade (**B**) a partir dos quadros de 192 a 320 mostram o início da vibração das pregas vocais durante a fonação com uma voz normal. Observe o número de oscilações das pregas vocais e detalhes antes que o primeiro contato entre as pregas vocais ocorra, tendo como comparação as imagens da Figura 28-6.

vocais direita e esquerda e as diferenças na frequência de vibração ao longo de diferentes partes da mesma prega vocal.[57]

O principal desafio na análise das imagens de alta velocidade tem sido associado à grande quantidade de dados gerados (uma gravação de 2 segundos requer ~90 MB de armazenamento digital).[50-52] A análise é perceptual e a revisão de todo o segmento de fonação capturado poderia levar um longo tempo, dependendo da taxa de captura. Avanços na velocidade de processamento, na capacidade de armazenamento e nas técnicas de processamento de imagem[58-60] têm auxiliado a abordagem de algumas das questões acima mencionadas relacionadas com IDAV. O software Quick Vibratory Profile,[61] recentemente desenvolvido, proporciona uma visão geral de dados da IDAV e permite uma identificação rápida dos melhores segmentos de vídeo para análise perceptual e objetiva, encurtando o tempo de visualização para a gravação IDAV. Técnicas atuais de processamento de imagem (p. ex., Fonovibrograma[60]) permitem a análise rápida e objetiva de dados e introduzem representações visuais facilmente reconhecíveis dos padrões vibratórios das pregas vocais na produção de voz normal e desordenada.[62,63] O sistema Wolf inclui um sistema de processamento de imagem automatizado que fornece informações quantitativas relativas à assimetria direita e esquerda das pregas vocais e às medidas de perturbação da glote (p. ex., o quociente de abertura, o quociente de velocidade, *jitter* e *shimmer*). Vários sistemas adicionais de processamento de imagem são usados para processar os dados IDAV, no contexto da investigação, mas esses dados não são comercialmente disponíveis no momento. Vários métodos de representação visual dos dados videoendoscópicos de alta velocidade foram propostos. Alguns deles incluem o método de Nyquist,[59] a reprodução quimográfica digital e a reprodução quimográfica da onda da mucosa.[41]

LIMITAÇÕES

Muitos desafios impedem a IDAV de substituir VEEL como uma ferramenta clínica, como a curta duração da gravação; o tempo

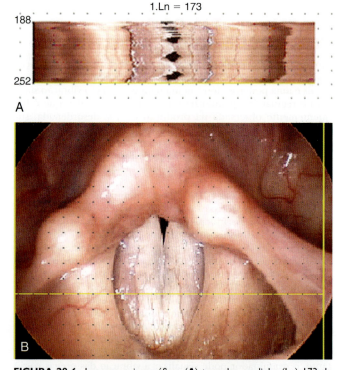

FIGURA 28-6. Imagens quimográficas (**A**) tomadas em linha (Ln) 173 de videoendoscopia e estroboscopia da laringe (**B**) a partir de quadros 188-252, mostrando o início da vibração das pregas vocais durante a fonação com uma voz normal. Observe o número de oscilações das pregas vocais e os detalhes antes que o primeiro contato entre as pregas vocais ocorra, em comparação com as apresentadas na Figura 28-5.

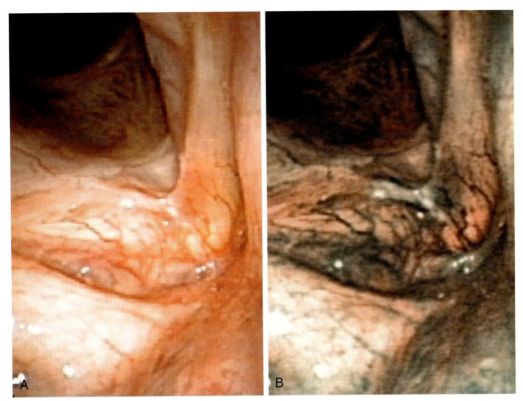

FIGURA 28-7. Cicatrizes na comissura anterior das pregas vocais. **A**, Imagem de luz branca. **B**, Imagem com NBI.

prolongado de salvamento das imagens capturadas, o que vai prolongar a sessão do exame, principalmente se o examinador deseja obter várias informações sobre a fonação em uma única sessão; a falta de reprodução de áudio sincronizado; a diminuição da resolução espacial; a ausência de remuneração do procedimento pelos seguros de saúde e o custo de aquisição do aparelho. A distorção da imagem pela distância entre o endoscópio e as pregas vocais, pelo ângulo do endoscópio ou movimento do endoscópio durante o processo de captura das imagens é inerente a qualquer procedimento endoscópico e dificulta a comparação com imagens obtidas a partir de diferentes ângulos. A questão de calibração tem sido resolvida pelo desenvolvimento de um sistema de projeção a *laser*,[64] mas ainda não está disponível nos sistemas IDAV atuais. Cada um dos sistemas de processamento de imagem[59,60] pode prover alguma compensação pelo movimento do endoscópio durante a aquisição da imagem. As habilidades endoscópicas do examinador, o treinamento e a compreensão da técnica da IDAV podem melhorar ainda mais a qualidade da coleta de dados e a sua análise. Além disso, os parâmetros utilizados para a classificação da vibração das pregas vocais ainda estão sendo refinados. Pesquisas que mostram fortes evidências para a relevância clínica da IDAV ainda estão em uma fase embrionária, mas estão emergindo. Só quando os parâmetros padrões e dados normativos forem identificados, as conquistas da vibração das pregas vocais ciclo a ciclo serão transferidas a prática clínica (Fig. 28-5 e 28-6).

APLICAÇÕES

Os resultados dos estudos usando IDAV já melhoraram a nossa compreensão sobre produção da voz normal e da patológica. Kiritani et al.[65,66] descobriram que, durante a diplofonia, as pregas vocais direita e esquerda vibram em diferentes frequências e que a diferença de fase entre os movimentos das pregas vocais varia com o tempo. Lindestad et al.[56] utilizaram a IDAV para estudar a relação entre vibração da prega vestibular, a vibração das pregas vocais e a qualidade da voz. Mais recentemente, Patel et al.[67] demonstraram que a IDAV pode ajudar a diferenciar entre a disfonia espasmódica de adução e a disfonia por tensão muscular, fato que não foi possível com estroboscopia. Ahmad, Yan e Bless[68] mostraram que os padrões vibratórios das pregas vocais não são homogêneos para jovens do sexo feminino com vozes normais. A análise de alta velocidade pode ser útil na quantificação da vibração das pregas vocais em doenças neurológicas, como na disfonia espasmódica e no tremor vocal,[69] possivelmente auxiliando o diagnóstico diferencial. A IDAV também tem sido utilizada para investigar diferentes estilos de canto e seus efeitos na configuração laríngea.[70,71]

Parece que as técnicas de IDAV irão auxiliar a nossa compreensão da origem de voz e da biomecânica da vibração das pregas vocais. Com o aperfeiçoamento contínuo dos sistemas de resolução espacial e temporal e de processamento de imagem, a IDAV tem o potencial para se tornar uma excelente ferramenta para mostrar a eficácia das intervenções clínicas, cirúrgicas e comportamentais nos distúrbios vocais.

IMAGEM DE BANDA ESTREITA

Imagem de banda estreita (NBI) é considerada uma das técnicas de "endoscopia biológica".[72] É uma nova técnica de estudo de imagem endoscópica que emprega as características de absorção da luz para a análise detalhada das mucosas e estruturas vasculares. Inicialmente essa técnica foi desenvolvida para melhorar o reconhecimento do esôfago de Barrett na junção escamocolunar do esfíncter inferior do esôfago.[73,74] A NBI baseia-se nas características diferenciais de absorção luminosa dos tecidos. A luz azul, com seu comprimento de onda mais curto, é mais bem absorvida pela hemoglobina. Com o uso da tecnologia de filtração mecânica da luz, deixando passar apenas o espectro azul, estruturas com elevada concentração de hemoglobina se tornam mais aparentes, aumentando a visualização dos padrões vasculares dos tecidos.[75] Isso cria um contraste maior para uma melhor visualização da

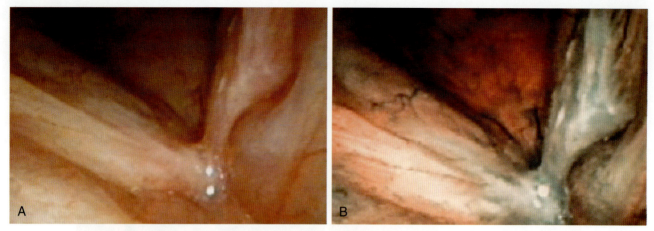

FIGURA 28-8. Carcinoma *in situ* em prega vocal esquerda. **A**, Imagem de luz branca. **B**, Imagem com NBI.

superfície mucosa e ajuda a identificar melhor as alterações microvasculares mais sutis (Fig. 28-7 e 28-8).

A aplicabilidade dessa nova tecnologia, para identificar patologias da mucosa no trato aerodigestivo, está sob investigação. Tem sido demonstrado que a NBI melhora a identificação de anormalidades na junção gastresofágica, no estômago e no colo.[76-80] Ela também se mostra promissora em melhorar o rendimento de biópsias ao direcionar o examinador para as áreas mais "suspeitas". Atualmente, essa tecnologia está disponível para os gastroscópios, incluindo o esofagoscópico transnasal e os laringoscópios flexíveis. Os clínicos estão começando a explorar a utilidade da NBI nas lesões da laringe[81] e da hipofaringe.[82] Recentemente, Ni et al.[83] sugeriram uma classificação de padrões de anormalidades microvasculares na laringe e relataram uma sensibilidade de 89%, especificidade de 93%, valor preditivo positivo de 91%, valor preditivo negativo de 92% e precisão de 90% em estabelecer um diagnóstico correto. Lin et al.[84] relataram uma precisão significativamente maior da NBI sobre endoscopia de luz branca na detecção de tumores secundários nas partes oral e laríngea da faringe. A NBI também tem sido utilizada no diagnóstico e no tratamento de papilomatose respiratória recorrente.[84,85] Estudos futuros vão determinar se a NBI irá se tornar uma ferramenta amplamente utilizada na prática clínica.

TECNOLOGIAS EMERGENTES

Outras técnicas promissoras emergentes de imagem estão sendo usadas no laboratório para estudar a vibração das pregas vocais. Duas tecnologias promissoras incluem a quimografia profunda[86] e a tomografia dinâmica de coerência óptica.[87] A aplicabilidade dessas técnicas, para a avaliação clínica da vibração das pregas vocais, ainda não foi determinada.

AGRADECIMENTO

Esta pesquisa foi financiada pelo National Institute on Deafness and Other Communication Disorders # DC01797.

Para consultar a lista completa de referências, acesse www.expertconsult.com.

LEITURA SUGERIDA

Behrman A, Dahl LD, Abramson AL, et al: Anterior-posterior and medial compression of the supraglottis: signs of nonorganic dysphonia or normal postures? *J Voice* 17:403, 2003.

Belafsky PC, Postma GN, Reulbach TR, et al: Muscle tension dysphonia as a sign of underlying glottal insufficiency. *Otolaryngol Head Neck Surg* 127:448, 2002.

Biever DM, Bless DM: Vibratory characteristics of the vocal folds in young adult and geriatric women. *J Voice* 3:120, 1989.

Deliyski DD, Hillman RE: State of the art laryngeal imaging: research and clinical implications. *Curr Opin Otolaryngol Head Neck Surg* 18:14, 2010.

Hertegard S, Larsson H, Wittenberg T: High-speed imaging: applications and development. *Logoped Phoniatr Vocol* 28:133, 2003.

Hicks DM, Ours TM, Abelson TI, et al: The prevalence of hypopharynx findings associated with gastroesophageal reflux in normal volunteers. *J Voice* 16:564, 2002.

Hirano M, Bless DM: *Videostroboscopic examination of the larynx*, San Diego, 1993, Singular Publishing Group.

Kendall KA: High-speed laryngeal imaging compared with videostroboscopy in healthy subjects. *Arch Otolaryngol Head Neck Surg* 135:274, 2009.

Kendall K, Leonard R, editors: *Laryngeal evaluation: indirect laryngoscopy to high-speed digital imaging*, New York, 2010, Thieme Medical Publishers.

Leonard R, Kendall K: Phonoscopy—a valuable tool for otolaryngologists and speech-language pathologists in the management of dysphonic patients. *Laryngoscope* 111:1760, 2001.

Lin YC, Watanabe A, Chen WC, et al: Narrow-band imaging for early detection of malignant tumors and radiation effect after treatment of head and neck cancer. *Arch Otolaryngol Head Neck Surg* 136:234–239, 2010.

Nakayoshi T, Tajiri H, Matsuda K, et al: Magnifying endoscopy combined with narrow band imaging system for early gastric cancer; correlation of vascular pattern with histopathology (including video). *Endoscopy* 36:1080, 2004.

Ni XG, He S, Xu ZG, et al: Endoscopic diagnosis of laryngeal cancer and precancerous lesions by narrow band imaging. *J Laryngol Otol* 125:288, 2011.

Poburka BJ: A new stroboscopy rating form. *J Voice* 13:403, 1999.

Södersten M, Lindestad P-Ä: A comparison of vocal fold closure in rigid telescopic and flexible fiberoptic laryngostroboscopy. *Acta Otolaryngol (Stockh)* 112:144, 1992.

Story BH: An overview of the physiology, physics, and modeling of the sound source for vowels. *Acoustical Science & Technology* 23:195–206, 2002.

Yan Y, Ahmad K, Kunduk M, et al: Analysis of vocal fold vibrations from high-speed laryngeal images using a Hilbert transform-based methodology. *J Voice* 19:161, 2005.

Distúrbios Benignos da Mucosa das Pregas Vocais

29

Robert W. Bastian

Pontos-chave

- Os dois riscos mais comuns para ocorrer lesão mucosa das pregas vocais são a característica de o falante usar a voz (loquacidade, extroversão) e a grande oportunidade ou necessidade de usar a voz, induzida por ocupação, necessidades familiares, atividades sociais e distração.

- As lesões visíveis das pregas vocais decorrentes do uso excessivo podem não ocasionar uma alteração audível na *fala ou voz*.

- As lesões das pregas vocais que ocasionam incompatibilidade de fonação localizadas na margem livre ou que causam rigidez da mucosa sempre são detectáveis auditivamente no canto, contanto que o examinador saiba solicitar tarefas vocais avaliando a extensão vocal.

- Os sintomas de lesão mucosa da voz de canto são a perda de capacidade para cantar suavemente em tons altos, maior variabilidade da voz cantada de um dia para o outro (instabilidade vocal), atrasos no início da fonação, menor resistência vocal e uma sensação de esforço maior.

- As lesões pequenas ou sutis das pregas vocais podem escapar da detecção *visual*, a menos que a laringe seja visualizada com sistema de magnificação de imagens, o que às vezes requer anestesia tópica com vocalização em tons graves.

- Com poucas exceções, a avaliação e o tratamento fonoaudiológicos são indicados quando a lesão das pregas vocais se deve claramente ao uso excessivo, indevido ou abusivo da voz. A fonoterapia pode ser suficiente se a melhoria vocal obtida for adequada para as necessidades do paciente; senão, contribui como preparação para a microcirurgia das pregas vocais.

- Os requisitos fundamentais para o sucesso da microcirurgia das pregas vocais são 1) o conhecimento detalhado da microarquitetura da prega vocal e da fisiologia vibratória para guiar a precisão cirúrgica; 2) comprovada capacidade técnica do cirurgião; 3) videoestroboscopia laríngea pré-operatória e pós-operatória para diagnosticar claramente na apresentação inicial e após cirurgia a fim de avaliar os resultados; e 4) suporte adequado a correções do comportamento vocal inadequado (fonoterapia).

- A ectasia capilar pode ser um achado casual que não requer tratamento. A intervenção cirúrgica pode ser indicada, por outro lado, quando a ectasia ocasiona uma ou mais das seguintes condições: tendência a reduzir a resistência vocal (diminuição do tempo de uso da voz após resultados de rouquidão), equimoses intermitentes ou um pólipo hemorrágico.

- As úlceras de contato e os granulomas são mais bem definidos como respostas de cicatrização exuberantes ao traumatismo, que pode decorrer de pigarro crônico, tosse agressiva ou lesão por tubo endotraqueal. Acredita-se que o refluxo ácido é uma contribuição importante. O tratamento geralmente é de suporte vocal ao longo de muitos meses enquanto se espera a maturação, pediculação e/ou descolamento espontâneo; a remoção cirúrgica quase sempre é seguida pela recorrência da lesão.

- Às vezes, a marsupialização dos cistos saculares é seguida pela recorrência; portanto, quando for possível, sua remoção completa parece ser preferível. Até mesmo os cistos grandes podem ser removidos frequentemente por via endoscópica.

- A papilomatose respiratória recorrente é ocasionada pelo papilomavirus humano (HPV). Atualmente, o melhor tratamento possível inclui a cuidadosa microcirurgia de laringe com o uso do laser associado a tratamento medicamentoso adjuvante.

Os distúrbios benignos da mucosa das pregas vocais – nódulos vocais, pólipos laríngeos, hemorragia mucosa, cistos intracordais, sulcos glóticos e pontes mucosas – parecem ser ocasionados primariamente por *traumatismo vibratório* decorrente de uma quantidade excessiva ou de um modo agressivo de uso da voz. A análise de milhares de pacientes revela que uma personalidade expressiva (extrovertida, expansiva, loquaz) está mais bem correlacionada com a maioria desses distúrbios. As demandas vocais ocupacional e de estilo de vida também são riscos, porém menores, a menos que essas demandas sejam extremas. Algumas vezes a lesão pode ocorrer casualmente (acidentalmente) como em um episódio de tensão vocal em um usuário de voz normalmente moderado. O tabagismo é um fator para a formação de pólipos do fumante (edema de Reinke). Infecção, alergia e refluxo ácido também podem potencializar o traumatismo vibratório.

Os *não cantores* com distúrbios benignos da mucosa das pregas vocais buscam atendimento médico devido a uma alteração no som ou na capacidade da voz da *fala*. Por outro lado, os *cantores* podem não ter problemas com sua voz falada, mas podem procurar ajuda devido a limitações na voz *cantada*, normalmente nos tons agudos. Os distúrbios benignos da mucosa das pregas vocais são importantes, pois tanto a voz falada como a cantada são importantes, porque contribuem para a formação da identidade do falante.

Os distúrbios benignos da mucosa das pregas vocais são comuns. Mais de 50% dos pacientes que procuram atendimento médico devido a uma alteração de voz têm um distúrbio mucoso benigno. Mesmo antes do advento da videoestroboscopia laríngea, quando as lesões sutis e pequenas passavam despercebidas, Brodnitz[1] relatou que 45% de 977 pacientes tinham um diagnóstico de nódulos, pólipos ou espessamento polipoide. Na mesma época (1964 a 1975), Kleinsasser[2] relatou que pouco mais de 50% de 2.618 pacientes consultados devido a uma queixa vocal tinham uma dessas lesões benignas.

ANATOMIA E FISIOLOGIA

A anatomia mais relevante para compreender os distúrbios benignos da mucosa das pregas vocais é a microarquitetura das pregas vocais visibilizada em cortes coronais decorrente de estudos sobre os padrões de crescimento do câncer[3,4] e do trabalho de Hirano.[5] De medial para lateral, a prega vocal membranosa é composta de epitélio escamoso, espaço de Reinke (camada superficial da lâmina própria), ligamento vocal (fibras de elastina e colágeno) e músculo tireoaritenóideo. O pericôndrio e a cartilagem tireoide proporcionam o limite lateral da prega vocal (Fig. 29-1). As pregas vocais se movem *como um todo* entre as posições abduzida e aduzida na respiração e fonação, respectivamente. A mucosa que cobre as pregas vocais – ou seja, o epitélio e a camada superficial da lâmina própria (espaço de Reinke) – é o principal oscilador durante a fonação, decorrente da adução contínua das pregas durante o fluxo expiratório de ar pulmonar. Desse modo, é correto falar de vibração *mucosa* da prega vocal em vez de vibração da *prega* vocal. Em um estudo feito com cães que sustenta essa ideia, Saito et al.[6] colocaram pastilhas metálicas em profundidades variadas dentro da prega vocal (p. ex., epiteliais, subepiteliais, intramusculares) e utilizaram a estroboscopia radiográfica para traçar as suas trajetórias no plano coronal durante a vibração. As trajetórias das pastilhas na mucosa foram muito mais amplas do que as do ligamento ou músculo; desse modo, concluiu-se que é a mucosa das pregas vocais que oscila para produzir som.

O trabalho de Hirano[7] fornece uma explicação para essas observações. Hirano descreveu o músculo tireoaritenoideo (TA) como o *corpo da prega vocal*, o epitélio e a camada superficial da lâmina própria (espaço de Reinke) como a *cobertura*, e as camadas intermediárias de tecido colagenoso e elástico (ligamento vocal) como a *zona de transição* (Fig. 29-1). Devido às diferentes características de rigidez fisiológica dessas camadas, elas se dissociam um pouco umas das outras durante a fonação. Ilustrada graficamente na Figura 29-2 (mucosa esticada), a dissociação permite que a mucosa oscile com alguma liberdade em relação ao ligamento e o músculo. Imagine a prega vocal como um brinquedo de raquete infantil: à medida que a bola de borracha vermelha e a tira elástica se movem com relativa liberdade para longe da raquete, do mesmo modo a mucosa se move com um grau de liberdade em relação ao ligamento e o músculo. Durante a fonação, a potência de ar pulmonar fornecida para as pregas vocais aduzidas é transformada em potência acústica. Para isso, o ar expirado pulmonar passa por entre as pregas vocais adequadamente aduzidas. Nesse ponto, a mucosa das pregas vocais vibra passivamente de acordo com comprimento, tensão e configuração da borda livre determinados pelos músculos intrínsecos e as forças de retração elástica dos tecidos das pregas vocais. A Figura 29-3 mostra as fases aberta e fechada máximas de um ciclo vibratório, como se pode ver durante a videoestroboscopia laríngea. Mais detalhes pertinentes ao comportamento vibratório da mucosa podem ser encontrados nos trabalhos de Baer[8] e Hirano[5] no Capítulo e-57.* Outra importante informação sobre microanatomia da região laríngea inclui a presença de glândulas nas regiões supraglótica, ventricular e subglótica, que produzem secreções que umedecem e lubrificam as pregas vocais durante a vibração.

AVALIAÇÃO DO PACIENTE: PRINCÍPIOS GERAIS

O método científico exige que as hipóteses sejam testadas usando observação ou medição. No âmbito clínico dos distúrbios vocais, uma questão não resolvida requer observação e medição, respectivamente, para se definir o diagnóstico. Na opinião deste

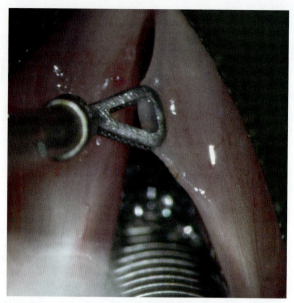

FIGURA 29-2. Retração medial delicada exibindo um descolamento relativo da mucosa em relação ao ligamento vocal subjacente não deformado.

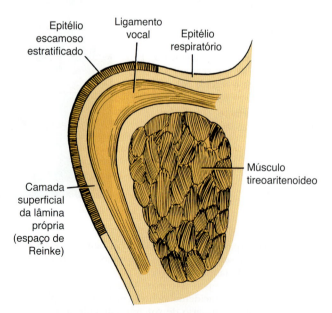

FIGURA 29-1. Corte transversal da prega vocal.

---
* Disponível, em inglês, em www.expertconsult.com

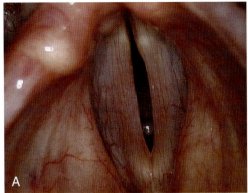 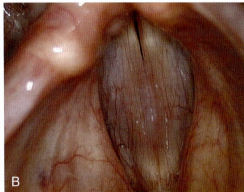

FIGURA 29-3. As fases abertura (**A**) e fechamento (**B**) máximos de um único ciclo vibratório aparente, conforme se vê durante a videoestroboscopia. A parte móvel consiste principalmente em mucosa; a participação do ligamento ou músculo é pequena.

autor, os elementos *necessários* e *suficientes* para diagnosticar e tratar os distúrbios mucosos benignos são 1) uma adequada e cuidadosa anamnese; 2) uma avaliação perceptiva das capacidades e limitações vocais, particularmente com o uso de tarefas vocais concebidas para detectar perturbações mucosas; e 3) um exame laríngeo de alta qualidade, que inclui frequentemente a videoestroboscopia laríngea. Embora não sejam particularmente úteis para o diagnóstico, certas medidas da função fonatória (aerodinâmica, acústica) podem ser de interesse para a pesquisa e publicação, para a documentação dos efeitos fisiológicos do distúrbio e para auxiliar a avaliação observacional da melhora após o tratamento.

HISTÓRIA

Além dos itens usuais na história médica geral, a história vocal deve se concentrar em particular na seguinte lista de itens, os quais podem ser mais bem avaliados usando um questionário:[9,10]

1. Início e duração dos sintomas vocais
2. Crenças do paciente a respeito das causas ou das influências exacerbadoras da alteração vocal
3. Sintomas comuns
4. Perfil de loquacidade (*intrínseco*, tendência baseada na personalidade para usar a voz)
5. Compromissos ou atividades vocais (requisito *extrínseco*, convite ou oportunidade para usar a voz), incluindo o tipo de voz e o treinamento, se o paciente for um artista ou cantor.
6. Outros fatores de risco
7. Percepção do paciente quanto à gravidade do distúrbio
8. Aspirações vocais e motivação consequente para reabilitação

Início

Durante a anamnese, é conveniente testar a hipótese de que um paciente que se queixa de crises recorrentes de disfunção vocal pode estar sofrendo exacerbações de um distúrbio mais crônico de uso excessivo. Com base na avaliação de personalidade vocal, estilo de vida, compromissos vocais e produção vocal, constata-se frequentemente que esse tipo de paciente "vive no limite" vocalmente e pode tê-lo ultrapassado; ou o distúrbio vocal deve-se a uma infecção do trato respiratório superior. Nessa situação, sem o atendimento adequado, tanto o paciente quanto o clínico podem tender a se concentrar na infecção recente ou concorrente do trato respiratório superior (p. ex., fornecendo tratamentos de suporte ou antibióticos) em vez de enxergar além desse problema agudo para reconhecer a necessidade de uma fonoterapia adequada para alguém que "exagera cronicamente no uso vocal".

Crenças do Paciente a Respeito das Causas

É prudente o clínico ser discreto no julgamento da causa, mesmo quando o paciente já esteja convencido por uma determinada explicação. Por exemplo, um paciente pode insistir que o distúrbio vocal é o resultado de alergia ou refluxo ácido. Após a consideração completa, o clínico pode descobrir que o *abuso vocal* do paciente (ver seção a seguir) é primário e que a alergia e o refluxo ácido nesse paciente são pouco relevantes, se é que estão presentes. Naturalmente, nesse caso é preciso dispor de um tempo considerável para instruir o paciente e ajudá-lo a redirecionar o seu pensamento, satisfazer suas objeções, etc.

Complexos de Sintomas Comuns

Tal como outros tipos de distúrbios vocais, sinais e sintomas característicos acompanham os distúrbios mucosos benignos. Os não cantores, que muitas vezes apresentam lesões mucosas em grau moderado a grande, antes de procurarem atendimento médico, geralmente descrevem uma rouquidão crônica com exacerbações nos momentos em que utilizam mais a voz. Os cantores podem *não* observar sintomas da *voz falada*, mas frequentemente descrevem 1) maior variabilidade diária da capacidade para cantar (instabilidade); 2) maior esforço necessário para cantar; 3) menor resistência vocal; 4) deterioração do canto em tons altos e em baixa intensidade (*piano*); e 5) atraso no início da fonação e desperdício de ar (soprosidade vocal).

Perfil de Loquacidade: Síndrome do Abuso Vocal

O fator que tem uma correlação mais forte com a formação e manutenção de muitos distúrbios benignos da mucosa das pregas vocais parece ser a personalidade. Uma maneira simples e até mesmo rudimentar, contudo, poderosa para avaliar essa questão é pedir ao paciente para classificar a sua loquacidade em uma escala de sete pontos; uma nota 1 significa uma pessoa que fala muito pouco, uma nota 4 significa uma pessoa média e uma nota 7 geralmente indica uma pessoa muito loquaz. (Ao fazer essa pergunta, o clínico deve enfatizar que essa escala lida com a *predisposição inata*, não com as demandas do trabalho ou estilo de vida.) Praticamente todos os pacientes com nódulos e pólipos vocais e até mesmo aqueles com cistos e sulcos se classificam com notas 6 ou 7, exceto os que trabalham em ocupações extremamente vocais (p. ex., mercado financeiro).

Compromissos Vocais

Para avaliar compromissos e atividades vocais, o clínico ou o questionário aplicado deve perguntar resumidamente sobre ocupação, tipo de voz, nível de treinamento vocal e natureza ou gravidade das atividades vocais relacionadas a vida da família, cuidados com as crianças, política, religião, passatempos, esportes e ensaios e apresentações musicais.

Outros Fatores de Risco

Outros fatores de risco são o uso de tabaco e álcool, refluxo ácido gástrico, ingestão insuficiente de líquidos, uso de medicações desidratantes, doenças sistêmicas e alergias. Mesmo quando a história é positiva para um desses fatores, é uma questão secundária em comparação ao abuso vocal.

Percepção do Paciente Quanto a Gravidade e as Aspirações Vocais e a Consequente Motivação para a Reabilitação

É importante explorar a gravidade do problema vocal conforme é percebida pelo paciente, bem como as suas aspirações vocais e suas motivações para a reabilitação. Por exemplo, o médico pode ser confrontado por um paciente que queira apenas ser tranquilizado quanto a sua rouquidão e respectiva lesão mucosa não serem câncer. Mesmo com um diagnóstico de edema de Reinke, com percepção de uma voz grave, diminuição da extensão vocal e disfonia, o tratamento desse tipo de paciente poderia ser adequadamente de suporte no curto prazo, consistindo principalmente em aconselhamento sobre a cessação do tabagismo. Outro paciente, um cantor profissional, pode ter uma *voz falada* normal, mas limitações na *voz cantada*, ocasionadas por pequenos nódulos. Para ajudar esse paciente a continuar cantando em nível profissional, tanto a fonoterapia como a cirurgia podem ser instituídas.

CAPACIDADE VOCAL

A capacidade vocal é uma avaliação auditiva-perceptual das capacidades e limitações vocais. Fenomenologicamente, ela avalia duas questões cruciais: a primeira está relacionada com a limitação (o que essa voz seria capaz de fazer e não faz?), e a segunda está relacionada com aberração (o que essa voz faz que não deveria fazer?) Esse processo envolve a *provocação* de uma série de tarefas vocais seguidas pela avaliação auditiva-perceptual da produção de voz resultante. A capacidade vocal é uma parte frequentemente desprezada do processo diagnóstico que proporciona compreender a natureza e a gravidade do distúrbio vocal. Para ser mais eficiente, esse processo é realizado com o mesmo clínico que toma a história e faz o exame laríngeo. Por outro lado, um segundo clínico pode fazer essa avaliação, mas, para obter resultados melhores, os dados da capacidade vocal são imediatamente correlacionados com os outros dois componentes do processo de diagnóstico. A capacidade vocal e a sua interpretação requerem que o examinador tenha habilidade em reconhecer tons; uma voz razoavelmente normal; ampla familiaridade com as suas próprias capacidades vocais (e limitações, se houver); entendimento sobre capacidades normais da *voz cantada* de acordo com idade, sexo e classificação vocal; e a habilidade para modelar e modificar sons com a sua própria voz. Também é necessária a referência da frequência sonora estudada, por exemplo utilizando um pequeno teclado eletrônico. Esses elementos são de fácil utilização e podem ser empregados por clínicos motivados e com percepção auditiva razoavelmente "consciente e perspicaz".

Nas clínicas de voz onde a análise especializada da capacidade vocal e a sua avaliação não estão disponíveis ou não são imediatamente correlacionadas com história e exame laríngeo, os clínicos podem desprezar ou rejeitar a potência e centralidade dessa parte da avaliação. Em vez disso, eles podem se basear em outras variáveis que medem as características vocais (p. ex., acústica, aerodinâmica). Embora útil para quantificação, documentação e *biofeedback vocal*, esse equipamento é complicado e caro, e os dados coletados demoram para ser interpretados. Ainda mais importante, as medidas da fonação por instrumentos são diagnosticamente fracas em comparação com os conhecimentos proporcionados pela capacidade vocal, a qual consegue responder com muito mais rapidez, poder e síntese a pergunta: O que há de errado com essa voz?

As capacidades e os fenômenos vocais básicos a serem testados são 1) frequência média de fala; 2) extensão vocal; 3) voz projetada e grito; 4) emissão vocal em frequência muito alta e intensidade muito baixa para detectar distúrbios da mucosa[11] (p. ex., emissão aguda em registro "piano ou pianíssimo"); 5) uso de variados registros; 6) tempo máximo de fonação; e 7) instabilidade e tremores.

A capacidade para executar tarefas de alta frequência e baixa intensidade (p. ex., cantar "Parabéns pra você" em tom agudo ou agudíssimo e com a voz em volume baixo) é a parte mais importante da análise da capacidade vocal nas pessoas com alterações mucosas benignas. Se a voz de um paciente, sob essas restrições de desempenho, perder o seu alcance esperado nos tons agudos, ou se ela sofrer de latência, soprosidade na voz ou falta de clareza na emissão do tom, o clínico pode esperar encontrar um distúrbio da mucosa. O clínico também deve buscar por incoerências ou discrepâncias entre a *voz falada e cantada*, devendo observar o esforço do paciente e a sua habilidade durante as emissões vocais. O teste vocal básico exige apenas alguns minutos para ser feito, pois o examinador se concentra primariamente nos resultados da capacidade física vocal do paciente e, secundariamente, na sua habilidade vocal.

Como foi dito, a análise da capacidade vocal combinada a história vocal inicial e com o subsequente exame laríngeo é crucial no diagnóstico de um distúrbio vocal e no direcionamento do tratamento. Por exemplo, se durante a anamnese a *voz falada* do paciente parecer normal, e se ele tiver nódulos vocais (talvez pequenos), o clínico poderia perceber seletivamente pregas normais vocais durante o exame visual; no entanto, se o paciente também realizar algumas tarefas vocais com o uso de voz em alta frequência e baixa intensidade, apresentando sinais de uma perturbação mucosa (p. ex., fuga de ar – "voz soprosa", atrasos de início da fonação, perda de clareza e alcance), este clínico deve estar mais preparado a encontrar quaisquer nódulos que possam estar presentes.[12] A capacidade vocal também fornece informações sobre a gravidade das limitações vocais do paciente, que, correlacionadas com o exame laringoscópico, ajudam a determinar, junto com as necessidades e a motivação do paciente, a intensidade e direção do tratamento.

EXAME DA LARINGE NO CONSULTÓRIO

A laringe pode ser examinada de várias maneiras (Fig. 29-4). O espelho laríngeo fornece visibilização tridimensional e boa resolução de cor da laringe; no entanto, na prática, ele oferece uma pobre resolução das pregas vocais em muitos casos. Em outros casos, a visão é boa, mas somente durante a fonação, pois a epiglote pode obstruir parcialmente a visibilização da laringe durante a respiração. Além disso, não é possível documentar a laringe com essa técnica de exame. Como o médico precisa se lembrar da lesão e documentá-la com um desenho simples, pode não ser possível fazer uma crítica precisa da eficácia da terapia escolhida. Os laringoscópios rígidos e também os flexíveis proporcionam frequentemente uma visão mais clara, particularmente durante a respiração. No entanto, quando utilizados "a olho nu", eles têm desvantagens

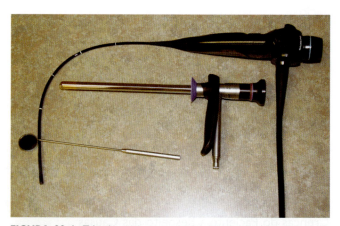

FIGURA 29-4. Três dispositivos mais utilizados para visibilizar a laringe: espelho de Garcia; um telescópio de 90 graus e um endoscópio flexível com chip distal.

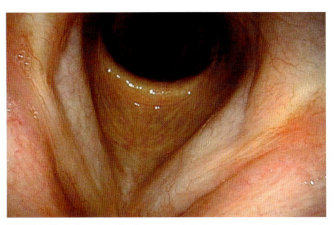

FIGURA 29-5. Magnificação da imagem da laringe com resolução adequada de pregas vocais, subglote e até mesmo da traqueia.

similares às apresentadas com o uso do espelho laríngeo. O nasolaringoscópio flexível de fibra ótica ou com "chip na ponta" (*chip-tip* nasopharyngoendoscope) é especialmente importante em um paciente difícil de examinar devido à anatomia incomum ou com um exacerbado reflexo de vômito. No entanto, mesmo com essas tecnologias, é possível deixar passar alterações mucosas sutis ou pequenas, a menos que a laringe seja anestesiada topicamente para permitir uma grande aproximação entre a ponta do fibroscópio e as pregas vocais. Com anestesia tópica, as pregas vocais, a subglote e a traqueia podem ser examinadas facilmente (Fig. 29-5).[13,14]

A iluminação estroboscópica acrescentada a qualquer um dos instrumentos de exame permite a avaliação da dinâmica vibratória da mucosa em uma aparente câmera lenta (p. ex., para compreender a cicatrização da mucosa, distinguir cistos de nódulos). Acrescentar uma câmera de vídeo e um dispositivo de gravação, normalmente um disco rígido de computador, aos laringoscópios rígidos ou flexíveis traz outras vantagens; por exemplo, exibir um vídeo do exame do paciente pode ajudá-lo a compreender e se motivar. Além disso, esses registros permitem que outros clínicos – otorrinolaringologistas, fonoaudiólogos, professores de voz – participem mais facilmente em avaliação e tratamento e servem como registros permanentes que documentam o resultado da fonoterapia ou cirurgia e aprimoram o treinamento dos médicos residentes.

MEDIDAS OBJETIVAS DE VOZ

A análise do problema vocal com o uso da história vocal (anamnese), avaliação auditiva-perceptiva das capacidades e limitações vocais e exame laríngeo de alta qualidade é suficiente para um diagnóstico preciso e uma descrição do problema. As informações aerodinâmicas e acústicas, embora fracas diagnosticamente devido à sua falta de especificidade, podem ser úteis para quantificar e documentar a gravidade e a mudança na resposta ao tratamento proposto, ajudar nas pesquisas vocais e colaborar com informações úteis para o ajuste fonatório (*biofeedback*).

LARINGOSCOPIA DIRETA E BIÓPSIA

Quando a videoestroboscopia com visualização ampliada está disponível, as lesões suspeitas de câncer ou papilomatose quase sempre podem ser distinguidas facilmente dos nódulos, pólipos e cistos. Portanto, a remoção dessas entidades é adequada somente dentro de um plano abrangente de tratamento ou restauração vocal e raramente, ou nunca, para a obtenção do diagnóstico.

OPÇÕES GERAIS DE TRATAMENTO
HIDRATAÇÃO

A hidratação adequada promove o fluxo livre de secreções lubrificantes, que ajudam a mucosa das pregas vocais a suportar o traumatismo vibratório e as forças de cisalhamento. De modo contínuo, ao invés de esporádico, a ingesta hídrica parece ser particularmente importante para a manutenção da homeóstase laríngea. Um expectorante, como a guaifenesina, pode ajudar quando as secreções laríngeas forem viscosas.

TRATAMENTO NASOSSINUSAL

Frequentemente os pacientes atribuem incorretamente a rouquidão às condições nasossinusais. Os problemas nasossinusais existentes devem ser tratados; no entanto, o clínico pode precisar ajudar a diminuir a percepção do paciente em relação a como esses problemas contribuem para um distúrbio vocal em favor de causas vocais comportamentais. Quando a preocupação é com a função laríngea ideal, como em um artista que usa a voz, as condições nasais devem ser tratadas localmente (topicamente) quando possível. O motivo é que muitos medicamentos sistêmicos (p. ex., descongestionantes orais, combinações de anti-histamínicos e descongestionantes) secam não só as mucosas nasais, mas também a laríngea mucosa, onde um fluxo de secreção contínuo é importante para a adequada função vibratória e para a resistência mucosa, particularmente sujeita a condições fonatórias exigentes. As medicações que afetam minimamente a voz são os descongestionantes nasais tópicos, que devem ser utilizados por apenas alguns dias, de modo a evitar a rinite medicamentosa. A rinorreia profusa que acompanha o resfriado comum também pode ser tratada com brometo de ipratrópio (*spray*),[15,16] e os corticosteroides (*spray*) têm um valor inestimável para o tratamento das alergias nasais. Os inaladores nasais por bomba de ativação, sem a necessidade de que o paciente inale ativamente o medicamento, evitam o suposto risco dos efeitos dos corticosteroides sobre as pregas vocais.

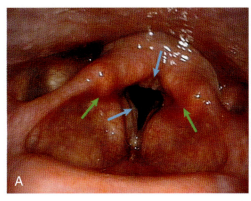
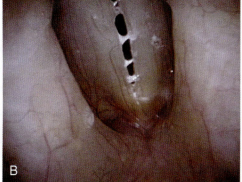

FIGURA 29-6. A, Achados associados ao refluxo ácido, consistindo em paquidermia interaritenoide e abaulamento imediatamente abaixo da borda livre das pregas vocais (*setas azuis*) e eritema da mucosa que cobre a face anterior das cartilagens aritenoides (*setas verdes*). **B,** Paciente com o mesmo distúrbio durante a fonação. Repare no excessivo acúmulo de muco inflamatório e viscoso.

TRATAMENTO DA LARINGOFARINGITE POR REFLUXO ÁCIDO

Em uma pessoa com um esfíncter esofágico inferior incompetente ou com hérnia hiatal, o refluxo ácido para a faringe e laringe durante o sono pode levar à laringofaringite crônica. Essas pessoas podem ou não sofrer um ou mais sintomas, incluindo a "halitose matinal" exagerada, irritação na garganta ou sensação de estar "arranhada" ou "seca", que normalmente é pior de manhã, pigarro habitual, rouquidão ou voz grave pela manhã. A laringe pode exibir eritema característico da mucosa aritenoide, paquidermia interaritenóidea ou úlceras de contato; no entanto, os achados laríngeos podem ser mais sutis do que os da Figura 29-6. A atenção especial com a história do paciente, o exame laríngeo e a realização de teste terapêutico em um paciente plenamente instruído são suficientes para praticamente qualquer pessoa em que esse diagnóstico esteja sendo considerado. Ford[17] sugere que a maneira mais confiável de confirmar o diagnóstico é com o emprego do monitoramento do pH, usando a impedância multicanal intraluminal; isso poderia ser considerado no pequeno número de pacientes para os quais o teste terapêutico associado à história detalhada do paciente e o exame laríngeo não foram suficientes para o diagnóstico.

O gerenciamento básico dessa condição consiste em evitar cafeína, álcool e alimentos condimentados; ingerir a última refeição do dia, de preferência uma refeição leve, não menos de 3 horas antes de ir dormir; elevar a cabeceira da cama para colocá-la em uma leve inclinação da cabeça em relação aos pés; e tomar um antiácido na hora de dormir, um bloqueador H2 2 ou 3 horas antes de ir para a cama ou um inibidor de bomba de prótons 30 a 60 minutos antes do jantar.

EDEMA AGUDO DA MUCOSA DECORRENTE DO USO EXCESSIVO

Os oradores ou cantores às vezes podem apresentar edema agudo da mucosa das pregas vocais de etiologia não infecciosa resultante do uso excessivo da voz. É necessária uma estratégia cuidadosa de repouso vocal *relativo* nesse contexto (p. ex., intercalar canções de alta intensidade com canções de baixa intensidade, evitar conversar durante o intervalo etc.) associada ao aquecimento pré-apresentação e uma técnica vocal sólida, o que pode ser suficiente para o paciente "cumprir a sua tarefa". Um regime de desmame de corticosteroides de curto prazo e alta dose também pode ser útil nesse contexto como parte de uma estratégia maior para ajudar o paciente durante a sua atuação.

INSTILAÇÕES LARÍNGEAS PARA A INFLAMAÇÃO DA MUCOSA

No passado, mais do que atualmente, os laringologistas utilizavam medicamentos como o mono-*p*-clorofenol, anestésicos tópicos, vasoconstritores leves, vapores de enxofre, certos óleos e outras substâncias para redução do edema das pregas vocais, efeito calmante ou anestésico ou para promoção da cicatrização. Alguns médicos e pacientes acreditam na eficácia desse tipo de tratamento, embora seja apoiada apenas por relatos informais.

MEDICAÇÕES SISTÊMICAS QUE PODEM AFETAR A LARÍNGE

Os remédios que os pacientes tomam por outras razões – como os antidepressivos, descongestionantes, anti-hipertensivos e diuréticos – podem ressecar a mucosa e espessar as secreções normais, reduzindo o seu efeito lubrificante e protetor nas pregas vocais e, consequentemente, tornando a mucosa das pregas vocais mais vulnerável ao desenvolvimento de distúrbios benignos. O clínico deve perguntar sobre esses medicamentos durante a obtenção da história.

FONOTERAPIA

A fonoterapia é adequada aos pacientes com distúrbios benignos da mucosa das pregas vocais, dada a relação comum desses distúrbios com o uso excessivo, abusivo ou indevido da voz. Os nódulos vocais, em particular, devem se resolver, regredir ou pelo menos estabilizar em um regime de aprimoramento da higiene vocal e otimizada produção de voz. Entretanto, em alguns casos o sucesso é definido como a obtenção de uma voz mais consistente sem as exacerbações da rouquidão e até mesmo afonia, mesmo que a voz remanescente continue um pouco rouca. Em outros casos, o sucesso pode exigir a resolução de todas as limitações vocais. Se a cirurgia for considerada uma opção – já que o distúrbio mucoso não se resolveu completamente, e o paciente considera inaceitáveis os sintomas residuais e as limitações vocais –, a fonoterapia ajudará o paciente ao instrui-lo sobre o processo cirúrgico e diminuirá o risco de recorrência pós-operatória.

Durante a avaliação, o fonoaudiólogo reúne informações sobre o comportamento que possam afetar a voz, estabelecendo um programa para eliminar o comportamento lesivo. Os fonoaudiólogos também utilizam tarefas vocais para avaliar a *voz falada e cantada*, com intuito de deixar claro para eles e para os pacientes o tipo e o grau de comprometimento vocal resultante da lesão. Eles também avaliam a habilidade e adequação da produção de voz tanto para falar quanto para cantar. Dependendo dos resultados dessa segunda parte da avaliação, o fonoaudiólogo pode ajudar o paciente a otimizar a intensidade, a extensão vocal, o registro vocal, as características de ressonância, a qualidade global da voz, a postura geral, do trato vocal e do suporte respiratório para a produção de voz apresentados pelo paciente. Para os cantores, o professor de canto desempenha um papel inestimável nesse processo, particularmente em relação à produção da *voz cantada*.

Finalmente, nessa era tecnológica, os especialistas em voz documentam cada vez mais os aspectos vocais usando análise acústica, medidas espirométricas respiratórias, medidas de frequência e intensidade vocais, taxas de fluxo de ar translaríngeo, as quais são coletadas em várias condições fonatórias. Os fonoaudiólogos podem usar esse equipamento para *biofeedback* (p. ex., usando uma leitura de frequência eletrônica visual para modificar o tom médio da fala em um paciente surdo para tons). Em pacientes com fonação resultante da ação das pregas vestibulares e em distúrbios vocais intratáveis de etiologia psicogênica com anomalias visíveis da movimentação das pregas vocais, a videoendoscopia associada à fonoterapia pode ser uma eficiente ferramenta de *biofeedback*.[11,18]

CIRURGIA

Algumas lesões são reconhecidas como irreversíveis ao tratamento clínico, somente adequadamente tratadas com cirurgia. Afora essas exceções, a microcirurgia das pregas vocais deve vir em seguida à fonoterapia adequada. A regra é individualizar cada caso, mas normalmente os pacientes são reexaminados com avaliação da capacidade vocal e videoestroboscopia em intervalos de 16 semanas após o diagnóstico e tratamento. Quando um paciente disciplinado não melhora após dois ou mais exames sucessivos e continua infeliz com a capacidade vocal, a cirurgia pode ser considerada. Os bons resultados cirúrgicos estão diretamente relacionados com a acurácia do diagnóstico, julgamento, precisão cirúrgica e com a disciplina do paciente em relação aos cuidados vocais apropriados.

Embora as técnicas específicas variem de acordo com a lesão diagnosticada, os requisitos básicos para a microcirurgia laríngea ser bem-sucedida para todos os distúrbios benignos da mucosa das pregas vocais são os mesmos. A compreensão da microarquitetura das pregas vocais e da dinâmica vibratória (ver discussão anterior) são pré-requisito, sendo necessária a avaliação videoestroboscópica pré e pós-operatória para que o paciente e o cirurgião possam ver os resultados juntos.

O primeiro princípio da cirurgia é que a microlaringoscopia (não a laringoscopia direta a olho nu) e a precisão técnica são

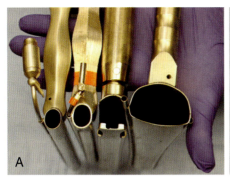 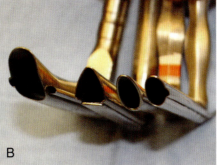 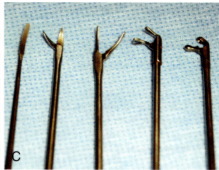

FIGURA 29-7. A, As extremidades de visibilização (*esquerda para a direita*) dos laringoscópios operatórios de Jackson, Hollinger, Zeitels e Bouchayer. **B,** As extremidades distais desses laringoscópios exibidas em ordem inversa: Bouchayer, Zeitels, Hollinger e Jackson. Cada laringoscópio tem suas vantagens e esse conjunto satisfaz praticamente todos os desafios, da via aérea difícil até a excisão de grandes tumores. **C,** Um conjunto simples de instrumentos microcirúrgicos costuma ser suficiente para o microcirurgião laríngeo experiente. *A partir da esquerda*, Espátula de dissecção (p. ex., para cistos), tesouras, pinça jacaré, pinça em microanel (em forma de coração) e pinça de biópsia (fórceps de biópsia).

necessárias para traumatizar minimamente a mucosa. Como o distúrbio é benigno e confinado à mucosa, incluindo o espaço de Reinke, o conceito de margens cirúrgicas do câncer não se aplica. Cada caso deve ser abordado com a consciência de que a cirurgia excessivamente agressiva ou imprecisa da mucosa das pregas vocais pode resultar em uma mucosa regenerada ou manipulada cirurgicamente que cicatriza e adere ao ligamento vocal subjacente, ocasionando disfonia grave.

É preciso dispor de um conjunto de laringoscópios, micropinças, microtesouras, microdissectores e microbisturis. Em face da grande variedade de instrumentos disponíveis atualmente, continua sendo verdadeiro o comentário feito por Kleinsasser[2] de que um conjunto de materiais cirúrgicos relativamente simples é o suficiente para o cirurgião experiente (Fig. 29-7).

O laser de dióxido de carbono (CO_2) se tornou parte importante do arsenal do cirurgião, e muitos têm discutido a sua aplicação nas lesões laríngeas benignas. As alterações teciduais decorrentes do uso do laser dependem do foco e diâmetro do laser, potência em watts, duração de ativação do feixe, modo da forma de onda (pulsada *versus* contínua) e, talvez ainda mais importante, da precisão cirúrgica. A microdissecção a frio pode ser mais segura que as técnicas a laser, contanto que o cirurgião seja igualmente proficiente em ambas. Norris e Mullarky,[19] comparando um laser de CO_2 em modo contínuo com a incisão "a frio" em pele de porco, relatou que havia uma vantagem de curto prazo após a incisão com laser no que diz respeito à velocidade de reepitelização; no entanto, não foi observada qualquer diferença na cicatrização de longo prazo. Embora o fato não tenha sido observado em seu relato, os cortes histológicos mostraram claramente uma zona mais ampla de destruição tecidual subepitelial com o laser do que com o bisturi. Duncavage e Toohill[20] compararam a resposta de cicatrização em cães após o desnudamento tradicional da prega vocal e após a vaporização da mucosa com laser de dióxido de carbono. Eles concluíram que, até o final da cicatrização, ocorreram edema, reações de células gigantes ao tecido carbonizado e uma maior fibrose epitelial com a técnica de laser do que com a técnica "a frio". A manipulação da potência em watts, foco e modo de irradiação do laser nos tecidos pode diminuir a lesão térmica, carbonização e outros efeitos adversos do laser. Os estudos precedentes datam do início da era do laser de dióxido de carbono. O laser CO_2 com a concentração do raio em um minúsculo ponto de ação (microspot) parece diminuir essas desvantagens.[21,22] Geyer et al.[23] relataram uma série mais recente de 235 pacientes nos quais o laser de CO_2 alcançou bons resultados. Entretanto, uma comparação sistemática dos resultados funcionais, incluindo as capacidades vocais e a videoestroboscopia, não está disponível para guiar o cirurgião na escolha do melhor método (uso do laser e microdissecção). Com uma casuística de 1.000 cantores e o dobro ou o triplo de não cantores nos quais foram utilizados individualmente métodos com e sem laser, parece que a técnica e habilidade cirúrgica são proeminentes em relação às ferramentas específicas utilizadas.

Após a cirurgia, a *qualidade* e as *capacidades* vocais devem exibir uma melhoria de boa a excelente; no entanto, os pacientes devem ser aconselhados após a cirurgia quanto ao risco de piora da voz que deve acontecer: No caso dos *nódulos* é correto dizer que "Essa cirurgia normalmente restabelece a voz ao seu estado original, mas há um *pequeno risco* de a sua voz vir a piorar depois da cirurgia." Por outro lado, pode-se dizer para a pessoa com sulcos bilaterais nos quais a mucosa é fina que "Espero, na melhor das hipóteses, uma melhoria modesta na sua voz, mas vai levar muitos meses para alcançar essa melhoria, e há uma chance bem grande de a sua voz não melhorar e, possivelmente, piorar". Para o cirurgião experiente que utiliza dissecção em vez de técnicas de microavulsão, junto com a videoestroboscopia pré e pós-operatória como sua "orientadora", a questão no caso geral não é tanto se é possível piorar a voz, mas sim "Posso normalizar a capacidade de fala e canto desse paciente e, se não puder, até onde posso chegar próximo a esse normal?". A experiência de Cornut e Bouchayer[24] ao operar 101 cantores e a experiência de Bastian[25] na mesma população estabeleceram um papel de importância da microcirurgia laríngea na restauração da capacidade vocal e na eliminação ou diminuição das limitações.

Mais recentemente, em uma série de 47 pacientes com várias lesões mucosas benignas, van Dinther et al.[26] concluíram que "a qualidade da voz e a desvantagem vocal melhoram significativamente após a cirurgia das pregas vocais".

DISTÚRBIOS BENIGNOS ESPECÍFICOS DA MUCOSA DAS PREGAS VOCAIS

NÓDULOS VOCAIS

O termo *nódulos* deve ficar reservado para as lesões de cronicidade comprovada. Abaulamento mucoso recente ou agudo, que desaparece rapidamente em resposta ao simples descanso vocal e, talvez, ao tratamento médico de suporte, está excluído quando nos referimos a *nódulos*.

Epidemiologia

Os nódulos vocais ocorrem com mais frequências nos meninos e nas mulheres. Essas pessoas quase sempre utilizam a voz em excesso (i. e., de 6 a 7 pontos na escala de loquacidade, cuja pontuação máxima é 7). A loquacidade intrínseca está mais correlacionada do que a ocupação, a menos que essa ocupação seja extremamente exigente em relação à voz (p. ex., cantor de rock, corretor de ações). Comparativamente, os nódulos se desenvolvem frequentemente nas crianças com fendas palatinas, presumivelmente pelo uso do "ataque glótico" para compensar a incompetência velofaríngea.

Fisiopatologia e Patologia

Somente os dois terços anteriores (porção membranosa) das pregas vocais participam da vibração, pois as cartilagens aritenoides compõem o terço posterior da abertura glótica. A vibração vigorosa ou prolongada demais ocasiona congestão vascular localizada com edema na parte média da porção membranosa (vibratória) das pregas vocais, onde forças de cisalhamento e colisão são maiores. O acúmulo de fluido na submucosa decorrente do abuso ou uso excessivo agudo resulta em um abaulamento submucoso, às vezes denominado insensatamente *nódulos incipientes* ou *precoces*. O abuso vocal por longo prazo leva a hialinização do espaço de Reinke e, em alguns casos, a espessamento do epitélio sobrejacente.

Essa sequência fisiopatológica explica a natureza facilmente reversível dos abaulamentos não-hemorrágicos mais agudos, ao contrário da resolução mais lenta, incompleta ou ausente dos nódulos vocais crônicos. Estejam ou não presentes o edema agudo e os nódulos mais crônicos, a mudança na massa de mucosa, a menor capacidade para adelgaçar a margem livre e o fechamento glótico incompleto ocasionado pelos nódulos são os fatores contribuintes para a constelação de sintomas vocais e limitações características do abaulamento da mucosa.[11,25]

Diagnóstico

História. Um paciente pediátrico com nódulos vocais é descrito geralmente pelo pai como "vocalmente exuberante". Um paciente adulto, quase sempre uma mulher com 6 ou 7 pontos na escala de loquacidade (discutida anteriormente), descreve uma rouquidão crônica ou episódios repetidos de rouquidão aguda. Às vezes, a manifestação inicial está associada com uma infecção do trato respiratório superior ou com a laringite aguda, e a rouquidão nunca passa completamente, levando o paciente a atribuir incorretamente o problema vocal à infecção e negligenciar causas comportamentais permanentes mais relevantes. Os cantores com nódulos crônicos geralmente são pouco conscientes das limitações da voz falada, a menos que os nódulos tenham um tamanho moderado. Os sintomas mais sensíveis dos nódulos vocais, incluindo os muito pequenos, são:

- Perda de capacidade para cantar suavemente as notas altas (tons agudos)
- Atraso no início da fonação, particularmente no canto alto e suave
- Aumento da soprosidade ("fuga de ar"), rouquidão e aspereza
- Menor resistência vocal ("minha voz fica rouca facilmente")
- Uma sensação de maior esforço para cantar
- Uma necessidade de aquecimentos mais prolongados
- Variabilidade das capacidades vocais de um dia para o outro, que é maior do que o esperado para o nível de treinamento vocal do cantor.

Capacidade Vocal. Nos pacientes com nódulos vocais de moderados a grandes, a voz da fala geralmente é mais baixa do que o previsto e pode ser rouca, soprada ou áspera. Os pacientes com tumefações sutis a moderadas costumam ter voz de fala que parece normal, então essa voz de fala é um indicador insensível dos distúrbios da mucosa em comparação com a voz de canto. Nos pacientes com abaulamento sutil ou em pequeno volume (normalmente só os cantores procuram atendimento médico com pequenos distúrbios da mucosa), as limitações vocais como o atraso no início da fonação com fuga de ar momentânea precedente, diplofonia e incapacidade para cantar suavemente em altas frequências podem ficar evidentes somente quando são provocadas tarefas vocais de alta frequência e baixa intensidade.[12] Nas altas frequências pode ocorrer vibração do segmento curto; em outras palavras, os nódulos param de vibrar, sendo que os segmentos de mucosa anterior ou posterior a esses nódulos, ou ambos os segmentos, vibram.

Muitos pacientes com nódulos podem ter sofrido laringoscopia indireta e podem ter sido comunicados de que suas pregas vocais são normais, ou receberam um diagnóstico inespecífico como, por exemplo, o de uma "irritação laríngea". O uso das tarefas vocais para detectar os abaulamentos e a videoestroboscopia, quando for indicada (Figs. 29-3 a 29-5), protegem o laringologista da perda das lesões mais sutis das pregas vocais. A capacidade para diagnosticar nódulos minúsculos é crucial, pois a não obtenção desse diagnóstico pode ter consequências graves para quem usa a voz profissionalmente.

Exame Laríngeo. Os nódulos podem ter tamanho, contorno, simetria e cor variados, dependendo de sua duração, da quantidade de uso recente da voz e das diferenças entre os indivíduos quanto à resposta da mucosa ao abuso da voz. Além disso, existe alguma variabilidade na correlação entre o tamanho dos nódulos e o seu efeito nas capacidades vocais. Os nódulos não ocorrem de modo unilateral, embora um nódulo possa ser maior que o outro. É importante distinguir entre nódulos e cistos, pois o tratamento dessas entidades é diferente. A correlação entre o surgimento e a reversibilidade do nódulo com a fonoterapia é imperfeita.

A laringe deve ser examinada em alta frequência (500 a 1.000 Hz) para visualizar tumefações sutis a pequenas, o que pode ser mal avaliado nas frequências mais baixas.

Tratamento

Clínico. A boa lubrificação da laringe deve ser assegurada com aumento da ingesta hídrica. Alergia e refluxo, quando presentes, também devem ser tratados.

Comportamental. Os nódulos vocais surgem do perfil de uso vocal excessivo, então inicialmente a fonoaudiologia (voz) desempenha um papel fundamental. Geralmente, os nódulos e seus sintomas mais óbvios regridem, particularmente se o paciente não for um cantor. No entanto, a terapia comportamental (voz) mais qualificada não consegue alcançar a resolução visual completa dos nódulos que existem há muitos meses ou anos. As tarefas de canto sensíveis que detectam o comprometimento, e não o tamanho do abaulamento persistente, geralmente são mais úteis na decisão de considerar a sua remoção cirúrgica.[11,25]

Cirúrgico. A remoção cirúrgica passa a ser uma opção quando os nódulos de qualquer tamanho persistem e quando a voz continua inaceitavelmente prejudicada do ponto de vista do paciente após a terapia adequada, geralmente com uma duração *mínima* de 3 meses. Alguns autores preferem a remoção precisa usando técnicas de microexcisão (Fig. 29-8), independentemente, o desnudamento das pregas vocais não tem vez na cirurgia de nódulos. A duração adequada do repouso vocal é controversa e alguns autores preferem um período relativamente curto. Na prática deste autor, pede-se para o paciente não falar durante 4 dias, embora os suspiros possam começar 1 dia após a cirurgia. Começando no quarto dia, o paciente progride gradualmente ao longo de 4 semanas para o uso pleno da voz sob a supervisão de um fonoaudiólogo. O retorno precoce ao uso não estressante da voz, conforme descrito na Tabela 29-1, parece promover a cicatrização dinâmica. Os resultados da cirurgia de precisão geralmente são muito bons, mesmo nos cantores. Em seu estudo de aproximadamente 160 cantores tratados com cirurgia, Cornut e Bouchayer[24] afirmaram que "Contanto que certas práticas de gerenciamento sejam seguidas na maioria dos casos, a microcirurgia laríngea permite que a voz do canto readquira o seu pleno funcionamento."

ECTASIA CAPILAR

Epidemiologia

A ectasia capilar parece ocorrer com maior frequência nas pessoas que usam excessivamente a voz (Figs. 29-9 a 29-10). Devido à preponderância feminina desse distúrbio, alguns autores especularam sobre um efeito etiológico do estrogênio para a sua ocorrência.

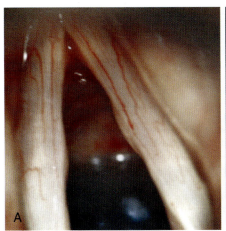 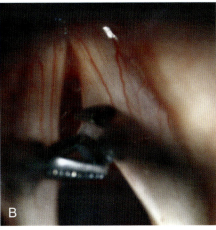 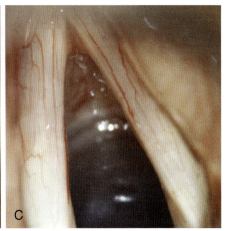

FIGURA 29-8. A sequência operatória em uma atriz profissional de teatro musical que sofreu por mais de 2 anos de sintomas e limitações vocais compatíveis com nódulos vocais fusiformes. **A,** A visão pré-operatória após muitos meses de tratamento conservador. Nem todos os abaulamentos fusiformes são reversíveis apenas com medidas conservadoras. **B,** O nódulo polipoide é apreendido superficialmente e puxado medialmente com um fórceps tipo Bouchayer. São utilizadas tesouras que se curvam para fora da prega vocal na remoção da lesão. Assim o nódulo é removido em um plano muito superficial, o que minimiza o risco de cicatriz entre a mucosa remanescente e regenerada e o ligamento vocal subjacente. **C,** Aparência da prega vocal após a excisão. O paciente apresentou normalização súbita das capacidades vocais e nenhuma evidência de formação de cicatriz foi encontrada no exame estroboscópico pós-operatório. Os capilares dilatados podem predispor à formação de nódulo recorrente e podem ser coagulados com um laser tipo *microspot*.

TABELA 29-1 Diretrizes Gerais para o Uso Inicial da Voz Após Microcirurgia das Pregas Vocais

Tempo após a Cirurgia[*]	Pontuação da fala[†]	Canto (para cantores)
Dias 1 a 4	Nenhuma	Tentativas delicadas de bocejo ou suspiro por 30 segundos, aproximadamente, 6 a 8 vezes ao dia[‡]
Semana 2 (começa no 5º dia)	3	Exercícios de aquecimento da voz cantada por 5 minutos, 2 vezes por dia (após o primeiro exame pós-operatório)
Semana 3	4	Mesmos exercícios por 10 minutos, 2 vezes ao dia[§]
Semana 4	5	Mesmos exercícios por 15 minutos, 2 vezes ao dia[§] (após o segundo exame pós-operatório)
Semana 5	4 ou 5	Mesmos exercícios por 20 minutos, 2 vezes ao dia[§]
Semana 6 a 8	4 ou 5	Mesmos exercícios por até 20 minutos, 3 vezes ao dia[¶]

[*]Após o quarto exame, o retorno às atividades artísticas deve ser considerado.
[†]Baseado em uma escala de loquacidade de sete pontos, na qual 1 significa pouco loquaz, 4 é médio e 7 é extremamente loquaz.
[‡]Aceitar a voz que sair, mesmo se for apenas ar ou um som muito rouco.
[§]Com ênfase na facilidade, clareza e agilidade, não na construção da voz. O alcance total previsto deve ser praticado em cada sessão com alguma insistência nas notas altas que são difíceis de provocar. Em geral, praticar basicamente uma dinâmica de mezzo-piano e apenas ocasionalmente uma dinâmica de mezzo-forte.
[¶]Mesma nota de rodapé anterior, com a adição do aumento gradual da faixa dinâmica e da insistência.

Fisiopatologia e Patologia

O repetido microtrauma vibratório pode levar à angiogênese capilar. De um modo circular, os capilares anormalmente dilatados parecem aumentar a vulnerabilidade da mucosa diante dos traumatismos vibratórios. O abaulamento da mucosa, quando presente na ectasia capilar, parece ser maior no lado com mais ectasia. Aparentemente a ectasia capilar predispõe a uma ou mais das seguintes condições: maior vulnerabilidade a abaulamentos da mucosa (menor resistência vocal), pequena incidência de hemorragia das pregas vocais e formação de pólipos hemorrágicos.

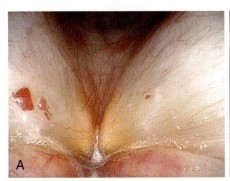 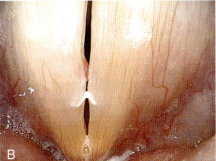 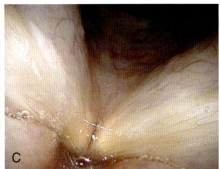

FIGURA 29-9. A, A posição de respiração abduzida com luz padrão. Isso se chama "leito capilar". **B,** Instante pré-fonatório com luz padrão no mesmo paciente exibindo ligeiro abaulamento na margem (ou borda) livre da prega vocal. **C,** A condição se resolveu após a ablação cirúrgica, a voz normalizou e a oscilação mucosa foi preservada na extensão vocal mais alta.

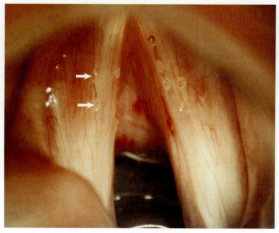

FIGURA 29-10. Os capilares ectáticos não tiveram que sofrer ablação integral. Em vez disso, o fluxo é interrompido com coagulações pontuais (*setas*) ao longo do curso do capilar. Em 3 semanas, os "segmentos" capilares desaparecem.

Diagnóstico

História. A ectasia capilar é diagnosticada com maior frequência nas cantoras que se queixam de ficar um pouco roucas após períodos de canto relativamente curtos (menor resistência vocal/mucosa). Quando essa queixa está associada a abaulamentos da mucosa, outros sintomas reminiscentes dos nódulos – atraso no início da fonação; perda do canto em tom agudo e suave; maior esforço – também podem ser observados. O cantor ocasional com ectasia capilar pode ter sofrido um ou mais episódios de hemorragia aguda das pregas vocais, que pode ter precipitado a primeira consulta do paciente; a ectasia capilar pode ser diferenciada somente após a resolução da equimose (hemorragia).

Capacidade Vocal. Sem abaulamento da mucosa, as capacidades vocais em um paciente com ectasia capilar podem ser inteiramente normais. Com abaulamento, as limitações vocais podem ser similares às detectadas no paciente com nódulos. Se a hemorragia da mucosa for recente, a voz de fala e a voz de canto podem ser muito roucas.

Exame Laríngeo. A ectasia capilar pode se manifestar como dilatação anormal dos capilares que avançam principalmente em sentido anteroposterior (Figs. 29-9 a 29-10). No entanto, agrupamentos aberrantes de capilares dilatados também podem ser observados. Algumas vezes, um ponto vascular pode aparecer quando uma alça vem de dentro do espaço de Reinke para a superfície e se dobra de volta para a submucosa. Finalmente, alguns capilares dilatados são confluentes ou se tornam grandes o suficiente para quase lembrar uma hemorragia crônica; essa variante pode ser denominada *lago capilar*.

Tratamento

Clínico. O uso de medicamentos com efeitos anticoagulantes, como aspirina e anti-inflamatórios não esteroidais, deve cessar, caso seja adequado em termos médicos. Esses medicamentos aparentemente não aumentam a *incidência* de hemorragia, mas podem prolongar sua presença. Ademais, o refluxo ácido gástrico tem efeito amplificado na mucosa quando a ectasia capilar é visível e, desse modo, é um tratamento particularmente importante.

Comportamental. Muitas pessoas com ectasia capilar abusam da voz; portanto, solicitam-se mudanças comportamentais adequadas para os indivíduos com nódulos. Em particular, os pacientes são advertidos a respeito do uso súbito ou explosivo da voz. A duração do uso da voz por sessão de prática também deve ser reduzida (p. ex., três sessões de 20 minutos por dia *versus* uma única sessão de 1 hora de duração).

Cirúrgico. Se o paciente não consegue aceitar os sintomas e limitações vocais residuais (p. ex., menor resistência vocal) após o tratamento clínico e comportamental, a microcirurgia laríngea é uma excelente opção.[25,27] Os capilares dilatados são coagulados localmente para interromper o fluxo sanguíneo em intervalos de poucos milímetros (Fig. 29-10), e os capilares proximais a cada segmento interrompido podem dilatar subsequentemente. Mesmo assim, nem todas as dilatações visíveis devem sofrer ablação; as que continuarem visíveis no final do procedimento e mesmo na primeira consulta do período pós-operatório involuem normalmente em poucas semanas. Se o edema da mucosa que acompanha os capilares ectáticos for mínimo, o tratamento dos capilares sozinho leva frequentemente à resolução do edema.

HEMORRAGIA DAS PREGAS VOCAIS E PÓLIPO UNILATERAL (HEMORRÁGICO) NAS PREGAS VOCAIS

Epidemiologia

A ocorrência de hemorragia das pregas vocais (Fig. 29-11) e do pólipo hemorrágico unilateral na prega vocal é mais comum nos homens, particularmente naqueles envolvidos no abuso vocal intermitente ou que trabalham em ambientes barulhentos. Surpreendentemente, poucos pacientes têm uma história de uso de aspirina ou outro anticoagulante.

Fisiopatologia e Patologia

As forças de cisalhamento que agem nos capilares dentro da mucosa durante o esforço vocal extremo fazem com se rompam. A ectasia capilar parece predispor a esse tipo de lesão. O rompimento dos capilares *superficiais* pode levar a uma equimose delgada, bem espalhada e superficial, sem convexidade da borda livre (margem) das pregas vocais. Em alguns dias, esse tipo de hemorragia costuma ter pouco efeito sobre a oscilação da mucosa. A resolução da equimose pode ser completa em 2 semanas. Por outro lado, o extravasamento de sangue de um capilar *mais profundo* pode levar ao acúmulo focal de sangue, similar a uma bolha de sangue. Esse tipo de hemorragia altera o contorno da margem e enrijece a mucosa, como se pode ver na laringoestroboscopia. Provoca uma rouquidão muito maior e duradoura e

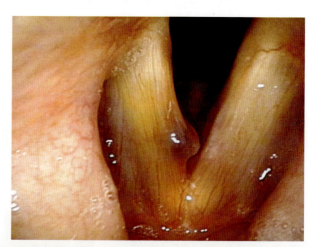

FIGURA 29-11. Pólipo hemorrágico em prega vocal direita. Repare na aparência similar a "bolha de sangue". O sangramento recente é evidente devido à descoloração amarelada da superfície superior da prega em decorrência dos produtos da decomposição de hemoglobina oriunda de uma equimose que, segundo foi estimado, ocorreu 2 semanas antes. Os pólipos hemorrágicos às vezes formam equimoses novamente de modo intermitente.

pode ser o precursor de um pólipo hemorrágico. Nesse caso, o exame microscópico revelaria um estroma vascular relativamente rico e áreas de hialinização, embora um pólipo unilateral, não hemorrágico e frequentemente pediculado também possa ser visto como estádio final de um pólipo hemorrágico.

Diagnóstico

História. A história de início abrupto de rouquidão durante o esforço vocal extremo, como em uma festa ou evento esportivo, ou mesmo após um espirro alto, é clássica, mas não é universal nos pacientes com hemorragia das pregas vocais e um pólipo hemorrágico unilateral nas pregas vocais.

Capacidade Vocal. As capacidades vocais variam de acordo com tamanho, idade, turgidez e pediculação do pólipo. Alguns pacientes têm uma *voz falada* com som normal, exceto quanto aos sons aberrantes repentinos e intermitentes. Outros pacientes têm uma voz de fala normal, mas um registro de falsete comprometido ou inexistente. Alguns pacientes também manifestam rouquidão vocal crônica.

Exame Laríngeo. O exame laríngeo demonstra uma lesão em grande parte unilateral na posição do nódulo, uma reação epitelial – ou um nódulo, se a pessoa usar excessivamente a voz – na prega oposta ao pólipo. No caso de uso excessivo crônico da voz, um pólipo hemorrágico pode representar uma lesão aguda superposta aos nódulos crônicos. O pólipo hemorrágico geralmente é muito maior que o nódulo típico e pode aparecer escuro e cheio de sangue nos estádios iniciais. Dependendo de quando o sangramento submucoso ocorreu, a descoloração pode ser em qualquer estádio da evolução da equimose. Os pólipos hemorrágicos antigos podem perder sua aparência vascular e ficar pediculados, movendo-se para dentro e para fora da glote com a inspiração e expiração, respectivamente. Durante a fonação, esse pólipo em estádio final pode ser deslocado para cima, passando para a superfície superior da prega e interferindo pouco na fonação.

Tratamento

Clínico. Se possível, a ingestão de medicações anticoagulantes (aspirina, anti-inflamatórios não esteroidais, varfarina) deve ser interrompida. Como o refluxo ácido pode aumentar a hiperemia e dilatar os capilares normais e anormais, essa condição deve ser controlada.

Comportamental. Um curso curto de fonoterapia é adequado, principalmente para instruir o paciente quanto aos cuidados vocais. O pólipo ocasional pequeno e inicial é completamente reabsorvido com muitos meses de medidas conservadoras, mas geralmente a remoção cirúrgica é necessária para devolver à prega vocal e à função vibratória a sua aparência normal e para a voz voltar à sua capacidade normal.

Cirúrgico. A evacuação do sangue através de uma incisão minúscula em uma grande hemorragia recente que se parece com uma bolha de sangue pode ser adequada, pois na melhor das hipóteses uma longa espera pela reabsorção e (mais provavelmente) a progressão para um pólipo hemorrágico crônico seriam aguardadas. Após a evacuação microcirúrgica do hematoma, deve-se ter o cuidado de detectar os grandes capilares dentro do espaço de Reinke, pois eles também devem estar interrompidos, embora uma coagulação ligeiramente mais profunda possa ser necessária para chegar no nível do capilar. Um pólipo antigo, seja ele hemorrágico ou pálido em estádio final, deve ser aparado superficialmente e o leito, hemostasiado. O prognóstico para o retorno completo do funcionamento vocal após a cirurgia de precisão é excelente (Figs. 29-12 e 29-13; Vídeo 61-1).

CISTOS INTRACORDAIS

Epidemiologia

O achado epidemiológico mais saliente é uma história de uso vocal excessivo. Isso é rotina no cisto epidérmico, porém menos comum na variedade por retenção de muco.

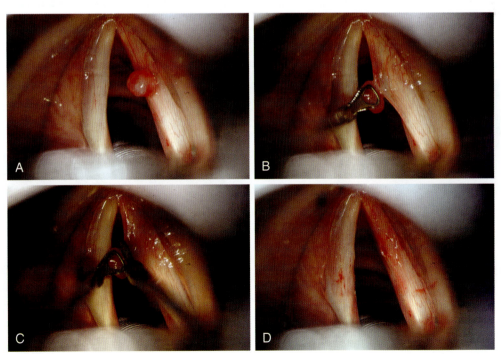

FIGURA 29-12. A, Pólipo hemorrágico, prega vocal direita. **B,** O pólipo é apreendido com o fórceps em forma de coração com curvatura para a direita para revelar o pedículo da lesão e a flexibilidade da mucosa. **C,** No momento da excisão com uma tesoura curva à esquerda. **D,** Ferida residual minúscula. A voz desse paciente foi inteiramente normalizada, incluindo os graves.

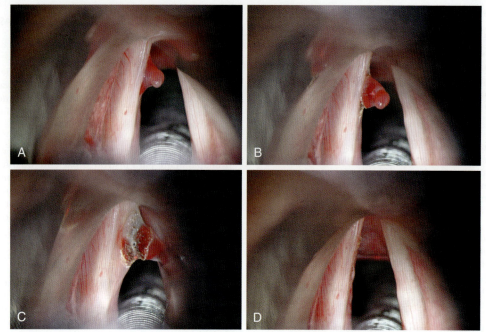

FIGURA 29-13. A, Pólipo hemorrágico, prega esquerda, com ampla inserção e "abas" em vez de uma inserção tipo pedicular. **B,** Início da excisão, começando com os elementos anterior e posterior da base de inserção. **C,** Dissecção a laser direcionada para o conteúdo trombosado do pólipo e poupando grande parte da mucosa adjacente esticada. **D,** Ferida linear resultante após a remoção. Devido às camadas restantes do espaço de Reinke (lâmina própria superficial), a aderência ao ligamento vocal não ocorre e a capacidade vibratória é normalizada, incluindo um tom alto.

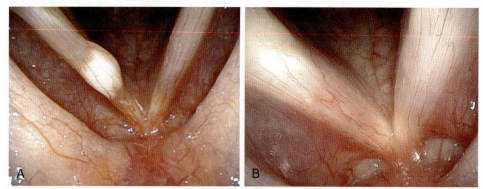

FIGURA 29-14. A, Cisto epidérmico, prega vocal direita. Repare na massa submucosa branca predominantemente na superfície superior da prega, mas com elevação bilateral da margem livre. **B,** Após a dissecção da submucosa e a remoção do cisto. Em alguns casos similares, o abaulamento na margem livre continua a ser o motivo de não poder corrigir a margem (i. e., a mucosa redundante que foi esticada sobre o cisto não pode ser removida) ao mesmo tempo da remoção do cisto através de uma incisão na superfície superior da prega vocal. Nesse caso, a margem foi corrigida e a capacidade oscilatória da prega vocal melhorou acentuadamente, mas não era normal nos tons muito altos. A voz, no geral, melhorou bastante.

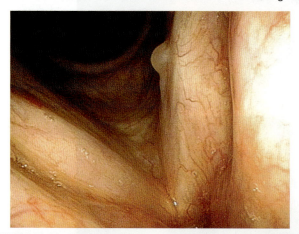

FIGURA 29-15. Cisto por retenção de muco após excisão por laser de câncer inicial da prega vocal esquerda. Repare na reorientação capilar, que é típica após a excisão da espessura total da mucosa. A pequena lesão projetada poderia ser confundida com um pólipo. Em vez disso, ela é o resultado do tamponamento de uma minúscula glândula de muco logo abaixo da borda livre das pregas vocais durante a regeneração mucosa. Um pólipo não é coerente com a natureza fonatória muito tranquila deste homem e com seus compromissos vocais mínimos. Repare que a lesão está abaixo do ponto de contato máximo e lesão vibratória que produziria um pólipo. A voz deste homem é excelente.

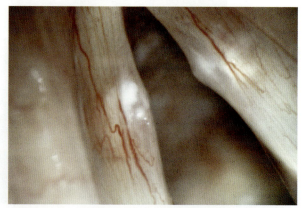

FIGURA 29-16. Cistos abertos bilaterais. Como as aberturas são pequenas em relação ao tamanho dos cistos, o esvaziamento parcial do conteúdo de queratina ocasiona uma aparência heterogênea ou irregular.

29 | DISTÚRBIOS BENIGNOS DA MUCOSA DAS PREGAS VOCAIS 471

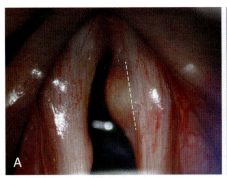 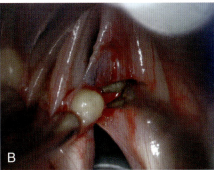 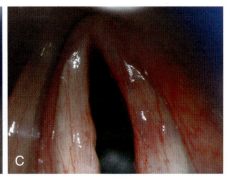

FIGURA 29-17. A, Cisto por retenção de muco da prega vocal direita. A massa esférica amarelada brilha através da mucosa sobrejacente e ocasiona rouquidão grave no paciente. É feita a incisão para entrar na prega sobre a linha pontilhada. **B,** Dissecção quase completa do cisto de suas inserções finais usando tesouras curvas. **C,** Após a remoção do cisto. A voz do paciente pareceu praticamente normal na sala de recuperação, embora a emissão dos tons agudos ainda estivesse anormal.

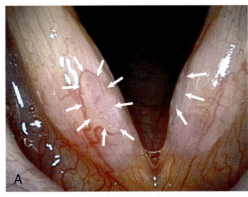 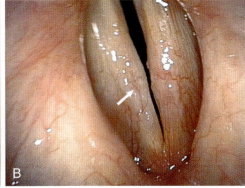

FIGURA 29-18. A, Sulcos glóticos, luz normal, exibindo material retido e granulação que emerge de dentro do sulco à direita. Um anel parcial de capilares é visto em volta do sulco à direita (*setas*), mas nenhum vaso importante é encontrado dentro do sulco. **B,** O mesmo paciente após a cirurgia na prega direita. Repare na microvasculatura que não estava presente antes da cirurgia, especialmente na *seta*. Uma camada contínua de mucosa agora está evidente. A voz melhorou muito, mas ainda não está normal devido à inevitável perturbação necessária para a dissecção e à rigidez residual.

Fisiopatologia e Patologia

Em termos histológicos, os cistos intracordais são classificados como retenção de muco ou inclusão epidérmica (Figs. 29-14 a 29-17). Os *cistos por retenção de muco* (*cistos ductais*, Figs. 29-15 e 29-17) surgem quando o ducto glandular fica tamponado e retém as secreções; os *cistos epidérmicos* (Figs. 29-14 e 29-16) contêm queratina acumulada.[28-31] Duas teorias afirmam que o cisto epidérmico resulta ou de um "ninho de células epiteliais" que embriologicamente se localizam na camada subepitelial da prega vocal ou decorre da cicatrização da mucosa lesionada pelo abuso da voz sobre as células epiteliais ali previamente localizadas. No devido tempo, os cistos podem romper espontaneamente. Se a abertura resultante for pequena em relação ao tamanho global do cisto, alguns detritos epidérmicos podem ficar retidos e criar um *cisto aberto*

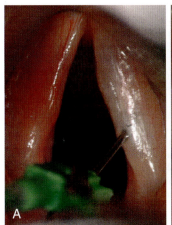 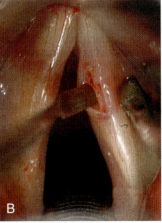 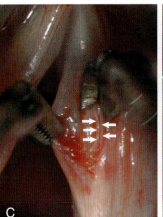 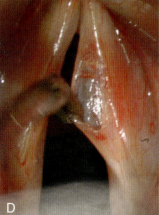

FIGURA 29-19. Sulco glótico. **A,** No início da cirurgia, a prega é infiltrada com solução de lidocaína/epinefrina para promover a hidrodissecção e expandir a mucosa. A linha do sulco é vista avançando anteriormente a partir do ponto de entrada da agulha. **B,** Uma incisão elíptica foi feita em volta dos lábios do sulco. **C,** Uma pinça – jacaré curvado para a direita – tensiona o retalho mucoso medial. As *setas* indicam a linha fina que representa a abertura para o sulco. Tesouras curvas dissecam a porção anterior da bolsa do sulco em relação ao ligamento vocal subjacente. **D,** Após a remoção da bolsa do sulco, a mucosa delgada é tensionada medialmente, exibindo a flexibilidade remanescente. A voz deve melhorar, mas a voz grave normal nem sempre é alcançada.

(Figs. 29-16); se a abertura for tão grande quanto o cisto, a bolsa vazia resultante se transforma em um *sulco glótico ou sulco vocal* (Figs. 29-18 e 29-19).

Diagnóstico

História. Um paciente com cistos epidérmicos tem muitos sintomas e fatores de abuso vocal iguais aos de um paciente com nódulos. No entanto, os cistos por retenção de muco podem surgir aparentemente de modo espontâneo, sem relação com a quantidade ou a maneira de uso da voz.

Capacidade Vocal. A capacidade vocal revela as limitações vocais similares às de um paciente com nódulos vocais. Os pacientes com cistos epidérmicos são mais propensos a apresentarem diplofonia nos tons agudos e podem manifestar uma transição abrupta e irredutível para o comprometimento grave em uma frequência maior que uma transição mais gradual para graus de comprometimento maiores, como geralmente se observa nos pacientes com nódulos. Os cistos por retenção de muco ocasionam frequentemente menos limitação vocal do que se poderia prever pela aparência da laringe; os cistos de inclusão epidérmica ocasionam frequentemente mais limitação do que o previsto.

Exame Laríngeo. Os cistos por retenção de muco originam-se de maneira geral logo abaixo da margem livre da prega, com projeção medial significativa a partir dessa prega. Por essa razão, esses cistos às vezes são equivocadamente diagnosticados como nódulos ou pólipos. Os cistos epidérmicos se projetam menos a partir da prega e são mais difíceis de diagnosticar quando são pequenos. Um clínico inexperiente pode estar mais consciente do que aparenta ser um nódulo do que um contorno fraco de cisto na superfície superior da prega. Em um cisto aberto, a esfera pode ser menos discreta e ter uma aparência mais irregular na superfície superior da prega vocal (Fig. 29-16). Sob iluminação estroboscópica, à medida que a frequência de fonação aumenta, a mucosa sobrejacente ao cisto frequentemente para de vibrar antes da mucosa ao seu redor. Mesmo assim, o diagnóstico pode ser confirmado em alguns pacientes somente durante a microlaringoscopia.

Tratamento

Clínico. As medidas gerais de suporte, como a hidratação e o tratamento do possível refluxo ácido, podem ser úteis, mas não resolverão o problema.

Comportamental. A fonoterapia é mais adequada para as pessoas com cistos epidérmicos e muitas vezes não é necessária, além de uma instrução preparatória para a cirurgia, nas pessoas com cistos por retenção de muco. A razão é que as pessoas com cistos de inclusão epidérmica são muito mais propensas, entre os dois tipos de cistos, a usarem excessivamente a voz. Naturalmente, a fonoterapia (voz) também pode se justificar para as pessoas que têm cistos por retenção de muco, caso usem excessivamente a voz — não para resolver a lesão, que exige cirurgia, mas para evitar o risco de outra lesão, dessa vez induzida por vibração.

Cirurgia. Os pacientes com grandes cistos por retenção de muco e nenhuma história de abuso vocal podem ser agendados imediatamente para cirurgia. Se estiver sob a borda da prega vocal e for extremamente superficial e translúcido, parecido com um pólipo, o cisto pode ser removido inteiramente com um pequeno pedaço da mucosa sobrejacente, quando a sua parede for tão fina que a dissecção dessa mucosa sobrejacente é praticamente impossível. Nesse caso, a oscilação mucosa ainda será normal após o término da cicatrização. Os cistos por retenção de muco mais comuns são removidos conforme descrito no parágrafo a seguir, através da dissecção que deixa a mucosa sobrejacente intacta.

Uma incisão pequena e extremamente rasa é feita na superfície superior da prega. A dissecção cuidadosa revela que o abaulamento é ocasionado, na realidade, por um cisto. Tomando cuidado para evitar qualquer lesão na mucosa, exceto a própria incisão, o cirurgião disseca o cisto livre de mucosa e do ligamento vocal (Fig. 29-17). A prega oposta deve ser examinada cuidadosamente devido à possibilidade de um cisto ou sulco mais sutil. Os resultados não são tão uniformemente bons quanto os dos nódulos e pólipos. No entanto, espera-se uma melhoria considerável e alguns pacientes alcançam resultados excelentes (Vídeos 61-2 e 61-3). Os pacientes também devem saber que a recuperação pós-operatória máxima leva mais tempo que a de uma cirurgia de nódulo ou pólipo (muitos meses em vez de algumas semanas). Bouchayer et al.[30] relataram uma série de 148 pacientes tratados para cistos, sulcos ou pontes mucosas — problemas cirúrgicos muito difíceis em comparação com nódulos e pólipos — dos quais 10% obtiveram um resultado global excelente, 42% obtiveram um bom resultado, 41% obtiverem um resultado razoável e 5% obtiveram um mau resultado. O acompanhamento com fonoterapia de suporte pelo fonoaudiólogo ou professor de canto ajuda na reabilitação vocal. Uma volta à utilização ativa da voz ou treinamento deve ocorrer alguns dias após a cirurgia, pois a quantidade de perturbação mucosa necessária leva a uma tendência maior de adesão e rigidez mucosa.

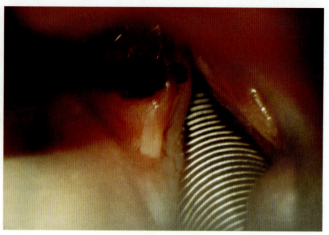

FIGURA 29-20. Ponte mucosa da prega vocal esquerda. Se um cisto epidérmico abrir em dois lugares e seguir paralelo à margem da prega vocal, a mucosa entre as aberturas se torna uma ponte. Nesse caso, a pinça entra na abertura superior (lateral) e sai pela abertura inferior (medial).

SULCO GLÓTICO

Epidemiologia

Embora alguns autores acreditem que os sulcos são congênitos, o sulco glótico parece ocorrer exclusivamente nas pessoas que usam excessivamente a voz (Figs. 29-18 a 29-19).

Fisiopatologia e Patologia

Bouchayer et al.[30] examinaram teorias adquiridas e congênitas sobre essas condições. Eles descreveram a aparência do sulco como uma bolsa revestida de epitélio cujos lábios são paralelos à borda livre das pregas e sugeriram que um sulco pode representar um cisto epidérmico que esvaziou espontaneamente, deixando uma bolsa colapsada atrás, formando um sulco. Na verdade, uma ponte mucosa resulta de dois sulcos paralelos que surgem a partir de um único cisto (Fig. 29-20). O problema principal ocasionado por um sulco é o mesmo ocasionado pela formação de cicatriz: enrijecimento da mucosa inibindo a oscilação e levando à disfonia.[32]

Diagnóstico

História. O paciente com um sulco glótico possui frequentemente uma história de abuso da voz e se queixa de rouquidão crônica.

Capacidade Vocal. Geralmente, a voz é acentuadamente rouca. As limitações vocais nos tons agudos, particularmente a diplofonia,

29 | DISTÚRBIOS BENIGNOS DA MUCOSA DAS PREGAS VOCAIS   473

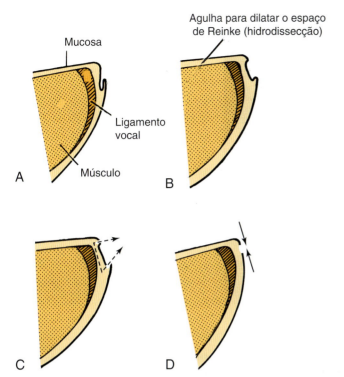

FIGURA 29-21. Esquema da remoção de um sulco glótico. **A,** Corte coronal da prega vocal exibindo o sulco. **B,** Injeção de lidocaína a 1% com epinefrina no espaço de Reinke afastando os lábios do sulco. **C,** Incisões nos lábios do sulco e dissecção do ligamento vocal. **D,** Após a remoção do sulco.

são óbvias. Como no caso dos cistos, a transição entre a fonação rouca e a afonia pode ocorrer de modo abrupto, quase em uma frequência específica, geralmente no alcance médio da voz de canto.

Exame Laríngeo. O exame laríngeo pode revelar inicialmente menos achados do que os previstos que contribuam para a anormalidade na voz da fala ou na redução da capacidade da voz cantada. Como o paciente provavelmente é alguém que abusa da voz, também podem ser observados abaulamentos fusiformes na margem das pregas vocais. A avaliação estroboscópica mostra um segmento de menor vibração. O comprimento total da mucosa pode oscilar nas frequências mais baixas; nas frequências mais altas, a porção média da mucosa para de oscilar e começa a ocorrer a vibração dos segmentos curtos anteriores e posteriores. A microlaringoscopia costuma ser necessária para obter o diagnóstico definitivo, pois os lábios do sulco nem sempre são visíveis com a fonação inspiratória durante o exame no consultório ou no laboratório de voz.

Tratamento

Clínico. O tratamento clínico do sulco glótico é de suporte, conforme a conveniência, mas não se espera a resolução dessa anormalidade estrutural.

Comportamental. Um curso curto pré-operatório de fonoterapia é indicado se o paciente com um sulco glótico for confirmado como alguém que usa excessivamente a voz, pois o objetivo comportamental nos pacientes com cistos é, inicialmente, a seleção e preparação para a cirurgia; a restauração da mucosa para a condição normal não pode ser obtida pelo tratamento médico ou comportamental.

Cirúrgico. A remoção do sulco é tecnicamente exigente e envolve trauma cirúrgico considerável da mucosa da prega vocal em comparação com a cirurgia de nódulos. Bouchayer et al.[30] descreveram as etapas da remoção de um sulco glótico (Fig. 29-21), que inclui a injeção intracordal, a qual tem como objetivos fazer com que os lábios do sulco se afastem, tornar o sulco mais raso e promover a hidrodissecção. Essa etapa é seguida pela circuncisão dos lábios do sulco e pela dissecção da bolsa mucosa invaginada sem lesionar o ligamento vocal. Os resultados parecem depender não só de uma habilidade cirúrgica excepcional, mas também da espessura da mucosa. Uma mucosa espessa, quase polipoide, pode produzir uma voz normal em algumas ocasiões. No paciente em que a mucosa é muito fina e mais extensamente aderente ao ligamento, a voz geralmente é melhor do que antes da cirurgia, mas pode ocorrer rigidez mucosa residual mesmo após a melhor cirurgia possível.

POLIPOSE DIFUSA BILATERAL

Epidemiologia

A alteração vocal ocasionada pela polipose difusa bilateral (edema crônico de Reinke ou pólipos de fumante; Figs. 29-22 a 29-23) geralmente é suficientemente perceptível para suscitar um exame laríngeo nas mulheres *loquazes (ou falantes)* de meia-idade que são fumantes a longa data.

Fisiopatologia e Patologia

Parece haver uma suscetibilidade individual a essa condição, já que ela se desenvolve somente em uma pequena porcentagem das pessoas do grupo de risco (p. ex., fumantes que usam muito a voz). Conforme detalhados por vários autores, o tabagismo crônico e o abuso da voz resultam em edema, congestão vascular e estase venosa.[33,34] Essas condições provocam alterações polipoides difusas que se tornam permanentes, embora o grau de edema ou turgidez e a consequente perturbação da voz possam aumentar e diminuir com o uso da voz.

Diagnóstico

História. A combinação de tabagismo e abuso vocal é clássica para essa entidade. Uma mulher com edema de Reinke pode se queixar

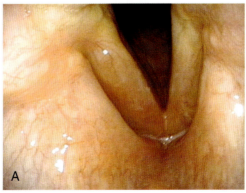
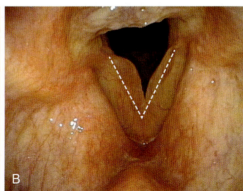

FIGURA 29-22. Polipose difusa bilateral (edema de Reinke). **A,** Respiração tranquila sob luz padrão. **B,** Fonação inspiratória provocada (no mesmo paciente) atrai e, assim, revela a mucosa edemaciada, que é maior à direita do que à esquerda. As *linhas tracejadas* indicam a localização e o contorno da margem livre se essas pregas vocais fossem normais.

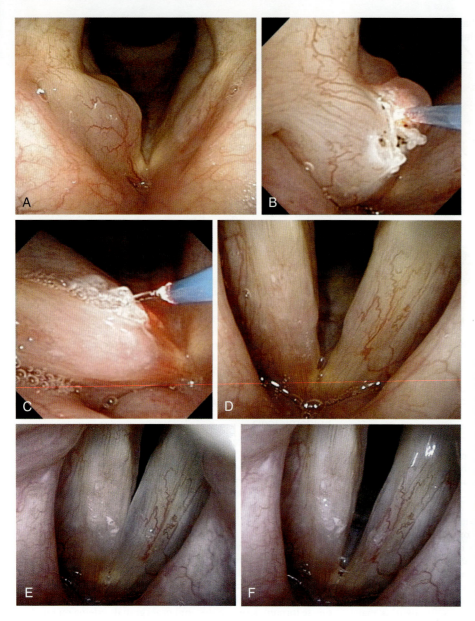

FIGURA 29-23. Sequência operatória do pólipo de fumante (edema de Reinke). **A,** Visibilização dos pólipos de fumante; a prega direita é muito mais saliente do que a esquerda. **B,** Durante a primeira coagulação com laser de túlio. Note a tentativa de puxar medialmente o tecido redundante a partir do ligamento focal subjacente. **C,** Seis semanas após a cirurgia, durante o segundo tratamento com laser de túlio. **D,** Doze semanas após a cirurgia. A reação inflamatória inicial pós-laser ainda é evidente, mas a voz está radicalmente melhor. **E,** Durante a fonação com tom grave ("voz de peito") com luz estroboscópica, fase fechada. **F,** Fase aberta à medida que o paciente termina a fonação e começa a separar as pregas. Repare no ligeiro edema no espaço de Reinke (translucidez) da prega esquerda (não operada). A prega direita oscilou bem em baixa frequência e um pouco pior nesse exame pós-operatório inicial.

de ser chamada de "senhor" ou confundida com homem ao telefone, ou pode ter problemas com a crescente rouquidão durante o dia.

Capacidade Vocal. O exame da voz demonstra um tom mais baixo do que se previa (voz grave), muitas vezes bem dentro da faixa de frequência fonatória masculina, quando a condição é observada nas mulheres. A voz grave é perdida e a paciente consegue a fonação através da faixa de um verdadeiro cantor baixo (voz masculina mais grave possível). Com pólipos grandes, a voz pode ser até mesmo hipermasculina.

Exame Laríngeo. O exame laríngeo normalmente revela bolsas pálidas, aquosas de fluido aderido à superfície superior e às margens das pregas. Os grandes pólipos de fumante podem ocasionar um ronco laríngeo involuntário na inalação súbita. Um movimento de vai e vem é observado frequentemente durante a respiração. Nos casos graves, agrupamentos polipoides podem ser observados. Os pequenos pólipos de fumante são facilmente negligenciados, a menos que o paciente seja instruído a fonar na inspiração, quando o tecido polipoide é retirado da superfície superior das pregas até a abertura glótica e, assim, fica mais visível como uma convexidade da margem maior que o normal (Fig. 29-22, B). O examinador pode provocar a fonação inspiratória e procurar esse tipo de lesão quando a capacidade vocal revela "virilização" da faixa de canto.

Tratamento

Clínico. O paciente com polipose difusa bilateral é incentivado a parar de fumar. Os testes de função da tireoide podem ser feitos se houver suspeita de hipotireoidismo. Essa última entidade costuma ser implicada como a causa dessa condição, embora a polipose difusa seja extremamente rara na ausência de tabagismo e uso ávido da voz.

Comportamental. A fonoterapia de curto prazo pode ser adequada para introduzir o comportamento vocal ideal. Essa medida sozinha pode reduzir a turgidez dos pólipos com uma melhora modesta no funcionamento vocal.

Cirúrgico. A microcirurgia para *redução* dos pólipos é necessária quando a voz continuar ruim para o paciente. A antiga prática comum de remover os pólipos resulta frequentemente em afonia durante muitas semanas de pós-operatório e a voz final alcançada

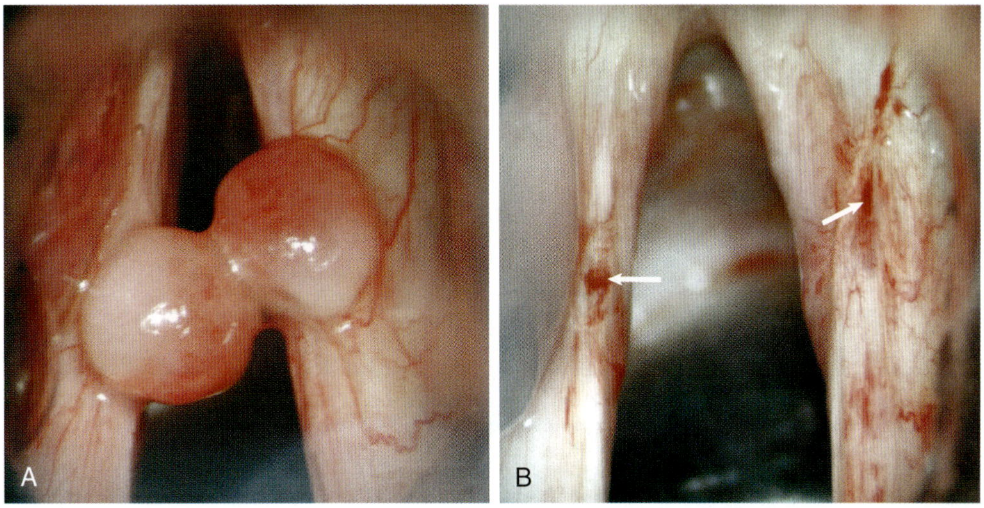

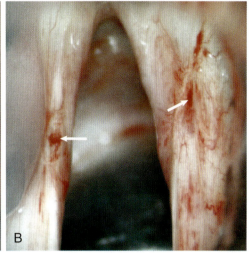

FIGURA 29-24. Cicatrização mucosa iatrogênica. Esse paciente foi submetido ao desnudamento bilateral das pregas vocais para disfonia persistente, que subsequente foi diagnosticada como disfonia espasmódica. O paciente ficou afônico por muitas semanas após a operação. **A,** Essa fotografia operatória foi tirada 4,5 meses após a cirurgia original. Os granulomas são altamente pediculados e podem ter acabado se soltando ou regredido espontaneamente. Repare na reorientação médio-lateral dos capilares da prega vocal, um achado comum após o desnudamento da prega vocal. **B,** O mesmo paciente após a remoção do granuloma. Os pontos de inserção dos granulomas estão marcados com as setas. Nessa imagem, as pregas vocais estão "enroladas para cima" e é evidente uma formação considerável de cicatrizes, particularmente na prega vocal direita.

pode soar inaceitavelmente alta e rouca para o paciente. A redução dos pólipos com preservação da mucosa (Fig. 29-23) é recomendada para o retorno precoce e ideal da voz, começando geralmente em 10 dias. É melhor deixar o paciente com uma voz que ainda soe rica, mesmo com alguma polipose residual e virilização vocal branda, do que desnudar as pregas e deixar o paciente com uma voz que soe fina, sem substância e com esforço.

DISFONIA PÓS-OPERATÓRIA

Epidemiologia

A cirurgia das pregas vocais sem precisão extrema pode levar a uma disfonia *pós-operatória* permanente (Figs. 29-24 e 29-25), que pode ser pior do que a rouquidão decorrente da lesão que foi operada.[35,36] O cirurgião anterior pode ter feito o desnudamento das pregas vocais ou a vaporização da mucosa com laser. O relatório de patologia da operação descreve normalmente uma amostra bastante grande que pode ter contido tecido fibroso ou até mesmo músculo, sugerindo que a remoção foi profunda na prega vocal.

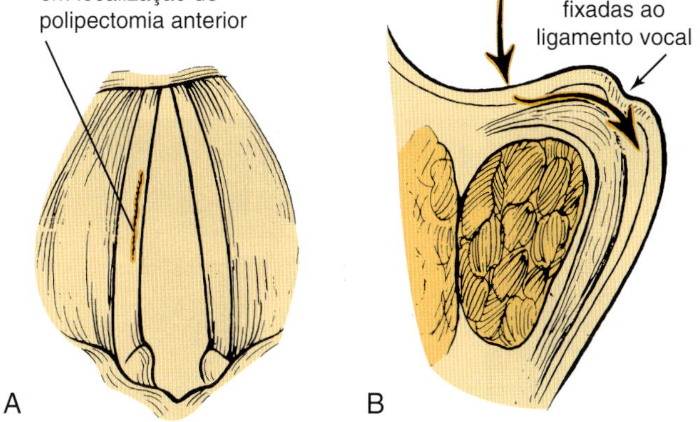

Fisiopatologia e Patologia

A disfonia pode resultar de uma cicatriz rígida da prega vocal, de uma incompatibilidade fonatória das margens da prega vocal ou de ambas. A cicatriz adere a mucosa no ligamento vocal subjacente, eliminando a capacidade da mucosa de oscilar com parcial liberdade em relação ao ligamento vocal subjacente. A incompatibilidade pode surgir pela remoção exagerada ou do pseudoarqueamento da prega vocal, como o de não poupar mucosa suficiente durante a redução do pólipo de fumante. Com poucas exceções, a disfonia pós-operatória pode ser evitada pelo uso de uma técnica cirúrgica adequadamente precisa e pela retomada gradual do uso da voz após a cirurgia (Tabela 29-1).

Diagnóstico

História. Uma história de cirurgia prévia é comum a todos os casos, mas é preciso buscar uma compreensão clara da lesão original, além de qualquer história que indique continuidade do abuso vocal, o que poderia indicar lesão mucosa recorrente em vez de cicatrização como uma possível explicação.

Capacidade Vocal. A voz pode variar de afonia a sussurro rouco ou até uma voz falada normal, mas é acompanhada pela limitação desastrosa da voz cantada em tons agudos com diplofonia e dificuldade em atingir notas agudas.

Exame Laríngeo. A videoestroboscopia laríngea é essencial para os pacientes com possível disfonia pós-operatória. A técnica permite a análise cuidadosa das lesões de massa, das áreas de assimetria e do padrão vibratório da mucosa, a partir do que podem ser gerados um diagnóstico claro e um plano terapêutico.

Tratamento

Clínico. As questões médicas gerais relacionadas à voz devem ser otimizadas no curso do tratamento.

Comportamental. Se a rigidez, formação de cicatrizes e perda tecidual forem problemas, primeiro é feita a fonoterapia com um enfoque na restruturação da voz. Uma pessoa que esteja em repouso vocal deve retomar a fala rotineira. Além disso, o indivíduo é treinado a cantar com vigor moderadamente grande durante 10

FIGURA 29-25. Esquema da aderência da mucosa ao ligamento vocal subjacente e uma opção cirúrgica. **A,** Esquema operatório mostra uma cicatriz longitudinal. **B,** Vista em corte transversal mostrando a abordagem cirúrgica para liberar a microaderência da mucosa no ligamento vocal. Esse tipo de paciente pode ter não apenas um efeito modesto sobre a sua capacidade vocal, mas um alívio mais notável de uma aberração como a diplofonia.

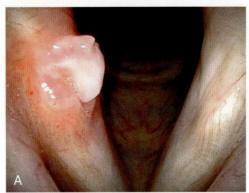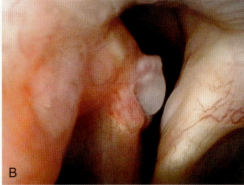

FIGURA 29-26. A, Granuloma de contato, região posterior da prega vocal direita. Repare na bilobularidade e na inflamação circundante (eritema). **B,** O mesmo paciente, posição das pregas vocais durante o contato fonatório. A superfície medial da cartilagem aritenoide esquerda vai se encaixar perfeitamente na fenda entre os dois lobos do granuloma de contato.

minutos, duas ou três vezes por dia, em todas as frequências vocais da sua extensão vocal. Usar a vogal facilitadora /oo/ é útil nos casos de disfonia grave. Somente quando um intervalo de frequência muito estreito está disponível para um paciente devido a uma cicatriz pós-operatória, pede-se para começar a fonar em uma frequência que funcione, que frequentemente é bem alta na extensão vocal esperada, e induzir a voz mais baixa e mais alta a partir dessa pequena área de frequências de trabalho. Algumas melhorias notáveis podem ser vistas com esse enfoque. No entanto, mesmo com a obtenção de uma voz falada útil, a voz cantada vai continuar limitada em comparação com uma voz normal. É difícil provar essa abordagem. Porém, a melhora não parece advir apenas do amaciamento espontâneo do tecido cicatricial, pois ela pode ocorrer com a estratégia anterior de restruturação da voz nos pacientes com mais de 1 ano após cirurgia ou outro evento que produza cicatrizes.

A lógica para essa estratégia agressiva de restruturação da voz pode exigir alguma explicação para os pacientes cujo abuso vocal seja a causa do problema que os levou a se submeterem à cirurgia. Um fonoaudiólogo qualificado que se sinta confortável em ensinar a produção de voz vigorosa por toda a extensão vocal deve monitorar inicialmente os exercícios de voz. Alguns pacientes podem trabalhar de modo independente devido à curta duração das sessões de exercícios e porque a ideia global da abordagem de restruturação vocal se trata principalmente de melhorar as habilidades vocais e não gritar de forma abusiva. Em vez disso, os objetivos são reforçar a musculatura laríngea para compensar a mucosa danificada e estimular a oscilar mais livremente.

Cirúrgico. Às vezes a repetição da operação é uma opção. É preciso aguardar um longo período de tempo (9 a 12 meses) antes de apreciar a ideia, pois a voz pode melhorar e as lesões iatrogênicas podem diminuir lentamente durante muitos meses após a primeira operação. Um segundo procedimento pode ser planejado para corrigir o defeito na massa, mobilidade ou borda da mucosa, identificado na videoestroboscopia. Por exemplo, se uma massa iatrogênica (granuloma) estiver ocasionando um mau fechamento fonatório, primeiro é preciso esperar que ela amadureça e possivelmente se resolva espontaneamente. Se continuar após um período mínimo de 6 meses, ela pode ser removida. Tem sido defendida a injeção de colágeno em uma área de depressão,[37] mas essa abordagem não produz resultados além de modestos e mesmo assim eles ocorrem de modo inconsistente. A incisão e a elevação simples da mucosa através de uma linha de adesão limitada com fonação pós-operatória precoce podem curar a diplofonia ou diminuir a disfonia, às vezes em um grau surpreendente. No entanto, deve-se enfatizar que em alguns casos pouco se pode fazer além de construir a voz e o ideal é evitar esse problema por completo através da cirurgia de precisão. Alguns especialistas escreveram sobre injeção de gordura ou tireoplastia de medialização, mas essas abordagens ainda precisam ser validadas de modo sistemático e fazer algum sentido teórico, principalmente se houver um hiato significativo entre as pregas (fenda glótica) e o problema não for a simples rigidez da mucosa.

ÚLCERA OU GRANULOMA DE CONTATO
Epidemiologia

O granuloma ou a ulceração de contato são vistos principalmente nos homens (Figs. 29-26 e 29-27). A tosse crônica ou o pigarro e o refluxo ácido do estômago para a laringe posterior durante o sono também parecem provocar ulceração de contato.[38] Algumas pessoas também sugeriram que os pacientes com essa entidade estão passando por estresse ou conflito psicológico.

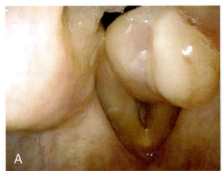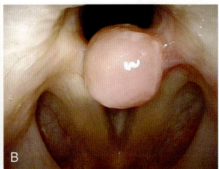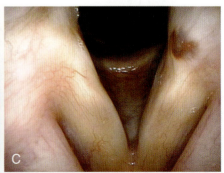

FIGURA 29-27. A, Granuloma de contato grande e bilobado, prega esquerda, com pedículo exuberante. A voz surpreendentemente não é afetada pela pediculação e pela fenda profunda entre os lobos. **B,** Esse granuloma foi deixado maturar e soltou-se espontaneamente. Aqui, alguns meses mais tarde, o lóbulo inferior se soltou, permanecendo um único granuloma esférico e altamente pediculado. **C,** Vários meses mais tarde no mesmo paciente, o granuloma remanescente se soltou, deixando uma equimose característica em sua base. Essa marca continua visível por muitos meses.

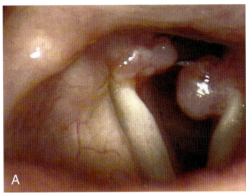 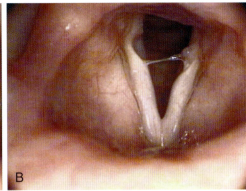

FIGURA 29-28. Granulomas após entubação prolongada. **A,** Evidência de deformações na comissura posterior decorrentes de necrose por pressão do tubo endotraqueal, junto com granulomas relativos à correção. **B,** O mesmo paciente alguns meses mais tarde. Sem qualquer intervenção, os granulomas maturaram, pedicularam e se soltaram espontaneamente, deixando as deformidades mais visíveis.

Fisiopatologia e Patologia

A mucosa fina e o pericôndrio que recobrem a glote cartilaginosa ficam inflamados, talvez em consequência da aposição excessivamente vigorosa (batendo simultaneamente) das cartilagens aritenoides no início da vocalização (golpe glótico), durante tosse crônica ou pigarro. O refluxo ácido também pode aumentar a inflamação da área do processo vocal; a área traumatizada ulcera ou produz um granuloma amontoado.

Diagnóstico

História. O clínico pergunta sobre consumo de álcool e cafeína e o hábito de comer no final da noite, junto com sintomas mais específicos de refluxo ácido (p. ex., eructações ácidas; garganta dolorida pela manhã com gosto amargo; voz matinal incomumente baixa e grave; azia). Os sintomas frequentes incluem desconforto unilateral localizado na cartilagem tireoide, ocasionalmente com dor refletida para a orelha ipsilateral. Quando o tecido de granulação de contato fica grande, pode ocorrer rouquidão.

Capacidade Vocal. A voz de fala de um paciente com úlcera ou granuloma de contato pode parecer normal ou apenas um pouco rouca. Pode-se observar que o paciente fala habitualmente em uma faixa de frequência excessivamente baixa, às vezes com um tipo de ênfase restrita. Em particular, as características vocais apresentam voz com qualidade restrita, tosse ou pigarro habitual, e voz baixa ou monótona são típicas.

Exame Laríngeo. Pode ser observada depressão ulcerada com um exsudato esbranquiçado adjacente ou uma lesão bilobada sobre o processo vocal da cartilagem aritenóidea. No momento do fechamento da glote, o processo vocal do lado não envolvido pode ser visto encaixado na fenda de um granuloma bilobado (Fig. 29-26, *B*). O eritema é aparente no processo vocal e subindo na superfície medial da cartilagem aritenoide. Um granuloma maduro prestes a se desprender pode ser pediculado e virar para cima (Fig. 29-27, *A*) e abaixo do plano da margem da prega vocal com a fonação expiratória e inspiratória, respectivamente.

Tratamento

Um regime antirrefluxo deve ser iniciado empiricamente, mesmo nos pacientes sem sintomas de refluxo. A necessidade de estudos de rotina com bário ou monitoramento do pH gástrico continua controversa. A maturação e resolução do granuloma podem ocorrer frequentemente de maneira espontânea ao longo de 3 a 6 meses (Fig. 29-28, *B*; Fig 29-27, *C*). Desse modo, o papel da fonoterapia para abolir o pigarro e elevar o tom médio da voz, dentre outros, é indeterminado.

A injeção de corticosteroide diretamente na lesão e na área em volta de sua base pode ser feita em uma sala de procedimento de videoendoscopia com o paciente sentado em uma cadeira.[13] Segundo relatos, essa técnica funcionou particularmente bem em alguns granulomas, mas funcionou mal nas úlceras de contato. As lesões visíveis tendem a diminuir de tamanho e os sintomas desaparecem. A inalação de triancinolona 150 mg por via oral 3 vezes ao dia durante 6 a 8 semanas também tem sido utilizada no tratamento e evita os efeitos colaterais sistêmicos.

A cirurgia deve ser o último recurso, não só devido à expectativa de maturação e descolamento espontâneo, mas também porque a recorrência pós-operatória de úlcera ou granuloma é previsível. Além disso, quando a lesão tem uma aparência clássica e pode ser monitorada visualmente, há pouca necessidade de diagnóstico do tecido: os critérios visuais são suficientes. Entretanto, pode ser justificável a realização de uma microlaringoscopia se, após um curso de tratamento com vários meses de duração, uma lesão pediculada não inflamada que provoque sintomas permanecer. A remoção deve ser limitada e deve deixar a base tecidual ou pedículo intactos.

GRANULOMA POR ENTUBAÇÃO

Epidemiologia

O granuloma por entubação ocorre nos pacientes que se submeteram à cirurgia endolaríngea que afetou o pericôndrio aritenoide, entubação aguda ou crônica, broncoscopia rígida ou outras manipulações laríngeas diretas (Fig. 29-28).

Fisiopatologia e Patologia

O granuloma após a entubação pode ocorrer devido à abrasão direta do pericôndrio sobre a cartilagem aritenoide, uma ruptura na mucosa que o recobre em consequência de tosse em um tubo endotraqueal ou necrose por pressão de longo prazo da área do processo vocal. O granuloma de reparação resultante pode progredir de aspecto séssil para volumoso e pediculado, mas depois pode regredir inteiramente com a maturação, ao longo de vários meses.

Diagnóstico

História. A história de um paciente com granuloma por entubação inclui um evento bem recente, durante o qual a laringe foi sujeita à instrumentação direta ou à entubação.

Capacidade Vocal. A voz falada de um paciente com granuloma por entubação pode ser normal, pois a porção membranosa (vibrátil) das pregas vocais pode não ter sido afetada pelo granuloma, o qual pode estar acima ou abaixo do processo vocal durante a fonação. No entanto, a aparência da laringe é característica. O granuloma pode variar de tamanho, mas frequentemente é grande e esférico com alguma pediculação. Os granulomas ficam presos diretamente no processo vocal e frequentemente são bilaterais. Nos casos de entubação prolongada, pode haver achados associados como perda tecidual com incompetência glótica posterior. Nos casos ainda mais graves, a fixação parcial ou completa de uma ou mais cartilagens aritenoides pode ser evidente. Ocasionalmente, a sinéquia interaritenoide também pode ser observada.

Tratamento

É melhor pensar em um granuloma por entubação como uma resposta cicatricial exuberante ao trauma. Quando tratar um desses granulomas, se a história e os achados no exame físico forem inequívocos, recomenda-se paciência. Se a lesão for recente, a cobertura com antibióticos por várias semanas parece ser útil. A fonoterapia pode ser adequada em casos selecionados. Com o tempo e o uso dessas medidas, os granulomas por entubação geralmente "amadurecem" e são eliminados. Se ficarem maduros e persistentes, pode-se optar por cirurgia ou injeção intralesional de corticosteroides no consultório. Durante a microlaringoscopia, sugere-se a injeção de corticosteroides na base do granuloma antes de sua remoção. Qualquer fragmento tecidual deve ser deixado para minimizar o tamanho da ferida cirúrgica. A aplicação tópica de mitomicina C também passou a ser utilizada para inibir a proliferação de fibroblastos, os quais poderiam promover uma nova formação do tecido de granulação.

RESUMO

Os distúrbios benignos da mucosa das pregas vocais são importantes devido ao seu impacto na identidade vocal e no processo comunicativo do paciente. Para obter os melhores resultados, o diagnóstico deve incluir uma anamnese dirigida e detalhada avaliação da capacidade vocal e videoestroboscopia da laringe. Independentemente da utilização de tratamento médico, fonoterapia, cirurgia ou alguma combinação dessas opções para tratar o paciente, a intervenção deve corresponder ao diagnóstico.

DISTÚRBIOS SACULARES

Em sua extremidade anterior, o ventrículo laríngeo normal tem uma pequena projeção chamada *sáculo* ou *apêndice laríngeo*. Essa estrutura tem aspecto em "fundo de saco" que se estende para cima entre a prega vestibular e a cartilagem tireoide, imediatamente posterolateral ao pecíolo da epiglote. O sáculo contém muitas glândulas mucosas e se esvazia através de um orifício na parte anterior do ventrículo. Em um estudo randomizado envolvendo mais de 100 laringes de cadáver, Broyles[39] constatou uma variação significativa no tamanho dessa estrutura normal, com 75% delas medindo 6 a 8 mm de comprimento, 25% medindo 10 mm ou mais e 7% desses 25% medindo 15 mm ou mais. Embora essas estruturas possam representar sacos de ar vestigiais, sua função é desconhecida nos seres humanos, além de fornecer lubrificação para as pregas vocais decorrente das muitas glândulas que revestem esse sáculo. Para obter uma revisão dessa anatomia, veja Fig. 29-29, *A*.

ETIOLOGIA DOS DISTÚRBIOS SACULARES: LARINGOCELE E CISTOS SACULARES

Nos bebês, os distúrbios saculares parecem ser congênitos. Senão, a causa de uma laringocele parece ser duvidosa para o paciente. Alguns autores mencionaram um aumento na pressão transglótica, como o observado nos tocadores de trompete, sopradores de vidro e nas pessoas que usam a voz de maneira vigorosa. Outros, como Stell e Maran,[40] acreditam que a relação da laringocele com essas atividades pode ter sido exagerada, pois apenas alguns pacientes relatados com esses distúrbios descritos na literatura

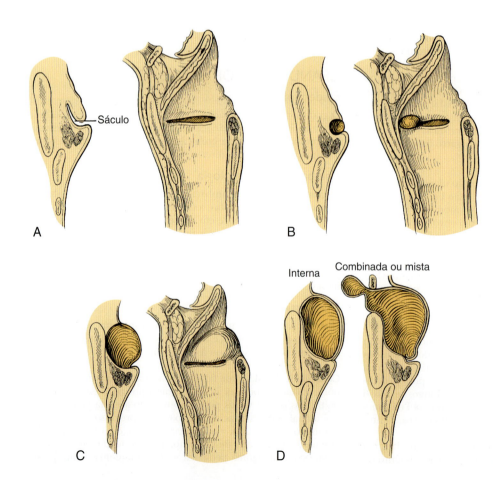

FIGURA 29-29. O esquema de classificação de uma laringocele ou cisto sacular. **A,** Anatomia normal. **B,** Cisto sacular anterior. **C,** Cisto sacular lateral. **D,** Tipos de laringocele.

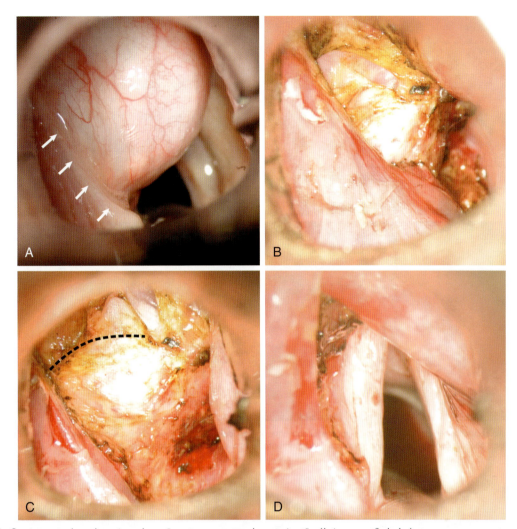

FIGURA 29-30. Os cistos saculares laterais podem não estar presentes de maneira tão óbvia no vestíbulo laríngeo como esse, mas sua extensão lateral dissecou sobre a parte superior da cartilagem tireoide. **A,** Repare na borda da prega vestibular (*linhas de setas*). **B,** A remoção começa com a excisão da margem da prega vestibular, dissecando inferiormente até o revestimento do sáculo. **C,** Após a remoção. Repare na borda superior da superfície interna da cartilagem tireoide (*linha pontilhada*); a extremidade distal do laringoscópio é voltada lateralmente para o conteúdo do pescoço. **D,** Visualização alinhada das pregas vocais na conclusão da cirurgia.

mundial tinham hobbies e ocupações que exigiam altas pressões transglóticas. Uma causa talvez mais claramente documentada, embora incomum, dos cistos saculares é o carcinoma laríngeo, que ocasiona a obstrução do orifício sacular.[41] Um dos autores também viu cistos saculares surgirem meses ou anos após a excisão bem-sucedida de um grande carcinoma supraglótico com o laser; o que parece acontecer é a manutenção de restos saculares durante a abordagem cirúrgica.

QUADRO CLÍNICO

Hollinger et al.,[42] em sua análise de 46 pacientes com laringocele ou cisto sacular, constataram que, em 41 casos envolvendo um cisto sacular, 10 ocorreram em bebês e crianças e 31 ocorreram em adultos. Nos 31 adultos, 22 eram cistos saculares anteriores e 9 eram cistos saculares laterais; nos bebês e crianças, 4 cistos eram anteriores e 6 eram laterais. Quando um cisto sacular ocorre na

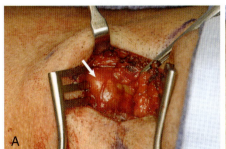 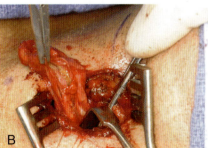 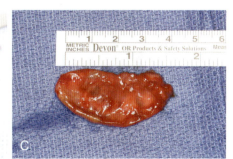

FIGURA 29-31. Cisto sacular lateral. **A,** A direita da imagem é superior, no queixo. O cisto está apontado pela seta. **B,** Perto do final da dissecção, o cisto rompeu e derramou seu conteúdo. **C,** Cisto colapsado completo.

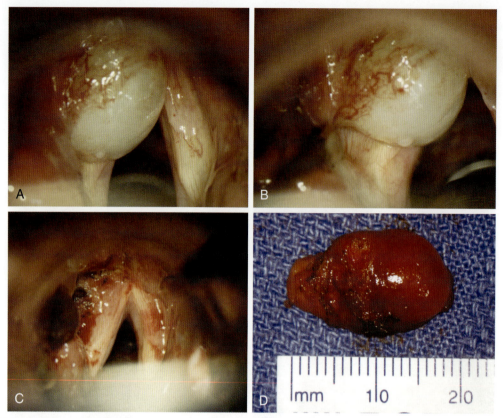

FIGURA 29-32. Cisto sacular anterior. **A,** Esse cisto se apresenta somente no vestíbulo laríngeo e não dissecou para fora da laringe. **B,** Fórceps recolhido para exibir a prega vocal abaixo. **C,** Visualização laringoscópica imediatamente após a excisão. **D,** Cisto sacular anterior intacto.

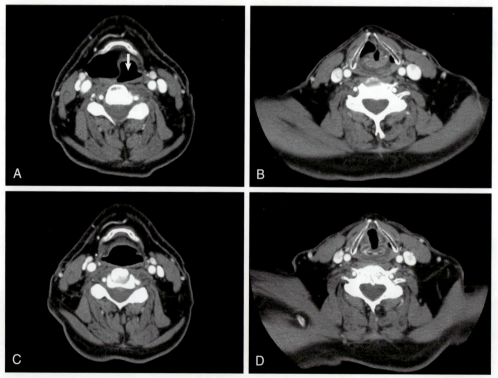

FIGURA 29-33. Laringocele (variante do cisto sacular com conteúdo aéreo) nas tomografias computadorizadas pré e pós-operatórias. **A,** Visão pré-operatória de uma laringocele que empurra a epiglote (*seta*) para a esquerda do paciente. **B,** No nível do ventrículo, é exibida a abertura para o sáculo dilatado. **C,** Visão pós-operatória. **D,** Visão pós-operatória.

infância, geralmente aparece precocemente, até mesmo no parto, como angústia respiratória com estridor inspiratório. O choro do bebê é normal, podendo ocorrer cianose e disfagia. Nos adultos, a rouquidão parece ser a queixa mais comum, embora dispneia, disfagia, dor e abaulamento cervical (massa cervical) possam ocorrer com cistos saculares laterais grandes ou infectados (laringopiocele).[42]

CLASSIFICAÇÃO

Os distúrbios saculares podem ser classificados de várias maneiras (Figs. 29-30 a 29-33; Fig. 29-29).[42-45] Parece razoável pensar primeiro no *conteúdo do sáculo dilatado*, como na classificação a seguir:

- Cheio de ar = *laringocele* com orifício sacular desobstruído (Fig. 29-33)
- Cheio de muco = *cisto sacular* com orifício bloqueado (Figs. 29-29 a 29-32)
- Cheio de purulência = *laringopiocele* com orifício bloqueado
  Uma segunda classificação poderia ser por *tamanho e direção de dissecção* dentro da laringe (Figs. 29-29 a 29-33):
- *Cisto sacular anterior:* Esse cisto tende a se projetar do ventrículo anterior para o vestíbulo laríngeo. Quando é grande, pode "empurrar para baixo" a prega vocal e ocasionar disfonia.
- *Cisto sacular lateral ou laringocele, somente interna:* Essa lesão tende a uma dissecção mais superior e lateral às pregas vestibulares e ariepiglóticas, às vezes abaulando não só essas estruturas (medialmente), mas também a parede medial do seio piriforme (lateralmente) ou até mesmo preenchendo a valécula.
- *Cisto sacular lateral ou laringocele, interna/externa:* Essa variante tende a uma dissecção, conforme descrito para o cisto lateral, mas também tende a penetrar a membrana tíreo-hióidea e a aparecer como um abaulamento ou tumor palpável no pescoço.

DIAGNÓSTICO

O diagnóstico e a classificação dos distúrbios saculares laríngeos são feitos com uma combinação de história clínica cuidadosa, exame detalhado da laringe e do pescoço e tomografia computadorizada para determinar o conteúdo (ar *versus* fluido), bem como o tamanho preciso e a direção de expansão ou dissecção do processo. Os *sintomas* dependem um pouco se a laringocele for interna, externa ou combinada. Os sintomas usuais são rouquidão, geralmente decorrente da pressão exercida sobre a prega vocal ou do fechamento prematuro do vestíbulo laríngeo no nível das pregas vestibulares durante a fonação e – em ordem decrescente de frequência – estridor, disfagia, dor de garganta, ronco e tosse. O exame de cabeça e pescoço em uma pessoa com laringocele revela tumor ou abaulamento submucoso que se projeta do ventrículo anterior no caso de um cisto sacular anterior ou bem dentro da falsa prega vocal e da prega ariepiglóticas em um grau proporcional ao tamanho da laringocele. Se um componente da laringocele se estender através da membrana tíreo-hióidea, uma massa é palpável no pescoço lateral na membrana tíreo-hióidea.

TRATAMENTO

O tratamento é cirúrgico. Nos bebês com cistos saculares laterais congênitos que têm um choro fraco, estridor e cianose, primeiro é preciso proteger as vias aéreas. Isso é seguido pela aspiração do conteúdo do cisto através de um laringoscópio direto ou pela marsupialização endoscópica, com ou sem desnudamento do revestimento do cisto. Abramson e Zielinski[46] descreveram a aplicação de laser de CO_2 para fazer incisão no cisto e vaporizar o seu revestimento. Falando sobre laringocele e cisto sacular lateral nos neonatos, Booth e Birck[47] descreveram o uso de um fórceps de biópsia simples para retirar a cobertura das duas lesões, seguido

por uma entubação de 3 dias para agir como um *stent* e manter as vias aéreas do bebê. Um acompanhamento pós-operatório de 5 anos não revelou qualquer recorrência. Frederick[48] descreve a excisão endoscópica das laringoceles internas. Holinger et al.,[42] em seu relatório de 10 bebês com cistos saculares, descreveram a laringoscopia direta e a aspiração do cisto. Eles observaram que uma média de 7,5 aspirações eram necessárias para cada bebê, cinco dos quais precisaram mais tarde de marsupialização endoscópica. Uma criança teve excisão externa de um cisto laríngeo persistente após 11 laringoscopias diretas. Esses pesquisadores também descreveram a necessidade de traqueotomia em 6 das 10 crianças, com uma duração média da traqueotomia de 17 meses. Com base nesse relatório, a dissecção completa precoce do cisto inteiro ou a marsupialização agressiva parecem uma opção melhor.

DeSanto et al.[43] relataram sobre pacientes adultos e descreveram a avulsão do cisto endoscópico em 29 casos de cistos saculares anteriores. Somente um paciente teve recorrência do cisto, que mais tarde foi removido via laringofissura. Esses pesquisadores encontraram cistos saculares anteriores junto com carcinoma laríngeo em dois de seus casos, outro achado que aponta para a necessidade de excluir um pequeno câncer ventricular nos casos de cistos saculares ou laringoceles.

A experiência de Holinger et al.[42] pertinente a 22 adultos com cistos saculares anteriores envolveu a laringoscopia direta e a remoção endoscópica com fórceps de biópsia. Com esse método, nenhum cisto recorreu. Descobri que os cistos saculares anteriores não raros são achados casuais no exame realizado por outra razão; eles podem ser acompanhados se não estiverem provocando sintomas.

Existe alguma controvérsia na literatura quanto aos cistos saculares laterais maiores e às laringoceles no que diz respeito aos méritos da marsupialização endoscópica primária *versus* uma abordagem externa.[40-50] Até pouco tempo, a maioria dos autores parece ter preferido a abordagem externa para a remoção definitiva nos adultos, particularmente quando há um componente externo (Fig. 29-31). Essa abordagem transcervical envolve acompanhar a porção externa (apresentação cervical) da laringocele ou saco cístico através da membrana tíreo-hióidea. Embora não seja a minha experiência, alguns autores acreditam que pode ser necessária a remoção da porção superior de um lado da cartilagem tireoide para promover um acesso mais fácil à endolaringe. A lesão é realizada o mais próximo possível do orifício do sáculo.

Muitos autores mencionaram a necessidade do exame endoscópico detalhado e de múltiplas biópsias para excluir o carcinoma laríngeo no ventrículo como a causa da laringocele antes da cirurgia definitiva. Foi relatada a remoção de pequenas laringoceles internas, que são relativamente raras, através de técnicas de laringofissura ou microlaringoscopia. Grande parte da literatura parece favorecer uma abordagem externa, mas Hogikyan e Bastian[50] descreveram a remoção endoscópica completa de cistos saculares grandes ou recorrentes (Fig. 29-30). Seu relato sobre sete grandes cistos saculares laterais está bem documentado com tomografias computadorizadas pré e pós-operatórias e fotos endoscópicas. Esses pesquisadores preconizam a *excisão endoscópica* completa, em vez da marsupialização endoscópica ou da remoção transcervical, mesmo para grandes cistos saculares laterais recorrentes. Nesta série, a excisão completa foi possível ambulatorialmente para quatro dos sete pacientes e os outros três foram internados para uma única noite de observação. Nenhum dos pacientes necessitou de traqueotomia e nenhuma das lesões recorreu vários anos mais tarde. Eu também removi dois cistos saculares internos/externos combinados, com componente cervical palpável, completamente por via endoscópica. Essa abordagem requer o acompanhamento *endoscópico* da parede do cisto sobre o topo da cartilagem tireoide e dentro do pescoço (Fig. 29-30, *C*).

O cirurgião que tentar a remoção completa de um cisto sacular através da abordagem endoscópica deve observar que mesmo um grande cisto lateral que protrai radicalmente durante a endoscopia com o paciente acordado pode praticamente desaparecer em

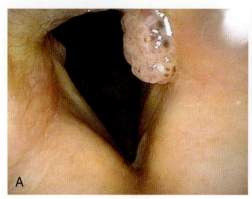 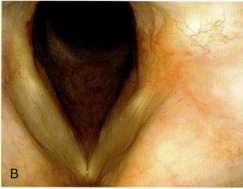

FIGURA 29-34. A, Papilomas em região posterior das pregas vocais; o lado esquerdo é muito maior que o direito. **B,** Duas semanas após a remoção cirúrgica, injeção de cidofovir e retorno da voz normal.

condições de laringoscopia direta com anestesia geral. Descobri que, quando isso acontece, o cirurgião pode começar a excisar a falsa prega, sendo que a parede do cisto é invariavelmente encontrada durante essa manobra. Nas lesões pequenas e moderadas, muitas vezes o cisto inteiro pode ser libertado intacto por meio da dissecção cuidadosa ao longo de sua parede externa. Quando a lesão é incomumente grande, o cirurgião pode precisar transeccionar a parte presente do cisto, descomprimir seu conteúdo similar à cola e depois libertar o resto do cisto, retraindo ou liberando a sua parede progressivamente, visualizando pelo laringoscópio.

RESUMO

Os distúrbios saculares, sejam laringoceles ou cistos saculares, podem ser facilmente diagnosticados através da obtenção adequada de história, exame físico e avaliação radiológica. A avaliação inicial nos adultos deve incluir a presença de um carcinoma laríngeo oculto que envolve o ventrículo, a região do orifício sacular ou o sáculo. A utilização de uma abordagem endoscópica ou externa vai depender da classificação da laringocele ou do cisto sacular, do tamanho, de fatores do paciente e, talvez, acima de tudo, da experiência e preferência do cirurgião.

NEOPLASIAS MESENQUIMATOSAS BENIGNAS

Comparados com os distúrbios benignos da mucosa das pregas vocais – como nódulos, pólipos, cistos, sulcos e úlceras de contato –, distúrbios neurológicos, problemas de cicatrização ou estenose, tumores malignos ou benignos da laringe são raros. Às vezes a literatura inclui incorretamente os distúrbios reativos mucosos não neoplásicos – ou seja, resposta à lesão crônica, como pólipos e nódulos – na categoria de neoplasias benignas.[51,52] E se os papilomas forem excluídos, os laringologistas devem ver apenas algumas neoplasias laríngeas não malignas durante as suas carreiras.

TUMORES EPITELIAIS

Papilomatose Respiratória Recorrente

Os papilomas escamosos ocasionados pelo papilomavírus humano (HPV) são as neoplasias mais benignas encontradas pelos laringologistas (Figs. 29-34 e 29-35). Jones et al.,[51] que descobriram que 84% dos tumores laríngeos benignos por eles tratados eram papilomas, observaram que essa estatística corresponde às encontradas na literatura. Com base nos questionários médicos sobre pacientes com papilomatose respiratória recorrente (PRR), estima-se que essa entidade ocorra em uma taxa de 4,3 : 100.000 crianças e 1,8 : 100.000 adultos.[53] A infecção por HPV pode ser separada em muitos sorotipos diferentes através do método da reação em cadeia da polimerase (PCR). A maioria das infecções resulta dos subtipos 6 e 11. O tipo 11 parece predispor a doença mais agressiva, necessidade de sucessivas intervenções cirúrgicas e risco maior de envolvimento traqueopulmonar.[54,55] Weiss e Kashima[56] analisaram 39 casos e também relataram que uma história de traqueotomia, um número mais elevado de procedimentos endoscópicos e uma longa duração da doença parecem estar correlacionados com uma maior incidência e envolvimento traqueal. Também tenho visto os tipos 16 e 18, que reconhecidamente apresentam um risco maior de transformação maligna.

É reconhecida uma associação entre os condilomas genitais na mãe e a PRR na criança; no entanto, o fato de que apenas 1 em

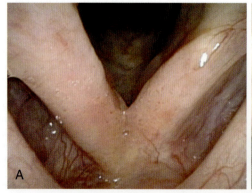 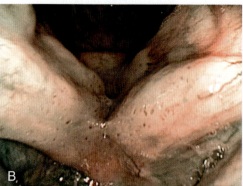

FIGURA 29-35. Papilomatose respiratória recorrente. **A,** Sob luz padrão, é visualizada uma fraca vascularização pontilhada, junto como uma resposta inflamatória (coloração rosa) branda. Esses pacientes frequentemente são equivocadamente diagnosticados com refluxo ácido. **B,** O mesmo paciente com luz de banda estreita (NBI). O efeito pontilhado do papilomavírus humano é aparente, exibindo a vascularidade conhecida como *papilomatose da variante carpet*.

400 crianças, aproximadamente, em risco devido à infecção materna realmente sofrem de PRR, conforme relatado por Shah et al.,[57] sugere uma infectividade relativamente baixa. Outro estudo de 3.033 partos com mães portadoras de condilomas genitais produziu 57 casos de PRR, a uma taxa de 7 : 1.000 partos nas mães infectadas genitalmente, uma incidência acentuadamente maior do que a observada nas mães não infectadas. Todavia, constatou-se que o parto por cesariana *não* protege contra a papilomatose respiratória.[58] Esses tipos de achados tornam controversa a questão de realizar uma cesariana quando houver infecção materna. Uma questão diferente é se as crianças nascidas de mulheres com PRR (*status* genital não especificado) são propensas a desenvolver elas mesmas a PRR. Gerein et al.[55] não encontraram casos de PRR entre os filhos e netos de um grupo de mães alemãs com PRR ou entre os filhos e netos de um segundo grupo de mulheres russas com essa doença. Contudo, Mammas et al.[59] encontraram DNA do HPV nas amostras de 9 de 106 crianças (8,5%) após a remoção das tonsilas e adenoides hiperplásicas, nas quais não foram encontrados papilomas clínicos.

A PRR pode começar na infância ou idade adulta. A forma juvenil, quase sempre uma consequência do HPV tipo 6 ou 11 e frequentemente denominada *papilomatose* devido ao envolvimento difuso da laringe, geralmente se manifesta na infância ou adolescência como uma rouquidão ou estridor. Essa forma muitas vezes é agressiva e rapidamente recorrente, exigindo remoção laringoscópica frequente para o seu tratamento. Raramente, os papilomas podem regredir espontaneamente, especialmente na puberdade. No exame laringoscópico, pode ser visualizado um tecido exuberante que lembra "cachos de uva" em miniatura, especialmente na parte anterior das pregas vocais, pregas vestibulares ou epiglote (Fig. 29-34, *A*). A papilomatose pode ser tão grande a ponto de não se visibilizar a anatomia laríngea.

Os papilomas do adulto, às vezes, são solitários ou pelo menos são mais localizados do que nas lesões juvenis e são mais propensos a serem da variedade *carpet ou pouco elevada* (Fig. 29-35). Essa última morfologia não exibe o padrão de crescimento exofítico característico, mas, em vez disso, ocasiona uma aparência aveludada e com pouca projeção a partir da superfície; no entanto, os pontos vermelhos na superfície, que representam o núcleo fibrovascular de cada papiloma, ainda são visíveis. O comportamento da papilomatose do adulto também pode ser menos agressivo e, raramente, uma única remoção leva à cura. No entanto, a papilomatose do adulto também pode se comportar como a forma juvenil, que é mais agressiva.

O laser de dióxido de carbono (CO_2) ainda é o tratamento mais aceito para os papilomas na laringe; podem ser necessárias mais de 100 remoções laringoscópicas para controlar essas lesões durante a infância e às vezes elas devem ocorrer em intervalos de poucas semanas. O laser é útil devido às suas propriedades hemostáticas (os papilomas tendem a ser friáveis e vasculares). Além disso, a precisão do laser tipo *microspot* permite a vaporização da lesão plano a plano para evitar danos às pregas vocais subjacentes. O microdebridador é particularmente útil nos casos de lesões friáveis, exuberantes, que exigiriam muito mais tempo para remover via excisão por laser ou coagulação planar. No entanto, a ferramenta não é muito útil para a remoção precisa dos "últimos 5%", nem é útil para a morfologia muito plana chamada *carpet*.

Muitas outras modalidades de tratamento estão sendo testadas. Análises sistemáticas de literatura sobre o tema sugerem a eficácia do agente antiviral chamado cidofivir.[60-62] As opções com crioterapia, irradiação, terapia fotodinâmica e vacinas (Gardasil – vacina tetravalente contra o HPV 6, 11, 16 e 18) ainda não foram validadas ou são até mesmo rejeitadas por algumas pessoas no *tratamento* da doença existente, embora Freed e Derkay[63] tenham defendido o uso da vacina para *prevenir* não só a infecção genital com HOV, mas também a PRR.

Respostas impressionantes ao interferon têm sido observadas em alguns casos, mas o papel de longo prazo do agente no tratamento da papilomatose laríngea parece ser limitado, na melhor

das hipóteses. Em 1983, McCabe e Clark[64] relataram uma série de 19 pacientes com PRR de moderada a grave que foram tratados com interferon. Eles constataram que 6 pacientes não tinham a doença pelos critérios visuais, 7 tinham uma pequena quantidade de doença visível, mas não o suficiente para exigir cirurgia, e 2 não exibiram resposta ao interferon. Esses pesquisadores também observaram que os papilomas tendiam a crescer novamente após a interrupção do tratamento com interferon. No geral, eles pensaram que, durante o tempo em que foi administrado, o interferon poupou os pacientes da necessidade de várias operações. Em um estudo posterior, utilizando doses mais altas e uma duração mais longa do tratamento com interferon, Leventhal et al.[65] observaram uma taxa de resposta significativamente maior; algumas respostas pareceram ser de longo prazo. Achados similares surgiram em um estudo ainda maior realizado por Gerein et al.;[55] e Ogura et al.[66] relataram a recorrência do papiloma após um intervalo de 6 anos em um paciente que parecia ter alcançado uma resposta durável ao interferon. Utilizei o interferon de acordo com os critérios de Leventhal em 12 adultos. Três alcançaram a remissão no longo prazo após 6 meses de tratamento e a maioria dos outros pacientes obteve uma redução notável na taxa de crescimento da doença, às vezes de modo durável, mas não a remissão. Para compreendermos melhor o papel do interferon na PRR, são necessários estudos mais aprofundados.

Outra modalidade de tratamento médico mais nova usa o índole-3-carbinol, um derivado natural dos vegetais crucíferos, como o repolho e o brócolis.[67] Relatórios informais sugerem que alguns pacientes que tomam essa medicação se beneficiam bastante. Estimo que 30 de 110 pacientes em minha experiência com adultos tenham utilizado esse suplemento nutricional, mas com alguns resultados um tanto decepcionantes. Um relato de caso sugere que foram alcançados bons resultados,[68] mas talvez eles sejam mais comuns nos pacientes com crescimento mais rápido da PRR do que é observado frequentemente em adultos.

Avidano e Singleton[69] relataram o uso de metotrexato em três pacientes com PRR grave que não responderam ao interferon ou ao ácido *cis*-retinoico. Todos os três passaram por um intervalo prolongado antes de repetirem a cirurgia e reduzirem a gravidade da doença, mas a regressão não foi completa.

Pesquisadores europeus escreveram primeiro sobre o uso do cidofovir intralesional como um tratamento para vírus de DNA, incluindo o HPV.[70-72] Pelo menos um relatório informal mostrou o desaparecimento de uma lesão papilomatosa do esôfago injetado serialmente com cidofovir.[73] Subsequentemente, outros estudos exibiram bons resultados com esse medicamento, seja para regressão ou remissão das lesões existentes ou como auxiliar na cirurgia.[73-83] Na minha experiência com mais de 30 pacientes, as lesões de crescimento rápido e focais parecem responder melhor. Na verdade, algumas remissões duráveis são alcançáveis e dependem de mais experiência; a remissão de longo prazo parece viável em aproximadamente um em cada quatro pacientes adultos, quando os pacientes com papilomas de crescimento lento estão incluídos. Nenhum dos pesquisadores mencionou e nem eu tenho visto uma cicatrização que possa ser atribuída ao uso do cidofovir, exceto quando uma bolha excessivamente agressiva se ergueu e privou a mucosa de um suprimento sanguíneo. No entanto, em um estudo que utilizou um modelo canino, Chhetri et al.[81] encontraram atrofia e formação de cicatrizes que pareceram ser piores com um aumento no número de injeções e com a maior concentração de cidofovir. Neste modelo, o uso de concentrações de 20 mg/mL ou mais pareceu surtir esse efeito. O mesmo grupo não constatou nenhuma mudança no leucograma ou nos parâmetros renais até a dose mais alta de 4.26 mg/kg de peso corporal. O potencial carcinogênico, até onde eu sei, jamais foi comprovado no uso intralesional do cidofovir; e vale lembrar que a própria infecção por HPV tem um risco de câncer documentado.[55,84,85]

O uso de bevacizumab como auxiliar no tratamento da PRR, baseado em seu potencial como um agente antiangiogênese, foi relatado pela primeira vez por Zeitels et al..[86] No acompanhamento

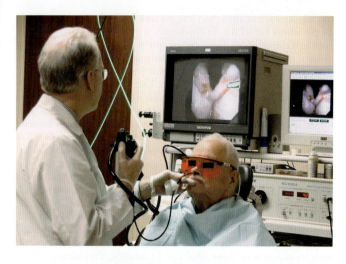

FIGURA 29-36. Tratamento com laser pulsado de potássio-titanil-fosfato (KTP laser) de uma queratose crônica e recorrente com atipia. O mesmo laser e a mesma técnica são utilizados nos papilomas.

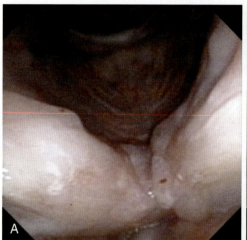
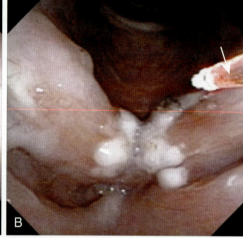

FIGURA 29-37. A, Papilomas, primariamente na comissura anterior, antes do tratamento com laser pulsado de potássio-titanil-fosfato (KTP laser). **B,** A mesma laringe após o tratamento. Enquanto esses agentes visam a molécula de hemoglobina, a densidade de potência suficiente também cria coagulação superficial e imprecisão dos tecidos, desfazendo-se mais tarde. Repare na fibra de vidro de aplicação (*seta*).

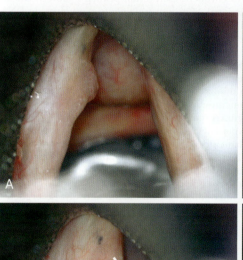
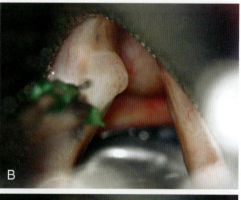
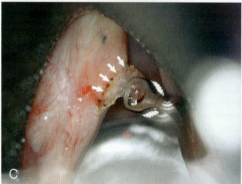
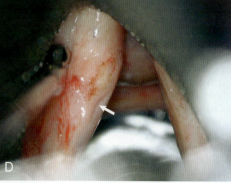

FIGURA 29-38. Sequência operatória da papilomatose respiratória recorrente em um paciente que já operou dezenas de vezes. **A,** Visão operatória inicial. **B,** Etapa inicial de infiltração do papiloma da prega vocal esquerda para hidrodissecção e para fins de "dissipação de calor". **C,** Descamação excessivamente superficial com laser de CO_2, tomando muito cuidado para apontar o laser para a última camada do papiloma e não para o tecido normal. **D,** Após a infiltração inicial com cidofovir. A voz do paciente melhorou muito e nenhum sinal de recorrência foi observado após vários anos de acompanhamento.

de uma série de 20 pacientes, foi constatado que o bevacizumab surtiu um efeito notável.[87] Um estudo sobre a segurança do bevacizumab para injeção laríngea explorou o uso de doses mais altas e não relatou problemas.[88] Em um estudo piloto, McMillan et al.[89] descreveram o uso de laser de corante pulsado de 585-nm em três pacientes com PRR. Como foi constatado anteriormente por Tan et al.[90] nas verrugas cutâneas, a hemoglobina na microvasculatura absorveu seletivamente a energia do laser. No estudo de McMillan, o laser de CO_2 ou o laser de corante pulsado foi utilizado em diferentes áreas de crescimento de papiloma. A resposta do papiloma a ambos os tratamentos com laser pareceu boa, pelo menos no tempo de acompanhamento limitado que foi relatado. O edema inicial pareceu menor no lado do laser de corante pulsado. Esse laser coagula a microvasculatura, devido à cor vermelha da hemoglobina, mas não lesa o epitélio adjacente. O mecanismo de ação da regressão dos papilomas decorreu da privação de oxigênio e nutrientes para as lesões. Franco et al.[91] usaram subsequentemente o laser pulsado nas lesões de 41 pacientes. Os papilomas foram tratados com o laser em aproximadamente metade desses pacientes, mas não foram removidos. Esse grupo também observou uma resposta acentuada sem formação evidente de cicatrizes. Como continuação da cirurgia ambulatorial há muito estabelecida,[14,14] utilizo dois lasers no consultório: o laser pulsado de potássio-titanil-fosfato (KTP laser) com hemoglobina como cromóforo para a doença de pequena a moderada e especialmente a variante *carpet* dos papilomas (Figs. 29-36 e 29-37); o laser de túlio, que coagula de modo menos seletivo com a molécula de água como cromóforo, é mais útil nas quantidades maiores de doença. O laser de CO_2 continua sendo muito valioso, e a remoção com precisão proporciona resultados vocais excelentes, mesmo após vários procedimentos cirúrgicos (Fig. 29-38).

Algumas dessas modalidades de tratamento clínico são promissoras; todas precisam de mais pesquisa e validação. Desse modo, o controle ideal da PRR consiste nos tratamentos laringoscópicos seriais a laser, considerando o uso investigativo do interferon, índole-3-carbinol, cidofovir ou bevacizumab à medida que surgirem mais dados.

NEOPLASIAS VASCULARES

Tecido de Granulação Poliploide

Fechner et al.[92] analisaram 639 lesões vasculares de cabeça e pescoço, 62 delas localizadas na laringe ou traqueia, e relataram que o tecido de granulação poliploide é o tumor vascular mais comum na laringe. Eles também observaram que o granuloma piogênico não ocorre na laringe. O granuloma piogênico, como é visto com mais frequência na língua, consiste em lóbulos capilares distintos separados por estroma fibromixoide, enquanto o tecido de granulação poliploide consiste em capilares dispostos radialmente. Esses pesquisadores atribuem o surgimento do tecido de granulação poliploide na laringe a uma das várias formas de traumatismo (i. e., ocasionada pela biópsia, entubação, trauma externo direto na laringe e uma ferida externa penetrante). O tecido de granulação na laringe deve ser manipulado principalmente através de medidas conservadoras que incluam a remoção dos fatores irritativos, como do uso vocal inadequado ou da laringite por refluxo ácido, associado ao uso de corticosteroides intralesionais. Na ausência de resposta e na continuidade dos sintomas, pode ser considerada a emoção endoscópica cuidadosa, após ter sido aguardada a maturação do tecido de granulação, que fica menos ativo e vascularizado.

Hemangiomas Laríngeos

Os bebês com hemangiomas laríngeos costumam ter hemangiomas cutâneos associados. Esses bebês normalmente têm sintomas respiratórios, como estridor e pseudoinflamação de garganta, geralmente nos 6 primeiros meses de vida.

Durante a laringoscopia, uma massa coberta por mucosa com ou sem coloração azulada pode ser observada na subglote. Outros achados sugestivos são a compressibilidade da lesão com a palpação e a atrofia com a administração de epinefrina.

Em seu estudo sobre hemangiomas subglóticos em 1968, Calcaterra[93] abordou a prática então prevalente de aplicação de baixa dose de radiação no hemangioma subglótico em bebês. Com base na experiência em um bebê com um grande hemangioma cavernoso que não respondia à radiação, bem como no conhecimento geral dos efeitos da radiação sobre os tecidos vasculares, Calcaterra[93] sugeriu que essa terapia era desaconselhável. Ele sugeriu que poderia ser feita a traqueotomia quando fosse indicada para proteger as vias aéreas. Essa etapa permite que o lúmen traqueal aumente com o crescimento da criança e, ainda mais importante, dá ao hemangioma a oportunidade para involuir espontaneamente, como acontece com a maioria das lesões se forem deixadas em paz.

Relatos posteriores de Healy et al.[94] e Mizono e Dedo[95] exploraram a utilidade do laser de dióxido de carbono no tratamento dessa lesão. Com base em 11 casos em três centros de tratamento, os pesquisadores concluíram que o laser de dióxido de carbono é claramente superior à radioterapia ou ao tratamento com corticosteroides nos casos de hemangioma capilar usual na subglote dos bebês. Eles descreveram o procedimento começando pela remoção do tecido para exame histológico, seguida pela vaporização simples do tecido anormal remanescente. Esses pesquisadores também acreditam que, se a traqueotomia não for necessária antes do procedimento para a manutenção das vias aéreas, provavelmente ela será desnecessária, contanto que seja fornecida uma umidificação intensa no período pós-operatório imediato. Nenhum dos pacientes relatados nessa série teve complicações importantes, embora quatro tenham necessitado de um segundo tratamento com laser para obter um resultado final satisfatório. Todos os pacientes com tubos de traqueotomia previamente colocados foram decanulados com êxito.

Os hemangiomas adultos geralmente são encontrados nas pregas vocais ou logo acima. Como na maioria das vezes eles têm a forma cavernosa e geralmente são recobertos por uma mucosa mais fina do que o hemangioma congênito, os hemangiomas adultos aparecem mais frequentemente como massas azuladas desbotadas.

Bridger et al.[96] analisaram a literatura sobre hemangioma no paciente adulto e observaram que, ao contrário da forma congênita, os sintomas dessa lesão podem ter estado presentes por muitos anos. A rouquidão é o sintoma previsto e o desconforto respiratório nunca ocorre. Embora a hemorragia possa ocorrer espontaneamente, normalmente é uma complicação cirúrgica. Esses pesquisadores aconselharam a deixar em paz os hemangiomas laríngeos em adultos, se possível. Eles recomendaram que o tratamento com corticosteroides ou com radioterapia seja utilizado quando necessário e que a cirurgia do hemangioma laríngeo em adultos seja feita somente quando esse hemangioma exibir uma tendência de envolvimento progressivo de outras partes da laringe, conforme ocorreu no caso que eles apresentaram. O laser de dióxido de carbono geralmente não é aconselhado para o hemangioma cavernoso em adultos, pois o diâmetro dos espaços vasculares ultrapassa a capacidade de coagulação desse laser.

NEOPLASIAS MUSCULARES

Rabdomioma

A maioria dos rabdomiomas extracardíacos é encontrada na região de cabeça e pescoço, especialmente na faringe e laringe. Whinter[97] encontrou na literatura, até 1976, 53 casos que envolviam a hipofaringe ou laringe e também forneceu dois relatos de caso. Ele observou que nenhum desses tumores recorreu após a excisão local e aconselhou que a remoção completa da lesão seja a mais conservadora possível. Ele também observou que o rabdomioma pode ser confundido com um tumor celular granular ou um rabdomiossarcoma. Modlin[98] também enfatizou a necessidade de diferenciar entre o rabdomioma e o tumor celular granular e observou que a excisão local completa é curativa.

NEOPLASIAS DE ORIGEM ADIPOSA

Lipoma

Em sua análise da literatura até 1965, Zakrzewski[99] constatou que apenas 70 dos muitos casos relatados como lipomas laríngeos realmente envolviam a laringe e foram suficientemente descritos a ponto de permitir a análise dessa entidade. No entanto, ele observou que 23 de 70 casos tinham algumas das características de outros tumores, como o fibrolipoma, mixolipoma, tecido nervoso, fragmentos císticos e angiolipoma. Embora os lipomas laríngeos fossem encontrados ocasionalmente entre as pessoas com muitos lipomas em outras áreas do corpo, a maioria se tratava de ocorrências isoladas. Dos 70 casos, 54 foram designados extrínsecos, enquanto apenas 16 foram classificados como tumores laríngeos intrínsecos verdadeiros. Como os lipomas ocorriam mais frequentemente nas partes da laringe em que a gordura era um componente normal do subepitélio, a maioria dos tumores surgiu na prega ariepiglótica e na epiglote (a periferia do vestíbulo laríngeo). Dos tumores intrínsecos, o sítio de origem mais comum foi a prega vestibular. Somente um caso descrito acometeu a prega vocal.

Como os lipomas crescem lentamente, frequentemente os sintomas estavam presentes muitos anos antes do diagnóstico. Em geral, os sintomas respiratórios foram os mais comuns e a rouquidão foi relativamente pouco frequente.

O tratamento cirúrgico é a indicação terapêutica. Procedimentos como a remoção endoscópica, faringotomia sub-hióidea, faringotomia lateral e laringofissura foram utilizados de acordo com o tamanho e a localização do tumor. O princípio orientador foi conservador com a remoção completa ou enucleação, pois os lipomas removidos de maneira incompleta crescem novamente.

NEOPLASIAS BENIGNAS DE ORIGEM GLANDULAR

Neoplasia Mista Benigna

Os tumores mistos benignos (adenomas pleomórficos) são extremamente incomuns na laringe. Som et al.[100] encontraram apenas 27 casos desse tumor na literatura (até 1979) que envolviam a laringe e produziram um relato de caso. A maioria desses tumores envolvia a região subglótica e apenas seis envolviam a supraglote. Esses pesquisadores descreveram a aparência típica como uma massa submucosa macia e ovoide. Assim como acontece com a maioria dos outros tumores laríngeos benignos, a abordagem para a excisão cirúrgica de uma neoplasia mista benigna da laringe depende de tamanho e localização do tumor.

Neoplasias Oncocíticas da Laringe

De acordo com a literatura, os tumores oncocíticos são, na verdade, metaplasia e hiperplasia oncocítica da porção celular ductal do tecido glandular. Gallagher e Puzon[101] constataram que 18 dos 19 casos em sua série eram císticos e concluíram que essas lesões representavam metaplasia e hiperplasia ductal em vez de verdadeira neoplasia. Um tumor sólido em sua série foi considerado um adenoma oncocítico, como é visto na glândula parótida.

Lejeune et al.[102] relataram um caso de uma mulher com muitas lesões oncocíticas císticas da epiglote, pregas ariepiglóticas, prega vestibular e prega vocal direita, que vai ao encontro da opinião de Gallagher e Puzon.[101] Lundgren et al.[103] apresentaram uma série de sete cistos oncocíticos da laringe e concordaram que essas lesões representavam metaplasia e hiperplasia ductal glandular em vez de verdadeira neoplasia.

Todos esses autores parecem concordar que a excisão simples é o tratamento preferido e que a via de acesso pode variar de acordo com o tamanho e a localização da lesão.

NEOPLASIAS CARTILAGINOSAS

Condroma

Embora houvesse uma tentativa de diferenciar histologicamente o condroma do condrossarcoma de baixo grau, Mills e Fechner[104] acreditam que os comportamentos dos condromas e dos condrossarcomas são tão parecidos que a distinção histológica tem pouca importância prática. Como nenhum deles cresce rapidamente ou se metastatiza rapidamente, a abordagem clínica pode ser a mesma. Em sua experiência com três pacientes, Neel e Unni[105] observaram que a maioria das lesões tinha como característica uma "massa arredondada lisa coberta por membrana mucosa na região subglótica da laringe" e na maioria dos casos essa massa estava situada posteriormente e lateralmente. Eles não tabularam os sintomas separadamente para os tumores cartilaginosos benignos e malignos; basicamente, os sintomas consistiam principalmente em rouquidão, dispneia, massa cervical e disfagia. Esses autores usaram a laringofissura com maior frequência para a ressecção lesional e utilizaram a laringectomia total para os tumores malignos de alto grau. Em uma análise dos tumores laríngeos encontrados em quatro grandes hospitais entre 1960 e 1977, Singh et al.[106] encontraram apenas dois tumores cartilaginosos da laringe, mas havia 177 casos relatados na literatura inglesa. Dos tumores cartilaginosos, 70% surgiram na cartilagem cricoide, principalmente em sua porção posterior. O crescimento desses tumores é basicamente intraluminal, com um caso raro que apareceu externamente no pescoço. Esses autores acreditavam que, como os condrossarcomas geralmente são indolentes e raramente metastatizam, a ressecção local, se for tecnicamente viável, é o tratamento adequado. Eles descreveram a laringofissura com ressecção submucosa como a abordagem mais comum para esses tumores, a menos que a cricoide colapsasse inteiramente por meio de sua remoção subtotal. Em uma série de 31 tumores cartilaginosos da laringe, Hyams e Rabuzzi[107] encontraram 15 condromas e 16 condrossarcomas. Os condromas ocorreram em uma faixa etária ligeiramente menor do que os condrossarcomas. No entanto, os condromas incluíam nove "condromas da prega vocal", que provavelmente representavam metaplasia do tecido conjuntivo elástico da prega vocal em vez de verdadeiros sarcomas.

NEOPLASIAS DE ORIGEM NEURAL

Neoplasias das Células Granulares

Mills e Fechner[104] observaram evidências que indicaram uma origem na célula de Schwann nos tumores das células granulares; esses tumores eram chamados anteriormente *mioblastomas das células granulares*, pois nas técnicas de coloração padrão se parecem com tecido muscular. Uma característica notável dos tumores das células granulares é a associação frequente com a hiperplasia pseudoepiteliomatosa sobre a mucosa. A biópsia insuficientemente profunda dessa lesão pode levar ao diagnóstico incorreto do carcinoma epidérmico.

Embora a neoplasia da célula granular possa envolver qualquer parte da laringe, a porção médio-posterior da prega vocal é o sítio mais comum e, desse modo, a rouquidão é a queixa mais comum. A excisão local conservadora, porém completa, é considerada o tratamento definitivo.[108-111]

Neurofibroma

Chang-lo[112] analisou 19 casos relatados previamente de doença de von Recklinghausen com envolvimento laríngeo e forneceu um caso. Supance et al.[113] relataram que os neurofibromas solitários da laringe não associados à doença de Recklinghausen eram mais comuns do que os associados com a doença. Os sintomas mais comuns nos pacientes com envolvimento laríngeo pela doença de von Ricklinghausen foram rouquidão, dispneia (mais impressionante) e disfagia. No exame físico, foram observados nódulos lobulados que variavam de menos de 2 a 8 cm de diâmetro, e o sítio de origem mais comum foi a região aritenóidea ou prega ariepiglótica.

Como essas lesões são benignas, a abordagem cirúrgica deve balancear entre ser o mais conservador possível na excisão da lesão, desde que esta seja completa. Para tumores maiores, pode ser necessária uma abordagem externa (p. ex., faringotomia lateral, laringofissura, tireotomia lateral).[144]

Neurilemoma

Os **neurilemomas** são menos comuns do que os neurofibromas e envolvem geralmente a prega ariepiglótica e a prega vestibular. Os sintomas decorrem do crescimento lento dessas lesões e podem incluir uma sensação de corpo estranho na garganta, alteração na voz e desenvolvimento lento e progressivo do desconforto respiratório. O tratamento consiste na remoção conservadora, porém completa, por uma abordagem coerente com tamanho e localização do tumor. Os neurilemomas são mais encapsulados do que os neurofibromas; acredita-se que a enucleação simples (p. ex., por uma tireotomia lateral) com remoção de uma parte da cartilagem tireoide é o tratamento adequado.[115,116]

RESUMO

As verdadeiras neoplasias benignas da laringe não incluem os distúrbios benignos (reativos) da mucosa das pregas vocais. Se os papilomas forem excluídos, o número de neoplasias laríngeas é pequeno; os laringologistas raramente veem essas lesões. Os princípios básicos do tratamento são similares nesses tumores, independentemente da célula de origem. Para preservar a voz, a remoção deve ser completa, porém conservadora, com a abordagem determinada primariamente por tamanho e localização do tumor.

Para consultar a lista completa de referências, acesse www.expertconsult.com.

LEITURA SUGERIDA

Alberti PW, Dykun R: Adult laryngeal papillomata. *J Otolaryngol* 10:463, 1981.
Barsocchini LM, McCoy G: Cartilaginous tumors of the larynx: a review of the literature and a report of four cases. *Ann Otol Rhinol Laryngol* 77:146, 1968.
Bloch CS, Gould WF, Hirano M: Effect of voice therapy on contact granuloma of the vocal fold. *Ann Otol Rhinol Laryngol* 90:48, 1981.
Cotalingam JD, Barnes L, Nixon VB: Pleomorphic adenoma of the epiglottis. *Arch Otolaryngol Head Neck Surg* 103:245, 1977.
El-Serafy I: Rare benign tumors of the larynx. *J Laryngol Otol* 85:837, 1971.
Goethals PL, Dahlin DC, Devine KD: Cartilaginous tumors of the larynx. *Surg Gynecol Obstet* 117:77, 1963.
Johnson JT, Barnes EL, Justica W: Adult onset laryngeal papillomatosis. *Otolaryngol Head Neck Surg* 89:867, 1981.
Naiman HB, Doyle AT, Ruben RJ, et al: Natural cytotoxicity and interferon production in patients with recurrent respiratory papillomatosis. *Ann Otol Rhinol Laryngol* 93:483, 1984.
New GB, Erich JB: Benign tumors of the larynx: a study of 722 cases. *Arch Otolaryngol Head Neck Surg* 28:841, 1938.
Shagets FW, Barrs DM, Rugh K: X-ray study of the month: computed tomographic study of laryngeal cyst. *Ann Otol Rhinol Laryngol* 93:410, 1984.
Strong MS, Vaughn CW: Vocal cord nodules and polyps: the role of surgical treatment. *Laryngoscope* 81:911, 1971.
Suehs OW, Powell DB: Congenital cyst of the larynx in infants. *Laryngoscope* 77:651, 1967.
Thawley SE, Bone RC: Laryngopyocele. *Laryngoscope* 83:362, 1973.
Thomas RL: Non-epithelial tumors of the larynx. *J Laryngol Otol* 93:1131, 1979.

30 Laringite Aguda e Crônica

Clint T. Allen | Albert L. Merati

Pontos-chave

- A laringite aguda e a crônica podem se sobrepor e não corresponderem às causas de inflamação.
- O impacto da laringite inclui a disfunção no curto prazo durante a fase aguda da inflamação e os efeitos secundários do processo inflamatório, como a formação de cicatriz.
- O refluxo pode ser a causa mais comum de laringite crônica nos pacientes tratados pelos otorrinolaringologistas. A causa mais comum de laringite *aguda* na população geral é viral, como parte integrante da infecção do trato respiratório superior. A verdadeira incidência dessas duas entidades é desconhecida.
- A laringite associada à *Candida* é comum, podendo ocorrer nos indivíduos imunocompetentes.
- Novas investigações sobre a suscetibilidade individual a várias lesões laríngeas podem explicar a variação das apresentações clínicas decorrentes do refluxo extraesofágico.
- Provavelmente será fundamental compreender as diferenças entre a resposta imunológica da laringe aos estímulos patogênicos *versus* estímulos ambientais, à medida que melhorarmos a nossa compreensão das doenças, tais como a alergia, a laringite por refluxo e as neoplasias malignas da laringe.

De todos os termos no campo da otorrinolaringologia, o termo *laringite* pode apresentar a maior discrepância entre o seu significado familiar para o público leigo e as suas amplas implicações detectadas pelos especialistas. Embora a laringite, ou inflamação da laringe, não inclua realmente variadas e complexas anormalidades, a distinção básica entre laringite *aguda* e *crônica* é razoável e servirá para organizar este capítulo. Nas seções a seguir, os distúrbios que resultam em inflamação da laringe e na sua subsequente disfunção são apresentados junto com os conceitos gerais sobre resposta do tecido laríngeo à lesão e a laringe como um órgão imunológico.

POR QUE A LARINGITE É IMPORTANTE?

A laringite é importante por várias razões. A *functio laesa*, o quase sempre negligenciado "quinto sinal" de inflamação – junto com *rubor, tumor, dor* e *calor* – descreve a perda de função em um órgão inflamado, seja o fígado na hepatite ou a voz rouca de um paciente com edema na prega vocal relacionado à laringite viral. A laringe inflamada aguda ou crônica não permite a fonação, deglutição ou respiração adequadas. No caso extremo, essa condição pode levar à obstrução das vias aéreas como se vê na epiglotite.

A função também pode ficar comprometida após a resolução do processo inflamatório. Em um artigo importante, Squire et al.[1] demonstraram que a introdução das bactérias em uma lesão adquirida nas vias aéreas em estudo com coelhos resultou em uma taxa mais elevada de estenose do que a observada nos controles; e esse efeito foi atenuado pela adição de antibióticos no grupo estudado. Embora a inflamação laríngea aguda ou crônica origine alterações detectáveis na função, o grau de disfunção provocado pela exposição a material antigênico não infeccioso não foi descrito de maneira clara. Em um estudo inovador, Reidy et al.[2] expuseram pessoas a um alérgeno em spray, sabendo que essas pessoas tinham responsividade do teste cutâneo. Nessa investigação, as laringes dos indivíduos demonstraram mais muco ou

outros sinais de irritação após a exposição, mas seus parâmetros laríngeos objetivos, como os parâmetros vocais acústicos, não mudaram.

Embora não esteja provado, muitos suspeitaram de uma relação entre a inflamação laríngea e a transformação maligna laríngea. Proposto inicialmente 50 anos atrás,[3] a maioria considera o mecanismo relacionado à lesão a partir de materiais refluídos. Isso foi apoiado pelo trabalho clínico de diferentes pesquisadores[4-7] e um trabalho básico mais recente examinou os mecanismos da transformação das células epiteliais da laringe após a exposição ao refluxo de material ácido e não ácido.[8]

LARINGITE AGUDA
FONOTRAUMA

O abuso, uso indevido e excessivo da voz, pode contribuir para o fonotrauma. Isso pode resultar em hemorragia das pregas vocais e edema, além de mudanças ocorridas no nível molecular.[9,10] Embora esse processo não seja a forma mais comum de inflamação, diferentemente da etiologia infecciosa ou "exógena", a resposta do tecido à lesão pode ser bastante profunda. O problema do abuso e esforço vocal pode ser exacerbado pela desidratação através do seu efeito sobre a pressão no limiar da fonação.[11,12] Com base na experiência clínica comum, muitos profissionais acreditam que as lesões vasculares da prega vocal podem começar, ou exacerbar, por meio do fonotrauma agudo. No caso ilustrado na Figura 30-1, uma jovem cantora reparou no momento em que a sua voz mudou durante a apresentação. O exame das pregas vocais na clínica revelou uma lesão na prega vocal esquerda com vasos nutrícios. Apesar da excelente higiene vocal, a fonoterapia e o tratamento conservador da lesão não resolveram e ela necessitou ser submetida a uma fonocirurgia.

Na grande maioria dos casos em que houve o fonotrauma, não ocorreu o atendimento médico. Um paciente que procura atendimento de um otorrinolaringologista é mais propenso a ter sintomas recorrentes ou graves ou a ser especialmente sensível à sua

30 | LARINGITE AGUDA E CRÔNICA

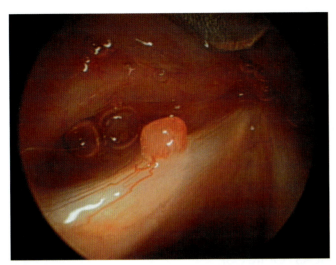

FIGURA 30-1. Imagem intraoperatória com um telescópio de 70 graus da prega vocal esquerda de uma jovem cantora que apresentou alterações vocais agudas durante uma apresentação. O exame clínico revelou essa lesão pedunculada com vasos inflamatórios circundantes. A intervenção médica e fonoaudiológica não resolveu essa condição, então a paciente foi submetida à remoção fonocirúrgica da lesão. Note a ausência de vasos sanguíneos "patológicos" na prega vocal direita.

saúde vocal. O exame clínico deve incluir uma anamnese detalhada, exame laringoscópico e estroboscopia, caso esteja disponível. Há pouca ou nenhuma base científica para os tratamentos usuais utilizados no trauma das pregas vocais – repouso vocal, esteroides e outras medicações. Informalmente, porém, o repouso vocal é muito útil ao reduzir a lesão ainda mais aguda, particularmente se a lesão laríngea tiver um componente hemorrágico. Paradoxalmente, algum grau de esforço mecânico, no sentido físico mais verdadeiro da palavra, pode ser benéfico para a cicatrização adequada das pregas vocais. Branski et al.[13] mostraram de maneira elegante que os baixos níveis de atividade mecânica reduzem a sinalização pró-inflamatória induzida pela interleucina 1b (IL-1b) nos fibroblastos das pregas vocais. Esse achado pode ser elucidado por mais pesquisas à medida que nossa compreensão da base molecular da lesão nas pregas vocais aumentar.

LARINGITE VIRAL

A incidência precisa da laringite viral é desconhecida, refletindo a sua familiaridade e associação com a onipresente infecção viral do trato respiratório superior (IVAS). Quando ela ocorre, pode ser uma consequência de vírus típicos do "resfriado comum", como o rinovírus. Muitos outros vírus foram implicados nos casos de laringite viral aguda, incluindo o herpes-zóster[14] e o coronavírus,[15] bem como agentes menos conhecidos. Nenhum conhecimento específico sustenta a ideia de que os tratamentos antivirais tenham qualquer impacto previsível no curso clínico da laringite viral. O tratamento de suporte que inclui ingesta hídrica e repouso vocal geralmente é recomendado. Em um estudo duplo-cego controlado por placebo, o flurbiprofeno (anti-inflamatório) se mostrou capaz de reduzir o desconforto em pacientes com laringite viral.[16]

Em casos severos que resultam em acometimento das vias aéreas, o atendimento clínico naturalmente tem precedência. O tratamento médico da via aérea comprometida e inflamada é conhecido pelos leitores dos capítulos sobre vias aéreas deste volume; ele inclui o uso de esteroides, antibióticos para infecções secundárias, inibidores da bomba de prótons e umidificação. Embora grande parte dessa abordagem continue a ser experimental e informal, um estudo prospectivo duplo-cego randomizado em crianças demonstrou melhores resultados ao se utilizar a dexametasona na laringotraqueíte aguda (laringite infantil), quando administrada nas primeiras 24 horas de tratamento.[17]

LARINGITE BACTERIANA AGUDA

Grande parte dessa discussão – tanto historicamente quanto nesta edição – reside merecidamente na seção pediátrica. No entanto, a epiglotite, ou mais adequadamente a *supraglotite*, continua a ser uma infecção das vias aéreas superiores potencialmente fatal também nos adultos. Apesar do grande sucesso da vacina contra o *Haemophilus influenzae B*, limitando a ocorrência dessa bactéria,[18] a obstrução aguda das vias aéreas superiores em consequência de infecção bacteriana da laringe continua a ocorrer. Frequentemente a apresentação clínica dessa infecção é bem dramática, com um telefonema urgente para o departamento de emergência sobre um paciente babando, febril e em desconforto respiratório. Dependendo da perviabilidade da via aérea, o paciente *adulto* pode ser examinado por fibra ótica para caracterizar a natureza da obstrução; no entanto, a determinação da gravidade da obstrução e a tomada de decisão clínica se baseiam em uma avaliação generalizada da aparência do paciente, além de considerações das vias aéreas não laríngeas, como o posicionamento corporal, abertura das mandíbulas e da boca e extensão cervical. Se o paciente necessitar de intervenção nas vias aéreas, a entubação em um ambiente controlado (p. ex., a sala de cirurgia) ou a traqueotomia com o paciente acordado podem ser convenientes. Dito isso, uma análise de 23 casos de supraglotite em adultos revelou que a minoria (3 em 23) exige abordagem das vias aéreas;[19] o restante recebe tratamento de suporte com inalação, antibióticos intravenosos, observação atenta e, talvez, até mesmo corticosteroides.[20]

A infecção laríngea com *Klebsiella rhinoscleromatis*, que faz parte de uma afecção conhecida como *rinoscleroma*, é outra entidade clínica que pode afetar a laringe. A doença pode progredir para obstrução das vias aéreas com envolvimento traqueal, mas também pode se limitar ao envolvimento nasal e das pregas vocais. A doença é diagnosticada a partir da identificação do organismo causador, um cocobacilo Gram-negativo, dentro dos macrófagos obtidos nas amostras de biópsia da mucosa. Essas são as células de Mikulicz, características do rinoscleroma. A doença pode ser tratada com fluoroquinolonas, tetraciclina e tratamento de suporte das vias aéreas.[21] Os pacientes com essa doença também podem precisar de tratamento cirúrgico emergencial para a manutenção das vias aéreas superiores, bem como de longo prazo. Amoils e Shindo[22] relataram uma série de 22 pacientes com rinoscleroma,[13] dos quais 13 tinham envolvimento laríngeo. Desses 13, 3 foram submetidos à traqueotomia em algum momento durante o seguimento clínico.

LARINGITE FÚNGICA AGUDA

Nesta seção discutiremos a disfunção laríngea decorrente da *Candida albicans*; várias outras espécies de fungos patogênicos são analisadas de maneira mais adequada na seção sobre laringite crônica. Assim como em muitas seções deste capítulo, a distinção entre inflamação aguda e crônica é um pouco arbitrária; muitos dos distúrbios apresentam inflamação tanto crônica quanto aguda.

A laringite por *Candida* provavelmente é muito comum, embora o seu reconhecimento como uma entidade clínica tenha aumentado ao longo do tempo. Sulica[23] forneceu uma análise sucinta desse distúrbio em 2005. Geralmente os pacientes procuram atendimento médico com rouquidão, com ou sem desconforto na garganta. O achado mais característico é uma imagem salpicada difusa e esbranquiçada sobre as pregas vocais ou supraglote (Fig. 30-2), bem parecido com o observado nas aftas que afetam a cavidade oral e o palato mole. Tanto nos pacientes imunocomprometidos quanto nos imunocompetentes, a candidíase laríngea deve permanecer no diagnóstico diferencial quando for clinicamente suspeita. As causas das lesões brancas ou leucoplasia, na superfície do epitélio da prega vocal, são poucas; o diagnóstico diferencial inclui hiperceratose, muco espesso, neoplasias malignas e infecção por *Candida sp*. Embora a cultura da secreção seja necessária para confirmar o diagnóstico, ela não é prática nem comum. Tem sido

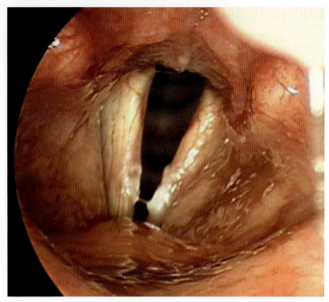

FIGURA 30-2. Uma mulher de 60 anos com vários meses de rouquidão. Ela utilizava *spray* de corticosteroides para tratamento. O exame com um laringoscópio rígido mostrou placas esbranquiçadas sobre as pregas vocais. Essas placas responderam prontamente ao tratamento antifúngico. (Cortesia de Lucian Sulica, MD, Cornell University School of Medicine, New York)

teorizado que os pacientes com fatores de risco locais, como o uso recente de antibióticos de amplo espectro ou corticosteroides tópicos (inalados), são mais propensos a desenvolver esse problema. Essa teoria é clinicamente razoável, mas esse tipo de associação não é exclusivamente o caso; a *Candida* deve ser incluída no diagnóstico diferencial de uma grande gama de pacientes com anomalias epiteliais da laringe.[24]

A *Candida* também pode se tornar invasiva, com inflamação fulminante e erosão. Esse desenvolvimento exige tratamento médico agressivo, incluindo a consideração da medicação antifúngica parenteral e o suporte das vias aéreas.[21]

LARINGITE CRÔNICA

Como mencionado anteriormente, a distinção entre laringite aguda e crônica não é necessariamente rigorosa; muitos dos distúrbios discutidos na seção sobre laringite aguda também podem contribuir para o acometimento crônico. Nesta seção, várias causas infecciosas principais da laringite crônica são analisadas junto com a inflamação laríngea associada ao refluxo.

LARINGITE BACTERIANA

Embora a maioria dos otorrinolaringologistas associe a infecção bacteriana da laringe com um processo agudo, a doença crônica e até mesmo potencialmente fatal pode surgir nessa situação. A superinfecção da laringe pode complicar as lesões por entubação ou as laringes já danificadas pela recidiva de policondrite, por exemplo. Eliashar et al.[25] apresentaram vários exemplos dessa ocorrência. Em cada um dos três casos descritos, foi observada uma policondrite purulenta nos pacientes com rouquidão e estridor prolongado com mais de 1 mês de duração. Esses pacientes necessitaram de drenagem cirúrgica e tratamento médico contínuo. Em dois dos três casos, o patógeno era o *Staphylococcus aureus*. Os lipopolissacarídeos de origem bacteriana induzem a expressão da citocina (IL-8) pró-inflamatória e alteram a expressão do gene de mucina nas células caliciformes da laringe.[26] Os clínicos devem suspeitar de infecção bacteriana, independentemente de sua relativa raridade, nos pacientes que tenham inflamação crônica persistente da laringe. A drenagem e a cultura da secreção do abscesso cervical podem ser necessárias. O papel da oxigenação hiperbárica no tratamento desse distúrbio, similar ao tratamento da condrorradionecrose da laringe, merece consideração e é discutido em outra parte deste volume.

LARINGITE FÚNGICA

A laringe também pode ser infectada com espécies fúngicas patogênicas. Os organismos representativos incluem espécies de *Blastomyces sp*, *Histoplasma sp*, *Coccidioides sp*, *Paracoccidioides sp* e *Cryptococcus sp*. Em geral, a apresentação clínica da infecção laríngea fúngica não é específica, mas reflete uma perturbação geral da função laríngea – ou seja, consiste em rouquidão e desconforto na garganta. A biópsia tecidual e a pesquisa específica para as cepas de fungos são necessárias para confirmar o diagnóstico. Os patógenos menos comuns não são discutidos em detalhes, embora as infecções laríngeas com *Sporothrix sp*,[27] *Aspergillus sp*[28] e *Cryptococcus sp* tenham sido relatadas.

BLASTOMICOSE

A blastomicose é endêmica em várias áreas, incluindo o sul dos Estados Unidos.[30] Embora o fungo entre no sistema por inalação, acredita-se que a infestação laríngea surja, de modo similar à infestação de outros órgãos, devido a disseminação hematogênica.[31] Em um artigo da Clínica Mayo, 102 casos de blastomicose foram encontrados em uma análise retrospectiva de pacientes consultados entre 1960 e 1990.[32] Nesses casos, o envolvimento cutâneo foi a manifestação da região de cabeça e pescoço mais comum. Apenas 5 dos 102 casos apresentaram envolvimento laríngeo, sendo a glote mais frequentemente afetada. O diagnóstico de blastomicose deve ser considerado quando lesões atípicas, porém suspeitas, forem observadas na laringe. As cepas de fungos do tecido envolvido revelam uma ampla base de leveduras em brotamento. O tratamento inclui terapia sistêmica, como a anfotericina B, cetoconazol ou itraconazol. O profissional deve ser particularmente cauteloso para distinguir a blastomicose do carcinoma laríngeo; assim como muitos distúrbios inflamatórios, a laringite fúngica pode se manifestar em um quadro clínico similar ao encontrado em uma neoplasia laríngea; além disso, as biópsias do tecido envolvido podem revelar *hiperplasia pseudoepiteliomatosa*, que pode ser confundida com a frente de propagação de uma malignidade epitelial.[33]

PARACOCCIDIOIDOMICOSE

Os *paracoccidioides* parecem ser um dos principais patógenos na laringite fúngica invasiva. Embora não seja comum em comparação com outras doenças da laringe, a infecção paracoccidioidal da laringe afeta uma fração significativa dos pacientes na América do Sul. Assim como na maioria desses distúrbios, a manifestação primária é a disfonia com dispneia. A maioria dos pacientes em uma série relatada por Sant'Anna et al.[34] consistia em agricultores do sexo masculino. O exame da laringe revelou lesões ulcerativas e exofíticas similares às da blastomicose, que podem lembrar o carcinoma espinocelular. Silva et al.[35] examinaram retrospectivamente uma série de 24 pacientes com laringite granulomatosa, 10 dos quais comprovadamente com paracoccidioidomicose laríngea. O tratamento é feito com antifúngicos sistêmicos.

COCCIDIOIDOMICOSE

A coccidioidomicose, também conhecida como "febre do vale" devido à sua ocorrência comum no Vale de San Joaquin, região central e sul da Califórnia, é uma doença prevalente no sudoeste dos Estados Unidos e no México. A laringe pode ser o sítio de inoculação em alguns pacientes. Pouco foi escrito a respeito desse distúrbio, mas uma análise de 1991 realizada por Boyle et al. observou 12 casos de coccidioidomicose laríngea, 7 dos quais eram crianças. A maioria dos casos ocorreu em meninos e homens, que apesentaram obstrução das vias aéreas.

HISTOPLASMOSE

O agente causador na histoplasmose, *Histoplasma capsulatum*, é um fungo endêmico dos vales de Ohio e do Rio Mississippi, e seus esporos, quando inalados, provocam infecção pulmonar localizada ou disseminação sistêmica. É possível que essa infecção ocorra fora das áreas endêmicas, mas essas ocorrências são raras. Poucos casos de histoplasmose laríngea foram relatados. Gerber et al.[37] analisaram uma série de 115 pacientes com doença disseminada para caracterizar a incidência dos achados otorrinolaringológicos. Sete desses pacientes tinham infecção da cavidade oral/orofaríngea; apenas dois casos apresentaram doença laríngea e oito entre os nove pacientes com manifestações otorrinolaringológicas eram imunocomprometidos secundariamente a infecção com HIV, imunossupressão pós-transplante ou diabetes. A coloração dos fungos de uma amostra de tecido adquirida foi positiva em oito desses nove pacientes. Além disso, os resultados do tratamento foram melhores com a anfotericina em comparação com o fluconazol. Assim como em outras infecções fúngicas e laríngeas atípicas, os autores advertiram sobre o diagnóstico equivocado da histoplasmose como carcinoma.[38]

LARINGITE MICOBACTERIANA

Os pacientes com e sem tuberculose (TB) disseminada podem desenvolver manifestações laríngeas da doença. A maior parte dessa discussão analisa o conhecimento existente sobre a TB laríngea. Outra infecção micobacteriana, a *lepra*, também merece ser mencionada aqui. Nessa doença geralmente tropical, o agente causador, *Mycobacterium leprae*, é transmitido via gotículas de aerossol que são altamente contagiosas, mas nem sempre levam à doença clínica.[31] Essa doença é encontrada com mais frequência na América do Sul, África e subcontinente asiático; os países com a maior incidência incluem Brasil, Moçambique e Índia. Mais de um terço dos pacientes com hanseníase disseminada na Índia tinham envolvimento laríngeo.[31] Similar à TB, a coloração das amostras de tecido de biópsia demonstra bacilos álcool-ácidos e formação de granuloma (Fig. 30-3). Podem ser necessários vários ciclos de tratamento medicamentoso por períodos prolongados para erradicar a doença.

O reconhecimento e tratamento da TB laríngea requer uma consciência do quadro clínico típico e dos achados laríngeos associados com o distúrbio. No passado, a TB laríngea era altamente associada com a doença disseminada ou pelo menos com a TB pulmonar ativa. Entretanto, em um artigo da Coreia, Lim et al.[39] analisaram 60 casos de TB laríngea ao longo de um período de 10 anos. A idade média dos pacientes era 50 anos, com uma preponderância masculina de 2:1 nesta série. A rouquidão foi praticamente uniforme e os achados laringoscópicos foram divididos entre lesões granulomatosas e ulcerativas, com uma probabilidade crescente de lesões polipoides e unilaterais. As pregas vocais e vestibulares foram os sítios mais afetados. Desses 60 pacientes, 28 (47%) tinham doença pulmonar *ativa*; 20 de 60 (33%) tinham TB pulmonar inativa e 9 (15%) tinham TB laríngea isolada. Lim et al. observaram que os achados laríngeos eram focais, atípicos e unilaterais nos pacientes sem doença pulmonar ativa. Em outro estudo, uma série de 319 pacientes turcos com TB pulmonar foi avaliada quanto à doença laríngea[40] e 5 desses pacientes (1,5%) tinham sintomas e achados laríngeos aparentes. Nesse estudo, a odinofagia foi a queixa mais comum e não a rouquidão. Em um estudo de acompanhamento, vários dos pacientes portadores de TB laríngea demonstraram melhoria perceptual e objetiva dos parâmetros vocais após a terapia medicamentosa.[41]

LARINGITE NÃO INFECCIOSA

As causas clinicamente mais importantes da laringite na prática do otorrinolaringologista estão relacionadas com a má higiene laríngea (consumo de tabaco, álcool e cafeína) ou decorrentes do refluxo do conteúdo gástrico e duodenal. Embora uma descrição detalhada do impacto do refluxo na laringe, bem como de outros órgãos em cabeça e pescoço, seja fornecida em outros lugares desse texto, o tópico merece alguma discussão aqui. Além disso, analisaremos os principais distúrbios inflamatórios autoimunes e sistêmicos que se manifestam frequentemente como doença e disfunção laríngea.

LARINGITE POR REFLUXO

A laringe pode ser afetada pelo contato com o material refluído do intestino e acredita-se que a ampla maioria desses eventos de contato tenha natureza ácida. O reconhecimento da lesão ácida na laringe foi um dos principais avanços da laringologia nas últimas décadas.[5] Há pouca controvérsia em torno da capacidade do refluxo extraesofágico em induzir alterações no epitélio e estroma do tecido laríngeo que leve à disfunção do órgão,[42-46] mas há controvérsia em torno da incidência e do diagnóstico desse distúrbio. As taxas de tratamento médico do refluxo que presumidamente afeta a laringe e a faringe aumentaram,[47] apesar da falta de evidências convincentes de que essa terapia funcione nos ensaios duplo-cego controlados por placebo.[48] Entretanto, é possível que a investigação do refluxo não ácido e também da importância da suscetibilidade variável do paciente à lesão mucosa associada ao refluxo (e, talvez, outros distúrbios laríngeos) venha a produzir uma compreensão mais aprofundada dessa questão.

A bile foi implicada como uma possível fonte de lesão laríngea durante muitos anos. A presença do refluxo biliar (pH alcalino) continua a ser uma possível explicação para a falta de resposta à terapia antiácida na laringite crônica. No entanto, em um elegante estudo em animais, Adhami et al.[49] mostraram que a bile ocasionou lesões importantes na mucosa laríngea somente na presença de um ambiente ácido. Por outro lado, Sasaki et al.[50] demonstraram a lesão epitelial em ratos quando a laringe foi exposta a certos sais biliares em pH neutro. Embora essa base teórica fundamental da nossa compreensão da lesão biliar continue a ser avaliada, Galli et al.[46,51] forneceram algumas observações interessantes sobre o refluxo biliar e sua associação com o carcinoma laríngeo; seu estudo caso-controle de 21 pacientes com carcinoma laríngeo e hipofaríngeo revelou uma incidência maior que o esperado de malignidade nos pacientes submetidos previamente à gastrectomia, sugerindo uma correlação com a exposição crônica ao conteúdo duodenal e o refluxo biliar.

A pepsina é outro agente suspeito a promover lesão laríngea decorrente de refluxo. O principal agente proteolítico produzido pelo estômago, a pepsina, é ativo principalmente no pH ácido. Estudos em animais demonstraram claramente a capacidade da

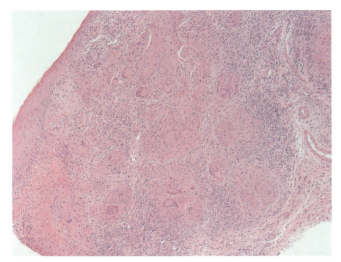

FIGURA 30-3. Coloração com hematoxilina e eosina em um fragmento tecidual acometido por tuberculose laríngea demonstrando formação de granulomas. (Cortesia de Hong-Shik Choi, MD, Yonsei University College of Medicine, Seoul, Korea).

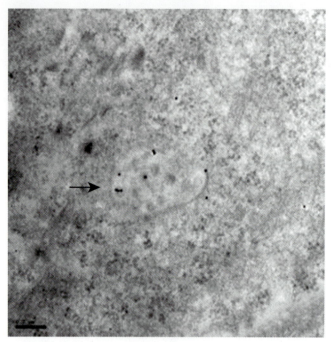

FIGURA 30-4. Pepsina (*seta*) dentro de uma vesícula intracelular do epitélio laríngeo humano de um paciente com refluxo laringofaríngeo (*barra* = 0,2 mm). (Cortesia de Nikki Johnston, PhD, Medical College of Wisconsin, Milwaukee.).

pepsina em criar lesão epitelial laríngea em ambientes ácidos.[5,49,52] No entanto, estudos posteriores ampliaram a nossa compreensão do papel da pepsina no dano laríngeo. Johnston et al.[53] demonstraram que a pepsina está presente dentro das células dos pacientes com diagnóstico clínico de refluxo laríngeo e não está presente nos controles estudados; sua presença também foi correlacionada com o esgotamento da anidrase carbônica intracelular (tipo III). Constatou-se que a pepsina mantém a sua atividade proteolítica no pH acima de 4 e que foi possível "reativá-la" após algum tempo em um ambiente com pH neutro.

A importância desses achados pode vir a ser grande, pois o paradigma atual para tratar a lesão da laringe associada ao refluxo se concentrou na neutralização da bomba de prótons no estômago. Na realidade, se a pepsina puder manter a capacidade para danificar o tecido mesmo após a neutralização, particularmente após a captação mediada por receptor nas células epiteliais,[54] as estratégias atuais voltadas para tratar a laringite associada ao refluxo devem ser reconsideradas (Fig. 30-4). A variabilidade entre os pacientes na capacidade em prevenir e suportar a lesão, como os níveis diferentes de enzimas intracelulares protetoras, também pode desempenhar um papel importante. As lesões laríngeas podem diferir bastante entre os pacientes com a mesma pontuação de DeMeester ou tempo de exposição ao ácido em uma sonda de pH de 24 horas.

LARINGITE ASSOCIADA A UMA DOENÇA AUTOIMUNE

Penfigoide e Pênfigo

A laringe pode ser o órgão final afetado pelos distúrbios autoimunes, como o penfigoide e o pênfigo (Fig. 30-5). A grave perda epitelial e a inflamação resultante podem ocorrer pelo efeito dos autoanticorpos intraepiteliais (pênfigo vulgar) ou subepiteliais (penfigoide). Hale e Bystryn[55] observaram em seu estudo que até 80% dos pacientes com pênfigo tinham sinais e sintomas otorrinolaringológicos, dos quais 40% eram de natureza laríngea; vários pacientes tinham infecção fúngica coexistente. A evidência sugere que as manifestações laríngeas do pênfigo respondem bem aos corticosteroides em alta dose combinados com imunossupressores.[56] Alexandre et al.[57] publi-caram um artigo prospectivo que descreveu as manifestações do *penfigoide* em uma série de 110 pacientes ao longo de um período de 8 anos. Trinta e oito desses pacientes (35%) tinham alguns sintomas relacionados com a região de cabeça e pescoço; metade desses 38 pacientes tinha lesões laríngeas detectáveis no momento do exame. Curiosamente, apenas 10 de 38 (26%) tinham sintomas laríngeos, indicando que o envolvimento laríngeo era assintomático em uma fração significativa dos pacientes. A presença de penfigoide ocular avançado era preditiva de envolvimento laríngeo, assim como a presença de doença nasal e faríngea concomitante.

GRANULOMATOSA COM POLIANGIITE

A granulomatose com poliangiite (GPA), antes conhecida como *granulomatose de Wegener*, é uma vasculite dos pequenos e médios vasos associada a autoanticorpos contra as proteínas proteinase 3 (anticorpo citoplasmático antineutrofílico [c-ANCA]) e mieloperoxidase (anticorpo citoplasmático antineutrofílico perinuclear [p-ANCA]), encontradas nos neutrófilos. Os pacientes podem demonstrar doença sistêmica ou localizada; dos pacientes com doença sistêmica, 95% são ANCA-positivos, enquanto 75% dos pacientes com manifestações da doença localizadas em cabeça e pescoço são positivos na sorologia.[58] No geral, 90% dos pacientes com GPA terão alguma forma de manifestação na região de cabeça e pescoço. A manifestação laríngea mais comum é a estenose subglótica, que ocorre em aproximadamente 20% de todos os pacientes com GPA.[58,59] As manifestações fisiopatológicas da doença surgem secundárias à inflamação após a deposição dos neutrófilos ativados constitutivamente nos pequenos vasos sanguíneos. Os fatores que ditam a manifestação preferencial na região subglótica da laringe não estão claros. A obstrução das vias aéreas superiores resultante da inflamação crônica e da deposição de cicatrizes é tratada com dilatação endoscópica ou ressecção aberta do tecido acometido.[58,60] Nos pacientes com estenose subglótica secundária à GPA, os benefícios da imunossupressão sistêmica, em termos de prevenção da repetição da estenose, não foram demonstrados.

Policondrite Recidivante

Um distúrbio mais raro, a policondrite recidivante (PR), merece ser discutido. Esse distúrbio envolve episódios de inflamação nas cartilagens com alto teor de glicosaminoglicanos e nos tecidos circundantes. É considerado um distúrbio autoimune e os autoanticorpos direcionados contra o colágeno tipo II frequentemente podem ser identificados nos pacientes que demonstram as características clínicas da PR.[61] Dos pacientes com PR, 25 a 50%

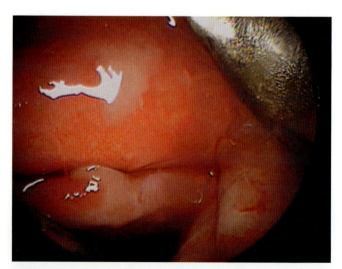

FIGURA 30-5. Pênfigo vulgar em uma mulher de 57 anos que procurou atendimento médico com dor na garganta e rouquidão. Essa imagem das pregas vocais e vestibulares esquerdas foi obtida com um telescópio de 70 graus durante a laringoscopia direta.

demonstram sintomas de disfunção laríngea ou alterações objetivas na laringe que variam de rouquidão, dor e tosse a obstrução letal das vias aéreas.[62,63] O método inclui combinações de tratamento médico e intervenção cirúrgica.

LARINGITE ASSOCIADA A UMA DOENÇA INFLAMATÓRIA SISTÊMICA

Dois distúrbios inflamatórios sistêmicos, sarcoidose e amiloidose, podem afetar a laringe e devem ser incluídos no diagnóstico diferencial em um paciente com disfunção laríngea de etiologia obscura.

SARCOIDOSE

A sarcoidose é um distúrbio raro que envolve deposição de coleções de células inflamatórias (granulomas não caseosos) nos tecidos do corpo todo. A causa é desconhecida. São comuns as manifestações pulmonares, hepáticas, cutâneas e cardíacas, bem como a linfadenopatia difusa, enquanto o envolvimento laríngeo ocorre em menos de 1% dos pacientes.[64] A sarcoidose laríngea frequentemente é limitada às regiões supraglótica e glótica da laringe na forma de edema difuso, enquanto a extensão subglótica é muito rara. A sarcoidose pode se limitar à laringe e os testes sorológicos e radiográficos utilizados frequentemente para verificar um diagnóstico suspeito de sarcoidose costumam ser normais/negativos – o diagnóstico só é obtido através da análise histológica do tecido acometido.[65] O tratamento médico sistêmico é utilizado geralmente para a doença sistêmica, mas a ressecção endoscópica seletiva da doença laríngea obstrutiva e a injeção intralesional de esteroides podem ser utilizadas na doença limitada à laringe.[66,67]

AMILOIDOSE

A amiloidose é um distúrbio amplamente caracterizado como a deposição extracelular de resíduos proteicos anormais. Isso pode ocorrer nos tecidos do corpo de modo secundário aos distúrbios linfoproliferativos sistêmicos ou inflamatórios crônicos, como o mieloma múltiplo ou a artrite reumatoide. Por outro lado, representando um processo biologicamente distinto, podem se formar depósitos amiloides focais, isolados, frequentemente secundários aos plasmacitomas extramedulares.[68] Essas neoplasias plasmocitárias raras e seus depósitos amiloides focais associados podem ocorrer no tecido linfoide associado a mucosa da laringe (MALT). A amiloidose laríngea é rara e contribui com menos de 1% de todas as lesões laríngeas benignas.[69] O diagnóstico é suspeito com a presença de uma massa submucosa não ulcerada ou nódulo que demonstra frequentemente uma coloração amarela ou alaranjada. Se for diagnosticado, deve-se solicitar avaliação com pneumologistas e reumatologistas para excluir a presença de doença sistêmica ou distúrbios subjacentes ocasionando amiloidose. O tratamento depende da causa subjacente, mas os sintomas laríngeos podem ser aliviados com a ressecção endoscópica da lesão que afeta a voz ou obstrui as vias aéreas (Fig. 30-6).[70]

CONCEITOS AMPLOS: A LARINGE COMO UM ÓRGÃO IMUNOLÓGICO COMPLEXO

ANATOMIA IMUNE

Afora seu papel na proteção das vias aéreas inferiores e na facilitação da respiração e da fonação, novas evidências apontam para um papel imunológico ativo da laringe. A "anatomia imunológica" da laringe é complexa. As proteínas do complexo de histocompatibilidade principal (MHC) classe II necessárias para a detecção do material antigênico extracelular são expressadas nas células da lâmina própria e, em menor grau, nas células epiteliais na mucosa laríngea.[71] A expressão das proteínas do MCH classe I, cruciais para a detecção de antígeno e homeostase proteica intracelular, demonstra um padrão similar,[72] sugerindo que a mucosa laríngea tem os componentes necessários para detectar e possivelmente responder ao material antigênico. Não só fundamental para a resposta aos patógenos, isso tem implicações importantes no potencial transplante laríngeo, pois as moléculas do MHC são a fonte principal de material antigênico responsável pela rejeição imune do receptor do tecido transplantado.

A expressão dos componentes do MHC na mucosa da laringe depende, ao menos em parte, da presença de leucócitos na mucosa. Quando cultivadas *in vitro*, as células epiteliais da laringe não expressam MHC; na verdade, elas só o fazem quando estimuladas artificialmente com interferon-γ.[73] As células imunes da mucosa representam a fonte mais provável de interferon. Um trabalho recente caracterizou as populações de células imunes presentes na mucosa laríngea utilizando modelos animais. No nível basal, os linfócitos T CD4+ e CD8+, bem como as células de apresentação de antígeno expressando MHC classe II, estão presentes em graus variados no epitélio e na lâmina própria das regiões supraglótica e subglótica da laringe.[74]

Outros estudos demonstraram um acúmulo notável de células imunes na resposta à exposição antigênica viral, bacteriana e ambiental na laringe. Após a exposição, neutrófilos, linfócitos T e B, células *natural killer* e células dendríticas acumulam-se principalmente na região subglótica da laringe.[75,76] A título de observação, o acúmulo de macrófagos em resposta à estimulação antigênica ocorre principalmente na glote, ao contrário da subglote. Estudos de colocalização que fizeram a correspondência entre as localizações físicas dos linfócitos T CD8+ com as células que expressam MHC classe I[77] e os linfócitos T CD4+ com as células que expressam MHC classe II[74] se somam à evidência que sugere que a laringe é capaz de gerar uma resposta imune fisiologicamente ativa.

Curiosamente, em um estudo notável foi estudada a geração desse complexo microambiente imunogênico na laringe.[78] Usando porquinhos nascidos por cesariana em um ambiente livre de

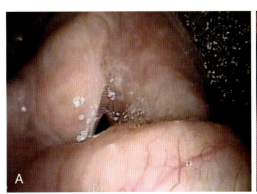
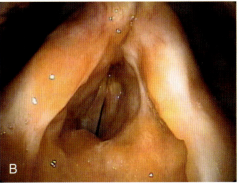

FIGURA 30-6. Imagens representativas de exames endoscópicos realizados em consultório. **A,** Edema supraglótico grave e inflamação secundária à sarcoidose laríngea que ocasionaram dor, rouquidão e obstrução das vias aéreas. **B,** Depósitos amiloides laríngeos difusos e doloridos que ocasionaram rouquidão.

germes, não demonstraram infiltração de linfócitos T CD4+ ou células produtoras de MHC classe II ao longo do tempo. Por outro lado, os porquinhos expostos à flora bacteriana padrão das vias aéreas superiores, que inclui as cepas *Bacillus sp* e *Staphylococcus sp*, desenvolveram quantidades robustas de células que expressam MHC classe II e de linfócitos CD4+, sugerindo que a exposição a antígenos ambientais e patogênicos é necessária para "educar" a laringe e gerar o ambiente imunogênico robusto observado.

Enquanto a maioria das células imunes dentro da laringe é distribuída por toda a mucosa laríngea, os folículos densos das células imunes que formam o MALT da laringe (tecido linfoide associado à laringe [LALT]) representam aproximadamente 10% da população de células imunes da laringe e estão localizados principalmente na supraglote, independentemente da idade.[79,80] A densidade de LALT na supraglote corresponde à densidade relativa dos vasos linfáticos na laringe, reconhecidamente de densidade maior nas regiões supraglótica e subglótica da laringe.[81] Esse tecido LALT é análogo ao tecido MALT (placas de Peyer) encontrado no intestino e no trato respiratório inferior, reconhecidamente crucial para formar as respostas imunes aos patógenos e para o desenvolvimento da tolerância imunológica.

TOLERÂNCIA IMUNE

A evidência acima demonstra que muitos dos componentes necessários para despertar uma resposta imune dentro da laringe estão presentes; contudo, a laringe não existe em um estado de inflamação perpétuo em resposta à enxurrada constante de material antigênico inalado, patogênico e alimentar com a qual se depara, dada a sua localização única na junção dos tratos respiratório e gastrintestinal. Vários achados sugerem que a laringe pode desempenhar um papel funcional importante no desenvolvimento da tolerância imune. Primeiro, a expressão das moléculas do MHC é altamente compartimentalizada no epitélio laríngeo, com os componentes clássicos do MHC classe I – que respondem a vírus, por exemplo – expressos nas camadas basais profundas e a molécula não clássica CD1d do MHC expressa nas camadas mais superficiais.[77,82] O papel da CD1d é tema de debate, mas algumas evidências sugerem que essas moléculas do MHC podem ser cruciais para a ligação entre os antígenos ambientais e a tolerância mediada pelas células T NK.[78,83] Segundo, as proteínas coestimuladoras dos receptores de células T (CD80, CD86) são necessárias para a ativação do complexo MHC-antígeno dos linfócitos T. Na ausência dessa estimulação do correceptor, as células T envolvidas ficam inativas e a tolerância é induzida. Até hoje, nenhum estudo demonstrou a presença desses correceptores na mucosa laríngea. Terceiro, enquanto as células dendríticas ativadas (DC) são cruciais para a apresentação do antígeno extracelular aos linfócitos T, as DC imaturas induzem a tolerância às células T e recrutam células T regulatórias imunossupressoras.[84] Embora vários estudos tenham demonstrado a infiltração difusa das DC no epitélio laríngeo no início do estudo (nível basal) e após a exposição antigênica,[75-78] ainda não foi avaliado se são DC maduras e funcionais.

Mais pesquisas sobre os componentes imunes nas laringes precisam ser feitas para compreender como eles não só respondem a estímulos antigênicos associados a patógenos, mas também *não respondem* ao antígeno ambiental; isso será importante para compreender o equilíbrio delicado entre a resposta inflamatória aos patógenos nocivos e a tolerância que permite a função normal da laringe. Esses achados tendem a ter implicações amplas no atendimento aos pacientes com alergia alimentar ou outra alergia ambiental, asma, laringite por refluxo e malignidade laríngea.[78,85,86]

CONCLUSÃO

Na medida em que aumentamos a nossa compressão sobre fisiopatologia da inflamação e infecção laríngea, uma avaliação completa da resposta tecidual à lesão inerente a cada paciente e da sua resistência genética pode ser da maior importância para o clínico. Isso pode se manifestar através do diagnóstico e tratamento das anomalias imunológicas laríngeas ou afetando a capacidade do paciente em negar o efeito da pepsina intracelular, por exemplo. No entanto, atualmente devemos reconhecer os vários patógenos e agentes que podem induzir inflamação da laringe e afetar a sua função. A possibilidade de neoplasia sempre deve ser considerada quando os sinais apontarem para infecção crônica; no entanto, a possibilidade de infecção deve ser considerada quando as neoplasias parecerem ser o diagnóstico clínico "óbvio".

Para consultar a lista completa de referências, acesse www.expertconsult.com.

LEITURA SUGERIDA

Adhami T, Goldblum JR, Richter JE, et al: The role of gastric and duodenal agents in laryngeal injury: an experimental canine model. *Am J Gastroenterol* 99:2098–2106, 2004.

Alexandre M, Brette MD, Pascal F, et al: A prospective study of upper aerodigestive tract manifestations of mucous membrane pemphigoid. *Medicine (Baltimore)* 85:239–252, 2006.

Altman KW, Stephens RM, Lyttle CS, et al: Changing impact of gastroesophageal reflux in medical and otolaryngology practice. *Laryngoscope* 115:1145–1153, 2005.

Eliashar R, Gross M, Goldfarb A, et al: Purulent chondritis of the laryngeal framework cartilages. *Ann Otol Rhinol Laryngol* 114:219–222, 2005.

Gerber ME, Rosdeutscher JD, Seiden AM, et al: Histoplasmosis: the otolaryngologist's perspective. *Laryngoscope* 105:919–923, 1995.

Johnston N, Dettmar PW, Bishwokarma B, et al: Activity/stability of human pepsin: implications for reflux attributed laryngeal disease. *Laryngoscope* 117:1036–1039, 2007.

Johnston N, Wells CW, Blumin JH, et al: Receptor-mediated uptake of pepsin by laryngeal epithelial cells. *Ann Otol Rhinol Laryngol* 116:934–938, 2007.

Klein AM, Tiu C, Lafreniere D: Malignant mimickers: chronic bacterial and fungal infections of the larynx. *J Voice* 19:151–157, 2005.

Koufman JA: The otolaryngologic manifestations of gastroesophageal reflux disease (GERD): a clinical investigation of 225 patients using ambulatory 24-hour pH monitoring and an experimental investigation of the role of acid and pepsin in the development of laryngeal injury. *Laryngoscope* 101:1–78, 1991.

Lim JY, Kim KM, Choi EC, et al: Current clinical propensity of laryngeal tuberculosis: review of 60 cases. *Eur Arch Otorhinolaryngol* 263:838–842, 2006.

Mirza N: Localized inflammatory disorders of the larynx. In Merati AL, Bielamowicz SA, editors: *Textbook of laryngology*, San Diego, CA, 2006, Plural, p 273.

Qadeer MA, Colabianchi N, Strome M, et al: Gastroesophageal reflux and laryngeal cancer: causation or association? A critical review. *Am J Otolaryngol* 27:119–128, 2006.

Qadeer MA, Colabianchi N, Vaezi MF: Is GERD a risk factor for laryngeal cancer? *Laryngoscope* 115:486–491, 2005.

Qadeer MA, Phillips CO, Lopez AR, et al: Proton pump inhibitor therapy for suspected GERD-related chronic laryngitis: a meta-analysis of randomized controlled trials. *Am J Gastroenterol* 101:2646–2654, 2006.

Reder PA, Neel HB, 3rd: Blastomycosis in otolaryngology: review of a large series. *Laryngoscope* 103:53–58, 1993.

Sant'Anna GD, Mauri M, Arrarte JL, et al: Laryngeal manifestations of paracoccidioidomycosis (South American blastomycosis). *Arch Otolaryngol Head Neck Surg* 125:1375–1378, 1999.

Sasaki CT, Marotta J, Hundal J, et al: Bile-induced laryngitis: is there a basis in evidence? *Ann Otol Rhinol Laryngol* 114:192–197, 2005.

Shah RK, Roberson DW, Jones DT: Epiglottitis in the *Haemophilus influenzae* type B vaccine era: changing trends. *Laryngoscope* 114:557–560, 2004.

Squire R, Brodsky L, Rossman J: The role of infection in the pathogenesis of acquired tracheal stenosis. *Laryngoscope* 100:765–770, 1990.

Sulica L: Laryngeal thrush. *Ann Otol Rhinol Laryngol* 114:369–375, 2005.

Super DM, Cartelli NA, Brooks LJ, et al: A prospective randomized double-blind study to evaluate the effect of dexamethasone in acute laryngotracheitis. *J Pediatr* 115:323–329, 1989.

Thibeault SL, Rees L, Pazmany L, et al: At the crossroads: mucosal immunology of the larynx. *Mucosal Immunol* 2(2):122–128, 2009.

Topak M, Oysu C, Yelken K, et al: Laryngeal involvement in patients with active pulmonary tuberculosis. *Eur Arch Otorhinolaryngol* 265:327–330, 2008.

Tulunay O: Laryngitis—diagnosis and management. *Otolaryngol Clin North Am* 41:437–451, 2008.

Verdolini K, Min Y, Titze IR, et al: Biological mechanisms underlying voice changes due to dehydration. *J Speech Lang Hear Res* 45:268–281, 2002.

Aspiração Crônica · 31

David W. Eisele | Steven D. Pletcher

Pontos-chave

- A aspiração incontrolável resulta em sujidade crônica do trato respiratório inferior e infecções pulmonares potencialmente fatais.
- Nos pacientes adultos, o acidente vascular cerebral com subsequentes paralisias dos nervos cranianos inferiores é a causa mais comum de aspiração incontrolável; outras causas incluem os distúrbios neuromusculares, tumores (tronco-encefálico ou laríngeo), aspiração pós-operatória, disfunção de deglutição pós-radiação e lesão cerebral traumática ou anóxica.
- As causas comuns da aspiração incontrolável nos pacientes pediátricos incluem a paralisia cerebral, encefalopatia anóxica, sequelas de traumatismo neurológico ou cirurgia neurológica, fístula traqueoesofágica e outros distúrbios neurológicos congênitos ou adquiridos.
- Os tratamentos conservadores iniciais da aspiração crônica incluem a proibição da ingestão oral dos alimentos com a adoção de uma via de alimentação alternativa, elevação da cabeceira do leito e higiene pulmonar intensiva.
- Os pacientes com aspiração contínua, apesar dessas medidas conservadoras, são considerados portadores de aspiração incontrolável; o tratamento cirúrgico deve ser considerado nesses pacientes.
- Fonação, deglutição, morbidade em consequência da aspiração e prognóstico de recuperação neurológica devem ser considerados na escolha da abordagem cirúrgica para a aspiração.
- Os procedimentos de Lindeman, desvio traqueoesofágico e separação laringotraqueal, ganharam popularidade devido à sua alta taxa de sucesso no controle da aspiração e por sua simplicidade técnica.

As três funções principais da laringe – respiração, fonação e proteção das vias aéreas – estão intimamente relacionadas. O comprometimento da função protetora da laringe pode resultar em *aspiração*, a penetração laríngea de secreções tais como a saliva, líquidos ou sólidos ingeridos e até refluxo de conteúdo gástrico.

Normalmente, sabe-se que ocorre certa quantidade de aspiração. A avaliação por cintilografia de controle em indivíduos saudáveis durante o sono revelou aspiração em quase 50% deles.[1] Uma determinada quantidade de aspiração pode ser tolerada sem complicações, contanto que a depuração traqueobrônquica esteja normal e os mecanismos de defesa estejam intactos. A contaminação do trato respiratório, associada à aspiração, pode resultar em um espectro de complicações broncopulmonares. A gravidade das complicações depende do volume e da natureza do material aspirado (p. ex., pH). As complicações respiratórias da aspiração incluem broncospasmo, obstrução das vias aéreas, traqueíte, bronquite, pneumonia, abscesso pulmonar, sepse e morte.[2-4] A aspiração significativa resulta em uma alta taxa de mortalidade.[5]

A aspiração pode ser um evento isolado, relacionado ao comprometimento temporário dos mecanismos normais de deglutição e de proteção das vias aéreas. Geralmente, a aspiração isolada ocorre secundariamente à disfunção neurológica. Essa disfunção, por sua vez, pode ser secundária a um estado de depressão cognitiva relacionado a drogas, álcool ou desarranjo metabólico. Além disso, convulsão, lesão ou infecção podem ocasionar aspiração isolada. Os pacientes idosos são mais propensos a sofrer aspiração, presumivelmente em relação a alterações fisiológicas e neurológicas associadas à idade.[6-8] Os pacientes com dentaduras sofrem comprometimento da deglutição com menores sensação e controle orais, o que pode contribuir para a aspiração.

A aspiração crônica ou incontrolável acarreta episódios repetidos de aspiração. Os pacientes com aspiração crônica exigem avaliação e tratamento eficaz para prevenir as complicações potencialmente fatais. Este capítulo discute avaliação e tratamento dos pacientes com aspiração crônica e enfatiza o tratamento cirúrgico.

ETIOLOGIA

A aspiração crônica resulta geralmente da perda grave da função protetora da laringe relacionada ao comprometimento da atividade motora ou à perda sensorial. Mesmo apresentando uma laringe saudável, a aspiração crônica pode ocorrer se a deglutição disfuncional for significativa.

O Quadro 31-1 apresenta as principais causas da aspiração crônica nos adultos. O evento desencadeador mais comum é um acidente vascular cerebral (AVC), particularmente aquele que envolve o tronco encefálico com acometimento dos pares cranianos bilaterais.[9] Além disso, as doenças neurológicas degenerativas estão frequentemente associadas com aspiração crônica. As doenças neuromusculares, os distúrbios musculares e os distúrbios nervosos periféricos, particularmente os que envolvem os nervos cranianos, podem ocasionar aspiração recorrente. A disfunção neurológica difusa decorrente de traumatismo craniano, lesão cerebral anóxica, infecção ou toxicidade medicamentosa pode ocasionar disfunção grave e aspiração crônica.[10-12] A aspiração crônica também pode ser a consequência de distúrbios da faringe e do esôfago, incluindo neoplasias, disfunção pós-operatória e pós-radiação, divertículo de Zenker, estenose e refluxo gastresofágico grave.[13]

Quadro 31-1. CAUSAS DA ASPIRAÇÃO CRÔNICA

Acidentes vasculares cerebrais (ou encefálicos)
Trombose aterosclerótica
Embolia
Hemorragia intracraniana

Doenças Neurológicas Degenerativas

Doença de Parkinson
Esclerose lateral amiotrófica (ELA)
Paralisia supranuclear progressiva
Esclerose múltipla

Distúrbios Neuromusculares e Musculares

Poliomielite
Miastenia grave
Distrofia muscular
Miopatias

Distúrbios Nervosos Periféricos

Nervos cranianos
Síndrome de Guillain-Barré
Neoplasias intracranianas
Disfunção primária relacionada a neoplasias
Disfunção pós-cirúrgica
Trauma
Lesão cerebral traumática fechada
Hematoma
Lesão cerebral anóxica
Infecção intracraniana

Distúrbios Faríngeos

Neoplasias
Disfunção pós-cirúrgica
Disfunção pós-irradiação
Divertículo de Zenker
Disfunção cricofaríngea
Estenose

Distúrbios Esofágicos

Refluxo
Acalasia
Lesão cáustica

Diversos

Doença grave
Doença multissistêmica
Intoxicação medicamentosa

Nos pacientes pediátricos, a aspiração crônica está relacionada na maioria das vezes com disfunção neurológica grave resultante de paralisia cerebral, encefalopatia anóxica, sequelas de trauma ou cirurgia neurológica, fístula traqueoesofágica ou outros distúrbios neurológicos graves congênitos ou adquiridos.[14]

SINTOMAS

Os pacientes podem ter consciência da aspiração recorrente e descrever episódios de tosse ou engasgo durante a deglutição. No entanto, alguns pacientes podem sofrer aspiração silenciosa (ou silente), pela qual a tosse não ocorre após a penetração laríngea.[15-17] Podem ocorrer febre e sintomas respiratórios, como a tosse produtiva com escarro purulento, indicando uma complicação infecciosa. Os pacientes podem sofrer perda de peso, disfonia, dor, disfagia, odinofagia ou outros sintomas, dependendo da causa do distúrbio subjacente.[9] Frequentemente os pacientes estão gravemente doentes em consequência de comorbidades e complicações infecciosas secundárias.

AVALIAÇÃO

Na avaliação de um paciente com aspiração crônica, é importante obter uma história médica detalhada. A causa da aspiração frequentemente fica evidenciada pela anamnese, então o histórico médico do paciente com ênfase em cirurgias ou lesões prévias deve ser totalmente investigado.

É importante adotar uma abordagem multidisciplinar para os pacientes com aspiração crônica.[18] Frequentemente é consultado um otorrinolaringologista-cirurgião de cabeça e pescoço após a ocorrência de complicações da aspiração crônica. Depois que a aspiração crônica foi identificada, a consulta com especialistas em fonoaudiologia, neurologia, medicina interna, reabilitação, radiologia, gastrenterologia, cirurgia torácica e psiquiatria pode ser benéfica. Um esforço de cooperação no qual cada especialista fornece a sua especialização garante o atendimento ideal do paciente.

O exame físico deve ser completo, com o exame cuidadoso da região de cabeça e pescoço que inclua avaliação dos nervos cranianos. O exame da hipofaringe e da laringe é feito com exame indireto por espelho ou nasofaringoscopia por fibra ótica. Se essas estruturas não forem visualizadas adequadamente por esses métodos, como em um paciente com entubação endotraqueal, recomenda-se a laringoscopia direta. A esofagoscopia é feita se houver suspeita de anormalidades esofágicas e para os testes de função pulmonar quando for necessário avaliar a função e a reserva pulmonar. A radiografia fornece informações diagnósticas importantes e deve incluir a radiografia torácica e a avaliação da deglutição. Um estudo videofluoroscópico da deglutição fornece informações confiáveis sobre a natureza fisiológica precisa da aspiração, do distúrbio da deglutição e do grau de gravidade da aspiração.[19,20] Logemann[21] descreveu um estudo de deglutição com bário no qual pequenas quantidades de bário são utilizadas devido ao risco de aspiração. São utilizadas diferentes consistências de material de contraste para avaliar se a alteração da consistência tem algum efeito na redução da aspiração. Um estudo videofluoroscópico da deglutição feito em conjunto com um fonoaudiólogo permite a avaliação radiográfica dos efeitos da terapia de deglutição e outras manobras no controle da aspiração.[22,23] A avaliação endoscópica funcional da deglutição (FEES) foi proposta por Langmore et al.[24] em 1988 como alternativa para a videofluoroscopia na avaliação da disfagia. Nesse estudo, pudim e líquidos tingidos são engolidos pelo paciente durante a observação nasofaríngea com o emprego de endoscopia flexível de fibra ótica. A deglutição é registrada e analisada em busca de evidências de vazamento oral, estase faríngea, penetração e aspiração laríngea. A avaliação da FEES sugere que ela é similar em sensibilidade e especificidade ao exame videofluoroscópico, com as vantagens do custo inferior, menor exposição à radiação e disponibilidade no leito.[25-29] Em geral, a escolha entre a videofluoroscopia e a FEES depende de vários fatores que incluem as preferências do médico e do fonoaudiólogo e a disponibilidade do hospital.

A cintilografia pode ajudar a quantificar a grandeza da aspiração,[30-31] mas em geral acrescenta poucas informações além das obtidas pela FEES ou por um estudo videofluoroscópico da deglutição. Outros estudos de imagem que podem fornecer informações importantes no contexto das alterações anatômicas em cabeça e pescoço são a tomografia computadorizada ou a imagem por ressonância magnética. Esses estudos são particularmente úteis nos pacientes com doença neoplásica das vias aéreas superiores ou naqueles submetidos a intervenção cirúrgica prévia nas vias aéreas superiores.

A avaliação abrangente do paciente com aspiração determina, em condições ideais, a causa do distúrbio subjacente ou das desordens que estão ocasionando a aspiração. Uma busca completa por qualquer causa corrigível da aspiração – como uma lesão obstrutiva, divertículo de Zenker, disfunção do músculo cricofaríngeo ou distúrbio de motilidade esofágica – é importante para o tratamento.

Frequentemente, a deterioração funcional progressiva pode ser antecipada em certas doenças neurológicas degenerativas e neoplasias malignas. No entanto, pode ser extremamente difícil prever o decurso de tempo da melhoria e da recuperação em AVC, traumatismos cranianos, lesões cerebrais anóxicas, disfunção pós-operatória e outros distúrbios. A opinião de muitos especialistas é útil no planejamento do tratamento desses casos difíceis.

TRATAMENTO NÃO CIRÚRGICO

O tratamento inicial do paciente com aspiração crônica deve incluir antibióticos adequados para quaisquer complicações infecciosas. É instituída a terapia pulmonar intensiva. Toda ingestão oral é descontinuada e uma rota alternativa de alimentação é fornecida. As rotas de alimentação enteral incluem sondas nasogástricas, gastrostomia e jejunostomia. Os pacientes com refluxo importante podem se beneficiar de uma sonda passada por uma gastrostomia para o intestino delgado ou por uma jejunostomia.

A alimentação por sondas nasogástricas diminui, mas não elimina, o risco de aspiração.[32] Alguns pesquisadores acreditam que as sondas de alimentação nasogástrica podem prejudicar ainda mais os mecanismos protetores da laringe e predispor mais à aspiração.[33,34] Além disso, as sondas de alimentação nasogástrica podem ser desconfortáveis e esteticamente desagradáveis quando utilizadas por períodos prolongados. A gastrostomia isoladamente não se mostrou capaz de diminuir a aspiração nos pacientes neurologicamente comprometidos.[35,36] Alguns pacientes podem ser candidatos à hiperalimentação parenteral se a função gastrintestinal estiver prejudicada, como nos pacientes com lesão cerebral grave aguda.[37]

O atendimento de enfermagem apropriado inclui o posicionamento especial do paciente, com elevação da cabeceira do leito; entretanto, um estudo não mostrou diferença significativa na aspiração em relação à posição dos pacientes com entubação endotraqueal.[34] A aspiração frequente da cavidade oral e da orofaringe também é importante.

TRAQUEOTOMIA

Um tubo de traqueotomia com um manguito de baixa pressão fornece controle confortável da via aérea para os pacientes que necessitam de ventilação e facilita a higiene pulmonar nos pacientes com secreções copiosas. A traqueotomia também reduz de maneira eficaz o espaço morto pulmonar. Apesar dessas vantagens, não se pode contar com a traqueotomia para eliminar a aspiração,[39,39] pois ela tem sido implicada como um fator causador de aspiração. Os mecanismos propostos incluem compressão esofágica pelo manguito de traqueotomia inflado,[40] dessensibilização da laringe pelo desvio do fluxo de ar através da traqueotomia,[41] comprometimento da elevação laríngea através da amarração da laringe pelo manguito do tubo de traqueotomia,[42] perturbação do sistema aerodigestivo normalmente fechado,[43] distúrbio dos reflexos laríngeos devido ao *bypass* crônico das vias aéreas superiores,[1,44,45] menor eficácia da tosse em limpar as secreções das vias aéreas superiores[43,46] e incapacidade para gerar pressão de ar subglótica.[47,48] Apesar desses mecanismos propostos, não existe uma relação causal clara entre a traqueotomia e a aspiração. Em um estudo de 20 pacientes avaliados com FEES antes e depois da traqueotomia (dentro de 1 mês), não foi demonstrada qualquer relação causal entre a traqueotomia e a aspiração.[49]

O uso de um tubo de traqueotomia para controle da aspiração requer grande atenção e cuidado qualificado, particularmente no paciente debilitado. Vários estudos examinaram o efeito dos manguitos de tubo de traqueotomia na prevenção da aspiração. Embora os manguitos de baixa pressão altamente complacentes sejam os mais eficazes na minimização do vazamento, eles não impedem a aspiração.[50-52]

MEDIALIZAÇÃO DAS PREGAS VOCAIS

A paralisia das pregas vocais pode resultar em aspiração crônica, particularmente quando combinada com um déficit sensorial laríngeo (p. ex., lesão alta do vago). A injeção da prega vocal com materiais como derivados de colágeno ou hidroxiapatita pode ser feita por via endoscópica ou transcervical para obter a medialização da prega vocal e pode prevenir a aspiração relacionada à paralisia da prega vocal.[53-55] No entanto, a injeção bilateral das pregas vocais com materiais permanentes como o politetrafluoretileno se mostrou um método confiável para a prevenção da aspiração crônica.[56]

A alteração da estrutura laríngea pela laringoplastia para medialização (tireoplastia de medialização) usando um implante é outra técnica excelente para a medialização das pregas vocais.[57,58] Carrau et al.[59] relataram que 94% dos pacientes com lesões altas do nervo vago melhoraram a deglutição após a tireoplastia para medialização, com ou sem adução aritenoide. No mesmo estudo, 79% dos pacientes que procuraram atendimento médico com traqueotomias se submeteram à decanulação bem-sucedida após a cirurgia da estrutura laríngea.

CIRURGIA

Às vezes uma causa corrigível da aspiração crônica não é identificada e os procedimentos não cirúrgicos e cirúrgicos menores, como a traqueotomia ou a medialização das pregas vocais, não impedem a aspiração crônica. Nesses casos, a separação cirúrgica do trato digestivo superior e do trato respiratório inferior é necessária para prevenir a morbidade e a mortalidade da sujidade recorrentes do trato respiratório. Uma probabilidade e duração razoáveis da sobrevivência são pré-requisitos necessários para essa cirurgia.

O bom senso clínico deve ser empregado para determinar a probabilidade de recuperação da função protetora laríngea e para identificar os pacientes que necessitam de intervenção cirúrgica imediata para separar o trato digestivo superior do respiratório, a fim de evitar a morte. O estado clínico geral e mental do paciente, a gravidade da doença e a qualidade de vida potencial devem ser avaliados.[60] Os pacientes podem ter que sacrificar a fonação normal e a respiração laríngea para garantir a proteção das vias aéreas. Essa difícil questão requer discussões com o paciente e os membros da família sobre as opções de tratamento e sobre as sequelas.

PROCEDIMENTO CIRÚRGICO IDEAL PARA A ASPIRAÇÃO CRÔNICA

O procedimento cirúrgico ideal para a aspiração crônica seria uniformemente eficaz na prevenção da aspiração, simples de realizar, com poucas complicações e baixa morbidade. Esse procedimento poderia ser realizado com anestesia local nos pacientes debilitados. Além disso, o procedimento ideal permitiria a fonação e a deglutição, seria reversível se a causa subjacente da aspiração melhorasse. Muitas opções cirúrgicas foram descritas para o tratamento da aspiração crônica (Quadro 31-2).

LARINGECTOMIA

Antes de 1970, a laringectomia era considerada o procedimento cirúrgico preferido para o tratamento da aspiração crônica, pois

---

Quadro 31-2. TRATAMENTO CIRÚRGICO DA ASPIRAÇÃO CRÔNICA

Procedimentos Reversíveis

Separação laringotraqueal
Desvio traqueoesofágico
Fechamento laríngeo por retalho epiglótico
Stent endolaríngeo
Traqueostomia com duplo lúmen
Cricoidectomia parcial
Laringoplastia vertical

Procedimentos Irreversíveis

Cricoidectomia subpericondral
Laringectomia de campo estreito
Fechamento glótico

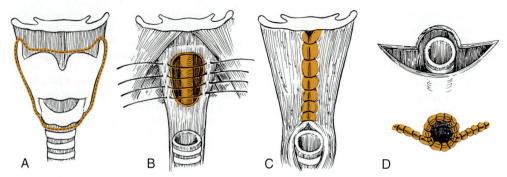

FIGURA 31-1. Laringectomia de campo estreito. **A,** Esboço de remoção da laringe; o osso hioide é preservado. **B,** Fechamento da faringe. **C,** O fechamento é reforçado com músculos esterno-hioideos. **D,** É criado um traqueostoma.

proporciona a separação definitiva dos tratos digestivo superior e respiratório. A laringectomia em campo estreito (Fig. 31-1) é utilizada, ao contrário da laringectomia total feita para malignidade, pois preserva o osso hioideo, os músculos hioideos e a maior quantidade possível de mucosa hipofaringe. O fechamento sem tensão e com reforço dos músculos hioideos minimiza as possíveis complicações pós-operatórias da estenose e fístula faríngea.[61] Uma técnica de laringectomia assistida por grampos concebida especificamente para o tratamento da aspiração pode proporcionar um método tecnicamente direto para diminuir a taxa de fístulas pós-operatórias.[62]

A laringectomia também é prática devido à baixa probabilidade de recuperação da maioria dos pacientes com aspiração crônica.[63,64] No entanto, devido aos aspectos psicossociais negativos da laringectomia, a maioria dos pacientes e membros da família relutam em consentir a laringectomia para aspiração crônica. A laringectomia em campo estreito pode ser realizada com anestesia local. A punção traqueoesofágica e a colocação de uma prótese vocal podem ser utilizadas para reabilitação vocal após a laringectomia em pacientes selecionados. Devido à desvantagem da irreversibilidade da laringectomia e à observação de que alguns pacientes com aspiração crônica se recuperam, outros procedimentos cirúrgicos têm sido desenvolvidos desde os anos 1970 para o tratamento cirúrgico da aspiração crônica.

CRICOIDECTOMIA SUBPERICONDRAL

A cricoidectomia subpericondral é uma opção para a separação cirúrgica definitiva do trato respiratório superior e do trato digestivo quando a recuperação da função não é esperada (Fig. 31-2).[65] Nessa técnica, a porção anterior da cartilagem cricoide é exposta e o pericôndrio da cartilagem cricoide anterior é dividido verticalmente na linha média para expor a cartilagem cricoide. O pericôndrio externo da cartilagem cricoide é elevado até a lâmina cricoide posterior e o pericôndrio cricoide interno é elevado circunferencialmente a partir da cartilagem cricoide. A cartilagem cricoide é removida em partes, bilateralmente, com pinças cortantes e a lâmina cricoide posterior é preservada. O pericôndrio interno e a mucosa subglótica são cortados horizontalmente, invertidos e fechados para criar uma bolsa subglótica. O fechamento é sustentado pela aproximação dos músculos hioideos e a ferida é fechada em camadas sobre um dreno. A traqueotomia é necessária.

As vantagens dessa técnica incluem uma alta taxa de sucesso, simplicidade e baixa morbidade. Por essas razões, a cricoidectomia subpericondral pode ser preferível em relação à laringectomia em campo estreito e outros procedimentos para aspiração crônica quando a recuperação da função protetora da laringe não for esperada. Esse procedimento pode ser feito facilmente com o uso de anestesia local. As desvantagens incluem a necessidade de uma traqueotomia e a possibilidade remota de fístula na traqueia superior. O procedimento não foi concebido para ser reversível, não tendo sido relatadas quaisquer reversões.

CRICOIDECTOMIA PARCIAL

Krespi et al.[66] descreveram a ressecção cricoide subtotal e submucosa para o controle da aspiração crônica após a ressecção cirúrgica ampla dos tumores faríngeos e da base da língua, particularmente nos pacientes submetidos à reconstrução com retalho miocutâneo. O pericôndrio posterior da cricoide é elevado e a metade posterior da lâmina cricoide é removida sem entrar na mucosa. Também é feita uma miotomia cricofaríngea, sendo necessária uma traqueotomia. A cricoidectomia parcial aumenta a entrada faríngea, facilita a deglutição e diminui a entrada laríngea, reduzindo a aspiração e preservando a voz. Biller e Urken[67] descreveram o colapso parcial da cricoide para a prevenção da aspiração após a laringectomia parcial horizontal estendida. Segmentos verticais da hemicricoide são removidos e depois ela é colapsada – com estabilização dos segmentos cricóideos – para uma posição na linha média, estreitando assim a abertura laríngea e corrigindo a incompetência glótica.

STENTS ENDOLARÍNGEOS

Vários tipos de *stents* endolaríngeos têm sido utilizados para prevenir a aspiração crônica. Weisberger e Huebesch[68] relataram o uso de um *stent* laríngeo sólido de silicone colocado por endoscopia e fixado transcervicalmente com suturas (Fig. 31-3). Um tubo de traqueotomia foi necessário, mas a aspiração foi evitada e a ingestão oral foi tolerada em três de sete pacientes com aspiração crônica. A mortalidade perioperatória foi alta nessa série e, acredita-se, estava relacionada com a obstrução da sonda de traqueotomia. A reversão endoscópica do procedimento de colocação do *stent* foi relatada em dois pacientes; no entanto, os dois precisaram de substituição do *stent* para controle da aspiração. Eliachar et al.[69,70] relataram dois tipos de *stents* laríngeos de silicone ventilados para controle da aspiração (Fig. 31-4). O mais novo dos dois *stents* é inserido através de uma traqueotomia e fixado com uma tira flexível de silicone que se estende da traqueotomia até acima do tubo de traqueotomia. Eliachar e Nghuyen[69] relataram controle da aspiração em 11 de 12 pacientes com aspiração crônica utilizando o *stent* mais novo. Em um paciente no qual o procedimento inicial fracassou, a colocação de um *stent* maior obteve o controle da aspiração. Segundo o relato, o *stent* foi utilizado por até 9 meses. Dos três pacientes que sobreviveram e se submeteram à remoção bem-sucedida do *stent*, um deles sofreu granulação de tecido laríngeo que exigiu excisão por laser e em outro se desenvolveu uma membrana subglótica anterior.

Os *stents* laríngeos são facilmente introduzidos e, se forem dimensionados corretamente para o paciente, impedem a aspiração.[69,71] No entanto, esses *stents* têm como desvantagem as variações do sucesso decorrentes pelo vazamento em torno do *stent* ou por sua extrusão. Recomenda-se o uso por curto prazo de tempo devido ao potencial de lesão endolaríngea causada pelo *stent* ou pelo deslocamento do tubo de traqueotomia com posterior oclusão das vias aéreas pelo mesmo. Outras desvantagens dos *stents* são o

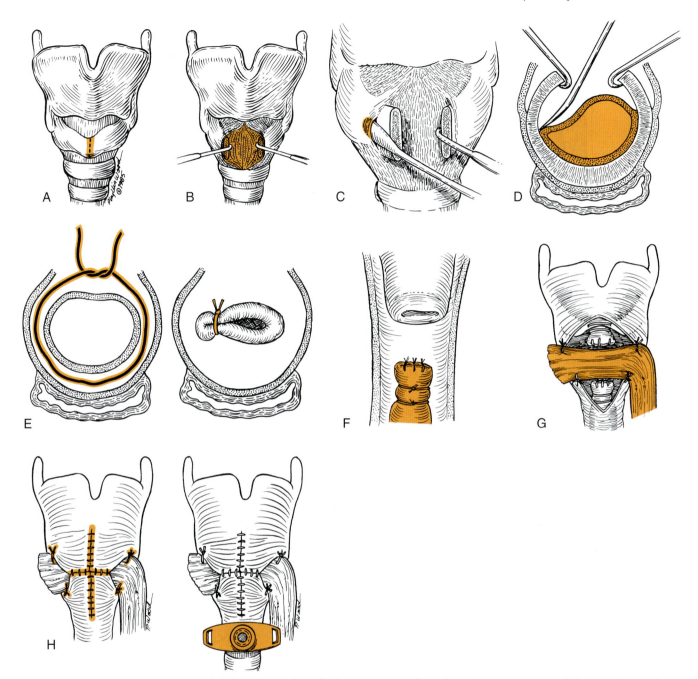

FIGURA 31-2. Cricoidectomia subpericondral. **A,** Incisão cricóidea. **B,** A cartilagem cricoidea é aberta. **C,** Dissecção pericondral externa da cricoide. **D,** Dissecção pericondral interna da cricoide. **E,** O pericôndrio interno e a mucosa são divididos e fechados. **F,** As extremidades proximal e distal do tubo mucoso interno são dobradas e suas bordas, suturadas. **G,** O músculo esterno-hioideo é tracionado para o espaço cricoide. **H,** O pericôndrio externo é fechado sobre o músculo.

desconforto do paciente, a necessidade de *stents* de tamanhos diferentes e a possibilidade de complicações potencialmente fatais, como o deslocamento do *stent*. Por essas razões, os *stents* endolaríngeos não tiveram uma ampla aceitação no controle da aspiração crônica.

FECHAMENTO DA LARINGE COM RETALHO EPIGLÓTICO

Habal e Murray[72] descreveram uma técnica de retalho epiglótico e fechamento supraglótico. Com essa técnica, a laringe supraglótica é abordada através de uma faringotomia infra-hioidea. A laringe supraglótica é fechada após as bordas da epiglote, pregas ariepigloticas e aritenoides serem desnudadas (Fig. 29-5). É necessária uma traqueotomia.

Desde esse relato inicial, foram descritas várias modificações e refinamentos do procedimento. Strome e Fried[73] descreveram a diminuição da resistência à tração e da elasticidade da cartilagem epiglótica pela morcelização, confecção de estrias lineares ou excisão em cunha após à separação dos ligamentos hipoepiglótico e tireoepiglótico. Essas modificações diminuíram a deiscência do retalho posterior,[72,74,75] mas essa complicação frequente permitiu a fala em alguns pacientes.

Outra modificação do procedimento de fechamento por retalho epiglótico deixa intencionalmente a entrada laríngea posterior aberta para permitir a fonação.[74,76] Outra modificação desse

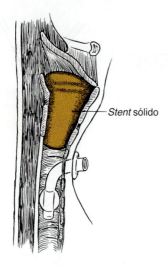

FIGURA 31-3. Stent endolaríngeo.

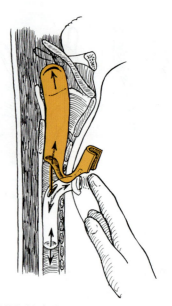

FIGURA 31-4. Stent endolaríngeo fenestrado.

procedimento suspende a laringe até a mandíbula para proporcionar proteção laríngea adicional.[75] O desnudamento da mucosa das falsas pregas vocais e a aproximação das pregas vestibulares promovem uma camada adicional de fechamento para eliminação do ádito laríngeo.[77]

O fechamento da laringe por retalho epiglótico impede a aspiração crônica em apenas 50% dos procedimentos relatados, embora a cirurgia de revisão frequentemente seja bem-sucedida se o primeiro procedimento fracassar.[78] Relatos de reversão do fechamento por retalho epiglótico são incomuns, embora a reversão bem-sucedida com endoscopia tenha sido alcançada.[73] As vantagens do fechamento por retalho epiglótico incluem a reversibilidade, viabilidade da deglutição e preservação da fala, se a entrada laríngea posterior for mantida aberta ou se ocorrer deiscência parcial do fechamento cirúrgico. Além disso, as pregas vocais não são lesionadas por esse procedimento. As desvantagens do procedimento de fechamento por retalho epiglótico incluem uma alta taxa de deiscência e falha do retalho e a necessidade de uma abordagem transcervical e de uma traqueotomia. A estenose supraglótica é uma possível complicação após a reversão.[74]

LARINGOPLASTIA VERTICAL

Biller et al.[5] descreveram a laringoscopia vertical para a prevenção da aspiração em pacientes que necessitaram de glossectomia total para carcinoma avançado da língua (Fig. 31-6). Nessa técnica é feita uma incisão ao longo das bordas externas da epiglote, estendendo-a inferior e posteriormente ao longo das pregas ariepiglóticas sobre as aritenoides, entrando na área interaritenoide. A epiglote e a laringe supraglótica são fechadas em duas camadas como um tubo, com uma pequena abertura deixada superiormente. Essa técnica também tem sido aplicada aos pacientes com aspiração crônica, alcançando resultados satisfatórios, permitindo a deglutição e a fala.[60] A falha secundária à deiscência posterior pode limitar a eficácia dessa técnica. As tentativas de realizar esse procedimento através de uma abordagem endoscópica também têm sido limitadas pela deiscência posterior e pela aspiração persistente.

Várias modificações do procedimento foram propostas. Miller e Eliachar[71] descreveram a incisão da cartilagem epiglótica para

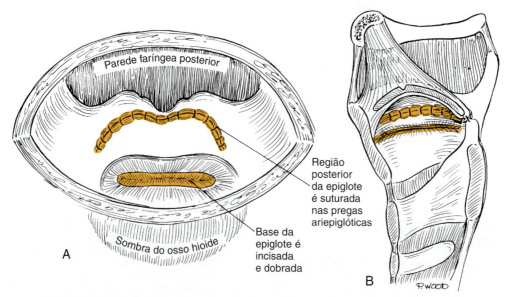

FIGURA 31-5. Fechamento da laringe por retalho epiglótico. **A,** Visão superior. **B,** Visão lateral.

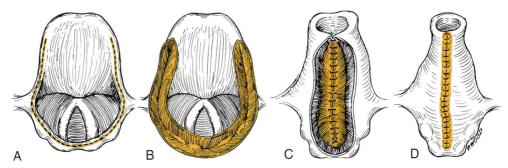

FIGURA 31-6. Laringoplastia vertical. **A,** Incisão ao longo de epiglote, pregas ariepiglóticas, aritenoides e área interaritenoide. **B,** Retalhos de submucosa criados. **C,** Fechamento da camada interna. **D,** Fechamento da camada externa.

eliminar a mola cartilaginosa e, assim, minimizar a deiscência do fechamento. Uma variação da laringoplastia vertical de Biller também foi combinada com um fechamento parcial da glote posterior em uma tentativa de minimizar o fracasso devido à aspiração persistente. Essa técnica modificada requer uma traqueotomia permanente, mas a fala ainda pode ser alcançada com a oclusão do sítio de traqueotomia.[79] O uso de um enxerto periosteal tibial para reforçar o fechamento supraglótico entubado foi descrito com a finalidade de diminuir a deiscência no sítio de sutura.[80] Nessa pequena série em crianças, a aspiração diminuiu e a voz foi mantida.

FECHAMENTO GLÓTICO

O fechamento glótico foi descrito por Montgomery.[81] Nesse procedimento, a laringe é fechada no nível das pregas vocais e vestibulares (Fig. 31-7). Inicialmente é feita uma tireotomia na linha média, para expor a endolaringe; depois, as pregas vocais, pregas vestibulares, os ventrículos e a comissura posterior são desnudados da mucosa. São utilizadas suturas de monofilamentos não absorvíveis para aproximar as margens das pregas vestibulares. Um tubo de traqueotomia é necessário. Sasaki et al.[45,82] modificaram o fechamento glótico, acrescentando um retalho de músculo esterno-hioideo para proporcionar uma outra camada de fechamento laríngeo. Muitas séries de casos demonstraram grande eficácia em diminuir a aspiração e exibiram melhoria na qualidade de vida do paciente.[83-85] A não reversibilidade torna esse procedimento menos desejável pelos pacientes que têm melhora potencial de sua disfunção de deglutição subjacente. Apenas um único caso de reversão do fechamento glótico foi relatado.[86]

Uma técnica de fechamento glótico dinâmico que utiliza eletrodos implantados para estimular o nervo laríngeo durante a deglutição foi proposta como um novo método para prevenção da aspiração sem manipulação cirúrgica da endolaringe.[87] Junto com o benefício evidente de preservação da respiração e fonação, um relatório preliminar do uso desses eletrodos em dois pacientes com AVC sugere eficácia no controle da aspiração.

DESVIO TRAQUEOESOFÁGICO E SEPARAÇÃO LARINGOTRAQUEAL

Lindeman[88] descreveu o desvio traqueoesofágico (DTE) em 1975. Esse procedimento para aspiração crônica foi concebido com o objetivo de desenvolver uma técnica cirúrgica confiável que controlaria a aspiração por um período indefinido, preservando ao mesmo tempo a laringe e a integridade dos nervos laríngeos recorrentes. O procedimento foi concebido para ser reversível se a função protetora laríngea sadia retornasse. O DTE é feito pela divisão horizontal da traqueia no quarto e quinto traqueais (Fig. 31-8). O segmento traqueal proximal é anastomosado a uma abertura no esôfago anterior e o segmento traqueal distal é utilizado para criar um traqueostoma.

Em 1976, foi descrito um procedimento cirúrgico similar, a separação laringotraqueal (SLT), para a aspiração crônica.[89] A SLT foi concebida para os pacientes com aspiração crônica que haviam sido submetidos previamente à traqueotomia alta, impedindo a instituição de uma anastomose traqueoesofágica, conforme a realizada na DTE. A SLT é feita pela divisão da traqueia horizontalmente entre o segundo e o terceiro anéis traqueais ou no nível de uma traqueotomia existente (Fig. 31-9). As bordas traqueais proximais são fechadas sobre si mesmas na direção anteroposterior como uma bolsa cega. O fechamento traqueal é suportado com músculos esternotireoideos rotacionados e o segmento traqueal distal é utilizado para criar um traqueostoma. Muitos autores relataram um sucesso uniforme no controle da aspiração crônica com a DTE e a SLT, tanto em pacientes adultos quanto em pacientes pediátricos.[11,14,26,88-97]

No que diz respeito ao pós-operatório, muitos pacientes conseguem tolerar uma dieta normal, dependendo de sua função neurológica. Os pacientes também demonstram menos hospitalizações, maior qualidade de vida e menor consumo global de serviços de saúde.[96] A complicação mais comum encontrada com a SLT é a formação de uma fístula traqueocutânea que se origina no coto traqueal proximal. As taxas de formação de fístula com a

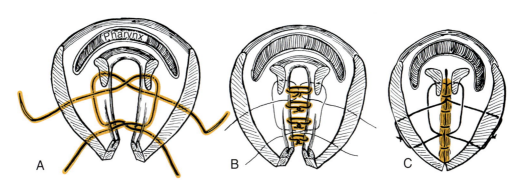

FIGURA 31-7. Procedimento de fechamento glótico. **A,** Tireotomia da linha média, remoção da mucosa glótica e colocação de suturas transglóticas para fechamento. **B,** Falsas pregas vestibulares aproximadas. **C,** A glote é fechada.

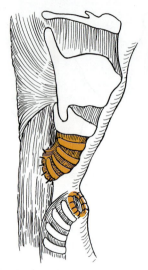

FIGURA 31-8. Desvio traqueoesofágico.

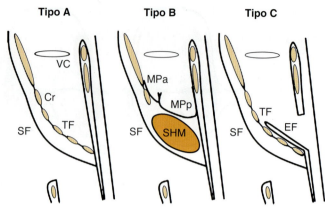

FIGURA 31-10. Três subtipos de modificação de retalho cutâneo do desvio traqueoesofágico e da separação laringotraqueal por uma visualização sagital. *Procedimento Tipo A:* a traqueia é fechada por uma camada dupla consistindo em um retalho traqueal (TF) e um retalho cutâneo (SF). *Procedimento Tipo B:* uma camada tripla inclui um retalho mucopericondrial (MP), retalho de músculo esterno-hioideo (SHM) e retalho cutâneo. *Procedimento Tipo C:* uma camada dupla é construída a partir do retalho esofágico (EF) e do retalho traqueal junto com um retalho cutâneo. Cr, cartilagem cricoide; MPa, MP da parede anterior; VC, prega vocal. (From Shino M, Yasuoka Y, Murata T, et al. Improvement of tracheal flap method for laryngotracheal separation. *Laryngoscope* 2013;123[2]:440-445.)

SLT padrão variam de 11 a 38%.[91,96,97] A formação de fístula é menos comum na DTE, onde a bolsa traqueal é desviada para o esôfago. A traqueotomia prévia foi identificada como um fator de risco para a formação de uma fístula traqueocutânea.[91] A maioria das fístulas apresenta resolução com tratamento conservador,[91] embora o fechamento primário e os retalhos de tecido locais também tenham sido utilizados no fechamento da fístula.[97]

Foram propostas várias modificações para limitar a formação pós-operatória das fístulas. O uso de retalhos cutâneos para reforçar a separação das vias aéreas superiores e inferiores foi descrito em várias séries de casos para pacientes com e sem traqueotomia prévia (Fig. 31-10).[98-101] O reforço do coto traqueal usando musculatura imbricada também tem sido defendido.[102] Em geral, as séries que utilizam essas técnicas demonstram taxas muito menores de fístula traqueocutânea.

Várias mortes foram relatadas após a SLT secundária à hemorragia de uma fístula traqueal com a artéria inominada.[103] Alguns autores sugerem que os pacientes pediátricos com deformidade torácica e escoliose correm mais risco de terem essa complicação. Nesses pacientes de alto risco, recomenda-se o desvio vascular,[103] o fechamento glótico[84] e as modificações dos retalhos cutâneos da SLT.[100]

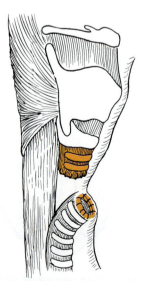

FIGURA 31-9. Separação laringotraqueal.

Junto com o sucesso no controle da aspiração, a reversibilidade desses procedimentos é uma vantagem significativa. As reversões da SLT e da DTE com a restauração da voz, deglutição e respiração laríngea foram relatadas tanto em pacientes adultos[91-93,97,104,105] quanto em pacientes pediátricos.[106] Os candidatos para reversão da DTE ou da SLT são considerados com base na melhoria neurológica e nos resultados da laringoscopia e da avaliação da deglutição por videofluoroscopia. As reversões desses procedimentos são feitas com maior frequência nos pacientes que se recuperaram de AVC ou que se submeteram à ressecção de tumores intracranianos benignos.[91] A reversão cirúrgica pode exigir a ressecção parcial dos remanescentes traqueais cicatrizados e a mobilização dos segmentos laríngeos e traqueais para obter o fechamento livre de tensão.[104,106] As excelentes capacidades de fala e deglutição no longo prazo foram demonstradas em pacientes que se submeteram a procedimentos de reversão.[104-106] Zocratto et al.[97] descrevem o uso da SLT junto ao tratamento cirúrgico para exérese de lesões malignas do trato aerodigestivo superior para evitar a aspiração pós-operatória. A cirurgia subsequente para reversão foi realizada em 38% dos pacientes nessa série, embora tenham sido relatadas complicações importantes decorrentes dessa reversão. A estenose traqueal ocorreu em mais de 50% dos pacientes que sofreram reversão.[97]

A DTE tem sido recomendada para os pacientes com aspiração crônica que não sofreram uma traqueotomia alta,[107] pois isso permite que as secreções e a ingestão oral que penetraram a laringe passem para o esôfago. No entanto, a SLT é tecnicamente mais fácil de executar do que a DTE. Essas técnicas parecem ser igualmente eficazes no controle da aspiração crônica. As complicações são incomuns e incluem fístulas pós-operatórias, que normalmente se fecham de maneira espontânea com cuidados locais e antibióticos. No final, a decisão de realizar o desvio ou a separação é determinada pela presença de uma traqueotomia e pela experiência do cirurgião.

Em geral, a DTE e a SLT são as técnicas reversíveis mais confiáveis para prevenir a aspiração crônica. Esses procedimentos permitem a alimentação oral e são reversíveis porque a endolaringe não é manipulada e isso impede a lesão laríngea. A DTE também demonstrou um tempo de operação menor e menor perda sanguínea intraoperatória do que a laringectomia de campo estreito.[108]

Junto com uma significativa taxa de formação de fístula, as desvantagens da SLT e da DTE incluem a necessidade de uma abordagem cervical e a incapacidade de fonar naturalmente. Dependendo de sua função neurológica, alguns pacientes são capazes de se comunicar usando uma eletrolaringe. A punção traqueotraqueal e traqueoesofágica com colocação de uma prótese vocal de Blom-Singer e a consequente reabilitação da fala foi relatada após a SLT.[109-112] Os critérios seguidos rigorosamente, incluindo a destreza manual suficiente e a acuidade visual, são necessários para selecionar os candidatos a esses procedimentos de reabilitação após a SLT.

RESUMO

A aspiração crônica ou incontrolável é um problema sério, geralmente relacionado com uma grave disfunção neurológica, requerendo uma avaliação completa e tratamento de quaisquer causas corrigíveis. A separação cirúrgica do trato respiratório superior e do trato digestivo superior pode ser necessária para evitar a contaminação recorrente do sistema respiratório e as suas complicações infecciosas, evitando a morte.

Se não houver chance de recuperação da função neurológica, as opções cirúrgicas para controle da aspiração crônica incluem cricoidectomia subpericondral e laringectomia de campo estreito. Se a recuperação for possível, o desvio traqueoesofágico e a separação laringotraqueal são técnicas cirúrgicas eficazes e reversíveis que impedem a aspiração crônica.

Para consultar a lista completa de referências, acesse www.expertconsult.com.

LEITURA SUGERIDA

Cook SP: Candidate's thesis: laryngotracheal separation in neurologically impaired children: long-term results. *Laryngoscope* 119(2): 390–305, 2009.

Eisele DW, Yarington CT, Jr, Lindeman RC, et al: The tracheoesophageal diversion and laryngotracheal separation procedures for treatment of intractable aspiration. *Am J Surg* 157:230, 1989.

Lombard LE, Carrau RL: Tracheo-tracheal puncture for voice rehabilitation after laryngotracheal separation. *Am J Otolaryngol* 22(3):176, 2001.

Martens L, Cameron T, Simonsen M: Effects of a multidisciplinary management program on neurologically impaired patients with dysphagia. *Dysphagia* 5:147, 1990.

Sato K, Nakashima T: Surgical closure of the larynx for intractable aspiration: surgical technique using closure of the posterior glottis. *Laryngoscope* 113:177, 2003.

32 Tratamento Cirúrgico da Estenose da Via Aérea Superior

Hetal H. Patel | David Goldenberg | Johnathan D. McGinn

Pontos-chave

- A exata avaliação pré-operatória da estenose laringotraqueal é crucial para uma correção bem-sucedida; ela inclui o uso de vários sistemas para determinar e avaliar o diâmetro e os níveis de estenose das vias aéreas.
- Os objetivos primários da intervenção cirúrgica são estabelecer uma via aérea adequada e permitir a eventual decanulação.
- O tempo da intervenção cirúrgica é importante; a estenose crônica das vias aéreas pode ser corrigida de forma eletiva após a avaliação pré-operatória adequada das possíveis etiologias inflamatórias e autoimunes nos casos de estenose idiopática.
- As abordagens endoscópica e aberta para a correção são aceitas. O advento da instrumentação microlaríngea endoscópica tem permitido a documentação por imagens e diminuiu a morbidade das incisões cervicais, mas pode exigir múltiplos procedimentos. As opções de tratamento endoscópico incluem debridamento microcirúrgico ou terapia a laser, possivelmente com o uso de aplicações tópicas como a mitomicina C.
- O sucesso da correção cirúrgica consiste na estruturação de um adequado arcabouço esquelético com o uso de enxertos para evitar cicatrizes e sinéquias.
- As fontes de enxertos cartilaginosos incluem as cartilagens tireoides e osso hioide vascularizado, cartilagens auriculares e nasais e, mais recentemente, os alotransplantes traqueais.
- Os *stents* são úteis em poucos casos, com a necessidade de manter uma via aérea desobstruída, apesar do risco de lesão isquêmica da mucosa e do maior risco de infecção dos enxertos subjacentes.
- A controvérsia em torno do efeito da entubação endotraqueal como precursor da estenose das vias áreas decorrente de compressão local levou a melhorias no projeto dos tubos endotraqueais; o maior impacto tem sido no tamanho do tubo e na pressão e volume do seu manguito sobre a região glótica posterior.
- A lesão laringotraqueal traumática pode levar à estenose das vias aéreas, com a intervenção cirúrgica variando da traqueostomia até a ressecção traqueal com colocação pós-operatória de *stent*.

FISIOPATOLOGIA

A estenose laringotraqueal no adulto tem muitas etiologias possíveis (Quadro 32-1). A fisiopatologia da causa específica desempenha um papel importante na determinação das opções de gerenciamento cirúrgico apropriadas.

A causa mais comum de estenose laringotraqueal é a entubação endotraqueal prolongada.[1] Geralmente, a lesão decorrente da entubação endotraqueal começa pela necrose isquêmica da mucosa por intermédio da pressão do manguito (balonete) do tubo endotraqueal (TE) ou do próprio tubo.[2] A ulceração mucosa na presença de infecção bacteriana pode levar à pericondrite e condrite, com a subsequente reabsorção cartilágnea. Os pacientes podem buscar atendimento médico durante esse processo com estenose aguda secundária ao tecido de granulação e à inflamação aguda.[3] A estenose crônica ocorre porque a cicatrização por segunda intenção resulta em fibrose submucosa e retração cicatricial. As lesões por entubação endotraqueal ocorrem primariamente na glote posterior em consequência da pressão exercida pela parede do tubo e pela pressão do manguito sobre a ponta do tubo. Essa lesão pela pressão do manguito foi reduzida significativamente com manguitos de baixa pressão e alta complacência. Outros fatores que contribuem para o desenvolvimento da estenose laringotraqueal são o tamanho e a composição dos tubos, a duração da entubação e o movimento laríngeo. Com ampla aceitação e uso da entubação (TE) para promover suporte ventilatório e das vias aéreas, os esforços têm sido direcionados para a modificação das características dos tubos de entubação.[4]

Quando o complexo laringotraqueal é lesionado por trauma externo, o resultado normalmente é o rompimento do arcabouço cartilaginoso, hematoma nos espaços laríngeos e rompimento da mucosa – qualquer um desses fatores pode ser a causa de estenose aguda das vias aéreas. A reabsorção do hematoma pode ocasionar perda de cartilagem com ampla deposição de colágeno e a subsequente retração da cicatriz, levando à perda de mobilidade e à estenose crônica. A localização, o mecanismo e a gravidade da lesão laríngea ocasionados por trauma externo podem variar de paciente para paciente.[5]

A doença do paciente também pode estar correlacionada com o desenvolvimento de estenose subglótica e traqueal. Diabetes melito, insuficiência cardíaca congestiva e um histórico de acidente vascular encefálico demonstraram associação com uma alta

32 | TRATAMENTO CIRÚRGICO DA ESTENOSE DA VIA AÉREA SUPERIOR

Quadro 32-1. CAUSAS DA ESTENOSE LARÍNGEA E TRAQUEAL SUPERIOR NOS ADULTOS

Trauma

Lesão Laringotraqueal Interna

Entubação endotraqueal prolongada
Traqueostomia
Procedimento cirúrgico

Lesão Laringotraqueal Externa

Trauma contuso no pescoço
Lesão penetrante na laringe
Radioterapia
Queimadura endotraqueal
    Térmica
    Química

Idiopáticas

Doença Inflamatória Crônica

Autoimune
    Granulomatose com poliangiite
    Sarcoidose
    Policondrite recidivante
Infecção granulomatosa
    Tuberculose

Neoplasias

Benignas
Papilomas
Condromas
Neoplasias da glândula salivar menor
Neoplasias neurais

Malignas

Carcinoma da célula escamosa
Neoplasias da glândula salivar menor
Sarcomas
Linfoma

Dados das referências 1, 15 e 61

incidência de lesão laríngea aguda grave pela entubação. Em alguns casos, essa condição suscita a realização de traqueotomia precoce.[6] O refluxo laringotraqueal no contexto de doença gastresofágica também tem sido associado com estenose laringotraqueal como um possível fator causador.[7] O tratamento com bloqueadores H2 e inibidores de bomba de prótons nas fases perioperatória e aguda da lesão demonstrou ter ação preventiva na formação de cicatrizes e de sua subsequente retração tecidual.[8]

CLASSIFICAÇÃO DA ESTENOSE

Existem vários sistemas de classificação da estenose das vias aéreas. Esses sistemas se baseiam na função ou localização da seção estenótica. A classificação de Myer-Cotton, que foi desenvolvida originalmente para as estenoses subglóticas, se tornou o sistema mais utilizado. Esse sistema se baseia na perveabilidade do lúmen da via aérea, conforme descrito na Tabela 32-1. O sistema de McCaffrey agrega o planejamento diagnóstico e terapêutico com base na localização e extensão dos tecidos envolvidos. Essa informação adicional, exibida na Tabela 32-1, ajuda na previsão do prognóstico após a cirurgia.[1] A classificação de Bogdarasian e Olson orienta o planejamento do tratamento das estenoses glóticas posteriores.[9,10]

PRINCÍPIOS CIRÚRGICOS
OBJETIVOS E AVALIAÇÃO

O sucesso na correção da estenose das vias aéreas superiores requer uma via aérea pérvia e deve permitir a decanulação, preservando ao mesmo tempo as funções laríngeas de proteção das vias aéreas, a fonação e o fechamento glótico, sustentado para permitir o aumento da pressão intratorácica. A escolha da técnica cirúrgica apropriada deve considerar todos esses fatores em relação às lesões que o paciente apresenta, seu *status* funcional e estabilidade médica. Os procedimentos cirúrgicos concebidos para melhorar as vias aéreas comprometem frequentemente outras funções laríngeas. As mudanças previstas na laringe devem ser discutidas cuidadosamente com o paciente para que as expectativas sejam razoáveis.

Vários fatores devem ser considerados, incluindo a localização; dimensões e qualidade da estenose (elástica *versus* fibrosa); comprometimento associado do movimento das pregas vocais; e grau do comprometimento funcional. A avaliação inicial deve envolver uma história completa que inclua detalhes do grau de comprometimento subjetivo junto com medidas objetivas, como a tolerância ao exercício e o teste de função pulmonar,[11] sendo útil ao descrever o sítio de obstrução e a gravidade do comprometimento das vias aéreas (Fig. 32-1).

O exame físico é essencial e inclui exame laríngeo indireto, seguido por laringoscopia direta e broncoscopia. A tomografia computadorizada de alta resolução da laringe e da traqueia pode ser útil para avaliar o nível e a extensão da estenose. A tomografia computadorizada tridimensional com volumetria (Fig. 32-2) ou a endoscopia virtual podem ser utilizadas para avaliar o comprimento e a gravidade da estenose.[12,13]

A avaliação pré-operatória visa a determinar a abordagem cirúrgica conveniente para tratar a estenose das vias aéreas. Vários fatores estão envolvidos na determinação de usar a correção endoscópica ou a correção aberta. Os tratamentos abertos envolvem caracteristicamente uma cirurgia mais ampla e estão associados a uma maior variedade e, às vezes, maior gravidade de complicações. No entanto, a correção aberta pode proporcionar um tratamento definitivo quando o tratamento endoscópico fracassar ou provavelmente não proporcionar uma solução adequada e permanente.[1] A cirurgia endoscópica está associada com resultados ruins quando há "retração cicatricial, cicatrizes com mais de 1 cm na vertical, traqueomalacia e perda de cartilagem, história prévia de infecção bacteriana grave associada à traqueostomia e cicatrização da região glótica posterior com fixação aritenóidea".[14] Além disso, para os pacientes com estenose idiopática das vias aéreas, deve ser feita uma avaliação autoimune completa. Uma proporção significativa dos pacientes com estenose subglótica pode ter um diagnóstico de granulomatose com poliangiite (granulomatose de Wegener). Pode ser importante saber disso para o diagnóstico e aconselhamento, pois os pacientes com granulomatose de Wegener requerem frequentemente mais procedimentos, períodos de acompanhamento maiores e possivelmente terapias sistêmicas.[15]

TABELA 32-1. Sistemas de Classificação e Estadiamento da Estenose das Vias Aéreas

Classificação de Myer-Cotton: Estenose Circunferencial Limitada à Região Subglótica	
Grau I	Obstrução de 0 a 50% do lúmen
Grau II	Obstrução de 51 a 70% do lúmen
Grau III	Obstrução de 71 a 99% do lúmen
Grau IV	Nenhum lúmen detectado: obstrução de 100% do lúmen
Classificação de McCaffrey: Estenose Laringotraqueal Baseada nos Subsítios e no Comprimento da Estenose	
Estádio I	Lesões subglóticas ou traqueais < 1 cm de comprimento
Estádio II	Lesões subglóticas > 1 cm de comprimento
Estádio III	Lesões subglóticas/traqueais que não envolvem a glote
Estádio IV	Lesões glóticas
Tipo IV	Fixação bilateral da articulação cricoaritenoide

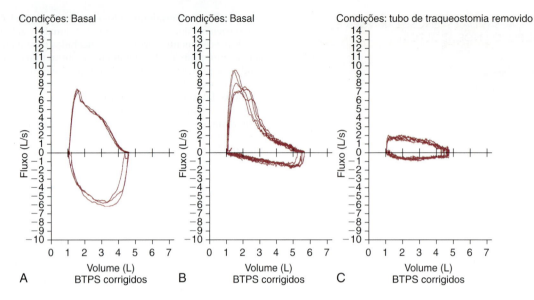

FIGURA 32-1. Curva de fluxo-volume para avaliar a adequação da via aérea superior. A, O resultado normal mostra o fluxo expiratório, indicado pela deflexão positiva, e o fluxo inspiratório, indicado pela deflexão negativa. B, Curva de um paciente com comprometimento motor bilateral das pregas vocais exibindo obstrução extratorácica variável, com uma taxa de fluxo inspiratório na metade da capacidade vital (Vi_{50}) de menos de 1,5 L por segundo. C, Curva de um paciente com um tumor infiltrativo e uma obstrução fixa.

MOMENTO DA CORREÇÃO CIRÚRGICA

A correção da estenose laringotraqueal crônica geralmente é eletiva, após a conclusão dos exames apropriados. O início dos sintomas pode ser insidioso, dependendo do grau de extensão das cicatrizes e da contratura das mesmas, ou pode ser agudo, com insuficiência respiratória mediante a extubação. Alguns pacientes entubados podem ser submetidos a várias tentativas de extubação que podem fracassar, exigindo traqueostomia.[16] Esses pacientes não podem ser subsequentemente decanulados, ou, após uma decanulação breve, podem apresentar sintomas gradualmente progressivos de comprometimento das vias aéreas superiores. A estenose irreversível geralmente é diagnosticada nesse momento e a correção pode ser feita de maneira eletiva após uma avaliação criteriosa. Uma consideração fundamental é que os pacientes com doenças inflamatórias ou autoimunes requerem a estabilização dos seus processos de doença subjacentes antes que a estenose possa ser tratada cirurgicamente.

CORREÇÃO ENDOSCÓPICA

A correção endoscópica começou a ganhar popularidade no final dos anos 1970 com o uso do laser de dióxido de carbono (CO_2).[17] A evolução dos sistemas endoscópicos, instrumentação microlaríngea mais precisa e os refinamentos nos laringoscópios melhoraram a visualização e a capacidade de manobra, viabilizando um número de lesões laríngeas tratadas com técnicas endoscópicas – lesões que antes exigiam abordagens abertas. A duração da internação hospitalar e a morbidade dos procedimentos caíram com as técnicas endoscópicas. As recomendações atuais incluem o tratamento da estenose branda (graus I e II de Myer-Cotton) com técnicas endoscópicas. Com a escolha prudente dos candidatos e o monitoramento pós-operatório cuidadoso, o sucesso da decanulação em 1 ano após a cirurgia endoscópica para estenose aumentou de 60 para 85%. O cuidado pós-operatório deve incluir antibióticos por 1 a 3 semanas, tratamento antirrefluxo e subsequente reavaliação da ferida em 6 semanas via endoscopia.

LASER

Tanto o laser de dióxido de carbono quanto o de ítrio-alumínio-granada dopado com neodímio (Nd: YAG) tiveram a sua utilização descrita na estenose das vias aéreas superiores. As vantagens incluem o melhor manejo quanto formação e maturação do colágeno nas feridas, permitindo a reepitelização antes da formação de cicatriz e minimizando a lesão dos tecidos profundos. O laser permitiu o controle preciso das áreas removidas e a hemóstase com o objetivo de preservar a mucosa existente que pode ser utilizada na correção.[18] As limitações do laser incluem o risco de incêndio nas vias aéreas e a possibilidade de contaminação para o cirurgião e a equipe do hospital, se estiverem trabalhando com lesões infecciosas, decorrente do produto aéreo produzido pelo laser.[19] Além disso, muitas vezes é difícil controlar a lesão térmica, podendo resultar em edema perioperatório e cicatrizes pós-operatórias nas pregas vocais.[20]

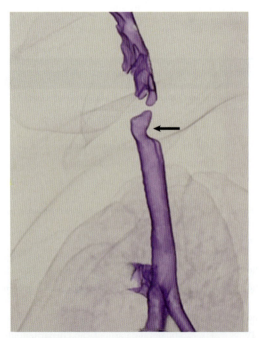

FIGURA 32-2. Reconstrução da via aérea.

Quadro 32-2. INDICAÇÕES E CONTRAINDICAÇÕES PARA O USO DE UM MICRODEBRIDADOR LARÍNGEO

Indicações

Laringoceles internas
Diminuição de volume de tumor
Lesões supraglóticas, glóticas, subglóticas e traqueais
Remoção de granulomas de politetrafluoretileno (PTFE)
Lesões estenóticas subglóticas e traqueais
Excisão do tecido de granulação traqueostomal
Papilomatose laríngea
Cistos laríngeos
Lesões da comissura anterior (somente junto com o laser de dióxido de carbono ou com o cautério-aspirador monopolar para hemostasia)

Contraindicação Relativa

Lesões vasculares

DEBRIDAMENTO MICROCIRÚRGICO

O debridamento microcirúrgico combina o uso de fórceps flexíveis e um microdebridador microcirúrgico com controle videoendoscópico.[21] O debridador tem uma lâmina giratória motorizada e um sistema de sucção, de modo a aspirar as lesões do tecido mole para a ponta da lâmina, cortando-as claramente. O desenvolvimento de um microdebridador laríngeo nos anos 1990 permitiu a remoção do papiloma laríngeo volumoso e exofítico nos pacientes com papilomatose respiratória recorrente, carcinoma obstrutivo e edema de Reinke.[22-24] O Vídeo 68-1 apresenta imagens do debridamento microcirúrgico endoscópico em um paciente com papilomatose respiratória. Em comparação com o laser, o microdebridador laríngeo elimina o risco de fogo nas vias aéreas e reduz o risco de transmissão de doenças para a equipe da sala de cirurgia, pois não há "pluma" de laser (produto aéreo residual decorrente do uso do laser). Também foi observada uma redução no tempo das cirurgias, reduzindo, assim, a exposição do paciente a anestésico geral e os custos globais da sala de cirurgia.[25]

As lesões estenóticas subglóticas e traqueais podem ser removidas com um microdebridador cirúrgico específico para a região subglótica de 4 mm para fazer a excisão da cicatriz fibrosa. As lesões mais moles e volumosas, como o papiloma laríngeo e traqueal, são rapidamente removidas com a lâmina de janela redonda de 4 mm (*skimmer*). Os papilomas e outras lesões que envolvem as verdadeiras pregas vocais são removidos com lâmina laríngea skimmer de 3,5 mm; as indicações e contraindicações são exibidas no Quadro 32-2.

APLICAÇÃO LOCAL DE MITOMICINA C

A mitomicina C é um antibiótico antineoplásico que age como um agente alquilante ao inibir a síntese proteica do DNA. O uso da mitomicina C nas vias aéreas superiores foi descrito pela primeira vez em 2000, após estudos em animais terem demonstrado o seu potencial em reduzir o desenvolvimento de fibrose.[26]

O uso da mitomicina C tópica continua controverso; um estudo demonstrou que, após 15 meses de sua aplicação, todos os pacientes tiveram melhoria clínica dos sintomas, sem evidência de recorrência.[26] Outro estudo feito em vias aéreas pediátricas não encontrou qualquer diferença estatística entre uma única dose tópica de mitomicina C e o cloreto de sódio isotônico após a reconstrução laringotraqueal.[27]

PLANEJAMENTO CIRÚRGICO PARA A CORREÇÃO ABERTA

Dentre as muitas razões para optar por uma abordagem aberta para a estenose das vias aéreas superiores, o tratamento com dilatação endoscópica costuma exigir muitos procedimentos, enquanto a reconstrução das vias aéreas tem potencial para promover o

tratamento definitivo.[1] Os avanços recentes mais importantes no tratamento cirúrgico da estenose das vias aéreas superiores são no âmbito do tratamento aberto.

ARCABOUÇO ESQUELÉTICO

A primeira consideração para a correção bem-sucedida da estenose laringotraqueal aguda ou crônica é a instituição de um arcabouço esquelético intacto e de formato razoável para proporcionar um apoio para as vias aéreas. As lesões traumáticas na laringe, nas quais a cartilagem é fraturada e deslocada, geralmente são mais bem tratadas com a redução e estabilização dos fragmentos sob visão direta. O uso de tecidos laringotraqueais adjacentes durante a reconstrução da lesão pode ser suplementado com material de enxerto, mas isso é incomum. Por outro lado, as lesões crônicas frequentemente são desprovidas de cartilagem em consequência da reabsorção dos segmentos desvitalizados ou de condrite e subsequente condromalacia ou necrose. A cartilagem tem sido substituída frequentemente por tecido cicatricial, então os enxertos cartilaginosos ou ósseos são necessários para restabelecer o suporte estrutural e para promover o aumento luminal. Não se chegou a nenhum consenso quanto aos materiais de enxerto ideais; e os enxertos descritos na literatura usam costelas, crista ilíaca, osso hioide, epiglote, cartilagem tireoide, cartilagem auricular composta e cartilagem do septo nasal. Cada um desses materiais de enxerto pode ser limitado pelo tamanho, falta de maleabilidade e reabsorção variável devido à falta de suprimento sanguíneo. O enxerto de costela ou de cartilagem costal é utilizado com maior frequência devido ao seu tamanho, resistência e facilidade relativa de colheita. Os enxertos vascularizados de cartilagem hioide e tireoide apresentam sucesso considerável,[28,29] mas são limitados pela quantidade de cartilagem disponível. A cartilagem auricular composta e do septo nasal tem a vantagem de promover o reparo epitelial simultâneo, mas geralmente não tem tamanho e rigidez adequados quando são necessários enxertos grandes. Os enxertos pericondriais vascularizados e os enxertos periosteais têm sido avaliados por suas capacidades condrogênicas ou osteogênicas e exibem potencial para promover um enxerto maleável, vascularizado, que gera osso rígido ou cartilagem viável. Em um modelo experimental em coelho, o pericôndrio vascularizado se mostrou capaz de formar muito mais cartilagem quando colocado em um defeito subglótico e tolerou um tempo de isquemia de até 2 horas;[30] também foi dobrado com sucesso em forma de tubo para reconstrução de um defeito traqueal segmentar.[31] O retalho mioperiosteal do músculo esternocleidomastoideo é utilizado com sucesso para a reconstrução subglótica e traqueal; e no acompanhamento de longo prazo a incidência de crescimento ósseo excessivo se apresenta baixa.[32]

USO DE ENXERTOS CUTÂNEOS E MUCOSOS

A segunda consideração sobre a correção bem-sucedida das estenoses laringotraqueais aguda e crônica é a instituição de um lúmen completamente epitelizado, com tamanho e forma razoavelmente normais. Nas lesões agudas, o método ideal é o fechamento primário das lacerações da mucosa após o debridamento mínimo do tecido não viável. Na estenose crônica, o tecido cicatricial deve ser excisado, com a preservação da maior quantidade possível de mucosa adjacente. Os defeitos pequenos da mucosa podem ser deixados por conta da epitelização natural de mucosa, que resulta em efeitos prejudiciais mínimos.[33] Surge uma controvérsia quanto ao uso dos enxertos epiteliais para recuperar a superfície dos defeitos grandes nos casos de estenose aguda e crônica. As feridas que cicatrizam por segunda intenção formam tecido de granulação e depositam colágeno, que pode contrair a ferida até ser epitelizado mais tarde.[33] Quando a área desnudada é infectada secundariamente, principalmente nos casos em que há traqueostomia, a epitelização pode ser prolongada, levando a um excesso de tecido de granulação e formação de cicatrizes.[34]

Os enxertos epidérmicos têm sido utilizados para interromper esse processo cicatricial e resultam em uma cicatrização similar à da primeira intenção, com deposição mínima de colágeno. Quando há um arcabouço cartilaginoso estável, a tendência de contração do enxerto epidérmico é menor, pois o esqueleto laríngeo age como uma tala externa.[35] As técnicas de enxerto cutâneo como um auxílio importante na reconstrução laringotraqueal já foram bem descritas na literatura.[36]

A desvantagem dos enxertos epidérmicos na reconstrução laringotraqueal é que a laringe não é o sítio ideal para aceitar enxertos epidérmicos livres. A laringe está em constante movimento durante a deglutição e os movimentos do pescoço, e o leito da ferida possivelmente está contaminado quando há traqueotomia prévia. Um enxerto epidérmico não vascularizado na via aérea pode ficar infectado, exacerbando assim o processo de cicatrização por segunda intenção. O benefício de um enxerto epidérmico precisa ser ponderado diante da possibilidade de infecção, especialmente no contexto de uma reconstrução esquelética subjacente.

COLOCAÇÃO DE STENT

A colocação interna de stent composto por material macio ou rígido proporciona apoio para o arcabouço de cicatrização e/ou para as superfícies mucosas; desse modo, ela reduz a estenose subsequente. No entanto, também pode aumentar o risco de infecção local, ulceração da mucosa e tecido de granulação, todos eles diretamente relacionados com a duração do uso do stent. O fluxo sanguíneo capilar cessa com uma pressão de 20 a 40 mm Hg na mucosa intimamente aderida à cartilagem, podendo iniciar a lesão mucosa isquêmica.[37] Por essa razão, vários autores defendem que se evite a colocação interna de stents, a menos que seja absolutamente necessária, e que se minimize a duração do stent. No entanto, os stents internos podem ser utilizados para 1) proporcionar suporte para os enxertos cartilaginosos e ósseos ou para agir como uma tala estabilizadora dos fragmentos cartilaginosos deslocados, colocando-os na posição desejada, 2) permitir a aproximação e imobilização dos enxertos epidérmicos e do sítio receptor, 3) separar superfícies cruentas opostas durante a cicatrização e 4) manter o lúmen em uma área reconstruída que carece de suporte cartilaginoso adequado e que requer formação de cicatriz para a sua estabilização.

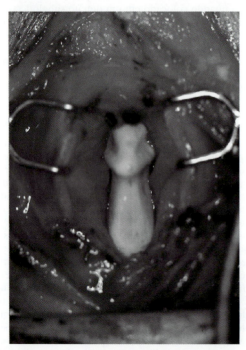

FIGURA 32-3. Stent Montgomery implantado em um paciente que sofreu fratura de laringe.

O stent ideal não foi determinado, existindo uma série de opções. Um stent em forma de guarda-chuva de tântalo[38] ou de silicone[39] é útil para as membranas glóticas anteriores, mas para a estenose laringotraqueal mais severa existem vários stents para serem utilizados; entre eles, temos o stent laríngeo de Montgomery (Fig. 32-3), o stent de Aboulker, o stent de borracha siliconada Swiss roll e o stent em "dedo de luva" – cada um deles tem seus proponentes que descrevem bons resultados.[40,41] Em geral, quando o suporte cartilaginoso é satisfatório e a indicação de colocação de stent é para estabilizar um enxerto epidérmico ou separar superfícies cruentas e opostas, deve ser utilizado um stent macio a fim de minimizar a pressão sobre as superfícies mucosas. Um enxerto em "dedo de luva" com uma esponja embebida em iodopovidona é um excelente stent macio; uma alternativa é um stent laríngeo de Montgomery, que é rígido, mas se adapta aos contornos endolaríngeos. Um stent rígido é necessário quando o arcabouço cartilaginoso ou o enxerto necessita de tala ou quando há cartilagem inadequada; nessas situações, o suporte luminal precisa ser obtido através da deposição de colágeno e contração das cicatrizes. Um stent sólido é preferível em relação a um stent fenestrado no que se refere a minimizar a aspiração. No entanto, para permitir a fonação, um stent macio e fenestrado, como o tubo em T de Montgomery, é utilizado. O tubo em T é utilizado frequentemente para a estenose subglótica e traqueal superior; a escolha adequada do paciente e a sua instrução são essenciais, pois se trata de um tubo com um único lúmen e com um maior risco de obstrução da via aérea.[42] Um stent de Aboulker pode ser utilizado para a estenose subglótica ou em uma estenose subglótica e glótica combinada. A vantagem do stent de Aboulker é que ele é utilizado com um tubo de traqueostomia metálico de dupla cânula e é preso ao tubo, impedindo assim a remoção. Foram descritas modificações dessas técnicas que permitem alterações na traqueotomia.[43]

Nenhuma duração ideal de permanência do stent é universalmente aceita. A maioria das autoridades recomenda de 6 a 8 semanas, mas a duração varia de 2 semanas a vários meses.[44] Normalmente 1 a 3 semanas é um período suficiente, caso sejam necessárias apenas a cicatrização da mucosa e a adesão do enxerto epidérmico ao leito receptor. Se o esqueleto laríngeo for adequado, mas exigir a colocação de stent para manter a posição correta, o intervalo de tempo geralmente aceito é de 6 a 8 semanas. Se o arcabouço cartilaginoso for deficiente e a cicatriz madura for importante para a resistência estrutural, o prolongamento da permanência do stent é indicado para permitir a contração cicatricial em volta do mesmo. O sucesso da permanência prolongada do stent tem sido relatado em intervalos de até 14 meses. Nessa situação, o problema surge na remoção prematura do stent, normalmente antes da ocorrência de suficientes contração e estabilização da cicatriz.[44] A presença de coluna de ar entre a parede externa do stent e a parede interna da laringe e a traqueia é, segundo relatos, um indicador confiável da integridade estrutural e estabilidade funcional laringotraqueal, sendo uma medida útil para determinar o momento ideal de remoção do stent.[45]

TRATAMENTO CIRÚRGICO DA ESTENOSE CRÔNICA
ESTENOSE SUPRAGLÓTICA

A estenose hipofaríngea crônica resulta geralmente de um traumatismo contuso agudo no osso hioide e na membrana tíreo-hióidea. A direção da força é em sentido posterior para superior e resulta em certas lesões discretas: 1) a epiglote pode aderir às regiões lateral ou posterior da hipofaringe; 2) o osso hioide pode fraturar e se deslocar posteriormente com a epiglote, produzindo assim estenose supraglótica; 3) pode se formar uma membrana horizontal na região posterior da hipofaringe no nível do bordo superior da epiglote; ou 4) a estenose em região retrocricoide pode resultar em estenose da transição faringoesofagiana.[46]

A correção cirúrgica é através de uma faringotomia trans-hióidea. A traqueotomia é essencial se não tiver sido feita previamente.

É feita uma incisão cutânea horizontal sobre o osso hioide, que depois é identificado. Se o hioide estiver fraturado, são feitas tentativas para reduzi-lo e fixá-lo em sua posição anatômica normal. Após ter sido proporcionada a exposição satisfatória, a atenção se volta para a correção da estenose.

As aderências da epiglote às paredes hipofaríngeas podem ser gerenciadas pela divisão da aderência ao longo do seu eixo, excisão submucosa do tecido cicatricial e fechamento primário da mucosa. Quando há uma membrana ou sinéquia horizontal, é feita uma incisão vertical e o tecido cicatricial é excisado. Os retalhos mucosos são confeccionados para permitir o fechamento da incisão em uma linha horizontal. Se for necessário, podem ser utilizados retalhos de avanço da mucosa com pedículo superior. Se a estenose hipofaríngea for ampla, a divisão das faixas e a excisão do tecido cicatricial podem resultar em uma ampla área desnudada sobre o músculo constritor, sendo necessário considerar um enxerto cutâneo.[46] Os *stents* esofágicos fenestrados de silicone também têm sido utilizados para ajudar na cicatrização de um enxerto cutâneo.[46] Se a ressecção do tecido cicatricial resultar em um amplo defeito faríngeo, pode ser utilizado um retalho vascularizado da artéria radial do antebraço para fornecer tecido mole delgado, maleável; no entanto, isso pode resultar em um segmento hipofaríngeo adinâmico.

A estenose supraglótica resulta do deslocamento posterior do hioide e da cartilagem epiglótica e pode ser acompanhada por uma fratura através da incisura tireóidea. Essa lesão é tratada por uma abordagem laringofissura, com divisão da membrana tíreo-hióidea e elevação do mucopericôndrio na superfície laríngea, permitindo a excisão dessa cunha invertida de base da cartilagem epiglótica, pericôndrio, fáscia e cicatriz. Com a sutura dos retalhos resultantes na borda livre do pericôndrio epiglótico anterior, a tireotomia é fechada, não sendo necessário o uso de *stent*.[46]

ESTENOSE GLÓTICA

Estenose Glótica Anterior

A estenose glótica anterior pode ser ocasionada por trauma externo que resulta em uma fratura da cartilagem tireóidea e rompimento da mucosa ou pela cicatrização circunferencial após o desnudamento da mucosa por um tubo de entubação. Uma fina membrana que se estende por mais de 3 a 4 mm posteriormente ao longo da prega vocal pode produzir rouquidão, enquanto uma membrana mais espessa ou que se estenda mais posteriormente pode ocasionar obstrução importante das vias aéreas.[47] A rouquidão ou o comprometimento das vias aéreas é uma indicação para intervenção cirúrgica. A excisão da cicatriz glótica anterior recria as condições que ocasionaram a estenose original. A correção cirúrgica bem-sucedida exige a separação física das bordas opostas até a recomposição completa da mucosa.

Quando a membrana não se estende abaixo da borda inferior da verdadeira prega vocal e a comissura posterior é normal, a correção pode ser feita endoscopicamente.[48] Os instrumentos microlaríngeos permitem melhor desenvolvimento e preservação dos retalhos de mucosa do que seria possível com o laser. O excesso de tecido cicatricial é removido e um molde é colocado e fixado externamente com fios metálicos ou sutura através da membrana tíreo-hióidea. Como alternativa, pode ser feita uma minicricotirotomia para colocar o molde sob visualização endoscópica. Foram descritos diferentes modelos e composições dos moldes. A princípio, o molde deve ser composto de um material inerte de tamanho suficiente para se estender da membrana cricotireoidea até pelo menos 2 a 3 mm acima da comissura anterior; se o molde se estender superiormente após o pecíolo da epiglote, a borda anterior do molde deve fazer um ângulo de 120 graus (i. e., o ângulo da epiglote e da parede traqueal anterior) para minimizar a formação de tecido de granulação nessa região. A título de observação, a asa posterior do molde deve se situar nos processos vocais e não deve tocar a comissura posterior.[47,48] O molde normalmente é removido após 2 a 4 semanas, junto com qualquer tecido de granulação a ele aderido.

Se a estenose subglótica anterior se estender por mais de 5 mm na direção subglótica, deve ser utilizada uma abordagem por laringofissura externa. A ressecção do tecido cicatricial não deve ser exagerada e a mucosa deve ser preservada sempre que possível. Quando a mucosa é deficiente, Isshiki et al.[57] descreveram a obtenção de resultados vocais superiores recuperando a superfície da prega vocal com mucosa labial com uso de *stents* de curto prazo em vez de enxertos cutâneos de espessura parcial. Têm sido alcançados resultados exitosos com o molde de silicone de Montgomery utilizado por 2 a 3 semanas ou com o molde de tântalo de McNaught.[39,47]

Estenose Glótica Posterior

A estenose glótica posterior é ocasionada na maioria das vezes pela entubação endotraqueal, embora também possa ocorrer a fixação mecânica pela artrite da articulação cricoaritenoide. A estenose glótica posterior pode ser confundida clinicamente com paralisia bilateral das pregas vocais antes da laringoscopia direta. A fixação mecânica e a paralisia neurogênica são diferenciadas pela laringoscopia direta, sendo essencial a palpação da aritenoide para avaliar a sua mobilidade. A excursão conjunta deve ocorrer sem obstáculos e o movimento medial passivo das aritenoides contralaterais, quando a aritenoide ipsilateral estiver deslocada lateralmente, sugere cicatriz interaritenóidea. Os achados de resposta do músculo vocal na eletromiografia laríngea são úteis para documentar a integridade neurológica, particularmente quando os resultados da observação direta do movimento da prega vocal forem duvidosos. Os pacientes com esses achados podem ter uma traqueotomia preexistente, que diminui a atividade do músculo cricoaritenoide posterior, dificultando com isso a visualização da excursão ativa da prega vocal lateral, a menos que a traqueotomia esteja conectada temporariamente. Os principais desafios terapêuticos são restabelecer uma via aérea satisfatória e preservar a voz, que frequentemente é normal.

Conforme descrito na Tabela 32-1, a estenose glótica posterior é classificada em quatro categorias. Em um estudo recente, o tratamento endoscópico da estenose glótica posterior do tipo I feito com excisão da faixa cicatricial usando um laser de dióxido de carbono seguido por uma injeção intralesional de esteroide permitiu a decanulação na maioria dos pacientes. A maioria dos pacientes obteve melhoria na mobilidade das pregas vocais e a metade desses apresentou normalização dos movimentos.[9,50,51] A estenose glótica posterior com fixação da aritenoide tem sido tratada tradicionalmente por uma abordagem externa. Historicamente, quando existe fixação bilateral da aritenoide, a remoção da aritenoide menos móvel tem sido considerada necessária para obter uma via aérea satisfatória. As superfícies mucosas desnudadas são cobertas com retalhos mucosos, pele ou enxertos mucosos. É necessário o uso de *stent* por 2 a 3 semanas: *stent* laríngeo de silicone moldável ou em formato de "dedo de luva" macio.

As abordagens externas para uma aritenoidectomia são através de uma laringofissura ou uma aritenoidectomia de Woodman. Essa última abordagem expõe a cartilagem aritenoide através de acesso extralaríngeo posterolateral, pelo qual a cartilagem aritenoide inteira é ressecada, exceto o processo vocal. Uma sutura submucosa é feita através do processo vocal, sendo ancorada no corno inferior da cartilagem tireóidea, lateralizando a prega vocal (6 mm nos homens, 5 mm nas mulheres).[52] Outros autores acreditam que amarrar o processo vocal ao corno inferior da cartilagem tireoidea pode reposicionar a prega vocal em posição inferior à prega oposta; eles recomendam suturá-la na lâmina da cartilagem tireoide no nível da prega vocal ou no corno superior da mesma cartilagem. Se o procedimento fracassar, pode ser feita a aritenoidectomia através de uma laringofissura, com lateralização da sutura da prega vocal.[54]

Em 1983, Ossoff et al.[55] descreveram a aritenoidectomia completa através de uma abordagem endoscópica. A aritenoidectomia endoscópica a laser também é útil para tratar a estenose do tipo

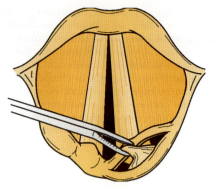

FIGURA 32-4. Visualização endoscópica de uma aritenoidectomia.

IV da comissura posterior quando o envolvimento subglótico é limitado (Fig. 32-4). A aritenoidectomia endoscópica a laser requer a remoção da aritenoide inteira, exceto seu processo muscular. A pericondrite aritenóidea é uma possível complicação, sendo recomendadas, como sempre, a administração de antibióticos e as medidas antirrefluxo. O grau de lateralização das pregas vocais obtido é variável e o uso de uma sutura de lateralização ou de um *stent* em forma de "dedo de luva" pode melhorar o resultado final controlando o grau de lateralização.

A exploração das articulações cricoaritenoides fixas com lise das aderências sem aritenoidectomia também tem sido defendida. Traves fibrosas em localização medial das articulações cricoaritenoides são divididas e as aritenoides recebem *stents* em abdução completa por 2 a 3 semanas; a remoção dos *stents* e a intensa fonoterapia vêm em seguida. O retorno da mobilidade das pregas vocais foi descrito em 90% dos pacientes tratados dessa maneira.[56] Mais recentemente, foi descrito por Rovó et al.[10] o tratamento endoscópico da cicatriz que fixa a articulação cricoaritenóidea usando uma foice cirúrgica associada a lateralização das aritenoides com posterior sutura. A decanulação foi alcançada nos pacientes com estenose glótica posterior isolada do tipo IV.

ESTENOSE GLÓTICA COMPLETA

A estenose glótica completa resulta geralmente de um traumatismo extralaríngeo grave, no qual a lesão raramente se limita à glote, sendo comum a ocorrência de uma lesão subglótica associada. O pilar do tratamento envolve uma laringofissura aberta. A estenose é dividida na linha média e o tecido cicatricial excessivo é ressecado; a mucosa é preservada, sendo desenvolvidos retalhos mucosos a partir das pregas ariepiglóticas visando à cobertura da parte cruenta. Se áreas amplas de mucosa forem destituídas, podem ser utilizados retalhos epiteliais de mucosa bucal, septal nasal ou enxertos cutâneos de espessura parcial. Os enxertos são suturados no local e recebem *stents* que se adequam à forma da laringe, por 4 a 8 semanas.[57] Quando o *stent* é removido, um molde é colocado na comissura anterior por 2 semanas.

Uma abordagem alternativa é a reconstrução com um retalho epiglótico. Essa abordagem é indicada nos casos de estenose glótica grave, quando a redução na dimensão anteroposterior da glote ultrapassa 50% ou com envolvimento subglótico ou supraglótico, com uma epiglote intacta.[49,58] O reparo é feito através de uma tireotomia mediana e a cicatriz espessa é incisada na linha média. A excisão submucosa do tecido cicatricial pode ser tentada e a mucosa pode ser reposicionada e presa com sutura. A base da epiglote é identificada e o ligamento tireoepiglótico mediano é incisado; a epiglote é puxada inferiormente para alcançar o arco cricoide anterior e o retalho epiglótico é suturado nas bordas anteriores externas da cartilagem tireóidea lateralmente e da cartilagem cricoide inferiormente. Esse procedimento resulta em uma comissura anterior dilatada e epitelizada. Várias incisões podem ser utilizadas para dividir a cartilagem, permitindo que o pecíolo da cartilagem epiglótica seja dobrado sobre si mesmo para criar uma comissura anterior.[42]

O futuro do tratamento para a estenose glótica completa pode envolver o transplante laringotraqueal, que foi relatado em um paciente com estenose glótica completa.[59]

O transplante foi feito com nervos doados e vasculatura, tireoide e paratireoide intactas. O paciente receptor foi preparado submetendo-se a laringectomia de campo estreito, tendo sido feitas a anastomose microvascular e as microneurorrafias epineurais para preservar os nervos laríngeos recorrentes (Fig. 32-2, A e B). Ao longo de um período de acompanhamento de 18 meses, o paciente permaneceu decanulado e tinha uma voz funcional.

ESTENOSE SUBGLÓTICA

Conforme descrito anteriormente, o tratamento endoscópico da estenose subglótica requer a escolha criteriosa do paciente.[14,53,60] A excisão com laser de dióxido de carbono seguida pela correção com um retalho microcirúrgico em forma de alçapão pode ser adequada para tratar as estenoses subglóticas circunferenciais; isso requer a incisão a laser da superfície superior da cicatriz e a excisão submucosa do tecido cicatricial. Um retalho mucoso retangular baseado inferiormente é criado por duas incisões laterais com bisturi. O retalho preservado não cobre completamente a área atingida pelo laser, mas divide a área côncava cruenta em duas áreas laterais planas, que cicatrizam rapidamente por segunda intenção. Um retalho grande pode obstruir a via aérea pelo fenômeno de válvula e deve ser feita uma traqueotomia se o retalho for maior que 4 mm.[17,53] Uma grande análise retrospectiva feita por uma instituição relatou o uso de incisões radiais com subsequente dilatação usando cateteres balão para angiografia. Além disso, os pesquisadores utilizaram aplicação de mitomicina C associada a injeção intraoperatória de esteroides, detectaram uma redução no tamanho da estenose e uma melhoria sintomática ao longo de períodos de tempo variados.[61] A Figura 32-5 mostra

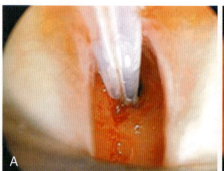
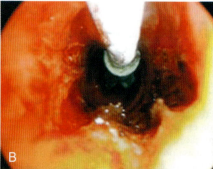
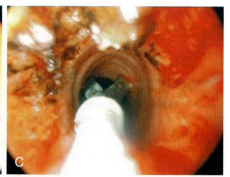

FIGURA 32-5. A, Visualização endoscópica da estenose subglótica de grau III. B, Imagem após as incisões radiais com laser de dióxido de carbono e dilatação com um balão de 10 mm. C, Subsequente à dilatação usando um balão de 14 mm. (Cortesia de Johnathan D. McGinn, MD.)

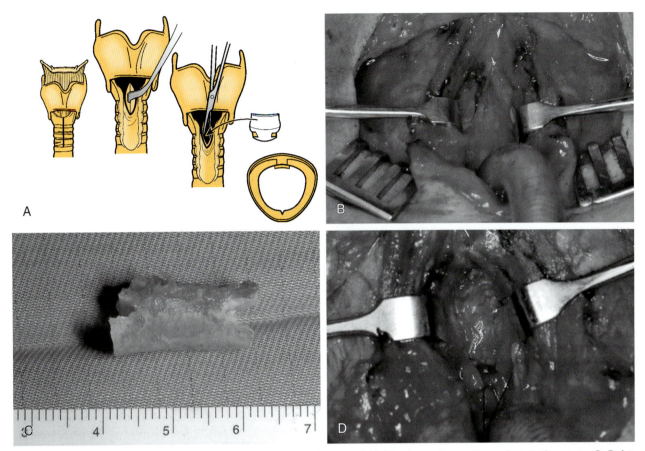

FIGURA 32-6. Enxerto de costela para estenose subglótica posterior. A, Esquema do defeito da parede anterior e colocação do enxerto. B, Defeito da parede anterior (fotografia intraoperatória). C, Enxerto de costela. D, Enxerto de costela implantado.

fotografias de um paciente com estenose de Myer-Cotton grau III submetido a esse procedimento. O uso de broncoscopia flexível para excisão a laser das lesões subglóticas em um paciente acordado é uma opção para os pacientes com condições clínicas insatisfatórias à cirurgia.[18] As lesões estenóticas subglóticas e traqueais também podem ser debridadas microcirurgicamente com o uso de uma lâmina microdebridadora (4 mm).

A correção externa é indicada quando as técnicas endoscópicas fracassam ou quando o grau de estenose é grave e os fatores são desfavoráveis para uma abordagem endoscópica. A estenose subglótica em consequência de uma ampla cicatriz madura e um arcabouço cartilagíneo estável pode ser tratada por via endoscópica. A cicatriz subglótica é ressecada até o pericôndrio cricoide e o leito cruento é revestido com mucosa vestibular ou com enxerto cutâneo de espessura parcial. O enxerto é costurado preferencialmente em volta de um *stent* afixado ao local.

Quando o suporte cartilaginoso ou aumento luminal também é necessário, existem vários enxertos cartilaginosos autógenos. A interposição do enxerto do músculo esterno-hioideo tem sido amplamente utilizada e tem uma taxa de sucesso de aproximadamente 60% para decanulação em adultos.[62] Essa técnica pode ser aplicada às lesões subglóticas isoladas ou à estenose subglótica em combinação com estenose glótica anterior ou traqueal. O procedimento emprega um segmento vascularizado do músculo esterno-hioideo, do osso hioide e seu periósteo adjacente. O comprimento do osso pode ser adaptado ao comprimento da estenose; ele é interposto verticalmente na estenose e fixado com quatro pontos cirúrgicos. Não é utilizado um *stent*, a menos que seja necessário um enxerto epidérmico após a excisão da cicatriz para minimizar a possível reabsorção do enxerto por necrose de pressão. As vantagens dessa técnica incluem a reconstrução imediata dentro de um único campo operatório, teoricamente a maior sobrevivência tecidual com remodelação mínima do enxerto e a versatilidade no aumento da estenose glótica, subglótica e traqueal superior. A sobrevivência de longo prazo do enxerto ósseo não foi demonstrada de maneira conclusiva; o enxerto é limitado quanto ao aumento do diâmetro que proporciona devido à sua pouca largura e forma côncava, e frequentemente são necessários outros procedimentos para remover o tecido de granulação.

O enxerto composto de cartilagem tireóidea associado ao músculo esterno-hioideo foi desenvolvido para superar as limitações do enxerto do osso hioide com o músculo esterno-hioideo. É colhido um grande fragmento central da ala da cartilagem tireóidea presa ao músculo esternotireoideo através do seu pericôndrio. Um retalho do pericôndrio da ala tireóidea contralateral é colhido em continuidade com o pericôndrio ipsilateral e serve como um revestimento interno quando o enxerto composto é transposto; é necessária a aplicação de *stent* por 1 a 6 semanas. Essa técnica também oferece as vantagens do enxerto do osso hioide com o músculo esterno-hioideo, não podendo ser utilizada nas estenoses glóticas. Um pedaço maior de cartilagem, porém, está disponível para reconstruir defeitos mais amplos. A transposição pericondrial interna permite o restabelecimento da mucosa com formação mínima de tecido de granulação.[62a]

Vários enxertos cartilaginosos autógenos livres têm sido utilizados para promover o aumento luminal. Esses enxertos têm índices variáveis quanto ao grau de reabsorção tecidual e podem requerer uso prolongado de *stent* para permitir que o enxerto reabsorvido seja substituído por tecido cicatricial firme e maduro. Os enxertos de cartilagem costal têm a vantagem de proporcionar enxertos grandes que são facilmente esculpidos.[60] Os enxertos de cartilagem septal nasal compostos têm sido utilizados com sucesso em pacientes com estenose da laringe e da traqueia superior.[22,62b] A estenose de até 3 cm de altura pode ser corrigida e o epitélio respiratório oferece uma vantagem teórica,

PARTE IV | LARINGOLOGIA E BRONCOESOFAGOLOGIA

pois promove o restabelecimento imediato da superfície com uma correspondência de epitélio em relação à área estenótica. Nas crianças, para evitar a lesão nos centros de crescimento nasais, o *stent* e o enxerto não são utilizados. Vários outros enxertos autógenos que incluem cartilagem auricular, osso clavicular e osso hioide livre têm sido utilizados, mas não conquistaram uma aceitação uniforme.

A divisão da lâmina cricoide posterior deve ser considerada quando houver estenose subglótica grave com estenose glótica posterior ou nas estenoses glóticas e subglóticas completas. A lâmina posterior é abordada através de uma fissura cricotraqueal anterior para evitar o rompimento da comissura anterior (Fig. 32-6). A lâmina cricoide posterior é dividida verticalmente na linha média até o nível da submucosa retrocricoide. A excisão do tecido cicatricial não é necessária e o músculo interaritenoide é dividido se estiver fibrosado. O *stent* interno rígido por um período prolongado é necessário por pelo menos 3 meses. Os enxertos cartilaginosos de interposição com pericôndrio podem ser colhidos da lâmina tireóidea para apoio posterior, podendo ser feito o aumento luminal anterior.

A ressecção parcial da cartilagem cricoide com anastomose tireotraqueal é considerada quando outros métodos fracassaram. Vários pesquisadores relatam bons resultados e detalhes técnicos específicos. Esse procedimento deve ser feito apenas em adultos e se limita à estenose que envolve a cricoide e a traqueia superior. Aproximadamente 1 cm de lúmen normal deve estar abaixo da glote. Os principais riscos desse procedimento são lesão dos nervos laríngeos recorrentes e deiscência anastomótica com retorno da estenose.

O procedimento envolve a exposição do segmento laringotraqueal envolvido, com preservação dos nervos laríngeos recorrentes. A identificação dos nervos costuma ser arriscada devido à ampla formação de cicatrizes; portanto, a dissecção da traqueia é feita no plano subpericondrial. A linha de ressecção inferior está imediatamente abaixo da estenose e a parede traqueal anterior é biselada. O limite superior pode incluir a cricoide até a lâmina posterior, logo abaixo da articulação cricotireoidea, tomando cuidado para não lesionar os nervos laríngeos recorrentes que passam imediatamente posteriores às articulações cricotireoideas. A traqueotomia pode ser rebaixada se três ou quatro anéis traqueais puderem ser interpostos entre a anastomose e a traqueotomia, senão o paciente deve ser entubado e a anastomose, feita com suturas submucosas isoladas com fio 3-0 e amarradas fora do lúmen. Os procedimentos de liberação da laringe geralmente são desnecessários e o pescoço é mantido em flexão por 7 a 10 dias no pós-operatório, a fim de minimizar a tensão na anastomose. Se não for utilizada uma traqueostomia, o paciente é extubado na sala de cirurgia em 3 a 4 dias.

Grillo et al.[63,64] refinaram esse procedimento ao incorporarem um retalho da parede traqueal membranosa posterior para recuperar a cartilagem cricoide desnudada. Em uma série de 80 pacientes com estenose subglótica e traqueal superior, esses pesquisadores relataram fracasso em apenas 2 casos em 77 pacientes, com pelo menos 6 meses de acompanhamento; ocorrendo uma morte perioperatória. Dos 77 pacientes, 66 não tiveram restrições das atividades diárias devido à dispneia, e a traqueotomia raramente foi necessária.

Foi descrita uma traqueoplastia com retalho deslizante, que é uma variação da ressecção cricoide e da anastomose tireotraqueal.

Quadro 32-3. TRATAMENTO CIRÚRGICO DA ESTENOSE TRAQUEAL

Ressecção e correção aberta
Dilatação endoscópica/excisão a laser
Colocação de *stent*
Stent de silicone
Stent expansível
Stent de silicone flexível

O procedimento envolve a ressecção anterior do arco cricoide e dos dois primeiros anéis traqueais, com o desenvolvimento de um retalho da parede traqueal anteroinferior do terceiro até o sexto anel; esse trecho é avançado e anastomosado na cartilagem tireoide superior. Os pacientes para os quais esse procedimento é escolhido devem ter uma estenose subglótica que envolva apenas o arco cricoide anterior e o primeiro anel, uma parede posterior intacta, pregas vocais móveis e um segmento de mucosa não envolvido abaixo da glote.[64b]

ESTENOSE TRAQUEAL CERVICAL

A estenose traqueal cervical nos adultos resulta na maioria das vezes de um traumatismo produzido por entubação, traqueostomia ou por traumatismo contuso externo no pescoço. Outras causas são as neoplasias benignas e malignas, doenças inflamatórias e doença autoimune sistêmica.

Quando é considerado o reparo cirúrgico da estenose traqueal (Quadro 32-3), independentemente da causa, é essencial determinar localização, tamanho, composição, grau de estenose das vias aéreas e integridade neurológica da laringe. Na maioria dos casos, a estenose traqueal cervical pode ser categorizada como estenose membranosa cicatricial, colapso da parede anterior ou estenose completa. O tratamento das vias aéreas deve ser considerado antes da cirurgia e discutido com o anestesiologista, como em todos esses procedimentos. Se não houver traqueostomia ou se esta não for planejada, é mais seguro fazer com que o paciente respire espontaneamente até a via aérea ficar protegida. Se for utilizado um tubo em T de Montgomery como parte da reconstrução, o paciente deve respirar espontaneamente após o tubo ser inserido. Se a via aérea tiver 5 mm ou menos no momento da reconstrução, é feita a sua dilatação inicialmente com o uso de anestesia geral; a ressecção de debridamento microcirúrgico também pode ser feita. Se o lúmen for maior que 6 mm de diâmetro, a entubação é executada acima da lesão e a dissecção é feita cuidadosamente para prevenir a obstrução da via aérea. Se for planeada uma traqueostomia pós-operatória, ela deve ser feita com o uso de anestesia local no início do procedimento de reconstrução.

ESTENOSE MEMBRANOSA CICATRICIAL

A estenose granular ou fibrosa da traqueia cervical com cartilagem intacta pode ser inicialmente tratada por via endoscópica. A excisão da estenose granular com laser de dióxido de carbono é útil, pois a traqueotomia pode ser evitada e a estenose granular pode ser ressecada perfeitamente com sangramento mínimo. Se a estenose for circunferencial, devem ser feitas ressecções parciais em estádios, com intervalos de 2 a 4 semanas, para prevenir a formação de uma área circunferencial de traqueia desnudada na qual pode ocorrer a reincidência da estenose. A estenose fibrosa pode ser excisada com uma técnica de *microtrapdoor* (tipo "alça de alçapão").[17]

A correção aberta de uma estenose membranosa cicatricial requer a abordagem da estenose através de uma incisão na linha média passando pela parede traqueal anterior para expor o comprimento inteiro da estenose. Toma-se cuidado para evitar a dissecção lateral, pois o suprimento vascular para a traqueia cervical é decorrente da artéria tireoide inferior, a qual se localiza lateralmente. A excisão submucosa do tecido cicatricial é feita com visualização direta e a traqueostomia pode ser posicionada abaixo da estenose. Um enxerto epidérmico é útil para cobrir a área desnudada e geralmente é fixado sobre um *stent*. O aumento luminal frequentemente é necessário e o tipo de enxerto utilizado depende do tamanho do enxerto necessário e da experiência e preferência do cirurgião. O enxerto miocartilagíneo pediculado de cartilagem tireoide e músculo esterno-hióideo ou um enxerto composto de cartilagem septal-mucoperiosteal podem ser razoavelmente bem-sucedidos.

COLAPSO ANTERIOR DA PAREDE

O colapso anterior da parede laríngea pode resultar de trauma contuso na região anterior do pescoço, mas comumente é encontrado como complicação de uma traqueostomia. Montgomery[38] caracteriza essas lesões como supraestomais, estomais ou infraestomais. Nesse tipo de estenose, deve estar presente uma parede posterolateral com bastante mucosa e cartilagem residual na área da estenose.[42]

Uma estenose supraestomal e estomal podem ser abordadas e tratadas conforme descrito para estenose membranosa cicatricial. No entanto, a restauração da parede anterior é essencial. O cirurgião pode realizar essa restauração inserindo um *stent* no lúmen com um tubo em T ou um *stent* rígido de um tubo de traqueostomia, como o *stent* de Aboulker, e corrigindo a parede anterior com um enxerto cartilaginoso, ou mobilizando os músculos esterno-hióideos e prendendo-os sobre o defeito. Nos dois casos é necessário o uso prolongado de *stent*.[42]

A ressecção em cunha de uma estenose da parede traqueal anterior pode ser considerada se 1) a estenose for limitada a dois ou três anéis, com perda significativa de cartilagem que impediria o uso de *stent*; 2) a mucosa da parede posterior estiver intacta; ou 3) a estenose for estromal ou supraestomal. O procedimento envolve a exposição adequada da traqueia envolvida, incluindo pelo menos um anel acima e um anel abaixo da estenose. A dissecção subpericondrial é feita cuidadosamente em volta da traqueia envolvida para impedir lesão nos nervos laríngeos recorrentes. A estenose é ressecada e toma-se cuidado para preservar a mucosa da parede traqueal posterior. Um tubo endotraqueal é passado pela anastomose e a traqueia cartilaginosa é anastomosada novamente com suturas submucosas amarradas fora do lúmen. O paciente é extubado quando estiver acordado e alerta, e o tecido de granulação é excisado endoscopicamente o mais cedo possível.[42]

ESTENOSE TRAQUEAL COMPLETA

A ressecção segmentar e a anastomose primária proporcionam resultados excelentes para a estenose traqueal completa. O comprimento médio da traqueia de um adulto é 11 cm (variação de 10 a 13 cm), havendo de 14 a 20 anéis traqueais. Com a hiperextensão do pescoço, 50% da traqueia é cervical. Aproximadamente 50% da traqueia (5 a 7 cm) podem ser ressecados com segurança e anastomosados primariamente com técnicas de mobilização adequadas. Outros fatores também devem ser considerados na determinação da área a ser ressecada. Os pacientes idosos com calcificação entre os anéis traqueais podem apresentar menor elasticidade traqueal; um paciente com um pescoço curto e grosso pode ter uma traqueia profunda, com a cricoide no nível da incisura esternal. A mobilização traqueal é limitada em um paciente com menor capacidade para estender o pescoço. O procedimento é essencialmente o mesmo da ressecção em cunha, exceto que a dissecção requer a excisão da parede membranosa posterior. O arco anterior da cricoide e sua lâmina posterior são ressecados logo abaixo das articulações cricotireoideas. Um tubo endotraqueal é passado distal ao sítio anastomótico e a anastomose é feita com as suturas submucosas colocadas em volta de um anel traqueal e amarradas fora do lúmen. As mobilizações adequadas da laringe e da traqueia são necessárias para aliviar a tensão da anastomose. O pescoço é colocado em flexão extrema e um ponto de sutura é feito, aproximando o queixo do esterno.[42]

A ressecção segmentar com anastomose primária é promissora como o procedimento mais eficaz para tratar a estenose quase completa ou completa da traqueia (Fig. 32-7). Quando a estenose é limitada à traqueia e subglote, e a glote é normal, as taxas de sucesso em várias séries de casos são maiores que 90%.[64c,64d] Quando a estenose também envolve a glote, a ressecção com anastomose término-terminal tem sido feita simultaneamente à laringofissura, e decanulação da estenose glótica ocorre em aproximadamente 95% dos pacientes. Nesses casos, foram utilizados de modo uniforme o tubo em T e o *stent* por período de tempo prolongado.

A estenose cervical e laringotraqueal ampla não tratável com ressecção segmentar e anastomose pode ser tratada com técnica de construção em vários estádios. As etapas essenciais requerem a criação de um grande traqueostoma costurando a pele do pescoço cervical na mucosa traqueal residual. O segundo estádio requer a formação de uma parede anterior rígida pela inserção da tela Marlex sob a pele cervical adjacente. Finalmente, o fechamento é obtido invaginando a pele e a tela Marlex anteriormente para fechar o estroma e depois avançando a pele do pescoço cervical como uma segunda camada.

PROCEDIMENTOS DE LIBERAÇÃO LARÍNGEA

As técnicas de mobilização traqueal e liberação laríngea são necessárias quando ocorre um hiato maior que 3 cm na continuidade traqueal em pacientes jovens. Os pacientes mais velhos perdem elasticidade dos ligamentos anulares da traqueia e, portanto, necessitam de procedimentos de liberação quando são ressecados mais de 1 a 2 cm. Três técnicas podem ganhar um comprimento extra na anastomose de ponta a ponta. A primeira é a incisão dos ligamentos anulares, que pode acrescentar até 2,5 cm, porém é mais útil nos pacientes mais jovens; as incisões devem ser feitas lateralmente à traqueia acima da anastomose e no lado oposto abaixo da anastomose para preservar o suprimento sanguíneo para ambos os segmentos traqueais. A segunda técnica é a mobilização superior da traqueia distal a partir do tórax, que pode resultar em uma mobilização de 6 cm; essa técnica requer a transecção do brônquio principal esquerdo e implica risco de dissecção mediastinal. A liberação infra-hióidea envolve a secção dos músculos esterno-hióideo, omo-hióideo e tíreo-hióideo no nível da borda superior da cartilagem tireóidea; o corno maior da cartilagem tireoide é dividido bilateralmente e a membrana tíreo-hióidea é seccionada. Esse procedimento implica risco de lesão no nervo laríngeo superior e está associado com disfagia prolongada.

A liberação laríngea supra-hióidea frequentemente é preferida. Essa técnica requer a transecção da inserção dos músculos milo-hióideo, gênio-hióideo e genioglosso para expor o espaço pré-epiglótico. As inserções estilo-hióideas são cortadas e o corpo do hioide é seccionado medialmente à inserção do tendão digástrico. Esse procedimento permite que o corpo do hioide, a cartilagem tireoide, a cartilagem cricoide e a traqueia proximal caiam inferiormente. A flexão do pescoço suporta mais 1 a 2 cm de comprimento.[38]

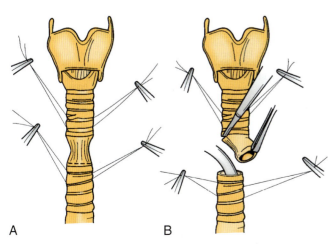

FIGURA 32-7. A, Estenose traqueal quase completa. B, Ressecção segmentar com anastomose primária.

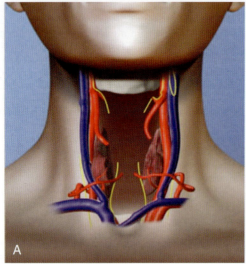
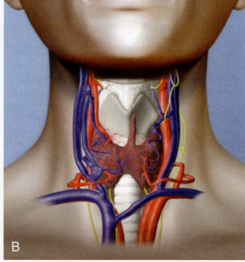

FIGURA 32-8. Esquema de transplante laríngeo. A, Esquema após laringectomia de campo estreito. B, Esquema após transplante. (Extraído de Farwell DG, Birchall MA, Macchiarini P, et al. Laryngotracheal transplantation: technical modifications and functional outcomes. *Laryngoscope* 2013;123[10]:2502-2508.)

PROCEDIMENTOS DE ALOTRANSPLANTE TRAQUEAL

A estenose maior que 6 cm de comprimento é difícil de tratar, pois é necessária a reconstrução e nenhum método ideal de reconstrução aceito clinicamente foi estabelecido. A reconstrução traqueal leva em conta três conceitos importantes: 1) a rigidez da traqueia suficiente para suportar as forças da respiração; 2) o epitélio apropriado e 3) o suprimento vascular.[65] A pesquisa atual em alotransplantes se mostrou um método promissor para tratar estenoses de segmentos longos. Macchiarini et al.[65] relataram um único paciente tratado com uma via aérea transplantada com tecido projetado por engenharia tecidual, que permitiu que esse paciente gravemente debilitado recuperasse a função normal. Esse estudo utilizou traqueia cadavérica livre de todas as propriedades antigênicas e reepitelizada com mucosa do receptor. Não foi necessária a imunossupressão e a revascularização foi alcançada com sucesso (Fig. 32-8).

Um dos desafios do alotransplante tem sido o de promover suprimento vascular adequado; isso se deve à falta de vasos adequados na traqueia nativa aos quais anastomosar.

Um método para superar esse desafio é o transplante de tecido heterotópico para permitir a revascularização antes do transplante ortotópico. Delaere et al.[67] relataram um caso de alotransplante traqueal heterotópico com o uso de vasos do antebraço radial, com o subsequente transplante ortotópico; eles constataram que o transplante foi bem-sucedido mesmo após a retirada da imunossupressão. Uma avaliação endoscópica desse transplante é apresentada no Vídeo 68-1.

CONCLUSÃO

O tratamento do paciente com estenose das vias aéreas requer uma equipe operatória e pré-operatória abrangente e um trabalho pré-operatório adequado para determinar qual o procedimento mais adequado para cada paciente. Independentemente de o procedimento ser feito endoscopicamente ou por uma abordagem aberta, os resultados de quaisquer dessas operações podem ser muito gratificantes, se o cirurgião e o paciente tiverem expectativas razoáveis e estiverem preparados para possíveis complicações.

Para consultar a lista completa de referências, acesse www.expertconsult.com.

LEITURA SUGERIDA

Blumin JH, Johnston N: Evidence of extraesophageal reflux in idiopathic subglottic stenosis. *Laryngoscope* 121(6):1266–1273, 2011.

Delaere P, Vrancks J, Verleden G, et al: Tracheal allotransplantation after withdrawal of immunosuppressive therapy. *Bull Acad Natl Med* 194, 2010.

Farwell DG, Birchall MA, Macchiarini P, et al: Laryngotracheal transplantation: technical modifications and functional outcomes. *Laryngoscope* 123(10):2502–2508, 2013.

Herrington HC, Weber SM, Andersen PE: Modern management of laryngotracheal stenosis. *Laryngoscope* 116(9):1553–1557, 2006.

Leventhal DD, Krebs E, Rosen MR: Flexible laser bronchoscopy for subglottic stenosis in the awake patient. *Arch Otolaryngol Head Neck Surg* 135(5):467–471, 2009.

Macchiarini P, Jungebluth P, Go T, et al: Clinical transplantation of a tissue-engineered airway. *Lancet* 372(9655):2023–2030, 2008.

Meyer TK, Wolf J: Lysis of interarytenoid synechia (type I posterior glottic stenosis): vocal fold mobility and airway results. *Laryngoscope* 121(10):2165–2171, 2011.

Parker NP, Bandyopadhyay D, Misono S, et al: Endoscopic cold incision, balloon dilation, mitomycin C application, and steroid injection for adult laryngotracheal stenosis. *Laryngoscope* 123(1):220–225, 2013.

Rich JT, Gullane PJ: Current concepts in tracheal reconstruction. *Curr Opin Otolaryngol Head Neck Surg* 20(4):246–253, 2012.

Rovó L, Venczel K, Torkos A, et al: Endoscopic arytenoids lateropexy for isolated posterior glottic stenosis. *Laryngoscope* 118(9):1550–1555, 2008.

Wester JL, Clayburgh DR, Stott WJ, et al: Airway reconstruction in Wegener's granulomatosis–associated laryngotracheal stenosis. *Laryngoscope* 121(12):2566–2571, 2011.

Doenças do Esôfago

33

Robert T. Kavitt | Michael F. Vaezi

Pontos-chave

- Os principais sintomas das doenças subjacentes do esôfago são, na maioria das vezes, o resultado de distúrbio mecânico ou de motilidade e incluem azia, disfagia, odinofagia e regurgitação.
- As indicações para endoscopia são perda de peso, hemorragia digestiva alta, disfagia, odinofagia, dor no peito, baixa resposta à terapia e à avaliação de esôfago de Barrett.
- A manometria esofágica avalia a coordenação das atividades de pressão intraluminal das três regiões funcionais do esôfago: 1) o esfíncter esofágico inferior, 2) o corpo do esôfago e 3) o esfíncter esofágico superior. Ela é utilizada em pacientes com disfagia e dor no peito não cardíaca, o que é sugestivo de distúrbios de motilidade.
- As indicações de pHmetria de 24 horas são para documentar o refluxo ácido excessivo em pacientes com suspeita de doença do refluxo gastresofágico (DRGE) sem achados endoscópicos e para avaliar a eficácia da terapêutica médica ou cirúrgica.
- O desenvolvimento da pHmetria sem cateter melhorou a sensibilidade para a detecção de eventos de refluxo através de monitoramento prolongado, melhor adesão do paciente, redução do comprometimento das atividades diárias dos pacientes e diminuição da probabilidade de movimento do cateter durante o estudo.
- Sondas de impedância intraluminal multicanal medem o refluxo ácido e o não ácido de líquido ou de gás através da medição da resistência ao fluxo de corrente entre os eletrodos adjacentes.
- É recomendado o tratamento empírico para a DRGE clássica. Estudos adicionais são considerados em pacientes com ausência de resposta e em pacientes com disfagia, odinofagia, perda de peso, dor no peito ou asfixia.
- A cirurgia antirrefluxo não é aconselhada em pacientes cuja doença do refluxo não responda a terapia com inibidor de bomba de prótons e naqueles sem evidência de exposição esofágica a ácido ou regurgitação não ácida.
- Os pacientes com esôfago de Barrett requerem vigilância endoscópica contínua para detectar o desenvolvimento de displasia e adenocarcinoma.
- O sintoma cardinal da esofagite infecciosa, comumente encontrada em pacientes imunodeprimidos, é a odinofagia.

AVALIAÇÃO DOS SINTOMAS ESOFÁGICOS

O *esôfago* é um tubo muscular que liga a faringe ao estômago e atua como um canal para o transporte de alimentos. Os sintomas primários sugestivos de presença de um distúrbio esofágico subjacente tipicamente incluem azia, disfagia, odinofagia e regurgitação. Azia ou pirose é classicamente descrita como uma sensação de queimação retroesternal que geralmente ocorre dentro de 30 minutos a 2 horas após as refeições e é agravada ao se deitar ou quando se curva. Grandes refeições – especialmente aquelas que contêm gordura, chocolate, café ou álcool – são particularmente suscetíveis de precipitar azia. Fatores atenuantes frequentemente incluem beber leite e tomar um antiácido. A presença de azia recorrente como um sintoma isolado sugere fortemente o diagnóstico da doença do refluxo gastresofágico (DRGE).

A *disfagia* refere-se à sensação de comida sendo retardada em sua passagem normal da boca ao estômago. Os pacientes muitas vezes se queixam de uma sensação de comida "grudada". Pode ser classificada anatomicamente em duas entidades clínicas distintas, disfagia orofaríngea e esofágica. A *disfagia orofaríngea*, discutida mais adiante neste capítulo, é a dificuldade de iniciar a deglutição.

A *disfagia esofágica* é resultado da dificuldade de transportar a comida para o esôfago secundária por causa de defeitos estruturais ou neuromusculares na porção muscular lisa do esôfago. Muitas vezes a história complementar pode estabelecer o diagnóstico em pacientes com disfagia esofágica (Fig. 33-1). Os pacientes com disfagia para alimentos sólidos normalmente apresentam uma lesão estrutural, tal como estenose péptica, anel ou malignidade. Anéis de esôfago tendem a causar disfagia intermitente para comida sólida, enquanto estenoses e câncer causam disfagia progressiva. Os pacientes com disfagia tanto para sólidos quanto para líquidos são mais propensos a ter um distúrbio de motilidade, como acalasia ou esclerodermia. O local em que o paciente localiza a disfagia é de valor limitado; embora a disfagia na área retroesternal ou epigástrica frequentemente corresponda ao local da obstrução, a disfagia localizada no pescoço pode ter origem mais abaixo no esôfago ou na área hipofaríngea.[1,2]

A *disfagia orofaríngea*, ou *disfagia de transferência*, é uma anormalidade relacionada com o movimento de um bolo alimentar da hipofaringe para o esôfago. A disfagia orofaríngea surge de doenças do esôfago superior, da faringe ou do esfíncter esofágico superior (EES), em contraste com a disfagia esofágica, que é a dificuldade de propagação do alimento para baixo no esôfago. A

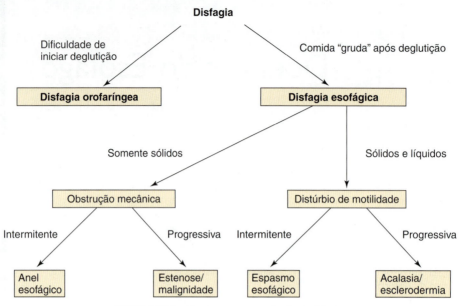

FIGURA 33-1. Algoritmo para a avaliação da disfagia.

disfagia esofágica surge dentro do corpo do esôfago como resultado de distúrbio mecânico ou de motilidade. Uma anamnese cuidadosa pode ser adequada para fazer essa distinção.[3] Os pacientes com disfagia orofaríngea normalmente procuram atendimento médico com dificuldade de iniciar a deglutição e imediatamente começam com tosse, asfixia, engasgos ou regurgitação nasal ao tentar deglutir. Embora os pacientes com disfagia localizem com precisão o problema na região cervical ou na garganta, até 30% dos pacientes com disfagia esofágica secundária à obstrução esofágica distal podem localizar o problema na mesma área. A disfagia deve ser distinguida de globus. *Globus* é a sensação de um caroço na garganta em que o transporte de alimentos não é limitado. A principal diferença é que o globus não está relacionado com a deglutição e, de fato, pode melhorar com a deglutição. A maioria dos pacientes com globus não apresenta uma história de disfagia para alimentos.

A distinção entre disfagia orofaríngea e disfagia esofágica é crucial porque as condições apresentam causas diferentes (Fig. 33-1). A disfagia orofaríngea é mais comumente causada por interrupções no ato finamente coordenado de deglutir secundária à disfunção neuromuscular. Nesse cenário, os sintomas podem ser mais graves durante a deglutição de líquidos. A história e o exame físico devem concentrar-se em sinais e sintomas neurológicos. Ambas as lesões sensorial e motora podem resultar numa incapacidade para realizar a transferência de um bolo para o esôfago. Qualquer doença que afeta os nervos ou músculos pode produzir disfagia orofaríngea; as associações mais comuns são acidentes vasculares cerebrais, esclerose lateral amiotrófica, doença de Parkinson, miastenia grave e discinesia tardia. Raramente, anormalidades estruturais, como osteófitos cervicais, divertículo de hipofaringe (divertículo de Zenker), tumores e membranas pós-cricoides, podem causar disfagia orofaríngea. Os pacientes afetados tipicamente notam dificuldade de um bolo alimentar sólido deixar a boca. Embora essas anomalias estruturais ocorram raramente, é importante identificá-las, pois podem ser passíveis de tratamento por endoscopia ou cirurgia.

A fase orofaríngea da deglutição é mais bem avaliada por videofluoroscopia, também conhecida como *estudo da deglutição com bário modificado*. A videofluoroscopia não só serve para confirmar a presença da disfunção orofaríngea, como também pode avaliar o grau de aspiração. É útil ter um experiente fonoaudiólogo presente no momento da videofluoroscopia para identificar essas anormalidades e ajudar com terapias específicas de deglutição. A avaliação de risco de aspiração e o seu tratamento são essenciais para o tratamento de doentes com tais problemas, porque a aspiração implica um elevado risco de morbidade e mortalidade.

A disfagia deve ser diferenciada de odinofagia, que é a dor causada pela deglutição. Esse sintoma importante é claramente indicativo de um problema na faringe ou no esôfago. Na maioria das vezes é uma condição inflamatória do esôfago, como esofagite erosiva, esofagite induzida por fármacos ou esofagite infecciosa.

A *regurgitação* é o aparecimento de um sabor ácido ou amargo na boca não induzido por esforço. A regurgitação pode ser particularmente severa durante a noite e pode despertar um paciente do sono com tosse e asfixia. Problemas de esôfago não causam vômitos verdadeiros, mas os pacientes podem se queixar de "vomitar" quando estão apresentando regurgitação. O termo *ptialismo* descreve o enchimento repentino da boca por líquido transparente, levemente salgado. O fluido é de secreções salivares, não regurgitado de conteúdo gástrico, e o mecanismo é vagal.

Um grande número de outros sintomas adicionais pode ser de origem esofágica. A *dor no peito* é um sintoma comum de doenças do esôfago, que são, provavelmente, as causas mais comuns de dor no peito não cardíaca. Dor no peito pode ser indistinguível de angina, mas dor torácica de origem esofágica tende a ser de maior duração, posicional, relacionada com as refeições e associada a outros sintomas gastrintestinais (GI). As causas esofágicas de dor no peito incluem distúrbios de motilidade e DRGE. O facilmente reconhecido soluço pode estar associado com refluxo esofágico ou obstrução. A sensação de *globus* – definida como a sensação de nódulo, plenitude ou "cócegas" na garganta – é outro sintoma frequentemente encontrado. Esse sintoma é geralmente psicológico e está relacionado ao aumento da sensação visceral, mas uma investigação completa de faringe, laringe, garganta e esôfago deve ser prosseguida. Asma, tosse, rouquidão, dor de garganta e pigarro repetitivo podem ser secundários a doença do refluxo atípico.

TESTES ESOFÁGICOS

ENDOSCOPIA

A endoscopia é a técnica de escolha para avaliar a mucosa do esôfago e para detectar anormalidades estruturais. O endoscópio moderno utiliza tecnologia de fibra óptica para captar e transmitir a imagem a partir da extremidade distal do endoscópio. Uma ponta com quatro direções de deflexão é controlada através de dois botões de controle, um com movimento para cima/baixo e outro com movimento para direita/esquerda. O endoscópio é equipado com canais internos para ar, água e sucção. O ar é usado para insuflar o esôfago e o estômago, que normalmente estão sem conteúdo. Um canal de instrumento separado está presente para permitir a passagem de pinça de biópsia, sondas de aquecimento, agulhas de injeção e outros equipamentos que serão utilizados para biópsia e tratamento de doenças do trato GI superior. O endoscópio padrão mede 9 mm de diâmetro, mas tanto menores quanto maiores estão disponíveis. O endoscópio "terapêutico" contém um canal de instrumento maior que permite a passagem de pinça "jumbo" de biópsia e dispositivos de coagulação maiores. Endoscópios tão pequenos quanto 4 mm também estão disponíveis e permitem endoscopia transnasal ou oral sem sedação.

Nos Estados Unidos, a endoscopia digestiva alta é rotineiramente realizada com o paciente sob sedação consciente. Depois de o anestésico local ser pulverizado sobre a parte posterior da faringe e a sedação intravenosa (IV) ser administrada, o exame começa com a inserção do endoscópio na parte posterior da faringe. A faringe posterior e a laringe são examinadas para procurar anormalidades. O endoscópio avança sob visão direta através do EES tonicamente fechado. O paciente é solicitado a engolir a fim de relaxar o EES, e o endoscópio avança para o esôfago proximal. A mucosa esofágica normalmente apresenta-se suave e levemente rosada e deve ser cuidadosamente inspecionada para quaisquer anormalidades, incluindo soluções de continuidade de mucosa, úlceras, estenoses e lesões. A área da junção gastresofágica (JGE) deve ser cuidadosamente examinada para identificar pontos de referência específicos. A junção escamocolunar pode ser reconhecida a partir da linha Z irregular que demarca a interface entre a mucosa escamosa esofágica rosa clara e a mucosa gástrica colunar vermelha (Fig. 33-2).[4] A JGE é definida pela margem proximal das pregas gástricas. Embora a junção escamocolunar e a JGE estejam normalmente localizadas no mesmo nível (Fig. 33-3, A), as duas não são sinônimos. Em pacientes com esôfago de Barrett (EB), a junção escamocolunar é mais proximal no esôfago do que é a JGE (Fig. 33-3, B). A endoscopia também pode ser utilizada para diagnosticar a presença de hérnia hiatal. Em pacientes com hérnia hiatal, a JGE é mais proximal do que o hiato do diafragma (Fig. 33-3, C) e é visualizada pela contração do diafragma observada durante a respiração do paciente.

As indicações atuais de endoscopia incluem presença de sintomas como perda de peso, hemorragia gastrintestinal superior, disfagia, odinofagia e dor no peito, parcial ou nenhuma resposta à terapêutica empírica e avaliação para EB. Causas esofágicas de sangramento incluem esofagite grave (Fig. 33-4), lacerações Mallory-Weiss (Fig. 33-5) e varizes de esôfago (Fig. 33-6).

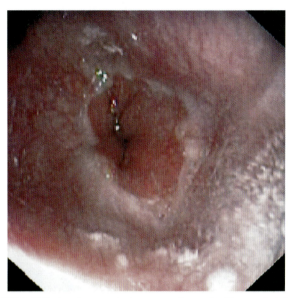

FIGURA 33-2. Junção escamocolunar normal, reconhecida a partir da linha Z irregular que marca a interface entre a mucosa escamosa esofágica rosa clara e a mucosa gástrica colunar vermelha.

MANOMETRIA ESOFÁGICA

A manometria esofágica é um teste diagnóstico que mede pressões intraluminais e coordenação das atividades de pressão das três regiões funcionais do esôfago: 1) o esfíncter esofágico inferior (EEI), 2) o corpo do esôfago e 3) o EES. A manometria é comumente usada na avaliação de pacientes com sintomas sugestivos de disfunção motora esofágica, tais como disfagia e dor torácica não cardíaca. Um estudo manométrico também é indicado para a avaliação da peristalse esofágica antes de uma cirurgia antirrefluxo.

A manometria é realizada com a utilização de um cateter de infusão de água ou um cateter do tipo estado sólido. Cateteres de estado sólido contêm microtransdutores que medem diretamente as contrações esofágicas. Cateteres perfundidos com água contêm vários lúmens de pequeno calibre perfundidos com água a partir de um dispositivo de perfusão de baixa complacência. Quando uma porta do cateter é ocluída por uma contração esofágica, a

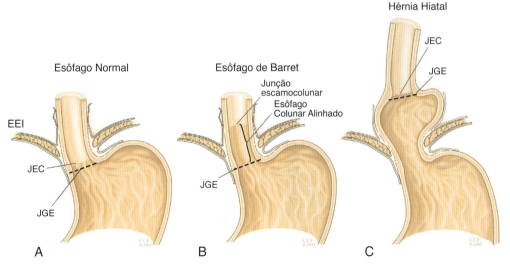

FIGURA 33-3. Anatomia da junção gastresofágica. **A**, junção gastresofágica normal, junção escamocolunar e hiato diafragmático estão todos no mesmo nível. **B**, esôfago de Barrett; a junção escamocolunar é proximal à junção gastresofágica. **C**, hérnia hiatal; a junção gastresofágica é proximal ao hiato diafragmático. JGE, junção gastresofágica; EEI, esfíncter esofágico inferior; JEC, junção escamocolunar. (Cortesia de Cleveland Clinic Foundation.)

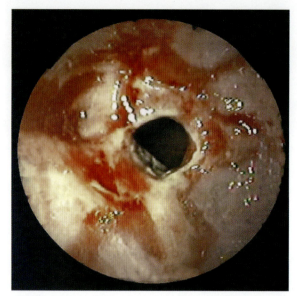

FIGURA 33-4. Visão endoscópica da junção gastresofágica com esofagite grave. A ulceração circunferencial é aparente, com eritema circundante e uma estenose de tamanho moderado.

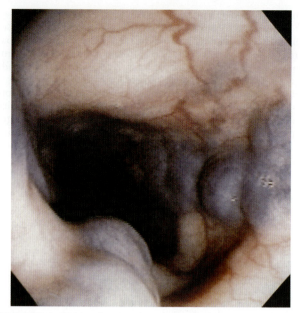

FIGURA 33-6. Visão endoscópica do esôfago distal. Três colunas de varizes esofágicas (azul) estão presentes.

pressão da água eleva-se no interior do cateter e exerce uma força que é transmitida a um transdutor externo. Com qualquer sistema de cateter, os sinais elétricos a partir dos transdutores são transmitidos para um computador que produz um registro gráfico.

A técnica de manometria esofágica envolve a inserção do cateter no esôfago através das narinas; em seguida, o cateter é avançado para o estômago proximal. Nesse ponto, o paciente é colocado em decúbito dorsal. A pressão e o relaxamento do EEI em repouso, o peristaltismo esofágico e a pressão e o relaxamento do EES são avaliados com uma série de deglutições de líquido (Fig. 33-7).

A manometria é o padrão aceito para o diagnóstico de desordens motoras do corpo do esôfago e EEI. Avaliação manométrica do EEI pode analisar com precisão a pressão basal e o relaxamento do esfíncter durante a deglutição. O corpo do esôfago pode ser avaliado pela amplitude e duração de contrações e peristaltismo. A peristalse é definida por uma sequência de contração

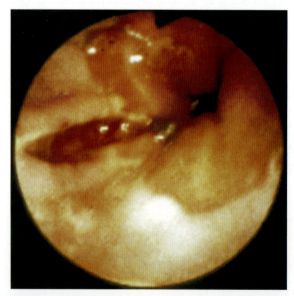

FIGURA 33-5. Visão endoscópica da junção gastresofágica com uma laceração de Mallory-Weiss. A laceração é a ruptura da mucosa localizada no lado esquerdo da figura. Lacerações de Mallory-Weiss, que muitas vezes ocorrem após vômito ou náusea, são causas comuns de hemorragia digestiva alta.

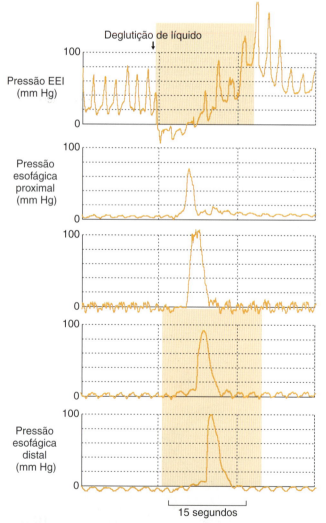

FIGURA 33-7. Manometria esofágica normal. A deglutição de líquido inicia uma contração peristáltica progressiva no corpo do esôfago com amplitudes de onda de 30 a 180 mm Hg. O esfíncter esofágico inferior (EEI) relaxa completamente na linha de base gástrica, no final do peristaltismo.

33 | DOENÇAS DO ESÔFAGO

TABELA 33-1. Achados Manométricos Esofágicos em Pacientes Normais e Naqueles com Transtornos da Motilidade

Achados	Normal	Acalasia	Espasmo Esofágico Difuso	Esôfago "quebra-nozes"	Motilidade Esofágica Ineficaz
Pressão basal EEI	10 a 45 mm Hg	Normal ou alta	Normal	Normal	Baixa ou normal
Relaxamento EEI com deglutição	Completa	Incompleta	Normal	Normal	Normal
Progressão de onda	Peristalse	Aperistalse	Peristaltismo com pelo menos 20% de contrações simultâneas	Normal	30% ou mais contrações falhas não transmissíveis
Amplitude da onda distal	30 a 180 mm Hg	Geralmente baixa (pode estar normal ou alta)	Normal	Alta	30% ou mais < 30 mm Hg

EEI, esfíncter esofágico inferior.

coordenada e é quantificada pela percentagem de deglutições com o peristalsismo. Através da utilização dessas características do EEI e do corpo esofágico, um número de distúrbios esofágicos manométricos pode ser diagnosticado (Tabela 33-1).

Avaliação manométrica do EES, frequentemente, gera informação limitada, em parte devido à grande variabilidade no que são considerados valores normais para a pressão do EES em repouso, que é assimétrico; os valores são maiores anterior e posteriormente do que lateralmente.[5] Além disso, a técnica de medição pode estimular a contração do esfíncter; e a duração de relaxamento do EES depende do volume de bolo deglutido. Devido a essas limitações, distúrbios do EES podem ser mais bem definidos por radiografia de bário.

A manometria esofágica de alta resolução tem sido de uso difundido e pode monitorar a função do esôfago, sem a necessidade de perfusão de água. A sonda de manometria do tipo estado sólido tem 36 sensores circunferenciais espaçados a intervalos de 1 cm. Cada um dos 36 elementos de detecção de pressão contém 12 setores circunferenciais isolados que detectam a pressão ao longo de um comprimento de 2,5 mm. O procedimento envolve simplesmente colocar o cateter no esôfago, permitindo um breve período de adaptação, registrando 10 deglutições e retirando a sonda. É calculada a média das pressões detectadas por cada setor para obter uma medição de pressão média para cada sensor, o que faz com que cada um dos 36 sensores seja um detector de pressão circunferencial. Os dados são processados por um programa computadorizado para criar os gráficos, que podem ser vistos como traços de linha convencional ou gráficos de alta resolução. Esse método tem vantagens potenciais significativas em relação aos métodos convencionais: é mais simples, mais rápido e mais preciso; o software simplifica a coleta de dados e dá informações de diagnóstico mais precisas, enquanto encurta o tempo de procedimento; e essa nova técnica também fornece uma observação completa da função motora, da faringe para o esôfago para o estômago, sem a necessidade de um reposicionamento do cateter. Além disso, o programa de computador é personalizado para o processamento dos dados num gráfico de pressão de isocontorno (Fig. 33-8).

MONITORAMENTO AMBULATORIAL DE 24 HORAS DE PH ESOFÁGICO

O monitoramento ambulatorial de 24h de pH esofágico é uma ferramenta importante no diagnóstico e tratamento da DRGE. A PHmetria esofágica pode detectar e quantificar o refluxo gastresofágico e correlacionar os sintomas temporalmente com o refluxo. As principais indicações de pHmetria ambulatorial esofágica de 24 horas são 1) para documentar o refluxo ácido excessivo em pacientes com suspeita de DRGE, mas sem esofagite endoscópica, e 2) avaliar a eficácia da terapêutica médica ou cirúrgica.

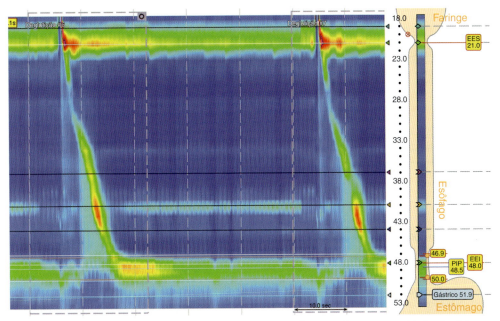

FIGURA 33-8. Gráfico de isocontorno de duas deglutições mostra o relaxamento do esfíncter esofágico superior (deglutição #6) e contrações peristálticas no esôfago. O perfil de pressão é tipicamente de baixa pressão (azul) a alta pressão (vermelho). EEI, esfíncter esofágico inferior; PIP, ponto de inversão de pressão; EES, esfíncter esofágico superior.

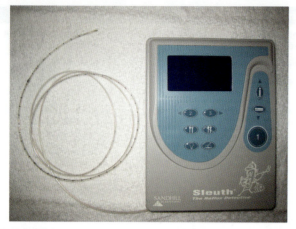

FIGURA 33-9. Aparelho de pH típico utilizado para o monitoramento ambulatorial de pH. Os botões podem ser ativados pelo paciente durante o estudo, indicando sintomas, refeições e decúbito.

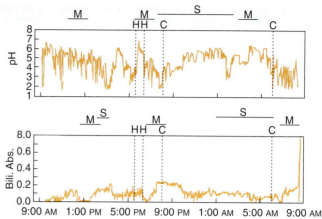

FIGURA 33-11. Um gráfico de pH de um paciente com doença de refluxo gastresofágico (DRGE). Embora o pH da linha de base varie consideravelmente, vários episódios longos de refluxo com pH <4 são mostrados. Esses eventos ocorrem pós-prandial, não exclusivamente em relação a uma refeição, como os acontecimentos na Fig. 33-10. O tempo total durante o qual o valor de pH é < 4,0 é anormal; assim, o paciente tem DRGE. O sintoma de dor no peito (C) do paciente correlaciona-se com episódios de refluxo. Bili. Abs, absorvância de bilirrubina.; H, azia; M, refeição; S, supino.

A pHmetria padrão mede exposição ácida esofágica distal utilizando um cateter de eletrodo de pH único passado através do nariz e posicionado 5 cm acima da borda superior do EEI determinado manometricamente. Embora existam outras técnicas para a colocação do eletrodo, como o pH *step-up* (aumento do pH do estômago para o esôfago), posicionamento endoscópico e fluoroscópico, elas são menos precisas e não são padronizadas.[6,7] Após a colocação do cateter, o paciente é encorajado a ter um dia típico, sem limitações nutricionais ou de atividade. O pH é registrado a cada 6 a 8 segundos e os dados são transmitidos para um registrador de dados ambulatorial. Unidades de pH típicas têm um marcador de eventos que pode ser ativado pelo paciente durante o estudo, indicando a temporização dos sintomas, das refeições e de decúbito (Fig. 33-9). O paciente também registra esses eventos em um cartão diário para que os sintomas específicos possam ser correlacionados posteriormente com a exposição ácida esofágica registrada pela sonda de pH. No final do estudo, os dados são transferidos para um computador que gera um traçado de pH e um resumo de dados (Figs. 33-10 e 33-11).

Um episódio de refluxo é definido quando o pH esofágico cai abaixo de 4. Esse valor é escolhido com base na atividade proteolítica de pepsina, que é mais ativa abaixo desse pH. Além disso, um valor de pH abaixo de 4 distingue melhor os pacientes sintomáticos e assintomáticos.[8,11] Alguns refluxos gastresofágicos são fisiológicos e podem ser observados em indivíduos normais, especialmente depois das refeições. Embora muitos sistemas de pontuação e os parâmetros tenham sido avaliados, o percentual de tempo em que o pH é inferior a 4 é o único parâmetro mais importante para medir e é calculado na maioria dos programas de software utilizados na análise de monitoramento do pH. Os resultados são geralmente considerados anormais quando o tempo total em que o pH seja inferior a 4 excede 4,2% do período de estudo.[12,13] A estratificação por tempo vertical e tempo supino também é relatada por todos os programas de software.

Embora o software pH calcule automaticamente os tempos totais, na posição vertical, supino e de refluxo, a revisão manual do rastreamento do pH para excluir artefato é essencial para a interpretação precisa. Um evento típico de refluxo envolve uma queda abrupta no pH (Figs. 33-10 e 33-11). Esse deve ser diferenciado de um valor de pH que lentamente flutua, o que pode ser secundário a perda de contato da sonda com a mucosa esofágica, secando-a. Disfunção da sonda ou desconexão pode resultar numa leitura que cai para zero. Além disso, alguns pacientes podem saborear bebidas carbonatadas ácidas ou cítricas, causando períodos prolongados de pH inferior a 4. Esses artefatos devem ser identificados e seu tempo correspondente deve ser excluído do cálculo do tempo de exposição ácida.

Uma vantagem potencial da pHmetria ambulatorial é a capacidade de correlacionar os sintomas com episódios de refluxo. No entanto, até mesmo em doentes com DRGE bem documentado, menos do que 20% dos episódios de refluxo estão associados com sintomas. Essa observação levou ao desenvolvimento de vários sistemas de pontuação. O índice de sintomas é definido como a percentagem de episódios sintomáticos relacionados aos eventos de refluxo durante o período do estudo.[14] A boa correlação é considerada como sendo 50%. A *probabilidade de associação de sintomas* é um cálculo de probabilidade estatística em que toda a detecção de pH é separada em intervalos de 2 minutos, e cada segmento é avaliado para episódios de refluxo e de sintomas; um teste de quiquadrado modificado é usado para calcular a probabilidade de que a distribuição observada poderia ter ocorrido por acaso.[15] Infelizmente, não há ensaios clínicos que provem que qualquer um desses escores de sintomas preveja uma relação de causa e efeito; essa relação pode ser confirmada somente pela resposta ao tratamento antirrefluxo apropriado.

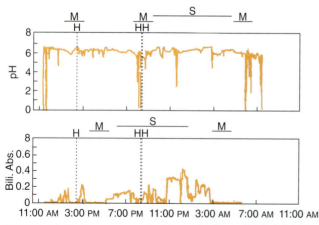

FIGURA 33-10. Rastreamento de pH normal gerado pelo software de computador. Sintomas, refeições e decúbito são gravados no traçado. Um evento de refluxo ocorre quando a linha de base do pH cai abruptamente para menos de 4. Vários episódios breves de refluxo com refeições são demonstrados, bem como um evento espontâneo relacionado com decúbito. Embora vários eventos de refluxo sejam evidentes, o tempo total durante o qual o valor de pH é inferior a 4 é normal e este paciente não seria considerado como tendo a doença de refluxo gastresofágico. Bili. Abs., absorvância de bilirrubina.; H, azia; M, refeição; S, supino.

O monitoramento de pH pode ser realizado com ou sem terapia médica. No acompanhamento realizado sem tratamento médico, os pacientes são convidados a parar a terapia com inibidores de bomba de prótons (IBP) por pelo menos uma semana, a terapia com bloqueador H$_2$ durante 48 horas e o uso de antiácido por 2 horas.[16] Se o estudo será realizado com ou sem a terapia supressiva de ácido, depende de quais informações o médico deseja obter: um estudo de pH sem terapia simplesmente documenta se o refluxo ácido está presente, como em um paciente considerando a cirurgia antirrefluxo ou com sintomas atípicos de DRGE; um estudo realizado em um paciente em terapia documenta se a continuidade do refluxo ácido é a causa dos sintomas em pessoas com uma má resposta ou resposta incompleta à terapia.

Cateteres de múltiplas sondas têm eletrodos de pH adicionais localizados mais proximamente no esôfago ou na hipofaringe. Esses eletrodos permitem a detecção de eventos de refluxo ácido esofágico proximal e faríngeo, que podem ser úteis na avaliação dos sintomas de DRGE extraesofágicos, particularmente laringite, tosse crônica e asma. A localização convencional da sonda de pH esofágico proximal é 15 cm a 20 cm acima do EEI, e um valor normal de tempo total com pH inferior a 4 é menos que 1%.[17,18] A sonda de hipofaringe é usualmente colocada 2 cm acima do EES manometricamente determinado. Embora os valores normais não estejam claramente definidos, mais de dois ou três episódios de refluxo na hipofaringe são considerados anormais. É novamente fundamental reavaliar os traçados de pH para ter certeza de que o evento esofágico proximal ou o hipofaríngeo são acompanhados por refluxo esofágico distal e não são secundários ao artefato. A utilidade clínica de tais cateteres de múltiplas sondas é considerada abaixo na discussão de refluxo atípico.

MONITORAMENTO AMBULATORIAL 24 HORAS DE BILE

O refluxo duodenogastresofágico (RDGE) refere-se à regurgitação do conteúdo duodenal através do piloro para o estômago com refluxo subsequente para o esôfago. RDGE pode ser importante porque outros fatores além do ácido, nomeadamente bílis e enzimas pancreáticas, podem desempenhar um papel na lesão da mucosa e sintomas em pacientes com RDGE.[19,21] Inicialmente, o pH esofágico superior a 7 durante o monitoramento do pH foi considerado um marcador de tal refluxo, mas o refluxo alcalino mais tarde provou ser um marcador pobre para RDGE.[22] Essa descoberta levou ao desenvolvimento de um espectrofotômetro de fibra óptica (Bilitec 2000; Synectics, Estocolmo) que detecta

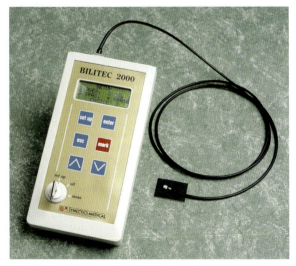

FIGURA 33-12. O monitor Bilitec 2.000 (Synectics, Estocolmo) para detecção de refluxo duodenogastresofágico. A sonda é um espectrofotômetro de fibra óptica projetado para a detecção de bilirrubina no esôfago distal.

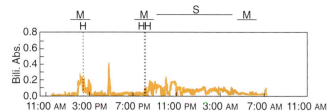

FIGURA 33-13. Traçado de um monitor Bilitec 2.000 (Synectics, Estocolmo) para um paciente com refluxo duodenogastresofágico. Refluxo é definido como valor de absorvância de bilirrubina (Abs. Bili.) > 0,14. Este paciente tem vários episódios de refluxo pós-prandial associados com azia (H). Note ainda o episódio prolongado de refluxo duodenogastresofágico enquanto o paciente estava em decúbito dorsal (S). M., refeição.

RDGE ambulatorialmente independente do pH (Fig. 33-12).[23] Esse instrumento utiliza as propriedades ópticas da bilirrubina, o pigmento biliar mais comum, que tem uma banda característica de absorção espectrofotométrica a 450 nm. O princípio de funcionamento básico desse instrumento é que a absorção próxima desse comprimento de onda implica a presença de bilirrubina e, portanto, representa o RDGE.

Como no monitoramento do pH, os dados do espectrofotômetro de bilirrubina são geralmente medidos como a percentagem de tempo em que a absorvência de bilirrubina é maior do que 0,14, e esta pode ser analisada separadamente do total, na posição vertical e períodos em supino (Fig. 33-13). A percentagem de tempo de absorvância de bilirrubina superior a 0,14 é geralmente escolhida como ponto de corte, porque os estudos mostram que os valores mais baixos do que esse número representam dispersão como um resultado de partículas em suspensão e muco presentes nos conteúdos gástricos.[23] Em um estudo que utilizou 20 controles saudáveis, os valores de 95-percentil para a percentagem total, posição vertical e supina que a bilirrubina excedeu 0,14 foram 1,8, 2,2 e 1,6%, respectivamente.[24] Diversos relatórios indicaram uma boa correlação entre leituras de espectrofotômetro de fibra óptica Bilitec e concentração de ácido biliar medidos por estudos de aspiração duodenogástrica.[23,25-27] Os estudos de validação descobriram que esse instrumento subestima o refluxo biliar por, pelo menos, 30% em meio ácido por causa da isomerização da bilirrubina com uma mudança no comprimento de onda de absorção.[24] Portanto, o instrumento da medida do RDGE deve ser sempre acompanhado por medição simultânea de exposição ácida esofágica por meio de pH-metria prolongada. Além disso, uma variedade de substâncias pode resultar em leituras de falso-positivos por esse instrumento, porque indiscriminadamente grava qualquer substância com uma banda de absorção com cerca de 470 nm. Esse fato requer a utilização de uma dieta modificada para evitar interferência e falsas leituras.[23,27] Além disso, é importante lembrar que o espectrofotômetro Bilitec mede o refluxo de bilirrubina e não ácidos biliares ou enzimas pancreáticas, assim, supõe-se que a presença de bilirrubina no refluído é acompanhada por outros conteúdos duodenais.

O desenvolvimento desse instrumento foi um avanço importante na avaliação do RDGE, mas o seu papel clínico é limitado e não está mais disponível. Estudos de esôfago com esse dispositivo foram importantes para mostrar que o refluxo ácido e o refluxo biliar ocorrem em conjunto, o que torna difícil incriminar o conteúdo duodenal sozinho como a causa de lesões no esôfago.

NOVAS TECNOLOGIAS

Por causa das limitações da pHmetria de 24 horas padrão, várias novas modalidades de diagnóstico para RDGE agora estão disponíveis. Essas incluem impedância intraluminal multicanal (IIM), pHmetria ambulatorial sem fio (Bravo; Given Imaging, Yoqneam, Israel) e a sonda de pH Restech (Restech Tecnologia respiratória, San Diego, CA).

O dispositivo Bravo é um sistema de monitoramento livre de cateter, em que uma sonda de monitoramento de pH tem

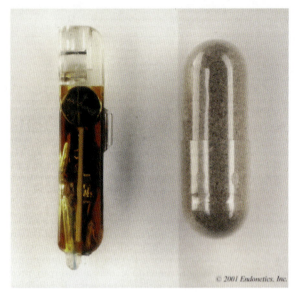

FIGURA 33-14. A cápsula de pH sem fio Bravo (Imagem cedida, Yoqneam, Israel). Posicionamento da cápsula sobre a mucosa esofágica com assistência endoscópica elimina a necessidade de um cateter de pH.

aproximadamente o tamanho de uma cápsula de medicação que é colocada por via endoscópica (Fig. 33-14). A endoscopia digestiva alta padrão é realizada para localizar a JGE. O endoscópio é removido e um introdutor com uma sonda de pH anexada à cápsula é inserido. O introdutor é avançado e a sonda de cápsula é colocada 6 cm acima da JGE (Fig. 33-15); os dados de pH são então transmitidos para um dispositivo de gravação usado na cintura do paciente. Além de ser livre de cateter, o sistema sem fio tem a vantagem de gravação 48 horas de dados do pH. A sonda de pH anexada à cápsula cai após 4 a 10 dias e é eliminada nas fezes. O sistema sem fio é mais bem tolerado, causa menos interferência com as atividades diárias, tem um índice de satisfação global mais elevado e oferece melhor qualidade de vida para pacientes com RDGE. Uma vantagem adicional de testar o pH sem fios é a sua maior sensibilidade na detecção de eventos de refluxo

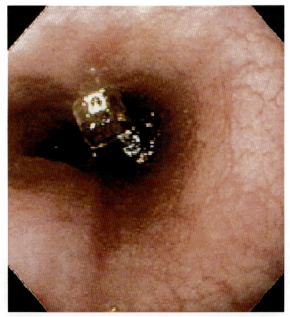

FIGURA 33-15. A cápsula de pH sem fio Bravo (Imagem cedida, Yoqneam, Israel) presa à mucosa do esôfago distal após a implantação.

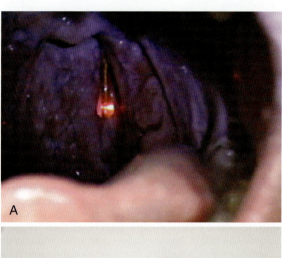

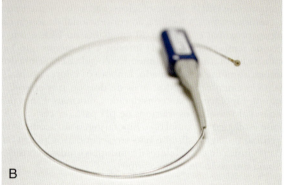

FIGURA 33-16. A, sonda de pH orofaríngea com ponta de diodos de luz na porção posterior da boca. **B**, a sonda transmissora.

como um resultado de 1) monitoramento prolongado (48 horas vs 24 horas), 2) melhor adesão do paciente, 3) redução do prejuízo das atividades diárias do paciente e 4) diminuição da probabilidade de movimento do cateter durante o estudo.

O último sistema de monitoramento do pH é o sistema de medição Restech (San Diego, CA) Dx-pH, um dispositivo altamente sensível e minimamente invasivo para detecção de refluxo ácido na orofaringe posterior. Ele usa um cateter nasofaríngeo que pode medir o pH em gotas líquidas ou em aerossol. A sonda é um cateter orofaríngeo de 1,5 mm com um transmissor ZigBee digital sem fio (Texas Instruments, Dálias, TX) preso ao colarinho. O cateter tem uma ponta de 3,2 mm em forma de lágrima para ajudar na inserção e para garantir que o sensor esteja posicionado na via aérea. A ponta tem um diodo emissor de luz colorida para a visualização da orofaringe e auxilia na colocação correta (Fig. 33-16). O elemento de detecção é constituído por uma superfície de antimônio circular de 1 mm e um eletrodo de referência separados por um isolador de polímero de 0,05 mm (Fig. 33-17). A umidade do ar exalado condensa na superfície do sensor e cria uma camada de fluido que preenche a lacuna entre os elementos do sensor de antimônio e de referência. O sensor registra o pH duas vezes a cada segundo (2Hz) e apresenta um monitor de hidratação para eliminar dados se a ponta secar. Circuitos especiais monitoram cada leitura para garantir hidratação suficiente do sensor; esse circuito impede a inclusão de eventos de pseudorrefluxo relacionados ao ressecamento nos dados. A utilidade clínica potencial desse dispositivo é avaliar pacientes com suspeita de doença do refluxo extraesofágico; no entanto, são necessários mais dados clínicos para avaliar o futuro papel desse dispositivo.

A impedância intraluminal multicanal (IIM) é uma tecnologia que mede o refluxo ácido e o não ácido de consistência líquida ou gasosa.[28] O gravador de impedância/pH é capaz de medir características do refluxo gastresofágico não detectável apenas por

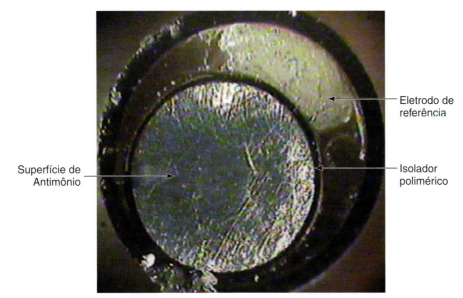

FIGURA 33-17. Vista em corte transversal ampliada da sonda Dx-pH.

testes de pH. A *impedância*, uma medida da resistência total ao fluxo de corrente entre os eletrodos adjacentes, é capaz de diferenciar entre refluído líquido e gasoso na base das suas propriedades atuais e resistência inerente. A medição combinada IIM-pH tem uma vantagem sobre o monitoramento do pH padrão, que não detecta refluxo não ácido. Clinicamente essa abordagem pode ser útil para uma avaliação mais aprofundada dos sintomas típicos ou atípicos de refluxo refratário à terapia de supressão do ácido, ao avaliar o papel do refluxo não ácido e/ou não líquido. Embora não haja dúvida de que a medição IIM-pH seja atualmente o método mais preciso e detalhado para detectar refluxo de todos os tipos, as indicações clínicas para o seu uso ainda estão evoluindo e seu papel no tratamento de pacientes com RDGE aguarda mais definição por duas razões principais: primeiro, a relevância do refluxo não ácido em cenários clínicos específicos tem de ser mais discernida e, segundo, está disponível uma escassez de estudos randomizados controlados cegos de qualidade que analisaram o benefício de tratar o refluxo não ácido.

TESTES PROVOCATIVOS

O teste de provocação no esôfago é principalmente de valor histórico. Tal teste surgiu por causa da dificuldade em avaliar pacientes com dor torácica não cardíaca. O teste de Bernstein, introduzido por Bernstein e Baker[29] em 1958, é um teste de perfusão ácida usado como um método objetivo de reproduzir os sintomas de lesões relacionadas com o ácido. Depois de um breve período de controle que consiste de infusão de soro fisiológico intraesofágico, ácido clorídrico 0,1 N é infundido no esôfago. Se a infusão produzir a dor no peito do paciente e a solução salina não o fizer, o resultado é considerado positivo. Devido a sua baixa sensibilidade, especialmente em comparação com o monitoramento do pH, o teste de Bernstein agora é raramente usado.[30,31]

O teste de edrofônio é um teste provocativo projetado para implicar distúrbios da motilidade esofágica como causa de dor no peito. O edrofônio, um parassimpatomimético, aumenta a amplitude e a duração das contrações esofágicas. O teste consiste de uma injeção EV de edrofônio (80 μg/kg), que reproduz as alterações manométricas esofágicas e dor torácica em 20 a 30% dos pacientes com dor torácica não cardíaca.[22,32] Como com o teste de Bernstein, a sensibilidade do teste de edrofônio é baixa e varia amplamente na literatura. Além disso, estudos têm mostrado fraca correlação entre o aumento da amplitude e a duração das contrações e sintomas de dor torácica do esôfago.[32-34]

ESTADO DA DOENÇA ESOFÁGICA QUE CAUSA DISFAGIA

ANORMALIDADES DA MOTILIDADE ESOFÁGICA

O Quadro 33-1 destaca um sistema de classificação dos distúrbios da motilidade esofágica.[35] Esse sistema classifica tais distúrbios de acordo com quatro grandes padrões de anormalidades manométricas esofágicas: 1) relaxamento inadequado do EEI, 2) contração descoordenada, 3) hipercontração e 4) hipocontração.[35] As anormalidades da motilidade no esôfago se enquadram predominantemente em uma dessas quatro categorias principais, embora considerável sobreposição possa ocorrer.

Os processos que afetam a inervação inibitória do EEI, tais como a acalasia, podem interferir com o relaxamento do EEI e, assim, atrasar o clareamento esofágico. No corpo do esôfago, a motilidade anormal é caracterizada pela contração descoordenada, hipercontração e hipocontração. As contrações esofágicas descoordenadas – isto é, contrações que não são peristálticas e dirigidas para o estômago – podem atrasar o esvaziamento esofágico. Tais contrações descoordenadas são a marca registrada de espasmo esofágico difuso. As anormalidades de hipercontração são aquelas caracterizadas por contrações, que são de alta amplitude, longa duração, ou ambos. Os distúrbios putativos de hipercontração (p. ex., esôfago "quebra-nozes", EEI hipertensivo isolado) são talvez o mais controverso dos padrões motores anormais do esôfago, porque não está claro se a hipercontração do

---

Quadro 33-1. CLASSIFICAÇÃO DAS ANORMALIDADES DE MOTILIDADE DO ESÔFAGO

Relaxamento inadequado de esfíncter esofágico inferior
Acalasia clássica
Distúrbios atípicos de relaxamento do esfíncter esofágico inferior
Contração descoordenada
Espasmo esofágico difuso
Hipercontração
Esôfago "quebra-nozes"
Esfíncter esofágico inferior hipertensivo
Hipocontração
Motilidade esofágica ineficaz

Dados de Spechler SJ, Castell DO. Classification of oesophageal motility abnormalities. *Gut* 2001;49:145-151.

esôfago tem qualquer significado fisiopatológico. Em contrapartida, anormalidades de hipocontração que resultam de fracas contrações (baixa amplitude) do músculo podem causar motilidade esofágica ineficaz, o que atrasa o esvaziamento esofágico, e a hipotensão do EEI pode resultar em RDGE.

Acalasia

A acalasia é um distúrbio primário da motilidade esofágica de etiologia desconhecida, caracterizada por relaxamento insuficiente do EEI e perda de peristaltismo esofágico. Os dados disponíveis sugerem fatores hereditários, degenerativos, autoimunes e infecciosos como as possíveis causas. As alterações patológicas[36,37] ocorrem no plexo mioentérico, que consiste de um infiltrado inflamatório desigual de linfócitos T, eosinófilos e mastócitos; perda de células ganglionares; e fibrose neural mioentérica.[38] Essas alterações resultam em perda seletiva dos neurônios inibitórios pós-ganglionares, que contêm óxido nítrico e polipeptídeo intestinal vasoativo. Os neurônios colinérgicos pós-ganglionares do plexo mioentérico são poupados, levando a estimulação colinérgica sem oposição.[39] Essa condição produz altas pressões basais do EEI e a perda da entrada inibitória resulta em insuficiente relaxamento do EEI. A peristalse está relacionada com a perda do gradiente de latência ao longo do corpo esofágico, um processo mediado por óxido nítrico.

Os sintomas mais comuns da acalasia são disfagia para sólidos e líquidos, regurgitação e dor no peito. A maioria dos pacientes são sintomáticos por anos antes de procurar atendimento médico. Pacientes com acalasia tendem a localizar sua disfagia nas áreas cervical ou xifoide. Inicialmente, a disfagia pode ser apenas para sólidos, mas a maioria dos pacientes tem disfagia tanto para sólidos quanto para líquidos quando vão à consulta médica.[36] Os doentes tendem a relatar o problema através da utilização de diversas manobras, incluindo o levantamento do pescoço ou a utilização de bebidas carbonadas para ajudar a esvaziar o esôfago. A regurgitação ocorre em 75% dos pacientes com acalasia e torna-se um problema maior porque o esôfago se dilata com a progressão da doença.[40] Ela ocorre mais comumente na posição deitada e pode despertar o paciente do sono por causa de engasgo e tosse. Dor no peito é experimentada por cerca de 40% dos pacientes com acalasia.[40]

Quando houver suspeita de diagnóstico de acalasia, um esofagograma de bário com fluoroscopia é o melhor estudo de diagnóstico inicial. Esse teste revela a perda do peristaltismo primário nos dois terços distais do esôfago. Na posição vertical, o esvaziamento é pobre, e alimentos e saliva retidos frequentemente produzem um nível heterogêneo hidroaéreo na parte superior da coluna de bário. O esôfago pode ser dilatado (Fig. 33-18). No início da doença a dilatação muitas vezes é mínima, mas na doença crônica, pode ser enorme com uma tortuosidade semelhante a um sigmoide (Fig. 33-19). Um afunilamento suave da parte inferior do esôfago leva ao EEI fechado que se assemelha a um bico de pássaro. A presença de um divertículo epifrênico também pode sugerir o diagnóstico de acalasia.[41]

A manometria esofágica também pode ser utilizada para estabelecer o diagnóstico de acalasia (Fig. 33-20).[42] No corpo do esôfago, aperistalse está sempre presente. Isso significa que todos os goles são seguidos por contrações simultâneas, normalmente com amplitudes de hipocontração. Relaxamento anormal do EEI é visto em todos os pacientes com acalasia. Cerca de 70 a 80% dos pacientes têm relaxamento ausente ou incompleto de EEI com deglutição; no restante, os relaxamentos estão completos, mas são de curta duração. A pressão do EEI de base é normalmente elevada, mas pode ser normal em até 45% dos pacientes; no entanto, uma pressão baixa de EEI nunca é observada em pacientes com acalasia não tratados.

Todos os pacientes com acalasia devem ser submetidos à endoscopia digestiva alta para excluir pseudoacalasia que surge a partir de um tumor na JGE. A pseudoacalasia pode imitar a clássica acalasia clínica e manometricamente, de modo que esse diagnóstico deve ser suspeito em pacientes de idade mais avançada com uma curta duração dos sintomas e perda de peso mais

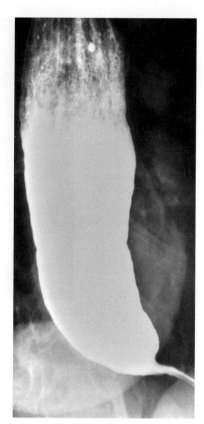

FIGURA 33-18. Esofagograma clássico de um paciente com acalasia. O esôfago é dilatado com um afunilamento em "bico fino" do esôfago distal. Secreções retidas formam o nível hidroaéreo heterogêneo visto na parte superior da coluna de bário.

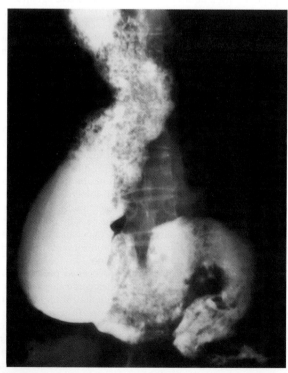

FIGURA 33-19. Esofagograma de fase final de acalasia. O esôfago tem agora uma tortuosidade semelhante a sigmoide com uma grande quantidade de detritos retidos.

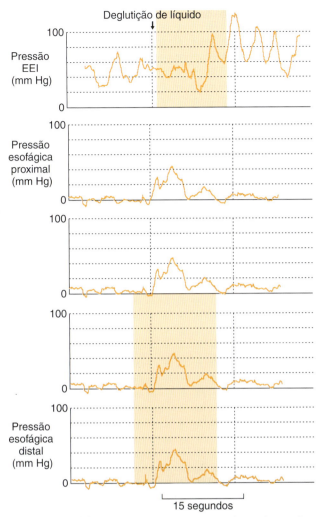

FIGURA 33-20. Achados manométricos em acalasia. Aperistalse manifesta-se por contrações isobáricas sem propagação. A pressão do esfíncter esofágico inferior, que é elevada, mostra relaxamento mínimo com a deglutição.

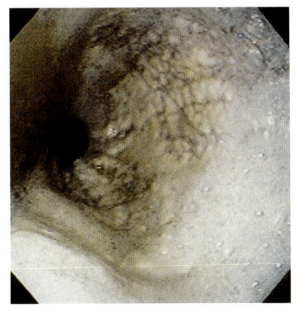

FIGURA 33-21. Visão endoscópica do esôfago distal em um paciente com acalasia. O esôfago está dilatado com fluido e *debris* retidos.

significativa.[43] Na endoscopia, o corpo do esôfago na acalasia clássica muitas vezes aparece dilatado e tortuoso. Secreções retidas e restos de alimentos podem ser encontrados (Fig. 33-21). A região do EEI aparece geralmente enrugada e permanece fechada com insuflação de ar; no entanto, com uma leve pressão do endoscópio, pode atravessar essa área. A JGE e o cárdia gástrico devem ser cuidadosamente examinados para detectar a presença de tumores, a fim de descartar pseudoacalasia.

Não há cura para a acalasia, mas a maioria dos pacientes pode obter alívio dos sintomas e melhora do esvaziamento do esôfago. Os dois tratamentos mais eficazes são classificados em dilatação pneumática e miotomia cirúrgica. Todos os pacientes considerados para a dilatação pneumática devem ser candidatos cirúrgicos, porque o procedimento está associado a um risco de 2 a 5% de perfuração esofágica.[37,44] A dilatação pneumática, realizada por via endoscópica, usa pressão do ar para dilatar e romper as fibras musculares circulares do EEI. Os balões dilatadores estão disponíveis em três diâmetros – 3, 3,5 e 4 cm – e são posicionados ao longo de um fio-guia em endoscopia. O aspecto mais importante de uma dilatação pneumática efetiva é o posicionamento preciso do balão entre o EEI. Após a dilatação pneumática, todos os pacientes devem ser submetidos a um estudo de deglutição com ácido diatrizoico seguido de bário para excluir perfuração do esôfago.[45] Os estudos até agora indicam bom a excelente alívio dos sintomas em 50 a 93% dos pacientes nos quais foram utilizados os dilatadores graduados.[37] A resposta clínica melhora de uma forma graduada, com o aumento do tamanho do diâmetro do balão.[44] A miotomia cirúrgica para acalasia envolve a realização de uma miotomia anterior em todo o EEI (miotomia de Heller), geralmente associada a um procedimento antirrefluxo. As miotomias estão cada vez mais sendo realizadas por laparoscopia, a qual tem uma boa a excelente taxa de resposta de 80 a 94%.[37] Uma complicação potencial da miotomia é RDGE, que ocorre em 10 a 20% dos casos.[46] Um recente ensaio randomizado com pacientes com acalasia, com dilatação pneumática ou miotomia laparoscópica não encontrou nenhuma diferença significativa na resposta entre as duas modalidades de tratamento.[47]

Para os pacientes que têm alto risco de dilatação pneumática ou cirurgia, a injeção endoscópica do EEI com toxina botulínica ou tratamento farmacológico com nitratos ou bloqueadores do canal de cálcio podem ser alternativas aceitáveis. A injeção de toxina botulínica, que inibe a liberação de acetilcolina a partir dos terminais nervosos, é inicialmente eficaz em cerca de 85% dos pacientes.[37] No entanto, os sintomas recidivam em mais de 50% dos pacientes em 6 meses;[48] portanto, a injeção de toxina botulínica é reservada para pacientes idosos que a cirurgia coloca em um risco elevado. Bloqueadores dos canais de cálcio e nitratos de longa ação são eficazes na redução da pressão do EEI e, temporariamente, aliviam a disfagia, mas não melhoram o relaxamento nem o peristaltismo do EEI.[49,50] A resposta clínica é de curta ação, os agentes geralmente não fornecem alívio dos sintomas completamente e sua eficácia diminui com o tempo. Dadas essas limitações, a terapia farmacológica é recomendada apenas para pacientes que não são candidatos à dilatação pneumática ou miotomia cirúrgica e em que as injeções de toxina botulínica falham.

Transtornos da Motilidade Não Acalasia

Um número de outros distúrbios de motilidade primária do esôfago foi descrito. Esses distúrbios são definidos com base na presença de critérios manométricos específicos (Tabela 33-1 e Quadro 33-1),[35] mas, para a maioria, a relevância clínica desses achados manométricos é questionável.[52] Na maioria das vezes eles são percebidos na manometria realizada em pacientes com dor torácica ou disfagia.

O espasmo esofágico difuso é o mais bem reconhecido dessas condições. As alterações manométricas incluem a presença de contrações simultâneas e repetitivas do corpo esofágico, mas, ao contrário de acalasia, alguma peristalse normal é mantida. O relaxamento do EEI também é normal no espasmo esofágico difuso (Fig. 33-22). O achado clássico no esofagograma é o esôfago

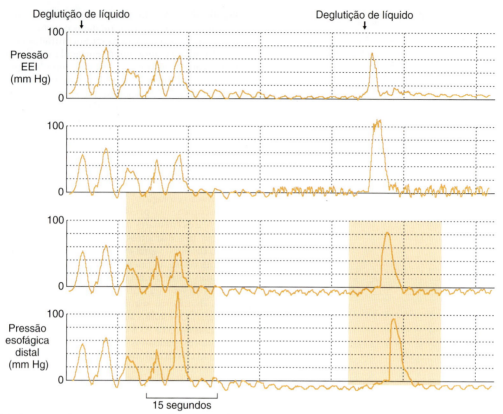

FIGURA 33-22. Achados manométricos em espasmo esofágico difuso. Contrações simultâneas repetitivas ocorrem no corpo esofágico, mas algumas peristalses normais são mantidas. Relaxamento do esfíncter esofágico inferior é normal e completo.

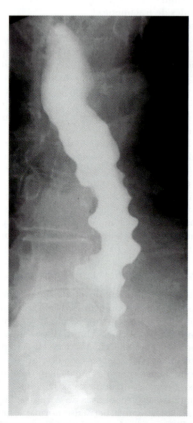

FIGURA 33-23. Esofagograma de um paciente com espasmo esofágico difuso, mostrando o esôfago "saca-rolhas" classicamente descrito.

"saca-rolhas" (Fig. 33-23). Os pacientes com esse transtorno podem vir à consulta médica com dor no peito, se a amplitude das contrações for elevada, ou disfagia, se a amplitude das contrações for baixa. O tratamento de espasmo esofágico difuso consiste em medicamentos que relaxam o esôfago, tais como nitratos e bloqueadores de canal de cálcio, mas isso normalmente não é completamente eficaz.

O *esôfago quebra-nozes* é outro diagnóstico manométrico comum em pacientes com dor torácica não cardíaca. É definido pela alta amplitude do peristaltismo. Essa condição parece improvável que seja um distúrbio de motilidade primário verdadeiro, mas é sim um marcador de aumento da percepção da dor visceral.

A motilidade esofágica ineficaz é uma desordem hipocontrátil com associações clínicas relevantes. Define-se por uma amplitude de contração esofágica distal inferior a 30 mmHg em 30% ou mais de deglutição de líquido. A motilidade esofágica ineficaz tem sido manometricamente reprodutível, e estudos têm demonstrado uma incidência maior em pacientes com DRGE, especialmente naqueles com sintomas respiratórios.[53,54] Dada a natureza ineficaz das contrações, um bolo alimentar pode não ser efetivamente transportado, resultando em disfagia em alguns pacientes.

Os distúrbios de motilidade secundários são geralmente resultado de condições sistêmicas. A condição mais comum que afeta a motilidade esofágica é a esclerodermia ou esclerose sistêmica progressiva (ESC). Outras condições sistêmicas que podem resultar em hipomotilidade esofágica são hipotireoidismo, diabetes melito e amiloidose. Esses distúrbios são discutidos com mais detalhes adiante neste capítulo.

ESTENOSES

Uma estenose esofágica é definida como qualquer perda de área de lúmen no interior do esôfago. O esôfago normal mede 20 mm de diâmetro. O sintoma clínico predominante da estenose é a

Quadro 33-2. ETIOLOGIA DAS ESTENOSES ESOFÁGICAS

Estenoses Intrínsecas
Induzida por ácido péptico
Induzida por fármacos
Induzida por químicos e/ou soda cáustica
Pós-entubação nasogástrica
Esofagite infecciosa
Induzida por escleroterapia
Induzida por radiação
Malignidades gástricas/esofágicas
Anastomose cirúrgica
Congênita
Doença inflamatória sistêmica
Epidermólise bolhosa

Estenoses Extrínsecas
Malignidades pulmonares/mediastinais
Aneurismas e anomalias venosas
Infiltração metastática submucosa (câncer de mama, mesotelioma, adenocarcinoma do cárdia gástrico)

disfagia, que geralmente é mais prevalente quando o diâmetro luminal é inferior a 15 mm. Mesmo estenoses menos graves podem causar disfagia intermitente para grandes pedaços de alimentos como carne e pão. As causas intrínsecas e extrínsecas para estenoses esofágicas são múltiplas (Quadro 33-2). As estenoses intrínsecas são mais comuns, e ácido ou causas pépticas são responsáveis pela maioria dos casos (60 a 70%; Figs. 33-24 e 33-25).[55] Anéis, membranas e estenoses malignas são discutidos mais adiante neste capítulo.

Independentemente da etiologia, a base para o tratamento da doença de estenose benigna é a dilatação do esôfago. Os diferentes tipos de dilatadores são 1) velas Maloney com mercúrio e borracha; 2) dilatadores rígidos de Savary-Gilliard guiados por

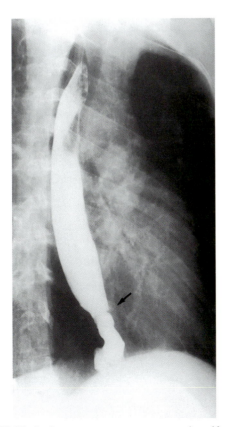

FIGURA 33-24. Esofagograma com uma estenose de esôfago distal. A conicidade lisa do esôfago distal é consistente com uma estenose péptica benigna (seta). Um anel Schatzki sutil também está presente.

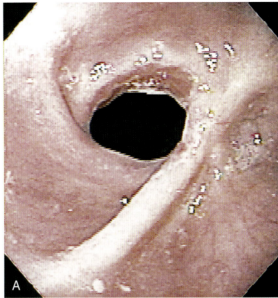

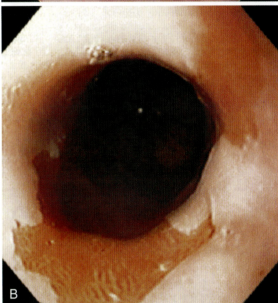

FIGURA 33-25. Visão endoscópica das estenoses esofágicas. **A**, estenose da anastomose com mucosa lisa normal. **B**, estenose de esôfago distal sutil com metaplasia de Barrett (mucosa rosa-salmão que se estende acima da área estenosada).

fios; e 3) balões dilatadores, que podem ser tanto endoscópicos como dilatadores fioguiados. A escolha de dilatador muitas vezes depende da anatomia da estenose e da experiência do operador. Em geral, os dilatadores Maloney são usados em estenoses não complicadas, retas e curtas. O dilatador Savary-Gilliard guiado por fio e os balões endoscópicos são ambos mais adequados para estenoses longas, apertadas ou tortuosas. As complicações de dilatação esofágica são incomuns, mas perfuração (0,5%), hemorragia (0,3%) e bacteremia (20 a 50%) não são raras.[56] Além disso, pacientes com estenose induzida por radiação ou maligna estão em maior risco de perfuração. Para minimizar esse risco, a chamada regra dos três se aplica – ou seja, não mais do que três dilatadores sequenciais serão utilizados por sessão. O objetivo da dilatação esofágica é a obtenção de um diâmetro objetivo superior a 15 mm. Aproximadamente 90% dos pacientes nos quais o esôfago foi dilatado para 15 mm não apresentaram recorrência em 24 meses.[57]

As estenoses esofágicas refratárias são definidas pela falta de resposta a duas ou mais dilatações. As causas para a estenose refratária incluem injúrias contínuas de comprimidos ou anti-inflamatórios não esteroidais (ver a discussão de lesão induzida por fármaco abaixo), refluxo ácido descontrolado e diâmetro inadequado de lúmen alcançado por dilatações. IBPs são superiores aos bloqueadores H_2 na prevenção da recorrência de estenoses relacionadas com o ácido.[58] O tratamento das estenoses refratárias inclui eliminação de agentes agressores (fármacos e ácido) e dilatação suave para 15 mm. A injeção intralesional de esteroides antes de dilatação é segura e provavelmente eficaz para estenoses refratárias. A cirurgia é extremamente rara para doença benigna, mas pode ser considerada em estenoses que não respondem ao tratamento médico agressivo e à dilatação.

ANÉIS E MEMBRANAS

Os anéis e membranas de esôfago são achados comuns em endoscopia digestiva alta e muitos são assintomáticos. No entanto, alguns pacientes experimentam sintomas significativos dessas anormalidades estruturais. Os sintomas incluem disfagia intermitente para comida sólida, aspiração e regurgitação. Embora os termos *anel esofágico* e *membrana esofágica* sejam utilizados indiferentemente, as diferenças sutis definem cada um deles. Os anéis são circunferenciais, podem consistir de mucosa ou do músculo e ocorrem mais comumente no esôfago distal.[4] As membranas esofágicas ocupam apenas uma parte da luz esofágica, são sempre de mucosa e geralmente estão localizadas no esôfago proximal.

As membranas esofágicas podem ser encontradas em até 5% de indivíduos assintomáticos.[59] Quando sintomática, elas geralmente causam disfagia. Uma associação entre membrana esofágica e deficiência de ferro foi observada pelos gastrenterologistas Plummer e Vinson nos Estados Unidos e pelos otorrinolaringologistas Paterson e Kelly no Reino Unido. Suas descrições dão o nome síndrome *Plummer-Vinson* ou *Paterson-Kelly* à tríade que consiste em membranas esofágicas proximais, anemia por deficiência de ferro e disfagia.[60,61] A radiografia de bário é o meio mais sensível para o diagnóstico de membranas de esôfago (Fig. 33-26). A visualização endoscópica também é possível e a membrana vai aparecer como uma lesão fina, excêntrica, com mucosa de aparência normal. Algumas membranas estão localizadas tão proximalmente que a passagem rotineira do endoscópio através do EES rompe a membrana antes de sua presença ser reconhecida. O tratamento de membranas esofágicas sintomáticas consiste de ruptura mecânica, que pode ser realizada com vela ou balões dilatadores.

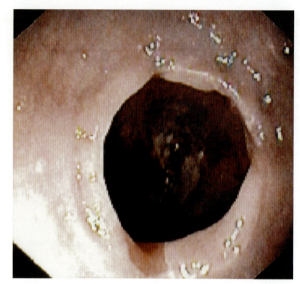

FIGURA 33-27. Visão endoscópica de um anel Schatzki. Note a redução significativa no lúmen esofágico.

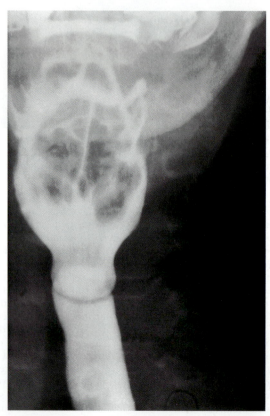

FIGURA 33-26. Membrana esofágica proximal em estudo de deglutição com bário em um paciente com síndrome de Plummer-Vinson.

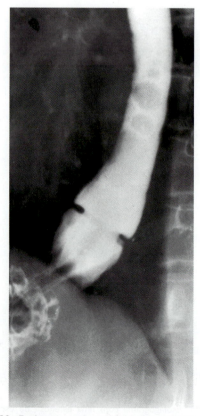

FIGURA 33-28. Esofagograma do anel Schatzki no mesmo paciente mostrado na Fig. 33-27.

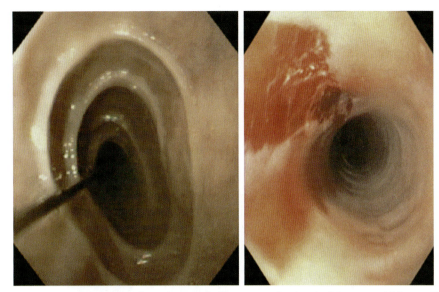

FIGURA 33-29. Visualizações endoscópicas do esôfago de um homem de 25 anos, com história de disfagia grave há 3 anos. *Esquerda*, múltiplos anéis são aparentes, consistente com o "esôfago anelado". *Direita*, após dilatação com vela, uma laceração de mucosa profunda é evidente; essa é uma complicação comum após a dilatação de esôfago anelado.

O *anel Schatzki*, também conhecido como um *anel B*, ocorre na JGE na margem distal do EEI e é a causa mais comum de disfagia intermitente para alimento sólido e de compactação de alimento (Figs. 33-27 e 33-28). A presença de sintomas depende do diâmetro luminal. Se o diâmetro do anel é inferior a 13 mm, o paciente apresenta sintomas; se o diâmetro é superior a 20 mm, o paciente quase não apresenta sintomas.[62] Para diâmetros entre 13 e 20 mm, que representam a maioria dos anéis Schatzki, os sintomas são variáveis. A patogênese de anéis de esôfago é controversa. Alguns acreditam que os anéis são lesões congênitas e outros suspeitam de um papel para a RDGE.[63-65] O teste mais sensível para detectar um anel Schatzki é o estudo da deglutição com bário, mas, com paciência e insuflação de ar, a maioria dos anéis também pode ser identificada na endoscopia. O tratamento é necessário apenas em pacientes sintomáticos, nos quais a dilatação mecânica por velas é normalmente usada. Sintomas recorrentes que necessitam de dilatação de repetição não são incomuns, e algumas autoridades recomendam a manutenção da terapia de supressão de ácido, dada a possível associação de um anel Schatzki com RDGE.

O segundo tipo de anel esofágico é o anel A, um anel muscular mais comumente detectado em estudo de deglutição com bário. Esse anel muscular esofágico inferior, que é raramente sintomático, ocorre na margem proximal do EEI aproximadamente 2 cm perto da junção escamocolunar.

ESOFAGITE EOSINOFÍLICA

Também conhecida como esôfago anelado, felino ou ondulado, a esofagite eosinofílica é uma causa cada vez mais reconhecida de disfagia e, muitas vezes, de impactação alimentar, especialmente em adultos jovens.[66] A condição muitas vezes consiste em achados endoscópicos de múltiplos anéis esofágicos em pacientes com disfagia (Fig. 33-29). A esofagite eosinofílica é caracterizada por eosinofilia esofágica de maior densidade do que a encontrada em refluxo ácido. A densidade de eosinófilos necessária para o diagnóstico de esofagite eosinofílica é geralmente mais do que 15 eosinófilos por campo de alta potência em ambas as biópsias esofágicas proximal e distal.[66] A esofagite eosinofílica é muitas vezes associada a outras doenças atópicas e alergias alimentares. Os pacientes também podem ter um forte histórico familiar de atopia.[67]

Dadas as limitações da história natural desconhecida de esofagite eosinofílica e a falta de consenso sobre o objetivo terapêutico, certo número de terapias médicas, dietéticas e endoscópicas são relatadas. Os estudos atuais não suportam um papel significativo da DRGE na maioria dos pacientes com esofagite eosinofílica, mas o papel de supressão de ácido é claro. As opções de tratamento incluem a utilização de uma dieta de eliminação de seis alimentos,[68] de um inalador de dose calibrada de corticosteroides e dilatação esofágica.[66] Apesar dessas opções de tratamento, várias controvérsias existem quanto à estratégia de tratamento recomendada. Se o objetivo da terapia é a resolução dos sintomas ou da eosinofilia tecidual ou ambos ainda não está claro, e poucos dados estão disponíveis sobre a história natural da doença.

OUTROS TIPOS DE DOENÇAS ESOFÁGICAS

DOENÇA DO REFLUXO GASTRESOFÁGICO

A *doença do refluxo gastresofágico* (DRGE) é definida como sintomas crônicos ou lesão da mucosa secundária ao refluxo anormal do conteúdo gástrico para o esôfago. A *esofagite de refluxo*[69] refere-se a um distúrbio num subgrupo de pacientes com DRGE que consiste de alterações características da mucosa esofágica demonstrada histopatologicamente. A *doença do refluxo não erosiva* é a presença de sintomas típicos da DRGE em um paciente sem achados endoscópicos de erosão do esôfago. No espectro de DRGE, doença do refluxo não erosiva é responsável por aproximadamente 50% dos casos, a esofagite de refluxo por 30 a 40% e EB por 10 a 20%.[70]

A DRGE ocorre quando a barreira antirrefluxo normal entre o estômago e o esôfago está danificada, quer transiente ou permanentemente. Portanto, defeitos na barreira gastresofágica – como incompetência do EEI, relaxamento transitório do EEI (RTEEI) e hérnia hiatal – são os principais fatores envolvidos no desenvolvimento da DRGE.[71] RTEEIs são curtos relaxamentos do EEI que não ocorrem em resposta a deglutição, e estudos demonstraram que RTEEI é o mecanismo primário para o refluxo gastresofágico em indivíduos normais e em pacientes com DRGE leve. Por outro lado, aqueles com DRGE grave e complicações são mais propensos a ter uma alteração estrutural permanente, tais como baixa pressão do EEI ou uma grande hérnia hiatal.[72] Esvaziamento gástrico retardado também pode ser um fator contribuinte para o desenvolvimento de DRGE. Os sintomas se desenvolvem quando os fatores ofensivos do conteúdo gastroduodenal – tais como ácido, pepsina, tripsina e ácidos biliares – superam várias linhas de

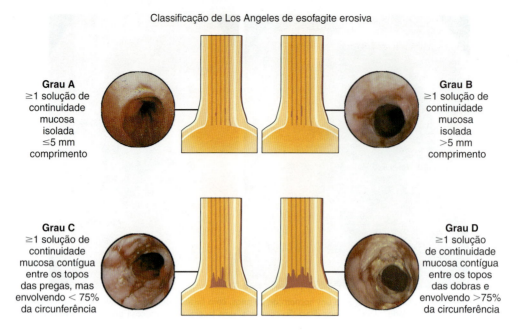

FIGURA 33-30. Classificação de Los Angeles de esofagite erosiva. Note que as soluções de continuidade mucosas são necessárias para o diagnóstico de esofagite. Achados sutis, tais como eritema e edema da junção gastresofágica, não fazem parte deste sistema de classificação, porque eles não são específicos para a doença do refluxo gastresofágico.

defesa do esôfago, incluindo clareamento de ácido do esôfago e resistência da mucosa. À medida que mais componentes de defesa esofágica caem, a gravidade do refluxo aumenta.

Sintomas

O sintoma clássico da DRGE é azia, definida como um desconforto de queimação retroesternal e regurgitação ácida. O sintoma geralmente ocorre após as refeições e pode aumentar quando o paciente está deitado. Outros sintomas adicionais vistos em refluxo típico são disfagia, odinofagia e arrotos. Sintomas de DRGE atípicos incluem asma, dor no peito, tosse, laringite e erosões dentárias.

Diagnóstico

Não existe padrão-ouro de diagnóstico para a detecção de DRGE. Os sintomas clássicos de regurgitação ácida e azia são específicos, mas não sensíveis para o diagnóstico, conforme determinado pela pHmetria de 24 horas anormal. Por isso, é razoável considerar uma tentativa empírica inicial de terapia antissecretora em um paciente com sintomas clássicos de DRGE na ausência de sinais de alarme como disfagia, odinofagia, perda de peso, dor no peito e asfixia. Mais testes diagnósticos devem ser considerados se o paciente não responder a um curso empírico de terapia antissecretora ou se sinais de alarme estão presentes.

A endoscopia é a técnica de escolha para avaliar a mucosa em pacientes com sintomas de DRGE. A esofagite de refluxo ocorre quando erosões ou ulcerações estão presentes na junção escamo-colunar (Fig. 33-4). Muitos sistemas de classificação podem caracterizar a gravidade da esofagite, sendo o mais comum a classificação de Los Angeles (Fig. 33-30).[73] A presença de esofagite e o achado de EB são diagnósticos de DRGE. Embora pHmetria ambulatorial de 24 horas tenha sido por um bom tempo considerada o padrão-ouro para o diagnóstico de DRGE, esse teste tem limitações que permanecem subvalorizadas. Os resultados são normais em 25% dos pacientes com esofagite erosiva e em aproximadamente 33% dos pacientes com doença de refluxo não erosiva.[74] No entanto, a monitorização do pH de 24 horas pode ser útil para quantificar a exposição ácida do esôfago e permite a correlação de sintomas com eventos de refluxo. Dada a falta de um teste padrão de confiança, a resposta clínica à supressão ácida é uma boa indicação de que os sintomas de um paciente podem ser devido a DRGE.

Tratamento

Os objetivos do tratamento em DRGE são para aliviar os sintomas, curar a esofagite, prevenir a recorrência dos sintomas e evitar complicações. Uma variedade de modificações do estilo de vida é recomendada para o tratamento de DRGE. Essas incluem evitar alimentos precipitantes de refluxo (alimentos gordurosos, álcool, cafeína), evitar posição deitada durante 3 horas após uma refeição, elevar a cabeceira da cama, interromper o tabagismo e perder peso.[75] No entanto, embora essas medidas façam sentido fisiologicamente, poucos dados estão disponíveis na literatura para apoiá-las. Além disso, com a disponibilidade de agentes supressores de ácido potentes, a modificação da dieta como terapia primária para a DRGE já não é excessivamente enfatizada.

Antiácidos e ácido algínico podem proporcionar alívio temporário da azia episódica. Apesar da ampla utilização desses produtos vendidos sem receita médica, surpreendentemente poucos dados estão disponíveis sobre a sua utilidade para a cura de esofagite de refluxo ou para o manejo a longo prazo dos sintomas de DRGE. O sucralfato, um sal de metal complexo de sacarose sulfatada, é um medicamento excepcionalmente seguro que tem alguma eficácia demonstrada no tratamento da esofagite de refluxo leve. Poucos dados estão disponíveis sobre a utilização de sucralfato em DRGE, no entanto o fármaco nunca alcançou popularidade como uma terapia antirrefluxo.

A terapia de rotina para DRGE é a administração de agentes que diminuem a secreção de ácido gástrico e, assim, reduzem a exposição esofágica ao ácido. Antagonistas do receptor de histamina (H_2) em doses divididas atingem o alívio completo dos sintomas em aproximadamente 60% dos pacientes e cura a esofagite em cerca de 50%. Os bloqueadores H_2 são mais úteis em pacientes com DRGE de gravidade leve a moderada, nos quais as maiores taxas de cura podem ser antecipadas. No entanto, as taxas de cura com esses agentes são baixas em pacientes que apresentam esofagite de refluxo grave. Altas doses de bloqueadores de H_2, até oito vezes a dose convencional, têm sido utilizadas eficazmente para tratar a esofagite, em casos graves de DRGE, mas essa abordagem não é normalmente recomendada. Alguns dados documentam a eficácia a longo prazo de bloqueadores H_2 utilizados em qualquer dose, e a tolerância aos efeitos antissecretores desses agentes se desenvolve em muitos pacientes. Para pacientes com DRGE grave, a maioria das autoridades prescreve IBP, em vez de alta dose de terapia bloqueadora H_2.

IBPs são superiores aos bloqueadores H_2, na cura de esofagite erosiva e no alívio dos sintomas, e as taxas de cura se aproximam de 90%.[76] Para a maioria dos pacientes, a DRGE é uma doença crônica recidivante com recorrência quase universal dos sintomas após a suspensão do tratamento; assim, requer terapia de manutenção em muitos pacientes. A terapia a longo prazo com o IBP, o que mantém a remissão em 80% dos pacientes, é superior com bloqueadores de H_2, que só alcançam taxa de remissão de 50%.[77] Na prática clínica, a terapia *step-down* é recomendada em doentes nos quais se suspeita de DRGE: os pacientes são tratados inicialmente com IBP, e, uma vez que a resposta clínica é conhecida, os pacientes são tratados com bloqueadores H_2 ou IBP, conforme a necessidade.

A cirurgia antirrefluxo, agora executada primariamente pela via laparoscópica, continua a ser uma opção para pacientes cuidadosamente selecionados com DRGE bem documentado.[78] O candidato ideal é o paciente com sintomas típicos que respondem completamente à terapia antissecretora. Os pacientes que optam por cirurgia normalmente têm preocupações sobre o custo ou potenciais efeitos adversos associados com a terapia de longo prazo com IBP. Os pacientes com hérnias volumosas e sintomas predominantes de regurgitação também são bons candidatos. No entanto, em alguns pacientes, DRGE é refratária à supressão ácida com a terapia de dose elevada de IBP; qualquer consideração de cirurgia nesses pacientes deve ser feita com cautela e o clínico deve documentar a continuidade da evidência de exposição ácida esofágica ou de danos de esôfago apesar da terapia. Estudos com impedância/pHmetria em pacientes com DRGE refratária à terapia com IBP sugerem um possível benefício da cirurgia em pacientes com refluxo contínuo não ácido, porém, estudos controlados são necessários antes da cirurgia poder ser recomendada nesse grupo. Nesse momento, a cirurgia *não* é recomendada em pacientes com DRGE sem resposta aos IBPs que não apresentem nenhuma evidência de exposição ácida esofágica ou regurgitação não ácida.

Algum interesse tem sido demonstrado em terapia endoscópica para a DRGE.[79] Essas técnicas incluem sutura endoscópica, agentes injetáveis para aumentar o volume da JGE – como Enteryx, que foi retirado do mercado, e o sistema de reparação de refluxo Gatekeeper da Medtronic (Minneapolis, MN) – e a aplicação de energia de radiofrequência na JGE. Todos resultam em melhora da pressão do EEI; no entanto, a maioria dos estudos de terapia endoscópica tem apenas informações limitadas de acompanhamento em um número relativamente pequeno de pacientes; por conseguinte, a durabilidade desses dispositivos é desconhecida. Eventos adversos graves foram relatados com Enteryx, o que levou à retirada voluntária pelo fabricante em setembro de 2005 e à suspensão do programa clínico Gatekeeper no final de 2005. Uma série de outros procedimentos endoscópicos antirrefluxo está sob investigação. Pequenos estudos descrevem resultados promissores, mas a segurança e eficácia desses procedimentos não são ainda conhecidas, e o seu papel no tratamento de DRGE não é claro.

DOENÇA DO REFLUXO GASTRESOFÁGICO EXTRAESOFÁGICA

A DRGE pode se manifestar com outros sintomas além de azia e regurgitação. Esses incluem asma, dor no peito, tosse crônica, laringite e erosões dentárias. Embora a relação entre cada sintoma atípico e DRGE varie, alguns temas são comuns. Além da ausência de sintomas clássicos de azia e regurgitação, esofagite ou EB normalmente não estão presentes. Além disso, a resposta à terapia antirrefluxo em pacientes com tais sintomas é frequentemente menos previsível. Em geral, um teste empírico de terapia IBP duas

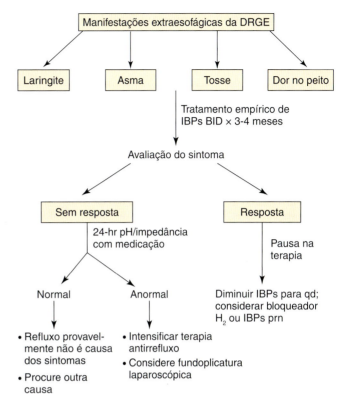

FIGURA 33-31. Algoritmo de tratamento para as manifestações extraesofágicas da doença do refluxo gastresofágico (DRGE). BID, duas vezes ao dia; PRN, conforme necessário; qd, uma vez por dia; IBPs, inibidores da bomba de prótons.

vezes por dia é indicado como tratamento inicial, porque não existe um padrão de diagnóstico definitivo para a DRGE. Se o tratamento falhar, investigação completa com pHmetria ambulatorial é recomendada para garantir que a terapia médica tenha sido suficientemente intensiva (Fig. 33-31). O diagnóstico da DRGE pode ser confirmado somente quando o sintoma é aliviado de forma consistente com a terapia específica antirrefluxo.

Laringite

Um crescente corpo de evidências sugere que a DRGE causa sinais e sintomas laríngeos. Isso é muitas vezes referido como *laringite de refluxo* ou *refluxo laringo-faríngeo*. De fato, estima-se que 4 a 10% dos pacientes que chegam ao otorrinolaringologista o façam por causa de sintomas em parte relacionados com a DRGE.[80] Os sintomas da laringite de refluxo incluem rouquidão, pigarro, disfagia, aumento da expectoração e sensação de globus.

A DRGE pode ser responsável por causar alterações laríngeas significativas que incluem eritema, edema, ulcerações faríngeas, nódulos nas cordas vocais e pólipos, granulomas, até mesmo leucoplasia e câncer. Embora alguns autores acreditem que esses sinais laríngeos são específicos para os problemas relacionados com o ácido, outros sugerem que essas alterações podem também ser secundárias ao tabagismo, uso excessivo de álcool, alergias, asma, doenças virais ou o abuso de voz. Um estudo investigou a prevalência basal de sinais laríngeos em 105 indivíduos saudáveis sem queixas de refluxo ou de laringe; a maioria desses indivíduos normais (87%) apresentava pelo menos um achado anormal na laringe.[81] Os três achados laríngeos mais comuns foram espessamento interaritenóideo, eritema de parede medial de aritenoide e aparência pavimentada (*cobblestone*) da parede posterior da faringe, todos os quais tinham sido previamente considerados patognomônicos para a DRGE. É importante ressaltar que esses sinais em indivíduos saudáveis foram associados a presença de outros agentes irritantes de ouvido, nariz e garganta, que incluíam

PARTE IV | LARINGOLOGIA E BRONCOESOFAGOLOGIA

congestão nasal crônica, gotejamento pós-nasal, uso de álcool e asma. Assim, esse estudo sugere o potencial de superdiagnosticar DRGE por causa da pouca especificidade de alguns dos sinais laríngeos atualmente designados da doença.

Apesar de dados epidemiológicos convincentes, a controvérsia persiste sobre a prevalência de sinais e sintomas laríngeos relacionados à DRGE, em parte por causa da falta de consenso sobre a utilidade da pHmetria esofágica no diagnóstico da doença. Estudos têm mostrado claramente que a pHmetria de 24 horas pode não ser o teste perfeito para o diagnóstico de DRGE atípica. No geral, apenas 50% dos pacientes com sinais laringoscópicos de DRGE têm exposição anormal ácida esofágica independentemente do local da sonda de pH (esôfago distal ou proximal ou hipofaringe). Essa taxa baixa pode ser devido tanto ao excesso de diagnóstico de DRGE como a causa da doença de laringe ou pela falta de sensibilidade das sondas de pH no diagnóstico de doenças relacionadas ao ácido nesse grupo de pacientes. As sondas de pH esofágico distal e proximal apresentam na melhor das hipóteses 75 e 50% de sensibilidade, respectivamente, para a detecção de refluxo do ácido em um grupo de pacientes com doença de refluxo ácido clássica (isto é, azia, regurgitação de ácido e possível esofagite).[82] Por outro lado, os estudos que utilizaram sondas distal, proximal ou de hipofaringe em pacientes com afecção laríngea produziram dados contraditórios sobre a capacidade de prever a melhoria clínica com base em achados anormais para cada uma das sondas de pH.

Devido à resposta imprevisível à supressão ácida, não há protocolos atualmente aceitos como o tratamento com melhor custo-benefício de pacientes com DRGE e sinais laríngeos e sintomas. Bloqueadores H$_2$ normalmente produzem apenas melhorias leves a moderadas na melhor das hipóteses, enquanto os IBPs podem ser mais eficazes e devem ser a primeira linha de terapia em pacientes nos quais se suspeita que sinais e sintomas laríngeos estejam relacionados a refluxo.[83,84] Taxas de resposta clínica que variam de 60 a 98% foram relatadas com terapia médica. No entanto, não há consenso em relação a dosagem, frequência e duração da terapêutica nesse grupo de pacientes. Terapia agressiva inicial com IBP duas vezes ao dia seguida por diminuição para uma vez por dia em pacientes que apresentam resposta ao tratamento é a abordagem de tratamento atualmente recomendada (Fig. 33-31).

Os resultados negativos para a terapia de IBP obtidos por estudos controlados com placebo neste campo[85] refletem a falta de um padrão para a identificação de pacientes com uma verdadeira relação da DRGE na causa dos seus sinais e sintomas de laringe. No entanto, resultados de estudos abertos sugerem que IBPs podem ser mais eficazes do que bloqueadores H$_2$ e devem ser a primeira linha de terapia em pacientes com suspeita de sinais e sintomas da laringe relacionada ao refluxo.[86,87]

Asma

A associação entre asma e DRGE é clara: cerca de 70 a 80% dos pacientes com asma têm DRGE.[88-90] Os dois principais mecanismos fisiopatológicos propostos para a asma induzida pelo ácido são de que refluxo esofágico proximal leva a microaspiração/broncospasmo e um reflexo esôfago-brônquico vagal mediado resulta em broncospasmo.[91] Um paciente com asma de início na idade adulta, sem história familiar de asma ou atopia, e azia, especialmente se precede o aparecimento de asma, pode ter asma associada à DRGE. Da mesma forma, sibilância noturna e sibilância que é agravada por alimentação, exercício ou posição supina podem estar relacionadas à DRGE.[92] Tal como acontece com laringite, testes de diagnóstico com a pHmetria ambulatorial para a asma possivelmente relacionada à DRGE são controversos, especialmente porque broncospasmo vagal pode não estar associado com refluxo proximal. Os dados clínicos baseados em metanálise sugerem que o tratamento da DRGE em pacientes com asma geralmente melhora os sintomas respiratórios em 69% dos pacientes, o que reduz o uso de medicação para asma em 62%.[88,91] No entanto, as melhorias objetivas de testes de função pulmonar não foram consistentemente relatadas. Na prática clínica, a maioria dos pacientes com asma é tratada com IBP para suprimir DRGE e, eventualmente, ajudar com o controle da DRGE e os sintomas de asma.

Dor no Peito

A dor no peito não cardíaca tem sido um enigma clínico por décadas; os pacientes chegam à atenção médica com dor recorrente no peito retroesternal semelhante a angina, para o qual a investigação cardíaca é negativa. Dor no peito não cardíaca pode ter causa pulmonar, musculoesquelética ou esofágica, sendo o esôfago muitas vezes apontado como o culpado. A causa esofágica primária é DRGE, que é diagnosticada em 40 a 60% dos pacientes.[92] Uma vez que a doença cardíaca é descartada, o tratamento inicial de melhor custo-benefício é uma tentativa de 3 meses de IBP (Fig. 33-31). Um estudo relatou uma taxa de 92% de resposta, definida como melhoria de mais de 50% nos sintomas, em pacientes com dor torácica não cardíaca submetidos à terapia de IBP.[93] Outro estudo prospectivo controlado por placebo em 36 pacientes com dor torácica não cardíaca e DRGE demonstrou uma redução do escore de dor torácica em 81% do grupo tratado, em comparação com 44% no grupo placebo.[94] Endoscopia tem um papel limitado na dor torácica não cardíaca. A prevalência da esofagite erosiva em pacientes com dor no peito não cardíaca é inferior a 10%.[95] A endoscopia é indicada apenas se houver outros sintomas – tais como disfagia, odinofagia e perda de peso – e em pacientes com sintomas de refluxo crônico.

Tosse Crônica

A DRGE é a terceira causa mais comum – depois de gotejamento pós-nasal e asma – de *tosse crônica*, definida como tosse de duração superior a 3 meses, responsável por 21% dos casos de tosse crônica.[96] A fisiopatologia da tosse associada à DRGE inclui irritação do trato respiratório superior, com ou sem aspiração e estimulação de um reflexo de tosse esôfago-brônquico. Os pacientes com tosse crônica de DRGE têm resultados normais a radiografia de tórax; são não fumantes; não tomam medicamentos conhecidos por causar tosse, tais como inibidores da enzima conversora de angiotensina; e não tiveram resposta ao tratamento para a asma e gotejamento pós-nasal. Entre 43 e 75% dos pacientes com tosse associada à DRGE não apresentam sintomas típicos de refluxo.[96,97] A melhor avaliação inicial é uma tentativa de terapia com IBP, que deve ser mantida durante 3 meses, pois a tosse associada à DRGE pode levar esse tempo para se resolver (Fig. 33-31).[98] Não obstante às limitações observadas previamente, a pHmetria de 24 horas pode ser útil no tratamento de tosse relacionada à DRGE. Ela também permite correlação temporal entre os eventos de refluxo e tosse, embora um estudo recente tenha encontrado que pacientes não relatam a maioria de seus episódios de tosse durante o monitoramento ambulatorial do refluxo.[99] Em um estudo de pacientes com tosse crônica e os resultados anormais de testes de pH, apenas 35% tiveram alívio com supressão sustentada de ácido.[100]

Erosão Dentária

A *erosão dentária* é a perda da estrutura do dente secundária a uma causa química ao invés de uma causa bacteriana. Uma associação entre erosão dental e DRGE foi demonstrada, e, assim, erosões dentárias são consideradas uma expressão atípica de DRGE. A prevalência de erosões dentárias em pacientes com DRGE variou de 17 a 68%.[101] A fisiopatologia é simples: a exposição crônica a ácido pode levar à perda de esmalte e substância do dente. Essa complicação da DRGE é importante reconhecer, porque o tratamento pode limitar os danos. Além disso, o encaminhamento a um dentista pode levar a um diagnóstico e tratamento das lesões dentárias imediatos e instituição de tratamento odontológico preventivo.

Esôfago de Barret

O esôfago de Barrett (EB) é uma complicação potencialmente grave da DRGE de longa data. O EB está presente quando o

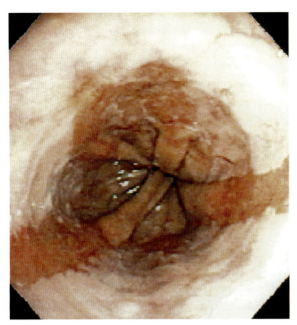

FIGURA 33-32. Esôfago de Barrett de segmento curto. "Línguas" de mucosa colunar vermelha se estendem menos de 3 cm acima da junção gastresofágica.

epitélio escamoso estratificado normal do esôfago distal é substituído por metaplasia intestinal colunar. É o resultado mais significativo de DRGE crônica e predispõe para o desenvolvimento de adenocarcinoma do esôfago.

O EB é suspeitado endoscopicamente quando a mucosa escamosa rosa pálida do esôfago distal é substituída por mucosa colunar rosa-salmão de diversos comprimentos (Figs. 33-32 e 33-33). No EB, a junção escamocolunar sofre deslocamento proximal a JGE e o diagnóstico é confirmado com a constatação através de biópsia de metaplasia intestinal, que é diferente da mucosa esofágica normal, revestida por mucosa escamosa estratificada (Figs. 33-34 e 33-35). A metaplasia intestinal é caracterizada por células caliciformes contendo mucina, que podem ser detectadas pela

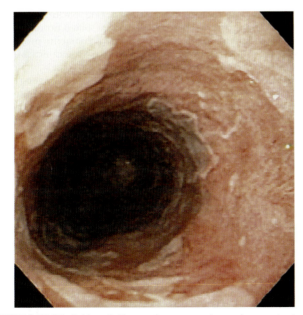

FIGURA 33-33. Esôfago de Barrett de segmento longo. A mucosa colunar se estende por mais de 3 cm acima da junção gastresofágica. Ilhas de mucosa escamosa normal estão presentes na metaplasia de Barrett.

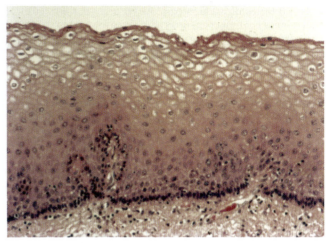

FIGURA 33-34. Aparência histológica do esôfago normal com epitélio escamoso estratificado.

coloração de rotina com hematoxilina e eosina ou acentuadas através da coloração azul de alcian. EB pode ser dividido em tipos de segmento curto e segmento longo (Figs. 33-32 e 33-33) de acordo com a metaplasia, se é mais longa ou mais curta do que 3 cm. É mais comum encontrar displasia e câncer em um paciente com Barrett longo, mas os pacientes com esôfago de Barrett de segmento curto também estão em maior risco.

Estima-se que 6 a 12% dos pacientes que se submetem a endoscopia para a DRGE apresentam EB,[102] e o risco é maior em homens brancos mais velhos. Infelizmente, a maioria dos casos de EB não é detectada na população em geral, e estima-se que, para cada caso conhecido, 20 casos não são identificados.[103] Embora não existam sintomas específicos relacionados com o EB, ele está claramente associado ao refluxo gastresofágico mais grave. Os pacientes com esse transtorno tendem a apresentar refluxo em uma idade mais jovem, têm uma longa duração dos sintomas de refluxo, são mais propensos a ter sintomas noturnos e hérnias de hiato e apresentam mais complicações da DRGE, como esofagite e estenoses. Alguns pacientes, entretanto, têm sensibilidade prejudicada ao ácido e os seus sintomas não são piores do que os da DRGE não complicada. Recomenda-se que pacientes com múltiplos fatores de risco associados com adenocarcinoma de esôfago – 50 anos ou mais, gênero masculino, raça branca, DRGE crônica, hérnia hiatal, índice de massa corporal elevado (IMC) e de distribuição intra-abdominal de gordura corporal – passem por uma triagem para EB.[104]

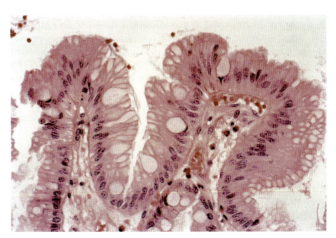

FIGURA 33-35. Aparência histológica de biópsia de esôfago distal, mostrando células caliciformes diagnósticas de metaplasia de Barrett.

Se EB for confirmado, o paciente vai necessitar de vigilância endoscópica contínua para detectar o desenvolvimento de displasia e adenocarcinoma. O risco anual de adenocarcinoma esofágico no EB é de cerca de 0,5%, embora tenha sido relatado num estudo recente ser tão baixo quanto 0,12%.[105,106] O objetivo da vigilância é detectar o câncer numa fase mais precoce e potencialmente curável. Vários estudos retrospectivos demonstram que, para os pacientes com EB em quem foi detectado adenocarcinoma em um programa de vigilância, o câncer foi detectado em um estádio mais precoce, e a sobrevida em 5 anos foi melhor do que para pacientes similares que não foram submetidos à vigilância de rotina.[107-109] As diretrizes atuais sugerem vigilância endoscópica com biópsias em quatro quadrantes com intervalos de 2 cm ao longo de todo o comprimento da zona afetada a cada 3 a 5 anos.[104] Uma atenção especial deve ser dada a todas e quaisquer anormalidades mucosas. Mesmo com esse protocolo extensivo de biópsia, o potencial de erro de amostragem está presente, porque a distribuição de displasias e câncer é variável. Vigilância endoscópica não deve ser realizada até que qualquer inflamação ativa da DRGE esteja controlada, porque os marcos são mais difíceis de identificar na presença de inflamação, e alterações reparativas tornam a interpretação de biópsias para a displasia difícil.

Biópsias de vigilância são examinadas para a presença e o grau de displasia, que devem ser classificados com base no consenso entre os especialistas em uma das seguintes categorias: 1) negativo para a displasia, 2) indefinido para a displasia, 3) displasia de baixo grau, 4) displasia de alto grau e 5) carcinoma.[110,111] Intervalos de vigilância para EB são baseados na presença e extensão da displasia, conforme descrito nas diretrizes atualizadas da American Gastroenterological Association.[104] Pacientes sem evidência de displasia podem ser seguidos a cada 3 a 5 anos. Aqueles com displasia de baixo grau devem ser seguidos a cada 6 a 12 meses. A história natural da displasia de baixo grau é variável, mas a variabilidade pode ser em parte devido à variabilidade interobservador no estabelecimento do diagnóstico. Em um estudo de pacientes com displasia de baixo grau que foram acompanhados por uma média de 26 meses, 28% evoluíram para displasia de alto grau ou adenocarcinoma, 62% tiveram regressão da displasia, e 12% continuaram a ter displasia de baixo grau.[112]

Displasia de alto grau é um achado preocupante que requer uma investigação mais aprofundada. Carcinoma insuspeito foi detectado em espécimes de esofagectomia em aproximadamente 40% dos pacientes com displasia de alto grau.[113] Por outro lado, a progressão para o adenocarcinoma pode levar muitos anos e não é inevitável. Estudos têm mostrado taxas variáveis de progressão para o câncer, tão elevadas quanto 59% em 5 anos e tão baixas quanto 20% em 7 anos.[114,115] Uma metanálise relatou um risco de progressão da displasia de alto grau para câncer de 6% por paciente por ano.[116] Tendo em conta esses fatos, o tratamento de escolha para displasia de alto grau é controverso. Além disso, é essencial que pelo menos outro patologista GI hábil confirme o diagnóstico de displasia.[104] A intervenção deve ser considerada, que pode envolver esofagectomia, terapia de erradicação endoscópica com ablação por radiofrequência, terapia fotodinâmica ou ressecção endoscópica da mucosa.[104] Ressecção endoscópica da mucosa é recomendada para pacientes com displasia no EB associada a uma irregularidade de mucosa, a fim de determinar o estádio TNM (tumor-nodo-metastase) da neoplasia.[104] A displasia de alto grau na ausência de terapia de erradicação deve ser seguida com uma vigilância intensiva em intervalos de 3 meses.[104]

NEOPLASIA

A neoplasia no esôfago é relativamente incomum, mas, quando presente, é tipicamente maligna. A American Cancer Society estimou que 17.990 novos casos de carcinoma de esôfago seriam diagnosticados nos Estados Unidos em 2013.[117] Os dois principais culpados são carcinoma epidermoide de esôfago e adenocarcinoma de esôfago. Mais da metade dos casos norte-americanos é

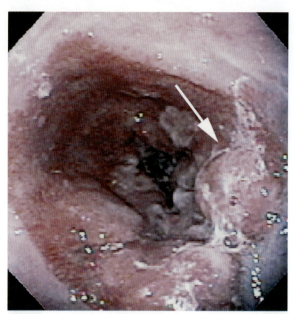

FIGURA 33-36. Adenocarcinoma de esôfago surgindo em esôfago de Barrett. A seta indica a massa nodular.

agora adenocarcinoma, que tem aumentado em frequência dramaticamente ao longo dos últimos 50 anos.

Embora as duas doenças malignas tenham apresentação e estadiamento semelhantes, seus padrões epidemiológicos são bastante diferentes. O carcinoma espinocelular (CEC) do esôfago normalmente é uma doença de homens afro-americanos e está associada a abuso de álcool e tabaco. Pacientes com história de lesão esofágica cáustica também estão claramente em maior risco. Outras condições que incluem acalasia, síndrome de Plummer-Vinson, tilose e uma história de CEC de cabeça e pescoço também podem conferir maior risco. Displasia do esôfago e CEC também têm sido associadas com o papilomavírus humano. Por outro lado, o adenocarcinoma é predominantemente uma doença de homens brancos e tem uma associação bem documentada com DRGE e EB, como discutido anteriormente.[118] O esôfago médio é o sítio mais comum de CEC, seguido pelo esôfago distal, e, em seguida, o esôfago proximal, enquanto o adenocarcinoma ocorre predominantemente no esôfago distal e na JGE (Fig. 33-36).

Os pacientes com neoplasia maligna de esôfago normalmente vêm ao atendimento médico com disfagia rapidamente progressiva para alimentos sólidos secundária à obstrução mecânica. Menos comumente, os pacientes podem apresentar odinofagia, deficiência de ferro ou rouquidão devido à lesão do nervo laríngeo recorrente. Até 75% dos pacientes apresentam perda de peso antes de procurarem avaliação. O CEC é uma neoplasia maligna agressiva localmente invasiva, e complicações relacionadas com a invasão local são comuns. Estas incluem fístulas traqueoesofágicas e lesão do nervo laríngeo recorrente com paralisia das cordas vocais. As metástases à distância ocorrem para o pulmão, fígado, osso e cérebro. Embora não sejam tão localmente invasivos, adenocarcinomas muitas vezes têm metástases linfáticas e para o fígado. A maioria dos pacientes tem doença avançada na visita inicial, porque o esôfago tem um rico suprimento linfático que se estende até a lâmina própria.

Uma vez que um tumor maligno tenha sido diagnosticado por endoscopia com biópsia, estadiamento rigoroso é utilizado para discernir a fase da doença no momento do diagnóstico, pois é o que determina as opções de tratamento e resultados. O estadiamento é realizado através de uma combinação de tomografia computadorizada (TC) e ultrassonografia endoscópica. TC pode identificar com precisão a doença metastática, mas a avaliação da profundidade da invasão é mais bem realizada por ultrassonografia endoscópica. O estadiamento é baseado na classificação de TNM

Quadro 33-3. ESTADIAMENTO TNM (TUMOR-NODO-MÉTASTASE) DE CÂNCER ESOFÁGICO
Tumor Primário (T)
TX: Tumor primário não pode ser avaliado
T0: Sem evidência de tumor primário
Tis: Carcinoma *in situ*
T1a: Tumor invade a lâmina própria
T1b: Tumor invade a submucosa
T2: Tumor invade a muscular da mucosa
T3: Tumor invade a adventícia
T4: Tumor invade estruturas adjacentes
Linfonodos Regionais (N)
NX: Linfonodos não podem ser avaliados
N0: Sem evidência de metástase no linfonodo
N1: Metástase no linfonodo
Metástase Distante (M)
MX: Metástase distante não pode ser avaliada
M0: Sem evidência de metástase distante
M1: Metástase distante

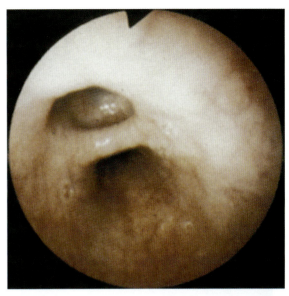

FIGURA 33-37. Divertículo de tração esofágico médio. O lúmen esofágico verdadeiro está localizado inferiormente. O divertículo de tração é o único divertículo verdadeiro que se forma no esôfago.

(Quadro 33-3). Os pacientes que têm doença em estádio inicial – ou seja, T1 ou T2, sem doença nodal ou metástase – podem ser tratados apenas com cirurgia. Os pacientes com doença mais avançada, como T3 ou N1, podem se beneficiar de quimioterapia e/ou irradiação neoadjuvante antes da ressecção cirúrgica. Aqueles com doença em estádio final recebem tratamento paliativo. Medidas paliativas endoscópicas incluem dilatação repetida, ablação com laser/terapia fotodinâmica, colocação de *stent* esofágico e colocação de tubo de gastrostomia endoscópica percutânea.

Na maioria das circunstâncias, o câncer de esôfago é identificado em um estádio incurável tardio. A sobrevivência é dependente do estádio. Espera-se que, com o aumento de rastreio e vigilância para EB em pacientes com DRGE, adenocarcinoma possa ser detectado numa fase mais precoce e potencialmente curável.

DIVERTÍCULO ESOFÁGICO

Um *divertículo esofágico* é um saco que sobressai da parede do esôfago. Tal como no resto do trato GI, um verdadeiro divertículo é aquele que contém todas as camadas da parede; um falso divertículo contém mucosa e submucosa que foram herniadas através da parede muscular. Divertículos esofágicos são mais praticamente classificados anatomicamente em quatro categorias a seguir: 1) divertículos Zenker, 2) divertículos esofágicos médios, 3) divertículos epifrênicos e 4) pseudodiverticulose intramural.

O divertículo de Zenker, descrito pela primeira vez em 1877, muitas vezes é referido como um *divertículo esofágico*. No entanto, situa-se proximal ao esôfago, acima do EES, e deve ser considerado um *divertículo hipofaríngeo*. Acredita-se que divertículos de Zenker se formem como um resultado de uma área de fraqueza, o triângulo Killian, que existe entre o esfíncter cricofaríngeo e o músculo constritor inferior da faringe. A anomalia primária que conduz ao desenvolvimento de divertículos é relaxamento incompleto do EES. Uma associação entre o divertículo de Zenker e refluxo tem sido sugerida, mas não confirmada. Os sintomas típicos incluem disfagia orofaríngea, regurgitação de alimentos não digeridos, halitose, tosse e pneumonia aspirativa. O estudo da deglutição com bário é um excelente teste para o diagnóstico de divertículo de Zenker. Muitos pequenos divertículos são assintomáticos, mas pacientes sintomáticos com grandes divertículos devem ser tratados. O tratamento clássico é uma ressecção cirúrgica aberta do divertículo com a divisão dos músculos cricofaríngeos.[119] Outra opção para divertículos extremamente grandes é diverticulopexia ou suspensão do divertículo em um sentido cranial.

Divertículos esofágicos médios são mais comumente assintomáticos e, como seu nome indica, ocorrem na porção média do esôfago (Fig. 33-37). Divertículos de tração se formam como resultado de tração externa da parede do esôfago por tecidos vizinhos inflamados ou fibróticos, como mediastinite tuberculosa adjacente.[120] Os divertículos de tração estão localizados no terço médio do esôfago. Os divertículos de tração do esôfago médio são os únicos divertículos verdadeiros no esôfago. Um segundo tipo de divertículo do esôfago médio é de pulsão, que resulta de forças internas aplicadas a uma porção da parede esofágica. Esses são muitas vezes relacionados com distúrbios de motilidade, e a sua patogênese é semelhante ao de Zenker e divertículos epifrênicos.

Divertículos epifrênicos, que estão localizados perto do hiato diafragmático, ocorrem no esôfago distal perto do EEI (Fig. 33-38). Esses divertículos são muitas vezes o resultado de uma desordem de motilidade, tais como acalasia ou espasmo esofágico

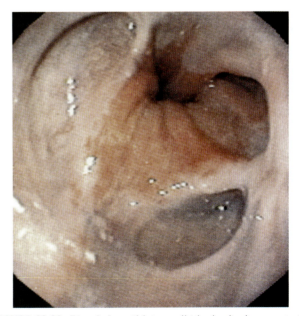

FIGURA 33-38. Divertículos epifrênicos múltiplos localizados em estreita proximidade com a junção gastresofágica. Estes divertículos estão fortemente associados com distúrbios de motilidade, tais como acalasia.

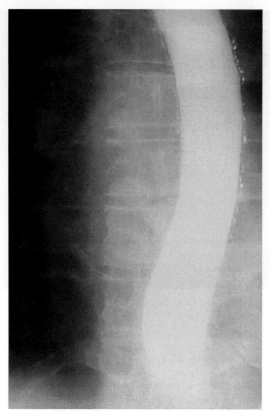

FIGURA 33-39. Pseudodiverticulose de esôfago. Várias pequenas protuberâncias podem ser vistas emanando do esôfago. Estes pseudodivertículos são, na verdade, glândulas submucosas dilatadas.

difuso.[121,122] É imperativo obter estudos manométricos em pacientes com divertículo epifrênico para descartar problemas de motilidade associada. A maioria dos divertículos é assintomática, mas, ocasionalmente, dor no peito ou regurgitação podem ser sintomas proeminentes. O tratamento consiste no manejo do distúrbio de motilidade subjacente e, para divertículos sintomáticos, diverticulotomia com ou sem miotomia.

Pseudodivertículo intramural esofágico são múltiplas pequenas bolsas aparentes no estudo da deglutição com bário ou endoscopia (Fig. 33-39). Essas bolsas raras não são divertículos, mas glândulas submucosas dilatadas. A etiologia não está clara, mas eles estão associados com refluxo ácido, estenoses esofágicas e câncer de esôfago.

CORPO ESTRANHO

Os corpos estranhos no trato gastrintestinal são um problema clínico comum. A ingestão de um corpo estranho, acidental ou intencional, é comum em pacientes pediátricos, pacientes psiquiátricos e prisioneiros. Pacientes idosos com dentaduras soltas também representam um risco único. Os princípios de tratamento são baseados na natureza do corpo estranho ingerido e na sua localização dentro do trato GI. O esôfago é um dos locais de corpos estranhos para os quais é frequentemente necessário intervir. Alterações subjacentes no lúmen do esôfago desempenham um papel importante no risco de que um objeto engolido pode ficar alojado. O esôfago tem várias áreas de estreitamento fisiológico, onde um corpo estranho pode tornar-se impactado: o EES, o nível do arco aórtico e o hiato diafragmático/EEI. A chave para o manejo de corpos estranhos é a compreensão de que diferentes corpos estranhos exigem diferentes intervenções; por conseguinte, é importante distinguir um verdadeiro corpo estranho a partir de uma impactação alimentar.

As impactações por alimentos tendem a ocorrer em adultos com anormalidades estruturais benignas do esôfago. Os pacientes geralmente vêm ao atendimento médico com o aparecimento súbito de disfagia após engolir um grande pedaço de carne, cachorro-quente ou pão. Os pacientes podem queixar-se de dores no peito e dificuldade para engolir a sua própria saliva e normalmente têm uma história de disfagia intermitente para comida sólida. A conduta na suspeita de impactação alimentar inclui a obtenção de radiografias de tórax anteroposterior e lateral para avaliar para o ar livre e procurar por ossos do bolo alimentar. A terapia primária para impactação alimentar é a pronta endoscopia. Se o paciente for capaz de controlar a sua própria saliva e estiver confortável, endoscopia pode ser realizada como um procedimento não urgente, mas de preferência no prazo de 12 horas.[123,124] Não há necessidade de estudos de bário, exceto para confirmar desimpactação. A remoção endoscópica de alimentos impactados pode ser um processo difícil, porque, geralmente, alguma digestão tomou lugar, e a comida impactada pode não ser facilmente removida na sua totalidade. Embora empurrar de forma cega com o endoscópio seja desencorajado, o bolo alimentar passa muitas vezes com um empurrão suave do endoscópio. Se o endoscópio pode ser manobrado em torno da impactação e a permeabilidade luminal é confirmada, é razoável tentar mais uma vez empurrar o bolo para dentro do estômago. Se o bolo não pode ser empurrado para dentro do estômago com segurança, deve ser removido com o endoscópio. Isso pode requerer a extração fragmentada com a utilização de uma pinça de apreensão e múltiplas transposições do endoscópio. Outros equipamentos – incluindo armadilhas, redes e cestas – também podem ser usados sob visão direta. Devido à necessidade de várias transposições, e para proteger as vias aéreas, um *overtube* é frequentemente utilizado. Em alguns casos, uma vez que o bolo foi diminuído com uma pinça, passa para dentro do estômago com uma leve pressão.

Após a remoção do corpo estranho, o esôfago deve ser avaliado para a afecção subjacente, que está presente em aproximadamente 90% dos pacientes.[125,126] Pode ser difícil de avaliar, porque geralmente alguma inflamação, edema e eritema estão presentes. Se uma anormalidade estrutural benigna está presente, dilatação deve ser programada em uma data posterior. Se apenas alteração inflamatória mínima estiver presente, a dilatação pode ser realizada com segurança na mesma sessão.

Corpos estranhos verdadeiros são classificados de acordo com suas características físicas: pequeno e contundente, afiado ou pontiagudo, ou longo. Radiografias simples de pescoço, tórax e abdome são essenciais para avaliar perfuração e para tentar localizar um corpo estranho. Qualquer corpo estranho no esôfago deve ser removido; caso contrário, necrose por pressão resultando em perfuração pode ocorrer. Objetos cortantes ou longos, que carregam um risco de perfuração de 15 a 35%, devem ser removidos independentemente da localização.[127] Por outro lado, a maioria dos pequenos objetos contundentes que passaram o esôfago também vai passar pelo restante do trato gastrintestinal sem incidentes.

Pequenos objetos contundentes, tais como moedas, podem se alojar em áreas de estreitamento fisiológico ou patológico, mesmo se forem menores do que o diâmetro do esôfago normal de 20 mm. Pequenos objetos podem ser removidos por via endoscópica do esôfago com uma variedade de pinças especializadas projetadas para extração de corpo estranho. Tal como acontece com impactação alimentar, um *overtube* é muitas vezes necessário para a proteção das vias aéreas. Nas crianças, o procedimento é geralmente realizado com a utilização de anestesia geral e a entubação endotraqueal para proteger as vias aéreas.

A presença de um corpo estranho afiado ou longo no esôfago é uma emergência, enquanto a presença de um corpo estranho que passou para o estômago pode ser abordada urgentemente. Em qualquer tentativa de remover um corpo estranho afiado por via endoscópica, o objeto deve ser agarrado a partir da sua ponta cega, com sua ponta afiada dirigida distalmente, para minimizar o risco de perfuração. Muitos objetos pontiagudos passam pelo

Quadro 33-4. MEDICAÇÕES QUE IMPLICAM ESOFAGITE INDUZIDA POR FÁRMACOS

Alendronato
Aspirina
Captopril
Clindamicina
Doxiciclina
Sulfato ferroso
Glicocorticoides
Medicamentos anti-inflamatórios não esteroidais
Contraceptivos orais
Fenitoína
Cloreto de potássio
Quinidina
Tetraciclina
Verapamil
Vitamina C

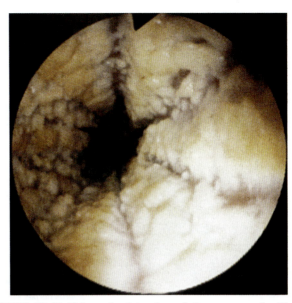

FIGURA 33-40. Visão endoscópica da esofagite grave por *Candida*. O lúmen de esôfago está obscurecido por placas espessas aderentes brancas-amareladas.

trato gastrintestinal sem dificuldade. Se o objeto não está ao alcance do endoscópio, o paciente deve ser monitorado de perto com radiografias, e a cirurgia deve ser considerada se perfuração, obstrução ou não progressão são evidentes.

LESÃO INDUZIDA POR FÁRMACOS

Lesão no esôfago induzida por fármacos é uma entidade subvalorizada. Estima-se que mais de 70 fármacos são capazes de prejudicar o esôfago.[128] Medicamentos comumente associados à lesão induzida por fármacos são comprimidos de cloreto de potássio, doxiciclina, quinidina, anti-inflamatórios não esteroidais, ferro e alendronato (Quadro 33-4). Os fármacos danificam o esôfago por vários mecanismos – como acidez, tamanho e tempo de contato com a mucosa esofágica –, e o espectro de lesão é de vasto, de esofagite aguda autolimitada a estenoses refratárias. Os locais típicos de lesão induzida por fármacos estão ao nível do arco aórtico e do esôfago distal, onde a anatomia estreita. A maioria dos pacientes com lesão esofágica induzida por fármaco não tem outros problemas de esôfago, tais como restrições e distúrbios de motilidade. Eles normalmente procuram atendimento médico com dor no peito e odinofagia. Disfagia geralmente reflete uma estenose dentre as alterações inflamatórias. Em um paciente com sintomas, o diagnóstico é muitas vezes feito por endoscopia. Alterações na mucosa encontradas na endoscopia também podem variar amplamente; incluem formação de úlcera, placas que se assemelham a infecção por cândida e estenoses. O manejo pode ser difícil e envolve dilatações repetidas para estenoses e evitar o agente agressor. Para prevenir mais danos, todos os medicamentos devem ser tomados na forma líquida e com fluidos suficientes, e o paciente deve permanecer em pé por 15 a 30 minutos depois de engolir comprimidos. Os sintomas e achados endoscópicos geralmente desaparecem dentro de algumas semanas após os pacientes pararem de tomar o comprimido que causou o problema.[128]

ESOFAGITE INFECCIOSA

A esofagite infecciosa é comum, especialmente em hospedeiros imunossuprimidos, tais como pacientes com HIV, pessoas com transplantes e aqueles submetidos a quimioterapia. O sintoma cardinal da esofagite infecciosa é a odinofagia. No entanto, os pacientes imunodeficientes podem apresentar uma variedade de sintomas que incluem azia, náuseas, febre e hemorragia. As três causas mais comuns de esofagite infecciosa são *Candida albicans*, citomegalovírus (CMV) e vírus do herpes simplex (HSV).

A *C. albicans*, normalmente encontrada na microbiota oral, é a causa mais comum de esofagite infecciosa em hospedeiros imunocomprometidos, incluindo aqueles com diabetes melito, alcoolismo e os utilizadores de glicocorticoides, em adição aos mencionados anteriormente.[129] Outros fatores predisponentes são idade avançada, hipocloridria e desordens de motilidade. Afta oral é um achado diagnóstico útil, porque 75% dos pacientes com sintomas de esôfago também têm esofagite por cândida.[51,130] Muitos pacientes de risco são tratados empiricamente com medicamentos antifúngicos, mas um diagnóstico definitivo é feito por endoscopia com biópsia e escovado. O achado endoscópico clássico consiste de placas aderentes brancas a amarelas pálidas (Fig. 33-40). Deve notar-se que esse aspecto não é patognomônico para *Candida*, porque pode ocorrer com qualquer causa de esofagite; no entanto, o exame dos escovados das placas revela hifas e brotos de levedura na presença de *Candida*. O tratamento consiste em terapia antifúngica, mais comumente com fluconazol, 100 a 200 mg por dia durante 10 a 14 dias. Em pacientes com deficiências imunológicas discretas, os antifúngicos tópicos clotrimazol e nistatina são alternativas razoáveis.

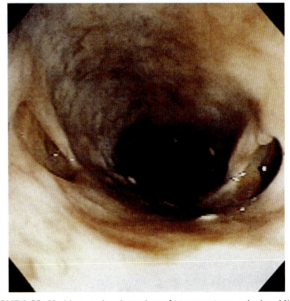

FIGURA 33-41. Visão endoscópica da esofagite por citomegalovírus. Várias úlceras profundas estão presentes no esôfago médio. Amostras de biópsia devem ser coletadas a partir da base da úlcera para fazer o diagnóstico.

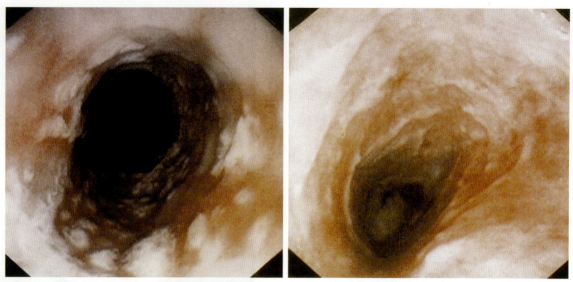

FIGURA 33-42. *Esquerda*, fase inicial da esofagite por vírus herpes simplex. Várias pequenas vesículas e ulceração ao redor. Amostras de biópsia devem ser coletadas a partir do epitélio escamoso na borda de uma úlcera para fazer o diagnóstico. *Direita*, fase tardia da esofagite por vírus herpes simplex. Vesículas se romperam formando grandes úlceras rasas. O esôfago é significativamente despido de epitélio escamoso.

Esses agentes são praticamente desprovidos de efeitos colaterais, mas requerem administração quatro ou cinco vezes por dia. Os pacientes que estão granulocitopênicos e mais severamente comprometidos podem necessitar de tratamento com anfotericina B para prevenir doença disseminada por *Candida*.

O CMV é outra causa comum de esofagite. Esse vírus infecta os fibroblastos e as células endoteliais da submucosa em vez de o epitélio escamoso. Porque CMV pode ser uma infecção mais sistêmica, os pacientes muitas vezes vão à consulta médica com vários sintomas gastrintestinais que incluem dor abdominal, náuseas e vômitos, além de dor ao engolir. Os achados endoscópicos típicos são erosões serpiginosas e úlceras, que podem coalescer e formar úlceras profundas e maiores (Fig. 33-41). Diagnóstico tecidual é necessário para confirmar a infecção, e quaisquer amostras de biópsia devem ser retiradas a partir das bases das úlceras, porque a infecção por CMV é subepitelial.[131] Os achados histológicos característicos de células infectadas por CMV são as inclusões intranucleares e citoplasmáticas e um halo em torno do núcleo. Tecido da base da úlcera também deve ser enviado para a cultura viral, que é mais sensível do que a histologia isolada. Tanto ganciclovir quanto foscarnet são opções de tratamento. A maioria dos pacientes imunocomprometidos

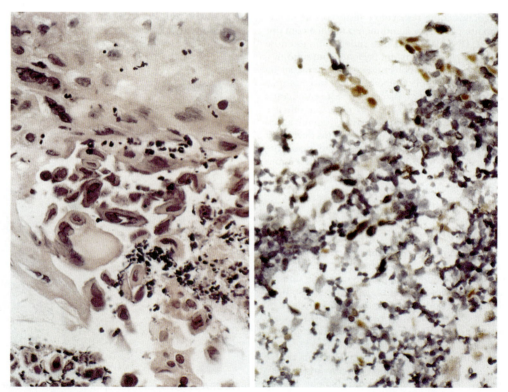

FIGURA 33-43. Aparência histológica da esofagite por vírus herpes simplex. Observe as células gigantes multinucleadas (*esquerda*) e corpos de inclusão intranucleares em vidro fosco (*direita*).

requer terapia de manutenção por várias semanas após um regime inicial de duas semanas com a dose completa.

A esofagite HSV ocorre em imunocompetentes e imunodeprimidos. Na maioria das vezes, essa é uma reativação de uma infecção viral latente, mas também pode ocorrer com infecção primária por HSV. O diagnóstico é mais bem feito por endoscopia, e achados iniciais característicos incluem vesículas esofágicas que se rompem para criar úlceras com bordas elevadas (Fig. 33-42). Ao contrário de CMV, HSV infecta células epiteliais; portanto, amostras de biópsia devem ser tomadas a partir das margens da úlcera, onde mucosa escamosa está presente. O exame histológico demonstra células gigantes multinucleadas e corpos de inclusão intranucleares em vidro-fosco (Fig. 33-43), mas a cultura viral é mais sensível para o diagnóstico. O tratamento consiste em aciclovir EV, 5 a 10 mg/kg a cada 8 horas, até que o paciente seja capaz de tolerar a terapia oral. A duração do tratamento deve ser de 7 a 10 dias.

Outros agentes infecciosos também podem causar esofagite, embora seja raro. Estes incluem HIV, vírus da varicela-zóster (herpesvírus humano 3), vírus Epstein-Barr, papilomavírus humano, difteria e várias bactérias, incluindo aquelas que causam a sífilis. De todos esses, o HIV é a causa mais comum de esofagite e pode levar à ulceração aftosa na ausência de quaisquer agentes patogênicos. Depois de outras etiologias infecciosas serem descartadas em pacientes com HIV, eles são tratados com prednisona com boa resposta.

LESÃO CÁUSTICA

A ingestão cáustica pode resultar em ferimentos graves para o esôfago e o estômago. A maioria das ingestões ocorre acidentalmente em crianças e o restante ocorre em adultos suicidas, psicóticos ou alcoólicos. Estima-se que mais de 5.000 ingestões cáusticas ocorram anualmente nos Estados Unidos e a incidência está aumentando.[132] Uma variedade de produtos químicos pode ser ingerida, mas alcalinos fortes e ácidos são mais suscetíveis de produzir lesões. Alcalinos fortes estão contidos em desintupidores e outros produtos de limpeza doméstica. A soda cáustica é um termo genérico para um alcalino forte, normalmente hidróxido de sódio ou de potássio, utilizado nesses agentes de limpeza. Lesão do esôfago é mais grave com substâncias alcalinas do que com substâncias ácidas,[133] porque materiais alcalinos produzem necrose de liquefação e resultam em lesão tecidual rápida e profunda. No estômago, a neutralização parcial do alcalino ingerido por ácido gástrico resulta em uma lesão mais limitada, e agentes ácidos produzem uma necrose de coagulação no esôfago que pode limitar a penetração e a lesão.

As características clínicas da ingestão cáustica variam amplamente. Sinais e sintomas iniciais muitas vezes não se correlacionam com a gravidade e extensão da lesão tecidual.[134] Os pacientes podem queixar-se de dor orofaríngea, retrosternal ou epigástrica; disfagia ou odinofagia; ou hipersalivação. Dor intensa e constante pode indicar perfuração do esôfago e mediastinite. Rouquidão, estridor e dificuldades respiratórias são incomuns, mas podem resultar de queimaduras da epiglote e laringe. Todos os pacientes

TABELA 33-2. Classificação das Lesões Cáusticas no Esôfago

Grau	Característica(s)
0	Normal
1	Edema de mucosa e eritema
2A	Úlceras superficiais, sangramento e exsudato
2B	Úlceras circunferencial ou focal profunda
3A	Necrose focal: úlceras profundas com coloração marrom, preta ou cinza
3B	Necrose extensiva
4	Perfuração

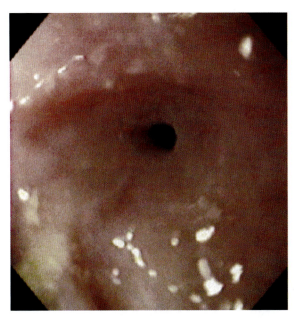

FIGURA 33-44. Estenose esofágica estreita resultante de ingestão cáustica.

devem ser examinados para a evidência de lesão de orofaringe e, se comprometimento da ventilação estiver presente, a entubação pode ser necessária. A ausência de queimaduras orofaríngeas não exclui a presença de lesão esofágica ou gástrica. Assim endoscopia digestiva alta deve ser efetuada durante as primeiras 24 a 48 horas após a ingestão, a fim de avaliar a extensão do dano esofágico e gástrico, o que vai estabelecer prognóstico e orientar a terapêutica. Um sistema de classificação de lesão esofágica para prever o resultado clínico subsequente tem sido desenvolvido (Tabela 33-2).[135]

Os pacientes com graus de lesão 1 e 2A apresentam um excelente prognóstico sem morbidade aguda ou formação de estenose crônica. Esses doentes podem iniciar dieta líquida e avançar para uma dieta regular em 1 a 2 dias. As estenoses desenvolvem-se em 70 a 100% dos pacientes com lesões grau 2B ou 3A. Grau 3B carrega uma taxa de mortalidade precoce de 65% e uma elevada necessidade de ressecção do esôfago. Apesar do mau prognóstico,

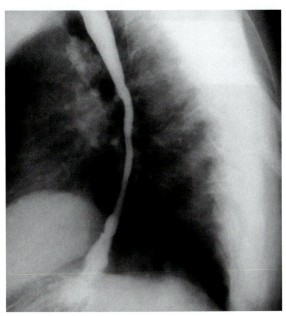

FIGURA 33-45. Esofagograma de bário da estenose mostrada na Fig. 33-44. A estenose se estende ao longo de todo o comprimento do esôfago.

nenhuma evidência sugere que a terapia médica, como antibióticos e esteroides, é de qualquer benefício. Observação intra-hospitalar para perfuração é recomendada. Se o paciente com lesão cáustica é capaz de engolir sem dor ou vômitos, líquidos podem ser iniciados depois de 48 horas.

Se as estenoses esofágicas se formam, elas exigem a dilatação do esôfago. Estenoses esofágicas geralmente estão localizadas onde agentes cáusticos se acumulam: no cricofaríngeo, no nível do arco aórtico e no EEI. Essas estenoses cáusticas tendem a ser maiores e mais estreitas do que estenoses benignas de outras causas (Figs. 33-44 e 33-45). Assim, eles são muitas vezes refratários a terapia de dilatação e têm uma maior taxa de complicações com dilatação. Na verdade, uma porção significativa (10 a 50%) pode necessitar de cirurgia devido à falta de resposta à dilatação.

A outra complicação tardia da lesão esofágica cáustica é CEC do esôfago. Estima-se que, após a lesão cáustica, o risco de CEC aumenta mais do que mil vezes.[136] O tempo médio para formação de câncer é de cerca de 40 anos após a ingestão, um fato que levou alguns grupos a sugerirem vigilância endoscópica para CEC em pacientes com história de ingestão cáustica.[137]

MANIFESTAÇÕES ESOFÁGICAS DE DOENÇAS SISTÊMICAS

Uma variedade de doenças sistêmicas pode afetar o esôfago. Doenças do tecido conjuntivo, diabetes melito, doenças da tireoide, amiloidose e doença de Behçet são as doenças sistêmicas mais comuns com envolvimento do esôfago. A gravidade e frequência dos sintomas esofágicos variam tanto dentro como entre essas diversas doenças sistêmicas.

A esclerodermia (ESC) tem inequivocamente envolvimento esofágico significativo. Envolvimento GI ocorre em 90% dos pacientes com ESC, e aproximadamente 50% desses doentes apresentam sintomas graves.[138] Pacientes com envolvimento do esôfago procuram atendimento médico com azia, regurgitação e disfagia. A ESC é caracterizada por vasculite de pequenos vasos e proliferação de tecido conjuntivo com fibrose de múltiplos órgãos. A fibrose afeta predominantemente músculo liso no trato GI e leva a alterações de motilidade. Em pacientes com ESC, há uma perda progressiva do peristaltismo no esôfago e ablação eventual da pressão do EEI. Esse processo produz os achados manométricos clássicos de aperistalse nos dois terços distais do esôfago e pressão de EEI muito baixa. Além disso, o esofagograma de bário tipicamente demonstra um esôfago dilatado, uma JGE distendida e refluxo livre para o esôfago proximal (Fig. 33-46). Por causa da ruptura da barreira antirrefluxo e da incapacidade para eliminar o refluxo a partir do esôfago, os pacientes com ESC são frequentemente afligidos com DRGE grave e complicada. As sequelas da DRGE grave são comuns: metaplasia de Barrett (até 37%), esofagite e estenoses (3 a 42%).[139-141] A disfagia pode resultar de peristaltismo prejudicado ou estenose péptica. O tratamento consiste na supressão agressiva de ácido, dilatações de estenoses e a vigilância do EB, se presente. Embora o controle da doença de base seja importante, até o momento, tem produzido resultados insatisfatórios.

O envolvimento esofágico pode ser uma manifestação menor em outras doenças do tecido conjuntivo, tais como a doença mista do tecido conjuntivo, miopatias inflamatórias, lúpus eritematoso sistêmico, artrite reumatoide e síndrome de Sjögren. As miopatias são distintas na medida em que afetam músculo estriado com disfunção resultante na orofaringe e esôfago proximal e disfagia orofaríngea. Outras doenças reumatológicas podem se manifestar como hipomotilidade e, raramente, disfagia.

Diabetes melito é uma doença comum, com potencial envolvimento de diversos órgãos do corpo, incluindo estômago e esôfago. Estudos demonstraram predominantemente diminuição da peristalse e do esvaziamento esofágico em pacientes diabéticos com sintomas esofágicos. Muitos pacientes com diabetes podem ter gastroparesia que resulta em sintomas secundários de DRGE. As alterações gástricas e esofágicas provavelmente têm uma base neurológica. O tratamento com agentes promotilidade foi tentado para pacientes sintomáticos, mas é em grande parte ineficaz para a dismotilidade esofágica, embora possa ajudar os pacientes com gastroparesia.

A doença de Behçet, uma doença inflamatória idiopática caracterizada por ulcerações aftosas orais e genitais recorrentes, raramente pode envolver o esôfago. Manifestações esofágicas incluem ulcerações, erosões, esofagite e perfuração. Quando o esôfago é envolvido, geralmente há também ulceração do intestino delgado ou do cólon, tornando essa desordem difícil de distinguir da doença de Crohn.

O hipotireoidismo é uma causa rara de disfagia. A manometria documentou diminuição da amplitude e velocidade do peristaltismo, que melhoram com a terapia de reposição da tireoide. Anormalidades manométricas esofágicas também podem ser vistas em até 60% dos pacientes com amiloidose.[142] Aperistalse, hipomotilidade, um relaxamento incompleto do EEI e diminuição da pressão do EEI foram todos relatados. Acredita-se que essa dismotilidade resulte de disfunção neurogênica em vez de deposição de amiloide na parede esofágica. Apesar desses achados manométricos comuns, os sintomas de esôfago são raramente proeminentes na amiloidose.

DOENÇAS CUTÂNEAS E O ESÔFAGO

Várias doenças dermatológicas foram associadas com envolvimento do esôfago. As mais importantes doenças dermatológicas que envolvem o esôfago são as doenças bolhosas de pele: epidermólise bolhosa, pênfigo bolhoso, pênfigo cicatricial e pênfigo vulgar. A epidermólise na verdade consiste de várias desordens caracterizadas pelo aparecimento de bolhas após trauma mínimo. A epidermólise bolhosa distrófica é uma doença hereditária com formas

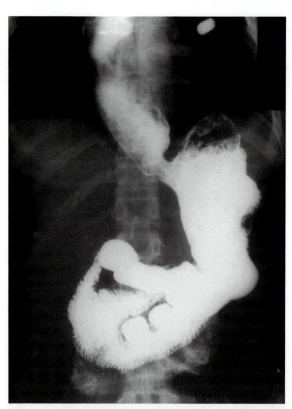

FIGURA 33-46. Uma visão de uma série radiográfica gastrintestinal superior em um paciente com esclerodermia. O esôfago está dilatado com uma junção gastresofágica distendida. Na imagem fluoroscópica, foi visualizado refluxo gastresofágico espontâneo.

autossômicas dominante e recessiva. Envolvimento do esôfago é mais comum na forma recessiva, com bolhas na pele, boca, esôfago e que se desenvolve durante a infância. Bolhas de esôfago resultam de trauma menor de alimentos e podem levar a disfagia grave e odinofagia. As lesões curam com fibrose, levando a constrição da boca e estenoses esofágicas, que podem potencialmente levar à desnutrição. A endoscopia é relativamente contraindicada, porque pode levar à formação de bolhas, mas pode ser necessária para a dilatação suave de estenoses. Alguns pacientes necessitam de ressecção do esôfago e substituição, enquanto outros precisam de nutrição parenteral ao longo da vida.

Penfigoide bolhoso é a mais comum das doenças bolhosas de pele. Os pacientes com este transtorno têm anticorpos contra a membrana basal, e exame histológico demonstra bolhas subepidérmicas. As lesões cutâneas consistem de placas pruriginosas que evoluem para bolhas. Envolvimento de esôfago é raro e consiste de bolhas. O uso de glicocorticoides é eficaz.

Penfigoide cicatricial é uma desordem bolhosa que envolve superfícies mucosas, com um mínimo ou a ausência de lesões cutâneas. Envolve o esôfago em menos de 5% dos casos, mas é menos responsivo ao tratamento do que o penfigoide bolhoso. Como essas bolhas curam também por fibrose, os achados endoscópicos não incluem apenas bolhas, mas também membranas e estenoses, geralmente no esôfago proximal. Apesar de esteroides poderem ser eficazes, dilatação da estenose é muitas vezes necessária. Tanto penfigoide bolhoso quanto penfigoide cicatricial podem predispor a carcinoma de esôfago.

Pênfigo vulgar é caracterizado pela formação de bolhas intraepidérmicas na pele e membranas mucosas. É uma doença autoimune caracterizada por anticorpos para a molécula de adesão celular desmogleína 3 no epitélio escamoso estratificado. O esôfago é frequentemente envolvido, juntamente com a boca, com bolhas e erosões. Uso de glicocorticoides é geralmente eficaz.

Líquen plano é uma doença caracterizada por pápulas da pele, das mucosas, hiperqueratose e erosões. Envolvimento de esôfago é incomum, mas pode se manifestar como estenoses e disfagia.

Para consultar a lista completa de referências, acesse www.expertconsult.com.

LEITURA SUGERIDA

Boeckxstaens GE, Annese V, des Varannes SB, et al: Pneumatic dilation versus laparoscopic Heller's myotomy for idiopathic achalasia. *N Engl J Med* 364(19):1807–1816, 2011.

Chiba N, De Gara CJ, Wilkinson JM, et al: Speed of healing and symptom relief in grade II to IV gastroesophageal reflux disease: a meta-analysis. *Gastroenterology* 112:1798–1810, 1997.

DeVault KR, Castell DO: Updated guidelines for the diagnosis and treatment of gastroesophageal reflux disease. *Am J Gastroenterol* 100(1):190–200, 2005.

Evans JA, Early DS, Fukami N, et al: The role of endoscopy in Barrett's esophagus and other premalignant conditions of the esophagus. *Gastrointest Endosc* 76(6):1087–1094, 2012.

Falk FW, Fennerty MB, Rothstein RI, American Gastroenterological Association Institute: American Gastroenterological Association Institute medical position statement on the use of endoscopic therapy for gastroesophageal reflux disease. *Gastroenterology* 131:1313–1314, 2006.

Hvid-Jensen F, Pedersen L, Drewes AM, et al: Incidence of adenocarcinoma among patients with Barrett's esophagus. *N Engl J Med* 365(15): 1375–1383, 2011.

Kahrilas PJ, Shaheen NJ, Vaezi MF, et al: American Gastroenterological Association Medical Position Statement on the management of gastroesophageal reflux disease. *Gastroenterology* 135(4):1383–1391, e1381–e1385, 2008.

Liacouras CA, Furuta GT, Hirano I, et al: Eosinophilic esophagitis: updated consensus recommendations for children and adults. *J Allergy Clin Immunol* 128:3–20, e6, 2011.

Orlando RC: Pathogenesis of gastroesophageal disease. *Gastroenterol Clin North Am* 31:S35–S44, 2002.

Qadeer MA, Phillips CO, Lopez AR, et al: Proton pump inhibitor therapy for suspected GERD-related chronic laryngitis: a meta-analysis of randomized controlled trials. *Am J Gastroenterol* 101:2646–2654, 2006.

Richter JE: Oesophageal motility disorders. *Lancet* 358:823–828, 2001.

Spechler SJ, Sharma P, Souza RF, et al: American Gastroenterological Association medical position statement on the management of Barrett's esophagus. *Gastroenterology* 140(3):1084–1091, 2011.

Vaezi MF, Richter JE: Diagnosis and management of achalasia. *Am J Gastroenterol* 12:3406–3413, 1999.\

PARTE V

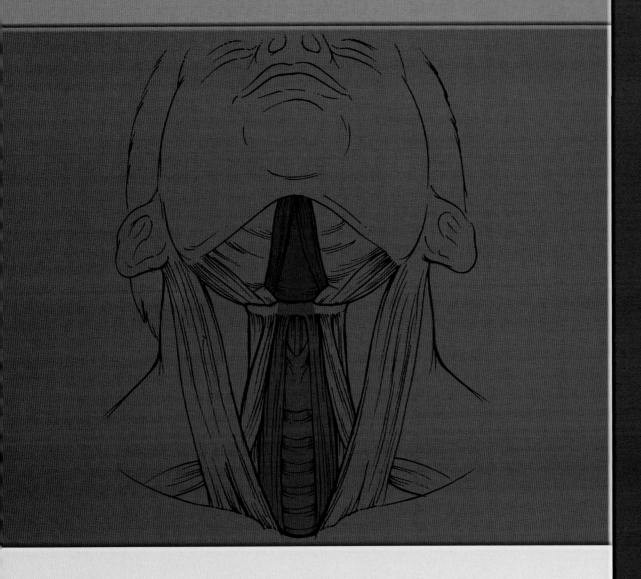

Cirurgia de Cabeça e Pescoço e Oncologia

V

SEÇÃO 1 ■ CONSIDERAÇÕES GERAIS

Epidemiologia do Papilomavírus Humano no Câncer de Cabeça e Pescoço

34

Carole Fakhry | Christine G. Gourin

Pontos-chave

- A infecção pelo papilomavírus humano (HPV) é uma doença sexualmente transmissível que está etiologicamente associada a um subgrupo crescente de carcinomas de células escamosas de cabeça e pescoço – a maioria com origem na orofaringe.

- Os pacientes com carcinoma de células escamosas (CCE) de orofaringe associado ao HPV são mais jovens, com tumor primário menor e acometimento dos linfonodos em estádio mais avançado.

- Pacientes com CCE de orofaringe associados ao HPV parecem apresentar melhores taxas de sobrevida quando comparados com os pacientes com tumores HPV negativo.

- Entre os pacientes com tumores HPV positivo, os grupos de maior risco para as piores taxas de sobrevida são os pacientes tabagistas (história de consumo > 10 maços/ano), aqueles com tumores primários T4 e aqueles com acometimento linfonodal N2b ou N3.

- Como os pacientes com tumores associados ao HPV apresentam melhores taxas de sobrevida, as estratégias de desintensificação do tratamento, cirúrgico e não cirúrgico, são ativas nos estudos clínicos para reduzir a morbidade do tratamento a longo prazo.

A infecção pelo papilomavírus humano (HPV) é uma doença sexualmente transmissível etiologicamente responsável pelo crescimento de um subgrupo de carcinomas de células escamosas de cabeça e pescoço (CCECP), a maioria com origem no tecido linfoide (lingual ou palatino) da orofaringe. O perfil dos carcinomas de células escamosas da orofaringe HPV positivos (CCEOF-HPV+) é distinto quanto a fatores de risco, características clínicas e demográficas e fatores prognósticos. As características epidemiológicas da infecção oral pelo HPV e dos CCEOF-HPV+, assim como as implicações prognósticas da presença do HPV no tumor, serão revistas neste capítulo.

EPIDEMIOLOGIA DA INFECÇÃO ORAL PELO PAPILOMAVÍRUS HUMANO

A infecção oral pelo HPV está fortemente associada ao CCEOF-HPV+.[1,2] Ela é detectada com enxaguantes bucais que rastreiam a cavidade oral e a orofaringe. Por convenção da literatura, tais infecções são referidas como infecções "orais" pelo HPV, mas a análise inclui tanto a cavidade oral quanto a orofaringe. A infecção oral por HPV remete à presença de DNA viral detectado no enxaguante bucal utilizando a *PCR* (*polymerase chain reaction*) com PGMY primers e genotipagem linear *array*.[3] Um estudo recente do National Health and Nutrition Examination Survey (NHANES), que representa a população civil não institucionalizada dos Estados Unidos, forneceu a maior estimativa da prevalência da infecção oral pelo HPV até o momento.[4] A infecção oral pelo HPV 16, responsável pela maioria dos casos de CCEOF-HPV+,[5] estava presente em 1% da população dos Estados Unidos e foi o tipo de infecção oral pelo HPV mais comumente detectado.[4] Qualquer infecção oral pelo HPV (incluindo os tipos de baixo risco, reconhecidos por não ter um potencial oncogênico, e os tipos de alto risco, que são carcinogênicos) foi mais comum. Cerca de 7% dos indivíduos avaliados (6,9%, intervalo de confiança de 95% [IC] de 5,7 a 8,3%) tinham infecção oral pelo HPV. Isso representa 15 milhões de homens e mulheres com infecção oral pelo HPV nos Estados Unidos (período de 2009-2010). As estimativas de prevalência parecem variar de acordo com a localização geográfica.[6]

A infecção oral pelo HPV é, pelo menos, duas vezes mais comum em homens do que em mulheres.[4,7-10] De fato, o NHANES, fornecedor dos maiores dados, em corte transversal, disponíveis até o momento, com métodos de detecção de padrão-ouro, revelou que os homens foram significativamente mais propensos a ter uma infecção oral pelo HPV em comparação com as mulheres, com uma razão de prevalência (RP) ajustada de 2,3 (IC 95%, 1,66 a 3,26).[4] A prevalência de infecção oral pelo HPV é 61% maior em negros não hispânicos do que em brancos (RP, 1,61; IC 95%, 1,01 a 2,57).[4] Tal fato condiz com análises anteriores, em que se verificou que a raça negra é significativamente associada à infecção oral pelo HPV.[9] A infecção oral pelo HPV apresenta uma distribuição etária peculiar bimodal, com um pico inicial de prevalência aos 30 anos e um segundo pico mais alto entre os 55 até os 64 anos.[5] Partindo da diferente distribuição entre os gêneros, a natureza bimodal de infecção oral pelo HPV é mais pronunciada entre os homens.

Assim como a maioria das viroses, a infecção oral pelo HPV também está fortemente associada à imunossupressão. O vírus da imunodeficiência humana (HIV), a diminuição da contagem de CD4[7,10,11] e os pacientes com imunossupressão iatrogênica (p. ex., receptores de transplantes)[12] apresentam um maior risco para a infecção oral pelo HPV.

A probabilidade de infecção oral pelo HPV aumenta de acordo com o aumento do tabagismo.[6-8] Isso acontece com um padrão

546 PARTE V | CIRURGIA DE CABEÇA E PESCOÇO E ONCOLOGIA

dose-resposta, de modo a probabilidade de infecção oral pelo HPV aumentar com o consumo atual de tabaco.[4] Vale salientar que esta associação entre intensidade do tabagismo e a infecção oral pelo HPV é mais forte para as mulheres do que para os homens.[4]

Sabendo que a infecção oral pelo HPV é uma doença sexualmente transmissível, não surpreende que a presença do HPV nessa região esteja bastante associada a comportamentos sexuais. A infecção oral pelo HPV está associada à prática de sexo oral, sexo vaginal, sexo anal, aumento de parceiros para sexo vaginal ou oral, beijos de língua profundos, iniciação sexual oral e vaginal precoce e a falta do uso do preservativo.[4,6-10,13,14]

Embora a relação entre cada um destes comportamentos sexuais tenha consistentemente demonstrado associação à infecção oral pelo HPV, eles também são reconhecidos por serem colineares e, portanto, a contribuição independente de cada comportamento é desconhecida.[5]

A história natural da infecção oral pelo HPV não tem sido exaustivamente investigada até o momento. Os dados iniciais de uma coorte multinacional em homens sugerem que a maioria das infecções sofre remissão no prazo de um ano, com uma duração média de infecção de cerca de sete meses (6,9 meses; IC 95%, 6,2 a 9,3).[15] A história natural da infecção oral pelo HPV parece diferir da infecção anogenital, embora mais pesquisas sejam necessárias para essa confirmação.[16,17] Os fatores associados à remissão e à persistência da infecção oral pelo HPV foram postulados e envolvem a imunidade local, o tabagismo, a imunossupressão sistêmica (p. ex., contagem de CD4), diferenças na incidência secundária à frequência de exposição e comportamentos sexuais.[15,17]

EPIDEMIOLOGIA DO CARCINOMA DE CÉLULAS ESCAMOSAS DE OROFARINGE ASSOCIADO AO PAPILOMAVÍRUS HUMANO

INCIDÊNCIA

O carcinoma de células escamosas de orofaringe associado ao HPV (CCEOF-HPV⁺) é responsável por 30% dos casos de câncer nos Estados Unidos.[17a] Embora a incidência global do carcinoma de células escamosas de cabeça e pescoço (CCECP) tenha diminuído nos Estados Unidos – redução atribuída a uma campanha bem-sucedida contra o tabagismo –, a incidência de CCEOF tem aumentado significativamente.[18] Tal fato parece estar relacionado com o aumento de CCEOF-HPV⁺, cuja incidência aumentou em 225% em períodos recentes.[18,19] A proporção de CCEOF que apresenta positividade para o HPV também aumentou no mesmo período.[19] A mudança no perfil epidemiológico pode ser explicada pelo aumento da prática do sexo oral, relacionada com a revolução sexual, mas outros fatores desconhecidos podem também contribuir para o aumento dos casos de CCEOF-HPV⁺.[20] A maioria dos casos ocorre em homens brancos não hispânicos.[21] Previsões recentes da Surveillance, Epidemiology and End Results sugerem que o CCEOF-HPV⁺ irá aumentar bastante nos Estados Unidos e que sua incidência em homens e mulheres será maior do que o câncer de colo uterino em mulheres.[19] A incidência desses casos é semelhante nos países economicamente desenvolvidos e, sobretudo, notáveis em homens jovens.[22] As diferenças geográficas do CCEOF-HPV⁺ parecem estar relacionadas com as práticas sexuais e o consumo de tabaco.

LOCALIZAÇÃO

A maioria dos casos de neoplasias malignas de cabeça e pescoço associadas ao HPV ocorre na orofaringe, especificamente nas amígdalas e na base da língua.[1,2,23] A prevalência de tumores HPV positivos em CCEOF é maior do que 60% nos Estados Unidos e parece estar aumentando.[19,24-28] Na verdade, a incidência de CCEOF-HPV⁺ nos Estados Unidos dobrou nos últimos anos e estima-se que ela deva ultrapassar a do câncer de colo uterino até 2020.[18,19] A prevalência de tumores HPV positivos em outros locais de cabeça e pescoço parece ser menor e variável; no entanto, ainda não se sabe se o significativo impacto prognóstico da presença do HPV no CCEOF aplica-se aos carcinomas de células escamosas (CCE) em outras localizações.[24-26,28-30] O HPV foi detectado em 6 a 20% dos casos de CCE de boca e em 20 a 30% dos CCE de laringe, trato nasossinusal e nasofaringe.[31,32]

Uma proporção substancial de tumores primários ocultos são, de fato, neoplasias malignas de orofaringe, das quais 90% apresentam positividade para o HPV.[33,34] Portanto, a presença do HPV em metástases cervicais pode ser utilizada para direcionar a investigação do tumor primário na orofaringe.[33,35,36]

CARACTERÍSTICAS CLÍNICAS

Os CCEOF-HPV⁺ tendem a se apresentar como tumores pequenos, em estádio linfonodal mais avançado,[2,26,30,37-41] de acordo com o estádio tardio da American Joint Committee on Cancer (AJCC).[30,42-44] Radiograficamente, os CCEOF-HPV⁺ podem apresentar linfonodos cervicais metastáticos com áreas císticas, às vezes diagnosticados erroneamente como cistos branquiais.[41,45-48] Conforme mencionado anteriormente, os casos de CCEOF-HPV⁺ também são mais propensos a apresentar tumores primários ocultos quando comparados com os tumores HPV negativos.[2,34] Na histopatologia, os casos de CCEOF-HPV⁺ são tumores não queratinizados com padrão basaloide,[38,39,49] bem diferenciados,[50] exibindo necrose central.[50]

CARACTERÍSTICAS DEMOGRÁFICAS

Os indivíduos com diagnóstico de CCEOF-HPV⁺ são significativamente mais jovens do que os pacientes HPV negativos, com uma diferença média de idade de aproximadamente 5 anos.[24,37,39,51-54] Esta diferença de idade contribui para um aumento da incidência de CCECP em pacientes mais jovens.[23,55] De modo semelhante às diferenças demográficas observadas na infecção pelo HPV oral, uma proporção significativamente maior de homens é diagnosticada com CCEOF-HPV⁺ com relação aos tumores HPV negativos.[23,53,56,57] Tal fato condiz com a mudança epidemiológica verificada nos Estados Unidos, que demonstra que a maior proporção de neoplasias malignas associadas ao HPV em homens está localizada na orofaringe.[21]

Quanto à raça, uma proporção significativamente maior de CCEOF-HPV⁺ é diagnosticada em indivíduos brancos com relação a negros ou outros grupos étnicos. Os indivíduos brancos representam a maioria dos casos de CCEOF-HPV⁺ (92 a 97%), diferindo da menor proporção de brancos com CCEOF-HPV (75 a 78%).[24,25,58] De fato, nos Estados Unidos, a incidência dos CCEOF (onde se estima que 70% seja HPV positivo) aumentou significativamente nos indivíduos brancos e diminuiu nos negros.[21] As razões para esta distribuição racial distinta de CCEOF-HPV⁺ não estão bem estabelecidas.

Além da distribuição étnica específica, os pacientes com CCEOF-HPV⁺ apresentam tendência a terem melhor condição socioeconômica e educacional e a serem casados.[2,39] Os pacientes CCEOF-HPV⁺ apresentam menores comorbidades[25,27,40] e são mais propensos a melhores condições funcionais (*performance status*).[24-26,29]

PERFIL DOS FATORES DE RISCO

Considerando que a etiologia dos CCEOF-HPV⁺ está associada a infecção oral pelo HPV, que é sexualmente transmissível, o perfil dos fatores de risco dos pacientes com diagnóstico de CCEOF-HPV⁺ inclui elementos não tradicionais para o câncer de cabeça e pescoço, como a história sexual, ainda que esta não elimine os outros fatores, como o tabagismo e o etilismo. Estudos do tipo caso-controle demonstraram consistentemente fortes associações entre prática de sexo oral, aumento do número de parceiros

34 | EPIDEMIOLOGIA DO PAPILOMAVÍRUS HUMANO NO CÂNCER DE CABEÇA E PESCOÇO

sexuais (práticas orais e genitais), história de sexo casual, iniciação sexual (oral ou vaginal) em idade mais precoce, ausência do uso de barreiras durante sexo oral, antecedente de doença sexualmente transmissível e diagnóstico de CCEOF-HPV[+].[1,2,59] Vale considerar que uma história sexual detalhada não é um indicador confiável para a presença do HPV no tumor.[60]

Em geral, os pacientes com CCEOF-HPV[+] não apresentam história significativa de tabagismo e têm maior propensão a serem não fumantes. A probabilidade de CCEOF-HPV[+] *diminui* com o aumento da exposição ao tabaco ao longo da vida, enquanto a chance de CCEOF-HPV[−] *aumenta* com o maior uso do tabaco.[2] Embora uma proporção maior de pessoas com CCEOF-HPV[+] seja de não fumantes (comparados com os casos de CCEOF-HPV[−]), 65% dos pacientes com CCEOF-HPV[+] relataram fumar ou serem ex-fumantes.[24] O consumo intenso de álcool é menos comum em pacientes com CCEOF-HPV[+] do que nos casos HPV negativo.[2,61,62] O impacto do consumo de álcool, tanto de forma independente quanto em associação ao HPV ou tabagismo, ainda precisa ser mais bem descrito.

Os pacientes CCEOF-HPV[+] relatam com maior frequência a utilização de maconha, em comparação com os pacientes HPV negativo. Entre os pacientes HPV positivo, a intensidade e a duração da exposição à maconha foram associadas a maior chance de desenvolvimento de CCEOF-HPV[+].[2] Tal relação não é encontrada entre os casos de CCEOP HPV negativo, o que reforça o fato de o CCEOF-HPV[+] e o CCEOF HPV negativo serem entidades distintas da doença. Além disso, uma relação dose-resposta semelhante é observada entre a intensidade do consumo da maconha e a prevalência da infecção oral pelo HPV.

São marcadores adicionais de HPV, que foram associados a CCEOF, os marcadores sorológicos de exposição sexual e infecções sexualmente transmissíveis (p. ex., herpes simples tipo 2, sorologia para o HPV L1).[1,63-65] Os anticorpos para o HPV E6 e E7, que são oncogenes, têm-se mostrado fortemente associados ao diagnóstico de CCEOF em estudos do tipo caso-controle. Além disso, a soropositividade para E6 do HPV 16 em indivíduos saudáveis está fortemente associada a diagnóstico futuro de CCEOF (razão de probabilidade [RP], 275; IC 95%, 110 a 681). Os indivíduos que desenvolveram CCEOF eram E6 soropositivos até 10 anos antes do diagnóstico.

CONSIDERAÇÕES SOBRE O TRATAMENTO

As peculiares diferenças epidemiológicas dos CCEOF-HPV[+] parecem se traduzir em diferentes formas de tratamento, relacionadas com a presença do HPV no tumor. Diversos estudos retrospectivos demonstraram um melhor prognóstico nos pacientes com CCEOF-HPV[+], que parece ser independente da modalidade de tratamento.[10,66-72] Uma metanálise de dados retrospectivos demonstrou que os pacientes com CCEOF-HPV[+] apresentaram uma redução de 28% no risco de morte e de 49% no risco de recorrência em comparação com os pacientes com CCEOF HPV negativo. A maior sobrevida está provavelmente relacionada com um aumento da sensibilidade a radioterapia, ausência de exposição ao tabaco em diversos pacientes (com chance reduzida de campo de cancerização e segundo tumor primário) e correlação inversa com biomarcadores tumorais adversos, como o receptor do fator de crescimento epidérmico (EGFR), mutações em p53 e survivina.[38,49,67,73-75] Os pacientes com tumores HPV positivo são mais propensos a apresentar um tumor primário menor e um maior comprometimento dos linfonodos.[62,76] Embora o estádio linfonodal avançado seja um fator de pior prognóstico para os tumores HPV negativo, essa associação não se aplica aos tumores HPV positivo.[76-78] Além disso, a extensão extranodal, um histórico marcador de alto risco para o CCECP, não parece estar associada a uma pior sobrevida nos pacientes com CCEOF-HPV[+].[79-83] No entanto, de modo semelhante aos CCEOF HPV negativos, o estádio avançado do tumor primário e linfonodal está associado a um risco reduzido de sucesso e um maior risco de falha por doença à distância.[24,40,84-86]

Vários estudos clínicos prospectivos confirmaram maior sobrevida para os casos de CCECP associados ao HPV e identificaram grupos de alto risco nesta população específica. Em 2008, o Eastern Cooperative Oncology Group (ECOG) relatou os resultados de estudo clínico fase II que avaliou pacientes com CCE de laringe e orofaringe tratados com quimioterapia de indução seguida por quimiorradioterapia concomitante.[25] Entre os pacientes com CCEOF, aqueles com tumores HPV positivo eram preferencialmente mais jovens, do sexo masculino, brancos e menos propensos ao tabagismo, além de terem melhor condição funcional (*performance status*) quando comparados com os pacientes com tumores HPV negativo. Tanto a resposta à quimioterapia de indução quanto os índices de sobrevida foram significativamente melhores para os pacientes com CCEOF associados ao HPV, com sobrevida global e sobrevida livre de doença em dois anos de 94 e 85%, respectivamente (58 e 50% para os tumores HPV negativos). Pesquisadores da Universidade de Michigan relataram resultados semelhantes em estudo prospectivo fase II que também avaliou a quimioterapia de indução seguida por quimiorradioterapia concomitante e encontraram diferenças na sobrevida e recorrência entre os pacientes com CCEOF-HPV[+] quando estes foram estratificados pelo consumo de tabaco.[53] Os pacientes que nunca fumaram apresentaram maior sobrevida em comparação com os fumantes ou ex-fumantes. De modo similar, não fumar demonstrou ser um marcador independente de melhor prognóstico (sobrevida global e sobrevida livre de doença) em uma coorte de pacientes com CCEOF-HPV[+] tratados primariamente com cirurgia.[79] No entanto, quando o tabagismo foi categorizado utilizando um ponto de corte de 10 maços/ano, a associação entre o tabagismo e a sobrevida livre de doença tornou-se insignificante. Tal fato foi atribuído às diferenças existentes na resposta dos tumores tratados por cirurgia com relação à radioterapia no contexto do tabagismo. De modo semelhante, O'Sullivan et al.[40] observaram efeito prognóstico significativo entre tabagismo e sobrevida global. No entanto, o efeito foi insignificante quando foi considerada a sobrevida livre de doença.

A associação entre presença do HPV, utilização de tabaco e sobrevida nos casos de CCEOF foi aprofundada por várias análises retrospectivas de grandes ensaios clínicos fase III. Rischin et al.[26] avaliaram o efeito da presença do HPV em estudo controlado randomizado fase III com pacientes utilizando quimiorradioterapia com cisplatina (com ou sem tirapazamina), realizado em 82 centros de 16 países. Eles analisaram 172 pacientes com CCEOF com informações sobre a presença do HPV. Pacientes com CCEOF-HPV[+] foram associados a melhor sobrevida global em dois anos (91 contra 74%) e a maior sobrevida livre de doença em dois anos (87 contra 72%) quando comparados com os HPV negativo. Gillison et al.[87] analisaram mais de 500 pacientes com CCEOF que participaram do Radiation Therapy Oncology Group (RTOG) e foram submetidos a radioterapia isolada (RTOG 9003) ou quimiorradioterapia (RTOG 0219). Os casos de CCEOF foram associados ao HPV em 63% dos pacientes. Os resultados desta análise foram semelhantes aos do ensaio ECOG: CCEOF-HPV[+] foram associados a um benefício absoluto na sobrevida global em cinco anos de 30% em comparação com os tumores HPV negativos; de modo similar, o tabagismo de 10 maços/ano ou menos foi associado a maior sobrevida global em cinco anos de 30%. Os pacientes com CCEOF-HPV[+] apresentaram índices reduzidos de desenvolvimento de segundo tumor primário, mas tal risco aumentou em 1,5% por cada maço/ano.

Subgrupos de Alto Risco

Ang et al.[24] analisaram mais de 300 pacientes com CCEOF que participaram do estudo RTOG 0219. A presença do HPV foi verificada em 64% dos pacientes com CCEOF e associada a melhores taxas de sobrevida global em três anos (82%), quando comparadas com os casos HPV negativo (57%); após ajuste para as características gerais do paciente, como estádio, tabagismo e tipo de tratamento, os pacientes com CCEOF-HPV[+] apresentaram uma redução

548 PARTE V | CIRURGIA DE CABEÇA E PESCOÇO E ONCOLOGIA

de 58% no risco de morte. No entanto, o risco de morte aumentou em 1% a cada maço/ano adicional de tabaco consumido, independentemente da presença do HPV. Tal estudo revelou que a existência do HPV foi o principal determinante de sobrevida global, seguida pelo uso do tabaco (≤10 maços/ano contra >10 maços/ano), estádio do tumor primário (T2/T3 contra T4) e estádio (N0/N2a). Utilizando uma análise de particionamento recursivo, os autores foram capazes de estratificar pacientes em um grupo de *baixo risco* (HPV positivo, ≤10 maços/ano, N0/N2a), um grupo de *risco intermediário* (HPV positivo, >10 maços/ano, N2b/N3 ou HPV negativo, ≤10 maços/ano, T2/T3) e um grupo de *alto risco* (HPV negativo, ≤10 maços/ano, T4 ou HPV negativo e >10 maços/ano, independentemente do estadiamento) com base no risco de morte. Os índices de sobrevida global em três anos foram de 93% para os pacientes de baixo risco, 71% para os de risco intermediário e 46% para aqueles de alto risco. Essa estratificação de risco está atualmente sendo utilizada em ensaios clínicos em andamento e em desenvolvimento.

Em um particionamento recursivo semelhante ao estudo anterior, em pacientes HPV positivos submetidos a tratamento cirúrgico primário com radioterapia adjuvante, a angioinvasão e o estádio avançado do tumor foram significativos preditores negativos de sobrevida livre de doença.[79] Nesta população de pacientes tratados cirurgicamente, o tabagismo não estava associado a uma pior sobrevida livre de doença, em contraste com os estudos realizados com radioterapia primária.

Receptor do Fator de Crescimento Epidérmico

O receptor do fator de crescimento epidérmico (EGFR) é expresso em mais de 90% dos CCECP e está associado a um pior prognóstico. Atualmente, há um grande interesse na relação do EGFR com o HPV. Uma expressão elevada de EGFR e do número de cópias do gene EGFR está associada a um pior prognóstico.[88] Kumar et al.[52] encontraram, em pacientes com CCECP-HPV positivo, uma associação entre baixa expressão de EGFR e alta expressão da proteína p16 (proteína associada à presença tumoral de HPV), que se correlacionou com melhor sobrevida. Em um estudo fase III, Bonner et al.[89] compararam a radioterapia isolada com a radioterapia combinada com o cetuximabe. Eles encontraram uma melhor sobrevida com o uso de cetuximabe, embora este não tenha sido comparado com quimiorradiação à base de platina. Esses dados têm levado ao aumento da utilização do cetuximabe na prática clínica. A análise de subgrupo desse estudo sugeriu que os pacientes com CCEOF-HPV⁺ tiveram melhor benefício com a utilização do cetuximabe. No entanto, estudos fase II e III que avaliaram a inibição do EGFR em casos de doença não tratada e recorrente encontraram menores taxas de resposta à inibição do EGFR em CCECP associados ao HPV, com pior sobrevida em pacientes não tratados previamente e nenhuma alteração na sobrevida nos casos de recorrência.[90,91] O estudo RTOG 1016 compara diretamente o cetuximabe combinado com radioterapia com quimiorradiação à base de cisplatina em pacientes HPV positivos e irá definitivamente responder a este questionamento. No entanto, não há dados atuais que sustentem a utilização do cetuximabe em CCECP associado ao HPV fora do cenário dos estudos clínicos.

Estratégias de Desintensificação

Devido a os casos de CCEOF associados ao HPV apresentarem um prognóstico muito melhor do que os casos HPV negativos, a desintensificação do tratamento tem sido proposta a esses pacientes para minimizar a toxicidade aguda do tratamento e a morbidade a longo prazo relacionada com a terapia. Uma metanálise de três estudos de quimiorradiação RTOG demonstrou toxicidade tardia grave em 43% dos pacientes, principalmente relacionada com as alterações na deglutição.[92] Pelo fato de os pacientes com CCECP associadas ao HPV serem mais jovens, mais saudáveis e, assim, sobreviverem por mais tempo, eles apresentam maior possibilidade de morbidade significativa relacionada com tratamento a longo prazo e redução na qualidade de vida.[93] No entanto, as graves complicações tardias na deglutição são ocasionadas pelo aumento da dose de radiação, pelo volume da faringe irradiada e pela utilização de quimioterapia concomitante.[92,94] O'Sullivan et al.[40] relataram revisão retrospectiva institucional de 505 pacientes com CCEOF tratados por radioterapia ou quimiorradiação, com base no estadiamento, e identificaram grupos de baixo risco e de alto risco entre pacientes com CCEOF-HPV⁺ quanto ao risco de metástases à distância. Os autores encontraram maior taxa de metástases à distância em pacientes com tumores T4 ou doença N3 e em pacientes com doença N2b ou N2c quando o tabagismo era maior que 10 maços/ano. Tais resultados sugerem que a adaptação ou a eliminação de quimioterapia podem ser estratégias de desintensificação adequadas em pacientes com tumores HPV positivo, T1 a T3 e N0 a N2a, nos quais as recomendações atuais de tratamento podem constituir um tratamento excessivo. Essa hipótese necessita de confirmação realizando-se estudos clínicos randomizados. As estratégias de desintensificação que visam a reduzir a dose de radiação e/ou alterar os regimes quimioterápicos concomitantes estão sendo avaliadas prospectivamente pelo ECOG e pelo RTOG. O ECOG 1308 é um estudo randomizado controlado com um braço direcionado a redução da dose padrão de radiação de 70Gy para 54Gy, com a adição simultânea do cetuximabe ou cisplatina, avaliando a interferência na sobrevida, na toxicidade e na qualidade de vida. Conforme mencionado anteriormente, os dados que sustentam a utilização de inibidores de EGFR nos casos de CCECP associados ao HPV estão associados às melhores hipóteses. O RTOG 1016 responderá definitivamente se o cetuximabe oferece radiossensibilização efetiva em comparação com cisplatina, mantendo doses atuais de radiação.

Cirurgia

A cirurgia, sobretudo na era da abordagem transoral, associada à redução da morbidade cirúrgica, é também uma estratégia de desintensificação que possibilita doses reduzidas de radiação no pós-operatório e fornece informações histopatológicas para direcionar a utilização da quimioterapia adjuvante. A quimiorradiação simultânea vem cada vez mais substituindo a cirurgia no tratamento inicial dos CCEOF em estádio avançado, apesar da ausência de estudos que comparem diretamente a cirurgia associada a radioterapia pós-operatória com a quimiorradioterapia concomitante. Estudos que demonstram melhor controle locorregional e maior sobrevida com quimiorradiação concomitante, quando comparada com radioterapia isolada nos casos de tumores em estádio avançado, revelam melhora no controle locorregional e na sobrevida de aproximadamente 20% sobre radioterapia isolada. Isso é comparável com os resultados históricos da cirurgia com radioterapia pós-operatória.[95-108] Apesar da ausência de evidências de nível I na comparação da quimiorradiação concomitante com a cirurgia primária, a maioria dos oncologistas considera esses dados como provas suficientes para oferecer quimiorradiação aos pacientes com CCEOF em estádio avançado.

O aumento dos casos de CCEOF-HPV⁺ coincide com as mais recentes abordagens cirúrgicas transorais que reduzem a morbidade da cirurgia primária. Isso tem levado a um novo interesse na cirurgia para possibilitar a desintensificação da terapia. Além disso, há um reconhecimento crescente de que, embora as taxas de controle local da doença com quimiorradiação sejam maiores para os casos de CCEOF-HPV⁺, quando os tumores recorrem, o sucesso no resgate oncológico é bem menos provável. Menos de 20% dos pacientes com recidiva após falha no tratamento não cirúrgico serão candidatos à cirurgia de regaste, que está associada a maiores taxas de complicações e a sobrevida média menor que um ano.[97,102,109-111] No cenário de doença recorrente e radioterapia prévia, a sobrevida é influenciada, principalmente, pelo estádio inicial do tumor primário e pela ausência de recorrência linfonodal, que parecem reduzir a probabilidade de um resgate bem-sucedido, independentemente da presença do HPV.[84,110,112]

A maioria dos estudos relacionados com os resultados da ressecção transoral dos CCEOF não informa sobre a presença do

HPV no tumor. Haughey et al.[113] realizaram estudo multicêntrico relativo à ressecção transoral dos CCEOF com sobrevida global e sobrevida livre de doença em três anos de 86 e 82% respectivamente, comparáveis aos resultados dos estudos de quimiorradiação. A maioria dos pacientes apresentava tumor primário em estadiamentos iniciais e tinha tumores HPV⁺. A cirurgia isoladamente foi o tratamento adequado em 26% dos pacientes. Necessitou-se de quimioterapia somente em 16%. Margens cirúrgicas positivas foram relatadas em apenas 7% dos pacientes. A University of Pennsylvania relatou resultados similares com a cirurgia robótica transoral em pacientes com tumores primários em estádio inicial e CCEOF-HPV⁺, com taxa de sobrevida global e sobrevida livre de doença em dois anos de 81 e 93%, respectivamente, e incidência de margens cirúrgicas positivas de 5%. No entanto, houve taxas mais elevadas de quimiorradiação pós-operatória (57%), principalmente devido a maior incidência de disseminação extracapsular identificada na histopatologia.[114]

O National Cancer Institute Head and Neck Cancer Steering Committee propôs uma investigação mais aprofundada da cirurgia transoral para os casos de CCEOF, tanto como um método para reduzir a toxicidade do tratamento em CCEOF-HPV⁺ quanto um método de intensificação do tratamento para os CCEOF HPV negativos e mau prognóstico.[115] Recentemente, o ECOG iniciou o E3311, um estudo randomizado, fase II, de ressecção cirúrgica transoral seguida de radioterapia em baixa dose ou dose padrão, com intensidade modulada, para os casos ressecáveis de CCEOF localmente avançados e p16 positivos. Este estudo irá investigar se a cirurgia transoral possibilita a desintensificação da dose de radiação. Além disso, a estratificação de risco, baseada no estadiamento e nas informações histológicas, será realizada para direcionar a terapia adjuvante: os pacientes de baixo risco são observados; os de alto risco recebem quimiorradiação à base de platina; e aqueles de risco intermediário são estratificados pelo tabagismo e randomizados para radioterapia pós-operatória de 50Gy ou 60Gy. Tal ensaio fornecerá dados com base em evidências para o papel da cirurgia na desintensificação do tratamento.

CAMINHOS FUTUROS

O HPV associado ao CCECP (CCECP-HPV⁺) é uma epidemia crescente com características epidemiológicas distintas que mudaram o perfil dos CCECP. Atualmente, não se espera que estratégias de triagem possam alterar a epidemiologia dos CCEOF-HPV⁺. Os pesquisadores estão avaliando ativamente métodos análogos aos utilizados para alterar a epidemiologia do CCE do colo uterino e identificar a doença orofaríngea em um estádio pré-neoplásico. O efeito preventivo da vacina contra o HPV sobre a infecção oral é desconhecido; no entanto, espera-se que tenha efeito protetivo contra o HPV oral similar ao HPV genital, assim podendo alterar a incidência do CCEOF-HPV⁺, se a utilização da vacina aumentar.[116,117] As estratégias que otimizem a sobrevida e ao mesmo tempo reduzam a morbidade relacionada com o tratamento serão de extrema importância, visto que os cirurgiões de cabeça e pescoço encontram, cada vez mais, tal doença em pessoas mais jovens.

Para consultar a lista completa de referências, acesse www.expertconsult.com.

LEITURA SUGERIDA

Beachler DC, D'Souza G, Sugar EA, et al: Natural history of anal vs oral HPV infection in HIV-infected men and women. *J Infect Dis* 208:330–339, 2013.

Cantrell SC, Peck BW, Li G, et al: Differences in imaging characteristics of HPV-positive and HPV-negative oropharyngeal cancers: a blinded matched-pair analysis. *AJNR Am J Neuroradiol* 34:2005–2009, 2013.

Chandarana SP, Lee JS, Chanowski EJ, et al: Prevalence and predictive role of p16 and epidermal growth factor receptor in surgically treated oropharyngeal and oral cavity cancer. *Head Neck* 35:1083–1090, 2013.

Chaturvedi AK, Anderson WF, Lortet-Tieulent J, et al: Worldwide trends in incidence rates for oral cavity and oropharyngeal cancers. *J Clin Oncol* 31:4550–4559, 2013.

D'Souza G, Cullen K, Bowie J, et al: Differences in oral sexual behaviors by gender, age, and race explain observed differences in prevalence of oral human papillomavirus infection. *PLoS One* 9:e8602321, 2014.

Herrero R, Quint W, Hildesheim A, et al: Reduced prevalence of oral human papillomavirus (HPV) 4 years after bivalent HPV vaccination in a randomized clinical trial in Costa Rica. *PLoS One* 8:e68329, 2013.

Jemal A, Simard EP, Dorell C, et al: Annual Report to the Nation on the Status of Cancer, 1975-2009, featuring the burden and trends in human papillomavirus (HPV)-associated cancers and HPV vaccination coverage levels. *J Natl Cancer Inst* 105:175–201, 2013.

Klozar J, Koslabova E, Kratochvil V, et al: Nodal status is not a prognostic factor in patients with HPV-positive oral/oropharyngeal tumors. *J Surg Oncol* 107:625–633, 2013.

Kreimer AR, Pierce Campbell CM, Lin HY, et al: Incidence and clearance of oral human papillomavirus infection in men: the HIM cohort study. *Lancet* 382:877–887, 2013.

Kreimer AR, Johansson M, Waterboer T, et al: Evaluation of human papillomavirus antibodies and risk of subsequent head and neck cancer. *J Clin Oncol* 31:2708–2715, 2013.

Lingen MW, Xiao W, Schmitt A, et al: Low etiologic fraction for high-risk human papillomavirus in oral cavity squamous cell carcinomas. *Oral Oncol* 49:1–8, 2013.

Maxwell JH, Ferris RL, Gooding W, et al: Extracapsular spread in head and neck carcinoma: impact of site and human papillomavirus status. *Cancer* 119:3302–3308, 2013.

Mehanna H, Beech T, Nicholson T, et al: Prevalence of human papillomavirus in oropharyngeal and nonoropharyngeal head and neck cancer: systematic review and meta-analysis of trends by time and region. *Head Neck* 35:747–755, 2013.

O'Sullivan B, Huang SH, Siu LL, et al: Deintensification candidate subgroups in human papillomavirus-related oropharyngeal cancer according to minimal risk of distant metastases. *J Clin Oncol* 31:543–550, 2013.

Riaz N, Sherman EJ, Fury M, et al: Should cetuximab replace cisplatin for definitive chemoradiotherapy in locally advanced head and neck cancer? *J Clin Oncol* 31:287–288, 2013.

Vent J, Haidle B, Wedemeyer I, et al: p16 Expression in carcinoma of unknown primary: diagnostic indicator and prognostic marker. *Head Neck* 35:1521–1526, 2013.

Vermorken JB, Stöhlmacher-Williams J, Davidenko I, et al: Cisplatin and fluorouracil with or without panitumumab in patients with recurrent or metastatic squamous-cell carcinoma of the head and neck (SPECTRUM): an open-label phase 3 randomised trial. *Lancet Oncol* 14:697–710, 2013.

35 Tratamento do Melanoma Cutâneo de Cabeça e Pescoço

Cecelia E. Schmalbach | Alison B. Durham
Timothy M. Johnson | Carol R. Bradford

Pontos-chave

- A incidência de melanoma continua a aumentar em proporções epidêmicas.
- Os sinais de alerta para o melanoma incluem *A*ssimetria, *B*ordas irregulares, *C*or (variação), *D*iâmetro superior a 6 mm e *E*volução das lesões (ABCDE). Um subgrupo desses cânceres – como melanoma nodular, amelanótico e desmoplásico – não possui essas características.
- Qualquer lesão pigmentada que atenda aos critérios acima, que tenha sofrido uma mudança ou que pareça diferente dos nevos circundantes justifica uma biópsia. As informações prognósticas provenientes dessa biópsia servem para orientar o tratamento, o que implica ampla excisão local usando margens de 0,5 a 2 cm e possível biópsia do linfonodo sentinela.
- O sistema de estadiamento do American Joint Committee on Cancer para o melanoma cutâneo é fundamentado na classificação tradicional tumor/linfonodo/metástase.
- O estado linfonodal é o fator prognóstico mais importante para pacientes com melanoma.
- A classificação *T* é definida pela espessura do tumor (medida por pontos de corte inteiros e pares), ulceração e índice mitótico para lesões com Breslow de até 1 mm. A ulceração da lesão primária é fator para aumento do estádio inicial (*upstaging*) do paciente, independentemente da profundidade de Breslow, e um índice mitótico de 1 mm^2 ou mais resulta em *upstage* de pacientes com lesões finas, que tenham espessura de Breslow de até 1 mm.
- Fatores prognósticos significativos na doença regional de estádio III incluem número de linfonodos, carga tumoral (doença microscópica *vs.* macroscópica) e ulceração do tumor primário. As metástases satélites e em trânsito são características importantes para o prognóstico; elas são classificadas como doença regional de estágio III, independente do *status* nodal.
- A classificação *M* é definida pelo local anatômico e elevado nível de lactato desidrogenase.
- O padrão para o tratamento de melanoma ainda é a excisão cirúrgica completa da lesão primária. A dissecção terapêutica do linfonodo é universalmente aceita como o tratamento para doença regional comprovada no pescoço. A dissecção profilática e eletiva do pescoço em pacientes N0 não conseguiu demonstrar uma sobrevida global benéfica e foi substituída pela biópsia do linfonodo sentinela.
- O Interferon α-2b continua a ser o único tratamento adjuvante aprovado pela Food and Drug Administration dos Estados Unidos para a doença de estádio III. Ele é reservado para pacientes com alto risco de recorrência (indivíduos com metástase regional ou com uma lesão primária medindo mais de 4 mm de espessura).
- A radioterapia é uma terapia adjuvante para pacientes de alto risco com disseminação extracapsular ou múltiplo envolvimento linfonodal.
- Dacarbazina, interleucina 2, ipilimumabe e vemurafenibe estão aprovados para o tratamento de melanoma avançado de estádio IV.

Embora a tendência geral nos Estados Unidos demonstre uma estabilização da incidência de câncer e uma diminuição nas taxas de mortalidade por câncer, a incidência de melanoma cutâneo continua a aumentar em proporções epidêmicas.[1,2] Em 1935, o risco ao longo da vida para o desenvolvimento de melanoma era de 1 em 1.500 indivíduos. Em 2015, cerca de 1 em 50 americanos terá sido diagnosticado com melanoma invasivo.[3] O custo direto total estimado para o tratamento de melanoma nos Estados Unidos foi de mais de US$ 2,3 bilhões em 2010.[4] Felizmente, o tratamento do melanoma cutâneo é também um dos campos da oncologia que evoluem com mais rapidez, com pesquisas promissoras ocorrendo tanto nos níveis moleculares quanto clínicos. O aumento da compreensão da biologia do melanoma levou a importantes mudanças no sistema de estadiamento proposto pelo American Joint Committee on Cancer (AJCC).[5] Dada a sua associação com a exposição ao sol, o melanoma é considerado uma doença evitável. A diminuição na incidência e na mortalidade depende, em última análise, de um investimento em educação, prevenção, diagnóstico precoce e aperfeiçoamento do tratamento para a doença avançada.

EPIDEMIOLOGIA

A American Cancer Society estimou que, em 2012, houve 131.810 novos casos de melanoma cutâneo diagnosticados (55.560 não invasivos e 76.250 invasivos).[6] Desde 2004, a variação percentual anual na incidência de melanoma entre pessoas brancas tem aumentado em 3% a cada ano. O melanoma continua a ser a forma mais letal de câncer de pele, representando um número estimado de 9.180 mortes de norte-americanos em 2012.[1,2] Essa estimativa resulta em cerca de um norte-americano morrendo de melanoma a cada hora. Ao longo dos últimos 50 anos, a variação percentual anual na taxa de mortalidade aumentou a uma taxa constante de 1,8% por ano.

Aproximadamente 25% de todos os melanomas cutâneos surgem na região de cabeça e pescoço (CP),[7] com mais de 9.000 casos diagnosticados anualmente. A maioria envolve face, couro cabeludo e pescoço. Relata-se, de modo consistente, uma ligeira predominância do sexo masculino,[8-10] e a idade mediana do diagnóstico é 55 anos.[11] No entanto, os casos juvenis representam 1,66% dos casos de melanoma CP, e pacientes com 4 anos foram diagnosticados.[12,13] Em geral, 1 em cada 4 pacientes é diagnosticado antes dos 40 anos, e é a forma mais comum de câncer em pacientes com 25 a 29 anos.[11,14] Consequentemente, o melanoma representa uma das principais causas por câncer de anos potenciais de vida perdidos.[15]

ETIOLOGIA E FATORES DE RISCO

Inúmeros fatores de risco ambientais e genéticos estão implicados no desenvolvimento de melanoma cutâneo.[16] Esses fatores de risco estão resumidos no Quadro 35-1.

FATORES DE RISCO

A exposição ao sol é considerada a principal causa de melanoma.[17,18] Os pacientes que apresentaram descamação ou formação de bolhas por queimaduras solares, especialmente durante a infância, estão particularmente em risco.[19] Camas e cabines de bronzeamento estão associadas ao melanoma de início precoce, a um risco crescente associado à idade inicial do primeiro uso, bem como a uma maior utilização.[20] A primeira utilização de uma cama de bronzeamento antes dos 35 anos aumenta, de forma alarmante, o risco de melanoma em até 75%.[21] Outros fatores associados incluem cabelos loiros ou ruivos, olhos verdes ou azuis, ou pele clara consistente com os tipos de pele Fitzpatrick I a III.[22] Adultos com mais de 100 nevos de aparência clínica normal, crianças com mais

---

Quadro 35-1. FATORES DE RISCO ASSOCIADOS AO MELANOMA CUTÂNEO

Ambientais/Exposição ao sol

Incapacidade de bronzear
- Tez clara
- Olhos azuis/verdes
- Cabelo loiro/ruivo
- Sardas

Histórico de queimaduras solares com bolhas ou descamação

Imunossupressão

Adolescentes com empregos de verão ao ar livre

Exposição em cabine de bronzeamento

Genéticos/Histórico Médico

Mutação do *CDKN2A* (p16)

História familiar de melanoma

História de melanoma anterior

Queratoses actínicas

Câncer de pele não melanoma

Xeroderma pigmentoso

Nevo atípico (displásico)

Nevo melanocítico congênito gigante

Modificado de Schmalbach CE: The management of head and neck melanoma. *Curr Probl Surg* 2006; 43:781.

---

de 50 nevos de aparência clínica normal e quaisquer pacientes com nevos atípicos ou displásicos também estão em risco. Um histórico prévio de melanoma coloca um paciente em risco aumentado, com 5 a 10% dos indivíduos desenvolvendo um segundo melanoma primário.

GENÉTICA

Um componente genético tem sido implicado na patogênese do melanoma,[24] e 10 a 15% dos pacientes com melanoma relatam uma história familiar positiva.[25]

A mutação cromossômica mais comum associada ao melanoma envolve o gene *CDKN2A* que codifica p16[INK4A] e p14[ARF], duas proteínas envolvidas na regulação do ciclo celular.[26] O *xeroderma pigmentosa* também está associado ao melanoma: trata-se de uma doença hereditária rara em forma de uma autossômica recessiva.[27] Os fibroblastos em pacientes com xeroderma pigmentosa têm uma capacidade reduzida ou ausente de reparar o DNA que foi danificado pela luz ultravioleta.[28]

A *síndrome B-K* é uma síndrome hereditária que coloca os pacientes em risco aumentado de desenvolvimento de melanoma. Os pacientes com a síndrome adquirem nevos grandes, irregulares e displásicos, muitas vezes em regiões do corpo protegidas do sol, tais como o couro cabeludo e o tronco.[29] Uma associação familiar de melanoma entre os indivíduos com nevos atípicos também foi denominada de *síndrome do melanoma múltiplo familiar atípico*.[17] Atualmente, o termo *síndrome do nevo atípico* é aplicado a casos familiares de melanoma; a síndrome é herdada de forma autossômica dominante.

NEVOS CONGÊNITOS

Os nevos melanocíticos congênitos (NMC) estão presentes ao nascimento ou aparecem dentro dos primeiros 6 meses de vida;[30] estima-se que entre 1 a 6% das crianças nascem com NMC. Os nevos são classificados por seu tamanho adulto: pequenos nevos medem menos de 1,5 cm de diâmetro e representam a maioria das lesões; nevos médios medem entre 1,5 e 19,9 cm de diâmetro; e nevos grandes, que são também chamados de *nevos congênitos gigantes*, medem 20 cm ou mais.[31] Esse tamanho grande pode levar a significativas implicações estéticas e psicossociais.

Estima-se que o risco de desenvolvimento ao longo da vida de melanoma em NMCs pequenos e médios está entre 0 e 4,9%. A remoção profilática de rotina de NMCs pequenos e médios raramente é indicada na ausência de sinais ou sintomas indicativos de progressão maligna. No entanto, nevos congênitos gigantes trazem um risco maior de melanoma, com uma estimativa de 4,5 para 10% dos pacientes passando a desenvolver câncer.[32,33] Dos indivíduos com esses nevos, 70% são diagnosticados antes dos 10 anos.[34] O melanoma em um contexto de nevos congênitos gigantes pode se desenvolver abaixo da junção dermoepidérmica, o que pode dificultar a identificação e atrasar o diagnóstico.[35]

CLASSIFICAÇÃO DO MELANOMA

É importante notar que o subtipo de melanoma não costuma influenciar o prognóstico após a correção para outras variáveis prognósticas, tais como a espessura e a ulceração do tumor.[36] O *melanoma extensivo superficial* é o tipo mais comum de melanoma cutâneo e é responsável por aproximadamente 70% de todos os casos. Ele comumente surge na localização de um nevo preexistente, com um diagnóstico feito durante a quarta ou quinta década. O *melanoma nodular* é o segundo subtipo mais comum na pele e é responsável por 15 a 30% dos casos. Essa lesão aparece tipicamente como um nódulo preto-azulado ou azul-avermelhado. Por essa razão, um melanoma nodular deve ser diferenciado de um hemangioma, de um nevo azul, granuloma piogênico e carcinoma basocelular pigmentado.

O *lentigo maligno* (LM) representa um melanoma intraepidérmico ou *in situ*. Histologicamente, ele costuma ser visto associado a danos solares crônicos. O LM é o precursor do invasivo *lentigo maligno melanoma* (LMM). A porcentagem exata de LM que progride para LMM invasivo permanece desconhecida,[37] no entanto, especula-se que, se os pacientes viverem tempo suficiente, todo LM acabará progredindo para melanoma invasivo. LM/LMM é encontrado, na maioria das vezes, na região da CP. Tradicionalmente, o subtipo tem sido associado a indivíduos mais velhos, mas a frequência em pacientes mais jovens está aumentando. O padrão LM/LMM merece observação especial, pois esse subtipo é caracterizado por acometimento periférico assimétrico, subclínico e, muitas vezes, extensivo de *hiperplasia melanocítica juncional atípica*. Portanto, o tratamento com margens adequadamente amplas pode ser um desafio, tanto do ponto de vista funcional quanto estético. Além disso, muitas vezes um melanoma desmoplásico invasivo e amelanótico (veja a seguir) costuma surgir no interior do LM/LMM.

MELANOMA DESMOPLÁSICO

O melanoma desmoplásico (MD) descreve um subtipo que compreende células fusiformes, colágeno abundante e características que se assemelham a fibromas. As lesões são classificadas como MD puro ou MD combinado. O termo *MD puro* é atribuído se a população de células do tumor desmoplásico constituir mais do que 90% da lesão.[38] Alguns MDs demonstram uma propensão para infiltração perineural e endoneural, o que levou à subclassificação de uma variante de melanoma desmoplásico neurotrópico.[39]

A MD é rara e representa menos de 4% de todos os melanomas cutâneos. No entanto, até 51% das lesões ocorrem na região da CP e podem surgir em associação com LM/LMM.[40] A apresentação clínica e o comportamento biológico desses tumores são distintos de outros melanomas cutâneos. Embora os casos amelanóticos representem apenas 4 a 5% dos melanomas cutâneos, até 73% dos MD são amelanóticos.[41,42] Como demonstrado na Figura 35-1, as neoplasias muitas vezes não têm os critérios ABCD típicos para o melanoma (descritos a seguir) e podem ter um padrão histológico difícil, que requer interpretação por um patologista experiente. No geral, o aspecto atípico e desafiador do MD pode resultar em um atraso no diagnóstico e uma maior profundidade de Breslow no momento do diagnóstico.

O MD é conhecido por ser localmente agressivo e altamente infiltrativo, o que muitas vezes leva ao envolvimento do nervo craniano e da base do crânio. A recidiva local foi relatada em até 50% dos casos.[41] As explicações para essa alta taxa consideraram a associação com neurotropismo e a incapacidade de se reconhecer e de remover de forma adequada as margens periféricas da hiperplasia melanocítica juncional atípica. Embora o MD demonstre maior espessura do tumor no momento do diagnóstico, o risco de metástases em linfonodos regionais é menor para o padrão desmoplásico "puro" em comparação com o padrão desmoplásico combinado, que se comporta de forma semelhante aos subtipos de melanoma convencional. Relata-se que a incidência de metástases nodais encontradas por biópsia do linfonodo sentinela (BLS) é de 1% para MD puro; no entanto, a taxa de metástase em linfonodo cervical pode chegar até 22% no contexto do MD combinado.[40] Por esse motivo, a BLS é utilizada principalmente no contexto do MD combinado, não do MD puro. Essa diferença na taxa metastática destaca a necessidade de avaliação histopatológica precisa e completa do tumor primário para o desenvolvimento de um plano de tratamento.

PRIMÁRIO DESCONHECIDO

Cerca de 2 a 8% dos casos de melanoma envolvem sítios primários desconhecidos.[43-45] Dois terços desses pacientes chegam ao médico com metástase regional na ausência de uma lesão primária identificável ou histórico de melanoma; o terço restante dos casos de sítio primário desconhecido envolve metástases distantes para locais tais como tecidos subcutâneos, pulmão e cérebro.[44-47]

Os pacientes diagnosticados com melanoma de origem desconhecida exigem uma pesquisa pelo local primário, com uma avaliação total da pele e da mucosa do corpo. Um histórico de uma biópsia de pele anterior ou de uma lesão de pele que desapareceu espontaneamente pode ser útil. Todas as lâminas de patologia de lesões anteriormente excisadas devem ser reavaliadas. A investigação metastática é idêntica à dos casos primários conhecidos descritos a seguir. Após o ajuste para o estádio do tumor, o melanoma de origem primária desconhecida compartilha um prognóstico geral com seus equivalentes de sítio primário conhecido.[43,45-47]

AVALIAÇÃO DIAGNÓSTICA

HISTÓRIA

A maioria das lesões de melanoma é primeiramente detectada por pacientes ou por seus companheiros.[48,49] Menos de um quarto das lesões é diagnosticado durante exame físico de rotina no consultório médico, mas, quando encontradas por um profissional da área de saúde, as lesões tendem a ser mais finas.[49] Em geral, 80% dos melanomas recentemente diagnosticados estarão limitados a doença de fase I/II localizada.[2]

Os primeiros sinais de melanoma são uma alteração em cor, tamanho ou forma de uma lesão; prurido é o sintoma mais precoce. Sinais e sintomas posteriores, que geralmente estão associados a uma lesão mais avançada, incluem sangramento, ulceração e sensibilidade. Os pacientes devem ser questionados sobre uma história pessoal e familiar de melanoma. Devem-se obter informações sobre biópsias de pele anteriores, exposição ao sol, histórico de queimaduras solares com bolhas, uso de cabine de bronzeamento, exposição solar crônica e ocupação.[49] Johnson et al. investigaram[2] características de 1.515 pacientes com melanoma e descobriram que 81% trouxeram à tona uma história de pelo menos uma queimadura solar.

EXAME FÍSICO

Todos os pacientes que chegam ao atendimento médico com uma lesão suspeita justificam uma avaliação completa da pele e cadeias linfonodais por um médico que tenha experiência em cânceres cutâneos. A avaliação minuciosa é imperativa, porque até 8% de pacientes recentemente diagnosticados terão vários melanomas cutâneos primários.[50-52] O diagnóstico diferencial de melanoma cutâneo é amplo e inclui queratose seborreica, hemangioma, nevo azul, nevo de Spitz, granuloma piogênico, carcinoma basocelular pigmentado e carcinoma cutâneo de células escamosas.

A American Cancer Society publicou a lista de verificação ABCD para educar pacientes e médicos sobre a detecção precoce de melanoma.[53,54] Sob essas diretrizes, os sinais para melanoma incluem **a**ssimetria na aparência; **b**ordas irregulares, tal como margens

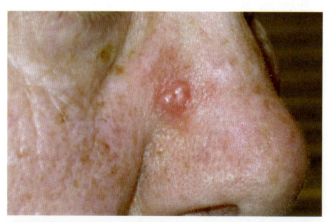

FIGURA 35-1. Melanoma desmoplásico do nariz. Note a aparência amelanótica e ausência de achados ABCD típicos associados a outros subtipos de melanoma, tais como **a**ssimetria, **b**ordas irregulares, **c**or (variação) e **d**iâmetro superior a 6 mm.

recortadas, mal circunscritas ou pouco definidas; cor que varia dentro de uma lesão, tais como tons de preto, vermelho, branco ou azul; e diâmetro superior a 6 mm. Embora a lista de verificação ABCD seja útil para a identificação de melanoma, ela não detectará todos os casos.[55,56] É importante perceber que um subconjunto de tipos de câncer (p. ex., amelanótico, desmoplásico e melanoma nodular) não possui as características comuns de ABCDs. Em uma série, 88% dos pacientes com melanoma (615 de 696) lembraram mudanças em sua lesão pigmentada antes do diagnóstico de melanoma.[57] Por causa da importância das mudanças, propôs-se a adição de um E à sigla ABCD, para evolução das lesões. Os médicos estão esperançosos de que os novos critérios ABCDE, dessa vez mais abrangentes, levarão a uma maior detecção de melanoma em estádios mais precoces. Outra ferramenta de triagem útil é o "sinal do patinho feio",[58] significando que qualquer lesão pigmentada que pareça significativa e singularmente diferente de outras lesões circundantes deve ser vista com um alto índice de suspeita, mesmo se a lesão não tiver os critérios ABCD tradicionais.

BIÓPSIA

Qualquer lesão pigmentada que demonstre um sinal de atenção ABCD, tenha sofrido alguma alteração ou pareça diferente dos nevos circundantes no corpo necessita de avaliação histológica.[59] Idealmente, realiza-se uma biópsia de excisão completa, com uma margem clínica estreita de 1 a 2 mm da pele circundante.[60] Isso possibilita o diagnóstico e a avaliação de importantes fatores prognósticos, tais como profundidade de Breslow, ulceração, índice mitótico invasão angiolinfática e perineural. Para lesões que não são passíveis de biópsia excisional por causa do tamanho ou localização anatômica, recomenda-se uma biópsia por *punch* ou biópsia incisional retirada através da porção mais espessa ou mais escura do neoplasma. Biópsia superficial por *shaving*, biópsia de congelação e punção aspirativa por agulha fina são fortemente desaconselhadas, porque a espessura do tumor, a qual dita o tratamento, pode não ser obtida de forma precisa. É importante perceber que as biópsias por *punch* e incisional estão sujeitas a erro de amostragem. Se um diagnóstico de melanoma nesse cenário não for apresentado, pode ser necessária a repetição da biópsia.

Os resultados de histopatologia dessa biópsia servem, então, para orientar o tratamento, o que implica uma excisão local ampla (ELA) utilizando uma margem de 0,5 a 2 cm de pele normal circundante, com ou sem BLS. Embora a obtenção de margens mais largas no momento da biópsia inicial pareça eficaz e com baixo custo, é altamente desaconselhada, pois a remoção de quantidades significativas de pele circundante da lesão pode compreender a capacidade de estadiar com precisão as bacias linfonodais regionais usando-se linfocintilografia e técnicas de BLS.[61] Em vez disso, defende-se a biópsia excisional com margens estreitas para o diagnóstico.

AVALIAÇÃO METASTÁTICA

Em uma tentativa de padronizar a avaliação do estadiamento para melanoma, o National Comprehensive Cancer Network (NCCN) publicou orientações que estão resumidas na Tabela 35-1.[62,63] Os pacientes que chegam ao atendimento médico com doença localizada de estádio I simplesmente requerem um histórico e exame físico completos. Embora uma radiografia de tórax (RXT) seja um meio barato e não invasivo para avaliação metastática, a incidência de detecção de metástase pulmonar oculta em um paciente assintomático com doença de estádios I ou II é extremamente baixa (0,1%).[64,65] No entanto, a elevada taxa de falso-positivos de 15% demanda avaliações adicionais e dispendiosas. Também faltam evidências para corroborar o uso de outras modalidades de triagem, como a tomografia computadorizada (TC),[66-68] exames de imagem do fígado-baço, ressonância magnética (RM) e cintilografia óssea para pacientes com doença em estádios I e II.[69,70] Por essa razão, o painel NCCN por unanimidade concordou que uma busca por

TABELA 35-1. Diretrizes para Avaliação do Melanoma Cutâneo	
Estádio	**Avaliação**
Estádio 0 (*in situ*)	Histórico; exame físico
Estádio I, IIa	Histórico; exame físico
Fase IIb; IIc	Histórico; exame físico *Radiografia do tórax opcional*
Estádio III (N0; > 4 mm de espessura)	Histórico; exame físico *Radiografia do tórax opcional* *Níveis de lactato desidrogenase opcional*
Estádio III (N+; em trânsito)	Histórico; exame físico Radiografia de tórax Níveis de lactato desidrogenase Outros estudos de imagem, se indicados clinicamente
Estádio IV (metástase distante)	Histórico; exame físico Radiografia de tórax Níveis de lactato desidrogenase Outros estudos de imagem, por ensaio clínico

Modificado de Johnson TM, Bradford CR, Gruber SB, et al: Staging workup, sentinel node biopsy, and follow-up tests for melanoma: update of current concepts. *Arch Dermatol* 2004; 140:107.

metástases viscerais, com um RXT ou exame de sangue, não se justifica para os pacientes com lesões *in situ*, em estádios Ia, Ib ou IIa. Um RXT como linha de base é considerado opcional para lesões de estádios IIb e IIc. Os exames de imagem que incluem TC, RM ou tomografia por emissão de pósitrons podem ser obtidos nesse contexto, se os sinais ou sintomas específicos estiverem presentes.[62]

Os pacientes com linfonodos, lesões satélites, lesões em trânsito (definidas por melanoma situado a mais de 2 cm da lesão primária) clinicamente ou radiologicamente suspeitos são considerados de estádio III na classificação do AJCC e estão em maior risco de metástase à distância. A aspiração por agulha fina é um meio preciso e barato de confirmar o melanoma metastático dentro dos linfonodos.[71] Exames de imagem adicionais devem ser pedidos, dependendo do histórico e exame físico do paciente. Uma lista de sintomas que justifiquem uma investigação concentrada em metástase sistêmica está resumida no Quadro 35-2.[51] Tomografias computadorizadas de corpo inteiro em pacientes com melanoma em estádio III apresentam baixo rendimento;[72-75] no entanto, as diretrizes atuais da NCCN sugerem que os médicos podem considerar TCs para o estadiamento de base, o que poderia alterar o tratamento, se positiva, e para a avaliação dos sintomas específicos.

Pacientes com melanoma em estádio IV conhecido exigem uma avaliação completa para metástase sistêmica, incluindo tomografia por emissão de pósitrons, TC e, muitas vezes, RM. Nesse cenário, a avaliação costuma ser ditada por protocolos de pesquisa clínica. Infelizmente, não se demonstrou um benefício na sobrevida para os pacientes que estão assintomáticos quando diagnosticados com doença à distância, em comparação com aqueles que estão sintomáticos;[76] entretanto, essa avaliação completa pode levar a um tratamento adequado e à melhoria da qualidade de vida.

FATORES PROGNÓSTICOS E ESTADIAMENTO DO TUMOR

Como resultado de uma maior compreensão da biologia do melanoma cutâneo, o AJCC introduziu um sistema de estadiamento revisto em 2009.[5] No sistema de estadiamento mais recente, o tamanho da amostra foi expandido, a significância prognóstica do índice mitótico foi analisada e os critérios utilizados para definir a doença de estádio III foram estudados no contexto da informação recolhida com BLS. Os marcadores prognósticos reconhecidos em toda a literatura foram estudados em uma coorte de 30.946 pacientes com melanoma de estádios I, II e III e 7.972 pacientes com melanoma

554 PARTE V | CIRURGIA DE CABEÇA E PESCOÇO E ONCOLOGIA

Quadro 35-2. REVISÃO DOS SISTEMAS PARA MELANOMA E METÁSTASE

Pele/Linfáticos

Mudança em tamanho, forma, cor
Lesão, prurido persistente
Gânglios linfáticos aumentados
Massa/nódulos
Lesões cutâneas hemorrágicas/não cicatrizantes
Contusões fáceis
Novas lesões pigmentadas da pele

Constitucionais

Perda de peso
Mal-estar
Diminuição do apetite
Fraqueza
Fadiga
Febre

Respiratórios

Tosse
Hemoptise

Pneumonia
Pleurisia
Dor no peito
Dispneia

Hepáticos

Dor abdominal
Dor no quadrante superior direito
Dor nas costas (escápula) ao inspirar
Icterícia

Neurológicos/Psiquiátricos

Dor de cabeça
Perturbação da memória
Depressão
Sintomas focais do sistema nervoso central
Distúrbios visuais
Problemas de equilíbrio
Momentos de inconsciência
Convulsões

Entorpecimento
Fraqueza local
Paralisia
Mudanças de humor

Gastrintestinais

Cólicas
Dor abdominal
Sangramento
Náusea
Anorexia
Vômitos
Constipação

Musculosqueletais

Dor óssea (p. ex., costela, coluna, quadril)

Modificado de Johnson TM, Chang A, Redman B, et al: Management of melanoma with a multidisciplinary melanoma clinic model, *J Am Acad Dermatol* 2000; 42:820.

de estádio IV de 17 grandes instituições de câncer, grupos cooperativos de câncer ou centros de câncer extra-hospitalares. Essa investigação marca a maior análise de seu tipo até o momento.

RESUMO DE REVISÕES

O atual sistema de estadiamento do AJCC para melanoma cutâneo permanece baseado no tradicional sistema de classificação tumor-nódulo-metástase (Tabelas 35-2 e 35-3).[77] Os estádios I e II representam a doença localizada, o estádio III é doença regional e o estádio IV é reservado para a doença metastática à distância. Os preditores mais importantes para a sobrevida agora servem como critérios para a definição do estádio do melanoma e estão resumidos no Quadro 35-3.

CLASSIFICAÇÃO DE TUMOR E DOENÇA LOCALIZADA

Realizou-se a análise multivariada de 27.000 pacientes com doença localizada de estádios I e II[5] e essa análise validou o uso da espessura do tumor e do *status* de ulceração como importantes preditores do resultado. A análise também identificou o índice mitótico da lesão primária como o segundo preditor mais poderoso de sobrevida, após a espessura do tumor, para o melanoma clinicamente localizado. Os dados mostraram uma correlação estatisticamente significativa entre um índice mitótico de $1/mm^2$ e taxas de sobrevida.[78,79] Isso fez com que uma revisão das orientações de estadiamento demandasse a inclusão do índice mitótico do tumor primário como um elemento adicional de estadiamento para o

TABELA 35-2. Classificação Tumor-Nódulo-Metástase para Melanoma

Classificação T	Espessura	*Status* de Ulceração
T1	≤ 1 mm	a: Sem ulceração e mitose $<1 / mm^2$ b: Com ulceração ou mitose $\geq 1 / mm^2$
T2	1,01-2 mm	a: Sem ulceração b: Com ulceração
T3	2,01-4 mm	a: Sem ulceração b: Com ulceração
T4	>4 mm	a: Sem ulceração b: Com ulceração
Classificação N	**Número de Nódulos Metastáticos**	**Massa Nodal Metastática**
N1	1 nódulo	a: Micrometástase[*] b: Macrometástase[†]
N2	2 a 3 nódulos	a: Micrometástase[*] b: Macrometástase[†] c: Metástase em trânsito/satélite, *sem* nódulos metastáticos
N3	4 ou mais nódulos metastáticos, nódulos opacos ou metástase em trânsito/satélite *com* nódulos metastáticos	
Classificação M	**Local**	**Soro**
M1a	Metástases cutâneas distantes, subcutâneas ou nodais	Normal
M1b	Metástases de pulmão	Normal
M1c	Todas as outras metástases viscerais Quaisquer metástases distantes	Normal Elevado

[*]Micrometástases são diagnosticadas após a biópsia do linfonodo sentinela.
[†]Macrometástases são definidas como metástases nodais clinicamente detectáveis confirmadas por linfadenectomia terapêutica ou quando a metástase nodal apresenta extensão extracapsular evidente.

TABELA 35-3. Agrupamentos de Estádios Propostos para o Melanoma Cutâneo

	Estadiamento clínico*			Estadiamento patológico†		
Grupo de Estádio	T	N	M	T	N	M
0	Tis	N0	M0	Tis	N0	M0
Ia	T1a	N0	M0	T1a	N0	M0
Ib	T1b	N0	M0	T1b	N0	M0
	T2a	N0	M0	T2a	N0	M0
IIa	T2b	N0	M0	T2b	N0	M0
	T3a	N0	M0	T3a	N0	M0
IIb	T3b	N0	M0	T3b	N0	M0
	T4a	N0	M0	T4a	N0	M0
IIc	T4b	N0	M0	T4b	N0	M0
III‡	Qualquer T	N1	M0			
		N2				
		N3				
IIIa				T1-4a	N1a	M0
				T1-4a	N2a	M0
IIIb				T1-4b	N1a	M0
				T1-4b	N2a	M0
				T1-4a	N1b	M0
				T1-4a	N2b	M0
				T1-4a/b	N2c	M0
IIIc				T1-4b	N1b	M0
				T1-4b	N2b	M0
				Qualquer T	N3	M0
IV	Qualquer T	Qualquer N	Qualquer M1	Qualquer T	Qualquer N	Qualquer M1

*O *estadiamento clínico* inclui o microestadiamento do melanoma primário e a avaliação clínica/radiológica de metástases. Por convenção, ele deve ser utilizado após a excisão completa do melanoma primário com avaliação clínica de metástases regionais e distantes.

† O *estadiamento patológico* inclui o microestadiamento do melanoma primário e informações patológicas sobre os linfonodos regionais após linfadenectomia parcial ou completa. Pacientes do estádio patológico 0 ou estádio Ia são a exceção; eles não exigem avaliação patológica de seus nódulos linfáticos.

‡ Não há subgrupos do estádio III para estadiamento clínico.

is, *in situ.*

Quadro 35-3. RESUMO DOS PROGNÓSTICOS MAIS IMPORTANTES DE SOBREVIDA: CRITÉRIOS PARA O SISTEMA DE ESTADIAMENTO DE MELANOMA CUTÂNEO DE 2010 DO AMERICAN JOINT COMMITTEE ON CANCER

Doença Localizada de Estádios I e II

Espessura do tumor
Ulceração do tumor
Índice mitótico exclusivo para lesões T_1; Nível histológico de invasão de Clark removido

Doença Regional de Estádio III

Número de linfonodos metastáticos
Carga tumoral (doença nodal microscópica *versus* macroscópica)
Ulceração do tumor primário

Doença Distante de Estádio IV

Lactato desidrogenase elevada

Modificado de Balch CM, Gershenwald JE, Soong SJ, et al: Final version of 2009 AJCC melanoma staging and classification. *J Clin Oncol* 2009; 27:6199.

---

melanoma clinicamente localizado. Em sistemas anteriores de estadiamento, o nível histológico de invasão, conforme representado pela escala de Clark, também foi utilizado na definição da classificação de tumor (T). No entanto, as novas orientações do AJCC já não incluem nível de invasão de Clark para o estadiamento do melanoma, porque não houve comprovação de que a escala seja um fator prognóstico independente para a sobrevida. Em vez disso, ela foi substituída pelo índice mitótico para os tumores T1 finos.

A ulceração do tumor continua a ser um importante indicador de prognóstico para pacientes com doença localizada. A ulceração não é uma cratera visível no exame macroscópico, mas sim um diagnóstico histológico em que a epiderme intacta sobrejacente ao melanoma está ausente. Descobriu-se que as taxas de sobrevida são significativamente mais baixas para todos os pacientes com lesões ulceradas, em comparação com aqueles em que as lesões não estão ulceradas. De fato, a sobrevida dos pacientes com um tumor ulcerado foi igual à dos pacientes com lesões não ulceradas na maior categoria T seguinte; por essa razão, a ulceração garante o *upstaging* do tumor. Foram relatados o significado prognóstico da ulceração[36] e a correlação entre ulceração e índice mitótico.[80]

CLASSIFICAÇÃO LINFONODAL E DOENÇA REGIONAL

Foi efetuada uma análise multivariada semelhante em 3.307 pacientes com melanoma, diagnosticados com doença em estádio III.[5] No conjunto de dados atualizado, muitos desses pacientes haviam sido identificados por BLS com posterior realização de dissecção de linfonodo. Os componentes que definem a categoria

N incluem: 1) número de nódulos metastáticos, 2) carga tumoral (doença microscópica *versus* macroscópica) e 3) a ulceração do melanoma primário. É importante ressaltar que a espessura do tumor não é mais um fator de prognóstico, uma vez que o paciente tenha desenvolvido doença regional.

Em geral, o marcador preditivo mais importante para pacientes com metástases nodais era o número de nódulos linfáticos positivos.[81] Os pacientes com um nódulo metastático são categorizados como N1; os pacientes com dois ou três nódulos metastáticos são N2, e os pacientes com quatro ou mais nódulos são N3.

O segundo indicador de prognóstico mais importante para os pacientes com metástase regional é a carga tumoral.[82,83] Descobriu-se que os pacientes identificados como tendo doença nodal oculta/microscópica (ou seja, por BLS) têm uma sobrevida significativamente melhor em comparação com os indivíduos diagnosticados com doença macroscópica por meio de exame clínico ou radiográfico.[81] Essa diferença é tão incontestável que a doença nodal microscópica *versus* macroscópica foi subclassificada dentro da categoria N em 2001. Nas diretrizes atualizadas, o Melanoma Staging Committee do AJCC recomendou que a doença micrometastática identificada apenas por meio de coloração imuno-histoquímica seja aceita para classificação da doença nodal, desde que pelo menos um marcador associado ao melanoma tenha sido utilizado e que as células positivas tenham características morfológicas que possam ser identificadas na análise de lâminas coradas pela imuno-histoquímica.

O Melanoma Staging Committee do AJCC recomenda o estadiamento com BLS para pacientes com doença classificada como T2N0M0, T3N0M0 e T4N0M0 e para alguns pacientes com doença T1bN0M0 mais fina.[77] O comitê também recomendou que a BLS seja um procedimento de estadiamento necessário para pacientes com doença clínica em estádio Ib ou estádio II antes do ingresso em ensaios clínicos;[5] a justificativa é que a identificação da doença nodal oculta permite o estadiamento patológico preciso e um aumento da homogeneidade entre coortes sob investigação clínica.

A doença metastática satélite ou metástases em trânsito também são usadas ao se definir a doença regional em estádio III. A presença de uma *metástase satélite*, definida como um ninho de tumor metastático com mais de 0,05 mm de diâmetro, que está separado da lesão primária por pelo menos 0,3 mm, e *metástase em trânsito* encontrada entre o melanoma primário e o linfonodo foi identificada como indicador de prognóstico fraco.[40,83] Ambos os achados pressagiam um prognóstico semelhante à metástase nodal. Por essa razão, a metástase satélite e a metástase em trânsito são classificadas como doença N2c, mesmo na ausência de doença nodal (N0). Se metástases nodais sincrônicas forem encontradas na metástase satélite ou em trânsito, o prognóstico é extremamente desfavorável. Esses pacientes automaticamente recebem a classificação de doença N3, independentemente do número de nódulos linfáticos positivos sincrônicos.

A variação nas taxas de sobrevida em 5 anos para pacientes em estádio III foi significativa e vai de 40% para pacientes com melanoma em estádio IIIc até 78% para pacientes com melanoma em estádio IIIa.[84,85] Os pacientes com doença intralinfática (metástase satélite ou em trânsito), com bacias nodais negativas, têm taxas de sobrevida de 5 e 10 anos de 69 e 52%, respectivamente. Os pacientes com doença intralinfática com doença nodal concomitante têm taxas de sobrevida de 5 e de 10 anos de 46 e 33%. Esses dados confirmam estudos anteriores que demonstraram que a doença em estádio III representa um grupo heterogêneo de pacientes. Além disso, eles destacam o impacto crucial da informação prognóstica proporcionada pelo diagnóstico precoce e pelo tratamento da metástase regional.

ESTÁDIO DA METÁSTASE E METÁSTASES À DISTÂNCIA

Os fatores prognósticos para doença disseminada de estádio IV foram estudados entre 7.972 pacientes.[5] Esses dados confirmaram que o prognóstico varia dependendo do local da doença metastática e de níveis elevados de lactato desidrogenase (LDH) sérica. Os pacientes com metástase à distância para pele, tecido subcutâneo ou linfonodos distantes com um nível normal de LDH (M1a) tiveram uma taxa de sobrevida ligeiramente mais elevada, em comparação com os pacientes com metástase para o pulmão, metástases e níveis normais de LDH (M1b). Os pacientes com metástases que envolviam outros órgãos viscerais ou aqueles com elevados níveis de LDH, independentemente do local da doença metastática (M1c), tiveram o pior prognóstico. No geral, a sobrevida para pacientes com metástases à distância é extremamente grave e é medida em meses em vez de anos. O tempo médio de sobrevida após o diagnóstico de doença disseminada é de apenas 6 a 8 meses, com uma pesarosa taxa de sobrevida em 5 anos de 6%.[86,87] Por essa razão, o melanoma de estádio IV não entra na subclassificação do sistema de estadiamento do AJCC.

As diretrizes para o estadiamento da doença metastática com um sítio primário desconhecido também foram estabelecidas pelo Melanoma Staging Committee do AJCC.[77] Os pacientes com doença nodal isolada devem ser considerados estádio III, desde que uma avaliação de estadiamento não encontre evidências de doença à distância. Todas as outras apresentações de melanoma metastático com sítio primário desconhecido devem ser consideradas estádio IV.

TRATAMENTO CIRÚRGICO DO TUMOR PRIMÁRIO

AMPLA EXCISÃO LOCAL E MARGENS CIRÚRGICAS

O padrão para o tratamento de melanoma primário é a excisão cirúrgica completa. No entanto, a extensão das margens cirúrgicas permanece uma pergunta sem resposta, apesar de numerosos estudos retrospectivos, ensaios clínicos e metanálises. Historicamente, a AEL incluía uma extensa margem circundante de 5 cm de tecido normal, uma recomendação baseada em um relatório de uma autópsia de 1907 de um paciente com melanoma avançado.[88] O uso de margens cirúrgicas de 5 cm era prática rotineira até os anos 1970, quando Breslow e Macht contestaram o conceito ao tratar, com sucesso, 35 pacientes com melanomas finos, utilizando margens mais estreitas.[36] Dois estudos prospectivos randomizados para investigar as margens cirúrgicas de melanoma cutâneo foram realizados desde então. A Organização Mundial da Saúde (OMS) realizou um estudo internacional em que 612 pacientes com melanomas *finos* (2 mm) foram randomizados para a excisão cirúrgica com margens de 1 cm contra margens de 3 cm ou mais.[89] Em um seguimento médio de 8 anos, relataram-se sobrevida livre de doença e sobrevida global equivalentes entre os dois grupos. Por essa razão, a OMS concluiu que a excisão ampla *não* influenciou a sobrevida para pacientes com melanomas finos. Para pacientes com melanomas com menos de 1 mm de espessura, os autores defenderam margens "estreitas" de 1 cm até o plano fáscia muscular.

Dentro do ensaio da OMS, um subconjunto de 245 pacientes tinha tumores que mediam de 1,1 a 2 mm de espessura. Embora não tenha sido observada uma diferença entre a sobrevida livre de doença e a sobrevida global com relação a margens, relatou-se uma taxa de recorrência local de 3,3% entre os pacientes que foram submetidos a excisão "estreita". Esse achado inspirou o Intergroup Melanoma Surgical Trial, que randomizou prospectivamente 740 pacientes com melanomas de *espessura intermediária* (1-4 mm) para AEL com margens de 2 cm *versus* margens de 4 cm.[90] Relataram-se taxas de recorrência local e de sobrevida de 10 anos equivalente entre os dois grupos. Esse achado levou à recomendação de uma margem cirúrgica de 2 cm para pacientes com melanomas intermediários medindo de 1,1 a 4 mm de espessura.

O ensaio clínico prospectivo mais recente realizado pelo Melanoma Study Group do Reino Unido randomizou 900 pacientes com melanomas cutâneos localizados de 2 mm ou mais de

TABELA 35-4. Margens Cirúrgicas Recomendadas para Excisão de Melanoma Cutâneo Primário

Espessura do Tumor (mm)	Margem Cirúrgica (cm)
In situ	0,5
<1	1
1,01 a 2	1 a 2
>2	2

espessura com margens de 1 cm *versus* margens de 3 cm.[91] Não se identificou uma diferença estatisticamente significativa entre os dois grupos quando recidivas locais, regionais e à distância foram comparadas; no geral, as taxas de mortalidade foram idênticas entre os dois braços. Contudo, quando todas as recorrências – locais, em trânsito e nodais – foram compiladas, o grupo com margens de 1 cm presenciou uma taxa de recorrência estatisticamente maior. Esse é o primeiro ensaio clínico para comparar margens do tumor a relatar uma diferença estatisticamente significativa na recorrência do tumor. De um ponto de vista prático, no entanto, são as margens de 1 cm *versus* as de 2 cm que são debatidas com mais frequência nesse cenário clínico.[92]

Até o momento, nenhum estudo prospectivo randomizado abordou a margem cirúrgica ideal para melanomas *espessos* (> 4 mm). Um estudo retrospectivo de 278 melanomas espessos descobriu que margens cirúrgicas superiores a 2 cm não levaram a uma diferença nas taxas de recidiva local, sobrevida livre de doença ou sobrevida global em comparação com margens de 2 cm.[92] Nesse estudo, 16% dos tumores envolviam subsítios na CP.

O principal objetivo da excisão do melanoma é eliminar locais de recorrência derivados da doença persistente. A taxa de recorrência local de excisões de margem estreita é reconhecidamente baixa; no entanto, as consequências são potencialmente fatais. Estima-se que alcançar 100% das margens ideais levaria a uma redução da mortalidade relacionada ao melanoma e a um aumento da expectativa de vida dos pacientes com melanoma em 0,4 anos.[18] Embora essa diferença pareça pequena à primeira vista, ela equivale a uma estimativa de 11 anos adicionais de expectativa de vida para aqueles indivíduos que poderiam ter recorrência local após uma margem de 1 cm, mas, em vez disso, alcançaram um estado livre de doença após uma margem cirúrgica mais ampla.

As diretrizes atuais para margens cirúrgicas baseiam-se na espessura do tumor primário (Tabela 35-4); não se exige que as margens clínicas se correlacionem com as margens histológicas. É importante perceber que essas recomendações servem apenas como diretrizes; cada caso de melanoma deve ser individualizado. A profundidade de excisão inclui pele de espessura total e tecido subcutâneo subjacente. A ressecção de fáscia, pericôndrio e periósteo é necessária apenas em uma situação de invasão tumoral direta ou se o plano cirúrgico tiver sido violado durante uma biópsia prévia.[93]

O LMM demanda uma observação especial, porque tem uma propensão para ampla disseminação subclínica, o que muitas vezes resulta em margens positivas.[94] Johnson et al.[95] e Anderson et al.[96] fizeram relatos sobre o uso do procedimento de "quadrado" no tratamento de LM e LMM. Esse procedimento estadiado implica a excisão completa da margem periférica com corte histológico permanente de 100% das margens periféricas que circundam todo o tumor.

FECHAMENTO E RECONSTRUÇÃO

Com a utilização judiciosa do descolamento, a maioria dos locais cirúrgicos pode ser fechada primariamente. Defeitos maiores podem exigir reconstrução com um enxerto de pele de espessura parcial, um enxerto de pele de espessura total, retalhos locais de avanço, um retalho regional, ou transferência de tecido livre. O método de reconstrução dependerá de localização anatômica, cor e textura da pele, profundidade do defeito e preferências do paciente e cirurgião. Inicialmente, os cirurgiões se mostravam relutantes em enxertar locais de excisão por medo de que a supervisão do leito cirúrgico fosse prejudicada e um futuro diagnóstico de recorrência fosse atrasado. No entanto, não se provou o impacto do método de fechamento na sobrevida.[97] Depois da confirmação de margens livres, os cirurgiões são incentivados a fechar os defeitos cirúrgicos usando a técnica que acharem que produzirá o melhor resultado estético.

TRATAMENTO CIRÚRGICO DOS LINFONODOS REGIONAIS

DISSECÇÃO TERAPÊUTICA DE LINFONODO

Os locais mais comuns de metástase de melanoma cutâneo de CP são as cadeias dos linfonodos cervicais e parotídeos.[8,98,99] O tratamento de escolha para a doença regional continua a ser uma dissecção terapêutica dos linfonodos (DTL), o que inclui a drenagem das cadeias linfonodais, bem como de todos os vasos linfáticos localizados entre o tumor primário e o local da doença regional. A localização do tumor primário dita o tipo de DTL e se uma parotidectomia superficial é necessária. Os melanomas da parte anterolateral do couro cabeludo, têmpora, parte lateral da testa, parte lateral do rosto e orelha que surgem anteriores a um plano coronal imaginário através dos canais auditivos externos passam através da cadeia linfonodal da parótida, chegando à cadeia linfonodal cervical.[100] Por essa razão, a parotidectomia superficial e a dissecção radical modificada do pescoço são recomendadas. Na ausência de envolvimento generalizado pelo tumor ou de rompimento por biópsia aberta ou dissecção cirúrgica prévia, devem-se combinar esforços para preservar o nervo acessório espinal, a veia jugular interna e o músculo esternocleidomastoideo. Se o melanoma surgir em uma localização mais inferior, tal como no queixo ou pescoço, uma parotidectomia superficial não se justifica. Os melanomas localizados no couro cabeludo e em posição occipito-posterior ao plano coronal imaginário através dos canais auditivos externos podem drenar para os linfonodos pós-auricular, suboccipital do triângulo posterior. Essas bacias nodais não são tratadas durante a dissecção radical modificada do pescoço e precisam de uma dissecção cervical posterolateral que inclua os níveis II a V, bem como os nódulos localizados acima.[101]

BIÓPSIA DO LINFONODO SENTINELA

Diversos estudos randomizados prospectivos não conseguiram demonstrar um benefício global na sobrevida para os pacientes que se submetem à dissecção eletiva de linfonodos no contexto de um pescoço clinicamente N0.[97,102-104] Por essa razão, não se defende mais a dissecção eletiva de linfonodos para melanoma. Em vez disso, o procedimento foi substituído por biópsia e mapeamento do linfonodo sentinela. A BLS representa um meio minimamente invasivo, eficiente e de baixo custo para estadiamento e triagem de pacientes para metástase regional.[105]

Quadro 35-4. INDICAÇÕES PARA CONSIDERAÇÃO DO MAPEAMENTO E BIÓPSIA DO LINFONODO SENTINELA NO MELANOMA

Profundidade de Breslow = 1 mm
Profundidade de Breslow <1 mm na situação de variáveis prognósticas adversas, incluindo as seguintes:
  Ulceração
  Ampla regressão para 1,0 mm
  Idade jovem
  Índice mitótico $\geq 1/mm^2$
  Invasão angiolinfática
  Margem positiva profunda

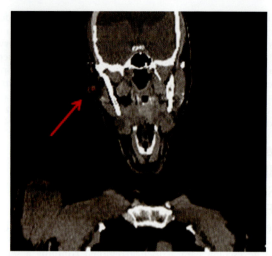

FIGURA 35-2. Tomografia computadorizada por emissão de fóton único pré-operatória após injeção de um melanoma primário localizado na linha mediana occipital. A seta maior aponta para um linfonodo sentinela de drenagem intraparotídea à direita. A vantagem da tomografia computadorizada por emissão de fóton único sobre a linfocintilografia tradicional é o detalhe anatômico adicional.

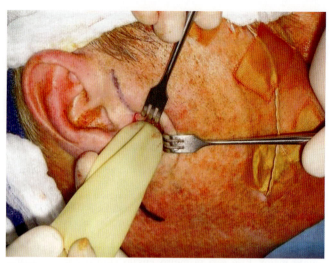

FIGURA 35-4. Cada linfonodo sentinela é identificado usando uma combinação de sonda gama, que detecta a radioatividade do enxofre coloidal marcado com tecnécio-99m, e pistas visuais do corante azul.

O *status* nodal atualmente é reconhecido como o fator prognóstico mais importante para pacientes com melanoma.[5] De todos os indivíduos diagnosticados com melanoma, 10 a 20% têm doença nodal microscópica oculta e uma frequência mais elevada se correlaciona com o aumento da profundidade do Breslow. Na tentativa de identificar esse grupo relativamente menor de pacientes que justificam a realização de BLS, ao mesmo tempo em que poupa os 80% restantes dos pacientes sem doença regional da morbidade associada a uma dissecção cervical, Morton et al.[106] introduziram a BLS para a avaliação de pacientes com melanoma cutâneo de tronco e extremidades. Os autores demonstraram que o estado do linfonodo sentinela (LS) representa com precisão o estado de toda a inteira cadeia linfonodal da qual ele foi obtido. A BLS é considerada a melhor modalidade de estadiamento para a doença regional, com a maior sensibilidade e especificidade entre qualquer modalidade disponível atualmente, e que é agora recomendada pelo Melanoma Staging Committee do AJCC para pacientes saudáveis com doença em T2 a T4 e alguns pacientes com melanoma T1b.

As indicações para BLS estão resumidas no Quadro 35-4. Em um modelo multivariado que usa dados de 910 pacientes com melanoma, os autores identificaram uma associação entre a positividade do LN e um aumento da profundidade de Breslow, idade mais baixa, maior índice mitótico, invasão angiolinfática e localização no tronco ou extremidades inferiores.[107] Pacientes com doença metastática não são considerados candidatos para BLS, embora aqueles que tenham sido submetidos ao rompimento cirúrgico anterior dos vasos linfáticos ou à ressecção com margens amplas possam ser considerados; no entanto, a precisão do procedimento pode ficar diminuída nesse cenário.[62] Os pacientes com um LN positivo retornam para a sala de cirurgia, mais comumente, dentro de 2 semanas após diagnóstico para DTL definitiva; pacientes com um LN negativo são acompanhados clinicamente.

A técnica tradicional para LN introduzida por Morton et al.[108] evoluiu desde então e incluiu uma linfocintilografia pré-operatória. Cerca de 2 a 4 horas antes da cirurgia, os pacientes são

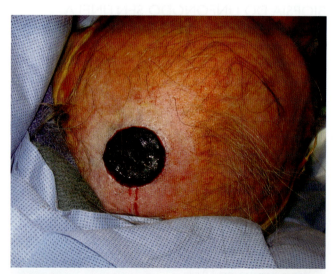

FIGURA 35-3. Ampla excisão local do melanoma primário é realizada antes da biópsia do linfonodo sentinela; caso contrário, a proximidade da lesão primária em relação às bacias de drenagem nodais na região de cabeça e pescoço causará significativo efeito *shine-through* radioativo que pode dificultar a localização do linfonodo sentinela.

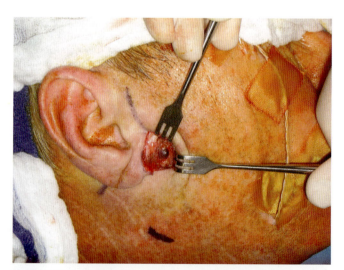

FIGURA 35-5. O linfonodo sentinela intraparotídeo direito *in vivo*, que corresponde à imagem da tomografia computadorizada por emissão de fóton único mostrada na Figura 35-2. Note o uso de monitoramento do nervo facial para a biópsia do linfonodo sentinela na bacia nodal parotídea.

submetidos a uma injeção intradérmica de um coloide radioativo nos quatro quadrantes que cercam o tumor primário do melanoma. A linfocintilografia é então realizada, e a varredura nuclear permite ao cirurgião determinar a quantidade, localização e lateralidade das cadeias linfonodais em risco de doença metastática. Ela é particularmente útil com melanomas na linha média da CP, que correm risco de drenagem linfática bilateral. O uso de tomografia computadorizada por emissão de fóton único (SPECT) particularmente auxilia na identificação dos linfonodos sentinelas, especialmente na CP (Fig. 35-2). Um relatório recente da Stoffels et al.[109] comparou a detecção de nódulos metastáticos e a sobrevida livre de doença com o uso de SPECT *versus* linfocintilografia padrão. Constatou-se a superioridade do SPECT, o qual revelou um número mais elevado de linfonodos sentinelas positivos por paciente e uma taxa mais alta de sobrevida livre de doença, especialmente para a região CP.

Uma vez sob anestesia, o mapeamento linfático intraoperatório com corante vital azul, como azul de metileno, é realizado.[106] Cerca de 1 ml de corante é injetado na camada intradérmica que circunda a lesão do melanoma primário. O tumor primário e vasos linfáticos drenantes estão em estreita proximidade dentro da região da CP. Portanto, primeiro realiza-se a ELA do tumor primário para reduzir o efeito *shine-through* radioativo que inutilizaria a sonda gama intraoperatória para a identificação do LS (Fig. 35-3).

Após a ELA do melanoma primário, as bacias nodais em risco de metástase são avaliadas quanto à radioatividade aumentada usando uma sonda gama portátil (Fig. 35-4). Por definição, um linfonodo que apresente 10% ou mais das contagens por minuto em comparação com o linfonodo *ex vivo* mais quente deve ser considerado um linfonodo sentinela e deve ser removido.[110] Defendemos a regra dos 10% porque nossos dados sugerem que os cirurgiões que usam coloide radioativo e rotineiramente encerram o procedimento depois de identificarem apenas o linfonodo mais quente, ou quando a contagem cai para menos da metade a um terço das contagens por minuto do linfonodo mais quente, apresentam taxas mais altas de falso-negativos. Os LSs são removidos utilizando incisões de 1 a 3 cm que se sobrepõem às zonas de aumento da radioatividade. Recomenda-se uma incisão pré-auricular e o monitoramento do nervo facial para a BLS na região parótida. Os LSs são, então, identificados usando-se uma combinação de sonda gama e pistas visuais do corante azul (Fig. 35-4). Cada LS é dissecado individualmente do tecido circundante (Fig. 35-5). O patologista desempenha um papel extremamente crucial para o sucesso da BLS. A metástase linfática oculta de melanoma cutâneo pode ser difícil de detectar e demanda uma análise patológica rigorosa, que inclui cortes seriados, estudos imuno-histoquímicos especiais, quando indicados, e interpretação por um dermatopatologista experiente. Wagner et al.[111] relataram que o volume médio do tumor em LSs positivos para melanoma metastático é de apenas 4,7 mm³. Joseph et al.[111a] relataram a identificação de apenas 73% de LSs metastáticos usando apenas a coloração por hematoxilina e eosina (H & E) padrão. Em nosso estudo,[112] 20 dos 97 LSs positivos (21%) se mostraram negativos na coloração inicial por H & E. Essa alta taxa de falso-negativo destaca a importância da coloração imuno-histoquímica (IHCS) para um diagnóstico preciso de doença nodal oculta.

Os cortes de congelamento são menos confiáveis para o diagnóstico de melanoma; eles apresentam uma taxa de falso-negativo entre 5 e 10% e não são recomendados.[113] Por essa razão, todas as BLSs são enviadas individualmente para avaliação histológica com cortes permanentes. A análise histológica das BLSs é mais profunda, completa e prática em comparação com a avaliação de toda a amostra de linfadenectomia, porque a técnica oferece ao patologista um número limitado de nódulos para avaliar de forma detalhada.[114] A avaliação inclui cortes seriados (seções com 5 μm de espessura) e coloração por H & E. São executadas IHCSs especiais para as proteínas S-100 e Melan-A (MART-1) para todos os LSs que apresentam resultado negativo na coloração por H & E. Esse

painel foi escolhido após avaliação patológica de 99 LSs positivos de 72 pacientes tratados em nossa instituição.[112] Descobriu-se que as sensibilidades para S-100, melan-A e HMB-45 eram de 97, 96 e 75%, respectivamente. Além disso, o HMB-45 marcou uma porcentagem menor de células (25 a 75%), e a intensidade foi menor em comparação com a de S-100 e Melan-A. Assim, já não usamos de forma rotineira a coloração para HMB-45. Os pacientes com um LS positivo retornam para cirurgia dentro de 2 semanas após o diagnóstico para DTL definitiva; os pacientes com biópsia negativa são acompanhados clinicamente.

Uma experiente equipe de medicina nuclear também é necessária, porque a administração inadequada do marcador radioativo também pode levar a um efeito *shine-through*. A comunicação com a equipe de medicina nuclear é útil não apenas para a interpretação da linfocintilografia, mas também para assegurar que a lesão apropriada seja mapeada, porque os pacientes com melanoma muitas vezes chegam ao médico com múltiplas lesões pigmentadas.

Por fim, a experiência e a perícia técnica do cirurgião são vitais. Morton et al.[105] sugeriram anteriormente uma curva de aprendizado de 30 casos. No entanto, um seguimento a longo prazo de seu Multicenter Selective Lymphadenectomy Trial internacional descobriu que a curva de aprendizado de 30 casos não era suficiente. A análise dos primeiros 25 casos realizados nos 10 centros de maior volume no ensaio revelou uma taxa de recorrência na bacia nodal de 10,3%.[113] Essa taxa de falso-negativo caiu para 5,2%, depois de mais 25 casos. Os autores concluíram, agora, que uma curva de aprendizado de 55 casos é necessária para se alcançar, pelo menos, 95% de precisão com a BLS.

Embora a BLS tenha um papel definido na avaliação do melanoma cutâneo de tronco e extremidades, foram colocadas diversas questões em relação à sua aplicação na região da CP.[105] A complexidade do sistema linfático da CP tem causado preocupação no que diz respeito à confiabilidade da BLS de refletir com precisão o estado de toda a bacia nodal. A entrelaçada rede de vasos linfáticos cervicais é, muitas vezes, considerada uma área de fluxo sanguíneo marginal por natureza. A complexidade desse sistema linfático foi demonstrada por O'Brien et al.,[115] que relataram uma discordância de 34% entre a predição clínica de drenagem linfática e achados da linfocintilografia em 97 casos de melanoma cutâneo de CP. A popularidade da BLS na região da CP também tem sido limitada por preocupações com as dificuldades técnicas e o potencial de danos às estruturas vitais circundantes, tais como os grandes vasos, nervo facial e nervo acessório espinal.[116]

A experiência da Universidade de Michigan no estadiamento de 353 pacientes com melanoma cutâneo de CP demonstrou que a complexidade da anatomia da CP não impede o uso da BLS para o estadiamento do melanoma cutâneo.[117] Um LN foi identificado em 352 de 353 casos (99,7%) sem relatos de dano permanente ao sistema vascular, ao nervo facial ou ao nervo craniano, e 69 de 353 pacientes (19,6%) tiveram uma biópsia positiva do linfonodo sentinela. Essa taxa de positividade de 19,6% de LSs espelha os resultados de BLS alcançados em outros locais anatômicos, como tronco e extremidades.[102,118] Dos 68 que foram então submetidos à dissecção completa de linfonodo, descobriu-se que 17 (25%) tinham linfonodos positivos adicionais, e 44 dos 283 pacientes (15,5%) com uma BLS negativa desenvolveram doença recorrente; 12 desses pacientes tiveram recorrência dentro da bacia nodal regional, produzindo uma taxa de 14,8% de falso-negativo (12 falso-negativos/12 falso-negativos + 69 verdadeiro-positivos) e um valor preditivo negativo de 95,8% de uma BLS negativa. Foi relatado sucesso semelhante por outros[119,120] na aplicação da BLS para melanoma cutâneo de CP, e a técnica tem sido aplicada com sucesso em casos pediátricos na CP.[13]

Aproximadamente 25 a 30% dos melanomas cutâneos de CP drenam para os linfonodos dentro do leito da parótida.[115,121] Uma lesão potencial do nervo facial causada pela BLS tem levado alguns cirurgiões a defenderem a parotidectomia superficial em vez do procedimento de mapeamento.[116] Em nossa análise retrospectiva,

28 de 30 pacientes (93,3%) que drenaram para a cadeia linfonodal da parótida foram submetidos, com sucesso, ao estadiamento por BLS.[121] Um paciente necessitou de parotidectomia superficial, pois o LS estava em localização profunda no nervo facial, e um segundo paciente apresentou sangramento significativo proveniente de tecido parotídeo circundante, o que poderia ter colocado o nervo facial em maior risco. Um total de 39 nódulos de 28 cadeias parotídeas foram removidos sem lesão do nervo facial. O monitoramento contínuo do nervo facial para BLS dentro da cadeia linfonodal da parótida pode ser útil ao se realizar a biópsia dentro do leito da parótida.

Também se expressou preocupação quanto ao fato de que a BLS cause inflamação e fibrose que poderiam colocar o nervo facial em maior risco quando nova operação é necessária para tratar definitivamente a cadeia linfonodal da parótida no cenário de um LS positivo.[116] Em nossa experiência, todos os pacientes com um LS positivo na parótida passaram por uma parotidectomia superficial como um procedimento subsequente e não sofreram lesão do nervo facial. Nossos achados são consistentes com outros relatórios que demonstraram que a BLS pode ser realizada de modo confiável e seguro dentro da cadeia linfonodal da parótida (Fig. 35-5).[122123]

A American Society of Clinical Oncology e a Society of Surgical Oncology recentemente publicaram diretrizes clínicas atualizadas a respeito do uso da BLS para melanoma.[124] Conforme resumido no Quadro 35-4, a BLS é recomendada para pacientes com melanoma de espessura intermediária (profundidade de Breslow de 1 a 4 mm), independentemente do local da lesão primária. Além disso, a BLS é indicada para melanoma espesso (profundidade de Breslow > 4 mm)[125,126] e para determinados melanomas finos[127] (profundidade de Breslow <1,0 mm, mas geralmente ≥ 0,75 milímetros) com características adicionais de alto risco como ulceração, idade jovem, invasão angiolinfática, margem profunda positiva na biópsia por *shaving* ou alto índice mitótico.

A BLS fornece, de forma clara, informações prognósticas cruciais em relação ao estado da bacia linfonodal regional.[113,128,129] O estadiamento preciso constitui a base para as opções de tratamento e para o processo de tomada de decisão, e a BLS representa a modalidade de estadiamento mais sensível e específica para pacientes com risco de metástase nodal oculta. Resta apenas uma pequena probabilidade de doença à distância identificável em pacientes com uma BLS negativa. Além de informações prognósticas, os resultados dos estudos do MSLT-I demonstraram fatores adicionais que dão suporte à BLS, entre eles o controle regional mais durável em pacientes com doença nodal. A BLS e a DTL imediata *versus* DTL tardia foram associadas a um menor número total médio de linfonodos positivos em pacientes com melanoma de espessura intermediária (1,4 ± 0,9 no grupo de BLS *vs.* 3,2 ± 3,9 no grupo de observação, $P = 0,0001$), menor morbidade e menor tempo de internação. Embora o MSLT-I não tenha mostrado uma vantagem na sobrevida global com BLS, para os pacientes com melanoma intermediário ou espesso, a BLS estava associada ao aumento da sobrevida livre de doença ($P = 0,0074$ para espessura intermediária, $P = 0,0358$ para melanoma espesso).[130]

Futuras Investigações Sobre a Biópsia do Linfonodo Sentinela

Os esforços de pesquisa BLS trazem grandes e emocionantes promessas para o futuro. Em uma iniciativa para dar continuidade às investigações do potencial terapêutico da BLS, recentes esforços de pesquisa têm se concentrado na identificação de marcadores tanto de lesão primária quanto de LS, que são preditivos de tumor que contenham linfonodos não sentinela.[131-133] A ausência desses marcadores permitiria, então, a identificação do subgrupo de pacientes com BLS-positiva que poderiam não justificar a continuação do tratamento com uma DTL formal. Infelizmente, estudos atuais não conseguiram identificar um marcador consistente e 100% preciso. Por esse motivo, o presente estudo do MSLT-II é projetado para investigar as indicações para DTL após uma BLS

positiva.[113] Especificamente, ele irá determinar se uma DTL imediata fornece um benefício de sobrevida se comparada ao acompanhamento ultrassonográfico pós-operatório e diligente das cadeias linfonodais de drenagem. No entanto, até que os resultados do estudo do MSLT-II estejam disponíveis, a DTL após a identificação de um linfonodo sentinela positivo continua a ser o padrão de atendimento.[62,124,134]

O estadiamento molecular do melanoma também está despertando um maior interesse. A análise de transcriptase reversa associada à reação de polimerização em cadeia (RT-PCR) de LSs para os genes associados ao melanoma, como *MLANA*, bem como para tirosinase, fator de transcrição associado à microftalmia e proteína 2 relacionada à tirosinase, se mostrou útil na identificação de um subgrupo de pacientes que abrigam doença nodal oculta a um nível submicroscópico, que não pode ser detectado com IHCS tradicional.[135-137] Em um estudo, 49 de 162 pacientes (30%) apresentaram LSs negativas na IHCS, mas pelo menos um marcador de melanoma foi identificado com RT-PCR.[138] Esse subconjunto de pacientes apresentou um aumento na taxa de recorrência do tumor. Atualmente, a RT-PCR não tem especificidade. A alta taxa de falso-positivo pode ser devida à incapacidade para diferenciar células de melanoma de células ocultas de nevo benigno. Através de esforços futuros de pesquisa, o estadiamento molecular pode ser útil na identificação de um subconjunto de pacientes com melanoma de alto risco que desenvolvem metástases nodais ou à distância, apesar de chegarem ao atendimento médico com um tumor primário fino. Essa informação tem o potencial para mudar a maneira pela qual esses indivíduos são aconselhados, tanto no que diz respeito à terapia adjuvante quanto à vigilância posterior.[56]

TRATAMENTO CIRÚRGICO DAS METÁSTASES À DISTÂNCIA

Os pacientes com melanoma de estádio IV que envolve locais distantes têm um prognóstico extremamente grave. O tratamento cirúrgico tem um papel limitado no cenário da doença disseminada. Ele tem sido usado com sucesso como um meio de tratamento paliativo em pacientes que sofrem de metástases no cérebro, pulmão, sistema gastrintestinal, tecido mole subcutâneo e linfonodos distantes.[139] O sucesso da cirurgia no cenário paliativo depende fortemente de uma adequada seleção de pacientes; a cirurgia só deve ser considerada se sintomas claramente identificáveis e específicos estiverem associados a uma lesão metastática. Outras considerações incluem a morbidade cirúrgica, qualidade de vida esperada, sobrevida esperada e, mais importante, os desejos do paciente.[140] É imperativo que o paciente e sua família entendam que a cirurgia tem natureza paliativa.

Vários marcadores prognósticos foram identificados em pacientes com melanoma disseminado de estádio IV.[140,141] Esses marcadores estão refletidos no sistema de estadiamento do AJCC descrito anteriormente[77] e devem servir como diretrizes quando se considera a ressecção cirúrgica de tumores à distância. Os pacientes com doença metastática limitada a um ou dois locais isolados apresentam um prognóstico melhor em relação aos pacientes que têm múltiplas lesões metastáticas. Um curto intervalo livre de doença está associado a um prognóstico geral ruim, e os pacientes que desenvolvem metástases à distância dentro de um ano depois de seu diagnóstico inicial têm um prognóstico grave, mesmo quando se alcança a ressecção completa da lesão metastática.[140] Por último, o local anatômico da lesão metastática é importante. Os pacientes que têm disseminação metastática para locais não viscerais (p. ex., tecidos subcutâneos distantes, linfonodos) e níveis séricos normais de HDL têm um prognóstico melhor em comparação com os indivíduos que têm metástase visceral ou níveis elevados de HDL no soro. Dentro do grupo de pacientes que sofrem de metástase visceral, os indivíduos com lesões pulmonares têm sobrevida melhorada em comparação com aqueles que têm lesões de outros locais viscerais.

RADIOTERAPIA

O melanoma é tradicionalmente classificado como um tumor radiorresistente.[7,142] Embora a radiação adjuvante não tenha demonstrado um impacto sobre a sobrevida,[143] ensaios clínicos corroboram a eficácia de radioterapia hipofracionada como tratamento adjuvante à cirurgia para pacientes com melanoma cutâneo de CP com alto risco de recorrência local ou regional.[144-146] Tal achado é importante, porque a recorrência pode impactar de modo significativo a qualidade de vida ao causar dor, abertura da ferida e deformação cosmética socialmente debilitante.[147,148]

Um recente estudo controlado randomizado para comparar a radioterapia adjuvante com a observação após ressecção cirúrgica em pacientes com alto risco de recorrência demonstrou uma redução no risco de recidiva regional após radioterapia adjuvante (20 recaídas no grupo de radioterapia *vs.* 34 no grupo de observação, $P = 0,041$).[149] Esse estudo não demonstrou uma diferença na sobrevida geral ou livre de recidiva. A análise do ensaio identificou o nível de extensão extranodal (nenhum *vs.* limitado *vs.* extensa) como um fator prognóstico independente para a determinação do risco de recidiva regional, ao passo que tanto a extensão extranodal quanto um maior número de linfonodos positivos foram associados a uma sobrevida global desfavorável. Foram observados efeitos colaterais dentro do grupo de tratamento; no entanto, dados de longo prazo não estão disponíveis. Atualmente, a radioterapia pode ser considerada naqueles pacientes com alto risco de recorrência, para retardar a recorrência regional, que está associada a morbidade significativa.

Em ocasiões muito raras, a radiação primária pode ser usada para tratar LM ou LMM extensos em um paciente idoso que não é considerado um candidato cirúrgico.[150] A radioterapia pode ser igualmente administrada como tratamento paliativo em pacientes que sofrem de doença sistêmica em estádio IV, especialmente no contexto de metástase óssea ou para o cérebro, compressão da medula espinal e metástase visceral isolada e sintomática.

QUIMIOTERAPIA

O melanoma é um tumor relativamente resistente à quimioterapia.[151,152] Acredita-se que um pequeno subgrupo de pacientes possa se beneficiar da quimioterapia; entretanto, ainda não surgiu um regime que definitivamente tenha um impacto na sobrevida. O principal papel da quimioterapia continua a ser de um tratamento paliativo no contexto de doença disseminada em estádio IV.

A dacarbazina é, atualmente, o único agente quimioterápico aprovado para o tratamento do melanoma avançado de estádio IV. As taxas de resposta após a administração de dacarbazina são, na melhor das hipóteses, modestas e variam de 10 a 20%.[7,153-156] Esse prognóstico não mudou ao longo dos últimos 20 anos, apesar dos dedicados esforços de pesquisa que utilizam uma série de regimes com agentes quimioterápicos.[151] Em geral, menos de 5% dos indivíduos apresentam uma resposta completa com a dacarbazina.

IMUNOTERAPIA

Classicamente, a imunoterapia divide-se em duas categorias: *agentes imunoterapêuticos específicos* regulam positivamente a resposta imune do anticorpo e de células T citotóxicas especificamente para o tumor do paciente ou para antígenos de melanoma conhecidos; a maioria das vacinas para melanoma se enquadra nessa categoria. Por outro lado, os *agentes imunoterapêuticos não específicos*, tais como interferon, interleucina e produtos microbacterianos, estimulam o sistema imune do hospedeiro *sem* se concentrar nos antígenos tumorais do melanoma. Esses agentes são frequentemente administrados em conjunto com agentes imunoterapêuticos específicos em uma tentativa de fortalecer o sistema imunológico.[157,158]

INTERFERON

Apesar de inúmeros ensaios clínicos que envolvem regimes adjuvantes, o interferon α-2b (INF α-2b) continua a ser o único tratamento adjuvante aprovado pela Food and Drug Administration (FDA) dos Estados Unidos para o melanoma de estádio III.[159] Ele funciona como um modificador de resposta biológica; o mecanismo de ação inclui efeitos antiproliferativos diretos, estimulação imunológica através da intensificação das células *natural killer*, aumento de expressão de antígenos de histocompatibilidade nas células de melanoma, fagocitose de macrófagos e aumento da citotoxicidade mediada por células T.[94,160]

Três grandes ensaios clínicos que envolviam INF α-2b adjuvante foram conduzidos pelo Eastern Cooperative Oncology Group (ECOG).[161-163] De modo resumido, o ensaio E1684 do ECOG foi o primeiro estudo a demonstrar eficácia.[161] O regime consistiu em interferon em dose elevada (20 megaunidades/m^2/dia), administrado por via intravenosa, 5 dias por semana, durante 4 semanas. O tratamento de manutenção veio a seguir e consistia em 48 semanas de INF α-2b subcutâneo (10 megaunidades/m^2/dia), administrado 3 dias por semana. Esse ensaio finalmente levou à aprovação da terapia adjuvante pelo FDA. Embora o ensaio de seguimento E1690 não tenha conseguido confirmar a eficácia do INF α-2b em altas doses,[162] os resultados exigem interpretação cuidadosa, pois os pacientes inscritos *não* foram submetidos a estadiamento nodal patológico, nem foram estratificados por ulceração.[19] O mais recente e maior dos três estudos, o ECOG 1694,[163] confirmou a eficácia de INF α-2b em doses elevadas. O benefício de sobrevida global e livre de recidiva observado no braço de controle com INF α-2b em doses elevadas, em comparação com o braço de tratamento com vacina de gangliosídeo GMK, foi tão convincente que o Data Safety Monitoring Committee encerrou o ensaio antecipadamente. Embora se tenha demonstrado a sobrevida livre de recidiva, grandes ensaios clínicos e metanálises associadas não conseguiram demonstrar um claro impacto na sobrevida global no cenário da terapia com INF α-2b.[159,164,165]

Com um acompanhamento atento, modificação da dose e intervenção farmacológica, a maioria dos pacientes com melanoma tolera o curso de 1 ano de INF α-2b.[158,159,162,163] Quase todos os indivíduos vivenciam sintomas semelhantes aos da gripe (febres, calafrios, mal-estar) durante o ciclo inicial de tratamento. De 20 a 30% dos pacientes sentiram fadiga crônica grave e intolerável, e outros 2 a 10% dos pacientes sentem efeitos colaterais neurológicos e psiquiátricos que incluem depressão, ansiedade, ideação suicida e dificuldade cognitiva. Mielossupressão, disfunção da tireoide e enzimas hepáticas elevadas requerem um acompanhamento atento. As contraindicações incluem um histórico de infarto do miocárdio ou disritmia, doença hepática, distúrbios do sistema nervoso central e doença psiquiátrica grave.[158] Aproximadamente 50% dos pacientes requerem uma redução da dose ou adiamento, como um resultado desses efeitos colaterais. A maioria dos pacientes com melanoma está disposta a aceitar esses efeitos colaterais, dado o benefício potencial do INF α-2b.[166] Devido aos efeitos colaterais mencionados anteriormente, as atenções se dirigiram para o INF peguilado α-2b, em que o polietilenoglicol (PEG), que é ligado covalentemente, altera a farmacocinética. Com isso, a terapia de indução consiste em injeções subcutâneas (6 μg/kg/semana) durante 8 semanas, seguida de injeções de manutenção (3 μg/kg/semana) por até 5 anos. O INF peguilado α-2b recebeu aprovação da FDA para o tratamento de melanoma em estádio III em 2011. O ensaio 18.991 em fase III da European Organization for Research and Treatment of Cancer, que comparou o INF peguilado α-2b com observação, demonstrou uma melhora na sobrevida livre de recidiva, mas não houve diferença na sobrevida global. Pacientes com doença nodal microscópica e lesões primárias ulceradas foram mais beneficiados.[167]

INTERLEUCINA 2 E OUTRAS CITOCINAS

A interleucina 2 (IL-2) é uma outra forma de imunoterapia usada no tratamento primário da doença disseminada em estádio IV. Ao contrário do interferon, a IL-2 não tem atividade antitumoral direta e atividade *in vitro*.[94] No entanto, *in vivo*, a IL-2 estimula o sistema imunológico do hospedeiro, ativando células efetoras, tais como células *natural killer*, monócitos, células T citotóxicas e células T auxiliares. Ela também induz citocinas tais como IFN-γ e fator de necrose tumoral α.[94,156]

Rosenberg e o National Cancer Institute Surgery Branch[168] usaram, com sucesso, uma dose elevada de IL-2 para tratar 134 pacientes com melanoma. Observou-se uma resposta global em 17% dos pacientes: 10% apresentaram uma resposta parcial, e 7% apresentaram regressão completa. O benefício terapêutico foi substancial e durou entre 2 e 8 anos.

Os efeitos colaterais do IL-2 são significativos e potencialmente letais. As toxicidades agudas incluem infarto do miocárdio, arritmia, desconforto respiratório, hipotensão, síndrome de extravasamento capilar, nefrotoxicidade, toxicidade hepática e sepse.[156,168] Outras toxicidades incluem anemia, trombocitopenia, náuseas, vômitos, diarreia, mialgia/artralgia, eritema cutâneo e prurido. Somente os pacientes que demonstrem excelente saúde cardiopulmonar e *status* de performance deverão ser considerados para ensaios clínicos que envolvem a IL-2.

Esforços subsequentes para aumentar a resposta à IL-2 por meio da alteração do horário e da dose e da combinação com outros agentes terapêuticos (p. ex., células *killer* ativadas por linfocina) não se mostraram benéficos.[156,157] Além da IL-2, outras citocinas foram estudadas sozinhas e em combinação com vários agentes quimioterápicos, incluindo interleucinas 1, 4 e 6 e fator de necrose tumoral α.[156] Novamente, *não* foram demonstrados benefícios terapêuticos significativos.

NOVAS TERAPIAS

O *ipilimumabe* foi aprovado pela FDA para o tratamento do melanoma em estádio IV em março de 2011. Ele é um anticorpo monoclonal que tem como alvo antígeno 4 associado ao linfócito T citotóxico, um importante regulador negativo da ativação das células T, através da ligação com células apresentadoras de antígeno.[156,169,170] Ao interromper esse sinal regulador negativo, o ipilimumabe leva à ativação de células T. O ipilimumabe é administrado por via intravenosa (3 mg/kg) toda semana por aproximadamente 4 doses. 60% dos pacientes vivenciarão efeitos colaterais adversos imunorrelacionados, sendo diarreia o mais comum deles, seguida de mucosite.

Em um ensaio clínico randomizado que estudou o ipilimumabe contra ipilimumabe mais vacina de peptídeo gp100 contra vacina de peptídeo gp100 sozinha em pacientes com melanoma em estádio IV, verificou-se que o ipilimumabe sozinho induziu uma taxa de resposta global de 10,9%.[171] O ipilimumabe foi então estudado em conjunto com a dacarbazina contra a dacarbazina sozinha, e observou-se uma melhora de 11,2 meses na taxa de sobrevida global mediana no grupo ipilimumabe-mais-dacarbazina *versus* 9,1 meses no grupo da dacarbazina sozinha.[172] Esse é o primeiro medicamento para o qual se demonstrou um benefício na sobrevida global na doença em estádio IV. No entanto, pode levar meses antes que os efeitos do ipilimumabe sejam percebidos; e, embora apenas 20% dos pacientes respondam, os resultados tendem a ser de longa duração.

O *vemurafenibe* foi aprovado pela FDA para o tratamento do melanoma em estádio IV naqueles pacientes nos quais se mostrou ter uma mutação V600E ativadora no gene *BRAF*, que codifica uma serina/treonina quinase.[173] Aproximadamente 40% dos pacientes com melanoma possuem essa mutação.[174] Estudos que usaram o vemurafenibe para atingir a inibição do *BRAF* mutante demonstraram rápida regressão do tumor em vários ensaios clínicos e uma sobrevida global mediana de aproximadamente 14 meses.[156] O fármaco é administrado por via oral duas vezes por dia, e relataram-se resultados dentro de dias ou semanas. Embora se tenha notado que aproximadamente 50% dos pacientes tratados tiveram, pelo menos, uma redução de 30% no volume do tumor, com um tempo mediano de resposta de 1,45 meses, é possível que se desenvolva resistência à medicação e a duração mediana de resposta é inferior a 7 meses. Os efeitos colaterais comuns incluem artralgia e carcinoma de células escamosas cutâneo.

FUTURAS INVESTIGAÇÕES EM IMUNOTERAPIA

Foram alcançados avanços significativos no campo de pesquisa do melanoma nos últimos anos, os quais culminaram na aprovação, em 2011, das duas novas terapias para a doença em estádio IV discutidas no item anterior. Estão em curso pesquisas continuadas em busca de novas terapias alternativas e terapias alternativas de combinação com medicamentos aprovados;[156] um exemplo disso é o uso de inibidores de pequenas moléculas de tirosina quinase para melanoma com conhecidas mutações no gene KIT.[175] Isso é especialmente relevante para o melanoma CP, porque relatos mostraram que até 39% dos melanomas de mucosa podem abrigar mutações ou reproduzir um aumento na quantidade do oncogene KIT. Dada a população heterogênea de pacientes com melanoma, os inúmeros regimes de imunoterapia e a sobrevida limitada dos pacientes de alto risco com melanoma, estudos multi-institucionais continuados com estadiamento clínico preciso serão cruciais.

ACOMPANHAMENTO/VIGILÂNCIA

Os principais objetivos do acompanhamento do melanoma são: 1) detecção precoce de recorrência loco-regional do tumor; 2) identificação precoce de segundos tumores primários, que incluem melanoma e outros cânceres de pele; 3) educação continuada do paciente; e 4) apoio psicológico.[176] Cada visita de acompanhamento deve incluir um questionário sobre lesões de pele novas ou alteradas, e deve-se realizar uma revisão dos sistemas à medida que eles se relacionem com metástases à distância.[51] Um exame detalhado da pele e da mucosa é necessário, com atenção particular ao local original do melanoma em bacias nodais drenantes associadas. Cada visita de acompanhamento deve ser vista como uma oportunidade para reeducar os pacientes sobre o ABCDEs – os sinais de alerta de melanoma – e sobre a importância do autoexame mensal de pele. As informações sobre o sol devem enfatizar o uso correto do protetor solar, a não exposição em horários de pico de sol e a importância de se buscarem sombras e de se vestirem roupas com proteção e os riscos potenciais de cabines de bronzeamento.

Para consultar a lista completa de referências, acesse www.expertconsult.com.

LEITURA SUGERIDA

Abbasi NR, Shaw HM, Rigel DS, et al: Early diagnosis of cutaneous melanoma: revisiting the ABCD criteria. *JAMA* 292(22):2771–2776, 2004.

Andtbacka RH, Gershenwald JE: Role of sentinel lymph node biopsy in patients with thin melanoma. *J Natl Compr Canc Netw* 7(3):308–317, 2009.

Balch CM, Gershenwald JE, Soong SJ, et al: Final version of 2009 AJCC melanoma staging and classification. *J Clin Oncol* 27(36):6199–6206, 2009.

Balch CM, Gershenwald JE, Soong SJ, et al: Multivariate analysis of prognostic factors among 2,313 patients with stage III melanoma: Comparison of nodal micrometastases versus macrometastases. *J Clin Oncol* 28(14):2452–2459, 2010.

Bichakjian CK, Halpern AC, Johnson TM, et al: Guidelines of care for the management of primary cutaneous melanoma. American Academy of Dermatology. *J Am Acad Dermatol* 65(5):1032–1047, 2011.

Erman AB, Collar RM, Griffith KA, et al: Sentinel lymph node biopsy is accurate and prognostic in head and neck melanoma. *Cancer* 118(4):1040–1047, 2012.

Faries MB, Thompson JF, Cochran A, et al: The impact on morbidity and length of stay of early versus delayed complete lymphadenectomy in melanoma: results of the Multicenter Selective Lymphadenectomy Trial (I). *Ann Surg Oncol* 17(12):3324–3329, 2010.

Fox MC, Lao CD, Schwartz JL, et al: Management options for metastatic melanoma in the era of novel therapies: a primer for the practicing dermatologist: part I: Management of stage III disease. *J Am Acad Dermatol* 68(1):1, 2013.

Fox MC, Lao CD, Schwartz JL, et al: Management options for metastatic melanoma in the era of novel therapies: a primer for the practicing dermatologist: part II: Management of stage IV disease. *J Am Acad Dermatol* 68(1):13, 2013.

Gajdos C, Griffith KA, Wong SL, et al: Is there a benefit to sentinel lymph node biopsy in patients with T4 melanoma? *Cancer* 115(24):5752–5760, 2009.

Karimipour DJ, Schwartz JL, Wang TS, et al: Microstaging accuracy after subtotal incisional biopsy of cutaneous melanoma. *J Am Acad Dermatol* 52(5):798–802, 2005.

Morton DL, Thompson JF, Cochran AJ, et al: Sentinel-node biopsy or nodal observation in melanoma. *N Engl J Med* 355(13):1307–1317, 2006.

National Comprehensive Cancer Network: Clinical practice guidelines in oncology, melanoma. Available at www.nccn.org.

Paek SC, Griffith KA, Johnson TM, et al: The impact of factors beyond Breslow depth on predicting sentinel lymph node positivity in melanoma. *Cancer* 109(1):100–108, 2007.

Rondelli F, Vedovati MC, Becattini C, et al: Prognostic role of sentinel node biopsy in patients with thick melanoma: a meta-analysis. *J Eur Acad Dermatol Venereol* 26(5):560–565, 2012.

Sabel MS, Wong SL: Review of evidence-based support for pretreatment imaging in melanoma. *J Natl Compr Canc Netw* 7(3):281–289, 2009.

Schmalbach CE, Nussenbaum B, Rees RS, et al: Reliability of sentinel lymph node mapping with biopsy for head and neck cutaneous melanoma. *Arch Otolaryngol Head Neck Surg* 129(1):61–65, 2003.

Schmalbach CE, Johnson TM, Bradford CR: The management of head and neck melanoma. *Curr Probl Surg* 43(11):781–835, 2006.

Schwartz JL, Wang TS, Hamilton TA, et al: Thin primary cutaneous melanomas: associated detection patterns, lesion characteristics, and patient characteristics. *Cancer* 95(7):1562–1568, 2002.

Sondak VK, Taylor JM, Sabel MS, et al: Mitotic rate and younger age are predictors of sentinel lymph node positivity: lessons learned from the generation of a probabilistic model. *Ann Surg Oncol* 11(3):247–258, 2004.

Stoffels I, Boy C, Pöppel T, et al: Association between sentinel lymph node excision with or without preoperative SPECT/CT and metastatic node detection and disease-free survival in melanoma. *JAMA* 308(10):1007–1014, 2012.

Thompson JF, Soong SJ, Balch CM, et al: Prognostic significance of mitotic rate in localized primary cutaneous melanoma: an analysis of patients in the multi-institutional American Joint Committee on Cancer Melanoma Staging Database. *J Clin Oncol* 29(16):2199–2205, 2011.

Wong SL, Balch CM, Hurley P, et al: Sentinel lymph node biopsy for melanoma: American Society of Clinical Oncology and Society of Surgical Oncology Joint Clinical Practice Guideline. *J Clin Oncol* 30(23):2912–2918, 2012.

36 Processos Malignos do Seio Paranasal

Allen S. Ho | Adam M. Zanation | Ian Ganly

Pontos-chave

- Processos malignos do seio paranasal se apresentam de maneira insidiosa e mostram resultados pobres ao tratamento devido em parte ao estado avançado da doença no momento do diagnóstico inicial.
- É encontrada heterogeneidade substancial na histologia e agressividade biológica correspondente; e o carcinoma de células escamosas e rabdomiossarcoma são os mais comumente encontrados em adultos e crianças, respectivamente.
- Avanços em exames de imagem, modalidades de radiação e abordagens cirúrgicas são cruciais para a tomada de decisão clínica e têm melhorado a morbidade e mortalidade associadas ao tratamento.
- Independentemente da abordagem cirúrgica utilizada, devem ser praticados princípios oncológicos sólidos que envolvam ressecção completa, com margens livres para garantir o melhor resultado para o paciente.

Apesar dos avanços no diagnóstico e tratamento, processos malignos do seio paranasal continuam a apresentar desafios significativos no seu tratamento. Por ser um câncer subestudado, raro, com variação histológica ampla, geralmente se apresenta em estádio avançado, em regiões anatomicamente complexas que contêm muitas estruturas vitais. A morbidade costuma ser alta, tanto pela doença quanto pelo tratamento, e o prognóstico de longo prazo é geralmente ruim sem vigilância próxima. A conduta também pode diferir drasticamente dependendo do paciente ou fatores tumorais, o que complica qualquer abordagem sistemática. O cuidado ideal requer um time multidisciplinar dedicado de cirurgiões, oncologistas radiológicos, oncologistas médicos e especialistas para facilitar a reabilitação pós-cirúrgica.

Diversas inovações em exames de imagem, radioterapia e cirurgia endoscópica da base do crânio alteraram a abordagem ao tratamento do câncer de seio paranasal na última década. Dados de alta qualidade e experiência acumulada levaram a maior conhecimento da biologia tumoral, acurácia do estadiamento e opções para minimizar a morbidade do tratamento e prolongar a sobrevida. Acima de tudo, a prática de princípios oncológicos sólidos, com ressecção completa e margens livres, produz o melhor resultado. Nós apresentamos o consenso atual por detrás de etiologia, diagnóstico e tratamento dos processos malignos de seio paranasal.

EPIDEMIOLOGIA

Os processos malignos do seio paranasal permanecem incomuns e, para efeitos de classificação, eles tipicamente excluem cânceres de nasofaringe. Eles respondem por menos de 5% de todos os cânceres de cabeça e pescoço e a incidência varia em torno de 0,5 a 10 por 100.000 pessoas em países ocidentais[1-3] e 3,6 por 100.000 pessoas no Japão.[4] Uma maioria significativa de tumores ocorre em idade mais avançada (mais de 50 a 60 anos).[5] Apesar de parecer que o dobro de homens em relação às mulheres é afetado,[6] isso pode ser secundário a riscos ambientais ou ocupacionais.

O seio maxilar permanece o local mais comum de processos malignos de seio paranasal (50 a 70%), seguido por cavidade nasal (15 a 30%) e seio etmoidal (10 a 20%).[4] Tumores que surgem dos seios frontal e esfenoidal são raros, ainda sim seu envolvimento através da extensão tumoral é altamente sugestivo de doença avançada e prognóstico ruim. Coletivamente a sobrevida de 5 anos para todos os processos malignos de seio paranasal é de aproximadamente 50%. Metástase cervical ocorre em apenas 3% a 20% dos pacientes, enquanto metástase à distância ocorre em 17 a 25% dos pacientes.[7] Deve-se tomar cuidado em extrapolar esses números, pois diferenças substanciais surgem dependendo da histologia tumoral. Por exemplo, processos malignos como carcinoma de células escamosas (CCE), carcinoma nasossinusal indiferenciado (CNS) e melanoma de mucosa são sabidamente clinicamente mais agressivos quando comparados a estesioneuroblastoma (ENB), também chamado de *neuroblastoma olfatório* e carcinoma adenoide cístico. O CCE permanece a histologia mais frequente nos adultos,[8-10] enquanto o processo maligno nasossinusal pediátrico mais comum é o rabdomiossarcoma.[4] Metástases de outros cânceres primários se apresentam nos seios paranasais: as mais comumente citadas incluem aquelas da mama, rins e próstata.[11-13]

HISTOPATOLOGIA

Os processos malignos do seio paranasal podem ser classificados em categorias epitelial e não epitelial (Quadro 36-1). Sem surpresa, descobriu-se que diversos subtipos são causados por inalantes tóxicos ocupacionais ou ambientais, com maior risco encontrado para trabalhadores das indústrias de madeira, couro, têxtil e alumínio.[14-16] Os subtipos epiteliais mais comuns são CCE, carcinoma adenoide cístico e adenocarcinoma. Subtipos não epiteliais bem conhecidos incluem linfoma – inclusive linfoma de células *natural killer*/T, anteriormente conhecido como *granuloma letal da linha média* – ENB, CNSs e melanoma de mucosa. A Organização Mundial da Saúde classifica de forma abrangente a ampla variedade de processos malignos nasossinusais conhecidos

564

Quadro 36-1. CLASSIFICAÇÃO HISTOLÓGICA DA ORGANIZAÇÃO MUNDIAL DE SAÚDE DOS PROCESSOS MALIGNOS DE SEIO PARANASAL

Processos Malignos Epiteliais

Carcinoma de células escamosas
    Carcinoma verrucoso
    Carcinoma escamoso papilar
    Carcinoma escamoso basaloide
    Carcinoma de células fusiformes
    Carcinoma adenoescamoso
    Carcinoma escamoso acantolítico
Carcinoma linfoepitelial
Carcinoma nasossinusal indiferenciado
Adenocarcinoma
    Adenocarcinoma tipo intestinal
    Adenocarcinoma tipo não intestinal
Carcinomas tipo glândula salivar
    Carcinoma adenoide cístico
    Carcinoma de células acinares
    Carcinoma mucoepidermoide
    Carcinoma epitelial-mioepitelial
    Carcinoma de células claras sem outras especificações
Carcinoma mioepitelial
    Carcinoma ex-adenoma pleomórfico
    Adenocarcinoma polimorfo de baixo grau
Tumores neuroendócrinos
    Carcinoide típico
    Carcinoide atípico
Carcinoma de pequenas células, tipo neuroendócrino

Processos Malignos de Tecidos Moles

Fibrossarcoma
Histiocitoma fibroso maligno
Leiomiossarcoma
Rabdomiossarcoma
Angiossarcoma
Tumor maligno de bainha de nervo periférico

Processos Malignos de Osso e Cartilagem

Condrossarcoma
Condrossarcoma mesenquimal
Osteossarcoma
Cordoma

Processos Malignos Hematolinfoides

Linfoma extranodal de células *natural killer*/ T
Linfoma Difuso de Grandes Células B
Plasmocitoma extramedular
Tumor mieloide extramedular
Sarcoma histiocítico
Histiocitose de células de Langerhans

Processos Malignos Neuroectodérmicos

Sarcoma de Ewing
Tumor neuroectodérmico primitivo
Neuroblastoma olfatório
Tumor neuroectodérmico melanótico da infância
Melanoma maligno de mucosa

Processos Malignos de Células Germinativas

Teratoma com transformação maligna
Teratocarcinossarcoma nasossinusal

---

em 44 entidades histológicas distintas.[17] Os subtipos mais comuns serão discutidos aqui.

CARCINOMA DE CÉLULAS ESCAMOSAS

O mais comum dos processos nasossinusais malignos (incidência de 40 a 50%), o CCE, surge do epitélio respiratório com graus variáveis de queratinização. Evidências substanciais dão suporte à hipótese de que o tabagismo é um fator de risco predominante, assim como é para outros locais do trato aerodigestivo. Outros fatores de risco associados ao CCE incluem aflatoxina, cromo, níquel e arsênico, entre outros. Em termos de risco aumentado devido à exposição, uma metanálise de 12 estudos de caso controlados identificou uma *odds ratio* de 13,9 para trabalhadores da indústria de preservação de alimento.[18] A etiologia viral também está associada ao CCE nasossinusal: os papilomavírus humanos subtipos 6 e 11 estão associados ao papiloma invertido, nos quais ocorre degeneração do tumor em processo maligno de células escamosas em aproximadamente 10%.

CCE tende a ocorrer mais depressa do que outros subtipos nasossinusais, e a média de recorrência relatada é de 2 a 3 anos.[19] A incidência de metástase regional no pescoço pode ser relativamente maior em 20 a 25%,[1] o que sugere a possível necessidade de dissecção eletiva do pescoço.

ADENOCARCINOMA

O adenocarcinoma perfaz entre 13 e 19% dos processos malignos de seio paranasal e sua arquitetura glandular implica que ele surge de epitélio de superfície ou glândulas seromucosas.[17] Além daqueles que têm origem de glândula salivar menor, os adenocarcinomas são tipicamente divididos em tipo não intestinal e intestinal. *Adenocarcinomas não intestinais* apresentam um prognóstico relativamente bom. Adenocarcinomas *tipo intestinal*, que são histologicamente semelhantes aos adenocarcinomas colorretais, no entanto, são localmente agressivos com alta taxa de disseminação para os linfonodos do pescoço. A sobrevida geral de 5 anos relatada é de aproximadamente 50%.[7]

Dentre os riscos ocupacionais conhecidos associados a processos malignos de seio paranasal, a conexão causal mais indiscutível tem sido com poeira de madeira, a qual foi descrita como responsável por aumento de até 900 vezes no risco de desenvolver adenocarcinoma, especificamente o tipo intestinal.[20-22] Outras análises em conjunto sugeriram uma *odds ratio* de 13,5% para homens expostos em ocupações relacionadas à madeira, com aumento para 45,5% no caso de duração mais longa de exposição.[4] Parece que a exposição por tão somente 5 anos pode colocar o trabalhador em risco, enquanto a latência antes do diagnóstico é de aproximadamente 40 anos. A exposição à poeira relacionada ao couro também parece estar associada ao desenvolvimento de adenocarcinoma, mas em menor grau.[23]

CARCINOMA ADENOIDE CÍSTICO

Os carcinomas adenoides císticos (CACs) compreendem 6 a 10% dos processos malignos de seio paranasal e são os tumores nasossinusais mais comuns de origem de glândula salivar menor. Eles são frequentemente classificados por seu padrão de crescimento tubular, cribiforme ou sólido, e CACs sólidos exibem a biologia mais agressiva. De interesse significativo é a alta taxa de invasão perineural dos CACs e metástase à distância ao longo do tempo, apesar de que seu comportamento biológico requer investigação mais profunda.[24,25] Enquanto a sobrevida de 5 anos varia entre 73 a 90%, a sobrevida de 15 anos específica para a doença cai para 40%.[26] Ao contrário do CCE, a taxa alta de recorrência demora muitos anos para se manifestar.

ESTESIONEUROBLASTOMA

Os estesioneuroblastomas respondem por menos de 5% dos processos malignos de seio paranasal e são de origem neuroectodérmica, derivados do epitélio olfatório. São caracterizados por aparência lobular com neuroblastos e neurofibrilas embebidas em estroma fibroso altamente vascular. O sistema de estadiamento Kadish tem sido o mais amplamente aceito como meio eficaz de predizer a sobrevida livre de doença: os tumores do *grupo A* estão limitados à cavidade nasal, os tumores do *grupo B* se estendem apenas ao seio paranasal, e os tumores do *grupo C* se estendem além da cavidade nasal e seios. Um sistema Kadish modificado inclui tumores do *grupo D*, os quais apresentam linfadenopatia cervical ou metástase à distância. Os ENBs são tipicamente radiossensíveis, mas eventualmente 20 a 25% dos pacientes desenvolvem metástase em pescoço.[27] Isso instigou controvérsia em relação a utilidade de dissecção eletiva do pescoço ou irradiação eletiva do pescoço em pacientes com ENB.

Aproximadamente 50% dos ENBs são inicialmente descobertos como tumores Kadish grupo C, e esses pacientes possuem taxas de sobrevida de 5 anos relatadas em 50 a 70%.[28,29]

CARCINOMA NASOSSINUSAL INDIFERENCIADO

Carcinomas nasossinusais indiferenciados (CNSs) são processos malignos agressivos, de alto grau sem diferenciação clara escamosa ou glandular. As células de origem permanecem incertas, mas potencialmente surgem de epitélio schneideriano ou ectoderme nasal. Histologicamente são identificados mantos sólidos e ninhos de células pleomórficas de alto grau com abundantes figuras de mitose e necrose. A imuno-histoquímica para os CNSs é inespecífica, com negatividade para marcadores neuroendócrinos, mas é útil para excluir entidades semelhantes como ENB, na qual o CNS foi originalmente classificado. A apresentação clínica dos CNSs costuma ser de crescimento rápido e doença extensa, e mais de 80% dos pacientes demonstram lesões T4 no momento da apresentação.[30,31] O tratamento trimodalidade inclui cirurgia, radiação e quimioterapia e é tipicamente recomendado, caso possa ser tolerado. Muitos processos malignos dos pacientes são irressecáveis e, para os pacientes que são candidatos à cirurgia, a ordem apropriada de tratamento (quimiorradiação neoadjuvante *versus* pós-operatória) permanece incerta. A doença nodal tem sido relatada em 26 a 27%, o que merece consideração de tratamento eletivo bilateral do pescoço. A sobrevida geral de 5 anos é de 22 a 43%, e até 65% dos pacientes desenvolvem metástases à distância.[30]

MELANOMA DE MUCOSA

Apesar de ser comparativamente menos comum nos seios paranasais do que os outros tipos tumorais discutidos aqui, as cavidades nasossinusais são os locais mais frequentes de melanomas de mucosa em cabeça e pescoço. Os melanomas de mucosa compreendem menos de 1% de todos os melanomas e são geralmente menos pigmentados do que lesões cutâneas, apesar de que marcam positivo para S-100, melanoma humano black-45 e melanina A. Eles também se comportam de forma diferente o suficiente para merecer seu próprio sistema de estadiamento, pois preditores cutâneos como lactato desidrogenase e profundidade de Breslow historicamente não demonstraram efeito na sobrevida. Melanomas de mucosa são extremamente agressivos e todas as lesões são classificadas no mínimo como T3 e estádio III. Enquanto a ressecção cirúrgica permanece o cuidado padrão, a maioria dos pacientes acaba desenvolvendo metástases à distância. Os locais mais comuns de metástase são os pulmões, o fígado e os ossos.[32] A sobrevida geral de 5 anos relatada é entre 25 a 42%.[33,34]

RABDOMIOSSARCOMA

Dentre os pacientes pediátricos, os rabdomiossarcomas são os processos malignos de seio paranasal mais comuns e a órbita é o sublocal mais comum de forma geral. Rabdomiossarcomas são derivados de tecido mesenquimal primitivo com diferenciação miogênica e estão entre os tumores com células pequenas, redondas e azuis na histologia. A classificação histológica atual subdivide o rabdomiossarcoma em quatro categorias: 1) embrionário, 2) alveolar, 3) anaplásico e 4) indiferenciado.[35] O *tipo embrionário* é a variante mais comum (incidência de 55 a 65%) e tipicamente afeta bebes e crianças mais jovens. Dentro da classificação embrionária estão os subtipos botrioide e de células fusiformes, geralmente considerados como tendo o prognóstico mais favorável. O *tipo*

alveolar (incidência de 20 a 30%) ocorre com maior frequência em adolescentes, exibe prognóstico potencialmente pior e normalmente requer tratamento multimodalidade mais intenso. O *tipo anaplásico*, anteriormente denominado de *rabdomiossarcoma pleomórfico*, afeta amplamente adultos, enquanto o *tipo indiferenciado* é mal definido, sem miogênese ou diferenciação histológica óbvias. Ambos os tipos possuem prognóstico ruim devido ao crescimento rápido e alta taxa de disseminação à distância.

Na cabeça e no pescoço, dada a presença de estruturas críticas nas proximidades, apenas biópsia é tipicamente realizada, pois a recorrência pode ser alta apesar de ressecção agressiva. Alguns protocolos defendem quimiorradiação neoadjuvante para facilitar a ressecção do tumor. De forma geral, a sobrevida de 5 anos geral é alta, especialmente para rabdomiossarcoma de órbita, em 95%; para locais parameníngeanos é de 74%.[36]

APRESENTAÇÃO E DIAGNÓSTICO

Os processos malignos do seio paranasal geralmente se apresentam com opacificação unilateral do seio ou sinusite. De forma realista, os achados unilaterais são mais comumente devidos a condições inflamatórias e o diagnóstico diferencial mais provável inclui infecções fúngicas ou bacterianas, trauma prévio que obstrui a via de saída ou corpos estranhos, geralmente por manipulação dental iatrogênica ou implantes. Lesões benignas comumente encontradas incluem pólipos nasais, cistos, papilomas invertidos, encefaloceles, fibromas ou angiofibroma nasofaríngeo juvenil. Esses tumores benignos em particular podem espelhar processos malignos, portanto a suspeita clínica tem papel fundamental na identificação acurada de lesões cancerosas. Em idades acima de 50 anos, o surgimento insidioso de sintomas ou achados físicos e ausência de histórico prévio de sinusite são características que deveriam levar a investigações adicionais.

SINTOMAS E ACHADOS FÍSICOS

Uma análise de mais de 100 pacientes por Jackson et al.[37] revela que achados iniciais associados a processos malignos podem frequentemente ser enganosos. As queixas mais comuns foram obstrução nasal (61%), dor localizada (43%), epistaxe (40%), tumefação (29%), descarga nasal (26%), epífora (19%), lesão em palato (10%), diplopia (8%), dormência na bochecha (8%), diminuição da visão (8%), massa em pescoço (4%), proptose (3%) e trismo (2%). Muitos desses achados são inespecíficos e dificultam a descoberta de cânceres paranasais.

Ainda assim, certos sintomas podem indicar a extensão da doença e grau de disseminação. Epífora sugere obstrução ou infiltração do ducto lacrimal, proximal perto do saco lacrimal ou distal próxima da válvula de Hasner. Diplopia é vista com compressão da órbita, invasão da órbita ou envolvimento no ápice orbital ou seio cavernoso. Trismo é observado com extensão avançada na musculatura pterigóidea, e dormência facial resulta de envolvimento do nervo trigêmio, devido a invasão perineural dos nervos maxilar e mandibular no cavo de Meckel. A perda de audição sinaliza progressão do tumor para a tuba auditiva e musculatura pré-vertebral adjacente, o que implica em irressecabilidade. O desenvolvimento de dente solto, não vital ou rebordo alveolar superior alargado pode ser um sinal precoce de envolvimento ósseo inferior ou de palato. Finalmente, paralisia de nervos cranianos – dos quais os nervos II, III, IV, V1, V2 e VI são os mais comuns – são prováveis manifestações de doença macroscopicamente avançada.

EXAMES DE IMAGEM

A tomografia computadorizada (TC) fornece detalhes ósseos superiores e a ressonância magnética (RM) provê melhor resolução de tecidos moles para os cânceres de seio paranasal. Ambas as modalidade são utilizadas no planejamento do tratamento e são indispensáveis para guiar a anatomia complexa e determinação parcial das estruturas críticas que serão sacrificadas ou poupadas.

A TC e RM se complementam na definição da extensão do tumor e tipicamente ambas são obtidas na investigação de processos malignos sinonasais. As características mais importantes nos exames de imagem do seio paranasal envolvem mapeamento da verdadeira extensão do envolvimento tumoral primário, o grau de extensão intracraniana e orbital e a presença de invasão perineural.

Tomografia Computadorizada

Imagens modernas de TC com multidetectores apresentam vantagens tangíveis na avaliação de alterações ósseas e ilustram alterações que são de natureza expansiva, erosiva, remodelada ou destrutiva. Tais nuances na interpretação da TC podem sugerir um processo benigno *versus* um maligno e podem ter impacto tanto no planejamento pré-operatório quanto na radiação pós-operatória. Com a exceção do palato duro, as paredes de seio e base do crânio não têm medula o suficiente para a RM fornecer tais detalhes.[38] A habilidade da TC em detectar calcificações, cartilagem ou osso no tumor pode afunilar ainda mais o diagnóstico diferencial. Por exemplo, ENBs costumam conter depósitos de cálcio visíveis, e condrossarcomas ou osteossarcomas contêm seu tecido de origem. A TC também exibe benefícios práticos em relação à RM: é mais rápida, mais barata, mais acessível e mais bem tolerada pelos pacientes que são muito claustrofóbicos ou ansiosos para o *scanner* de RM. O advento de reconstruções tridimensionais dos planos axial, coronal e sagital também é importante no planejamento de reconstrução com placas pré-moldadas ou para próteses maxilofaciais que podem ser customizadas para o defeito do paciente.

A TC provê detalhe preliminar da presença de envolvimento intraorbital e intracraniano, principalmente por demonstração de evasão da lâmina papirácea e base do crânio. Pode também mostrar indiretamente invasão perineural via alargamento e eventual erosão de fissuras ósseas e forames. Em casos de invasão clara da dura, a TC contrastada melhora a distinção entre o tumor e o cérebro. No entanto, limitações principais da TC incluem sua falha na distinção clara entre tumor e alterações pós-obstrutivas, planos periorbital, da dura e outros tecidos, características as quais possuem implicações práticas no planejamento do tratamento.[39]

Ressonância Magnética

A habilidade superior da RM em diferenciar densidades de tecido adicionou valor substancial a planejamento cirúrgico e abordagens. Suas várias sequências contrastam seletivamente brilho e realce para mapear a extensão da doença que poderia, de outras formas, ser subestimada ou superestimada. Em T1 a gordura é brilhante; em T2, o fluido; e gadolínio tende a realçar partes sólidas do tumor à custa de seções necróticas. Dado que os tecidos contrastados com gadolínio podem se misturar à gordura, são aplicadas técnicas de saturação de gordura (*fat-sat*) para escurecer seletivamente áreas ricas em lipídeos (Fig. 36-1).

Devido a essas propriedades, o maior dos tumores exibe sinal baixo a intermediário em sequências ponderadas em T1 e brilho intermediário nas sequências ponderadas em T2. É visto apenas realce moderado com o gadolínio, devido ao conteúdo celular alto e baixo em fluidos. Exceções a essas regras incluem alguns tumores de glândula salivar, schwannomas e papilomas invertidos

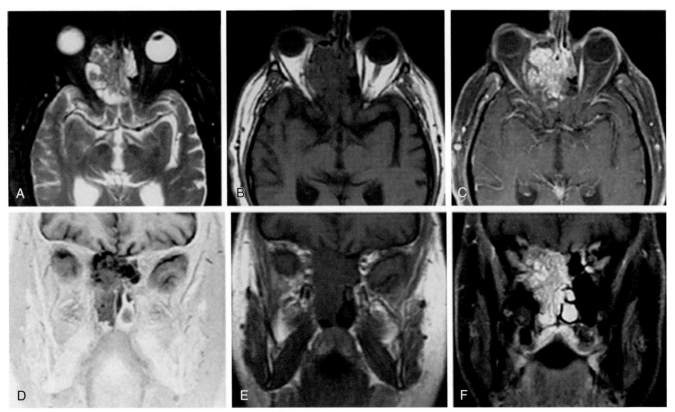

FIGURA 36-1. Carcinoma de células escamosas do seio etmoidal (imagem de ressonância magnética). **A,** Vista axial ponderada em T2 com supressão de gordura (SG) e turbo spin-eco (TSE). Sinal alto do tumor nas células etmoidais com infiltração de cavidade nasal e seio maxilar. A órbita está claramente infiltrada. Após supressão de gordura, nenhum sinal de tecido gorduroso é aparente. **B,** Vista axial ponderada em T1 com spin-eco (T1-SE) mostra sinal baixo do tumor. **C,** Imagem axial ponderada em T1 com SG, TSE e gadolínio ácido dietileno triamino penta-acético (Gd-DTPA). É exibido realce do tumor após o gadolínio. Após supressão da gordura, nenhum sinal de tecido gorduroso está aparente. **D,** Vista coronal ponderada em T2 STIR (*short tau inversion recovery*) (inversão preto e branco) mostra sinal alto do tumor. A inversão preto e branco da imagem mostra tumor como áreas escuras com alta sensibilidade. Destruição da base ventral do crânio é demonstrada claramente. **E,** Vista coronal T1-SE mostra sinal baixo do tumor. Demonstração clara da destruição da base ventral do crânio; é exibida a parede orbital medial. **F,** Vista axial T1 com SG, TSE e gadolínio-DTPA. Realce do tumor após o gadolínio. Após a supressão gordurosa, não é visto sinal de tecido gorduroso. (De Sievers KW, Greess H, Baum U, et al: Paranasal sinuses and nasopharynx CT and MRI. *Eur J Radiol* 2000;33:185-202.)

PARTE V | CIRURGIA DE CABEÇA E PESCOÇO E ONCOLOGIA

com maior conteúdo aquoso e sinal T2 mais brilhante. A invasão em áreas normais ricas em gordura é definida de forma melhor com RM pré-contraste ponderada em T1, o que permite delineamento do tumor mais escuro em periórbita, fossa pterigopalatina e espaço parafaríngeo.[35] Essa diferença de sinal também é refletida em três camadas na base do crânio, o que permite visualização da placa cribiforme com cobertura periosteal, dura-máter e espaço aracnoide. Uma dura espessada realçada é sugestiva de penetração periosteal e invasão intracraniana extradural, enquanto edema cerebral é mais macroscopicamente sugestivo de invasão cerebral intracraniana intradural (Fig. 36-2).

Alteração pós-obstrutiva, com seu conteúdo elevado de fluido, é tipicamente brilhante na RM ponderada em T2 comparada com tumores, que normalmente mostram brilho intermediário (Fig. 36-3). A invasão perineural também é mostrada de forma confiável: a invasão do tumor induz permeabilidade capilar endoneurial aumentada e ruptura de perineuro, o que permite acúmulo de gadolínio. Isso permite que o realce do nervo e o alargamento do nervo sejam preditores excelentes de disseminação perineural. Disseminação retrógrada leva a achados semelhantes na cavo de Meckel ou seio cavernoso, e esses são indicadores prognósticos ruins. Em um nível ainda mais avançado, craniopatia motora e denervação muscular podem ser vistas pela RM de forma cronológica na fase inicial (hiperintenso em T2 e realce anormal) seguidas pela fase crônica (atrofia e lipossubstituição hiperintensa em T1).

Em uma abordagem sistemática as sequências chave da RM são úteis para caracterizar de forma acurada os processos malignos de seio paranasal. RM pré-contrastada ponderada em T1 pode inicialmente captar melhor a extensão geral do envolvimento da doença nos tecidos moles. É crítico para acessar o grau de envolvimento periorbital, da fossa infratemporal e do espaço intracraniano. RM pós-contraste ponderada em T1 com saturação de gordura pode fornecer uma avaliação semelhante ou melhor através do escurecimento de áreas ricas em lipídeo, como a periórbita. Essa sequência pode demonstrar melhor invasão perineural no forame da base do crânio e no gânglio geniculado e pode distinguir ainda mais o envolvimento em áreas ricas em nervos, como a fossa pterigopalatina. RM ponderada em T2 é então útil para reavaliar o tamanho do tumor em meio a secreções e edema possivelmente perdido pela TC. Sequências adicionais, como imagens em FLAIR ou ponderadas em difusão, podem ter papéis importantes dependendo do tumor.[40]

Tomografia de Emissão Pósitrons – Tomografia Computadorizada

A tomografia de emissão de pósitrons com TC clínica combina resolução funcional e anatômica para localizar de forma ideal os processos malignos. A modalidade depende do uso de 18-fluorodesoxiglicose (18-FDG), a qual é preferencialmente captada pelas células tumorais devido à densidade de transporte aumentada da GLUT1. Os níveis elevados de hexoquinase, característicos de muitas células cancerígenas, fazem fosforilação e aprisionamento de forma eficiente da 18-FDG. Esse acúmulo é representativo da atividade glicolítica, a qual caracteristicamente é aumentada na maioria dos cânceres, mas não em todos.[39] No entanto, a captação aumentada de 18-FDG por inflamação nasossinusal confunde a interpretação e limita significativamente a tomografia de emissão pósitrons com TC em comparação a TC e RM. Seu papel está na detecção de metástases à distância no estadiamento pré-tratamento e vigilância pós-tratamento.

BIÓPSIA

Processos malignos do seio paranasal costumam levar direto à realização de biópsia transnasal no momento da apresentação inicial. O diagnóstico do tecido para a maioria das massas nasossinusais é obrigatório antes do início do tratamento, com a exceção de características radiográficas patognomônicas que estabelecem o diagnóstico, como no caso de nasoangiofibroma juvenil.

Anterior à biópsia, deve-se descartar uma encefalocele ou tumor vascular para evitar fístula liquórica (FL) ou sangramento catastrófico no local de atendimento. Uma RM pode ser feita para caracterizar melhor qualquer massa nasal. Por outro lado, uma manobra de Valsalva realizada durante observação do tumor pode induzir expansão, o que sugere extensão intracraniana ou associação a grande vaso.

Caso não seja acessível de forma transnasal, massas paranasais deveriam idealmente ser biopsiadas através de abordagens que não violem os planos cirúrgicos ou impeçam ressecção completa. Antrostomia ou esfenoidotomia maxilar endoscópica podem entrar de forma segura pelas vias de drenagem naturais sem causar traumatismo desnecessário na lesão. Por outro lado, uma incisão de Caldwell-Luc para biopsiar uma lesão de seio maxilar pode contaminar tecidos moles da bochecha e complicar ressecção posterior. Outra maneira de se obter tecido de lesões inacessíveis de outra forma é através de biópsia por agulha guiada por TC.

ESTADIAMENTO

Diversos sistemas de estadiamento surgiram nas últimas décadas para abordar os processos malignos de seio paranasal. Os desafios surgem com a necessidade de cobrir uma gama de locais anatômicos e histologias, cada um com um potencial prognóstico diferente. Historicamente, Ohngren descreveu pela primeira vez o impacto prognóstico ruim de doença com localização posterior e superior.[41] A *linha de Ohngren* estende um plano imaginário do canto medial ao ângulo da mandíbula (Fig. 36-4). *Lesões infraestruturais*, localizadas anterior e inferior à linha, tendem a se apresentar mais precocemente e apresentam maior chance de serem completamente ressecadas; *lesões supraestruturais*, superior e posterior à linha, se apresentam em estádios mais avançados, provavelmente envolvem estruturas críticas (p. ex. órbita, carótida, fossa infratemporal, base do crânio) e são muito mais desafiadoras de serem removidas com sucesso. Assim, lesões supraestruturais – especialmente aquelas em locais de seios etmoidal, frontal e esfenoidal – apresentam prognóstico muito mais obscuro.

O sistema de estadiamento moderno mais comumente aceito é do American Joint Committee on Cancer,[42] que contém classificações separadas de tumor (T) para o seio maxilar e cavidade nasal/seio etmoide. Em vez do tamanho, uma classificação T maior depende da invasão em sublocais adjacentes e extensão em espaços ou estruturas vitais. Não há estadiamento para massas em seio frontal ou esfenoidal devido à raridade de tumores primários nesses locais.

Ao passo que o sistema de estadiamento do American Joint Committee on Cancer parece ser útil para CCE e muitas outras neoplasias, outros sistemas específicos de histologia também se tornaram amplamente aceitos. Para o ENB, o sistema Kadish (Tabela 36-1) atualmente permanece como o padrão, tanto devido a sua simplicidade quanto a sua acurácia em predizer a sobrevida.[43,44] Por outro lado, o sistema de estadiamento de melanoma de mucosa retém os critérios de tumor-linfonodo-metástase (TNM), mas, devido ao comportamento agressivo dessas lesões, todos são classificados no mínimo como T3 e estádio III (Tabela 36-2).

De forma única, o estadiamento para rabdomiossarcoma compreende três componentes distintos – classificação histológica, estadiamento TNM pré-tratamento e grupos clínicos pós-operatórios – para predizer melhor o resultado (Tabela 36-3). A

TABELA 36-1. **Estadiamento do Estesioneuroblastoma**	
Grupo	**Definição**
Kadish A	Confinado na cavidade nasal
Kadish B	Estende-se aos seios paranasais
Kadish C	Estende-se além de cavidade nasal e seios paranasais
Kadish D	Metástase em linfonodo ou à distância

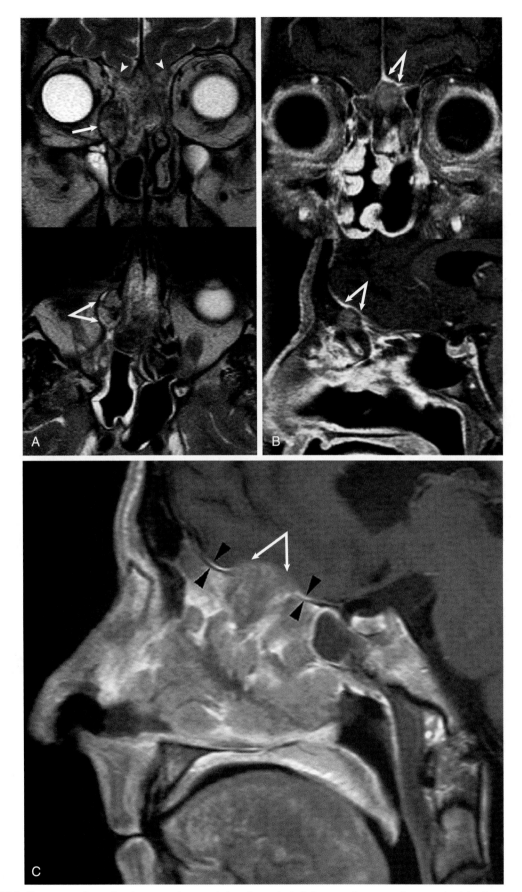

FIGURA 36-2. Processos malignos do seio paranasal e graus de invasão cerebral. **A,** Preservação extracraniana extradural de adenocarcinoma. Imagens coronal e axial ponderadas em T2 com turbo spin-eco (TSE) mostram massa de tecidos moles que encosta na parede orbital medial direita. A demonstração de uma linha hipotensa (*setas*) entre a lesão e o conteúdo orbital sugere que a periórbita está ininterrupta. Na imagem coronal ponderada em T2, a linha que delineia a *crista galli* e fóvea etmoidal (*cabeças de seta*) está preservada (extracraniana extradural). **B,** Invasão intracraniana extradural de adenocarcinoma. As imagens coronal e sagital contrastadas com gadolínio *volumetric interpolated* mostram lesão nodular no teto etmoidal com realce moderado. Uma dura mais espessa com realce (*setas*) separa o tumor do cérebro. **C,** Invasão intracraniana intradural de carcinoma de células escamosas. A imagem sagital ponderada em T1 contrastada com gadolínio mostra massa com extensão intracraniana. A dura espessada e realçada (*cabeças de seta*) está sendo invadida pelo tumor (*setas*), o que indica disseminação intradural. Não é visto edema cerebral. (De Maroldi R, Ravanelli M, Borghesi A, Farina D: Paranasal sinus imaging. *Eur J Radiol* 2008;66:372-386.)

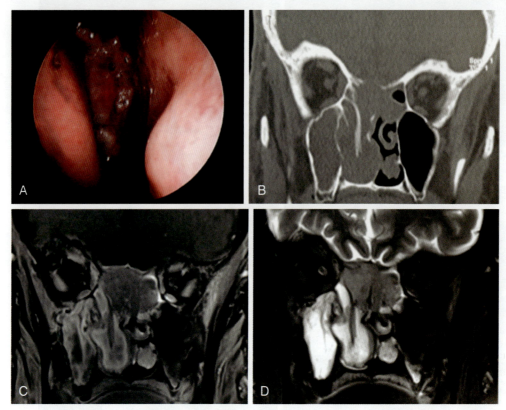

FIGURA 36-3. Carcinoma de células escamosas. **A,** Vista endoscópica de massa hemorrágica friável preenchendo a cavidade nasal direita. **B,** A tomografia computadorizada mostra perda de osso da base do crânio e opacificação difusa dos seios circundantes. **C,** A imagem de ressonância magnética ponderada em T1 pós-gadolínio mostra massa centralizada no esfenoide. **D,** Séries ponderadas em T2 mostram que grande parte da alteração do seio é por doença obstrutiva **secundária ao tumor.** (De Harvey RJ, Dalgorf DM: Sinonasal malignancies. *Am J Rhinol Allergy* 2013;27(Suppl 1):S35-S38.)

classificação histológica considera as categorias embrionário, alveolar, anaplásico e indiferenciado. O estadiamento TNM pré-tratamento incorpora critérios preditores clássicos como tamanho, envolvimento nodal e presença de metástase, mas também leva em consideração o local da doença, um preditor de prognóstico comprovado. Nos seios paranasais, órbita e locais de cabeça e pescoço não parameningeais são favoráveis e o envolvimento nesses locais

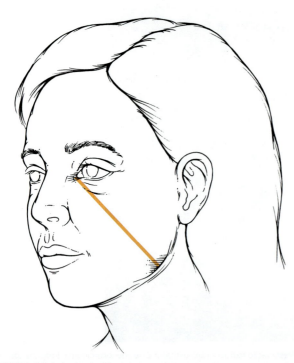

FIGURA 36-4. Linha de Ohngren: uma linha imaginária que se estende do canto medial ao ângulo da mandíbula, o que dá uma estimativa grosseira da linha que divide entre tumores que podem ser removidos com um bom prognóstico (abaixo da linha) e aqueles com prognóstico ruim (acima da linha). (*Copyright* 2008 de Johns Hopkins University, Art as Applied to Medicine.)

TABELA 36-2. Estadiamento do Melanoma de Mucosa	
	Definição
Tumor primário	
T3	Doença na mucosa
T4a	Doença moderadamente avançada: o tumor envolve tecidos moles profundos, cartilagem, osso ou pele sobrejacente.
T4b	Doença muito avançada: o tumor envolve cérebro, dura, base do crânio, nervos cranianos inferiores (IX, X, XI, XII), espaço mastigatório, artéria carótida, espaço pré-vertebral ou estruturais mediastinais.
Linfonodos	
NX	Não é possível a avaliação dos linfonodos regionais
N0	Ausência de metástases em linfonodo regional
N1	Presença de metástases em linfonodo regional
Metástase à distância	
M0	Ausência de metástase à distância
M1	Metástase à distância presente

TABELA 36-3. Estadiamento do Rabdomiossarcoma

Estádio TNM	Local	Tamanho do tumor	Envolvimento nodal	Metástase
I	Órbita Cabeça e pescoço Geniturinário (com exceção da vesícula urinária e a próstata)	<5 cm ou > 5 cm	N0, 1	M0
II	Vesícula urinária/próstata Extremidade, tronco Parameningeal Outros	<5 cm	N0	M0
III	Vesícula urinária/próstata Extremidade, tronco Parameningeal Outros	>5 cm <5 cm	N0, N1 N1	M0
IV	Todos	Qualquer um	Qualquer um	M1
Grupo Clínico	**Definição**			
I	Doença localizada, removido completamente Ia. Confinado ao músculo ou órgão de origem Ib. Infiltração fora do órgão ou músculo de origem, sem envolvimento de linfonodos regionais			
II	Ressecção macroscópica total com evidência de disseminação regional IIa. Tumor macroscopicamente ressecado com doença residual microscópica IIb. Doença regional com envolvimento de linfonodos, completamente ressecado sem doença residual microscópica IIc. Doença regional com envolvimento de linfonodos, macroscopicamente ressecado, mas com evidência de doença residual microscópica e/ou envolvimento histológico do linfonodo mais distal na dissecção			
III	Ressecção incompleta			
IV	Metástase à distância			
Grupo de risco	**Definição**			
Baixo	Pacientes RMS embrionário estádio I que estão no grupo clínico 1, 2 ou 3 Pacientes RMS embrionário estádio II ou III que estão no grupo clínico 1 ou 2			
Intermediário	Pacientes RMS embrionário estádio II ou III que estão no grupo clínico 3 Pacientes RMS alveolar estádio I, II ou III			
Alto	Pacientes RMS estádio IV			

RMS: rabdomiossarcoma; TNM: tumor-linfonodo-metástase.

é considerado como doença estádio I. No entanto, locais parameningeais – especificamente nasofaringe, cavidade nasal, seios paranasais, osso temporal e fossa infratemporal – estão envolvidos em doença estádio II ou III. Os grupos clínicos pós-operatórios focam na extensão da doença e no grau de remoção completa durante a cirurgia inicial. Uma ressecção R0 é considerada grupo 1, enquanto ressecção R2 (doença macroscópica deixada para trás) é considerada grupo 3. A integração desses três componentes produz grupos de risco que podem ser baixo, intermediário ou alto. Apesar de ser mais complexo, esse sistema incorpora de forma coletiva preditores baseados em evidência para avaliar o prognóstico e é superior aos critérios clássicos de estadiamento TNM, os quais têm natureza estritamente anatômica. De forma prática, a classificação dos grupos de risco também determina o regime quimioterápico, caso seja empregado, no qual o paciente será alocado.

TRATAMENTO

O tratamento definitivo dos processos malignos de seio paranasal é complexo e tipicamente requer especialidades multidisciplinares (Fig. 36-5). O tratamento geralmente envolve ressecção cirúrgica seguida por radiação ou quimiorradiação adjuvante.

CIRURGIA

O uso somente da cirurgia permanece aceitável para lesões iniciais T1 ou T2, especialmente para lesões de baixo grau localizadas na cavidade nasal inferior, septo ou seios maxilares. Lesões mais avançadas quase sempre necessitam de modalidades combinadas de

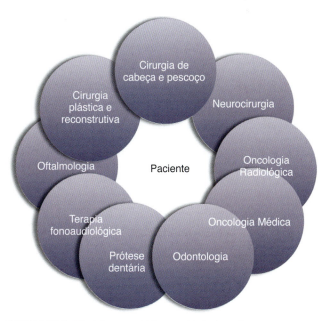

FIGURA 36-5. Disciplinas envolvidas no cuidado do paciente com processo maligno de seio paranasal.

PARTE V | CIRURGIA DE CABEÇA E PESCOÇO E ONCOLOGIA

terapia. O planejamento cirúrgico inclui a avaliação das estruturas ósseas e de tecidos moles que precisam ser ressecadas, delineamento da abordagem ideal que garanta exposição apropriada e antecipação da reconstrução e reabilitação de que o paciente irá necessitar para a função e a cosmética. A evolução de cirurgia endoscópica de base de crânio a tornou uma opção viável para tumores benignos e tumores malignos pequenos, de baixo grau, com o potencial de diminuir a estadia hospitalar e evitar incisões faciais. A visão aumentada em alta definição sem dúvidas facilita visualização superior da lesão. No entanto, tanto com uma abordagem aberta quanto endoscópica, deve-se realizar ressecção completa com margens livres.

A reabilitação pós-operatória imediata é um componente importante da recuperação. Isso costuma ser avaliado no pré-operatório com impressões feitas e próteses preliminares construídas. Placas pré-moldadas podem dar suporte a tamponamento pós-operatório imediato e permitir que o paciente já se alimente. Elas podem posteriormente ser ajustadas ou modificadas, após o término de todos os tratamentos e da cicatrização. O obturador ideal permite restauração completa da função, mas é removível para permitir inspeção de recorrência.

A reconstrução para defeitos maiores é atualmente feita com reconstrução microvascular de tecidos moles, a qual substituiu as medidas tradicionais como enxerto cutâneo ou próteses. Tais retalhos proveem cosmética e função superiores, apesar de que a cobertura de doença persistente ou recorrente é um risco potencial. O retalho livre de fíbula, retalho de escápula, retalho osteocutâneo do rádio e retalho de artéria circunflexa ilíaca profunda (ACIP) são todos métodos excelentes de reconstrução da face média para defeitos maxilares inferiores, que fecham o palato e possibilitam posteriormente a colocação de implantes dentários osteointegrados. Detalhes de escolha de reconstrução microvascular serão discutidos posteriormente.

Contraindicações à Cirurgia

É importante reconhecer quando a cirurgia provavelmente será infrutífera e incapaz de estender a vida significativa. Apesar de algumas contraindicações serem relativas e dependentes da experiência, diversas condições fazem ser insensato tentar ressecção endoscópica ou aberta (Tabela 36-3). Contraindicações endoscópicas atuais incluem extensão do tumor que está além do alcance fácil de escopro angulado e instrumentos, ou extensão de disseminação tão difundida que uma abordagem combinada ou aberta seria mais racional. Contraindicações anatômicas incluem pacientes com metástases à distância, invasão cerebral macroscópica, invasão de base craniana central e infiltração bilateral do nervo óptico ou quiasma. A extensão pelas paredes do seio esfenoidal costuma sugerir envolvimento das artérias carótidas ou penetração no seio cavernoso, enquanto trismo significativo é sugestivo de invasão macroscópica no músculo pterigoideo. Tais pacientes inoperáveis podem ser tratados de forma melhor com quimiorradiação primária, potencialmente com fins paliativos.

RADIAÇÃO

Apesar de terem sido descritos protocolos de radiação pré e pós-operatória, a maior parte das instituições hoje defende ressecção cirúrgica completa seguida por radiação, como a melhor chance de controle locorregional e sobrevida geral.[45-47] A radiação aborda margens cirúrgicas que estão próximas ou microscopicamente comprometidas de acordo com a necessidade, como próximo a órbita ou artéria carótida. Também aborda cadeias de linfonodos (retrofaríngeos, paravertebrais) que não são acessíveis pela cirurgia de forma alguma ou que requerem arranjo e campo cirúrgico adicionais. Resultados retrospectivos são difíceis de comparar dada a heterogeneidade das abordagens de tratamento e histologia. Ainda assim, Jansen et al.[46] observaram que, na comparação de cirurgia e radiação combinadas e apenas radiação, a terapia combinada forneceu sobrevida de 5 anos livre de doença (53 *vs.* 6%)

e sobrevida geral (60 *vs.* 9%) melhores. Blanco et al.[47] semelhantemente encontraram uma melhora significativa, porém menos dramática, com a terapia combinada em comparação a apenas radiação (35 *vs.* 29%).

Contudo, técnicas de radiação têm o potencial de causar morbidade substancial. Em particular, a dose de radiação pós-operatória definitiva necessária para prevenir recidiva (60 a 70 Gy) excede a tolerância pressuposta de radiação para nervo óptico (45 a 54 Gy) e medula espinal (50 Gy).[48] Estudos que investigaram a radiação convencional relataram toxicidade visual em aproximadamente 35% dos pacientes, com mediana de 2 anos de desenvolvimento dos sintomas. Tais sintomas incluem retinopatia, glaucoma, ceratite, oclusão da artéria central da retina e cegueira.

Protocolos modernos de terapia com modulação de intensidade de radiação parecem ter diminuído efeitos colaterais precoces, mas não pioraram a sobrevida. Em um estudo com 37 pacientes que utilizaram a radioterapia com modulação de intensidade, Hoppe et al.[45] observaram que a sobrevida de 2 anos livre de progressão e sobrevida geral foram de 75 e 80%, respectivamente, sem nenhuma toxicidade oftalmológica grau 3 ou 4 induzida por radiação. Consideravelmente, não foram observadas recorrências marginais, o que implica que a modulação da dose não compromete a cobertura tumoral. Tecnologias mais novas, que incluem terapia com feixe de prótons, prometem ser ainda mais precisa e queda pronunciada do pico de Bragg permite o delineamento de campos ainda mais próximos de estruturas críticas. A incidência e severidade de efeitos colaterais em longo prazo continuam sendo investigadas. Também não é claro se as taxas de sobrevida geral e livre de doença são maiores com essas tecnologias avançadas, porém onerosas. Outras modalidades, como a radiação com feixe de nêutrons, distribuem partículas de alta energia e têm sido recomendadas para cânceres de glândula salivar, incluindo CAC.[49] Sua eficácia, no entanto, é incerta em comparação às abordagens de radioterapia com modulação de intensidade.[50]

QUIMIOTERAPIA

Apesar de a quimioterapia geralmente ser utilizada em CCE avançado de cabeça e pescoço, poucos dados definitivos dão suporte ao seu uso em processos malignos do seio paranasal. Ela é utilizada, contudo, em situações inoperáveis de forma paliativa ou como abordagem inicial para reduzir a carga tumoral e converter um caso irressecável em um potencialmente ressecável. Essas abordagens permanecem controversas e existem evidências limitadas que endossem essas medidas como uma prática comum. A quimioterapia é relativamente mais eficaz para determinados subtipos histológicos, incluindo CNS e linfoma.

Em cânceres de cabeça e pescoço, uma resposta robusta à quimioterapia prediz bom prognóstico, enquanto doença persistente ou recorrência precoce após a quimioterapia sugere que o paciente não terá um bom resultado. No entanto, fora dos estudos retrospectivos pequenos, de instituições únicas, atualmente nenhuma evidência substancial dá suporte ao uso de rotina da quimioterapia em processos malignos nasossinusais. Além disso, devido ao fato de a maioria das falhas no tratamento paranasal ser local, agentes sistêmicos podem ter menos valor na prevenção de disseminação metastática à distância.

ABORDAGENS CIRÚRGICAS

O tipo de procedimento selecionado depende da localização tumoral, histologia e experiência do cirurgião. Abordagens abertas permitem exposição superior e facilitam mais uma ressecção ampla, em bloco. No entanto, margens estreitas costumam permanecer uma realidade[51] devido à proximidade de estruturas preciosas como a órbita, dura e artéria carótida. Por outro lado, abordagens endoscópicas fornecem visualização magnificada, de alta definição, enquanto evitam dissecção de tecidos moles craniofaciais, separação do esqueleto e retração do lobo frontal. No entanto, tais abordagens não são úteis para extensão de tecidos moles faciais ou orbitais, envolvimento de seio frontal anterolateral ou do palato e envolvimento dural além da linha médio pupilar. Independentemente de uma abordagem aberta ou endoscópica, o objetivo final é exercitar princípios oncológicos sólidos e alcançar ressecção tumoral completa com margens livres.

ABORDAGENS ABERTAS

Incisão de Caldwell-Luc

Uma abordagem sublabial é adequada para processos malignos pequenos, limitados, infraestruturais que envolvem o rebordo alveolar superior, cavidade nasal anterior e palato duro. Lesões que se estendem ao seio maxilar anterolateral também se beneficiam dessa abordagem. É feita uma incisão pela mucosa gengivobucal ipsilateral, tomando o cuidado de deixar uma bainha inferior de tecido caso necessário para o fechamento subsequente. Isso pode ser estendido bilateralmente se for necessária uma abordagem *degloving* e, caso seja antecipada entrada no seio maxilar, deve-se pré-fabricar um obturador. Para lesões limitadas do rebordo alveolar, pode ser realizada uma alveolectomia com prótese dentária pré-fabricada.

Rinotomia Lateral e Variações

Para lesões mais avançadas, é necessária uma incisão facial para exposição superior. A abordagem de rinotomia lateral padrão é apropriada para lesões que não envolvem órbita ou palato. A incisão começa de forma inferior no filtro acima do lábio e atravessa pelo assoalho da cavidade nasal e ao redor da asa nasal lateral. Ela então se direciona para cima ao longo da junção da parede nasal lateral até o nível do canto medial. Uma variação dessa abordagem entra e sai pelo assoalho do vestíbulo nasal em ângulo de 45 graus, abraça o sulco alar lateral como anteriormente e se direciona para cima no aspecto medial da parede lateral (Fig. 36-6). Tal modificação evita potencial distorção do contorno da face, ectrópio e deformidade cosmética.

Tumores avançados com extensão radial requerem ajustes à rinotomia lateral. Para exposição medial da parede orbital, a incisão de Lynch continua na direção cefálica até sobrancelha medial e provê acesso aos ligamentos do canto medial e ducto lacrimal. Para acesso ao assoalho da órbita, uma incisão subciliar estende a rinotomia lateral 90 graus de forma lateral, atravessando a prega palpebral inferior para fora até o zigomático. Para melhor acesso inferior ao palato, a abordagem de Weber-Ferguson incorpora a rinotomia lateral com divisão do lábio superior (Fig. 36-7).

Maxilectomia Medial

A ressecção por maxilectomia medial é utilizada para lesões que envolvem até toda a parede nasal lateral, mas não se estendem a órbita, fossa craniana anterior, maxila lateral ou alvéolo. Uma maxilectomia medial completa compreende a concha média e inferior e o conteúdo dos seios maxilar e etmoidal (Fig. 36-8, *A*). Após descolamento de um retalho de bochecha superior a partir da incisão estendida da rinotomia lateral, a parede anterior do seio maxilar é serrilhada com broca e retirada para permitir exposição nas cavidades do seio nasal e maxilar.

O periósteo da parede medial é incisado e descolado para fora do rebordo orbital e da lâmina papirácea. O ligamento do canto medial é transeccionado e marcado para posterior reinserção ao osso nasal. O saco e ducto lacrimal são descolados, e o ducto é transeccionado e nivelado com o rebordo orbital. É feito descolamento adicional da órbita de forma posterior, com as artérias etmoidais anterior e posterior ligadas.

Um osteótomo curvo libera a parede medial do seio maxilar em um plano paralelo ao assoalho da cavidade nasal até a margem posterior do seio. Um corte semelhante é feito de forma superior até a parede orbital posteromedial. Um terceiro corte com osteótomo é feito para fraturar lateralmente a lâmina papirácea da maxila, osso nasal e superfície orbital do osso frontal. Um movimento bimanual de balanço é feito para fraturar as células etmoidais posteriores. Tesouras angulares fazem a transecção das aderências posteriores remanescentes, próximas à coana.

É colocado então *stent* no ducto nasolacrimal e o ligamento do canto medial é suturado de volta ao osso nasal. É realizada sutura meticulosa em duas camadas de tecido mole e pele.

Maxilectomia Subtotal e Maxilectomia Total

Uma maxilectomia infraestrutural se baseia na maxilectomia medial com remoção da dentição, rebordo alveolar e palato duro, enquanto a maxilectomia subtotal remove toda a maxila. De forma semelhante, a maxilectomia total se baseia na maxilectomia subtotal e inclui o assoalho orbital (Fig. 36-8, *B*).

Uma maxilectomia subtotal é abordada via incisão de Weber-Ferguson com extensão subciliar (Fig. 36-9, *A* e *B*). Um retalho de bochecha superior é levantado com a porção inferior da

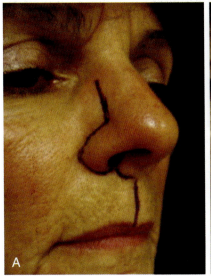 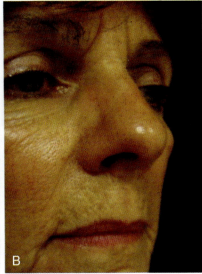

FIGURA 36-6. Incisão de Weber-Ferguson modificada (**A**) com o resultado pós-operatório (**B**). (De Shah J: *Jatin Shah's head and neck surgery and oncology*, ed 4, Philadelphia, 2012, Elsevier.)

574 PARTE V | CIRURGIA DE CABEÇA E PESCOÇO E ONCOLOGIA

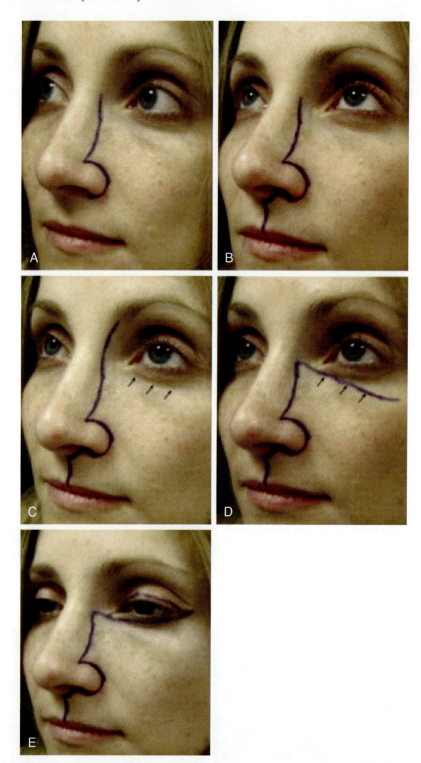

FIGURA 36-7. Incisões cirúrgicas modificadas para acessar tumores de cavidade nasal e seios paranasais. **A,** Rinotomia lateral. **B,** Incisão de Weber-Ferguson modificada. **C,** Incisão de Weber-Ferguson modificada com extensão de Lynch (*as setas* mostram sulco natural da pele). **D,** Incisão de Weber-Ferguson modificada com extensão lateral em um sulco natural da pele (*setas*). **E,** Incisão de Weber-Ferguson modificada com extensão lateral em localização subciliar. (De Shah J: *Jatin Shah's head and neck surgery and oncology*, ed 4, Philadelphia, 2012, Elsevier.)

pálpebra delicadamente elevada para fora do orbicular ocular (Fig. 36-9, *C*). Esse retalho é removido lateralmente para um centímetro lateral ao canto lateral. O orbicular ocular e a órbita são então dissecados do rebordo orbital inferior de maneira subperiosteal e o descolamento é levado para trás próximo ao ápice orbital (Fig. 36-9, *D*). A ligação do músculo masseter ao zigomático inferior é então dividida.

Na cavidade oral, é feita uma incisão na mucosa entre o incisivo lateral e canino que é levada posteriormente para baixo da linha média do palato duro (Fig. 36-10, *A*). Uma vez que a junção do palato mole é alcançada, a incisão é levada lateralmente ao tubérculo maxilar e para fora do sulco gengivobucal atrás do último molar (Fig. 36-10, *B*). As ligações do músculo pterigoide medial são seccionadas nessa área para liberar ainda mais a maxila.

36 | PROCESSOS MALIGNOS DO SEIO PARANASAL 575

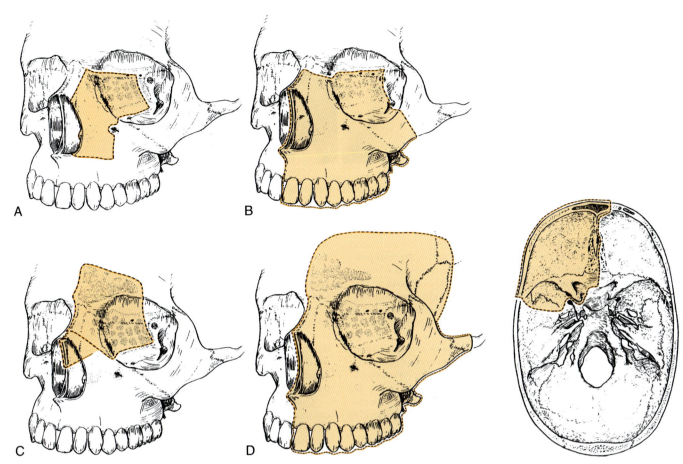

FIGURA 36-8. Opções cirúrgicas para processos malignos do seio paranasal. **A,** Maxilectomia medial. **B,** Maxilectomia total. **C** e **D,** Ressecção craniofacial com extensão variável de ablação.

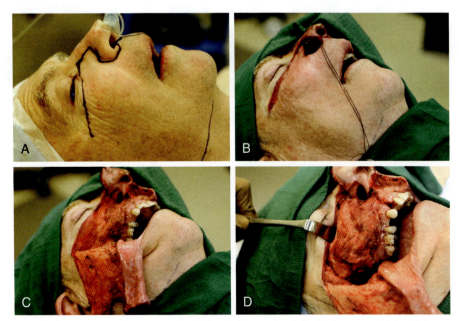

FIGURA 36-9. A e **B,** Incisão de Weber-Ferguson com extensão subciliar. **C,** Um retalho da bochecha superior é descolado, a porção inferior da pálpebra é delicadamente elevada para fora do orbicular ocular. **D,** O orbicular ocular e a órbita são, então, dissecados do rebordo orbital inferior de maneira subperiosteal e o descolamento é levado para trás, próximo ao ápice orbital.

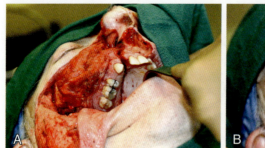
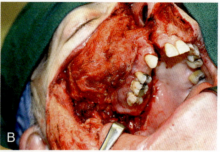

FIGURA 36-10. A, Na cavidade oral, é feita uma incisão na mucosa entre o incisivo lateral e canino que é levada posteriormente para baixo da linha média do palato duro. **B,** Uma vez que a junção do palato mole é alcançada, a incisão é levada lateralmente ao tubérculo maxilar e para fora do sulco gengivobucal atrás do último molar.

A cavidade nasal é então adentrada no recesso piriforme para expor a porção medial da maxila. São feitos cortes no osso pela pré-maxila na cavidade nasal (Fig. 36-11, *A*). São feitas osteotomias de forma superomedial através do processo nasal e rebordo orbital medial e a maxila anterior é dividida, preservando o assoalho ósseo da órbita (Fig. 36-11, *B* e *C*). De forma superolateral, o arco zigomático é dividido, seguido pela parede maxilar lateral (Fig. 36-12, *A*). De maneira inferolateral, a maxila é liberada das placas pterigoides através de seu hâmulo utilizando-se um osteótomo curvado grande. Deveriam ser realizados cortes ósseos com uma serra elétrica de forma apropriada para minimizar a perda sanguínea. Um osteótomo é então utilizado para completar as linhas de fratura, e as ligações de tecido mole são divididas no aspecto posterior da maxila com tesouras Mayo. O espécime é removido em bloco (Fig. 36-12, *B* e *C*).

A reconstrução pode ser feita com um obturador ou retalho livre. Se for realizada reconstrução com o obturador, é utilizado enxerto cutâneo para alinhar o defeito cirúrgico, seguido de Xeroform® para preencher o defeito (Fig. 36-13, *A*). Um obturador dental pré-fabricado é colocado para preservar a dentição e dar apoio ao tampão e o retalho da bochecha superior é fechado com suturas de Vicryl 3-0 e Nylon 5-0 (Fig. 36-9, *B*). Exercícios pós-operatórios da mandíbula são necessários durante meses para prevenir trismo. O obturador dental definitivo deveria considerar obliteração do espaço aéreo deixado pelo defeito da cirurgia. A voz pode ser restaurada com extensão em bolo do obturador dental. Se um retalho livre for utilizado para reconstruir maxila e palato, pode ser um retalho ACIP ou retalho de escápula para a reconstrução óssea ou retalho livre do reto para reconstrução de tecidos moles.

Quando o tumor invade o assoalho ósseo orbital, mas não o conteúdo orbital, é necessária uma maxilectomia total que remova o rebordo orbital em bloco com o resto da maxila. Nessa situação, a reconstrução do assoalho da órbita é essencial para manter a cosmética e a função. Tipos de reconstrução do assoalho da órbita são discutidos posteriormente neste capítulo.

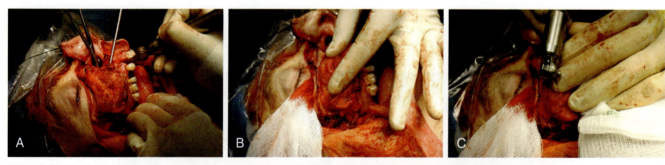

FIGURA 36-11. A, São feitos cortes no osso pela pré-maxila na cavidade nasal. **B e C,** Osteotomias são feitas de maneira superomedial pelo processo nasal e rebordo orbital medial e então a maxila anterior é dividida, preservando o assoalho ósseo da órbita.

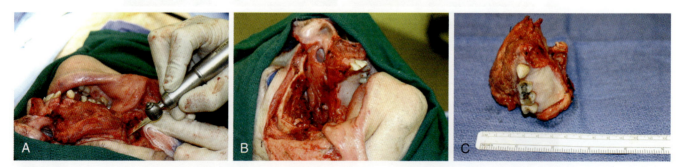

FIGURA 36-12. A, O arco zigomático é divido de maneira superolateral, seguido pela parede maxilar lateral. **B e C,** Um osteótomo é então usado para completar as linhas de fratura, com as aderências de tecido mole no aspecto posterior da maxila divididas com tesouras Mayo. O espécime é removido em bloco.

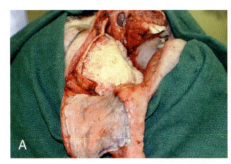 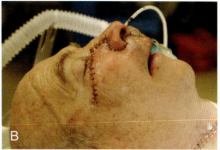

FIGURA 36-13. A, Se é realizada reconstrução com obturador, um enxerto de pele é utilizado para alinhar o defeito cirúrgico, seguido de Xeroform® para preencher o defeito. **B,** Um obturador dental pré-fabricado é colocado para preservar a dentição de forma a dar apoio ao tampão, e o retalho da bochecha superior é fechado com suturas de Vicryl 3-0 e nylon 5-0.

Maxilectomia Total com Exenteração da Órbita

Quando a invasão é através do periósteo orbital na periórbita, é indicada exenteração da órbita. Isso deve ser feito apenas no contexto de uma operação com intenção de cura. São feitas incisões cutâneas do canto medial para lateral e retalhos cutâneos são levantados dos músculos orbicular ocular superior e inferior. O periósteo orbital superior é incisado e a dissecção subperiosteal é feita no teto da órbita até o ápice orbital. Isso é feito de maneira circunferencial com a exceção do quadrante em continuidade com o espécime da maxilectomia. Os músculos extraoculares são divididos, o nervo ótico e vasos são grampeados e a sutura, ligada. A reconstrução de um defeito que envolve maxilectomia total e exenteração da órbita pode ser feita com retalho de tecidos moles, como o retalho livre de músculo reto, mas são obtidas melhores cosmética e função quando utilizado osso com tecidos moles, como no caso de retalhos da escápula e ACIP.

Ressecção Craniofacial Anterior

Quando o tumor se estende na direção cefálica e envolve a base anterior do crânio e a placa cribiforme, abordagens faciais apenas são insuficientes para realizar uma ressecção oncológica completa. Nessa situação, uma craniotomia frontal é necessária para ganhar visualização superior da fossa craniana anterior com intuito de se obterem margens boas de ressecção superior. Uma ressecção craniofacial anterior provê diversas vantagens claras na abordagem e no acesso. Ela permite avaliação mais clara da ressecabilidade, protege estruturas vitais e aborda o envolvimento intracraniano, de maneira que a dura pode ser ressecada, reparada e reconstruída para dar suporte melhor ao cérebro. Uma ressecção craniofacial também pode ser combinada à incisão facial ou abordagem endoscópica para customizar melhor a cirurgia de acordo com a localização do tumor.

Devem ser administrados antibióticos de amplo espectro no pré-operatório devido à conexão da cavidade nasossinusal e cavidade craniana. É feita uma punção lombar para descomprimir o cérebro e minimizar retrações. Depois que o cabelo do couro cabeludo é raspado ou preso, é feita uma incisão bicoronal de trago a trago da orelha através do tecido subcutâneo e para baixo até o plano superficial à gálea aponeurótica (Fig. 36-14, *A*). O retalho de escalpo posterior é descolado vários centímetros posteriormente para aumentar o comprimento do retalho pericraniano. O retalho anterior é descolado entre a gálea e o pericrânio (dissecção subgaleal). Para um retalho pericraniano galeal, o retalho é descolado entre o tecido subcutâneo e a gálea (dissecção supragaleal). Isso fornece um retalho mais espesso e evita interromper perfurantes comunicantes entre a gálea e o pericrânio.[52]

Uma vez que o pericrânio foi devidamente exposto, é incisado de forma ampla e um descolador periosteal é utilizado para descolar o retalho pericraniano por cima da calota craniana de forma anterior até o rebordo supraorbital (Fig. 36-14, *B*). O suprimento sanguíneo do retalho vem dos vasos supraorbitais e supratrocleares, a artéria temporal superficial também fornece suprimento sanguíneo lateral, mas ela é seccionada nos lados no descolamento. O descolamento completo fornece um retalho robusto para reconstrução, ao mesmo tempo que expõe o osso frontal subjacente para a craniotomia.

Um craniótomo é utilizado para criar um orifício de trepanação na linha média. Descoladores de dura elevam então a dura adjacente ao orifício de trepanação de forma circunferencial, e uma serra de corte lateral é utilizada para completar a craniotomia (Fig. 36-15, *A* e *B*). Apenas a parede anterior do seio frontal é

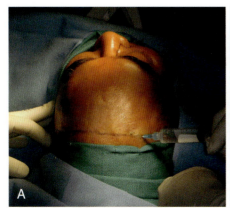 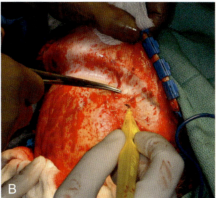

FIGURA 36-14. A, É feita uma incisão bicoronal de trago a trago da orelha através do tecido subcutâneo e para baixo até o plano superficial à gálea aponeurótica. **B,** Uma vez que o pericrânio é devidamente exposto, ele é incisado de forma ampla e um descolador periosteal é utilizado para descolar o retalho pericraniano por cima da calota craniana de forma anterior até o rebordo supraorbital.

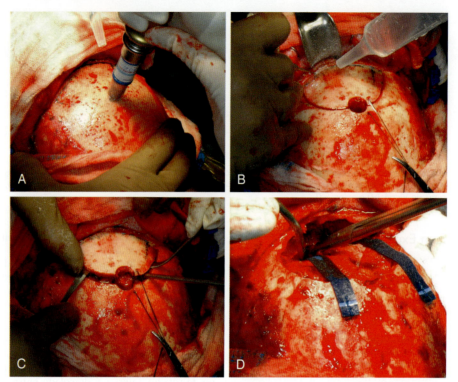

FIGURA 36-15. A, Um craniótomo é utilizado para criar um orifício de trepanação na linha média. **B** e **C,** Descoladores de dura elevam então a dura adjacente ao orifício de trepanação de forma circunferencial e uma serra de corte lateral é utilizada para completar a craniotomia. **D,** A dura sobre os lobos frontais, bem como os seios frontais, está agora exposta.

seccionada inferiormente. O retalho de osso é descolado com um osteótomo, fraturando o septo do seio frontal. A dura sob os lobos frontais, bem como os seios frontais, está agora exposta (Fig. 36-15, *C* e *D*). A mucosa do seio é curetada e a parede posterior do seio, removida para cranialização e avanço dos lobos frontais à parede anterior do seio. Os ductos nasofrontais expostos são identificados e ligados com Gelfoam® (Pharmacia & Upjohn, Kalamazoo, MI).

A dura é então elevada do assoalho da fossa craniana anterior. Os ligamentos da *crista galli* são encontrados e divididos e a *crista galli* em si é removida com uma rugina. As projeções da dura ao longo dos nervos olfativos são ligadas individualmente para evitar contaminação do parênquima cerebral.

Aproximadamente 15 mL de LCR da drenagem lombar são removidos para descomprimir mais ainda o cérebro. Um retrator é utilizado na linha média, sobre o seio sagital, para retrair os lobos frontais e expor placa cribiforme posterior e plano esfenoidal. Posteriormente cola de fibrina é aplicada para garantir a selagem impermeável sobre as projeções suturadas da dura. Uma broca de alta rotação abre a fossa cranial anterior, cortando de forma posterior através do seio esfenoidal, de forma anterior o seio frontal e lateralmente o teto orbital, conforme o necessário (lateral a lâmina papirácea, Fig. 36-16).

Tendo obtido maior exposição do tumor, uma abordagem transfacial é realizada para mobilizar as aderências inferior, medial e lateral. É feita uma incisão de rinotomia lateral com extensão de Lynch para fornecer acesso por debaixo (Fig. 36-17). O periósteo da parede orbital medial é descolado para preservar o conteúdo orbital e o ligamento do canto medial é seccionado e marcado com Prolene 4-0 (Ethicon, Blue Ash, OH) para subsequente fixação do osso nasal durante o fechamento (Fig. 36-18). O ducto nasolacrimal é identificado e dividido alinhado com o rebordo orbital, e um retalho de bochecha é descolado sobre o aspecto medial da face óssea da maxila ao nível do nervo infraorbital em seu forame. A órbita é então protegida, através de sua retração

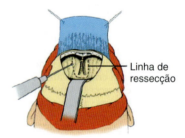

FIGURA 36-16. Uma broca de alta rotação é utilizada para abrir a fossa craniana anterior, cortando de forma posterior pelo seio esfenoidal, de forma anterior pelo seio frontal e de forma lateral pelo teto orbital conforme necessário (lateral a lâmina papirácea).

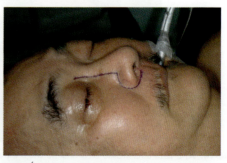

FIGURA 36-17. É feita uma incisão de rinotomia lateral com extensão de Lynch para fornecer acesso por debaixo.

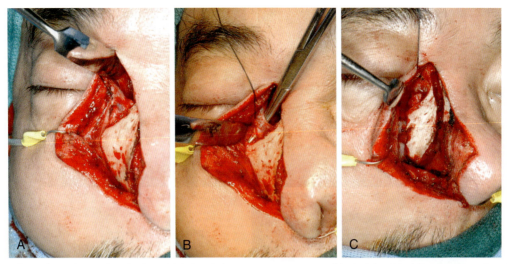

FIGURA 36-18. A, O periósteo da parede orbital medial é descolado para preservar o conteúdo da órbita. **B,** O ligamento cantal medial é seccionado e marcado com Prolene 4-0 para fixação subsequente do osso nasal durante o fechamento. **C,** O ducto nasolacrimal é identificado e dividido alinhado com o rebordo orbital.

medial, e as artérias etmoidais anterior e posterior são identificadas e ligadas conforme entram na lâmina papirácea.

O seio maxilar é então adentrado através de sua face anterior com o orifício de trepanação no aspecto inferomedial. São feitos cortes no osso através do processo nasal da maxila, fossa lacrimal e lâmina papirácea anterior para permitir mobilização das ligações ósseas à lâmina papirácea (Fig. 36-19, *A* e *B*). A parede medial do seio maxilar é dividida com um osteótomo através do assoalho da cavidade nasal posteriormente. O septo nasal é então incisado para fora do assoalho nasal de forma anterior e inferior. Um *strut* septal é preservado de forma anterior e sobre o dorso do nariz para preservar o suporte nasal e a cosmética. Sob guia digital e visual, osteótomos são utilizados para romper ligações remanescentes nas células etmoidais e esfenoide posterior e finalmente liberar o espécime em bloco. Com maior mobilização superior, ao redor do plano esfenoidal e sulcos olfativos, o espécime é então removido em bloco através da exposição facial (Fig. 36-19, *C*).

O ligamento cantal medial é readerido através de um orifício de broca no osso nasal para garantir posição acurada do conteúdo orbital. É utilizada DuraGen Dural Graft Matrix® (Integra, Plainsboro, NJ) para reparar quaisquer defeitos na dura e, então, a craniotomia é reposicionada e fixada de volta em sua posição (Fig. 36-20). O retalho pericraniano é utilizado para cobrir o defeito ósseo da fossa craniana anterior. Orifícios são feitos com a broca pela base do crânio para suturar o retalho de maneira impermeável. Os pontos de ducto nasolacrimal são canulados com *stent* Silástic® com as terminações dentro da cavidade nasal. Gaze Xeroform® é utilizada para tamponar o defeito da cavidade nasal e dar suporte por debaixo ao retalho pericraniano (Fig. 36-20, *D*). As feridas nasais e do escalpo são então fechadas (Fig. 36-21).

RECONSTRUÇÃO

Apesar de a extirpação cirúrgica completa permanecer como o objetivo primário, a reconstrução adequada por si só é uma etapa crucial para um resultado favorável. Em casos avançados, os pacientes podem ser submetidos necessariamente a trauma psicológico e cosmético extensos, o que, todavia, pode ser manejado de forma eficaz com reconstrução bem planejada. Isso inclui otimizar a reabilitação funcional de maneira que o paciente possa manter a qualidade de vida em termos de fala, deglutição e visão.

Tradicionalmente, a maxilectomia e os defeitos orbitais têm sido restaurados com próteses faciais e dentárias, e essas permanecem essenciais para determinados casos. A vantagem da obturação, especialmente em defeitos pequenos, é de conveniência: o procedimento é muito mais rápido e requer tempo de

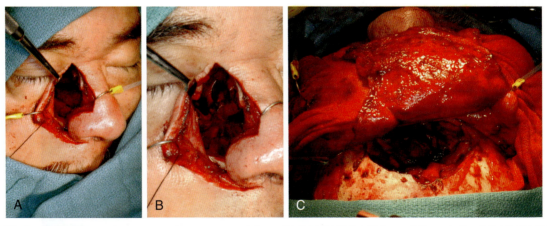

FIGURA 36-19. A e **B,** São feitos cortes no osso pelo processo nasal da maxila, fossa lacrimal e lâmina papirácea anterior, para permitir mobilização das aderências ósseas à lâmina papirácea. **C,** Com maior mobilização de forma superior ao redor do plano esfenoidal e sulcos olfatórios, o espécime é então removido em bloco através da exposição facial.

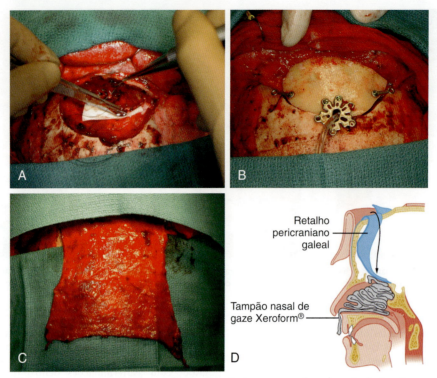

FIGURA 36-20. A, DuraGen® é utilizado para reparar qualquer defeito na dura. **B,** A craniotomia é reposta e fixada de volta na posição. **C,** O retalho pericraniano é então utilizado para cobrir o defeito ósseo da fossa craniana anterior. São feitos orifícios com a broca pela base do crânio para suturar o retalho de maneira que fique impermeável. **D,** Gaze Xeroform® é então utilizada para tamponar o defeito da cavidade nasal e dar suporte ao retalho pericraniano por debaixo.

hospitalização muito menor, o que é importante para pacientes com comorbidades. A dentição nova é imediata, com restauração da aparência, o que permite que o paciente retorne a seu estilo de vida normal, e a cavidade pode ser monitorada clinicamente para recorrência. Ainda assim, o uso de obturação implica problemas potenciais com a radiação; e, conforme o defeito cicatriza e contrai, o obturador necessita de diversos refinamentos. Colapso médio facial com falha no obturador também é desafiador em campo irradiado e com cicatriz. É necessário um time dedicado de próteses dentárias para pré-fabricar o dispositivo e posteriormente otimizar a prótese pós-operatória ao longo do tempo.

Reconstrução com retalho livre microvascular tem se tornado o cuidado padrão em casos mais complexos: pode restaurar melhor o contorno e perfil faciais, dar suporte ao assoalho orbital, aceita implantes dentários e é compatível com os efeitos da radiação pós-operatória. Diversos estudos retrospectivos avaliaram a eficácia funcional da obturação em comparação com a reconstrução tecidual.[53-55] Ainda que o viés de seleção deva ser considerado, inteligibilidade da fala e deglutição pós-operatória foram geralmente superiores em casos com defeitos grandes (>50%) no palato. Também foram observados mastigação melhor e menos refluxo oronasal em pacientes com retalhos livres em relação aos pacientes com obturação.[54]

Brown e Shaw[56] descreveram um sistema de classificação maxilar e da face média que aborda de forma ampla os componentes horizontais e verticais dos defeitos esperados (Fig. 36-22). Essa estrutura inclui perda orbitomaxilar, nasomaxilar e dentoalveolar e fornece indicação da reconstrução apropriada. Os números se referem a tamanho escalonado e complexidade da dimensão vertical; as letras qualificam os números através de descrição dos defeitos dentoalveolares e do palato.

Os *defeitos de classe I a IIb*, que envolvem até metade do alvéolo lateral e palato, podem ser fechados de forma confiável tanto com obturação quanto com reconstrução. Se for utilizado um retalho, é comumente relatado que o retalho fasciocutâneo radial do antebraço fornece resultados excelentes. Já os *defeitos de classe III* sugerem perda do suporte para órbita, bochecha anterior e arco dentário e requerem reconstrução microvascular.

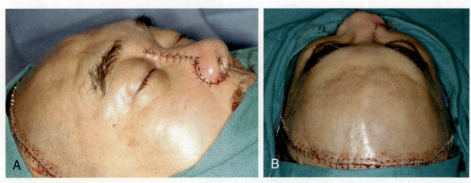

FIGURA 36-21. As feridas do escalpo e nariz são fechadas conforme mostrado.

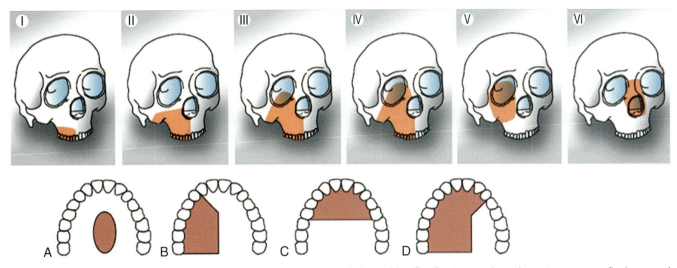

FIGURA 36-22. Classificação de maxilectomia vertical e horizontal e defeito da face média. *Classificação vertical*: maxilectomia sem causar fístula oronasal (I), sem envolver a órbita (II), envolvendo anexo orbital com retenção orbital (III), com enucleação ou exenteração orbital (IV), defeito orbitomaxilar (V), defeito nasomaxilar (VI). *Classificação horizontal*: apenas defeito no palato, sem envolver o alvéolo dentário (**A**), menos de ou igual a metade, unilateral (**B**), menos de ou igual a metade, bilateral ou transverso anterior (**C**), maxilectomia de mais da metade (**D**). (De Brown JS, Shaw RJ: Reconstruction of the maxilla and midface: introducing a new classification. *Lancet Oncol* 2010;11:1001-1008.)

Dadas as diferentes necessidades de suporte ósseo, é difícil para um único retalho prover sozinho reconstrução adequada.[57,58] A maioria dos relatos de caso descreveu reconstrução de tecidos moles com o reto abdominal com osso não vascularizado, geralmente da crista ilíaca, para restaurar o rebordo e assoalho orbital, mas, com radiação, tal osso exibe risco de ruptura da ferida, perda do enxerto e ectrópio. Retalhos fibulares podem ser considerados, mas requerem múltiplas osteotomias e angulações severas. Retalhos da artéria circunflexa ilíaca profunda (ACIP), que compreende a crista ilíaca com o músculo oblíquo interno, e retalhos do ramo angular da artéria tóraco-dorsal (RAATD), que utilizam a escápula com os músculos grande dorsal, redondo maior e serrátil anterior, proveem músculo e osso suficientes. Embora o retalho de RAATD possua pedículo maior, o que aumenta as opções para anastomose, o retalho de ACIP fornece osso mais espesso para suporte orbital e reabilitação dentária.[59] Embora enxertos ósseos não vascularizados tenham sido defendidos,[60] ossos vascularizados de ACIP e RAATD provavelmente promovem cicatrização melhor e união nos remanescentes de alvéolo e zigomático.

Defeitos classe IV tipicamente envolvem doença em estádio avançado com prognóstico ruim. A reconstrução deveria ser secundária à consideração se a ressecção cirúrgica é possível ou recomendável. Os enxertos de ACIP e RAATD são novamente boas opções, e o músculo fornece vascularização para dar suporte a dura e prevenir extravasamento de LCR. Por outro lado, *defeitos de classe V* são mais simples devido a ausência de defeito em palato. Após exenteração orbital, um retalho temporoparietal ou do temporal pode facilitar a colocação da prótese orbital. Os *defeitos classe IV*, aqueles que incluem defeito nasomaxilar, têm bom resultado com retalho osteocutâneo radial de antebraço e osso vascularizado é indicado para dar suporte ao retalho e resistir à radiação.

Para defeitos de base de crânio, os objetivos específicos são gerar fechamento impermeável da dura, dar suporte às estruturas neurais e obliterar espaço morto para prevenir o desenvolvimento de infecção. Apesar de defeitos pequenos poderem ser abordados com retalho pericraniano e galeal pericraniano, defeitos maiores merecem o uso de tecido livre vascularizado. Foi relatada melhora significativa tanto no resultado do paciente quanto nas taxas de complicação no fechamento com retalho livre, o que provavelmente é devido à separação mais robusta dos conteúdos intracranianos dos organismos do trato aerodigestivo superior e também à cicatrização superior, especialmente após radiação pós-operatória.[61]

Irish et al.[62] classificaram a base do crânio em três regiões reconstrutivas baseadas nos limites anatômicos e padrões de crescimento tumoral (Fig. 36-23). Tumores da *região I* surgem de seios e órbita e se estendem à fossa cranial anterior. Também são incluídos os tumores clivais que se estendem posteriormente ao forame magno, pois eles se comportam de maneira semelhante aos outros tumores de região I. Tumores de *região II* se originam na base

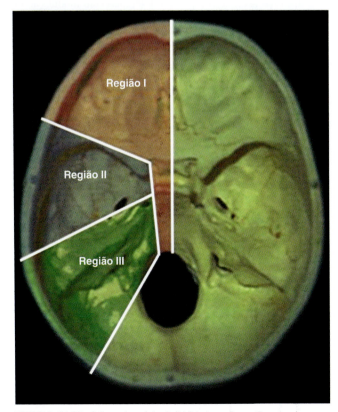

FIGURA 36-23. A base do crânio é dividida em três regiões com base em localização anatômica e padrão de crescimento dos tumores. (De Neligan PC, Boyd JB: Reconstruction of the cranial base defect. *Clin Plast Surg* 1995;22[1]:72.)

lateral do crânio e envolvem a fossa infratemporal e pterigopalatina e se estendem a fossa craniana média. Lesões de *região III* se originam na orelha, parótida e osso temporal e se estendem intracranialmente a fossa cranial posterior.

Defeitos pequenos de zona I podem ser fechados com retalho gálea frontal ou pericraniano, conforme descrito anteriormente. Defeitos zona I pequenos, mais laterais, possuem também a opção de retalho temporal ou fáscia temporoparietal. Defeitos pequenos zona II ou III podem ser abordados com retalho pediculado regional (p. ex. retalho de peitoral ou trapézio); para defeitos maiores, mais extensos, o músculo reto do abdome provê excelente massa tecidual para obliterar o seio esfenoidal enquanto permite cobertura do pescoço. Também possui as vantagens de um pedículo relativamente grande, longo e vascularização mais confiável. Um algoritmo para o fechamento de defeitos de base de crânio é apresentado na Figura 36-24.

COMPLICAÇÕES

A taxa cirúrgica de complicações aumenta substancialmente com radiação ou quimiorradiação prévias, invasão dural ou invasão do parênquima cerebral. A presença de comorbidades médicas também é um preditor independente de complicações.[63] As sequelas mais significativas incluem meningite, abscesso cerebral, extravasamento de LCR e hemorragia pós-operatória nas feridas. Em estudos para avaliar complicações de ressecções craniofaciais, a taxa geral de complicações variou de 30 a 54%, a taxa de complicações no sistema nervoso central variou de 4 a 23% e a mortalidade geral variou de 0 a 8%.[63] Abordagens endoscópicas diminuíram significativamente essas complicações, apesar de ser incerto se os grupos e extensão da doença relatados são comparáveis. Embora quase 100% dos pacientes tenham formação de crosta nasal, Nicolai et al.[64] relataram taxa de extravasamento de LCR de 4,3, 0,5% de meningite e mortalidade em 1,1%.

A radiação também tem sido acompanhada por mudanças significativas nas taxas de complicação e terapias com modulação de intensidade e com feixe de prótons fornecem maior proteção à órbita. A complicação mais comumente relatada é o desenvolvimento de catarata. Outras questões incluem necrose do osso temporal, osteorradionecrose, ceratite, neurite óptica e hipopituitarismo.[45,65] Irradiação direta convencional do olho levará a cegueira.

As complicações da quimioterapia não são tão bem investigadas no contexto de processos malignos do seio paranasal. No entanto, os efeitos colaterais mais comuns de regimes com base em platina incluem ototoxicidade, neurotoxicidade e toxicidade renal cumulativa. Fluorouracil frequentemente causa trombocitopenia, imunossupressão, náusea e vômitos. Cetuximabe é conhecido por causar erupções cutâneas temporárias em até 90% dos pacientes, o que é desfigurante e doloroso o suficiente para afetar a aderência dos pacientes e pode levar a modificação de dose ou descontinuação da medicação. Paradoxalmente, a presença de erupções parece ser um preditor favorável da resposta tumoral ao cetuximabe.[66]

RESULTADO E PREDITORES DO RESULTADO

A raridade e heterogeneidade dos processos malignos de seio paranasal fazem da generalização do prognóstico difícil. Avanços cirúrgicos que incluem ressecção craniofacial e técnicas endoscópicas ocasionaram mudanças acentuadas no tratamento. As experiências relatadas das abordagens tanto aberta quanto endoscópica parecem ser impressionantes, mas é crítico notar que a maioria dos estudos é retrospectiva e possui viés de seleção inerente. Em particular, grupos endoscópicos tendem a incluir lesões menores, passíveis de ressecção e, portanto, provavelmente terão bom resultado independentemente da abordagem. De forma semelhante, grupos de cirurgia aberta provavelmente contêm cânceres potencialmente curáveis, comparados com grupos de quimiorradiação, os quais tipicamente exibem lesões grandes, irressecáveis que tendem a resultado ruim independentemente da abordagem.

ABORDAGENS ABERTAS

Dados de revisões sistemáticas sugerem que a sobrevida geral de 5 anos é de mais ou menos cerca de 50%.[1,45,67] Essa taxa de sobrevida é presumidamente maior para lesões T1 (94%), comparada a lesões T2 (55%), T3 (50%) e T4(27%). Todavia, é aceito que diversos fatores, além do estádio anatômico, possivelmente tenham o mesmo impacto. O local primário é importante, pois lesões primárias em locais nasais tendem (65%) a ser melhores do que em seio etmoidal (50%) ou maxilar (45%), enquanto lesões

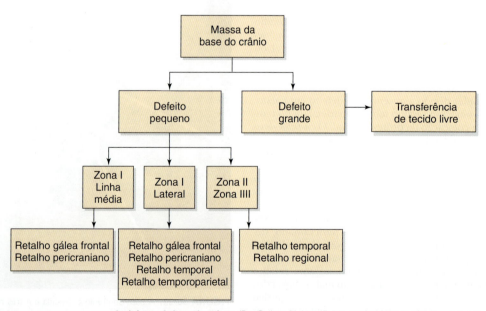

FIGURA 36-24. Algoritmo para o tratamento de defeitos da base do crânio. (De Gullane PJ, Lipa JE, Novak CB, Neligan PC: Reconstruction of skull base defects. *Clin Plast Surg* 2005;32:391-399.)

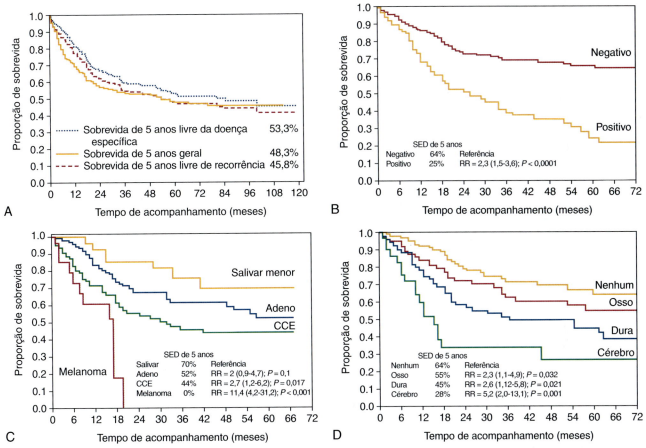

FIGURA 36-25. Curvas de sobrevida de Kaplan-Meier para pacientes submetidos à ressecção craniofacial. **A,** São demonstradas sobrevida de 5 anos específica da doença (SED), sobrevida geral e taxas de sobrevida livre de recorrência para pacientes submetidos à ressecção craniofacial. Também é exibido o efeito estatisticamente significativo das margens (**B**), histologia (**C**) e invasão intracraniana (**D**) nas taxas de sobrevida específica da doença. Adeno: adenocarcinoma, RR: risco relativo, CCE: carcinoma de células escamosas. (De Ganly I, Patel SG, Singh B, et al: Craniofacial resection for malignant paranasal sinus tumors: report of an international collaborative study. Head Neck 2005; 27:575-584.)

maxilares infraestruturais são melhores do que as supraestruturais.[7,28] A histologia tem importância considerável: melanoma de mucosa e CNS têm o pior prognóstico, CCE e adenocarcinoma têm prognóstico intermediário, e tumores bem diferenciados como o ENB têm o melhor prognóstico. O controle local e a sobrevida geral tendem a ser melhores com modalidades combinadas de tratamento, o que inclui cirurgia como o tratamento de primeira linha, apesar de isso refletir algum viés de seleção, como descrito anteriormente.

As recorrências são comuns e sua ocorrência tem sido relatada em 51 a 62% dos pacientes.[7,19] Recorrência local tende a ser a mais comum, apesar de que metástases à distância ocorrem em 17 a 25% dos pacientes em geral. Em um estudo de 141 pacientes, dos quais 88% tinham doença em estádio avançado, a mediana do tempo de recorrência (intervalo livre da doença) foi de 336 dias, com o subgrupo CAC com o período mais longo (1.065 dias).

Avanços na cirurgia aberta e endoscópica levaram a reavaliação da morbidade e mortalidade associadas a processos malignos nasossinusais. Um estudo colaborativo internacional grande em 2005 examinou o papel da ressecção craniofacial em 334 pacientes em 17 instituições, dos quais 56% tiveram tratamento curativo prévio.[61,68] A sobrevida de 5 anos livre da doença e sobrevida geral foram de 53% e 48%, respectivamente. Além disso, análise multivariada identificou margens comprometidas, extensão intracraniana e histologia agressiva (melanoma de mucosa teve o pior resultado) como preditores independentes de sobrevida (Fig. 36-25). Outros estudos identificaram envolvimento orbital[69,70] e invasão pterigopalatina[71] associados a pior resultado.

CIRURGIA ENDOSCÓPICA ENDONASAL DE CÂNCER NASOSSINUSAL

O primeiro objetivo da ressecção endoscópica de câncer nasossinusal deve ser o princípio oncológico de margens livres.[72] Outros objetivos, incluindo obter resultados cosmético e funcional ideais, são objetivos secundários. Quando há dúvidas em relação a realizar operação aberta *versus* endoscópica, o conhecimento dos limites anatômicos e também a experiência cirúrgica, como familiaridade com exposição intradural, guiam a decisão. Além disso, deve-se considerar a habilidade de reconstruir defeitos da dura.[73] Ainda, todos os pacientes deveriam passar por aconselhamento em relação a conversão intraoperatória para uma abordagem aberta, caso não seja possível obter margens livres de forma endoscópica. Por último, os conceitos em abordagem cirúrgica, ressecção da base do crânio e reconstrução são os mesmos na cirurgia endoscópica. Antes de considerar a cirurgia endoscópica de câncer nasossinusal, é importante ter um time de neurocirurgiões e cirurgiões de cabeça e pescoço que estão confortáveis com a cirurgia endoscópica, incluindo cirurgia de pituitária e correção da FL. Também é vital notar que o tipo de ressecção, endoscópica ou aberta, não altera os traços biológicos ou histológicos primários do tumor, e as decisões em relação ao tipo de ressecção não devem ser baseadas nessas características.

É importante a compreensão do conceito de ressecção segmentar, não em bloco, na abordagem endoscópica de um tumor. Os

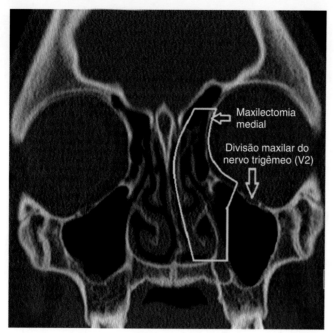

FIGURA 36-26. Limites da maxilectomia medial endoscópica. A ressecção envolve a parede maxilar medial ao palato, processo uncinado, concha inferior e lâmina orbital.

cirurgiões trabalham de inferior e anterior para posterior e superior. Podem-se obter margens livres inicialmente da margem inferior do septo e assoalho nasal. Nesse momento o câncer pode ser removido por partes até o próximo segmento anatômico, como a nasofaringe posterior ou órbita inferior, onde novamente são obtidas margens livres. Conforme o time prossegue de forma superior, a desvascularização das artérias esfenopalatina e etmoidal faz da abordagem da base do crânio e dura menos sanguinolenta. Normalmente o último segmento de anatomia é a base do crânio, dura e cérebro. O uso rotineiro de auxílio de imagem pode ajudar na determinação da extensão do tumor e identificação de estruturas críticas. Uma vez que todas as margens estão livres, é possível focar na reconstrução.

A cirurgia endoscópica de câncer nasossinusal pode ser dividida em cinco tipos de abordagens diferentes e combináveis: 1) maxilectomia endoscópica parcial ou medial, 2) ressecção endoscópica transcribiforme na base do crânio, 3) ressecções no plano coronal na fossa pterigopalatina ou infratemporal, 4) extensões orbitais e 5) nasofaringectomia endoscópica. Essas abordagens podem ser combinadas para personalizar a ressecção de acordo com o paciente e as características tumorais.

MAXILECTOMIA ENDOSCÓPICA PARCIAL OU MEDIAL

A maxilectomia endoscópica parcial ou medial é a operação de menor nível de complexidade em cirurgia endoscópica de tumor nasossinusal (Fig. 36-26).[74] Os segmentos anatômicos são a parede maxilar medial com a ligação da concha inferior, o processo uncinado e a lâmina orbital, caso esteja envolvida. As margens posteriores da ressecção podem ser estendidas à nasofaringe, e a margem lateral da ressecção não atravessa o plano da divisão maxilar do nervo trigêmeo (V2) no assoalho orbital. As cavidades etmoidais são removidas, geralmente de forma endoscópica, até a base óssea do crânio; e a via de saída dos seios esfenoide e frontal é aberta para se obterem margens superiores livres e permitir vigilância clínica uma vez cicatrizado. Também podem ser removidas a concha média, com sua base no crânio, e as conexões orbitais.

Se for necessária exposição anterior do seio maxilar, pode ser realizada extensão de Denker.[75] Nessa extensão, uma incisão é inicialmente feita na abertura vestibular nasal interna. O periósteo dos tecidos moles faciais anteriores é então descolado ao nervo infraorbital. Nesse momento, o recesso piriforme nasal lateral está totalmente exposto e é removido com instrumento de broca e de seccionar osso. Essa exposição pode ser feita por debaixo e por cima do ducto lacrimal, mas isso costuma restringir a visualização. Portanto, o cirurgião pode seccionar o ducto nasolacrimal no nível do assoalho orbital. A colocação de *stent* de rotina no ducto não é necessária. Assim, a extensão de Denker permite visualização de toda a parede anterior do seio maxilar.

As complicações em potencial de uma maxilectomia endoscópica parcial incluem epífora, complicações orbitais (diplopia, hematoma orbital ou perda de visão), sangramento, lesão em nervo V2, fístula liquórica, infecção, perda de sensação olfatória e formação de cicatriz nasossinusal ou vestibular.

RESSECÇÃO ENDOSCÓPICA TRANSCRIBIFORME DA BASE DO CRÂNIO

A abordagem transcribiforme pode incluir maxilectomia parcial, o que geralmente é indicado para se obterem margens livres ao longo da(s) parede(s) nasal(is) lateral. Os segmentos anatômicos incluem margens inferiores ao longo do septo ou assoalho nasal, margens laterais à lâmina orbital ou periórbita e margens superiores ao nível da base óssea anterior do crânio, dura ou cérebro (Fig. 36-27).[72] Nessa ressecção, o conteúdo da concha média, seios etmoidais, esfenoide e frontal são todos removidos e abertos em um plano liso ao longo do fundo da fossa cranial anterior. Isso geralmente é feito bilateralmente com a ressecção do septo e os vãos de defeitos nasossinusais resultantes de órbita a órbita e do seio esfenoide à abertura Draf tipo III do seio frontal. O teto ósseo dos etmoidais, lamela lateral da placa cribiforme e placa cribiforme podem ser dissecados com acesso binasal. O osso da base do crânio pode ser perfurado e ressecado da dura, incluindo a *crista galli*. Os filamentos olfatórios e a dura podem ser seccionados ao longo da superfície lateral e então rotacionados de forma medial à foice cerebral. Nesse momento, a artéria frontopolar da artéria cerebral

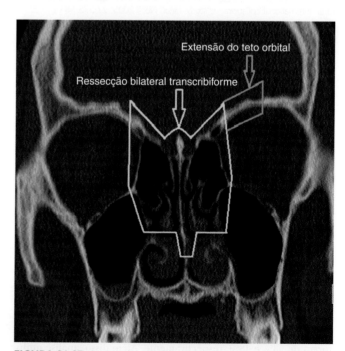

FIGURA 36-27. Limites da ressecção endoscópica transcribiforme craniofacial. A ressecção engloba o conteúdo da cavidade nasossinusal, da órbita ao septo inferior ao nível orbital contralateral. A ressecção superior envolve a base óssea anterior de crânio, dura e possivelmente parênquima cerebral. A extensão orbital pode ser feita onde o conteúdo orbital é mobilizado e o teto da órbita é removido, o que permite ressecção da dura lateral a lâmina orbital.

anterior pode ser identificada no sulco medial e preservada. A dura pode ser seccionada na foice cerebral e continuada de forma posterior ao plano e cisterna suprasselar se necessário. Os bulbos olfatórios podem ser seccionados, e o parênquima cerebral pode ser seccionado para se obterem margens livres. Obviamente, se a dura é seccionada, é necessária reconstrução.

Complicações em potencial, quase certas, incluem perda olfatória, epífora, extravasamento de LCR, derrame, meningite, complicações orbitais (diplopia, hematoma orbital ou perda de visão), sangramento, lesão em nervo V2 e formação de cicatriz nasossinusal ou vestibular. Com o passar do tempo, pode ocorrer colapso nasal, caso o septo seja removido de sua ligação anterior.

RESSECÇÕES NO PLANO CORONAL NA FOSSA PTERIGOPALATINA OU INFRATEMPORAL

Tumores nasossinusais que se originam tanto no seio maxilar quanto na base do crânio/etmoide podem ter disseminação direta ou perineural na fossa pterigopalatina e infratemporal (Fig. 36-28). A fossa pterigopalatina é o espaço atrás do seio maxilar, anterior às placas/cunha do pterigoide, lateral ao forame esfenopalatino e conectado à fossa infratemporal em sua superfície lateral via fissura pterigomaxilar (aproximadamente por V2 no assoalho orbital).[76,77] Superiormente, ela comunica com a fissura infraorbital, onde V2 atravessa essa junção. O suprimento vascular da fossa pterigopalatina se origina da fossa infratemporal via artéria maxilar interna, e os nervos V2, vidiano e palatino cursam através da fossa pterigopalatina.[76,77] A fossa infratemporal está localizada lateral à fossa pterigopalatina e abriga artéria carótida interna, divisão maxilar do nervo trigêmeo (V3), artéria maxilar interna e forame jugular de forma posterior.[76,77]

Normalmente, o local primário da doença é manejado conforme descrito anteriormente e, então, são obtidas margens livres na fossa infratemporal. Tecnicamente, uma maxilectomia medial é realizada inicialmente com remoção das conchas inferior e média, o que permite visualização do seio maxilar. Se for necessária maior exposição, uma septectomia posterior pode ser realizada. Após a criação do corredor transmaxilar, a abordagem através da fossa pterigopalatina avança através do descolamento da mucosa que está sobreposta na cunha medial do pterigoide para expor a artéria esfenopalatina, a qual pode ter diversos padrões de ramificação. A artéria esfenopalatina é então ligada, e sua mucosa associada é ressecada da placa pterigoide medial e é pediculada ao longo do aspecto anterior de toro tubário e tuba auditiva. As margens podem ser obtidas nesse momento, se a remoção ampla da doença foi possível. Em seguida, o osso da parede do seio maxilar posterior é removido e a artéria palatina descendente é cauterizada utilizando-se cautério bipolar. Apesar de o sacrifício da artéria palatina nem sempre ser necessário para acesso e remoção tumoral na fossa pterigopalatina, ela pode ser removida para se obter acesso à porção mais lateral e profunda da fossa infratemporal, caso necessário. Rugina Kerrison e broca de alta rotação são então utilizadas para remover o processo orbital do osso palatino. A mobilização total da fossa pterigopalatina também pode ocasionalmente requerer o sacrifício do nervo vidiano. Nesse momento, toda a fossa está móvel e pode ser ressecada ou empurrada lateralmente para se obter acesso a fossa infratemporal e músculos pterigoides para a ressecção tumoral. Caso a dissecção seja feita na fossa infratemporal, a identificação da artéria carótida é crucial.

Complicações em potencial, especificamente relacionadas a ressecções que se estendem na fossa pterigopalatina ou infratemporal, são lesão em nervo V2, olho seco devido ao sacrifício do vidiano, lesão do nervo palatino, trismo devido à remoção de músculos ou placas pterigoides, disfunção da tuba auditiva e lesão na artéria carótida.

EXTENSÕES ORBITAIS

Por último, a dissecção orbital com abordagens endonasais ainda é tema de debates.[7,65,78,79] Claramente, se o tumor encosta na lâmina orbital, a lâmina pode ser ressecada endoscopicamente para a base do crânio e V2 no assoalho orbital. Uma doença limitada que encosta, mas não atravessa a periórbita, pode ser tratada com ressecção, com remoção de margens da periórbita. Uma doença que envolve a periórbita é muito mais preocupante e deve-se considerar a potencial necessidade de exenteração orbital. No entanto, tumores que têm pouco envolvimento da gordura orbital ainda podem ser operados sem uma exenteração, tanto na abordagem aberta quanto endoscópica. Uma vez que os músculos extraoculares ou os nervos orbitais estão envolvidos, deve-se considerar uma exenteração, e as abordagens endoscópicas são contraindicadas (Fig. 36-29). Superiormente, se a dura está envolvida acima da órbita, esta pode ser descomprimida e empurrada para permitir acesso ao teto orbital para uma ressecção mais lateral da base do crânio e dura. O acesso ao meridiano da órbita pode ser obtido de forma rotineira e segura. De maneira posterior, o canal óptico limita a movimentação, portanto, a ressecção da dura lateral ao canal óptico deve ser feita via craniotomia. Caso necessário, o assoalho orbital e V2 também podem ser ressecados com uma maxilectomia medial. Se a maxilectomia medial for realizada, deve-se esperar hipoglobo a menos que seja feita reconstrução do assoalho orbital. Se o V2 está envolvido com disseminação perineural, a ressecção pode ser feita de forma posterior na fossa pterigopalatina conforme o necessário para rastrear o nervo ao forame rotundo.

LIMITES E CONTRAINDICAÇÕES DAS RESSECÇÕES ENDOSCÓPICAS DE CÂNCER NASOSSINUSAL

Existem diversas limitações anatômicas na cirurgia endoscópica de câncer nasossinusal (Quadro 36-2). Esses limites servem como contraindicações relativas ou absolutas à abordagem endoscópica endonasal (Figs. 36-30 e 36-29).

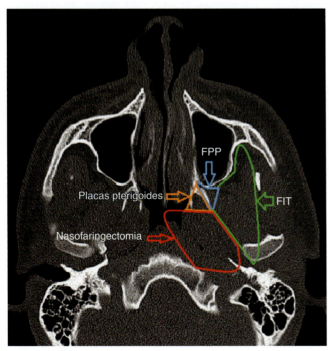

FIGURA 36-28. Limites dos espaços do plano coronal transmaxilar. O acesso à extensão coronal na fossa pterigopalatina (FPP) e fossa infratemporal (FIT) pode ser realizado por remoção transmaxilar da parede posterior do seio maxilar. Os limites posteriores do espaço parafaríngeo retroestiloide, nasofaringe, clivus e fossa média devem ser acessados por abordagem transpterigóidea.

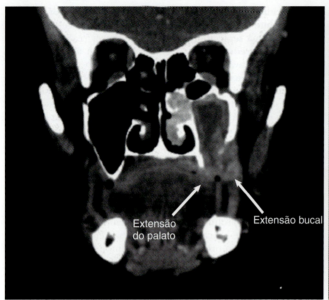 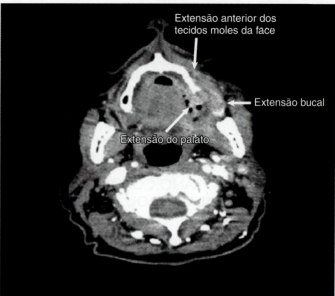

FIGURA 36-29. Limites da cirurgia endoscópica de câncer endonasal. Tomografia computadorizada concentrada de câncer de células escamosas do seio maxilar. O tumor abrange o palato e tecido facial anterior, sendo evidente extensão bucal lateral. Todos esses fatores são contraindicações à cirurgia endoscópica do tumor.

RECONSTRUÇÃO ENDOSCÓPICA ENDONASAL

A cirurgia de reconstrução endoscópica endonasal da base do crânio requer reconstrução eficaz da base do crânio para facilitar a cicatrização e prevenir extravasamento pós-operatório de LCR e infecção intracraniana.[73] Para reconstrução de defeitos em dura, nossa instituição utiliza primariamente o retalho nasosseptal (RNS).[7,73,80-82] O RNS consiste em mucoperiósteo e mucopericôndrio do septo nasal, pediculado na artéria nasosseptal posterior.[80] As vantagens do RNS para reconstrução de base do crânio incluem sua baixa taxa de fístula liquórica (5%), sua cobertura da maior parte dos defeitos de fossa cranial anterior e sua coleta endoscópica que evita um local doador secundário.[73] Entretanto, a disponibilidade do RNS pode ser comprometida quando o câncer invade o septo nasal ou quando cirurgia ou radiação prévias interrompem o suprimento vascular.[83] Nessas situações, o defeito da base do crânio costuma ser complexo, e a cicatrização pode estar comprometida no caso de irradiação pré-operatória ou planejamento de irradiação pós-operatória. Portanto, é importante se empenhar para utilizar outros retalhos vasculares para manter a barreira entre as cavidade nasal e craniana.[83] Esses retalhos secundários incluem retalho craniano assistido por endoscopia, retalho da fáscia temporoparietal tubulizado, retalho da concha inferior, retalho da concha média, retalho da parede nasal lateral anterior, retalho do palato, retalho occipital, retalho de bucinador e artéria facial, além de diversas opções de retalho livre tubulizado.[83] Cirurgia aberta de base de crânio depende muito de reconstruções com retalho vascular para otimizar a cicatrização e complicações relacionadas a fístulas. A cirurgia endoscópica de câncer deve manter esses mesmos princípios descritos acima. A coleta e as abordagens técnicas na obtenção desses retalhos individuais estão em constante evolução e além do escopo deste capítulo, mas estes podem ser revisados no trabalho de Patel et al..[83] Entretanto, usos ideais, vantagens e limitações estão listados na Tabela 36-4.

RESULTADOS DA CIRURGIA ENDOSCÓPICA

Os estudos de resultado para cirurgia endoscópica de câncer nasossinusal atualmente estão no começo.[79] As habilidades técnicas e curvas de aprendizado de centros com grande volume de cirurgia endoscópica de base do crânio continuam a evoluir, e as técnicas reconstrutivas que se acreditava serem limitantes para a cirurgia endoscópica também estão em maturação. Não obstante, foram publicados poucos dados numerosos de pacientes com câncer nasossinusal que foram submetidos à cirurgia endoscópica.[64,79,84,85] Hanna et al.[84] publicaram um trabalho com 93 pacientes que sofreram ressecção puramente endoscópica do câncer nasossinusal e 27 pacientes que sofreram ressecção endoscópica combinada com craniotomia. O local mais comum de origem do tumor foi a cavidade nasal (52%) seguida pelos seios etmoidais (28%). Além disso, 10% dos tumores tinham epicentro intracraniano, mais comumente centralizados no sulco olfatório, e 63% dos pacientes tratados com abordagens endoscópicas tinham doença em estádio mais baixo (T1/T2). Em 15% dos pacientes foram relatadas margens microscopicamente comprometidas. Com acompanhamento médio de 37 meses, 18 pacientes (15%) tiveram recorrência local, e o controle da doença local foi relatado em 85% dos pacientes. A falência regional e à distância ocorreram como o primeiro sinal de recorrência da doença em 6 e 5% dos pacientes, respectivamente. As taxas de sobrevida de 5 e 10 anos específica para a doença foram de 87 e 80%, respectivamente.

Outro trabalho da Itália, de Nicolai et al.,[85] combinou 10 anos de experiência de duas instituições e incluiu 134 pacientes que

---

Quadro 36-2. LIMITES ANATÔMICOS DA CIRURGIA ENDOSCÓPICA DE CÂNCER NASOSSINUSAL

Envolvimento de tecidos moles ou pele da face ou testa
Envolvimento do osso do seio frontal
Envolvimento do palato
Envolvimento da dura lateral à órbita
Invasão cerebral significativa (>2 cm)
Revestimento da artéria carótida interior
Envolvimento da mandíbula
Envolvimento orbital significativo ou invasão nos músculos extraoculares e/ou nervo óptico
Invasão no seio cavernoso

Modificado de Lund VJ, Stammberger H, Nicolai P, et al: European position paper on endoscopic management of tumours of the nose, paranasal sinuses and skull base. *Rhinol Suppl* 2010;22:1-143.

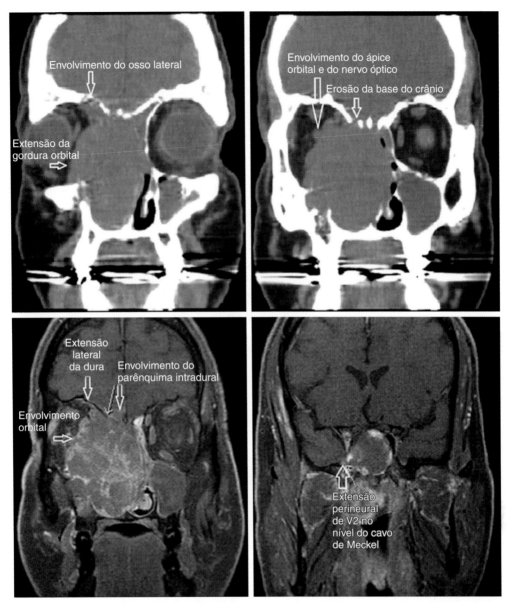

FIGURA 36-30. Limites da cirurgia endoscópica de câncer endonasal. Tomografia computadorizada e ressonância magnética (RM) de paciente com estesioneuroblastoma Hyams grau 3. O tumor exibe envolvimento de ápice orbital e nervo óptico e o osso está envolvido sobre o teto orbital; na RM, a dura lateral sobre o meridiano da órbita está envolvida na esquerda. Todas essas são contraindicações absolutas à cirurgia endoscópica. Também é possível notar na RM o envolvimento de V2 ao nível de cavo de Meckel, o que é uma contraindicação relativa à cirurgia endoscópica e deve ser levado em consideração na avaliação da possibilidade de se obterem margens livres.

foram tratados com ressecção endoscópica do câncer nasossinusal. Esses dados exibiram alta taxa de adenocarcinoma nasossinusal (37%), o qual é menos comum nos estados Unidos e possui prognóstico melhor do que outros carcinomas de grau histológico mais elevado. Nesse trabalho foi relatada sobrevida de 5 anos específica para a doença de 91% para pacientes que foram submetidos a cirurgia endoscópica.

O perfil geral de complicações de ambos os estudos variou entre 10 e 15%.[84,85] Nos dados de endoscopia de Hanna et al.,[84] fístula liquórica ocorreu em apenas 3 dos 93 pacientes, no entanto, os autores não relatam o denominador dos pacientes que tiveram fístula, pois esses são os pacientes com maior risco no pós-operatório. O RNS foi o método de reconstrução de eleição nesse estudo. Patel et al.[83] relataram 334 reconstruções vascularizadas de base de crânio, todas com fístula intraoperatória, nas quais 34 pacientes não receberam um RNS, mais comumente devido a envolvimento do câncer. Nesse estudo, uma gama de retalhos secundários foi utilizada, com taxa geral de fístula liquórica de 3,6%.

Ainda, devido a seu grau histológico geral mais baixo, no contexto de cirurgia endoscópica tem-se escrito mais sobre o ENB bem diferenciado do que os outros cânceres nasossinusais ou de base de crânio. Uma metanálise publicada por Devaiah e Andreoli[86] em 2009 compilou resultados de um total de 1.170 casos de ENB publicados em 49 artigos de revista entre 1992 e 2008. Nessa metanálise, testes *log-rank* mostraram maior taxa de sobrevida para cirurgia endoscópica comparada à cirurgia aberta, mesmo quando estratificados por ano de publicação ($P = 0.0018$). O estudo provavelmente teve interferência do número grande de técnicas de cirurgia aberta utilizadas nos tumores de estádio Kadish C e D, enquanto técnicas endoscópicas e assistidas por endoscopia tiveram maior probabilidade de serem utilizadas nos tumores de estádio Kadish A e B. Devido a histórico natural longo e crônico, estudos anteriores mostram que monitoramento rigoroso dos pacientes com ENB é necessário por até 15 a 20 anos e alguns dos dados de endoscopia podem ser muito reduzidos para se tirarem conclusões em relação ao resultado.

TABELA 36-4. Retalhos Pediculados para Reconstrução da Base do Crânio.

Retalho	Pedículo	Comentários e limitações
Intranasal		
RNS	Artéria esfenopalatina	Ideal para todas reconstruções de base de crânio
RCI	Artéria da concha inferior	Ideal para defeitos clivais pequenos Não pode alcançar FCA ou sela
RCM	Artéria da concha média	Bom para defeitos pequenos de FCA ou transesfenoidais Pequenos em tamanho Mucosa fina Difícil para descolar
RPNLA	Artéria angular e artéria etmoidal anterior	Ideal para defeitos de FCA Utilize em combinação com RNS para defeitos grandes
Regional		
RPC	Artéria supraorbital e supratroclear	Retalho robusto com dimensões versáteis Estende-se de FCA à sela Não alcança base posterior do crânio
RFTT	Artéria temporal superficial	Ideal para defeitos parasselar ou clival Rotação em 90 graus do pedículo limita a reconstrução da FCA
RBAF	Artéria angular	Defeitos parasselar ou em FCA Mobilidade limitada do pedículo Alta morbidade do local doador
RP	Artéria palatina maior	Retalho novo que alcança toda a base do crânio com seu pedículo de 3 cm Tecnicamente difícil de dissecar
RO	Artéria occipital	Ideal para defeitos transclivais e defeitos no plano coronal pelo assoalho da fossa craniana média

Modificado de Patel MR, Taylor RJ, Hackman TG, et al: Beyond the nasoseptal flap: outcomes and pearls with secondary flaps in endoscopic endonasal skull base reconstruction. *Laryngoscope* 2014;124(4):846-852.
FCA: fossa craniana anterior, RPNLA: retalho da parede nasal lateral anterior, RBAF: retalho de bucinador e artéria facial, RCI: retalho da concha inferior, RCM: retalho da concha média, RNS: retalho nasosseptal, RO: retalho occipital, RPC: retalho pericraniano, RP: retalho do palato, RFTT: retalho da fáscia temporoparietal tubulizado.

De forma conclusiva, os resultados de câncer publicados e perfis favoráveis de complicação com as técnicas endoscópicas atuais e reconstrução vascular são promissores. No entanto, é fundamental para generalizar esses resultados a seleção adequada do paciente e experiência em um time abrangente e multidisciplinar de base de crânio.

CONCLUSÃO

Os processos malignos de seio paranasal permanecem como processos de doença raros e complexos para os quais o tratamento bem-sucedido pode ser complicado. Avanços nas abordagens cirúrgicas e modalidades de radiação e conhecimento da agressividade biológica desses tumores levaram a resultados melhores.[87] Investigações mais profundas da caracterização molecular dos cânceres nasossinusais e eficácia em evolução de agentes sistêmicos com os quais tratá-los podem ou não melhorar ainda mais o prognóstico e bem-estar do paciente.

Para consultar a lista completa de referências, acesse www.expertconsult.com.

LEITURA SUGERIDA

Cantu G, Solero CL, Mariani L, et al: Intestinal type adenocarcinoma of the ethmoid sinus in wood and leather workers: a retrospective study of 153 cases. *Head Neck* 33(4):535-542, 2011.

Carta F, Blancal JP, Verillaud B, et al: Surgical management of inverted papilloma: approaching a new standard for surgery. *Head Neck* 35(10):1415-1420, 2013.

Ellington CL, Goodman M, Kono SA, et al: Adenoid cystic carcinoma of the head and neck: incidence and survival trends based on 1973-2007 Surveillance, Epidemiology, and End Results data. *Cancer* 118(18):4444-4451, 2012.

Gatzemeier U, von Pawel J, Vynnychenko I, et al: First-cycle rash and survival in patients with advanced non–small-cell lung cancer receiving cetuximab in combination with first-line chemotherapy: a subgroup analysis of data from the FLEX phase 3 study. *Lancet Oncol* 12(1):30-37, 2011.

Harvey RJ, Dalgorf DM: Sinonasal malignancies. *Am J Rhinol Allergy* 27(Suppl 1):S35-S38, 2013.

Ho AS, Kannan K, Roy DM, et al: The mutational landscape of adenoid cystic carcinoma. *Nat Genet* 45(7):791-798, 2013.

Ho AS, Kraus DH, Ganly I, et al: Decision making in the management of recurrent head and neck cancer. *Head Neck* 36(1):144-151, 2014.

Hosseini SM, McLaughlin N, Carrau RL, et al: Endoscopic transpterygoid nasopharyngectomy: correlation of surgical anatomy with multiplanar CT. *Head Neck* 35(5):704-714, 2013.

Kasemsiri P, Solares CA, Carrau RL, et al: Endoscopic endonasal transpterygoid approaches: anatomical landmarks for planning the surgical corridor. *Laryngoscope* 123(4):811-815, 2013.

Lee JY, Ramakrishnan VR, Chiu AG, et al: Endoscopic endonasal surgical resection of tumors of the medial orbital apex and wall. *Clin Neurol Neurosurg* 114(1):93-98, 2012.

Lloyd S, Yu JB, Wilson LD, et al: Determinants and patterns of survival in adenoid cystic carcinoma of the head and neck, including an analysis of adjuvant radiation therapy. *Am J Clin Oncol* 34(1):76-81, 2011.

Malempati S, Hawkins DS: Rhabdomyosarcoma: review of the Children's Oncology Group (COG) Soft-Tissue Sarcoma Committee experience and rationale for current COG studies. *Pediatr Blood Cancer* 59(1):5-10, 2012.

Mihajlovic M, Vlajkovic S, Jovanovic P, et al: Primary mucosal melanomas: a comprehensive review. *Int J Clin Exp Pathol* 5(8):739-753, 2012.

Patel MR, Taylor RJ, Hackman TG, et al: Beyond the nasoseptal flap: outcomes and pearls with secondary flaps in endoscopic endonasal skull base reconstruction. *Laryngoscope* 124(4):846-852, 2014.

Pinheiro-Neto CD, Ramos HF, Peris-Celda M, et al: Study of the nasoseptal flap for endoscopic anterior cranial base reconstruction. *Laryngoscope* 121(12):2514-2520, 2011.

Prosser JD, Figueroa R, Carrau RI, et al: Quantitative analysis of endoscopic endonasal approaches to the infratemporal fossa. *Laryngoscope* 121(8):1601-1605, 2011.

Puche-Sanz I, Vázquez-Alonso F, Flores-Martin JF, et al: Sphenoid sinus metastasis as the presenting manifestation of a prostatic adenocarcinoma: case report and overview of the literature. *Case Rep Oncol Med* 2012:819809, 2012.

Shah J: *Jatin Shah's head and neck surgery and oncology*, ed 4, Philadelphia, 2012, Elsevier.

Shuman AG, Light E, Olsen SH, et al: Mucosal melanoma of the head and neck: predictors of prognosis. *Arch Otolaryngol Head Neck Surg* 137(4):331-337, 2011.

SEÇÃO 2 ■ GLÂNDULAS SALIVARES

Doenças Inflamatórias das Glândulas Salivares

37

Neal M. Jackson | Jenna L. Mitchell | Rohan R. Walvekar

Pontos-chave

■ Sialadenite, mais comumente causada por sialolitíase, no contexto da fase aguda deve ser tratada com medicamentos, compressas quentes, sialogogos, hidratação e antibióticos. A doença crônica ou persistente pode exigir sialoendoscopia minimamente invasiva para fins diagnósticos e terapêuticos.

■ As técnicas de sialoendoscopia incluem visualização endoscópica de estenose ou cálculos, dilatação das estenoses com balão, fragmentação de grandes cálculos com *laser* de Holmium e retirada do acúmulo de cálculos com a cesta (*basket*).

■ Apesar de as imagens (ultrassom, tomografia computadorizada ou ressonância magnética) serem um exame complementar apropriado para muitos casos de sialadenite, o diagnóstico da maioria das infecções das glândulas salivares virais (caxumba, HIV) e granulomatosas (actinomicose, doença da arranhadura do gato, toxoplasmose) exige testes de sorologia de anticorpos específicos, teste cutâneo ou biópsia aspirativa por agulha fina.

■ A síndrome de Sjögren, uma doença autoimune crônica, caracterizada pela destruição do tecido glandular salivar bilateral e das glândulas lacrimais levando a boca seca e olhos secos, é conduzida com tratamento sintomático (substitutos salivares, sialogogos, exames dentários frequentes, colírio e lubrificantes). Alguns pacientes com sialadenite recorrente podem se beneficiar da dilatação dos ductos das glândulas salivares ou possivelmente também da excisão da glândula.

As doenças inflamatórias das glândulas salivares podem variar em sua causa, cronicidade, tratamento e prognóstico geral. A causa mais comum é a obstrução do fluxo salivar por um sialolito no ducto. Infecções das glândulas salivares – incluindo bacteriana, viral, fungos, parasitas e infecções por protozoários – são outra das principais causas de sialadenite. Além disso, patologias médicas sistêmicas, tais como doenças autoimunes como doença de Sjögren, também podem afetar as glândulas salivares.

SIALOLITÍASE

A sialolitíase é a formação de cálculos no sistema ductal das glândulas salivares. É a causa mais comum de inflamação nas glândulas salivares.[1] A glândula submandibular é mais frequentemente afetada e 80 a 90% das pedras desenvolvem-se no ducto de Wharton. Aproximadamente 10 a 20% dos cálculos formam-se no ducto da parótida (ducto de Stensen), e 1% forma-se no ducto sublingual.[2] Pacientes em sua quinta a oitava décadas de vida representam a maioria dos casos. A sialolitíase em crianças é rara; no entanto, se ocorrer, é mais comum virem procurar o médico aos 10 anos.[3] Os homens tendem a desenvolver cálculos com mais frequência do que as mulheres.

Os cálculos salivares são compostos predominantemente por fosfato de cálcio e carbonato, em combinação com uma matriz orgânica de glicoproteínas e mucopolissacarídeos. Pequenas quantidades de outros sais, tais como magnésio, potássio e amônio, também estão envolvidas na formação desses cálculos.[4]

A etiologia precisa da sialolitíase permanece desconhecida. A estase salivar e as alterações inflamatórias no sistema ductal são fatores importantes que contribuem para a formação dos cálculos. Acredita-se que as estases salivares intermitentes ocasionem alteração dos elementos mucoides de saliva, o que leva à formação de um gel orgânico. Esse gel torna-se o quadro base para a deposição de sais, levando ao desenvolvimento dos cálculos. Os níveis séricos de cálcio e fósforo não parecem estar relacionados com a formação dos cálculos.[5]

A relação entre sialolitíase e sialadenite crônica pode ser diferente entre glândulas salivares.[1] Na glândula submandibular, o desenvolvimento de uma sialolitíase pode ser o evento primário que resulta em estagnação da saliva e inflamação, que estimula a migração bacteriana retrógrada e que pode resultar em sialadenite. Em contraste, acredita-se que inflamação e lesão ductal na glândula parótida da sialadenite crônica seja o processo para o início do desenvolvimento da sialolitíase. Além disso, vários outros fatores podem contribuir para explicar a propensão de formação dos cálculos salivares na glândula submandibular. O ducto de Wharton é mais longo, mais largo, mais tortuoso e angulado contra a gravidade e cursa ao longo do músculo miloide; todos esses fatores contribuem para taxas mais lentas de fluxo salivar com consequente saída salivar mais fraca para a cavidade oral e, assim, promovem a estase. Além disso, a saliva produzida pela própria glândula é mais viscosa e tem uma maior concentração de cálcio e fósforo.[7] Na glândula parótida, os cálculos são mais comumente localizados no hilo ou no parênquima. Sialolitíases na glândula submandibular tendem a desenvolver-se no ducto.[8]

Pacientes com sialolitíase são vistos com episódios recorrentes de cólica salivar pós-prandial, com dor e edema. O paciente também pode ter uma história de vários episódios de sialadenite supurativa aguda. No exame físico, a palpação bimanual algumas vezes revela a presença de cálculo palpável envolvendo o ducto submandibular. Os cálculos parotídeos podem ser observados ao nível do orifício do ducto de Stensen ou ao longo do percurso do ducto. O exame também pode revelar achados assimétricos na patência dos ductos salivares e na qualidade da saliva, e os ductos obstruídos podem demonstrar falta de fluxo salivar à palpação bimanual ou à massagem da glândula; ou podem mostrar saliva mucoide, com partículas, ou mucopurulenta. Consequentemente, os pacientes frequentemente chegam com sintomas de líquido com mau gosto após massagem da glândula obstruída que podem apontar para a etiologia dos sintomas.

Os exames de imagem das glândulas salivares para sialolitíase podem ser realizados com ultrassons, tomografia computadorizada (TC) ou imagens de ressonância magnética (RM).[9] As radiografias simples que usam raios-x intraorais ou oclusais eram tradicionalmente úteis para a identificação de cálculos radiopacos, mas não são mais usadas rotineiramente, porque não visualizam cálculos radiolúcidos e podem confundir a sialolitíase com outras calcificações na área, tais como flebólitos, aterosclerose da artéria lingual ou linfadenopatia cervical calcificada.

Em vez disso, técnicas de imagem mais recentes têm sido comumente usadas. O ultrassom tem seu valor provado no diagnóstico de sialolitíase e tem a capacidade de detectar 90% dos cálculos maiores do que 2 mm.[10] Embora a precisão do ultrassom dependa do operador, em geral, é muito útil por várias razões. A ultrassonografia é adequada no custo-benefício, evita a exposição à radiação, é reprodutível e dinâmica, oferece uma excelente definição da glândula salivar e mobilidade do cálculo e também pode ser utilizada no intraoperatório para a localização do cálculo.[11] A tomografia computadorizada com cortes finos (1 a 2 mm) é extremamente precisa na detecção de pedras salivares. O contraste é evitado, porque os vasos sanguíneos opacificados podem ser confundidos com a sialolitíase. No entanto, o médico não deve ignorar a possibilidade de um processo neoplásico síncrono. Por conseguinte, nos casos em que história, exame físico ou outros achados radiológicos forem suspeitos de um processo neoplásico, além de uma condição inflamatória, a tomografia computadorizada com e sem contraste deve ser solicitada.[12] Os achados tipicamente incluem uma glândula alargada e dilatação do canal (Fig. 37-1).

Na ressonância magnética, o cálculo é visto como um foco de baixa intensidade de sinal tanto em T1 como em T2.[9] As sialografias digitais de subtração, que diminuem a interferência circundante das estruturas ósseas, também podem ser usadas para investigar a sialolitíase, pois podem detectar cálculos radiotransparentes com uma sensibilidade relatada de 95 a 100%.[13] A sialografia apresenta várias desvantagens. É uma técnica invasiva com os possíveis efeitos colaterais do material de contraste. A sialografia também é contraindicada para cálculos localizados na porção oral do ducto de Wharton e em casos de infecção ativa. A sialografia por RM, que utiliza a saliva como meio de contraste, é uma técnica relativamente nova e não invasiva a ser usada para avaliar o sistema ductal salivar (Fig. 37-2). Estudos indicam que a sialografia por RM do ducto submandibular com salivação estimulada tem uma precisão semelhante à da sialografia digital e é superior ao ultrassom.[10] Sialografia por RM é uma alternativa melhor em pacientes com contraindicações para a sialografia digital. No entanto, o diagnóstico patológico nesse cenário é difícil e a metaplasia ductal de sialolitíase secundária à formação do cálculo poderia ser confundida com o carcinoma mucoepidermoide.[5] A ultrassonografia e tomografia computadorizada são técnicas de imagem de primeira linha para avaliação inicial e manejo da sialolitíase. Sialografia por RM, sialografia digital e reconstruções tridimensionais para facilitar a visualização endoscópica salivar virtual são reservadas para casos complexos.[14]

O manejo dos cálculos salivares depende do tamanho, da localização, da orientação, da forma, do número, da experiência do cirurgião e de o cálculo ser impactado ou móvel.[15,16] Além disso, quanto mais cedo o cálculo for removido, melhor o prognóstico,

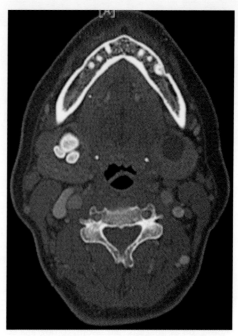

FIGURA 37-1. A tomografia computadorizada com janelas ósseas revela múltiplas sialolitíases hiperdensas na glândula submandibular direita.

porque, quanto mais tempo os cálculos ocupam os ductos, mais largos e imóveis eles ficam.[17]

O manejo não cirúrgico inicial de pacientes com sialolitíase consiste no uso de calor local, sialagogos, hidratação e massagem da glândula envolvida. Se houver suspeita de infecção da glândula salivar, a terapia antimicrobiana deve ser iniciada.[6]

A intervenção cirúrgica para sialolitíase depende da localização anatômica da pedra. Cálculos submandibulares que são palpáveis na boca e não têm mais do que 2 cm do orifício ductal distal para a borda posterior do músculo miloide, por vezes, podem ser removidos simplesmente pela ordenha manual através da abertura do ducto, ou fazendo-se uma incisão transoral. Tradicionalmente, os cálculos proximais, hilares, intraglandulares, as pedras impactadas, os cálculos grandes ou com megalitíase na glândula

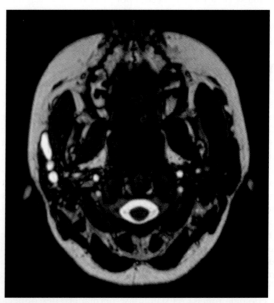

FIGURA 37-2. Sialografia por ressonância magnética do ducto da parótida do lado direito mostra várias áreas de estenose e dilatação.

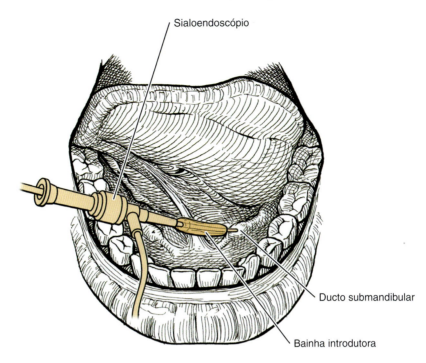

FIGURA 37-3. Sialoendoscópio inserido através da bainha introdutora na papila canulada do ducto submandibular.

submandibular são mais bem tratados com uma ressecção da glândula submandibular. A anatomia do ducto Stensen faz o tratamento dos cálculos das parótidas mais difícil, porque a manipulação do ducto pode ser complicada por uma alta incidência de estenose e requer frequentemente a utilização de um *stent* temporário. No entanto, o manejo tradicional dos cálculos nas parótidas inclui a abordagem transoral, medicamentos de uso contínuo ou excisão da glândula parótida.

A endoscopia salivar tem causado uma mudança de paradigma no manejo de cálculos salivares. Hoje em dia, utilizando uma combinação de técnicas endoscópicas combinadas com abordagens transoral ou externas, também conhecidas como técnicas *combinadas* ou *híbridas*, é possível fornecer uma alternativa de preservação da glândula segura e eficaz com taxas de sucesso entre 80 e 100%. A sialoendoscopia usa endoscópios semirrígidos em miniatura, que variam de 0,8 a 1,6 mm de tamanho e possuem um portal intervencionista de irrigação que permite a intervenção usando uma variedade de ferramentas para o manejo dos cálculos salivares e outra patologia obstrutiva, como a estenose (Fig. 37-3).

Uma variedade de ferramentas de intervenção também tem sido desenvolvida para proporcionar uma dilatação rápida e não traumática dos canais salivares, para facilitar a introdução do endoscópio e instrumentos para a papila canulada e o sistema ductal.[18,19] A endoscopia salivar ganhou popularidade recentemente como uma ferramenta diagnóstica e terapêutica. Cálculos e estenoses podem ser visualizados diretamente, e os cálculos podem ser removidos com uma cesta de arame para prendê-los. Se os cálculos são demasiado grandes para o cesto de arame, podem ser fragmentados em pequenos pedaços, utilizando um *laser* de Hólmio ou litotripsia (Fig. 37-4).

Se isso for ineficaz ou a pedra estiver impactada, a abordagem combinada com uma incisão externa pode ser usada. A abordagem combinada envolve a visualização e localização do cálculo por endoscopia ou por ultrassom e a remoção desse cálculo, por meio de uma incisão no ducto para extração. Ao explorar o ducto, os cálculos submandibulares podem ser retirados através de uma abordagem intraoral. No entanto, os cálculos parotídeos podem necessitar de uma parotidectomia parcial ou completa com

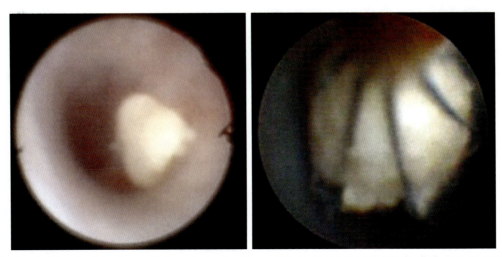

FIGURA 37-4. Visualização sialoendoscópica de um cálculo no ducto salivar (*esquerdo*) antes de agarrar e remoção do cálculo com um cesto de arame (*direita*).

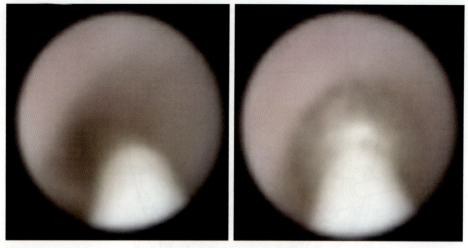

FIGURA 37-5. Visão endoscópica do ducto salivar estenótico antes (*esquerda*) e depois (*direita*) da dilatação do balão.

elevação do retalho do sistema músculo superficial para acessar o cálculo. Ao final do processo, um *stent* salivar pode ser deixado no lugar durante 2 a 4 semanas para prevenir a estenose ou o estreitamento do ducto ou da papila.[20]

SIALADENITE CRÔNICA

A sialadenite crônica é uma condição localizada da glândula salivar caracterizada por episódios reincidentes e remitentes de dor e inflamação. A glândula submandibular é o local mais frequentemente afetado.[21] Acredita-se que o fator causal inicial seja a obstrução do ducto salivar, o que resulta em estase salivar e, eventualmente, em infecção ascendente bacteriana. A causa mais comum de obstrução ductal é sialolitíase. Outras causas incluem estreitamento do ducto salivar, compressão extrínseca por tumor, estenose secundária a cicatriz no tecido adjacente, dilatação congênita e corpo estranho.[22] A estase salivar da obstrução predispõe a episódios de infecção e inflamação. Reações inflamatórias recorrentes resultam em irregularidades multifocais da parede do ducto, que, consequentemente, formam estenoses.[23] A inflamação crônica também pode causar a destruição progressiva acinar com substituição fibrosa, resultando assim em atrofia glandular e sialectasia.[24]

Clinicamente, os pacientes experimentam episódios recorrentes de inchaço e aumento da sensibilidade da glândula afetada. A febre baixa pode ocorrer em associação com os episódios, e não foi encontrada qualquer relação conhecida com as refeições ou com a sazonalidade.[25] Os pacientes frequentemente relatam um episódio inicial de sialadenite supurativa aguda (bacteriana), os intervalos assintomáticos podem variar de algumas semanas a meses. O exame físico revela aumento da glândula, e mucopus pode ser visto frequentemente a partir do orifício de drenagem ductal. Mucopus é mais viscoso do que a saliva e resulta na obstrução da luz dos ductos e estase salivar. Ocasionalmente, pus pode ser visto em pacientes com sialadenite crônica, mas é provavelmente uma sialadenite bacteriana aguda sobreposta a uma condição de sialadenite crônica. *Staphylococcus aureus* é o microrganismo causador envolvido mais comum em adultos.[24]

O tratamento inicial é conservador e inclui antibióticos orais, massagem, calor, sialogogos e corticosteroides. Os antibióticos só são eficazes se sialadenite aguda estiver presente. Corticosteroides podem ser usados por curto prazo para diminuir inflamação e hidratação via sialogogos e compressas quentes servem para expulsar as proteínas precipitadas dentro dos ductos salivares. Se esse tratamento falhar, sialoendoscopia pode ser usada para lavar o sistema intraductal e dilatar os ductos.[24] A sialoendoscopia serve como uma ferramenta de diagnóstico e de intervenção. Geralmente, se o paciente sofre de mais do que um episódio agudo por ano, a sialoendoscopia intervencionista pode ser considerada.[26]

Endoscopia diagnóstica pode melhorar os sintomas por lavagem dos ductos salivares com solução salina normal contínua, instilação esteroide intraglandular e dilatação hidrostática do sistema ductal. Estenoses salivares diagnosticadas na endoscopia exigem outra conduta, dependendo da gravidade, localização e extensão da estenose. Estenose salivar pode ser dilatada por via endoscópica utilizando balões dilatadores ou técnicas de abordagem combinada (Figs. 37-5 e 37-6).

Além disso, os *stent*s podem ser usados para prevenir a reformação da estenose que pode ser mantida no lugar por até 4 semanas (Fig. 37-7). Se os métodos acima forem ineficazes, uma estratégia final é a remoção cirúrgica da glândula.[26] As técnicas invasivas para induzir a atrofia da glândula, como neurectomia timpânica e ligadura dos ductos parotídeos, são raramente, se alguma vez, realizadas.

Pacientes com sialadenite crônica mostram tipicamente sialectasia puntiforme e dilatação dos ductos periféricos nos exames de imagem. Modalidades de imagem incluem ultrassom, tomografia computadorizada, ressonância magnética convencional e ressonância magnética por sialografia. A ultrassonografia pode ser usada enquanto o paciente estiver na clínica para visualizar tanto os ductos dilatados quanto os cálculos; também tem sido utilizada para auxiliar a visualização do sistema ductal no intraoperatório.

As possíveis complicações de sialadenite crônica incluem o desenvolvimento de lesões linfoepiteliais benignas, tumor Kuttner

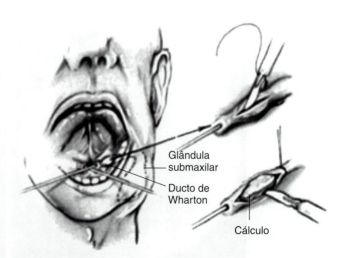

FIGURA 37-6. Técnica aberta para a localização e recuperação de um ducto submandibular sialolitítico.

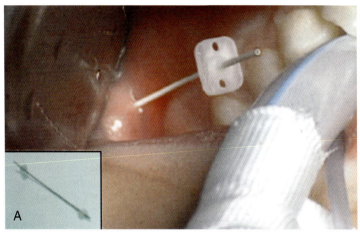
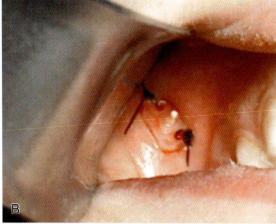

FIGURA 37-7. Walvekar *stent* salivar de 1 mm. Inserção inferior esquerda mostra *stent* de duas cabeças com cada extremidade ergonomicamente orientada aos ductos submandibular e parótido. **A**, Inserção no ducto de parótido direito. **B**, *Stent* inserido e suturado com pontos individuais 4-0 nylon ou um ponto de loop. (Cortesia de Hood Laboratories, Pembroke, MA.)

e carcinoma ductal.[13,27,28] A lesão linfoepitelial benigna é caracterizada por um infiltrado linforreticular com atrofia acinar, núcleos irregulares deslocados e metaplasia ductal; a metaplasia ocasiona o desenvolvimento de ilhas epimioepiteliais. Mulheres na quinta e sexta décadas de vida são mais comumente afetadas, e as lesões linfoepiteliais benignas têm sido associadas com a síndrome de Sjögren, também denominada doença Mikulicz. Uma lesão linfoepitelial benigna tipicamente se apresenta como uma massa assintomática. A aspiração com agulha fina (FNA) pode ser usada para o diagnóstico e permite como conduta uma abordagem não cirúrgica.[29] No entanto, os pacientes devem ser acompanhados devido aos relatos de transformação maligna.[28]

O tumor de Kuttner, ou sialadenite esclerosante crônica, é um processo inflamatório crônico benigno semelhante a uma lesão linfoepitelial benigna. No entanto, a lesão ocorre quase exclusivamente na glândula submandibular e é caracterizada por uma fibrose do parênquima e atrofia progressiva. Os tumores Kuttner são mais comuns na quinta à sétima décadas de vida, e as mulheres têm uma incidência ligeiramente maior de ocorrência.[30] A apresentação clínica envolve um edema endurecido e doloroso da glândula que é geralmente unilateral. Fibrose periductal e ectasia ductal ocorrem em estádios iniciais da doença, causadas por focos de inflamação crônica. No entanto, à medida que a doença progride, fibrose, atrofia acinar e dilatação ductal aumentam. Consequentemente, toda a glândula torna-se fibrótica, e a inflamação diminui.[31] Histologicamente, um forte infiltrado linfoide encontra-se entre estruturas tubulares discretas com núcleos regularmente alinhados, o que os diferencia de uma lesão linfoepitelial benigna. Mais uma vez, uma avaliação cuidadosa e de rotina de pacientes com sialadenite crônica é reforçada por relatos de desenvolvimento de doenças malignas, que incluem carcinoma ductal salivar.[32] O manejo do tumor Kuttner sintomático pode ser conseguido por sialoendoscopia para remover sialolitíase usando um cesto de arame para recuperar os cálculos. Infelizmente, muitos desses pacientes necessitam de tratamento definitivo com a excisão da glândula, especialmente nos estádios mais avançados da doença. Sarcoidose, sialadenite linfoepitelial e linfoma folicular estão incluídos no diagnóstico diferencial.[33]

INFECÇÕES DAS GLÂNDULAS SALIVARES

As infecções das glândulas salivares têm uma ampla variedade de apresentações, dependendo dos agentes etiológicos envolvidos e da cronicidade da infecção. Podem variar entre infecções agudas localizadas, tais como sialadenite bacteriana, a doenças sistêmicas causadas por vírus, tais como o paramixovírus ou o vírus da imunodeficiência humana (HIV). Infecções granulomatosas podem se manifestar como massas solitárias semelhantes a uma neoplasia. Nas infecções crônicas, a obstrução ductal pode ser um fator predisponente.

SIALADENITE SUPURATIVA AGUDA (BACTERIANA)

Sialadenite aguda é tipicamente uma inflamação bacteriana das glândulas salivares, que aparece como rápido edema difuso e dor da glândula afetada, além de manifestações sistêmicas, tais como febre, calafrios e mal-estar. A infecção aguda das glândulas salivares é causada pela contaminação retrógrada dos canais salivares pela flora bacteriana da cavidade bucal. Estase do fluxo salivar secundária a desidratação ou significativa hemorragia permite a migração retrógrada das bactérias e produz infecção supurativa do parênquima glandular. A glândula parótida é mais suscetível a tais infecções, um fato atribuído à diferença na composição da saliva entre as várias glândulas. A glândula parótida produz saliva que é principalmente serosa, enquanto saliva das glândulas submandibular e sublingual é principalmente mucoide. Saliva serosa, ao contrário de saliva mucinosa, carece de lisossomas, anticorpos de imunoglobulina A e ácido siálico, os quais possuem propriedades antimicrobianas. Além disso, a saliva das glândulas submandibulares e sublinguais contém glicoproteínas de elevado peso molecular que inibem competitivamente a fixação bacteriana às células epiteliais dos canais salivares.[32] Vários fatores predisponentes podem levar a sialadenite aguda, incluindo doenças como diabetes melito, hipotireoidismo, insuficiência renal e síndrome de Sjögren. Além disso, os medicamentos podem reduzir o fluxo salivar através de vários mecanismos (Fig. 37-8).

Diminuição mecânica do fluxo salivar também predispõe à infecção aguda. A estenose dos ductos salivares secundária a traumatismos ou corpo estranho tem sido relatada como resultando em sialadenite aguda. Sialolitíase, mais frequente nos ductos das glândulas submandibular e sublingual, pode também contribuir para a infecção aguda, entretanto, mais comumente produz a infecção crônica da glândula salivar.[29] A sialadenite submandibular aguda bacteriana é uma doença adquirida na comunidade que mais geralmente ocorre a partir de uma sialolitíase no ducto de Wharton (veja a seção sobre sialolitíase para mais informações).[24]

A sialadenite também tem sido frequentemente associada com pacientes clinicamente debilitados e pós-operatórios. A incidência de sialadenite aguda é de aproximadamente 0,173 casos por 10.000 operações (0,00173%).[34] Os doentes submetidos a grandes cirurgias de reparação abdominal e do quadril foram identificados como estando em risco aumentado para sialadenite supurativa

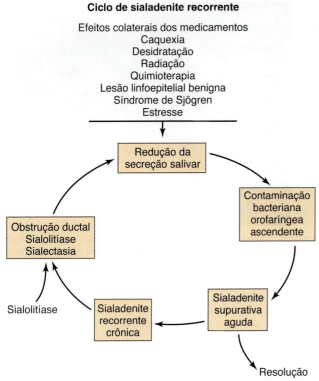

FIGURA 37-8. Fisiopatologia e fatores predisponentes para o desenvolvimento de sialadenite supurativa aguda e crônica.

aguda, o que é atribuído à desidratação pós-operatória. A doença é mais comumente relatada como ocorrendo dentro das primeiras duas semanas pós-operatórias.[34]

Os idosos têm alto risco de desenvolver sialadenites, frequentemente devido ao uso de medicamentos que diminuem o fluxo salivar. Os medicamentos que contribuem para a estase salivar incluem os anticolinérgicos e anti-histamínicos. Outros fatores predisponentes para a sialadenite incluem a desidratação, má-higiene oral, imunossupressão, obstrução do ducto salivar, doenças autoimunes (Síndrome de Sjögren), diabetes melito, hipotireoidismo e insuficência renal. Dos pacientes doentes medicados afetados pela sialadenite, cerca de 25% possuem uma lesão maligna, outros 50% têm uma infecção preexistente em algum outro local que não cabeça e pescoço. A maioria dos pacientes acometidos tem entre 50 e 60 anos, com os homens com maior incidência e o lado direito mais acometido que o esquerdo.

As últimas décadas trouxeram mudanças para a flora bacteriana da cavidade oral, o que afeta a conduta da parotidite bacteriana aguda. Isso ocorreu por vários motivos, entre os quais o aumento das infecções nosocomiais e oportunistas em pacientes imunossuprimidos e em doentes internados no hospital. Além disso, a melhoria da tecnologia tem permitido a cultura e identificação precisa de mais microrganismos, especialmente anaeróbios. Finalmente, o uso abundante de antibióticos orais na comunidade resultou em microrganismos que podem sobreviver na cavidade oral que normalmente não conseguiriam. Além disso, a resistência aos antibióticos ocorre em organismos que comumente ocupam a cavidade oral.[24] Os patógenos mais comuns associados com parotidite bacteriana aguda são *S. aureus* e bactérias anaeróbias como a *Fusobacterium* e *Peptostreptococcus* (bacilos Gram-negativos). Além disso, as espécies de estreptococos e bacilos Gram-negativos aeróbios foram relatadas. Parotidite nosocomial está associada com bactérias aeróbias e facultativas Gram-negativas, assim como o *S. aureus*, de modo que a resistência à meticilina deve ser investigada.[33,35,36]

Ao exame físico, o paciente pode demonstrar sinais de desidratação sistêmica com membranas mucosas secas. Achados locais incluem sensibilidade à palpação com calor e endurecimento da pele sobrejacente. Palpação bimanual da glândula resulta na descarga supurativa através do orifício ductal vermelho e distendido em cerca de três quartos dos casos. Múltiplas glândulas podem ser afetadas, com uma incidência de envolvimento bilateral em até 25% dos casos.[37]

A avaliação laboratorial tipicamente revela uma leucocitose com neutrofilia. Além disso, sinais consistentes com a desidratação podem ocorrer, como hipernatremia e aumento da ureia nitrogenada no sangue.[38] A pesquisa por imagem da glândula afetada em TC ou ultrassom para a formação de abscesso é indicada em doentes que não respondem ao tratamento médico dentro de 48 a 72 horas. Sialografia realizada nas fases agudas da sialadenite fornece pouca informação útil e é contraindicada, pois pode agravar a inflamação existente. No entanto, a ultrassonografia, tomografia computadorizada e a RM podem ser usadas se houver suspeita de neoplasias, sialolitíase ou abscessos.[38]

Se houver drenagem ativa a partir do ducto, pode ser enviada para cultura, para a orientação direta do tratamento antimicrobiano. No entanto, existe um risco de contaminação a partir da orofaringe quando se faz a cultura da descarga purulenta do ducto de Stensen. Além disso, é preciso ter o cuidado durante a FNA da glândula parótida, pois a vigência de infecção granulomatosa pode resultar na formação de fístula. As culturas devem ser testadas para bactérias aeróbias e anaeróbias, fungos e micobactérias.[34,39,40]

Embora o diagnóstico de parotidite aguda seja geralmente evidente, o diagnóstico diferencial de edema não parotídeo que imita parotidite inclui linfoma, linfangite, otite externa, abscesso de Bezold, adenite cervical, abscessos dentários que aparecem como abscessos do espaço bucal ou espaço massetérico, cisto branquial infectado ou cistos sebáceos infectados.[37]

O tratamento inicial de sialadenite supurativa aguda começa com o tratamento clínico agressivo. Isso inclui a pronta reposição de fluidos e eletrólitos, antibioticoterapia, higiene oral e reversão de estase salivar. A estimulação do fluxo de saliva é realizada pela utilização de sialogogos como gotas de limão e sumo de laranja. Além disso, os pacientes capazes devem ser instruídos a realizar a massagem externa e bimanual regularmente, a partir do leito distal da glândula e progredindo no sentido da papila. Analgésicos e aplicação de calor local aliviam o desconforto.

A terapia antimicrobiana é uma parte essencial do manejo de infecções agudas das glândulas salivares. A terapia antimicrobiana é iniciada empiricamente para bactérias Gram-positivas e anaeróbicas. No entanto, a constatação de que bactérias produtoras de beta-lactamase apresentam-se em 75% dos doentes requer o uso de penicilina prolongada e penicilina antiestafilocócica ou uma cefalosporina de primeira geração.[3,40] Os resultados da cultura devem ser usados para dirigir a continuação do tratamento antimicrobiano. Infecção por *S. aureus* resistente à meticilina pode exigir a utilização de vancomicina ou linezolida. O uso de clindamicina ou a adição de metronidazol para os agentes de primeira linha para ampliar a cobertura anaeróbia têm sido defendidos por alguns autores.[41] A resposta à terapia antimicrobiana é vista dentro de 48 a 72 horas após o início do tratamento e deve continuar por uma semana após a resolução dos sintomas.[42]

Raramente medidas conservadoras não conseguem erradicar a infecção, e a drenagem cirúrgica de um abscesso loculado é necessária. A abordagem cirúrgica envolve a elevação de um retalho facial de base anterior, com drenagem do abscesso por meio de incisões radiais na fáscia parotídea, paralelo aos ramos do nervo facial. Um dreno deve ser colocado, e as bordas da ferida devem ser frouxamente aproximadas; o aspecto central é deixado para cicatrizar por segunda intenção.

A sialoendoscopia é geralmente contraindicada em sialadenite aguda, devido a inflamação dos ductos que torna difícil a dilatação e aumenta o risco de trauma ductal iatrogênico por instrumentação rígida e semirrígida. A exacerbação da infecção é também um risco potencial.

Complicações de parotidite supurativa aguda são incomuns. Supuração normalmente confinada para o lúmen do ducto pode, eventualmente, erodir através do epitélio para os interstícios do parênquima, criando vários pequenos abscessos que podem se agrupar em coleções maiores, podendo infiltrar os inúmeros espaços potenciais do pescoço. Osteomielite, tromboflebite da veia jugular, sepse, obstrução respiratória e morte são potenciais sequelas de parotidite supurativa. Ruptura através do assoalho do canal auditivo externo, drenagem espontânea através da bochecha e extensão para face, pescoço, mediastino também têm sido relatados.[43,36] A paralisia do nervo facial, completa ou incompleta, é incomum. A etiologia da paralisia é desconhecida, mas acredita-se ser devido a perineurite, a virulência dos organismos causadores ou a compressão nervosa aguda. Paralisia do nervo facial com uma massa palpável é altamente sugestiva de uma malignidade subjacente, e isso deve ser descartado até a resolução do processo inflamatório com recuperação completa da função nervosa.[43,44]

PAROTIDITE SUPURATIVA NEONATAL

As infecções das glândulas salivares são incomuns em recém-nascidos. Quando infecções ocorrem, são denominadas *parotidite supurativa neonatal* (PNS), sendo a glândula parótida mais frequentemente envolvida. Infecção da glândula salivar é mais comum em prematuros e recém-nascidos do sexo masculino, assim como a desidratação e alimentação por sonda nasogástrica.[6,15] *S. aureus* é o patógeno mais comum, mas os do grupo B e as espécies *Streptococci viridans*, *Streptococcus pyogenes*, *Peptostreptococcus* e *Staphylococcus* (coagulase negativa), *Bacteroides melaninogenicus*, *Fusobacterium nucleatum* também têm sido implicados na PNS.[45,46] A cavidade oral é repleta de bactérias anaeróbias e serve como a porta de entrada na maioria dos pacientes através da transmissão retrógrada de bactérias.[40] Isso é especialmente comum em caso de estase salivar ou desidratação. No entanto, as bactérias oriundas pelo sangue, mais comumente bactérias Gram-negativas, podem infectar as glândulas salivares.[47]

Além de febre, anorexia, irritabilidade e falta de ganho de peso, outros sinais clínicos de PNS podem incluir edema e eritema da pele que recobrem a glândula envolvida. Edema é geralmente unilateral inicialmente, mas muitas vezes se torna bilateral. A glândula pode ser dolorosa e o edema pode ser firme ou flutuante.

O diagnóstico de PNS é feito com base em achados clínicos e coloração de Gram e cultura de pus do ducto ou de FNA da glândula. Os achados laboratoriais incluem leucocitose com neutrofilia. Níveis de amilase sérica são geralmente normais, possivelmente por causa da atividade ainda imatura da isoenzima salivar.[48] A ultrassonografia mostra uma glândula ampliada com áreas hipoecogênicas.[46] A terapia inicial consiste em hidratação e antibióticos por via parenteral dirigidos a *S. aureus* e bacilos Gram-negativos, até os resultados de cultura e antibiograma estarem disponíveis. A presença de estafilococos resistentes à meticilina não pode ser descartada. Procedimentos de drenagem devem ser usados somente quando não há melhora clínica, quando a flutuação da glândula aumenta ou com a presença de abscesso intraparotídeo.[41,46]

PAROTIDITE RECORRENTE INFANTIL

A parotidite recorrente (RPC) é uma sialadenite rara, não específica da glândula parótida caracterizada por episódios periódicos de inchaço e dor que geralmente se resolvem espontaneamente antes do início da puberdade. É a segunda doença inflamatória da glândula salivar mais comum da infância após caxumba. Clinicamente, os pacientes são vistos com episódios recorrentes de glândula parótida aguda ou subaguda, inchaço junto com febre, mal-estar e dor, muitas vezes depois de uma refeição. Episódios de RPC são comumente unilaterais; se o envolvimento é bilateral, os sintomas são mais proeminentes em um lado. Pacientes que sofrem tendem a experimentar exacerbações a cada 3 a 4 meses, e cada um pode durar dias ou semanas.[38] Os primeiros sinais se manifestam durante os primeiros 1 a 2 anos de vida, mas a doença normalmente não é diagnosticada até depois de três a quatro episódios pela idade de 3 a 6 anos. Os meninos são mais afetados do que as meninas. Embora quase universalmente sempre se resolva durante a puberdade, RPC pode levar à destruição grave do parênquima glandular com uma perda funcional de 50 a 80%. Assim, a necessidade de detectar e tratar precocemente é fundamental.

Os fatores de risco incluem anormalidades congênitas ou estenose do ducto Stensen e história de caxumba virais, traumatismo ou corpos estranhos no interior do ducto.[34] As evidências também sugerem que as infecções das vias aéreas superiores resultam em desidratação, podendo desencadear as crises subsequentes.[49]

A causa da RPC permanece desconhecida, embora várias etiologias tenham sido propostas. Vários autores defendem que ectasia congênita de partes do sistema ductal secundário predispõe as crianças para a colonização bacteriana, levando à parotidite recorrente.[50] *Staphylococcus aureus* e *Streptococcus viridans* são os organismos mais comumente isolados a partir dos ductos parotídeos de pacientes. A forma familiar da RPC tem sido descrita como de herança autossômica.[51] Anormalidades imunológicas com deficiências isoladas de imunoglobulinas G3 e A têm sido associadas com parotidite recorrente. Além disso, o edema da parótida pode ser a única manifestação da síndrome de Sjögren primária juvenil. Vários vírus também podem desempenhar um papel na RPC. Uma história de parotidite por caxumba muitas vezes existe, e a multiplicação repetida do vírus Epstein-Barr (EBV) na glândula parótida pode ser responsável por determinar a inflamação recorrente da glândula parótida. RPC tem uma incidência de 20% em crianças infectadas pelo HIV.[52,53]

A aparência histológica de glândulas parótidas afetadas demonstra infiltração linfocítica periductal massiva. Os ductos intraglandulares estão dilatados e medem cerca de 1 a 2 mm de diâmetro.[54]

Várias modalidades de imagens podem ser utilizadas para estudar o sistema ductal dos pacientes com RPC. O achado característico é sialectasia que na sialografia convencional aparece como numerosas áreas puntiformes de contraste espalhadas. A ultrassonografia da glândula parótida revela uma glândula aumentada com várias pequenas áreas hipoecoicas. Essas áreas representam sialectasia dos ductos e circundante infiltração linfocítica. Recentemente, sialografias por RM têm sido relatadas como úteis na avaliação da RPC.[54] É um estudo não invasivo, que não necessita de contraste e pode ser utilizado durante os episódios agudos.

As opções de tratamento variam da observação com tratamento medicamentoso até a cirurgia. O tratamento inicial consiste de uma hidratação adequada, com controle da dor, massagem da glândula, calor local, sialogogos e antibióticos intravenosos apropriados. O tratamento empírico antes do resultado da cultura deve consistir de um antibiótico antiestafilocócico penicilinase-resistente. A maioria dos pacientes experimenta uma rápida resolução do edema e desconforto. Para os pacientes com sintomatologia persistente, a sialoendoscopia intervencionista pode servir tanto aos objetivos diagnósticos quanto aos terapêuticos. A visão endoscópica de um ducto estreitado com paredes ductais pálidas e perda de marcas vasculares normais é um achado característico (Fig. 37-9).

Os achados endoscópicos incluem tampões de muco e estenoses. Esses podem ser tratados com a dilatação do balão de alta pressão e a remoção de detritos via endoscópica com lavagem com solução salina. Irrigação endoscópica com cloreto de cortisona e de sódio para diminuir a inflamação pode ser benéfica.[12,55] Um tratamento é para irrigar as glândulas com acetato de triancinolona (Kenalog); 40 unidades são diluídas em 3 a 5 ml de solução salina normal após a conclusão da endoscopia para pacientes com RPC. Sialografia, que utiliza contraste iodado oleoso altamente concentrado dentro do ducto, também pode servir a funções tanto diagnósticas quanto terapêuticas, porque usa uma solução antisséptica para visualização de sialectasia puntiforme e para a dilatação de ductos periféricos; a solução pode permanecer no ducto por dias ou semanas e proporciona efeitos antissépticos prolongados. A instilação de agentes antimicrobianos esclerosantes (tetraciclinas)

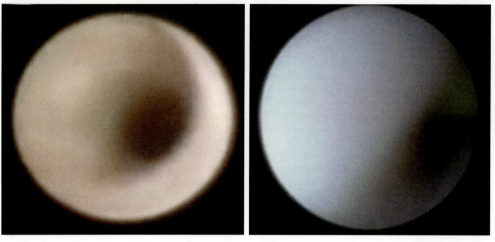

FIGURA 37-9. Visão endoscópica de um ducto salivar normal (*à esquerda*) e um pálido; ductos se estreitaram com o cálculo de marcas vasculares normais (*à direita*).

também pode ser eficaz.[56] Felizmente, praticamente todos os casos resolvem-se espontaneamente com o início da puberdade ou na adolescência tardia, e o tratamento cirúrgico adicional raramente é necessário.

SIALADENITE INDUZIDA POR RADIOIODO

Radioiodoterapia tem muitos usos em uma variedade de condições da tireoide, ou seja, para o tratamento de tireotoxicose, para ablação de tecido tireoidiano residual após a tireoidectomia e no controle adicional do câncer de tireoide.[46] Alguns estudos relatam que sialadenite induzida por radiação ocorre de 18 a 26% dos pacientes com carcinoma de tireoide que tenham recebido terapia com iodo radioativo.[57,58] Outros relatam sintomas subjetivos de sialadenite, boca seca e disgeusia em até 60% dos pacientes e cintilografia anormal em até 69% dos pacientes submetidos à iodoterapia.[49,59] A sialadenite induzida por radioiodine é caracterizada por um aumento difuso agudo da parótida que pode ser doloroso ou indolor. O acometimento bilateral é relatado na maioria das vezes.[60] Toxicidade para as glândulas salivares é dose-dependente e, embora a toxicidade relacionada a doses mais baixas (20 a 30 Gy) seja reversível, doses mais elevadas (> 50 Gy) carregam o potencial de danos irreversíveis.[61] Os sintomas podem ser debilitantes e podem afetar significativamente a qualidade de vida; estes incluem dor crônica, inchaço constante ou recorrente de uma ou mais glândulas e boca seca que causa odinofagia e disfagia. Pelo motivo de as glândulas parótidas serem mais predispostas a desenvolverem sialadenite iodoactínica grave, a excisão da glândula é uma alternativa menos favorável, devido ao risco de lesão do nervo facial associada a extirpação da glândula para a doença da glândula salivar inflamatória.

A sialoendoscopia é uma abordagem relativamente nova para o tratamento de sialadenite induzida por radioiodo, e as taxas de sucesso variam. A sialoendoscopia intervencionista é um procedimento semelhante ao realizado para RPC envolvendo lavagens da glândula, remoção de detritos, tampões de muco e dilatação da papila, ductos ou estenoses com ou sem colocação de *stent*; esse tratamento parece fornecer benefício sintomático e redução da frequência e intensidade dos sintomas. Estudos publicados relatam taxas de sucesso que variam de 50 a 100% em termos de alívio dos sintomas dos pacientes com endoscopia salivar intervencionista.[62-64]

INFECÇÕES VIRAIS DAS GLÂNDULAS SALIVARES

O acometimento viral das glândulas salivares ocorre mais comumente por disseminação hematogênica, embora a infecção pela migração ductal retrógrada possa ocorrer. A infecção viral do parênquima salivar nem sempre é localmente sintomática, porque a transmissão para a saliva a partir do sangue ocorre sem sinais localizatórios em muitas infecções virais sistêmicas, incluindo raiva, hepatite, gripe e poliomielite.

VÍRUS DA IMUNODEFICIÊNCIA HUMANA

O HIV está associado com vários processos patológicos que envolvem as glândulas salivares; estes incluem neoplasias, como o sarcoma de Kaposi, lesões benignas linfoepiteliais, linfadenopatias reativas, sialadenite e infecções por micobactérias, mudanças relacionadas à terapia antirretroviral.[50] A *doença da glândula salivar associada ao HIV* (o HIV-SGD) é um termo usado para descrever esse aumento difuso das glândulas salivares, o que pode afetar os pacientes ao longo de todas as fases da doença e pode ser a manifestação inicial de infecção por HIV.[61] O acometimento da glândula salivar se desenvolve normalmente antes da progressão para síndrome da imunodefideficiência adquirida (AIDS) e pode estar relacionado ao aumento da carga viral.

A glândula parótida é a glândula salivar mais frequentemente afetada e está envolvida em 1 a 10% dos pacientes infectados com HIV.[54,65,66] O edema parotídeo é geralmente devido ao desenvolvimento de cistos benignos (BLECs linfoepiteliais) dentro da glândula (Fig. 37-10). Esses cistos relacionados com a AIDS também são referidos como *lesões linfoepiteliais benignas*, *linfadenopatia relacionada com a AIDS* ou *síndrome de linfocitose difusa infiltrativa* (DILS). Eles são tão raros na população HIV-negativos que sua presença merece a investigação do HIV. Secreções salivares demonstraram conter baixas concentrações do vírus e podem contribuir para a patologia associada com o paciente HIV-positivo.[67] Nenhum outro vírus, como o citomegalovírus ou o EBV, foi isolado em associação com o HIV-SGD.

Os achados histológicos das glândulas salivares afetadas pelo HIV-SGD são variados. Os linfonodos intraparotídeo e periparotídeo aumentado demonstram uma hiperplasia folicular uniforme característica da linfadenopatia generalizada associada com a infecção por HIV em outras partes do corpo. Além disso, o linfonodo parotídeo contém estruturas epiteliais salivares e cistos alinhado-epiteliais, além da hiperplasia folicular. Em alguns casos, a infiltração difusa da glândula por elementos linfoides se parece com a dilatação cística dos canais salivares. Acredita-se que a hiperplasia linfoide circunjacente resulte em obstrução ductal incompleta, o que leva ao crescimento de cistos epiteliais.[68]

Os pacientes com HIV-SGD apresentam uma história de aumento progressivo, indolor de uma ou mais glândulas salivares. Os achados são bilaterais em 80% dos pacientes, e múltiplos aumentos de várias glândulas salivares são presentes em 90%. Os

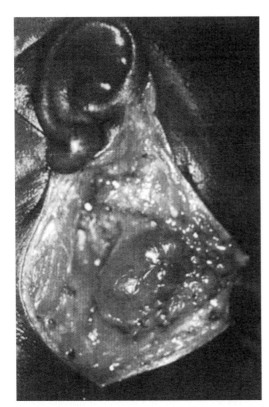

FIGURA 37-10. Aparência intraoperatória de cisto da glândula parótida em um paciente soropositivo para o vírus da imunodeficiência humana. (De Debo RF, Davidson M, Petrow CA: Pathologic quiz case 2. Benign lymphoepithelial cyst of the parotid gland associated with HIV infection. Arch Otolaryngol Head Neck Surg 1990;116:487.)

edemas glandulares podem variar com o tempo, mas são geralmente estáveis e de longa data. Diminuição da função da glândula salivar resulta em xerostomia e sintoma de boca seca. O complexo sintoma de boca seca imita clinicamente a síndrome de Sjögren e resultou na classificação de DILS. Linfadenopatia cervical geralmente está presente.[37]

DILS é caracterizada pela presença persistente na circulação de linfocitose CD8 e da infiltração visceral linfocítica de CD8 que ocorre predominantemente em glândulas salivares e pulmões. DILS poderia se assemelhar à síndrome de Sjögren, mas pode ser diferenciada pela presença de envolvimento extraglandular que inclui pulmão, trato gastrintestinal e rins. A lesão é mais focal em DILS e autoanticorpos presentes em pacientes com síndrome de Sjögren estarão ausentes em DILS.[63]

FNA é útil no diagnóstico de massas de glândulas salivares.[69] No ultrassom, na tomografia computadorizada e na ressonância magnética, a glândula parótida geralmente demonstra múltiplos cistos que aparecem como baixa atenuação, massas com paredes finas e linfadenopatia cervical difusa. A ultrassonografia é preferível em pacientes pediátricos, por ausência de exposição à radiação e o fato de não ser necessária sedação.[70] A ressonância magnética mostrará massas homogêneas de sinal intermediário em densidade de prótons e imagens ponderadas em T2.[71]

O tratamento médico do HIV-SGD inclui opções como observação periódica, punção-aspiração seriada, medicação antirretroviral, terapia esclerosante, radioterapia e cirurgia.[72] Pacientes com DILS e infiltração linfocitária visceral progressiva podem ser tratados com corticosteroides e imunossupressores.[73] Pelo fato de a DILS ser geralmente de crescimento lento, qualquer aumento rápido no tamanho da glândula deve justificar uma FNA para descartar malignidade, pois os pacientes HIV têm um risco aumentado de transformação maligna para linfoma de células B associadas ao EBV.[74] Medicamentos antirretrovirais, como a zidovudina, tiveram resultados variados na redução DILS. Terapia altamente ativa com antirretroviral demonstrou reduzir o edema da parótida; isso é devido aos inibidores da protease que causam lipodistrofia em várias partes do corpo, o que resulta em infiltração gordurosa da glândula parótida.[72,75]

A radioterapia pode ser um tratamento eficaz para BLEC, embora seus efeitos colaterais de xerostomia e mucosite possam ser permanentemente problemáticos para os pacientes. Alguns radioterapeutas podem preferir reservar a radioterapia para tratar lesões linfomatosas ou sarcoma de Kaposi.

Existe alguma controvérsia em relação ao HIV-SGD e a necessidade de excisão cirúrgica e exame patológico de uma glândula salivar aumentada. Em geral, em pacientes com HIV-SGD documentado, demonstrou-se que os resultados da punção aspirativa por agulha e tomografia computadorizada ou ressonância magnética são suficientemente típicos para fornecer um diagnóstico presuntivo, justificando assim a observação clínica conservadora.[76] A excisão cirúrgica de BLECs é considerada um último recurso, porque essa lesão é tipicamente múltipla, bilateral e recorrente. No entanto, a presença de HIV em um indivíduo não deve excluir outras doenças das glândulas salivares que afetam a população HIV-negativo.[77]

CAXUMBA

O termo *caxumba* define classicamente uma parotidite bilateral não supurativa aguda, viral, causada pelo paramixovírus. Os pacientes muitas vezes experimentam disartria por causa de inflamação e trismo.[38] A caxumba é a causa mais comum de sialadenite aguda não supurativa, e 85% dos casos ocorrem em crianças com idade inferior a 15 anos.[51] A doença é altamente contagiosa e ocorre em todo o mundo, com um pico de incidência na primavera em climas temperados e com pouca variação nos trópicos.[58]

O paramixovírus é um vírus de RNA que é endêmico na comunidade e é disseminado por meio dc gotículas de saliva, nasal e secreções urinárias. Curiosamente nenhum reservatório conhecido animal, inseto-vetor ou transportador humano foi identificado. A doença é mantida por propagação através de pacientes com quadro agudo.[43] Outros vírus têm sido implicados como causa de parotidite viral aguda, que incluem vírus Coxsackie A e B, vírus entérico humano órfão, citomegalovírus e vírus da coriomeningite linfocitária e citopático.[64]

O vírus entra através do trato respiratório superior e tem um período de incubação de 2 a 3 semanas. Durante o período de incubação, o vírus se multiplica no epitélio do trato respiratório superior e na glândula parótida e, em seguida, localiza-se biologicamente ativo em tecido do sistema nervoso central e glandular. Os pacientes geralmente vão experimentar um pródromo viral que consiste de febre baixa, dor de cabeça, mialgia, anorexia, artralgia, mal-estar um pouco antes dos sintomas da glândula parótida. A parotidite é caracterizada por dor localizada e edema da glândula juntamente com otalgia, trismo e disfagia. Comer ou mascar agrava a dor. Em 75% dos casos, o edema da parótida é bilateral e causa deslocamento do pavilhão auricular.[43] Normalmente, a glândula de um lado vai inchar em primeiro lugar, seguida de aumento da outra glândula em 1 a 5 dias; em casos raros, a glândula submandibular pode ser afetada. O exame físico da glândula envolvida irá demonstrar edema sem áreas com depressões, que é tenso e firme. A pele que recobre ficará tensa, brilhosa, com uma aparência de vidro, mas sem eritema ou calor presentes.

O diagnóstico da parotidite viral é confirmado através de sorologia viral. Complementos fixadores de anticorpos solúveis (S) contra a nucleoproteína no núcleo do vírus são os primeiros anticorpos a aparecer. Os seus níveis atingem pico de 10 dias a 2 semanas e desaparecem dentro de 8 a 9 meses. Por conseguinte, esses anticorpos S estão associados com infecção ativa. Complementos fixadores de anticorpos virais (V) contra a hemaglutinina exterior da superfície aparecem mais tarde do que os anticorpos S, mas persistem em níveis baixos durante anos. Se a sorologia para paramixovírus for negativa, os títulos de anticorpos para outros agentes virais que também podem resultar em parotidite podem ser solicitados. Um aumento de quatro vezes no título de anticorpos é de diagnóstico para a infecção aguda.[39] O teste da caxumba na pele não tem nenhum valor de diagnóstico no contexto da infecção aguda, pois a hipersensibilidade cutânea não se desenvolve até 3 a 4 semanas após a exposição ao vírus. A contagem de leucócitos poderá ocasionalmente mostrar leucopenia e uma elevação da amilase salivar plasmática é também evidente.

O manejo da parotidite viral aguda envolve medidas de apoio que incluem repouso, higiene oral, hidratação e modificações dietéticas para minimizar a atividade secretora glandular. A febre irá geralmente diminuir antes da resolução de edema glandular, que requer várias semanas. As complicações de vírus da caxumba incluem orquite, meningite asséptica, pancreatite, nefrite e perda auditiva neurossensorial.[43]

A prevenção da caxumba é através de vacinação com a vacina viva atenuada Jerry Lynn. A vacina é administrada por via subcutânea, normalmente em combinação com sarampo e rubéola após 12 meses de idade. Os anticorpos produzidos podem persistir durante pelo menos 5 anos. Em um recente surto em um *campus* universitário, 76% dos indivíduos que vieram para atendimento médico com sintomas de caxumba haviam recebido previamente as duas doses da vacina recomendadas contra o sarampo/caxumba/rubéola; portanto, a vacinação prévia não deve excluir a possibilidade de caxumba.[75] A vacina é contraindicada para pacientes imunocomprometidos, para aqueles com alergia a neomicina e durante a gravidez.[4]

INFECÇÕES GRANULOMATOSAS DAS GLÂNDULAS SALIVARES

O envolvimento das glândulas salivares frequentemente surge como uma manifestação de uma doença granulomatosa crônica que envolve a rede linfática na e ao redor da glândula parótida. A infiltração direta do parênquima glandular adjacente ocorre em casos fulminantes. As manifestações frequentemente apresentam aumento gradual assintomático de um nódulo na intraglandular, o que sugere uma neoplasia. Entre as doenças granulomatosas estão as doenças tuberculosas e as micobacterianas não tuberculosas, actinomicoses, doença da arranhadura do gato (CSD) e toxoplasmose.

MICOBACTERIOSE TUBERCULOSA

A manifestação mais comum de infecção pelo *Mycobacterium tuberculosis* em cabeça e pescoço é a linfadenopatia cervical. O diagnóstico de infecções por micobactérias tornou-se mais frequente secundário a um aumento nas cepas resistentes, à imigração de países endêmicos e à epidemia de HIV.[49,78] Cerca de 20% da tuberculose (TB) são extrapulmonares. No entanto, a tuberculose primária da glândula salivar é rara e envolve a glândula parótida.[60] O diagnóstico de infecção por micobactérias das glândulas salivares é difícil, porque o diagnóstico diferencial deve incluir o espectro habitual de doenças e lesões inflamatórias e neoplásicas únicas para as glândulas salivares, bem como as apresentações clínicas variadas de TB salivar.

Infecção da glândula salivar tuberculosa é mais comum em crianças mais velhas e em adultos. A doença é transmitida pelo contato próximo de pessoa a pessoa. Infecção primária da glândula salivar pode evoluir a partir de um foco na amígdala ou sulco gengivobucal antes de subir para as glândulas por meio de seus ductos. Como mencionado anteriormente, tais infecções de TB primária podem ocorrer dentro da glândula parótida. Essa infecção pode então se espalhar para os gânglios cervicais através da drenagem linfática.[69] Outros mecanismos incluem a propagação linfogênica ascendente de um linfonodo cervical infectado e disseminação hematogênica de foco à distância.[71] As micobactérias são encapsuladas nos gânglios linfáticos intraglandulares e podem ser reativadas muitos anos após a infecção pulmonar aguda. A glândula submandibular é a glândula mais comumente envolvida após a infecção sistêmica por TB.[79]

Clinicamente, a infecção tuberculosa na glândula salivar apresenta-se em duas formas diferentes. A primeira é uma lesão inflamatória aguda com edema glandular difuso que pode ser confundido com sialadenite aguda ou abscesso. A segunda forma é crônica, como uma lesão tumoral, visto como uma massa discreta de crescimento lento que imita um neoplasma.[13] Os sinais constitucionais incluem febre, suores noturnos; a perda de peso pode estar ausente e o envolvimento do nervo facial é raro. A radiografia de tórax é geralmente negativa, mas pode mostrar evidência de doença granulomatosa tratada. As imagens de TC da infecção por TB em cabeça e pescoço são descritas como tendo três padrões. A primeira ocorre no início do curso da doença e demonstra linfonodos comprometidos com realce homogêneo inespecíficos. No segundo padrão, uma massa nodal é aparente com luscência central e aros grossos de melhoria e planos fasciais minimamente apagados. O terceiro padrão aparece como nódulos fibrocalcificados, geralmente vistos em pacientes previamente tratados para tuberculose.[80]

Na configuração de uma infecção por tuberculose, o teste cutâneo com derivado de proteína purificada deve ser positivo, mas não é um sinal evidente devido à elevada incidência de falso-positivos. Biópsia por FNA pode ser utilizada para o diagnóstico, com um menor risco de produzir uma fístula de drenagem que a biópsia incisional. A amostra por FNA é analisada para características citológicas específicas: inflamação granulomatosa com necrose caseosa e histiócitos epitelioides. Reação em cadeia da polimerase (PCR) pode ajudar a identificar micobactérias. Contudo, os baixos números bacterianos em tuberculose extrapulmonar reduzem a sensibilidade da PCR.[81] Além disso, o material pode ser enviado para o cultivo e esfregaço ácido-rápidos; no entanto, as culturas podem levar até 6 semanas para mostrar resultados.[82] Uma vez diagnosticada, infecção por *M. tuberculosis* pode ser tratada com terapêutica tripla durante um período mínimo de 4 a 6 meses. Quando o diagnóstico é incerto ou a lesão é resistente à terapia médica, a excisão cirúrgica completa é um procedimento diagnóstico e curativo.[13]

MICOBACTERIOSE NÃO TUBERCULOSA

A micobacteriose não tuberculosa (NTM) tornou-se cada vez mais um importante agente patogênico da doença da infância. Na verdade, mais de 92% das infecções por micobactérias cervicofaciais em crianças são o resultado de NTM.[70] A doença afeta principalmente crianças com menos de 5 anos de idade e a maioria dos casos ocorre entre 2 e 5 anos de idade e em pacientes imunodeprimidos.[34] Os organismos específicos mais comumente classificados como NTM são *Mycobacterium kansasii*, *M. scrofulaceum* e *M. aviumintracellulare*. A infecção por *M. bovis* diminuiu drasticamente com a instituição da pasteurização do leite. Esses organismos são comumente encontrados em solo, água, animais domésticos e silvestres, leite e outros alimentos.[83] O portal de entrada acredita-se ser através da boca, bem como as amígdalas.

A apresentação clínica típica é de uma massa parótida ou pescoço rapidamente ampliando e persistente que não conseguiu responder ao tratamento antibiótico em um paciente pediátrico (Fig. 37-11). A pele torna-se aderente aos tecidos circundantes e desenvolve uma coloração violácea característica. A infecção pode progredir para flutuação e desenvolvimento de drenagem cavitária. Essas lesões geralmente produzem poucos sintomas sistêmicos. Linfadenopatia cervical associada é mais comumente unilateral e está localizada nos gânglios jugulares ou nas áreas pré-auriculares altas.[84] O diagnóstico diferencial deve incluir todas as doenças específicas para as glândulas salivares, além de outras doenças granulomatosas, infecção bacteriana ou viral aguda e malignidade. Achados de radiografia de tórax são tipicamente ausentes, enquanto imagens TC com contraste mostram linfadenopatia

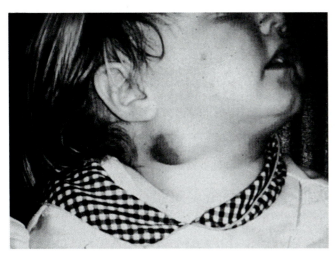

FIGURA 37-11. Menina de 4 anos, com o envolvimento de micobactérias não tuberculosas de linfonodos periparotídeos.

cervical assimétrica com massas com anel contíguo de baixa densidade, necrótica, com reforço que envolve a gordura subcutânea e pele. Além disso, a faixa inflamatória característica da gordura subcutânea de inflamação bacteriana é mínima ou ausente na infecção com NTM.[85]

Recentemente, várias abordagens têm sido descritas para diagnosticar uma infecção NTM. Biópsia FNA é um método, mas carrega o risco de formação de fístula. Teste cutâneo com derivada proteína purificada pode ser negativo; no entanto, os antígenos específicos de NTM foram desenvolvidos e são referidos como sendo extremamente bem-sucedidos para o diagnóstico. Métodos mais recentes que utilizam técnicas de PCR para detectar RNA em tecido micobacteriano e DNA *M.aviumintracellulare* em aspirados gástricos ainda não estão amplamente disponíveis.[86] A cultura tradicional de NTM pode levar até 6 semanas e é frequentemente negativa.

O tratamento médico de NTM com cursos prolongados de agentes antimicrobianos, como claritromicina, tem sido defendido, mas não está bem estabelecido. O tratamento de escolha é a excisão cirúrgica completa de glândula salivar e nódulos envolvidos.[84,86]

OUTRAS DOENÇAS GRANULOMATOSAS
ACTINOMICOSE

A actinomicose é uma doença infecciosa causada pela espécie *Actinomyces*, um bacilo Gram-positivo, anaeróbio, não acidorresistente. Histologicamente, os bacilos *Actinomyces* têm ramificações, aparência filamentosa e são similares na aparência e na patogenicidade para micobactérias e fungos. Eles são um organismo comensal normal encontrado em altas concentrações, nas amígdalas e nos dentes cariados. *Actinomyces israelii* é a espécie mais comumente encontrada, com o saldo de casos atribuíveis a *A. bovis* e *A. naeslundii*. As três principais infecções clínicas provocadas por *Actinomyces* são cervicofacial (55%), abdominopélvica (20%) e pneumotorácica (15%).[72]

Na maioria dos casos, a falta de higiene oral, combinada com o traumatismo da mucosa para a invasão do organismo leva a uma reação inflamatória lentamente progressiva. Diabetes, imunossupressão, uso de esteroides a longo prazo e desnutrição também têm sido implicados como fatores predisponentes.

O envolvimento isolado de glândula salivar ocorre provavelmente por meio de migração ductal retrógrada e afeta principalmente a glândula parótida.[87] O envolvimento das glândulas salivares também pode ocorrer como parte de difusão direta de uma infecção cervicofacial invasiva. Os pacientes geralmente têm um aumento indolor da glândula envolvida que pode sugerir uma neoplasia. A drenagem purulenta crônica pode ocorrer devido a participação granulomatosa e se espalha para tecidos adjacentes. A periferia da lesão é densamente fibrótica e avascular, e o desenvolvimento de múltiplos focos de drenagem cutânea é bastante comum.[88] O envolvimento do nervo facial não tem sido descrito. Uma história recente de manipulação de doença dentária é comum. Os sintomas constitucionais, mal-estar, leucocitose e linfadenopatia são tipicamente ausentes. TC demonstra tipicamente obliteração dos planos de tecido normal e extensa destruição dos tecidos moles.[84]

Culturas anaeróbias são obtidas para a identificação da espécie e para confirmar o diagnóstico; no entanto, a taxa de recuperação na cultura é inferior a 50%.[88] O diagnóstico é facilitado por aspiração com agulha da massa ou esfregaço da fístula para examinar a presença de grânulos de enxofre e organismos patogênicos. Grânulos de enxofre também foram descritos para a nocardiose, mas a sua identificação na presença de bastonetes Gram-positivos filamentosos é diagnóstico de actinomicose.[40] Espécimes de biópsia mostram invólucro fibroso dos abscessos multiloculados que contêm uma secreção purulenta branco-amarelada.

A terapia antimicrobiana deve consistir de um curso parenteral de 6 semanas seguido por um período adicional de 6 meses da administração por via oral para erradicar completamente o organismo. O antimicrobiano de escolha é ainda a penicilina, porque as espécies *Actinomyces* não são conhecidas por serem resistentes à penicilina. Outras alternativas aceitáveis incluem clindamicina, doxiciclina, eritromicina.[88] A excisão cirúrgica é necessária para remover extensa fibrose e trajetos fistulosos em pacientes que apresentam uma má resposta aos antibióticos e também para o diagnóstico. Resposta ao tratamento é geralmente favorável, e as taxas de cura se aproximam de 90%, apesar de um diagnóstico tardio na maioria dos casos.[89]

DOENÇA DA ARRANHADURA DO GATO

A doença da arranhadura do gato (CSD) é uma linfadenite granulomatosa que geralmente resulta da inoculação cutânea causada por trauma por arranhão de um gato doméstico. O organismo causador é classificado como *Bartonella henselae*, um bacilo Gram-negativo intracelular. Aproximadamente 90% dos pacientes que têm história de CSD relatam exposição a gatos, e 75% desses doentes tiveram um arranhão ou mordedura de gato. Os cães têm sido implicados em 5% dos casos de CSD. CSD afeta aproximadamente 22.000 pessoas por ano e resulta em hospitalização de cerca de 2.000 pessoas por ano nos Estados Unidos.

A cabeça e o pescoço são o segundo local mais comum para CSD após a extremidade superior.[90] O reservatório para *B. henselae* tem demonstrado ser os gatos jovens. O principal vetor para a infecção dos gatos entre eles mesmos são as pulgas do gato.[91] A história típica é de uma pápula ou pústula no local da arranhadura ou mordida, seguida em 1 a 2 semanas do desenvolvimento de linfadenopatia na região de inoculação. Os linfonodos irão aumentar lentamente ao longo de um período de 1 a 2 semanas, podendo não resolver durante 2 a 3 meses. O eritema e a dor dos nódulos envolvidos com supuração espontânea ocorrerão em 10 a 30% dos pacientes.[92,93] Os sintomas sistêmicos, como febre leve, podem ocorrer em até um terço dos pacientes. Na cabeça e no pescoço, ocorrem mais comumente nas áreas submandibular e cervical; no entanto, adenopatias pré-auriculares podem ser confundidas com uma neoplasia de parótida.

O diagnóstico da CSD mudou com os avanços sorológicos e técnicas de biologia molecular, e esses métodos têm substituído a necessidade de testes de pele. O teste para a presença de anticorpos contra *B. henselae* é agora o teste mais comumente utilizado para confirmar o diagnóstico.[93] Os dois métodos utilizados para a detecção de anticorpos são a imunofluorescência indireta e o ensaio imunoenzimático. O teste com a maior sensibilidade é o *Bartonella* PCR, um ensaio de hibridação, com uma amostra de biópsia ou aspirado, embora esse teste possa não ser tão facilmente

PARTE V | CIRURGIA DE CABEÇA E PESCOÇO E ONCOLOGIA

disponível como as técnicas de detecção do anticorpo.[44] Se o tecido for removido para o diagnóstico, o exame histológico pode demonstrar bacilos *B. henselae* bacilos com o uso da coloração de prata de Warthin-estrelado. Envolvimento do linfonodo mostra hiperplasia reticular celular, formação de granulomas e alargamento das paredes arteriolares. Em estádios mais avançados, áreas de necrose estreladas coalescem para formar vários microabscessos. *Bartonella* é um organismo de crescimento lento, e a cultura requer um período de incubação de 6 semanas.

As apresentações atípicas de CSD na cabeça e no pescoço têm sido relatadas. Síndrome oculoglandular de Parinaud é uma conjuntivite granulomatosa unilateral associada a um linfonodo pré-auricular ou submandibular do lado afetado. Além disso, um relato de alargamento difuso na parótida com paralisia do nervo facial secundária a CSD foi descrito.[94] Outras apresentações atípicas incluem encefalite, osteomielite vertebral, hepatite granulomatosa e neurite óptica. Em pacientes imunocomprometidos, infecção sistêmica *B. henselae* pode resultar em lesões vasculares proliferativas cutâneas semelhantes a angiomatose bacilar.

Na maioria dos casos, não é necessária terapia ativa. O paciente deve estar certo de que a linfadenopatia é autolimitada e geralmente desaparece espontaneamente em 2 a 4 meses. No entanto, em pacientes que estejam doentes ou sistemicamente altamente sintomáticos, é recomendada a terapia antibiótica. Os antibióticos β-lactâmicos são ineficazes no tratamento da CDS. Os antibióticos referidos como sendo mais eficazes são rifampicina, eritromicina, gentamicina, azitromicina e ciprofloxacina.[93]

TOXOPLASMOSE

A toxoplasmose, uma doença rara nos Estados Unidos, é causada pelo organismo *T. gondii*. O hospedeiro usual para esse organismo é o gato doméstico. Doença da glândula parótida pode envolver linfonodo intraparotídeo ou múltiplos linfonodos periparotídeos. O organismo existe em forma de trofozoíto, cisto, e formas de oocistos, embora esta última só exista no vetor de felino. Trofozoítos e cistos entram para o hospedeiro humano na maioria das vezes através da ingestão de carne mal cozida de cordeiro infectado, carne ou frango, ou, menos comumente, através de fezes de gato. A digestão da cápsula do cisto permite disseminação hematogênica generalizada e multiplicação de trofozoítos em praticamente todos os órgãos linforreticulares.

Ambas as formas da doença disseminada e linfadenopatia foram descritas. Indivíduos imunocomprometidos estão em maior risco para a forma disseminada da doença, que apresenta mialgia, letargia e anorexia combinada com hepatoesplenomegalia, pericardite e miocardite. Como alternativa, a variedade da linfadenopatia ocorre muito mais comumente e a maioria dos pacientes é vista com linfadenopatia cervical isolada.[95]

O diagnóstico definitivo só raramente pode ser fornecido pelo isolamento do organismo. No entanto, achados histopatológicos em linfonodos afetados são característicos. A arquitetura do linfonodo é preservada, com folículos hiperplásticos e centros germinativos mostrando abundantes mitoses e detritos nucleares necrosados. Células epitelioides com abundante citoplasma eosinofílico pálido ocorrem individualmente ou em grupos e são encontradas em zonas cortical e paracortical.[80] A confirmação de um diagnóstico histológico presuntivo é feita pelo teste sorológico no quadro agudo e na convalescência. A quimioterapia é geralmente reservada para as infecções progressivas, obviamente, ou para aquelas que envolvem os indivíduos imunocomprometidos ou grávidas e que consistem na administração combinada de pirimetamina e trisulfapirimidines.

INFECÇÕES PARASITÁRIAS NAS GLÂNDULAS SALIVARES

Hidatidose da glândula parótida é extremamente rara e o organismo responsável é *Echinococcus granulosus*.[96] Os cães são o hospedeiro primário e adquirem o organismo através do consumo de miudezas não cozidas infectadas com cistos hidáticos. Os seres humanos são hospedeiros intermediários e são infectados pela via fecal-oral por ingestão de ovos. Após a ingestão, a larva se desloca a partir do intestino para o fígado por meio de circulação do portal hepático. Ocasionalmente, a larva pode migrar a partir do fígado para outros órgãos e, possivelmente, para as glândulas salivares, onde o cisto hidático se desenvolve lentamente e de forma assintomática. Os métodos de imagem incluem ultrassonografia e lisos filmes, e a ultrassonografia confirma edema consistente com formação de cistos.[34] O diagnóstico é feito através da visualização de espécimes histopatológicos. Cuidados devem ser tomados para evitar a ruptura do cisto no intraoperatório, pois isso pode resultar em choque anafilático. Essa complicação pode ser minimizada por meio da técnica adequada e com administração pré-operatória de corticosteroides.[34]

DOENÇAS INFLAMATÓRIAS NÃO INFECCIOSAS DAS GLÂNDULAS SALIVARES

Doenças inflamatórias não infecciosas incluem síndrome de Sjögren, sarcoidose, lúpus eritematoso sistêmico, doença de Kimura, doença de Rosai-Dorfman e sialadenite induzida por radiação.

SÍNDROME DE SJÖGREN

A síndrome de Sjögren é uma doença autoimune crônica das glândulas exócrinas que pode ser sistêmica com envolvimento de múltiplas glândulas. No entanto, as glândulas salivares e lacrimais são principalmente afetadas. A doença é caracterizada por uma infiltração mononuclear resultante com hipofunção glandular que leva a secura de boca e olhos.[97] A síndrome de Sjögren pode ter uma apresentação clínica variável. Quando confinada às glândulas exócrinas, é denominada síndrome de Sjögren primária. A síndrome de Sjögren secundária refere-se à doença em pacientes que apresentam os sinais e sintomas característicos de síndrome de Sjögren primária associada a uma outra doença autoimune tal como lúpus eritematoso sistêmico, artrite reumatoide ou esclerodermia. A doença pode até evoluir para um processo linfoide maligno. A prevalência estimada da síndrome de Sjögren é de 1 a 3%. A doença mais comum é observada em pacientes durante a sua quarta à quinta décadas de vida e mais de 90% dos doentes são mulheres.[98]

A etiologia da síndrome de Sjögren é incerta, mas acredita-se que envolve uma interação entre a genética de um paciente, o sistema imunológico e exposições ambientais. Os fatores genéticos que envolvem o principal complexo de histocompatibilidade e de um certo grupo de seus alelos, como antígenos de leucócitos humanos B8 e DR3, criam a predisposição para a síndrome de Sjögren.[97] Esses pacientes são suscetíveis a um inicial evento ambiental, muito provavelmente uma infecção viral que resulta em uma reação autoimune aberrante. Essa reação autoimune conduz a uma densa infiltração linfocitária das glândulas exócrinas e para a produção de vários autoanticorpos. Dois distintos autoanticorpos encontrados na síndrome de Sjögren (SS) são duas proteínas conhecidas como ribonucleares Ro (SS-A) e La (ou SS-B). A presença desses anticorpos é utilizada para ajudar no estabelecimento do diagnóstico de síndrome de Sjögren.[98] A imunologia da patogênese está relacionada com a super estimulação de células B, que resulta em um excesso de imunoglobulinas e autoanticorpos, alterando a distribuição de células B tanto perifericamente quanto em glândulas salivares. Essa alteração resulta na formação de centros germinais, o que permite aos clones autorreativos de células B extrapolarem os pontos de tolerância, selecionando assim mais células B autorreativas. Além disso, os níveis de células T auxiliares follicular são aumentados e parecem desempenhar um papel no desenvolvimento da síndrome de Sjögren.[99]

A apresentação clínica predominante da síndrome de Sjögren é a secura da boca e dos olhos. A xerostomia resulta em dificuldade de mastigar e engolir alimentos, dificuldade de fonação, surgimento da cárie dentária e adesão de alimentos na mucosa oral. Intolerância aos alimentos ácidos e picantes também é uma queixa comum. A queixa ocular mais comum é uma sensação de corpo estranho no olho, que é comumente descrito como "arenoso" ou "areia". Irritação crônica e destruição do epitélio corneano e conjuntival resultam em ceratoconjuntivite seca.

O exame físico dos pacientes com síndrome de Sjögren pode variar. Sinais evidentes da síndrome consistem em superfícies secas nas mucosas orais, múltiplas cáries dentárias e ausência de saliva depositada no pavimento da boca. A língua é normalmente suave, com fissuras e atrofia das papilas filiformes. Pacientes com síndrome de Sjögren também têm geralmente um supercrescimento fúngico intraoral com *Candida albicans*. O exame das glândulas salivares resulta na expressão de saliva escassa ou esbranquiçada nos ductos. Aumento da glândula salivar, mais comumente nas glândulas parótidas, ocorre em 25 a 66% dos pacientes. Isso pode começar unilateralmente, mas a maioria dos pacientes, eventualmente, desenvolve aumento bilateral, que pode ser recorrente e episódico ou crônico e contínuo (Fig. 37-12). Avaliação objetiva do fluxo salivar pode ser realizada com os copos Lashley que se encaixam através da abertura do ducto Stensen com coleta de saliva. Sialografia demonstra sialectasia em 85 a 97% dos pacientes com síndrome de Sjögren.[30]

Os achados oculares em pacientes com síndrome de Sjögren incluem dilatação dos vasos da conjuntiva bulbar, injeção pericorneal, irregularidade da imagem da córnea e, ocasionalmente, o aumento da glândula lacrimal. A taxa de secreção lacrimal pode ser avaliada por meio de um teste de Schirmer. Além disso, a coloração por corante Rosa de Bengala de córnea e epitélios conjuntivos danificados é relatada para ser mais específica para ceratoconjuntivite seca.[100]

A natureza sistêmica da síndrome de Sjögren pode resultar em uma grande variedade de outros quadros do que a secura da boca e dos olhos. As manifestações sistêmicas incluem mal-estar generalizado, febre baixa, mialgia e artralgia. Secura de faringe e esôfago resultados em disfagia e envolvimento do sistema traqueobronquial podem levar a bronquite ou pneumonia. O sistema renal também pode ser afetado, resultando em acidose tubular renal. Vasculite é relatada ocorrendo em 20 a 30% dos pacientes.[98] Mais vulgarmente, a vasculite manifesta-se na pele na forma de fenômeno de Raynaud e lesões urticariformes recorrentes. Envolvimento do sistema nervoso central também é relatado para ocorrer na síndrome de Sjögren, e envolvimento neurológico inclui polineuropatias periféricas sensoriais e motoras que podem imitar a esclerose múltipla.

Síndrome de Sjögren também predispõe para o desenvolvimento de doenças linfoproliferativas malignas. O risco aumentado de linfoma em doentes com síndrome de Sjögren se estende até mesmo depois de duas décadas de um curso de doença benigna. Os pacientes com persistente aumento da glândula parótida unilateral ou bilateral estão em maior risco para o desenvolvimento de linfomas. A patogênese do linfoma secundária à síndrome de Sjögren primária parece ser devido à super estimulação crônica de células B.[101]

O exame clínico, que estabelece a presença de um processo autoimune, é obrigatório para o diagnóstico de síndrome de Sjögren; isso pode ser feito através da detecção da presença de autoanticorpos e por biópsia da glândula salivar menor. Testes para os autoanticorpos para as proteínas ribonucleares Ro (SS-A) e La (SS-B) são realizados por utilização de um ensaio imunoabsorvente ligado a enzima. A biópsia de glândulas salivares labiais acessórias que demonstram a doença da glândula salivar é uma das características mais consistentes de síndrome de Sjögren primária. A biópsia deve incluir vários lobos glandulares obtidos a partir de áreas com mucosa sobrejacente normal para excluir achados inflamatórios inespecíficos.[97] A lesão histopatológica é um infiltrado linfocitário que produz sialadenite focal crônica. Mais especificamente, a lesão consiste de múltiplos agregados mononucleares focais que são adjacentes e substituem os ácinos normais. Vários métodos de classificação histológicos foram concebidos para marcar o número de focos inflamatórios visto na biópsia de glândula salivar.

Vários conjuntos de critérios diagnósticos que englobam achados em história, exame físico e testes laboratoriais têm sido propostos para o diagnóstico de síndrome de Sjögren. Em geral, o diagnóstico consiste em estabelecer a presença de ceratoconjuntivite seca e xerostomia, por meio de exame clínico e teste objetivo. Esse teste deve incluir medidas objetivas de diminuição salivar e fluxo lacrimal juntamente com uma biópsia de glândula salivar menor. Além disso, a evidência laboratorial sugestiva de uma doença autoimune sistêmica, especificamente contra SS-A e proteínas ribonucleares SS-B, é necessária para o diagnóstico de síndrome de Sjögren.[98] A avaliação laboratorial, que inclui avaliação para a presença de autoanticorpos e análise de subconjunto de células B, deve ser realizada.[99] Os pacientes que têm sinais objetivos do complexo *sicca* mas nenhuma evidência de um processo autoimune devem ser avaliados por outras causas, como infecções por HIV ou vírus da hepatite C.

Vários fatores devem ser considerados no diagnóstico diferencial de pacientes que estão sendo investigados para a síndrome de Sjögren. Um estado geral de hidratação e presença de doenças sistêmicas, como diabetes e fibrose cística do paciente, deve ser avaliado. Uma das causas mais comuns de xerostomia são os medicamentos. Sedativos, antipsicóticos, antidepressivos, anti-histamínicos e diuréticos são as classes de medicamentos mais frequentemente associadas com a secura oral. A exposição da glândula salivar de irradiação terapêutica superior a 4.000 cGy irá resultar na hipofunção secretória grave e permanente.[100]

O aumento da glândula salivar frequentemente encontrado na síndrome de Sjögren pode também ser causado por outras condições. Glândula salivar com aumento unilateral, apesar de um diagnóstico estabelecido de síndrome de Sjögren, deve levantar a suspeita de tumor.[30]

O tratamento da síndrome de Sjögren envolve o tratamento sintomático e de prevenção de danos irreversíveis aos dentes e olhos. A conduta para o componente oral envolve o aumento da taxa de secreção das glândulas salivares, utilizando substitutos da saliva, tratamento e prevenção da cárie dentária, bem como erradicação do crescimento excessivo de fungos.[33] A estimulação da

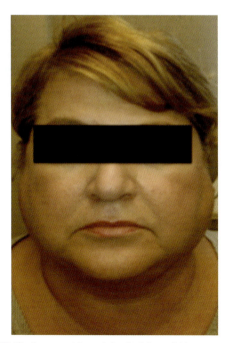

FIGURA 37-12. Aumento bilateral da glândula parótida em uma mulher de meia-idade com síndrome de Sjögren.

função da glândula salivar residual pode ser realizada por métodos locais, tais como goma de mascar sem açúcar ou doces. A pilocarpina é o agonista muscarinicolinérgico sialogogo sistêmico mais utilizado. O fármaco é administrado em doses de 5 mg de três a quatro vezes por dia; no entanto, os efeitos colaterais, tais como sudorese, rubor e aumento da frequência urinária, são comuns. Pelo motivo de a síndrome de Sjögren primária ocorrer a partir de estimulação crônica de células B, vários estudos têm sido realizados para avaliar a eficácia de terapias de depleção de células B. O rituximabe, um anticorpo monoclonal para CD20, mostra depleção de sangue periférico em ambos os subconjuntos de células B e células B de glândula salivar. Por conseguinte, a depleção de células B melhora os sintomas locais e sistêmicos de síndrome de Sjögren, tais como a xerostomia, fadiga, dor nas articulações e assim por diante.[21] O tratamento dental com flúor é usado para prevenir e controlar a cárie dentária. O tratamento de queratoconjuntivite consiste no uso de lubrificantes oculares comercialmente disponíveis e tampão ocular, se a ulceração da córnea for presente. O uso de corticosteroides sistêmicos ou medicamentos citotóxicos é reservado para as complicações graves extraglandulares, como glomerulonefrite necrosante ou vasculite.[97]

Pacientes com sialadenite recorrente podem se beneficiar de sialoendoscopia para dilatar e lavar os ductos afetados. Uma abordagem multidisciplinar que envolve a endoscopia salivar, que pode oferecer procedimentos regulares, e o reumatologista pode ajudar a otimizar o tratamento de pacientes que chegam ao atendimento médico com sintomas predominantemente salivares. Minha experiência é que, nesses casos, sialoendoscopia pode oferecer um método de redução da intensidade e frequência dos sintomas e pode tornar o paciente favorável à terapia médica de baixa intensidade que tem menos efeitos colaterais graves. Se os tratamentos falharem, pode ser indicada a excisão da glândula para o alívio dos sintomas.

SARCOIDOSE

Sarcoidose envolve a formação de granulomas autoimunes em vários órgãos, especialmente nos pulmões e órgãos linfáticos. Afeta comumente adultos dentro da segunda à quarta décadas de vida. Embora a etiologia seja desconhecida, pensa-se que os antígenos são disparados por um acontecimento ambiental ou infeccioso.[101] A incidência é ligeiramente maior em mulheres (1,3%) do que homens (1%), e negros (2,4%) têm uma incidência mais elevada do que os brancos (0,8%).[102] Os sintomas comuns incluem tosse seca persistente, manifestações em olhos ou pele, linfonodomegalias periféricas, fadiga, perda de peso, febre ou suores noturnos e eritema nodoso.[103] A avaliação laboratorial pode mostrar hipercalcemia e metabolismo anormal de vitamina D3 no período das lesões granulomatosas. Exames de imagem mostram a radiografia de tórax anormal em 90% dos casos. Além disso, linfadenopatia e infiltrados pulmonares podem também estar presentes.[104]

A sarcoidose que envolve as glândulas salivares é vista em 5 a 10% dos casos e tem uma variedade de apresentações. Três padrões de apresentação são comuns, com o primeiro e mais comum envolvendo um grande edema da glândula salivar. Se a xerostomia é evidente, é diretamente proporcional à quantidade de infiltração granulomatosa. A segunda apresentação não envolve edema das glândulas salivares; no entanto, granulomas não caseosos são evidentes após a biópsia das glândulas salivares menores. O terceiro padrão inclui febre uvoparotídea ou síndrome Heerfordt, um aumento crônico febril das glândulas parótidas, juntamente com uveíte e paralisia do nervo facial.[101] Quando a sarcoidose afeta glândulas salivares maiores, caracteriza-se por uma doença crônica, indolor, com propagação do aumento por toda a glândula.[60] O envolvimento da glândula salivar é raro e está presente bilateralmente em 30 a 70% dos pacientes.[105] A avaliação laboratorial comumente apresenta uma taxa de sedimentação de eritrócitos elevada. Adicionalmente, anemia, leucopenia, eosinofilia, e hipercalcemia também podem estar presentes.

O diagnóstico de sarcoidose é baseado em quadro clínico, achados radiológicos e biópsia de granuloma não caseoso. Achados laboratoriais adicionais com uma proporção de linfócitos T CD4/CD8 maior que 3,5, em uma lavagem broncoalveolar e um nível elevado da enzima solúvel conversora de angiotensina mais do que duas vezes o valor normal, suportam o diagnóstico da sarcoidose. Um local da biópsia comumente preferido é a mucosa labial. A biópsia de glândula salivar no lábio em conjunto com imunocoloração de anticorpo antiamiloide (AA) é um método eficaz para o diagnóstico da amiloidose secundária. Biópsia de glândula salivar labial mostra depósitos de amiloide periductal, e amiloide imunocolaração anti--AA revela depósitos de amiloide em torno de ácinos.[106] Os corticosteroides são o principal tratamento para o envolvimento da parótida de sarcoidose e a menor dose eficaz deve ser usada. Em alguns pacientes, a doença pode resolver espontaneamente.[101]

DOENÇA DE KIMURA

A doença de Kimura é uma doença inflamatória crônica que se manifesta muitas vezes com tecidos moles e indolor edema difuso na região cervicofacial.[107] Os pacientes geralmente vêm à atenção médica com uma massa de crescimento lento nas áreas do pescoço e retroauricular, com prurido sobrepondo áreas nodulares.[108] Embora o envolvimento na parótida seja incomum, ele pode estar presente como uma massa unilateral ou bilateral; sendo o envolvimento unilateral mais comum.[84,86] Os linfonodos são caracterizados por microabscessos eosinofílicos, foliculose eosinofílica, esclerose perivenular e infiltração eosinofílica no centro germinal; no entanto, a arquitetura do linfonodo é mantida. Homens asiáticos na terceira década de vida são mais comumente afetados, mas outras raças, gêneros e idades não devem ser excluídos.[84] A avaliação do laboratório comumente mostra eosinofilia periférica e níveis séricos elevados de imunoglobulina E.[109] A eosinofilia no sangue está relacionada com o tamanho da massa e pode ser utilizada para medir a atividade da doença.[55,88] Embora nenhuma terapia padrão tenha sido estabelecida, as opções de tratamento para a doença de Kimura incluem a observação, cirurgia ou radioterapia ou medicamentos como anti-histamínicos (cetirizina), esteroides e ciclosporina.[110,111]

DOENÇA DE ROSAI-DORFMAN

A apresentação mais comum de doença de Rosai-Dorfman é linfadenopatia cervical bilateral, indolor.[112,113] O envolvimento da glândula salivar foi observado em aproximadamente 30% dos casos, e os achados de imagem comuns incluem hiperplasia linfoide na glândula parótida ao lado da glândula submandibular ou alargamento difuso das glândulas submandibulares. A conduta na doença de Rosai-Dorfman inclui observação, radioterapia, quimioterapia, esteroides e cirurgia.[93] A avaliação laboratorial com coloração imuno-histoquímica mostra que é positiva para a proteína S-100 e a imunorreatividade contra antiquimotripsina, anticorpos α-1 CD68 e MAC387.[94]

RESUMO

Inflamação da glândula salivar é mais frequentemente devido à obstrução do fluxo salivar por uma sialolitíase no ducto e/ou uma infecção bacteriana. Terapia médica conservadora para infecções agudas e os procedimentos minimamente invasivos, como sialoendoscopia por inflamação crônica, é geralmente eficaz o suficiente para poupar o paciente de uma incisão no ducto ou uma remoção da glândula. As infecções bacterianas são agudas sintomáticas e tendem a ocorrer em pacientes desidratados ou debilitados, como idosos internados após uma cirurgia. Inflamações da glândula salivar induzidas por vírus podem incluir desde doenças leves, como caxumba, a patologias mais graves, como o HIV, o que leva a BLECs recorrentes bilaterais. Doenças granulomatosas, que tipicamente se manifestam como uma massa de crescimento indolor, tendem a afetar principalmente crianças e idosos.

Para consultar a lista completa de referências, acesse www.expertconsult.com.

LEITURA SUGERIDA

Abdullah A, Rivas FF, Srinivasan A: Imaging of the salivary glands. *Semin Roentgenol* 48(1):65–74, 2013.

Bomeli SR, Schaitkin B, Carrau RL, et al: Interventional sialendoscopy for treatment of radioiodine-induced sialadenitis. *Laryngoscope* 119(5):864–867, 2009.

Brook I: The bacteriology of salivary gland infections. *Oral Maxillofac Surg Clin North Am* 21(3):269–274, 2009.

Carlson ER: Diagnosis and management of salivary gland infections. *Oral Maxillofac Surg Clin North Am* 21(3):293–312, 2009.

Carroll WW, Walvekar RR, Gillespie BM: Transfacial ultrasound-guided gland-preserving removal of parotid sialoliths. *Otolaryngol Head Neck Surg* 148(2):229–234, 2013.

Centers for Disease Control and Prevention: Mumps outbreak on a University Campus—California, 2011. *MMWR Morb Mortal Wkly Rep* 61(48):986–989, 2012.

Chen S, Paul B, Myssiorek D: An algorithm approach to diagnosing bilateral parotid enlargement. *Otolaryngol Head Neck Surg* 148(5):732–739, 2013.

Cornec D, Devauchelle-Pensec V, Tobón GJ, et al: B cells in Sjögren's syndrome: from pathophysiology to diagnosis and treatment. *J Autoimmun* 39(3):161–167, 2012.

Katz P, Hartl DM, Guerre A: Treatment of juvenile recurrent parotitis. *Otolaryngol Clin North Am* 42(6):1087–1091, 2009, table of contents.

Koch M, Zenk J, Iro H: [Diagnostic and interventional sialoscopy in obstructive diseases of the salivary glands.] *HNO [in German]* 56:835–843, 2008.

La Barge DV, 3rd, Salzman KL, Harnsberger HR, et al: Sinus histiocytosis with massive lymphadenopathy (Rosai-Dorfman disease): imaging manifestations in the head and neck. *AJR Am J Roentgenol* 191(6):W299–W306, 2008.

Lampropoulos P, Rizos S, Marinis A: Acute suppurative parotitis: a dreadful complication in elderly surgical patients. *Surg Infect (Larchmt)* 13(4):266–269, 2012.

Luers JC, Grosheva M, Reifferscheid V, et al: Sialendoscopy for sialolithiasis: early treatment, better outcome. *Head Neck* 34(4):499–504, 2012.

Luers JC, Grosheva M, Stenner M, et al: Sialoendoscopy: prognostic factors for endoscopic removal of salivary stones. *Arch Otolaryngol Head Neck Surg* 137(4):325–329, 2011.

Michelow P, Dezube BJ, Pantanowitz L: Fine needle aspiration of salivary gland masses in HIV-infected patients. *Diagn Cytopathol* 40(8):684–690, 2012.

Mrówka-Kata K, Kata D, Lange D, et al: Sarcoidosis and its otolaryngological implications. *Eur Arch Otorhinolaryngol* 267(10):1507–1514, 2010.

Pantanowitz L, Kuperman M, Goulart R: Clinical history of HIV infection may be misleading in cytopathology. *Cytojournal* 7:7, 2010.

Sacsaquispe S, Antúnez-de Mayolo E, Vicetti R, et al: Detection of AA-type amyloid protein in labial salivary glands. *Med Oral Patol Oral Cir Bucal* 16(2):e149–e152, 2011.

Vashishta R, Gillespie MB: Salivary endoscopy for idiopathic chronic sialadenitis. *Laryngoscope* 2013 May 27. doi: 10.1002/lary.24211 [Epub ahead of print].

Walvekar RR, Carrau RL, Schaitkin B: Endoscopic sialolith removal: orientation and shape as predictors of success. *Am J Otolaryngol* 30(3):153–156, 2009.

Walvekar R, Tyler P, Beahm D, et al: Sialendoscopy. Available at emedicine.medscape.com/article/1520153-overview.

Witt RL, Iro H, Koch M, et al: Minimally invasive options for salivary calculi. *Laryngoscope* 122(6):1306–1311, 2012.

Zenk J, Koch M, Klintworth N, et al: Sialendoscopy in the diagnosis and treatment of sialolithiasis: a study on more than 1000 patients. *Otolaryngol Head Neck Surg* 147(5):858–863, 2012.

38 Neoplasias Benignas das Glândulas Salivares

Rami E. Saade | Diana M. Bell | Ehab Y. Hanna

Pontos-chave

- As neoplasias das glândulas salivares são raras e geralmente benignas.
- A maioria dos tumores benignos pode ser facilmente curada por excisão local ampla, mas o adenoma pleomórfico, que é o tumor da glândula salivar mais comum, tem uma propensão para a recorrência local. A enucleação simples não é recomendada.
- A glândula parótida é a glândula salivar mais frequentemente afetada e o palato, a localização da glândula salivar menor mais afetada.
- Os adenomas pleomórficos são as neoplasias mais comuns de glândulas salivares e compreendem de 45 a 75% de todos os tumores na maioria das séries publicadas. Estes tumores costumam afetar pacientes dos 20 aos 50 anos, principalmente mulheres.
- Os tumores de Warthin pertencem ao segundo tipo mais comum de tumor e constituem aproximadamente 14 a 21% das neoplasias das glândulas salivares. O tumor é encontrado quase exclusivamente na glândula parótida, geralmente afetando homens dos 50 aos 60 anos e muitas vezes é bilateral.
- Os adenomas basocelulares são tumores benignos bastante incomuns das glândulas salivares e são divididos em quatro principais subtipos histológicos: 1) tubulares; 2) trabeculares; 3) sólidos; e 4) membranosos.
- Os oncocitomas representam cerca de 1% de todos os tumores das glândulas salivares. São os que mais comumente acometem a parótida e, ocasionalmente, afetam a glândula submandibular. Os pacientes estão tipicamente por volta dos 50 anos e a doença apresenta uma ligeira predominância no sexo feminino.
- Os adenomas canaliculares são raros e afetam mais as glândulas salivares menores da cavidade oral, especialmente no lábio superior.
- Os mioepiteliomas são neoplasias compostas exclusivamente por células mioepiteliais. Acredita-se que tais células sejam uma das duas células que compõem os adenomas pleomórficos.
- A atuação da biópsia aspirativa por agulha fina e das imagens de alta resolução no tratamento de pacientes com neoplasias salivares continua a evoluir.
- Os tumores do lobo profundo exigem uma parotidectomia total com preservação do nervo facial. Os tumores parafaríngeos são mais comumente excisados através de uma abordagem cervicoparotídea e apenas ocasionalmente em conjunto com uma mandibulotomia.

A neoplasia benigna mais comum das glândulas salivares é o adenoma pleomórfico que se origina da glândula parótida. A excisão cirúrgica costuma ser necessária para fornecer tanto um diagnóstico definitivo quanto um tratamento adequado. Apesar deste algoritmo relativamente simples, o tratamento de outros tipos de neoplasias salivares é desafiador por causa de sua raridade relativa, classificação inconsistente e comportamento biológico variável.

O melhor entendimento da histogênese das neoplasias das glândulas salivares tem possibilitado uma classificação mais coerente e racional desses tumores. Os recentes avanços na biologia molecular e genômica tumorais têm lançado alguma luz sobre a base genética de certos tipos de tumores das glândulas salivares.[1] A biópsia aspirativa com agulha fina (BAAF) e a imagem de alta resolução no tratamento de pacientes com neoplasias salivares continuam a evoluir. Este capítulo discute alguns dos avanços feitos na compreensão da etiologia e da histogênese dos tumores salivares, descrevendo uma abordagem contemporânea para o diagnóstico e o tratamento de pacientes com neoplasias benignas das glândulas salivares.

EMBRIOLOGIA

A compreensão da origem dos tumores benignos das glândulas salivares exige o conhecimento da embriologia e da ultraestrutura da glândula salivar normal. As glândulas salivares maiores originam-se do ectoderma e começam seu desenvolvimento durante a sexta semana de gestação como invaginações sólidas, em forma de cristas, do epitélio oral.[2] Essas invaginações continuam a se desenvolver posteriormente em túbulos, que se tornam o sistema ductal das glândulas salivares. Nas glândulas salivares maiores, tanto as células serosas quanto as células mucosas são organizadas em

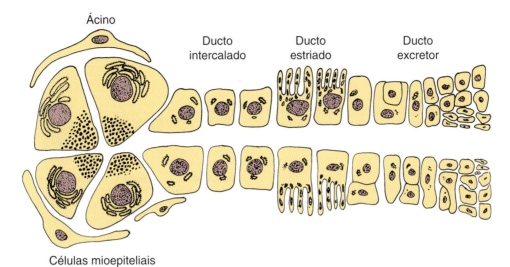

FIGURA 38-1. Elementos estruturais da unidade da glândula salivar.

ácinos que são drenados através de uma série de ductos; um *ducto intercalar* drena para um *ducto estriado*, que desemboca em um *ducto excretor*. Células mioepiteliais contráteis cercam os ácinos e os ductos intercalares e ajudam a drenar a saliva através do sistema ductal (Fig. 38-1). A glândula parótida é composta por ácinos predominantemente serosos. A glândula submandibular é composta por uma mistura de ácinos serosos e mucosos, e a glândula sublingual e as glândulas salivares menores espalhadas por todo o trato aerodigestório superior contêm ácinos predominantemente mucosos.

HISTOGÊNESE DAS NEOPLASIAS SALIVARES

Pelo menos duas teorias de tumorigênese foram propostas para as neoplasias das glândulas salivares.[3] Na *teoria multicelular*, sugere-se que cada tipo de neoplasma é originado a partir de um tipo de célula distinta no interior da unidade da glândula salivar. De acordo com esta teoria, os tumores de Warthin e os oncocíticos surgem a partir de células dos ductos estriados; os tumores de células acinares, das células acinares; e os tumores mistos, do ducto intercalar e de células mioepiteliais.[4] Essa teoria é corroborada pela observação de que todos os tipos de células salivares diferenciadas podem sofrer mitose e se regenerar.[5,6] Outra teoria, *a teoria de células de reserva bicelular*, presume que a origem dos vários tipos de neoplasias salivares pode ser rastreada até as células basais, tanto do ducto excretor quanto do intercalar. De acordo com tal teoria, qualquer uma dessas duas células pode atuar como uma reserva de células com o potencial para se diferenciarem em várias células epiteliais.[7] Assim, apesar da heterogeneidade aparente dos tumores salivares, acredita-se que todos eles surgem a partir de uma das duas populações de células-tronco pluripotentes. Nesse modelo, os tumores adenomatoides, incluindo o adenoma pleomórfico, e os tumores oncocíticos são derivados da reserva de células do ducto intercalar, enquanto os tumores epidermoides, tais como os carcinomas de células escamosas e mucoepidermoides, são derivados das células de reserva do ducto excretor.[8] Alguns relatos fornecem evidências moleculares que corroboram a teoria de células de reserva da tumorigênese da glândula salivar.[9]

ETIOLOGIA

Como a maioria dos outros tipos de tumores, a etiologia das neoplasias das glândulas salivares permanece desconhecida. No entanto, evidências crescentes sugerem que determinados fatores ambientais, como radiação, vírus, dieta e certas exposições ocupacionais, podem aumentar o risco de desenvolvimento de tumores das glândulas salivares. Além dos fatores ambientais, anomalias genéticas específicas associadas ao desenvolvimento de alguns tipos de tumores salivares foram recentemente bem caracterizadas.

RADIAÇÃO

Evidências crescentes sugerem que a exposição à radiação ionizante pode aumentar o risco de desenvolvimento de tumores das glândulas salivares. Em 1996, o Radiation Epidemiology Branch do National Cancer Institute publicou um estudo sobre o risco de desenvolvimento de tumores das glândulas salivares entre sobreviventes de bomba atômica.[10] O estudo indicou um risco mais elevado, relacionado com a radiação, de desenvolver tanto tumores benignos quanto malignos das glândulas salivares em comparação com a população em geral. As análises de dose-resposta revelaram aumentos estatisticamente significativos do risco tanto para o câncer quanto para tumores benignos com o aumento da "dose" de radiação da bomba. O risco foi maior para tumores malignos, especialmente o carcinoma mucoepidermoide. Entre aqueles com neoplasias benignas, o tumor de Warthin mostrou o maior risco relacionado com a dose-resposta.

A terapia de radiação para cabeça e pescoço, especialmente se englobadas as glândulas salivares, também pode ser um fator de risco para o desenvolvimento de tumores das glândulas salivares.[11] Modan et al.[12] relataram um aumento de 4,5 vezes na incidência de câncer da glândula salivar e um aumento de 2,6 vezes de tumores benignos entre pessoas expostas à irradiação do couro cabeludo quando comparadas com controles pareados. O tempo médio de período de latência até o desenvolvimento do tumor foi de 11 anos para tumores malignos e 21,5 anos para tumores benignos. O estudo também demonstrou um efeito dose-resposta claro para o câncer e para os tumores benignos. Isso sugere que a radiação ionizante pode ter importante papel na tumorigênese da glândula salivar. Ademais, em um relatório recente do *Childhood Cancer Survivor Study*, apesar de incidência cumulativa de um segundo tumor da glândula salivar primária ter sido baixa, um risco significativamente maior foi encontrado por, pelo menos, duas décadas após a exposição à radiação, e o risco foi associado positivamente à dose de radiação; não foi relatada nenhuma tendência significativa de maior risco com o aumento da dose de agentes quimioterapêuticos.[13]

VIRAL

Embora o vírus Epstein-Barr (EBV) tenha sido consistentemente associado ao carcinoma linfoepitelial da glândula salivar na população asiática, não existem evidências de o EBV causar outras neoplasias primárias de glândula salivar.[14] Pollack et al.[15] não conseguiram demonstrar qualquer sinal positivo por hibridização *in situ* para o RNA do EBV em 42 neoplasias benignas das glândulas salivares. Outros vírus, como o herpes-vírus humano 8 e o citomegalovírus, não parecem ter qualquer papel etiológico em neoplasias da glândula salivar.[16,17] Quanto ao papilomavírus humano, os dados que dizem respeito à sua participação nos tumores salivares permanecem controversos, com relatos recentes de papilomavírus humano transcricionalmente ativos 16 e 18 no carcinoma mucoepidermoide.[18]

FATORES GENÉTICOS

Recentes desenvolvimentos no campo da biologia molecular e da genômica humanas lançaram luz sobre a base genética do desenvolvimento de vários tipos de neoplasias, como os tumores originados da glândula salivar. As técnicas de análise genética têm evoluído do cariótipo de banda G para a hibridização *in situ* fluorescente e para a hibridização genômica comparativa e do *microarray* para a reação em cadeia da polimerase de microssatélites e análise da perda de heterozigosidade.[25] Hoje em dia, tais avanços oferecem uma forma mais abrangente de compreensão da gênese tumoral da glândula salivar, localizando sítios cromossômicos específicos e oncogenes com potencial significado clínico.[26,27]

Por exemplo, um estudo de vários tipos de tumores da glândula salivar que utilizaram hibridização genômica comparativa encontrou alterações genéticas específicas em diferentes tipos destes tumores, o que envolveu vários cromossomos.[28] As aberrações genéticas associadas a neoplasias das glândulas salivares envolvem perda alélica e mutação pontual, rearranjo estrutural das unidades cromossômicas (mais comumente translocações), ausência de um cromossomo (monossomia) e presença de um cromossomo extra (polissomia). Qualquer destas aberrações genéticas pode ser a única anomalia cariotípica a indicar um evento precoce na iniciação do tumor ou várias alterações genéticas podem coexistir e estão mais provavelmente associadas à progressão do tumor e ao comportamento biológico mais agressivo.[9,29]

OUTROS FATORES

Embora o uso do tabaco não tenha sido associado a uma maior incidência de neoplasias malignas salivares, o tumor de Warthin está bastante associado ao tabagismo, e o risco diminui após sua interrupção.[19,20] A exposição ocupacional ao pó de sílica foi ligada a um risco 2,5 vezes maior de câncer da glândula salivar.[21] O risco também foi elevado entre os trabalhadores de borracha expostos a nitrosaminas.[22] A análise de dietas revelou um possível efeito protetor de uma dieta rica em ácidos graxos poli-insaturados.[21,23] Tal como no câncer da mama, as mulheres com uma história de menarca precoce e nuliparidade tinham maior risco de câncer da glândula salivar, o que pode se dever a um efeito hormonal.[24] Ainda não se sabe se estes fatores ocupacionais, dietéticos ou hormonais têm qualquer associação ao risco de desenvolvimento de tumores benignos das glândulas salivares.

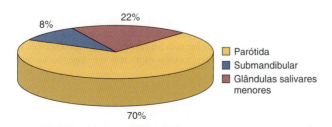

FIGURA 38-2. Local de origem das neoplasias salivares.

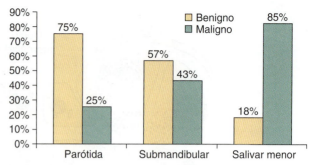

FIGURA 38-3. A incidência de neoplasias salivares benignas e malignas de acordo com o local de origem.

INCIDÊNCIA

Os tumores das glândulas salivares são relativamente raros e constituem 3 a 4% de todas as neoplasias de cabeça e pescoço. A maioria (70%) dos tumores das glândulas salivares surge na glândula parótida (Fig. 38-2). Embora a maioria dos tumores das glândulas salivares menores seja maligna, três quartos dos tumores de parótida são benignos (Fig. 38-3). Spiro[30] revisou a experiência do Memorial Sloan Kettering Cancer Center com neoplasias salivares durante um período de 35 anos. A distribuição dos 2.807 pacientes é mostrada no Quadro 38-1. As neoplasias benignas constituíram 55% (1.529 pacientes) de todos os tumores neste estudo. O adenoma pleomórfico (1.280 pacientes) constituiu 84% dos tumores benignos e 45% de todas as neoplasias das glândulas salivares. O tumor de Warthin foi o segundo tumor benigno mais comum e compreendeu 12% de todos os tumores benignos (183 pacientes).

AVALIAÇÃO DO PACIENTE
CARACTERÍSTICAS CLÍNICAS

Independentemente de saber se eles são tumores benignos ou malignos, os tumores da glândula parótida geralmente se apresentam como um inchaço indolor. Os tumores benignos geralmente estão presentes por um longo período e têm uma taxa de crescimento lento. No entanto, os pacientes podem indicar que eles notaram incidentalmente o aparecimento de um nódulo

TABELA 38-1. Distribuição de 2807 Neoplasias Salivares

Histologia	Nº de Pacientes	%
Adenoma pleomórfico	1274	45,4
Tumor de Warthin	183	6,5
Cisto benigno	29	1
Lesão linfoepitelial	17	0,6
Oncocitoma	20	0,7
Adenoma monomórfico	6	0,2
Carcinoma mucoepidermoide	439	15,7
Carcinoma adenoide cístico	281	10
Adenocarcinoma	225	8
Tumor misto maligno	161	5,7
Carcinoma de células acinosas	84	3
Carcinoma epidermoide	53	1,9
Outros (anaplásicos)	35	1,3
Total	2807	100

De Spiro RH: Salivary neoplasms: overview of a 35-year experience with 2.807 patients. *Head Neck Surg* 1986;8:177-184.

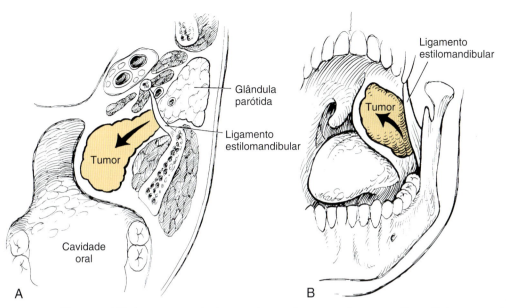

FIGURA 38-4. Diagramas axial (**A**) e coronal (**B**) de um tumor redondo passando posteriormente ao ligamento estilomandibular aparecendo como um tumor no espaço parafaríngeo. As *setas* indicam as possíveis rotas de disseminação do tumor.

"recente". O início agudo de um inchaço doloroso da glândula parótida geralmente indica um processo inflamatório. A parotidite bacteriana aguda costuma ser diagnosticada em associação à sialolitíase da glândula parótida ou em pacientes idosos, desnutridos, desidratados ou imunologicamente comprometidos. A parotidite viral aguda é mais comumente decorrente da caxumba; no entanto, outras infecções virais podem apresentar inchaço agudo da parótida. A síndrome de Sjögren e outras formas de parotidite autoimunes geralmente se apresentam com inchaço bilateral da parótida, embora em alguns pacientes este possa ser assimétrico ou até mesmo unilateral. A obstrução do ducto de Stensen por um cálculo pode levar a um inchaço doloroso agudo da glândula parótida. O rápido aumento no tamanho de uma massa antiga deve levantar a suspeita de transformação maligna de um tumor benigno preexistente, mas pode se dever à inflamação ou à degeneração cística, mais comumente associada a um tumor de Warthin. Os pacientes que buscam atendimento médico com um tumor na glândula parótida devem ser questionados sobre uma história de câncer de pele no couro cabeludo ou facial. A metástase para a glândula parótida do câncer de pele, incluindo o melanoma, pode ser diagnosticada por um exame cuidadoso dessas áreas para a evidência de um câncer de pele ou uma cicatriz de uma excisão anterior.

No exame, os tumores benignos da glândula parótida são geralmente bem definidos, sólidos e livremente móveis. Eles são comumente localizados na "cauda" da glândula parótida, mas podem estar presentes em qualquer lugar dos lobos superficial ou profundo. Os tumores podem ser originários inteiramente a partir do lobo profundo (Fig. 38-4) ou se estender desde o lobo superficial até o profundo através do túnel estilomandibular relativamente estreito, o que lhe dá a aparência de um tumor em halter (Fig. 38-5). Em qualquer dos casos, o tumor pode se estender para

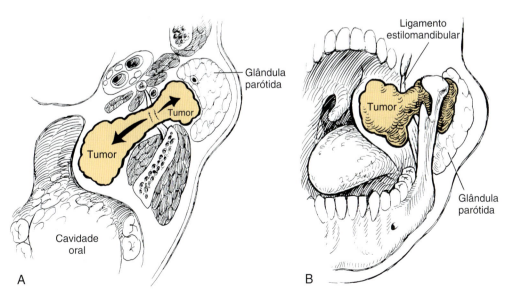

FIGURA 38-5. Diagramas axial (**A**) e coronal (**B**) da relação do tumor em forma de halter com o ligamento estilomandibular. O tumor em forma de halter entra no espaço parafaríngeo através da membrana estilomandibular entre a mandíbula e o ligamento estilomandibular. As *setas* indicam as potenciais rotas de disseminação do tumor.

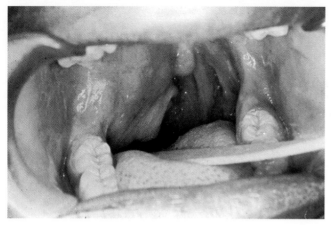

FIGURA 38-6. O adenoma pleomórfico do lobo profundo de uma glândula parótida causando um deslocamento medial do palato e da tonsila.

o espaço parafaríngeo e pode deslocar a parede da orofaringe medialmente (Fig. 38-6). Dor, paresia ou paralisia do nervo facial, fixação do tumor à pele sobrejacente ou às estruturas subjacentes e adenopatia cervical associada geralmente indicam malignidade. Deve notar-se, no entanto, que essas descobertas costuma indicar extensão local ou regional do tumor. Assim, para o diagnóstico de malignidade na parótida, não se deve esperar o desenvolvimento desses sinais e sintomas. A possibilidade de malignidade deve ser afastada em pacientes com qualquer tumor na glândula parótida. Isso geralmente vai exigir uma avaliação citológica ou histológica com BAAF ou uma parotidectomia, respectivamente.

Os tumores benignos da glândula submandibular são relativamente incomuns e costumam se apresentar como uma massa indolor, móvel no triângulo submandibular. O envolvimento da pele sobrejacente ou a fixação à mandíbula geralmente indicam extensão local de um tumor maligno. A fraqueza ou a dormência homolateral da língua indicam uma disseminação perineural de malignidade ao longo dos nervos hipoglosso ou lingual, respectivamente. A fraqueza do ramo mandibular marginal do nervo facial também sugere a extensão perineural de um tumor maligno. O aumento dos linfonodos cervicais submandibulares ou superiores pode se dever à linfadenopatia reativa associada a sialadenite submandibular, mas, geralmente, indica metástases regionais de neoplasia maligna na glândula submandibular.

Os tumores benignos das glândulas salivares menores são raros. A maioria dos tumores que surgem das glândulas salivares menores é maligna (Fig. 38-3). No entanto, tal como as glândulas salivares maiores, o adenoma pleomórfico é o tumor benigno mais frequente das glândulas salivares menores. A apresentação clínica depende do local de origem, e os locais mais comuns são o palato, o espaço parafaríngeo e a glândula lacrimal.

BIÓPSIA ASPIRATIVA POR AGULHA FINA

A biópsia aspirativa por agulha fina (BAAF) tem sido amplamente reconhecida e bem estabelecida como uma técnica de acurácia no diagnóstico das neoplasias das glândulas salivares. Vários estudos têm relatado um grau excepcionalmente elevado de sensibilidade, de especificidade e de valor preditivo para a BAAF. A sensibilidade global varia entre 85,5 a 99%, e a especificidade geral varia de 96,3 a 100%.[31-33] Em geral, a precisão do diagnóstico é maior para os tumores benignos do que para os tumores malignos das glândulas salivares.[34,35] No entanto, a precisão da BAAF depende muito da experiência do citopatologista e do volume global dos pacientes com neoplasias salivares avaliados em qualquer instituição. A fonte mais comum de erro de diagnóstico da BAAF é a amostragem inadequada.[36] Quando a BAAF inicial não é diagnóstica, Brennan et al[37] mostram que a repetição da CBAAF tem uma alta taxa de sucesso (82%) ao proporcionar, eventualmente, um diagnóstico citológico. O uso da BAAF guiada por ultrassonografia pode ser de grande ajuda quando é difícil obter uma amostra representativa e isso aumenta a acurácia diagnóstica total da técnica.[38-40] Apesar de sua alta precisão geral, várias áreas significativas, mas incomuns, podem levar a dificuldades de diagnóstico com os potenciais erros de diagnóstico, importantes clinicamente.[34] Os problemas mais frequentes envolvem variações na citologia esperada do adenoma pleomórfico. Além disso, existem vários pares de lesões benignas-malignas "semelhantes". A primeira delas está relacionada com pequenas neoplasias de células epiteliais de baixo grau nuclear; o problema mais frequente é entre adenomas de células basais e o carcinoma adenoide cístico, sobretudo do tipo sólido. A próxima área contrasta o carcinoma mucoepidermoide com seu "sósia" citológico, a obstrução benigna do ducto da glândula salivar. A dificuldade final na aspiração da glândula salivar contrasta com as lesões de células grandes epiteliais de baixo grau nuclear: proliferações oncocíticas e carcinoma de células acinares.[41]

A biópsia guiada por ultrassonografia oferece potenciais vantagens sobre a BAAF, tanto uma maior consistência quanto uma maior precisão do diagnóstico. No entanto, os perfis de segurança relativos à semeadura do tumor, à ruptura de cápsula e ao hematoma ainda precisam ser claramente estabelecidos.[42,43]

A BAAF é segura, simples de executar e relativamente barata. No entanto, duas perguntas essenciais devem ser feitas: A BAAF é realmente necessária na avaliação de tumores das glândulas salivares? Isso mudaria o curso do tratamento com base na avaliação clínica? Na tentativa de responder a essas perguntas, Heller et al.[44] realizaram um estudo para determinar o impacto da BAAF no tratamento do paciente. Cem pacientes foram submetidos à BAAF de tumores das glândulas salivares maiores. A impressão clínica inicial dos médicos foi comparada com o diagnóstico da BAAF e o diagnóstico final em cada caso. Em geral, a BAAF resultou em uma mudança na abordagem clínica de 35% dos pacientes. Exemplos de tais mudanças no tratamento planejado incluíram evitar a ressecção cirúrgica em linfomas e tumores inflamatórios e a adoção de uma abordagem mais conservadora, para os tumores benignos, em pacientes cirúrgicos idosos e de alto risco. A BAAF também possibilita um melhor aconselhamento pré-operatório dos pacientes quanto à natureza do tumor, o provável grau de ressecção, o tratamento do nervo facial e a probabilidade de uma dissecção no pescoço. Tal informação não só é importante no planejamento do tratamento, mas também ajuda a aliviar um nível já elevado de ansiedade em pacientes e suas famílias. Em um estudo similar, Sharma et al.[45] também demonstraram o impacto da BAAF na alteração da tomada de decisão clínica, o que evitou a necessidade de cirurgia em 40% dos casos.

A possibilidade de semeadura do tumor é um argumento comumente citado contra o uso rotineiro do BAAF em pacientes com tumores das glândulas salivares. Para resolver estas questões, Mukunyadzi et al.[46] avaliaram 94 tumores retirados de glândulas salivares para infarto, hemorragia, difusão do tumor no caminho da agulha e fibrose após a BAAF. Eles concluíram que a BAAF com uma agulha de calibre de 25G é segura e não altera significativamente o diagnóstico histológico, pois os efeitos nos tecidos não impedem uma interpretação precisa do diagnóstico em qualquer caso.

IMAGEM

O uso rotineiro da imagem em pacientes com tumores pequenos e bem definidos do lobo superficial da glândula parótida provavelmente não se justifica, pois os resultados de imagem provavelmente não alteram o plano de tratamento. No entanto, os tumores que apresentam quadro clínico sugestivo de malignidade, aqueles que surgem a partir do lobo profundo da glândula parótida ou do espaço parafaríngeo e os tumores das glândulas salivares submandibulares e menores devem ser avaliados com imagens de alta resolução. Em tais casos, a imagem fornece uma delimitação precisa da localização e da extensão do tumor, sua relação com as

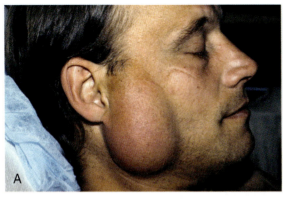
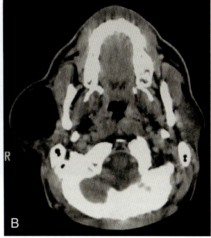

FIGURA 38-7. Um homem de 40 anos de idade apresentou um tumor parotídeo grande, indolor e de crescimento lento. A biópsia aspirativa com agulha fina foi indeterminada. **A**, Visão lateral. **B**, Tomografia computadorizada axial com contraste endovenoso demonstrando grande tumor, arredondado e bem definido com bordas suaves na glândula parótida. O tumor era opaco e tinha a mesma densidade da gordura subcutânea. Tais achados eram patognomônicos de lipoma da parótida.

principais estruturas neurovasculares, sua disseminação perineural, a invasão da base do crânio e a extensão intracraniana.[47]

Tomografia Computadorizada e Ressonância Magnética

Na avaliação de pacientes com tumores das glândulas salivares, tanto a tomografia computadorizada (TC) quanto a ressonância magnética (RM) fornecem uma informação superior àquela proporcionada por outras técnicas de imagem ou pelo exame físico.[48] A glândula parótida normalmente tem um alto teor de gordura e é facilmente visualizada tanto na TC quanto na RM; consequentemente, as duas técnicas podem demonstrar se um tumor na região é intraglandular ou extraglandular. Geralmente, nem a TC nem a RM fornecem informações com relação ao diagnóstico histológico específico, exceto em casos raros.[49] Um exemplo deste raro quadro é o lipoma da glândula parótida (Fig. 38-7). O sinal característico da RM de tumores de parótida, no entanto, pode ser sugestivo de certos diagnósticos.[50] Por exemplo, se um tumor da glândula parótida for bilateral, é mais provável que seja um tumor de Warthin, especialmente se não brilhar. Menos provavelmente, ele pode ser um cisto linfoepitelial ou um nódulo linfático necrótico. Um tumor opaco e unilateral com um sinal alto em T2 é mais provavelmente um tumor de Warthin e menos provavelmente um nódulo linfático necrótico ou um cisto da primeira fenda branquial. Se o tumor for unilateral, mostrar realce pós-contraste, tiver um sinal alto em T2 e não invadir os planos teciduais circundantes, é mais provável que seja um adenoma pleomórfico (Fig. 38-8). Um tumor com sinal baixo ou intermediário em T2, com ou sem invasão dos planos de tecido circundantes, é mais provavelmente um tumor maligno, como um carcinoma adenoide cístico ou um mucoepidermoide.[51]

A RM também é superior à TC na demonstração da arquitetura interna dos tumores da glândula salivar de forma multiplanar e no delineamento da interface entre o tumor e a glândula salivar normal.[52] Em contraste com os tumores benignos, que invariavelmente têm margens bem definidas (Fig. 38-8), os tumores malignos podem apresentar margens irregulares (Fig. 38-9). A extensão do tumor além do confinamento da fáscia da glândula pode ser adequadamente vista na TC e na ressonância magnética e deve levantar a suspeita de malignidade.[53] A destruição óssea da mandíbula ou da base do crânio é mais bem visualizada na TC. Enquanto isso, o envolvimento da medula óssea é mais bem demonstrado na RM. Ambos os estudos podem avaliar adequadamente o pescoço para a adenopatia metastática, embora a TC tenha a vantagem de ser menos custosa e mais disponível do que a RM.

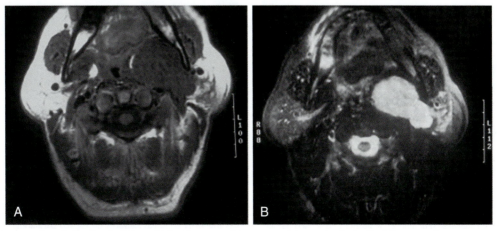

FIGURA 38-8. Adenoma pleomórfico da glândula parótida. O tumor originou-se no lobo profundo da glândula e estendeu-se para o espaço parafaríngeo através do túnel estilomandibular, onde foi um tanto comprimido, tomando a forma de um halter. Observe o deslocamento medial da orofaringe. O tumor tem bordas bem definidas e não invade as estruturas circundantes. **A**, O tumor é isointenso na imagem de ressonância magnética (RM) ponderada em T1. **B**, Ele tem uma alta intensidade de sinal na RM ponderada em T2. Tais características de sinal são altamente sugestivas de adenoma pleomórfico.

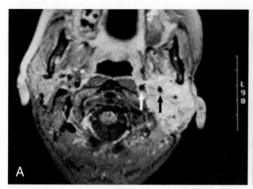
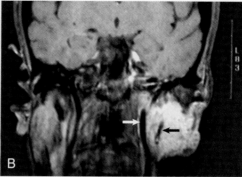

FIGURA 38-9. Imagem de ressonância magnética ponderada em T1 com gadolínio de um paciente com carcinoma mucoepidermoide da parótida mostrando que o tumor tem uma borda irregular, a qual não pode ser distinguida da glândula parótida normal. Observe o envolvimento completo, em vez do deslocamento, tanto da artéria carótida interna (*seta branca*) quanto externa (*seta preta*) em ambas as imagens, axial (**A**) e coronal (**B**).

Embora os tumores do espaço parafaríngeo sejam bem visualizados por ambas as técnicas, eles são mais bem delineados com a RM do que com TC. Tal fato ocorre por causa das diferentes intensidades de sinal do tumor, da gordura e do músculo na RM. O diagnóstico diferencial dos tumores parafaríngeos inclui tumores do lobo profundo da parótida, tumores das glândulas salivares menores e tumores vasculares e neurogênicos. A maioria dos tumores salivares tem intensidade de sinal baixa a intermediária em T1 e de intermediária a alta em T2. Os tumores do lobo profundo da parótida e os tumores das glândulas salivares menores do espaço parafaríngeo localizam-se no compartimento pré-estiloide anterior à artéria carótida e eles deslocam a gordura parafaríngea medialmente (Fig. 38-10 e 38-11). Os tumores do lobo profundo estão conectados com a glândula parótida, pelo menos em uma seção da imagem, enquanto os tumores das glândulas salivares menores são completamente cercados por gordura (Fig. 38-11). Em contrapartida, os tumores neurogênicos e glômicos residem no compartimento pós-estiloide posterior à artéria carótida, que é deslocada anteriormente (Fig. 38-12). Os tumores neurogênicos geralmente brilham intensamente com o gadolínio, enquanto os tumores glômicos têm vazios de fluxos serpiginosos característicos (aparência de sal e pimenta) na RM.

Recentemente, novas tecnologias de RM, tais como a RM dinâmica pós-contraste, a ressonância magnética ponderada por difusão e a espectroscopia de prótons por RM, têm mostrado resultados promissores na diferenciação entre os vários tumores da glândula salivar benignos e malignos.[54,] No entanto, novas pesquisas com estudos de maior casuística sobre esses métodos de RM particulares ainda são necessárias.

Ultrassonografia

A ultrassonografia tem a vantagem de ser de baixo custo, não invasiva, simples de executar e praticamente livre de complicações. Ela pode ser utilizada para diferenciar os tumores sólidos dos tumores císticos nas glândulas salivares, e a maior parte das doenças

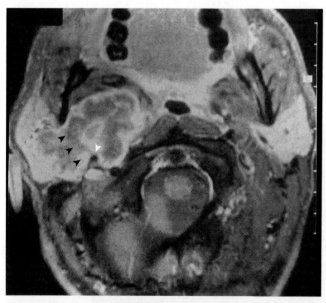

FIGURA 38-10. Grande adenoma pleomórfico da glândula parótida. Tomografia computadorizada axial com gadolínio. O tumor envolve os lobos superficial e profundo da glândula parótida e encontra-se anterior ao processo estiloide (pré-estiloide; *cabeça de seta branca*). A gordura do espaço parafaríngeo está deslocada medialmente e a artéria carótida, posteriormente. O istmo do tumor entre os componentes superficial e profundo passa através do espaço estilomandibular e é, portanto, relativamente estreito, dando a aparência de um halter (*cabeças de seta pretas*).

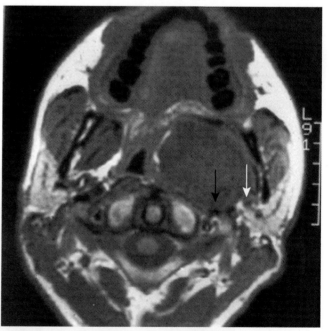

FIGURA 38-11. Em contraste com o tumor em halter representado na Figura 38-10, este adenoma pleomórfico origina-se inteiramente a partir do lobo profundo de parótida (*seta preta*) e encontra-se totalmente medial ao túnel estilomandibular. Os adenomas pleomórficos que se originam a partir das menores glândulas salivares do espaço parafaríngeo têm uma aparência semelhante em imagens de alta resolução, mas não estão conectados com a glândula parótida. Independentemente da sua origem, os tumores das glândulas salivares do espaço parafaríngeo ocupam o compartimento pré-estiloide e deslocam a artéria carótida posteriormente (*seta branca*).

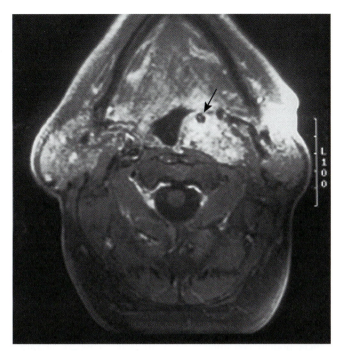

FIGURA 38-12. Na ressonância magnética (RM), os tumores do compartimento pós-estiloide geralmente estão localizados atrás da artéria carótida e a deslocam anteriormente (seta). Os tumores glômicos têm vazios de fluxos serpiginosos característicos na RM que lhes dão uma aparência de "sal e pimenta".

das glândulas salivares pode ser diagnosticada pela ultrassonografia.[38] A orientação pela ultrassonografia também pode aumentar a precisão da BAAF em tumores não palpáveis e em tumores com uma arquitetura altamente heterogênea.[55]

Ultrassonografia com Doppler Colorido

A ultrassonografia com Doppler colorido foi usada para avaliar a anatomia vascular das glândulas salivares. Ela pode distinguir entre as mudanças fisiológicas que ocorrem durante a estimulação salivar em indivíduos normais e as alterações de fluxo que ocorrem em glândulas doentes.[56]

Ultrassonografia com Contraste

Mais recentemente, a ultrassonografia com contraste foi estabelecida como uma ferramenta de diagnóstico válida que possibilita uma análise quantitativa da perfusão microvascular no tecido do tumor sólido.[57] Sua aplicação às lesões das glândulas salivares é promissora, pois sua vascularização difere do tecido glandular normal.[58]

Elastografia

A sonoelastografia (onda transversal ou em tempo real) é uma nova modalidade de imagem que avalia as características de elasticidade do tecido e possibilita o exame de modificações na dureza do tecido. Esta potencial ferramenta auxiliar de diagnóstico para a ultrassonografia convencional ainda está sob investigação na prática clínica, e sua capacidade de diferenciar lesões benignas das doenças malignas ainda deve ser esclarecida.[59-61]

Tomografia por Emissão de Pósitrons

A tomografia por emissão de pósitrons (PET) não ganhou ampla aplicação na imagem dos tumores de glândula salivar por várias razões. Em primeiro lugar, os tumores das glândulas salivares têm uma absorção variável e inconsistente de ^{18}F-fluorodeoxiglicose (FDG), que é o radiofármaco mais comumente usado nos exames de PET. Portanto, a FDG na PET não é confiável, tanto na detecção de tumores quanto na distinção entre tumores salivares benignos e malignos.[62] Em segundo lugar, as técnicas concorrentes, como a TC, a RM e até mesmo o exame clínico, já têm um alto grau de precisão. Em terceiro, estudos de alta resolução, como a TC e a RM, fornecem os detalhes anatômicos necessários para o planejamento do tratamento que não está disponível a partir de imagens da FDG na PET. Finalmente, o custo elevado da FDG na PET impede sua utilização generalizada. No entanto, uma revisão retrospectiva recente de 55 pacientes com câncer da glândula salivar, da Universidade de Pittsburgh, sugeriu um possível papel para a PET/TC combinadas na detecção de recidivas e metástases à distância.[63,64]

Uma investigação está em curso com a PET. Uchida et al.[65] propuseram a combinação da FDG na PET com a cintilografia com pertecnetato de tecnécio-99m da glândula salivar para diferenciar os vários tumores da glândula parótida em pacientes sem diagnóstico por aspiração com agulha.

ADENOMAS PLEOMÓRFICOS

Os adenomas pleomórficos, também conhecidos como *tumores mistos benignos*, são as neoplasias mais comuns da glândula salivar. O termo pleomórfico foi escolhido para descrever esses tumores, pois têm uma diversidade morfológica com componentes epiteliais e mesenquimais em várias proporções. Embora tenha sido altamente debatido no passado, a maioria agora concorda que os adenomas pleomórficos originam-se de uma célula reserva não comprometida do ducto intercalar que tem o potencial de se diferenciar em células epiteliais e mioepiteliais. Os adenomas pleomórficos ocorrem mais frequentemente nas glândulas salivares maiores, mas também podem surgir a partir das glândulas salivares menores das vias respiratórias superiores e digestivas. O adenoma pleomórfico constitui aproximadamente 75% de todos os tumores benignos das glândulas salivares maiores.

Na glândula parótida, aproximadamente 90% dos adenomas pleomórficos originam-se superficialmente ao nervo facial. Ocasionalmente, os tumores do lobo superficial estendem-se para o lobo profundo medialmente ao nervo facial. Se eles se estendem para o espaço parafaríngeo através do "túnel" estilomandibular delimitado pelo ligamento estilomandibular, podem ter um istmo estreito que liga os componentes superficial e profundo, o que dá ao tumor uma aparência de halter (Figs. 38-5 e 38-10). Aproximadamente 10% dos adenomas pleomórficos originam-se inteiramente a partir do lobo profundo e estão geralmente localizados abaixo do ligamento estilomandibular; portanto, eles têm uma aparência mais arredondada em imagens de alta resolução (Figs. 38-4 e 38-11). O adenoma pleomórfico também pode surgir a partir do tecido da glândula salivar menor que ocorre naturalmente no espaço

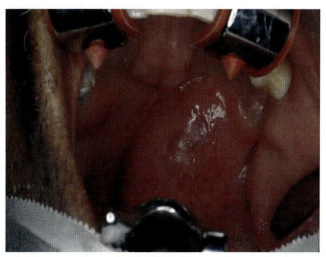

FIGURA 38-13. Adenoma pleomórfico do palato; visão intraoperatória.

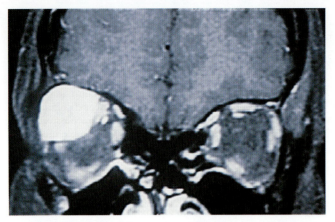

FIGURA 38-14. Adenoma pleomórfico da glândula lacrimal.

parafaríngeo. Independentemente da sua origem, os adenomas pleomórficos do espaço parafaríngeo ocupam o compartimento pré-estiloide (Figs. 38-10 e 38-11) e, como outros tumores parafaríngeos, podem deslocar a orofaringe medialmente (Fig. 38-6). Os adenomas pleomórficos das glândulas salivares menores ocorrem mais comumente no palato (Fig. 38-13).[66] O segundo local mais comum é o lábio superior. Apesar da abundância de glândulas salivares menores no lábio inferior, o adenoma pleomórfico é extremamente raro nesta localização. O adenoma pleomórfico é o tumor benigno mais comum na glândula lacrimal (Fig. 38-14).[67-69]

Clinicamente, o adenoma pleomórfico caracteriza-se como um tumor indolor, de crescimento lento. Vários adenomas pleomórficos primários são extremamente raros, embora tenham sido relatados.[70] Patologicamente, os adenomas pleomórficos são tumores solitários, firmes e redondos. A superfície de corte é caracteristicamente sólida e pode ser rígida, emborrachada ou macia em sua consistência, com uma cor cinza-esbranquiçada a pálida-amarelada. O adenoma pleomórfico das glândulas salivares maiores tem uma cápsula, embora ela varie em espessura e integridade, enquanto o adenoma pleomórfico das glândulas salivares menores é geralmente não encapsulado.[71] No exame histológico, o adenoma pleomórfico consiste em um componente epitelial que pode assumir a forma de ductos, ninhos, cordões, ou camadas sólidas de células e células mioepiteliais que parecem plasmocitoides ou alongadas em um fundo fibrocolagenoso, mixocondroide ou condroide (Fig. 38-15). O mioepitélio no adenoma pleomórfico é considerado responsável pelo desenvolvimento do estroma mixoide ou condroide característico. As variações na aparência histológica deste tipo de tumor são comuns e podem envolver metaplasia escamosa, calcificação, tecido cartilaginoso, células oxifílicas, cristais de oxalato de cálcio-tirosina e um aspecto em paliçada do estroma subjacente. Alterações lipomatosas[72] e ósseas[73] foram relatadas ocasionalmente no adenoma pleomórfico. A citogenética e a genética molecular podem apresentar alteração, rearranjos e perda de heterozigosidade nas regiões 8q21 e 12q14-15.[74]

Estudos histopatológicos têm demonstrado que quase todos os adenomas pleomórficos têm cápsulas focalmente finas, e em um quarto dos adenomas pleomórficos há nódulos-satélite ou pseudópodes.[75] Portanto, o tratamento recomendado é a excisão cirúrgica com um anel envolvente de tecido normal para evitar a recorrência por falha na retirada destas extensões em forma de pseudópodos do tumor.[76] Em pacientes com tumores da glândula submandibular, a glândula costuma ser removida com preservação cuidadosa do nervo mandibular marginal. Os tumores da glândula parótida geralmente envolvem a remoção do tumor, com uma margem adequada e preservação do nervo facial. Como a maior parte dos tumores surge a partir do lóbulo superficial, uma parotidectomia superficial costuma ser necessária.

O adenoma pleomórfico recorrente é um problema incomum, mas desafiador. Frequentemente múltiplos focos de recorrência podem continuar a se manifestar ao longo de vários anos.[77] Esse padrão multicêntrico é característico do adenoma pleomórfico recorrente (Fig. 38-16). Atualmente, não há critérios confiáveis estabelecidos para prever esses tumores que têm uma maior tendência a se repetir, e a excisão cirúrgica continua a ser a base do tratamento da doença recorrente. Pacientes que se submeteram a excisão cirúrgica anterior, especialmente aqueles com parotidectomia anterior, estão em maior risco de lesão do nervo facial, bem como recorrência com a cirurgia de revisão.[78,79] A radioterapia com nêutrons oferece excelentes índices de controle local e de sobrevivência em pacientes com várias recorrências que não são candidatos cirúrgicos, mesmo quando há doença residual extensa.[80]

A transformação maligna do adenoma pleomórfico é rara e ocorre com maior frequência em pacientes com tumores de longa data. O risco de transformação maligna no adenoma pleomórfico é de 1,5% dentro dos primeiros 5 anos de diagnóstico, mas este aumenta para 10%, se observado por mais de 15 anos.[81] Já foram relatados casos de adenoma pleomórfico benigno formando metástases para os linfonodos cervicais.[82-84]

MIOEPITELIOMAS

Os mioepiteliomas são tumores salivares benignos, raros, incomuns (1,5% de todos os tumores salivares), e os locais afetados mais comuns são o palato e a parótida.

Na patologia macroscópica, os mioepiteliomas são bem demarcados, e a superfície externa é lisa. A superfície de corte é homogênea e branca. Microscopicamente, essas neoplasias podem representar uma das extremidades do espectro do tumor misto, no qual as estruturas ductais são extremamente raras ou ausentes. Células mioepiteliais plasmocitoides ou alongadas predominam, embora as formas epitelioides e claras também possam estar presentes (Fig. 38-17).

Clinicamente, esses tumores são difíceis de distinguir dos adenomas pleomórficos, devido à sua natureza indolor e de crescimento lento. Não foi observada uma predileção por sexo, e eles ocorrem nas glândulas salivares maiores e menores. Histologicamente, os mioepiteliomas devem ser diferenciados dos plasmocitomas e quaisquer tumores com células fusiformes, como o neurilemoma, o fibroma, o meningioma e o leiomioma. A maioria destes tumores comporta-se de um modo benigno, apesar dos relatos de agressividade local. O tratamento é a excisão cirúrgica.

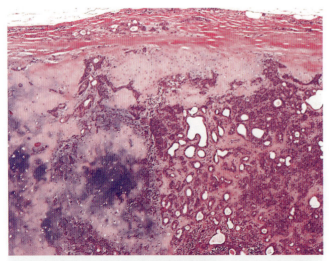

FIGURA 38-15. Adenoma pleomórfico com componentes bifásicos: epitelial (ductal) e mesenquimal (cartilaginoso).

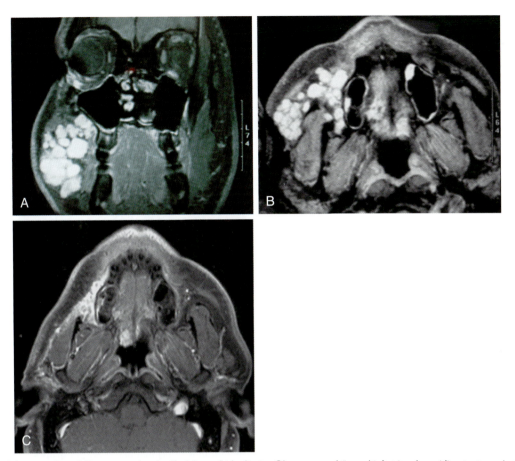

FIGURA 38-16. Adenoma pleomórfico recorrente da glândula parótida direita. Observe o padrão multicêntrico da recidiva, tanto na imagem coronal (**A**) quanto na axial. **B**, Imagem de ressonância magnética (RM) ponderada em T1 com gadolínio. **C**, RM ponderada em T1 axial pós-operatória com gadolínio mostrando a ressecção completa de todos os tumores recorrentes.

ADENOMAS BASOCELULARES

A maioria dos adenomas basocelulares ocorre nas glândulas parótidas e nas glândulas salivares menores do lábio superior. Tal como acontece com outras neoplasias benignas, elas se apresentam como um tumor assintomático de crescimento lento. O exame patológico macroscópico revela um tumor sólido bem circunscrito, com uma superfície de corte branco-acinzentada ou rosa-amarronzada. Adenomas basocelulares da parótida são caracteristicamente encapsulados, enquanto os de origem na glândula salivar menor podem não apresentar uma cápsula.[85] Histologicamente, uma membrana basal intacta ajuda a diferenciar o adenoma basocelular do adenoma pleomórfico. Quatro padrões de crescimento histológico foram reconhecidos: 1) sólido; 2) trabecular; 3) tubular; e 4) membranoso.[86] O adenoma das células basais pode ser difícil de distinguir da variante sólida dos carcinomas adenoides císticos. As características citológicas que ajudam a diferenciar o adenoma das células basais dos carcinomas adenoides císticos são a falta de uma

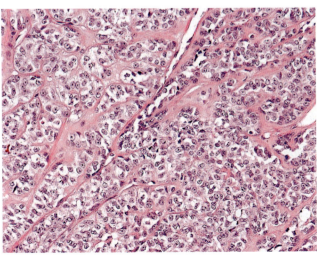

FIGURA 38-17. Mioepitelioma; tipo de células claras.

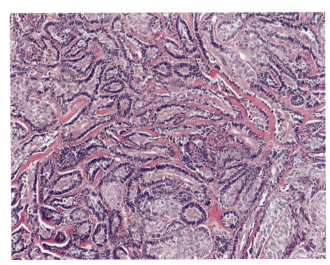

FIGURA 38-18. Adenoma de células basais; tipo análogo ao dérmico.

invasão verdadeira dos tecidos adjacentes, a falta de invasão perineural e uma paliçada periférica da camada externa de células basaloides. A interface de células do estroma também é útil na distinção do adenoma basocelular do carcinoma adenoide cístico. No adenoma basocelular, o estroma colagenoso mistura-se com as células adjacentes, enquanto no carcinoma adenoide cístico os dois são separados por uma borda lisa definida. Além disso, o estroma dos adenomas basocelulares pode conter células fusiformes raras ou capilares, mas os cilindros de carcinoma adenoide cístico são acelulares (Fig. 38-18). O tratamento destes tumores benignos é a excisão cirúrgica com uma bainha de tecido normal circundante.

ADENOMAS CANALICULARES

Os adenomas canaliculares são neoplasias benignas predominantemente das glândulas salivares menores orais, sendo o lábio superior o local mais comum. Eles têm representado menos de 1% dos tumores das glândulas salivares e são raramente relatados como multifocais.[87] O paciente apresenta uma queixa de um tumor assintomático de crescimento lento. Os tumores podem ser clinicamente semelhantes a mucocele ou varizes e podem ser multifocais. Histologicamente, eles se caracterizam por células dispostas em filas paralelas que formam estruturas em forma de ducto; daí o termo canalicular. O adenoma canalicular pode ser distinguido do carcinoma adenoide cístico por sua aparência bem circunscrita e pela falta de invasão tecidual perineural ou tecido mole. A excisão cirúrgica é o tratamento de escolha para o adenoma canalicular.

CISTADENOMA PAPILAR LINFOMATOSO: TUMOR DE WARTHIN

Descrito pela primeira vez por Aldred Warthin em 1929, o tumor de Warthin é a segunda neoplasia benigna mais comum da glândula salivar depois do adenoma pleomórfico. O tumor de Warthin é também conhecido como cistadenoma papilar linfomatoso ou adenolinfoma. Ele é responsável por aproximadamente 10% de todos os tumores da parótida e encontrado quase que exclusivamente na glândula parótida. O tumor de Warthin está associado a uma maior preponderância masculina e é mais predominante em brancos do que nos outros grupos raciais. Os tumores de Warthin bilaterais ocorrem em 10% dos casos e podem ser simultâneos. Conforme discutido anteriormente, o tumor de Warthin está associado ao cigarro e pode ser atribuído à irritação do epitélio ductal pelo tabaco, o que inicia a tumorigênese.[19]

Clinicamente, os pacientes com tumor de Warthin apresentam-se com um tumor assintomático de crescimento lento muitas vezes no lobo superficial da glândula parótida, no ângulo da mandíbula. No entanto, alguns pacientes apresentam-se com inchaço, dor e outras mudanças inflamatórias que podem ser secundárias a uma resposta imunológica do elemento linfoide.

No exame patológico macroscópico, os tumores de Warthin são geralmente ovoides e são encapsulados com uma superfície lisa ou lobulada. Os cistos papilares são comumente encontrados no corte e contêm um líquido marrom, mucoide. Um tecido cinza sólido envolve os nódulos brancos do tecido linfoide. Microscopicamente, a combinação das papilas do epitélio eosinófilo que se projetam para os espaços císticos e da matriz linfoide é uma característica histológica distinta e patognomônica. O revestimento cístico típico é disposto em duas camadas de fileiras de células. As células colunares altas apicais ou luminais e as cúbicas basais contêm pequenos núcleos escuros e citoplasmas granulares rosa abundantes (oncócitos). A eosinofilia granular dos oncócitos deve-se às mitocôndrias abundantes presentes no citoplasma (Fig. 38-19). O tratamento do tumor de Warthin é a excisão cirúrgica, geralmente uma parotidectomia com preservação do nervo facial. A excisão inadequada ou a multicentricidade do tumor podem explicar a recorrência do tumor.

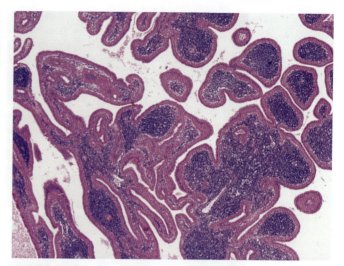

FIGURA 38-19. Tumor de Warthin composto por uma dupla camada de epitélio oncocítico, uma arquitetura papilar e cística e um estroma linfoide denso.

ONCOCITOMA

O oncocitoma responde por menos de 1% de todos os tumores das glândulas salivares. Os oncocitomas costumam ser tumores benignos que surgem mais comumente na glândula parótida, embora eles também possam se originar nas glândulas salivares submandibulares, sublinguais e menores. As células de origem, os oncócitos, são células epiteliais grandes com citoplasma eosinofílico granular secundário à hiperplasia mitocondrial. Os oncócitos podem ser encontrados individualmente ou em grupos maiores ou menores nas glândulas salivares aparentemente normais. Eles também são encontrados no pâncreas, no trato respiratório, na tireoide, na paratireoide, na pituitária, nas glândulas suprarrenais e nos rins. No entanto, a maioria dos tumores ocorre no lóbulo superficial da glândula parótida.

A maioria dos pacientes está na quinta ou na sexta década de vida no momento do diagnóstico e a distribuição por sexo é quase igual. Os oncocitomas são tumores indolores, de crescimento lento, que mostram uma predileção pelo pertecnetato de tecnécio-99m, muitas vezes acentuando a leitura do radionucleotídeo.

No exame patológico macroscópico, os oncocitomas das glândulas salivares maiores são bem circunscritos e encapsulados.

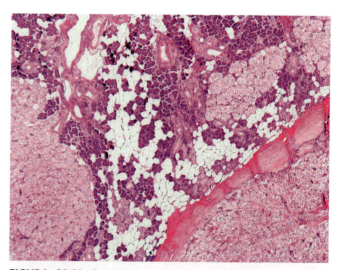

FIGURA 38-20. Oncocitose: proliferação oncocítica não encapsulada multinodular.

Aqueles que se originam a partir de glândulas salivares menores têm bordas bem menos definidas e não são encapsulados, com a superfície indo da cor rosa ao ferrugem. Microscopicamente, o tumor tem um aspecto granular, como resultado das abundantes mitocôndrias hiperplásicas. A concentração de mitocôndrias diferencia os oncocitomas de outros tumores: um verdadeiro oncocitoma não contém nenhum tecido linfoide, e nunca se encontra o extenso componente linfoide que é típico de um tumor de Warthin (Fig. 38-20). Histologicamente, as lesões benignas com predominância de oncócitos podem ter um grau de atipia epitelial, metaplasia escamosa ou necrose, mimetizando alguns tipos de tumores malignos com componentes salivares oncocíticos, como o carcinoma adenoide cístico, o carcinoma mucoepidermoide e o adenocarcinoma.[88] O carcinoma metastático da tireoide ou o carcinoma de células renais, com um grande número de oncócitos, também devem ser diferenciados do oncocitoma.

Os oncocitomas que se originam das glândulas salivares menores tendem a crescer em um padrão invasivo irregular e local. Eles são menos previsíveis do que aqueles que se originam nas glândulas parótidas. Aqueles que se originam a partir das glândulas salivares menores no trato respiratório podem invadir a cartilagem ou o osso adjacentes. Embora histologicamente benignos, eles têm um potencial destrutivo. Raramente eles demonstram características indicativas de malignidade, como o aumento de mitoses e a invasão vascular ou perineural. A detecção da proliferação celular utilizando a coloração imuno-histoquímica pode ser útil para distinguir um oncocitoma benigno de um oncocitoma maligno.[89] O tratamento de oncocitomas benignos é a excisão cirúrgica.

LIPOADENOMA

O lipoadenoma, também conhecido como sialolipoma, é um tumor benigno, que consiste em tecido adiposo misturado com quantidades variáveis de glândulas adenomatosas. Ele afeta pacientes de uma ampla faixa etária, preferencialmente homens. Clinicamente, o lipoadenoma é uma lesão expansiva de crescimento lento das glândulas salivares maiores ou menores. A excisão completa é curativa. A histologia mostra células adiposas maduras e tecido glandular proliferativo, e as primeiras constituem normalmente mais de 90% do tumor. O componente glandular é bem demarcado a partir da gordura e inclui unidades ductoacinares ou glândulas proliferadas, que podem assumir a forma de túbulos sertoliformes (Fig. 38-21). A alteração oncocítica, a dilatação ductal com fibrose, a diferenciação sebácea e a metaplasia escamosa podem ocorrer em alguns casos. Não está claro se o componente glandular salivar representa um tecido retido ou alguma parte integrante do tumor.

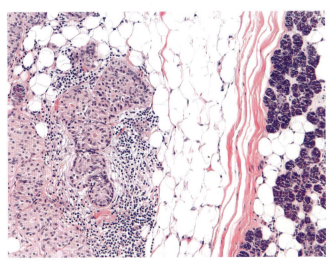

FIGURA 38-21. Sialolipoma: adiposo misturado com elementos ductais.

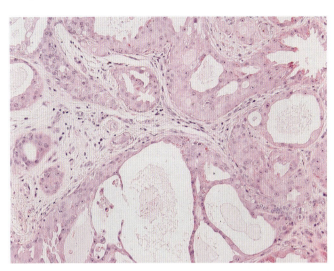

FIGURA 38-22. Adenose policística esclerosante: os lóbulos compreendem glândulas arredondadas, cistos e ácinos remanescentes da adenose esclerosante da mama.

ADENOSE POLICÍSTICA ESCLEROSANTE

A adenose policística esclerosante foi primeiro caracterizada em 1996, como uma lesão rara, de natureza incerta com uma semelhança morfológica marcante com as mudanças fibrocísticas da mama. Ela ocorre em pacientes de 9 a 80 anos (média de 33 a 44 anos) com uma razão masculino/feminino de 3:2. A maioria dos casos surge nas glândulas salivares maiores, mas raros casos podem envolver glândulas salivares menores intraorais. Os pacientes apresentam um tumor de crescimento lento, e a recorrência acontece em quase um terço dos casos. Até agora não houve relatos de metástase ou de mortalidade por esta lesão. A adenose policística esclerosante tem sido considerada uma entidade benigna pseudoneoplásica. Um estudo molecular recente que usou o ensaio do receptor andrógeno humano para análise da clonalidade demonstrou que esta lesão é clonal e, portanto, provavelmente neoplásica. No exame macroscópico, a lesão é geralmente bem demarcada do parênquima da glândula salivar circundante. A arquitetura lobular é característica. Microscopicamente, os lóbulos compreendem glândulas arredondadas, cistos e ácinos. Em algumas glândulas ou cistos, a proliferação epitelial intraluminal forma estruturas cribriformes. Túbulos estreitos, alguns com uma aparência estrangulada, podem estar presentes; é uma reminiscência de adenose esclerosante da mama (Fig. 38-22).

QUERATOCISTOMA

O queratocistoma é um tumor benigno muito raro. Todos os casos relatados têm envolvido as glândulas parótidas de crianças ou adultos jovens (idade de 8 a 38 anos). Nenhum retorno foi relatado após excisão completa. Essa lesão pode ser confundida histologicamente com um carcinoma de células escamosas bem diferenciado. Macroscopicamente, é uma lesão cística multilocular repleta de material cremoso; microscopicamente, várias estruturas císticas aleatoriamente dispostas e ninhos sólidos de células escamosas são aparentes, e os anteriores são revestidos por um epitélio escamoso estratificado de aparência suave com ortoqueratose ou paraqueratose, mas sem uma camada granular. Os lúmens são preenchidos com queratina lamelar (Fig. 38-23). O epitélio é demarcado do estroma por uma membrana basal, e o estroma é fibrótico e infiltrado por células inflamatórias crônicas. A reação de corpo estranho contra a queratina liberada dos cistos rompidos também pode estar evidente.

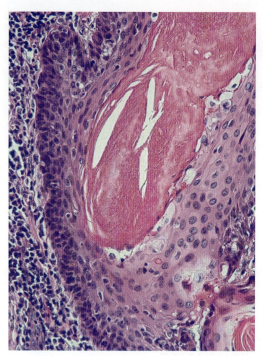

FIGURA 38-23. Queratocistoma: várias estruturas císticas e ninhos sólidos de células escamosas; os cistos são revestidos por epitélio escamoso estratificado de aparência branda com ortoqueratose ou paraqueratose, mas sem uma camada granular. Os lúmens estão preenchidos com queratina lamelada.

SIALADENITE ESCLEROSANTE CRÔNICA (TUMOR DE KUTTNER)

A sialadenite esclerosante crônica afeta quase exclusivamente as glândulas submandibulares e é chamada de tumor de Kuttner em seu estádio avançado, pois se apresenta clinicamente como um inchaço rígido indistinguível de um tumor. A doença pode ser bilateral. Os pacientes são geralmente de meia-idade ou idosos, e foi relatado um ligeiro predomínio do sexo masculino. Por muitos anos, a sialadenite esclerosante crônica tem sido considerada uma doença inflamatória crônica que resulta de secreção espessada, pedras ou micrólitos com inflamação perpetuada por infecção ascendente. Estudos recentes, no entanto, têm levantado um mecanismo patogênico diferente para esta doença. Na verdade, a sialadenite esclerosante crônica pertence ao espectro da doença esclerosante relacionada com a imunoglobulina G4 (IgG4), uma síndrome caracterizada pelo envolvimento de um ou mais tecidos (mais comumente órgãos exócrinos) em um infiltrado de células inflamatórias crônicas que envolvem uma abundância de células plasmáticas positivas para IgG4, acompanhado por atrofia do tecido normal e esclerose. Alguns pacientes têm doenças autoimunes associadas, tais como artrite reumatoide, ou autoanticorpos circulantes. A IgG4 e a IgG séricas e a razão IgG4/IgG (normalmente de 3 a 6%) são tipicamente elevadas, e a resposta à terapia com esteroides é excelente. As características histológicas de sialadenite esclerosante crônica são muito semelhantes às da pancreatite autoimune, que é um componente comum da doença esclerosante relacionada com a IgG4. A arquitetura lobular é preservada e o grau de participação varia de lóbulo a lóbulo. Nas fases iniciais, o infiltrado linfoplasmocitário começa em torno dos canais salivares e é seguido por uma fibrose periductal. Os ductos podem conter secreções espessadas. O infiltrado linfocítico e a fibrose intensificam-se e gradualmente envolvem todo o lóbulo, o que está associado à atrofia dos ácinos. Folículos linfoides reacionais estão frequentemente presentes, e um aumento significativo de células plasmáticas IgG4-positivas é evidente na imuno-histoquímica.

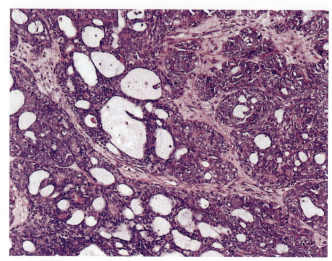

FIGURA 38-24. Sialoblastoma: as células basaloides primitivas assemelham-se ao epitélio primitivo, periférico e em paliçada.

LESÕES CONGÊNITAS

SIALOBLASTOMAS

O sialoblastoma é uma neoplasia extremamente rara, benigna de baixo grau epitelial e mioepitelial, remanescente da fase embrionária de desenvolvimento da glândula salivar maior. O sialoblastoma surge do período perinatal ao neonatal, e a maioria dos casos envolve a glândula parótida. Foi encontrada uma variabilidade no curso clínico, na agressividade local e na taxa de crescimento. Relatou-se que o sialoblastoma ocorre em conjunto com outras anomalias congênitas, como o nevo sebáceo e o hepatoblastoma. O aspecto macroscópico é de um tumor lobular, parcialmente circunscrito, com uma superfície de corte de cor amarelo-escura acinzentada. Microscopicamente, caracteriza-se por células basaloides primitivas que lembram o epitélio primitivo com diferenciação sebácea focal ocasional, e uma paliçada periférica é comum (Fig. 38-24).

HEMANGIOMAS

Lesões vasculares congênitas são divididas em dois grupos: hemangiomas e malformações vasculares. Os hemangiomas juvenis são os tumores mais comuns da infância e ocorrem em até 10% de todos os nascimentos.[90] Eles podem estar presentes ao nascimento, mas geralmente aparecem vários dias ou semanas mais tarde. Uma fase de crescimento rápido ocorre em torno de 1 a 6 meses de idade, seguida de involução gradual ao longo dos próximos 1 a 12 anos. Durante a fase de crescimento, as células endoteliais proliferam-se rapidamente e tornam-se planas durante a involução. Os hemangiomas infantis faciais ocorrem em dois padrões distintos de envolvimento tecidual, um tipo focal com uma aparência tumoral e um tipo difuso menos comum com a aparência de placa. As lesões difusas são mais suscetíveis a sofrer complicações pela obstrução das vias respiratórias ou ulceração e mostram um padrão de distribuição surpreendentemente segmentar. Os hemangiomas focais, ao contrário, mostram uma preferência por regiões de fusão embriológica.[91] Os hemangiomas são mais comuns na parótida do que na glândula submandibular. Os hemangiomas da região da parótida são vistos com mais frequência em pacientes do sexo feminino e, geralmente, são tumores assintomáticos, unilaterais e compressíveis. A pele sobrejacente pode ser normal ou pode estar envolvida com a doença, e não é incomum ver outras lesões de pele presentes. No exame patológico macroscópico, esse tumor é vermelho-escuro, lobulado e não encapsulado. Microscopicamente, os hemangiomas compreendem capilares revestidos por células endoteliais proliferativas. Os vasos sanguíneos são

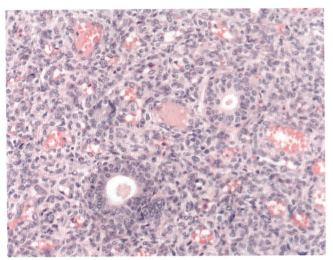

FIGURA 38-25. Hemangioma lobular juvenil: proliferação vascular com ductos salivares aprisionados.

uniformes em tamanho (Fig. 38-25). Mitoses ocorrem com frequência, mas não são indicadores de comportamento.[92]

Os hemangiomas podem se tornar extremamente grandes e causar complicações, como sangramento, insuficiência cardíaca e, até mesmo, morte. O tratamento inicialmente deve consistir em esteroides administrados de 2 a 4 mg/kg por dia. Se o hemangioma for sensível a esteroides, o resultado costuma ser imediato e significativo. Infelizmente, a taxa de resposta aos esteroides é de apenas 40 a 60%. Em tais pacientes, o interferon pode ser útil, mas deve ser reservado para situações de risco de vida devido à sua toxicidade e à necessidade de administrar o fármaco durante períodos prolongados. Mais recentemente, o betabloqueador não seletivo propranolol foi estabelecido como uma modalidade de tratamento eficaz de hemangiomas infantis. Este efeito foi inicialmente descoberto por acaso por Léauté-Labrèze et al.[93] em duas crianças que apresentaram rápida regressão de hemangiomas quando tratados para condições cardiopulmonares. O método de ação exato ainda não é totalmente compreendido. O propranolol pode desencadear a apoptose de células endoteliais capilares, diminuindo a expressão do fator de crescimento endotelial vascular e o fator de crescimento de fibroblasto através da regulação negativa da via da proteína quinase ativada por mitógeno do fibrossarcoma rapidamente acelerado.[94,95] A excisão cirúrgica ou vários tipos de tratamentos a *laser* podem ser realizados em circunstâncias selecionadas.[96] Os hemangiomas normalmente involuem completamente, mas isso pode levar anos e resultar em problemas médicos ou psicológicos para as crianças.[97]

MALFORMAÇÕES VASCULARES E LINFÁTICAS

As malformações vasculares são diferentes dos hemangiomas da glândula parótida e não são verdadeiras neoplasias. Elas são divididas em diferentes categorias, discutidas brevemente a seguir.

MALFORMAÇÕES VENOSAS

As malformações venosas são geralmente notadas no momento do nascimento e continuam a crescer conforme o paciente fica mais velho. Elas podem se tornar extremamente grandes em tamanho no momento em que uma criança estiver totalmente crescida. Ao contrário dos hemangiomas, que crescem por proliferação celular, o aumento das malformações venosas ocorre principalmente pela dilatação dos vasos existentes e não representam divisão celular.[96] O tratamento costuma ser por excisão cirúrgica. No entanto, as grandes malformações venosas que envolvem a glândula parótida podem ser muito difíceis de remover. A RM é o melhor estudo de imagem para determinar a extensão da doença. As arteriografias não são úteis.

Malformações Arteriovenosas

As malformações arteriovenosas diferem da fístula arteriovenosa, uma vez que as malformações são congênitas, embora possam não se manifestar durante vários anos; já as fístulas são adquiridas, geralmente como resultado de um traumatismo. As malformações arteriovenosas envolvem o desvio de sangue dos vasos arteriais diretamente para o sistema venoso, o que provoca um alargamento significativo da lesão vascular. Geralmente, essas devem ser completamente removidas para interromper o progresso. Elas podem envolver a glândula parótida e aparecer como um tumor parotídeo, e uma arteriografia é essencial para diagnosticar a presença e a extensão da malformação. A ressecção cirúrgica é desejável.

MALFORMAÇÕES LINFÁTICAS

As malformações linfáticas estão normalmente presentes no nascimento e crescem gradualmente. Essas malformações podem envolver as glândulas salivares e causar um alargamento. Em alguns casos, os agregados linfáticos podem ser nodulares, o que simula um tumor que normalmente é muito difuso e se infiltra localmente nos planos teciduais de estruturas adjacentes. O tratamento é a ressecção cirúrgica, o que pode ser um aborrecimento.

TRATAMENTO DAS NEOPLASIAS BENIGNAS DAS GLÂNDULAS SALIVARES

O tratamento de tumores das glândulas salivares benignos não mudou substancialmente durante anos. O tratamento de tumores das glândulas salivares requer uma compreensão detalhada da anatomia e dos processos patológicos que afetam estas glândulas. Os tumores das glândulas salivares benignos devem ser extirpados completamente com uma margem adequada para evitar recorrências locais.[75] Geralmente, os tumores na glândula parótida são removidos com uma borda adequada do tecido circundante normal, e o nervo facial é dissecado e cuidadosamente preservado. A extensão da dissecção do nervo facial e a quantidade de ressecção de tecido parotídeo dependem do tamanho, da localização e da histologia do tumor.[98]

Pequenos adenomas localizados na cauda da glândula parótida podem exigir apenas a dissecção da divisão inferior do nervo facial com a remoção do tumor e do tecido circundante da parótida, evitando a dissecção desnecessária da divisão superior. Tumores maiores do lobo superficial geralmente requerem uma parotidectomia superficial completa. Tumores do lobo profundo exigem uma parotidectomia total com preservação do nervo facial. Os tumores parafaríngeos são mais comumente retirados através de uma abordagem cervicoparotídea e apenas ocasionalmente em conjunto com uma mandibulotomia.[99]

Um tumor da glândula submandibular requer a ressecção da glândula submandibular. Se o tumor tem origem a partir de uma glândula salivar menor, o tumor e uma bainha de tecido normal devem ser excisados. A enucleação simples deve ser desencorajada por causa do aumento do risco de recorrência.[76] Os hemangiomas pediátricos geralmente involuem, mas podem ser retirados em casos especiais. As malformações vasculares que envolvem a glândula parótida ou a glândula submandibular podem exigir a excisão cirúrgica.

PAROTIDECTOMIA

Coloca-se o paciente em decúbito dorsal e volta-se a cabeça para o lado oposto. A incisão padrão é uma incisão de Blair adaptada (Fig. 38-26, *A*). A incisão da pele é colocada em uma prega pré-auricular e estende-se superiormente ao nível da raiz da hélice.

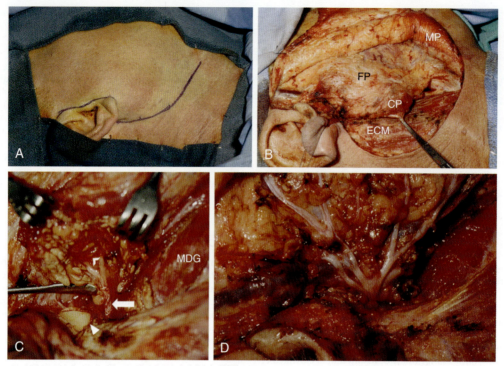

FIGURA 38-26. Parotidectomia superficial direita. **A**, Incisão modificada de Blair para uma parotidectomia direita. **B**, Elevação do retalho e liberação da cauda da glândula parótida. **C**, Identificação do tronco principal do nervo facial, que é geralmente identificado dissecando-se o tronco principal (*seta branca*) na região entre o conduto auditivo (*cabeça de seta branca*) e a fixação do ventre posterior do músculo digástrico (MDG) à mastoide. A menos que seja deslocado pelo tumor, o nervo está normalmente localizado a aproximadamente 1 a 1,5 cm de profundidade e inferiormente ao conduto auditivo. A dissecção do tronco principal prossegue distalmente até que ele se ramifique (*seta dupla*) e, em seguida, todos os ramos são dissecados sequencialmente e meticulosamente. **D**, A dissecção completa de todo o tecido da parótida lateral ao nervo facial revela o tronco principal e o padrão de ramificação complexo do nervo facial (pata de ganso). FP, fáscia parótida; MP, músculo platisma; CP, cauda da parótida; ECM, músculo esternocleidomastoideo.

A incisão estende-se inferiormente em torno do lóbulo da orelha sobre a ponta do mastoide; então, curva-se suavemente para baixo ao longo do músculo esternocleidomastoideo e, em seguida, ligeiramente para a frente em uma prega natural da pele na parte superior do pescoço (Fig. 38-26, *A*). Alternativamente, uma incisão chamada de *lifting* facial pode ser feita em pacientes selecionados com tumores benignos das regiões mais baixas ou médias da glândula parótida. A porção pré-auricular da incisão passa sobre ou dentro da margem tragal. Assim, a incisão é levada abaixo do lóbulo da orelha, vira-se posteriormente sobre o mastoide e estende-se dentro da linha fina (Fig. 38-27). A incisão de *lifting* facial é menos visível e, portanto, oferece uma melhor aparência.

Para expor a glândula parótida, as abas de pele são elevadas no plano superficial à fáscia da parótida na região pré-auricular e no plano subplatismal na porção cervical da incisão (Fig. 38-26, *B*).

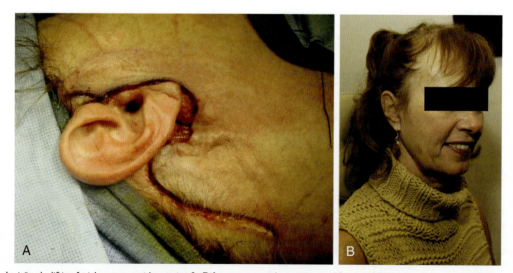

FIGURA 38-27. Incisão de *lifting* facial para parotidectomia. **A**, Diferentemente da incisão modificada de Blair, que tem uma extensão cervical (Fig. 36-26, *A*), a incisão de *lifting* facial estende-se posteriormente e inferiormente ao longo da linha capilar. **B**, A parte da linha capilar da incisão é imperceptível, o que torna tal abordagem mais estética.

O nervo auricular maior e a veia jugular externa são identificados sobre o músculo esternocleidomastoideo e seccionados para liberar a cauda da glândula parótida (Fig. 38-26, *B*). Em alguns casos, o nervo auricular maior pode ser preservado, mas se esta preservação tem um impacto significativo na qualidade de vida dos pacientes ainda é discutível.[100,101]

O ventre posterior do músculo digástrico é exposto proximalmente à sua fixação na mastoide. A fáscia entre a glândula parótida e o canal auditivo externo cartilaginoso é dissecada. A glândula parótida é retraída anteriormente (Fig. 38-26, *C*). Isso expõe o conduto auditivo. O método mais comum de identificar o tronco principal do nervo facial é em seu curso na região localizada entre a porção cartilagínea do conduto auditivo e a fixação do ventre posterior do músculo digástrico na mastoide (Fig. 38-26, *D*). A não ser que seja deslocado pelo tumor, o nervo normalmente está localizado aproximadamente de 1 a 1,5 cm de profundidade e inferior ao conduto auditivo. Outra referência confiável e talvez mais constante para identificar o nervo facial é a linha de sutura tímpano-mastoidea, que pode ser seguida medialmente até o tronco principal do nervo. O nervo está geralmente de 6 a 8 mm de profundidade da linha de sutura tímpano-mastoidea. Quando o tumor recobre diretamente a região do tronco principal do nervo facial, um ou mais dos ramos periféricos podem ser identificados distalmente e dissecados proximalmente em direção ao tronco principal.[102] O ramo mandibular marginal pode ser identificado abaixo da borda inferior da mandíbula, conforme atravessa o ramo superficial dos vasos faciais no plano imediatamente abaixo da fáscia cervical profunda. Alternativamente, o ramo bucal pode ser identificado abaixo da fáscia parotidomassetérica, passando paralelo ao ducto da parótida.

Uma vez que o nervo facial foi identificado, o tecido da parótida sobrejacente é meticulosamente elevado do nervo com uma pinça fina e a ponte de tecido entre as lâminas da braçadeira, cuidadosamente seccionada. Se o tronco principal do nervo é identificado primeiro, disseca-se o tecido da parótida sobrejacente progressivamente do nervo até o primeiro ramo do nervo, em geral em uma divisão superior e uma inferior (Fig. 38-26, *D*). O ramo subsequente do nervo (pata de ganso) é dissecado

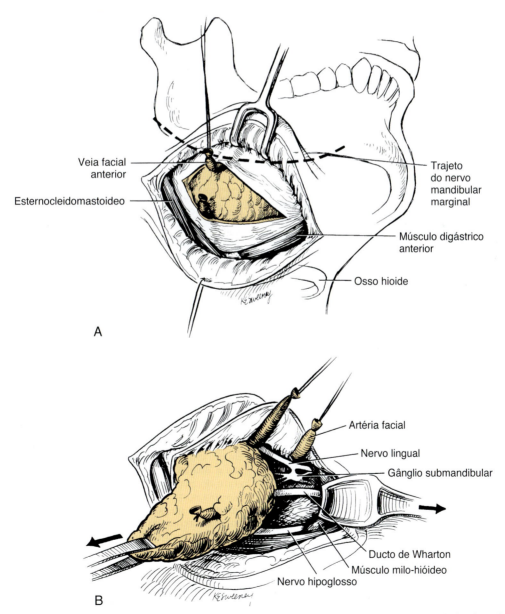

FIGURA 38-28. Excisão da glândula salivar submandibular. **A**, Incisão submandibular feita em uma prega natural da pele, de 3 a 4 cm abaixo da mandíbula. O nervo mandibular marginal situa-se geralmente logo acima da veia facial anterior. **B**, O milo-hióideo está afastado anteriormente, e a glândula está retraída posteriormente. Isso expõe o nervo lingual, o gânglio submandibular e o ducto de Wharton.

PARTE V | CIRURGIA DE CABEÇA E PESCOÇO E ONCOLOGIA

sequencialmente de uma forma similar, até todo o lobo superficial da glândula parótida que se encontra lateralmente ao nervo facial ser liberado. Isso completa uma parotidectomia superficial ou lateral.

Se uma parotidectomia total for indicada, o procedimento é estendido pela dissecção meticulosa do tronco principal e dos ramos do nervo facial a partir do tecido da parótida subjacente de uma forma suave e sem traumatismos. Isso permite que o tecido salivar que se encontra profundamente ao nervo facial possa ser liberado, preservando o nervo e sua função.

EXCISÃO DAS GLÂNDULAS SUBMANDIBULARES

Uma incisão curvilínea é realizada, de preferência, em uma prega natural da pele, de 3 a 4 cm abaixo da borda inferior da mandíbula para se sobrepor a glândula submandibular. Realiza-se a incisão através da gordura subcutânea e do músculo platisma. Convém tomar muito cuidado para evitar lesões do nervo mandibular marginal. O nervo fica imediatamente abaixo da fáscia cervical profunda e ele pode ser identificado passando sobre a veia facial anterior. A veia é duplamente ligada e seccionada bem abaixo do nervo, e a retração para cima da ligadura superior desloca o nervo superiormente e o protege de lesão durante o restante da dissecção (Fig. 38-28, *A*). A dissecação superior prossegue pela ligadura dupla e a transecção da artéria facial, o que libera a adesão superior da glândula (Fig. 38-28, *B*). Anteriormente, os vasos para o músculo milo-hioide são ligados, e a glândula é mobilizada posteriormente para expor a extremidade livre do músculo milo-hioide. A borda livre (posterior) do músculo milo-hioide é afastada anteriormente, enquanto se mantém a tração posterior suave na glândula. Isso expõe a porção profunda da glândula e seu ducto, o gânglio submandibular e os nervos lingual e hipoglosso (Fig. 38-28, *B*). Estas estruturas posicionam-se superficialmente ao músculo hioglosso. O segmento do nervo lingual para o gânglio submandibular é seccionado e o ducto de Warthin, duplamente ligado e seccionado. Isto libera a porção profunda da glândula. Cuidados devem ser tomados para evitar danos aos nervos lingual e hipoglosso. Finalmente, a artéria facial é ligada pela segunda vez e a glândula, removida.

EXCISÃO DE TUMORES PARAFARÍNGEOS DA GLÂNDULA SALIVAR

A excisão cirúrgica dos tumores da glândula salivar dentro do espaço parafaríngeo é mais bem realizada por meio de uma abordagem externa.[47,99] A incisão é a de uma parotidectomia com uma extensão cervical (Fig. 38-29, *A*). Se o tumor envolve o lobo profundo da glândula parótida, uma parotidectomia superficial é primeiramente realizada. Se o tumor surge a partir das glândulas salivares menores do espaço parafaríngeo, a divisão inferior do nervo facial é identificada e preservada cuidadosamente (Fig. 38-29, *B*). Em seguida, o músculo esternocleidomastoideo é retraído lateralmente, e a parte superior do pescoço é dissecada para expor a veia jugular interna, as artérias carótidas interna e externa e os últimos quatro nervos cranianos (IX, X, XI e XII; Fig. 38-29, *C*). O ventre posterior do músculo digástrico e o músculo estilo-hióideo são identificados e divididos próximo às suas inserções na mastoide e na estiloide, respectivamente, e são retraídos medialmente. Isso possibilita uma exposição superior adicional da artéria carótida interna, da veia jugular interna e dos nervos adjacentes, o que permite a visualização do ligamento estilomandibular e do processo estiloide. O ligamento estilomandibular é seccionado (Fig. 38-29, *D*), o que permite maior retração anterior da mandíbula e fornece uma ampla abertura para o espaço parafaríngeo (Fig. 38-29, *E*). O processo estiloide pode ser retirado para obter mais exposição e facilitar a liberação de tumores maiores. Através desta exposição, o tumor pode ser facilmente visualizado e seguramente retirado (Fig. 38-29, *E* e *F*).

Em pacientes com tumores localizados na face superior do espaço parafaríngeo aproximando-se da tuba de Eustáquio (auditiva) e da base do crânio, pode ser necessária uma mandibulotomia.[47,103] A boa exposição oferecida pela mandibulotomia possibilita a visualização necessária para a ressecção do tumor com as margens adequadas. Em primeiro lugar, uma abordagem cervicoparotídea é realizada conforme descrito na seção anterior. Se uma mandibulotomia for indicada, realiza-se uma traqueostomia preliminar. Em seguida, a porção cervical da incisão é estendida através do mento para dividir o lábio inferior na linha média (Fig. 38-30, *A*). Após a dissecção da bainha carótica superior, a mandíbula é exposta e o nervo mental, cuidadosamente identificado e preservado (Fig. 38-30, *B*). Uma osteotomia em "degrau de escada" é realizada na linha média (mandibulotomia mediana) ou anteriormente ao forame mental (mandibulotomia paramediana; Fig. 38-30, *C*). Estes tipos de osteotomias são mais estáveis mecanicamente do que uma osteotomia linear. Para obter a oclusão dentária normal, uma placa de metal é pré-moldada e fixada à mandíbula antes de se efetuar a osteotomia planejada (Fig. 38-30, *D*). A osteotomia é realizada, após retirada da placa, utilizando-se uma microsserra reciprocante para minimizar a perda óssea no local da osteotomia (Fig. 38-30, *E*). Então, faz-se uma incisão paralingual ao longo do assoalho da boca, e o músculo milo-hioideo é seccionado, preservando-se cuidadosamente os nervos hipoglosso e lingual. A língua é retraída medialmente, e os espaços parafaríngeos e retrofaríngeos são amplamente abertos. O tumor pode agora ser extirpado com segurança e de maneira adequada, ao mesmo tempo protegendo as estruturas neurovasculares críticas do espaço parafaríngeo. O fechamento envolve uma linha de sutura intraoral estanque e a fixação rígida com a placa da mandibulotomia. É inserida uma sonda nasogástrica para alimentação. Dentro de 7 a 10 dias, a maioria dos pacientes terá sua traqueostomia removida e eles serão capazes de retomar a alimentação oral.

COMPLICAÇÕES
PARALISIA OU PARESIA DO NERVO FACIAL

A disfunção do nervo facial pode resultar de uma lesão por tração do nervo facial durante a dissecção, e o monitoramento do nervo facial tem ajudado a diminuir a morbidade de uma parotidectomia.[104] Enquanto a integridade anatômica do nervo é preservada, esse tipo de lesão geralmente resulta em neuropraxia. Portanto, espera-se uma recuperação completa. O grau de paresia ou paralisia pode variar de fraqueza parcial mínima de um ou mais ramos do nervo facial até a paralisia completa de todos os ramos do nervo. A recuperação da função do nervo facial pode ser imediata e completa dentro de dias, ou adiada por vários meses. Em estudo de 256 pacientes consecutivos submetidos à cirurgia da parótida na Cleveland Clinic, durante um período de 15 anos, a disfunção pós-operatória imediata do nervo facial foi frequentemente encontrada (46%), mas a disfunção permanente era rara (4%).[105] A incidência de disfunção a longo prazo foi maior nos casos de revisão e quando uma grande parotidectomia (total ou subtotal) foi realizada. Ao comparar a dissecção anterógrada com a retrógrada do nervo facial em um estudo prospectivo sobre lesões parótidas benignas, O'Regan e Bharadwaj[106] encontraram uma taxa mais elevada de lesão grave do nervo associada ao grupo retrógrado na semana 1 do pós-operatório, e as lesões nervosas graves se recuperaram mais lentamente no grupo anterógrado aos 3 meses. No entanto, não houve diferença entre os grupos nas taxas de recuperação completa aos 6 meses. Para minimizar a lesão do nervo facial, o cirurgião da parótida deve aderir à dissecção meticulosa e ao manuseio suave do nervo facial. A tração excessiva do nervo deve ser evitada, assim como o zelo excessivo no uso do estimulador de nervo.

A transecção de um ou mais ramos do nervo facial irá resultar em paralisia dos músculos correspondentes inervados pelo nervo lesionado. O grau de paralisia pode variar e depende da presença e da extensão da inervação cruzada dos grupos musculares envolvidos pelos ramos ilesos do nervo facial. A transecção

38 | NEOPLASIAS BENIGNAS DAS GLÂNDULAS SALIVARES 621

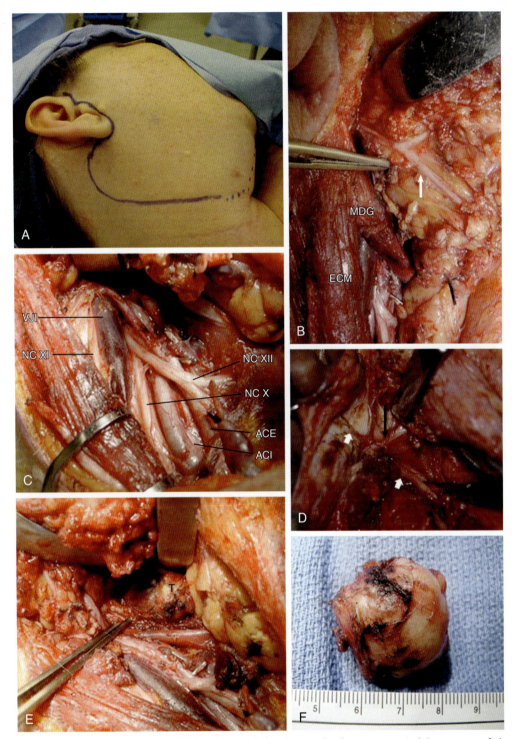

FIGURA 38-29. Abordagem transcervical do espaço parafaríngeo direito. **A**, Incisão para abordagem transcervical do espaço parafaríngeo. A incisão pode ser estendida para a região submandibular e também pode se estender como uma incisão *lip-splitting*, se uma mandibulotomia for necessária para uma exposição adicional (*linha pontilhada*). **B**, O tronco principal do nervo facial é identificado, do mesmo modo como descrito para a parotidectomia superficial. Para a maioria dos tumores benignos do espaço parafaríngeo, a dissecção do nervo facial é limitada ao tronco principal e à sua divisão inferior (*seta*). A dissecção da divisão superior é ocasionalmente necessária para a exposição adequada e a ressecção do tumor. **C**, Exposição das estruturas neurovasculares na região cervical superior. Estas contemplam a veia jugular interna (VJI), a artéria carótida interna (ACI), a artéria carótida externa (ACE) e os nervos cranianos (NC) X, XI e XII. **D**, O ligamento estilomandibular (*seta branca*) é visto sobreposto à pinça hemostática curva. A relação entre o tronco principal do nervo facial (*seta preta*) e o conduto auditivo (*cabeça de seta branca*) também é demonstrada. **E**, A divisão do ligamento estilomandibular possibilita uma retração anterior adicional da mandíbula, e a ressecção do processo estiloide permite uma maior exposição cefálica do espaço parafaríngeo. Essas manobras possibilitam um amplo acesso ao espaço parafaríngeo para a exposição adequada do tumor (T). **F**, Adenoma pleomórfico do espaço parafaríngeo. MDG, músculo digástrico; ECM, músculo esternocleidomastoideo.

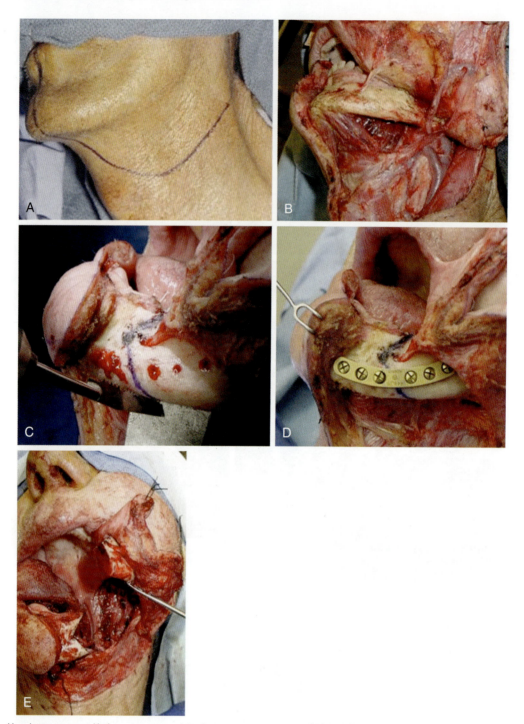

FIGURA 38-30. Abordagem por mandibulotomia para a excisão de tumores no espaço parafaríngeo. **A**, Incisão *lip-splitting* para a mandibulotomia. **B**, Dissecção cervical superior e exposição da mandíbula com identificação e preservação do nervo mental. **C**, A osteotomia em degrau é delineada anteriormente ao forame mental. **D**, A placa de metal é pré-moldada e fixada à mandíbula antes da osteotomia planejada para evitar a má oclusão pós-operatória. **E**, Após a osteotomia ser realizada, a dissecção é feita ao longo do assoalho da boca logo ao lado da língua para proporcionar um acesso mais amplo ao espaço parafaríngeo.

completa do tronco principal do nervo facial resulta em paralisia completa e permanente de todos os músculos ipsilaterais de expressão facial.

Se o nervo facial é sacrificado, sua reparação pode ser feita usando uma sutura direta das bordas de corte ou um segmento de enxerto, dependendo da extensão ressecada (Fig. 38-28). A reabilitação imediata do rosto paralisado requer cuidado diligente dos olhos para evitar a ceratite de exposição. Isso envolve o uso liberal de lágrimas artificiais, pomadas de lubrificação e proteção dos olhos com curativos e óculos apropriados. Um implante de peso de ouro deve ser usado rotineiramente em pacientes com paralisia facial completa. Uma tarsorrafia temporária pode ser necessária para pacientes com ectrópio da pálpebra inferior. Se o nervo facial não for reparado ou enxertado, um ou mais procedimentos cirúrgicos podem ser indicados para a reabilitação estética ou dinâmica da face paralisada.

ANOMALIAS SENSORIAIS

O nervo auricular maior costuma ser seccionado durante a operação de parotidectomia. Isso geralmente resulta em déficits sensoriais na distribuição dermatomal do nervo auricular maior, que compreende o terço inferior do pavilhão auricular e inclui o lóbulo da orelha e as peles pré-auricular e pós-auricular adjacentes. Embora muitos pacientes apresentem déficits sensoriais, a qualidade de vida em geral não é significativamente afetada após o sacrifício do nervo auricular maior durante a parotidectomia.[100,107,108]

Sudorese Gustatória: Síndrome de Frey

Os pacientes com a síndrome de Frey experimentam rubor e transpiração da pele facial ipsilateral durante a mastigação (sudorese gustatória). Os sintomas podem variar em gravidade desde pouco perceptível a grave e bastante incômodo. A síndrome é uma sequela da parotidectomia e pode seguir outras lesões cirúrgicas, traumáticas e inflamatórias das glândulas parótida e submandibular e das porções torácica superior e cervical do tronco simpático.[109] A verdadeira incidência desta síndrome pós-operatória de Frey é desconhecida, mas parece estar entre 35 e 60%. A incidência provavelmente seria maior se fossem feitas perguntas dirigidas aos sintomas específicos da síndrome.[110] A fisiopatologia presumida da síndrome de Frey envolve a reinervação cruzada aberrante entre as fibras pós-ganglionares parassimpáticas secretomotoras da glândula parótida e as fibras pós-ganglionares simpáticas que suprem as glândulas sudoríparas da pele.

O diagnóstico da síndrome de Frey depende, em grande parte, dos sintomas do paciente. Um método objetivo de confirmação do diagnóstico é o teste de amido/iodo de Minor. Isso envolve a pintura do lado ipsilateral da face e do pescoço com uma solução de iodo, que é deixada até secar. Assim, o amido em pó é polvilhado sobre a área pintada. O paciente mastiga um sialogogo, tal como um quarto de limão, durante vários minutos. O aparecimento de manchas azuis escuras ao longo da face confirma a sudorese gustatória. Essa coloração é o resultado da reação do amido com o iodo dissolvido. Se o teste de amido/iodo de Minor for utilizado para o diagnóstico, até 96% dos pacientes que não apresentaram queixas de síndrome de Frey após a cirurgia, na verdade, terão uma manifestação subclínica desta complicação.[109] Normalmente, isso é detectado no primeiro ano depois da cirurgia, mas o início pode, às vezes, ser retardado por muitos anos.

Se os sintomas forem muito incômodos, o tratamento envolve simplesmente a aplicação um antitranspirante sobre a pele envolvida. A loção *roll-on* de glicopirrolato (1%) também é eficaz em controlar os sintomas. Nos casos que não respondem a essas medidas simples, a interrupção cirúrgica das fibras de secreção pode ser feita através da realização de uma neurectomia timpânica. Recentemente, a injeção intracutânea de toxina botulínica do tipo A tem sido descrita como um tratamento eficaz em casos graves

de síndrome de Frey.[110-112] A criação de um retalho de pele grossa e a parotidectomia superficial parcial são as técnicas mais importantes para minimizar o risco de desenvolver a síndrome de Frey sintomática.[113] Os relatos permanecem conflitantes quanto ao papel do retalho de músculo esternocleidomastoideo ou de outro material de implante na redução da incidência da síndrome de Frey.[114,115]

FÍSTULA SALIVAR

Este é um problema incomum. Geralmente, apresenta-se como uma sialorreia clara a partir da ferida ou uma coleção fluida sob o retalho de pele. Na maioria dos casos, o problema é autolimitante. O tratamento inclui aspiração repetida, curativo compressivo, tratamento da ferida e paciência. Anticolinérgicos orais, como o glicopirrolato, podem ser úteis para reduzir temporariamente o fluxo salivar até a cura completa.

Para consultar a lista completa de referências, acesse www.expertconsult.com.

LEITURA SUGERIDA

Carlson GW: The salivary glands. Embryology, anatomy, and surgical applications. *Surg Clin North Am* 80:261–273, xii, 2000.

Cheuk W, Chan JK: Advances in salivary gland pathology. *Histopathology* 51:1–20, 2007.

Dardick I, Burford-Mason AP: Current status of histogenetic and morphogenetic concepts of salivary gland tumorigenesis. *Crit Rev Oral Biol Med* 4:639–677, 1993.

De Bree R, Van der Waal I, Leemans R: Management of Frey syndrome. *Head Neck* 29:773–778, 2007.

El-Naggar AK, Klijanienko J: Advances in clinical investigations of salivary gland tumorigenesis. *Ann Pathol* 19:19–22, 1999.

Maruya S, Kim HW, Weber RS, et al: Gene expression screening of salivary gland neoplasms. *J Mol Diagn* 6:180–190, 2004.

Mehle ME, Kraus DH, Wood BG, et al: Facial nerve morbidity following parotid surgery for benign disease: the Cleveland Clinic Foundation experience. *Laryngoscope* 103:386–388, 1993.

O'Brien CJ: Current management of benign parotid tumors: the role of limited superficial parotidectomy. *Head Neck* 25:946–952, 2003.

Patel N, Har-El G, Rosenfeld R: Quality of life after great auricular nerve sacrifice during parotidectomy. *Arch Otolaryngol Head Neck Surg* 127:884–888, 2001.

Scianna JM, Petruzzelli GJ: Contemporary management of tumors of the salivary glands. *Curr Opin Rep* 9:134–138, 2007.

Spiro RH: Salivary neoplasms: overview of a 35-year experience with 2,807 patients. *Head Neck Surg* 8:177–184, 1986.

Thoeny HC: Imaging of salivary gland tumours. *Cancer Imaging* 7:52–62, 2007.

Uchida Y, Minoshima S, Kawata T, et al: Diagnostic value of FDG PET and salivary gland scintigraphy for parotid tumors. *Clin Nucl Med* 30:170–176, 2005.

Witt RL: The significance of the margin in parotid surgery for pleomorphic adenoma. *Laryngoscope* 112:2141–2154, 2002.

Zheng W, Shu XO, Ji BT, et al: Diet and other risk factors for cancer of the salivary glands: a population-based case-control study. *Int J Cancer* 67:194–198, 1996.

39 Neoplasias Malignas das Glândulas Salivares

John B. Sunwoo | James S. Lewis Jr

Chafeek Tomeh | Jonathan McJunkin

Pontos-chave

- As neoplasias malignas das glândulas salivares são diversas e heterogêneas. Seu comportamento biológico e tratamento clínico resultante são altamente dependentes do seu tipo histológico e muitas vezes também de seu grau.
- Os tipos histológicos de alto grau incluem o carcinoma mucoepidermoide de alto grau, o carcinoma de células escamosas, o carcinoma indiferenciado, o adenocarcinoma de alto grau não especificado, o carcinoma ex-adenoma pleomórfico, carcinoma adenoide cístico do tipo sólido (grau 3), o carcinoma de pequenas células, o carcinoma do ducto salivar e quaisquer tumores denominados como de transformação de alto grau.
- Quando as lesões são ressecáveis, o principal tratamento é cirúrgico, com ou sem radioterapia pós-operatória adjuvante.
- Existem controvérsias sobre quando tratar um pescoço com linfonodo negativo; no entanto, em geral, o tipo histológico, o estádio do tumor e a evidência de invasão perineural ou óssea podem orientar a conduta.
- Indicações de radioterapia pós-operatória adjuvante incluem o estádio avançado, as margens positivas, os tipos histológicos de alto grau e a evidência de invasão tecidual local.

Os neoplasmas malignos das glândulas salivares maiores e menores são raros e representam cerca de 3% de todas as neoplasias de cabeça e pescoço.[1] A incidência estimada é de apenas 0,9 a cada 100.000 nos Estados Unidos, mas a taxa aumenta com a idade e tem seu pico por volta dos 65 a 74 anos.[2] Menos de 5% de todos os tumores das glândulas salivares ocorrem na faixa etária pediátrica; no entanto, os tumores das glândulas salivares em crianças são muito mais propensos a serem malignos do que nos adultos.

De todas as neoplasias salivares, tanto benignas quanto malignas, a grande maioria ocorre na glândula parótida e a minoria ocorre na glândula sublingual. Existe uma relação inversa interessante entre a incidência global de neoplasias por localização e o percentual de malignidade (Tabela 39-1). Em uma revisão de 2.410 casos de tumores das glândulas salivares,[3] 73% ocorreram na parótida e, desses, apenas 15% eram malignos. Por outro lado, os tumores das glândulas salivares menores constituíam apenas 14% do número total de casos, mas 46% foram malignos. Da mesma forma, as neoplasias da glândula submandibular constituíam 11% dos casos e 37% eram malignos; as neoplasias das glândulas sublinguais constituíam apenas 0,3 e 86% eram malignos.

A frequência dos diferentes tipos histológicos de malignidade da glândula salivar também varia de acordo com a glândula e o local. Uma série de estudos descobriu que o tumor primário maligno mais comum nas glândulas salivares é o carcinoma mucoepidermoide.[1,2,4] Em uma das maiores revisões de neoplasias das glândulas salivares (2.807 total), Spiro[1] examinou 1.278 casos de tumores malignos das glândulas salivares e relatou que 34% eram carcinoma mucoepidermoide (Tabela 39-2). O próximo tipo mais comum foi o carcinoma adenoide cístico (22%); seguido pelo adenocarcinoma (18%) e por uma mistura de tumores que foi mais recentemente subdividida, como descrito abaixo; o tumor misto maligno (13%); o carcinoma de células acinares (7%); e o carcinoma de células escamosas (epidermoide) (4%). Ao considerar os tipos histológicos pelo local anatômico, o carcinoma mucoepidermoide foi o tumor maligno mais frequente da parótida, mas o carcinoma adenoide cístico foi o mais frequente das glândulas submandibulares e das glândulas salivares menores. Uma exceção a esta última afirmação eram os tumores malignos das glândulas salivares menores que surgiram na cavidade nasal e nos seios paranasais, caso em que o adenocarcinoma foi o tipo mais comum, ao contrário do carcinoma adenoide cístico.

Este capítulo discute a evolução de pacientes com estas doenças malignas, a histopatologia dos tipos mais comuns e o tratamento atualmente aceito. Tanto a raridade dessas doenças malignas quanto a grande variedade de tipos histológicos fizeram seu estudo desafiador. Na verdade, o que se sabe sobre os seus resultados de comportamento e de tratamento clínico é baseado quase inteiramente em estudos retrospectivos.

AVALIAÇÃO DO PACIENTE
EXAME FÍSICO

A apresentação clínica das neoplasias malignas das glândulas salivares pode variar desde massas assintomáticas indolentes até massas dolorosas de crescimento acelerado com paralisia progressiva do nervo facial. Na revisão de Spiro[1] de 2.807 tumores das glândulas salivares, a dor era um sintoma em apenas 10% dos casos malignos, mas foi mais frequentemente observada com os tumores

TABELA 39-1. Relação Entre os Locais de Tumores Primários e a Frequência de Malignidade

Local	Números absolutos	% Frequência	% Malignidade
Parótida	1.756	72,9	14,7
Submandibular	257	10,7	37
Sublingual	7	0,3	85,7
Glândulas menores	336	14	46,4
Desconhecido	54	2,2	-

De Eveson JW, Cawson RA. Salivary gland tumours. A review of 2410 cases with particular reference to histological types, site, age and sex distribution. *J Pathol* 1985;146:51-58.

malignos do que com os benignos. Em geral, o inchaço e a dor episódicos indicam, na maioria das vezes, obstrução e inflamação da glândula salivar, enquanto a dor constante é mais preocupante para a malignidade. No entanto, a sialadenite pode ser secundária à obstrução por uma neoplasia da glândula salivar; portanto, a neoplasia deve ser considerada na avaliação de qualquer inchaço da glândula salivar com dor. Aproximadamente 10% dos tumores malignos da glândula parótida são vistos inicialmente com paralisia facial associada, o que prenuncia um mau prognóstico.[5,6]

Glândula Parótida

As glândulas parótidas são especiais e as maiores glândulas salivares maiores, uma vez que são as únicas glândulas salivares que contêm linfonodos intraglandulares. Ambas as glândulas parótidas podem ser divididas em "lobos" superficial e profundo baseados pelo plano dos ramos do nervo facial. Esses lobos devem ser definidos principalmente para orientar o tratamento cirúrgico, mas anatomicamente também se distinguem pelo fato de a maioria dos nódulos linfáticos intraglandulares estarem no lobo superficial[7,7a] O lobo profundo é medial ao plano do nervo facial e se estende para dentro do espaço parafaríngeo.

Uma análise completa da glândula parótida inclui a palpação da glândula em si e do pescoço, juntamente com a avaliação da pele sobrejacente; a palpação bimanual do espaço bucal, que inclui o ducto de Stensen; o exame da nasofaringe e orofaringe; e uma avaliação completa da função e simetria do nervo facial. O espaço parafaríngeo pode ser dividido em compartimento pré-estiloide (ou anterolateral) e compartimento pós-estiloide (ou posteromedial) por uma fáscia que se estende desde o processo estiloide até o tensor do véu palatino. Os tumores do lobo profundo da parótida podem envolver o compartimento pré-estiloide do espaço parafaríngeo e se apresentar como uma massa submucosa protuberante na orofaringe e/ou nasofaringe que distorce o

TABELA 39-2. Incidência Relativa de Neoplasias Malignas das Glândulas Salivares

Tipo Histológico	Número	%
Carcinoma mucoepidermoide	439	34
Carcinoma adenoide cístico	281	22
Adenocarcinoma sem outra especificação	225	18
Tumores mistos malignos	161	13
Carcinoma de células acinares	84	7
Carcinoma de células escamosas	53	4
Outros	35	3
Total	1.278	

De Spiro RH. Salivary neoplasms: overview of a 35-year experience with 2,807 patients. *Head Neck Surg* 1986;8:177-184.

palato mole ou obstrui a tuba auditiva. Se o tumor se estender para dentro do compartimento pós-estiloide, as neuropatias dos nervos cranianos (NC) podem se manifestar como reflexo de vômito diminuído (NC IX, X), aspiração (NC IX, X), elevação assimétrica do palato (NC X), rouquidão (NC X), disfagia (NC X), fraqueza do músculo trapézio (NC XI) ou atrofia e/ou paresia da língua (NC XII). Se um tumor da parótida se estende posteromedialmente para a fossa infratemporal, o trismo também pode estar associado.

Glândula Submandibular

O par de glândulas submandibulares, localizado no triângulo submandibular (nível Ib) do pescoço e se estendendo até o aspecto medial da mandíbula, representa a segunda maior das glândulas salivares maiores. Essas glândulas estão intimamente associadas com o nervo lingual, nervo hipoglosso, artéria e veia faciais se sobrepondo ao ramo mandibular do nervo facial. Elas drenam para o assoalho da boca através do ducto de Wharton.

A palpação bimanual (intraoral e externa) de qualquer tumor da glândula submandibular deve ser realizada para avaliar a extensão do tumor e determinar se a fixação nas estruturas adjacentes, tais como pele ou mandíbula, está presente. Um exame neurológico cuidadoso também deve ser realizado para avaliar o envolvimento de nervos. Em particular, os sinais preocupantes de malignidade incluem dormência da língua, o que sugere o envolvimento do nervo lingual; fraqueza da língua, sugestiva de invasão do nervo hipoglosso; ou fraqueza do lábio inferior, o que sugere a invasão do nervo facial. O exame cuidadoso do pescoço também é importante, uma vez que 25 a 28% das neoplasias malignas de glândulas submandibulares terão metástases para os linfonodos regionais.[1,8]

Glândula Sublingual

O par de glândulas sublinguais está localizado no assoalho da boca, um de cada lado do freio lingual, lateral ao ducto de Wharton no compartimento submucoso. A drenagem dessas glândulas é através dos ductos de Bartholin, que desembocam no ducto de Wharton. Tal como acontece com os tumores da glândula submandibular, a palpação bimanual do assoalho da boca é importante para avaliar a extensão e a possível fixação dos tumores das glândulas sublinguais na mandíbula. Devido ao fato de a glândula sublingual estar intimamente associada com os nervos lingual e hipoglosso, um exame cuidadoso neurológico é importante, como afirmado anteriormente. Embora os tumores nesta área sejam geralmente indolores, a grande maioria (86%) dos tumores das glândulas sublinguais é maligna.[1]

Glândulas Salivares Menores

As glândulas salivares menores são um tecido abundante, e as estimativas sugerem que cerca de 500 a 1.000 glândulas estejam presentes ao longo do trato aerodigestivo superior. Embora elas estejam localizadas na submucosa de toda a cavidade oral, orofaringe, fossas nasais, seios paranasais, faringe e laringe, a maior parte delas está localizada na cavidade oral, sendo a concentração mais elevada na submucosa do palato duro. Como tal, o sítio mais frequentemente envolvido pelas neoplasias de glândulas salivares menores é o palato duro.[9] Em comparação com as glândulas salivares maiores, as glândulas salivares menores têm tecido capsular mínimo, o que faz com que a invasão local aos tecidos circundantes seja comum. Os pacientes com neoplasias malignas das glândulas salivares menores na maioria das vezes vêm procurar o médico com um inchaço submucoso indolor, mas a fixação na mucosa adjacente e ulceração estão frequentemente presentes. Aproximadamente um quarto dos pacientes se queixam de dor local,[10] e dor ou parestesia/anestesia sugerem a invasão de nervos. Como as glândulas salivares menores são distribuídas ao longo das superfícies de mucosa de cabeça e pescoço, as malignidades dessas glândulas podem se manifestar de diversas maneiras, dependendo da localização. Os sintomas podem incluir a obstrução das vias respiratórias nasais, sinusite, disfunção tubária ou rouquidão. A

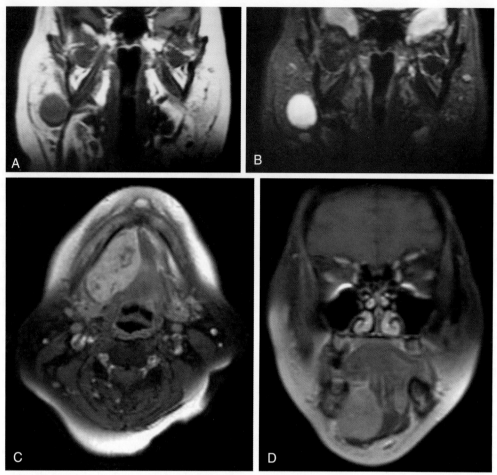

FIGURA 39-1. Imagens de ressonância magnética de neoplasmas das glândulas salivares. **A**, Imagem ponderada em T1 de um adenoma pleomórfico na glândula parótida. **B**, Imagem ponderada em T2 do mesmo adenoma pleomórfico. **C**, Imagem axial ponderada em T1 da gordura saturada pós-gadolínio de um carcinoma adenoide cístico da glândula sublingual direita. **D**, Imagem coronal ponderada em T1 da gordura saturada pós-gadolínio do tumor mostrado em **C**. (**A** e **B** do Som PM e Curtain HD *Head and Neck imaging*, ed 4. St Louis: Mosby, 2002.)

avaliação completa da cabeça e do pescoço incluindo nasofibroscopia e exames de imagem deve ser realizada em todos os casos.

ESTUDOS RADIOLÓGICOS

A ressonância magnética (RM) é a modalidade radiológica mais frequentemente recomendada para avaliar as neoplasias das glândulas salivares, se não houver contraindicações para seu uso. Os tumores benignos e malignos da glândula parótida são bem visualizados em imagens ponderadas em T1 (T1WI), porque eles são facilmente distinguidos do parênquima gorduroso da glândula, que aparece hiperintenso. Geralmente em neoplasias epiteliais benignas, como os adenomas pleomórficos, e em neoplasias malignas de baixo grau, há baixas intensidades de sinal em T1 e altas em T2 (Fig. 39-1, *A* e *B*). Os carcinomas de alto grau tendem a ter intensidade de sinal baixa a intermediária tanto em imagens ponderadas em T1WI quanto T2 (T2WI); isso será discutido mais adiante neste capítulo. O uso de material de contraste, como o gadolínio e a técnica de saturação de gordura em T1WI, pode fornecer informações adicionais sobre a extensão da neoplasia maligna da glândula salivar (Fig. 39-1, *C* e *D*). Isso é particularmente útil em termos de avaliação do comprometimento ósseo e da disseminação perineural. A medula óssea e o córtex aparecem hipointensos em imagens com gordura saturada e a neoplasia infiltrativa aparece com sinal hiperintenso quando reforçado com gadolínio. O alargamento do forame oval na base do crânio e a presença de tecido tumoral com sinal reforçado hiperintenso são sugestivos de disseminação perineural.

Alguns propuseram que a T2WI seja útil para distinguir neoplasias das glândulas salivares benignas das malignas. Som e Biller[11] examinaram 35 tumores da parótida por ressonância magnética e observaram que os tumores benignos e as neoplasias malignas de baixo grau tinham baixa intensidade de sinal em T1WI e altas intensidades de sinal em T2WI, com margens claramente definidas. As malignidades de alto grau, por outro lado, tinham baixa intensidade de sinal em T1 e T2 e margens mal definidas. Freling et al.,[12] no entanto, não fizeram as mesmas observações. Eles examinaram 116 pacientes com massas da parótida, 30 dos quais eram tumores malignos, e não encontraram nenhuma correlação entre malignidade e intensidade de sinal, heterogeneidade ou margens radiográficas na RM. As lesões malignas poderiam ser diferenciadas das benignas somente quando a infiltração em estruturas adjacentes era aparente. Entre as lesões malignas, não foi encontrada correlação entre o grau do tumor e as características de ressonância magnética; portanto a RM fornece informação útil sobre a extensão da doença, mas o diagnóstico histopatológico ainda é necessário para distinguir lesões benignas de malignas.

A tomografia computadorizada (TC) com contraste endovenoso é também amplamente utilizada para avaliar as massas das glândulas salivares, principalmente por causa da velocidade com que as imagens são adquiridas. A TC é particularmente útil para avaliar a erosão da cortical óssea pelos tumores adjacentes. A TC é muito melhor do que a RM em visualizar pequenos cálculos no ducto salivar, e como tal é particularmente útil na avaliação das massas das glândulas salivares se a sialolitíase for considerada

BIÓPSIA

O diagnóstico no pré-tratamento se tornou possível através da utilização de biópsias aspirativas por agulha fina (BAAF). Esta ferramenta de diagnóstico foi criada na metade final da década de 1960[13-18] e se tornou o principal pilar na abordagem das neoplasias das glândulas salivares. É um procedimento extremamente seguro que é bem tolerado pelos pacientes e é considerado sem risco significativo para a contaminação dos tecidos circundantes pelo tumor.[1]

Embora as biópsias aspirativas por agulha fina das neoplasias salivares tenham se mostrado extremamente úteis para o planejamento pré-operatório, a interpretação dessas biópsias pode ser difícil e resultar em ambiguidade de diagnóstico e imprecisão. Algumas entidades têm características patognomônicas clássicas na biópsia AAF. No entanto, a variedade dos diferentes tipos de tumores e a sua histologia amplamente sobreposta normalmente necessitam de aquisição de biópsia ou de ressecção do tecido para um diagnóstico definitivo. Além disso, e mais importante, muitas neoplasias malignas das glândulas salivares só podem ser diagnosticadas como tal quando é levado em consideração o padrão de crescimento (infiltração através da cápsula com invasão de tecidos moles, invasão perineural). Nestes casos, os tumores só podem ser definitivamente diagnosticados como malignos quando observados em espécimes cirúrgicos que demonstram adequadamente a arquitetura tumoral e o relacionamento do tumor com o tecido periférico. Isto é particularmente verdadeiro para neoplasias malignas de baixo grau como o adenocarcinoma polimorfo de baixo grau,[20] o carcinoma mioepitelial[21,22] e o adenocarcinoma de células basais,[23] que geralmente têm células tumorais de aparência inocente e não têm necrose ou mitoses abundantes. Dentre os tumores de cabeça e pescoço, as biópsias AAF de tumores das glândulas salivares maiores são consideradas como tendo a maior taxa de erro.[24] Pela maioria dos relatos, a sensibilidade das biópsias AAF para o diagnóstico de uma neoplasia maligna é muito menor do que a sua especificidade.[24-28] Em outras palavras, é mais comum o diagnóstico errado de um tumor maligno como benigno do que o inverso. Uma revisão de 5 anos dos dados a partir de 6.249 respostas dos participantes do Interlaboratory Comparison Program do College of American Pathologists em citologia não ginecológica revelou que as biópsias AAF tinham uma sensibilidade de 68% para o diagnóstico de neoplasia maligna da glândula salivar, com uma taxa global de falso-negativo de 32%.[29] O maior número de diagnósticos falso-negativos ocorreu em casos de linfoma (57%), seguido pelo carcinoma de células acinares (49%), carcinoma mucoepidermoide de baixo grau (43%) e carcinomas adenoides císticos (33%). Em casos de neoplasias benignas do mesmo estudo, a especificidade das biópsias AAF foi de 91%, com uma taxa de falso-positivo global de 8%. A maior taxa de falso-positivos ocorreu nos casos de adenoma das células basais (53%), que foram mais frequentemente diagnosticados como carcinomas adenoides císticos. Quando diagnosticados como malignos, os adenomas pleomórficos eram na maioria das vezes confundidos com os carcinomas adenoides císticos, e os tumores de Warthin foram erroneamente diagnosticados como linfoma.

Embora a utilidade e a facilidade das biópsias AAF tenham resultado em um declínio no uso da análise de congelação intraoperatória, várias indicações para estudos de congelação ainda

como um componente da etiologia. Tumores altamente celulares podem ser visualizados na glândula parótida, porque o tecido da parótida normal tem um elevado teor de gordura, o que resulta em uma menor radiodensidade na TC em comparação com os neoplasmas altamente densos. No entanto, em geral, a RM é superior à TC para fornecer detalhes do tecido mole e delinear a extensão das massas da glândula salivar.

TABELA 39-3. Classificação do American Joint Committee em 2010 para o Estadiamento de Tumor/Nódulo/Metástase para o Câncer das Glândulas Salivares Maiores

Tumor Primário (T)	
TX	Tumor primário não pode ser avaliado
T0	Nenhuma evidência de tumor primário
T1	O tumor tem ≤ 2 cm no seu maior comprimento sem extensão extraparenquimal*
T2	O tumor tem > 2 cm mas não > 4 cm no seu maior comprimento sem extensão extraparenquimal*
T3	O tumor tem > 4 cm no seu maior comprimento e/ou apresenta extensão extraparenquimal*
T4a	Doença moderadamente avançada O tumor invade pele, mandíbula, canal auditivo e/ou nervo facial
T4b	Doença muito avançada O tumor invade a base do crânio e/ou placas pterigoides e/ou envolve a artéria carótida
Nódulos Linfáticos Regionais (N)	
NX	Os linfonodos regionais não podem ser avaliados
N0	Nenhuma metástase dos linfonodos regionais
N1	Metástase em um único linfonodo ipsilateral ≤ 3 cm na sua maior dimensão
N2a	Metástase em um único linfonodo ipsilateral > 3 cm mas não > 6 cm na sua maior dimensão
N2b	Metástases em múltiplos linfonodos ipsilaterais, nenhum > 6 cm em sua maior dimensão em nódulos
N2c	Metástases em linfonodos bilaterais ou contralaterais, nenhum com > 6 cm na sua maior dimensão
N3	Metástases em um linfonodo > 6 cm em sua maior dimensão
Metástases Distantes (M)	
MX	Metástase distante não pode ser avaliada
M0	Nenhuma metástase distante (não patológica M_0; use o M clínico para completar o estádio do grupo)
M1	Metástase distante

De Edge SB. AJCC cancer staging manual, ed 7. New York: Springer-Verlag; 2010.
* *Extensão extraparenquimal* é uma evidência clínica ou macroscópica de invasão de tecidos moles. A evidência microscópica por si só não constitui uma extensão extraparenquimal para princípios de classificação.

TABELA 39-4. Agrupamento de Estádio para o Câncer da Glândula Salivar Maior

I	T1	N0	M0
II	T2	N0	M0
III	T3	N0	M0
	T1	N1	M0
	T2	N1	M0
	T3	N1	M0
IVA	T4a	N0	M0
	T4a	N1	M0
	T1	N2	M0
	T2	N2	M0
	T3	N2	M0
	T4a	N2	M0
IVB	T4b	Qualquer N	M0
	Qualquer T	N3	M0
IVC	Qualquer T	Qualquer N	M1

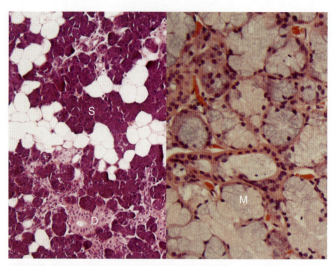

FIGURA 39-2. Histologia da glândula salivar maior normal. Os ácinos serosos (*esquerda*, S) têm uma coloração azulada dos grânulos citoplasmáticos serosos, os ácinos mucinosos (*direita*, M) têm citoplasma homogêneo azul pálido, e os ductos (*esquerda*, D) têm um revestimento com dupla camada de células e células com citoplasma rosa pálido (ambas as imagens ×400).

existem, como revisto por Seethala et al.[30] e Westra.[24] Estas incluem a avaliação da extensão de invasão tumoral para tecidos locais/regionais, tais como os nervos e gânglios linfáticos, avaliação das margens cirúrgicas e confirmação ou estabelecimento do diagnóstico nos casos em que a biópsia AAF pré-operatória não foi diagnóstica ou era equívoca. Nos últimos anos, muitos cirurgiões têm utilizado o exame da congelação para esclarecer o tipo de tumor após um diagnóstico inespecífico da biópsia AAF e, além disso, para fazer uma avaliação intraoperatória da necessidade de esvaziamento cervical.

ESTADIAMENTO

O estadiamento clínico dos casos de câncer da glândula salivar é importante para o prognóstico e as decisões sobre o tratamento. A classificação de estadiamento de tumor/nódulo/metástase (TNM) de 2010 para os cânceres da glândula salivar maior, estabelecida pelo American Joint Committee on Cancer (AJCC), é a mais utilizada nos Estados Unidos (Tabelas 39-3 e 39-4). Os carcinomas das glândulas salivares menores são classificados de acordo com a localização anatômica de origem (p. ex., cavidade oral, nasal, laringe). As orientações de classificação são aplicáveis a todas as formas de carcinoma; qualquer tipo de tumor não epitelial é excluído.

HISTOPATOLOGIA

As neoplasias das glândulas salivares são extremamente diversificadas e heterogêneas; seu comportamento e tratamento clínico resultante são altamente dependentes do seu tipo histológico e, muitas vezes, de seu grau. Portanto, o conhecimento dos tipos de tumores e de sua classificação patológica é crítico para que o médico possa proporcionar um tratamento adequado. A Tabela 39-5 lista a maioria das questões críticas relacionadas com a patologia que os clínicos precisam considerar. A seção seguinte se destina a proporcionar uma discussão sintética, mas suficiente da patologia desses tumores, o que inclui uma breve discussão das alterações moleculares, um aspecto importante de cada patologia da glândula salivar.

Em primeiro lugar, é importante considerar a histologia normal das glândulas, porque a maioria dos tumores se diferencia nos mesmos tipos de células que estão presentes na glândula normal. Glândulas salivares contêm ácinos compostos por células serosas ou mucinosas ou uma mistura de ambos. As células serosas apresentam uma forma arredondada ou poligonal e têm caracteristicamente grânulos citoplasmáticos azuis abundantes que são positivos para o ácido periódico de Schiff (PAS). As células mucinosas são formadas quase inteiramente de muco intracitoplasmático levemente basofílico. O fluido secretado pela glândula parótida é quase exclusivamente seroso, enquanto o da glândula sublingual é quase exclusivamente mucoso, e o da glândula submandibular é uma mistura de seroso e mucoso. Os ductos estriados e interlobulares possuem células de revestimento cuboides a colunares com citoplasma eosinofílico abundante; eles formam estruturas tubulares dentro das glândulas (Fig. 39-2). Tanto os ácinos quanto os ductos têm células mioepiteliais de apoio ao longo da sua periferia. As glândulas parótidas contêm normalmente, em média, de 10 a 20 nódulos linfáticos intraglandulares e periglandulares, uma característica de grande importância, porque muitas massas da parótida representam metástases para esses linfonodos a partir de um câncer primário de pele ou de outros tipos de câncer da região de cabeça e pescoço. Esses linfonodos têm a

TABELA 39-5. Características Patológicas Críticas para a Avaliação do Tumor Maligno da Glândula Salivar

Tipo de Tumor	Problema(s) Patológico(s) Específico(s)
Carcinoma mucoepidermoide	Grau
Carcinoma adenoide cístico	Grau Transformação de alto grau (S/N)
Carcinoma ex-adenoma pleomórfico	Tipo histológico específico de carcinoma Grau Extensão da invasão
Carcinoma mioepitelial	Grau
Carcinoma basocelular	Grau
Adenocarcinoma sem outra especificação	Grau
Carcinoma de células acinares	Transformação de alto grau (S/N)
Carcinoma de células pequenas	Primário *vs.* metástase
Carcinoma de células escamosas	Primário *vs.* metástase
Linfoma	De novo *vs.* secundário Grau (baixo *vs.* alto) Necessidade de biópsia

aparência típica como os de qualquer outro tecido linfonodal no corpo. As glândulas submandibular e sublingual não têm gânglios linfáticos intraglandulares.

Muitos tumores da glândula salivar podem ser grosseiramente classificados em função do tipo de célula normal das glândulas salivares para o qual se diferenciam. As neoplasias podem se diferenciar em células acinares, ductais ou mioepiteliais; no entanto, na prática, a maioria tem diferenciação dupla – especificamente, a maioria das neoplasias das glândulas salivares tem alguma diferenciação mioepitelial.[31] Além disso, a maioria das neoplasias benignas tem uma contrapartida maligna, como o adenoma pleomórfico e o carcinoma ex-adenoma pleomórfico, o adenoma de células basais e o adenocarcinoma de células basais, o mioepitelioma e o carcinoma mioepitelial. O número de diferentes tumores epiteliais malignos na classificação da Organização Mundial de Saúde tem aumentado consideravelmente nos últimos 50 anos e agora inclui 24 entidades.[23] Entre 21 e 46% dos tumores das glândulas salivares são malignos,[3] incluindo 15 a 32% da parótida, 41 a 45% de submandibular, 70 a 90% de sublingual, e 50% de pequenos tumores das glândulas salivares.[23] É importante notar que a incidência de certos tipos histológicos é dependente do local. Por exemplo, o adenocarcinoma polimorfo de baixo grau quase nunca ocorre nas glândulas maiores, ao passo que o carcinoma de células acinares é bastante incomum fora da glândula parótida.[20,32]

CARCINOMA MUCOEPIDERMOIDE

O carcinoma mucoepidermoide (CME) é o tumor maligno mais comum da glândula salivar.[3,33-35] A maioria dos casos ocorre em glândulas salivares maiores,[36] mas o CME também pode surgir das glândulas salivares menores na cavidade oral, particularmente em palato duro, mucosa bucal, lábio e trígono retromolar.[37] Raramente, eles também podem ter uma origem intraóssea na mandíbula e maxila, mas os CMEs dessa localização são considerados como tendo uma origem odontogênica e têm um comportamento clínico menos agressivo.[38,39] Clinicamente, os CMEs são ligeiramente mais comuns em mulheres e têm uma idade média de ocorrência de cerca de 45 anos, mas podem ocorrer também em crianças.[33] Na verdade, eles são o carcinoma pediátrico mais comum da glândula salivar.[40] Os pacientes geralmente procuram o médico com queixa de uma massa indolor, de crescimento lento. Os tumores intraorais podem mimetizar uma lesão vascular ou uma mucocele clinicamente por apresentarem-se como um nódulo superficial vermelho-azulado.[3]

Macroscopicamente, os CMEs não são distintos. Eles geralmente possuem tanto componentes sólidos quanto císticos, muitas vezes com material mucinoso dentro dos cistos.[41] Isto é, por vezes, o que confere uma cor azulada a eles, imitando a aparência de uma mucocele na cavidade oral. Microscopicamente, a sua característica é a presença de três tipos de células: mucinosas, escamosas (ou epidermoides) e intermediárias (Fig. 39-3, A.). A arquitetura é geralmente uma mistura de elementos císticos (Fig. 39-3 A, B) e sólidos, o último com camadas (Fig. 39-3, C), ninhos ou estruturas semelhantes a ductos. As células mucinosas têm abundante mucina azul clara no seu citoplasma e os núcleos estão deslocados para a periferia. Normalmente a visualização da mucina é óbvia, mas, nos casos em que é escassa, as colorações especiais como o PAS, mucicarmina ou azul Alcian podem ser usadas para realçá-la. As células escamosas são grandes, com citoplasma rosa abundante, e, embora elas se pareçam um pouco com as células escamosas na aparência, não são verdadeiramente escamosas. A queratinização verdadeira no CME é rara e, se estiver presente, deve-se levar em consideração que a neoplasia seja um carcinoma adenoescamoso.[42] As células intermediárias normalmente têm quantidades mais modestas de citoplasma rosa ou transparente. A proporção de tipos celulares varia um pouco entre os tumores: as células intermediárias costumam predominar, e as células mucinosas geralmente revestem os espaços císticos; a atipia celular varia

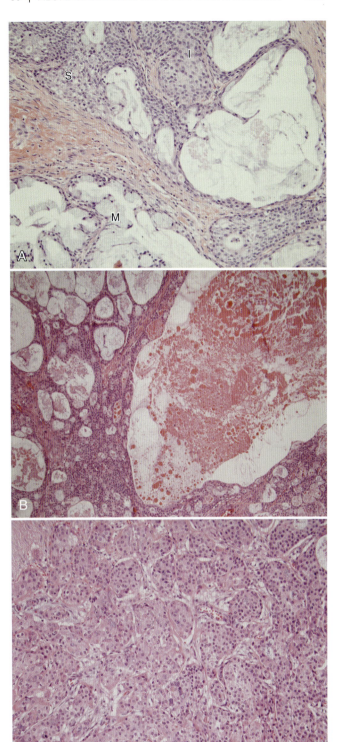

FIGURA 39-3. Carcinoma mucoepidermoide. **A,** Diferentes tipos de células são mostrados neste tumor, com muitas *células intermediárias* (I), células mucinosas misturadas (M) e também escamosas (E) ou células epidermoides com citoplasma rosa ligeiramente mais proeminente (× 200). **B,** Tumor com ampla mudança cística (× 100). **C,** Alto grau de carcinoma mucoepidermoide com camadas contínuas de células intermediárias, diferenciação mucinosa mínima e nenhuma mudança cística (× 200).

TABELA 39-6. Sistema de Classificação para o Carcinoma Mucoepidermoide

Parâmetro (Auclair)	Valor em pontos
Componente cístico < 20%	+2
Invasão neural	+2
≥ 4 mitoses/10 hpf	+3
Necrose	+3
Anaplasia	+4
Grau	*Escore de pontos*
Baixo (1)	0-4
Intermediário (2)	5-6
Alto (3)	≥7
Parâmetro (Brandvwein)	*Valor em pontos*
Componente cístico <25%	+2
A fronte do tumor invade em pequenos ninhos e ilhas	+2
Atipia nuclear pronunciada	+2
Invasão vascular e/ou linfática	+3
Invasão neural	+3
Necrose	+3
Quatro ou mais mitoses/10 hpf	+3
Invasão óssea	+3
Grau	*Escore de pontos*
Baixo (1)	0
Intermediário (2)	2-3
Alto (3)	≥4

De Auclair PL, Goode RK, Ellis GL. Mucoepidermoid of intraoral salivary glands, Cancer 1992;69:2021-2030; and Brandwein MS, Ivanov K, Wallace DI, et al. Mucoepidermoid carcinoma. A clinicopathologic study of 80 cases with special reference to histological grading. *Am J Surg Pathol* 2001;25(7):835-845.

de um mínimo a bem proeminente.[43-45] A imuno-histoquímica (IHQ) é de utilidade limitada no diagnóstico.[41]

A biópsia AAF obtém uma mistura dos tipos celulares. No mínimo, os dois componentes glandulares e escamosos devem estar presentes para o diagnóstico ser feito. As células mucinosas têm abundante citoplasma vacuolizado, as células intermediárias são relativamente redondas e pequenas com pouco citoplasma e núcleos com cromatina aberta, e as células escamosas têm moderadas quantidades de citoplasma homogêneo denso. Estas geralmente aparecem laranja na coloração Papanicolau.

O diagnóstico diferencial, especialmente em tumores que surgem ao longo das mucosas, inclui a sialometaplasia necrotizante, uma lesão não neoplásica incomum do palato duro com alterações reativas em glândulas salivares menores[46] e, mais importante, o carcinoma adenoescamoso – uma variante agressiva do carcinoma de células escamosas (CCE). Os carcinomas adenoescamosos são de alto grau; têm diferenciação escamosa definitiva, geralmente com queratinização (ao contrário do CME); e muitas vezes têm displasia escamosa de superfície na mucosa, uma característica não apresentada pelo CME.[41] A classificação da graduação dos CMEs é importante e se correlaciona fortemente com o comportamento clínico, apesar de a reprodutibilidade e a consistência serem os principais problemas, e nenhum sistema particular têm sido universalmente aceito.[43-45,47] O estadiamento clínico é tão importante quanto o grau histológico, portanto os dois devem ser consideradas em conjunto. Em geral, as lesões de baixo grau têm um componente cístico proeminente e as células mucinosas bem diferenciadas e abundantes, com pouca atipia citológica e baixa

atividade mitótica. As lesões de alto grau são mais sólidas com células escamosas e intermediárias predominando. Elas também apresentam atipia citológica, atividade mitótica, necrose e crescimento infiltrativo. Inúmeros esquemas diferentes de classificação da graduação (bem revisados por Luna[41] e também por Seethala[48]) foram relatados ao longo dos anos. O sistema de classificação mais utilizado, originalmente concebido por Auclair et al.,[43,45] usa uma pontuação de três camadas com base em uma série de características histológicas (Tabela 39-6). O sistema de classificação da graduação original foi inicialmente criticado por uma tendência a "subgraduar" os tumores, enquanto outros demonstraram que um número significativo de CMEs de baixo grau evoluiu com a doença progressiva. A modificação posterior por Brandwein et al.[44] (Tabela 39-6) refinou o sistema de classificação de tal modo que nenhum dos tumores classificados como de baixo grau em seu estudo evoluiu para doença progressiva. Os CMEs de baixo grau, como estritamente definidos por seus critérios, raramente ocasionam metástases ou resultam em morte do paciente.[43-45] Os CMEs de grau intermediário são o maior desafio para o clínico, porque têm a menor concordância entre os patologistas e também possuem um comportamento clínico variável, que pode depender muito do sistema de classificação utilizado. As decisões terapêuticas em tais tumores muitas vezes dependem de outras características clínico-patológicas.

Além do grau, a localização do tumor primário é potencialmente importante para prever o comportamento clínico. Vários estudos têm mostrado que os CMEs de baixo grau da glândula submandibular recidivam e dão metástases com mais frequência do que os da glândula parótida ou das glândulas salivares menores.[42,45] Se isso representa uma biologia verdadeiramente diferente, então é digno de uma ressecção agressiva e completa de qualquer malignidade primária da glândula submandibular, especialmente para o CME conhecido.[44] Certamente outros marcadores prognósticos são necessários.

Achados consistentes da translocação t (11;19) (q21;p13), o que resulta em uma fusão dos genes *MECT1* e *MAML2*, emergiram nos últimos anos. Ela pode ser usada para confirmação do diagnóstico, e alguns estudos têm mostrado que ela é prognóstica, ao passo que outros não demonstraram os mesmos resultados. Até o momento, não foi claramente demonstrada a sua utilidade na prática clínica.[48,49]

CARCINOMA ADENOIDE CÍSTICO

O carcinoma adenoide cístico (CAC) é um dos tumores mais comuns e certamente mais reconhecíveis das glândulas salivares,[3,34,35] notório por seu crescimento infiltrativo e comportamento lentamente progressivo com recorrências e invasões por um período prolongado de muitos anos.[50] Esses tumores ocorrem essencialmente com uma distribuição uniforme entre todos os locais das glândulas salivares,[34] embora o número total de casos das glândulas salivares menores supere aquele das glândulas salivares maiores, quando todos os locais são considerados em conjunto.[51-54] Essas malignidades ocorrem com uma incidência igual em homens e mulheres em uma ampla faixa etária com o pico de incidência entre os 50 e 60 anos.[51-53,55]

Macroscopicamente, os CACs são tumores sólidos, castanho claro, firmes e bem circunscritos, mas não encapsulados. Microscopicamente, três padrões de crescimento têm sido descritos: tubular, cribriforme e sólido. O padrão tubular consiste em pequenos túbulos que repousam em um estroma rosado, hialinizado e hipocelular (Fig. 39-4, *A*). O padrão sólido tem apenas lóbulos arredondados de células tumorais com poucas ou nenhuma estrutura semelhante a glândulas e sem uma arquitetura definida (Fig. 39-4, *B*). O padrão clássico e mais facilmente reconhecido é o cribriforme, semelhante ao queijo suíço. Ninhos de células são organizados em torno de espaços semelhantes a glândulas que consistem em um material azul ou rosa PAS-positivo (Fig. 39-4, *C*). Os espaços centrais parecem o lúmen glandular,

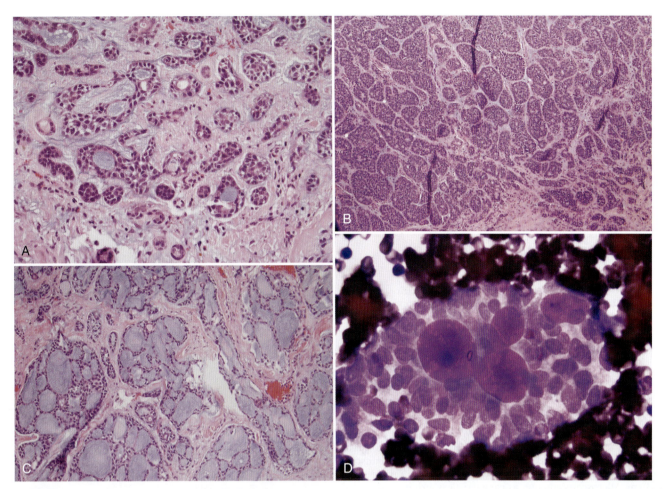

FIGURA 39-4. Carcinoma adenoide cístico (CAC). **A**, O CAC tubular (grau 1) é constituído por pequenas estruturas tubulares com um revestimento epitelial de células tumorais pequenas com cromatina escura e uma substância fundamental, azul, central (×400). **B**, O CAC sólido (grau 3) apresenta ninhos arredondados de células basaloides com pouca ou nenhuma substância fundamental ou formações em forma da glândula (×100). **C**, CAC cribriforme (grau 2) mostra células basaloides dispostas em torno de vários grupos arredondados de material basofílico central, gerando uma aparência de "queijo suíço" (×200). **D**, A aspiração clássica com agulha fina encontrou CAC com "cilindros" arredondados de membrana basal/material de substância fundamental (Diff-Quik; × 600).

mas, na verdade, são cavidades extracelulares que contêm material da membrana basal reduplicada (ou substância fundamental),[56,57] produzido pelas células tumorais, em vez de verdadeira mucina epitelial. As células no CAC são marcadamente basaloides na aparência, com pouco citoplasma e núcleos redondos a ovais, sendo escuros e hipercromáticos, sem nucléolo (Fig. 39-4, *A*).[52] Eles são muito uniformes em tamanho e mostram pouca atividade mitótica, exceto para o tipo sólido, em que a atividade mitótica pode variar de nenhuma a muito proeminente. Um anel de células mioepiteliais pouco perceptível com citoplasma claro também está normalmente presente, em particular, no padrão tubular. Ductos verdadeiros, dispersos e pouco perceptíveis também estão presentes.[31,58]

A biópsia AAF frequentemente produz resultados característicos para o CAC. Os aspirados têm células tumorais com citoplasma escasso e núcleos redondos e regulares em camadas ou grupos. Estes traços não são, por si só, característicos e, na verdade, são tão suaves que podem sugerir uma lesão benigna. No entanto, o achado de "cilindros" redondos bem-definidos e/ou esferas de estroma acelular que acompanham essas células é típico, mas não 100% específico, para o CAC. As células muitas vezes "se agarram" a essas estruturas arredondadas (Fig. 39-4, *D*).

A classificação histológica tem apresentado resultados conflitantes na literatura na predição do prognóstico. O estadiamento clínico, por outro lado, tem um grande valor como informação de prognóstico, portanto deve ser considerado tanto ou mais que o grau histológico na gestão clínica.[55] Além disso, como no CME, o CAC da glândula submandibular tem um curso clínico muito mais agressivo do que o CAC de outros locais.[53,55] As informações mais precisas de prognóstico são obtidas quando os tumores não são apenas classificados pelo padrão predominante – tubular, cribriforme ou sólido –, mas são mais especificamente classificados como *grau 1*, tubular com ou sem algumas áreas cribriformes e sem quaisquer áreas sólidas; *grau 2*, cribriforme com áreas tubulares mínimas e com menos de 30% de áreas sólidas; e *grau 3*, qualquer mistura de padrões, mas com mais do que 30% de áreas sólidas.[53,59] Uma característica histológica frequente do CAC é a invasão perineural, que é identificada em aproximadamente 70% a 75% dos casos.[53,60] Embora seja um pouco inconsistente na literatura, muitos têm correlacionado este achado com um pior prognóstico, particularmente quando se trata de invasão de tronco nervoso principal.[50,61-63] É também bastante aceito que essa invasão perineural pelo tumor é provavelmente a fonte da neoplasia recorrente, mesmo após ressecção cirúrgica aparentemente completa do tumor primário.

Outra característica distintiva do CAC é que as metástases tendem a ser distantes e com maior frequência para os pulmões. É incomum o CAC sofrer metástase para os linfonodos regionais. As metástases distantes do CAC podem permanecer indolentes por muitos anos e, como tal, não devem necessariamente impedir a ressecção cirúrgica do tumor primário, sendo importante avaliar o ritmo de progressão da doença. As metástases à distância para o osso são muitas vezes associadas a um resultado particularmente ruim, com uma sobrevida de cerca de 30% em 5 anos.[64]

O diagnóstico do CAC é geralmente simples ao exame de rotina com hematoxilina e eosina. No entanto, pode ser difícil em pequenas biópsias, porque o patologista pode não ser capaz de apreciar plenamente a arquitetura e o crescimento infiltrativo. O diagnóstico diferencial inclui outras neoplasias das glândulas salivares, tais como o adenocarcinoma polimorfo de baixo grau, o adenoma pleomórfico, o CCE basaloide ou o carcinoma neuroendócrino de alto grau.[58] Embora esteja além do escopo deste texto, a IHQ geralmente não é necessária, mas ocasionalmente pode ser útil na diferenciação entre esses tipos de tumores.[65,66] Verificou-se que o CAC apresenta uma translocação molecular relativamente consistente t(6;9), que envolve os genes *MYB* e *NFIB*.[67] A literatura sugere que esse rearranjo está presente em até dois terços dos casos. Embora não seja prognóstico ou útil para a prática clínica de rotina, ela pode ter importância no tratamento ou na conduta no futuro.

ADENOCARCINOMA POLIMORFO DE BAIXO GRAU

O adenocarcinoma polimorfo de baixo grau (APBG) é uma neoplasia única, de baixo grau reconhecido primeiramente como uma entidade distinta em meados de 1980.[68] Os APBGs surgem quase que exclusivamente a partir das glândulas salivares menores e, na maioria das séries, são o segundo carcinoma mais comum da glândula salivar menor.[37,50] O local mais comum para essas neoplasias é o palato,[69] particularmente na junção dos palatos duro e mole. Outros locais incluem o lábio superior, a mucosa jugal e a língua posterior.[20] Os APBGs provenientes das glândulas salivares maiores são raramente relatados.[32] O APBG é duas vezes mais comum em mulheres e tende a aparecer na quarta a sexta década como uma massa de crescimento lento que está presente há anos.[20,69] Essas massas são muitas vezes assintomáticas.[20] No exame macroscópico, elas se apresentam como massas circunscritas, não encapsuladas, amarelo claro ou escuro, que variam de 1 a 3 cm. Microscopicamente, as características arquitetônicas são bastante variáveis, como o nome sugere. São bem circunscritas, mas não encapsuladas e podem aparecer como ninhos sólidos em lóbulos, estruturas cribriformes semelhantes a glândulas ou em arranjos semelhantes a ductos. Um aspecto comum dentro do tumor é de um espiral concêntrico dos ninhos em torno um do outro em um arranjo de fila única. Este foi denominado o padrão "olho do furacão" (Fig. 39-5, *A*). A hialinização do estroma com uma coloração cinza-ardósia também é característica.[20] As células tumorais são bastante regulares, com citoplasma eosinofílico moderado e núcleos extremamente regulares, redondos a ovais característicos, com cromatina aberta (Fig. 39-5, *B*). Pouca atividade mitótica é aparente, e nenhuma necrose está presente. A periferia do tumor mostra crescimento infiltrativo, e a maioria dos casos demonstra invasão perineural (Fig. 39-5, *C*).[20,69,70]

O diagnóstico diferencial inclui o adenoma pleomórfico e o CAC. As áreas mixocondroides do adenoma pleomórfico não são vistas no APBG e, apesar de os adenomas pleomórficos da glândula salivar menor não serem encapsulados, não apresentam o padrão de crescimento infiltrativo do APBG e não têm uma invasão perineural. Uma imunocoloração particular, que pode ser útil em casos difíceis, vale ser mencionada aqui. Curiosamente, tem sido reconhecido que quase todos os adenomas pleomórficos vão ser positivos para a proteína ácida fibrilar glial, ao passo que quase todos os APBGs são negativos para a proteína ácida fibrilar glial.[71-74] O CAC é importante para se diferenciar do APBG. Isso é feito principalmente por características citológicas, porque os CACs têm células basaloides com cromatina escura e pouco citoplasma, enquanto as células do APBG têm citoplasma moderadamente eosinofílico e núcleos com cromatina aberta.

O APBG é uma malignidade de grau muito baixo e a classificação histológica não é aplicável. A ressecção conservadora é o tratamento de escolha. Há recorrência local do tumor em 10 a 15% dos pacientes.[20,69,75] Como as metástases linfáticas são

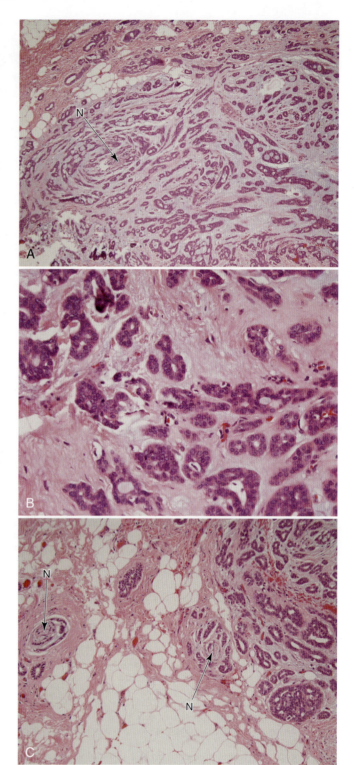

FIGURA 39-5. Adenocarcinoma polimorfo de baixo grau (APBG). **A**, Este APBG do palato duro mostra um tumor não encapsulado com ninhos de tumor de tamanho variável e diferentes padrões de crescimento, de trabecular para tubular e para cribriforme, infiltrando o estroma mixoide e hialinizado e crescendo em torno dos nervos (*seta*; ×100). **B**, Células tumorais do APBG com citoplasma rosa suave e núcleos ovais sem variabilidade significativa no tamanho ou na forma (×400). **C**, APBG com infiltração de gordura e focos de invasão perineural (200x).

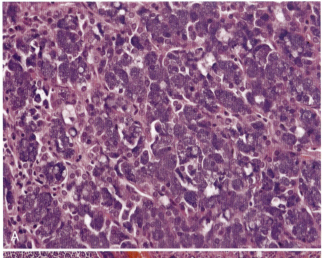
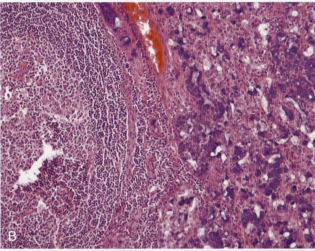
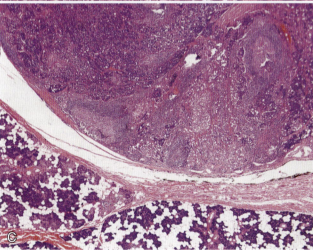

FIGURA 39-6. Carcinoma de células acinares. **A**, Carcinoma de células acinares típico: células redondas têm citoplasma azul e granular abundante, (×400). **B**, Infiltrado linfoide denso (*lado esquerdo*) no tumor e ao seu redor (×200). **C**, Carcinoma de células acinares com borda bem definida com o tecido da glândula salivar normal adjacente (×100).

distintamente incomuns (taxas de literatura de ~ 10% ou menos), o esvaziamento cervical é recomendado apenas com linfadenopatias clinicamente significativas ou com metástase comprovada por agulha. As metástases à distância são muito incomuns[76] e os pacientes têm um excelente prognóstico a longo prazo.[20,69,75] Na verdade, poucos pacientes são documentados por morte decorrente desse tumor, só depois de períodos prolongados.[20,69]

CARCINOMA DE CÉLULAS ACINARES

O carcinoma de células acinares (CCA), como o nome indica, é um tumor com células que apresentam diferenciação para células dos ácinos normais da glândula salivar (Fig. 39-2). No entanto, esses tumores também mostram evidências de diferenciação ductal, um aspecto importante a ser observado. O CCA é incomum e compreende 1 a 3% de todos os tumores e aproximadamente 10% de todos os tumores malignos.[3,34,35,77] Mais de 90% ocorrem na parótida,[78,79] e os restantes estão espalhados entre locais das glândulas salivares menores e, raramente, da glândula submandibular.[77,80] Ocorrendo em uma ampla faixa etária, desde crianças a idosos, os tumores são relativamente bem distribuídos da segunda até a sétima década[81] com um pico na terceira década.[79] Deve-se notar que esses tumores são a segunda malignidade mais comum da glândula salivar na infância; eles vêm até os médicos com uma massa de crescimento lento, que só ocasionalmente é dolorosa e raramente está associada com paralisia facial.[77,79]

Macroscopicamente, o CCA é encontrado como uma massa única geralmente circunscrita, fibroelástica e sólida; até um terço apresenta uma degeneração cística.[81] Microscopicamente, os tumores são altamente variáveis, uma característica que sempre levou à angústia no diagnóstico patológico. Os quatro padrões histológicos principais são: 1) sólido/lobular, 2) microcístico, 3) papilar-cístico e 4) folicular. Os tumores pequenos podem facilmente passar despercebidos, porque as células acinares são tão bem diferenciadas que eles se misturam na glândula normal circundante. Duas características são clássicas, no entanto. A primeira é a célula acinar característica, que tem citoplasma azul com abundantes grânulos do tipo seroso e um núcleo pequeno, redondo, posicionado centralmente (Fig. 39-6, *A*). A coloração PAS será fortemente positiva nessas células. Inúmeros outros tipos celulares são vistos, incluindo células cor de rosa, claras, vacuolizadas, de tal modo que a maioria dos tumores é uma mistura de diferentes tipos celulares (Fig. 39-6, *A*). A segunda característica é um clássico infiltrado linfoide denso, com centros germinativos (Fig. 39-6, *B*). A periferia dos tumores pode ou não ser infiltrativa, mas possui muitas vezes uma natureza expansiva (Fig. 39-6, *C*). Embora seja possível presumir que a falta de uma borda infiltrativa possa sinalizar uma lesão benigna, o CCA não tem equivalente benigno (ou seja, não há adenoma de células acinares). A "transformação de alto grau" é descrita em até 20% dos CCAs e consiste em tumores com áreas de CCA "convencional" clássico e de carcinoma indiferenciado misturado em camadas com grandes células pleomórficas, rápida atividade mitótica (<2 por 10 hpf) e, muitas vezes, necrose.[82-84]

O diagnóstico diferencial inclui a glândula parótida normal. No entanto, o CCA não terá a arquitetura lobular primorosa, o tecido adiposo intralesional ou a presença de ductos que o tecido da glândula salivar normal sempre irá apresentar. Para os tipos de células rosas e claras, tumores como o carcinoma oncocítico ou o carcinoma de células claras sem outra especificação (SOE) devem ser considerados e a variante papilar do CCA deve ser diferenciada do cistoadenocarcinoma. O achado de células focais com grânulos citoplasmáticos azuis, do tipo seroso, confirma o diagnóstico de CCA. A IHQ não tem nenhuma utilidade significativa no estreitamento do diagnóstico diferencial.

A biópsia AAF do CCA é muito difícil devido à semelhança com o tecido normal.[29] O diagnóstico se baseia em encontrar um espécime celular com folhas e aglomerados de células acinares grandes com citoplasma granular abundante e núcleos regulares, redondos e centrais. Células epiteliais ductais normais e o tecido adiposo

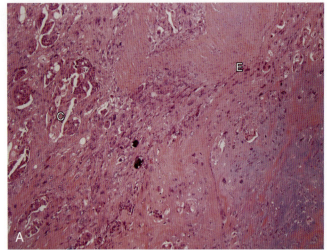
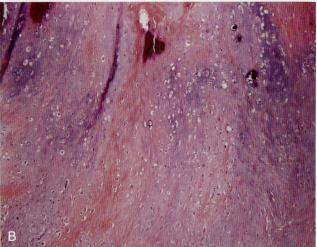

FIGURA 39-7. Tumor misto maligno verdadeiro (carcinossarcoma). **A**, Tumor bifásico com uma mistura de ninhos de carcinoma pouco diferenciado (C) e um sarcoma de células fusiformes maligno no estroma mixoide (E) (×100). **B**, Outras áreas do mesmo tumor mostrando a diferenciação em condrossarcoma com células depositadas nas lacunas e um estroma condroide mais azul (×100).

TUMORES MISTOS MALIGNOS

O tumor misto maligno é o termo amplamente utilizado para abranger três neoplasias diferentes das glândulas salivares: 1) tumor misto maligno verdadeiro, ou carcinossarcoma; 2) carcinoma ex-adenoma pleomórfico; e 3) adenoma pleomórfico metastático. Como um grupo, estes representam cerca de 3 a 5% de todas as malignidades das glândulas salivares,[3,34] e o carcinoma ex-adenoma pleomórfico é, de longe, o mais comum.

Tumor Misto Maligno Verdadeiro da Glândula Salivar (Carcinossarcoma)

O tumor misto maligno verdadeiro da glândula salivar, ou carcinossarcoma, é um neoplasma maligno que consiste de componentes carcinomatosos e sarcomatosos distintos. Esses tumores são raros[50] e compreendem cerca de 1% de todas as malignidades das glândulas salivares.[34,37] A idade média de apresentação é de 58 anos. Dois terços dos casos surgem na glândula parótida, cerca de 15% ocorrem na glândula submandibular e 15% são encontrados no palato.[87-91] Macroscopicamente, os achados não são distintos. A massa pode ser circunscrita ou mal definida. É comumente uma lesão firme, branca acinzentada com hemorragia e necrose e, às vezes, com granulosidade ou calcificação. Microscopicamente, uma mistura íntima dos dois componentes, carcinoma e sarcoma, está presente, mas as quantidades de cada um podem variar amplamente. O componente de carcinoma pode ter qualquer tipo de diferenciação, mas normalmente assume a forma de carcinoma do ducto salivar de alto grau, carcinoma indiferenciado ou adenocarcinoma SOE (Fig. 39-7, A).[87] O componente sarcomatoso é geralmente um sarcoma de células fusiformes indefinidas, mas o condrossarcoma (Fig. 39-7 A, B) e o osteossarcoma também, por vezes, são observados.[87] O fibrossarcoma, o leiomiossarcoma[90] e até mesmo o lipossarcoma[92] são possíveis de serem encontrados. O tratamento consiste em uma excisão ampla local combinada com a radioterapia (RT). Os tumores são agressivos, e até dois terços dos pacientes morrem de qualquer recorrência local ou, mais comumente, de metástases à distância para os pulmões ou ossos, geralmente dentro de um período de 30 meses.[87]

Carcinoma Ex-Adenoma Pleomórfico

O *carcinoma ex-adenoma pleomórfico* é definido como um adenoma pleomórfico ou tumor misto, no qual, ou com o qual, um carcinoma está presente. É responsável por mais de 95% dos tumores mistos malignos, mas ainda é relativamente incomum. Um dado fundamental a ser lembrado é que esse termo engloba um grupo heterogêneo de tumores, porque o componente de carcinoma pode ser de qualquer forma, desde tipos de baixo grau até os de alto grau.[93] Esses tumores são mais comuns na glândula parótida, seguida pela glândula submandibular, glândulas salivares menores e glândula sublingual.[94] Embora a faixa etária seja ampla, a maioria dos pacientes está em suas sexta e sétima décadas, cerca de uma década a mais do que a idade de pico para os adenomas pleomórficos. A história clássica é um paciente com uma massa de longa data que, de repente, sofre um crescimento rápido ao longo de um período de vários meses.[94,95] Macroscopicamente, esses tumores podem atingir até 25 cm e o tamanho médio é mais que o dobro dos adenomas pleomórficos.[93] Eles geralmente consistem de uma massa firme, amarelo escura com bordas infiltrativas mal definidas; um componente tumoral nodular, azul ou cinza translúcido, também pode estar evidente, o que representa o adenoma pleomórfico preexistente.[95] Microscopicamente, as proporções dos dois componentes variam levemente de tumor para tumor. O componente de adenoma pleomórfico tem características típicas com áreas estromais azuis mixoides; uma proliferação variável de elementos epiteliais, incluindo estruturas semelhantes a ductos e folhas de células mioepiteliais e áreas condroides remanescentes de cartilagem (Fig. 39-8, *A*). Esta pode estar hialinizada esclerótica por ter sido recoberta pelo componente maligno, o qual muitas vezes é distinguido pela hialinização de seu estroma colagenoso

devem estar ausentes (ambos são achados do tecido da glândula salivar normal), mas um fundo com componente linfocítico proeminente está frequentemente presente.

A ressecção cirúrgica com margens negativas é a terapia mais importante; mesmo assim, os tumores recidivarão em aproximadamente um terço dos casos.[77,79] Embora classicamente considerados como doenças malignas de baixo grau, em geral, de 10% a 15% desses tumores vão ocasionar metástase local para os nódulos linfáticos regionais ou distantes para o pulmão e os ossos. Os CCAs também são notórios por sua recorrência, e eles se espalham vários anos depois da apresentação primária e têm uma evolução clínica prolongada, de modo a que as curvas de sobrevida não se achatem até uma década depois.[85] A sobrevivência é de aproximadamente 80% em 5 anos e 70% em 10 anos.[77,81,85] A classificação desses tumores tem sido classicamente considerada como pouco correlacionada com o comportamento, mas alguns estudos mais recentes que dividiram os tipos de tumores entre de baixo e de alto grau com base na atividade mitótica e na necrose têm mostrado que a maioria dos tumores de alto grau (também denominado como "com transformação de alto grau") retorna e ocasiona metástases, enquanto 10% ou menos dos tumores de baixo grau e de aparência branda se repetem.[82-84,86]

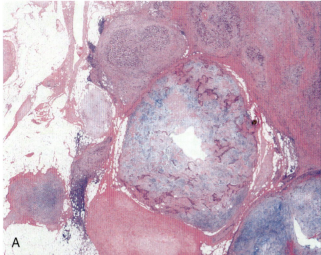
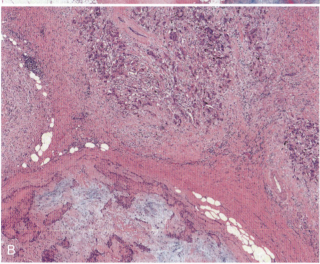
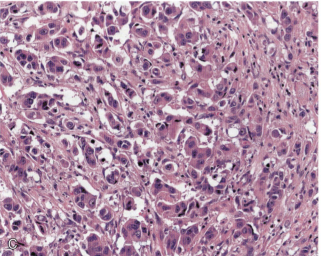

FIGURA 39-8. Carcinoma ex-adenoma pleomórfico. **A**, Vista inferior mostrando um adenoma pleomórfico recorrente presente como múltiplos nódulos arredondados de tumor mixoide variável (×10). **B**, Uma área mostrando um adenoma pleomórfico recorrente (*parte inferior*) e um componente do carcinoma pleomórfico manifestadamente maligno (×40). **C**, Carcinoma de células tumorais consistindo de grandes células tumorais fracamente coesas com citoplasma eosinofílico abundante e núcleos grandes com nucléolos proeminentes, um padrão melhor considerado como adenocarcinoma sem outra especificação (×200).

(Fig. 39-8, *B*). Ele geralmente toma a forma de adenocarcinoma SOE fracamente diferenciado (Fig. 39-8, *C*), carcinoma do ducto salivar ou carcinoma indiferenciado.[95] No entanto, essencialmente qualquer forma de carcinoma pode ser encontrada. Como se pode imaginar, o prognóstico e a conduta são altamente dependentes do tipo de carcinoma.[93]

A extensão da invasão é uma característica histológica crítica para o prognóstico.[93,95-99] O componente maligno deve ser classificado como não invasivo (intracapsular), minimamente invasivo (≤ 1,5 mm além da cápsula) ou invasivo (> 1,5 mm além da cápsula). Para aqueles tumores que não invadem além da cápsula/borda arredondada do tumor, denominado de carcinoma ex-adenoma pleomórfico *in situ*, ou onde a invasão além dela é menor do que 1,5 mm, não há, essencialmente, nenhum risco de recorrência ou metástase de um tumor completamente ressecado, de tal modo que o comportamento se assemelha ao do AP benigno.[99] Para os tumores invasivos, aqueles com características de grau elevado não apresentam bons resultados, e aqueles que são amplamente invasivos têm uma sobrevivência que varia entre 26 a 65% em 5 anos e 0 a 38% em 20 anos.[93,95,96] A ampla ressecção com dissecção de linfonodos e RT é o tratamento de escolha para os tumores amplamente invasivos ou para aqueles com metástases óbvias em linfonodos cervicais.

Adenoma Pleomórfico Metastático

O adenoma pleomórfico metastático é a forma menos comum de tumor misto maligno e tem exatamente a mesma aparência branda de um adenoma pleomórfico, com uma mistura de células mioepiteliais e ductais e uma matriz circundante mixoide e/ou condroide (Fig. 39-8, *A*). Não apresenta atipia citológica ou atividade mitótica significativas, mas ele sofre metástases tanto para os linfonodos locais (30%) quanto para sítios distantes, incluindo o osso (50%) e o pulmão (30%).[100-102] Muitas vezes, o curso clínico anterior é prolongado, com recidivas no sítio primário antes do desenvolvimento de metástases.[103] O tempo médio entre a apresentação do tumor primário e a detecção de metástases é de 12 anos.[103] Embora seja rara, a metástase do tumor misto serve como um lembrete importante para se tratar os adenomas pleomórficos com uma excisão cirúrgica adequada e completa na primeira apresentação.

CARCINOMA DO DUCTO SALIVAR

O carcinoma do ducto salivar é um tumor descrito relativamente recentemente que foi separado a partir da categoria genérica do adenocarcinoma salivar.[104] É um dos tumores primários das glândulas salivares mais agressivos e tem uma aparência histológica semelhante ao carcinoma ductal da mama de alto grau.[104-106] É responsável por menos de 10% dos tumores das glândulas salivares, e os homens são mais comumente afetados a uma taxa de 4:1.[105,107-112] Os pacientes geralmente procuram atendimento médico na sexta década com uma massa parótida de crescimento rápido. Uma minoria significativa tem envolvimento do nervo facial e ocasionalmente ulceração da pele facial.[112] Entre 70 e 90% dos casos surgem na parótida, e dos restantes poucos ocorrem na glândula submandibular e nas glândulas salivares menores orais.[105,108,111-113] Macroscopicamente, esses tumores são mal definidos, sólidos e brancos com hemorragia, necrose e ocasionalmente áreas císticas.[108,112] A infiltração do tecido circundante é geralmente bastante óbvia. Histologicamente, a maioria dos carcinomas do ducto salivar tem um componente grande e proeminente de carcinoma ductal *in situ* com um padrão cribriforme[108] semelhante ao observado em carcinomas ductais da mama (Fig. 39-9, *A*). Este é o achado histológico clássico. Muitas vezes, uma necrose central tipo comedo é evidente. O componente mais obviamente invasivo consiste em pequenos ninhos, cordões e grandes células individuais com citoplasma rosa abundante e núcleos grandes, redondos, com cromatina vesicular e nucléolo proeminente (Fig. 39-9, *B*).[108,112] Há uma infiltração tecidual marcante com desmoplasia estromal e atividade mitótica

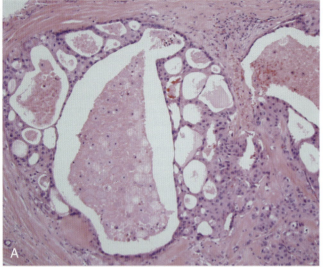
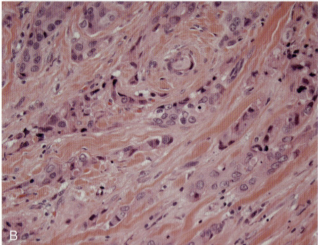
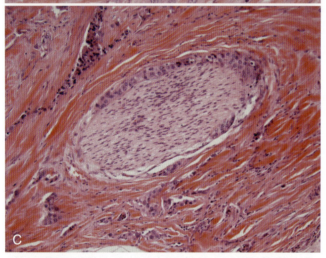

FIGURA 39-9. Carcinoma do ducto salivar. **A**, Carcinoma cribriforme *in situ* em grande ducto com grandes células tumorais contendo citoplasma rosa abundante (×100). **B**, O componente invasivo mostra pequenos ninhos e células isoladas com citoplasma rosa e grandes núcleos com pleomorfismo e nucléolo (× 400). **C**, Invasão perineural do carcinoma no ducto salivar (×200).

acelerada. As invasões vascular e perineural são comuns (Fig. 39-9, *C*).[108,112,113] A IHQ não é particularmente útil para o diagnóstico, mas os carcinomas de ductos salivares são positivos para citoqueratinas de baixo e alto peso molecular, antígeno carcinoembriogênico, receptores androgênicos e, em uma minoria significativa, ERBB2 (anteriormente chamado de Her2/neu),[106,114,115] a coloração da membrana para o último é distinta. Uma minoria dos tumores tem amplificação real do gene *ERBB2*. Ao contrário do carcinoma da mama histologicamente semelhante, quase todos os carcinomas dos ductos salivares são negativos para os receptores de estrogênio e progesterona.[106] O diagnóstico diferencial inclui carcinoma metastático da mama, CCE pouco diferenciado e CME. O carcinoma cribriforme intraductal é a característica mais importante que defende um diagnóstico de carcinoma de ducto salivar primário e exclui essas outras possíveis lesões.

O carcinoma do ducto salivar é de alto grau por definição. É o carcinoma das glândulas salivares mais agressivo; 30 a 40% dos pacientes desenvolvem recorrência local, e entre 50 e 75% desenvolvem metástases distantes e morrem da doença, a maioria dentro de 4 anos após o diagnóstico.[108,111,112] A excisão local ampla com esvaziamento cervical e RT pós-operatória é o tratamento de escolha. A terapia com trastuzimabe direcionada para o ERBB2 em pacientes com uma expressão 3+ IHQ da proteína e/ou uma amplificação comprovada do gene por hibridização *in situ* (HIS) está atualmente utilizada na prática, com uma sugestão de boa resposta clínica, mas não existem dados prospectivos para a sua utilização.[116] As terapias paliativas que têm como alvo os receptores de andrógenos também são por vezes utilizadas; os receptores de andrógenos são consistentemente expressos pelo carcinoma do ducto salivar, mas podem ser confirmados por IHQ.

CARCINOMA PRIMÁRIO DE CÉLULAS ESCAMOSAS

Os carcinomas de células escamosas (CCE) são raramente primários nas glândulas salivares, o que representa menos de 1% de todas as neoplasias malignas nesse local.[117] As metástases para os linfonodos intraparotídeos de cânceres primários da pele da cabeça e do pescoço, particularmente aqueles de couro cabeludo, orelha e face, são muito mais comuns do que os tumores primários, já que são uma invasão direta dos tecidos adjacentes pelo tumor primário de pele. A maioria dos pacientes está entre a sexta e a oitava década e, por vezes, tem uma história de RT prévia. Por definição, o diagnóstico de CCE primário é restrito às glândulas salivares maiores, porque aqueles que surgem nas glândulas salivares menores não podem ser distinguidos do carcinoma escamoso primário das mucosas circundantes. Destes, 80 a 90% surgem na glândula parótida, e 10 a 20% são encontrados na glândula submandibular.[117,118]

Esses tumores são tipicamente de alto grau no momento do diagnóstico. Macroscopicamente, eles aparecem como uma massa firme, branco, infiltrativa e não encapsulada. Microscopicamente, eles são idênticos aos CCEs do trato aerodigestivo superior, embora tendam a ser mais diferenciados (a maioria é moderadamente bem diferenciada com queratinização abundante).[117-120] Geralmente, a reação fibrosa dos tecidos circundantes é proeminente, assim como a invasão perineural, com extensão do tumor para os tecidos moles periglandulares.[117-120]

Os CCEs primários são tumores agressivos, e a sobrevida em 5 anos é de aproximadamente 20 a 50%.[120] O grau histológico do tumor não se correlaciona bem com o comportamento biológico. O tratamento envolve a cirurgia radical, o esvaziamento cervical e a RT.

CARCINOMA PRIMÁRIO DE CÉLULAS PEQUENAS

O carcinoma de células pequenas, ou carcinoma neuroendócrino de alto grau, pode ocorrer como um tumor primário nas glândulas salivares, mas isso é muito raro e representa cerca de 2% das

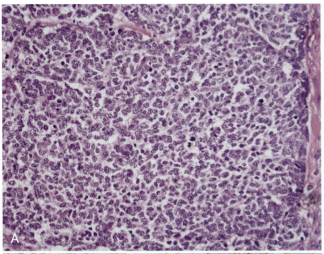

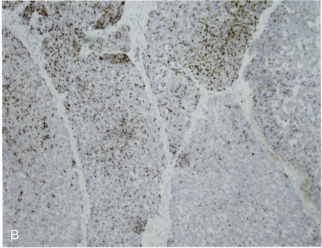

FIGURA 39-10. Carcinoma de células pequenas. **A**, Células típicas com cromatina granular, pontual e apenas pequenas quantidades de citoplasma (400x). **B**, Coloração para citoqueratina 20 no carcinoma de células pequenas da glândula salivar. A imunomarcação para citoqueratina nesse tumor geralmente tem uma coloração padrão pontilhada, como mostrado aqui (×200).

neoplasias malignas das glândulas salivares.[121,122] A maioria ocorre nas glândulas salivares maiores, especialmente a parótida.[121,122] Ele se manifesta como uma massa indolor com crescimento de vários meses, geralmente em pacientes em sua sexta e sétima década, muitos com linfadenopatia cervical associada e/ou paralisia do nervo facial.

Macroscopicamente, os tumores são massas indistintas, mal circunscritas, infiltrativas, que são brancas ou bege com necrose frequente.[122] Microscopicamente, consistem em camadas ou trabéculas grandes de pequenas células azuis que têm núcleos de tamanho moderado e citoplasma mínimo. Os núcleos caracteristicamente têm uma cromatina em "sal e pimenta", pontuada, granular, sem nucléolo.[121,122] A forma nuclear não está clara, uma vez que os núcleos aparecem pressionados um contra o outro por causa das quantidades mínimas de citoplasma (Fig. 39-10, A). A atividade mitótica é intensa, a apoptose é frequente e muitas vezes estão presentes áreas de necrose.

A IHQ mostra uma coloração para marcadores neuroendócrinos tais como a sinaptofisina, a cromogranina-A e o CD56 (molécula de adesão celular neural).[121] Há uma coloração normalmente pontuada para a pancitoqueratina. Além disso, padrões de coloração específicos para citoqueratina têm sido descritos, incluindo a coloração positiva para citoqueratina 20 (CK20; Fig. 39-10, B) e a ausência de coloração para citoqueratinas 34bE12 e 5/6.[66]

O diagnóstico diferencial inclui as variantes sólidas do CCA e do CCE pouco diferenciado, sendo que ambas podem ser excluídas por coloração positiva para marcador neuroendócrino no tumor (sinaptofisina, cromogranina-A, molécula de adesão celular neural). É importante, tanto para o patologista quanto para o médico, que as metástases do carcinoma primário de células pequenas do pulmão ou o carcinoma de células de Merkel da pele sejam descartados. Os tumores primários do pulmão devem ser clinicamente detectáveis e também devem mostrar coloração positiva para o fator de transcrição da tireoide-1 e a falta de coloração para a CK20. O carcinoma metastático das células de Merkel, por outro lado, é praticamente indistinguível do carcinoma salivar primário de células pequenas,[121,123,124] com sobreposição morfológica e imunofenotípica quase completa na maioria dos casos. Portanto, os achados clínicos são fundamentais para esses diagnósticos.

O prognóstico para o carcinoma de células pequenas é bastante desfavorável em todos os locais anatômicos onde ocorre. No entanto, para o carcinoma salivar primário de células pequenas, pode ser ligeiramente melhor do que para o carcinoma pulmonar de células pequenas, com taxas de sobrevivência de 5 anos relatadas entre 13 e 50% e uma média entre os estudos de aproximadamente 30 a 40%.[121,122,125] As metástases linfonodais são frequentes, assim como as metástases à distância para fígado, pulmão, cérebro e ossos.[121]

OUTROS TUMORES MALIGNOS

As glândulas salivares são o principal local de um grande número de tumores adicionais e heterogêneos; apenas alguns deles são discutidos aqui. A maioria dos carcinomas adicionais é de baixo grau, com recorrências locais relativamente frequentes, mas as metástases são incomuns ou raras. Estes incluem o carcinoma epitelial-mioepitelial,[126] o carcinoma de células claras (hialinizante), o carcinoma secretor análogo ao mamário, o cistadenocarcinoma, o adenocarcinoma de células basais[127] e o carcinoma mioepitelial,[21,22] embora este último seja um pouco mais agressivo.

Os carcinomas epiteliais-mioepiteliais são tumores de baixo grau que representam cerca de 0,5 a 1% das neoplasias das glândulas salivares. Eles ocorrem em pacientes mais velhos, predominantemente na glândula parótida (80%) e raramente em laringe ou seios paranasais. Microscopicamente, são geralmente bem demarcados e parcialmente encapsulados, mas o tumor invade o parênquima adjacente. A aparência clássica é de estruturas ductais com células de revestimento eosinofílicas, o componente epitelial, imediatamente recoberto e rodeado por células claras proeminentes, o componente mioepitelial. Classicamente, o estroma entre os ninhos tumorais é rosa e hialinizado, e as células tumorais individuais são suaves com atividade mitótica mínima. Por IHQ, as células de revestimento ductal são positivas para as citoqueratinas de baixo peso molecular e as células externas são positivas para calponina, actina de músculo liso e p63 – todos marcadores de diferenciação mioepitelial. O carcinoma epitelial-mioepitelial é um tumor moderadamente agressivo com uma taxa de recorrência de 40%; 15% sofrem metástases para linfonodos, pulmão, fígado; e a taxa de sobrevivência é de 80% em 5 anos. O tratamento é a excisão local ampla com ou sem RT.

O carcinoma secretor análogo ao mamário é uma malignidade de baixo grau recém-descrita muito semelhante aos carcinomas secretores da mama. Ela ocorre principalmente na glândula parótida, mas também ocorre na cavidade oral e na glândula submandibular de adultos em seus 40 e 50 anos como uma massa indolor. É nodular, mas não encapsulada e consiste em túbulos consecutivos ou microcistos com macrocistos ocasionais. As células tumorais têm uma aparência apócrina com citoplasma abundante, granular, eosinofílico que muitas vezes é vacuolizado com material de secreção abundante, definidor e eosinofílico. A atipia ou proliferação geralmente não é significativa. Por IHQ, as células tumorais são difusamente positivas para o S-100 e também expressam os marcadores da mama, mamaglobina e proteína do fluido da doença cística macroscópica-15. A nível molecular uma translocação entre os genes *ETV6* e *NTRK3*, t(12; 15) (p13; q25) é característica. Os tumores são geralmente curados por excisão cirúrgica completa, com recidivas locais incomuns e metástases raras.[128,129]

O adenocarcinoma de células basais é a contrapartida maligna rara do adenoma de células basais. A grande maioria surge na glândula parótida[127] e tem uma morfologia típica, que consiste em células basaloides em um padrão tubular, trabecular, sólido ou membranoso; este último é assim chamado por causa do colágeno espesso e hialinizado que envolve os ninhos de células tumorais. Geralmente é um carcinoma de baixo grau com uma histologia que mostra um modesto grau de atipia celular e só pode ser diagnosticado como maligno com base no crescimento infiltrativo para o tecido circundante com ou sem invasão perineural.[127] A recorrência local ocorre em uma minoria dos pacientes e as metástases para os linfonodos regionais ocorrem em menos de 10%. O prognóstico é, portanto, excelente.

O carcinoma mioepitelial é a contrapartida maligna rara do mioepitelioma, e cerca de 60% ocorrem na glândula parótida.[21] Como os mioepiteliomas, essas lesões podem ter diversos tipos de células que incluem células epitelioides, fusiformes, plasmacitoides ou hialinas, ou de células claras. Têm bordas periféricas infiltrativas e o prognóstico é bastante variável. Aproximadamente um terço dos pacientes morrerá da doença metastática, um terço terá várias recidivas locais, e um terço ficará livre de doença após a ressecção.

O adenocarcinoma SOE é um carcinoma da glândula salivar, que exibe diferenciação ductal mas por outro lado não apresenta as características histológicas que definem outros tipos de carcinoma salivar. Isso não deve ser considerado um diagnóstico "inútil"; ele é simplesmente um carcinoma formado na glândula diferentemente dos padrões. A distribuição é praticamente igual entre as glândulas salivares maior e menor.[130,131] Os tumores podem variar desde brando mas infiltrativo até pleomórfico e de alto grau com necrose e ampla infiltração. Assim, para o tratamento clínico, devido a essa heterogeneidade, os tumores deveriam ser classificados como baixo, médio ou alto grau.[131] Em geral, o prognóstico para o adenocarcinoma SOE é pior do que para a maioria dos outros carcinomas das glândulas salivares, com taxas de sobrevida de 10 anos notificadas de 55%[130] e as taxas de sobrevivência de 15 anos de 41, 34 e 28% para tumores de grau baixo, intermediário e alto, respectivamente.[131]

METÁSTASES

As metástases para as glândulas salivares, ou, mais comumente, para os linfonodos intraglandulares ou periglandulares, são uma

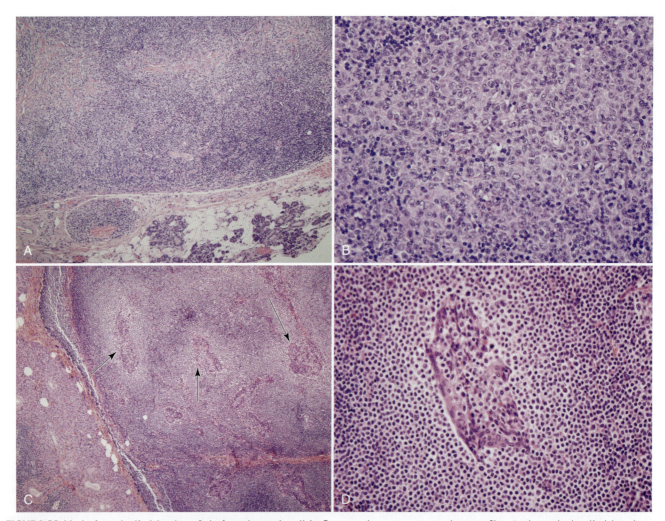

FIGURA 39-11. Linfoma da glândula salivar. **A**, Linfoma de grandes células B crescendo como uma camada com infiltração do tecido das glândulas salivares, sem qualquer reação ou fibrose estromal (×100). **B**, As células do linfoma de grandes células B têm citoplasma rosa mínimo, grandes núcleos com cromatina agregada e de um a três nucléolos proeminentes (×400). **C**, Tecido linfoide associado à mucosa (MALT) mostrando o envolvimento difuso da glândula parótida pelas camadas de linfócitos, que se apresentam como áreas claras ao redor das ilhas epimioepiteliais (*setas*) das células B plasmocitoides com citoplasma claro se acumulando neste local (×40). **D**, Ilha epimioepitelial central (epitélio do ducto inflamado residual) cercada por folhas de linfócitos plasmocitoides com núcleos redondos, cromatina agrupada e citoplasma pálido a transparente (×400).

ocorrência frequente. A glândula parótida contém uma média de 20 linfonodos intraparenquimatosos, enquanto as glândulas submandibular e sublingual não contêm nenhum.[132] Por esta razão, a maior parte das metástases para a glândula parótida é para os linfonodos intraparenquimatosos e, portanto, de tumores primários de cabeça e pescoço,[133,134] enquanto aproximadamente 85% daquelas que vão para a glândula submandibular não são primárias de cabeça e pescoço. Os linfonodos da parótida drenam a partir de couro cabeludo, face e pele da orelha e a partir do canal auditivo externo e membrana timpânica, assim o CCE e o melanoma de pele são responsáveis por aproximadamente 80 a 90% das metástases.[133,134] O carcinoma de células de Merkel também se espalha para essa área, mas é raro. As restantes não se originam de tumores primários da cabeça e do pescoço, sendo mais comumente carcinomas de rim, pulmão e mama.[135] Uma distribuição oposta é vista para a glândula submandibular, com 85% das metástases provenientes de tumores primários não originados na cabeça ou no pescoço, sendo mais comumente carcinomas de mama, rim, pulmão e carcinoma de células pequenas do pulmão, em particular.[135-138]

As características histológicas dos tumores são idênticas às observadas no local primário das lesões. Na glândula parótida, quando os tumores são menores, eles são considerados como sendo "trópicos" para os gânglios linfáticos, uma característica que, quando vista claramente, pode sugerir que sejam uma doença metastática para a glândula em vez de se originar a partir dela. Eles são localizados dentro dos linfonodos, mas têm quase sempre uma extensão extracapsular com o crescimento do tumor para dentro do tecido da glândula salivar normal adjacente. Muitos deles vão destruir o tecido nodal por completo, denominado "metástase dos tecidos moles", e por isso podem ser vistos apenas como um nódulo dentro do tecido salivar composto inteiramente do tumor. Nestes casos, o patologista pode não ter a certeza de que o tumor não é uma lesão primária.

LINFOMA

O linfoma primário das glândulas salivares principais compreende aproximadamente 5% dos linfomas extranodais e aproximadamente 2% de todos os tumores das glândulas salivares.[139,140] É definido como originário da glândula salivar quando há ausência de linfoma em um local não contíguo com base na avaliação clínica.

O linfoma não Hodgkin primário ocorre tanto como um processo primário, não relacionado com outras doenças, quanto como um processo secundário, relacionado com a sialadenite linfoepitelial. O linfoma não Hodgkin *primário* pode ser um linfoma de grandes células B (35%), um linfoma folicular (35%) ou outro linfoma de baixo grau (30%), com metade do último sendo de formas secundárias da zona marginal extranodal dos linfomas de células B do tipo tecido linfoide associado à mucosa (MALT) ou apenas linfomas MALT.[139,141] A maioria dos pacientes é mais velha, com idade média entre 50 e 70 anos,[140] e eles vêm para atendimento médico com uma massa indolor solitária em casos primários. Em contraste, nas formas secundárias, um histórico de aumento e diminuição de várias glândulas está frequentemente presente.[142] A maioria dos casos de linfoma Hodgkin da glândula salivar ocorre na glândula parótida e provavelmente representam o envolvimento dos linfonodos intraparotídeos na doença.

Macroscopicamente, as glândulas salivares envolvidas com o linfoma têm geralmente uma coloração branca ou amarelo escuro e são difusamente e homogeneamente envolvidas com a chamada aparência de carne de peixe. A aparência microscópica depende muito do tipo de linfoma. O linfoma difuso de grandes células B primário consiste em camadas ou nódulos de grandes linfócitos que obliteram a glândula normal (sem reação do tecido) e se infiltram de dentro e em torno de qualquer coisa que restar (Fig. 39-11, *A*). As células têm citoplasma mínimo, núcleos redondos

ou ovais com cromatina pálida, de um a três nucléolos proeminentes e atividade mitótica intensa (Fig. 39-11, *B*). Outros linfomas primários têm um padrão de crescimento semelhante mas com diferentes células, dependendo do tipo. Os linfomas MALT ocorrem na configuração de sialadenite linfoepitelial, sendo esta proeminente ao fundo. Um infiltrado moderadamente heterogêneo de células B está presente com camadas de linfócitos de tamanho médio com citoplasma pálido abundante, núcleos uniformes e membranas celulares distintas. Estes formam halos em torno dos ninhos de células epiteliais e se estendem para longe deles em cordões espessos (Fig. 39-11, *C*).[139] Há também uma mistura de pequenos linfócitos clivados, células plasmáticas e células linfoplasmocíticas que possuem características citológicas dos dois tipos de células anteriores (Fig. 39-11, *D*). As células do linfoma expandem significativamente os espaços entre as ilhas epiteliais e também se infiltram nessas ilhas juntamente com os linfócitos não neoplásicos da sialadenite não neoplásica de fundo. A AAF é bastante útil para o diagnóstico do linfoma da glândula salivar com alta sensibilidade e especificidade para o diagnóstico, principalmente porque fornece material para citometria de fluxo.[143]

A IHQ e os estudos moleculares são fundamentais para o diagnóstico, particularmente para o linfoma MALT, em que o diagnóstico diferencial inclui sialadenite inflamatória não neoplásica. Nestes casos, rearranjos da imunoglobulina clonais por IHS kappa/lambda ou por reação em cadeia da polimerase combinada com as características microscópicas de luz fazem o diagnóstico de malignidade. Ambos os recursos são necessários.

TABELA 39-7. Fatores Associados com Metástases Ocultas e/ou Prognóstico Desfavorável

Característica	Comentário
Local do tumor primário	Os tumores das glândulas submandibulares e sublinguais tendem a sofrer metástases mais frequentemente do que aqueles das glândulas parótidas
Local do tumor primário e extensão extraglandular	Tumores T_3 e T_4 tendem a ter uma alta incidência de metástases ocultas e um pior resultado
Idade	Pacientes > 50 anos têm um pior resultado
Apresentação de sintomas	A paralisia do nervo facial e a dor estão associadas com metástases dos linfonodos
Tipo/grau histológico	Neoplasmas com alta incidência de metástases nodais e prognóstico desfavorável incluem o carcinoma mucoepidermoide de alto grau, o carcinoma indiferenciado, o carcinoma de células escamosas, o carcinoma de células pequenas, o carcinoma adenoide cístico do tipo sólido de alto grau, o adenocarcinoma sem outra especificação, o ducto salivar e qualquer tumor com "transformação de alto grau"
Invasão tecidual local	Invasão perineural e invasão óssea local prognosticando períodos curtos livres da doença e menor sobrevivência geral
Margens de ressecção positivas	Associadas com um pior controle locorregional e uma menor taxa de sobrevivência
Alta expressão de Ki-67 e baixa expressão de p27	Associada com uma sobrevivência curta livre da doença nos carcinomas adenoide cístico e mucoepidermoide
Superexpressão de *Her2 (ERBB2)*	Associada com uma sobrevivência curta livre da doença nos carcinomas do ducto salivar e mucoepidermoide

640 PARTE V | CIRURGIA DE CABEÇA E PESCOÇO E ONCOLOGIA

TUMORES PEDIÁTRICOS DA GLÂNDULA SALIVAR

Os tumores pediátricos da glândula salivar são incomuns. O mais comum é o hemangioma, seguido de uma longa lista de tumores, a maioria dos quais é idêntica às formas adultas, tais como CME, CCA e CAC. Dois são exclusivos do período congênito e merecem ser mencionados neste texto. O sialoblastoma é uma neoplasia extremamente rara, potencialmente agressiva que recapitula a fase de desenvolvimento embrionário da glândula salivar e tem sido sugerido que represente células blastomatosas retidas. A recorrência local é relativamente comum (até 30% dos casos). A metástase, no entanto, é rara, e apenas uma letalidade foi reportada. O *tumor de anlage da glândula salivar* é um hamartoma peculiar e único que ocorre no período perinatal como uma massa pediculada fixada à parede da nasofaringe.[144] Este pode obstruir a via aérea e, portanto, pode ser clinicamente significativo. Curiosamente, eles podem ser acidentalmente aspirados para fora da via aérea do recém-nascido ou expelidos espontaneamente.

VARIÁVEIS DE PROGNÓSTICO

A taxa de sobrevida livre de doença (SLD) de pacientes com neoplasias malignas da glândula salivar por um período de 10 anos varia de 47 a 74%.[4,34,145-149] Vários estudos examinaram variáveis clínicas, histológicas e moleculares, que podem prever o resultado clínico e a sobrevida. A variabilidade nos resultados é devida ao pequeno número de pacientes em cada estudo. Além disso, esses dados foram obtidos inteiramente a partir de estudos retrospectivos; não há estudos prospectivos para examinar variáveis potenciais de prognóstico. No entanto, alguns temas comuns podem ser adquiridos a partir dos dados disponíveis (Tabela 39-7).

VARIÁVEIS CLÍNICAS

Em geral, várias características clínicas do tumor primário têm sido propostas como preditivas de resultados. Não surpreendentemente, o estádio avançado do tumor (T), que leva em conta tanto o tamanho do tumor quanto a presença de envolvimento extraglandular, é amplamente divulgado como associado a metástases e menor sobrevida.[148-156] Também foi proposta associação entre o local do tumor primário e a baixa sobrevida. Em particular, os pacientes com tumores malignos das glândulas submandibular e sublingual tendem a ter metástases mais frequentes e um resultado desfavorável comparados aos pacientes com tumores malignos da glândula parótida.[1,155,157,158] A relação entre a presença de doença metastática e o local e o estádio do tumor é revisada posteriormente no tópico Cirurgia.

A idade e o sexo do paciente também são sugeridos como associados com o prognóstico. Em uma análise multivariada por Terhaard et al.,[148] a idade mais avançada foi um preditor independente da pior sobrevida global e o gênero masculino foi associado com um risco aumentado de 17% para metástases à distância. Hocwald et al.[152] também observaram que pacientes com mais de 50 anos procuraram atenção médica com tumores mais agressivos e que os homens apresentaram inicialmente mais tumores em estádio T avançado do que as mulheres (53 *vs.* 26%). Da mesma forma, O 'Brien et al. relataram que 159 pacientes com 60 anos ou mais tiveram uma sobrevida significativamente menor, mas esses autores não relataram o gênero como sendo um fator significativo para o prognóstico.

Os sintomas apresentados também foram examinados para o valor prognóstico. Especificamente, a disfunção do nervo facial e a dor têm sido sugeridas em estudos múltiplos como presságio de um prognóstico desfavorável. No estudo de Terhaard et al.,[148] a paralisia facial completa foi um preditor independente de falha no controle regional, com um risco relativo de 6,1. Da mesma forma, em uma análise multivariada por North et al.,[160] a paresia do nervo facial foi preditiva de resultado desfavorável com uma sobrevida livre de recidiva por 3 anos de apenas 13%. Além de sua associação com uma pior sobrevida, o envolvimento do nervo facial também foi mostrado como sendo altamente preditivo de metástases em linfonodos.[156,161] Foi descrito que a dor é um sintoma associado com o prognóstico clínico desfavorável em alguns estudos;[162] no entanto, a dor nem sempre foi altamente preditiva, o que é devido, em parte, à sua medida subjetiva.[148]

VARIÁVEIS HISTOLÓGICAS

É geralmente aceito que certos tipos histológicos de tumores das glândulas salivares podem ser colocados em grupos, tanto com um resultado clínico favorável quanto desfavorável. Por exemplo, pacientes com CCA, CME de baixo grau, adenocarcinoma polimorfo de baixo grau e adenocarcinoma de células basais tendem a ter melhores índices de controle locorregional e SLD melhores após o tratamento em comparação com pacientes com outros tipos histológicos. Os pacientes com CME de alto grau, carcinoma indiferenciado, CCE, adenocarcinoma SOE e carcinoma do ducto salivar tendem a ter uma alta incidência de metástases nodais e um pior prognóstico.

O grau histológico tem sido particularmente associado com o prognóstico para determinados tipos histológicos. Como a classificação das neoplasias das glândulas salivares é subjetiva, com variação entre as instituições, e como há muitos tipos histológicos diferentes, cada um com seus próprios critérios de classificação, essa variável teve utilidade mista na previsão do comportamento biológico. Certos tipos histológicos são inerentemente de alto grau ou de baixo grau; por exemplo, o carcinoma do ducto salivar é um câncer de alto grau, ao passo que o adenocarcinoma polimorfo de baixo grau, como o nome indica, é de baixo grau (para mais informação, buscar os tipos de tumores específicos discutidos posteriormente em Histopatologia). É importante notar que o termo *alto grau* é utilizado na literatura para se referir tanto aos tipos histológicos de alto grau, geralmente referidos como o *grau histológico*, quanto aos subtipos de alto grau de certas malignidades específicas, nomeadamente o CME e o adenocarcinoma SOE.

Quando se refere ao grau histológico, os tumores malignos de alto grau incluem o CCE, o carcinoma indiferenciado, o CME de alto grau e o carcinoma ex-adenoma pleomórfico, este último quando se tem um tipo de tumor que de outro modo seria considerado de alto grau.[147,163] O baixo grau de malignidade inclui o CCA, o CME de baixo grau, o adenocarcinoma de baixo grau (incluindo células basais e adenocarcinoma mucinoso) e o cistadenocarcinoma papilar. Em uma análise multivariada de 470 tumores malignos das glândulas salivares maiores, Spiro et al.[147] descobriram que o grau histológico foi um preditor independente de sobrevivência. Esse dado foi corroborado em outro estudo retrospectivo por Chen et al.[149] de 207 pacientes com carcinomas das glândulas salivares maiores que foram tratados apenas com cirurgia. Nesse estudo, o alto grau histológico também foi mostrado como um preditor independente de recorrência locorregional. Resultados como esses levaram ao papel sugerido para a RT pós-operatória no tratamento de malignidade de alto grau das glândulas salivares (Abordado em "Radioterapia").

Ao considerar um único tipo histológico de malignidade da glândula salivar, a classificação em subtipos de algumas malignidades também está altamente correlacionada com o resultado clínico. Em geral, esse tipo de classificação parece ser mais útil para prever o comportamento clínico do CME (Tabela 39-6) e do adenocarcinoma SOE.[1,164-167] Em uma revisão de 108 pacientes com CME das glândulas salivares maiores e menores por Guzzo et al.,[168] os tumores de alto grau foram associados com uma taxa de SLD de 5 anos significativamente menor (22,5%) em comparação com os tumores de baixo grau (97 %, P <0,0001). Da mesma forma, uma revisão recente de 60 pacientes com CME por Aro et al.[169] demonstrou que pacientes com tumores de baixo grau têm SLD significativamente melhores do que aqueles com tumores tanto de nível intermediário quanto de alto grau. Não houve, no entanto,

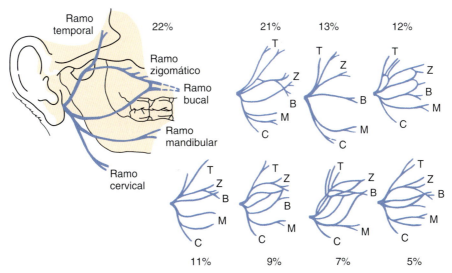

FIGURA 39-12. Variações do nervo facial, ramificação na glândula parótida. (Modificado de Davis RA, Anson BJ, Budinger JM, et al. Surgical anatomy of the facial nerve and parotid gland based upon a study of 350 cervicofacial halves. *Surg Gynecol Obstet* 1956;102:385-412.)

nenhuma diferença na SLD entre os grupos intermediário e de alto grau. Embora o CAC tenha um dos fenótipos histológicos mais variados (tubular *vs.* cribriforme *vs.* sólido), o que permite uma classificação de grau mais fácil, existem controvérsias sobre a utilidade da graduação do tumor na predição do prognóstico de pacientes com essa malignidade. Alguns têm defendido fortemente a sua utilidade,[170,171] mas estudos de Spiro et al.[1,51,55] não mostraram o grau como preditivo do resultado clínico em pacientes com este tipo de tumor. A invasão do tecido local, independentemente do tipo histológico, parece indicar uma pior evolução clínica. Em particular, a invasão e a disseminação perineural são apresentadas como preditores de um comportamento tumoral mais agressivo. Na análise multivariada por Terhaard et al.,[148] a invasão perineural foi um fator prognóstico independente associado com o risco de metástases à distância (risco relativo de 2,2). Da mesma forma, Hocwald et al.[152] mostraram que a invasão perineural pode ser um preditor independente de SLD mais curtas em sua análise multivariada. A invasão óssea local demonstrou estar independentemente associada com um risco aumentado de recorrência local e uma menor sobrevivência global.[148,172]

Não surpreendentemente, a presença de margens cirúrgicas positivas está associada com um pior resultado clínico. Therkildsen et al.[145] descobriram que essa variável está associada de forma independente tanto com um pior controle locorregional quanto com menores taxas de sobrevida. Terhaard et al.[148] também descobriram que o estado das margens de ressecção está independentemente associado com um pior controle local, com um risco relativo de 3,5; essas observações são consistentes com outros estudos nos quais um controle local prejudicado foi associado com margens de ressecção positivas.[60,173,174]

MARCADORES MOLECULARES

A tendência recente em tumores da glândula salivar caminha em direção da confiança em marcadores moleculares específicos para os diferentes tipos de tumor. Em particular, muitas translocações e alterações genéticas foram descritas, as quais são específicas para os seus respectivos tumores; estes incluem CME, CAC e carcinoma secretor análogo ao mamário. Entre os indicadores de prognóstico, marcadores de proliferação celular têm sido sugeridos como úteis para os pacientes com doenças malignas das glândulas salivares. Os primeiros estudos que analisaram a fração proliferativa nos tumores das glândulas salivares utilizando a citometria de fluxo observaram uma associação entre a atividade proliferativa e a sobrevida.[175] Dois dos marcadores mais comumente estudados de proliferação são o antígeno nuclear de proliferação celular e o Ki-67. A expressão do antígeno nuclear de proliferação celular e do Ki-67 por células tumorais tem se mostrado correlacionada com um tumor de alto grau e uma menor SLD de pacientes com CAC e CME.[176-181] Em geral o Ki-67 é considerado como sendo um marcador mais preciso das células em proliferação, porque ele tem uma meia-vida mais curta e, portanto, mostra uma coloração mais específica. No CME, os investigadores descobriram que os tumores com alta expressão de Ki-67 e baixa expressão da p27– um inibidor da quinase dependente de ciclina cuja ação retarda a progressão do ciclo celular – têm um prognóstico pior.[182,183] No entanto, até o momento, nenhum marcador de prognóstico de IHQ específico é utilizado na prática clínica de rotina.

A translocação específica dos CMEs, t (11;19), que reúne os genes *MECT1* e *MAML1*, foi identificada em até 70% dos tumores.[184] Alguns estudos iniciais mostraram que os tumores com essa translocação foram mais bem diferenciados e tiveram um melhor prognóstico. Embora seja estimulante, esse dado não tem recebido atenção suficiente nem se mostrado útil o suficiente para ser instituído na prática no tratamento de pacientes com esses

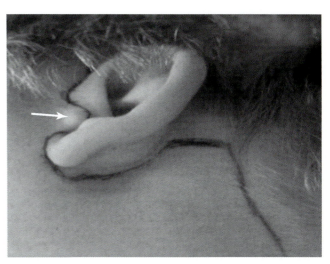

FIGURA 39-13. Incisão de Blair modificada para operações de parotidectomia.

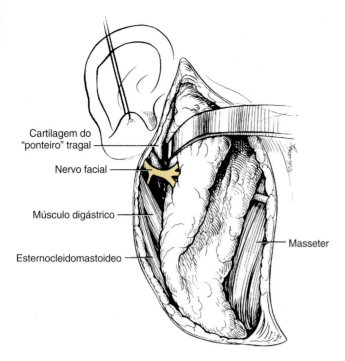

FIGURA 39-14. Identificação do tronco principal do nervo facial durante uma operação de parotidectomia. O nervo facial sai do forame estilomastoide e pode ser encontrado a aproximadamente 1 cm medial e anteroinferior ao ponteiro tragal no nível do músculo digástrico.

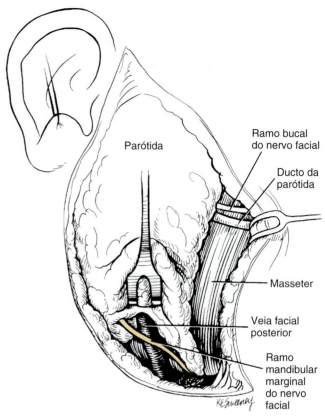

FIGURA 39-15. Identificação do ramo mandibular marginal do nervo facial. Esta derivação pode ser encontrada por dissecação cuidadosa superiormente ao longo da veia facial posterior. Isso pode ser útil quando a localização do tumor da parótida torna difícil identificar o nervo facial no seu tronco principal. O ramo mandibular marginal pode ser rastreado retrogradamente até o tronco principal nestas situações.

tumores. Alguns estudos mais recentes sugerem que não tem significância no prognóstico, e ainda é incerto se esse dado agrega informação além do grau e do estádio clínico.

Outro marcador investigado como um potencial preditor do prognóstico é um receptor tirosina-quinase da família ErbB. O HER-2/neu, agora conhecido como *ERBB2*, é frequentemente expresso em um subconjunto de malignidades das glândulas salivares, o carcinoma do ducto salivar em particular, e a expressão se correlaciona significativamente com o prognóstico.[111,185] Esse oncogene também é superexpresso em aproximadamente um terço dos CME, e a sua superexpressão parece estar correlacionada com um pior prognóstico.[186,187] Dados prognósticos como esse se tornaram a base para a terapia direcionada contra o *ERBB2*, particularmente para o carcinoma do ducto salivar; isso é discutido mais tarde, no tópico "Quimioterapia".

TRATAMENTO

Na maioria dos casos, as neoplasias das glândulas salivares removíveis são tratadas cirurgicamente. A seção seguinte é uma discussão geral sobre o tratamento cirúrgico e não cirúrgico de neoplasias malignas das glândulas salivares. Alguns aspectos do tratamento de doenças malignas específicas também foram incluídos anteriormente em "Histopatologia".

CIRURGIA

Parotidectomia

A glândula parótida pode ser dividida em dois "lobos" – um lobo superficial ou lateral e um lobo profundo – por um plano sagital definido pelos ramos do nervo facial. Depois que ele sai do forame estilomastoideo, o tronco principal do nervo facial emite um ramo para o ventre posterior do músculo digástrico e, em seguida, atravessa o parênquima da glândula parótida. Na *pata de ganso* o tronco do nervo facial se parte em divisão temporofacial superior e divisão cervicofacial inferior que está localizada a aproximadamente 1 a 2 cm do forame estilomastoideo. A divisão superior se

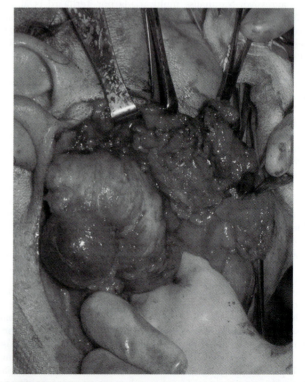

FIGURA 39-16. Dissecção e remoção de um tumor do lobo profundo da parótida no espaço parafaríngeo. O nervo facial foi dissecado e mobilizado sobre o tumor.

divide ainda mais nos ramos temporal, zigomático e bucal (Fig. 39-12); a divisão inferior se divide em ramos mandibulares e cervicais marginais. É importante notar que a glândula parótida é realmente unilobular e que o plano criado pelos ramos livres do nervo facial não é uma verdadeira separação anatômica da glândula em dois lóbulos distintos. Dito isso, é útil do ponto de vista cirúrgico utilizar o nervo facial como um plano de dissecção.

Ao tratar de uma malignidade da glândula salivar localizada no lóbulo lateral, uma parotidectomia superficial é geralmente adequada como tratamento de um tumor pequeno, de baixo grau que é bem encapsulado, tal como um CCA. Se o tumor é maior, uma ressecção parcial do lobo profundo pode ser realizada para incluir uma margem adequada de tecido da parótida normal. A parotidectomia total, a remoção de todo o tecido lateral e profundo, é indicada para 1) tumores malignos de alto grau com um alto risco de metástase, 2) qualquer malignidade da parótida com a indicação de metástase para nódulos linfáticos intraglandulares ou cervicais e 3) qualquer tumor primário que se origina dentro do lobo profundo.

Ao executar uma parotidectomia, o cirurgião começa fazendo uma versão modificada da incisão de Blair tipicamente utilizada em ritidectomias (Fig. 39-13). Ela começa na raiz da hélice e se estende inferiormente no vinco pré-auricular (ou pós-tragal), curvando-se, posteriormente, logo abaixo do lóbulo e depois estendendo-se inferior e anteriormente terminando em um vinco da pele. A parte inferior da incisão pode ser estendida para proporcionar a exposição para o esvaziamento cervical, se for indicado. Uma aba de pele localizada anteriormente é então elevada no plano subcutâneo imediatamente sobre a camada superficial do sistema músculo-aponeurótico. O nervo grande auricular é identificado e seguido inferiormente e é então dividido superiormente e refletido inferiormente, preservando o máximo de comprimento possível no caso em que o nervo facial é ressecado e um enxerto de nervo é necessário. A cauda da parótida é elevada soltando do músculo esternocleidomastoideo e o ventre posterior do músculo digástrico é identificado. O tecido da glândula parótida é então liberado da face anterior da cartilagem tragal, e a dissecção é realizada nos aspectos mais profundos da glândula. O tronco principal do nervo facial é identificado a aproximadamente um centímetro medial ao *tragal pointer* (ponteiro tragal) (Fig. 39-14). O nervo sai do forame estilomastoideo imediatamente posterior ao processo estiloide e entra na glândula parótida imediatamente anterior à inserção do músculo digástrico na ponta mastoide. Assim, o músculo digástrico e o ponteiro tragal são referências úteis para encontrar o tronco principal do nervo. Nessa região, a artéria auricular posterior proveniente da artéria carótida externa normalmente é encontrada e deve ser ligada quando o nervo facial for identificado. O tronco principal do nervo é seguido anteriormente à pata de ganso, e os ramos das divisões superiores e inferiores são seguidos, separando o lobo lateral da glândula do nervo. Profundamente aos ramos mais caudais do nervo facial, a veia retromandibular (facial posterior) pode ser encontrada e deve ser ligada se uma parotidectomia do lobo profundo for realizada. Se a localização do tumor impedir a identificação do tronco principal do nervo facial, o cirurgião pode identificar um ramo distal e rastreá-lo de uma forma retrógrada de volta para o tronco principal. O ramo mandibular marginal é muitas vezes usado para isso e pode ser encontrado seguindo-se a veia facial posterior superiormente (Fig. 39-15).

Durante a execução de uma parotidectomia do lobo profundo, múltiplos vasos intraglandular e periglandular serão encontrados. Especificamente, ramos da artéria carótida externa devem ser identificados e controlados. Como mencionado anteriormente, a veia retromandibular (facial posterior), muitas vezes, também precisa ser ligada para obter acesso ao lobo profundo. Uma vez que esses vasos estejam controlados, o tronco principal e os ramos do nervo facial devem ser cuidadosamente dissecados do tumor de lobo profundo de parótida (Fig. 39-16). Uma vez que isso é feito, a glândula pode ser dissecada da musculatura profunda, da

mandíbula e do osso temporal. Os ramos intraglandulares da carótida externa que podem ser encontrados incluem a artéria facial transversa e a artéria maxilar interna. Se o tumor se estender para dentro do espaço parafaríngeo, ele é dissecado e liberado usando-se a dissecção romba. Ocasionalmente, o ligamento estilomandibular terá que ser dividido de modo que a mandíbula possa ser retraída anteriormente para proporcionar um melhor acesso.

Se o nervo facial estiver envolvido com o tumor, este deve ser ressecado para obter as margens negativas. Em geral, se a função do nervo facial no pré-operatório estiver totalmente intacta, o nervo provavelmente não foi invadido, e todas as tentativas devem ser feitas para preservá-lo. No entanto, se a avaliação pré-operatória revelar um nervo facial parético ou paralisado, ele provavelmente foi invadido pelo tumor e deve ser excisionado. A extensão da ressecção é ditada pelas biópsias de congelação intraoperatórias e deve prosseguir até que as margens proximais e distais sejam consideradas como negativas; isso pode exigir o rastreamento do nervo na região mastoide do osso temporal através da realização da mastoidectomia. O nervo é então reconstruído por neurorrafia primária ou pela colocação de um enxerto de interposição, usando um segmento do nervo auricular maior ou do nervo sural. A mobilização do nervo após uma mastoidectomia é muitas vezes necessária a fim de minimizar a tensão em qualquer anastomose da reconstrução.

Tumores avançados de parótida podem se estender para estruturas adjacentes, incluindo músculos (masseter, esternocleidomastoideo e pterigoideo), osso (mandíbula e ponta mastoide), mucosa faríngea e pele sobrejacente. Nessas situações, o cirurgião deve estar preparado para executar o tipo de operação que é necessário para o desaparecimento completo do tumor; isso pode exigir uma mandibulectomia parcial, a ressecção lateral ou parcial do osso temporal, uma ressecção estendida da mucosa da faringe ou uma ressecção da pele facial. A avaliação pré-operatória cuidadosa da extensão do tumor é essencial para planejar a extensão da excisão e a reconstrução do defeito resultante.

Excisão da Glândula Submandibular

Para doenças malignas da glândula submandibular, é recomendada a excisão da glândula juntamente com o tecido de parte mole e linfonodos do nível Ib. Após ser feita uma incisão de pele apropriada (dependendo se for necessário um esvaziamento cervical radical), uma aba superior de pele é levantada no plano subplatismal, tomando cuidado com o ramo mandibular marginal do nervo facial durante a dissecção. O nervo segue a partir do ângulo da mandíbula e se curva anteriormente e caudalmente em paralelo à mandíbula, passa sobre a veia facial posterior e se curva cranialmente em direção à comissura da boca. Uma vez identificado e isolado, o nervo é refletido superiormente para preservá-lo. A veia facial pode ser ligada e a ponta proximal pode ser retraída superiormente para ajudar a manter o nervo para fora do campo de dissecção cirúrgica.

O tecido de parte mole gorduroso com os linfonodos do nível Ib é então separado a partir do aspecto medial e inferior da mandíbula e é mantido em continuidade com a glândula submandibular. A artéria e veia faciais são identificadas e ligadas. Profundamente à glândula, o músculo digástrico é identificado e a dissecção é realizada anteriormente ao músculo milo-hioide, que é recolhido anteriormente para expor o nervo lingual, o gânglio submandibular e o ducto de Wharton. Profundamente ao ducto e anteriormente ao ventre do músculo digástrico está o nervo hipoglosso, que deve ser identificado e preservado a menos que esteja grosseiramente envolvido pelo tumor. O gânglio submandibular e o ducto de Wharton são ligados e divididos. Em seguida, a amostra é separada do músculo digástrico.

Excisão da Glândula Sublingual

O par de glândulas sublinguais está localizado no assoalho anterior da boca logo abaixo da mucosa. O tratamento das neoplasias malignas da glândula sublingual envolve uma ampla excisão local e o esvaziamento cervical do nível I. A excisão de um tumor, com uma margem adequada, muitas vezes envolve a ressecção parcial de estruturas adjacentes, como a musculatura da língua, o músculo milo-hioide, o periósteo da mandíbula, o osso mandibular e o nervo lingual. A excisão geralmente é realizada por uma abordagem transoral e transcervical combinada. Para tumores mais avançados, uma ressecção composta pode ser necessária e pode incluir uma mandibulectomia marginal, ressecção do assoalho da boca e glossectomia parcial. Para tumores que invadem o espaço medular da mandíbula, uma mandibulectomia segmentar pode ser necessária. A reconstrução desses defeitos pode exigir um enxerto de pele de espessura parcial, um enxerto miocutâneo regional ou livre e/ou um retalho livre osteomiocutâneo. A reconstrução de defeitos da cavidade oral após a extirpação do tumor é discutida em maior detalhe em outras partes deste livro.

Glândulas Salivares Menores

O tratamento cirúrgico de doenças malignas das glândulas salivares menores é ditado pela localização do tumor. A localização mais frequente é o palato e, nessas situações, abordagens transorais e transfaciais são utilizadas em conjunto com uma maxilectomia parcial ou total para lesões extensas. Como as malignidades das glândulas salivares menores podem surgir de uma ampla variedade de locais além do palato (p. ex., orofaringe, fossas nasais, seios perinasais, faringe, laringe), as abordagens cirúrgicas não são discutidas aqui. As abordagens cirúrgicas específicas de cada local são discutidas em detalhe em outros capítulos deste texto.

Manejo do Pescoço com Nódulos Negativos

A decisão de tratar clinicamente um pescoço com nódulos negativos é controversa. Embora alguns tenham defendido o tratamento eletivo do pescoço em todos os pacientes com neoplasias das glândulas salivares, a maioria tem recomendado que o tratamento do pescoço seja realizado apenas em pacientes selecionados com tumores de características desfavoráveis, com prognóstico de evolução para metástases (Tabela 39-7).

O local do tumor primário parece estar associado com a frequência do envolvimento ganglionar oculto. Armstrong et al.[155] avaliaram 474 casos de pacientes com neoplasias das glândulas salivares maiores, a fim de definir as indicações para as dissecções eletivas do pescoço. Desses casos, 407 (86%) tinham pescoços com nódulos negativos clinicamente, e foi realizado o esvaziamento cervical eletivo em 90 dos 407 (22%) pacientes. As metástases ocultas foram descobertas na análise histopatológica em 34 dos 90 pacientes (38%) submetidos a esvaziamentos cervicais, embora esses casos tendam a ter maior grau e estejam mais avançados. Os tumores da glândula submandibular tiveram significativamente uma maior incidência de metástase oculta para os nódulos linfáticos cervicais (21%) do que os da glândula parótida (9%). Esses achados são corroborados por outros estudos. Spiro et al.[1] avaliaram 2.807 pacientes com neoplasias das glândulas salivares e também descobriram que os cânceres submandibulares apresentaram maior incidência de metástases para os linfonodos cervicais (28%) em comparação com malignidades da parótida (18%) e das glândulas salivares menores (15%). Yu e Ma[157] também descobriram que os cânceres das glândulas submandibular e sublingual tendiam a metástases com mais frequência do que os cânceres de outros locais. Assim, o local do tumor primário parece ser uma característica importante quando se considera o tratamento do pescoço com linfonodos negativos.

O tamanho do tumor primário e a presença da extensão extraglandular também têm sido correlacionados com o risco de metástases. Armstrong et al.[155] demonstraram que os tumores de 4 cm ou mais tiveram um risco de 20% de metástases ocultas em comparação com um risco de 4% associado com tumores menores (P <.00001). Em uma análise multivariada de fatores de risco associados com metástases ocultas de neoplasias malignas da parótida, Frankenthaler et al.[156] descobriram que a extensão do tumor externamente à parótida estava entre as variáveis mais preditivas.

O estádio T, que leva em conta tanto o tamanho do tumor primário quanto a presença de extensão extraglandular, é demonstrado em vários outros estudos e também a sua associação com o risco de doença metastática.[153,154] Resultados como esses levaram à sugestão de que pacientes com tumores em estádio T alto (T3 e T4) devem ser submetidos ao esvaziamento cervical profilático de rotina, mesmo que eles não tenham evidências clínicas de metástases em linfonodos cervicais.

Outras características associadas a um maior risco de metástases ocultas são o tipo histológico e o grau do tumor primário.[155-157,161,188-190] No geral os tipos histológicos considerados de maior risco para o envolvimento nodal oculto incluem o carcinoma indiferenciado, o CCE, o CME alto grau, o adenocarcinoma SOE, o carcinoma ex-adenoma pleomórfico, o carcinoma do ducto salivar e qualquer tumor com a transformação de alto grau. Os tipos histológicos que foram considerados de menor risco incluem o CCA típico, CAC grau 1 ou 2 e CME de baixo grau. A correlação do grau do tumor primário com a incidência de doença nodal oculta foi relatada. Armstrong et al.[155] descobriram que os tumores de grau elevado tiveram um risco de 49% de metástases ocultas em comparação com um risco de 7% para tumores intermediários e de baixo grau. Da mesma forma, Bhattacharyya e Fried[161] relataram que uma classificação de alto grau conferiu uma razão de 1,99 chances (95% intervalo de confiança [IC],1,64-2,40) de ter envolvimento nodal oculto. Esses autores concluíram que o tratamento eletivo do pescoço é indicado em pacientes com tipos histológicos de alto grau, tais como o adenocarcinoma e o CCE, e os subtipos de alto grau, como o CME de alto grau.

Em nítido contraste com os autores dos estudos citados anteriormente, Stennert et al.[153] encontraram uma incidência muito maior de metástases em linfonodos cervicais ocultos em todas as neoplasias malignas das glândulas salivares, independentemente do tipo histológico ou do estádio do tumor. Como tal, eles defendem fortemente o tratamento eletivo do pescoço em todos os pacientes, levantando polêmica no manejo do pescoço com linfonodos clinicamente negativos. Seu artigo de 160 pacientes consecutivos foi o único em que todos os pacientes foram tratados com o esvaziamento cervical ipsilateral de uma forma não randomizada ou seletiva. Eles descobriram que, dos 139 pacientes que foram inicialmente classificados como tendo um pescoço com linfonodos negativos, 45% tinham metástases ocultas. As taxas de metástases ocultas foram particularmente elevadas para o carcinoma indiferenciado (75%), o CCE (64%) e adenocarcinoma SOE (58%). Estes autores também observaram que as metástases ocultas foram surpreendentemente frequentes nos tipos histológicos considerados tradicionalmente como de menor risco: CCA (44%) e

TABELA 39-8. Indicações para Terapia de Radiação Adjuvante no Local Primário	
Característica	**Referências**
Estádio avançado	Terhaard et al.[148, 193] Armstrong et al.[194]
Margens positivas após a ressecção	Garden et al.[60, 199] Hosowaka et al.[200] Silverman et al.[201]
Tipos histológicos de alto grau: carcinoma de células escamosas, carcinoma indiferenciado, carcinoma de células pequenas, carcinoma mucoepidermoide de alto grau, carcinoma ex-adenoma pleomórfico, adenocarcinoma de alto grau não especificado, carcinoma do ducto salivar e carcinomas com alto grau de transformação ou de desdiferenciação	Matsuba et al.[198] Renehan et al.[163]
Invasão tecidual local; invasão perineural ou óssea	Terhaard et al.[193]

CAC (36%). Além disso, apesar de as metástases ocultas terem sido mais frequentemente relatadas com tumores maiores, Stennert et al.[153] descobriram que até mesmo lesões T1 e T2 tinham metástases frequentes (29 e 54%, respectivamente). A partir desses dados, os autores concluíram que o esvaziamento cervical ipsilateral deve ser realizado em todos os pacientes com neoplasias das glândulas salivares, independentemente do tipo histológico ou do estádio.

Outra área de controvérsia é a modalidade de tratamento para um pescoço N0. Alguns defendem o uso da RT para tratar um pescoço N0, porque muitas das características associadas com a doença oculta são as mesmas características que indicam a necessidade de radioterapia pós-operatória da localização principal.[191] Outros defendem a cirurgia, a fim de poupar o paciente com pescoço patologicamente N0 da morbidade da radiação e para obter um estadiamento preciso da doença. Os argumentos em favor da cirurgia também afirmam que, na maioria dos casos, a exposição para a dissecção cervical já está estabelecida e/ou parcialmente concluída durante a ressecção do tumor primário.

Quando o esvaziamento é realizado em um paciente com um pescoço clinicamente N0, o esvaziamento cervical seletivo é considerado o tratamento de escolha. Os níveis do pescoço a serem dissecados são determinados pelo local do tumor primário. Para os tumores de parótida, Armstrong et al.[155] demonstraram que 3 de 30 pacientes (10%) tiveram metástases no nível I, 8 de 30 (27%) no nível II, 7 de 30 (23%) no nível III, 6 de 30 (20%) no nível IV e um de 30 (3%) no nível V. Eles mostraram que a dissecção dos níveis I a IV teria detectado todas as metástases ocultas. O único paciente com um nódulo positivo no nível V também tinha nódulos positivos nos níveis II a IV. Consequentemente, tem sido recomendado o esvaziamento de, pelo menos, os níveis I a IV para neoplasias da parótida. Para malignidades submandibulares e sublinguais, as metástases ocultas podem ser detectadas no pescoço N0 dissecando-se apenas os níveis I a III.[155,192] No entanto, se a doença oculta for detectada no primeiro nível do esvaziamento cervical tanto para malignidades primárias da parótida quanto submandibulares, é recomendado realizar o esvaziamento radical modificado abrangente para tratar a doença em possíveis outros níveis adicionais.

Gestão do Pescoço com Nódulo Positivo

O consenso do tratamento do pescoço com linfonodo clinicamente positivo está mais estabelecido. É bem aceito que o esvaziamento cervical ipsilateral deve ser realizado em pacientes com nódulos linfáticos cervicais palpáveis ou radiograficamente ampliados.[192] Além disso, a utilização da RT após uma linfadenectomia cervical demonstrou um melhor controle locorregional e uma melhor sobrevida.[193,194] Como as doenças malignas da glândula salivar que têm metástase para os nódulos linfáticos regionais podem envolver qualquer um dos cinco níveis no pescoço e podem pular níveis,[155] a realização do esvaziamento cervical radical modificada abrangente é recomendada em pescoços com nódulos positivos. No entanto, devido ao fato de a incidência do envolvimento ganglionar no pescoço contralateral ser baixa, apenas o lado ipsilateral deve ser tratado.[154]

RADIOTERAPIA

Radioterapia Adjuvante

Em geral, a utilização da RT pós-operatória parece melhorar as taxas de controle locorregional após a ressecção de tumores das glândulas salivares. Em uma análise multivariada recente de 140 pacientes com CAC, Chen et al.[195] observaram que a omissão da RT pós-operatória foi um preditor independente de recorrência local com uma taxa de risco de 5,82 (IC 95%, 1,96-17,26; P = 0,002). Embora a justificativa para o uso da radioterapia pós-operatória seja inteiramente baseada em estudos retrospectivos como este, vários desses estudos revelam certas características para as quais a radiação pós-operatória é particularmente útil no controle da recidiva locorregional (Tabela 39-8). Esses recursos incluem os tumores em estádio avançado, a presença de margens positivas após a ressecção, os tumores de alto grau, o envolvimento neural e o envolvimento ósseo.

Há indícios de que o controle local após a ressecção cirúrgica de tumores em estádio avançado é melhor quando a radiação pós-operatória é realizada, embora nenhum estudo prospectivo controlado já tenha sido publicado para confirmar definitivamente essa hipótese. Um melhor controle local , no entanto, está ainda menos esclarecido para tumores em fases mais iniciais. No maior estudo retrospectivo de pacientes submetidos a RT adjuvante para tumores malignos de alto grau e/ou localmente avançados das glândulas salivares maiores, Mahmood et al.[196] examinaram o registro de Surveillance, Epidemiology and End Results e obtiveram dados para todos os pacientes com 20 anos ou mais submetidos à cirurgia para tumores de alto grau ou localmente avançados (T3 e T4 e/ou nódulo positivo) desse tipo entre 1988 e 2005. Em uma análise multivariada desses 2.170 pacientes, eles descobriram que a sobrevida melhorou significativamente quando associada com a RT adjuvante (razão de risco para mortalidade, 0,76; IC 95%, 0,65-0,89; P <0,001). Em outra grande análise multivariada retrospectiva, Terhaard et al.[148] examinaram os resultados e as variáveis do prognóstico de 565 pacientes tratados para uma mistura heterogênea de doenças malignas das glândulas salivares em centros do Dutch Head and Neck Oncology Cooperative Group. Eles descobriram que os pacientes que foram tratados apenas por cirurgia tiveram um risco relativo de recorrência local de 9,7 e um risco relativo de recidiva regional de 2,3 quando comparados com pacientes tratados com cirurgia seguida de RT. O controle local de tumores T3 e T4 tratados com cirurgia seguida de irradiação foi de 84% aos 10 anos, e esta foi significativamente melhorada em comparação com os casos tratados apenas com cirurgia (18% em 10 anos, P <0,001).[193] A melhoria do controle local não foi observada para tumores T1 (95% para a cirurgia mais a irradiação vs. 83% para a cirurgia sozinha) ou tumores T2 (91% para a cirurgia mais a irradiação vs. 88% para a cirurgia sozinha). Além disso, a RT não pareceu influenciar o desenvolvimento de metástases distantes ou a sobrevivência global. Em um estudo realizado por Armstrong et al.,[194] uma análise retrospectiva pareada também descobriu que a radiação pós-operatória melhorou o controle local em pacientes com doença em estádios III e IV. A taxa de controle local em 5 anos de pacientes tratados com cirurgia e radioterapia pós-operatória foi de 51%, e a dos pacientes tratados com cirurgia isoladamente foi de 17%. As taxas de sobrevida correspondentes determinadas em 5 anos foram de 51,2 e 9,5%, respectivamente. Em comparação, não havia muita diferença nos resultados entre os dois grupos de tratamento entre os pacientes com estádios I e II da doença. Esses estudos recentes são consistentes com observações anteriores que demonstraram vantagens na combinação da cirurgia com a radioterapia.[146,160,197,198] Portanto, para cânceres avançados das glândulas salivares, o controle locorregional parece ser melhorado, e uma possível melhoria na sobrevida pode ser apreciada em pacientes tratados com a ressecção cirúrgica seguida pela RT.

Nos casos com margens positivas, as taxas de recidivas locais tendem a estar globalmente aumentadas (como discutido anteriormente em "Variáveis de Prognóstico"); por conseguinte, não é surpreendente que a adição de RT quando as margens cirúrgicas são positivas pareça resultar em melhor controle local. Garden et al.[60] analisaram retrospectivamente 198 pacientes com CAC de cabeça e pescoço, com um período médio de acompanhamento de 93 meses, e descobriram que 18% dos pacientes com margens positivas desenvolveram recidivas locais. Em contraste, apenas 9% com margens próximas ou incertas e 5% com margens negativas desenvolveram recidivas locais (P = 0,02). Em um estudo separado, Garden et al.[199] avaliaram 166 pacientes com neoplasias malignas da glândula parótida e encontraram uma tendência de melhora no controle local para pacientes com margens positivas quando tratados com doses de radiação maiores que 60 Gy. Da mesma forma, Hosokawa et al.[200] avaliaram 61 casos de CME tratados apenas com cirurgia ou cirurgia seguida por radioterapia e descobriram que o uso de doses mais elevadas de radiação (> 55 Gy) resultou em um melhor controle local, apesar das margens positivas. Mais recentemente, uma revisão de 75 pacientes com CAC por Silverman et al.[201] demonstrou uma melhoria estatisticamente significativa no controle locorregional de casos com margens positivas quando a RT era administrada após a cirurgia. Portanto, a RT pós-operatória é indicada quando as margens são positivas após a ressecção do tumor.

As malignidades de alto grau das glândulas salivares têm uma propensão para recorrência locorregional e a radioterapia pós-operatória parece ser benéfica como terapia adjuvante. Um estudo de doenças malignas de alto grau histológico da glândula parótida por Matsuba et al.[198] demonstrou uma taxa de controle local em 5 anos significativamente melhorada quando a radioterapia pós-operatória foi administrada (70%) em comparação com a de cirurgia sozinha (20%). Da mesma forma, Renehan et al.[163] realizaram uma análise multivariada retrospectiva de 103 pacientes com carcinoma da glândula parótida e descobriram que a adição de radioterapia pós-operatória reduziu significativamente a recorrência locorregional (15%) em comparação com a cirurgia sozinha (43%) em 10 anos e que a melhora da sobrevida foi observada principalmente em pacientes com tumores de alto grau. Em contraste, a radioterapia pós-operatória em malignidades de baixo grau não afetou o controle locorregional. Portanto, a RT pós-operatória é recomendada em casos de tumores malignos de alto grau histológico das glândulas salivares.

A radioterapia pós-operatória também é recomendada nos casos em que o tumor tenha invadido os tecidos locais. Tanto a invasão perineural quanto a invasão óssea são características histológicas desfavoráveis e estão associadas a um prognóstico clínico desfavorável. No estudo de Terhaard et al.[193] de 565 pacientes tratados em centros do Dutch Head and Neck Oncology Cooperative Group, a radioterapia pós-operatória melhorou significativamente as taxas de controle local de 10 anos em casos com invasão perineural ou óssea em comparação com resultados da cirurgia sozinha.

Irradiação do Pescoço

A adição de RT pós-operatória do pescoço nos casos em que os linfonodos são positivos para metástases de cânceres das glândulas salivares mostrou uma melhora no controle locorregional e na sobrevida. Em um estudo realizado por Armstrong et al.,[194] que comparou 16 pacientes com metástases em linfonodos tratados somente com cirurgia com 23 pacientes tratados com cirurgia e radioterapia, foi observada uma melhoria no controle locorregional em 5 anos de 40 para 69% (P = 0,05). A sobrevida correspondente em 5 anos melhorou de 19 para 49% (P = 0,015). A utilidade da radioterapia pós-operatória do pescoço foi corroborada pelo estudo de Terhaard et al.,[193] que observou uma taxa de controle regional de linfonodos cervicais de 83% em 10 anos em pacientes (n = 22) com doença patológica N_1 tratados com radioterapia locorregional pós-operatória. Em contraste, a taxa de controle regional de linfonodos cervicais em 10 anos foi de 57% em pacientes (n = 10) tratados sem radiação ou apenas com radiação local pós-operatória para o sítio primário (P = 0,04). Portanto a RT após a ablação cirúrgica da doença com linfonodos positivos parece melhorar o resultado.

O uso de irradiação no tratamento do pescoço com nódulos negativos, no entanto, está menos esclarecido. No estudo de Terhaard et al.,[193] nenhum benefício significativo para o controle regional do pescoço N0 patológico foi visto com a adição de radioterapia pós-operatória. Em contraste, um estudo mais recente por Chen et al.[202] examinou 251 pacientes com carcinomas clinicamente N0 das glândulas salivares que foram tratados com cirurgia e RT pós-operatória. A irradiação cervical eletiva foi utilizada em 131 pacientes (90 ipsilaterais e 41 bilaterais). Foi relatada uma redução significativa na taxa de falha linfonodal em 10 anos, que caiu de 26 para 0% (P = 0,0001). É importante notar que nos pacientes que não receberam irradiação cervical eletiva, a recidiva linfonodal ocorreu nos casos de tipos histológicos de mais alto grau: CCE, carcinoma indiferenciado, adenocarcinoma SOE e CME. Nenhuma recorrência linfonodal foi observada em casos de carcinoma adenoide cístico ou acinares.

Radioterapia com Feixe de Nêutrons

Nêutrons acelerados liberam mais energia e, portanto, resultam em maiores danos da radiação do que o criado pela RT com fótons/elétrons convencional. Como as malignidades das glândulas salivares têm sido tradicionalmente consideradas como sendo bastante radiorresistentes, a terapia com nêutrons acelerados foi proposta e sua eficácia foi subsequentemente demonstrada nesses cânceres. No único estudo prospectivo randomizado de RT de neoplasias das glândulas salivares, a RT com nêutrons acelerados foi comparada com a RT de fótons convencional no tratamento de tumores não removíveis e/ou recorrentes. Esse estudo, realizado em conjunto pelo Radiation Therapy Oncology Group of United States e pelo Medical Research Council of Great Britain, demonstrou uma melhoria significativa no controle locorregional com a RT de nêutrons acelerados.[203,204] No entanto, a sobrevida global não foi significativamente diferente entre os dois grupos. Nesse e em estudos posteriores, parecia que os pacientes tinham uma tendência de sucumbir às metástases distantes, apesar da melhora no controle locorregional, e que esse padrão de fracasso foi a razão para a falta de melhora da sobrevida, principalmente nos casos de carcinoma de células acinares.[205-207]

QUIMIOTERAPIA

O uso de quimioterapia sistêmica no tratamento de doenças malignas das glândulas salivares está atualmente limitado ao tratamento paliativo de doenças localmente avançadas, irressecáveis, recorrentes e metastáticas. Uma variedade de agentes tem sido explorada. No entanto, os estudos relatados são em grande parte não randomizados e com pequeno número de pacientes, tornando difícil avaliar a eficácia desses medicamentos. Além disso, muitos dos relatórios são séries de casos e revisões retrospectivas de tipos heterogêneos de doenças malignas e tratamentos. A fim de contornar as limitações dos dados disponíveis, Rizk et al.[209] relataram recentemente uma metanálise dos dados de 205 pacientes obtidos a partir de 17 estudos experimentais de fase II ou III. Os agentes quimioterapêuticos utilizados nos estudos incluíram a cisplatina, carboplatina, epirrubicina, ciclofosfamida, doxorrubicina, mitoxantrona, paclitaxel, 5-fluorouracil, vinorelbina, metotrexato e bleomicina. Todos os pacientes foram tratados de câncer das glândulas salivares maiores ou menores tanto com agentes únicos quanto com multiagentes de primeira linha da quimioterapia paliativa. Por meio de uma metanálise com regressão linear, os autores descobriram que os pacientes tratados com quimioterapia baseada em platina ou em antraciclina (p. ex., mitoxantrona) tiveram um aumento na sua sobrevida mediana. Ao olhar para os dados utilizando uma análise multivariada, somente a quimioterapia à base de platina demonstrou estar significativamente associada com o aumento da sobrevida, mas uma interação positiva entre os agentes de platina e antraciclina foi aparente. Logo, embora o campo esteja necessitando de estudos randomizados prospectivos, os dados disponíveis sugerem que esses dois agentes podem ter um papel útil, não só no tratamento paliativo, mas também no tratamento multimodal definitivo de doenças malignas das glândulas salivares propensas a metástases distantes.

Recentemente, a atenção foi direcionada para o possível papel da terapia dirigida contra alvos biológicos expressos nesses tipos de cânceres. Esses alvos incluem receptores de tirosinas quinases, tais como c-KIT e membros da família ErbB, o receptor do fator de crescimento epidérmico e o ERBB2. Tem sido demonstrado que o CAC superexpressa c-KIT em mais de 90% dos casos, e a expressão de c-KIT é correlacionada com o grau do tumor.[210,211] No entanto, os tratamentos que têm o c-KIT como alvo, tais como o imatinib, não têm sido bem sucedidos para esse tipo de tumor. O receptor do fator de crescimento epidérmico, anteriormente conhecido como *ErbB-1*, é expresso em 79% de todas as malignidades da parótida,[211] o que levou à investigação da terapia dirigida contra este alvo. O *ERBB2* é frequentemente expresso num subconjunto de doenças malignas das glândulas salivares, principalmente o carcinoma do ducto salivar, e sua expressão se correlaciona significativamente com o prognóstico.[111,185] Observações como essas estabelecem os fundamentos para as estratégias de investigação que visam a atingir essas quinases em múltiplos ensaios de fase II.[212-214] Infelizmente, nenhuma resposta objetiva foi encontrada no uso de inibidores de pequenas moléculas ou anticorpos como monoterapia em pacientes com doença irressecável, recorrente ou metastática. No entanto, os agentes terapêuticos parecem estabilizar a doença em um número substancial de pacientes nos ensaios, o que sugere que a inibição desses alvos pode ter algum efeito sobre a biologia desses tumores. De fato, os dados promissores indicam que a terapia direcionada em combinação com a quimioterapia convencional pode ter um efeito sinérgico.[215]

Apesar da evidência definitiva do benefício da RT adjuvante sozinha, a intenção do estudo RTOG 1008 é adquirir dados preliminares de eficácia para comparar com RT pós-operatória sozinha com a quimiorradioterapia baseada em cisplatina concomitante. Esse estudo multi-institucional está inscrevendo pacientes com tumores de grau intermediário e de alto grau após a ressecção cirúrgica com intenção curativa que foram considerados como tendo fatores de risco para a recorrência, incluindo doença T3 a T4/N1 a N3 ou doença com nódulo negativo T1 a T2 com margens positivas ou exíguas.

Novas estratégias para a terapia sistêmica podem ser descobertas através de estudos profundos do exoma e de sequenciamento do genoma completo. No CAC, por exemplo, mutações recorrentes foram observadas na via FGF/IGF/PI3K, que tem proporcionado uma visão sobre as potenciais abordagens terapêuticas para estudos futuros.[216,217]

Para consultar a lista completa de referências, acesse www.expertconsult.com.

LEITURA SUGERIDA

Armstrong JG, Harrison LB, Thaler HT, et al: The indications for elective treatment of the neck in cancer of the major salivary glands. *Cancer* 69:615–619, 1992.

Bhattacharyya N, Fried MP: Nodal metastasis in major salivary gland cancer: predictive factors and effects on survival. *Arch Otolaryngol Head Neck Surg* 128:904–908, 2002.

Brandwein MS, Ivanov K, Wallace DI, et al: Mucoepidermoid carcinoma: a clinicopathologic study of 80 patients with special reference to histological grading. *Am J Surg Pathol* 25:835–845, 2001.

Chen AM, Granchi PJ, Garcia J, et al: Local-regional recurrence after surgery without postoperative irradiation for carcinomas of the major salivary glands: implications for adjuvant therapy. *Int J Radiat Oncol Biol Phys* 67:982–987, 2007.

Frankenthaler RA, Byers RM, Luna MA, et al: Predicting occult lymph node metastasis in parotid cancer. *Arch Otolaryngol Head Neck Surg* 119:517–520, 1993.

Garden AS, Weber RS, Morrison WH, et al: The influence of positive margins and nerve invasion in adenoid cystic carcinoma of the head and neck treated with surgery and radiation. *Int J Radiat Oncol Biol Phys* 32:619–626, 1995.

Laramore GE, Krall JM, Griffin TW, et al: Neutron versus photon irradiation for unresectable salivary gland tumors: final report of an RTOG-MRC randomized clinical trial. Radiation Therapy Oncology Group. Medical Research Council. *Int J Radiat Oncol Biol Phys* 27:235–240, 1993.

Renehan A, Gleave EN, Hancock BD, et al: Long-term follow-up of over 1000 patients with salivary gland tumours treated in a single centre. *Br J Surg* 83:1750–1754, 1996.

Spiro RH: Salivary neoplasms: overview of a 35-year experience with 2,807 patients. *Head Neck Surg* 8:177–184, 1986.

Stennert E, Kisner D, Jungehuelsing M, et al: High incidence of lymph node metastasis in major salivary gland cancer. *Arch Otolaryngol Head Neck Surg* 129:720–723, 2003.

Terhaard CH, Lubsen H, Rasch CR, et al: The role of radiotherapy in the treatment of malignant salivary gland tumors. *Int J Radiat Oncol Biol Phys* 61:103–111, 2005.

Terhaard CH, Lubsen H, Van der Tweel I, et al: Salivary gland carcinoma: independent prognostic factors for locoregional control, distant metastases, and overall survival: results of the Dutch head and neck oncology cooperative group. *Head Neck* 26:681–692; discussion 692–683, 2004.

SEÇÃO 3 ■ CAVIDADE ORAL

40

Lesões da Mucosa Oral

James J. Sciubba

Pontos-chave

■ A leucoplasia apresenta um pequeno, mas significativo, risco de transformação maligna. A forma verrucosa proliferativa manifesta uma incidência muito maior de recorrência, multifocalidade e ausência dos fatores de risco habituais e taxas de transformação da leucoplasia típica.

■ No momento, nenhuma estratégia de quimioprevenção eficaz para o tratamento da leucoplasia foi comprovada, nem existe uma maneira previsível para avaliar a sua progressão para carcinoma.

■ O risco de transformação maligna em casos de líquen plano oral e lesões liquenoides da mucosa oral deve ser considerado, com seguimento do paciente por longo prazo.

■ O papel da noz de areca (bétele) na patogênese da fibrose submucosa oral na Índia e em muitos outros países constitui-se no principal fator para a alta taxa de carcinoma oral de células escamosas relatada nesses locais.

■ Várias formas de candidíase oral serão encontradas na prática, e o clínico deve se familiarizar com várias opções de tratamento.

■ Os alvos antigênicos específicos no pênfigo vulgar são as moléculas de adesão intercelular, membros da família das caderinas.

■ Existem diferenças entre pênfigo vulgar e penfigoide benigno das mucosas em termos de alvo antigênico e sua localização anatômica.

■ A ulceração aftoide pode se apresentar em três formas, e a abordagem de tratamento é variável, desde a simples observação até o uso de medicamentos sistêmicos.

■ A ativação recorrente do herpes-vírus pode ser o fator desencadeante para o desenvolvimento de eritema multiforme recorrente; portanto, o uso de tratamento profilático de supressão viral deve ser considerado.

■ O diagnóstico diferencial da pigmentação da mucosa oral inclui um número de entidades que vão desde as inócuas até as potencialmente fatais. Assim, o índice de suspeita para essas lesões é uma importante consideração clínica.

LESÕES BRANCAS/VERMELHAS

As lesões brancas e vermelhas representam uma categoria única de lesões que compreende uma variedade de entidades.

LEUCOEDEMA

Definição

O leucoedema caracteriza-se por uma aparência opalescente esbranquiçada difusa e levemente generalizada da superfície, que envolve principalmente a mucosa bucal. Representa essencialmente uma variação normal da textura e das características da superfície mucosa e pode ser identificado em grande número de indivíduos na população, especialmente em fumantes, e é mais pronunciado naqueles que possuem níveis mais elevados de pigmentação cutânea e da mucosa; está presente na maioria dos adultos negros e em cerca de metade das crianças negras, e também tem sido observado como um efeito colateral relacionado à *Cannabis*.[1]

Etiologia e Patogênese

Ainda não foi estabelecida nenhuma causa clara do leucoedema. Fatores que podem ter um papel na sua manifestação incluem tabagismo, uso de *Cannabis*, ingestão de álcool, infecções bacterianas, interações eletroquímicas e, possivelmente, distúrbios salivares inflamatórios; no entanto, nenhuma causa específica, reprodutível ou definitiva foi comprovada até o momento. Muitas autoridades indicam que o leucoedema dificilmente poderia representar uma doença, sendo considerado mais uma variação da normalidade. Alterações edematosas da mucosa semelhantes também podem ser vistas na vagina e na laringe, o que apoia ainda mais a noção de que o leucoedema é de fato uma variante normal da aparência da superfície mucosa. A incidência de leucoedema aumenta com a idade até 40 a 49 anos, seguida por um declínio.[2]

Características Clínicas

O leucoedema é de natureza assintomática e geralmente é descoberto durante exames de rotina ou pelo paciente. A distribuição tende a ser simétrica e envolve a mucosa bucal e, em menor grau, a mucosa labial. A aparência pode ser a de uma superfície acinzentada translúcida, difusa, com estrias brancas, rugosa, com pregas ou alteração leitosa (Fig. 40-1). Em repouso, o tecido pode parecer opaco, ao passo que, quando estirado, a alteração opaca suave se dissipa até o ponto em que é pouco visível. Basta que se estenda a mucosa para a área alterada desaparecer; no entanto, as lesões hiperceratóticas ou leucoplásicas não apresentam atenuação semelhante, o que permite, assim, a diferenciação entre essa condição e leucoplasia. Outras condições que devem ser

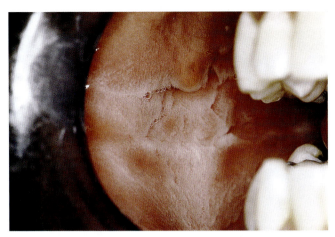

FIGURA 40-1. Leucoedema caracterizado por uma alteração leitosa, translúcida e difusa da mucosa bucal.

clinicamente separadas de leucoedema incluem nevo branco esponjoso, ceratose reativa causada por traumatismo crônico de grau baixo, forma homogênea do líquen plano e disceratose intraepitelial benigna hereditária.

Características Histopatológicas

A superfície do epitélio é geralmente paraceratinizada, enquanto as cristas epiteliais são largas e alongadas com morfologia ocasional do tipo espiga. Na histomorfologia há um predomínio pronunciado de edema intracelular na célula espinhosa ou na camada de células espinhosas, onde as células individuais parecem aumentadas e opticamente claras ou vacuoladas, com núcleos picnóticos perifericamente deslocados e uma aparência branda geral, associada a um aumento volumétrico na espessura da camada epitelial (Fig. 40-2).

Tratamento

Essa alteração particular da mucosa não requer tratamento, porque é totalmente benigna. Não há casos relatados de alteração displásica ou transformação em carcinoma. A principal preocupação em relação ao leucoedema é diferenciá-lo da leucoplasia.

LEUCOPLASIA ORAL

Definição

A *leucoplasia oral* pode ser definida como uma placa ou mancha branca que não pode ser caracterizada clinicamente como

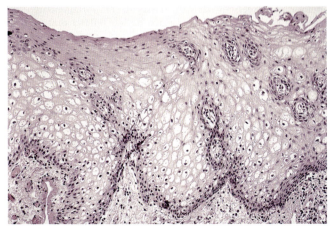

FIGURA 40-2. Leucoedema mostra células epiteliais pálidas, grandes, com núcleos picnóticos perifericamente deslocados e amplas cristas epiteliais.

qualquer outra doença. Dessa forma isso transfere o conceito histopatológico de leucoplasia para a área clínica, em termos de definição e utilidade. A partir de uma perspectiva histórica, embora errônea, muitos patologistas e clínicos usam o termo leucoplasia como sinônimo de alteração microscópica, em particular aquela de graus de displasia epitelial ou carcinoma *in situ*. O diagnóstico excludente de leucoplasia, portanto, elimina mais facilmente as condições reconhecíveis que incluem leucoedema, líquen plano, candidíase e nevo branco esponjoso.

Existe uma concordância com o fato de a leucoplasia representar a lesão mucosa oral pré-maligna mais comum; no entanto, a maioria dos casos é benigna e permanece assim ao longo do tempo. O conceito de transformação maligna está essencialmente relacionado ao desenvolvimento de câncer, pré-invasivo ou de outro modo, que é ainda caracterizado por graus variáveis de displasia epitelial. A possibilidade de carcinoma e displasia deve ser cuidadosamente considerada; evidências microscópicas de displasia são observadas em 3,7 a 28,7% dos casos de leucoplasia.[4] Uma revisão mais recente[5] apontou que o potencial de transformação maligna da leucoplasia foi observado por Sir James Paget em 1851, quando ele descreveu essencialmente aquilo que atualmente consideram ser representativa da leucoplasia. A entidade leucoplasia oral foi inicialmente e especificamente descrita na segunda metade do século XIX pelo dermatologista húngaro Schwimmer. Desde o final do século XVIII e no século XIX, a leucoplasia foi reconhecida e plenamente estabelecida como uma lesão pré-cancerosa, embora em uma minoria dos casos ela sirva como um prenúncio do desenvolvimento de câncer oral. O principal fator de importância clínica dessa lesão reside na sua relação com a morbidade geral e a relativamente elevada mortalidade global associada ao carcinoma invasivo de células escamosas (CEC).

Conceitualmente, portanto, a definição de uma lesão pré-maligna pode ser a de um tecido morfologicamente alterado, em que o câncer apresenta uma probabilidade maior de se desenvolver quando comparado ao seu homólogo aparentemente normal. Em um sentido mais contemporâneo, as obras de Waldron e Schafer (1975)[6] e de Bouquot e Gorlin (1986)[7] estabeleceram a correlação clínica e microscópica da leucoplasia em um grande número de pessoas nos Estados Unidos. Nesses estudos, a presença de displasia, carcinoma *in situ* e carcinoma invasivo em relação à leucoplasia oral variou de 17% a 25% em todos os locais.

Epidemiologia e Etiologia

A prevalência observada em todo o mundo é bastante variável, com taxas de prevalência relativas nos Estados Unidos de aproximadamente 1 a 2%, enquanto na Índia 4,9% das pessoas com mais de 15 anos examinadas apresentaram leucoplasia.[8] A leucoplasia é mais comum em homens de meia-idade e idosos e é rara em homens com menos de 30 anos; a prevalência sobe para quase 30% em homens com mais de 80 anos,[7] e as taxas são significativamente mais elevadas onde o uso de bétele (extrato da noz de areca) é comum.

Embora a causa da leucoplasia oral seja desconhecida, vários hábitos e comportamentos estão associados à presença dessa lesão clínica. Existe uma associação estreita entre leucoplasia e o uso de tabaco em suas diversas formas, incluindo o tabaco fumado e várias formas de tabaco não fumado. Em outras culturas, o uso de preparações com a noz de areca (bétele) com ou sem tabaco constitui um risco adicional para o desenvolvimento dessa condição.[9]

De longe, a causa mais comum de lesões brancas orais é o trauma, o qual inclui a ceratose friccional; que, no entanto, não é uma verdadeira leucoplasia, na medida em que representa uma resposta ao trauma, sob a forma de hiperceratose, havendo a reversão da mesma com a eliminação da influência traumática. Um local comum para a hiperceratose induzida por atrito é ao longo da mucosa bucal na linha oclusal. Nesse local, é observada a formação de uma linha alba, enquanto sobre a mucosa labial, o hábito de morder o lábio pode produzir uma alteração da superfície hiperceratótica ligeiramente granular ou o chamado *morsicatio*. Nenhuma evidência sugere que o traumatismo por atrito crônico transforme-a em doença displásica ou francamente maligna.

Ao longo da superfície do vermelhão do lábio inferior, manchas de leucoplasia podem se desenvolver em resposta à exposição crônica ao sol (queilite actínica), o que demonstra a estreita correlação com a exposição cumulativa e o nível de pigmentação cutânea (Fig. 40-3). Uma forma adicional de ceratose foi atribuída à utilização de enxaguatórios bucais e dentifrícios que contêm um extrato de raiz da erva chamada *sanguinária* (Viadent®). Caracteristicamente, a lesão se desenvolve ao longo da mucosa alveolar vestibular da maxila como uma mancha branca, muitas vezes translúcida a ligeiramente opaca com margens bem definidas e característica de superfície geralmente lisa (Fig. 40-4). A relação com o desenvolvimento de displasia ou transformação maligna associada a essa entidade permanece controversa, e a regressão de lesões é muitas vezes notada após a retirada dos produtos contendo a sanguinária.[10,11]

Características Clínicas

A leucoplasia é caracterizada por um padrão clínico muito variável. Em geral, a aparência pode variar desde uma alteração sutil da superfície, acinzentada e fina que demonstra uma característica translúcida branca com margens mal definidas (Fig. 40-5, *A*) com características superficiais geralmente lisas, até placas espessas e opacas, com margens bem demarcadas, distintas. Em termos gerais, essas lesões podem ser homogêneas e lisas, focais ou difusas, ou heterogêneas e multifocais com texturas variáveis (Fig. 40-5, *B* e *C*). As alterações de textura da superfície podem variar de uma fina granularidade a um contorno ligeiramente papilar. Além disso, a leucoplasia pode parecer ulcerativa, erosiva, salpicada, nodular ou verrucosa a olho nu. É importante observar que as várias formas de leucoplasia muitas vezes sofrem transição de uma para outra; no entanto, essa mudança de aparência clínica pode não corresponder necessariamente a uma mudança no comportamento biológico.[12] Quando ocorre uma mudança clínica na aparência da leucoplasia homogênea para uma forma heterogênea, salpicada ou nodular, uma nova biópsia é obrigatória (Fig. 40-5, *D*), devido à correlação já bem estabelecida entre o aumento de frequência da displasia e um aumento no nível da heterogeneidade regional ou uma característica salpicada.

O termo *leucoplasia fina* (Fig. 40-5, *E*) tem sido utilizado para descrever a formação de uma leucoplasia inicial. Tais lesões geralmente progridem ao longo do tempo a partir de uma placa macular para uma placa translúcida levemente elevada com margens que se misturam na mucosa de aparência normal, até o desenvolvimento posterior de um aspecto mais espesso, que confere uma cor branca mais opaca à lesão. Da mesma forma, as características de textura podem se desenvolver progressivamente e permanecer por mais tempo, podendo apresentar aparência rugosa, coriácea ou amassada. Da mesma forma, podem se tornar lesões de características exofíticas ou verruciformes e se projetar acima da superfície. Embora muitas lesões possam permanecer por longos períodos como lesões homogêneas ou mais texturizadas, espessadas, algumas podem desaparecer ao longo do tempo.

Uma variante incomum de leucoplasia, a *leucoplasia verrucosa proliferativa*, requer uma denominação separada porque muitas vezes é observada em indivíduos sem os fatores de risco habituais para o desenvolvimento de leucoplasia, observando-se o desenvolvimento de lesões em áreas menos comumente afetadas pelo CEC oral. O comportamento dessa variante de leucoplasia é caracteristicamente agressivo, com mudanças nas características histopatológicas, apresentando um padrão de comportamento mais implacável e maior tendência à transformação em CEC.[13] Não foi demonstrada nenhuma ligação com o papilomavírus humano (HPV), diferentemente de outras formas de leucoplasia oral.[14] É caracteristicamente multifocal e persistente e tende a ocorrer mais frequentemente em mulheres. A evolução de uma mancha branca delgada e achatada para uma coriácea, espessada e, finalmente, para a uma fase papilar a verrucosa caracteriza essa lesão ao longo do tempo (Fig. 40-6). Quando a lesão é avaliada histologicamente na fase papilar ou verrucosa, o diagnóstico pode variar de uma hiperplasia verrucosa benigna ou atípica a carcinoma verrucoso ou CEC com características papilares. Da mesma forma, o que caracteriza essa entidade é a persistência, alta taxa de recorrência e o desenvolvimento de CEC em até 74% dos casos.[14-16] Obter uma melhor compreensão das características comportamentais e da variação através de todo o espectro da leucoplasia oral envolve vários fatores que incluem aparência clínica, localização e a presença e o grau de displasia. Estudos recentes têm demonstrado uma associação entre a progressão da pré-malignidade da mucosa oral e uma perda de heterozigosidade.[17] Um passo essencial para o desvio da proliferação e diferenciações epiteliais normais envolve a perda de heterozigosidade em 3p e 9p, em que foi observado um risco relativo modesto de 3,8 vezes para o desenvolvimento de câncer oral. No entanto, nos casos em que houve perdas adicionais (4p, 8p, 11q ou 17p), foi observado um aumento de 33 vezes no risco relativo para o desenvolvimento do câncer.[18] Aferir uma estratégia de prognóstico baseada nesse conceito de risco tem sido uma medida controversa, principalmente pelo descrédito de estudos anteriores sobre ploidia, além de estudos mais recentes refutando essa afirmação.[19] Nenhuma via molecular única ou específica foi identificada como o fator principal na progressão da displasia epitelial a CEC. Estudos posteriores revelaram uma série de alterações moleculares e genéticas associadas à tumorigênese do CEC

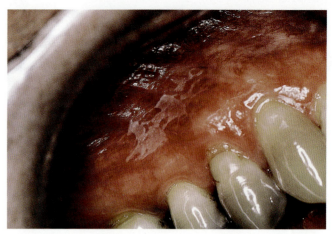

FIGURA 40-4. Leucoplasia relacionada à *Sanguinaria* envolve uma parte da mucosa alveolar maxilar como uma alteração da superfície ceratótica, bem definida, fina.

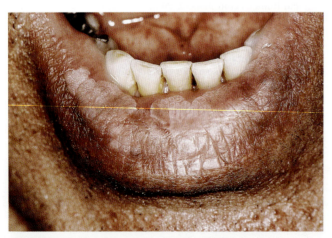

FIGURA 40-3. Superfície do vermelhão do lábio inferior afetada por leucoplasia intercalada com pigmentação melânica irregular.

40 | LESÕES DA MUCOSA ORAL 651

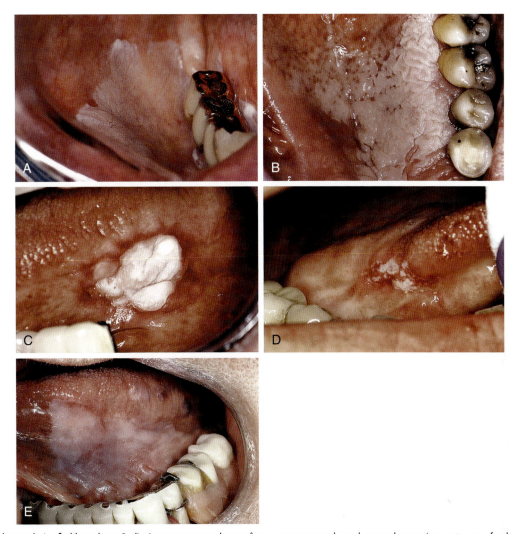

FIGURA 40-5. Leucoplasia. **A,** Uma alteração ligeiramente opaca, homogênea, com margem bem demarcada superiormente, mas funde-se com a mucosa gengival inferiormente. **B,** Leucoplasia do palato duro com uma superfície minimamente elevada cruzando a linha média palatina. **C,** Leucoplasia focal com margem bem demarcada, espessa, da superfície ventral/lateral da língua com uma periferia eritematosa uniforme. **D,** Leucoplasia salpicada ou heterogênea, onde o elemento leucoplásico é definido como uma eritroplasia. **E,** Leucoplasia fina, difusa, da superfície ventral da língua com características muito homogêneas e margens periféricas ligeiramente difusas.

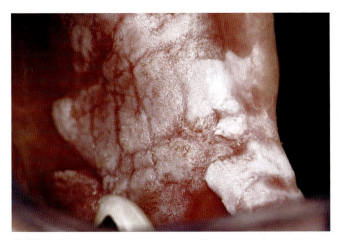

FIGURA 40-6. Leucoplasia verrucosa proliferativa em desenvolvimento com um contorno de superfície elevado, espessado e com características grosseiramente granulares a minimamente rugosas.

oral que incluem alteração mitocondrial e várias mudanças epigenéticas. Estudos em curso investigam padrões alterados de metilação e de carcinogênese inicial.[20] Finalmente, deve ser considerada a relação entre o local da leucoplasia e a presença e o risco de displasia ou carcinoma. Estudos mais recentes têm enfatizado essa relação, e o assoalho da boca, a porção ventrolateral da língua e o complexo trígono retromolar/palato mole apresentam risco maior do que outros locais na cavidade oral.[5,20]

Caraterísticas Histopatológicas

Um espectro de alterações histológicas caracteriza a leucoplasia idiopática ou verdadeira e varia de hiperceratose e acantose com graus variáveis de displasia ou carcinoma *in situ* e, finalmente, a CEC invasiva (Fig. 40-7). A atipia celular, um componente da displasia, refere-se a características celulares anormais, enquanto a displasia refere-se a crescimento celular desordenado e distorção arquitetônica. Na displasia, convencionou-se utilizar um sistema de classificação de leve, moderada ou grave; o nível é determinado subjetivamente em uma tentativa de descrever a alteração do tecido baseado na localização intraepitelial ou em uma característica não neoplásica ou não invasiva.

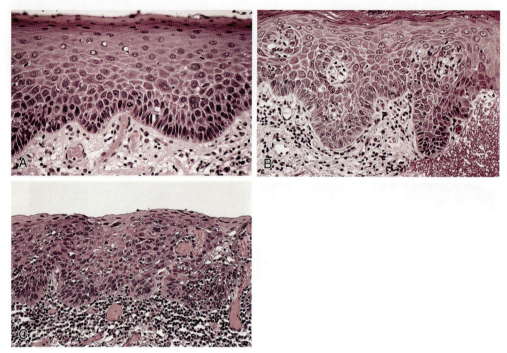

FIGURA 40-7. Displasia epitelial. **A**, Displasia epitelial leve com atipia citológica confinada aos estratos epiteliais mais baixos. **B,** Displasia epitelial moderada contém várias camadas de células atípicas; entretanto, a metade superior da espessura epitelial permanece com uma sequência maturacional de aparência normal. **C,** Displasia epitelial grave com atipia celular epitelial, essencialmente, em toda a espessura, sem evidências de invasão.

As características microscópicas específicas da displasia incluem cristas epiteliais em forma de gota, hiperplasia de células basais, estratificação e sequência de maturação celular irregulares, aumento da atividade mitótica com qualidade anormal, ceratinização de células individuais ou em nível de grupo entre as camadas suprabasais e de superfície, pleomorfismo celular, razão núcleo/citoplasma alterada, reduzida adesão intercelular e perda da polaridade da camada basal com uma progressão contínua das células da camada espinhosa em direção à superfície.

Uma extensão dessas alterações microscópicas envolvendo o compartimento epitelial inteiro (ou seja, um "efeito de cima a baixo") permite a utilização da designação carcinoma *in situ*. Alternativamente, o termo também pode ser utilizado para designar displasia epitelial grave ainda não totalmente desenvolvida a partir da camada basal às camadas superficiais.

Tratamento

O tratamento da leucoplasia idiopática dependerá da natureza dos achados histológicos associados obtidos por biópsia incisional, porque o termo leucoplasia clinicamente definido requer a caracterização microscópica. Em casos de lesões extensas, múltiplas biópsias podem ser necessárias para evitar erros de amostragem, incluindo a maioria das áreas clinicamente suspeitas – áreas eritematosas, granulares, ulceradas e endurecidas.

Uma vez que uma lesão tenha sido definida como benigna, pré-maligna ou maligna, um plano de tratamento pode ser realizado. No caso de lesões benignas ou minimamente displásicas, a simples observação periódica ou a excisão eletiva é uma opção, enquanto lesões pré-malignas de displasia moderada ou pior exigem ressecção. A forma de abordar lesões levemente displásicas pode ser realizada com um cuidadoso acompanhamento e observação ou remoção, se o profissional e o paciente estiverem comprometidos com isso. A remoção completa dessas lesões pode ser feita por uma ampla variedade de modalidades que incluem a excisão com bisturi, ablação a laser, eletrocauterização ou crioablação.

O papel da quimioprevenção em casos de displasia leve ou displasia tratada continua sendo uma área ativa e importante de investigação, embora nenhuma estratégia de prevenção comprovada e eficaz tenha sido estabelecida no que diz respeito à transformação maligna. Retinoides, antioxidantes e inibidores da ciclo-oxigenase 2 são uma promessa como alternativas de conduta na área de quimioprevenção, embora nenhuma estratégia eficaz tenha sido comprovada por estudos clínicos randomizados. Ainda não há tratamento eficaz disponível para evitar a transformação maligna da leucoplasia.[21] No geral, e independentemente da localização, a natureza dinâmica da leucoplasia oral e seu potencial relacionado ao câncer devem ser analisados e compreendidos. A chave para limitar a chance de diagnóstico da doença em fase já avançada de evolução está relacionada a uma avaliação do potencial desse grupo de alterações da mucosa, juntamente com o estabelecimento do diagnóstico precoce, intervenção e acompanhamento.

No cômputo geral, pode-se dizer que, caracteristicamente, uma grande porcentagem de casos de leucoplasia oral apresenta um padrão de comportamento benigno, e ainda não há fatores biológicos bem determinados que indiquem a transformação maligna com precisão.[22]

LEUCOPLASIA PILOSA ORAL

Uma lesão esbranquiçada assintomática característica da mucosa oral, a leucoplasia pilosa oral, tem sido definida clínica e histologicamente, apresentando uma relação com imunossupressão sistêmica na maioria dos casos. Deve-se notar, no entanto, que essa condição pode ser observada em indivíduos soronegativos para o HIV, incluindo aqueles imunossuprimidos por uma variedade de razões que incluem condições hematológicas malignas, transplante de células-tronco ou de órgãos sólidos.[23] O vírus de Epstein-Barr (EBV) é considerado o agente etiológico dessa lesão que surge, caracteristicamente, ao longo das margens laterais da língua bilateralmente, variando de estrias brancas ceratóticas verticais tênues a alterações espessas e corrugadas da superfície e, em seguida, com aspecto piloso (Fig. 40-8).[24] As lesões iniciais podem ter uma textura mais suave e macular. Locais menos comuns incluem o dorso da língua, a mucosa bucal e o assoalho da boca.

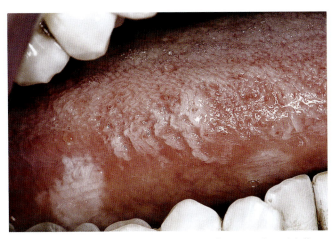

FIGURA 40-8. Leucoplasia pilosa oral ao longo da margem lateral da língua é caracterizada por estrias ceratóticas verticais corrugadas.

O diagnóstico por microscopia de rotina e hibridização *in situ* para demonstrar a presença de EBV é essencial pelo fato de o diagnóstico confirmado quase sempre estar correlacionado com imunossupressão sistêmica. As características microscópicas sugestivas desse diagnóstico incluem hiperceratose e projeções não homogêneas e irregularidades na superfície (Fig. 40-9). A degeneração balonizante das camadas abaixo da superfície com alterações nucleares que consistem em remoção e deslocamento da cromatina por replicação viral ocorre ao longo da face interna da membrana nuclear na forma de "colar de pérolas". A confirmação de um processo viral pode ser obtida por hibridização *in situ*, pelo procedimento de *Southern blot*, reação de cadeia de polimerase, ou pela demonstração ultraestrutural do vírus.

O tratamento da leucoplasia pilosa não é necessário, assim o estabelecimento do diagnóstico continua a ser a tarefa crucial. Em pacientes com associação comprovada de HIV/AIDS, a lesão geralmente desaparece com a terapia antirretroviral.

LÍQUEN PLANO ORAL

O líquen plano oral é uma doença mucocutânea relativamente comum, de origem imunológica. É mediada por uma reação linfocítica de células T aos componentes antigênicos dentro da camada epitelial da superfície ou por antígenos exógenos que desencadeiam o desenvolvimento de uma resposta imune aberrante. A frequência global dessa condição está entre 0,2 e 3% da população. Caracteristicamente, o líquen plano se apresenta sobre a mucosa oral como lesões brancas estriadas que são bilateralmente simétricas em sua distribuição, que, nesse estado particular, são relativamente assintomáticas. No entanto, outras variantes, em especial as formas erosivas e ulcerativas, muitas vezes, serão muito dolorosas e podem ser o que direciona os pacientes a procurar atendimento. O profissional deve estar preocupado com a frequência dessa doença, bem como com o diagnóstico diferencial global, sua semelhança com outras doenças da mucosa e seu não raro comportamento sintomático.

Embora a etiologia geral do líquen plano seja desconhecida, em geral se considera que seja um processo inflamatório crônico mediado imunologicamente ou por células T na ausência de quaisquer alterações sorológicas consistentes. Estudos imunológicos demonstraram que as subpopulações de linfócitos envolvem células de tipos mistos de CD4+ e CD8+ que expressam moléculas de integrina α-1. A maioria das células T presentes é de células CD8+ ativadas.[25] Os dados existentes sugerem que um mecanismo não específico complexo pode estar envolvido na patogênese, incluindo a apresentação de antígenos restrita a classe 1 e classe 2 do complexo de histocompatibilidade principal por ceratinócitos lesionais, a ativação de células T auxiliares CD4+ e células T citotóxicas CD8+ antígeno-específicas, a expansão clonal de células T antígeno-específicas e a apoptose de ceratinócitos desencadeada por células T citotóxicas CD8+ antígeno-específicas. Estudos mais recentes, no entanto, têm discutido a natureza monoclonal das células T lesionais no líquen plano oral.[26] Mecanismos antígeno-específicos incluem portanto o processamento de antígenos pelas células dendríticas residentes e a morte de ceratinócitos antígeno-específicos por células T citotóxicas CD8+. Uma série de mecanismos não específicos parece também estar envolvida na patogênese, incluindo a ativação das metaloproteinases da matriz, a degranulação dos mastócitos, as alterações na região da membrana basal e a elaboração de uma variedade de citocinas pró-inflamatórias, incluindo RANTES (regulada sob ativação, expressa e secretada por células T normais); esses desempenham um papel vital no recrutamento de células inflamatórias para a área da pele ou mucosa afetada.

Um fator importante adicional na patogênese diz respeito às camadas basal e parabasal de ceratinócitos que expressam moléculas de MHC (*major histocompatibility complex*) classe 2, que se apresentam aos receptores das células T associados a CD4+. As alterações da membrana basal descritas anteriormente resultam na deposição de grandes quantidades de fibrinogênio nessa região, o que se mostra valioso no contexto do teste de imunofluorescência direta e ajuda a estabelecer um diagnóstico. No processo de danos à membrana basal, ocorre regulação positiva de moléculas adicionais e inclui laminina, fibronectina e colágeno tipos 4 e 7.

Como resultado da adesão de linfócitos à face interna dos vasos superficiais dentro da lâmina própria da mucosa, eles logo saem da musculatura para a membrana basal transversa e migram para o epitélio subjacente secundariamente à regulação positiva de quimioatraentes por ceratinócitos.[27]

Características Clínicas

As lesões da mucosa oral do tipo líquen plano reticular são mais comuns na população de meia-idade com uma distribuição característica de forma simétrica bilateral. As mulheres são afetadas com mais frequência do que os homens em até 75% dos casos em algumas séries.[28] A superfície da mucosa é caracterizada por delicadas estrias ceratóticas brancas que se cruzam e ramificam sobre uma superfície mucosa que pode ser difusamente eritematosa ou normal (Fig. 40-10). As estrias podem ser precedidas por pápulas ceratóticas, que se fundem e, finalmente, formam as estrias. O padrão geralmente é de configuração rendada a anelada com extensão sobre a mucosa bucal e, muitas vezes, inferiormente nos sulcos gengivolabiais. As estrias também podem surgir sobre a parte dorsal e lateral da língua e, menos

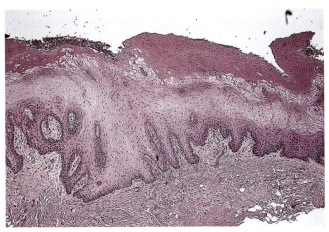

FIGURA 40-9. Visão em baixa potência de leucoplasia pilosa oral mostra uma camada superficial paraceratótica espessa e uma camada abaixo da superfície pálida característica acima da camada espinhosa.

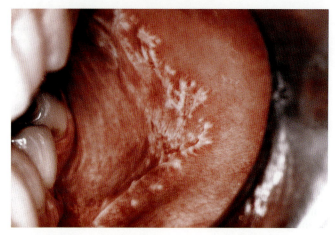

FIGURA 40-10. Líquen plano do tipo reticular com delicadas estrias sobre a mucosa bucal posterior.

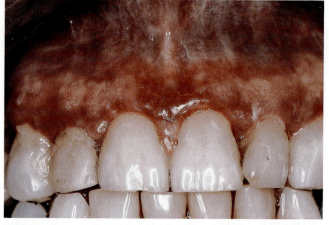

FIGURA 40-11. Líquen plano atrófico com eritema e edema característicos, perda de ceratinização superficial e uma aparência lustrosa global.

frequentemente, sobre a parte da gengiva e o vermelhão do lábio. É digna de nota a ausência de sintomas relacionados a essa forma de líquen plano.

Outras formas de líquen plano oral incluem a forma de placas, a forma atrófica ou eritematosa e a forma erosiva. A *forma erosiva* caracteriza-se por um padrão tipicamente multifocal de distribuição, geralmente sobre a parte lateral e ventral da língua e a mucosa bucal, enquanto a *forma de placa* pode ser lisa e macular a ligeiramente elevada e minimamente fissurada. Embora essa forma possa ser notada como a única apresentação do líquen plano oral, ela também pode se desenvolver em fases tardias ou em áreas prévias de líquen plano erosivo que já haviam sido tratadas com sucesso.

A *forma atrófica* ou *eritematosa* do líquen plano demonstra somente finas estrias brancas, com predomínio de mucosa avermelhada, delgada, frequentemente observada nas formas reticulares ou erosivas dessa doença. A gengiva apresenta uma probabilidade maior de envolvimento por esse tipo de líquen plano, onde há uma perda da característica habitual pontilhada, rosada, da superfície do tecido (Fig. 40-11). Em seu lugar, há uma alteração lustrosa, edematosa e eritematosa que é sensível e sangra facilmente, o que leva indiretamente ao acúmulo de grande quantidade de placa bacteriana dentária. Isso geralmente resulta da incapacidade de pacientes em manter seus níveis habituais de higiene dentária, dada a friabilidade e sensibilidade da gengiva, que sangra facilmente. Toxinas e antígenos bacterianos, por sua vez, provocam a formação local de citocinas inflamatórias que estimulam ainda mais o processo imunológico do líquen plano.[29] O líquen plano erosivo é caracterizado por ulceração central, dolorosa, que geralmente é de natureza superficial, mas pode ser profunda e sensível (Fig. 40-12). A úlcera possui em sua superfície uma pseudomembrana ou placa fibrinosa firmemente aderente, que, de maneira geral, é bem demarcada. Muitas vezes é possível identificar estrias brancas localizadas perifericamente, que sofrem uma transição gradual para uma região não estriada, eritematosa, à medida que se aproxima da área ulcerada. Quando as erosões cicatrizam, novas áreas são transformadas em ulcerações com padrões variáveis de alteração ao longo do tempo.

A variante bolhosa do líquen plano oral é raramente encontrada e se manifesta com bolhas que variam em tamanho desde alguns milímetros até mais de 1 cm. Tal como acontece com a maior parte das bolhas orais, elas são transitórias, e a ruptura resulta em ulceração dolorosa, com a maioria das lesões observada nas faces inferior e posterior da mucosa oral. Formas mais típicas de líquen plano oral têm uma probabilidade maior de estar presentes em outras regiões na boca em associação a essa variante, o que torna o diagnóstico clínico menos difícil.

Diagnóstico Diferencial

A natureza bilateral multifocal do líquen plano oral geralmente vai ajudar a excluir certas anormalidades mucosas, tais como a ceratose traumática e a leucoplasia. Estão incluídos, entretanto, diagnóstico diferencial com o lúpus eritematoso, reações liquenoides a medicamentos, doença do enxerto *versus* hospedeiro, candidíase e leucoplasia pilosa oral. Lesões do tipo placa podem ser confundidas com o CEC e a leucoplasia; no entanto, outras alterações liquenoides e bilateralidade em outros sítios orais normalmente auxiliarão na diferenciação dessas entidades. Para o diferencial de líquen plano atrófico/erosivo que envolve a gengiva, deve-se considerar PBM, pênfigo vulgar, hipersensibilidade de contato, candidíase atrófica crônica, lúpus eritematoso e eritema multiforme.

Associação com Doenças Sistêmicas

Líquen plano oral tem sido relatado em conjunto com colangite esclerosante primária, lúpus eritematoso, cirrose biliar primária e síndrome de Sjögren.[28,30] Uma teoria um tanto controversa sugere que o líquen plano oral pode ter uma suscetibilidade ou predisposição genética. A teoria baseia-se na constatação de que a associação do líquen plano oral a outras doenças sistêmicas, especialmente a hepatite B e C, é menos comum em certas áreas dos Estados Unidos do que na Itália e no Japão.

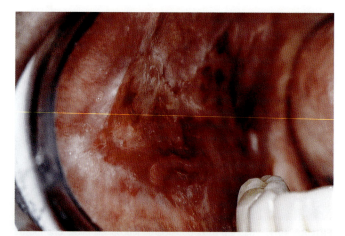

FIGURA 40-12. Líquen plano erosivo da mucosa bucal demonstra eritema intenso, com margem irregular com erosões superficiais desiguais.

Características Histopatológicas

Hiperceratose e/ou para-hiperceratose estão presentes na superfície livre do epitélio. Uma camada espinhosa ligeiramente afinada a atrófica recobre as camadas basal e parabasal, que muitas vezes são degeneradas e vacuoladas (Fig. 40-13). Com o decorrer do tempo, o epitélio torna-se fino e, ocasionalmente, pode assumir um padrão em "dentes de serra". Por todo o epitélio encontra-se disperso um número aumentado de células dendríticas e foi relatado que funcionam como unidades de processamento de antígeno que fornecem antígenos preparados para a população de linfócitos subjacente, que forma morfologicamente um padrão semelhante a uma faixa, denso, na junção do tecido epitelial-conjuntivo.[31] Nessa zona de junção, observam-se gotículas eosinofílicas anucleadas, ocasionalmente ovoides, com características hialinas, que representam ceratinócitos apoptóticos denominados corpos coloides ou de Civatte.[32] Embora inespecíficos e não diagnósticos de líquen plano, os corpos de Civatte são altamente sugestivos dessa doença quando se correlacionam a outros achados histopatológicos e clínicos. Uma evidência da região da membrana basal alterada é a deposição não específica de fibrina que pode ser demonstrada por estudos de imunofluorescência direta, como uma deposição uniforme linear ao longo da membrana basal (Fig. 40-14). Esse padrão pode ser observado em até 90 a 100% dos casos.

Tratamento

É importante dizer ao paciente que a meta do tratamento é o alívio dos sintomas, porque a cura imediata não pode ser alcançada. Aqueles com líquen plano reticular assintomático não requerem tratamento. Agentes aplicados topicamente, geralmente corticosteroides, são a base do tratamento em muitas formas de líquen plano oral de natureza assintomática. O uso de ciclosporina administrada topicamente como um enxaguatório também tem sido útil em casos nos quais o uso de corticosteroides está contraindicado. A forma específica ou a escolha do corticosteroide depende da potência do agente, sendo que agentes moderados a ultrapotentes são considerados as modalidades de escolha. Mais recentemente, agentes não esteroides tópicos como tracolimo e pimecrolimo mostraram-se eficazes no tratamento do líquen plano assintomático sem os efeitos adversos usuais relacionados ao uso de corticosteroides tópicos, particularmente a candidíase oral.[33]

O tratamento de áreas focais recalcitrantes de líquen plano oral pode ser realizado com a utilização de injeções intralesionais de corticosteroides como a suspensão de triancinolona (10 ou 40 mg/mL).

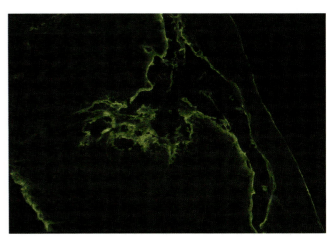

FIGURA 40-14. Reatividade do fibrinogênio na zona da membrana basal caracteriza achados de imunofluorescência direta no líquen plano.

O tratamento sistêmico do líquen plano pode ser tentado em casos de envolvimento grave, utilizando corticosteroides por um breve período de tempo até que uma melhora clinicamente óbvia seja notada. Posteriormente, e por um prazo mais longo, estratégias de tratamento tópico podem ser tentadas. As alternativas aos corticosteroides sistêmicos incluem a hidroxicloroquina, azatioprina e retinoides sistêmicos.

Relação com o Carcinoma Oral de Células Escamosas

Existe um considerável grau de controvérsia em relação à possibilidade de uma pequena porcentagem de casos de líquen plano ser capaz de se transformar em CEC oral. Confusão e definições microscópicas aumentam ainda mais a controvérsia, uma vez que a displasia epitelial apresenta uma característica liquenoide. No entanto, parece haver um pequeno, mas genuíno risco de carcinoma evoluindo de líquen plano oral comprovado; o risco varia de menos de 1% a cerca de 5% dos casos, e a forma erosiva/atrófica do líquen plano apresenta uma probabilidade maior de se transformar do que o tipo reticular ou estriado, que é muito mais comum. Isso enfatiza a necessidade de acompanhamento a longo prazo, dada a natureza crônica do processo da doença e as terapias utilizadas para tal.

A noção de displasia liquenoide *versus* displasia em desenvolvimento no líquen plano não é facilmente estabelecida. No entanto, estudos sugerem um grau significativo de perda alélica em lesões liquenoides orais displásicas. Os relatos que revelam um grau de displasia em associação a características liquenoides devem alertar o clínico a remover a mucosa alterada ou acompanhar o paciente cuidadosamente.[34] Mattsson et al.[35] apoiam a relação entre líquen plano oral e CEC oral, ainda que, na prática, contestem a necessidade de visitas contínuas desses pacientes em consultórios e clínicas de especialistas.

Finalmente, a questão de uma "lesão liquenoide oral" *versus* líquen plano oral tem sido discutida dentro do contexto de transformação maligna. Pode haver um risco aumentado de transformação das lesões liquenoides, enquanto o verdadeiro líquen plano pode ter menor risco de transformação.[36]

FIBROSE SUBMUCOSA

Definição

A fibrose submucosa representa um distúrbio multifatorial tendo como principal fator etiológico o uso consistente e habitual de noz de areca (bétele), seja mascando-a, simplesmente colocando uma quantidade de material (paan masala) no sulco labial ou bucal várias vezes por dia ou utilizando-a em uma forma de pó

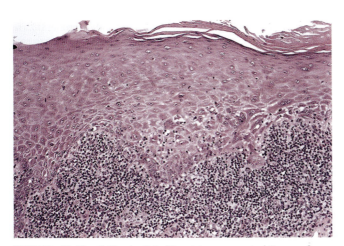

FIGURA 40-13. Infiltrado linfocítico intenso característico confina a camada basal no líquen plano mucoso. Linfócitos seguem para dentro do epitélio e edema intercelular é observado na camada espinhosa inferior com edema da camada basal focal.

PARTE V | CIRURGIA DE CABEÇA E PESCOÇO E ONCOLOGIA

embalado, juntamente com outros componentes (gutka) ao longo de muitos anos. A fibrose submucosa é considerada uma condição pré-maligna, e taxas de transformação de até 7,6% foram relatadas na Índia ao longo de um período de 17 anos.[37] Outros pesquisadores relataram que 2,5% dos casos demonstram displasia epitelial.[38]

Etiologia e Patogênese

Alguns especialistas acreditam que o processo básico é uma falha da remodelação do colágeno e que as interações epitélio-mesenquimais alteradas resultam na formação de bandas de colágeno e agregados dentro da submucosa e da lâmina própria. Uma diminuição dos níveis de colagenase funcional tem sido postulada como outro mecanismo para explicar o aumento do acúmulo de colágeno.[39]

Características Clínicas

Alterações iniciais da mucosa características da fibrose submucosa oral incluem eritema, com ou sem vesiculação. Acredita-se que primeira reação (eritema) esteja relacionada com os níveis induzíveis de óxido nítrico sintetase.[40] Isso é seguido por uma lenta diminuição do eritema e uma progressiva diminuição do grau de abertura da boca e de mobilidade da língua, reflexo do metabolismo alterado do colágeno. A palidez da mucosa normalmente rosada torna-se evidente, à medida que a inflamação crônica subjacente recua e a fibrose e a hialinização progridem. Faixas cicatriciais podem se tornar evidentes profundamente nos tecidos moles bucais, o que limita ainda mais a abertura e a função da mandíbula.

O desenvolvimento do CEC é caracterizado por um espessamento gradual da superfície epitelial com características de superfície hiperplásica a verrucosa tornando-se cada vez mais evidentes.

Características Histológicas e Diagnósticas

Na histopatologia, há um predomínio de justaposição do epitélio atrófico na superfície de uma fibrose subjacente. As alterações iniciais do tecido conjuntivo são caracterizadas por fibras de colágeno delicadas e frouxamente arranjadas com graus progressivos de hialinização, até que nas fases finais a hialinização completa do tecido conjuntivo de suporte é aparente. Ocorrem graus variáveis de inflamação crônica sob a forma de linfócitos e células plasmáticas, e níveis variáveis de displasia foram observados. Em um estudo, uma displasia leve esteve presente em 46% dos casos, displasia moderada em 52% e displasia grave em 2%.[41]

Tratamento

O tratamento da fibrose submucosa oral é problemático, particularmente em casos avançados e quando a utilização dos produtos contendo areca continua. Procedimentos de liberação cirúrgica de faixas cicatriciais foram apenas modestamente bem-sucedidos. Mais recentemente, foi proposta a administração de colagenase e pentoxifilina em estudos separados.[39,42]

XANTOMA VERRUCIFORME

Definição

O xantoma verruciforme representa uma lesão da mucosa oral benigna, rara, que também tem uma contrapartida cutânea onde surgem essas lesões, principalmente na genitália.

Características Clínicas

Como observado, foram identificados três tipos de crescimento que são ainda caracterizados como sendo bem circunscritos com superfícies minimamente a claramente granulares. O tamanho das lesões varia amplamente, de 0,2 cm a 2 cm. A superfície pode ser plana ou com depressão e pode ser elevada e variavelmente granular na textura.

Características Histopatológicas e Diagnósticas

Níveis variáveis de hiperceratose da superfície cobrem uma configuração papilar ou verrucosa com criptas fortemente invaginadas que se alternam com extensões papilares. Cristas epiteliais compostas de ceratinócitos normais são alongadas e se estendem uniformemente para a lâmina própria, que se encontra edemaciada com numerosas células de xantoma contendo espuma característica de citoplasma floculento. Grânulos ácido periódico de Schiff (PAS) positivos e diástase-resistentes estão presentes no citoplasma dessas células, bem como gotículas lipoides; essas células são macrófagos.[44]

Tratamento

A excisão cirúrgica conservadora é o tratamento de escolha; potencial para recidiva não tem sido observado.

CANDIDÍASE

Definição

A candidíase é uma infecção oportunista da cavidade oral, da orofaringe e dos cantos da boca. Várias formas clínicas dessa condição são observadas, sendo a forma pseudomembranosa (sapinho) facilmente reconhecida, além das formas eritematosa, atrófica e hiperplásica.

Etiopatogenia

Em geral, a *Candida albicans* representa a espécie de *Candida* mais comum, enquanto o envolvimento de *C. tropicalis*, *C. krusei* e *C. glabrata*, entre outras, é menos comum. Em pacientes imunossuprimidos e com neutropenia, no entanto, essas últimas espécies estão mais presentes. Pode ocorrer uma mudança de um estado de comensal para um patológico, em que portadores assintomáticos do organismo passam a apresentar um crescimento excessivo. Os fatores de risco para o desenvolvimento da candidíase podem incluir fatores locais e sistêmicos (Quadros 40-1 e 40-2). Comumente, condições sistêmicas como diabetes melito mal controlado e imunossupressão estão associadas à candidíase orofaríngea. Efeitos locais ou alteração da flora da região por medicações administradas topicamente, como corticosteroides; xerostomia com a perda ou diminuição da função protetora da saliva; tabagismo pesado; e aparelhos de prótese favorecem o desenvolvimento de supercrescimento de *Candida*.[45-48] Crucial para o estabelecimento da infecção, o que implica uma mudança de comensalismo, é a adesão de fungos às superfícies mucosas e a replicação subsequente. A aderência de leveduras a vários ligantes é complexa. Isso é auxiliado pela aderência intrínseca dos organismos *Candida*, que por sua vez se ligam a proteínas salivares absorvidas em superfícies celulares.[49,50] Sendo uma medida de virulência, tal ligação é covalentemente mediada e está em parte relacionada com a síntese fúngica da proteína de superfície rica em prolina, associada a hifas.

Quadro 40-1. CANDIDÍASE OROFARÍNGEA: FATORES DE RISCO

Fatores Locais (Função de Barreira da Mucosa)

Tabagismo pesado

Corpos estranhos (dentaduras, sondas nasogástricas)

Mucosite induzida por radiação

Uso de corticosteroides tópicos e inalatórios

Xerostomia

Tumores mucosos

Fatores Sistêmicos

Imunossupressão, idade, vírus ou retrovírus, quimioterapia, uso de corticosteroide

Diabetes melito

Imunodeficiência intrínseca

Mielodisplasia/leucemia

Uso de antibiótico

Quadro 40-2. FORMAS CLÍNICAS DE CANDIDÍASE ORAL/OROFARÍNGEA
Candidíase Aguda Pseudomembranosa (sapinho) Eritematosa/atrófica
Candidíase Crônica Hiperplásica (leucoplasia por *Candida*) Relacionada à dentadura (eritematosa crônica/atrófica) Glossite romboide mediana
Queilite Angular

De Akban A, Morgan R: Oral candidiasis. *Postgrad Med J* 2002;78:455-459.

Características Clínicas

Quando a candidíase oral ou orofaríngea é sintomática, os sintomas podem ser mínimos ou podem incluir queimação, disgeusia, sensibilidade e desconforto generalizado. A odinofagia pode ser observada em associação ao envolvimento da laringe e da hipofaringe.

Das formas clínicas, os tipos de candidíase eritematosa, atrófica e pseudomembranosa têm uma probabilidade maior de produzir sintomas (Fig. 40-15). A chamada ferida na boca por dentadura (candidíase atrófica/eritematosa crônica) geralmente é minimamente a completamente assintomática, enquanto as formas agudas são geralmente problemáticas. A infecção por *Candida* invasiva em pessoas imunossuprimidas pode se manifestar como uma lesão ulcerativa. É importante ressaltar a tendência de as várias formas clínicas passarem ciclicamente de um estado assintomático, brando, para um sintomático em relação a fatores gerais do hospedeiro ou ao grau de comprometimento médico. A candidíase pseudomembranosa aguda (sapinho) com características de colônias de organismos macias, brancas e superficiais pode ser disseminada e frequentemente é assintomática (Fig. 40-16).

A queilite angular (Fig. 40-17) geralmente é considerada uma condição relacionada à *Candida*, embora uma infecção superveniente ou coinfecção com espécies de estafilococos possa ser observada. Em tais casos, as comissuras labiais podem parecer fissuradas, maceradas ou eritematosas, muitas vezes com extensão para a pele adjacente.

A candidíase hiperplásica, ou a hiperceratose do tipo leucoplásica, surge como placas ceratóticas assintomáticas, com frequência localizadas posteriormente às comissuras labiais ao longo da linha oclusal. Um padrão triangular de hiperceratose é observado com o ápice dirigido posteriormente (Fig. 40-18). Menos comumente, lesões semelhantes podem estar presentes nas bochechas, no palato e nas superfícies laterais da língua.

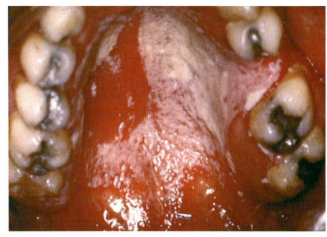

FIGURA 40-16. Candidíase pseudomembranosa (sapinho) em um paciente imunossuprimido.

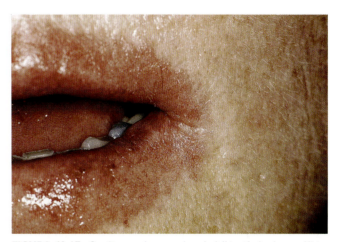

FIGURA 40-17. Queilite angular causada pelo hábito de lamber os lábios que se estende à pele perilabial.

Como a leucoplasia idiopática pode se tornar secundariamente colonizada por *Candida*, pode surgir confusão, o que muitas vezes exige uma biópsia de tecido para confirmar a natureza da lesão clínica.

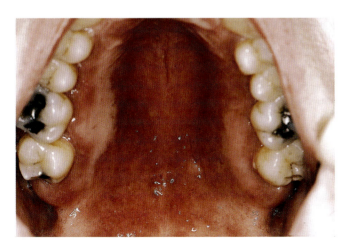

FIGURA 40-15. Candidíase eritematosa aguda sobre a mucosa do palato duro desenvolvida posteriormente a um curso de antibióticos de amplo espectro.

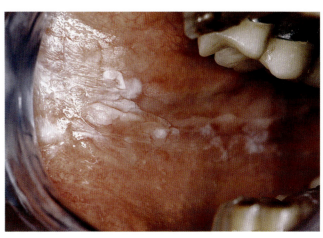

FIGURA 40-18. A chamada leucoplasia por *Candida* pode representar uma resposta hiperplásica à candidíase oral assintomática de longo prazo.

Diagnóstico Diferencial

A apresentação múltipla de lesões orais e da orofaringe permite um amplo diagnóstico diferencial. Dessas entidades, eritroplasia, leucoplasia salpicada ou nodular e líquen plano atrófico/erosivo papular devem ser considerados. Carcinoma de células escamosas, deficiência de vitamina A e/ou desnutrição, síndromes disceratóticas hereditárias e nevo branco esponjoso também podem ser considerados.

Características Histopatológicas e Diagnósticas

A apresentação clínica em geral é suficiente para permitir um diagnóstico. O achado de manchas vermelhas atróficas ou colônias de superfície que parecem coalhada branca com ou sem queilite angular em relação ao desconforto nas formas mais agudas da doença geralmente é suficiente. A forma relacionada à dentadura da candidíase crônica eritematosa com restrição à área coberta pelo aparelho do mesmo modo constitui a base de um diagnóstico clínico confiável.

A confirmação do diagnóstico pode ser obtida pela raspagem da superfície da mucosa seguida da preparação do esfregaço e colocação de hidróxido de potássio sobre o esfregaço ou utilização de uma coloração de tecidos, tais como preparações de PAS ou metenamina de prata (Fig. 40-19). Finalmente, a cultura em meio de ágar Sabouraud dextrose pode ser considerada, e os resultados desse teste devem ser associados aos achados clínicos. É importante salientar que aproximadamente 50% dos adultos (transmissores normais) terão testes de cultura positivos para os organismos *Candida* intraorais; assim, a correlação clinicopatológica é sempre importante.

Tratamento

Um amplo espectro de agentes tópicos e sistêmicos está disponível para o tratamento dessa entidade. Estes incluem o composto polieno tópico nistatina; o grupo azol/triazol dos agentes tópicos e sistêmicos constitui uma alternativa de tratamento mais ampla. O composto de polieno não absorvível em forma de líquido ou de creme pode ser útil para a maioria das infecções leves a moderadas, enquanto o clotrimazol parcialmente absorvido pode ser útil, tanto por via tópica quanto, em menor extensão, por via sistêmica.[51] Triazóis administrados sistemicamente – incluindo fluconazol, itraconazol e cetoconazol – são eficazes na erradicação de formas mais graves da doença.[52,53]

LESÕES VESICOBOLHOSAS E ULCERATIVAS

PÊNFIGO VULGAR

O termo *pênfigo* refere-se a um grupo de doenças autoimunes mucocutâneas que podem ser potencialmente fatais e são caracterizadas por clivagem ou fissuras intraepiteliais; cerca de 0,1 a 0,5 paciente por 100.000 habitantes por ano é afetado pela forma mais comum dessa condição.[54,55] Apesar de sua frequência relativamente baixa na população, otorrinolaringologistas devem estar cientes dessa doença e sua manifestação; deve ser ressaltado que pelo menos 70% dos pacientes com pênfigo vulgar apresentam lesões no trato aerodigestivo superior como manifestação inicial, que muitas vezes anuncia ou precede lesões cutâneas por meses a anos.

Num esforço para compreender a fisiopatologia ou a etiopatogenia dessa doença, deve ser entendido que o revestimento mucoso da cavidade nasal, nasofaringe, orofaringe, cavidade oral e laringe é semelhante ao da pele, mas difere em vários aspectos importantes, como no que diz respeito aos componentes desmossômicos. As desmogleínas 1 e 3 (Dsg1 e Dsg3), moléculas de adesão, são expressas na pele; no entanto, o epitélio mucoso expressa apenas Dsg3.[56] Essa desmogleína em particular tem um peso molecular de 130 kDa e reside predominantemente no espaço extracelular, embora exista um domínio intracelular que está ligado a uma fração de 85 kDa, a placoglobina. As desmogleínas como um grupo representam glicoproteínas transmembranares e são membros da família caderina de moléculas de adesão. Considera-se que a Dsg3, em particular, represente o antígeno do pênfigo na mucosa oral e orofaríngea, seja o alvo específico do sistema imune no pênfigo vulgar e seja alvo de imunoglobulinas (Ig) da classe IgG na grande maioria dos casos; no entanto, os anticorpos IgA também podem ser os anticorpos-alvo.

Diversas variantes dentro do grupo pênfigo, a mais comum das quais é o pênfigo vulgar, com frequência envolvem a boca; significando que a doença tende a ter um curso crônico. Antes da introdução dos corticosteroides, o pênfigo vulgar era frequentemente fatal, secundário a infecções da pele que se complicavam e finalmente levavam a sepse, desequilíbrio eletrolítico e perda de líquidos. Nos casos de pênfigo vulgar em que apenas o envolvimento da mucosa está presente, todos os anticorpos são dirigidos contra a entidade Dsg3; no entanto, quando a pele está envolvida, os anticorpos para a Dsg1 também estarão presentes. Nos casos em que os anticorpos contra Dsg1 só estão sendo sintetizados, a condição pênfigo foliáceo se desenvolve sem nenhuma evidência de doença no trato aerodigestivo superior, porque a Dsg1 não é expressa nesses locais.

Uma forma recentemente descoberta de pênfigo, o *pênfigo paraneoplásico*, geralmente está associada a doença linfoproliferativa, embora outros tipos de tumores malignos possam sobrevir. Essa entidade foi descrita por Anhalt et al.,[57] apresentando numerosos antígenos de membrana basal e intraepiteliais orientados simultaneamente por uma grande variedade de autoanticorpos.

Etiopatogenia

Como observado, os autoanticorpos dirigidos contra a proteína de adesão de ceratinócitos Dgs3 são as forças motrizes no desenvolvimento do pênfigo vulgar da mucosa. O fator iniciante ou evento gerador específico, como acontece com qualquer doença autoimune, não está claro. No entanto, em muitos casos, existe uma base genética para o desenvolvimento dessa doença. Isso é observado em particular em indivíduos que demonstram associações específicas aos alelos do antígeno leucocitário humano (HLA) de classe 2. Esses incluem haplótipos raros de HLA-DR4 (DRBI*0402, DRw14 e DRBI*1041).[54,58] O papel dos alelos de HLA de classe 2 parece ser importante em relação ao reconhecimento dos peptídeos Dsg3 pelos linfócitos T, que afetam a resposta de reconhecimento antes da produção de anticorpos específicos pelos linfócitos B. Nessa doença, uma deposição de anticorpos da classe IgG dentro do espaço intercelular produz danos diretos aos desmossomos, em particular no domínio extracelular da molécula de adesão Dsg3.[57]

Os mecanismos específicos de disfunção das células epiteliais ou acantólise subsequente à ligação da imunoglobulina à Dsg3 sobre as superfícies das células estão sendo intensivamente

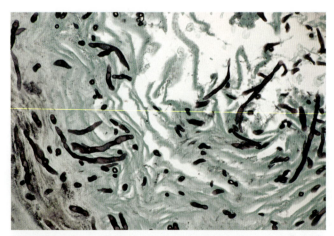

FIGURA 40-19. Colonização fúngica da superfície da mucosa oral com hifas septadas características (coloração metenamina de prata).

estudados. Vários mecanismos a serem avaliados incluem a regulação negativa da ligação à desmogleína dentro do espaço intercelular, a sinalização transmembrana relacionada a anticorpos alterada, e, possivelmente, o aumento da ativação do plasminogênio na superfície de células epiteliais que degrada outras moléculas de adesão que não a desmogleína.[59,60] Com exceção das desmogleínas, os antígenos têm sido propostos como possíveis contribuintes para o processo de acantólise, incluindo um novo receptor de acetilcolina α-9 que regula a adesão de ceratinócitos, uma molécula semelhante à anexina de ceratinócitos, penfaxina e catenina.[61-63] Essa última área de investigação permanece controversa no momento, e a maioria das autoridades concorda que o principal subconjunto de antígenos atacado no pênfigo vulgar que envolve mucosas é a Dsg3. O principal efeito do processo de ligação do anticorpo aos antígenos-alvo no espaço intracelular do epitélio é a desadesão ou separação das células epiteliais (acantólise). Essa lesão microscópica resulta na manifestação clínica de vesículas e bolhas. Mais recentemente, a atenção tem sido dirigida para a compreensão dos mecanismos de dano mitocondrial por anticorpos específicos para pênfigo e função colinérgica não neuronal alterada nos ceratinócitos, produzindo alterações no formato da célula e na adesão intercelular.[64-66]

Quadro Clínico

As lesões orais e orofaríngeas do pênfigo vulgar raramente são vistas em crianças e em geral são observadas na quinta década de vida e depois. As manifestações orais iniciais tendem a cursar cronicamente e produzir erosões, bolhas e ulcerações. As lesões iniciais vesicobolhosas são de curta duração, e a facilidade de ruptura é seguida pelo desenvolvimento de novas vesículas quando as lesões mais antigas sucumbem; imediatamente depois, ulceração e dor são aparentes.[66] Portanto, as principais manifestações clínicas no início são erosões e ulcerações dolorosas vistas predominantemente em orofaringe, palato mole, mucosa bucal e mucosa labial (Fig. 40-20). Em contraste com o penfigoide benigno de mucosa (PBM), as ulcerações da mucosa do pênfigo vulgar melhoram de forma relativamente rápida e sem formação de cicatrizes ou complicação. A cura é rapidamente seguida, no entanto, pela formação de novas lesões que seguem um curso clínico semelhante. Se a gengiva estiver envolvida, um processo descamativo torna-se evidente como uma característica da superfície muito friável, intensamente eritematosa; a menor provocação produz o rompimento da camada epitelial superficial que é descolada das camadas mais profundas e resulta em sangramento transitório (Fig. 40-21). As lesões se estendem desde as margens gengivais à mucosa alveolar, enquanto as lesões da orofaringe irão preferir as faces laterais do palato mole com extensão para a parede lateral da faringe e inferiormente em direção à valécula.

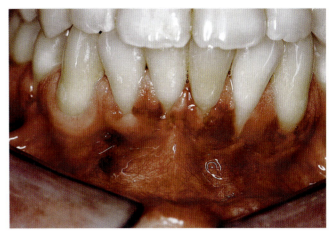

FIGURA 40-21. Lesões dolorosas, descamativas sutis de pênfigo vulgar envolvem a gengiva ligada à mandíbula e à mucosa alveolar.

Diagnóstico Diferencial

Em relação ao pênfigo vulgar, devem ser considerados em um diagnóstico diferencial o penfigoide cicatricial ou de membranas mucosas, as lesões do lúpus eritematoso, eritema multiforme e líquen plano erosivo/líquen plano bolhoso e pênfigo paraneoplásico.

Características Histopatológicas

A característica histopatológica dominante de importância no diagnóstico é a separação ou clivagem da camada suprabasal da camada basal do epitélio sobrejacente (Fig. 40-22). As células basais vão permanecer ligadas à lâmina própria, às vezes formando o chamado efeito em lápide. As células espinhosas não aderentes (células de Tzanck) vão se separar e flutuar livremente no líquido da bolha, muitas vezes tornando-se esféricas, demonstrando uma característica um pouco eosinofílica. O exame de imunofluorescência direta é crucial para formalizar o diagnóstico, e os resultados são positivos em todos os casos de pênfigo vulgar. Aqui, é notada a presença de IgG localizada nos espaços intracelulares do epitélio (Fig. 40-23), enquanto C3 está localizada nos espaços intracelulares em aproximadamente 80% dos casos. Finalmente, a imunofluorescência indireta terá resultados positivos em cerca de

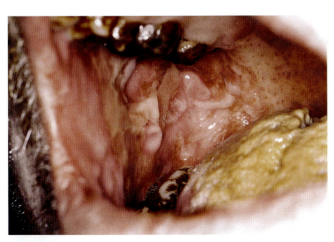

FIGURA 40-20. Pênfigo vulgar da mucosa bucal com ulcerações superficiais irregulares e desiguais e a separação da superfície representando bolhas colapsadas.

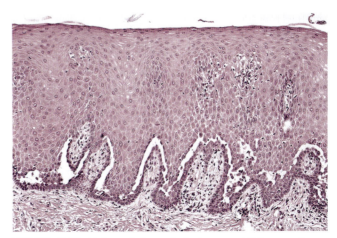

FIGURA 40-22. Visão em baixa potência de mucosa clinicamente intacta adjacente a lesões ulceradas de pênfigo vulgar mostra uma separação uniforme, discreta do epitélio parabasal e superficial da camada basal, que permanece aderente à membrana basal.

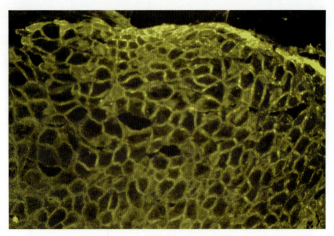

FIGURA 40-23. Fluorescência de regiões do espaço intercelular com anticorpos anti-imunoglobulina G marcados é diagnóstico para pênfigo vulgar.

80% dos casos. A correlação dos títulos de imunofluorescência indireta, obtidos por diluição em série do soro, com o correspondente nível de gravidade clínica, muitas vezes, será utilizada para ajudar a determinar a eficácia do tratamento. O diagnóstico, portanto, está relacionado à natureza do aspecto clínico, às manifestações mucosas, à investigação histológica de rotina e aos resultados dos estudos de imunofluorescência direta e indireta.

Tratamento

A base do tratamento é a imunossupressão sistêmica com prednisona e agentes não esteroides. De um modo geral, a tentativa inicial de tratamento envolve a administração de prednisona, 1 mg/kg, suplementada com azatioprina ou micofenolato de mofetila. A ciclofosfamida pode ser utilizada, por vezes, em conjunto com a plasmaférese, em casos de doença grave que requeira redução rápida de anticorpos. Para os casos recalcitrantes, ou para aqueles incapazes de tolerar regimes imunossupressores mais rotineiros, a administração endovenosa de IgG pode ser apropriada. Nos casos de doença grave, inicialmente, pode ser necessária a plasmaférese associada a agentes imunossupressores sistêmicos. Infusões de rituximabe quinzenais mostraram-se bem-sucedidas na obtenção de altas taxas de remissão, e a terapia de manutenção está associada a taxas de remissão duradouras.[67]

O prognóstico do pênfigo vulgar permanece reservado com base das estratégias de tratamento necessárias para suprimir a doença e o risco de infecção sistêmica, bem como os efeitos adversos relacionados ao tratamento. A taxa de mortalidade é de 5% geralmente em decorrência do uso de corticosteroides sistêmicos a longo prazo, tratando-se de uma complicação reconhecida relacionada ao tratamento.

PENFIGOIDE BENIGNO DE MUCOSAS (CICATRICIAL)

Definição

O penfigoide benigno de mucosas (PBM), também denominado penfigoide cicatricial, é um conjunto heterogêneo de doenças vesicobolhosas subepiteliais autoimunes imunologicamente caracterizadas por uma deposição linear de IgG e complemento 3 na zona da membrana mucosa basal dirigido contra várias proteínas estruturais na junção do tecido epitelial/conjuntivo. Esse grupo de condições difere em termos de gravidade da doença e do local específico da atividade lesional no nível microscópico ou molecular. Locais de envolvimento de mucosa na região de cabeça e pescoço incluem áreas oculares, nasofaríngeas, orais, laríngeas, nasais e esofágicas.

Etiopatogenia

A mediação desse grupo de, pelo menos, oito condições envolve a formação de autoanticorpos IgG e/ou IgA dirigidos contra um número crescente de componentes moleculares recentemente descobertos da zona da membrana basal. A maioria das formas clínicas carrega sequelas de cicatrizes e perda de função, com exceção de alguns casos em que está presente o envolvimento exclusivo da mucosa oral. Os fatores patogênicos incluem anticorpos para o antígeno 2 do penfigoide bolhoso, as subunidades $\alpha 6\beta_4$ da integrina e o antígeno hemidesmossômico 180 do penfigoide bolhoso (BP180), a laminina 311, a laminina 332 (anteriormente laminina 5, epiligrina) e o colágeno tipo VII.[68-71] Até o momento, não foi feita nenhuma correlação específica entre um autoanticorpo específico ou uma forma ou subtipo clínico específico dentro desse grupo.

Ao contrário do pênfigo vulgar, tem sido observada uma limitada relação imunogenética, como o aumento da ocorrência do alelo HLA-DQB1*0301 em pacientes com PBM.[72] Estudos futuros para investigar relações específicas entre moléculas de HLA-DQ da superfície celular e células apresentadoras de antígeno às células T e autoantígenos específicos são necessários para entender melhor outros detalhes em relação ao papel dos alelos HLA-DQ nesse processo de reconhecimento de antígeno.

Características Clínicas

A mucosa oral é o local da cabeça e do pescoço mais comumente envolvido no PBM, seguido pelas regiões ocular, nasal e da nasofaringe (Fig. 40-24 até 40-26). Nas cavidades oral e nasal as lesões características são eritematosas com distribuição desigual de vesículas e bolhas. No local onde uma bolha foi recentemente colapsada, aparece uma pseudomembrana na superfície de uma lesão ulcerada subjacente. O local mais comum para esse tipo de lesão é o tecido ceratinizado que reveste palatos e gengivas. Menos comumente, a mucosa bucal e a conjuntiva são envolvidas. Embora a cicatrização intraoral nem sempre esteja presente, a cicatrização ocular é mais frequente levando a complicações tais como simbléfaro, anquilobléfaro, opacificação da córnea, entrópio e triquíase. Cicatrização laríngea e esofágica,[73] assim como na região da traqueia, também pode ocorrer (Fig. 40-27).

Diagnóstico Diferencial

No processamento laboratorial de rotina de coloração de tecido com hematoxilina e eosina e fixação com formalina, pode ser feito um diagnóstico sugestivo de PBM, verificando-se uma diferenciação do epitélio da mucosa da lâmina própria subjacente na ausência de inflamação significativa (Fig. 40-28). Dada a natureza friável do tecido, o local de obtenção de material para biópsia deve ser

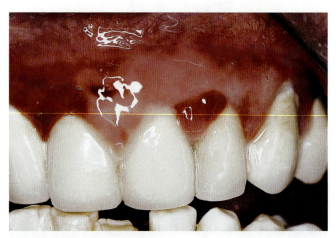

FIGURA 40-24. Penfigoide benigno de mucosa (cicatricial) com vesículas intactas características da gengiva anexada.

40 | LESÕES DA MUCOSA ORAL   661

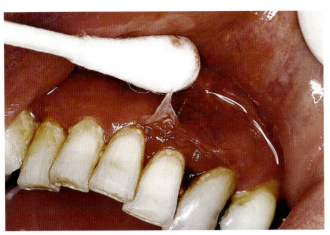

FIGURA 40-25. Remover toda a espessura do epitélio gengival em penfigoide benigno de mucosas com um cotonete seco é útil na identificação de um distúrbio de clivagem da mucosa.

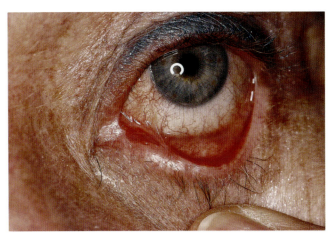

FIGURA 40-27. Cicatrização ocular (simbléfaro) com ponte da conjuntiva palpebral e bulbar em penfigoide benigno de mucosa (cicatricial).

em uma área adjacente a uma lesão inflamada, erosiva ou bolhosa. Assim, um diagnóstico presumido de penfigoide pode ser estabelecido e posteriormente um diagnóstico mais definitivo com testes de imunofluorescência direta. A mucosa perilesional mostra depósitos de imunocomplexos lineares na zona da membrana basal epitelial compostos por uma combinação de anticorpos IgG, IgA e C3, ou por qualquer um deles, num padrão contínuo e homogêneo (Fig. 40-29). Esse padrão de fluorescência permitirá a diferenciação do PBM de outras doenças vesiculoerosivas da mucosa tais como líquen plano, pênfigo vulgar, eritema multiforme e lesões induzidas por fármacos. A associação dos achados clínicos é sempre importante na finalização desse diagnóstico.

Tratamento

Para o tratamento, deve ser considerado o local específico de envolvimento, bem como a sua gravidade. No caso de uma doença rapidamente progressiva que inclui a mucosa ocular, laríngea e esofágica, a imunossupressão sistêmica sob a forma de prednisona, azatioprina, micofenolato e ciclofosfamida deve ser considerada como monoterapia ou terapia combinada.[75,76] Nos casos de doença leve em diversos locais das mucosas, pode ser utilizado o tratamento inicial com dapsona durante 12 semanas.[76] Quando apenas a mucosa oral está envolvida, os corticosteroides tópicos (potência moderada a alta) podem ser utilizados inicialmente. Com o envolvimento gengival, pode ser útil a utilização de aparelhos

Quadro 40-3. DIAGNÓSTICO DIFERENCIAL: PENFIGOIDE BENIGNO DE MUCOSAS

Reação a medicamento/substância/alimento
Infecção viral (herpética)
Herpes simples primário
　Herpes simples intraoral recorrente
　Erupções variceliformes intraorais
Líquen plano erosivo
Epidermólise bolhosa adquirida
Pênfigo vulgar
Pênfigo paraneoplásico
Síndrome de Stevens-Johnson
Eritema multiforme
Doença por imunoglobulina A linear

removíveis acrílicos, macios. Tetraciclina/nicotinamida por via sistêmica foi utilizada efetivamente como uma abordagem não esteroide em alguns estudos.[77,78] A doença oral grave ou que não responde, contudo, pode necessitar da administração oral de prednisona com ou sem agentes adicionais imunossupressores, poupadores de esteroides, tais como o micofenolato.[79] O uso de rituximabe tem mostrado resultados encorajadores no lugar de corticosteroides sistêmicos.

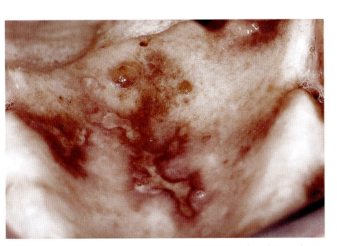

FIGURA 40-26. Vesículas intactas e ulceração tortuosa do palato mole são características do penfigoide benigno de mucosa.

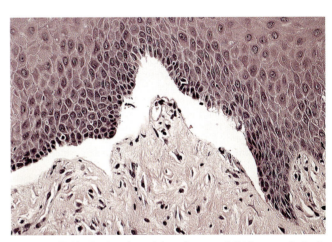

FIGURA 40-28. Fenda subepitelial nitidamente definida na ausência de inflamação significativa é característica de penfigoide benigno de mucosas, mas não é completamente diagnóstica.

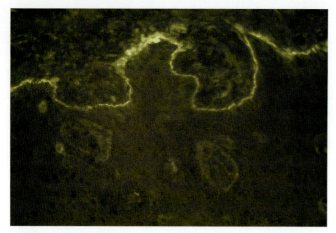

FIGURA 40-29. Penfigoide benigno de mucosas (imunofluorescência direta) com fluorescência de imunoglobulina G linear ao longo da membrana basal.

HERPES-VÍRUS SIMPLES
Primo-Infecção Herpética

Definição. Lesões orais e orofaríngeas causadas pelo herpes-vírus humano (HVS-1) são as condições ulcerativas da orofaringe mais comuns induzidas por vírus e afetam de 60 a 90% da população.[80] Todos os anos, nos Estados Unidos, aproximadamente 600.000 novos casos de infecção pelo herpes-vírus simples ocorrem em jovens, e menos comumente, em adultos, com deficiência primária da imunidade. A propagação da infecção pelo herpes-vírus simples em geral ocorre através do contato direto com um indivíduo com a doença primária ou recorrente ativa. Além disso, gotículas salivares contendo HVS-1 de pacientes em recuperação ou previamente infectadas também podem servir como uma fonte de infecção.

Etiopatogenia. O HVS consiste de um núcleo de DNA circundado por uma cápsula de proteína que assume a forma tridimensional de um icosaedro; este é fechado dentro de uma estrutura de proteína em envelope que mede aproximadamente 200 nm e é subclassificado em vários subtipos com base no nível de virulência demonstrado em cultura de tecidos. Os HVS-1 e 2 são incluídos no grupo α de classificação de virulência, ao passo que os tipos virais mais agressivos são considerados parte dos grupos β ou γ.

O modo de infecção oral pelo HVS-1 (e, raramente, pelo HVS-2) está relacionado à ligação inicial específica do vírus aos receptores da superfície celular ou da membrana plasmática, especificamente para envelopar as proteínas na superfície do vírion. Os vírus ligam-se aos ceratinócitos e neurônios e, subsequentemente, entram no citoplasma das células por um processo de endocitose. Os vírus finalmente migram através dos poros nucleares e para o nucleoplasma, onde a propagação, a estruturação do núcleo viral e a sua liberação ocorrem; no processo, uma estrutura de nucleocapsídeo é adquirida. Partículas virais maduras são então transportadas para o citoplasma e, finalmente, são liberadas através da membrana celular para o espaço extracelular, onde elas se movem adiante para infectar células adjacentes. Como uma consequência da replicação e da propagação do vírus dentro dos núcleos dos ceratinócitos, alterações terminais são evidentes dentro dos núcleos e da membrana plasmática até o ponto em que ocorre um extravasamento da membrana plasmática e a atividade metabólica intracelular cessa. Por fim, a célula torna-se necrótica e libera um grande número de partículas virais para o espaço extracelular circundante. O processo infeccioso lítico propaga-se de célula para célula e, finalmente, produz uma lesão clinicamente visível sob a forma de uma vesícula.

Durante esse tempo, o vírus provavelmente se propaga para neurônios adjacentes, novamente por ligação ao receptor da superfície e endocitose. Isso, de fato, representa a fase inicial do desenvolvimento de latência, em que o vírus atinge o gânglio trigeminal e, menos frequentemente, outros gânglios neuronais, tais como os gânglios nodosos (vagais), da raiz dorsal e simpáticos.[68] A replicação ocorre dentro de uma minoria de neurônios entre 2 e 10 dias após uma infecção recorrente, como observado em experimentos em modelos animais.

Características Clínicas. A primo-infecção oral pelo herpes-vírus simples desenvolve-se cerca de 5 a 7 dias posteriores ao contato com uma pessoa infectada. Um pródromo que dura até 48 horas pode ser caracterizado por sensibilidade da mucosa focal e eritema, rapidamente seguido de evidências de um grupo de pequenas vesículas sobre a mucosa oral. Essas vesículas são de paredes finas, delicadas e de curta duração. Um halo periférico inflamatório envolve cada vesícula, seguido pelo desenvolvimento de ulcerações superficiais rasas, dolorosas e discretas. Na fase primária dessa doença, as superfícies das mucosas orais podem ser afetadas em regiões ceratinizadas ou não. A presença de lesões gengivais na infecção primária é considerada um critério diagnóstico clínico-chave. A gengiva aparece eritematosa, úmida e dolorosa, com a margem livre de gengiva discreta e distintamente envolvida por esse processo (Fig. 40-30). Nesse local, aglomerados de pequenas ulcerações superficiais estão presentes em conjunto com lesões de características semelhantes em outras partes da cavidade oral. A infecção pode se estender para a orofaringe e, ocasionalmente, para a região da pele perioral. A duração de todo o processo varia de 7 a 14 dias, com um curso, em geral, autolimitado. Existe um potencial para a síntese e para a manutenção da presença viral dentro da cavidade oral, que pode continuar por várias semanas após a resolução clínica (excreção viral), resultando em uma capacidade contínua de infectar outras pessoas com deficiência primária da imunidade.

Diagnóstico Diferencial. Entidades clínicas que podem se assemelhar e necessitam ser diferenciadas da primo-infecção por HVS-1 incluem herpangina (coxsackievírus A2, 4-6 e 8-10), doença de mão, pé e boca (coxsackievírus A16), varicela (vírus varicela-zóster), sarampo (paramixovírus) e eritema infeccioso (quinta doença).

Diagnóstico. O estabelecimento de um diagnóstico de primo-infecção herpética pelo HVS-1 é realizado pela manifestação clínica, quando os sintomas do pródromo são ainda caracterizados pelo desenvolvimento de lesões vesiculares que são rapidamente seguidas por ulceração e gengivite marginal. Geralmente, não é necessário o uso de exames de laboratório para estabelecer o diagnóstico além do reconhecimento clínico; no entanto, as técnicas que incluem isolamento e cultura viral, a análise citológica do conteúdo

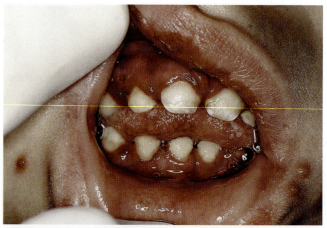

FIGURA 40-30. Gengivoestomatite herpética primária com vesículas e ulceração disseminadas, dolorosas.

da vesícula e os títulos de anticorpos séricos à medida que a infecção progride são todas técnicas válidas para verificar e confirmar o diagnóstico.

Tratamento. O tratamento da primo-infecção oral pelo HVS geralmente é considerado de natureza sintomática e de suporte, quando o paciente desenvolve anticorpos contra o agente infeccioso.

Infecção Recorrente pelo Herpes-vírus Simples

Definição. A infecção recorrente pelo HVS-1 (HVS-1 secundária) representa uma infecção viral recrudescente que ocorre em uma pessoa previamente infectada pelo HVS-1. Subjacente à recorrência há um estado de latência anteriormente estabelecido e a quebra do estado de homeostase entre o vírus dormente e a imunidade do hospedeiro.

Etiopatogenia. O escape ou a liberação da latência do vírus a partir dos neurônios ganglionares associados ao dermátomo inicia o processo de progressão da doença recorrente. O HVS-1 entra no neurônio com cópias de DNA suficientes disponíveis para a replicação; entretanto, o sistema imune suprime essa replicação e expressão do α-gene. Um reservatório viral é necessário para a manutenção da latência dentro de células neuronais infectadas. Estudos baseados em observações de síntese de RNA direcionada ao vírus têm mostrado que as células neuronais infectadas em latência variam de 4 a 35% no gânglio afetado.[81]

Recorrências resultantes da quebra da latência ou da ativação viral ocorrem predominantemente na forma de herpes labial; entretanto, também ocorre doença recorrente intraoral, quase sempre no epitélio ceratinizado da gengiva e do palato duro e menos comumente sobre a superfície do dorso da língua. Nesses casos, são observadas múltiplas ulcerações e erosões dolorosas rentes e rasas. Quando no palato duro, as lesões ocorrem frequentemente ao longo da distribuição do nervo palatino maior, em especial, nas áreas dos primeiros molares e pré-molares. A distribuição geralmente é unilateral e envolve a gengiva, mas não atravessa a linha média. Quando ela envolve a gengiva inserida na mandíbula, a área dos pré-molares e molares é o local de predileção, como é o caso na maxila.

O herpes simples labial representa a forma clínica mais comum da doença recorrente pelo HVS-1. A prevalência de imunidade primária ao HVS-1 nos Estados Unidos é significativa, variando de 40 a 60%.[82] A frequência de episódios recorrentes varia de 5 a 23% em alguns, ao passo que 58 a 61% sofrem recidivas a cada 1 a 4 meses.[83,84]

Características Clínicas. O herpes labial recorrente caracteriza-se por um período prodrômico inicial durante o qual se desenvolve uma área focal de sensibilidade alterada, frequentemente descrita como formigamento ou queimação dolorosa; posteriormente, desenvolvem-se vesículas locais. O local mais comumente envolvido é sobre a porção do vermelhão do lábio onde há sobreposição e extensão para a superfície da pele imediatamente adjacente (Fig. 40-31). O local geralmente é repetitivo ou compatível de um episódio recorrente para outro. À medida que as vesículas se formam, inicialmente elas são do tamanho da cabeça de um alfinete, agrupadas, e ocorrem sobre um fundo eritematoso e edematoso; muitas vezes elas se aglutinam antes de se romper, formando ulcerações dolorosas e, finalmente, crostosas. As vesículas podem permanecer intactas durante aproximadamente 24 a 48 horas e a fase de formação de crostas pode persistir durante 5 a 7 dias antes de a cura ocorrer sem deixar cicatrizes; em indivíduos imunossuprimidos, nos quais as lesões tendem a ser maiores e de duração mais longa, cicatrizes podem ser observadas. É incomum a apresentação da doença recorrente intraoral generalizada em adultos, com vesículas/úlceras, dor e disfunção (Figs. 40-32 e 40-33).

Diagnóstico Diferencial. No caso de herpes labial recorrente, existem poucos diagnósticos diferenciais clínicos relevantes. Sen-

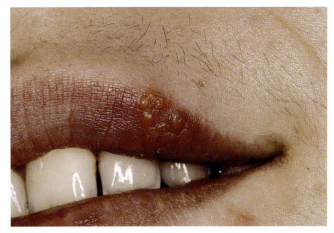

FIGURA 40-31. Herpes labial recorrente com vesículas intactas agrupadas na junção do vermelhão com a pele.

sibilidade de contato, queilite angular, dermatite perioral por trauma, sífilis primária e eritema multiforme podem simular essa condição. Entretanto, a história, a aparência e a distribuição das lesões acima mencionadas irão auxiliar a sua diferenciação do herpes labial.

Histopatologia. Lesões herpéticas recorrentes são submetidas a biópsia, usualmente em decorrência de uma lesão vesicular intraoral recorrente. Em tais casos, uma vesícula intraepitelial se forma em associação a um infiltrado inflamatório misto, intenso, focal (Fig. 40-34). Ceratinócitos infectados se encontram ampliados com inclusões virais multilobuladas (células de Tzanck), que também são evidentes em um esfregaço obtido por remoção da cobertura de uma vesícula intacta, remoção do fluido vesicular para estudos de cultura viral e raspagem do assoalho da vesícula. O esfregaço realizado para uma preparação de Tzanck pode ser avaliado quanto a presença de efeito citopático viral (Fig. 40-35).

Tratamento. O tratamento da infecção herpética recorrente em adultos imunocompetentes geralmente não requer a utilização de agentes antivirais sistêmicos. Entretanto, para recorrências labiais comuns, novos agentes administrados topicamente, docosanol em creme e penciclovir em creme, estão disponíveis. Ambos os agentes visam a interromper o processo de replicação viral. No nível

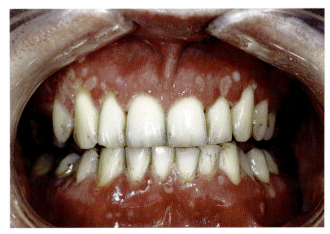

FIGURA 40-32. Herpes simples intraoral recorrente em um adulto com numerosas vesículas e úlceras amplamente espalhadas associadas a dor, sensibilidade e febre.

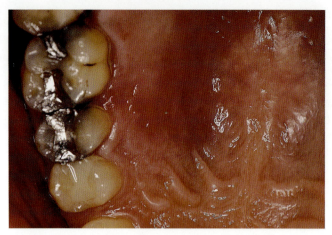

FIGURA 40-33. Herpes simples intraoral recorrente típico ao longo do curso do nervo palatino maior.

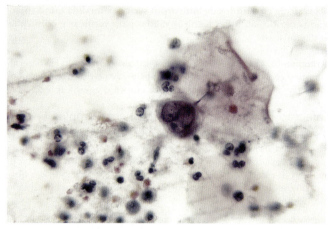

FIGURA 40-35. Preparação de Tzanck do assoalho de uma vesícula herpética sem cobertura mostra um efeito citopático induzido por vírus.

intracelular, no caso do penciclovir, o agente inibe a replicação por meio da inibição da formação de DNA polimerase do HVS-1. O docosanol, um composto de álcool primário de carbono-22 saturado, evita a interação inicial de fusão entre o envelope viral e a membrana plasmática do ceratinócito, impedindo, assim, o acesso ao meio intracelular.[85] Em casos recalcitrantes, poderá ser considerado o uso de foscarnet aplicado topicamente, cidofovir ou imiquimode.[86]

ESTOMATITE AFTOIDE RECORRENTE

Definição

A estomatite aftoide recorrente (EAR), ou ulceração aftoide recorrente, representa a forma não traumática mais comum de ulceração oral e apresenta uma incidência que varia entre 20 e 40% da população. Essa continua a ser uma doença mucosa não totalmente compreendida que afeta principalmente a mucosa oral e da orofaringe e, menos comumente, a mucosa genital. É interessante notar que há dados que indicam uma prevalência maior entre determinados grupos profissionais,[87] aqueles de maior status socioeconômico e não fumantes.

Etiopatogenia

A etiopatogênese específica dessa entidade não é conhecida, embora seja geralmente aceito que existe uma ampla gama de estados

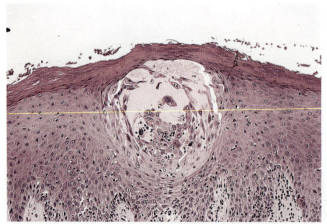

FIGURA 40-34. Vesícula intacta de uma lesão de herpes simples de localização intraepitelial e preenchida com secreção serosa e sem flutuação, ceratinócitos infectados por vírus e células inflamatórias.

ou condições aparentemente díspares que apresentam a ulceração aftoide oral como uma característica comum. Estão incluídos nesses grupos traumatismo local, infecções microbianas, utilização de fármacos anti-inflamatórios não esteroidais, bem como a presença de doença de Crohn, síndrome de Behçet, enteropatia sensível ao glúten ou doença celíaca/espru não tropical e hipersensibilidade alimentar (p. ex., nozes, especiarias, chocolate; Quadro 40-4).

A ingestão de certos fármacos – incluindo fármacos anti-inflamatórios não esteroidais, betabloqueadores,[87] bloqueadores do canal de potássio[88,89] – também tem sido associada às ulcerações orais do tipo aftoides. A retirada ou suspensão desses agentes em pessoas afetadas eliminará recorrências futuras, fato que ajuda a diferenciar tais lesões das verdadeiras úlceras aftoides idiopáticas.

Finalmente, duas outras condições sistêmicas, a síndrome de Sweet (dermatose neutrofílica febril aguda) e a síndrome PFAPA (acrônimo em inglês para febre periódica, úlceras aftoides, faringite e adenite), demonstrarão verdadeiras úlceras aftoides como um componente do complexo de doença.[90,91]

Foi feita uma correlação ou associação com a presença do genótipo B51 do antígeno leucocitário humano (HLA)[92] em uma tentativa de explicar o agrupamento familiar dessa condição. A elaboração ou a regulação positiva da potente citocina fator de necrose tumoral alfa e outras citocinas e quimiocinas de origem nos ceratinócitos e linfócitos, em associação com a regulação positiva da síntese de moléculas de adesão, resulta na lise de ceratinócitos. Ambos os processos mediados por células T e mediados por anticorpos estão presentes, embora o antígeno específico permaneça desconhecido.

A avaliação da imunopatogênese na fase inicial, da formação da lesão, em que um infiltrado linfocítico no local da futura úlcera é observado, ajuda a identificar a fase pré-ulcerativa clínica desse processo. Essa fase é rapidamente seguida pela formação de uma alteração tecidual focal tensa e dolorosa caracterizada por uma área circunferencial de eritema que indica uma congestão e dilatação vascular localizada juntamente com uma vasculite leve. Em cerca de 24 horas, a área papular sensível rompe-se e forma a ulceração típica. É importante ressaltar que não ocorre nenhum sinal de formação de vesículas ou bolhas, como na primo-infecção herpética ou recorrente, e manifesta-se com uma distribuição das lesões sobre as superfícies mucosas não ceratinizadas (labial, bucal, língua ventral e lateral, assoalho da boca, palato mole e pilares tonsilares).

A complexidade de início e progressão da lesão é enfatizada pela provável etiologia multifatorial com fatores desencadeadores e predisponentes em jogo. Esses últimos incluem traumatismo físico local, estresse psicológico, influências hormonais anteriormente mencionadas e uma associação negativa em indivíduos tabagistas e usuários de tabaco sem fumaça.[93-95]

Quadro 40-4. FATORES DESENCADEANTES: ESTOMATITE AFTOIDE
Estresse psicológico
Lesão traumática/iatrogênica
Doenças, condições e síndromes sistêmicas associadas
Doença de Crohn/colite ulcerativa
Doença de Behçet
Febre periódica, estomatite aftoide, faringite e síndrome da adenite cervical
Má absorção/enteropatia sensível ao glúten
Vírus da imunodeficiência humana
Estado hematínico e outros estados de deficiência
Síndrome de Sweet (dermatose neutrofílica aguda)
Alimentos
Chocolate
Tomates
Nozes, avelã, castanha-do-pará
Ciclo menstrual

De Chavan M, Jain H, Diwan M, et al: Recurrent aphthous stomatitis: a review. *J Oral Pathol Med* 2012;41:577-583.

Características Clínicas

A visão tradicional sobre as formas clínicas e apresentações da estomatite aftoide recorrente define os tipos *minor*, *major* e herpetiforme, com o tamanho da úlcera sendo a principal característica diferenciadora. Estudos mais recentes[92] dividiram as úlceras aftoides em três classes com base em sua apresentação clínica. Considerou-se a duração da ulceração, a sua frequência e cronicidade e a intensidade dos sintomas. De um ponto de vista prático, essa forma de classificação da lesão ou doença pode ser mais facilmente integrada ao tipo e à intensidade do tratamento.

Aftas *minor* respondem por até 85% de todas as úlceras aftoides. As úlceras variam até 10 mm de diâmetro e estão localizadas sobre a mucosa não ceratinizada, geralmente na porção anterior da cavidade oral. A duração dos episódios ulcerativos varia de 7 a 10 dias, seguindo-se a cura sem cicatrizes (Fig. 40-36). As aftas *major* são responsáveis por aproximadamente 10% das úlceras aftoides.[96] Elas são grandes (>1 cm), ocorrem tipicamente na face posterior da cavidade oral e da orofaringe, podem estar associadas a odinofagia e formam profundas crateras, com margens bem definidas e dolorosas (Fig. 40-37). A duração de cada episódio pode ser de até 6 semanas, mas pode persistir por longos períodos no hospedeiro imunocomprometido, nos quais as lesões tendem a ser mais graves, mais profundas e mais dolorosas do que as úlceras aftoides do tipo *minor*; além disso, elas podem servir como um marcador para a progressão da doença do HIV.[97,98]

Aftas tipo herpetiforme representam a variante menos comum de úlceras aftoides; a maioria dos casos afeta o tecido não ceratinizado, embora as lesões de áreas ceratinizadas possam ocorrer ocasionalmente. A apresentação ocorre como múltiplas úlceras do tamanho de uma cabeça de alfinete a 2 mm em crateras rasas, com uma distribuição generalizada (Fig. 40-38). A semelhança clínica com as lesões da infecção primária por HVS é importante; daí a sua designação como herpetiforme. Para diferenciar essas lesões das de herpes simples, observa-se a ausência de uma fase vesicular antes da formação da úlcera, início na idade adulta, e níveis de dor que são desproporcionadamente maiores do que a extensão do desenvolvimento da lesão.

Diagnóstico Diferencial

As úlceras decorrentes da infecção intraoral pelo HVS e úlceras traumáticas continuam a ser o principal diagnóstico diferencial. Para diferenciar essas condições, é fundamental uma compreensão das diferenças na localização e na presença (infecção herpética) ou ausência (úlcera aftoide) de uma fase vesicular, além de outros fatores observados na Tabela 40-1.

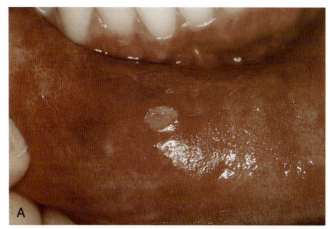
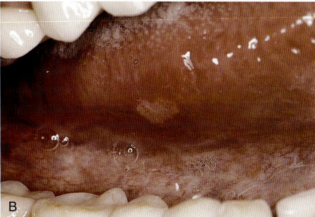

FIGURA 40-36. A e B, Aftas *minor* da mucosa labial e da superfície ventral da língua mostram uma base fibrinosa amarela, com margem periférica bem definida e periferia eritematosa.

Características Histopatológicas

As úlceras aftoides caracterizam-se pela total ausência de quaisquer manifestações patognomônicas. Uma zona central inicial de necrose e/ou ulceração dos ceratinócitos é evidente. As aftas são cobertas por uma fina placa fibrinosa, enquanto profundamente observa-se um infiltrado inflamatório misto associado a um aumento de elementos vasculares dilatados, ingurgitados. Agregados perivasculares de linfócitos e histiócitos estão presentes na ausência de vasculite.

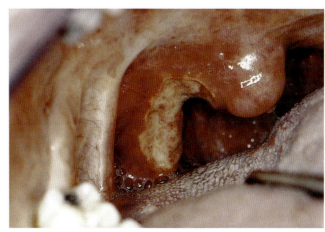

FIGURA 40-37. Afta *major* solitária na margem posterior do palato mole.

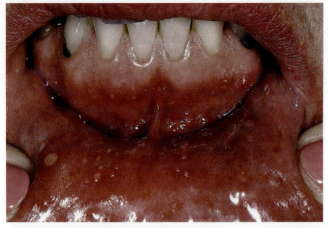

FIGURA 40-38. Ulcerações aftoides herpetiformes da mucosa labial inferior e alveolar com tamanho da cabeça de um alfinete, numerosas e rasas.

Tratamento

O tratamento dependerá do tamanho, da frequência e do número de lesões aftoides. Os episódios leves e pouco frequentes de aftas *minor* geralmente exigem pouco mais do que controle dos sintomas e bochechos com clorexidina. Quando é necessário um tratamento, a base geral da terapia são os corticosteroides tópicos associados a agentes analgésicos tópicos ou outros fármacos anti-inflamatórios tópicos. Quando as lesões são graves ou ocorrem como uma série contínua de surtos, a administração de corticosteroides sistêmicos por curto prazo é eficaz. A administração de corticosteroides intralesionais pode ser útil em casos de aftas *major* ou naqueles que não respondem completamente a outras formas de tratamento. Como alternativa, poderão ser considerados outros medicamentos imunossupressores sistêmicos que incluem a azatioprina, colchicina, pentoxifilina, talidomida, dapsona e antagonistas do fator de necrose tumoral alfa, entre outros.[99,100]

TABELA 40-1. Lesões Recorrentes pelo Herpes-Vírus Humano (Grau Dois) Vs. Estomatite Aftoide Recorrente (Menor)

	Lesões pelo Herpes-Vírus Humano	Estomatite Aftoide Recorrente
Etiologia	Herpes simples 1 e 2	Disfunção imune, variada
Localização	Tecido ceratinizado, mucosa	Não ceratinizada, móvel
Fase vesicular	Sim	Não
Duração	7 a 14 dias	Varia; geralmente 7 a 10 dias
Tratamento	Antivirais orais, tópicos (docosanol, penciclovir)	Relacionado à gravidade, geralmente corticosteroides tópicos
Pródromo	Frequente	Raro
Desencadeantes	Estresse, traumatismo	Estresse, luz ultravioleta, alimentos
Achados de biópsia	Efeito citopático viral	Não específicos

ERITEMA MULTIFORME

Definição

O eritema multiforme (EM) representa uma reação de hipersensibilidade mucocutânea geralmente aguda, autolimitante, caracterizada por úlceras cutâneas ou orais. Existe, também, uma forma crônica ou persistente menos severa dessa condição, em que as lesões da pele, dos lábios e da boca podem ser observadas ao mesmo tempo ou de modo assíncrono. A condição pode variar de um processo exantematoso, autolimitante, leve, com envolvimento da pele e oral mínimo (EM minor) a um processo mais fulminante, progressivo com necrose epitelial da pele e da mucosa – síndrome de Stevens-Johnson (SSJ) e necrólise epidérmica tóxica.[101,102] Pode ser prudente ver o EM, a SSJ e a necrólise epidérmica tóxica como um espectro sobreposto do mesmo processo com diferentes graus de gravidade.

Etiologia e Patogênese

Há controvérsias a respeito do evento de início do processo dessa doença reativa; entretanto, está claro que numerosos desencadeadores têm sido associados a essa condição e incluem fotossensibilidade, medicamentos e infecções virais, tais como pelo EBV, vírus da hepatite C crônica, HVS-1 e o parvovírus B19, embora o HVS-1 recorrente seja a causa mais comum.[103-105] Apesar de aproximadamente 50% dos casos poderem ser associados a agentes ou eventos desencadeantes (infecções, fármacos),[106,107] o último grupo de casos (EM induzida por fármacos) é mais comumente identificado como estando associado a anticonvulsivantes, como a fenitoína e a carbamazepina, antifúngicos, quinolonas e sulfonamidas, outros antibióticos e alguns analgésicos. A associação mais forte, no entanto, é entre infecção recorrente pelo HVS-1 e EM; em duas séries, 79 a 100% dos casos de EM, respectivamente, seguiram uma infecção desse tipo.[108,109] A exposição a uma grande variedade de aditivos alimentares e produtos químicos que incluem benzoatos, perfumes, fenilbutazona, níquel e vários outros agentes menos comumente encontrados pode estar relacionada. Controvérsias sobre a etiologia à parte, está claro que, em uma alta porcentagem de casos de EM, a infecção anterior pelo HVS recorrente ou outro processo infeccioso (p. ex., viral, micoplásmico) ou a ingestão de medicamentos pode servir como fator etiológico. Também foi relatada a frequência de complexos imunes circulantes no soro de pacientes com EM.[110]

Ao nível dos tecidos, os complexos antígeno-anticorpo difundem-se a partir da vasculatura local para iniciar a ativação da cascata do complemento; isto é seguido pelo desenvolvimento de vasculite local e um movimento dirigido de neutrófilos e macrófagos para o epitélio e a lâmina própria. A necrose de ceratinócitos segue com a formação de ulceração oral e cutânea.

Características Clínicas

Uma reação aguda e autolimitante, o EM envolve a mucosa e a pele com bolhas ou ulceração com uma distribuição simétrica. Lesões em íris ou em alvo clássicas se desenvolvem sobre a pele e são caracterizadas por círculos concêntricos ou configurações anelares de uma qualidade ligeiramente eritematosa a pigmentada (Fig. 40-39). No centro, podem se desenvolver bolhas ou vesículas. A mucosa oral e a parte do vermelhão dos lábios podem mostrar úlceras e erosões do tipo aftoide, e, ocasionalmente, vesículas ou bolhas podem estar presentes. Úlceras mucosas são simetricamente distribuídas, de tamanho e formato irregulares, sensíveis e cobertas por uma placa fibrosa (Fig. 40-40). Placas hemorrágicas, com crosta, sobre o vermelhão dos lábios com edema, formação de fissuras e sensibilidade extrema são características (Fig. 40-41). A disfunção oral e orofaríngea inclui sialorreia, dor, odinofagia e discurso do tipo disártrico. A hidratação e a ingestão de alimentos podem ser impossíveis devido à dor e à incapacidade de mastigar e deglutir. O EM grave (EM *major*/SSJ) pode caracterizar melhor essa última constelação de sinais e sintomas junto com o envolvimento de outros sítios mucosos, incluindo os olhos, a genitália e

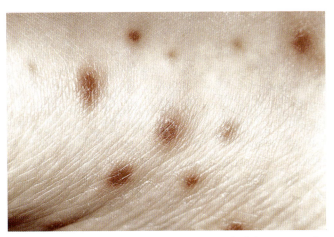

FIGURA 40-39. Numerosas lesões em "**íris**" ou "alvo" de eritema multiforme sobre a eminência tenar em um paciente com envolvimento de boca e orofaringe.

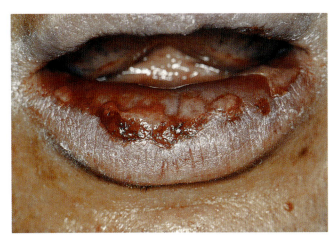

FIGURA 40-41. Lesões dolorosas, exsudativas da mucosa e da superfície do vermelhão labial inferior de eritema multiforme.

raramente o esôfago e o trato pulmonar. É digno de nota o achado ocasional de anticorpos para a desmoplaquina 1 e 2 em alguns pacientes com EM, o que sugere um possível mecanismo humoral em jogo e também sugere a patogênese da forma *major* dessa condição.[111]

Diagnóstico Diferencial

Outras doenças mucocutâneas a serem excluídas na ausência de lesões em alvo ou em íris incluem ulceração aftoide grave, pênfigo vulgar, penfigoide mucoso (cicatricial) e líquen plano erosivo. Entretanto, o diagnóstico clínico de EM com frequência é de uma exclusão, e uma biópsia ocasionalmente é necessária para excluir essas condições.

Características Histopatológicas

Na mucosa perilesional ou não ulcerada, a histopatologia de rotina mostrará espongiose, células basais e parabasais apoptóticas, infiltração linfo-histiocítica intensa (frequentemente com uma distribuição perivascular) e edema, com extensão desse processo da submucosa para a lâmina própria superficial. Áreas pré-ulcerativas mostram necrose de ceratinócitos, edema da lâmina própria, edema intercelular e intracelular e degeneração vacuolar na zona da membrana basal.

Embora os achados de imunofluorescência direta não sejam patognomônicos, há uma ausência de ligação de anticorpos dentro do epitélio. Entretanto, as paredes dos vasos sanguíneos contêm fibrina, C3 e IgM.

Tratamento

As especificidades e a filosofia do tratamento do EM, embora controversas, são geralmente relacionadas ao nível de gravidade. Considerando a existência de infecção prévia por HVS-1 (herpes labial recorrente), a prescrição de fármacos antivirais em doses menores que a dose terapêutica completa reduziu os episódios de EM.[104] Quando apenas lesões orais estão presentes (EM *minor*), o tratamento pode ser apenas sintomático ou pode compreender um pequeno curso de administração conservadora de corticosteroide. Detalhes do tratamento sintomático incluirão a utilização de ajuda para a higiene oral, enxaguatórios bucais brandos ou enxaguatórios compostos que contenham combinações de corticosteroides tópicos e agentes antifúngico e anestésico locais. Analgésicos podem ser úteis em uma tentativa de tratar a odinofagia, permitindo, assim, níveis adequados de hidratação e ingestão calórica.

GRANULOMA TRAUMÁTICO (EOSINOFÍLICO)

Definição

O granuloma traumático ou eosinofílico é uma úlcera oral crônica rara, geralmente grande e autolimitada, benigna, que com frequência é de longa duração. Geralmente é vista em associação a uma lesão mucosa supostamente profunda.

Etiologia

Apesar da designação do granuloma como "traumático", é raro que indivíduos afetados isolem um evento traumático prévio em relação à sua ocorrência. A maioria sente que a origem do processo é desconhecida.

Características Clínicas

A apresentação geralmente ocorre na quinta até a sétima década de vida como uma úlcera dolorosa de início rápido, e a maioria das lesões se desenvolve ao longo da superfície lateral e ventral da língua. Ocasionalmente, podem ser vistas lesões na superfície dorsal da língua. O diâmetro médio varia de 1 a 2 cm com um centro em forma de cratera, periferia bem demarcada e características periféricas endurecidas, firmes (Fig. 40-42). Os granulomas geralmente estão presentes durante várias semanas, mas podem persistir durante vários meses. Em geral, a superfície epitelial marginal ou periférica possui uma aparência branco leitosa a branco opaco sobre a margem endurecida.

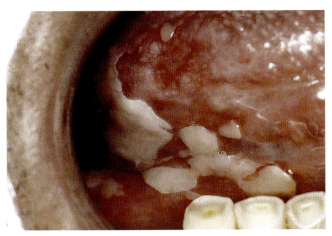

FIGURA 40-40. Ulcerações intraorais de eritema multiforme mostram lesões pseudomembranosas espessas sobre a superfície ventral da língua e o assoalho da boca.

Diagnóstico Diferencial

A localização, textura, aparência e duração crônica podem sugerir CEC. Aftas *major* e úlceras orais da doença de Crohn, sífilis, doenças granulomatosas e linfoma também podem ser considerações ao nível clínico.

Características Histopatológicas

Ulceração profunda que se estende para dentro da musculatura esquelética subjacente é o padrão dominante, com um infiltrado inflamatório polimórfico e difuso intenso evidente. O último é caracterizado pela presença de um grande número de histiócitos, células endoteliais e eosinófilos (Fig. 40-43). Feixes musculares são frequentemente separados pelo processo granulomatoso/inflamatório crônico. Células miofibroblásticas também foram identificadas dentro do estroma, embora especialistas acreditem que essas células sejam um componente reativo.[112]

Estudos imuno-histoquímicos demonstraram um conjunto complexo e obscuro de resultados de coloração. São proeminentes as células CD30+ (ki-1-positivas) que são encontradas na doença de Hodgkin e em condições reativas benignas. Um estudo mostrou células T altamente ativas, células CD68+ e células dendríticas (CD1a+), o que sugere uma possível relação com distúrbios linfoproliferativos cutâneos CD30+.[113] Semelhanças histológicas e comportamentais foram observadas com o granuloma histiocítico atípico, o que implica que essa entidade pode formar um subgrupo ou uma variante histológica da úlcera eosinofílica traumática.[114]

Tratamento

Como essas lesões são autolimitadas, mas frequentemente crônicas, o médico pode optar por uma tática de observação apenas. O uso de corticosteroides tópicos ou intralesionais pode acelerar a resolução, e a excisão é uma consideração se a apresentação clínica estiver em questão ou se as opções típicas de tratamento falharem.

LESÕES PIGMENTADAS

A pigmentação da mucosa oral do tipo melânica inclui uma ampla variedade de condições que variam dos tipos racial e fisiológico, nevos e proliferação melanocítica benigna a melanoma pré-invasivo e invasivo. A variedade de melanomas mucosos orais (>1% de todos os casos de todos os tipos de melanoma) tornou impossível uma ampla análise dessa entidade; entretanto, está claro que o melanoma pode ocorrer em qualquer local da mucosa com variação de subtipo semelhante àquela observada em locais cutâneos.[115] O prognóstico para melanoma mucoso oral em geral

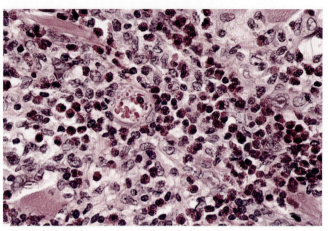

FIGURA 40-43. Um infiltrado inflamatório intenso, crônico, que contém numerosos eosinófilos dispersos entre os feixes musculares esqueléticos é característico do granuloma traumático.

é insatisfatório devido a um atraso no reconhecimento da doença inicial e um atraso correspondente no diagnóstico realizado pelos médicos. Máculas e placas melanóticas ou pigmentadas orais representando a fase de crescimento radial da evolução do melanoma muitas vezes seguem não reconhecidas.[116] Em um esforço para definir lesões pigmentadas orais de potencial significância, o passo inicial é a determinação se a pigmentação é intrínseca (p. ex., melânica, inflamatória, contendo pigmento não melanina) ou extrínseca (p. ex., relacionada à "tatuagem" por amálgama, medicação ou implantação traumática de material exógeno).[117]

MÁCULAS MELANÓTICAS

Definição

Uma lesão pigmentada frequentemente problemática do vermelhão do lábio inferior (30%), gengiva e mucosa alveolar (23%) e bucal (16%) e da mucosa labial (9%) é a mácula melanótica da mucosa (Fig. 40-44).[118] Os estudos até agora identificaram uma predileção pelo sexo feminino (2:1) com predominância local (lábio inferior) e racial (branca).

Etiopatogenia

Máculas melanóticas da mucosa podem ser idiopáticas (efélides), pós-inflamatórias, associadas a síndromes (síndrome de Peutz-Jeghers, síndrome de Laugier-Hunziker) ou relacionadas com a doença sistêmica (doença de Addison; a Tabela 40-2 apresenta uma lista mais completa). Lesões melanóticas derivam de melanócitos da crista neural. A proliferação melanocítica é comum aos nevos melanocíticos da mucosa que surgem de melanócitos intraepiteliais, enquanto os melanócitos submucosos ou "dérmicos" dão origem ao nevo azul. Outros processos derivados de melanócitos benignos, as efélides e máculas melanóticas, são representativos do excesso de produção de melanina em vez de supercrescimento melanocítico ou hiperplasia. O melanoma e os seus precursores, tais como o melanoma de propagação superficial, estão relacionados à qualidade maligna de proliferação de melanócitos, apresentando alteração acentuada da distribuição da morfologia, e ao comportamento relativo aos melanócitos típicos e células de nevos.

Características Clínicas

Mácula Melanótica da Mucosa. Como o nome mácula melanótica da mucosa indica, uma zona macular de hiperpigmentação que geralmente apresenta um diâmetro menor do que 10 mm, com margens bem definidas, uniformes, e distribuição homogênea de pigmento caracterizam essas lesões hipomelanóticas benignas (Fig. 40-45).

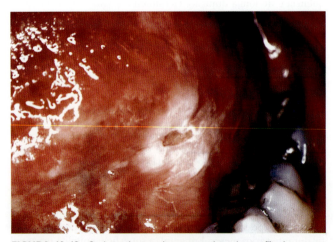

FIGURA 40-42. O chamado granuloma traumático (eosinofílico) apresenta-se como uma úlcera de margens bem definidas, crônica, frequentemente com um nível variável e hiperceratose periférica.

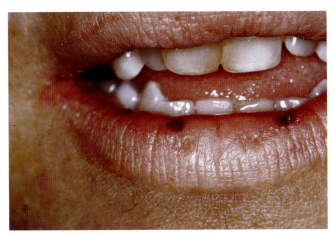

FIGURA 40-44. Máculas uniformemente pigmentadas, discretas, da superfície do vermelhão do lábio inferior caracterizam a mácula melanótica.

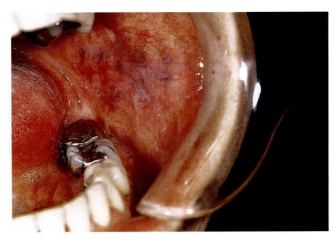

FIGURA 40-45. Melanose focal (melanose do fumante) é característica sobre a mucosa bucal como manchas uniformemente pigmentadas, maculares, dispersas.

Nevos Melanocíticos da Mucosa. Nevos melanocíticos da mucosa, por outro lado, como um resultado da proliferação de células névicas (melanócitos alterados), podem aparecer no jovem ou ao nascimento como lesões maculares focais a lesões hiperpigmentadas papulares que podem persistir durante toda a infância. Nevos melanocíticos orais podem ser não pigmentados em até 20% dos casos, com o palato sendo a localização mais comum, seguido pela mucosa bucal/labial, gengiva e crista alveolar.

MELANOMA

O melanoma da mucosa oral é uma neoplasia rara, com uma predileção racial por asiáticos e negros. Embora uma melanose preexistente possa ser um precursor, quando presente, esta provavelmente representa propagação lateral ou melanoma de propagação superficial. Embora melanomas orais não se encaixem perfeitamente nas categorias bem definidas de melanoma cutâneo, esses são correspondentes aos melanomas acrais lentiginosos e nodulares.[118,119] Os melanomas que evoluem a partir de uma forma anterior ou um precursor de propagação lateral ou superficial quase sempre são encontrados em adultos. O melanoma precoce desse tipo é plano, com margem irregular e pigmentação heterogênea. Com o progresso, o grau de pigmentação aumenta, assim como a área de superfície, sendo observada uma cor marrom mais profunda a um matizado de marrom-acinzentado. A maioria dos melanomas orais deriva da forma macular; no entanto, algumas surgem *ab initio* como um nódulo em rápido crescimento (melanoma nodular).

A maior parte dos melanomas da mucosa oral (40%) ocorre no palato duro ou mole, enquanto os melanomas gengivais (Figs. 40-46 e 40-47) compreendem aproximadamente um terço dos melanomas.[118] A maioria das lesões intraorais (85%) é invasiva quando descoberta ou mostra características invasivas e *in situ*. Essa distribuição de local está em desacordo com a pesquisa de Pliskin,[120] que verificou em sua série que 57% dos casos tiveram origem em tecido mole da gengiva.

Diagnóstico Diferencial

Poucas entidades podem ser consideradas como alternativas diagnósticas clínicas dentro do espectro de lesões orais pigmentadas. Máculas melanóticas da mucosa devem ser diferenciadas do melanoma de propagação superficial, sarcoma de Kaposi e pigmentação exógena, como tatuagem por amálgama. O melanoma nodular e nevos intramucosos podem mostrar sobreposição clínica, assim como as varicosidades mucosas vasculares ou venosas.

Características Histopatológicas

As máculas melanóticas e efélides são caracterizadas pelo acúmulo do pigmento melanina na camada basal do epitélio da mucosa, frequentemente com graus variáveis de incontinência de melanina na lâmina própria superficial (Fig. 40-48).

Dependendo do tipo específico, os nevos melanocíticos da mucosa são caracterizados por acúmulo de melanócitos (células névicas) alterados exclusivamente dentro do epitélio, muitas vezes em agregados ou como as chamadas tecas nos nevos juncionais. Em nevos compostos, os agregados de células névicas estão presentes concomitantemente dentro do epitélio e da lâmina própria. Quando as células névicas estão localizadas exclusivamente na lâmina própria e na submucosa superficial, trata-se de um nevo intramucoso. Finalmente, no nevo azul, a proliferação de melanócitos está localizada profundamente na submucosa formando células fusiformes e epitelioides, muitas vezes altamente pigmentadas.

Nas fases iniciais, a histomorfologia do melanoma mostrará a agregação de melanócitos atípicos na junção do tecido epitelial-conjuntivo com extensão para a superfície epitelial em geral observada. Lesões posteriores podem mostrar extensão melanocítica para a lâmina própria e estruturas mais profundas à medida que a fase vertical de crescimento se estabelece (Fig. 40-49). O melanoma, o grande imitador, pode assumir uma grande variedade de

TABELA 40-2. Doenças e Condições com Pigmentação da Mucosa Oral	
Etiologia	**Doença/Agente**
Melanocítica idiopática	Efélides (focal)
	Nevos (juncional, composto, intramucoso, azul, focal)
	Melanoma e precursores de melanoma
Pós-inflamatória (difusa)	
Sindrômica (associação)	Peutz-Jeghers (focal)
	Laugier-Hunziker (focal)
	McCune-Albright (difusa)
	Neurofibromatose (difusa)
	Cushing (difusa)
	Addison (focal e difusa)
Relacionada a medicamento (difusa)	Minociclina
	Clofazimina
	Cloroquina, antimaláricos
	Azidotimidina
	Clorpromazina
	Medicamentos contendo metais pesados
	Quinidina
	Ciclofosfamida
Extrínseca	"Tatuagem" por amálgama
	Implantação traumática

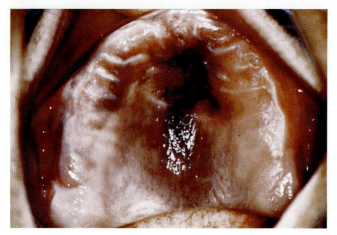

FIGURA 40-46. Melanoma do palato duro com pigmentação irregular, margens difusas e distribuição generalizada.

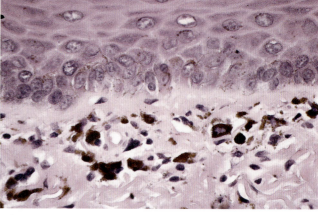

FIGURA 40-48. Mácula focal melanótica com processos dendríticos quase imperceptíveis de melanócitos no epitélio, associada a grupos de melanófagos e melanina livre na lamina própria.

padrões e pode exibir várias morfologias celulares que incluem as formas epitelioide, fusiforme (Fig. 40-50), estrelada e plasmocitoide. Os padrões formados podem ser igualmente variáveis e incluem as variantes de agrupamentos de organoides, folhas e fuso-neurotrópicas, alveolares e desmoplásicas. Em casos de melanoma amelanótico ou outras variantes, pode ser necessário utilizar técnicas de imuno-histoquímica, como a expressão de S-100, *human melanoma black* 45 (HMB-45) e Melan-A para identificar a linhagem do melanócito.

Tratamento

Lesões melanóticas benignas – como máculas, efélides e nevos melanocíticos – podem ser excisadas de maneira conservadora como a biópsia excisional durante a fase diagnóstica da investigação. O melanoma de propagação superficial e invasivo e nodular permanece, e a cirurgia é a modalidade de tratamento principal. A profundidade, a cobertura da superfície da lesão e a localização determinarão a extensão da excisão.

O prognóstico permanece bastante ruim, independentemente do local na cavidade oral. Tal como acontece com o melanoma cutâneo, a espessura do tumor e a fase clínica estão correlacionadas com a sobrevida global. Excelentes fontes que abordam fatores prognósticos em melanomas de cabeça e pescoço incluem as de Batsakis et al.[121] A sobrevida global em 5 anos para todos os melanomas da mucosa oral é de 15%, e o tempo mediano de sobrevida é de 46 meses na ausência de comprometimento dos linfonodos contra 18 meses no caso de achados positivos nos linfonodos.[118]

TATUAGEM POR AMÁLGAMA

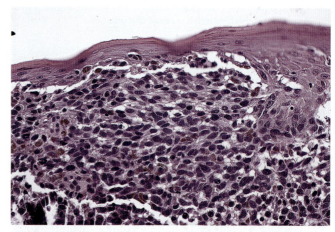

FIGURA 40-49. Melanoma do palato com melanócitos fusiformes e epitelioides que invadem o epitélio e se estendem profundamente na lâmina própria.

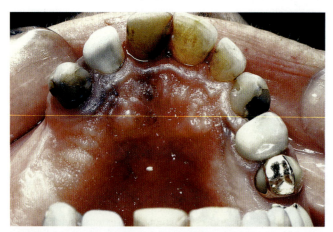

FIGURA 40-47. Melanoma gengival. Esta lesão apresenta uma alteração da superfície pigmentada ligeiramente nodular com mais características de propagação maculares e superficiais na margem livre da gengiva.

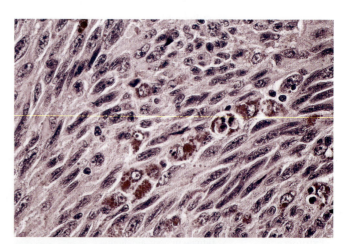

FIGURA 40-50. Células de melanoma carregadas de melanina com formato poliédrico entre uma população proeminente de células fusiformes.

Definição

A tatuagem por amálgama é uma pigmentação da mucosa de origem extrínseca que resulta da implantação traumática ou da transferência por atrito crônico de baixo grau de amálgama de prata dentária para a mucosa oral adjacente.

Etiologia

Após a entrada das partículas de prata na lâmina própria/submucosa, um infiltrado inflamatório crônico mínimo se estabelece. Macrófagos – e, menos comumente, células gigantes multinucleadas – fagocitam o material, permitindo, assim, a dispersão na vizinhança imediata. A migração dessas células fagocitárias para linfonodos regionais pode, como no caso de tatuagens decorativas, depositar partículas de amálgama de prata em linfonodos de drenagem regionais, imitando, assim, o melanoma metastático.[122]

Características Clínicas

A tatuagem por amálgama é geralmente caracterizada por coloração macular da mucosa bem definida, preto-acinzentada, focal. Essas tatuagens são observadas tipicamente na mucosa gengival ligada à mandíbula, na prega mucobucal e na gengiva alveolar ou mucosa bucal (Fig. 40-51). Ocasionalmente, elas podem ser evidentes nas radiografias dentárias de rotina quando ocorre a implantação traumática de uma quantidade suficiente de material. Variam em tamanho de 1 mm a 1,5 cm, com a maioria sendo de 0,4 cm ou menores.[123]

Diagnóstico Diferencial

Uma ampla variedade de condições pode ser considerada ao nível clínico no contexto da tatuagem por amálgama. Essas incluem o melanoma; malformações vasculares; lesões melanóticas, tais como nevo azul, nevo intramucoso e outros nevos melanocíticos; e outros implantes traumáticos, como grafite.[124]

Características Histopatológicas

Um material metálico estranho preto (reduzido) estará localizado na lâmina própria e da submucosa. Lesões mais antigas conterão coleções de depósitos finamente granulares contendo prata ao longo das membranas basais dos vasos, nervos e epitélio, bem como ao longo de feixes de colágeno (Fig. 40-52). Células gigantes multinucleadas, embora não invariavelmente presentes, conterão material fagocitado, assim como os macrófagos. A análise radiográfica de energia dispersiva tem sido utilizada para demonstrar a presença de prata e cobre nesses tecidos.[125]

Tratamento

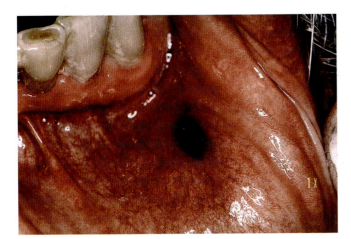

FIGURA 40-51. "Tatuagem" por amálgama da mucosa labial com uma cor preto-acinzentada característica, superfície macular e margens ligeiramente difusas.

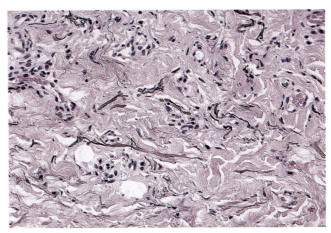

FIGURA 40-52. Partículas finas de amálgama dentro desta tatuagem estão distribuídas ao longo de feixes de colágeno na submucosa.

O tratamento pode estar relacionado ao estabelecimento de uma correlação clinicopatológica e observação apenas. Muitas vezes, a biópsia simplesmente confirmará o diagnóstico clínico; no entanto, uma vez identificada, a remoção é eletiva. Estratégias de tratamento específicas incluem a excisão cirúrgica simples ou, como relatado, a excisão com utilização de um laser de rubi Q-switched.[126]

Para consultar a lista completa de referências, acesse www.expertconsult.com.

LEITURA SUGERIDA

Amagai M: Autoimmunity against desmosomal cadherins in pemphigus. *J Dermatol Sci* 20:92–102, 1999.
Brennan M, Migliorati CA, Lockhart PB, et al: Management of oral epithelial dysplasia: a review. *Oral Surg Oral Med Oral Pathol Oral Radiol Endod* 103(Suppl):S19, e1–12, 2007.
Cabay RJ, Morton TH, Jr, Epstein JB: Proliferative verrucous leukoplakia and its progression to oral carcinoma: a review of the literature. *J Oral Pathol Med* 36:255–261, 2007.
Gupta PC, Sinor PN, Bhonsle RB, et al: Oral submucous fibrosis in India: a new epidemic? *Natl Med J India* 11:113–116, 1998.
Ismail SB, Kumar SKS, Zain RB: Oral lichen planus and lichenoid reactions: etiopathogenesis, diagnosis, management and malignant transformation. *J Oral Sci* 49:89–106, 2007.
Juneija M, Mahajan S, Rao NN, et al: Histochemical analysis of pathologic alterations in oral lichen planus and oral lichenoid lesions. *J Oral Sci* 48:185–193, 2006.
Khosroshahi A, Carruthers MN, Deshpande V, et al: Rituximab for the treatment of IgG4-related disease: lessons learned from 10 consecutive patients. *Medicine (Baltimore)* 91:57–66, 2012.
Klanrit P, Sperandio M, Brown AL, et al: DNA ploidy in proliferative verrucous leukoplakia. *Oral Oncol* 43:301–316, 2007.
Regezi JA, Sciubba JJ, Jordan RCK: *Textbook of oral pathology—clinicopathologic considerations*, St Louis, 2011, Elsevier.
Said S, Golitz L: Vesiculobullous eruptions of the oral cavity. *Otolaryngol Clin North Am* 44:133–160, 2011.
Splieth CH, Sümnig W, Bessel F, et al: Prevalence of oral mucosal lesions in a representative population. *Quintessence Int* 38:23–29, 2007.
Sun A, Chis JS, Wang JT, et al: Levamisole can reduce the high serum necrosis factor-alpha level to a normal level in patients with erosive lichen planus. *Clin Exp Dermatol* 32:308–310, 2007.
Torti DC, Jorizzo JL, McCarty MA: Oral lichen planus: a case series with emphasis on therapy. *Arch Dermatol* 143:511–515, 2007.
Wollina U: The role of topical calcineurin inhibitors for skin diseases other than atopic dermatitis. *Am J Clin Dermatol* 8:157–173, 2007.
Zhang X, Reichart PA: A review of betel quid chewing, oral cancer and precancer in mainland China. *Oral Oncol* 43:424–430, 2007.

41 Distúrbios da Articulação Temporomandibular

Bruce E. Rotter

Pontos-chave

- *Distúrbios temporomandibulares* é um termo coletivo que descreve afecções intracapsulares e musculares, dor e disfunção miofascial.
- As queixas gerais dos distúrbios temporomandibulares incluem dor facial, otalgia e dor de cabeça.
- A articulação temporomandibular (ATM) é uma articulação diartrodial, e cada articulação é incapaz de movimento independente.
- A ATM é uma articulação ginglimoartroidal, capaz de ambos os movimentos de translação e rotação.
- A luxação da ATM ocorre quando uma articulação com hipermobilidade translada anteriormente à eminência articular fica bloqueada nessa posição.
- O distúrbio intracapsular primário da ATM é o disco deslocado anteriormente (DDA), com ou sem redução, e com doença degenerativa.
- DDAs são geralmente causados por episódios frequentes de microtraumas, como apertar ou ranger os dentes.
- DDAs com redução são tipicamente caracterizados por sons de clique ou estalido na abertura da boca. DDAs sem redução são tipicamente caracterizados por um travamento da boca.
- Doença articular degenerativa é a condição anormal mais frequente que afeta a ATM.
- Indicações absolutas para a cirurgia da ATM incluem o tratamento de neoplasias, anormalidades de crescimento e anquilose da articulação.
- Uma indicação relativa para a cirurgia da ATM é o tratamento da dor ou disfunção que é refratária ao tratamento não cirúrgico, onde a doença é confirmada por imagem.
- Síndrome da disfunção dolorosa miofascial é uma doença muscular que se acredita ser induzida por estresse e hiperatividade muscular por hábitos parafuncionais.

O termo *distúrbios temporomandibulares* (DTMs) tem sido tradicionalmente usado para descrever múltiplas afecções. Elas incluem os *distúrbios intracapsulares*, ou anormalidades verdadeiras da articulação temporomandibular (ATM), e os *distúrbios musculares*, ou síndrome da disfunção dolorosa miofascial (DDM). Além disso, alguns transtornos não são considerados sob o termo DTM, mas afetam direta ou indiretamente as estruturas da ATM. Exemplos desses distúrbios são deformidades congênitas e de desenvolvimento, trauma e doença neoplásica.

As queixas gerais apresentadas nas DTMs incluem dor facial, otalgia e dor de cabeça. Portanto, é importante os otorrinolaringologistas estarem familiarizados com o diagnóstico e tratamento dessas várias condições. Muitas das dificuldades encontradas no tratamento das DTMs referem-se à incapacidade de distinguir entre esses distúrbios e as outras causas de dor de cabeça e dor facial devido à similaridade dos sinais e sintomas. A ênfase neste capítulo é o diagnóstico das DTMs com uma discussão subsequente do que se conhece sobre a etiologia das várias condições para formar a base de uma abordagem racional à terapia.

ANATOMIA

A anatomia e função da ATM são únicas de várias maneiras. A ATM é uma articulação diartrodial. Como a mandíbula é articulada em ambas as extremidades, cada articulação é incapaz de movimento independente. Isso é clinicamente importante porque a disfunção em uma articulação pode afetar adversamente a função da articulação contralateral e produzir sintomas bilaterais.

Cada articulação individual consiste no processo condilar da mandíbula, que está alojado no interior da fossa glenoide da parte escamosa do osso temporal. A parede anterior da fossa glenoide é formada pela eminência articular, a contraparte articular ao processo condilar. As superfícies articulares são revestidas com tecido conjuntivo fibroso e são envolvidas por uma cápsula fibrosa.

Interposto entre as superfícies articulares da ATM está o disco articular, uma estrutura única que é côncavo-convexa na sua superfície superior e côncava em sua superfície inferior, onde entra em contato com a cabeça convexa do côndilo. O disco articular divide a articulação em dois compartimentos distintos e contribui para a ação dupla da articulação ginglimoartroidal. O comparti-

ANOMALIAS COGÊNITAS E DE DESENVOLVIMENTO

mento inferior, ou espaço articular inferior, permite movimentos rotacionais puramente anterior e posterior entre côndilo e disco. O espaço articular superior permite movimento translacional entre o disco e a fossa glenoide e a eminência articular. Além de ajudar o movimento dentro da articulação, o disco age para compensar quaisquer incongruências entre as superfícies articulares e também atua como um amortecedor de choque dentro da articulação.[1]

O grau do movimento condilar é regido pelas ações limitantes da cápsula articular, do disco articular e dos ligamentos articulares. Os ligamentos principais da ATM são os ligamentos lateral, esfenomandibular e estilomandibular. A relação dos componentes articulares da articulação também é influenciada pela presença dos dentes. Quando a boca está em posição aberta, o grau e a direção do movimento das articulações são influenciados pelos componentes discutidos anteriormente; no entanto, quando os dentes entram em contato, esse relacionamento oclusal determina a posição final do côndilo em relação ao restante da articulação. Esse fator torna-se cada vez mais importante em indivíduos que apresentam desarmonias oclusais ou hábitos parafuncionais.

DOENÇAS E DISTÚRBIOS

A ATM é suscetível às mesmas condições que afetam outras articulações do corpo, tais como anomalias congênitas e de desenvolvimento, lesões traumáticas, luxações, desarranjos internos do disco articular, anquilose, várias condições inflamatórias e, raramente, doenças neoplásicas (Tabela 41-1). Embora muitas dessas condições sejam tratadas da mesma maneira que nas outras articulações, as diferenças anatômicas e funcionais da ATM descritas anteriormente requerem frequentemente algumas variações da terapia.

ANOMALIAS COGÊNITAS E DE DESENVOLVIMENTO

Como o côndilo desempenha um papel importante no crescimento mandibular, anomalias congênitas e de desenvolvimento, tais como agenesia condilar, hipoplasia ou hiperplasia, podem produzir deformidade facial grave. É importante diagnosticar e tratar essas condições o mais cedo possível para limitar o grau de deformidade mandibular, bem como compensar a deformidade facial. No entanto, a abordagem dos conceitos atuais sobre o diagnóstico, tratamento preparatório e tratamento cirúrgico das deformidades dentofaciais está além do escopo desta discussão. O leitor é encorajado a explorar as muitas boas publicações que discutem exaustivamente cirurgia ortognática.[2-10]

TRAUMA

O processo condilar e, mais especificamente, o colo do côndilo são um dos sítios mais frequentes de fratura após trauma na mandíbula. As fraturas condilar e subcondilar geralmente produzem dor e sensibilidade pré-auricular, dificuldade em abrir a boca e má oclusão. Fratura unilateral irá produzir desvio da mandíbula para o lado afetado na tentativa de abertura da boca. Fraturas bilaterais frequentemente produzem uma mordida aberta anterior, como resultado da perda de apoio estrutural no ramo ascendente.

O tratamento de fraturas condilar e subcondilar varia com base em múltiplos fatores. Fraturas sem deslocamento com disfunção mínima podem ser tratadas com dieta leve e elásticos para guiar a oclusão. Mudanças moderadas na oclusão ou função podem exigir fixação maxilomandibular de curto prazo. Quando o segmento mal posicionado está significativamente deslocado ou interfere com a função mandibular, não há dentes ocluindo no lado

---

TABELA 41-1. Diagnóstico Diferencial dos Distúrbios da Articulação Temporomandibular

Desordem	Dor	Limitação	Características Diagnósticas
Agenesia	Não	Sim	Congênita; geralmente unilateral; mandíbula se desvia para o lado afetado; lado não afetado é longo e plano; má oclusão grave; anormalidades de orelha frequentes; radiografia mostra a deficiência do côndilo.
Hipoplasia condilar	Não	Não	Congênita ou adquirida; lado afetado tem corpo e ramo mandibulares curtos, face plena, desvio do mento; corpo da mandíbula é alongado, a face é plana no lado não afetado; má oclusão; radiografia mostra deformidade condilar e incisura antegoníaca.
Hiperplasia condilar	Não	Não	Assimetria facial com desvio do mento para o lado não afetado; má oclusão com mordida cruzada; aparência prognata; borda inferior da mandíbula frequentemente convexa no lado afetado; radiografia mostra alargamento simétrico do côndilo.
Neoplasia	Possível	Sim	Mandíbula pode desviar-se para o lado afetado; radiografias mostram côndilo regularmente alargado ou destruição óssea, dependendo do tipo de tumor; condição é unilateral.
Artrite infecciosa	Sim	Não	Sinais de infecção; pode ser parte de doença sistêmica; radiografias podem ser negativas inicialmente, mas podem mostrar destruição óssea mais tarde; flutuação pode estar presente; pus pode ser obtido na aspiração; a condição é geralmente unilateral.
Artrite reumatoide	Sim	Sim	Sinais de inflamação; achados em outras articulações (p. ex., mãos, punhos, pés, cotovelos, tornozelos); testes laboratoriais positivos; crescimento mandibular retardado em crianças; mordida aberta anterior em adultos; radiografia mostra destruição óssea; condição é geralmente bilateral.
Artrite traumática	Sim	Sim	História de trauma; radiografia negativa, exceto para um possível alargamento do espaço articular; sensibilidade local; condição é geralmente unilateral.
Artrite degenerativa	Sim	Sim	Sensibilidade articular unilateral; crepitação frequente; articulação temporomandibular pode ser a única articulação envolvida; radiografia pode ser negativa ou pode mostrar achatamento, "labiação", esporão ou erosão condilar.
Anquilose	Não	Sim	Geralmente unilateral, mas pode ser bilateral; história de trauma pode existir; pacientes jovens podem mostrar crescimento mandibular retardado; radiografias mostram perda da arquitetura normal da articulação.
Desarranjo interno do disco	Sim	Sim	Dor exacerbada pela função; clique na abertura ou desarranjo com limitação de abertura de boca para menos de 35 mm sem clique; achados artrográficos ou de ressonância magnética positivos; história de trauma pode existir; condição é geralmente unilateral.

De Laskin DM, Block S: Diagnosis and treatment of myofascial pain-dysfunction (MPD) syndrome. *J Prosthet Dent* 1986;56:75.

envolvido, ou os processos condilares estão fraturados bilateralmente e grosseiramente deslocados, redução aberta deve ser realizada.[11] Considerações adicionais para a redução aberta são a incapacidade de realizar a fixação maxilomandibular e a presença de fraturas concomitantes em mandíbula, maxila ou terço médio da face.

LUXAÇÃO

Luxação ocorre quando a mandíbula hipermóvel torna-se fixa em uma posição aberta com apenas os dentes mais posteriores em contato ou sem dentes em contato. Luxação aguda ocorre quando o côndilo translada anteriormente à eminência articular e fica bloqueado nessa posição. É tratada com redução manual, aplicando uma pressão descendente sobre a mandíbula posterior, enquanto coloca pressão para cima e para trás no queixo. Tal manipulação é complementada pelo uso de anestesia local, sedação ou anestesia geral. Após redução, o paciente deve restringir a abertura da mandíbula por 2 a 4 semanas. Medicamentos anti-inflamatórios não esteroidais (AINEs) devem ser prescritos para o controle da dor e inflamação.

Luxação crônica pode ser tratada através da injeção de um agente esclerosante na cápsula da ATM e ligamento lateral para produzir cicatrização dos tecidos estirados[12] ou podem ser realizadas capsulorrafia, miotomia do pterigoideo lateral, miotomia do temporal ou condilectomia.[13] A decisão quanto ao procedimento cirúrgico adequado é baseada na etiologia, severidade e persistência da luxação.

NEOPLASIAS

Neoplasias primárias que se originam na ATM são extremamente raras. Condroma, osteocondroma e osteoma são exemplos de tumores benignos que afetam a ATM. Os tumores malignos, que são ainda mais incomuns, incluem fibrossarcoma, condrossarcoma e mieloma múltiplo. Extensão direta de neoplasias de tecidos adjacentes e metástases de tumores distantes têm sido relatadas.

Os tumores da ATM causam dor nas articulações, abertura restrita e má oclusão. O exame radiográfico pode demonstrar lesões radiolúcidas, radiopacas ou mistas. A biópsia é necessária para estabelecer um diagnóstico definitivo, e a cirurgia é o tratamento de escolha tanto para os tumores benignos quanto para os malignos. A maioria dos tumores malignos que afetam a ATM não é radiossensível, assim, radioterapia geralmente não é considerada.

DISTÚRBIOS INTRACAPSULARES

Distúrbios intracapsulares da ATM incluem: 1) deslocamento anterior do disco com redução na abertura da boca, 2) deslocamento anterior do disco sem redução e 3) doença articular degenerativa.

Deslocamento anterior do disco é geralmente causado por trauma. Pode ser um único evento macrotraumático ou, mais provavelmente, episódios frequentes de microtraumas que ocorrem durante um período prolongado. Muitos dos eventos microtraumáticos são hábitos parafuncionais como o apertamento dentário ou ranger dos dentes, também conhecido como *bruxismo*.[14]

DESLOCAMENTO ANTERIOR DO DISCO COM REDUÇÃO

Deslocamento anterior do disco *com* redução é tipicamente caracterizado por sons de clique ou estalido na abertura de boca (Fig. 1-1). Cliques recíprocos ou de fechamento não são consistentemente presentes. Os pacientes que procuram consulta médica com deslocamento anterior do disco com redução geralmente exibem uma amplitude normal do movimento mandibular. A dor pode ou não estar associada com o movimento mandibular. Vários estudos têm mostrado que o deslocamento anterior assintomático

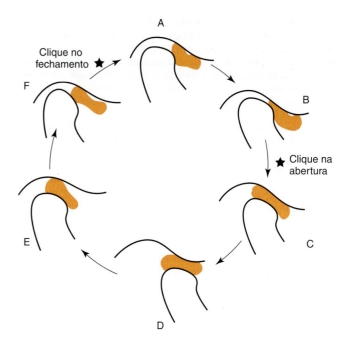

FIGURA 41-1. Deslocamento anterior do disco intra-articular com redução. **A,** Mandíbula fechada; côndilo assentado na fossa com disco deslocado anteriormente. **B,** Côndilo começando translação. **C,** Abertura da boca. Um som de clique ou estalo ocorre conforme o disco retorna à sua posição normal em relação ao côndilo. **D,** Côndilo totalmente transladado; disco em posição normal. **E** e **F,** Durante o fechamento, o disco torna-se novamente deslocado anteriormente, por vezes acompanhado de um segundo som (clique recíproco). (Modificado de McCarty W: Diagnosis and treatment of internal derangements of the articular disc and mandibular condyle. In Solberg WK, Clark GT, eds: *Temporomandibular joint problems: biologic diagnosis and treatment*. Chicago, 1980, Quintessence.)

com redução é comum e muitas vezes persiste durante anos sem sinais de progressão.[14-16] Acredita-se que esses casos não progressivos assintomáticos representam acomodação fisiológica da articulação.[17] Eles não necessitam de tratamento. Quando a dor está presente, é o determinante geral de que existe qualquer limitação funcional. O tratamento dessas articulações dolorosas consiste em dieta leve, autolimitação de abertura, anti-inflamatórios não esteroidais (AINEs), terapia com placas de mordida e fisioterapia. Pacientes refratários aos modos conservadores da terapia podem ser candidatos a procedimentos mais invasivos como a artrocentese, artroscopia ou cirurgia aberta da articulação.

DESLOCAMENTO ANTERIOR DO DISCO SEM REDUÇÃO

Deslocamento anterior do disco *sem* redução é caracterizado por um travamento da boca (Fig. 41-2). Na articulação não reduzida, a translação anterior do côndilo na abertura da boca força o disco anteriormente, fazendo com que ele se torne um impedimento físico à maior abertura. A abertura máxima interincisal é geralmente apenas de 25 a 30 mm, e a mandíbula se desvia em direção à articulação afetada. Movimentos excursivos laterais da mandíbula são geralmente restritos ao lado contralateral, mas não para o lado ipsilateral. A dor é um sintoma comum, especialmente na abertura forçada (além da abertura máxima interincisal).

Discos deslocados agudamente sem redução podem muitas vezes ser tratados com sucesso por manipulação manual da mandíbula com redução coincidente do disco. Em condições crônicas, redução manual é muito menos suscetível de conduzir a redução satisfatória do disco. Isso ocorre geralmente devido à perda de morfologia do disco. Os doentes que apresentam um disco

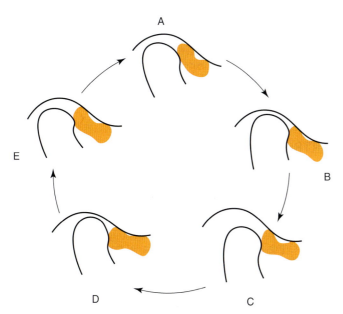

FIGURA 41-2. Deslocamento anterior do disco intra-articular sem redução. **A,** Mandíbula fechada; côndilo assentado na fossa com disco anteriormente deslocado. **B,** Côndilo começando translação. **C,** Tentativa de abertura da boca. O disco deslocado atua como uma barreira e impede a translação completa do côndilo. **D** e **E,** Fechamento da mandíbula; côndilo retorna à posição assentado na fossa. (Modificado de McCarty W: Diagnosis and treatment of internal derangements of the articular disc and mandibular condyle. In Solberg WK, Clark GT, eds: *Temporomandibular joint problems: biologic diagnosis and treatment.* Chicago, 1980, Quintessence.)

cronicamente não reduzido devem ser tratados inicialmente com placa de estabilização para reduzir a pressão sobre os tecidos retrodiscais produzida pelas forças da mastigação e parafuncionais. Quando a dor é um componente significativo dessa desordem, podem ser indicados procedimentos mais agressivos ou invasivos.

DOENÇA ARTICULAR DEGENERATIVA

Doença degenerativa das articulações, ou artrite degenerativa, é a condição anormal mais comum que afeta a ATM. Artrite degenerativa primária é observada em pessoas mais velhas e está associada com o envelhecimento normal. Os sintomas são geralmente suaves e raramente necessitam de tratamento além da educação do paciente e medidas de assistência domiciliar conservadoras. Artrite degenerativa secundária é geralmente iniciada por qualquer macrotrauma ou microtrauma. No caso de macrotrauma, os achados iniciais podem ser consistentes com aqueles de hemartrose e são, inicialmente, caracterizados por dor na ATM, sensibilidade e limitação dos movimentos da mandíbula. A radiografia pode ser negativa ou pode mostrar alargamento do espaço articular causado por edema ou hemorragia intra-articular. Concomitantemente, os dentes podem apresentar uma mordida aberta posterior do lado afetado. Artrite degenerativa causada por microtrauma é mais comum e é muitas vezes produto de discos anteriormente deslocados não tratados, não reduzidos. Ela produz sintomas mais graves de dor e sensibilidade, cliques ou crepitação e limitação dos movimentos da mandíbula. A radiografia frequentemente irá mostrar achatamento, "labiação", formação de osteófitos ou erosão da superfície articular do côndilo.

O tratamento da doença articular degenerativa inclui a administração de AINEs, uma dieta pastosa, limitação do movimento da mandíbula e uso de uma placa de estabilização de mordida para ajudar a reduzir os efeitos do apertamento crônico ou bruxismo. Quando o tratamento não cirúrgico não alivia os sintomas, e quando a mudança óssea na superfície articular do côndilo é evidente na radiografia, intervenção cirúrgica pode ser indicada. Isso deve envolver a remoção de apenas uma quantidade mínima de osso necessária para produzir uma superfície articular lisa. A remoção desnecessária de toda a lâmina cortical, como ocorre no chamado *shave* condilar ou condilotomia, pode levar a mudanças de reabsorção continuada em alguns casos e deve ser evitada se possível.

Artrite infecciosa é rara na ATM. Ela pode estar associada com uma doença sistêmica ou como uma extensão de uma infecção local. Clinicamente, sinais de doença sistêmica e sinais locais de inflamação com limitação de movimento da mandíbula são típicos. Achados radiográficos são inicialmente negativos, mas podem mostrar extensa destruição óssea com o decorrer do processo da doença. O tratamento inclui antibióticos, hidratação adequada, controle da dor e restrição de movimentos da mandíbula. Infecções supurativas podem requerer drenagem ou sequestrectomia.

A artrite reumatoide pode ocorrer ocasionalmente na ATM. Ela geralmente produz dor bilateral, sensibilidade, edema e limitação do movimento mandibular. Nos estádios iniciais, a doença pode não ser radiograficamente evidente; mas, com a progressão da doença, a superfície articular do côndilo é destruída, e o espaço articular é obliterado. Como resultado, uma mordida aberta anterior pode ocorrer juntamente com uma possibilidade de anquilose das articulações.

Tratamento da artrite reumatoide na ATM é semelhante ao de outras articulações.[18] Medicamentos anti-inflamatórios são utilizados durante as fases agudas, e exercícios mandibulares leves são utilizados para evitar a perda excessiva de movimento quando os sintomas agudos diminuem. Em casos graves, fármacos como esteroides, medicamentos antirreumáticos modificadores da doença, imunossupressores, antagonistas do receptor de interleucina-1, medicações de inativação de células T, e inibidores de células B também são usados para controlar a dor e inflamação. A cirurgia pode ser necessária se desenvolver anquilose.

ANQUILOSE

As causas mais comuns de anquilose da ATM são artrite reumatoide e lesões traumáticas, embora anquilose também possa resultar de anormalidades congênitas, infecção ou neoplasia. É importante distinguir entre a anquilose intracapsular verdadeira, que produz uma relação anormal côndilo-fossa, e a anquilose falsa, que envolve condições extra-articulares, como o alargamento do processo coronoide, fratura deprimida do arco zigomático ou cicatrizes de uma cirurgia ou irradiação. Na anquilose intracapsular, as radiografias geralmente mostram deformidade condilar e também estreitamento ou irregularidade do espaço articular.

No tratamento cirúrgico da anquilose, uma incisão é feita através do colo do côndilo no ponto mais alto possível para manter a altura máxima do ramo e minimizar o deslocamento da mandíbula no pós-operatório. Um material interposicional é colocado no espaço recentemente criado para evitar a fusão das extremidades ósseas. Os pacientes devem ser submetidos a fisioterapia agressiva por longo período no pós-operatório para manter a funcionalidade da articulação recém-formada.[19]

CIRURGIA DA ARTICULAÇÃO TEMPOROMANDIBULAR

Tal como acontece com muitas doenças, existem tanto indicações absolutas quanto indicações relativas existem para a cirurgia da ATM. As indicações absolutas incluem o tratamento de neoplasias, anormalidades de crescimento e anquilose da articulação. Indicações relativas para a cirurgia da ATM tendem a ser inespecíficas e carecem de critérios objetivos. Os especialistas em geral concordam que a cirurgia da ATM está indicada no tratamento da dor e disfunção, que é refratária ao tratamento não cirúrgico em que a evidência imaginológica confirma a doença.

Dolwick[20] estabeleceu critérios para orientar o cirurgião na determinação da necessidade e adequação da cirurgia da ATM:

1. Quanto mais localizadas na articulação são a dor e a disfunção, melhor o prognóstico cirúrgico. Dor localizada, contínua na ATM, que se agrava com a função ou progride durante o dia, é uma indicação de intervenção cirúrgica. Os pacientes que têm dor que surge a partir de uma fonte muscular (disfunção dolorosa miofascial, ou DDM) ou de outras fontes não intracapsulares não são candidatos à cirurgia.
2. A cirurgia é indicada quando a dor ou disfunção da ATM é refratária ao tratamento não cirúrgico, que inclui a educação do paciente, medicação anti-inflamatória, fisioterapia, terapia oclusal e aconselhamento; além disso, deBont et al.[21] sugerem que a correção cirúrgica de distúrbios intracapsulares deve ser considerada apenas após o insucesso de esforços razoáveis não cirúrgicos *e* quando a qualidade de vida está significativamente comprometida. Deve-se notar que a correção cirúrgica de distúrbios da ATM é raramente realizada isoladamente; ao contrário, é apoiada por terapia pré-cirúrgica e pós-cirúrgica.
3. Evidência imaginológica deve apoiar os achados clínicos. A imagem não deve ser utilizada isoladamente para o diagnóstico, nem deve ser utilizada como o principal determinante para a intervenção cirúrgica.

ARTROCENTESE

Artrocentese é o mais simples e menos invasivo dos procedimentos cirúrgicos da ATM.[20] É geralmente realizada como um procedimento a nível de consultório com sedação intravenosa e anestesia local. Artrocentese permite ao cirurgião realizar 1) lise e irrigação da ATM; 2) colocação de medicamentos anti-inflamatórios dentro do espaço articular superior, embora o benefício de injetar medicação na articulação ainda não esteja demonstrado; e 3) o exame da articulação quanto a amplitude de movimento sob anestesia.

O procedimento é realizado através da inserção de duas agulhas de calibre 18 dentro do espaço articular superior; a primeira agulha serve como a abertura de injeção, a segunda como o orifício de saída. A injeção de solução de Ringer lactato através desse sistema fornece a irrigação do espaço articular superior, ao passo que o bloqueio da porta de saída permite a lise de aderências através da distensão do espaço articular superior quando combinado com a manipulação mandibular concomitante.

Cuidados pós-operatórios consistem em uma dieta líquida por vários dias, exercícios de amplitude de movimento e analgésicos, conforme necessário. Vários estudos retrospectivos indicaram que a artrocentese tem uma taxa de sucesso de 70 a 90% na redução da dor na ATM e na melhora da amplitude de movimento mandibular.[22-27] A artrocentese não está associada com nenhuma complicação pós-operatória significativa. A maioria dos pacientes nota um edema temporário e dor na região da ATM. Esses pacientes exibem uma mordida aberta posterior leve, mas isso normalmente se resolve dentro de 24 horas.

ARTROSCOPIA

Artroscopia, como artrocentese, é um procedimento cirúrgico minimamente invasivo. Ao contrário da artrocentese, é geralmente realizada numa sala de cirurgia, sob anestesia geral. O procedimento exige a colocação de um pequeno telescópio cirúrgico no espaço articular superior. Uma segunda porta de acesso é feita anterior ao telescópio e atua principalmente como um orifício de saída, mas pode ser utilizada para acesso de instrumento ao espaço articular superior. A principal vantagem da artroscopia sobre a artrocentese é a capacidade de visualizar a anatomia e doença do espaço articular superior. Embora procedimentos operatórios mais sofisticados possam ser realizados utilizando o telescópio cirúrgico, a maioria dos cirurgiões limita a utilização da artroscopia para visualização do espaço articular superior, lise e irrigação.

O cuidado pós-operatório é idêntico ao descrito para artrocentese. Vários estudos retrospectivos indicaram que a taxa de sucesso da lise e irrigação artroscópica se aproxima de 80 a 90%.[28-33] Na verdade, em ambos os controles de 5 e 10 anos, Murakami et al.[34,35] mostraram que os procedimentos de lise e irrigação também foram bem-sucedidos nas cirurgias abertas da articulação em todas as fases de desarranjo interno. Como os resultados da artrocentese igualam-se aos conseguidos com a artroscopia, e como é um procedimento menos invasivo, tem sido sugerido que artrocentese seja inicialmente tentada.[20]

ARTROTOMIA

Artrotomia, ou cirurgia aberta da articulação, engloba uma gama de procedimentos cirúrgicos que inclui debridamento, reposicionamento do disco ou plicatura, discectomia, artroplastia e substituição da articulação. As indicações para a cirurgia aberta incluem articulações que apresentam um desarranjo interno ou osteoartrite que produz grande interferência mecânica com a função ou aquelas que falharam em responder a procedimentos menos invasivos.

As sequelas pós-operatórias da artrotomia são geralmente edema no local da cirurgia, desconforto moderado, limitação de abertura e alterações oclusais. Essas sequelas são transitórias e geralmente desaparecem dentro de duas semanas da cirurgia. Os pacientes muitas vezes notam dormência pré-auricular, que pode durar de 6 a 8 semanas. A complicação pós-operatória mais significativa na artrotomia é dano ao nervo facial, que ocorre em apenas cerca de 5% dos casos cirúrgicos e mais comumente afeta o ramo temporal do nervo. Na maioria dos casos, essa lesão é autolimitante e foi mostrado que produz déficit permanente em menos de 1% dos casos.[20]

Taxas de sucesso variável após a cirurgia aberta da articulação foram relatadas na literatura, e muitos estudos indicam uma taxa de sucesso de 80 a 95% na redução da dor e na restauração da função articular.[36-42] Deve-se notar, entretanto, que cirurgias repetidas mostram rápido declínio das taxas de sucesso.

SÍNDROME DA DISFUNÇÃO DOLOROSA MIOFASCIAL

Síndrome da disfunção dolorosa miofascial (DDM) é uma doença muscular que se acredita ser de origem multifatorial.[43] É geralmente aceito que a tensão muscular induzida centralmente devido a estresse e ansiedade, combinada com hábitos parafuncionais

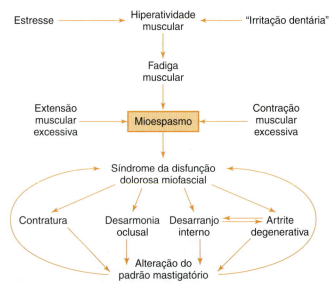

FIGURA 41-3. Etiologia da síndrome da disfunção dolorosa miofascial. (Modificado de Laskin DM: Etiology of the pain-dysfunction syndrome. *J Am Dent Assoc* 1969;79:147.)

41 | DISTÚRBIOS DA ARTICULAÇÃO TEMPOROMANDIBULAR

como apertar ou ranger dos dentes, resulta na função muscular anormal e hiperatividade. Isso leva a fadiga e espasmos dos músculos que, em última instância, produzem dor e disfunção: a dor estimula as fibras musculares a reagir, o que leva a uma maior disfunção e espasmo muscular; assim, a natureza cíclica desse distúrbio pode ser apreciada. Sintomas semelhantes também podem ocasionalmente ocorrer devido a superextensão muscular ou contração excessiva ou trauma (Fig. 41-3).

Síndrome da DDM afeta mais frequentemente mulheres na faixa etária de 20 a 40 anos. Os homens são muito menos afetados, com uma proporção de aproximadamente 1:4, e as crianças raramente são afetadas. A síndrome DDM é caracterizada por dor difusa e mal localizada, que varia de queixas de dor pré-auricular a dor generalizada ao longo dos músculos da mastigação. A dor é muitas vezes descrita como uma dor incômoda, irradiada, que pode ser mais grave na parte da manhã. Os pacientes também se queixam de dor e limitação de abertura durante a função. A condição envolve, geralmente, somente um lado da face e, no exame, sensibilidade pode normalmente ser provocada em um ou mais dos músculos da mastigação ou seus anexos tendinosos.[44] Dor de cabeça é frequentemente mencionada como um sintoma. Ciancaglini e Radaelli[45] relatam um aumento significativo da dor de cabeça em pacientes com sintomas de DTM (27,4 *vs.* 15,2%). No entanto, o único tipo de dor de cabeça que é funcionalmente relacionado com a síndrome da DDM é a cefaleia do tipo tensional, com outros tipos sendo descobertos coincidentes. O mesmo é verdadeiro para várias queixas apontadas pelos pacientes com DDM, tais como diminuição da audição, zumbido, queimação na língua e dores nevrálgicas. A DDM não tratada pode levar a mudanças orgânicas na ATM e nos músculos mastigatórios e pode até causar alterações na dentição.

Os sinais cardinais e sintomas da síndrome da DDM são semelhantes àqueles produzidos por distúrbios intracapsulares e por uma variedade de condições não articulares (Tabelas 41-2 e 41-3). Uma história cuidadosa e avaliação clínica completa devem ser realizadas para descartar essas outras entidades clínicas. Radiografias de triagem podem ser úteis, particularmente filmes periapicais intraorais e radiografia panorâmica para delinear as estruturas da mandíbula e ATM. Se as imagens de triagem da ATM mostram alguma anormalidade, vistas tomográficas ou exames de tomografia computadorizada são úteis na avaliação adicional de anormalidades ósseas. A ressonância magnética é valiosa na avaliação de estruturas de tecido mole, principalmente quando se suspeita de um desarranjo interno da ATM. Além disso, certos testes de laboratório podem ser úteis em alguns pacientes. Esses testes incluem uma contagem completa das células sanguíneas se houver suspeita de infecção; exames de cálcio, fósforo e fosfatase alcalina no soro para uma possível doença óssea; determinação de ácido úrico no soro para gota; níveis de creatinina e creatina fosfoquinase séricas como indicadores de doença muscular; e taxa de sedimentação de eritrócitos, fator reumatoide, teste de fixação do látex e testes de anticorpos antinucleares por suspeita de artrite reumatoide. Em pacientes nos quais se suspeita de síndrome da DDM, função muscular pode ser avaliada por meio de eletromiografia. Muitos médicos recomendam avaliação psicológica, principalmente para ajudar a determinar a adesão do paciente e prever os resultados antecipados do tratamento.

TRATAMENTO

Laskin e Block[46] delinearam um regime de tratamento para a síndrome da DDM e dividiram-no em quatro estádios apropriados de tratamento (Fig. 41-4). Seu regime permanece adequado e oportuno para pacientes com síndrome da DDM atualmente, portanto, iremos descrevê-lo aqui.

Uma vez feito o diagnóstico definitivo, o *estádio 1 da terapia* é iniciado, que primeiramente envolve orientar o paciente sobre o problema. Como os pacientes muitas vezes têm dificuldade em aceitar uma explicação psicofisiológica para sua condição, a discussão deve lidar com a questão da fadiga muscular e espasmos como a causa da dor e disfunção, atrasando a consideração do papel do estresse e fatores psicológicos até que os sintomas melhorem e a confiança do paciente tenha sido adquirida. Relacionar os sintomas aos músculos mastigatórios específicos que lhes deram origem

---

TABELA 41-2. Diagnóstico Diferencial das Condições Não Articulares que Imitam a Dor da Síndrome da Disfunção Dolorosa Miofascial

Desordem	Limitação	Sensibilidade Muscular	Características Diagnósticas
Pulpite	Não	Não	Dor leve a grave ou latejante; intermitente ou constante; agravada por variações térmicas; eliminada por anestesia dental; achados radiológicos positivos
Pericoronite	Sim	Possível	Dor persistente leve a grave; dificuldade de deglutição; febre possível; inflamação local; aliviada com anestesia dental
Otite média	Não	Não	Otalgia moderada a grave; dor constante; febre; história de infecção respiratória superior geralmente presente; nenhum alívio com anestesia dental
Parotidite	Sim	Não	Dor constante, piora quando come; sensação de pressão; fluxo salivar ausente; lóbulo da orelha elevado; supuração ductal
Sinusite	Não	Não	Dor constante ou latejante; pior quando muda a posição da cabeça; secreção nasal; muitas vezes dor molar não aliviada pela anestesia dental
Neuralgia trigeminal	Não	Não	Dor aguda de curta duração; zona de gatilho; dor segue trajeto do nervo; grupo etário mais velho; frequentemente aliviada pela anestesia dental
Neuralgia atípica (vascular)	Não	Não	Dor latejante difusa ou em queimação de longa duração; sintomas autonômicos frequentemente associados; nenhum alívio com anestesia dental
Arterite temporal	Não	Não	Dor latejante constante pré-auricular; artéria proeminente e sensível; febre baixa; possíveis problemas visuais; taxa de sedimentação elevada
Síndrome de Trotter (carcinoma nasofaríngeo)	Sim	Não	Otalgia, lado da face, mandíbula; surdez; obstrução nasal; linfadenopatia cervical
Síndrome de Eagle (processo estiloide alongado)	Não	Não	Otalgia leve e aguda, garganta ou região retromandibular; provocada por deglutição, movimento lateral da cabeça, compressão da carótida; geralmente após amigdalectomia; processo estiloide com mais de 2,5 cm

De Laskin DM, Block S: Diagnosis and treatment of myofascial pain-dysfunction (MPD) syndrome. *J Prosthet Dent* 1986;56:75.

TABELA 41-3. Diagnóstico Diferencial das Condições Não Articulares Que Produzem Limitação do Movimento Mandibular

Desordem	Dor	Sensibilidade Muscular	Características Diagnósticas
Infecção odontogênica	Sim	Sim	Febre; edema; achados radiológicos positivos; dente sensível à percussão; alívio da dor e melhora do movimento com anestesia dental.
Infecção não odontogênica	Sim	Sim	Febre; edema; achados odontológicos negativos na radiografia; anestesia dental pode não aliviar a dor ou melhorar o movimento da mandíbula.
Miosite	Sim	Sim	Início súbito; movimento associado à dor; áreas de sensibilidade muscular; normalmente sem febre.
Miosite ossificante	Não	Não	Nódulos palpáveis vistos como áreas radiopacas na radiografia; músculos não mastigatórios estão envolvidos.
Neoplasia	Possível	Possível	Massa palpável; linfonodos regionais podem estar aumentados; possível parestesia; radiografia pode mostrar alterações ósseas.
Esclerodermia	Não	Não	Pele rígida, atrófica; face semelhante a uma máscara; parestesia; dor nas articulações artríticas; ligamento periodontal está aumentado.
Histeria	Não	Não	Início súbito após trauma psicológico; não há resultados físicos; mandíbula abre facilmente durante a anestesia geral.
Tétano	Sim	Não	Ferida recente; rigidez do pescoço; dificuldade de deglutição; espasmo dos músculos faciais; ocorre dor de cabeça.
Reação extrapiramidal	Não	Não	Paciente está tomando medicamento antipsicótico ou tranquilizantes fenotiazínicos; movimento hipertônico, estalar os lábios e movimentos de mastigação espontânea são aparentes.
Arco zigomático afundado	Possível	Não	História de trauma; depressão facial; achados radiológicos são positivos.
Osteocondroma do processo coronoide	Não	Não	Limitação gradual; mandíbula pode desviar-se para o lado não afetado; possível som de clique no movimento da mandíbula; achados radiográficos são positivos.

De Laskin DM, Block S: Diagnosis and treatment of myofascial pain-dysfunction (MPD) syndrome. *J Prosthet Dent* 1986;56:75.

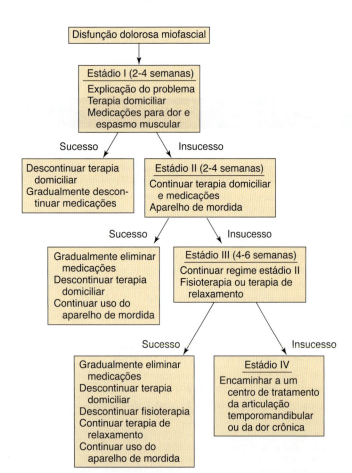

FIGURA 41-4. Tratamento da síndrome da disfunção dolorosa miofascial.

ajuda o paciente a compreender a razão do tipo e da localização da dor; por exemplo, a dor de cabeça com o músculo temporal, dor na mandíbula com o músculo masseter, o desconforto ao deglutir e a congestão na orelha com o músculo pterigoideo medial e a otalgia e dor atrás do olho com o músculo pterigoideo lateral.

Além da explicação inicial, o paciente é aconselhado a respeito da terapia domiciliar. O aconselhamento inclui recomendações sobre prevenção de apertamento ou bruxismo dos dentes; dieta leve; uso de calor úmido e massagem nos músculos mastigatórios; e limitação da movimentação mandibular. Como o paciente tem espasmo muscular e dor, um relaxante muscular e um anti-inflamatório não esteroidal são prescritos. O diazepam e o ibuprofeno são habitualmente utilizados.

Cerca de 50% dos pacientes terão uma resolução dos seus sintomas dentro de 2 a 4 semanas com o estádio 1 de terapia. Para aqueles cujos sintomas persistirem, o *estádio 2 da terapia* é iniciado. A terapia domiciliar e os medicamentos são continuados, mas nesse momento uma placa de mordida é feita para o paciente. Embora numerosos tipos sejam utilizados, o aparelho maxilar tipo Hawley é provavelmente o mais eficaz, pois impede o contato dos dentes posteriores e, assim, também impede a maioria das formas de atividade parafuncional. Geralmente o aparelho é usado durante a noite, mas pode ser usado durante 5 a 6 horas durante o dia, quando necessário. Não deve ser usado de forma contínua, pois os dentes posteriores podem extruir em alguns pacientes.

Com o estádio 2 da terapia, outros 20 a 25% dos pacientes tornam-se livres de sintomas em 2 a 4 semanas. Os medicamentos são interrompidos primeiramente, e o uso da placa de mordida é descontinuado a seguir. Se o paciente tem um retorno dos sintomas quando a placa não for usada durante a noite, a sua utilização pode ser continuada indefinidamente.

Os pacientes que não respondem com a utilização da placa de mordida são inseridos no *estádio 3 da terapia* durante 4 a 6 semanas. Nessa fase, a fisioterapia (p. ex., ultrassom, estimulação eletrogalvânica) ou a terapia de relaxamento (p. ex., *biofeedback* por

41 | DISTÚRBIOS DA ARTICULAÇÃO TEMPOROMANDIBULAR

eletromiografia, relaxamento condicionado) é adicionada ao regime. Nenhuma evidência sugere que uma forma de tratamento é melhor do que outra, e qualquer uma pode ser usada pela primeira vez; se não for bem-sucedida, a outra pode ser tentada. O estádio 3 da terapia geralmente ajuda outros 10 a 15% dos pacientes.

Se todas as abordagens anteriores falharem, e se o acerto do diagnóstico não está em questão, é recomendado o aconselhamento psicológico. Trata-se de ajudar os pacientes a identificar possíveis estresses em suas vidas e ensiná-los a lidar com tais situações. Se há dúvida quanto ao diagnóstico, o paciente deve primeiro ser encaminhado para uma adequada consulta e avaliação odontológica e neurológica. Outra alternativa é encaminhar os pacientes com síndrome da DDM recalcitrante para um centro de ATM ou clínica de dor, pois esses pacientes geralmente requerem uma abordagem multidisciplinar para o sucesso do tratamento.

RESUMO

O sucesso do tratamento de pacientes com DTMs depende do estabelecimento de um diagnóstico preciso. O clínico deve distinguir entre os distúrbios musculares (DDM), distúrbios intracapsulares verdadeiros da ATM, e aqueles distúrbios muitas vezes não incluídos no âmbito da DTM, mas que direta ou indiretamente afetam as estruturas da ATM. Só então poderá ser instituída terapia adequada, baseada na compreensão da causa da condição. De particular importância é a compreensão de que nem todos os pacientes com DTM são candidatos à cirurgia. Pacientes com síndrome da DDM não se beneficiam de intervenção cirúrgica e não devem ser candidatos à cirurgia. Mesmo naqueles pacientes em que a intervenção cirúrgica é uma alternativa aceitável, muitas das condições normalmente encontradas, tais como artrite e desarranjo interno do disco, respondem bem à terapia não cirúrgica ou minimamente invasiva. Esse tipo de tratamento deve ser tentado antes de considerar a terapia cirúrgica mais agressiva.

Para consultar a lista completa de referências, acesse www.expertconsult.com.

LEITURA SUGERIDA

Ciancaglini R, Radaelli G: The relationship between headache and symptoms of temporomandibular disorders in the general population. *J Dent* 29:93, 2001.

Dolwick MF: Temporomandibular joint surgery for internal derangement. *Dent Clin North Am* 51:195, 2007.

Fricton J: Myogenous temporomandibular disorders: diagnostic and management considerations. *Dent Clin North Am* 51:61, 2007.

Graff-Radford SB: Temporomandibular disorders and other causes of facial pain. *Curr Pain Headache Rep* 11:75, 2007.

Laskin DM, Block S: Diagnosis and treatment of myofascial pain-dysfunction (MPD) syndrome. *J Prosthet Dent* 56:75, 1986.

Molinari F, Manicone PF, Raffaelli L, et al: Temporomandibular joint soft tissue pathology, I. Disc abnormalities. *Semin Ultrasound CT MR* 28:192, 2007.

Okeson JP: Joint intracapsular disorders: diagnostic and nonsurgical management considerations. *Dent Clin North Am* 51:85, 2007.

Proffit WR, Turvey TA: Dentofacial asymmetry. In Proffit WR, White RP, Sarver DM, editors: *Contemporary treatment of dentofacial deformity*, St Louis, 2003, Mosby.

Scapino RP: The posterior attachment: its structure, function, and appearance in TMJ imaging studies, Part 1. *J Craniomandib Disord* 5:83, 1991.

Scapino RP: The posterior attachment: its structure, function, and appearance in TMJ imaging studies, Part 2. *J Craniomandib Disord* 5:155, 1991.

Tucker MR, Ochs MW: Management of temporomandibular disorders. In Peterson LJ, Ellis E, Hupp JR, et al, editors: *Oral and maxillofacial surgery*, St Louis, 2003, Mosby.

42 Tumores Benignos e Lesões Semelhantes a Tumor da Cavidade Oral

Timothy S. Lian

Pontos-chave
- Neoplasias benignas da cavidade oral são classicamente tratadas da melhor maneira com excisão cirúrgica completa. De forma geral, a recorrência é rara, assim como a transformação maligna.
- O tratamento para lesões semelhantes a tumor envolve manejo médico conservador ou excisão cirúrgica, dependendo da entidade clínica em particular.
- O desenvolvimento de úlceras aftosas ocorre em até 60% da população dos Estados Unidos. Ulcerações que persistem por mais de duas semanas devem passar por biópsia.
- Sialometaplasia necrosante é uma condição inflamatória benigna das glândulas salivares menores que possui aparência semelhante à de processos malignos. A biópsia é necessária para o estabelecimento do diagnóstico correto.

Uma infinidade de condições se manifesta como tumores ou pseudotumores que envolvem a cavidade oral e a orofaringe. Neste capítulo são apresentadas as condições que mais comumente aparecem e devem ser conhecidas pelos otorrinolaringologistas e cirurgiões de cabeça e pescoço. Por conveniência, na formulação de diagnósticos diferenciais, essas entidades não malignas são agrupadas em congênitas, inflamatórias/traumáticas e neoplásicas.

CONDIÇÕES CONGÊNITAS
TORUS

Torus palatinus e *mandibularis* representam anormalidades de desenvolvimento que geralmente se apresentam na segunda década de vida e continuam a crescer lentamente durante a vida.[1] *Tori* se apresentam como exostoses recobertas por mucosa do palato e mandíbula. *Tori* da cavidade oral ocorrem em 3 a 56% dos adultos e são mais comuns nas mulheres.[2,3] *Tori* do palato são encontrados apenas na linha média do palato duro, enquanto *tori* mandibular envolvem apenas a superfície lingual da mandíbula anterior, primariamente na região pré-molar.[1,4] *Tori* são tipicamente massas ósseas, lisas, pediculadas ou multilobuladas, com base ampla (Fig. 42-1). Elas consistem em osso lamelar denso com espaços medulares relativamente pequenos que não envolvem os ossos esponjosos mais profundos de mandíbula ou palato. Pacientes com *tori* geralmente são assintomáticos, a menos que o *torus* interfira com o posicionamento da prótese dentária ou seja repetidamente traumatizado quando o paciente come. Em pacientes sintomáticos, os *tori* podem ser tratados através da sua remoção do córtex subjacente com osteótomos ou brocas cortantes. A recorrência ocasionalmente é vista, no entanto, a transformação maligna não foi relatada.

TIREOIDE LINGUAL

Aproximadamente 90% de todo tecido tireoideano ectópico estão associados ao dorso da língua.[5] A presença de tireoide lingual reflete a não descida do tecido tireoideano durante o desenvolvimento. A tireoide lingual é encontrada na linha média na região do *foramen cecum*. A verdadeira incidência da tireoide lingual pode nunca ser conhecida, pois essa entidade nem sempre resulta em manifestações clínicas. No entanto, estudos envolvendo rastreamento neonatal para hipotireoidismo revelaram que aproximadamente 1/18.000 a 1/100.000 nascidos vivos estavam associados

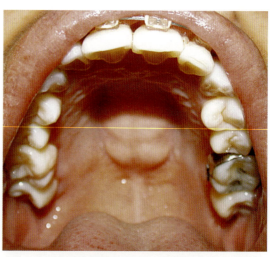

FIGURA 42-1. *Torus palatinus.*

com tecido tireoideano ectópico que envolve a língua.[6,7] Apesar de geralmente ser assintomática, a presença de tireoide lingual pode ser associada ao hipotireoidismo; e estudos mostraram que até 70% dos pacientes com tireoide lingual também apresentam hipotireoidismo.[8] Outros sintomas também podem estar relacionados com o efeito de massa da tireoide lingual, o que pode causar obstrução de via aérea e/ou dificuldade de deglutição. Os pacientes podem se queixar de disfagia ou sensação de nódulo na garganta, mas queixas menos comuns incluem disfonia e sangramento. Os sintomas podem ocorrer em situações de demanda metabólica aumentada, como durante estirão de crescimento na adolescência ou durante a gravidez.[9] A transformação maligna é rara.[10] O tratamento para pacientes hipotireoideos envolve terapia de reposição hormonal, possibilitando a redução do tamanho da tireoide lingual e, por sua vez, reduzindo quaisquer sintomas obstrutivos. O tratamento para pacientes sintomáticos eutireoideos tipicamente envolve excisão cirúrgica. Foram descritas diversas abordagens distintas para excisão cirúrgica da tireoide lingual e incluem vias transcervicais através de faringotomia lateral ou faringotomia trans-hioidea, bem como excisão transoral com uso de laser de dióxido de carbono.[11] O clínico deve estar preparado para administrar terapia pós-operatória de reposição do hormônio da tireoide, pois aproximadamente 70% dos pacientes terão a tireoide lingual como único tecido tireoideano funcional.[8]

CISTOS DE DESENVOLVIMENTO

Doenças císticas congênitas da cavidade oral e orofaringe são relativamente raras. Geralmente incluem cisto dermoide, cistos de duplicação e cistos nasoalveolares. Cistos dermoides são massas císticas encontradas nas linhas de fusão embrionárias que se formam de remanescentes epiteliais.[12] Histologicamente, cistos dermoides são revestidos por epitélio escamoso da variedade queratinizante. Eles contêm elementos de apêndices epidérmicos que incluem folículos pilosos, glândulas sudoríparas e tecido conectivo. Aproximadamente 7% dos cistos dermoides são encontrados em cabeça e pescoço; desses, 6,5 a 23% são observados no assoalho da boca.[13] Cistos de duplicação entéricos são considerados coristomas que contêm elementos da mucosa gastrointestinal.[14] Os cistos são revestidos por epitélio colunar e escamoso estratificado e são encontrados em qualquer local do trato digestivo, incluindo língua e assoalho da boca. Na cavidade oral, cistos de duplicação aparecem ao nascimento como tumefações assintomáticas que envolvem a língua e/ou o assoalho da boca (Fig.

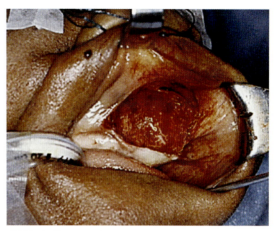

FIGURA 42-3. Abordagem sublabial a um cisto nasoalveolar.

42-2). Conforme os cistos dermoides e de duplicação da cavidade oral aumentam, podem ocorrer problemas funcionais como dificuldade de deglutição, fala e respiração. O tratamento tanto para o cisto dermoide quanto para o de duplicação requer excisão completa do cisto, incluindo todos os componentes epiteliais.

Acredita-se que os cistos nasoalveolares se originem de epitélio nasal aprisionado entre os processos nasais maxilares lateral e medial em desenvolvimento. As manifestações de cistos nasoalveolares geralmente ocorrem na idade adulta conforme o cisto aumenta de tamanho.[15] Os pacientes tipicamente se apresentam com tumefação da área nasolabial, o que causa elevação unilateral da asa nasal. Intraoralmente é vista uma massa lisa, recoberta por mucosa no sulco gengivolabial. Também é visto remodelamento da maxila anterior (Fig. 42-3). O tratamento de cistos nasoalveolares envolve excisão completa, geralmente por abordagem sublabial (Fig. 42-4). Deve-se tomar o cuidado de reparar qualquer rompimento na mucosa nasal de forma que o risco de fístula oronasal pós-operatória seja diminuído.

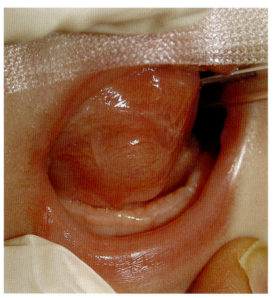

FIGURA 42-2. Cisto de duplicação envolvendo a língua.

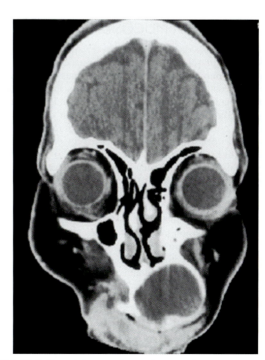

FIGURA 42-4. Remodelamento da maxila associado a um cisto nasoalveolar.

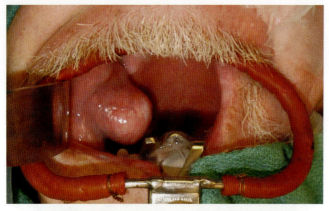

FIGURA 42-5. Fibroma envolvendo a mucosa bucal.

CONDIÇÕES INFLAMATÓRIAS/ TRAUMÁTICAS

FIBROMA

Fibroma de irritação é um pseudotumor comum da cavidade oral e orofaringe. Ele representa uma resposta inflamatória e hiperplásica fibrótica a irritação crônica ou trauma. Essa entidade não deve ser confundida com condições fibromatosas verdadeiras como histiocitoma fibroso, o qual é incomum na cavidade oral e orofaringe. O fibroma de irritação é encontrado em 1,2% dos adultos e exibe 66% de predileção na mulher.[16] Apesar de essa condição ocorrer em qualquer idade, geralmente se torna aparente durante ou após a quarta década de vida. Fibromas são geralmente únicos e raramente maiores que 1,5 cm. Caracteristicamente se apresentam como uma massa firme, séssil ou pediculada, assintomática, que tipicamente envolve a mucosa bucal e, com menor frequência, a mucosa labial ou da língua (Fig. 42-5). Histologicamente, os fibromas são compostos por fascículos densos e minimamente celulares de fibras colágenas e possuem aparência relativamente avascular. O tratamento é através de excisão conservativa e a recorrência é improvável, a menos que o trauma precipitante seja continuado ou repetido.

ULCERAÇÕES DA MUCOSA

Ulcerações benignas da mucosa podem ter aparência semelhante à de lesões malignas. Diversas condições locais e sistêmicas podem se manifestar em parte com ulcerações benignas da mucosa como estomatite aftosa recorrente, doença de Crohn, síndrome de Behçet, deficiência hematínica ou imunodeficiência. Provavelmente a causa mais comum de ulcerações benignas da cavidade oral e orofaringe é estomatite aftosa recorrente. A afta representa ulcerações inflamatórias da mucosa que ocorrem em 20 a 60% da população dos Estados Unidos.[16] Acredita-se que o desenvolvimento de estomatite aftosa está relacionado com mecanismos mediados por células, no entanto, a imunopatogênese exata é desconhecida. Estresse, trauma local e/ou alergia podem ter um papel contributivo no desenvolvimento de úlceras aftosas. Aspectos característicos são ulceração dolorosa circundada por halo eritematoso com estreita linha de necrose coagulativa que separa o halo do leito da úlcera com *debris* necróticos fibrinoides (Fig. 42-6). Condições com imunodeficiência não produzem o anel eritematoso circundante. A maior parte das ulcerações aftosas regride espontaneamente dentro de 10 dias, e investigações adicionais para ulcerações que persistem por mais de 10 a 14 dias devem incluir análise do tecido.

GRANULOMA PIOGÊNICO

Granulomas piogênicos da cavidade oral e orofaringe podem ocorrer em qualquer superfície de mucosa sujeita a trauma agudo

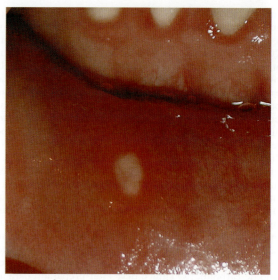

FIGURA 42-6. Úlcera aftosa com halo eritematoso característico circundando leito da úlcera saucerizado de *debris* necróticos fibrinoides.

ou crônico ou infecção.[17] Variantes também surgem em associação a eventos especiais como gravidez ou extração dentária recente e resultam em épulis gravídico e épulis granulomatosa, respectivamente. A maior parte dos granulomas piogênicos envolve a gengiva, no entanto, outros locais comuns incluem mucosa labial e bucal e a língua (Fig. 42-7). Tipicamente se apresentam como lesões elevadas ou pediculadas que permanecem com menos de 2,5 cm de tamanho e podem sangrar com pequeno trauma. Histologicamente, granulomas piogênicos consistem em um excesso de anastomoses vasculares em fundo de estroma edematoso, inflamatório e fibrótico. As lesões geralmente persistem indefinidamente, exceto naqueles associados à gravidez. O tratamento é por excisão e remoção de fatores traumáticos ou infecciosos em potencial.

SIALOMETAPLASIA NECROSANTE

Sialometaplasia necrosante é uma reação inflamatória, ulcerativa, autolimitada, de etiologia desconhecida. Tem sido postulado que pode ser precipitada por trauma local que resulta em comprometimento vascular.[18] Essa entidade tipicamente tem origem de glândulas salivares menores e em 77% dos casos envolve o palato.[18] A maior parte dos casos se apresenta como ulceração dolorosa e uma área circundante de tumefação que clinicamente simula processo maligno como carcinoma de células escamosas ou carcinoma mucoepidermoide. As lesões geralmente têm menos de 2 cm. A

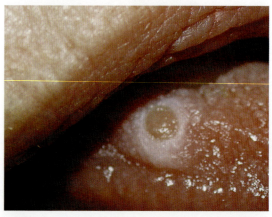

FIGURA 42-7. Granuloma piogênico do rebordo lateral da língua.

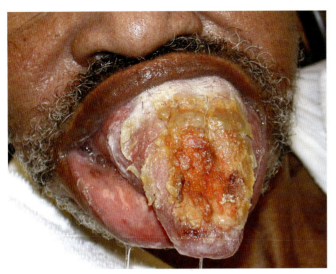

FIGURA 42-8. Amiloidose da língua. Note a formação de crosta e ressecamento marcados do dorso exposto da língua.

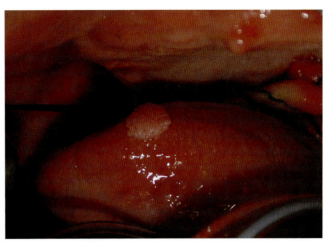

FIGURA 42-9. Papiloma escamoso da língua.

análise histológica é necessária para realização do diagnóstico correto, e a microscopia de luz revela necrose lobar e sialadenite combinadas com metaplasia escamosa de ductos e ácinos secretores. Geralmente é vista hiperplasia pseudoepiteliomatosa na superfície do epitélio associado, o que pode resultar em um laudo histopatológico de carcinoma de células escamosas devido a erro de amostragem. Uma vez com o diagnóstico definitivo, o tratamento é medida de suporte, pois essas lesões são autolimitantes. A resolução ocorre dentro de 3 a 6 semanas. No entanto é necessário acompanhamento próximo durante o processo de resolução, pois pode-se encontrar sialometaplasia necrosante em conjunto com um processo maligno.

AMILOIDOSE

Amiloidose é distúrbio que envolve deposição anormal extracelular de proteínas fibrilares nos tecidos. Vinte e três proteínas diferentes foram identificadas na amiloidose e cada proteína está relacionada a um cenário clínico em particular, como amiloidose associada à diálise (β_2-microglobulina), distúrbios de plasmócitos (imunoglobulinas de cadeia leve) ou amiloidose familiar (transtirretina). A manifestação mais comum de amiloidose em cabeça e pescoço é a macroglossia (Fig. 42-8). A deposição de amiloide pode ser tão grande que a função da língua se torna limitada e resulta em dificuldades da fala e deglutição. O diagnóstico é realizado por biópsia, a qual classicamente revela fluorescência verde intensa também conhecida como *birrefringência verde-maçã* com o uso de luz polarizada após a coloração de vermelho do Congo. O tratamento inclui a abordagem da causa de base da deposição de amiloide, se possível, e excisão local no caso de macroglossia para redução da língua. As recorrências podem ser tratadas com ressecções conservadoras adicionais.

NEOPLASIAS BENIGNAS
PAPILOMA

Existem diversas entidades únicas derivadas de tecido escamoso da cavidade oral e orofaringe, no entanto, uma das condições mais frequentes é o papiloma escamoso.[19] Aproximadamente 4 em 1.000 adultos nos Estados Unidos possuem essa condição na cavidade oral ou orofaringe.[16] Papilomas escamosos são mais comumente associados aos subtipos 6 e 11 do papilomavírus humano.[19] As lesões tipicamente se apresentam em adultos e geralmente possuem menor taxa de recorrência, são únicas e menos proliferativas do que papilomas escamosos de outros locais de cabeça e pescoço, como a laringe.[20] O desenvolvimento de leucoplasia verrucosa proliferativa pré-cancerígena no papiloma escamoso é raro. Os locais de ocorrência tipicamente envolvem as mucosas lingual, bucal e labial e a língua (Fig. 42-9). O papiloma escamoso normalmente se apresenta como uma massa única, pediculada, macia, assintomática, com numerosas projeções digitiformes na superfície. Histologicamente, as projeções possuem eixo fibrovascular e exibem base relativamente estreita. O tratamento envolve excisão cirúrgica ou ablação com uso de laser de CO_2. A recorrência na cavidade oral ou orofaringe é improvável.

TUMOR DE CÉLULAS GRANULARES

Comumente acredita-se que os tumores de células granulares têm origem neural e são geralmente diagnosticados durante ou após a terceira década de vida. Apesar de essa entidade poder ser encontrada em todo o corpo, mais de metade dos casos ocorre na cavidade oral. Mais de um terço dos tumores de células granulares envolvem o dorso da língua. Outros locais de ocorrência incluem palato mole, úvula e mucosa labial.[16] Até 15% dos pacientes terão lesões sincrônicas. Tumores de células granulares tipicamente se apresentam como lesões firmes, indolores, relativamente imóveis, sésseis, com aparência nodular, com menos de 1,5 cm em sua dimensão maior (Fig. 42-10). Histologicamente, os tumores de células granulares exibem células grandes, poligonais, ovais ou bipolares com citoplasma eosinofílico granular abundante. As

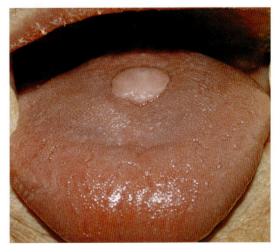

FIGURA 42-10. Tumor de células granulares do dorso lingual.

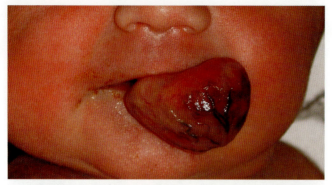

FIGURA 42-11. Épulis congênito envolvendo a gengiva maxilar.

células frequentemente se mostram em padrão cordonal, se estendem ao epitélio da superfície e demonstram hiperplasia pseudoepiteliomatosa. A variedade maligna dos tumores de células granulares representa aproximadamente 1% de todos os casos. A excisão cirúrgica é o tratamento de eleição e a recorrência é menor do que 10%, mesmo com margem microscopicamente comprometida. Épulis congênito é a forma neonatal de tumores de células granulares. O épulis congênito é evidente ao nascimento e caracteristicamente envolve a gengiva maxilar (Fig. 42-11). Tipicamente esses crescimentos unifocais medem não mais de 2 cm, mas eles podem interferir com a alimentação. De forma semelhante a variante adulta, o tratamento envolve excisão cirúrgica, o que pode ser feito no leito. A recorrência é rara.

NEUROFIBROMA

Neurofibroma é o tumor de nervo periférico mais comum, e neurofibroma da cavidade oral e orofaringe tipicamente é diagnosticado em adolescentes e adultos jovens. A lesão é derivada de uma mistura de células de Schwann e fibroblastos perineurais. O achado de múltiplos neurofibromas pode estar associado à neurofibromatose de von Recklinghausen e em aproximadamente 70% dos casos envolve a cavidade oral, primariamente a língua. Neurofibromas solitários da cavidade oral geralmente envolvem a língua ou mucosa bucal ou labial[16] e se apresentam como massas indolores, macias, de crescimento lento que são sensíveis a pressão ou palpação. O tratamento idealmente envolve excisão cirúrgica completa, e neurofibromas solitários podem ser excisados com relativo baixo risco de recorrência. Neurofibromas solitários raramente sofrem transformação maligna em sarcoma, no entanto, até 15% daqueles com neurofibromatose de von Recklinghausen desenvolvem malignidade.

LIPOMA

O lipoma é uma neoplasia relativamente incomum da cavidade oral e orofaringe. Lipomas da cavidade oral e orofaringe normalmente ocorrem na terceira década de vida e se apresentam como uma massa de crescimento lento, revestida por mucosa lisa, indolor e macia. Lipoma tipicamente é encontrado nas áreas bucais ou linguais ou no assoalho da boca. Histologicamente, lipomas consistem em adipócitos maduros, encapsulados que geralmente têm um limite bem definido em relação ao tecido circundante, apesar de que aqueles que envolvem músculo podem ter um aspecto infiltrativo. O tratamento para o lipoma é a excisão cirúrgica.

HEMANGIOMA

Hemangioma de cabeça e pescoço é relativamente comum e hemangioma da cavidade oral representa 14% de todos os hemangiomas.[16] Apesar de normalmente se apresentar ao nascimento em uma fase proliferativa rápida, os hemangiomas podem se tornar clinicamente evidentes tardiamente na vida. O hemangioma pode estar associado a diversas condições que incluem síndrome de Sturge-Weber-Dimitri e síndrome de von Hippel-Lindau. O lábio é o local mais frequente de hemangioma que envolve a cavidade oral.[16] Um hemangioma de mucosa irá se apresentar como uma massa indolor, macia, vermelha ou azul. Os hemangiomas costumam ter menos de 2 cm em sua maior dimensão, no entanto, podem se tornar bem extensos e envolver porções significativas da cavidade oral e orofaringe, incluindo a língua. Hemangiomas tendem a regredir espontaneamente, no entanto, a involução pode ser incompleta ou uma fibrose associada pode se desenvolver.[21] Hemangiomas que limitam a forma e função da cavidade oral e orofaringe geralmente são tratados com excisão cirúrgica conservadora. A recorrência ou persistência não é comum. Já foi relatado como tratamento primário ou adjuvante o uso de agentes esclerosantes intralesionais, interferons, tratamentos com laser, esteroide local ou sistêmico e radiação, com grau variável de sucesso.[21,22]

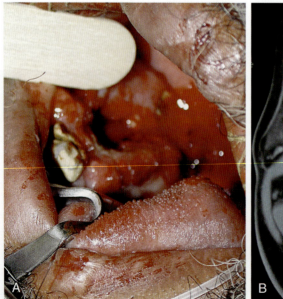
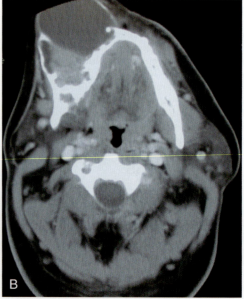

FIGURA 42-12. A, Ameloblastoma do molar e ramo da mandíbula. **B,** infiltração óssea e remodelamento da mandíbula decorrente de ameloblastoma.

AMELOBLASTOMA

Condições de origem odontogênica podem se apresentar como tumores ou pseudotumores da cavidade oral. Ameloblastoma é a neoplasia mais comum de origem odontogênica e acredita-se que se origine de remanescentes de lâmina dental primitiva relacionada ao órgão do esmalte no osso alveolar. Os pacientes tipicamente estão na terceira década de vida e apresentam uma massa indolor que envolve a maxila ou mandíbula (Fig. 42-12, A). Em aproximadamente 85% dos casos, a mandíbula está envolvida, geralmente na área molar/ramo da mandíbula.[23] Imagens radiográficas simples costumam revelar radioluscência unilocular ou multilocular e também pode ser observada expansão do osso cortical (Fig. 42-12, B). Histologicamente, ameloblastomas são tumores sólidos, infiltrativos com padrão folicular ou plexiforme que exibem um elemento de alteração cística. O tratamento para ameloblastoma é ressecção em bloco com margens de pelo menos 1 cm de tecido aparentemente normal. A recorrência geral é de 22% e quase metade das recorrências ocorre dentro de 5 anos.[24] É recomendado o acompanhamento por toda a vida, pois, apesar de rara, a transformação maligna pode ocorrer.

ADENOMA PLEOMÓRFICO

Glândulas salivares menores são glândulas seromucosas não encapsuladas localizadas no interior da mucosa de toda a cavidade oral e orofaringe. Menos de 10% dos tumores de glândula salivar surgem das glândulas salivares menores. Aproximadamente 40% dos tumores que se originam nas glândulas salivares menores são benignos,[25] e o adenoma pleomórfico é o tumor benigno mais frequentemente observado nas glândulas salivares menores.[26] Outros tumores benignos de glândula salivar menor incluem adenoma canalicular, cistadenoma papilar, oncocitoma e mioepitelioma. O local mais frequente de ocorrência do adenoma pleomórfico na cavidade oral é o palato duro (Fig. 42-13). Outros locais incluem lábio, mucosa bucal, rebordo alveolar, assoalho da boca e língua, em ordem decrescente de frequência. Adenomas pleomórficos da cavidade oral tendem a parecer lisos e possuem crescimento relativamente lento.

O tratamento de adenomas pleomórficos da cavidade oral envolve excisão cirúrgica completa. Contrariamente ao adenoma pleomórfico que envolve o espaço parafaríngeo, os adenomas pleomórficos de cavidade oral são excisados de forma transoral. Devido ao fato de os adenomas pleomórficos serem encapsulados, a excisão completa faz da recorrência rara. A excisão tipicamente envolve dissecção romba e cortante, apesar de que o uso do laser de CO_2 como ferramenta de incisão também é eficaz. Devido a sua localização na cavidade oral, adenomas pleomórficos intraorais podem ser identificados antes de atingir um tamanho relativamente grande, assim o defeito resultante da excisão costuma ser reparado com rearranjo tecidual local.

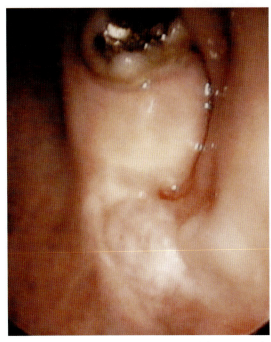

FIGURA 42-13. Adenoma pleomórfico de glândula salivar menor do palato duro.

Para consultar a lista completa de referências, acesse www.expertconsult.com.

LEITURA SUGERIDA

Bouquot JE, Nikai H: Lesions of the oral cavity. In Gnepp DR, editor: *Diagnostic surgical pathology of the head and neck*, Philadelphia, 2001, WB Saunders.

Brannon RB, Fowler CB, Hartman KS: Necrotizing sialometaplasia: a clinicopathologic study of sixty-nine cases and review of the literature. *Oral Surg Oral Med Oral Pathol* 72:317, 1991.

Carlson ER, Marx RE: The ameloblastoma: primary, curative surgical management. *J Oral Maxillofac Surg* 64(3):484–494, 2006.

Kerner MM, Wang MB, Angier G, et al: Amyloidosis of the head and neck. A clinicopathologic study of the UCLA experience, 1955-1991. *Arch Otolaryngol Head Neck Surg* 121(7):778–782, 1995.

Winslow CP, Weisberger EC: Lingual thyroid and neoplastic change: a review of the literature and description of a case. *Otolaryngol Head Neck Surg* 117:S100, 1997.

43 Neoplasias Malignas da Cavidade Oral

Richard O. Wein | Randal S. Weber

Pontos-Chave

- A detecção precoce do câncer bucal resulta diretamente em maior sobrevida após o tratamento.
- O uso do tabaco e o consumo habitual de álcool sinergicamente aumentam o risco de desenvolver carcinoma oral.
- Para a maioria das apresentações de câncer da cavidade oral, o risco de disseminação oculta para os vasos linfáticos regionais excede 20% e justifica o tratamento eletivo dos linfáticos regionais.
- A recuperação funcional após uma ressecção significativa da cavidade oral depende de mobilidade e estrutura adequada dos componentes dos tecidos moles e frequentemente requer técnicas reconstrutivas de tecido livre.
- Para os pacientes com carcinoma de cavidade oral em estádio avançado (estádio geral III ou IV), a modalidade de tratamento combinado com ressecção cirúrgica do tumor primário, dissecção do pescoço para abordar os vasos linfáticos regionais e radioterapia pós-operatória (ou quimiorradiação) continuam a ser o tratamento de escolha.

O tema das neoplasias malignas da cavidade oral é sinônimo de uma discussão do carcinoma oral de células escamosas (CCE). A cavidade oral é a única em que, ao contrário de outras regiões anatômicas do trato aerodigestivo superior, é possível a detecção de rotina de lesões em fase inicial. No entanto, tendo em conta a apresentação relativamente comum de outra doença benigna dentro da cavidade oral, como ulceração aftosa, pode ocorrer atraso no diagnóstico.

Talvez mais do que em outros sítios de cabeça e pescoço, o tratamento cirúrgico primário representa o tratamento de escolha para doenças malignas da cavidade oral. Na avaliação da estratégia de tratamento, o cirurgião tenta maximizar o controle locorregional do tumor, apesar de reconhecer o impacto potencial funcional de um procedimento na fala e deglutição. A seleção adequada de técnicas reconstrutivas que auxiliam a cicatrização apropriada de feridas e ao mesmo tempo maximizam a capacidade do paciente para reabilitação oral requer um amplo conhecimento das opções disponíveis.

ETIOLOGIA

A prevalência de tabagismo nos Estados Unidos diminuiu de 42% em 1965 para 19% em 2010.[1] Tabaco e consumo de álcool são considerados os fatores de risco evitáveis mais comuns associados com o desenvolvimento do CCE da cavidade oral. Além disso, essa relação é sinérgica, com o álcool servindo como um promotor para os efeitos cancerígenos do tabaco. Quando comparado com os não fumantes, o tabagismo confere um risco 1,9 vezes para o sexo masculino e um risco três vezes maior para as mulheres para o desenvolvimento do CCE de cabeça e pescoço. O risco é diretamente proporcional aos anos fumados e o número de cigarros fumados por dia. O álcool sozinho confere um risco 1,7 vezes para os homens que bebem de uma a duas bebidas por dia em comparação com abstêmios. Esse risco aumenta para mais do triplo para os etilistas crônicos. Indivíduos que fumam (dois maços por dia) e bebem (quatro unidades de álcool por dia) são 35 vezes mais propensos a desenvolver câncer quando comparados com os controles.[2] Cerca de 9% dos adultos norte-americanos satisfazem os critérios para um transtorno relacionado ao uso de álcool.[3]

Em uma revisão dos dados de tabagismo e cessação do tabagismo de 216.917 adultos de 25 anos de idade ou mais velhos da US National Health Interview Survey (1997-2004), Jha et al.[4] observaram que a taxa de morte por qualquer causa entre os fumantes atuais foi de três vezes maior do que aqueles que nunca fumaram (idades 25 a 79 anos). A maior parte desse aumento na mortalidade foi relacionada a doenças neoplásicas, vasculares, respiratórias e outras causas relacionadas ao fumo. Eles também descobriram que a expectativa de vida diminuiu em mais de 10 anos em fumantes atuais, quando comparados com aqueles sem história de tabagismo. No entanto, se os indivíduos pararam de fumar antes dos 40 anos, o risco de morte associado com o uso continuado foi reduzido em 90%. Embora as taxas de fumantes tenham diminuído, a taxa de morte por doença pulmonar obstrutiva crônica continua a aumentar em ambos os fumantes do sexo masculino e feminino e pode estar relacionada com a mudança de hábitos de fumo associada a modificações na confecção do cigarro que têm promovido uma inalação mais profunda. Dada a alta probabilidade de doença pulmonar obstrutiva crônica em pacientes com câncer de cabeça e pescoço com uma história de tabagismo, a importância da gestão colaborativa desse diagnóstico com outros profissionais, enfatizando a cessação do tabagismo, não deve ser subestimada.[5] A duração do tempo de cessação do tabagismo foi iniciada antes da cirurgia (curto prazo *versus* longo prazo) e não demonstrou aumento no risco de complicações pós-operatórias. Períodos mais longos de cessação foram considerados como sendo mais eficazes na redução de complicações pós-operatórias reais, mas o período ótimo de tempo não foi definido.[6]

Freedman et al.[7] revisaram um coorte de mais de 450.000 pacientes com idades entre 50 a 71 anos para o risco associado de desenvolvimento de câncer de cabeça e pescoço com base na condição de tabagismo do indivíduo (fumante ou ex-fumante ou não fumante). Atuais e ex-fumantes tinham risco elevado de desenvolver um câncer de cabeça e pescoço, quando comparados com os não fumantes, independentemente do sexo. A incidência de desenvolver um câncer de cabeça e pescoço foi maior em todas as três categorias para os homens, quando comparados com as mulheres; no entanto, as taxas de risco associadas ao uso de cigarro foram significativamente maiores nas mulheres. Esse achado pode estar relacionado com as mulheres que experimentam uma taxa de câncer mais elevado para níveis semelhantes de exposição. Curiosamente, os autores também observaram uma taxa de incidência cinco vezes menor em mulheres não fumantes quando comparadas com homens não fumantes.

Montero et al.[8] realizaram uma revisão de 25 anos de pacientes com câncer bucal no Memorial Sloan Kettering Cancer Center com uma comparação de cinco coortes de 5 anos a partir de 1985. Um declínio progressivo estatisticamente significativo nas taxas de tabagismo (de 55 para 30%) e uso de álcool (de 80 para 67%) foi observado durante o período de revisão. A língua oral foi o subsítio primário mais comum (49%), e nenhuma mudança significativa na incidência dos subsítios da cavidade oral foi observada durante o período de estudo. A maioria dos pacientes no estudo eram homens com mais de 60 anos.

Fumantes mais frequentemente apresentam tumores de laringe, hipofaringe e assoalho da boca (Fig. 43-1). O tempo para o primeiro cigarro (TTFC), considerado um fenótipo distinto de dependência de nicotina, é um indicador de risco para câncer de cabeça e pescoço. As razões de chance para o desenvolvimento de um câncer de cabeça e pescoço são mais elevadas para os pacientes com um TTFC de 1 a 30 minutos. Esse TTFC precoce também está associado com a incapacidade de parar de fumar e com recaídas após a interrupção. TTFC precoce mostrou a associação mais forte com carcinoma da faringe, mas também demonstrou um risco aumentado para câncer do assoalho da boca e palato.[9] Os pacientes diagnosticados com um câncer de cabeça e pescoço com uma história de uso de tabaco têm um risco significativamente maior de metástases regionais e disseminação extracapsular.[10] Mutações do gene *TP53* e alterações genéticas, como a perda de heterozigosidade em 3p, 4q e 11q13 e também perdas no número total de microssatélites cromossômicos (sequências repetidas de bases), são significativamente mais propensas nos tumores de fumantes.[11]

Tabagismo e uso habitual de álcool também têm sido associados com a metilação do gene CDKN2B.[12] Ex-fumantes, definidos como aqueles indivíduos que pararam há mais de 10 anos, demonstram um perfil genético mais consistente com os não fumantes.[11]

Em uma revisão de 1.648 pacientes atendidos no Roswell Park Cancer Institute, durante um período de 31 anos, foi observado que indivíduos com câncer de cabeça e pescoço, sem uma história de tabagismo ou uso habitual de álcool, mais provavelmente eram idosos e mulheres, com maior chance de desenvolver carcinomas da cavidade oral e com predisposição para desenvolver um segundo primário.[13]

Uma revisão recente do banco de dados da Surveillance, Epidemiology and End Results de 71.446 casos de câncer de cavidade oral e faringe (1975 a 2008) mostrou um aumento da taxa de câncer de língua de etiologia desconhecida em pacientes jovens; isso foi observado em mulheres com mais frequência do que em homens e em indivíduos de 25 a 44 anos que eram não fumantes negativos para o papilomavírus humano (HPV). No mesmo período de tempo, uma diminuição na incidência total de todos os casos de câncer da cavidade oral e faringe foi observada e foi considerada um reflexo das reduções nas taxas de tabagismo e uso habitual de álcool.[14]

Apesar de relatos conflitantes de vários estudos de coorte e caso-controle, a World Health Organization International Agency for Research on Cancer concluiu que existe evidência suficiente para afirmar que o tabaco sem fumo causa câncer oral e de pâncreas em seres humanos. Agentes cancerígenos N-nitrosonornicotina e 4-metilnitrosamino-1-(3-piridil) 1-butanona são encontrados no tabaco sem combustão e são considerados responsáveis pela indução de tumores orais em modelos animais.[15] O risco quatro vezes maior de carcinoma da cavidade oral foi relatado em usuários de tabaco sem fumaça em comparação com os não usuários.[16] Henley et al.[17] descobriram que os indivíduos que mudaram do tabagismo com cigarro para o uso regular de tabaco de mascar tiveram taxas de mortalidade mais elevadas de câncer da cavidade oral e faringe do que os pacientes que escolheram a cessação absoluta do tabaco.

Noz de areca (incluindo seus derivados, tais como a goma de areca) é a quarta substância mais consumida, e a areca é mastigada por um valor estimado de 10% da população mundial. Várias outras substâncias, tais como o tabaco, são adicionadas no produto mastigado. Surpreendentemente, a adição de tabaco não aumenta significativamente o potencial cancerígeno do produto além do risco já bem estabelecido visto com uso habitual de noz de areca. A fibrose submucosa oral (FSO) é uma reação inflamatória crônica associada com o uso habitual de noz de areca e goma de areca e tipicamente se apresenta como uma sensação de queimação na mucosa bucal que se manifesta com trismo no exame. A relação dose-resposta ocorre com o uso habitual, e a taxa de transformação maligna foi relatada como sendo maior do que 5%.[18]

Indivíduos que praticam o fumo reverso, em que a porção iluminada do produto do tabaco está dentro da boca durante a inalação, são 47 vezes mais propensos a desenvolver um carcinoma do palato duro em comparação com não fumantes.[19]

Exposição a luz ultravioleta do ambiente tem sido associada com o desenvolvimento do câncer do lábio. A projeção do lábio inferior, que se refere a esta exposição solar, tem sido implicada na patogênese dos CCEs que surgem no vermelhão do lábio inferior (Fig. 43-2). Cachimbo também tem sido associado com o desenvolvimento de carcinoma do lábio. Irritação mecânica, lesões térmicas e exposição a substâncias químicas são fatores etiológicos suspeitos no desenvolvimento do câncer de lábio em pacientes fumantes de cachimbo.[20]

Anemia de Fanconi é uma doença genética rara principalmente recessiva com uma incidência de cerca de 1:130.000 nascidos vivos. A maioria dos pacientes desenvolve insuficiência da medula óssea que requer transplante de células-tronco, e muitos desenvolvem leucemia mieloide aguda. Em uma série de 12 pacientes revisados por Birkeland et al.,[21] o carcinoma de cabeça e pescoço foi

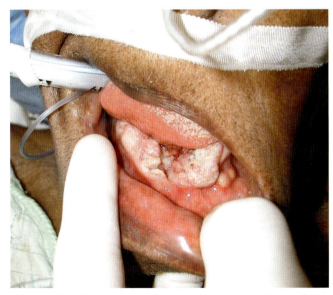

FIGURA 43-1. Carcinoma de células escamosas extenso do assoalho da boca estendendo-se até a mandíbula anteriormente.

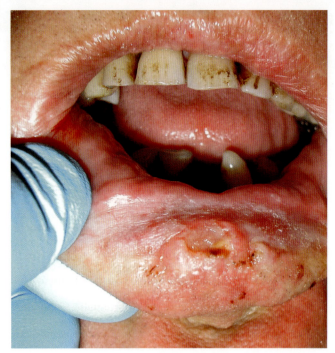

FIGURA 43-2. Carcinoma de células escamosas ulcerado do lábio inferior estendendo-se em direção ao sulco gengivobucal.

diagnosticado em uma idade média de 35,5 anos. A maioria dos pacientes (8/12) foi diagnosticada com carcinoma oral. Pacientes com anemia de Fanconi têm uma elevada taxa de complicações com a radioterapia, as quais incluem mucosite grave, disfagia e pancitopenia. Nessa série, quatro pacientes morreram durante o curso da radioterapia. Para o grupo em geral, significa que a sobrevida livre de doença (SLD) e a sobrevida global (SG) foram de 15,7 e 33,7 meses, respectivamente.

As restaurações dentárias compostas por substâncias variadas foram investigadas em relação a associação potencial com o desenvolvimento do carcinoma oral. Weber et al.[22] compararam prospectivamente pacientes novos ou previamente diagnosticados com carcinoma oral, que demonstraram um resultado positivo do teste do emplastro para materiais metálicos de restauração dentária em relação aos pacientes de controle. O teste do emplastro envolveu a aplicação de emplastros de metal na pele das costas do paciente, durante três dias com interpretações realizadas nos dias 3 e 5. No grupo do carcinoma oral, 34% foram considerados alérgicos a pelo menos um metal testado. Quando comparados com os controles, o grupo do carcinoma oral foi de 1,57 vezes mais reativo às substâncias testadas e três vezes mais provável de ser reativo ao mercúrio. Portanto, os autores defendem o teste do emplastro em pacientes com história de carcinoma oral, que têm restaurações dentárias metálicas, e recomendam que a remoção da restauração seja considerada se o teste do emplastro for positivo.

Outras entidades que têm uma associação potencial com o desenvolvimento de carcinoma oral incluem síndrome de Plummer-Vinson (acloridria, anemia por deficiência de ferro e atrofia de mucosa da boca, faringe e esôfago), infecção crônica com sífilis, imunossupressão a longo prazo e infecção por HIV. Em uma revisão de 200 pacientes HIV-positivos, 8% também tinham sido diagnosticados com carcinoma de cavidade oral. Esses pacientes normalmente apresentavam uma idade mais jovem (média de 31,7 anos) com tumor pouco diferenciado e estádio III/IV da doença.[23] Durante a era da terapia antirretroviral altamente ativa (de 1996 a 2006), razões de incidência padronizadas (avaliação do risco em relação à população geral) em pacientes com AIDS demonstraram risco elevado para o desenvolvimento de câncer de cavidade oral/faringe, língua, ânus, fígado, laringe, pulmão/brônquios e pênis e também linfoma de Hodgkin.[24]

BIOLOGIA MOLECULAR

O desenvolvimento do tumor representa a perda de múltiplos mecanismos de sinalização que regulam o controle do crescimento celular. Os avanços na biologia molecular permitiram a identificação de muitas das mutações associadas a essa transformação. A análise molecular contemporânea dos tumores está fornecendo conhecimentos sobre os processos de transformação maligna e progressão tumoral.

O HPV é um vírus epiteliotrópico detectado em diferentes graus dentro das amostras de CCE da cavidade oral. A incidência global de infecção oral por HPV nos Estados Unidos, com base em dados da pesquisa de 2009/2010, foi de 6,9% em homens e mulheres com idade entre 14 a 69 anos. A infecção oral do HPV 16 foi de 1%. A prevalência de HPV oral foi significativamente maior em homens e estava ligada ao número de parceiros sexuais na história do paciente e ao número de cigarros fumados por dia.[25] Oncoproteínas de HPV E6 e E7 têm a capacidade de se ligar e degradar produtos do gene supressor de tumor de *TP53* e *RB1*, respectivamente. Essa ligação pode prejudicar a capacidade do ciclo celular de controlar a reparação de danos no DNA e resulta numa acumulação de alterações genéticas que podem facilitar a transformação maligna. A incidência de HPV no carcinoma da língua tem sido relatada como sendo inferior a 2%. O papel do HPV na carcinogênese e o efeito sobre o prognóstico são muito diferentes com câncer oral do que com carcinoma orofaríngeo.[26] Para carcinomas não orofaríngeos, não há dados significativos disponíveis para sugerir que uma vantagem de sobrevivência ou melhora do prognóstico possa ser vivenciada em outros sítios primários de cabeça e pescoço que sejam HPV positivos.[27]

Sirtuina-3 tem expressão excessiva no CCE oral *in vitro* e *in vivo*. A baixa regulação inibe o crescimento e induz a apoptose, enquanto aumenta a sensibilidade do tumor à terapia de radiação e cisplatina *in vitro*. A sirtuina-3 é considerada como tendo um novo papel como um promotor da proliferação celular e sobrevivência do CCE oral e pode representar um local potencial para a terapia alvo.[28]

Níveis do fator de remodelação e espaçamento 1 (RSF-1), uma subunidade do complexo de remodelação da cromatina, são significativamente elevados no cenário da CCE oral e correlacionam-se com invasão angiolinfática, recorrência do tumor e SG comprometida. A supressão de RSF-1 diminuiu a proliferação celular e apoptose induzida; acredita-se que a expressão excessiva de RSF-1 contribui para a agressividade do câncer oral e também para potencializar a resistência à quimioterapia e à radioterapia.[29]

MTBP é uma proteína de ligação à MDM2 que pode alterar a p53/MDM2 homeostase e que se correlaciona com a expressão de Ki-67; ela provavelmente tem ambas as propriedades oncogênicas e supressora de tumor. Vlatkovic et al.[30] geraram e validaram um anticorpo para MTBP e utilizaram-no para avaliar 198 amostras de CCE de cabeça e pescoço. Eles revelaram que a combinação do biomarcador de positividade p53 e baixos níveis de MDM2 foi significativamente associada com SG reduzida. Em pacientes com esse fenótipo, os autores também descobriram que a perda de expressão MTBP foi significativamente associada com SG acentuadamente reduzida.

MicroRNA-137 desempenha um papel essencial no controle do ciclo celular na fase G1/S do ponto de checagem. Langevin et al.[31] detectaram microRNA-137 aberrante promotor de metilação em 16,4% (11/67) de espécimes de CCE de cabeça e pescoço (cavidade oral, 4; orofaringe, 5; laringe, 2). Esse achado foi mais frequentemente observado em indivíduos que ingeriram menos porções diárias de frutas e legumes e foi significativamente associado com uma taxa inferior de SG.

Wen et al.[32] demonstraram uma redução dos níveis no RNA do inibidor de protease leucocitária secretória no CCE oral em comparação com o epitélio normal. O inibidor de protease leucocitária secretória é um inibidor da ativação de plasminogênio e metaloproteinases que degradam a matriz de macrófagos e é considerado como tendo um papel protetor na prevenção da invasão local do tumor e metástase do carcinoma oral.

A sinalização do ácido hialurônico/mediada pelo CD44 tem sido proposta como tendo um papel na promoção da progressão tumoral e quimiorresistência. A leucemia associada ao fator de troca de nucleotídeo Guanina Rho está relacionada ao CD44 e receptor do fator de crescimento endotelial (EGFR) para criar diafonia intracelular com as vias Ras, RhoA e fosfatidilinositol 3-quinase (PI3K), que pode resultar em crescimento celular, migração e sobrevivência do tumor. A secreção de metaloproteinases da matriz também é regulada pelas vias do ácido hialurônico/mediadas por CD44.[33]

Em um estudo de sequenciamento de todo o exoma, Agrawal et al.[34] identificaram seis mutações gênicas – *TP53, CDKN2A, PIK-3CA, HRAS, FBXW7* e *NOTCH1* – em vários espécimes que foram associados com o desenvolvimento do CCE de cabeça e pescoço. Os resultados desse estudo sugeriram que as funções *NOTCH1* são um importante gene supressor de tumor no CCE de cabeça e pescoço.

A expressão alta de *TP53* mutante tem sido associada com a carcinogênese em vários locais. As mutações pontuais em *TP53* têm sido relatadas em até 45% dos carcinomas de cabeça e pescoço. Brennan et al.[35] avaliaram o conceito de avaliação da margem do sítio primário de espécimes com base na coloração de p53 para guiar a necessidade de tratamento adicional. Koch et al.[11] notaram que a mutação do gene *TP53* é um evento chave na transformação maligna de mais de 50% dos CCEs de cabeça e pescoço em fumantes.

O receptor de Akt tem sido correlacionado com a progressão histológica de lesões orais pré-malignas de carcinoma. Massarelli et al.[36] demonstraram que Akt fosforilado, quando altamente expresso, está associado a recidiva e menor DFS independente do estadiamento global do paciente.

A expressão da molécula de adesão intracelular 5 (ICAM-5, telencefalina) está associada à invasão perineural com carcinoma da cabeça e do pescoço. Quando as amostras de mucosa bucal normais foram examinadas, nenhuma demonstrou níveis detectáveis de ICAM-5, ao passo que 64% dos espécimes de CCEs primários combinados mostraram expressão. A expressão de ICAM-5 foi diminuída quando um inibidor de PI3K foi utilizado, o que suporta a interação provável de ICAM-5 na via de sinalização PI3K/Akt.[37]

EPIDEMIOLOGIA

Neoplasias malignas da cavidade oral (exceto as do lábio) representam 14% de todos os cânceres de cabeça e pescoço.[38] Em uma revisão da National Cancer Data Base de 1985 a 1996, pacientes diagnosticados com um câncer da cavidade oral tinham uma idade média de apresentação de 64 anos, com um predomínio do sexo masculino (60%). CCE representava a maioria das lesões (86,3%) e adenocarcinoma (5,9%), carcinoma verrucoso (2%), linfoma (1,5%) e sarcoma de Kaposi (1,5%) eram responsáveis pelo restante. No momento do diagnóstico, 55% dos pacientes tinham lesões em fase inicial (estádios I e II). Pacientes com menos de 35 anos eram mais propensos a apresentar CCE da língua do que os pacientes mais velhos (76,1 *vs.* 33%), e pacientes com menos de 35 anos de idade eram menos prováveis de se apresentarem com CCE de soalho de boca (10,5 *vs.* 35,9%). É importante observar que os achados do National Cancer Data Base não revelaram um prognóstico global pior para aqueles pacientes diagnosticados numa idade mais jovem. Na verdade, pacientes mais jovens demonstraram uma melhor sobrevida em 5 anos (63,7%) do que pacientes mais velhos em estádio similar (51% para os 36 a 65 anos *versus* 47,6% para aqueles >65 anos). Os negros e os pacientes de baixa renda com mais frequência apresentavam lesões em estádio avançado, e sobrevida em 5 anos foi pior para o sexo masculino, negros e pacientes com mais de 65 anos. Adenocarcinoma foi encontrado mais frequentemente em mulheres e foi tipicamente diagnosticado no palato duro.[39] Após o ajuste para idade, raça, sexo, tabagismo, uso de álcool, sítio primário, nível socioeconômico, tratamento e estádio do câncer, os pacientes não segurados e aqueles que recebem cobertura do seguro de invalidez Medicaid ou Medicare (<65 anos) estão em maior risco de morte após diagnóstico de CCE em comparação com pacientes que têm seguro privado. Pacientes sem seguro e com Medicaid também foram significativamente mais propensos a apresentar-se com um tumor em estádio avançado no momento do diagnóstico e apresentar pelo menos um linfonodo positivo em comparação com pacientes que tinham seguros privados.[40]

Um estudo realizado por Schantz e Yu[41] notou que a incidência de carcinoma de língua em pacientes com menos de 40 anos de idade aumentou 60% de 1973 até 1984 e desde então estabilizou. Durante esse mesmo período de tempo, a incidência de carcinoma em todos os outros sublocais da cavidade oral permaneceu constante ou diminuiu.[42] Esse aumento foi principalmente relacionado aos pacientes que nasceram durante os anos de 1938 a 1948, e os 5 anos de sobrevida determinantes desses pacientes foram melhores do que para os indivíduos mais velhos.

ANATOMIA DA CAVIDADE ORAL

Devido ao papel crucial da anatomia oral na articulação e deglutição, o tratamento de uma neoplasia maligna oral pode ter um impacto significativo na qualidade de vida do paciente. Uma compreensão das relações anatômicas complexas entre glândulas salivares, maxila, mandíbula, língua e dentição é fundamental para a obtenção de resultados oncológicos e funcionais satisfatórios. A cavidade oral se estende desde a borda do vermelhão do lábio posterossuperiormente à junção do palato duro-palato mole, posteroinferiormente às papilas circunvaladas (*linea terminalis*) e posteroinferiormente aos pilares tonsilares anteriores. É dividida em sete subsítios específicos: 1) lábios, 2) rebordos dento-alveolares, 3) língua, 4) trígono retromolar, 5) assoalho da boca, 6) mucosa bucal e 7) palato duro (Fig. 43-3).

A disseminação local, regional e distante de doenças malignas da cavidade oral é dependente do curso de anatomia neurovascular, vias linfáticas e planos fasciais de cabeça e pescoço. O último

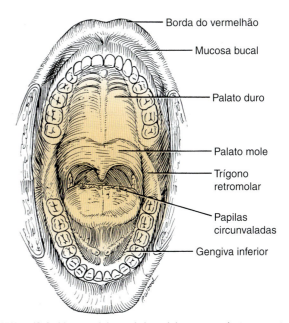

FIGURA 43-3. Vista geral da cavidade oral demonstra o limite posterior da junção do palato duro e molde e a localização do trígono retromolar em relação ao rebordo alveolar inferior.

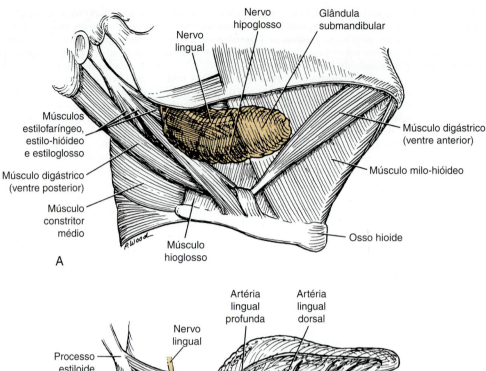

FIGURA 43-4. A, Musculatura da região submandibular e relação com a glândula. **B,** Anatomia neurovascular da fossa submandibular. O nervo hipoglosso situa-se profundamente ao músculo milo-hióideo. A artéria lingual está situada profundamente ao músculo hioglosso e ascende para se dividir nas artérias dorsal lingual e sublingual profundas.

serve como uma barreira para a disseminação direta do tumor e pode influenciar o padrão de disseminação linfática local e regional. Além disso, a invasão perineural e angiolinfática pode atuar como um condutor para a disseminação de tumores de cabeça e pescoço. Quando presentes, os achados histológicos podem ter um profundo impacto sobre prognóstico do paciente e sobrevivência a longo prazo.[43,44] Os pacientes previamente tratados com cirurgia ou radiação para uma neoplasia oral podem demonstrar padrões atípicos de invasão local e disseminação regional do tumor. Uma breve discussão da anatomia vascular e linfática pertinente à cavidade oral é necessária, antes de considerar as opções de diagnóstico e tratamento.

ANATOMIA ARTERIOVENOSA

O suprimento arterial da cavidade oral inclui várias contribuições da artéria carótida externa. A artéria lingual fornece a maior parte do suprimento vascular para a língua e base da língua. Identificação da artéria dentro do pescoço requer a exposição do assoalho da região submandibular. A artéria se encontra profundamente ao músculo hioglosso e requer a divisão do músculo para a exposição máxima. Superficial ao hioglosso e profundamente ao músculo milo-hióideo estão o nervo hipoglosso e as veias linguais (Fig. 43-4). Uma compreensão dessa relação pode auxiliar na localização da artéria quando necessário para a reconstrução microvascular ou ligadura seletiva. As veias, que se aproximam intimamente do nervo nessa região, são propensas a lesão durante a dissecção; isso requer cuidado ao tentar obter hemostasia, se a lesão do nervo hipoglosso tem de ser evitada.

O suprimento sanguíneo do palato duro é derivado das artérias palatina maior e alveolar superior. Depois da ramificação da artéria palatina descendente no forame palatino maior na região medial do segundo molar superior, a artéria corre anteromedialmente dentro do tecido mole do palato duro (Fig. 43-5). A drenagem venosa é para o plexo pterigoide e, posteriormente, para o sistema venoso da jugular interna. As artérias alveolares superiores – anterior, média e posterior – surgem como ramos terminais após a transição da artéria maxilar interna à artéria esfenopalatina na fossa pterigopalatina. Essas artérias fornecem suprimento sanguíneo para gengiva superior, rebordo alveolar e dentição.

A artéria facial cruza sobre o aspecto lateral da mandíbula aproximadamente 1 cm anterior ao ramo ascendente e se dirige para a comissura oral, onde ela dá origem às artérias labiais. Esses vasos pareados são facilmente visíveis durante os

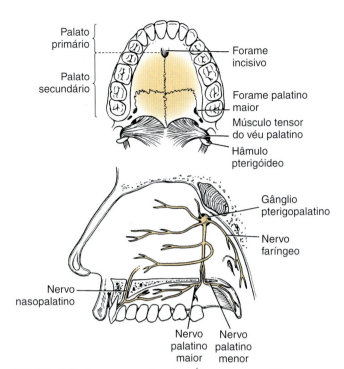

FIGURA 43-5. Anatomia do palato duro. É importante considerar o curso dos nervos palatinos quando se suspeita de invasão perineural nos carcinomas de células escamosas ou nas neoplasias malignas de glândulas salivares menores nesta região.

procedimentos de divisão labial e anastomose na linha média para criar um anel vascular.

O suprimento vascular primário para a mandíbula e dentição inferior é da artéria alveolar inferior. Fornecimento de sangue a partir do periósteo mandibular se torna mais importante com o avanço da idade. A artéria, veia e nervo alveolares inferiores entram no forame da mandíbula ao longo do aspecto medial do ramo da mandíbula. Antes de sua entrada no forame, tanto o nervo quanto a artéria enviam ramificações que se estendem anteriormente para suprir o músculo milo-hióideo.

O assoalho posterior da boca e o trígono retromolar têm um suprimento arterial e drenagem venosa semelhantes aos da região tonsilar anterior. Os vasos faríngeo ascendente e palatinos menores contribuem para a vascularização que pode ser encontrada com os procedimentos cirúrgicos nesse local.

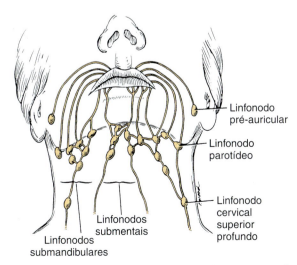

FIGURA 43-6. Padrão de drenagem linfática dos lábios superior e inferior.

SUBSÍTIOS DA CAVIDADE ORAL

Lábios

Os lábios representam uma transição da pele externa para membrana mucosa interna que ocorre na borda do vermelhão. A musculatura subjacente do orbicular da boca, inervado pelo nervo facial, cria um anel circular que permite que a boca tenha uma função semelhante a um esfíncter. A sensibilidade do lábio superior é fornecida pelo nervo infraorbitário (nervo craniano V [NC]), enquanto a sensibilidade do lábio inferior é fornecida pelo nervo mental (NC VIII). Os vasos linfáticos de ambos os lábios superior e inferior drenam principalmente para os linfonodos submandibulares, ainda que lesões do lábio inferior na linha média possam apresentar disseminação linfática submental. Além disso, o lábio superior pode drenar para os linfonodos pré-auricular, infraparotídeo e perifacial (Fig. 43-6).

Rebordo Alveolar

O aspecto lateral de cada rebordo alveolar é representado pelo sulco da mucosa criada pela transição do tecido com a mucosa bucal. No alvéolo inferior, a margem medial é marcada pela transição com o assoalho da boca; no alvéolo superior, a transição é a orientação horizontal com o palato duro. A margem posterior do alvéolo inferior é a porção ascendente do ramo da mandíbula e é o aspecto superior do arco pterigopalatino do alvéolo superior. A estreita aproximação da mucosa ao osso subjacente auxilia a invasão cortical precoce dos tumores malignos nessa região.

Língua

A porção da cavidade oral da língua é definida como a porção anterior à *linea terminalis*. A língua é composta de quatro músculos intrínsecos e quatro músculos extrínsecos separados na linha média pelo septo lingual fibroso mediano. Os músculos extrínsecos originam-se externamente à substância da língua e incluem o genioglosso, hioglosso, estiloglosso e palatoglosso. Destes, o genioglosso, o qual funciona para deprimir e protruir, proporciona a maior parte da massa para a língua. Os músculos intrínsecos pares da língua (longitudinal superior-inferior, transversal e vertical) repousam superficialmente ao genioglosso e atuam para alterar a forma geral da língua. Esses músculos percorrem a língua em três orientações diferentes, e essa falta de planos distintos entre os músculos pode permitir um padrão de infiltração difusa do crescimento do tumor. Toda a musculatura da língua deriva a sua inervação do nervo hipoglosso com a exceção do palatoglosso, que é fornecido por um ramo faríngeo do nervo vago. A função sensorial geral dos dois terços anteriores da língua é fornecida pelo nervo lingual. Ele surge profundamente ao músculo pterigóideo lateral, move-se em sentido espiral de lateral para medial em torno do ducto submandibular e se divide em vários ramos que se encontram na submucosa da língua. A inervação sensorial especial da língua para o gosto é fornecida pelo nervo corda do tímpano (NC VII) e percorre para a língua anterior com o nervo lingual. Em contraste, ambas as funções são executadas pelo nervo glossofaríngeo na base da língua.

A drenagem linfática da língua varia de acordo com a região dentro da língua. A ponta drena preferencialmente para os linfonodos submentais, enquanto a língua lateral drena principalmente para níveis I e II (Fig. 43-7). No entanto, é importante notar que a metástase linfática de lesões da língua lateral diretamente ao grupo nodal nível III/IV pode ocorrer sem propagação nível I/II. A base da língua drena para os vasos linfáticos cervicais superiores. A falta de anastomoses entre os vasos linfáticos anteriores resulta em lesões lateralizadas na língua que tendem a drenar ipsilateralmente, enquanto, com linfáticos na base da língua, a disseminação linfática cruzada e cervical bilateral pode ocorrer mais facilmente.

Trígono Retromolar

Essa região é representada pela mucosa que cobre o ramo ascendente da mandíbula em direção ao processo coronoide. Ele é contínuo com a mucosa bucal lateralmente e o pilar tonsilar

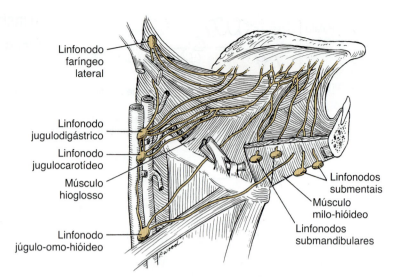

FIGURA 43-7. Padrão de drenagem linfática de língua, base da língua e assoalho da boca.

anterior medialmente. A extensão superior é a tuberosidade maxilar, e a margem anterior é o aspecto posterior do segundo molar inferior. As mesmas considerações que eram verdadeiras para lesões alveolares aplicam-se a esse local anatômico, dada a estreita aproximação da mucosa à mandíbula subjacente. A parestesia do lábio inferior pode ser uma indicação de invasão perineural ao nível do forame mandibular com lesões invasivas. A sensibilidade dessa região é fornecida pelo nervo palatino menor e ramos do nervo glossofaríngeo. É a presença de NC IX que faz com que os pacientes com lesões nessa área apresentem otalgia. A drenagem linfática primária para essa região é o grupo dos linfonodos cervical-jugulodigástrico superior (Fig. 43-8).

Assoalho da Boca

O assoalho da boca é uma superfície mucosa limitada por língua e rebordo alveolar lateralmente e anteriormente. A margem posterior é o pilar tonsilar anterior, e o freio lingual divide a região em dois espaços ovais. Os músculos milo-hióideo e hioglosso proporcionam o suporte estrutural para os conteúdos do espaço. O significado do assoalho da boca vem da anatomia da região que se sobrepõe; a disfunção do nervo hipoglosso ou lingual pode ser a queixa de apresentação para os pacientes com lesões nessa parte, e a glândula sublingual também é vulnerável à invasão direta. Um ramo do nervo lingual proporciona sensibilidade para o assoalho da boca. A drenagem linfática do aspecto anterior desse espaço pode atravessar para linfonodos contralaterais submental-submandibular, enquanto a porção posterior do espaço tende a drenar para os linfonodos cervicais superiores ipsilaterais.

Mucosa Bucal

A superfície bucal estende-se do aspecto posterior do lábio para as cristas alveolares medialmente e para a rafe pterigomandibular posteriormente. O orifício do ducto da parótida está localizado ao lado do segundo molar superior, após sair da parótida, e perfura o músculo bucinador. A sensibilidade é fornecida por ramos do nervo trigêmeo (NC V e IX). Os vasos linfáticos da região drenam preferencialmente para os linfonodos submentais e submandibulares.

Palato Duro

O palato duro tem os rebordos alveolares maxilares como margens anterior e lateral e o palato mole como uma borda posterior. Invasão através do palato duro resulta em extensão do tumor em cavidade nasal ou seio maxilar. Maxilectomia de infraestrutura é

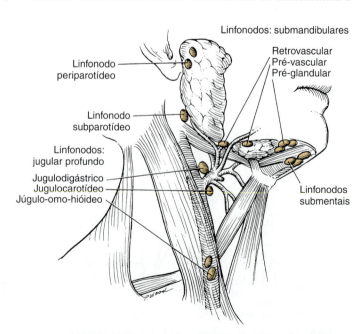

FIGURA 43-8. Regiões linfáticas da região superior do pescoço.

frequentemente necessária para lesões invasivas, e um obturador protético ou reconstrução com retalho são necessários para restabelecer a competência oral e evitar fala hipernasal. O nervo nasopalatino (NC V) proporciona sensibilidade para a região. A maior parte da drenagem linfática desse sítio é para os linfonodos cervicais superiores ou retrofaríngeos laterais.

HISTOPATOLOGIA

Certos achados histopatológicos têm implicações significativas para o tratamento. Tem sido demonstrado que a espessura do tumor, em particular com carcinoma de língua, tem uma relação direta com a incidência de disseminação metastática regional e sobrevivência. O grau de diferenciação e a presença de invasão vascular ou perineural têm implicações importantes para o prognóstico e podem justificar o uso de radioterapia pós-operatória. Os achados da invasão perineural e invasão vascular podem passar desapercebidos com coloração com hematoxilina e eosina. Kurtz et al.[45] demonstraram um aumento na identificação desses achados patológicos, quando foi utilizada coloração imuno-histoquímica com o S-100 (para invasão perineural) e CD31 (para invasão vascular).

LESÕES PRÉ-MALIGNAS

Leucoplasia é uma placa ceratótica branca, baseada em mucosa que não pode ser removida do tecido subjacente. É um termo clínico sem uma definição histológica. Lesões leucoplásicas podem demonstrar paraceratose, hiperceratose e acantose em exame histológico. Paradoxalmente, um aumento do risco de transformação maligna das lesões leucoplásicas é visto mais comumente em não fumantes em comparação com os fumantes. Se uma lesão leucoplásica está associada com uma área de displasia (em 1% a 3% de todas as lesões), o risco de progressão para malignidade aumenta sete vezes. Bánóczy[46] acompanhou 670 pacientes com lesões leucoplásicas durante 3 anos e observou que 31% das lesões desapareceram, 30% melhoraram, 25% não experimentaram nenhuma mudança, e 7,5% demonstraram propagação local. Apenas 6% das lesões demonstraram eventual progressão para CCE.

Eritroplasia é uma placa mucosa vermelha que não decorre de qualquer causa mecânica óbvia e persiste após a remoção de possíveis fatores etiológicos. O risco associado de progressão para carcinoma é significativamente maior do que para as lesões leucoplásicas. Shafer e Waldron[47] ressecaram lesões eritroplásicas em 58 pacientes e descobriram que 91% tinham evidência de displasia invasiva, carcinoma *in situ* ou displasia grave dentro dos espécimes.

O gene *CCND1*, localizado no 11q13, codifica a proteína ciclina D1, que é fundamental para a regulação da fase G1 do ciclo celular. Em um estudo realizado por Ye et al.,[48] a análise do polimorfismo de nucleotídeo único mostrou polimorfismo CCND1 P241P como sendo associado com um risco aumentado de desenvolvimento de lesões pré-malignas orais quando expresso como um genótipo homozigoto variante. "Sempre fumantes" com um genótipo homozigoto comum quinase 6 dependente de ciclina (CDK6) e um genótipo variante transportador de alelos da p27 5'UTR foram notados como tendo o maior percentual de casos de lesão pré-maligna oral (75%) no estudo. É a combinação de CDK6/CDK4 e *CCND1* que regula a atividade do gene supressor de tumor *RB1*.

Fibrose submucosa oral (FSO) é mais frequente em indivíduos que mascam noz de areca e está associada com a má higiene bucal, periodontite avançada e o desenvolvimento potencial de carcinoma oral. Com o uso da noz de areca, a mucosa bucal se torna espessa e toda a bochecha se torna fibrótica, o que resulta em trismo. Ressecção de tumores que surgem na mucosa bucal em pacientes com fibrose submucosa pode ser um desafio, e a reconstrução pode ser complicada por deiscência de feridas. Chaturvedi et al.[49] revisaram 371 pacientes da Índia com câncer oral, 112 dos quais tinham uma história prévia de FSO em associação com o uso habitual da noz de areca. O subsítio mais comum do câncer oral era a mucosa bucal em mais de 50% dos casos, seguido pela língua.

Os pacientes com câncer bucal associado a FSO eram tipicamente homens mais jovens (idade média de 45,11 anos) com melhor diferenciação histológica, menores taxas de metástases regionais e menos propagação extranodal, quando comparado com os seus homólogos que tiveram carcinoma oral sem FSO. Os autores defenderam que o carcinoma oral associado com FSO deve ser considerado uma entidade clinicopatológica única, distinta do carcinoma oral de outras etiologias.

Líquen plano, em particular o subtipo erosivo, também tem sido associado com o desenvolvimento do carcinoma oral. A etiologia do líquen plano é desconhecida. Infiltração de linfócitos de células T é observada nessa lesão, no entanto, o desenvolvimento de líquen plano não está normalmente associado a desordens imunológicas. O paciente típico é uma mulher na quarta década de vida. Lesões demonstram um padrão rendado de estrias brancas; lesões atróficas são vermelhas e lisas, enquanto lesões erosivas têm margens deprimidas e são cobertas por uma camada de exsudato fibrinoso.

Displasia é a maturação anormal e diferenciação do epitélio da mucosa com características de um aumento da relação núcleo/citoplasma, perda da polaridade, aumento da mitose e perda de adesão intercelular. Displasia é classificada como leve, moderada ou grave.

Hiperplasia verrucosa é um achado histológico que parece semelhante ao carcinoma verrucoso, mas difere da forma maligna na medida em que não invade a lâmina própria.

Sialometaplasia necrosante, embora pareça clinicamente sinistro, é benigna. A característica típica é uma área de ulceração em forma de borboleta na junção do palato duro e mole na região do forame palatino. A etiologia dessa lesão clínica é a necrose de ácinos salivares menores geralmente secundária a uma lesão compressiva localizada. Isso pode ser visto no quadro de uma prótese mal adaptada ou do uso em demasia.

CARCINOMA DE CÉLULAS ESCAMOSAS E VARIANTES DO CARCINOMA DE CÉLULAS ESCAMOSAS

Existem diversas variantes do CCE e podem ser encontradas na cavidade oral. A variante de células fusiformes do CCE, também conhecida como CCE sarcomatoide, é tipicamente diagnosticada na cavidade oral, orofaringe ou laringe. Ela demonstra uma aparência heterogênea com células fusiformes entrelaçadas com células escamosas. O diagnóstico do CCE sarcomatoide é confirmado pela coloração com imuno-histoquímica para marcadores de queratina. Ele tem um alto risco de recorrência locorregional; no entanto, SG é semelhante à do CCE convencional. Os dados sugerem que essa variante do carcinoma de células escamosas pode ser mais sensível ao tratamento cirúrgico primário do que à quimiorradioterapia.[50]

Carcinoma basaloide tem sido tradicionalmente considerado uma variante de alto grau com uma predileção por metástases regionais e à distância; no entanto, quando o estadiamento clínico é combinado, SLD de 5 anos associada ao carcinoma oral basaloide é semelhante à dos carcinomas orais pouco diferenciados ou moderadamente diferenciados.[51]

Com carcinoma verrucoso, uma zona espessa de células não proliferativas e não queratinizadas distingue essa entidade histologicamente. A apresentação típica é na mucosa bucal (50%). É considerado uma variante de baixo grau do CCE e com aparência exofítica, tem a capacidade de invadir localmente e ainda carrega um baixo risco de propagação regional. Tradicionalmente, essa lesão foi considerada "radiorresistente", e a excisão cirúrgica tem sido o tratamento de escolha.

OUTRAS DOENÇAS

Doenças adicionais a serem consideradas no diagnóstico diferencial de lesões da cavidade oral incluem granuloma piogênico,

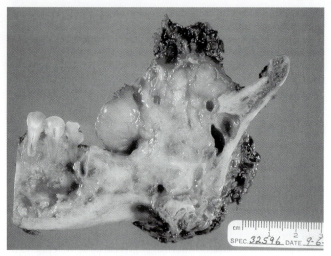

FIGURA 43-9. Amostra de osteossarcoma da hemimandíbula direita.

hiperplasia pseudoepiteliomatosa, linfoma, tumores de glândulas salivares menores e sarcomas.

As neoplasias mais comuns das glândulas salivares menores são carcinoma adenoide cístico, carcinoma mucoepidermoide (baixo e alto grau), adenocarcinoma polimorfo de baixo grau e adenocarcinoma. Todas estas podem apresentar-se como uma massa submucosa indolor, de crescimento lento, na junção do palato duro e mole. O carcinoma adenoide cístico pode se manifestar com invasão perineural que pode se estender dentro do nervo palatino maior para o gânglio pterigopalatino e pode ascender para a base do crânio.

Sarcomas da cavidade oral geralmente surgem em mandíbula ou palato duro e incluem osteossarcoma (Fig. 43-9), condrossarcoma, histiocitoma fibroso maligno, rabdomiossarcoma e lipossarcoma. Patel et al.[52] demonstraram uma taxa de controle local em 5 anos para o osteossarcoma de cabeça e pescoço de 78% e SG de 70%. Os pacientes apresentavam osteossarcoma na maxila e mandíbula com aproximadamente igual frequência, 45 a 41%, respectivamente. A cirurgia foi realizada em todos os pacientes, e a quimioterapia neoadjuvante foi usada em 68%. Concluiu-se que as margens cirúrgicas positivas são o único preditor negativo significativo no que diz respeito à sobrevivência específica relacionada à doença.

Tipicamente apresentado em crianças, sarcoma de Ewing tem uma incidência de 1 a 2% de apresentação no esqueleto facial. O local mais comum de diagnóstico na mandíbula está no ramo. O tratamento tipicamente implica a excisão cirúrgica ampla em combinação com quimioterapia. Se possível, a radiação é evitada para minimizar o impacto sobre o crescimento facial subsequente.[53]

Sarcoma de Kaposi é a malignidade mais comum associada ao HIV. A cabeça e o pescoço são os locais de 63% de todas as apresentações. Sarcoma de Kaposi pode se apresentar como uma mucosa ou lesão cutânea com uma aparência nodular ou macular e ocorre mais comumente no palato duro. Apesar de ser considerado um transtorno incurável, uma variedade de opções de tratamento que podem oferecer remissão para a doença limitada está disponível. Terapias locais incluem radiação, injeção intralesional de quimioterápico, crioterapia, gel de alitretinoína, terapia a laser e excisão cirúrgica. A quimioterapia sistêmica é reservada para doença avançada.

Melanoma desmoplásico neurotrófico é uma lesão não pigmentada do lábio inferior que se apresenta como uma ulceração e tem uma alta incidência de invasão perineural. Melanoma mucoso apresenta-se tipicamente como uma lesão pigmentada da cavidade oral, que pode ser associado com melanose preexistente. As lesões pigmentadas da cavidade oral devem ser biopsiadas para excluir esse diagnóstico.[54]

AVALIAÇÃO DIAGNÓSTICA

TRIAGEM

Além de técnicas convencionais de exame oral, vários adjuntos diagnósticos, tais como citologia esfoliativa, sistemas de refletância tecidual e fluorescência tecidual de emissão estreita, foram desenvolvidos em um esforço para ajudar no diagnóstico precoce de lesões pré-malignas ou doenças orais malignas. No entanto, deve-se notar que ensaios clínicos rigorosos para avaliar a validade dessas novas técnicas de triagem ainda não foram feitos, e nenhuma técnica específica demonstrou sensibilidade superior na detecção de lesões orais além do exame oral convencional.[55]

Em um esforço para diagnosticar lesões de câncer bucal e pré-malignas precocemente, a triagem tem sido um tema destaque em uma série de esforços de pesquisa. Ziober et al.[56] analisaram dados de microarranjos gênicos dos controles normais pareados por pacientes e CCE oral com validação nos níveis de RNA e proteínas para criar uma assinatura específica de tecido da expressão gênica. Eles identificaram 92 genes diferencialmente expressos entre a mucosa normal e o carcinoma oral e criaram um preditor com 25 genes com o objetivo de uso clínico para auxiliar na triagem do carcinoma oral precoce. Quando as amostras de controle e amostras de carcinoma oral foram testadas, uma taxa média de precisão maior do que 87% foi obtida.

Nagata et al.[57] demonstraram oito genes que tinham níveis significativamente mais elevados de metilação do DNA em pacientes com CCE oral. Carcinoma oral foi diagnosticado com 100% de sensibilidade e 87,5% de especificidade quando positivo para a combinação de E-caderina, proteína transmembrana com fator de tipo crescimento epidérmico e dois domínios similares à folistatina-2, β receptor do ácido retinoico e O-6 metilguanina DNA metiltransferase. Essa técnica de triagem de combinações de genes metilados por meio de um enxaguatório bucal foi considerada promissora para fins de avaliação inicial do câncer oral.

Triagem futura para o câncer bucal pode ser possível com ensaios laboratoriais de biomarcadores no paciente ambulatorial. St. John et al.[58] descreveram a utilização de um ensaio para interleucina-8 salivar e interleucina-6 sérica, com resultados promissores em pacientes com carcinoma da cavidade oral e da orofaringe.

HISTÓRIA E EXAME FÍSICO

Uma história detalhada e exame físico são fundamentais para a avaliação abrangente de todos os pacientes com câncer de cabeça e pescoço. Ao avaliar um paciente com uma lesão oral, perguntas sobre alterações na adaptação de uma dentadura preexistente e sintomas de otalgia, trismo, dor orodental, sangramento, halitose, perda de peso, disfagia, odinofagia, disartria e parestesia facial devem ser feitas.

Os pacientes devem ser questionados sobre medicamentos específicos, alergias, diagnósticos médicos e intervenções cirúrgicas prévias. Essa informação pode ser crítica na formulação de um plano de tratamento adaptado às comorbidades do paciente. Além disso, um histórico detalhado do paciente sobre uso de tabaco e álcool deve ser obtido.

O exame físico de cabeça e pescoço deve permitir o estadiamento preciso do tumor e deve avaliar a capacidade funcional do paciente antes do tratamento; ele também deve incluir uma cuidadosa pesquisa para cânceres do trato aerodigestivo superior síncronos. O médico deve avaliar as dimensões da lesão índice e a anatomia potencial envolvida pela propagação direta de tumor (Fig. 43-10). A lesão deve ser palpada para avaliar a fixação ao periósteo subjacente, o que sugere envolvimento potencial mandibular ou maxilar. Determinação da extensão da linha média, disseminação linfática regional e necessidade de reconstrução devem ser consideradas. A adequação de sítios doadores específicos para a reconstrução com retalho livre e/ou pediculado também deve ser avaliada.

43 | NEOPLASIAS MALIGNAS DA CAVIDADE ORAL

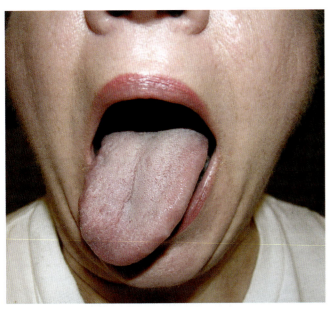

FIGURA 43-10. Desvio da língua para direita com atrofia sugestiva de envolvimento do nervo craniano XII por um câncer do assoalho da boca com linfadenopatia submandibular notado na avaliação pré-tratamento.

Na avaliação inicial, se a patologia tecidual não tiver sido previamente obtida, uma biópsia por punção do perímetro do tumor primário e/ou aspiração por agulha fina (PAAF, potencialmente guiada por ultrassom) de metástases regionais suspeitas deve ser realizada. Se o paciente foi submetido à biópsia em um local periférico antes da consulta, a amostra deve ser obtida e revisada com o patologista nas instalações do cirurgião para confirmar o diagnóstico tecidual.

Para os pacientes que já tiveram exames de imagem realizados, os filmes são revistos em relação à extensão da doença primária e à procura de linfadenopatia regional. Qualidade de imagem, o momento relativo à apresentação e necessidade de imagem suplementar devem ser avaliados. Antes de iniciar o tratamento, o caso do paciente deve ser apresentado em uma conferência multidisciplinar oncológica representada por cirurgiões, radioterapeutas, oncologistas e cirurgiões reconstrutivos para uma discussão sobre as opções de tratamento disponíveis.

AVALIAÇÃO PRÉ-OPERATÓRIA

Exames de imagem para avaliar a extensão do tumor primário e linfonodos cervicais incluem a tomografia computadorizada (TC) ou a ressonância magnética (RM). TC é normalmente utilizada para demonstrar erosão do osso cortical e metástases dos linfonodos, enquanto a ressonância magnética é a favorita para demonstrar invasão dos tecidos moles pelo tumor e extensão para o osso medular. Uma imagem Panorex pode ser obtida no pré-operatório em pacientes com suspeita de invasão mandibular e pode ajudar na avaliação odontológica. A imagem Dentascan usando um programa de software baseado na TC dental pode ser útil para avaliar a probabilidade de invasão mandibular e tem uma sensibilidade relatada de 95%.[59] Goerres et al.[60] observaram que a invasão cortical da mandíbula foi mais bem avaliada por TC convencional com contraste, bem como o componente da TC da tomografia por emissão de pósitrons (PET/TC), com uma sensibilidade de 100% e acurácia de 97%. A extensão da formação de imagens é frequentemente conduzida pela preferência do médico e a complexidade da lesão apresentada. Em pacientes com lesões T1, sem linfadenopatia clínica, pode não ser necessária uma imagem extensa para auxiliar na realização da decisão operatória.

Invasão perineural está associada a um aumento de três vezes na recidiva locorregional. Em uma revisão por Lee et al.,[43] os NCs mais comumente afetados na ordem de incidência foram o maxilar (V), hipoglosso, mandibular (V) e nervo facial (VII). Revisão retrospectiva não conseguiu identificar evidências radiográficas de invasão perineural em 21% dos casos com confirmação histológica do achado. Perda de sinal da medula, denervação, atrofia e aumento neural na RM ponderada em T1 e perda dos planos de gordura com alargamento do forame neural na TC foram achados sugestivos de invasão perineural.

Modalidades de imagem mais recentes, como PET, PET/TC e exame de tomografia computadorizada por emissão de fóton único, têm sido usadas para estadiar pacientes com câncer de cabeça e pescoço, mas seu papel na avaliação pré-operatória não é uniforme e continua a evoluir. Avaliação de metástases distantes pode ser realizada utilizando uma dessas modalidades ou através de TC do tórax com contraste. A suspeita de metástases distantes pode necessitar de biópsia guiada por TC para confirmação. Pacientes com metástases à distância não são normalmente considerados candidatos ideais ao tratamento curativo e podem ser mais bem servidos por opções de cuidados paliativos, preservando a qualidade máxima da vida.

INTERVENÇÕES PRÉ-OPERATÓRIAS

Antecipar as necessidades nutricionais dos pacientes pode evitar a necessidade de hospitalização prolongada ou de pausas no tratamento durante radioterapia pós-operatória. A desnutrição no período perioperatório pode predispor o paciente a complicações de feridas; portanto, consulta pré-operatória para a colocação do tubo de gastrostomia deve ser considerada para aqueles pacientes nos quais a capacidade de nutrição oral é comprometida antes da cirurgia ou está prevista para se estender por um período prolongado de tempo pós-operatório. Para aqueles que necessitam de radioterapia pós-operatória, a mucosite pode resultar em um atraso na retomada normal da ingestão oral por várias semanas a meses.

Além disso, a avaliação dentária é essencial para pacientes com dentição pobre e para aqueles que podem necessitar de radiação, como parte de seu tratamento. Avaliação protética é indicada para aqueles que serão submetidos a maxilectomia e necessitarão de um obturador cirúrgico.

Para pacientes com comprometimento significativo potencial da fala e da deglutição no pós-operatório, consulta e aconselhamento com um fonoaudiólogo podem ajudar na reabilitação de longo prazo.

ESTADIAMENTO

O estadiamento de doenças malignas da cavidade oral é definido pelo American Joint Committee on Cancer[61] e segue o formato do estadiamento do tumor primário, das metástases dos linfonodos regionais e das metástases à distância (TNM) (Tabela 43-1).

Foi demonstrado que os achados histológicos têm um significado no prognóstico. Características do tumor – tais como o nível de diferenciação e número de mitoses, além de fatores do hospedeiro tais como inflamação, reação desmoplásica, padrões de invasão e invasão vascular – foram examinadas como um adjunto ao estadiamento clínico da doença para prever resultados. No entanto, o estadiamento continua baseado no exame clínico e diagnóstico por imagem.

PROGNÓSTICO

Vários estudos para examinar as implicações de prognóstico da doença do tumor primário foram publicados e são brevemente resumidos. Quando a margem invasiva periférica é avaliada no que se refere ao tecido mole circundante, os pacientes com tumores que exibem margens "empurrando", ao contrário daqueles com padrões de crescimento "infiltrativos", têm melhores resultados.[62] Além disso, a profundidade da invasão do CCE oral e sua relação com o risco de metástase regional e sobrevida em 5 anos foram

PARTE V | CIRURGIA DE CABEÇA E PESCOÇO E ONCOLOGIA

TABELA 43-1. American Joint Commitee no Estadiamento do Câncer

Tumor Primário

TX	Incapaz de determinar o tumor primário
T0	Sem evidência de tumor primário
Tis	Carcinoma *in situ*
T1	Tumor <2 cm na maior dimensão
T2	Tumor >2 cm e <4 cm na maior dimensão
T3	Tumor >4 cm na maior dimensão
T4 (lábio)	Tumor primário invade cortical óssea, nervo alveolar inferior, assoalho da boca ou pele da face (p. ex., nariz, queixo)
T4a (oral)	Tumor invade estruturas adjacentes (p. ex., cortical óssea, na musculatura profunda da língua, seio maxilar) ou pele da face
T4b (oral)	Tumor invade espaço mastigatório, lâminas pterigoides ou base do crânio ou envolve a artéria carótida interna

Linfadenopatia Regional

NX	Incapaz de determinar linfonodos regionais
N0	Sem evidência de metástases regionais
N1	Metástases num único linfonodo unilateral ipsilateral, <3 cm na maior dimensão
N2a	Metástases num único linfonodo unilateral ipsilateral, >3 cm e <6 cm
N2b	Metástases em múltiplos linfonodos ipsilaterais, todos os linfonodos <6 cm
N2c	Metástases em linfonodos bilaterais ou contralaterais, todos os linfonodos <6 cm
N3	Metástase em um linfonodo >6 cm na maior dimensão

Metástases Distantes

MX	Incapaz de determinar metástases distantes
M0	Sem metástases distantes
M1	Metástases distantes

Estadiamento TNM

Estádio 0	Tis	N0	M0
Estádio I	T1	N0	M0
Estádio II	T2	N0	M0
Estádio III	T3	N0	M0
	T1 a T3	N1	M0
Estádio IVa	T4a	N0	M0
	T4a	N1	M0
	T1 a T4a	N2	M0
Estádio IVb	Qualquer T	N3	M0
	T4b	Qualquer N	M0
Estádio IVc	Qualquer T	Qualquer N	M1

Extraído do American Joint Commitee on Cancer: *American Joint Committee on Cancer Staging Manual,* ed 7, New York, 2010, Springer.

examinadas. Para as lesões com uma profundidade de invasão inferior a 2 mm, 13% dos pacientes demonstraram metástases regionais, e foi observada sobrevida de 5 anos em 95%. Para lesões com uma profundidade de 2 a 9 mm da invasão, 46% dos pacientes tinham metástases regionais e a taxa de sobrevida em 5 anos diminuiu para 85%. Quando a profundidade da invasão aumentou para um valor superior a 9 mm, o risco de metástase ganglionar aumentou para 65% e a sobrevida de 5 anos diminuiu para 65%.[63]

A perda de expressão da caderina (caderina-E e caderina-P) no que se refere ao CCE da cavidade oral correlaciona-se com o potencial invasor do câncer e uma recidiva da doença locorregional. Em particular, a expressão de caderina-P é considerada um marcador de prognóstico independente.[64] Marcus et al.[65] demonstraram que a proteína de químio-atração do monócito-1 estava subregulada no carcinoma da cavidade oral e o consequente aumento no conteúdo de macrófagos foi estatisticamente associado a metástase regional, disseminação extracapsular e doença em estádio avançado. Também foi demonstrado que o inibidor tecidual da metaloproteinase 1 e colágeno de tipo 2, α-1, está aumentado na expressão do câncer da cavidade oral e orofaringe que são metastáticos.[66]

Laimer et al.[67] observaram que uma ativação alta STAT1 (> 35%) em amostras de carcinoma da cavidade oral foi associada a um estado linfonodal negativo e um melhor prognóstico em pacientes submetidos a quimioterapia adjuvante, quando comparado com os seus homólogos não expressos. Xie et al.[68] observaram que pacientes com aberrações numéricas mais elevadas dos cromossomos X e 11 tinham uma sobrevida doença-específica mais curta. Podoplanina, uma glicoproteína importante na linfangiogênese, é preferencialmente expressa no carcinoma da língua. Foi mostrado que altos níveis de podoplanina são preditivos de metástases em linfonodos e sobrevida doença-específica encurtada.[69] Além disso, linfangiogênese intratumoral em pacientes com carcinoma bucal em estádio inicial tem sido correlacionada com recidiva locorregional.[70]

Em uma revisão de 102 pacientes com câncer de boca com invasão da mandíbula, não foi encontrada associação entre a invasão da cortical e sobrevida global doença-específica (SDE). No entanto, em contraste, invasão medular foi um preditor independente da SG e SDE. Invasão medular também foi associada com recidiva metastática distante.[71]

Liao et al.[72] realizaram uma revisão retrospectiva de 889 pacientes com câncer oral submetidos a tratamento cirúrgico e identificaram uma taxa metastática distante de 5 anos de 9,6%. O número de linfonodos (cinco ou mais) e a presença de invasão extracapsular foram fatores de risco independentes para metástases à distância. Em pacientes que apresentaram recidiva local ou regional, os achados patológicos do tumor pouco diferenciado, disseminação extracapsular e recidiva no pescoço foram considerados fatores de risco independentes para o desenvolvimento de metástases à distância. Nos pacientes que apresentaram recidiva locorregional, 21,4% desenvolveram posteriormente metástases à distância. O local mais comum de metástase à distância para todos os pacientes foi o pulmão, seguido de ossos, pele, fígado, mediastino e axila.

Tabela 43-2 demonstra as taxas de sobrevida (todos os sítios) combinadas de 5 anos observadas nos pacientes com diagnóstico de CCE da cavidade oral estratificado por estádio, conforme relatado pelo American Joint Committee on Cancer para 1998-1999.

TUMORES PRIMÁRIOS SECUNDÁRIOS

Pacientes com câncer de cabeça e pescoço relacionado ao tabagismo estão em risco de desenvolver um segundo tumor primário.

TABELA 43-2. Sobrevida Observada por Ano por Estádio para o Carcinoma da Cavidade Oral, 1998-1999

% da Sobrevida Observada por Estádio	Anos Após Diagnóstico				
	1	2	3	4	5
I	92,4	81,3	73,6	66,4	59,2
II	85,8	69,8	60,2	52,8	46,9
III	74,9	56,4	47,8	41,1	36,3
IV	63,6	43,7	35,8	30,7	26,5

Modificado do American Joint Commitee on Cancer: *American Joint Committee on Cancer Staging Manual,* ed 7, New York, 2010, Springer.

Um segundo tumor primário detectado simultaneamente ou dentro de seis meses do tumor primário inicial é definido como uma *lesão sincrônica*. Aparecimento de uma segunda lesão primária com mais de seis meses após a descoberta do tumor índice é referido como *metacrônica*. A incidência e o local de primárias subsequentes variam dependendo do local da lesão primária inicial.

A incidência global de lesões sincrônicas e metacrônicas para doentes diagnosticados com uma malignidade primária de cabeça e pescoço é de aproximadamente 14%. Desses tumores, 80% são metacrônicos, e 50% dos casos surgem dentro dos primeiros 2 anos de tratamento inicial do carcinoma primário. Para os pacientes com neoplasias malignas da cavidade oral e da orofaringe, o sítio de uma segunda malignidade é mais frequentemente no esôfago cervical. Novos sintomas de disfagia ou odinofagia nessa população de pacientes devem levar a uma avaliação diagnóstica com deglutição de bário ou esofagoscopia.

CONSIDERAÇÕES DO TRATAMENTO

A avaliação precisa do estádio do tumor do câncer oral é necessária para desenvolver uma abordagem de tratamento apropriado. O estado físico e o estado psicológico geral do paciente também devem ser levados em consideração. Perguntas essenciais que devem ser respondidas são: o paciente se encaixa clinicamente num procedimento extenso? Pode o estado de saúde do paciente ser otimizado? O paciente compreende as opções de tratamento e possíveis sequelas?

Nos casos com exposição do trato aerodigestivo no campo operatório, antibióticos transoperatórios podem diminuir as complicações infecciosas associadas com a intervenção cirúrgica. Antibióticos profiláticos são mais eficazes quando administrados imediatamente antes da cirurgia e em até 24 horas de pós-operatório. Não foi demonstrado que o uso prolongado de antibióticos em pacientes pós-cirúrgicos diminui o risco de complicações infecciosas e formação de fístula. O uso inadequado de antibióticos aumenta o risco de colite pseudomembranosa e o surgimento de organismos resistentes. Seleção de um antibiótico profilático para cirurgia de cabeça e pescoço limpa-contaminada deve fornecer cobertura adequada contra Gram-positivos e anaeróbios.

Várias afirmações gerais podem ser feitas a respeito do tratamento cirúrgico do câncer de boca como um todo. Uma discussão detalhada sobre o tratamento de cada região da cavidade oral segue neste capítulo. Para lesões da cavidade oral em fase inicial (T1/T2), ressecção transoral tende a ser possível com remoção completa do tumor e controle adequado da margem. Fechamento primário, cicatrização por segunda intenção ou colocação de um enxerto de pele de espessura parcial podem ser usados para a reconstrução de pequenos defeitos. As lesões maiores e localizadas mais posteriormente podem exigir uma técnica *pull-through* ou baseada na mandibulotomia para auxiliar a exposição para ressecção e reconstrução. Quando o tumor está muito próximo da mandíbula, a mandibulectomia marginal *versus* segmentar deve ser considerada. Altos níveis de controle local foram relatados com a ressecção transoral de carcinoma da cavidade oral em estádios T inicial e avançado, usando os princípios da microcirurgia transoral a laser. Essa técnica incorpora incisões transtumorais a laser para avaliar as margens profundas.[73,74] Num estudo de 95 pacientes com carcinoma da cavidade oral (75% de T1/T2, 25% T3/T4) tratados com microcirurgia a laser transoral, uma negatividade de margem de 95% e 3 anos de controle local de 80% foram alcançados.[73] Opções reconstrutivas para lesões em estádio T avançadas incluem tecido livre microvascular ou reconstrução com retalho pediculado. Tradicionalmente, as lesões T4b foram consideradas inoperáveis. Liao et al.[75] demonstraram resultados equivalentes com lesões T4a e T4b selecionadas, sem encarceramento carotídeo e extensão para a base do crânio, quando foi realizado tratamento cirúrgico agressivo do sítio principal e linfáticos regionais com radioterapia pós-operatória ou quimiorradioterapia. Reconstrução tecidual livre foi necessária em 95% dos pacientes. Os números de controle local e livre de doença e SG foram semelhantes.

Ao considerar as opções de reparo de grandes defeitos de tecidos moles, o cirurgião deve considerar o impacto sobre a fala e deglutição e sobre as vias aéreas. Os pacientes podem necessitar de traqueostomia temporária e colocação de sonda para alimentação no período perioperatório, até que ocorra a cicatrização adequada. As implicações cosméticas de ressecção composta em lesões avançadas também precisam levar em consideração as expectativas de cada paciente; no entanto, o objetivo do tratamento deve permanecer uma abordagem oncológica para conseguir a melhor oportunidade para a sobrevivência a longo prazo, mantendo a qualidade de vida.

Usando o questionário da University of Michigan Head and Neck Specific Quality of Life, foi demonstrado que a pontuação da qualidade de vida foi menor nos pacientes com diagnóstico de tumor em estádio avançado, naqueles que experimentaram dependência do tubo de gastrostomia e nos que tiveram uma complicação cirúrgica e/ou recidiva pós-tratamento.[76]

As diretrizes de tratamento discutidas a seguir para o carcinoma da cavidade oral são idênticas às oferecidas pela National Comprehensive Care Network Clinical Practice Guidelines for Head and Neck Cancers. Para avaliação e tratamento do câncer oral, as orientações da National Comprehensive Care Network oferecem um fluxograma baseado no algoritmo projetado para ajudar na seleção do tratamento para estádios variados de apresentação e oferecer recomendações de acompanhamento.[77]

TRATAMENTO CIRÚRGICO DA LESÃO PRIMÁRIA

Tratamento cirúrgico primário do carcinoma de cavidade oral é o padrão de atendimento na maioria das circunstâncias e pode ser associado com excelente controle oncológico de tumores em estádio inicial, com resultados funcionais aceitáveis. As neoplasias malignas da cavidade oral em estádio avançado requerem modalidade terapêutica combinada, e os pacientes geralmente são submetidos a ressecção cirúrgica inicial seguida de radiação adjuvante com ou sem quimioterapia.[78] A abordagem cirúrgica do sítio primário da cavidade oral é ditada por tamanho e localização do tumor e região anatômica envolvida em relação à apresentação do tumor. Ressecção de lesões primárias limitadas (T1 e pequenas T2s) geralmente pode ser realizada por via transoral. Em lesões na língua em estádio avançado, em especial aquelas com extensão posterior, a remoção da língua pode raramente requerer uma abordagem baseada na mandibulotomia para fornecer acesso adequado para a ressecção da margem posterior do tumor e para permitir a reconstrução. Uma questão a considerar ao realizar uma mandibulotomia é que a maioria dos pacientes com tumores avançados exigirá radioterapia pós-operatória, e irradiação na área da mandibulotomia pode predispor o paciente a radionecrose ou não união. Tumores em estádio avançado de região anterior da língua e assoalho da boca – em particular aqueles que envolvem a musculatura do genioglosso e do milo-hióideo, sem envolvimento mandibular – podem ser tratados de forma eficiente com uma abordagem de retalho em viseira ou *degloving*. Essa abordagem pode permitir excelente visualização permitindo a ressecção ampla da lesão primária profundamente invasiva, poupando ao paciente uma mandibulotomia e uma possível pseudoartrose pós-operatória. As considerações específicas em relação à ressecção de vários tipos de apresentações em diferentes locais da cavidade oral são discutidas a seguir.

LÁBIO

A maioria das lesões neoplásicas que afeta essa região ocorre no lábio inferior (88 a 95%), em oposição ao lábio superior (2 a 7%) ou à comissura (1%; Fig. 43-11). Para o lábio inferior, o CCE predomina, enquanto o carcinoma basocelular desproporcionalmente

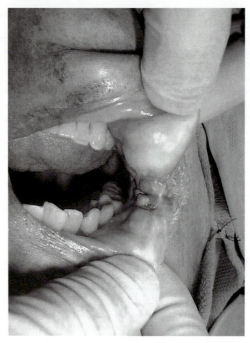

FIGURA 43-11. Carcinoma de células escamosas do lábio na comissura oral.

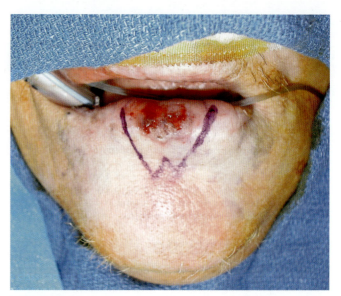

FIGURA 43-12. Carcinoma de células escamosas do lábio inferior na linha média com ulceração que se estende até a borda do vermelhão. Foi planejada ressecção em cunha com fechamento primário.

surge no lábio superior. Além do carcinoma basocelular e do CCE, o diagnóstico diferencial de uma lesão no lábio inclui ceratoacantoma, tumores de glândulas salivares menores, melanoma maligno e tumores de origem mesenquimal, como histiocitoma fibroso maligno, leiomiossarcoma, fibrossarcoma, angiossarcoma e rabdomiossarcoma.

O paciente típico com CCE no lábio é um homem de 50 a 70 anos. Os fatores de risco incluem exposição prolongada ao sol, pele clara, imunossupressão e uso de tabaco.

Achados clínicos no câncer de lábio geralmente incluem uma lesão ulcerada em vermelhão ou superfície cutânea ou, menos comumente, na superfície mucosa. A maioria dos pacientes procura atendimento médico com lesões em fase inicial e sem evidência de metástase cervical. Uma lesão nodular ou esclerótica pode se infiltrar nos tecidos mais profundos, e palpação cuidadosa é importante para determinar o tamanho real da lesão. Tumores de glândulas salivares menores apresentam-se como um nódulo submucoso na superfície interna do lábio inferior. A presença de parestesias ou disestesias na área adjacente à lesão indica possível envolvimento do nervo mental.[79]

Metástases cervicais são um achado infrequente nos CCEs do lábio inferior e ocorrem em apenas 10% dos casos. Lesões do lábio inferior podem metastizar bilateralmente por causa do padrão de comunicação dos vasos linfáticos. Um risco de aumento de metástase regional está associado a lesões da comissura e do lábio superior. Características prognósticas desfavoráveis das lesões primárias do lábio incluem invasão perineural, envolvimento ósseo, câncer que surge no lábio superior ou na comissura, metástase linfática regional e idade de início menor de 40 anos.[80] Obtenção de um resultado estético adequado e resultado funcional sem microstomia pode ser um desafio nas lesões em estádio avançado.

O cirurgião deve considerar vários fatores ao planejar uma ressecção e reconstrução para um paciente com um carcinoma de lábio (Fig. 43-12). O comprimento típico do lábio é de 6 a 8 cm, e os algoritmos de reconstrução baseiam-se na proporção do lábio ressecado. Realinhamento da borda do vermelhão durante a reconstrução e preservação da comissura bucal quando possível são princípios importantes na tentativa de alcançar um resultado estético e funcional aceitável.

Lesões primárias pequenas podem ser tratadas com cirurgia ou radioterapia com igual sucesso e resultados estéticos aceitáveis. No entanto, a excisão cirúrgica com confirmação histológica das margens livres de tumor é a modalidade preferida. A reconstrução dos defeitos labiais após excisão do tumor requer técnicas inovadoras para fornecer competência oral, manutenção da função dinâmica e estética aceitável. Com pequenas lesões – isto é, defeitos de até um terço do comprimento do lábio – a excisão simples com fechamento primário é possível. Quando as lesões podem exigir a ressecção de até um terço a dois terços do comprimento do lábio,

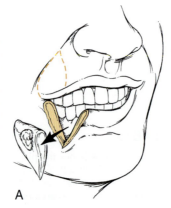 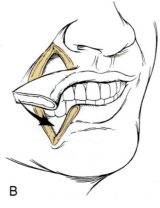 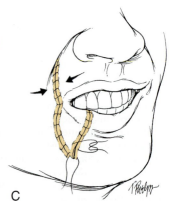

FIGURA 43-13. Retalho de Abbe-Estlander para uma ressecção do lábio inferior esquerdo que se estendeu para a comissura oral. **A,** Ressecção em cunha do carcinoma do lábio inferior lateral. **B,** Mobilização inicial do tecido do lábio superior que preserva a comissura, consistente com a reconstrução com retalho de Abbe-Estlander. **C,** Inserção final do retalho; setas marcam o local de avanço e tensão com fechamento. (Modificado de Silver CE, Rubin JS: *Atlas of head and neck surgery*, ed 2, New York, 1999, Churchill Livingstone.)

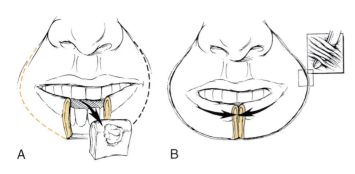
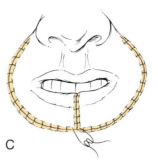

FIGURA 43-14. Retalho em leque de Karapandzic para defeito do lábio inferior na linha média. **A,** Ressecção de espessura total em formato retangular de carcinoma do lábio inferior. **B,** Mobilização inicial dos retalhos periorais de avanço; o pedículo neurovascular (*interno*) é preservado bilateralmente. **C,** Configuração final da reconstrução. (Modificado de Silver CE, Rubin JS: *Atlas of head and neck surgery*, ed 2, New York, 1999, Churchill Livingstone.)

opções reconstrutivas incluem uma rotação do lábio (procedimento de Abbe-Estlander; Fig. 43-13). Para os tumores que exigem a ressecção de mais de dois terços do lábio, as opções de reconstrução são o retalho em leque de Gilles, retalhos de avanço bilaterais, retalho Karapandzic ou retalho livre radial do antebraço com o tendão palmar longo. O retalho Karapandzic (Fig. 43-14) é um retalho neuromuscular sensorial que inclui o remanescente do músculo orbicular da boca. O suprimento sanguíneo desse retalho é fornecido pelos ramos correspondentes da artéria labial. Microstomia é uma complicação potencial com esses métodos de reconstrução do lábio.[81] Para grandes defeitos, os procedimentos de Webster ou Bernard usando retalhos laterais nasolabiais com avanço bucal têm sido descritos. Além disso, para as lesões agressivas e em estádio avançado, uma avaliação da disseminação perineural deve ser realizada no momento da ressecção. Com invasão perineural extensa, a remoção do nervo mental ou uma hemimandibulectomia podem ser necessárias.

Os linfonodos com maior risco de disseminação metastática são aqueles nas regiões submandibular e submental. A avaliação diagnóstica para disseminação nodal potencial inclui PAAF guiada ou não por ultrassom ou TC. Na presença de metástase cervical clinicamente evidente, a dissecção cervical terapêutica é indicada. Quando forem necessários esvaziamentos bilaterais, o sacrifício desnecessário de ambas as artérias faciais poderia ter implicações sobre a vascularização das estruturas faciais utilizadas para a reconstrução do complexo labial. A dissecção cervical eletiva (DCE) não é normalmente preconizada para o carcinoma de lábio, porque a incidência de metástases ocultas é baixa.

A sobrevida em 5 anos para as lesões em estádios I e II é de 90%. Para os pacientes com metástases cervicais, a sobrevivência diminui em 50%. Pacientes com carcinomas de comissura oral e lábio superior têm um prognóstico pior quando comparados com aqueles com tumores semelhantes do lábio inferior. A radioterapia pós-operatória é considerada para pacientes com margens estreitas ou positivas, metástases linfáticas ou invasão perineural.[80]

REBORDO ALVEOLAR

O CCE dos rebordos alveolares mandibulares e maxilares representa aproximadamente 10% de todos os cânceres da cavidade oral. Carcinomas do rebordo alveolar inferior são mais frequentes do que as lesões do rebordo alveolar superior.

Em uma revisão de 155 pacientes com carcinoma do rebordo alveolar inferior, a média de idade na apresentação foi de 66,7 anos. Neste grupo, 63% dos tumores estavam localizados sobre o corpo mandibular e 25% na sínfise; mais da metade de todas as lesões foi diagnosticada em pacientes desdentados. A maioria dos pacientes (67%) apresentava lesões em fase inicial (T1/T2).[82]

Como a mucosa aproxima-se intimamente do osso subjacente do alvéolo, erosão óssea e/ou invasão na apresentação são comuns. Os tumores que se estendem dentro dos alvéolos dentários adjacentes estão associados a uma maior probabilidade de invasão óssea. Nessa situação, a avaliação radiográfica pré-operatória pode auxiliar significativamente no plano de tratamento. Close et al.[83] observaram que a TC foi mais sensível e específica do que escaneamento ósseo e Panorex na previsão de invasão mandibular. A necessidade de abordar a invasão periosteal e óssea pode ser vista em até 50% dos pacientes. Com a invasão mandibular, o nervo alveolar inferior pode tornar-se envolvido secundariamente por invasão perineural. As opções de tratamento da mandibulectomia marginal *versus* segmentar dependem se o tumor invade o periósteo ou osso cortical ou medular (Fig. 43-15). Quando os tumores se aproximam, mas não invadem o periósteo, uma ressecção subperiosteal com preservação mandibular é possível com fechamento primário ou reconstrução com enxerto de pele de espessura parcial. Quando o periósteo é invadido, mandibulectomia marginal é indicada. A ressecção marginal pode ser realizada em dois planos. A "margem" clássica ou mandibulectomia marginal coronal remove o aspecto superior da mandíbula envolvida, enquanto uma mandibulectomia marginal lingual-sagital remove a cortical lingual da mandíbula em contato com o tumor (Fig. 43-16). Com lesões que circundam a dentição intacta, extração e ressecção

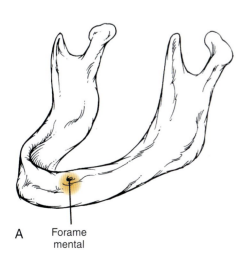
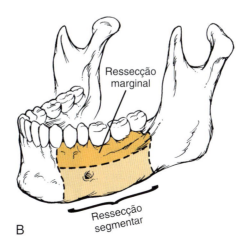

FIGURA 43-15. A, Aparência atrófica de uma mandíbula edêntula. Isso demonstra porque a mandibulectomia marginal é difícil de executar sem causar fratura iatrogênica nesses pacientes. **B,** Exemplos que comparam a mandibulectomia marginal *versus* segmentar. (Modificado de Silver CE, Rubin JS: *Atlas of head and neck surgery*, ed 2, New York, 1999, Churchill Livingstone.)

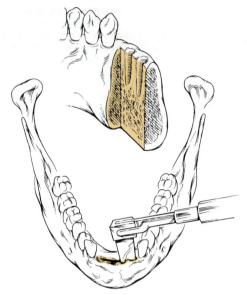

FIGURA 43-16. Osteotomias para uma mandibulectomia marginal sagital-lingual na sínfise. (Modificado de Donald PJ: *Head and neck cancer: management of the difficult case*, Philadelphia, 1984, WB Saunders.)

de controle local reduzidas são observadas em lesões maiores do que 3 cm e com margens cirúrgicas positivas. Fatores prognósticos significativos incluem estádio T avançado (T3/T4), estado da margem, invasão mandibular e presença de metástases regionais. Nem o controle local nem a sobrevida são afetados pela extensão da ressecção mandibular, a intervenção dentária perto do sítio do primário, invasão perineural ou grau histológico do tumor.[84] Radioterapia pós-operatória é preconizada para pacientes com tumores T4, margens positivas, invasão perineural e metástases regionais.[82,84]

LÍNGUA

A língua é uma estrutura muscular revestida por epitélio escamoso não queratinizado. As papilas circunvaladas são o limite posterior da língua, enquanto a porção ventral é contígua com o assoalho anterior da boca. Sub-regiões incluem a língua lateral, ponta anterior, língua ventral e língua dorsal. Carcinomas da língua surgem no epitélio e invadem a musculatura mais profunda. A apresentação mais comum é a de uma massa ulcerada dolorosa ou exofítica (Fig. 43-17).

Carcinoma da língua normalmente se apresenta em homens com um histórico de uso de tabaco e álcool na sexta ou sétima década de vida. A maioria é CCE e aproximadamente 75% ocorrem no aspecto posterolateral da língua. O segundo local mais comum (20% das lesões) é a superfície ventral anterolateral da língua.

Os tumores podem aparecer sobre a superfície dorsal da língua; no entanto, isso representa uma minoria de lesões (3 a 5%). O diagnóstico diferencial das lesões dorsais da língua é amplo e deve incluir amiloidose, glossite romboidal mediana, mioblastoma de célula granular e líquen plano erosivo. Devido à raridade de carcinomas do dorso da língua, um atraso no diagnóstico não é incomum.[85] O diagnóstico diferencial de tumores submucosos da língua inclui lesões derivadas de tecidos mesenquimais, que incluem leiomioma, leiomiossarcoma, rabdomiossarcoma e neurofibroma.

Invasão local por carcinoma de língua pode progredir através de várias vias, dependendo do local de origem. Um tumor da língua anteromedial pode se disseminar através da rafe central para o lado contralateral, posteriormente à base da língua e inferiormente para os músculos supra-hióideos e do "teto" muscular da língua. A disseminação lateral envolvendo uma porção significativa do assoalho da boca não é incomum. Os nervos lingual e hipoglosso podem ser invadidos diretamente por tumores, e seu

alveolar são necessárias para obter uma margem adequada. Quando o tumor se estende até o alvéolo dentário no osso medular, mandibulectomia segmentar é frequentemente necessária. Com defeitos mandibulares segmentares da sínfise, a reconstrução com a transferência de tecido vascularizado livre com um retalho ósseo continua a ser o padrão de tratamento. Para defeitos mandibulares laterais, as opções são mais variadas e podem incluir fechamento primário, reconstrução de tecidos moles com retalho livre vascularizado e/ou pediculado ou transferência de tecido ósseo vascularizado livre.

Quando são encontrados cânceres extensos do rebordo alveolar maxilar, extensão potencial para dentro da cavidade nasal e seios paranasais deve ser antecipada.

Orientações gerais para o esvaziamento cervical nas neoplasias malignas da cavidade oral no paciente com linfonodo negativo (N0) incluem o tratamento do pescoço, quando o risco de disseminação metastática oculta para os vasos linfáticos regionais for superior a 20%. Tumores do rebordo alveolar superior tendem a metastatizar para os linfonodos jugulodigástricos, enquanto tumores do rebordo alveolar inferior drenam nos linfáticos submandibulares. Entre os pacientes com evidência clínica de linfadenopatia (N+), o tratamento regional tipicamente requer uma dissecção radical modificada do pescoço (DRMP) (níveis I a V). Eicher et al.[82] observaram que os níveis IV e V tinham metástases em 20,9% dos pacientes com câncer de rebordo alveolar inferior submetidos ao esvaziamento terapêutico para adenopatia clinicamente evidente. Os pacientes submetidos à dissecção cervical eletiva (DCE) demonstraram metástases ocultas nos níveis I (53,3%), II (40%) e III (6,7%). A presença de uma lesão avançada (T3/T4) e uma invasão óssea mandibular tem sido correlacionada com o desenvolvimento de metástases regionais. Como tal, a DCE que remove níveis I a III é defendida para todas as lesões primárias em estádios avançados (T3/T4) e lesões T1/T2 na sínfise mandibular ou para tumores com patologia tecidual moderada a pouco diferenciada. O risco global de metástases no carcinoma de rebordo alveolar é de 25%.[82,84] Em pacientes com um pescoço clinicamente N0, metástases ocultas foram observadas em 15% das amostras operatórias. A sobrevida de 2 e de 5 anos para pacientes com metástases ocultas submetidos à DCE é melhor do que para os pacientes submetidos ao esvaziamento terapêutico após o eventual desenvolvimento de adenopatia metastática.[82]

A sobrevida de 5 anos varia de 85% (T1/T2) a 65% (T3/T4) para os pacientes que não têm a propagação metastática. Taxas

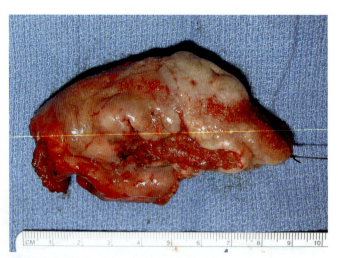

FIGURA 43-17. Espécime de hemiglossectomia demonstra uma úlcera ao longo da margem lateral de um tumor que invadiu em direção ao assoalho da boca.

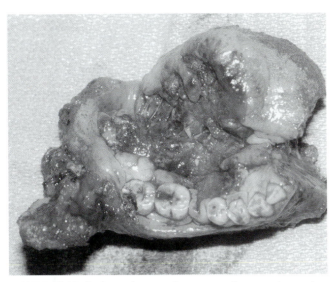

FIGURA 43-18. Espécime da ressecção composta de um carcinoma ulcerado na língua com extensão lateral para assoalho da boca e mandíbula. A extensão posterior da ressecção inclui o trígono retromolar e o pilar tonsilar anterior.

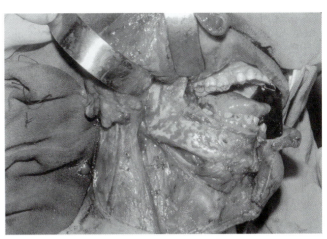

FIGURA 43-19. Abordagem para uma ressecção composta de um carcinoma de células escamosas T4 da língua que invade a mandíbula lateral.

envolvimento produz os achados clínicos de perda de sensação da superfície dorsal da língua e desvio na protrusão da língua, fasciculações e atrofia. Além disso, o paciente pode queixar-se de otalgia referida. O extremo da extensão lateral do tumor, além do assoalho da boca, inclui invasão direta da mandíbula, o que exige a ressecção composta (Figs. 43-18, 43-19 e 43-20).

No momento do diagnóstico, a maioria dos carcinomas da língua (75%) é de estádio T2 ou menor. O tratamento cirúrgico de tumores primários limitados, pequenos (T1 / T2), é a ampla excisão local transoral, e a confirmação por congelação do estado da margem é frequentemente utilizada antes de realizar a reconstrução. Lesões em estádio avançado que atingem a mandíbula ou invadem a musculatura profunda são mais acessadas através de uma técnica de *pull-through* ou mandibulotomia. Quando uma ressecção segmentar é necessária, o acesso à cavidade oral através das osteotomias da mandibulotomia fornece amplo acesso às margens profundas do tumor primário.

Uma glossectomia parcial, que pode remover uma porção significativa da língua lateral, pode ainda permitir razoavelmente eficaz função pós-operatória. No entanto, o tratamento de tumores maiores que invadem profundamente a língua pode resultar em uma deficiência funcional significativa. Com ressecção de aproximadamente um quarto a um terço da língua, a cicatrização por segunda intenção é uma opção aceitável. Se uma porção limitada do assoalho da boca é ressecada, a reconstrução com um retalho dividido de pele ou enxerto dérmico deve ser considerada para evitar o aprisionamento da língua. Ressecção de aproximadamente metade da língua resulta em perda de volume lingual e contratura cicatricial, se for realizado o fechamento primário ou cicatrização por segunda intenção. O contato da língua com o palato, lábios e dentes é reduzido e pode resultar em prejuízo da articulação; propulsão posterior de alimentos e líquidos também pode ser afetada. O uso de retalhos livres fasciocutâneos de tecido mole, maleáveis, como um retalho livre radial do antebraço ou anterolateral da coxa, pode fornecer volume intraoral e preservação da mobilidade da língua existente. A prótese de aumento do palato permite

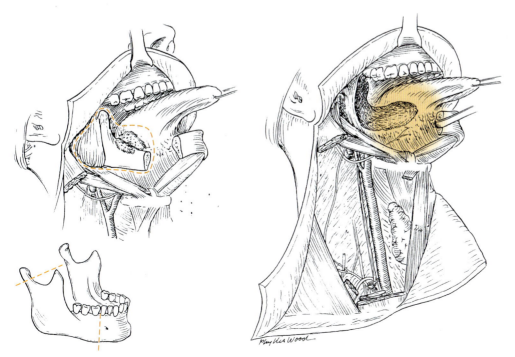

FIGURA 43-20. Hemimandibulectomia para um tumor da região posterior do assoalho da boca e borda lateral da língua com dissecção cervical radical modificada (tipo I). As opções de reconstrução incluem reconstrução com tecido mole do defeito ou transferência de tecido ósseo livre.

o contato entre o tecido restante da língua e o palato e pode melhorar a fala e função de deglutição. Para os pacientes submetidos a uma glossectomia parcial com uma ressecção significativa do assoalho da boca, a reconstrução com retalho livre para manter a mobilidade da língua é indicada.

Ganly et al.[86] avaliaram 216 pacientes tratados cirurgicamente para o carcinoma inicial da língua no Memorial Sloan. Fatores que impactaram negativamente a sobrevida livre de recidiva foram margem cirúrgica positiva e profundidade de invasão superior a 2 mm. Os pacientes com metástases regionais ocultas (28%) tiveram um risco cinco vezes maior de morrer da doença em comparação com pacientes patológicos N0 (5 anos SDE, 48,5 vs. 85,5%). Dos pacientes com metástases ocultas, 100% tinham uma profundidade de invasão de 2 mm ou mais, e 92% tinham tumores com uma profundidade de invasão de 4 mm ou mais. Também digno de nota, 93% dos pacientes com metástases ocultas tinham tumores ou moderadamente ou pouco diferenciados. Metástases ocultas não foram identificadas em pacientes com quaisquer tumores superficiais (<2 mm) bem diferenciados. As taxas de recidiva após o tratamento foram de 11% para tumores com disseminação local, de 18% para aqueles com disseminação regional e 2% com metástases à distância. Os pacientes que receberam radioterapia pós-operatória para linfonodo cervical positivo (com base nos achados do esvaziamento cervical) não tiveram melhoria da sua DSS para níveis comparáveis com pacientes N0, embora a radiação tenha diminuído a taxa de recidiva cervical subsequente. A taxa de disseminação extracapsular nos pacientes com linfonodos positivos foi de 42%.

Indivíduos com margens cirúrgicas positivas após ressecção de carcinoma de língua tinham suas margens classificadas como margem envolvida pelo tumor principal ou margem envolvida pelo tumor satélite. Tumores satélites, ilhas separadas de tumor com tecido normal entremeado não tumoral, não aumentam o risco de recidiva local em relação ao observado com margens envolvidas pelo tumor principal. No entanto, o risco de recidiva nodal regional do tumor foi significativamente maior em pacientes com margens envolvidas por tumores satélites.[87] Na apresentação inicial, 40% dos pacientes com carcinoma de língua demonstram evidência de metástases cervicais. Para pacientes com tumores T1 e T2 com um exame clínico do pescoço N0, 20 a 30% das amostras da DCE são patologicamente positivas. Byers et al.[88] observaram que 15,8% dos pacientes com carcinoma de língua lateral demonstraram metástases atingindo os linfonodos, ignorando os níveis I e II e apresentando doença metastática nível III ou IV. Eles concluíram que a dissecção cervical eletiva supra-omo-hióidea (DCESOH) foi insuficiente para o controle dos linfáticos regionais de pacientes com carcinoma de língua e defenderam esvaziamento cervical dos níveis I a IV nessa situação. Quando as lesões se aproximam da linha média, a probabilidade de metástases regionais bilaterais é elevada; exigindo, assim, linfadenectomia bilateral.

Em pacientes jovens com câncer de cabeça e pescoço, a língua é o local primário mais comum, e cerca de 1 em cada 1.000 casos de CCE de cabeça e pescoço aparece em pacientes com 20 anos de idade ou mais jovens. Em um pequeno estudo que revisou os resultados de pacientes em idade pediátrica com diagnóstico de câncer de língua, os pacientes mais jovens tinham taxas de SG de 5 anos semelhantes às dos adultos em estádio combinado. Além disso, a SDE de 5 anos e sobrevida livre de recidiva foram equivalentes nos dois grupos.[89] A sobrevida de 5 anos para tumores em estádio I ou II é de 75%, mas é inferior a 40% para tumores em estádio III ou IV.[90]

TRÍGONO RETROMOLAR

A maioria dos pacientes com carcinoma no trígono retromolar tende a apresentar doença avançada. No momento da apresentação, até 50% dos pacientes têm doença metastática regional. O envolvimento da mandíbula é comum, dada a fina camada de tecido mole que separa esses tumores do ramo ascendente.

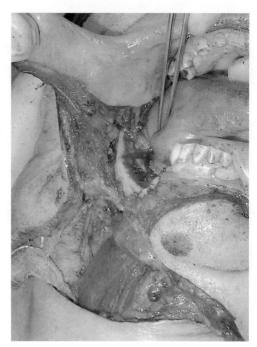

FIGURA 43-21. Aspecto pós-ressecção após uma mandibulectomia marginal em forma de L de um carcinoma escamoso do rebordo alveolar posterior e trígono retromolar.

Trismo sugere o envolvimento do músculo pterigoideo medial. Conforme os tumores progridem nessa localização, extensão para arco faucial, fossa tonsilar e base da língua é comum. Além do CCE, o diagnóstico diferencial de lesões nessa região inclui neoplasias de glândulas salivares menores, osteossarcoma, e sarcomas de tecidos moles.

Devido a proximidade da mucosa com o ramo subjacente da mandíbula, a ressecção cirúrgica de lesões no trígono retromolar em fase inicial pode necessitar de uma ressecção de uma porção da mandíbula. As opções de tratamento incluem uma mandibulectomia marginal coronal em forma de L, mandibulectomia segmentar, e hemimandibulectomia. Com a mandibulectomia marginal em forma de L, o aspecto superior do corpo – estendendo-se para o ângulo e ramo ascendente – é ressecado (Figs. 43-21 e 43-22). Mandibulectomia segmentar é realizada para lesões mais extensas com destruição óssea grave.

Huang et al.[91] demonstraram uma SLD de 5 anos para as lesões T1 de 76%, que diminuíram para 54% para a doença T4. Pacientes com doença N0 tiveram uma sobrevida de 69% em 5 anos, mas a sobrevida caiu para 56% para aqueles em estádio N1 e para 26% com doença N2. A taxa de recidiva em pacientes tratados com radioterapia exclusiva foi de 44% em comparação com 23% para os pacientes que foram submetidos a ressecção cirúrgica com radioterapia pós-operatória. Complicações relatadas em pacientes submetidos a irradiação incluíram ORN, necrose do tecido mole e trismo severo.

ASSOALHO DA BOCA

Carcinomas do assoalho da boca tipicamente apresentam-se em homens em sua sexta década de vida. Cerca de 35% desses pacientes procuram assistência médica com uma lesão em estádio T avançado (T3/T4) no diagnóstico inicial.[63] A musculatura do assoalho da boca desempenha um papel importante nos modos de propagação do tumor. O assoalho da boca é composto pelos músculos genioglosso, milo-hióideo e hioglosso em forma de rede, que servem como uma barreira para a disseminação da doença. Invasão para esses músculos pode levar a hipomobilidade da língua e disartria. Além disso, os tumores do assoalho anterior da boca

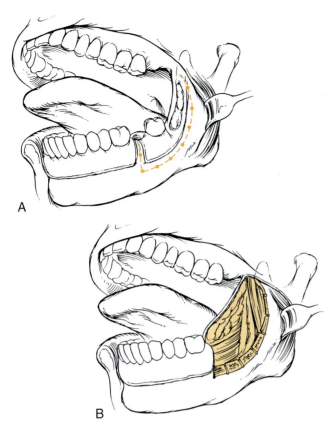

FIGURA 43-22. Mandibulectomia marginal em forma de L para um tumor do trígono retromolar. Uma porção generosa de osso cortical permanece na região do corpo, ângulo e ramo mandibulares de forma que o defeito requer somente reconstrução com tecido mole. **A,** Abordagem planejada para mandibulotomia marginal com incisão local ampla para carcinoma retromolar sem invasão óssea extensa. **B,** Aparência após ressecção cirúrgica do tumor antes da reconstrução revela a musculatura do pterigóideo medial e profunda da língua. (Modificado de Silver CE, Rubin JS: *Atlas of head and neck surgery*, ed 2, New York, 1999, Churchill Livingstone.)

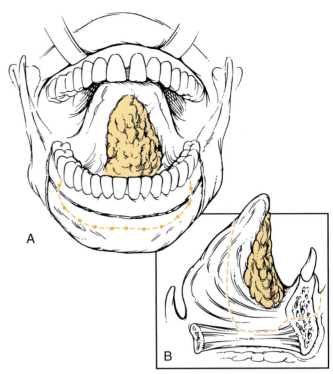

FIGURA 43-23. Carcinoma do assoalho da boca anterior tratado com uma mandibulectomia marginal com uma abordagem do retalho em viseira. Dentes são extraídos nas áreas de osteotomias. **A,** Vista anterior da abordagem de mandibulectomia marginal com excisão local ampla do carcinoma do assoalho da boca. **B,** Vista sagital demonstra os cortes dos tecidos ósseos e moles superficiais aos músculos gênio-hióideo e milo-hióideo. (Modificado de Silver CE, Rubin JS: *Atlas of head and neck surgery*, ed 2, New York, 1999, Churchill Livingstone.)

podem estender-se posteriormente no aspecto ventral ou "raiz" da língua, causando fixação.

Invasão profunda na musculatura intrínseca da língua causa fixação e exige uma glossectomia parcial em conjunto com a ressecção do assoalho da boca. As lesões no assoalho anterior da boca podem invadir diretamente glândula salivar sublingual ou ducto submandibular e requerem ressecção em continuidade com a lesão primária. A extensão direta de tumores através do espaço sublingual para dentro do espaço submandibular indica a necessidade de uma ressecção em continuidade do tumor primário e do pescoço.

Extensão anterior ou lateral para o aspecto lingual da mandíbula é de primordial importância no planejamento do tratamento pré-operatório dessas lesões. Os estudos de imagem da mandíbula que incluem TC, RM e Panorex são úteis em conjunto com a avaliação clínica cuidadosa por palpação bimanual para determinar a adesão à mandíbula. A ausência de fixação da lesão ao córtex interno da mandíbula indica que as técnicas de preservação de mandíbula são viáveis.

O tratamento de escolha para lesões em estádio inicial que não envolvem a mandíbula é a ressecção transoral. Para as lesões malignas mais extensas do assoalho da boca anterior e lateral sem envolvimento mandibular, uma técnica de *pull-through* pode evitar a necessidade de realizar uma mandibulotomia. Mandibulotomia paramediana ou lateral raramente é necessária, exceto para alguns tumores posteriores do assoalho da boca. A ressecção de grandes tumores do assoalho da boca geralmente requer a reconstrução imediata. Os objetivos da reconstrução são a obtenção de um fechamento impermeável à água para evitar fístula salivar e preservar a mobilidade de língua. Para defeitos extensos de tecidos moles e mucosa, o retalho livre radial do antebraço oferece a melhor opção reconstrutiva para atingir esses objetivos. Opções reconstrutivas adicionais incluem retalhos nasolabiais, do platisma e peitoral maior. O retalho do platisma pode ser usado para

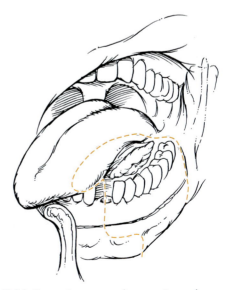

FIGURA 43-24. Ressecção composta de um carcinoma do assoalho da boca com mandibulectomia segmentar. Para obter margens cirúrgicas amplas, uma porção significativa da borda lateral da língua é ressecada com o espécime. (Modificado de Silver CE, Rubin JS: *Atlas of head and neck surgery*, ed 2, New York, 1999, Churchill Livingstone.)

defeitos laterais pequenos, ao passo que o retalho peitoral maior miocutâneo pode ser utilizado para defeitos do tecido mole de maiores dimensões, de preferência quando a mandíbula posterolateral é ressecada.

Para lesões sem evidência de invasão óssea, mas que demonstram envolvimento com o periósteo lingual, uma mandibulectomia parcial coronal pode ser necessária (Fig. 43-23). Para lesões associadas à destruição mandibular extensa, a ressecção composta com mandibulectomia segmentar é necessária (Fig. 43-24).

Metástases cervicais são observadas em aproximadamente 50% dos pacientes com carcinoma do assoalho da boca. Os linfonodos submandibulares (nível Ib) são mais frequentemente envolvidos, e metástases bilaterais são comuns com as lesões do assoalho anterior da boca.

A sobrevida de 5 anos para pacientes com carcinomas do assoalho da boca é de 90% para o estádio I, 80% para o estádio II, 65% para o estádio III e 30% para doença em estádio IV.[63,92]

MUCOSA BUCAL

Carcinoma da mucosa bucal representa 5 a 10% de todos os tumores malignos da cavidade oral (Fig. 43-25) e tem uma predominância 4:1 no sexo masculino; o paciente típico está na sexta década de vida. Foi observada uma associação entre o uso de tabaco sem fumaça e carcinomas bucais, com um aumento da incidência desses tumores sendo observado na população do sudeste dos Estados Unidos. Na Índia, o uso de noz de areca é associado com uma elevada incidência de carcinoma bucal.

O carcinoma verrucoso geralmente surge na mucosa bucal e é considerado uma malignidade de baixo grau. A má higiene oral, o uso do tabaco e a infecção viral têm sido sugeridos como possíveis etiologias. Embora considerados de baixo grau, focos de carcinoma invasivo e áreas de desdiferenciação podem ser encontrados dentro de uma amostra individual. A ressecção cirúrgica é o tratamento de escolha. Tratamento eletivo dos linfáticos regionais não é necessário, dada a baixa probabilidade de metástase regional. O diagnóstico diferencial de lesões com base no epitélio da mucosa bucal deve incluir papiloma escamoso e hiperplasia pseudoepiteliomatosa. Tumores de glândulas salivares menores também podem apresentar-se como uma massa submucosa dentro dessa região.

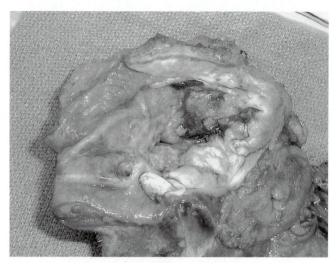

FIGURA 43-26. Aspecto medial do carcinoma bucal extenso que necessitou de maxilectomia parcial e hemimandibulectomia. Cratera da lesão ulcerada estende-se anteriormente para a comissura oral e posteriormente para o trígono retromolar.

O local da mucosa bucal, onde carcinoma escamoso é mais frequentemente observado, é adjacente ao terceiro molar inferior. Os pacientes com doença em estádio avançado podem apresentar trismo, como resultado da invasão direta do tumor para os músculos da mastigação, e o envolvimento do ducto da parótida pode produzir sialadenite obstrutiva. Lesões anteriores metastatizam regionalmente para os gânglios submandibulares, enquanto as lesões bucais posteriores metastatizam para os linfonodos superiores jugulodigástricos.

Pequenas lesões podem ser excisadas transoralmente. Tumores primários em estádio intermediário podem ser ressecados por via transoral ou através de uma incisão de separação labial. Com a exceção das lesões superficiais, o músculo bucinador deve ser ressecado em continuidade para proporcionar uma margem suficientemente profunda. Embora fechamento primário ou cicatrização por segunda intenção sejam aceitáveis para pequenos tumores primários, defeitos maiores devem ser reparados com um retalho fasciocutâneo para evitar a contratura da cicatriz e trismo, que são sequelas frequentes do enxerto de pele. Disseminação intraoral local pode exigir a ressecção do rebordo alveolar da mandíbula ou maxila. Para CCEs e tumores de glândulas salivares

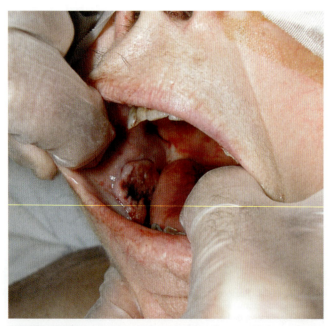

FIGURA 43-25. Lesão ulcerada na mucosa bucal em um paciente com dor e trismo diagnosticada como carcinoma de células escamosas na biópsia.

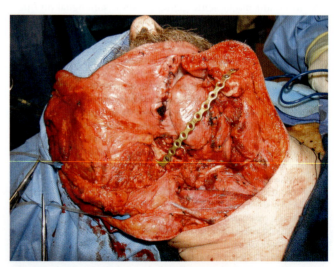

FIGURA 43-27. Abordagem de separação labial estendendo-se para a incisão da dissecção cervical para realizar uma hemimandibulectomia para um carcinoma bucal T4.

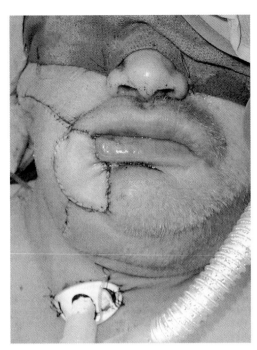

FIGURA 43-28. Fechamento de um defeito *through-and-through* de um carcinoma bucal realizado com retalho de avanço cervicofacial e retalho peitoral maior. Uma porção do retalho peitoral maior reveste a cavidade oral, uma porção é descamada para transição externamente, e uma porção é externa à comissura oral e estende-se até o retalho de avanço.

menores invasivos, o músculo bucinador deve ser incluído com a amostra no momento da ressecção. Invasão profunda na bochecha pode requerer ressecção *through-and-through* (Figs. 43-26 até 43-28). Reconstrução ideal para fornecer tanto revestimento interno quanto externo é mais bem realizada com um retalho livre fasciocutâneo dobrado. Cirurgia como uma modalidade primária é preconizada para carcinoma bucal, ao passo que a terapia combinada é recomendada para lesões avançadas. Tal como acontece com a maioria das lesões da cavidade oral, a espessura do tumor tem uma correlação direta com o prognóstico. Nos tumores T1/T2 N0, profundidade de invasão superior a 5,17 mm no sítio primário tem sido correlacionada com um risco de disseminação linfática regional, ipsilateral.[93]

Diaz et al.[94] revisaram uma série de 119 pacientes não tratados previamente com carcinoma bucal que se submeteram a tratamento no M.D. Anderson Cancer Center. Os tumores primários foram classificados como T1 (21%), T2 (38%), T3 (23%) e T4 (15%). A maioria dos pacientes (72%) era N0 na apresentação, e a maioria foi tratada exclusivamente com cirurgia (71%). Nenhum dos pacientes foi tratado somente com radioterapia, e a radioterapia pós-operatória (50 a 60 Gy) foi utilizada para pacientes com propagação nodal extracapsular ou margens positivas. Excisão transoral foi realizada na maioria dos pacientes, e apenas 27% dos pacientes necessitaram de uma ressecção de separação labial e retalho na bochecha. DRMP foi realizada em pacientes com linfonodos cervicais positivos, e DCESOH foi usada para aqueles que foram N0. A sobrevida em 5 anos para todos os pacientes dentro da série foi de 63%, e a sobrevida de 5 anos caiu de 70% nos pacientes N0 para 49% nos pacientes com linfadenopatia metastática. Dentro dessa série de pacientes, 45% tiveram recidiva (23% local, 11% regional, 9% local e regional), e terapia de salvamento foi bem-sucedida em apenas 22%. Envolvimento do ducto Stensen e invasão do músculo bucinador não tiveram efeito na recidiva locorregional.

A sobrevida relatada de 5 anos é de 75 a 78% para o estádio I, 65 a 66% para o estádio II, 30 a 62% para o estádio III e 20 a 50% para a doença em estádio IV.[93,94]

PALATO DURO

O CCE é o tumor maligno mais comum do palato (Fig. 43-29). Estando em segundo lugar próximo em frequência estão os tumores de glândulas salivares menores, que incluem carcinoma adenoide cístico, carcinoma mucoepidermoide, adenocarcinoma e adenocarcinoma polimorfo de baixo grau.[95] O melanoma mucoso mais comumente surge no palato duro e na gengiva maxilar e se apresenta como uma placa pigmentada não ulcerada. O paciente típico é de 40 a 50 anos, e o prognóstico é pobre por causa da agressividade locorregional do tumor e sua propensão para metástases distantes. O palato é também o local oral mais comum para o sarcoma de Kaposi.

Irritação crônica de dentaduras mal ajustadas também pode desempenhar um papel causal no desenvolvimento da displasia. As lesões inflamatórias que surgem no palato podem mimetizar malignidade e podem ser diferenciadas por biópsia. A sialometaplasia necrosante aparece no palato como uma úlcera em forma de borboleta e se assemelha a um tumor maligno. O tratamento é sintomático e a biópsia confirma sua natureza benigna. O tórus palatino é uma exostose ou crescimento ósseo excessivo do palato e do osso maxilar na linha média e não requer tratamento cirúrgico, a menos que os pacientes sejam sintomáticos.

O paciente típico com um carcinoma do palato duro é um homem idoso com um histórico de uso de tabaco. A alta incidência de carcinoma no palato duro é vista em países onde se pratica o fumo inverso.

Tumores de glândulas salivares menores apresentam-se tipicamente como um nódulo submucoso. Ulceração é incomum, e as lesões tendem a surgir na junção dos palatos duro e mole. Infiltração direta do osso pode levar a uma extensão para o assoalho do nariz ou para o seio maxilar. A disseminação neurotrópica ao longo do nervo palatino maior pode resultar em extensão para o forame redondo ou gânglio do NC V.

Carcinoma escamoso do palato duro é tratado cirurgicamente, e pequenas lesões podem ser tratadas com excisão local ampla transoral. A ressecção pode ser realizada ao nível da parte óssea do palato duro com reepitelização antecipada. Como o periósteo do osso palatino age como uma barreira para a disseminação, a excisão com preservação óssea é adequada para pequenas lesões. O envolvimento do periósteo requer a remoção de uma porção do palato ósseo, e maxilectomia parcial ou subtotal é necessária para lesões maiores e para aqueles que envolvem o seio maxilar (Fig. 43-30). Para doenças malignas que se estendem ao longo do nervo palatino maior, a biópsia do nervo é importante para a identificação de disseminação neurotrópica. Defeitos de tamanho

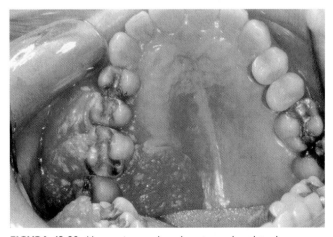

FIGURA 43-29. Um carcinoma ulcerado extenso do palato duro que se estende para o rebordo alveolar superior. Controle da margem para este tumor necessitaria de maxilectomia de infraestrutura, e disseminação retrógrada ao longo do nervo palatino maior resultaria em extensão para a base do crânio.

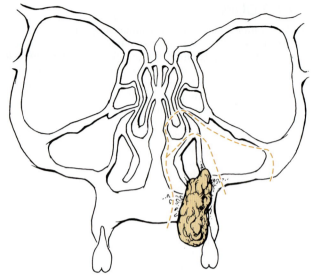

FIGURA 43-30. Cortes ósseos de uma maxilectomia de infraestrutura para uma neoplasia maligna do palato duro. (Modificado de Silver CE, Rubin JS: *Atlas of head and neck surgery,* ed 2, New York, 1999, Churchill Livingstone.)

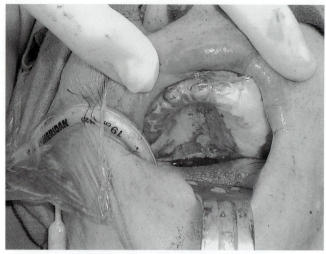

FIGURA 43-33. Obturador em posição após maxilectomia de infraestrutura. O enxerto de pele de espessura dividida sobre as margens da osteotomia reveste a cavidade do seio maxilar e é mantido em posição pela gaze com petróleo sustentada pelo obturador.

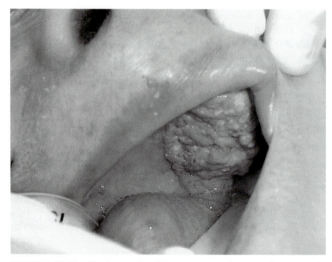

FIGURA 43-31. Carcinoma de células escamosas do palato duro antes da ressecção.

pequeno a médio podem ser reconstruídos com a ajuda de retalhos de avanço locais ou retalhos do corpo adiposo da bochecha. Fístulas oronasais pós-ressecção do palato exigem uma prótese dentária para reabilitação da fala e deglutição. Para lesões que resultam em um defeito palatal após a ressecção, reabilitação protética pode oferecer ao paciente um excelente resultado funcional. Nessa circunstância, um protesista maxilofacial pode fabricar um *splint* no pré-operatório para uso no momento da ressecção. Um enxerto de pele de espessura parcial é usado para cobrir margens ósseas da osteotomia e para substituir áreas dentro dos seios paranasais, onde a mucosa foi removida como parte da ressecção. A cavidade é então preenchida com gaze embebida em petróleo, e um parafuso compressivo pode ser usado para fixar a prótese na maxila e para fornecer suporte ao reparo subjacente (Figs. 43-31 até 43-33). A prótese temporária é removida com cerca de uma semana, e o curativo é removido; uma prótese temporária é utilizada até que uma opção mais permanente possa ser adaptada ao defeito resultante. Radiação adjuvante é indicada para tumores em estádio avançado, invasão perineural e margens positivas.

Radioterapia primária tem sido investigada como uma terapia para o carcinoma de palato duro, com uma taxa de controle local de 5 anos de 80% relatada para os tumores T1 e T2; no entanto, essa taxa de controle cai para 24% para lesões T3 e T4. No entanto, a cirurgia é a modalidade primária indicada para o

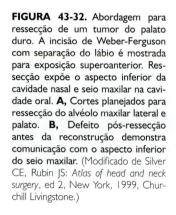
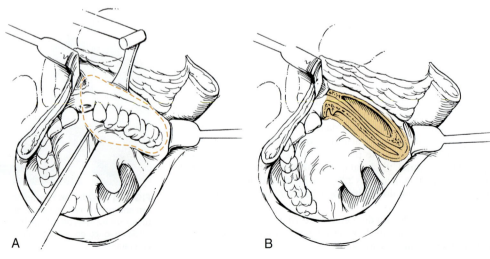

FIGURA 43-32. Abordagem para ressecção de um tumor do palato duro. A incisão de Weber-Ferguson com separação do lábio é mostrada para exposição superoanterior. Ressecção expõe o aspecto inferior da cavidade nasal e seio maxilar na cavidade oral. **A,** Cortes planejados para ressecção do alvéolo maxilar lateral e palato. **B,** Defeito pós-ressecção antes da reconstrução demonstra comunicação com o aspecto inferior do seio maxilar. (Modificado de Silver CE, Rubin JS: *Atlas of head and neck surgery,* ed 2, New York, 1999, Churchill Livingstone.)

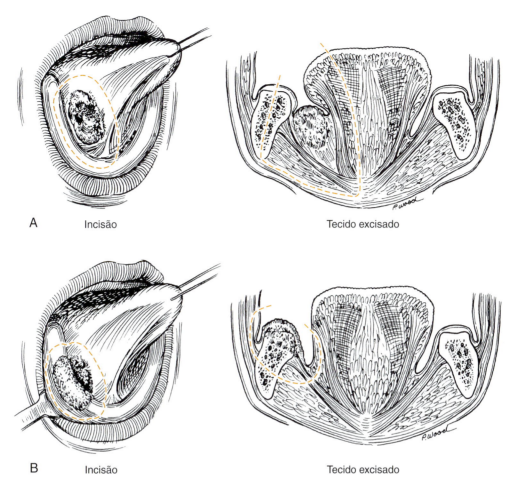

FIGURA 43-34. A, Tumor do assoalho da boca removido com uma mandibulectomia marginal lingual-sagital. **B,** Tumor do assoalho da boca e rebordo alveolar removido com uma mandibulectomia marginal coronal da "margem".

carcinoma do palato duro. Nesse estudo, a sobrevida de 5 anos foi de 48% para o CCE e 63% para o carcinoma de glândula salivar menor.[96]

A incidência de metástases ocultas varia dentro da literatura. Em uma revisão de 725 casos de carcinoma da maxila e do palato, a taxa de metástase nodal regional baseada no estádio foi de 4,1% para T1, 14,9% para T2, de 10,3% para T3 e 24,7% para os tumores T4. A sobrevida dentro do grupo diminuiu com o aumento dos estádios T e N.[97] Montes et al.[98] avaliaram 146 pacientes com carcinoma maxilar oral e registraram uma taxa de metástase regional de 31,4% para todos os pacientes. Dos pacientes com tumores T3 ou T4, mais de 50% tinham disseminação metastática regional. Os pacientes que apresentaram um pescoço clinicamente N0 (posteriormente tratados ou observados) passaram a desenvolver metástases regionais em 14,4% dos casos. Sua taxa de salvamento regional foi de apenas 52,9%. Os autores preconizam o tratamento cervical supraomo-hióideo eletivo em pacientes com carcinoma maxilar T2 até T4.

TRATAMENTO CIRÚRGICO DA MANDÍBULA

O tratamento da mandíbula aplicado às doenças malignas da cavidade oral tem evoluído ao longo do tempo. Inicialmente, acreditava-se que o CCE da cavidade oral invadia a mandíbula através dos vasos linfáticos adjacentes; no entanto, a invasão direta é agora reconhecida como a via mais comum. Um artigo de Marchetta et al.,[99] em 1971, demonstrou os tumores que envolvem a mandíbula invadindo primeiramente o periósteo. Quando o periósteo estava livre de invasão tumoral direta, uma cirurgia de preservação mandibular foi considerada viável.

Os procedimentos de preservação mandibular que incluem mandibulectomia marginal vertical e horizontal (Fig. 43-34) e técnicas de *pull-through* ganharam popularidade como filosofias de conservação de órgão e têm surgido dentro deste campo de atuação (Figs. 43-35 e 43-36). Além disso, técnicas *pull-through* oferecem a vantagem de evitar uma incisão de separação labial e

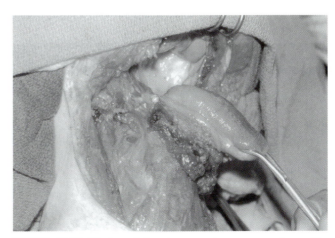

FIGURA 43-35. Técnica *pull-through* para carcinoma extenso do assoalho da boca que se estende para a língua.

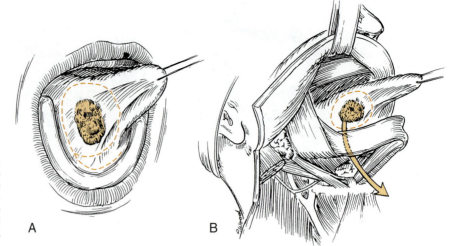

FIGURA 43-36. A, Tumor do assoalho da boca. **B,** Abordagem *pull-through* proposta. Após elevar o retalho em "avental" superiormente, o músculo milo-hióideo e o ventre anterior do músculo digástrico são desinseridos, o que permite a liberação do tumor para ressecção para uma localização cervical e poupa a necessidade de mandibulotomia para lesões selecionadas.

permitem a exposição adequada para a reconstrução com tecidos livres. A técnica *pull-through* é contraindicada em pacientes com destruição mandibular extensa, mas pode ser realizada em continuidade com a ressecção da cortical lingual da mandíbula.

A mandibulotomia para acesso em ressecção oncológica e reconstrução de neoplasias malignas da cavidade oral é normalmente reservada para as lesões primárias em estádio avançado com disseminação ampla para a orofaringe. A colocação da osteotomia na linha média ou em áreas paramedianas (com preservação do nervo mental) é preferida. A mandibulotomia paramediana oferece a vantagem de preservação muscular ipsilateral do gênio-hióideo e genioglosso, enquanto a osteotomia na linha média requer transecção desses músculos. Às vezes, o sacrifício de um incisivo inferior ou dente canino pode ser necessário para realizar uma osteotomia. Criação de uma má oclusão leve a moderada, independentemente da técnica, tem-se mostrado um achado comum.[100] Com a osteotomia óssea para mandibulotomia, ocorre a perda de uma lâmina fina de osso cortical. Isso pode ser parcialmente atenuado osteotomizando a cortical lingual e fazendo uma fratura em galho verde na cortical posterior com um osteótomo. A colocação de uma placa de titânio antes de realizar a osteotomia é uma estratégia que permitirá a manutenção da oclusão normal do paciente quando a mandíbula é reaproximada no final do procedimento. A colocação de furos para a placa no aspecto inferior da mandíbula em pacientes com dentição intacta evita lesão iatrogênica da raiz do dente. Se for usada uma técnica de parafuso compressivo, deve-se tomar cuidado para evitar a correção excessiva com a fixação das extremidades da mandibulotomia e criação de uma má oclusão. Mandibulotomia lateral ao nível do corpo ou ramo deve ser evitada por causa da má cicatrização no local da osteotomia e a interrupção de artéria e nervo alveolar inferior no momento da osteotomia.

Complicações da mandibulotomia incluem exposição da placa, contratura labial, anquiloglossia, celulite/abscesso, disfunção da articulação temporomandibular, não união e ORN. Quando mandibulotomia é realizada no contexto de uma mandibulectomia marginal, o risco de não união e infecção associada a desvascularização da mandíbula envolvida tem levado alguns cirurgiões a abandonar a combinação das duas técnicas.[101] Eisen et al.[102] examinaram a morbidade da mandibulotomia na linha média em pacientes que necessitaram de radioterapia pós-operatória. Eles encontraram uma taxa de complicação de 11% em pacientes cujo sítio da mandibulotomia foi incluído no campo de radiação.

Avaliação da necessidade de mandibulectomia segmentar pode ser uma difícil decisão do tratamento (Tabela 43-3). Embora a invasão mandibular maciça indique claramente uma mandibulectomia segmentar, as situações em que a aderência do periósteo e invasão cortical sutil são sugeridas por exame clínico ou imagens radiográficas exigem experiência e julgamento do cirurgião quanto à possibilidade de realizar uma mandibulectomia marginal ou ressecção mandibular segmentar. Ressecção marginal nos casos de carcinoma do rebordo alveolar tem sido defendida por alguns autores quando erosão óssea detectada radiograficamente não se estende abaixo do nível do canal mandibular.[103]

Ressecções segmentares da região anterior da mandíbula, incluindo as regiões da sínfise e parassinfisária, demandam reconstrução com enxerto ósseo vascularizado e tecido mole. Defeitos mandibulares segmentares posteriores em particular em pacientes desdentados totais ou em indivíduos com comorbidades que limitam a possibilidade de reconstrução com tecido ósseo livre podem ser adequadamente reparados com reconstrução apenas de tecidos moles. Embora a ressecção sem reconstrução óssea da mandíbula lateral deixe os pacientes com uma mandíbula em forma de J "balançando", as funções de fala e deglutição são geralmente boas, e os pacientes podem ser decanulados se a traqueostomia tiver sido realizada no momento do procedimento. Assimetria cosmética consistente com uma concavidade na região do ramo mandibular é notável. Tração do mento pode ocorrer sem o aspecto oposto da mandíbula, mas pode ser reduzida se um retalho volumoso de tecido mole (p. ex., peitoral maior) for usado para a reconstrução da área mandibular posterior. Alternativamente, o defeito da mandibulectomia lateral pode ser melhorado com uma placa de reconstrução mandibular de titânio para manter a continuidade da mandíbula e a oclusão e evitar a tração do mento observada com o movimento de "balanço" da mandíbula. Esse tipo de reconstrução deve ser feito em combinação com a reconstrução intraoral de tecidos moles usando um retalho músculo-cutâneo pediculado (p. ex., retalho peitoral maior).

TABELA 43-3. Indicações para Tratamento Cirúrgico da Mandíbula

Apresentação	Intervenção Requerida
Lesão mucosa com aproximação mandibular, móvel livremente	Excisão local ampla com remoção do periósteo adjacente
Lesão mucosa com aderência isolada na mandíbula, aspecto lingual	Mandibulectomia marginal lingual-sagital
Lesão mucosa com aderência isolada na mandíbula, aspecto gengival	Mandibulectomia marginal coronal da "margem"
Invasão cortical maciça, envolvimento do nervo alveolar inferior	Mandibulectomia segmentar

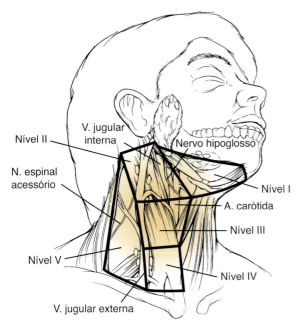

FIGURA 43-37. Níveis de linfáticos regionais do pescoço. (Modificado de Silver CE, Rubin JS: *Atlas of head and neck surgery*, ed 2, New York, 1999, Churchill Livingstone.)

TRATAMENTO CIRÚRGICO DO PESCOÇO

Os padrões de disseminação de sítios de tumor primário na cabeça e no pescoço para linfáticos cervicais são bem descritos. A localização e a incidência de metástases variam de acordo com o sítio primário. Os tumores primários de cavidade oral e lábios tipicamente metastatizam para os linfonodos em níveis I, II e III (Fig. 43-37).

Comprometimento da resposta imune pode ser correlacionado com o risco de disseminação metastática regional do carcinoma oral. Linfonodos positivos demonstram densidades mais elevadas de células dendríticas imaturas e densidades mais baixas de linfócitos T citotóxicos ativos, quando comparados com linfonodos não envolvidos do mesmo paciente.[104] Myo et al.[104] relataram o uso de aberrações numéricas do gene ciclina D1 avaliadas em amostras de PAAF de pacientes com câncer bucal nos estádios I e II. A amplificação do tipo cluster do gene ciclina D1 correlaciona-se com recidiva regional futura nos pacientes em que o pescoço não foi tratado eletivamente.

A necessidade de realizar um esvaziamento cervical no paciente N0 foi investigada consideravelmente. Civantos et al.[106] relataram sua experiência com o uso da biópsia do linfonodo sentinela (BLS) em 108 pacientes com tumores orais e cutâneos. Quarenta e três pacientes com o diagnóstico de câncer de boca foram submetidos a esvaziamento cervical simultâneo após a BLS ter sido realizada através de uma incisão de campo estreito. O valor preditivo negativo da BLS para câncer oral foi de 92% e resultou no reestadiamento clínico de 16% dos casos de N0 para N1. Para todo o grupo, a localização do linfonodo sentinela estava fora da região de drenagem linfática esperada em 13,6% dos casos. Complicações com o uso da técnica foram mínimas, e o redirecionamento linfático, quando ocorre a substituição maciça do tumor de um linfonodo, foi observado. Usando uma técnica sequencial semelhante, Thompson et al.[107] relataram uma sensibilidade de 94% e um valor preditivo negativo de 96% com o uso da BLS na definição do câncer oral. Em pacientes com carcinoma oral previamente tratados, a BLS também tem demonstrado um elevado valor preditivo negativo (91%).[108] Embora os resultados pareçam promissores, a maioria dos estudos reflete a experiência de apenas um número limitado de pacientes.

Para pacientes com uma doença maligna da cavidade oral que são clinicamente e radiograficamente N0, com um risco de metástases ocultas que exceda 20%, o tratamento eletivo dos vasos linfáticos regionais deve ser considerado. Opções de tratamento incluem a irradiação cervical eletiva *versus* esvaziamento cervical.[109] Modificações do esvaziamento cervical evoluíram de dissecção cervical radical (DCR) através da dissecção cervical radical modificada (DCRM) à dissecção cervical seletiva (DCS), que pode servir como um procedimento de teste para determinar a necessidade de radioterapia adjuvante pós-operatória. Para o linfonodo cervical clinicamente positivo, o tratamento cirúrgico de escolha tem sido tradicionalmente DCRM ou DCR, embora alguns autores preconizem a DCS para o tratamento da doença limitada N1. Kuntz e Weymuller[110] examinaram os dados de qualidade de vida para pacientes submetidos a DCR, DCRM e DCS. Deficiência do ombro aos seis meses foi menor para os pacientes da DCS e foi similar para DCS e pacientes DCRM em 12 meses. Além disso, foi notado que os pacientes da DCRM e DCS tiveram menos problemas com dor do que os pacientes da DCR.

A DCS mais comumente realizada para o tratamento dos linfonodos regionais em pacientes com câncer da cavidade oral é o esvaziamento cervical supra-omo-hióideo (DCESOH), que inclui a remoção dos linfonodos dos níveis I, II e III. Inclusão dos linfonodos nível IIb dentro do esvaziamento cervical é preconizada para os tumores primários da cavidade oral devido a uma incidência de 10% de disseminação para essa região;[111] no entanto, alguns autores discordam que é necessária a inclusão do nível IIb no esvaziamento cervical eletivo (DCE).[112]

O envolvimento direto da glândula submandibular nas metástases linfonodais nível I é incomum; no entanto, a inclusão da glândula submandibular com dissecção nível Ib no tratamento do câncer bucal é padrão de cuidado para uma DCESOH. Naidu et al.[113] sugeriram considerar o conceito de preservação da glândula submandibular quando o esvaziamento cervical eletivo é realizado para um pescoço N0 em um paciente com carcinoma bucal inicial. Nenhum estudo para avaliar os resultados foi realizado até agora, embora estudo prospectivo do conceito esteja sendo executado.

Modelos multivariados, utilizando espessura do tumor, invasão perineural, nível de diferenciação, estadiamento T e uma margem de invasão tumoral do tipo infiltrativa, demonstraram uma associação com a probabilidade de disseminação oculta de câncer de língua e têm sido defendidos como meios mais precisos para a seleção de pacientes para a DCE.[114] Byers et al.[88] observaram que pacientes com CCE no bordo lateral da língua, com um pescoço N0 ipsilateral, tiveram uma taxa de 15,8% de "skip metastasis" (envolvimento dos níveis III ou IV, sem se espalhar para os níveis I e II). Como resultado, eles preconizaram a dissecção cervical dos níveis de I a IV, em vez de uma DCESOH padrão, para pacientes com carcinoma de língua e um pescoço N0. Linfonodos nível V estão envolvidos em alguns casos e são vistos com o envolvimento concomitante dos linfonodos de nível superior. Lesões da linha média tem uma elevada incidência de disseminação bilateral para os linfáticos cervicais, e o tratamento de ambos os lados do pescoço é indicado nesses casos. Ao considerar as vias de disseminação, as lesões extensas do palato duro devem ser vistas com preocupação. Dada a predileção pela disseminação retrofaríngea de tumores do palato mole, as lesões do palato duro com extensão posterior devem ser consideradas para a radioterapia pós-operatória para abordar essa região que poderia ficar sem tratamento com a DCS. Para todos os locais, a presença real de metástase cervical tem um impacto negativo na sobrevida e, dessa forma, a investigação pré-operatória agressiva e controle periódico de pacientes com câncer de cabeça e pescoço são necessários. Ebrahimi et al.[115] avaliaram 225 pacientes com carcinoma oral, que foram submetidos a DCE. A taxa de linfonodo positivo na DCE foi de 34,2%. Em uma tentativa de definir a extensão minimamente aceitável para tratamento cirúrgico do pescoço N0, o campo nodal do esvaziamento cervical foi examinado e correlacionado à sobrevida. Pacientes com um esvaziamento cervical que tiveram menos de 18 linfonodos tiveram uma SG pior de 5 anos quando comparados com aqueles com 18 ou mais linfonodos dentro de suas amostras de esvaziamento cervical (51 vs. 74%, respectivamente). Achados semelhantes também foram observados com relação à sobrevida livre de doença e à sobrevida doença-específica.

A decisão de cirurgia versus radioterapia para o tratamento do pescoço é determinada pela modalidade de tratamento escolhida para o tumor primário. Se o tumor primário é tratado com cirurgia, o pescoço geralmente é cirúrgico. Se o tumor primário é tratado com radiação, o pescoço é tratado de forma semelhante. Para a doença cervical linfática avançada (N2/N3) ou metástase com disseminação extracapsular, somente o tratamento cirúrgico do pescoço é inadequado, e radioterapia adjuvante pós-operatória é necessária.

A cirurgia citorredutora da doença metastática não melhora a sobrevida e não é preconizada. O salvamento cirúrgico para a doença cervical recorrente após esvaziamento abrangente ou radiação está associado a uma pequena sobrevida.[114]

RADIAÇÃO

Papel da Radiação de Cone Externo

Recidiva locorregional após ressecção cirúrgica isolada para câncer de cabeça e pescoço na fase III/IV é comum. Após a ressecção cirúrgica, características patológicas adversas determinam a necessidade de radioterapia adjuvante. Características patológicas de alto risco incluem disseminação extranodal do tumor e margens cirúrgicas envolvidas. Outras características patológicas adversas incluem tumores T3/T4, invasão perineural, invasão do espaço linfovascular, adenopatias cervicais baixas (nível IV) e múltiplos linfonodos cervicais envolvidos pelo tumor (N2B/N2c).[44] Em uma revisão sistemática da literatura que analisou 348 artigos sobre margens cirúrgicas de pacientes submetidos à cirurgia para o carcinoma de cavidade oral, uma margem de 4 mm ou menos foi considerada "próxima".[116]

A dosagem convencional é 1,8 a 2 Gy por fração, uma vez por dia, cinco dias por semana. Volumes de radiação para a radioterapia pós-operatória e quimiorradioterapia pós-operatória não são padronizados e devem ser concebidos com base no risco de recidiva e envolvimento clinicamente oculto de subsítios de cabeça e pescoço e regiões nodais. Evidências apontam para uma dose de radiação da radioterapia e quimiorradioterapia pós-operatória de pelo menos 63 Gy para pacientes de alto risco e pelo menos 57 Gy para pacientes de baixo risco.[44]

A complicação mais comum da radioterapia na cavidade oral é a xerostomia. Uma complicação menos comum, no entanto, mais grave é osteorradionecrose (ORN). Fatores que predispõem a ORN incluem má dentição, cobertura de tecido mole inadequada de estruturas ósseas, tórus mandibular e trauma da mucosa. Atendimento odontológico agressivo nesses pacientes por um dentista especializado no tratamento de pacientes que necessitam de radioterapia é essencial. Para preparar o paciente para a radiação, extração dentária pré-tratamento, remoção de tórus e fechamento meticuloso da mucosa são necessários. Para pacientes com dentição preservada, tratamentos de flúor a longo prazo podem prevenir a cárie progressiva e ORN subsequente.

Time Package

Rosenthal et al.[117] examinaram o *time package* de tratamento, definido como a duração do tempo desde a cirurgia até a conclusão da radioterapia, pois ele está relacionado aos resultados dos pacientes com CCE localmente avançado de cabeça e pescoço. Os seus achados apoiam o conceito de que um *time package* total de tratamento de menos de 100 dias foi associado com melhores controle locorregional e sobrevida. Esses resultados reforçam a importância do desenvolvimento de um plano de tratamento cirúrgico que minimize os riscos de complicações que retardam o início da radioterapia e a utilização de um protocolo de radiação que minimiza a necessidade de pausas no tratamento.

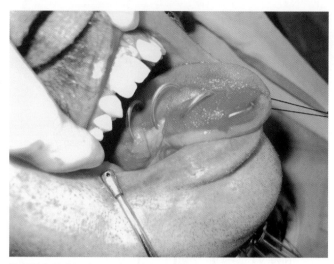

FIGURA 43-38. Cateteres da braquiterapia em posição para um carcinoma da língua ressecado com margens cirúrgicas estreitas na histopatologia final após reconstrução com retalho livre do antebraço radial.

Braquiterapia

A colocação do cateter da braquiterapia para impulsionar a radiação localizada tem um papel limitado no tratamento de neoplasias malignas orais. Braquiterapia tem sido utilizada para o câncer de língua e assoalho de boca ressecado cirurgicamente com margens cirúrgicas estreitas na interpretação histopatológica final. Colocação transoperatória é necessária, mas a traqueostomia pode não ser necessária (Fig. 43-38). A colocação dos cateteres ocorre dentro de um ambiente hospitalar em uma sala protegida após o posicionamento. O uso da braquiterapia requer uma internação prolongada em comparação com os requisitos padrões do tratamento cirúrgico. A braquiterapia como um tratamento primário não tem sido defendida por causa da criação de fibrose pós-tratamento que limita monitoramento para recidiva da doença além do risco de ORN pós-tratamento.

Reirradiação para Recidiva

Para pacientes com tumores primários secundários de câncer de cabeça e pescoço com recidiva locorregional, protocolos de reirradiação que usam quimiorradioterapia concomitante (radioterapia de intensidade modulada com uma dose mediana de 60 Gy) foram relatados como uma alternativa de tratamento. No entanto, essa opção não é sem morbidade significativa relacionada ao tratamento. Sher et al.[118] relataram uma taxa de mortalidade tardia de 11% relatada no Dana-Farber Cancer Institute por etiologias, tais como hemorragia, aspiração e causas infecciosas em pacientes que não tinham evidência de doença persistente com esse protocolo.

QUIMIOTERAPIA

A quimiorradioterapia pós-operatória fornece um controle superior locorregional, uma melhor sobrevida livre de progressão e em alguns estudos SG melhorada em comparação com radioterapia pós-operatória para pacientes de alto risco em vários estudos randomizados. Análises agrupadas de dados randomizados demonstram que a quimiorradioterapia concomitante pós-operatória está associada a benefícios da SG para os pacientes com margens cirúrgicas envolvidas, bem como aqueles com disseminação extranodal do tumor. A radioterapia pós-operatória concomitante com cisplatina a 100 mg/m^2 a cada 21 dias é a plataforma auxiliar atual padrão da quimiorradioterapia no tratamento do câncer de cabeça e pescoço.[44]

Em um estudo randomizado controlado, Tsan et al.[119] compararam a dosagem de cisplatina concomitante (100 mg/m^2 a cada 3 semanas *versus* dose semanal de 40 mg/m^2) com radiação adjuvante para câncer oral de alto risco. Maior adesão e menor toxicidade aguda foram relatadas em pacientes quando a dose de cisplatina três vezes por semana foi usada.

Quimioterapia de indução tem sido preconizada para diminuir a magnitude da ressecção; no entanto, os ensaios clínicos para apoiar essa abordagem são ausentes. A quimioterapia de indução (neoadjuvante) não é considerada atualmente o padrão de atendimento e potencialmente atrasa o procedimento terapêutico definitivo. Robbins et al.[120] relataram o uso de um protocolo RADPLAT neoadjuvante (infusão intra-arterial de cisplatina e infusão endovenosa de tiossulfato de sódio com concomitante radioterapia com 50 Gy) na situação de carcinoma oral T2 e T3, com diferentes níveis de estadiamento N. A cirurgia foi descrita como uma "nidusectomia" do tumor realizada oito semanas após a terapia. A resposta completa foi observada em 80% dos sítios primários e em 79% dos campos linfáticos regionais, a taxa de SDE de 5 anos foi de 64% com uma taxa de controle locorregional de 74%. O papel da quimioterapia neoadjuvante, seguida por radiação ou quimiorradioterapia concomitante para CCE em estádio avançado da cavidade oral, orofaringe, hipofaringe ou laringe, foi relatado em dois ensaios clínicos randomizados fase III. O estudo da European Organization for Research and Treatment of Cancer 24971/TAX 323 comparou docetaxel, cisplatina e fluoracil (TPF) à cisplatina e fluoracil como quimioterapia de indução seguida de radioterapia para pacientes não tratados previamente, com CCE irressecável.[121] Pacientes do grupo TPF demonstraram uma melhoria significativa na progressão livre e na SG em comparação com os pacientes no grupo PF. Um estudo semelhante realizado por Posner et al.[122] (TAX 324) comparou a quimioterapia de indução com TPF ou cisplatina e fluoracil seguida de quimiorradioterapia concomitante com carboplatina semanal. A população do estudo incluiu pacientes não tratados previamente com qualquer doença inoperável ou doença em estádio avançado nos quais a terapia de preservação do órgão foi considerada. Os resultados foram semelhantes aos do estudo TAX 323, e os pacientes que receberam TPF demonstraram uma melhoria significativa na progressão livre e na SG.

Em um estudo realizado por Wu et al.[123] que examinou uma alternativa de tratamento para o carcinoma verrucoso oral extenso, metotrexato intra-arterial foi utilizado como uma infusão contínua através da artéria carótida externa para 7,5 dias (período médio de tratamento), seguido por bolo durante 10 semanas. Nos 15 pacientes tratados, uma resposta completa foi observada dentro de um período médio de 2,5 meses, e nenhuma recidiva foi observada em um período de acompanhamento médio de 45 meses.

TERAPIAS ADICIONAIS

Terapia Fotodinâmica

A terapia fotodinâmica (TFD) tem um papel potencial no tratamento de lesões pré-malignas generalizadas e carcinoma oral superficial. Essa modalidade tem sido usada para o tratamento paliativo do câncer de trato gastrintestinal, bexiga e pulmão. O Photofrin®, um corante ativado pela luz, que, teoricamente, se localiza no tecido tumoral, é ativado por exposição a uma luz de 620 nm e produz os radicais livres oxidantes. Através da interrupção da vascularização, ocorre necrose tumoral. Idealmente, a TFD deve preferencialmente afetar o tecido do tumor; no entanto, o exame histológico de amostras pós-TFD tem demonstrado que o dano no tecido resultante não é absolutamente específico do tumor, porque os tecidos separados do tumor também mostram evidências de necrose.[124] Vantagens da TFD incluem o potencial para múltiplos tratamentos com resultados funcionais e estéticos favoráveis. Uma desvantagem da TFD inclui a fotossensibilidade prolongada na pele, que pode durar até seis semanas. As novas gerações de fotossensibilizadores podem ser mais específicas para o tecido neoplásico e podem resultar em menos fotossensibilidade a longo prazo.

Quimioprevenção

O conceito de quimioprevenção tem sido investigado em estudos clínicos. Os objetivos do tratamento são reverter a pré-malignidade oral e evitar o surgimento de tumores primários. Vários agentes têm sido utilizados e incluem o receptor de peroxissoma ativado pelo proliferador, isotretinoína e inibidores da ciclo-oxigenase 2.[125] Por causa dos efeitos colaterais associados com alguns agentes, em particular com os retinoides, e da falta de eficácia comprovada, a aplicação geral no contexto clínico ainda não ocorreu. Investigação sobre o uso de um "biofilme" criado com um filme adesivo mucoso para permitir a administração tópica de tretinoína o apresenta como seguro num modelo animal e tem o potencial de diminuir as toxicidades associadas com a utilização convencional do medicamento.[126]

Em modelos animais, as amoras pretas liofilizadas podem reduzir o número de tumores induzidos por dimetilbenz(a)antraceno dentro de uma bolsa jugal do hamster e podem ter um papel na quimioprevenção.[127] No entanto, em um estudo randomizado controlado, a investigação para examinar os efeitos protetores potenciais da vitamina E e suplementação com betacaroteno não conseguiu demonstrar um efeito protetor sobre o desenvolvimento do câncer oral em homens fumantes.[128]

Foi demonstrado em um estudo de caso-controle que o uso regular de aspirina diminui o risco de desenvolver câncer de cabeça e pescoço. O efeito foi observado como sendo mais significativo em mulheres e nos usuários leves a moderados de álcool e tabaco. Os fumantes e usuários de álcool pesados não demonstraram um benefício quimioprotetor do uso regular de aspirina.[129]

RECONSTRUÇÃO

Para uma reconstrução bem-sucedida após a ressecção oncológica, vários princípios importantes devem ser levados em consideração. Esses incluem maximizar a mobilidade da língua restante, reconstruir o volume adequado, obter um acesso adequado para inserir o tecido para a reconstrução, realizar um fechamento hermético e reconstruir os sulcos apropriados para que a reabilitação protética não seja dificultada.

O método escolhido para a reconstrução depende da natureza do defeito e das comorbidades do paciente. Após a ressecção de lesões pequenas, as opções incluem fechamento primário, ou enxerto de pele de espessura parcial ou dérmico, cicatrização por

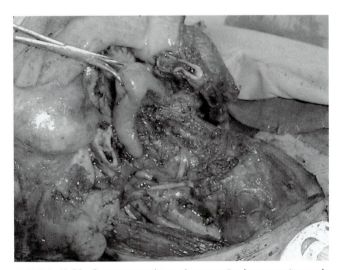

FIGURA 43-39. Campo operatório após ressecção de um carcinoma de células escamosas do assoalho da boca T4. Fixação externa foi usada para manter a relação espacial da mandíbula e permitir a colocação de placa após ressecção composta (extensão do tumor através da mandíbula impediu a colocação de placa antes da reconstrução). Note a extensão do defeito de tecido mole no aspecto ventral da língua. Reconstrução com tecido livre osteocutâneo foi necessária.

segunda intenção. Dependendo de tamanho e localização do defeito, vários retalhos de avanço e rotação servem como opções reconstrutivas. Uso de gordura bucal, fáscia temporoparietal ou retalho peitoral maior oferece opções únicas para reconstrução de tecidos moles. Reconstrução da mandíbula é um desafio mais significativo. Defeitos mandibulares anteriores exigem reconstrução óssea (Fig. 43-39). O arsenal reconstrutivo expandido fornecido pela transferência tecidual livre proporciona um método em único estádio para restaurar a forma e função em pacientes com defeitos complexos. A confiabilidade da transferência de tecido livre é superior a 95% em centros experientes.[130]

Proteína morfogenética óssea (BMP) tem sido usada por suas propriedades osteoindutoras para ajudar na reconstrução orodental em situações selecionadas. Investigação utilizando linhas de células de CCE oral tratado com BMP-2 recombinante humana (rhBMP-2) mostrou um aumento na taxa de crescimento do tumor com uma morfologia pouco diferenciada e sobrevida comprometida em modelos animais. Como resultado, Kokorina et al.[131] aconselharam cautela com o uso de rhBMP-2 na reconstrução de defeitos ósseos em pacientes com câncer bucal.

INDICAÇÕES PARA RECONSTRUÇÃO COM RETALHO LIVRE

Retalhos pediculados do peitoral maior e reconstrução com tecido mole microvascular permitem a correção de defeitos da mucosa e dos tecidos moles associados com ressecção do tumor. Para defeitos bucais de espessura total e extensos defeitos de glossectomia, o retalho peitoral maior pode ser parcialmente desepitelizado ou rotacionado sobre si mesmo para fornecer *resurfacing* dos componentes de cavidade oral e terço inferior externo da face. No entanto, o tratamento ideal para muitos desses defeitos complexos, muitas vezes, requer reconstrução com tecido livre microvascular. O retalho livre radial do antebraço permite uma reconstrução adaptada em forma para o defeito oral sem a sobrecarga do volume excessivo; oferece a opção para a anastomose neural, proporcionando assim reconstrução com sensibilidade; e está associado com menor morbidade do sítio doador. Quando é necessário tecido mole adicional, os retalhos anterolateral da coxa,[132] reto e paraescapular-escapular podem ser retirados com coxins maiores de pele e músculo associado para criação de volume adicional.

A introdução da reconstrução com retalho livre facilitou o uso de abordagens cirúrgicas mais agressivas para o câncer da cavidade oral estádio T4, o que resultou em uma diminuição da probabilidade de margens cirúrgicas positivas, melhorando a reabilitação oral funcional. A melhora no resultado oncológico também é acompanhada pela diminuição das taxas de dependência pós-operatória da traqueostomia e fístula.[133]

Como discutido anteriormente neste capítulo, a reconstrução da mandíbula depende da localização do defeito. Em uma revisão de sua experiência, Urken et al.[130] relataram 210 casos que necessitaram de reconstrução mandibular. A necessidade de mandibulectomia segmentar foi necessária para o tratamento de tumores benignos e malignos da cavidade oral e no tratamento da ORN estádio III. Os pesquisadores compararam quatro grupos de pacientes que incluíram aqueles reconstruídos com crista ilíaca, pacientes que não foram reconstruídos (defeitos laterais), usuários de prótese normais e os dentados normais. O estudo demonstrou que a função da fala foi predominantemente determinada pela reconstrução de tecidos moles. Força de mordida foi melhor nos pacientes que colocaram implantes osteointegrados nas reconstruções ósseas. Além disso, a competência oral foi melhorada nos pacientes reconstruídos.

As indicações para a reconstrução com retalho livre osteocutâneo de fíbula incluem reconstrução total-subtotal mandibular, reconstrução de defeitos "somente ósseos" (ORN), reconstrução da mandíbula atrófica, reconstrução mandibular em crianças e reconstrução secundária do complexo subcondilar-condilar (Fig. 43-40).[130]

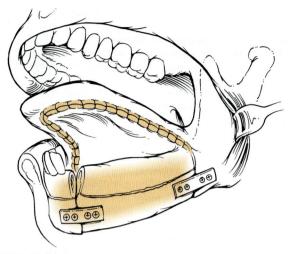

FIGURA 43-40. Reconstrução com retalho fibular livre do defeito da mandibulotomia segmentar e do defeito de tecido mole do assoalho da boca e da língua. Anastomose dos vasos é observada no pescoço. (Modificado de Silver CE, Rubin JS: *Atlas of head and neck surgery*, ed 2, New York, 1999, Churchill Livingstone.)

Os pacientes com lesões primárias complexas em estádio avançado muitas vezes apresentam dilemas reconstrutivos. Para os defeitos que requerem reconstrução de tecidos moles adicionais, transferência de tecido livre duplo com um retalho de tecido mole e um retalho ósseo tem sido defendida. Um retalho escapular composto oferece a vantagem de vários coxins de pele com osso.[134] Além disso, a presença de uma anormalidade musculoesquelética das extremidades inferiores pode impedir a transferência de tecido livre fibular. O uso de dois retalhos livres microvascularizados, o retalho livre fibular combinado com o retalho livre do antebraço radial, também foi descrito para realizar uma reconstrução consistente com as necessidades do defeito específico. Quando o *resurfacing* da pele externa é necessário, um retalho de avanço cervicofacial é uma opção desejável em combinação com uma técnica de reconstrução intraoral separada.

Opções reconstrutivas para ressecções compostas da cavidade oral dependem da localização e do estado funcional do paciente. Um defeito mandibular anterior em um paciente jovem saudável é visto de forma diferente do que um defeito mandibular lateral em um paciente idoso sem condições clínicas com dentição pobre. Independentemente da viabilidade técnica, nem todo paciente requer reconstrução com retalho livre para atingir os objetivos pós-operatórios da fala adequada e deglutição eficaz. Uma compreensão das expectativas do paciente e dos resultados reconstrutivos atingíveis e a utilização do apoio de protesistas e terapeutas da fala e deglutição podem criar uma atmosfera de reabilitação bem-sucedida.

TRATAMENTO DE LONGO PRAZO E REABILITAÇÃO
FALA E DEGLUTIÇÃO

Para alcançar um resultado funcional ótimo, é importante que o terapeuta em fala e deglutição avalie o paciente antes do tratamento. Consulta pré-operatória irá fornecer uma avaliação do estado funcional pré-tratamento do paciente e vai permitir o aconselhamento relativo ao resultado funcional potencial após o tratamento. O paciente orientado tem expectativas mais realistas no que diz respeito a disfagia, suplementação nutricional, xerostomia e mucosite que podem ocorrer com o tratamento. Um resultado bem sucedido da fala e deglutição requer um alto grau de motivação do paciente e de cooperação.

Como regra geral, quanto mais limitada a ressecção cirúrgica, menor a probabilidade de o paciente ter impacto funcional significativo na fala e deglutição. Os pacientes que necessitam de amplas ressecções cirúrgicas do trígono retromolar ou procedimentos que se estendem profundamente dentro da base da língua vivenciam o impacto mais significativo na deglutição. Ressecções do assoalho da boca estão associadas com um efeito deletério na mastigação.[135] A radiação por si só ou em combinação com a cirurgia tem um perfil de efeitos colaterais que incluem problemas como xerostomia, linfedema e fibrose com contração cicatricial. No pós-operatório, o terapeuta da fala e deglutição irá avaliar a capacidade do paciente de progredir com a ingestão oral normal. A prevenção de pneumonia aspirativa nesses pacientes é vital. Uma avaliação pós-operatória precoce da função de deglutição com um laringoscópio flexível (com uma avaliação endoscópica de fibra óptica do protocolo de deglutição) ou deglutição de bário modificado pode orientar a direção da reabilitação da deglutição.

CONTROLE DA DOR

Pacientes submetidos ao tratamento de neoplasias malignas da cavidade oral, em particular aqueles que têm extensos procedimentos cirúrgicos com reconstrução, exigem um plano abrangente de controle da dor. O controle inicial da dor pós-operatória é conseguido com o uso de analgesia controlada pelo paciente. A transição de analgesia venosa para administração oral é importante conforme o paciente evolui para alta hospitalar. A escala visual analógica de dor ajudará o médico e paciente no ajuste da quantidade de analgesia necessária. Um equilíbrio deve ser atingido entre o controle adequado da dor e sedação excessiva, o que atrasa a deambulação e reabilitação. A importância da fisioterapia para pacientes em recuperação de extensos procedimentos cirúrgicos e reconstrutivos é significativa. Finalmente, para os pacientes cujo controle da dor é difícil, a consulta pelo serviço de clínica da dor é útil para adaptar o regime de analgesia.

CUIDADOS PALIATIVOS

Opções de cuidados paliativos devem ser consideradas para pacientes com doença irressecável ou quando a recidiva impede a terapia curativa. Quimioterapia paliativa e radiação podem proporcionar alívio dos sintomas quando dor e crescimento do tumor afetam adversamente a qualidade de vida. As decisões de colocar um tubo de traqueostomia e gastrostomia são individualizadas e podem proporcionar conforto significativo sem prolongar desnecessariamente a vida. A consulta com psiquiatra é importante para auxiliar o paciente e sua família com a tomada de decisões no fim da vida.

CONTROLE

O controle ocorre em duas fases para pacientes submetidos a cirurgia e radioterapia para neoplasias orais. Na fase inicial, quando o paciente está se recuperando de cirurgia ou radioterapia, acompanhamento semanal pode ser necessário para avaliar o estado nutricional e monitorar metas de reabilitação. A segunda fase é a

TABELA 43-4. Diretrizes da American Head and Neck Society para Vigilância do Câncer

Ano Após Tratamento	Intervalo (Meses)
Primeiro	1-3
Segundo	2-4
Terceiro	3-6
Quarto e quinto	4-6
Após o quinto	A cada 12

Extraído de Deschler DG, Hayden RE: The optimum method for reconstruction of complex lateral oromandibular-cutaneous defects. *Head Neck* 2000;22:674-679.

vigilância do câncer. A Tabela 43-4 mostra as diretrizes da American Head and Neck Society para a vigilância do câncer.[136]

Além do monitoramento da recidiva locorregional, uma radiografia do tórax anual, testes de função hepática e exame abrangente da cabeça e do pescoço são importantes para a detecção de lesões metacrônicas. A determinação bianual do hormônio estimulante da tireoide é necessária para os pacientes após a irradiação do pescoço, assim como as avaliações odontológicas frequentes para os pacientes dentados.

Sobrevida a longo prazo do caso de recidiva da doença é limitada. Argiris et al.[137] relataram sua experiência de 399 pacientes nos ensaios 1393 e 1395 do Eastern Cooperative Oncology Group que receberam quimioterapia paliativa no caso de recidiva da doença ou metástase locorregional. Em 1 ano, a SG foi de 32%. Aos 2 anos, 49 pacientes (12%) estavam vivos. Somente seis pacientes viveram até 5 anos após o diagnóstico de recidiva.

COMPLICAÇÕES

Complicações pós-operatórias são comuns após procedimentos cirúrgicos extensos em cabeça e pescoço. No período pós-operatório imediato, o paciente está em maior risco de embolia pulmonar, ulceração gástrica, hemorragia, *delirium tremens* e pneumonia aspirativa. Vigilância de sintomas indicativos desses eventos adversos pode permitir a detecção precoce e as intervenções que salvam vidas.

A complicação tardia após a radioterapia é ORN. O tratamento precoce pode prevenir a perda óssea substancial e inclui oxigenioterapia hiperbárica, antibióticos e sequestrectomia. Quando a perda mandibular ocorre, a reconstrução microvascular tem sido bem sucedida em recuperar o tecido saudável remanescente e reconstruir o tecido perdido pela necrose.

Fratura patológica tardia pode ocorrer após mandibulectomia marginal quando permanece uma mandíbula inadequada. Após a reconstrução óssea, a não união pode ocorrer e levar a infecção, mobilidade ou formação de fístulas.

RECIDIVA E CIRURGIA DE RESGATE

Apesar do tratamento adequado, a recidiva local e regional pode ocorrer no controle a longo prazo de pacientes com carcinoma oral.

Em uma revisão de 414 pacientes com carcinoma oral, aqueles com estádio clínico avançado na apresentação e fumantes possuíam risco significativo de recidiva. A recidiva nesta população de estudo foi de 35,5%.[138] Kernohan et al.[139] analisaram um grupo de 77 pacientes que se submeteram à cirurgia de resgate para carcinoma orais recidivantes. Nesse estudo, 86% das recidivas (locais e/ou regionais) foram observadas durante os primeiros 24 meses após a conclusão do tratamento. Para indivíduos com recidiva local, o prognóstico era pior quando a doença reapareceu no prazo de seis meses após o tratamento inicial. Para os indivíduos com recidiva regional, o prognóstico era pior se a doença nodal retornou seis meses após o tratamento inicial. A SDE geral para aqueles que foram submetidos a resgate cirúrgico foi de 50% em 5 anos.

Em uma revisão por Liao et al.[140] de 272 pacientes com câncer oral recorrente, os pacientes com recidiva local precoce (dentro de 10 meses de tratamento primário) foram comparados com pacientes com recidivas tardias. Os pacientes com recidiva local tardia tiveram SDE e SG de 5 anos significativamente melhores, quando comparados com os pacientes com recidiva precoce local. Pacientes com recidiva precoce com uma profundidade de invasão inferior a 10 mm ficaram significativamente melhores do que aqueles com tumor mais profundo em relação a SDE e SG de 5 anos. Os pacientes com recidiva tardia associada à recidiva cervical tiveram SDE e SG de 5 anos significativamente piores *versus* os pacientes de recidiva tardia N0.

Em seu estudo de 157 pacientes com câncer oral, Sklenicka et al.[141] observaram que o estádio no momento do diagnóstico, estado nodal e diferenciação histológica impactaram significativamente na sobrevida. A SG de 5 anos do grupo foi de 48%, e a taxa de recidiva foi de 15%. Na série, apenas a cirurgia de resgate ofereceu um aumento da SG, quando comparada com radiação e quimioterapia, em pacientes com doença recidivante.

Os pacientes com recidiva local de um câncer bucal que tinham um tumor EGFR-negativo (64,3%) tinham uma sobrevida câncer-específica significativamente melhor de 3 anos, quando comparados com aqueles que eram EGFR-positivo (27,2%). Este achado tem sido sugerido como um meio para orientar a seleção de cuidados para pacientes que estão sendo considerados para cirurgia de resgate, terapia-alvo ou cuidados paliativos, mas investigação adicional é necessária.[142]

RESUMO

A cavidade oral é uma única área dentro da cabeça e do pescoço em que a acessibilidade da região prontamente permite a identificação de lesões pré-malignas e em estádio inicial. A modalidade preferida de tratamento primário para neoplasias malignas da cavidade oral é a cirurgia. Como as funções da fala e deglutição são profundamente afetadas pelo tratamento dos tumores orais, ressecção oncológica e reconstrução requerem planejamento pré-operatório cuidadoso. Para lesões em estádio avançado, o uso de terapia combinada – cirurgia seguida de radioterapia pós-operatória – continua a ser a opção de tratamento ideal. O tratamento por uma equipe multidisciplinar é fundamental para proporcionar ao paciente a melhor chance para o controle do câncer e alcançar os melhores resultados funcionais.

Para consultar a lista completa de referências, acesse www.expertconsult.com.

LEITURA SUGERIDA

Argiris A, Li Y, Forastiere A: Prognostic factors and long-term survivorship in patients with recurrent or metastatic carcinoma of the head and neck. *Cancer* 101:2222–2229, 2004.

Brockenbrough JM, Petruzzelli GJ, Lomasney L: DentaScan as an accurate method of predicting mandibular invasion in patients with squamous cell carcinoma of the oral cavity. *Arch Otolaryngol Head Neck Surg* 129:113–117, 2003.

Diaz EM, Holsinger FC, Zuniga ER, et al: Squamous cell carcinoma of the buccal mucosa: one institution's experience with 119 previously untreated patients. *Head Neck* 25:267–273, 2003.

Freedman ND, Abnet CC, Leitzman MF, et al: Prospective investigation of the cigarette smoking–head and neck cancer association by sex. *Cancer* 110:1593–1601, 2007.

Funk GF, Karnell LH, Robinson RA: Presentation, treatment and outcome of oral cavity cancer: a National Cancer Data Base report. *Head Neck* 24:165–180, 2002.

Goerres GW, Schmid DT, Schuknecht B, et al: Bone invasion in patients with oral cavity cancer: comparison of conventional CT with PET/CT and SPECT/CT. *Radiology* 237:281–287, 2005.

Hart RD, Nasser JG, Trites JR, et al: Sentinel node biopsy in N0 squamous cell carcinoma of the oral cavity and oropharynx. *Arch Otolaryngol Head Neck Surg* 131:34–38, 2005.

Huang CJ, Chao KS, Tsai J, et al: Cancer of retromolar trigone: long-term radiation therapy outcome. *Head Neck* 23:758–763, 2001.

Kurtz KA, Hoffman HT, Zimmerman MB, et al: Perineural and vascular invasion in oral cavity squamous carcinoma: increased incidence on re-review of slides and by using immunohistochemical enhancement. *Arch Pathol Lab Med* 129:354–359, 2005.

Liao CT, Wang HM, Chang JT, et al: Analysis of risk factors for distant metastases in squamous cell carcinoma of the oral cavity. *Cancer* 110:1501–1508, 2007.

Marcus B, Arenberg D, Lee J, et al: Prognostic factors in oral cavity and oropharyngeal carcinoma. *Cancer* 101:2779–2787, 2004.

Massarelli E, Liu DD, Lee JJ, et al: Akt activation correlates with adverse outcomes in tongue cancer. *Cancer* 104:2430–2436, 2005.

Muñoz-Guerra MF, Marazuela EG, Fernández-Contreras ME, et al: P-cadherin expression reduced in squamous cell carcinoma of the oral cavity: an indicator of poor prognosis. *Cancer* 103:960–969, 2005.

Nicoletti G, Soutar DS, Jackson MS, et al: Chewing and swallowing after surgical treatment for oral cancer: functional evaluation in 196 selected cases. *Plast Reconstr Surg* 114:329–338, 2004.

Rosenthal DI, Liu L, Lee JH, et al: Importance of the treatment package time in surgery and postoperative radiation therapy for squamous carcinoma of the head and neck. *Head Neck* 24:115–126, 2002.

Weber F, Xu Y, Zhang L, et al: Microenvironmental genomic alterations and clinicopathological behavior in head and neck squamous cell carcinoma. *JAMA* 297:187–195, 2007.

SEÇÃO 4 ■ FARINGE E ESÔFAGO

Tumores Benignos e Malignos da Nasofaringe

44

Luke Tan | Thomas Loh

Pontos-chave

- Um número grande de tumores diferentes pode surgir na nasofaringe.
- Angiofibroma juvenil (AJ) é o tumor benigno mais comum no adolescente do sexo masculino pode se estender para seios paranasais, fossa infratemporal, base do crânio e região intracraniana.
- A principal forma de tratamento do AJ é cirúrgica, e a via endoscópica tem sido utilizada com maior frequência.
- As taxas de recorrência podem chegar até a 33%.
- O carcinoma nasofaríngeo (CNF) é a lesão maligna mais comum da nasofaringe. Possui forte correlação com etnicidade, infecção pelo vírus Epstein-Barr (EBV) e hábitos alimentares.
- Observa-se metástase nodal no CNF em mais da metade dos casos no momento do diagnóstico.
- CNF em estádio inicial é tratado com radioterapia. Os estádios III e IV são tratados com quimioterapia e radioterapia.
- A cirurgia é reservada para resgate e o esvaziamento cervical radical é o tratamento preferido para recorrência regional. No local primário, a abordagem cirúrgica depende da extensão do tumor. A ressecção endoscópica é reservada para lesões pequenas, localizadas.

A nasofaringe é a confluência embriológica do término das estruturas nasais e início da faringe. Também está ligada superiormente por origens ectodérmicas da base do crânio e posteriormente pela coluna cervical superior. Por essa razão, uma ampla variedade de processos patológicos ocorre nesse espaço pequeno (Tabela 44-1). Devido à capacidade de crescimento tumoral e à expansão na nasofaringe, os sintomas de modo geral surgem tardiamente, assim os tumores podem atingir tamanhos significativos antes de o paciente buscar ajuda médica. Além disso, devido à inacessibilidade diagnóstica da área nasofaríngea (NF), os tumores podem ser difíceis de detectar.

Este capítulo irá discutir a gama de tumores, tanto benignos quanto malignos, que podem ocorrer nessa região e irá fornecer ao leitor uma compreensão abrangente dos tumores benignos e malignos mais comuns da nasofaringe, que são angiofibroma juvenil (AJ) e carcinoma nasofaríngeo (CNF).

ABORDAGEM DIAGNÓSTICA DAS MASSAS NASOFARÍNGEAS

A apresentação de um tumor NF é variável e oscila de sintomas em orelha, nariz e garganta a massas em pescoço e paralisias de nervos cranianos. A idade e o gênero do paciente são importantes no diagnóstico diferencial de uma massa NF. Apesar de uma massa NF geralmente ser devida a hipertrofia de adenoide no grupo pediátrico, o AJ deve ser considerado em meninos adolescentes. Em adultos, processos malignos devem ser o diagnóstico padrão para massas NF, pois a hipertrofia de adenoide tipicamente já teria regredido. Em certas regiões dos Estados Unidos (Califórnia,

Alasca) e em diversas regiões asiáticas (Singapura, Hong Kong, província Guangzhou na China), processos malignos NF são comuns e geralmente representados pelos carcinomas indiferenciados, relacionados ao vírus Epstein-Barr (EBV).

Como abordagem diagnóstica, é razoável proceder com estudos de imagem antes de biopsiar a massa. Tanto tomografia computadorizada (TC) quanto ressonância magnética (RM) têm seus benefícios. Quando há suspeita de extensão de lesão intracraniana, estudos radiológicos são de particular importância. É comum a prática de biópsia transnasal ambulatorial para pacientes com suspeita de lesão maligna em áreas onde o CNF é endêmico. No entanto, quando há suspeita de AJ, a biópsia deve ser feita sob condições que permitam hemostase de um sangramento importante, geralmente em sala de cirurgia.

A histologia da massa NF direciona o tratamento. Para lesões benignas, a remoção cirúrgica geralmente é necessária. A lesão benigna mais comum é AJ, o qual é discutido em detalhes neste capítulo.

CISTO OU BURSA DE THORNWALDT

Ao lado da hipertrofia adenoideana, cisto ou bursa de Thornwaldt é o crescimento epitelial mais comum na área NF. O cisto é o resultado de uma linha de clivagem entre os processos embriológicos nasal e faríngeo (bolsa de Rathke). Essa lesão costuma ser assintomática, apesar de alguns pacientes procurarem o médico com rinorreia posterior como resultado da extrusão ocasional do conteúdo do cisto. O diagnóstico dessa massa geralmente é incidental, como parte do exame endoscópico nasal. Os

PARTE V | CIRURGIA DE CABEÇA E PESCOÇO E ONCOLOGIA

TABELA 44-1. Estadiamento Tumor/Linfonodo/Metástase da Union Internationale Contre Cancer de 2009 do Carcinoma Nasofaríngeo

Estádio	Descrição
Classificação T	
Tx	Incapaz de avaliar o tumor primário
T0	Sem evidência de tumor
T1	Confinado a nasofaringe ou se estende a orofaringe e/ou cavidade nasal
T2	O tumor se estende ao espaço parafaríngeo
T3	O tumor envolve os seios e/ou a base do crânio
T4	Envolvimento intracraniano, infratemporal/espaço mastigatório, envolvimento de nervos cranianos, órbita ou hipofaringe
Classificação N	
N0	Sem envolvimento dos linfonodos
N1	Linfonodos cervicais ≤ 6 cm unilateral, ou linfonodos retrofaríngeos ≤ 6 cm unilateral ou bilateral, acima da fossa supraclavicular
N2	Linfonodos cervicais ≤ 6 cm bilateral, acima da fossa supraclavicular
N3a	Linfonodo > 6 cm
N3b	Linfonodo supraclavicular
Classificação M	
M0	Ausência de metástase à distância
M1	Metástase à distância (incluindo linfonodos mediastinais)
Classificação do Estádio	
Estádio I	T1N0M0
Estádio II	T1N1M0, T2N0M0, T2N1M0
Estádio III	T3N0M0, T3N1M0, T1 à T3N2M0
Estádio IVa	T4, qualquer NM0
Estádio IVb	Qualquer TN3M0
Estádio IVc	Qualquer T, qualquer N, M1

achados são de uma massa lisa, geralmente central, de cor amarela devido ao conteúdo do cisto. O diagnóstico diferencial deve incluir meningocele ou meningoencefalocele. Ocasionalmente, a lesão pode ser mais escura devido ao conteúdo hemorrágico ou de hemossiderina. Nessa situação a lesão deve ser removida ou biopsiada para excluir melanoma. No entanto, cistos de Thornwaldt normalmente não precisam ser removidos, tampouco é necessária uma biópsia se o diagnóstico for aparente. A raiz do cisto pode estar aderida à fáscia pré-vertebral subjacente, e a exenteração completa é feita de forma melhor sob anestesia geral. A ferida cicatriza bem após a ressecção, como nos casos de adenoidectomia.

PAPILOMA ESCAMOSO

Papiloma escamoso é um tumor epitelial benigno, e é comum no espaço nasal anterior e posterior. As alterações epiteliais de tal tumor podem estar invertidas em direção à membrana basal, por isso são chamadas de papiloma *invertido* ou *schneideriano*. A apresentação é extraordinariamente incidental para lesões da nasofaringe e o diagnóstico deve ser realizado com biópsia. A base da lesão deve ser removida completamente com uma margem de tecido normal. O uso de instrumentação elétrica é útil em ressecções difíceis na área NF. Maiores detalhes no tratamento de papiloma invertido de nariz e seios paranasais estão disponíveis nos Capítulos 23 e e-98.[*]

CRANIOFARINGIOMA

Craniofaringiomas são tumores histologicamente benignos que se desenvolvem da bolsa de Rathke. Eles geralmente ocorrem com sintomas similares aos tumores pituitários, com distúrbios endócrinos e visuais, mas ocasionalmente os pacientes buscam ajuda médica com sintomas nasais, como obstrução nasal, resultante de extensão na área NF. Em crianças, essas lesões sabidamente imitam a apresentação da hipertrofia adenoideana.[1] O tratamento é a excisão cirúrgica com ou sem radioterapia, e a radiocirurgia estereotáxica (Gamma Knife) tem sido utilizada como o tratamento primário.

ANGIOFIBROMA

O angiofibroma normalmente ocorre em meninos adolescentes e é, portanto, comumente chamado de *angiofibroma nasal juvenil* (ANJ). Ele corresponde a menos de 1% de todos os tumores de cabeça e pescoço. A natureza vascular peculiar dessa massa e a dificuldade de acesso à porção tumoral profunda para o diagnóstico providenciam a base para publicação abundante em relação a essa doença.

Padrões de Crescimento

A massa tumoral é localmente infiltrativa e geralmente exibe base larga de aderência à nasofaringe e aos locais anatomicamente relacionados circundantes. O ANJ é um tumor vascular de crescimento lento que surge na área do forame esfenopalatino na raiz do processo pterigoide na parede nasal lateral. O tumor se expande lateralmente via fossa pterigopalatina em direção à fossa infratemporal, mas não encontra resistência para o crescimento para nasofaringe e espaço coanal. Pode, portanto, se expandir na cavidade nasal anterior e em todos os seios relacionados. Ele pode ter extensões intracranianas nas fossas cranianas anterior e média, apesar de ser incomum. Também pode se estender bilateralmente aos seios maxilares e superiormente a base do crânio. Devido ao ANJ comumente ocorrer em jovens do sexo masculino, isso propulsionou estudos relacionados ao receptor de andrógeno e receptor de estrógeno no tecido tumoral. Tem sido relatada uma forte relação com a positividade para receptor de estrógeno, o que pode fornecer uma base para moduladores de receptor de estrógeno no tratamento de ANJ.[2]

Características Patológicas

A patologia macroscópica geralmente exibe massa séssil, lobulada, elástica, vermelho escuro à cinza acastanhado, que pode ser grande. A ulceração da mucosa não costuma ser vista e o tumor não é encapsulado, composto de uma mistura de tecido vascular e estroma fibroso. As paredes dos vasos não têm fibras elásticas e exibem músculo liso ausente ou incompleto, o que justifica sua tendência ao sangramento.[3]

Características Clínicas

Apesar de o ANJ ser tipicamente diagnosticado entre 10 e 25 anos nos homens, existem muitos relatos de casos em pacientes do sexo feminino e também em pacientes em décadas mais avançadas da vida. Os pacientes com ANJ buscam ajuda médica com obstrução nasal que costuma ser unilateral, epistaxe, escarro com sangue e otite média serosa. Sintomas menos comuns incluem rinorreia, tumefação facial, proptose, sinusite e anosmia. A duração dos sintomas costuma ser longa e geralmente discreta e inócua. Foram relatados casos de ANJ que ocorrem em outros locais que não a nasofaringe. O seio maxilar é o segundo local mais comum.

---

[*] Disponível, em inglês, em www.expertconsult.com

96 | TUMORES BENIGNOS E MALIGNOS DA NASOFARINGE   717

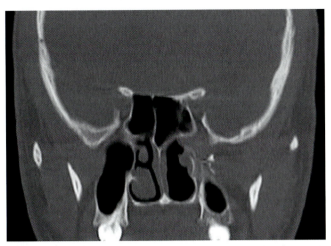

FIGURA 44-1. A tomografia computadorizada mostra o alargamento do forame esfenopalatino esquerdo devido à angiofibroma juvenil.

QUADRO 44-1. TUMORES BENIGNOS E MALIGNOS DA NASOFARINGE

Tumores Benignos	Tumores Malignos
De desenvolvimento	*Epitelial*
Cisto de Thornwaldt	Câncer de nasofaringe
Pólipo piloso	Carcinoma indiferenciado
Teratomas (origem variada)	Carcinoma de células escamosas
Ectodérmico	*Embriológico*
Papiloma	Cordoma
Pólipos adenomatosos	*Linfoide*
Mesodérmico	Linfoma
Angiofibroma juvenil	*Mesodérmicos*
Pólipos fibromixomatosos	Hemangiopericitoma
Pólipo antrocoanal	Histiocitoma fibroso maligno
Osteomas	Rabdomiossarcoma
Displasia fibrosa	*Tumores Malignos de Glândula Salivar*
Craniofaringioma	Carcinoma adenoide cístico
Tumor fibroso solitário	Carcinoma mucoepidermoide
Fibromatose desmoide	Carcinoma de células acinares
Schwannoma	Adenocarcinoma
Tumores Benignos de Glândula Salivar	**Tumores Metastáticos**
Adenoma pleomórfico	Adenocarcinoma
Adenoma monomórfico	Carcinoma papilar

Acredita-se que tumores nessa área ocorram com maior frequência em pessoas do sexo feminino.[4]

Diagnóstico

No exame endoscópico, o ANJ se manifesta como uma massa elástica vascular que protrui ao espaço nasal anterior e pode exibir sangramento excessivo ao toque. Uma imagem de TC contrastada irá mostrar massa de tecidos moles realçada que surge da nasofaringe ou parede lateral do nariz. Apesar de a fossa pterigopalatina poder estar alargada pelo tumor (Fig. 44-1), erosão óssea de forma geral não está presente. A RM mostrará tumor vascular com ausência de sinal na massa que realça com uso de gadolínio. A angiografia por RM é a forma menos invasiva de exame vascular que irá mostrar os vasos nutridores que surgem dos ramos do sistema da carótida externa. Nós achamos a RM contrastada mais útil para o acompanhamento (Fig. 44-2). Já foi sugerido que o uso da tomografia computadorizada por emissão de fóton único com eritrócitos marcados com Tc-99m é acurado no diagnóstico de ANJ.[5] Entretanto, o diagnóstico final é histológico.

Estadiamento

Em 1984, Chandler et al.[6] propuseram um sistema de estadiamento (Quadro 44-1) com base na avaliação clínica e TC. Esse sistema de estadiamento é lógico e fácil de entender além de útil para relatar. Devido a região anatômica ampla do estádio 3, foram feitas tentativas de refinar esse estádio. No entanto, nenhum dos sistemas tem sido amplamente utilizado para comparação dos resultados, pois os trabalhos publicados são baseados em grupos pequenos. No estadiamento de Chandler de ANJ, o tumor está confinado à nasofaringe no estádio 1; no estádio 2, se estende à cavidade nasal ou esfenoide; no estádio 3, o tumor envolve o seio maxilar, seio etmoidal, fossa infratemporal, órbita, bochecha e seio cavernoso; e no estádio 4, o tumor tem localização intracraniana.

Tratamento

O tratamento primário para ANJ é a excisão cirúrgica. Devido a pouca frequência da doença, a maior parte da experiência com tratamento do ANJ é limitada a séries de casos baseados em clínica institucional compilados durante um período de tempo. Para o paciente diagnosticado histologicamente com ANJ, o passo inicial é avaliar a possibilidade de cirurgia. Apesar de isso não costumar ser um problema para homens adultos jovens, lesões intracranianas podem estar associadas a cirurgias longas e a comorbidades. Quando há massa intracraniana, é necessária uma equipe de cirurgiões de base de crânio que inclui cirurgião de cabeça e pescoço e neurocirurgião.

Apesar de o método tradicional de cirurgia ser a abordagem aberta, recentemente há interesse no uso exclusivo de técnicas endoscópicas para remoção desses tumores vasculares. A abordagem aberta, no entanto, permanece como um método importante para tumores que não podem ser totalmente acessíveis a endoscopia. Para lesões pequenas, uma abordagem transpalatal intraoral permite acesso à nasofaringe. Essa abordagem provavelmente será substituída pela via endoscópica. A abordagem mais comumente utilizada de maxilectomia medial pode ser feita via rinotomia lateral ou preferencialmente com incisão *degloving* médio-facial, o que fornece acesso razoavelmente bom à nasofaringe e elimina cicatrizes na face.

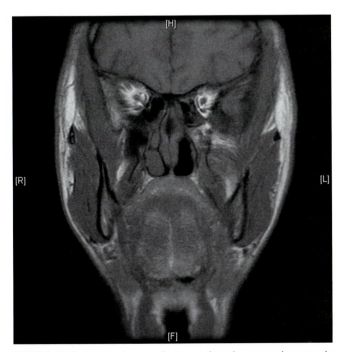

FIGURA 44-2. Imagem de ressonância magnética do acompanhamento do mesmo paciente da Figura 44-1. Não é vista recorrência em três anos.

Nos casos com extensão fora da nasofaringe, nos seios paranasais, uma osteotomia LeFort 1 permitirá abordagem inferior aos seios maxilar e etmoidal e ao canal pterigopalatino. Para lesões que envolvem a fossa infratemporal ou lesões maiores na maioria dos seios, uma abordagem de translocação facial provê uma janela ampla de acesso. A translocação facial envolve rotação do retalho facial de bochecha como uma entidade osteoplástica única; a maxila subjacente é rodada lateralmente após as osteotomias nos arcos zigomáticos e nas superfícies nasal e orbital da maxila. Também incorporamos todo o nariz e bochecha em uma rotação única lateralmente. Isso permite um acesso excelente à fossa infratemporal e oferece opções hemostáticas no caso de sangramento. Uma abordagem lateral a fossa infratemporal foi utilizada recentemente conforme relatado por Tyagi et al.[7]

Técnicas de cirurgia endoscópica têm avançado significativamente nas últimas duas décadas para permitir acesso intranasal, de forma que a anatomia nasal possa ser abordada de maneira extremamente competente. Diversos autores publicaram sua experiência com ressecção endoscópica bem-sucedida de tais tumores. Vários relatos de ressecção endoscópica têm um tempo de acompanhamento razoável (13 pacientes em 23 meses) e uma taxa de recorrência baixa (8%).[8] Aqueles que utilizaram abordagens combinadas para ANJ estádio 3, com abordagem aberta e endoscópica, também relataram sucesso, mas resultados em prazo mais curto.[9] Para lesões maiores, como doença em estádio 3a, Hofmann et al.[9a] relataram ressecção endoscópica bem-sucedida com resultados em longo prazo (52 meses) em 21 pacientes e relataram também que a extensão medial de fossa infratemporal e espaço retromaxilar não foi uma contraindicação à abordagem endoscópica endonasal.

Embolização pré-operatória da massa tumoral é utilizada por alguns para reduzir o sangramento intraoperatório. No entanto, o risco de recorrência tem sido acentuado com seu uso.[10] Em tumores extensos em que os vasos nutridores vêm do sistema da carótida interna, um *bypass* extracraniano-intracraniano assistido por laser tem sido utilizado antes da cirurgia definitiva para prevenir déficit neurológico.[11]

As taxas de recorrência relatadas chegam a 35%, dependendo da duração do acompanhamento. Para pacientes com doença recorrente, as opções remanescentes são apenas observação, cirurgia revisional ou radioterapia. A radioterapia tem sido utilizada para tratamento de ANJ, especialmente naqueles tumores que recorrem após a cirurgia e aqueles com extensão intracraniana, na qual obtenção de margens livres pode ser difícil. Cummings et al.[12] relataram dados de 56 pacientes tratados com 3.000 cGY de radiação. No entanto, são relatados casos com impacto nos centros de crescimento, desenvolvimento de catarata e osteorradionecrose, assim como de transformação maligna.[13] Por essas razões, a observação, às vezes seguida por involução com a idade, ou a reoperação são opções na presença de recorrência. Em pacientes que não podem ser submetidos à cirurgia, em casos recalcitrantes de recorrência tumoral apesar de ressecções repetidas, e em recorrências inacessíveis, os pacientes podem ser considerados para radioterapia, com explanação total dos possíveis efeitos em longo prazo (p. ex. malignidade induzida por radiação, lesão à artéria carótida). Park et al.[14] relataram uso bem-sucedido de radiocirurgia estereotáxica (Gamma Knife) em um caso de ANJ intraorbital recorrente.

CORDOMA

Cordoma é um tumor maligno localmente agressivo que pode surgir do osso basisfenoide e erodir a base do crânio e aparecer através de esfenoide e nasofaringe. Esses tumores surgem de remanescentes de notocorda e podem se manifestar com déficit de nervos cranianos que incluem rouquidão, disfagia ou diplopia. Também podem ocorrer em pacientes assintomáticos e serem identificados acidentalmente por TC ou RM de cabeça e pescoço. O diagnóstico definitivo desses tumores pode ser feito através da biópsia por endoscopia transnasal, mas também é feito com frequência no momento da cirurgia, o que requer um esforço em equipe do neurocirurgião e cirurgião de base de crânio. Para a exposição, pode ser utilizada uma abordagem subfrontal da linha média anterior, ou mais recentemente uma abordagem endonasal expandida. Déficits de nervos cranianos e até mesmo déficits de tratos longos podem ocorrer após a cirurgia devido a necessidade de abordagem ao redor do tronco encefálico e do sistema vertebrobasilar dos vasos na extensão dorsal desses tumores. O uso de radioterapia pós-operatória é necessário em pacientes nos quais a remoção completa da lesão não é possível devido a anatomia complicada e risco de trauma neurológico ou vascular. Em tais casos, é recomendada a terapia com feixe de prótons.

CARCINOMA ADENOIDE CÍSTICO DA NASOFARINGE

O carcinoma adenoide cístico do trato nasossinusal constitui 20% de todos esses carcinomas de cabeça e pescoço. Juntamente com outros tumores de origem de glândula salivar, os carcinomas adenocísticos surgem das glândulas salivares menores dessa região. Aqueles de nasofaringe são incomuns, mas podem ser insidiosos e de crescimento lento. A lesão pode se estender da nasofaringe à base anterior do crânio e podem ocorrer lesões nasais bilaterais, o que deve ser diferenciado de simples pólipos nasais bilaterais. Pacientes com qualquer uma das condições podem buscar ajuda médica com obstrução nasal e hiposmia. Geralmente não ocorrem outros sintomas, a menos que seja detectada metástase palpável em pescoço no momento da apresentação, apesar de que otite média com efusão pode ser evidente se a tuba auditiva estiver envolvida. Carcinoma adenoide cístico da nasofaringe tem propensão à disseminação perineural e assim a RM é importante na avaliação pré-tratamento. O tratamento primário de tais lesões é a ressecção cirúrgica. Entretanto, a proximidade da nasofaringe com o esfenoide e, portanto, as carótidas internas e estruturas intracranianas, bem como a propensão a disseminação centrífuga ao longo dos nervos podem impedir a remoção completa. A radioterapia pós-operatória é importante no controle local de tais lesões.

CARCINOMA NASOFARÍNGEO

O carcinoma nasofaríngeo (CNF) é único em seu padrão epidemiológico. É comum em certos grupos étnicos, com maior incidência no sul da China, Hong Kong e sudeste asiático. A maior parte dos pacientes com CNF é diagnosticada com doença avançada. No entanto, foi mostrado que a sobrevida desses pacientes tem aumentado.[15] Isso é atribuído ao uso combinado de quimioterapia e radioterapia para tratar pacientes com doença avançada.[16] Além disso, com o advento de técnicas melhores em radiação, os efeitos colaterais que acometiam os sobreviventes em longo prazo no passado podem ser reduzidos.[17-19] A estratégia no tratamento de CNF é encontrar métodos novos de detecção precoce e desenvolver técnicas aperfeiçoadas de tratamento primário eficaz, com o foco na redução da morbidade decorrente do tratamento. Neste capítulo nós descrevemos a epidemiologia, etiologia, patologia, características clínicas, estadiamento, tratamento e prognóstico do CNF.

Epidemiologia

A maior incidência de CNF é registrada em Guangzhou na China, onde a taxa relatada de incidência ajustada à idade é de mais de 30 por 100.000.[20] Hong Kong possui taxa de 20,2 por 100.000 em homens e 7,8 por 100.000 em mulheres.[15] Pacientes afetados por CNF são de etnia chinesa com ascendência da parte sul da China. No sul da China os grupos étnicos principais incluem os cantoneses e os fujianos. Em Hong Kong a vasta maioria da população é cantonesa. Em Singapura a incidência em homens padronizada por idade de 2003 a 2007 foi de 10,8 por 100.000.[21] A taxa menor pode ser em parte devido às características demográficas de

Singapura, que tem população mais heterogênea do que China, Hong Kong e Taiwan. A população de Singapura é de aproximadamente 70% de chineses, e os principais grupos étnicos são malaios e indianos. A maior parte dos pacientes com CNF em Singapura é chinesa (fujianos e cantoneses).[21] A incidência de CNF em chineses do sexo masculino em Singapura é de 12,5 por 100.000. Essas taxas de incidência no sul da China, Hong Kong e sudeste asiático estão entre as mais altas do mundo e permaneceram estáveis por 30 anos até 2002. No entanto, nos últimos 10 anos, notou-se que, tanto em Singapura quanto em Hong Kong, uma diminuição significativa na incidência de CNF após muitos anos de estabilidade da taxa foi vista.[15] O motivo da queda na incidência é incerto, mas uma teoria é a mudança nos hábitos alimentares.[22,23] Outros grupos étnicos com taxas intermediárias a altas incluem os esquimós,[24,25] polinésios e população indígena mediterrânea.[26] CNF não é comum em brancos. Na América do Norte, as maiores incidências são vistas nos imigrantes de etnia chinesa.[23] Descendentes dos imigrantes chineses exibem incidência mais baixa, apesar de ainda ser maior do que em outros grupos étnicos. De forma geral, as taxas de incidência são menores do que naqueles do sul da China e sudeste da Ásia. Esse padrão de decréscimo nas taxas de incidência vistas em imigrantes chineses e cada geração dos seus descendentes é um fenômeno bem conhecido. É provável que, com a imigração, surja uma maior variação no *pool* genético com o tempo devido a fatores como miscigenação, apesar de a adoção de hábitos alimentares diferentes não poder ser descartada. O padrão epidemiológico indica que o CNF é comum nos chineses. Isso irá sugerir a possibilidade de uma ligação genética ou hábitos em comum, como a dieta.

Etiologia

Os principais fatores que se acredita estarem associados ao desenvolvimento de CNF são fatores genéticos, ambientais e o EBV.[27] O conhecimento relacionado a esses fatores associados ao CNF avançou nos últimos 30 anos. No entanto, ainda não fomos capazes de assimilar a informação de uma maneira organizada para traduzir o conhecimento em prevenção, detecção precoce ou melhora acentuada na sobrevida. Contudo, a corrente de pensamento atual entre os envolvidos na pesquisa de CNF permanece acreditando que esse câncer provavelmente é o resultado de interação entre esses três fatores principais.

Fatores Genéticos e Carcinoma Nasofaríngeo

Clusters **Familiares**. Um número grande de evidências indica que fatores genéticos têm um papel significativo no CNF.[28-31] *Clusters* familiares no CNF não são incomuns. Ung et al.[28] relataram que o risco de CNF em um membro da família de primeiro grau pode chegar a oito vezes o da população geral. Trabalhos de Hong Kong e Guangzhou também estimaram que esse risco possa chegar a 20 vezes quando comparado com a população geral. Nós relatamos que 15,5% de nossos pacientes com CNF apresentavam algum parente de primeiro grau com o tumor.[29] A maior parte dos membros da família de primeiro grau que são afetados costumam ser irmãos (70%) em vez de pais e filhos (30%).[29] A duração média entre dois irmãos afetados em uma família é de 5,3 anos, enquanto entre pai e filho é de 25 anos.[29] Acredita-se que o risco de um parente de primeiro grau também desenvolver CNF é maior se o paciente é diagnosticado com menos de 40 anos.[30] A presença de tais *clusters* familiares pode de fato ser devido a fatores genéticos em comum, mas também pode se debater que fatores ambientais tenham um papel.

Associações com Antígeno Leucocitário Humano. A associação de alelos do antígeno leucocitário humano (ALH) com CNF foi estabelecida em 1975.[32] Esses são os alelos ALH classe I que pertencem ao grupo ALH A, B e D no cromossomo 6, ALH A2, Bw46, B17, Bw58, DR3 e DR9 que de forma consistente são significativamente mais prevalentes em pacientes com CNF em comparação com a população geral.[32-35] Esses haplótipos são associados a risco aumentado para CNF. Foi relatado maior aperfeiçoamento no estabelecimento desses haplótipos, com os maiores riscos para pacientes com A2 e Bw46.[34,36] Também descobriu-se que múltiplos alelos conferem efeitos protetores. A evidência sugere que é provável que o gene de suscetibilidade ao tumor tenha modo de herança recessiva, pois um gene dominante ligado ao CNF não estaria associado a variações tão amplas nos alelos em efeitos protetores.[37] Também foi estabelecido que a maior parte dos pacientes chineses com CNF tem o haplótipo ALH-A0207 em contraste ao haplótipo ALH-A0201 encontrado em brancos.[38] Já foi descrita instabilidade de microssatélite próximo a região do *loci* do ALH, o que sugere a possibilidade de fatores de suscetibilidade ao tumor.[39] Pacientes com CNF podem ter alelos nesses *loci* que podem conter genes que contribuam para a oncogênese de células normais da NF. Um estudo de associação genômica ampla sugeriu fortemente a existência de um único peptídeo de polimorfismo no gene *ALH-A*.[40] Outras associações incluem o gene ALH-F e receptor 1 do ácido gama-aminobutírico B (GABBR1). Esses genes estão localizados no cromossomo 6p21.[40]

Alterações Cromossômicas e Genéticas. Alterações cromossômicas que já foram descritas incluem deleções nos cromossomos 3, 9 e 11.[41-44] O significado dessas alterações cromossômicas é a perda implicada de função de fatores específicos conhecidos: por exemplo, o cromossomo 9p21 codifica reguladores conhecidos do ciclo celular como p15 e p16. A proteína p16 foi relatada estar inativada em pacientes com CNF.[45,46] Outras alterações cromossômicas foram relatadas esporadicamente. Cada uma dessas deleções genéticas também foi associada a um gene supressor tumoral implicado. Novos marcadores também foram relatados que sugerem a possibilidade de outros candidatos a gene supressor tumoral.[47] Apesar dessa riqueza de informações, é difícil determinar se essas alterações são eventos *downstream* em vez de alterações iniciais. Os dados atuais parecem sugerir de forma consistente associações em comum com os cromossomos 3, 6 e 9 através de estudos de associação ampla do genoma.[40,48-50] Essas associações avançaram o nosso conhecimento das possíveis associações e forneceram marcadores em potencial para diagnóstico e terapêutica.

Fatores Ambientais e Carcinoma Nasofaríngeo

O fator ambiental mais comumente associado ao CNF é a dieta, e já foi sugerido que dietas com alto teor de conservantes – como peixe salgado, ovos e vegetais – estão associadas com CNF.[51-56] A origem dessas associações vem de estudos epidemiológicos realizados em um grupo de alta incidência de CNF, as "pessoas do barco" de Hong Kong. Essas pessoas se originaram de uma região em comum na China muitos anos atrás e se estabeleceram em uma vida centrada basicamente em moradia no barco. As dietas são necessariamente baseadas em conservação de comida do mar (p. ex. peixe salgado). Posteriormente, estudos epidemiológicos grandes sugeriram achados semelhantes.[56] Acredita-se que o risco está associado a exposição precoce ou exposição durante período de desmame.[54,57] Os carcinogênicos que se acredita serem o fator incitador são as nitrosaminas. Outras causas ambientais que se achou estarem associadas incluem fumaças químicas e poeira de madeira.[58] Alguns trabalhos associam o tabagismo ao CNF, apesar de o risco ser maior para carcinoma de células escamosas (CCE) da nasofaringe em vez do endêmico carcinoma indiferenciado. Entretanto, sempre é difícil citar uma determinada comida ou outro agente ambiental como fator único levando a oncogênese, pois muitas variáveis costumam estar presentes.

Vírus Epstein-Barr e Carcinoma Nasofaríngeo

O EBV é um vírus ubíquo, e a grande maioria da população mundial já foi infectada. O EBV é um herpes-vírus com *core* central de DNA e envelope conhecido como *capsídeo*. A infecção com o vírus ocorre precocemente na infância ou no início da adolescência. Aqueles infectados no início da infância tendem a ser assintomáticos, enquanto adolescentes jovens serão sintomáticos, com a infecção frequentemente resultando em síndrome clínica compatível com mononucleose infecciosa. Uma vez que a pessoa é infectada com EBV, ela desenvolve imunidade. No entanto, o EBV está presente para o resto da vida da pessoa em linfócitos B circulantes específicos ou é transmitido pela saliva. Acredita-se que a última rota seja responsável pela transmissão horizontal típica da infecção.

Nas fases aguda e convalescente da infecção, são produzidas as classes de anticorpo imunoglobulina M e G (IgM e IgG) contra os antígenos da partícula viral. Os antígenos são antígeno precoce do core nuclear (EA) ou o antígeno do capsídeo viral (ACV). Assim, na maior parte de qualquer população, ocorrerá produção de IgG EA e ACV. No CNF, no entanto, são produzidas IgA ACV e EA.[59] Estes são utilizados como marcadores, os laboratórios utilizam imunofluorescência para detectar esses anticorpos e a sensibilidade e especificidade desses dois anticorpos são altas.

Antígenos de EBV também são encontrados nas células do CNF, e o EBV expressa antígenos líticos e nucleares. Antígenos líticos incluem proteínas latentes de membrana (PLM) 1, 2 e 3. Os antígenos nucleares incluem antígenos nucleares Epstein-Barr (ANEB) 1 ao 6. No CNF, o ANEB-1 está sempre expresso e a PLM-1 está consistentemente expressa em níveis significativos. Ambos são proteínas latentes. Acredita-se que o ANEB-1 seja responsável pela manutenção dos epissomas virais nas células tumorais. Já foi mostrado que o PLM-1 induz o crescimento celular através da indução de hiperplasia epitelial e expressão alterada do gene da queratina.[60,61] O PLM-1 reduz a expressão de queratina e inibe diferenciação escamosa. Foi mostrado que também levam à superexpressão dos receptores de fator de crescimento epidérmico. O CNF também expressa ácidos ribonucleicos codificados por Epstein-Barr (AREB) no citoplasma. Esses antígenos de EBV e AREB não estão presentes nas células NF normais.

A vasta maioria das pessoas infectadas pelo EBV não desenvolve CNF. Além disso, a expressão de proteínas latentes de ANEB-1 e PLM-1 não é vista em células NF normais. Portanto, acredita-se que o EBV não é o fator iniciador no CNF e que seu papel no desenvolvimento de CNF é o resultado de infecção latente das células epiteliais na área NF, geneticamente suscetíveis e transformadas pelo ambiente.

Apresentação Clínica

Virtualmente todos os pacientes com CNF são sintomáticos no momento do diagnóstico. Menos de 1% dos pacientes com CNF é assintomático e diagnosticado de forma incidental, o que pode ocorrer durante realização de exame de imagem por outra indicação, ou quando é detectada sorologia anormal de EBV em rotina de rastreamento. Três quartos dos pacientes com CNF são homens. Mais de 80% são diagnosticados entre 30 a 60 anos, e mais de 50% são diagnosticados entre 30 e 50 anos. Em Singapura, é relatado como o segundo e terceiro câncer mais comum em homens nos grupos de idade de 15 a 34 anos e 35 a 64 anos, respectivamente.[21] A proporção de pacientes com CNF diagnosticada em idade relativamente jovem possui impacto socioeconômico nesses pacientes e suas famílias. Aproximadamente 15 a 20% dos pacientes com CNF irão relatar também um parente de primeiro grau que foi semelhantemente afetado.[29]

A apresentação mais comum de CNF é de nódulo palpável em pescoço (Fig. 44-3). Cerca de 60% dos nossos pacientes buscam ajuda médica com esse sintoma, e tais nódulos são devido à doença metastática nos linfonodos cervicais. Não é incomum os linfonodos aumentados estarem aglomerados. A metástase nodal geralmente está localizada na porção superior do pescoço (Fig. 44-4), correspondendo ao nível V alto e nível II. O primeiro nível de metástase nodal é nos linfonodos retrofaríngeos, e esses linfonodos podem estar tão aumentados que podem ser visualizados no exame físico como tumefações nodulares na parede posterior da faringe. Ocasionalmente os pacientes com CNF podem inicialmente apresentar linfonodos nível III aumentados (Fig. 44-5) e menos comumente linfonodos nível IV. A presença de linfonodos submentais aumentados no momento do diagnóstico é rara e não

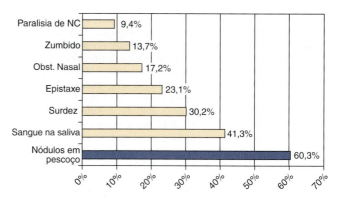

FIGURA 44-3. Apresentação clínica dos pacientes com carcinoma nasofaríngeo. NC: nervo craniano, obst.: obstrução.

foi observada nos nossos grupos (dados não publicados). Alguns pacientes buscam ajuda médica com lesão tumoral na parótida devido à metástase em linfonodos parotídeos, apesar de incomum. Os linfonodos com metástase de CNF geralmente são firmes. Caso permaneça por um tempo significativo, um linfonodo pode ficar tão aumentado que ocorre necrose central, seguida por formação de abscesso. Em regiões endêmicas como a China, Hong Kong e Singapura um homem chinês adulto com linfonodos aumentados bilateralmente costuma ser indicativo de CNF ou linfoma. Apesar de 60% dos pacientes com CNF apresentarem inicialmente nódulo em pescoço devido à metástase nodal, pelo menos 80% dos CNFs serão classificados como linfonodo positivo (N1, N2 ou N3). Isso ocorre porque, mesmo em pacientes com CNF sem linfonodos palpáveis, exames de imagem irão mostrar nódulos metastáticos em pelo menos mais 20% deles.

O segundo sintoma ou sinal mais comum é saliva ou escarro com sangue (41,3%). O paciente geralmente relata produção persistente de sangue na saliva sem qualquer outro sintoma. Epistaxe não é comum no CNF, pois o tumor está localizado no espaço pós-nasal. A tendência natural é o sangue do tumor por gravidade se misturar a saliva ou escarro. De fato, a epistaxe foi relatada em apenas 23,1% de nossos pacientes. Epistaxe maciça, no entanto, não é típica de CNF. Surdez foi mais comumente relatada (30,2%) devido à otite média com efusão, o que se acredita ser secundário à disfunção da tuba auditiva. A perda de audição é, portanto, condutiva em sua natureza e na timpanometria a impedância corresponde ao padrão tipo B. Outras queixas incluem obstrução nasal e zumbido unilateral. Dores de cabeça persistentes também são comuns em pacientes com extensão intracraniana ou erosão clival, e paralisias de nervos cranianos são observadas em cerca de 10% dos pacientes. Os nervos mais comumente afetados em ordem descendente de frequência são o quinto, sexto, nono, décimo e décimo segundo nervos cranianos. Em regiões endêmicas,

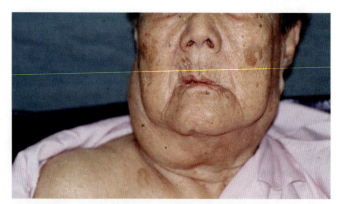

FIGURA 44-4. Linfonodos cervicais bilateralmente aumentados nos níveis II, III, IV e V.

96 | TUMORES BENIGNOS E MALIGNOS DA NASOFARINGE

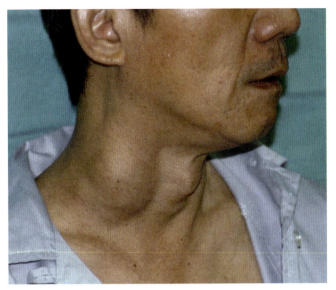

FIGURA 44-5. Linfonodos direitos nível III no carcinoma nasofaríngeo.

paralisia isolada do sexto nervo, causada por extensão em direção cefálica através do forame lácero, é indicação para realização de exame de imagem da nasofaringe e base do crânio, buscando possível CNF. Alguns desses pacientes com paralisia de nervos cranianos no momento do diagnóstico podem exibir resolução após o tratamento radioterápico. A explicação mais provável para isso é que o tumor tinha causado edema circundante próximo aos nervos cranianos que resultou em déficits como diplopia. Ainda, algumas síndromes são associadas ao CNF. Pacientes com dermatomiosite possuem risco de aproximadamente 10% de desenvolver esse câncer e deve ser feito o rastreamento periódico.

O exame da nasofaringe em pacientes com CNF geralmente revela massa exofítica que pode ocupar todo o espaço pós-nasal (Fig. 44-6). Ulceração pode estar presente e sangramento por contato costuma ser observado. No entanto, em cerca de 10% dos pacientes com CNF, a lesão é em submucosa. Nesses casos, a superfície da mucosa da nasofaringe possui aparência normal. Ocasionalmente, é detectada mucosa discretamente irregular que pode consistir em área de mucosa sobrelevada ou alteração eritematosa, ambas as quais poderiam ser consideradas normais. Uma revisão de CNF em submucosa sugere que esse grupo pode ter doença mais agressiva[62] e busca ajuda médica com metástase nodal mais avançada e maior chance de metástases à distância.

Em regiões endêmicas, em um homem chinês com um nódulo em pescoço, o CNF precisa ser investigado. Deve-se considerar que um homem chinês com um nódulo em pescoço, escarro com sangue e surdez unilateral apresenta CNF até que se prove o contrário.

Diagnóstico do Carcinoma Nasofaríngeo

O padrão-ouro no diagnóstico de CNF é a confirmação histológica por biópsia NF. Isso é realizado de forma transnasal sob anestesia local com endoscópio rígido. A biópsia do tumor é, portanto, feita sob visualização direta. Em raras ocasiões, a biópsia em pacientes com suspeita de CNF será feita com anestesia geral. Um exemplo de tal situação é quando a citologia aspirativa por agulha fina de um linfonodo metastático confirma carcinoma indiferenciado, mas as biópsias de NF se mantêm negativas para malignidade. Nesses pacientes, uma biópsia NF profunda, sob anestesia geral, é indicada, que inclua fossa de Rosenmüller e abóbada da nasofaringe. Uma biópsia de NF também pode ser realizada sob anestesia geral, se biópsias anteriores altamente suspeitas para CNF forem negativas e o diagnóstico for imperativo antes da instituição do tratamento. O uso de marcadores imuno-histoquímicos como citoqueratina, marcadores de células epiteliais e EBER irão auxiliar a diferenciação de CNF e outros processos malignos na região NF, como linfoma e carcinoma indiferenciado nasossinusal localmente infiltrativo.

Classificação Histológica do Carcinoma Nasofaríngeo

A classificação de CNF[63-65] passou por diversas alterações. A classificação atual da Organização Mundial da Saúde está exposta no Quadro 44-2. Durante um longo período, o CNF foi classificado como *carcinoma queratinizante* (tipo I) e *carcinoma não queratinizante* (tipo II). O carcinoma queratinizante era essencialmente o CCE. Carcinoma não queratinizante foi descrito como uma entidade separada, pois seu padrão histológico é distinto quando comparado ao carcinoma queratinizante e inclui ausência de pérolas de queratina e presença de mantos sinciciais de células coesas com núcleo amplo e presença abundante de linfócitos intermeados. O CNF tipo II era ainda subdividido em carcinomas *não queratinizante diferenciado* (tipo IIa) e *não queratinizante indiferenciado* (tipo IIb).[64] A grande maioria dos pacientes com CNF – ao menos 90% – na região endêmica possui padrão histológico de *carcinoma não queratinizante indiferenciado (tipo IIb)*. O CCE é incomum em regiões endêmicas. Observou-se que a subdivisão de carcinomas não queratinizantes em tipo diferenciado e indiferenciado é confusa e, em muitos casos, redundante. Os padrões histológicos não diferem em relação a resultado ou resposta ao tratamento e ainda podem ser encontrados em diferentes partes do mesmo tumor. Os carcinomas não queratinizantes são o tipo mais comum de CNF nas regiões endêmicas. Portanto, essa nova classificação[65] é essencialmente similar às duas edições anteriores, exceto que foi adicionado o muito raro CCE basaloide.

Estadiamento do Carcinoma Nasofaríngeo

O sistema de estadiamento tumor/linfonodo/metástase (TNM) da Union Internationale Contre Cancre de 2009 está exposto no Quadro 44-1. Esse sistema de estadiamento é baseado em exames

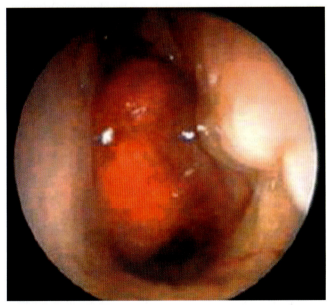

FIGURA 44-6. Massa nasofaríngea que ocupa todo o espaço pós-nasal.

Quadro 44-2. CLASSIFICAÇÃO DA ORGANIZAÇÃO MUNDIAL DA SAÚDE DO CARCINOMA NASOFARÍNGEO

Carcinoma não queratinizante (diferenciado ou indiferenciado)
Carcinoma de células escamosas queratinizante
Carcinoma de células escamosas basaloide

PARTE V | CIRURGIA DE CABEÇA E PESCOÇO E ONCOLOGIA

clínicos e radiológicos. De forma geral, dois terços dos pacientes com CNF são classificados como estádio III ou IV no momento do diagnóstico. Apenas cerca de 10% dos pacientes com CNF recém-diagnosticados têm doença estádio I.

Imagem de Tomografia Computadorizada e Ressonância Magnética. Durante muitos anos, a TC era essencial para investigação do estadiamento, avaliação do tumor primário e doença regional. Os tecidos moles da nasofaringe são bem mostrados e a TC é particularmente útil para delinear erosão clival e na base de crânio.[66] Apesar de a TC ter sido a base do estadiamento radiológico do CNF por muitos anos, a RM está sendo cada vez mais utilizada em muitos centros. Isso é devido à definição superior fornecida pela RM em detectar alterações de tecido mole e envolvimento intracraniano. Não é incomum a RM exibir características consistentes com doença que não são mostradas na TC.[67] É útil uma abordagem sistemática na utilização da RM para avaliar a extensão tumoral. Superiormente, devem ser avaliados o seio cavernoso, meninges, forames lácero, redondo e oval. Inferiormente, o tumor NF pode estar contíguo com a orofaringe. Posteriormente, o *clivus* e o esfenoide devem ser avaliados. A extensão anterior em seio maxilar e cavidade nasal pode ser sugerida na RM, mas é visualizada de forma melhor com endoscopia. Lateralmente, extensão à fossa pterigopalatina e além da fossa infratemporal não é incomum. Esses costumam estar concomitantemente associados com invasão sutil pelo forame redondo ou oval. Envolvimento de linfonodos retrofaríngeos é comum e eles são considerados linfonodos centrais, classificados como doença N1. Linfonodos supraclaviculares, especialmente se grandes ou múltiplos, podem significar a presença de envolvimento de linfonodos mediastinais e/ou axilares.

Outras Investigações de Estadiamento. Outras investigações de estadiamento incluem radiografia torácica, ultrassom de fígado e cintilografia óssea. De forma alternativa, podem ser obtidas TC dos pulmões e fígado, cujo principal propósito é localizar metástase à distância. Dessas, a taxa mais alta de positividade parece ser da cintilografia óssea, que é consistente por ser o local mais comum de metástase à distância no CNF. A tomografia por emissão de pósitrons (PET/TC) tem se tornado mais popular recentemente como uma ferramenta útil de exame de imagem para avaliar anormalidades indeterminadas pela TC ou RM que podem representar recorrências locais, regionais ou à distância. PET/TC, no entanto, não permite a definição clara fornecida pela RM para avaliar alterações sutis, como envolvimento de meninges ou invasão de forames da base do crânio. A literatura é escassa sobre a eficácia e custo-efetividade do uso de PET/TC como ferramenta única de estadiamento em pacientes com CNF recém-diagnosticado para avaliar tumor primário e metástase regional. A PET/RM é atualmente um exame de imagem potencial para a investigação do estadiamento do CNF.

Outras Investigações. Audiograma e timpanograma são realizados para se obter um nível basal. Isso é crucial, pois o paciente é submetido à radiação que pode piorar a audição. De fato, com o aumento do uso combinado de quimioterapia e radioterapia, certos agentes quimioterápicos, como a cisplatina, podem levar ao desenvolvimento de perda auditiva sensorioneural idiossincrática.

São mensurados os títulos sorológicos de EBV, que incluem IgA ACV e IgA EA, o primeiro é altamente sensível e o último altamente específico. A principal utilidade desse teste é no auxílio ao diagnóstico de novos casos de CNF. Em particular, IgA EA negativa provavelmente indicará que o paciente não tem CNF. Deve ser enfatizado que o diagnóstico de CNF é baseado na histologia por biópsia da nasofaringe, portanto, esses títulos não a substituem.

Cópias de DNA do EBV podem ser mensuradas por técnicas de reação em cadeia da polimerase (PCR). Observou-se que cópias de DNA do EBV exibem correlação com o estádio da doença e são úteis como indicador de recorrência, mais provavelmente por mensurar a resposta ao tratamento e à recorrência indicados pelos níveis pré-tratamento e pós-tratamento. A evidência do papel da PCR como ferramenta de rastreamento é menos convincente.

Tratamento do Carcinoma Nasofaríngeo

Planejamento Pré-Tratamento. O tratamento de pacientes recém-diagnosticados com CNF é feito de forma melhor com um time multidisciplinar que inclui cirurgião de cabeça e pescoço, radioncologista, oncologista, patologista e radiologista. Isso inclui investigações audiológicas e limpeza dentária. Além disso, se a quimioterapia for parte do tratamento, exames hematológicos e bioquímicos são realizados e incluem depuração da creatinina. Limpeza dentária envolve garantir que a higiene dental é mantida, pois a cavidade oral inevitavelmente estará no campo de radiação. Qualquer dente não saudável é extraído para prevenir o estabelecimento de osteomielite durante o período pós-radiação. No entanto, não há evidência que a extração profilática irá reduzir osteorradionecrose em pacientes que estão sendo submetidos à radiação de cabeça e pescoço.[68,69] Permitir as extrações profiláticas potencialmente irá atrasar o tratamento e aumentará o custo para o paciente.

Radioterapia. O CNF é tratado com radioterapia. De forma geral, pacientes com CNF estádio I e II são tratados apenas com radioterapia, enquanto pacientes em estádio III e IV são tratados com quimioterapia e radioterapia concomitantes. Além disso, evidências sugerem que os pacientes diagnosticados com CNF estádio IV com doença localmente avançada talvez obtenham controle melhor da doença com cisplatina neoadjuvante seguida por quimiorradioterapia (QRT).[70] Tradicionalmente a radiação é administrada por um acelerador linear e a dose alcança 60 a 70 Gy na nasofaringe e em ambos os lados do pescoço. Isso é fornecido diariamente até 2 Gy em 35 a 40 frações. Os principais efeitos colaterais incluem mucosite e xerostomia, com a mucosite podendo demorar até três meses após o último dia de tratamento para curar. A xerostomia afeta todos os pacientes e pode ser permanente, apesar de que pacientes mais jovens mostram melhora muito mais significativa com o tempo. Outros efeitos colaterais incluem sinusite, formação de crosta e rinorreia sanguinolenta. Otite média com efusão pode se desenvolver ou piorar com a radiação. Perda auditiva sensorioneural já foi atribuída à radiação, apesar de a cóclea ser resistente, e foi mostrado que essa perda auditiva pode ser por outras causas, como infiltração por células tumorais.[71] Trismo é particularmente mais severo naqueles tratados para envolvimento da base do crânio e pode demorar diversos anos para se desenvolver. Efeitos colaterais tardios incluem paralisias de nervos cranianos, o que pode levar a dificuldades em distinguir trismo de doença recorrente. O nervo craniano mais comumente afetado após a radiação, além do nervo cocleovestibular, é o nervo hipoglosso. Nos últimos 5 a 10 anos, surgiram dados que confirmam a eficácia da utilização de radioterapia com intensidade modulada (IMRT) para tratar pacientes com CNF. Isso resultou em taxas de controle semelhantes às da radiação convencional.[72] IMRT também levou a melhor resultado do tratamento, especialmente em relação a xerostomia[19] e queimaduras em pele.

Quimioterapia. Foi relatado por Al-Sarraf et al.[73] o uso de quimioterapia e radioterapia concomitantes para tratar de forma eficaz CNF local e regionalmente avançado. Evidências convincentes dão suporte ao uso de quimioterapia e radioterapia concomitantes em CNF em estádio avançado.[74] O regime de quimioterapia concomitante inclui cisplatina e 5-fluorouracil. Nós observamos que isso fornece bom controle local e regional, mas aumenta toxicidade aguda e tardia. Duas das toxicidades significativas associadas à cisplatina são perda auditiva sensorioneural idiossincrática e neuropatia periférica. Para evitar esses efeitos, outros agentes – como paclitaxel combinado ao 5-fluorouracil e hidroxiureia – são alternativas que podem ser consideradas.[75] A quimioterapia tem sido estendida para ser fornecida no estádio II (extensão parafaríngea) em modalidade concomitante de QRT. Isso é devido à crença de que os pacientes com extensão parafaríngea exibem maior risco de metástase à distância devido a comunicação entre o plexo venoso pterigoide e o plexo pré-vertebral. Entretanto, nenhum dado randomizado está disponível para fornecer evidências convincentes de que a QRT concomitante é significativamente melhor do que radioterapia em termos de sobrevida livre de doença e específica da doença.

Cirurgia

A cirurgia é reservada para doença local e regional recorrente. Apesar de a doença local recorrente poder ser tratada por braquiterapia, geralmente considera-se ressecção cirúrgica para tumor localizado recorrente. Os três fatores de contraindicação são: 1) envolvimento de artéria carótida interna, 2) erosão da base do crânio e 3) envolvimento intracraniano. As abordagens cirúrgicas são abertas ou endoscópicas. Abordagens abertas utilizam uma ou combinação de transnasal, transmaxilar, *degloving* médio-facial ou abordagem transpalatal. De forma geral, lida-se com a doença regional recorrente através de esvaziamento cervical, o que costuma ser radical ou modificado. Normalmente o nervo espinal acessório e o músculo esternocleidomastoideo não são poupados e a veia jugular interna não costuma ser preservada. Se for considerada braquiterapia, é obtido um retalho miocutâneo de peitoral maior para reduzir a probabilidade de necrose cutânea e para proteger a artéria carótida. Pode-se considerar uma segunda etapa de radioterapia para tratar recorrências regionais, embora levando em consideração os riscos que a acompanham.

Tratamento Cirúrgico do Carcinoma Nasofaríngeo

Atualmente as indicações de tratamento cirúrgico do CNF são para recorrências locais e regionais.

Recorrências locais. Aproximadamente 5 a 10% de todos os pacientes recém-diagnosticados com CNF irão desenvolver recorrências locais. Até 50% desses pacientes serão passíveis de cirurgia, os 50% restantes geralmente têm doença muita avançada para intervenção cirúrgica, o que pode ser devido à invasão intracraniana ou ao envolvimento da artéria carótida. Em alguns pacientes, pode ser devido à metástase à distância concomitante. O tratamento cirúrgico de CNF localmente recorrente ou residual é nasofaringectomia. Naqueles que podem ser tratados com a cirurgia, a classificação T recorrente (Tr) costuma ser Tr1 ou Tr3.[76] O sucesso da intervenção cirúrgica em CNF recorrente está fortemente correlacionado à classificação T.[77] Os melhores resultados são obtidos em paciente com Tr1. Pacientes com recorrência Tr3 são considerados por alguns como intratáveis. Alguns cirurgiões consideram que a presença de erosão clival, em particular, é uma situação na qual não é possível a extirpação completa do tumor. Com tempo e experiência, foi relatado que benefícios limitados com a extirpação de tumores recorrentes podem ser alcançados, mesmo com envolvimento da carótida e da base do crânio.[78] No entanto, a sobrevida geral e livre de doença dessas recorrências localmente avançadas permanece baixa. Assim, acompanhamento cuidadoso e perseverante juntamente com biópsias de qualquer área suspeita da nasofaringe são fatores cruciais que permitem detecção precoce de recorrências ou tumor residual.

Pode-se lidar com as recorrências locais através de outra etapa de radioterapia ou através de cirurgia. O tratamento com uma segunda dose de radiação terá também os riscos de complicações como mielite transversa, o que leva a fraqueza e dormência dos membros. Os riscos de necrose de lobo temporal, trismo severo, perda auditiva sensiorioneural severa, estenose de coana, disfunção do palato e paralisias de nervos cranianos inferiores são aumentados com a segunda etapa de tratamento radioterápico. Esses efeitos podem ser reduzidos com o uso de IMRT. A radioterapia geralmente é reservada para pacientes com recorrência grande, como quando há erosão da base do crânio ou extensão intracraniana ou quando o tecido tumoral circunda as artérias carótidas.

Todos os pacientes com recorrências locais são avaliados de forma melhor com RM. O tórax, fígado e ossos também são avaliados para possíveis metástases. Observou-se que a PET/TC é uma ferramenta útil para estadiar a doença recorrente, pois é possível avaliar a profundidade da invasão das recorrências locais, o que permite planejamento das abordagens de ressecção.

Quando diante da recorrência local que pode ser tratada, o cirurgião de cabeça e pescoço terá que decidir a abordagem cirúrgica. Os fatores que guiam abordagem escolhida e acesso à ressecção tumoral geralmente refletem a preferência e experiência do cirurgião e extensão da recorrência. Muitas abordagens cirúrgicas foram relatadas, uma evidência do acesso difícil à nasofaringe. A distância anterior-posterior do vestíbulo nasal à nasofaringe é cerca de 10 cm, e abordagens abertas significam que o cirurgião deve operar por uma janela estreita e profunda. Além disso, a artéria carótida interna fica justamente posterior e lateral ao coxim da tuba auditiva. Essas considerações, bem como possível extensão intracraniana e questões relacionadas a operar em local previamente irradiado ou quimioirradiado, são as principais questões na nasofaringectomia. Todas as abordagens fornecem visualização adequada.

Abordagem Endoscópica e Robótica. Essa abordagem claramente é possível para recorrências pequenas.[79] É mais bem limitada àqueles que têm posição central na parede posterior da nasofaringe (Fig. 44-7). Recorrências que se estendem para fora da fossa pterigopalatina, palato mole e além podem ser muito grandes para nasofaringectomia endoscópica, apesar de que cirurgiões endoscópicos de base de crânio experientes podem não necessariamente considerar isso uma contraindicação absoluta. O sucesso dessa abordagem está na escolha correta dos pacientes. Além da instrumentação adequada, a chave para ser capaz de obter visualização excelente e controle da abordagem cirúrgica está na ressecção do septo nasal posterior. Dependendo do local e tamanho da recorrência, a parede maxilar medial pode precisar ser ressecada. Também é importante lembrar-se de ressecar adequadamente o teto da nasofaringe e o vômer. A profundidade da ressecção deve incluir pelo menos os músculos pré-vertebrais. Uma vez que a ressecção foi concluída e foi obtido tecido para congelamento, a ferida na nasofaringe ressecada é preenchida com gaze antisséptica e deixada assim por pelo menos uma semana. Em um grupo pequeno de CNF recorrente no qual o tumor está limitado a um lado da nasofaringe, pode-se utilizar o retalho nasosseptal com pedículo vascular esfenopalatino contralateral. Isso permite cicatrização mais rápida e redução de formação de crostas. Já foram descritos relatos de nasofaringectomia assistida por robô via

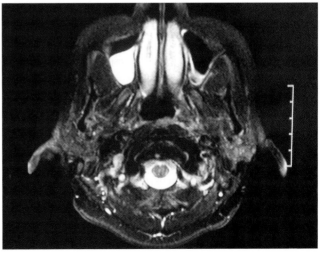

FIGURA 44-7. A imagem de ressonância magnética mostra pequena recorrência no lado esquerdo da nasofaringe.

transoral ou transnasal.[80] Possíveis vantagens podem ser a visualização magnificada aperfeiçoada e habilidade de ressecar áreas limitadas pelo espaço e manobrabilidade com a abordagem endoscópica.

Abordagem de Rinotomia Lateral e Maxilectomia Medial. Essa abordagem pode ser utilizada para tumores ligeiramente maiores do que aqueles indicados para abordagem endoscópica. Pode ser utilizada para tumores recorrentes ou residuais limitados à nasofaringe ou aqueles com extensão para a fossa pterigopalatina. Também pode ser combinada com abordagem transoral para ressecar tumores com extensão orofaríngea. De forma alternativa, pode ser estendida para tumores que invadem a órbita. Após o término da rinotomia lateral, a parede medial do seio maxilar é removida o mais lateral possível, preservando o nervo infraorbital. É feita marsupialização do ducto nasolacrimal, e a ressecção da metade inferior da concha média também irá auxiliar o acesso cirúrgico. A chave para visualizar bem toda a nasofaringe é ressecção do septo nasal posterior (Fig. 44-8). O acesso cirúrgico é adequado, mas não tão amplo quanto a vista obtida pela abordagem *maxillary swing* e não requer divisão do palato. A ferida quase sempre cicatriza bem e a parte estética não costuma ser um problema para o paciente. Trismo é incomum e não ocorre fístula de palato. No entanto, esses pacientes costumam se queixar de dor de cabeça no pós-operatório, o que costuma demorar um mês para se estabilizar. O problema é o período prolongado de limpeza nasal necessário para se livrar das crostas que se formam. Além disso, o osso exposto pode levar à osteorradionecrose localizada.

Maxillary swing. *Maxillary swing* é uma operação elegante, descrita por Wei et al. em 1991.[81] Ela provê um acesso amplo para ressecção de tumores de NF. O procedimento envolve uma incisão de Weber-Ferguson. A maxila é exposta e são feitas osteotomias para que a maxila seja rotacionada lateralmente. A pele e o tecido subcutâneo continuam a fornecer o suprimento sanguíneo para a maxila, pois não são ressecados da parede anterior do osso (Fig. 44-9). A parede medial do seio maxilar é removida. Essa é uma abordagem que fornece excelente acesso para remover tumores que infiltraram o espaço pterigopalatino. Se houver extensão lateral do tumor, a artéria carótida interna pode ser controlada. Comumente requer divisão do palato e isso pode levar a fístula em palato, apesar de terem sido descritas modificações recentes para evitar essa divisão. A área ressecada permite inserção de retalho vascularizado livre para acelerar a cicatrização e proteger a artéria carótida interna exposta. Chan e Wei[82] relataram sua vasta experiência em nasofaringectomia utilizando essa abordagem, a qual é discutivelmente a mais utilizada para ressecar CNF recorrente.

Outras Abordagens Cirúrgicas. Já foram descritas abordagens infratemporal lateral e LeFort 1. Essas não são abordagens comuns para realização de nasofaringectomia de CNF recorrente e são utilizadas por cirurgiões que tenham familiaridade e estejam confortáveis com as abordagens cirúrgicas respectivas.

Tratamento Cirúrgico de Recorrências Regionais. Recorrência regional ou doença regional residual ocorre em cerca de 10% dos pacientes. Esses pacientes com frequência apresentam também doença local ou metástase à distância. Fatores associados às recorrências regionais são incertos, é difícil detectar recorrências regionais, pois pode ser difícil obter sinais à palpação do pescoço fibrótico após a radiação. De fato, não é incomum palpar massas óbvias no pescoço e ainda assim os resultados da citologia aspirativa por agulha fina serem negativos.[83] A TC e RM do pescoço são úteis. Uma vez que a recorrência regional é detectada, deve ser realizada investigação de metástase, e a lesão do local primário deve ser removida antes de planejar o tratamento para o paciente.

O tratamento para recorrência regional e doença regional residual é através de esvaziamento cervical (Fig. 44-10). As evidências indicam claramente que deve ser realizado esvaziamento cervical

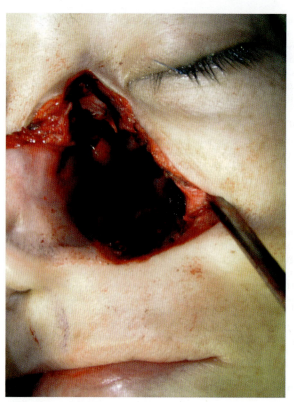

FIGURA 44-8. Abordagem de rinotomia lateral com ressecção da maxila medial e septo nasal posterior para expor toda a nasofaringe.

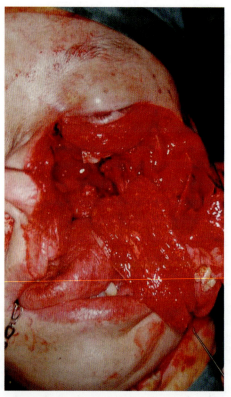

FIGURA 44-9. Abordagem *maxillary swing* esquerda. A pele, tecidos subcutâneos, maxila esquerda e palato duro são rotacionados lateralmente em bloco para expor a nasofaringe.

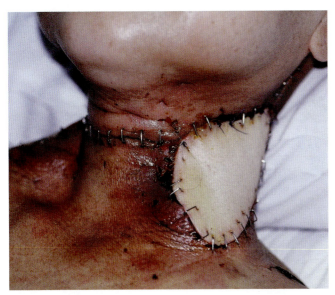

FIGURA 44-10. Esvaziamento cervical radical à esquerda e retalho pediculado miocutâneo do peitoral maior esquerdo para cobrir o defeito cutâneo e proteger a artéria carótida.

radical.[84] Isso porque a doença regional frequentemente está ao longo da cadeia de linfonodos da veia jugular interna superior e nervo acessório. Além disso, diferentemente de linfonodos semelhantes no CCE de cabeça e pescoço, o linfonodo metastático tende a ter propensão à disseminação extracapsular. Portanto, veia jugular interna, nervo acessório e músculo esternocleidomastoideo devem ser sacrificados. De fato, não é incomum realizar esvaziamento radical estendido do pescoço que envolva a ressecção da pele. Linfonodos nível I a V são removidos. O esvaziamento radical modificado do pescoço é realizado em pacientes com recorrência nodal bilateral nos quais o lado contralateral do pescoço foi submetido ao esvaziamento radical. Apesar de se dizer que os linfonodos retrofaríngeos são de primeiro nível no CNF, esses não precisam ser removidos, pois com frequência a radiação terá abrangido os linfonodos retrofaríngeos. Os principais problemas em realizar o esvaziamento radical do pescoço para CNF recorrente são relacionados a sangramento e infecção da ferida, pois os pacientes terão realizado radioterapia e alguns terão feito quimioterapia. O risco de a carótida romper é mais alto se ocorrer deiscência da ferida e a carótida ficar exposta, o que pode ser prevenido pelo uso de retalho pediculado, como peitoral maior (Fig. 44-10) ou retalho de grande dorsal. A eficácia do tratamento é boa e a sobrevida geral após o esvaziamento radical do pescoço atinge acima de 50%.[85] O controle regional costuma ser alcançado e outras recorrências costumam ser em locais distantes.

Prognóstico

O fator prognóstico ruim do CNF é doença estádio IV. Em particular, doença N3 é associada com pior sobrevida e maiores taxas de metástase à distância. Pacientes com doença estádios III ou IV que tiveram QRT concomitante exibem taxa de sobrevida geral de 5 anos de cerca de 70%.[86] Pacientes com CNF estádios I e II tratados com radioterapia apenas têm taxa de sobrevida geral de 5 anos de 80% ou mais. O uso de QRT para pacientes em estádios III e IV tem melhorado o controle regional e local, mas metástase à distância permanece como a principal falha que leva à morte dos pacientes com CNF.[87]

Para consultar a lista completa de referências, acesse www.expertconsult.com.

LEITURA SUGERIDA

Al-Sarraf M, LeBlanc M, Giri PG, et al: Chemoradiotherapy versus radiotherapy in patients with advanced nasopharyngeal cancer: phase III randomised Intergroup study 0099. *J Clin Oncol* 16(Apr):1310–1317, 1998.

Chan SH, Day NE, Kunaratnam N, et al: HLA and nasopharyngeal carcinoma in Chinese—a further study. *Int J Cancer* 32:171–176, 1983.

Chan AT, Leung SF, Ngan RK, et al: Overall survival after concurrent cisplatin-radiotherapy compared with radiotherapy alone in locoregionally advanced nasopharyngeal carcinoma. *J Natl Cancer Inst* 97:536–539, 2005.

Chan AT, Ma BB, Lo YM, et al: Phase II study of neoadjuvant carboplatin and paclitaxel followed by radiotherapy and concurrent cisplatin in patients with locoregionally advanced nasopharyngeal carcinoma: therapeutic monitoring with plasma Epstein-Barr virus DNA. *J Clin Oncol* 22:3053–3060, 2004.

Chandler JR, Goulding R, Moskowitz L, et al: Nasopharyngeal angiofibromas: staging and management. *Ann Otol Rhinol Laryngol* 93(4 Pt 1):322–329, 1984.

Chong VF, Fan YF: Skull base erosion in nasopharyngeal carcinoma: detection by CT and MRI. *Clin Radiol* 51:625–631, 1996.

Fam FM, Tsai WL, Chen HC, et al: Intensity modulated or conformal radiotherapy improves the quality of life of patients with nasopharyngeal carcinoma: comparisons of four radiotherapy techniques. *Cancer* 109:313–321, 2007.

Ho JHC: An epidemiologic and clinical study of nasopharyngeal carcinoma. *Int J Radiat Oncol Biol Phys* 4:181–198, 1978.

Lanier A, Bender T, Talbot M, et al: Nasopharyngeal carcinoma in Alaskan Eskimo Indians, and Aleuts: a review of cases and study of Epstein-Barr virus, HLA and environmental risk factors. *Cancer* 46:2100–2106, 1980.

Lee AW, Foo W, Mang O, et al: Changing epidemiology of nasopharyngeal carcinoma in Hong Kong over a 20-year period (1980-1999): an encouraging reduction in both incidence and mortality. *Int J Cancer* 103:680–685, 2003.

Leung TW, Tung SY, Sze WK, et al: Treatment results of 1070 patients with nasopharyngeal carcinoma: an analysis of survival and failure patterns. *Head Neck* 27:555–565, 2005.

Loh KS, Goh BC, Hsieh WS, et al: Familial nasopharyngeal carcinoma in a cohort of 200 patients. *Arch Otolaryngol Head Neck Surg* 132:82–85, 2006.

Luo J, Chia KS, Chia SE, et al: Secular trends of nasopharyngeal carcinoma in Singapore, Hong Kong and Los Angeles Chinese populations, 1973-1997. *Eur J Epidemiol* 22:513–521, 2007.

Makek MS, Andrews JC, Fisch U: Malignant transformation of a nasopharyngeal angiofibroma. *Laryngoscope* 99:1088–1092, 1989.

McCombe A, Lund VJ, Howard DJ: Recurrence in juvenile angiofibroma. *Rhinology* 28:97–102, 1990.

O'Meara WP, Lee N: Advances in nasopharyngeal carcinoma. *Curr Opin Oncol* 17:225–230, 2005.

Sciarretta V, Pasquini E, Farneti G, et al: Endsocopic sinus surgery for the treatment of vascular tumours. *Am J Rhinol* 20:426–431, 2006.

Shanmugaratnam K: Nasopharyngeal carcinoma: epidemiology, histopathology and aetiology. *Ann Acad Med (Singapore)* 9:289–295, 1980.

Sun LM, Epplein M, Li CI, et al: Trends in the incidence rates of nasopharyngeal carcinoma in Chinese Americans living in Los Angeles County and the San Francisco metropolitan area, 1992-2002. *Am J Epidemiol* 162:1174–1178, 2005.

Tyagi I, Syal R, Goyal A: Recurrent and residual juvenile angiofibromas. *J Laryngol Otol* 121:460–467, 2007;

Ung A, Chen CJ, Levine PH, et al: Familial and sporadic cases of nasopharyngeal carcinoma in Taiwan. *Anticancer Res* 19:661–665, 1999.

Wei WI, Lam KH, Sham JS: New approach to the nasopharynx: the maxillary swing approach. *Head Neck* 13:200–207, 1991.

Wenig BM: *Atlas of Head and Neck Pathology*, Philadelphia, 1993, WB Saunders.

Wong SCA, Soo RA, Lu JJ, et al: Paclitaxel, 5-fluorouracil and hydroxyurea concurrent with radiation in locally advanced nasopharyngeal carcinoma. *Ann Oncol* 17:1152–1157, 2006.

Yu MC, Huang TB, Henderson BE: Diet and nasopharyngeal carcinoma: a case-control study in Guangzhou, China. *Int J Cancer* 43:1077–1082, 1989.

45 | Neoplasias da Hipofaringe e do Esôfago Cervical

Peter M. Vila | Ravindra Uppaluri

Pontos-chave

- De todos os sublocais de carcinoma de células escamosas (CCE) de cabeça e pescoço, os pacientes com carcinomas hipofaríngeos como um grupo têm o pior prognóstico.
- O carcinoma hipofaríngeo tende a ter uma extensão submucosa significativa, especialmente na direção inferior.
- A terapia de preservação do órgão para lesões hipofaríngeas inclui a quimioterapia não cirúrgica concorrente ou de indução e a radiação ou opções cirúrgicas que incluem microcirurgia transoral a *laser*, cirurgia transoral robótica e hemilaringofaringectomia supracricóidea.
- A quimioterapia e radioterapia combinadas para carcinoma hipofaríngeo levam a uma taxa mais alta de estenose e dependência de sonda de gastronomia em comparação com essa terapia aplicada a outros sublocais de cabeça e pescoço.
- Os tumores hipofaríngeos avançados que exigem cirurgia rotineiramente envolvem a reconstrução com retalhos microvasculares livres (interposição fasciocutânea ou jejunal) ou *pull-ups* gástricos.

As neoplasias da hipofaringe e do esôfago cervical são algumas das doenças mais desafiadoras tratadas pelo cirurgião de cabeça e pescoço. Patologicamente, a ampla maioria dessas lesões consiste em carcinoma de células escamosas (CCE), que se apresenta frequentemente em um estádio avançado e, assim, aponta vários desafios para o médico. Assim como acontece com todos os cânceres de cabeça e pescoço avançados, utiliza-se na formulação de um plano de tratamento uma abordagem multidisciplinar que envolve cirurgiões de cabeça e pescoço, radioterapeutas e oncologistas médicos. Infelizmente, as modalidades de tratamento disponíveis produzem um prognóstico ruim similar para os pacientes com câncer hipofaríngeo e esofágico cervical. Quando são empregadas abordagens primárias baseadas em cirurgia, uma avaliação atenta da extensão do tumor é crítica, pois os tumores hipofaríngeos podem ter uma extensão submucosa significativa, que pode ter um grande impacto na ressecção planejada. Além disso, o cirurgião precisa considerar os desafios reconstrutivos do defeito cirúrgico, o que impacta a deglutição, fala e respiração. Quando são utilizadas a radioterapia e a quimioterapia como modalidades iniciais de tratamento, é preciso tomar muito cuidado para acompanhar os pacientes, pois a capacidade para salvar cirurgicamente as falhas de tratamento é parte integrante do regime terapêutico. O objetivo deste capítulo é fornecer uma análise abrangente dos cânceres da hipofaringe e do esôfago cervical que têm efeitos devastadores nos pacientes que os desenvolvem.

ANATOMIA DA HIPOFARINGE E DO ESÔFAGO CERVICAL

A hipofaringe é a região da faringe que se estende superiormente da orofaringe até inferiormente o esôfago cervical. O esôfago cervical é a porção do esôfago que se estende até a entrada torácica. A extensão superior da hipofaringe está aproximadamente no nível do osso hioide ou no nível das pregas faringoepiglóticas. Inferiormente, a hipofaringe afunila até o introito esofágico no músculo cricofaríngeo, sendo delimitada anteriormente pela laringe e posteriormente pelo espaço retrofaríngeo. A hipofaringe é subdividida em três regiões: os recessos (seios) piriformes, a região pós-cricóidea e a parede faríngea posterior (Fig. 45-1).

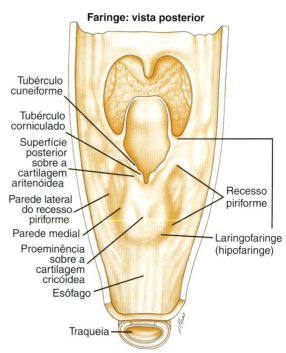

FIGURA 45-1. Regiões anatômicas da hipofaringe.

Os *recessos (seios) piriformes*, um em cada lado, compreendem as paredes anterior, medial e lateral que formam uma pirâmide invertida; a base está no nível da prega faringoepiglótica e o ápice se estende até logo abaixo da cartilagem cricóidea. Essa região inferior é lateral às pregas ariepiglóticas e medial à lâmina tireóidea. Em virtude dessa relação, os tumores da hipofaringe costumam se estender e invadir a laringe.[1] O recesso piriforme também é o sítio de origem da maioria dos cânceres hipofaríngeos. A mucosa piriforme medial forma a parede posterior do espaço paraglótico e é separada da endolaringe pelas pregas ariepiglóticas e pelos músculos cricoaritenóideos laterais. Os tumores hipofaríngeos que se estendem medialmente da parede medial do recesso piriforme podem, portanto, invadir a laringe. A *região pós-cricóidea* é a parede anterior da hipofaringe e se estende logo abaixo do aspecto posterior das cartilagens aritenóideas até o introito esofágico. Os tumores pós-cricóideos invadem frequentemente a cartilagem cricóidea e o músculo cricoaritenóideo posterior. Como a região pós-cricóidea se situa imediatamente medial ao sulco traqueosofágico, os tumores que surgem dessa área podem envolver o nervo laríngeo recorrente, os linfonodos paratraqueais e a glândula tireoide.

A terceira região da hipofaringe, a *parede hipofaríngea posterior*, é separada das estruturas vertebrais e paravertebrais pelo espaço retrofaríngeo potencial. A parede posterior se estende do nível do osso hioide até a porção superior do músculo cricofaríngeo. Os tumores podem atravessar facilmente esse espaço e invadir os tecidos paravertebrais.

As pregas ariepiglóticas separam a endolaringe da parede medial do recesso piriforme, bilateralmente, e formam o que se denomina área marginal. Embora as pregas ariepiglóticas façam parte, na verdade, da laringe supraglótica, os tumores que surgem nesse local se comportam de maneira agressiva, como cânceres hipofaríngeos em vez de carcinomas supraglóticos.[2]

A anatomia em corte transversal da hipofaringe revela que ela é composta de quatro camadas: um *revestimento mucoso*, formado por epitélio escamoso estratificado sobre estroma solto; uma *camada fibrosa*, formada pela aponeurose faríngea; uma *camada muscular*; e uma *camada fascial*, que surge da fáscia bucofaríngea.

A camada muscular é composta de músculos cricoaritenóideos posteriores, anteriormente, e músculos constritores médios e inferiores, posteriormente. O constritor inferior condensa distalmente no músculo cricofaríngeo e imediatamente superior a essa junção há uma área de fraqueza potencial, conhecida como *triângulo de Killian*, através do qual os tumores da parede faríngea posterior podem se estender para fora da hipofaringe. Imediatamente inferior ao osso na membrana tíreo-hióidea há outra área de fraqueza potencial, através da qual os tumores hipofaríngeos podem se estender lateralmente ao longo do pedículo vascular e do nervo laríngeo superior.

O suprimento sanguíneo arterial para a hipofaringe ocorre principalmente através das artérias tireóideas superiores. Ramos das artérias lingual e faríngea ascendente também formam colaterais que abastecem essa área. A drenagem venosa se espelha no suprimento sanguíneo arterial.

A inervação sensorial da hipofaringe que ajuda na deglutição passa pelo nervo glossofaríngeo (nervo craniano [NC] IX) e pelo nervo vago (NC X) para o núcleo solitário no tronco encefálico. O estímulo sensorial é conectado aos núcleos motores próximos do NC por interneurônios e ajuda na coordenação da deglutição. O ramo interno do nervo laríngeo superior passa pela porção superior da parede lateral do recesso piriforme e pela membrana tíreo-hióidea para se juntar ao nervo vago. Essas fibras sensoriais formam sinapses no gânglio jugular dentro do forame jugular, junto com as fibras sensoriais do nervo de Arnold a partir do canal auditivo externo. Essa justaposição contribui para a otalgia que frequentemente é experimentada pelos pacientes com tumores do recesso piriforme.

A drenagem linfática a partir dos recessos piriformes passa pela membrana tíreo-hióidea primariamente para o linfonodo

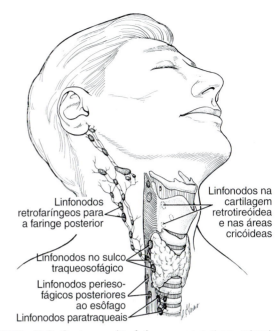

FIGURA 45-2. Carcinomas hipofaríngeos metastatizam primariamente para os linfonodos jugulares superiores e mesojugulares. No entanto, pode haver metástase para os linfonodos dos espaços retrofaríngeo, paratraqueal, paraesofágico e parafaríngeo.

jugulodigástrico e para as cadeias acessórias mesojugular e espinal (Fig. 45-2). Os vasos linfáticos da porção inferior da hipofaringe e da região pós-cricóidea também drenam para os linfonodos paratraqueais e paraesofágicos e para os linfonodos na fossa supraclavicular. A drenagem linfática a partir da parede hipofaríngea posterior é para os linfonodos retrofaríngeos e para a cadeia mesojugular. Os linfonodos retrofaríngeos são divididos em um grupo medial e um grupo lateral. Os linfonodos retrofaríngeos laterais, também conhecidos como *nódulos de Rouvière*, estão presentes no nível da base do crânio.

O músculo cricofaríngeo representa a transição entre a hipofaringe e o esôfago cervical, um tubo muscular que também tem uma camada epitelial escamosa, uma submucosa rica em vasos linfáticos, uma camada muscular e uma camada adventícia. A camada muscular é dividida em uma camada circular interna e uma camada longitudinal externa. A traqueia e a tireoide são anteriores ao esôfago cervical e os lóbulos da tireoide também se estendem lateralmente. O espaço retroesofágico é contíguo com o espaço retrofaríngeo acima e com o mediastino posterior abaixo. Os vasos linfáticos do esôfago cervical são quase coincidentes com os vasos linfáticos hipofaríngeos e incluem drenagem para os linfonodos laríngeos, paratraqueais e jugulares recorrentes. A única diferença na drenagem linfática pode envolver alguma drenagem do esôfago cervical para os linfonodos mediastinais superiores. O suprimento vascular é derivado das artérias tireóideas inferiores com alguma contribuição da alta vasculatura torácica. Finalmente, a inervação para o esôfago cervical é promovida pelos nervos simpáticos, parassimpáticos e cranianos IX, X e XI (o nervo acessório espinal). O nervo laríngeo recorrente e o plexo faríngeo promovem a inervação para o cricofaríngeo.

EPIDEMIOLOGIA

O carcinoma de células escamosas da hipofaringe está associado ao pior prognóstico de qualquer câncer de células escamosas da cabeça e do pescoço. Enquanto outros tipos de câncer afetam a hipofaringe, incluindo o adenocarcinoma e o linfoma, o CCE corresponde a 95% dos tumores hipofaríngeos. Independentemente, o CCE hipofaríngeo é um câncer relativamente incomum e representa apenas 3 a 5% de todos os CCE de cabeça e pescoço.[3]

728 PARTE V | CIRURGIA DE CABEÇA E PESCOÇO E ONCOLOGIA

Trinta por cento dos pacientes diagnosticados com CCE morrem em até um ano após o diagnóstico, e menos de 40% de todos os pacientes sobrevivem até 5 anos,[4] o que o torna uma doença particularmente devastadora. Provavelmente isso está relacionado com o fato de que os cânceres hipofaríngeos se apresentam em um estádio avançado e 77,3% desses cânceres são de estádio III ou superior no momento do diagnóstico.[5] Além disso, a maioria dos pacientes com CCE hipofaríngeo é mais velha (66 anos em média), de uma condição socioeconômica inferior (80% desempregados, aposentados ou incapacitados) e tem uma história de consumo intenso de álcool.[3]

Em virtude da raridade da doença, os dados sobre câncer do esôfago cervical são mais limitados. O CCE é o subtipo histológico predominante e compreende 85,7% dos canceres recém-diagnosticados do esôfago cervical; a taxa de adenocarcinoma é ligeiramente maior nesse sítio anatômico (9,4%).[6] O CCE do esôfago cervical é um câncer raro que representou apenas 5,4% (9/168 pacientes) de todos os canceres esofágicos em uma série.[7] Dada essa baixa frequência, os dados são limitados quanto a incidência e tratamento ideal desse câncer. Outro fator confuso na medição da incidência dos tumores esofágicos cervicais é que esses tumores costumam ser incluídos nas estatísticas sobre todos os canceres esofágicos.

ETIOLOGIA E BIOLOGIA

A relação causal entre ingestão de álcool e tabaco, predisposição genética, dieta e condições socioeconômicas no desenvolvimento do CCE de cabeça e pescoço se aplica também ao câncer hipofaríngeo.[8-10] Examinando esses fatores, dois componentes específicos parecem estar mais intimamente associados com o câncer hipofaríngeo: o primeiro é a ingestão de álcool, que parece ser mais comum com o câncer hipofaríngeo do que com o câncer laríngeo.[11-14] O efeito específico do álcool no desenvolvimento do câncer hipofaríngeo ainda não está claro. O álcool pode ter efeitos carcinogênicos diretos ou pode ser um promotor dos efeitos carcinogênicos do tabaco ou pode exercer as duas funções. Dois estudos mostraram que a mastigação de determinados produtos de tabaco e a exposição à fumaça de madeira estavam associadas com canceres hipofaríngeos na Índia.[15,16]

Embora um crescente conjunto de evidências sugira que o papilomavírus humano (HPV) pode ser detectado nos cânceres hipofaríngeos, não está claro se isso representa um HPV ativo transcricionalmente. Se o HPV ativo transcricionalmente tivesse que ser detectado, isso poderia implicar esse vírus como um agente causador ou que contribui para esses cânceres, ao contrário de simplesmente ser um vírus presente no momento da análise tecidual.[17]

De uma série de 64 pacientes da Coreia do Sul com câncer hipofaríngeo, sete testaram positivo para HPV com hibridização *in situ* e todos os sete cânceres estavam situados no recesso piriforme. O achado interessante desse estudo foi que, de modo similar ao câncer orofaríngeo HPV positivo (HPV-OPC), foi observada uma maior sobrevida nos pacientes de câncer hipofaríngeo HPV positivos. Além disso, os autores observaram uma aparência mais exofítica nesse subconjunto de tumores.[18] No entanto, o número de pacientes no estudo era pequeno e esse achado provocativo continua a ser replicado em estudos maiores. Além disso, o uso da superexpressão do p16, um marcador robusto no HPV-OPC, pode não ser aplicável ao câncer hipofaríngeo.[19,20]

Uma condição associada especificamente com o carcinoma pós-cricóideo é a síndrome de Plummer-Vinson ou de Paterson-Brown-Kelly, que afeta primariamente as mulheres (85% dos casos).[21] Essa síndrome representa a combinação de disfagia, anemia por deficiência de ferro e membranas hipofaríngea e esofágica. Supõe-se que a irritação crônica resulte em membranas hipofaríngeas que depois evoluem para carcinoma. A síndrome também é geograficamente tendenciosa, pois os pacientes estão situados predominantemente nos Estados Unidos, País de Gales e Suécia. Acredita-se que a etiologia se deva a uma deficiência nutricional.

A melhor nutrição e o cuidado pré-natal resultaram em um declínio na incidência de carcinomas pós-cricóideos na Suécia.[22]

A elucidação dos eventos genéticos moleculares que subjazem ao desenvolvimento do CCE de cabeça e pescoço tem recebido muita atenção nos últimos anos.

AVALIAÇÃO CLÍNICA
SINTOMAS DO PACIENTE

Os pacientes com lesões na hipofaringe e no esôfago cervical geralmente se apresentam em um estádio avançado da doença. As lesões nessa área podem crescer com força total até um tamanho maior que a maioria dos outros sítios de cabeça e pescoço, pois as fronteiras anatômicas das estruturas vizinhas não são tão limitadoras quanto para outros sítios (p. ex., a laringe) e, assim, não é vista uma perturbação da função até a doença ter progredido por algum tempo. Como essa área também tem uma drenagem linfática rica, um tumor cervical não é um achado incomum, especialmente na doença em estádio avançado. Hoffman et al.[13] analisaram os sintomas presentes em 2.939 casos do estudo Patient Care Evaluation da American College of Surgeons Commission on Cancer (Tabela 45-1). Na doença de estádio I/II, o refluxo gastrosofágico, um sintoma comum e inespecífico, foi o sintoma mais comum (31%), seguido de perto pela dor de garganta (28%). Mais importante, 37% dos pacientes com doença em estádio inicial eram assintomáticos na apresentação. Na doença de estádio III/IV, o sintoma mais comum foi um tumor cervical (92%) seguido por falta de ar (88%). A disfagia ocorreu em 22% das lesões em estádio inicial e em 78% das lesões em estádio avançado. Além disso, a otalgia reflexa estava presente em 25% das lesões em estádio inicial e em 75% das lesões em estádio avançado.

ACHADOS FÍSICOS

A aparência geral desses pacientes provavelmente vai revelar um indivíduo desnutrido. Um exame completo de cabeça e pescoço deve ser feito com um foco na mucosa do trato aerodigestivo superior para avaliar a extensão do tumor primário e avaliar segundos primários. Os tumores sincrônicos estavam presentes em uma proporção significativa dos pacientes assintomáticos de estádios I/II no estudo realizado por Hoffman et al.[13] No mesmo estudo, uma parcela significativa de pacientes se apresentou com um tumor cervical; assim, também é fundamental definir o estádio clínico do pescoço para determinar o estádio nodal. Na clínica, a laringoscopia por fibra óptica deve ser utilizada para avaliar a via aérea, já que a obstrução iminente da via área é uma possibilidade com os tumores avançados. A imobilidade das pregas vocais pode

TABELA 45-1. Sintoma de Apresentação das Lesões			
	Todos os Casos[*]	Estádio Clínico	
Sintomas		I/II	III/IV
Disfagia	48,0	21,6	78,4
Tumor cervical	45,1	7,7	92,3
Dor de garganta	43,0	28,1	71,9
Rouquidão	35,6	18,7	81,3
Otalgia	17,5	25,1	74,9
Falta de ar	11,8	12,1	87,9
Hemoptise	8,1	18,0	82,0
Refluxo gastresofágico	3,0	30,5	69,5
Assintomáticas	1,9	37,3	62,7

[*] Todos os números são porcentagens. As colunas não totalizam 100% porque pacientes individuais podem ter mais de um sintoma.

Modificado de Hoffman HT, Karnell LH, Shah JP, et al. Hypopharyngeal cancer patient care evaluation. *Laryngoscope* 1997;107:1005

revelar se a laringe foi invadida. Na definição das opções para tratar um paciente com câncer hipofaríngeo e esofágico cervical, é preciso abordar as seguintes opções. A extensão do tumor e do envolvimento dos linfonodos deve ser definida pelo exame no consultório, por endoscopia operatória e por estudos de imagem. Para tumores que envolvem a parede faríngea posterior, a invasão da fáscia pré-vertebral precisa ser avaliada clinicamente e radiograficamente para garantir uma margem cirúrgica adequada. Como as metástases distantes em certas séries são as maiores nos cânceres hipofaríngeos,[23] também deve ser feita uma bateria de estudos de imagem e exames laboratoriais. As comorbidades do paciente também são um fator importante no tratamento desses pacientes. Por exemplo, se for planejado um procedimento cirúrgico de conservação, o status da função pulmonar do paciente precisa ser avaliado porque esses pacientes correm um risco significativo de aspiração e precisam ter reserva pulmonar adequada.

ESTUDOS DE IMAGEM

No tratamento das malignidades hipofaríngeas, o papel dos estudos de imagem envolve a avaliação pré-tratamento da extensão do tumor primário e das possíveis metástases, bem como a avaliação do paciente após o tratamento. Os tumores hipofaríngeos têm uma propensão à propagação submucosa que pode ser indetectável no exame clínico ou radiográfico.[24] As causas de fracasso cirúrgico incluem extensão submucosa, envolvimento da glândula tireoide e metástase para os linfonodos paratraqueais e mediastinais superiores.[25] Desse modo, os estudos de imagem são essenciais para avaliar a extensão ou recorrência do tumor.

Apesar de o deglutograma com bário vir sendo utilizado historicamente para identificar malignidades nessa região,[26] hoje o seu uso é mais limitado. Alguns centros continuam a utilizar a deglutição para avaliar segundos primários no esôfago. No caso de um câncer esofágico cervical onde o endoscópio não pode ser passado distalmente, o deglutograma com bário pode ser utilizado para gerar imagens da extensão distal da doença. Outro uso do deglutograma com bário é no contexto pós-operatório para examinar o processo de deglutição ou identificar complicações anatômicas, como estenoses ou fístulas.

A modalidade de imagem primária na avaliação pré-tratamento da hipofaringe é a imagem em corte transversal com tomografia computadorizada (TC) ou imagem por ressonância magnética (RM). Em múltiplos estudos para examinar o impacto da imagem em corte transversal na determinação do estádio do câncer hipofaríngeo e/ou esofágico, o estádio clínico do tumor foi superestimado em até 90% dos pacientes.[27] A precisão da determinação do estádio do tumor, determinada pela comparação com os achados patológicos, é de 58% no exame clínico, 80% na TC e 85% na RM.[28] A TC muitas vezes é preferida em relação à RM para avaliar a invasão das cartilagens; no entanto, maior intensidade do sinal T2 e menor intensidade do sinal T1 na RM, que indicam envolvimento cartilaginoso, podem alcançar um grau muito alto de sensibilidade (89 a 100%).[27] Porém, a especificidade da RM para invasão cartilaginosa é inferior à da TC (62 vs. 84%).[29] Uma grande variabilidade na especificidade reflete a variabilidade na ossificação e no grau de inflamação, edema e/ou fibrose no sítio tumoral. A especificidade para invasão cartilaginosa é mais baixa para a cartilagem tireóidea (57%), mais alta para as cartilagens aritenóideas (95%) e intermediária para a cartilagem cricóidea (87%).[28]

A TC de dupla energia é uma modalidade de imagem relativamente nova que pode oferecer maior especificidade para a detecção de invasão cartilaginosa. Usando uma combinação de imagens por média ponderada e de sobreposição de iodo, a técnica tem esse nome em virtude do uso de imagens por TC com tensões de tubo variáveis e uso de contraste iodado. Essa técnica oferece maior visualização da verdadeira invasão cartilaginosa explorando o fato de que o iodo realça o tamanho do tumor, mas não a cartilagem.[30] A Figura 45-3 demonstra um CCE do recesso piriforme esquerdo estádio T4 que invadiu a cartilagem

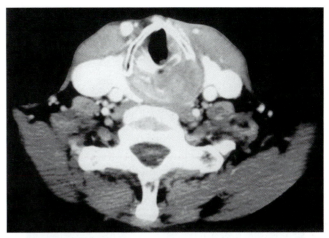

FIGURA 45-3. Tomografia computadorizada axial de um paciente com carcinoma de células escamosas no recesso piriforme esquerdo que invadiu a cartilagem aritenóidea e a lâmina tireóidea.

aritenóidea e a lâmina tireóidea. A incidência de uma segunda neoplasia do trato digestivo, com um tumor sincrônico ou metacrônico da hipofaringe, foi relatada em 16 a 18%;[23] portanto, é necessária uma avaliação radiográfica completa do trato aerodigestivo inteiro, incluindo o esôfago.[31,32]

Não há dados disponíveis para apoiar o uso rotineiro da imagem com TC ou RM no período pós-tratamento para acompanhar o status livre de doença. Tipicamente, os sintomas dos pacientes ou seus achados endoscópicos clínicos vão ditar a utilização dos estudos de imagem específicos. O papel da tomografia por emissão de pósitrons (PET) foi explorado como uma modalidade para auxiliar na detecção da recorrência locorregional e/ou doença persistente, e vários estudos foram relatados sobre a maior sensibilidade da PET em relação à RM na avaliação da resposta ao tratamento.[33,34] Embora essa modalidade pareça ter uma maior sensibilidade (86%) para a recorrência em relação à TC ou RM (57%), a especificidade medida é mais baixa com a PET (75 vs. 92% para TC/RM).[34] Uma melhoria na especificidade com a PET pode ser alcançada à medida que novos marcadores forem estudados. Além da [18F]fluorodeoxiglicose utilizada rotineiramente (FDG), novos compostos se mostraram promissores, incluindo a [11C]metionina para resposta tumoral após a quimioterapia e [18F]misonidazol[36] e [18F]fluoroazomicina-arabinosida[37] para identificar tumores hipóxicos e prever a resposta à quimioterapia. A combinação de PET e TC (PET/TC) proporciona vantagens significativas devido à capacidade para correlacionar as lesões ávidas por FDG com achados anatômicos e está sendo cada vez mais utilizada em todas as fases de tratamento do tumor hipofaríngeo.[38] A Figura 45-4 ilustra o uso da PET/TC em um paciente com um CCE do recesso piriforme esquerdo avançado com linfadenopatia cervical. A fusão de imagens mostra não só a lesão primária ávida por FDG, mas realça o linfonodo cervical esquerdo com envolvimento tumoral óbvio. Desse modo, a combinação de TC, RM e PET pode ser aplicada em todas as fases de tratamento do carcinoma hipofaríngeo e esofágico cervical.

PATOLOGIA

Embora a ampla maioria (95% no estudo de Hoffman et al.[13]) das neoplasias da hipofaringe e do esôfago cervical seja CCEs, outras entidades patológicas raras, bem como variantes do CCE, foram descritas. As lesões malignas incomuns incluem linfomas, que podem estar presentes na hipofaringe como o tumor primário ou podem envolver secundariamente a hipofaringe e o esôfago cervical após a apresentação sistêmica.

Alguns subtipos incluem os linfomas angiocêntricos de células T, linfomas extranodais não Hodgkin e linfomas do tecido linfoide

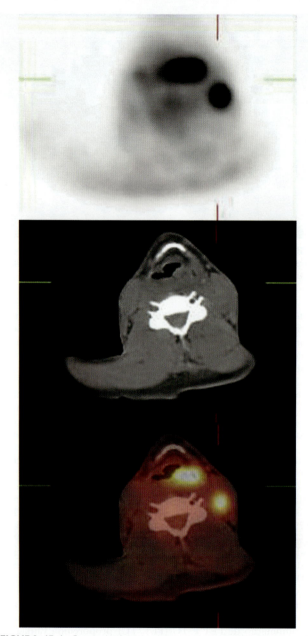

FIGURA 45-4. O painel inferior mostra a imagem fundida de tomografia computadorizada e tomografia por emissão de pósitrons (PET/TC) de um carcinoma do recesso piriforme esquerdo com metástase nos linfonodos regionais. O painel superior mostra a imagem PET isoladamente e o painel do meio mostra a TC isoladamente.

associado a mucosa.[39] Um alto índice de suspeição de linfoma deve ser mantido nos pacientes com HIV/AIDS e um tumor hipofaríngeo.[40] Os linfomas precisam ter seu estádio muito bem definido e, dependendo do subtipo, serão tratados com uma combinação de radiação e/ou quimioterapia. Os tumores neuroendócrinos da laringe e hipofaringe são um subconjunto diverso de tumores de células pequenas[41] que são tratados não cirurgicamente com quimioterapia e radioterapia.

Os adenocarcinomas são outra entidade maligna rara vista na hipofaringe e no esôfago cervical. Essas lesões podem iniciar nas glândulas salivares menores dentro da hipofaringe ou da mucosa gástrica ectópica no esôfago cervical. O crescimento dos adenocarcinomas a partir da mucosa gástrica ectópica é um evento raro.[42] As malignidades da tireoide podem envolver secundariamente a hipofaringe ou o esôfago cervical via invasão direta.[43] Outras malignidades extremamente raras incluem os sarcomas[44], como os lipossarcomas,[45] angiossarcomas[46] e sarcomas sinoviais.[47] Dentre os cânceres de células escamosas, três subtipos histológicos merecem atenção especial. O primeiro é o CCE basaloide,[48] uma variante dimórfica do CCE que tem características patológicas distintas. Clinicamente, essas lesões aparecem primariamente em supraglote, recesso piriforme e base da língua e têm um curso clínico nitidamente mais agressivo.[49] Segundo, temos os linfoepiteliomas, que são a contraparte hipofaríngea dos cânceres nasofaríngeos. Eles surgem com mais frequência dentro do anel de Waldeyer associado ao vírus Epstein-Barr, mas a ligação entre esse vírus e as lesões hipofaríngeas é controversa.[50-52] Esses tumores são tratados com radioterapia e quimioterapia, de modo similar ao carcinoma nasofaríngeo. Finalmente, o carcinoma adenoescamoso é outra variante rara que também se comporta clinicamente de uma maneira agressiva.[53]

LOCALIZAÇÃO DOS TUMORES E PADRÕES DE PROPAGAÇÃO

É fundamental conhecer o sítio de iniciação e os padrões de propagação do carcinoma hipofaríngeo para o tratamento desses tumores. Existem dados substanciais relativos à origem do carcinoma dentro de sublocais específicos da hipofaringe. Kirchner[1] descreveu a experiência nos hospitais da Universidade Yale no que diz respeito ao tratamento do carcinoma hipofaríngeo. Em sua população de pacientes, 152 carcinomas (86%) surgiram no recesso piriforme, 17 (10%) foram na parede faríngea posterior e 8 (5%) foram na região pós-cricóidea. Na série de Carpenter et al.,[54] 117 carcinomas (72%) surgiram no recesso piriforme, 37 (23%) foram na parede faríngea posterior e 8 (5%) estavam situados na região pós-cricóidea. Por outro lado, Saleh et al.[55] descreveram sua série de pacientes do Egito e constataram que os cânceres pós-cricóideos eram a maioria das lesões presentes (50,1%), seguidos pelo recesso piriforme (26,5%) e finalmente pelos tumores da parede faríngea posterior (23,4%). Uma análise das notificações europeias de cancer[56] demonstrou as taxas mais altas de câncer do recesso piriforme na França (78%) e as taxas mais baixas na Suécia (5%). Embora seja difícil identificar a razão exata dessas diferenças de sublocais, uma explicação é a possibilidade de que uma atribuição da origem exata desses tumores pode ser difícil, exceto nos estádios iniciais.

Em relação à propagação histológica do tumor, Kirchner[1] realizou cortes seriados de órgão inteiro em 51 amostras de carcinoma do recesso piriforme ressecadas cirurgicamente e descreveu vários achados interessantes. Os tumores conseguiram se infiltrar na laringe e se comportar como cânceres transglóticos; foram capazes de invadir as paredes faríngeas laterais e posteriores e também se espalharam para a supraglote e a base da língua. A invasão inferior para o esôfago cervical não foi um achado comum nessas amostras. Vinte e duas amostras invadiram a cartilagem tireóidea nessa borda posterior e todas tinham envolvimento da parede faríngea lateral. Kirchner demonstrou nesse estudo que, na realidade, a exclusão dos tumores com envolvimento do ápice piriforme pela cirurgia de conservação era adequada, já que todos esses tumores tinham invasão da estrutura laríngea.

Uma característica distinta do carcinoma hipofaríngeo, que foi observada precocemente no tratamento cirúrgico dessa doença, foi a tendência para propagar por via submucosa.[25,57] Essa é uma característica frequentemente citada do câncer hipofaríngeo, especialmente na discussão do seu prognóstico ruim. Ho et al.[24] fizeram uma análise detalhada da extensão submucosa através de cortes seriados de 57 amostras de câncer hipofaríngeo. Três classes de extensão submucosa foram identificadas: o *tipo 1* correspondeu à extensão submucosa visível na inspeção macroscópica como mucosa elevada; o *tipo 2* foi a extensão submucosa visível somente no exame histológico e o *tipo 3* foi uma lesão descontínua e segmentar sem ligação com a lesão primária. Apenas 1/57 da amostra tinha extensão do *tipo 3*; no entanto, 33 pacientes (58%) tinham extensão submucosa de algum tipo. Em contradição com os achados de Harrison,[25] foi observada uma extensão inferior significativa na direção do esôfago cervical. Os pacientes tratados com radioterapia pós-operatória tinham quantidades maiores de extensão do tipo 2. Curiosamente, não foi constatada nenhuma diferença na sobrevida global de 5 anos entre o grupo que tinha extensão submucosa e o que não tinha. Além disso, a extensão submucosa não estava associada com mais recorrências locorregionais. Desse modo, embora seja verdade que a extensão submucosa ocorra em um número significativo de pacientes com câncer hipofaríngeo, a maioria delas é detectada clinicamente, e pelo menos em um estudo o diagnóstico pior não foi observado nos pacientes com extensão submucosa do tumor.

Incluído nos dados do corte seriado feito por Ho et al.[24] e por Wei[58] estava o achado de que a extensão submucosa era maior na direção inferior, seguida pela extensão lateral e, finalmente, pela extensão superior. Com base nesses dados, eles recomendaram que as margens de ressecção deveriam ser de 3 cm inferiormente, 2 cm lateralmente e 1,5 cm superiormente nos pacientes que não receberam radiação prévia. Para os pacientes previamente irradiados, essas margens deveriam ser de 4 cm, 3 cm e 2 cm, respectivamente. A margem profunda foi recomendada acima de 1 mm para todos os pacientes.[59]

ESTADIAMENTO

O sistema tumor/linfonodo/metástase (TNM) continua a ser o padrão pelo qual é descrita a extensão morfológica do tumor. A American Joint Commission on Cancer (AJCC) atualizou o estadiamento TNM em 2010 com a sétima edição e o sistema hipofaríngeo e esofágico cervical relevante é apresentado nas Tabelas 45-2 e 45-3.[60] As principais vantagens do sistema TNM são que ele permite a comparação dos resultados finais, a comunicação sobre os pacientes, a determinação do prognóstico e a seleção dos tratamentos.[61] No entanto, também se reconhece que tem deficiências em consequência de inconsistências, imprecisões, variabilidade do observador, problemas com vários critérios de classificação e exclusão dos fatores do hospedeiro. Piccirillo et al.[62,63] de nossa instituição examinaram o papel dos fatores do hospedeiro, incluindo a gravidade dos sintomas e as comorbidades das pacientes, nos resultados do tratamento. Esses pesquisadores demonstraram que as comorbidades são um fator de prognóstico independente nos resultados dos pacientes com câncer de cabeça e pescoço. O Manual de Estadiamento do Câncer da AJCC recomendou a avaliação das comorbidades antes, mas ainda não incorpora esses fatores no estadiamento.[64]

As armadilhas comuns que foram citadas no estadiamento inicial do câncer hipofaríngeo são descritas de maneira eloquente por Chen e Hudgins.[65] Um dos problemas mais comuns com o estadiamento é que o câncer hipofaríngeo exibe frequentemente propagação submucosa e um estudo mostrou que 60% dos tumores na população de estudo tinham essa característica.[24] Por essa razão, Chen e Hudgins[65] recomendaram o uso da PET/TC como estudo de imagem inicial. Outras armadilhas mencionadas incluem encontrar a propagação do tumor com base na localização

TABELA 45-2. Estádios de Tumor e Linfonodo

Tumor Primário (T)		Linfonodos Regionais (N)	
Hipofaringe		*Hipofaringe*	
TX	Tumor primário não pode ser avaliado	NX	Linfonodos regionais não podem ser avaliados
T0	Nenhuma evidência de tumor primário	N0	Nenhuma metástase de linfonodo regional
T1	Tumor limitado a um subsítio da hipofaringe e ≤2 cm na maior dimensão	N1	Metástase em um único linfonodo ipsilateral ≤3 cm em sua maior dimensão
T2	Tumor invade mais de um subsítio da hipofaringe ou um local adjacente ou mede >2 cm, mas não >4 cm em sua maior dimensão sem fixação da hemilaringe	N2a	Metástase em um único linfonodo ipsilateral >3 cm, mas não >6 cm, em sua maior dimensão
T3	Tumor >4 cm na maior dimensão ou com fixação da hemilaringe	N2b	Metástase em vários linfonodos ipsilaterais, nenhum >6 cm em sua maior dimensão
T4a	Tumor invade a cartilagem tireóidea/cricóidea, osso hioide, glândula tireoide, esôfago ou o tecido mole do compartimento central (incluindo os músculos *strap* e a gordura subcutânea)	N2c	Metástase em linfonodos bilaterais ou contralaterais, nenhum >6 cm em sua maior dimensão
T4b	Tumor invade a fáscia pré-vertebral, envolve a artéria carótida ou as estruturas do mediastino	N3	Metástase em um linfonodo > 6 cm em sua maior dimensão
		Esôfago Cervical	
		NX	Linfonodos regionais não podem ser avaliados
Esôfago Cervical		N0	Nenhuma metástase de linfonodo regional
TX	Tumor primário não pode ser avaliado	N1	Metástase em um ou dois linfonodos regionais
T0	Nenhuma evidência de tumor primário	N2	Metástase em três a seis linfonodos regionais
Tis	Carcinoma *in situ*	N3	Metástase em sete ou mais linfonodos regionais
T1	Tumor invade a lâmina própria, mucosa muscular ou submucosa	**Metástase Distante (M)**	
		MX	Metástase distante não pode ser avaliada
T1a	Tumor invade a lâmina própria ou a mucosa muscular	M0	Nenhuma metástase distante
T1b	Tumor invade a submucosa	M1	Metástase distante presente
T2	Tumor invade a própria muscular	*Grau (G)*	
T3	Tumor invade a adventícia	GX	Grau não pode ser avaliado, considerar G1
T4	Tumor invade as estruturas adjacentes	G1	Bem diferenciado
T4a	Tumor ressecável invade pleura, pericárdio ou diafragma	G2	Moderadamente diferenciado
T4b	Tumor irressecável invade outras estruturas adjacentes, como aorta, corpo vertebral, traqueia etc.	G3	Pouco diferenciado
		G4	Não diferenciado, considerar G3

TABELA 45-3. **Agrupamentos de Estádio**				
Estádio	T	N	M	Grau
Hipofaringe				
0	Tis	N0	M0	
I	T1	N0	M0	
II	T2	N0	M0	
III	T3	N0	M0	
	T1	N1	M0	
	T2	N1	M0	
	T3	N1	M0	
IVa	T4a	N0	M0	
	T4a	N1	M0	
	T1	N2	M0	
	T2	N2	M0	
	T3	N2	M0	
	T4a	N2	M0	
IVb	T4b	Qualquer N	M0	
	Qualquer T	N3	M0	
IVc	Qualquer T	Qualquer N	M1	
Esôfago Cervical				
0	Tis	N0	M0	1, X
Ia	T1	N0	M0	1, X
Ib	T1	N0	M0	2, 3
IIa	T2, T3	N0	M0	1, X
IIb	T1, T2	N1	M0	Qualquer
	T2, T3	N0	M0	2, 3
IIIa	T1, T2	N2	M0	Qualquer
	T3	N1	M0	Qualquer
	T4a	N0	M0	Qualquer
IIIb	T3	N2	M0	Qualquer
IIIc	T4a	N1, N2	M0	Qualquer
	T4b	Qualquer	M0	Qualquer
	Qualquer	N3	M0	Qualquer
IV	Qualquer T	Qualquer N	M1	Qualquer

anatômica; ou seja, a cartilagem aritenóidea e a extensão da articulação cricoaritenóidea nos tumores do recesso piriforme medial, extensão do espaço tireoaritenóideo nos tumores do ápice do recesso piriforme, extensão orofaríngea posterior nos tumores da parede posterior e extensão esofágica nos tumores pós-cricóideos. Finalmente, os autores observam que o estadiamento para T4b é impossível até o momento da cirurgia, porque o envolvimento da fáscia pré-vertebral só é detectável atualmente dissecando dentro do tecido.[65]

TRATAMENTO
MODALIDADES DE TRATAMENTO DISPONÍVEIS

A evolução do tratamento do carcinoma hipofaríngeo e do câncer esofágico cervical ocorreu em paralelo com o tratamento do câncer de outros sítios dentro de cabeça e pescoço. Desde a primeira parte do século XX até os anos 1980, o tratamento padrão se concentrou na cirurgia radical seguida por radiação ou apenas na radioterapia definitiva. Os procedimentos mais conservadores

para as lesões iniciais se tornaram possíveis com a introdução dos procedimentos laríngeos de conservação nos anos 1960. Embora não tenha sido estabelecido nenhum padrão de cuidado para essas lesões, algumas instituições usam protocolos combinados de quimioterapia e radioterapia como tratamento primário, enquanto outras continuam a usar a cirurgia seguida apenas por radiação ou quimioterapia como modalidade primária. Em virtude da raridade da doença, não há relatórios randomizados prospectivos da doença para comparar as modalidades disponíveis para o tratamento do CCE esofágico cervical ou hipofaríngeo. Desse modo, não há nenhuma evidência de alto nível da superioridade de uma estratégia em relação à próxima. Mediante a análise da literatura publicada, poder-se-ia concluir que a preferência do médico encarregado dos cuidados com o paciente direciona a modalidade terapêutica escolhida. Tipicamente, as opções para tumores T1 ou T2 selecionados incluem cirurgia seguida por radiação ou radiação seguida por cirurgia de resgate no pescoço para doença linfonodal residual. Por todos os outros motivos, a cirurgia radical seguida por radioterapia pós-operatória é a prática padrão. A preservação laríngea, usando quimioterapia de indução seguida por radiação, também é uma alternativa razoável.[66] Esse protocolo requer que o paciente compreenda que o resgate cirúrgico faz parte do protocolo. Além disso, cabe ao médico responsável acompanhar de perto o tumor do paciente, já que o resgaste cirúrgico imediato vai assegurar uma sobrevida similar à do tratamento convencional. No entanto, novas opções cirúrgicas, como a microcirurgia transoral a *laser* (TLM) e a cirurgia robótica transoral (TORS), estão permitindo que mais pacientes se submetam à cirurgia preservadora de função, com melhores funções de deglutição e fala em comparação com as abordagens cirúrgicas radicais tradicionais. Essas opções são discutidas em mais detalhes em uma seção posterior.

Várias séries publicadas ofereceram vários algoritmos para o tratamento do câncer hipofaríngeo. Esses estudos se confundem por vários fatores, que dificultam a comparação dessas séries: 1) são retrospectivos; 2) não são randomizados; 3) representam uma população de pacientes heterogênea; 4) usaram técnicas que evoluíram ao longo do curso de um estudo; 5) em alguns casos eles usaram radiação pré-operatória; 6) foram utilizados diferentes sistemas de estadiamento; 7) os autores não incluíram as comorbidades; e 8) foram utilizados métodos estatísticos diferentes. No entanto, apesar dessas advertências, algumas conclusões podem ser extraídas e elas são apresentadas nas seções a seguir. Primeiro, discutimos os resultados de grandes análises de bancos de dados que revelam a sobrevivência global quando analisadas retrospectivamente, sem considerar as técnicas cirúrgicas específicas ou a heterogeneidade no tratamento com radiação. Então, são analisados estudos que usaram modalidades diferentes, visando a apresentar um quadro abrangente do tratamento atual do carcinoma hipofaríngeo e esofágico cervical.

Em uma análise de 1.362 casos de câncer hipofaríngeo, de 1973 a 1983 no banco de dados Rocky Mountain, 239 (17,6%) eram de estádios I e II e 966 (70,9%) eram de estádios III e IV.[67] Do último grupo, 231 (23,9%) tinham doença metastática na apresentação. Os tumores hipofaríngeos estavam situados predominantemente no recesso piriforme. Com base nos dados de tratamento, 695 desses pacientes que foram acompanhados por 5 anos estavam disponíveis para análise. As modalidades terapêuticas utilizadas foram apenas radiação, apenas cirurgia ou cirurgia e radiação combinadas. A sobrevida global de todos os grupos de pacientes foi de 25% em 5 anos. Os autores fornecem mais dados sobre sobrevivência relativa ao estádio e sobrevivência relativa à modalidade terapêutica em todos os estádios. Surpreendentemente, em todos os estádios examinados, a cirurgia isoladamente e os grupos de modalidade combinada tiveram sobrevida equivalente em 1, 3 e 5 anos, e sempre foram melhores que a sobrevida apenas com radiação. A sobrevida de 5 anos do grupo tratado apenas com radiação foi de 11,5 *vs.* 39% da cirurgia isoladamente e 31,8% da terapia combinada.

Claramente, esses dados confirmam que o câncer hipofaríngeo tem um prognóstico ruim. No entanto, vários aspectos confusos dessa análise retrospectiva precisam ser avaliados quando examinamos os dados. Primeiro, os resultados contra a radiação nos tumores em estádio avançado provavelmente estão sujeitos a uma tendência de seleção porque o grupo tratado apenas com radiação provavelmente tinha uma quantidade significativa de pacientes inoperáveis com câncer em estádio avançado, enquanto os grupos de cirurgia ou terapia combinada provavelmente tinham pacientes considerados candidatos operatórios. Outras variáveis não controladas ou obscuras nessas análises são os tipos de cirurgia utilizados, as doses de radiação aplicadas e a causa da morte.

Uma década mais tarde, Hoffman et al.[13] publicaram sua análise prospectiva do estudo *Patient Care Evaluation* do American College of Surgeons. Esse banco de dados foi subdividido em dois períodos: 1980 a 1985 e 1990 a 1992. No primeiro intervalo de anos, 1.317 casos foram relatados, e 1622 foram relatados no segundo intervalo. Mais uma vez, a maioria desses cânceres estava situada no recesso piriforme (64,4%), e os estádios avançados (III e IV) compreenderam aproximadamente 75% dos casos em ambas as situações. Foi observado claramente um efeito de migração de estádio e esse estádio patológico avançou uma quantidade significativa de pacientes para a doença em estádio IV. Como a sobrevida de 5 anos estava disponível apenas para a coorte de 1980 a 1985, foi apresentada uma análise dos resultados desse grupo. Geralmente, a sobrevivência específica da doença (SED) foi de 69,6% em 1 ano, 39% em 3 anos e 33,4% em 5 anos. A análise da sobrevida relativa ao estádio revelou uma diminuição gradual com o aumento do estádio, de 63,1% no estádio I para 22% no estádio IV. Quando os dados foram analisados quanto à modalidade terapêutica, uma conclusão similar à de Pingree et al.[67] foi alcançada. Nos pacientes que se submeteram apenas à cirurgia, a sobrevida de 5 anos foi de 50,4%; os pacientes submetidos à terapia combinada tiveram uma sobrevida de 48%, e o grupo submetido apenas à radiação teve sobrevida de 14,9%. No entanto, Hoffman et al.[13] foram corrigir um possível viés de seleção, fazendo a correspondência dos tumores com a classificação TNM, e encontraram o mesmo padrão. A maior diferença foi observada nos grupos T3/T4N0M0, nos quais a cirurgia isoladamente produziu uma sobrevida de 5 anos de 34,6%; e a radiação isoladamente teve sobrevida de 5 anos de 3,2%. Isso sugeriria que, para os tumores avançados, a radiação isoladamente não é uma modalidade adequada.

Wahlberg et al.[22] abordaram a sobrevida global dos pacientes com tumores hipofaríngeos em uma análise retrospectiva de uma experiência de 30 anos (1960 a 1989). Foram analisados dados do *Swedish Cancer Registru*, uma compilação que contém mais de 95% de todos os tumores diagnosticados na Suécia. O total de casos de 2012 não só incluiu os CCEs, mas também os adenocarcinomas, tumores malignos das glândulas salivares e outros tumores raros (5 a 10% de todos os tumores). Esse estudo examinou principalmente as taxas de sobrevida global, mas não foram apresentados quaisquer dados para descrever o estádio do tumor, a real causa da morte, detalhes do tratamento, recorrências, segundos primários ou estádio da doença cervical. O tratamento desses pacientes foi heterogêneo, mas em geral a radiação foi utilizada primariamente nos primeiros anos; e no período de 1980 a 1989 o tratamento evoluiu e passou a incluir a cirurgia combinada, seguida pela radiação. A incidência de câncer diminui nas mulheres em uma média de 2% ao ano e, apesar de o motivo não ter ficado claro, isso pode ser explicado pelo melhor tratamento da síndrome de Plummer-Vinson. A sobrevida global de 2 anos e 5 anos foi de 25 e 13%, respectivamente. A sobrevida global para cânceres de células não escamosas foi ligeiramente melhor em 5 anos.

Mais recentemente, Blanchard et al.[68] examinaram uma série de 249 pacientes com câncer do recesso piriforme tratados com radioterapia definitiva na França, entre 1990 e 2006. Esse grupo também encontrou uma alta taxa de controle local (85%) para tumores T1 e T2 em 5 anos. Coerente com os estudos anteriores, o estádio N foi considerado o mais forte indicador de mortalidade,

resultando em uma taxa de sobrevida sem metástase em 5 anos de 96% nos tumores N0, 79% nos tumores N1, 72% nos tumores N2 e 61% nos tumores N3.

Os esvaziamentos cervicais nos pacientes de estádio N avançados não melhoraram a sobrevida global, mas aumentaram o controle local.

Desse modo, nessas grandes análises retrospectivas fica claro que o carcinoma da hipofaringe tem um resultado ruim em relação a outros sítios em cabeça e pescoço. Esses estudos têm suas deficiências, conforme discutido anteriormente; no entanto, eles permitem que os médicos discutam os resultados da terapia global com seus pacientes. Nenhuma pesquisa abordando o carcinoma esofágico cervical isoladamente foi divulgada, o que se deve provavelmente às quantidades limitadas de primários nessa região e à variação na notificação desses cânceres. As seções a seguir se concentram mais nas modalidades específicas utilizadas nas diferentes instituições e em seus respectivos resultados.

MODALIDADES TERAPÊUTICAS

Técnicas Cirúrgicas

Cheever[69] foi o primeiro a descrever a faringotomia lateral em combinação com uma mandibulotomia em 1878. Foram realizadas a ressecção de um grande tumor tonsilar e a retirada de nódulo; no entanto, o paciente recorreu com metástases locais e regionais. Sem anestesia, foram feitas tentativas de controlar a recorrência local com 18 aplicações de ferro incandescente, que acabaram se provando malsucedidas. Outros destaques na evolução do tratamento do câncer hipofaríngeo incluem a descrição de Sebileau de 1904 da faringectomia retrotireoide lateral; o desenvolvimento da faringectomia lateral realizado por Trotter em 1913; a hemilaringofaringectomia supracricóidea (SCHLP) descrita por André, Pinel e Laccourreye em 1962; e o desenvolvimento de Ogura em 1965 da laringectomia supraglótica estendida.[70,71] A radiação pré-operatória era administrada rotineiramente durante esse período. Um resumo dos principais estudos orientados cirurgicamente relatados na literatura é exibido na Tabela 45-4.

Os adendos mais recentes ao arsenal cirúrgico são feitos usando instrumentos endoscópicos através de uma abordagem transoral, uma opção menos invasiva que não exige uma incisão através da nuca ou da musculatura faríngea.[72] Essas duas técnicas incluem a TLM, introduzida por Steiner em 1988, e a TORS, aplicada pela primeira vez por O'Malley et al.[72a] na cirurgia otorrinolaringológica e de cabeça e pescoço.

As opções cirúrgicas padrão atuais podem ser divididas entre procedimentos de preservação de órgão e operações mais radicais (Tabela 45-5). Os procedimentos cirúrgicos de preservação se limitam às lesões de T1, T2 ou T3 selecionadas com a exceção da técnica endoscópica a *laser* de dióxido de carbono, que também tem sido utilizada nas lesões T4.[43] As operações mais radicais exigem tipicamente a reconstrução ampla do trato alimentar. As opções e o algoritmo para decidir sobre uma reconstrução específica são discutidos no Capítulo e-105.[*]

Dados sobre os resultados do câncer esofágico cervical são mais limitados devido à falta de experiência na maioria dos centros e em virtude do agrupamento dessas lesões com as do esôfago como um todo.

Laterza et al.[74] relataram sua experiência de 20 anos com o tratamento cirúrgico do carcinoma envolvendo o esôfago cervical. Dos 167 pacientes, 37 tiveram envolvimento esofágico cervical primário; os outros se estenderam superiormente, envolvendo a hipofaringe, ou inferiormente, envolvendo o esôfago torácico. A taxa de sobrevida global de 5 anos foi de apenas 16,6%, com uma taxa de mortalidade de 8,8%. Kelley et al.[75] examinaram o gerenciamento de 67 pacientes consultados no Memorial Sloan-Kettering Cancer Center entre 1980 e 1993. Um conjunto diverso de protocolos foi empregado para tratar esses pacientes. Dentre eles,

---

[*] Disponível, em inglês, em www.expertconsult.com.

734 PARTE V | CIRURGIA DE CABEÇA E PESCOÇO E ONCOLOGIA

TABELA 45-4. Estudos Cirúrgicos Selecionados

Referência	Ano	Pacientes	Peso da Doença[*]	Sobrevida (5 anos Exceto onde for Indicado)	Técnica
Laccourreye et al[79]	1993	34	Todos T2	55,8%	LPSCH +C ± RT
Steiner et al[73]	2001	129	T1, 24; T2, 74; T3, 17; T4, 14	Estádio I/II: 71% Estádio III/IV: 47%	CO_2 ± RT
Rudert and Hoft[87]	2003	29	T1/T2, 27; T3, 1; T4, 1	Estádio I/II: 78% Estádio III/IV: 35%	CO_2 ± RT
El-Badawi et al[104]	1982	328	T1, 22; T2, 49; T3, 156; T4, 191	Cirurg: 25% Cirurg + RT: 40%	Cirurg ou Cirurg/RT
Vandenbrouck et al[105]	1987	199	T1, 27; T2, 6; T3, 156; T4, 10	33%	Cirurg ou Cirurg/RT
Kraus et al[95]	1997	132	Avançada: 78%	Global: 30% Específico para a doença: 41%	Cirurg ± RT
Elias[146]	1995	101	Estádio II, 23; Estádio III, 30; Estádio IV, 48	Global: 27% Específico para a doença: 37%	RT, Cirurg ou Cirurg/RT
Spector et al[2]	1995	408	1 parede, 2 paredes, 3 paredes	1 parede (lat): 73% 1 parede (med): 63% Dois-terços de parede: 49%	Cirurg ± RT (pré-operatória/pós-operatória)
Harrison e Thompson[147]	1986	101	Avançada	58% atuarial	FLE/*pull-up*
Wei et al[97]	1998	317 total, 69 (1986-1996)	Avançada	24,5% atuarial	FLE/*pull-up*
Triboulet[148]	2001	209	Avançada	24% atuarial	FLE/*pull-up*
Bova[149]	2005	180	Estádio I/II, 9% Estádio III/IV, 91%	SED 52%, SG 33%	TLP com jejuno Primeiros 82 pacientes receberam quimioterapia de indução
Holsinger et al[82]	2006	30	Tumores T1 ou T2 laterais do recesso piriforme	23,3% atuarial	Faringectomia lateral
Kania[80]	2005	147	Estádio I, 12; Estádio 2, 39 Estádio 3, 41; Estádio IVa, 43; Estádio IVb, 12	T1/T2: 96,2% a 91,1% T3/T4: 92,9% a 62,6%	SCHLP +C ± RT
Wang[150]	2006	41	Avançada	Global: 31,5%	FLE/*pull-up* + RT
Martin et al[83]	2008	172	Estádio I/II, 15% Estádio III/IVa, 85%	Estádio I/II, 73%; Estádio III, 59%; Estádio IVa, 49%	TLM ± RT

Todos os estudos são de medicina baseada em evidências de grau C porque são análises retrospectivas sem grupos controle.
[*]O peso da doença foi determinado de acordo com a descrição dos autores. A comparação entre os estudos não é possível porque foram usados vários critérios da American Joint Committee on Cancer.
CO_2, *laser* de dióxido de carbono; SED, sobrevida específica da doença; lat, lateral; med, medial; SG, sobrevida global; FLE/*pull-up*, faringolaringoesofagectomia total com reconstrução de *pull-up* gástrico; RT, radioterapia, SCHLP + C, hemilaringectomia supracricóidea com quimioterapia; Cirurg, cirurgia; TLM, microcirurgia transoral a *laser*; TLP, laringofaringectomia parcial.

TABELA 45-5. Opções Cirúrgicas

Procedimento	Estádio T	Reconstrução
Faringectomia parcial	1, 2	Fechamento primário
Hemilaringectomia supracricóidea	1, 2, 3	Fechamento primário
Laringofaringectomia parcial	1, 2, 3	Retalho regional ou livre
Ressecção endoscópica com *laser* de CO_2/cirurgia robótica transoral	1, 2 (3 e 4 são possíveis)	Segunda intenção
Laringectomia total com faringectomia parcial/total	3, 4	Fechamento primário *vs.* Retalho regional ou livre
Faringolaringoesofagectomia Total	4	*Pull-up* gástrico

22 pacientes foram tratados com cirurgia destinada a curar e outros subconjuntos foram tratados com radiação ou quimioterapia em várias combinações. A sobrevida foi ruim em todos os grupos (sobrevida média do grupo inteiro de 17 meses e sobrevida de 5 anos cumulativa de 12%), embora o grupo de cirurgia tivesse o melhor resultado. Nesse estudo é difícil comparar os tratamentos específicos devido à heterogeneidade na terapia e aos números pequenos. No entanto, Kelley et al.[75] concluíram que a terapia cirúrgica proporcionou o melhor resultado.

Faringectomia Parcial. Essa opção é considerada quando os tumores são de estádios T1 ou T2 e se limitam à parede posterior ou lateral do recesso piriforme. As contraindicações para essa técnica incluem a extensão do tumor a mais de uma parede do recesso piriforme, extensão para o ápice piriforme ou envolvimento da laringe, de que modo for. Podem ser adotadas quatro abordagens cirúrgicas para essas lesões: 1) faringectomia parcial, incluindo a faringotomia lateral; 2) faringotomia transtireoideana lateral; 3) faringotomia trans-hióidea anterior; 4) e glossotomia lábio-mandibular. A primeira técnica é uma *faringotomia lateral* padrão e envolve uma incisão em colar que pode ser estendida até os vasos linfáticos cervicais. Se houver indicação, primeiro é feita uma dissecção cervical. A traqueostomia é uma parte padrão da operação, já que o edema faríngeo importante pode comprometer a via aérea no pós-operatório. Em seguida, a bainha da carótida e seu conteúdo são identificados e delicadamente dissecados do lobo tireóideo posterior. Essa manobra expõe o músculo constritor inferior e o pedículo neurovascular tireóideo superior. A transecção do músculo constritor inferior identifica a mucosa do recesso piriforme, que depois é claramente dividida – de preferência em uma margem de ressecção – para entrar na hipofaringe. O tumor na parede posterior ou lateral é extirpado. Após a remoção do tumor, o defeito é examinado, sendo concebido um plano de reconstrução. Se restar uma quantidade adequada de mucosa, pode ser feito um fechamento primário em duas camadas. No entanto, pode ser necessário um enxerto de pele ou remendo com retalho.

Um tumor que envolva mais extensivamente a parede hipofaríngea lateral vai precisar de uma margem mais larga. Isso pode ser feito com uma *faringotomia transtireoideana lateral* (Fig. 45-5) por meio de uma ressecção mais ampla que envolva as partes posteriores da cartilagem tireóidea e do osso hióide.[76] Nessa variação, em vez de abordar o tumor através do recesso piriforme, opta-se por uma entrada através da valécula. Depois que a ressecção cervical estiver completa, um retalho medial e inferior é elevado da cartilagem tireóidea. A hipofaringe é visualizada entrando pela valécula; um retrator rombo colocado dentro da valécula facilita a entrada. Então, é feita a incisão lateralmente e inferiormente através dos cortes da cartilagem. À medida que esses cortes são feitos, a visualização através da incisão inicial garante uma margem segura em volta do tumor. A lesão é refletida lateralmente e são feitos outros cortes circulares necessários. São obtidos cortes congelados para controle das margens, e a reaproximação da mucosa e a sutura do retalho pericondrial como uma segunda camada fecham o defeito.

Com as duas abordagens, as complicações incluem fístula faringocutânea com abertura da ferida e disfagia. Os problemas de fístula são tratados pela tentativa de diminuir ou desviar a contaminação salivar, realizando um cuidado meticuloso da ferida, e a possibilidade de fechamento por retalho secundário de uma miotomia cricofaríngea realizada intraoperatoriamente é uma medida que, segundo se acredita, trata a possível disfagia, embora um ensaio randomizado não tenha demonstrado benefício dessa manobra em 125 pacientes com câncer de cabeça e pescoço.[77] Enquanto esse estudo não constatou impacto na disfagia, avaliado apenas por videofluoroscopia, ainda são necessários mais estudos para determinar se a miotomia cricofaríngea diminui a disfagia pós-operatória nos pacientes com câncer de cabeça e pescoço.

A *faringotomia trans-hióidea* (Fig. 45-6) é outra abordagem para lesões que envolvem primariamente a parede faríngea posterior, tornando as lesões T1 ou T2 boas candidatas para essa abordagem. Primeiro é feita uma traqueostomia. Mais uma vez, utiliza-se uma incisão em colar para identificar o osso hioide, que pode ser ressecado, ou a abordagem pode ser acima ou abaixo do hioide. A valécula é identificada e uma dissecção acentuada através dessa mucosa, com subsequente retração da base da língua, promove acesso à parede hipofaríngea posterior. O tumor é removido com a fáscia pré-vertebral sendo a margem profunda. Após todas as margens serem avaliadas por corte congelado, pode ser utilizado um enxerto de pele de espessura parcial para cobrir o defeito. A ferida é fechada reaproximando a mucosa valecular. A limitação primária desse procedimento é que a visualização total da faringe é limitada; portanto, é fundamental escolher o tumor adequado para essa abordagem. As complicações dessa abordagem incluem fístula faringocutânea e disfagia. A *glossotomia lábio-mandibular mediana*, uma abordagem raramente utilizada, mas descrita aqui por uma questão de abrangência, pode ser utilizada para tratar lesões T1 e T2 limitadas da parede hipofaríngea posterior. O procedimento utiliza uma abordagem de divisão da mandíbula e da língua para promover o acesso à hipofaringe. Isso começa pela criação de uma incisão divisora labial concebida para prevenir a contratura cicatricial sobre o queixo. A incisão é levada até a mandíbula e inferiormente até o nível do hioide. São feitos furos na

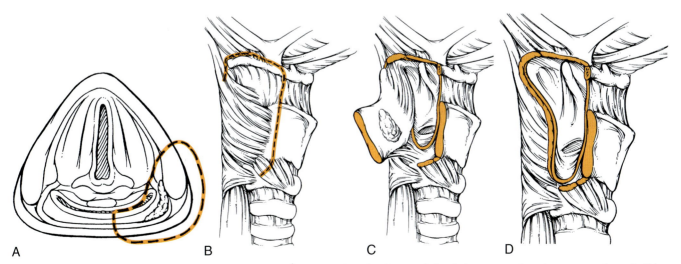

FIGURA 45-5. Faringectomia parcial via faringotomia lateral. **A,** Área removida, incluindo a parede hipofaríngea posterolateral e uma parte da asa tireóidea. **B,** Linhas pontilhadas mostrando cortes na cartilagem tireóidea, hioide e valécula. **C,** Após a entrada na hipofaringe, a amostra é refletida lateralmente e são feitos os cortes finais. **D,** Defeito após a excisão do tumor hipofaríngeo posterolateral.

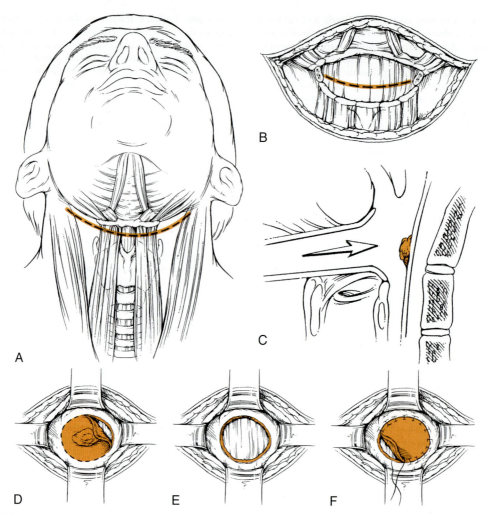

FIGURA 45-6. A, A abordagem trans-hióidea anterior é iniciada com a transecção da musculatura acima (conforme a imagem) ou abaixo do osso hioide. **B,** Após a remoção do hioide, a incisão valecular é feita para adentrar a faringe. **C,** Retração inferior da faringe e retração superior da base da língua expõem o tumor da parede posterior da faringe. **D** e **E,** A margem de ressecção do tumor e o defeito são exibidos. **F,** Um enxerto de pele é suturado na parede faríngea posterior.

mandíbula para uma placa de reconstrução, e depois é feito um corte ósseo na linha média. A língua é dividida no plano da linha média avascular e cada segmento é retraído lateralmente. Depois que o tumor é identificado e ressecado na parede posterior da hipofaringe, um enxerto de pele pode ser suturado na fáscia pré--vertebral. A língua é reaproximada em várias camadas e, finalmente, a mandíbula é reduzida usando os furos pré-perfurados. O fechamento meticuloso da pele é a etapa final. A principal vantagem da glossotomia lábio-mandibular mediana é a ampla exposição que pode ser alcançada. Isso precisa ser ponderado com a possível morbidade do procedimento, que inclui a união de má qualidade da mandíbula, contratura na incisão da pele do queixo e disfagia. Mais uma vez, essa abordagem raramente é utilizada no tratamento atual.

Laringofaringectomia Parcial. Essa operação combina a operação de hemilaringectomia clássica com uma faringectomia parcial.[70] O remanescente laríngeo, em certos casos, ainda é capaz de manter a fala, a deglutição e a proteção da via área. O tumor deve se enquadrar em critérios rigorosos, incluindo o envolvimento do recesso piriforme medial. A lesão pode ser um tumor da prega epiglótica marginal. A extensão para base da língua, recesso piriforme lateral e valécula possivelmente pode ser incluída na amostra ressecada. As contraindicações incluem 1) envolvimento do ápice piriforme, 2) extensão para a região pós-cricóidea, 3) paralisia da prega vocal ipsilateral ou 4) invasão do cricofaríngeo.

O procedimento é iniciado após a conclusão da traqueostomia e de qualquer dissecção cervical. Para uma lesão que envolva a parede medial do recesso piriforme, a extensão mínima para a epiglote e a invasão da aritenoide, a amostra ressecada final conterá o tumor na parede média, uma parte da epiglote, a aritenoide ipsilateral, a metade ipsilateral do osso hioide e os dois terços superiores da cartilagem tireóidea ipsilateral (Fig. 45-7). Após a transecção da musculatura supra-hióidea, um retalho pericondrial baseado superiormente é elevado da cartilagem tireoide. A cartilagem tireóidea é cortada na linha média em uma incisão que se estende aproximadamente dois terços em sua altura; esse corte é estendido horizontalmente até a borda posterior da cartilagem. O hioide ipsilateral é liberado e a valécula é adentrada. A extensão dessa incisão junto com a visualização da epiglote permite uma melhor exposição. Nesse ponto, a epiglote é pinçada e retraída para promover a visualização do tumor. Depois, a epiglote é dividida com uma margem de segurança em volta do tumor; esse corte é levado até a comissura anterior, sem incluí-la. Uma das lâminas da tesoura é inserida no ventrículo e a outra lâmina aproxima o corte da cartilagem tireóidea horizontal. A incisão é feita até a aritenoide, que é poupada apenas se não houver envolvimento; no entanto, ela precisa ser sacrificada com o envolvimento tumoral. É nesse ponto que uma parte da parede

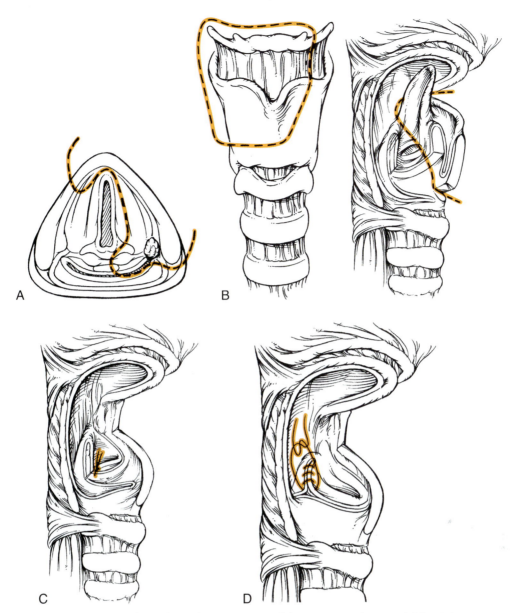

FIGURA 45-7. A, A margem de ressecção após uma laringofaringectomia parcial de um tumor piriforme medial é exibida na vista superior. **B,** Essa vista demonstra os cortes ósseos e cartilaginosos de uma laringofaringectomia parcial. **C,** A ressecção concluída do tumor piriforme medial. A epiglote pode ser dividida ou removida completamente, como mostrado aqui. **D,** Com a ressecção da aritenoide, a verdadeira prega vocal ipsilateral deve ser suturada na linha média até a cricoide para evitar a aspiração. A mucosa laríngea é reaproximada o máximo possível.

piriforme lateral/faríngea pode ser incluída na ressecção, se estiver envolvida pelo tumor. Os cortes medial e lateral se encontram na aritenoide. Se o tumor envolver a maior parte da área supraglótica, pode ser feita uma laringectomia supraglótica padrão para ressecar a epiglote inteira, o espaço pré-epiglótico e/ou uma parte da base da língua.

Após serem obtidas margens livres no corte congelado, o fechamento da ferida é concluído. Com a ressecção da aritenoide, a prega vocal ipsilateral precisa ser suturada na linha média até a cricoide para evitar a aspiração. Uma miotomia cricofaríngea é feita e para as lesões pequenas pode ser possível o fechamento primário; no entanto, o fechamento com retalho miocutâneo ou um retalho livre microvascular deve ser considerado para evitar complicações pós-operatórias de abertura da ferida, que inclui formação de fístula e possibilidade de aspiração. O cuidado pós-operatório meticuloso é seguido pela eventual descanulação e, a partir daí, por tentativas de retomar a alimentação oral.

Hemilaringofaringectomia Supracricóidea. O principal proponente dessa técnica é o grupo francês de Laccourreye et al.[78-81] Esse procedimento amplia a laringofaringectomia parcial para incluir a hemilaringe supracricóidea ipsilateral inteira junto com o recesso piriforme. Desse modo, as contraindicações para essa abordagem incluem envolvimento do ápice piriforme, fixação da prega ipsilateral, envolvimento pós-cricóideo ou invasão da parede faríngea posterior.

A técnica começa com dissecções cervicais apropriadas, seguidas por uma hemitireoidectomia e dissecção dos grupos linfonodais dos nervos laríngeos recorrentes. A borda posterior dos músculos cervicais é retraída para identificar a borda da cartilagem tireóidea posterior. Um retalho músculo-pericondrial é elevado da cartilagem logo após a linha média. A metade ipsilateral do osso hioide pode ser ressecada cortando no corno menor. Nesse ponto, a articulação cricotireoidea é identificada e desarticulada; o acesso à via aérea é convertido para uma traqueostomia.

A entrada na hipofaringe é iniciada pela incisão vertical da membrana cricotireóidea na linha média e comunicando essa incisão à tireotomia vertical da linha média. Depois, a incisão é estendida superiormente através da epiglote e a gordura pré-epiglótica, onde a gordura contralateral é incorporada à ressecção; e, finalmente, essa incisão termina na valécula. A amostra é girada aberta para visualizar o tumor dentro da hipofaringe. É feita uma incisão horizontal na superfície superior da cricoide, a partir da linha média, estendendo-se até a articulação cricoaritenóidea. A incisão a partir da valécula é levada inferiormente e conectada à incisão interaritenoide para liberar a amostra inteira. Após a obtenção de margens livres, a aritenoide contralateral é coberta com mucosa circundante. Um reforço usando qualquer prega vocal ipsilateral restante precisa ser criado para boa aposição da prega vocal funcional restante. O retalho músculo-pericondrial é fechado até a parede faríngea lateral.

Como esses pacientes correm um risco significativo de aspiração, a higiene pulmonar pós-operatória agressiva é crítica e realça a necessidade da escolha pré-operatória cuidadosa dos pacientes com função pulmonar adequada. A formação de fístula é uma possibilidade, mas foi vista raramente na série de Laccourreye, sem fístulas em sua primeira série de 240 pacientes[78,79] e apenas dois de 135 (1,5%) com formações de fístula faringocutânea na última série.[80,81]

Holsinger et al.[82] analisaram a experiência do grupo de Laccourreye em pacientes com tumores piriformes T1 ou T2 da parede lateral, ressecados usando uma faringectomia lateral com fechamento primário. Um subconjunto desses pacientes foi tratado com quimioterapia pré-operatória e alguns pacientes receberam radiação pós-operatória. Três pacientes morreram após a cirurgia (uma morte estava relacionada com a cirurgia), mas todos os pacientes acabaram sendo decanulados. Surpreendentemente para esses tumores pequenos, essa série constatou que a taxa de sobrevida de 5 anos foi 23,3% e quatro pacientes (13%) tiveram recorrências locais.

Além da faringectomia lateral, Laccourreye et al.[78] utilizaram a LPSCH para tratar cânceres principalmente em estádios T1 a T3, embora um paciente de estádio T4 estivesse incluído na série.

Em sua análise retrospectiva, 240 pacientes foram tratados com uma dissecção cervical ipsilateral e LPSCH. A deglutição foi recuperada em 204, com um tempo médio de 17 dias para a remoção da sonda nasogástrica em 233 pacientes, embora os autores afirmem que "a recuperação da deglutição satisfatória pode levar até um ano". Uma avaliação completa dos dados de sobrevida em todos os 192 pacientes não foi discutida nesse estudo. Uma análise detalhada de 34 pacientes selecionados de câncer piriforme T2 foi publicada em 1993.[79] Antes da operação, a maioria dos pacientes recebeu quimioterapia consistindo em bleomicina (7 pacientes); vincristina, metotrexato e bleomicina (14 pacientes); ou cisplatina e 5-fluorouracila (10 pacientes). No pós-operatório, 31 de 34 pacientes receberam radiação. Dos 34 pacientes, 97% foram decanulados, e 91% dos pacientes foram capazes de deglutir após um mês (de 13 a 26 dias). Foi feita uma laringectomia complementar em três (1%) pacientes devido à aspiração intratável. Inicialmente, a qualidade da voz foi considerada de boa a satisfatória em 94% dos pacientes. A taxa de sobrevida de 5 anos foi 55,8%, apenas um paciente desenvolveu uma recorrência local, e dois pacientes (um deles foi o mesmo que desenvolveu a recorrência) desenvolveram recorrências cervicais. Em comparação com os resultados da radioterapia isoladamente ou com outros métodos cirúrgicos de conservação, esses dados produzem resultados atuariais similares, mas parecem ter uma taxa de complicação significativa a eles associada, sendo que as complicações incluem pneumonia por aspiração. No entanto, dos vários fatores confusos que suscitam cuidados com a comparação direta com outros métodos, temos o uso rotineiro da quimioterapia pré-operatória, pois não está claro se esse tratamento predispõe os pacientes às várias complicações descritas. Além disso, a própria quimioterapia foi administrada em três regimes diferentes. Uma análise atualizada da experiência desse grupo com LPSCH em 147 pacientes foi divulgada[80,81] e demonstra taxas de sobrevida atuariais de 5 anos de 96,2% para lesões T1, 91,1% para T2, 92,9% para T3 e 62,6% para T4. Essas taxas e os resultados funcionais descritos se comparam favoravelmente com as abordagens de preservação de outros órgãos.

Resseção Endoscópica a *Laser* de Dióxido de Carbono. A discussão da abordagem endoscópica para o gerenciamento dos tumores hipofaríngeos representa uma transição dos procedimentos laríngeos de conservação para extirpações mais radicais. Por mais de três décadas, Steiner et al. vêm realizando a TLM, uma técnica para ressecção endoscópica de carcinomas do trato aerodigestivo superior. As vantagens citadas para esse procedimento são que 1) não é necessária nenhuma traqueostomia, 2) a preservação da musculatura supra-hióidea permite uma deglutição mais normal, 3) frequentemente nenhuma reconstrução adicional é a regra e 4) a estadia hospitalar é menor, com os pacientes voltando para uma dieta oral já no primeiro dia de pós-operatório. Um estudo de 2008 mostrou que Steiner et al.[83a] trataram com sucesso 172 pacientes com câncer hipofaríngeo T1 a T4 usando TLM entre 1986 e 2003, com resultados excelentes. Outros estudos também exibiram resultados positivos com essa técnica.[73,84,85]

A técnica para todos os tumores envolve o uso de um laringofaringoscópio bivalvulado, um microscópio cirúrgico e um *laser* de dióxido de carbono como instrumento de dissecação. Ao contrário dos procedimentos abertos convencionais, o tumor frequentemente é cortado durante as abordagens endoscópicas para proporcionar uma visualização direta da profundidade do tumor e/ou para avaliar a invasão cartilaginosa. Sob a visualização do microscópio, as margens tumorais são obtidas com até 10 mm e dessa maneira o tumor inteiro é removido. A amostra frequentemente é ressecada em vários pedaços, que são orientados convenientemente pelo cirurgião. Uma sequência típica de ressecção de um primário do recesso piriforme é um corte inicial através do tumor medial, transversal ao plano da prega ariepiglótica, para avaliar a extensão laríngea; isso é seguido pela excisão posterior, com ou sem a aritenoide; e depois por excisões anteriores, posterolaterais inferiores e posterolaterais superiores. As margens são conferidas por cortes congelados e uma técnica serial ao redor.[86] A cartilagem pode ser exposta ou ressecada durante a cirurgia, e são administrados antibióticos de modo profilático para evitar a pericondrite; é aguardada a cicatrização por segunda intenção do leito da ferida. No tratamento de Steiner, as dissecções cervicais postergadas são feitas conforme indicado por tamanho e localização do tumor e pelo *status* dos linfonodos. No pós-operatório, os pacientes começam com uma dieta oral no dia seguinte, a menos que tenham sido feitas ressecções extensivas.

Entre 1981 e 1996, 129 pacientes com câncer hipofaríngeo de T1 a T4 se submeteram à excisão endoscópica. Dentre esses, 68% eram linfonodos positivos e 75% eram de estádios III/IV. A cirurgia como modalidade única foi utilizada em 42% dos pacientes e o restante se submeteu à cirurgia seguida por radioterapia. A sobrevida global foi de 71 e 47% nos estádios I/II e III/IV, respectivamente. Esses dados se comparam favoravelmente aos resultados usando tratamento convencional desses tumores. O aspecto mais impressionante dessa técnica, porém, é o tratamento perioperatório. Apenas cinco de 129 pacientes se submeteram a traqueostomia durante a cirurgia e um deles precisou de traqueostomia no pós-operatório em consequência de hemorragia. Trinta e cinco pacientes estavam ingerindo uma dieta oral no primeiro dia de pós-operatório e todos eles, exceto dois, acabaram alcançando a alimentação oral. Somente um paciente desenvolveu uma estenose hipofaríngea e ficou dependente da alimentação por sonda de gastrostomia.[73] Desse modo, embora tecnicamente desafiador, esse procedimento parece oncologicamente sólido e tem uma vantagem significativa adicional de não exigir traqueostomia, nenhuma reconstrução, preservação vocal e uma volta rápida a uma dieta oral. Para tumores em estádio avançado, uma definição da extensão inferior do tumor é necessária porque a extensão para o esôfago cervical claramente limitaria a capacidade do cirurgião endoscópico.

Rudert e Hoft[87] descreveram sua experiência no tratamento de 29 pacientes com carcinoma hipofaríngeo usando a abordagem endoscópica. Exceto dois pacientes (um T3 e um T4), os 27 restantes tinham tumores T1 e T2. Desses pacientes, nove eram de estádio I/II e 20 eram de estádio III/IV. Nenhum paciente se submeteu à traqueostomia na operação. Funcionalmente, nenhum paciente teve problemas de fala ou deglutição em um acompanhamento de 5 anos. A sobrevida de 5 anos para o estádio I/II foi de 78 e de 35% para o estádio III/IV. Não surpreendentemente, o *status* linfonodal foi um indicador importante do resultado; pacientes N0 tiveram uma sobrevida global de 74% (SG) e os pacientes linfonodo-positivos tiveram 34% de SG. As recorrências locorregionais ocorreram em 28% dos pacientes. Curiosamente, 7 de 8 recorrências locais ocorreram abaixo de uma linha arbitrária traçada na linha interaritenóidea. Metástases distantes e segundos primários ocorreram em 28% e 41% dos pacientes, respectivamente. Esses autores encontraram o melhor controle local com tumores das paredes faríngeas.

Mais recentemente, Martin et al.[83] relataram a análise dos resultados de 172 pacientes com tumores hipofaríngeos tratados com TLM. Apesar disso, a relação entre essa coorte e a relatada por Steiner et al.[73] não é clara a partir da publicação, pois o período de tempo das duas coortes exibe alguma sobreposição. A sobrevida de 5 anos sem recorrências nesse estudo foi relatada em 75% nos estádios I e II, 59% no estádio III e 49% no estádio IVa. Esses números se comparam favoravelmente com outras modalidades, com os principais benefícios relatados conforme a descrição acima. Mais uma vez, os resultados dessa técnica precisam de uma avaliação mais ampla, pois merecem muita atenção em virtude do aparente resultado funcional superior e também em virtude das demandas por mais técnicas minimamente invasivas para lidar até mesmo com os cânceres avançados.

Cirurgia Robótica Transoral. A cirurgia robótica transoral é um desenvolvimento relativamente novo que tem sido aplicado a várias subespecialidades cirúrgicas e, na última década, à otorrinolaringologia. Hockstein et al.[98] foram os primeiros a mostrar a viabilidade da técnica e vários grupos desde então aplicaram essa tecnologia especificamente no tratamento do câncer hipofaríngeo, embora moderadamente.[89-92]

As supostas vantagens dessa técnica são similares às da TLM: a capacidade para realizar a cirurgia sem uma incisão externa, a preservação do plexo faríngeo e o menor tempo de retorno a uma dieta oral. A principal diferença entre a TORS e a TLM é que, com a TORS, o cirurgião tem maior mobilidade usando braços articulados capazes de girar 360 graus, bem como uma linha de visão maior, com uma câmera que pode ser avançada para dentro da cavidade oral a fim de melhorar o ângulo de visão, com capacidade para usar uma câmera de 30 graus. A técnica para ressecção difere da TLM em que são feitas normalmente ressecções em bloco e não por partes. Além disso, a maior parte da literatura publicada descreve o uso da traqueostomia para maximizar o acesso transoral.

Apesar de a maioria dos casos publicados relatar apenas um ou dois pacientes de câncer hipofaríngeo tratados com TORS, a maior série até hoje vem da Coreia do Sul, com Park et al.[93] relatando resultados em 23 pacientes com câncer hipofaríngeo, cujas lesões variavam de T1 a T4. Todos os pacientes receberam uma traqueostomia no momento da cirurgia e foram decanulados com êxito em uma média de 5,3 dias após a cirurgia; nenhum paciente necessitou de entubação ou recanulação. Nessa série, os autores relatam uma sobrevida global de 3 anos igual a 89%, e a sobrevida de 3 anos sem doença foi de 84%, uma estatística encorajadora que merece mais estudos via ensaios randomizados e com um período de acompanhamento maior. Um estudo subsequente do mesmo grupo mostrou que em uma análise não randomizada

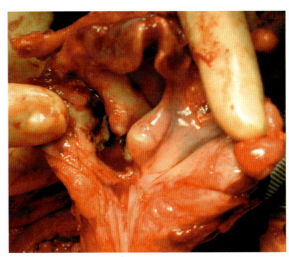

FIGURA 45-8. Laringofaringectomia total de um carcinoma do recesso piriforme após a falha da quimioterapia e radiação. A cratera da úlcera no recesso piriforme esquerdo é visível.

retrospectiva de 56 pacientes, nenhuma diferença foi encontrada na sobrevida global e sem doença de 3 anos em pacientes que receberam TORS comparados com os que fizeram cirurgia aberta radical, o que levou os autores a concluírem que a TORS é uma alternativa viável e segura à cirurgia aberta. Além disso, em comparação com o grupo de cirurgia aberta radical, o grupo da TORS teve um retorno mais rápido a uma dieta oral (8 *vs.* 11 dias), descanulação mais rápida da traqueostomia (7 *vs.* 15 dias) e menor duração da internação hospitalar (26 *vs.* 43 dias).[94]

Laringectomia Total com Faringectomia Parcial ou Total. Para as lesões T3 consideradas inadequadas para a terapia de conservação e para as lesões T4 da hipofaringe, combinar uma laringectomia padrão com excisão das paredes piriformes envolvidas completa essa operação. Além disso, a laringofaringectomia total (TLP, do inglês *total laryngopharyngectomy*) é cada vez mais utilizada como procedimento de resgate cirúrgico de falhas dos protocolos de quimiorradiação. A Figura 45-8 mostra uma TLP de paciente cuja PET/TC é exibida na Figura 45-4 após o fracasso do tratamento com quimiorradiação. A reconstrução desses defeitos com fechamento primário pode ser feita se restar uma quantidade adequada de mucosa faríngea. A cobertura com retalho miocutâneo ou livre pode ser necessária. As complicações pós-operatórias podem incluir fístulas faringocutâneas com taxas de até 40% em pacientes tratados previamente com quimioterapia e/ou radiação.[95] Os tumores com extensão inferior significativa podem necessitar de ressecção circular da hipofaringe. Essa ressecção, além da laringectomia, abrange essa operação. O defeito remanescente também necessita do restabelecimento da continuidade entre a orofaringe e o esôfago cervical.

Faringolaringoesofagectomia Total. Esse procedimento é indicado para pacientes com envolvimento do esôfago cervical, em virtude do envolvimento primário ou da extensão regional a partir dos sublocais hipofaríngeos. Quanto à FLT, esse procedimento também é utilizado nos casos de fracasso da quimiorradiação. Harrison[96] recomendou essa operação para pacientes com carcinoma pós-cricóideo devido à possibilidade de lesões descontínuas e segmentares (*skip lesions*).

O procedimento inicia após as dissecções cervicais bilaterais que incluem dissecções dos linfonodos paratraqueais e tireoidectomia total com autotransplante da paratireoide. Uma laringofaringectomia total é feita conforme descrito acima, e depois é executada uma esofagectomia trans-hiatal do tipo *pull-through* para completar a ressecção inferior. A reconstrução é feita com a

740 PARTE V | CIRURGIA DE CABEÇA E PESCOÇO E ONCOLOGIA

técnica gástrica do tipo *pull-up*, conforme descrita no Capítulo e-105.* A morbidade (20 a 60%) e a mortalidade (5 a 20%) são significativas com esse procedimento combinado.[97] A esofagectomia com preservação da laringe foi descrita em certos relatos de caso para lesões limitadas ao esôfago cervical.[98,99]

Radioterapia

Embora essas modalidades sejam discutidas brevemente aqui, outros capítulos neste texto discutem mais detalhes da quimioterapia, radioterapia e quimiorradiação concorrente. O uso da radiação como modalidade terapêutica única para carcinoma hipofaríngeo se limita a certas lesões, como os tumores T1 e T2 selecionados. As lesões favoráveis são consideradas as de aparência exofítica e também as lesões limitadas à parede medial do recesso piriforme. O pescoço está incluído no campo de radiação, embora possa ser necessário o resgate cirúrgico para doença de volume cervical.[100] Outros contextos em que essa modalidade pode ser utilizada são os pacientes idosos, debilitados, pacientes com lesões avançadas que recusam o tratamento cirúrgico ou no tratamento paliativo. As complicações associadas com a radiação incluem mucosite, estenose, comprometimento da via aérea decorrente de edema laríngeo, condronecrose e disfagia. Repare que a introdução da radioterapia de intensidade modulada (IMRT, do inglês *intensity-modulated radiotherapy*) diminuiu significativamente esses efeitos colaterais.

Além da liberação padrão da dose de radiação, os esquemas de fracionamento alterado se mostraram capazes de alcançar um maior controle locorregional nos pacientes com câncer de cabeça e pescoço.[101] Isso foi demonstrado pela primeira vez no grande ensaio randomizado *Radiation Teraphy Oncology Group* (RTOG) 9003, no qual diferentes esquemas foram utilizados.[102] Os esquemas de fracionamento alterado são de dois tipos gerais. O primeiro é o *hiperfracionamento*, que resulta em uma dose total mais alta liberando frações menores com mais frequência, tipicamente duas vezes ao dia, sem causar mais complicações tardias. O segundo é o *fracionamento acelerado*, que encurta o tempo global de tratamento e tenta alcançar a mesma dose global do fracionamento padrão. No estudo realizado por Fu et al.,[102] tanto o hiperfracionamento quanto o fracionamento acelerado com um reforço concomitante exibiram um controle locorregional significativamente maior, mas não exibiram diferença na sobrevida global em comparação com o tratamento padrão; e, em todos os esquemas de fracionamento acelerado, as reações adversas agudas foram maiores. Dependendo do braço, entre 11 e 15% dos pacientes nesse ensaio tinham tumores primários hipofaríngeos. Desse modo, a incorporação dessas técnicas no uso da radioterapia para cura ou como um tratamento pós-operatório é mais um avanço para tratar os pacientes de câncer de cabeça e pescoço.

Embora os resultados da radiação sejam discutidos resumidamente aqui, o Capítulo e-104** descreve amplamente o uso da radioterapia. A melhor evidência para o uso da radioterapia como modalidade primária, conforme mencionado anteriormente, é nos cânceres T1 e determinados cânceres T2. No geral, essas lesões constituem um número muito baixo de cânceres da hipofaringe. Essas lesões favoráveis são de natureza exofítica, são no alto do recesso piriforme (i.e., não envolvem o ápice) e têm um baixo volume pela medição com TC.[103] Múltiplos grupos mostraram que a sobrevida atuarial usando radiação seguida por dissecção cervical para doença de volume cervical é equivalente à cirurgia de conservação com radiação pós-operatória para tumores T1 e determinados tumores T2.

A experiência do M.D. Anderson Cancer Center (MDACC) foi descrita pela primeira vez por El-Badawi et al.[104] e mais tarde foi expandida por Garden et al.[100] que, em um trabalho de 1996, analisaram retrospectivamente 82 pacientes com tumores T1 (19 pacientes) e T2 (63 pacientes) da hipofaringe que foram tratados entre 1976 e 1992 com radiação definitiva. Trinta e dois por cento eram linfonodo-positivos no início da radiação e, desses, 53% tinham uma dissecção cervical realizada após a radiação. A radiação foi administrada em uma única dose diária ou em doses diárias dividas em 40 e 42 pacientes, respectivamente. A sobrevida atuarial de 2 e 5 anos foi de 72 e 52%, respectivamente, e o esquema de fracionamento alterado deu resultados melhores. A preferência desse grupo é usar terapia de modalidade única sempre que possível. Assim, para tumores iniciais, a prática do MDACC tem sido irradiar e depois realizar dissecções cervicais somente nos pacientes que ainda tiverem linfadenopatia cervical, poupando um subconjunto de pacientes de passar pela cirurgia. Outros estudos que usaram a radiação como modalidade primária incluem os do Institut Gustave-Roussy,[105] que observaram uma sobrevida de 5 anos equivalente a 40% em tumores T1 e T2 selecionados. Todos os demais estádios tumorais em seu estudo e radioterapia como modalidade primária se saíram muito mal em 5 anos.

A experiência de Mendenhall et al.[106-108] na University of Florida foi descrita em vários trabalhos. Ao contrário de outros estudos disponíveis sobre radioterapia como tratamento primário, esses autores analisaram seus dados usando estádios globais em vez de estádios tumorais (i.e., T1 ou T2). Os pacientes receberam terapia fracionada duas vezes ao dia ou tratamentos diários. As taxas de sobrevida global absoluta e relacionada à causa em 5 anos foram de 43% e 58%, respectivamente. Uma análise relacionada ao estádio mostrou que a probabilidade de sobrevivência relacionada à causa foi de 100% nos estádios I e II, 62% no estádio III, 43% no estádio IVa e 25% no estádio IVb. Ocorreram complicações agudas em dois pacientes, incluindo mucosite grave e hospitalização para tratar desidratação. As complicações incluíram condronecrose que levou à laringectomia total em um paciente, e seis outros pacientes tiveram aspiração, disfagia ou edema laríngeo que levou à traqueostomia. Cinco de dez pacientes que se submeteram à laringectomia total tiveram complicações pós-operatórias significativas que incluíram abertura da ferida com ruptura fatal da carótida, fístulas faringocutâneas e morte pós-operatória decorrente de complicações não especificadas.

A premissa básica desses estudos é que as lesões iniciais podem ser tratadas com radioterapia como modalidade primária. Os dados sobre sobrevivência são similares aos relatados com a cirurgia de conservação, provenientes de outros estudos. Como um lembrete, esse subconjunto de pacientes é uma pequena parte de todos os pacientes de carcinoma hipofaríngeo. Apesar dessa limitação, um ensaio prospectivo futuro concebido para randomizar pacientes para radiação com cirurgia, se necessário, ou cirurgia de conservação com radiação pós-operatória pode responder, no fim das contas, a questão da superioridade de cada abordagem. Até então, a prática clínica será ditada pelas preferências do médico responsável pelo tratamento do paciente no contexto desses estudos retrospectivos.

Chen et al.[109] analisaram 33 pacientes que se submeteram à laringofaringectomia de resgate e à reconstrução com retalho anterolateral da coxa entre 2003 e 2010. No geral, a maioria era de estádio avançado: três pacientes eram de estádio II (9%), dois de estádio III (6%) e 28 eram de estádio IV (85%). Uma grande porcentagem desses pacientes sofreu complicações pós-operatórias que incluíram uma fístula (14 pacientes, 42%) ou estenose (9 pacientes, 27%), mas no final das contas (20 pacientes, 61%) conseguiram voltar para uma dieta oral sem sonda nasogástrica após uma média de 15 dias depois da cirurgia. A sobrevida global de 5 anos foi de 52% e a sobrevida sem doença de 5 anos foi de 54% nessa população.

Vários grupos descreveram a radiação como terapia primária para carcinoma esofágico cervical. Mendenhall et al.[110] descreveram 34 pacientes tratados dessa maneira e relataram uma sobrevida global de 5 anos equivalente a 14%. Jones et al.[111] relataram uma série de 12 pacientes que sofreram radioterapia radical e 14 pacientes tratados com cirurgia. A taxa de sobrevida global de 3 anos foi 18%. Embora seja difícil extrair uma conclusão definitiva

---

* Disponível, em inglês, em www.expertconsult.com.
** Disponível, em inglês, em www.expertconsult.com.

Quimioterapia

Os regimes quimioterápicos para os cânceres avançados de cabeça e pescoço começaram nos anos 1970. Nos anos 1980, constatou-se que a cisplatina e a 5-fluorouracila (5-FU) eram capazes de produzir uma quantidade significativa de pacientes com resposta parcial e completa.[112] Esses dados foram aumentados pela descrição interessante de Ensley et al.[113] de que a quimiossensibilidade era um indicador de radiossensibilidade. No final das contas, isso levou ao estudo de referência do *Veteran Affairs* sobre preservação laríngea.[114] Hoje, a quimioterapia não é utilizada para tratar o carcinoma hipofaríngeo e esofágico cervical como única modalidade de tratamento, exceto nos casos de tratamento paliativo. Para todos os CCEs de cabeça e pescoço, as melhores respostas são os compostos à base de platina, como a cisplatina ou carboplatina. Além disso, a 5-FU, o metotrexato, a leucovorina, mitomicina C e os taxanos têm sido utilizados.[115] Algumas das principais complicações da 5-FU e da cisplatina, utilizadas com frequência, incluem perda auditiva, mucosite, mielossupressão e neuropatia periférica.

LeFebvre et al.[66] publicaram o primeiro estudo randomizado prospectivo para avaliar a preservação laríngea no carcinoma da hipofaringe. Seu protocolo envolveu quimioterapia por infusão, que consistia em cisplatina e 5-FU, seguida por endoscopia para avaliar a resposta tumoral. Após dois ou três ciclos, os pacientes que responderam completamente foram submetidos à radiação definitiva e os restantes sofreram cirurgia convencional. Os autores concluíram que a radioterapia primária com quimioterapia de indução era equivalente à cirurgia primária com mesma sobrevida de 3 e 5 anos.

Quimiorradioterapia Concomitante

Essa modalidade composta tenta combinar os efeitos tóxicos desses dois agentes nas células cancerosas para alcançar um benefício terapêutico. A quimioterapia concorrente também tem potencial para radiossensibilizar as células tumorais, além de seus efeitos tóxicos diretos. Essas abordagens usam várias combinações de cisplatina, 5-FU, taxanos/taxol e hidroxiureia junto com radiação. Obviamente, um efeito nefasto da terapia concorrente é um aumento significativo na toxicidade para os pacientes. Essas toxicidades são as mesmas observadas nos pacientes tratados apenas com a modalidade individual, porém são muito mais graves. Como foi mencionado previamente, essas toxicidades incluem neutropenia, trombocitopenia, mucosite, náusea, disfagia com necessidade de uma sonda de alimentação, insuficiência renal, reações cutâneas, condronecrose, comprometimento das vias aéreas e morte. Lee et al.[116] constataram que as estenoses hipofaríngeas ou esofágicas superiores ocorreram em 19% dos pacientes (41/199) que se submeteram à quimiorradiação concorrente e que um primário hipofaríngeo era um fator de risco significativo para desenvolver essa complicação.

Na metanálise relatada por Pignon et al.,[117] foi observado um benefício significativo da quimiorradiação concomitante; no entanto, um importante fator desconcertante foi a heterogeneidade entre os ensaios. Vários ensaios de fase III tentaram utilizar a quimiorradiação concomitante no tratamento de cânceres locais avançados de cabeça e pescoço.[115,118] Tipicamente, os cânceres esofágicos hipofaríngeos e esofágicos cervicais foram agrupados com outros sublocais.[119,120] Além dos protocolos concorrentes, alguns pesquisadores expandiram os protocolos de quimioterapia de indução para os cânceres avançados de cabeça e pescoço.[121] Esses achados formam hoje parte da base fundamental para os protocolos de quimioterapia e radioterapia combinadas para cânceres hipofaríngeos. O Capítulo e-104* fornece mais detalhes sobre a quimiorradioterapia para malignidades hipofaríngeas e esofágicas cervicais.

TRATAMENTO DO PESCOÇO

O controle da metástase regional é um componente crítico do tratamento dos tumores hipofaríngeos e esofágicos cervicais. Embora essa afirmação possa ser generalizada para todos os demais sítios tumorais de cabeça e pescoço, é particularmente importante nessa região em virtude da rica drenagem linfática e da alta porcentagem de tumores que representam doença regionalmente metastática (Fig. 45-2). Assim como em outros sítios, a discussão do tratamento do pescoço pode ser dividida entre dissecção cervical eletiva (para pescoços em estádio N0) e dissecção cervical terapêutica (para pescoços N+). Para pescoços com linfonodos positivos, o tratamento atual é tratar ambos, seja com radiação seguida por resgate cirúrgico, se for necessário, ou com cirurgia seguida por radiação. Para o pescoço ipsilateral com estádio N0, há evidências convincentes para tratar ambos os lados do pescoço no que diz respeito a todas as lesões, exceto as muito incipientes, para as quais pode ser adequada a dissecção cervical unilateral isoladamente. Os tipos de dissecções cervicais são discutidos no Capítulo e-121.**

Muitos estudos demonstram a importância prognóstica das metástases linfonodais no carcinoma hipofaríngeo. Shah et al.[122] observaram que os linfonodos cervicais positivos eram um mau indicador de prognóstico em pacientes com carcinoma hipofaríngeo. Em sua série de 104 pacientes que eram N0 na apresentação, 61 se submeteram à dissecção cervical radical e 36 não se submeteram. Os linfonodos eram positivos em 25 pacientes (41%) que se submeteram à dissecção cervical. Na comparação da sobrevida com os pacientes cujos linfonodos eram negativos após a dissecção cervical, a sobrevida de 5 anos foi significativamente melhor no grupo patologicamente N0 (50% *vs.* 32%). Não está claro se o estádio tumoral estava controlado nesses grupos, sendo possível que o grupo linfonodo-positivo seja composto de doença em estádio inicial, enquanto o grupo linfonodo-negativo consiste em doença em estádio avançado. Entretanto, fica evidente nesse estudo que os linfonodos positivos no câncer hipofaríngeo impactam negativamente o prognóstico. Lefebvre et al.[123] confirmaram esses dados ao examinar o *status* linfonodal em uma grande série de pacientes tratados no *Centre Oscar Lambret* entre 1974 e 1983. Quase 70% desses pacientes apresentaram metástase cervical palpável. Mais uma vez, foi estabelecida uma correlação significativa entre o prognóstico e o *status* linfonodal (N0 *vs.* N+).

Para compreender melhor essa importância prognóstica, Shah[124] analisou os registros de 1.081 pacientes, 126 deles com primários hipofaríngeos. Todos os linfonodos positivos ocultos nesse estudo estavam nos níveis II e III. Curiosamente, no grupo de dissecção cervical terapêutica, todos os cinco níveis tinham linfonodos envolvidos com o tumor. Com base nesses estudos, Shah[124] recomendou uma dissecção cervical de nível II, III e IV para os pacientes N0 e uma dissecção cervical abrangente, dos níveis I a V, para os pacientes linfonodo-positivos. Candela et al.[125] confirmaram esses achados em um grupo maior de pacientes de câncer hipofaríngeo e mais uma vez chegaram à conclusão de que os pescoços N0 devem ser tratados eletivamente para remover os níveis II a IV, e os pescoços N+ devem se submeter à dissecção cervical abrangente.

Vários estudos demonstraram que os pacientes com pescoços N0 têm metástase linfonodal oculta. Em alguns desses estudos, porém, não foi feita uma comparação dos pescoços N0 nos tumores T1/T2 com pescoços N0 em tumores T3/T4. Claramente, um problema em tentar essa comparação é que são encontrados relativamente poucos tumores T1 e T2, com os tumores T3 e T4 sendo muito mais comuns na apresentação. Byers et al[126] relataram a ocorrência de metástase oculta nas dissecções cervicais eletivas de pacientes com cânceres em vários sítios de cabeça e pescoço.

---

* Disponível, em inglês, em www.expertconsult.com.

** Disponível, em inglês, em www.expertconsult.com.

742 PARTE V | CIRURGIA DE CABEÇA E PESCOÇO E ONCOLOGIA

Apenas três pacientes eram N0 com tumores T1/T2 do recesso piriforme e dois deles tinham metástase oculta. O grupo T3/T4 tinha 16/29 pacientes (55,2%) com metástase oculta. Buckley e MacLennan[127] examinaram prospectivamente 16 amostras de dissecção cervical N0 de tumores hipofaríngeos primários com uma técnica de amostragem cuidadosa de todos os níveis nodais. Esse subconjunto de tumores fazia parte de uma série maior de cânceres examinados de modo similar. Eles constataram que 9/16 (56%) das amostras de dissecção cervical hipofaríngea abrigavam depósitos metastáticos ocultos, embora os estádios T não tenham sido atribuídos especificamente aos pescoços positivos. Alguns desses depósitos tumorais ocultos eram em linfonodos pequenos, como 3 mm. Os dois estudos, de Byers e Buckley, ilustram a alta taxa de carcinoma hipofaríngeo metastático oculto. Esses estudos, junto com os estudos de Shah et al., sustentam a ideia das dissecções seletivas do nível II ao IV em pacientes com estádio cervical N0.

Embora os estudos discutidos acima não mencionem os linfonodos de nível VI, os linfonodos retrofaríngeos e paratraqueais de nível VI também fazem parte do escalão de drenagem dos linfonodos para esses tumores. A remoção desses linfonodos junto com os da cadeia jugular é sustentada por vários estudos. Buckley e LacLennan[127] apontam que havia linfonodos positivos em pescoços N0 no nível VI, mas não foi fornecido nenhum detalhe sobre quais primários ou que estádio tumoral produzem esses linfonodos. Harrison[128] realizou cortes seriados de amostras de laringofaringectomia e mostrou que os canais linfáticos perfuram a membrana cricotireoidea e drenam nos linfonodos paratraqueais. Assim, ele argumentou que uma tireoidectomia total com dissecção do linfonodo paratraqueal era crítica no tratamento desses tumores. Weber et al.[129] analisaram 141 pacientes do MDACC que se submeteram a dissecção de linfonodo paratraqueal para câncer laríngeo, hipofaríngeo ou esofágico cervical. Dos pacientes com um primário esofágico cervical, 10/14 (71,4%) tinham metástases nesses linfonodos e 3/36 (8,3%) dos primários da hipofaringe tinham linfonodos positivos. A sobrevida foi significativamente menor nos pacientes com linfonodos paratraqueais positivos. Com base nesses achados, esses autores recomendam a dissecção do linfonodo paratraqueal em todos os pacientes com primários nesses locais.

Os linfonodos retrofaríngeos não são abordados com frequência no CCE hipofaríngeo e esofágico cervical e poucos estudos discutiram o tratamento desses linfonodos. McLaughlin et al.[130] analisaram TCs e RMs pré-tratamento da adenopatia retrofaríngea em pacientes com cânceres de cabeça e pescoço. Os tumores da parede faríngea tinham uma incidência de adenopatia de 19% nessa área. Como um grupo, as taxas de recidiva regional foram mais altas nos pacientes com adenopatia retrofaríngea. Hasegawa e Matsuura[131] constataram que 8/13 (62%) dos pacientes de câncer hipofaríngeo tinham metástase linfática retrofaríngea. Amatsu et al.[132] também realizaram ressecções de linfonodos retrofaríngeos em 82 pacientes com carcinoma hipofaríngeo e esofágico cervical. Dezesseis de 82 pacientes (20%) tiveram linfonodos positivos identificados na retrofaringe. Desse modo, esses autores recomendam a dissecção linfonodal retrofaríngea bilateral em todos os pacientes com câncer hipofaríngeo e esofágico cervical. Wu et al.[133] mostraram que os pacientes com um maior número e tamanho de linfonodos cervicais metastáticos, aqueles com metástases linfonodais bilaterais e aqueles com tumores da parede faríngea corriam risco maior de metástase linfonodal retrofaríngea. Apesar desses dados, a abordagem padrão não inclui a dissecção desses linfonodos. Um relato de caso recente destaca o envolvimento dos linfonodos retrofaríngeos no câncer hipofaríngeo e o uso de imagens PET/TC fundidas na avaliação pré-tratamento.[134]

O tratamento do pescoço contralateral N0 no carcinoma hipofaríngeo tem sido abordado por um pequeno número de estudos. Marks et al.[135] estudaram essa questão em um grupo diverso de pacientes de câncer de cabeça e pescoço. Suas conclusões foram que o risco de desenvolver metástase contralateral não estava relacionado com o tamanho do tumor; que as metástases contralaterais

estavam presentes ou se desenvolveram em 13% dos tumores do recesso piriforme; e, finalmente, que o risco de metástase contralateral era mais alto nos pacientes com doença palpável ipsilateral. No entanto, Johnson et al.[136] compararam as metástases linfonodais regionais em tumores da parede piriforme medial *versus* lateral e encontraram taxas muito mais altas de metástases contralaterais nos tumores mediais. Esses autores recomendam dissecções cervicais bilaterais para os tumores da parede piriforme medial e dissecções cervicais unilaterais para os tumores da parede piriforme lateral. Buckley e MacLennan[127] examinaram melhor essa questão em seu estudo. Nos pescoços N+, três em cada três pacientes tiveram linfonodos positivos nos pescoços contralaterais. Curiosamente, nos casos N0, sete de cada 15 pescoços contralaterais (47%) eram positivos para carcinoma oculto nos linfonodos. A doença sempre esteve nos níveis II a IV ou VI e nunca no nível I ou nível V. Exceto por esses estudos, os dados são limitados no que diz respeito ao tratamento do pescoço contralateral no carcinoma hipofaríngeo. A escolha por tratar o pescoço contralateral na maioria dos casos será objetiva porque um número de pacientes grande demais apresenta doença avançada. A radiação pós-operatória é administrada rotineiramente para tratar os dois lados do pescoço, se a propagação extracapsular for evidente ou se mais de um linfonodo estiver envolvido.

QUALIDADE DE VIDA

Embora a sobrevida seja um indicador fundamental do sucesso do tratamento de todos os cânceres de cabeça e pescoço, a percepção do paciente quanto à sua qualidade de vida (QV) após o tratamento também é um indicador importante. Como quimioterapia, radioterapia e opções reconstrutivas promoveram o avanço do tratamento dessas doenças, a questão da percepção do paciente em relação à sua vida após o tratamento se tornou uma questão mais bem abordada pelos estudos de QV. Existem várias ferramentas de medição validadas para a avaliação da QV (analisadas por Ringash e Bezjak).[137] Não existem estudos limitados à QV em pacientes com carcinoma hipofaríngeo ou esofágico cervical. No entanto, vários estudos relataram a QV em pacientes com cânceres de cabeça e pescoço avançados, cujos subconjuntos incluem o carcinoma hipofaríngeo.[138-140] A principal limitação nesses estudos é o número de pacientes que impede a extrapolação. Por exemplo, em uma grande avaliação prospectiva de todos os sítios para QV, Weymuller et al.[141] relataram 14 pacientes antes do tratamento e quatro após o tratamento com primários na hipofaringe. Eles concluíram que é difícil realizar esses tipos de estudos a partir de uma única instituição porque a significância estatística não pode ser alcançada com base em uma quantidade limitada e em virtude do viés de seleção.[141,142]

Estudos sobre QV em pacientes de câncer laríngeo tratados com protocolos preservadores de órgãos produziram resultados que podem ser aplicáveis aos pacientes de câncer hipofaríngeo. Terrel et al.[143] avaliaram a QV em pacientes sobreviventes do *Veterans Affairs Laryngeal Cancer Study*. Foram utilizados quatro indicadores diferentes para examinar os pacientes do grupo de cirurgia/radiação ou do grupo de quimioterapia/radiação. As diferenças incluíram melhores pontuações do grupo de quimiorradiação na classificação das dores corporais e no domínio da saúde mental. Todas as outras pontuações foram equivalentes. Surpreendentemente, a comparação das pontuações de domínio da fala nos pacientes submetidos à laringectomia *vs.* pacientes com laringes intactas não demonstrou diferenças importantes. Weymuller[142] e Deleyiannis[144] et al. confirmaram esses dados e relataram que a limitação funcional imposta por uma laringectomia não afeta a qualidade de vida global. Assim, embora os protocolos de preservação de órgãos possam parecer intuitivamente que são superiores em termos de QV do paciente, esses dados indicam que a QV global pode não ser afetada pela laringectomia.

A TLM pode oferecer mais QV em comparação com a radiação definitiva em determinados pacientes. Lee et al.[145] realizaram um estudo transversal em Taiwan, consistindo em 87 pacientes tratados entre 2005 e 2009. Dezessete foram tratados com TLM e radiação, comparados com 27 tratados apenas com quimiorradiação concorrente e 43 que passaram por cirurgia aberta radical com radiação ou quimiorradiação adjuvante. Os autores observaram que os pacientes submetidos à TLM relataram melhoria em função emocional, funcionamento social, impacto financeiro e nos distúrbios do sono – conforme medido pelos questionários QLQ-C30 e QLQ-H&N35 da European Organisation for the Research and Treatment of Cancer – bem como melhor alimentação e contato social e menos tosse.

Embora a frequência dos estudos de QV tenha aumentado nos últimos anos, refletindo um reconhecimento da importância desse componente dos cuidados com o paciente após o tratamento, poucos estudos amplos surgiram lidando especificamente com o carcinoma hipofaríngeo ou esofágico cervical. É necessária a incorporação dos instrumentos de QV nos ensaios prospectivos futuros em pacientes tratados com terapia convencional ou terapia de preservação de órgãos.

RESUMO

Este capítulo resume as complexidades no tratamento dos pacientes com neoplasias hipofaríngeas ou esofágicas cervicais. A sobrevida desses pacientes é ruim em comparação com os outros sítios em cabeça e pescoço. No entanto, com os avanços nas técnicas reconstrutivas, os protocolos de preservação de órgãos e as novas técnicas cirúrgicas minimamente invasivas, existem opções melhores para os pacientes. No final das contas, os ensaios prospectivos multi-institucionais, junto com os biomarcadores, são necessários para delinear o tratamento ideal para cada paciente. O progresso na pesquisa de resultados vai continuar a acrescentar dados sobre o estádio tumoral e produzir uma maior compreensão dos números de QV e sobrevida.

Esses estudos, junto com as novas abordagens em nível molecular para tratar malignidades de cabeça e pescoço, vão acabar melhorando o prognóstico atualmente ruim dos pacientes com malignidades hipofaríngeas e esofágicas cervicais.

 Para consultar a lista completa de referências, acesse www.expertconsult.com.

LEITURA SUGERIDA

Amatsu M, Mohri M, Kinishi M: Significance of retropharyngeal node dissection at radical surgery for carcinoma of the hypopharynx and cervical esophagus. *Laryngoscope* 111:1099, 2001.

Burmeister BH, Dickie G, Smithers BM, et al: Thirty-four patients with carcinoma of the cervical esophagus treated with chemoradiation therapy. *Arch Otolaryngol Head Neck Surg* 126:205, 2000.

Clark JR, Gilbert R, Irish J, et al: Morbidity after flap reconstruction of hypopharyngeal defects. *Laryngoscope* 116:173, 2006.

Clayman GL, Weber RS, Guillamondegui O, et al: Laryngeal preservation for advanced laryngeal and hypopharyngeal cancers. *Arch Otolaryngol Head Neck Surg* 121:219, 1995.

Deleyiannis FW, Weymuller EA, Jr, Coltrera MD, et al: Quality of life after laryngectomy: are functional disabilities important? *Head Neck* 21:319, 1999.

Disa JJ, Pusic AL, Hidalgo DA, et al: Microvascular reconstruction of the hypopharynx: defect classification, treatment algorithm, and functional outcome based on 165 consecutive cases. *Plast Reconstr Surg* 111:652, 2003.

Ferlito A, Altavilla G, Rinaldo A, et al: Basaloid squamous cell carcinoma of the larynx and hypopharynx. *Ann Otol Rhinol Laryngol* 106:1024, 1997.

Forastiere AA, Goepfert H, Maor M, et al: Concurrent chemotherapy and radiotherapy for organ preservation in advanced laryngeal cancer. *N Engl J Med* 349:2091, 2003.

Garden AS, Morrison WH, Clayman GL, et al: Early squamous cell carcinoma of the hypopharynx: outcomes of treatment with radiation alone to the primary disease. *Head Neck* 18:317, 1996.

Harrison DF, Thompson AE: Pharyngolaryngoesophagectomy with pharyngogastric anastomosis for cancer of the hypopharynx: review of 101 operations. *Head Neck Surg* 8:418, 1986.

Ho CM, Lam KH, Wei WI, et al: Squamous cell carcinoma of the hypopharynx: analysis of treatment results. *Head Neck* 15:405, 1993.

Ho CM, Ng WF, Lam KH, et al: Submucosal tumor extension in hypopharyngeal cancer. *Arch Otolaryngol Head Neck Surg* 123:959, 1997.

Kania R, Hans S, Garcia D, et al: Supracricoid hemilaryngopharyngectomy in patients with invasive squamous cell carcinoma of the pyriform sinus. Part II: Incidence and consequences of local recurrence. *Ann Otol Rhinol Laryngol* 114:95, 2005.

Kirchner JA: Pyriform sinus cancer: a clinical and laboratory study. *Ann Otol Rhinol Laryngol* 84:793, 1975.

Lee WT, Akst LM, Adelstein DJ, et al: Risk factors for hypopharyngeal/upper esophageal stricture formation after concurrent chemoradiation. *Head Neck* 28:808, 2006.

Lefebvre JL, Chevalier D, Luboinski B, et al: Larynx preservation in pyriform sinus cancer: preliminary results of a European Organization for Research and Treatment of Cancer phase III trial. EORTC Head and Neck Cancer Cooperative Group. *J Natl Cancer Inst* 88:890, 1996.

Martin A, Jackel MC, Christiansen H, et al: Organ-preserving transoral laser microsurgery for cancer of the hypopharynx. *Laryngoscope* 118:398, 2008.

Pignon JP, Bourhis J, Domenge C, et al: Chemotherapy added to locoregional treatment for head and neck squamous cell carcinoma: three meta-analyses of updated individual data. *Lancet* 355:949, 2000.

Pingree TF, Davis RK, Reichman O, et al: Treatment of hypopharyngeal carcinoma: a 10-year review of 1362 cases. *Laryngoscope* 97:901, 1987.

Triboulet JP, Mariette C, Chevalier D, et al: Surgical management of carcinoma of the hypopharynx and cervical esophagus: analysis of 209 cases. *Arch Surg* 136:1164, 2001.

Varvares MA, Cheney ML, Gliklich RE, et al: Use of the radial forearm fasciocutaneous free flap and Montgomery salivary bypass tube for pharyngoesophageal reconstruction. *Head Neck* 22:463, 2000.

Wang HW, Chu PY, Kuo KT, et al: A reappraisal of surgical management for squamous cell carcinoma in the pharyngoesophageal junction. *J Surg Oncol* 93:468, 2006.

Wei WI: The dilemma of treating hypopharyngeal carcinoma: more or less: Hayes Martin Lecture. *Arch Otolaryngol Head Neck Surg* 128:229, 2002.

Weymuller EA, Yueh B, Deleyiannis FW, et al: Quality of life in patients with head and neck cancer: lessons learned from 549 prospectively evaluated patients. *Arch Otolaryngol Head Neck Surg* 126:329, 2000.

Wycliffe ND, Grover RS, Kim PD, et al: Hypopharyngeal cancer. *Top Magn Reson Imaging* 18:243, 2007.

SEÇÃO 5 ■ LARINGE

46 Tumores Malignos da Laringe

William B. Armstrong | David E. Vokes | Sunil P. Verma

Pontos-chave

- O carcinoma de células escamosas (CCE) corresponde a 85-95% dos tumores laríngeos malignos.
- O tabaco e o álcool são os dois fatores de risco mais importantes para o desenvolvimento do CCE laríngeo.
- Nos Estados Unidos, o CCE laríngeo é *mais frequente* na glote do que na supraglote. O CCE subglótico é raro.
- A preservação laríngea pode ser alcançada em casos adequadamente selecionados pelo uso de cirurgia laríngea conservadora (laringectomia parcial), radioterapia ou quimiorradioterapia.
- O CCE laríngeo incipiente (estádios I e II) geralmente é tratado com uma única modalidade de terapia, seja ela cirurgia ou radioterapia.
- O CCE laríngeo avançado (estádios III e IV) geralmente é tratado com uma combinação de modalidades de terapia.
- A laringectomia parcial endoscópica (microcirurgia transoral a *laser*) tem resultados oncológicos similares aos da laringectomia parcial aberta, com menor morbidade funcional.
- A laringectomia total é o procedimento cirúrgico padrão ouro para o tratamento do CCE laríngeo avançado.
- A quimiorradioterapia simultânea em um protocolo de preservação de órgãos corretamente executado é o tratamento não cirúrgico mais eficaz para o CCE laríngeo avançado.
- O estádio da doença é o fator mais importante para prever o prognóstico, com o estádio nodal sendo mais importante que o estádio tumoral.

O câncer da laringe é o segundo tumor maligno mais comum do trato aerodigestivo superior (TADS) e mais de 11.000 casos são notificados anualmente apenas nos Estados Unidos.[1] Embora uma grande variedade de lesões malignas possa ocorrer na laringe, 85-95% das lesões malignas laríngeas são carcinoma das células escamosas (CCE) que surgem do revestimento epitelial da laringe.[2] O tratamento bem-sucedido do tumor laríngeo maligno requer diagnóstico exato, estadiamento, avaliação dos desejos do paciente e escolha do tratamento mais adequado para cada paciente, com estreita vigilância pós-tratamento. As opções de tratamento aumentaram e ficaram mais complexas com o desenvolvimento de novos procedimentos cirúrgicos, com a evolução das modalidades avançadas de radioterapia (RT) e com os novos medicamentos quimioterápicos. Esses tratamentos ainda têm uma morbidade significativa e apresentam riscos de impacto adverso na qualidade vocal, na integridade das vias aéreas e na deglutição. Nas últimas décadas, grandes esforços foram feitos para desenvolver estratégias terapêuticas a fim de preservar a anatomia e a funcionalidade laríngeas usando RT, cirurgia laríngea conservadora e quimiorradioterapia (QRT). Hoje, essas técnicas são ferramentas importantes no arsenal do oncologista de cabeça e pescoço. Este capítulo se concentra nos princípios de diagnóstico, avaliação e tratamento do CCE da laringe. Os tumores malignos de células não escamosas formam um subconjunto pequeno, porém importante, de lesões malignas laríngeas e também são abordados em detalhes. Os detalhes mais específicos das técnicas cirúrgicas são discutidos nos capítulos subsequentes.

ANATOMIA E EMBRIOLOGIA

Um conhecimento detalhado da embriologia e anatomia laríngea é necessário para compreender os padrões de propagação do câncer laríngeo e seu comportamento clínico. O padrão de propagação dos tumores dentro da laringe é guiado por ligamentos, membranas de tecido conjuntivo e cartilagens importantes da laringe que contêm a propagação de tumores, bem como pelos espaços de tecido mole dentro da laringe que agem com vias para a propagação dos tumores, tanto dentro quanto fora da laringe. A drenagem linfática é diferente em cada uma das três regiões da laringe e, portanto, o risco de metástase para os linfonodos regionais, a probabilidade de metástase contralateral e as primeiras cadeias linfonodais a serem acometidas variam de acordo com o sítio do tumor primário. Essa característica do comportamento tumoral pode ser explicada pelo desenvolvimento embrionário da laringe.

EMBRIOLOGIA

O desenvolvimento embriológico da laringe influencia o padrão de propagação metastática do câncer laríngeo. A laringe supraglótica deriva do primórdio bucofaríngeo que se desenvolve a partir do terceiro e quarto arcos branquiais. A glote e a supraglote derivam do primórdio traqueobrônquico do sexto arco branquial e são formadas pela união dos sulcos laterais que se desenvolvem em cada lado do primórdio traqueobrônquico. De modo análogo

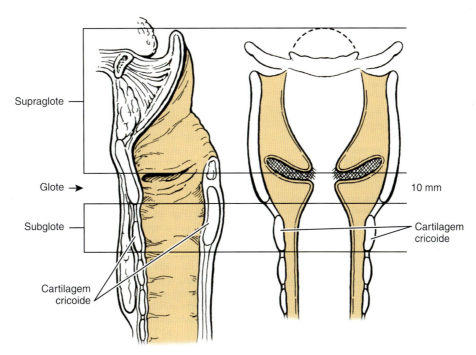

FIGURA 46-1. Classificação das lesões laríngeas de acordo com o sítio anatômico envolvido. (Copyright 2008 by Johns Hopkins University, Art as Applied to Medicine. Modificado de Ogura JH, Biller HF. Partial and total laryngectomy and radical neck dissection. In Maloney WH, ed: *Otolaryngology*, vol 4. New York: Harper & Row; 1971.)

à embriologia, a laringe tem um suprimento sanguíneo duplo e uma drenagem linfática dupla. A supraglote é suprida pelas artérias laríngeas superiores e sua drenagem linfática acompanha os vasos até a bainha carotídea para drenar nos linfonodos da cadeia cervical profunda nos níveis II e III. A glote e a supraglote são irrigadas pelas artérias laríngeas inferiores e, de modo similar, a drenagem linfática dessas duas regiões acompanha essas artérias até drenar nos linfonodos pré-laríngeos e pré-traqueais (nível VI), antes de chegarem aos linfonodos da cadeia cervical profunda no nível IV.[3]

A glote é formada por estruturas pareadas que se fundem na linha média. Os vasos linfáticos drenam unilateralmente e as pregas vocais possuem vasos linfáticos esparsos; portanto, os cânceres glóticos precisam invadir profundamente antes de ganharem acesso aos canais linfáticos. Esses fatores explicam a incidência mais baixa de metástase linfática no CCE glótico e a propensão para metástases unilaterais. Como a supraglote é formada sem uma união na linha média, seus vasos linfáticos drenam bilateralmente. A maior probabilidade de metástases linfáticas bilaterais a partir do carcinoma supraglótico é atribuída a esse fator embriológico.[4] Pressman et al.[5] observaram que a extensão inferior da injeção de corante na supraglote era a parte inferior da prega vestibular; o ventrículo define uma barreira anatômica que impede o fluxo mais inferior do corante.

ANATOMIA

Uma descrição completa da anatomia da laringe está além do escopo deste capítulo, então a discussão a seguir se limita a uma descrição dos limites da laringe, seus compartimentos e sua drenagem linfática. O arcabouço laríngeo é formado por três cartilagens não pareadas – a epiglote, a tireoide e a cricoide – e as cartilagens aritenoides pareadas. O limite superior da laringe consiste na ponta e na margem lateral da epiglote e na borda superior das pregas ariepiglóticas. O limite anteroposterior é formado pela superfície lingual da epiglote supra-hióidea e pelo ligamento hipoepiglótico, que forma o limite superior do espaço pré-epiglótico. O limite anterior da laringe é formado pela membrana tíreo-hióidea e pela cartilagem tireóidea na supraglote, pela cartilagem tireóidea na glote e pela membrana cricotireóidea e pelo arco anterior da cartilagem cricoide na subglote. O limite inferior da laringe é definido pelo plano horizontal, que passa pela borda inferior da cartilagem cricoide.[6] As bordas posterior e lateral da laringe são compostas pela *superfície laríngea* das pregas ariepiglóticas, cartilagens aritenoides, espaço interaritenoide e pela *superfície posterior* do espaço subglótico, definido como a mucosa que cobre a superfície da cartilagem cricoide.

A laringe é dividida em três regiões: supraglote, glote e subglote (Fig. 46-1). A divisão reflete a estrutura embriológica da laringe e as barreiras anatômicas para a propagação do câncer laríngeo descrito anteriormente. O sistema de estadiamento do tumor/linfonodo/metástase (TNM, do inglês *tumor/node/metastasis*) subdivide ainda mais a supraglote e a glote da laringe em múltiplos subsítios utilizados para definir o estádio T (Quadro 46-1).[6] A supraglote é composta da epiglote supra-hióidea e infra-hióidea, de ambas as superfícies lingual e laríngea; as superfícies laríngeas das pregas ariepiglóticas; as aritenoides; e as pregas vestibulares. O limite entre a epiglote supra-hióidea e infra-hióidea é um plano horizontal que passa pelo osso hioide. Essa separação é importante, pois a epiglote infra-hióidea se comunica anteriormente com o espaço pré-epiglótico (EPE), enquanto a epiglote supra-hióidea não se comunica. O limite inferior da supraglote é um plano horizontal através da margem lateral do ventrículo em sua junção com a superfície superior da prega vocal. A glote é composta pelas pregas vocais, superfícies superior e inferior e inclui as comissuras anterior e posterior. O limite inferior da glote é um plano horizontal 1 cm inferior ao limite inferior da supraglote, definido como a margem lateral do ventrículo em sua junção com a superfície superior da prega vocal. A subglote se estende do limite inferior da glote até a borda inferior da cartilagem cricoide, não sendo mais dividida em quaisquer subsítios.[6]

O revestimento mucoso da laringe difere em três regiões. O epitélio da supraglote é predominantemente do tipo colunar pseudoestratificado, exceto nas bordas das pregas ariepiglóticas e nas bordas laterais da epiglote, que são epitélio escamoso estratificado. A mucosa supraglótica tem uma grande quantidade de glândulas mucosas e vasos linfáticos. As pregas vocais têm uma estrutura única: o epitélio escamoso estratificado cobre uma

Quadro 46-1. SISTEMA TUMOR/LINFONODO/METÁSTASE (TNM) PARA A LARINGE (LESÕES MALIGNAS EPITELIAIS)

Tumor Primário (T)

- TX O tumor primário não pode ser avaliado
- T0 Nenhuma evidência de tumor primário
- TIS Carcinoma *in situ*

Supraglote

- T1 Tumor limitado a um subsítio da supraglote com mobilidade normal das pregas vocais.
- T2 Tumor invade a mucosa de mais de um sítio adjacente da supraglote, glote ou região fora da supraglote (p. ex., mucosa da base da língua, valécula, parede medial do seio piriforme) sem fixação da laringe
- T3 Tumor limitado à laringe com fixação das pregas vocais e/ou invade qualquer uma das seguintes estruturas: área pós-cricoide, espaço pré-epiglótico, espaço paraglótico e/ou córtex interno da cartilagem tireoide
- T4a Doença moderadamente avançada
  O tumor invade através da cartilagem tireoide e/ou invade os tecidos além da laringe (p. ex., traqueia, tecidos moles do pescoço, incluindo o músculo extrínseco profundo da língua, alças musculares, tireoide ou esôfago)
- T4b Doença muito avançada
  O tumor invade o espaço pré-vertebral, envolve a artéria carótida ou invade as estruturas mediastinais

Glote

- T1 Tumor limitado à(s) prega(s) vocal(ais) com mobilidade normal; pode envolver a comissura anterior ou posterior
- T1a Tumor limitado a uma prega vocal
- T1b Tumor envolve as duas pregas vocais
- T2 Tumor se estende até a supraglote e/ou subglote e/ou com comprometimento da mobilidade da prega vocal
- T3 Tumor limitado à laringe, com fixação da prega vocal e/ou invasão do espaço paraglótico e/ou córtex interno da cartilagem tireoide
- T4a Doença local moderadamente avançada
  O tumor invade através do córtex externo da cartilagem tireoide e/ou invade os tecidos além da laringe (p. ex., traqueia, tecidos moles do pescoço, incluindo o músculo extrínseco profundo da língua, alças musculares, tireoide ou esôfago)
- T4b Doença local muito avançada
  O tumor invade o espaço pré-vertebral, envolve a artéria carótida ou invade as estruturas mediastinais

Subglote

- T1 Tumor limitado à subglote
- T2 Tumor se estende até a(s) prega(s) vocal(ais) com mobilidade normal ou comprometida
- T3 Tumor limitado à laringe com fixação da prega vocal
- T4a Doença local moderadamente avançada
  O tumor invade a cartilagem cricoide ou tireoide e/ou invade os tecidos além da laringe (p. ex., traqueia, tecidos moles do pescoço, incluindo os músculos extrínsecos profundos da língua, alças musculares, tireoide ou esôfago)
- T4b Doença local muito avançada
  O tumor invade o espaço pré-vertebral, envolve a artéria carótida ou invade as estruturas mediastinais

De Edge SB, Byrd DR, Compton CC, et al, eds: *AJCC cancer staging manual*, ed 7. New York: Springer; 2010:57-67.

---

o espaço paraglótico (EPG) proporcionam vias para propagação dos tumores laríngeos (Fig. 46-2). Os limites do EPE são *anteriormente* a cartilagem tireóidea e a membrana tíreo-hióidea; *superiormente*, são o osso hioide, o ligamento hioepiglótico e as valéculas; e *posteriormente* são a superfície anterior da cartilagem epiglótica e o ligamento tíreo-epiglótico; *lateralmente*, o EPE é aberto e contínuo com cada um dos dois espaços paraglóticos. O EPE contém gordura e tecido conjuntivo frouxo[7] sendo invadido frequentemente por tumores, pois a cartilagem da epiglote tem várias fenestrações pequenas através das quais os cânceres oriundos da epiglote infra-hióidea podem passar. Superiormente, o ligamento hioepiglótico proporciona uma barreira para a propagação do tumor para a base da língua (Fig. 46-3). Os vasos linfáticos do EPE drenam pela membrana tíreo-hióidea e se propagam para os linfonodos em ambos os lados do pescoço, primariamente nos níveis II e III (Fig. 46-4).[5] Os tumores supraglóticos com envolvimento do EPE são considerados lesões T3.

O EPG se situa lateral às pregas vocais e às pregas vestibulares e se estende lateralmente até a cartilagem tireóidea (Fig. 46-5). Os limites de cada EPG são *medialmente* (de superior a inferior), a membrana quadrangular, o ventrículo laríngeo e o cone elástico. *Lateralmente*, são a cartilagem tireóidea anteriormente e a mucosa da parede medial do seio piriforme posteriormente; e *inferiormente*, a membrana cricotireóidea.[8] Anteriormente, cada EPG é contínuo com o EPE e os tumores podem se espalhar ao longo dessa via (Fig. 46-2). O envolvimento do EPG no tumor glótico ou supraglótico é considerado uma lesão T3 e é significativo, pois a extensão do EPG significa que os tumores nesse espaço podem se espalhar e envolver qualquer uma ou as três regiões da laringe (Fig. 46-6).

A cirurgia laríngea conservadora é empreendida com base na teoria da compartimentalização da laringe, que evoluiu a partir do trabalho de Frazer,[4] Pressman et al.[5] e de Tucker e Smith.[9] Pressman et al.[5] constataram que essa derivação embriológica separada explicava por que os tumores supraglóticos de volume substancial não se propagam através do ventrículo laríngeo para a prega vocal. Em experimentos usando corantes vitais submucosos e radioisótopos, eles também observaram que o alcance inferior da injeção supraglótica do corante era a parte inferior da prega vestibular; o ventrículo era uma barreira anatômica para o fluxo inferior do corante e, assim, foi confirmado como uma barreira para a propagação do tumor. Usando animais, cadáveres

lâmina própria de três camadas: superficial, intermediária e profunda. As camadas intermediária e profunda da lâmina própria compõem o ligamento vocal que forma a borda superior do cone elástico e possui interdigitações com o músculo vocal. A glote tem poucos vasos linfáticos. A subglote é revestida por epitélio colunar pseudoestratificado, que está muito próximo da cartilagem cricoide e da membrana cricotireóidea.[7]

As cartilagens laríngeas, o ligamento hioepiglótico, a membrana tíreo-hióidea, a membrana quadrangular, o cone elástico, a comissura anterior e a membrana cricotireóidea formam barreiras naturais para a propagação do tumor. Dentro da laringe, o EPE e

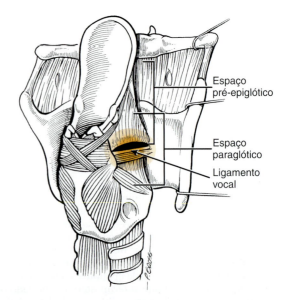

FIGURA 46-2. Vista oblíqua posterior da laringe mostrando a confluência dos espaços pré-epiglótico e paraglótico. (Extraído de Myers EN, Suen JY, Myers JN, Hanna EYN. *Cancer of the head and neck*, ed 4. Philadelphia: WB Saunders; 2003.)

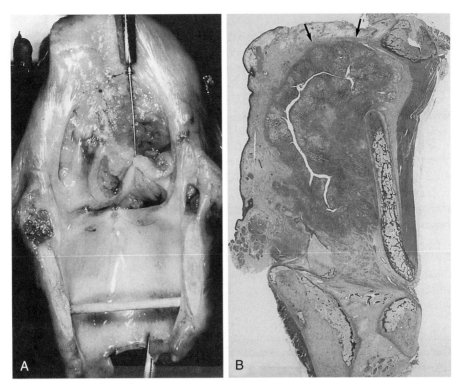

FIGURA 46-3. A, Amostra de laringectomia total com um carcinoma supraglótico profundamente invasivo surgindo da prega vestibular. **B,** Corte sagital mostrando o câncer preenchendo o espaço paraglótico sem penetrar o ligamento hioepiglótico (*setas*). (Extraído de Zeitels SM, Kirchner JA. Hyoepiglottic ligament in supraglottic cancer. *Ann Otol Rhinol Laryngol* 1995;104:770.)

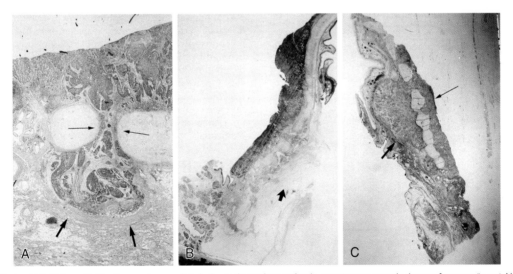

FIGURA 46-4. Cortes histológicos. **A,** Carcinoma da superfície laríngea da epiglote exibindo crescimento através de uma fenestração epiglótica normal (*setas finas*) no espaço pré-epiglótico. Uma pseudocápsula fibroelástica típica se formou (*setas grossas*) em torno do carcinoma avançado (hematoxilina-eosina; ampliação original ×40). **B,** Exemplo atípico de carcinoma de células escamosas da epiglote situado abaixo do ligamento hioepiglótico que não cresce através dos forames epiglóticos para o espaço pré-epiglótico (*seta*; hematoxilina-eosina; ampliação original ×10). **C,** Esse carcinoma de células escamosas surgiu na superfície laríngea da epiglote (*seta fina*) e demonstra um padrão clássico de invasão através dos forames na cartilagem epiglótica com extensão no espaço pré-epiglótico. (*seta grossa;* hematoxilina-eosina; ampliação original ×1). (Extraído de Zeitels SM, Vaughan CW. Endoscopic management of early supraglottic cancer. *Ann Otol Rhinol Laryngol* 1990;99:951.)

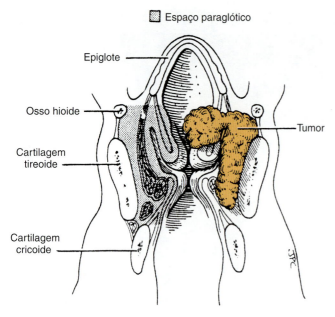

FIGURA 46-5. Dimensões do espaço paraglótico situado entre a mucosa da laringe e o seu arcabouço cartilaginoso. (Extraído de Myers EN, Alvi A. Management of carcinoma of the supraglottic larynx: evolution, current concepts, and future trends. *Laryngoscope* 1996;106:561.)

e cortes seriados de órgão inteiro de amostras tumorais humanas, Tucker e Smith[9] confirmaram que as barreiras de tecido elástico dentro da laringe explicam os achados dos estudos com corantes. Embora esses estudos confirmem a compartimentalização da laringe, e clinicamente se observe que os tumores supraglóticos invadem a glote (e vice-versa) muito raramente, nenhuma barreira anatômica verdadeira separa a supraglote da glote.

Câncer Transglótico

Os tumores transglóticos são um subconjunto importante dos tumores laríngeos com comportamento agressivo e alto risco de metástase linfática. O termo *transglótico* foi utilizado pela primeira vez por McGravan et al.[10] em 1961. Não é utilizado no sistema de estadiamento da American Joint Commission on Cancer (AJCC), sendo definido por Kirchner et al.[11] como um tumor que atravessa o ventrículo em uma direção vertical. LeRoux-Robert[12] provavelmente foi quem primeiro descreveu esse tipo de câncer, propondo que o sítio de origem era o ventrículo e que esse era o único tumor que invadia as áreas supraglóticas e subglóticas. Kirchner et al.[11] mostraram que os tumores transglóticos não surgem necessariamente do ventrículo. Os tumores podem se transformar em transglóticos de quatro maneiras: 1) atravessando o ventrículo diretamente, 2) atravessando a comissura anterior, 3) propagando-se pelo espaço paraglótico ou 4) propagando-se ao longo da cartilagem aritenoide posterior ao ventrículo.[11,13] A última forma de propagação não prevê invasão profunda; na série de Kirchner, consistindo em 50 tumores transglóticos estudados em preparações de órgão inteiro, nenhum de oito tumores com propagação transglótica ao longo da aritenoide demonstrou invasão da cartilagem laríngea.[11] Na mesma série, a invasão do arcabouço laríngeo foi observada em mais da metade dos tumores transglóticos acima de 2 cm. As metástases cervicais foram observadas em 30% dos casos; e nos tumores primários maiores que 4 cm de diâmetro, 55% dos tumores tinham metástases nodais.[11]

Comissura Anterior

A comissura anterior faz parte da glote, onde as pregas vocais se encontram anteriormente. O tendão da comissura anterior é uma faixa de tecido fibroso com 1 mm de largura e 10 mm de comprimento que se estende dos ligamentos vocais até a linha média da superfície interna da cartilagem tireóidea. Nessa inserção, a cartilagem tireóidea é destituída de pericôndrio.[14] Portanto, nessa área as pregas vocais estão bem próximas da cartilagem tireóidea. Kirchner[15] estudou os fatores associados com a propagação de tumores ao longo da comissura anterior, e o tendão da comissura anterior forma uma forte barreira contra a propagação do câncer. Os tumores que atravessam de uma prega vocal para a prega oposta não têm necessariamente uma invasão profunda. A invasão da cartilagem tireoide ou a propagação extralaríngea do câncer na comissura anterior requerem extensão supraglótica e infraglótica significativa. Superiormente, os tumores têm acesso ao pecíolo da epiglote e ao espaço pré-epiglótico, enquanto inferiormente eles têm acesso a vasos linfáticos subglóticos, cartilagem tireóidea e membrana cricotireóidea. A cartilagem tireóidea é mais propensa a ser ossificada inferiormente e a cartilagem ossificada não é uma barreira tão forte contra a invasão quanto a cartilagem não ossificada.[16]

CLASSIFICAÇÃO DOS TUMORES MALIGNOS DA LARINGE

Apesar de a ampla maioria dos tumores malignos da laringe se originar do epitélio escamoso, um pequeno número surge de outros tecidos dentro da laringe. Em virtude do comportamento clínico divergente desses tumores, é crucial um diagnóstico histológico exato. Reconhecendo a importância desse tecido e a necessidade de padronização na nomenclatura histológica dos tumores laríngeos, a Organização Mundial da Saúde (OMS) publicou uma classificação histológica dos tumores laríngeos.[17] Esse sistema de classificação é descrito no Quadro 46-2. Os tumores malignos da laringe das células não escamosas são descritos individualmente em outra parte deste capítulo.

ESTADIAMENTO

Para o estadiamento dos tumores malignos, a AJCC e a Union for International Cancer Control (UICC) usam o sistema de classificação TNM, desenvolvido em 1943 por Pierre Denoix.[6,18] O sistema TNM leva em consideração o grau do tumor primário (T), a ausência, a presença e o grau de metástase dos linfonodos

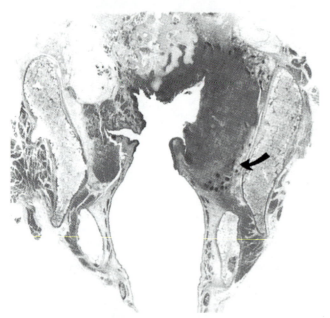

FIGURA 46-6. Esse carcinoma supraglótico T3 se estendeu até a glote através do espaço paraglótico. Repare na extensão abaixo do assoalho do ventrículo (*seta*) com alargamento do espaço paraglótico (hematoxilina-eosina, corte coronal macroscópico). (Extraído de Weinstein GS, Laccourreye O, Brasnu D, Tucker J, Montone K. Reconsidering a paradigm: the spread of supraglottic carcinoma to the glottis. *Laryngoscope* 1995;105:1131.)

46 | TUMORES MALIGNOS DA LARINGE **749**

Quadro 46-2. DIAGNÓSTICO DIFERENCIAL DE UMA MASSA/LESÃO LARÍNGEA

Lesões não Neoplásicas

Cisto de retenção mucosa
Cisto sacular/laringocele
Tecido tireoide heterotópico
Pólipo da prega vocal
Granuloma do processo vocal
Infecciosas
    Tuberculose
    Candidíase
    Histoplasmose
Inflamatórias
    Granulomatose de Wegener
    Granuloma por corpo estranho (p. ex., teflon)
    Policondrite recidivante
    Hiperplasia pseudoepiteliomatosa
Hiperplasia de células escamosas
Ceratose
Sialometaplasia necrotizante
Condrometaplasia
Amiloidose
Histiocitose de células de Langerhans
Doença de Rosai-Dorfman

Neoplasias Benignas

Epiteliais
    Papiloma
    Adenoma pleomórfico
    Cistadenoma papilar oncocítico
    Não epiteliais
    Tecidos moles
        Lipoma
        Schwannoma
        Neurofibroma
        Leiomioma

    Rabdomioma
    Hemangioma
    Linfangioma
    Tumor de células granulares
    Paraganglioma
Tumor miofibroblástico inflamatório
    Ossos e cartilagens
        Condroma
        Tumor de células gigantes

Lesões Pré-Malignas

Displasia de células escamosas
Carcinoma *in situ*

Lesões Malignas Laríngeas Primárias

Epiteliais
    Carcinoma de células escamosas (CCE)
    CCE verrucoso
    Carcinoma de células fusiformes
    CCE basaloide
    Carcinoma de células claras
    Carcinoma adenoescamoso
    Carcinoma de células gigantes
    Carcinoma linfoepitelial
Tumores malignos das glândulas salivares
    Adenocarcinoma
    Carcinoma de células acínicas
    Carcinoma mucoepidermoide
    Carcinoma adenoidecístico
    Carcinoma ex-adenoma pleomórfico
    Carcinoma de células epiteliais-mioepiteliais
    Carcinoma do ducto salivar
Tumores neuroendócrinos
    Tumor carcinoide
    Tumor carcinoide atípico

    Carcinoma de células pequenas
    Paraganglioma maligno
Tumores malignos dos tecidos moles
    Fibrossarcoma
    Histiocitoma fibroso maligno
    Lipossarcoma
    Leiomiossarcoma
    Rabdomiossarcoma
    Angiossarcoma
    Sarcoma de Kaposi
    Hemangiopericitoma maligno
    Tumor maligno da bainha nervosa
    Sarcoma alveolar de partes moles
    Sarcoma sinovial
    Sarcoma de Ewing
Tumores malignos de ossos e cartilagens
    Condrossarcoma
    Osteossarcoma
Tumores hematolinfoides
    Linfoma
    Plasmacitomas extramedular

Lesões Malignas Laríngeas Secundárias

Sítio primário contíguo
    Hipofaringe
    Orofaringe
    Tireoide
Sítio primário distante
    Rim
    Pele (melanoma)
    Mama
    Pulmão
    Próstata
    Trato gastrintestinal

Quadro 46-3. SISTEMA TUMOR/LINFONODO/METÁSTASE (TNM) PARA A LARINGE (LESÕES MALIGNAS EPITELIAIS)

Tumor Primário (T)

T_x O tumor primário não pode ser avaliado
T_0 Nenhuma evidência de tumor primário
T_{IS} Carcinoma *in situ*

Supraglote

T1   Tumor limitado a um subsítio da supraglote com mobilidade normal das pregas vocais.

T2   Tumor invade a mucosa de mais de um sítio adjacente da supraglote, glote ou região fora da supraglote (p. ex., mucosa da base da língua, valécula, parede medial do seio piriforme) sem fixação da laringe

T3   Tumor limitado à laringe com fixação das pregas vocais e/ou invasão da área pós-cricoide, tecido pré-epiglótico, espaço paraglótico com ou sem invasão mínima da cartilagem tireoide (p. ex., córtex interno)

T4a   O tumor invade através da cartilagem tireoide e/ou invade os tecidos além da laringe (p. ex., traqueia, tecidos moles do pescoço, incluindo o músculo extrínseco profundo da língua, alças musculares, tireoide ou esôfago)

T4b   O tumor invade o espaço pré-vertebral, envolve a artéria carótida ou invade as estruturas mediastinais

Glote

T1   Tumor limitado à(s) prega(s) vocal(ais) com mobilidade normal; pode envolver a comissura anterior ou posterior

T1a   Tumor limitado a uma prega vocal

T1b   Tumor envolve as duas pregas vocais

T2   Tumor se estende até a supraglote e/ou subglote e/ou com comprometimento da mobilidade da prega vocal

T3   Tumor limitado à laringe, com fixação da prega vocal e/ou invasão do espaço paraglótico e/ou pequena erosão cartilaginosa (p. ex., córtex interno)

T4a   O tumor invade através da cartilagem tireoide e/ou invade os tecidos além da laringe (p. ex., traqueia, tecidos moles do pescoço, incluindo o músculo extrínseco profundo da língua, alças musculares, tireoide ou esôfago)

T4b   O tumor invade o espaço pré-vertebral, envolve a artéria carótida ou invade as estruturas mediastinais.

Subglote

T1   Tumor limitado à subglote

T2   Tumor se estende para as pregas vocais com mobilidade normal ou comprometida

T3   Tumor limitado à laringe com fixação das pregas vocais

T4a   Tumor invade a cartilagem cricoide ou tireoide e/ou invade os tecidos além da laringe (p. ex., traqueia, tecidos moles do pescoço, incluindo o músculo extrínseco profundo da língua, alças musculares, tireoide ou esôfago)

T4b   O tumor invade o espaço pré-vertebral, envolve a artéria carótida ou invade as estruturas mediastinais.

Linfonodos Regionais (N)

NX   Linfonodos regionais não podem ser avaliados

N0   Nenhuma metástase para linfonodo regional

N1   Metástase em um único linfonodo ipsilateral, <3 cm, em seu maior diâmetro.

N2   Metástase em um único linfonodo ipsilateral, >3 cm mas não >6 cm em sua maior dimensão; ou em múltiplos linfonodos ipsilaterais, nenhum >6 cm em sua maior dimensão; ou nos linfonodos bilaterais ou contralaterais, nenhum >6 cm em sua maior dimensão

N2a   Metástase em um único linfonodo ipsilateral, >3 cm, mas não >6 cm em sua maior dimensão

N2b   Metástase em múltiplos linfonodos ipsilaterais, nenhum >6 cm em sua maior dimensão

N2c   Metástase nos linfonodos bilaterais ou contralaterais, nenhum >6 cm em sua maior dimensão

N3   Metástase em um linfonodo >6 cm em sua maior dimensão

Metástase Distante (M)

Mx   A metástase distante não pode ser avaliada

M0   Nenhuma metástase distante

M1   Metástase distante

Extraído de Edge SB, Byrd DR, Compton CC, et al, eds: *AJCC cancer staging manual*, ed 7. New York: Springer; 2010:57-62.

TABELA 46-1. Estádio Anatômico e Grupos de Prognóstico

Estádio	T	N	M
0	T_{IS}	N_0	M_0
I	T_1	N_0	M_0
II	T_2	N_0	M_0
III	T_3	N_0	M_0
	T_1	N_1	M_0
	T_2	N_1	M_0
	T_3	N_1	M_0
IVA	T_{4a}	N_0	M_0
	T_{4a}	N_1	M_0
	T_1	N_2	M_0
	T_2	N_2	M_0
	T_3	N_2	M_0
	T_{4a}	N_2	M_0
IVB	T_{4b}	Qualquer N	M_0
	Qualquer T	N_3	M_0
IVC	Qualquer T	Qualquer N	M_1

Extraído de Edge SB, Byrd DR, Compton CC, et al, eds: *AJCC cancer staging manual*, 7th ed. New York: Springer; 2010:57-67.

regionais (N) e a ausência ou presença de metástases distantes (M). As definições do TNM da AJCC/UICC de 2002 para tumores malignos da laringe são fornecidas no Quadro 46-3. Usando esse sistema, os tumores com combinações variadas de T, N e M são agrupados em estádios; esses estádios são descritos na Tabela 46-1. Um tumor pode ser classificado *clinicamente*, designado cTNM ou simplesmente *TNM*, ou *patologicamente*, designado *pTNM*. A classificação clínica se baseia na avaliação do paciente antes do início do tratamento, incluindo informações obtidas no exame físico que consiste em laringoscopia, imagens radiológicas, endoscopia e biópsia.

O sistema de classificação TNM para a laringe é utilizado apenas para lesões malignas epiteliais da laringe – os tumores não epiteliais, como os de tecido linfoide, tecidos moles, cartilagens ou ossos, não estão incluídos, embora essas lesões possam ser estadiadas de acordo com o sistema relevante à sua histopatologia (p. ex., os linfomas da laringe são estadiados de acordo com o sistema TNM para neoplasias linfoides).

É preciso fazer um comentário adicional relativo ao estadiamento T dos tumores glóticos. A classificação T2 dos tumores glóticos abrange uma ampla variedade de lesões, incluindo aquelas com mobilidade da prega vocal normal e comprometida. Como a taxa de controle local da RT para tumores glóticos T2 com comprometimento da mobilidade da prega vocal é menor que a dos tumores T2 com mobilidade normal da prega vocal, muitos autores distinguem entre esses dois subconjuntos do grupo T2 usando *T2a* para indicar os tumores com mobilidade normal da prega vocal e *T2b* para aqueles com mobilidade comprometida.[19] Essa divisão do estádio T2 não foi incorporada no sistema TNM da AJCC/UICC.

LESÕES LARÍNGEAS PRÉ-MALIGNAS E CARCINOMA *IN SITU*

A OMS[17] classifica as lesões laríngeas pré-malignas como hiperplasia; ceratose; displasia leve, moderada ou grave; e carcinoma *in situ* (CIS). As lesões muito incipientes podem demonstrar hiperceratose ou paraceratose sem atipia celular ou displasia. A *displasia da célula escamosa* é uma lesão pré-maligna do epitélio escamoso caracterizada por atipia celular, perda de maturação normal e estratificação na ausência de CIS. As anomalias celulares da

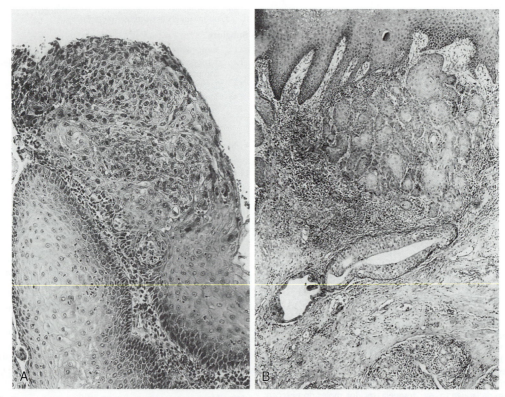

FIGURA 46-7. A, Carcinoma *in situ*. **B,** Carcinoma microinvasivo. Na fase inicial da invasão, ninhos de células escamosas bem diferenciadas infiltram a lâmina própria e provocam uma resposta inflamatória. Uma glândula com metaplasia escamosa está presente perto das células carcinomatosas mais profundas. (Extraído de Ferlito A, Carbone A, Rinaldo A, et al. "Early" cancer of the larynx: the concept as defined by clinicians, pathologists, and biologists. *Ann Otolaryngol* 1996;105:245.)

displasia leve são pequenas e limitadas ao terço basal do epitélio; a *displasia moderada* exibe anomalias celulares mais acentuadas que envolvem até dois terços da espessura epitelial; e a *displasia grave* tem anomalias celulares que envolvem mais de dois terços da espessura epitelial. O *carcinoma in situ* é uma neoplasia intraepitelial na qual a espessura total do epitélio escamoso exibe as características celulares do carcinoma, sem violação da membrana basal e invasão do estroma (Fig. 46-7).[17] A displasia grave e o CIS são classificados como lesões diferentes, mas clinicamente elas se comportam de modo similar e podem ser consideradas uma única lesão.[20] Pode ser encontrada uma variabilidade generalizada na interpretação e no diagnóstico patológico, que são inerentemente subjetivos.[21,22]

As taxas de transformação maligna aumentam progressivamente à medida que as lesões se tornam mais displásicas. Uma análise recente observou que 30% dos pacientes com lesões displásicas que progrediram para câncer invasivo acabaram sendo submetidos à laringectomia total.[23] Como algumas lesões que exibem displasia leve, e até mesmo as que não exibem displasia, podem evoluir para câncer invasivo, o acompanhamento de longo prazo de todas as lesões laríngeas pré-malignas é justificado. Uma análise abrangente da leucoplasia laríngea realizada por Isenberg et al.[24] estimou as taxas de transformação maligna das lesões sem displasia, com displasia leve a moderada e displasia grave/CIS de 3,8%, 10,1 e 18,1, respectivamente. A transformação maligna é um processo de várias etapas que leva muitos anos. Blackwell et al.[25] observaram um intervalo de 3,9 anos entre a biópsia inicial e a progressão para o câncer invasivo. Em uma grande série de mais de 1.000 lesões laríngeas ceratóticas, o intervalo médio para a transformação maligna foi de 3,1 anos.[26] A latência foi maior nas lesões iniciais, e 7% das lesões se transformaram em carcinoma invasivo mais de 10 anos após a biópsia inicial.

O aspecto visual de uma lesão laríngea pré-maligna não indica a sua natureza histológica, nem a videoestroboscopia laríngea diferencia de modo confiável as lesões pré-malignas das malignas.[27] A biópsia é o padrão de excelência para o diagnóstico e a amostragem adequada é importante, pois uma biópsia insuficiente resulta em erro de amostragem.

Foram desenvolvidas técnicas adjuvantes para melhorar a capacidade do clínico em caracterizar essas lesões e orientar as biópsias. O uso de corantes vitais como acessório diagnóstico, incluindo o azul de toluidina e o azul de metileno, foi explorado.[28,29] Lundgren et al.[29] usaram o azul de toluidina para detectar displasia ou alterações malignas e observaram uma sensibilidade de 91%, mas uma especificidade de apenas 52%. A endoscopia de contato proporciona ampliação de ×60 a ×50, e com o uso do azul de metileno ela proporciona informações histológicas e uma avaliação dos padrões vasculares.[30] No entanto, a visualização da submucosa se limita a 150 a 200 μm e é inadequada para caracterizar lesões mais espessas. A adoção generalizada dessa técnica tem sido dificultada pela necessidade de equipamentos especiais e ampla experiência para interpretar os achados.

O tecido humano tem muitos compostos que exibem fluorescência quando expostos à luz azul. A fluorescência diferenciada dos tecidos anormais tem sido explorada como uma ferramenta de diagnóstico para os tumores malignos da laringe. Com a experiência, essa técnica pode ser útil. As limitações incluem exames falso-positivos e falso-negativos no caso de processos cicatriciais, lesões hiperceratóticas e inflamação.[31] A autofluorescência usando ácido 5-aminolevulínico (5-ALA) também exibe utilidade diagnóstica potencial. Foi demonstrado que o 5-ALA induz seletivamente o acúmulo de fluorescência da protoporfirina IX nos tumores. Ele é aplicado topicamente com um nebulizador 1 a 2 horas antes do exame, e uma fonte luminosa que emite luz visível de comprimento de onda curta (375 a 440 nm) é utilizada para induzir fluorescência; a fluorescência da protoporfirina IX aparece na cor vermelha durante a geração de imagens. Uma série de 16 pacientes com suspeita ou comprovação de tumor maligno da laringe, sujeitos à endoscopia por fluorescência induzida por 5-ALA, demonstrou uma sensibilidade de 95% e uma especificidade de 80%.[28]

Uma avaliação prospectiva da autofluorescência e da fluorescência induzida por 5-ALA em 56 pacientes demonstrou que as duas técnicas têm sensibilidades (94 e 97%) e especificidades (82 e 64%) similares para distinguir a hiperplasia ou displasia leve da displasia moderada, displasia grave, CIS e CCE invasivo.[32] A autofluorescência não foi confiável quando houve processo cicatricial, enquanto a fluorescência induzida por 5-ALA resultou em achados falso-positivos nas lesões inflamadas.

O uso combinado de autofluorescência e endoscopia de contato ("endoscopia compacta") também tem sido explorado. Um estudo-piloto realizado por Arens et al.[33] com 83 pacientes portadores de lesões laríngeas hiperceratóticas, displásicas e invasivas encontrou uma correlação com a histologia em 88% dos casos. A inflamação e a cicatrização resultaram na superestimação da doença, ao passo que a subestimação desta foi observada nas lesões hiperceratóticas.

As modalidades diagnósticas não invasivas atuais não distinguem de maneira confiável as lesões pré-malignas do CCE invasivo. A imagem óptica e microscópica é limitada pela incapacidade para ver abaixo das cinco primeiras camadas de células epiteliais e avaliar a arquitetura submucosa. A luz infravermelha tem maior penetrância tecidual e pode fornecer informações diagnósticas sobre os tecidos superficiais. A tomografia de coerência óptica (TCO) é uma nova modalidade de diagnóstico sob investigação para examinar a arquitetura epitelial e subepitelial que usa ondas de luz de frequência próxima ao infravermelho para produzir imagens em corte transversal de tecido *in vivo*, com uma resolução próxima da obtida na histologia.[33a,33b] Na laringe, a TCO identifica claramente a violação da membrana basal pelo câncer laríngeo e é capaz de identificar zonas de transição nas margens do câncer (Fig. 47-8).[33c] A TCO tem sido utilizada para avaliar a laringe durante a cirurgia e para guiar a extensão das ressecções transorais a *laser* do câncer laríngeo a fim de garantir que a excisão seja completa.[33d] A desvantagem principal da TCO é a profundidade limitada da penetração (<2 mm), que limita a sua utilidade nas lesões volumosas. No entanto, a TCO tem potencial como uma ferramenta útil no tratamento do câncer laríngeo: para diagnosticar lesões epiteliais menores, orientar biópsias, ressecções cirúrgicas e monitorar a laringe após o tratamento.[33c,33d]

TRATAMENTO DAS LESÕES PRÉ-MALIGNAS

O tratamento de uma lesão pré-maligna deve visar à erradicação da lesão, preservando ao mesmo tempo a qualidade da voz e a função laríngea. O diagnóstico preciso é importante para a tomada de decisão adequada e uma série de fatores relacionados com

TABELA 46-2. **Fatores a Considerar no Tratamento das Lesões Laríngeas Pré-malignas**	
Fatores do Paciente	**Fatores Tumorais**
Saúde geral/ comorbidades	Extensão da lesão Unilateral *versus* bilateral Envolvimento da comissura anterior Extensão além da glote Lesão focal *versus* difusa
Demandas vocais (p. ex., cantor profissional)	Tratamento prévio Excisão cirúrgica prévia Radioterapia prévia
Manutenção da cessação do consumo de tabaco e álcool; tratamento do refluxo	
Escolha do paciente	

as características da lesão, e do próprio paciente, afetam essa decisão (Tabela 46-2).

As lesões hiperplásicas e displásicas são excisadas com técnicas microlaringoscópicas para remover a lesão visível. O acompanhamento rigoroso é necessário em virtude do risco de recorrência da lesão e da possível transformação maligna. O CIS pode ser tratado com cirurgia ou RT; o tratamento cirúrgico é através de excisão microlaringoscópica. Para isso, são fundamentais o alto poder de ampliação, os instrumentos cirúrgicos de precisão e a técnica cirúrgica meticulosa para remover a lesão inteira e preservar a lâmina própria subjacente. O *laser* de dióxido de carbono (CO_2) é útil para a excisão precisa, embora possa ocorrer lesão térmica na lâmina própria subjacente. A decorticação da prega vocal é a remoção da mucosa da prega vocal, incluindo a lesão do processo vocal até a comissura anterior, mas sem atravessá-la. Essa decorticação tem um risco significativo de produzir cicatrizes e tem sido substituída pela excisão cirúrgica mais controlada. A cirurgia fornece tecido para a análise patológica e pode ser repetida com a frequência necessária. A qualidade da voz é preservada na maioria dos casos. A taxa de recorrência do CIS tratado com cirurgia é maior que a das neoplasias tratadas com RT, sendo de aproximadamente 20% após a excisão inicial.[23] Com a excisão cirúrgica repetida, a taxa de controle local definitiva é excelente, sendo ao menos equivalente à da RT.[34,35] O tratamento cirúrgico é o preferido para as lesões focais nos pacientes que são confiáveis e que vão comparecer ao acompanhamento de rotina.

A RT também é um tratamento eficaz para o CIS: uma análise recente de 16 estudos do CIS tratados com RT determinou que a taxa de controle local era de 93,5%.[23] A RT é particularmente útil nos casos de recorrências múltiplas após a excisão cirúrgica; para as lesões difusas que afetam além das pregas vocais e que não podem ser excisadas sem induzir morbidade significativa; para os pacientes não propensos ou impossibilitados de comparecer ao acompanhamento; e para os pacientes sem condições clínicas para a anestesia geral. A qualidade da voz é bem preservada após a RT.[36,37] A desvantagem principal da RT é que não pode ser repetida se houver uma recorrência ou segundo tumor no campo irradiado. O tratamento bem-sucedido das lesões laríngeas pré-malignas também requer a implementação de estratégias de cessão de tabaco e álcool e o tratamento do refluxo laringo-faríngeo, quando presente.

TRATAMENTO DAS LESÕES PRÉ-MALIGNAS NO CONSULTÓRIO

Nos últimos anos, o tratamento da patologia laríngea no consultório se tornou mais comum. Isso inclui o tratamento das lesões pré-malignas usando terapia fotodinâmica (PDT, do inglês *photodynamic therapy*) e sistemas de *laser* de fibra óptica, como o *laser* de corante pulsado (PDL, do inglês *pulsed dye laser*) e o *laser* de potássio-titânio-fosfato pulsado (KTP).

Os *lasers* PDL de 585 nm e KTP pulsado de 532 nm são dois dos mais utilizados no tratamento em consultório das lesões epiteliais laríngeas, que incluem leucoplasia, ceratose e displasia. Em um estudo piloto, Franco et al.[38] usaram o PDL no tratamento da displasia na sala de cirurgia sob anestesia geral. Na maioria dos casos, as lesões tratadas foram excisadas e enviadas para exame histológico. Esse tratamento foi eficaz: 81% dos pacientes tiveram uma regressão superior a 70% de suas lesões. Os autores também observaram a ocorrência de regressão nas lesões tratadas que não foram excisadas. Um relatório subsequente do mesmo grupo demonstrou a eficácia do PDL liberado via um endoscópio flexível no consultório para o tratamento da displasia.[39] Koufman et al.[40] constataram que 64% (16/25) de seus pacientes com displasia não necessitaram de mais tratamento durante o período de acompanhamento de seu estudo. Franco[41] também descreveu uma experiência favorável com o uso do PDL para displasia. Zeitels et al.[42] adotaram subsequentemente o *laser* de KTP pulsado para uso em consultório, citando o menor diâmetro da fibra, a maior confiabilidade, a melhor absorção intralesional da energia e a melhor hemostasia como vantagens do sistema de KTP pulsado sobre o PDL.

A energia desses *lasers* é absorvida preferencialmente pela oxi-hemoglobina; a absorção da energia de KTP pulsado é superior à do PDL e causa fotoangiólise dos vasos sanguíneos sublesionais.[42] A destruição preferencial das junções desmossômicas intraepiteliais e a separação das células epiteliais tratadas da membrana basal também foram observadas microscopicamente.[43] Além das vantagens evidentes dos procedimentos em consultório – eliminação da anestesia geral, custo mais baixo, maior eficiência e preferência do paciente –, esses *lasers* têm efeito mínimo no tecido circundante e a formação de cicatrizes é incomum. O tratamento simultâneo bilateral das lesões na comissura anterior e no seu entorno é possível, com risco mínimo de formação de sinéquias.[40]

Uma das críticas principais aos procedimentos em consultório para tratamento das lesões laríngeas, especialmente a displasia, é que não é obtida uma amostra para exame patológico e, portanto, não é possível fazer uma avaliação definitiva da extensão do tumor e do *status* da margem. Nos relatos publicados até hoje, foi obtida uma biópsia em todos os pacientes antes do início do tratamento.[40,42] Uma biópsia pode ser obtida na sala de cirurgia e o tratamento inicial com o *laser* pode ser fornecido nesse momento; ou uma biópsia pode ser obtida no consultório via endoscópio. As possíveis complicações do tratamento em consultório incluem a pouca exposição da lesão ou a pouca tolerância do paciente ao procedimento; no entanto, essas questões aparecem apenas na minoria dos casos.[40] Outros estudos com acompanhamento de longo prazo são aguardados para assegurar que essa tecnologia nova tenha resultados similares para os pacientes com lesões laríngeas displásicas.

O PDT usa produtos químicos não tóxicos que são absorvidos preferencialmente por células displásicas ou malignas. Esses produtos químicos fotorreativos são ativados pela luz de um intervalo de frequência específico e exclusivo do composto utilizado. A ativação da luz dos tecidos no sítio alvo na presença de oxigênio resulta na morte celular confinada às células que acumularam seletivamente a substância química.[44] Vários agentes têm sido utilizados em cabeça e pescoço, incluindo o 5-ALA, o porfímero sódico, derivados de hematoporfirina e a temoporfina. Nos Estados Unidos, vários fotossensibilizadores foram aprovados para uso pela Food and Drug Administration, mas o tratamento das lesões malignas de cabeça e pescoço é um uso extraoficial no presente momento. Na União Europeia, a temoporfina foi aprovada para o tratamento do câncer incipiente de cabeça e pescoço. Atualmente, existem dados sobre aproximadamente 1.500 indivíduos tratados com PDT para CCE de cabeça e pescoço. Biel[44] relatou 115 pacientes com CCE laríngeo em estádios Tis a T2 tratados com PDT de porfímero sódico. Com um acompanhamento médio de 91 meses, a taxa de cura em 5 anos foi de 91%. Todas as recorrências foram resgatadas com sucesso.

O PDT tem várias características úteis: é feito em um ambiente ambulatorial e pode ser repetido, os efeitos na qualidade vocal são mínimos e não foi observada a formação de cicatrizes das pregas vocais.[44] São necessárias precauções para evitar a luz, pois a fotossensibilidade dura até 4 semanas. Não há amostra patológica e é preciso ter cuidado para avaliar exatamente a profundidade do tumor. O PDT pode ter um papel particularmente útil para a displasia difusa ou para o CIS. Schweitzer[45] relatou 80% de controle local com o PDT em 10 casos de CIS laríngeo difuso, tratados previamente com RT. Relatos publicados mostram que essa modalidade é promissora, mas atualmente é utilizada por um pequeno número de profissionais e não está disponível de modo generalizado.

QUIMIOPREVENÇÃO DO CÂNCER LARÍNGEO

A carcinogênese é um acúmulo de danos genéticos em múltiplas etapas, cujo resultado final é o desenvolvimento do câncer.[46,47] A detecção ou reversão precoce da carcinogênese oferece a oportunidade de causar um impacto significativo no câncer no estado pré-maligno da doença ou antes do desenvolvimento de um segundo tumor.[48,49] *Quimioprevenção* é o uso de agentes químicos específicos para reverter, suprimir ou prevenir a carcinogênese antes do desenvolvimento do câncer invasivo.[50] Em muitos estudos, uma dieta com baixo teor de gordura e um aumento no consumo de frutas, vegetais e fibras foi associada a um efeito protetor contra uma série de cânceres.[51,52]

Na leucoplasia oral, o ácido 13-cis-retinóico (13-cRA) tem sido estudado intensamente.[53,54] Em ensaios randomizados controlados por placebo, o 13-cRA exibiu resultados encorajadores contra as lesões orais pré-malignas. No primeiro grande ensaio em humanos com 13-cRA realizado em 1986, Hong et al.[54] observaram uma taxa de resposta de 67% da leucoplasia oral no grupo de tratamento *versus* uma resposta de 10% no grupo do placebo. Foram observados efeitos colaterais significativos e, infelizmente, as lesões mucosas recorreram na metade dos pacientes que receberam 13-cRA dentro de 3 meses após a interrupção do tratamento. Em um esforço para aumentar a eficácia e diminuir a toxicidade, um ensaio multi-agentes que utilizou 13-cRA, α-tocoferol e interferon-α foi realizado na mesma instituição. Foi observada uma remissão completa em 50% (7/14) das lesões laríngeas em 12 meses. A análise subsequente dos biomarcadores constatou que as lesões laríngeas tenderam a possuir um nível inferior de polissomia cromossômica e o nível dessa polissomia estava correlacionado com taxas de resposta maiores aos três agentes. Uma tendência para uma taxa de resposta maior também foi observada nos casos sem acúmulo anormal de p53, provavelmente refletindo doença menos avançada.

Uma série de outros agentes exibe potencial de quimioprevenção dos cânceres de cabeça e pescoço, incluindo os polifenóis de chá verde, sulindac, inibidores de ciclooxigenase 2 (COX-2), curcumina e inibidores de protease.[50] Nenhum foi submetido ao mesmo nível de estudo dos retinoides, e será necessário um esforço considerável para determinar o potencial definitivo desses agentes.

CARCINOMA DE CÉLULAS ESCAMOSAS DA LARINGE

O carcinoma de células escamosas é o tumor maligno mais comum da laringe, sendo responsável por 85% a 95% de todas as lesões malignas laríngeas.[2,55] Esse tumor surge no epitélio escamoso estratificado ou no epitélio respiratório que sofreu metaplasia escamosa. A incidência de CCE em cada uma das três regiões da laringe – supraglote, glote e subglote – varia de acordo com a população de pacientes. Nos Estados Unidos, Canadá, Inglaterra e Suécia, o CCE glótico é mais comum do que o CCE supraglótico, enquanto que o inverso é verdadeiro na França, Itália, Espanha, Finlândia e Holanda. No Japão, o CCE glótico e supraglótico têm incidências similares e o CCE subglótico primário é raro em todas as populações.[2] Em uma grande análise de quase 160.000 casos de CCE laríngeo nos Estados Unidos, o sítio de origem foi a glote em 51%, a supraglote em 33% e a subglote em 2%; as lesões não puderam ser categorizadas com precisão em 14%.[56]

EPIDEMIOLOGIA

Nos Estados Unidos, aproximadamente 11.300 casos de câncer laríngeo foram diagnosticados em 2007, o que vai resultar em aproximadamente 3.660 mortes. A proporção entre as incidências em homens e mulheres é de 3,8 : 1 no câncer laríngeo,[1] e não há predileção racial aparente.[57] A epidemiologia e os fatores de risco correspondem aos do câncer de cabeça e pescoço e geral; mais de 90% dos cânceres ocorrem nas pessoas com mais de 40 anos de idade e 85 a 95% desses cânceres são CCEs. A maior incidência nos homens se deve a uma maior exposição aos fatores de risco, não há uma predileção inerente ao gênero; portanto, à medida que a quantidade de mulheres fumantes aumentou nas últimas 60 décadas, o hiato se estreitou de 15 : 1 para aproximadamente 4 : 1.

FATORES DE RISCO

Tabaco e Álcool

O uso de tabaco e álcool é um fator de risco primário para o câncer da laringe. A International Agency for Research on Cancer concluiu que há evidências suficientes para afirmar que existe uma relação causal entre o uso do tabaco e do álcool e o desenvolvimento de câncer de cabeça e pescoço. O risco é proporcional à intensidade e duração do consumo de tabaco e álcool e diminui lentamente após a cessação, mas não volta ao valor basal por pelo menos 20 anos. Existem variações no risco com o tipo de exposição ao tabaco (p. ex., charuto *versus* cigarro, cigarros com ou sem filtro), mas os fatores mais importantes são a quantidade de tabaco consumida e a duração da exposição. O tabaco e o álcool agem sinergicamente para aumentar o risco de câncer.[58-60] A contribuição relativa do álcool e do tabaco varia de acordo com o sítio. O consumo de álcool é um fator de risco mais importante para o carcinoma supraglótico, enquanto o uso de tabaco é fortemente associado ao carcinoma glótico.

Refluxo Laringofaríngeo

A irritação crônica da laringe foi proposta como um fator de risco para o câncer laríngeo e pode ser um fator que contribui para aqueles que não fumam ou bebem. A preocupação com o refluxo laringofaríngeo (RLF) de ácido poder ser uma causa de câncer surgiu nos anos 1980.[61,62] É difícil determinar se a relação é causal ou meramente uma associação. Um grande estudo caso-controle de veteranos norte-americanos concluiu que o risco é moderadamente maior para o câncer laríngeo ou faríngeo associado ao RLF, independentemente do uso de tabaco e álcool.[63] Uma análise crítica da literatura indica que a relação entre o RLF e o câncer de laringe é desconhecida. O RLF poderia ser um fator associado, um cocarcinógeno ou possivelmente um fator de risco independente.[64] O refluxo de bile alcalina também pode ser um fator causador. Um estudo identificou uma incidência significativamente maior de carcinoma laríngeo em pacientes submetidos à gastrectomia em comparação com controles.[65] A importância da exposição ao asbesto é controversa. Uma metanálise publicada em 1999 concluiu que há uma associação fraca entre a exposição ao asbesto e o câncer laríngeo.[66]

Outras Toxinas

A exposição ocupacional às toxinas é outro fator de risco para câncer laríngeo. A incidência de câncer laríngeo é mais alta nos trabalhadores braçais que ingerem muito álcool e tabaco e que são expostos a níveis desproporcionais de possíveis toxinas.[67-69] Muitos agentes foram implicados como fatores de risco para câncer laríngeo; entre eles, temos o escapamento dos motores a diesel, asbesto, solventes orgânicos, ácido sulfúrico, gás mostarda, certos óleos minerais, pó de metal, asfalto, pó de madeira, pó de pedra, lã mineral e pó de cimento. Estabelecer uma ligação entre qualquer toxina e o câncer laríngeo tem sido difícil, pois os estudos são fracos e com muitas variáveis de confusão.[70]

Papilomavírus Humano

O papilomavírus humano (HPV) há muito é reconhecido como um fator causador do câncer cervical nas mulheres e hoje é reconhecido como causador do CCE orofaríngeo.[71] A associação do HPV e outros subtipos de CCE de cabeça e pescoço não está bem estabelecida. Uma revisão sistemática recente da literatura identificou 41 publicações nas quais o CCE laríngeo foi examinado quanto à presença de DNA do HPV e constatou a prevalência ponderada do DNA do HPV de 23,6% em 1.712 casos de CCE laríngeo (intervalo de confiança 95% [IC], 18,7 a 29,3%).[72] Isso é um pouco mais que a prevalência ponderada do DNA do HPV no CCE da cavidade oral, que foi de 20,2% (IC de 95%, 16 a 25,2%).[72]

PARTE V | CIRURGIA DE CABEÇA E PESCOÇO E ONCOLOGIA

Não foi identificada qualquer associação entre o *status* do HPV e o resultado no CCE laríngeo.[73-77] No entanto, uma associação importante foi encontrada entre a infecção do HPV e o risco de CCE laríngeo, com uma *odds ratio* de 5,39 (IC de 95%, 3,25 a 8,94%).[78] Embora tenham sido detectados vários subtipos de HPV no CCE laríngeo,[74,75] o HPV 16 é o subtipo mais comum identificado no CCE laríngeo.[72,78]

Suscetibilidade Genética

A maioria dos fumantes vai morrer prematuramente em virtude do uso do tabaco, mas somente uma minoria vai desenvolver câncer. A suscetibilidade genética ao câncer desempenha claramente um papel no risco de desenvolvimento do câncer de cabeça e pescoço, além de outros cânceres, mas os riscos não estão claramente delineados. Estudos epidemiológicos podem estratificar o risco de desenvolvimento de câncer de cabeça e pescoço e de outros cânceres, e estão sendo desenvolvidos biomarcadores para identificar as alterações moleculares associadas com o desenvolvimento de câncer. Esses ensaios fornecem marcadores da suscetibilidade genética ao câncer (p. ex., sensibilidade a agentes mutagênicos) e têm potencial para fornecer informações prognósticas sobre a resposta ao tratamento.[79] Os polimorfismos das enzimas desintoxicantes de fase I e II, bem como os polimorfismos das enzimas reparadoras de DNA, também estão associados ao risco de desenvolver câncer de cabeça e pescoço. Esses estudos são úteis para compreender a patogênese do câncer, mas atualmente não ajudam a orientar o clínico no tratamento de cada paciente.

A descoberta das síndromes de câncer familiares chamou atenção para o papel da suscetibilidade genética para o desenvolvimento do câncer.[80] Somente uma pequena proporção dos cânceres de cabeça e pescoço é oriunda de síndromes familiares (p. ex., xeroderma pigmentoso); no entanto, estudos do câncer de cabeça e pescoço demonstram um risco elevado nos membros da família. Copper et al.[81] encontraram um risco relativo de 14,6 para cânceres do trato respiratório em irmãos de pacientes de câncer e um risco relativo global de 3,5 em parentes de primeiro grau. A capacidade do hospedeiro para tolerar a exposição aos carcinógenos é altamente variável e está relacionada com a capacidade para prevenir a ativação dos pró-carcinógenos, inativar os carcinógenos ativos, reparar danos no DNA e manter a vigilância imune. Esses fatores são altamente variáveis ente os indivíduos e ainda são mal compreendidos.

Dieta

Evidências ligam fatores alimentares ao risco de câncer de cabeça e pesoco.[82,83] Uma maior ingestão de frutas e legumes e uma menor ingestão de carne vermelha e gordura têm um efeito protetor, estando associadas com uma menor incidência de câncer de cabeça e pescoço, câncer de cólon e doença cardiovascular. No entanto, esses benefícios podem levar 20 anos ou mais para advir e no momento essas observações epidemiológicas não levaram ao desenvolvimento bem-sucedido de um programa de redução de câncer.[84,85]

SEGUNDOS TUMORES PRIMÁRIOS

O maior fator de risco isolado para CCE de cabeça e pescoço é a ocorrência de um CCE prévio nessa região. O risco anual de um segundo tumor primário (STP) após um CCE de cabeça e pescoço é de 1 a 7%, e o risco persiste por pelo menos 10 anos.[53,86-88] O risco cumulativo de desenvolver um STP é de ao menos 20%, sendo maior para as pessoas que continuam a usar tabaco e álcool. Um indivíduo com CCE de cabeça e pescoço de estádio I ou II é mais propenso a morrer de um STP do que de um tumor inicial. A maioria dos STPs se desenvolve em cabeça e pescoço, mas uma parcela significativa ocorre no esôfago ou no pulmão. Os segundos tumores primários podem ser *síncronos*, identificados dentro de 6 meses do tumor inicial, ou *metacrônicos*, diagnosticados mais de 6 meses depois do tumor inicial. Em um estudo de 875 pacientes com CCE de cabeça e pescoço, 207 tiveram STPs que se desenvolveram 5 anos após o tumor inicial.[89] Desses pacientes, 31% tiveram uma terceira malignidade primária e 10% uma quarta malignidade primária. Em casos de câncer laríngeo, o pulmão é um sítio importante de STPs síncronos e metacrônicos. Uma malignidade pulmonar isolada em um paciente com câncer laríngeo é mais propensa a ser um STP do que uma metástase do câncer laríngeo; portanto, um nódulo pulmonar isolado deve ser considerado um STP até que se prove o contrário.[88] A RT prévia está associada com STPs em um pequeno número de casos.[7] Slaughter et al.[90] examinaram tecidos clinicamente normais adjacentes aos cânceres de cabeça e pescoço e identificaram muitas alterações histológicas, o que levou à proposta do conceito de "campo de cancerização". A maior compreensão da carcinogênese de cabeça e pescoço proporcionou uma explicação molecular para essas observações.[46,91] Bedi et al.[91] examinaram a inativação do cromossomo X e fizeram uma análise de microssatélites para avaliar a perda alélica nos cromossomos 3p e 9p em mulheres com vários cânceres primários de cabeça e pescoço. Tanto o câncer original quanto a malignidade secundária surgiram de um único clone. Califano et al.[46] observaram de modo similar que os tecidos adjacentes às lesões malignas e pré-malignas compartilhavam alterações genéticas comuns. Geralmente, vários tumores não surgem de múltiplos eventos transformadores, mas sim de um único evento transformador que produz uma célula com uma vantagem de crescimento que se propaga pela superfície mucosa. O tumor pode acumular mais danos genéticos e acabar resultando em outras lesões malignas geograficamente distintas, mas geneticamente relacionadas com o câncer original.[91]

BIOLOGIA MOLECULAR

A biologia molecular do CCE laríngeo é similar à do CCE em outros sítios de cabeça e pescoço. A carcinogênese é um processo longo que ocorre ao longo de muitos anos antes do desenvolvimento do câncer. É necessária a perturbação de muitos genes para induzir transformações malignas, sendo necessárias geralmente 6 a 12 mutações diferentes para produzir malignidade. A compreensão da biologia molecular do câncer de cabeça e pescoço é útil para prever quem irá provavelmente desenvolver câncer, medir a resposta aos agentes preventivos, identificar novos alvos de tratamento e prever a resposta do paciente à RT ou à quimioterapia. A biologia molecular do câncer de cabeça e pescoço é discutida no Capítulo 34.

PATOLOGIA

A diferenciação escamosa é a marca registrada do CCE, que é caracterizado pela formação de queratina e/ou presença de pontes intercelulares.[17] O CCE é graduado pela sua aparência histológica e pode ser dividido em três categorias: o *CCE bem diferenciado* lembra o epitélio escamoso normal e contém células do tipo basal, células escamosas com ceratinização e pontes intercelulares; os núcleos são hipercromáticos e de tamanho e forma irregulares (pleomórficos), a razão nuclear/citoplasmática é reduzida e as mitoses atípicas são raras. O *CCE moderadamente diferenciado* tem menos ceratinização, mais mitoses atípicas e mais polimorfismo nuclear; as pontes intercelulares também estão presentes. O *CCE pouco diferenciado* tem ceratinização mínima (se tiver), pontes intercelulares mínimas e muitas mitoses atípicas.[17,55] A classificação histológica tem valor prognóstico; no entanto, a classificação é subjetiva e o erro de amostragem pode influenciar o valor atribuído à classificação.

O CCE rompe a membrana basal do epitélio e invade o tecido subjacente (Fig. 46-8). A interface entre o tumor e o tecido normal adjacente varia de acordo com o padrão de invasão, que pode ser *expansivo*, caracterizado por margens bem definidas que pressionam, ou *infiltrativo*, caracterizado por margens mal definidas com ocasionais células ou "línguas" de tumor encontradas no tecido

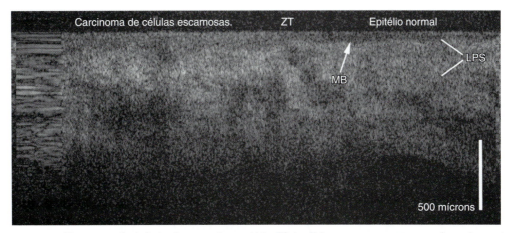

FIGURA 46-8. Imagem tomográfica por coerência óptica de um carcinoma glótico T2 de células escamosas, recorrente após a radioterapia. O epitélio normal está presente à direita e uma zona de transição (ZT) entre o epitélio normal e o carcinoma é vista no meio da imagem. A membrana basal (MB) não é visualizada no lado esquerdo, correspondendo à região do carcinoma de células escamosas invasivo. LPS, lâmina própria superficial.

adjacente ao tumor. Esse último padrão de invasão está associado com um prognóstico pior.[92] Uma lesão em que a espessura inteira do epitélio exibe as características celulares do carcinoma sem invasão do estroma subjacente é denominada *CCE in situ;* e o termo *CCE microinvasivo* se refere ao CCE em que a invasão tumoral limitada fica confinada na área logo abaixo da membrana basal.[17]

O CCE expressa marcadores epiteliais como a citoqueratina e o antígeno de membrana epitelial.[55] Esses marcadores são detectados por imuno-histoquímica (IHC, do inglês *immunohistochemistry*), que é utilizada para diferenciar o CCE dos tumores malignos de aparência histológica similar.

O diagnóstico patológico do CCE geralmente é objetivo; no entanto, duas entidades em particular podem ser difíceis de distinguir do CCE. A primeira, a *hiperplasia pseudoepiteliomatosa* (PEH, do inglês *pseudoepitheliomatous hyperplasia*) é caracterizada por um supercrescimento do epitélio escamoso que mimetiza histologicamente o carcinoma. Pode ser um processo primário ou um achado histológico secundário associado com irritação, trauma, infecção ou tumor de células gigantes (TCG). O epitélio não demonstra evidências citológicas de malignidade; no entanto, o alongamento das cristas epiteliais pode simular invasão quando forem cortadas amostras tangenciais. As amostras adequadamente orientadas e o exame atento vão distinguir a hiperplasia pseudoepiteliomatosa do CCE, mas a imunocoloração pode auxiliar na diferenciação.[17,93]

Acredita-se que a segunda entidade, *sialometaplasia necrotizante*, resulte do infarto do tecido salivar. É extremamente incomum na laringe, mas alguns casos foram relatados.[94] Pode se desenvolver na laringe após isquemia ou trauma, sendo caracterizada por metaplasia escamosa dos ductos e ácinos das glândulas seromucosas, que podem ser confundidas com CCE ou carcinoma mucoepidermoide (CME). Essa lesão se resolve espontaneamente. A imuno-histoquímica pode ser necessária para diferenciar a sialometaplasia necrotizante do CCE e de certas lesões malignas não escamosas como CME, carcinoma neuroendócrino, melanoma maligno ou linfoma; eles podem ter uma aparência similar quando examinados histologicamente.[17,95]

APRESENTAÇÃO CLÍNICA

Os sintomas do CCE laríngeo dependem do sítio em que o tumor primário se origina. O sintoma cardinal do CCE glótico é a disfonia, que se desenvolve no início do curso da doença, pois as características vibratórias normais da prega vocal são alteradas até mesmo por uma pequena lesão. Portanto, os pacientes com CCE glótico geralmente procuram atendimento médico com estádios iniciais da doença, mas, se os sintomas iniciais forem ignorados ou atribuídos a outros diagnósticos, sintomas da doença avançada, como a dispneia e o estridor, podem surgir. Os tumores glóticos continuam situados na glote por períodos prolongados em virtude das barreiras naturais para a propagação do tumor – ligamentos, membranas e cartilagens – e da relativa escassez de vasos linfáticos glóticos. Os tumores supraglóticos podem causar disfonia, que se manifesta frequentemente como uma alteração na ressonância vocal, mas também podem causar disfagia, odinofagia, otalgia, estridor, dispneia e hemoptise. Os pacientes com CCE supraglótico também podem ser vistos inicialmente com adenopatia cervical metastática sem sintomas laringofaríngeos óbvios. Os cânceres supraglóticos precisam crescer o suficiente para causar sintomas obstrutivos e nesse ponto eles costumam se propagar através do rico suprimento de vasos linfáticos para os dois conjuntos de linfonodos cervicais. O CCE da subglote é visto frequentemente com doença em estádio avançado, e a dispneia e o estridor são os sintomas mais comuns do CCE subglótico. Como o início normalmente é gradual e insidioso, o CCE subglótico pode ser equivocadamente diagnosticado como asma ou alguma outra doença pulmonar.[96,97]

No exame da laringe, o CCE pode aparecer como uma lesão ulcerativa, exofítica, séssil ou polipoide. No entanto, nos casos de CCE ventrículo-sacular, que é incomum, uma lesão epitelial pode ser vista nos estádios iniciais, já que o carcinoma surge do sistema ventrículo-sacular situado dentro do espaço paraglótico.[98] O aumento de volume da prega vestibular pode ser o único achado óbvio no exame. Neste cenário, as biópsias profundas da prega vestibular são necessárias para confirmar ou excluir o diagnóstico de malignidade. Uma segunda apresentação clínica na qual o CCE laríngeo oculto pode ser a etiologia subjacente é a da laringocele. Uma associação entre as laringoceles e o CCE foi reconhecida há algum tempo.[99] Nos pacientes com laringoceles, a laringoscopia com inspeção cuidadosa do ventrículo usando endoscópios angulados é obrigatória para excluir o CCE do ventrículo.

METÁSTASES DE LINFONODOS CERVICAIS

A incidência de metástases cervicais do CCE da laringe, bem como os grupos nodais envolvidos, varia de acordo com o sítio do tumor primário (Fig. 46-9). Devido à sua rica rede de vasos linfáticos, o CCE supraglótico tem a incidência mais alta de metástases regionais, tanto clinicamente aparentes quanto metástases ocultas. A metástase cervical foi confirmada patologicamente em 10% das lesões supraglóticas T1, 29% das T2, 38% das T3 e 57% das T4.[100] A incidência de metástases ocultas (cN0, pN+) no CCE supraglótico varia de 12 a 40% para todos os estádios T.[101-104] A incidência de metástases ocultas é maior nos tumores com estádio T maior: a taxa para o estadiamento T1 é 0 a 14%; no caso das lesões T2, a taxa é de 20 a 21%; T3, de 28 a 35%; e nas lesões T4 é de 40 a 75%.[102,105] O CCE supraglótico metastatiza geralmente para os

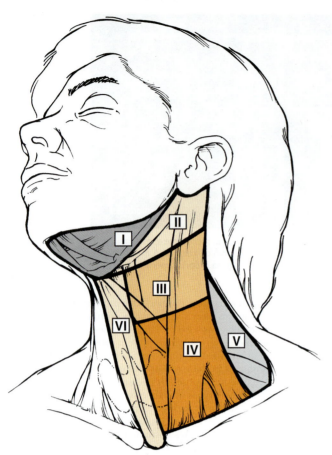

FIGURA 46-9. Os seis níveis nodais do pescoço. (Copyright 2008 by Johns Hopkins University, Art as Applied to Medicine. Modificado de Robbins KT, Clayman G, Levine PA, et al. Neck dissection classification update: revisions proposed by the American Head and Neck Society and the American Academy of Otolaryngology–Head and Neck Surgery. *Arch Otolaryngol Head Neck Surg* 2002;128:751-758.)

níveis II, III e IV. Os níveis I e V raramente estão envolvidos por metástases e somente quando outros níveis nodais também estão envolvidos.[106,107] As metástases bilaterais, tanto palpáveis quanto ocultas, ocorrem frequentemente no CCE supraglótico e são mais comuns em tumores na linha média ou bilaterais.[100,108] Portanto, nos casos de CCE supraglótico, o tratamento cirúrgico do pescoço N0 e N1 frequentemente é com a dissecção cervical bilateral seletiva (níveis II a IV). Na doença N2 ou N3, indica-se uma dissecção cervical abrangente (níveis I a V).

O CCE glótico tem um baixo risco de metástase cervical: em uma série de 910 pacientes, a incidência global da metástase nodal confirmada patologicamente foi de 5,9%, com uma incidência de metástase oculta de 18%.[109] De modo parecido com o CCE supraglótico, a incidência de metástase regional está correlacionada com o estádio T. Na mesma série, as metástases nodais foram encontradas em 0,1% dos tumores T1 (apenas um paciente), 5% dos T2, 18% dos T3 e 32% dos T4.[109] Os linfonodos em risco de metástase por CCE glótico são aqueles nos níveis II, III, IV e VI – linfonodos pré-laríngeos, pré-traqueais e paratraqueais. As metástases bilaterais ou contralaterais são raras.

O carcinoma subglótico primário é raro, e as descrições do comportamento clínico desses tumores se baseiam em um pequeno número de pacientes. Os linfonodos paratraqueais (nível VI) estão envolvidos com mais frequência com as metástases, incluindo as contralaterais ou bilaterais. As metástases para os níveis III, IV e V são incomuns. Embora esses tumores sejam agressivos e tenham um prognóstico ruim, a incidência da metástase cervical geralmente é baixa, varia de 4 a 27%.[97,110] No entanto, Harrison[111] detectou tumor metastático em aproximadamente 50% dos linfonodos paratraqueais seccionados de maneira seriada. As metástases para os linfonodos mediastinais são comuns (até 46%), mas são classificadas como metástases distantes.[112]

METÁSTASES DISTANTES

As metástases distantes do CCE laríngeo incluem não só as metástases por disseminação hematogênica para órgãos distantes, mas também as metástases linfáticas para grupos nodais fora do pescoço.[55] O sítio mais comum da metástase hematogênica é o pulmão. O fígado e o sistema esquelético (costelas, vértebras e crânio) são menos afetados. O mediastino é o sítio mais comum das metástases linfáticas distantes,[113] que são incomuns na apresentação inicial. Os pacientes que desenvolvem metástases distantes quase sempre tiveram metástases regionais diagnosticadas em algum estádio no curso de sua doença. A incidência de metástase distante varia de acordo com o sítio do tumor primário: a taxa é 3,1 a 8,8% no CCE glótico e 3,7 a 15% no CCE supraglótico.[113-117] O CCE supraglótico normalmente tem uma incidência maior de metástases distantes em comparação com o CCE glótico. A frequência de metástases distantes do CCE subglótico é mais duvidosa, pois os tumores primários nesse sítio são raros; no entanto, Spector et al.[113] observaram que 14,3% dos CCEs subglóticos desenvolveram metástases distantes. Fatores clínicos e patológicos associados com um maior risco de metástases distantes incluem um tumor primário em estádio avançado, especialmente o estádio T4; presença de metástases cervicais, especialmente N2 e N3; duração, nível e propagação extracapsular das metástases cervicais; e recorrência locorregional.[113,117,118] A metástase linfática para a pele também é um sinal de doença avançada e, de modo similar às metástases distantes, anuncia um prognóstico grave.[119]

DIAGNÓSTICO E AVALIAÇÃO

Um diagnóstico clínico de CCE pode ser feito geralmente com base na aparência da laringe durante o exame. A confirmação do diagnóstico e o estadiamento do tumor são feitos com uma avaliação completa, que inclui exame físico, laringoscopia flexível, exame endoscópico sob anestesia geral, biópsia e estudos de imagem.

HISTÓRIA E EXAME FÍSICO

Deve ser obtida a história das manifestações dos sintomas e quaisquer sintomas do trato aerodigestivo superior (TADS) associados, prestando uma atenção especial aos sintomas que sugiram obstrução iminente das vias aéreas, como estridor e dispneia. Outras informações que devem ser obtidas incluem exposição a fatores de risco de câncer laríngeo (principalmente tabaco e álcool), medicações e comorbidades médicas como doença cardiovascular, pulmonar ou renal que possa afetar o tipo de tratamento que pode ser oferecido. Um exame completo de cabeça e pescoço é feito quando há suspeita de câncer laríngeo. A avaliação inicial deve determinar se uma intervenção urgente é necessária (p. ex., para assegurar uma via aérea para um paciente com uma grande lesão obstrutiva). A avaliação subsequente é direcionada para a localização e extensão do tumor primário, palpando os linfonodos cervicais e examinando o resto do TADS em busca de tumores síncronos.

A laringoscopia indireta usando um espelho pode fornecer uma excelente vista tridimensional da laringe e de quaisquer lesões. No entanto, as imagens não são registradas, a hipofaringe não é visualizada de maneira adequada e, nos pacientes que não toleram a laringoscopia indireta, a laringe não pode ser avaliada completamente. A laringoscopia por fibra óptica flexível ou por chip distal permite a documentação fotográfica e em vídeo, além da realização do exame durante manobras dinâmicas (p. ex., manobra de Valsalva, tosse, deglutição). A videoestroboscopia laríngea é útil para a documentação de pequenas lesões na prega vocal e para a avaliação da onda mucosa antes e depois do tratamento. No entanto, a videoestroboscopia não consegue distinguir confiavelmente a neoplasia intraepitelial do carcinoma invasivo, nem é confiável para determinar a profundidade da invasão do carcinoma da prega vocal.[120]

No paciente com câncer laríngeo, os achados específicos que devem ser observados incluem o sítio do tumor primário, os subsítios envolvidos, a extensão para as estruturas adjacentes, a mobilidade da prega vocal (normal, diminuída ou fixa) e a patência da via aérea. Pode ser obtida uma biópsia no consultório via abordagem transoral, através do canal de trabalho do laringoscópio flexível, ou na sala de cirurgia sob microlaringoscopia direta. A base da língua e o esqueleto laríngeo são palpados para avaliar a propagação extralaríngea, e o pescoço é palpado para avaliar o *status* nodal.

ESTUDOS DE IMAGEM

As imagens radiológicas são uma parte crítica da avaliação de um paciente com suspeita de malignidade laríngea.[121] Quando viáveis, os estudos de imagem são feitos antes da endoscopia operatória e da biópsia para obter imagens antes do possível edema e da distorção decorrentes da biópsia e da manipulação da laringe. As informações obtidas com as imagens podem ser integradas aos achados endoscópicos e, em alguns casos, podem guiar o cirurgião a dar mais atenção às áreas mais profundas normalmente não visíveis na endoscopia e que necessitem de biópsia. As imagens em corte transversal, usando tomografia computadorizada (TC) ou ressonância magnética (RM), produzem as informações mais úteis na avaliação dos tumores da laringe.

A TC é o estudo radiológico mais utilizado na avaliação do câncer laríngeo, embora a RM seja superior em algumas situações. A TC é superior à RM nas imagens das estruturas ósseas, como cartilagem ossificada e calcificações.[121] A RM é superior para detectar a invasão cartilaginosa e tem mais capacidade para discriminar tecidos moles. As desvantagens da RM da laringe em comparação com a TC incluem maior tempo para geração das imagens, que pode resultar em artefato produzido por movimento; menor resolução espacial; capacidade inferior para detectar invasão óssea; e custo mais alto.[122] A RM também é contraindicada para pacientes com marca-passo ou outros corpos estranhos ferromagnéticos, e os achados falso-positivos são comuns, pois a RM frequentemente é incapaz de distinguir claramente as alterações inflamatórias reativas do tumor.[123]

A avaliação com TC inclui uma varredura cervical padrão para avaliar as estruturas extralaríngeas, os linfonodos e obter imagens com cortes finos (1 mm) através da laringe, a fim de evitar falhas parciais na captação das imagens das pregas vocais e permitir a reconstrução multiplanar.[124] As imagens axiais devem ser alinhadas em paralelo com as verdadeiras pregas vocais para permitir a interpretação correta de localização e tamanho do tumor.[121] O contraste endovenoso é especialmente importante, pois o tumor primário normalmente é realçado pelo contraste, melhorando assim a sua visualização, além de diferenciar a doença nodal dos vasos sanguíneos no pescoço. A RM usando imagens ponderadas em T1 com contraste de gadolínio (T1WIs) melhora a definição do tecido patológico, embora alguns autores tenham constatado que o uso do contraste não acrescenta informações durante a avaliação dos tumores laríngeos.[125,126] As séries especiais de RM, como aquelas com sequências de supressão de gordura, muitas vezes são úteis, especialmente durante a avaliação dos espaços paraglóticos e pré-epiglóticos.[121] A tomografia por emissão de pósitrons (PET) usando glicose radioativa (18 F-fluorodeoxiglicose [FDG]) consegue distinguir lesões malignas de outros processos patológicos, como a inflamação.[127] A PET é particularmente útil em cabeça e pescoço quando feita em conjunto com a TC (PET/TC), que fornece melhor a localização anatômica das áreas suspeitas.[128] A PET tem vários usos possíveis que incluem o

estadiamento dos tumores malignos, especialmente para a detecção das metástases regionais e distantes; o diagnóstico das lesões primárias desconhecidas; detecção de lesões síncronas, além da malignidade inicial; e diagnóstico do câncer residual ou recorrente, que é particularmente desafiador na laringe irradiada.[129] A PET está sendo utilizada com mais frequência em cabeça e pescoço, à medida que a nossa compreensão de suas capacidades e aplicações aumenta.

A radiologia desempenha um papel importante no estadiamento do CCE laríngeo, pois a invasão profunda pelo tumor primário é mal avaliada pelos exames clínico e endoscópico. Várias características do tumor primário utilizadas no estadiamento não podem ser determinadas sem imagens. Isso inclui a invasão de EPE, EPG, cartilagem tireoide ou cricoide, tecidos extralaríngeos, espaço pré-vertebral, estruturas mediastinais e envolvimento da carótida.[6]

A invasão do EPE é diagnosticada na TC por uma perda de gordura nesse espaço, com substituição por uma massa moderadamente realçada.[124] Na RM, o tumor tem um sinal de baixo a intermediário em T1 e um sinal alto em T2; ele realça com contraste em T1.[124] A RM é altamente sensível no diagnóstico de invasão do EPE e da base da língua, sendo superior à TC.[130] A aparência radiológica das cartilagens tireoide e cricoide depende do grau de ossificação. Embora a TC seja superior à RM para gerar imagens de ossos e cálcio, a RM é superior à TC na detecção da invasão cartilaginosa laríngea.[122,123,131] A RM é altamente sensível à invasão cartilaginosa e tem um alto valor preditivo negativo; no entanto, não é boa para distinguir inflamação reativa de tumor; o que resulta em menor especificidade e em um valor preditivo positivo de aproximadamente 70%.[122,123,131] A TC é menos sensível que a RM no diagnóstico da invasão cartilaginosa. Os achados na TC, como propagação extralaríngea, esclerose, erosão e lise, sugerem invasão cartilaginosa.[132] A RM também é melhor que a TC na detecção da invasão da cricoide nos tumores subglóticos.[133] O diagnóstico exato da invasão cartilaginosa é importante, pois irá elevar o estádio do carcinoma para T3 ou T4a e está associado com uma resposta pior à RT, menos controle local e maior risco de condrorradionecrose.[123,134]

As imagens também são importantes para estadiar o pescoço com exatidão e detectar metástases distantes. Em uma série, a TC e a RM foram equivalentes na detecção das metástases cervicais no câncer de laringe e superiores ao exame clínico e ultrassom. No entanto, a aspiração com agulha fina guiada por ultrassom e a PET foram mais precisas.[135] A PET não tem sido utilizada extensivamente na avaliação pré-tratamento do câncer laríngeo, pois a PET padrão carece de detalhes anatômicos. No entanto, a PET/TC aborda essa questão e provavelmente seu uso será generalizado nessa indicação.[136] Atualmente, nenhuma modalidade de imagem consegue detectar doença microscópica, e o clínico precisa se basear no conhecimento das taxas de metástase oculta no pescoço negativo clínica e radiograficamente.

Os pulmões são o sítio mais comum de metástase do câncer de laringe, e os segundos tumores primários também ocorrem frequentemente nos pulmões. Uma radiografia torácica ou uma TC torácica deve ser obtida para excluir lesões pulmonares. Nos pacientes com tumores primários avançados e metástases cervicais baixas, a PET/TC é útil para identificar metástases distantes ou STPs que alterariam o tratamento do paciente.[136]

EXAME ENDOSCÓPICO OPERATÓRIO

A menos que haja contraindicações médicas, todos os pacientes com suspeita de câncer laríngeo devem se submeter a um exame endoscópico sob anestesia geral. A laringoscopia direta permite que o clínico examine a laringe com grande nível de detalhe, palpe a laringe e obtenha uma biópsia para análise histológica. Os endoscópios angulados são úteis para avaliar a superfície laríngea ou a epiglote, comissura anterior, ventrículos e superfície inferior das pregas vocais. Se for observado que a mobilidade da prega

758 PARTE V | CIRURGIA DE CABEÇA E PESCOÇO E ONCOLOGIA

vocal é anormal no exame pré-operatório, a palpação da prega vocal e da cartilagem aritenoide vai diferenciar a fixação da aritenoide da invasão do músculo vocal que ocasiona imobilidade da prega. A invasão dos tecidos adjacentes na orofaringe ou hipofaringe é avaliada com faringoscopia direta e palpação da base da língua. O pescoço pode ser palpado sob anestesia geral para avaliar o *status* nodal. O exame completo deve ser documentado com fotos, vídeo e um diagrama da extensão do tumor primário. A esofagoscopia é feita para excluir um STP no esôfago; a broncoscopia não é necessária se as imagens torácicas pré-operatórias forem normais.[137] As biópsias são feitas no tumor primário e em quaisquer áreas suspeitas para confirmar o diagnóstico histológico e determinar a extensão do tumor.

Deve-se ter cuidado quando realizar a laringoscopia direta nos pacientes vistos inicialmente com tumores laríngeos que obstruam a via aérea. A manutenção de uma via aérea segura o tempo inteiro é a preocupação primordial e, nas vias áreas gravemente comprometidas, pode ser necessária uma traqueostomia sob anestesia local. Entretanto, se for possível, pode ser feito um *debulking* do tumor obstrutivo usando uma pinça de biópsia, um microdebridador ou *laser* de CO_2 para evitar uma traqueostomia e manter a via aérea para que a avaliação completa e o estadiamento antes da escolha do tratamento definitivo possam ser realizados.[138] Se for necessário, é feita uma traqueostomia alta para que qualquer ressecção subsequente permita a preservação da maior quantidade oncologicamente possível de traqueia. O tratamento cirúrgico frequentemente é necessário nos pacientes que necessitam de traqueostomia, pois geralmente há uma destruição significativa da laringe. O tratamento tradicional de um CCE laríngeo obstrutivo que exige uma traqueostomia foi uma laringectomia de emergência, após uma biópsia e a análise da congelação terem confirmado o diagnóstico. Entretanto, a laringectomia de emergência não oferece uma vantagem de sobrevida em relação à traqueostomia com laringectomia postergada e não permite que o paciente seja aconselhado e preparado psicológica e nutricionalmente antes desse tipo de cirurgia laríngea radical.[138,139] A traqueostomia não aumenta o risco de recorrência peristomal, que está mais fortemente associada com a doença local avançada, especialmente a extensão subglótica do tumor.[139-142]

DIAGNÓSTICO DIFERENCIAL

O diagnóstico diferencial do CCE laríngeo inclui condições não neoplásicas, tumores benignos, lesões pré-malignas das células escamosas e tumores malignos de células não escamosas (Quadro 46-2).

TRATAMENTO DO CARCINOMA DE CÉLULAS ESCAMOSAS

Os objetivos no tratamento do câncer laríngeo são 1) curar o paciente; 2) preservar a laringe ou, mais corretamente, preservar a função da laringe; e 3) minimizar a morbidade do tratamento. Uma laringe funcional deve permitir que o paciente se comunique com uma voz inteligível, degluta a alimentação adequada sem aspirar e respire pelo nariz ou pela boca sem a necessidade de um traqueostoma ou tubo de traqueostomia. As informações mais importantes para a tomada de decisão terapêutica são 1) o diagnóstico histológico do tumor, 2) o sítio de origem do tumor e 3) o estádio da doença (estádios T, N e M). A importância do estadiamento preciso não pode ser subestimada; portanto, é crucial uma avaliação completa do paciente.

Existe uma série de opções de tratamento para pacientes com câncer laríngeo. A cirurgia e a RT há muito tempo são as modalidades de tratamento mais importantes. Nos últimos 30 anos, porém, outras opções terapêuticas foram disponibilizadas com a introdução de novas técnicas de cirurgia laríngea conservadora (laringectomia parcial) e quimioterapia combinada com RT (quimiorradioterapia [QRT]), que podem ser utilizadas em um papel

> **Quadro 46-4.** FATORES DE PROGNÓSTICO NO TRATAMENTO DO CÂNCER LARÍNGEO
>
> **Fatores do Paciente**
>
> Idade
> Comorbidades e saúde geral
> *Status* funcional
> Ocupação
> Demandas vocais
> Observância e confiabilidade (para o tratamento e acompanhamento)
> *Status* de tabagismo
> *Status* nutricional
> Distância do centro de tratamento
> Preferência do paciente
>
> **Fatores Tumorais**
>
> Diagnóstico histológico
> Sítio do tumor primário
> Estádio (tumor/linfonodo/metástase)
> Características histológicas
>   Adequação das margens de ressecção
>   Propagação extracapsular
>   Invasão perineural
>   Invasão linfovascular
>
> **Fatores da Instituição**
>
> Especialização e experiência cirúrgica
> Especialização e experiência oncológica

neoadjuvante, concomitante ou adjuvante. Em geral, o câncer laríngeo em estádio inicial (estádio I ou II) é tratado com uma terapia de modalidade única, seja ela a cirurgia ou a RT. O câncer laríngeo avançado (estádio III ou IV) é tratado com terapia de modalidades combinadas, seja a cirurgia primária seguida por RT ou QRT; ou QRT ou RT primárias com cirurgia de resgate. A seleção da modalidade a ser utilizada – ou, no caso de câncer laríngeo avançado, qual modalidade deve ser utilizada inicialmente – deve ser feita após a consideração cuidadosa de uma série de fatores; esses fatores podem ser agrupados em *fatores do paciente, fatores da doença* e *fatores da instituição* (Quadro 46-4). Na doença em estádio inicial, a qualidade da voz, a deglutição, a duração do tratamento e a preferência do paciente são os principais fatores considerados durante a escolha do tratamento.

A discussão geral sobre as opções terapêuticas disponíveis enfatiza a tomada de decisão e a escolha do tratamento. Os capítulos subsequentes vão descrever as especificidades do tratamento do câncer glótico inicial (Cap. 47), a microcirurgia transoral a *laser* (Cap. c-108*), a cirurgia laríngea conservadora (Cap. e-109*), a laringectomia total (Cap. 48), a RT da laringe e hipofaringe (Cap. 49) e a reabilitação vocal após a laringectomia total (Cap. e-112*).

TRATAMENTO DO CARCINOMA GLÓTICO DAS CÉLULAS ESCAMOSAS

TRATAMENTO DO TUMOR PRIMÁRIO INICIAL NO CARCINOMA GLÓTICO DAS CÉLULAS ESCAMOSAS

O CCE glótico inicial, definido como doença em estádio I ou II (i. e., T1N0 ou T2N0), pode ser tratado com RT ou cirurgia sem a necessidade de tratamento eletivo do pescoço.[143] A RT primária para CCE glótico T1 fornece taxas de controle local em 5 anos equivalentes a 81 a 90% e preservação laríngea em 90 a 98% dos pacientes.[144-146] Para tumores T2 com mobilidade normal da prega vocal, a RT alcança o controle local em 64 a 87%, com taxas de preservação laríngea de 75 a 87%.[144,147,148] A eficácia da RT pode ser superestimada devido à excisão completa do tumor no

---

* Disponíveis, em inglês, em www.expertconsult.com.

momento da biópsia inicial. Em 12 de 60 pacientes que se submeteram à laringectomia parcial para CCE glótico inicial, Stutsman e McGravan[149] não encontraram tumor na amostra patológica.

O tratamento cirúrgico do CCE glótico inicial também visa a preservar a laringe, sendo chamado *cirurgia laríngea conservadora* ou *laringectomia parcial*. Tradicionalmente, essas ressecções laríngeas limitadas foram feitas via abordagem externa; a cordectomia e a hemilaringectomia vertical (HLV) são dois procedimentos abertos clássicos para o tratamento do carcinoma glótico inicial. A cordectomia é a remoção da prega vocal doente através de uma laringofissura. A hemilaringectomia vertical remove as pregas vocais e vestibulares ipsilaterais, estendendo-se lateralmente até o pericôndrio da cartilagem tireoide. A lâmina da tireoide pode ser removida para permitir que os tecidos moles adjacentes à laringe colapsem medialmente para reconstituir a glote para a fonação, ou ela pode ser preservada com a transposição de tecido mole, como uma alça de músculo, medial à lâmina para recriar a glote. Foram descritas variações da HLV, como a HLV estendida, incluindo a ressecção da comissura anterior, da prega vocal contralateral, da aritenoide e da extensão tumoral supraglótica ou subglótica. Os resultados oncológicos do tratamento cirúrgico aberto são relatados com uma taxa de controle local de 90 a 98%, com uma taxa de preservação da laringe de 93 a 98%.[151,152] Nos últimos 30 anos, foram desenvolvidas abordagens endoscópicas análogas aos procedimentos abertos para realizar a mesma ressecção sem rompimento das estruturas de apoio da laringe. Os resultados oncológicos da microcirurgia transoral a *laser* (MTL) foram analisados por Ambrosch.[153] Para tumores Tis a T2, as taxas de controle local são 80 a 94% com uma taxa de preservação laríngea acima de 94%.[154] Nas mãos de cirurgiões experientes, as taxas de controle local e preservação laríngea após a MTL são iguais às obtidas através das técnicas cirúrgicas abertas.[154] Em comparação com as técnicas cirúrgicas abertas, a MTL evita uma traqueostomia, a internação hospitalar é mais curta, o custo é menor e a incidência de disfagia pós-operatória é mais baixa.[153]

As lesões do terço médio da prega vocal têm as melhores taxas de controle local e podem ser tratadas por MTL, cordectomia aberta ou RT; o controle local se aproxima de 100% após a excisão cirúrgica, enquanto a RT alcança 95% de taxa de controle local.[155] As falhas de radiação podem ser ocasionadas pela invasão profunda não reconhecida. Após a excisão cirúrgica, pode ser feita uma nova cirurgia ou RT para tratar tumores residuais ou recorrentes. Embora a RT isoladamente tenha resultados excelentes, um segundo curso de radiação para uma recorrência ou para um segundo tumor não pode ser oferecido. Os tumores recorrentes podem não ser passíveis de cirurgia de conservação após uma RT prévia. As lesões glóticas T2 com comprometimento da mobilidade da prega vocal justificam uma consideração especial. Embora classificadas como lesões T2 pelo sistema TNM, os tumores glóticos com comprometimento da mobilidade da prega vocal têm um prognóstico pior que o dos tumores classificados como T2 com base na invasão supraglótica ou infraglótica. O comprometimento da mobilidade da prega vocal frequentemente é secundário ao volume tumoral ou à invasão profunda. A RT é menos eficaz no controle dessas lesões, muitas vezes devido ao volume do tumor. Fein, Dickens et al.[144,156] observaram que 4% dos tumores menores que 15 mm apresentaram recidiva após a RT, enquanto a recidiva ocorreu em 26% quando as lesões eram maiores num estádio similar, mesmo quando apenas uma prega vocal estava envolvida. Os tumores T2 tratados por RT primária exibiram uma taxa de falha local de 30%, que melhorou para 94% após o resgate cirúrgico.[19,157] Harwood e DeBoer[19] observaram que o comprometimento da mobilidade da prega vocal resultou em taxas de controle mais baixas nas lesões T2 e sugeriram que a classificação fosse dividida em T2a e T2b com base na mobilidade. Nessa análise, foi observada uma taxa de controle local de 70% na categoria T2a *versus* 51% na categoria T2b. McLaughlin et al.[158] observaram taxas de recorrência de 11 e 26% nos tumores T2a e T2b, respectivamente.

A qualidade vocal após a cirurgia ou a RT é influenciada pela extensão do tumor e pela profundidade da invasão. Pequenos tumores superficiais vão permitir uma excelente qualidade vocal com a cirurgia ou com a RT. Os tumores mais profundos, com invasão muscular, terão resultados vocais inferiores com qualquer uma das modalidades de tratamento. Além disso, a taxa de controle do tumor com a RT será mais baixa. O tratamento cirúrgico proporciona uma melhor avaliação da extensão do tumor e, em alguns casos, pode resultar no estadiamento do tumor um nível acima. Nos tumores superficiais pequenos, a qualidade vocal com a cirurgia ou com a RT geralmente é boa, com resultados vocais comparáveis.[159]

CARCINOMA GLÓTICO INICIAL DAS CÉLULAS ESCAMOSAS E A COMISSURA ANTERIOR

O envolvimento da comissura anterior foi associado a um menor controle local com a cirurgia ou com a RT.[160,161] O tópico tem sido controverso, tendo sido oferecidas várias explicações para as taxas de controle mais baixas. Uma hipótese para a menor eficácia da RT tem sido a subdosagem e a supervoltagem da RT na interface tumor-ar. Acredita-se que doses com frações maiores (até >2 Gy) resolvam o problema. A comissura anterior também é uma região difícil de avaliar e a invasão profunda pode não ser reconhecida; isso resulta no subestadiamento e subtratamento. Acreditava-se que a ausência de pericôndrio na inserção do tendão da comissura anterior aumentava o risco de invasão cartilaginosa, Kirchner e Carter[162] examinaram o carcinoma laríngeo com invasão da comissura anterior usando cortes de órgão inteiro da laringe e descobriram que o tendão da comissura anterior é uma forte barreira para a propagação do câncer. A invasão profunda foi vista apenas nos casos em que o tumor invadiu a supraglote superiormente ou a subglote inferiormente. A propagação do tumor pela comissura anterior não aumenta o risco de invasão profunda. Kirchner concluiu que a propagação supraglótica proporciona acesso ao EPE e que a propagação subglótica proporciona acesso à cartilagem tireoide e à membrana cricotireóidea.

A HLV frontolateral obtém taxas de controle local de 80 a 90% para carcinomas T1 que envolvem a comissura anterior.[163,164] A laringectomia parcial supracricoide (LSCP, do inglês *supracricoid partial laryngectomy*) é um procedimento mais amplo que remove a comissura anterior e os dois terços anteriores das pregas vocais. Laccourreye et al.[165] relataram uma taxa de controle local em 5 anos de 98% para tumores glóticos T1 e T2 com envolvimento da comissura anterior. Bron et al.[166] relataram um controle local de 94,5% em 45 CCEs laríngeos não tratados previamente, envolvendo a comissura anterior, que foram tratados com LSCP. Embora oncologicamente eficaz, a qualidade da voz fica significativamente comprometida após essa técnica.

Relatos iniciais da MTL para carcinoma glótico consideraram o envolvimento da comissura anterior uma contraindicação. Krespi e Meltzer[167] observaram uma alta taxa de falha na comissura anterior, que pode ser difícil de visualizar no momento da ressecção cirúrgica. Com maior compreensão da anatomia, instrumentação e técnica, excelentes taxas de controle têm sido alcançadas.[168,169] Pearson e Salassa[161] relataram sua experiência inicial de 39 pacientes com envolvimento da comissura anterior; eles não tiveram falhas locais entre 17 tumores pT1 e pT2a. A maioria (19/22) dos tumores avançados com envolvimento da comissura anterior (pT2b, pT3 a pT4) foi controlada com cirurgia endoscópica. Steiner et al.[154] relataram seus resultados em 263 pacientes com tumores glóticos iniciais tratados ao longo de um período de 10 anos e observaram uma redução modesta nas taxas de controle local e de preservação laríngea, com sobrevida em 5 anos equivalente. Com os tumores T1a, o controle local foi de 90% quando a comissura anterior não estava envolvida e 84% com o envolvimento da comissura anterior. As taxas de preservação

TRATAMENTO DO TUMOR PRIMÁRIO AVANÇADO NO CARCINOMA GLÓTICO DE CÉLULAS ESCAMOSAS

O CCE glótico avançado (estádio III ou IV) está associado com fixação da prega vocal, invasão cartilaginosa, propagação transglótica do tumor, extensão subglótica, invasão do arcabouço laríngeo, propagação extralaríngea, metástases linfonodais e metástases distantes – características que anunciam um prognóstico pior. O melhor tratamento para os tumores glóticos T3 e T4 continua a ser controverso em virtude da heterogeneidade dos tumores e da falta de estudos confiáveis para comparar a cirurgia e a RT para carcinoma T3 e T4 da laringe.[170] Os tumores glóticos T3 e T4 são discutidos separadamente neste capítulo. Os carcinomas glóticos T3 são incomuns, pois, apesar de seu estádio T avançado, em geral eles têm um baixo risco de metástase nodal. Além disso, o espectro da doença com as lesões T3 é variável: de tumores de baixo volume que invadem o músculo vocal e provocam fixação até tumores transglóticos muito grandes. O volume tumoral e a propagação transglótica dos tumores T3 são prognósticos de uma maior agressividade, maior taxa de metástase linfonodal e pior resposta ao tratamento. Tumores maiores que 1,5 cm, extensão subglótica, metástase linfonodal lateral, para os linfonodos paratraqueais ou pré-traqueais anteriores acima da clavícula são preditivos de falha.[171,172] Tradicionalmente, os tumores T3 eram tratados com laringectomia total como única modalidade de tratamento. A HLV aberta e as laringectomias parciais mais amplas são utilizadas em casos cuidadosamente selecionados. Kirchner e Som[173] relataram uma taxa de sobrevida de 2 anos de 60% após a laringectomia parcial aberta e observaram que ocorriam falhas quando o tumor apresentava extensão laríngea inferior. Biller e Lawson[174] relataram uma taxa de controle de 73% em 2 anos (período livre de tumor) após a laringectomia parcial (com ressecção ampliada para incluir uma parte da cartilagem cricoide quando a extensão subglótica era >5 mm). Pearson et al.[175] publicaram uma ampla experiência com laringectomia quase total (NTL, do inglês *near total laringectomy*) em pacientes com tumores inadequados para outros procedimentos de conservação. Esse procedimento preserva uma aritenoide e uma parte da cartilagem cricoide para criar um desvio para produção vocal a partir da traqueia. Os pacientes continuam dependentes da traqueotomia para respirar e usam o desvio para produzir a fala.

A RT tem uma taxa de controle local de aproximadamente 50% para tumores T3, que é menor que a da cirurgia.[176] Para tumores T3, o retorno da mobilidade da prega vocal após a RT indica uma boa resposta. Em uma pequena série de 14 pacientes com carcinoma laríngeo T2b a T3, todos os 5 pacientes que não obtiveram o retorno da mobilidade da prega vocal e nenhum dos 9 pacientes que obtiveram o retorno da mobilidade da prega vocal tiveram recidiva do câncer.[177] O volume tumoral pode prever a resposta à radiação, com resultados ruins nos tumores maiores.[178] Para tumores T3 pequenos que seriam adequados para a laringectomia parcial, a RT primária poderia ser considerada nas pessoas que não desejam buscar uma opção cirúrgica, embora a ressecção cirúrgica geralmente tenha um controle local maior.[179,180] Os regimes de RT intensivos que incluem tratamentos duas vezes ao dia e o uso de radioterapia de intensidade modulada podem melhorar o controle local.[181]

Uma discussão mais aprofundada sobre a RT pode ser encontrada no Capítulo 49. A laringectomia total ou a QRT é recomendada para os tumores T3 volumosos ou tumores inadequados para a cirurgia laríngea conservadora.

Em geral, o carcinoma glótico T4 não é considerado adequado para a ressecção laríngea conservadora. As opções para o carcinoma glótico T4 incluem a laringectomia total, frequentemente com RT ou QRT pós-operatória; NTL; ou QRT primária em casos selecionados de doença de baixo volume, com destruição limitada da cartilagem para preservar a laringe. A NTL pode ser considerada em casos selecionados com extensão subglótica limitada e nenhum envolvimento interaritenóideo.[182] Resultados recentes encorajadores para a MTL no câncer laríngeo T3 a T4 sustentam o seu uso na preservação de órgãos em casos especialmente escolhidos, realizada por cirurgiões experientes.[183] A RT primária para o carcinoma glótico T4 tem baixas taxas de controle local. Uma análise histórica da RT primária para CCE laríngeo constatou que apenas 2 de 25 pacientes com carcinoma glótico T4N0 tratados com RT primária sobreviveram em 5 anos.[184] Nos pacientes incapazes ou indispostos a se submeterem à QRT concomitante e relutantes a fazer uma laringectomia total, a RT primária pode proporcionar uma chance de controle local. Em alguns pacientes, a adição de agentes mais novos, como o cetuximab, pode aumentar a eficácia da RT com um risco de maior toxicidade aceitável.[185]

Embora as tentativas de evitar a laringectomia total sejam justificáveis, a RT pode resultar na destruição significativa do tecido local, formação de cicatrizes e edema persistente. Desse modo, a laringe pode ser preservada, mas o paciente pode ficar com um órgão gravemente comprometido, tendo uma via aérea restrita, uma voz ruim, disfagia e/ou aspiração. Se a RT for selecionada para o tratamento primário, o acompanhamento atento é necessário, pois o sucesso dessa abordagem se baseia na detecção precoce da doença residual ou recidivada, o que pode ser difícil em uma laringe marcada por cicatrizes da radiação. Frequentemente é necessária uma laringectomia total de resgate, caso uma recidiva seja diagnosticada. A taxa de resgate bem-sucedida para recidiva após a RT é de aproximadamente 60%. O edema pós-radiação persistente indica uma doença persistente: 45% dos pacientes com edema que persiste por mais de 6 meses após a RT tiveram uma recidiva profunda.[186] Nessas situações, o acompanhamento atento com endoscopia e imagens é vital.[187] A distinção entre recidiva e condrorradionecrose da laringe pode ser muito difícil. As biópsias profundas necessárias para obter um diagnóstico exato podem induzir ou exacerbar a condrorradionecrose. A tomografia por emissão de pósitrons (PET) tem sido útil para resolver esse dilema e ajudar na vigilância da recorrência tumoral.[188]

Tumores T4a podem ser considerados para ensaios não cirúrgicos de preservação de órgãos (isso será discutido mais adiante). O sucesso dos protocolos de preservação de órgãos para tumores T4a volumosos é menor do que o dos tumores T3, pois a destruição da cartilagem indica uma má resposta a esses protocolos. Esses pacientes foram excluídos do ensaio Radiation Therapy Oncology Group (RTOG) 91-11 que comparou QRT concomitante, quimioterapia de indução seguida por RT e RT isoladamente.[189]

Quando a laringectomia é feita para a doença T4, recomenda-se a hemitireoidectomia ou a tireoidectomia subtotal nos casos de anomalia palpável, tumores subglóticos ou tumores glóticos com extensão subglótica acima de 1 cm.[190] A invasão da glândula tireoide pode ser prevista se houver um linfonodo de Delfos positivo ou destruição da cartilagem. O câncer é encontrado em 3 a 8% das amostras da tireoide.

TRATAMENTO DO PESCOÇO NO CARCINOMA GLÓTICO DE CÉLULAS ESCAMOSAS

A incidência de metástase nodal no CCE glótico é menor que a do CCE supraglótico ou subglótico. Como as pregas vocais são praticamente destituídas de vasos linfáticos, os tumores limitados à glote raramente metastatizam para linfonodos regionais. Quando ocorre metástase, os linfonodos em risco são os pré-laríngeos, pré-traqueais e paratraqueais, além dos linfonodos da cadeia cervical profunda superior, média e inferior (níveis II, III e IV).

As metástases ocultas dos CCEs glóticos T1 a T2 são incomuns e o tratamento eletivo do pescoço N0 não é necessário.[191] O CCE glótico T3 é mais controverso. Em geral, as metástases nodais ocultas são incomuns dos carcinomas glóticos T3, exceto na presença de propagação transglótica do tumor, que tem uma taxa mais alta de metástase oculta.[192] Uma pesquisa nacional de otorrinolaringologistas, publicada em 2003, relatou que 87% dos participantes trataram o pescoço em pacientes com CCE glótico T3N0, e 90% trataram o pescoço naqueles com CCE glótico T4N0.[193] Os carcinomas glóticos T4 têm um risco mais alto de metástases ocultas, de aproximadamente 20%, sendo recomendado o tratamento do pescoço. Se o tumor primário estiver sendo tratado cirurgicamente, também é recomendada uma dissecção cervical ipsilateral seletiva. Para o carcinoma glótico, os linfonodos paratraqueais e os níveis II a IV são dissecados. O tratamento adjuvante com RT ou QRT é utilizado, dependendo dos achados patológicos na amostra da dissecção cervical.[194,195] Se for utilizada a RT para tratar o tumor primário, o compartimento central e o pescoço ipsilateral são incluídos no campo.

Para todos os estádios T, a doença nodal clinicamente evidente justifica o tratamento agressivo, cuja escolha depende do manejo do tumor primário. Se a cirurgia for utilizada para o tumor primário, é indicada uma dissecção cervical ipsilateral abrangente para a doença linfonodal positiva. O tratamento adjuvante pode ser indicado, dependendo dos achados patológicos.

A RT pós-operatória é recomendada quando há muitos linfonodos, propagação extracapsular, invasão extralaríngea e invasão perineural ou linfovascular. Recentemente, dois grandes estudos demonstraram maior controle locorregional com o uso de quimioterapia baseada em platina administrada concomitantemente à RT.[196,197] Cooper et al.[196] encontraram um aumento de 10% na taxa de controle locorregional em 2 anos (82 *vs.* 72%), embora um aumento associado de 43% na toxicidade aguda grau III ou superior (34 *vs.* 77%) também tenha sido relatado. De modo similar, Bernier et al.[197] observaram um aumento de 11% na sobrevida em 5 anos livre de doença, que também foi associado a uma maior taxa de toxicidade aguda. Uma análise comparativa dos resultados combinados desses dois estudos constatou que a propagação extracapsular e as margens cirúrgicas microscopicamente positivas eram os únicos fatores de risco para os quais a quimioterapia adjuvante aumentou a eficácia da RT nos dois estudos.[198] Outras variáveis tenderam para a significância estatística, mas os pacientes que tinham dois ou mais linfonodos positivos (sem propagação extracapsular) como seu único fator de risco não pareceram se beneficiar da adição da quimioterapia.

O maior controle locorregional com QRT primária simultânea levou à adição da quimioterapia à RT como um tratamento adjuvante para os pacientes com achados patológicos adversos na amostra cirúrgica. A decisão de usar a quimioterapia nesse contexto requer a consideração cuidadosa da capacidade do paciente em tolerar o tratamento, e o sucesso dessa terapia depende da conclusão do regime de tratamento sem intervalos significativos.[199-202] Uma análise recente da tolerabilidade da QRT concomitante em pacientes com mais de 70 anos demonstrou alta observância com um regime de carboplatina e RT simultâneos, um achado enconrajador.[203]

TRATAMENTO DO CARCINOMA SUPRAGLÓTICO DE CÉLULAS ESCAMOSAS

O CCE da supraglote metastatiza para os linfonodos cervicais com mais frequência do que o CCE glótico; portanto, o manejo dos vasos linfáticos cervicais desempenha um papel de destaque no planejamento do tratamento do CCE supraglótico. De modo similar ao CCE de cabeça e pescoço em outros sítios, o *status* linfonodal regional (estádio N) de um paciente com CCE supraglótico é o indicador de sobrevida mais importante. Existe uma série de opções terapêuticas para o CCE supraglótico, especialmente os tumores primários iniciais (T1 e T2). A doença inicial (estádio I ou II) geralmente é tratada com terapia de modalidade única, enquanto a doença avançada (estádio III ou IV) geralmente é tratada com terapia de modalidade combinada.

Sessions et al.[204] relataram os resultados de 653 pacientes com CCE supraglótico tratados com uma série de modalidades, exceto quimioterapia. No geral, a sobrevida em 5 anos específica para a doença em todos os estádios foi 66%, com taxa de 77, 74, 64 e 50% para os estádios I, II, III e IV, respectivamente. Nenhuma modalidade de tratamento resultou em uma sobrevida superior. A laringe foi preservada em 86% dos pacientes tratados com laringectomia parcial aberta e em 73% dos pacientes tratados com RT. Em outra grande série de pacientes (n = 903) tratados com cirurgia de conservação, a sobrevida atuarial não corrigida em 5 anos para a doença de estádio I, II, III e IV foi de 84, 81, 76 e 55%, respectivamente.[205]

Um ponto importante a destacar é que a sobrevida do CCE laríngeo diminuiu nos últimos 20 a 30 anos nos Estados Unidos. Uma análise do National Cancer Database realizada por Hoffman et al.[56] constatou que a sobrevida relativa em 5 anos do CCE supraglótico diminuiu de 52,2% (1985 a 1987) para 47,3% (1994 a 1996) ao longo de uma década. O maior declínio na sobrevida dos pacientes com CCE supraglótico ocorre naqueles com tumores T1N0 e T2N0, com um declínio menor, mas ainda significativo, na sobrevida para tumores T3N0. Os autores observaram que a frequência de uso das diversas modalidades de tratamento mudou durante esse período, com um aumento na RT e QRT, e levantaram a hipótese de que a menor sobrevida observada no câncer supraglótico inicial podia ser explicada pelo tratamento cirúrgico menos agressivo do tumor primário e do pescoço.

TRATAMENTO DO TUMOR PRIMÁRIO INICIAL NO CARCINOMA SUPRAGLÓTICO DE CÉLULAS ESCAMOSAS

No câncer supraglótico inicial, as duas opções de tratamento mais utilizadas são a laringectomia supraglótica parcial (SGPL, do inglês *supraglotic partial laryngectomy*) ou a RT. A laringectomia supraglótica parcial para o CCE supraglótico inicial, bem como para alguns

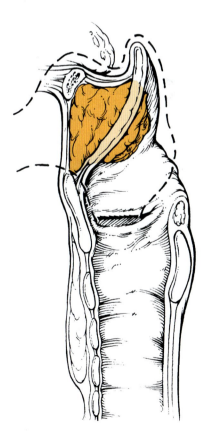

FIGURA 46-10. Contorno da ressecção da laringectomia supraglótica aberta. Repare na inclusão do espaço pré-epiglótico inteiro. (Copyright 2008 by Johns Hopkins University, Art as Applied to Medicine. Modified from Som ML. Conservation surgery for carcinoma of the supraglottis. *J Laryngol Otol* 1970;84:657.)

762 PARTE V | CIRURGIA DE CABEÇA E PESCOÇO E ONCOLOGIA

tumores T3, é alcançada por uma laringectomia supraglótica aberta (LSGA, do inglês *oral supraglotic laryngectomy*) ou MTL.

A LSGA tradicional foi descrita pela primeira vez por Alonso[206] em 1947 e depois aprimorada por Ogura e Som.[207,208] A validade oncológica da LSGA como tratamento para o CCE supraglótico vem do princípio de que a supraglote é embriologicamente separada da glote e da subglote e, por essa razão, o CCE supraglótico continua localizado na supraglote, na maioria dos casos, apesar da falta de uma estrutura anatômica para impedir a invasão da glote.[209] A LSGA remove todas as estruturas laríngeas superiores ao assoalho do ventrículo, preservando as pregas vocais, as aritenoides, a base da língua e o osso hioide (Fig. 46-10). As indicações para LSGA são os tumores supraglóticos T1, T2 ou alguns T3. Os tumores T3 com acometimento do EPE e nenhuma propagação transglótica e/ou comprometimento das pregas vocais são passíveis de LSGA. As contraindicações para LSGA incluem uma má condição física geral, comorbidades (p. ex., idade avançada, doença pulmonar, doença neurológica, disfagia preexistente ou aspiração), envolvimento glótico, mobilidade comprometida ou fixação da prega vocal, invasão da cartilagem tireoide ou cricoide, envolvimento dos músculos profundos da língua.[210] A morbidade funcional da LSGA é significativa e quase todos os pacientes vão sofrer alguma aspiração no pré-operatório. Em virtude disso, a escolha cuidadosa do paciente é crucial para o sucesso global desse procedimento: os candidatos à LSGA devem ter uma boa função pulmonar para tolerar a aspiração prevista. Uma LSGA é chamada de *LSGA estendida* quando é feita uma ressecção mais ampla para o tratamento da CCE que envolve a superfície lingual da epiglote, a base da língua ou uma das aritenoides.[210]

Os resultados funcionais e oncológicos da LSGA são bem documentados. Como a LSGA rompe os músculos faríngeos, músculos infra-hióideos e inervação sensorial da faringe e laringe, a deglutição é acentuadamente prejudicada, especialmente no início do período pós-operatório. É necessária uma traqueostomia em todos os pacientes para proporcionar uma via aérea segura e proteger a via aérea inferior da aspiração. Suarez et al.[211] relataram que 10% dos pacientes em sua série necessitaram de uma laringectomia total por aspiração crônica. A idade avançada (>65 anos) foi o principal fator de risco para a aspiração intratável. Outros 24% dos indivíduos necessitaram de traqueostomia permanente. Bron et al.[212] observaram que aproximadamente um quarto de seus pacientes aspirou no início do período pós-operatório. A duração média até a alimentação oral normal se estabelecer foi de 16 dias e a duração média até a decanulação foi de 17 dias.

A LSGA produz um controle local excelente no tratamento do câncer supraglótico inicial na faixa de 80 a 100%.[213-218] Nos pacientes tratados com LSGA para CCE supraglótico T1 a T3, Bron et al.[212] relataram um controle local em 5 anos, controle locorregional e taxas de sobrevida globais de 92,5, 90 e 92%, respectivamente. A RT adjuvante foi administrada em 30% para margens cirúrgicas positivas ou achados patológicos nos linfonodos. O controle local e a sobrevida foram ruins quando a invasão cartilaginosa estava presente ou quando houve extensão extralaríngea da doença (i. e., pT4). Suarez et al.[218] trataram 193 pacientes com CCE supraglótico com LSGA e dissecção cervical. Quase a metade dos indivíduos recebeu RT adjuvante. O controle local foi de 98% nos tumores T1 e 91% com tumores T2. Nenhuma melhoria na sobrevida global foi observada com a adição da RT. Na série de Bocca,[214] consistindo em 537 pacientes com câncer supraglótico (predominantemente T2), o controle local foi de 94% no estádio I e 82% no estádio II; a sobrevida global em 5 anos foi de 78%.

Robbins et al.[216] trataram 139 CCEs supraglóticos T2 e T3 com LSGA sempre que foi tecnicamente possível e com laringectomia total ou RT quando não era. O controle local em 3 anos foi de 100% no grupo de LSGA e 91% no grupo de laringectomia total. Os indivíduos tratados com RT primária tiveram uma taxa de controle local de 69%, que aumentou para 85% com a laringectomia total de resgate. A sobrevida em 5 anos foi de 89% nos indivíduos tratados primariamente com LSGA, 78% com a laringectomia total e 70% com RT.

A microcirurgia transoral a *laser* (MTL) para carcinoma supraglótico, descrita pela primeira vez por Vaughan[219] em 1978, se tornou uma alternativa aceitável à LSGA para CCE supraglótico. As indicações para MTL são parecidas com as da LSGA (i. e., tumores T1 a T2 e T3 selecionados), embora algumas instituições utilizem a MTL em lesões mais avançadas, como em tumores T4.[220,221] Existem poucas contraindicações, mas elas incluem a exposição incompleta do tumor, o tumor que envolve os grandes vasos do pescoço e a localização do tumor e/ou o volume que requeiram uma ressecção ampla que colocaria o paciente em alto risco de aspiração (p. ex., amplo envolvimento da base da língua).[221] As indicações para a dissecção cervical não mudam com a MTL, e os dois lados do pescoço podem ser dissecados ao mesmo tempo em que o primário é ressecado ou, na maioria das vezes, isso é feito em estádios, algumas semanas após a MTL inicial.[222] As taxas de controle local da MTL são similares às da LSGA; no entanto, a morbidade funcional é muito menor após a MTL, pois os músculos extrínsecos da laringe, músculos faríngeos, arcabouço cartilaginoso da laringe e nervos laríngeos superiores continuam intactos.[223] As vantagens funcionais da MTL incluem a ausência de uma traqueostomia temporária ou permanente; menos comprometimento da deglutição no pós-operatório, que inclui menos aspiração; e uma incidência mais baixa de fístulas faringocutâneas.[220,224]

Ambrosch et al.[220] relataram sua experiência com a MTL para carcinoma supraglótico inicial em 1998. Somente 4% dos indivíduos foram tratados com RT adjuvante – 96% se submeteram apenas à MTL. Nenhuma traqueostomia foi realizada no momento da ressecção, embora um paciente tenha necessitado de traqueostomia temporária para gerenciar a aspiração. A duração média da alimentação por sonda nasogástrica foi de 6 dias, e a deglutição global foi excelente no pós-operatório. Os resultados oncológicos foram equivalentes aos da LSGA: taxas de controle local em 5 anos de 100% com tumores pT1 e 89% com tumores pT2, que foram resgatados com uma segunda MTL ou com LSGA, produzindo uma taxa de controle local definitiva de 97%. A sobrevida global em 5 anos foi de 76%.

Iro et al.[25] relataram os resultados da MTL em uma série de 141 cânceres supraglóticos, que consistiam predominantemente em tumores T1 ou T2. A metade dos indivíduos também sofreu dissecções cervicais, e 45% receberam RT adjuvante. As traqueostomias foram necessárias em 13% dos indivíduos durante o curso do tratamento e foram permanentes em 9% deles. Quase todos os indivíduos, exceto um, que necessitaram de uma traqueostomia permanente foram estadiados como pT4 e se submeteram à ampla ressecção da base da língua. As taxas de controle locais em 5 anos foram 86, 75, 75 e 78% para os estádios I, II, III e IV, respectivamente. A sobrevida de cinco anos livre de doença foi relatada em 66% (75% nos estádios I e II e 56% nos estádios III e IV).

Motta et al.[226] realizaram a MTL em 124 indivíduos com carcinoma supraglótico linfonodo-negativo T1 a T3 e observaram taxas de controle locais de 82, 63 e 77% para lesões T1, T2 e T3. As taxas de preservação laríngea foram 89, 85 e 95%, com sobrevidas globais de 91, 88 e 81%, respectivamente. Os tumores supraglóticos avançados também foram incluídos em uma série de MTLs relatada por Rudert et al..[227] A maioria dos pacientes (24 de 34) recebeu RT e quase 20% necessitaram de traqueostomia. O controle local foi de 100, 75, 78 e 37% para tumores T1, T2, T3 e T4, respectivamente; a sobrevida global foi de 71% nos tumores de estádios I e II e de 50% nos tumores de estádios III e IV.

Os resultados funcionais dos pacientes submetidos à MTL ou LSGA para CCE supraglótico predominantemente T1 a T2 foram comparados por Peretti et al..[223] Uma traqueostomia temporária foi necessária em 14% dos pacientes de MTL em uma média de 4,5 dias em comparação com 100% dos pacientes de LSGA que foram decanulados após uma média de 35 dias. Não foi necessária nenhuma traqueostomia permanente em qualquer um dos grupos. Uma sonda de alimentação foi utilizada em 21% dos pacientes de MTL em uma média de 5 dias, comparados com 100% dos pacientes de LSGA em uma média de 19 dias. Nenhuma sonda de alimentação permanente foi colocada em qualquer um dos grupos, e o período médio de internação foi de 11 dias para o grupo de MTL *versus* 26 dias para o grupo de LSGA. Nenhuma diferença significativa na qualidade da voz foi relatada entre os dois grupos. As ressecções transorais também são possíveis usando tecnologia robótica. A cirurgia robótica transoral (TORS, do inglês *transoral robotic surgery*) da supraglote foi relatada por vários autores com resultados oncológicos e funcionais similares aos da MTL.[228-230] A capacidade do cirurgião para expor o tumor e inserir instrumentos para a TORS da laringe é limitada pela exposição restrita através da boca e pela instrumentação relativamente volumosa disponível atualmente. A utilidade ampliada da TORS para procedimentos laríngeos vai exigir mais miniaturização e/ou modificações no design para aumentar a exposição cirúrgica e o acesso.

O papel da RT adjuvante na MTL não está bem definido, e até 94% dos indivíduos recebem RT adjuvante após a MTL em algumas séries.[231]

Zeitels et al.[232] concluíram que pequenas lesões supraglóticas T1 a T2 nos subsítios adequados à ressecção endoscópica (epiglote supra-hióidea, prega ariepiglótica, prega vestibular) podiam ser tratadas com êxito usando MTL sem RT, mas recomendaram que a RT deveria ser administrada após as ressecções endoscópicas de lesões maiores (T2 a T3) em sítios menos favoráveis, como a epiglote infra-hióidea. Nessa série, foi relatada uma alta taxa de falha local após a RT nos pacientes em que as margens negativas não foram alcançadas na MTL, sugerindo que a RT não conseguiu controlar a doença residual no sítio primário. Davis et al.[233] descreveram o conceito de MTL como um tratamento neoadjuvante para remover todo carcinoma no sítio primário com margens negativas, seguida por RT para tratar qualquer doença microscópica residual e para tratar o pescoço. Usando essa abordagem para o CCE supraglótico T2, a MTL e as dissecções cervicais em indivíduos linfonodo-positivos foram realizadas, e 83% receberam RT adjuvante. Mais de um terço dos indivíduos foi estadiado como pT3 secundário à invasão do EPE. O controle local foi de 100% no grupo submetido apenas à cirurgia, 97% no grupo de modalidades combinadas; o controle regional foi de 86% nos indivíduos linfonodo-negativos que receberam RT nos pescoços e 91% nos que eram linfonodo-positivos que receberam cirurgia e RT no pescoço.

A sobrevida global foi baixa (63%) no grupo MTL/RT e de apenas 50% no grupo submetido apenas à MTL em virtude da alta taxa de mortes não relacionadas ao câncer. Uma sonda de alimentação permanente foi necessária em 3%, e nenhuma traqueostomia permanente foi necessária. O tempo médio até a deglutição normal se estabelecer foi de menos de 14 dias.

Como a RT geralmente tem uma taxa de controle local inferior comparada com a cirurgia, especialmente nas lesões volumosas, Agrawal et al.[231] propuseram que um procedimento de MTL para diminuir o volume do tumor primário poderia melhorar o resultado oncológico. Em um ensaio prospectivo da MTL com RT adjuvante para CCE supraglótico T1N0 a T2N1, a taxa de controle local em 3 anos foi de 97%, com uma recorrência que foi recuperada pela laringectomia total. A taxa de sobrevida global foi de 88%. Os resultados funcionais não foram tão bons quanto em outras séries de MTL, o que provavelmente foi uma consequência da adição da RT adjuvante: 21% dos indivíduos sofreram um período prolongado de disfagia (3 a 10 meses) e 9% necessitaram de uma sonda de gastrectomia permanente. O recrutamento de indivíduos para esse ensaio foi difícil; alguns pesquisadores relutaram em usar RT em todos os pacientes, pois eles ficaram cada vez mais confortáveis no uso da cirurgia como modalidade única de tratamento desses pacientes.

A RT desempenha um papel importante no tratamento dos pacientes cujos tumores não são adequados para a laringectomia parcial, que são clinicamente inadequados para a cirurgia ou que prefiram evitar a cirurgia. Em geral, a excisão cirúrgica tem uma taxa de controle local mais alta nos tumores supraglóticos iniciais do que a RT.[234] A RT sozinha também é menos eficaz do que a cirurgia (com RT adjuvante) ou do que a QRT nos pacientes com carcinoma laríngeo avançado; no entanto, a RT como modalidade única pode ser utilizada para tratar os pacientes que não são qualificados para os protocolos QRT, mas que desejam tentar preservar a laringe. A RT não é isenta de complicações, incluindo disfagia, aspiração, edema laríngeo e condronecrose, que pode exigir traqueostomia ou laringectomia total.[234]

Harwood[235] relatou taxas de controle local iniciais com a RT de 70% em tumores T1N0, 68% em T2N0 e 54% em T3N0 a T4N0. Mendenhall et al.[234] trataram 209 carcinomas supraglóticos com RT primária e obtiveram taxas de controle local 100, 85, 64 e 36% em lesões T1, T2, T3 e T4, respectivamente. Os pacientes com doença recorrente foram recuperados com uma laringectomia total ou, se possível, uma LSGA, proporcionando uma taxa de controle local definitiva de 100, 88, 81 e 57%. A sobrevida específica para a doença em questão nas séries foi de 100, 92, 75, 47 e 32% nos estádios I, II, III, IVa e IVb, respectivamente. O volume tumoral (<6 cm³) e a mobilidade das pregas vocais foram indicadores importantes do controle local. Hinerman et al.[236] relataram 274 pacientes com CCE supraglótico tratados com RT com ou sem dissecção cervical. A taxa de controle local em 5 anos após a RT foi 100, 86, 62 e 62% nos tumores T1, T2, T3 e T4, respectivamente. A sobrevida específica em 5 anos foi de 100, 93, 81, 50 e 49% nos estádios I, II, III, IVa e IVb, respectivamente.

A RT primária foi comparada com a laringectomia parcial e a dissecção cervical por Spriano et al.[237] no tratamento de 166 CCEs supraglóticos de estádio I e II. O grupo cirúrgico teve uma taxa de sobrevida livre de doença em 5 anos superior, equivalente a 88 *versus* 76% do grupo da RT. A cirurgia de resgate foi eficaz em 66% das falhas da laringectomia parcial e em 50% das falhas da RT. Alterações nos regimes fracionados também foram utilizadas para tratar o CCE supraglótico, e vários relatos sugeriram melhores taxas de controle local com a RT hiperfracionada duas vezes ao dia em comparação com a RT uma vez ao dia.[238-240]

TRATAMENTO DO TUMOR PRIMÁRIO AVANÇADO NO CARCINOMA SUPRAGLÓTICO DE CÉLULAS ESCAMOSAS

Os tumores supraglóticos primários avançados (i. e., T3 a T4) têm sido tratados tradicionalmente com laringectomia total, dissecções cervicais bilaterais e RT pós-operatória. No entanto, a preservação laríngea se tornou um objetivo importante no tratamento do câncer laríngeo em uma tentativa de melhorar a qualidade de vida dos pacientes.[241] As opções terapêuticas para essas lesões avançadas incluem atualmente a excisão cirúrgica (laringectomia total ou laringectomia parcial em casos selecionados) com dissecções cervicais bilaterais, seguida por RT adjuvante ou QRT concomitante; a RT primária com resgate cirúrgico, normalmente a laringectomia total; ou QRT concomitante com resgate cirúrgico.[242]

O Department of Veteran Affaris (VA) Laryngeal Cancer Study, publicado em 1991, foi um ensaio de referência no desenvolvimento da preservação não cirúrgica de órgãos e na quimioterapia para o tratamento do câncer laríngeo avançado.[243] Quase dois terços dos indivíduos (208 de 332) tinham CCE supraglótico, e a maioria dos tumores foi classificada como T3. A seção sobre preservação não cirúrgica de órgãos mais adiante neste capítulo descreve o desenho e os resultados de estudos importantes do tratamento não cirúrgico do câncer laríngeo avançado.

Um segundo ensaio importante para investigar o tratamento não cirúrgico do CCE laríngeo avançado, o Head and Neck Intergroup Study (RTOG 91-11), foi apresentado em 2003.[189] Mais de dois terços dos indivíduos (356 de 518) tinham tumores supraglóticos. Os tumores T4 de grande volume que se estenderam para a base da língua em mais de 1 cm ou que penetraram a cartilagem foram excluídos. O grupo de QRT concomitante teve taxas mais altas e significativas em termos estatísticos de controle locorregional (78%) e de preservação laríngea (88%) em comparação com a quimioterapia de indução e da RT. Os achados desse estudo fizeram a QRT concomitante se tornar o protocolo padrão de preservação não cirúrgica de órgãos nos cânceres laríngeos avançados com tumores T2, T3 e T4 de baixo volume sem destruição bruta da cartilagem. Mais informações sobre a preservação não cirúrgica são discutidas posteriormente.

A excisão cirúrgica dos tumores primários avançados tem sido feita tradicionalmente pela laringectomia total e, embora continuem a ser o procedimento mais utilizado, as ressecções laríngeas conservadoras como a LSGA, LSGA estendida, laringectomia supracricoide parcial (LSCP) ou MTL podem ser utilizadas em casos selecionados. A LSCP, descrita pela primeira vez em 1959 por Majer e Rieder,[244] é uma técnica de preservação cirúrgica de órgãos em que o objetivo é preservar a função sem a necessidade de um estoma de qualquer tipo. Pode ser utilizada como um tratamento primário ou como um procedimento de resgate após a RT.[245] Esse procedimento resseca as duas pregas vocais, as duas pregas vestibulares, os dois espaços paraglóticos, a cartilagem tireoide inteira e a epiglote. O osso hioide e a cartilagem cricoide são preservados. Uma das aritenoides também pode ser incluída na ressecção, mas pelo menos uma unidade cricoaritenoide intacta deve ser preservada para a função pós-operatória.[244] Após a ressecção de um câncer supraglótico, o defeito cirúrgico é fechado justapondo fortemente o osso hioide e a base da língua na cartilagem cricoide, o que se chama *crico-hioidopexia* (CHP). Uma LSCP com CHP é utilizada em determinados tumores supraglóticos e transglóticos T2, T3 e T4: tumores T2 em que a LSGA não está indicada em virtude do envolvimento das pregas vocais ou da comissura anterior, extensão para o assoalho do ventrículo e/ou mobilidade da prega vocal comprometida; tumores transglóticos e supraglóticos T3 com fixação da prega vocal e/ou invasão do espaço pré-epiglótico; e tumores transglóticos e supraglóticos T4 com invasão limitada da cartilagem tireoide sem extensão para o pericôndrio tireóideo externo ou propagação extralaríngea.[244] As contraindicações para LSCP incluem má saúde geral, má função pulmonar, invasão da articulação cricoaritenoide, invasão da cartilagem cricoide, envolvimento da comissura posterior, extensão para a subglote, invasão do osso hioide, extensão do tumor para o pericôndrio externo da cartilagem tireoide ou propagação extralaríngea.[210,246]

Os resultados oncológicos da LSCP com CHP são excelentes, com taxas de sobrevida em 5 anos de 67 a 95% e taxas de controle local de 88 a 95%.[244,247] A laringectomia total é o procedimento de resgate recomendado para a doença recorrente. Em geral, a função laríngea é boa após a LSCP. A traqueostomia e uma sonda de alimentação são necessárias para todos os pacientes inicialmente, mas são temporárias na maioria deles.[245,248] Pode ser necessária uma totalização da laringectomia no caso de aspiração persistente.[166,245] A principal desvantagem da LSCP é a má qualidade da voz.[244]

Em resumo, nos tumores supraglóticos T3 ou T4a sem envolvimento amplo da base da língua ou destruição da cartilagem, a preservação não cirúrgica do órgão (usando QRT concomitante) ou, em casos especiais, a cirurgia laríngea conservadora (com RT adjuvante) pode ser utilizada principalmente em um esforço para preservar uma laringe funcional. A RT adjuvante ou QRT concomitante pode ser necessária após o tratamento cirúrgico primário, e a laringectomia total pode ser necessária como procedimento de resgate após o tratamento de preservação não cirúrgica ou cirúrgica do órgão. Para tumores T4 amplos com destruição macroscópica da cartilagem e/ou propagação extralaríngea, a laringectomia total é o tratamento inicial de escolha.

TRATAMENTO DO PESCOÇO NO CARCINOMA SUPRAGLÓTICO DE CÉLULAS ESCAMOSAS

O CCE supraglótico tem uma alta incidência de metástases regionais clinicamente aparentes ou ocultas e frequentemente metastatiza para os níveis II, III e IV; as metástases bilaterais ocorrem com frequência. O tratamento eletivo do pescoço clinicamente linfonodo-negativo é indicado em todos os CCEs supraglóticos, exceto as lesões T1. A escolha da cirurgia ou da RT no pescoço vai variar de acordo com o modo que o tumor primário é tratado. Nos tumores em estádio inicial (T1 a T2), a cirurgia ou a RT podem ser utilizadas como modalidade única de tratamento, tanto do sítio primário quanto do pescoço. As indicações para dissecção cervical não mudam quando o tumor primário é tratado com uma ressecção laríngea parcial. Nas lesões primárias avançadas (T3 a T4), a terapia de modalidade combinada costuma ser indicada. Muitas vezes o tratamento com preservação não cirúrgica do órgão, como a QRT ou RT, é utilizado inicialmente, com a cirurgia de resgate do tumor primário e/ou pescoço. Alpert et al.[249] investigaram o uso da RT no tratamento de pescoços clinicamente linfonodo-negativos no CCE: em pacientes com estádio N0, os dois lados do pescoço foram tratados com RT; e nos pacientes com metástases linfonodais ipsilaterais, o pescoço ipsilateral foi tratado com cirurgia e o pescoço contralateral com RT, que foi eficaz nesse papel; o fracasso foi observado em apenas 3% dos pescoços linfonodo-negativos.

O tratamento cirúrgico padrão do pescoço no CCE supraglótico N0 é a dissecção cervical seletiva bilateral dos níveis II a IV. Vários estudos observaram que os níveis I e V raramente são envolvidos por metástases quando elas são clinicamente evidentes nos níveis II a IV e nunca estão envolvidos quando há metástases ocultas no pescoço lateral.[100,250,251] Uma dissecção cervical seletiva (níveis II a IV) é tão eficaz quanto uma dissecção cervical abrangente (níveis I a V) para doença N0 e N1.[252] Outros estudos do CCE supraglótico e glótico N0 observaram que as metástases não são comuns no subnível IIb e no nível IV e, portanto, Ferlito et al.[107] sugeriram que, nesses casos, uma dissecção cervical seletiva mais direcionada para o subnível IIa e nível III pode ser adequada para o tratamento cirúrgico eletivo do pescoço. É importante observar que uma exceção a esses achados foi um estudo que constatou que as metástases ocultas estavam presentes no nível I em 82% dos CCEs supraglóticos em estádio cN0.[104] Cinquenta e sete pacientes tiveram doença cN0 na apresentação; desses, 34 se submeteram à dissecção cervical eletiva e os 23 pacientes restantes foram observados. Desses pacientes que receberam dissecção cervical, 30% (n = 10) tinham doença histologicamente positiva e, dos 23 pacientes observados, 30% (n = 7) tinham doença regional (cervical) histologicamente positiva. Dos 17 pacientes clinicamente linfonodo-negativos e patologicamente linfonodo-positivos, 82% (14 de 17) tinham envolvimento de nível I (triângulo submandibular) e 100% tinham envolvimento de nível II.

O tratamento do pescoço linfonodo-negativo é menos controverso. Se a cirurgia for a modalidade de tratamento primária, uma dissecção cervical seletiva (níveis II a IV) é tão eficaz quanto uma dissecção cervical abrangente para doença N1, mas para a doença nodal mais ampla (N2 a N3) deve ser feita uma dissecção cervical abrangente.[252,253] A dissecção cervical bilateral diminui a taxa de falha regional do tratamento cirúrgico do CCE supraglótico de 20% dos casos (em que o pescoço contralateral não dissecado foi o sítio mais comum de recorrência) para 8%.[254] A RT adjuvante é indicada para as dissecções cervicais que exibem achados patológicos favoráveis, incluindo múltiplos linfonodos envolvidos, propagação extracapsular ou extensão do tumor para os tecidos moles.[205,214,255]

Em suma, no CCE supraglótico, o tratamento cirúrgico do pescoço N0 e N1 frequentemente é feito com dissecção cervical seletiva bilateral (níveis II a IV). Para a doença N2 ou N3, indica-se uma dissecção cervical abrangente (níveis I a IV) para o pescoço linfonodo-positivo, com uma dissecação cervical contralateral seletiva (níveis II a IV) se o pescoço contralateral for linfonodo-negativo. O tratamento não cirúrgico primário deve incluir RT em ambos os lados do pescoço.

CARCINOMA SUBGLÓTICO DE CÉLULAS ESCAMOSAS

O tratamento do CCE subglótico requer frequentemente uma laringectomia total e RT pós-operatória. A laringectomia total é necessária porque a invasão do arcabouço laríngeo é frequente e

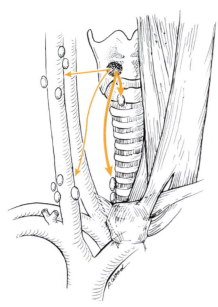

FIGURA 46-11. Vias de metástase linfonodal dos tumores subglóticos primários. A propagação ocorre ao longo dos vasos linfáticos submucosos para os linfonodos paratraqueais e ao longo das cadeias inferior e mesojugular.

a reconstrução laríngea é difícil quando uma parte da cartilagem cricoide é ressecada em uma laringectomia parcial. Também são necessárias a tireoidectomia ipsilateral e a dissecção do linfonodo paratraqueal (Fig. 46-11). Pode ocorrer uma propagação traqueal distal, que exige uma ressecção traqueal baixa e remoção do manúbrio, podendo ser encontrada extensão posterior para o esôfago cervical. Nos pacientes com metástases nodais ou invasão extralaríngea, a RT adjuvante que inclui o mediastino superior ou a QRT concomitante é utilizada para diminuir a probabilidade de recorrência estomal.[97]

Apesar desse tratamento rigoroso, a sobrevida é ruim. Vermund[184] relatou sobrevida de 36% em trabalhos publicados sobre CCE subglótico tratado com RT primária em comparação com 42% de sobrevida nos indivíduos tratados cirurgicamente. Stell e Tobin[256] relataram 44% de mortalidade por câncer em sua série. Mais recentemente, Garas e McGuirt[97] relataram uma taxa de sobrevida de 25% em 3 anos em 15 pacientes, a maioria deles buscando atendimento médico com doença avançada. A RT pode ser considerada nas lesões em estádio inicial, mas os dados para orientar o tratamento são limitados.

TRATAMENTO NÃO CIRÚRGICO DE PRESERVAÇÃO DE ÓRGÃO

Uma série de estudos nos anos 1980 constatou que a adição da quimioterapia antes da RT para a cirurgia de câncer avançado de cabeça e pescoço resultava em altas taxas de regressão tumoral completa, associada com sobrevida prolongada.[257-259] A resposta à quimioterapia foi um fator preditor de radiossensibilidade do tumor; no entanto, essa resposta melhorada não se traduzia em maior sobrevida.[260]

Esses estudos iniciais forneceram a lógica para o estudo do câncer laríngeo VA[243] relatado em 1991. Esse foi o primeiro grande estudo prospectivo randomizado a demonstrar a eficácia da quimioterapia para definir os pacientes mais favoráveis e evitar a laringectomia nos respondentes. Esse estudo multi-institucional relatou 332 pacientes com CCE laríngeo em estádio III ou IV não tratados previamente. Os indivíduos foram randomizados para receber quimioterapia de indução (QI) seguida por RT ou cirurgia (laringectomia total) e RT (Fig. 46-12). Foram administrados dois ciclos de QI no primeiro grupo: os que não responderam à QI sofreram laringectomia total, enquanto os que responderam à QI receberam um terceiro ciclo de quimioterapia seguido por RT com laringectomia total de resgate para doença residual (Fig. 46-12). A taxa de preservação laríngea foi de 64% nos pacientes atribuídos ao grupo QI/RT, embora apenas 3% tivessem uma laringe plenamente funcional. A sobrevida em 2 anos em ambos os grupos foi de 68%. Em um estudo de acompanhamento, um aumento adicional de 10% no número dos indivíduos com uma laringe funcional foi observado em 5 anos, e não foi observada entre os dois grupos nenhuma diferença relevante em termos estatísticos.[261]

Em um esforço para determinar as contribuições relativas da quimioterapia e da RT na preservação laríngea, bem como determinar se a quimioterapia concomitante como radiossensibilizadora aumentaria a probabilidade de preservação do órgão, o Head and Neck Intergroup[189] realizou um estudo prospectivo randomizado que incluiu 518 pacientes atribuídos aleatoriamente em três braços de tratamento (Fig. 46-13). Os indivíduos receberam QI seguida por RT, QRT concomitante ou apenas RT. Os carcinomas glóticos ou supraglóticos de estádio III e IV não tratados previamente que exigiram laringectomia total para tratamento cirúrgico foram considerados elegíveis. Esse estudo excluiu os indivíduos com tumores T1 e T4 volumosos com destruição da cartilagem laríngea, invasão através das cartilagens laríngeas ou ampla invasão da base da língua. Em 2 anos, a laringe foi preservada em 88% dos pacientes no grupo de QRT concomitante, comparados com 75 e 70% nos grupos de QI/RT e de apenas RT. A taxa de sobrevida global dos três grupos foi parecida: a sobrevida em 5 anos foi de 54 a 56%. A alta taxa de preservação laríngea no grupo QRT concomitante foi associada com uma incidência de 82% de toxicidade em alto grau, comparada com uma incidência de 81 e 62% nos grupos de QI/RT e RT, respectivamente. Nos pacientes cuja terapia não cirúrgica de preservação do órgão fracassou, a laringectomia total resgatou aproximadamente três quartos desses pacientes.

Adelstein et al.[262] compararam a RT com QRT concomitante no câncer laríngeo de estádios III e IV e observaram uma diferença significativa no intervalo livre de doença (51 vs. 62%). A sobrevida global em 5 anos foi similar nos dois grupos (48 vs. 50%), o que os autores acreditam ter ocorrido em virtude das mortes não relacionadas ao câncer e à eficácia da cirurgia de resgate. A maior parte dos demais estudos de QRT concomitante em cabeça e pescoço não aborda especificamente a laringe e não tem grandes quantidades de pacientes de câncer laríngeo.[242] A utilidade da QI foi reavaliada em um relato recente de Urba et al.,[263] no qual um único ciclo de quimioterapia foi utilizado para selecionar pacientes com câncer laríngeo avançado para tratamento com QRT concomitante. A sobrevida em 3 anos específica para a causa e as taxas de sobrevida globais foram 87 e 85%, respectivamente, com uma taxa de preservação laríngea de 70%.

Apesar dos resultados animadores, a preservação não cirúrgica de órgãos tem suas desvantagens, especialmente com relação à sua toxicidade, que precisa ser levada em consideração na decisão

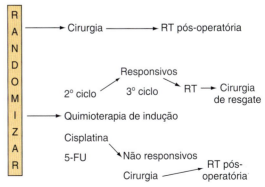

FIGURA 46-12. Esquema de um algoritmo de tratamento da European Organisation for Research and Treatment of Cancer. RT, radioterapia; 5-FU, 5-flurouracila.

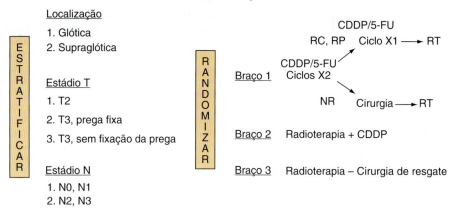

FIGURA 46-13. Esquema de um algoritmo de tratamento do National Câncer Institute Intergroup Laryngeal Preservation Study. 5-FU, 5-flurouracila; CDDP, cisplatina; RC, resposta completa; NR, nenhuma resposta; RP, resposta parcial.

sobre o tratamento. No estudo RTOG 91-11, a toxicidade aguda foi mais comum e grave com a QRT concomitante em comparação com os dois outros grupos e incluiu os efeitos colaterais relacionados à quimioterapia – como neutropenia, náusea e vômito – e maiores taxas de mucosite grave induzida por radiação.[189] A taxa total de efeitos tóxicos graves, agudos e tardios, foi de 82% no grupo de QRT concomitante. Nenhuma diferença foi observada entre os três grupos com relação à fala e 3 a 8% relataram comprometimento da fala moderado ou pior em 2 anos. No entanto, a incidência de disfagia foi alta: 26% dos pacientes tratados com QRT concomitante tiveram problemas de deglutição 1 ano após o tratamento. Em 2 anos, nenhuma diferença significativa foi observada entre os grupos, embora 15% do grupo de QRT concomitante tenham relatado disfagia permanente. A RT e QRT prévias também podem apresentar problemas tanto para o paciente quanto para o cirurgião, caso a cirurgia, frequentemente a laringectomia total, seja necessária após a preservação não cirúrgica do órgão, nos casos de doença residual ou recidivante, condronecrose ou aspiração persistente. Em um relato subsequente sobre o ensaio RTOG 91-11, Weber et al.[264] concluíram que a morbidade da laringectomia total após a preservação do órgão foi aceitável, mas observaram que até 30% dos pacientes desenvolveram uma fístula faringocutânea. A incidência foi maior no grupo de QRT concomitante, mas essa diferença não foi estatisticamente significativa.

Dois princípios importantes precisam ser obedecidos quando são executados protocolos de tratamento não cirúrgicos de preservação da laringe. Primeiro, se for utilizada a quimioterapia neoadjuvante ou a QRT concomitante, a laringectomia total deve ser feita para resgate em pacientes que não respondem, caso a sobrevida não seja comprometida.[265] Segundo, o sucesso da QRT depende da conclusão do protocolo de tratamento. A eficácia da RT é bastante reduzida se houver pausas no tratamento em virtude da toxicidade.[266] Como a terapia não cirúrgica de preservação da laringe tem toxicidade e mortalidade significativas (2 a 4%), os pacientes com comorbidades e pouco apoio social para ajudá-los durante esse tratamento difícil são menos propensos a completar o tratamento e, assim, se beneficiar da adição da quimioterapia.

O sucesso do tratamento não cirúrgico de preservação da laringe fora dos ensaios clínicos rigorosamente supervisionados também tem sido questionado. Hoffman et al.[56] observaram uma diminuição preocupante da sobrevida no câncer de laringe entre 1985 e 2001 nos pacientes com câncer glótico avançado, câncer supraglótico inicial e câncer supraglótico T3N0M0. Durante esse mesmo período, foi observado um aumento acentuado no uso do tratamento não cirúrgico de preservação da laringe. Recentemente, Chen e Halpern[267] analisaram 7.019 casos de câncer laríngeo do National Cancer Database e observaram que a laringectomia total estava associada com um aumento estatisticamente significativo na sobrevida em comparação com a QRT no câncer laríngeo de estádio IV.

MANEJO DO PESCOÇO APÓS O TRATAMENTO NÃO CIRÚRGICO DE PRESERVAÇÃO DE ÓRGÃO

Em todos os protocolos não cirúrgicos de preservação da laringe, o manejo do pescoço e do sítio primário deve ser considerado tanto individualmente quanto em conjunto. Os especialistas não concordam de forma uniforme com o manejo do pescoço nos pacientes em que houve uma resposta completa ao tratamento no sítio primário e no pescoço. Tradicionalmente, se qualquer doença residual for detectada após a conclusão da RT ou QRT, seja por exame clínico ou por avaliação radiológica, a dissecção do pescoço é indicada.[243] No estudo VA inicial de 106 pacientes que se submeteram a QI e RT, 46 tinham doença N2 ou N3.[243] Desses 46 pacientes, foi obtida uma resposta completa ao tratamento em 18 pacientes (39%) e nenhuma resposta foi observada em 12 pacientes (26%); dentre os que responderam completamente ao tratamento, 50% tinham doença N2 e 33% tinham doença N3. Esses dados demonstram que não há uma correlação direta entre o tamanho inicial do linfonodo e a resposta. Dos 18 pacientes que obtiveram uma resposta completa no pescoço, 5 acabaram necessitando de uma dissecção cervical. Dos 28 pacientes que tiveram uma resposta incompleta, 19 se submeteram à dissecção cervical. Quando a recidiva no pescoço foi tardia, a sobrevida foi ruim (<30%). Quando o pescoço respondeu pouco à terapia combinada, o resgate cirúrgico também produziu um resultado ruim.

Outras experiências com protocolos QRT para preservação laríngea têm concentrado a atenção nas metástases cervicais, e foi identificado um paradoxo. Quando a dissecção cervical de rotina é feita após a QRT, várias séries relataram uma incidência de 14 a 39% de achados positivos nos pacientes que tiveram uma resposta clínica completa à QRT.[268] Nos pacientes com uma resposta incompleta, a maioria das amostras não demonstrou evidências patológicas de tumor.[269,270] Além disso, nos estudos em que foi feita a dissecção cervical após a QRT, a taxa de recorrência no pescoço foi baixa (0 a 6%).[271] Acredita-se que, em muitos pacientes com achados patológicos de tumor na amostra cervical, as células não são viáveis, mas ainda não foram depuradas pelo corpo. Em um estudo de pacientes com tumor persistente após o término do tratamento de câncer nasofaríngeo, biópsias seriadas a cada 2 semanas após o tratamento determinaram que as biópsias positivas exibindo tumor foram vistas por até 12 semanas em pacientes que, no final das contas, tiveram uma resposta completa.[272]

Cada vez mais se utiliza a PET 3 meses após a conclusão do tratamento para avaliar a eficácia do mesmo. Uma PET negativa em 3 meses indica de maneira confiável a ausência de doença persistente. Para pacientes com doença N1 ou N2, o uso da PET se mostra promissor para prever quais pacientes podem evitar a dissecção cervical após o tratamento.

TRATAMENTO DO CARCINOMA DE CÉLULAS ESCAMOSAS RECORRENTE

O CCE laríngeo recorrente pode ser recuperado em aproximadamente dois terços dos casos, fazendo acompanhamento rigoroso e investigação completa de qualquer possível recorrência crítica. As falhas de RT ou QRT podem ser recuperadas com cirurgia, enquanto as falhas cirúrgicas podem ser recuperadas com cirurgia posterior ou, em alguns casos, RT ou QRT.

A detecção da doença recorrente (ou residual) é desafiadora e se tornou particularmente importante desde o advento das terapias não cirúrgicas de preservação de órgão. O *status* da laringe pode ser difícil de avaliar após a RT ou QRT em virtude de inflamação, edema, fibrose ou cicatrização, que se desenvolvem em consequência do tratamento. Os sintomas de recidiva podem variar de acordo com o sítio do tumor primário original e a natureza da recorrência. Os sinais de recorrência local incluem edema crescente, espessamento das pregas vocais, comprometimento da mobilidade das pregas vocais, fixação das pregas vocais, leucoplasia, lesão de massa e/ou ulceração.[273]

O câncer recorrente pode ser submucoso e as biópsias profundas podem ser necessárias, pois as biópsias superficiais do epitélio podem não diagnosticar o tumor recorrente. A biópsia profunda deve ser feita com cuidado na laringe irradiada, pois pode causar infecção, pericondrite ou condrorradionecrose.[274] A doença recorrente precisa ser diferenciada do edema induzido por radiação, pericondrite ou condronecrose, já que a apresentação clínica dessas entidades pode ser parecida e a biópsia continua a ser o padrão de excelência para o diagnóstico da doença recorrente.

A PET tem sido utilizada com sucesso para distinguir entre condronecrose e tumor residual ou recorrente na laringe após a terapia de preservação de órgão e ajuda a evitar biópsias desnecessárias.[188,275] A sensibilidade e especificidade da PET no diagnóstico de carcinoma residual ou recorrente na laringe foi de 80 e 81%, respectivamente, comparadas com 58 e 100% na TC.[276] Em outro estudo, a acurácia da PET no diagnóstico do câncer recorrente foi superior à da TC e do exame clínico: 79 *versus* 61 *versus* 43%, respectivamente.[277] A utilidade da PET no diagnóstico da doença recorrente ainda está sendo avaliada e foi proposto um ensaio prospectivo para comparar a PET – seguida por uma laringoscopia direta e biópsia, se a PET for positiva – com laringoscopia direta e biópsia.[278]

Quase a metade dos pacientes diagnosticados com CCE recorrente tem tumores transglóticos recorrentes T3 ou T4 (rT3/4).[279] O tratamento padrão do CCE laríngeo recorrente é a laringectomia total. No entanto, a laringectomia parcial tem sido utilizada há várias décadas para tratar o CCE recorrente, sendo particularmente útil para os tumores iniciais que não responderam à RT. Som[280] relatou o uso de uma abordagem aberta (laringofissura) para o resgate das falhas de radiação nos anos 1950. Em 1970, Biller et al.[281] propuseram critérios que evitariam o uso da laringectomia parcial como resgate cirúrgico, que incluem a extensão subglótica acima de 5 mm, invasão cartilaginosa, envolvimento da prega vocal contralateral, envolvimento da aritenoide (exceto o processo vocal), fixação da prega vocal e recorrência não correlacionada com a lesão primária original.

Na série de Ballantyne e Fletcher[273] de 78 cânceres glóticos iniciais que recorreram após a RT, 75% puderam ser salvos. A laringectomia total foi feita em 85% e a parcial no restante. Um relato mais recente da mesma instituição observou que, embora exista uma grande variedade de procedimentos cirúrgicos laríngeos de conservação como opção de tratamento, como MTL e LSCP, a laringectomia total ainda é necessária em aproximadamente 70% das recorrências do câncer glótico em estádio inicial (T1 ou T2).[282]

Portanto, na minoria dos casos de doença recorrente em estádio inicial, pode ser possível a cirurgia laríngea conservadora. Os resultados da laringectomia parcial aberta foram relatados por vários autores ao longo dos últimos 50 anos.[280,281,283,284] O procedimento da LSCP descrito mais recentemente tem bons resultados oncológicos na pequena quantidade de indivíduos relatada até hoje.[245,285,286] A MTL é eficaz nas recorrências de estádio inicial e, nas mãos de cirurgiões experientes, em determinadas recorrências de estádio avançado.[282,287-289]

As terapias não cirúrgicas de preservação de órgãos se tornaram cada vez mais comuns como modalidade primária de tratamento do CCE laríngeo.[56] No entanto, a cirurgia ainda desempenha um papel importante e pode ser indicada para o resgate da doença residual ou recorrente no sítio primário, na doença residual ou recorrente no pescoço, na condronecrose ou nos problemas funcionais, como a aspiração persistente, estenose laríngea ou estenose faringoesofágica. Esses problemas funcionais resultam de efeitos adversos da RT no tecido mole da laringe, particularmente diminuição da vascularização tecidual e fibrose.[290,291] Embora aumente a eficácia oncológica do tratamento, a adição da quimioterapia à RT também parece aumentar a incidência e gravidade dos efeitos no tecido mole, e se pode esperar um alto risco de complicações pós-operatórias quando é necessário realizar a cirurgia nesses pacientes após a RT ou QRT.[189,264] A má cicatrização da ferida e altas taxas de fístulas faringocutâneas foram observadas por Weber et al.[264] em pacientes no ensaio RTOG 91-11 que se submeteram a cirurgia de resgate. Embora uma maior proporção de pacientes no grupo de QRT concomitante tenha desenvolvido uma fístula (30%), isso não foi relevante em termos estatísticos. Não foi encontrada qualquer correlação entre o momento da cirurgia e a incidência de complicações.

Davidson et al.[292] relataram uma série de 88 pacientes submetidos à cirurgia de resgate após RT sem quimioterapia. A taxa de sobrevida em 5 anos foi de 35%, que não se correlacionou com o estádio TNM do tumor original ou com o momento do diagnóstico da recorrência. Conforme previsto, a maior taxa de complicações cirúrgicas ocorreu nos pacientes submetidos à faringectomia (48%) e a fístula faringocutânea ocorreu em 27% dos indivíduos. Sassler et al.[293] estudaram pacientes submetidos à cirurgia após protocolos não cirúrgicos de preservação de órgãos e observaram a taxa de complicação global de 61%. A taxa de complicações foi 77% quando a cirurgia foi realizada em 1 ano de tratamento, mas foi de apenas 20% quando realizada após 1 ano. Isso se contrapôs ao estudo de Davidson et al..[292] Naquele estudo, e na literatura em geral, o risco de complicações cirúrgicas foi muito maior quando a faringe foi adentrada. A dissecção cervical isoladamente sem entrar no TADS tem uma taxa de complicações muito menor. Sassler observou uma taxa de fístula faringocutânea de 50%, com um tempo médio para o fechamento de 7,7 meses. O maior uso de enxertos de tecido livre para as reconstruções após a laringectomia total ou a laringofaringectomia para tratamento das falhas de RT ou QRT diminuiu a incidência de fístulas faringocutâneas, a duração de quaisquer fístulas que ocorram, reduziu a taxa de formação de estenose e a dependência de sondas de alimentação.[294,295]

Nos pacientes submetidos à cirurgia após a terapia não cirúrgica de preservação de órgãos, a infecção da ferida, o atraso na cicatrização e a formação de fístula não podem ser sempre atribuídos apenas à RT ou QRT, podendo resultar de desnutrição, anomalias metabólicas ou outras comorbidades. Portanto, quando a cirurgia é indicada para esse grupo de pacientes, sua nutrição, *status* da tireoide e saúde geral devem ser otimizados de antemão.

RECORRÊNCIA ESTOMAL

Após a laringectomia, a recorrência do CCE em torno do estoma é um sinal grave. A recorrência estomal costuma ser insidiosa e só é descoberta depois que a doença se torna extensa. A doença recorrente pode ser secundária a envolvimento dos linfonodos paratraqueais, invasão da glândula tireoide, derramamento intraoperatório do tumor com implantação de células no estoma ou excisão incompleta da invasão traqueal pela propagação subglótica. O CCE subglótico está associado com mais frequência à recorrência estomal.[296,297]

O tratamento da recorrência estomal é mórbido e frequentemente malsucedido, então é primordial sua prevenção. Quando o risco de recorrência estomal é grande – ou seja, no CCE subglótico primário, o CCE glótico com mais de 1 cm de extensão subglótica ou tumores glóticos T4 – o lobo da tireoide ipsilateral é removido junto com a laringe e são dissecados os linfonodos paratraqueais bilaterais. A RT adjuvante também é administrada e o campo de tratamento deve incluir o mediastino superior. Em uma grande série relatada por Rubin et al.,[142] a maioria das recorrências estomais (12 de 15) consistiu em tumores subglóticos primários.

A dissecção do mediastino e a ampla ressecção local da recorrência estomal foram um trabalho pioneiro de Sisson,[298] que propôs um sistema de classificação de quatro categorias (Fig. 46-14). A morbidade significativa e a mortalidade estão associadas com o tratamento cirúrgico da recorrência estomal e isso inclui lesão nos grandes vasos, mediastinite, hipocalcemia e formação de fístula. O tratamento agressivo da recorrência estomal de estádios III e IV normalmente não é indicado, pois o prognóstico para esses pacientes é ruim.[200] Sisson[298] concluiu que a falha mediastinal era um fator importante no câncer avançado de cabeça e pescoço e sugeriu que deveria ser considerada nos tumores T4 glóticos e subglóticos nos quais a mediastinoscopia é positiva para envolvimento nodal.

PROGNÓSTICO E SEUS INDICADORES

A taxa de sobrevida relativa em 5 anos para o CCE laríngeo é 64%.[56] As taxas de sobrevida relativas em 5 anos para os sítios individuais são 47% para o CCE supraglótico, 79% para o CCE glótico e 30 a 50% para o CCE subglótico.[56,110] O prognóstico dos pacientes com CCE laríngeo depende de muitas variáveis que podem ser classificadas em fatores da doença ou do paciente.

FATORES DA DOENÇA

Características Clínicas

O indicador de prognóstico mais importante para os pacientes com câncer laríngeo é o estádio clínico e um aumento no estádio T ou N está associado com uma diminuição na sobrevida.[300,301] No entanto, o estádio N é mais importante que o estádio T na previsão da sobrevida.[302] A sobrevida global é significativamente melhor nos pacientes linfonodo-negativos em comparação com os pacientes linfonodo-positivos.[301] Nos pacientes com metástases cervicais, a presença de propagação extracapsular no exame histológico é um sinal de prognóstico desfavorável associado com uma significativa redução adicional na sobrevida.[303,304] O prognóstico para os pacientes com metástases distantes é ruim e a sobrevida em 5 anos é menor que 10%.[113] O sítio do tumor primário é o segundo mais importante indicador de prognóstico. O CCE glótico tem o melhor prognóstico e o CCE subglótico, o pior.[56,110]

O controle local do CCE laríngeo com RT é pior em tumores de volume maior.[305,306] A fixação da prega vocal eleva o estádio de um CCE para T3; no entanto, o comprometimento da mobilidade da prega vocal também é um sinal clínico importante. Tendo observado taxas de controle locais mais baixas após a RT em tumores T2 com comprometimento da mobilidade da prega vocal, Harwood e DeBoer[19] propuseram que a classificação dos tumores T2 fosse subdividida em *T2a* (mobilidade normal da prega vocal) e *T2b* (mobilidade comprometida da prega vocal). Um estudo recente relatou que o não retorno do movimento da prega vocal em uma pequena série (n = 14) de tumores T2b e T3 tratados com RT ± quimioterapia estava associado com recorrência locorregional em todos os casos, enquanto nenhum dos pacientes com retorno da mobilidade da prega vocal teve uma recorrência.[177]

Características Radiológicas

Vários relatos examinaram se as características do tumor primário observadas nas imagens podem prever o resultado do tratamento, particularmente a RT ou QRT. Usando TC ou RM, o envolvimento de determinadas regiões ou estruturas da laringe pelo tumor – como a comissura anterior, EPE ou cartilagens laríngeas – ou até mesmo um tumor adjacente à cartilagem tireoide foi considerado um indicador do controle local.[307-311] O volume tumoral medido pela TC, RM ou até mesmo PET também é um indicador confiável do controle local, embora nem sempre seja um fator independente.[311-314] A PET é a modalidade mais precisa para determinar o volume tumoral, que pode ser superestimado pela TC ou RM.[315] Outro possível indicador de prognóstico determinado pela PET foi descrito recentemente: um alto valor pré-tratamento de captação de FDG pelo tumor primário foi associado com um pior controle local e menor sobrevida livre de doença.[316,317] No momento, nenhum critério padronizado foi estabelecido pelo qual se possa prever o controle local ou a falha com base na TC, RM ou PET.[121]

Características Histopatológicas

Várias características histológicas são preditivas do prognóstico. A mais importante é a propagação extracapsular do tumor metastático nos linfonodos cervicais, que está associada com uma diminuição significativa na sobrevida no CCE de cabeça e pescoço, incluindo o da laringe.[303,304] O tipo histológico do tumor também é importante. Existem diversas variantes do CCE, algumas delas

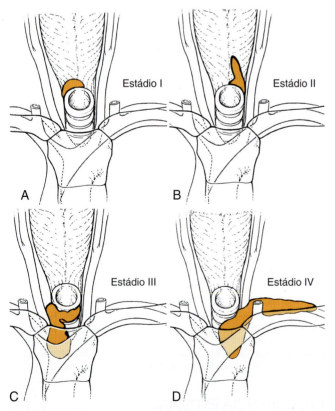

FIGURA 46-14. Recorrência estomal. **A,** Estádio I. **B,** Estádio II. **C,** Estádio III. **D,** Estádio IV. (Extraído de Sisson GA. Ogura memorial lecture: mediastinal dissection. *Laryngoscope* 1989;99:1264.)

com um comportamento biológico diferente do CCE convencional. O carcinoma verrucoso é menos agressivo e tem um prognóstico melhor do que o do CCE convencional, enquanto o oposto é observado nos casos de carcinoma adenoescamoso. Essas variantes são discutidas detalhadamente mais adiante neste capítulo.

O grau histológico do tumor (diferenciação boa *versus* moderada *versus* ruim),[318,319] o padrão de invasão (uma interface de pressão *versus* infiltrativa entre o tumor e o tecido normal),[92,320] e a presença de invasão perineural e/ou vascular[321] também podem influenciar o controle local e a sobrevida.

O risco de recorrência local na laringe é maior se as margens de excisão do tumor primário forem positivas após a laringectomia parcial aberta.[322,323] Embora a excisão completa do tumor primário continue a ser o princípio mais importante da cirurgia oncológica, as margens de excisão podem estar próximas sem comprometer o controle local, como os estudos das ressecções endoscópicas a *laser* demonstraram.[324] O valor prognóstico da ploidia do DNA é controverso, mas se mostrou um marcador de metástases linfonodais no carcinoma laríngeo e é indicador da sobrevida global após a RT.[325] Os tumores com aneuploidia têm um maior risco de recorrência local após a RT.[326] No entanto, alguns autores não consideraram a ploidia do DNA um fator de prognóstico importante.[327]

FATORES DO PACIENTE

Vários fatores independentes do estádio ou das características histológicas do tumor podem afetar o resultado do CCE laríngeo. As variáveis do paciente consideradas fatores indicadores importantes incluem comorbidades (saúde geral), idade e estado funcional. A comorbidade pode ser medida usando uma de várias escalas validadas, como o Washington University Head and Neck Comorbidity Index, desenvolvido especificamente para os pacientes de câncer de cabeça e pescoço,[318] que é um fator de prognóstico independente para os pacientes com câncer laríngeo.[328,329] A idade avançada (>65 anos) está associada com um prognóstico pior para o CCE de cabeça e pescoço, incluindo o carcinoma laríngeo.[301,318] Os pacientes com um estado funcional melhor, conforme medido por escalas como a Karnofsky Performance Status, têm um resultado mais favorável.[330,331] A importância do gênero como um fator de prognóstico é controversa, com alguns relatos não encontrando qualquer diferença[318,330] e outros relatando um prognóstico pior para as mulheres com câncer laríngeo.[332,333] Para os pacientes submetidos à RT para CCE laríngeo, um nível de hemoglobina normal está associado com uma maior sobrevida global.[334]

MARCADORES MOLECULARES DO PROGNÓSTICO

Clínicos e pesquisadores estão igualmente procurando marcadores moleculares que vão permitir a identificação de pacientes com câncer laríngeo que tenham características prognósticas adversas para que possa ser oferecido um tratamento mais agressivo e bem-sucedido. O gene com mais mutações no câncer humano, incluindo o câncer laríngeo, é o *TP53*; no entanto, seu valor prognóstico é duvidoso.[335-337] A superexpressão do receptor do fator de crescimento epidérmico (EGFR, do inglês *epidermal growth fator recepetor*) tem sido considerada um marcador de agressividade, metástase linfonodal e sobrevida.[337,77] A superexpressão do EGFR também está associada com radiorresistência e mau controle local do câncer laríngeo,[338] e, portanto, o *status* do EGFR tumoral pode ser utilizado para prever a radiossensibilidade e a quimiossensibilidade.[337] A positividade do fator de crescimento endotelial vascular está associada a uma maior sobrevida global nos pacientes de CCE laríngeo submetidos à radiação.[339] A superexpressão das ciclinas D1 e D3 são indicadores importantes da sobrevida livre de doença, e a determinação do *status* de coexpressão das ciclinas D1/D4 dos carcinomas laríngeos permitiu a estratificação dos pacientes nos grupos de prognóstico; os pacientes com superexpressão das duas ciclinas têm o pior prognóstico.[340] Os marcadores

da diferenciação epitelial, como a ciclooxigenase tipo 2 (COX-2) e a galectina-3, também podem ter valor preditivo. A baixa expressão de COX-2 no CCE laríngeo está associada com comportamento biológico agressivo, incluindo invasão, enquanto a expressão da galectina-3 está associada com maior sobrevida global.[337] No momento, grande parte dos dados relativos ao conflito de marcadores é conflitante e não há marcadores moleculares confiáveis para o uso clínico visando ao diagnóstico.

ACOMPANHAMENTO

O acompanhamento após o tratamento do câncer laríngeo tem vários objetivos: 1) detectar doença recorrente; 2) detectar segundos tumores primários; 3) ajudar na reabilitação permanente da fala e deglutição; 4) garantir que a nutrição adequada esteja sendo mantida; e 5) tratar quaisquer outros problemas que possam surgir como efeito colateral do tratamento, como a dor crônica. Os dois primeiros objetivos provavelmente são menos importantes do que os outros. Em um estudo da utilidade do acompanhamento após o tratamento com intenção curativa para o câncer laríngeo, Ritoe et al.[341] relataram que uma recorrência tumoral assintomática foi encontrada em apenas 2% de todas as consultas de rotina e que nenhum benefício de sobrevida adveio da detecção dessas recorrências assintomáticas como parte do regime de acompanhamento. Em um segundo estudo da mesma instituição, Ritoe et al.[342] também observaram que a triagem com uma radiografia torácica para detectar câncer de pulmão em pacientes assintomáticos após o tratamento curativo do CCE laríngeo não aumentou a sobrevida nos pacientes que foram diagnosticados com câncer de pulmão.

A National Comprehensive Cancer Network sugere um exame físico a cada 1 a 3 meses no primeiro ano após o tratamento; a cada 2 a 4 meses no segundo ano; a cada 4 a 6 meses no terceiro, quarto e quinto anos; e a cada 6 a 12 meses para os pacientes com uma história de radiação ou cirurgia laríngea aberta, pois a função da tireoide é reduzida após o tratamento do câncer de laringe que inclui RT ou cirurgia laríngea e tireóidea extensiva. O hipotireoidismo pode se desenvolver anos após o tratamento e os sintomas frequentemente são vagos e inespecíficos – o paciente que parece deprimido e letárgico após o tratamento pode ser hipotireóideo. O risco de hipotireoidismo é de 20% após a RT, 50% após a laringectomia e lobectomia tireóidea ipsilateral e maior que 65% se a RT e a cirurgia forem utilizadas (Quadro 46-4).[344]

VARIANTES DO CARCINOMA DE CÉLULAS ESCAMOSAS
CARCINOMA VERRUCOSO

O carcinoma verrucoso (CV) é uma variante do CCE caracterizada por um crescimento predominantemente exofítico do epitélio queratinizado bem diferenciado com margens com padrão expansivo, empurrando. Esses tumores também têm crescimento lento, mas podem causar destruição local extensiva.[17] A laringe é o segundo sítio mais comum de CV em cabeça e pescoço, com a maioria dos CVs ocorrendo nas pregas vocais.[345] O HPV, particularmente o HPV 16 e o 18, está associado com alguns desses tumores, mas não todos; porém, a importância dessa relação é duvidosa.[346]

O exame histológico do CV revela projeções papilares espessadas e invaginações bulbosas do epitélio escamoso bem diferenciado, com acentuada ceratinização e finos núcleos fibrovasculares (Fig. 46-15). O epitélio escamoso carece de critérios citológicos para malignidade, o que o distingue do CCE convencional,[347] e as margens do tumor não são infiltrativas, mas com padrão de pressão. As biópsias superficiais podem deixar passar características histológicas do CV e muitas vezes os pacientes são diagnosticados somente após múltiplas biópsias. A inflamação peritumoral frequentemente é acentuada e os pacientes podem procurar atendimento médico com linfadenopatia reativa, mas o CV puro não metastatiza.[348] Uma forma híbrida de CV, que contém focos de

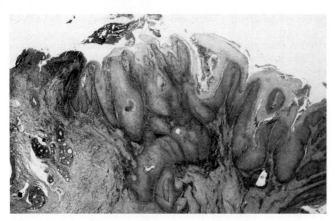

FIGURA 46-15. Microfotografia de um carcinoma verrucoso da laringe mostrando hiperceratose, papilomatose e cristas epiteliais retorcidas (hematoxilina-eosina; ampliação original ×25). (Extraído de Fliss DM, Noble-Topham SE, McLachlin M, et al. Laryngeal verrucous carcinoma: a clinicopathologic study and detection of human papillomavirus using polymerase chain reaction. *Laryngoscope* 1994;104:147.)

CCE convencional, pode metastatizar para os linfonodos cervicais.[349]

O tratamento preferido é a excisão cirúrgica conservadora, pois o CV é menos radiossensível do que o CCE convencional.[350] O risco de doença residual ou recorrente é mais alto com a RT do que com a cirurgia, mas a RT é indicada para lesões extensas, para as quais o único tratamento cirúrgico possível é a laringectomia total, ou para pacientes com risco cirúrgico alto.[345,348,351] Em uma grande série de CV, o resgate cirúrgico foi universalmente bem-sucedido.[350] Anteriormente, alguns se preocupavam com o fato de que o CV irradiado podia sofrer transformação anaplásica, mas análises concluíram que esses casos eram tumores híbridos mal diagnosticados como CV.[347,349] A dissecção cervical não é indicada, pois o CV puro não metastatiza.[348] A forma híbrida do CV, que pode metastatizar, deve ser tratada da mesma maneira que o CCE convencional. No geral, o prognóstico do CV é excelente, com uma sobrevida em 5 anos de aproximadamente 90%.[345,352]

CARCINOMA BASALOIDE DE CÉLULAS ESCAMOSAS

O carcinoma basaloide de células escamosas (CBCE) é uma variante rara e altamente maligna do CCE. A laringe supraglótica e o seio piriforme são os sítios mais comuns de CBCE,[353] que é um tumor dimórfico com componentes basaloides e de células escamosas.[17] O componente basaloide é mais proeminente e consiste em pequenas células com núcleos hipercromáticos, escassa neoplasia, arranjada em lóbulos.[354] A presença do componente escamoso, que pode ser carcinoma *in situ* ou invasivo, diferencia o CBCE do carcinoma adenoidecístico.[17] A hialinização estromal e os espaços císticos no tumor, que podem conter material mucoide, ajudam a distinguir o CBCE do CCE convencional.[355]

Os pacientes com CBCE costumam procurar atendimento médico em um estádio tardio e as metástases cervicais e distantes são comuns.[353] O tratamento indicado é agressivo com cirurgia radical, incluindo a dissecção cervical, e a RT ou QRT pós-operatória.[353,356] O CBCE geralmente é considerado mais agressivo do que o CCE convencional, estando associado a um prognóstico pior, embora possa haver alguma discordância na literatura a esse respeito.[353,356-358]

CARCINOMA DE CÉLULAS FUSIFORMES

O carcinoma de células fusiformes (CCF) – também chamado *carcinoma sarcomatoide, carcinossarcoma* ou *pseudossarcoma* – é um tumor bifásico composto de uma lesão superficial de células escamosas, seja um CIS ou um CCE invasivo, e um componente maligno subjacente de células fusiformes que predomina.[17,359] A histogênese do CCF tem sido debatida, mas a evidência atual sugere que seja uma neoplasia de origem epitelial com diferenciação mesenquimatosa.[360] Essa é uma lesão incomum que tem sido relatada após a RT, embora a radiação não seja considerada um fator etiológico importante. No entanto, como o CCE convencional, o CCF está fortemente associado com o abuso de tabaco e álcool.[359] A maioria do CCF ocorre como uma lesão polipoide na glote. As metástases cervicais são comuns (25%) e as metástases distantes são menos comuns (5 a 15%).[360] O diagnóstico do CCF pode ser difícil, especialmente se o componente escamoso for pequeno ou se a biópsia não conseguir uma amostra de parte do tumor. O CCF pode ser equivocadamente diagnosticado como um sarcoma, como um fibrossarcoma, histiocitoma fibroso maligno (HFM) ou como uma proliferação reativa ou benigna das células fusiformes, como a fasciite nodular.[359,360]

A cirurgia é a modalidade de tratamento recomendada para o CCF, pois a RT isoladamente não é eficaz. A extensão da cirurgia (laringectomia parcial *versus* total, dissecção cervical) para CCF é similar à exigida para o CCE convencional no mesmo sítio e estádio, e a RT é administrada frequentemente no pós-operatório.[359,361,362] O comportamento clínico do CCF é similar ao do CCE, com o sítio e estádio sendo os fatores prognósticos mais importantes. A taxa de sobrevida em 5 anos do CCF é 63 a 94%.[359]

CARCINOMA ADENOESCAMOSO

O carcinoma adenoescamoso (CAE) é uma neoplasia rara com características histológicas tanto do CCE quando do adenocarcinoma.[17] A laringe é o sítio mais comum para esse tumor no TADS.[363] O CAE surge das células basais do epitélio superficial que são capazes de diferenciação divergente.[364] Os dois componentes histológicos distintos do CAE são diferentes um do outro. O componente celular escamoso, que surge do epitélio superficial, é predominante e pode ter displasia grave, CIS ou CCE invasivo. O segundo componente, adenocarcinoma, é encontrado mais profundamente no tumor.[363] O CAE pode ser equivocadamente diagnosticado como carcinoma mucoepidermoide (CME); no entanto, esse último tumor carece de um componente mucoso.[364]

O CAE é um tumor altamente maligno e mais agressivo do que o CCE convencional. Quase dois terços dos pacientes desenvolvem metástases cervicais e 23% desenvolvem metástases distantes.[365] A cirurgia laríngea radical com dissecção do pescoço é recomendada, mas o prognóstico é ruim. Quase a metade dos pacientes sofre recorrência local e sua taxa de sobrevida em 5 anos é 15 a 25%.[364-366]

CARCINOMA DE CÉLULAS ESCAMOSAS ACANTOLÍTICO

O CCE acantolítico (CCEA), também chamado *Carcinoma adenoide de células escamosas*, é outra variante incomum do CCE caracterizada por espaços pseudoglandulares ou lúmens que resultam da acantólise das células tumorais.[17] Nem a verdadeira diferenciação glandular nem a produção de mucina são observadas nesses tumores.[367] Na cabeça e no pescoço, o CCEA surge com mais frequência na pele exposta ao sol e é diagnosticado apenas raramente na laringe supraglótica.[368,369] A IHC e coloração com mucina são importantes no diagnóstico do CCEA, que pode ser confundido com CCE adenoescamoso, angiossarcoma e tumores menores das glândulas salivares, como o carcinoma adenoidecístico e o CME.[367] O tratamento e o prognóstico do CCEA são similares aos do CCE convencional, embora alguns autores relatem que o CCEA seja um tumor mais agressivo.[367,368,370]

CARCINOMA PAPILAR DE CÉLULAS ESCAMOSAS

O CCE papilar (CCEP) é uma variante incomum do CCE que pode ocorrer como lesão *in situ* ou tumor invasivo.[371] O CCEP é caracterizado por um padrão de crescimento papilar exofítico composto de núcleos de estroma fibrovascular coberto por epitélio escamoso com atipia grave, maior atividade mitótica e perda de estratificação normal.[17] As alterações citológicas nitidamente anormais observadas no CCEP ajudam a diferenciá-lo do CV, em que as características citológicas de malignidade estão ausentes ou são mínimas. Os diagnósticos diferenciais do CCEP também incluem papiloma escamoso e CCE exofítico. Uma biópsia de espessura total é crucial para permitir um diagnóstico definitivo do CCEP.[371] De modo similar ao CCE convencional, o tabaco e o álcool são fatores de risco importantes no desenvolvimento desses tumores. O CCEP pode surgir do papiloma de células escamosas, embora o verdadeiro papel do HPV na patogênese seja duvidoso, pois a prevalência do HPV nesses tumores é menor que 50%.[372,373] O CCEP surge da supraglote com mais frequência do que da glote ou subglote[371,374] e, embora possa metastatizar para os linfonodos cervicais, as metástases distantes são raras.[371] O CCEP é tratado de modo similar ao CCE convencional e tem um prognóstico melhor,[373-375] apesar de alguns autores discordarem.[376]

TUMORES LARÍNGEOS MALIGNOS INCOMUNS

Embora a maioria dos tumores laríngeos malignos seja CCE, uma ampla variedade de outros tipos histológicos pode ocorrer na laringe, seja como tumor primário ou secundário. Para muitos desses tumores, os números relatados na literatura são pequenos, portanto, as recomendações pertinentes ao tratamento costumam ser feitas com base em relatos de caso e/ou séries de caso.

TUMORES MALIGNOS DAS GLÂNDULAS SALIVARES

A laringe contém muitas glândulas salivares pequenas, submucosas e concentradas no sáculo, na supraglote (pregas vestibulares, pregas ariepiglóticas e epiglote caudal) e na subglote anterior.[377] Os tumores das glândulas salivares na laringe são raros e constituem menos de 1% dos tumores laríngeos.[378] A maioria dos tumores das glândulas salivares é maligna e é CME ou carcinoma adenoidecístico.[379] Como essas lesões são submucosas, elas tendem a ser encontradas mais tarde como tumores grandes.[380] As características clínicas dos tumores das glândulas salivares não diferem significativamente das características clínicas do CCE.[378] As recomendações de tratamento não podem ser consideradas definitivas, pois o número de casos tratados é pequeno.

Carcinoma Mucoepidermoide

O carcinoma mucoepidermoide é um tumor epitelial maligno composto por uma mistura de células escamosas, células secretoras de mucina e células do tipo intermediárias. Esse tumor raro contribui com um terço dos tumores malignos das glândulas salivares e acredita-se que surja dos ductos intercalados das glândulas seromucinosas.[381,382] Os CMEs são classificados como carcinomas de baixo ou alto grau e o grau histológico está correlacionado significativamente com a sobrevida.[378] Os tumores de alto grau podem ser difíceis de distinguir do CCE nas preparações padrão de hematoxilina e eosina, e a coloração para mucina pode ser necessária para confirmar o diagnóstico. Os homens são afetados com muito mais frequência que as mulheres,[379] e esses tumores são descobertos mais frequentemente na supraglote, especialmente na epiglote.[378] Quase a metade dos pacientes com CME busca atendimento médico com metástases cervicais ou acaba desenvolvendo essas metástases.[379]

A cirurgia, seja a laringectomia parcial ou total, é a modalidade primária para tratamento dos tumores malignos das glândulas salivares, que incluem o CME.[380,381,383,384] A dissecção cervical é indicada para a doença linfonodo-positiva; no entanto, alguns discordam das indicações de dissecção cervical no pescoço N0. Alguns autores recomendam uma dissecção cervical eletiva somente nos casos de CME de alto grau,[384,385] enquanto outros sugerem que todos os pacientes com CME deveriam se submeter ao tratamento cirúrgico do pescoço, dada a alta taxa de metástases regionais.[381] O uso do tratamento adjuvante também é incerto. As indicações para RT pós-operatória incluem as margens de excisão cirúrgica pequena, as metástases cervicais confirmadas patologicamente e o CME de alto grau.[381,384,385] Com o CME, o controle locorregional e a sobrevida dependem do estádio da doença e do grau histológico do tumor primário.[378] O CME de baixo grau, segundo relatos, tem uma taxa de sobrevida em 5 anos acima de 95% em comparação com menos de 30% no CME de alto grau.[386]

Carcinoma Adenoidecístico

O carcinoma adenoidecístico (CAC) é um tipo diferente de adenocarcinoma, composto principalmente de pequenas células basaloides uniformes que formam túbulos, cordões e/ou massas compactas circundadas e intersectadas por cilindros de material hialino ou mucoide que confere um padrão cribriforme ou em forma de laço.[17] Assim como o CME, o CAC é raro e corresponde a um terço dos tumores malignos das glândulas salivares.[379] Acredita-se que o CAC se origine das células de reserva do ducto intercalado do complexo tubular terminal,[378] tendo sido descritos três tipos baseados em sua aparência histológica: *cribriforme, tubular* e *sólido*.[378] O CCE tem uma propensão para a invasão perineural e, por essa razão, a dor pode ser um sintoma importante.[384]

Ao contrário da maioria dos demais tumores laríngeos malignos, mulheres e homens são igualmente afetados.[378] A maioria desses tumores ocorre na subglote (60%) e na supraglote (35%), com os tumores glóticos sendo apenas ocasionalmente relatados.[379] A mucosa sobrejacente aos CACs, que são predominantemente submucosos, frequentemente está ulcerada.[378] Os CACs demonstram comportamento biológico diferenciado: eles têm um padrão de crescimento infiltrativo, uma propensão para a invasão perineural e uma tendência para a propagação hematogênica.[378] As metástases para os linfonodos cervicais são incomuns; porém, a recorrência tardia com metástases distantes é um cenário clínico comum.[380]

A cirurgia é a modalidade primária para o tratamento do CAC. A laringectomia parcial é possível, embora se deva ter cuidado, pois o CAC tem um padrão de crescimento submucoso infiltrativo, e a cirurgia conservadora pode resultar na excisão incompleta com margens positivas. Por essa razão, alguns autores recomendam a laringectomia total como tratamento padrão do CAC,[384] enquanto outros sugerem que a laringectomia parcial pode ser utilizada para tratar pacientes com tumores pequenos, bem definidos e adequados para a excisão completa com margens cirúrgicas negativas.[380] Outra filosofia de tratamento do CAC é que a cirurgia radical deve ser evitada sempre que possível, pois ela não surtirá efeito na doença metastática distante, que se desenvolve frequentemente muitos anos após o tratamento inicial.[381] Uma dissecção cervical é indicada apenas para o pescoço clinicamente positivo, pois o risco de metástase regional é baixo.[380,387]

O CAC é um tumor relativamente radiorresistente; no entanto, a RT pós-operatória tem sido utilizada para metástases cervicais confirmadas patologicamente e para as margens cirúrgicas pequenas.[384,388,389] A RT com nêutrons pode ser mais eficaz no tratamento do CAC, embora seu uso seja limitado pelos efeitos colaterais no tecido normal, que são de particular importância na laringe.[390] O CAC tem uma tendência para recorrência tardia, na maioria das vezes com metástases distantes.[380]

TUMORES NEUROENDÓCRINOS

Após os CACs, os tumores neuroendócrinos (TNEs) da laringe são a segunda malignidade mais diagnosticada na laringe[391] e representam um grupo de neoplasias heterogêneas que variam de benignas a malignas quanto ao seu comportamento biológico e curso clínico. A OMS classificou os TNEs da laringe nos seguintes tipos: carcinoide típico; carcinoide atípico; carcinoma de células pequenas, tipo neuroendócrino; e paraganglioma.[392] O carcinoide atípico é o TNE mais comum da laringe (54%), seguido pelo carcinoma de células pequenas, tipo neuroendócrino (28%); paraganglioma (12%); e carcinoide típico (7%).[391] A laringe contém células neuroendócrinas no epitélio do ventrículo e na subglote, que, segundo se acredita, são as células de origem dos carcinoides típicos, carcinoides atípicos e carcinomas de células pequenas do tipo neuroendócrino.[393] No entanto, alguns autores discordam e sugerem que esses tumores possam surgir, em vez disso, das células-tronco pluripotentes nas glândulas seromucinosas e no epitélio escamoso.[394] Os paragangliomas da laringe surgem dos paragânglios da laringe.

A apresentação clínica dos TNEs da laringe não difere muito da apresentação clínica do CCE da laringe e depende do sítio do tumor primário. No entanto, vários relatos descreveram síndromes paraneoplásicas associadas com tumores carcinoides típicos, tumores carcinoides atípicos e carcinomas de células pequenas.[391]

Carcinoide Típico

O carcinoide típico (CT) da laringe, chamado frequentemente *carcinoide*, é um tumor epitelial de baixo grau de malignidade composto de células redondas a fusiformes, com evidência de diferenciação neuroendócrina.[392] Essa lesão é o TNE laríngeo menos comum. Os homens são mais afetados que as mulheres,[392] e os CTs normalmente são massas submucosas ou polipoides encontradas na supraglote.[395]

Nem a RT nem a quimioterapia são eficazes contra os CTs.[391] Nos tumores primários menores, recomenda-se a excisão cirúrgica completa, porém conservadora. A laringectomia total fica reservada para as lesões amplas e a dissecção cervical eletiva não é indicada, pois o risco de metástase cervical é baixo.[391]

Embora os CTs sejam considerados uma malignidade de baixo grau, aproximadamente um terço dos pacientes desenvolve metástases distantes.[396,397] A taxa de sobrevida em 5 anos dos CTs laríngeos foi relatada em 48%,[398] embora ela possa ser menor do que o esperado em virtude da inclusão de casos de carcinoides atípicos equivocadamente diagnosticados como carcinoides típicos.[391]

Carcinoide Atípico

O carcinoide atípico (CA) é a neoplasia neuroendócrina mais comum na laringe. Histologicamente, os CAs são diferenciados dos CTs por terem células maiores, mais mitoses, necrose, atipia celular e pleomorfismo, além de invasão angiolinfática.[392] Os CAs compartilham algumas características com os CTs: ambos os tumores são mais comuns nos homens, ocorrem como uma massa submucosa ou polipoide e frequentemente são encontrados na supraglote.[399] A imuno-histoquímica é importante para o diagnóstico correto do CA, que pode ser confundido com um CT, paraganglioma, melanoma maligno ou câncer medular de tireoide.[392] Os CAs são tumores agressivos com uma propensão para metástases regionais e distantes. Em uma grande série, 43% dos pacientes desenvolveram metástases cervicais e dois terços tinham metástases distantes.[400] A procura minuciosa por metástases é importante no manejo do CA e deve incluir um exame de pele completo, pois esse tumor costuma metastatizar para pele e tecidos subcutâneos.[391]

A cirurgia é o tratamento recomendado para o carcinoide atípico. A laringectomia parcial ou total é feita dependendo de tamanho e localização do tumor primário, junto com dissecções cervicais bilaterais (incluindo pacientes estadiados como N0).[391,401]

As ressecções laríngeas parciais podem ser feitas via abordagem aberta ou endoscopicamente.[402] O CA é considerado uma neoplasia radioressistente; no entanto, um estudo recente observou uma resposta à RT ou QRT adjuvante e sugeriu que a RT adjuvante fosse administrada pra extensão local, múltiplas metástases linfonodais e propagação extracapsular.[403] O prognóstico do CA é ruim. Em uma série, as taxas de sobrevida em 5 e 10 anos foram 48 e 30%, respectivamente,[400] ao passo que um relatório subsequente observou uma taxa de sobrevida em 5 anos de 46%.[398]

Carcinoma de Células Pequenas, Tipo Neuroendócrino

O TNE mais maligno e o segundo mais comum da laringe é o carcinoma de células pequenas, tipo neuroendócrino (SCCNET, do inglês *small cell carcinoma, neuroendocrine type*).[399] De modo similar aos carcinoides típicos e atípicos, o SCCNET é mais comum nos homens e geralmente surge na supraglote.[392] Na apresentação, aproximadamente a metade dos pacientes com SCCNET têm metástases cervicais e até 90% desenvolvem metástases distantes.[404] O prognóstico do SCCNET é grave: as taxas de sobrevida em 2 e 5 anos observadas em uma série foram 16 e 5%, respectivamente,[405] e uma taxa de sobrevida em 5 anos de 7,7% foi observada em uma segunda série.[396] Em virtude da alta incidência de doença metastática disseminada, a cirurgia raramente é indicada.[391] Em vez disso, a RT em conjunto com a quimioterapia com múltiplos agentes é o tratamento preferido, usando protocolos parecidos com os do carcinoma pulmonar de células pequenas.[391,405]

Paraganglioma

Os paragangliomas da laringe são neoplasias neuroendócrinas que surgem dos paragânglios laríngeos superiores ou inferiores.[399] Com a exceção de um único caso de um paraganglioma laríngeo metastático,[406] esses tumores são benignos; nós os incluímos nesta seção para completar a discussão sobre tumores laríngeos neuroendócrinos.

Os paragangliomas laríngeos são o terceiro TNE mais comum. Eles são três vezes mais comuns nas mulheres e podem estar associados com paragangliomas em outros sítios, os chamados *paragangliomas familiares*.[406,407] A maioria dos paragangliomas é encontrada na supraglote, especialmente na prega ariepiglótica, e acredita-se que surjam dos paragânglios superiores.[399] Eles aparecem como uma massa submucosa bem circunscrita cor de canela, marrom ou vermelha.[406] A tentativa de fazer uma biópsia de um paraganglioma pode resultar em uma hemorragia excessiva e, se possível, o diagnóstico deve ser feito no pré-operatório com base nos achados da TC ou (de preferencia) da RM, em conjunto com uma varredura com ocreotide para evitar uma biópsia.[408]

A excisão cirúrgica com preservação laríngea é o tratamento de escolha para os paragangliomas. Uma abordagem aberta via faringotomia lateral, tireotomia lateral ou laringofissura foi recomendada para permitir o controle vascular antes da excisão do tumor.[408,409] Foi descrito o êxito na ressecção transoral com *laser* de dióxido de carbono de um paraganglioma supraglótico, mas a maioria dos autores adverte quanto ao uso dessa técnica em virtude das dificuldades com a hemostasia e o maior risco de recorrência.[407,410] Os paragangliomas subglóticos podem ser excisados usando técnicas de conservação, como a divisão da cricoide; no entanto, a laringectomia total pode ser necessária.[407,411] Uma dissecção cervical não é indicada, pois os paragangliomas não metastatizam para os linfonodos cervicais.[407] Se for detectada uma massa cervical junto com um paraganglioma laríngeo, deve haver um alto índice de suspeição de que a massa cervical seja um paraganglioma do corpo carotídeo ou que o tumor primário laríngeo é outro tipo de tumor neuroendócrino, como um carcinoide atípico.[391] Os paragangliomas respondem à RT, mas eles o fazem de maneira incompleta.[412] O prognóstico dos paragangliomas laríngeos é excelente.[406]

TUMORES MALIGNOS DE TECIDOS MOLES, OSSOS E CARTILAGENS (SARCOMAS)

As neoplasias malignas podem surgir do tecido conjuntivo da laringe. Os fibrossarcomas eram considerados o sarcoma laríngeo mais comum, mas as técnicas patológicas modernas, especialmente a imuno-histoquímica, demonstraram que a maioria desses tumores era diagnosticada incorretamente como fibrossarcoma e eram, na verdade, outros tipos de lesões malignas, especialmente o carcinoma das células fusiformes (CCF), uma variante do CCE.[413,414] Os fibrossarcomas podem ocorrer como uma complicação da RT.[415]

Condrossarcoma

Os condrossarcomas da laringe são raros, mas são a neoplasia laríngea não epitelial mais frequente, correspondendo a 0,1-1% de todos os tumores laríngeos.[416] Essas lesões ocorrem nos adultos entre 50 e 80 anos. Os homens desenvolvem essa doença com mais frequência que as mulheres, em uma proporção de 3 a 4 : 1.[416] Os condrossarcomas surgem frequentemente na cartilagem hialina ossificada, e a cartilagem cricoide é o sítio mais comum na laringe, especialmente a região posterior ou posterolateral da cricoide, pois essas regiões ossificam primeiro.[417] A cartilagem tireoide é um sítio muito menos comum e, na realidade, os condrossarcomas epiglóticos são raros.[418] Os condrossarcomas são compostos de cartilagem hialina neoplásica e são classificados como lesões de grau baixo, intermediário ou alto. Uma variante não diferenciada do condrossarcoma também foi descrita.[419] A maioria dos condrossarcomas é de baixo grau e cresce lentamente, seguindo um curso clínico indolente. Os condrossarcomas de alto grau não diferenciados podem ter um alto risco de metástases e estão associados a um prognóstico inferior.[417]

Os pacientes com condrossarcomas podem procurar atendimento médico com dispneia, estridor, disfonia ou disfagia. Eles podem notar uma massa palpável no pescoço e os sintomas se desenvolvem frequentemente de maneira insidiosa. Os achados no exame podem incluir uma massa submucosa, estreitamento da via aérea subglótica, imobilidade das pregas vocais ou hipertelorismo da aritenoide.[420] A TC é a investigação radiológica mais útil na avaliação dos condrossarcomas, mas a RM pode fornecer informações suplementares.[421] É obtida uma biópsia via laringoscopia direta para o diagnóstico histológico. O *laser* de dióxido de carbono pode ser útil para assegurar que uma amostra adequada tenha sido obtida.[422] Apesar de uma avaliação completa, ainda pode ser difícil distinguir clínica, radiológica e histologicamente um condroma de um condrossarcoma. Relatos recentes sugeriram que muitos condromas foram mal diagnosticados e são, na verdade, condrossarcomas de baixo grau.[419,422] Na maior série de condrossarcomas laríngeos publicada, a maioria foi associada com condromas no exame histológico, sugerindo que os condrossarcomas podem se desenvolver a partir dos condromas que sofreram transformação maligna.[417]

O tratamento dos condrossarcomas é a cirurgia: a laringectomia parcial é indicada para lesões de baixo grau e a laringectomia total é indicada para lesões de alto grau ou lesões não diferenciadas. A cirurgia laríngea conservadora para condrossarcomas cricoides é desafiadora em virtude das sequelas funcionais de parte ou de toda a cricoide; no entanto, as abordagens aberta e endoscópica foram descritas, incluindo a hemicricoidectomia,[423] ressecção total da cricoide[424] e MTL.[422] A reconstrução da laringe pode ser alcançada usando enxertos, retalhos locais, anastomose tireotraqueal[424] e retalhos livres.[425] A RT tem sido utilizada para tratar apenas um pequeno número de casos, com acompanhamento de longo prazo relatado somente em dois pacientes.[426,427] A quimioterapia não é eficaz.[416] Os condrossarcomas têm um bom prognóstico, com uma taxa de sobrevida de 90% em 5 anos.[422] A recorrência local pode ser tratada com laringectomia total ou, de forma mais conservadora, com redução do excesso de volume tumoral (*debulking*) via endoscópica.[422,428]

Histiocitoma Fibroso Maligno

O histiocitoma fibroso maligno (HFM) é, em geral, o sarcoma mais comum nos tecidos moles; no entanto, é extremamente raro na laringe.[414] A RT prévia foi implicada na patogênese de alguns casos de HFM.[429,430] Macroscopicamente, esses tumores podem ser sésseis ou polipoides e geralmente são encontrados na glote.[431] Um CCF pode ser confundido com HFM na histologia, então o diagnóstico do HFM só deve ser feito após a realização da IHC apropriada.[413] A RT não é eficaz contra o HFM, que é tratado cirurgicamente.[413,431-433] Uma dissecção cervical é indicada somente quando a doença nodal é evidente.[434] O prognóstico do HFM é variável, embora esse tumor demonstre geralmente um comportamento biológico agressivo.

Lipossarcoma

Os lipossarcomas primários da laringe (LPLs) são extremamente raros, mas ocorrem com mais frequência nos homens com mais de 40 anos, que procuram atendimento médico com obstrução das vias aéreas.[414] Esses tumores têm uma predileção pela supraglote e nunca foram encontrados na subglote;[435] a maioria dos tumores é de baixo grau e segue um curso indolente. Por essas razões, eles podem ser equivocadamente diagnosticados como lipomas, e o diagnóstico de lipossarcoma pode ser feito apenas após várias recorrências.[436] A TC e a RM são uteis na diferenciação entre lipomas e lipossarcomas.[435] A ampla excisão local é o tratamento preferido, pois a excisão endoscópica simples tem uma alta taxa de recorrência em comparação com a cirurgia mais ampla, como uma laringectomia parcial aberta via faringotomia lateral.[437] Uma dissecção cervical não é necessária, pois os LPLs não metastatizam para os linfonodos cervicais.[413] A utilidade da RT e da quimioterapia para esses tumores é desconhecida. O prognóstico para os pacientes com LPLs é excelente, com uma sobrevida em 5 anos equivalente a 90%.[414]

Sarcoma de Kaposi

O sarcoma de Kaposi (SK) é uma neoplasia endotelial vascular de origem duvidosa.[438] Acredita-se que o SK seja um fenômeno reativo, com proliferação vascular estimulada por fatores angiogênicos liberados por linfócitos CD4+ ou por vírus, em particular o vírus da imunodeficiência humana.[439] O SK é classificado em três subtipos, que afetam populações diferentes: 1) o subtipo *clássico* afeta os homens mediterrâneos mais velhos ou judeus; 2) o subtipo *endêmico* afeta os homens na África Equatorial; e 3) o subtipo *epidêmico* afeta os pacientes imunocomprometidos, como os portadores da síndrome de imunodeficiência adquirida. O SK da laringe é extremamente raro.[438] A supraglote, particularmente a epiglote, é o sítio mais comum.[413] Macroscopicamente, os tumores podem ser maculares, nodulares ou pedunculados e têm uma cor vermelha arroxeada.[438] Uma ampla variedade de tratamentos, tanto médicos quanto cirúrgicos, tem sido utilizada no SK. Os tratamentos locais incluem excisão cirúrgica, incluindo MTL;[438] RT;[440] e injeção intralesional de vimblastina.[441] A quimioterapia sistêmica[43] e a imunoterapia com interferon-α[442] também foram relatadas. Frequentemente é utilizada uma combinação desses tratamentos. Embora possa ocorrer obstrução das vias aéreas – podendo exigir um tratamento específico, como a traqueostomia –, o SK da laringe normalmente não é fatal, portanto, o objetivo do tratamento é o alívio dos sintomas como dor, sangramento, dispneia, disfonia e disfagia.[438,439]

NEOPLASIAS HEMATOLINFOIDES MALIGNAS

As neoplasias hematolinfoides da laringe são incomuns, tanto como tumores primários ou associados à doença disseminada.[443] Os plasmacitomas extramedulares afetam a laringe com maior frequência que os linfomas.[444]

Plasmacitoma Extramedular

As neoplasias plasmacitárias, células B formadoras de anticorpo, envolvem frequentemente a medula óssea de maneira difusa (mieloma múltiplo), mas também podem ocorrer como lesões únicas localizadas na medula óssea, chamadas *plasmacitomas medulares*; no osso, chamadas *plasmacitomas ósseos solitários*; ou nos tecidos moles sem envolvimento da medula óssea; ou um *plasmacitoma extramedular* (PEM).[445] Por definição, os pacientes com PEM não têm mieloma múltiplo e a descoberta de um PEM deve ser encaminhada para um hematologista visando a mais exames para excluir o mieloma múltiplo. Os PEMs correspondem a menos de 5% das neoplasias plasmacitárias, porém mais de 80% deles ocorrem na região de cabeça e pescoço, com aproximadamente 5% na laringe.[419] Até 1996, aproximadamente 90 casos foram relatados.[446] O PEM laríngeo é mais comum nos homens, em uma proporção de 3 : 1, e tem um pico de incidência entre 50 e 70 anos.

Geralmente os pacientes buscam atendimento médico com rouquidão, dispneia ou uma sensação de corpo estranho.[447,448] Disfagia, estridor e dor são sintomas posteriores associados a lesões agressivas.[446] Os PEMs laríngeos são massas submucosas polipoides ou sésseis e ocorrem com mais frequência na supraglote e especialmente na epiglote.[445] Os PEMs das pregas vocais[447] e subglóticos[448] são menos comuns. Uma biópsia adequada é crucial no diagnóstico do PEM. Como a lesão frequentemente é submucosa, deve ser feita uma biópsia profunda para garantir que o tecido patológico tenha sido obtido,[449] e a amostra precisa ser enviada fresca para permitir as investigações adequadas. IHC, citometria de fluxo e imunofenotipagem são necessárias para estabelecer o diagnóstico de PEM. A amiloidose é um diagnóstico diferencial importante, pois está associada com infiltrados de plasmócitos (policlonais na IHC), e até 40% dos PEMs têm evidências de amiloides na biópsia.[445]

As opções de tratamento dos PEMs laríngeos incluem apenas cirurgia, cirurgia combinada com RT e apenas RT.[445] O tratamento cirúrgico conservador, como a MTL, foi sugerido para lesões pequenas em locais de fácil acesso, como a epiglote,[450,451] mas, como os PEMs são radiossensíveis, a maioria tem sido tratada com RT.[445,448] Os linfonodos cervicais devem ser incluídos nos campos de RT para diminuir o risco de falha regional.[448] O prognóstico dos pacientes com PEMs é bom e a taxa de falha local é menor que 10%.[445] No entanto, 16 a 32% dos pacientes com PEMs desenvolvem mieloma múltiplo tardiamente; portanto, o acompanhamento de longo prazo é importante.[448]

Linfoma

O linfoma não-Hodgkin primário (LNH) da laringe também é raro; menos de 100 casos foram relatados na literatura.[452] O envolvimento secundário da laringe pelos linfomas a partir dos linfonodos regionais é mais comum.[419] A maioria dos LNHs laríngeos primários são linfomas de células B, na maioria das vezes linfoma difuso de grandes células B e linfomas de células B de zona marginal extranodal do tecido linfoide associado à mucosa.[453,455]

Os pacientes com linfomas laríngeos frequentemente buscam atendimento médico com disfonia, uma sensação de corpo estranho ou obstrução das vias aéreas.[454] Como os linfomas laríngeos surgem de agregados submucosos de células linfoides, geralmente são massas submucosas sem ulceração mucosa e são encontrados com mais frequência na supraglote, especialmente nas pregas ariepiglóticas. Uma biópsia adequada é fundamental no diagnóstico do linfoma. Como a lesão frequentemente é submucosa, deve ser feita uma biópsia profunda para garantir que o tumor tenha sido biopsiado, e essa amostra deve ser enviada fresca. IHC, citometria de fluxo e imunofenotipagem são necessárias para estabelecer o diagnóstico e determinar o tipo de LNH. Uma vez que o diagnóstico de linfoma for confirmado, é necessário partir para uma consulta hematológica. Uma avaliação completa que inclua exames de sangue, biópsia da medula óssea e estudos de imagem é feita para determinar o estádio. A maioria dos pacientes com LNH laríngeo primário é vista inicialmente com doença em estádio inicial (estádio IE ou IIE de Ann Arbor).[453-455] O tratamento do linfoma laríngeo envolve geralmente RT ou quimioterapia ou uma combinação das duas, e o regime de tratamento adequado é selecionado com base na tipagem histológica. A RT localizada tem sido o tratamento mais comum para LNH laríngeo.[454,455] A quimioterapia com rituximab, ciclofosfamida, hidrocloreto de dexorrubicina (hidroxidaunomicina), sulfato de vincristina (oncovin) e prednisolona – o chamado regime R-CHOP – também tem sido utilizada com êxito no linfoma difuso de grandes células B.[453,456]

MELANOMA MUCOSO MALIGNO DA LARINGE

Na cabeça e no pescoço, a maioria dos melanomas é de origem cutânea. Os melanomas mucosos malignos do TADS constituem 0,5 a 3% dos melanomas de todos os sítios e apenas 4 a 7% deles surgem na laringe. Portanto, o melanoma mucoso maligno primário da laringe (MMMPL) é extremamente raro. A maioria desses tumores afeta os homens e o seu pico de incidência é na sexta e sétima décadas. A maioria dos MMMPLs ocorre nos indivíduos brancos, mas os negros também podem ser afetados.[457]

Os MMMPLs podem surgir da degeneração maligna dos melanócitos intralaríngeos ou de lesões melanocíticas intralaríngeas (p. ex., melanose, nevos, sardas).[458,459] Os melanócitos intralaríngeos estão situados na camada de células basais do epitélio, no estroma da submucosa ou nas glândulas salivares menores na submucosa. A etiologia do MMMPL é duvidosa, embora o tabagismo tenha sido implicado em sua patogênese.[460]

A supraglote é o sítio mais comum do MMMPL e o MMMPL subglótico nunca foi relatado.[457] Os tumores têm aparência variável e podem ser nodulares, sésseis ou polipoides. Sua cor também pode variar bastante, de preto, marrom ou vermelho rosado a cinzento acastanhado ou branco.[459] A IHC é fundamental para o diagnóstico; a imunorreatividade a proteína S-100 e HMB 45 em uma neoplasia pleomórfica, epitelioide ou de células fusiformes é diagnóstica de melanoma.[461] No entanto, os MMMPLs são histologicamente idênticos aos melanomas cutâneos primários, que são a malignidade mais comum a metastatizar para a laringe. Portanto, é vital determinar se um melanoma na laringe representa uma metástase de um sítio cutâneo realizando um exame cutâneo completo em busca de uma lesão primária e através de estudos de imagem de pescoço, tórax, abdome e pelve em busca de doença metastática.[459]

O tratamento recomendado para os MMMPLs é a ampla excisão local, que pode ser feita por laringectomia parcial ou total, com dissecção cervical nos pacientes com doença nodal.[462,463] A RT adjuvante tem sido utilizada com uma dose mais alta que o padrão.[461,462] O prognóstico dos pacientes com MMMPL é ruim e a sobrevida em 5 anos é inferior a 20%.[459,460] A incidência de recorrência local é baixa, embora a taxa de metástases regionais e distantes seja alta pra justificar isso.[464] Os critérios prognósticos utilizados nos melanomas cutâneos – como a profundidade da invasão, espessura do tumor e ulceração – não são úteis no MMMPL.[457]

NEOPLASIAS DE COMPORTAMENTO DUVIDOSO

Duas neoplasias incomuns merecem consideração especial, pois são classificadas como "casos limite" de comportamento duvidoso: elas são o tumor miofibroblástico inflamatório (TMI) e o tumor de células gigantes (TCG).

A natureza e etiologia do TMI são controversas. Ele foi originalmente descrito como uma lesão proliferativa não neoplásica benigna que podia ser tratada com cirurgia conservadora e esteroides.[465,466] No entanto, estudos genéticos subsequentes sugeriram que o TMI é uma neoplasia que se comporta frequentemente de maneira benigna.[467,468] A laringe, principalmente a glote, é o sítio mais comum desses tumores em cabeça e pescoço, que são compostos de células miofibroblásticas com células inflamatórias e colágeno. Essas lesões normalmente não são agressivas, embora tenham sido relatadas metástases de TMIs viscerais. A excisão cirúrgica conservadora é o tratamento de escolha.[467,468]

O TCG é uma neoplasia rara composta de células gigantes multinucleadas osteoclásticas e células mononucleares; essa neoplasia surge na cartilagem tireoide, cartilagem cricoide ou epiglote.[469] Esse tumor é agressivo e localmente destrutivo, mas não metastatiza. A excisão cirúrgica completa é o tratamento recomendado, através de laringectomia parcial ou total.[470] Repare que o TCG é uma entidade diferenciada do carcinoma de células gigantes, que é um carcinoma não diferenciado extremamente raro e com um prognóstico ruim. A histogênese do carcinoma de células gigantes é duvidosa.[471]

TUMORES SECUNDÁRIOS DA LARINGE

Os tumores secundários da laringe são aqueles que se originam em outro sítio no corpo e depois se propagam daquele sítio para a laringe. Esses tumores podem se propagar de um sítio contíguo à laringe por meio de invasão direta (p. ex., tireoide, orofaringe, hipofaringe, esôfago cervical, traqueia) ou podem se propagar por via hematogênica de um sítio distante, situação em que o tumor laríngeo secundário é uma verdadeira metástase.

ENVOLVIMENTO LARÍNGEO POR TUMORES DE SÍTIOS CONTÍGUOS

A laringe pode ser invadida por neoplasias malignas que surgem de qualquer uma das estruturas adjacentes. O envolvimento da laringe carrega um prognóstico pior, que é refletido no estádio T avançado atribuído aos tumores da orofaringe (invasão laríngea = T4a), da hipofaringe (hemifixação laríngea = T3; invasão da cartilagem tireoide ou cricoide = T4a), do esôfago cervical (invasão laríngea = T4) e da tireoide (invasão laríngea = T4a). O tratamento dos tumores primários do trato aerodigestivo é discutido em capítulos relevantes deste volume.

O tratamento do câncer da tireoide com invasão laríngea é discutido resumidamente, pois surgiu alguma controvérsia quanto ao seu manejo ideal. Os cânceres bem diferenciados da tireoide, como o câncer papilar da tireoide, o tipo histológico mais comum de câncer da tireoide, invade a laringe em aproximadamente 1 a 2% dos casos,[472,473] e o envolvimento da endolaringe está associado a um prognóstico pior.[473] Os cânceres anaplásicos da tireoide invadem a laringe com mais frequência, mas o prognóstico para os pacientes com esses tumores é ruim e, portanto, o tratamento normalmente é paliativo.

Para um câncer bem diferenciado da tireoide, a cirurgia é a modalidade de tratamento primária e desempenha um papel particularmente importante no manejo da doença extratireoidiana. Geralmente aceita-se que deixar a doença residual está associado com um prognóstico pior,[473,474] portanto, o objetivo é a ressecção completa da doença macroscópica. Quando a invasão do trato aerodigestivo for aparente, a extensão da cirurgia deve ser debatida. As opções cirúrgicas para a invasão laríngea incluem a excisão por raspagem, laringectomia parcial ou laringectomia total. A excisão por raspagem pode ser utilizada se a invasão da laringe for limitada; no entanto, se o tumor for intraluminal, uma excisão por raspagem vai deixar um tumor macroscópico.[474] McCaffrey[473] e Lipton[475] recomendaram excisão por raspagem quando houver invasão cartilaginosa parcial e ressecções completas quando houver envolvimento de toda espessura da cartilagem ou nos casos de tumor intraluminal: uma ressecção cricotraqueal quando menos da metade da cricoide estiver envolvida; uma laringectomia total para um envolvimento maior da cricoide; e uma laringectomia parcial, como uma hemilaringectomia vertical, na invasão da cartilagem tireoide unilateral ou do espaço paraglótico. No pós-operatório, recomendam-se o iodo radioativo e/ou a RT como tratamento adjuvante para a propagação extratireoidiana nos cânceres da tireoide bem diferenciados.[476]

METÁSTASES PARA A LARINGE

As metástases para a laringe são raras e representam apenas 0,09 a 0,4% dos tumores laríngeos.[443,477] Ferlito[443] analisou 134 casos de metástases para a laringe em 1993. A maioria desses tumores consistia em melanomas malignos ou carcinomas. Os tumores primários responsáveis por essas metástases para a laringe eram, em ordem decrescente de incidência, melanomas malignos cutâneos (34%), carcinomas de células renais (16%) e câncer de mama, pulmão, próstata, cólo, estômago e ovário (cada um <10% do total). As metástases se propagam para a laringe de forma hematogênica via circulação sistêmica ou via plexo venoso paravertebral. A metástase para a laringe é rara, pois a própria laringe é um órgão pequeno na parte terminal do sistema circulatório que não recebe um alto volume de fluxo sanguíneo.[477] A supraglote é afetada com mais frequência (em 35 a 40% dos casos), pois tem o suprimento sanguíneo mais rico. Envolvidas com menos frequência estão a subglote (10 a 20%) e a glote (5 a 10%), mas as metástases em múltiplos subsítios são comuns.[419] Kleinsasser[478] observou dois tipos de metástases: metástases do tecido mole submucoso, que afeta as pregas vestibulares e ariepiglóticas, e metástases para o arcabouço cartilaginoso, com mais frequência as cartilagens cricoide e tireoide. Quando a cartilagem está envolvida, normalmente é o espaço medular da porção ossificada da cartilagem. O melanoma metastático e o carcinoma renal metastizam para os tecidos moles, enquanto o câncer de mama e pulmão metastiza para as cartilagens.

A metástase para a laringe reflete geralmente a doença disseminada e generalizada, e o prognóstico é terrível. O tratamento quase sempre é paliativo e as medidas de suporte, como a traqueostomia, são as mais apropriadas. No entanto, se a metástase laríngea for solitária, o tratamento cirúrgico deve ser considerado, dependendo do comportamento biológico do tumor primário, dos sintomas da lesão laríngea e da condição global do paciente.[443] A sobrevida prolongada foi descrita em casos como esses.[479,480] As opções cirúrgicas incluem a cirurgia laríngea parcial (aberta ou endoscópica)[481] e a laringectomia total.[443]

Para consultar a lista completa de referências, acesse www.expertconsult.com.

LEITURA SUGERIDA

Barnes L, Eveson JW, Reichart P, et al: *World Health Organization classification of tumours: pathology and genetics of head and neck tumours*, Lyon, 2005, IARC Press.

Bernier J, Cooper JS, Pajak TF, et al: Defining risk levels in locally advanced head and neck cancers: a comparative analysis of concurrent postoperative radiation plus chemotherapy trials of the EORTC (#22931) and RTOG (#9501). *Head Neck* 27:843–850, 2005.

Bernier J, Domenenge C, Ozsahin M, et al: Postoperative irradiation with or without concomitant chemotherapy for locally advanced head and neck cancer. *N Engl J Med* 350:1945–1952, 2004.

Cooper JS, Pajak TF, Forastiere AA, et al: Postoperative concurrent radiotherapy and chemotherapy for high-risk squamous cell carcinoma of the head and neck. *N Engl J Med* 350:1937–1944, 2004.

The Department of Veterans Affairs Laryngeal Cancer Study Group: Induction chemotherapy plus radiation compared with surgery plus radiation in patients with advanced laryngeal cancer. *N Engl J Med* 324:1685–1690, 1991.

Ferlito A, editor: *Neoplasms of the larynx*, London, 1993, Churchill Livingstone.

Forastiere AA, Goepfert H, Maor M, et al: Concurrent chemotherapy and radiotherapy for organ preservation in advanced laryngeal cancer. *N Engl J Med* 349:2091–2098, 2003.

Greene FL, Page DL, Fleming ID, et al: *AJCC cancer staging manual*, ed 6, New York, 2002, Springer.

Hoffman HT, Porter K, Karnell LH, et al: Laryngeal cancer in the United States: changes in demographics, patterns of care, and survival. *Laryngoscope* 116(Suppl 111):1–13, 2006.

Kirchner JA, Carter D: Intralaryngeal barriers to the spread of cancer. *Acta Otolaryngol* 103:503–513, 1987.

Kleinsasser O: *Tumors of the larynx and hypopharynx*, New York, 1988, Thieme.

Pfister DG, Laurie SA, Weinstein GS, et al: American Society of Clinical Oncology clinical practice guideline for the use of larynx-preservation strategies in the treatment of laryngeal cancer. *J Clin Oncol* 24:3693–3704, 2006.

Shanmugaratnam K, Sobin LH, editors: *Histological typing of tumours of the upper respiratory tract and ear*, ed 2, Berlin, 1991, Springer-Verlag.

Steiner W, Ambrosch P: *Endoscopic laser surgery of the upper aerodigestive tract*, New York, 2000, Thieme.

Weinstein GS, Laccourreye O, Brasnu D, et al: *Organ preservation surgery for laryngeal cancer*, San Diego, 1999, Singular.

47

Tratamento do Câncer Glótico Inicial

Henry T. Hoffman | Michael P. Gailey | Nitin A. Pagedar | Carryn Anderson

Pontos-chave

- O câncer glótico inicial se manifesta frequentemente como disfonia associada a uma lesão branca ou vermelha na prega vocal.
- A leucoplasia laríngea é uma lesão branca na mucosa a qual não se pode atribuir um diagnóstico definitivo com base em suas características clínicas.
- A biópsia é uma parte importante do tratamento padrão da leucoplasia e serve para avaliar malignidade ou riscos de desenvolvimento subsequente de malignidade com base no grau de displasia.
- Com base em revisão da literatura, os pacientes com leucoplasia laríngea acompanhados por 3 anos após a biópsia desenvolvem câncer invasivo em aproximadamente 4% naqueles sem displasia, em 10% com displasia branda/moderada e em 18% com displasia grave/carcinoma *in situ*.
- Aproximadamente 50% dos cânceres laríngeos surgem na glote e 95% das malignidades laríngeas são carcinoma de células escamosas.
- Os cânceres glóticos são considerados "iniciais" quando definidos como estádio 0, TisN0M0; estádio I, T1N0M0; ou estádio II, T2N0M0.
- Tis representa carcinoma *in situ* (estádio 0), que é considerado por muitos patologistas um sinônimo de displasia grave, também chamada *neoplasia intraepitelial escamosa de grau 3*.
- O câncer glótico inicial invasivo, nos estádios I e II, é classificado de acordo com a mobilidade da prega vocal (T1 normal, T2 comprometida) e propagação para fora da glote (T1a uma prega, T1b as duas pregas, T2 supraglote ou infraglote).
- A sobrevivência relativa de cinco anos é de aproximadamente 90% em tumores T1N0 e 75% em carcinomas glóticos de células escamosas T2N0.
- Os tumores segundos primários (pulmão seguido por cabeça e pescoço) são a causa mais comum de morte nos pacientes com câncer glótico inicial.
- O diagnóstico de câncer glótico é através da laringoscopia e biópsia. A avaliação pode incluir tomografia computadorizada ou ressonância magnética da laringe quanto à invasão cartilaginosa e avaliação do espaço paraglótico. A imagem avançada geralmente não é necessária nos pequenos cânceres do terço membranoso das pregas vocais.
- A radioterapia é uma modalidade de tratamento eficaz e a mais utilizada para tratar o câncer glótico inicial na América do Norte.
- O tratamento com radioterapia tende a resultar na melhor qualidade vocal final em um paciente que ainda tem laringe. O acompanhamento rigoroso é valioso para a detecção inicial da doença persistente ou recorrente, oferecendo a melhor probabilidade de cura e aumentando a oportunidade de resgate com a cirurgia preservadora da laringe.
- As alternativas à radioterapia para preservação da laringe incluem a cirurgia laríngea aberta conservadora e as abordagens endoscópicas transorais, seja por ressecção ou pelos tratamentos de ablação utilizados com menor frequência, que incluem o tratamento com *laser* fotodinâmico ou fotoangiolítico.
- A escolha do tratamento deve envolver o paciente como um participante informado e capaz de compreender que as ramificações de suas decisões vão além dos conceitos simplificados, mas amplamente aceitos, de que a cirurgia geralmente proporciona uma alta taxa final de preservação laríngea e que se acredita que a radiação oferece uma melhor preservação da voz.
- A avaliação inicial com intervalo anual deve incluir a consideração das imagens por tomografia computadorizada de baixa dose do tórax no lugar da radiografia torácica de rotina que era recomendada para triagem no passado.

FUNDAMENTOS

DEFINIÇÕES DE CÂNCER GLÓTICO INICIAL E LESÕES PRECURSORAS

A definição adequada do termo *inicial*, conforme se aplica ao câncer laríngeo, tem sido debatida. Alguns pesquisadores têm usado livremente o termo *inicial* para descrever o câncer laríngeo no contexto das opções de tratamento. Por essa convenção, um câncer laríngeo é considerado inicial se puder ser tratado por cirurgia laríngea parcial (conservadora), por excisão endoscópica ou apenas por radioterapia (RT).[2] Outros aplicam o termo *inicial* aos tumores de estádio 0, I ou II e *tardio* aos tumores de estádio III ou IV. Em virtude do alcance da doença, em vez de a taxa de crescimento determinar o estadiamento, o termo *localizado* pode ser mais preciso do que o termo *inicial*.[3] De modo similar, o termo *avançado* pode ser mais conveniente do que *tardio*.[4] O agrupamento mais exato usa o termo *localizado* para qualquer doença TN0M0, disseminada regionalmente ou nas vizinhanças, em qualquer doença não metastática linfonodo-positiva e o termo *amplamente disseminado* para qualquer doença M1 em qualquer estádio T.[5] A conversão e tradição ditam que continuemos a usar o termo *inicial* para nos referirmos aos estádios inferiores (I e II) e *tardio* para nos referirmos aos estádios superiores (III e IV).

A discriminação entre uma lesão precursora e um câncer invasivo inicial pode ser difícil e quase sempre requer uma biópsia para caracterizar plenamente o crescimento. A aparência do carcinoma difuso *in situ* (CIS) da laringe glótica, que evoluiu de displasia branda/moderada para CIS recorrente e depois para câncer invasivo (após o tratamento inicial com radiação), foi identificada em um não fumante (Fig. 47-1) com o início da disfonia 1 ano antes do diagnóstico inicial.[6]

DIAGNÓSTICO

IMAGENS ENDOSCÓPICAS

A avaliação inicial de um paciente com lesão glótica inicial requer inspeção da laringe. O uso comum da laringoscopia transnasal flexível para suplementar o exame indireto com espelho permite agora a visualização da maioria dos cânceres laríngeos em um ambiente clínico. Embora a *laringoscopia flexível por fibra óptica* seja um termo utilizado frequentemente para descrever esse procedimento, o termo *fibra óptica* não reflete exatamente o uso cada vez mais comum da imagem por câmera com chip distal em vez dos cabos de fibra óptica. Os endoscópios de fibra óptica ainda são bastante utilizados, mas geralmente não proporcionam a claridade de imagem disponível através da tecnologia de chip distal.

A videoendoscopia e a videoestroboscopia oferecem mais refinamento na avaliação das lesões glóticas. A gravação em vídeo é uma prática padrão em muitas instituições para documentar permanentemente a aparência de todos os cânceres laríngeos usando endoscopia rígida ou flexível. A capacidade para consultar registros permanentes que exibem a extensão da lesão original costuma melhorar o cuidado com o paciente no longo prazo.

O desenvolvimento dos endoscópios flexíveis concebidos para endoscopia transnasal operatória também permitiu o uso desses instrumentos para avaliar a laringe e a traqueia.[7-10] A óptica aperfeiçoada desses instrumentos associada à presença de uma porta lateral que permite o uso de aspiração, colocação de instrumentos de biópsia e instilação de anestésicos tópicos aumentou a capacidade para realizar avaliações laríngeas no consultório (Fig. 47-2, *A*). Embora a laringoscopia direta continue a ser a abordagem mais adequada para avaliar e obter biópsias da maioria das lesões suspeitas de serem malignas, em casos selecionados a biópsia pode ser feita na clínica (Fig. 47-2, *B* e *C*).

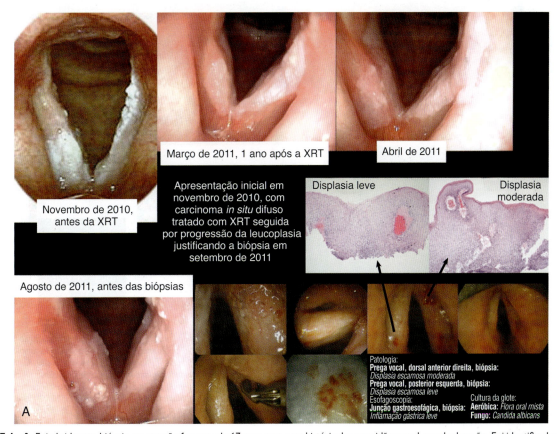

FIGURA 47-1. A, Foi obtida uma biópsia em um não fumante de 67 anos com uma história de rouquidão com 1 ano de duração. Foi identificada uma displasia grave e reinterpretada no *tumor board* da Universidade de Iowa como um carcinoma *in situ*. A natureza extensiva, envolvendo as duas pregas vocais, justificou a discussão das alternativas de tratamento; a radiação (XRT) foi o tratamento escolhido. O acompanhamento rigoroso identificou melhorias, mas com progressão da doença; as biópsias repetidas exibiram displasia de leve a moderada com cultura de *Candida*.

Continua

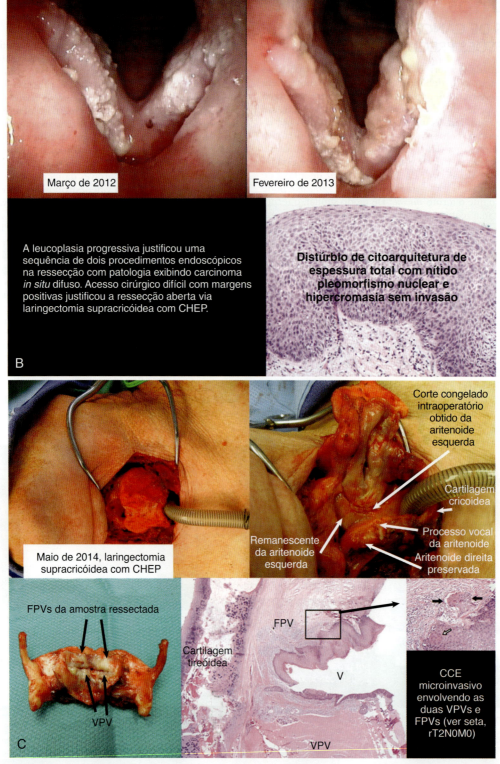

FIGURA 47-1, continuação. B, O acompanhamento continuado mostrou progressão após melhoria inicial questionável com medicação antifúngica. Os esforços sucessivos e as ressecções endoscópicas subsequentes não foram bem-sucedidos na obtenção de margens livres em volta do amplo envolvimento de ambas as verdadeiras pregas vocais (VPVs) que se se estenderam até a supraglote (falsas pregas vocais [FPVs]) com carcinoma in situ. **C,** A laringectomia supracricóidea aberta foi indicada para ressectar o carcinoma in situ difusamente positivo em virtude da extensão da doença e do acesso difícil, que exigiram que a ressecção fosse feita através da estreita comissura anterior com o laringoscópio Holinger. As margens finais eram livres e o câncer microinvasivo foi identificado nas duas pregas vocais e na FPV esquerda. CHEP, cricohioideoepiglotopexia; CCE, carcinoma de células escamosas; V, ventrículo. (Extraído de Hoffman HT, ed: Iowa Head and Neck Protocols. Laryngeal leukoplakia progression to invasive squamous cell carcinoma 2009 to 2013. Disponível em https://wiki.uiowa.edu/display/protocols/Laryngeal+leukoplakia+progression+to+invasive+squamous+cell+carcinoma+2009+to+2 013.)

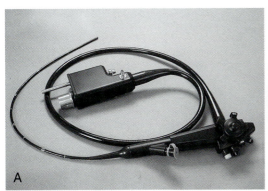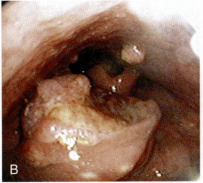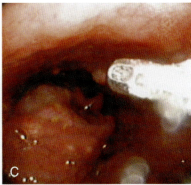

FIGURA 47-2. A, Esofagoscópio transnasal (Pentax). **B,** Vista da orofaringe e hipofaringe através do esofagoscópio transnasal. **C,** Pinça de biópsia preparada para remover a lesão da parede faríngea posterior.

Quando a videoestroboscopia foi introduzida inicialmente como uma ferramenta clínica comum, foi grande o entusiasmo com o seu potencial para ajudar a discriminar o câncer invasivo da atipia epitelial com base na aparência estroboscópica da maleabilidade epitelial da prega vocal.[11,12] A experiência subsequente de Colden et al.[13] mostrou que a estroboscopia laríngea não é confiável para distinguir entre atipia da prega vocal e câncer invasivo nem útil para determinar a profundidade da invasão do câncer. Esses pesquisadores sugeriram que a aparência estroboscópica de uma onda mucosa relativamente normal indica que a lesão é superficial e não envolve extensivamente o ligamento vocal subjacente.

Avanços na tecnologia que associam análise física e biológica à endoscopia identificaram vários adjuvantes para complementar as imagens padrão da laringe no momento da laringoscopia direta. A solução de Lugol e o azul de toluidina têm sido utilizados para corar o tecido laríngeo em um esforço para discriminar o tecido normal do tumor.[14,15] Essas abordagens não atingiram um sucesso uniforme e, portanto, não foram amplamente adotadas. Os marcadores tumorais fluorescentes, como tetraciclinas e derivados de hematoporfirina, são absorvidos preferencialmente pelas células tumorais e podem ser utilizados para discriminar o tumor do tecido normal adjacente, pela fluorescência vermelha que emitem quando expostos à luz ultravioleta.[16] O custo adicional e o tempo de cirurgia, assim como os problemas encontrados com a fotossensibilidade, limitaram a utilização dessa técnica. Uma abordagem mais promissora que usa laringoscopia de autofluorescência foi relatada. Zargi et al.[17] usaram o sistema de endoscópio de fluorescência para imagem pulmonar a fim de avaliar lesões laríngeas. Seu trabalho preliminar identificou diferenças na intensidade da autofluorescência no tecido normal e no tecido tumoral quando expostos à luz azul ou ultravioleta. Eles também identificaram desvantagens no uso para essa finalidade do sistema de endoscópio de fluorescência para imagem pulmonar, observando que são necessários mais avanços técnicos para tornar esse esforço uma ferramenta clínica útil.

Stone et al.[18] relataram que a fluorescência do tecido biológico impede realmente o uso da análise espectroscópica de Raman para discriminar entre lesões laríngeas normais e malignas. Esses pesquisadores desenvolveram estratégias que negam o impacto da fluorescência biológica natural, permitindo a avaliação de espectros específicos inconfundíveis provocados pela exposição à excitação pelo *laser* monocromático. A publicação mais recente de Caffier et al.[19] em 2013 comparou o padrão de excelência da microlaringoscopia operatória com o exame patológico *versus* a endoscopia ambulatorial com a combinação da endoscopia de autofluorescência por fibra óptica com a laringoestroboscopia rígida de luz branca-padrão. Com base na videoestroboscopia padrão, esses pesquisadores não constataram um valor diagnóstico agregado no uso da autofluorescência, e o erro no diagnóstico clínico foi suficiente para concluir que o padrão de excelência ainda é a microlaringoscopia com exame histopatológico e excisão fonomicrocirúrgica das alterações patológicas.

O uso da luz com comprimentos de onda estreitados pela filtragem pode oferecer mais perspectivas na avaliação das lesões glóticas na clínica e na sala de cirurgia. A imagem de banda estreita pode realçar as anomalias microvasculares para ajudar a distinguir o tecido normal e o anormal e também ajudar a guiar as biópsias (Fig. 47-3).

Várias estratégias estão sendo avaliadas para desenvolver uma ferramenta não invasiva para a detecção precoce de lesões cancerosas e pré-cancerosas. Por exemplo, a tomografia por coerência óptica é uma técnica que usa luz infravermelha para gerar imagens em cortes do epitélio laríngeo com resolução aguçada. Essa técnica recebeu apoio recente como uma ferramenta no diagnóstico de lesões epiteliais menores para guiar ressecções e monitorar a laringe após a terapia.[20-23] Além do uso da luz como um meio para avaliar o tipo e o grau da neoplasia glótica, implementando o equipamento desenvolvido recentemente, o ultrassom endoscópico no momento da laringoscopia direta recebeu atenção renovada na avaliação do grau de infiltração tumoral.[24] Até hoje, essas abordagens não conseguiram suplantar a microlaringoscopia direta com biópsia como abordagem padrão.

RADIOLOGIA, BRONCOSCOPIA E ESOFAGOSCOPIA

Radiografia Torácica e Tomografia Computadorizada Torácica

A imagem do tórax com tomografia computadorizada (TC) ou radiografia torácica (RXT) é útil na avaliação de pacientes com cânceres glóticos para avaliar a existência de doença pulmonar concomitante e fazer a triagem de segundos cânceres pulmonares primários. A incidência de propagação metastática distante de um câncer glótico inicial para o pulmão é suficientemente rara para que a imagem torácica pré-tratamento não seja usada habitualmente na avaliação para esse fim específico. A RXT anual foi considerada útil no passado durante os exames de acompanhamento clínico, principalmente em virtude da alta incidência de segundos cânceres pulmonares primários em pacientes tratados para câncer laríngeo.[25]

Avanços na triagem dos cânceres pulmonares com TC de baixa dose (TCBD) levaram a novas recomendações da U.S. Preventive Services Task Force. Uma análise sistemática pela força tarefa identificou uma redução significativa na mortalidade por câncer de pulmão (20%) e na mortalidade por todas as causas (6,7%), o que levou à recomendação do uso da triagem com TCBD das populações assintomáticas em risco de desenvolvimento do câncer de pulmão.[26] A melhor aplicação da TCBD na triagem inclui uma diminuição na dose de radiação e também uma melhor detecção através do diagnóstico computadorizado como um segundo

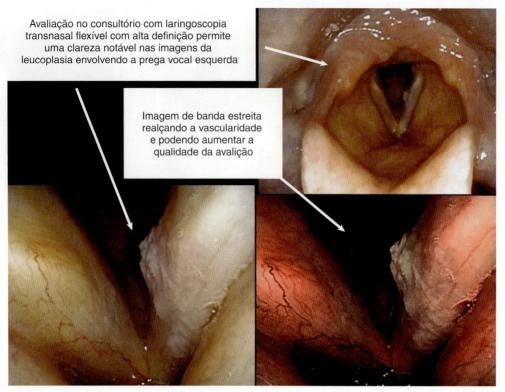

FIGURA 47-3. Vista transnasal da laringe usando uma câmera distal de alta definição do tipo "chip na ponta" (Olympus) para um exame no consultório de leucoplasia suplementado com imagem de banda estreita. (Extraído de Hoffman HT, ed: Iowa Head and Neck Protocols. Narrow-band imaging of vocal cord leukoplakia flexible trans- nasal videolaryngoscopy. Disponível em https://wiki.uiowa.edu/display/protocols/Narrow+band+imaging+of+vocal+cord+leukoplakia+flexible+transnasal+videolaryngoscopy.)

leitor.[27] Recentemente, organizações nacionais publicaram recomendações para que a triagem inclua os fumantes de 50 anos com 20 maços-ano e outro fator de risco, como a história familiar ou exposição ao radônio. Outras diretrizes publicadas identificam que as pessoas de 55 a 74 anos que fumam ou já fumaram e com uma história de tabagismo de 30 maços-ano são candidatos adequados para a triagem com TCBD. Outras diretrizes recomendam que a triagem inclua os sobreviventes de câncer pulmonar devido ao seu alto risco de um segundo primário pulmonar. O desenvolvimento de estratégias para avaliação de nódulos também aumentou a utilidade dessa abordagem. Uma estratégia publicada é inclusão de imagens em intervalos repetidos com TC para nódulos com um baixo risco de câncer (<10%), inclusão de avaliação posterior com tomografia por emissão de pósitrons (PET) com tomografia computadorizada (PET/TC) para os nódulos com um risco moderado (10 a 60%) e cirurgia para os nódulos com alto risco (>60%).[28] É razoável interpretar esses relatórios como suporte para o uso da TCBD em substituição à RXT na avaliação dos usuários de tabaco que desenvolvem cânceres glóticos iniciais. Antes desses relatórios, em 2012 um grupo de trabalho europeu publicou diretrizes que sugeriram a utilidade da triagem com TC torácica na avaliação inicial do câncer laríngeo em estádio inicial.[29] Esses pesquisadores constataram que nem a RXT nem a broncoscopia com fibra óptica eram úteis para suportar essa avaliação inicial. Eles também demonstraram o valor da triagem do esôfago com endoscopia flexível na avaliação pré-tratamento de rotina dos pacientes com câncer laríngeo que têm uma história de ingestão alcoólica crônica e mostraram o benefício de uma aplicação mais liberal nos pacientes com cânceres primários hipofaríngeos e orofaríngeos. Além disso, esses pesquisadores identificaram desvantagens importantes no uso da esofagoscopia rígida, comparada com o exame preferido com fibra óptica flexível, e comentaram que o uso das imagens em banda estreita "parece promissor, mas ainda precisa ser validado" (Fig. 47-4).

Imagem por Ressonância Magnética e Tomografia Computadorizada

Em nossa instituição, a maioria dos cânceres laríngeos iniciais será avaliada através de exame clínico, endoscopia e, com mais frequência, pela TC em cortes finos para avaliar a propagação para o espaço paraglótico e a potencial invasão da cartilagem tireóidea ou através da mesma. O papel adequado da imagem por ressonância magnética (RM) e da TC nos cânceres glóticos iniciais ainda está sendo definido.[30] Esses estudos de imagem avançados têm valor questionável na avaliação das lesões T1 mais superficiais das pregas vocais. Determinadas lesões T1 com envolvimento da comissura anterior podem ser mais bem avaliadas com RM ou TC, se a extensão do tumor superiormente para o espaço pré-epiglótico ou anteriormente para a cartilagem tireóidea for detectada. O uso mais rotineiro da RM ou TC é defendido na avaliação das lesões T2, não só para ajudar a determinar a extensão do tumor e, portanto, a classificação T, mas também para discernir o volume tumoral. Alguns autores sugeriram que a TC ou RM das lesões T2 podem ajudar a determinar a possibilidade de cura por radioterapia ao avaliar o volume tumoral. Outros pesquisadores não acharam que o tamanho do tumor é útil para prever a possibilidade de cura por radioterapia.[31]

Wenig et al.[32] alegam que o tratamento cirúrgico do câncer laríngeo com menos que uma laringectomia total obriga a realização de uma RM pré-operatória em quase todos os casos. Esses pesquisadores identificaram que o envolvimento tumoral de toda a prega vocal ou da comissura anterior, bem como a presença de paresia da prega vocal, é considerado uma indicação de uso da RM. Eles relatam que somente as lesões T1 mais superficiais da parte membranácea da prega vocal não precisam ter suas imagens avaliadas, pois a RM não vai detectar o grau dessas lesões. Essa filosofia é claramente oposta à de Steiner e Ambrosch,[33] que relataram que as imagens avançadas do câncer laríngeo são repletas

47 | TRATAMENTO DO CÂNCER GLÓTICO INICIAL   781

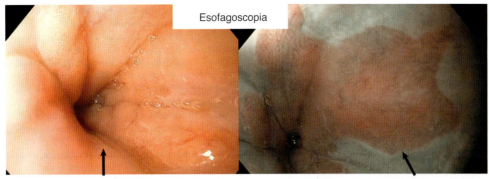

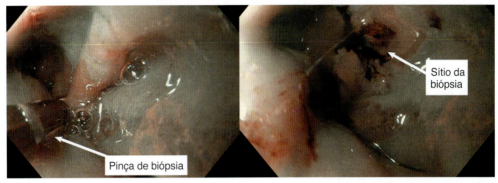

FIGURA 47-4. Esofagoscopia demonstrando melhor visualização das alterações na junção gastresofágica (JGE) para direcionar a biópsia com imagem de banda estreita. (Extraído de Hoffman HT, ed: Iowa Head and Neck Protocols. Esophagoscopy with narrow-band imaging [NBI] for reflux esophagitis. Disponível em https://wiki.uiowa.edu/display/protocols/Esophagoscopy+with+narrow+band+imaging+%28NBI%29+for+Reflux+Esophagitis.)

de artefatos; eles constataram pouco valor na imagem pré-operatória dos cânceres laríngeos e concluíram que a avaliação mais exata da extensão do tumor ocorre no momento da ressecção microcirúrgica endoscópica a *laser*.

O debate continua quanto a se a TC ou a RM oferecem as informações mais úteis nos estudos de imagem da laringe.[34] Avanços na velocidade com a qual a TC pode ser feita hoje colocam essa técnica em vantagem. Em 2002, Stadler et al.[35] relataram que o uso da TC espiral rápida da laringe permite a avaliação completa durante o curso de uma única manobra. Essa imagem rápida da laringe pode ser obtida à medida que o paciente realiza uma manobra de Valsalva modificada ou a fonação da elocução "E". Essa imagem funcional feita durante a manobra foi comparada com a imagem não funcional feita com respiração tranquila e correlacionada com avaliações patológicas e achados pós-cirúrgicos na microlaringoscopia. Embora os números em seu estudo fossem pequenos, Stadler et al. concluíram que a TC funcional parece mais precisa na determinação do tamanho do tumor do que a imagem não funcional. Uma publicação em 2012 por Joshi et al.[36] demonstrou uma preferência continuada pela imagem de TC em relação à RM.

Tomografia por Emissão de Pósitrons

O papel da tomografia por emissão de pósitrons (PET) está sendo reavaliado continuamente. A PET com F-18-fluorodeoxiglicose (FDG) foi considerada útil na detecção do câncer subclínico recorrente ou persistente em um estádio em que é altamente curável.[37] Terhaard et al.[38] propuseram um algoritmo para o acompanhamento dos pacientes tratados para cânceres laríngeos e hipofaríngeos que enfatiza o uso das imagens via PET. Através de um estudo prospectivo de 109 varreduras pelo PET feitas em 75 pacientes com câncer laríngeo ou hipofaríngeo, esses pesquisadores concluíram que uma PET-FDG deveria ser a primeira etapa de diagnóstico quando houvesse suspeita de recorrência após o tratamento com radiação. Como consequência desse estudo, no qual a maioria dos casos era glótico e classificado como T1 ou T2, esses pesquisadores sugeriram que não era necessária nenhuma biópsia se a varredura fosse negativa. Em face de uma varredura positiva e uma biópsia negativa, uma varredura de acompanhamento exibindo menor captação de FDG indicaria que uma recorrência é algo improvável. É preciso ter cuidado ao seguir essas diretrizes se outros indicadores clínicos apoiarem a necessidade de uma biópsia. A endoscopia com uma biópsia para obter amostragem de um tecido com aparência suspeita de câncer continua a ser o meio mais crítico pelo qual se avalia a recorrência.

As desvantagens da PET foram observadas. A maioria dos investigadores sugeriu esperar pelo menos 3 meses após o tratamento para fazer a PET, pois os resultados falso-positivos são comuns se a imagem for feita logo após a RT.[39] Os falso-positivos também podem resultar de infecção, radionecrose ou acúmulo de saliva na valécula.[40,41] Algumas dessas desvantagens da PET estão sendo tratadas pelo uso de outros fármacos que não o FDG. A presença do tumor viável foi identificada pela imagem PET com $1-[1-^{11}C]$-tirosina (TIR). A imagem PET-TIR analisa a atividade de síntese proteica e foi considerada útil na detecção do carcinoma de células escamosas (CCE) recorrente na laringe.[42] Prevê-se mais progresso com a imagem PET em virtude da introdução de outros fármacos. Uma análise abrangente da utilidade das imagens PET no gerenciamento do carcinoma de células escamosas de cabeça e pescoço (CCECP) feita por Funk[43] em 2012 constatou pouca utilidade da PET/TC na avaliação pré-tratamento dos pacientes com CCECP em estádio inicial (estádio I e II); o pesquisador concluiu que, no pescoço clinicamente linfonodo-negativo, a PET/TC não contribui para o processo de tomada de decisão.

FUNDAMENTAÇÃO

Estatísticas do National Cancer Database (NCDB) e do Surveillance, Epidemiology and End Results Program (SEER) do National Cancer Institute fornecem informações sobre a demografia

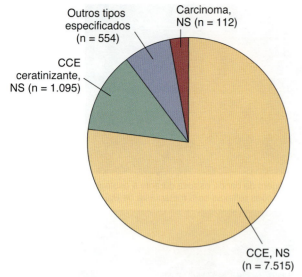

FIGURA 47-5. Histologia dos casos de câncer laríngeo diagnosticados no National Cancer Databse de 2000. NS, não especificado; CCE, carcinoma de células escamosas. (Dados do National Cancer Database Benchmark Report: Histology of Laryngeal Cancer in the U.S. in 2000. Copyright Commission on Cancer, American College of Surgeons. Chicago, 2002, NCDB Benchmark Reports, v1.1.)

contemporânea e o gerenciamento do câncer laríngeo nos Estados Unidos.[44] A análise desse conjunto de dados demonstrou que o CCE é o tipo histológico de câncer laríngeo dominante nos Estados Unidos, representando aproximadamente 93% dos casos (Fig. 47-5). A menos que contraindicado, o restante de nossa discussão neste capítulo se concentra no CCE, que inclui o subtipo denominado carcinoma verrucoso.[45,46] O sítio mais comum de CCE laríngeo é a laringe glótica (Fig. 47-6).

ETIOLOGIA

O CCE da laringe está fortemente associado com o uso de tabaco e álcool. Um aumento na prevalência do tabagismo entre as mulheres no passado foi vinculado a um aumento proporcional no número de pacientes do sexo feminino com câncer laríngeo. Outros fatores implicados no desenvolvimento do câncer laríngeo incluem o fumo passivo, a irritação laríngea crônica decorrente do refluxo gastresofágico e infecções virais.[47-51] O refluxo e o ácido gástrico foram identificados como um fator de risco de câncer laríngeo e faríngeo.[52,53] O refluxo alcalino foi identificado mais recentemente por Galli et al.[54] como um carcinógeno laríngeo; eles constataram um número de pacientes acima do esperado com câncer faringolaríngeo associado com acloridria e presumivelmente refluxo alcalino após a ressecção gástrica. Concluíram que a endoscopia periódica do trato aerodigestivo superior deveria ser feita nos pacientes gastrectomizados devido ao seu maior risco de distúrbios faringolaríngeos, em geral, e de câncer, em particular. Esses pesquisadores também constataram que, entre os pacientes com CCE laríngeo e mecanismo de secreção de ácido gástrico intacto, 8% exibiram refluxo ácido anormal no teste de pH de 24 horas (pHmetria).

O papilomavírus humano (HPV) – em especial o tipo oncogênico, HPV 16 – foi associado com o câncer de cabeça e pescoço.[55-57] O papel da infecção de HPV na oncogênese laríngea tem sido apoiado pelo estudo anterior, mas não tem uma associação tão forte quanto a identificada com o câncer da orofaringe e da cavidade oral.[58,59] Um estudo inicial sugere que há uma diferença de comportamento entre o CCE do trato aerodigestivo superior relacionado ao HPV e o não relacionado ao HPV, com um melhor prognóstico conferido aos casos HPV positivos.[60] Diferenças na exposição a carcinógenos ou na suscetibilidade genética explicam as diferenças nos tipos predominantes de câncer laríngeo por todo o mundo. Os cânceres glóticos predominam em relação aos cânceres supraglóticos nos Estados Unidos em uma proporção de 2 para 1. Na França, onde ocorre o contrário, o número de cânceres supraglóticos ultrapassa o de cânceres glóticos em uma proporção de 2 para 1.[61] Na Finlândia, a incidência de cânceres supraglóticos diminuiu e a incidência de cânceres glóticos aumentou entre as décadas de 1976 a 1985 e de 1986 a 1995.[62] Os cânceres supraglóticos eram mais comuns que os cânceres glóticos na década anterior em uma proporção de 1,4 para 1 e os cânceres glóticos predominaram na última década em uma proporção de 2 para 1. A razão para essa mudança na distribuição dos cânceres laríngeos na Finlândia não está clara. Uma baixa exposição ao álcool e uma alta disponibilidade de serviços médicos foram fatores que Brenner et al.[63] identificaram como importantes determinantes nas características do câncer laríngeo em Israel e eles ligaram esses fatores à alta proporção de cânceres laríngeos tratados em um estádio inicial, com um resultado global melhor em comparação com outros países.

ESTADIAMENTO

O sistema mais aceito para classificar o câncer nos Estados Unidos, promovido atualmente pela American Joint Committee on Cancer (AJCC), começou em 1959 com organização do American Joint Committee for Cancer Staging and End-Results Reporting.[64] Esse sistema de estadiamento foi publicado pela primeira vez em 1977 no *Manual para Estadiamento do Câncer*.[65] O sistema de estadiamento evoluiu para a sua forma atual conforme codificado no *AJCC Staging Manual, Seventh Edition,* publicado em 2010.[66] Revisões feitas na quinta e sexta edições na seção de cabeça e pescoço foram direcionadas principalmente para os casos de estádio avançado. Embora as definições dos cânceres laríngeos de estádio 0, I e II tenham continuado intactas, alterações nas definições de T3 na sexta edição, que depois foram mais esclarecidas na sétima edição, impactaram a interpretação da classificação T1 e T2.

As definições anatômicas e os limites entre os sítios publicados no manual de estadiamento continuaram os mesmos em

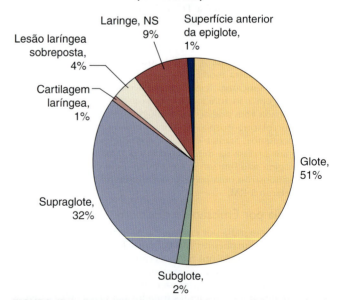

FIGURA 47-6. Distribuição do carcinoma laríngeo de células escamosas de acordo com o National Cancer Database. Os cânceres isolados na laringe glótica correspondem a aproximadamente metade de todos os casos de câncer laríngeo nos Estados Unidos. NS, não especificado. (Extraído de Hoffman HT, Porter K, Karnell LH, et al: Laryngeal cancer in the United States: changes in demographics, patterns of care, and survival. *Laryngoscope* 2006;116[9 Pt 2 Suppl 111]:1-13.)

TABELA 47-1. Classificação do Câncer Glótico pelo Tumor Primário (T)

TX	Tumor primário não pode ser avaliado
T0	Nenhuma evidência de tumor primário
Tis	Carcinoma *in situ*
T1	Tumor limitado à prega vocal com mobilidade normal; pode envolver a comissura anterior ou posterior
T1a	Tumor limitado a uma prega vocal
T1b	Tumor envolve as duas pregas vocais
T2	Tumor se estende até a supraglote ou infraglote, ou compromete a mobilidade da prega vocal
T3	Tumor limitado à laringe com fixação da prega vocal e/ou invasão do espaço paraglótico e/ou do córtex interno da cartilagem tireóidea
T4a	Doença local moderadamente avançada; o tumor invade pelo córtex interno da cartilagem tireoide e/ou invade os tecidos além da laringe (p. ex., traqueia, tecidos moles do pescoço, incluindo o músculo extrínseco profundo da língua, músculos infra-hióideos, tireoide ou esôfago)
T4b	Doença local muito avançada; o tumor invade o espaço pré-vertebral, envolve a artéria carótida ou invade as estruturas mediastinais

Dados extraídos de Edge S, et al: *AJCC cancer staging manual*, ed 7, New York, 2010, Springer Verlag.

todas as edições. A *glote* é definida como as verdadeiras pregas vocais, incluindo as comissuras anterior e posterior. Infelizmente, a definição de *comissura posterior* continua vaga. É difícil discriminar entre glote, supraglote adjacente (aritenoides) e hipofaringe (região pós-cricóidea) na região da comissura posterior.[67] A borda superior da glote é mais claramente definida por um plano horizontal que passa pelo ápice do ventrículo. O limite inferior da glote é definido por uma linha paralela e 1 cm inferior a esse plano.

Os cânceres glóticos são estadiados primeiramente pela avaliação clínica do grau de mobilidade da prega vocal (Tabela 47-1).[68] Os cânceres confinados à glote com mobilidade normal são estadiados como T1. A subdivisão dos cânceres T1 da prega vocal se baseia na extensão até envolver a prega vocal oposta. Um tumor limitado a uma prega vocal é estadiado como T1a. Uma lesão em ferradura que se estende em volta da comissura anterior até envolver as duas pregas vocais sem prejudicar a mobilidade é uma lesão T1b. Apesar da coerência entre todas as edições anteriores dos manuais de estadiamento da AJCC, que indicam que o status T4 se baseia na "invasão do tumor através da cartilagem tireoide," tem sido uma prática clínica comum considerar uma lesão T4 qualquer grau de invasão da cartilagem tireoide por um câncer glótico. Os cânceres glóticos de estádio I clinicamente aparentes (T1N0M0) foram realocados para o estádio IV (T4N0M0) quando foi identificada "invasão microscópica da cartilagem adjacente".[69] Revisões da sexta e sétima edições do manual de estadiamento esclarecem que a erosão cartilaginosa (p. ex., córtex interno sem transgressão total da cartilagem) deve ser classificada como T3 e não T4.

Os cânceres glóticos continuam a ser classificados como T2 com base em dois critérios diferentes: o comprometimento do movimento das pregas vocais ou a propagação transglótica além da glote, envolvendo a supraglote ou a infraglote. Embora a AJCC não discrimine entre esses dois critérios, alguns pesquisadores distinguem os cânceres T2a de T2b. Os cânceres T2a das pregas vocais não comprometem a mobilidade, mas estão em um estádio mais alto que os cânceres T1 em virtude da propagação transglótica, envolvendo a supraglote ou a infraglote. Os cânceres T2b são suficientemente invasivos para comprometer a mobilidade das pregas vocais sem causar fixação completa. A revisão para a sexta edição identifica que a classificação T3 resulta de fixação das pregas vocais ou invasão do espaço paraglótico; esse esclarecimento é útil para solucionar a controvérsia na interpretação das diferenças sutis entre comprometimento e fixação das pregas vocais. Se a aritenoide continuar móvel, mas a prega vocal membranosa ficar presa pela infiltração profunda para o espaço paraglótico, o câncer é considerado de estádio T3. Ainda é necessário um maior esclarecimento para tratar das inconsistências que persistem entre as publicações quanto à descrição do espaço paraglótico.[54,70-72] Bernan[72a] definiu as bordas do espaço paraglótico como foram relatadas frequentemente por outros pesquisadores:

- Anterolateral: cartilagem tireóidea
- Inferomedial: cone elástico
- Medial: ventrículo e membrana quadrangular
- Posterior: seio (recesso) piriforme[54]

Essa definição não aborda a controvérsia quanto a todo, parte ou nenhum músculo tireoaritenoideo fazer parte do espaço paraglótico.[73] Uma avaliação feita por Weinstein et al.[74] define a borda medial do espaço paraglótico como o tecido lateral ao cone elástico no nível glótico e lateral à membrana quadrangular no nível supraglótico. Por essa convenção, o músculo tireoaritenoideo é considerado parte do espaço paraglótico. Outros definem a porção glótica do espaço paraglótico como a profundidade adiposa até a musculatura laríngea intrínseca. Para a finalidade de classificação tumoral de acordo com os critérios revisados da AJCC, é razoável considerar que a invasão do espaço paraglótico (T3) ocorre quando o compartimento adiposo abaixo da musculatura laríngea intrínseca está envolvido com o tumor. O comprometimento da mobilidade das pregas vocais (T2) sem envolvimento do espaço paraglótico pode ser considerado quando os músculos tireoaritenoideo ou cricoaritenoide lateral estiverem infiltrados, mas não totalmente transgredidos.

O carcinoma *in situ* (CIS) é classificado como Tis. A acurácia na classificação das alterações pré-malignas que afetam o epitélio laríngeo é comprometida pela natureza subjetiva da avaliação e por uma falta de uniformidade na terminologia. Alguns patologistas diferenciam a displasia grave do CIS, enquanto outros os agrupam como neoplasia intraepitelial do tipo III.[75-77] A classificação da displasia laríngea como leve, moderada e grave ou como CIS se originou de uma classificação similar de doenças pré-neoplásicas do cérvice uterino. As lesões displásicas ceratinizantes da via aérea superior são mais comuns do que no cérvice e também são mais difíceis de categorizar. As diferenças existentes no comportamento do CIS que se origina nesses dois sítios anatômicos bem diferentes também prejudicaram a transferência dos conceitos que governam o CIS cervical uterino para o CIS laríngeo.[78] Apesar do princípio patológico claramente declarado de que a displasia de alto grau e o CIS são termos equivalentes utilizados para descrever o epitélio escamoso laríngeo anormal, o tratamento feito por alguns clínicos é menos agressivo na displasia de alto grau do que no CIS.

O agrupamento de estádios do tumor primário, linfonodos regionais e metástase à distância (classificações TNM) para o câncer laríngeo é o mesmo dos outros sítios mucosos de cabeça e pescoço (Tabela 47-2). Embora os agrupamentos de estádio tenham sido revisados – com a sexta edição introduzindo a divisão do estádio IV em IVA, IVB e IVC –, o estadiamento do câncer glótico inicial continuou o mesmo (estádios 0, I e II).

A análise do conjunto de dados SEER de 31 de julho de 2013 mostra que nas últimas décadas uma diminuição na incidência global de câncer localizado na laringe glótica veio após um pico em 1981 (Fig. 47-7). Nesse período de tempo, predominaram os cânceres iniciais (T1 e T2) não metastáticos, ou seja, com linfonodos negativos.

Os dados do NCDB da análise das tendências de tratamento publicadas em 2006 por Hoffman et al.[78a] são mesclados com dados acessados através das ligações do NCDB com o American College of Surgeons, de julho de 2013 (Fig. 47-8). A análise

TABELA 47-2. Agrupamento de Estádios do Câncer Laríngeo			
Estádio 0	Tis	N0	M0
Estádio I	T1	N0	M0
Estádio II	T2	N0	M0
Estádio III	T3	N0	M0
T1, T2 ou T3	N1	M0	
Estádio IVA	T4a	N0, N1, N2	M0
T1a, T2a, T3a ou T4a	N2	M0	
Estádio IVB	T4b	Qualquer N	M0
Qualquer T	N3	M0	
Estádio IVC	Qualquer T	Qualquer N	M1

Dados de Edge S, et al: AJCC cancer staging manual, ed 7, New York, 2010, Springer Verlag

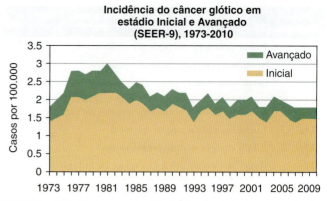

FIGURA 47-7. Mudança na incidência de câncer laríngeo nos Estados Unidos enfatizando a dominância dos cânceres glóticos detectados em um estádio inicial. (Dados do Surveillance, Epidemiology, and End Results [SEER] Program SEER*Stat Database.)

identifica a mudança notável no tratamento inicial do câncer laríngeo (todos os sítios) ao longo dos últimos 25 anos. Embora a radioterapia (RT) como modalidade única de tratamento continue sendo o tratamento global mais comum para câncer laríngeo, durante o intervalo de 9 anos, de 2001 a 2010, a quimiorradiação surgiu como o segundo tratamento mais comum do câncer laríngeo nos Estados Unidos. O tratamento do câncer laríngeo de acordo com o estádio em todos os sítios é identificado abaixo para os casos diagnosticados em 2010 e acessados através do NCDB (Fig. 47-9). O acesso aos dados do NCDB oferece informações sobre a sobrevivência ao câncer laríngeo de todos os sítios a partir de uma coorte contemporânea de casos diagnosticados nos Estados Unidos durante os anos 2003 a 2005.[79] A sobrevida observada é calculada com um ponto final de morte por qualquer causa e não é necessariamente uma consequência direta do câncer laríngeo principal (Fig. 47-10).

A análise de sobrevida mais específica de uma coorte mais antiga identifica análise de subsítio focada na laringe glótica para classificações específicas de tumor/linfonodo/metástase (TNM). A sobrevida relativa é calculada como a sobrevida observada dividida pela sobrevida esperada, calculada por idade, sexo e raça nesse caso (Fig. 47-11).

Uma avaliação da sobrevida após o diagnóstico de câncer glótico inicial nos Estados Unidos vem do conjunto de dados SEER e abrange quase quatro décadas; ela permite a análise comparando a sobrevida observada (morte por qualquer causa) com a sobrevida relativa, que é calculada dividindo a sobrevida observada pela sobrevida prevista em um esforço para identificar o impacto que o câncer principal tem na sobrevida. A sobrevida prevista nessa análise é determinada identificando a expectativa de vida normal para coorte similar em idade, sexo e raça no momento em que o câncer for diagnosticado (Fig. 47-12).

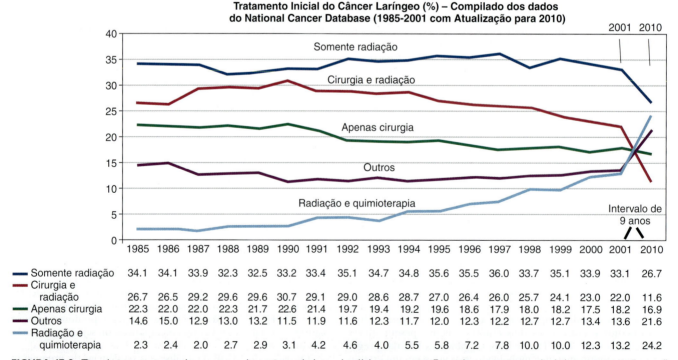

FIGURA 47-8. Tipo de tratamento geral por um ano de carcinoma laríngeo de células escamosas. Em ambos os conjuntos de dados, a categoria "outros" reflete o tratamento classificado como "desconhecido", "terapia não direcionada ao câncer" ou outras combinações de tratamento, incluindo a quimiorradiação com cirurgia e também a quimioterapia com cirurgia. (Dados de Hoffman HT, Porter K, Karnell LH, et al: Laryngeal cancer in the United States: changes in demographics, patterns of care, and survival. *Laryngoscope* 2006;116[Suppl 111]:1-13 with 2010 update from NCDB datalinks, accessed July 30, 2013.)

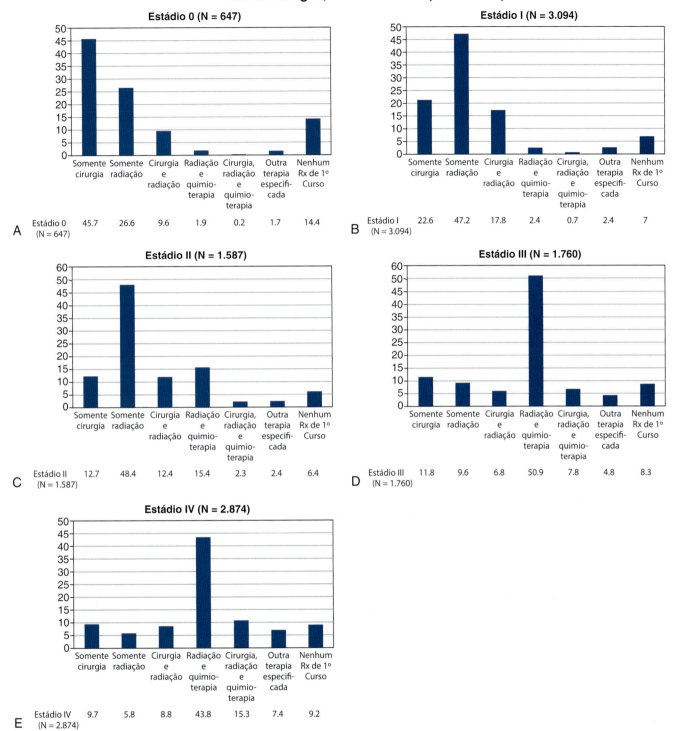

FIGURA 47-9. Tratamento inicial de uma grande amostragem de câncer laríngeo nos Estados Unidos em 2010 identificou o tratamento mais comum como cirurgia para estádio 0 (**A**), radiação para estádio I (**B**) e estádio II (**C**) e quimiorradiação para estádios III e IV (**D** e **E**). NCBD, National Cancer Database; Rx, tratamento médico. (Dados da National Cancer Database Commission on Cancer. American College of Surgeons. Benchmark Reports. Available at www.facs.org/cancer/ncdb/.)

	0 ano	1 ano	2 anos	3 anos	4 anos	5 anos
Estádio 0 (N = 1.128)	100	97.8	94.8	91.1	88.0	83.3
Estádio I (N = 6.105)	100	96.6	91.1	86.0	81.7	77.0
Estádio II (N = 1.881)	100	91.1	81.4	73.6	67.7	62.6
Estádio III (N = 1.375)	100	78.9	66.2	57.8	52.4	47.6
Estádio IV (N = 1.169)	100	72.1	56.2	46.9	42.4	39.0

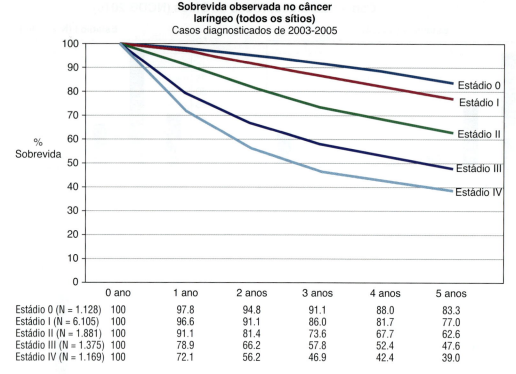

FIGURA 47-10. A sobrevida observada no câncer laríngeo nos Estados Unidos depende do estádio. Os dados são de 1.343 programas. (Dados da National Cancer Database Commission on Cancer. American College of Surgeons. Benchmark Reports. Disponível em www.facs.org/cancer/ncdb/. Accessed July 30, 2013.)

	TisN0M0	T1N0M0	T2N0M0	T1,2N+M0	T3N0M0	T4N0M0	T3N+M0	T4N+M0	Qualquer T qualquer NM1
■ 1985-1990	94.8	90.6	78.3	56.8	65.8	56.8	40.7	35.2	24.4
□ 1994-1996	95.3	89.1	75.3	47.2	60.6	52.6	35.6	28.1	22.6

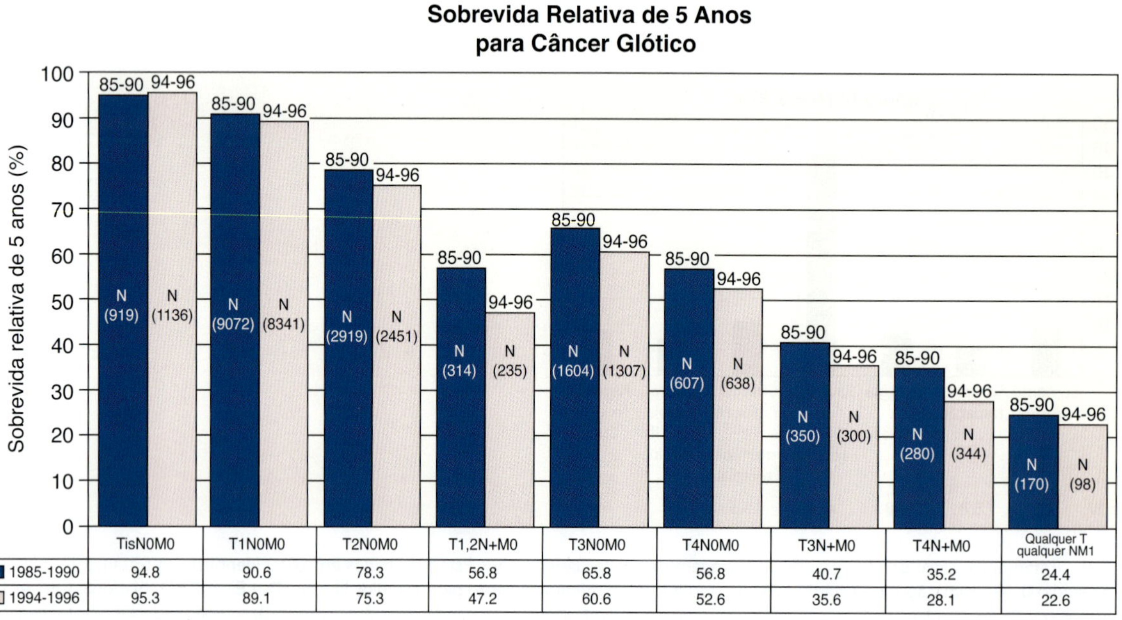

FIGURA 47-11. Sobrevida relativa de 5 anos para carcinoma glótico de células escamosas (CCE) calculada entre os períodos inicial (1985-1990) e final (1994-1996). O número de casos foi menor para a classificação qualquer T qualquer NM+ no período final (n = 98) e maior para a classificação T1N0M0 no período inicial (n = 9.072). (Extraído de Hoffman HT, Porter K, Karnell LH, et al: Laryngeal cancer in the United States: changes in demographics, patterns of care, and survival. *Laryngoscope* 2006;116[Suppl 111]:1-13.)

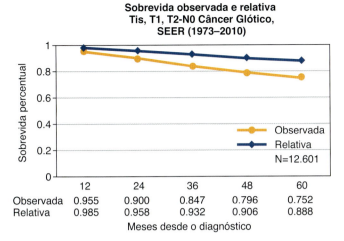

FIGURA 47-12. Sobrevida observada e relativa ao câncer glótico inicial em uma grande coorte abrangendo quatro décadas. (Dados do Surveillance, Epidemiology, and End Results [SEER] Program SEER*Stat Database.)

TRATAMENTO

O tratamento inicial ideal de um câncer glótico inicial é aquele mais propenso a ser curativo e a preservar uma voz normal sem prejudicar a deglutição ou a respiração e também deixar todas as modalidades de tratamento disponíveis para recorrência ou segundos cânceres primários. Nem sempre é possível satisfazer todos esses objetivos e geralmente é necessário assumir um compromisso no qual a escolha do tratamento se baseie nos desejos de um paciente informado que compreenda as desvantagens de cada alternativa. O cirurgião deve estar a par das opções para fazer uma recomendação informada para o paciente. Em condições ideais, o paciente vai se reunir com o cirurgião e com um radioterapeuta para permitir a identificação do espectro total de opções de tratamento a partir das diferentes perspectivas. As Clinical Practice Guidelines in Oncology for Head and Neck Cancers da National Comprehensive Cancer Network (NCCN) identificam a cirurgia e a radiação como modalidades de tratamento aceitáveis para o CCE inicial (Tis, T1 e T2), não metastático, da laringe glótica.[80] A discussão a seguir enfoca técnicas cirúrgicas e de RT específicas e conclui com uma análise dos princípios de tratamento gerais, concentrando-se no impacto do tratamento sobre a voz.

CIRURGIA

As opiniões dos médicos variam quanto às indicações de uso de um determinado procedimento ou técnica de RT. As diretrizes gerais para escolha de uma abordagem, com base no grau da lesão, são apresentadas na Tabela 47-3. A escolha da abordagem terapêutica para qualquer paciente requer a consideração de muitas outras variáveis, além do alcance anatômico do câncer. As taxas de cura globais e os números da preservação laríngea são altos para o tratamento cirúrgico do CCE glótico inicial.

EXCISÃO ENDOSCÓPICA

O correlato histopatológico de um câncer T1 primário superficial pode revelar uma lesão sem extensão profunda além da camada superficial da lâmina própria.[81] A excisão cirúrgica endoscópica desse tipo de lesão pode permitir a ressecção com uma margem livre sem danificar o ligamento vocal subjacente ou o músculo vocal.[82] No entanto, nem todos os cânceres glóticos T1 são passíveis de ressecção superficial conservadora, e até 20% dos cânceres T1 vão exibir mobilidade normal, apesar da invasão do ligamento vocal.[83] O CIS, que por definição não passa da membrana basal, é mais passível de excisão completa sem lesão do ligamento vocal

subjacente. A importância de alcançar margens cirúrgicas livres na primeira tentativa na ressecção é destacada por uma análise de 1.467 pacientes tratados com microcirurgia a *laser*. Os pacientes com tumor residual na ressecção da recidiva tiveram um controle locorregional pior, apesar das margens livres na segunda cirurgia.[84]

Biópsia

Em geral, as lesões discretas das pregas vocais têm suas amostras mais bem coletadas através da biópsia por excisão do que através de biópsias pequenas, aleatórias e parciais. A oportunidade para efetuar a cura existe através da biópsia por excisão, se a avaliação patológica exibir CIS ou um câncer minimamente invasivo. As biópsias por excisão também evitam qualquer erro de amostragem, em que pequenas áreas de câncer invasivo podem ser perdidas dentro de um campo maior de epitélio displásico.

É preciso ter bom senso na determinação do grau de dissecção quando se faz a biópsia de pacientes candidatos à radiação. As biópsias menores que são suficientes para confirmar o diagnóstico de câncer invasivo prejudicam a voz pós-tratamento em um grau menor do que as excisões maiores, caso a radiação seja utilizada como um tratamento definitivo. É útil discutir a tomada de decisão com o paciente ao ponderar os benefícios e riscos de realizar a biópsia de maneira conservadora ou agressiva. Um vídeo da ressecção endoscópica da leucoplasia pode ser encontrado on-line.[85]

TRATAMENTO POR ABLAÇÃO

Terapia Fotoangiolítica

O tratamento das lesões precursoras (displásicas) e dos cânceres superficiais com técnicas ablativas tem sido defendido pelos promotores da terapia fotodinâmica (PDT, do inglês *photodynamic therapy*) e da aplicação de *laser* avançado. O conceito de que as taxas de cura são altas no câncer glótico inicial, independentemente da modalidade utilizada, levou Friedman et al.[86] a identificarem medidas-chave para o tratamento bem-sucedido que devem mudar o foco dos dados de sobrevida para resultado vocal e preservação das opções de tratamento. Esses pesquisadores relataram a ablação tumoral adequada com margens ultrafinas através do uso fotoablativo graduado do *laser* de potássio-titanil-fosfato (kpt),

TABELA 47-3. Procedimentos Cirúrgicos Selecionados para o Câncer

Procedimento	Indicações
Microlaringoscopia parcial cordectomia com ou sem *laser* de dióxido de carbono (biópsia excisional)	Leucoplasia T1 no meio da prega, Tis/Microinvasão
Cordectomia completa com ou sem *laser* de dióxido de carbono (endoscopia)	T1 no meio da prega
Cordectomia (laringofissura)	T1 no meio da prega
Laringectomia parcial frontolateral	T1 com extensão para a comissura anterior
Hemilaringectomia simples e estendida	T1/T2 com extensão para a aritenoide, sem fixação da comissura anterior (mínima)
Laringectomia parcial anterior com epiglotoplastia ou com quilha	T1/T2 com extensão para a comissura anterior (sem aritenoide)
Laringectomia subtotal com cricohioideoepiglotopexia	T1b/T2 envolvimento anterior bilateral; pode incluir remoção de uma aritenoide

PARTE V | CIRURGIA DE CABEÇA E PESCOÇO E ONCOLOGIA

usando o microscópio para permitir um melhor delineamento da interface entre o tumor e o tecido mole glótico subjacente sadio. Há avaliação histopatológica do tecido ressectado para confirmar que o *status* de margem negativa é sacrificado por essa técnica; no entanto, esse grupo afirma que "o controle oncológico da doença não diminuiu em consequência dessa nova estratégia de tratamento".[87] Mas eles concluíram com a observação de que coortes maiores e um acompanhamento mais longo serão necessários para estabelecer uma "eficácia incontestável".

Terapia Fotodinâmica

A terapia fotodinâmica (PDT, do inglês *photodynamic therapy*) oferece outra abordagem ablativa para o tratamento do câncer. Ela utiliza luz na presença de oxigênio para ativar agentes fotossensibilizadores que se concentram seletivamente nas células cancerosas. Foi postulado que a morte celular por câncer ocorre por meio de vários mecanismos, que incluem a exposição a radicais livres de oxigênio que causam dano direto às células tumorais. A destruição do tumor pela PDT também resulta do microcolapso vascular dentro do tumor, bem como da estimulação da resposta imune inata e adaptativa.[88] A maior toxicidade é sofrida pelas células cancerosas que captam mais avidamente o agente fotossensibilizador.[89]

Em 2010, Biel[90] constatou que, embora a PDT seja atualmente eficaz para tumores seletivos, o desenvolvimento antecipado de agentes fotossensibilizadores mais específicos em relação ao tumor e sistemas de emissão de luz melhores aumenta a eficácia da PDT. Ele relatou que mais de 1.500 pacientes haviam sido tratados de câncer de cabeça e pescoço com PDT usando porfímero sódico (Photofrin), derivado de hepatoporfirina, ácido aminolevulínico ou Foscan. Ele defendeu que a PDT é tão eficaz quanto as terapias convencionais no tratamento do CCE inicial (Tis, T1, T2) da laringe. Com fotossensibilidade cutânea como uma complicação singular e incomum, ele relatou o tratamento de 171 cânceres laríngeos iniciais com uma taxa de resposta completa durável de 89%.

Excisão a *Laser*

A excisão endoscópica a *laser* é abordada no Capítulo e-108* e não é discutida aqui.

LARINGECTOMIA PARCIAL ABERTA

O tópico da laringectomia parcial aberta é coberto suficientemente no Capítulo e-109* c não é abordado aqui.

CONSIDERAÇÕES VOCAIS

Duas questões centrais surgem na discussão dos resultados vocais de várias opções de tratamento do câncer laríngeo inicial: a qualidade absoluta da voz, que geralmente favorece a RT, e a preservação laríngea final, que geralmente favorece a cirurgia.[91]

Cragle e Brandenburg[92] relataram que o tratamento cirúrgico dos cânceres glóticos iniciais pode produzir um resultado vocal equivalente ao que se segue à radiação. Esses pesquisadores avaliaram perfis vocais em 11 pacientes tratados com cordectomia a *laser* e 20 pacientes tratados com radiação. Os dois grupos tiveram perfis vocais similares, caracterizados por tempos máximos de fonação menores e maiores oscilação, tremulação e relação sinal/ruído.

A maioria dos pesquisadores alega que nos casos de cânceres glóticos iniciais uma voz melhor tem mais chance de advir do tratamento com RT do que com cirurgia.[93-97] Ao contrário da cirurgia, a RT não requer a remoção do tecido saudável adjacente para proporcionar uma margem livre ao redor de um câncer. Entretanto, a deterioração vocal pode resultar da RT e pode ser significativa, caso haja perda da maior parte da prega vocal em consequência de necrose tumoral ou desenvolvimento de fibrose.

Ton-Van et al.[98] avaliaram 356 pacientes com câncer glótico inicial e determinaram que a qualidade da voz após o tratamento com RT é "indiscutivelmente superior à qualidade após a cirurgia de conservação". No entanto, esses pesquisadores apontaram que uma laringe funcional foi preservada em 92% dos pacientes tratados cirurgicamente em comparação com 81% tratados inicialmente com RT. Os pesquisadores reconheceram que esses resultados poderiam ter sido influenciados pelo tratamento, que geralmente utilizava a laringectomia total para o salvamento cirúrgico. Em consequência desses achados, Ton-Van et al.[98] defendem o uso da cirurgia como um modo primário de tratamento nos pacientes que podem tolerar com segurança uma anestesia. As exceções incluem os pacientes que estão dispostos a aceitar um risco maior de perda total da laringe em um esforço para preservar a melhor qualidade vocal.

Para a maioria dos pacientes com câncer laríngeo, a qualidade absoluta de sua voz pode não ser tão importante na escolha do tratamento quanto a sua capacidade geral para se comunicar. Para esses pacientes, a inteligibilidade da fala pode ser mais importante como critério para avaliar os resultados do que as medições acústicas e aerodinâmicas. Schuller et al.[99] usaram entrevistas e questionários para avaliar 75 pacientes tratados cirurgicamente de câncer laríngeo inicial. Eles constataram que 88% dos respondentes estavam contentes com a sua voz pós-operatória.

Os comportamentos vocais da maioria dos pacientes após a laringectomia parcial são similares aos dos pacientes com incompetência glótica ocasionada por paralisia da prega vocal. Leeper et al.[100] avaliaram seis pacientes que se submeteram a operações de hemilaringectomia vertical. Eles constataram que, enquanto foi observada uma grande variabilidade, as tendências gerais dos pacientes após a hemilaringectomia foram 1) fechamento glótico incompleto; 2) ação vibratória das estruturas supraglóticas (pregas ventriculares, aritenoides); e 3) alto fluxo de ar médio transglótico com menor tempo máximo de fonação. A capacidade do trato vocal para readquirir aparência e função normal é determinada pela extensão do dano tumoral e pela extensão da ressecção cirúrgica. Benninger et al.[101] avaliaram os fatores associados à recorrência e qualidade vocal após a RT para carcinomas glóticos iniciais e constataram que as grandes biópsias por excisão antes da radiação aumentavam o risco de pior qualidade vocal.

Por outro lado, um trabalho mais recente de Hillel et al.[102] introduziu o conceito de que uma ressecção endoscópica mais agressiva para remover o ligamento vocal pode permitir uma resposta de cicatrização mais vigorosa para preencher um defeito que poderia ocasionar incompetência glótica com uma disfonia ofegante. Em sua análise, o tratamento do câncer glótico inicial com uma cordectomia subligamentar resultou em uma melhor sonoridade do que quando o ligamento vocal foi preservado. Eles postularam que o músculo esquelético que estava confinado pelo ligamento vocal pode ter sido liberado quando o ligamento foi ressecado, "preenchendo o defeito através de hipertrofia, hiperplasia ou herniação franca". Uma hipótese alternativa também é oferecida: uma resposta vigorosa do tecido de granulação pode resultar na remodelação do colágeno para preencher o defeito. Sua pesquisa aborda a conclusão lógica de que a cordectomia subligamentar, embora possa parecer radical nesse ponto, pode ser considerada no tratamento da cicatrização grave das pregas vocais.

RADIOTERAPIA

A radioterapia (RT) é considerada um tratamento eficaz para o câncer glótico inicial. Amplas comparações entre os resultados após o tratamento inicial com radiação ou cirurgia são feitas frequentemente sem abordar as diferenças nas várias maneiras de administração da RT ou as diferentes técnicas de realização da cirurgia.[103] As variáveis na aplicação da RT que afetam o controle tumoral incluem 1) quantidade da fração de irradiação, 2) dose total de radiação fornecida, 3) duração do tratamento e 4) método de irradiação.[104-108] Rudoltz et al.[105] identificaram a duração do

---

* Disponíveis, em inglês, em www.expertconsult.com.

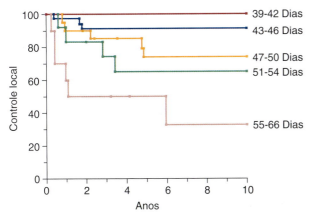

FIGURA 47-13. Carcinoma glótico T1 da laringe: tempo decorrido no controle local *versus* radioterapia. O controle local é uma função dos dias decorridos dos pacientes tratados com radioterapia para carcinoma T1 de células escamosas da glote. (Dados de Rudoltz MS, Benammar A, Mohiuddin M: Prognostic factors for local control and survival in T1 squamous cell carcinoma of the glottis. *Int J Radiat Oncol Biol Phys* 1993;26:768.)

tratamento do câncer glótico inicial. Os pacientes que completaram o tratamento em 46 dias tiveram um controle local melhor do que os tratados ao longo de um período maior (Fig. 47-13). O tratamento aplicado através de frações de pelo menos 2 Gy na dose diária padrão em uma semana de 5 dias também melhorou as taxas de controle em relação ao tratamento com menos de 2 Gy/dia.[104,109] Yamazaki et al.[110] randomizaram pacientes glóticos T1 para 60 a 66 Gy a 2 Gy/dia *versus* 56,25 a 63 Gy a 2,25 Gy/dia e constataram que a taxa de controle local em 5 anos foi significativamente melhor com o regime hipofracionado de 2,25 Gy diários (92% vs. 77%, $P = 0,004$; Fig. 47-14). Esse estudo é criticado por sua taxa de controle local incomumente baixa no braço padrão, mas muitos estudos retrospectivos corroboraram o excelente controle oncológico com hipofracionamento.[111-113] Em 1993, Rudoltz et al.[105] relataram que os regimes acelerados que usam frações de dose maior eram valiosos, principalmente porque permitiam uma menor duração do tratamento. O benefício derivado do fracionamento acelerado e do hipofracionamento precisa ser ponderado contra a possível morbidade adicional induzida. Em um estudo de fase III, Hliniak et al.[115] compararam um regime de fracionamento acelerado de 66 Gy administrados em 33 frações durante 38 dias (2 frações semanais) com um regime de fracionamento convencional de 66 Gy administrados em 33 frações durante 45 dias. Foi avaliado um total de 395 pacientes com cânceres glóticos e supraglóticos, com linfonodo negativo, de T1 a T3, entre 1995 e 1998. A morbidade mais aguda (mucosite aguda com dor e disfagia) foi vista no braço de fracionamento acelerado em 1 e 2 meses. Aos 4 meses de tratamento, todos os tipos de toxicidade, exceto a telangiectasia cutânea, foram similares nos dois braços. Embora nenhuma diferença na sobrevida livre de doença tenha sido relatada entre os dois braços, esses pesquisadores calcularam que o encurtamento do tempo total de tratamento em 1 semana resultou em um ganho terapêutico de 3 a 5% ($P = 0,37$). Eles sugerem que um maior encurtamento do tempo de tratamento poderia ocorrer dentro dos limites de morbidade aceitável, especialmente se o volume de tecido irradiado fosse pequeno (como nos tumores T1 e T2). Laskar et al.[116] publicaram um relatório de uma série de pacientes T1 tratados com programas de hiperfracionamento que usaram 3,3 Gy, 3,43 Gy e 2,5 Gy por fração. O edema laríngeo persistente foi visto em 23,4% de seus pacientes, com uma maior probabilidade de edema com um tamanho de campo maior que 36 cm^2. O estudo longitudinal de um paciente tratado com 63 Gy para um CCE T1N0M0 da prega vocal esquerda mostrou que a dosagem induziu a mucosite prevista, bem como as alterações cutâneas, mas melhorou acentuadamente a qualidade vocal medida antes da biópsia, registrada como um grau moderado de disfonia (G2R2B1A0S2, segundo a classificação GRBAS [do inglês *g*rade, *r*oughness, *b*reathiness, *a*esthenia, *s*train = grau, rugosidade, soprosidade, astenia, esforço])[116a] com impacto negativo do problema vocal na vida do paciente, auto classificado como "6" (0 = nenhum impacto negativo; 6 = impacto negativo profundo). As culturas e a biópsia (Fig. 47-15, *A*) não afetaram a qualidade vocal. O planejamento do tratamento permitiu a liberação de 63 Gy sem interrupção (Fig. 47-15, *B*). A endoscopia transnasal no consultório identificou o grau de mucosite no último dia de tratamento com radiação para incluir as verdadeiras pregas vocais, bem como a faringe, com resolução em aproximadamente 2 meses para sua função estável com um grau leve de disfonia (G1R1B0A0S0), e o impacto negativo autoavaliado do problema vocal na vida do paciente diminuiu para "1" (Fig. 47-15, *C*). As alterações cutâneas no momento do último tratamento de radiação do paciente justificaram a aplicação de esteroides tópicos e a melhoria gradual foi vista ao longo do ano seguinte (Fig. 47-15, *D*). A laringe, 15 meses após a radiação, exibia uma aparência embotada com cicatrizes, mas um contorno suave até a prega vocal esquerda (lado do câncer) e telangiectasias na prega vocal contralateral direita (Fig. 47-15, *E*).

Outra consideração importante no tratamento radioterápico do câncer glótico inicial é a técnica utilizada para planejar e administrar. O alvo do tratamento do câncer inicial é a própria lesão sem a necessidade de tratar as raras metástases ocultas. As técnicas convencionais dependiam inicialmente do exame físico com a colocação de um campo quadrado aberto que variava geralmente de 4 a 6 cm nas lesões T2 maiores.

A experiência histórica foi baseada na utilização de cobalto 60 ou aceleradores lineares usando 4 MV. O campo de tratamento era definido tradicionalmente pelo posicionamento de um campo luminoso para cobrir a incisura mesotireóidea superiormente até a cricoide inferiormente. A borda posterior do campo de tratamento foi definida pela estimativa do médico da borda posterior do tumor. Anteriormente, o campo se estendia até cobrir completamente a pele anterior com a margem adicional. Era fundamental prestar muita atenção na colocação diária do campo com base nos marcos anatômicos externos. A simulação do tratamento utilizava radiografias simples com confirmação do alvo correto, que consistia no campo, com base em imagens portais para verificar a

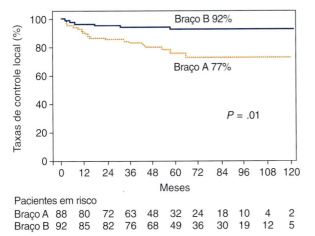

FIGURA 47-14. Controle local do câncer T1 glótico em pacientes randomizados para 60 a 66 Gy em 2 Gy por dia (braço A) *versus* 56,25 a 63 Gy a 2,25 Gy por dia (braço N) significativamente melhor com uma dose mais alta por fração. (Dados de Yamazaki H, Nishiyama K, Tanaka E, et al: Radiotherapy for early glottic carcinoma [T1N0M0]: results of prospective randomized study of radiation fraction size and overall treatment time. *Int J Radiat Oncol Biol Phys* 2006;64:77.)

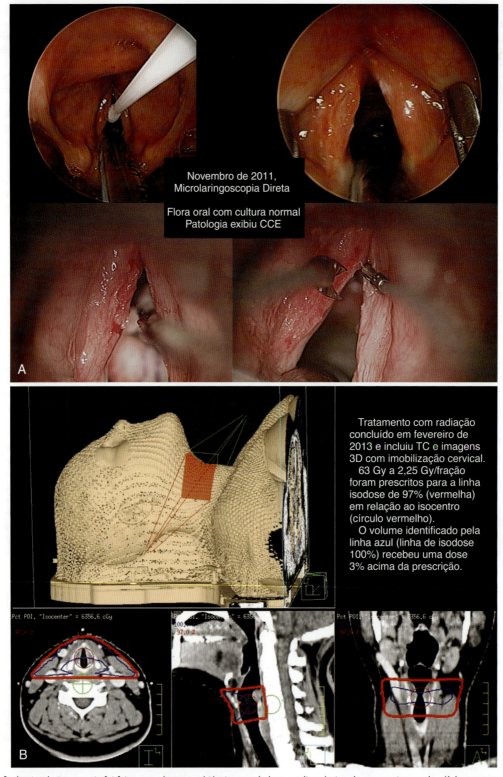

FIGURA 47-15. A, A microlaringoscopia foi feita para obter uma biópsia e estabelecer o diagnóstico de um carcinoma de células escamosas (CCE) T1N0M0 da prega vocal esquerda com cultura intraoperatória. O diagnóstico diferencial antes da biópsia incluiu laringite crônica decorrente de refluxo e uso prévio de tabaco, bem como *Candida versus* papilomatose *versus* câncer. A cultura obtida no momento da laringoscopia operatória foi após um curso experimental de Diflucan e, portanto, foi negativa para fungo. **B,** Planejamento do tratamento com radiação.

Continua

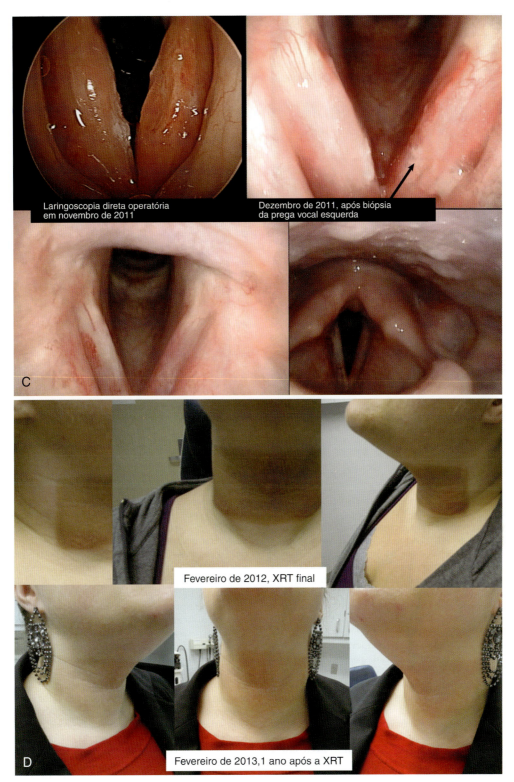

FIGURA 47-15, continuação. C, A laringoscopia transnasal flexível no consultório exibe mucosite aguda afetando a laringe e faringe no último dia de radiação com feixe externo. **D,** Acompanhamento 1 ano mais tarde mostrando sinais de laringite crônica com uma aparência que continuou a melhorar 15 meses após o tratamento. As alterações cutâneas foram sintomáticas durante a radiação (XRT) e logo depois, justificando o tratamento com um esteroide tópico. A aparência do efeito da radiação no último dia de tratamento melhorou gradualmente, como se vê nas fotos 1 ano mais tarde.

Continua

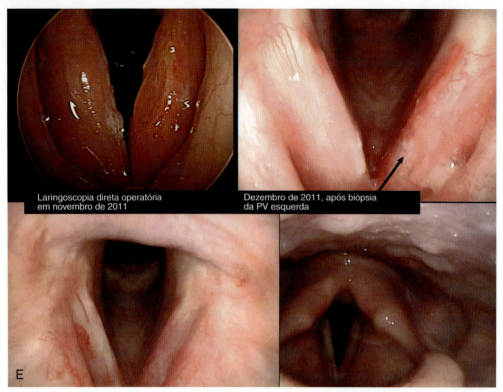

FIGURA 47-15, continuação. E, Uma sequência de imagens da laringe feitas no consultório se segue a uma imagem capturada no momento da laringoscopia direta, que mostra o impacto da biópsia na aparência da prega vocal esquerda e o impacto da radiação subsequente. Repare nas telangiectasias atribuídas ao efeito da radiação no acompanhamento de maio de 2013. PV, prega vocal. (Extraído de Hoffman HT, ed: Iowa Head and Neck Protocols. Laryngeal leukoplakia progression to invasive squamous cell carcinoma 2009 to 2013. Disponível em https://wiki.uiowa.edu/display/protocols/Laryngeal+leukoplakia+progression+to+invasive+squamous+cell+carcinoma+2009+to+2013.)

posição da anatomia cartilaginosa que é bem visualizada nas radiografias laterais.

Apesar dessa abordagem simples e comum para configurar o tratamento, os erros de dosimetria que ocorrem devido ao mau posicionamento do campo e à cobertura inadequada do tumor em consequência do erro de concepção do campo ou da anatomia do tecido mole do paciente eram problemáticos. Relatos usando feixes de energia mais fortes (6 MV), que hoje estão mais disponíveis do que os feixes de energia mais baixa, foram associados inicialmente com taxas de falha maiores devido a uma falta de considerações dosimétricas adequadas.[117,118] Com o advento da simulação baseada em TC, tornou-se possível levar mais dose em consideração ao tumor e à anatomia de cada paciente dentro da glote e dos tecidos moles do pescoço. A TC de cortes finos com contraste agora pode complementar o exame físico na identificação da localização do tumor nos estudos de imagem. Isso resultou em maior controle local, especialmente nos pacientes com lesões T2.[119] Correções mais sofisticadas para as interfaces de ar também podem ser feitas hoje, podendo ser utilizadas técnicas de múltiplos campos para assegurar doses homogêneas e exatas. Essas novas técnicas aumentam o sucesso, mas ainda dependem de verificação quanto a reprodutibilidade e dosimetria diárias.[120,121]

O respaldo para melhores resultados e a aplicação contemporânea de técnicas avançadas vêm de um estudo na Holanda que avaliou 1.050 pacientes com CCE glótico linfonodo-negativo e não metastático T1 ou T2, tratados com RT convencional (1985 a 1997) com 5 frações/semana com a dose de 66 Gy em 33 frações de 2 Gy pretendida para ambos os tratamentos.[111] As taxas de controle local em 10 anos para pacientes com esquema acelerado mais contemporâneo foram de 87% em comparação com 81% nos pacientes tratados com terapia convencional ($P = 0,006$). O determinante mais importante de mau resultado, tanto em sobrevida quanto em voz, foi o uso continuado do tabaco pelos pacientes.

A maioria das falhas de radiação do câncer glótico inicial representa recorrências locais em vez de metástase regional ou distante.[123] A capacidade para resgatar as falhas de radiação com laringectomia parcial ou ressecção endoscópica a *laser* contribui para o sucesso global da RT como modalidade de tratamento inicial.[124-129] O grau em que a cirurgia laríngea conservadora, laringectomia parcial em vez de laringectomia total, é utilizada para resgatar as falhas de radiação do CCE glótico T1 e T2 depende de múltiplos fatores: a intensidade do acompanhamento, concebido para identificar o tumor persistente em um estádio inicial; os desejos do paciente; a presença de comorbidade; e a filosofia de tratamento do médico responsável pelo mesmo. Provavelmente, diferentes filosofias contribuem para o sucesso variável relatado com a laringectomia parcial de resgate.

Toma et al.[130] ampliaram seus critérios iniciais para permitir o resgate com laringectomia parcial das falhas e radiação do câncer glótico inicial, a menos que o tumor tenha invadido: 1) a cartilagem aritenóidea, exceto o processo vocal; 2) além da metade anterior da prega vocal contralateral; 3) infragloticamente mais de 10 mm na metade anterior ou 5 mm na metade posterior da laringe; ou 4) a cartilagem tireóidea ou cricóidea. A aplicação desses critérios a 19 cânceres glóticos T1 e T2 recorrentes tratados com RT primária em sua instituição entre 1989 e 1998 produziu três falhas (recorrências), que foram resgatadas com sucesso usando laringectomia total. Esses critérios podem ser considerados como diretrizes gerais, mas não devem ser aplicados a todos os casos por duas razões: primeiro, a consideração quanto às diferenças anatômicas no tamanho laríngeo deve permitir uma avaliação mais subjetiva da possibilidade de ressecção do que a oferecida pela medição absoluta de 10 mm da extensão infraglótica anterior como uma contraindicação; segundo, uma grande laringe masculina vai diferir de uma pequena laringe feminina na aplicação desses critérios.

Além disso, Toma et al. não abordam o papel que a laringectomia supracricóidea pode exercer no resgate das falhas de radiação. Laccourreye et al.[131] relataram o uso bem-sucedido da laringectomia supracricóidea como um procedimento de resgate com uma taxa de preservação laríngea entre 12 pacientes que não tiveram sucesso com a RT. As principais contraindicações que eles apontaram para o uso da laringectomia supracricóidea foram fixação da cartilagem aritenoidea ipsilateral, invasão da cartilagem cricóidea, propagação extralaríngea do tumor e propagação infraglótica para a cartilagem cricóidea.

QUIMIOTERAPIA

Como os cânceres glóticos iniciais são altamente curáveis com a cirurgia convencional ou RT, a adição da quimioterapia à maioria dos algoritmos de tratamento não tem sido fortemente respaldada. Além disso, o dogma passado ditou que o CCE invasivo do trato aerodigestivo superior não é curável apenas com quimioterapia.[132] Laccourreye et al.[133] relataram que alguns dos pacientes com CCE glótico inicial que eles trataram com um regime de quimioterapia de indução à base de platina tiveram uma resposta clinicamente completa e optaram por se submeter ao tratamento posterior que foi sugerido. Embora a recorrência local tenha sido observada em quase um terço desses pacientes, nenhum dos que tiveram recorrência local morreu de sua doença ou perdeu a sua laringe.

Esse achado despertou mais interesse no uso da quimioterapia para o câncer laríngeo inicial ao ponto de hoje haver ensaios prospectivos nessa modalidade. Al Mamgani et al.[111] constataram que o resultado ruim do CCE glótico T2b poderia respaldar o valor de um ensaio clínico para avaliar o uso de quimiorradiação nesse grupo de pacientes, em comparação com o tratamento cirúrgico.

ACOMPANHAMENTO APÓS O TRATAMENTO

As diretrizes do NCCN para os cânceres de cabeça e pescoço oferecem amplas recomendações sobre o acompanhamento após o tratamento do câncer de cabeça e pescoço que não são específicas para o CCE glótico.[135] As diretrizes do NCCN se baseiam no risco de recidiva e desenvolvimento de segundos primários, bem como no risco de incorrer em efeitos adversos do tratamento. O acompanhamento recomendado por essas diretrizes aumenta gradualmente o intervalo de acompanhamento durante cada ano, seguindo-se ao tratamento do 1º ano (a cada 1 a 3 meses) ao 2º ano (a cada 2 a 6 meses), do 3º ano ao 5º ano (a cada 4 a 8 meses) e mais de 5 anos (a cada 12 meses). As imagens basais pós-tratamento do sítio primário e do pescoço são recomendadas apenas para os cânceres avançados da laringe glótica (T3 ou T4, N2 ou N3). A análise do hormônio estimulante da tireoide (TSH) é recomendada a cada 6 a 12 meses se o pescoço tiver sido irradiado. O aconselhamento sobre a cessação do tabagismo e uso do álcool é recomendado se for clinicamente indicado, assim como as avaliações da fala, audição e deglutição e a reabilitação.

Vale ressaltar que as diretrizes atuais especificam dentro dessas recomendações que a maioria das recorrências é relatada pelo paciente. Essa observação diria que o conhecimento do paciente a respeito dos sinais de recorrência é mais valioso na detecção precoce da recorrência do que o acompanhamento clínico regular. Através da análise de 302 pacientes acompanhados por 5 anos após o tratamento do CCECP de estádio II a IV, Cooney e Poulsen[136] concluíram que nos pacientes com CCECP avançado o acompanhamento de rotina é mais importante para a avaliação dos resultados do tratamento e para o apoio emocional do que o aumento na sobrevida. Outras análises maiores também respaldaram essa afirmação;[137] Boysen et al.[138,139] concordaram que a estreita vigilância com a reavaliação na clínica não melhora a sobrevida, mas parece ser útil para um subconjunto de pacientes com boas opções de resgate; em outras palavras, no câncer glótico inicial. Especificamente, o melhor resultado foi observado para o

subconjunto de pacientes de câncer de cabeça e pescoço com câncer glótico inicial tratados com RT. Outros também constataram que a vigilância estreita nesse grupo detecta recorrências em um estádio mais conveniente para a ressecção conservadora do que para a laringectomia total.

As diretrizes do NCCN recomendam a imagem torácica no acompanhamento "como clinicamente indicada" e encaminham o leitor a suas diretrizes para triagem do câncer de pulmão visando a recomendações mais específicas.[135] Uma história de câncer de cabeça e pescoço, como o câncer glótico, ou de outro câncer relacionado ao tabagismo é considerada um fator de risco para o desenvolvimento de um câncer de pulmão e atribui ao paciente um *status* de alto risco de ocorrência de um segundo câncer pulmonar primário se tiver 50 anos ou mais, com uma história de tabagismo de 20 maços-ano ou mais. Como consequência, as diretrizes recomendam uma TCBD basal para os pacientes com câncer glótico que tenham 55 anos ou mais e com uma história de tabagismo de 20 maços-ano ou mais.

As diretrizes do NCCN recomendam a triagem do câncer de pulmão para pacientes de alto risco, que inclui todos os pacientes com 50 anos ou mais e com uma história de tabagismo de 20 maços-ano ou mais e que tenham câncer glótico, usando TCBD anual por 2 anos após a triagem inicial se não houver achados suspeitos. Essa recomendação é atenuada pelo comentário de que "há dúvidas a respeito da duração adequada da triagem e da idade em que a triagem não é mais adequada."

ESCOLHENDO UMA MODALIDADE DE TRATAMENTO

CARCINOMA *IN SITU*

Isenberg et al.[140] avaliaram trabalhos publicados na literatura, combinados para analisar 2.188 biópsias de leucoplasias, que revelaram ausência de displasia (53,6%), displasia de leve a moderada (33,5%) e displasia grave ou CIS (15,2%). Acompanhados por 3 anos, 3,7% dos pacientes sem displasia, 10,1% com displasia leve a moderada e 18,1% com displasia grave ou CIS desenvolveram CCE invasivo.

A interação estreita entre o clínico e o patologista é necessária para gerenciar o CIS (TisN0M0) da melhor maneira possível. Dependendo da inclinação entre vários patologistas que avaliam uma biópsia, a mesma lesão pode ser relatada como neoplasia intraepitelial de grau 3, displasia de alto grau ou lesão TisN0M0.[141] Apesar do princípio patológico frequentemente declarado de que displasia de alto grau e TisN0M0 são termos equivalentes utilizados para descrever epitélio escamoso anormal, o tratamento clínico geralmente é menos agressivo para a displasia de alto grau do que para o TisN0M0. Enquanto a RT tem sido considerada uma alternativa de tratamento razoável para as lesões TisN0M0, geralmente ela não é recomendada no tratamento da displasia de alto grau.

A dificuldade em discriminar entre processos reativos e CIS é enfatizada por um estudo que avaliou a imprecisão nos diagnósticos histopatológicos. Westra et al.[142] relataram três casos de lesões laríngeas TisN0M0 enviados por hospitais externos que foram considerados atipia reativa, na análise de uma segunda opinião em seu hospital.

Continua a existir uma controvérsia quanto ao papel da RT no gerenciamento das lesões TisN0M0. Uma abordagem comum tem sido tratar cirurgicamente as lesões TisN0M0 quando a remoção endoscópica conservadora for possível.[143] A persistência após múltiplas ressecções ou a presença de amplo envolvimento de múltiplos sítios tem sido utilizada como uma indicação para radiação dessas lesões.[144] Fatores como a necessidade antecipada de múltiplas ressecções endoscópicas, o custo do tratamento, considerações vocais, confiabilidade do paciente para o acompanhamento, idade do paciente e presença de comorbidades podem influenciar o tratamento definitivo inicial com radiação.[145]

794 PARTE V | CIRURGIA DE CABEÇA E PESCOÇO E ONCOLOGIA

Muitas questões pertinentes ao tratamento adequado das lesões TisN0M0 ainda não foram resolvidas. A excisão local e a RT são opções de tratamento eficazes,[146] mas as duas abordagens exigem acompanhamento rigoroso.

CARCINOMA INVASIVO DAS CÉLULAS ESCAMOSAS

A escolha de uma modalidade de tratamento correta para os cânceres glóticos iniciais (T1 ou T2, N0M0) é dificultada pelas muitas opiniões que respaldam abordagens conflitantes. A abordagem conceitual mais simples é oferecida por Hinerman et al.,[147] que identificaram que no passado, na University of Florida, a RT era "o tratamento preferido para todos os cânceres T1 e T2 das pregas vocais não tratados previamente". Esses pesquisadores corrigiram posteriormente essa prática, preferindo a excisão transoral a *laser* em vez da RT para o pequeno subconjunto de pacientes com lesões T1 do terço médio da prega vocal, nos quais a excisão cirúrgica deveria preservar a qualidade da voz.

Embora o levantamento do NCBD de câncer laríngeo indique que nos Estados Unidos a RT é utilizada com mais frequência no tratamento dos cânceres T1 e T2, existem argumentos bem considerados para um uso mais liberal da cirurgia como tratamento inicial.[148] Morris et al.,[149] através de uma ampla análise da literatura, identificaram uma taxa de fracasso global de 8,6% no sítio primário para cânceres glóticos T1 tratados cirurgicamente (cordectomia), comparada com uma taxa de fracasso de 16,7% entre cânceres em estádio similar tratados com RT.[150]

Há um apoio mais forte ao uso da cirurgia como tratamento primário dos cânceres glóticos T2. Em 1990, Howell-Burke et al.[151] relataram no M.D. Anderson Cancer Center que, entre os pacientes tratados com radiação primária para cânceres glóticos T2, apenas 74% mantiveram uma laringe funcional. Alguns pesquisadores alegam que os cânceres glóticos T2 têm um risco maior de perda da função laríngea quando tratados inicialmente com radiação do que cirurgia de conservação.[152]

Uma publicação de 2013 de uma análise baseada em evidência de banco de dados de 1996 a 2011 não encontrou nenhum ensaio controlado randomizado prospectivo atual e bem concebido que tenha comparado a cirurgia endolaríngea e a RT.[153] Posteriormente, concluiu-se que nenhuma evidência estatística respalda a cirurgia ou a RT como abordagem mais indicada quanto se considera a probabilidade de controle local ou sobrevida. No entanto, esses autores relataram que a maioria dos estudos (cinco) constatou que as taxas de preservação laríngea eram melhores com o tratamento inicial cirúrgico, mas também identificaram um estudo que relatou uma melhor taxa de preservação com a RT do que com a cirurgia.[154] Outras análises contemporâneas baseadas em evidência exibem uma sobrevida similar após o tratamento com diferentes modalidades e basearam a terapia recomendada em um agregado de fatores que exigem o envolvimento crítico do pacientes na decisão.[155]

A discussão quanto à toxicidade tardia da RT é uma parte importante do processo de instrução do paciente quando se consideram as opções de tratamento. Um estudo recente indicou um pequeno aumento no risco de acidentes vasculares cerebrais fatais nos pacientes tratados com radiação para câncer glótico inicial em comparação com a cirurgia: a incidência cumulativa em 15 anos foi de 2,8 *versus* 1,5% ($P = 0,024$). Os pesquisadores calcularam que o tratamento com radiação de 77 pacientes portadores de câncer laríngeo em estádio inicial resultaria em um acidente vascular cerebral fatal em excesso com acompanhamento de 15 anos em comparação com o tratamento com cirurgia.[156] As técnicas de RT modernas, incluindo a radioterapia de intensidade modulada e preservação da carótida (IMRT, do inglês *intensity-modulated radiotherapy*), estão sendo testadas em ensaios clínicos para controle do câncer e efeitos na artéria carótida.[157] A possível vantagem de poupar a carótida pode não valer o risco de recorrência do tumor devido a erros de contorno, movimento do órgão e heterogeneidade da dose que podem ocorrer com as técnicas de IMRT.[158]

Embora raríssimo (1 a 2% de todos os pacientes irradiados), o risco de malignidade induzida por radiação 10 a 20 anos após o tratamento deve ser ponderado nesses pacientes com sobrevida global excelente.

Barthel e Esclamado[160] analisaram o tratamento de 45 pacientes com câncer glótico inicial que foram tratados com radiação primária na Cleveland Clinic entre 1986 e 1994. Esses pesquisadores relataram que suas taxas de controle locais de 87,5% nas lesões T1 e 75% nas lesões T2 foram coerentes com as séries publicadas anteriormente. Entre as nove recorrências que se desenvolveram, seis tinham tumores que foram (retrospectivamente) considerados passíveis de tratamento com uma laringectomia parcial. Entre esses seis casos (todos tratados com radiação), apenas um foi resgatado com sucesso através da cirurgia laríngea conservadora. Esses pesquisadores concluíram que os pacientes com tumores glóticos T2 podem ser mais bem tratados primariamente com cirurgia, já que esses cânceres têm uma alta taxa de recorrência após a radiação, e o resgate cirúrgico com menos que uma laringectomia total provavelmente não será bem-sucedido.

Conhecimentos valiosos são fornecidos por um trabalho de Jorgenson et al.[161] que aborda 1.005 pacientes dinamarqueses tratados em um único centro de referência entre 1965 e 1998. A filosofia de tratar todos com radiação (excluindo aqueles que foram tratados previamente) resultou em muito pouco vício de escolha em relação à opção de tratamento e 99% dos pacientes receberam tratamento inicial com RT. Jorgenson et al.[161] constataram que a presença de uma base de pacientes estável dentro de uma área de 1,33 milhão de pessoas, junto com um acompanhamento excelente (apenas três pacientes não foram acompanhados), dá mais credibilidade a esse estudo. Entre 312 cânceres glóticos T1 tratados com radiação, o controle locorregional de 5 anos foi de 88%, que, junto com o resgate cirúrgico, resultou em uma sobrevida de 5 anos específica para a doença de 99%. Entre 233 cânceres glóticos T2 tratados com radiação, o controle locorregional de 5 anos foi de 67,4% que, quando associado ao resgate cirúrgico, resultou em uma sobrevida de 5 anos específica para a doença de 88,4%. Esses pesquisadores constataram que essa alta taxa de recorrência (uma em três) dos cânceres glóticos T2 resultou em uma preservação laríngea global de 80%, que é substancialmente mais baixa que a preservação de órgão de 95% relatada por Chevalier et al.[162] quando a laringectomia supracricóidea foi utilizada como tratamento inicial. Com base nesses dados, Jorgensen et al. levantaram a questão lógica: por que não introduzir a laringectomia parcial supracricóidea como tratamento primário padrão do câncer glótico T2? Eles argumentaram que parte dos excelentes resultados relatados por Chevalier et al. refletia um vício de escolha que favorecia os resultados cirúrgicos ao reservar a laringectomia supracricóidea para os casos mais favoráveis. Jorgensen et al. ainda apontaram que a qualidade vocal é melhor após a radiação do que após a laringectomia supracricóidea. Por essas razões, eles não alteraram sua abordagem padrão de tratamento dos cânceres glóticos T2 com radiação. Eles também observaram que as técnicas de RT aprimoradas, bem como a capacidade para resgatar as falhas de radiação com laringectomia supracricóidea, provavelmente vão diminuir ainda mais a necessidade final de uma laringectomia total.[131]

Motamed et al.[163] analisaram todas as séries de resgate cirúrgico com preservação da laringe após falha localizada de RT no câncer laríngeo inicial. Eles estimaram que um terço das recorrências após a RT é passível de tratamento localizado. Nesse grupo altamente selecionado de pacientes, a taxa de conservação laríngea média foi de 77% após a cirurgia conservadora aberta e 65% após a microcirurgia endolaríngea a *laser*. A tendência em favor da cirurgia em relação à RT quanto à preservação laríngea final pode, portanto, ser uma consequência das diferentes filosofias de resgate, além dos padrões de recorrência submucosa ou difusa e das dificuldades na detecção precoce da recorrência em virtude de edema e alterações teciduais após a RT.

Os estudos anteriores se concentraram na classificação da AJCC ou TNM da International Union Against Cancer (UICC) como fator determinante do tratamento. Outros identificaram características específicas dos cânceres glóticos iniciais separadas desse sistema de classificação e que podem ser úteis na avaliação da probabilidade de cura com RT.[164] É útil avaliar individualmente as características que não estão incluídas no estadiamento TNM (extensão à comissura anterior e grande volume tumoral) ou que são utilizadas para discriminar as lesões T2 das T1 (comprometimento da mobilidade da prega vocal e extensão infraglótica). Muitos pesquisadores apoiam a cirurgia como tratamento inicial preferido para pacientes com tais características.[165]

Em geral, os resultados de sobrevida do câncer laríngeo inicial são muito bons, independentemente da modalidade de tratamento. Em uma série de 410 pacientes tratados com RT primária, Franchin et al.[166] mostraram que os segundos tumores primários eram a maior causa de morte. Os pacientes que desenvolveram um segundo primário, na maioria das vezes um tumor pulmonar seguido por um tumor de cabeça e pescoço, tiveram uma sobrevida de 10 anos de 32% comparada com uma sobrevida de 10 anos de 77% naqueles pacientes sem um tumor segundo primário. Em uma série de 240 cânceres laríngeos em estádio inicial tratados com RT e acompanhados por 6 anos, em média, Holland et al.[167] mostraram que 28% desenvolveram tumores segundos primários (6% na cabeça e pescoço) com uma sobrevida média de 14 meses.

A cirurgia de preservação da laringe, seja endoscópica ou aberta, é repetível, enquanto a RT na maioria dos casos só pode ser usada uma vez. Embora a RT seja o tratamento inicial mais utilizado, o uso inicial das técnicas cirúrgicas reserva a capacidade de usar a RT no tratamento dos tumores segundos primários mais mortais de cabeça e pescoço, que podem ser mais avançados na apresentação ou em sítios onde o tratamento cirúrgico é mais mórbido e uma alternativa menos adequada do que na laringe.

De modo contraditório, a comissura anterior tem sido considerada uma barreira para a propagação tumoral ou uma via inicial de expansão do câncer para o arcabouço laríngeo.[168] Shvero et al.[169] relataram que o tratamento cirúrgico é o preferido para os cânceres que surgem nessa região em virtude de uma taxa de recorrência local mais alta após a RT com um maior risco de metástase distante. Eles alegam que o comportamento dos cânceres pequenos neste local é muito diferente do comportamento dos demais cânceres glóticos iniciais.[170]

Outros pesquisadores atribuíram as taxas de fracasso mais altas após a RT nas lesões da comissura anterior a problemas com a dosagem adequada.[171,172] A distância da comissura anterior até a pele varia bastante entre os pacientes. Essa variabilidade e a espessa cartilagem tireóidea sobrejacente foram citadas como impedimentos para a dosagem consistente de radiação nessa região.

Informações sobre resultados ruins após a radiação do câncer que afeta a comissura anterior são oferecidas por uma análise retrospectiva realizada por Maheshwar e Gaffney[173] de 53 pacientes com câncer glótico T1 tratados entre 1989 e 1996 com uma dose mínima de 63 Gy em 30 frações durante 6 semanas com campos opostos paralelos. Esses pesquisadores relataram uma taxa de recorrência locorregional global de 20,8%. A taxa de recorrência com envolvimento da comissura anterior (57,1%) foi muito maior do que a taxa de recorrência quando a prega vocal anterior estava envolvida, mas a comissura anterior não estava incluída (15,8%). Eles levantaram a hipótese de que a falta de TC pré-tratamento pode ter contribuído para seus resultados ruins. Sem essas imagens avançadas, eles podem ter subestimado o estádio do grupo de cânceres da comissura anterior, que têm uma grande probabilidade de envolvimento da cartilagem e volume tumoral oculto. Alguns pesquisadores relatam que as modernas técnicas de RT com dosimetria aperfeiçoada trataram adequadamente desses problemas. Maheshwar e Gaffney[173] relatam em seu estudo que trataram da possível subdosagem da comissura anterior adicionando um bolo de enchimento à região durante o tratamento. Essa prática geralmente ficaria reservada aos pacientes magros com suspeita de envolvimento da comissura anterior, quando o

planejamento tridimensional baseado em TC sugerir que a deposição da dose na comissura anterior é inadequada.

Os cânceres T2b e os com extensão infraglótica geralmente têm um volume tumoral grande, que pode contribuir para as taxas de cura mais baixas com RT.[174,175] Muitos afirmam que a cirurgia como única modalidade é mais eficaz do que a RT no tratamento dessas lesões glóticas "iniciais" maiores. Persistem os questionamentos a respeito da capacidade de um plano de tratamento que use a RT definitiva associada ao resgate pela laringectomia parcial para propiciar taxas de preservação laríngea equivalentes.[83]

Outra preocupação com o uso da RT como tratamento primário é a ausência de uma amostra histológica definitiva quando essa técnica é empregada. Desde os primórdios da cirurgia conservadora laríngea, sabe-se que até 20% dos casos comprovados com biópsia não terão câncer residual encontrado na ressecção definitiva.[176] Esses casos melhoram os resultados da RT e dos estudos de resultados cirúrgicos e não necessitariam da RT nos tecidos residuais não afetados. Uma análise sistemática da literatura mundial – que incluiria o Cochrane Controlled Trials Register, MEDLINE, EMBASE, CINAHL e Cancer Lit (até outubro de 2000) – identificou três ensaios clínicos randomizados que compararam o tratamento dos pacientes com câncer glótico de estádio I ou II com radiação ou cirurgia.[177] Um ensaio foi excluído devido à quantidade insuficiente de pacientes,[178] e outro foi excluído em virtude da combinação de dosimetria de RT abaixo do ideal, pequeno número de pacientes com câncer glótico e randomização inadequada.[179]

O ensaio clínico randomizado mais relevante foi um ensaio multicêntrico do leste europeu para o qual 234 pacientes com câncer laríngeo inicial foram distribuídos aleatoriamente, começando em 1979. Eles foram tratados com cirurgia aberta, RT ou uma combinação de RT e quimioterapia (prospodina) após a estratificação por sítio anatômico (glote ou supraglote) e pelo estádio tumoral (T1 ou T2).[180] Os resultados publicados, que não relatam o número de eventos ou pacientes em risco em cada braço do tratamento, exibiram taxas de sobrevida de 5 anos de 100% após a cirurgia e de 91,7% após a RT em tumores T1. Em tumores T2 as taxas de sobrevida de 5 anos foram de 97,4% após a cirurgia e 88,8% após a RT. Embora essas taxas de sobrevida mais altas para pacientes que receberam cirurgia não tenham sido estatisticamente relevantes, as taxas de sobrevida livre de doença em 5 anos de 78,7% para cirurgia e 60,1% para RT foram relevantes ($P = 0,036$). Na análise subsequente, Dey et al.[177] questionaram a validade desses resultados, pois acreditavam que os pacientes no estudo foram inadequadamente estadiados antes de serem distribuídos aleatoriamente, que a RT pode ter sido aquém do ideal e que o acompanhamento foi ruim. Eles concluíram, a partir de sua análise sistemática, que a dúvida persiste quanto aos benefícios comparativos e os custos sociais dessas diferentes modalidades de tratamento.

Um grande levantamento de conjuntos de dados canadenses e americanos para avaliar o resultado em função das diferentes filosofias de tratamento reconheceu que a prática atual se baseia em relatos de instituições individuais, que recomendam diferentes políticas de tratamento.[181] Esses pesquisadores acham que será difícil identificar uma vantagem clara para uma abordagem, pois os ensaios randomizados para comparar o tratamento cirúrgico e não cirúrgico do câncer glótico nunca serão realizados devido às crenças arraigadas. Embora esteja claro, a partir da análise feita por Dey et al.,[177] que os ensaios clínicos randomizados têm sido realizados visando o câncer laríngeo inicial, nenhum deles ainda comparou a eficácia da ressecção endolaríngea com a RT ou a cirurgia aberta.

RESUMO

A escolha de uma modalidade de tratamento para os cânceres glóticos iniciais deve ser determinada após uma discussão cuidadosa das opções com o paciente. Em condições ideais, os pacientes devem discutir com um radioterapeuta e um cirurgião experiente em conservação laríngea (aberta ou endoscópica). A RT e o acompanhamento rigoroso, usando resgate cirúrgico se necessário, oferecem uma probabilidade de cura similar à proporcionada pelo tratamento com cirurgia e mais provavelmente proporciona a melhor qualidade vocal em um paciente que mantenha a laringe. As principais desvantagens da RT incluem a necessidade de tratamento prolongado, o maior risco de exigir uma laringectomia total para resgate e a limitação da repetitividade no caso de se desenvolver um tumor segundo primário de cabeça e pescoço. Os tumores segundos primários são a causa mais comum de morte no câncer laríngeo inicial. Os cânceres T1 com envolvimento da comissura anterior ou grande volume tumoral e os cânceres T2 são mais propensos a ter taxas mais altas de preservação laríngea final após o tratamento cirúrgico inicial do que após a radiação. As principais desvantagens incluem exposição a uma anestesia geral e, mais provavelmente, pior qualidade vocal, mas com maior preservação laríngea final. O possível comprometimento da deglutição, bem como outras comorbidades, deve ser considerado quando se recomenda uma abordagem. O acompanhamento rigoroso é importante para detectar os tumores segundos primários e tratar recorrências iniciais selecionadas usando técnicas de preservação laríngea.

Para consultar a lista completa de referências, acesse www.expertconsult.com.

LEITURA SUGERIDA

Ambrosch P, Kron M, Steiner W: Carbon dioxide laser microsurgery for early supraglottic carcinoma. *Ann Otol Rhinol Laryngol* 107(8):680–689, 1998.

American Cancer Society: Facts and figures. Available at http://www.cancer.org/research/cancerfactsstatistics/index.

Commission on Cancer, American College of Surgeons. *NCDB benchmark reports*, Vol 1. Chicago, 2002, American College of Surgeons.

Franchin G, Minatel E, Gobitti C, et al: Radiotherapy for patients with early stage glottic carcinoma. *Cancer* 98:765–772, 2003.

Hoffman HT, Buatti J: Update on the endoscopic management of laryngeal cancer. *Curr Opin Otolaryngol Head Neck Surg* 12(6):525–531, 2004.

Hoffman HT, Porter K, Karnell LH, et al: Laryngeal cancer in the United States: changes in demographics, patterns of care, and survival. *Laryngoscope* 116(9 Pt 2 Suppl 111):1–13, 2006.

Jackel MC, Ambrosch P, Alexios M, et al: Impact of re-resection for inadequate margins on the prognosis of upper aerodigestive tract cancer treated by laser microsurgery. *Laryngoscope* 117(2):350–356, 2007.

Kennedy JT, Paddle PM, Cook BJ, et al: Voice outcomes following transoral laser microsurgery for early glottic squamous cell carcinoma. *J Laryngol Otol* 20:1–5, 2007.

Laccourreye O, Laccourreye H, El-Sawy M, et al: Supracricoid partial laryngectomy with cricohyoidoepiglottopexy. In Weinstein G, Laccourreye O, Brasnu D, et al, editors: *Organ preservation surgery for laryngeal cancer*, San Diego, 2000, Singular Thomson Learning.

Lydiatt WM, Shah JP, Hoffman HT: AJCC stage groupings for head and neck cancer: should we look at alternatives? A report of the Head and Neck Sites Task Force. *Head Neck* 23:607–612, 2001.

McWorter AJ, Hoffman HT: Transoral laser microsurgery for laryngeal malignancies. *Curr Probl Cancer* 29(4):180–189, 2005.

Mork J, Lie KA, Glattre E, et al: Human papilloma virus infection as a risk factor for squamous-cell carcinoma of the head and neck. *N Engl J Med* 344:1125–1131, 2001.

Motamed M, Laccourreye O, Bradley P: Salvage conservation laryngeal surgery after irradiation failure for early laryngeal cancer. *Larygoscope* 116(3):451–455, 2006.

Remacle M, Eckel HE, Anteonelli A, et al: Endoscopic cordectomy: a proposal for a classification by the working committee: European Laryngological Society. *Eur Arch Otorhinolaryngol* 257:227–231, 2000.

Steiner W, Ambrosch P: The role of the phoniatrician in laser surgery of the larynx. In Steiner W, Ambrosch P, editors: *Endoscopic laser surgery of the upper aerodigestive tract*, New York, 2000, Thieme, pp 124–129.

von Leden H: The history of phonosurgery. In Ford CN, Bless DM, editors: *Phonosurgery: assessment and surgical management of voice disorders*, New York, 1991, Raven Press, pp 3–24.

Ward PH, Hanson DG: Reflux as an etiological factor of carcinoma of the laryngopharynx. *Laryngoscope* 98:1195, 1988.

Weinstein GS, Laccourreye O, Brasnu D, et al: Laryngeal anatomy: surgical and clinical implications. In Weinstein GS, Brasnu D, Laccourreye H, editors: *Organ preservation surgery for laryngeal cancer*, San Diego, 2000, Singular, pp 18–21.

Laringectomia Total e Laringofaringectomia

48

Christopher H. Rassekh | Bruce H. Haughey

Pontos-chave

- A laringectomia total continua sendo o padrão pelo qual são avaliadas outras formas de tratamento do carcinoma laríngeo primário avançado. Ela ainda deve ser considerada uma modalidade de tratamento primário para pacientes selecionados.

- A laringectomia total também é indicada ocasionalmente para os cânceres avançados da tireoide ou tumores da orofaringe ou pescoço que invadem a laringe.

- O subconjunto especial de pacientes com câncer laríngeo que exige uma laringectomia total em vez da terapia de preservação de órgão apresenta questões de tratamento que são particularmente complexas.

- Podem ser esperadas maiores taxas de complicações no contexto da radioterapia pré-operatória e da quimiorradioterapia, com procedimentos de resgate mais demorados e complexos. A fístula faringocutânea é muito menos comum nos pacientes não irradiados; e o fechamento da faringe deve ser realizado de maneira meticulosa. Em tumores selecionados, mesmo em alguns casos de laringectomia de resgate, pode ser utilizado o grampeador linear para ressecção e fechamento.

- Outros fatores que podem predispor a complicações incluem margens positivas, erros técnicos, diabetes melito, hipotireoidismo e desnutrição.

- A laringectomia total também é importante para o tratamento da aspiração crônica em consequência de doenças que tornam a laringe incompetente.

- Na maioria dos pacientes, a reabilitação da deglutição e da voz com a fala traqueoesofágica permite a melhor qualidade de vida relacionada à voz após uma laringectomia total.

- O estoma traqueal é a marca registrada da laringectomia total. Existem maneiras eficazes de criar e gerenciar um estoma adequado.

- A laringofaringectomia total é utilizada nos carcinomas laríngeos e faringoesofágicos mais avançados.

- O prognóstico com o carcinoma hipofaríngeo é ruim em comparação com o carcinoma laríngeo, e as taxas de preservação funcional do órgão também são ruins; embora controversa, a cirurgia que incorpora a reconstrução adequada para deglutição e voz é a melhor opção para muitos pacientes.

- A chave para o tratamento bem-sucedido dos defeitos faríngeos totais após a laringofaringectomia é a reconstrução com retalho livre. Os retalhos fasciocutâneos têm vantagens significativas sobre os retalhos viscerais. O retalho livre do antebraço radial e o retalho da coxa anterolateral são os mais utilizados nos defeitos circulares.

- Em casos selecionados, retalhos pediculados regionais, como o retalho miocutâneo do peitoral maior e o retalho supraclavicular, podem ser substituídos por transferência de tecido livre a fim de evitar complicações na laringectomia de resgate e até mesmo na laringofaringectomia.

LARINGECTOMIA TOTAL
DESENVOLVIMENTO HISTÓRICO

Embora Patrick Watson de Edimburgo receba frequentemente o crédito por realizar a primeira laringectomia total em 1866, não há nenhum registro para provar que a operação realmente foi realizada por ele. A pesquisa no artigo do próprio Watson[1] aparentemente responde essa pergunta: Watson disse que realizou apenas uma traqueotomia enquanto o paciente estava vivo e depois fez uma laringectomia póstuma da laringe sifilítica. Em 31 de dezembro de 1873, Billroth de Viena realizou a primeira laringectomia total em um paciente com câncer laríngeo. Um mês antes, ele havia feito uma cricotireotomia vertical e uma excisão intralaríngea local da lesão do paciente. A recorrência patológica macroscópica necessitou de mais ablação radical,[2] e a laringectomia total foi marcada por considerável sangramento, tosse e despertar do anestésico. O paciente morreu 7 meses após a cirurgia.[3] Em 1875, Bottini de Turim realizou uma laringectomia total em um paciente que sobreviveu por 10 anos. Em 1880, as taxas de mortalidade operatória e imediatamente pós-operatória eram de aproximadamente 50%.

PARTE V | CIRURGIA DE CABEÇA E PESCOÇO E ONCOLOGIA

Essa alta taxa de mortalidade levou Gluck da Alemanha a desenvolver um procedimento em dois estádios, no qual a separação traqueal era feita primeiro e, quando um estoma traqueocutâneo havia cicatrizado, a laringectomia e o fechamento faríngeo eram realizados 2 semanas depois. Nos anos 1890, com seu pupilo Sorenson, Gluck desenvolveu uma bem-sucedida operação em único estádio, similar às técnicas contemporâneas, em que a laringe foi removida de cima para baixo. Avançando a partir das laringectomias parciais nos anos 1860, Solis-Cohen[3] relatou em 1892 no Philadelfia County Medical Society Meeting a realização de uma laringectomia total usando técnicas similares às de Gluck-Sorenseon, embora Frederick Lange[4] de Nova York aparentemente tenha relatado a realização da primeira laringectomia total nos Estados Unidos em 1879. A radioterapia (RT) era um tratamento popular para pacientes com câncer laríngeo durante a primeira metade do século XX, embora, com as melhorias nas técnicas cirúrgica e anestésica e um reconhecimento das limitações da RT, a cirurgia, incluindo uma laringectomia total, tenha mantido um papel de destaque na segunda metade do século. Nas duas últimas décadas, foi depositada uma ênfase maior na preservação do órgão. Nos tumores de estádio intermediário e avançado, a quimioterapia e a RT concorrentes passaram a fazer parte do padrão de tratamento,[5] particularmente para os pacientes que de alguma maneira são inadequados para a cirurgia de preservação de órgão, como acontece com a excisão transoral a laser ou robótica. No entanto, a laringectomia total como modalidade primária de tratamento ainda é relevante para muitos pacientes. A atenção no tratamento com quimiorradiação (CRT) resultou em um aumento na laringectomia total de salvamento e nos procedimentos da laringofaringectomia, complicados por um maior potencial de complicações resultantes do dano tecidual após a CRT.

INDICAÇÕES PARA A LARINGECTOMIA TOTAL

Doença Maligna

Com o espectro da cirurgia de preservação de órgãos disponível atualmente,[6] a necessidade de laringectomia total como única opção cirúrgica para as pessoas com câncer laríngeo diminuiu. A cirurgia de preservação de órgão inclui procedimentos específicos para o câncer supraglótico e glótico. Duas importantes estratégias cirúrgicas de preservação de órgão são as abordagens transoral (endoscópica) e aberta. Os procedimentos transorais variam de ressecções endoscópicas muito limitadas, que a maioria dos cirurgiões de cabeça e pescoço realiza, até os procedimentos amplos a laser que exigem maior experiência cirúrgica e instrumentação especializada;[7,8] esses procedimentos são cobertos no Capítulo e-108.* Os procedimentos abertos incluem a laringectomia parcial vertical convencional e a laringectomia parcial supraglótica horizontal. No início dos anos 1990, um grupo de operações abertas chamado *laringectomias parciais supracricóideas* se tornou popular. A laringectomia parcial supracricóidea com crico-hioidopexia para carcinomas supraglóticos selecionados e a laringectomia parcial supracricóidea com crico-hioidoepiglotopexia para carcinomas glóticos selecionados ampliaram o espectro de tumores que podem ser tratados cirurgicamente, evitando-se ao mesmo tempo a laringectomia total.[9] Mais informações sobre a cirurgia de preservação de órgão e a preservação de órgão não cirúrgica são obtidas nos Capítulos e-109* e 49. Além do maior número e do sucesso dos procedimentos abertos para preservação de órgão, mesmo no contexto de RT prévia, a instrumentação e experiência das ressecções endoscópicas transorais continuam a aumentar, reduzindo a necessidade de laringectomia total.[10-14] A cirurgia de preservação de órgão pode ser utilizada com segurança após a RT, mas a taxa de complicação é mais alta.[15]

Outra operação que evita a laringectomia total é a laringectomia quase total.[16] Esse procedimento não é estritamente uma operação de preservação de órgão, pois não mantém uma via aérea sem uma traqueostomia. Essencialmente, ela pode ser encarada como uma laringectomia total com uma fístula vocal epitelizada.[17] O tratamento não cirúrgico dos pacientes com neoplasia maligna laríngea também é estabelecido como tratamento primário em alguns centros. O tratamento inclui radiação definitiva com cirurgia para resgate dos pacientes com lesões primárias até T3 ou quimioterapia neoadjuvante e RT, com a laringectomia total reservada para os pacientes com tumores não responsivos. O estudo de Veteran Affairs[18,19] citado frequentemente distribuiu pacientes com câncer laríngeo avançado aleatoriamente à quimioterapia e RT ou laringectomia total. Embora presente, a maior sobrevida no braço cirúrgico não foi significativa. As críticas ao estudo levaram a um ensaio intergrupo de cabeça e pescoço que distribuiu pacientes aleatoriamente em três grupos e comparou a radiação isoladamente *versus* concomitante *versus* quimioterapia sequencial com RT. Esse ensaio demonstrou que a quimioterapia concomitante com RT (CRT) é superior à quimioterapia sequencial seguida pela RT ou radiação isoladamente em termos de controle local e preservação de órgão.[20] No entanto, não houve braço cirúrgico nesse estudo e, com isso, ficou aquém de estabelecer um novo padrão de tratamento. Além disso, usando a CRT primária concomitante, os resultados de 5 anos de sobrevida livre de doença (39%) e sobrevida livre de laringectomia (46%) mostram que esse método deixa a maioria dos pacientes mortos ou sem laringe em 5 anos.[21] Portanto, isso deixa muito mais espaço para melhoria no tratamento do câncer laríngeo. Outros estudos demonstraram que, se a preservação cirúrgica do órgão tiver que ser utilizada, a quimioterapia concomitante com RT hiperfracionada é mais eficaz do que a RT isoladamente[22] e que a RT hiperfracionada é mais eficaz que a radiação padrão isoladamente.[23] Ensaios mais novos estão investigando o impacto da quimioterapia de indução para avaliar a resposta tumoral. Uma resposta completa ou quase completa à quimioterapia seleciona os pacientes para a quimioterapia e RT concomitantes.[24] Ainda não foi identificado nenhum marcador biológico que possa prever de maneira confiável quais pacientes são mais bem tratados cirurgicamente. Esse também é o tópico das investigações nos estudos concomitantes.[25] Como a sobrevida das duas estratégias de tratamento é equivalente, as questões de qualidade de vida são de importância primordial. Recentemente, um estudo demonstrou que no ensaio intergrupos os pacientes submetidos à laringectomia total após RT tiveram uma alta taxa de complicação que incluiu um risco de fístula faringocutânea de até 30%, que foi mais alto no grupo de quimioterapia concomitante.[26] Além disso, estudos que avaliaram a qualidade de vida após o tratamento cirúrgico do câncer laríngeo avançado sugerem que a preservação de órgão está associada com uma melhor qualidade de vida.[27,28] Embora os detalhes desses estudos estejam além do escopo deste capítulo, os resultados indicam que a análise mais ampla da qualidade de vida é importante. Esses estudos são difíceis de realizar porque muitos pacientes não estão disponíveis após o estudo, e a qualidade de vida dos sobreviventes poderia ser muito diferente da observada nos pacientes que morreram, particularmente se morreram de complicações locais relacionadas à doença descontrolada no sítio primário.

A laringectomia total continua a ser uma opção viável como cirurgia primária para o câncer avançado ou uma cirurgia de resgate após RT e, finalmente, para um grupo de condições menos comuns. Ocorrem algumas redundâncias entre essas condições. Por exemplo, um paciente com radionecrose da laringe pode ter um tumor residual em seções permanentes e, sendo assim, a cirurgia foi um procedimento de resgate em retrospectiva. De modo similar, um tumor que fracassa na RT também pode provocar aspiração crônica e ser grande demais para permitir qualquer tipo de cirurgia de preservação do órgão. Esse tipo de paciente tem pelo menos três das seguintes indicações para se submeter ao procedimento:

---

* Disponíveis, em inglês, em www.expertconsult.com.

1. Tumores avançados com destruição da cartilagem e propagação extralaríngea anterior, que muitas vezes se manifestam inicialmente com disfunção laríngea que inclui paralisia da prega vocal, obstrução da via aérea ou aspiração grave. Esses pacientes não são bons candidatos para a preservação de órgão, pois o órgão já foi danificado e provavelmente não vai funcionar mesmo se puder ser preservado anatomicamente.[29]
2. Envolvimento tumoral da comissura posterior ou da junção aritenoide/cricoaritenoide bilateral, como se observa às vezes nos tumores supraglóticos avançados.
3. Doença submucosa circular com ou sem paralisia bilateral das pregas vocais
4. Extensão infraglótica com ampla invasão da cartilagem cricóidea
5. Fracasso da RT ou quimiorradiação, incluindo os pacientes que também fracassaram na laringectomia parcial
6. Laringectomia de conclusão para cirurgia endoscópica de conservação ou ampla fracassada
7. Tumores hipolaríngeos que se originam ou se propagam para a mucosa pós-cricóidea e cânceres avançados do recesso piriforme.
8. Metástases cervicais maciças e tumores da tireoide (frequentemente recorrentes) que invadem os dois lados da laringe de fora do esqueleto laríngeo
9. Tumores avançados de certos tipos histológicos que são incuráveis pela ressecção endoscópica, quimioterapia ou RT (p. ex., adenocarcinoma, carcinoma de células fusiformes, sarcomas dos tecidos moles, tumores das glândulas salivares menores, tumores neuroendócrinos de células grandes) e condrossarcomas da cartilagem tireóidea
10. Ressecções amplas na faringe ou base da língua em pacientes com alto risco de problemas de aspiração
11. Necrose laríngea por radiação, apesar do controle tumoral, que não responde ao antibiótico adequado e ao tratamento com oxigênio hiperbárico (essa condição pode ser dolorosa e também predispõe os pacientes à aspiração, e o tumor muitas vezes é encontrado quando feita a laringectomia total)
12. Aspiração irreversível grave, com a laringectomia utilizada para separação completa das passagens de ar e alimento (essa indicação deve ser rara, considerando a variedade de outros procedimentos de separação ou fechamento disponíveis)

ESCOLHA DO PACIENTE E EXAMES

Os seguintes requisitos do paciente devem ser satisfeitos antes de uma laringectomia total:
1. O paciente deve ser um candidato à anestesia geral; considere as condições comórbidas graves como uma contraindicação relativa.
2. O consentimento informado inclui uma compreensão realista do estado de laringectomia total e do estilo de vida após a cirurgia, incluindo o risco de afogamento, a necessidade de evitar natação e certas atividades arriscadas e a falta de olfato no caso de incêndio, fumaça ou exposição a fumaças tóxicas.
3. Estado geral suficiente e destreza suficiente para permitir os cuidados básicos do estoma.

Os exames necessários para a laringectomia total incluem a avaliação da saúde geral relativa à anestesia (não elaborada aqui) e exames específicos relevantes para a laringe. Supondo que o paciente tenha um carcinoma laríngeo, são necessários:
1. Uma história e exame físico, com detalhes de qualquer radiação prévia.
2. Um exame abrangente de cabeça e pescoço, mas especialmente do pescoço, para detecção de metástase cervical.
3. Biópsia comprovando malignidade e avaliação endoscópica rigorosa da localização do tumor; o uso da endoscopia microscópica e telescópica pode ajudar a determinar a necessidade de laringectomia total e também pode ajudar a determinar quais pacientes são propensos a ter extensão infraglótica ou submucosa ampla na hipofaringe.
4. A triagem para tumor primário sincrônico deve incluir broncoscopia, esofagoscopia e/ou esofagograma, radiografia torácica e tomografia computadorizada torácica em casos selecionados.
5. A triagem metastática deve ser feita quando for indicada.
6. A tomografia computadorizada do pescoço deve ser feita para avaliação de invasão da cartilagem ou do espaço pré-epiglótico nos pacientes com lesões avançadas ou recorrentes por radiação e para avaliação de metástases cervicais radiologicamente detectáveis. A tomografia por emissão de pósitrons e a ressonância magnética também podem ser úteis.
7. Na avaliação laboratorial, devem ser verificados o diabetes e o hipotireoidismo, devendo ser tratados adequadamente, pois eles aumentam o risco de complicações. Também é indicada uma triagem nutricional, e a avaliação do potencial para abstinência pós-operatória do álcool é importante.

O papel dos exames para procura de metástases é detalhado em outros capítulos, já que são indicações para diferentes estudos de imagem.

TÉCNICA CIRÚRGICA (VÍDEO 110-1)

Ressecção

Desenho da Incisão e Planejamento do Estoma. O posicionamento correto do paciente promove o acesso do cirurgião e do assistente à parte anterior do pescoço. A posição é mais bem alcançada colocando o paciente em uma mesa equipada com um suporte de cabeça que permita que essa cabeça fique em balanço para fora, porém, apoiada. Isso também ajuda a dissecção cervical bilateral, que é realizada frequentemente em continuidade, e permite aos cirurgiões se posicionarem por toda a volta da cabeça. A mesa é girada 180 graus em relação à equipe de anestesiologia para ajudar ainda mais a acessar o paciente. Antes do dia da operação, é planejado o tratamento das vias aéreas com o anestesiologista para que se chegue a um acordo quanto ao momento da traqueotomia e da entubação. Na laringe desobstruída, o anestesiologista pode passar um tubo endotraqueal para indução anestésica; esse tubo pode ser removido na traqueostomia subsequente, ou pode ser deixado no local até a execução da transecção traqueal no final da laringectomia. Com uma via aérea obstruída ou quando a entubação pode deslocar o tecido maligno para a via aérea inferior, é feita uma traqueostomia preliminar com o paciente submetido à anestesia local. A incisão cutânea da traqueostomia é feita no local pretendido do estoma final, que pode ser colocado na linha de incisão (retalho longo) ou 2 a 3 cm inferiores à incisão (Fig. 48-1, *A* e *B*). A vantagem do primeiro posicionamento é que a criação do estoma é mais confiável e evita uma ponte de pele bipediculada entre a incisão do retalho e a incisão da traqueostomia, o que pode resultar em estenose do estoma. A vantagem do último posicionamento é que, na eventualidade de uma fístula faringocutânea, que requer desvio, o estoma é menos propenso a estar envolvido na ferida resultante. A última consideração talvez seja mais importante nos pacientes submetidos à radiação, pois o risco de fístula na laringectomia primária total é baixo. Essa configuração também evita as nuances técnicas dos fechamentos bilaterais de três pontos no estoma, exigidos pela exteriorização da extremidade traqueal inferior através da incisão cutânea da laringectomia. Na abordagem de retalho longo, o fechamento de três pontos é feito após a borda inferior do estoma estar completa, prolongando-o com a técnica exibida na Figura 48-2. Isso é um pouco mais difícil de fazer com o estoma criado 2 a 3 cm dentro do retalho inferior, pois a traqueia não está presa à borda lateral da dissecção. No final das contas, o nível de conforto do cirurgião determina a escolha da incisão.

PARTE V | CIRURGIA DE CABEÇA E PESCOÇO E ONCOLOGIA

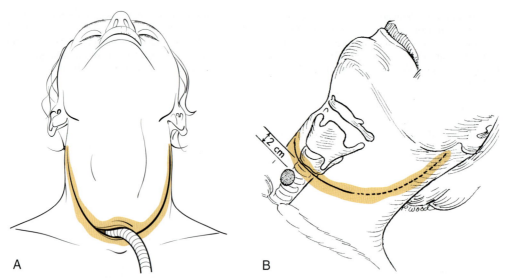

FIGURA 48-1. Opções de incisão na laringectomia total e laringofaringectomia total. **A,** Um retalho em avental longo sem incisão separada para traqueostomia de ponta a ponta da mastoide intersectando a linha média aproximadamente no nível da cartilagem cricóidea, frequentemente 2 cm acima da incisura esternal na linha média. **B,** Retalho em avental curto com incisão separada para traqueostomia, 2 a 3 cm inferior à incisão do retalho. A incisão em forma de U (*não exibida*) raramente é utilizada, mas é viável quando a dissecção cervical não é feita.

Toda tentativa deve ser feita para entrar na traqueia com um corte horizontal no nível definitivo pretendido para a transecção traqueal, mas, na situação em que já exista uma traqueostomia, a transecção traqueal deve ser 2 cm inferior ao sítio da traqueostomia existente, se possível. Um tubo com balonete pré-curvado ou flexível reforçado é inserido na traqueia e a ventilação adequada é confirmada. O insuflador do balonete do tubo é deixado dentro do campo para que o tubo possa ser removido intermitentemente visando a colocação da sutura durante a criação do estoma.

Exposição da Laringe e Dissecções Cervicais. Para o acesso à laringe, é preferida uma incisão cutânea cervical curva na horizontal em virtude de sua intersecção mínima com o fechamento faríngeo e seu potencial para extensão lateral em uma incisão de dissecção cervical. Depois que a incisão estiver aprofundada através, mas não além, do platisma, são elevados retalhos superiormente e inferiormente no plano subplatismal, até a exposição se estender acima da borda superior do osso hioide e abaixo da traqueia cervical. As veias jugulares anteriores e o linfonodo delfiano pré-laríngeo são deixados intactos na amostra, assim como os músculos infra-hióideos. O músculo esternocleidomastóideo é identificado ao longo de sua borda anterior em cada lado e a camada de cobertura da fáscia cervical sobre uma incisão longitudinal, acima do hioide até abaixo da clavícula. Então, o omo-hióideo é dividido, o que permite a entrada para o compartimento areolar solto, ligado lateralmente pelo músculo esternocleidomastóideo e a bainha carotídea e medialmente pela faringe e laringe contidas no compartimento visceral do pescoço. As dissecções cervicais apropriadas são realizadas. O grau de dissecção cervical está além do escopo deste capítulo, mas alguns pontos merecem menção. No carcinoma supraglótico, a dissecção cervical mínima a ser feita é a dissecção cervical seletiva, níveis II e III bilateralmente. Ela é estendida até o nível IV e possivelmente IB e V se a linfadenopatia indicar a necessidade. No carcinoma glótico avançado com envolvimento supraglótico, o mesmo procedimento é recomendado. A dissecção cervical unilateral (ipsilateral) pode ser considerada no carcinoma glótico T3. Nos pacientes previamente irradiados, a evidência ainda respalda a dissecção cervical seletiva.[30,31] Em geral, ambas as dissecções cervicais podem ser pediculadas na área da membrana tíreo-hióidea e a ressecção pode ser feita facilmente em bloco.

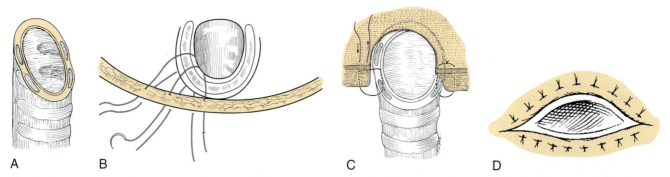

FIGURA 48-2. Etapas para evitar a estenose na criação da traqueostomia (incisão em retalho longo). **A,** Chanfrar o corte traqueal de modo que a parede posterior seja preservada curvando uma tesoura para cima à medida que a traqueotomia anterior se estende lateralmente. A parede posterior é transectada com uma incisão em forma de V na mucosa para alongá-la e impedir a contratura cicatricial. **B,** Alongar a borda anterior do estoma colocando suturas da linha média para fora, avançando mais ao longo da pele do que da traqueia e continuando sobre a porção lateral da traqueia. **C,** Enterrar a cartilagem traqueal exposta com uma sutura de colchão vertical meio-enterrada, da pele em volta da cartilagem traqueal exposta e depois de volta através da borda próxima da pele, amarrando a sutura na pele. Para minimizar o tecido de granulação, as suturas são colocadas submucosamente e as suturas absorvíveis são preferidas; é aconselhável uma sutura Vicryl 2-0 para a sutura central e a Vicryl 3-0 é utilizada no restante. **D,** O fechamento final, incluindo a aparência do estoma usando uma abordagem de retalho longo e a técnica de estoma descrita em **A** a **C**. Repare no amplo diâmetro do estoma que resulta da colocação da sutura na maneira descrita.

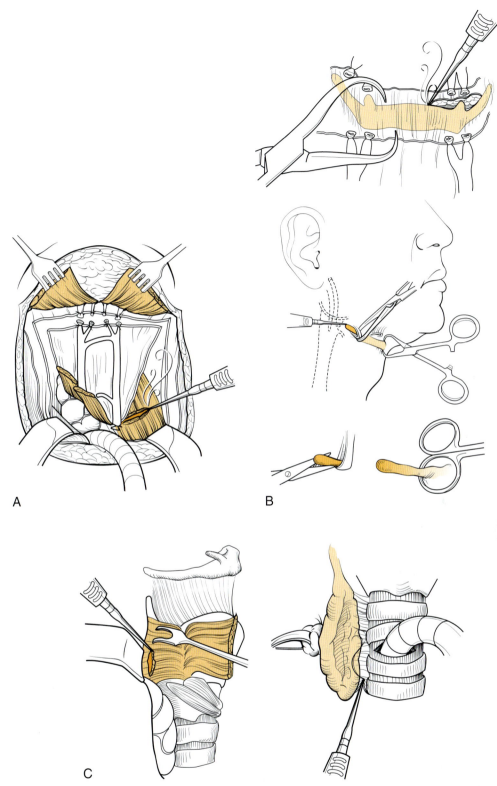

FIGURA 48-3. Esqueletização da laringe. **A,** A divisão da musculatura infra-hióidea após a elevação de um retalho subplatismal. O omo-hióideo é dividido inferiormente, na maioria das vezes durante a dissecção cervical. Os músculos esternotireóideo e esterno-hióideo são divididos inferiormente para expor a glândula tireoide e a traqueia. **B,** A divisão da musculatura supra-hióidea é feita, mantendo-se próxima da borda superior do osso hioide. O cautério é evitado na lateral ao corno menor para impedir lesão no nervo hipoglosso. Nessa área, o hioide é retraído de tal forma a desviar o corno maior inferiormente, e são utilizadas tesouras para liberar o corno, permanecendo à direita no osso. **C,** A divisão da musculatura constritora ao longo da borda lateral da cartilagem tireoide e dissecção da tireoide. Se a tireoide precisa ser ressecada, ela é elevada e a dissecção procede diretamente até o sulco traqueoesofágico. Se a tireoide tiver que ser preservada, o lobo é dissecado do sulco traqueoesofágico após a divisão do istmo; a dissecção por eletrocautério é útil para minimizar o sangramento, o grau de esqueletização depende da extensão do tumor. Depois que a cartilagem tireoide for esqueletizada, o feixe neurovascular laríngeo superior pode ser dividido para diminuir o sangramento durante a ressecção.

PARTE V | CIRURGIA DE CABEÇA E PESCOÇO E ONCOLOGIA

Esqueletização do Arcabouço Laríngeo. Os músculos infra-hióideos são divididos inferiormente a partir de suas origens esternais e são elevados para expor a glândula tireoide (Fig. 48-3, A). Há controvérsias em relação à tireoidectomia como parte de uma laringectomia total. Estudos observam que o envolvimento da glândula tireoide é raro.[32] No entanto, quando a doença linfonodal está presente na cadeia jugular do câncer glótico ou infraglótico, a tireoide corre um alto risco devido aos vasos linfáticos paratraqueais e parafaríngeos associados com a mesma. Além disso, nos pacientes com invasão da cartilagem tireóidea ou cricóidea em grande proximidade com a glândula tireoide, essa glândula pode ser diretamente envolvida pelo tumor. O risco para a tireoide é maior com os cânceres transglóticos que se estendem mais de 1 cm abaixo da glote.[32-34] Em alguns casos, os dois lobos da tireoide devem ser removidos devido a esses fatores de risco. Quando o lobo da tireoide deve ser removido, os pedículos vasculares da tireoide inferior são ligados e divididos, como na veia tireoidiana média. Quaisquer lobos a serem preservados são dissecados do esqueleto laringotraqueal de medial para lateral, preservando com isso o suprimento sanguíneo para a tireoide restante e para o parênquima da paratireoide por meio dos vasos tireóideos inferiores; a artéria tireoidiana superior também pode ser preservada, se for oncologicamente correto, nas não é necessário. Deve ser feito um esforço para preservar a vascularização para as glândulas paratireoides, mas, se uma glândula paratireoide estiver mal vascularizada após o procedimento, ela pode ser reimplantada na musculatura cervical, como é feito na paratireoidectomia no câncer da tireoide. Em seguida, após dividir e ligar o trecho superior e inferior das veias jugulares anteriores, a borda superior do osso hioide é esqueletizada desconectando milo-hióideo, gênio-hióideo, digástricos e hioglosso na sequência de medial para lateral (Fig. 48-3, B). A dissecção a frio deve ser utilizada lateral ao corno menor e deve ser evitado o excesso de estimulação elétrica ou o dano direto ao nervo hipoglosso. Aconselha-se precaução nos cânceres supraglóticos que envolvem a prega ariepiglótica, o recesso piriforme ou a valécula, pois a esqueletização excessiva do osso hioide e da área da membrana tíreo-hióidea podem colocar o cirurgião em estreita proximidade com a extensão profunda do tumor, que poderia resultar em uma margem histologicamente exígua ou positiva. Isso não é uma preocupação nos cânceres completamente endolaríngeos; as inserções dos músculos esterno-hióideo e tíreo-hióideo na borda inferior do osso hioide permanecem intactas. Nesse ponto, é feita mais esqueletização da cartilagem laríngea, caso o tumor não se estenda para fora do recesso piriforme. A borda posterior da lâmina da cartilagem tireoide é girada anteriormente pela tração ascendente, que permite a liberação brusca dos músculos constritores, do corno inferior até o superior (Fig. 48-3, C). Acima do corno superior, o ramo laríngeo da artéria tireóidea superior deve ser identificado, ligado e dividido antes de penetrar a membrana tíreo-hióidea.

Entrada na Laringe e Cortes Iniciais no Tumor. As incisões de faringotomia e a remoção definitiva da laringe são realizadas. Para evitar contato com a neoplasia ou cortar as suas extensões submucosas, a faringe é adentrada contralateral ao tumor. Se a extensão superior até a base da língua estiver presente, é feita a faringotomia lateral por trás da cartilagem tireóidea e, usando um fotóforo, a extensão do tumor é inspecionada. Preserva-se uma margem de segurança com 2 cm de mucosa de aspecto normal, com outros cortes a partir de baixo progredindo superiormente atrás da membrana tíreo-hióidea, ao redor do osso hioide e depois transversalmente através da valécula ou da base da língua. Por outro lado, se a doença estiver confinada abaixo do nível do hioide, a entrada pela valécula é viável com uma abordagem anteroposterior direta (Fig. 48-4) no plano horizontal da borda superior do hioide. A manutenção rigorosa desse plano, evitando a tração inferior excessiva no próprio hioide, impede a violação do espaço pré-epiglótico. Depois que a mucosa for violada, a ponta da epiglote é identificada; se estiver sem tumor, é agarrada com a pinça de Allis

e delicadamente puxada anteriormente para fora da faringotomia. Uma vista da endolaringe e da faringe é possível nesse momento, podendo-se avaliar a extensão do tumor e planejar os cortes adequados na mucosa (Fig. 48-3, D).

Conclusão da Ressecção Tumoral. Com uma tesoura Mayo, são feitos cortes bilaterais na direção inferior a fim de liberar a faringe lateral da laringe; a lâmina interna da tesoura está na mucosa e a lâmina externa, na musculatura constritora. À medida que essas incisões são feitas da valécula até o recesso piriforme, a laringe é mais angulada anteriormente para fora da ferida, até ser liberada nos ápices dos recessos piriformes. A mucosa pós-cricóidea é exposta e cortada na direção transversal para conectar-se à extensão inferior das duas incisões laterais através da metade inferior da lâmina cricóidea. Em seguida, é aberto um plano de dissecção romba que incialmente está atrás do músculo cricoaritenóideo posterior; a partir dali, ele prossegue entre a traqueia e o músculo esofágico longitudinal, até ser alcançado o nível desejado de transecção traqueal. A exposição ideal da traqueia nesse estádio é alcançada pela lateralização posterior do lobo da tireoide preservado, seguida pela transecção da traqueia com bisturi. Esse corte é chanfrado para cima, da posição anterior para a posterior (Fig. 48-2, A), tomando-se muito cuidado para não interferir em qualquer extensão tumoral infraglótica. Se houver uma extensão como essa, deve ser ressecada uma margem de 1,5 a 2 cm de traqueia aparentemente saudável em continuidade com a laringe para evitar a recorrência estomal.[35] Se não for feita uma traqueostomia preliminar, o tubo endotraqueal oral é retirado em seguida da porção traqueal e um novo tubo flexível com balonete é inserido para nova conexão com a anestesia. Como alternativa, as etapas podem ser ligeiramente alteradas, conforme indicado pela patologia. Contanto que a propagação infraglótica extensiva não seja evidente, a traqueostomia preliminar ajuda bastante na ressecção; isso é feito após a dissecção da glândula tireoide e da esqueletização da cartilagem tireóidea. A traqueia é adentrada 2 cm abaixo da extensão inferior do tumor e a inspeção cuidadosa é feita na entrada. O tubo endotraqueal é retirado e a traqueia sofre mais incisão lateralmente com um corte chanfrado (Fig. 48-2, A). Um tubo reforçado é colocado e um conector estéril é passado pelas pregas para conectar ao circuito. A traqueia é transectada por meio de uma incisão dentada na parede posterior, descendo até a musculatura esofágica. Depois que as inserções ligamentares e o nervo laríngeo recorrente estiverem divididos, pode ser feita a dissecção romba até o nível da musculatura cricoaritenóidea posterior. Depois, quando o cirurgião entra na laringe e completa os cortes mucosos ao longo das pregas ariepiglóticas, a peça é pediculada apenas na mucosa pós-cricóidea; isso ajuda na transecção final e pode reduzir a perda sanguínea. O cirurgião coloca um curativo na faringe e no pescoço enquanto inspeciona a peça visando a orientação e avaliação da margem (Fig. 48-5). Após a peça ser passada da mesa, ela é inspecionada atentamente para verificar a adequação da ressecção, sendo solicitado o estudo de corte de congelação para o patologista, das margens de corte inteiras do paciente, incluindo a traqueia, a língua e a mucosa faríngea. A margem traqueal é crítica, pois em alguns pacientes a doença microscópica submucosa oculta se espalha para a traqueia, apesar da mucosa de aspecto relativamente normal; a excisão de toda a doença ajuda a prevenir a recorrência estomal. A ferida é totalmente irrigada, todos os coágulos são removidos e a hemostasia é alcançada.

Punção Traqueoesofágica Primária (Opcional). Se uma punção traqueoesofágica primária (PTE) tiver que ser realizada, pode-se considerar a criação de uma traqueostomia antes do reparo faríngeo para permitir o posicionamento definitivo da traqueia em relação ao esôfago e à pele antes da escolha de um sítio de punção. Um par de pinças em ângulo reto é passado pelo esôfago, com a ponta elevando a parede traqueal posterior no sítio de punção pretendido (Fig. 48-6). É feita uma incisão traqueoesofágica e as

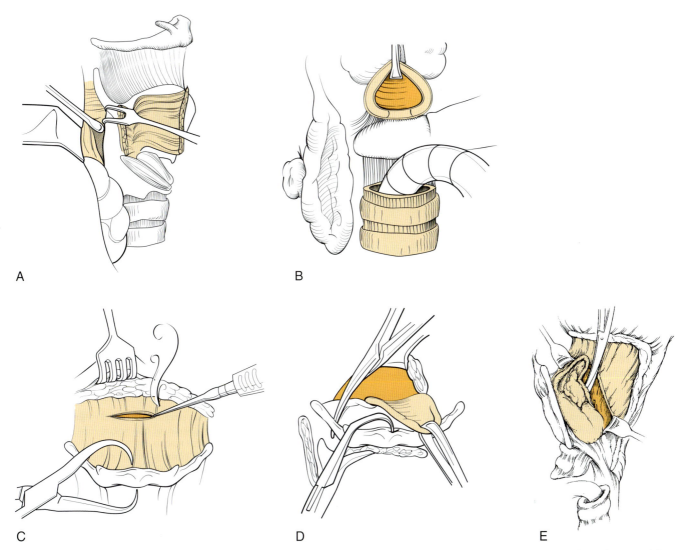

FIGURA 48-4. Entrada na laringe. **A,** Use um descolador de Freer para mobilizar o recesso piriforme e o pericôndrio interno a partir da cartilagem tireóidea. Isso não deve ser feito se o recesso piriforme for suscetível de envolvimento pelo tumor. **B,** A traqueia é transectada e as inserções ligamentares são divididas para permitir a dissecção da traqueia do esôfago superior até o nível da musculatura cricoaritenóidea posterior. Esse corte é chanfrado, como mostra a Figura 48-2. Essa etapa é postergada se houver preocupação com a extensão infraglótica significativa. **C,** A dissecção acompanha o ligamento hipoepiglótico e a valécula para evitar a entrada no espaço pré-epiglótico. **D,** Se estiver clinicamente envolvida, a valécula é adentrada no lado não tumoral; e se a epiglote não estiver envolvida, sua ponta é agarrada. **E,** Os cortes da prega faringoepiglótica são estendidos. Se não estiver envolvida, a mucosa do recesso piriforme é preservada pela transecção da mucosa perto da prega ariepiglótica. Isso é feito colocando uma lâmina da tesoura no lúmen e a outra entre o pericôndrio interno previamente liberado e a cartilagem tireóidea. Isso deixa a laringe pediculada apenas no lado mucoso da entrada esofágica anterior, que pode ser transectada sob a visualização direta para preservar o máximo de mucosa oncologicamente íntegra. Se a traqueia não foi transectada previamente, isso é feito no momento da liberação da peça.

pontas da pinça são expostas; com essas pontas, agarra-se o cateter que é empurrado para dentro da faringe e depois para baixo até o esôfago. Ele é fixo na pele da parede torácica anterior e a prótese é inserida depois que o trato estiver plenamente cicatrizado. A prótese também pode ser inserida primariamente em alguns pacientes.

Modificações Comuns da Ressecção. A técnica de ressecção descrita anteriormente claramente precisa ser modificada de acordo com o grau de propagação do tumor. Uma variação comum é a laringectomia em campo largo, na qual a pele cervical sobrejacente é ressecada em continuidade com a laringe e a glândula tireoide (Fig. 48-7). Às vezes esse método é prudente para tumores que invadiram os tecidos moles fora do esqueleto laríngeo, mas normalmente requer pedículo para retalho livre para fechar o pescoço e criar um estoma. Outra modificação da técnica envolve o uso de um grampeador linear de 75 mm para fazer a ressecção. Nessa situação, é feita a faringoplastia simultaneamente, à medida que o grampeador fecha a faringe enquanto são feitos os cortes finais do tumor. As indicações corretas e as modificações técnicas foram descritas muito bem em um artigo de Gonçalves et al..[36] Ainda mais importante, esse método requer esqueletização ampla da laringe e só é recomendado em casos especiais de tumores endolaríngeos, com envolvimento glótico e extensão até a cartilagem tireóidea através da comissura anterior ou extensão até a infraglote. O envolvimento dos recessos piriformes e das pregas ariepiglótica e glossoepiglótica é uma contraindicação à técnica do grampeador.

Reparo e Reconstrução

Faringoplastia. A reconstrução faríngea é feita atualmente pelo fechamento direto ou por aumento com retalho. As configurações para um reparo direto são em forma de T ou linear (horizontal ou longitudinal; Fig. 48-8). A escolha do tipo de fechamento

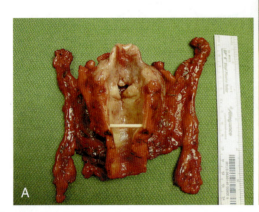
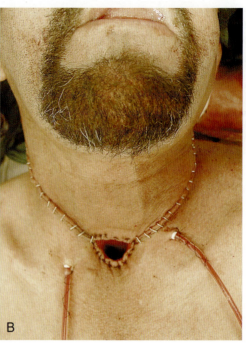

FIGURA 48-5. Peça e ferida resultante. **A,** Amostra de laringectomia total em continuidade com dissecções cervicais bilaterais seletivas. **B,** Fechamento final com estoma na abordagem de retalho longo.

se baseia em uma avaliação de forma e tamanho do defeito faríngeo, na elasticidade do tecido restante e na simulação da aproximação da ferida antes da sutura. A aposição menos tensionada das bordas da ferida é melhor; normalmente é em forma de T e resulta em formação mínima ou nenhuma formação de prateleiras faríngeas.[37] No entanto, um fechamento linear é menos propenso à falha técnica nos pacientes com mucosa faríngea abundante para o fechamento.

A parede faríngea é fechada em uma única camada. Um fechamento contínuo ou interrompido, de acordo com a preferência do cirurgião, é utilizado com uma atenção particular à inversão das bordas mucosas para dentro da faringe. Essa inversão é feita com um ponto absorvível que segue horizontalmente através da mucosa, sem penetração da superfície mucosa. Um material de maior retenção como o ácido poliglicólico (3-0) é utilizado, sendo adequado para o tecido irradiado, também tendo sido relatada uma grande série de fechamentos com grampeador.[38] Embora alguns defendam o fechamento do músculo faríngeo, isso não é necessário. O reforço da linha de sutura com suturas musculares pode ser feito em casos especiais, onde a mucosa foi comprometida pela radiação, mas não é um substituto para o bom fechamento da mucosa. Um estudo[39] mostrou que

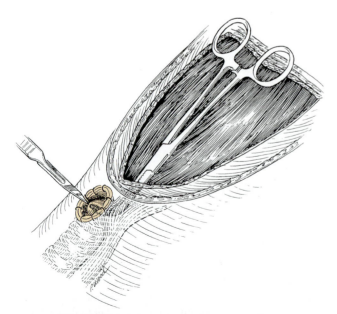

FIGURA 48-6. Técnica de punção traqueoesofágica.

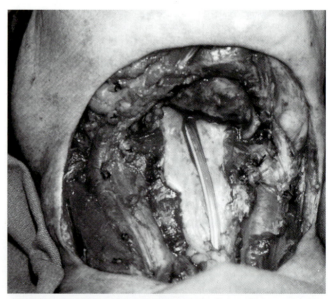

FIGURA 48-7. Defeito de laringectomia de campo largo para tumor recorrente por radiação que inclui pele cervical anterior, tireoide, esternomastoide e ressecção seletiva de linfonodos cervicais.

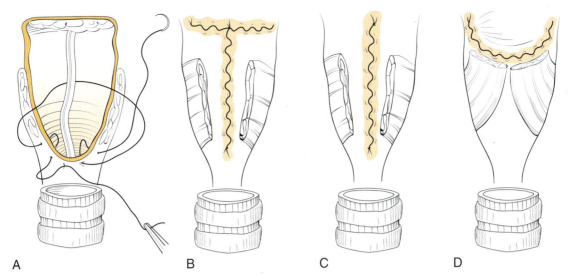

FIGURA 48-8. Fechamento da faringe com detalhe da técnica de sutura. **B,** Fechamento em T. **C,** Fechamento vertical. **D,** Fechamento horizontal.

apenas um fechamento mucoso é suficiente para a cicatrização eficaz e o fechamento do músculo pode levar a uma dificuldade na fala traqueoesofágica[40] e à disfagia. Alguns cirurgiões recomendam um fechamento do músculo sobre a linha de sutura com uma miotomia constritora feita lateralmente e uma miotomia feita inferiormente ao longo da borda lateral do esôfago, chamada às vezes de miotomia cricofaríngea – um tanto inadequadamente, já que a cricoide foi removida. Essa técnica reforça o fechamento com uma segunda camada, mas evita o efeito circunferencial do fechamento muscular.

Se a parede faríngea for insuficiente para fechar acima de um dilatador 26-Fr, deve ser considerado o reparo com retalho para aumentar a dimensão circular da neofaringe. Hui et al.[41] trataram a questão com a largura da parede faríngea remanescente em relação à disfagia pós-operatória, embora o estudo tenha incluído apenas um paciente com um remanescente de somente 1,5 cm. As opções de reconstrução incluem um retalho miocutâneo, um retalho muscular ou um retalho livre microvascular. Nos casos extremamente difíceis, uma fístula salivar controlada pode ser criada para evitar problemas catastróficos com a ferida. Nesses pacientes, o retalho vai permitir um leito vascularizado que, no final das contas, permitirá a remoção da sonda colocada.

Após o fechamento da faringe, pode-se colocar solução salina ou peróxido na cavidade oral para examinar a linha de sutura em busca de vazamentos.

Estoma Traqueal (Traqueoplastia Cervical)

Abordagem do Retalho Longo. Na abordagem de retalho longo, o estoma é inserido no centro do retalho inferior com uma sutura central de Vicryl 2-0, excisando uma elipse da pele, se for necessário. No retalho curto, o estoma na extremidade da traqueia é criado excisando uma ilhota de pele em forma de escudo a partir do retalho cervical inferior na linha média, logo acima da incisura esternal. Qualquer excesso de tecido adiposo ou músculo ou tendão esternomastóideo volumoso é excisado abaixo do retalho cutâneo para minimizar a estenose traqueal. A sutura central é presa à borda inferior do defeito em forma de escudo. A linha circular de sutura deve promover o suporte da traqueia e permitir a aposição precisa da pele e da mucosa sem exposição da cartilagem. Essas suturas devem ser colocadas começando no centro, com cada sutura subsequente colocada lateralmente à anterior. Em cada sutura o cirurgião avança ao longo da borda de pele em vez da borda mucosa, que serve para puxar a traqueia para fora; além disso, a traqueia não é suturada de modo circular. Ao trazer a traqueia lateral até o retalho inferior, o aspecto inferior do estoma é alongado e produz uma forma trapezoidal mais horizontal (escudo) que evita a estenose circunferencial ou os estomas verticais tipo fenda, que podem resultar na necessidade de uma revisão. Isso é mais bem feito por meio de uma sutura de colchão vertical modificada ("meio enterrada") que atravessa a pele perifericamente, a parede traqueal cartilaginosa por fora da mucosa e a pele no centro.

Então, resumindo, temos a Figura 48-2, que demonstra as três maneiras de maximizar o tamanho do estoma: 1) chanfrar a traqueia; 2) alongar a base; e 3) cobrir a cartilagem. Utiliza-se Vicryl 2-0 na sutura central e Vicryl 3-0 nas suturas inferiores restantes. Uma sutura trifurcada pode ser utilizada (Vicryl 3-0 ou 4-0), na qual o retalho superior entra em contato com a borda lateral do estoma, bilateralmente (na abordagem de retalho longo). As suturas absorvíveis são preferíveis, pois a remoção da sutura é indesejável na região do estoma.

Abordagem do Retalho Curto. Conforme descrito na seção sobre projeto da incisão, pode ser preferível executar uma abordagem de retalho curto na laringe e criar o estoma fazendo uma incisão separada, inferior à incisão do retalho cutâneo. Nesses casos, é importante preservar uma ponte de pele adequada (~2 cm) entre essas incisões. A criação do estoma é feita de modo similar. Para quebrar ainda mais a linha da contratura cicatricial e minimizar a estenose estomal nessa abordagem, uma elipse de pele pode ser removida com um retalho triangular que possa ser colocado em um corte na parede traqueal. Essa técnica pode ser preferida quando tiver ocorrido RT prévia. Nesses casos, o risco de fístula faringocutânea é bem maior e a separação do estoma e da incisão cervical pode ajudar a impedir que a fístula entre em contato com o estoma em cicatrização.

Retalhos de Músculo Esternocleidomastoideo (Opcionais). É útil dividir a cabeça externa do músculo esternocleidomastoideo após a laringectomia total para permitir que o estoma atinja uma aparência mais nivelada. Se as cabeças esternais não forem divididas, elas podem dificultar a oclusão do estoma quando for iniciada a fala traqueoesofágica. Quando as cabeças esternais forem divididas, é relativamente fácil mobilizar o músculo e prendê-lo à fáscia pré-vertebral entre a bainha carotídea e o fechamento faríngeo, minimizando assim o risco de fístula faringocutânea e protegendo os vasos da saliva, caso ocorra uma fístula salivar. Se for necessário, o aspecto superior do músculo esternocleidomastoideo pode ser dividido parcialmente para ajudar a mobilizar esse retalho muscular bipediculado e o procedimento pode ser feito bilateralmente nos casos de dissecção cervical bilateral. Outros retalhos que podem ser utilizados para diminuir o risco de fístula faringocutânea ou reduzir as complicações secundárias e a morbidade da fístula incluem os retalhos pediculados e livres. Em geral, esses

PARTE V | CIRURGIA DE CABEÇA E PESCOÇO E ONCOLOGIA

retalhos podem ser reservados aos pacientes que têm um risco extremamente alto de fístula faringocutânea e/ou quando o retalho do músculo esternocleidomastoideo parecer inadequado.[42] O uso rotineiro dos retalhos para prevenir fístulas em pacientes submetidos à radiação também é discutido a seguir.

TRATAMENTO E COMPLICAÇÕES PÓS-OPERATÓRIAS

Além do cuidado pós-cirúrgico de rotina, o tratamento específico dos pacientes pós-laringectomia inclui monitoramento dos sinais vitais sistêmicos, equilíbrio hídrico, oxigenação, retenção e saída a vácuo da drenagem da ferida e viabilidade do retalho cervical. O tratamento pós-operatório inclui suporte ventilatório baseado no padrão respiratório; cuidados como tubo de traqueostomia (limpeza, verificação da pressão do balonete); umidificação das vias aéreas; tratamentos com broncodilatador ou fisioterapia torácica; cuidados com a linha de sutura três vezes ao dia; e alimentação por sonda nasogástrica ou fístula traqueoesofágica, após a presença dos ruídos hidroaéreos intestinais. Os drenos são removidos quando a eliminação for menor que 25 ml/dia por 2 dias consecutivos, e a alimentação oral é iniciada normalmente 7 dias após a cirurgia no paciente não submetido à radiação. Os pacientes com laringectomias submetidos previamente à radiação iniciam uma dieta oral em 12 a 14 dias, na maioria dos casos, pois o edema impede a avaliação anterior da segurança da ferida. O momento da alimentação na laringectomia total pode ser individualizado, dependendo das considerações das pacientes.

Complicações Iniciais

As complicações iniciais ocorrem normalmente durante a hospitalização pós-operatória.

Falha do Dreno. Os drenos incapazes de sustentar o vácuo representam uma séria ameaça à ferida. Normalmente, há um vazamento na faringe ou na pele e o fechamento da fístula precisa ser imediatamente detectado e vedado.

Hematoma. Embora raro, um hematoma requer intervenção imediata para evitar separação por pressão do reparo faríngeo e compressão da traqueia superior. O paciente volta para a sala de cirurgia, onde o coágulo é removido, e qualquer sangramento detectável é controlado. São inseridos novos drenos, pois é inevitável o bloqueio dos drenos originais.

Infecção. Uma infecção subcutânea após a laringectomia total é reconhecida pelo aumento do eritema e do edema dos retalhos de pele, 3 a 5 dias após a cirurgia. Odor, febre e leucograma elevado também ocorrem associados. Se houver uma coleção infectada, a ferida é aberta em condições estéreis, e o pus é drenado e submetido a cultura. O espaço morto entre a neofaringe e o retalho de pele é tratado com curativo antisséptico com gaze até cicatrizar. A cobertura antibiótica é modificada de acordo com os resultados da cultura e há suspeita de uma fístula faringocutânea se a drenagem da ferida continuar ou aumentar. Uma fístula quilosa deve ser descartada se a dissecção cervical tiver sido realizada.

Fístula Faringocutânea. Os pacientes em mau estado nutricional pré-operatório e estádio tumoral avançado e aqueles com diabetes correm um alto risco de desenvolvimento de fístula.[45-47] Estudos iniciais[35,44] não mostram uma taxa de formação de fístula significativamente maior nos pacientes que fizeram RT pré-operatória, mas estudos subsequentes parecem refutar isso.[26,43,45-47] Os pacientes que receberam RT (particularmente quimiorradiação concomitantes[26,45]) e também têm hipotireoidismo adquirido correm um risco particularmente alto.[48] Uma fístula começa como um importante vazamento salivar do fechamento faríngeo para o espaço subcutâneo embaixo dos retalhos de pele e pode ser incentivada por um fechamento hipofaríngeo distal apertado. Sua existência é anunciada pelo aumento da produção de drenagem turva e por eritema e edema em volta de parte do fechamento da ferida, que, ao abrir, drena material purulento e saliva.

Essas fístulas ocorrem 1 a 6 semanas no pós-operatório, dependendo da presença ou não de radiação prévia; a comunicação da pele para a faringe é confirmada por um teste de deglutição de azul de metileno ou por uma radiografia com deglutição de Gastrografin®. Um tumor persistente ou recorrente sempre deve ser excluído. O tratamento inicial é com curativos antissépticos especiais para fístula e antibióticos, além de não fornecer nenhum alimento por via oral ao paciente. Um dreno ativo pode ser convertido frequentemente em um dreno passivo para permitir o desvio da saliva e impedir o seu acúmulo. Um curativo de pressão às vezes é útil. A terapia conservadora tenta permitir que a fístula feche de dentro para fora (na direção da pele). Um adjuvante útil é "esterilizar" a fístula a partir do interior, administrando 10 ml de ácido acético 0,25% pela boca ou um antibiótico ou outro antisséptico três a quatro vezes ao dia. Se as medidas supracitadas fracassarem na vedação cervical da faringe, o fechamento operatório deve ser considerado. Embora o fechamento espontâneo possa ocorrer até 6 semanas após o início, a maioria dos pacientes prefere uma resolução mais rápida para que a alimentação oral possa começar.

Uma opção excelente para o fechamento da fístula antes da epitelização completa é um retalho muscular pediculado (peitoral, trapézio ou grande dorsal) passado entre os defeitos faríngeo e cutâneo. Esses retalhos favorecem um fluxo sanguíneo excelente e transmitem benefícios antibacterianos para um leito avascular infectado.[49] Um sistema de sucção por cateter de faringostomia de controle, conforme descrito na discussão da técnica cirúrgica, pode ser utilizado para levar a saliva para longe das carótidas. A cirurgia complementar nesse estádio também deve corrigir qualquer estenose faríngea benigna distal à fístula. Outra opção é o tubo de *bypass* salivar, que permite que a saliva contorne o defeito faríngeo. Esse tubo pode ser utilizado junto com um retalho. O controle de refluxo esofágico também é um aspecto importante de prevenção e tratamento da fístula faringocutânea.

Deiscência da Ferida. A deiscência da ferida pode acompanhar um fechamento da pele tensionada, um estado pós-radiação, uma infecção da ferida, uma fístula ou uns retalhos cervicais isquêmicos mal concebidos. O cuidado local com a ferida deve ser suficiente para cicatrizar por segunda intenção, mas, se a carótida ficar permanentemente exposta, aconselha-se a cobertura com retalho muscular vascularizado.

Complicações Tardias

Estenose Estomal. Se o estoma for criado conforme descrito anteriormente, a estenose estomal é incomum. Essa abordagem também pode ser utilizada na revisão. Em pacientes com traqueia pequena ou uma propensão para estenose, as mulheres têm uma probabilidade maior de fístula.[50] A revisão, quando necessária, pode ser feita com retalhos V-Y em avanço, Z-plastias e uma estomaplastia em "boca de peixe". A excisão dos remanescentes da cartilagem é preferível à excisão radical e à colocação do tubo de laringectomia, mas, em alguns casos, o uso prolongado desse tubo é necessário.

Estenose Faringoesofágica. Quando a estenose faringoesofágica é evidente, deve-se suspeitar de recorrência do tumor; mas, depois que for excluída pela endoscopia ou biópsia, a dilatação ambulatorial normalmente é um tratamento eficaz. Um lúmen adequado (36 Fr) é necessário não só para a deglutição e a nutrição, mas também para a produção de fala traqueoesofágica. Se a dilatação for malsucedida, é preferível reconstruir com retalho.

A alta incidência de complicações da ferida em consequência da laringectomia de resgate tem levado alguns cirurgiões a transferirem tecido vascularizado para ajudar a minimizar os problemas de curto e longo prazo. Os resultados dessa série sugerem que é possível diminuir a incidência de complicações, mas a taxa de fístula ainda é alta.[51,52] Infelizmente, os mesmos pacientes com risco maior de complicações graves e crônicas da ferida, muitas vezes, não são candidatos ideais para a transferência de tecido livre. Embora a taxa de fístula possa ser de até 50% em alguns pacientes submetidos à quimiorradiação intensiva, essa política resultaria em reconstruções desnecessárias com retalhos em alguns pacientes, se fosse aplicada a todos os casos de resgate.

Hipotireoidismo. RT pré ou pós-operatória mais hemitireoidectomia geralmente são suficientes para induzir um estado de hipotireoidismo.[53-55] Os testes de função da tireoide a cada 1-2 meses após a conclusão de todo o tratamento indicam quando é necessária a medicação tireoidiana suplementar.

Reabilitação

Deglutição. Frequentemente a ingestão oral é iniciada 7 dias após a cirurgia, embora seja aconselhável esperar 14 dias se o paciente tiver sido submetido à RT pós-operatória. Em um estudo brasileiro, 625 pacientes laringectomizados foram alimentados pela boca 3 dias após a cirurgia e não exibiram aumento nas complicações e conseguiram evitar completamente o uso de uma sonda nasogástrica.[56] Um estudo posterior replicou esse achado,[57] mas na realidade alimentar os pacientes tão cedo assim nem sempre é viável por causa do edema pós-operatório. Em virtude disso, a duração da internação hospitalar não foi afetada significativamente pela alimentação oral precoce em um estudo.[58] Em geral, depois que o paciente puder deglutir saliva, parece razoável considerar a alimentação oral. A literatura mostra que a maioria das fístulas faringocutâneas ocorre logo após o 7º dia de pós-operatório. Nos casos descomplicados com edema mínimo, é provável que as fístulas venham a se desenvolver depois disso. Nossa experiência tem sido alimentar mais tarde e com mais cuidado as pessoas previamente irradiadas. Em virtude disso, o reconhecimento da fístula às vezes é adiado por mais de uma semana. Em nossa experiência a fístula é mais comum após a RT; e, independentemente do momento da alimentação oral, a chave é o reconhecimento da fístula, caso ela ocorra. Deve ser mantido um índice de suspeição maior de fístula faringocutânea nos pacientes com edema ou RT prévia, nos pacientes com condições comórbidas, como o diabetes melito ou a insuficiência renal, e nos pacientes que estão recebendo agentes imunossupressores. Todo esforço deve ser feito para evitar margens positivas, não só para o controle do câncer, mas também porque a presença de tumor pode resultar em fístula. Pode ser útil fazer uma gastrostomia nos pacientes propensos a ter uma fístula faringocutânea ou disfagia pós-operatória. Depois que uma dieta pastosa for tolerada, o paciente pode avançar para a ingestão normal, mas os pacientes edêntulos devem ser especialmente cautelosos com alimentos sólidos.

Se a disfagia impedir a ingestão calórica ou hídrica adequada, a estrutura faríngea, a recorrência do tumor, estenose ou fraqueza da língua podem ser responsáveis. Um teste de deglutição de bário modificado[59] ou uma manofluorografia[60] ajudam a diagnosticar qual componente ou quais componentes do trato ou mecanismo de deglutição estão falhando. A fibrose por radiação do pescoço que ocasionar estenose faríngea alguns meses ou anos após a conclusão do tratamento deve ser contrabalançada pela dilatação regular. A paralisia ou fraqueza neuromuscular podem ser preexistente ou iatrogênica em decorrência da RT ou de dano cirúrgico no nervo hipoglosso. Nesses pacientes, exceto os com neurite por radiação, o tempo e a fonoaudiologia ajudam na recuperação.

Ocasionalmente, o espasmo circunferencial do segmento faringoesofágico pode ser suficiente para causar disfagia, situação em que as injeções de toxina botulínica A ou a miotomia podem ser úteis.[61,62]

Voz

Dispositivos Eletromecânicos. Os dispositivos eletromecânicos são úteis na fase pós-operatória inicial, antes que seja seguro insuflar a parede faríngea em cicatrização. Alguns pacientes os utilizam para comunicação permanente. Suas principais desvantagens são a produção de um som mecânico e monótono, a pouca inteligibilidade e a necessidade de um dispositivo externo inconveniente.

Fala Esofágica. Embora a fala esofágica seja dominada apenas por poucos pacientes,[63] um bom orador esofágico eventualmente pode vir a falar em público. O carregamento de ar é feito empurrando a língua para trás e forçando um bolo de ar através do cricofaríngeo. O bolo de ar é regurgitado através do segmento faringoesofágico, que vibra para produzir som. O espasmo da musculatura faringoesofágica ou da estenose fixa pode impedir a aquisição dessa técnica, assim como a pouca motivação do paciente. O espasmo pode ser tratado pela injeção de toxina botulínica.[59]

Fala Traqueoesofágica. Esse método é o mais utilizado para restauração da voz após a laringectomia total. O princípio subjacente à fala traqueoesofágica é o desvio do ar exalado para a faringe por meio de uma fístula traqueoesofágica permanente, construída cirurgicamente. O segmento faringoesofágico acima da fístula vibra, produzindo uma nova voz. Singer e Blom[64] e Panje[65] desenvolveram próteses que permitem o fluxo de ar para o faringo-esôfago e impedem o vazamento salivar para a traqueia. A oclusão traqueostômica é alcançada com o dedo ou usando um botão de estoma valvulado que se fecha com a exalação vigorosa. A punção traqueoesofágica (PTE) pode ser feita primariamente no momento da laringectomia ou como um procedimento secundário após a cicatrização da ferida. Uma PTE primária se mostrou mais eficaz em geral e foi demonstrado que pode ser feita com segurança mesmo no contexto de RT prévia.[66] Muitos cirurgiões colocam um tubo de diâmetro adequado através do sítio da PTE para nutrição pós-operatória inicial. Nossa experiência tem sido que a PTE primária em pacientes não irradiados é preferida se o paciente tiver uma boa compreensão do processo e for aconselhado corretamente. Alguns pacientes não conseguem perceber essa complexidade no momento da laringectomia primária total. Os pacientes que receberam altas doses de RT e correm um maior risco de problemas na ferida provavelmente têm uma maior espera pela cicatrização antes da realização da PTE. Além disso, os pacientes submetidos a laringectomia primária para câncer infraglótico vão exigir RT pós-operatória em alta dose no estoma, e provavelmente é melhor deixar o estoma cicatrizar antes da colocação de qualquer corpo estranho. A manipulação do tecido periestomal e a excursão vibratória da mucosa faringoesofágica vêm após o início do treinamento de fonação. Ambas podem ocasionar edema excessivo, a menos que tenha ocorrido a recuperação completa do tecido pela radiação. Um estoma de ao menos 1 cm de diâmetro é necessário. Veja no Capítulo e-112* mais detalhes da fala traqueoesofágica e do tratamento da prótese. Realizamos a PTE tanto primária quanto secundária com uma incisão sobre uma pinça Crawford e depois passamos o cateter sob visualização direta. Recentemente, a esofagoscopia transnasal viabilizou a realização da PTE no consultório sob anestesia local.[67] A fala traqueoesofágica é um fator importante na melhoria da qualidade de vida dos pacientes de laringectomia e é o método preferido para reabilitação.[68]

Todavia, podem ocorrer problemas de longo prazo com o sítio de punção. O vazamento e o tecido de granulação podem ser problemáticos, assim como a infecção por levedura. O vazamento pode ser tratado aumentando o diâmetro da prótese, mas em alguns casos ele exige o fechamento do trato. Por causa desse problema, conforme mencionamos acima, alguns cirurgiões defenderam a laringectomia quase total, que não é uma operação que preserva o órgão, mas sim uma técnica para criar uma derivação de voz natural.[16,17]

Laringe Artificial. Um dispositivo de fala embutido em uma dentadura UltraVoice (Newton Square, PA) é outra opção para os

---

* Disponível, em inglês, em www.expertconsult.com.

pacientes incapazes de adquirir a fala traqueosofágica.[69] Outras laringes artificiais estão atualmente sob investigação.

LARINGOFARINGECTOMIA TOTAL

A laringofaringectomia total inclui a faringectomia circunferencial associada. A extensão vertical da faringectomia pode ser da nasofaringe, acima, até o esôfago cervical, abaixo, dependendo da localização do tumor e de sua propagação. O carcinoma escamoso avançado da hipofaringe ou do esôfago cervical com extensão faríngea é a entidade clínica que mais exige essa operação (Fig. 48-9).

DESENVOLVIMENTO HISTÓRICO

A laringofaringectomia total foi uma extensão lógica da laringectomia total. Desse modo, após a laringectomia total de referência executada por Billroth em 1873, von Langenbeck removeu uma laringe e grande parte da faringe e do esôfago cervical em 1875. Czerny, que auxiliou Billroth na primeira laringectomia total, realizou a primeira laringofaringectomia total em 1877. Segundo Macbeth,[70] pouco havia sido feito para reconstruir a faringe até os anos 1920, quando Trotter introduziu o conceito de retalhos de pele virados no pescoço para formar uma parede faríngea posterior no estádio 1, seguido por tubulação circunferencial no estádio 2. Gluck, operando no final do século XIX, também leva o crédito pela descoberta desse conceito,[71] que levou ao uso dos retalhos de pele cervicais bilaterais.

Depois que as complicações da sepse e a mortalidade perioperatória foram minimizadas, a atenção se voltou para a melhor reconstrução. Wookey,[72] em Toronto, publicou uma série de laringofaringectomias totais seguidas por uma reconstrução unilateral com retalho de pele. Desde então, os avanços se concentraram nas formas mais sofisticadas de reconstrução em um único estádio; as técnicas de ressecção da laringe e faringe continuaram sendo padrão.

INDICAÇÕES

Supondo que a cirurgia seja aconselhada, os pacientes com tumores da hipofaringe avançados e com as seguintes características necessitam de uma laringofaringectomia total.

Carcinoma do Recesso Piriforme

A propagação faríngea posterior do tumor pela região pós-cricóidea além da linha média posteriormente ou a extensão até a entrada esofágica necessitam de faringectomia circunferencial. A laringe, mesmo se não estiver diretamente envolvida, às vezes é sacrificada, pois perde o seu suporte faríngeo dinâmico para deglutição ou se torna desenervada. A ressecção e reconstrução faríngea total com preservação laríngea foram descritas, mas exigem status funcional soberbo do paciente. Esse resultado é a exceção, em vez da norma, na população de câncer hipofaríngeo. A propagação laríngea, especialmente se envolver o músculo cricoaritenóideo posterior causando paralisia do abdutor, conforme indicado anteriormente, quase sempre necessita de laringectomia total.

Mais uma vez, alguns pacientes podem ser candidatos adequados para a laringectomia quase total,[17] mas esses pacientes também necessitam de reconstrução da faringe com retalho. Por outro lado, a hemilaringofaringectomia supracricóidea[73] tem sido defendida para determinados pacientes com carcinoma do recesso piriforme. Mais recentemente, o grupo de Steiner[74] relatou uma série de tumores hipofaríngeos excisados endoscopicamente com sobrevida aceitável. O objetivo do tratamento de qualquer paciente que necessite de cirurgia da laringofaringe é obter o controle do câncer e restaurar a via aérea, deglutição e fala. Os autores acreditam que esse objetivo é alcançável com a reconstrução adequada, mesmo nos pacientes submetidos à laringofaringectomia total.[75] As taxas de preservação de órgão são mais baixas no carcinoma hipofaríngeo do que no carcinoma laríngeo com uma estratégia de quimiorradiação.

Carcinoma da Parede Hipofaríngea Posterior

Quando o carcinoma da parede hipofaríngea posterior se estende anteriormente para os recessos piriformes ou inferiormente abaixo do nível das aritenoides, a laringofaringectomia total é necessária.

Carcinoma Pós-Cricóideo

O carcinoma pós-cricóideo é visto frequentemente mais tarde, após a ocorrência da propagação para baixo, atingindo a entrada esofágica. Nesses pacientes, a laringofaringectomia total é necessária, especialmente na presença de paralisia das pregas vocais ocasionada pela infiltração dos músculos cricoaritenóideos posteriores ou das articulações cricoaritenóideas.

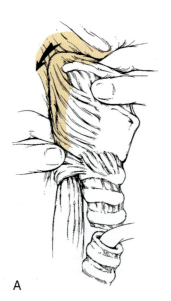
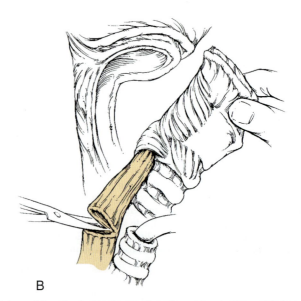

FIGURA 48-9. Laringofaringectomia total. **A,** A dissecção retrofaríngea foi realizada. **B,** Cortes circunferenciais superior e inferior vão completar a ressecção.

ESCOLHA DO PACIENTE E EXAMES

As mesmas considerações gerais do paciente se aplicam às descritas para a laringectomia total. As características especiais dos exames pré-operatórios dos pacientes com câncer hipofaríngeo incluem avaliação e suplementação nutricional, varredura cuidadosa do estadiamento do grau local e distante da doença e endoscopia com biópsias de mapeamento. Uma avaliação da possibilidade de ressecção deve ser feita (artéria carótida, coluna vertebral e envolvimento metastático cervical amplo são comuns), seguida pela avaliação completa dos possíveis sítios doadores para reconstrução faringoesofágica. Os níveis pré-operatórios de cálcio e hormônio da tireoide são avaliados como um referencial para o tratamento pós-operatório.

TÉCNICA CIRÚRGICA

Ressecção

O posicionamento do paciente e as considerações anestésicas são os mesmos dos pacientes submetidos à laringectomia total, com a adição dos sítios doadores como antebraço, coxa lateral ou abdome preparados para retirada de retalho ou, nos pacientes com *pull-up* gástrico reconstrutivo, mobilização estomacal. Frequentemente, a dissecção cervical é feita antes; a amostra é pediculada medialmente na parede faríngea, do nível do hioide até o nível cricofaríngeo. Cotos arteriais adequados – lingual, facial, tireóidea superior e cervical transversal – são preservados, contanto que não resulte em comprometimento oncológico, para permitir uma transferência de tecido livre microvascular. De modo similar, a jugular externa, jugular anterior e as tributárias da jugular interna ou da veia cervical transversal podem ser mantidas, a menos que seja necessária a dissecção cervical radical clássica. Se a ressecção esofágica bem inferior à entrada torácica for necessária para obter margens livres, esofagectomia total e transposição visceral podem ser a melhor reconstrução; isso evita a necessidade da preservação de um vaso receptor e também o possível vazamento de saliva ou material refluído em uma linha de sutura perto dos grandes vasos. Nesses casos, também pode ser necessária uma traqueostomia mediastinal para ajudar na ressecção traqueal.

As etapas iniciais da dissecção para laringofaringectomia são as mesmas da laringectomia total, exceto que a mobilização de laringe, faringe e esôfago cervical como uma unidade é feita por extensão da dissecção lateral até o espaço retrofaríngeo e retroesofágico. Na realidade, isso torna a operação muito mais simples, pois a mucosa piriforme não é dissecada livremente. A esqueletização da laringe não é feita lateralmente, então a dissecção pode ser feita sem corte, uma vez que a fáscia cervical profunda esteja dividida medial à artéria carótida ao longo da fáscia pré-vertebral adjacente às massas laterais dos corpos vertebrais. A observação cuidadosa é mantida para disseminação além das fáscias bucofaríngea e pré-vertebral nos músculos pré-vertebrais ou corpos vertebrais. A fáscia pré-vertebral é uma barreira moderadamente resistente à propagação do tumor, mas é ressecada em continuidade com a amostra se necessário. Alguns cirurgiões preferem interromper a ressecção depois que o envolvimento da fáscia pré-vertebral é confirmado.[76]

Depois que faringe, laringe e esôfago cervical superior estiverem mobilizados circunferencialmente, a glândula tireoide deve ser dissecada livre de seus pedículos vasculares para ser removida com a peça. As glândulas paratireoides contralaterais ao epicentro do tumor podem ser preservadas, mas podem precisar ser removidas para assegurar uma margem livre dos linfonodos paratraqueais circundantes. Se não houver risco oncológico, a implantação da paratireoide no leito muscular é eficaz para evitar a hipocalcemia de longo prazo.

A faringe é adentrada acima do hioide contralateral ao sítio com a propagação mais superior. Os tumores do recesso piriforme podem se estender superiormente na base da língua, o que requer uma ampla margem de ressecção durante a observação direta. Nesses pacientes, uma faringotomia lateral contralateral pode melhorar a visualização sem inibir uma laringofaringectomia total subsequente, se for considerada necessária. Depois, os cortes na mucosa faríngea podem ser continuados horizontalmente em volta e na parede faríngea posterior a pelo menos 2 cm acima da extensão superior da lesão, tal que a faringe superior inteira e a laringe fiquem livres. Em seguida, a traqueia é seccionada, seguida pelo esôfago cervical em um nível adequado à extensão do tumor. A operação pode ser resumida em três etapas, que compreendem 1) mobilização de um grande tubo que inclui a laringe e a faringe; 2) corte da extremidade superior do tubo (base da língua e paredes faríngeas); e 3) corte da extremidade inferior (esôfago). Se a esofagectomia total tiver que ser realizada, a dissecção romba do esôfago continua de cima para baixo, até encontrar a dissecção esofágica inferior a partir do abdome (Fig. 48-10). A linfadenopatia mediastinal superior é tratada com o uso de uma ressecção manubrial (Fig. 48-11).

Reconstrução

Uma ampla história e uma literatura cirúrgica volumosa lidam com a reconstrução dos defeitos faríngeos circunferenciais. Preferimos usar um retalho de pele tubular, como o retalho do antebraço radial (Figs. 48-12 e 48-13),[77] mas uma transferência jejunal livre é uma alternativa. Se a ressecção esofágica se estender bem abaixo da entrada torácica, utiliza-se uma transposição visceral (*pull-up* gástrico), evitando assim anastomoses no mediastino. A qualidade de vida após a anastomose faringogástrica alta é ruim, ao menos em nossa experiência. Com o acesso adequado criado pela esternectomia, uma reconstrução com retalho de pele tubular livre confere outras vantagens importantes, como evitar a transgressão toracoabdominal. Mais detalhes da reconstrução hipofaríngea são fornecidos no Capítulo e-104.*

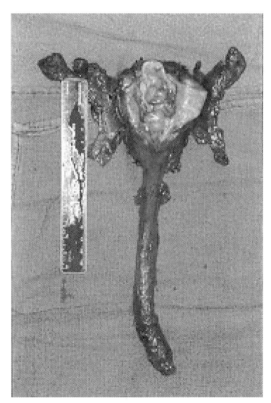

FIGURA 48-10. Peça de laringofaringoesofagectomia em bloco após dissecções cervicais bilaterais e tireoidectomia. Esse paciente teve um tumor hipofaríngeo e um segundo tumor esofágico distal.

---

*Disponível, em inglês, em www.expertconsult.com.

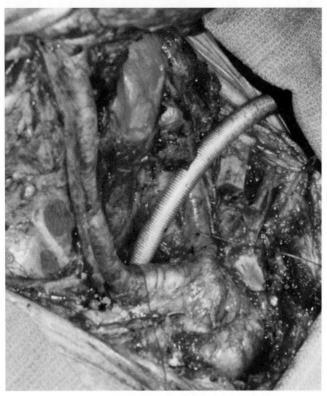

FIGURA 48-11. O defeito de ressecção mediastinal superior inclui cabeças de clavículas e manúbrio esternal. Todos os tecidos com linfonodos são excisados para preservar as artérias braquiocefálicas e carótidas comuns. O tubo de ventilação entra no corte do toco traqueal.

TRATAMENTO E COMPLICAÇÕES NO PÓS-OPERATÓRIO

Tratamento Pós-Operatório

O mesmo tratamento se aplica ao descrito para a laringectomia total, embora sejam utilizadas frequentemente uma ou mais dissecções cervicais ou sítios doadores de extremidade e essa maior magnitude da cirurgia necessite de atenção especial para função pulmonar, equilíbrio hídrico nutricional e condições locais da ferida no pescoço, tórax e sítio doador. As verificações pós-operatórias regulares dos níveis de cálcio, magnésio e fósforo são necessárias e a suplementação com cálcio, magnésio e 1,25-dihidroxicolecalciferol é frequentemente necessária.

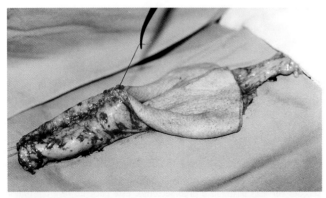

FIGURA 48-12. Retalho do antebraço radial pré-entubado no antebraço antes da transferência para o pescoço. Repare na pele proximal a ser dobrada em 180 graus, separada por uma tira transversal desepitelizada e inserida em um estádio para promover a cobertura cervical.

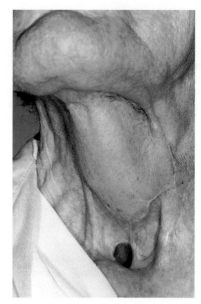

FIGURA 48-13. Resultado pós-operatório em 2 anos. O paciente mantém uma dieta normal e a flexibilidade da pele ajuda o movimento cervical. O contorno do componente neofaríngeo tubular é visível abaixo da pele radial.

Complicações Iniciais

A formação inicial de fístulas é mais comum na laringofaringectomia do que nos pacientes submetidos apenas à laringectomia total, e a formação de fístulas precisa de um tratamento especialmente agressivo devido ao risco de mediastinite. Quando uma fístula ou infecção no pescoço é detectada, a ferida é aberta amplamente e deixada aberta com o trato acondicionado e direcionado para passar longe das carótidas e do pedículo microvascular. Um fechamento distal apertado da reconstrução faringoesofágica é uma causa primordial de formação inicial de fístula. O vazamento das anastomoses faríngeas ou esofágicas, especialmente se tecidos secretores gástricos ou jejunais tiverem sido utilizados na reconstrução, pode necessitar de controle com formação de faringostomia; se a cicatrização for ruim, ela deve ser reforçada com tecido de retalho fresco, vascularizado e não irradiado (p. ex., retalhos de músculo peitoral ou trapézio).

Complicações Tardias

Estenose. A estenose é mais comum na reconstrução da extremidade esofágica inferior do que na superior, onde o lúmen receptor da faringe é mais largo. Uma estenose que provoca disfagia pode se desenvolver semanas ou meses após a cirurgia ou após o término da RT.

Independentemente da reconstrução de pele ou de víscera, os princípios de tratamento da estenose são os mesmos dos pacientes após a laringectomia total: dilatação ambulatorial repetida, após a exclusão da recorrência tumoral pela endoscopia e biópsia, passando para a revisão cirúrgica se a dilatação não for bem-sucedida ou se for mal tolerada.

Durante essa década, uma estratégia que utiliza um tubo de *bypass* salivar combinado com um retalho livre do antebraço radial exibiu resultados encorajadores na reconstrução faringoesofágica. Outra inovação que foi relatada é a aplicação tópica da mitomicina C logo depois da dilatação.[78]

Problemas de Deglutição Funcional. O retalho livre jejunal mantém frequentemente a sua contratilidade após a transposição para o pescoço. Isso se mostrou responsável por ocasionar disfagia funcional em alguns pacientes se o bolo alimentar for fornecido simultaneamente com as contrações circunferenciais.[59] A regurgitação do alimento é uma complicação reconhecida do procedimento de transposição gástrica e frequentemente é ocasionada pela perda do reservatório gástrico ou estreitamento do piloro, em vez de uma estenose anastomótica, e pode ter uma gravidade variável.

As refeições frequentes e liquidificadas mecanicamente, ingeridas lentamente, são suficientes para manter a nutrição. É possível que um segmento passivo de um retalho de pele tubular seja superior para a deglutição, embora não tenham sido feitos estudos comparativos prospectivos.

REABILITAÇÃO

As considerações na deglutição são as mesmas observadas anteriormente na discussão dos problemas de deglutição funcional após a laringectomia total.

Voz

Apesar da interposição do tecido visceral circunferencial, cutâneo ou miocutâneo, a voz pode ser obtida com uma técnica de fístula no trato traqueoneodigestivo. Os retalhos de estômago,[79] jejuno e cutâneos ou miocutâneos são capazes de vibrar suficientemente para produzir voz inteligível.[73] A análise detalhada das características da voz após a reconstrução com retalho do antebraço radial foi documentada.[80] Uma PTE pode ser feita com segurança como um procedimento primário, se o trajeto da fístula não se comunicar com o sítio de ressecção principal. Em alguns pacientes, uma faixa de mucosa pode ser preservada e um retalho pediculado ou livre pode ser suturado nas bordas. Se não for oncologicamente viável preservar uma faixa de mucosa e o retalho for volumoso demais para fazer um tubo completo, a pele do retalho miocutâneo pode ser suturada na fáscia pré-vertebral e isso pode permitir um fechamento hermético. Um exemplo é quando um retalho livre falha e é utilizado um retalho de resgate, como uma modificação do retalho miocutâneo do músculo peitoral maior. Nessas duas situações, o retalho é suturado na mucosa ou na fáscia em forma de "ferradura".[81] Embora esse procedimento seja difícil em obesos, os pacientes mais magros podem ser reconstruídos com êxito dessa maneira. Em todas essas situações, a reabilitação vocal é viável com a fala traqueoesofágica. No entanto, classicamente, o retalho livre jejunal e o retalho livre do antebraço radial têm sido as formas mais populares de reconstrução dos defeitos da laringofaringectomia (e da laringectomia complicada), resultando na atenção recente ao retalho anterolateral da coxa devido à morbidade resultante no sítio doador do retalho jejunal e do antebraço. Ainda há controvérsia entre excelentes equipes cirúrgicas quanto à melhor opção de retalho.[82-84]

RESUMO

Uma análise de indicações, técnicas e reabilitação contemporâneas foi apresentada para os pacientes submetidos à laringectomia total ou à laringofaringectomia total. A laringectomia total é a opção de tratamento com melhor custo/benefício para o câncer laríngeo avançado,[85] e a laringofaringectomia total é o tratamento mais eficaz para o carcinoma hipofaríngeo.[86] A maioria dos pacientes que necessita dessas operações tem câncer de cabeça e pescoço, e o escopo deste capítulo se limita aos detalhes clínicos relevantes dos eventos operatórios e perioperatórios. Sugerimos que os leitores busquem outras fontes para considerar a eficácia dessas operações no controle do câncer.

Para consultar a lista completa de referências, acesse www.expertconsult.com.

LEITURA SUGERIDA

Boscolo-Rizzo P, Maronato F, Marchiori C, et al: Long-term quality of life after total laryngectomy and postoperative radiotherapy versus chemoradiotherapy for laryngeal preservation. *Laryngoscope* 11:12–31, 2007.

Bova R, Goh R, Poulson M, et al: Total pharyngolaryngectomy for squamous cell carcinoma of the hypopharynx: a review. *Laryngoscope* 115:864–869, 2005.

Chone CT, Gripp FM, Spina AL, et al: Primary versus secondary tracheoesophageal puncture for speech rehabilitation in total laryngectomy: long-term results with indwelling voice prosthesis. *Otolaryngol Head Neck Surg* 133:89–93, 2005.

Davis GF, Schwartz SR, Veenstra DL, et al: Cost comparison of surgery versus organ preservation for laryngeal cancer. *Arch Otolarygol Head Neck Surg* 131:21–26, 2005.

Davis RK, Vincent ME, Shapsay SM, et al: The anatomy and complications of "T" versus vertical closure of the hypopharynx after laryngectomy. *Laryngoscope* 92:16, 1982.

Debry C, Dupret-Bories A, Vrana NE, et al: Laryngeal replacement with an artificial larynx after total laryngectomy: The possibility of restoring larynx functionality in the future. *Head Neck* 2014. Epub ahead of print.

Farrag TY, Lin FR, Cummings CW, et al: Neck management in patients undergoing postradiotherapy salvage neck surgery for recurrent/persistent laryngeal cancer. *Laryngoscope* 116:1864–1866, 2006.

Forastiere AA, Goepfert H, Maor M, et al: Concurrent chemotherapy and radiotherapy for organ preservation in advanced laryngeal cancer. *N Engl J Med* 349:2091, 2003.

Ganly I, Patel SG, Matsuo J, et al: Results of surgical salvage after failure of definitive radiation therapy for early stage squamous cell carcinoma of the larynx. *Arch Otolaryngol Head Neck Surg* 132:59–66, 2006.

Garcia-Serra A, Amdur RJ, Morris CG, et al: Thyroid function should be monitored following radiotherapy to the low neck. *Am J Clin Oncol* 28:255–258, 2005.

Hollinger PH: A century of progress of laryngectomies in the northern hemisphere. *Laryngoscope* 85:322, 1975.

Olson HR, Callaway E: Nonclosure of pharyngeal muscle after laryngectomy. *Ann Otol Rhinol Laryngol* 99:507, 1990.

Pfister DG, Laurie SA, Weinstein GS, et al: American Society of Clinical Oncology clinical practice guideline for the use of larynx-preservation strategies in the treatment of laryngeal cancer. *J Clin Oncol* 24:3693–3704, 2006.

Righi PD, Kelley DJ, Ernst R, et al: Evaluation of prevertebral muscle invasion by squamous cell carcinoma. Can computed tomography replace open neck exploration? *Arch Otolaryngol Head Neck Surg* 122:660, 1996.

Schwarts SR, Yueh B, Maynard C, et al: Predictors of wound complications after laryngectomy: a study of over 2000 patients. *Otolaryngol Head Neck Surg* 131:61–68, 2004.

Seven H, Calis AB, Turgut S: A randomized controlled trial of early oral feeding in laryngectomized patients. *Laryngoscope* 113:1076, 2003.

Sewnaik A, van den Brink JL, Wieringa MH, et al: Surgery for recurrent laryngeal carcinoma: partial or total laryngectomy for a better quality of life? *Otolaryngol Head Neck Surg* 132:95–98, 2005.

Sparano A, Chernock R, Laccourreye O, et al: Predictors of thyroid gland invasion in glottic squamous cell carcinoma. *Laryngoscope* 115:1247–1250, 2005.

Staton J, Robbins KT, Newman L, et al: Factors predictive of poor functional outcome after chemoradiation for advanced laryngeal cancer. *Otolaryngol Head Neck Surg* 127:43, 2002.

Stell PM: The first laryngectomy for carcinoma. *Arch Otolaryngol* 98:293, 1973.

Urba S, Wolf G, Eisbruch A, et al: Single-cycle induction chemotherapy selects patients with advanced laryngeal cancer for combined chemoradiation: a new treatment paradigm. *J Clin Oncol* 24:593–598, 2006.

Varvares MA, Cheney ML, Gliklich RE, et al: Use of the radial forearm fasciocutaneous free flap and Montgomery salivary bypass tube for pharyngoesophageal reconstruction. *Head Neck* 22:463, 2000.

Wax MK, Touma BJ, Ramadan HH: Tracheostomal stenosis after laryngectomy: incidence and predisposing factors. *Otolaryngol Head Neck Surg* 113:242, 1995.

Weber RS, Berkey BA, Forastiere A, et al: Outcome of salvage total laryngectomy following organ preservation therapy: the Radiation Therapy Oncology Group trial 91-11. *J Arch Otolaryngol Head Neck Surg* 129:44, 2003.

Withrow KP, Rosenthal EL, Gourin CG, et al: Free tissue transfer to manage salvage laryngectomy defects after organ preservation failure. *Laryngoscope* 117:781–784, 2007.

Wookey H: The surgical treatment of carcinoma of the pharynx and upper esophagus. *Surg Gynecol Obstet* 75:499, 1942.

49 Radioterapia para Câncer da Laringe e Hipofaringe

Christopher Lominska | Parvesh Kumar

Pontos-chave

CÂNCER GLÓTICO E SUPRAGLÓTICO EM ESTÁDIO INICIAL (LESÕES T1 A T2)

- A radioterapia (RT) definitiva oferece várias vantagens sobre uma opção cirúrgica primária, tal como resultado de voz de qualidade superior e prevenção da necessidade de dissecção do pescoço, quando indicado.
- Esquemas de dose/fracionamento (fx) de RT e taxas de controle local (CL):
  - Cânceres glóticos: Para lesões Tis/T1, 63 Gy a 2,1 Gy/fx ou 2,25 Gy/fx, ou 66 Gy a 2 Gy/fx com CL de 85 a 95%. Para lesões T2 não volumosas, 65,25 Gy a 2,25 cGy/fx, 70 Gy a 2 Gy/fx, ou 79,2 Gy a 1,2 Gy/fx 2 vezes ao dia. Para lesões T2 volumosas, 70 a 74 Gy a 2 Gy/fx, com CL de 70 a 90%.
  - Cânceres supraglóticos: Para lesões T1, 70 Gy a 2 Gy/fx com CL de 90 a 100%. Para lesões T2, 70 a 74 Gy a 2 Gy/fx ou 74,4 a 76,8 Gy a 1,2 Gy/fx 2 vezes ao dia com CL de 70 a 90%.

CÂNCER GLÓTICO E SUPRAGLÓTICO EM ESTÁDIO AVANÇADO (LESÕES T3 A T4, N+)

- Um tratamento cirúrgico primário é recomendado para tumores grandes e volumosos, nos quais é improvável que a quimioterapia concomitante alcance o CL da doença, para pacientes cuja qualidade de voz é tão ruim que a preservação desta se torna inútil ou para aqueles com a epiglote destruída resultando em uma função de deglutição irreversivelmente comprometida com grande probabilidade de aspiração. Cirurgia seguida por RT pós-operatória com ou sem quimioterapia resulta em taxas de CL de 80 a 90%, com uma sobrevida geral de 50 a 60%.
- A quimioterapia definitiva concomitante é recomendada para preservação da laringe somente para aqueles pacientes que apresentam tumores pequenos e também com voz e função de deglutição ainda boas o suficiente para serem preservadas, resultando em taxas de CL de 70% e sobrevida geral de 50 a 60%.

CÂNCER HIPOFARÍNGEO EM ESTÁDIO INICIAL

- Os princípios de tratamento e esquemas dose/fração de RT para lesões em estádio inicial são os mesmos para o câncer glótico, exceto que as estações linfonodais devem ser incluídas no volume de radiação, com taxas finais de CL de 85 a 95%, para lesões T1, e de 75 a 90% para lesões T2.

CÂNCER HIPOFARÍNGEO EM ESTÁDIO AVANÇADO (T3 A T4, N+)

- Os princípios de tratamento que envolvem abordagens cirúrgicas e de preservação de órgãos são similares àqueles para o câncer glótico em estádio avançado.
- As taxas de controle local (5 anos) variam de 20 a 50%, enquanto as taxas gerais de sobrevida variam de 20 a 35%.

A laringe está no centro da capacidade humana, única e avançada, de se comunicar. Além de produzir a voz diretamente, a laringe está indiretamente envolvida em outras funções críticas, como a deglutição. Segue-se que o câncer de laringe é um diagnóstico potencialmente devastador para um paciente porque ameaça tanto a sua sobrevida quanto a qualidade de vida (QV). A American Cancer Society fez estimativa de 12.260 casos de câncer laríngeo diagnosticados para 2013 e de 3.630 mortes resultantes dessa doença.[1] O câncer da hipofaringe é mais raro, sendo previstos apenas 2.400 novos casos.

O tratamento de laringe e hipofaringe deve alcançar dois objetivos principais: a cura do câncer e, sempre que possível, a preservação da função do órgão para manter a QV. Por exemplo, o ideal não é uma abordagem cirúrgica agressiva que deixe o paciente com deformidades grosseiras e comprometimento funcional; em contrapartida, defender a quimioterapia "com preservação do órgão" para um paciente com uma laringe não funcional também é contraproducente. É provável a cura nos cânceres de laringe e hipofaringe em estádio inicial, mas o prognóstico é precário para os pacientes em estádio avançado da doença; a sobrevida geral em 5 anos geralmente varia de 15 a 65%. Ao contrário de outros lugares em cabeça e pescoço, os resultados recentes de sobrevida no câncer de laringe declinaram ligeiramente. As possíveis explicações, incluindo maior emprego do protocolo de preservação de órgão, como a quimioterapia definitiva, têm sido tema de recente controvérsia. Para otimizar os cuidados e resultados ao paciente, o envolvimento e a coordenação de uma equipe multidisciplinar que inclua cirurgiões otorrinolaringologistas e cirurgiões de cabeça e pescoço; rádio-oncologistas; médicos oncologistas e pessoal de suporte apropriado englobando enfermeiros, nutricionistas, assistentes sociais e fonoterapeutas, assim como terapeuta da deglutição, são absolutamente necessários.

Para determinar a terapia ideal para um paciente individual, deve-se dar cuidadosa atenção aos fatores a ele relacionados, como qualidade de voz e função de deglutição, perda de função, comorbidades, estado de tabagismo, duração dos sintomas, idade, estado de desempenho (*performance status*), níveis de hemoglobina, função renal, neuropatia preexistente ou perda auditiva, sistema de suporte da família, bem como a motivação do paciente para completar o tratamento proposto. Fatores importantes relacionados ao tumor incluem volume e extensão da doença, linfonodos acometidos e grau do tumor. Os fatores relacionados ao tratamento incorporam-se à seleção do tratamento terapêutico e incluem a probabilidade de toxicidades agudas e/ou crônicas da terapia e seu impacto sobre a QV e a duração do tratamento. Uma abordagem holística centrada no paciente e considerando esses fatores é necessária para uma ótima seleção individualizada de cada tratamento do paciente com câncer.

CONSIDERAÇÕES ANATÔMICAS

Um conhecimento fundamental da anatomia laríngea e hipofaríngea é necessário para permitir ao clínico entender como: 1) um determinado câncer afeta a função para produzir sinais e sintomas; 2) os padrões de invasão local e linfática e de disseminação distante diferem nos cânceres individuais de laringe e hipofaringe; e 3) a extensão do tumor dentro da laringe e hipofaringe determina a seleção do tratamento. Para o rádio-oncologista, a anatomia é crítica para identificar os locais em risco de cobertura microscópica pela doença e de disseminação máxima para estruturas críticas.

A hipofaringe estende-se do aspecto superior do osso hioide, que corresponde ao nível do assoalho valecular, até a borda inferior da cartilagem cricoide. Os três sublocais da hipofaringe são: 1) os seios piriformes pareados, 2) a área pós-cricoide e 3) as paredes hipofaríngeas posterior e lateral.

A laringe está intimamente relacionada à hipofaringe; está situada anterior à hipofaringe aproximadamente nos mesmos níveis cervicais. Anatomicamente, a laringe estende-se da extremidade da epiglote ao nível da borda inferior da vértebra C3 até a extensão distal da cartilagem cricoide ao nível da vértebra C6. A laringe é subdividida em regiões supraglótica, glótica e subglótica. A *região supraglótica* inclui: 1) a epiglote, 2) as pregas ariepiglóticas, 3) as aritenoides, 4) as falsas cordas vocais e 5) o ventrículo. A *região glótica* consiste nas cordas vocais verdadeiras e nas comissuras anterior e posterior. A comissura anterior pode ocorrer a 1 cm da superfície da pele – uma importante consideração para o planejamento do tratamento com radiação. O limite inferior da glote estende-se 5 mm abaixo da margem livre das cordas vocais ou, no plano horizontal, 1 cm abaixo do ápice do ventrículo. As cordas vocais inserem-se na cartilagem tireóidea no local onde é visualizada em formato de oito em uma radiografia simples lateral. A subglote estende-se do limite inferior da glote até a margem inferior da cartilagem cricoide. Esses limites anatômicos são prontamente visualizados nas radiografias simples laterais (Fig. 49-1).

De uma perspectiva radiográfica, é importante notar que as cartilagens tireóidea, cricoide e a maior parte da aritenoide são compostas de cartilagem hialina, que começa a se ossificar quando uma pessoa tem cerca de 20 anos. As cartilagens da epiglote, corniculada e cuneiforme, bem como o ápice e o processo vocal das aritenoides, são compostos de cartilagem elástica, que não se ossifica e, portanto, não é radiopaca.

DRENAGEM LINFÁTICA

O conhecimento dos níveis dos linfonodos no pescoço em relação aos pontos de referência ósseos, assim como aos pontos de referência cirúrgicos, é importante para o rádio-oncologista quando do planejamento dos campos de radiação. Os *linfonodos do nível I* estão acima do osso hioide, abaixo do músculo milo-hióideo e anterior à porção dorsal da glândula submandibular (Fig. 49-2). Isso corresponde aos triângulos submental e submandibular. Os *linfonodos do nível II* estão localizados desde a base craniana até o corpo inferior do osso hioide inferiormente, posterior ao dorso da glândula submandibular e anterior à extensão posterior do músculo esternocleidomastóideo (ECM). Os linfonodos da cadeia jugular, que correm da mandíbula e descem para a bifurcação carotídea, estão incluídos nesse nível. Os *linfonodos do nível III* estendem-se do corpo inferior do hioide para a margem inferior da cricoide, também anteriores à margem posterior do músculo ECM, correspondendo à região da bifurcação carotídea para o músculo omo-hióideo. Os *linfonodos do nível IV* limitam-se superiormente com a margem inferior da cartilagem cricoide e correm inferiormente até 2 cm superiormente à articulação esternoclavicular e são anteriores à margem posterior do músculo ECM, que corresponde à região do músculo omo-hióideo até a clavícula. Os

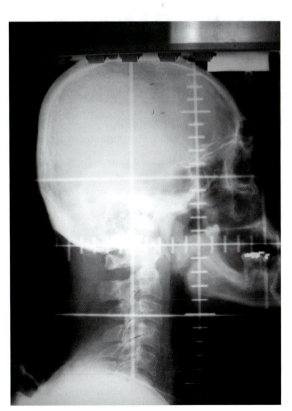

FIGURA 49-1. Simulação em radiografia simples.

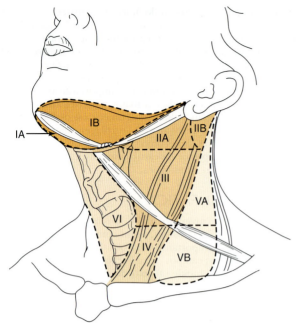

FIGURA 49-2. Níveis de linfonodos do pescoço. (Modificada de Harish K: Neck dissections: radical to conservative. *World J Surg Oncol* 2005;3:21.)

linfonodos do nível V correm da base craniana ao nível da clavícula na região posterior ao músculo ECM; essa área é o triângulo posterior limitado pelo ECM anteriormente, pelo trapézio posteriormente e pelo omo-hióideo inferiormente. Os *linfonodos do nível VI* estão entre o corpo inferior do osso hioide e a incisura supraesternal, também conhecida como o compartimento anterior entre as artérias carótidas (Fig. 49-2). O atlas de contorno do N0 do pescoço do Radiotherapy Oncology Group (RTOG) é uma referência de amplo uso disponível em www.rtog.org.

BIOMARCADORES E BIOLOGIA MOLECULAR

Desenvolveu-se grande interesse no significado prognóstico da infecção pelo papilomavírus humano (HPV) no câncer de cabeça e pescoço. A infecção por HPV parece causar aumento na incidência do câncer de orofaringe, embora ele esteja associado a melhor prognóstico nesse contexto. Há menos informações disponíveis no que se refere ao HPV fora da orofaringe. Uma recente revisão sistemática da literatura encontrou infecção por HPV em aproximadamente 20% dos cânceres de laringe, mas referiu não haver uma clara associação com o resultado do tratamento.[2]

O receptor do fator de crescimento epitelial (EGFR) é um receptor da tirosina quinase geralmente superexpresso no carcinoma escamocelular (CEC) de cabeça e pescoço e associado a mau prognóstico.[3] Tornar a via do EGFR um alvo se comprovou bem-sucedido com o uso de cetuximabe, um anticorpo monoclonal,[4] porém, o uso de inibidores do receptor de moléculas pequenas de tirosina quinase tem alcançado menos sucesso (Fig. 49-3).[5-9]

Outros marcadores prognósticos propostos incluem AKT, Bcl-xl, NFκB, BAK, p53, Rb, MMP, VEGF, PTEN, ciclina D1 e COX-2.[7,9] Foram desenvolvidos modelos de progresso passo a passo, molecular e morfológico, para o desenvolvimento do câncer invasivo de cabeça e pescoço (Fig. 49-4).[9]

APRESENTAÇÃO CLÍNICA

LARINGE SUPRAGLÓTICA

Os sintomas mais comuns de apresentação do carcinoma da supraglote são: inflamação da garganta e odinofagia. Uma massa no pescoço pode ser o primeiro sinal do carcinoma da supraglote por causa da grande incidência de metástases para o linfonodo. Ocorre otalgia unilateral devido à dor referida decorrente do envolvimento do nervo vago e do nervo auricular de Arnold, um ramo do X nervo craniano. A rouquidão geralmente não é um sintoma inicial e ocorre com a invasão das cordas vocais. Perda de função, dispneia, mau odor na respiração e na aspiração ocorrem na doença avançada.

LARINGE GLÓTICA

O sintoma mais típico de apresentação do câncer de corda vocal em estádio inicial é a rouquidão. Os sintomas de doença avançada incluem inflamação da garganta, dor localizada como resultado de invasão da cartilagem, otalgia e dispneia em consequência de comprometimento da via aérea.

LARINGE SUBGLÓTICA

O carcinoma da subglote é relativamente assintomático durante os estádios iniciais. No estádio avançado da doença, a dispneia se torna o sintoma predominante como resultado do estreitamento da via aérea; outros sintomas menos comuns incluem rouquidão, odinofagia e hemoptise.

HIPOFARINGE

Secundariamente à localização anatômica, os pacientes com cânceres hipofaríngeos geralmente se apresentam em estádios mais avançados do que os pacientes com outros cânceres de cabeça e pescoço. Os sintomas típicos de apresentação incluem rouquidão, odinofagia e/ou disfagia, inflamação da garganta, otalgia, perda de função (20%) e massas no pescoço. Nos estádios mais avançados, os pacientes também podem se queixar de hemoptise e estridor, uma vez que a via aérea se torna afetada.

AVALIAÇÃO E EXAME DIAGNÓSTICOS

A avaliação diagnóstica de um paciente com suspeita de ter câncer da laringe deve começar com história mandatória e exame físico. O fundamento do exame físico é o endoscópio flexível de fibra óptica, que permite uma excelente visualização da epiglote infra-hioide e comissura anterior; pode ser difícil visualizar essas regiões com o espéculo de exame. Várias pérolas clínicas devem ser lembradas quando da realização do exame. Além de determinar a extensão tumoral, a avaliação da mobilidade das cordas vocais é crítica porque afeta o estadiamento e o prognóstico. Para lesões na supraglote, deve ser realizado cuidadoso exame da base da língua para determinar seu envolvimento. Como geralmente os carcinomas hipofaríngeos se apresentam como lesões salteadas, em caso de doença distante do sítio primário, é imperativo um exame completo para se localizarem todas as áreas da doença. O pescoço deve ser cuidadosamente palpado para determinar tamanho, número, maleabilidade (móvel, parcialmente móvel ou fixa) e localização (ipsilateral, bilateral ou contralateral) das metástases para o linfonodo.

Os testes laboratoriais de rotina incluem hemograma completo e provas de função hepática. Se as provas de função hepática ou os níveis de fosfatase alcalina sérica forem anormais, mais estudos podem ser indicados (p. ex., tomografia computadorizada [TC] do abdome, cintilografia óssea).

Estudos por imagem incluem a radiografia de tórax e imagem de TC com intensificação de contraste da região de cabeça e pescoço; uma TC de tórax também deve ser considerada para os pacientes em alto risco de metástase para o tórax. A imagem de TC deve ser obtida antes da biópsia do provável tumor primário, sempre que possível. Fatias de TC devem ser obtidas a intervalos de 3 mm em toda a laringe. A utilidade relativa da imagem de TC *versus* imagens por ressonância magnética (RM) permanece

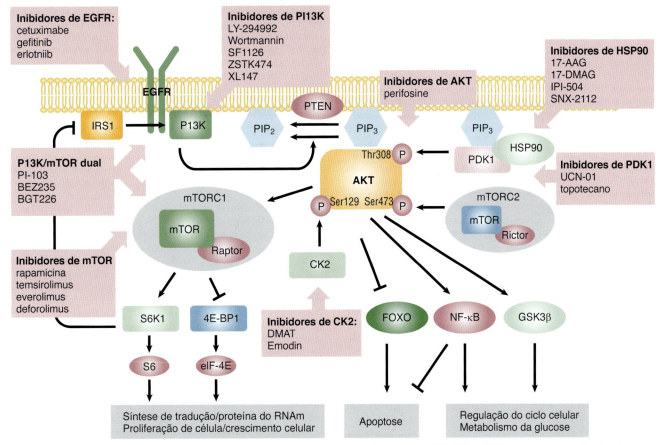

FIGURA 49-3. Via do receptor do fator de crescimento epitelial (EGFR) e vias associadas a jusante (PI3k-AKT-mTOR) e as medicações direcionadas a essas vias são mostradas.

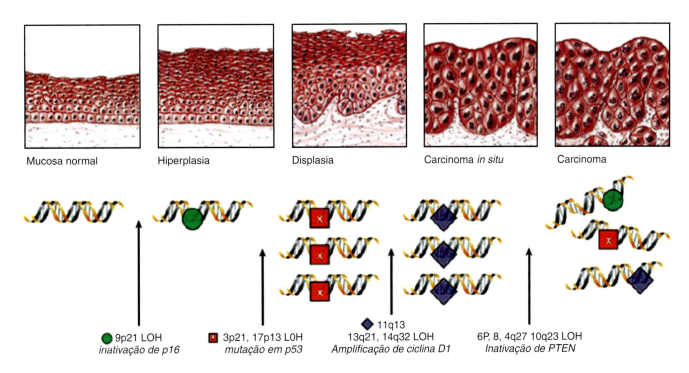

FIGURA 49-4. Foram propostos modelos de progressão, passo a passo, morfológica e molecular de desenvolvimento de câncer invasivo de cabeça e pescoço. LOH, perda de heterozigosidade.

PARTE V | CIRURGIA DE CABEÇA E PESCOÇO E ONCOLOGIA

controversa. A RM é mais útil para delinear a extensão do tecido mole do tumor primário e a invasão da cartilagem, enquanto as imagens de TC são melhores para se avaliar a invasão óssea precoce e o restante da anatomia laríngea. As desvantagens da RM são o tempo maior de obtenção das imagens e artefato de movimento. Para os pacientes em risco moderado a alto de abrigar metástases distantes, as imagens de tomografia por emissão de pósitron com fluorodesoxiglicose são recomendadas. Isso é particularmente importante para as pacientes com câncer hipofaríngeo e para o câncer laríngeo associado a uma doença nodal volumosa (N2/N3).

O exame sob anestesia com laringoscopia direta e biópsia do tumor é o passo mais importante no diagnóstico de carcinoma da laringe e hipofaringe. No estádio avançado da doença, panendoscopia (broncoscopia e esofagoscopia) deve ser realizada para descartar tumores sincrônicos.

Se for considerada a radioterapia (RT), os pacientes devem ser encaminhados para completa avaliação e extrações dentárias, se necessário, antes do tratamento. Isso é imperativo porque a xerostomia pós-radiação predispõe os pacientes à cárie dental, e se recomenda o uso diário de bandejas de flúor após a radioterapia. O volume e áreas de radiação da dentição que se sobrepõem ao campo de alta dose (p. ex., >50 Gy) devem ser comunicados ao dentista. O principal trabalho dental, como as extrações, deve ser efetuado antes do tratamento porque a cicatrização da mandíbula é prejudicada após a radiação, acarretando maiores chances de infecção e osteorradionecrose.

ESTADIAMENTO

Os cânceres de laringe e hipofaringe são estadiados de acordo com o sistema tumor/linfonodo/metástase (TNM) do American Joint Committee on Cancer. A sétima e mais recente versão do sistema de estadiamento foi publicada em 2010. Em contraste com o estadiamento em outros locais, o estadiamento de tumores da laringe baseia-se no envolvimento de estruturas anatômicas e não no tamanho da lesão. O estadiamento na hipofaringe baseia-se no tamanho e envolvimento de um sublocal nos estádios iniciais. Note-se que, tanto na laringe como na hipofaringe, a fixação dos estádios da corda vocal ou do tumor T3 é automática, independentemente do volume do tumor. A doença T4 em sublocais glóticos e na hipofaringe reflete a invasão da cartilagem tireóidea/cricoide ou dos tecidos além da laringe. O estadiamento nodal é o mesmo das outras lesões malignas de cabeça e pescoço (com exceção da nasofaringe). A capacidade de visualizar o estádio da doença de uma estrutura anatômica, em vez de memorizar as linhas de descrição no texto, é mais útil e prática para os cuidados do paciente. As imagens de laringoscopia direta dos cânceres de laringe e hipofaringe em estádio T inicial são mostradas na Figura 49-5.

TRATAMENTO GERAL

Além da avaliação pelo cirurgião, rádio-oncologista e médico oncologista, recomendamos a consulta com outros especialistas, como a um nutricionista; um dentista para limpeza antes da RT, especialmente se a mandíbula estiver no campo de radiação; e um fonoterapeuta e terapeuta da deglutição para auxiliar na reabilitação e recuperação do paciente das sequelas da lesão maligna e do tratamento.

TRATAMENTO DO PESCOÇO

Neste capítulo não se considera excessivamente o tratamento do pescoço por ser um tema extensamente coberto em outra parte deste livro. A doença nodal de 3 cm ou menos pode ser tratada com RT somente ou com quimioterapia, reservando-se a cirurgia como terapia de salvamento. Em alguns estudos de preservação de órgão, incluindo o RTOG 9111, a dissecção planejada do pescoço foi recomendada para doença N2 do pescoço ou acima.

Dados recentes sugerem que os pacientes com uma resposta completa no exame físico e de imagem de TC, em 4 a 8 semanas após o tratamento, podem evitar a dissecção do pescoço com baixas taxas de falha.[10] A tomografia por emissão de pósitron negativa obtida em 3 a 4 meses após a RT ou quimioterapia também permitem observação do pescoço.

CÂNCERES DE LARINGE
CÂNCER GLÓTICO EM ESTÁDIO INICIAL (T1 OU T2)

O câncer laríngeo em estádio inicial apresenta altas taxas de cura com RT ou cirurgia. Nenhum estudo randomizado comparou diretamente a cirurgia com RT, mas publicou relatório da série com taxas de controle locorregional de tumor similares para ambas as abordagens de tratamento. A seleção de uma modalidade de tratamento para um paciente individual depende de uma série de fatores, que inclui o número e o tipo de procedimentos cirúrgicos anteriores (p. ex., "remoção cirúrgica", excisões a *laser*), qualidade de voz e localização da lesão. Por exemplo, excisão a *laser* de uma lesão na região da comissura anterior pode resultar em rouquidão permanente como sequela da cirurgia. Por outro lado, a mesma excisão a *laser* de uma lesão média na corda vocal geralmente deixa os pacientes com excelente qualidade de voz sem a necessidade de tratamentos em 6 a 7 semanas de RT diária. Geralmente, as vantagens da RT incluem: 1) evitar a morbidade cirúrgica, como a má qualidade de voz (i. e., rouquidão crônica) e riscos de anestesia; 2) manter a cirurgia como uma opção de tratamento de salvamento; 3) tratamento de disseminação linfonodal subclínica sem a necessidade de dissecção do pescoço; e 4) evitar os riscos de complicações pulmonares e aspiração de uma laringectomia aberta parcial.

A principal contraindicação à RT definitiva é a probabilidade de não adesão aos tratamentos diários por 6 a 7 semanas. As análises sugerem que a RT também pode ser cara.[11]

Técnicas de Radiação e Esquemas de Dose/Fracionamento

Esquemas de fracionamento de múltiplas doses têm sido usados para tratar os pacientes com carcinoma glótico T1 e T2, com uma dose total equivalente a 66 a 70 Gy a 2 Gy/fração (fx) por dia, 63 Gy a 2,1 Gy/fx por dia ou 60,75 Gy a 65,25 Gy a 2,25 Gy/fx por dia, 5 dias por semana.[12-14] No Department of Radiation Oncology, da University of Kansas Medical Center (KUMC), a doença Tis/T1 é tratada com mais frequência com 2,25 Gy ou 2,1 Gy/fx a 63 Gy, enquanto a doença T2 é tratada com 65,25 Gy a 2,25 Gy/fx. Outro esquema alternativo aceitável de fracionamento de dose é 66 Gy em 2 Gy/fx para a doença Tis/T1, com lesões T2 tratadas com uma dose total de 70 Gy a 2 Gy/fx. Doses inferiores a 2 Gy/fx não devem ser usadas para tratar tumores glóticos em estádio inicial em razão do intervalo estendido da RT, que intensifica a repopulação tumoral e leva a taxas mais baixas de controle local do tumor.[15,16] Os dados também sugerem que o hiperfracionamento (p. ex., 79,2 Gy em 1,2 Gy/fx duas vezes ao dia) pode ser superior às doses convencionais de 2 Gy/fx para a doença T2.[17,18]

Em KUMC, utiliza-se uma abordagem de RT conformal tridimensional (3-D CRT) para tratar os pacientes com carcinoma de laringe em estádio inicial. O planejamento da imagem de TC é feito com o paciente em posição supina para tratamento, com a cabeça hiperestendida e imobilizada com uma máscara facial feita individualmente. Para lesões T1 e T2 muito iniciais, dois pequenos campos laterais em oposição, geralmente medindo 5 cm^2 a 6 cm^2, são usados (Fig. 49-6). Os campos se estendem tipicamente desde a incisura tireóidea superior superiormente até a borda inferior do corpo vertebral C6 inferiormente. A borda anterior do campo deve receber o *flash* por, no mínimo, 1 cm na frente da superfície da pele, ao nível das cordas vocais (cerca de C4). A margem posterior do campo deve incluir a porção anterior dos corpos

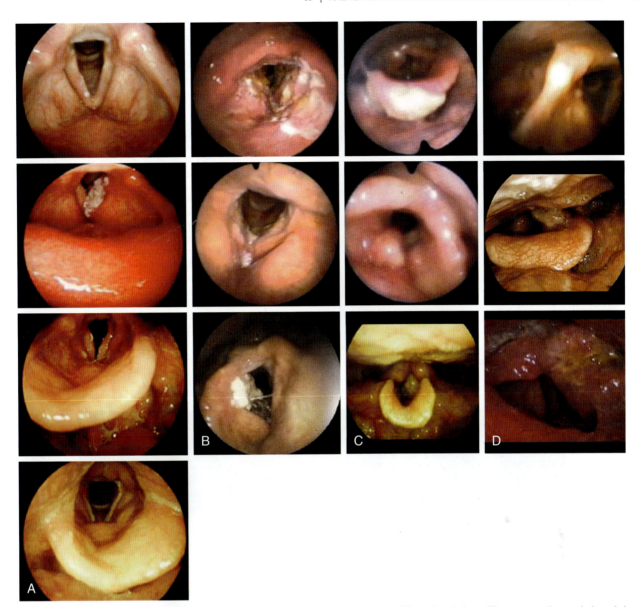

FIGURA 49-5. A, Glote T1. **B,** Glote T2. **C,** Supraglote T1. **D,** Hipofaringe T1. *Série superior*: Câncer hipofaríngeo T1 que surge da parede lateral do seio piriforme à direita, o qual é exofítico, de pequeno volume, e a corda vocal tem mobilidade normal. *Série média*: Câncer hipofaríngeo exofítico T2 que surge do seio piriforme e envolve as pregas aritenoide e ariepiglótica à esquerda, com mobilidade normal da corda vocal. *Séries inferiores*: Câncer hipofaríngeo exofítico T2 que surge do seio piriforme e envolve as pregas aritenoide e ariepiglótica à esquerda, com mobilidade normal da corda vocal. (De Foote RL: Radiotherapy alone for early stage squamous cell carcinoma of the larynx and hypopharynx. *Int J Radiat Oncol Biol Phys* 2007;69[2 Suppl]:S31-S36.)

vertebrais. Se possível, durante a simulação fluoroscópica dos campos, deve-se solicitar aos pacientes engolir a fim de se monitorar a superior extensão da glote para assegurar que ela ainda se encontra dentro do campo de RT, porque, às vezes, o paciente pode realmente deglutir durante a RT. Para um planejamento ótimo do tratamento, filtros em cunha geralmente são necessários para se alcançar a homogeneidade da dose (Fig. 49-7). Deve-se dar atenção à dose para a comissura anterior, caso se utilizem fótons de energia mais alta (>4 MV), podendo ser necessário bolo ou colocação de filtros em cunha embaixo para liberar uma dose total para essa região. As regiões de drenagem linfonodal não são tratadas profilaticamente em pacientes com doença Tis e T1 devido à incidência praticamente inexistente de metástases nodais. No caso de tumores T2 desfavoráveis, como em extenso envolvimento supraglótico ou mobilidade prejudicada da corda, o tratamento profilático dos linfonodos de primeiro escalão (subdigástrico e jugular média ou níveis II e III inferiores) deve ser considerado.

Resultado e Fatores Prognósticos

Para as lesões Tis e T1, as taxas de controle local do tumor variam aproximadamente entre 85 e 95% em 5 anos (Tabela 49-1). Com o resgate cirúrgico, podem ser alcançadas taxas finais de controle local entre 95 e 99% em 5 anos. Nos casos de lesões glóticas T2, as taxas de controle local iniciais variam entre 70 e 90% em 5 anos com RT somente (Tabela 49-2). Após a cirurgia de resgate para falha da RT, podem ser alcançadas taxas finais de controle local entre 80 e 96%, em 5 anos, para as lesões T2. Para os carcinomas verrucosos T1 e T2, séries recentes sugerem taxas de controle local de aproximadamente 70% com o resgate cirúrgico bem-sucedido em quase todas as falhas locais.[19,20]

Vários fatores prognósticos foram identificados para os cânceres glóticos em estádio inicial. Estes incluem:

1. Mobilidade da corda vocal comprometida[21]
2. Envolvimento da comissura anterior

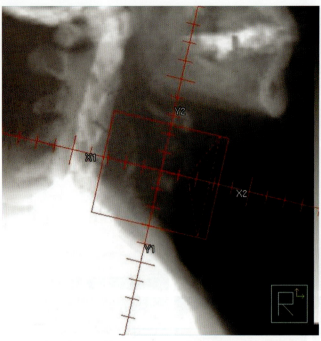

FIGURA 49-6. Simulação de um câncer glótico T1 em radiografia.

3. Dose total, dose por fração e tempo geral de tratamento[22]
4. Volume do tumor (lesões visíveis em oposição à doença subclínica)[16]
5. Níveis de hemoglobina pré-tratamento e pós-tratamento[23]
6. Marcadores moleculares p53[24] e p21[25]
7. Tabagismo concomitante[26]
8. Gênero masculino
9. Histologia
10. Extensão subglótica
11. Comprometimento da mobilidade da corda vocal

O envolvimento da comissura anterior foi demonstrado em estudos antigos como estando associado a taxas de controle local mais baixas. No entanto, na era da 3-D CRT com planejamento computadorizado do tratamento, que pode limitar a subdosagem da região da comissura anterior, esse fator prognóstico não é mais significativo. Tamanhos de fração inferiores a 2 Gy resultam em taxas de controle local inferiores e, portanto, não devem ser usados. Estudos também demonstraram que estender os tempos de tratamento para além de aproximadamente 42 dias resulta em respostas inferiores secundárias a uma acelerada repopulação pelas células tumorais.[22] Em um estudo de 91 pacientes com carcinoma escamocelular (CEC) T1N0 da glote, tratados com RT definitiva, tanto o tempo geral de tratamento (≤42 dias *vs.* >42 dias) quanto a dose por fração (fx <200 cGy *vs.* ≥200 cGy) foram preditos para o controle local do tumor. Tipicamente, uma perda de aproximadamente 1,4% (0,4% a 2,5%) no controle local

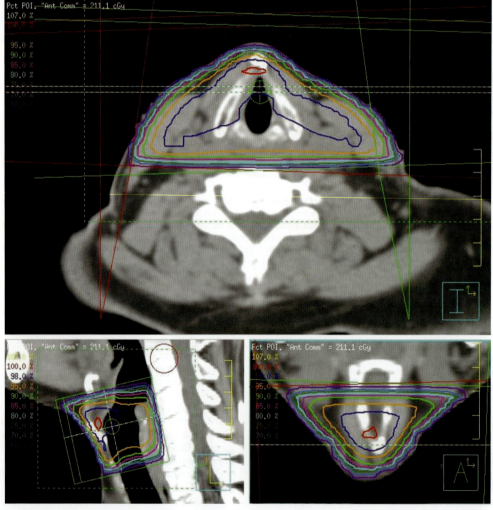

FIGURA 49-7. Imagem de tomografia computadorizada axial de câncer glótico inicial com curvas de isodose.

TABELA 49-1. Controle Local de Carcinoma da Glote T1 Tratado com Radioterapia Definitiva e Salvamento Cirúrgico

Referência	Pacientes (n)	Controle Local Inicial	Controle Local Final
Elman et al. (1979)[97]	T1a: 210	94%	98%
	T1b: 61	93%	98%
Fletcher e Hamberger (1974)[98]	332	89%	98%
Mittal et al. (1983)[37]	177	83%	96%
Amornmarn et al. (1985)[31]	86	92%	99%
Wang (1990)[99]	723	90%	97%
Johansen et al. (1990)[100]	358	83%	94%
Akine et al. (1991)[101]	154	89%	94%
Le et al. (1997)[15]	315	83%	97%
Mendenhall et al. (2001)[102]	184	93%	97%
Lee (2002)[103]	85	81%	91%
Cellai et al. (2005)[104]	831	83%	93%
Chera et al. (2010)[38]	T1a: 253	94% (5 anos)	98% (5 anos)
	T1b: 72	93% (5 anos)	97% (5 anos)

TABELA 49-2. Carcinoma da Glote: Controle Local com Radioterapia e Salvamento Cirúrgico

Referência	Pacientes (n)	Controle Local Inicial	Controle Local Final
Elman et al. (1979)[97]	T2a: 146	80%	96%
	T2b: 82	72%	96%
Fletcher e Hamberger (1974)[98]	175	74%	94%
Mittal et al. (1983)[37]	327	69%	–
Howell-Burke et al. (1990)[33]	114	68%	76%
Amornmarn et al. (1985)[31]	34	88%	94%
Karim et al. (1987)[78]	156	81%	95%
Wang (1990)[99]	173	69%	86%
Le et al. (1997)[15]	83	67%	–
Mendenhall et al. (2001)[102]	120	75%	95%
Frata et al. (2005)[105]	256	70%	85%
Chera et al. (2010)[38]	260	76% (5 anos)	95% (5 anos)

ocorre para cada dia de interrupção do tratamento ou extensão geral dos dias de tratamento. Múltiplos estudos demonstraram um efeito adverso dos baixos níveis de hemoglobina pré-tratamento e/ou pós-tratamento sobre o resultado no câncer laríngeo em estádios inicial e avançado.[23] Por exemplo, em um estudo do Fox Chase Cancer Center, que analisou 109 pacientes com cânceres glóticos T1 ou T2 tratados com RT definitiva, os níveis de hemoglobina pré-tratamento inferiores ou equivalentes a 13 g/dL afetaram de maneira adversa tanto as taxas de controle local em 2 anos quanto a sobrevida geral (66 *vs.* 95% e 46 *vs.* 88%, respectivamente) em análise multivariada. Note-se que tentativas para melhorar os resultados com a administração de eritropoietina para aumentar os níveis de hemoglobina mostraram um efeito prejudicial.[27,28]

Complicações da Radioterapia

Como os campos de tratamento para o câncer glótico em estádio inicial são pequenos, os pacientes tipicamente experimentam alguns efeitos colaterais decorrentes da RT. Os efeitos colaterais agudos comuns incluem eritema cutâneo e/ou hiperpigmentação, descamação, rouquidão, inflamação da garganta e resultante disfagia. Esses efeitos colaterais agudos são autolimitantes e se manifestam em aproximadamente 2 a 4 semanas na terapia resolvendo-se geralmente dentro de 6 a 8 semanas após a conclusão do tratamento. Hipotireoidismo também é uma possível sequela crônica da radiação, portanto os pacientes devem fazer testes da função tireóidea antes do tratamento e a cada 6 a 12 meses após o tratamento. Taxas de hipotireoidismo que chegam a 30 a 40% têm sido relatadas na literatura após a radiação.[29] A reposição hormonal pode ser administrada para reabastecer os níveis de hormônio tireóideo. Sequelas tardias, mais sérias embora mais raras, da RT incluem edema e necrose da aritenoide laríngea. Em pacientes que foram irradiados para carcinoma da glote, a incidência de edema laríngeo leve a moderado que persiste por mais de 3 meses após a RT é de cerca de 15,4 a 25%.[30] A incidência de edema laríngeo grave é de cerca de 1,5 a 4,6%,[31-34] mas essa incidência aumenta com uma maior dose total, tamanho do campo, dose por fração e estádio T da lesão.[32,34,35] Inicialmente, os pacientes devem ser tratados de maneira conservadora com repouso da voz; abstinência de álcool e fumo, em particular o tabagismo; e exames de acompanhamento cuidadosos e rigorosos. Antibióticos e esteroides em baixa dose (p. ex., 2 mg por via oral duas vezes ao dia) podem ser usados quando houver suspeita de infecção ou quando o edema é grave o suficiente para comprometer significativamente a via aérea. No entanto, se o edema for progressivo e irresponsivo às medidas conservadoras e houver forte suspeita de doença recorrente, devem ser realizadas biópsias para descartar lesões malignas como causa de base. A cirurgia de resgate é realizada, caso as biópsias sejam positivas. A necrose da aritenoide laríngea tardia após RT é rara, com uma incidência relatada de cerca de 0,5 a 1,8% para o câncer glótico.[31,36,37]

Estudos têm sido realizados com o uso de radioterapia de intensidade modulada (IMRT) para reduzir a dose nas carótidas em vista da preocupação com o aumento da aterosclerose.[38,39]

CÂNCER GLÓTICO EM ESTÁDIO AVANÇADO (T3 OU T4, ESTÁDIO III OU IV)

Considerações Gerais: Equilibrando a Cura, Preservação de Órgão e Qualidade de Vida

Historicamente, o carcinoma ressecável localmente avançado da laringe glótica (i. e., doença T3 e T4 e/ou N2 e N3) tem sido tratado com cirurgia e RT pós-operatória combinadas. No entanto, a desvantagem de uma abordagem cirúrgica primária que requer laringectomia total é a perda da função vocal. Durante as últimas décadas, foram exploradas abordagens não cirúrgicas primárias para alcançar a cura da doença localmente avançada e preservar a laringe para manter a função do órgão. Essas abordagens terapêuticas consistem em RT sozinha ou combinada com quimioterapia. A quimioterapia concomitante evoluiu para se tornar o padrão de cuidados a muitos pacientes com câncer laríngeo localmente avançado, cujo tratamento cirúrgico exigiria a laringectomia total. Para pacientes altamente selecionados, cuja lesão primária é tratável com cirurgia de conservação da laringe, essa é uma alternativa à quimioterapia. Os autores aconselham uma consulta e contribuição multidisciplinares antes de uma recomendação terapêutica. Tanto a qualidade da voz quanto a função de deglutição devem ser avaliadas, especialmente se for empregada uma terapia de preservação de órgão.

Recomendamos a consideração de uma abordagem cirúrgica primária nas seguintes situações:

1. Doença T4 ou volumosa primária em que é improvável que a quimioterapia concomitante alcance o controle local.
2. Precária apresentação da qualidade de voz, com pouca probabilidade de se reverter com uma abordagem terapêutica não cirúrgica primária.
3. Epiglote anatomicamente comprometida que resulta de má função da deglutição com grande probabilidade de aspiração.

Abordagem Cirúrgica Primária: Terapia Adjuvante

Em KUMC, preferimos usar a RT pós-operatória *versus* pré-operatória na situação de uma abordagem cirúrgica primária baseada nos resultados do estudo RTOG 7303 e nas vantagens inerentes ao tratamento adjuvante.[40] RTOG 7303 foi um estudo randomizado que comparou a RT pré-operatória (50 Gy) *versus* pós-operatória (60 Gy) em cânceres de laringe supraglótica e hipofaringe operáveis, em estádio avançado. O controle locorregional em 10 anos melhorou significativamente no grupo pós-operatório *versus* pré-operatório (70 *vs.* 58%, respectivamente). Além disso, a taxa de complicações foi muito maior nos pacientes submetidos à RT pré-operatória (9%) *versus* pacientes do grupo pós-operatório (5%). Com base nos resultados desse estudo RTOG e na vantagem inerente de se ter informação patológica após a cirurgia, a RT pós-operatória é preferida à RT pré-operatória por permitir uma elaboração melhor de volume e dose total da radiação.

Embora as taxas locorregionais de controle do tumor com laringectomia total seguida por RT pós-operatória sejam relativamente altas, alguns pacientes com características de doença de alto risco ainda não se dão muito bem com RT adjuvante somente. Estudos randomizados avaliaram o papel da adição de quimioterapia concomitante à RT adjuvante após a cirurgia para câncer de cabeça e pescoço localmente avançado, incluindo os tumores primários da laringe. Esses estudos incluem o estudo RTOG 9501, o estudo European Organisation for the Research and Treatment of Cancer (EORTC) 22931 e o estudo German ARO 96-3 (Tabela 49-3).[41-44] Esses três estudos randomizados demonstraram que a adição de quimioterapia concomitante à radiação adjuvante melhora o controle local e a sobrevida livre de doença em pacientes com doença de alto risco após cirurgia. No estudo RTOG 9501, 459 pacientes com câncer de cabeça e pescoço de alto risco, localmente avançado, definido como qualquer doença em estádio T com dois ou mais linfonodos envolvidos, extensão extracapsular positiva e/ou margens mucosas positivas de ressecção, foram randomizados ou para RT sozinha (60 a 66 Gy em 2 Gy/fx) ou para a mesma RT com cisplatina concomitante (100 mg/m^2 nos dias 1, 22 e 43). Em 2 anos, as taxas de controle local (82 *vs.* 72%, respectivamente; $P = 0,01$) e taxas de sobrevida livre de doença (35 *vs.* 25%, respectivamente; $P = 0,04$) foram significativamente melhores entre os pacientes que se submeteram à quimioterapia adjuvante *versus* RT somente. No entanto, nenhuma diferença estatisticamente significativa foi relatada na sobrevida geral entre os dois ramos (45 *vs.* 35%, respectivamente; $P = 0,19$). No estudo EORTC 22931, a doença de alto risco foi definida como qualquer paciente com um tumor T3 ou T4 patológico com qualquer estádio nodal ou um tumor T1/T2 patológico com doença N2 ou N3, ou T1/T2 patológico e doença N0 ou N1 com margens mucosas envolvidas, extensão extracapsular positiva, invasão perineural e/ou êmbolos vasculares. No estudo EORTC, 334 pacientes foram randomizados para RT somente (66 Gy a 2 Gy/fx) ou a mesma RT com cisplatina (100 mg/m^2 nos dias 1, 22 e 43). Em 5 anos, as taxas de controle local (82 *vs.* 69%, respectivamente; $P = 0,007$), taxas de sobrevida livre de progressão (47 *vs.* 36%, respectivamente $P = 0,02$) e taxas de sobrevida geral (53 *vs.* 40%, respectivamente; $P = 0,04$) foram significativamente melhores entre aqueles que se submeteram à quimioterapia adjuvante *versus* RT somente. O estudo German ARO 96-3 incluiu 440 pacientes de alto risco com três ou mais linfonodos envolvidos, extensão extracapsular e/ou margens mucosas de ressecção envolvidas, os quais foram randomizados para RT sozinha (66 Gy a 2 Gy/fx) ou a mesma RT com cisplatina concomitante (20 mg/m^2 nos dias 1 a 5 e 29 a 33) com 5-fluorouracil (5-FU; 600 mg/m^2 nos dias 1 a 5 e 29 a 33). Como nos dois outros estudos, a quimioterapia adjuvante concomitante, comparada com RT somente, melhorou as taxas de controle local (72 *vs.* 89%, respectivamente; $P = 0,00259$) e as taxas de sobrevida sem progressão (50 *vs.* 62%, respectivamente; $P = 0,024$) em 5 anos;

Tabela 49-3. Estudos Pós-operatórios de Cabeça e Pescoço/Glótico com Terapia de Quimiorradiação

| Estudo | População de Alto Risco | Acompanhamento | Tratamento | RESULTADOS | | | |
				CL	DFS	SG	Valor de *P*
RTOG 9501[42]	≥2 LNs+	3 anos	RT	72%	36%	47%	
	ECE +		CT/RT	82%	47%	56%	
	Margens+						($P = 0,9$)
EORTC 22931[42]	pT3 ou pT4 (exceto laringe T3N0)	5 anos	RT	69%	36%	40%	
	pT1 ou T2 com N2 ou N3		CT/RT	82%	47%	53%	
	pT1 ou T2 e N0 ou N1 com qualquer um dos seguintes: Margens + ECE + PNI + êmbolos vasculares +						
German ARO 96-3[44]	≥3 LNs +	5 anos	RT	72,2%	50,1% (PFS)	48,6%	
	ECE +		CT/RT	88,6%	62,4%	58,1%	
	Margens +						($P = 0,11$)

+, positivo; CT, quimioterapia; DFS, sobrevida livre de doença; ECE, extensão extracapsular; EORTC, European Organisation for Research and Treatment of Cancer; CL, controle local; LNs, linfonodos; SG, sobrevida geral; PFS, sobrevida livre de progressão; PNI, invasão perineural; pT, tumor patológico; RT, radioterapia; RTOG, Radiotherapy Oncology Group.

no entanto, nenhuma diferença estatística foi relatada na sobrevida geral entre os dois ramos (49 *vs.* 58%, respectivamente; $P = 0,11$) em 5 anos.

Uma análise combinada não planejada dos estudos EORTC e RTOG foi publicada e demonstrou um benefício à sobrevida geral, em adição aos benefícios em controle local e sobrevida livre de doença, da adição de quimioterapia para os pacientes com extensão extracapsular ou margens positivas.[45] O estudo RTOG foi atualizado em 2012 com um acompanhamento médio de 9 anos, mostrando que a adição da quimioterapia no grupo de pacientes com extensão extracapsular ou margens positivas reduziu as taxas de falha local de 33 a 22% ($P = 0,02$), tendendo à melhora da sobrevida geral (27 *vs.* 20%; $P = 0,07$).[46]

Em KUMC, os pacientes pós-operatórios com câncer de laringe localmente avançado, nos quais se constatou não extensão extracapsular e margens mucosas de ressecção negativas após a cirurgia, são tipicamente tratados com RT adjuvante somente (60 Gy a 2 Gy/ fx). Os pacientes de alto risco com câncer de cabeça e pescoço localmente avançado são tratados com cisplatina adjuvante concomitante (100 mg/ m^2 nos dias 1, 22 e 43) e RT (63 a 66 Gy a 2 Gy/fx). A toxicidade aguda aumentada – tal como a decorrente de mucosite, dermatite, disfagia ou odinofagia – está associada à quimioterapia adjuvante concomitante, e pacientes submetidos a essa terapia requerem considerável suporte nutricional e reabilitador. Certos pacientes com doença de alto risco, que inclui os idosos e indivíduos com *performance status* de Karnofsky e/ou estado nutricional precários, podem não ser capazes de tolerar quimiorradioterapia concomitante, de tal forma que a RT adjuvante sozinha deve ser considerada neste quadro.

Abordagens de Preservação de Órgão: Combinação de Quimioterapia com Radioterapia

A principal desvantagem de uma abordagem cirúrgica primária é a perda de função do órgão. Embora as técnicas cirúrgicas reconstrutivas progressivas, como as punções traqueoesofágicas, permitam que os pacientes se submetam a laringectomias totais para fonação, a qualidade de voz é subótima e esses pacientes geralmente expressam insatisfação com os resultados. Por exemplo, em um estudo para avaliar a tomada de decisão do paciente, 20% das pessoas escolheriam manter sua voz à custa de menor sobrevida.[47] As opções terapêuticas que permitem aos pacientes preservarem sua laringe têm sido exploradas nas últimas décadas.

O primeiro estudo randomizado a avaliar a abordagem cirúrgica *versus* não cirúrgica no câncer laríngeo foi o Veterans Administration Laryngeal Preservation Trial.[48] Este estudo randomizou 332 pacientes com lesões de estádios III e IV (excluindo T1N1) até a laringectomia total seguida por RT pós-operatória *versus* quimioterapia de indução com 5-FU e cisplatina seguida pela RT definitiva em indivíduos responsivos à quimioterapia. Em 2 anos, a taxa de preservação laríngea foi 64% no grupo não cirúrgico, mas nenhuma diferença foi encontrada na sobrevida geral (68%) entre os dois ramos de tratamento. Note-se que somente pequenos números de pacientes T4 foram incluídos, o que limitou a aplicabilidade desse estudo a esses pacientes.

O estudo Veterans Administration estabeleceu a viabilidade de uma opção não cirúrgica. Um estudo sucessivo, o Head and Neck Intergroup Laryngeal Preservation Trial (RTOG 9111), foi um estudo de fase III de três braços que randomizou pacientes com câncer de laringe em estádios III e IV para a RT padrão sozinha (70 Gy em 35 fx) *versus* cisplatina de indução (100 mg/m^2 nos dias 1 e 22) com 5-FU (1.000 mg/m^2/dia infusão contínua por 5 dias por dois ciclos) seguidas pela mesma RT padrão ou cisplatina concomitante (100 mg/m^2 nos dias 1, 22 e 43) com a mesma RT.[49] O ponto final primário da preservação laríngea foi 83,6% no ramo de quimioterapia concomitante, comparado com 70,5% ($P = 0,0029$) no ramo de quimioterapia de indução e 65,75% ($P = 0,0018$) no ramo de RT sozinha em 5 anos. As taxas em 5 anos de controle locorregional do tumor também melhoraram significativamente no ramo de quimioterapia concomitante (68,8%) comparadas com o

ramo de quimioterapia de indução (54,9%, $P = 0,0018$) ou o grupo de RT sozinha (51%, $P = 0,0005$). A sobrevida geral em 5 anos foi similar nos três grupos (54,6% no ramo de quimioterapia concomitante, 59,2% no ramo de quimioterapia de indução e 53,5% no grupo de RT). A sobrevida livre de laringectomia, em que a laringectomia ou a morte de qualquer causa constituiu uma falha no tratamento, também foi similar entre o ramo de quimioterapia concomitante (46,6%) e o ramo de quimioterapia de indução (44,6%), porém ambas foram melhores do que o grupo de RT somente (33,9%).[50] Consequentemente, com base no estudo Head and Neck Intergroup Laryngeal Preservation, a quimioterapia concomitante é considerada uma alternativa viável a uma abordagem cirúrgica primária ao carcinoma laríngeo avançado. Tumores primários T4 de alto volume (invasão >1 cm de base da língua ou penetração através da cartilagem) foram excluídos desse estudo. Os autores atualizaram seus resultados em 2013[51] e, para o ponto final primário original de sobrevida em 10 anos livre de laringectomia, de quimioterapia de indução (29%) e quimioterapia concomitante (23,5%), ambos realizaram RT sozinha (17%). Ao analisar o controle locorregional, a cisplatina (concomitante 65%) foi superior tanto à quimioterapia de indução (49%) quanto à RT sozinha (47%). Finalmente, nenhuma diferença estatisticamente significativa foi vista na sobrevida, em 5 ou 10 anos entre os grupos, apesar de uma tardia separação das curvas que favoreceu a quimioterapia de indução (39 *vs.* 27,5% para o ramo concomitante *vs.* 31,5% para o ramo de RT). No entanto, o estudo RTOG Intergroup não incluiu tipicamente tumores grandes, volumosos ou lesões T4 avançadas, portanto deve-se ter cuidado ao extrapolar os resultados desses estudos para fazer uma recomendação geral em relação ao tratamento primário não cirúrgico (i. e., quimioterapia concomitante) para cânceres laríngeos avançados.

Alcançar um melhor controle locorregional do tumor e preservação da laringe com quimioterapia concomitante ocorre à custa de maior toxicidade; a taxa de severa toxicidade (efeitos agudos e tardios) foi significativamente mais alta com quimioterapia concomitante (82%) comparada com a RT sozinha (61%).[49] Como na quimioterapia adjuvante, esses pacientes requerem um bom *performance status* e um extenso suporte nutricional e reabilitativo. Com isso, também fazemos referência ao comentário dos autores na atualização do RTOG 9111, de que um excesso de mortes tardias não relacionadas a câncer ou efeitos conhecidos do tratamento foi visto no grupo de tratamento concomitante, o que levanta a possibilidade de eventos fatais relacionados ao tratamento não detectado pelo atual sistema de relatórios desse grupo.

A revisão dos fatores de QV, na comparação entre cirurgia e tratamento de preservação da laringe, revela que não houve diferença estatisticamente significativa nos escores gerais de QV entre os dois grupos.[52] Uma tendência em direção a um melhor funcionamento social foi notada no grupo de quimiorradioterapia, porém também foi relatada insatisfação significativamente maior com boca seca. O grupo de cirurgia teve problemas significativamente maiores com paladar e olfato, tosse e uso de analgésicos. De um ponto de vista de custo-eficácia, o custo da laringectomia total seguida por RT é aproximadamente US$3.000 mais baixo que o das estratégias de quimioterapia com preservação de órgão.[53]

Abordagens de Preservação de Órgão: Papel da Quimioterapia de Indução

O papel da quimioterapia de indução permanece controverso e investigacional. Embora os achados atualizados do estudo RTOG 9111 ofereçam a quimioterapia de indução como uma alternativa à quimioterapia concomitante para preservação de órgão, uma metanálise mais recente continua a confirmar somente um benefício mínimo à sobrevida geral (2%) com o seu emprego.[54] A atividade do regime com platina/fluorouracil (PF) de indução melhora com a adição de um taxano, como foi demonstrado em dois grandes estudos randomizados. O estudo TAX-323 comparou a indução com PF de indução com cisplatina, fluorouracil e docetaxel (TPF) seguidos por radioterapia sozinha.[55] A adição do docetaxel melhorou a sobrevida média geral de 15 meses para 19 meses. O estudo de contraparte U.S., TAX-324, usou uma comparação similar dos regimes de indução seguida por RT com carboplatina concomitante em ambos os ramos.[56] O ramo de TPF mostrou um benefício à sobrevida média geral (71 meses *vs.* 30 meses) e na sobrevida geral em 3 anos (62 *vs.* 48%). Uma análise de subgrupo dos pacientes com preservação de órgão demonstrou também melhora na sobrevida livre de laringectomia.[57]

Embora TPF seja superior a PF com base nesses dados, esse regime pode comprometer a conclusão da RT, visto que cerca de 30% dos pacientes nunca foram capazes de completar sua dose total de radiação; além disso, foram relatadas mortes durante a terapia de indução.[58] Novamente, enfatizamos a importância da seleção do paciente, como no caso de quimiorradiação concomitante. A superioridade da quimioterapia de indução TPF *versus* quimioterapia concomitante ainda não foi demonstrada. O estudo DeCIDE (um estudo randomizado de fase III de quimioterapia de indução com docetaxel [D], cisplatina [P], r-fluorouracil [F] [TPF] em pacientes com CEC N2/N3 localmente avançado de cabeça e pescoço) e o estudo PARADIGM (um estudo de fase III comparando terapia sequencial com a quimiorradioterapia concomitante no câncer localmente avançado de cabeça e pescoço) tentaram comparar a quimioterapia de indução seguida pela quimioterapia (ambos os regimes diferiram de TAX-323/TAX-324) *versus* quimiorradiação sozinha e não conseguiram demonstrar um benefício da quimioterapia de indução.[59,60] Ambos os estudos restringiram-se por tamanho limitado da amostra, competência lenta e resultados melhores do que o esperado entre os pacientes nos ramos de controle. Em KUMC, consideramos a quimioterapia de indução na situação de atrasos no início da RT (como nas extrações dentais atrasadas) ou adenopatia volumosa que aumenta o risco de falha distante. Além disso, notamos a variabilidade dos regimes após quimioterapia de indução: RT sozinha (TAX-323), carboplatina (TAX-324), docetaxel/fluorouracil/hidroxiureia (DeCIDE) concomitantes e docetaxel ou carboplatina (ramo de indução) *versus* cisplatina (ramo concomitante; PARADIGM). O estudo TEMPLIN comparou bioquimioterapia com cetuximabe *versus* quimioterapia com cisplatina, após quimioterapia de indução.[61] A preservação da laringe e a sobrevida foram equivalentes em ambos os ramos.

Abordagens de Preservação de Órgão: Combinação de Agentes Biológicos Direcionados com Radioterapia

A incorporação de agentes biológicos direcionados ao tratamento de multimodalidades dos cânceres avançados de cabeça e pescoço está em andamento. Um estudo notável foi o estudo multinacional randomizado, de fase III, que comparou a RT sozinha usando vários esquemas de fracionamento de dose (i. e., 70 Gy em 35 fx, 72 a 76,8 Gy a 1,2 Gy/fx 2 vezes ao dia e 72 Gy em 42 fx [técnica de reforço concomitante]) ou com a mesma RT concomitante com cetuximabe para CEC em estádio III ou IV não metastático de orofaringe, hipofaringe e laringe.[62] Cetuximabe é um anticorpo monoclonal contra o EGFR, que é superexpresso no CEC de cabeça e pescoço. A quimioterapia concomitante não foi o padrão de tratamento no momento em que o estudo foi projetado. Esse estudo revelou melhora das taxas de controle local em 2 anos (41 *vs.* 50%, respectivamente) e nas taxas de sobrevida geral em 3 anos (45 *vs.* 55%, respectivamente) com o braço de cetuximabe/RT. Resultados atualizados foram publicados em 2012, ainda com uma sobrevida geral em 5 anos significativamente melhor em 46 *versus* 36%.[63] O desenvolvimento de erupção cutânea acneiforme de gravidade de, no mínimo, grau 2 correlacionou-se com melhor sobrevida em pacientes que receberam cetuximabe. A aplicabilidade desse estudo aos pacientes com câncer de laringe é limitada. A maioria (60%) dos pacientes inscritos nesse estudo tinha tumores orofaríngeos primários. O benefício de controle local limitou-se aos pacientes com tumores orofaríngeos primários, e o benefício

à sobrevida geral limitou-se aos pacientes com lesões orofaríngeas primárias tratadas com uma técnica concomitante de reforço (72 Gy em 42 fx). O papel dos agentes biológicos direcionados, na situação de quimioterapia, é indefinido. Os pacientes do estudo RTOG 0522, com CEC de cabeça e pescoço em estádios III e IV, foram randomizados para RT (72 Gy/42 fx usando um esquema de fracionamento acelerado com reforço concomitante) e cisplatina com ou sem cetuximabe, e os relatos iniciais desse estudo foram negativos.[64] Não se observou qualquer benefício à sobrevida, e taxas aumentadas de mucosite e toxicidade cutânea foram notadas no ramo experimental do estudo. Em KUMC, a cisplatina concomitante é preferida para a preservação do órgão em pacientes que a podem tolerar. O cetuximabe, com consideração de fracionamento alterado, é considerado em pacientes que têm contraindicação para cisplatina.

Seleção do Esquema Ideal de Radioterapia com Fracionamento de Dose com Terapia Sistêmica Concomitante

Ainda se desconhece um esquema ideal de radiação com fracionamento de dose a ser usado em concomitância com quimioterapia. A RT hiperfracionada usa doses de radiação total mais altas no mesmo intervalo de tempo da radiação fracionada padrão (uma vez ao dia) até alcançar potencialmente, pelo menos, o mesmo controle local, mas teoricamente com reduzida toxicidade tardia. A RT fracionada acelerada (AFX) visa a liberar a mesma dose total de radiação da RT fracionada padrão, mas em um intervalo de tempo mais curto para melhorar o controle local teoricamente com a mesma toxicidade tardia. Os pacientes do estudo RTOG 0129 com câncer localmente avançado de cabeça e pescoço (locais laríngeos e não laríngeos) randomizados para a RT padrão (70 Gy em 35 fx administradas uma vez ao dia) ou AFX com um reforço concomitante (AFX-C, 72 Gy em 42 fx a 1,8 Gy/fx com um reforço concomitante a 1,5 Gy/fx durante as últimas 12 fx) com cisplatina concomitante (100 mg/m^2 a cada 3 semanas por três ciclos, no ramo 1, e por dois ciclos no ramo acelerado). A base para o ramo de AFX-C foi o RTOG 9003,[65] que foi o maior estudo randomizado a avaliar os vários esquemas de fracionamento de dose para CEC de cabeça e pescoço. Esse foi um estudo randomizado de quatro ramos que comparou a RT fracionada padrão (70 Gy em 35 fx a 2 Gy/fx administrada uma vez ao dia) com hiperfracionamento (81,6 Gy por 7 semanas a 1,2 Gy/fx administrada 2 vezes ao dia), fracionamento acelerado (67,2 Gy em 6 semana a 1,6 Gy/fx 2 vezes ao dia, incluindo uma interrupção de 2 semanas após 38,4 Gy) ou um esquema de AFX-C (72 Gy/42 fx a 1,8 Gy/fx com um reforço concomitante a 1,5 Gy/fx durante as últimas 12 fx). A taxa de controle locorregional em 2 anos foi a melhor no ramo de AFX-C (54,5%) comparada com o ramo de fracionamento padrão (46%), assim ele foi escolhido como o ramo experimental do estudo RTOG 0129. Nenhuma diferença foi vista na toxicidade ou na sobrevida nos dois ramos do RTOG 0129.[64] Isso pode ser interpretado como a demonstração de que o fracionamento alterado não melhora os resultados *versus* fracionamento convencional na situação de quimioterapia concomitante, ou alternativamente, que o fracionamento acelerado permita uma redução nos ciclos planejados de quimioterapia, de três para dois. Os resultados do estudo RTOG 0129 foram confirmados pela publicação do Groupe Oncologie Radiothérapie Tête Et Cou (GORTEC) 99-02, que também incluiu um ramo com RT somente muito acelerada e falhou em demonstrar um benefício com a RT acelerada na situação de quimioterapia concomitante com cisplatina.[66]

Técnicas de Radioterapia: Princípios Gerais

Recentemente, avanços técnicos na liberação da radiação, como a 3-D CRT e a IMRT, permitiram melhor liberação homogênea das doses de radiação; a liberação mais precisa da dose de radiação para o tumor e para os tecidos normais, de modo a minimizar a dose para os órgãos críticos circundantes (p. ex., medula espinal, glândulas salivares) e assim reduzir toxicidade tardia (p. ex., xerostomia); e a escalada da dose de radiação para melhorar o controle locorregional do tumor.[67-70] A escolha referente ao uso de 3-D CRT, IMRT ou de uma combinação de ambos depende de uma série de fatores que incluem a extensão da doença na área de cabeça e pescoço, assim como a experiência do rádio-oncologista no uso de tecnologia específica. Com exceção do câncer laríngeo inicial, muitas instituições adotaram IMRT para o tratamento da maioria dos cânceres de cabeça e pescoço. Tempo e perícia consideráveis são necessários, devendo-se ter cuidado no planejamento, porque falhas de tratamento relacionadas aos fatores de planejamento têm sido relatadas. Além disso, a IMRT também apresenta um outro desafio que é o de determinar o "calor" com o qual ministrar a dose para o seu tumor primário e o "frio" para os seus linfonodos envolvidos, caso seja utilizada uma técnica de reforço integrada simultânea. Embora nenhum estudo randomizado de fase III tenha comparado a 3-D CRT com a IMRT especificamente no câncer de laringe, o estudo Parotid-Sparing Intensity Modulated Versus Conventional Radiotherapy in Head and Neck Cancer (PARSPORT) teve êxito em demonstrar que a IMRT poupa melhor a parótida no caso de tumores faríngeos primários.[71] Como um princípio geral, altas doses de radiação são liberadas para as áreas de doença macroscópica e/ou ressecada e para as regiões linfonodais envolvidas (i. e., ≥60 Gy a 2 Gy/fx), enquanto doses baixas (i. e., 50 a 54 Gy a 2 Gy/fx) são usadas para os linfonodos de segundo escalão não envolvidos e para a doença microscópica subclínica (Tabela 49-4).

Técnicas de Radioterapia: Posicionamento do Paciente e Esquemas de Fracionamento de Dose

Os pacientes são imobilizados em posição supina com máscaras termoplásticas de imobilização. Para os pacientes submetidos à abordagem com 3-D CRT, a radiação do carcinoma laríngeo avançado é realizada usando-se campos laterais opostos de encolhimento que abrangem o tumor primário e os linfonodos cervicais superiores, que correspondem a um campo anteroposterior (i. e., uma técnica em "três campos"; Fig. 49-8, A a E). Idealmente, os campos superior e inferior devem ser estabelecidos usando-se uma técnica de "meio feixe", de tal forma que a sobreposição potencial na região da medula espinal possa ser dosimetricamente reduzida. Esse ajuste usa um isocentro, que se torna a margem inferior dos campos laterais e a margem superior do campo anterior na porção inferior do pescoço. Todavia, o bloqueio de segurança da medula espinal ainda deve ser realizado, ou na porção inferior-posterior dos campos laterais do pescoço superior ou na posição superior central média do campo do pescoço inferior, de modo que não sejam bloqueadas quaisquer áreas de doença macroscópica. Tipicamente, a margem superior do campo inicial deve cobrir os linfonodos de nível II conforme apropriado e indicado, o que requer que o campo se estenda até a base do crânio no quadro de nodos de nível II envolvidos. A borda inferior dos campos laterais engloba a laringe, geralmente no nível, ou abaixo, da vértebra C5 (o fundo da cartilagem cricoide), dependendo da extensão da doença. O princípio orientador é o de que todas as áreas de doença macroscópica com margem de, no mínimo, 2 cm no volume inicial devem ser incluídas nos campos laterais. Um único campo anterior é usado para irradiar o pescoço inferior. Isso também abrange as regiões supraclavicular e infraclavicular e devem ser amplas o suficiente para cobrir pelo menos dois terços mediais de cada clavícula. Após a liberação de uma dose de 40 Gy (a 2 Gy/fx) para

TABELA 49-4. Esquemas Padrão Recomendados de Radiação com Fracionamento de Dose

Região em Risco	Dose Total (Gy a 2 Gy/fx Uma Vez ao Dia)
Doença macroscópica primária e/ou linfonodal macroscópica	≥66 a 74
Doença primária ressecada e/ou linfonodal*	≥60 a 70
Estação linfonodal de segundo escalão não envolvida	50 a 54

*Margem positiva e/ou extensão extracapsular.

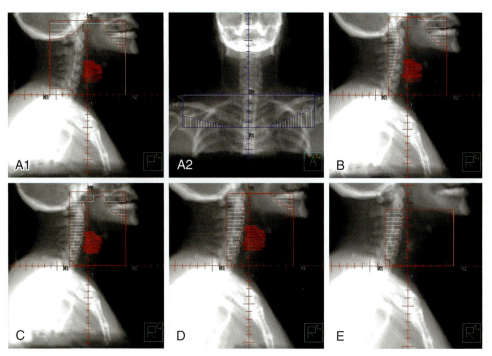

FIGURA 49-8. Simulação de campos para o câncer de laringe avançado mostra a técnica de encolhimento. **A,** Radiografia de simulação com campo de tratamento inicial. **B,** Radiografia de simulação de campo fora da corda vocal. **C,** Radiografia de simulação com campo de reforço 1. **D,** Radiografia de simulação com campo de reforço 2. **E,** Radiografia de simulação com campo de reforço 3.

PARTE V | CIRURGIA DE CABEÇA E PESCOÇO E ONCOLOGIA

TABELA 49-5. Resultado com Terapia de Quimiorradiação Definitiva para Câncer Laríngeo Localmente Avançado

Estudo	Local do Tumor Primário	Pacientes (n)	Controle Local	Sobrevida Geral em 2 Anos	Taxa de Preservação da Laringe
Department of Veterans Affairs Laryngeal Cancer Study Group[48]	Laringe	332	Cirurgia: 93% CT de indução: 80%	68% em ambos os braços	CT de indução: 64%
GETTEC[106]	Laringe (T3)	68	Cirurgia: 87,5% CT de indução: 75%	Cirurgia: 84% CT de indução: 69%	CT de indução: 42%
RTOG 91-11[50]	Laringe	547	RT: 56% CT para RT: 61% CT/RT: 78%	RT: 75% CT para RT: 76% CT/RT: 74%	RT: 70% CT para RT: 75% CT/RT: 88%
RTOG 91-11 Update[51]		515	RT: 51% CT para RT: 54,9% CT/RT: 68,8%	RT: 53,5% CT para RT: 59,2% CT/RT: 54,6%	RT: 63,8% CT para RT: 67,5% CT/RT: 83,6%

CT, quimioterapia; CT para RT, CT de indução seguida por radioterapia; CT/RT, CT e RT concomitantes; GETTEC, Groupe d'Étude des Tumeurs de la Tête Et du Cou; RT, radioterapia; RTOG, Radiotherapy Oncology Group.

os campos laterais opostos/pescoço superior, a borda posterior é movida para os corpos vertebrais médios, e as porções posteriores do pescoço são suplementadas com elétrons para proteger a medula espinal das altas doses de radiação para não exceder a tolerância à dose. Geralmente, a um nível de dose de 50 a 54 Gy, adiciona-se mais bloqueio aos campos laterais opostos do pescoço superior para que o "campo de reforço #1" seja tratado com 60 Gy e englobe as áreas de doença resecada ou macroscópica geralmente com uma margem de 1,5 cm. Após 60 Gy, os campos laterais opostos do pescoço superior são ainda mais reduzidos com o uso de mais bloqueio, para que o "campo de reforço #2" final seja tratado com 66 a 74 Gy e abranja áreas de doença macroscópica, margens mucosas positivas e/ou extensão extracapsular com uma margem de 1 cm. O campo AP do pescoço inferior é tratado com uma dose de 50 Gy liberada até uma profundidade de 3 cm para tratar adequadamente os linfonodos não envolvidos. Se for realizada uma traqueostomia de emergência, o estoma – que geralmente é englobado no campo AP do pescoço inferior – precisa ser tratado com pelo menos 56 Gy, o que é alcançado administrando-se uma dose extra de reforço de elétron na face de 6 Gy.

A IMRT é usada para poupar a parótida na situação de tratamento dos linfonodos retrofaríngeos ou para tratamento do crânio ipsilateral (espaço retroestiloide) no lado do pescoço afetado por doença linfonodal. Finalmente, a IMRT é usada para evitar a linha pareada através do sítio primário da doença. Se a porção inferior do pescoço ou os linfonodos supraclaviculares forem afetados, estes devem receber reforços com técnicas 3-D ou elétrons ou tratar com IMRT todo o pescoço. Na situação de IMRT de todo o pescoço, deve-se também dar atenção ao contorno, assim como avaliar a dose para o plexo braquial.[72]

Quando o envolvimento subglótico é extenso, nós tratamos com IMRT para evitar um campo pareado através do volume tumoral primário.

Resultado e Fatores Prognósticos

Tipicamente, taxas de controle do tumor locorregional são influenciadas pela capacidade de controlar tanto o tumor primário quanto a adenopatia nodal, enquanto a sobrevida geral é influenciada principalmente pela extensão da doença nodal, que é um preditor de doença metastática. As taxas de controle local para lesões T3 e T4 tratadas com quimioterapia definitiva variam entre 70 e 80% (Tabela 49-5). As taxas de preservação laríngea vão de 50 a 75% com o uso de RT somente ou quimioterapia. As taxas de controle local para lesões glóticas avançadas tratadas com laringectomia total e radiação pós-operatória com ou sem quimioterapia variam de 70 a 88%. A sobrevida geral para a doença em estádio III ou IV varia de 35 a 50% em 5 anos. Com o reconhecimento de que a maioria dos pacientes com carcinoma laríngeo avançado tem outras comorbidades relacionadas ao fumo e/ou álcool, a taxa de sobrevida geral mais baixa reflete as causas competidoras de mortalidade. Um algoritmo de tratamento para a conduta nos carcinomas glóticos é apresentado na Figura 49-9.

Assim como no câncer glótico em estádio inicial, o prognóstico dos pacientes com doença laríngea avançada é afetado pelos níveis de hemoglobina, extensão da doença nodal e dias de tratamento transcorridos. Por exemplo, em uma revisão retrospectiva de 306 pacientes com câncer glótico ou supraglótico em estádios III a IV, van Acht et al.[73] demonstraram que tanto o controle local como a sobrevida geral foram afetados pelos níveis de hemoglobina pré-tratamento.

Complicações da Radioterapia

Não raro, efeitos colaterais agudos e tardios são mais frequentes e graves no câncer glótico em estádio avançado em comparação com a doença em estádio inicial devido a múltiplos fatores, que incluem tamanhos maiores de campo de radiação, doses totais mais altas e terapia de modalidade combinada que consiste em cirurgia e/ou quimioterapia. Por exemplo, dados do estudo RTOG 9111 mostraram que 77% dos pacientes no ramo de quimiorradiação concomitante experimentaram toxicidade aguda de grau 3 ou acima, comparados com apenas 47% no grupo de RT somente. Além disso, tanto as sequelas agudas quanto as tardias foram determinadas como de 82% no ramo de quimioterapia concomitante *versus* somente 61% no grupo de RT sozinha.

Os efeitos colaterais agudos comuns que são transitórios incluem eritema e descamação da pele, mucosite oral e xerostomia com alterações associadas no paladar. Esses efeitos colaterais agudos são autolimitantes e precisam ser tratados sintomaticamente com o objetivo de manter uma ingestão adequada de líquidos e nutricional, para que os tratamentos com radioterapia possam ser continuados sem interrupções significativas. O emprego de colocação de tubo de gastrostomia endoscópica percutânea profilática é controverso. Mesmo que o tubo seja colocado para suporte nutricional, a ingestão oral deve receber suporte pela duração do tratamento. As sequelas tardias da RT incluem aspiração, xerostomia e fibrose do pescoço, especialmente exacerbada pela cirurgia. As sequelas raras, tardias, incluem osteorradionecrose mandibular ou necrose da aritenoide e edema laríngeo crônico.

CÂNCER SUPRAGLÓTICO EM ESTÁDIO INICIAL

Muitos dos mesmos princípios gerais de tratamento usados para o câncer glótico em estádio inicial também se aplicam ao tratamento das lesões supraglóticas e, portanto, não são repetidos

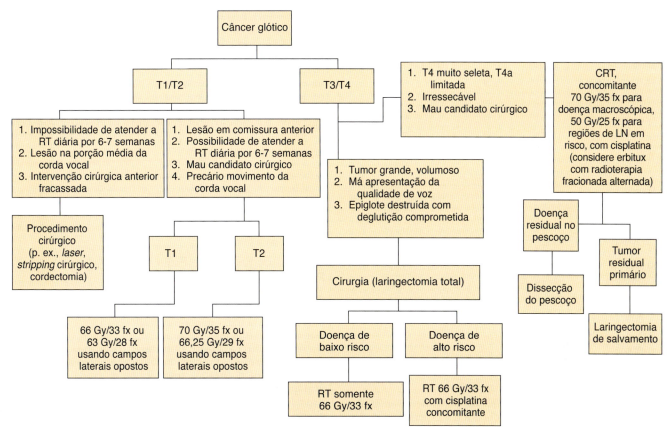

FIGURA 49-9. Algoritmo de tratamento para carcinoma glótico. químioRT, quimiorradiação; fx, fração; LN, linfonodo; RT, radioterapia.

nesta seção; entretanto, as características únicas e proeminentes do tratamento dos cânceres supraglóticos são descritas. Como nos cânceres glóticos em estádio inicial, os cânceres supraglóticos T1 e T2 em estádio inicial podem ser tratados com RT sozinha ou com cirurgia de conservação (i. e., microcirurgia a *laser* transoral, cirurgia robótica transoral, laringectomia supracricoide ou laringectomia supraglótica) com excelente controle local e preservação da voz. No entanto, ao contrário dos cânceres glóticos T1, as lesões supraglóticas T1 e certamente os cânceres T2 requerem tratamento das regiões linfonodais de segundo escalão não envolvidas devido à sua propensão a metástases subclínicas, e, portanto, o risco de xerostomia é mais significativo nessa situação e é uma desvantagem potencial em relação ao uso de RT. Por outro lado, nem todo paciente com doença supraglótica em estádio inicial é candidato à cirurgia de conservação. De um ponto de vista anatômico, a laringectomia supraglótica é contraindicada sob as seguintes condições:

1. Uma extensão mais do que mínima para dentro da parede medial do seio piriforme
2. Envolvimento da região pós-cricoide
3. Fixação da aritenoide ou envolvimento bilateral da aritenoide
4. Mobilidade ou fixação comprometidas da corda vocal
5. Invasão da cartilagem tireóidea ou cricoide
6. Extensão para dentro da epiglote infra-hióidea ou no interior do ventrículo dentro dos 5 mm da comissura anterior e/ou da corda(s) vocal(is) verdadeira(s) e/ou extensão para a base da língua para envolver as artérias linguais e/ou extensão anterior para as papilas circunvaladas

De um ponto de vista funcional, os pacientes com precária reserva pulmonar, que podem ter dificuldade na deglutição e consequentes complicações da aspiração, também podem não ser bons candidatos à cirurgia de conservação.

Técnicas de Radiação e Esquemas de Fracionamento da Dose

Os esquemas de fracionamento da dose para cânceres supraglóticos em estádio inicial são similares àqueles para o câncer glótico em estádio inicial, conforme indicado anteriormente neste capítulo. No entanto, por causa da propensão às metástases linfonodais até no caso de lesões T1, o volume de tratamento deve incluir quaisquer linfonodos regionais envolvidos e os vasos linfáticos de segundo escalão não envolvidos.

Em KUMC, nós tratamos os tumores T1 com 70 Gy em 2 Gy/fx, novamente com uma técnica de encolhimento de campo, sendo a dose total final para o tumor liberada com uma margem de 2 cm. O volume de tratamento deve incluir os linfonodos envolvidos e os vasos linfáticos de segundo escalão não envolvidos. Os linfonodos envolvidos devem ser tratados com doses radicais de radiação, dependendo da extensão da doença (i. e., ≤1 cm com 60 a 66 Gy, >1 a 2 cm com 66 Gy e >2 cm com, no mínimo, 70 Gy a 2 Gy/fx), e os vasos linfáticos não envolvidos devem ser tratados com 50 Gy a 2 Gy/fx. Para lesões T2, recomendamos doses de, no mínimo, 70 Gy a 2 Gy/fx. Vários investigadores relataram o uso de esquemas alternativos de fracionamento de dose para lesões T2. Hinerman et al.[74] usaram um programa diário hiperfracionado, duas vezes ao dia, a uma dose total de 74,4 a 76,8 Gy a 1,2 Gy/fx com um intervalo mínimo interfração diário de 6 horas. Além disso, evidências do Danish Head and Neck Cancer Group[75] mostram os benefícios do fracionamento acelerado (6 *vs.* 5 fx/semana) na melhora do controle local e preservação da voz e esses achados foram replicados no mundo em desenvolvimento.[76] Recomendamos cuidado no uso desses programas alternativos de fracionamento, a não ser que o rádio-oncologista que faz o tratamento tenha experiência com esses tipos de esquemas, porque esses pacientes necessitam de considerável suporte durante seu tratamento por causa da toxicidade aguda.

PARTE V | CIRURGIA DE CABEÇA E PESCOÇO E ONCOLOGIA

TABELA 49-6. Controle Local após Radioterapia para Carcinoma Glótico em Estádio Inicial

Séries	Estádio	Pacientes (n)	RT Inicial Somente para Controle Local
Fletcher (1980)[107]	T1	24	88%
	T2	56	79%
Ghossein et al. (1974)[108]	T1	17	94%
	T2	64	73%
Wall et al. (1985)[109]	T1	38	89%
	T2	132	74%
Wang e Montgomery (1991)[110]	T1	23	89%
	T2	79	89%
Nakfoor et al. (1998)[111]	T1	24	96%
	T2	73	86%
Skyes et al. (2000)[112]	T1	65	92%
	T2	136	81%
Hinerman et al. (2007)[113]	T1	22	100%
	T2	125	86%
Johansen et al. (2002)[114]	T1	154	64%
	T2	86	62%

A escolha da técnica de tratamento depende de múltiplos fatores, incluindo a extensão da doença e a experiência de tratamento do rádio-oncologista. Em KUMC, campos paralelos opostos, com emprego de uma abordagem 3-D CRT, são usados para as lesões T1N0, enquanto uma técnica clássica de três campos (descrita anteriormente) ou IMRT é usada para tratar doença T1 e T2 N+.

Resultado e Fatores Prognósticos

O controle local após RT para carcinoma supraglótico T1 é excelente e varia de 88 a 100%. Para lesões T2, o controle local após RT varia de 73 a 89% (Tabela 49-6). A sobrevida geral para cânceres supraglóticos em estádios I e II é 60 a 73%, comparável com os dados de sobrevida para os tumores glóticos em estádio inicial. Os fatores prognósticos para tumores glóticos também se aplicam às lesões supraglóticas.

Complicações da Radioterapia

Comparados com os pacientes submetidos à radiação para tumores glóticos em estádio inicial, os pacientes submetidos à radiação para lesões supraglóticas iniciais experimentam os mesmos efeitos colaterais de radiação, mas com uma frequência ligeiramente mais alta em razão do uso de campos tipicamente maiores.

CÂNCER SUPRAGLÓTICO AVANÇADO

Os mesmos princípios usados para selecionar o tratamento ideal para o carcinoma glótico avançado também se aplicam aos cânceres supraglóticos avançados. Recomendamos uma abordagem cirúrgica primária aos tumores grandes e volumosos, nos quais é improvável que a quimioterapia concomitante alcance o controle local da doença; má apresentação da qualidade da voz com pouca possibilidade de se reverter com uma abordagem terapêutica não cirúrgica primária; ou uma epiglote destruída que resulta em função de deglutição irreversivelmente comprometida com grande probabilidade de aspiração. Para lesões T3 com cordas vocais móveis, pode-se considerar a laringectomia supraglótica, com ou sem adição de RT pós-operatória, dependendo do estado de risco da doença. No entanto, como nas lesões glóticas, a laringectomia total é o tratamento preferido para as lesões mais avançadas com

envolvimento bilateral da corda vocal e uma via aérea comprometida. Quando se emprega cirurgia como a terapia primária definitiva, a RT pós-operatória é adicionada para reduzir o risco de falha locorregional. A RT pós-operatória é indicada quando o tumor está nas margens cirúrgicas, ou próximo a elas, ou na presença de invasão da cartilagem, envolvimento dos tecidos moles do pescoço, infiltração subglótica extensa, metástase linfonodal, extensão nodal extracapsular e invasão perineural, linfática ou vascular. As indicações para adição de quimioterapia à irradiação pós-operatória incluem extensão extracapsular, margens cirúrgicas positivas e/ou dois ou mais linfonodos envolvidos.

A quimioterapia concomitante é uma opção de tratamento razoável para pacientes com cânceres supraglóticos não volumosos localmente avançados. Tipicamente, os resultados com RT somente para cânceres localmente avançados supraglóticos foram abaixo do ideal. Harwood et al.[77] e Karim et al.[78] relataram taxas de controle local de 56% (39 pacientes) e 63% (38 pacientes), respectivamente, para doença T4.

Técnicas de Radiação e Esquemas de Fracionamento de Dose

As mesmas técnicas gerais usadas para cânceres glóticos avançados também se aplicam aos cânceres supraglóticos avançados. A dose total usada para tratar tumores supraglóticos T3 a T4 usando RT padrão, fracionada uma vez ao dia, é, no mínimo, de 70 Gy a 2 Gy/fx (consulte na Tabela 49-4 nossas recomendações para as doses de radiação). O volume de tratamento deve incluir quaisquer regiões de doença macroscópica ou ressecada, assim como quaisquer linfonodos regionais envolvidos e os vasos linfáticos de segundo escalão não envolvidos. Consulte a seção sobre câncer glótico avançado para princípios gerais referentes a recomendações de dose-volume.

Resultado e Fatores Prognósticos

Conforme se discutiu anteriormente, as taxas de controle locorregional do tumor são de aproximadamente 80% com quimioterapia concomitante, 60% com quimioterapia de indução seguida por RT e 55% com RT somente para doença em estádios III e IV.[48,49] Para lesões T3 e T4 selecionadas, as taxas de controle local com RT sozinha variam entre 46 e 76% e entre 43 e 91%, respectivamente (Tabela 49-7), e aproximadamente dois terços das falhas podem ser salvos por cirurgia (Tabela 49-8). As taxas de sobrevida geral variam de 37 a 50%.

TABELA 49-7. Controle Local Após Radioterapia para Carcinoma Supraglótico em Estádio Avançado

Séries	Estádio	Paciente (n)	RT Inicial Somente para Controle Local
Fletcher (1980)[107]	T3	29	62%
	T4	17	47%
Ghossein et al. (1974)[108]	T3	35	46%*
	T4	87	52%
Wall et al. (1985)[109]	T3	50	70%
	T4	28	46%
Wang e Montgomery (1991)[110†]	T3	95	71%
	T4	12	91%
Nakfoor et al. (1998)[111]	T3	51	76%
	T4	16	43%
Skyes et al. (2000)[112‡]	T3	83	67%
	T4	47	73%
Hinerman et al. (2007)[113]	T3	99	62%
	T4	28	62%

*Todos tinham fixação da corda vocal.
†Foi usado um tratamento de duas vezes ao dia.
‡Todos eram N0; alguns tinham laringectomia total.

TABELA 49-8. Carcinomas T3 e T4 da Glote: Resultados de Radioterapia Definitiva e Salvamento Cirúrgico

Referência	Estádio	Pacientes (n)	Controle Local Inicial	Controle Local Final
Stewart et al. (1975)[115]	T3	67	57%	69%
Harwood et al. (1980)[77]	T3N0	112	51%	77%
Lustig et al. (1984)[116]	T3	47	65%	NR
Lundgren et al. (1988)[117]	T3	141	44%	59%
Mendenhall et al. (1988)[12]	T3	47	62%	81%
Bryant et al. (1995)[118]	T3	55	55%	NR
Pameijer et al. (1997)[119]	T3	42	62%	NR
Hinerman et al. (2007)[113]	T3, T4	87, 22%	78, 81%	88,5, 86%

NR, não relatado.

CÂNCERES SUBGLÓTICOS

Os carcinomas primários da subglote são raros. Como resultado, os dados de RT referentes ao tratamento de carcinoma subglótico são esparsos. Paisley et al.[79] relataram sua análise retrospectiva de 43 pacientes com câncer subglótico que foram tratados com RT primária somente. Em geral, a taxa de controle local inicial foi 56% com RT sozinha, com taxa de controle local final de 81,4% com salvamento cirúrgico. Quando analisadas pelo estádio T, as taxas de controle local iniciais para lesões T1, T2, T3 e T4 com RT primária somente foram 63,6, 66,7, 50 e 41,7%, respectivamente. Com o salvamento cirúrgico, as taxas de controle locais finais para lesões T1, T2, T3 e T4 melhoraram para 91, 100, 75 e 58,3%, respectivamente. A maioria das lesões subglóticas é relativamente avançada no momento do diagnóstico e primariamente tratada com cirurgia seguida por RT pós-operatória. No entanto, a RT definitiva oferece uma alternativa viável à cirurgia para o tratamento dos carcinomas subglóticos. As taxas de sobrevida geral variam de 45 a 60% para os tumores subglóticos em estádios I e II e de 30 a 45% para as lesões em estádios III e IV. Nossas recomendações para o volume de fracionamento da dose para os cânceres subglóticos em estádios inicial e avançado são similares àquelas para o carcinoma glótico.

CÂNCERES HIPOFARÍNGEOS
CONSIDERAÇÕES GERAIS PARA O TRATAMENTO

Devido à proximidade anatômica única entre a hipofaringe e a laringe, uma abordagem cirúrgica primária para o tratamento da hipofaringe tipicamente requer o sacrifício da laringe; portanto os carcinomas hipofaríngeos, especialmente lesões de baixo volume em estádios inicial e intermediário, devem ser tratados com RT definitiva com ou sem quimioterapia sempre que possível.

CARCINOMA HIPOFARÍNGEO EM ESTÁDIO INICIAL

O carcinoma hipofaríngeo em estádio inicial pode ser tratado com eficácia com RT somente, e essa é geralmente a modalidade de tratamento preferida devido à vantagem da preservação de órgão laríngeo.

Técnicas de Radiação e Esquemas de Fracionamento de Dose

Os esquemas de fracionamento de dose para os cânceres hipofaríngeos em estádio inicial são similares aos para os cânceres glóticos em estádio inicial, conforme indicado anteriormente neste capítulo e na Tabela 49-4. No entanto, em vista da propensão às metástases linfonodais, mesmo no caso das lesões T1 e obviamente T2, o volume de tratamento deve incluir quaisquer linfonodos regionais envolvidos e os vasos linfáticos de segundo escalão não envolvidos. As porções bilaterais superior e inferior do pescoço precisam ser tratadas mesmo na doença em estádio inicial. Uma técnica de três campos, conforme se descreveu anteriormente para os cânceres glóticos, é empregada, entretanto, ainda existem algumas diferenças sutis, mas importantes, entre a posição do campo para a hipofaringe. A margem inferior dos campos laterais – e, portanto, a margem superior do campo no pescoço inferior, porque é usado um isocentro – é colocada o mais baixo possível no pescoço sem atravessar o ombro para dar uma margem na extensão inferior da doença. Para as lesões de parede faríngea posterior, a extensão posterior do campo fora da corda vocal é colocada no terço posterior dos corpos vertebrais, em oposição à divisão dos corpos vertebrais pela metade, para assegurar uma margem adequada no tumor. Novamente, a IMRT é usada com frequência por causa das restrições que envolvem o uso de uma abordagem conformal 3-D. Os linfonodos retrofaríngeos são cobertos eletivamente para tumores hipofaríngeos primários.

TABELA 49-9. Controle Local após Radioterapia para Câncer de Hipofaringe em Estádio Inicial

Referência	Estádio	Pacientes (n)	Local	Controle Local Inicial	Controle Local Final
Mendenhall et al. (1993)[81]	T1	17	PS	88%	94%
	T2	56	PS	79%	91%
Garden et al. (1996)[80]	T1	19	Todos	89% (acompanhamento de 2 anos)	NR
	T2	63	Todos	77%	NR
Amdur et al. (2001)[120]	T1	19	PS	89%	95%
	T2	67		82%	91%
Nakamura et al. (2006)[121]	T1	39	Todos	74%	87%
	T2	76	Todos	58%	74%

NR, não relatado; PS, seio piriforme.

PARTE V | CIRURGIA DE CABEÇA E PESCOÇO E ONCOLOGIA

Assim como os cânceres glóticos, as lesões T1 devem ser tratadas, pelo menos, a 66 Gy a 2 Gy/fx usando uma técnica de encolhimento de campo. Para as lesões T2, uma dose total mínima de 70 Gy a 2 Gy/fx deve ser empregada.

Resultado e Fatores Prognósticos

Em geral, os cânceres hipofaríngeos acarretam um prognóstico mais pobre, quando comparados com os tumores laríngeos. As taxas de controle local variam de 74 a 89% para a doença T1 e de 58 a 82% para a doença T2 (Tabela 49-9).[80,82] O uso de RT hiperfracionada pode melhorar as taxas de controle local para a doença em estádio inicial. Mendenhall et al.[81] relataram controle local de 94% em pacientes com cânceres T2 do seio piriforme tratados com RT 2 vezes ao dia. Wang[82] relatou uma taxa de controle local atuarial em 5 anos de 76% em pacientes com câncer T2 do seio piriforme tratados com RT acelerada de curso dividido. Garden et al.[80] relataram uma taxa de controle local de 89% para o carcinoma hipofaríngeo em estádio inicial. A sobrevida geral é de 30 a 35% para os carcinomas hipofaríngeos em estádios I e II.

Complicações

Por serem usados grandes campos para tratar até a doença em estádio inicial, os efeitos colaterais experimentados pelos pacientes submetidos à radiação para tumores hipofaríngeos em estádio inicial são similares aos efeitos experimentados pelos pacientes com câncer laríngeo em estádio avançado.

CARCINOMA HIPOFARÍNGEO EM ESTÁDIO AVANÇADO

Como no caso dos cânceres laríngeos, recomendamos quimiorradioterapia concomitante somente para aqueles pacientes com doença de volume baixo ou moderado, nos quais as funções de fala e deglutição ainda não foram irreversivelmente comprometidas. Ao contrário, recomendamos uma abordagem cirúrgica primária seguida por RT pós-operatória devido ao alto risco de falha local. Uma análise de Frank et al.[83] verificou que os pacientes com câncer hipofaríngeo que receberam radiação pós-operatória tiveram uma taxa de somente 14% de falha locorregional, em comparação com 57% naqueles tratados com cirurgia apenas, apesar do fato de que os pacientes tratados com terapia de modalidades combinadas tinham doença mais avançada. Indicações para a adição de quimioterapia à radiação pós-operatória tipicamente incluem dois ou mais linfonodos envolvidos, extensão extracapsular e/ou margens cirúrgicas positivas.

Estratégias de preservação da voz também têm sido examinadas para esse local de doença. O EORTC conduziu um estudo de preservação da voz em pacientes com carcinomas hipofaríngeos, EORTC 24891, que revelou que a quimioterapia de indução seguida por radiação não comprometeu a sobrevida e permitiu a preservação laríngea em 35% dos pacientes.[84] Os detalhes desse estudo são discutidos adiante na seção "Resultado e Fatores Prognósticos." Portanto, a combinação de quimioterapia com RT oferece uma alternativa aos pacientes com doença em estádio avançado. A quimiorradiação muitas vezes é usada com base nos achados do estudo RTOG 9111.

Técnicas de Radiação e Esquemas de Fracionamento de Dose

As mesmas técnicas gerais usadas para tratar os cânceres glóticos avançados também se aplicam aos cânceres supraglóticos avançados. A dose total usada para tratar tumores T3 e T4 do câncer hipofaríngeo com o uso de RT fracionada padrão, 1 vez ao dia, no mínimo de 70 Gy a 2 Gy/fx (na Tabela 49-4 são apresentadas nossas recomendações de doses de radiação). As mesmas técnicas gerais usadas para tratar os pacientes com cânceres hipofaríngeos em estádio inicial podem ser aplicadas aos pacientes com doença em estádio avançado.

Resultado e Fatores Prognósticos

Conforme mencionado anteriormente, o câncer hipofaríngeo tem o pior prognóstico de qualquer câncer de cabeça e pescoço. As taxas de controle local em 5 anos variam de 20 a 50%, e as taxas de sobrevida geral variam de 18 a 35% para lesões em estádios III e IV. No estudo EORTC 24891, 202 pacientes foram randomizados para cirurgia imediata seguida por RT pós-operatória (50 a 70 Gy) ou cisplatina de indução (100 mg/m² no dia 1) e 5-FU (1.000 mg/m² diariamente nos dias 1 a 5) por três ciclos seguidos por RT (70 Gy a 2 Gy/fx 1 vez ao dia). As taxas de falha locorregional foram similares tanto para o ramo da cirurgia (31%) quanto para o ramo de quimioterapia de indução (40%). As taxas de sobrevida foram equivalentes nos dois grupos de tratamento em 5 anos (35% para o ramo da cirurgia *vs.* 30% para o ramo de quimioterapia de indução), mas os pacientes no grupo de quimioterapia tiveram uma taxa de preservação de voz em 5 anos de 35%. No entanto, apenas 5% dos pacientes no estudo EORTC tinham doença T4. É razoável extrapolar o estudo RTOG 9111 e procurar quimioterapia concomitante ou usar quimioterapia de indução com base nos dados do EORTC.

Os mesmos fatores que influenciam o prognóstico no câncer laríngeo afetam o resultado nos tumores hipofaríngeos.[22-24-25-84-85] Além disso, alguns dados indicam que as lesões na região pós-cricoide têm piores taxas de controle local.[86]

Complicações

Por serem usados campos similares para tratar os tumores hipofaríngeos e cânceres laríngeos avançados, as mesmas complicações são experimentadas por essa população de pacientes. Xerostomia e esofagite que levam à dificuldade em manter a ingestão oral são de particular preocupação quando se faz o tratamento desses pacientes; outras preocupações incluem aspiração e disfunção cricofaríngea que limitam a deglutição.

Radioterapia para Doença Recorrente Após Radioterapia Anterior Sobreposta

A maioria (80%) das recorrências do câncer de cabeça e pescoço ocorre dentro dos primeiros 2 a 3 anos após tratamento e o prognóstico desses pacientes é precário; a sobrevida média é de aproximadamente 6 meses.[87] Além disso, a maioria dessas recorrências é locorregional, assim esses pacientes ainda podem ser abordados com terapia de resgate de intenção "curativa". De fato, até 10% dos pacientes com recorrência de seus cânceres de cabeça e pescoço podem alcançar o controle a longo prazo com terapia agressiva. O resgate cirúrgico é preferido, mas em muitos casos a doença recorrente é irressecável. Outras opções incluem cuidados de suporte, quimioterapia paliativa e repetição da radiação em casos altamente selecionados. Advertimos que à repetição da radiação com significativa dose de sobreposição na laringe corre-se o risco de comprometer a via aérea, de aspiração e perda de função do órgão, e não deve ser considerada uma alternativa ao salvamento cirúrgico.

O tratamento dos pacientes com câncer recorrente de cabeça e pescoço é complexo e requer uma abordagem individualizada a cada paciente com base em numerosos fatores, que incluem: 1) intervalo de tempo desde a conclusão da terapia curativa anterior até a recorrência, 2) *performance status* do paciente e 3) ressecabilidade.

O estudo RTOG 9610 abordou a eficácia e segurança da repetição da radiação em pacientes por recorrência irressecável ou com tumores primários secundários em cabeça e pescoço dentro dos campos anteriormente irradiados. Nesse estudo, 86 pacientes foram inscritos e tratados com quatro ciclos semanais de RT concomitante liberada em frações de 1,5 Gy 2 vezes ao dia, separados por, pelo menos, 6 horas, até uma dose total de 60 Gy, com 5-FU e hidroxiureia[88] concomitante com interrupção de 7 dias entre cada ciclo semanal. A sobrevida geral estimada em 2 e 5 anos foi de 15,2 e 3,8%, respectivamente. Toxicidade de grau IV foi experimentada por 17,7% dos pacientes e 7,6% tiveram toxicidade de grau V (morte). Três pacientes sobreviveram em 5 anos.

ESTRATÉGIAS E DIREÇÕES FUTURAS
ESTRATÉGIAS ALTERNATIVAS DE QUIMIOTERAPIA: ABORDAGEM COM RADPLAT

Outra estratégia para o tratamento de cânceres laríngeos e hipofaríngeos avançados envolve o uso de supradose de cisplatina intra-arterial (150 mg/m² nos dias 1, 8, 15 e 22 com resgate de tiossulfato de sódio) e RT concomitante (66 a 74 Gy).[89] Esta estratégia, chamada de RADPLAT, tem a vantagem de direcionar a quimioterapia para evitar os efeitos sistêmicos tóxicos da quimioterapia endovenosa, ainda durante sensibilização dos efeitos da RT concomitante. A abordagem RADPLAT tem sido avaliada nos cânceres de cabeça e pescoço localmente avançados, incluindo um estudo multi-institucional de 67 pacientes com doença T4.[90] Nesse estudo RTOG (9615), a abordagem RADPLAT mostrou-se viável em 87% dos pacientes com uma taxa de resposta patológica completa muito alta (80%) e toxicidade aguda aceitável. Resultados similares também foram demonstrados em um estudo de 25 pacientes com câncer do seio piriforme em estádio III (24%) e doença em estádio IV (76%) que também foram tratados com a terapia RADPLAT.[91] Dezessete pacientes apresentaram doença nodal volumosa, enquanto 10 foram diagnosticados com lesões T4. Em um intervalo de acompanhamento médio de 42 meses, nenhum dos 25 pacientes havia experimentado uma recorrência local no sítio primário, e apenas um paciente sofreu recidiva regionalmente nos linfonodos, com subsequente salvamento com cirurgia. Além disso, a taxa de preservação da laringe foi de 88%.

TECNOLOGIAS EMERGENTES: RADIOTERAPIA ESTEREOTÁXICA CORPORAL

A radioterapia estereotáxica corporal é uma tecnologia que usa a imobilização precisa, orientação por imagem e múltiplos campos não coplanares para liberar doses ablativas de radioterapia durante 2 a 5 fx. Várias séries foram publicadas descrevendo essa técnica em cabeça e pescoço, incluindo a laringe, com modesta eficácia e toxicidade que aparentemente não são piores do que as da repetição de irradiação convencionalmente fracionada.[92-94] As doses tipicamente variaram de 30 a 40 Gy em 5 a 6 fx. Advertimos novamente em relação à repetição da radiação de um volume significativo da laringe e também notamos relatos de ruptura da artéria carótida (p. ex., associada à repetição da radiação de recorrência nodal irressecável que envolve a artéria carótida).[95,96]

Para consultar a lista completa de referências, acesse www.expertconsult.com.

LEITURA SUGERIDA

Bernier J, Domenge C, Ozsahin M, et al: Postoperative irradiation with or without concomitant chemotherapy for locally advanced head and neck cancer. *N Engl J Med* 350:1945, 2004.

Bhalavat RL, Fakih AR, Mistry RC, et al: Radical radiation vs surgery plus postoperative radiation in advanced (resectable) supraglottic larynx and pyriform sinus cancers: a prospective randomized study. *Eur J Surg Oncol* 29:750, 2003.

Bonner JA, Giralt J, Harari PM, et al: Cetuximab prolongs survival in patients with locoregionally advanced squamous cell carcinoma of head and neck: a phase III study of high dose radiation therapy with or without cetuximab. *J Clin Oncol* 22:5507, 2004.

Buentzel J, Micke O, Adamietz IA, et al: Intravenous amifostine during chemoradiotherapy for head-and-neck cancer: a randomized placebo-controlled phase III study. *Int J Radiat Oncol Biol Phys* 64:684, 2006.

Cooper JS, Pajak TF, Forastiere AA, et al: Postoperative concurrent radiotherapy and chemotherapy for high-risk squamous-cell carcinoma of the head and neck. *N Engl J Med* 350:1937, 2004.

Fietkau R, Lautenschlager C, et al: Post operative concurrent radiochemotherapy versus radiotherapy in high-risk SCCA of the head and neck: results of the German phase III trial ARO 9603. *J Clin Oncol* 24:5507, 2006.

Forastiere AA, Goepfert H, Maor M, et al: Concurrent chemotherapy and radiotherapy for organ preservation in advanced laryngeal cancer. *N Engl J Med* 349:2091, 2003.

Forastiere AA, Maor M, Weber RS, et al: Long-term results of Intergroup RTOG 91-11: a phase III trial to preserve the larynx—Induction cisplatin/5-FU and radiation therapy versus concurrent cisplatin and radiation therapy versus radiation therapy. *J Clin Oncol* 24:5517, 2006.

Fu KK, Pajak TF, Trotti A, et al: A Radiation Therapy Oncology Group (RTOG) phase III randomized study to compare hyperfractionation and two variants of accelerated fractionation to standard fractionation radiotherapy for head and neck squamous cell carcinomas: first report of RTOG 9003. *Int J Radiat Oncol Biol Phys* 48:7, 2000.

Induction chemotherapy plus radiation compared with surgery plus radiation in patients with advanced laryngeal cancer. The Department of Veterans Affairs Laryngeal Cancer Study Group. *N Engl J Med* 324(24):1685–1690, 1991.

Kramer S, Gelber RD, Snow JB, et al: Combined radiation therapy and surgery in the management of advanced head and neck cancer: final report of study 73-03 of the Radiation Therapy Oncology Group. *Head Neck Surg* 10:19, 1987.

Lefebvre JL, Chevalier D, Luboinski B, et al: Larynx preservation in pyriform sinus cancer: preliminary results of a European Organization for Research and Treatment of Cancer phase III trial. EORTC Head and Neck Cancer Cooperative Group. *J Natl Cancer Inst* 88:890, 1996.

Robbins KT, Kumar P, Harris J, et al: Supradose intra-arterial cisplatin and concurrent radiation therapy for the treatment of stage IV-T4 head and neck squamous cell carcinoma is feasible and efficacious in a multi-institutional setting: results of Radiation Therapy Oncology Group Trial 9615. *J Clin Oncol* 23(7):1447–1454, 2005.

Spencer SA, Harris J, Wheeler RH, et al: Final report of RTOG 9610, a multi-institutional trial of reirradiation and chemotherapy for unresectable recurrent squamous cell carcinoma of the head and neck. *Head Neck* 30:281, 2008.

SEÇÃO 6 ■ PESCOÇO

50 Diagnóstico Diferencial dos Tumores Cervicais

Ajani Nugent | Mark El-Deiry

Pontos-chave

- Um exame físico minucioso e do histórico ainda são a base para um diagnóstico de tumores cervicais.
- Os tumores cervicais pediátricos são mais frequentemente benignos; nos adultos os tumores cervicais têm maior tendência à malignidade.
- A avaliação das vias aerodigestivas proximais é essencial para o diagnóstico dos tumores cervicais
- A tomografia computadorizada ainda é a modalidade de exame por imagem com melhor custo-benefício.
- Uma biópsia por aspiração com agulha fina deve ser tentada antes de se obterem biópsias incisionais ou excisionais.
- O cisto tireoglosso é o tumor congênito mais comum em crianças.
- O linfoma é a neoplasia maligna primária no pescoço mais comum.
- Nódulos na tireoide são encontrados mais frequentemente em mulheres.
- O carcinoma de células escamosas é a malignidade mais comumente encontrada no pescoço de adultos.

Um entendimento abrangente dos tumores cervicais e da sua potencial etiologia é crucial para o otorrinolaringologista. Muitos pacientes examinados por otorrinolaringologistas são referenciados por médicos generalistas que buscam um acompanhamento definitivo e completo de pacientes com tumores cervicais. Ocasionalmente, os pacientes apresentam um diagnóstico apropriado; entretanto, mais frequentemente será o otorrinolaringologista que deve avaliar, examinar e acompanhar esses pacientes. Assim, um diagnóstico diferencial amplo deve ser considerado em todos os momentos. Este capítulo delineia descobertas e diagnósticos esperados de um exame físico para uma grande variedade de tumores cervicais, ainda que o acompanhamento definitivo dessas entidades extrapole o escopo deste capítulo.

HISTÓRICO E EXAME FÍSICO

A despeito do progresso significativo de ferramentas adjuntas de diagnóstico clínico, um exame físico e um histórico minucioso do paciente permanecem sendo um pilar do diagnóstico de tumores cervicais. As características temporais são importantes de serem delineadas. Os tumores cervicais que têm tamanho oscilante e que estão presentes por um longo período de tempo são mais sugestivos de um processo congênito ou inflamatório (ambos benignos), enquanto uma lesão com crescimento persistente que está presente por um período menor de tempo é mais preocupante por sua malignidade.

A idade do paciente também é importante na avaliação inicial. A suspeita clínica sobre a etiologia do tumor cervical pode, às vezes, ser estratificada em grupos de acordo com a idade. Pacientes pediátricos (com idades entre 0 e 18 anos) têm uma maior probabilidade de ter uma lesão benigna relacionada a inflamação ou anomalia congênita (90% dos casos são benignos), enquanto a população adulta (com mais de 18 anos) tem uma probabilidade maior de hospedar uma malignidade. A população adulta pode ser posteriormente estratificada em *adultos jovens* (com menos de 40 anos) e *adultos mais velhos* (com mais de 40 anos). Os adultos jovens têm uma maior probabilidade de apresentar tumores cervicais benignos, ao contrário de adultos mais velhos. De fato, quando os nódulos da tireoide são excluídos, já se demonstrou que adultos com tumores cervicais têm uma chance de 80% de que esse tumor seja maligno.[1]

Uma revisão minuciosa dos sistemas é crucial para determinar a etiologia do tumor cervical do paciente. Os sintomas pertinentes, como a disfagia, a febre, a otalgia, a perda de peso, os sintomas de infecção no trato respiratório superior, a hemoptise e a dispneia, são as poucas "bandeiras vermelhas" que irão influenciar o processo de tomada de decisão do médico.

Os históricos médicos e familiares também são extremamente importantes. Solicitar informações sobre o status do sistema imunológico do paciente, o histórico familiar de tumores cervicais e o histórico de irradiação e cirurgia anteriores é importante para que se determine a causa dos tumores cervicais.

Após uma análise detalhada do histórico, um exame físico igualmente detalhado da cabeça e do pescoço deve ser realizado. As características do tumor devem ser específicas, considerando características como a mobilidade, a consistência, a localização no pescoço (anterior, lateral, supraclavicular), a flutuação, o eritema e brotos palpáveis. Conforme está detalhado posteriormente neste capítulo, tais características são geralmente previsíveis e são frequentemente encontradas, distinguindo características dos processos benignos *versus* os processos malignos.

É essencial que o otorrinolaringologista não limite a avaliação ao tumor em si. Ao reconhecer que o tumor cervical pode ser uma manifestação de um processo de doença mais proximal,

830

recomenda-se um exame minucioso da cabeça e das vias aerodigestivas. Uma avaliação detalhada de todas as superfícies visíveis revestidas com mucosa deve ser realizada, o que é facilitado pelo uso de técnicas laringoscópicas com fibras ópticas. Além da inspeção visual, a palpação de áreas suspeitas deve ser realizada também. É importante lembrar que a doença pode residir na submucosa do trato aerodigestivo, de modo que a palpação de soalho da boca, língua oral, mucosa jugal, palato, pilares da tonsila, tonsila e base da língua é crucial.

É igualmente importante compreender que, na ocasião, o tumor cervical é a manifestação de uma doença sistêmica. É de crítica importância não descartar essa possibilidade na ausência de etiologia óbvia na cabeça e no pescoço.

ANATOMIA

Embora este capítulo desmembre o diagnóstico diferencial nos subtipos mais comuns, incluindo neoplasia e etiologias inflamatórias e congênitas, é de importância crítica entender a anatomia do pescoço para se conseguir um diagnóstico. Embora a anatomia específica do pescoço extrapole o escopo inicialmente proposto, é imperativo que o otorrinolaringologista na prática tenha uma compreensão clara dos espaços do pescoço. Reconhecer se o tumor é supraplastimal ou subplastimal, no pescoço anterior ou lateral, pode ajudar imensamente no diagnóstico e pode permitir um uso mais apropriado e com melhor custo-benefício de adjuntos diagnósticos.

Também de importância significativa é poder retransmitir as descobertas do exame físico de maneira sistemática e consistente; assim como um entendimento aprofundado das estações nodais do pescoço é central a esse princípio.

TESTE DIAGNÓSTICO

Após conseguir um detalhado histórico e informação de um exame físico, é então incumbência do otorrinolaringologista determinar a necessidade de outras informações, que podem ser obtidas por meio de diagnósticos radiológicos, exames por imagem e/ou análise citológica. O próximo passo mais aconselhável na aquisição de informação é que deve ser guiada pelas suspeitas clínicas do médico após analisar os detalhes colhidos do histórico e do exame físico.

RADIOLOGIA

Embora um número de estudos radiológicos possa ser utilizado para caracterizar melhor o tumor no pescoço, não é geralmente necessário ou eficiente requisitar múltiplos estudos para o diagnóstico de um tumor cervical. O médico deve utilizar informação do histórico e do exame físico para requisitar estudos de maior valor diagnóstico. Entretanto, esse processo requer tanto uma compreensão das várias forças de cada estudo radiológico quanto da habilidade de focalizar nas descobertas pertinentes durante o exame físico e do histórico. Exemplos simples incluem se o tumor tem maior probabilidade de ter origem inflamatória ou maligna, se uma cirurgia é mais indicada ou se tratamentos adjuntos podem ser necessários de maneira a tornar óbvio o uso de certas modalidades radiológicas. Tem também importância chave manter uma abordagem com custo-benefício alto, identificando modalidades que possam responder perguntas levantadas de uma maneira eficiente.

Em termos de requisitar estudos radiológicos, a tomografia computadorizada (TC) permanece sendo o exame de imagem mais utilizado. Entretanto, atualmente, é importante distinguir o exame por imagem anatômico e funcional do pescoço.

EXAME ANATÔMICO POR IMAGEM

No caso da população adulta, a TC continua a ser a modalidade mais frequentemente utilizada. O discernimento das características anatômicas finas do osso e dos tecidos moles do pescoço é particularmente facilitado pelo uso de estudos de contraste iodado. Os exames com TC podem fornecer informações cruciais sobre a relação do tumor com os nódulos linfáticos, principais vasos sanguíneos e vias aéreas, além de estruturas ósseas como a mandíbula e coluna vertebral. O exame de TC não é tão difundido para a população pediátrica por múltiplas razões, em particular pelo risco da exposição à radiação e a probabilidade clínica do tipo de tumor no pescoço presente nessa população.

Frequentemente, nas crianças que apresentam um tumor no pescoço, um ultrassom inicial é útil para caracterizar detalhes maiores. A ultrassonografia pode rapidamente distinguir entre um tumor sólido ou recheado de fluido, o que é útil na população pediátrica, porque crianças têm uma maior probabilidade de ter tumores no pescoço relacionados a infecções e/ou linfadenite cervical inflamatória, anormalidades vasculares ou anomalias congênitas de arco braquial.[2] Esse exame pode ser realizado facilmente sem a necessidade de sedação ou exposição à radiação. O ultrassom permanece a modalidade de exame por imagem mais usada para nódulos de tireoide. Pode ser muitas vezes usado em conjunto com a aspiração de agulha fina (FNA) para obter informações citológicas e, em alguns casos, é o único exame por imagem pré-operatório necessário. As sialolitíases também são facilmente identificadas na ultrassonografia.

O exame por imagem de ressonância magnética (RM) é extremamente útil tanto nas populações pediátricas quanto nas populações adultas. A RM fornece as informações anatômicas mais detalhadas sobre o tecido mole e é a melhor modalidade para determinar doenças perineurais com malignidade em adultos e crianças.[2] A ausência de exposição à radiação com RM torna essa modalidade benéfica para crianças, assim como para pacientes grávidas. No entanto, a RM tem suas desvantagens; essa modalidade é, em geral, mais custosa do que os exames de TC e muitas vezes requer sedação por anestesia geral nas populações recém-nascidas ou na primeira infância.

A arteriografia por ressonância magnética – angiorressonância – (ARM) e a arteriografia por tomografia computadorizada – angiotomografia – são modalidades úteis quando há uma preocupação de que a lesão seja de origem vascular. Esses estudos fornecem uma excelente correlação anatômica e não têm os riscos invasivos da arteriografia padrão. A limitação de ambos está no fato de que são apenas diagnósticos. Para lesões que podem requerer uma embolização, como o paraganglioma ou o tumor do glomo carótico, a arteriografia convencional é tanto diagnóstica quanto terapêutica.

EXAME FUNCIONAL POR IMAGEM

O exame radionucleotídeo também é útil na população pediátrica.[2] Essa modalidade facilita a diferenciação do tecido funcional e não funcional, o que é importante na presença de suspeita clínica de um cisto tireoglosso (CTG) ou de uma glândula tireoide lingual.

Outro exame que fornece informação funcional sobre o tumor no pescoço é a tomografia com emissão de pósitron (PET). Esse exame se tornou crescentemente relevante no diagnóstico de malignidades suspeitas na cabeça e no pescoço, particularmente na população adulta. A sua premissa de utilização é baseada no fato de que as células de câncer em divisão metabolizam a glicose mais rapidamente do que os tecidos não cancerosos, o que leva a um aumento na assimilação nos locais de malignidade. Essa descoberta não é específica, porém, porque cirurgia recente, irradiação, infecção e/ou inflamação podem também levar a uma maior assimilação ou atividade. A eficiência do exame PET aumenta quando é usado em conjunto com exames de TC para delinear melhor a correlação anatômica de áreas com maior atividade.[3] O valor primário do exame PET se dá no diagnóstico inicial da malignidade na cabeça e no pescoço, quando se procura uma metástase distante; tem um valor mínimo no exame de malignidade primária ou na procura por tumores primários desconhecidos. Também é valioso no acompanhamento após o tratamento de neoplasia maligna de cabeça e pescoço. Deve apenas ser usado como um adjunto para exame por imagem anatômico e não pode substituir o exame anatômico no planejamento da cirurgia.

ANÁLISE CITOLÓGICA

Os estudos radiológicos, o histórico do paciente e o exame físico são úteis pela informação que eles fornecem; entretanto, nenhum deles têm a habilidade de definitivamente diagnosticar a natureza de tumor cervical. Essa informação, embora altamente sugestiva de exames radiológicos, só pode ser determinada definitivamente através de uma amostragem de tecido. A PAAF (punção aspirativa com agulha fina) se tornou um poderoso instrumento para essa determinação na cabeça e no pescoço; a sua sensibilidade e a sua especificidade diagnósticas são maiores do que 95%.[1]

A aspiração com agulha fina deve ser coletada antes de quaisquer procedimentos abertos quando a informação citológica está em questão. A PAAF é geralmente realizada com uma agulha de calibre 25fr tanto por citopatologistas quanto não citopatologistas[1]. O resultado diagnóstico de dedicados citopatologistas é muito superior ao dos não citopatologistas. As células obtidas podem ser revisadas pelas características histológicas e/ou culturais, dependendo de qual seja a suspeita do clínico. Se uma PAAF não for diagnóstica após algumas tentativas, o médico deve considerar uma biópsia central com agulha grossa (*core* biópsia) antes de quaisquer procedimentos abertos. Se essa ainda assim não fornecer nada, a biópsia incisional e/ou excisional pode ser considerada, entendendo-se que a revisão citológica deve ser realizada ao mesmo tempo; se for identificado carcinoma na célula escamosa (CEC), uma linfadenectomia ou esvaziamento cervical devem ser realizados.[4]

POTENCIAIS ETIOLOGIAS DOS TUMORES CERVICAIS

O diagnóstico diferencial dos tumores cervicais pode ser bastante amplo e, por isso, vale a pena categorizar as descobertas. Para os propósitos deste capítulo, o diagnóstico diferencial será estratificado em três categorias: 1) anomalias congênitas (vasculares e não vasculares), 2) lesões infecciosas ou inflamatórias e 3) lesões neoplásicas.

ANOMALIAS CONGÊNITAS

Lesões Vasculares

Na população pediátrica, as lesões vasculares podem ser divididas em tumores e malformações. O hemangioma infantil é o tumor mais comum na infância. Essas lesões são causadas pela proliferação de células endoteliais, elas sempre se manifestam no pós-natal e a sua trajetória é disposta nessas três fases: 1) a fase de rápida proliferação, 2) a fase estável e 3) a fase involutiva. A *fase proliferativa* geralmente dura de 6 a 12 meses. A *fase estável* se segue à fase proliferativa e assim é chamada porque há poucas mudanças no tamanho do hemangioma. Finalmente, a *fase involutiva* começa cerca de 24 meses depois e leva a uma completa regressão em 50% dos pacientes aos 5 anos.[2,5]

As malformações vasculares podem ser diferenciadas de acordo com tipo dominante do alto ou baixo fluxo hemodinâmico. A fístula arteriovenosa ou malformação arteriovenosa representa conexões arteriais e venosas aberrantes cujo parênquima é ausente. Essas lesões são tradicionalmente reconhecidas como sendo lesões de alto fluxo que podem causar problemas com a cosmética, as úlceras isquêmicas e mesmo a insuficiência cardíaca congestiva. As arteriografias da TC e da RM são excelentes modalidades para a visualização dessas lesões.[2]

As malformações vasculares de baixo fluxo englobam as malformações venosas e as malformações linfáticas (Fig. 50-1). As

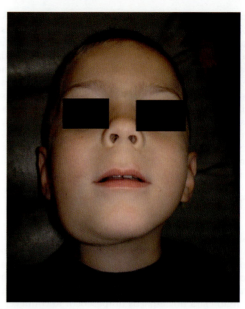

FIGURA 50-1. Malformação linfática em um menino de 4 anos de idade. As malformações vasculares de baixo fluxo englobam as malformações venosas e as malformações linfáticas. (De Chen AY, Otto KJ: Differential diagnosis of neck masses. In Flint PW, Haughey BH, Lund VJ, et al: Cummings otolaryngology: head and neck surgery, ed 5, Philadelphia, 2010, Elsevier.)

malformações venosas são feitas de canais venosos displásicos que se apresentam como tumores azuis ou roxos que, na palpação, parecem esponjosos. Em geral, eles irão aumentar com manobras de Valsalva e são facilmente diferenciados de malformações linfáticas com angirressonância.[2]

As *malformações linfáticas* são vasos linfáticos hamartomatosos. Mais comumente, estão presentes no nascimento, diferente dos hemangiomas, e representam o segundo tumor de tecido mole mais comum em recém-nascidos. Elas podem ser estratificadas como microcísticas (<1 cm) ou macrocísticas (>1 cm). Elas podem ocorrer em qualquer lugar, mas são comumente encontradas no triângulo posterior. A RM é a modalidade de exame por imagem de escolha para caracterizar melhor essas lesões.

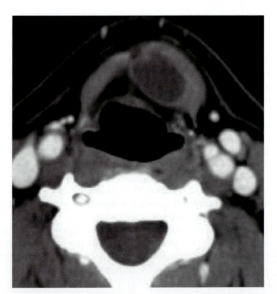

FIGURA 50-2. Cisto tireoglosso em uma menina de 3 anos de idade. Ele é comumente localizado na parte inferior do osso hioide, mas também pode ser encontrado na parte imediatamente superior ao mesmo. (Cortesia de Hudgins and A. Aiken, Emory University School of Medicine.)

50 | DIAGNÓSTICO DIFERENCIAL DOS TUMORES CERVICAIS

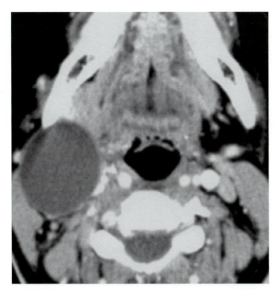

FIGURA 50-3. A tomografia computadorizada axial demonstra um segundo cisto na fenda branquial no lado direito do pescoço, o que resulta em um tumor cístico ou trajeto de drenagem que se situa na parte anterior do músculo esternocleidomastoideo com um trajeto que, então, segue lateral à artéria carótida interna e, finalmente, termina na fossa da tonsila. (Cortesia de Hudgins and A. Aiken, Emory University School of Medicine.)

Lesões Não Vasculares

O cisto tireoglosso (CTG – cisto do ducto tireoglosso) é a lesão congênita no pescoço mais comum em crianças; representa 70% dos tumores pediátricos congênitos no pescoço. Os CTGs são formados pelo caminho embrionário da glândula tireoide e se originam da junção da língua oral e orofaríngea até a sua localização final na parte anterior do pescoço.[2,5] Eles estão comumente localizados na parte inferior do osso hioide, mas podem também estar localizados na parte imediatamente superior do osso hioide (Fig. 50-2). No exame, os CTGs são geralmente moles e císticos na apalpação e irão se elevar no pescoço com a protrusão da língua. Eles podem tornar-se infectados e se apresentar como uma massa inflamatória no pescoço anterior. Essas lesões podem hospedar tecido tireoidiano e, como tal, podem albergar malignidade. Antes da remoção, o clínico deve determinar que uma glândula tireoide funcional esteja presente, o que pode ser feito com testes da função tireoidiana e exames de ultrassom e radionuclídeo.

As anomalias na fenda branquial são comumente encontradas na população pediátrica e, em termos de incidência, perdem apenas para os CTGs. Elas são formadas por reminiscências de tecido branquial embrionário com obliteração incompleta e a sua localização na cabeça e no pescoço está condicionada a que arco é anômalo. Mais comumente (em 95% dos casos) o segundo arco branquial está afetado,[2,6] o que resulta em um tumor cístico ou uma fístula que está na parte anterior do músculo esternocleidomastóideo com um trajeto que, então, segue lateral à artéria carótida interna e, finalmente, termina na fossa da tonsila palatina (Fig. 50-3). Em raras ocasiões, a malignidade pode ocorrer no revestimento epitelial do cisto.

As anomalias no primeiro arco representam cerca de 1% de todas as anomalias no arco branquial e são classificadas como sendo de tipo 1 ou tipo 2. As *anomalias de tipo 1* são duplicações do canal auditivo externo e podem apresentar prolongamentos na pele do canal auditivo externo. As *anomalias de tipo 2* são encontradas na glândula parótida na parte profunda ao nervo facial.[6]

As anomalias no terceiro e quarto arcos são extremamente raras. As *anomalias no terceiro arco* seguem até a parte profunda da artéria carótida interna e através da membrana tíreo-hióidea, até que se abrem no recesso piriforme; geralmente, elas estão na parte superior ao nervo laríngeo superior. As *anomalias no quarto arco* são dependentes do lado: na direita, elas se situam na parte profunda à artéria subclávia, enquanto, na esquerda, elas seguem por baixo do arco aórtico. Por fim, elas podem penetrar o seio piriforme, na parte inferior ao nervo laríngeo superior, e podem ser intimamente associadas com a glândula tireoide.[2,6]

As rânulas são mucoceles, cistos de retenção que resultam de uma obstrução das glândulas sublinguais. Quando estão localizadas na parte profunda do músculo milo-hioide, elas são conhecidas como *rânulas abismais* e são pseudocistos (Fig. 50-4). Clinicamente, elas são observadas como massas no pescoço no nível I com uma conexão como soalho da boca. O ultrassom, a TC ou a RM podem facilmente caracterizar essas lesões.[2]

Os teratomas são tumores cervicais encontrados em recém-nascidos e consistem em três camadas germinativas. Eles são geralmente diagnosticados antes do nascimento e, conforme observação no exame por imagem, contêm calcificações, tecido mole, cistos e tecido adiposo. A presença de calcificações nos tumores cervicais é altamente sugestiva de teratoma. Nos recém-nascidos, um teratoma pode apresentar-se como um tumor no pescoço em rápida expansão. Ocasionalmente, o estabelecimento de via aérea de urgência através da entubação ou mesmo através de um procedimento de tratamento intraparto ex-útero pode ser necessário.

Diferentemente dos teratomas, os cistos dermoides contêm somente duas camadas germinativas, a ectoderma e a endoderma. Eles ocorrem ao longo das linhas naturais da fusão embrionária e, como tal, são geralmente encontrados na linha mediana ou na parte imediatamente lateral da linha mediana. Eles são geralmente diagnosticados antes dos três anos de idade.

LESÕES INFLAMATÓRIAS E INFECCIOSAS

As lesões inflamatórias e infecciosas são os tumores cervicais mais frequentemente encontrados tanto em adultos como em crianças. Os canais linfáticos do pescoço são a bacia de drenagem primária para processos infecciosos da face e do trato aerodigestivo superior. Como tal, qualquer infecção de seios paranasais, cavidade oral ou face tem o potencial de causar linfadenite cervical infecciosa reativa. Em geral, esses nódulos reativos irão se manifestar como tumores palpáveis, móveis e macios, e o paciente pode apresentar sintomas de febre, infecção no trato respiratório superior, dor de dente, disfagia e outros. Se o nódulo se tornar

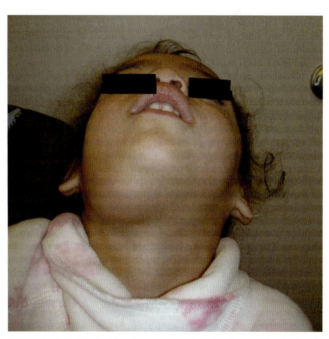

FIGURA 50-4. Rânula abismal em uma menina de três anos. As rânulas são mucoceles (cistos de retenção) que resultam de uma obstrução das glândulas sublinguais. Se estiverem localizadas na parte profunda do músculo milo-hioide, elas são conhecidas como *rânulas abismais* e são classificadas como pseudocistos. (Cortesia de Hudgins and A. Aiken, Emory University School of Medicine.)

necrótico, esse processo pode resultar em um abcesso que será macio na apalpação. Dependendo do grau da necrose e da inflamação, o tumor pode ser flutuante se estiver recheado de fluido ou firme se não estiver ainda liquefeito. Esses abcessos são facilmente identificados no ultrassom e no exame de TC.[7] Esse processo é geralmente transitório e deve responder a antibióticos ou incisão e drenagem, caso seja indicado. Se a lesão não se resolver após algumas semanas, deve-se buscar um diagnóstico diferente.

Uma obstrução das glândulas salivares maiores, parótidas ou submandibulares pode levar a uma inflamação secundária e/ou inchaço na região do nível I ou II do pescoço. Comumente, a obstrução é mecânica (sialolitíase), mas pode ser uma obstrução funcional (desidratação), particularmente nos mais idosos. Entretanto, a malignidade deve ser certeiramente descartada. A obstrução do ducto de Wharton por uma neoplasia maligna no soalho da boca pode se manifestar como um inchaço unilateral da glândula submandibular, de modo que um exame clínico minucioso deve ser realizado.

A fonte da obstrução do ducto salivar é facilmente estudada com uma ultrassonografia ou, se necessário, com TC. Se um cálculo for identificado, encoraja-se o paciente a facilitar a remoção com uma massagem, administração de sialogogos e hidratação liberal, se assim for indicado. Se as medidas conservadoras forem ineficazes, uma remoção cirúrgica do cálculo ou uma excisão da glândula podem ser indicadas.

Muitas doenças granulomatosas podem se manifestar nos nódulos linfáticos cervicais, incluindo sarcoidose, tuberculose, doença da arranhadura do gato e doença de Kawasaki. Um histórico detalhado é crucial nessa população de pacientes porque os mesmos irão, muitas vezes, apresentar outros sinais sistêmicos da doença. A amostragem citopatológica por PAAF dos nódulos linfáticos hipertróficos é geralmente chave para confirmar o respectivo diagnóstico.[8] As biópsias excisionais ou incisionais são o último recurso por conta da preocupação relacionada à criação de uma cicatriz crônica de drenagem. O espectro inteiro das doenças granulomatosas do pescoço e o seu acompanhamento extrapolam a proposta deste capítulo.

NEOPLASIAS

As neoplasias no pescoço podem representar uma doença metastática regional de fonte primária na cabeça, uma doença metastática distante de uma primária visceral ou uma primária cutânea ou uma doença que tem origem nas estruturas do pescoço em si. É importante dividir o diagnóstico em doença benigna e doença maligna.

As neoplasias da glândula tireoide podem se manifestar como tumores laterais ou anteriores no pescoço, dependendo se o tumor deu metástase até os linfonodos da cadeia jugular. A doença tireoidiana primária pode causar inchaço no pescoço por um bócio hipertrófico benigno, assim como de nódulos neoplásicos. Os nódulos na glândula tireoide se manifestam mais frequentemente em mulheres e afetam ambos os sexos com maior propensão conforme a idade aumenta. Uma maioria importante de nódulos da tireoide é benigna e apenas cerca de 10% são malignos.[9] Os nódulos e tumores da tireoide são facilmente caracterizados com uma ultrassonografia, que pode também ser usada para facilitar a informação citopatológica através de uma PAAF guiada pela ultrassonografia.

As glândulas salivares principais localizadas no pescoço também são uma fonte de mudanças neoplásicas em potencial. A maioria dessas neoplasias pode ocorrer na glândula parótida, enquanto cerca de 15 a 20% podem ocorrer na glândula submandibular. A maioria das neoplasias parótidas é benigna (80%), enquanto cerca de 50% das neoplasias na glândula submandibular são malignas[10]. As neoplasias da glândula salivar são encontradas primariamente na população adulta; entretanto, se forem identificadas em crianças a probabilidade de malignidade é maior.

O diagnóstico para essas neoplasias é obtido mais facilmente com exames de TC e RM. As RMs são particularmente excelentes no seu detalhamento da anatomia dos tecidos moles e são cruciais para a avaliação do comprometimento perineural do nervo facial

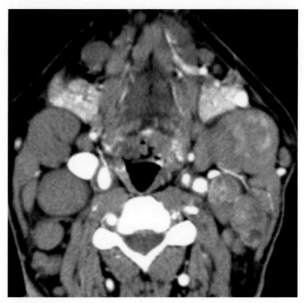

FIGURA 50-5. A tomografia computadorizada axial demonstra uma linfadenopatia bilateral de um linfoma não Hodgkin. Os linfomas são distinguidos em Hodgkin e não Hodgkin, e o linfoma não Hodgkin tem maior incidência na cabeça e no pescoço. (Cortesia de Hudgins and A. Aiken, Emory University School of Medicine.)

em particular. Os nódulos linfáticos patologicamente hipertróficos são também facilmente observados com o uso dessas modalidades e podem ter valor diagnóstico se a doença metastática cervical for preocupante. A PAAF também é um exame valioso para facilitar o planejamento cirúrgico da lesão identificada.[11]

Similares a outros nódulos linfáticos, os cervicais têm o potencial de manifestar malignidades no nódulo linfático primário, como variados tipos de linfoma. O linfoma é o tipo mais comum de malignidade na cabeça e no pescoço em populações pediátricas e o segundo mais comum em adultos. Os linfomas se distinguem em Hodgkin e não Hodgkin; o linfoma não Hodgkin tem maior incidência na cabeça e no pescoço (Fig. 50-5). O subtipo de linfócito B é observado na maioria dos linfomas cervicais não Hodgkin.[12]

Durante a avaliação desses pacientes, é importante revisar minuciosamente os sistemas, porque podem ser indicativo de uma carga de doença sistêmica maior. Um histórico imune abrangente também deve ser buscado por conta da associação do vírus de imunodeficiência humano com o linfoma. O exame de TC e a PAAF são também cruciais para o diagnóstico desses tumores no pescoço. Entretanto, o tecido suplementar de uma biópsia excisional é necessário para facilitar a confirmação diagnóstica com citometria de fluxo.[1,12]

As neoplasias neurogênicas do pescoço podem ser schwannomas (mais comum), neurofibromas, tumores periféricos malignos da bainha do nervo ou tumores de origem neuroblástica, como o neuroblastoma e o ganglioneuroblastoma. Os schwannomas são frequentemente encontrados em adultos no espaço parafaríngeo, ocorrendo em nervos cranianos, raízes nervosas espinhais e/ou no tronco simpático. O diagnóstico radiológico por via de TC – ou ainda melhor, por RM – é crucial para o estabelecimento do diagnóstico. Descobertas clássicas como o deslocamento anterior dos conteúdos da bainha da carótida são importantes na distinção de schwannomas de outros distúrbios.[13] A utilidade da PAAF no diagnóstico dessas lesões é tipicamente baixa porque as descobertas citológicas também estão presentes em outros tumores de tecido mole.

Os neuromas que resultam de uma lesão neuronal durante a cirurgia ou de um traumatismo são outras fontes neurogênicas de um tumor cervical. Os pacientes geralmente se apresentam com um tumor no pescoço e dor associada. Tais neuromas são frequentemente encontrados após um sacrifício no nervo grande auricular, posterior a uma parotidectomia.

50 | DIAGNÓSTICO DIFERENCIAL DOS TUMORES CERVICAIS

A neoplasia subcutânea encontrada mais frequentemente em adultos é o lipoma. Essa lesão é benigna e geralmente tem um curso muito indolente. Pode ocorrer em qualquer lugar do pescoço, mas é frequentemente encontrada no espaço posterior.

Carcinoma Metastático Regional Oculto de Células Escamosas

As metástases cervicais do CEC (carcinoma espinocelular ou carcinoma de células escamosas) podem ocorrer sem uma fronte primária clara. Em geral, os pacientes não têm sintomas ou estes são mínimos para indicar ao médico que uma lesão mais proximal pode estar presente. Essa ocorrência é reconhecida como a "primária desconhecida" e é encontrada em 2 a 9% de todas as malignidades da cabeça e do pescoço.[4,14] Embora a maioria absoluta deles seja CEC (90%), o adenocarcinoma, o melanoma e outras neoplasias malignas histológicas raras podem também ser encontrados; assim, é importante que médicos sejam metódicos e minuciosos em sua abordagem para avaliação e diagnóstico desses pacientes.

A importância de um histórico detalhado e do exame físico não pode ser minimizada na avaliação desses pacientes. Os pacientes podem desconhecer os sinais sutis e sintomas que podem ser benéficos para o médico e ajudar no diagnóstico diferencial para a identificação do local do tumor primário. O exame físico é igualmente crucial porque lesões ocultas podem passar despercebidas no exame superficial quando são submucosas. Localizações como a base da língua, as tonsilas e a nasofaringe são conhecidas por hospedar lesões ocultas e devem ser permanentemente consideradas pelo médico durante o exame físico.

O teste diagnóstico apropriado desses pacientes é particularmente importante para facilitar um diagnóstico oportuno e para evitar consequências negativas não intencionais de uma intervenção incorreta. A biópsia do nódulo no pescoço por PAAF deve ser realizada para estabelecer ou confirmar a presença de doença metastática. Após o diagnóstico metastático ser confirmado, a próxima intervenção mais apropriada é o exame por imagem. A PET/TC (tomografia com emissão de pósitrons associada à tomografia computadorizada) tem se tornado crescentemente a ferramenta mais útil para visualizar as áreas anatômicas pertinentes. Essa modalidade tem o potencial de não apenas mostrar a doença metastática no pescoço, porém, mais importante, identificar áreas do trato aerodigestivo proximal que podem ser a fonte primária da doença cervical. É importante não realizar nenhuma biópsia dos possíveis locais primários antes do exame PET/TC porque essas áreas podem parecer metabolicamente ativas no local da biópsia e falsamente sugerir a presença de malignidade.

Depois que o exame PET tiver sido realizado, é então necessário levar a cabo uma intervenção diagnóstica operatória através de uma endoscopia, laringoscopia e biópsias direcionadas. Os locais da biópsia devem ser direcionados de acordo com as áreas suspeitas, conforme identificado no exame por imagem PET. Se nenhuma área suspeita tiver sido identificada no exame PET ou no exame físico, as biópsias da nasofaringe, na base da língua e na tonsila ipsilateral (tonsilectomia), devem ser realizadas. Entretanto, é urgente que se realize a tonsilectomia bilateral de modo a seguir mais facilmente o paciente no período pós-tratamento.

Uma vez que o diagnóstico for estabelecido, o acompanhamento apropriado por meio de cirurgia ou terapia conservadora deve ser levado a cabo de acordo com as diretrizes da National Comprehensive Cancer Network.

RESUMO

O otorrinolaringologista praticante deve reconhecer o amplo diagnóstico diferencial associado com os tumores no pescoço. Conforme discutido anteriormente, é central para esse entendimento uma compreensão abrangente da anatomia do pescoço e o reconhecimento da predileção de várias lesões de acordo com a idade do paciente. Além disso, um conhecimento profundo da anatomia associado a uma compreensão das modalidades de diagnóstico e suas vantagens irão colocar o médico numa posição em que raramente deixará passar despercebido o diagnóstico do tumor cervical e em que instituirá o tratamento apropriado. A Tabela 50-1 fornece um apanhado conveniente dos tumores cervicais com base em sua localização no pescoço central ou lateral. É de importância crítica conhecer o potencial de malignidade se um tumor estiver progredindo, a despeito do que possa parecer ser a intervenção terapêutica apropriada.

Para consultar a lista completa de referências, acesse www.expertconsult.com.

TABELA 50-1. Diagnóstico Diferencial de Tumores Distinguidos pelo Compartimento Central ou Lateral do Pescoço

	Central do Pescoço	Lateral do Pescoço
Benigno	Cisto do ducto tireoglosso	Linfadenite
	Cisto tímico	Distúrbio granulomatoso
	Cisto de tireoide	Cisto na fenda branquial
	Adenoma folicular	Sialadenite
	Cisto dermoide	Neurofibroma
	Lipoma	Paraganglioma
	Bócio tireoidiano	Neuroma
		Fibromatose do esternocleidomastóideo
Maligno	Carcinoma de tireoide	Carcinoma metastático
	Linfoma	Carcinoma de glândula salivar
	Carcinoma do ducto tireoglosso	Linfoma
	Carcinoma metastático	Sarcoma
	Condrossarcoma	Histiocitoma fibroso

LEITURA SUGERIDA

Asano S: Granulomatous lymphadenitis. *J Clin Exp Hematopathol* 52(1):1–16, 2012.

Beasley MJ: Lymphoma of the thryoid and head and neck. *Clin Oncol* 24:345–351, 2012.

Brook I: Role of methicillin-resistant *Staphylococcus aureus* in head and neck infections. *J Laryngol Otol* 123(12):1301–1307, 2009.

Chen AY, Otto KJ: Differential diagnosis of neck masses. In Flint PW, Haughey BH, Lund VJ, et al: *Cummings otolaryngology: head and neck surgery*, ed 5, Philadelphia, 2010, Elsevier.

Christensen RK, Bjørndal K, Godballe C, et al: Value of fine-needle aspiration biopsy of salivary gland lesions. *Head Neck* 32(1):104–108, 2010.

Goff CJ, Allred C, Glade RS: Current management of congenital branchial cleft cysts, sinuses and fistulae. *Curr Opin Otolaryngol Head Neck Surg* 20(6):533–539, 2012.

Hartzell LD, Buckmiller LM: Current management of infantile hemangiomas and their common associated conditions. *Otolaryngol Clin North Am* 45:545–556, 2012.

Kadom N, Lee EY: Neck masses in children: current imaging guidelines and imaging findings. *Semin Roentgenol* 47(1):7–20, 2012.

Layfield L: Fine-needle aspiration in the diagnosis of head and neck lesions: a review and discussion of problems in differential diagnosis. *Diagn Cytopathol* 35:798–805, 2007.

Mendenhall WM, Mancuso A, Amdur R, et al: Squamous cell carcinoma metastatic to the neck from an unknown head and neck primary site. *Am J Otolaryngol* 2294:261–267, 2001.

Tracy TF, Muratore CS: Management of common head and neck masses. *Semin Pediatr Surg* 16:3–13, 2007.

Villeneuve H, Després P, Fortin B, et al: Cervical lymph node metastases from unknown primary cancer: a single-institution experience with intensity-modulated radiotherapy. *Int J Radiat Oncol Biol Phys* 82(5):1866–1871, 2012.

Yeung MJ, Serpell JW: Management of the solitary thyroid nodule. *Oncologist* 13(2):105–112, 2008.

Yoo J, Henderson S, Walker-Dilks C: Evidence-based guideline recommendations on the use of positron emission tomography imaging in head and neck cancer. *Clin Oncol (R Coll Radiol)* 25:e33, 2013.

51 Neoplasias Cervicais

Terry A. Day | Arnaud F. Bewley | John K. Joe[†]

Pontos-chave

- As massas cervicais representam um grupo diverso de processos patológicos e exigem um amplo diagnóstico diferencial.
- Tanto as lesões benignas quanto as malignas podem se apresentar como uma massa no pescoço, tornando importante uma abordagem atenta dessas lesões.
- Um histórico e um exame físico completos, bem como estudos auxiliares adequados, são importantes para chegar a um diagnóstico correto.
- O uso adequado da biópsia por aspiração com agulha fina e endoscopia é crítico para determinar a presença de uma lesão maligna do trato aerodigestivo superior.
- Compreender a utilidade das diferentes modalidades de imagem, como a ressonância magnética, tomografia computadorizada, tomografia por emissão de pósitrons e angiografia, pode ajudar bastante na avaliação e no tratamento dessas patologias diferentes.
- A evidência radiográfica é suficiente para fazer um diagnóstico de paraganglioma.
- O tratamento depende criticamente da determinação de um diagnóstico correto e pode incluir cirurgia, radioterapia, quimioterapia ou uma combinação dessas modalidades de tratamento.

As neoplasias do pescoço incluem os tumores que surgem nas estruturas linfovasculares cervicais, em vez de metastatizar para elas, e os tumores originários dos tecidos moles cervicais. Essas neoplasias podem ser benignas ou malignas e, embora sejam menos comuns do que as lesões metastáticas para o pescoço, o clínico sempre deve considerar esses tumores no diagnóstico diferencial de uma massa cervical. Este capítulo é dividido nas seções benigna e maligna e proporciona ao leitor uma ampla análise das neoplasias que podem se originar no pescoço.

AVALIAÇÃO DIAGNÓSTICA

O diagnóstico das neoplasias cervicais envolve a prática padrão de obter um histórico completo e um exame físico. Igualmente importante é que o paciente seja questionado a respeito de neoplasias prévias, histórico familiar e sinais e sintomas sistêmicos, além dos fatores de risco de lesões primárias e metastáticas nessa área. Um exame abrangente de cabeça e pescoço deve incluir a orelha e o osso temporal, cavidade nasossinusal, nasofaringe, orofaringe, hipofaringe e laringe e também deve incluir um exame completo do nervo craniano, além do exame do pescoço. As informações específicas coletadas no exame físico do pescoço devem incluir a característica da massa, sua mobilidade e qualquer pulsação, além da avaliação precisa do nível cervical. Por exemplo, a imobilidade de uma massa pulsátil na direção craniocaudal pode apontar para a presença de um tumor do corpo carotídeo. Se a massa cervical não for pulsátil ou de natureza vascular, deve ser feita uma aspiração com agulha fina (AAF). Somente quando a AAF não for diagnóstica ou for inadequada é que deve ser feita a biópsia excisional e, nesse momento, o cirurgião deve estar preparado para proceder com a dissecção cervical adequada, se necessário com análise da margem.

[†]Falecido.

ESTUDOS DE IMAGEM

A tomografia computadorizada (TC), a imagem por ressonância magnética (RM), a ultrassonografia (US) e a tomografia por emissão de pósitrons (PET) ou combinações desses estudos podem ser úteis na avaliação dos tumores de tecido mole de cabeça e pescoço, com as vantagens particulares de cada técnica variando de acordo com tipo de tumor, localização, doença regional e proximidade com as estruturas vitais. Embora os achados radiográficos possam fornecer pistas para o diagnóstico amplo e, em alguns casos, até mesmo diferencial específico, o diagnóstico exato não pode ser determinado sem a avaliação histológica.

Tomografia Computadorizada

A TC é particularmente útil na avaliação do detalhe ósseo e das calcificações dentro do tumor, e a adição de contraste aumenta a utilidade diagnóstica do exame dos tecidos moles. Além disso, a biópsia dirigida por TC dos tumores de difícil acesso, como os tumores do espaço parafaríngeo, pode fornecer tecidos para diagnóstico. A RM superou a TC na avaliação da extensão e relação dos tecidos moles na região de cabeça e pescoço; entretanto, a qualidade da imagem pode ser degradada pelo movimento do paciente. A RM geralmente é recomendada na maioria dos tumores de tecidos moles ou tumores adjacentes às estruturas vitais dessa região, principalmente em lesões nasofaríngeas, nasossinusais, parótidas e possivelmente lesões da cavidade oral. Além disso, a angiografia por TC às vezes é útil na identificação de integridade, grau de envolvimento do tumor ou compressão da artéria carótida nas neoplasias cervicais. Os testes de oclusão temporária com balão podem ser combinados com a angiografia para avaliar a circulação intracraniana nos casos em que se pode esperar comprometimento da carótida em decorrência do crescimento tumoral ou da ressecção cirúrgica.

Imagem por Ressonância Magnética

Similar à TC, a RM deve ser feita com contraste usando agentes à base de gadolínio. A supressão de gordura é útil para sequências pós-contraste e ponderadas em T2; no entanto, as imagens sem contraste ponderadas em T1 sem supressão de gordura sempre devem ser obtidas porque fornecem frequentemente o melhor delineamento das estruturas anatômicas normais e da extensão dos processos patológicos.[1,2]

Tomografia por Emissão de Pósitrons

A PET (do inglês *positron emission tomography)* com 18-fluorodesoxiglicose evoluiu como uma modalidade de imagem consolidada no tratamento dos pacientes com câncer de cabeça e pescoço. No momento do exame inicial, a PET é utilizada com frequência para avaliar 1) a extensão do tumor primário, 2) a presença de doença metastática regional ou distante e 3) a presença de tumores segundos primários, como os cânceres pulmonares ou esofágicos.[2,3] Também tem um papel em evolução na tomada de decisão sobre o tratamento cervical após a quimiorradiação definitiva.[4]

A maioria das lesões malignas primárias do pescoço é prontamente detectada com a PET, e muitas instituições usam rotineiramente a PET/TC para essas lesões de cabeça e pescoço para ajudar nos detalhes anatômicos em lesões ávidas à PET. Em um estudo recente, a PET detectou 93,9% de uma série de 212 sarcomas com uma sensibilidade de 93,7% para sarcomas de tecido mole e 94,6% para sarcomas ósseos. Embora tenha sido encontrada uma forte associação entre os valores elevados de absorção do tumor e o maior grau histopatológico, ainda há uma sobreposição significativa nos valores de absorção padronizados entre os sarcomas de baixo e alto grau, e a diferenciação do grau com base na avidez pela PET continua imprecisa.[5] Embora a PET tenha utilidade limitada na maioria dos tumores cervicais benignos, ela pode ser útil no tratamento dos pacientes com paragangliomas de cabeça e pescoço (PGLs). A positividade da PET 18-fluorodesoxiglicose está presente em quase todos os PGLs cervicais, embora o grau de avidez não pareça um indicador de potencial maligno. Nos PGLs cervicais com suspeita de lesão maligna, a PET pode ser usada para avaliar a presença de metástases regionais ou distantes.[6]

A PET e a PET/TC também são clinicamente relevantes, não só para identificar doença maligna dentro do pescoço, mas para fornecer informações sobre a doença metastática nodal regional e a possível doença distante; desse modo, elas ajudam no estadiamento exato e no tratamento. Frequentemente é importante utilizar a PET ou PET/TC nas lesões malignas de alto grau para fornecer informações globais de estadiamento antes de partir para o tratamento agressivo.

Ultrassom

A imagem por ultrassom se transformou em uma ferramenta valiosa no repertório de diagnóstico dos cirurgiões de cabeça e pescoço. Ela permite adicionar imagens a um exame cervical feito no consultório, atuando como adjuvante do exame físico. Além disso, na avaliação do pescoço N0, ela permite não só a caracterização dos linfonodos no pescoço, mas também permite a biópsia com AAF dos linfonodos de interesse.[7] A capacidade do US em ser utilizado como ferramenta de prognóstico primário no pescoço para ajudar no julgamento, se a dissecção cervical eletiva é necessária, tem sido investigada. Em um estudo recente de 45 pacientes submetidos à imagem pós-operatória com US e TC antes da dissecção cervical, a taxa correta de linfonodos malignos detectados por ultrassom foi significativamente maior em comparação com a da TC. No entanto, o paradigma de tratamento do paciente de cabeça e pescoço N0 ainda necessita ser modificado e correntemente a TC continua a ser o estudo de diagnóstico preferido.[8]

NEOPLASIAS BENIGNAS DO PESCOÇO

As neoplasias benignas do pescoço frequentemente são mal diagnosticadas com uma etiologia infecciosa (linfadenite) ou congênita (cisto da fenda branquial) na apresentação inicial. Desse modo, o diagnóstico de todas as massas cervicais requer uma abordagem vigilante usando histórico, exame físico, estudos radiológicos e biópsia AAF. Como esses tumores são incomuns, uma análise da abordagem de diagnóstico é vital para a avaliação do clínico e o tratamento de cada caso.

As neoplasias primárias benignas do pescoço incluem tumores vasculares, como os PGLs; neoplasias nervosas periféricas, como os schwannomas ou neurofibromas; lipomas; e tumores da glândula salivar. A discussão a seguir sobre as neoplasias benignas mais comuns é categorizada pelo tecido de origem.

NEOPLASIAS VASCULARES

Os PGLs correspondem à classe mais comum de neoplasias vasculares benignas do pescoço e surgem das células paraganglionares extra-adrenais derivadas da crista neural.

Histopatologia

O sistema paraganglionar denota uma coleção de células *cromafins* derivadas do neuroectoderma nos sítios extra-adrenais. O sistema é vital como uma fonte de catecolaminas no desenvolvimento fetal antes da formação da medula adrenal.

Os paragânglios normais contêm dois tipos de células: *tipo 1*, células principais ou células granulares, e *tipo 2*, células de suporte ou sustentaculares. As células tipo 1 contêm grânulos de núcleo denso cheios de catecolaminas, uma propriedade que as coloca no sistema descarboxilase precursor e captador de amina. O tipo 2, ou células sustentaculares, são células alongadas que lembram bastante as células de Schwann. Sua função não está inteiramente clara. Os tumores dos paragânglios, como os tumores do corpo carotídeo, contêm células dos tipos 1 e 2. As células do tipo 1 predominam e são dispostas em um padrão organizado, aninhado, conhecido como *Zellballen*, circundadas por células sustentaculares em um estroma fibroso. As células principais do tipo 1 tendem a ser poligonais, com citoplasma eosinofílico granular abundante. Elas são circundadas perifericamente pelas células sustentaculares do tipo 2, que são difíceis de identificar pelo microscópio ótico e aparecem como células basofílicas fusiformes. O pleomorfismo nuclear e o hipercromatismo celular são comuns nos PGLs e não devem ser considerados evidência de lesão maligna. A imuno-histoquímica ajuda no diagnóstico dessas neoplasias. As células do tipo 1 coram positivamente com enolase neurônio-específica, cromogranina A e sinaptofisina. As células do tipo 2 coram com S-100 e focalmente com proteína ácida fibrilar glial.

Nomenclatura

A controvérsia quanto a nomenclatura adequada dos PGLs tem sido confusa. Historicamente, eles têm sido chamados *tumores glômicos, quimiodectomas* e *tumores não-cromafim.* A terminologia correta dos PGLs se baseia na localização (p. ex., carótida, jugulo-timpânica e vagal), embora os termos *tumor do corpo carotídeo, glômico timpânico* e *glômico jugular* persistam.

Outros termos, como *quimiodectoma, tumor glômico* e *tumor não cromafim*, são menos exatos e devem ser evitados. *Quimiodectoma* é um termo impreciso para descrever todos os PGLs de cabeça e pescoço, porque o corpo carotídeo é o único paragânglio conhecido de cabeça e pescoço que se comporta como um quimiorreceptor. O termo *tumor glômico* descreve com mais exatidão os tumores cutâneos benignos que surgem das células neuromioarteriais que circundam as anostomoses venosas. A designação como *tumor não cromafim* está relacionada às características histológicas de coloração. Como uma técnica histológica de coloração usando a reação cromafim não conseguiu mostrar a presença de catecolaminas, os PGLs foram descritos como *tumores não cromafim.* Técnicas mais recentes, porém, detectaram catecolaminas em pequenas quantidades.[9] A reação cromafim é um método altamente insensível para classificar esses tumores.[10]

Epidemiologia

Aproximadamente 90% dos tumores que surgem do sistema paraganglionar estão na glândula adrenal. Esses tumores são denominados *feocromocitomas*. Os 10% restantes surgem de sítios extra-adrenais: 85% desses surgem no abdome, 12% no tórax e os 3% restantes na área de cabeça e pescoço.

O PGL mais comum da cabeça e pescoço é o tumor do corpo carotídeo, seguido pelos PGLs jugulo-timpânicos e vagais. Outros sítios incluem laringe, cavidade nasal, órbita, traqueia, corpo aórtico, pulmão e mediastino. Estima-se que os PGLs correspondam a 1 em 30.000 tumores de cabeça e pescoço.[11] No entanto, a incidência verdadeira dos PGLs pode ser desconhecida porque os laudos mais antigos descreviam os PGLs como tumores neuroendócrinos.[12] A multicentricidade desses tumores complica ainda mais uma estimativa exata, particularmente nos PGLs familiares.

PARAGANGLIOMAS CAROTÍDEOS

Os PGLs carotídeos são o tipo mais comum de PGL de cabeça e pescoço e servem como modelo de discussão em relação a história, fisiologia e fatores etiológicos relevantes aos PGLs.

História

O anatomista von Haller descreveu pela primeira vez o corpo carotídeo em 1743; no entanto, sua função era desconhecida na época. Estudos histológicos do corpo carotídeo revelaram ácinos granulares, então o corpo carotídeo foi rebatizado *glândula carotídea*. Von Luschka descreveu pela primeira vez um tumor do corpo carotídeo em 1862. Em 1880, Reigner fez a primeira ressecção de um tumor do corpo carotídeo, mas o paciente não sobreviveu. Seis anos mais tarde, Maydl fez a ressecção de um tumor do corpo carotídeo e o paciente sobreviveu, mas teve hemiplegia pós-operatória e afasia. Em 1889, Albert foi o primeiro cirurgião a lograr êxito na ressecção de um corpo carotídeo sem ligar os vasos carotídeos. A primeira remoção bem-sucedida de um tumor do corpo carotídeo nos Estados Unidos foi relatada por Scudder[13] em 1903. O termo *paragânglio* foi utilizado pela primeira vez pelo histologista Kohn[14] em 1903 para descrever o corpo carotídeo. Esse termo era mais adequado porque as células do corpo carotídeo originam-se da crista neural e migram em estreita colaboração com as células ganglionares, daí o nome "paraganglionar". Em 1950, Mulligan[15] descreveu uma degeneração neoplásica do corpo carotídeo em um cão como quimiodectoma em virtude da função quimiorreceptora do corpo carotídeo.

Anatomia e Fisiologia

O corpo carotídeo está situado na camada adventícia do aspecto posteromedial da bifurcação da artéria carótida comum. O corpo carotídeo normal mede 3 a 5 mm de diâmetro, mas frequentemente é maior nas pessoas que vivem em altitudes mais elevadas. O peso médio da glândula adulta normal é 12 mg, com um amplo intervalo relatado previamente de 1 a 47 mg.[16] Durante a remoção cirúrgica, o achado típico é uma pequena estrutura oval, com uma cor entre o castanho avermelhado e o bronze, presa aos vasos carotídeos na bifurcação com o ligamento de Mayer, através do qual passam os vasos de alimentação, primariamente da artéria carótida externa. O fluxo sanguíneo e o consumo de oxigênio do corpo carotídeo, grama por grama, ultrapassam o do cérebro ou da glândula tireoide.[17] A inervação sensorial vem do nervo de Hering, um ramo do nervo glossofaríngeo que se origina aproximadamente 1,5 cm distal ao forame jugular. O corpo carotídeo tem um papel quimiorreceptor ao modular a função respiratória e cardiovascular em resposta às flutuações no pH arterial, oxigênio e tensão do dióxido de carbono. Acidemia, hipóxia e hipercapnia estimulam o corpo carotídeo a iniciar um reflexo autônomo que leva a uma maior frequência e profundidade respiratórias junto com maiores frequência cardíaca, pressão arterial e atividade cortical cerebral. Foi essa estreita associação com o estímulo respiratório e a resposta do sistema nervoso simpático que instigaram a investigação do papel do corpo carotídeo nos processos de doença, como a apneia obstrutiva do sono e a síndrome da morte súbita infantil. Embora não possam ser tiradas conclusões claras nesse momento, o corpo carotídeo e sua resposta à hipóxia intermitente parecem estar relacionados à hipertensão sistêmica vista na apneia obstrutiva do sono. Também foi demonstrado que algumas crianças que morreram pela síndrome da morte súbita infantil tinham corpos carotídeos pequenos ou uma menor proporção de células maduras dos tipos 1 *versus* 2. Acredita-se que isso possa atenuar a resposta infantil à crise de hipóxia.

Etiologia

A etiologia dos PGLs parecer ser multifatorial, mas a maioria é solitária. Múltiplos feocromocitomas e PGLs são vistos nas síndromes familiares, principalmente múltiplas neoplasias endócrinas dos tipos 2A e 2B. Outras síndromes associadas com os PGLs são a neurofibromatose tipo 1 e doença de von Hippel-Lindau, que é caracterizada pelos angiomas retinais e hemangioblastomas cerebelares. Uma tríade de Carney demonstra a associação do PGL, condroma pulmonar e leiomiossarcoma gástrico.[18]

Além dessas associações, uma síndrome de PGLs familiares caracterizada por múltiplos PGLs, especialmente na região de cabeça e pescoço, foi descrita e ocorre em pelo menos 10% dos casos. A natureza familiar dos tumores do corpo carotídeo foi sugerida pela primeira vez por Chase[19] em 1933 em sua descrição de duas irmãs com tumores do corpo carotídeo. Progressos recentes têm sido desenvolvidos na caracterização das síndromes familiares de PGL, incluindo genes e mutações envolvidos e as recomendações para o cirurgião de cabeça e pescoço no tratamento desses pacientes e na condução dos membros da família em risco (Quadro 51-1). As mutações genéticas responsáveis pela forma hereditária do PGL foram identificadas em genes que codificam os genes de subunidades da succinato desidrogenase D (*SDHD*), B (*SDHB*) e C (*SDHC*), que são mapeados para os cromossomos 11, 1 e 1, respectivamente. A síndrome do PGL hereditário foi classificada geneticamente em quatro entidades: PGL1, PGL2, PGL3 e PGL4. As mutações germinativas em SDHD, SDHB e SDHC foram identificadas no PGL1, PGL2 e PGL3, respectivamente. O gene do PGL2 não foi identificado.[20] Os indivíduos com síndrome do PGL hereditário têm início precoce dos tumores e uma frequência de tumores bilaterais e/ou múltiplos mais alta que a das pessoas com doença esporádica. Relatos passados sugerem que o PGL familiar é raro, embora a literatura recente desafie essa afirmação e sugira que a associação dos PGLs com mutações genéticas germinativas provavelmente é muito maior; ele representou 17% dos pacientes esporádicos em um estudo[20] e até 28 a 40% em outros estudos.[21-23] O PGL1 é ocasionado por mutações na subunidade D do gene da succinato desidrogenase e é a anomalia genética mais herdada nas famílias com um histórico de PGLs. As três síndromes seguem um padrão autossômico de herança, mas o padrão de herança do PGL1 é autossômico dominante, modificado pela impressão genômica. A impressão genômica nos PGLs foi descrita por van der Mey et al.[24] após analisarem os dados de 15 grandes árvores genealógicas holandesas. O gene impresso é

Quadro 51-1. RECOMENDAÇÕES DE TRIAGEM PARA PORTADORES DE MUTAÇÕES GÊNICAS *SDHB*, *SDHC* OU *SDHD**

Exame físico anual e medição da pressão arterial
Níveis anuais de catecolaminas e metanefrinas urinárias
Imagens de pescoço, tórax, abdome e pelve a cada 6 a 12 meses por tomografia computadorizada e/ou ressonância magnética

Extraído de Drucker AM, Houlden RL: A case of familial paraganglioma syndrome type 4 caused by a mutation in the SDHB gene. *Nat Clin Pract Endocrinol Metab* 2006;2(12):706-712 and Isik C, Erem C, Imamoglu M, et al: Familial paraganglioma. *Eur Arch Otorhinolaryngol* 2006;263(1):23-31.
*Começa no início da adolescência.
Subunidades de succinato desidrogenase B (SDHB), C (SDHC) e D (SDHD).

transmitido de maneira mendeliana, mas a expressão do gene é determinada pelo sexo do progenitor transmissor. Com os PGLs, o gene resulta no desenvolvimento de um tumor quando é herdado paternalmente. A prole dos portadores machos nunca desenvolveu tumores. O PGL1 está associado mais frequentemente com tumores de cabeça e pescoço, mas também confere um risco de feocromocitoma. Estima-se que 86% dos indivíduos com uma mutação gênica vão desenvolver um tumor aos 50 anos.[25] As mutações gênicas no SDHC são raras, e foram identificadas poucas famílias que carregam essa mutação.

De interesse ainda maior é o desenvolvimento de uma síndrome de PGL nos pacientes de cabeça e pescoço em virtude da herança das mutações no gene *SDHB*. Embora os PGLs associados com mutações no *SDHB* sejam menos comuns que a sua contraparte de subunidade D, as mutações nesse gene conferem um risco maior de desenvolvimento de feocromocitomas extra-adrenais, secretores de catecolaminas e frequentemente malignos; a identificação desses indivíduos é crucial na conduta em relação aos membros da família em risco para garantir a ocorrência da triagem adequada do feocromocitoma e de outros PGLs. Foram relatados vários casos de carcinoma da célula renal em portadores dessas mutações e um caso de câncer papilar tireoidiano foi documentado na literatura.[25] O papel do aconselhamento e teste genético nessa população de pacientes não pode ser menosprezado. Em virtude da taxa de mutações aparentemente elevada em pacientes com um histórico coerente com os PGLs esporádicos, devem ser considerados o aconselhamento e o teste genético de todo paciente com um tumor do corpo carotídeo ou com outros PGLs.

Quadro Clínico e Diagnóstico

A característica dos tumores do corpo carotídeo é um crescimento lento, que se reflete clinicamente pela defasagem entre os primeiros sintomas e o diagnóstico, que dura em média 4 a 7 anos. Um tumor do corpo carotídeo se apresenta usualmente como uma massa cervical lateral, móvel lateralmente, mas menos móvel na direção craniocaudal devido à sua adesão às artérias carótidas. Esse achado físico tem sido chamado *sinal de Fontaine positivo*.[26] Por outro lado, um tumor do corpo carotídeo pode se apresentar como uma massa parafaríngea. Muitos tumores do corpo carotídeo são pulsáteis pela transmissão dos vasos carotídeos ou, com menos frequência, se expandem, refletindo a sua extrema vascularidade intrínseca. Às vezes pode ser ouvido um sopro à asculta, mas ele pode desaparecer com a compressão da carótida. A consistência varia entre macia, elástica e firme, e esses tumores geralmente não provocam sensibilidade. À medida que aumentam, aparecem os sintomas progressivos de disfagia, odinofagia, rouquidão e outros déficits dos nervos cranianos (IX a XII). A síndrome de hipersensibilidade do seio carotídeo foi descrita em associação com tumores do corpo carotídeo.[27] A síndrome se refere a uma perda de consciência acompanhada por uma bradicardia reflexa e hipertensão. Os estímulos incitativos incluem o movimento espontâneo da cabeça ou a pressão digital aplicada ao tumor. Raramente, o PGL de cabeça e pescoço pode se apresentar como um tumor funcional secretor de neuropeptídio. A capacidade de síntese de catecolaminas nos PGLs de cabeça e pescoço não se traduz imediatamente em achados clínicos. Embora todos os PGL tenham grânulos neurossecretórios, somente 1 a 3% são considerados funcionais.[28] Em 1962, Glenner et al.[10] descreveram pela primeira vez um tumor funcionante do corpo carotídeo secretando norepinefrina. Os pacientes devem ser questionados sobre os sinais e sintomas indicativos de elevação das catecolaminas. As queixas de cefaleia, palpitações, rubor e perspiração devem ser avaliadas. Nesses pacientes, uma coleta de urina de 24 horas é examinada para norepinefrina e seus metabólitos, incluindo o ácido vanilmandélico e a normetanefrina. Por outro lado, a metanefrina plasmática pode ser avaliada. O excesso de epinefrina ou metanefrina deve levantar suspeita de um feocromocitoma adrenal porque os PGL de cabeça e pescoço não possuem a enzima para converter a norepinefrina em epinefrina (feniletano-lamina-N-metiltransferase). Uma TC abdominal deve ser feita para excluir um feocromocitoma adrenal concomitante. Se for constatado um tumor funcionante no pré-operatório, é feito o bloqueio alfa e beta-adrenérgico; isso diminui o risco de liberação súbita de catecolaminas que pode ocorrer com a manipulação do tumor na cirurgia. A triagem rotineira das metanefrinas e do ácido vanilmandélico na urina e das catecolaminas séricas só é indicada para PGLs múltiplos ou familiares ou na presença de sintomas relacionados às catecolaminas.[29]

Multicentricidade. O tumor do corpo carotídeo é o PGL mais comum em cabeça e pescoço e a combinação mais frequente de múltiplos tumores é com os tumores do corpo carotídeo bilaterais. A incidência global de múltiplos tumores é relatada na literatura em aproximadamente 10%; alguns desses tumores podem ser mutações genéticas familiares não reconhecidas. Se for reconhecido um padrão familiar, a incidência de múltiplos tumores é relatada em 30 e 50%.

Malignização. Os critérios celulares para malignização ainda não foram estabelecidos. Harrington e Dockerty[30] tentaram classificar os tumores malignos do corpo carotídeo. Os critérios de malignização incluíram mitoses com células gigantes, polimorfismo nuclear e invasão capsular. Usando esses critérios, 50% dos 20 tumores estudados seriam considerados malignos. Batsakis[31] concordou que a maior taxa mitótica e invasão capsular não deveriam ser consideradas determinantes de lesão maligna. Outros autores levantaram a hipótese de que todos os tumores do corpo carotídeo demonstram algum grau de invasão capsular.[32] A malignização é determinada pela metástase, que deve ser comprovada com a biópsia, já que os PGLs podem exibir multicentricidade. Não há critérios histológicos para malignidade. Na verdade, relatos prévios descreveram tumores metastáticos do corpo carotídeo sem mitoses.[33] O diagnóstico de lesão maligna deve ser feito pela evidência de propagação para os linfonodos regionais ou sítios distantes, mais frequentemente o pulmão e os ossos.[34,35] Os PGLs malignos foram relatados por Batsakis[31] em 6% dos PGLs do corpo carotídeo. As taxas de sobrevida de 5 anos exatas não estão disponíveis devido à baixa taxa de malignização desse tumor incomum. Dados do National Cancer Data Base (NCDB)[36] sugerem uma taxa de sobrevida global de 5 anos correspondente a 60%. As metástases distantes tiveram um prognóstico pior com uma taxa de sobrevida de 5 anos de 11,8%, enquanto as pessoas com propagação regional da doença se saíram muito melhor, com uma taxa de sobrevida de 5 anos correspondente a 78%.

Estudos de Imagem

Existem várias modalidades de imagens para diagnóstico na propedêutica dos tumores do corpo carotídeo. O US duplex não invasivo demonstra uma massa hipervascular e a relação do tumor com a artéria carótida. O US também pode delinear qualquer doença intrínseca da artéria carótida.

A TC com contraste endovenoso demonstra uma massa hipervascular ávida por contraste, similar aos vasos normais, na bifurcação carotídea, que mostra as artérias carótidas interna e externa. A angiografia por TC pode ser feita para demonstrar a relação dos vasos carotídeos com a massa cervical realçada.

A RM com gadolínio pode ser o estudo de imagem mais útil na avaliação dos tumores do corpo carotídeo (Fig. 51-1, *A* e *B*), pois, em comparação com a TC, ela oferece contraste superior dos tecidos moles sem a necessidade de radiação ionizante. A RM é sensível para tumores tão pequenos quanto 0,8 cm.[37] Os PGLs maiores que 2 cm de diâmetro costumam demonstrar ausência de fluxo interno nas imagens ponderadas em T2, além de linhas escuras e pontos que correspondem a estruturas vasculares. No entanto, nem sempre isso está presente com os PGLs carotídeos. Os tumores do corpo carotídeo demonstram um sinal de lira característico, caracterizado por um arqueamento e deslocamento das artérias carótidas interna e externa, como mostra a Figura 51-1, *B*

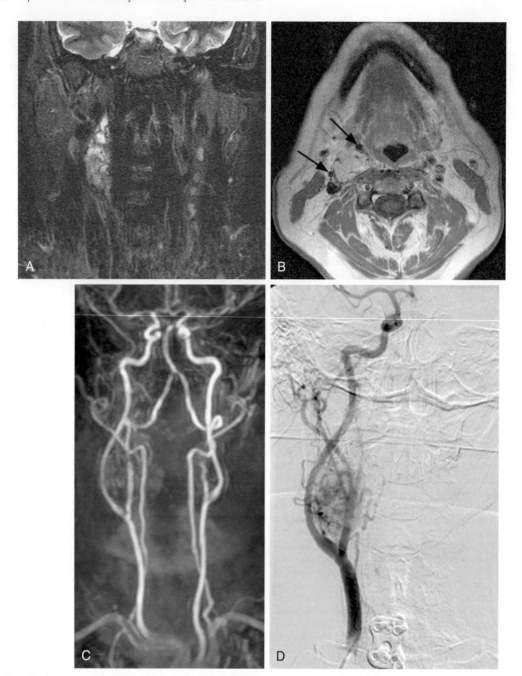

FIGURA 51-1. Geração de imagens de paragangliomas carotídeos. **A,** Imagem por ressonância magnética coronal ponderada em T2 com supressão de gordura (STIR) exibindo uma massa hiperintensa no lado direito do pescoço, com vasos internos proeminentes (lacunas de fluxo). **B,** Imagem por ressonância magnética axial pós-contraste ponderada em T1 revelando realce ávido da massa, que se estende para além das artérias carótidas interna e externa (*setas*). Repare que as lacunas de fluxo interno são visualizadas novamente. **C,** Imagem de projeção frontal com intensidade máxima do angiograma por ressonância magnética do pescoço mostrando a presença de vasos entre as artérias carótidas interna e externa à direita, que estão deslocadas. **D,** Imagem de projeção frontal do angiograma por subtração digital após injeção da artéria carótida comum direita demonstrando vasculatura do tumor.

e *C*. A avaliação radiográfica deve ser suficiente para fazer o diagnóstico de tumor do corpo carotídeo. A angiografia carotídea foi substituída pela RM (incluindo a ARM; Fig. 51-1, *C*).

A alta densidade de receptores de somatostatina nos PGLs proporciona novas técnicas de imagem funcional em medicina nuclear, que incluem tomografia, ressonância magnética e cintilografia com meta-iodo-benzil-guanidina e octreotide. As imagens geradas com meta-iodo-benzil-guanidina usam um marcador de iodo I-131, que está concentrado nas vesículas de armazenamento intracelular dos PGLs.[38] As imagens geradas com octreotide usam análogo da somastatina índio 111 para diagnosticar tumores primários do precursor de amina e do sistema de captação da descarboxilase, bem como suas metástases.[39] Esses estudos de imagem funcional têm sido recomendados como um possível teste de triagem de PGLs familiares para pacientes em risco.[40] Eles também permitem a detecção de outros tumores quando houver suspeita de um PGL maligno.[41]

Classificação

Embora não seja adotado universalmente na literatura dos tumores do corpo carotídeo, foi proposto anteriormente um sistema de classificação desses tumores. Em 1971, enquanto era um residente de cirurgia na Clínica Mayo, Shamblin et al.[42] descreveram um sistema de classificação utilizado para dimensionar a dificuldade de ressecção nos tumores do corpo carotídeo. Os tumores do *Grupo I* eram definidos como localizados, relativamente pequenos e minimamente aderidos aos vasos carotídeos. A excisão cirúrgica foi descrita como um procedimento realizado sem dificuldade. O *Grupo II* abrangia os tumores aderidos aos vasos, ou circundando-os parcialmente, com adesão moderada. Esses tumores foram descritos como passíveis de remoção cirúrgica cuidadosa. Os tumores do corpo carotídeo pertencentes ao *Grupo III* envolviam completamente as carótidas. Shamblin et al. recomendaram a abordagem desses tumores com muito cuidado, considerando a substituição do vaso.

Tratamento

A cirurgia ainda é a base do tratamento dos tumores do corpo carotídeo. Em certos casos ainda há controvérsia, particularmente quanto aos tumores multicêntricos e nos pacientes com doença avançada ou comorbidades importantes.

Cirurgia. Em um relato do Memorial Sloan Kettering Cancer Center, Lack et al.[43] discutiram 39 de 43 pacientes com tumores do corpo carotídeo que foram tratados cirurgicamente; um paciente recebeu radioterapia (RT) definitiva e três outros foram observados, mas não tratados. Nessa coorte de pacientes, 24 de 39 indivíduos ficaram livres da doença após a cirurgia em um intervalo de acompanhamento médio de 12 anos (6 meses a 38 anos). A recorrência local ocorreu em 4 de 39 pacientes (10%) e as metástases regionais ou distantes ocorreram em 4 de 39; os últimos 3 morreram da doença em 6 anos.

A incidência de comprometimento permanente do nervo craniano como complicação da cirurgia foi relatada na literatura em aproximadamente 20% dos casos. No relato de Lack et al.,[43] o sacrifício do nervo craniano quanto aos nervos vago e hipoglosso foi necessário em 15% (6 de 39) dos pacientes. Outro paciente desenvolveu síndrome de Horner no pós-operatório. Embora não quantificado, o nervo laríngeo superior que fornece inervação sensorial à laringe e inervação motora ao músculo cricotireóideo pode ser o nervo mais lesionado durante a ressecção do corpo carotídeo. A paralisia de um nervo laríngeo superior pode resultar em algum grau de aspiração, embora a paralisia isolada de um nervo laríngeo superior não exija, na maioria das vezes, reabilitação adicional. Além disso, a desnervação de um músculo cricotireóideo pode resultar em mudanças de afinação em cantores, mas as alterações na voz podem não ser perceptíveis. A lesão na cadeia simpática cervical vai resultar em síndrome de Horner com ptose, miose e anidrose ipsilateral. Nettervilee et al.[37] descreveram a síndrome da primeira mordida que resultou da lesão na cadeia simpática cervical e levou à perda de estímulo simpático para a glândula parótida. Os pacientes com síndrome da primeira mordida se queixam de câimbras graves na área da parótida quando dão a primeira mordida no alimento, particularmente na primeira refeição do dia. Geralmente a dor recua nas próximas mordidas, mas é mais intensa com substâncias que estimulam a salivação, como alimentos azedos ou amargos. O mecanismo psicológico por trás da síndrome da primeira mordida provavelmente resulta da hipersensibilidade de desnervação dos receptores simpáticos que controlam as células mioepiteliais na glândula parótida. Com a ingestão oral, os neurotransmissores parassimpáticos são liberados e a estimulação cruzada dos receptores simpáticos provoca uma resposta supramáxima das células mioepiteliais. O tratamento inclui restrição a alimentos leves e carbamazepina oral (100 a 200 mg duas vezes ao dia) para os indivíduos com dor grave.

Anand et al.[44] analisaram 1.181 casos publicados de tumores do corpo carotídeo tratados com ressecção cirúrgica. A lesão da artéria carótida interna (ACI) foi identificada em 23% (275 casos), com uma ocorrência global de complicações do sistema nervoso central (SNC) de 26%. Essa subcategoria de lesão da ACI foi mais examinada. Em 23% (62 casos), foi feita a correção da ACI com sutura simples ou um *patch*, com uma taxa de complicação do SNC de 3%. A ACI foi reconstruída em 46% (125 casos), com uma taxa de complicação do SNC de 10% e uma taxa de mortalidade de 2%. Foi preciso ligar a ACI em 32% (89 casos), o que resultou em uma taxa de complicação no SNC de 66% e uma taxa de mortalidade de 46%.

A minimização das complicações cirúrgicas exige uma abordagem multidisciplinar, usando cirurgiões de cabeça e pescoço familiarizados com a anatomia neurovascular cervical para abordar o tumor e um cirurgião vascular para ajudar na ressecção e correção vascular, se for necessário. A chave para o sucesso da cirurgia está no bom planejamento pré-operatório, controle proximal e distal da vasculatura com redes de vasos, identificação cuidadosa e preservação das estruturas neurais, como os nervos vago e hipoglosso, e dissecção no plano periadventício com rigorosa atenção à hemostasia. Às vezes a ligadura da artéria carótida externa é necessária para ressectar o tumor do corpo carotídeo; no entanto, normalmente ela pode ser preservada. Os tumores maiores podem exigir bissecção do tumor para separá-lo dos ramos arteriais carotídeos interno e externo. O cirurgião deve estar preparado para a reconstrução vascular da ACI, caso necessário, com sutura, enxerto tipo *patch* ou enxerto de interposição de veia safena. A derivação intraoperatória de rotina não é recomendada e deve ser utilizada apenas de acordo com a necessidade nos raros casos em que a ressecção da ACI e sua reconstrução são necessárias nos pacientes que não toleram o teste pré-operatório de oclusão com balão. As derivações podem provocar complicações vasculares, incluindo hemorragia e trombose, e estão associadas com uma incidência de 6% de complicações do SNC e uma taxa de mortalidade de 2%.

Embolização. O uso de embolização pré-operatória se tornou cada vez mais comum. Vários estudos demonstraram isso como uma técnica muito segura e que pode reduzir a perda sanguínea intraoperatória, particularmente nos tumores maiores.[45-57] O Onyx (Micro Therapeutics, Irvine, CA) e o copolímero etileno-vinil álcool, usados originalmente para embolização das malformações arteriovenosas intracranianas (MAVs), emergiram recentemente como um popular material de embolização de tumores do corpo carotídeo. Foram descritos para a embolização endovascular e percutânea.[48,49] Suas propriedades controláveis, como o seu padrão de fluxo lento, permitem a penetração lenta do leito tumoral e a embolização mais eficaz. A embolização pré-operatória também pode ser utilizada nos casos raros onde pode haver suspeita de um corpo carotídeo maligno. Se a embolização pré-operatória for planejada, a cirurgia deve ser realizada 24 a 48 horas mais tarde para evitar revascularização, edema ou inflamação local. Além disso, a angiografia com oclusão temporária por balão usando monitoramento clínico e eletroencefalográfico, combinada com TC de perfusão, pode proporcionar especificidade quanto à tolerância da circulação cerebral colateral através do círculo de Willis em casos especiais (Fig. 51-2).

Controvérsia acerca da Cirurgia para Tumores Multicêntricos. No paciente com PGL bilateral, todo esforço deve ser feito para poupar ao menos o nervo vago e seus ramos laríngeos. Se um paciente se apresentar com tumores bilaterais do corpo carotídeo, pode ser o caso de uma ressecção do tumor carotídeo menor, em primeiro lugar, com a intenção de preservar os nervos vago e hipoglosso no lado menos complicado antes de partir para a ressecção do tumor maior no outro lado. Em um segundo estádio planejado pode ser feita a ressecção do tumor carotídeo maior. No caso de tumores bilaterais do corpo carotídeo com paralisia do nervo craniano preexistente, como a que afeta o nervo vago – seja ocasionada por cirurgia ou pelo curso natural do tumor –, o lado funcionante deve sofrer ressecção tumoral somente se o crescimento tiver sido observado clinicamente ou radiologicamente. Nesses casos, deve ser evitado mais dano bilateral ao nervo craniano. No caso de aumento do tumor, a RT pode ser uma opção e alguns autores defendem essa terapia.

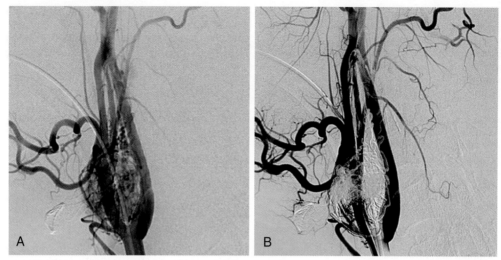

FIGURA 51-2. Embolização com Onyx de um tumor do corpo carotídeo direito. **A,** Arteriografia transfemoral da carótida comum direita em uma mulher de 43 anos de idade demonstrando um tumor do corpo carotídeo e o sinal da lira característico com deslocamento das artérias carótidas interna e externa. **B,** Arteriograma do mesmo tumor do corpo carotídeo após a embolização com Onyx.

Outro problema descrito recentemente e raramente reconhecido após a excisão bilateral do corpo carotídeo é a síndrome de falha do barorreflexo.[37] As manifestações clínicas são ocasionadas pela desnervação bilateral do seio carotídeo, que está situado na adventícia do bulbo carotídeo e serve como um barorreceptor para diminuir a pressão arterial sistêmica. A disfunção bilateral do barorreceptor causa um fluxo de saída simpática sem oposição e resulta em flutuações acentuadas na pressão arterial e em uma taquicardia persistente pós-operatória. Com o passar do tempo, ocorre a compensação, mas é variável e imprevisível. A compensação pode ocorrer pelas fibras barorreceptoras na aorta ou através da retomada do crescimento neural no seio carotídeo. O tratamento consiste em nitroprussiato de sódio no início da fase de recuperação para prevenir a hipertensão excessiva. O controle de longo prazo deve ser feito com anti-hipertensivos orais, como a clonidina ou fenoxibenzamina. A clonidina é um agonista α-2 e resulta em menor liberação de norepinefrina nas fendas sinápticas e na estimulação do fluxo de saída parassimpático que desacelera a frequência cardíaca. A fenozibenzamina é um antagonista α-1 e α-2 que diminui a resistência periférica e aumenta o débito cardíaco.

Radioterapia. Os tumores do corpo carotídeo não eram considerados radiossensíveis porque os efeitos da RT eram citostáticos, mas não citotóxicos. A RT para PGLs vai deter o crescimento, mas não vai encolher o tumor. Além disso, a possível volta do crescimento do tumor após a RT continua a ser uma possibilidade. Os riscos associados com a RT para PGLs incluem aterosclerose da carótida, risco de malignização induzida por radiação e morbidade associada, que inclui mucosite.

Os oncologistas de radiação na Universidade da Flórida descreveram o controle local eficaz de 23 PGLs carotídeos e vagais usando radioterapia definitiva.[50] Em seu estudo, 15 pacientes com 23 PGLs carotídeos ou vagais foram tratados com RT entre 1981 e 1995. Dezenove tumores foram tratados apenas com RT e quatro foram tratados com cirurgia e RT pós-operatória. Nos tumores benignos as doses totais variaram de 35 a 48,5 Gy. Os dois tumores malignos receberam 64,8 e 70 Gy, respectivamente. O acompanhamento variou de 1,5 a 10 anos e o controle local foi alcançado em 96% dos tumores em 5 anos. A sobrevida de cinco anos doença-específica foi de 89%, e um paciente morreu de doença com recorrência local 5 anos após a RT. Esse paciente tinha sido tratado anteriormente com cirurgia e RT antes do tratamento feito pelos autores. Outro paciente morreu de doença aterosclerótica 13,5 anos após a RT. Nenhum paciente teve falha regional ou distante após o tratamento. As complicações relatadas por esses autores incluíram um paciente com síndrome do SNC transiente tardia; nenhuma outra complicação foi relatada.

Valdagani e Amichetti[51] relataram 7 pacientes com 13 tumores do corpo carotídeo tratados com RT entre 1968 e 1987. O tratamento consistiu em apenas a RT para 10 tumores e cirurgia mais RT para 3 tumores. As doses totais variaram de 46 a 60 Gy em 1,8 a 2,5 Gy por fração. O acompanhamento variou de 1 a 19 anos. O controle local foi alcançado em todos os pacientes e os efeitos colaterais agudos foram mínimos. Não foram relatadas quaisquer toxicidades de curto ou longo prazo.

Até mesmo aqueles que recomendam a RT para tumores do corpo carotídeo concordam que a ressecção cirúrgica é a modalidade de tratamento preferida para a maioria das lesões.[52] A RT definitiva pode ficar reservada para os pacientes maus candidatos cirúrgicos em virtude de uma condição médica debilitada e para os tumores localmente avançados, em que a morbidade pós-operatória prevista pode impedir a consideração da ressecção cirúrgica. A RT adjuvante pode ser considerada após a cirurgia de tumores malignos do corpo carotídeo para controle locorregional.

Observação. Usando imagem radiológica sequencial, Jansen et al[53] estimaram o tempo médio de duplicação do tumor em 20 tumores do corpo carotídeo em 7,1 anos, incluindo 12 casos sem crescimento detectável. Plotando o tamanho do tumor em função dos anos de duração dos sintomas, Farr[54] estimou uma taxa de crescimento dos tumores do corpo carotídeo de 2 cm em 5 anos. Pode ser considerada uma política de observação e acompanhamento para os pacientes que não são candidatos adequados para cirurgia ou RT. Esse grupo altamente selecionado de pacientes inclui os indivíduos cuja condição médica é tão ruim que a cirurgia e a RT são contraindicadas e os pacientes de idade tão avançada que o tumor do corpo carotídeo pode ter impacto mínimo em sua expectativa de vida ou qualidade de vida. Esse grupo também pode incluir os pacientes com tumores malignos do corpo carotídeo com metástases distantes, nos quais o tratamento locorregional teria pretensões apenas paliativas.

PARAGANGLIOMAS VAGAIS

Os PGLs são tumores derivados do tecido paraganglionar associados com um dos gânglios do nervo vago.[55] Os PGLs vagais surgem com mais frequência do gânglio vagal inferior, também chamado *gânglio nodoso*. Os tumores que surgem do gânglio vagal superior, ou gânglio jugular, podem ter a forma de um haltere

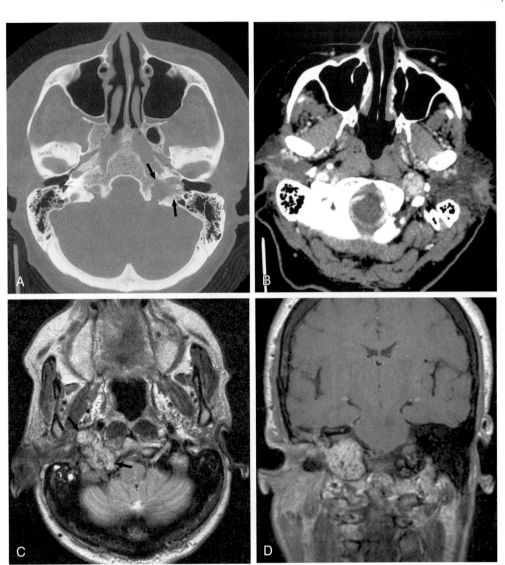

FIGURA 51-3. Paraganglioma jugular. **A,** Tomografia computadorizada axial (TC) com algoritmo ósseo e janela exibindo erosões ósseas e ampliação do forame jugular esquerdo (*setas*). **B,** TC axial pós-contraste com algoritmo de tecidos moles e janela em um nível ligeiramente inferior exibindo uma massa densamente realçada logo abaixo da base do crânio à esquerda. **C,** Imagem por ressonância magnética (RM) axial ponderada em T2 em um outro paciente mostrando uma massa hiperintensa no forame jugular direito (*setas*) com lacunas de fluxo interno. **D,** RM coronal pós-contraste ponderada em T1 exibindo realce da massa com vasos internos ainda perceptíveis ("pimenta").

e se estender a partir do pescoço, passando intracranialmente pelo forame jugular.

Quadro Clínico e Diagnóstico

Os PGLs vagais, como os tumores do corpo carotídeo, podem se apresentar como uma massa cervical palpável mais móvel na direção lateral do que em uma orientação craniocaudal. A paralisia da verdadeira prega vocal ipsilateral ou síndrome de Horner decorrente do envolvimento da cadeia simpática ipsilateral pode se manifestar à medida que o tumor aumenta de tamanho. A paralisia da verdadeira prega vocal pode resultar em rouquidão, com ou sem aspiração de líquidos por incompetência glótica. Os grandes tumores que surgem do gânglio jugular podem estar associados com neuropatias dos nervos cranianos IX, XI e XII. Os estudos de imagem diagnósticos descritos previamente no capítulo podem demonstrar deslocamento anterior da artéria carótida em relação ao tumor presente na bainha carotídea posterior. Ao contrário dos tumores do corpo carotídeo, as artérias carótidas interna e externa não manifestam uma configuração espalmada nos PGLs vagais (Fig. 51-3).

Tratamento

As estratégias de tratamento utilizadas para os PGLs carotídeos descritos na seção anterior também se aplicam aos PGLs vagais. A maioria é tratada por ressecção cirúrgica e a discussão pertinente à embolização pré-operatória descrita anteriormente é pertinente também aos PGLs vagais. Os pacientes devem ser aconselhados antes da cirurgia quanto ao fato de que a ressecção completa do PGL vagal geralmente implica no sacrifício do nervo vago. A paralisia resultante da verdadeira prega vocal ipsilateral pode ser abordada no período pós-operatório, conforme a necessidade, com base nos déficits do paciente. Os PGLs vagais que surgem do gânglio nodoso normalmente são abordados por via transcervical, enquanto os tumores do gânglio jugular situados superiormente podem exigir uma abordagem transmastoidea-transcervical combinada, com possível craniotomia, caso haja extensão intracraniana. A necessidade de ressecção e correção da artéria carótida é menos comum nos PGLs vagais do que em suas contrapartes carotídeas. As indicações para RT definitiva ou apenas observação, que foram descritas anteriormente para os PGLs carotídeos, são aplicáveis igualmente aos PGLs vagais.

MALFORMAÇÕES ARTERIOVENOSAS DE CABEÇA E PESCOÇO

As malformações arteriovenosas (MAVs) representam outra forma de neoplasias vasculares benignas que se apresentam em cabeça e pescoço. O sítio mais comum de MAVs de cabeça e pescoço são bochecha, orelha, nariz, testa e trato aerodigestivo superior. Essas neoplasias podem ser difíceis de gerenciar. Têm sido utilizados

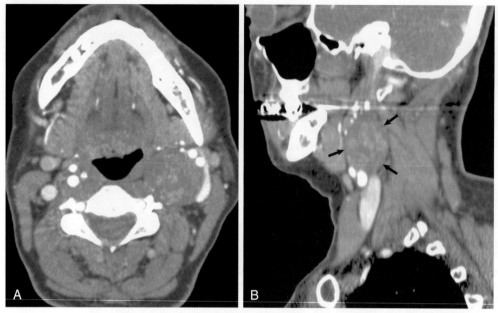

FIGURA 51-4. Schwannoma do espaço carotídeo. **A,** Tomografia computadorizada (TC) axial pós-contraste exibindo uma massa no espaço carotídeo esquerdo com realce heterogêneo brando. As artérias carótidas e a veia jugular são deslocadas lateralmente. **B,** TC pós-contraste sagital reformatada demonstrando a extensão craniocaudal do tumor (setas).

procedimentos de excisão e radiológicos intervencionais com algum sucesso. Kohout et al[56] apresentaram uma grande série de 81 pacientes com MAVs de cabeça e pescoço, na qual os pacientes foram separados com base na classificação de Schöbinger e os resultados foram observados ao longo de 20 anos. Esses autores constataram que as lesões no estádio I responderam bem ao tratamento e tiveram uma taxa de cura mais alta do que as lesões em estádios II ou III, embora isso não tenha atingido uma importância estatística. Eles também constataram que a maior porcentagem de pacientes que não se submeteram ao tratamento estava no estádio I, levando à conclusão de que os pacientes com maior potencial de cura não eram tratados. Suas recomendações para intervenção incluem lesões em estádio inicial e lesões rapidamente progressivas e dolorosas. As opções de tratamento incluem ressecção e embolização ou uma combinação das duas. As considerações reconstrutivas também devem exercer um papel na tomada de decisão com intervenção cirúrgica.

NEOPLASIAS NERVOSAS PERIFÉRICAS

Além dos tumores de origem vascular, outros tumores primários do pescoço incluem os derivados dos nervos periféricos. Os tumores benignos de cabeça e pescoço que surgem dos nervos periféricos incluem os schwannomas e os neurofibromas.

Schwannomas

Os schwannomas, também chamados *neurilemomas*, são tumores tipicamente bem encapsulados e de crescimento lento que surgem das células de Schwann dos nervos periféricos. Esses tumores são tipicamente solitários, mas podem ocorrer em multiplicidade, e até 50% ocorrem na região de cabeça e pescoço.[57] Os schwannomas podem surgir dos nervos cranianos, como o oitavo (neuromas acústicos) ou décimo, da cadeia simpática, das raízes nervosas cervicais ou do plexo braquial. Clinicamente, os schwannomas do pescoço lateral podem se apresentar como uma massa cervical indolor. A apresentação clínica dos neuromas acústicos é abordada em outra parte desse texto (Cap. e-177*). Radiologicamente, os schwannomas se manifestam principalmente como uma massa bem circunscrita que realça nos estudos com contraste.

Geralmente eles são heterogêneos e contêm áreas claras nas imagens ponderadas em T2 (Fig. 51-4, *A* e *B*). Histologicamente, os schwannomas demonstram um padrão celular característico de regiões alternadas que contêm células fusiformes compactas chamadas *áreas Antoni tipo a* e zonas menos organizadas e hipocelulares chamadas *áreas Antoni tipo b*. Fileiras de paliçadas nucleares

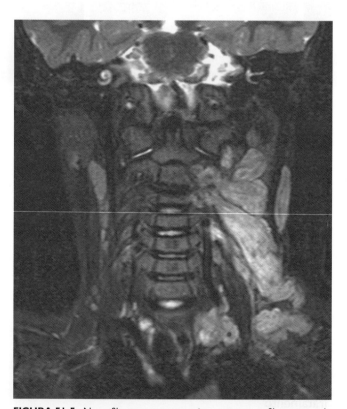

FIGURA 51-5. Neurofibromas em um paciente com neurofibromatose do tipo 1. Imagem por ressonância magnética coronal ponderada em T2 com supressão de gordura (STIR) revelando muitas massas bilaterais, a maioria delas se estendendo ao longo dos nervos cervicais.

---

*Disponível, em inglês, em www.expertconsult.com.

podem ser observadas e esses arranjos são chamados *corpos de Verocay*. O tratamento de eleição para os schwannomas cervicais geralmente envolve a ressecção cirúrgica. As neuropatias cranianas após a ressecção cirúrgica dos schwannomas de cabeça e pescoço são comuns, e o aconselhamento pós-operatório do paciente quanto aos déficits previstos é crucial no tratamento. As avaliações pré-operatórias da fala e deglutição, bem como a terapia pós-operatória, são criticamente importantes na reabilitação da voz e da deglutição nesses pacientes. A transformação maligna dos schwannomas é rara.

Neurofibromas

Os neurofibromas (Fig. 51-5) são tumores benignos da bainha nervosa que podem se apresentar como uma massa cervical solitária ou como múltiplos nódulos tumorais junto com a neurofibromatose, que é um distúrbio autossômico dominante. Ao contrário dos schwannomas, os neurofibromas não são encapsulados e demonstram histologicamente um feixe entrelaçado de células fusiformes. Como os schwannomas, os neurofibromas solitários sofrem transformações malignas raramente e o melhor tratamento é a ressecção cirúrgica completa. Os neurofibromas associados com neurofibromatose são mais difíceis de tratar em virtude dos vários tumores infiltrativos que não são bem definidos. A cirurgia para a neurofibromatose fica reservada caracteristicamente às lesões dolorosas, às que podem provocar sintomas compressivos em virtude de seu grande tamanho ou àquelas que são malignas. A transformação maligna da neurofibromatose ocorre com mais frequência do que a dos neurofibromas solitários.

LIPOMAS

Lipomas são tumores benignos derivados do tecido adiposo. São os tumores de tecidos moles mais comuns no pescoço e se apresentam caracteristicamente como uma massa cervical macia e indolor. Sua aparência histológica é coerente com um padrão lobular de adipócitos maduros. Os lipomas são tratados com mais eficiência pela ressecção cirúrgica completa, por motivos compressivos ou estéticos, embora se possa argumentar pela observação dos lipomas pequenos e assintomáticos.

LESÕES BENIGNAS DO ESPAÇO PARAFARÍNGEO

O espaço parafaríngeo é uma área piramidal limitada pela base do crânio superiormente, osso hioide inferiormente, rafe pterigomandibular anteriormente, fáscia vertebral posteriormente, pterigoide medial lateralmente e músculo constritor superior medialmente. O espaço contém compartimentos pré-estiloide e pós-estiloide e a doença nessa área se baseia nessas estruturas anatômicas. Alguns tumores apresentados anteriormente no capítulo, incluindo os PGLs e os tumores nervosos periféricos benignos, também são neoplasias do espaço parafaríngeo. Os tumores das glândulas salivares são os mais comuns no espaço parafaríngeo e são a principal consideração no diagnóstico diferencial. Uma descrição completa dos tumores benignos e malignos das glândulas salivares pode ser encontrada em outros capítulos (Caps. 38 e 39). A neoplasia benigna mais comum do espaço parafaríngeo é o adenoma pleomórfico seguido pelos PGLs. As neoplasias do espaço parafaríngeo podem ressurgir ou se estender das estruturas circundantes. No caso dos tumores benignos da glândula salivar, acredita-se que ressurjam dos restos de tecido salivar no espaço parafaríngeo. Tanto a RM quanto a TC são úteis na avaliação das massas do espaço parafaríngeo; no entanto, a RM é superior no detalhamento da anatomia neurovascular complicada do espaço parafaríngeo, conforme ilustrado na Figura 51-6, *A* a *D*. A ressecção bem-sucedida das lesões pode ser feita pela abordagem transparotídea/trasnscervical ou por uma abordagem estritamente transcervical. A mandibulotomia geralmente não é necessária, exceto nos tumores grandes, onde é necessária a ampla exposição

para o controle dos vasos. Avanços recentes na cirurgia robótica transoral têm permitido a ressecção desses tumores com uma técnica inteiramente transoral.[58,59] Os tumores de Whartin e outros tumores neurogênicos foram descritos no espaço parafaríngeo, mas são muito menos comuns, assim como as lesões malignas salivares.[60,61]

NEOPLASIAS MALIGNAS DO PESCOÇO

As neoplasias malignas primárias do pescoço são entidades raras. Poucos estudos elucidaram a verdadeira incidência das lesões malignas primárias do pescoço porque elas são descritas frequentemente em relatos de caso ou pequenas séries ou não são relatadas. Desse modo, nosso conhecimento e nossos dados se baseiam nessas publicações e relatos limitados sobre tumores de tecidos moles não relacionados a cabeça e pescoço. Na maior série de relatos desses tumores da região inteira de cabeça e pescoço, somente 4 a 20 casos são listados por ano.[62,63] A discussão a seguir fornece uma visão global do diagnóstico diferencial, avaliação e tratamento dos tumores do pescoço.

Uma vez que as neoplasias primárias malignas do pescoço são raras, é imperativo que se considerem as lesões metastáticas regionais mais comuns que frequentemente são diagnosticadas de maneira equivocada antes de biópsia e tratamento definitivos. Desse modo, antes de abordar os tumores "primários" nessa região, uma breve discussão inclui as lesões primárias e metastáticas desconhecidas da região e os sítios distantes para proporcionar ao médico um ponto de partida para depois abordar as lesão malignas primárias dessa área complicada.

LESÕES METASTÁTICAS DO PESCOÇO
PRIMÁRIO DESCONHECIDO
Carcinoma de Células Escamosas

A expressão *primário desconhecido* se refere a um carcinoma de célula escamosa (CCE) identificado nas estruturas linfáticas do pescoço sem um sítio primário conhecido. Esse tumor normalmente é identificado por uma massa no pescoço, sendo diagnosticado histologicamente pela biópsia com AAF. Esse diagnóstico deve levar o médico a repetir um exame completo de cabeça e pescoço com a inclusão do trato aerodigestivo superior inteiro, que é o sítio mais comum dessas lesões primárias. Às vezes, o primário desconhecido é diagnosticado no momento de uma biópsia excisional de um linfonodo cervical. Quando isso ocorre, as biópsias direcionadas intraoperatórias dos sítios mais comuns que abrigam os primários ocultos (p. ex., nasofaringe, base da língua, tonsila e seio piriforme) e as dissecções cervicais devem ser consideradas. Estudos respaldam as duas abordagens (p. ex., Mendehall e Million, Robbins).

A localização da massa cervical oferece uma pista quanto ao sítio primário em virtude das rotas de drenagem linfática bem conhecidas na região de cabeça e pescoço e o sistema de classificação atualizado dos níveis de linfonodos cervicais. A localização do linfonodo regional metastático pode direcionar o médico para o sítio mais comum da lesão primária. As metástases regionais das lesões primárias da cavidade oral são encontradas tipicamente nos níveis I, II e III; a partir da orofaringe e hipofaringe; e nos níveis laríngeos II, III e IV; as metástases de nível V estão associadas com mais frequência aos primários nasofaríngeos. Quando a massa se apresenta na região supraclavicular, devem ser considerados os sítios primários esofágico e pulmonar, além das localizações abdominal e pélvica.[64,65]

Habitualmente, o sítio primário é identificado durante o exame de cabeça e pescoço ou durante a endoscopia operatória, quando as biópsias confirmam a localização e a histologia do sítio primário. Quando o sítio primário não pode ser identificado,

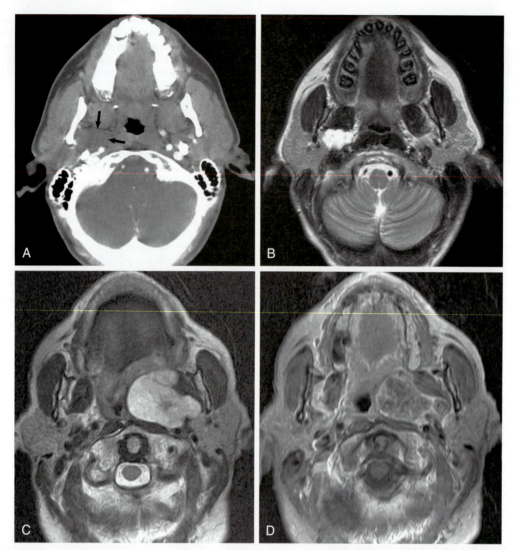

FIGURA 51-6. Adenoma pleomórfico do espaço parafaríngeo. **A,** Imagem por tomografia computadorizada axial pós-contraste exibindo um espaço parafaríngeo esquerdo, massa ligeiramente hipodensa (*setas*) adjacente ao lobo profundo da glândula parótida. **B** A imagem por ressonância magnética (RM) ponderada em T2 correspondente revela o brilho característico da lesão, comparável com o fluido cerebrospinal no canal espinal. **C,** RM axial ponderada em T2 em um paciente diferente mostrando uma grande massa bem delineada e hiperintensa no espaço parafaríngeo esquerdo, com efeito de massa proeminente nas estruturas adjacentes e deslocamento da faringe. **D,** RM pós-contraste ponderada em T1 correspondente demonstrando um padrão de contraste heterogêneo relativamente típico do tumor.

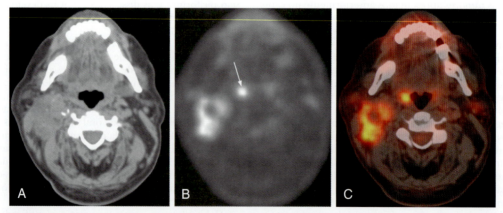

FIGURA 51-7. Primário desconhecido. **A,** Imagem por tomografia computadorizada (TC) axial sem contraste de um estudo de tomografia por emissão de pósitrons (PET/TC) exibindo grandes linfonodos heterogêneos de nível II. As tonsilas palatinas parecem simétricas. **B,** A imagem correspondente de fluorodesoxiglicose (FDG)-PET revela aumento da atividade metabólica nos linfonodos, bem como outro foco de alta captação de FDG (*seta*). **C,** Imagem PET/TC demonstrando claramente alta atividade metabólica na tonsila palatina direita e linfonodos metastáticos.

utilizam-se técnicas de imagem que incluem TC, RM e/ou PET, com graus de sucesso variados.[66,67] A imagem fundida PET/TC tem sido útil na determinação do sítio da doença nos tumores primários cervicais desconhecidos. Fencl et al.[68] encontraram uma sensibilidade de 62% e uma especificidade de 81,9% em 190 pacientes com lesões primárias desconhecidas. A Figura 51-7 demonstra a utilidade dessa modalidade na detecção do sítio primário após as imagens de PET/TC. O tratamento dos cânceres cervicais primários desconhecidos continua a evoluir, particularmente em relação à consideração de biópsias direcionadas, tonsilectomia e quantidade de RT e grau de dissecção cervical.

Melanoma

Embora o melanoma possa surgir ou metastatizar para o pescoço sem um sítio primário conhecido, deve ser feita uma avaliação completa para identificar o sítio primário. Uma análise de 300 casos de melanoma realizada por Balm[69] revelou que 17 (5,7%) apresentaram linfonodo cervical sem um primário conhecido. O tratamento incluiu cirurgia, e a sobrevida de 5 anos doença-específica foi de 48%, com uma média de 36 meses, que se correlacionou com outros pacientes com melanoma cutâneo de estádio II.[69] Em uma grande série de melanomas de cabeça e pescoço, os pacientes submetidos à dissecção cervical eletiva ou terapêutica não aparentaram uma maior sobrevida em relação aos pacientes submetidos à dissecção cervical postergada para metástases regionais que se desenvolveram mais de 3 meses após o tratamento primário. No entanto, houve uma alta incidência de doença metastática distante nos pacientes que desenvolveram doença metastática regional.[70]

Metástases Regionais

Além do primário desconhecido e do CCE bem mais comum do trato aerodigestivo, é importante que o médico profissional não negligencie a possibilidade de doença metastática a partir de outros sítios na região de cabeça e pescoço. Os sítios primários comuns da doença metastática incluem pele da orelha, face, couro cabeludo e pescoço; a doença se apresenta frequentemente como um linfonodo hipertrofiado na região da parótida, bochecha, submandibular ou cervical. As glândulas salivares maiores e menores podem apresentar uma neoplasia primária que parece inicialmente uma lesão metastática para o pescoço, manifestando-se como uma massa cervical de nível I ou II. O diagnóstico surpreendente de adenocarcinoma pode levar a uma busca exaustiva por um sítio primário no trato digestivo inferior, deixando ao médico apenas a suposição de que se trata de um tumor primário da glândula salivar. Outro sítio primário comum que pode ser diagnosticado primeiro como uma neoplasia cervical primária é a glândula tireoide; a doença, não raro, se apresenta inicialmente como uma massa cervical.[71]

Metástases Distantes

Qualquer massa cervical considerada maligna também deve ser considerada originária de um sítio distante. Embora tenha sido descrito que centenas de neoplasias metastatizam para o pescoço, os sítios distantes mais comuns incluem pulmão, esôfago, rim, ovário, cérvice e próstata.[72]

TUMORES MALIGNOS PRIMÁRIOS DO PESCOÇO

A discussão a seguir inclui lesões malignas raras que surgem na região do pescoço sem sítios primários conhecidos e são consideradas lesões malignas primárias isoladas. A discussão a seguir sobre neoplasias não é totalmente inclusiva, mas compreende aquelas que a maioria dos profissionais considera no diagnóstico diferencial de uma massa maligna nessa região.

NEOPLASIAS DO ESPAÇO PARAFARÍNGEO

Muitos tipos histológicos de lesão maligna primária do espaço parafaríngeo foram relatados, incluindo tumores malignos das glândulas salivares (carcinoma mucoepidermoide, adenocarcinoma, carcinoma adenocístico, carcinoma ex-adenoma pleomórfico, carcinoma de células acínicas); tumores neurogênicos malignos; linfoma; lipossarcoma; fibrossarcoma; e meningioma maligno.[60,73-76]

SARCOMAS

O pescoço e a parótida foram descritos como os sítios de cabeça e pescoço mais comumente envolvidos por sarcomas, embora representem menos de 1% de todas as lesões malignas de cabeça e pescoço.[77] Nos Estados Unidos, menos de 5.000 casos de sarcomas de todos os sítios são relatados anualmente, com aproximadamente 80% diagnosticados em adultos. Dentre esses, apenas 15 a 20% são identificados na região de cabeça e pescoço, enquanto os tecidos moles do pescoço e da região do seio paranasal são os mais identificados. Embora a etiologia não tenha sido determinada, essas neoplasias surgem das células mesenquimatosas, que podem incluir células endoteliais, músculo, cartilagem e tecido conjuntivo de suporte. Mais de 80% dos sarcomas derivam de tecidos moles e aproximadamente 20% surgem dentro do osso.

Quando são considerados todos os sítios anatômicos, o tipo histológico mais comum é o histiocitoma fibroso maligno (HFM). Na cabeça e no pescoço, o sarcoma mais comum nas crianças é o rabdomiossarcoma (RMS); em adultos, osteossarcoma, angiossarcoma, HFM e fibrossarcoma são os mais comuns. O RMS é o sarcoma mais comum nas crianças e também é o sarcoma mais comum da região de cabeça e pescoço. Em geral, porém, o HFM é considerado o tipo de sarcoma mais comum.

Classificação e Estadiamento

Os sarcomas têm sido classificados e denominados geralmente de acordo com o tecido de origem em vez do sítio de origem. Muitos sarcomas de tecidos moles (como são chamados), como o HFM, podem ser diagnosticados dentro do osso, mas o diagnóstico depende do material histológico para confirmação. O mais novo sistema de estadiamento da American Joint Committee on Cancer (AJCC) leva em conta as diferenças histológicas e separa o osso e o tecido mole. A listagem dos tipos de sarcomas de tecidos moles é fornecida no Quadro 51-2 e o sistema de estadiamento AJCC de 2009 aprovado é exibido na Tabela 51-1 para as histologias de tecidos moles. A listagem das histologias ósseas pode ser encontrada no Quadro 51-3 e o sistema de estadiamento AJCC é exibido na Tabela 51-2. Essas tabelas são adaptadas do atlas de estadiamento da AJCC publicado em 2012, que se baseia na sétima edição do manual de estadiamento da AJCC, publicada em 2009.[78,79]

A edição de 2009 (sétima) das diretrizes de estadiamento da AJCC contém várias alterações em relação às diretrizes de estadiamento anteriores publicadas na edição de 2003 (sexta). Em referência aos sarcomas de tecidos moles, não estão mais incluídos em

---

Quadro 51-2. SARCOMAS DE TECIDOS MOLES

Angiossarcoma
Dermatofibrossarcoma protuberante
Sarcoma epitelioide
Condrossarcoma extra-esquelético
Sarcoma de Ewing extra-esquelético
Osteossarcoma extra-esquelético
Fibrossarcoma
Leiomiossarcoma
Lipossarcoma
Histiciotoma fibroso maligno
Hemangiopericitoma maligno
Mesenquimoma maligno
Schwannoma maligno
Rabdomiossarcoma
Sarcoma sinovial

Extraído de Compton CC: Soft tissue sarcoma. In Compton CC, Byrd DR, Garcia-Aguilar J, et al (eds): *AJCC Cancer Staging Atlas*, ed 2, American Joint Committee on Cancer, 2012, p 349-354.

848 PARTE V | CIRURGIA DE CABEÇA E PESCOÇO E ONCOLOGIA

TABELA 51-1. Sistema de Estadiamento do American Joint Committee on Cancer 2009 para Sarcomas de Tecidos Moles

Tumor Primário (T)

TX	O tumor primário não pode ser avaliado
T0	Nenhuma evidência de tumor primário
T1	Tumor ≤5 cm na maior dimensão
T1a	Tumor superficial*
T1b	Tumor profundo
T2	Tumor >5 cm na maior dimensão
T2a	Tumor superficial*
T2b	Tumor profundo

Linfonodos Regionais (N)

NX	Linfonodos não podem ser avaliados
N0	Nenhuma metástase de linfonodo regional
N1*	Metástase de linfonodo regional

Metástases Distantes (M)

M0	Nenhuma metástase distante
M1	Metástase distante presente

Estádio Anatômico/Grau de Prognóstico

Estádio IA	T1a	N0	M0	G1, GX
	T1b	N0	M0	G1, GX
Estádio IB	T2a	N0	M0	G1, GX
	T2b	N0	M0	G1, GX
Estádio IIA	T1a	N0	M0	G2, G3
	T1b	N0	M0	G2, G3
Estádio IIB	T2a	N0	M0	G2
	T2b	N0	M0	G2
Estádio III	T2a, T2b	N0	M0	G3
	Qualquer T	N1	M0	Qualquer G
Estádio IV	Qualquer T	Qualquer N	M1	Qualquer G

Extraído de Compton CC: Soft tissue sarcoma. In Compton CC, Byrd DR, Garcia-Aguilar J, et al (eds): *AJCC Cancer Staging Atlas,* ed 2, American Joint Committee on Cancer, 2012, pp 349-354.
A presença de linfonodos positivos (N1) em tumores M0 é considerada estádio III.
*O *tumor superficial* está situado exclusivamente acima da fáscia superficial sem invasão da fáscia; o *tumor profundo* está situado exclusivamente embaixo da fáscia superficial, superficial à fáscia com invasão da mesma ou através da fáscia ou superficial, ainda que embaixo da fáscia.

TABELA 51-2. Sistema de Estadiamento do American Joint Committee on Cancer 2009 para Sarcomas Ósseos

Tumor Primário (T)

TX	O tumor primário não pode ser avaliado
T0	Nenhuma evidência de tumor primário
T1	Tumor ≤8 cm ou menos em sua maior dimensão
T2	Tumor >8 cm em sua maior dimensão
T3	Tumores descontínuos no sítio ósseo primário

Linfonodos Regionais (N)

NX	Os linfonodos não podem ser avaliados
N0	Nenhuma metástase para linfonodo regional
N1	Metástases para linfonodos regionais

Metástases Distantes (M)

M0	Nenhuma metástase distante
M1	Metástase distante
M1a	Metástase pulmonar
M1b	Outros sítios distantes

Estádio Anatômico/Grau de Prognóstico

Estádio IA	T1	N0	M0	G1, 2 Baixo grau, GX
Estádio IB	T2	N0	M0	G1, 2 Baixo grau, GX
	T3	N0	M0	G1, 2 Baixo grau, GX
Estádio IIA	T1	N0	M0	G3, 4 Alto grau
Estádio IIB	T2	N0	M0	G3, 4 Alto grau
Estádio III	T3	N0	M0	G3, 4 Alto grau
Estádio IVA	Qualquer T	N0	M1a	Qualquer G
Estádio IVB	Qualquer T	N1	Qualquer M	Qualquer G
	Qualquer T	Qualquer N	M1b	Qualquer G

Extraído de Compton CC: Bone. In Compton CC, Byrd DR, Garcia-Aguilar J, et al (eds): *AJCC Cancer Staging Atlas,* ed 2, American Joint Committee on Cancer, 2012, p 341-348.
Em virtude da raridade do envolvimento dos linfonodos nos sarcomas ósseos, a designação NX pode não ser adequada e devem ser considerados os casos N0, a menos que o envolvimento clínico nodal seja claramente evidente.

seus tipos histológicos fibromatose, sarcoma de Kaposi e fibrossarcoma infantil; no entanto, o angiossarcoma, sarcoma de Ewing extraesquelético e dermatofibrossarcoma protuberante foram acrescentados à lista de tipos histológicos. A doença N1⁻ foi

Quadro 51-3. SARCOMAS ÓSSEOSS

Osteossarcoma
Condrossarcoma
Condrossarcoma mesenquimatoso
Tumor maligno de células gigantes
Sarcoma de Ewing

Extraído de Compton CC: Bone. In Compton CC, Byrd DR, Garcia-Aguilar J, et al (eds): *AJCC Cancer Staging Atlas*, ed 2, American Joint Committee on Cancer, 2012, pp 341-348.

reclassificada como estádio III em vez de estádio IV. Finalmente, a classificação histológica foi reformatada de um sistema de quatro para três níveis, de acordo com os critérios recomendados pelo College of American Pathologists. Quanto aos sarcomas ósseos, a única atualização é que o estádio II agora fica reservado para os tumores G3 e G4.[78,79]

Tratamento

O tratamento dos sarcomas que envolvem a região de cabeça e pescoço envolve avaliação e planejamento multidisciplinar para promover a maior chance de cura e reabilitação possível. O tratamento sempre deve incluir a consulta com um cirurgião de cabeça e pescoço, oncologista clínico e oncologista de radiação em estreita colaboração com um patologista de cabeça e pescoço e um neurorradiologista familiarizado com essas neoplasias.

Outros especialistas envolvidos frequentemente no cuidado desses pacientes incluem os oncologistas dentais, protéticos maxilofaciais, fonoaudiólogos e especialistas em reabilitação. Histologia, avaliação e tratamento de cada tipo histológico de sarcoma e o sítio de origem vão variar e, assim, são discutidos de acordo com a célula de origem.

Histiocitoma Fibroso Maligno. O histiocitoma fibroso maligno (HFM) é o sarcoma de tecido mole mais comum em adultos. Raramente ele envolve a região de cabeça e pescoço e inclui os tecidos moles dos seios paranasais, pescoço, base do crânio e glândula parótida. Dos 88 histiocitomas fibrosos (benignos e malignos) de cabeça e pescoço analisados, o pescoço foi o segundo sítio mais comum após a região nasossinusal.[80] Os fatores etiológicos incluem RT prévia e usam histórico de sílica como material de injeção. A célula de origem tem sido assunto de muita discussão, embora a consideração de uma origem fibroblástica ou celular mesenquimatosa primitiva tenha surgido como teoria principal.[81] Microscopicamente, esses tumores tendem a revelar histiócitos, fibroblastos, células gigantes, células fusiformes e colágeno, com a forma estoriforme-pleomórfica sendo a mais comum. O HFM é considerado um sarcoma de alto grau e é classificado em muitos subtipos, prevendo uma separação do estadiamento padrão dos sarcomas. A evidência sugere que a sobrevida e o curso da doença estão relacionados com tamanho e profundidade desses tumores.[82] O tratamento é cirúrgico com margens amplas. Embora o tratamento eletivo do pescoço não seja indicado devido à baixa incidência de metástases cervicais, uma possível exceção pode ser a cavidade oral, onde o HFM tem um potencial metastático maior para os linfonodos regionais.[83,84] As taxas de recorrência local se aproximam de 30%, com as metástases globais para os linfonodos de aproximadamente 10% e as metástases distantes em aproximadamente 35%, ocorrendo em sua maioria nos primeiros 2 anos.[82] A recorrência parece resultar em uma taxa de cirurgia de resgate mais baixa para o HFM de cabeça e pescoço do que para o HFM nas extremidades, e a sobrevida global é pior nos sítios de cabeça e pescoço. A sobrevida se aproxima de 75% nos pacientes sem recorrência local após a cirurgia e cai para 38% com recorrência local para uma sobrevida global de 5 anos de aproximadamente 51%.

Rabdomiossarcoma. O RMS é uma lesão maligna que deriva das células mesenquimatosas associadas com a diferenciação da musculatura esquelética. Ele representa o sarcoma mais comum dos tecidos moles nas crianças e corresponde a 20% dos sarcomas em todas as faixas etárias. Mais de 45% dos RMSs surgem na região de cabeça e pescoço, com a maior incidência na primeira década e outro pico ocorrendo na segunda e terceira décadas. Os sítios mais comuns em cabeça e pescoço de uma série de 50 casos incluem face, órbita, cavidade nasal, pescoço, seios paranasais e sítios parameníngeos.[86] As imagens por RM proporcionam uma avaliação detalhada da localização e extensão da doença, permitindo uma abordagem mais precisa desses tumores (Fig. 51-8, *A* a *C*). A doença metastática esteve presente em 33% dos casos, com os sítios mais comuns sendo a medula óssea, fluido cerebrospinal, fluido peritoneal e pulmão.[86] Outros relatos revelam que o tecido mole cervical está envolvido em quase 14% dos RMSs de cabeça e pescoço em adultos.[87] Esses tumores são categorizados pelo Intergroup Rhabdomyosarcoma Study (IRS) em subtipos que incluem as variantes embrionária, embrionária/botrioide, embrionária/células fusiformes, clássica alveolar e sólida, não diferenciada e anaplásica. Eles também são classificados frequentemente como embrionários, alveolares, pleomórficos e mistos. O *tipo embrionário* representa o RMS mais comum em crianças e adultos; microscopicamente, ele revela células fusiformes com um núcleo central, embora possam ser vistas células redondas que se assemelham a linfócitos. A *variante embrionária/botrioide* cresce de modo polipoide, em cachos, e difere microscopicamente do tipo embrionário clássico por uma condensação subepitelial de células tumorais. O *tipo alveolar* ocorre principalmente na população de adolescentes e jovens, sendo identificado histologicamente por um padrão alveolar de células pouco arrumadas e com núcleos hipercromáticos. O *tipo pleomórfico* representa aproximadamente 17% dos RMSs adultos e menos de 5% dos casos pediátricos. Essas lesões têm células grandes, pleomórficas, com citoplasma eosinofílico. A imuno-histoquímica oferece técnicas valiosas para o diagnóstico histológico dessas lesões com coloração antidesmina em 94%; 77% positivos para desmina, 78% positivos para actina musculoespecífica e 30% positivos para mioglobina.[88]

Desde a formação do grupo IRS em 1971, os resultados dos pacientes com RMS melhoraram radicalmente. Em 2000, o IRS se fundiu com outros grupos de estudos tumorais pediátricos nacionais e formou o Children's Oncology Group; os esforços do IRS continuam hoje através do Soft Tissue Sarcoma Committee desse grupo. Através da pesquisa dedicada desses grupos, o tratamento evoluiu significativamente ao longo dos últimos 40 anos: a sobrevida melhorou de menos de 25% antes dos anos 1970 para 71% com o último protocolo do IRS (IRS-IV).[89] Atualmente, os pacientes recebem um tratamento de modalidades combinadas que inclui cirurgia, quimioterapia e RT. O tratamento se baseia na categoria do sítio, que o IRS delineou como 1) orbital, 2) parameníngeo e 3) outros sítios em cabeça e pescoço. O tratamento primário costuma incluir a quimioterapia de indução seguida por RT, embora possa ser utilizado um tratamento concomitante. A cirurgia fica reservada tipicamente a diminuição de volume ou para os tumores que podem ser ressecados inteiramente sem deformidade funcional ou cosmética. A dissecção cervical se justifica no caso de envolvimento óbvio ou na adenopatia clinicamente hipertrofiada. As taxas de sobrevida para cada um desses sítios foram de 92%, 69% e 81%, respectivamente.[90-93] A análise do IRS III e IV dos pacientes não-parameníngeos e não-orbitais mostra uma sobrevida global de 5 anos de 83% e um prognóstico melhor nos pacientes N0 do que na doença N1.[94] O prognóstico está correlacionado com idade do paciente, sítio da doença, tipo

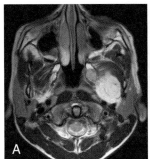
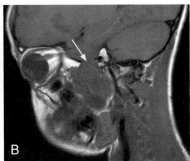
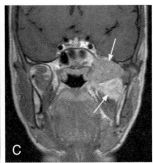

FIGURA 51-8. Rabdomiossarcoma. **A,** Imagem por ressonância magnética (RM) axial ponderada em T2 mostrando uma massa hiperintensa dentro do espaço mastigatório esquerdo. **B,** RM sagital ponderada em T1 revelando extensão da massa através do forame oval expandido (*seta*). **C,** Imagem coronal pós-contraste ponderada em T1 exibindo duas áreas de realce diferentes (*setas*) dentro do tumor, um achado relativamente comum com o rabdomiossarcoma.

850 PARTE V | CIRURGIA DE CABEÇA E PESCOÇO E ONCOLOGIA

TABELA 51-3. Soft Tissue Sarcoma Committee do Children's Oncology Group: Diretrizes de Estadiamento

Termo	Definição
Sítio favorável	Órbita; trato geniturinário de cabeça e pescoço não parameníngeo, exceto rim, bexiga e próstata; trato biliar
Sítio desfavorável	Qualquer sítio, exceto favorável
T1	Tumor confinado ao sítio anatômico de origem (não invasivo)
T2	Extensão e/ou fixação do tumor ao tecido circundante (invasivo)
T2a	Tumor ≤5 cm de diâmetro máximo
T2b	Tumor >5 cm de diâmetro máximo
N0	Nenhum envolvimento clínico de linfonodo regional
N1	Envolvimento clínico de linfonodo regional
NX	Linfonodos regionais não examinados/sem informações
M0	Nenhuma doença metastática
M1	Doença metastática

Estádio	Sítio Primário	Estádio T	Tamanho do Tumor	Linfonodos Regionais	Distante
Sistema de Estadiamento Pré-tratamento					
1	Sítios favoráveis	T1 ou T2	Qualquer	N0 ou N1 ou NX	M0
2	Sítios desfavoráveis	T1 ou T2	a: ≤5 cm	N1	M0
3	Sítios desfavoráveis	T1 ou T2	a: ≤5 cm	N1	M0
			b: >5 cm	N0 ou N1 ou NX	
4	Qualquer sítio	T1 ou T2	Qualquer tamanho	N0 ou N1 ou NX	M1

Extraído de Malempati S, Hawkins DS: Rhabdomyosarcoma: review of the Children's Oncology Group (COG) Soft-Tissue Sarcoma Committee experience and rationale for current COG studies. *Pediatr Blood Cancer* 2012; 59(1):5-10.

histológico, tamanho do tumor e metástases; as morfologias botrioide e fusiforme estão associadas com um melhor prognóstico do que o tipo embrionário, que tem um prognóstico melhor do que o dos tipos alveolar e pleomórfico.[95] O acompanhamento de longo prazo identificou morbidade significativa relacionada com esses tratamentos e os resultados funcionais de longo prazo devem ser considerados, além do controle locorregional e da sobrevida.[96] As metástases linfáticas ocorrem em 3 a 20% dos RMSs, embora também possa ocorrer propagação hematógena.[97,98] O estadiamento do RMS se baseia normalmente na classificação do IRS, que incorpora a extensão da doença, com as metástases e os resultados cirúrgicos. Também foi recomendado pelo Intergroup Rhabdomyosarcoma Study Group (IRSG) que os sistemas de estadiamento dessa doença requeressem análise permanente para confirmar a correlação entre o prognóstico e o estádio[88,97] (Tabela 51-3).

Osteossarcoma. O osteossarcoma da cabeça e pescoço envolve primariamente a mandíbula e a máxima, com uma incidência ligeiramente maior na mandíbula. Raramente o tumor envolve os tecidos moles do pescoço, embora tenham sido relatadas metástases regionais isoladas, além de vários relatos que envolveram o hioide e a laringe.[99,100] O tratamento dessas lesões incluiu primariamente a ressecção cirúrgica, com ou sem RT e quimioterapia. A incidência de metástases cervicais foi de menos de 10%, o que torna injustificável a dissecção cervical de rotina.[101] O prognóstico ruim dos osteossarcomas de tecidos moles da laringe pode incentivar o tratamento multimodal desses sítios no futuro.

Fibrossarcoma. O pescoço é o segundo sítio mais comum de apresentação do fibrossarcoma de cabeça e pescoço, após a região do seio paranasal. Embora também possa ocorrer em qualquer idade, é mais comum nos adultos entre 40 e 70 anos de idade. Também há um subconjunto de crianças diagnosticadas antes dos 2 anos de idade. A neoplasia se origina do fibroblasto e surge habitualmente de maneira espontânea, mas é sabido que surge nas áreas de cicatrizes de queimaduras ou de RT prévias.[102,1-3] Histologicamente, essas neoplasias são identificadas por uma proliferação fibroblástica maligna com quantidades variáveis de colágeno e reticulina, formando um padrão "espinha de peixe". Essas lesões têm um amplo diagnóstico diferencial e os tipos bem diferenciados são confundidos frequentemente com fibromatose e outros processos benignos. Eles se apresentam no pescoço como uma massa indolor, dilatada e firme e têm uma baixa taxa de metástase linfática, o que torna injustificável a dissecção cervical de rotina. Existe uma tendência de alta taxa de recorrência local de até 50%, apesar da excisão cirúrgica radical, com uma sobrevida de 50 a 75%, possivelmente maior nas crianças pequenas.[102,104-107] O tratamento adjuvante deve se basear no tamanho do tumor, grau do tumor e *status* das margens cirúrgicas.[106] A análise da literatura sobre esses tumores deve proceder com cautela devido às mudanças no diagnóstico histoquímico que podem alterar a inclusão de certos tumores previamente classificados como fibrossarcoma em séries anteriores.

Sarcoma Alveolar de Partes Moles. O sarcoma alveolar de partes moles (SAPM) é um tumor raro que envolve a região de cabeça e pescoço em aproximadamente 25% dos casos, embora represente apenas 1% de todos os sarcomas. A diferenciação exata desse tumor continua indefinida; no entanto, acredita-se em derivações musculares e neurais. Um trabalho recente não conseguiu reconhecer a célula de origem no SAPM, mas a identificação da translocação não balanceada der(17)t(X:17)(p11;p25) levando ao gene de fusão *ASPL-TFE3* gerou duas realizações importantes: primeiro, a presença dessa proteína de fusão é causadora no SAPM e, segundo, a coloração histoquímica dessa proteína de fusão levou a uma maior precisão no diagnóstico.[108] Os sítios comuns afetados em cabeça e pescoço incluem a língua e a órbita; e as neoplasias da órbita têm o melhor prognóstico. O SAPM raramente envolve o pescoço e, segundo relatos, metastatiza para o pescoço a partir de sítios primários de cabeça e pescoço em menos de 10% dos casos, o que torna injustificável a dissecção cervical eletiva. A doença metastática distante não ocorre e pode não se apresentar durante anos ou décadas após o sítio primário ter sido tratado. A cirurgia continua a ser o pilar do tratamento, embora a recorrência local seja comum. Relatos mais recentes revelaram sucesso com o tratamento multimodal que inclui quimioterapia.

A sobrevida global é de aproximadamente 65% em 5 anos, mas cai para 50% em 10 anos.[109-115]

Angiossarcoma. O angiossarcoma é outro sarcoma raro que representa menos de 1% de todos os sarcomas, com até a metade envolvendo a cabeça e o pescoço. Continua a ser considerada a possibilidade de essa doença envolver os vasos vasculares e linfáticos, daí a diferenciação do linfangiossarcoma. A etiologia continua obscura, embora trauma, radiação e linfedema tenham sido associados a alguns casos.

O tratamento é basicamente cirúrgico, usando amplas margens devido à natureza multicêntrica desses tumores, e a taxa de recorrência local se aproxima de 50%. A RT adjuvante pós-operatória geralmente é recomendada. A experiência se limita a usar quimioterapia primária ou adjuvante nessas neoplasias. A doença metastática ocorre frequentemente no pulmão e no fígado, enquanto a doença metastática regional é comum nas lesões do couro cabeludo. A dissecção cervical eletiva é recomendada para a doença clínica e radiologicamente evidente e/ou para uma lesão primária que envolva o couro cabeludo. A sobrevida de 5 anos permanece baixa e a maioria relata uma sobrevida menor que 25%.[116-122]

Hemangioendotelioma Epitelioide. Esse tumor é extremamente raro e envolve a região de cabeça e pescoço em somente 10 a 15% dos casos, aproximadamente. Essas lesões derivam de um tipo de célula endotelial epitelioide ou histiocitoide.[123] Ele manifesta um amplo espectro de comportamento biológico que varia de uma forma benigna até uma forma extremamente agressiva da doença, embora todos sejam de natureza vascular. A agressividade e eventual mortalidade parecem estar relacionadas com a localização da lesão: as lesões hepáticas têm um prognóstico pior do que as lesões em outros sítios, incluindo as de cabeça e pescoço.[124] Uma variante mais benigna sem metástases distantes foi descrita recentemente.[125] Outra forma foi descrita como *hemangioendotelioma de células fusiformes*, mas hoje se acredita que seja um processo benigno. A variante é chamada *hemangioma de células fusiformes* nas lesões solitárias.[126] As variantes mais agressivas e parecidas com o angiossarcoma surgem frequentemente nos tecidos tireoidianos, submandibulares e tecidos moles do pescoço, embora sítios mucosos e cutâneos tenham sido descritos e incluam seios paranasais, laringe e osso temporal.[127-129] A demonstração de células derivadas endotelialmente é importante para chegar a um diagnóstico correto e os estudos de imuno-histoquímica de marcadores endoteliais, como o antígeno relacionado ao fator VIII (FVIII-Rag) e CD 34, foram positivos na maioria dos casos.[124,130] O tratamento incluiu a excisão cirúrgica com possível RT. A recorrência e o potencial metastático estão correlacionados com a agressividade biológica, e as lesões mais epitelioides têm um prognóstico melhor, enquanto as lesões sarcomatosas têm um potencial metastático mais alto e um prognóstico pior.[131,132]

Condrossarcoma. Embora o condrossarcoma seja encontrado tipicamente nas regiões maxilar e mandibular de cabeça e pescoço, ele pode se apresentar no pescoço ou ter a sua origem nos tecidos moles.[133,134] Histologicamente, existe em vários graus a evidência de sua formação cartilaginosa, com vários graus de diferenciação e classificação. Esses tumores são classificados tipicamente como ósseos ou extraósseos e podem ser subdivididos nos subtipos convencional, mixoide e mesenquimatoso; o tipo mesenquimatoso é muito mais comum em crianças e adultos jovens. O prognóstico não parece estar relacionado com o subtipo, mas a variedade mixoide tem o pior prognóstico, seguida pelos tipos mesenquimatoso e convencional. Alguma controvérsia envolve a separação histológica do condrossarcoma osteoblástico e do osteossarcoma. A partir do relatório do National Cancer Data Base (NCDB), a idade média dos pacientes com condrossarcoma de cabeça e pescoço é 51 anos, embora mais de 32% tivessem menos de 40 anos de idade. É evidente uma ligeira predominância masculina; e a etnia revela que a doença nos brancos não hispânicos constitui

mais de 86% dos casos. Somente uma pequena porcentagem dos casos com metástases regionais ou distantes no diagnóstico (5,6 e 6,7%, respectivamente) é encontrada no relatório do NCDB.[134] O tratamento inclui ampla ressecção cirúrgica, embora se possa considerar a radiação pós-operatória, particularmente nos tumores de alto grau. Estatísticas do relatório do NCDB revelam uma sobrevida surpreendentemente alta nos pacientes de condrossarcoma de cabeça e pescoço (87,2% em 5 anos e 70,6% em 10 anos, com 59,5% submetidos apenas à cirurgia e 21,0% submetidos também à RT adjuvante).

Leiomiossarcoma. O leiomiossarcoma é uma neoplasia que afeta geralmente os idosos, embora possa ocorrer em qualquer idade. Ele representa 6% de todos os sarcomas e 3% envolvem a região de cabeça e pescoço. A cavidade oral seguida pela região nasossinusal e pelas áreas subcutâneas são os sítios mais comuns.[87] Embora o couro cabeludo e a face sejam os sítios de ocorrência mais comuns das lesões subcutâneas, foram relatadas lesões que envolvem os tecidos superficiais e profundos da região cervical.[135,136] A neoplasia tem uma origem muscular lisa e histologicamente tem uma aparência característica de fascículos dispostos perpendicularmente, com núcleos em forma de charuto, citoplasma eosinofílico e vacúolos paranucleares. A maioria dos leiomiossarcomas também expressa actina musculoespecífica, actina muscular lisa e desmina.[137] Esses leiomiossarcomas podem ser diferenciados do fibrossarcoma pelos núcleos em forma de charuto em vez dos núcleos "pontudos" do fibrossarcoma. A apresentação mais comum é uma lesão nodular azul escura ou negra que envolve a derme e a epiderme e que pode ser sensível à palpação. As lesões que surgem nos tecidos subcutâneos têm uma recorrência local mais alta, uma taxa metastática mais alta e um prognóstico pior. As lesões que se originam na cavidade oral têm uma alta taxa de recorrência local, além da doença metastática para os linfonodos cervicais, pulmões e tecidos subcutâneos.[78] As massas cervicais profundas também devem ser consideradas no diagnóstico diferencial, mesmo sem envolvimento cutâneo. O tratamento inclui ampla ressecção com margens negativas e a dissecção cervical pode ser indicada devido ao potencial para metástases regionais e distantes.[138,139] O prognóstico varia muito com o sítio de origem e as variações histológicas, o que dificulta as estimativas exatas de sobrevida de cada sítio.

Lipossarcoma. Embora considerado o sarcoma de tecido mole mais comum em adultos, constituindo 12 a 18% dos casos, o envolvimento na região de cabeça e pescoço é raro e ocorre em 3 a 6% dos casos, segundo estimativas.[87] Tem sido considerada uma relação com o lipoma e eventos traumáticos, contudo as evidências são insuficientes para confirmar a relação com o desenvolvimento de lipossarcoma. Em uma análise dos lipossarcomas de cabeça e pescoço, Barnes identificou a laringe e a hipofaringe como os sítios mais comuns, seguidos de perto pelo pescoço. Outros relatam que o pescoço está envolvido com mais frequência.[87,140] O prognóstico parece depender do sítio e da classificação e os tipos mixoides bem diferenciados têm um prognóstico melhor (75 a 100%) do que as variedades de células redondas e pleomórficas (12 a 30%).[87,140-142] Considera-se que o lipossarcoma ocorra principalmente em tecidos moles mais profundos do que o lipoma comum ou lipoma atípico. Embora as metástases cervicais sejam raras, foram relatadas metástases distantes, principalmente para o pulmão ou fígado.

Lipoma Atípico. Apesar do seu comportamento benigno, o lipoma atípico ou lipoma pleomórfico pode ser mal diagnosticado como lipossarcoma devido à similaridade histológica. Esses lipomas são tipicamente mais superficiais e o tratamento radical não é necessário se forem obtidas margens cirúrgicas amplas. De modo similar, o lipoma de células fusiformes foi descrito e se comporta de modo parecido com o do lipoma atípico. Esses dois processos são mais comuns nos homens.[143]

PARTE V | CIRURGIA DE CABEÇA E PESCOÇO E ONCOLOGIA

Hemangiopericitoma Maligno. O hemangiopericitoma (HPC) surge das células de Zimmerman, que ocorrem em volta das vênulas capilares e pós-capilares. A maioria dos HPCs de cabeça e pescoço é encontrada nos seios paranasais; no entanto, em virtude de suas células de origem, quase qualquer tecido poderia estar envolvido, incluindo o do pescoço.[144,145] O tumor afeta principalmente os adultos, embora exista um subconjunto de crianças do nascimento até os 5 anos de idade que podem ser afetadas. O tratamento é cirúrgico porque o HPC se mostrou relativamente radiorresistente e a natureza altamente vascular desses tumores pode exigir embolização pré-operatória. A RT adjuvante tem sido recomendada para os pacientes com características de alto grau e/ou margens positivas. A dissecção cervical não é necessária porque a propagação linfática é rara. Vários relatos de metástases distantes parecem correlacionar os HPCs com padrão histológico, figuras mitóticas e índices de proliferação.[146-148] A sobrevida de 5 anos é próxima de 70% e as metástases distantes normalmente prenunciam a recorrência no sítio primário.

Tumor Maligno da Bainha Nervosa Periférica. O tumor maligno da bainha nervosa periférica é um tipo de neurossarcoma que representa aproximadamente 10% de todos os sarcomas e se comporta de maneira agressiva com um prognóstico ruim. O tumor parece ter distribuição variável por gênero e caracteristicamente é uma doença de adultos.[149,150] O tumor surge no pescoço em até a metade dos casos de cabeça e pescoço, embora a região nasossinusal, o espaço parafaríngeo, a parótida e a tireoide tenham estado envolvidos. Esses tumores geralmente ocorrem de maneira espontânea ou no contexto de um neurofibroma, particularmente neurofibromatose tipo 1. Os tumores que surgem com um neurofibroma ocorrem em uma idade mais jovem (quarta década) e têm um prognóstico pior.[151] Afirma-se que, para os pacientes diagnosticados com neurofibromatose do tipo 1, o risco de desenvolver um tumor maligno da bainha nervosa periférica é de 2%.[152] A apresentação típica é um inchaço progressivo e pode apresentar dor na região. As pessoas com uma história de neurofibromatose do tipo 1 podem descrever um longo histórico de uma massa com aumento rápido e recente. Os sintomas neurogênicos associados de fraqueza ou parestesias podem estar associados. Microscopicamente, eles revelam células fusiformes atípicas similares às células de Schwann que estão intimamente associadas com um nervo periférico. Ainda há uma controvérsia significativa, com variabilidade nos critérios de diagnóstico histopatológicos. O tratamento inclui ampla ressecção com margens claras e radiação pós-operatória; o *status* da margem e o tamanho do tumor estão correlacionados com a sobrevida.[151,153,154] O prognóstico é ruim, apesar do tratamento agressivo, e mais de 40% dos pacientes desenvolvem recorrência local. A presença de metástases linfáticas é rara.[150,153,155,156]

Sarcoma Sinovial. O sarcoma sinovial compreende 6 a 10% de todos os sarcomas de tecidos moles e 3 a 10% de todos os sarcomas de cabeça e pescoço. Essa neoplasia, segundo relatos, surge nas regiões periarticulares do corpo, embora os sítios de cabeça e pescoço geralmente não estejam nessas áreas. Esse tumor surge tipicamente nas pessoas de 20 a 40 anos e as regiões hipofaríngea e retrofaríngea são os sítios mais prováveis em cabeça e pescoço. Acredita-se que seja derivado de uma célula mesenquimatosa pluripotencial com diferenciação epitelioide e de fuso. Microscopicamente, o tumor tem um componente de célula fusiforme predominante, com células cuboides e colunares circundando áreas glandulares, e calcificações podem estar presentes em até 30% dos casos.[157,158] O prognóstico parece estar relacionado com o tamanho do tumor, índices mitóticos, alto grau, recorrência local e necrose tumoral, embora a ausência de calcificações e a ploidia também estejam relacionadas.[157,159] Os sintomas na apresentação normalmente estão relacionados com o efeito de massa, embora possa ser identificada uma massa dolorida. O tratamento exige ampla ressecção cirúrgica. A quimioterapia também pode ser útil quando usada no pré-operatório.[160,161]

A dissecção cervical não é necessária devido à ausência de metástases cervicais. A sobrevida de 5 anos é de 47 a 58%, com uma incidência de até 40% de recorrência local.[70,87,158]

Tumor Maligno de Células Gigantes. O tumor maligno de células gigantes (TMCG) da região de cabeça e pescoço é extremamente raro e pode ser induzido por radiação após os pacientes serem tratados para um tumor benigno de células gigantes (TCG). Os TMCGs correspondem a menos de 10% de todos os TCGs, e a região nasossinusal e a mandíbula são os sítios mais comuns em cabeça e pescoço.[162,163] Os TMCGs secundários são mais comuns do que os TMCGs primários, que ressurgem com evidência prévia de um TCG benigno. A sobrevida global de 5 anos dos TMCGs secundários foi de 32%.[164] As lesões metastáticas do TCG geralmente são identificadas nos pulmões.[165]

Sarcoma de Ewing. O sarcoma de Ewing representa uma lesão maligna derivada do neuroectoderma primitivo e é o segundo tumor ósseo mais comum nas crianças. Dos 70 casos descritos em uma única instituição, apenas 5 (7,1%) ocorreram na região de cabeça e pescoço.[166] Os sarcomas de Ewing são separados nos tipos ósseos e extraósseos e aproximadamente 75% ocorrem nas duas primeiras décadas de vida. O tumor neurectodérmico é um diagnóstico que tem muitas características em comum com o sarcoma de Ewing extraósseo e podem estar relacionados.[101] O tumor neurectodérmico primitivo ocorre nas regiões paraespinais em aproximadamente 50% dos casos. Os sítios mais comuns de cabeça e pescoço onde ocorre o sarcoma de Ewing incluem mandíbula, maxila, crânio e região nasossinusal, embora tenham sido descritos sítios de tecidos moles.[167] A incidência de propagação linfática para os linfonodos cervicais é incomum. O tratamento envolve terapia multimodal, incluindo quimioterapia, enquanto a cirurgia pode ser necessária para o controle completo do sítio primário e para considerações reconstrutivas. A radiação pode ser útil, em combinação com essas outras modalidades.

TUMOR FIBROSO SOLITÁRIO

Existe uma ampla gama de tumores fibrosos benignos e malignos com graus variados de potencial de crescimento local, regional e metastático. O tumor que merece menção em virtude de frequência em cabeça e pescoço, particularmente nas crianças, é a fibromatose desmoide. Esses tumores têm uma ampla gama de comportamentos e uma taxa de mortalidade muito baixa. O tratamento inclui ampla ressecção devido à alta taxa de recorrência local de 21 a 47%.[80,168,169]

LINFOMA

O linfoma merece menção por sua apresentação comum em linfonodos cervicais hipertrofiados; ele é apresentado em detalhes no Capítulo 52.

CARCINOMA DE CÉLULAS ESCAMOSAS ORIUNDO DE CISTO DA FENDA BRANQUIAL

Raramente, os CCEs foram documentados surgindo dentro dos cistos da fenda branquial do pescoço. O diagnóstico citopatológico é difícil, mas deve ser considerado no diagnóstico diferencial de uma massa cervical cística. A confirmação final do diagnóstico deve seguir os critérios propostos na diferenciação entre esses tumores e o CCE cístico dos linfonodos cervicais.[170]

CARCINOMAS QUE SURGEM DENTRO DO CISTO DO DUCTO TIREOGLOSSO

Essa ocorrência extremamente rara foi descrita e fornece evidências para o exame citológico dos cistos do ducto tiroglosso em casos suspeitos.[171-174] Embora se compreenda que muitos tumores de tecidos moles podem metastatizar ou se originar na região cervical, o mais comum continua a ser o CCE do trato aerodigestivo de cabeça e pescoço. É necessário um amplo diagnóstico diferencial durante a avaliação da massa cervical, particularmente nas crianças; isso torna essencial uma abordagem sistemática para o diagnóstico. Devido ao número limitado de estudos prospectivos e retrospectivos de lesões malignas não escamosas que envolvem o pescoço, é essencial que o cirurgião se mantenha atualizado quanto ao melhor tratamento possível, e a incorporação de uma abordagem multidisciplinar para esses tumores é crucial.

RESUMO

As neoplasias do pescoço são raras, mas devem ser consideradas em qualquer massa cervical para permitir melhores avaliação e tratamento possíveis. O algoritmo de diagnóstico bem conhecido com AAF deve ser seguido quando se tratar de qualquer massa cervical, pois a esmagadora maioria das lesões malignas consiste em metástases regionais da pele e dos primários do trato aerodigestivo superior. Quando são identificadas células atípicas na biópsia com AAF ou quando são observados achados incomuns nos estudos radiológicos, deve ser considerado um tumor primário da região cervical. O diagnóstico definitivo costuma exigir ressecção cirúrgica, que pode implicar em ampla ressecção simultânea com margens limpas confirmadas e dissecção cervical para proporcionar ao paciente a melhor chance de cura. A análise da literatura existente no que diz respeito a tumores raros, incluindo sarcomas, e a consideração dos ensaios clínicos vão permitir a melhoria de longo prazo na resposta locorregional e na sobrevida.

AGRADECIMENTO

Reconhecemos nosso coautor, John K. Joe, MD, um filho amoroso, irmão, marido, pai e médico, que desinteressadamente se doou aos outros em todos os momentos de sua vida. Este capítulo é dedicado às suas estrelas mais brilhantes, Molly e Charlie.

Para consultar a lista completa de referências, acesse www.expertconsult.com.

LEITURA SUGERIDA

Badenhop RF, Jansen JC, Fagan PA, et al: The prevalence of SDHB, SDHC, and SDHD mutations in patients with head and neck paraganglioma and association of mutations with clinical features. *J Med Genet* 41(7):e99, 2004.

Crist W, Gehan EA, Ragab AH, et al: The Third Intergroup Rhabdomyosarcoma Study. *J Clin Oncol* 13(3):610–630, 1995.

DeSanto LW, Neel HB, 3rd: Squamous cell carcinoma. Metastasis to the neck from an unknown or undiscovered primary. *Otolaryngol Clin North Am* 18(3):505–513, 1985.

Ducatman BS, Scheithaur BW, Piepgras DG, et al: Malignant peripheral nerve sheath tumors. A clinicopathologic study of 120 cases. *Cancer* 57(10):2006–2021, 1986.

Fencl P, Belohlavek O, Skopalova M, et al: Prognostic and diagnostic accuracy of [(18)F]FDG-PET/CT in 190 patients with carcinoma of unknown primary. *Eur J Nucl Med Mol Imaging* 34(11):1783–1792, 2007.

Gordin A, Golz A, Keidar Z, et al: The role of FDG-PET/CT imaging in head and neck malignant conditions: impact on diagnostic accuracy and patient care. *Otolaryngol Head Neck Surg* 137(1):130–137, 2007.

Hughes KV, 3rd, Olsen KD, McCaffrey TV: Parapharyngeal space neoplasms. *Head Neck* 17(2):124–130, 1995.

Koch BB, Karnell LH, Hoffman HT, et al: National Cancer Data Base report on chondrosarcoma of the head and neck. *Head Neck* 22(4):408–425, 2000.

Lee JH, Barich F, Karnell LH, et al: National Cancer Data Base report on malignant paragangliomas of the head and neck. *Cancer* 94(3):730–737, 2002.

Lydiatt WM, Shaha AR, Shah JP: Angiosarcoma of the head and neck. *Am J Surg* 168(5):451–454, 1994.

Netterville JL, Reilly KM, Robertson D, et al: Carotid body tumors: a review of 30 patients with 46 tumors. *Laryngoscope* 105(2):115–126, 1995.

Neumann HP, Pawlu C, Peczkowska M, et al: Distinct clinical features of paraganglioma syndromes associated with SDHB and SDHD gene mutations. *JAMA* 292(8):943–951, 2004.

Pappo AS, Meza JL, Donaldson SS, et al: Treatment of localized nonorbital, nonparameningeal head and neck rhabdomyosarcoma: lessons learned from Intergroup Rhabdomyosarcoma Studies III and IV. *J Clin Oncol* 21(4):638–645, 2003.

Porceddu SV, Jarmolowski E, Hicks RJ, et al: Utility of positron emission tomography for the detection of disease in residual neck nodes after (chemo)radiotherapy in head and neck cancer. *Head Neck* 27(3):175–181, 2005.

Raney RB, Asmar L, Vassilopoulou-Sellin R, et al: Late complications of therapy in 213 children with localized, nonorbital soft-tissue sarcoma of the head and neck: a descriptive report from the Intergroup Rhabdomyosarcoma Studies (IRS)-II and-III. IRS Group of the Children's Cancer Group and the Pediatric Oncology Group. *Med Pediatr Oncol* 33(4):362–371, 1999.

Rumboldt Z, Gordon L, Gordon L, et al: Imaging in head and neck cancer. *Curr Treat Options Oncol* 7(1):23–34, 2006.

Wang SJ, Wang MB, Barauskas TM, et al: Surgical management of carotid body tumors. *Otolaryngol Head Neck Surg* 123(3):202–206, 2000.

Weiss SW, Enzinger FM: Malignant fibrous histiocytoma: an analysis of 200 cases. *Cancer* 41(6):2250–2266, 1978.

52 Linfomas de Cabeça e Pescoço

Tzu-Fei Wang | Nancy L. Bartlett

Pontos-chave

- A cirurgia não tem um papel no tratamento curativo do linfoma.
- Uma biópsia adequada é crítica para prestar um diagnóstico preciso e para a classificação do linfoma. Uma biópsia excisional ou incisional é o procedimento preferido para confirmar um novo diagnóstico.
- Junto com a história clínica do paciente e o diagnóstico diferencial, as amostras devem ser submetidas ao patologista em solução salina para os testes adequados, como a citometria de fluxo.
- Os linfomas altamente agressivos, como o linfoma de Burkitt e o linfoma linfoblástico, devem ser encaminhados ao oncologista clínico em caráter de emergência.
- O linfoma de Hodgkin em estádio limitado e o linfoma de células B grande e difuso em cabeça e pescoço são altamente curáveis com quimioterapia ou uma combinação de quimioterapia e radioterapia de campo envolvido.
- Os linfomas do tecido linfoide da mucosa na tireoide e nas glândulas salivares raramente são fatais e devem ser tratados com radioterapia de campo envolvido de baixa dose.
- O linfoma de células *Natural Killer*/T do tipo nasal tem um curso clínico agressivo e provoca frequentemente uma destruição tecidual acentuada e necrose. Uma combinação de quimioterapia e radioterapia é o tratamento mais eficaz.

Os linfomas são neoplasias malignas dos linfócitos e das suas células precursoras. Historicamente, os linfomas eram classificados meramente por sua aparência histológica, especificamente pelo tamanho da célula (pequena, grande, mista) e pela arquitetura (nodular ou difusa). O sistema de classificação atual é da Organização Mundial da Saúde (OMS), que define subcategorias específicas do linfoma, de acordo com as características imunológicas e moleculares das células do linfoma, bem como da morfologia.[1] O linfoma corresponde a aproximadamente 12 a 15% das malignidades de cabeça e pescoço.[2,3] A maioria dos subtipos de linfoma pode envolver cabeça e pescoço, seja como o único sítio da doença ou como um dos muitos sítios de envolvimento. Estima-se que os linfonodos cervicais estão envolvidos em 70% dos linfomas na apresentação inicial, e cabeça e pescoço são o sítio mais comum de envolvimento extranodal pelo linfoma.[4] Como consequência, os otorrinolaringologistas costumam ser os primeiros médicos a avaliar esses pacientes e obter biópsias, assim como também são os primeiros a informar aos pacientes os seus diagnósticos. A compreensão da patologia, características clínicas, tratamento e prognóstico de cada um dos subtipos de linfoma nodal e extranodal que podem ocorrer em cabeça e pescoço vai permitir uma avaliação mais precisa e eficiente. Além disso, uma breve discussão do diagnóstico e prognóstico feitos pelo especialista em cabeça e pescoço é extremamente valiosa para os pacientes e suas famílias, enquanto estão esperando uma primeira consulta com um médico oncologista.

EPIDEMIOLOGIA

Estima-se que 79.000 novos casos de linfoma serão diagnosticados nos Estados Unidos em 2013, incluindo 70.000 casos de linfoma não Hodgkin (LNH) e 9.000 casos de linfoma de Hodgkin (LH).[5]

Mais de 20.000 mortes serão atribuídas ao linfoma no mesmo ano. A incidência de LNH aumentou radicalmente desde 1970.[6] A causa desse aumento não foi completamente compreendida. A epidemia de vírus da imunodeficiência humana (HIV) e o aumento no LNH após os transplantes de órgãos sólidos contribuem com apenas uma minoria dos novos linfomas. A incidência de LNH é ligeiramente mais alta nos homens que nas mulheres e aumenta exponencialmente com a idade. O fator de risco ambiental mais reprodutível é a exposição a certos pesticidas ou herbicidas, tendo sido relatadas associações inconsistentes com tintas de cabelo, radiação ultravioleta, certas ocupações, tabagismo, consumo de alimentos com alto teor de gordura animal e recebimento de transfusões sanguíneas.[7] A obesidade está positivamente correlacionada com a incidência de linfoma difuso de células B grandes em vários estudos.[8,9] Os agentes infecciosos que incluem o vírus Epstein-Barr (EBV), HIV, vírus 1 da leucemia de células T humanas, *Helicobacter pylori*, *Chlamydia psitacci*, hepatite C, herpes-vírus 8 humano e *Borrelia burgdorferi* foram propostos como agentes etiológicos na patogênese de alguns casos de LNH.[7,10,11] Outros fatores associados com um risco significativamente maior de LNH incluem distúrbios autoimunes, mais frequentemente a síndrome de Sjögren e a artrite reumatoide, embora seja difícil separar os efeitos dos medicamentos imunossupressores utilizados para tratar essas doenças e a doença autoimune subjacente.[7,12]

O linfoma de Hodgkin tem uma distribuição etária bimodal nos países desenvolvidos; o primeiro pico ocorre na terceira década de vida e o segundo pico ocorre após os 50 anos. Os homens têm uma incidência ligeiramente maior do que as mulheres. Existe uma associação entre o LH e os fatores que *diminuem* a exposição aos agentes infecciosos em uma idade tenra, incluindo a educação materna avançada, ter nascido antes, ter menos irmãos e viver em uma residência unifamiliar. Um histórico de mononucleose infecciosa aumenta em pelo menos três vezes o risco de LH e sugere o EBV como um agente etiológico.[13] O risco de LH quase vinte vezes maior relatado nos pacientes com HIV e outras condições associadas à imunossupressão crônica também tende a estar relacionado com a infecção de EBV crônica.[11] Uma maior incidência entre os parentes de primeiro grau, uma taxa de concordância significativa entre gêmeos idênticos, mas não fraternos, e uma ligação com certos tipos de antígenos leucocitários sugerem uma predisposição genética para o LH.[14,15]

APESENTAÇÃO CLÍNICA DOS LINFOMAS DE CABEÇA E PESCOÇO

O linfoma deve ser incluído no diagnóstico diferencial de qualquer paciente com adenopatia, aumento das glândulas salivares ou uma massa em anel de Waldeyer, cavidade nasal, seios paranasais ou na tireoide. Aproximadamente 75% dos linfomas que ocorrem em cabeça e pescoço são nodais. Um histórico e exame físico precisos podem fornecer pistas importantes para o diagnóstico.

O LH clássico ocorre com mais frequência nos adultos jovens e se manifesta geralmente como linfadenopatia indolor nas regiões cervical e/ou supraclavicular. Ao contrário do LNH, o LH se propaga em um padrão contíguo e raramente envolve os linfonodos pré-auriculares ou occipitais ou os sítios extranodais de cabeça e pescoço, como a tonsila ou o seio. O envolvimento infraclavicular nos pacientes com linfonodos supraclaviculares volumosos é comum no LH, mas raramente é visto no LNH. Os linfonodos volumosos complicados não são incomuns (Fig. 52-1). Embora estudos de estadiamento revelem adenopatia mediastinal em mais de 85% dos pacientes com LH, os sintomas de tosse, dor torácica, dispneia e síndrome da veia cava superior (VCS) são incomuns, mesmo nos pacientes com doença mediastinal volumosa. Os sintomas sistêmicos, ou sintomas "B", incluem febres (temperatura maior que 38° C), suores noturnos copiosos e perda de peso, ocorrendo em 30 a 40% dos pacientes com doença em estádio III ou IV, mas em menos de 10% dos pacientes com doença em estádio I ou II. Uma marca registrada do LH – prurido grave e generalizado – ocorre em aproximadamente 25% dos pacientes com LH. Isso precede o diagnóstico em meses, podendo ser um sintoma de apresentação da doença em estádio inicial ou avançado, e não tem importância prognóstica. A dor induzida por álcool nos linfonodos envolvidos é um sintoma raro de LH (<1%). Um subtipo raro de LH, o LH nodular de predominância linfocitária (LHPL), é visto geralmente como uma massa linfonodal cervical, axilar ou inguinal solitária. No LHPL, o mediastino geralmente é poupado e, ao contrário do padrão contíguo do envolvimento linfonodal no LH clássico, o padrão de propagação não é consistente.

Os sintomas de apresentação dos LNHs variam substancialmente e dependem do subtipo patológico do LNH e do sítio da doença. Os linfomas indolentes, como o linfoma folicular (LF) ou o pequeno linfoma linfocítico (PLL), se manifestam frequentemente com adenopatia periférica indolor. Vários linfonodos cervicais macios, móveis e bilaterais, que variam de 1 a 2 cm, são comuns no LF e no PLL (Fig. 52-2); os linfonodos periféricos

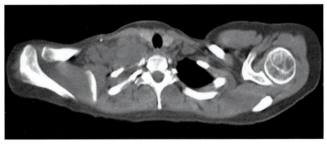

FIGURA 52-1. Tomografia computadorizada cervical de uma mulher de 23 anos com linfoma Hodgkin clássico exibindo um conglomerado de linfonodos supraclaviculares direitos volumosos e adjacentes ao lobo tireoidiano direito.

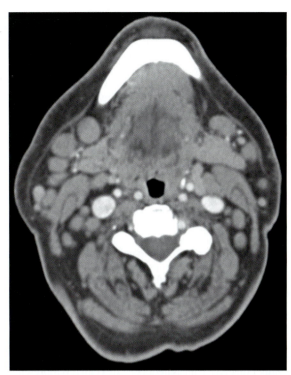

FIGURA 52-2. Tomografia computadorizada cervical de um homem de 81 anos com linfoma linfocítico de células pequenas exibindo linfadenopatia cervical difusa bilateral.

complicados são incomuns. O envolvimento isolado de cabeça e pescoço é incomum nesses subtipos de linfoma e o exame das regiões axilar e inguinal revela mais linfonodos hipertrofiados; o PLL também pode envolver as regiões tonsilares. Como as regressões espontâneas ocorrem em até 20% dos pacientes com LF, esses pacientes podem descrever uma história de adenopatia crescente e minguante, com linfonodos inchados presentes durante anos em alguns casos. A maioria dos pacientes com linfoma indolente se sente bem na primeira consulta e os sintomas B são incomuns. Os pacientes com PLL têm frequentemente um envolvimento do sangue periférico, e um hemograma completo pode revelar linfocitose. A citometria de fluxo sanguíneo periférico pode fornecer um diagnóstico e evitar a necessidade de biópsia tecidual. Os linfomas indolentes são incomuns antes dos 50 anos.

Aproximadamente um terço dos linfomas de tecido linfoide associados à mucosa (MALT), linfomas indolentes que ocorrem em sítios extranodais, pode ser encontrado em cabeça e pescoço.[3] O linfoma MALT ocorre como um inchaço isolado na tireoide ou na glândula salivar, mais frequentemente na glândula parótida. O envolvimento parotídeo bilateral pode ocorrer e, às vezes, é extraída uma história de hipertrofia estável ao longo de meses ou anos. Casos de linfoma MALT também foram relatados em seios paranasais, cavidade oral e cavidade nasal. O linfoma MALT de cabeça e pescoço frequentemente está associado com distúrbios autoimunes como a tireoidite de Hashimoto e a síndrome de Sjögren e, às vezes, precede o diagnóstico de distúrbio autoimune.

Muitos LNHs agressivos, sendo o mais comum o linfoma difuso de células B grandes (LDCBG), também ocorrem como adenopatia cervical ou supraclavicular indolor sem outros sintomas associados. Febres, suores noturnos ou perda de peso ocorrem em aproximadamente 20% dos pacientes com doença em estádio avançado. Os linfomas primários extranodais de células grandes são comuns e correspondem a 15 a 20% de todos os linfomas de células grandes; eles podem ocorrer em tonsilas, nasofaringe, orofaringe, tireoide, glândulas salivares e seios paranasais. A apresentação dos linfomas extranodais de cabeça e pescoço é discutida em mais detalhes neste capítulo.

PARTE V | CIRURGIA DE CABEÇA E PESCOÇO E ONCOLOGIA

Dois LNHs muito agressivos, os linfomas linfoblástico e de Burkitt, são raros na população adulta, mas podem ocorrer com sintomas agudos e podem ser fatais sem uma intervenção rápida. Nos adultos, os linfomas linfoblásticos ocorrem mais frequentemente nos homens jovens e com comprometimento respiratório em virtude da adenopatia mediastinal volumosa e das efusões pleurais ou pericárdicas. De vez em quando, a adenopatia supraclavicular está presente e o otorrinolaringologista será convocado para obter tecido para diagnóstico em caráter emergencial.

TÉCNICAS DE BIÓPSIA E CONDUÇÃO DA AMOSTRA

Como a cirurgia não exerce um papel importante no tratamento curativo do linfoma, o objetivo da biópsia é fornecer material suficiente para um diagnóstico preciso, minimizando ao mesmo tempo o efeito cosmético da biópsia. Se a biópsia envolver um sítio nodal, obtenha uma amostra do maior linfonodo ou de qualquer outro com crescimento desproporcional ao dos demais linfonodos para excluir um linfoma transformado. Normalmente é adequado obter a amostra de um único sítio.

A biópsia tecidual é essencial no diagnóstico e tratamento dos pacientes com linfoma. Avanços recentes na compreensão da imunologia e biologia molecular do linfoma, bem como novos reagentes e métodos de diagnóstico, resultaram em diagnósticos mais precisos. A classificação mais recente da OMS inclui mais de 25 subtipos de LNH, com as neoplasias de células B representando 80 a 90% (Quadro 52-1). Quando a história clínica for sugestiva

de linfoma, mas a análise histológica inicial e a imuno-histoquímica (IHC) pela citometria de fluxo ou em cortes de tecido embutidos em parafina não forem diagnósticas, o teste molecular para receptor de células T e a reorganização do gene de imunoglobulina de cadeia pesada devem ser considerados. Os casos em que o diagnóstico patológico parece incoerente com a história clínica devem ser examinados por um hematopatologista especializado.

O manuseio correto das amostras para testes de diagnóstico adjuvantes é crítico sempre que houver suspeita de linfoma. As amostras não devem ser transportadas em compressas secas ou esponjas cirúrgicas, mas, em vez disso, devem ser submetidas ao patologista em solução salina junto com a história clínica do paciente e o diagnóstico diferencial. As amostras não devem ser guardadas de um dia para outro ou por períodos de tempo prolongados antes do processamento pelo laboratório de patologia. Se houver um atraso no processamento da amostra, preserve uma parte da amostra em formalina para manter a arquitetura. Amostras esmagadas são extremamente difíceis de avaliar quanto ao linfoma.

O patologista costuma reservar células frescas ou tecido congelado para a imunofenotipagem e o diagnóstico molecular, conforme a necessidade. A imunofenotipagem é feita por citometria de fluxo ou coloração imuno-histoquímica ou ambos, em quase todos os novos casos de linfoma. A citometria de fluxo requer uma suspensão de células frescas, mas oferece a vantagem de preservação de antígenos. A coloração imuno-histoquímica pode ser feita em lâminas preparadas a partir de tecido congelado ou tecido fixo embutido em parafina. Embora sejam preservados menos antígenos em tecidos fixos e embutidos, a realização da coloração

---

> **Quadro 52-1.** CLASSIFICAÇÃO PROPOSTA PELA ORGANIZAÇÃO MUNDIAL DA SAÚDE PARA O LINFOMA NÃO HODGKIN

Neoplasias de Células B

Leucemia/linfoma[*] linfoblástico de precursor B

Neoplasias de células B maduras

  Leucemia linfocítica crônica de células B/linfoma linfocítico de células pequenas

  Leucemia pró-linfocítica de células B

  Linfoma linfoplasmacítico

  Linfoma de células do manto

  Linfoma folicular[†]

  Linfoma de MALT de células B da zona marginal extranodal (linfoma MALT)

  Linfoma nodal de zona marginal

  Linfoma esplênico de zona marginal

  Leucemia de células pilosas

  Linfoma difuso de grandes células B[†]:

    Linfoma de grandes células B rico em células T/histiócitos

    Linfoma difuso primário de grandes células B do sistema nervoso central

    Linfoma cutâneo difuso primário de grandes células B

    Linfoma difuso primário de grandes células B EBV-positivo de idosos

  Linfoma de Burkitt

  Linfoma folicular cutâneo primário

  Linfoma/leucemia esplênica, não classificável

  Linfoma linfoplasmocítico

  Outro linfoma de grandes células B:

    Linfoma mediastinal (tímico) primário de grandes células B

    Linfoma intravascular de grandes células B

    Linfoma difuso de grandes células B associado com inflamação crônica

    Granulomatose linfomatoide

    Linfoma de grandes células B *ALK* positivo

    Linfoma plasmoblástico

    Linfoma de efusão primária

    Linfoma de grandes células B oriundo de doença de Castleman multicêntrica associada ao vírus HHV-8

Casos limítrofes:

    Linfoma de células B, não classificável, com características intermediárias entre linfoma difuso de grandes células B e linfoma de Burkitt

    Linfoma de células B, não classificável, com características intermediárias entre linfoma difuso de grandes células B e linfoma de Hodgkin

    Neoplasias plasmocitárias

Neoplasias de Células T

Linfoma/leucemia[*] linfoblástica de precursor de célula T

Neoplasias de células T e NK maduras

  Leucemia prolinfocítica de células T

  Leucemia linfocítica granular de grandes células T

  Leucemia agressiva de células NK

  Linfoma extranodal de células NK/T, tipo nasal

  Distúrbios linfoproliferativos crônicos das células NK

  Micose fungoide[†]

  Síndrome de Sézary

  Linfoma angioimunoblástico de células T

  Linfoma periférico de células T (não especificado)[†]

  Leucemia/linfoma adulto de células T (HTLV-1 positivo)[†]

  Distúrbios linfoproliferativos EBV-positivos de células T

  Linfoma anaplásico sistêmico de células grandes (células T e células nulas)[†]

  Linfoma periférico cutâneo primário de células T, subtipos raros

    Linfoma cutâneo primário γ/δ de células T

    Linfoma cutâneo primário agressivo DC8-positivo epidermotrópico citotóxico de células T

    Linfoma cutâneo primário CD4-positivo de pequenas/médias células T

  Distúrbios linfoproliferativos cutâneos primários de células T CD30+

Linfoma anaplásico de células grandes, *ALK* positivo e *ALK* negativo[†]

Linfoma subcutâneo de células T similar à paniculite

Linfoma de células T associado à enteropatia

Linfoma hepatosplênico de células T

EBV, Vírus Epstein-Barr; HHV-8 herpes-vírus humano 8; HTLV-1, vírus 1 de leucemia de células T; MALT, tecido linfoide associado à mucosa; NK, *natural killer* (assassina natural).

[*]A classificação das leucemias linfoides agudas vai expandir a classificação das malignidades de precursores de células B e T, incorporando características imunofenotípicas e genéticas.

[†]Para fins de clareza e facilidade de apresentação, as variantes morfológicas e/ou clínicas dessas doenças não são apresentadas.

imuno-histoquímica nesses tecidos permite a análise das amostras arquivadas e oferece o benefício da correlação com detalhes arquitetônicos e celulares.

Para obter um diagnóstico preciso do linfoma, de acordo com o sistema de classificação da OMS, é necessário integrar as características clínicas, morfológicas, citogenéticas, moleculares e imunofenotípicas. Portanto, é essencial que todas as informações clínicas e diagnósticas relacionadas a uma amostra sejam disponibilizadas para o hematopatologista, incluindo qualquer diagnóstico prévio de linfoma.

ASPIRAÇÃO COM AGULHA FINA

Devido aos métodos de diagnóstico aperfeiçoados discutidos anteriormente, um procedimento menos invasivo, como a aspiração com agulha fina (AAF) ou a biópsia com agulha grossa, pode levar a um diagnóstico preciso sem a necessidade de cirurgia em alguns casos de linfoma. Embora a AAF seja um método rápido e de bom custo-benefício, ela proporciona apenas materiais citológicos; a citologia isoladamente é menos útil para o diagnóstico inicial dos linfomas, pois o padrão arquitetônico quase sempre é necessário para a subclassificação adequada. Além disso, a AAF não fornece tecido adequado para a imunofenotipagem, especialmente quando o linfoma está associado com fibrose extensiva, que limita a capacidade para aspirar células. No entanto, se um número adequado de células puder ser aspirado, muitos patologistas concordam que a AAF pode ser adequada no contexto de doença recidivante, pois muitas vezes é mais fácil confirmar um diagnóstico prévio do que obter um diagnóstico inicial com base em materiais limitados.

Devido à ausência de fibrose, aparência citológica única e imunofenótipo exclusivo, o PLL e o linfoma linfoblástico podem ser diagnosticados precisamente com base na AAF. O linfoma linfoblástico, que é um linfoma de alto grau, costuma se apresentar com síndrome da VCS ou dispneia grave e evolui com extrema rapidez, e a capacidade dos patologistas para fornecerem um diagnóstico preliminar em um intervalo de horas com base na AAF de um linfonodo supraclavicular ou mediastinal pode permitir o início mais precoce do tratamento. Em um relato de oito crianças com linfoma linfoblástico, a AAF foi utilizada como procedimento de diagnóstico inicial.[16] A imunofenotipagem estabeleceu derivação de células T em todos os casos e o tratamento foi iniciado com base apenas nos resultados da AAF em seus casos. Dois pacientes foram submetidos a biópsias cirúrgicas subsequentes que confirmaram o diagnóstico da AAF de linfoma linfoblástico. Em um estudo retrospectivo diferente, nove em nove casos de linfoma linfoblástico foram identificados corretamente com base nas amostras obtidas por AAF.[17]

O valor da AAF no diagnóstico de outros tipos de linfoma é mais controverso. Hehn et al.[18] constataram que um diagnóstico específico e completo do linfoma foi obtido em apenas 27 de 93 tentativas com AAF (29%) no diagnóstico inicial e em apenas 9 de 22 tentativas com AAF (41%) feitas no contexto de doença recorrente. Igualmente importante, essas 115 aspirações com agulha foram interpretadas por 70 patologistas diferentes no contexto comunitário e apenas 43% fizeram estudos suplementares como a citometria de fluxo. Eles concluíram que a AAF não é útil no diagnóstico de linfoma. No entanto, em vários relatos mais recentes, quando estudos suplementares como a citometria de fluxo foram combinados rotineiramente com a citomorfologia, a sensibilidade e especificidade na diferenciação do LNH de uma patologia não maligna alcançaram 95 a 97%, com valores preditivos positivos e negativos similarmente impressionantes.[19,20] Contudo, a precisão da classificação do LNH continua a ser uma preocupação, e estudos demonstram consistentemente um índice de acerto de apenas 50 a 70%.[19] Portanto, a recomendação atual é que a AAF isoladamente não é suficiente para o diagnóstico inicial de linfoma.[21]

Um diagnóstico exato de linfoma pela AAF exige uma equipe de patologia experiente, um especialista em citopatologia e instalações para realizar e interpretar os testes suplementares corretos.

A identificação permanente de alterações moleculares e imunofenotípicas exclusivas, associadas com muitos tipos de linfoma, e a adição de outras técnicas suplementares, como a reação em cadeia da polimerase ou a hibridização fluorescente in situ, tendem a tornar esse procedimento mais promissor como único método de diagnóstico no futuro; embora ainda haja muitas limitações em determinadas situações, como tecidos com necrose, envolvimento parcial ou fibrose.

BIÓPSIA COM AGULHA GROSSA

O uso de biópsia percutânea com agulha grossa (BAG) às vezes pode superar as limitações da PAAF ao preservar a arquitetura do tecido e fornecer cortes seriados para coloração histoquímica e imunocitoquímica. Se for viável realizar uma BAG, use o maior calibre de agulha possível (12 a 16 gauge) e obtenha vários núcleos. Em geral, tanto a parte periférica quanto a central da massa devem ser amostradas para evitar que se obtenha apenas tecido necrótico.

Foram publicados muitos estudos para avaliar a BAG para diagnóstico de linfoma.[22-25] Os procedimentos de BAG produziram uma classificação definitiva de linfoma ou material suficiente para a formulação de um plano de tratamento em 78 a 95% dos pacientes. Burke et al.[23] relataram sua experiência de 9 anos com BAG no diagnóstico de linfoma de cabeça e pescoço em um único centro. Dos 171 pacientes com linfoma encontrado inicialmente em cabeça e pescoço, 83 foram submetidos à BAG como parte dos exames e 67 desses pacientes (81%) forneceram tecido de diagnóstico adequado que resultou em decisões de tratamento apenas a partir da BAG. Metzgeroth et al.[22] compararam os resultados da PAAF e da BAG em 101 linfonodos. Dos 46 linfonodos com linfoma, a citologia isoladamente alcançou o diagnóstico definitivo somente 30% das vezes. Quando a imunocitologia foi combinada com a citologia, a taxa de diagnóstico aumentou para 70%, comparada com uma taxa de diagnóstico de 96% pela BAG. Além disso, a sensibilidade da BAG no diagnóstico do linfoma foi de 92% em uma metanálise recente, em contraste com os 74% relatados em uma metanálise da PAAF.[26,27]

BIÓPSIA ABERTA

Apesar dos resultados animadores com limitadas biópsias por agulha, a biópsia aberta continua a ser o padrão de excelência, e tanto os oncologistas quando os hematopatologistas preferem uma biópsia excisional ou incisional como tecido de diagnóstico inicial em quase todos os casos de linfoma. Como as biópsias podem ser obtidas de massas em cabeça e pescoço com procedimentos menos invasivos do que os destinados aos linfonodos intratorácicos ou intra-abdominais, não deve haver motivo para comprometer o diagnóstico devido à quantidade limitada de material.

CORTICOSTEROIDES PRÉ-BIÓPSIA

O ensinamento histórico dita que não se devem administrar corticosteroides aos pacientes com suspeita de linfoma antes da biópsia em virtude do risco teórico de obscurecimento dos resultados como consequência da rápida resposta tumoral. Na realidade, exceto no caso raro de linfoma linfoblástico, os esteroides não tendem a ter um efeito tão prejudicial se os tecidos forem obtidos em 24 a 48 horas após a primeira dose. Em um estudo de 86 crianças com linfoma mediastinal, 23 receberam corticosteroides pré-biópsia. Em cinco pacientes (22%), foi observado um efeito adverso sobre o diagnóstico patológico (um LH e quatro prováveis linfomas linfoblásticos).[28] Em um estudo mais recente, 8 de 56 crianças (32%) com linfoma mediastinal receberam corticosteroides pré-biópsia para sintomas cardiopulmonares graves.[29] Um diagnóstico claro foi feito em todos os pacientes, exceto em um (taxa de diagnóstico de 95%), que recebeu esteroides por até 6 dias antes da biópsia. Ambos os estudos alegam que os esteroides pré-biópsia são justificáveis no contexto de comprometimento

PARTE V | CIRURGIA DE CABEÇA E PESCOÇO E ONCOLOGIA

grave e potencialmente fatal da via aérea. Enquanto os pacientes com síndrome da VCS podem ser bem sintomáticos, esses sintomas não são potencialmente fatais no curto prazo e os esteroides não devem ser administrados até a obtenção do tecido para diagnóstico. Se houver suspeita de linfoma linfoblástico, todo esforço deve ser feito para obter o tecido em 1 dia de apresentação e antes da administração dos esteroides.

LINFOMAS NODAIS DE CABEÇA E PESCOÇO

LINFOMA HODGKIN

Como foi descrito anteriormente, a maioria dos pacientes com LH procura atendimento médico com adenopatia periférica sintomática, na maioria das vezes cervical e supraclavicular. A incidência atinge o pico entre 15 e 40 anos. O prurido generalizado grave é comum no LH, raro no LNH e frequentemente precede o diagnóstico em meses. Os sintomas sistêmicos, que incluem sintomas B – febre persistente acima de 38° C, suores noturnos copiosos ou perda de peso inexplicável de mais de 10% do peso corporal nos 6 meses anteriores –, ocorrem em aproximadamente 25% dos pacientes com LH, mas são incomuns no estádio inicial da doença.[30] O prurido, os sintomas sistêmicos e muitas das anormalidades laboratoriais vistas no LH provavelmente são o resultado da produção de citocinas pelas células de Reed-Sternberg (R-S).

O LH é uma proliferação neoplásica de células R-S ou variantes R-S, células grandes com citoplasma abundante e núcleos múltiplos ou multilobados, derivadas das células B do centro germinativo.[31] As células R-S são circundadas por células inflamatórias do hospedeiro que incluem linfócitos, plasmócitos, neutrófilos e eosinófilos. A OMS classifica o LH como clássico ou predominantemente linfocitário. O LH clássico e o LHPL têm histórias naturais, prognósticos e tratamentos diferentes.[30] Estudos de imuno-histoquímica distinguem precisamente o LHPL do LH clássico e devem ser realizados se a histologia for equivocada. No LH clássico, as grandes células atípicas expressam geralmente CD15 e CD30, enquanto outros antígenos associados a células B e T normalmente são negativos. Por outro lado, as células tumorais do LHPL são positivas para CD20, um antígeno pan-B; positivas para CD45 (antígeno leucocitário comum); negativas para CD15; e variavelmente reativas para CD30, um imunofenótipo visto com frequência no LNH de células B. A citometria de fluxo frequentemente não é diagnóstica no LH.

Estadiamento

O sistema de estadiamento Ann Arbor para LH e LNH é detalhado na Tabela 52-1. A designação "E" se aplica ao envolvimento extranodal, que é limitado em extensão e contíguo à doença linfonodal.

TABELA 52-1. Sistema Ann Arbor de Estadiamento de Linfoma

Estádio I	Envolvimento de uma única região linfonodal ou estrutura linfoide ou envolvimento de um único sítio extralinfático (I_E).
Estádio II	Envolvimento de duas ou mais regiões linfonodais no mesmo lado do diafragma, que pode ser acompanhado por envolvimento contíguo localizado de um sítio ou órgão extralinfático (II_E).
Estádio III	Envolvimento de regiões linfonodais nos dois lados do diafragma, que também pode estar acompanhado pelo envolvimento do baço (III_S) ou por envolvimento contíguo localizado de um sítio ou órgão extralinfático (III_E).
Estádio IV	Envolvimento difuso ou disseminado de um ou mais órgãos ou tecidos extralinfáticos, com ou sem envolvimento linfonodal.

A ausência ou presença de febre (>38° C), perda de peso inexplicável (>10% do peso corporal) ou suores noturnos devem ser indicados pelos sufixos *A* ou *B*, respectivamente.

O envolvimento extranodal do LH de cabeça e pescoço é extremamente raro; no entanto, o estadiamento correto exige TCs de tórax, abdome e pelve. As TCs do pescoço são opcionais e provavelmente acrescentam pouco a um exame físico completo, mas podem ajudar a conceber a radioterapia (RT), caso seja planejada. A *proporção de massa mediastinal* (PMM), definida como a proporção do diâmetro transversal máximo da massa mediastinal para o diâmetro intratorácico transversal máximo, é um fator de prognóstico importante e deve ser calculada em todos os pacientes com adenopatia mediastinal importante. Uma PMM acima de 0,33 pela radiografia torácica ou 0,35 pela tomografia computadorizada (TC) prenuncia um prognóstico pior e pode influenciar as recomendações de tratamento. A tomografia por emissão de pósitrons (PET/TC) aumenta o estádio e possivelmente altera o tratamento em 10 a 20% dos pacientes com LH, comparada com a TC isoladamente.[32,33] Portanto, uma PET/TC deve ser considerada no estadiamento inicial de todos os pacientes com LH em estádio inicial e isso pode ser agendado pelo cirurgião para agilizar os exames enquanto o paciente está esperando por uma consulta oncológica.[21]

Tratamento e Prognóstico

O tratamento do LH tem sido uma história de sucesso. A remissão duradoura hoje é alcançada em 90 a 95% dos pacientes com doença não volumosa de estádio I a II, 80% dos pacientes com doença volumosa de estádio I a II e 70% dos pacientes com doença de estádio III a IV. Os esforços atuais estão voltados para minimizar o tratamento dos pacientes de baixo risco em um esforço para evitar complicações de curto e longo prazo e também para desenvolver novas terapias para o pequeno subconjunto de pacientes em risco muito alto.

O LH em estádio inicial normalmente é considerado "favorável" ou de baixo risco se nenhum sintoma B estiver presente e nenhum sítio de doença volumosa estiver aparente, com o *volume* definido frequentemente como uma PMM maior que 0,33 ou uma massa nodal acima de 10 cm. A RT de campo estendido não é mais o tratamento correto para esses pacientes devido às complicações de longo prazo. Continua o debate quanto à melhor abordagem para o tratamento do LH em estádio inicial, embora os últimos resultados tenham favorecido a diminuição da intensidade do tratamento a fim de minimizar a toxicidade de longo prazo, mantendo simultaneamente a eficácia. O HD10, um estudo conduzido pelo German Hodgkin Study Group (GHSG), mostrou que no LH *favorável* em estádio inicial – definido como isento de fatores de alto risco, como doença volumosa, três ou mais sítios nodais, doença extranodal ou taxa de sedimentação eritrocitária elevada – e ciclos de ABVD (dexorrubicina, bleomicina, vimblastina, decarbazina) seguidos por 20Gy de radioterapia de campo envolvido (IFRT) foram tão eficazes quanto, e menos tóxicos que, a terapia padrão anterior (4 ciclos de ABVD seguidos por 30 Gy de IFRT).[34] Por outro lado, no LH *desfavorável* em estádio inicial, com ao menos um dos fatores de risco supracitados, a IFRT em dose reduzida produziu resultados inferiores e, portanto, 4 ciclos de ABVD seguidos por 30 Gy de IFRT continuam a ser o tratamento padrão.[35] Entretanto, um benefício de sobrevida com a quimioterapia isoladamente comparada com a terapia de combinação de modalidades (TCM) foi demonstrado recentemente no acompanhamento de longo prazo de um grande estudo de fase III. Meyer et al[36] mostraram que os pacientes que receberam quimioterapia isoladamente tiveram uma sobrevida global de 12 anos significativamente melhorada em comparação com os que receberam TCM, apesar da sobrevida livre de progressão ligeiramente inferior. O aumento modesto nas recidivas foi contrabalançado por uma redução significativa nas complicações fatais induzidas por radiação durante o acompanhamento de longo prazo. A quimioterapia isoladamente é particularmente atraente nas mulheres de 15 a 30 anos, um subgrupo particularmente suscetível a cânceres de mama secundários após a radiação mediastinal e axilar; os fumantes, devido a um risco acentuadamente maior de câncer de pulmão após a RT mediastinal; e os pacientes com uma forte história familiar de doença cardiovascular. Como consequência, reduzir ou eliminar a radiação no LH não volumoso em estádio inicial tem sido um procedimento cada vez mais adotado como terapia padrão. O impacto dessas mudanças na frequência das complicações de longo prazo não será percebido por no mínimo duas décadas. Por outro lado, exceto no contexto de um ensaio clínico, os pacientes com LH volumoso em estádio inicial devem receber TCM, pois, comparados com outros pacientes em estádio inicial, esse subconjunto de pacientes tem um prognóstico pior e uma taxa de recidiva maior quando tratados com quimioterapia ou RT isoladamente.

Aproximadamente 70% dos pacientes com LH em estádio avançado podem ser curados com 6 ciclos de quimioterapia AB-VD, o padrão de cuidado atual. O International Prognostic Factors Project on Advanced HL identificou sete fatores de prognóstico independentes em pacientes com LH em estádio avançado, incluindo albumina sérica abaixo de 4 g/dL, hemoglobina abaixo de 10,5 g/dL, sexo masculino, 45 anos de idade ou mais, doença em estádio IV, leucocitose (contagem de leucócitos maior que 15.000/mm^3) e linfocitopenia (contagem de linfócitos abaixo de 600/mm^3 e/ou contagem de linfócitos menor que 8% do leucograma total).[37] Os pacientes em risco mais baixo, aqueles com zero a dois fatores de risco, têm uma liberdade de progressão (FFP, do inglês *freedom from progression*) de 80 a 88% em 5 anos, enquanto os pacientes em risco maior, com quatro a sete fatores de risco adversos, têm uma FFP de 62 a 67% em 5 anos.[38] O GHSG também relatou resultados animadores de um regime mais intenso de bleomicina, etoposida, doxorrubicina, ciclofosfamida, vincristina, procarbazina e prednisona (BEACOPP) em dose-escalada (esc) para pacientes com LH em estádio avançado. Em um ensaio randomizado, a escBEACOPP resultou em uma taxa de 10 anos significativamente maior de ausência de falha de tratamento equivalente a 82%, comparada com 64% da quimioterapia padrão.[39] No entanto, quando o salvamento com transplante autólogo de células-tronco foi planejado, a ABVD demonstrou uma taxa de 7 anos similar de liberdade de progressão e uma sobrevida global similar quando comparada com a escBEACOPP, apesar de uma taxa de liberdade da primeira progressão inferior.[40] Ao contrário da ABVD, a escBEACOPP resulta em esterilidade em quase todos os pacientes, estando associada com uma maior incidência de infecção grave e leucemia aguda secundária. Em virtude das maiores toxicidades e da falta de uma vantagem de sobrevida global observada nos estudos de acompanhamento da escBEACOPP, esse regime não foi universalmente adotado.

Outra abordagem que está sendo estudada no LH em estádio inicial e também em estádio avançado é a terapia direcionada por PET, que usa imagens interinas de·PET/TC após 2 ou 3 ciclos de quimioterapia para determinar outras opções de tratamento. As imagens interinas de PET/TC demonstraram uma boa correlação com o prognóstico. Em um relato retrospectivo conjunto do Italian Intergruppo Linformi e do Danish Lymphoma Group que incluiu 260 pacientes recém-diagnosticados com LH, a sobrevida livre de progressão de 2 anos para os pacientes com uma PET positiva após 2 ciclos de ABVD foi de 12,8%, comparada com 95% para pacientes com uma PET interina negativa.[41] Vários outros ensaios prospectivos também demonstraram resultados semelhantes.[42-44] Portanto, os pesquisadores propuseram o uso da PET/TC interina para modificar o curso do tratamento. No Reino Unido, um ensaio usando a PET para ajudar a decidir as opções de tratamento do linfoma Hodgkin em estágio inicial (RAPID) relatado nos pacientes com LH não volumoso de estádio I ou IIA, que tiveram PET interina *negativa* após 3 ciclos de ABVD e foram randomizados para observação *versus* RT, e pacientes com PET interina *positiva*, que receberam RT consolidativa após quimioterapia.[45] Os resultados preliminares mostraram que 90% dos pacientes com uma PET/TC interina negativa tiveram remissão duradoura com quimioterapia isoladamente, em comparação com uma taxa de cura de 95 a 97% nos pacientes que receberam RT apesar de uma PET/TC interina negativa. Os pacientes que tiveram uma PET/TC interina positiva tiveram uma taxa de cura de 85% com TCM. Esse estudo demonstrou a não inferioridade da quimioterapia isoladamente, comparada com a TCM em pacientes com uma PET/TC interina negativa,

mas isso não poderia excluir uma diferença de até 10%. Os resultados interinos de um ensaio H10 europeu concebido de modo similar exibiram uma redução de 3 a 5% na sobrevida livre de progressão em pacientes que receberam quimioterapia isoladamente.[46] Outros estudos em andamento, realizados por parcerias de cooperação nos Estados Unidos, estão investigando esse mesmo conceito. Além disso, o tratamento dirigido por PET está sendo aplicado também à doença avançada. Vários ensaios americanos e europeus em andamento visam a investigar os efeitos do escalonamento do tratamento para BEACOPP após a PET/TC interina positiva.[47] Nenhum desses ensaios possui dados maduros disponíveis. Além da PET/TC interina, a PET/TC ao final do tratamento também pode prever os resultados globais. Os pacientes com uma PET/TC positiva ao final do tratamento têm um resultado pior em comparação com os pacientes que têm uma PET/TC negativa (taxa de sobrevida de 2 anos sem falhas de 69 *versus* 95%).[47,48]

Complicações do Tratamento. Os avanços do tratamento melhoraram radicalmente a sobrevida dos pacientes com LH ao longo dos últimos 30 a 40 anos. Dados do U.S. National Cancer Institute Surveillance, Epidemiology and End Results (SEER) Program exibiram uma taxa de sobrevida no longo prazo de 80% nos pacientes tratados entre 2000 e 2004, comparada com 60% dos pacientes tratados entre 1980 e 1984.[49] Infelizmente, a sobrevida de longo prazo anda de mãos dadas com as complicações tardias do tratamento. A consideração dos efeitos colaterais latentes deve desempenhar um papel integral na escolha dos tratamentos dessa malignidade altamente curável. Vários estudos mostram consistentemente que, enquanto o risco cumulativo e a mortalidade decorrente da recidiva do LH predominam nos primeiros 15 anos, a morte por malignidade secundária e doença arterial coronariana começa a ultrapassar a do LH entre os 15 e 20 anos após o tratamento.[50,51]

Uma maior incidência de segundas malignidades após o tratamento do LH foi relatada em muitos estudos e se acredita que seja uma decorrência principalmente da RT, embora a quimioterapia isoladamente também esteja associada com um maior risco de leucemia, LNH e câncer de pulmão.[52-54] Em um grande estudo com mais de 18.000 pacientes extraídos de 13 registros oncológicos, foi observado um risco cumulativo de 25% em 30 anos, que é de três a seis vezes maior que o da população geral.[54] Os cânceres primários de cabeça e pescoço estão frequentemente entre essas segundas malignidades. O risco relativo de câncer de faringe, glândulas salivares, língua, lábios e boca é de 5:1; laringe, cavidade nasal e seios paranasais, 3; tireoide, 3,1; esôfago, 4,3; pulmão, 6,7; e mama feminina, 6,1.[54] O tratamento desses segundos cânceres costuma ser complicado pela radiação prévia.

Além disso, o risco de doenças cardíacas, especialmente o infarto do miocárdio, é maior nos sobreviventes de longo prazo do LH e pode ser a causa principal de morbidade e mortalidade. Em um grande estudo de coorte britânico com mais de 7.000 pacientes de LH, a mortalidade por infarto do miocárdio·aumentou 2,5 vezes em comparação com a população geral, e o risco persistiu por 25 anos, no mínimo, após o primeiro tratamento.[55] Em outro estudo retrospectivo de quase 1.300 pacientes de LH tratados previamente, a incidência cumulativa relatada de qualquer doença cardíaca foi de 23,3% em 25 anos.[56] Como consequência, as diretrizes práticas recomendaram a triagem de rotina de malignidades secundárias comuns e de doença arterial coronariana silenciosa nos sobreviventes de LH no longo prazo.

LINFOMA NÃO HODGKIN DIFUSO DE GRANDES CÉLULAS B

O linfoma não Hodgkin difuso de grandes células B (DLBCL) é o subtipo mais comum de LNH e exige atenção médica frequentemente em virtude da adenopatia cervical ou supraclavicular. Conforme descrito anteriormente neste capítulo, também é o LNH mais comum a ocorrer como linfoma extranodal primário de cabeça e pescoço, incluindo a tireoide, o seio, o anel de Waldeyer ou as

860 PARTE V | CIRURGIA DE CABEÇA E PESCOÇO E ONCOLOGIA

glândulas salivares. Outros exames após a biópsia de diagnóstico incluem um histórico e exame físico com documentação da adenopatia, hepatosplenomegalia, status de desempenho, presença de sintomas B, avaliações laboratoriais, estudos radiográficos e, na maioria dos casos, uma biópsia da medula óssea. Os exames laboratoriais necessários incluem um hemograma completo, testes de função hepática, cálcio, creatinina e lactato desidrogenase (DHL).

Estadiamento

O sistema de estadiamento Ann Arbor, desenvolvido inicialmente para o LH, também é utilizado no estadiamento do LNH (Tabela 52-1). Sistemas de estadiamento alternativos foram propostos, mas jamais foram adotados. O estadiamento correto exige TCs de tórax, abdome e pelve, além de biópsias bilaterais da medula óssea. A PET/TC aumentou a precisão do estadiamento inicial e melhorou a avaliação da resposta nos pacientes com DLBCL. Como estadiamento inicial, são mais úteis nos pacientes com achados equivocados na TC e naqueles que parecem ter doença localizada na apresentação, onde achar outros sítios de envolvimento possivelmente poderia alterar o tratamento.

Tratamento e Prognóstico

O International Non-Hodgkin Lymphoma Prognostic Factor Project identificou cinco fatores de alto risco independentes que incluíram 1) idade acima dos 60 anos, 2) *status* de desempenho igual a 2 ou mais, segundo o Eastern Cooperative Oncology Group (ECOG), 3) doença em estádio III ou IV, 4) mais de um sítio extranodal e 5) LDH sérica elevada.[57] Esse modelo foi atualizado na era do rituximab como International Prognostic Index (R-IPI) revisado.[58] Os pacientes sem fatores de risco têm uma sobrevida livre de progressão de 4 anos equivalente a 94% e uma sobrevida global de 94%, enquanto a presença de três a cinco fatores de risco indica um prognóstico pior, com uma sobrevida livre de progressão de 4 anos equivalente a 53% e uma sobrevida global de 55%.[58]

Historicamente, a abordagem padrão para o estádio I ou DLBLC era a TCM. Um estudo prospectivo, randomizado, envolvendo múltiplas instituições, estabeleceu a superioridade da TCM em relação a quimioterapia isoladamente nesse contexto.[59] Quatrocentos pacientes receberam 3 ciclos de quimioterapia com ciclofosfamida, doxorrubicina, vincristina e prednisona (CHOP) seguidos por IFRT ou 8 ciclos de CHOP isoladamente.[59] As doses de RT variaram de 40 a 55 Gy. Os pacientes tratados com TCM tiveram uma liberdade de progressão em 5 anos (77 *vs.* 64%) e uma sobrevida global (82 *vs.* 72%) significativamente melhores em comparação com os pacientes tratados com quimioterapia isoladamente. Por outro lado, um grupo de estudos francês de linfoma adulto (Groupe d'Etude des Lymphomes de l'Adulte [GELA]) publicou os resultados de seu ensaio randomizado em 2007, não mostrando vantagem para os 4 ciclos de CHOP mais RT em relação a 4 ciclos de CHOP isoladamente no tratamento de linfoma de células grandes localizado e de baixo risco em pacientes com mais de 60 anos.[60] Curiosamente, no subgrupo de pacientes com mais de 70 anos, a sobrevida global de 5 anos foi maior nos pacientes tratados com quimioterapia isoladamente, embora isso não tenha sido estatisticamente significativo (69% *vs.* 58%, P = 0,2). Evitar a RT nos pacientes com sítios de cabeça e pescoço é uma abordagem atraente, pois as complicações de curto e longo prazo de boca seca e alteração no paladar costumam ter um impacto significativo na qualidade de vida. A incorporação do rituximab, um anticorpo anti-CD20 quimérico específico para linfócitos B, na quimioterapia resultou em uma melhora acentuada na sobrevida no DLBCL em estádio avançado e são previstos resultados semelhantes na doença em estádio limitado.[61-63] Um estudo de fase II de 3 ciclos de CHOP com rituximab (R-CHOP) seguido por IFRT para DLBCL não volumoso em estádio limitado exibiu taxas promissoras de sobrevida livre de progressão e sobrevida global de 88 e 95%, respectivamente.[64] A melhoria nos resultados com rituximab pode permitir a omissão da RT em pacientes selecionados. Em um estudo retrospectivo de 190 pacientes com

DLBCL em estádio limitado, 6 ciclos de R-CHOP foram administrados como tratamento primário e apenas cinco pacientes receberam RT após a quimioterapia. A sobrevida livre de progressão e a sobrevida global, ambas em cinco anos, foram de 85% e 90%, respectivamente.[65] Portanto, a quimioterapia isoladamente (4 a 6 ciclos de R-CHOP) deve ser considerada, especialmente nos pacientes com baixo risco de recidiva, conforme determinado pela PET/TC interina. A British Columbia Cancer Agency relatou suas experiências preliminares de um algoritmo de tratamento baseado em PET no DLBCL em estádio limitado.[66] Após 3 ciclos de R-CHOP, foi obtida uma PET interina. Os pacientes com uma PET interina negativa receberam um total de 4 ciclos de R-CHOP e alcançaram um tempo estimado até a progressão de 3 anos equivalente a 92% e sobrevida global de 96%. Em comparação, os pacientes com uma PET interina positiva receberam RT e tiveram um tempo estimado até a progressão de 3 anos equivalente a 60% e uma sobrevida global de 83%; portanto, a PET interina parece ser promissora na estratificação do risco. O ensaio clínico Southwest Oncology Group (SWOG) S1001, em andamento nos Estados Unidos, adotou uma concepção semelhante, exceto quanto à adição de ibritumomab tiuxetano (Zevalin) à RT nos pacientes com uma PET interina positiva. Os pacientes com DLBCL em estádio avançado são tratados com 6 ciclos de R-CHOP. Vários ensaios randomizados demonstraram um benefício de sobrevida quando os pacientes receberam R-CHOP *versus* CHOP como tratamento inicial para linfoma de células grandes.[61-63] O estudo GELA[61] relatou taxas de sobrevida global de 5 anos de 58 e 45% e taxas de liberdade de progressão de 54 e 30% nos grupos R-CHOP e CHOP, respectivamente. Um estudo baseado em população da British Columbia confirmou o benefício de acrescentar o rituximab à quimioterapia padrão.[62] A sobrevida livre de progressão de dois anos foi de 69% na era pós-rituximab e de 51% na era pré-rituximab.

LINFOMA NÃO HODGKIN INDOLENTE

Os linfomas indolentes, especificamente o linfoma folicular (LF) e o linfoma linfocítico de pequenas células (LLPC), envolvem frequentemente os linfonodos cervicais e supraclaviculares. O aumento desses linfonodos é o sinal de apresentação desses linfomas indolentes, mesmo quando há adenopatia disseminada. Frequentemente estão presentes múltiplos linfonodos móveis bilaterais e o LLPC também pode envolver as tonsilas. Em alguns pacientes, os linfonodos podem crescer e diminuir, ou continuar estáveis por meses ou anos, então um histórico longo de linfonodos aumentados não deve impedir uma biópsia. Os pacientes com LF e LLPC correm risco de transformação para linfoma de células grandes. Algumas vezes a transformação é descoberta na apresentação inicial. Os sinais de possível transformação incluem a presença de sintomas B, LDH elevada ou cálcio elevado, necrose do linfonodo observada nas TCs e crescimento discordante, com um linfonodo crescendo rapidamente na presença de outros linfonodos estáveis. Se houver suspeita de linfoma, deve ser feito um esforço para excisar o maior linfonodo possível ou qualquer linfonodo que exiba necrose na TC. É útil amostrar um linfonodo não necrótico simultaneamente, pois às vezes não há células viáveis para o diagnóstico em um linfonodo necrótico.

Tratamento e Prognóstico

A abordagem dos pacientes com linfomas indolentes mudou bastante nos últimos 10 anos como consequência da publicação de vários ensaios randomizados que mostram uma melhoria significativa na duração da remissão e sobrevida com a combinação de rituximab e quimioterapia em comparação com a quimioterapia isoladamente. Apesar dessa acentuada melhoria nos resultados, ainda não há uma estabilização nas curvas de sobrevida livre de eventos com o uso da quimioimunoterapia e as "curas" são improváveis. Solal-Celigny et al.[67] propuseram um modelo para prever o prognóstico: o Follicular Lymphoma International Prognostic Index (FLIPI), que inclui cinco fatores de prognóstico ruim independentes: 1) 60 anos ou mais,

2) doença em estádio III ou IV, 3) mais de quatro áreas nodais envolvidas, 4) LDH sérica elevada e 5) hemoglobina menor que 12 g/dL. Embora o sistema de classificação tenha sido desenvolvido na era pré-rituximab, ele foi validado na população tratada com rituximab. Em um recente e grande estudo de coorte prospectivo observacional com 2.192 pacientes nos Estados Unidos, a taxa de sobrevida global de 7 anos dos pacientes com uma classificação FLIPI maior que 3 é de 60%, comparada com um valor acima de 90% relativo aos pacientes com uma classificação FLIPI de 0 a 1.[68]

Dada a maior sensibilidade dos estudos de estadiamento que incluem TC, PET e o uso de citometria de fluxo para avaliar amostras de medula óssea, o diagnóstico do linfoma indolente em estádio limitado não é incomum. Observação, IFRT, rituximab de agente único, combinação de rituximab e quimioterapia e TCM (rituximab e IFRT, com ou sem quimioterapia) são opções para os pacientes com essa apresentação incomum. Nenhum ensaio randomizado comparou essas abordagens, e as decisões de tratamento devem se basear no sítio e volume da doença e na idade do paciente, com as abordagens mais agressivas sendo preferidas para pacientes mais jovens e para aqueles com doença volumosa em estádios I a II.

As opções atuais de padrão de cuidado para pacientes com linfomas indolentes em estádios III a IV incluem observação, rituximab de agente único ou uma combinação de rituximab e quimioterapia. Apesar dos muitos tratamentos eficazes, mas até hoje "não curativos", não foi encontrada qualquer evidência sugerindo que a intervenção precoce aumenta a sobrevida global nos pacientes assintomáticos com linfoma indolente.[69,70] Até 15 a 20% dos pacientes com LF assintomático que são acompanhados com expectativa não têm indicações de terapia mais de 15 anos após o diagnóstico.[69] Portanto, os pacientes idosos assintomáticos com doença de baixo volume ainda podem ser mais bem servidos pela observação atenta até a progressão. No entanto, após a melhoria nos resultados com quimioimunoterapia, o papel da observação ou "observar e aguardar" tem sido questionado. Ardeshna et al.[70] relataram os resultados preliminares de um estudo intergrupal britânico comparando a espera vigilante com o rituximab no diagnóstico inicial dos pacientes com LF assintomático não volumoso. O tempo até a quimioterapia e a sobrevida livre de progressão foi significativamente prolongado no grupo de rituximab, mas nenhuma diferença foi observada na sobrevida global de 3 anos (98% em todos os pacientes).[70]

Como foi estudado no ensaio intergrupal britânico anterior, uma abordagem alternativa para os pacientes idosos, aqueles com doença de baixo volume, ou aqueles com condições comórbidas graves, é o rituximab, o único agente. No recentemente publicado *Rituximab Extended Schedule or Retreatment Trial* (RESORT), 384 pacientes de LF e 189 pacientes de linfoma indolente não LF receberam quatro doses semanais de rituximab e depois foram randomizados para manutenção com rituximab a cada 3 meses *versus* retratamento com rituximab na progressão.

A taxa de resposta para o rituximab de agente único foi de 70% no grupo LF, comparada com apenas 40% no grupo não LF. Na LF, o rituximab de manutenção não conseguiu melhorar o tempo até a falha do tratamento em comparação com o retratamento de rituximab, mas foi observada uma melhoria significativa no não LF. Por outro lado, o rituximab de manutenção prolongou o tempo até a quimioterapia nos grupos LF e não LF a um custo de três vezes a quantidade de rituximab utilizado no braço de manutenção.[71] As toxicidades do rituximab foram brandas e limitadas principalmente às reações relacionadas à infusão, como febres, calafrios, mialgias, hipotensão transitória e raramente broncospasmo.

Para os pacientes com doença ou sintomas significativos, a combinação de rituximab e quimioterapia é o padrão de cuidado atual. Ensaios randomizados e metanálises mostraram uma melhoria significativa na sobrevida livre de eventos e na sobrevida global com a adição de rituximab (R-) à quimioterapia de combinação.[73,74] Historicamente, foram relatados resultados excelentes com a R-CHOP; coclofosfamida, vincristina e prednisona (R-CPV); fludarabina, mitoxantrona e dexametasona (R-FND); e R-bendamustina

em relação à R-CHOP na sobrevida média livre de progressão (69,5 *vs.* 31,2 meses), taxa de resposta completa (40,1% *vs.* 30,8%) e perfis de toxicidade (incidência muito menor de toxicidade hematológica, complicações infecciosas, estomatite, alopecia e neuropatia periférica) em paciente com linfoma indolente ou de células do manto em estádio III ou IV.[75] Portanto, a R-bendamustina se tornou o tratamento de primeira linha padrão para a maioria dos linfomas indolentes. Outros regimes supracitados poderiam ser considerados como terapia de salvamento com base na idade dos pacientes e nas condições comórbidas.

Após a indução com quimioimunoterapia, o rituximab de manutenção durante 2 anos exibiu uma melhoria significativa na sobrevida livre de progressão do LF no estudo *Primary Rituximab and Maintenance* (PRIMA).[76] A sobrevida livre de progressão de 3 anos foi de 74,9% no grupo de manutenção com rituximab em comparação com 57,6% no grupo de observação. Não há dados disponíveis sobre a continuidade da manutenção com rituximab além de 2 anos, embora os efeitos de longo prazo conhecidos do tratamento com rituximab tenham sido relatados.

Os anticorpos monoclonais (mAbs) conjugados com radioisótopos também foram investigados. Foram relatadas taxas de respostas de aproximadamente 80% com iodo-131 anti-CD20 mAb, tositumomab (Bexxar) e ítrio-90 anti-CD20 mAb, Zevalin. O efeito colateral mais comum é a supressão da medula óssea e a preocupação com a possível síndrome mielodisplásica relacionada ao tratamento ou com a leucemia mielógena aguda. O ensaio SWOG S0016 comparou a CHOP-Bexxar com R-CHOP como tratamento inicial em 532 pacientes com LF avançado.[77] Após um acompanhamento médio de 4,9 anos, nenhuma diferença foi encontrada na sobrevida livre de progressão estimada em 2 anos e na sobrevida global entre os dois grupos. Além disso, o acompanhamento de 7 anos do *First-Line Indolent Trial* (FIT) demonstrou que, nos pacientes com LF avançado, a consolidação com Zevalin após a quimioterapia de indução prolongou significativamente a sobrevida média livre de progressão em 3 anos e o tempo até o próximo tratamento em 5,1 anos.[78] Portanto, o Zevalin recebeu aprovação do FDA para consolidação após a quimioterapia de primeira linha no LF não tratado previamente. Não existem dados sobre a combinação de quimioimunoterapia com Bexxar ou Zevalin. Muitos outros agentes novos estão sendo ativamente investigados no linfoma indolente, entre eles o Idelasib, um inibidor de PI3K, e ibrutinib, um inibidor de tirosina quinase de Bruton, que parecem ser os mais promissores.[79,80] Eles são bem tolerados, mais convenientes para os pacientes que recebem formulações orais e demonstraram taxas de resposta impressionantes nos ensaios clínicos. As aprovações pelo FDA estão previstas para os próximos anos, quando os resultados de estudos maiores e acompanhamentos mais prolongados estarão disponíveis.

LINFOMA DE CÉLULAS DO MANTO

O linfoma de células do manto (LCM) ocorre com mais frequência nos homens com mais de 60 anos de idade e tem uma apresentação que varia de adenopatia em um paciente assintomático até uma apresentação leucêmica com amplo envolvimento do sangue e da medula óssea. O envolvimento dos linfonodos cervicais e das tonsilas não é incomum. O LCM também foi relatado na maioria dos sítios extranodais de cabeça e pescoço.

Tratamento e Prognóstico

As abordagens mais agressivas, como as utilizadas em leucemia aguda e linfoma de Burkitt, resultaram em melhores resultados para os pacientes com LCM. O rituximab, ciclofosfamida em alta dose, vincristina, dexorrubicina e dexametasona (R-hiperCVAD) alternado com metotrexato em alta dose e citarabina foi investigado inicialmente no M.D. Anderson com uma impressionante taxa de resposta global (TRG) de 97% (taxa de resposta completa de 87%), embora a sobrevida global não tenha sido alcançada após um acompanhamento médio de 8 anos.[81,82] O estudo SWOG multicêntrico

PARTE V | CIRURGIA DE CABEÇA E PESCOÇO E ONCOLOGIA

subsequente com o mesmo regime confirmou esses resultados encorajadores, com uma TRG de 86% (taxa de resposta completa de 55%) e uma sobrevida média livre de progressão e uma sobrevida global de 4,8 anos e 6,8 anos, respectivamente.[83] O transplante autólogo consolidativo de células-tronco na primeira remissão aumenta a sobrevida livre de progressão em vários estudos e, portanto, é amplamente utilizado nos pacientes mais jovens.[84-86] Considerando que as remissões e sobrevidas são substancialmente maiores com a terapia intensiva, nenhum estudo ainda relatou uma estabilização na taxa de sobrevida livre de progressão com mais de 5 anos de acompanhamento. Além disso, os resultados melhores provavelmente são influenciados pela escolha do paciente, com os regimes agressivos mais viáveis para os pacientes mais jovens e sem comorbidades importantes. Séries históricas de regimes de quimioterapia padrão, como CVP ou CHOP, incluem quantidades substanciais de pacientes idosos. Nos pacientes idosos que não são candidatos a transplante, o rituximab-bendamustina resultou em sobrevida prolongada livre de progressão e menor toxicidade em comparação com R-CHOP.[75] Além disso, o rituximab de manutenção após a quimioimunoterapia de indução reduziu o risco de progressão ou morte em 45% e prolongou significativamente a sobrevida global em comparação com o interferon-α de manutenção.[87] Portanto, o rituximab-bendamustina seguido por rituximab de manutenção é cada vez mais utilizado na população idosa com LCM.

LINFOMAS ALTAMENTE AGRESSIVOS

Tanto o linfoma de Burkitt quanto o linfoma linfoblástico podem se manifestar com adenopatia cervical ou supraclavicular. Se uma biópsia revelar qualquer um desses subtipos de linfoma, o cirurgião deve requisitar uma consulta oncológica de emergência. Esses linfomas altamente agressivos ocorrem com mais frequência em crianças e jovens. O linfoma linfoblástico é diagnosticado duas vezes mais nos homens que nas mulheres. A maioria dos pacientes com linfoma linfoblástico procura atendimento médico com uma grande massa mediastinal. O crescimento rápido do tumor provoca às vezes comprometimento respiratório agudo como consequência da compressão traqueal e da síndrome da VCS e, portanto, o linfoma linfoblástico é o LNH mais provável em um contexto de emergência. As efusões pleurais ocorrem em até 70% dos pacientes e a toracocentese pode ser o procedimento de diagnóstico mais rápido e menos mórbido. As efusões pleurais também são comuns.

Tratamento e Prognóstico

O tratamento desses linfomas raros e altamente agressivos deve incluir quimioterapia combinada intensiva e profilaxia do sistema nervoso central (SNC) similar aos regimes utilizados atualmente para leucemia aguda. Todos os estádios da doença são abordados de modo similar. A profilaxia do SNC com metotrexato e citarabina intratecal é um componente essencial da terapia. As respostas tumorais no linfoma linfoblástico e no linfoma de Burkitt são extremamente rápidas, muitas vezes com a normalização completa dos estudos radiográficos dentro de poucos dias. No entanto, os pacientes correm um alto risco de síndrome de lise tumoral e devem receber sua primeira dose de quimioterapia internados, com hidratação vigorosa e alopurinol ou rasburicase profilático. Conforme discutimos anteriormente, os pacientes com suspeita de linfoma linfoblástico fundamentada clinicamente não devem receber corticosteroides antes de uma biópsia ou toracocentese de diagnóstico.

As taxas de sobrevida de cinco anos no linfoma de Burkitt são de aproximadamente 55% para pacientes com estádio avançado e 71% para o pequeno subconjunto de pacientes que buscam atendimento médico com doença em estádios I ou II.[88] A idade mais avançada, a raça negra e o estádio avançado são fatores de risco independentes para a baixa sobrevida.

LINFOMAS DA TIREOIDE

Os linfomas tireoidianos primários correspondem a menos de 5% de todas as malignidades da tireoide e a menos de 2% de todos os linfomas extranodais, ocorrendo com mais frequência nas mulheres de meia idade e idosas no contexto de tireoidite linfocítica.[89,90] A tireoidite crônica aumenta sete a oito vezes o risco de linfoma primário da tireoide.[91] Em uma série, 90% dos pacientes com linfomas tireoidianos primários também foram diagnosticados com tireoidite de Hashimoto.[92] Dois subtipos distintos perfazem quase todos os casos de linfoma tireoidiano primário, DLBCL e linfoma MALT, também chamados *linfoma extranodal de células marginais* ou *linfoma de zona marginal*. O DLBCL corresponde a 60 a 70% dos linfomas tireoidianos primários, enquanto a incidência do MALT varia de 10 a 20%.[93-95] Até um terço dos casos pode ter MALT e DLBLC concorrentes, coerente com a transformação do MALT em DLBCL.[96] A apresentação clínica depende da histologia; o linfoma MALT geralmente nos chega como uma massa tireoidiana de crescimento lento, enquanto o DLBLC é visto como uma massa de crescimento rápido. Um terço dos pacientes tem sintomas de compressão das estruturas circundantes, incluindo dispneia, disfagia, estridor, rouquidão, asfixia e tosse.[89,96]

O linfoma MALT é difícil de diagnosticar na biópsia com agulha. Como um terço dos casos de linfoma tireoidiano primário terá evidência de linfoma MALT e DLBLC, uma biópsia aberta ainda é o método de diagnóstico preferido.[89] As características morfológicas dos linfomas MALT incluem lesões linfoepiteliais, colonização folicular e presença de plasmócitos e corpúsculos de Dutcher. As células do linfoma se assemelham a pequenos linfócitos com núcleos redondos ou ligeiramente irregulares que giram em torno de folículos reativos com uma distribuição por zonas marginais. Um fenótipo característico inclui a presença do antígeno CD20 de células pan-B e ausência de antígenos CD5 e CD10, uma condição única entre os linfomas indolentes.[1,89]

Estadiamento

A maioria dos pacientes com linfoma MALT da tireoide é vista inicialmente com doença em estádio IE ou IIE. Raramente o estadiamento inicial, com TC de pescoço, tórax, abdome e pelve, revela envolvimento nodal além do pescoço e mediastino ou envolvimento de outro sítio extranodal, na maioria das vezes o pulmão, estômago ou órbita. Em virtude da baixa taxa metabólica do MALT e da alta taxa de tireoidite concorrente, as PETs têm pouco valor no estadiamento dos linfomas MALT e não devem ser utilizadas como estadiamento inicial.[89,97]

Assim como no MALT, a maioria dos pacientes (85% na série SEER) com DLBLC da tireoide busca atendimento médico com doença em estádio I ou II.[94] A PET/TC é o método de estadiamento mais sensível para DLBLC. A DHL sérica e o status do desempenho são fatores importantes para o prognóstico e devem ser documentados antes de começar o tratamento.

Tratamento e Prognóstico

Na análise de 1.408 pacientes com linfoma tireoidiano primário, a análise multivariada mostrou que a idade de 80 anos ou mais, o estádio avançado, a ausência de radiação ou cirurgia e a histologia de células B grandes ou folicular indicavam um prognóstico pior.[93]

Os pacientes com DLBCL da tireoide, com ou sem um componente de linfoma MALT, devem receber o mesmo tratamento dos pacientes com DLBCL de sítios nodais. Conforme descrito acima, 6 ciclos de quimioterapia R-CHP são o padrão de cuidado da doença em estádio III a IV.[61] A TCM deve ser considerada para os pacientes com doença em estádio I a IIE, incluindo 4 a 6 ciclos de R-CHOP seguidos por IFRT.[60,64,98] O benefício da RT é menos claro na era do rituximab; portanto, deve ser considerada a inclusão dos pacientes corretos nos ensaios clínicos que tratam dessa questão. Por outro lado, a RT é mais importante nos pacientes com um componente de linfoma MALT, pois esse subtipo não é considerado curável apenas com quimioterapia. A cirurgia não tem um papel no tratamento do DLBCL da tireoide. O prognóstico depende da ausência ou presença de fatores de alto risco que incluem doença em estádio III a IV, idade acima de 60 anos, LDH anormal, status de desempenho ECOG acima de 1 e envolvimento de mais de um sítio extranodal. Os dados SEER revelaram uma sobrevida global de 10 anos equivalente a aproximadamente 60% nos pacientes com DLBCL da tireoide, o que é significativamente melhor do que o DLBCL de sítios nodais ou outros sítios extranodais, mesmo após a correspondência com as características e o estádio do paciente.[94] Outros estudos mostraram uma sobrevida de cinco anos doença-específica equivalente a 71 a 78% no subconjunto de DLBCL.[93,96]

Os linfomas MALT da tireoide em estádios I e IIE têm um prognóstico excelente, com sobrevida livre de progressão e sobrevida global de 95% a 100% na maioria das séries.[93,96] A IFRT é um tratamento altamente eficaz e as doses de 30 Gy são as mais utilizadas, embora um ensaio controlado randomizado recente tenha mostrado que uma dose menor, de 24 Gy, é igualmente eficaz em comparação com a dose mais alta tradicional (40 a 45 Gy) com menor toxicidade.[99] A terapia sistêmica, quimioterapia e/ou imunoterapia não são indicadas, a menos que se trate de doenças em estádio avançado ou recidivantes. Goda et al.[100] relataram os resultados de longo prazo de 167 pacientes com linfoma MALT em estádios I a IIE tratados apenas com IFRT. A dose média de RT foi de 30 Gy e a taxa de controle local com a RT foi de 99%. Nos 21 pacientes com um linfoma MALT primário da tireoide, a taxa de 10 anos livres de recorrência foi de 95% (somente uma recorrência em sítios distantes). Quando o linfoma MALT é descoberto após uma tireoidectomia parcial ou total, a necessidade de RT pós-operatória não é clara. Se a doença se estender para a margem da amostra, recomenda-se a IFRT. Após o que parece ser uma ressecção completa, a IFRT ou a simples observação são opções aceitáveis.

LINFOMAS DAS GLÂNDULAS SALIVARES

O linfoma das glândulas salivares é incomum e representa menos de 2% das malignidades salivares e 12% dos linfomas extranodais de cabeça e pescoço.[90,101] Geralmente se apresentam como uma massa crescente; a glândula parótida está envolvida com mais frequência, seguida pelas glândulas submandibulares, salivares menores e sublinguais.[101] As histologias mais comuns são o linfoma MALT em 60 a 70% dos casos e DLBLC em 20 a 30% dos casos,[90,101] embora existam relatos raros de quase qualquer outro subtipo de LNH envolvendo as glândulas salivares. O envolvimento dos linfonodos cervicais é incomum com o linfoma MALT, mas ocorre em mais da metade dos pacientes com outras histologias.[101] Pelo menos um terço dos pacientes com histologia MALT tem envolvimento de múltiplas glândulas salivares no momento do diagnóstico. O envolvimento de outros sítios extranodais não salivares, como o estômago, foi relatado e alguns autores recomendam a endoscopia superior além das TCs como estadiamento inicial.[102] Os linfomas MALT das glândulas salivares estão associados com distúrbios autoimunes, na maioria das vezes com a síndrome de Sjögren.[103] O vírus da hepatite C, um fator de risco comum para os linfomas da zona marginal do baço, também foram associados com o linfoma MALT das glândulas salivares, particularmente nos pacientes com crioglobulinemia mista.[103,104]

Tratamento e Prognóstico

Os subtipos de linfoma agressivos, como o DLBCL, nas glândulas salivares são tratados do mesmo modo que suas contrapartes nodais, como foi detalhadamente discutido acima. O DLBCL das glândulas salivares também tem um prognóstico similar ao do DLBCL nodal, com características de prognóstico similares. A doença em estádio limitado é tratada com quimioimunoterapia (R-CHOP), com ou sem IFRT, e a doença em estádio avançado é tratada apenas com quimioimunoterapia.

Os linfomas MALT das glândulas salivares que se apresentam como doença em estádios I a IIE são tratados eficazmente com IFRT e a sobrevida de 5 e 10 anos doença-específica pode chegar a 90 e 71%, respectivamente.[105] Historicamente, a dose de RT mais utilizada foi 30 Gy, mas, como foi dito anteriormente, 24 Gy está se tornando o padrão.[99] Ao contrário dos linfomas MALT gástricos e

tireoidianos, as recidivas ocorrem em pelo menos um terço dos pacientes com linfomas MALT de glândulas salivares.[100,103] Na série relatada por Goda et al.,[100] somente duas das sete recorrências aconteceram na mesma glândula irradiada previamente, com as duas tendo recorrências distantes ao mesmo tempo. A alta incidência de recidivas tardias justifica o acompanhamento vitalício desses pacientes. As recidivas locais em um sítio não irradiado podem ser irradiadas, resultando em uma segunda remissão longa em muitos casos. Para os pacientes com doença não passível de IFRT, os regimes de quimioimunoterapia branda, como a R-bendamustina, R-CVP ou rituximab de agente único, são eficazes.[72,75]

LINFOMAS DOS SEIOS PARANASAIS E DA CAVIDADE NASAL

Os linfomas dos seios paranasais e da cavidade nasal são incomuns e heterógenos patológica e clinicamente.[106] Nas populações asiáticas e sul-americanas, os linfomas nasais são mais comuns e predominantemente do subtipo célula assassina (NK)/célula T; enquanto nas populações ocidentais, os linfomas nasossinusais geralmente são do tipo difuso de células B grandes.[107] Essas duas entidades histológicas têm histórias naturais e prognósticos distintos e exigem abordagens terapêuticas diferentes. O DLBLC ocorre com mais frequência nos adultos de meia-idade a idosos, tem uma predileção masculina, envolve geralmente os seios (sem envolvimento nasal), está associado com invasão orbital e sintomas oculares e raramente está associado com EBV. Exceto no caso de linfomas associados a HIV.[107] A maioria dos tumores confinados a um seio paranasal envolve o seio maxilar.[106] Aproximadamente dois terços dos pacientes buscam atendimento médico com doença em estádio I a IIE.[107]

O linfoma nasal de células NK/T, chamado anteriormente *granuloma letal da linha média* ou *linfoma angiocêntrico*, afeta os adultos jovens até a meia-idade, tem uma predileção masculina na maioria das séries e se manifesta frequentemente com uma massa ou obstrução nasal, epistaxe, destruição palatina e eritema e inchaço da face.[90,108] A infiltração de células tumorais frequentemente é perivascular e a oclusão vascular com necrose maciça do tecido é uma das características presentes.[108] Devido à necrose tecidual, às vezes é difícil fazer um diagnóstico, frequentemente sendo necessárias várias biópsias. Praticamente todos os casos de linfoma de células NK/T estão associados com EBV, e a hibridização *in situ* com EBER-1 ou EBER-2 pode ajudar no diagnóstico histológico dos linfomas nasais.[108] O nível de DNA de EBV circulante no plasma pode ser utilizado para monitorar o status da doença e prever o prognóstico.[90,108] As colorações imuno-histoquímicas para positividade CD56 também devem ser feitas em qualquer paciente com um diagnóstico de suspeita de linfoma nasal, pois os linfócitos CD56 e EBV positivos raramente são observados na mucosa nasal normal ou inflamatória.[108] Mais de 80% dos pacientes procuram atendimento médico com doença em estádios I a IIE.[109]

Tratamento e Prognóstico

O tratamento do DLBCL dos seios paranasais é similar ao das apresentações nodal ou extranodal do DLBCL. Os pacientes com doença em estádios I a IIE devem receber 3 a 6 ciclos de R-CHOP, com ou sem IFRT, ou devem ser tratados em ensaios clínicos.[64] Como foi dito anteriormente, não está claro se a RT pode ser omitida com regimes modernos contendo rituximab; isso está sendo tratado nos ensaios clínicos em andamento. Devido à proximidade do SNC, a propagação leptomeníngea e a recidiva de SNC são mais frequentes do que com outras apresentações de DLBCL.[110] A profilaxia do SNC é recomendada e normalmente inclui 3 a 6 doses de metotrexato ou citarabina intratecal. O prognóstico é similar ao de outras apresentações do DLBCL, e a maioria dos pacientes em estádio inicial é curada.[58]

Historicamente, a RT tem sido o pilar do tratamento do linfoma nasal de células NK/T localizado. Apesar de uma alta taxa de resposta (60 a 80%), a taxa de recidiva também é alta (50%).[108] A

864 PARTE V | CIRURGIA DE CABEÇA E PESCOÇO E ONCOLOGIA

incorporação de diferentes regimes de quimioterapia tem sido investigada com o objetivo de melhorar os resultados. Em um ensaio recente de fase II, o regime SMILE (dexametasona, metotrexato com leucovorina, ifosfamida, L-asparaginase e etoposida) combinado com a RT resultou em uma taxa de resposta global de 81%, uma sobrevida livre de doença em 4 anos de 64% e uma sobrevida global em 5 anos de 50% em uma população mista de pacientes (50% recém-diagnosticados e 44% com doença em estádios I a II).[111] Outro regime, radiação e cisplatina simultâneas seguidas por etoposida, ifosfamida e cisplatina (VIPD), também produziu uma taxa de resposta global de 83%, uma sobrevida livre de progressão em 3 anos de 85% e uma sobrevida global em 3 anos de 86% em 30 pacientes recém-diagnosticados com doença em estádios I a II.[112] O International Prognostic Index (IPI) de LNH tem poder preditivo no linfoma de células NK/T.[57] No entanto, os modelos que incluem sintomas B, estádio, DHL, envolvimento de linfonodo regional, tumor local invasivo e presença de doença extranasal melhoram a discriminação para fins de prognóstico.[113-115] Na maioria das séries, 40 a 50% dos pacientes estão vivos e sem doença 5 anos após o diagnóstico.

LINFOMAS DO ANEL DE WALDEYER

Mais da metade de todos os linfomas extranodais de cabeça e pescoço ocorre no anel de Waldeyer (AW), e as tonsilas são o sítio mais comum, seguidas pela nasofaringe.[90,116] Os linfomas da base da língua e do palato mole são menos frequentes. Há controvérsia em torno de a doença no AW ser considerada nodal ou extranodal.[116,117] O DLBCL contribui para aproximadamente 65 a 85% dos linfomas do AW, com o resto dividido entre LNH indolente e linfoma periférico de células NK/T.[116] O envolvimento linfonodal, se houver, geralmente é regional e o baço e a medula óssea raramente estão envolvidos. Curiosamente, o linfoma do AW tem uma predileção por outros sítios extranodais, especialmente o trato gastrintestinal, que é de 20 a 30% dos casos, a maioria deles descoberta mediante a recorrência.[116]

Tratamento e Prognóstico

Com o uso da TCM, a maioria das séries exibe resultados similares aos relatados para os linfomas nodais em estádios I a II.[64,118,119] Em um relatório de 382 pacientes com DLBCL de um centro, 58% eram nodais, 11% ocorreram no AW e 31% envolveram outros sítios extranodais.[118] Os linfomas do AW exibiram a melhor sobrevida global em 5 anos (77%) comparados com os sítios nodais (49%) e outros sítios extranodais (59%). No entanto, quando a análise foi corrigida para o IPI, nenhuma diferença foi encontrada com base no sítio de apresentação. Vários estudos mostraram uma vantagem da TCM sobre RT ou quimioterapia isoladamente, mas outros não.[120-122] Como foi discutido anteriormente, esses relatos não usam estratégias atuais de quimioimunoterapia como a R-CHOP. Não está claro se a TCM vai continuar a exibir uma vantagem quando forem utilizados regimes de quimioterapia mais eficazes.

RESUMO

Os linfomas ocorrem inicialmente em cabeça e pescoço, seja como adenopatia cervical ou supraclavicular ou como um linfoma extranodal primário de tireoide, glândula salivar, seios paranasais, cavidade nasal ou anel de Waldeyer. A maioria dos linfomas é altamente tratável e frequentemente curável com quimioterapia ou RT. Os otorrinolaringologistas desempenham um papel fundamental na obtenção do tecido adequado para a classificação precisa do linfoma.

Para consultar a lista completa de referências, acesse www.expertconsult.com.

LEITURA SUGERIDA

Ardeshna KM, Smith P, Norton A, et al: Long-term effect of a watch and wait policy versus immediate systemic treatment for asymptomatic advanced-stage non-Hodgkin lymphoma: a randomised controlled trial. *Lancet* 362(9383):516–522, 2003.

Armitage JO: Early-stage Hodgkin's lymphoma. *N Engl J Med* 363(7):653–662, 2010.

Beasley MJ: Lymphoma of the thyroid and head and neck. *Clin Oncol* 24(5):345–351, 2012.

Engert A, Plutschow A, Eich HT, et al: Reduced treatment intensity in patients with early-stage Hodgkin's lymphoma. *N Engl J Med* 363(7):640–652, 2010.

Gallamini A, Hutchings M, Rigacci L, et al: Early interim 2-[18F]fluoro-2-deoxy-d-glucose positron emission tomography is prognostically superior to International Prognostic Score in advanced-stage Hodgkin's lymphoma: a report from a joint Italian-Danish study. *J Clin Oncol* 25(24):3746–3752, 2007.

Gill H, Liang RH, Tse E: Extranodal natural-killer/T-cell lymphoma, nasal type. *Adv Hematol* 2010:627401, 2010.

Goda JS, Gospodarowicz M, Pintilie M, et al: Long-term outcome in localized extranodal mucosa-associated lymphoid tissue lymphomas treated with radiotherapy. *Cancer* 116(16):3815–3824, 2010.

Graff-Baker A, Sosa JA, Roman SA: Primary thyroid lymphoma: a review of recent developments in diagnosis and histology-driven treatment. *Curr Opin Oncol* 22(1):17–22, 2010.

Habermann TM, Weller EA, Morrison VA, et al: Rituximab-CHOP versus CHOP alone or with maintenance rituximab in older patients with diffuse large B-cell lymphoma. *J Clin Oncol* 24(19):3121–3127, 2006.

Hutchings M: How does PET/CT help in selecting therapy for patients with Hodgkin lymphoma? *Hematology Am Soc Hematol Educ Program* 2012:322–327, 2012.

Laskar S, Mohindra P, Gupta S, et al: Non-Hodgkin lymphoma of the Waldeyer's ring: clinicopathologic and therapeutic issues. *Leuk Lymphoma* 49(12):2263–2271, 2008.

Lee J, Suh C, Park YH, et al: Extranodal natural killer T-cell lymphoma, nasal-type: a prognostic model from a retrospective multicenter study. *J Clin Oncol* 24(4):612–618, 2006.

Lopez-Guillermo A, Colomo L, Jimenez M, et al: Diffuse large B-cell lymphoma: clinical and biological characterization and outcome according to the nodal or extranodal primary origin. *J Clin Oncol* 23(12):2797–2804, 2005.

Lowry L, Smith P, Qian W, et al: Reduced dose radiotherapy for local control in non-Hodgkin lymphoma: a randomised phase III trial. *Radiother Oncol* 100(1):86–92, 2011.

Meyer RM, Gospodarowicz MK, Connors JM, et al: ABVD alone versus radiation-based therapy in limited-stage Hodgkin's lymphoma. *N Engl J Med* 366(5):399–408, 2012.

Miller TP, Dahlberg S, Cassady JR, et al: Chemotherapy alone compared with chemotherapy plus radiotherapy for localized intermediate- and high-grade non-Hodgkin's lymphoma. *N Engl J Med* 339(1):21–26, 1998.

Novoa E, Gurtler N, Arnoux A, et al: Role of ultrasound-guided core-needle biopsy in the assessment of head and neck lesions: a meta-analysis and systematic review of the literature. *Head Neck* 34(10):1497–1503, 2012.

Persky DO, Unger JM, Spier CM, et al: Phase II study of rituximab plus three cycles of CHOP and involved-field radiotherapy for patients with limited-stage aggressive B-cell lymphoma: Southwest Oncology Group study 0014. *J Clin Oncol* 26(14):2258–2263, 2008.

Roh JL, Huh J, Suh C: Primary non-Hodgkin's lymphomas of the major salivary glands. *J Surg Oncol* 97(1):35–39, 2008.

Rummel MJ, Niederle N, Maschmeyer G, et al: Bendamustine plus rituximab versus CHOP plus rituximab as first-line treatment for patients with indolent and mantle-cell lymphomas: an open-label, multicentre, randomised, phase 3 non-inferiority trial. *Lancet* 381(9873):1203–1210, 2013.

Salles G, Seymour JF, Offner F, et al: Rituximab maintenance for 2 years in patients with high tumour burden follicular lymphoma responding to rituximab plus chemotherapy (PRIMA): a phase 3, randomised controlled trial. *Lancet* 377(9759):42–51, 2011.

Schulz H, Bohlius JF, Trelle S, et al: Immunochemotherapy with rituximab and overall survival in patients with indolent or mantle cell lymphoma: a systematic review and meta-analysis. *J Natl Cancer Inst* 99(9):706–714, 2007.

Sehn LH, Berry B, Chhanabhai M, et al: The revised International Prognostic Index (R-IPI) is a better predictor of outcome than the standard IPI for patients with diffuse large B-cell lymphoma treated with R-CHOP. *Blood* 109(5):1857–1861, 2007.

Tandon S, Shahab R, Benton JI, et al: Fine-needle aspiration cytology in a regional head and neck cancer center: comparison with a systematic review and meta-analysis. *Head Neck* 30(9):1246–1252, 2008.

Viviani S, Zinzani PL, Rambaldi A, et al: ABVD versus BEACOPP for Hodgkin's lymphoma when high-dose salvage is planned. *N Engl J Med* 365(3):203–212, 2011.

53

Radioterapia e Tratamento dos Linfonodos Cervicais e Tumores Malignos da Base do Crânio

Vincent Grégoire | Nancy Lee | Marc Hamoir | Nadeem Riaz

Pontos-chave

- No pescoço não tratado previamente, a infiltração linfonodal segue um padrão previsível.
- Exceto para o carcinoma nasofaríngeo, a irradiação seletiva pode ser aplicada nos pacientes com pescoço N0 e N1.
- O delineamento tridimensional (3D) dos níveis cervicais deve ser feito por tomografia computadorizada em cortes finos e realçados com contraste seguindo as diretrizes consensuais.
- Alta taxa de controle (>90%) do pescoço com linfonodo negativo é alcançada com a dose profilática (≈50 Gy) de radiação ionizante; para o pescoço com linfonodo positivo é necessária uma dose mais alta de radiação ionizante (≈70 Gy).
- Após o tratamento do pescoço linfonodo-positivo com radioterapia (RT), a dissecção cervical deve se restringir aos pacientes que não obtiveram uma resposta completa.
- Radioterapia pós-operatória é necessária para o pescoço com linfonodo positivo patológico (>pN1).
- Quimiorradioterapia (QRT) concomitante pós-operatória é necessária para os pacientes com extravasamento capsular.
- A irradiação por feixe de prótons pode ser planejada para produzir uma dose uniforme pelo alvo e uma dose virtualmente zero profundamente, além de baixa dose nas proximidades.
- O CyberKnife é um dispositivo robótico de radiocirurgia que foi desenvolvido principalmente para tratar lesões extracranianas.
- A radioterapia de intensidade modulada (RTIM, do inglês *intensity-modulated radiation therapy*) é um refinamento da RT conformacional tridimensional que tem capacidade para tratar um alvo de formato irregular, independentemente do tamanho, ao mesmo tempo minimizando a dose liberada para os tecidos normais circunjacentes.
- O tratamento do estesioneuroblastoma tipicamente envolve uma combinação de terapias, como cirurgia seguida por RT, possivelmente com quimioterapia, ou QRT seguida por cirurgia de resgate.
- O carcinoma nasossinusal indiferenciado prenuncia um prognóstico ruim em virtude de suas altas taxas de falha locorregional e metástase à distância.
- A técnica de irradiação preferida para os cordomas é a terapia com prótons.
- Altas taxas de controle locorregional podem ser alcançadas usando RTIM para carcinoma nasofaríngeo.
- Metástases à distância são a causa predominante de falha do tratamento em pacientes com carcinoma nasofaríngeo.
- A abordagem preferida para o câncer nasossinusal é a ressecção cirúrgica completa seguida por RT pós-operatória.

A avaliação e o tratamento dos linfonodos (LNs) regionais no pescoço são de suma importância no tratamento dos pacientes com carcinoma de células escamosas de cabeça e pescoço (CCE-CP). A filosofia de tratamento do pescoço evoluiu nas últimas décadas. Os radioterapeutas e os cirurgiões de cabeça e pescoço perceberam progressivamente que os extensos tratamentos estavam associados com maior morbidade, mas nem sempre com um melhor resultado oncológico, que os procedimentos menos abrangentes. Hoje, a abordagem global no tratamento do pescoço precisa ser multidisciplinar e deve levar em conta a qualidade de vida dos pacientes, sem colocar em risco a cura e a sobrevida. Uma melhor compreensão dos padrões de metástase dos LNs cervicais promoveu o uso não só da dissecção seletiva, mas também da radiação seletiva em subgrupos de pacientes.

Este capítulo discute somente o tratamento do pescoço para carcinomas de células escamosas (CCEs) da cavidade oral, orofaringe, hipofaringe e laringe. O tratamento do pescoço específico para tireoide, cavidade nasal, seio paranasal e tumores de pele é coberto nos capítulos respectivos que lidam com esses sítios anatômicos.

SISTEMA LINFÁTICO DO PESCOÇO

A região de cabeça e pescoço tem uma rica rede de vasos linfáticos que drenam da base do crânio, através dos linfonodos jugulares, espinais acessórios e cervicais transversais, para a confluência venosa jugulossubclávia, ou ducto torácico no lado esquerdo e ducto linfático à direita.[1,2] O sistema linfático inteiro do pescoço está contido no tecido celular adiposo delineado pela aponeurose que envolve os músculos, vasos e nervos. A drenagem linfática é principalmente ipsilateral, mas estruturas como o palato mole, tonsilas, base da língua, parede posterior da faringe e especialmente a nasofaringe têm drenagem bilateral. Por outro lado, áreas como pregas vocais, seios paranasais e orelha média têm pouco ou nenhum vaso linfático.

A nomenclatura dos LNs de cabeça e pescoço tem sido complicada por vários sinônimos confusos que ainda estão em uso nos principais livros e artigos acadêmicos. Mais recentemente, várias entidades especializadas propuseram a adoção de classificações sistemáticas voltadas para padronizar a terminologia. Seguindo a descrição criada por Rouvière, o *Tumor Node Metastasis* (TNM) *Atlas* propôs uma terminologia que divide os LNs de cabeça e pescoço em 12 grupos.[3] Em paralelo a essa classificação, o Committee for Head and Neck Surgery and Oncology da American Academy for Otolaryngology-Head and Neck Surgery tem trabalhado em uma classificação, a chamada classificação de Robbins, que divide o pescoço em seis níveis que incluem oito grupos de linfonodos (Fig. 53-1).[4] Essa classificação se baseia na descrição de um sistema de níveis que tem sido utilizado há algum tempo pelo Head and Neck Service do Memorial Sloan-Kettering Cancer Center (MSKCC).[5] Como um dos objetivos da classificação de Robbins foi desenvolver um sistema de terminologia padronizado para os procedimentos de dissecção cervical, só foram considerados os grupos de LNs removidos rotineiramente durante a dissecção cervical. A terminologia proposta por Robbins foi recomendada pela Union of International Cancer Control (UICC).[6] Uma comparação entre a classificação TNM e a terminologia de Robbins é exibida na Tabela 53-1. A principal vantagem da classificação de Robbins sobre a terminologia TNM é a definição dos limites dos níveis linfonodais. O delineamento desses limites se baseia nas estruturas anatômicas – como os principais vasos sanguíneos, músculos, nervos, ossos e cartilagens – que são facilmente identificáveis pelo cirurgião durante os procedimentos de dissecção. Está além do escopo deste capítulo partir para uma descrição detalhada dos níveis linfonodais e sugerimos ao leitor que examine um artigo descrevendo a base anatômica da classificação dos linfonodos cervicais.[7]

ESTADIAMENTO DA METÁSTASE NOS LINFONODOS CERVICAIS

A sétima edição (2009) da classificação TNM da UICC[8] de estadiamento das metástases cervicais de tumores malignos é apresentada na Tabela 53-2. Essa classificação não se aplica ao carcinoma nasofaríngeo (CNF), tireoidiano ou aos cânceres de pele. A classificação do estadiamento linfonodal se aplica independentemente da modalidade utilizada na avaliação cervical (i. e., exame clínico ou imagens). No entanto, recomenda-se o uso rotineiro da tomografia computadorizada (TC) ou das imagens por ressonância magnética (RM) e, nas mãos de especialistas, a ultrassonografia, especialmente para avaliar linfonodos não identificáveis clinicamente – como os linfonodos retrofaríngeos, intraparotídeos ou

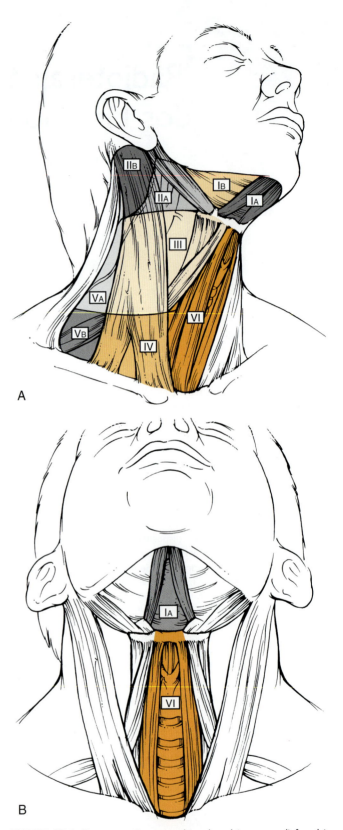

FIGURA 53-1. Representação esquemática dos vários grupos linfonodais cervicais. **A,** Vista lateral. **B,** Vista frontal. IA, submentoniano; IB, submandibular; II, jugular superior; III, jugular médio; IV, jugular inferior; V, triângulo posterior; VI, compartimento anterior. (Copyright 2008 by Johns Hopkins University, Art as Applied to Medicine.)

53 | RADIOTERAPIA E TRATAMENTO DOS LINFONODOS CERVICAIS E TUMORES MALIGNOS DA BASE DO CRÂNIO

TABELA 53-1. Comparação do Atlas TNM e da Classificação de Robbins para os Linfonodos do Pescoço

ATLAS TNM		CLASSIFICAÇÃO DE ROBBINS	
Grupo	Terminologia	Nível	Terminologia
1	Linfonodos submentonianos	IA	Grupo submentoniano
2	Linfonodos submandibulares	IB	Grupo submandibular
3	Linfonodos jugulares cranianos	II	Grupo jugular superior
4	Linfonodos jugulares mediais	III	Grupo jugular médio
5	Linfonodos jugulares caudais	IV	Grupo jugular inferior
6	Linfonodos cervicais dorsais ao longo do nervo acessório	VA	Grupo triangular posterior
7	Linfonodos supraclaviculares	VB	Grupo triangular posterior
8	Linfonodos pré-laríngeos e paratraqueais	VI	Grupo do compartimento anterior
9	Linfonodos retrofaríngeos		
10	Linfonodos parotídeos		
11	Linfonodos bucais		
12	Linfonodos retroauriculares e occipitais		

mediastinais superiores – ou pacientes nos quais a palpação clínica do pescoço é menos sensível, por exemplo, aqueles com pescoço grosso ou curto.[9] Por fim, é preciso enfatizar que a classificação Nx só se aplica quando o pescoço não foi avaliado ou não pode ser avaliado.

INCIDÊNCIA E DISTRIBUIÇÃO DE METÁSTASES CERVICAIS

Incidência e Distribuição das Metástases Cervicais a partir da Avaliação Clínica e Radiológica

A propagação metastática dos tumores de cabeça e pescoço para os LNs cervicais é bem consistente e segue vias previsíveis, pelo menos no pescoço que não tenha sido violado por cirurgia ou RT prévia. Nas Figuras 53-2 a 53-6, a frequência de LNs metastáticos é expressada como uma porcentagem dos pacientes com linfonodo positivo.[10,11] A frequência de metástases cervicais e a distribuição dos linfonodos envolvidos clinicamente dependem em grande parte do sítio do tumor primário. Tipicamente, os tumores hipofaríngeos têm a maior propensão para envolvimento nodal, que ocorre em 70% dos casos. Os tumores cranianos e anteriores, como os da cavidade oral, drenam principalmente para os níveis I, II e III; enquanto os tumores mais caudais, como os laríngeos, drenam principalmente para os níveis II e III e, em menor proporção, para os níveis IV e V. Os linfonodos contralaterais raramente estão envolvidos, exceto os tumores da linha média e aqueles situados em sítios onde foi relatada drenagem linfática bilateral, como palato mole, base da língua e parede faríngea. Mesmo nesses tumores, a incidência de envolvimento contralateral é muito menor; por exemplo, nos tumores da base da língua com linfonodos clinicamente positivos, ela alcança 31% no nível II contralateral em comparação com 73% no nível II ipsilateral (dados não exibidos). Curiosamente, a distribuição do

acometimento nodal segue o mesmo padrão no pescoço contralateral e no ipsilateral. Exceto para os tumores nasofaríngeos, o envolvimento do nível V ipsilateral é um tanto raro e ocorre em menos de 1% de todos os tumores da cavidade oral, em menos de 10% de todos os tumores orofaríngeos e laríngeos e em aproximadamente 15% de todos os tumores hipofaríngeos. Quase nunca ocorre no nível V contralateral. Os tumores nasofaríngeos se comportam de maneira diferente dos demais tumores de cabeça e pescoço. Esses tumores altamente linfofílicos trazem quase o mesmo risco de envolvimento nodal no pescoço ipsilateral e contralateral, com o envolvimento preferencial do nível V em quase um terço dos pacientes. Por outro lado, a incidência de infiltração de nível I é muito menor.

O envolvimento linfonodal metastático no pescoço depende do tamanho do tumor primário e aumenta com o estádio T. Na série relatada por Bataini,[10] 44% dos pacientes com um tumor T1 tiveram envolvimento linfonodal clínico; isso aumentou para 70% dos pacientes com lesões T4. No entanto, não há dados sugerindo que a distribuição relativa dos níveis cervicais envolvidos varie com o estádio T.

Os LNs retrofaríngeos representam uma entidade especial na medida em que normalmente não são detectáveis clinicamente. Desse modo, a incidência de envolvimento LN retrofaríngeo só pode ser estimada precisamente a partir de uma série em que a TC ou RM da retrofaringe tenha sido realizada sistematicamente como parte integrante do procedimento diagnóstico. O envolvimento linfonodal retrofaríngeo ocorre nos tumores primários que surgem ou invadem a mucosa dos somitos occipitais e cervicais (p. ex., de nasofaringe, parede faríngea e palato mole). Curiosamente, a incidência de LNs retrofaríngeos é mais alta nos pacientes cujo envolvimento de outros níveis linfonodais cervicais também foi documentado. No entanto, nos pacientes clinicamente N0 com tumores nasofaríngeos e, em menor grau, naqueles com tumores da parede faríngea posterior, a incidência de linfonodos retrofaríngeos ainda é significativa, entre 16 e 40%. Além disso, como já foi descrito para outros níveis de LN, o envolvimento depende do estádio T e é tipicamente mais baixo para tumores T1. No entanto, os números precisos não estão disponíveis.

Incidência e Distribuição de Metástases Linfonodais Patológicas

A distribuição da metástase LN patológica nos pacientes com neoplasias primárias da cavidade oral, orofaringe, hipofaringe e laringe pode ser derivada da série retrospectiva na qual uma dissecção cervical radical sistêmica foi proposta como parte dos procedimentos de tratamento inicial.[12-15] Em essência, as séries retrospectivas são distorcidas no que diz respeito à escolha do paciente e do tratamento, mas essas séries do Head and Neck Department na MSKCC são os maiores e mais consistentes dados jamais publicados sobre o assunto; os resultados desses estudos retrospectivos

TABELA 53-2. Estadiamento das Metástases nos Linfonodos Cervicais da American Joint Committee on Cancer

Estágio	Definição
Nx	Os linfonodos regionais não podem ser avaliados
N0	Nenhuma metástase em linfonodo regional
N1	Metástase em um único linfonodo ipsilateral, ≤3 cm na maior dimensão
N2a	Metástase em um único linfonodo ipsilateral, >3 cm, mas ≤ 6 cm na maior dimensão
N2b	Metástase em vários linfonodos ipsilaterais, ≤ 6 cm na maior dimensão
N2c	Metástase em linfonodos bilaterais ou contralaterais, ≤ 6 cm na maior dimensão
N3	Metástase em um linfonodo > 6 cm na maior dimensão

868 PARTE V | CIRURGIA DE CABEÇA E PESCOÇO E ONCOLOGIA

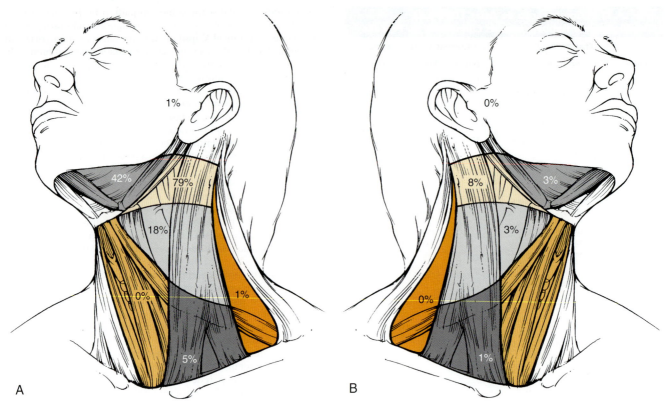

FIGURA 53-2. Incidência clínica dos linfonodos metastáticos no pescoço de pacientes (n = 787) com carcinoma de células escamosas da cavidade oral. **A,** Pescoço ipsilateral. **B,** Pescoço contralateral. Os dados são apresentados como porcentagem dos pacientes com linfonodo positivo. (Copyright 2008 by Johns Hopkins University, Art as Applied to Medicine. From Bataini JP, Bernier J, Brugere J, et al. Natural history of neck disease in patients with squamous cell carcinoma of the oropharynx and pharyngolarynx. *Radiother Oncol* 1985;3:245-255; and Lindberg R. Distribution of cervical lymph node metastases from squamous cell carcinoma of the upper respiratory and digestive tracts. *Cancer* 1972;29:1446-1449.)

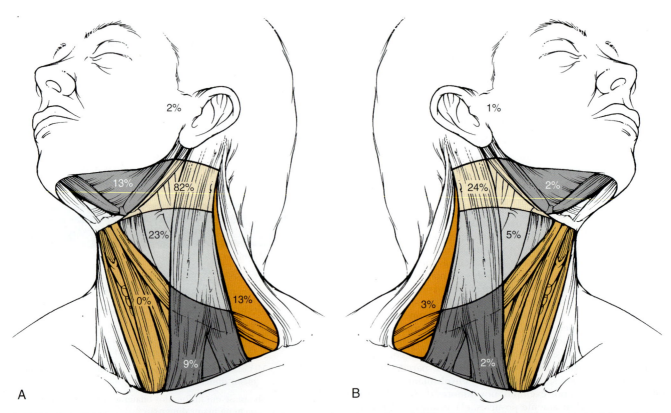

FIGURA 53-3. Incidência clínica dos linfonodos metastáticos no pescoço de pacientes (n = 1.479) com carcinoma de células escamosas da orofaringe. **A,** Pescoço ipsilateral. **B,** Pescoço contralateral. Os dados são apresentados como porcentagem dos pacientes com linfonodo positivo. (Copyright 2008 by Johns Hopkins University, Art as Applied to Medi- cine. From Bataini JP, Bernier J, Brugere J, et al. Natural history of neck disease in patients with squamous cell carcinoma of the oropharynx and pharyngolarynx. *Radiother Oncol* 1985;3:245-255; and Lindberg R. Distribution of cervical lymph node metastases from squamous cell carcinoma of the upper respiratory and digestive tracts. *Cancer* 1972;29:1446-1449.)

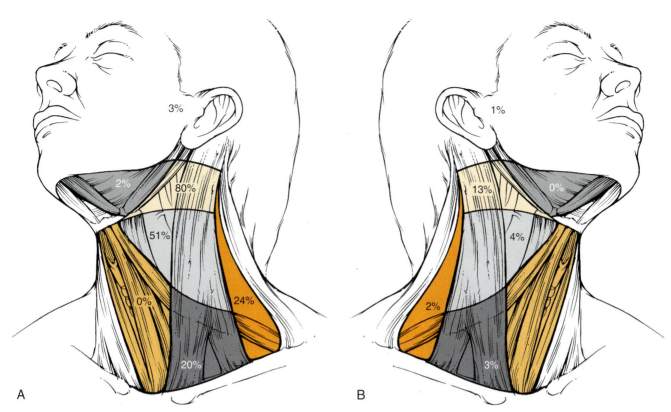

FIGURA 53-4. Incidência clínica dos linfonodos metastáticos no pescoço de pacientes (n = 847) com carcinoma de células escamosas da hipofaringe. **A,** Pescoço ipsilateral. **B,** Pescoço contralateral. Os dados são apresentados como porcentagem dos pacientes com linfonodo positivo. (Copyright 2008 by Johns Hopkins University, Art as Applied to Medicine. From Bataini JP, Bernier J, Brugere J, et al. Natural history of neck disease in patients with squamous cell carcinoma of the oropharynx and pharyngolarynx. *Radiother Oncol* 1985;3:245-255; and Lindberg R. Distribution of cervical lymph node metastases from squamous cell carcinoma of the upper respiratory and digestive tracts. *Cancer* 1972;29:1446-1449.)

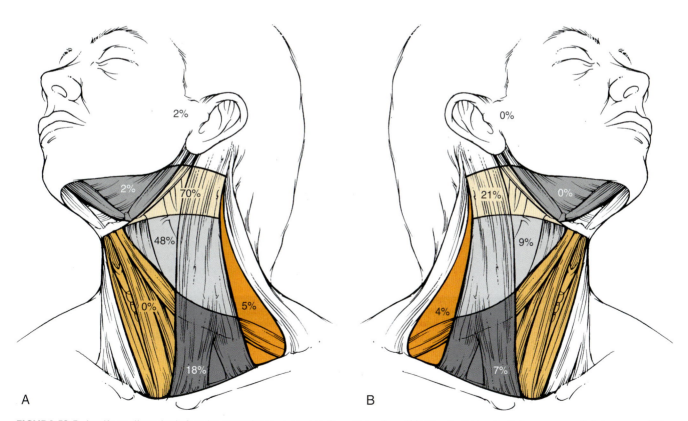

FIGURA 53-5. Incidência clínica dos linfonodos metastáticos no pescoço de pacientes (n = 428) com carcinoma de células escamosas da laringe supraglótica. **A,** Pescoço ipsilateral. **B,** Pescoço contralateral. Os dados são apresentados como porcentagem dos pacientes com linfonodo positivo. (Copyright 2008 by Johns Hopkins University, Art as Applied to Medicine. From Bataini JP, Bernier J, Brugere J, et al. Natural history of neck disease in patients with squamous cell carcinoma of the oropharynx and pharyngolarynx. *Radiother Oncol* 1985;3:245-255; and Lindberg R. Distribution of cervical lymph node metastases from squamous cell carcinoma of the upper respiratory and digestive tracts. *Cancer* 1972;29:1446-1449.)

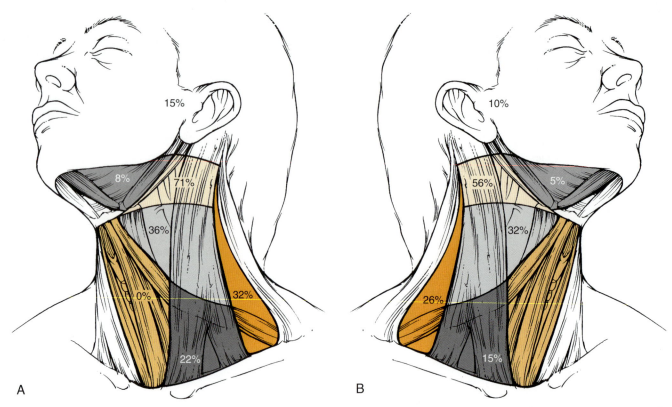

FIGURA 53-6. Incidência clínica dos linfonodos metastáticos no pescoço de pacientes (n = 440) com carcinoma da nasofaringe. **A,** Pescoço ipsilateral. **B,** Pescoço contralateral. Os dados são apresentados como porcentagem dos pacientes com linfonodo positivo. (Copyright 2008 by Johns Hopkins University, Art as Applied to Medicine. From Lindberg R. Distribution of cervical lymph node metastases from squamous cell carcinoma of the upper respiratory and digestive tracts. *Cancer* 1972;29:1446-1449; Shah JP, Candela FC, Poddar AK. The patterns of cervical lymph node metastases from squamous carcinoma of the oral cavity. *Cancer* 1990;66:109-113; and Shah JP. Patterns of cervical lymph node metastasis from squamous carcinomas of the upper aerodigestive tract. *Am J Surg* 1990;160:405-409.)

são exibidos na Tabela 53-3. Os dados são apresentados em termos do número de dissecções cervicais com LNs positivos em relação aos procedimentos de dissecção cervical total e são apresentados como porcentagens. A ampla maioria dos pacientes – mais de 99% dos pacientes N0 e 95% dos pacientes N+ – só foi submetida a tratamento unilateral, e não foi feita nenhuma distinção entre o pescoço ipsilateral e contralateral.

No geral, a doença metastática foi detectada em 33% das dissecções cervicais eletivas e em 82% das dissecções cervicais terapêuticas. Como já foi observado com o padrão de LNs metastáticos clínicos, a distribuição dos LNs metastáticos confirmados patologicamente dependeu do sítio do tumor primário. Geralmente, nos pacientes clinicamente N0, os LNs metastáticos foram observados nos níveis I a III em tumores da cavidade oral e nos níveis II a IV nos tumores orofaríngeos, hipofaríngeos e laríngeos. Esse padrão de distribuição nodal é similar ao determinado pela palpação clínica do pescoço. Deve-se observar que a distribuição de estádio T foi diferente nos vários grupos. Dos pacientes com tumores laríngeos, 53% (42/79) tiveram tumores T3 a T4, principalmente na supraglote, comparados com 27% (52/192), 25% (6/24) e 17% (8/47) nos pacientes com tumores da cavidade oral, hipofaringe e orofaringe, respectivamente. Essa diferença no estádio T explica, presumivelmente, a alta incidência de metástases nodais microscópicas no grupo da laringe.

Quando os pacientes submetidos à dissecção cervical terapêutica foram considerados, o padrão de distribuição nodal metastática foi similar ao observado nos pacientes clinicamente N0, sendo diferente a observação de acometimento linfonodal patológico significativo de outro nível nodal adicional (i. e., nível IV para tumores da cavidade oral e níveis I e V para tumores orofaríngeos, hipofaríngeos e, em menor grau, laríngeos). Em geral, essa observação ilustra a infiltração gradual dos vários níveis linfonodais no pescoço.

A incidência de infiltração linfonodal patológica depende do estádio tumoral. Em um estudo de 515 pacientes com CCE da orofaringe com linfonodo negativo, tumores primários na fossa tonsilar e base da língua que se beneficiaram de alguma forma de dissecção cervical, basicamente a dissecção cervical radical modificada, foram observados linfonodos patológicos em 6,8% (9/132), 16,4% (36/220), 21,8% (22/101) e 12,9% (8/62) dos tumores T1, T2, T3 e T4, respectivamente.[16] A baixa incidência de infiltração

TABELA 53-3. Incidência de Metástase Linfonodal Patológica nos Carcinomas de Células Escamosas da Cavidade Oral, Orofaringe, Hipofaringe e Laringe[12-15]: Distribuição dos Linfonodos Metastáticos por Nível*

Sítio Tumoral	DCR ELETIVA						DCR TERAPÊUTICA (IMEDIATA OU SUBSEQUENTE)					
	Nº	I	II	III	IV	V	Nº	I	II	III	IV	V
Cavidade oral	192	20%	17%	9%	3%	1%	323	46%	44%	32%	16%	3%
Orofaringe	48	2%	25%	19%	8%	2%	165	15%	71%	42%	27%	9%
Hipofaringe	24	0%	12%	12%	0%	0%	104	10%	75%	72%	45%	11%
Laringe	79	5%	19%	20%	9%	3%	183	7%	57%	59%	30%	4%

*Porcentagem dos procedimentos de dissecção cervical. DCR, dissecção cervical radical.

cervical patológica nos tumores T4 nessa série provavelmente é o resultado de um viés de seleção; os pacientes com tumores localmente avançados são encaminhados para a quimiorradiação (QRT) concomitante.

Incidência e Padrão de Distribuição Linfonodal no Pescoço Contralateral

Existem poucos dados sobre o padrão de distribuição linfonodal patológico no pescoço contralateral. A dissecção cervical bilateral só foi feita quando o cirurgião percebeu um alto risco de envolvimento linfonodal contralateral; por exemplo, os tumores da cavidade oral ou da orofaringe que atingem ou ultrapassam a linha média e os tumores hipofaríngeos e supraglóticos. Obviamente, nesses casos a dissecção cervical radical bilateral nunca foi feita, então não é possível fazer uma estimativa exata do padrão de envolvimento nodal nos níveis I a V do pescoço contralateral. Além disso, em quase todo estudo, dados sobre os dois lados do pescoço são reunidos para apresentação. Kowalski et al[17] apresentaram dados sobre 90 pacientes submetidos à dissecção cervical supraomo-hióidea bilateral nos quais o padrão de distribuição linfonodal em cada lado do pescoço foi relatado separadamente. A maioria dos pacientes tinha CCE de lábio ou cavidade oral. No pescoço ipsilateral, a infiltração patológica nos níveis I, II e III alcançou 20, 15 e 15%, respectivamente. No pescoço contralateral, os valores correspondentes alcançaram 13, 11 e 0%, respectivamente. Esses números estão em concordância com os dados sobre distribuição linfonodal clínica, que mostram que os dois lados do pescoço exibem um padrão similar de distribuição linfonodal, mas com uma incidência mais baixa no pescoço contralateral. No estudo de Olzowy et al,[16] nos 352 pacientes linfonodo-negativos com CCE orofaríngeo que se submeteram à dissecção linfonodal cervical bilateral, a incidência global de infiltração linfonodal cervical bilateral alcançou 20,8% e geralmente foi mais baixa nos tumores T1 (12%) em comparação com os tumores T2 a T4 (20 a 25%). A infiltração linfonodal bilateral foi observada predominantemente no CCE da base da língua e do palato mole. Nesse estudo, não foi divulgado nenhum dado sobre a distribuição linfonodal por nível no pescoço contralateral. Foote et al[18] relataram a taxa de falha no pescoço contralateral em uma série limitada de 46 pacientes clinicamente N0 com tumores da base da língua tratados por alguma forma de glossectomia e dissecção cervical ipsilateral. Nenhum desses pacientes recebeu RT pós-operatória. Dez pacientes (22%) tiveram recorrência cervical contralateral, e os sítios mais comuns estavam nos níveis II, III ou IV. Parece que em dois desses pacientes a recorrência também foi observada no sítio primário. O desenvolvimento de metástases cervicais contralaterais tardias não estava relacionado com o grau clínico e patológico do tumor da base da língua. O'Sullivan et al[19] relataram uma série retrospectiva de 228 pacientes com carcinoma tonsilar que foram tratados no tumor primário e no pescoço ipsilateral somente com RT. A ampla maioria desses pacientes tinha doença T1 a T2 e N0 a N1. A recorrência contralateral no pescoço só foi observada em oito pacientes (3,5%), incluindo cinco pacientes com recorrência local. Nenhuma recorrência cervical contralateral foi observada nos 133 pacientes N0. Embora não seja relevante devido ao pequeno número de eventos, o envolvimento das estruturas da linha média, como o palato mole e a base da língua, parece ser um fator prognóstico para recorrência cervical contralateral. Resultados semelhantes foram relatados em uma série de 101 pacientes de carcinoma tonsilar linfonodo negativo (principalmente T1 a T3) tratados unilateralmente.[20] Somente duas recorrências cervicais foram observadas no pescoço contralateral.

RECOMENDAÇÕES PARA ESCOLHA DOS VOLUMES-ALVO NO PESCOÇO

Os dados apresentados nas seções anteriores indicam que o envolvimento linfonodal metastático do CCE primário da cavidade oral, faringe e laringe segue tipicamente um padrão previsível. Dados

TABELA 53-4. Recomendações para Seleção dos Volumes-Alvo Cervicais nos Tumores da Cavidade Oral

Estádio Linfonodal[*]	NÍVEIS SELECIONADOS	
	Pescoço Ipsilateral	Pescoço Contralateral
N0 a N1 (no nível I, II ou III)	I, II,[†] III + IV[‡]	I, II,[†] III + IV[‡]
N2a a N2b	I, II, III, IV, V[§]	I, II,[†] III + IV para tumor da parte anterior da língua
N2c	De acordo com o estádio N em cada lado do pescoço	De acordo com o estádio N em cada lado do pescoço
N3	I, II, III, IV, V ± estruturas adjacentes, de acordo com os dados clínicos e radiológicos	I, II,[†] III + IV para tumor da parte anterior da língua

[*]Tumor-Linfonodo-Metástase/Union for International Cancer Control (2009).
[†]O nível IIB pode ser omitido em pacientes N0.
[‡]Para tumor da parte anterior da língua e para qualquer tumor com extensão até a orofaringe, como pilar tonsilar anterior, fossas tonsilares, base da língua.
[§]O nível V pode ser omitido se apenas os níveis I a III estiverem envolvidos.

sobre a distribuição linfonodal cervical clínica e patológica e sobre a recorrência cervical após procedimentos de dissecação seletiva apoiam o conceito de que nem todos os níveis linfonodais cervicais devem ser tratados como parte da estratégia de tratamento inicial dos tumores primários de cabeça e pescoço com origem celular escamosa.[21,22] O clínico deve ter em mente, porém, que os dados em que esse conceito se baseia vieram de séries retrospectivas e, assim, podem incluir possíveis vícios (p. ex., escolha do paciente, série da área pré-imagem) que poderiam limitar a sua validade.

TABELA 53-5. Recomendações para Seleção dos Volumes-Alvo Cervicais nos Tumores Orofaríngeos

Estádio Linfonodal[*]	NÍVEIS SELECIONADOS	
	Pescoço Ipsilateral	Pescoço Contralateral
N0 a N1 (no nível I, II, ou III)	(IB),[†] II, III, IV + RP para tumor da parede faríngea posterior	II, III, IV + RP para tumor da parede faríngea posterior
N2a a N2b	IB, II, III, IV, V + RP	II, III, IV + RP para tumor da parede faríngea posterior
N2c	De acordo com o estádio N em cada lado do pescoço	De acordo com o estádio N em cada lado do pescoço
N3	I, II, III, IV, V + RP ± estruturas adjacentes, de acordo com os dados clínicos e radiológicos	II, III, IV + RP para tumor da parede faríngea posterior

[*]Tumor-Linfonodo-Metástase/Union for International Cancer Control (2009).
[†]Qualquer tumor com extensão até a cavidade oral, como trígono retromolar, língua móvel, gengiva inferior e lado oral do pilar tonsilar anterior.
RP, linfonodos retrofaríngeos.

872 PARTE V | CIRURGIA DE CABEÇA E PESCOÇO E ONCOLOGIA

TABELA 53-6. Recomendações para Seleção dos Volumes-Alvo Cervicais nos Tumores Hipofaríngeos

Estádio Linfonodal[*]	NÍVEIS SELECIONADOS	
	Pescoço Ipsilateral	Pescoço Contralateral
N0	II,[†] III, IV + RP para tumor da parede faríngea posterior + VI para ápice do seio piriforme ou extensão esofágica	II,[†] III, IV + RP para tumor da parede faríngea posterior +VI para extensão esofágica
N1, N2a, N2b	IB, II, III, IV, V + RP + VI para seio piriforme ou extensão esofágica	II,[†] III, IV + RP para tumor da parede faríngea posterior +VI para extensão esofágica
N2c	De acordo com o estádio N em cada lado do pescoço	De acordo com o estádio N em cada lado do pescoço
N3	I, II, III, IV, V + RP + VI para seio piriforme ou extensão esofágica ± estruturas adjacentes, de acordo com os dados clínicos e radiológicos	II,[†] III, IV + RP para tumor da parede faríngea posterior +VI para extensão esofágica

[*]Tumor-Linfonodo-Metástase/Union for International Cancer Control (2009).
[†]O nível IIB pode ser omitido em pacientes linfonodo-negativos. RP, linfonodos retrofaríngeos.

As Tabelas 53-4 a 53-7 apresentam recomendações para a escolha dos volumes-alvo no pescoço para CCEs laringofaríngeos. Essas diretrizes podem ser aplicadas independentemente da modalidade de tratamento (cirurgia ou RT). A discussão da escolha entre essas duas modalidades está além do objetivo deste capítulo, mas deve ser considerada em relação ao estádio cervical, às opções de tratamento do tumor primário, o *status* de desempenho do paciente, toxicidade e resultado funcional das duas modalidades e política institucional acordada por um conselho multidisciplinar de tumor de cabeça e pescoço.

Para os pacientes clinicamente N0 com CCECP da cavidade oral, orofaringe, hipofaringe e laringe, o tratamento seletivo do pescoço é adequado.[22-24] Geralmente, os níveis I a III devem ser tratados para tumores da cavidade oral e os níveis II a IV são tratados para tumores orofaríngeos, hipofaríngeos e laríngeos. Robbins[25] sugeriu que o tratamento eletivo do nível IIB provavelmente não é necessário para os pacientes N0 com um tumor primário da cavidade oral, laringe ou hipofaringe. Por outro lado, dois estudos sugeriram que o nível IV seja incluído no tratamento da língua móvel devido à alta incidência (>10%) de metástases ignoradas.[26,27] No entanto, esse achado nem sempre foi observado.[28] Os linfonodos retrofaríngeos devem ser tratados em tumores da parede faríngea posterior. Para tumores subglóticos, tumores com extensão subglótica ou transglótica, ou tumores hipofaríngeos com extensão esofágica, linfonodos de nível VI também devem ser incluídos no volume de tratamento.

Como foi proposto por Byers,[23] diretrizes semelhantes também podem ser recomendadas para pacientes N1 sem evidência radiológica de infiltração extracapsular. No entanto, quando um LN envolvido está situado no limite com um nível que não foi selecionado no volume alvo, foi recomendado ampliar a seleção e incluir o nível adjacente.[29] Geralmente, isso só vai se aplicar aos tumores orofaríngeos com um único LN no nível II no limite com o nível IB ou a um tumor da cavidade oral com um linfonodo N1 no nível III e no limite com o nível IV.

Para os pacientes com vários linfonodos envolvidos (N2b), os dados disponíveis sugerem que o tratamento adequado deve incluir os níveis I a V. Porém, o nível I poderia ser omitido para tumores laríngeos e o nível V poderia ser omitido para tumores da cavidade oral com envolvimento cervical limitado aos níveis I a III. O tratamento eletivo dos linfonodos retrofaríngeos deve ser recomendado para os tumores orofaríngeos e hipofaríngeos. Quanto aos pacientes N0, os linfonodos de nível VI também devem ser tratados para tumores subglóticos, aqueles com extensão subglótica ou transglóticos, ou tumores hipofaríngeos com extensão esofágica. Recentemente, para os pacientes com linfonodos envolvidos na parte superior do pescoço (i. e., nível II superior), foi proposto estender o limite superior do volume-alvo para incluir o espaço retroestiloide.[29] De modo similar, as fossas supraclaviculares também são incluídas no volume-alvo no caso de envolvimento cervical inferior (i. e., linfonodos de nível IV ou VB).[29]

Não há dados sobre a distribuição dos linfonodos cervicais metastáticos patológicos em pacientes que procuram atendimento médico com um único e grande linfonodo ipsilateral (N2a ou N3) ou com linfonodos bilaterais ou contralaterais (N2c). Para os pacientes com um único linfonodo grande, na ausência de dados parece prudente não recomendar o tratamento seletivo. Além disso, para pacientes N3, o tipo de tratamento do pescoço tende a ser ditado pela extensão local do linfonodo nas estruturas adjacentes (p. ex., músculos paraespinais, glândula parótida, vasos sanguíneos). Para pacientes N2c, uma proposta é considerar cada lado do pescoço separadamente (p. ex., tratamento seletivo em ambos os lados para um único linfonodo pequeno, tratamento seletivo de um único linfonodo pequeno em um lado e tratamento

TABLE 53-7. Recomendações para Seleção dos Volumes-Alvo Cervicais nos Tumores Laríngeos (Carcinoma Glótico T1N0 excluído)

Estádio Linfonodal[*]	NÍVEIS SELECIONADOS	
	Pescoço Ipsilateral	Pescoço Contralateral
N0 a N1 (no nível II, III ou IV)	II,[†] III, IV + VI para extensão transglótica ou subglótica	II,[†] III, IV + VI para extensão transglótica ou subglótica
N2a a N2b	II, III, IV, V + VI para extensão transglótica ou subglótica	II,[†] III, IV + VI para extensão transglótica ou subglótica
N2c	De acordo com o estádio N em cada lado do pescoço	De acordo com o estádio N em cada lado do pescoço
N3	IB, II, III, IV, V + VI para extensão transglótica ou subglótica ± estruturas adjacentes, de acordo com os dados clínicos e radiológicos	II,[†] III, IV + VI para extensão transglótica ou subglótica

[*]Tumor-Linfonodo-Metástase/Union for International Cancer Control (2009).
[†]O nível IIB pode ser omitido em pacientes linfonodo-negativos. RP, linfonodos retrofaríngeos.

53 | RADIOTERAPIA E TRATAMENTO DOS LINFONODOS CERVICAIS E TUMORES MALIGNOS DA BASE DO CRÂNIO

mais extensivo no outro lado no caso de múltiplos linfonodos). A lógica por trás dessa proposta é que, embora os pacientes com linfonodos cervicais bilaterais sejam portadores de um prognóstico global pior, o controle regional só será afetado pela extensão da doença em cada lado do pescoço.

O tratamento eletivo do pescoço N0 contralateral ainda é uma área cinzenta e o tratamento tende a se basear no julgamento clínico em vez de uma evidência científica forte. Geralmente, os pacientes com tumores da linha média ou tumores que se originam de um sítio com drenagem linfática bilateral – base da língua, valécula, parede faríngea posterior – devem se beneficiar do tratamento cervical bilateral; enquanto os tumores bem lateralizados, como os da borda lateral da língua ou no trígono retromolar ou nas fossas tonsilares, podem ser poupados do tratamento contralateral. Também foi relatado nos tumores da cavidade oral, faringe e laringe que o risco de metástases cervicais contralaterais aumenta com o envolvimento do pescoço ipsilateral.[30,31] Juntando todos esses dados, o clínico poderia recomendar a restrição do tratamento ao pescoço ipsilateral para tumores N0 e N1 de gengiva inferior, bochecha, trígono retromolar, fossa tonsilar (sem extensão para base da língua, palato mole ou pilar posterior) e parede lateral do seio piriforme. Para os tumores que se manifestam com linfonodos ipsilaterais maiores ou múltiplos (N2a, N2b), não se sabe se é adequado um tratamento cervical unilateral, e a decisão fica para o médico que está tratando. Em outras situações, em que o tratamento cervical contralateral eletivo é recomendado, a escolha dos níveis linfonodais a serem tratados deve seguir regras similares às do pescoço ipsilateral.

Devido à natureza linfocítica dos CNF, o tratamento bilateral dos níveis II a V e o tratamento dos linfonodos retrofaríngeos são recomendados até mesmo para os pacientes com pescoço linfonodo-negativo (Tabela 53-8). Para os pacientes com pescoço linfonodo-positivo, tratamento de nível IB deve ser considerado.

A princípio, uma abordagem semelhante deve se aplicar à definição dos níveis linfonodais a serem irradiados no pós-operatório. No entanto, se os critérios de seleção da RT pós-operatória puderem ser consensuais (i. e., propagação extracapsular, pacientes com linfonodo metastático >3 cm de diâmetro ou com mais de um linfonodo metastático), a radiação dos níveis I a V é feita. Quanto à RT primária, o espaço restroestiloide e as fossas supraclaviculares devem ser incluídos no volume-alvo dependendo da localização dos linfonodos metastáticos.[29] Para tumores laríngeos, o nível I poderia ser omitido. Para tumores da cavidade oral, a radiação pós-operatória do nível V poderia ser omitida no caso de linfonodos metastáticos localizados apenas no nível I e/ou II. Os linfonodos retrofaríngeos de nível VI devem ser tratados como foi mencionado anteriormente.

O clínico deve questionar a necessidade de radiação pós-operatória bilateral sistemática em situações onde uma dissecção cervical bilateral foi realizada e onde um lado do pescoço estava sem

doença no exame patológico. Em um estudo retrospectivo de nossa instituição que envolveu 105 pacientes com CCECP (50% na cavidade oral, 85% nos estádios patológicos III e IV) tratados primariamente com cirurgia, incluindo a dissecção cervical unilateral ou bilateral de acordo com a localização do tumor, e para os quais a radiação pós-operatória só foi aplicada no pescoço positivo após o exame patológico, a taxa de controle locorregional da doença alcançou 78% em 5 anos [V. Grégoire, dados não publicados]. Entre os 24 pacientes que tiveram recorrência locorregional, apenas sete pacientes a tiveram em uma área tratada por cirurgia, mas não receberam radiação pós-operatória; não se sabe se a radiação pós-operatória na área teria prevenido uma recorrência locorregional. Esse estudo sugere que um novo paradigma deveria ser adequadamente testado e validado quanto à extensão da radiação pós-operatória.

DELINEAMENTO DO LINFONODO CERVICAL E TÉCNICAS DE RADIAÇÃO

DELINEAMENTO DO VOLUME-ALVO CLÍNICO

Desde o final dos anos 1990, vários autores propuseram recomendações para o delineamento dos níveis linfonodais cervicais.[32-36] No entanto, na comunidade de radioterapia oncológica, as diretrizes de Brussels e Rotterdam surgiram como as mais utilizadas.[32-34] Uma análise crítica das duas propostas foi feita em 2003, em colaboração com representantes dos principais grupos de cooperação clínica europeus e norte-americanos para gerar um conjunto internacional de diretrizes visando ao delineamento dos níveis linfonodais cervicais no pescoço linfonodo-negativo.[37] A correspondência entre essas diretrizes e os procedimentos de dissecção cervical foi validada posteriormente por um estudo *clip*.[38] Poucas alterações foram propostas para levar em contra a situação específica do pescoço linfonodo-positivo e pós-operatório.[29,39] Em suma, essa última proposta recomendou o delineamento das estruturas extranodais no caso de infiltração muscular, inclusão do espaço retroestiloide no caso de infiltração de nível II e inclusão das fossas supraclaviculares no caso de infiltração de nível IV e/ou V_B.

Uma atualização dessas recomendações estava em andamento no momento da criação desse manuscrito. Resumindo, essa atualização não vai mudar radicalmente o que foi proposto em 2003 e 2006; no entanto, vai esclarecer o delineamento do nível VI; rever o delineamento dos linfonodos cervicais supraclaviculares e inferiores (nível IV baixo); ser coerente com o que os radioterapeutas asiáticos propuseram para o carcinoma nasofaríngeo; e incluir o delineamento dos linfonodos bucofaciais, retroauriculares e occipitais.

Está além do escopo deste capítulo apresentar uma discussão aprofundada sobre os limites dos vários níveis. Os leitores interessados são convidados a consultar as publicações originais ou visitar *websites* públicos, onde são publicados atlas de delineamento dos linfonodos cervicais (p. ex., http://groups.eortc.be/radio/N0HEADNECKCTV.htm).[29,37] As Figuras 53-7 a 53-9 apresentam vários cortes de TC do pescoço com níveis selecionados.

TÉCNICAS DE RADIAÇÃO

Com o uso da RT conformacional tridimensional (3D-QRT) e da radioterapia com intensidade modulada (RTIM), não há mais uma receita padrão de como configurar os tamanhos de campo e as bordas de acordo com os pontos de referência ósseos. Em vez disso, a radioterapia deve ser selecionada e adaptada para que o volume-alvo inteiro receba a dose prescrita dentro das restrições de dose-volume adotadas e em perfeita concordância com as recomendações da International Commission on Radiation Units and Measurements.[40]

A prescrição de dose depende de vários fatores – como radiação eletiva *versus* terapêutica, uso de tratamento com combinação

TABLE 53-8. Recomendações para Seleção dos Volumes-Alvo Cervicais no Carcinoma Nasofaríngeo

Estádio Linfonodal[*]	Pescoço Ipsilateral[†]	Pescoço Contralateral[†]
	NÍVEIS SELECIONADOS	
N0 a N2	(IB),[‡] II, III, IV, V + RP	(IB),[‡] II, III, IV, V + RP
N3	(IB),[‡] II, III, IV, V + RP ± estruturas adjacentes, de acordo com os dados clínicos e radiológicos	(IB),[‡] II, III, IV, V + RP

[*]Tumor-Linfonodo-Metástase/Union for International Cancer Control (2009).

[†]Nos casos com envolvimento do linfonodo nos níveis IV e VB, pode ser necessária a inclusão dos linfonodos supraclaviculares.

[‡]O nível IB pode ser considerado em pacientes linfonodo-positivos. RP, linfonodos retrofaríngeos.

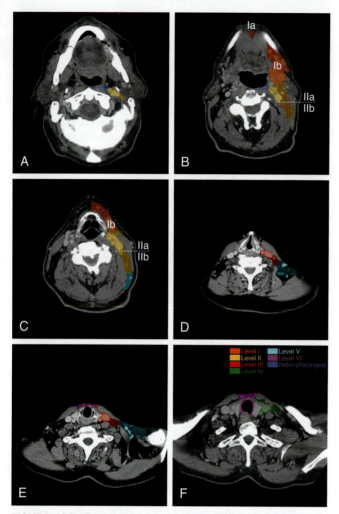

FIGURA 53-7. Tomografia computadorizada (TC) de um paciente com carcinoma de células escamosas T1N0M0 glótico (ver tumor em D). O exame foi feito em uma TC espiral com detector duplo (Elscint Twin, Haifa, Israel) usando uma espessura de 2,7 mm, em um intervalo de reconstrução de 2 mm, e um passo de 0,7. O meio de contraste foi injetado endovenosamente a uma taxa de 2 L/s com uma quantidade total de 100 L. Foram feitos cortes no nível da borda inferior de C1 (A), da borda superior de C3 (B), medial de C4 (C), borda inferior de C6 (D), borda inferior de C7 (E) e medial de D1 (F). Os níveis linfonodais cervicais foram desenhados em cada fatia da TC usando diretrizes consensuais. Cada nível linfonodal corresponde ao volume-alvo clínico e, assim, não inclui qualquer margem de segurança para movimento do órgão ou imprecisão da configuração.

de modalidades, dissecção linfonodal cervical planejada e radioterapia pós-operatória – que estão além do escopo desta seção. Geralmente será prescrita na RT primária uma dose eletiva da ordem de 50 Gy em aproximadamente 2 Gy por fração durante 5 semanas e uma dose terapêutica na ordem de 70 Gy em aproximadamente 2 Gy por fração durante 7 semanas. Na radioterapia pós-operatória, dependendo dos fatores de risco, as doses vão variar de 60 a 66 Gy em frações de 2 Gy durante 6 a 6,5 semanas. Um exemplo típico de radiação cervical é apresentado na Figura 53-10.

CONTROLE DO PESCOÇO LINFONODO-NEGATIVO

Foi recomendado que o tratamento eletivo do pescoço seja feito em pacientes com CCECP primário, estadiado clinicamente como linfonodo-negativo, mas tendo 20% ou mais de probabilidade de metástases linfonodais ocultas.[41] Na prática rotineira, porém, o

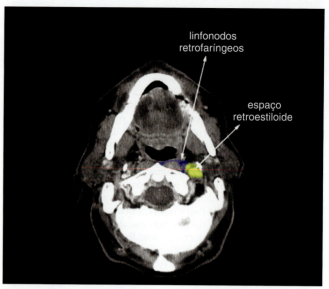

FIGURA 53-8. Corte tomográfico computadorizado no nível da base do crânio. A imagem foi adquirida conforme explicado na Figura 53-7. As áreas delineadas correspondem ao volume-alvo clínico e, assim, não incluem qualquer margem de segurança para movimento do órgão ou imprecisão da configuração.

tratamento cervical eletivo é proposto na maioria das vezes com uma incidência de infiltração microscópica em torno de 5 a 10%. A dissecção cervical eletiva e a radiação cervical eletiva são igualmente eficazes no controle do pescoço N0. A escolha entre esses dois procedimentos depende assim da modalidade de tratamento escolhida para o tumor primário, que por sua vez depende principalmente da política institucional. No entanto, a regra básica que deve governar a escolha entre cirurgia e RT é favorecer o uso de uma única modalidade de tratamento, se possível, e assim evitar o excesso de tratamento. Por exemplo, para a laringe supraglótica N0 T1 ou T2, uma laringectomia supraglótica com uma dissecção cervical seletiva ou RT primária na laringe e no pescoço costumam ser opções de tratamento igualmente eficazes. Para uma doença nesse estádio, a necessidade de RT pós-operatória é realmente muito baixa. Por outro lado, para uma laringe supraglótica T3N2b, uma abordagem de tratamento conservadora com RT primária ou

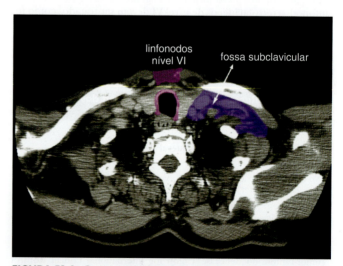

FIGURA 53-9. Corte tomográfico computadorizado da área supraclavicular, 18 mm acima da articulação esternoclavicular. A imagem foi adquirida conforme explicado na Figura 53-7. As áreas delineadas correspondem ao volume-alvo clínico e, assim, não incluem qualquer margem de segurança para movimento do órgão ou imprecisão da configuração.

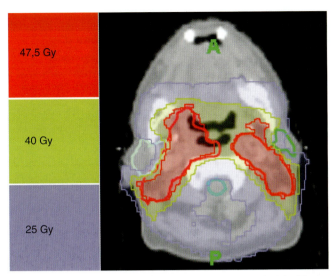

FIGURA 53-10. Corte tomográfico computadorizado no nível da C2 com distribuição de dose de um plano de radioterapia de intensidade modulada para um carcinoma de células escamosas T4N0M0 hipofaríngeo, tratado por quimiorradioterapia concomitante. Uma dose eletiva de 50 Gy foi prescrita para os níveis II a IV em ambos os lados do pescoço. Uma dose total de 70 Gy foi prescrita para o seio piriforme direito. Três cursos de cisplatina (100 mg/m²) foram administrados nas semanas 1, 4 e 7. Os volumes-alvo estão marcados em vermelho (linha grossa). A glândula parótida esquerda está marcada em verde, a glândula parótida direita está marcada em verde claro e a medula espinal está marcada em azul. A escala de cor das áreas de dose está à esquerda. Gradientes de dose acentuados são criados entre os volumes-alvo e os tecidos normais. Uma dose média de 20 Gy foi administrada às duas parótidas. A dose máxima na medula espinal não ultrapassou 25 Gy.

QRT concomitante seria melhor em virtude da necessidade de RT pós-laringectomia e não superioridade da abordagem cirúrgica.

A Tabela 53-9 apresenta a porcentagem de recorrências cervicais em grandes séries retrospectivas de CCE laringofaríngeo tratado com RT convencional fracionada.[42-44] Alguns dos pacientes relatados nessas séries foram tratados no final dos anos 1950 e, assim, os dados devem ser interpretados com cautela devido à probabilidade de grandes incertezas no cálculo da dose absoluta e da distribuição dessa dose. No geral, o controle cervical alcançou mais de 92% após a RT. Após a cirurgia de salvamento, o controle cervical definitivo atingiu uma faixa de 94 a 100%. Conforme o previsto, devido à alta probabilidade de controle regional obtido com regimes de fracionamento padrão, regimes de fracionamento alterados ou QRT combinada não melhoraram o controle cervical.[45,46] Todos esses estudos foram feitos usando técnicas de radiação bidimensionais (2D) (i. e., com volumes-alvo estendendo-se da base do crânio até as clavículas).

Com a introdução da 3D-QRT e RTIM, bem como a radiação cervical seletiva, uma questão importante é o risco potencial de erro geográfico fora dos volumes irradiados. Eisbruch[47] relatou uma série de 135 pacientes tratados bilateralmente de 1994 a 2002 com 3D-QRT ou RTIM para tumores primários situados na orofaringe (n = 80) e sem metástase linfonodal no pescoço contralateral. No pescoço contralateral, o volume-alvo clínico (CTV) incluiu os níveis II a IV e os LNs retrofaríngeos. Para o nível II contralateral, o limite superior foi configurado na junção entre o ventre posterior do músculo digástrico e a veia jugular. A dose eletiva média foi 50,4 Gy com uma fração de 1,8 a 2 Gy. Com um acompanhamento médio de 30 meses (intervalo: 6 a 105), 15 pacientes tiveram recorrência regional, dos quais 6 também tiveram recorrência tumoral primária; 11 ocorreram no lado ipsilateral e 4 estavam no lado contralateral. Somente 1 de 15 pacientes tiveram uma recorrência linfonodal retrofaríngea marginal ao CTV. Usando uma filosofia de tratamento similar, Bussels et al[48] não relataram qualquer recorrência no pescoço N0 ipsilateral tratado com 3D-QRT poupadora da parótida em uma série de 72 pacientes com CCE da cavidade oral e laringofaríngeo. Chao et al.[49] também examinaram o padrão de recorrência em uma série de 126 pacientes tratados pós-operatoriamente (n = 74) ou primariamente (n = 52) por RTIM para CCECP de 1997 a 2000. Nessa série, o pescoço inferior (abaixo da incisura tireóidea) foi tratado com um campo anterior "tradicional". Com um acompanhamento médio de 26 meses, foram observadas 17 recorrências (em 13%). Seis desses pacientes recorreram fora dos volumes-alvo, dos quais somente um foi no pescoço inferior de um paciente N0. Studer et al.[50] relataram uma série de 280 pacientes tratados com RTIM, dos quais 210 receberam RT primária, principalmente para CCE da cavidade oral e faringolaringe. Sessenta desses pacientes eram linfonodo-negativos. A quimioterapia concomitante com cisplatina foi administrada em 71% dos pacientes e 31 deles sofreram uma falha linfonodal; no entanto, nenhum deles foi estadiado como linfonodo-negativo no início do tratamento. Mesmo nos pacientes linfonodo-positivos, as falhas cervicais ocorreram fora da região de alta dose em menos de 10% dos pacientes.

CONTROLE DO PESCOÇO N1 A N3

Controle Cervical após Radioterapia Primária

A probabilidade mais baixa de controle regional com RT do pescoço positivo foi documentada por várias séries retrospectivas.[42,44,51] Em uma série de 1.646 pacientes com CCE da orofaringe e laringofaringe do Instituto Curie em Paris, a probabilidade de controle regional de 3 anos foi 98, 90, 88 e 71% para N0, N1, N2 e N3 (classificação de 1976 do American Joint Committee on Cancer [AJCC]), respectivamente.[42] O tamanho nodal foi um fator ainda mais discriminador, com falha nodal de 6, 14 e 39% para linfonodos menores que 3 cm, entre 4 e 7 cm e com mais de 7 cm, respectivamente.[51] Entretanto, nessa série, 75% dos linfonodos cervicais foram tratados por uma forma de abordagem de reforço concomitante, com uma dose total na faixa de 70 a 85 Gy em 5 a 6 semanas. Na série de 458 pacientes linfonodo-positivos com CCE da laringe e faringe tratados no hospital da Aarhus University de 1963 a 1991, o controle linfonodal cervical de 5 anos alcançou 68, 68 e 56% para N1, N2 e N3 (estádio UICC 1982), respectivamente.[44]

Uma questão chave no tratamento do pescoço positivo por RT é se esses resultados um tanto ruins melhoram com os regimes

TABELA 53-9. Controle Cervical Após Radioterapia Primária em Pacientes com Linfonodo Negativo

Estudo	Sítio do Tumor Primário	Nº de Pacientes (Período de Estudo)	Dose/Tempo Global de Tratamento	CONTROLE CERVICAL Após RT	Após Cirurgia de Salvamento
Bernier e Bataini[42]	Orofaringe, hipofaringe laringe	611 (1958-1974)	45-55 Gy/4,5-5,5 semanas	93%	Não indicado
Johansen et al[44]	Orofaringe, hipofaringe laringe	1.324 (1963-1991)	57-72 Gy/6-9 semanas*	92% em 10 anos	94% em 10 anos
Alpert et al[43]	Laringe supraglótica	98 (1971-1998)	50 Gy/5 semanas	96,7%	100%

*Inclui 28% dos pacientes com curso dividido. RT, radioterapia.

TABELA 53-10. Probabilidade de Controle Cervical Após Regimes Fracionados Alterados

Estudo	Sítio do Tumor Primário	Estádio	CRONOGRAMA DE TRATAMENTO		CONTROLE CERVICAL	
			Padrão	Experimental	Padrão	Experimental
Horiot[52] EORTC 22791 (n = 325)	Orofaringe	T2 a T3, N0 a N1, M0	70 Gy/35 F/7 semanas	80,5 Gy/70 F/7 semanas	N0: 93% em 5 anos N1: 90% em 5 anos	N0: 93% em 5 anos N1: 90% em 5 anos
Overgaard[53] DAHANCA 6 e 7 (n = 1.476)	Cavidade oral, orofaringe, hipofaringe, laringe supraglótica	Estádios I a IV	62 a 68 Gy/6 a 7 semanas	62 a 68 Gy/5 a 6 semanas	N–: 68% N+: 44%	N–: 77%[*†] N+: 52%[*‡]
Overgaard[54] IAEA-ACC estudo (n = 908)	Cavidade oral, orofaringe, hipofaringe, laringe supraglótica	Estádios I a IV	66 a 70 Gy/7 semanas	66 a 70 Gy/6 semanas	Todos os estádios N: 63% em 5 anos	Todos os estádios N: 68% em 5 anos[§]
Cummings[55] (n = 331)	Laringe, orofaringe, hipofaringe	Estádios III a IV	51 Gy/20 F/4 semanas	58 Gy/40 F/4 semanas	Todos os estádios: 71% em 5 anos	Todos os estádios: 68%[¶] em 5 anos

[*]Controle locorregional.
[†]OR (95% CI) = 0,65 (0,50-0,85).
[‡]OR (95% CI) = 0,72 (0,49-1,05).
[§]$P = 0,31$.
[¶]$P = 0,8$.
CI, intervalo de confiança; F, fração; OR, razão de chances.

hiperfracionados ou acelerados ou pela QRT concomitante. Em estudos randomizados para comparar um regime fracionado padrão com um regime fracionado alterado, não foi observada nenhuma melhora entre os dois ramos (Tabela 53-10).[52-55] No ensaio da European Organization for Research and Treatment of Cancer (EORTC) 22791, somente os pacientes N0 ou N1 foram incluídos e, devido ao excelente controle do pescoço no ramo de tratamento padrão, não foi surpresa o regime hiperfracionado não trazer qualquer benefício.[46] Nos ensaios Danish Head and Neck Cancer (DAHANCA) 6 e 7, não foi observada nenhuma melhoria regional significativa com o regime acelerado nos pacientes linfonodo-positivos.[53] Esse ensaio foi repetido no ambiente dos países em desenvolvimento (Five Versus Six Fractions of Radiotherapy Per Week for Squamous Cell Carcinoma of the Head and Neck [o estudo IAEA-ACC[54]]) e foram observados resultados similares; ou seja, uma melhoria pequena, mas insignificante ($P = 0,31$), de 63 para 68% do controle regional em 5 anos foi relatada com a RT acelerada. Também, apesar de um benefício na sobrevida global, o ensaio Toronto[55] não observou qualquer aumento no controle do pescoço com um regime hiperfracionado acelerado. Esse efeito limitado dos regimes de fracionamento alterados sobre o controle nodal foi confirmado na Meta-analysis of Radiotherapy in Carcinomas of Head and Neck (MARCH), que reuniu 14 estudos randomizados, totalizando 6.410 pacientes, e observou uma melhoria de apenas 1,9%, comparada com a RT de fracionamento padrão.[56]

Poucos estudos randomizados analisaram separadamente o controle local e regional após a QRT concomitante. Na Meta-analyses of Radiotherapy in Carcinomas of Head and Neck (MARCH), que atualizou o resultado de 9.615 pacientes randomizados entre a RT isoladamente e a QRT concomitante, nenhum dado relatou o controle cervical.[57] Ao contrário dos resultados alcançados com regimes de fracionamento alterados, nos poucos estudos disponíveis, os regimes de QRT concomitantes pareceram afetar o controle do pescoço (Tabela 53-11).[58,59] No estudo realizado por Calais et al.,[58] todos os estádios cervicais foram analisados juntos. No entanto, como 75% dos pacientes eram linfonodo-positivos, é improvável que a melhoria de 12% tenha resultado apenas de um efeito benéfico nos pacientes N0. No estudo de Lavertu et al.,[59] que incluiu menos pacientes, a melhoria no controle linfonodal foi observada para todos os estádios cervicais positivos.

Finalmente, o uso de cetuximab e RT concomitantes também aumentou o controle do pescoço linfonodo-positivo (estadiamento AJCC 1998) em relação à RT isoladamente, ao fracionamento padrão ou fracionamento alterado, no estudo randomizado de Bonner et al.[60] Não foi observado nenhum benefício nos pacientes linfonodo-negativos; no entanto, esses resultados precisam ser interpretados com cautela porque o estudo não foi desenhado para análise de subgrupo.

CONROLE CERVICAL NOS PACIENTES POSITIVOS PARA PAPILOMAVÍRUS HUMANO

Durante a última década, a prevalência da infecção do papilomavírus humano (HPV) nos pacientes com CCECP tem sido relatada de modo consistente por muitos autores e, em média, em 2010, o CCECP relacionado ao HPV representou aproximadamente 25%

TABELA 53-11. Probabilidade de Controle Cervical Após Quimiorradioterapia Concomitante

Estudo	Sítio do Tumor Primário	Estádio	CRONOGRAMA DE TRATAMENTO		CONTROLE CERVICAL	
			Padrão	Experimental	Padrão	Experimental
Calais et al[58] (n = 222)	Orofaringe	Estádios III e IV[*]	70 Gy/7 semanas	70 Gy/7 semanas + 5FU-carboplatina × 3	Todos os estádios: 69%	Todos os estádios: 81%
Lavertu et al[59] (n = 100)	Cavidade oral, laringe, faringe	Estádios III e IV[†]	65 a 72 Gy/7 semanas	65 a 72 Gy/7 semanas + 5FU-cisplatina × 2	N1: 6/10 (60%) N2 a N3: 13/27 (48%)	N1: 8/8 (100%) N2 a N3: 17/26 (65%)

[*]75% dos pacientes eram linfonodo-positivos.
[†]71% dos pacientes eram linfonodo-positivos.
5FU, 5-Fluorouracil.

53 | RADIOTERAPIA E TRATAMENTO DOS LINFONODOS CERVICAIS E TUMORES MALIGNOS DA BASE DO CRÂNIO

TABELA 53-12. Fatores de Prognóstico para Recidiva Locorregional Após Cirurgia

Risco Moderado	Alto Risco
Margem positiva no primário ou margem próxima (<5 mm)	Propagação extracapsular
Tumor primário na cavidade oral	Presença de ≥2 dos fatores de risco moderados
Invasão perineural	
≥2 linfonodos invadidos	
≥2 níveis linfonodais invadidos	
Linfonodo invadido >3 cm de diâmetro	
>6 semanas entre a cirurgia e o início da radioterapia	

de todos os CCECPs (ver análise de Dayyani et al.[61]). Em 2004 nos Estados Unidos, a prevalência do CCE orofaríngeo HPV positivo alcançou 44,1% e vem crescendo de modo estável desde 1980.[62] Isso explica a incidência crescente de CCE orofaríngeo; no entanto, a incidência de outros cânceres de cabeça e pescoço permaneceu estável ou até mesmo diminuiu durante o mesmo período. Análises retrospectivas mostram que os pacientes HPV-Positivos têm um resultado melhor após a RT ou QRT concomitante em comparação com os pacientes HPV-Negativos.[63] Esse efeito foi especialmente verdadeiro nos pacientes HPV-Positivos não fumantes. Curiosamente, parece que o efeito benéfico da infecção do HPV não resulta apenas de uma taxa de recorrência mais baixa no sítio de tumor primário, também resulta de uma taxa de recorrência mais baixa no nível cervical.[64] Como esse último estudo foi sobre a RT pós-operatória, ainda não está claro se o seu efeito positivo resulta de uma maior radiossensibilidade das células de CCE infectadas com HPV ou de um melhor prognóstico dos pacientes HPV-Positivos, independentemente da modalidade de tratamento. Todos os dados acima sugerem que os pacientes com CCE HPV-Positivo podem se beneficiar de uma abordagem de tratamento diferente, provavelmente menos intensa, comparada com os pacientes HP-Negativos. Há estudos em andamento, mas nesse meio tempo o paradigma de tratamento deve ser aplicado independentemente do *status* do HPV.

INDICAÇÕES PARA RADIOTERAPIA/ QUIMIORRADIOTERAPIA PÓS-OPERATÓRIA

O benefício da RT pós-operatória no CCECP surgiu progressivamente nos anos 1970 e 1980 como um tratamento padrão dos pacientes em alto risco de recidiva locorregional após a cirurgia.[65-68] Indicadores de prognóstico para recidiva locorregional após a cirurgia foram identificados progressivamente, incluindo o sítio primário da doença, as margens cirúrgicas no sítio primário, a presença de invasão perineural, número de LNs metastáticos e presença de rompimento extracapsular.[69-70] Com base no agrupamento de

fatores patológicos, o MD Anderson Cancer Center propôs estratificar os pacientes em três categorias de risco que condicionam a necessidade de radiação pós-operatória (Tabela 53-12).[71] Na ausência de qualquer fator de risco, a necessidade de RT pós-operatória não poderia ser demonstrada. Os pacientes com rompimento extracapsular ou uma combinação de dois ou mais fatores de risco foram identificados com alto risco de recidiva locorregional e para esses pacientes um estudo randomizado demonstrou o benefício de uma dose de radiação de 63 Gy em 35 frações comparada com 57,6 Gy em 32 frações. Para os pacientes com apenas um fator de risco diferente do rompimento extracapsular, uma dose de 57,6 Gy se mostrou ideal. Um estudo subsequente do mesmo grupo validou o uso dessas categorias de risco e também individualizou o tempo entre a cirurgia e o início da RT pós-operatória, bem como o tempo de tratamento total (da cirurgia até o final da RT), como outros fatores de risco.[72] Nesse último estudo, foi demonstrado que os pacientes com alto risco de recidiva se beneficiaram de um tratamento acelerado (63 Gy em 5 semanas *versus* 63 Gy em 7 semanas), ambos em termos de controle locorregional e sobrevida. Com a necessidade de melhorar mais o controle locorregional após a cirurgia e a RT pós-operatória, foram relatados nos anos 1990 ensaios para combinar a quimioterapia pós-operatória concomitante com a RT.[73,74] Embora positivos em favor da abordagem combinada, esses estudos não influenciam realmente o padrão de cuidado dos pacientes tratados primariamente com cirurgia. O EORTC e o Radiation Therapy Oncology Group (RTOG) conduziram estudos concebidos de modo similar, voltados para avaliar o benefício da RT pós-operatória (60 a 66 Gy) combinada com cisplatina (100 mg/m²) administrada nos dias 1, 22 e 43 em pacientes com vários fatores de risco, tendo sido relatadas ligeiras diferenças entre os dois ensaios.[75,76] No estudo EORTC, um benefício altamente significativo em termos estatísticos foi observado em favor do tratamento combinado, tanto no controle locorregional quanto na sobrevida global (Tabela 53-13). No estudo RTOG, o benefício na probabilidade de controle locorregional não se traduziu em uma diferença estatisticamente relevante na sobrevida e o tratamento com combinação de modalidades não diminuiu a incidência de metástase distante em qualquer um desses estudos. Em ambos os estudos, o uso concomitante de quimioterapia melhorou significativamente a toxicidade local aguda da RT e apenas a metade dos pacientes poderia receber o tratamento completo, conforme planejado. Os dados desses dois estudos foram reunidos e o benefício estatisticamente relevante da QRT combinada foi confirmado, mas somente nos pacientes com margens cirúrgicas positivas e/ou propagação extracapsular (i. e., pacientes com o maior risco de recidiva após a cirurgia).[77] Para os demais pacientes, a RT isoladamente ainda pode ser considerada um padrão de cuidado. Uma metanálise que combinou esses dois estudos e dois ensaios randomizados menores foi feita e também confirmou o benefício da QRT concomitante em relação à RT isoladamente no controle locorregional e na sobrevida

TABLE 53-13. Eficácia da Quimioterapia Concomitante e da Radioterapia Pós-operatória

Estudo	Sítio	Regime	CONTROLE LR		SOBREVIDA GLOBAL	
			RT	RT-CH	RT	RT-CH
Bernier et al[75] (n = 334)	Cavidade oral Orofaringe Hipofaringe Laringe	66 Gy (6,5 semanas) *vs.* 66 Gy (6,5 semanas) + CDDP (100 mg/m²) nos dias 1, 22, 43	69% em 5 anos	82% em 5 anos*	40% em 5 anos	53% em 5 anos†
Cooper et al[76] (n = 416)	Cavidade oral Orofaringe Hipofaringe Laringe	60-66 Gy (6-6,5 semanas) *vs.* 60-66 Gy (6-6,5 semanas) + CDDP (100 mg/m²) nos dias 1, 22, 43	72% em 2 anos	82% em 2 anos‡	56% em 2 anos	64% em 2 anos§

*P = 0,007 (teste de Gray).
†P = 0,02 (teste *log-rank*).
‡P = 0,01 (teste de Gray).
§P = 0,19 (teste *log-rank*).
CDDP, cisplatina; CH, quimioterapia; LR, locorregional; RT, radioterapia.

PARTE V | CIRURGIA DE CABEÇA E PESCOÇO E ONCOLOGIA

global.[78] Em virtude da maior toxicidade, esse estudo enfatizou a importância da escolha correta do paciente.

INDICAÇÕES PARA DISSECÇÃO LINFONODAL CERVICAL PÓS-RADIOTERAPIA

Os avanços na QRT para carcinoma de cabeça e pescoço localmente avançado demonstraram que a preservação do órgão é viável sem comprometer a sobrevida livre de doença e a sobrevida global.[79,80] A estratégia levou à controvérsia quanto ao papel da dissecção do linfonodo após a RT ou QRT nos pacientes com doença N2 e N3 no diagnóstico inicial. Uma massa cervical residual pode estar presente em até 30 a 60% dos pacientes após a conclusão da QRT. Nesses pacientes, independentemente do estádio cervical, parece que se chegou a um consenso na literatura em favor de uma dissecção cervical imediata em virtude da baixa probabilidade de alcançar o controle cervical com cirurgia de salvamento quando há recorrência.[81] A consideração sobre a dissecção cervical ser proposta para todos os pacientes com doença N2 ou N3 no diagnóstico ou apenas naqueles com uma resposta incompleta ao tratamento ainda é assunto de discussão.[82-89] Essa dissecção cervical poderia ser evitada após a resposta linfonodal completa à radioterapia, que é uma consequência da melhor avaliação da resposta usando imagens[90] e do maior controle regional com a QRT[58,79,93,94] e com a RT hiperfracionada.[95] Muitos argumentos apoiam atualmente a posição de que a dissecção cervical sistematicamente planejada não mais se justifica nos pacientes que não tenham doença clinicamente residual no pescoço[96] e muitas instituições mudaram para a dissecção cervical somente para doença residual no pescoço.[82,89,98,99]

A melhoria na avaliação do *status* cervical com as imagens contribuiu enormemente para essa mudança de paradigma. Os pesquisadores da University of Florida relataram um valor preditivo negativo (VPN) da TC de 94 a 97% na detecção de metástase cervical residual ou recorrente, contanto que fossem utilizados critérios bem rigorosos.[100-102] Em um grande estudo canadense (n = 363), um VPN de 100% foi relatado na TC usando uma regressão de diâmetro inicial 80% ou mais em 6 a 8 semanas após QRT concomitante.[103] Em um estudo anterior, Igidbashian et al[104] relataram que a avaliação da TC de pacientes com linfonodos N3 não era adequada. Além disso, nos estudos mencionados anteriormente, a especificidade da TC foi muito baixa, em torno de 28%. Nesse esquema, a RM poderia superar os exames de TC? Uma metanálise mostrou que a TC e a RM eram equivalentes na detecção de metástases linfonodais pré-tratamento no CCECP.[105] A RM ponderada por difusão foi relatada recentemente como uma ferramenta melhor do que a RM convencional para o estadiamento regional inicial e para a avaliação da resposta ao tratamento logo após o final da QRT.[106,107]

O uso de tomografia por emissão de pósitrons com fluorodesoxiglicose (FDG) também obteve interesse progressivo nesse cenário. Um estudo de 2004 que incluiu 41 pacientes tratados com RT definitiva, com ou sem quimioterapia concomitante, mostrou que uma PET negativa pós-radioterapia estava altamente correlacionada com um achado patológico negativo após a dissecção cervical ou aspiração com agulha fina (AAF) ou com a ausência de recidiva cervical (VPN de 100% para um valor de captação padronizada máxima <3,0).[108] Em outro estudo que incluiu 24 pacientes estadiados com FDG-PET após quimioterapia de indução seguida por QRT, o VPN da PET só alcançou 73%.[109] O momento correto da PET após a QRT é crucial e poderia explicar esses resultados discordantes. Um estudo prospectivo conduzido pelo Ontario Clinical Oncology Group para avaliar o uso da FDG-PET-TC 9 semanas após a RT para detectar recorrência após o tratamento mostrou que a PET/TC produziu altas taxas de resultados falso-negativos.[110] Por outro lado, estudos sobre a PET pós-QRT realizada em 12 a 13 semanas após o tratamento exibiram VPNs de 97 a 100% e valores preditivos positivos de 62,5 a

71%.[111,112] Pesquisadores da MSKCC confirmaram que, após a QRT, a FDG-PET-TC alcançou um VPN de 94% nos pescoços com LNs aumentados clinicamente residuais (≥1 cm) e 98% nos pescoços clinicamente linfonodo-negativos.[113] Com base nesses achados, os pacientes com linfadenopatia residual, mas ausência de captação normal de FDG, têm uma probabilidade muito alta de ausência de células tumorais viáveis.

Concluindo, ponderando o benefício com a maior morbidade da cirurgia pós-QRT, a evidência sugere que a dissecção linfonodal cervical fique restrita aos pacientes com uma resposta incompleta após o protocolo de preservação de órgão. Nessa situação, a evidência apoia a abordagem de usar a dissecção cervical seletiva (DCS), mesmo nos pacientes com doença regional inicial avançada e com doença clinicamente persistente, com menos de 5% de falha cervical subsequente.[114-117] Além disso, estudos recentes indicaram que a dissecção cervical super seletiva, a remoção de dois níveis cervicais ou menos, pode ser conveniente nos pacientes pós-QRT cuja doença cervical residual se limita a um único nível cervical.[118-121] Em todos os estudos que relataram uma DCS após QRT concomitante, a taxa de complicações pós-operatórias importantes foi menor que 10%, comparável com a taxa de complicações observadas após a cirurgia primária.[122-125]

COMPLICAÇÕES TARDIAS PÓS RADIOTERAPIA CERVICAL

Na seção seguinte, apenas as complicações específicas que surgem nos tecidos moles do pescoço são analisadas, principalmente no que diz respeito a fibrose subcutânea, disfunção tireoidiana e estenose da artéria carótida. Geralmente, a probabilidade de complicação tardia depende de dose total, dose por fração, intervalo de tempo entre as frações, volume de tecido normal que recebeu alta dose e do uso de quimioterapia concomitante e/ou um modificador biológico. A probabilidade de fibrose subcutânea de grau 3 a 4 (escala de morbidade tardia do RTOG) no pescoço é muito baixa após a RT padrão. A partir de estudos randomizados realizados nos anos 1990, a fibrose subcutânea ocorre, segundo estimativas, em aproximadamente 3% dos pacientes.[58,126-128] Após os tratamentos acelerados ou hiperfracionados, não foi observado nenhum aumento na toxicidade subcutânea de grau 3 a 4, contanto que se aguardasse tempo suficiente entre as frações.[127] Pelo contrário, em um ensaio EORTC com um tempo de apenas 4 horas entre as frações, foi documentado um risco de fibrose de 50% em 5 anos após o tratamento.[129] Após a QRT concomitante, ensaios randomizados relataram um aumento substancial na morbidade cutânea tardia, alcançando valores em torno de 10%.[58]

O hipotireoidismo clinicamente indolente foi relatado em pacientes irradiados na parte inferior do pescoço com uma frequência de até 33%.[130-133] A maioria dos pacientes geralmente desenvolve hipotireoidismo em um ano ou dois após o tratamento. O gênero feminino, a cirurgia da tireoide e/ou do pescoço, a dose tireoidiana média e o volume da glândula tireoide se mostraram fortes fatores preditivos de hipotireoidismo.[133-134] O teste anual de função da tireoide (i. e., nível de hormônio estimulante da tireoide) é aconselhado no acompanhamento dos pacientes irradiados no pescoço.

A estenose da artéria carótida após a irradiação cervical foi relatada por vários autores, mas poucos estudos investigaram a incidência, os padrões da doença e os fatores de risco. Os exames de ultrassom com Doppler em controles pareados relataram estenose carotídea significativa em 30 a 50% dos pacientes irradiados previamente no pescoço.[135] Comparado com a população geral, um risco relativo de AVC de 5,6 foi relatado nos pacientes previamente irradiados no pescoço.[136] Esse risco relativo foi ainda maior nos pacientes com mais de 60 anos e com acompanhamento acima de 10 anos. Uma maior atenção aos sinais clínicos de estenose carotídea, hipertensão, hipercolesterolemia, tabagismo e obesidade deve contribuir para diminuir a incidência de AVC e as sequelas neurológicas nessa população de pacientes.

Todos os dados publicados sobre complicações tardias são da área pré-RTIM. Com o uso de técnicas de RT modernas, está prevista uma importante redução nas complicações tardias, principalmente através da redução no volume de tecido normal irradiado em uma alta dose e uma redução dos *hot spots* "descontrolados" dentro ou fora do volume-alvo planejado.[137]

Entretanto, a introdução da RTIM suscitou a preocupação com um maior risco de neoplasia secundária induzida por radiação, pois um volume maior de tecido poderia ser irradiado em uma dose menor, em comparação com as técnicas 2D padrão. Além disso, o fornecimento de uma dose especificada no isocentro a partir de campos modulados requer um maior tempo de exposição em comparação com a mesma dose fornecida com um campo não modulado. O plano de tratamento da RTIM resulta então em um aumento de duas a três vezes no número de unidades de monitoramento, aumentando a dose fora do limite do colimador primário em consequência de vazamento e radiação dispersa.[138] Como consequência, a dose corporal total recebida é substancialmente maior. Estima-se que outros 0,5% de pacientes sobreviventes venham a desenvolver uma malignidade secundária resultante de um maior volume de tecido normal recebendo uma pequena dose de radiação. Esse número precisa ser somado aos 0,25% de pacientes sobreviventes que desenvolvem subsequentemente uma malignidade induzida por radiação. Assim, estima-se que aproximadamente 0,75% dos pacientes sobreviventes devem desenvolver uma malignidade secundária resultante da mudança para RTIM, que é aproximadamente duas vezes maior que a incidência observada após a RT convencional.[139] Independentemente da contribuição da RTIM na indução dos cânceres secundários, devemos ter em mente que mesmo que a RTIM aumente a probabilidade de controle locorregional e o potencial de maior sobrevida causa-específica, esse grupo de pacientes vai sofrer de comorbidades e maior risco de cânceres primários associados ao estilo de vida, o que pode aumentar a importância relativa das malignidades secundárias induzidas por radiação.

TRATAMENTO DA DOENCA RECORRENTE NO PESCOÇO

Independentemente de o tratamento ser RT, cirurgia ou a combinação de ambos, o prognóstico dos pacientes com recorrência no pescoço continua péssimo e a doença cervical recorrente está invariavelmente associada com fatores de prognóstico desfavoráveis. A propagação extracapsular quase sempre é relatada e frequentemente vários níveis de LNs estão envolvidos.[140] As recorrências cervicais muitas vezes não são passíveis de ressecção em virtude do envolvimento da parede da artéria carótida comum ou da artéria carótida interna, músculos paraespinais e nervos cranianos. Mesmo quando a cirurgia de salvamento é tentada, a incapacidade para alcançar uma ressecção completa com margens livres geralmente é a regra.

Poucos estudos abordaram especificamente o problema de doença cervical recorrente após o tratamento curativo no CCECP. Godden et al.[140] analisaram retrospectivamente os gráficos de 35 pacientes com doença cervical recorrente; mais de 80% se submeteram à cirurgia primária e o restante foi tratado com RT. Cinquenta por cento dos pacientes tratados com cirurgia primária se submeteram à RT pós-operatória e 18 pacientes sofreram inicialmente uma dissecção cervical. A recorrência foi gerenciada por dissecção cervical em 25 pacientes e, dentre esses, 18 passaram por RT pós-operatória; 10 dos 35 originais (29%) foram considerados inoperáveis. Dos 18 pacientes que sofreram uma dissecção cervical inicial, 9 (50%) recorreram no nível II, que previamente havia sido eliminado. A recorrência cervical pareceu estar mais relacionada com doença residual após a primeira dissecção cervical. A taxa surpreendentemente alta de recorrência de nível II enfatiza a necessidade de treinamento adequado dos cirurgiões que fazem dissecções cervicais. Nessa série, o controle definitivo do pescoço só foi obtido em 5 de 35 pacientes (14%) e a sobrevida global em 4 anos não ultrapassou 20%.

A probabilidade de sucesso do tratamento de salvamento nos pacientes que sofreram recorrência cervical após RT primária é baixa. Bernier e Bataini[42] analisaram os registros de 116 pacientes com falha nodal isolada após a RT para carcinoma orofaríngeo, hipofaríngeo e laríngeo; desses, 14 se submeteram à dissecção cervical de salvamento, e 18 foram irradiados novamente no pescoço; apenas um paciente foi salvo com sucesso. Em 1999, a University of Florida analisou os prontuários médicos de 51 pacientes com doença recorrente apenas no pescoço.[141] Somente 18 pacientes (35%) se submeteram ao tratamento de salvamento; 4 receberam apenas quimioterapia, 1 recebeu quimioterapia e dissecção cervical, 11 receberam apenas dissecção cervical e 2, dissecção cervical com RT pós-operatória. Após o tratamento de salvamento, todos os pacientes sofreram recidiva da doença local, regional ou distante. O controle do pescoço em 5 anos foi de 9% no grupo que se submeteu ao tratamento de salvamento, uma taxa de controle cervical similar à da população inteira. Para o grupo inteiro de pacientes, a sobrevida absoluta e causa-específica alcançou 10% em 5 anos nos dois pontos extremos. No entanto, em 3 anos, os pacientes que receberam tratamento de salvamento obtiveram taxas de sobrevida absoluta e causa-específica de 44%. Em comparação, nenhum dos 33 pacientes restantes estava vivo em 3 anos. Recentemente, em uma série de 540 pacientes, pesquisadores de duas instituições na Holanda analisaram a eficácia da dissecção cervical de salvamento para linfadenopatia patológica regional após QRT.[142] Foram incluídos os pacientes tratados com dissecção cervical para *doença residual* ou metástase LN persistente diagnosticada em até 3 meses após o tratamento e *doença regional recorrente* ou metástases LN diagnosticadas pelo menos 3 meses após o tratamento. Sessenta e oito pacientes foram considerados inaptos à ressecção, e a dissecção cervical de salvamento foi feita em 61 pacientes, 45 com doença residual regional e 16 com doença regional recorrente. No grupo de pacientes submetidos à dissecção cervical de salvamento, o controle regional e as taxas de sobrevida global em 5 anos foram 79 e 36%, respectivamente. Curiosamente, os pacientes com doença recorrente tiveram um resultado melhor do que os pacientes com doença residual. O controle regional em 5 anos foi 77% na doença residual e 86% na doença recorrente, mas a diferença não foi significativa em termos estatísticos. Na análise multivariada, a doença recorrente e as margens cirúrgicas negativas foram indicadores independentes importantes para a melhor sobrevida global. É de destacar que somente 8 de 16 pacientes submetidos à dissecção cervical de salvamento para doença recorrente tiveram tumor histologicamente positivo na amostra. Esses resultados confirmam que a dissecção cervical de salvamento pode beneficiar certos pacientes com recorrência limitada no pescoço. Em 2010, o Head and Neck Service no Instituto Gustave Roussey relatou uma série de 93 pacientes que tiveram recorrência após QRT.[143] A cirurgia de salvamento foi feita em apenas 40% desses pacientes e nesse grupo a sobrevida global em 2 anos foi de 43,4%. A análise univariada demonstrou que doença estádio IV inicial e falhas local e regional concomitantes foram fatores de prognóstico importantes para a baixa sobrevida global. No grupo de pacientes sem doença estádio IV inicial, que tiveram recorrência local ou regional isoladamente, a sobrevida global em 2 anos alcançou 83%, enquanto foi 0% no grupo de pacientes com estádio IV inicial e falhas concomitantes local e regional. Esses resultados confirmam que a cirurgia de salvamento deve ser proposta para os pacientes com falha cervical limitada e passível de ressecção.

Poucas instituições avaliaram o tratamento de salvamento com abordagens agressivas combinando modalidades, que incluem repetição de radiação em baixa dose – pré-operatória ou pós-operatória, com ou sem quimioterapia concorrente – combinada com uma tentativa de ressecção macroscópica junto com radioterapia intraoperatória (RTIO) com elétrons (RTIOE) ou braquiterapia de alta taxa de dose (HDR-RTIO).[144] Embora a série envolva pequeno número de pacientes, os resultados iniciais sugerem possíveis melhorias no controle locorregional e na sobrevida em comparação com as abordagens de salvamento padrão, justificando-se uma avaliação mais profunda.

Em suma, a maioria dos pacientes com recorrência regional é incapaz de se submeter ao tratamento de salvamento e, quando se tenta o tratamento de salvamento com as abordagens padrão, como a ressecção cirúrgica ou a radiação com feixe externo, o controle do pescoço continua ruim. A dissecção cervical de salvamento sozinha deveria ficar restrita aos pacientes com recorrência cervical limitada.

RADIOTERAPIA E TUMORES MALIGNOS DA BASE DO CRÂNIO

Os tumores da base craniana são raros e contribuem com menos de 1% de todos os novos casos de câncer.[145] Geralmente eles produzem sintomas mínimos, a menos que incidam em órgãos vitais ou se estendam do seio maxilar até a cavidade nasal e resultem em epistaxe ou obstrução subsequente. A localização e a patologia determinam frequentemente se a RT é utilizada em definitivo, como adjuvante ou neoadjuvante. Múltiplas estruturas críticas localizadas na proximidade da base do crânio – como o quiasma ótico, os nervos cranianos, as órbitas e o tronco encefálico – requerem técnicas de RT que podem minimizar a toxicidade enquanto ainda tratam adequadamente o tumor. Nesta seção, discutimos as indicações da radiação e descrevemos diferentes avanços técnicos na RT e suas aplicações no tratamento dos tumores da base do crânio encontrados frequentemente.

O tratamento dos tumores da base do crânio é uma tarefa desafiadora para o oncologista radioterapeuta. Como os tumores têm formato irregular e estão perto da base craniana, um par de campos lateralmente opostos geralmente não consegue abarcar adequadamente o tumor sem causar toxicidade excessiva nos tecidos normais circundantes. Portanto, com as técnicas convencionais, a dose de radiação frequentemente é limitada pela necessidade de respeitar a tolerância normal do tecido à radiação. Para superar essas limitações das técnicas convencionais, múltiplos métodos novos de RT evoluíram no tratamento de tumores da base craniana; eles incluem radiação estereotáxica, RTIM e RT por feixe de prótons. A radiação estereotáxica pode ser fornecida com um acelerador linear (LINAC), uma *gamma-knife unit* ou uma CyberKnife (Accuray, Sunnyvale, CA). Independentemente da máquina subjacente, as técnicas estereotáxicas envolvem geralmente o uso de um grande número de ângulos de feixe para garantir uma queda acentuada na dose entre o alvo e o tecido circundante, permitindo assim o fornecimento preciso da radiação para o alvo-tumoral, minimizando ao mesmo tempo a dose para as estruturas normais. No entanto, as técnicas estereotáxicas tradicionais são limitadas por tamanho e forma do tumor. A RTIM é uma evolução da 3D-QRT e permite o fornecimento de radiação para volumes maiores e tumores de formato ainda mais irregular. Por essa razão a RTIM ganhou popularidade recentemente no tratamento do câncer de cabeça e pescoço, especialmente no tratamento dos tumores da base do crânio. Por fim, outras abordagens químicas, como a RT por feixe de prótons (cíclotron), também estão sendo investigadas, embora atualmente não estejam disponíveis na maioria das clínicas. Na realidade, o avanço na tecnologia que permitiu o direcionamento mais preciso aos tumores resultou em mais controle tumoral e maior alívio dos sintomas relacionados ao tumor. Isso é especialmente importante quando esses tumores não podem ser ressectados ou são recorrentes[146-148]

RADIOTERAPIA: AVANÇOS TÉCNICOS
RADIOTERAPIA DE INTENSIDADE MODULADA

A radioterapia de intensidade modulada é um refinamento da 3D-QRT que se baseia na modulação dos feixes de radiação para fornecer uma alta dose para o alvo tumoral, enquanto reduz significativamente a dose para os tecidos normais circundantes.[149,150] O princípio subjacente da RTIM é que cada feixe amplo de radiação é dividido em uma série de feixes menores chamados *subfeixes* (em inglês, *beamlets*). Isso é feito geralmente com um colimador multifolhas que molda o feixe e modula a intensidade de cada subfeixe. Diferentes subfeixes, cada um com uma intensidade diferente, são adicionados e formam uma distribuição de dose feita sob medida para a forma do alvo. A RTIM pode ser dividida em duas amplas categorias: terapia de planejamento direto e planejamento inverso. A técnica multissegmentada com planejamento direto (FPMS, do inglês *forward-planned multisegmented technique*), também chamada *RTIM simples* ou *RTIM com planejamento direto* (FP-RTIM), pode alcançar distribuições de dose similares quando comparada com a *RTIM de planejamento inverso* (IP-RTIM). A desvantagem com a FPMS é que a otimização é feita usando iteração manual (ensaio e erro) pelo dosimetrista ou médico. Ela é altamente dependente da experiência do planejador do tratamento e é muito demorada. Por outro lado, a RTIM otimizada por computador, ou IP-RTIM, se baseia em um software de computador que tem um algoritmo de otimização que pode alcançar uma distribuição de dose ideal com base em milhares de iterações. Atualmente, há uma série de sistemas de planejamento de tratamento disponível comercialmente (p. ex. Pinnacle, Eclipse, Peacock, Corvus).

Os cânceres de cabeça e pescoço, particularmente os tumores da base do crânio, são ideais para o tratamento com RTIM, porque os tumores ocorrem frequentemente muito próximos aos tecidos normais críticos, como tronco encefálico, quiasma ótico, nervos óticos e medula espinal.[149,151] Um exemplo específico de redução na toxicidade com a RTIM vem de um ensaio controlado randomizado, realizado por Kam et al,[152] que demonstrou que pacientes com câncer nasofaríngeo tratados com RTIM tinham muito menos xerostomia do que os tratados com técnicas convencionais. Além disso, como o câncer de cabeça e pescoço é frequentemente detectado em um estádio local avançado, o potencial escalonamento da dose para o tumor primário usando RTIM pode resultar em uma melhoria no controle local. Entretanto, uma questão importante não pode ser negligenciada com a RTIM: ela tem gradiente acentuado de queda de dose entre o alvo e o tecido normal circundante, o que torna absolutamente essencial o delineamento do volume-alvo adequado. O sistema de planejamento do tratamento não vai tratar as áreas não plotadas nos cortes tomográficos e o algoritmo vai mesmo "trabalhar duro" para poupar as regiões que não estão contornadas. O delineamento preciso do volume-alvo depende de um exame físico completo, de estudos de imagem abrangentes como a RM e de um conhecimento detalhado das rotas de propagação tumoral. Dados esses fatores, o delineamento do volume-alvo deve ser feito com uma abordagem de equipe multidisciplinar que envolva um oncologista radioterapeuta, um neurorradiologista e, no contexto pós-operatório, um cirurgião de cabeça e pescoço. Os volumes-alvo de cada caso são cuidadosa e precisamente definidos juntamente com a equipe multidisciplinar.

RADIAÇÃO ESTEREOTÁXICA COM ACELERADOR LINEAR, GAMMA KNIFE E CYBERKNIFE

A radiação estereotáxica é um procedimento pelo qual a radiação é fornecida usando princípios estereotáxicos.[153] A radiação estereotáxica pode ser feita usando qualquer uma das formas de radiação de alta energia, seja raios gama ou radiação por partículas carregadas. Esse procedimento requer uma abordagem de equipe multidisciplinar e é utilizado para destruir tumores ou induzir um efeito biológico desejado em um alvo predeterminado, minimizando ao mesmo tempo a radiação nos tecidos circundantes sem ter que abrir o crânio. A palavra *estereotaxia* é derivada de duas palavras gregas: *estéreo*, que significa "tridimensional", e *taxia*, que significa "arranjo ordenado". O conceito de radiação estereotáxica deriva de uma compreensão e uso da neurocirurgia estereotáxica.

O principal benefício da radiação estereotáxica é que uma alta dose de radiação possa ser fornecida para uma região definida – normalmente dentro de um sistema bem imobilizado que se adeque bem à forma 3D do volume-alvo – e, ao mesmo tempo, pode ter uma rápida queda de dose para os tecidos normais circundantes. Outra vantagem da terapia estereotáxica é que a duração geral do tratamento costuma ser menor. A RT convencional envolve geralmente 30 a 35 sessões, cada uma fornecendo uma pequena dose de radiação (~2 Gy). Por outro lado, a RT estereotáxica consiste geralmente em 1 a 5 sessões de tratamento, cada uma com uma alta dose por fração, normalmente entre 8 Gy e 24 Gy por sessão. Avanços nas técnicas permitiram o fornecimento mais seguro de doses maiores de radiação em um contexto individual, conforme discutido a seguir.

A radiação estereotáxica foi introduzida em 1951 por Lars Leksell, que encaixou um dispositivo estereotáxico em um tubo de raios-X de ortovoltagem e usou raios-X de 280 kV para tratar neuralgia do trigêmeo.[153,154] O Dr. Leksell também utilizou um acelerador linear (LINAC) com feixes de radiação de megavoltagem maior. Em 1968, Leksell começou a usar fontes de cobalto para radiação do tálamo em dois casos de dor intratável. Subsequentemente, 179 fontes de cobalto-60 altamente colimado foram utilizadas para tratar uma série de doenças humanas como dor oncológica, neuromas acústicos, craniofaringiomas, malformações arteriovenosas intracranianas, doença de Parkinson e doença de Cushing. Essas fontes de cobalto múltiplas, pequenas e radioativas, produziam raios gama focados que Leksell usava no que denominou *radiocirurgia baseada em faca gama*. Ao mesmo tempo, no Lawrence Laboratory da University of California–Berkeley, feixes de partículas carregadas eram utilizados para tratar os tumores pituitários estereotaxicamente com prótons, íons hélio e nêutrons. Nos anos 1970 e 1980, muitos centros de RT usavam os LINACs existentes em suas instalações e os adaptavam para produzir feixes colimados estreitos consistindo em prótons de alta energia ou raios-X. Isso era mais barato do que a unidade de faca gama e as unidades de partículas pesadas carregadas. Essas novas técnicas se baseavam no conceito de usar quadros estereotáxicos para localização da lesão, configuração do tratamento e imobilização do paciente durante o tratamento. Também foi durante esse tempo que Lunsford, na University of Pittsburgh, usou a primeira unidade de faca gama com 201 fontes de cobalto-60 para tratar lesões cerebrais estereotaxicamente nos Estados Unidos. Capacetes colimadores especiais (4, 8, 14 e 18 mm) com pequenas aberturas de tamanhos correspondentes garantem que os 201 feixes de raios gama convirjam no ponto focal. Estudos mostraram que a faca gama se conforma melhor com as superfícies altamente irregulares do tumor do que a radiação estereotáxica convencional baseada em LINAC. A precisão tem sido da ordem de ± 1,2 a 1,3 mm.[155,156] Com planejamento, instrução e conscientização adequados, uma unidade de faca gama pode aumentar bastante o número de pacientes tratados com radiação estereotáxica e pode ser eficaz no controle dos tumores da base do crânio.[157] No entanto, podem surgir complicações mínimas nos pacientes submetidos à radiação estereotáxica, como as que envolvem as estruturas óticas. Em geral, ocorrem complicações em menos de 2% dos casos quando os pacientes recebem mais de 8 Gy em dose única em um curto segmento do aparelho ótico.[158]

Em vez de usar centenas de fontes de cobalto diferentes, a CyberKnife é acoplada a um LINAC em um braço robótico, de modo que possa se mover livremente em volta de um paciente e fornecer a radiação em vários ângulos diferentes.[159] As vantagens da CyberKnife incluem a capacidade para fornecer radiação sem um quadro, a capacidade para fracionar a radiação estereotáxica e a capacidade para tratar lesões extracranianas. A precisão da CyberKnife de primeira geração relatada por Murphy e Cox em 1996[160] era comparável à do sistema baseado em quadro, da ordem de 1,6 mm. Avanços na imagem digital, robótica e computadores de alta velocidade tornaram a CyberKnife tão precisa quanto os quadros, da ordem de 1,1 mm. As coordenadas do alvo podem ser rastreadas com marcadores externos ou com o uso de uma velha técnica estereotáxica: a telerradiografia biplanar, uma alternativa não invasiva para as técnicas estereotáxicas convencionais que também ajuda no tratamento fracionado. Para corrigir o mal alinhamento do paciente, o dispositivo proporciona correções translacionais e rotacionais. A CyberKnife depende de uma correspondência entre radiografias reconstruídas digitalmente geradas a partir de imagens de TC e projeções de raios-X capturadas durante a sessão de tratamento.

FEIXE DE PRÓTONS

A RT por feixe de prótons tem uma distribuição de dose de radiação superior em comparação com os fótons em virtude das características físicas dos prótons (i. e., pico de Bragg).[161-163] O tratamento com prótons pode ser concebido para produzir uma dose uniforme através do alvo e pode fornecer uma dose praticamente zero abaixo do alvo e uma dose inferior proximal ao alvo. Outro benefício da RT por feixe de prótons é que a dose integral, a dose fornecida para o corpo inteiro, é aproximadamente a metade da dose da RT por feixe de fótons. Isso se aplica aos planos de tratamento de campo único e de múltiplos campos. Embora existam vantagens teóricas da terapia de prótons, as unidades de prótons são extremamente caras – algumas custam mais de cem milhões de dólares e exigem uma tremenda quantidade de espaço físico para sua instalação.[164] O alto custo de desenvolvimento dos prótons no momento tem limitado a sua disponibilidade a 10 centros nos Estados Unidos, embora vários outros estejam em construção ou desenvolvimento na Europa, Ásia e Estados Unidos.

Tradicionalmente, acreditava-se que a terapia com prótons era mais benéfica para tumores pediátricos, em que a dose integral mais provavelmente é um determinante importante dos efeitos colaterais de longo prazo. No entanto, nos últimos anos, muitas séries retrospectivas de instituições individuais exibiram resultados promissores com a terapia de prótons para tumores da base do crânio. No carcinoma adenoide cístico da base do crânio, pesquisadores do Massachusetts General Hospital relataram uma taxa de controle local em 5 anos de 93% em uma coorte de 23 pacientes, na qual apenas a metade se submeteu à ressecção.[165] No estesioneuroblastoma, a mesma instituição relatou uma sobrevida livre de doença em 5 anos e uma sobrevida global de 90 e 85,7%, respectivamente, após a ressecção craniofacial e a terapia de prótons em 10 pacientes.[166] Nenhum paciente teve qualquer toxicidade grave relacionada à RT. Por fim, esses resultados terão que ser comparados prospectivamente com a RTIM para determinar se qualquer benefício advém dessa modalidade mais cara.

TRATAMENTO DOS TUMORES MALIGNOS DA BASE DO CRÂNIO

A base craniana pode ser dividida em três regiões: anterior, média e posterior. A anatomia complexa dessa região requer uma abordagem multidisciplinar para as neoplasias da base do crânio. A ressecção cirúrgica definitiva, com ou sem RT pós-operatória, em geral é a abordagem de tratamento preferida, com a notável exceção do câncer nasofaríngeo. No momento do diagnóstico inicial, a comunicação deve ser estreita entre o cirurgião e o patologista para assegurar o tecido adequado para o diagnóstico e os estudos confirmatórios subsequentes, quando forem necessários. É absolutamente essencial que o cirurgião e o patologista se comuniquem diretamente quanto aos sítios das margens cirúrgicas de maior preocupação, bem como a orientação das amostras ressecadas. Além disso, a colocação de grampos cirúrgicos no momento da cirurgia em áreas preocupantes também pode fornecer informações úteis para o oncologista radioterapeuta para que ele compreenda melhor onde focar a maior dose de radiação. Os autores vão discutir os tumores malignos que surgem da base anterior e média do crânio. Os tumores da base posterior do crânio geralmente são benignos.

BASE ANTERIOR DO CRÂNIO

A base craniana anterior se estende do osso frontal, que contém o seio frontal, até a borda anterior e superior da asa maior do osso esfenoide. A parede posterior do osso frontal forma o limite anterior da base anterior do crânio. Essa base anterior está acima dos tetos orbitais e contém os polos frontais do cérebro. O teto dos seios etmoide e esfenoide forma o assoalho da base anterior do crânio anterior entre as órbitas bilaterais. Os nervos olfativos (nervo craniano I) saem pelos forames (placa cribriforme) da base craniana anterior para a cavidade nasal.[167]

O envolvimento da base anterior do crânio pelo tumor maligno é o resultado da propagação contígua de seios paranasais, cavidade nasal ou nasofaringe. Os tumores confinados ao seio etmoide sem qualquer envolvimento de estruturas e seios circundantes são extremamente raros. Os tumores do seio etmoide com extensão para cavidade nasal ipsilateral, seio maxilar, órbita, esfenoide, fossa craniana anterior, seio frontal e nasofaringe são comuns. Os tumores também podem se estender até a órbita via lâmina papirácea e superiormente até a fossa craniana anterior via placa cribriforme. Se a dura estiver comprimida, mas não envolvida pelo tumor, ela não prenuncia um prognóstico ruim em comparação com a extensão tumoral junto com envolvimento histológico da dura.

As lesões benignas, como meningioma, angiofibroma juvenil e lesões fibro-ósseas, e as lesões malignas, como estesioneuroblastoma (ENB) e CCE, podem se originar da base anterior do crânio. Para a finalidade deste capítulo, são discutidos alguns tumores malignos da base craniana anterior. O papel da RT no tratamento do ENB e do carcinoma nasossinusal não diferenciado (SNUC) é analisado nesta seção.

Estesioneuroblastoma

Há pouco consenso na literatura sobre as diferentes abordagens terapêuticas para o ENB, embora a terapia combinada geralmente tenha demonstrado mais benefícios que a terapia de modalidade única (Tabela 53-14). Uma série relatou taxa livre de recorrência de 92% nos pacientes submetidos à cirurgia seguida por RT adjuvante *versus* 14% para cirurgia isoladamente e 40% para radiação isoladamente.[168] A radioterapia somada à cirurgia se mostrou capaz de melhorar a sobrevida em até 20%.[169] A maioria dos autores prefere a ressecção craniofacial seguida por radioterapia adjuvante nos pacientes que buscam atendimento médico com estádio Kadish A (tumores limitados à fossa nasal) ou Kadish B (extensão para os seios paranasais). Nos pacientes que se apresentam com doença em estádio C (extensão para além dos seios paranasais), a quimioterapia com cisplatina, ciclofosfamida, etoposida, dexorrubicina e vincristina costuma ser acrescentada a cirurgia e radioterapia. Platek et al[170] examinaram o banco de dados SEER e constataram que a sobrevida em 5 anos estratificada pela modalidade de tratamento foi de 73% para cirurgia e radioterapia, 68% para cirurgia e 35% para RT isoladamente ($P < 0,01$). Eles concluíram que os melhores resultados de sobrevida foram obtidos com cirurgia e RT.

Enquanto a maioria dos centros defende a cirurgia seguida por RT pós-operatória no tratamento de ENB, alguns centros preferem a QRT pré-operatória como um complemento da ressecção craniofacial radical em uma tentativa de reduzir a carga tumoral antes da cirurgia.[17] Polin et al.[172] relataram 34 pacientes consecutivos com ENB comprovado por biópsia que se submeteram à radioterapia pré-operatória, com ou sem quimioterapia, seguida por ressecção cirúrgica. Os pacientes receberam 50 Gy junto com ciclofosfamide como agente único, vincristina, ou combinado com dexorrubicina. As taxas de sobrevida global em 5 e 10 anos foram 81 e 54,5%, respectivamente. Os resultados são impressionantes porque 23 pacientes tiveram doença em estádio Kadish C. À luz de todos esses resultados promissores, uma metanálise recente dos resultados de diferentes centros mostrou que a sobrevida em 5 anos e a sobrevida livre de doença foram, em média, de 45 *versus* 41%, respectivamente. Sohrabi et al.[173]

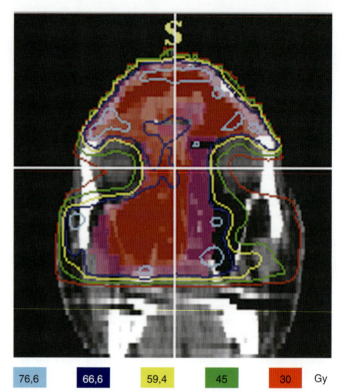

FIGURA 53-11. Esse paciente procurou atendimento médico com estesioneuroblastoma com extensão intracraniana. O paciente foi submetido à ressecção cirúrgica completa e radioterapia de intensidade modulada pós-operatória (RTIM) no leito cirúrgico. A área *vermelha* é o volume tumoral bruto pré-operatório; a área *magenta* é o volume-alvo subclínico. Repare que a RTIM tem capacidade para ajustar as linhas de isodose prescritas em volta do alvo, poupando ao mesmo tempo as estruturas orbitais críticas circundantes.

exploraram a QRT neoadjuvante concorrente em dois pacientes com Kadish C, ENB de alto grau, e constataram que os dois pacientes tiveram uma resposta patológica completa (pCR, do inglês *pathologic complete response*) no momento da cirurgia. A quimioterapia também tem sido utilizada como modalidade paliativa e tem uma eficácia modesta nos pacientes que buscam atendimento médico com metástases intracranianas.[174] A média de sobrevida é ruim em 10,5 meses.[175]

A técnica de radioterapia utilizada para tratar o ENB evoluiu dos implantes de rádio intracavitários, cobalto-60 e tratamento de ortovoltagem, para o uso atual de radiação por feixe de fótons ou prótons. As técnicas convencionais exigem o uso de três campos, um anterior e dois laterais em forma de cunha, para abranger o volume-alvo. As dosagens de radiação variam de 50 a 65 Gy administrados no pós-operatório. Em virtude da proximidade do alvo tumoral com vários tecidos normais críticos, como as estruturas orbitais, frequentemente a dose que pode ser administrada com segurança no tumor ou no leito operatório é limitada. É provável que, com a RTIM e o uso de RT conformacional guiada estereotaxicamente, doses muito mais altas de radiação possam ser fornecidas com segurança para controlar o alvo tumoral sem ultrapassar a tolerância tecidual normal (Fig. 53-11). Enfim, isso pode se traduzir em melhoria no controle local e também na sobrevida. Como foi discutido anteriormente, a terapia por feixe de prótons também tem sido investigada com resultados iniciais promissores.[166]

Carcinoma Nasossinusal Não Diferenciado

Os tumores neuroendócrinos nasossinusais primários podem ser subdivididos em quatro fenótipos histológicos principais: ENB, SNUC, carcinoma neuroendócrino e carcinoma não diferenciado de pequenas células.[176] SNUC prenuncia um prognóstico ruim devido às suas altas taxas de falhas locorregionais e metástases à distância.[177-179] Um estudo colaborativo internacional que relatou os resultados da ressecção craniofacial para tumores malignos do seio paranasal encontrou taxas de sobrevida global em 5 anos de 0% para os tumores não diferenciados.[180] Pesquisadores na University of Michigan também relataram uma baixa taxa de sobrevida global em 5 anos de apenas 22%.[181] Pesquisadores sugeriram que os resultados ruins foram uma consequência da falta de quimioterapia e/ou da inclusão de histologias de pequenas células, já que os dados recentes são mais promissores.[176] Recentemente, Rischin et al[182] relataram resultados promissores com quimiorradiação em pacientes com SNUC. Em seu estudo, 10 pacientes, 9 deles com doença T4, se submeteram a três ciclos de platina e 5-fluorouracil (5-FU) de indução, seguidos por quimioterapia concomitante usando platina. Com um acompanhamento médio de 43 meses (intervalo de 8 a 101 meses), as taxas de sobrevida livre de progressão e de sobrevida global em 2 anos foram de 43 e 64%, respectivamente. De modo similar, Rosenthal et al[176] também relataram uma taxa de sobrevida global em 5 anos de 64,2% para pacientes com SNUC em sua coorte de tumores neuroendócrinos nasossinusais. Fouad Mourad et al.[183] relataram maior controle local sem metástase à distância em pacientes tratados com terapia trimodal, ao contrário do tratamento menos agressivo, apesar de uma pequena coorte de 18 pacientes. Pesquisadores da University of California, San Francisco (UCSF) demonstraram que o controle local em 5 anos foi maior nos pacientes submetidos à ressecção total macroscópica em comparação com a ressecção subtotal (74 *vs.* 24%).[184]

BASE CRANIANA MÉDIA

A parte intracraniana da base craniana média é composta da asa maior e do corpo do esfenoide, o osso petroso anterior à crista petrosa, e da porção escamosa do osso temporal. Os lobos temporais do cérebro ocupam a maior parte do seu espaço. A sela túrcica está abaixo do quiasma óptico e situada atrás da parede posterior do seio esfenoide. A glândula pituitária reside na sela. O seio cavernoso está nos dois lados da sela túrcica, um sítio comum de envolvimento tumoral na base craniana. O seio cavernoso abriga os nervos cranianos III, IV, V1, V2 e VI. A superfície extracraniana da base craniana média entra em contato com as fossas temporal, infra-temporal e pterigopalatina (esta última consistindo no espaço entre a parede posterior do seio maxilar e as placas pterigoides) e o espaço pós-estiloide. O forame oval, através do qual passa o V3, e o forame espinhoso, que transmite a artéria meníngea média, estão situados na fossa infra-temporal. A trompa de Eustáquio sai da base do crânio no ponto imediatamente medial à espinha do esfenoide na junção da fossa infra-temporal com o espaço pós-estiloide. A fossa pterigopalatina contém o forame redondo, através do qual a segunda divisão do nervo trigêmeo sai da base do crânio. Essa fossa também contém o nervo vidiano, o nervo do canal pterigoide. O espaço pós-estiloide contém a entrada para o canal carotídeo e o forame jugular. As lesões benignas como meningioma, adenoma hipofisário, cordomas e craniofaringioma e as lesões malignas como carcinoma nasofaríngeo (CNF), CCE com extensão para os seios paranasais e carcinoma adenoide cístico podem surgir dentro da base craniana média. O papel da RT no tratamento do cordoma e do CNF é discutido aqui.

Cordoma/Condrossarcoma

O cordoma surge dos restos da notocorda primitiva.[185] Ele também ocorre quase exclusivamente ao longo do esqueleto axial e 36% dos casos envolvem a base do crânio, com uma ligeira predominância masculina. A idade média no diagnóstico é de aproximadamente 38 anos, quando envolve a região de cabeça e pescoço.[186-188] Esses tumores têm crescimento lento e o desenvolvimento dos sintomas depende da rota de propagação, seja intracraniana ou inferior, envolvendo nasofaringe, seio maxilar ou cavidade nasal. Os sintomas podem incluir cefaleia, perturbações visuais, diplopia, obstrução nasal, otalgia e proptose. Radiograficamente, parece uma lesão osteolítica expansível, com áreas de calcificação, estando associada com uma massa de tecido mole. O controle tumoral local é essencial para a sobrevida a longo prazo, já que o tratamento de salvamento após a recorrência local muitas vezes não é bem-sucedido. A RT definitiva, administrada isoladamente usando feixes de fótons bidimensionais, resulta em recorrências em mais de 80% dos casos dentro de 5 anos de tratamento, e as recorrências podem ser fatais em um período de tempo de semanas a várias décadas.[187]

O tratamento do cordoma/condrossarcoma da base do crânio é difícil e bastante complexo, pois exige frequentemente ressecções cirúrgicas amplas e repetidas, seguidas por altas doses de RT pós-operatória. Em virtude das estruturas neurais e vasculares próximas e críticas, uma ressecção cirúrgica total com técnicas tradicionais é difícil.[189-191] As técnicas cirúrgicas modernas com abordagem transfenoidal, transmaxilar ou transnasal resultaram na ressecção adequada com uma taxa aceitável de complicações.[192,193] As técnicas de RT convencionais também têm limitações quanto à dose de RT que poderia ser fornecida com segurança (tipicamente 40 a 60 Gy) em virtude das estruturas vizinhas; sendo assim, elas produziram resultados ruins no controle local.[194,195] As técnicas modernas de tratamento tridimensional permitiram o escalonamento da dose, e as taxas de controle local quando administradas no pós-operatório são de 82% em 2 anos e 50% em 5 anos após uma dose média de 66,6 Gy.[196] Com a RT conformacional em alta dose na base do crânio, pode ocorrer dano induzido por radiação no hipotálamo e na glândula hipófise.[197] Duas séries[198,199] investigaram o papel da radiocirurgia estereotáxica para cordomas da base do crânio e constataram taxas de controle local em 5 anos variando entre 66 e 76%. Os íons carbono de partículas pesadas e os prótons também têm sido utilizados com resultados promissores.[200-202] Dois estudos com terapia de prótons demonstram resultados iniciais de controle local (2 a 3 anos) de aproximadamente 87%.[203,204] O consenso atual parecer ser que a terapia de prótons pode proporcionar um controle local superior ao da

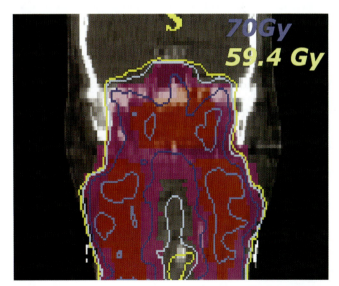

FIGURA 53-12. Este é um paciente com carcinoma nasofaríngeo T4N2 que se submeteu à quimiorradioterapia concomitante usando radioterapia de intensidade modulada: vista coronal. O volume tumoral bruto é apresentado pela área *vermelha*; a área *magenta* retrata a região subclínica no risco de doença. A *linha azul escura* é a linha de isodose de 70 Gy e a *linha azul clara* é a linha de isodose de 59,4 Gy. Repare na boa conformação das linhas de isodose que abrangem os volumes-alvo respectivos, poupando ao mesmo tempo as estruturas críticas, especificamente o quiasma e o tronco encefálico. Repare que as glândulas parótidas estão fora das regiões de alta dose, com uma dose média de 28 Gy.

PARTE V | CIRURGIA DE CABEÇA E PESCOÇO E ONCOLOGIA

TABELA 53-14. Resultados do Tratamento do Estesioneuroblastoma

Estudo	Nº de Pacientes	Anos de Estudo	Acompanhamento (anos)	SOBREVIDA GLOBAL (%)			SOBREVIDA LIVRE DE DOENÇA (%)		Recorrência local (%)
				5 anos	10 anos	15 anos	5 anos	10 anos	
Eden et al.[171]	40	1959-1991	10,8	78	71	65	—	—	38
Dulguerov et al.[169]	26	1970-1990	7,2	74	60	—	—	—	33
Simon et al.[226]	13	1978-1998	6,3	61	24	—	56	42	31
Argiris et al.[227]	16	1981-2000	4,3	60	—	—	33	—	75
Chao et al.[228]	25	1976-1996	8	66	—	—	56	—	27
Foote et al.[236]	51	1951-1990	6	61	—	—	55	—	27
Eich et al.[229]	17	1981-1998	7,2	*	—	—	60	—	24
Ozsahin et al.[237]	77	1971-2004	6	64	—	—	57	—	30

*Sobrevida média de 7,8 anos.

terapia de fótons convencional, embora seja necessário muito mais pesquisa para comparar diretamente a terapia de fótons altamente conformacional com a terapia de prótons.[205]

Carcinoma Nasofaríngeo

O carcinoma nasofaríngeo (CNF) é comum entre os asiáticos, especialmente as pessoas do sul da China, mas representa menos de 1% de todos os cânceres nos Estados Unidos.[206] O tratamento padrão dos pacientes com CNF em estádio inicial é a RT definitiva, enquanto os pacientes com tumores localmente avançados são tratados com QRT.[149] Historicamente, as taxas de controle local variam de 64 a 95% para tumores em estádios T1 e T2; para tumores T3 e T4, a taxa de controle local diminui para algo entre 44 e 68%. A taxa de sobrevida global em 5 anos foi relatada entre 36 e 58%. A RTIM, particularmente, ganhou popularidade no tratamento do CNF e é ideal nos pacientes que buscam atendimento médico com tumores nasofaríngeos localmente avançados, situação em que é quase impossível fornecer uma dose significativa de radiação para tumores sem causar cegueira, lesão cerebral ou necrose. A Figura 53-12 é um exemplo de paciente com CNF localmente avançado e tratado com RTIM.

A experiência mais longa usando RTIM no tratamento do CNF é a série do UCSF Medical Center.[149] As taxas livres de progressão local e locorregional foram de 95 e 98%, respectivamente, para 89 pacientes. Aproximadamente 60% dos pacientes nessa série procuraram atendimento médico com doença T3 e T4, uma melhoria acentuada em relação a série histórica relatada. Além disso, os pacientes se queixam menos de xerostomia. Como a RTIM requer o delineamento preciso do alvo e o CNF tem uma rota de propagação complexa, inicialmente alguns se preocuparam com o possível aumento da taxa de falhas marginais, especialmente em

TABELA 53-15. Resultados da Radioterapia de Intensidade Modulada para Carcinoma Nasofaríngeo

Autor	Nº	Estádio TNM	Acompanhamento (meses)	Sobrevida Livre de Progressão Local (%)
Lee[149]	67	T1 a T4	33	97
Lee[207]	68	T1 a T4	31	93
Wolden[230]	74	T1 a T4	45	91
Kwong[231]	33	T1 a T4	24	100
Kam[232]	63	T1 a T4	29	92
Lin[233]	323	T1 a T4	30	95
Tham[234]	195	T1 a T4	37	93
Wong[235]	175	T1 a T4	34	94

um contexto multi-institucional. O ensaio RTOG 02-25 demonstrou que a RTIM poderia ser adaptada a um contexto multi-institucional e ainda manter excelente controle locorregional de 90% em 2 anos.[207] A RTIM também demonstrou uma série de vantagens dosimétricas em relação ao tratamento convencional em dois ensaios randomizados para comparar a RTIM com o tratamento convencional; esses ensaios demonstraram menos xerostomia com a RTIM.[152,208,209] A Tabela 53-15 contém estudos iniciais selecionados sobre RTIM e relatou taxas livres de progressão local de diferentes instituições. Embora esses resultados fossem excelentes, as taxas de metástases à distância relatadas nessas séries podem ser de até 30%. Portanto, a sobrevida global dos pacientes de CNF não mudou significativamente nos pacientes tratados com RTIM *versus* RT convencional.

O papel da quimioterapia no tratamento do CNF localmente avançado foi rigidamente estabelecido pelo estudo intergrupal 00-99, que comparou a RT isoladamente com a QRT concomitante, seguida por quimioterapia adjuvante, e constatou uma grande diferença na sobrevida global em 3 anos, 47 *versus* 78% ($P = 0,05$), que favoreceu o ramo de modalidade combinada.[210] Inicialmente, a grande magnitude do benefício nesse estudo foi atribuída à má qualidade da RT ou à falta de histologias não endêmicas; no entanto, vários ensaios randomizados subsequentes em populações endêmicas e uma metanálise confirmaram esse benefício.[211-213] O papel da quimioterapia no CNF em estádio II continua um tanto controverso, embora pelo menos um ensaio randomizado em pacientes em estádio II tenha demonstrado benefício na sobrevida global.[214] O papel da quimioterapia adjuvante continua a ser investigado e alguns ensaios incluem a quimioterapia concomitante e adjuvante, enquanto outros incluem a quimioterapia concomitante. Um estudo asiático recente comparou a QRT concomitante com QRT concomitante seguida por quimioterapia adjuvante e não encontrou nenhuma diferença na sobrevida livre de falhas entre os dois grupos (86 *versus* 84%, $P = 0,13$).[215] Entretanto, ele não foi concebido como um estudo de não inferioridade e, como a metástase à distância é o modo de falha predominante no CNF, o acompanhamento mais demorado parece se justificar antes de mudar o paradigma de tratamento padrão.

Dado que a metástase à distância é o modo de falha predominante, e dado o papel controverso da quimioterapia adjuvante, vários pesquisadores examinaram diferentes biomarcadores para ajudar a determinar quais pacientes podem se beneficiar mais do tratamento adjuvante. O DNA do vírus Epstein-Barr circulante após a conclusão da RT parece indicar um alto risco de recidiva e sugerir quais pacientes se beneficiariam do tratamento adjuvante.[216] Vários ensaios estão sendo concebidos para testar se o DNA do vírus Epstein-Barr pode ser utilizado para essa finalidade. Além disso, esses pacientes podem se beneficiar de sua terapia adjuvante. O ensaio RTOG 06-15[217] demonstrou que a adição de um agente marcado (bevacizumab) é viável com as porções concomitante e adjuvante da RT. Ainda está sendo pesquisado se esse agente, outro agente ou uma quimioterapia mais tradicional seria o agente ideal a ser acrescentado.

Outros Tumores da Base do Crânio

Está além do escopo deste capítulo discutir todos os tumores que envolvem a base craniana. Vários relatos dispersos descreveram a RT como uma modalidade de tratamento definitiva para tumores da base craniana, e a radioterapia estereotáxica tem sido utilizada para tratar vários tumores malignos recém-diagnosticados ou recorrentes que envolvem a base do crânio.[156] As histologias tumorais incluíram o carcinoma adenoide cístico, carcinoma de células basais, sarcoma osteogênico e CCE. Os pacientes podem ter resposta sintomática ao tratamento com taxas de controle local de 95% em 2 anos e 78% em 3 anos. A radioterapia estereotáxica pode proporcionar um bom controle local e alívio sintomático nos pacientes com malignidades recorrentes das glândulas salivares que envolvem a base do crânio.[218]

A quimioterapia combinada com RT de alta dose usando fracionamento acelerado também tem sido utilizada para tratar tumores malignos que não podem ser ressecados na base do crânio. Os resultados são promissores: sobrevida livre de progressão local em 2 anos de 94%, sobrevida livre de metástases à distância de 57% e sobrevida global de 80%. No entanto, ocorreram complicações em 20% e resultaram na morte de um paciente em uma das séries.[219] Com os avanços nas técnicas de RT, prevê-se que as complicações que resultam do tratamento vão se revolver com o passar do tempo. Isso tem sido respaldado por relatos recentes dos centros que usam RTIM no tratamento do câncer nasossinusal que envolve a base do crânio.[220,221]

COMPLICAÇÕES APÓS A IRRADIAÇÃO DA BASE DO CRÂNIO

Para os pacientes tratados com RT para malignidades da base do crânio, as altas doses necessárias para obter o controle local têm sido historicamente associadas a uma alta incidência de morbidade induzida pelo tratamento. Em particular, a localização desses tumores em relação às estruturas ópticas, ao tronco encefálico, à medula espinal e às estruturas ósseas tem suscitado preocupação quanto ao possível desenvolvimento de complicações como cegueira, lesão cerebral e osteorradionecrose. A maioria das publicações sobre complicações relacionadas à radiação se concentrou nos pacientes tratados usando técnicas de radiação não conformacionais convencionais. As complicações incluíram retinopatia de radiação, glaucoma neovascular, cegueira unilateral e bilateral e osteorradionecrose.

Embora estudos recentes tenham sugerido o potencial da RTIM para reduzir complicações, é necessário muita atenção às restrições de dose para minimizar complicações.[222-224] A série da UCSF não relatou nenhum paciente com perda total da visão em consequência do tratamento com RTIM.[225] De modo similar, a experiência do MSKCC não relatou perda visual secundária ao tratamento com RTIM para tumores malignos envolvendo a base do crânio.[220] Uma análise longitudinal da experiência da UCSF mostrou que a incidência de complicações tardias de grau 3 ou superior mudou significativamente para os pacientes tratados com radioterapia convencional *versus* 3D-QRT ou RTIM. Por exemplo, 13% dos pacientes tratados com RTIM desenvolveram alguma complicação de grau 3 ou superior, comparados com 22% e 54% dos pacientes tratados usando 3D-QRT e radioterapia convencional, respectivamente.[221] Conforme discutido anteriormente, hoje muitos ensaios demonstraram também que a RTIM reduz a toxicidade em comparação com a RT convencional.

Para consultar a lista completa de referências, acesse www.expertconsult.com.

LEITURA SUGERIDA

Adams EJ, Nutting CM, Convery DJ, et al: Potential role of intensity-modulated radiotherapy in the treatment of tumors of the maxillary sinus. *Int J Radiat Oncol Biol Phys* 51:579–588, 2001.

Al-Mefty O, Borba LA: Skull base chordomas: a management challenge. *J Neurosurg* 86:182–189, 1997.

Bernier J, Cooper JS, Pajak TF, et al: Defining risk levels in locally advanced head-and-neck cancers: a comparative analysis of concurrent postoperative radiation plus chemotherapy trials of the EORTC (22931) and RTOG (#9501). *Head Neck* 27:843–850, 2005.

Daly ME, Chen AM, Bucci MK, et al: Intensity-modulated radiation therapy for malignancies of the nasal cavity and paranasal sinuses. *Int J Radiat Oncol Biol Phys* 67:151–157, 2007.

Debus J, Schulz-Ertner D, Schad L, et al: Stereotactic fractionated radiotherapy for chordomas and chondrosarcomas of the skull base. *Int J Radiat Oncol Biol Phys* 47:591–596, 2000.

Deutsch BD, Levine PA, Stewart FM, et al: Sinonasal undifferentiated carcinoma: a ray of hope. *Otolaryngol Head Neck Surg* 108:697–700, 1993.

Dulguerov P, Calcaterra TC: Esthesioneuroblastoma: the UCLA Experience 1970-1990. *Laryngoscope* 102:843–849, 1992.

Eden BV, Debo RF, Larner JM, et al: Esthesioneuroblastoma: long-term outcome and patterns of failure—the University of Virginia experience. *Cancer* 73:2556–2562, 1994.

Ganly I, Patel SG, Singh B, et al: Craniofacial resection for malignant melanoma of the skull base: report of an international collaborative study. *Arch Otolaryngol Head Neck Surg* 132:73–78, 2006.

Grégoire V, Coche E, Cosnard G, et al: Selection and delineation of lymph node target volumes in head and neck conformal radiotherapy. Proposal for standardizing terminology and procedure based on the surgical experience. *Radiother Oncol* 56:135–150, 2000.

Grégoire V, Eisbruch A, Hamoir M, et al: Proposal for the delineation of the nodal CTV in the node positive and the postoperative neck. *Radiother Oncol* 79:15–20, 2006.

Grégoire V, Levendag P, Ang KK, et al: CT-based delineation of lymph node levels and related CTVs in the node-negative neck: DAHANCA, EORTC, GORTEC, NCIC, RTOG consensus guidelines. *Radiother Oncol* 69:227–236, 2003.

Hamoir M, Ferlito A, Schmitz S, et al: The role of neck dissection in the setting of chemoradiation therapy for head and neck squamous cell carcinoma with advanced neck disease. *Oral Oncol* 48:203–210, 2012.

Hoppe BS, Stegman LD, Zelefsky MJ, et al: Treatment of nasal cavity and paranasal sinus cancer with modern radiotherapy techniques in the postoperative setting—the MSKCC experience. *Int J Radiat Oncol Biol Phys* 67:691–702, 2007.

Johansen LV, Grau C, Overgaard J: Nodal control and surgical salvage after primary radiotherapy in 1782 patients with laryngeal and pharyngeal carcinoma. *Acta Oncol* 43:486–494, 2004.

Lee N, Isaacson SR, Schiff PB, et al: History perspective and basic principles of radiation physics and biology. In Germano IM, editor: *LINAC and gamma knife radiosurgery*, Park Ridge, IL, 2000, The American Association of Neurological Surgeons, pp 3–10.

Lengele B, Hamoir M, Scalliet P, et al: Anatomical bases for the radiological delineation of lymph node areas, Part I. Major collecting trunks, head and neck. *Radiother Oncol* 85:146–155, 2007.

Levine PA, Frierson HF, Jr, Stewart FM, et al: Sinonasal undifferentiated carcinoma: a distinctive and highly aggressive neoplasm. *Laryngoscope* 97:905–908, 1987.

Lunsford LD, Witt TC, Kondziolka D, et al: Stereotactic radiosurgery of anterior skull base tumors. *Clin Neurosurg* 42:99–118, 1995.

Luxton G, Petrovich Z, Jozsef G, et al: Stereotactic radiosurgery: principles and comparison of treatment methods. *Neurosurgery* 32:241–259, 1993.

Ong SC, Schöder H, Lee NY, et al: Clinical utility of 18F-FDG PET/CT in assessing the neck after concurrent chemoradiotherapy for locoregional advanced head and neck cancer. *J Nucl Med* 49:532–540, 2008.

Overgaard J, Hansen HS, Specht L, et al: Five compared with six fractions per week of conventional radiotherapy of squamous-cell carcinoma of head and neck: DAHANCA 6 and 7 randomised controlled trial. *Lancet* 362:933–940, 2003.

Rischin D, Porceddu S, Peters L, et al: Promising results with chemoradiation in patients with sinonasal undifferentiated carcinoma. *Head Neck* 26:435–441, 2004.

van der Putten L, van den Broek GB, de Bree R, et al: Effectiveness of salvage selective and modified radical neck dissection for regional pathologic lymphadenopathy after chemoradiation. *Head Neck* 31:593–603, 2009.

SEÇÃO 7 ■ TIREOIDE/PARATIREOIDE

54 Distúrbios da Glândula Tireoide

Phillip K. Pellitteri | Steven Ing | Brian Jameson

Pontos-chave

- Tiroxina (T_4) e tri-iodotironina (T_3), produzidas pela glândula da tireoide, são derivados iodados da tirosina.
- A maioria dos hormônios tireoidianos circulantes está vinculada a uma das várias proteínas do plasma, sendo a globulina ligadora de tiroxina a mais importante, que responde por quase 75% do hormônio circulante.
- O T_3 circulante responde pela maior parte da atividade fisiológica do hormônio da tireoide.
- O regulamento interno primário de atividade da tireoide é através da produção de hormônio estimulante da tireoide, pela glândula pituitária anterior por meio de hormônio liberador de tireotropina liberado pelo hipotálamo.
- O estudo bioquímico mais eficaz para avaliar o estado tireometabólico é através da medição de tireotropina.
- O maior valor clínico da medida da tireoglobulina é no tratamento de pacientes com câncer de tireoide diferenciado.
- Anticorpos circulantes da tireoide, antimicrossomais e antitireoglobulina, estão em geral presentes em pacientes com doença autoimune da tireoide.
- A principal utilidade do estudo de captação de iodo radioativo é diferenciar hipertireoidismo de alta absorção e de baixa absorção de estados.
- Um nódulo palpável, hipofuncionante na presença de doença de Graves, deve ser considerado como altamente suspeito de ser maligno.
- Um doente com doença de Graves que manifesta oftalmopatia tireoidiana deve ser tratado com cirurgia, não ablação com iodo radioativo, para evitar a complicação dos problemas oculares atribuíveis à doença.
- Tireoidite aguda ou subaguda pode ser tratada com salicilatos ou anti-inflamatórios não esteroidais. Se a tireoidite é resistente a esses medicamentos, um teste com prednisona pode ser considerado.
- Tireoidite supurativa aguda é mais comumente causada por espécies bacterianas de estafilococos e estreptococos.
- Adenoma tóxico da tireoide pode ser eficazmente tratado por ressecção cirúrgica, deixando um remanescente da tireoide funcionando normalmente.
- O tratamento médico para tireotoxicose com risco de vida aguda (tempestade tireoidiana) é a medicação antitireoidiana; para reduzir os efeitos periféricos de T_3, usa-se propranolol; e para combater a degradação de cortisol, administram-se glicocorticoides.
- Coma mixedematoso, uma manifestação tardia de hipotireoidismo, é tratado com a administração de grandes doses de T_4 e hidrocortisona endovenosos.

As doenças da tireoide são comuns, ocorrem sob a forma de anormalidades em tamanho e forma da glândula tireoide (bócio) e como anormalidades da secreção tireoidiana. Doenças de origem não tireoidiana podem ser acompanhadas por qualquer alteração na fisiologia da tireoide, o que pode complicar a avaliação do estado da tireoide.

O escopo de problemas relacionados com a doença da tireoide pode ser tão complexo e abrangente que pode criar um grande desafio para as capacidades de diagnóstico do médico. O paciente pode ter uma tal variedade de sinais e sintomas aparentemente não relacionados que induz o médico a uma suspeita de hipocondria. Isso é especialmente verdadeiro em nosso atual modo de raciocinar "custo-benefício", no qual baterias de testes de diagnóstico de triagem não estão mais em voga e o tempo é essencial. Os sintomas do paciente podem ser confusos e bizarros, o que leva o médico, por vezes, a diagnósticos inespecíficos, como problemas psicológicos com depressão ou ansiedade, síndrome de fadiga crônica, insuficiência cardíaca, fibromialgia e uma série de outras entidades não específicas. O dilema é mais do que simplesmente hiperfunção contra hipofunção ou nodular contra difuso ou benigno contra maligno. O exame não deve apenas compreender colocar o polegar na parte inferior do pescoço, enquanto o paciente engole água e responde a algumas perguntas rápidas sobre intolerância ao calor, alterações de peso e função gastrintestinal.

A glândula tireoide controla o metabolismo do corpo e tem um efeito profundo sobre todas as funções corporais. Além disso, as peculiaridades do desenvolvimento e da localização estratégica da glândula tireoide podem produzir sintomas complexos que desviam a atenção do médico para longe da glândula tireoide e dos próprios sintomas. Para ser eficiente no tratamento das doenças da tireoide, o médico deve ter conhecimento sobre todas as fases de embriologia da tireoide, além de anatomia, função endócrina, implicações genéticas e questões ambientais que possam afetar a tireoide e manter uma suspeita aguçada sobre os sinais e sintomas dos pacientes.

A história do paciente e a revisão dos sintomas devem ser abrangentes. Sintomas generalizados que se relacionam com hipotireoidismo incluem fraqueza e fadiga com intolerância ao frio; ganho de peso; perda de cabelo; edema de mãos e face; pele seca, grossa e cabelos secos; e uma diminuição da tendência a suar. Sintomas otorrinolaringológicos incluem perdas auditivas, tontura, zumbido, alterações de voz, otite média com efusão e fala arrastada com uma língua aumentada. Os sintomas gastrintestinais incluem constipação, anorexia, náuseas e vômitos intermitentes, disfagia e distensão. A disfagia é especialmente comum se há compressão externa sobre o esôfago por uma glândula tireoide circunferencial ou aumentada. Sintomas do trato geniturinário incluem distúrbios menstruais e uma tendência para a poliúria. Sintomas cardiovasculares incluem bradicardia, alguma elevação da pressão sanguínea, angina intermitente, efusão do pericárdio (por vezes) e edema periférico. Os sintomas do sistema nervoso central (SNC) incluem sonolência diurna, mas insônia à noite, dores de cabeça e tonturas, lentidão mental e física, reflexos retardados e sintomas psicológicos sugestivos de depressão ou ansiedade. Sintomas pulmonares incluem falta de ar, se houver compressão traqueal ou derrame pleural. Sintomas musculoesqueléticos incluem artrite e rigidez das articulações com cãibras musculares e fraqueza.

Os sintomas gerais de hipertireoidismo geralmente incluem um batimento cardíaco rápido ou palpitações perceptíveis, irritabilidade, ansiedade, cansaço fácil, aumento do número de evacuações, com perda de peso e intolerância ao calor. Achados físicos incluem taquicardia, com ou sem arritmia; pele quente e úmida; um tremor fino dos dedos; e muitas vezes uma tireoide aumentada. Sinais oculares podem estar presentes, incluindo pálpebra superior elevada e/ou lagoftalmo e/ou atraso no fechamento palpebral, retração palpebral e exoftalmia.

A glândula tireoide está estrategicamente localizada na região anterior e baixa do pescoço em estreita relação com laringe, traqueia, esôfago, estruturas da bainha carotídea, cadeia simpática, nervo laríngeo recorrente e estruturas do mediastino. Aumento difuso ou nodular, quer benigno ou maligno, pode causar compressão ou invasão dessas estruturas adjacentes, resultando em sintomas como disfagia, dispneia, alteração de voz, paralisia das pregas vocais, síndrome de Horner, síndrome da veia cava superior e às vezes efusões pleurais ou pericárdicas.

O histórico médico pode divulgar agenesia da tireoide, tireoidectomia prévia, irradiação terapêutica com iodo-131 (^{131}I), terapia de radiação externa, tireoidite de Hashimoto, história de câncer de laringe ou laringectomia, histórico de câncer em outros lugares com possibilidade de metástase para a tireoide e uma história de infecções de cabeça e pescoço recentes, que podem ter resultado em um processo inflamatório da glândula tireoide.

EXAME FÍSICO

A facilidade com o exame da tireoide e estruturas adjacentes é essencial para o diagnóstico preciso e tratamento adequado das doenças da tireoide malignas e benignas. O paciente deve ser inicialmente observado de frente. Alguns resultados podem ser óbvios, enquanto outros, sutis. Um paciente com *hipotireoidismo* clínico geralmente parece mais letárgico, talvez com excesso de peso, e mais lento para responder. Pele e cabelo podem parecer secos e grossos. Por outro lado, um paciente com *hipertireoidismo* pode parecer mais ansioso e mais magro e mais apreensivo, com pele quente e úmida, talvez um tremor visível observado nos dedos. Sinais oculares que incluem exoftalmia, lagoftalmo ou atraso ao fechar a pálpebra ou retração podem ou não estar presentes.

Tanto em pacientes com hipotireoidismo quanto naqueles com hipertireoidismo, um bócio difuso ou nodular é comumente visível no pescoço em uma inspeção simples, e o paciente pode ter alguma alteração da voz. O paciente com hipotireoidismo com infiltração mixedematosa das pregas vocais tem o tom de voz rouco. Um paciente cujo nervo laríngeo recorrente é comprometido pela pressão ou infiltração tumoral tem a voz de uma prega vocal paralisada, o que é ofegante, soprosa, quase inaudível e ineficiente, tanto quanto se pensa no uso de ar. Em outras circunstâncias, a voz pode ter uma qualidade gutural, que significa obstrução da passagem aerodigestiva, geralmente ao nível da base da língua. Isso sugeriria uma tireoide lingual que falhou a descer ao longo das vias normais de desenvolvimento.

Síndrome de Horner pode estar presente tanto em doença benigna quanto em maligna da tireoide. O paciente pode parecer ter um déficit auditivo em situações de conversação normal. Isso pode ser o resultado de efusões do ouvido médio, que pode ser drenado e revertido. Mudanças mixedematosas da orelha interna que envolvem a cóclea ou as estruturas vestibulares podem contribuir para um tipo neurossensorial da perda auditiva acompanhada de zumbido e vertigem. Inchaço facial ou pletor e distensão das veias jugulares podem significar obstrução da veia cava superior por doença tireoidiana substernal benigna ou maligna. O sinal de Pemberton deve ser procurado em pacientes com grandes bócios, fazendo com que o paciente estenda ambos os braços acima da cabeça e observando o surgimento de eritema facial, inchaço ou distensão das veias jugulares, que indicam obstrução na entrada cervicotorácica.

Após a observação cuidadosa da aparência geral do paciente, o pescoço é examinado. A tireoide deve ser examinada com o examinador atrás do paciente, sendo palpada inicialmente para alterações grosseiras. O paciente é, então, solicitado a beber vários goles de água; isso move a tireoide para posição mais cefálica (sobe) e faz com que a porção inferior da glândula seja mais facilmente abordada. Se o paciente não estende o pescoço totalmente, os aspectos mais inferiores da tireoide – especialmente em pacientes com bócio mergulhante ou cifose – podem ser fácil e precisamente examinados. Moderada pressão no sulco traqueal de um lado facilita a palpação mais precisa do lóbulo contralateral. O examinador observa o tamanho relativo a uma glândula tireoide normal. Da mesma forma, o tamanho e a localização de nódulos devem ser registrados com precisão. Um lobo piramidal da tireoide, por vezes, pode ser palpado em pacientes, especialmente nos com doença de Graves ou Hashimoto. Um nódulo de tireoide com hemorragia recente pode ser moderadamente sensível à palpação, ao passo que uma tireoidite supurativa aguda ou uma tireoidite viral subaguda é, em geral, extremamente sensível à palpação. Normalmente, a dor da tireoide irradia para o ouvido ipsilateral.

A textura da tireoide pode sugerir a etiologia da doença. Doença autoimune da tireoide muitas vezes é vista como uma glândula firme, bocelada (como paralelepípedos). Isso em conjunto com um baixo ou elevado nível sérico do hormônio estimulante da tireoide (TSH) sugere fortemente a doença de Graves (baixo TSH) ou tireoidite de Hashimoto (elevado TSH). Os nódulos com contornos suaves da tireoide geralmente representam bócio coloide. Embora nódulos firmes possam representar o câncer de tireoide, essa característica clínica não é diagnóstica.

A atenção então deve ser voltada para as áreas de drenagem linfática da tireoide. O polo superior e os lobos laterais drenam superior e lateralmente em direção aos gânglios linfáticos jugulares, enquanto o istmo e partes mais baixas da tireoide drenam inferiormente ao longo do sulco traqueoesofágico e para o mediastino. Cada um dos lados do pescoço deve ser examinado de forma metódica da mandíbula ao nível supraclavicular.

Após a observação das superfícies externas e exame do pescoço externo, a atenção está voltada para o exame interno do sistema aerodigestivo. Intraoral, a língua em um paciente mixedematoso pode estar aumentada e espessa. A base da língua deve ser examinada cuidadosamente para descartar uma glândula tireoide lingual. Se estiver presente, isso indica uma anomalia de desenvolvimento. A tireoide lingual pode aumentar durante os períodos de aumento da demanda hormonal, como a puberdade e gravidez. Quando esse aumento ocorre, a qualidade gutural da voz pode ser ainda mais profunda. Além disso, pode ocorrer sangramento a partir da tireoide lingual; finalmente, o aumento da tireoide lingual pode continuar ao ponto de obstrução das vias aéreas e disfagia, que podem precipitar uma condição de semiemergência. Mais comumente, o tratamento hormonal reduz o tamanho da massa no dorso lingual. Ocasionalmente, intervenção cirúrgica é necessária para assegurar uma via aérea segura. Essa área da orofaringe e base da língua é facilmente examinada com a ajuda de uma espátula e um espelho de laringe. Em pacientes com um reflexo de vômito extremamente ativo, no entanto, um exame melhor é geralmente obtido com uma fibra óptica de nasofaringolaringoscopia.

A etiologia da rouquidão do paciente é determinada com uma análise dinâmica da laringe e hipofaringe usando o nasofaringolaringoscópio de fibra óptica. No paciente com hipotireoidismo, as pregas vocais são móveis. No entanto, elas podem apresentar alterações mixedematosas, se tornando espessas e por vezes polipoides ao longo de suas bordas. A voz nesses casos é bastante dura e áspera. A via aérea pode ficar parcialmente comprometida pelo tecido polipoide mixedematoso espessado, e às vezes é necessário "aparar" cirurgicamente para garantir a adequação das vias aéreas.

Quando uma prega vocal está paralisada, a via aérea inicialmente torna-se incompetente. O paciente pode tossir ou engasgar com líquidos ou secreções, a menos que mantenha uma deglutição cuidadosa. A laringe é ineficiente e produz apenas duas ou três palavras com cada sopro de ar. A voz é de um tom de um sussurro forçado, quase exagerado. Conforme o tempo passa, a laringe compensa com a prega vocal móvel cruzando a linha média para fechar parcialmente o déficit na via aérea. Essa compensação melhora fala e deglutição quase aos níveis normais. É importante o exame da laringe pré-operatório para determinar a mobilidade das cordas vocais. É possível ter uma voz que soe quase normal com uma prega vocal paralisada, e é importante para o cirurgião saber que uma prega vocal está paralisada, porque uma lesão à prega vocal oposta pode precipitar uma situação de emergência com paralisia bilateral de pregas vocais que provavelmente necessitará da realização de traqueostomia, tireoplastia ou ambas. Paralisia das pregas vocais geralmente implica comprometimento do nervo laríngeo recorrente no lado ipsilateral. Esse comprometimento pode ser secundário à pressão sobre o nervo, mas o mais provável é ser causado por infiltração do nervo por neoplasia maligna.

A compressão externa em traqueia ou esôfago, ou ambos, por massas tireoidianas pode conduzir a dispneia grave e/ou disfagia. É importante saber se o envolvimento das vias aéreas e esofágica é secundário à compressão externa isolada ou um elemento de infiltração tumoral está presente dentro desses órgãos. É necessário um exame com um broncoscópio e um esofagoscópio para determinar o *status* desses órgãos. Os estudos radiográficos por vezes são necessários para complementar os exames e para auxiliar no planejamento cirúrgico. Sob tais circunstâncias, exame de deglutição com bário pode delinear as áreas de obstrução. A elucidação das várias etiologias da doença da tireoide é muitas vezes realizada considerando os dados agregados obtidos a partir de história do paciente, exame clínico, estudos químicos, de imagem e os exames diagnósticos específicos.

FISIOLOGIA DA GLÂNDULA TIREOIDE

A glândula da tireoide produz dois principais hormônios, 3,5,3'-tri-iodotironina (T_3) e 3,5,3'5', tetraiodotironina, ou tiroxina (T_4). Ambos são derivados iodados da tirosina. A produção do hormônio depende de um fornecimento externo de iodo e em mecanismos intratireoidianos para a concentração de iodeto ingerido e, em seguida, de sua incorporação na proteína específica de tecido, a tireoglobulina. A glândula da tireoide é única dentro do sistema endócrino na medida em que tem um grande espaço extracelular, o *lúmen folicular*, que é usado para o armazenamento dos hormônios e seus precursores. Como o hormônio é necessário para o organismo, a tireoglobulina é recuperada pela célula, de onde os hormônios biologicamente ativos são liberados antes de serem passados em circulação (Fig. 54-1).

TRANSPORTE DE IODETO

Uma ingestão diária de pelo menos 100 mg de iodo por dia em seres humanos é necessária para garantir a produção adequada de hormônio tireoidiano. Na América do Norte, a ingestão diária média é superior a esta, em grande parte, por causa do uso de iodo como um aditivo alimentar.[1] Em muitas partes do mundo, no

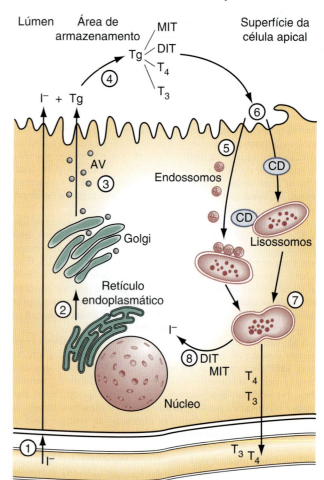

FIGURA 54-1. Síntese e liberação do hormônio da tireoide. 1, iodeto transportado para tireócito na membrana das células basais pelo iodeto de sódio / simportador percorre o seu gradiente eletroquímico para a superfície apical. 2, cadeia polipeptídica de tireoglobulina (Tg) é sintetizada na superfície do retículo endoplasmático e é depois translocada para o seu lúmen. Síntese de unidades hidrato de carbono inicia e mudanças conformacionais transformam as cadeias polipeptídicas em dímeros estáveis. Tg entra no Golgi, onde as unidades de hidratos de carbono são concluídas. 3, Tg não iodada se desloca para a superfície apical em pequenas vesículas (AV). 4, Tg é iodado, e iodotirosils são acoplados para formar T_4 e T_3 por tireoperoxidase na presença de H_2O_2. 5, Tg recuperado por micropinocitose entra na via endosomo-lisossômico, onde ocorre a proteólise e liberação de hormônio. 6, Alternativamente, Tg recuperado por macropinocitose viaja para lisossomas em gotas coloidais (CD). 7, Hormônios da tireoide e precursores deixam os lisossomos e T_4 e T_3 entram na corrente sanguínea. 8, Monoiodotirosina (MIT) e di-iodotirosina (DIT) são deionizadas e iodeto liberado é recirculado.

entanto, o consumo é significativamente abaixo do nível mínimo, e a deficiência de iodo é a principal causa de desordens relacionadas à tireoide.

A tireoide normalmente concentra iodeto de vinte a quarenta vezes em relação ao espaço extracelular, contra um gradiente elétrico de aproximadamente 40 mV. A chave para essa ação de aprisionamento é uma proteína localizada na membrana basal da célula tireoide conhecida como *simportador de iodeto/sódio* (NIS).[2] NIS acopla o influxo de Na^+ para baixo de seu gradiente eletroquímico com o simultâneo influxo de I^- até seu gradiente eletroquímico. Uma $Na^+K^+ATPase$ atua para manter o gradiente de Na^+. Iodeto percorre seu gradiente eletroquímico para a superfície apical das tireócitas, onde é incorporado à tireoglobulina. Evidências mais recentes sugerem uma proteína da membrana apical, pendrina, que auxilia na liberação de iodeto no lúmen folicular.[3] As mutações no gene e a codificação para essa proteína são responsáveis pela desordem hereditária comum conhecida como síndrome de Pendred, que está associada com hipotireoidismo leve, bócio e perda de audição.[3] As mutações no gene que codifica para NIS foram identificadas em pacientes com defeitos de encarceramento de iodeto, uma causa rara de hipotireoidismo congênito.[2]

TIREOGLOBULINA

A tireoglobulina é essencial para a fisiologia da tireoide. É uma proteína específica de tecido que funciona de matriz para a síntese de hormônio e como um veículo para o seu armazenamento.[4] O gene de tireoglobulina humana foi clonado e está localizado no braço longo do cromossoma 8q24. Tireoglobulina é uma glicoproteína grande dimérica de aproximadamente 660 kD que em seres humanos consiste em duas cadeias polipeptídicas idênticas, cada uma de 2.750 aminoácidos. Cerca de 10% do seu peso é de hidratos de carbono, e cerca de 0,1 a 1% é o iodo. Síntese e maturação de tireoglobulina seguem um percurso típico de proteínas destinadas à secreção. A cadeia de polipeptídeo é sintetizada na superfície do retículo endoplasmático rugoso. Enquanto passa através de uma série de compartimentos intracelulares, sofre modificações pós-tradução importantes antes de alcançar o lúmen folicular.[5] Unidades hidrato de carbono são adicionadas à cadeia de polipeptídeos, uma vez que são translocadas para o lúmen do retículo endoplasmático rugoso. Dobragem e dimerização da cadeia polipeptídica ocorrem dentro desse compartimento, auxiliado por enzimas dobradoras e um grupo de proteínas conhecidas como *chaperonas moleculares*. Perturbações desse processo resultam em bloqueio do transporte de proteínas para além desse ponto e causam hipotireoidismo congênito.[5] Em circunstâncias normais, os dímeros de tireoglobulina corretamente dobradas migram para o complexo de Golgi, onde o processamento das unidades hidrato de carbono é concluído. Madura, mas ainda não iodada, é transferida a partir do complexo de Golgi para a superfície apical de células em pequenas vesículas.

IODAÇÃO E TIREOPEROXIDASE

A tireoglobulina recém-formada e o iodeto se encontram na superfície apical da célula, onde a síntese hormonal ocorre. Tal processo inclui 1) a oxidação do iodeto; 2) sua subsequente transferência para resíduos tirosil nas tireoglobulinas, o que produz monoiodotirosina (MIT) e di-iodotirosina (DIT); e 3) o acoplamento de duas moléculas iodotirosinas, uma de cada MIT e DIT para formar T_3 ou duas de DIT para formar T_4. Tireoperoxidase (TPO), uma enzima presente na membrana da célula apical, é responsável por cada uma dessas etapas.[6] O peróxido de hidrogênio (H_2O_2), necessário nas reações de iodação e de acoplamento, é gerado na membrana apical por uma nicotinamida-adenina-dinucleótido-fosfato-oxidase reduzida.[7] Mutações no gene de TPO foram encontradas em pacientes com hipotireoidismo congênito causado por defeitos de organificação. Anormalidades na formação de H_2O_2 parecem ser mais raras.

Sob circunstâncias normais, assim que o iodeto é capturado, é rapidamente incorporado à tireoglobulina, de modo que existe muito pouco iodeto livre dentro da glândula em qualquer momento. A medida na qual a tireoglobulina é iodada depende do fornecimento de iodeto da tireoide. A um nível de 0,5% de iodo, o dímero de tireoglobulina em seres humanos contém, em média, 5 resíduos de MIT, 5 de DIT, 2,5 T_4 e 0,7 de T_3 de um total de 132 resíduos de tirosina.[4]

A formação de hormônio envolve o acoplamento de dois resíduos de iodotirosina na cadeia de polipeptídeos tireoglobulina. No sítio hormonogênico, o "aceitador" DIT recebe um anel fenol iodinado de um iodotirosil "doador" (um DIT ou um MIT) localizado em alguma porção distal da cadeia de polipeptídeos. No processo, o lado alanina da cadeia do doador permanece atrás, presumivelmente na forma hidroalanina. Iodinação *in vitro* de tireoglobulina humana com pouco iodo indica que certas áreas de tirocele são favorecidas por iodinação precoce e que há três ou quatro áreas principais para formação de hormônio. A área hormonogênica mais importante está localizada cinco resíduos da tireoglobulina amino terminal, enquanto a segunda área principal se localiza três resíduos do carboxiterminal. As localizações dos tirosil doadores estão incompletas. Até agora, só uma região foi identificada, que se localiza na região aminoterminal da molécula.

ARMAZENAMENTO E LIBERAÇÃO DE HORMÔNIO

A tireoglobulina iodada mais madura é armazenada no coloide como dímeros solúveis, embora algumas moléculas altamente iodadas (~10%) associem-se como tetrâmeros. A natureza coloidal do lúmen folicular é causada por sua alta concentração de proteína. Esse espaço intracelular contém uma grande quantidade de iodo e hormônio disponíveis para o organismo, o que o protege contra momentos de privação de iodo.

A liberação do hormônio é iniciada pela recuperação de tireoglobulina do lúmen folicular. Sob condições estimulantes em algumas espécies, esse processo pode ocorrer por macropinocitose. Pseudópodes se formam na superfície apical dos tireócitos e englobam a tireoglobulina como grandes gotas coloidais. No entanto, sob condições fisiológicas na maioria das espécies, incluindo os seres humanos, tireoglobulina é recuperada por micropinocitose em pequenas vesículas. Em seguida, é passada através do sistema do endossoma-lisossomal, onde as ações combinadas de várias proteases ácidas – incluindo catepsinas B, D e L e dipeptidase lisossomal 1 – liberam os hormônios e os seus precursores iodotirosina da coluna do polipeptídeo.[4] As evidências sugerem que os iodoaminoácidos podem ser preferencialmente clivados em primeiro lugar, mas, em última análise, a tireoglobulina é dividida em aminoácidos ou em pequenos peptídeos dentro dos lisossomas.

Quando liberados da tireoglobulina, os hormônios da tireoide e seus precursores entram no citosol; lá MIT e DIT são deiodinazados por uma deiodinase iodotirosina específica, e o iodeto liberado reentra no reservatório de iodo. Alguma quantidade de T_4 é deiodinazada para T_3 antes de ser liberada para a circulação pela 5'- iodotironina deiodinase, semelhante à encontrada no tecido periférico.[8] O mecanismo pelo qual T_4 e T_3 são liberados do tireócito é desconhecido, mas há evidência mais recente que sugere o envolvimento de uma proteína transportadora.[9]

HORMÔNIOS TIREOIDIANOS CIRCULANTES

Menos de 1% dos hormônios tireoidianos circulantes existe como iodoaminoácido livre; os restantes são ligados de forma reversível, com ligação não covalente, a uma das várias proteínas plasmáticas.[10] Em humanos, a mais importante delas é a *globulina ligadora de tiroxina* (TBG *thyroxine binding globulin*), que responde por quase 75% do hormônio circulante. A molécula TBG tem um local de ligação a hormônio com uma afinidade muito elevada para T_4 e

METABOLISMO DOS HORMÔNIOS DA TIREOIDE

O T_4 deve primeiro ser deiodinazado para T_3 para exercer a maioria de suas ações biológicas. Como pouco T_3 é sintetizado diretamente na tireoglobulina, essa transformação se torna um passo importante na hormonogênese. Três iodotironina deiodinases estão presentes nos mamíferos.[8] Essas enzimas ligadas à membrana são estruturalmente muito parecidas e distinguem-se pela presença de selenocisteína em seus locais ativos. Cada uma tem diferenças quanto a preferências de substrato, atividade, sensibilidades a inibidores e especificidade de tecido relativa. Através da sua ação combinada, os primeiros dois tipos são responsáveis pela geração de cerca de 80% da produção total de T_3.

Deiodinase tipo I é a fonte primária de T_3 em circulação e é encontrada em tecidos de fígado, rim e tireoide – onde é ativada por TSH – e em menor grau em outros tecidos. É regulada positivamente por hormônios da tireoide e é muito reduzida durante estados fisiopatológicos como inanição e doenças não tireoidianas. A deiodinase tipo I é inibida pelo fármaco antitireoidiano propiltiouracil (PTU). A *deiodinase tipo II* está presente principalmente em SNC, pituitária, placenta e na pele, tendo sido mais recentemente encontrada na tireoide.[12] O seu papel principal acredita-se ser na produção local de T_3, mas pode também contribuir para o T_3 circulante. Ao contrário da deiodinase tipo I, a enzima do tipo II é regulada negativamente pelo hormônio da tireoide e não é afetada por PTU. A *deiodinase tipo III* inativa T_4 e T_3 por deiodinação inerente na posição cinco, forma T_3 reverso. A enzima está presente em cérebro adulto, pele e placenta e está presente em níveis elevados em tecidos fetais, em que se acredita ser importante na proteção do tecido em desenvolvimento de níveis excessivos de hormônio da tireoide.[13]

CONTROLE DA FUNÇÃO DA TIREOIDE

A hipófise anterior é o regulador primário interno da função da tireoide, o que influencia praticamente todas as fases do metabolismo da tireoide.[14] Ela segrega TSH, também conhecido como *tireotropina*, que é uma lipoproteína de 28- a 30-kDa que consiste de subunidades α e β. A subunidade α é comum para os hormônios hipofisários, foliculoestimulantes e luteinizantes, bem como gonadotrofina coriônica. A subunidade β é responsável pela ligação do hormônio ao seu receptor na membrana basal da célula da tireoide. Por interação com TSH, o receptor, um membro de uma família de receptores acoplados à proteína G, sofre alterações conformacionais que ativam uma ou duas vias reguladoras. A maioria dos efeitos de TSH é mediada pela ativação da via do monofosfato de adenosina cíclico (cAMP); outros envolvem a cascata Ca^{2+}/fosfatidilinositol. A via utilizada para induzir um dado efeito pode variar entre espécies. O TSH estimula o efluxo de iodeto para o folículo e estimula a reabsorção de coloide dentro da célula em minutos. Efeitos posteriores incluem o aumento da expressão dos genes NIS, Tg e TPO; estimulação da produção de H_2O_2; promoção de glicosilação; e aumento da produção de T_3 em relação a T_4.

Os níveis circulantes de TSH são controlados pelas influências opostas de hormônio da tireoide e do hormônio liberador de tireotropina (TRH) do hipotálamo.[15] O último é um tripeptídeo modificado secretado para a pituitária anterior por meio do sistema porta hipotálamo-hipofisária. TRH se liga à membrana plasmática do tireotropo e estimula a liberação de TSH e a expressão do seu gene. Os níveis de TSH circulante estão sob controle rigoroso por parte da tireoide em um sistema *feedback* negativo clássico. Com o aumento dos níveis de hormônio da tireoide em resposta à estimulação de TSH, T_4 e T_3 bloqueiam a liberação TRH estimulante de TSH no tireotropo. Os hormônios da tireoide também atuam indiretamente através da inibição da expressão do gene de TRH do hipotálamo.

O fornecimento de iodo é o principal fator externo que influencia o estado da tireoide. Mecanismos autorregulatórios presentes na tireoide ajudam a compensar as variações na ingestão de iodeto. Em respostas a doses crescentes de iodo, a tireoide aumenta a síntese de hormônio inicialmente, mas em seguida reverte esse processo quando níveis de iodeto intratireoidiano atingem um nível crítico, e consequentemente a organificação é inibida.

A retirada de iodeto a partir da dieta conduz a uma rápida diminuição no soro T_4 e um aumento em níveis de TSH. Níveis séricos de T_3 inicialmente não são afetados, mas eventualmente diminuem com a privação prolongada. Em resposta à estimulação de TSH, a tireoide 1) aumenta a absorção de iodeto e organificação, 2) altera a distribuição de iodoaminoácidos dentro da tireoglobulina, aumentando as proporções de MIT para DIT e de T_3 para T_4, e 3) aumenta a conversão intratireoidiana de T_4 a T_3 pelas deiodinases tipos I e II.[8] Com a deficiência de iodo prolongada, a proliferação celular estimulada por TSH eventualmente leva ao bócio.

AGENTES ANTITIREOIDIANOS

Medicações antitireoidianas podem inibir secreção, síntese ou metabolismo do hormônio tireoidiano.[16] Agentes comuns e suas principais ações estão resumidos na Tabela 54-1. Numerosos agentes utilizados no tratamento de doenças não tireoidianas podem ter efeitos profundos sobre a produção do hormônio da

Tabela 54-1. Fármacos usados no Hipertireoidismo

Fármaco	Dose Inicial Usual
Metimazol	10 mg PO BID
Propiltiouracil	100 mg PO TID
Atenolol	25 mg PO QID
Propranolol	10-40 mg PO QID
Diltiazem	60 mg PO QID
Esmolol	Infusão de 150 µg/kg/min IV
Prednisona	40-60 mg PO QID
Dexametasona	2 mg PO QID
Colestipol	5 g PO QID
Solução saturada de iodeto de potássio	1-2 gotas PO TID/QID
Composto de solução de iodo (solução de Lugol)	2-5 gotas PO TID/QID
Lítio	300-450 mg PO TID
Percloreto*	1g PO QID
Ipodato	1g PO QID

*Não disponível nos Estados Unidos
BID, duas vezes por dia; TID, três vezes por dia; QID, quatro vezes por dia.

MECANISMO DE AÇÃO DO HORMÔNIO TIREOIDIANO

A tireoide tem vários efeitos sobre desenvolvimento, crescimento e metabolismo. Os efeitos sobre o desenvolvimento são filogeneticamente difundidos e podem ser observados de forma importante durante o decurso da metamorfose de anfíbios. Os níveis adequados de hormônio da tireoide durante a fase fetal e neonatal em humanos são cruciais para a maturação normal de SNC, músculos, ossos e pulmão. Casos graves de deficiência de hormônio da tireoide durante esse período resultam em síndrome de cretinismo com seu retardo mental associado, surdez, mudez e crescimento diminuído.[19] Da mesma forma, um excesso de hormônio da tireoide durante esses períodos críticos de desenvolvimento pode resultar em anormalidades neurológicas. Os efeitos metabólicos do hormônio da tireoide parecem estar confinados a aves e mamíferos e presumivelmente evoluíram em resposta às crescentes pressões metabólicas de termogênese. O consumo de oxigênio e metabolismo de proteínas, carboidratos e gorduras estão sob o controle do hormônio da tireoide.

Acredita-se que a maioria dos efeitos do hormônio tireoidiano é exercida por interações com receptores para hormônio tireoidiano intranucleares específicos, o que resulta na expressão alterada de genes específicos.[20] O T_4 tem pouca afinidade para os receptores nucleares e em primeiro lugar deve ser convertido para o T_3 para ser eficaz. Os receptores pertencem a uma grande superfamília de receptores nucleares, que inclui os hormônios esteroides, de ácido retinoico e de vitamina D. Os receptores de hormônio tireoidiano são isoformas intimamente relacionadas, apesar de serem codificados por dois genes diferentes (α e β).

Os hormônios da tireoide podem ter algumas ações não genômicas, incluindo transporte de membrana plasmática e mitocondrial, a familiarização de actina em astrócitos e modulação das atividades de várias enzimas, incluindo a deiodinase tipo II. Tais efeitos não genômicos tendem a ocorrer rapidamente e, em contraste com os eventos nucleares, T_4 pode ser tão ou mais eficaz do que T_3.

ESTUDOS DE FUNÇÃO DA TIREOIDE

A função da tireoide pode ser avaliada medindo os níveis circulantes de hormônio da tireoide, as concentrações séricas de TSH e a captação tireoidiana de iodo-123.

MENSURAÇÃO DO HORMÔNIO TIREOIDIANO CIRCULANTE

Radioimunoensaio continua a ser o método padrão para a medição total de T_4 sérico, embora também possam ser utilizados métodos isotópicos. Os métodos anteriores, nenhum dos quais são utilizados hoje, incluem o teste de iodo ligado a proteínas, o teste de iodo extração butanol e de medição T_4 por coluna ou por proteínas de ligação competitiva. Embora a medida total de T_4 sérico geralmente reflita o estado funcional da glândula tireoide, muitos fatores podem alterar níveis de T_4 total sem alterar o *status* tireometabólico individual. Em um indivíduo em ambulatório, o mais comum desses é uma alteração na concentração de TBG. Estados de alta ou baixa TBG, com respectivos aumentos e diminuições no total de concentrações T_4, não afetam o estado metabólico.

Elevados níveis totais de T_4 também podem ocorrer quando há produção de anticorpos endógenos a T_4, especialmente em doentes com tireoidite de Hashimoto ou outras desordens autoimunes e ocasionalmente em pacientes com macroglobulinemia de Waldenstrom associada a uma gamopatia monoclonal benigna.[21] Outra condição de níveis elevados de T_4 total é a resistência periférica ao hormônio tireoidiano. Os indivíduos com essa condição podem ter bócio e podem ser hiperativos.[22] Os pacientes com esse transtorno são eutireoideos e, embora raramente encontrado, isso já levou a tratamento inadequado para o hipertireoidismo.

A medida "padrão-ouro" do estado tireometabólico é a medição de T_4 livre sérico por diálise de equilíbrio.[23] Quando medido pelo método de diálise, T_4 livre não é afetado por alterações das concentrações de proteínas de ligação ou por doenças não tireoidianas. Esse método é complicado e caro e, portanto, não é realizado rotineiramente. Níveis de T_4 livre são mais comumente medidos comercialmente por técnicas de imunoensaio, mas sua confiabilidade é subótima, porque eles podem ser afetados por doenças ou por alterações significativas nas proteínas de ligação.[24] A utilidade clínica do T_4 livre de medições por qualquer método pode ser limitada.[25]

Embora o *status* tireometabólico seja mais bem refletido pelo nível de T_4 livre, do ponto de vista clínico, um índice ou uma estimativa de T_4 livre são geralmente adequados. O índice de T_4 livre é obtido multiplicando-se o T_4 sérico total e uma avaliação indireta da tireoglobulina. Tireoglobulina sérica é geralmente estimada por um de dois métodos: o ensaio de captação da tireoide e o ensaio de absorção de T_3.[25] O ensaio de *captação da tireoide* é diretamente proporcional aos níveis de tireoglobulina sérica, enquanto o ensaio de *absorção de T3* é inversamente proporcional à concentração de tireoglobulina.[26] O resultado, por uso de qualquer método, é que as variações nos níveis séricos de tireoglobulina são em grande parte eliminadas, e o índice calculado de T_4 livre reflete com precisão o real estado T_4 livre. Mudanças extremas nos níveis de tireoglobulina, ou a presença de doença não tireoidiana grave, podem resultar em má correlação entre níveis calculados e medidos de T_4 livre.

O T_3 é medido no soro por radioimunoensaio. Semelhante a T_4, T_3 é ligado a tireoglobulina, embora menos avidamente. Alterações nos níveis de tireoglobulina podem resultar em mudanças de concentração de T_3 total (mas não T_3 livre). Tal como acontece com o T_4 sérico, uma estimativa ou índice de T_3 livre podem ser obtidos usando a mesma fórmula utilizada para o cálculo do índice de T_4 livre. Porque a maioria T_3 é derivada do metabolismo periférico do T_4, estados clínicos ou agentes farmacológicos que prejudicam metabolismo normal de T_4 resultam em níveis inferiores T_3.

Os princípios utilizados para a obtenção de T_3 sérico são para determinar a gravidade de hipertireoidismo ou para confirmar o diagnóstico de suspeita de tireotoxicose nos casos em que os níveis séricos de T_4 são normais ou equívocos. Além disso, T_3 sérico pode ser indicado na avaliação de doentes com adenomas tireoidianos funcionantes autônomos, em que a chamada T_3toxicose pode estar presente. Tais pacientes podem ter níveis normais ou discretamente elevados de T_4 sérico, associado a níveis de TSH suprimidos.[27]

MENSURAÇÃO DE TIREOTROPINA SÉRICA

Até cerca de 10 anos atrás, a determinação clínica TSH era virtualmente toda realizada por radioimunoensaio. Em meados da década de 1980, muitos laboratórios comerciais começaram a usar métodos de TSH imunométricos mais sensíveis, quer com anticorpos monoclonais ou policlonais. A sensibilidade funcional desses ensaios representou uma melhoria de dez vezes na sensibilidade em relação aos métodos de radioimunoensaio. Mais recentemente, ensaios imunométricos não isotópicos de TSH foram desenvolvidos com uma etiqueta quimioluminescente. Esses ensaios mais recentes têm uma sensibilidade dez vezes maior do que os primeiros ensaios imunométricos de TSH e são 100 vezes mais sensíveis do que os métodos de radioimunoensaio. Os últimos ensaios de TSH, com uma sensibilidade de 0,01 mU/L, são atualmente chamados de ensaios de TSH de *terceira geração* e representam o método mais sensível para detectar o nível de TSH.[28]

A aplicação clínica de detecção TSH pode ser resumida em:

1. *Diagnóstico de hipotireoidismo primário*. A presença de um TSH elevado é a confirmação de hipotireoidismo primário. O grau de hipotireoidismo pode ser determinado através da obtenção de um nível sérico de T_4. Os níveis de TSH também são elevados em pacientes com hipotireoidismo subclínico, no qual T_4 sérico total é normal ou limítrofe baixo.
2. *Direcionamento de reposição hormonal da tireoide*. O objetivo do tratamento de hipotireoidismo primário com levotiroxina é a normalização sérica de T_4 e TSH. Ensaios de TSH atuais podem detectar excesso de reposição com levotiroxina porque as concentrações de TSH seriam baixas. O excesso de reposição crônica com levotiroxina pode estar associado a anomalias cardíacas, incluindo arritmias ventriculares e hipertrofia do septo ventricular e desmineralização óssea, especialmente em mulheres na pós-menopausa.[29-31]
3. *Determinação da supressão do TSH no tratamento de câncer de tireoide*. Terapia supressora tireoidiana faz parte do tratamento rotineiro de alguns pacientes com carcinoma de tireoide bem diferenciado, porque o crescimento desses tumores pode ser TSH responsivo. O tratamento com levotiroxina é titulado para suprimir a TSH, ao mesmo tempo tentar evitar hipertireoidismo clínico. Com poucas exceções, os níveis de TSH suprimido, quando medidos em ensaios de terceira geração, se correlacionam com a falta de resposta de TSH.[32]
4. *Determinação da terapia supressiva para bócio nodular*. Medições de TSH são úteis para acompanhar tanto os pacientes com bócio multinodular quanto aqueles com bócio solitário, nos quais a terapia supressiva com hormônio da tireoide pode ser usada. A eficácia da supressão com levotiroxina para bócios benignos não é uniformemente aceita, em geral, e não é utilizada na rotina nos Estados Unidos.
5. *O diagnóstico de hipertireoidismo subclínico*. Pacientes com poucos ou equívocos sinais e sintomas de hipertireoidismo, com níveis de T_3 e T_4 normais ou limítrofes, e com níveis séricos de TSH suprimido têm hipertireoidismo subclínico.[33] Antes do desenvolvimento de ensaios de TSH mais sensíveis, esses indivíduos geralmente não eram diagnosticados.

O fato de o TSH ser alterado no hipotireoidismo e no hipertireoidismo sugere que seja o exame ideal do rastreio do estado tireoidiano, porque, com raras exceções, um nível de TSH normal sugeriria homeostase normal do hormônio da tireoide. Experiência em indivíduos ambulatoriais sugere que um TSH normal praticamente exclui a possibilidade de disfunção tireoidiana.[34] Além disso, o nível de TSH é mais sensível do que o nível sérico de T_4 como um teste para a disfunção da tireoide, porque TSH pode detectar doenças tireoidianas subclínicas em que T_4 total sérico (e T_3) é geralmente normal. Como resultado dos avanços na metodologia de TSH, a medição dos hormônios tireoidianos circulantes pode tornar-se atribuída a uma segunda linha de avaliação na suspeita de disfunção tireoidiana. Muitos investigadores acreditam que o TSH é preferível como método de triagem para o *status* tireometabólico, na ausência de conhecida ou suspeita anormalidade em hipotálamo ou pituitária.[11,29] A Figura 54-2 é um algoritmo para a utilização de níveis de TSH na avaliação da função da tireoide.

MENSURAÇÃO DA TIREOGLOBULINA SÉRICA

Tireoglobulina é elevada no soro de pacientes com quase todos os tipos de doenças da tireoide, o que limita a sua utilidade como teste de diagnóstico. Seu maior valor clínico é no tratamento de pacientes com carcinoma de tireoide bem diferenciado. Um nível de tireoglobulina elevada ou crescente após a terapia cirúrgica e ablação inicial sugere persistência ou recorrência do tumor.[35] A tireoglobulina é medida por técnica de radioimunoensaio ou imunométrica. Embora os anticorpos antitireoidianos possam causar interferência com a medida exata de tireoglobulina em até 25% dos indivíduos, nesses doentes, as medições de anticorpos tireoglobulina e antitireoglobulina podem ser usadas simultaneamente para fornecer informações sobre o *status* do tumor.[35]

STATUS DE ANTICORPO TIREOIDIANO

Anticorpos antitireoidianos circulantes, especificamente anticorpos antimicrossomais (AMAs) e anticorpos antitireoglobulina (ATAs), estão normalmente presentes em pacientes com doença autoimune da tireoide.[36] Uma vez que a introdução de técnicas de

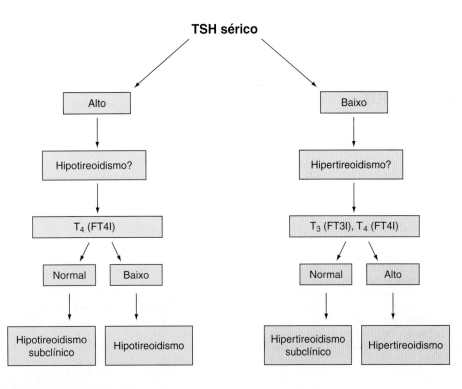

FIGURA 54-2. Algoritmo para usar o nível de hormônio estimulador da tireoide (TSH) na avaliação da função da tireoide.

imunoensaio se tornou real, o termo *antitireoperoxidase* (anti-TPO) tornou-se intercambiável com AMA. AMA são detectáveis em mais de 90% dos pacientes com doenças da tireoide autoimune crônica; quase 100% dos doentes com tireoidite de Hashimoto e mais de 80% dos pacientes com doença de Graves têm títulos positivos.[37] Embora ATA sejam mais específicos do que AMA, eles são menos sensíveis e não são tão úteis na detecção de doença tireoidiana autoimune.[38] Os níveis elevados de AMA são também frequentemente positivos em várias outras doenças autoimunes órgão-específicas, tais como lúpus, artrite reumatoide, anemia autoimune, síndrome de Sjögren, diabetes tipo 1 e doença de Addison.[39]

Aproximadamente 15% dos adultos nos Estados Unidos, e especialmente as mulheres, têm títulos elevados de AMA.[31] A prevalência de títulos positivos AMA aumenta com a idade, assim como a incidência do hipotireoidismo primário. A presença de um título positivo AMA deve alertar o clínico para a possibilidade de hipotireoidismo. Indivíduos com AMA positivo e os níveis de TSH elevados, mesmo com níveis de T_4 total sérico normais (hipotireoidismo subclínico), têm uma probabilidade de 3 a 5% ao ano de hipotireoidismo clínico em desenvolvimento.[40] Desse modo, a determinação dos níveis de AMA pode ser útil no diagnóstico de indivíduos com suspeita de doença autoimune da tireoide e no fornecimento de informação de prognóstico, quando usado em conjunto com níveis de TSH.

MENSURAÇÃO DE ANTICORPO ESTIMULANTE DE TIREOIDE

A imunopatogênese da doença de Graves foi suspeitada pela primeira vez em meados dos anos 1950, quando foi observado que a injeção de soro de pacientes com doença de Graves em ratos produziu uma absorção prolongada de iodo radioativo nas glândulas da tireoide de rato; o termo estimulador tireoidiano de longa duração (LATS) foi cunhado.[41] Mais tarde, LATS foi caracterizado como uma imunoglobulina 7S, e nos últimos anos vários ensaios foram desenvolvidos para a detecção de LATS ou anticorpos estimulantes da tireoide. Dois métodos são comumente utilizados: um depende de geração de cAMP, e o outro é um método com radiorreceptores que se baseia nas propriedades de inibição de ligação de TSH da imunoglobulina. O ensaio de cAMP-gerador é denominado imunoglobulina estimuladora da tireoide e é detectável em 90 a 95% dos pacientes com doença de Graves com hipertireoidismo. O outro ensaio detecta anticorpos estimulantes e bloqueadores, denominados anticorpos TBII, que são detectados em 85% dos pacientes com doença de Graves hipertireoideos.[42] As medições anticorpo-estimuladora da tireoide não são indicadas para a avaliação de diagnóstico de rotina de suspeita de doença de Graves, mas podem ser úteis quando o diagnóstico de doença de Graves não for evidente.

TESTE DE ABSORÇÃO DE IODO RADIOATIVO

O ensaio de absorção de iodo radioativo na tireoide é realizado por administração oral de um isótopo de iodo (geralmente ^{123}I) e a medição da percentagem de ^{123}I preso pela glândula tireoide. O teste é geralmente realizado 24 horas após a administração do isótopo, embora possa ser feito antes. Antes do desenvolvimento de ensaios sensíveis e específicos para hormônios da tireoide, o ensaio de absorção de iodo radioativo foi utilizado como adjuvante para diferenciar hipertireoide de estados hipotireoideos, com valores de absorção de iodo radioativo elevados e baixos que implicam hipertireoidismo e hipotireoidismo, respectivamente. Hoje, a principal utilidade desse teste é na diferenciação de hipertireoidismo em alta ou baixa captação. A absorção de iodo radiativo geralmente fornece uma estimativa precisa da atividade funcional da glândula tireoide, desde que o estoque de iodeto não tenha sido expandido por fármacos contendo iodo ou materiais de radiocontraste.

TIREOTOXICOSE

A tireotoxicose é uma síndrome clínico-patológica e bioquímica que resulta da exposição a concentrações excessivas de hormônios da tireoide. A síndrome é geralmente classificada como evidente ou subclínica. Tireotoxicose evidente é definida como altas concentrações de T_4 e de T_3 séricas, e TSH séricos baixos, em que a maioria dos pacientes tem sintomas e sinais dessa entidade. Tireotoxicose subclínica é definida como concentrações séricas normais de T_4 e T_3 e baixas concentrações de TSH; a maioria dos pacientes nessa categoria não tem sintomas ou sinais desse distúrbio. Tireotoxicose pode se desenvolver súbita ou gradualmente; pode ser transitória ou persistente; pode ser de pouca importância ou ser uma ameaça à vida. O diagnóstico pode ser óbvio e facilmente confirmado por alguns estudos laboratoriais simples; ou, pelo contrário, ser extremamente difícil e exigir investigações repetidas em série ou observação clínica prolongada.

Tireotoxicose é uma doença comum. As taxas de prevalência global de tireotoxicose evidente e subclínica recolhidas a partir de inquéritos clínicos nos Estados Unidos e na Europa mostram uma incidência de, aproximadamente, 0,5 a 1 (Estados Unidos) e 10 a 40 (Europa) por 1000 pessoas.[43-46] Dentro dessas faixas, as taxas são geralmente mais elevadas em indivíduos mais velhos, especialmente as mulheres, e parecem ser menores em programas de rastreio de base comunitária.

Tireotoxicose é cerca de 10 vezes mais comum em mulheres do que em homens, especialmente no que diz respeito à tireotoxicose evidente. A etiologia é a doença de Graves em 60 a 85% dos pacientes, o bócio nodular tóxico em 10 a 30% e adenoma da tireoide tóxico em 2 a 20%, sendo o restante representado por algum tipo de tireoidite.[47,48] A frequência de bócio multinodular tóxico e de adenoma tóxico varia e é maior em áreas de menor ingestão de iodo.[48] A maioria dos indivíduos com doença de Graves tem 30 a 60 anos, enquanto os indivíduos com bócio multinodular tóxico ou adenoma da tireoide tóxico têm 40 a 70 anos.[49]

FISIOPATOLOGIA

Tireotoxicose resulta da libertação desregulada de T_4 e T_3 a partir da glândula tireoide ou da ingestão de quantidades excessivas de T_4 ou T_3, ou ambas. Isso pode ser devido a um aumento da síntese de T_4 e T_3, e liberação devido a doença intrínseca da tireoide, TSH excessiva, ou, teoricamente, secreção excessiva de TRH ou a produção de outros hormônios estimulantes da tireoide, tal como autoanticorpos estimulantes do receptor de TSH e gonadotropina coriônica. Ela também pode ser causada pela destruição do tecido da tireoide com a libertação subsequente de T_3 e T_4 armazenado.

A maioria dos pacientes com tireotoxicose tem produção de T_4 e T_3 aumentada bem como aumento de suas concentrações séricas. Os aumentos na taxa de produção de T_3 e concentrações séricas de T_3 são caracteristicamente superiores aos aumentos encontrados em T_4. Alguns pacientes com tireotoxicose têm concentrações séricas altas de T_3, mas concentrações séricas normais de T_4. Isso é chamado de tireotoxicose T_3; nesses pacientes, a produção de T_3 é aumentada em relação a de T_4, ainda mais no caso do paciente habitual com tireotoxicose. Não existem, no entanto, manifestações clínicas características de T_3. É mais comum em pacientes cuja tireotoxicose é devido a um adenoma da tireoide tóxico ou doença de Graves recorrente, mas pode ser devido a qualquer causa de hipertireoidismo. É mais comum em regiões onde a ingestão de iodo é limitada, mas é rara nos Estados Unidos. A anormalidade responsável é provavelmente uma relativa deficiência de iodeto intratireoidiano.

O Quadro 54-1 lista as causas de tireotoxicose, que geralmente podem ser identificadas com razoável certeza, por história e exame físico. Os achados mais importantes para pontuar são a duração dos sintomas, o grau e o padrão de aumento da tireoide, a presença ou ausência de dor e sensibilidade da tireoide.

PARTE V | CIRURGIA DE CABEÇA E PESCOÇO E ONCOLOGIA

Quadro 54-1. ETIOLOGIA DA TIREOTOXICOSE

Doença de Graves
Tireoidite
    Tireoidite subaguda
    Tireoidite indolor (silênciosa)
    Tireoidite pós-parto
    Tireoidite induzida por radiação
Tireotoxicose exógena
    Tireotoxicose induzida pelo hormônio tireoidiano
    Tireotoxicose induzida por iodo
    Tireotoxicose induzida por medicamentos e induzida por citocinas
Bócio uninodular tóxico (adenoma tóxico da tireoide)
Bócio multinodular tóxico
Tireotoxicose autossômica dominante e esporádica
    Síndrome de McCune Albright
Tireotoxicose ectópica (*ovarii struma*)
Carcinoma de tireoide
Tireotoxicose dependente de Tireotropina
Tireotoxicose relacionada com a gravidez
    Tireotoxicose gestacional
    Tumores trofoblásticos

DOENÇA DE GRAVES

A doença de Graves é a causa mais comum de hipertireoidismo. Ocorre mais comumente em mulheres de 30 a 60 anos, mas pode ocorrer em crianças e em homens e mulheres de qualquer idade. É fundamentalmente uma desordem autoimune que consiste em um ou mais dos seguintes: hipertireoidismo (com tireotoxicose), aumento difuso da tireoide, oftalmopatia infiltrativa (exoftalmia), mixedema localizado (dermopatia) e acropatia tireoidiana. Bócio tóxico pode aparecer sozinho ou ser visto antes, durante ou após oftalmopatia. Sinais oculares variam de inchaço periorbital leve a disfunção músculo-ocular grave com proptose, ulceração da córnea, neurite óptica e cegueira. As manifestações de doença de Graves extratireoidianas podem ocorrer na ausência de doença da tireoide.

A principal anormalidade anatômica grosseira em pacientes com tireotoxicose de Graves é o aumento difuso da tireoide. O exame microscópico revela hipertrofia e hiperplasia das células foliculares da tireoide.

A história natural da tireotoxicose de Graves varia consideravelmente entre os pacientes. Alguns pacientes têm um único episódio de tireotoxicose (e doença de Graves) que regride espontaneamente em alguns meses ou anos. Outros pacientes têm tireotoxicose ao longo da vida, e outros ainda têm repetidas remissões e recidivas. Em pacientes que são tratados com antitireoidianos, a ocorrência de uma remissão da doença de Graves significa que a terapia prolongada não é necessária. Embora a doença potencialmente sofra remissão espontânea, medicação antitireoidiana prolongada, ablação com ^{131}I ou cirurgia são geralmente necessárias para controlar a tireotoxicose.

O câncer de tireoide bem diferenciado é aproximadamente duas vezes mais prevalente em pacientes com doença de Graves do que na população geral.[50] Os tipos de câncer de tireoide bem diferenciados podem conter receptores de TSH que podem ser estimulados pelas imunoglobulinas estimulantes da tireoide. Esses tumores associados à doença de Graves tendem a ser maiores e mais agressivos e têm mais invasão local com mais metástases em linfonodos regionais do que os cânceres que ocorrem sem a doença de Graves.[51] Quando um nódulo palpável hipofuncionante é encontrado em um paciente com doença de Graves, há uma probabilidade de cerca de 45% de ser maligno.[51] Um nódulo palpável hipofuncionante em um bócio difuso tóxico de doença de Graves deve ser considerado altamente suspeito para malignidade e, se confirmado maligno, deve ser manejado de forma agressiva.[50]

Um medicamento antitireoidiano e [131]I são os dois melhores tratamentos para pacientes com tireotoxicose de Graves. Ambos os métodos são eficazes, seguros e relativamente baratos. Eles representam tratamentos para o hipertireoidismo, em vez de para o próprio processo autoimune, embora alguns medicamentos antitireoidianos também possam ter um efeito imunossupressor. As medicações antitireoidianas utilizadas nos Estados Unidos são metimazol e propiltiouracil (PTU). Esses fármacos inibem a biossíntese do hormônio da tireoide através da inibição da oxidação e organificação de iodo e o acoplamento de iodotirosinas, reações catalisadas pela tireoperoxidase.[52] PTU também inibe a conversão tireoidiana e extratireoidiana de T_4 em T_3.[53] Ambos os medicamentos são concentrados na tireoide, e concentrações intratireoidianas, especialmente de metimazol, continuam altas por consideravelmente mais tempo do que as concentrações séricas.[54]

O metimazol e PTU têm ações imunossupressoras que podem contribuir para a ocorrência de remissões da doença de Graves. Ambos os fármacos reduzem o número de células T intratireoidianas e inibem a função de linfócitos, o que inclui a produção de autoanticorpos de tireoide *in vitro*, apesar de as últimas ações requererem concentrações muito elevadas.[55]

O objetivo inicial da terapia antitireoidiana é inibir a síntese tireoidiana de T_4 e T_3 quase completamente. Nenhum medicamento tem efeito sobre a libertação de hormônios da tireoide armazenados, e seu início de ação é relativamente lento, dependendo da gravidade da doença, do tamanho do bócio, da dosagem da medicação e do tempo. Liberação de lojas de hormônio intratireoidiano, que podem ser substanciais, continua até que sejam esgotados.

Embora as reações adversas a medicamentos antitireoidianos sejam incomuns e, provavelmente, ocorram com frequência igual entre metimazol e PTU, aquelas associadas com PTU são potencialmente graves e podem levar à morte. Prurido, urticária ou outras erupções cutâneas; artralgia ou mialgia; e febre ocorrem em aproximadamente 5% dos pacientes que tomaram um ou outro medicamento.[16] Ambas as medicações podem resultar em disgeusia. O efeito adverso mais perigoso é agranulocitose, que ocorre em 0,2% ou menos de pacientes que tomam esses medicamentos.[46] Efeitos adversos raros incluem anemia aplástica, trombocitopenia, hepatite hepatocelular (com PTU), hepatite colestática (com metimazol) e uma vasculite semelhante a lúpus (com PTU).[56,57] Com referência a esses efeitos secundários relacionados com o PTU, esse medicamento já não é recomendado para o tratamento médico principal da doença de Graves pela American Thyroide Association, com a exceção de situações clínicas, que incluem o primeiro trimestre da gravidez, tempestade tireoidiana e pacientes que apresentam sensibilidade e intolerância a metimazol.

O iodo inorgânico inibe a secreção do hormônio da tireoide, principalmente através da inibição da proteólise da tireoglobulina, e inibe transporte, oxidação e organificação do iodo.[52] Essas ações requerem apenas alguns miligramas de iodo por dia, que podem ser administrados em dosagens de 5 a 10 gotas de uma solução saturada de iodeto de potássio (solução de Lugol) várias vezes por dia. Esse composto é frequentemente administrado em preparação para tireoidectomia, para a sua ação antitireoidiana e porque reduz o fluxo de sangue da tireoide, diminuindo teoricamente hemorragia no momento da cirurgia. O carbonato de lítio mostra ação antitireoidiana semelhante à de iodo inorgânico e tem eficácia comprovada em doses de 300 mg três ou quatro vezes ao dia.[58] A colestiramina, quando adicionada a tionamidas e beta bloqueadores, leva a uma diminuição mais rápida dos níveis de hormônio da tireoide, especialmente nas primeiras semanas.[53]

Os betabloqueadores são valiosos no tratamento do hipertireoidismo. Independentemente da alteração da função tireóidea, esses medicamentos minimizam muitos dos sintomas no hipertireoidismo de excesso de ação simpática, tais como taquicardia, sudorese excessiva, nervosismo, tremores e atividade cardíaca hiperdinâmica. Eles são contraindicados em pacientes com cardiomiopatia tireotóxica grave e insuficiência cardíaca, mas podem beneficiar os pacientes com fibrilação atrial e insuficiência cardíaca.[59] Betabloqueadores são úteis para reduzir os sintomas da tireotoxicose antes e durante várias semanas após a terapia de ^{131}I, antes de tireoidectomia subtotal, em tireoidite e na tempestade tireoidiana. Esmolol pode ser usado em situações clínicas em que se manifestam arritmias supraventriculares e hipertensão, em preparação para a cirurgia.

Nos Estados Unidos, o iodo radioativo é o tratamento preferido para a maioria dos adultos e para crianças quando tionamidas falham ou quando o paciente não responde bem a esses medicamentos. O objetivo da terapia [131]I é reduzir a quantidade de tecido em funcionamento da tireoide, e a sua eficácia é independente se ocorre ou não uma remissão da doença de Graves. As principais vantagens da terapia de ^{131}I para pacientes com a tireotoxicose de Graves são que em geral apenas uma dose é necessária, o tamanho da tireoide é reduzido ao normal na maioria dos pacientes e é segura.[60] Tionamidas devem ser interrompidas durante cerca de 3 dias antes e após tratamento com iodo radioativo, que é geralmente eficaz em 2 a 4 meses.

O iodo radioativo geralmente provoca uma exacerbação transitória da tireotoxicose e raramente precipita uma tempestade tireoidiana. Isso ocorre dentro de 1 a 2 semanas e é causado por tireoidite induzida por radiação; é um dos principais problemas em pacientes com tireotoxicose grave ou idosos. Tireotoxicose também pode ser exacerbada por parar tionamidas antes da terapia com iodo radioativo. Hipotireoidismo não é tanto uma complicação do tratamento com ^{131}I, uma vez que é uma consequência quase inevitável da mesma. Hipotireoidismo precoce, definido como ocorrendo dentro de 1 ano após o tratamento, é causado pelos efeitos destrutivos agudos de [131]I. A sua frequência varia de 40 a 80% em pacientes tratados com doses mais elevadas de iodo radioativo.[61] Doses menores resultam em hipotireoidismo precoce com menos frequência e em tireotoxicose persistente com mais frequência.

Alguns médicos têm sido relutantes em tratamento de adultos jovens e, especialmente, adolescentes e crianças com [131]I. As razões são que ele pode causar tumores de tireoide ou outros danos gonadais, ou a paciente pode estar grávida, o que é uma contraindicação absoluta para o tratamento. [131]I atravessa a placenta e pode destruir a tireoide fetal, e, portanto, é preciso ter cuidado para garantir que qualquer mulher prestes a ser tratada com [131]I não esteja grávida.

O tratamento cirúrgico para doença de Graves tireotóxica é eficaz e célere. A operação clássica para o tratamento cirúrgico da doença de Graves é a tireoidectomia subtotal. Na realização desta cirurgia de forma unilateral ou bilateral, uma estreita margem de tecido tireoidiano no aspecto superolateral da tireoide, onde o nervo laríngeo recorrente entra na laringe, é preservada através da divisão do tecido tireoidiano naquele local.[62] Essa operação proporciona o benefício adicional de conservar o fornecimento de sangue para a glândula paratireoide superior em um ou ambos os lados. O objetivo pretendido de tireoidectomia subtotal é deixar de 3 a 6 g de tecido tireoidiano, fornecendo o benefício de que os pacientes se tornem eutireoideos sem terapia de reposição hormonal.[32] A quantidade de tecido tireoidiano remanescente preservado afeta diretamente a taxa de recorrência do hipertireoidismo e do desenvolvimento de hipotireoidismo de longo prazo[63] Para os doentes que possuem remanescentes maiores preservados, um aumento da incidência de hipertiroidismo recorrente é destacado e muitas vezes pode ser tratado eficazmente com ablação com iodo radioativo por causa da pequena quantidade preservada de tecido residual da tireoide.[64] Os pacientes nos quais a remoção da tireoide mais completa é realizada geralmente são a garantia de ter a sua resolução de hipertireoidismo; no entanto, o hipotireoidismo de longo prazo seria o resultado da terapia.[65]

Os autores que favorecem a ressecção cirúrgica mais completa do tecido tireoidiano na forma de tireoidectomia quase total da doença de Graves salientam que o hipotireoidismo de longo prazo pode ser facilmente sanado por terapia de reposição hormonal adequada, ao passo que o hipertireoidismo recorrente, como resultado de deixar para trás um maior do que o pretendido remanescente tireoidiano, traz consigo a necessidade de mais tratamento.[66] Argumentos têm sido levantados em favor de tireoidectomia subtotal como um meio pelo qual complicações como hipoparatireoidismo permanente e lesão do nervo laríngeo recorrente podem ser evitados.[66] A taxa de lesão do nervo laríngeo recorrente permanente se aproxima de zero, como acontece com a taxa de hipocalcemia de longo prazo, em doentes operados por cirurgiões experientes.[67] A recomendação geral para a abordagem cirúrgica em pacientes com indicações para a tireoidectomia é uma tireoidectomia quase total, que elimina completamente o potencial de repetição ou hipertireoidismo persistente.[68,69]

As indicações absolutas para o tratamento cirúrgico da doença de Graves são para pacientes que têm reações adversas significativas a medicamentos antitireoidianos (tionamidas) que não podem ser adequadamente bloqueados antes da administração de iodo radioativo.[70] Incluídos nessa categoria estão doentes com reações muito graves na pele, dano hepático ou agranulocitose. Outras indicações para a cirurgia em pacientes com doença de Graves incluem glândulas tireoides muito grandes em excesso de 75 g e neoplasia, seja suspeita ou comprovada, dentro do ambiente de bócio difuso tóxico-nodular.

O tratamento cirúrgico é relativamente indicado em mulheres jovens em idade fértil, que desejam tentar conseguir a gravidez ou que estão em processo de lactação e querem continuar a fazê-lo. Uma indicação adicional relativa para a cirurgia, em oposição ao iodo radioativo, são sintomas oculares moderados ou graves relacionados com oftalmopatia de Graves, que podem ser acentuados com a administração de iodo radioativo, secundário ao desenvolvimento de edema de tecido com agravamento dos sintomas oculares.[71]

Os pacientes que se submetem à cirurgia para tireotoxicose de Graves exigem preparo pré-operatório de forma a não induzir tireotoxicose durante indução da anestesia geral e manipulação posterior da tireoide no intraoperatório. Isso é conseguido através da administração de um tratamento antitireoidiano durante 4 a 6 semanas e iodo inorgânico durante 7 a 10 dias no pré-operatório. É crítico evitar a administração de compostos iodados, até várias horas após o início da terapia antitireoidiana, de modo a evitar o agravamento da condição tireotóxica. O tratamento com um fármaco antagonista β-adrenérgico durante várias semanas, com ou sem iodeto inorgânico concomitante por 10 a 14 dias, também provou ser uma terapia pré-operatória segura e eficaz.[72]

Problemas pós-operatórios após tireoidectomia incluem hematoma das feridas, hipocalcemia transitória ou permanente, paresia ou paralisia vocal, tireotoxicose recorrente e hipotireoidismo transitório ou permanente.[73] A frequência de complicações não tireoidianas é baixa, especialmente nas mãos de cirurgiões experientes. Hipocalcemia transitória pode ocorrer secundária a hipoparatireoidismo temporário ou a resolução de osteopenia tireotóxica. A incidência de hematoma da ferida é inferior a 1%, como é a incidência de hipoparatireoidismo permanente. Além disso, o risco de danos permanentes nos nervos laríngeos recorrentes na configuração da cirurgia inicial é uma fração de 1%.[74]

TIREOIDITE

A tireotoxicose que ocorre em todas as formas de tireoidite é causada pela liberação de T_4 e T_3 de tireoglobulina como um resultado de inflamação da tireoide e perturbações dos folículos da tireoide. Porque as lojas de tireoglobulina são limitadas, e a nova síntese T_4 e T_3 cessa, tireotoxicose é geralmente transitória. Cerca de metade dos pacientes com tireoidite subaguda ou granulomatosa tem manifestações clínicas da tireotoxicose, e uma proporção significativa do restante tem alta concentração sérica de T_4 e T_3.[75] Essa doença é dominada por manifestações sistêmicas inespecíficas de inflamação, que incluem febre, mal-estar e mialgias. Além disso, os sintomas locais de dor e sensibilidade da tireoide são também presentes e podem ser severos. Aproximadamente 50% dos pacientes têm uma história de infecção do trato respiratório superior recente anterior à doença. Quaisquer manifestações de tireotoxicose em conjunto com dor de tireoide e sensibilidade são geralmente de vida curta e duram aproximadamente 4 a 6 semanas ou menos. Essa fase inflamatória e tireotóxica pode ser seguida por hipotireoidismo transiente, mas hipotireoidismo permanente é raro. A glândula tireoide é geralmente de consistência firme e pode ser bastante dura. Linfadenopatia cervical é incomum. Se realizada, captação de radionuclídeos na tireoide é geralmente baixa, e ultrassonografia revela hipoecogenicidade da tireoide.[76]

Evidências indiretas sugerem que tireoidite subaguda pode ser uma doença viral, mas uma prova conclusiva está faltando. A doença tem sido associada com caxumba, gripe, adenovírus e outras infecções virais; e pequenas epidemias de tireoidite subaguda foram relatadas.[77]

Os componentes inflamatórios e tireotóxicos de tireoidite subaguda podem ser tão leves e transitórios que nenhuma terapia é necessária. Mais frequentemente, a dor da tireoide e a sensibilidade resultam em desconforto suficiente para justificar a terapia anti-inflamatória. Salicilatos em doses divididas de 2,4 a 3,6 g por dia ou altas doses de outros anti-inflamatórios não esteroidais costumam fornecer alívio eficaz. Os pacientes com dor tireoidiana grave e sensibilidade e pacientes que não melhoram facilmente e rapidamente com um desses medicamentos devem ser tratados com prednisona em uma dosagem de cerca de 40 mg por dia durante 3 a 4 semanas, após a dose scr gradualmente reduzida e depois descontinuada, para minimizar a probabilidade de reincidência. Terapia anti-inflamatória prontamente alivia não só os sintomas de tireoidite subaguda, mas também, provavelmente, reduz a liberação de hormônio da tireoide, o que acelera a recuperação de tireotoxicose. A tireotoxicose geralmente não requer terapia, mas em pacientes nos quais sintomas tireotóxicos podem tornar-se um problema, um medicamento β-adrenérgico pode ser administrado por 1 a 2 semanas.

Tireotoxicose, que é causada por inflamação da tireoide na ausência de dor e sensibilidade da tireoide, é conhecida como tireoidite indolor ou silenciosa e também foi denominada tireoidite linfocítica subaguda. É uma causa incomum de tireotoxicose. Em contraste com a doença de Graves, esta ocorre em proporções quase iguais de homens e mulheres. A glândula tireoide não é dolorosa ou sensível e não aparece aumentada ou pode ser apenas ligeiramente aumentada. Em contraste com tireoidite subaguda, geralmente não há história de infecção do trato respiratório superior antecedendo o quadro. Geralmente, não há manifestações extratireoidianas de doença de Graves nessa pesordem. Quando presente, a tireotoxicose associada com tireoidite indolor dura de 2 a 6 semanas e é seguida por recuperação ou hipotireoidismo transiente que dura um período adicional de 2 a 8 semanas. Aproximadamente metade dos pacientes mais tarde tem tireoidite autoimune ou hipotireoidismo, ou ambos. Tireoidite indolor com tireotoxicose provável pode representar uma forma variante de tireoidite crônica autoimune.

Necrose e inflamação folicular induzida por radiação ocorrem regularmente após terapia [131]I e, ocasionalmente, são suficientemente intensas para causar exacerbações de tireotoxicose, com ou sem dor da tireoide e sensibilidade. Essas complicações da terapia [131]I são mais prováveis de ocorrer 1 a 2 semanas após o tratamento, duram de 1 a 2 semanas e, em seguida, diminuem espontaneamente.

A tireoidite supurativa aguda é mais comumente causada por *Staphylococcus aureus*, *Streptococcus hemolytic* ou *Streptococcus pneumoniae*, mas, ocasionalmente, ela é causada por outros organismos, tais como *Fusobacterium* e *Haemophilus*.[78] Essa infecção bacteriana da glândula tireoide pode ser o resultado de trauma, semeadura hematológica a partir de um local distante infectado ou extensão direta a partir de uma infecção cervical profunda. A infecção é geralmente localizada em um único lobo, e mais comumente ele desenvolve uma cavidade de abscesso que pode romper-se através da cápsula glandular e se estender até o mediastino ou os espaços cervicais profundos ao longo dos planos faciais. Essa desordem é especialmente comum em crianças, nas quais um pródromo de mal-estar é seguido por início agudo de febre, dor de garganta e

sensibilidade, sintomas sistêmicos severos e leucocitose acentuada. A dor referida à mandíbula homolateral e ouvido podem estar presentes, e, normalmente, a criança fixa cabeça e pescoço em uma única posição semelhante a torcicolo. Sensibilidade localizada sobre a glândula e dor à movimentação da cabeça são comumente observadas. Tal desordem pode ser difícil de distinguir de tireoidite subaguda não supurativa, mas a dor é geralmente mais grave, os níveis de hormônio da tireoide são geralmente normais, a taxa de sedimentação de eritrócitos é normal, e a contagem de leucócitos é alta. Apesar de o diagnóstico ser feito geralmente por motivos clínicos, aspiração com agulha da cavidade do abscesso estabelece o organismo bacteriano que causa a infecção.

A terapia inicial é a administração de antibióticos em altas doses, normalmente a penicilina resistente à penicilinase, juntamente com uma cefalosporina, embora antibióticos que cobrem organismos anaeróbicos devam ser considerados. A terapia com antibióticos, que é iniciada antes da fase de cavitação do abscesso, pode ser bem-sucedida na limitação da progressão da infecção. Quando um abscesso for mostrado na aspiração da agulha, no entanto, a drenagem cirúrgica é geralmente necessária. Drenagem pode envolver uma tireoidectomia parcial para remover todas as evidências de abscesso e tecido necrosado e para evitar a recrudescência. O pescoço deve ser drenado externamente até a purulência cessar, e antibióticos devem ser continuados por pelo menos 2 semanas após o procedimento cirúrgico. Tireotoxicose durante o curso da infecção e hipotireoidismo no pós-tratamento raramente se desenvolvem nessa entidade em contraste com outros tipos de tireoidite inflamatória.

TIREOTOXICOSE EXÓGENA

Tireotoxicose pode ocorrer como resultado da administração, intencional ou acidental, de doses inapropriadamente elevadas de hormônio tireoidianos iniciadas por cuidadores ou pacientes. Uma pista importante para a presença da tireotoxicose exógena é a ausência de aumento da tireoide. Isso ocorre juntamente com concentrações séricas normais ou baixas de T_4, se o paciente está tomando T_3 ou preparações que contenham T_3. Esses pacientes também apresentam baixa captação com iodo radioativo e baixas concentrações de tireoglobulina sérica. Apesar da capacidade da suplementação de iodo em diminuir o tamanho de bócio e melhorar a função da tireoide em pacientes que vivem em regiões endêmicas de bócio, ela tem o potencial para induzir tireotoxicose nesses mesmos pacientes. Isso geralmente ocorre como resultado de uma alteração na tireoide preexistente que resulta na secreção autônoma da tireoide – doença de Graves ou, mais comumente, um bócio nodular –, mas com ingestão insuficiente de iodo para permitir a produção excessiva de T_4 e T_3. Tireotoxicose induzida por iodo pode também ocorrer em regiões de bócio não endêmicas.[79] A maioria desses pacientes tem tecido tireoidiano autonomamente funcionando, tais como bócio multinodular ou um adenoma da tireoide, que transporta iodeto mal.

Por conter iodo, a amiodarona pode causar tireotoxicose induzida por iodo em pacientes com bócio nodular.[80] Pode também causar tireoidite indolor suficientemente severa para causar tireotoxicose, aparentemente devido a um efeito tóxico direto do medicamento ou um dos seus metabólitos.

Cerca de 2% dos pacientes que são tratados com interferon alfa desenvolvem tireotoxicose, causada principalmente por tireoidite indolor, mas, por vezes, pela doença de Graves evidente.[81] Essa tireotoxicose é geralmente mais subclínica do que evidente.

ADENOMA TÓXICO DA TIREOIDE

Bócios tóxicos uninodulares e adenomas da tireoide tóxicos são neoplasias da tireoide autonomamente funcionamentes.[82] Entre os pacientes com esses adenomas, cerca de 20% têm tireotoxicose evidente e 20% têm tireotoxicose subclínica no momento do diagnóstico.[83] Embora essas neoplasias ocorram em adultos de todas as idades e, ocasionalmente, em crianças, a maioria dos pacientes que têm tireotoxicose está em grupos etários mais velhos. O infarto hemorrágico de um adenoma de tireoide não tóxico pode resultar em uma tireotoxicose transitória.[84]

O achado característico em doentes com adenoma da tireoide tóxico é um nódulo solitário da tireoide, que geralmente é de 3 cm ou mais de diâmetro. Captação de imagem de radionuclídeos na tireoide mostra absorção nuclear intensa no local do nódulo palpável e quase completa ausência de absorção no restante da glândula.

Tratamento do adenoma tóxico é necessário, a não ser que infarto espontâneo ocorra, porque a tireotoxicose resultante é normalmente permanente. O tratamento definitivo pode ser obtido por ressecção cirúrgica do adenoma da tireoide através de lobectomia ou por terapia ablativa com ^{131}I. Terapia definitiva com ^{131}I carrega uma ligeira a moderada taxa de risco de hipotireoidismo transiente ou permanente após a conclusão do tratamento, apesar de que, com a dosagem apropriada de ^{131}I, esse risco possa ser minimizado. A ressecção cirúrgica pode ser realizada após 4 a 6 semanas de administração de medicamento antitireoidiano e um curso de 7 a 10 dias de tratamento com iodo inorgânico sob a forma de solução de Lugol. Complicações após lobectomia geralmente são extremamente raras, e a ressecção cirúrgica é geralmente definitiva, resultando em nenhuma evidência de tireotoxicose recrudescente ou evidência de hipotireoidismo.[85]

Uma abordagem alternativa, que é realizada mais frequentemente na Europa do que nos Estados Unidos, é a administração percutânea de etanol diretamente dentro do tumor através da utilização de punção sob orientação ultrassonográfica. Embora possa haver algum desconforto associado com as injeções, complicações a longo prazo são raras e parece ser um procedimento seguro feito em mãos experientes. A desvantagem dessa técnica é que ela pode necessitar de múltiplas sessões de tratamento. Essa abordagem pode ser desejável em pacientes que são pobres candidatos à ressecção cirúrgica e que desejam evitar a exposição ao iodo radioativo.

BÓCIO MULTINODULAR TÓXICO

Tireotoxicose pode ocorrer tardiamente no curso natural de bócio multinodular, geralmente em mulheres de 50 anos ou mais. O paciente típico com esse transtorno tem uma longa história de aumento da tireoide com o desenvolvimento insidioso de tireotoxicose subclínica e posteriormente declarada. Esses pacientes geralmente não têm mixedema localizado ou oftalmopatia e não remitem espontaneamente; tireotoxicose geralmente persiste até que o tecido tireoidiano autônomo seja destruído.

^{131}I é geralmente o tratamento de escolha para pacientes com tireotoxicose causada por um bócio multinodular, principalmente porque a remissão espontânea não ocorre e porque a ressecção cirúrgica geralmente requer a remoção da maior parte da glândula tireoide. Os pacientes que não são candidatos à terapia com iodo radioativo ou que recusam essa modalidade podem se submeter à cirurgia após a preparação com uma medicação antitireoidiana e terapia com iodo inorgânico, semelhante aos pacientes em tratamento para doença de Graves cirurgicamente. A operação normal é ou tireoidectomia subtotal bilateral ou tireoidectomia quase total com a preservação de 3 a 6 g de tecido tireoidiano remanescente. A cirurgia é mais eficaz em reduzir rapidamente os efeitos de tireotoxicose do que ^{131}I e é atraente em termos de redução de volume de bócio, mas a cirurgia pode ter maior probabilidade de resultar em hipotireoidismo permanente em longo prazo.[86]

TIREOTOXICOSE ECTÓPICA

As únicas etiologias reconhecidas de tireotoxicose secundárias a secreção excessiva de hormônio tireoidiano ectópico são tumores dermoides e teratomas do ovário. A maioria dos pacientes incomuns com quantidades substanciais de tecido tireoidiano em seus tumores (*struma ovarii*) que têm tireotoxicose também têm doença de Graves ou bócio multinodular.[87] Eles têm uma das causas mais comuns de tireotoxicose que afeta a glândula tireoide e o tecido tireoidiano ectópico dentro do tumor de ovário. Na ausência de uma glândula tireoide funcional devido a remoção cirúrgica ou ablação de iodo radioativo, o tumor do ovário pode ser a única fonte de hormônio da tireoide excessiva nesses pacientes, quando contém um adenoma da tireoide tóxico.[88]

SITUAÇÕES ESPECIAIS NA TIREOTOXICOSE

Tireotoxicose Subclínica

Tireotoxicose subclínica é caracterizada quimicamente por T_3 e T_4 séricos normais e com baixas concentrações de TSH. A maioria dos pacientes com tireotoxicose subclínica é assintomática, mas alguns podem ter sintomas inespecíficos ou sinais físicos compatíveis com tireotoxicose evidente. O curso dessa doença geralmente varia: alguns pacientes apresentam resolução dentro de semanas a anos, enquanto outros mantêm um estado de tireotoxicose subclínica, e uma porcentagem menor (~ 10%) mostra o desenvolvimento de tireotoxicose evidente.[89] Parece haver algum aumento do risco de progressão para tireotoxicose evidente em pacientes que também tenham adenomas da tireoide, bócio multinodular ou com história de doença de Graves.[90,91]

Se o distúrbio é evidente, devido à administração de hormônio tireoidiano exógeno, o tratamento de escolha é a redução da dosagem de suplementação de hormônio da tireoide. Se o distúrbio for secundário a uma doença da tireoide nativa, o tratamento é raramente necessário, principalmente porque geralmente mantém-se assintomático. Se o distúrbio for associado com um adenoma solitário da tireoide, a ressecção cirúrgica do adenoma ou terapia com ^{131}I pode ser uma opção de tratamento. Na configuração de bócio multinodular ou doença de Graves, os pacientes podem ser tratados com ^{131}I ou medicação antitireoidiana, ou ambos.

Tempestade Tireoidiana

Tireotoxicose grave e com risco de vida é referida como *tempestade tireoidiana*. Esse distúrbio geralmente ocorre abruptamente em um paciente tireotóxico que teve uma infecção aguda ou outra doença médica, uma lesão ou uma grande operação.[91a] Também pode ocorrer após terapia ^{131}I, após a interrupção da medicação antitireoidiana ou espontaneamente.

Os achados clínicos em pacientes com tempestade tireoidiana são febre superior a 38,5°C, taquicardia e geralmente algum tipo de disfunção do SNC. Anomalias do SNC incluem ansiedade; agitação e delírio; possivelmente psicose aguda ou convulsões; e, como um evento terminal, o coma. Efeitos cardiovasculares graves, tais como insuficiência cardíaca congestiva ou fibrilação atrial, também podem estar presentes.[92]

As alterações laboratoriais determinantes em pacientes com tempestade tireoidiana geralmente não são encontradas. As concentrações séricas de T_4 e T_3 podem ser elevadas, mas não mais do que em tireotoxicose comum. As concentrações de T_4 e T_3 livres no soro podem ser mais elevadas do que em pacientes menos doentes com tireotoxicose.

O tratamento da tempestade da tireoide deve ser dirigido para diminuir a produção de T_4 e T_3, a produção periférica de T_3 e as ações periféricas de hormônios tireoidianos e pela administração de tratamento de suporte para manter adequada as funções cardiovascular e do SNC. Medicamentos antitireoidianos[93a] devem ser dados em grandes doses, se necessário, por sonda nasogástrica ou retal. Propranolol dado via oral ou endovenosa é o tratamento imediato mais eficaz para a taquicardia e a disfunção neuromuscular da tempestade tireoidiana. Os glicocorticoides são geralmente dados em grandes doses, como 50 mg de hidrocortisona ou 2 mg de dexametasona por via endovenosa a cada 8 horas. A justificativa para a terapia de glicocorticoides é que o hormônio adrenocorticotrófico e a secreção de cortisol podem não

PARTE V | CIRURGIA DE CABEÇA E PESCOÇO E ONCOLOGIA

aumentar o suficiente para atender aos requisitos de cortisol em pacientes que estão muito doentes e nos que a degradação de cortisol é aumentada. Iodo inorgânico deve ser administrado por via oral ou por tubo nasogástrico, numa dose de 50 a 100 mg quatro vezes por dia para inibir a libertação da tireoide de T_4 e T_3 após a administração da medicação antitireoidiana. Terapia sistêmica de apoio adicional deve incluir o tratamento para reduzir hiperpirexia e também fluido parenteral adequado e apoio eletrólito. A plasmaférese pode oferecer assistência na preparação de pacientes para a cirurgia em situações difíceis.[93b]

HIPOTIREOIDISMO

PREVALÊNCIA

Hipotireoidismo afeta as mulheres de quatro a seis vezes mais frequentemente do que os homens, e sua prevalência aumenta com o avançar da idade. A National Health and Nutrition Examination Survey (NHANES III) – uma amostra de 17.353 indivíduos de 12 anos ou mais velhos, representante da distribuição geográfica e étnica da população dos EUA 1988-1994 – relatou uma prevalência de hipotireoidismo clínico em 0,3% e subclínico em 4,3%.[94] Anticorpos tireoperoxidase foram elevados em 11,3%, e os anticorpos tireoglobulina foram elevados em 10,4%. A positividade do anticorpo tireoperoxidase foi associada com hipotireoidismo e hipertireoidismo, mas os anticorpos tireoglobulina não foram.

ETIOLOGIA

O hipotireoidismo pode ser classificado em ordem decrescente de frequência como tireoide (primário), hipófise (secundário) ou falência hipotalâmica (terciário) e resistência ao receptor do hormônio da tireoide. Causas de hipotireoidismo primário estão listadas no Quadro 54-2. Mundialmente, a causa mais comum de hipotireoidismo é a deficiência de iodo.[94a,94b] Em áreas iodo-suficientes, como os Estados Unidos, a causa mais comum é tireoidite crônica autoimune (Hashimoto). Com doses administradas comumente de ^{131}I para pacientes com doença de Graves, aproximadamente 90%

Quadro 54-2. CAUSAS DO HIPOTIREOIDISMO PRIMÁRIO (TIREOIDE)

Agenesia da tireoide
Destruição de tecido tireoidiano
  Remoção cirúrgica
  Irradiação terapêutica (^{131}I ou radiação externa)
  Tireoidite autoimune (Hashimoto)
  Substituição por câncer ou doenças infiltrativas (amiloidose, esclerodermia)
  Pós-tireoidite (aguda ou subaguda)
  Pós-laringectomia isolada ou com a irradiação externa
Inibição da síntese de hormônios da tireoide ou liberação ou ambos
  Deficiência de iodo
  Administração de iodo em indivíduos com tireoidite autoimune subjacente (amiodarona, expectorantes contendo iodo, alga marinha, solução saturada de iodeto de potássio, solução de Lugol, povidoneiodine, agentes de radiocontraste contendo iodo)
  Outros medicamentos com ação antitireoidiana (metimazol, propiltiouracil, lítio, interferon-α, interferon-β, interleucina-2, sequestrantes dos ácidos biliares, inibidores da bomba de prótons, raloxifeno, ciprofloxacina, produtos de soja)
  Defeitos enzimáticos hereditários
Hipotireoidismo transitório
  Após a cirurgia ou após a terapia com [131]I
  Pós-parto
  Recuperação de tireoidite
  Tireoidite autoimune (Hashimoto)
  Após a retirada do hormônio tireoidiano em pacientes eutireoideos

Modificado de Braverman LE, Utiger RD: Introduction to hypothyroidism. In Braverman LE, Utiger RD, eds: *Werner and Ingbar's the thyroid: a fundamental and clinical text*, ed 7, Philadelphia, 2012, Lippincott-Raven, p 736.

Quadro 54-3. FATORES DE RISCO PARA HIPOTIREOIDISMO

Idade avançada
Gênero Feminino
Doença de Graves
Doença de Hashimoto
Outras doenças autoimunes (p. ex., diabetes tipo I, insuficiência adrenal, vitiligo)
Pós-tireoidectomia
Bócio
Irradiação prévia do pescoço
Laringectomia isolada ou com a irradiação externa
Fármacos (lítio, amiodarona, compostos contendo iodo)

---

ficam hipotireoideos durante o primeiro ano.[95] Irradiação externa do pescoço em uma coorte de 1.677 pacientes com doença de Hodgkin seguida por uma média de 9,9 anos foi associada com uma incidência cumulativa de hipotireoidismo de 30,6%, o que evidencia a importância de avaliação clínica e bioquímica continuada.[96]

CARACTERÍSTICAS CLÍNICAS

A gravidade das manifestações clínicas depende da gravidade da deficiência de hormônio da tireoide, em vez de da etiologia. Os indivíduos com hipotireoidismo leve com TSH elevado, mas T_4 livre normal (hipotireoidismo subclínico), podem ter poucos ou nenhum sintoma. No extremo oposto, os indivíduos com hipotireoidismo grave podem experimentar coma mixedematoso. Mesmo em indivíduos com hipotireoidismo bioquímico evidente, a gravidade dos sintomas varia. Geralmente, os pacientes são mais sintomáticos se o hipotireoidismo se desenvolve rapidamente, e os idosos têm menos sintomas do que os pacientes mais jovens.[4] Os sintomas mais comuns de hipotireoidismo – tais como fadiga, constipação, pele seca e intolerância ao frio – podem ser erroneamente interpretados como parte do processo normal de envelhecimento.

O hipotireoidismo deve ser suspeitado em indivíduos com bócio e fatores de risco (Quadro 54-3). Com o uso generalizado do ensaio de TSH, o hipotireoidismo é normalmente detectado em um estádio anterior. Os sintomas e sinais de hipotireoidismo clássicos são agora menos frequentemente encontrados (Quadro 54-4).

MANIFESTAÇÕES OTORRINOLARINGOLÓGICAS

Perda de Audição

A perda auditiva pode ser condutiva, mista ou neurossensorial na origem. Ela ocorre com mais frequência e com maior gravidade nos casos congênitos do que no hipotireoidismo adulto.[97] A perda auditiva mista progressiva é relatada em metade a quase todas as crianças com cretinismo endêmico,[98] mas apenas cerca de 30% a 40% dos adultos com mixedema têm perda auditiva neurossensorial bilateral. Surdez substancial pode persistir após T_4 terapêutica em 10% das crianças com hipotireoidismo congênito.[99] Ainda que ocorra principalmente no hipotireoidismo primário, a surdez tem sido relatada com pan-hipopituitarismo.[100]

Crianças com cretinismo podem ter ossículos anômalos que envolvem qualquer osso no ouvido médio e podem ter atrofia do órgão de Corti.[101] A membrana tectorial é a primeira estrutura a mudar, seguida pela degeneração das células ciliadas no giro basal da cóclea, com prolongamento da onda I; células ciliadas externas permanecem intactas.[102] Os pacientes com hipotireoidismo adquirido que têm perda auditiva podem apresentar anormalidades semelhantes. Apenas alguns adultos e quase nenhuma das crianças com perda auditiva bem estabelecida melhoram com a terapia de hormônio da tireoide.

Alguns adultos com mixedema grave têm perda auditiva neurossensorial bilateral simétrica e progressiva que piora à medida

Quadro 54-4. SINAIS E SINTOMAS DO HIPOTIREOIDISMO

Geral
  Fadiga, fraqueza, letargia
  Ganho de peso
  Intolerância ao frio
Olhos, ouvidos, nariz, garganta
  Macroglossia
  Perda de audição, vertigem, zumbido
  Rouquidão
  Efusão da orelha média
  Visão embaçada
Sistema nervoso central
  Discurso, movimento e atividade mental lentos
  Fase de relaxamento atrasado dos reflexos tendinosos profundos
Gastrintestinal
  Constipação
  Anorexia, náuseas, vômitos
  Disfagia
  Ascite
Cardiovascular
  Bradicardia
  Hipertensão diastólica
  Efusão pericárdica
Tegumentar
  Pele seca, áspera e espessa
  Pelos grossos
  Edema sem depressões (mixedema)
  Edema periorbital
  Perda de sobrancelhas laterais
  Transpiração diminuída
  Carotenemia
Musculoesquelético
  Artralgia
  Síndrome do túnel do carpo
Pulmonar
  Efusão pleural
  Dispneia aos esforços
Geniturinário
  Irregularidade menstrual (oligomenorreia, menorragia)

Modificado de Watanakunakorn C, Hodges RE, Evans TC: Myxedema: a study of 400 cases. *Arch Intern Med* 1965;16:183.

que a gravidade do hipotireoidismo aumenta. Perdas condutivas também podem ocorrer como resultado de edema da mucosa da tuba auditiva.

Vertigem

A vertigem ocorre em dois terços dos pacientes com hipotireoidismo. Os ataques são geralmente leves e breves e não estão associados a mudanças na eletronistagmografia ou perda auditiva simultânea.[103]

Rouquidão

Rouquidão gradual e progressiva ocorre no hipotireoidismo como resultado de infiltração de mucopolissacarídeo das cordas vocais e, possivelmente, edema do tecido no núcleo ambíguo ou nos músculos cricotireoideos.[104] Encontrar pregas vocais bilateralmente edemaciadas móveis deve levantar a suspeita de hipotireoidismo. A rouquidão quase invariavelmente se dissipa com reposição de hormônio tireoidiano sozinho.

HIPOTIREOIDISMO COM BÓCIO

A causa mais comum de hipotireoidismo com bócio em adultos nos Estados Unidos é a tireoidite autoimune (doença de Hashimoto).[105] Outras causas menos comuns são medicamentos (lítio, amiodarona, sulfisoxazol, grandes doses de iodetos, ácido aminossalicílico, o interferon e medicamentos antitireoidianos), infiltração da glândula por tumor ou com processos inflamatórios e defeitos familiares na hormonogênese tireoide.

HIPOTIREOIDISMO TRANSITÓRIO

O hipotireoidismo resultante da tireoidite de Hashimoto é transitório em aproximadamente 10% dos casos. A remissão espontânea está associada com a presença de um maior bócio, um elevado nível de TSH inicial e uma história familiar de doença da tireoide.[106] A disfunção autoimune da tireoide pode se tornar aparente após a cirurgia para a doença de Cushing.[107] O tabagismo aumenta os efeitos metabólicos de hipotireoidismo clínico e subclínico em uma maneira dependente da dose.[108]

INGESTÃO EXCESSIVA DE IODO

Em áreas iodo-suficientes do mundo, como os Estados Unidos, o excesso de ingestão de iodo pode causar hipotireoidismo em indivíduos com tireoidite autoimune, em pacientes com doença de Graves tratados com ^{131}I- ou tratados cirurgicamente e em pacientes tratados com tireoidectomia parcial para nódulos tireoidianos.[46] Hipotireoidismo pode se desenvolver em indivíduos em uso de amiodarona, especialmente naqueles com uma anomalia da tireoide subjacente. Autoanticorpos de tireoide são fatores de risco para o desenvolvimento de hipotireoidismo.[109]

BÓCIO ENDÊMICO

O bócio endêmico é incomum nos Estados Unidos, mas os níveis de TSH são elevados em mais de 50% dos pacientes com esse transtorno, muitos dos quais não têm quadro clínico de falência da tireoide.

HIPOTIREOIDISMO FAMILIAR

Famílias com hipotireoidismo geralmente herdaram defeitos em hormonogênese, mas raramente podem ter resistência generalizada ao hormônio da tireoide.[111]

HIPOTIREOIDISMO SEM BÓCIO

Hipotireoidismo sem bócio é mais frequentemente causado por doenças da tireoide, mais comumente autoimunes com atrofia difusa, e pelo tratamento da doença de Graves com ^{131}I, tionamidas ou tireoidectomia. No entanto, pode ser causado por distúrbios do hipotálamo e da hipófise.[112,113]

HIPOTIREOIDISMO APÓS LARINGECTOMIA OU RADIOTERAPIA

O hipotireoidismo pode começar dentro de 4 meses da cirurgia, mas pode não se tornar clinicamente aparente por 1 ano.[114] Numa análise multivariada de 221 pacientes, fatores de risco para hipotireoidismo foram dose alta de radiação, combinação de radioterapia e cirurgia cervical, tempo de terapia e sem blindagem/proteção do pescoço na linha média. Os pacientes que recebem a irradiação para o pescoço, particularmente pacientes que se submetem a esvaziamentos cervicais ou a laringectomia total, devem ter estudos da função tireoidiana de rotina realizados a cada 3 a 6 meses após o primeiro ano de gestão e depois anualmente.

Hipotireoidismo Hipotalâmico e Hipofisário

O hipotireoidismo hipotalâmico e hipofisário é incomum e inclui grandes tumores da hipófise e apoplexia pituitária. Causas hipotalâmicas incluem hipofisite linfocítica, tumores, infartos, traumas e doenças infiltrativas.

HIPOTIREOIDISMO SUBCLÍNICO

Diagnóstico

O diagnóstico de hipotireoidismo subclínico é feito por um TSH elevado com T_4 livre normal ou um índice de T_4 livre normal.

PARTE V | CIRURGIA DE CABEÇA E PESCOÇO E ONCOLOGIA

Clinicamente, existem nenhum ou poucos sintomas leves de hipotireoidismo. Alguns pacientes podem ter bócio, especialmente quando os anticorpos antitireoide são positivos.

Prevalência

Em estudos populacionais, a prevalência do hipotireoidismo subclínico é de aproximadamente 8% em mulheres e 3% em homens e é maior em brancos do que em negros e em indivíduos com mais de 75 anos contra aqueles com 55 a 64 anos.[115,116] NHANES III relatou que, dos 16.533 participantes que relataram nenhuma doença da tireoide conhecida e uso de hormônios tireoidianos ou bócio, 4,3% tinham hipotireoidismo subclínico.[94]

História Natural

A progressão de hipotireoidismo subclínico a clínico não é inevitável em todos os indivíduos. Em um estudo populacional grande na Grã-Bretanha, seguido por mais de 20 anos, as mulheres com um TSH elevado e títulos de anticorpos antitireoidianos elevados progrediram para hipotireoidismo a uma taxa de 4,3% ao ano, uma taxa maior do que a das mulheres com TSH elevado sozinho (2,6% ao ano) ou anticorpos antitireoidianos sozinho (2,1% por ano).[46] Nesse estudo, não houve aumento relatado em todas as causas de mortalidade cardíaca nos participantes com hipotireoidismo subclínico na linha de base. Em um estudo da história natural de 26 indivíduos idosos com hipotireoidismo subclínico, um terço tinha desenvolvimento para hipotireoidismo bioquímico evidente dentro de 4 anos de acompanhamento. A progressão para hipotireoidismo ocorreu em indivíduos com um TSH inicial superior a 20 μIU/mL e em 80% com AMAs de alta titulação superiores a 1:1600.[78] Em um estudo prospectivo mais recente com mais de 82 mulheres com hipotireoidismo subclínico, a incidência cumulativa de hipotireoidismo foi de 43% de mulheres com TSH de 6 a 12 μUI/mL, 77% com TSH maior do que 12 μUI/mL, e não há mulheres com TSH inferior a 6 μUI/mL seguido por 10 anos. TPO positivo foi associado com o desenvolvimento de hipotireoidismo evidente.[117]

Efeitos nos Lipídeos, Sintomas de Hipotireoidismo e Humor

O tratamento do hipotireoidismo subclínico impede a progressão para hipotireoidismo. Outros benefícios potenciais da terapia incluem melhoria nos sintomas de hipotireoidismo e humor, melhora no perfil lipídico e diminuição do volume da tireoide em 20%.

A relação entre hipotireoidismo subclínico e os efeitos dos lipídeos é inconsistente. Alguns estudos mostram que indivíduos com hipotireoidismo subclínico têm um perfil mais lipídico aterogênico (maior colesterol total, colesterol lipoproteína de baixa densidade [LDL], lipoproteína (a) e apolipoproteína B e menor colesterol lipoproteína de alta densidade) do que os indivíduos eutireoideos,[118-120] mas outros estudos mostram nenhuma diferença.[121-123] No maior estudo transversal de 25.862 indivíduos nos Estados Unidos, os indivíduos com hipotireoidismo subclínico tinham um colesterol total mais elevado do que o grupo eutireoideo (223 mg/dL *versus* 216 mg/dL; P < 0,003) e tinham colesterol LDL maior do que o grupo eutireoideo (144 mg/dL *versus* 140 mg/dL; P < 0,003).[43] Em pequenos estudos, a terapia com T_4 em pacientes com hipotireoidismo subclínico leva a um aumento do colesterol lipoproteína de alta densidade[124] e uma diminuição do colesterol total e de LDL.[119,121,125] Metánálise de terapia com T_4 em hipotireoidismo subclínico mostra uma diminuição de 10 mg/dL no colesterol LDL e 7,9 mg/dL na diminuição da concentração de colesterol total.[126] Maior melhoria foi observada em indivíduos com níveis basais de colesterol total de 240 mg/dL ou mais *versus* indivíduos com colesterol total menor que 240 mg/dL.

Terapia com T_4 leva a um aumento significativo do débito cardíaco, aumento da pressão arterial média e diminuição da resistência vascular sistêmica.[127] Em uma pesquisa com mulheres na pós-menopausa, hipotireoidismo subclínico foi associado com um risco aumentado de infarto do miocárdio (*odds ratio* 2,3) e aterosclerose aórtica (*odds ratio* 1,7), mas nenhum risco subsequente de infarto do miocárdio foi encontrado em 4,6 anos de acompanhamento.[128] Não está claro se a terapia hormonal da tireoide em hipotireoidismo subclínico melhora a mortalidade cardíaca.

O hipotireoidismo subclínico está associado com a depressão em alguns,[129] mas não em todos os estudos.[130] Da mesma forma, alguns estudos randomizados controlados com placebo em pacientes com hipotireoidismo subclínico apresentam melhora nos sintomas de hipotireoidismo,[131,132] mas um não relatou nenhuma diferença.[133] Os pacientes deprimidos com hipotireoidismo subclínico têm uma pior resposta ao tratamento antidepressivo do que pacientes deprimidos que estão eutireoideos.[134] Os indivíduos com hipotireoidismo subclínico apresentam alteração nos escores neurocomportamentais, como memória, que melhoram com terapia com T_4. O tratamento do hipotireoidismo subclínico é razoável em mulheres grávidas, para evitar comprometimento do potencial intelectual do feto[135] e em mulheres que têm disfunção ovulatória com infertilidade.[131]

Tratamento

Pacientes com hipotireoidismo subclínico e anticorpos TPO positivos, com TSH maior que 10 μIU/mL, são propensos a terem desenvolvimento de hipotireoidismo franco ou evidente e devem receber reposição de hormônio tireoidiano. O risco de doença manifesta pode depender da etiologia do hipotireoidismo subclínico. Os indivíduos que receberam radiação externa em altas doses ou terapia com iodo radioativo são suscetíveis de progredir para hipotireoidismo e provavelmente devem ser tratados com hormônio da tireoide. Outros que podem se beneficiar são pacientes com bócio, indivíduos com colesterol total ou LDL elevados, mulheres grávidas e mulheres com disfunção ovulatória com infertilidade.[131] Pequenas doses são normalmente necessárias (p. ex., 50 a 75mg por dia), com monitoramento da TSH e titulação da dose em 4 a 6 semanas até TSH ser normalizada. Os pacientes com doença da artéria coronária devem ser iniciados com uma dose mais baixa de 25 mg por dia.

DOENÇAS NÃO TIREOIDIANAS

A elevação do TSH pode ocorrer em condições diferentes do hipotireoidismo, incluindo a recuperação da doença não tireoidiana, também conhecida como síndrome do *eutireoidiano doente*. Pacientes hospitalizados e em estado crítico podem ter diminuídos índice de T_4 livre ou concentração de T_4 livre por radioimunoensaio. Quando medido por diálise de equilíbrio, no entanto, T_4 livre está normal ou elevado. Em um relatório, os níveis séricos de T_4 total inferior a 3mg/dL foram associados com a mortalidade em 84% dos pacientes criticamente enfermos.[136] Em um estudo prospectivo, randomizado, tratamento com T_4 em uma unidade de terapia intensiva não alterou as taxas de mortalidade.[137]

DIANÓSTICO LABORATORIAL

Há um ponto de ajuste para ótima concentração sérica de T_4 livre em um determinado indivíduo. Por causa da relação log-linear entre concentrações de TSH e T_4, pequenas mudanças no T_4 livre a partir desse ponto levam a mudanças relativamente grandes em TSH por *feedback* negativo. O teste mais sensível para hipotireoidismo é um TSH elevado. No hipotireoidismo subclínico, TSH é elevado, ao passo que T_4 livre permanece normal. Se a doença progride para hipotireoidismo, T_4 livre é reduzido (Tabela 54-2 para testes de função da tireoide em hipotireoidismo e outras síndromes baixo T_4). Captação de iodo radioativo não é indicada para o diagnóstico de hipotireoidismo porque valores baixos, normais ou elevados podem ocorrer, dependendo da causa.

Hipotireoidismo central causado por distúrbio de hipófise ou hipotálamo mostra um baixo T_4 livre e TSH, que é baixa, inapropriadamente normal ou levemente elevada. Testes de estimulação de TSH com TRH têm sido tradicionalmente usados para

Tabela 54-2. Testes de Função da Tireoide em Hipotireoidismo e Outras Síndromes de Baixa Tiroxina

	Livre	T4/T3	TSH
Hipotireoidismo hipotireoidiano			
Hipotireoidismo primário			
Evidente	Baixo	NL, baixo	Alto
Subclínico	NL	NL	Alto
Hipotireoidismo hipofisário (secundário)	Baixo	Baixo, NL	NL, baixo, levemente alto
Hipotireoidismo hipotalâmico (terciário)	Baixo	Baixo, NL	NL, baixo, levemente alto
Hipotiroxinemia eutireoidiana			
Baixa TBG	NL	Baixo	NL
Doenças não tireoidianas			
Leve	NL	Baixo	NL
Severa	Baixo	Baixo	NL

NL, normal; T_4/T_3, tiroxina/tri-iodotiroxina; TBG, globulina ligadora de tiroxina; TSH, Hormônio estimulante de tireoide

distinguir entre essas duas entidades, mas isso não é confiável.[138,139] Antes do advento de medições químicas de hormônios da tireoide sérica e TSH validados de rotina, testes que se correlacionavam com a situação da tireoide, mas não suficientemente específicos para diagnosticar hipotireoidismo, foram usados para diagnosticar hipotireoidismo e para avaliar a resposta à terapia hormônio da tireoide. A seguir, exemplos mais correntes e notáveis:

- Taxa metabólica basal era o "padrão-ouro" para o diagnóstico. Valores extremamente elevados e baixos se correlacionam bem com hipertireoidismo e hipotireoidismo marcado, respectivamente, mas são afetados por diversas condições, não relacionadas, tais como febre, gravidez, câncer, acromegalia, hipogonadismo e inanição
- Diminuição da frequência cardíaca durante o sono
- Elevado colesterol total, LDL e subfração lipoproteína altamente aterogênica
- Reflexo de Aquiles atrasado
- O aumento da creatina quinase por causa de um aumento na fração de MM, que pode ser elevada e levar a um aumento da fração MB. O aumento da mioglobina é menos acentuado, e nenhuma alteração nos níveis de troponina é vista até mesmo na presença de um aumento da fração MB.

TRATAMENTO

Levotiroxina sintética oral (T_4) é o tratamento de escolha para corrigir hipotireoidismo. Absorção gastrintestinal é de 81%.[140] Uma vez que a meia-vida plasmática de T_4 é longa (6,7 dias),[141] a administração uma vez ao dia leva a concentrações estáveis de T_4 e de T_3. Numerosas marcas (Euthyrox, Levothroid, Levoxyl, Synthroid, Unithroid) e preparações genéricas de T_4 estão disponíveis, cada uma em diferentes doses, com diferentes tabletes com códigos de cores para permitir o ajuste da dose em incrementos precisos. Em um estudo, a comparação dos dois de marca e duas preparações genéricas nos Estados Unidos mostrou bioequivalência.[142] As doses equivalentes de diferentes formulações de T_4 são geralmente intermutáveis; no entanto, o clínico deve repetir o nível de TSH 4 a 6 semanas após a troca.[140,143]

Em jovens adultos saudáveis, uma dose de substituição completa pode ser fixada em 1,6 mg/kg/dia para as condições não malignas. Em pacientes com doença coronariana conhecida, aqueles com múltiplos fatores de risco coronariano e pacientes idosos que podem ter doença coronariana previamente silenciosa, terapia conservadora com uma dose inicial de 25 mg/dia é aconselhável. O médico deve repetir as medições de TSH com ajuste de dose a cada 4 a 6 semanas (4-6 meias-vidas de T_4), até que o TSH se normalize ou até os sintomas cardíacos que podem surgir limitando-o a terapia para menos de uma dose de substituição completa. Em indivíduos sem tecido residual da tireoide, tal como um paciente com câncer de tireoide que sofreu tireoidectomia, a dose média necessária de T_4 para atingir eutireoidismo é geralmente mais elevada (2,1 mg/kg/dia).[144]

Em pacientes com hipotireoidismo primário, o objetivo da terapia é normalizar o nível de TSH. Após a iniciação ou mudança na dose de T_4, TSH deve ser repetido em 4 a 6 semanas. Finalmente, as medidas de TSH são necessárias anualmente, ou mais cedo, dependendo do estado clínico. Em indivíduos com hipotireoidismo central, somente o T_4 livre deve ser normalizado, também com medições repetidas em 4 a 6 semanas. A utilização dos sintomas do paciente para avaliar a adequação da dose T_4 é frequentemente imprecisa. Quando os sintomas subjetivos foram utilizados para determinar a dosagem de T_4, os pacientes escolheram uma dose que produziu hipertireoidismo leve.[145]

Os potenciais efeitos adversos do excesso de tratamento com uma dose excessiva de T_4 incluem a perda óssea em mulheres na pós-menopausa, mas não na pré-menopausa.[146,147] E em pacientes idosos, complicações cardíacas, que incluem arritmias cardíacas, insuficiência cardíaca, angina e infarto do miocárdio, podem ocorrer.[88] Ocasionalmente, os pacientes desenvolvem comportamento maníaco com reposição de T_4. Manifestações comportamentais graves de terapia T_4 para hipotireoidismo juvenil são incomuns, mas leves sintomas comportamentais e pior desempenho escolar podem ocorrer em aproximadamente 25% dos pacientes, que representam os casos mais graves, no momento do diagnóstico.[148]

A pobre adesão dos pacientes com a tomada de hormônio tireoidiano leva à falha terapêutica. Alternativas para um regime diário incluem regimes de duas vezes por semana[149] ou uma vez por semana.[150] Esses provavelmente não devem ser usados em pacientes com doença arterial coronariana. Numerosos medicamentos podem ligar-se e interferir com a absorção intestinal de T_4, incluindo hidróxido de alumínio,[151] sulfato de ferro,[152] sucralfato,[153] colestiramina[94] e carbonato de cálcio.[139] A administração de hormônio da tireoide deve ser separada desses medicamentos por algumas horas.

Preparações que contêm hormônio da tireoide T_3 sozinho (p. ex., Cytomel), combinações de T_4 e T_3 (p. ex., Thyrolar) e extrato tireoide desidratado (Armour tireoide) não devem ser utilizadas para o tratamento de hipotireoidismo. Os níveis séricos de T_3 flutuam amplamente devido à curta meia-vida de T_3. Terapia T_3 temporária é indicada em pacientes com câncer de tireoide que foram submetidos a tireoidectomia e aguardam ablação do remanescente tireoidiano para encurtar o período de hipotireoidismo. T_3 pode ser interrompido 2 semanas antes do tratamento com ^{131}I.[154] Além disso, a mudança temporária de T_4 para a terapia com T_3 em indivíduos que serão submetidos a varredura de corpo inteiro com retirada do hormônio também reduz o tempo de hipotireoidismo.

Necessidades de hormônio da tireoide são aumentadas durante a gravidez por uma média de 45%[151] por causa de um aumento mediado pelo estrógeno na TBG, transferência T_4 fetal e aumento da depuração T_4. TSH sérico deve ser obtido em cada trimestre da gravidez. Se a dose T_4 requerer ajuste, TSH deverá ser repetido em 4 semanas com ajuste adicional da dose, se necessário. Após o parto, a dose T_4 pré-gestacional deve ser retomada.[155] Se uma mulher com hipotireoidismo iniciar a terapia com estrogênio oral, tal como acontece com terapia de reposição hormonal, também pode exigir uma dose de hormônio tireoidiano superior,[156] e um nível de TSH deve ser obtido 3 meses após o início de estrogênio para determinar se é necessário um aumento da dose. Aumentos na dose podem ser necessários em pacientes que começam a tomar medicamentos que aumentam o catabolismo de T_4 (p. ex., fenitoína, carbamazepina, fenobarbital, rifampicina) e para aqueles que têm má absorção gastrintestinal ou que desenvolvem síndrome nefrótica.[157] Uma diminuição da dose de hormônio da tireoide pode ser necessária em pacientes idosos[158] e em mulheres com câncer de mama tratados com andrógenos.[159]

COMA MIXEDEMATOSO

Coma mixedematoso, uma emergência tireoidiana, é uma manifestação tardia do hipotireoidismo e caracteriza-se por coma ou pré-coma com manifestações clínicas graves de mixedema. Uma infecção subjacente ou outra causa precipitante do coma mixedematoso geralmente está presente. Pacientes caracteristicamente têm extrema hipotermia, bradicardia, derrames pleurais e de pericárdio, hiponatremia, hipoventilação, acidose respiratória e hipóxia. Convulsões focais ou generalizadas normalmente precedem o coma.

O tratamento é com grandes doses endovenosas de hidrocortisona e T_4. Apesar de a conduta ser geralmente instituída sem confirmação laboratorial, o diagnóstico clínico deve ser determinado antes de grandes doses de T_4 endovenosa serem dadas. O tratamento de suporte inclui entubação e ventilação assistida, aquecimento cauteloso, suporte de pressão arterial e tratamento da infecção. As taxas de mortalidade são de aproximadamente 50% e dependem da gravidade das doenças sobrepostas e doença cardíaca coronária subjacente.

CIRURGIA

Com leve a moderado hipotireoidismo, complicações pós-operatórias são frequentes, mas raramente são graves ou duradouras; e cirurgia necessária não deve ser adiada simplesmente para repor hormônio da tireoide.[160] Isso não é verdade para os pacientes com mixedema grave, que devem receber hormônio tireoidiano pré-operatório, exceto nas emergências cirúrgicas mais urgentes ou com doença isquêmica do coração descompensada.

Em pacientes eutireoidianos, T_4 total tende a diminuir no primeiro dia pós-operatório e, em seguida, normaliza espontaneamente em 7 dias; o mesmo ocorre em pacientes com hipotireoidismo, mas os níveis de T_4 não normalizam até que a suplementação tireoidiana seja realizada.[161] Geralmente é desnecessário aumentar a dose pós-operatória de T_4, e quase nunca é necessário o uso de T_4 parenteral, a menos que o paciente não possa tomar medicamentos por via oral durante várias semanas. Se a terapia parenteral T_4 for necessária, metade da dose de T_4 diária usual é normalmente dada, e atenção é dada ao estado cardíaco do paciente, porque essa terapia pode precipitar arritmias cardíacas, angina e insuficiência cardíaca.

Problemas pulmonares e cardíacos são prevalentes em pacientes idosos com hipotireoidismo. A prevalência de doença arterial coronariana é elevada, mas o diagnóstico é facilmente esquecido, pois os pacientes muitas vezes têm poucos sintomas por causa de sua baixa atividade metabólica ou porque eles não conseguem comunicar os seus sintomas claramente.[103] As efusões pericárdicas são muitas vezes presentes e raramente causam tamponamento. Pacientes com hipotireoidismo grave também respondem mal ao estresse através do desenvolvimento de hipotermia e hipotensão e não desenvolvem taquicardia em resposta à infecção ou hipotensão. Choque responde mal a vasoconstritores.

Pacientes com hipotireoidismo grave frequentemente apresentam obstrução de vias aéreas superiores causada por disfunção muscular orofaríngea e infiltração de tecido com mucopolissacarídeo.[162] Eles podem ter apneia do sono central, insensibilidade a hipóxia e hipercarbia,[163] fraqueza dos músculos respiratórios,[164] mudanças que muitas vezes levam a hipóxia pós-operatória grave e dificuldade no desmame de um ventilador. Esses defeitos são reversíveis com a terapia de reposição de T_4, mas apneia obstrutiva do sono pode ser mais estreitamente relacionada com obesidade e sexo masculino do que o hipotireoidismo.[165]

Um defeito tipo doença de von Willebrand é comum no hipotireoidismo, o que pode conduzir a hemorragias.[166,167] Resolve-se prontamente com infusão de desmopressina, sugerindo que atue através do receptor β-adrenérgico.[89] Isso pode ser útil no tratamento de hemorragia aguda e se resolve de forma permanente com a terapia de T4.[168,169]

QUANDO CONSULTAR UM ENDOCRINOLOGISTA

Embora muitos médicos possam diagnosticar e tratar hipotireoidismo, uma consulta com endocrinologista é recomendada nas seguintes situações:
1. Crianças e bebês
2. Pacientes com dificuldade de chegar e manter eutireoidismo
3. Durante gestação
4. Mulheres planejando conceber
5. Doença cardíaca
6. Na presença de bócio, nódulo ou outra alteração estrutural da tireoide
7. Na presença de doenças endócrinas como desordens hipofisárias e adrenais
8. Com resultados de testes de função tireoidiana incomuns
9. Causas incomuns de hipotireoidismo, como as induzidas por vários agentes químicos.

Para consultar a lista completa de referências, acesse www.expertconsult.com.

LEITURA SUGERIDA

AACE Thyroid Task Force: American Association of Clinical Endocrinologists Medical guidelines for clinical practice for the evaluation and treatment of hyperthyroidism and hypothyroidism. *Endocr Pract* 8(6):457–469, 2002.

Bennedaek FN, Hegedus L: The value of ultrasonography in the diagnosis and follow-up of subacute thyroiditis. *Thyroid* 7:45, 1997.

Brent GA: The molecular basis of thyroid hormone action. *N Engl J Med* 331:847, 1994.

Burch HB, Wartofsky L: Life-threatening thyrotoxicosis: thyroid storm. *Endocrinol Metab Clin North Am* 22:263, 1993.

Clinical practice guidelines for hypothyroidism in adults: cosponsored by the American Association of Clinical Endocrinologists and the American Thyroid Association. Available at www.aace.com/files/hypothyroidism_guidelines.pdf.

Erickson D, Gharib H, Li H, et al: Treatment of patients with toxic multinodular goiter. *Thyroid* 8:277, 1998.

Garber JR, Cobin RH, Gharib H, et al: American Association of Clinical Endocrinologists and American Thyroid Association Taskforce on Hypothyroidism. *Endocr Pract* 18(6):988–1028, 2012.

Klee GG, Hay ID: Biochemical thyroid function testing. *Mayo Clin Proc* 69:469, 1994.

Mazzaferri EL: Thyroid cancer and Graves' disease. *J Clin Endocrinol Metab* 70:826, 1990.

McConahey WM: Hashimoto's thyroiditis. *Med Clin North Am* 56:885, 1972.

Miccoli P, Vitti P, Rago T, et al: Surgical treatment of Graves' disease: subtotal or total thyroidectomy? *Surgery* 120:1020, 1996.

Razack MS, Lore JM, Lippes HA, et al: Total thyroidectomy for Graves' disease. *Head Neck* 19:278, 1997.

Ruf J, Feldt-Rasmussen U, Hegedüs L, et al: Bispecific thyroglobulin and thyroperoxidase autoantibodies in patients with various thyroid and autoimmune diseases. *J Clin Endocrinol Metab* 79:1404, 1994.

Singer PA, Cooper DS, Levy EG, et al: Treatment guidelines for patients with hyperthyroidism and hypothyroidism. *JAMA* 273:808, 1995.

Spencer CA, Wang CC: Thyroid globulin measurement: techniques, clinical benefits and pitfalls. *Endocrinol Metab Clin North Am* 24:841, 1995.

Conduta nas Neoplasias da Tireoide

55

Stephen Y. Lai | Susan J. Mandel | Randal S. Weber

Pontos-chave

- A incidência de câncer da tireoide está aumentando. Embora parte desse aumento possa ser atribuída à melhora na detecção, outros fatores também estão afetando a biologia e a incidência do câncer da tireoide.

- As mulheres são três vezes mais propensas do que os homens a desenvolver câncer da tireoide diferenciado e têm duas vezes mais chances de ter câncer anaplásico da tireoide.

- A exposição à radiação ionizante continua a ser o único fator de risco ambiental bem estabelecido para o câncer da tireoide.

- O mecanismo molecular subjacente ao carcinoma da tireoide não é completamente compreendido, mas parece envolver rearranjos RET ou de ativação do BRAF no carcinoma papilífero da tireoide e está associado com mutações na família RAS no carcinoma folicular da tireoide. As mutações RET são frequentemente identificadas no carcinoma medular da tireoide, e mutações pontuais específicas estão ligadas à agressividade da doença.

- É necessária uma abordagem racional e sistemática para o tratamento de um nódulo da tireoide para classificar a doença como benigna ou maligna de forma adequada.

- A citologia do aspirado por agulha fina tornou-se o procedimento de escolha na avaliação dos nódulos da tireoide. Cada vez mais, a citologia do aspirado por agulha fina está sendo realizada com a orientação de ultrassom para melhorar a precisão diagnóstica e o rendimento.

- O papel da ultrassonografia (US) vem evoluindo na condução do carcinoma da tireoide. A US pode melhorar a detecção precoce de metástases no linfonodo cervical clinicamente ocultas e pode alterar o tratamento cirúrgico. Além disso, a US é útil na avaliação do leito da tireoide e do pescoço em pacientes com histórico de câncer da tireoide que se apresentam com novas massas cervicais ou aumento dos níveis de tireoglobulina.

- A US intraoperatória pode ser útil para a ressecção de lesões não palpáveis, identificadas radiograficamente, dentro do leito da tireoide ou cadeias nodais.

- A dissecção do compartimento central (nível VI) do pescoço deve ser considerada em pacientes com carcinoma papilar da tireoide e suspeita de carcinoma de células de Hürthle. A dissecção lateral do pescoço eletiva não é recomendada.

- A dissecção bilateral do compartimento central do pescoço deve ser realizada em pacientes com carcinoma medular da tireoide. A dissecção lateral do pescoço deve ser considerada, dependendo da massa tumoral.

- Em pacientes com carcinoma da tireoide bem diferenciado e metástases cervicais, uma dissecção sistemática do pescoço deve ser realizada em vez da excisão seletiva do linfonodo cervical ou "catar cerejas".

- As novas abordagens cirúrgicas proporcionam uma melhor cosmese e diminuem o desconforto pós-operatório. Essas técnicas minimamente invasivas usam endoscópicos e instrumentos robóticos para permitir que os cirurgiões tenham uma visualização melhorada das estruturas anatômicas críticas, como os nervos laríngeos superior e recorrente.

- Os pacientes com carcinoma da tireoide exigem um acompanhamento e monitoramento de longo prazo. A extensão desse processamento depende da classificação de risco de cada paciente individual.

As neoplasias da tireoide representam quase 95% de todos os tumores endócrinos, embora sejam relativamente raras e representem cerca de 2,5% de todas as neoplasias malignas. Em 2008, a incidência anual estimada de câncer da tireoide nos Estados Unidos foi de 37.340 casos, e estimava-se que cerca de 1.590 pacientes (4,3%) morreriam de câncer da tireoide.[1] A incidência de câncer da tireoide vem aumentando ao longo das últimas duas décadas (Fig. 55-1), e o câncer da tireoide teve o aumento mais rápido da incidência dentre todos os principais tipos de câncer nos Estados Unidos (~ aumento de 4% ao ano).[2] O aumento da

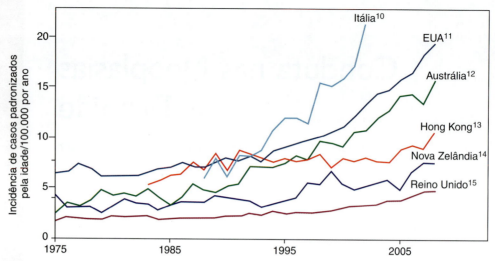

FIGURA 55-1. Incidência elevada de câncer na tireoide em mulheres. (Modificado de McLeod DS, Sawka AM, Cooper DS. Controversies in primary treatment of low-risk papillary thyroid cancer. *Lancet* 2013;381:1046).

incidência é quase totalmente atribuível ao câncer papilífero da tireoide.[3] Apesar de algumas evidências sugerirem que a detecção melhorada contribuiu significativamente para o aumento da incidência, foram detectadas taxas maiores de cânceres papilíferos da tireoide agressivos.[4,5] Além disso, após um período de estabilidade, a mortalidade específica por câncer da tireoide tem aumentado durante os últimos 10 a 15 anos.[3]

Embora o câncer da tireoide seja raro, a incidência de nódulos de tireoide é significativamente maior e afeta cerca de 4 a 7% da população dos Estados Unidos.[6] Embora a maioria desses nódulos seja benigna, o desafio é identificar os 5% ou mais de pacientes com uma lesão maligna. Um subgrupo de cânceres da tireoide é particularmente agressivo e tem o potencial devastador para a morbidade. Atualmente, não há indicadores confiáveis disponíveis para determinar quais pacientes desenvolverão a doença agressiva ou recorrente, apesar de as categorias de risco com base em critérios clínicos e patológicos produzirem uma informação prognóstica importante.

A maioria dos carcinomas da tireoide são tumores bem diferenciados com origem nas células foliculares.[7,8] Essas lesões são histologicamente definidas como um carcinoma papilífero, carcinoma folicular e carcinoma de células de Hürthle. Uma pesquisa de 53.856 pacientes descreveu a incidência global de câncer da tireoide, nos Estados Unidos.[8] Nesse relatório, cerca de 79% dos casos eram carcinomas papilíferos, 13% eram carcinomas foliculares e cerca de 3% eram carcinoma de células de Hürthle. Uma pequena proporção de pacientes com essas lesões (6%) tem um histórico familiar de câncer da tireoide. O carcinoma medular da tireoide (CMT), que surge a partir de células C parafoliculares, é responsável por cerca de 4% dos carcinomas da tireoide. Aproximadamente 30% dos pacientes com essas lesões têm uma forte contribuição genética. Os carcinomas anaplásicos, o linfoma e a doença metastática constituem uma pequena porção das neoplasias da tireoide.

A apresentação mais comum de um câncer da tireoide é o desenvolvimento de massa ou nódulo da tireoide. A avaliação da lesão requer um histórico cuidadoso, exame físico, citologia por citologia aspirativa com agulha fina (CAAF) e talvez estudos de imagem. Com o diagnóstico e o tratamento corretos, a maioria dos pacientes com carcinomas bem diferenciados da tireoide tem um excelente prognóstico. A taxa de mortalidade específica da doença de 10 anos é inferior a 7% para o câncer da tireoide papilífero e menos de 15% para o carcinoma folicular.[8-11] As controvérsias quanto ao tratamento dos carcinomas da tireoide e a extensão da tireoidectomia a ser realizada surgem por causa da evolução indolente da maioria dos cânceres da tireoide. Tem sido difícil avaliar as intervenções para o câncer da tireoide por causa do longo tempo de acompanhamento e do grande número de pacientes necessários para determinar as diferenças na sobrevida. A morbidade que pode acompanhar qualquer intervenção agressiva precisa ser equilibrada com o prognóstico, geralmente bom, dos pacientes com câncer da tireoide. As sociedades profissionais e outros grupos têm estabelecido diretrizes clínicas baseadas em evidências para o tratamento do câncer da tireoide, mas esses esforços evidenciam a falta geral de dados de ensaios clínicos de qualidade nos quais deveriam se basear as recomendações de tratamento.

Este capítulo começa com uma revisão da anatomia cirúrgica e da embriologia da glândula tireoide. Após um breve panorama da atual compreensão dos mecanismos patogênicos que levam ao câncer da tireoide, os fatores de risco e o estadiamento dos carcinomas da tireoide são revistos. Um algoritmo para a avaliação de um nódulo da tireoide é apresentado e as ferramentas de diagnóstico disponíveis, incluindo o papel crescente do exame ultrassonográfico na avaliação da tireoide e do pescoço, são revisadas. Uma revisão das diferentes formas de câncer da tireoide que variam de carcinomas bem diferenciados a anaplásicos e outras doenças malignas menos comuns é seguida por uma discussão do tratamento cirúrgico e do tratamento adjuvante pós-operatório.

ANATOMIA CIRÚRGICA E EMBRIOLOGIA

O primórdio da tireoide medial deriva do divertículo ventral da endoderme a partir da primeira e segunda bolsas faríngeas no forame cego.[12,13] O divertículo desce a partir da base da língua até sua posição pré-traqueal adulta através de um caminho anterior à linha média com o coração primitivo e os grandes vasos durante a 4ª a 7ª semanas de gestação. A porção proximal dessa estrutura se retrai e se degenera em um talo fibroso e sólido; a persistência desse aparelho pode levar ao desenvolvimento de um cisto do ducto tireoglosso com quantidades variáveis de tecido da tireoide associado. Os primórdios laterais da tireoide surgem a partir da quarta e quinta bolsas faríngeas e descem para se juntar ao componente central. As células C parafoliculares surgem a partir da crista neural da quarta bolsa faríngea como corpos ultimobranquiais e se infiltram na porção superior dos lóbulos da tireoide.[14] Devido à fusão previsível dos corpos ultimobranquiais com o primórdio da tireoide medial, as células C ficam restritas a uma zona profunda dentro do terço médio ao terço superior dos lobos laterais.[15]

A glândula tireoide é composta por dois lobos laterais ligados por um istmo central que pesa 15 a 25 g nos adultos. Um lobo da

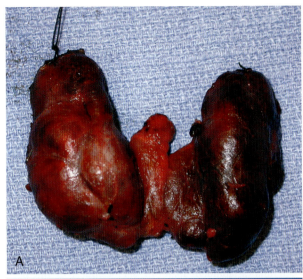
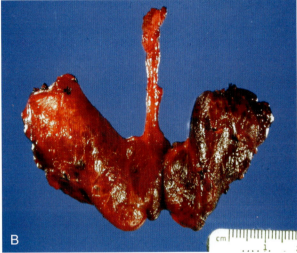

FIGURA 55-2. A e B, Um lobo piramidal da glândula tireoide pode ocasionalmente se originar a partir do istmo. Essa porção da glândula tireoide pode ter um tamanho bastante variável e deve ser cuidadosamente identificada e removida com o espécime cirúrgico. (**B**, de Lai SY, Weber RS. Thyroid cancer. In Ensley JF, Gutkind JS, Jacobs JR, et al, eds: *Head and neck cancer: emerging perspectives.* San Diego: Academic Press; 2002:419.)

tireoide mede geralmente cerca de 4 cm de altura, 1,5 cm de largura e 2 cm de profundidade. O polo superior fica posterior ao músculo esternotireoideo e lateral ao músculo constritor inferior e à lâmina posterior da tireoide. O polo inferior pode se estender até o nível do sexto anel traqueal. Aproximadamente 40% dos pacientes têm um lobo piramidal que surge a partir de qualquer lobo ou do istmo da linha média e se estende superiormente (Fig. 55-2).

A tireoide é envolta por camadas da fáscia cervical profunda no pescoço anterior. A verdadeira cápsula tireoide é bem aderente à glândula tireoide e continua em direção ao parênquima formando septos fibrosos que separam o parênquima em lóbulos. A cápsula cirúrgica é uma camada fina de tecido, semelhante a um filme, que se encontra sobre a verdadeira cápsula da tireoide. Posteriormente, a camada média da fáscia cervical profunda se condensa para formar o ligamento suspensor posterior, ou ligamento de Berry, que liga os lobos da tireoide à cartilagem cricoide e aos dois primeiros anéis traqueais.

O fornecimento de sangue que chega e que sai da glândula tireoide envolve dois pares de artérias, três pares de veias e um sistema de ligação denso de vasos no interior da cápsula da tireoide. A artéria tireoidiana inferior surge como um ramo do tronco tireocervical (Fig. 55-3). Esse vaso se estende ao longo do músculo escaleno anterior e cruza por baixo do eixo longo (longitudinal) da artéria carótida comum para entrar na porção inferior do lobo da tireoide. Embora sua relação seja variável, a artéria tireoidiana inferior se encontra anterior ao nervo laríngeo recorrente (NLR) em aproximadamente 70% dos pacientes.[16] A artéria tireoidiana inferior também é o fornecimento de sangue primário para as glândulas paratireoides.

A artéria tireoidiana superior é um ramo da artéria carótida externa e corre ao longo do músculo constritor inferior em conjunto com a veia tireoidiana superior abastecendo o polo superior da tireoide. Esse vaso se encontra posterolateralmente ao ramo externo do nervo laríngeo superior (NLS), já que o nervo corre através da fáscia que recobre o músculo cricotireoideo. Cuidados

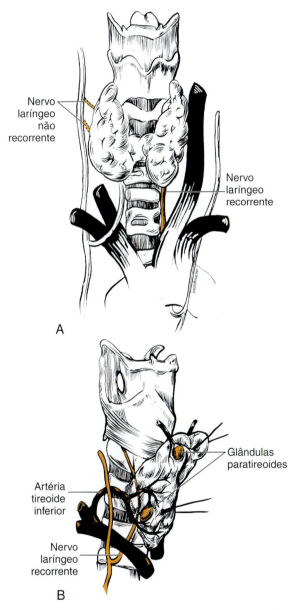

FIGURA 55-3. A e B, A glândula tireoide está intimamente associada com várias estruturas adjacentes importantes. Na visão lateral, a glândula foi mobilizada medialmente para mostrar o nervo laríngeo recorrente e sua estreita relação com a artéria tireoide inferior. Essa relação pode variar entre os lados dentro de um paciente. Os potenciais caminhos do nervo laríngeo não recorrente são indicados. (DeLai SY, Weber RS. Thyroid cancer. In Ensley JF, Gutkind JS, Jacobs JR, et al, eds: *Head and neck cancer: emerging perspectives.* San Diego: Academic Press; 2002:420.)

devem ser tomados para ligar esse vaso sem danificar o NLS. Ocasionalmente, a artéria tireóidea ima pode surgir a partir da artéria inominada, artéria carótida ou arco aórtico e pode suprir a glândula tireoide perto da linha média.[16] Muitas veias dentro da cápsula da tireoide drenam para as veias tireoides superior, média e inferior, que levam às veias jugulares interna ou inominada. A veia tireoide média não apresenta um complemento arterial, e a divisão desse vaso permite a rotação adequada do lobo tireoidiano para identificar o NLR e as glândulas paratireoides.

O NLR fornece um suprimento motor para a laringe e uma certa função sensorial para a traqueia superior e para a área subglótica. A conduta cuidadosa dos carcinomas da tireoide requer um conhecimento profundo do curso do NLR (Fig. 55-3). Durante o desenvolvimento, os nervos laríngeos inferiores derivam do sexto arco branquial e se originam dos nervos vagos sob o sexto arco aórtico. O NLR é arrastado caudalmente pelos arcos mais baixos e persistentes da aorta. No lado direito, o nervo recorre em torno do quarto arco (artéria subclávia), e, no lado esquerdo, o nervo recorre em volta do sexto arco (ligamento arterioso).

O NLR direito deixa o nervo vago, na base do pescoço, faz uma volta em torno da artéria subclávia direita e retorna profundamente à artéria inominada de volta para o leito da tireoide aproximadamente 2 cm da lateral da traqueia. O nervo entra na laringe entre o arco da cartilagem cricoidea e o corno inferior da cartilagem tireoide. O NLR esquerdo deixa o vago no nível do arco aórtico e circula em torno do arco lateralmente ao ducto arterioso obliterado. O nervo retorna ao pescoço posteriormente à bainha carotídea e passa perto do sulco traqueoesofágico ao longo de um caminho mais medial do que o NLR direito. O nervo cruza profundamente a artéria tireoidiana inferior, aproximadamente 70% das vezes e frequentemente se ramifica acima do nível da artéria tireoidiana inferior antes da entrada na laringe.[17] O NLR corre abaixo das fibras inferiores do constritor inferior e atrás da articulação cricotireoidea para entrar na laringe. Raramente, um nervo laríngeo "não recorrente" pode ocorrer no lado direito e entrar a partir de um caminho mais lateral (Fig. 55-4, C; Fig. 55-3).[18] Normalmente, uma artéria subclávia aberrante retroesofágica (artéria lusória) ou outra malformação congênita dos anéis vasculares está presente.

O NLS surge debaixo do gânglio nodoso da porção superior do nervo vago e desce medialmente à bainha carotídea, dividindo-se em ramo interno e externo, cerca de 2 cm acima do polo superior da tireoide.[19] O ramo interno passa medialmente e entra através da membrana tíreo-hióidea posterior para fornecer sensibilidade à supraglote. O ramo externo se estende medialmente ao longo do músculo constritor inferior para entrar no músculo cricotireóideo. Ao longo de seu curso, o nervo viaja com a artéria e veia tireoideas superiores. O nervo normalmente diverge do pedículo vascular superior da tireoide a cerca de 1 cm do polo superior da tireoide.

O manejo adequado das glândulas paratireoides durante a cirurgia de tireoide é crucial para evitar hipoparatireoidismo. As glândulas paratireoides superiores são derivadas a partir da quarta bolsa faríngea, ao passo que os homólogos inferiores se originam a partir da terceira bolsa faríngea. As glândulas paratireoides são glândulas cor de caramelo que pesam de 30 a 70 mg. A distinção sutil das colorações bege e amarelo permite a diferenciação com o tecido adiposo adjacente, embora, com trauma, as glândulas possam assumir uma cor de mogno. As quatro glândulas paratireoides existem em 80% dos pacientes, e pelo menos 10% dos pacientes têm mais de quatro glândulas.[20] As glândulas estão situadas na superfície inferior da glândula tireoide em locais previsíveis. As glândulas superiores estão localizadas no nível da cartilagem cricoide, geralmente medialmente à intersecção do NLR e da artéria tireoidea inferior.[20] As glândulas inferiores apresentam uma variabilidade maior na sua localização do que os seus homólogos superiores. Essas glândulas podem estar sobre a superfície lateral ou posterior do polo inferior. Em muitos pacientes, a posição das glândulas paratireoides de um lado é semelhante ao outro lado e deve ser um guia útil.

BASE MOLECULAR DAS NEOPLASIAS DA GLÂNDULA TIREOIDE

Numerosas anormalidades genéticas e moleculares têm sido descritas nas neoplasias da tireoide, e as alterações genéticas específicas do carcinoma da tireoide estão resumidas na Tabela 55-1. Semelhantemente a outros tipos de câncer de cabeça e pescoço, um acúmulo de alterações genéticas parece ser necessário para a progressão do carcinoma da tireoide. Os eventos moleculares específicos e sua ordem continuam a ser definidos, e o esforço de sequenciamento do genoma pelo *Cancer Genome Atlas* do câncer papilífero da tireoide deve ser bastante informativo.

As alterações observadas no desenvolvimento dos carcinomas da tireoide incluem mudanças no teor total de DNA celular. A perda de cromossomos, ou aneuploidia, foi observada em 10% de todos os carcinomas papilíferos, mas está presente em 25 a 50% de todos os pacientes que morrem como resultado dessas

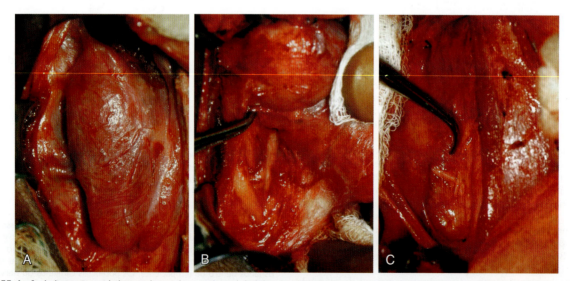

FIGURA 55-4. A, A dissecção cuidadosa ao longo da parte lateral do lobo tireoidiano permite a mobilização da glândula medialmente. A(s) veia(s) média(s) da tireoide deve(m) ser cuidadosamente identificada(s) e ligada(s). **B,** O trajeto do nervo laríngeo recorrente ao longo do sulco traqueoesofágico é mostrado no intraoperatório. **C,** O curso lateral de um nervo laríngeo não recorrente foi revelado no intraoperatório.

TABELA 55-1. Incidência de Alterações Genéticas Específicas Associadas com o Carcinoma Tireoide

Alterações Genéticas	CTP	CTF	CTPD	CTA	CTM
Rearranjo de *RET*	20%		Rara		
Rearranjo de *NTRK1*	5 a 13%				
Mutação *RET*					Esporádica 30 a 50% NEM-2 95%
Mutação *BRAF*	45%		15%	44%	
Mutação *RAS*	10%	40 a 50%	44%	20 a 60%	
Mutação PIK3CA	Rara	Rara	Rara	20%	
Rearranjo de *PPARG*		35%	Rara		
TP53	Rara	Rara	15 a 30%	60 a 80%	Rara

CTA, carcinoma da tireoide anaplásico; CTF, câncer da tireoide folicular; NEM-2, neoplasia endócrina múltipla-2; CMT, carcinoma medular da tireoide; CTPD, carcinoma da tireoide pouco diferenciado; CTP, carcinoma da tireoide papilífero.

lesões.[21] Do mesmo modo, o desenvolvimento de adenomas foliculares está associado com uma perda do braço curto do cromossoma 11 (11p), e uma transição para o carcinoma folicular parece envolver deleções de 3p, 7q e 22q.[22,23] A perda de heterozigose que envolve várias regiões cromossômicas é muito mais prevalente em adenomas e carcinomas foliculares do que em carcinomas papilíferos.[24]

Vários oncogenes, genes alterados que contribuem para o desenvolvimento do tumor, têm sido identificados na progressão precoce do tumor da tireoide. Mutações no receptor do hormônio estimulante da tireoide (TSH) e mutações na proteína G são encontradas nos adenomas da tireoide hiperfuncionantes.[25] Essas alterações podem levar à ativação constitutiva de vias de sinalização celulares, tais como o sistema da adenilato-ciclase-proteína quinase A. As mutações pontuais na proteína-G Ras encontradas nos adenomas da tireoide e no bócio multinodular são consideradas como mutações iniciais da progressão tumoral.[26] As mutações somáticas em Ras estão associadas com os adenomas foliculares e, em menor medida, com os carcinomas foliculares. A ativação resultante da via de transdução de sinal da fosfatidilinositol 3'-quinase (PI3K) e de AKT, uma quinase serina/treonina relacionada com a PI3K, também parece ser específica para o carcinoma folicular da tireoide (CFT).[27]

Outras alterações genéticas também têm sido associadas com certos tipos de carcinoma da tireoide. As mutações dentro da via da proteína quinase ativada por mitógeno estão envolvidas na transformação maligna do câncer papilífero da tireoide (CPT). Além disso, os rearranjos ou a ativação de proto-oncogenes *RET* ou *BRAF*, que também podem ativar a proteína quinase ativada por mitógeno, são frequentemente encontradas no CPT.[28] Os rearranjos genéticos que envolvem o receptor de tropomiosina quinase A (TRKA) e o gene conhecido como *receptor neurotrófico da tirosina quinase do tipo 1* (*NTRK1*), um receptor para o fator de crescimento do nervo, estão associados com os CPTs. Esses rearranjos com sequências heterólogas geram oncogenes *NTRK1* que ativam constitutivamente o domínio de tirosina-quinase. As mutações no fator de crescimento hepático/*MET* têm sido associadas ao CPT e ao carcinoma da tireoide pouco diferenciado (CTPD). Outros fatores de crescimento, tais como os fatores de crescimento de fibroblastos, o fator de crescimento epidérmico e o fator de crescimento endotelial vascular e seus receptores cognatos, podem ter uma expressão aumentada nos tumores da tireoide e podem contribuir para a progressão do tumor. A mutação pontual de transversão T1799A resulta na proteína mutante BRAF-V600E, que é uma forma constitutivamente ativa dessa quinase serina/treonina.[29] A BRAF-V600E está presente em aproximadamente 45% dos CPTs e está fortemente associada com os resultados clínico-patológicos desfavoráveis, incluindo características patológicas agressivas, aumento de reincidência, perda da avidez por iodo radioativo e falhas no tratamento.[30,31]

Diferentes tipos de galectina, uma proteína de ligação a carboidratos, parecem ser diferencialmente expressos nos carcinomas papilares e anaplásicos e podem ser úteis na distinção das lesões benignas e malignas da tireoide.[32,33] Na doença de Cowden (bócio familiar e hamartomas de pele), foram identificadas mutações inativadoras do gene homólogo da fosfatase e da tensina (*PTEN*).[34] O PTEN pode inibir a fosforilação e a atividade de quinase de AKT1, o que leva ao desenvolvimento de adenomas e carcinomas foliculares.[27] O rearranjo do PAX8/PPARγ 1 (receptor ativado pelo proliferador de peroxissomos) parece ser exclusivo do CFT.[35] O PAX8 é expresso em níveis elevados durante o desenvolvimento da tireoide, e o produto do gene PAX/PPARγ γ 1 parece funcionar como um dominante negativo que bloqueia a ativação de tipo selvagem de PPAR γ γ 1. As mutações no gene supressor de tumor *TP53*, um regulador transcricional, parecem estar envolvidas nos carcinomas insulares da tireoide e na progressão do carcinoma papilífero da tireoide para anaplásico (CTA).[36,37] O CTPD tem um prognóstico pior do que o carcinoma da tireoide bem diferenciado (CTBD) e possui características genéticas entre o CTBD e o CTA.

O papel das mutações do oncogene *RET* no desenvolvimento do CPT e do CMT tem sido extensivamente estudado.[38] Localizado no cromossoma 10, o *RET* codifica para um receptor transmembranar tirosina quinase (TRK) que se liga ao fator neurotrófico derivado da linhagem celular da glia. Durante a embriogênese, a proteína *RET* é normalmente expressa nos sistemas nervoso e excretor. Anormalidades na expressão de *RET* resultam em defeitos de desenvolvimento que incluem a perturbação do sistema nervoso entérico (doença de Hirschsprung). Presumivelmente, as mutações do gene *RET* resultam na ativação das vias de sinalização Ras/JNK/ERK1/2, o que gera uma maior instabilidade genômica, e no impedimento da entrada na via apoptótica.[39]

O CMT e o feocromocitoma surgem a partir de células da crista neural que contêm mutações pontuais em *RET*. Essas mutações pontuais têm sido bem documentadas em pacientes com CMT familiar e neoplasia endócrina múltipla (NEM) tipos 2A e 2B.[40,41] A agressividade do CMT que se desenvolve está ligada à mutação *RET* específica identificada.[42] As mutações somáticas de *RET* também são encontradas em cerca de 25% dos CMTs esporádicos. Muitas dessas são idênticas à mutação do códon 918 como uma mutação da linhagem germinativa na NEM-2B, embora outros códons estejam mais raramente envolvidos.[43]

Os rearranjos do gene *RET* por fusão com outros genes também criam oncogenes transformantes. Embora mais de 10 rearranjos tenham sido descritos, três proteínas oncogênicas – RET/PTC1, RET/PTC2 e RET/PTC3 – são responsáveis pela maioria dos rearranjos encontrados nos CPTs e são mais frequentemente associadas com o carcinoma da tireoide na infância.[44] No entanto, nem todos os pacientes com carcinomas papilares expressam um gene RET/PTC.[45] As diferenças geográficas são marcantes, e o

908 PARTE V | CIRURGIA DE CABEÇA E PESCOÇO E ONCOLOGIA

rearranjo de genes está fortemente associado com a exposição à radiação. Após o desastre nuclear de Chernobyl, 66% dos CPTs retirados de pacientes afetados tiveram rearranjos RET/PTC1 ou RET/PTC3.[46] O rearranjo RET/PTC3 está mais comumente associado com uma variante folicular "sólida" do CPT, enquanto o RET/PTC1 está associado mais frequentemente com as variantes esclerosantes clássicas ou difusas.[47,48]

DIAGNÓSTICO MOLECULAR E TERAPIAS DIRECIONADAS

O aumento da compreensão das alterações genéticas subjacentes associadas aos diferentes subtipos de carcinoma da tireoide tem conduzido ao desenvolvimento de ensaios de diagnóstico e de prognóstico. Os marcadores moleculares que incluem a galectina-3, a citoqueratina e BRAF foram avaliados e podem melhorar a acurácia diagnóstica para pacientes com nódulos tireoidianos indeterminados.[49] A utilização combinada de marcadores genéticos em um classificador por expressão gênica foi validada em um estudo multicêntrico prospectivo.[50] Além disso, a mutação BRAF-V600E poderá auxiliar na estratificação do risco e pode definir o tratamento de pacientes com CPT.[51] Embora esses testes estejam se tornando disponíveis comercialmente, a adoção clínica generalizada depende de uma validação adicional.

As terapias-alvo têm focado nas vias conhecidas de sinalização oncogênica, nos moduladores de crescimento ou de apoptose e nos inibidores da angiogênese. Alguns estudos de Fase II demonstraram a eficácia promissora das novas pequenas moléculas inibidoras de proteína quinase.[52,53,54] Atualmente, o cabozantinibe (alvos cMET e VEGFR2) e o vandetanibe (alvos VEGFR, EGFR e RET) são os únicos agentes cujas indicações foram aprovadas pelo Food and Drug Administration (FDA) para o tratamento de câncer da tireoide, especificamente o CMT avançado. Esforços contínuos levam ao direcionamento da doença baseado na genética e à restauração da avidez por iodo radioativo.

FATORES DE RISCO E ETIOLOGIA

Embora os eventos moleculares específicos relacionados com o desenvolvimento dos carcinomas da tireoide permaneçam incompletamente definidos, vários fatores do paciente e ambientais têm sido examinados de perto. As mulheres são três vezes mais propensas do que os homens de desenvolver câncer da tireoide diferenciado e duas vezes mais propensas a ter um CTA. A idade média no momento do diagnóstico é de 47 anos, com um pico nas mulheres entre 45 e 49 anos e nos homens entre 65 e 69 anos.[2] Estudos epidemiológicos não mostraram uma clara associação entre o iodo da dieta e os carcinomas da tireoide.[55] Além disso, não parece haver uma simples relação entre o bócio benigno e o CTBD. Embora o CPT não esteja associado com o bócio, os carcinomas folicular e anaplásico ocorrem mais comumente em áreas de bócio endêmico. Além disso, dois fatores de risco particularmente importantes – a exposição à radiação e um histórico familiar de câncer da tireoide – têm sido estudados extensivamente.

A exposição à radiação ionizante aumenta o risco do paciente para o desenvolvimento do carcinoma da tireoide.[56,57] A exposição à radiação ionizante é o único fator de risco ambiental estabelecido para o câncer da tireoide.[58] Tratamentos com baixas doses de radiação ionizante (<2.000 cGy) foram utilizados no tratamento do timo aumentado para evitar a morte súbita do berço, hipertrofia das amígdalas e adenoides, acne vulgaris, hemangioma, tineas, escrofulose e outras condições. O risco aumenta linearmente de 6,5 a 2.000 cGy e tem, tipicamente, um período de latência que dura de 10 a 30 anos. Apesar de doses mais elevadas de radiação ionizante tipicamente levarem à destruição do tecido da tireoide, os pacientes com doença de Hodgkin que recebem 4.000 cGy também têm uma maior incidência de câncer da tireoide. Nódulos palpáveis da tireoide podem estar presentes em 17% a 30% dos pacientes expostos à radiação ionizante.[59] Um paciente com histórico de exposição à radiação que se apresenta com um nódulo de tireoide tem 50% de chance de ter um tumor maligno.[60] Desses pacientes com câncer da tireoide, 60% têm câncer dentro do nódulo, e os 40% restantes têm câncer em outra área da tireoide. O carcinoma da tireoide tende a ser papilífero e frequentemente é multifocal, e o risco de metástases cervicais também é maior.

Da mesma forma, os pacientes expostos a radiações provenientes de armas e acidentes nucleares têm uma maior incidência de câncer da tireoide. As crianças próximas à instalação nuclear de Chernobyl tiveram um aumento de sessenta vezes no carcinoma da tireoide após o acidente nuclear em 1986.[61] A maioria dessas crianças era bebê na época do acidente, e muitos desses casos se desenvolveram sem o período de latência típico. A glândula tireoide parece ser particularmente vulnerável à radiação ionizante em crianças e ainda é relativamente insensível em adultos. No estudo da vida útil dos sobreviventes da bomba atômica em Hiroshima e Nagasaki, o risco de câncer da tireoide foi associado com a idade do paciente no momento dos bombardeios.[62] O risco era maior para os indivíduos com idade inferior a 10 anos, e nenhum aumento da incidência de câncer da tireoide foi observado em indivíduos com mais de 20 anos no momento da exposição.

Finalmente, as contribuições familiares e genéticas precisam ser completamente avaliadas. Um paciente com um histórico familiar de carcinoma da tireoide pode exigir testes de diagnóstico específicos. Cerca de 6% dos pacientes com câncer papilífero da tireoide têm doença familiar. O CPT ocorre com maior frequência em certas famílias com câncer de mama, ovário, de rins ou neoplasias do sistema nervoso central.[63] A síndrome de Gardner (polipose colônica familiar) e a doença de Cowden estão associadas com carcinomas da tireoide bem diferenciados. Os pacientes com histórico familiar de CMT, NEM-2A ou NEM-2B necessitam de uma avaliação para a mutação pontual em RET.

ESTADIAMENTO E CLASSIFICAÇÃO DO TUMOR

Inúmeros sistemas de estadiamento e classificação foram concebidos para estratificar os pacientes com carcinomas da tireoide. Essas classificações têm identificado características-chave específicas ao paciente e ao tumor que predizem o desfecho do paciente. O agrupamento de risco tem sido utilizado para focar o tratamento agressivo em pacientes de alto risco e para evitar o tratamento excessivo e suas complicações potenciais em pacientes de baixo risco de recorrência do tumor ou morte relacionada ao tumor.

CLASSIFICAÇÃO TUMOR-NÓDULO-METÁSTASE

O American Joint Comission on Cancer (AJCC) e a Union Internationale Contre le Cancer (UICC) adotaram um sistema de classificação tumor-linfonodo-metástase (TNM) (Tabela 55-2). Nesse sistema, a idade do paciente no momento da apresentação influencia o estadiamento clínico de um carcinoma da tireoide. Dos pacientes com doença em estádio I, 82% tiveram uma sobrevida de quase 100% por 20 anos, enquanto 5% dos pacientes com doença em estádio IV experimentaram uma sobrevida de apenas 25% em 5 anos.[64]

AMES

No sistema AMES (do inglês Age, distant Metastasis, tumor Extent, tumor Size), a idade do paciente, a presença de metástases, a extensão da invasão do tumor e o tamanho do tumor foram usados para estratificar os pacientes em grupos de baixo risco e de alto risco (Tabela 55-3). Os pacientes de baixo risco eram jovens (homens, <41 anos; mulheres, <51 anos) sem metástases distantes e todos os pacientes mais velhos, sem carcinoma papilífero extratireoidiano, sem grande invasão da cápsula do tumor pelo carcinoma folicular ou com um tumor primário inferior a 5 cm de

55 | CONDUTA NAS NEOPLASIAS DA TIREOIDE

TABELA 55-1. Estadiamento de Tumores/Linfonodos/Metástases do Câncer da Tireoide

Estádio	Descrição	
Tumor Primário (T)		
TX	O tumor primário não pode ser avaliado	
T0	Nenhuma evidência de tumor primário	
T1	Tumor ≤2 cm na sua maior dimensão, limitado à tireoide	
T1a	Tumor ≤1 cm na sua maior dimensão, limitado à tireoide	
T1b	Tumor >1 cm e ≤2 cm na sua maior dimensão, limitado à tireoide	
T2	Tumor >2 cm e ≤4 cm na sua maior dimensão, limitado à tireoide	
T3	Tumor >4 cm na sua maior dimensão, limitado à tireoide *ou* qualquer tumor com extensão extratireoidiana mínima (p. ex., extensão para o músculo esternotireóideo ou os tecidos moles peritireoidianos)	
T4a	Doença moderadamente avançada Tumor de qualquer tamanho que se estende além da cápsula da tireoide para invadir tecidos moles subcutâneos, laringe, traqueia, esôfago ou nervo laríngeo recorrente	
T4b	Doença muito avançada O tumor invade a fáscia vertebral ou envolve a carótida ou os vasos mediastínicos	
T4a	Carcinoma anaplásico intratireoidiano* – cirurgicamente removível	
T4b	Carcinoma anaplásico extratireoidiano* – cirurgicamente não removível	
Linfonodos Regionais (N)		
NX	Os linfonodos regionais não podem ser avaliados	
N0	Sem metástases nos linfonodos regionais	
N1	Metástases nos linfonodos regionais	
N1a	Metástases para o nível VI (Linfonodos pré-traqueal, paratraqueal e pré-laríngeo/de Delphiano)	
N1b	Metástases para os linfonodos mediastínicos superiores ou retrofaríngeos ou cervicais (nível I ao V) unilaterais, bilaterais ou contralaterais	
Metástase distante (M)		
MX	Metástases distantes não podem ser avaliadas	
M0	Sem metástases distantes	
M1	Metástases distantes	
Agrupamento	**Idade < 45 anos**	**Idade ≥ 45 anos**
Papilar/Folicular		
Estádio I	Qualquer T, qualquer N M0	T1 N0 M0
Estádio II	Qualquer T, qualquer N M1	T2 N0 M0
Estádio III		T3 N0 M0 T1 a T3 N1a M0
Estádio IVA		T4a N0 M0 T4a N1a M0 T1 a T4a N1b M0
Estádio IVB		T4b, qualquer N M0
Estádio IVC		Qualquer T, qualquer N M1
Medular		
Estádio I	T1 N0 M0	
Estádio II	T2 N0 M0 T3 N0 M0	
Estádio III	T1 a T3 N1a M0	
Estádio IVA	T4a N0 M0 T4a N1a M0 T1 a T4a N1b M0	
Estádio IVB	T4b, qualquer N M0	
Estádio IVC	Qualquer T, qualquer N M1	
Anaplásico		
Estádio IVA	T4a, qualquer N M0	
Estádio IVB	T4b, qualquer N M0	
Estádio IVC	Qualquer T, qualquer N M1	

De American Joint Committee on Cancer. *AJCC cancer staging manual*, ed 7. New York: Springer; 2010.
*Todos os carcinomas anaplásicos são considerados tumores T4.

PARTE V | CIRURGIA DE CABEÇA E PESCOÇO E ONCOLOGIA

TABELA 55-3. Fatores Usados nos Sistemas de Classificação Prognóstica

	TNM	AMES	AGES	MACIS
Fatores do Paciente				
Idade	x	x	x	x
Gênero	x	x		
Fatores Tumorais				
Tamanho	x	x	x	x
Grau histológico		x		
Tipo histológico	x	x	*	*
Extravasamento extratireoidiano	x	x	x	x
Metástase dos linfonodos	x			
Metástases à distância	x	x	x	x
Ressecção incompleta				x

* Classificações AGES/MACIS somente para o carcinoma papilar
AGES (*do inglês, age, extent e size*), idade do diagnóstico, grau do tumor histológico, extensão da doença na apresentação e tamanho do tumor; AMES (*do inglês, age, metastasis, extent e size*), idade do paciente, metástases, extensão da invasão e tamanho do tumor; MACIS (*do inglês, metastasis, age, completeness, invasion e size*), metástases, idade do diagnóstico, grau de ressecção cirúrgica, invasão extratireoidiana e tamanho do tumor; TNM, tumor-linfonodo-metástase

diâmetro. Em uma revisão de 310 pacientes, de 1961 a 1980, os pacientes de baixo risco (89%) tiveram uma mortalidade de 1,8% em comparação com pacientes de alto risco (11%), que tiveram uma taxa de mortalidade de 46%. A recorrência em pacientes de baixo risco foi de 5%, e em pacientes de alto risco foi de 55%.[65] No sistema DAMES, o conteúdo em DNA nuclear foi adicionado para melhorar a estratificação do risco para o CPT.[66]

AGES E MACIS

No sistema AGES (do inglês *Age, histologic tumor Grade, tumor Extent, tumor Size*) original, a idade ao diagnóstico, o grau histológico do tumor, a extensão da doença na apresentação e o tamanho do tumor foram utilizados para calcular um escore prognóstico.[67] Por ser infrequente o uso de graduação tumoral, uma modificação mais recente do sistema eliminou o grau histológico do tumor e incorporou a metástase e a extensão da ressecção. O sistema MACIS (do inglês *Metastasis, Age, Completeness of surgical ressection, extrathyroid Invasion, tumor Size*) considera as metástases, a idade no momento do diagnóstico, a integralidade da ressecção cirúrgica, a invasão extratireoidiana e o tamanho do tumor.[68] O escore MACIS é calculado como descrito a seguir:

3,1 (idade do paciente < 40 anos) ou 0,08 x idade (idade do paciente ≥ 40 anos) + 0,3 x tamanho do tumor (em cm) + 1 (se houver extensão extratireoidiana) + 1 (se a ressecção for incompleta + 3 (se houver metástases distantes)

Os pacientes foram estratificados por seus escores de prognóstico em quatro grupos com diferenças estatisticamente significativas na mortalidade específica da doença em 20 anos.

Outros sistemas de classificação de risco com critérios diagnósticos semelhantes foram descritos.[69-71] Apesar de numerosos sistemas de pontuação prognósticos multivariados terem sido desenvolvidos, nenhum é universalmente aceito. Além disso, nenhuma dessas classificações demonstrou uma superioridade clara, e a aplicação desses sistemas a uma única população mostrou resultados incompatíveis em comparação com os estudos originais.[71,72] Esses sistemas não se aplicam aos pacientes com carcinomas da tireoide pouco diferenciados e mais agressivos.

No entanto, algumas conclusões gerais podem ser tiradas a partir desses estudos a respeito do prognóstico de pacientes com carcinomas da tireoide bem diferenciados. O baixo risco de recorrência do tumor e a mortalidade específica da doença são observados em pacientes que 1) são mais jovens no momento do diagnóstico, 2) têm tumores primários menores que não possuem extensão extratireoidiana ou metástases regionais/distantes e 3) tiveram uma ressecção macroscópica completa da doença na cirurgia inicial. O atraso no tratamento afeta negativamente o prognóstico; no entanto, o indicador global mais significativo de um prognóstico desfavorável são as metástases distantes, especialmente para o osso.[9]

Apesar de uma estratégia única de classificação de risco não estar disponível, esses critérios devem orientar os médicos a utilizarem estratégias terapêuticas direcionadas à doença específica e ao risco para um paciente individual, em vez de aplicar uma estratégia geral de tratamento para todos os pacientes com uma forma particular de carcinoma da tireoide. Orientações de tratamento mais recentes da American Thyroid Association (ATA) têm recomendado o uso do sistema de estadiamento AJCC/UICC para todos os pacientes com câncer da tireoide diferenciado. Notando que esse sistema foi desenvolvido para prever o risco de morte, em vez da recorrência, as diretrizes da ATA incluem critérios consensuais para a avaliação de risco de recorrência, que foram validados em uma análise retrospectiva (Quadro 55-1).[73]

AVALIAÇÃO DE UM NÓDULO TIREOIDIANO

A incidência da doença nodular de tireoide é bastante elevada e ocorre espontaneamente a uma taxa de 0,08% por ano, começando no início da vida e estendendo-se até a oitava década.[59] Apesar de os nódulos da tireoide representarem um amplo espectro da doença, a maioria são nódulos coloides, adenomas, cistos e tireoidite focal; apenas alguns (5%) são carcinoma. Com uma incidência ao longo da vida de 4 a 7%, a incidência anual de nódulos tireoidianos nos Estados Unidos é de cerca de 0,1%, o que representa cerca de 300.000 novos nódulos a cada ano.[74,75] A maioria desses nódulos é benigna e não requer remoção. Com cerca de 37 mil novos cânceres da tireoide a cada ano, cerca de 1 em cada 20 novos nódulos tireoidianos contém carcinoma, no entanto, cerca de 1 em cada 200 nódulos é letal. O desafio no tratamento de pacientes com nódulos da tireoide é identificar os pacientes

---

Quadro 55-1. ESTRATIFICAÇÃO DO RISCO DE RECORRÊNCIA DO CÂNCER DA TIREOIDE

Baixo Risco (Todos os Itens Seguintes Devem ser Aplicados)
- Nenhuma metástase local ou distante
- Todos os tumores macroscópicos foram removidos
- Nenhuma invasão tumoral de tecidos ou estruturas locorregionais
- O tumor não tem uma histologia agressiva (p. ex., carcinoma de células altas, insulares ou colunares) ou invasão vascular
- Se for administrado ^{131}I, não deve ocorrer captação de ^{131}I fora do leito tireoidiano na primeira varredura corporal total com isótopo radioativo pós-tratamento

Risco Intermediário (Qualquer um dos Seguintes)
- Invasão microscópica do tumor para os tecidos moles peritireoidianos na cirurgia inicial
- Metástases nos linfonodos cervicais ou captação de ^{131}I fora do leito tireoidiano na primeira varredura corporal total com isótopo radioativo feita após a ablação da tireoide remanescente
- Tumor com histologia agressiva ou invasão vascular

Alto Risco (Qualquer um dos Seguintes)
- Invasão tumoral macroscópica
- Ressecção tumoral incompleta
- Metástases à distância
- Tireoglobulinemia desproporcional ao que é visto na varredura pós-tratamento.

com lesões malignas e equilibrar a morbidade potencial do tratamento com a agressividade da doença.

AVALIAÇÃO CLÍNICA: HISTÓRIA E EXAME FÍSICO

Diversos achados devem levantar a suspeita de malignidade em um paciente que apresenta um nódulo da tireoide. Os pacientes mais jovens e mais velhos são mais propensos a ter um nódulo tireoidiano maligno. Os pacientes com menos de 20 anos têm uma incidência de aproximadamente 20 a 50% de malignidade quando apresentam um nódulo solitário da tireoide.[76] A doença nodular é mais comum em pacientes mais velhos, geralmente homens com idade superior a 40 anos e mulheres com mais de 50 anos. Embora as crianças possam apresentar a doença mais avançada e até mesmo metástases cervicais, a malignidade em pacientes mais velhos tem um prognóstico consideravelmente pior. Os homens muitas vezes têm doenças malignas mais agressivas do que as mulheres, mas a incidência global de nódulos da tireoide e malignidade é maior nas mulheres.

Um histórico familiar de carcinoma da tireoide deve ser cuidadosamente avaliado. Da mesma forma, qualquer histórico de carcinoma medular, feocromocitoma ou hiperparatireoidismo deve levantar a suspeita de síndromes NEM. A síndrome de Gardner (polipose coli) e a doença de Cowden também têm sido associadas com carcinomas da tireoide bem diferenciados. Como descrito anteriormente, um antecedente de exposição à radiação de cabeça e pescoço aumenta significativamente o risco de malignidade em pacientes com nódulo tireoidiano.

Ao avaliar o paciente, o rápido crescimento de um nódulo tireoidiano preexistente ou novo é preocupante, embora a mudança possa representar uma hemorragia em um cisto. A dor na garganta ou no pescoço raramente está associada com carcinoma, mas frequentemente ocorre com a hemorragia em um nódulo benigno. Os pacientes devem ser cuidadosamente questionados sobre quaisquer sintomas compressivos ou invasivos, tais como a mudança de voz, rouquidão, disfagia ou dispneia. O clínico não deve confiar nesses resultados por si só, no entanto, porque a paralisia unilateral das pregas vocais pode estar presente sem mudança de voz ou dificuldades de deglutição. Embora a maioria dos pacientes com câncer da tireoide seja eutireoide na apresentação, os sintomas de hipertireoidismo e hipotireoidismo devem ser explorados. Os pacientes com grandes carcinomas que substituíram uma parte significativa da glândula tireoide normal podem apresentar hipotireoidismo, e pacientes com tireoidite de Hashimoto podem desenvolver linfoma. Embora o histórico por si só não possa determinar a presença do câncer da tireoide, características importantes do histórico estão associadas com o carcinoma da tireoide e não devem ser ignoradas, mesmo se os testes diagnósticos indicarem uma lesão benigna.

O exame físico de um paciente com um nódulo da tireoide começa com a palpação cuidadosa da tireoide para avaliar a lesão. O médico deve determinar se a lesão é solitária ou o nódulo dominante em uma glândula multinodular, embora o risco de carcinoma em qualquer cenário seja o mesmo.[6,60] Fazer o paciente engolir durante o exame ajuda, porque a doença não tireoidiana não costuma se elevar com a tireoide durante a deglutição. Os nódulos palpáveis apresentam tipicamente 1 cm ou mais; os nódulos menores podem ser encontrados acidentalmente em estudos radiográficos para outros motivos e podem ser monitorados. Lesões maiores que 1 cm de tamanho requerem um estudo completo. A rigidez do nódulo pode estar associada com um risco duas a três vezes maior de carcinoma.[77] Os nódulos superiores a 2 cm de diâmetro e as lesões sólidas têm uma maior incidência de abrigar carcinoma. A avaliação das lesões maiores também requer mais cuidado porque a taxa de resultados falso-negativos durante a CAAF também aumenta.[78]

A extensão substernal potencial pode ser estimada pela relação da face inferior da massa com a clavícula. Uma potencial obstrução da entrada torácica devido a um bócio subesternal pode ser avaliada com a manobra de Pemberton, na qual o paciente levanta seus braços sobre a cabeça para obter resultados positivos de obstrução; esses incluem desconforto respiratório subjetivo ou ingurgitamento venoso que resulta em sufusão facial. Os estudos radiográficos são mais definitivos para determinar o envolvimento substernal.

Avaliação adicional do paciente pode revelar a extensão do envolvimento de uma lesão da tireoide. Linfonodos cervicais palpáveis adjacentes ao nódulo de tireoide aumentam a suspeita de malignidade e podem ser o único sinal presente de um carcinoma da tireoide. A adenopatia pode estar presente, no entanto, em pacientes afetados por tireoidite de Hashimoto, doença de Graves ou infecção.[79,80] As lesões grandes podem potencialmente desviar a laringe e a traqueia dentro do pescoço. A mobilidade do nódulo em relação às estruturas adjacentes do pescoço e ao complexo laringotraqueal deve ser avaliada. As lesões malignas são mais popensas à fixação em traqueia, esôfago ou músculos pré-tireoidianos.

Todos os pacientes com lesão da tireoide devem ter um exame completo das cordas vocais. A extensão para a cartilagem da tireoide e para a laringe pode resultar em uma paralisia completa das cordas vocais que é clinicamente silenciosa. A laringoscopia deve ser realizada para avaliar o movimento das cordas vocais.

Apesar da importância da avaliação clínica inicial, o histórico e o exame físico não são confiáveis na previsão do carcinoma. Muitos dos sinais clínicos da doença maligna se manifestam tardiamente no curso da doença. Adicionalmente, muitos desses mesmos resultados podem ser causados por eventos associados com a doença benigna (p. ex., hemorragia em um nódulo benigno). A avaliação clínica deve apresentar uma justificativa e um contexto para a interpretação dos estudos diagnósticos, tais como a CAAF. É importante tomar nota de quaisquer características do paciente e do nódulo de tireoide que poderiam estar relacionadas ao comportamento agressivo do carcinoma (Quadro 55-2).

ESTUDOS DIAGNÓSTICOS

Estudos Laboratoriais

A maioria dos pacientes que se apresentam com um nódulo de tireoide é eutireoide. O resultado de hipotireoidismo ou

---

Quadro 55-2. FATORES DE RISCO PARA O COMPORTAMENTO AGRESSIVO DE CARCINOMAS DA TIREOIDE BEM DIFERENCIADOS

Demografia

Idade < 20 anos
Homens > 40 anos
Mulheres > 50 anos
Homem > Mulheres
Histórico de exposição/terapia com radiação
Histórico familiar do carcinoma da tireoide

Exame Físico

Lesão fixa, dura
Crescimento rápido da massa
Dor
Linfadenopatia
Paralisia das cordas vocais
Comprometimento do trato aerodisgestivo
  Disfagia
  Estridor

Fatores Histopatológicos (na Apresentação Inicial)

Tamanho > 4 cm
Extravasamento Extratireoidiano
Invasão vascular
Metástases linfonodais
Metástases à distância
Tipo histológico
  Carcinoma papilífero variante de células altas
  Carcinoma folicular
  Carcinoma de células de Hürtle

912 PARTE V | CIRURGIA DE CABEÇA E PESCOÇO E ONCOLOGIA

hipertireoidismo tende a mudar o foco das avaliações do carcinoma da tireoide para um distúrbio funcional da glândula tireoide, como tireoidite de Hashimoto ou um nódulo tóxico.[81] Apesar de muitos testes de hormônio da tireoide estarem disponíveis, poucos são necessários na avaliação inicial do paciente. A dosagem de TSH serve como um excelente teste de rastreio, e um teste completo da função da tireoide pode ser executado se o nível de TSH for anormal.

A dosagem de tireoglobulina (Tg) geralmente não é realizada inicialmente, porque é secretada pelo tecido tireoidiano normal e maligno; portanto, não é recomendada nas diretrizes da ATA.[82] Os níveis de tireoglobulina não podem diferenciar entre os processos benignos e malignos, a menos que os níveis sejam extremamente elevados, como no câncer da tireoide metastático. Os anticorpos antitireoglobulina também podem interferir com o ensaio. Os níveis de tireoglobulina podem ser úteis em pacientes submetidos a tireoidectomia total para um câncer da tireoide bem diferenciado.

Os níveis séricos de calcitonina não são um teste inicial típico para pacientes com nódulo tireoidiano, a menos que o paciente tenha um histórico familiar de CMT ou NEM-2. Se a CAAF mostrar ou levantar suspeita de CMT, no entanto, os níveis de calcitonina devem ser obtidos. Além disso, se o paciente tem mutações no oncogene *RET*, a possibilidade de um feocromocitoma coexistente deve ser avaliada com imagem abdominal por ressonância magnética (RM) e uma coleta de urina de 24 horas para medir metanefrinas e catecolaminas (total e fracionado). O nível de cálcio sérico deve ser medido para excluir o hiperparatireoidismo.

Citologia do Aspirado por Agulha Fina

A CAAF se tornou o procedimento de escolha na avaliação dos nódulos da tireoide.[82] Os resultados são altamente sensíveis e específicos, embora a precisão da CAAF esteja relacionada com a habilidade do aspirador e a experiência do citopatologista.[83] O procedimento é minimamente invasivo e pode ser realizado rapidamente com pouco desconforto do paciente. Em contraste com as biópsias por agulha "grossa", como a agulha Tru-cut ou a Vim-Silverman, há menos complicações. Com o advento dessa técnica, o número de pacientes que necessitaram de cirurgia diminuiu de 35 a 75%, e o custo no tratamento dos pacientes com nódulos da tireoide foi substancialmente reduzido.[84-86] Além disso, a proporção de malignidades quase triplicou em pacientes que tiveram a cirurgia da tireoide após a CAAF.[86,87] A precisão do diagnóstico do carcinoma papilar com a CAAF é de 99% com uma taxa de menos de 1% de falso-positivos.[88]

A CAAF deve ser um dos passos iniciais na avaliação cirúrgica de um nódulo de tireoide. Aproximadamente 15% de todos os aspirados são inadequados ou não diagnósticos, em grande parte devido à amostragem de nódulos císticos, hemorrágicos, hipervasculares ou coloides hipocelulares. A repetição da aspiração de tal nódulo é crucial porque um resultado não diagnóstico nunca deve ser interpretado como um resultado negativo para o carcinoma. Os diagnósticos cirúrgicos após as aspirações não diagnósticas repetidas revelaram nódulos malignos em 4% das mulheres e 29% dos homens.[89] Os nódulos que são difíceis de localizar e os nódulos que renderam aspirados não diagnósticos em tentativas anteriores podem se beneficiar de aspiração guiada por ultrassom. A CAAF está cada vez mais sendo realizada com a orientação de ultrassom para melhorar a precisão diagnóstica e o rendimento. Os nódulos císticos com vários estudos de CAAF não diagnósticos requerem uma estreita observação ou uma excisão cirúrgica. Além disso, a cirurgia deve ser mais fortemente considerada para um nódulo sólido citologicamente não diagnóstico.[82]

A CAAF bem-sucedida categoriza nódulos como benigno, maligno ou suspeito. Em 60% a 90% dos nódulos, a CAAF revela um diagnóstico benigno ou "negativo". A probabilidade de malignidade (taxa de falso-negativo) é de 1 a 6%.[84,90] O diagnóstico de malignidade – particularmente papilífero (incluindo variante folicular), carcinoma medular e anaplásico e linfomas – pode ser determinado

em cerca de 5% dos nódulos. A probabilidade de um resultado falso-positivo é inferior a 5%.[84,90] Frequentemente, resultados falso-positivos ocorrem por conta de dificuldades na interpretação da citologia em pacientes com tireoidite de Hashimoto, doença de Graves ou nódulos tóxicos. A citologia benigna é uma lesão macrofolicular ou um nódulo adenomatoso coloide. O restante das amostras "suspeitas" é composto de lesões que contêm epitélio folicular anormal com diferentes graus de atipia. Essa constatação deve ser avaliada no contexto do histórico do paciente e nos achados físicos que podem ser sugestivos de malignidade. Um relatório completo da CAAF que detalha a adequação da amostra e os achados patológicos é crucial, tendo sido feitos grandes esforços para padronizar essas informações.[91,92] Esse trabalho é representado na estrutura do Sistema de Bethesda para o Relato da Citopatologia da Tireoide, que inclui seis categorias diagnósticas gerais associadas com implicações de risco de câncer.[93]

As neoplasias foliculares não podem ser classificadas apenas pela CAAF. A presença um arranjo microfolicular hipercelular com mínimo coloide aumenta a preocupação com o carcinoma. A diferenciação entre o adenoma folicular e o carcinoma folicular depende do achado histológico de invasão capsular ou vascular, o que requer uma avaliação de todo o nódulo tireoidiano. Ocasionalmente, os pacientes com diagnóstico de neoplasia folicular na CAAF têm uma cintilografia da tireoide com iodo (^{123}I). Se o nódulo suspeito for "frio", é indicada a cirurgia. Se o nódulo for hiperfuncional quando comparado com a tireoide circundante, a cirurgia pode ser evitada. No geral, 20% dos nódulos diagnosticados como tumores foliculares por CAAF contêm carcinomas da tireoide.[94] Além disso, a constatação de atipia de significado indeterminado ou de uma lesão folicular de significância indeterminada tem uma menor probabilidade de malignidade do que uma neoplasia folicular e pode ser avaliada pela repetição da CAAF.

Da mesma forma, as neoplasias das células de Hürthle (oxifílicas) podem ser difíceis de avaliar. A presença de células de Hürthle em um aspirado subjacente pode indicar um adenoma ou carcinoma de células de Hürthle, mas essas células também podem estar presentes em distúrbios da tireoide, tais como os bócios multinodulares e a tireoidite de Hashimoto. Os carcinomas podem ser encontrados em 20% dos nódulos identificados como neoplasias foliculares e oxifílicas.[95] Por causa do risco de carcinoma subjacente, nesses casos, a cirurgia é recomendada.

Imagem

A ultrassonografia é tremendamente útil e sensível. Esses estudos detectam nódulos não palpáveis e os diferenciam entre os nódulos císticos e sólidos. A detecção por ultrassonografia de nódulos subcentimétricos é valiosa porque a maioria não é palpável e não é detectada por outras modalidades de imagem, mesmo que eles possam abrigar doenças malignas. Em pacientes com um pescoço que é difícil de analisar (p. ex., um paciente com um histórico de irradiação de cabeça e pescoço), a ultrassonografia também pode esclarecer os resultados. Esses estudos fornecem informações básicas fundamentais sobre o tamanho e a arquitetura do nódulo. A ultrassonografia (US) é também um método não invasivo e de baixo custo para acompanhar as mudanças no tamanho dos nódulos benignos. A US pode identificar uma hemiagenesia e hipertrofia do lobo contralateral, que pode ser mal diagnosticada como um nódulo de tireoide. A utilização dos estudos de US se expandiu na detecção de nódulos tireoidianos para exame de cadeias nodais para estadiamento locorregional, localização intraoperatória de lesões não palpáveis e exame de rotina de acompanhamento do pescoço após a tireoidectomia. Os exames de US estão sendo realizados no consultório por cirurgiões devidamente treinados. Além disso, a orientação da CAAF por US tornou-se parte integrante da abordagem inicial e resultou na melhor seleção de alvos e de resultados diagnósticos.

Um exame sistemático de US pode ser extremamente valioso na avaliação de um paciente com câncer da tireoide, incluindo o exame de Doppler colorido específico da tireoide, de nódulos e linfonodos.[96,97] O exame das cadeias nodais deve ser bilateral e deve incluir as regiões jugular, submandibular, supraclavicular, paratraqueal e supraesternal. Esses estudos podem detectar nódulos cervicais que podem conter uma doença metastática clinicamente oculta precoce que não teriam sido incluídos em uma ressecção cirúrgica.[82,98] As características dos linfonodos suspeitos de depósitos metastáticos incluem a perda do hilo de gordura, o aumento da vascularização, a configuração do nódulo arredondado, a hipoecogenicidade de um nódulo sólido e as microcalcificações.[97,99,100] A US também é útil na avaliação de linfonodos cervicais em pacientes com antecedente de câncer da tireoide que se apresentam com adenopatias ou aumento dos níveis de tireoglobulina. Esses estudos não são úteis, no entanto, na avaliação da extensão da doença substernal ou do envolvimento de estruturas adjacentes.

Em um paciente com múltiplos nódulos, a CAAF deve ser realizada em conjunto com um estudo diagnóstico de US. A aspiração somente do maior nódulo ou do nódulo "dominante" pode deixar passar um tumor maligno da tireoide. Na presença de dois ou mais nódulos maiores do que 1 a 1,5 cm, os nódulos com aparência suspeita na US devem ser preferencialmente aspirados. Se nenhum dos nódulos tem características suspeitas na US, e múltiplos nódulos coalescentes sonograficamente semelhantes estão presentes, a aspiração somente do maior do nódulo é razoável.[82]

Atualmente, não há nenhum papel da US na triagem de pacientes assintomáticos para nódulos tireoidianos. A avaliação US pré-operatória dos linfonodos cervicais laterais é recomendada para todos os pacientes com câncer papilífero da tireoide ou de células de Hürtle antes da tireoidectomia inicial porque conduta cirúrgica pode ser alterada em 20% dos pacientes.[101] Além disso, o exame US intraoperatório pode ser útil na localização de lesões não palpáveis no leito da tireoide ou de metástases nodais.

A tomografia computadorizada (TC) e os exames de ressonância magnética são geralmente desnecessários na avaliação de tumores da tireoide com exceção de lesões fixas ou substernais. Embora esses estudos não sejam tão eficazes quanto a US na avaliação dos nódulos da tireoide, eles são mais confiáveis para avaliar a relação da lesão da tireoide com as estruturas adjacentes do pescoço, tais como a traqueia e o esôfago. Esses estudos são úteis para determinar a extensão subesternal, identificando a adenopatia cervical e mediastinal, e avaliar uma possível invasão traqueal.[102] As imagens anatômicas devem ser obtidas quando se suspeita de invasão do compartimento visceral e para a localização em pacientes com doença nodal. Além disso, a tomografia computadorizada ou a ressonância magnética podem complementar a US, que não visualiza as regiões atrás do esterno, da traqueia e do esôfago. Deve ser exercido um cuidado no uso de material de contraste contendo iodo nos pacientes com bócio multinodular se houver suspeita de um estado de hipertireoidismo e em pacientes com CTBD. No último grupo, os meios de contraste iodados impedem o uso da terapia pós-operatória de iodo radioativo (RAI) durante 2 a 3 meses. Finalmente, a RM é mais precisa do que a tomografia computadorizada na distinção entre tumor da tireoide recorrente ou persistente de fibrose pós-operatória.

VARREDURA (SCAN) DA TIREOIDE COM ISÓTOPO

A cintilografia com ^{123}I ou tecnécio 99m (^{99m}Tc) sestamibi avalia a atividade funcional de um nódulo da tireoide e da glândula tireoide. Os nódulos que retêm menos radioatividade do que o tecido circundante da tireoide são chamados de frios, não funcionais ou hipofuncionais. Considera-se que esses nódulos "frios" perderam a função de tecido tireoidiano totalmente diferenciado e acredita-se que tenham um risco aumentado de conter um carcinoma. Em uma metanálise de pacientes com nódulos escaneados que foram removidos cirurgicamente, 95% de todos os nódulos eram frios.[79,80] A incidência de malignidade em nódulos frios foi de 10 a 15% em comparação com apenas 4% em nódulos "quentes".

A varredura com tecnécio 99m testa apenas o transporte de iodo, mas pode ser realizada em um dia e envolve a exposição à menos radiação do que o ^{123}I. Os nódulos frios identificados com esse teste também são frios com a varredura do iodo; no entanto, qualquer nódulo quente exige a varredura do ^{123}I para confirmação. A varredura com ^{123}I testa o transporte e a organificação do iodo. Esse teste é mais caro e necessita de 2 dias para se completar. As lesões frias podem ser mais difíceis de visualizar devido ao tecido tireoidiano sobrejacente à assimetria glandular, embora as visões oblíquas durante a varredura possam melhorar a detecção. Além disso, o ^{99m}Tc não penetra no esterno e não é útil para a confirmação da extensão subesternal.

Com a evolução da CAAF, a cintilografia não é realizada rotineiramente na avaliação de um nódulo de tireoide. Mais frequentemente, os nódulos frios são detectados em pacientes durante a avaliação para distúrbios de hipertireoidismo. No entanto, os

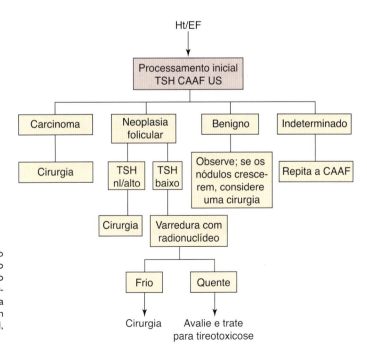

FIGURA 55-5. Algoritmo para uma abordagem racional para avaliação e tratamento de um nódulo de tireoide. A cirurgia é indicada para o carcinoma da tireoide bem diferenciado. O carcinoma anaplásico e o linfoma exigem um processamento e uma avaliação adicional para determinar o tratamento. A orientação do ultrassom deve ser considerada para a repetição da citologia do aspirado por agulha fina (CAAF) após um resultado indeterminado. Ht/EF, histórico/exame físico; nl, normal; TSH, hormônio estimulante da tireoide; US, ultrassonografia.

914 PARTE V | CIRURGIA DE CABEÇA E PESCOÇO E ONCOLOGIA

pacientes que se apresentam inicialmente com um nódulo da tireoide e são diagnosticados com hipertireoidismo em testes preliminares de função da tireoide devem passar pela cintilografia para diferenciar entre um nódulo tóxico e a doença de Graves e um nódulo não funcional. Além disso, após uma CAAF indeterminada, uma varredura da tireoide com ^{123}I deve ser considerada. O tratamento cirúrgico deve ser contemplado se um nódulo concordante funcionando de forma autônoma não for observado.[82]

ABORDAGEM RACIONAL PARA O TRATAMENTO DE UM NÓDULO DE TIREOIDE

Numerosos algoritmos de diagnóstico têm sido propostos para a avaliação de um nódulo da tireoide (Fig. 55-5).[83,103] A avaliação geralmente começa com um histórico completo e um exame físico para identificar os fatores de risco significativos. A cirurgia pode ser considerada apropriada com base exclusivamente nos fatores de alto risco, como idade, sexo, histórico de exposição à radiação, crescimento rápido do nódulo, sintomas do trato aerodigestivo superior e fixação.

A análise dos níveis basais de TSH determina o curso de diagnóstico. Os pacientes com hipertireoidismo (nível suprimido de TSH) devem receber cintilografia para determinar a presença de um nódulo tóxico quente, síndrome de Marine-Lenhart ou doença de Graves com um nódulo frio concomitante.[104] Um paciente com hipotireoidismo (nível elevado de TSH) deve ser adequadamente tratado por um endocrinologista e, em seguida, a CAAF deve ser realizada. A maioria dos pacientes é eutireóidea (nível normal de TSH), e a CAAF deve ser realizada. O exame por US pode fornecer uma informação diagnóstica importante, especialmente para a seleção de um nódulo para a biópsia em um paciente com múltiplos nódulos, e pode facilitar a CAAF. Em um paciente com um tumor maligno da tireoide, a avaliação das cadeias linfonodais pode detectar a doença inicial clinicamente oculta e pode alterar o tratamento cirúrgico. Os pacientes com resultados citológicos diagnósticos ou fortemente sugestivos de malignidade devem ser encaminhados para um cirurgião para a remoção da lesão.

Um diagnóstico de neoplasia folicular por CAAF requer a cirurgia para determinar a presença de adenoma folicular ou carcinoma folicular. Uma CAAF com suspeita de carcinoma medular pode ser submetida a técnicas imuno-histoquímicas (IHQ) para detectar a calcitonina. Antes da intervenção cirúrgica, um paciente com CAAF sugestiva de carcinoma medular requer estudos genéticos e testes adicionais (discutidos posteriormente na seção de CMT). Os achados suspeitos na CAAF devem ser avaliados no contexto dos fatores de risco para o paciente para determinar a necessidade de cirurgia. A citologia indeterminada pode ocorrer em 15 a 30% dos espécimes de aspiração por agulha fina (AAC) e pode requerer a repetição da CAAF. As lesões avaliadas como atipia ou uma lesão folicular de significado indeterminado são variavelmente relatadas e têm um risco de 5 a 10% de malignidade.[105] Se uma abordagem não cirúrgica é adotada, o nódulo deve ser acompanhado de perto, geralmente com US. As lesões benignas geralmente são observadas e exigem a remoção cirúrgica apenas em casos de queixas estéticas ou sintomáticas. Esses nódulos devem ser aspirados novamente para confirmar o diagnóstico se o crescimento for detectado.

REVISÃO DAS NEOPLASIAS DA TIREOIDE

ADENOMA DA TIREOIDE

Apresentação Clínica

Um adenoma da tireoide é uma neoplasia verdadeira benigna derivada de células foliculares. Essas lesões foliculares são múltiplas e, ocasionalmente, podem surgir no cenário de uma tireoide

---

Quadro 55-3. CLASSIFICAÇÃO HISTOLÓGICA DOS TUMORES DA TIREOIDE REVISADA PELA ORGANIZAÇÃO MUNDIAL DE SAÚDE

I. Tumores epiteliais
 A. Tumores benignos
  1. Adenoma folicular
   a. Padrões de arquitetura
    i. Normofolicular (simples)
    ii. Macrofolicular (coloide)
    iii. Microfolicular (fetal)
    iv. Trabecular e sólido (embrionário)
    v. Atípico
   b. Padrões citológicos
    i. Tipo células oxifílicas
    ii. Tipo células claras
    iii. Tipo células produtoras de mucina
    iv. Tipo células em anel de sinete
    v. Atípico
  2. Outros
   a. Tumores do tipo glândula salivar
   b. Adenolipomas
   c. Tumores trabeculares hialinizantes
 B. Tumores malignos
  1. Carcinoma folicular
   a. Grau de invasividade
    i. Minimamente invasivo (encapsulado)
    ii. Amplamente invasivo
   b. Variantes
    i. Tipo células oxifílicas (Hürtle)
    ii. Tipo células claras
  2. Carcinoma papilífero
   a. Variantes
    i. Microcarcinoma papilífero
    ii. Variante encapsulada
    iii. Variante folicular
    iv. Variante esclerosante difusa
    v. Tipo células oxifílicas (Hürtle)
  3. Carcinoma Medular de Tireoide
   a. Variante
    i. Carcinoma folicular-medular misto
  4. Carcinoma indiferenciado (anaplásico)
  5. Outros carcinomas
   a. Carcinoma mucinoso
   b. Carcinoma espinocelular
   c. Carcinoma de células mucoepidermoides
II. Tumores não epiteliais
III. Tumores malignos
IV. Miscelânea de tumores
 A. Tumores da paratireoide
 B. Paragangliomas
 C. Tumores das células fusiformes (*spindle cell*) com cistos mucosos
 D. Teratomas
V. Tumores secundários
VI. Tumores não classificados
VII. Lesões semelhantes à tumor
 A. Bócios hiperplásicos
 B. Cistos tireoidianos
 C. Ninhos de células sólidas
 D. Tecido tireoidiano ectópico
 E. Tireoidite crônica
 F. Tireoidite de Riedel
 G. Bócio amiloide

De Hedinger C, ed. *Histological typing of thyroid tumours*, ed 2. Berlin: Springer-Verlag; 1988.

---

normal, de bócio nodular, de bócio tóxico ou tireoidite. Eles ocorrem mais comumente em mulheres com mais de 30 anos. Os pacientes geralmente apresentam um nódulo tireoidiano solitário e móvel. A massa da tireoide é frequentemente encontrada por acaso em um exame físico de rotina e frequentemente não está associada com quaisquer outros sinais ou sintomas. A hemorragia súbita dentro do tumor pode causar um aumento repentino em tamanho e dor associada.

Histopatologia

A classificação histológica revisada dos tumores da tireoide divide os tumores epiteliais nas categorias de adenoma folicular e outros tumores raros (Quadro 55-3). Os adenomas foliculares da tireoide são as lesões benignas mais comuns. Os adenomas foliculares atípicos podem apresentar características microscópicas atípicas, incluindo excesso de celularidade, aumento de figuras de mitose e focos de necrose. Embora a maioria dessas lesões seja benigna, elas podem se metastizar até mesmo na ausência de microinvasão.[106]

No exame macroscópico, os nódulos da tireoide e os adenomas são bem circunscritos e são demarcados do tecido tireoidiano normal adjacente. O adenoma clássico é carnudo e pálido, embora as áreas de necrose, hemorragia e alteração cística possam ser facilmente perceptíveis. Os achados microscópicos incluem folículos grandes e pequenos com coloide abundante. As células podem ser planas, cúbicas ou colunares. Os núcleos são pequenos e redondos com um padrão uniforme da cromatina. Populações mistas de macrófagos e linfócitos e fibrose, hemossiderina e calcificação podem estar visíveis. Áreas císticas podem estar presentes perto de áreas de formação abundante de papilas. Os adenomas que exibem estruturas pseudopapilares precisam ser distinguidos do carcinoma papilífero. O adenoma de células oxifílicas (Hürthle) contém células eosinofílicas ricas em mitocôndrias. A coloração da tireoglobulina por IHC pode distinguir um adenoma de células claras de um adenoma de paratireoide e a metástase de um carcinoma renal. Esse adenoma também precisa ser diferenciado da variante de células claras do carcinoma folicular.

Os nódulos dentro de um bócio nodular, ocasionalmente, podem ser hiperfuncionais ou "quentes". Essas lesões são denominadas de *adenomas da tireoide hiperfuncionante autônomos* e podem ou não causar tireotoxicose. Essas lesões ocorrem frequentemente em mulheres e os nódulos associados com a tireotoxicose são frequentemente encontrados em pacientes com mais de 40 anos.

Tratamento e Prognóstico

Os nódulos tireoidianos determinados como sendo benignos requerem um acompanhamento por causa de uma baixa taxa de falso-negativo (~5%) com a CAAF.[107,108] O crescimento de um nódulo por si só não é uma indicação de malignidade, mas o crescimento é uma indicação para repetir a biópsia. As diretrizes da ATA recomendam um exame clínico em série para nódulos benignos facilmente palpáveis em intervalos de 6 a 18 meses.[82] Todos os outros nódulos benignos devem ser seguidos com exames seriados de US de 6 a 18 meses após a CAAF inicial. Os pacientes com nódulos que mantêm seu tamanho estável podem ter os exames subsequentes em intervalos de tempo mais longos. Os pacientes com evidência de crescimento do nódulo deveriam repetir a CAAF, de preferência com orientação da US.

A avaliação cirúrgica de um nódulo da tireoide começa com a CAAF que mostra uma neoplasia folicular. A distinção do adenoma folicular ou das células Hürthle do carcinoma depende da análise histopatológica após a excisão cirúrgica. A preocupação com uma potencial malignidade aumenta com os resultados altamente celulares ou estruturas pseudopapilares na CAAF. A falta de cápsula tumoral e de invasão vascular é uma característica de um adenoma folicular.

A excisão cirúrgica envolve uma lobectomia da tireoide. A lobectomia parcial unilateral da tireoide não é mais um padrão aceitável de tratamento. Os pacientes com histórico de radiação para cabeça e pescoço, outros tipos de câncer de cabeça e pescoço, potenciais fatores de risco e comorbidades podem se beneficiar de uma tireoidectomia total. O risco de morbidade cirúrgica na cirurgia inicial deve ser equilibrado com os riscos potenciais de reoperação. Na maioria dos pacientes, a administração de hormônio da tireoide é desnecessária quando o paciente foi submetido à ressecção de um único lobo tireoidiano para um adenoma da tireoide.

Os adenomas da tireoide hiperfuncionais autônomos são geralmente anatomicamente e funcionalmente estáveis. Embora a maioria dos pacientes não desenvolva tireotoxicose, 20% dos pacientes com lesões maiores do que 3 cm podem desenvolver tireotoxicose. A cirurgia e a radioiodoterapia podem ser usadas para tratar essas lesões, embora muitos médicos prefiram a cirurgia para pacientes com menos de 40 anos. Esses pacientes podem necessitar de medicamentos pré-operatórios para controlar os sintomas tireotóxicos. As lesões são normalmente removidas com uma lobectomia unilateral da tireoide, e o tecido da tireoide restante normalmente retorna ao funcionamento normal depois de vários meses. A injeção de etanol tornou-se cada vez mais comum, especialmente na Europa, para o tratamento dessas lesões.[109]

CISTO TIREOIDEO

Apresentação Clínica

Apesar de um cisto tireoideo não ser um diagnóstico específico, essa entidade é frequentemente encontrada na prática clínica. Aproximadamente 15 a 25% de todos os nódulos da tireoide são císticos ou têm um componente cístico.[59] A presença de um cisto não significa uma lesão benigna, pois os carcinomas papilíferos e os tumores de paratireoide podem se manifestar com massas císticas. O carcinoma papilífero pode estar presente em 14 a 32% de todos os nódulos císticos, embora a maioria dessas lesões sejam adenomas benignos ou nódulos coloides.[110,111]

Histopatologia

Um cisto da tireoide pode resultar de causas congênitas, de desenvolvimento ou neoplásicas.[110] Muitos cistos resultam da isquemia intranodular que provoca necrose dos tecidos e liquefação. Os cistos verdadeiros revestidos por epitélio são raros. Ocasionalmente, cistos de paratireoides ou do ducto tireoglosso podem ser confundidos com nódulos da tireoide. Um cisto da paratireoide contém níveis elevados de hormônio da paratireoide dentro do fluido claro, enquanto um cisto do ducto tireoglosso contém epitélio colunar. Essas lesões também podem ser diferenciadas por US.

Tratamento e Prognóstico

Quando encontrados durante a CAAF, um cisto da tireoide deve ser completamente drenado. Esse procedimento pode ser curativo em cistos mais simples, embora possam ser necessários um ou dois procedimentos de drenagem adicionais. Se um cisto persistir após três tentativas de drenagem, ou se ele se reacumular rapidamente, a suspeita de carcinoma deve aumentar. O fluido marrom retirado de um cisto pode representar uma hemorragia antiga em um adenoma; o líquido vermelho é mais suspeito de carcinoma.[77] Um fluido límpido, incolor, pode ser retirado a partir de um cisto da paratireoide e pode ser avaliado para o hormônio da paratireoide.[112] Em casos suspeitos, o cirurgião e o paciente devem considerar a CAAF guiada por US para confirmar o componente sólido da lesão ou uma lobectomia unilateral da tireoide para obter um diagnóstico definitivo. Por causa do potencial para o carcinoma da tireoide em lesões císticas, a excisão cirúrgica ou diagnóstica é preferível à injeção de agentes esclerosantes.

CARCINOMA PAPILÍFERO

Apresentação Clínica

O carcinoma papilífero é a forma mais comum de tumor maligno da tireoide e é responsável por 60 a 70% de todos os cânceres de tireoide.[70,113] Essa lesão geralmente ocorre em pacientes de 30 a 40 anos de idade e é mais comum em mulheres, com uma relação mulher/homem de 2:1. Essa razão tem diminuído de forma constante ao longo dos últimos 40 anos já que a incidência nos homens tem aumentado.[114] Os carcinomas papilíferos são a malignidade

PARTE V | CIRURGIA DE CABEÇA E PESCOÇO E ONCOLOGIA

predominante da tireoide em crianças (75%). Embora as crianças apresentem mais comumente uma doença avançada, incluindo metástases cervicais e distantes, seu prognóstico continua a ser bastante favorável.

A maioria dos casos de carcinoma papilífero ocorre espontaneamente. Os pacientes com um histórico de exposição à radiação de baixa dose tendem a desenvolver carcinomas papilíferos (85 a 90%).[115] Essas lesões também são mais comuns em pacientes com síndrome de Cowden (bócio familiar e hamartomas de pele), síndrome de Gardner (polipose colônica familiar) e polipose familiar. Apenas 6% dos carcinomas papilíferos estão associados com a doença familiar.

Os carcinomas papilíferos podem ser classificados em três categorias com base em tamanho e extensão da lesão primária.[116,117] Os tumores do *carcinoma mínimo* ou *carcinoma oculto/microcarcinoma* possuem 1,5 cm ou menos de tamanho e não mostram evidência de invasão através da cápsula tireoide ou para os linfonodos cervicais. Essas lesões são tipicamente não palpáveis e geralmente são achados incidentais durante exame operatório ou autópsia. Os tumores intratireoidianos são maiores do que 1,5 cm de diâmetro, mas são confinados à glândula tireoide sem nenhuma evidência de invasão extratireoidiana. Os tumores extratireoidianos se estendem através da cápsula tireoide para envolver as vísceras circundantes. Essa última forma de carcinoma papilífero está associada com uma morbidade significativa e uma diminuição da sobrevivência.[10,116]

A maioria dos pacientes se apresenta com uma massa indolor de crescimento lento no pescoço e muitas vezes são eutireoides. Frequentemente, a lesão primária é confinada à glândula da tireoide, embora 30% dos pacientes possam ter doença nodal cervical clinicamente evidente.[118,119] Estudos histológicos demonstraram a forte natureza linfotrópica do carcinoma papilífero, o que pode levar à doença multifocal dentro de tireoide e linfáticos regionais. A doença microscópica foi identificada nos gânglios cervicais de 50% a 80% dos pacientes e no lobo contralateral em 80% dos pacientes com carcinoma papilífero no momento da cirurgia.[120] No entanto, o significado dessa doença microscópica não está claro, porque as recidivas clínicas no pescoço e no lobo contralateral ocorrem em menos de 10% dos pacientes.[121] Provavelmente, a prevalência da doença microscópica sugere que a maioria dos carcinomas papilíferos tem um curso indolente que só ocasionalmente se torna clinicamente evidente. No entanto, os preditores definitivos do curso clínico para o carcinoma papilífero não estão bem definidos.

A doença avançada pode estar associada com sintomas de invasão local que incluem disfagia, dispneia e rouquidão. Ocasionalmente, o envolvimento ganglionar cervical pode ser mais aparente do que o nódulo da tireoide. As metástases à distância, especialmente nos pulmões, são mais comumente encontradas em crianças, embora 10% dos pacientes possam, por fim, desenvolver a doença à distância.[95] Frequentemente, suspeita-se de câncer da tireoide nesses pacientes após o histórico completo e o exame físico. O diagnóstico geralmente é estabelecido pela CAAF. Os testes de função da tireoide são feitos rotineiramente na avaliação pré-operatória. A imagem radiográfica (TC ou RM) é realizada seletivamente para definir a extensão da doença local ou substernal e avaliar o possível envolvimento dos gânglios linfáticos.

Histopatologia

No exame macroscópico, o carcinoma papilífero é firme, branco e não encapsulado. A lesão tende a permanecer achatada no corte em vez de abaulada como ocorre com o tecido tireoidiano normal ou com lesões nodulares benignas. As calcificações macroscópicas, necrose ou alterações císticas podem ser facilmente perceptíveis.[122]

Histologicamente, essas lesões surgem a partir de células foliculares da tireoide e contêm estruturas papilares/papiliformes que consistem de um epitélio neoplásico que recobre uma haste fibrovascular verdadeira.[17] As células são cuboides com um citoplasma abundante e pálido. Os núcleos grandes e densos, com margens nucleares contendo dobras e sulcos, podem ter inclusões citoplasmáticas intranucleares. Os nucléolos proeminentes são responsáveis pela aparência de "olho da órfã Annie". As densidades de cálcio laminado, os corpos psammomatosos, provavelmente são restos de células neoplásicas calcificadas necróticas e estão presentes em 40% dos casos.

Embora um componente folicular possa predominar, as lesões com qualquer característica papilar se comportam como carcinomas papilíferos clinicamente. A designação de *carcinoma papilífero* inclui o carcinoma folicular papilífero misto e a variante folicular do carcinoma papilífero. Um prognóstico mais desfavorável está associado a certas formas histológicas de carcinoma papilífero, incluindo as variantes esclerosante difusa e de células altas.[17,123] A variante de células altas é caracterizada por papilas bem formadas cobertas por células que são duas vezes mais altas que sua largura. A variante de células colunares mais rara é caracterizada pela presença de estratificação nuclear proeminente.[124]

Os carcinomas papilíferos têm uma forte tendência para a disseminação linfática dentro da tireoide e para os gânglios linfáticos locais nas regiões paratraqueal e cervical. A tendência para a propagação intraglandular pode levar à doença multifocal frequentemente presente nos pacientes. No entanto, as lesões discretas podem ser devidas à formação *de novo*, principalmente em pacientes previamente expostos a radiação ionizante.[125]

A invasão local ocorre em 10 a 20% desses tumores e leva ao envolvimento dos músculos infra-hióideos sobrejacentes, das estruturas da laringe e traqueia, NLRs, faringe e esôfago. Essa extensão pode evoluir a partir da lesão primária ou da extensão extracapsular de nódulos metastáticos. A angioinvasão é um prenúncio claro de aumento do risco de recorrência e de pior prognóstico.[70] A tireoidite linfocítica coexistente tem sido correlacionada com a diminuição da recorrência e um melhor prognóstico.

Tratamento e Prognóstico

A maioria dos pacientes com carcinoma papilífero fica bem, independentemente do tratamento. A sobrevida prolongada, mesmo com doença recorrente, levou à controvérsia sobre a extensão da tireoidectomia para pacientes com CTBD (consulte a seção intitulada "Extensão da cirurgia" em "Tratamento e Técnica Cirúrgica"). Um equilíbrio deve ser alcançado entre um tratamento cirúrgico eficaz para essas doenças malignas e a morbidade potencial dessa cirurgia. Numerosos estudos têm tentado classificar os pacientes por seus fatores de risco para justificar a intervenção cirúrgica mais agressiva em pacientes de alto risco (seção sobre estadiamento e classificação do tumor). As Clinical Practice Guidelines in Oncology da National Comprehensive Cancer Network (NCCN) fornecem recomendações específicas para avaliação e tratamento de CTBD.[126]

O carcinoma da tireoide micropapilífero incidental é geralmente identificado em uma amostra de tireoide removida por outras razões. A lobectomia unilateral da tireoide e a istmectomia geralmente são suficientes como tratamentos cirúrgicos, a menos que haja a angioinvasão ou tumor nas margens da ressecção. Esses pacientes podem ser tratados com hormônio tireoidiano para suprimir o TSH e podem ser acompanhados de perto com US. Em pacientes com um CPT pequeno e encapsulado (<1 cm de diâmetro), uma lobectomia é suficiente.

Quando os pacientes apresentam doença comprovada por biópsia ou indícios da doença em ambos os lobos, a tireoidectomia total ou quase total é o procedimento de escolha. Além disso, os pacientes estratificados em categorias de alto risco em qualquer um dos esquemas de classificação descritos anteriormente (seção sobre estadiamento e classificação do tumor), provavelmente, se beneficiariam de um procedimento cirúrgico mais extenso que inclui a dissecção de linfonodos paratraqueais. Esse procedimento permitiria uma possível terapia de supressão do hormônio da tireoide e ablação com iodo radioativo da doença remanescente.

A doença multifocal está presente em 80% dos pacientes, em alguns relatos.[119,123] Esse percentual pode representar a formação de tumor multicêntrico *de novo* ou metástase intraglandular. A prevalência da doença multifocal fornece credibilidade ao argumento para a remoção cirúrgica mais completa da glândula tireoide em pacientes com CPT. Os pacientes que foram submetidos à tireoidectomia parcial apresentaram maiores taxas de recorrência local e um aumento nas metástases pulmonares e cervicais.[39,127] No entanto, a controvérsia permanece porque esse aumento de recidiva local não comprometeu a sobrevida da doença em alguns estudos.[65,128]

Geralmente, os tumores invasivos estão associados com um comprometimento da sobrevida. Woolner et al.[122] avaliaram 1.181 pacientes com câncer da tireoide e descobriram que nenhum paciente morreu de carcinoma papilífero quando a lesão era inferior a 1,5 cm de tamanho. Apenas 3% dos pacientes morreram quando a lesão era maior, mas permaneceu intratireoidiana. A mortalidade aumentou para 16% dos pacientes quando a doença extratireoidiana estava presente.

Após a tireoidectomia total, os pacientes podem ser monitorados acompanhando os níveis de tireoglobulina, que devem permanecer indetectáveis, e por US cervical para avaliar os compartimentos cervicais centrais e laterais. Qualquer aumento nos níveis de tireoglobulina é suspeito de recorrência da doença e exige um exame adequado. Aproximadamente 12% dos pacientes com carcinoma papilífero não são curados pelo tratamento inicial, o que leva a um curso clínico prolongado.[129] A doença recorrente pode ocorrer depois de muitos anos e envolver leito da tireoide (5 a 6%), vasos linfáticos regionais (8 a 9%) ou locais distantes (4 a 11%).[130] O sucesso do tratamento da recorrência varia de acordo com local de envolvimento e com a classificação de risco inicial do paciente.

A recorrência local é uma complicação grave e está associada com uma mortalidade relacionada com a doença de 33 a 50%.[130] Normalmente, os pacientes com recorrência nodal se recuperam melhor do que os pacientes com recorrência tumoral no leito da tireoide ou em locais distantes. Os estudos têm se mostrado inconsistentes sobre o impacto das metástases cervicais na sobrevida. Os pacientes com idade superior a 40 anos podem ter a doença nodal clinicamente evidente em 36 a 75% dos casos e, no geral, um aumento da mortalidade.[9,114] Alguns estudos sugerem um prognóstico melhor com o envolvimento de mais nódulos cervicais.[68,131] Embora o papel da metástase cervical na sobrevida possa ser controverso, sua associação com um aumento da taxa de recorrência é evidente, especialmente em pacientes idosos.[129,131,132] Geralmente, as metástases em linfonodos não parecem ter um impacto sobre a sobrevida global na maioria dos pacientes com doença de risco intermediário e baixo.[116,133] As recidivas cervicais ocorrem em 20% dos pacientes com doença de baixo risco e em 59% dos pacientes com doença de alto risco.[65,134] O debate contínuo em relação à extensão da linfadenectomia no momento da tireoidectomia reflete uma mudança do foco da sobrevida global para a sobrevida livre de recidivas.

Devido a esses achados e à prevalência geral da doença cervical microscópica com implicações prognósticas incertas, o tratamento da metástase cervical tende a ser conservador. Não há papel para a dissecção eletiva no pescoço clinicamente livre da doença, especialmente considerando a eficácia da terapia com iodo radioativo na ablação de doença microscópica.[121] O compartimento central que vai do osso hioide até o mediastino entre as veias jugulares internas (níveis VI e VII) deve ser cuidadosamente inspecionado e palpado. As diretrizes de tratamento da ATA recomendam considerar a dissecção do compartimento central (nível VI) do pescoço de rotina para pacientes com CPT e suspeita de carcinoma de células de Hürthle, embora a radioiodoterapia pós-operatória possa fornecer uma abordagem alternativa.[82]

A dissecção eletiva dos gânglios pré-traqueais e paratraqueais ipsilaterais pode ser razoável, especialmente em pacientes com fatores de alto risco. A opinião dos especialistas recomenda a dissecção profilática dos linfonodos centrais para pacientes com CPT, sem evidências clínicas de metástases linfáticas para tumores primários avançados (T3/T4).[135] No entanto, o efeito a longo prazo do centro de dissecção dos linfonodos centrais sobre o resultado desses pacientes não está claro, embora a remoção eletiva possa diminuir potencialmente a recorrência nodal nessa região e a necessidade de reoperação. Em pacientes com doença cervical palpável ou visível, uma dissecção cervical abrangente (níveis II a V) deve ser executada, ao contrário da excisão seletiva dos linfonodos cervicais, "colher cerejas". Embora o nível I raramente esteja envolvido, a doença metastática é frequentemente observada no exame histológico dos níveis nodais II até o V.[136] Além disso, como a incidência de metástases subclínicas contralaterais é inferior a 20%, o tratamento eletivo cervical contralateral não é defendido.

A presença de metástases à distância está associada a um pior prognóstico, e aproximadamente 10% dos pacientes com CPT desenvolvem metástases à distância em algum momento ao longo da evolução da doença.[95] Mais comumente, os pulmões estão envolvidos, embora sítios ósseos e o sistema nervoso central também possam ser afetados.

Em quase todos os estudos, a idade do paciente no momento do diagnóstico foi uma variável prognóstica importante.[9,131,137] Os pacientes mais velhos com carcinoma papilífero, especialmente aqueles com idade superior a 40 anos, têm um prognóstico pior. A invasão extratireoidiana parece ser mais comum em pacientes mais velhos. O prognóstico para os homens com idade inferior a 40 anos é comparável ao das mulheres da mesma faixa etária. A sobrevida global é pior para os homens, no entanto, e seu risco de morte por CPT pode ser duas vezes maior.[65,131] Nos últimos 40 anos, o aumento da incidência de CPT em homens diminuiu a razão entre o gênero masculino e o feminino com a doença de 1:4 para 1:2.[114]

As crianças se recuperam melhor dessa doença. Entre os pacientes com idade inferior a 15 anos, 90% mostram metástase cervical em algum momento durante o curso da doença,[138] e 20% das crianças podem apresentar metástases pulmonares.[139] Nem as metástases cervicais nem as pulmonares parecem ter qualquer impacto na sobrevida. Talvez essas diferenças possam estar relacionadas com as diferenças biológicas no processo da doença ou entre os grupos etários.

Por fim, a variante de células altas do CPT é diferente de outras formas da doença. A avaliação dos pacientes com carcinoma papilífero da variante de células altas mostrou um histórico natural mais agressivo em todas as faixas etárias e um pior prognóstico.[140]

CARCINOMA FOLICULAR

Apresentação Clínica

Os carcinomas foliculares representam 10% das neoplasias malignas da tireoide. A idade média de apresentação é de 50 anos, em comparação com uma média de 35 anos em pacientes com carcinoma papilífero. As mulheres apresentam mais comumente essa lesão, com uma relação entre homens/mulheres de 1:3.[141] Essas lesões ocorrem com maior frequência em áreas com deficiência de iodo, especialmente em áreas de bócio endêmico. Os carcinomas foliculares foram correlacionados com a gravidez e com certos subtipos (DR1, DRw e DR7) do antígeno leucocitário humano (HLA). Além disso, uma forma rara de carcinoma folicular familiar é relatada em pacientes com disormonogênese. A incidência global do carcinoma folicular está diminuindo nos Estados Unidos.

Os pacientes geralmente apresentam um nódulo da tireoide solitário, embora alguns pacientes possam ter um histórico de bócio de longa data com um recente rápido aumento no tamanho do nódulo. Essas lesões são tipicamente indolores, mas a hemorragia no nódulo pode causar dor. A linfadenopatia cervical é rara na apresentação inicial, embora as metástases à distância sejam mais frequentemente encontradas do que com os carcinomas papilares. Em casos raros (1%), o carcinoma folicular pode ser hiperfuncionante, caso em que o paciente apresenta sintomas e sinais de tireotoxicose.

PARTE V | CIRURGIA DE CABEÇA E PESCOÇO E ONCOLOGIA

Diferentemente da caracterização de uma neoplasia folicular, o diagnóstico pré-operatório definitivo geralmente é impossível por CAAF. A diferenciação entre o adenoma folicular e o carcinoma folicular requer uma avaliação da invasão da cápsula da tireoide ou a identificação da invasão vascular. Normalmente, cerca de 20% dos nódulos da tireoide que mostram citologia de neoplasia folicular contêm carcinoma.

Em contraste com o carcinoma papilífero, o carcinoma folicular da tireoide é menos propenso a metastatizar através das vias linfáticas (encontrados em <10% dos pacientes).[102] Mais comumente, os carcinomas foliculares se espalham através de extensão local e disseminação hematogênica. Muitas vezes, a presença da doença no linfonodo cervical indica uma doença local importante e uma invasão visceral.[114,142] As metástases à distância também são mais comuns em cânceres foliculares do que em cânceres papilíferos, especialmente na apresentação.[143,144] Uma fratura óssea patológica pode ser a apresentação inicial do carcinoma folicular. Outros locais comuns incluem o fígado, pulmão e cérebro.

Histopatologia

O carcinoma da tireoide folicular tende a se manifestar como lesões solitárias, encapsuladas. A análise citológica de neoplasias foliculares revela pequenos arranjos foliculares ou camadas sólidas de células.[17] As estruturas foliculares têm lúmens que não contêm coloide, e o padrão de arquitetura global depende do grau de diferenciação do tumor. O aumento da celularidade pode aumentar a suspeita de carcinoma, mas a citologia por si só é insuficiente para distinguir entre um adenoma e um carcinoma folicular.

Os achados histológicos são necessários para distinguir as lesões benignas e malignas. As lesões malignas são diferenciadas pela identificação de invasão capsular e potencial invasão microvascular dos vasos ao longo da cápsula do tumor.[106,145] A avaliação capsular completa deve ser realizada. A análise de cortes congelados é muitas vezes insuficiente e o diagnóstico definitivo requer uma avaliação completa dos cortes permanentes.

O grau de invasão capsular é importante para o prognóstico do paciente. Os carcinomas foliculares podem ser divididos em duas grandes categorias: os *tumores minimamente invasivos* que mostram evidências de invasão da cápsula tumoral, mas não através dela, em um ou mais locais, e essas lesões não apresentam invasão de pequenos vasos; e os *tumores francamente invasivos* que mostram invasão através do tumor e muitas vezes apresentam invasão vascular.[146] A infiltração e a invasão tumoral podem ser aparentes no momento da cirurgia, com o tumor presente nas veias tireoideas médias ou nas veias jugulares.

Muitos outros fatores têm sido investigados como meios para fazer a diferenciação entre os adenomas e os carcinomas. Até o momento, não há marcadores moleculares que sejam clinicamente úteis. A ploidia do DNA varia entre adenomas e carcinomas com uma sobreposição considerável.[147] Os carcinomas foliculares aneuploides são considerados como tendo um comportamento mais agressivo.

Tratamento e Prognóstico

Os pacientes com diagnóstico de uma lesão folicular por CAAF devem sofrer uma lobectomia da tireoide com istmectomia. O lobo piramidal, se presente, deve ser incluído na ressecção. Como descrito anteriormente, os resultados citológicos por si só não podem determinar a presença de adenoma ou carcinoma. A análise intraoperatória por método de congelação não é útil por causa da avaliação incompleta da cápsula do tumor. Os cortes congelados devem ser analisados, no entanto, para confirmar a evidência macroscópica de linfadenopatia cervical adjacente. A tireoidectomia total é recomendada se o carcinoma for identificado. Em pacientes com uma suspeita clínica para o carcinoma folicular, a tendência é uma ressecção mais completa. A tireoidectomia total é realizada em pacientes mais velhos com um nódulo superior a 4 cm de tamanho diagnosticados por CAAF como neoplasia folicular. Nesses pacientes, o risco de carcinoma é de aproximadamente 50%.[127]

Fatores adicionais que podem favorecer a tireoidectomia total como o procedimento cirúrgico inicial incluem um histórico familiar de carcinoma da tireoide, histórico de exposição à radiação e preferência do paciente.[82]

Um diagnóstico de carcinoma folicular após uma lobectomia da tireoide geralmente necessita de uma tireoidectomia completa. Os pacientes com câncer folicular minimamente invasivo têm um prognóstico muito bom, e a lobectomia inicial da tireoide pode ser um tratamento suficiente. No entanto, a invasão do carcinoma folicular se correlaciona diretamente com a diminuição da sobrevida. Em pacientes com carcinomas foliculares invasivos, muitos cirurgiões tendem em direção à totalização e à tireoidectomia total para permitir a varredura com iodo radioativo para a detecção e ablação da doença metastática. Uma intervenção cirúrgica mais agressiva não melhora a sobrevida porque a invasão já indica o aumento da probabilidade de metástases à distância. A dissecção cervical é realizada se uma linfadenopatia cervical estiver presente. Quando a doença cervical está presente, a consulta com o patologista é justificada porque o paciente pode ter uma variante folicular do CPT. As dissecções cervicais eletivas são injustificadas porque o envolvimento nodal é improvável.[13]

A taxa de recorrência após o tratamento inicial é de aproximadamente 30%.[148] A recorrência está relacionada com o grau de capacidade de invasão da lesão inicial, não com a extensão da cirurgia inicial da tireoide. A doença minimamente invasiva se comporta de forma semelhante ao adenoma folicular e normalmente é curada com os procedimentos cirúrgicos conservadores (lobectomia da tireoide).[149] A recorrência do carcinoma folicular minimamente invasivo é de aproximadamente 1%. Cerca de 15% dos pacientes com doença recorrente ou metastática podem ser curados. O prognóstico desses pacientes se refere ao local da recidiva e à estratificação de risco inicial do paciente. Os resultados de sobrevida são significativamente piores em pacientes com invasão capsular e angioinvasão.[150] Os pacientes com recidiva nodular cervical têm uma taxa de cura de 50%, enquanto os pacientes com metástases à distância têm uma taxa de cura de cerca de 9%.[130,148]

Globalmente, a sobrevida de 5 anos é de 70% e diminui para 40% em 10 anos para os pacientes com carcinoma folicular. A presença de metástases à distância diminui a sobrevida de 5 anos para 20%.[151] Os fatores que pioram o prognóstico incluem a idade acima de 50 anos na apresentação, os tumores maiores que 4 cm de tamanho, metástases maiores do tumor no momento do diagnóstico.[13] A invasão extratireoidiana além da cápsula e no parênquima tireoidiano e em estruturas locais é o principal fator que diminui a sobrevida do paciente. A estratificação de risco mostra diferenças marcantes na sobrevida do paciente. Em um estudo, o grupo de baixo risco teve uma taxa de sobrevida de 5 anos de 99% e uma taxa de sobrevia de 20 anos de 86%. No grupo de alto risco, a taxa de sobrevida em 5 anos foi de apenas 47%, e isso diminuiu para uma taxa de 8% de sobrevida em 20 anos.[141]

O prognóstico para os pacientes com carcinoma folicular tem sido tipicamente considerado como pior do que para os pacientes com o carcinoma papilar. Alguns relatos que parearam a idade, o sexo e o estádio no momento do diagnóstico sugerem que os pacientes com carcinomas papilífero e folicular têm padrões de sobrevivência semelhantes.[9,11] O mau prognóstico dos pacientes com carcinoma folicular pode estar relacionado com o aumento do número de pacientes que se apresentam mais velhos e em uma fase mais avançada da doença. Além disso, em contraste com o carcinoma papilífero, a mortalidade está diretamente relacionada com a recorrência em pacientes com carcinoma folicular.[114]

TUMOR DE CÉLULAS DE HÜRTLE

Apresentação Clínica

De acordo com a classificação da Organização Mundial de Saúde, o tumor de células de Hürthle é um subtipo de neoplasia das células foliculares. Os nódulos tumorais de células de Hürthle podem ser encontrados em pacientes com tireoidite de

Hashimoto ou doença de Graves ou dentro de um bócio nodular. Esses tumores são derivados a partir de células oxifílicas da glândula tireoide. Embora a função exata dessas células seja desconhecida, as células de Hurthle expressam receptores de TSH e produzem tireoglobulina.

As neoplasias das células de Hürthle são tipicamente diagnosticadas pela CAAF, e aproximadamente 20% dessas lesões são malignas. Semelhantemente às lesões foliculares, os critérios histológicos são necessários para diagnosticar os carcinomas. Os carcinomas de células de Hürthle representam cerca de 3% de todas as neoplasias malignas da tireoide. A idade média de apresentação para os pacientes com carcinoma de células de Hürthle pode ser maior do que para o carcinoma folicular.[94,152] Os carcinomas de Hürthle são mais agressivos do que os carcinomas foliculares e muitas vezes são multifocais e bilaterais na sua apresentação. Essas malignidades também são mais propensas a metástases para os linfonodos cervicais e locais distantes.[153]

Histopatologia

A CAAF de um tumor de células de Hürthle tipicamente mostra hipercelularidade e presença de células eosinofílicas. Essas neoplasias são caracterizadas por camadas de células eosinofílicas ricas em mitocôndrias. A diferenciação citológica entre o adenoma e o tumor maligno por CAAF é extremamente difícil. Os achados histológicos de invasão capsular ou vascular confirmam a presença do carcinoma de células de Hürthle.

Tratamento e Prognóstico

A abordagem clínica para os tumores de células de Hürthle é semelhante à dos tumores foliculares. Com o adenoma das células de Hürthle, a ressecção do lobo afetado e do istmo é suficiente. Os achados invasivos para os tumores de Hürthle na doença formal justificam uma tireoidectomia total ou a totalização da tireoidectomia. Os carcinomas de células de Hürthle tendem a ser mais agressivos do que os outros carcinomas foliculares e são menos passíveis de radioiodoterapia por causa de sua tendência de diminuir a absorção de iodo radiomarcado. Como podem ocorrer metástases ganglionares locorregionais, deve ser realizado um exame cuidadoso da extensão local da doença ou de linfadenopatia cervical adjacente. A região paratraqueal deve ser cuidadosamente palpada e examinada, e os nódulos paratraqueais devem ser removidos se a doença for óbvia durante a inspeção. Além disso, uma dissecção cervical abrangente deve ser realizada se os linfonodos cervicais laterais forem palpáveis.

O tratamento pós-operatório deve incluir a supressão do TSH e o monitoramento da tireoglobulina e a avaliação periódica por US dos compartimentos cervicais central e lateral. Uma verificação com ^{99m}Tc pode ser útil para a detecção da doença local persistente ou metastática. A cintilografia e a ablação com ^{123}I podem ser realizadas para remover qualquer tecido tireoidiano normal residual de modo a permitir uma melhor vigilância. No entanto, é pouco provável que essa terapia seja eficaz na ablação do tumor porque poucos carcinomas de Hurthle (~ 10%) captam radioiodo.[154]

As taxas de sobrevida global para o carcinoma de células de Hürthle são significativamente piores do que para o carcinoma folicular. O número de pacientes que morrem de carcinoma de células de Hürthle é maior do que o número daqueles que morrem com carcinoma folicular ou papilífero.[155] Adicionalmente, o carcinoma de células de Hürthle está associado com uma maior incidência de metástases à distância entre os carcinomas bem diferenciados.[156]

CARCINOMA MEDULAR DA TIREOIDE

Apresentação Clínica

Os CMTs são uma categoria distinta da doença e representam cerca de 5% de todos os carcinomas da tireoide. Essas doenças malignas surgem a partir de células C parafoliculares e podem secretar calcitonina, antígeno carcinoembrionário (CEA), histaminidases, prostaglandinas e serotonina. A medição da calcitonina secretada é útil para o diagnóstico do CMT e para a vigilância pós-cirúrgica da doença residual e recorrente.

O CMT mostra um comportamento intermediário entre os CTBDs e os carcinomas anaplásicos. Homens e mulheres são igualmente afetados pelos CTMs.[157] Os pacientes geralmente se apresentam com uma massa no pescoço associada com linfadenopatia cervical palpável (≤ 20%).[158] A dor local é mais comum nesses pacientes e indica a presença de invasão local, que pode estar associada com disfagia, dispneia ou disfonia. O CMT pode se manifestar junto com o CPT porque as mutações relacionadas em *RET* estão presentes em ambas as doenças. Embora o CMT se espalhe inicialmente para os nódulos cervicais, as metástases distantes podem ser encontradas no mediastino, fígado, pulmão e osso e estão presentes em 50% dos pacientes no momento do diagnóstico.[159]

A maioria dos CMTs (70%) são lesões unifocais espontâneas em pacientes de 50 a 60 anos sem uma endocrinopatia associada.[158] Os 30% dos casos restantes, que afetam os pacientes mais jovens, são familiares. Esses CMTs hereditários são herdados como traços autossômicos dominantes com quase 100% de penetrância. O CMT nesses pacientes é precedido por hiperplasia de células C multifocal e leva à doença que é multicêntrica e bilateral em 90% dos casos.[160,161] O CMT familiar não está associado a nenhuma outra doença endócrina. Duas formas de síndrome NEM estão associadas ao CMT. Os pacientes com NEM-2A apresentam CMT, feocromocitoma e hiperparatireoidismo.[160,162] Os pacientes com NEM-2B com um biotipo marfanoide podem ter CMT, feocromocitoma ou neuromas mucosos. Embora a penetrância do CMT se aproxime de 100% nesses pacientes, a expressão das outras características varia.[161,163]

O diagnóstico do CMT por CAAF é confirmado pela calcitonina sérica elevada. Esses pacientes também devem fazer o teste de mutação do proto-oncogene *RET*. O rastreio genético substituiu os testes provocativos da estimulação com pentagastrina. O rastreio cuidadoso para doenças hereditárias também é necessário quando um paciente é diagnosticado com o CMT. O hiperparatireoidismo pode ser avaliado pelos níveis séricos de cálcio e pelos estudos de imagem apropriados. Os pacientes devem também ser rastreados para a presença de um feocromocitoma com os níveis urinários de 24 horas para as catecolaminas e metanefrinas e devem ser submetidos a uma RM abdominal. Um feocromocitoma não diagnosticado pode levar a uma crise hipertensiva no intraoperatório e à morte. Além disso, a detecção de qualquer forma hereditária de CMT em um paciente deve levar à avaliação familiar. Os familiares afetados muitas vezes podem ser identificados e tratados em estádios iniciais da doença com maior sobrevida.[164,165]

Histopatologia

O CMT se origina a partir de células C parafoliculares de origem neuroectodérmica.[166] As células descem para se juntar à própria glândula tireoide e estão concentradas principalmente nas partes laterais dos polos superiores. A maioria das lesões do CMT está localizada nos polos médio e superior da tireoide. Em pacientes com formas hereditárias de CMT, a doença é frequentemente multifocal. Macroscopicamente, o tumor é sólido e firme e tem uma superfície de corte cinza. A lesão é não encapsulada, mas bem circunscrita.

Essas lesões são compostas de camadas de células neoplásicas infiltrantes que são heterogêneas em forma e tamanho. As células são separadas por colágeno, amiloide e calcificações irregulares densas. Os depósitos de amiloide são provavelmente calcitonina polimerizada e são virtualmente patognomônicos para o CMT, embora nem todos os CMTs contenham amiloide.[167] Os tumores mais agressivos normalmente têm um aumento das figuras mitóticas, pleomorfismo nuclear e áreas de necrose. A IHC para calcitonina e CEA são estudos de diagnóstico úteis.

Tratamento e Prognóstico

Orientações específicas foram recentemente publicadas pela ATA em relação ao tratamento do CMT.[168] A avaliação pré-operatória inclui medição de calcitonina e CEA no soro. Os pacientes com mutações germinativas em *RET* devem ser examinados para feocromocitoma (NEM-2A e 2B) e hiperparatireoidismo (NEM-2A). A tomografia computadorizada do tórax e do mediastino e a ecografia do pescoço são recomendados.

A tireoidectomia total é o tratamento de escolha em pacientes com CMT porque as lesões têm uma alta incidência de multicentricidade e um curso agressivo da doença. Os pacientes com CMT familiar ou NEM-2 devem ter toda a glândula removida, mesmo na ausência de uma massa palpável.

Devido ao envolvimento frequente dos nódulos cervicais, o tratamento cirúrgico inicial deve incluir a dissecção cervical do compartimento central bilateral. Quando os nódulos do compartimento central estão envolvidos, ou quando linfonodos cervicais palpáveis laterais estão presentes, o tratamento que inclui uma dissecção cervical abrangente ipsilateral ou bilateral (níveis II a V) deve ser considerado. Quando a lesão primária é superior a 1 cm (> 0,5 cm para pacientes com NEM-2B), ou quando metástases nos linfonodos do compartimento central estão presentes, a dissecção cervical abrangente ipsilateral eletiva deve ser considerada porque metástases nodais podem estar presentes em mais de 60% desses pacientes.[126,169,170] Os linfonodos mediastínicos superiores (nível VII) devem ser rotineiramente removidos também.

As condições potencialmente associadas, como o hiperparatireoidismo e o feocromocitoma, devem ser cuidadosamente avaliadas e, se necessário, devem ser tratadas antes da tireoidectomia. Pode ser necessário remover o feocromocitoma antes do tratamento da lesão da tireoide. Alternativamente, o tratamento pré-operatório com bloqueio α-adrenérgico (fenoxibenzamina) ou com α-metiltirosina é necessário para evitar uma crise hipertensiva durante a cirurgia. Na presença de hipercalcemia, as glândulas paratireoides precisam ser identificadas durante a tireoidectomia. Se as glândulas paratireoides são anormais, devem ser removidas. Caso contrário, elas devem ser adequadamente marcadas para facilitar a identificação futura, especialmente em pacientes com NEM-2A.

Crianças com qualquer um dos distúrbios genéticos que levam ao CMT devem ser tratadas agressivamente. Tipicamente, uma tireoidectomia total deve ser realizada no momento em que o paciente atingir 2 a 3 anos de idade ou antes de ocorrer hiperplasia de células C. A remoção da glândula tireoide deve prevenir o desenvolvimento do CMT nesses pacientes e irá melhorar a sobrevida. No entanto, o CMT tem sido diagnosticado em pacientes NEM-2B já a partir dos 7 meses de idade.[171]

Após a cirurgia, os pacientes necessitam de acompanhamento rigoroso e acompanhamento da calcitonina sérica e dos níveis de CEA. A calcitonina é mais sensível para a detecção de doença persistente ou recorrente, mas os níveis de CEA parecem ser preditivos da sobrevivência.[170] Os níveis de calcitonina aumentados ou persistentes devem aumentar a suspeita de doença residual ou recorrente. Estudos de localização devem ser realizados para identificar os potenciais locais envolvidos na doença. O tratamento cirúrgico para a doença metastática ou recidiva local pode diminuir os sintomas de rubor (*flushing*) e diarreia e pode reduzir o risco de morte por doença cervical central recorrente.[159,172] No entanto, os CMTs não respondem à radioiodoterapia ou à terapia de supressão de TSH, por causa de sua origem nas células C parafoliculares.[165] A radioterapia com feixe externo (RTFE) tem sido controversa para pacientes com margens tumorais positivas ou tumor inoperável, e nenhum regime eficaz de quimioterapia foi encontrado. As terapias direcionadas, incluindo o cabozantinibe e o vandetanibe, são aprovadas para uso na situação de recorrência da doença avançada.

O prognóstico para pacientes com CMT está diretamente relacionado com o estádio da doença. A taxa de sobrevivência global de 10 anos é de 61 a 75%, mas diminui para 45% se os gânglios cervicais estiverem envolvidos.[165,173] O melhor resultado é para pacientes com CMT familiar, em seguida, NEM-2A, doença esporádica e NEM-2B.

CARCINOMA ANAPLÁSICO

Apresentação Clínica

O carcinoma anaplásico da tireoide é uma das neoplasias malignas mais agressivas, e poucos pacientes sobrevivem 6 meses após a apresentação inicial.[75,174] Essas lesões representam menos de 5% de todos carcinomas da tireoide[175] e afetam pacientes de 60 a 70 anos; a apresentação antes dos 50 anos é extremamente rara. Mulheres são mais comumente afetadas do que os homens, com uma proporção de 3:2 e 80% dessas neoplasias podem ocorrer com um carcinoma coexistente e podem representar a transformação de um câncer da tireoide bem diferenciado.[174,176]

Normalmente, os pacientes têm uma massa cervical de longa data que se amplia rapidamente. Essa súbita mudança é muitas vezes acompanhada de dor, disfonia, disfagia e dispneia. Muitas vezes, a massa é bastante grande e está fixada à estrutura traqueolaríngea, o que resulta em paralisia das cordas vocais e compressão da traqueia. Mais de 80% têm envolvimento ganglionar jugular no momento da apresentação, e mais de 50% têm metástases sistêmicas.[177] A maioria dos pacientes morrem de síndrome da veia cava superior, asfixia ou exsanguinação.

HISTOPATOLOGIA

No caso do CTA, a amostra macroscópica apresenta áreas de necrose e invasão macroscópica dos tecidos vizinhos, muitas vezes com envolvimento ganglionar. Microscopicamente, as camadas de células com heterogeneidade acentuada estão presentes. Células fusiformes, poligonais e gigantes multinucleadas estão presentes com focos ocasionais de células diferenciadas. Essas células não produzem tireoglobulina, não transportam iodo ou expressam receptores do hormônio da tireoide.[174]

Esses achados muitas vezes podem ser estabelecidos com a CAAF, embora uma biópsia formal seja ocasionalmente necessária para excluir o diagnóstico de linfoma.

Tratamento e Prognóstico

O tratamento do carcinoma anaplásico é extremamente difícil e requer uma abordagem multidisciplinar e uma consulta aprofundada com o paciente e a família. O planejamento da assistência avançada e os problemas em relação a cada decisão tomada devem ser claramente discutidos. A ressecção cirúrgica pode ser considerada se a doença locorregional puder ser removida com uma margem macroscópica negativa. Diretrizes baseadas em um consenso, recentemente publicadas, para o tratamento de pacientes com CTA fornecem recomendações sobre a ressecção da doença e não recomendam o tratamento cirúrgico para redução do volume do tumor devido à falta de benefícios para o controle local ou a sobrevida.[178] A adequação da traqueostomia para pacientes com CTA permanece controversa. Embora a traqueostomia trate claramente o sofrimento agudo das vias aéreas, foram levantadas questões sobre o potencial prolongamento do sofrimento.[179,180] O suporte nutricional deve ser abordado porque a disfagia é muito comum na apresentação, mas os potenciais problemas das vias aéreas que podem ocorrer com a sedação devem ser reconhecidos antes da colocação de gastrostomia. Todas as formas de tratamento são decepcionantes, e a sobrevida média é de 2 a 6 meses.[175,181] Um protocolo de tratamento atual envolve a doxorrubicina, a terapia de radiação hiperfracionada e o potencial tratamento cirúrgico com redução tumoral.[182,183] Embora a taxa de sobrevida por mais de 2 anos seja de apenas 12%, esse é apenas um dos regimes atualmente disponíveis para esses pacientes. Ensaios clínicos para outros agentes quimioterapêuticos estão disponíveis (p. ex., taxanos) e agentes terapêuticos direcionados, mas o progresso é reduzido, devido à incidência relativamente baixa e à evolução rápida da doença.

A avaliação retrospectiva de várias estratégias de tratamento identificou um subgrupo de pacientes que teve sobrevivência de longo prazo.[8,100,184] As variáveis prognósticas independentes incluem a ressecabilidade da doença local, ausência de metástases à distância no momento do diagnóstico e tratamento adjuvante com radioterapia. Além disso, muitos dos sobreviventes a longo prazo tinham pequenas áreas de focos anaplásicos dentro do carcinoma bem diferenciado.

OUTRAS FORMAS DE CÂNCER DA TIREOIDE

Carcinoma Insular da Tireoide

O carcinoma insular foi nomeado com base nos aglomerados de células que contêm pequenos folículos que se assemelham às células pancreáticas.[185] Esses tumores são muito raros e se manifestam como uma lesão independente ou concomitantemente com carcinoma papilífero ou folicular da tireoide. Essas células se coram com anticorpos para a tireoglobulina, mas não para a calcitonina. Normalmente, há invasão capsular e vascular no momento do diagnóstico.

Essas lesões são muito agressivas quando comparadas com o carcinoma folicular e papilífero, e elas parecem ter uma maior taxa de recorrência e mortalidade quando presentes como um processo independente.[186] No entanto, o carcinoma insular localizado dentro do câncer papilífero ou folicular da tireoide não parece afetar negativamente a evolução clínica. Muitos carcinomas insulares da tireoide são capazes de concentrar o iodo radioativo.

Linfoma

O linfoma primário da tireoide é incomum e representa menos de 5% de todas as neoplasias malignas da tireoide.[187] As mulheres são mais comumente afetadas em uma proporção de 3:1, e o linfoma geralmente se manifesta em pacientes com mais de 50 anos. Os pacientes podem apresentar sintomas semelhantes aos do carcinoma anaplásico, embora a massa de crescimento rápido seja muitas vezes indolor. Os sintomas também podem incluir adenopatia regional, disfagia e paralisia das pregas vocais causada pela invasão do NLR. Muitos pacientes afetados apresentam hipotireoidismo clinicamente ou já estão recebendo a terapia de substituição da tireoide para condições como a doença de Hashimoto.[188] O linfoma de células tipo B não Hodgkins é mais comum, embora a doença de Hodgkins e os plasmacitomas possam ocorrer.[189] O linfoma da tireoide pode surgir como parte de uma condição linfomatosa generalizada porque muitos desses pacientes têm a doença de Hashimoto. A hipótese atual do porquê isso acontece é a estimulação antigênica crônica de linfócitos que resulta na transformação dos linfócitos.

Um diagnóstico definitivo deve ser realizado e muitas vezes pode ser estabelecido pela CAAF. Ocasionalmente, pode ser necessária uma biópsia com agulha grossa ou biópsia aberta de linfonodo cervical. Devido à rara incidência do linfoma primário da tireoide, um completo levantamento deve ser feito para excluir a presença de linfoma em outros locais.

Os pacientes geralmente respondem rapidamente à quimioterapia, especialmente com uma combinação de ciclofosfamida, hidroxidaunomicina, vincristina e prednisona (CHOP).[190,191] Regimes de radiação e quimioterapia combinados também foram desenvolvidos e têm sido promissores. A tireoidectomia e a ressecção nodal podem ser consideradas para aliviar os sintomas de obstrução das vias aéreas em pacientes que não respondem rapidamente ao tratamento, mas as opções cirúrgicas não são as modalidades de tratamento primário.

O prognóstico depende do grau histológico do tumor e da presença de doença extratireoidiana. No geral, a sobrevida em 5 anos é de cerca de 50%. A sobrevida da doença intratireoidiana é de 85% e diminui para 40% para pacientes com a doença extratireoidiana.

Carcinoma Metastático

A tireoide é um local raro de metástases de outros tipos de câncer. A metástase pode ocorrer, no entanto, a partir de lesões primárias do rim, da mama, do pulmão e da pele (isto é, melanoma). O tumor metastático mais comum para a tireoide é o hipernefroma. Além disso, cerca de 3% dos carcinomas broncogênicos emitem metástases para a tireoide, mas estas são responsáveis por 20% de todas as metástases para a tireoide.[192]

Normalmente, o histórico e o exame físico identificam a fonte da metástase. A CAAF é realizada para o diagnóstico definitivo. A tireoidectomia pode ser considerada como tratamento paliativo, em especial quando a lesão primária tem um crescimento muito lento (p. ex., carcinoma de célula renal).[193]

Carcinoma de Células Escamosas ou Espinocelular

O carcinoma de células escamosas da tireoide é muito raro e representa menos de 1% dos casos de câncer da tireoide.[194] Os pacientes mais velhos são mais comumente afetados, e a doença pode progredir rapidamente com invasão local e metástases. Durante o processo, as metástases de outros locais do trato aerodigestivo superior precisam ser excluídas. A detecção precoce e o tratamento cirúrgico agressivo parecem representar a melhor opção para o tratamento paliativo e a cura. Tal como acontece com outros carcinomas de células escamosas de cabeça e pescoço, a radioterapia é provavelmente importante, ainda que não esteja bem caracterizada.[195]

TRATAMENTO E TÉCNICA CIRÚRGICOS

ABORDAGEM PARA A GLÂNDULA TIREOIDE

Antes de qualquer cirurgia da tireoide, todas as alterações na voz ou cirurgia anterior no pescoço devem estimular uma avaliação da mobilidade das cordas vocais por laringoscopia indireta. Embora muitos pacientes com carcinomas da tireoide sejam eutireoides, a terapia médica necessária deve ser instituída para os pacientes com tireotoxicose ou hipotireoidismo para evitar perturbações metabólicas intraoperatórias, tais como a crise hipertensiva. Os detalhes desse tratamento estão além do escopo deste capítulo, mas a conduta deveria incluir a consulta com um endocrinologista.

O paciente deve ser posicionado em decúbito dorsal na mesa de operação com um travesseiro inflável ou um coxim de ombro e um apoio adequado da cabeça para permitir a extensão completa do pescoço para a exposição ideal. Uma incisão transversal simétrica ao longo de uma dobra de pele, aproximadamente 1 cm abaixo da cartilagem cricoide, é feita através do platisma. O comprimento da incisão depende do tamanho da glândula tireoide. Incisões maiores são necessárias para pacientes com pescoços curtos e grossos; dificuldade na extensão do pescoço; ou uma glândula tireoide baixa. Os retalhos de pele subplatismais são levantados superiormente até o nível da incisura da cartilagem tireoide superiormente e inferiormente à clavícula.

A exposição da glândula tireoide é obtida através de uma incisão vertical na linha média através da camada superficial da fáscia cervical profunda entre os músculos esterno-hióideo e o esternotireóideo. Os músculos infra-hióideos (ou pré-tireoidianos) são separados por dissecção romba, e a dissecção prossegue lateralmente ao longo da cápsula da tireoide até que a alça cervical seja observada na borda lateral do músculo esterno-hióideo/aspecto medial da veia jugular interna. Raramente, os músculos infra-hióideos devem ser divididos para obter acesso a um grande lobo da tireoide ou ao tumor. Essa divisão deve ser feita no alto do músculo para preservar a inervação da alça do nervo hipoglosso. Os músculos infra-hióideos devem ser reaproximados antes do fechamento da pele. Qualquer evidência de invasão significativa do carcinoma da tireoide nos músculos infra-hióideos deve resultar

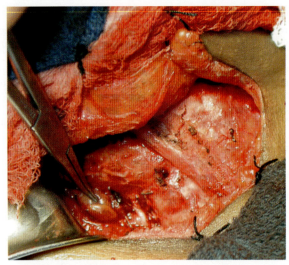

FIGURA 55-6. Uma glândula paratireoide é mostrada próximo ao nervo laríngeo recorrente. A dissecção e a ligadura dos vasos próximo da cápsula da tireoide garantem que o fornecimento vascular para as glândulas paratireoides permaneça intacto.

em uma ressecção em bloco da parte afetada do músculo com o lobo tireoidiano.

Através de dissecção romba, o lobo tireoidiano é deslocado anteromedialmente à estrutura traqueolaríngea (Fig. 55-4A). A veia tireoide média deve ser identificada, e a divisão desse vaso melhora a exposição lateral. A cricoide e a traqueia devem ser identificadas na linha média, e a mobilização contínua é alcançada pelo deslocamento dorsal de todo o tecido ao longo da margem posterolateral do lobo tireoidiano. A hemostasia meticulosa deve ser mantida para facilitar a identificação do NLS, NLR, e das glândulas paratireoides.

O pedículo ao longo do polo superior da tireoide é identificado inicialmente retraindo-se a tireoide inferomedialmente. Essa manobra expõe o triângulo de Joll, que é delimitado pela traqueia, pelos vasos tireoidianos superiores e pelos músculos constritores da faringe. A dissecção deve ser realizada junto à cápsula tireoide para evitar uma possível lesão do ramo externo do NLS. Frequentemente, o ramo externo do NLS que supre o músculo cricotireóideo pode ser visualizado. Os vasos do polo superior devem ser identificados individualmente e isolados por ligadura perto do lobo tireoidiano. Nesse ponto, os tecidos posterolaterais do polo superior podem ser deslocados a partir do lobo em um sentido posteromedial.

A identificação da NLR é mais bem alcançada através de uma abordagem inferior em um espaço definido por Lore et al.[196] como o *triângulo do nódulo retrolaríngeo*. Esse triângulo é delimitado pela traqueia medialmente, pela bainha da carótida lateralmente e pela superfície inferior do polo inferior retraído da tireoide superiormente. A dissecção cuidadosa nessa área paralela ao curso do NLR deve identificar com segurança o nervo (Fig. 55-4B). Um bócio tireoidiano ou uma massa anormalmente grande da tireoide podem potencialmente deslocar o nervo. Nesses casos, o NLR pode se tornar fixado à superfície inferior do lobo da tireoide aumentada e se espalhar sobre ela. Deve ser tomado um grande cuidado nessas situações, e a identificação do nervo pode exigir uma abordagem superior, identificando o NLR em sua entrada na laringe.

Quando identificado, o NLR deve ser seguido até sua entrada laríngea no nível da cartilagem cricoide, passando sob ou através do ligamento de Berry e entrando na laringe profundamente ao músculo constritor inferior. O nervo pode se dividir em vários ramos antes de entrar na laringe.[197] A parte mais difícil da operação é normalmente lidar com a dissecção onde o nervo recorrente passa através do ligamento de Berry. O NLR fica muito próximo da tireoide, preso embaixo pelo ligamento. Uma hemorragia pode ocorrer nesse local e deverá ser controlada por pressão suave antes da identificação do nervo para evitar ferimentos. O uso de bisturi elétrico nessa região deve ser rigorosamente evitado. Uma pequena porção de tecido tireoidiano pode ser incorporada com o ligamento e representa um resto de tecido tireoidiano deixado após a tireoidectomia total. Embora exista controvérsia a respeito do uso rotineiro de monitoramento intraoperatório do NLR, pode ser útil se forem previstas antecipadamente dificuldades na identificação do nervo ou na manipulação ou em ambos.[198-200] Exemplos de tais situações incluem tumores grandes ou bócio, doença ou dissecção do nódulo paratraqueal e casos de reoperação no leito da tireoide ou no compartimento central.

Todos os vasos são ligados e divididos na cápsula para reduzir o risco de desvascularização da paratireoide (Fig. 55-6). As paratireoides isquêmicas e as paratireoides situadas anteriormente na glândula tireoide ou removidas com o lobo tireoidiano devem ser examinadas. Amostras devem ser obtidas por biópsia e confirmadas pelo exame de congelação intraoperatória. As glândulas paratireoides podem ser picadas em pedaços de 1 mm^3 e reimplantadas no músculo esterno-hióideo ipsilateral ou esternocleidomastóideo com um fio de seda (inabsorvível) ou um clipe para marcar o local do reimplante.

Quando o lobo é mobilizado e as estruturas principais são identificadas, o istmo pode ser seccionado próximo ao lado contralateral. A borda do istmo é bem costurada e uma cuidadosa pesquisa é feita em busca de um lobo piramidal que deve ser removido em continuidade com o lobo tireoidiano e o istmo quando presente.

Para uma tireoidectomia total, o mesmo procedimento é repetido no lado contralateral. A decisão de proceder à excisão do lobo tireoidiano oposto deve depender do curso da lobectomia da tireoide inicial. Após a remoção do espécime da tireoide, a hemostasia é verificada, e um dreno de sucção de Jackson-Pratt é colocado no leito do lobo da tireoide. Os músculos infra-hióideos divididos são reaproximados com suturas absorvíveis e são fechados ao longo da linha média para evitar a adesão da pele à traqueia. O platisma é reaproximado com suturas absorvíveis e a pele é fechada com uma sutura subcuticular contínua.

ABORDAGEM PARA O PESCOÇO CENTRAL

O pescoço central inclui gânglios linfáticos no nível VI e gânglios mediastínicos superiores (anteriormente designados como nível VII). Os linfonodos do nível VI estão dentro de um espaço delimitado pelo hioide (superior), pela incisura esternal (inferior), pela artéria carótida (lateral), pelo músculo esternotireoideo (anterior) e pela fáscia pré-vertebral (posterior). Os nódulos pré-laríngeos (Delphianos ou délphicos) normalmente são visualizados durante a ressecção do lobo piramidal e podem ser removidos durante a tireoidectomia. Durante essa dissecção, a fáscia sobre o músculo cricotireóideo deve ser preservada. A dissecção pré-traqueal começa na margem inferior do istmo e remove o tecido mole fibrogorduroso, que dá suporte aos linfonodos, a partir da face dianteira da traqueia inferiormente no nível da artéria inominada. Essa dissecção pode ser realizada em conjunto com a dissecção paratraqueal direita, especialmente no ponto mais baixo, para facilitar a identificação da artéria inominada. Além disso, muito cuidado deve ser exercido para não estender esse procedimento lateralmente a partir da face frontal da traqueia para evitar ferimentos potenciais para o NLR.

A dissecção paratraqueal abrange uma região que se estende a partir da margem inferior da cartilagem cricoide até a artéria inominada, atravessando a traqueia. O limite medial em cada lado é a traqueia, e a artéria carótida é o limite lateral. A artéria carótida comum é identificada e dissecada ao longo de toda a extensão do espaço paratraqueal. Isso facilita a identificação dos grandes vasos no mediastino superior. Os linfonodos na região paratraqueal estão intimamente associados com o NLR, o qual deve ser claramente dissecado e visualizado durante esse procedimento. Em casos de reoperação, o NLR pode ser mais facilmente identificado inferiormente em áreas anteriormente não dissecadas. Devido ao curso diferente do NLR em cada lado do pescoço, existem diferenças em relação à abordagem cirúrgica. No pescoço direito, o NLR viaja na direção lateral para medial na região paratraqueal, para dividir o espaço. A localização mais ventral da artéria inominada em relação ao arco aórtico também cria um curso mais ventral para o NLR direito, o que resulta no espaço de tecido dorsal onde podem residir os nódulos linfáticos; assim a dissecção completa do nervo e a transposição são mais comumente exigidas no espaço paratraqueal direito. No pescoço esquerdo, o NLR ascende ao longo do limite da região paratraqueal dentro do sulco traqueoesofágico. Em ambos os casos, o objetivo deve ser para completa ressecção dos linfonodos com a manipulação mínima do nervo.

As glândulas paratireoides inferiores estão sob maior risco do que as glândulas paratireoides superiores durante essa dissecção. As glândulas paratireoides superiores são encontradas tipicamente no nível da cartilagem cricoide e podem ser facilmente preservadas. As glândulas paratireoides inferiores devem ser identificadas e preservadas quando possível, mas estas podem ter de ser identificadas na amostra cirúrgica definitiva e confirmadas pela análise patológica de cortes congelados antes da reimplantação.

SITUAÇÕES CIRÚRGICAS ESPECIAIS
Tratamento dos Linfáticos Regionais

A abordagem do pescoço em pacientes com carcinomas bem diferenciados da tireoide é tipicamente conservadora. A doença do nódulo cervical é rara em carcinomas foliculares, mas é mais comum em carcinomas papilíferos. Atualmente, não há papel para dissecção eletiva nos casos de carcinoma folicular. As diretrizes atuais da ATA recomendam a consideração da dissecção cervical do compartimento central (nível VI) para pacientes com CPT e suspeita de carcinoma de células de Hürthle.[82] Se a doença estiver presente por palpação ou inspeção visível, os pacientes com carcinoma papilífero da tireoide ou de células de Hürthle devem ter uma dissecção dos linfonodos do compartimento central concomitante com a tireoidectomia total ou a totalização da lobectomia da tireoide.

Devido à maior frequência de disseminação do tumor microscópico nos CMTs e sua falta de captação de iodo radioativo, a dissecção eletiva dos linfonodos do compartimento central é comumente realizada. Quando esses pacientes se apresentam com doença ganglionar anterior palpável, a dissecção bilateral do compartimento central é realizada com a tireoidectomia total, e os linfonodos cervicais laterais são cuidadosamente inspecionados. A dissecção do compartimento central deve incluir os nódulos Delphianos ou délphicos, os vasos linfáticos paratraqueais e os gânglios linfáticos do mediastino superior. O NLR, a artéria tireoidiana inferior e as glândulas paratireoides devem ser claramente identificados, e os vasos linfáticos devem ser removidos em bloco a partir do nível da cricoide até a artéria inominada.

Ao realizar a dissecção bilateral do compartimento central, a preservação das glândulas paratireoides pode ser difícil. Devem ser feitas tentativas na dissecção, especialmente contralateral à lesão da tireoide, para identificar e preservar o ramo ascendente da artéria tireoide inferior que supre a glândula paratireoide superior. Se o fornecimento vascular para a glândula paratireoide for comprometido, uma amostra por biópsia da glândula deve ser obtida para confirmar a presença de tecido da paratireoide, e a glândula deve ser colocada em uma bolsa no músculo esternocleidomastóideo. A glândula deve ser picada em pedaços de 1 mm, e o local de implantação deve ser marcado com grampos vasculares.

Quando os linfonodos cervicais laterais palpáveis estão presentes e a doença metastática é confirmada pela CAAF, uma dissecção cervical seletiva, incluindo níveis II a V, deve ser realizada. Os nódulos submandibulares e submentuais (nível I) raramente estão envolvidos e devem ser dissecados apenas quando há doença clinicamente positiva nessa região.[120,201] O envolvimento cervical é frequentemente ipsilateral à lesão primária da tireoide.[202] A extensão da incisão em colar superiormente em direção à ponta do mastoide fornece uma exposição adequada da porção lateral do pescoço se a doença palpável estiver presente. Inspeção e dissecção cuidadosas devem ser realizadas ao longo do nervo acessório espinal, porque esse é um local frequente de doença metastática da tireoide.[13] Uma dissecção cervical radical, mais extensa e modificada, pode ser necessária para remover a doença grave, e a doença mediastínica extensa pode exigir o acesso através do esterno para a remoção adequada. A ablação com iodo radioativo é uma terapia adjuvante importante para o tratamento da doença cervical nesses pacientes.

Em pacientes com CMT, a metástase no nódulo linfático ocorre em 81% dos casos.[203] A análise retrospectiva revelou uma taxa de sobrevida de 10 anos de 67% para pacientes com CMT tratados com dissecção cervical contra 43% para os pacientes que não foram tratados com dissecção cervical.[169] A doença cervical palpável exige dissecção cervical abrangente do compartimento central. Em pacientes com doença cervical clinicamente negativa, o

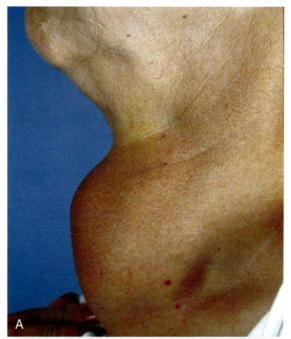

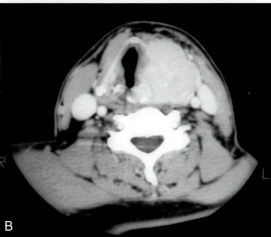

FIGURA 55-7. A, Vista lateral do pescoço mostrando uma massa grande compressiva da tireoide. **B**, A tomografia computadorizada axial revela a extensa invasão local pela lesão da tireoide que envolve cartilagem tireoide, laringe e esôfago.

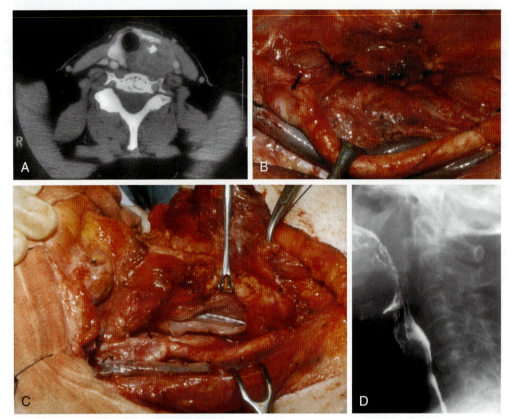

FIGURA 55-8. A, A tomografia computadorizada axial mostra uma grande massa da tireoide, localmente invasiva. **B**, A grande massa da tireoide foi dissecada e está livre das estruturas adjacentes, mas envolve o esôfago. **C**, A ressecção da massa tireoidiana necessitou da excisão de uma porção do esôfago. O esôfago foi fechado primariamente. **D**, O estudo pós-operatório de deglutição de bário mostrou que o esôfago estava intacto, e o paciente foi capaz de tolerar uma dieta regular. (De Lai SY, Weber RS. Thyroid cancer. In Ensley JF, Gutkind JS, Jacobs JR, et al, eds: *Head and neck cancer: emerging perspectives*. San Diego: Academic Press; 2002:424.)

tratamento cirúrgico deve incluir a tireoidectomia total, a dissecção do compartimento central e a dissecção cervical abrangente ipsilateral eletiva. A dissecção do pescoço contralateral em todos os pacientes deve ser considerada, principalmente quando a lesão primária da tireoide é de 2 cm ou mais em tamanho, porque uma dissecção cervical bilateral pode ser necessária para maximizar o controle regional.[203]

Bócio Intratorácico

Menos de 1% dos pacientes pode apresentar uma glândula tireoide que é parcialmente ou completamente intratorácica.[204,205] Na maioria desses pacientes, o bócio intratorácico pode ser removido através de uma incisão em colar do pescoço, sem recorrer a uma esternotomia. O suprimento vascular, normalmente de origem cervical, é identificado, ligado e dividido. A divisão do istmo pode facilitar a mobilização do bócio subesternal por baixo do esterno. Grandes suturas podem ser colocadas profundamente no bócio para facilitar a tração e a dissecção romba permitindo a liberação da tireoide através do pescoço.

Os pacientes com bócio subesternal que tiveram operações anteriores da tireoide, alguns pacientes com tumores malignos invasivos e os pacientes sem tecido tireoidiano no pescoço podem necessitar de uma esternotomia mediana. Ocasionalmente, o bócio subesternal pode ser simplesmente muito grande para ser retirado através de uma incisão cervical. Nesses casos, a tireoidectomia é normalmente realizada em colaboração com um cirurgião torácico.

Invasão do Nervo Laríngeo Recorrente

As situações cirúrgicas que exigem sacrifício do NLR são incomuns. Se a paralisia pré-operatória das cordas vocais estiver presente e for observada uma invasão do carcinoma no intraoperatório, o nervo pode ser sacrificado. Mais comumente, o NLR deve ser dissecado livre da doença macroscópica. Entre os pacientes com carcinomas da tireoide bem diferenciados, não foi encontrada nenhuma diferença na sobrevida entre pacientes com sacrifício do NLR e pacientes tratados no pós-operatório com iodo radioativo para a doença macroscópica deixada no nervo.[191] Por causa da falta de resposta do CMT ao tratamento com iodo radioativo no pós-operatório, o sacrifício do NLR deve ser considerado para conseguir a remoção completa da doença grave. Quando o NLR é ressecado, a reinervação imediata deve ser realizada se for viável, seja por reparo primário, enxerto de nervo ou transferência da alça cervical. O sacrifício do NLR requer a exclusão da infiltração do nervo dos processos da doença benigna. A doença de Graves, a tireoidite de Hashimoto e a tireoidite de Reidel podem envolver o NLR, com ou sem paralisia das cordas vocais. Os processos benignos podem causar injúrias por estiramento ao NLR que se resolvem com remoção cirúrgica da massa. Por fim os linfomas podem envolver o NLR, mas o tratamento raramente é cirúrgico e não deve envolver a excisão do nervo.

Ressecção Cirúrgica Estendida

O tratamento cirúrgico dos carcinomas da tireoide deve remover toda a doença macroscópica, especialmente em pacientes com CMT. A fixação na cartilagem da tireoide ou na traqueia pode exigir a remoção de espessura parcial ou da espessura total dessas estruturas (Fig. 55-7). Uma lâmina da cartilagem tireoide pode ser removida sem grande morbidade, se o pericôndrio tireóideo interno for deixado intacto. A traqueia pode ser parcialmente removida e reparada para permitir a remoção em bloco do tumor. Uma anastomose primária pode ser realizada por remoções que envolvem até quatro anéis traqueais.[206] Além disso, a raspagem da traqueia pode ser realizada, deixando a mucosa interna intacta.

Defeitos isolados de espessura total podem ser reparados com enxertos compostos de cartilagem-mucosa do septo nasal. Em pacientes com um envolvimento esquelético mais extenso, a laringectomia parcial pode ser necessária e tem mostrado melhorias na sobrevida.[207,208] A laringectomia total deve ser realizada apenas nos casos mais extremos de invasão intraluminal extensa, de envolvimento substancial da cricoide ou disfunção bilateral do NLR. Normalmente, esse procedimento seria feito após o fracasso do tratamento com iodo radioativo, radioterapia ou ambos. A invasão faríngea e esofágica local normalmente requer a ressecção da área imediata e o fechamento primário (Fig. 55-8). No entanto, um envolvimento mais amplo e completo pode exigir uma reconstrução miocutânea/miofascial pediculada ou microcirúrgica.

Cirurgia Reoperatória da Tireoide

A cirurgia de reoperação da tireoide pode ser necessária em diversas situações clínicas. Um paciente pode ter tido uma lobectomia da tireoide anterior e pode exigir uma totalização. A recorrência da doença pode exigir a reexploração do leito da tireoide ou a dissecção dos nódulos linfáticos cervicais, incluindo o compartimento central (nível VI). Além disso, a cirurgia anterior do pescoço, tal como uma paratireoidectomia, pode ter envolvido o leito da tireoide.

A cirurgia de reoperação tem sido associada a uma maior incidência de complicações do que a cirurgia inicial da tireoide. As cicatrizes e a fibrose de uma cirurgia prévia podem causar dificuldades na identificação dos planos de tecido, o que resulta em um aumento no risco de danos ao NLR. A lesão potencial ou a desvascularização das glândulas paratireoides em um lado do pescoço cria uma maior preocupação com a preservação das glândulas do lado contralateral. Séries de estudos antigos relataram uma alta incidência de complicações na cirurgia de reoperação.[121,209] Relatórios mais recentes indicam, porém, que o risco de hipoparatireoidismo permanente ou lesão no NLR é inferior a 2%.[210-213]

Embora reoperação da tireoide não possa ser totalmente evitada, podem ser tomadas medidas para minimizar a necessidade de reoperação. Antes da cirurgia inicial, a preparação pré-operatória deve incluir uma avaliação completa da fixação da massa da tireoide ou da paralisia ou paresia do NLR. Nesses pacientes, a imagem pré-operatória e o potencial de coordenação com outros cirurgiões ajudam a prevenir achados intraoperatórios inesperados.

O tratamento cirúrgico adequado mínimo para um nódulo de tireoide é uma lobectomia e uma istmectomia da tireoide. A tireoidectomia subtotal unilateral pode abranger a retirada de um nódulo tireoidiano suspeito, mas pode deixar uma doença residual para trás. A ressecção em bloco do lobo tireoidiano pode ser realizada com segurança e muitas vezes elimina a necessidade de voltar ao leito cirúrgico original para reexploração.

A eficácia da CAAF também direcionou os cirurgiões a realizarem a cirurgia apropriada para uma determinada doença. A presença de um adenoma folicular ou das células de Hürthle deve levar um cirurgião a realizar uma lobectomia unilateral da tireoide, evitando a exploração do lóbulo contralateral. Em casos de carcinoma, a reoperação é mais segura porque o lobo contralateral foi deixado em repouso. Quando um paciente tem comorbidades significativas que podem impedir a reoperação, o lado contralateral pode ser abordado na cirurgia inicial realizando uma tireoidectomia total ou quase total. A CAAF que mostra um carcinoma papilífero prepara um cirurgião para a tireoidectomia total ou uma cirurgia mais abrangente para o CMT. Embora a análise de congelação intraoperatória seja controversa, a análise de cortes congelados em conjunto com o exame citológico pode ser valiosa para casos diagnosticados em uma CAAF pré-operatória como suspeito de CPT.[214,215] Por fim, a avaliação por US do leito da tireoide e da região lateral do pescoço proporciona uma melhor avaliação pré-operatória da extensão da doença e facilita o planejamento cirúrgico. Mesmo em pacientes com recidivas ganglionares palpáveis, a avaliação por US dos compartimentos laterais e centrais pode alterar a extensão do procedimento cirúrgico em

40% dos pacientes submetidos a reoperação.[101] Tipicamente, a reoperação deve ser executada dentro de 3 a 4 dias após a operação inicial, se o exame histopatológico definitivo estiver disponível, ou ao fim de 3 meses. A cicatrização e a inflamação durante os momentos iniciais e tardios, normalmente, são gerenciáveis para a reoperação. Não há estudos-controle até o momento abordando a questão do grau de inflamação no pescoço encontrado durante a reoperação.

Antes de reoperação, as cordas vocais devem ser visualizadas para identificar qualquer potencial lesão do NLR. Estudos de imagem podem ser úteis em casos de recorrência da doença para identificar invasão local ou doença cervical e potencial envolvimento de NLR ou glândulas paratireoides. Durante a cirurgia, o NLR deve ser seguido a partir de uma área anteriormente não dissecada no leito cirúrgico. O cirurgião deve estar familiarizado com as numerosas técnicas para identificar o NLR. A abordagem lateral do bordo medial do esternocleidomastóideo, uma abordagem cervical anterior baixa e uma abordagem medial para o polo superior da tireoide têm sido descritas.[212] O monitoramento intraoperatório do NLR pode ser útil, e um estimulador eletrofisiológico do nervo pode facilitar e confirmar a identificação do nervo. A visualização do NLR é crucial e o uso de ampliação com lupa pode ser útil para identificar o NLR e as glândulas paratireoides.

Por causa das dificuldades associadas com o hipoparatireoidismo permanente, a preservação das glândulas paratireoides é crucial na cirurgia de reoperação. Como descrito para a cirurgia da tireoide inicial, a dissecção extracapsular da tireoide e a ligadura dos vasos próximos ajudam na preservação do suprimento vascular das glândulas paratireoides. A cirurgia anterior pode ter alterado os locais anatômicos normais da glândula ou pode ter criado cicatrizes que tornam a glândula difícil de localizar. Nesses casos, todas as gorduras peritireoidianas devem ser cuidadosamente mobilizadas e preservadas. Quando a reoperação inclui a dissecção do compartimento central, as glândulas paratireoides podem ser removidas em bloco com a doença.

O espécime cirúrgico precisa ser inspecionado com cuidado, e amostras por biópsia do potencial tecido paratireoide devem ser obtidas. O tecido paratireoide identificado deve ser reimplantado no músculo esternocleidomastóideo, e todo o tecido da paratireoide deve ser preservado quando possível. A combinação da preservação da paratireoide in situ e do autotransplante de tecido paratireóideo desvascularizado reduz significativamente o risco de hipoparatireoidismo permanente.[216] O tecido paratireóideo que foi reimplantado funciona mesmo quando outras glândulas paratireoides são deixadas intactas e na ausência de hipocalcemia.[217]

A US intraoperatória pode ser útil para a ressecção de lesões não palpáveis, radiograficamente identificadas, dentro do leito da tireoide ou das bacias nodais. A técnica pode ser especialmente útil em pacientes que tiveram radioterapia ou para lesões menores do que 2 cm, localmente invasivas, ou aderentes às vias aéreas. A US pode ser realizada através dos músculos infra-hióideos em uma ferida aberta, e uma agulha pode ser colocada na lesão alvo como um guia.

EXTENSÃO DA CIRURGIA

A cirurgia é a modalidade de tratamento primário para os carcinomas da tireoide. Apesar de o câncer da tireoide bem diferenciado poder ser extremamente agressivo e letal, a maioria dos pacientes tem uma sobrevida prolongada mesmo com doença residual ou recorrente. Existem controvérsias quanto à extensão de cirurgia a ser realizada em pacientes com carcinomas bem diferenciados. Os principais objetivos do tratamento cirúrgico devem ser para erradicar a doença primária, reduzir a incidência de recorrência local ou à distância e facilitar o tratamento de metástases. Essas metas oncológicas devem ser alcançadas com o mínimo de morbidade.

O grande número de publicações sobre o carcinoma da tireoide e o seu tratamento tem criado uma ampla variedade de termos

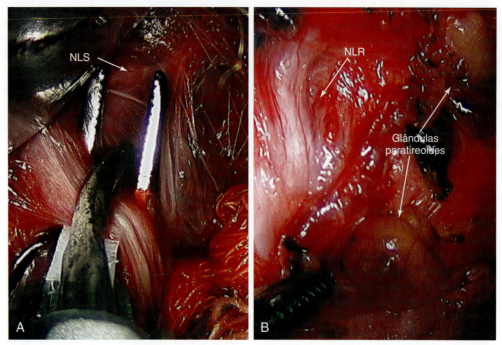

FIGURA 55-9. A e **B**, A ampliação fornecida através de um endoscópio de 5-mm 30 graus fornece uma excelente visualização intraoperatória do nervo laríngeo superior (NLS) e do nervo laríngeo recorrente (NLR) e das glândulas paratireoides. (De Lai SY, Walvekar RR, Ferris RL. Minimally invasive videoassisted thyroidectomy: expanded indications and oncologic completeness. *Head Neck* 2008;30:1403-1407.)

para descrever o grau de remoção do tecido da tireoide. A maioria dos cirurgiões concorda que uma excisão subtotal de um nódulo de tireoide é inaceitável e que o montante mínimo de tireoide removida devem ser uma lobectomia e istmectomia. No passado, alguns cirurgiões defendiam uma tireoidectomia quase total que preservasse a parte posterior da glândula em um lado para evitar lesões no NLR e pelo menos uma glândula paratireoide. A tireoidectomia total envolve a remoção completa de ambos os lóbulos da tireoide, embora a varredura com ^{123}I possa revelar 2 a 5% de tecido residual.[218]

Os defensores da abordagem cirúrgica mais conservadora sugerem que a lobectomia e istmectomia da tireoide são um tratamento suficiente para a maioria dos pacientes (>80%). Esses pacientes seriam classificados como de baixo risco nos diferentes esquemas de classificação (seção sobre estadiamento e classificação do tumor). A lobectomia e istmectomia da tireoide são mais simples de realizar e menos demoradas do que uma tireoidectomia total. O risco global de morbidade do NLR, NLS e de lesão na glândula paratireoide é menor. Finalmente, em comparação com a tireoidectomia total, a abordagem conservadora não afeta negativamente o prognóstico e a sobrevida.

Vários estudos sustentam a abordagem conservadora. Na classificação AGES, os pacientes de baixo risco com carcinoma papilífero tinham a mesma taxa de 2% de mortalidade em 25 anos, independentemente de eles terem sido tratados com lobectomia da tireoide ou tireoidectomia total.[67] Um estudo realizado por Shah et al.[70] baseou as classificações de risco no sistema de estadiamento AJCC. Não houve diferença na sobrevida de 20 anos relatada, com base no tratamento cirúrgico, para pacientes com tumores intratireoidianos de menos de 4 cm; no entanto, os pacientes tratados com tireoidectomia total tiveram um aumento no risco de complicações.

Embora não sejam encontradas diferenças na sobrevida, vários estudos relatam um aumento da incidência de recorrência local em pacientes tratados com apenas uma lobectomia da tireoide.[219,220] Existe alguma controvérsia sobre a relação da recorrência local com a sobrevida à doença, especialmente com carcinomas papilíferos.[137,213] Por fim, os pacientes classificados como de alto risco nesses sistemas de classificação são tratados com tireoidectomia total ou quase total e terapia de ablação com iodo radioativo.

A abordagem cirúrgica mais agressiva favorece a tireoidectomia total na maioria dos casos e a lobectomia para lesões únicas e pequenas. Os defensores dessa abordagem defendem a tireoidectomia total como uma melhor operação oncológica. A remoção de toda a glândula tireoide engloba o potencial de extensão extracapsular e as lesões multicêntricas. A morbidade desse procedimento é baixa, com uma boa técnica e um cirurgião experiente.[211] Vários estudos demonstraram melhora da sobrevida e diminuição da recorrência local ou à distância.[116,129,221] Os estudos cautelosos também mostram o risco de doença agressiva mesmo em pacientes determinados como sendo de baixo risco nos vários esquemas de classificação.[222,223]

Os níveis de tireoglobulina no pós-operatório são mais válidos com a remoção de todo o tecido tireoidiano normal. A tireoidectomia total também facilita o uso de exames de diagnóstico pós-operatórios para avaliar as metástases e a recidiva. A captação de iodo radioativo diagnóstica deve ser idealmente de 3% ou menos após a tireoidectomia total. O tratamento subsequente com iodo radioativo não precisa ser utilizado para ablação do excesso de tecido normal e pode ser concentrado na remoção do carcinoma residual e das metástases à distância. Por fim, embora seja rara, a remoção da tireoide inteira reduz o risco de transformação de um carcinoma da tireoide bem diferenciado em um carcinoma anaplásico.

As controvérsias que cercam a extensão da cirurgia irão persistir porque nenhum conjunto uniforme de características pode ser usado para classificar a agressividade de um carcinoma da tireoide bem diferenciado. Os resultados do tratamento continuarão a diferir entre instituições e cirurgiões. Apesar disso, a cirurgia inicial deve tratar a doença macroscópica na tireoide e nos nódulos cervicais. A extensão da cirurgia deve ser guiada por fatores de risco do paciente, resultados operatórios e progresso intraoperatório. Em última análise, o principal objetivo da cirurgia de tireoide deve continuar a ser a erradicação efetiva do câncer da tireoide com o mínimo de morbidade.

EVOLUÇÃO DAS TÉCNICAS CIRÚRGICAS DE TIREOIDECTOMIA

Durante a última década, foram desenvolvidas abordagens cirúrgicas para permitir a cirurgia da tireoide através de incisões menores.[224,225] Algumas dessas abordagens avançam para o leito de tireoide a partir de incisões remotas na axila ou no peito.[226,227] Além da melhora na cosmese e da diminuição no desconforto pós-operatório, essas abordagens têm proporcionado aos cirurgiões uma visualização superior de estruturas críticas, como o NLS, através da utilização de instrumentos endoscópicos (Fig. 55-9). Na abordagem transcervical, um dreno cirúrgico muitas vezes não é necessário, e muitos pacientes recebem alta no mesmo dia após observação e instrução pós-operatórias adequadas.[228] A implementação dessas abordagens tem sido cuidadosa, com ênfase no fornecimento de resultados operacionais iguais ou melhores em relação às abordagens tradicionais abertas.[229,230]

A evolução da tecnologia de cirurgia robótica foi relativamente rápida. O Sistema Cirúrgico da Vinci (Intuitive Surgical, Sunnyvale, CA) oferece uma série de recursos que foram aproveitados no desenvolvimento de novas abordagens cirúrgicas para a glândula tireoide, incluindo uma verdadeira visualização tridimensional, capacidade *EndoWrist* altamente articulada e movimento escalonado. A tireoidectomia transaxilar foi desenvolvida para evitar uma incisão cervical.[231] Além disso, uma abordagem com incisão na mama tem sido desenvolvida assim como uma tireoidectomia por meio de incisão de *lifting* facial robótica.[232,233] Técnicas que utilizam orifícios naturais estão sendo atualmente desenvolvidas e incluem uma tireoidectomia endoscópica transoral que está sendo adotada para instrumentação robótica.[234,235] Dado o estádio relativamente inicial de desenvolvimento e a continuidade de acumulação de dados clínicos, o nível geral de adoção dessas técnicas é difícil de determinar. Claramente, essas técnicas necessitam de equipamentos e treinamentos extensivos. É necessário continuar as pesquisas para determinar os benefícios dessas técnicas em relação ao custo e às potenciais complicações.

SITUAÇÕES DE TRATAMENTO ESPECIAL

Crianças

Em crianças, a doença de tireoide nodular é incomum, com uma incidência de 0,2 a 1,8%.[236] A maioria das massas cervicais que ocorrem em crianças é devido a causas congênitas ou inflamatórias. As massas cervicais malignas podem ser decorrentes de distúrbios linfoproliferativos, sarcomas ou carcinomas da tireoide. Menos de 6% dos tumores cervicais pediátricos são tumores malignos da tireoide,[237] e cerca de 10% de todos os carcinomas ocorrem em pacientes com menos de 21 anos.[238]

A maioria das crianças com neoplasias de tireoide apresenta uma massa assintomática, seja dentro da tireoide ou na região lateral do pescoço. As lesões são muitas vezes assintomáticas e são frequentemente observadas por um dos pais ou pelo pediatra durante um exame físico de rotina. Um histórico completo deve incluir atenção especial ao histórico da família e à exposição à radiação. O exame físico deve avaliar cuidadosamente o potencial de fixação da glândula tireoide às estruturas cervicais circundantes. A mobilidade de corda vocal deve ser documentada por videonasolaringoscopia indireta de fibra óptica.

Os compartimentos central e lateral do pescoço também devem ser cuidadosamente palpados. As metástases linfáticas estão presentes em mais de 50% das crianças com câncer diferenciado da tireoide,[239] e a extensão local foi relatada em 18%. Além disso, 15% dos pacientes têm metástases à distância, frequentemente identificadas com iodo radioativo no pós-operatório.[240,241] A radiografia de tórax pode ser normal ou mostrar um padrão reticular intersticial fino, que pode ser confundido com tuberculose miliar. Crianças com um acometimento pulmonar extenso podem apresentar dispneia ao esforço.

A complementação diagnóstica em crianças deve incluir a CAAF e a ultrassonografia. Uma criança não cooperativa pode exigir sedação e orientação da US para a CAAF. Como um estádio avançado da doença é comum em crianças na apresentação inicial, a US fornece informações valiosas sobre o tamanho e a consistência da massa da tireoide. Exame US também pode identificar o potencial envolvimento regional de linfonodos paratraqueais e cervicais.

Embora a causa mais comum de um nódulo solitário da tireoide em crianças seja um adenoma folicular (68,9%), malignidades são encontradas em 16 a 25% dos nódulos.[242,243] O tipo histológico maligno mais comum é o carcinoma papilífero, que está presente em mais de 80% desses casos. Em contraste com o carcinoma da tireoide em adultos, os carcinomas papilíferos geralmente têm um padrão folicular, e as variantes de células colunares e células altas não ocorrem em crianças.[244,245] Os carcinomas de células de Hürthle podem se manifestar com lesões múltiplas e uma arquitetura papiliforme como uma síndrome familiar.[246] Os CMTs constituem cerca de 10% dos carcinomas da tireoide pediátricos, e todos os membros da família precisam ser cuidadosamente avaliados para possíveis CMT familiares ou síndromes NEM.

A abordagem de uma criança com carcinoma da tireoide deve equilibrar a morbidade potencial associada ao tratamento contra a baixa probabilidade de que o paciente morrerá da doença. O principal objetivo da cirurgia é remover completamente a doença macroscópica nos locais metastáticos primários e regionais. A tireoidectomia total ou quase total é recomendada.[238,239,247,248] A doença multifocal está presente em 10 a 30% dos pacientes. Além disso, uma tireoidectomia total ou quase total permite o uso da tireoglobulina sérica para monitorar a recorrência da doença e facilita a utilização do iodo radioativo para identificar e tratar as metástases à distância. Estudos mais recentes têm mostrado uma baixa incidência de hipoparatireoidismo permanente e de lesões no NLR após a tireoidectomia total. A taxa de recorrência é mais baixa para os pacientes submetidos a tireoidectomia total do que para pacientes submetidos a procedimentos menores.[249]

As crianças muitas vezes apresentam metástases cervicais que necessitam de linfadenectomia terapêutica. Em pacientes com doença nodal, os gânglios linfáticos paratraqueais e pré-traqueais estão envolvidos em 90% dos casos.[38] Os depósitos metastáticos são frequentemente compressivos, em vez de infiltrativos, no que diz respeito às estruturas cervicais adjacentes. A dissecção cervical radical raramente é necessária. Os pacientes devem sofrer dissecções do compartimento central quando a doença cervical estiver presente, em vez da simples remoção do nódulo. Deve-se tomar cuidado para identificar e preservar o suprimento de sangue das glândulas paratireoides. Além disso, a doença cervical lateral requer uma dissecção cervical lateral abrangente (níveis II a V).

Embora crianças e adolescentes comumente apresentem uma doença mais avançada do que os adultos, o seu prognóstico continua excelente. Em várias séries de estudos, os pacientes jovens tiveram uma sobrevida de 10 anos próxima de 100% e uma taxa de sobrevida de 2 a 5 anos perto de 90%.[250] A recaída é mais comum nos nódulos linfáticos cervicais e é mais comum em crianças do que em adultos. A recorrência parece ser mais comum em pacientes mais jovens e naqueles com histologia papiliforme.[251] A doença cervical pode ser extirpada cirurgicamente, e a recorrência pulmonar é sensível a radioiodoterapia.[252]

Gravidez

Como as neoplasias da tireoide ocorrem mais comumente em mulheres e, muitas vezes, durante seus anos férteis, os médicos às vezes precisam tratar essa doença em mulheres grávidas. A incidência dos nódulos da tireoide durante a gravidez tem sido relatada como 2 a 10%.[253,254] A abordagem desses pacientes deve proteger o bem-estar da mãe e do feto e deve minimizar os riscos de parto prematuro ou aborto. Uma diferença crucial no tratamento do nódulo de tireoide durante a gravidez e a amamentação é a contraindicação absoluta para o uso da RAI.[255]

928 PARTE V | CIRURGIA DE CABEÇA E PESCOÇO E ONCOLOGIA

Durante a gravidez, a fisiologia da glândula tireoide é significativamente alterada. A glândula pode aumentar significativamente em tamanho por causa de uma insuficiência relativa de iodo e de alterações hormonais.[256,257] Essas mudanças fisiológicas e hormonais podem aumentar a incidência de nódulos da tireoide ou causar o aumento dos nódulos da tireoide existentes.

A presença discreta de qualquer nódulo tireoidiano deve ser avaliada por CAAF.[258] Alguns autores argumentam que uma paciente grávida com mais de 20 semanas de gestação deveria ter a CAAF adiada até depois da gravidez para reduzir a ansiedade da paciente.[254,259] Esses autores argumentam que o tratamento provavelmente ocorreria após a cirurgia, e eles defendem a CAAF somente quando o nódulo mostra crescimento contínuo ou outras características suspeitas. Outros autores defendem a CAAF imediata em qualquer fase da gravidez.[255]

A ultrassonografia pode ser utilizada para a avaliação inicial e o acompanhamento permanente. A análise por ultrassom é eficaz para a avaliação da tireoide e do envolvimento cervical. A TC durante a gravidez não é recomendada, embora a ressonância magnética, se necessário, possa ser realizada com segurança.

Quando a CAAF é benigna, o paciente deve ser reassegurado, e a US pode ser utilizada para monitorar um possível crescimento do nódulo durante a gravidez. A neoplasia folicular pode ser acompanhada de perto ou ser cirurgicamente explorada. Se a CAAF for suspeita ou mostrar carcinoma da tireoide, a cirurgia é recomendada no momento mais seguro possível.[253] Os carcinomas da tireoide identificados no final da gravidez devem ser tratados imediatamente no pós-parto. Os carcinomas diagnosticados durante o primeiro e o início do segundo trimestre podem ser tratados cirurgicamente da vigésima segunda até a vigésima sexta semanas de gestação, quando o risco para o desenvolvimento fetal e para trabalho de parto prematuro é menor. No entanto, um estudo de pacientes grávidas submetidas à cirurgia de tireoide ou paratireoide durante a gravidez demonstrou que pacientes grávidas tinham o dobro do risco de complicações perioperatórias do que os controles não gestantes, que incluíram complicações materno-fetais (p. ex., sofrimento fetal, cesariana).[260] Além disso, pode não haver nenhuma diferença no histórico natural e no prognóstico de pacientes grávidas com um carcinoma da tireoide diagnosticado no início da gestação que adie a cirurgia até depois do parto.[261] A discussão aprofundada entre o paciente, o ginecologista-obstetra, o endocrinologista e o cirurgião é necessária, e deve-se considerar adiar a cirurgia até que a paciente esteja no pós-parto, especialmente para o CPT de baixo risco. Os carcinomas da tireoide agressivos que crescem rapidamente ou invadem as estruturas adjacentes cervicais podem exigir uma atenção cirúrgica imediata. Além disso, o diagnóstico de carcinoma medular ou indiferenciado em pacientes grávidas requer um tratamento imediato. Esses tumores são raros e muitas vezes afetam as mulheres mais velhas. Antes de iniciar o tratamento, nesses casos, pode ser necessário considerar a interrupção da gravidez.

COMPLICAÇÕES

Dentre os procedimentos cirúrgicos de cabeça e pescoço, a cirurgia de tireoide é uma das mais seguras. As taxas de mortalidade são extremamente baixas, e a morbidade é relativamente baixa. Geralmente, as complicações graves ocorrem em menos de 2% de todos os casos da tireoide.[13] As complicações geralmente podem ser divididas em complicações não metabólicas e metabólicas. Há uma preocupação particular com as lesões do NLR e as glândulas paratireoides.

As complicações perioperatórias são incomuns na cirurgia da tireoide e as infecções pós-operatórias são muito incomuns por causa do suprimento abundante de sangue no leito da tireoide. A prevenção de alargamento ou hipertrofia da cicatriz depende da localização adequada da incisão, que muitas vezes pode ser escondida dentro de dobras cutâneas existentes; para evitar o aumento da tensão da pele na incisura esternal, a incisão não deve ser feita em uma posição muito baixa no pescoço. O pneumotórax é muito raro e normalmente está associado a procedimentos extensos que envolvem a dissecção subclavicular. Fístulas quilosas podem ocorrer com mais frequência do lado esquerdo, mas geralmente são autolimitantes quando a drenagem da ferida é adequada.

Complicações Hemorrágicas

A hemorragia é incomum quando a cirurgia é realizada com uma hemostasia meticulosa. A hemorragia pode ocorrer, no entanto, por causa de uma coagulopatia não detectada ou um acidente técnico. Uma hemorragia significativa no período pós-operatório imediato pode levar à compressão das vias aéreas com risco de vida. Um hematoma com expansão rápida exige a abertura imediata da incisão cirúrgica e a evacuação do sangue. O controle das vias aéreas pode ser estabelecido, e o paciente pode retornar para a sala de cirurgia para uma exploração completa para identificar os locais de sangramento. Um seroma da ferida pode ocorrer, especialmente após a remoção de um grande bócio. Se uma coleção de fluido estiver presente, uma simples punção aspirativa por agulha deve resolver o problema e evitar o risco de infecção.

Lesão do Nervo Laríngeo Superior

Os danos no ramo externo do NLS são considerados raros, mas a frequência exata é desconhecida. Muitas vezes, a perturbação da função do NLS é temporária e não é reconhecida pelo paciente e pelo cirurgião.[262] Os danos ao NLS alteram a função do músculo cricotireóideo. Os pacientes podem ter dificuldade em gritar, e os cantores encontram dificuldade com a variação de frequência, principalmente nas frequências mais altas. O ramo externo do NLS muitas vezes não é visualizado e fica perto dos vasos do polo superior. A exposição adequada do polo superior da tireoide e a ligadura de fechamento dos vasos individuais na cápsula da tireoide podem evitar lesões do NLS. A terapia de voz pode ajudar os pacientes a compensar nos casos de lesão do NLS.

Lesão do Nervo Laríngeo Recorrente

Os danos no NLR têm um impacto muito maior e são mais perceptíveis do que a lesão no NLS. A incidência de paralisia permanente no NLR é de aproximadamente 1 a 1,5% para a tireoidectomia total e menos para os procedimentos quase totais.[116,263,264] A disfunção temporária por causa da tração do nervo ocorre em 2,5 a 5% dos pacientes.[196] A incidência aumenta com o segundo e o terceiro procedimento. A lesão do NLR também é mais comum na tireoidectomia com dissecção cervical, embora isso possa refletir estados mais avançados da doença.[265] Os fatores de risco específicos das doenças para os danos permanentes ao nervo incluem carcinoma recorrente da tireoide, bócio subesternal e várias condições de tireoidite. A função das cordas vocais deve ser avaliada e documentada por laringoscopia indireta, especialmente em pacientes que tiveram uma cirurgia anterior.

A lesão unilateral do NLR leva a uma prega vocal na posição paramediana e a voz pode ser soprosa e não ter volume. A lesão concomitante do NLS resulta em uma prega vocal mais lateralmente posicionada e piora na qualidade da voz e na competência glótica.[266] Ocasionalmente, os pacientes podem ter dificuldade com a aspiração e pneumonia.[265]

A lesão bilateral do NLR pode se manifestar de forma bastante dramática. O estridor pós-operatório imediato e a dispneia podem exigir uma reintubação imediata e uma possível traqueostomia. Ocasionalmente, a lesão bilateral do NLR pode não ser imediatamente perceptível, e os pacientes podem se adaptar às vias aéreas reduzidas. Ao longo do tempo, as cordas vocais se movem para a linha média e comprometem a via aérea.

A identificação e a dissecção cuidadosa ao longo do curso do NLR diminuem a incidência de lesão permanente. O cirurgião também deve estar ciente da possibilidade de um nervo não recorrente, mais frequentemente no lado direito. Se o nervo for seccionado durante a cirurgia, é recomendado o reparo microcirúrgico do nervo. Embora seja improvável que o reparo restaure a função normal, a reanastomose do NLR pode diminuir o grau de atrofia das cordas vocais.[267] Alguns cirurgiões defendem a anastomose da alça do nervo hipoglosso na extremidade distal cortada do NLR para evitar a sincinesia da laringe e a possível hiperadução da corda vocal. [268,269]

A abordagem abrangente da lesão na corda vocal está além do escopo deste capítulo. Na maioria dos casos, a lesão do NLR é detectada no pós-operatório. O tratamento é favorável, embora alguns cirurgiões defendam a reexploração quando a paralisia das cordas vocais é notada no período pós-operatório imediato. O retorno da função normal das cordas vocais ocorre de 6 a 12 meses após ocorrer a lesão temporária do NLR, e a fonoterapia pode ser valiosa. Exames seriados devem documentar um retorno potencial de função ou a compensação pela corda vocal contralateral. Em pacientes que mantiveram a incompetência vocal ou aspiração, o tratamento direcionado para a medialização da corda vocal pode consistir de injeção na corda vocal, tireoplastia ou medialização aritenoide. Nos casos de lesão bilateral do NLR, o tratamento é voltado para melhorar as vias aéreas, sem sacrificar completamente a qualidade das vias aéreas, e pode envolver uma aritenoidectomia ou cordotomia transversal.

Hipocalcemia

A hipocalcemia sintomática transitória após a tireoidectomia total ocorre em cerca de 7 a 25% dos casos, mas a hipocalcemia permanente é menos comum (0,4 a 13,8%).[270,271] O risco de hipoparatireoidismo está relacionado a tamanho e grau de invasão do tumor, doença e extensão do procedimento e da experiência do cirurgião.[67,272] As alterações nos níveis séricos de cálcio geralmente são transitórias e nem sempre podem estar relacionadas com traumatismo na glândula paratireoide ou comprometimento vascular.

O autotransplante da paratireoide pode ser considerado quando o risco de hipocalcemia pós-operatória é aumentado.[273,274] Essas situações podem incluir o carcinoma da tireoide que requer a tireoidectomia total com dissecção cervical central, ressecções em bloco que exigem a remoção das glândulas paratireoides e reoperação após cirurgia prévia da tireoide ou da paratireoide. O transplante autólogo é normalmente executado no esternocleidomastóideo, embora vários locais, incluindo o músculo braquiorradial do antebraço não dominante, tenham sido utilizados.[275]

A hipocalcemia transitória é muitas vezes relacionada a variações na ligação às proteínas séricas causadas por alterações perioperatórias no estado ácido-básico, hemodiluição e concentração de albumina. Essas mudanças não produzem sintomas hipocalcêmicos. No entanto, as mudanças bruscas nos níveis séricos do cálcio ionizado podem resultar em parestesias das extremidades distal e perioral. Conforme os níveis de cálcio continuam a diminuir, os pacientes podem apresentar tetania, broncospasmos, alterações no estado mental, convulsões, laringospasmos e arritmias cardíacas. O sinal de Chvostek e o sinal de Trousseau podem se desenvolver com a irritabilidade neuromuscular aumentada conforme os níveis de cálcio diminuem para menos de 8 mg/dL.

Normalmente, os níveis séricos de cálcio são medidos no pós-operatório imediato e na manhã seguinte para os pacientes com uma tireoidectomia total ou totalização. Os pacientes devem ter um nível estável ou um aumento de cálcio no soro. Os pacientes que se submetem a uma lobectomia da tireoide normalmente não requerem monitoramento do cálcio sérico. Resultados que devem ser considerados como preocupantes para hipoparatireoidismo incluem hipocalcemia, hiperfosfatemia e alcalose metabólica. Os níveis de PTH também podem ser medidos para prever uma potencial hipocalcemia.[276]

O tratamento para a hipocalcemia é normalmente iniciado se o paciente for sintomático ou se os níveis séricos de cálcio diminuírem para menos de 7 mg/dL. Nesses pacientes, o monitoramento cardíaco é recomendado. Os pacientes devem receber 10 mL de 10% de gluconato de cálcio e 5% de dextrose em água por via endovenosa, titulada para a resolução dos sintomas, e testes subsequentes do nível sérico de cálcio devem ser obtidos. A suplementação oral de cálcio deve começar com 2 a 3 g de carbonato de cálcio por dia. O calcitriol (1,25-diidroxicolecalciferol) também deve ser iniciado. Os ajustes da suplementação de cálcio e vitamina D devem ser feitos em consulta com um endocrinologista.

TRATAMENTO PÓS-OPERATÓRIO E CONSIDERAÇÕES ESPECIAIS

REPOSIÇÃO DO HORMÔNIO DA TIREOIDE E TERAPIA DE SUPRESSÃO DO HORMÔNIO ESTIMULANTE DA TIREOIDE

Após a tireoidectomia total ou totalização, a suplementação exógena do hormônio da tireoide é necessária para evitar o hipotireoidismo sintomático.[9,90] Para neutralizar os potenciais efeitos tróficos do TSH que poderiam facilitar a recorrência ou a progressão dos carcinomas bem diferenciados, a suplementação de longo prazo com a levotiroxina é monitorada para suprimir o TSH a níveis abaixo do normal (<0,1 mU/L em pacientes com risco alto ou intermediário e 0,1 a 0,5 mU/L em pacientes de baixo risco).[80] Os pacientes que recebem terapia supressiva têm uma menor taxa de recorrência e melhor sobrevida.[277,278]

No período pós-operatório imediato, frequentemente é fornecida aos pacientes a liotironina sódica, que tem uma meia-vida mais curta do que a levotiroxina e diminui o período de espera antes da varredura corporal com iodo radioativo; ela também pode permitir a execução de uma terapia ablativa.

TRATAMENTO COM IODO RADIOATIVO

O iodo radiomarcado tem sido usado por mais de 40 anos para a ablação de tecido tireoidiano normal e para tratar o tumor residual e as metástases.[279] O isótopo ^{131}I emite partículas beta que penetram e destroem o tecido dentro de uma zona de 2 mm. Os pacientes classificados como de alto risco com o CPT e a maioria dos pacientes com carcinoma folicular são considerados para esse tratamento.[143] Quando administrado como parte da terapia inicial, o tratamento pós-operatório com ^{131}I contribui para a diminuição da recorrência e mortalidade específica da doença.[280-282] Apesar da baixa captação de iodo radioativo nos carcinomas de células de Hürthle e carcinomas medulares, esses pacientes são muitas vezes tratados para fornecer qualquer benefício possível.

As diretrizes de tratamento atuais da ATA recomendam a ablação radioativa com iodo (RAI) para todos os pacientes com um tumor primário superior a 4 cm de tamanho e para pacientes com metástases à distância conhecidas ou extensão extratireoidiana macroscópica do tumor, independentemente do tamanho do tumor. As decisões de tratamento da RAI para pacientes com risco intermediário a alto de recorrência ou mortalidade por câncer da tireoide por causa de idade, tamanho do tumor e estado dos linfonodos dependem de características de maior risco, tais como os subtipos histológicos (p. ex., carcinomas células altas, colunares, insulares e pouco diferenciados da tireoide), a presença de invasão vascular intratireoidiana e doença multifocal macroscópica ou microscópica. Na ausência de características de alto risco, a ablação RAI não é recomendada para pacientes com câncer unifocal ou multifocal quando as lesões são menores que 1 cm.

Os níveis elevados de TSH são necessários para melhorar a absorção de iodo pelas células cancerosas da tireoide. Um nível de TSH maior que 30 mU/L está associado com o aumento da captação de iodo radioativo em tumores.[283] Os pacientes são retirados da terapia de supressão hormonal da tireoide por 2 a 4 semanas antes da varredura e são colocados em uma dieta pobre em iodo.[82] Além disso, a administração exógena de TSH recombinante humano tem se mostrado segura e eficaz para estimular a captação de iodo radioativo e para a detecção da tireoglobulina sérica em pacientes submetidos à avaliação para câncer da tireoide persistente e recorrente.[284,285]

930 PARTE V | CIRURGIA DE CABEÇA E PESCOÇO E ONCOLOGIA

As varreduras diagnósticas de corpo inteiro classificam o paciente e determinam a necessidade e o potencial benefício da radioiodoterapia. No entanto, um fenômeno denominado *stunning ou atordoamento* pode ocorrer, com doses de varredura de ^{131}I que induzem danos nas células foliculares. A má absorção por parte de remanescente tireoidiano e metástases das doses terapêuticas subsequentes de ^{131}I reduz os potenciais benefícios dessa terapia.[286] As varreduras pré-tratamento agora são realizadas com pequenas doses de [131]I (2-3 mCi) ou [123]I. As propriedades físicas do ^{123}I permitem a melhor qualidade de imagem e diminuem o possível *stunning* das células funcionais da tireoide pela emissão de partículas do ^{131}I;[287] isso permite o benefício máximo do ^{131}I na ablação após o procedimento diagnóstico.[288]

Após o exame diagnóstico, as doses terapêuticas ablativas do ^{131}I podem ser administradas. Normalmente, 100 mCi de [131]I são dados para casos simples, com captação apenas no leito da tireoide. Apesar de uma dose baixa de 30 mCi ter sido comumente usada, estudos demonstraram que esta não é tão eficaz. As diretrizes atuais recomendam uso da atividade mínima necessária para alcançar o sucesso na ablação do remanescente da tireoide, particularmente para pacientes de baixo risco.[82] Os pacientes com captação nos linfonodos cervicais, metástases à distância ou histologia tumoral mais agressiva (p. ex., carcinomas de células altas, insulares ou de células colunares) recebem de 100 a 200 mCi.[289,290] Doses superiores a 200 mCi não demonstraram uma maior eficácia na maioria dos casos.

Não há provas irrefutáveis sobre a superioridade da liberação de ^{131}I por valores empíricos fixos, dosimetria tumoral quantitativa ou dosimetria sangue/corpo.[291] Além disso, não há dados de resultados suficientes disponíveis no momento para recomendar a terapia com ^{131}I mediada por TSH recombinante humano para pacientes com doença metastática. No entanto, essa utilização do TSH recombinante humano pode ser indicada em pacientes com comorbidades subjacentes que se colocariam em risco por causa do hipotireoidismo iatrogênico. As varreduras de pós-tratamento são tipicamente realizadas cerca de 1 semana após a terapia RAI para visualizar as potenciais metástases. Existem diversas alternativas e protocolos relacionados com a utilização da radioiodoterapia. Os cirurgiões que defendem a tireoidectomia total para a maioria dos carcinomas da tireoide argumentam que a remoção de tecido normal acentua a terapia de ablação com iodo radioativo. Os defensores do tratamento mais conservador sugerem que a terapia com iodo radioativo pode ser usada para remover até mesmo um lobo tireoidiano remanescente antes da varredura corporal total para busca de tumor residual ou metástases. As orientações atuais da ATA não recomendam o uso de ablação RAI no lugar da totalização da tireoidectomia.[82,135] A continuidade do trabalho nessa área é destinada a melhorar os resultados dos pacientes e diminuir a recorrência da doença.

RADIOTERAPIA COM FEIXE EXTERNO E QUIMIOTERAPIA

Devido à eficácia da cirurgia e do tratamento com iodo radioativo para a maioria dos carcinomas da tireoide, a experiência com RTFE e quimioterapia é mais limitada. A RTFE parece melhorar o controle local do carcinoma bem diferenciado, especialmente quando usada em combinação com a doxorrubicina.[202,241,293] No entanto, o efeito da radioterapia sobre a sobrevida é incerto.[293,294] A paliação dos pacientes com metástases à distância de carcinomas bem diferenciados, especialmente para o osso, parece ser melhorada com a RTFE.[202] As recomendações atuais apoiam a consideração da radioterapia para pacientes com idade superior a 45 anos, com extensão extratireoidiana macroscopicamente visível no momento da cirurgia e uma alta probabilidade de doença residual microscópica.[82] A RTFE também pode ser usada para pacientes com tumor residual macroscópico improvável de responder a uma cirurgia adicional ou à RAI.

Foi observado um sucesso limitado com a RTFE em associação com a doxorrubicina/cisplatina no carcinoma anaplásico.[100,295]

Essa doença continua a ser uniformemente fatal, no entanto, e paliação através do controle local e da proteção das vias aéreas é a única meta realista. Os pacientes com carcinoma medular metastático podem se beneficiar da radioterapia e quimioterapia para diminuir a recorrência local.[296,297] Tipicamente, os pacientes com metástases regionais reconhecidas durante a cirurgia recebem radioterapia pós-operatória. Geralmente, os piores resultados para pacientes com carcinomas medulares e anaplásico não foram significativamente alterados pela radioterapia e quimioterapia. No geral, o uso adjuvante de rotina da quimioterapia não tem um papel no tratamento de câncer da tireoide diferenciado.[82] Baseados em uma melhor compreensão da base biológica para o desenvolvimento do câncer da tireoide e sua progressão, numerosos novos agentes terápicos direcionados, incluindo os inibidores da quinase e da angiogênese, estão atualmente na fase de ensaios clínicos.[298] Um ensaio clínico de fase II mais recente mostrou alguns resultados promissores com o inibidor de BRAF, sorafenibe, em pacientes com doença metastática refratária ao iodo.[299]

CONDUTA NO ACOMPANHAMENTO

Os pacientes tratados para o carcinoma da tireoide exigem um acompanhamento e monitoramento de longo prazo. Aproximadamente 30% dos pacientes com carcinomas diferenciados da tireoide têm recorrências tumorais dentro de décadas, e 66% dessas recorrências ocorrem dentro da primeira década após o tratamento inicial.[9] Vários sistemas de estadiamento para o câncer da tireoide, incluindo o sistema AJCC/IUCC, foram desenvolvidos para prever o risco de morte, não para prever a recorrência.[82,300,301] Após a cirurgia inicial e a ablação do remanescente, os pacientes de baixo risco não têm metástases locais ou à distância e têm a ressecção completa de todo o tumor macroscópico sem invasão tumoral locorregional, sem histologia agressiva, sem invasão vascular e não captam ^{131}I fora do leito tireoidiano na primeira varredura corporal total pós-tratamento com iodo radioativo. Os pacientes de risco intermediário têm invasão microscópica do tumor para os tecidos moles peritireoidianos na cirurgia inicial, histologia agressiva ou invasão vascular. Os pacientes de alto risco têm invasão macroscópica do tumor, ressecção incompleta do tumor, metástases à distância ou captação de iodo radioativo além do leito tireoidiano na varredura pós-tratamento feita após a ablação do remanescente tireoidiano.

Além do exame físico regular, os níveis do hormônio da tireoide e do TSH são monitorados para garantir a supressão adequada. Os níveis de tireoglobulina devem ser cuidadosamente monitorados, e a varredura diagnóstica com iodo radioativo deve ser realizada. Esses testes devem ser realizados anualmente durante os primeiros 2 anos e, em seguida, a cada 5 anos até 20 anos.[302] Tipicamente, os níveis de tireoglobulina devem ser inferiores a 2 ng/mL após a terapia total de ablação com iodo radioativo e a tireoidectomia (<3 ng/ml, se o paciente estiver fora da terapia de reposição da tireoide). O aumento dos níveis de tireoglobulina no soro são altamente sensíveis (97%) e específicos (100%) para a recorrência do câncer da tireoide.[303] A elevação dos níveis de tireoglobulina demanda a repetição da varredura e da terapia com iodo radioativo. Estudos mais recentes têm demonstrado a sensibilidade da medição da tireoglobulina sérica na previsão de recorrência do câncer da tireoide após um paciente receber duas injeções de TSH recombinante humano. Dependendo da classificação de risco, os procedimentos de acompanhamento adicionais variam. As diretrizes da ATA recomendam a dosagem de tireoglobulina sérica e um exame de ultrassom cervical, em pacientes de baixo risco, aproximadamente 12 meses após o tratamento inicial com a cirurgia e a ablação com iodo radioativo, mas eles não recomendam varreduras adicionais de corpo inteiro com iodo radioativo.[82] Nos pacientes de alto risco e de risco intermediário, o exame de ultrassom cervical e a varredura diagnóstica de corpo inteiro com iodo radioativo são recomendados a cada 6 a 12 meses. Os pacientes com CTMs requerem medidas seriadas de calcitonina e CEA. As suspeitas de recorrência também podem ser detectadas com um teste de estimulação por pentagastrina. Veja a seção sobre carcinoma medular da tireoide para mais detalhes.

RESUMO

Uma grande parte da literatura aborda o tratamento dos carcinomas da tireoide. Perguntas relacionadas com a extensão da tireoidectomia a ser executada em pacientes com carcinomas bem diferenciados e o efeito sobre a sobrevida do paciente continuam sem resposta. Como a maioria dos pacientes com carcinomas bem diferenciados da tireoide se recuperam bem, as falhas em resolver problemas como esse são toleradas. Além disso, os estudos para abordar essas questões exigem coortes muito grandes com longo prazo de acompanhamento de 20 a 30 anos.

No entanto, os cirurgiões precisam permanecer cautelosos com a progressão devastadora da doença em carcinomas medulares e anaplásicos da tireoide. Apesar dos esquemas de classificação clínicos, mesmo os carcinomas bem diferenciados podem ter manifestações clínicas imprevisivelmente agressivas. Como a compreensão dos mecanismos moleculares e genéticos dos carcinomas aumenta, testes de diagnóstico melhores devem aumentar a nossa capacidade de tratar esses tipos de câncer. As terapias direcionadas baseadas na compreensão da base biológica do desenvolvimento e progressão do câncer da tireoide estão atualmente na fase de ensaios clínicos e podem fornecer aos pacientes opções de tratamento adicionais.

Para consultar a lista completa de referências, acesse www.expertconsult.com.

LEITURA SUGERIDA

American Thyroid Association Guidelines Taskforce: Management guidelines for patients with thyroid nodules and differentiated thyroid cancer. *Thyroid* 16:1–33, 2006.

Cognetti DM, Pribitkin EA, Keane WM: Management of the neck in differentiated thyroid cancer. *Surg Oncol Clin North Am* 17:157–173, 2008.

Fish SA, Langer JE, Mandel SJ: Sonographic imaging of thyroid nodules and cervical lymph nodes. *Endocrinol Metab Clin North Am* 37:401–417, 2008.

Frates MC, Beson CB, Charboneau JW, et al: Management of thyroid nodules detected at US. Society of Radiologists in Ultrasound Consensus Conference Statement. *Radiology* 237:794–800, 2005.

Grubbs EG, Rich TA, Li G, et al: Recent advances in thyroid cancer. *Curr Probl Surg* 45:156, 250, 2008.

Kloos RT, Eng C, Evans DB, et al: American Thyroid Association Guideline Task Force. Medullary thyroid cancer: management guidelines of the American Thyroid Association. *Thyroid* 19:565–612, 2009.

Sippel RS, Kunnimalaiyaan M, Chen H: Current management of medullary thyroid cancer. *Oncologist* 13:539–547, 2008.

Thyroid carcinoma. NCCN Clinical Practice Guidelines in Oncology. V.2.2007. Available at www.nccn.org/professionals/physician_gls/f_guidelines.asp.

Tuttle RM, Leboeuf R, Martorella AJ: Papillary thyroid cancer: monitoring and therapy. *Endocrinol Metab Clin North Am* 36:753–758, 2007.

56

Tratamento dos Distúrbios da Paratireoide

E. Ashlie Darr | Niranjan Sritharan | Phillip K. Pellitteri | Robert A. Sofferman | Gregory W. Randolph

Pontos-chave

- Os primeiros relatos de hiperparatireoidismo envolviam a doença sintomática, como os distúrbios ósseos e renais. Em contraste, a maioria dos pacientes com hiperparatireoidismo atuais tem uma apresentação minimamente sintomática.
- A homeostase do cálcio é modulada pela inter-relação complexa entre o hormônio da paratireoide (PTH), a vitamina D e a calcitonina.
- A molécula intacta (1-84) de PTH é a principal forma circulante de PTH biologicamente ativa e tem uma meia-vida muito curta de cerca de 3 a 5 minutos.
- As glândulas superiores estão geralmente localizadas de 1 a 2 cm da articulação da cartilagem cricotireóidea.
- As glândulas inferiores podem ser mais difíceis de localizar, por causa da descida migratória mais longa durante o desenvolvimento.
- O crescimento glandular único (adenoma) é responsável por 80 a 85% do hiperparatireoidismo primário.
- O diagnóstico de hiperparatireoidismo primário é confirmado por achados bioquímicos de hipercalcemia, PTH sérico elevado e níveis elevados ou normais de cálcio na urina.
- A deficiência da vitamina D pode causar níveis falsamente elevados de PTH e mimetizar o hiperparatireoidismo em uma situação de níveis séricos normais de cálcio.
- A localização de glândulas paratireoides hiperfuncionais anormais pode ser realizada utilizando-se estudos de captação nuclear funcionais ou de imagem com ultrassom ou tomografia computadorizada.
- A exploração cervical bilateral convencional representa o padrão-ouro pelo qual todos os outros procedimentos de exploração menos extensivos são medidos.

A história do hiperparatireoidismo na medicina moderna é relativamente recente. Owen, um anatomista britânico de renome e curador de museu, é reconhecido como sendo o primeiro a descrever a existência das glândulas paratireoides, em 1852.[1] A descoberta ocorreu após a morte do rinoceronte indiano da Zoological Society of London, cujo pós-morte foi conduzido por Owen e, posteriormente, informado à sociedade. Em 1877, o histologista sueco Sandstrom relatou a existência de tecido glandular distinto adjacente à tireoide em um cão.[2] Ao longo dos dois anos subsequentes, achados similares em outros pequenos mamíferos levaram a busca e descoberta final de um órgão similar nos seres humanos (*glandulae parathyroideae*), que Sandstrom relatou em 1880.

Os primeiros relatos do hiperparatireoidismo clínico envolviam doença óssea ou osteíte fibrosa cística, conforme denominado por von Recklinghausen.[3] No entanto, esses relatos não associavam as mudanças ósseas características do hiperparatireoidismo às anomalias da glândula paratireoide. Em 1904, Askanazy[4] relatou uma necrópsia realizada em um paciente com osteomalacia e fraturas não cicatrizadas de ossos longos, na qual um grande tumor (> 4 cm) foi visto ao lado da glândula tireoide, observando que ele poderia representar um tumor da paratireoide. Quando Erdheim,[5] um patologista vienense, descobriu anomalias morfológicas e histológicas da glândula paratireoide em pacientes com doença óssea, ele suspeitou de uma associação entre a osteomalacia e a função da glândula paratireoide. Erdheim estudou as glândulas paratireoides por necrópsia em todos os pacientes que morreram com doença óssea e observou que muitos pacientes com osteomalacia e osteofibrose cística mostraram glândulas paratireoides aumentadas. Ele postulou que tais ampliações glandulares foram secundárias à hiperplasia compensatória e que a doença óssea foi o fator inicial primário. Dando seguimento a experimentos iniciais realizados em ratos por Gley, um fisiologista francês, Erdheim[5] mostrou que a destruição por cauterização das glândulas paratireoides em ratos produzia não só tetania, conforme mostrado por Gley, mas também as típicas alterações dentárias consistentes com a deposição inadequada de cálcio.

Inúmeros relatos de glândulas paratireoides aumentadas e doença óssea surgiram subsequentemente, até que Schlagenhaufer[6] sugeriu em 1915 que, se apenas uma única glândula paratireoide estivesse aumentada, esta deveria ser extirpada. O evento que se seguiu a esta sugestão tempos mais tarde viria a inaugurar o futuro tratamento da doença da paratireoide; von Eiselberg,[7] aluno de Billroth, descreveu como tendo realizado o primeiro transplante de paratireoide. Depois de realizar a tireoidectomia total em gatos, von Eiselberg autoenxertou a glândula tireoide e uma glândula paratireoide na parede abdominal do animal. No pós-operatório, os animais não apresentavam qualquer sinal de tetania e, quando submetidos a exame histológico, tais enxertos mostraram evidência de neovascularização.[7]

A experiência de Halsted e Evans[8] com a hipocalcemia crônica na tireoidectomia incitou Halsted a estudar o transplante experimental da paratireoide em cães. Ele mostrou que mesmo porções muito pequenas de autoenxerto de tecido paratireoide sobrevivente podiam salvar a vida desses animais e que a remoção deles resultaria em tetania e morte posteriormente. Além disso, Halsted utilizou uma solução de gluconato de cálcio por via endovenosa (EV) para o tratamento de animais após uma tireoidectomia experimental. Tais experiências e outras levaram à conclusão de que a tireoidectomia deve ser realizada com cuidado e meticulosamente para evitar lesões nas glândulas paratireoides e seu suprimento de sangue. Halsted trabalhou para definir o fornecimento de sangue para as glândulas paratireoides utilizando uma técnica de moldagem vascular e enfatizou que a tetania após a tireoidectomia foi causada mais por interrupção do suprimento sanguíneo para as glândulas paratireoides do que pela sua remoção inadvertida.[8] Em 1924, Hanson[9] desenvolveu um extrato potente das glândulas paratireoides que, quando injetado em animais, levou a um aumento de cálcio no soro, a uma diminuição do fosfato e à saída elevada de cálcio na urina. Quando utilizado cronicamente, esse extrato poderia causar osteoporose nos animais. A primeira paratireoidectomia bem-sucedida nos Estados Unidos foi realizada por Olsch, em 1928, no Barnes Hospital, da Washington University. Neste exemplo, um grande adenoma foi removido levando a uma grave diminuição no cálcio sérico, que exigiu grandes doses de extrato paratireóideo e cálcio EV para salvar o paciente.[10,11]

O trabalho ganhador do prêmio Nobel, de Berson e Rosalyn,[11a] em 1963, abriu o caminho para a identificação precisa do hormônio da paratireoide (PTH) no soro, iniciando uma nova era no tratamento de pacientes com hiperparatireoidismo. Além disso, os sistemas multicanais de autoanálise rapidamente avaliavam os componentes químicos sanguíneos, incluindo o cálcio, de um modo rotineiro; isto mudou a maneira através da qual os pacientes com hiperparatireoidismo eram avaliados para o tratamento. Em vez de cálculos renais e anomalias ósseas, os pacientes começaram a chegar sem sintomas, sem queixas subjetivas significativas e com nenhum ou poucos sinais clínicos. Na maioria dos casos, a única anormalidade clara para o cirurgião é um elevado nível sérico de cálcio e PTH. Os cirurgiões modernos que tratam de distúrbios das paratireoides devem basear suas decisões no tratamento nestes resultados e na avaliação do risco de desenvolvimento de lesões nos órgãos.

ETIOLOGIA E PATOGÊNESE DO HIPERPARATIREOIDISMO

Os adenomas da paratireoide são neoplasias monoclonais ou oligoclonais, cujo mecanismo de propagação parece ser a expansão clonal de células que têm uma sensibilidade alterada ao cálcio.[12] O trabalho de Arnold et al.[12] indica que os eventos moleculares a desencadear a propagação clonal são heterogêneos. Os eventos mutacionais genéticos que ocorrem no hiperparatireoidismo foram identificados em alguns tumores. Entre as ocorrências, estão os rearranjos genéticos de *CCND1* (*PRAD1* anteriormente) ou um oncogene 1 da paratireoide adenomatosa, que também é conhecido como *ciclina D1*. Este proto-oncogene está localizado perto da região reguladora do gene para a produção de PTH.[13,14]

Um evento molecular mais comum conhecido por ocorrer na neoplasia da paratireoide é a alteração na expressão do gene supressor de tumor. Para este ser inativado e o produto, deficiente, ambos os alelos do gene devem ser afetados pelo evento mutacional. A tumorigênese ocorre como um evento sequencial por inativação de ambas as cópias do gene supressor.[15] O mais bem conhecido deles é o gene supressor de tumor MEN1, que mostra mutações somáticas em ambas as cópias do gene em 20% de pacientes com hiperparatireoidismo primário.[16] Tal gene foi inicialmente reconhecido em pacientes com a síndrome da neoplasia

endócrina múltipla tipo 1 (NEM-1). A evidência da perda da função do gene supressor no cromossomo 1p tem sido postulada como sendo um evento ainda mais comum no desenvolvimento de adenomas paratireoides esporádicos. Sugeriu-se que os pacientes com essa anomalia cromossômica podem estar sujeitos a desenvolver o mesmo conjunto de alterações endócrinas encontrado na síndrome NEM-1 e talvez em uma idade mais precoce.[15]

As mutações pontuais no gene do receptor sensível ao cálcio que reduzem sua atividade foram descritas como a base para a hipercalcemia familiar hipocalciúrica (HFH) e o hiperparatireoidismo neonatal grave.[18] Evidências significativas apoiam a teoria de que a radiação ionizante pode representar o fator causal em vários cânceres humanos sólidos e humorais. Em 1975, Tisell et al.[19] observaram o que parecia ser uma associação entre a exposição da cabeça e do pescoço à radiação ionizante em uma idade precoce e o desenvolvimento tardio do hiperparatireoidismo. Tal conclusão é corroborada por outras observações independentes em que o hiperparatireoidismo se desenvolveu, presumivelmente como uma complicação tardia da terapia de radiação para cabeça e pescoço, do mesmo modo do achado registrado com o câncer diferenciado da tireoide.

HOMEOSTASE DO CÁLCIO E SECREÇÃO E REGULAÇÃO DO HORMÔNIO DA PARATIREOIDE

A homeostase do cálcio é mantida pela inter-relação complexa entre o PTH, a vitamina D e seus derivados e a calcitonina. A molécula 1-84 intacta é a principal forma circulante de PTH biologicamente ativo. Os ensaios que medem o hormônio intacto refletem mais claramente as alterações dinâmicas no metabolismo do PTH, em comparação com os ensaios polivalentes anteriores, que mediam uma seção predominantemente inativa da molécula de PTH.[20]

Regula-se a liberação de PTH predominantemente pelos níveis séricos de cálcio ionizado. O PTH é secretado em resposta a uma diminuição do cálcio ionizado no soro e é inibido pelo seu aumento. O cálcio ionizado é considerado como sendo o componente fisiologicamente ativo do cálcio sérico total.

Os principais órgãos-alvo finais para a ação do PTH são os rins, o sistema esquelético e o intestino.[21] O PTH age através de sua ligação aos receptores locais no rim e no osso. Isso resulta na estimulação da produção de monofosfato de adenosina cíclico (AMPc), que atua gerando a resposta celular desse tecido-alvo específico ao PTH.

A resposta primária do rim ao PTH é aumentar a reabsorção tubular de cálcio e diminuir a reabsorção tubular de fósforo.[22,23] A ação do PTH no osso para regular o cálcio sérico ocorre através do efeito de remodelação da atividade dos osteoclastos e dos osteoblastos. Os osteoblastos e as suas células precursoras no osso têm um receptor local de PTH, e a ligação a este local resulta na produção de AMPc. Os osteoclastos não têm um sítio receptor para o PTH, mas são estimulados indiretamente através da resposta do AMPc nos osteoblastos.[24] A última função importante do PTH ocorre indiretamente aumentando a taxa de conversão no rim da 25-hidroxivitamina D_3 (calcifediol) em 1,25-di-idroxivitamina D_3 (calcitriol).[25] As ações coordenadas do PTH em osso, rim e intestino aumentam o fluxo de cálcio para dentro do líquido extracelular e, como consequência, aumentam os níveis de cálcio no soro.

O PTH é o principal regulador de rápidas mudanças nos níveis de cálcio extracelulares. A ação da vitamina D afeta mudanças tardias no equilíbrio de cálcio, ao contrário da ação mais imediata direta do PTH.[21] A calcitonina atua bem menos na homeostase do cálcio: ela é secretada pelas células parafoliculares da glândula tireoide, inibindo a reabsorção óssea. A calcitonina tende a estar diminuída em mulheres pós-menopausa e pode ser aumentada através da administração de estrogênio nestas pacientes. Níveis extremamente elevados de calcitonina encontrados no carcinoma medular da tireoide não resultam em hipocalcemia.[26] Foi demonstrado que várias substâncias endógenas – como peptídeos, hormônios esteroides e aminas – influenciam na liberação de PTH.[27,28,]

No entanto, o cálcio representa o regulador mais potente da secreção de PTH. Mesmo as pequenas alterações nas concentrações de cálcio fisiológico podem induzir respostas secretoras consideráveis: uma redução do cálcio ionizado no plasma de 0,04 mmol/L pode elevar o PTH no soro em 100% ou mais. O efeito rápido do cálcio extracelular sobre a liberação de PTH sugere que o cálcio interfere diretamente no processo de liberação, mas a natureza desta interferência foi apenas parcialmente esclarecida.

O PTH 1-84 intacto é rapidamente eliminado da circulação humana e tem uma meia-vida de apenas alguns minutos.[29] Não existe evidência para sustentar a regulação dinâmica do metabolismo periférico de PTH, e sua excreção ocorre no fígado e nos rins. A análise clínica com ensaios de PTH imunométricos normalmente discrimina os pacientes hipercalcêmicos com hiperparatireoidismo dos pacientes com outras causas de hipercalcemia. Esta discriminação é particularmente evidente no que diz respeito às neoplasias de origem não paratireóidea, apesar de aproximadamente 5% a 10% destes pacientes mostrarem um PTH intacto sérico na faixa do baixo a normal. Os tumores não paratireóideos que produzem o PTH intacto são excepcionalmente raros. Estes são os carcinomas de células ovarianas e de pequenas células e o timoma.[30-32]

ANATOMIA E HISTOPATOLOGIA DA PARATIREOIDE

GLÂNDULA PARATIREOIDE NORMAL

O peso, o tamanho e o conteúdo de gordura habitual de uma glândula paratireoide normal variam. O peso de uma glândula normal habitualmente varia desde o valor abaixo de 40 mg até o máximo de 50 a 60 mg.[33] Um estudo mostrou que os pesos das glândulas paratireoides normais têm uma distribuição assimétrica.[33] O peso total médio no estudo foi de 29,5 ± 17,8 mg, com um limite superior de 65 mg. O valor real para o percentil nonagésimo oitavo foi de 75 mg, que se correlaciona com os resultados cirúrgicos normalmente observados no hiperparatireoidismo primário.

A doença crônica, a etnia e outras variações individuais podem afetar os pesos das glândulas paratireoides normais. Em pacientes com doença crônica, os pesos glandulares totais são mais baixos; já em indivíduos negros do sexo masculino, os pesos glandulares totais são mais elevados. As glândulas que são removidas do paciente podem mostrar grandes variações no peso; uma glândula pode ser bem menor do que a outra, e, por vezes, as duas glândulas podem ser pequenas.

As dimensões das glândulas normais raramente são mencionadas na literatura. As dimensões normais de 3 a 6 mm de comprimento, 2 a 4 mm de largura e 0,5 a 2 mm de espessura e uma média de três dimensões de 5 x 3 x 1 mm têm sido propostas.[34] Glândulas normais medindo 12 mm ou maiores foram relatadas.[35] O peso glandular, em vez da dimensão glandular, é aceito como uma melhor medida do tamanho. Para o cirurgião, saber as dimensões normais das glândulas paratireoides é fundamental. Na maioria das situações cirúrgicas, o aumento das glândulas paratireoides é determinado pelo cirurgião na sala de operações através de um julgamento de tamanho, em vez de uma avaliação do peso. A determinação do peso ou da densidade exige a remoção das glândulas, que pode não ser indicado em todas as circunstâncias.

O teor de gordura do estroma de glândulas paratireoides é a marca na avaliação do seu estado funcional. Estudos detalhados de glândulas normais mostraram grandes variações no teor de gordura,[36,37] e a porcentagem aceita de teor normal de gordura é de aproximadamente 50%. Um estudo indicou que mais de 75% das glândulas paratireoides normais tinham menos de 30% de gordura no estroma, 50% tinham menos de 10%, e apenas algumas tiveram 40%.[36] A variabilidade no teor de gordura relatado por diversos estudos sugere que a medição da gordura no interior do estroma das glândulas paratireoides tornou-se quase inútil como um indicador da função.[36,37] Em crianças e adolescentes, as glândulas paratireoides contêm quantidades muito esparsas de gordura. Após a adolescência, a gordura estromal aumenta progressivamente até os 25 a 30 anos.

Em humanos, há normalmente quatro glândulas paratireoides. Em estudos de dissecção de 428 cadáveres por Gilmour,[38] quatro glândulas paratireoides foram encontradas em 87% dos indivíduos e três glândulas em 6,3%. Åkerström et al.[39] relataram taxas comparáveis de um estudo de necrópsia de 503 indivíduos. Nesse estudo, quatro glândulas paratireoides foram encontradas em 84% dos indivíduos e três glândulas paratireoides em 3%. A presença de glândulas paratireoides supranumerárias é rara.

Em uma série de 2015, pacientes que foram operados para tratar o hiperparatireoidismo primário, uma quinta glândula paratireoide supranumerária hiperfuncional era a fonte de hipercalcemia em 15 pacientes (0,7%).[40] A maioria destes tumores da quinta glândula foi localizada no mediastino, ou no timo (sete tumores) ou adjacente ao arco aórtico (três tumores). Edis e Levitt[41] relataram uma taxa de hiperparatireoidismo persistente de 10% resultante de uma glândula paratireoide supranumerária aumentada em pacientes com hiperparatireoidismo secundário. Em uma série de 762 pacientes com hiperparatireoidismo primário, Wang et al.[42] registraram seis pacientes com hiperparatireoidismo persistente causado por glândulas supranumerárias hiperfuncionais (0,8%), todas as quais foram localizadas dentro ou em estreita associação ao timo.

No estudo de Gilmour mencionado anteriormente,[38] as glândulas paratireoides supranumerárias foram observadas em 29 dos 428 indivíduos (6,77%). Cinco glândulas paratireoides foram observadas em 25 indivíduos (5,8%); seis em dois (0,47%); oito em um indivíduo (0,23%); e em outro cadáver, 12. A partir dos estudos realizados por Gilmour[38] e Åkerström et al.,[39] é evidente que as paratireoides supranumerárias são mais comumente encontradas dentro do timo ou em relação com o trato tireotímico.

LOCALIZAÇÃO DA GLÂNDULA PARATIREOIDE

A localização de glândulas paratireoides pode variar em consequência da variação no grau de descida migratória durante o desenvolvimento. Oitenta por cento das glândulas paratireoides superiores são encontradas na junção cricotireóidea a aproximadamente 1 cm cranialmente da justaposição do nervo laríngeo recorrente (NLR) e da artéria tireóidea inferior.[39] As paratireoides superiores, intimamente associadas à cápsula posterior do polo superior da tireoide, geralmente são cobertas por uma extensão da fáscia pré-traqueal que envolve a glândula tireoide e a conecta com a hipofaringe, o esôfago e a bainha da carótida. A relação dessas glândulas paratireoides superiores com a fáscia pré-traqueal é tal que as glândulas têm liberdade de movimentação sob esta "pseudocápsula". Essa característica discrimina as glândulas paratireoides dos nódulos da tireoide, que não podem se mover livremente, pois eles são envolvidos pela verdadeira cápsula da glândula tireoide.

As glândulas paratireoides superiores normais podem ser encontradas no espaço retroesofágico ou paraesofágico em aproximadamente 1% de todos os casos.[43] Tais espaços representam os locais onde as glândulas paratireoides superiores aumentadas potencialmente descem até o mediastino superior e posterior.

As glândulas paratireoides inferiores tendem a ter uma localização mais variável. Mais de 50% das glândulas paratireoides inferiores estão situadas próximo ao polo inferior da glândula tireoide e 28% das paratireoides inferiores encontram-se dentro do ligamento tireotímico ou dentro do timo no mediastino anterossuperior. O padrão migratório das glândulas paratireoides inferiores tende a seguir um caminho para o mediastino anterossuperior, onde um terço de todos os tumores da paratireoide que passam despercebidos podem ser encontrados.

O plano das glândulas paratireoides com relação ao NLR é outro ponto importante. Se o caminho do NLR no pescoço for coronal, as glândulas superiores serão dorsais (profundas), e as glândulas inferiores serão ventrais (superficial) a tal plano.[44] A incidência de glândulas paratireoides intratireoidianas é controversa. Åkerström observou verdadeiras glândulas paratireoides intratireoidianas superiores em três casos (0,6%) entre 503 necrópsias.[39] Wang[45] considerou a glândula parótida superior como a mais provável de ser intratireoidiana, principalmente por causa da estreita relação embriológica do primórdio da glândula paratireoide superior com o complexo lateral da tireoide. No trabalho de Wheeler et al.,[46] em que oito tumores intratireoidianos da paratireoide foram observados em sete dos 200 pacientes (3,5%) submetidos à exploração cervical, sete dessas glândulas intratireoidianas foram consideradas originárias da posição inferior. A incidência global de glândulas paratireoides intratireoidianas varia de cerca de 0,5 a 3%, conforme relatado na literatura.[47-50]

CARACTERÍSTICAS MORFOLÓGICAS DAS GLÂNDULAS PARATIREOIDES

A discriminação visível entre as glândulas paratireoides hiperfuncionantes normais e anormais é essencial para uma cirurgia bem-sucedida da paratireoide, e sua aparência varia e depende da posição anatômica e da relação com a cápsula da tireoide. As glândulas paratireoides localizadas no tecido conjuntivo frouxo costumam apresentar mais caracteristicamente uma forma oval, de feijão ou de lágrima. Quando as glândulas paratireoides estão intimamente justapostas à cápsula da tireoide e comprimidas pela fáscia pré-traqueal, seu aspecto tende a ser mais adaptado e resulta em uma forma plana, com limites bem definidos. A cor das glândulas paratireoides normais varia de marrom-amarelado ao marrom-avermelhado. Geralmente, a cor pode depender da quantidade de gordura do estroma, da concentração de células oxifílicas e do grau de vascularização.[51] As glândulas normais tendem a ser tonalidade mais para o marrom-avermelhado ou a cor de ferrugem em pacientes mais jovens. Enquanto isso, os indivíduos mais velhos têm glândulas paratireoides de mais para o amarelo-amarronzado ou a cor de tabaco. As glândulas paratireoides hiperfuncionais aumentadas têm uma variação de cores que vão do marrom-escuro ao amarelo-claro. As glândulas aumentadas que ocorrem em qualquer hiperparatireoidismo secundário ou terciário podem ter um tom de cinza mais claro em sua coloração, e o carcinoma da paratireoide também pode apresentar uma superfície mesclada de cinza e branco.

ANATOMIA VASCULAR DAS GLÂNDULAS PARATIREOIDES

As glândulas paratireoides normais são mais comumente supridas por uma única artéria dominante (80%).[52] O comprimento da artéria dominante que supre a glândula paratireoide pode variar de 1 a 40 mm. Na maioria dos casos, as glândulas paratireoides superiores e inferiores derivam seu suprimento sanguíneo arterial dominante da artéria tireoidiana inferior. No entanto, a ligadura da artéria tireoidiana inferior durante a cirurgia da tireoide nem sempre pode conter o fornecimento de sangue para a glândula paratireoide superior. Existem anastomoses arteriais abundantes entre as glândulas paratireoides, com anastomoses com artérias da tireoide e artérias dominantes de laringe, faringe, esôfago e traqueia. Das glândulas paratireoides superiores, 20% ou mais podem ser vascularizadas exclusivamente pela artéria tireoidiana superior. Em estudo de necrópsias por Delattre et al.,[52] 10% das glândulas paratireoides inferiores tinham seu suprimento arterial dominante de um ramo da artéria tireóidea superior. Na maioria dos casos, observou-se que a artéria tireóidea inferior estava ausente. As glândulas paratireoides mediastínicas primárias mostraram um suprimento arterial originário de um ramo tímico da artéria mamária interna.[53]

A distribuição da drenagem venosa das glândulas paratireoides geralmente corre em paralelo com os vasos arteriais e drena através dos afluentes venosos tireoidianos vizinhos no sistema jugular interno. Da mesma maneira, os vasos linfáticos das glândulas paratireoides drenam junto com os vasos linfáticos da glândula tireoide para os troncos linfáticos paratraqueal e cervical profundo.

HISTOPATOLOGIA DAS GLÂNDULAS PARATIREOIDES

As glândulas paratireoides são envolvidas em sua própria cápsula fina de tecido conjuntivo colagenoso. Essa cápsula estende septos para dentro da glândula, que separam o parênquima em cordões alongados. Os vasos sanguíneos, vasos linfáticos e nervos "viajam" ao longo dos septos para alcançar o interior da glândula.[54]

As células funcionais do parênquima das glândulas paratireoides são as principais, que se coram levemente de forma eosinofílica. As células principais contêm muitos grânulos de secreção citoplasmáticos, que surgem a partir do complexo de Golgi.[54] O segundo tipo de célula que compõe o parênquima glandular paratireoide é a célula oxifílica. Embora sua função seja desconhecida, acredita-se que as células oxifílicas e um terceiro tipo de célula, às vezes descrito como "células intermediárias", podem representar fases inativas de um único tipo de células.[55] As células oxifílicas são menos numerosas, maiores (6 a 10 milimicrons de diâmetro) e se coram mais profundamente com eosina do que as células principais. As células oxifílicas tendem a ser mais ricas em mitocôndrias, o que pode explicar o aumento da capacidade das glândulas paratireoides anormais com altas concentrações de células oxifílicas de captar tecnécio 99m (Tc 99m) sestamibi.[56]

AUMENTO GLANDULAR SIMPLES OU ADENOMA DA PARATIREOIDE

O aumento glandular único, ou adenoma, é a causa mais comum de hiperparatireoidismo. A incidência do adenoma da paratireoide varia entre 30 a 90%.[57-61] Na maior série de pacientes, em que os critérios patológicos mais uniformemente aceitos foram seguidos, cerca de 80 a 85% dos indivíduos com hiperparatireoidismo primário foram diagnosticados com adenoma solitário da paratireoide.[57-59] O adenoma da paratireoide pode ocorrer em qualquer uma das quatro glândulas, mas tende a envolver as glândulas inferiores com uma frequência maior do que as glândulas superiores.[56]

A aparência macroscópica dos adenomas da paratireoide varia, mas geralmente eles são ovais ou em forma de feijão, de cor marrom-avermelhada e de consistência macia.[62,63] Os adenomas podem ser bilobulados ou multilobulados na sua conformação. Em 70% dos adenomas, uma borda de tecido paratireoide normal pode ser encontrada ao redor da porção hipercelular da glândula normal substituída. No entanto, a ausência desta característica não descarta a existência de um adenoma da paratireoide. Sob a microscopia óptica, os adenomas parecem semelhantes às glândulas paratireoides normais e apresentam uma cápsula fibrosa fina com uma estrutura celular disposta em ninhos e cordões revestidos por uma rica rede capilar. Outros padrões de crescimento são os foliculares, pseudopapilares e acinares.

As células principais são as predominantes na maioria dos adenomas da paratireoide. As células oxifílicas e as células oxifílicas transitórias costumam ser vistas em proporções variáveis intercaladas entre as coleções de células principais.[61-63] As células principais dos adenomas podem ser maiores do que as encontradas nas glândulas normais e apresentar maior grau de pleomorfismo nuclear e formação de células gigantes.[64,65,] No entanto, a atipia nuclear tem valor limitado na distinção entre o adenoma e o carcinoma da paratireoide. Figuras mitóticas são incomuns nos adenomas. No entanto, elas podem ser vistas em uma pequena porcentagem de casos.[66]

Podem ocorrer variações no aumento glandular único representativo do adenoma de paratireoide, com vários subtipos: adenoma oncocítico, lipoadenoma, grande adenoma de células claras, adenoma de células claras e adenoma atípico. O adenoma oncocítico é um subtipo raro de adenoma da paratireoide (4,4 a 8,4% dos adenomas), composto predominantemente (> 80 a

PARTE V | CIRURGIA DE CABEÇA E PESCOÇO E ONCOLOGIA

90%) ou exclusivamente de células oxifílicas.[67,68] Anteriormente, acreditava-se que os adenomas da variedade oncocítica não eram funcionais. No entanto, adenomas oxifílicos associados ao hiperparatireoidismo têm sido relatados.[69-71] Do mesmo modo que os adenomas típicos, os tumores oncocíticos ocorrem com mais frequência em mulheres e são encontrados principalmente na sexta ou na sétima décadas de vida.[70,71] Macroscopicamente, os tumores tendem a ser grandes e foi relatada uma variação no tamanho desde 0,2 até 61 g. Eles são macios, esféricos, elipsoides, lobulados ou nodulares, e sua cor varia do castanho-claro ao marrom alaranjado escuro ou mogno.[70,72] Microscopicamente, os adenomas são compostos predominantemente de células poligonais com citoplasma granular brilhantemente eosinofílico, abundante e núcleos pequenos, redondos, hipercromáticos e centrais. A coloração da gordura mostra uma gordura citoplasmática reduzida, assim como nos adenomas típicos. Além disso diversas mitocôndrias são densamente encontradas por todo o citoplasma na análise ultraestrutural.

O lipoadenoma é outro subtipo raro de adenoma – foi descrito pela primeira vez em 1958 como um hamartoma da paratireoide.[73] A descrição inicial era a de um tumor não funcional. Os relatórios subsequentes registraram que essas lesões podem ser responsáveis pelo hiperparatireoidismo.[74-76] O tumor é constituído por uma massa lobulada amarelo-escura composta de ninhos, ácinos e cordões de células principais e oxifílicas ocasionais e células claras intimamente associadas a grandes áreas de tecido adiposo, estroma mixoide ou ambos. Pode haver uma parte do tecido paratireoidiano normal e na periferia.

Adenomas de células claras têm sido descritos, embora sua existência tenha sido posta em dúvida inicialmente.[77] Em contraste com os grandes adenomas de células claras que acumulam glicogênio, os verdadeiros adenomas de células claras apresentam um citoplasma livre de glicogênio preenchido com vesículas ligadas à membrana.[78]

Adenoma atípico é o termo usado para descrever os adenomas da paratireoide que apresentam características citológicas atípicas sem evidências definitivas de malignidade (ou seja, invasão vascular e/ou de tecidos moles ou metástases).[79] É importante distinguir tais lesões benignas do carcinoma da paratireoide. O potencial maligno dos adenomas atípicos em termos de comportamento recorrente ou metastático é incerto. Essas lesões podem apresentar mitoses visíveis, adesão aos tecidos circundantes, arranjos celulares trabeculares, invasão capsular ou amplas faixas fibrosas.[80]

MÚLTIPLAS GLÂNDULAS AUMENTADAS OU HIPERPLASIA DA GLÂNDULA PARATIREOIDE

Define-se hiperplasia primária da paratireoide como a proliferação das células do parênquima, que leva a um aumento no peso da glândula em múltiplas glândulas paratireoides, na ausência de um estímulo conhecido para a secreção de PTH. Dois tipos de hiperplasia da paratireoide são observados: a hiperplasia comum das células principais e a rara hiperplasia das células principais ou das células claras.[57,58]

Hiperplasia das Células Principais

Em 1958, Cope et al.[81] mostraram pela primeira vez a hiperplasia das células principais como sendo uma causa de hiperparatireoidismo primário e responsável por aproximadamente 15% do hiperparatireoidismo nos estudos relatados. O estímulo para esta doença é desconhecido, apesar de, aproximadamente, 30% dos pacientes com hiperplasia das células principais terem algum tipo de hiperparatireoidismo familiar ou uma das síndromes NEM.[57,58,82,83] Estudos moleculares mostraram que as hiperplasias são proliferações monoclonais.[13,14]

Macroscopicamente, o aumento de todas as quatro glândulas é aparente. As glândulas podem ser de tamanho variável ou podem estar aumentadas de modo uniforme. Pela microscopia óptica, os tipos de células dominantes são as células principais. As proliferações

celulares também podem dar origem a formações nodulares, o que pode causar aumento assimétrico da glândula.[57,58]

Hiperplasia das Células Claras

A hiperplasia de células claras é rara e caracterizada por uma proliferação de células claras vacuolizadas em várias glândulas paratireoides. Ela mostra uma predileção pelo sexo feminino e leva à hipercalcemia e a uma doença clínica pronunciada grave. Esta representa o único distúrbio da paratireoide em que as glândulas paratireoides superiores são maiores do que as glândulas inferiores. As glândulas afetadas pela hiperplasia de células claras tendem a ser maiores e mais irregulares na forma com extensões lobulares para os tecidos moles circundantes. Pela microscopia óptica, as glândulas mostram proliferações difusas de células claras caracterizadas por citoplasma claro e pequenos núcleos densos. Na ampliação de alta potência, o citoplasma apresenta-se preenchido com pequenos vacúolos. O aspecto histológico da hiperplasia de células claras tem uma semelhança com a do carcinoma de células renais.[84]

A hiperplasia secundária da paratireoide como uma consequência de insuficiência renal não pode ser distinguida da hiperplasia primária com exceção de que, no início da doença, há uma tendência maior de que as glândulas sejam mais uniformes no tamanho.[85] Conforme a doença progride, a assimetria torna-se mais evidente na doença induzida por insuficiência renal. O grau de aumento glandular tende a refletir a gravidade do distúrbio renal subjacente.[86] As maiores glândulas são observadas em pacientes cuja doença renal começou na infância.[87]

CARCINOMA DA PARATIREOIDE

O carcinoma da paratireoide é uma neoplasia maligna rara derivada de células do parênquima das glândulas paratireoides. Tem sido relatado como sendo responsável por 0,1 a 5% dos casos de hiperparatireoidismo primário.[88-92] É incerto se o carcinoma da paratireoide realmente começa dentro de lesões benignas preexistentes da paratireoide.[92,93] O carcinoma tem sido postulado como tendo origem na condição de hiperplasia primária da paratireoide, sobretudo na hiperplasia familiar.[94-96] Alguns raros pacientes com carcinoma da paratireoide têm um histórico de irradiação prévia do pescoço.[90,92]

As características morfológicas do diagnóstico de malignidade da paratireoide são difíceis em termos de definição e aplicação prática durante a cirurgia. Em uma série de 40 pacientes com câncer metastático da paratireoide, 50% foram considerados como tendo uma doença benigna pelo cirurgião e pelo patologista durante o tempo de exploração inicial.[97] As metástases são o único sinal correto de malignidade. No entanto, o comportamento metastático no momento da apresentação é distintamente raro.[88]

Os carcinomas da paratireoide são caracteristicamente tumores grandes, com 30 a 50% sendo palpáveis na consulta inicial.[88,89] Os tumores podem medir 6 cm de diâmetro, com uma média de aproximadamente 3 cm.[88] Os carcinomas geralmente surgem nos locais habituais da paratireoide, embora também tenham sido descritos em glândulas supranumerárias ectópicas dentro do mediastino.[98] A maioria dos carcinomas da paratireoide é firme ou dura em consistência e tem uma superfície de cor branco-acinzentada, ao contrário dos adenomas, que tendem a ser macios e ter uma aparência escura. A aderência da lesão aos tecidos circundantes é comum, e estas glândulas podem ser notadas por envolverem os tecidos moles em torno da glândula tireoide ou do próprio parênquima tireoidiano. Isso pode não se revelar como um recurso valioso na diferenciação, pois uma hemorragia anterior em um adenoma benigno pode estar associada a fibrose e aderência a estruturas adjacentes na doença benigna.[92]

As metástases no tempo de apresentação são incomuns, mas podem ser encontradas em cadeias de linfonodos regionais, embora isso seja raro.[97] Ao contrário das metástases regionais, o carcinoma da paratireoide é mais frequentemente associado a infiltração local generalizada com invasão de estruturas adjacentes, tais como a glândula tireoide, os músculos infra-hióideos, a traqueia e o NLR. Metástases avançadas podem ocorrer e ser encontradas nos linfonodos cervicais e mediastinais, nos pulmões, nos ossos, no fígado, nos rins e, ocasionalmente, nas glândulas suprarrenais.[97,99] As metástases pulmonares são as metástases distantes mais comumente observadas.[97]

O diagnóstico microscópico do carcinoma da paratireoide é uma tarefa difícil. A glândula inteira é atravessada por amplas faixas fibrosas que parecem se originar a partir da cápsula e se estendem até a substância do tumor, o que lhe dá uma aparência lobulada. As células podem ser claras ou raramente oxifílicas e estão dispostas em ninhos e trabéculas.[100] A célula pode ser uniformemente suave ou pode apresentar metaplasia, mas os casos com resultados atípicos mínimos talvez sejam difíceis de distinguir do adenoma.[101-103]

A mitose pode ser vista na maior parte dos casos e tem sido sugerida como o fator principal no diagnóstico do carcinoma da paratireoide.[104] No entanto, figuras mitóticas também podem ser vistas no adenoma da paratireoide e na hiperplasia, mas sua ausência não descarta o diagnóstico de carcinoma.[105,106] É geralmente reconhecido que as mitoses em lesões de paratireoide devem ser motivo de preocupação, especialmente porque o acompanhamento em casos benignos relatados de tumores da paratireoide que exibem mitoses tem sido limitado. A atividade mitótica aumentada no carcinoma da paratireoide inequívoco é um indicador de mau prognóstico.[107]

Os únicos indicadores confiáveis de malignidade no carcinoma da paratireoide são a invasão das estruturas e/ou metástase adjacentes.[107] Características como a reação desmoplásica, a atividade mitótica, a atipia nuclear e a necrose podem ser mais comuns no carcinoma do que em lesões benignas, mas não são critérios suficientes para o diagnóstico de malignidade.[107] Sem um padrão de crescimento infiltrante, a lesão da paratireoide que mostre alguma outra característica de malignidade, como mitoses, pode ser designada como adenoma atípico.[108] Os carcinomas da paratireoide não funcionais raramente têm sido descritos e tendem a ser grandes e são constituídos por células claras ou oxifílicas.[109,110]

O carcinoma da paratireoide geralmente cresce lentamente e pode ser um tumor indolente. São comuns recorrências múltiplas após a ressecção cirúrgica. Elas podem ocorrer ao longo de um período de 15 a 20 anos.[101,102] Muitas vezes, os pacientes com carcinoma da paratireoide morrem como resultado dos efeitos da secreção excessiva de PTH e da hipercalcemia descontrolada, em vez do crescimento da massa tumoral. A excisão cirúrgica de recidiva ou metástase pode amenizar o problema de modo eficiente, reduzindo a carga tumoral e, consequentemente, a produção de hormônios.[111,112]

RELAÇÕES EMBRIOANATÔMICAS CIRÚRGICAS NO PESCOÇO CENTRAL

O tecido paratireoidiano origina-se da endoderme faríngea primordial formada na terceira e quarta bolsas faríngeas durante a quinta semana de desenvolvimento embriológico (Fig. 56-1). O revestimento epitelial da asa dorsal da terceira bolsa faríngea diferencia-se em tecido glandular paratireóideo primordial, enquanto a porção ventral da bolsa diferencia-se no timo. À medida que o timo migra medialmente e inferiormente, ele puxa a glândula paratireoide inferior (paratimo) com ele para a cauda tímica. Eventualmente, a parte principal do timo migra para a sua posição final na região torácica superior, e sua cauda degenera, deixando a glândula paratireoide em desenvolvimento chegar à sua posição na superfície dorsal do polo inferior da glândula tireoide. Esse tecido glandular eventualmente forma a glândula paratireoide inferior. Simultaneamente, o epitélio da asa dorsal da quarta bolsa faríngea começa a se diferenciar em tecido glandular paratireóideo. Após a separação da bolsa em regressão, essa se torna associada à parte lateral da tireoide que está migrando caudalmente e é levada a uma curta distância medial e inferiormente, até que ele se localize posteriormente ao polo superior da glândula tireoide. Tal tecido eventualmente se desenvolve na glândula paratireoide superior.

Como a descida embrionária do timo se estende do ângulo da mandíbula para o pericárdio, as anomalias de migração do paratimo são responsáveis pelas localizações ectópicas altas ou baixas da glândula paratireoide inferior. A incidência de ectopia alta ao longo da bainha da carótida, a partir do ângulo da mandíbula para o polo inferior da tireoide, não parece exceder 1 a 2%.[113-115] Por outro lado, se a separação do timo for atrasada, a glândula paratireoide inferior pode ser puxada inferiormente no mediastino anterior, em grau variável. Nessa circunstância, as glândulas paratireoides estão geralmente dentro do timo, na face posterior da sua cápsula, ou ainda em contato com os grandes vasos do mediastino. Regiões ectópicas inferiores, tais como essas, representam de 3,9 a 5% dos casos.[114,116]

As glândulas paratireoides superiores acompanham a migração da tireoide a partir dos corpos ultimobranquiais, que "viajam" em direção à parte lateral do principal rudimento da tireoide medial. Em contraste com as glândulas inferiores, as paratireoides superiores têm uma descida limitada dentro do pescoço; estas permanecem em contato com a parte posterior do terço médio dos lóbulos da tireoide. Tal curso limitado de migração embrionária explica por que as paratireoides superiores permanecem estáveis na sua distribuição regional quando não são patológicas. Por causa da descida mais extensa da glândula paratireoide inferior, a descida do paratimo resulta no cruzamento das glândulas inferiores com as superiores durante o desenvolvimento. Por causa da descida migratória curta da glândula paratireoide superior, a área de dispersão dessas glândulas é limitada, e as posições ectópicas congênitas das glândulas superiores são incomuns.

CARACTERÍSTICAS CLÍNICAS DO HIPERPARATIREOIDISMO PRIMÁRIO
INCIDÊNCIA

O estudo de Stockholm examinou mais de 15.000 indivíduos ao longo de um período de 2 anos (1971 a 1973) com um acompanhamento de 10 anos.[118] A taxa inicial de incidência do hiperparatireoidismo foi avaliada como 6 casos em cada 1.000, a qual nos 10 anos de acompanhamento verificou-se que era de 4,4 casos em cada 1.000. Essa taxa não mudou sensivelmente ao longo de um período de 20 anos.[117] Parece haver uma predileção distinta para uma maior incidência de hiperparatireoidismo em mulheres, especialmente aquelas na pós-menopausa. A maior prevalência entre as mulheres na experiência de Stockholm, confirmada no acompanhamento de 10 anos, foi de aproximadamente 13 em cada 1.000, o que representou uma proporção do sexo feminino para masculino de cerca de 4:1. Tal experiência é semelhante à de outros relatórios publicados.[118-122] Vários desses estudos com base em marcadores séricos de cálcio mostraram que a incidência de hiperparatireoidismo primário na população em geral é de 0,1 a 0,3% e, em mulheres com mais de 60 anos, acima de 1%.[117,118,123] A preponderância clara do sexo feminino aponta para o fato de que toda mulher tem um risco de 1% de desenvolver hiperparatireoidismo primário durante sua vida. Estimou-se, no entanto, que cerca de 90% dos indivíduos com hiperparatireoidismo primário permanecem não diagnosticados.[124] O rastreio do cálcio

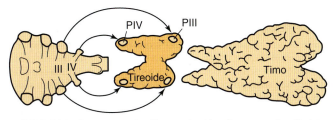

FIGURA 56-1. Derivação embriológica e descida subsequente das glândulas paratireoides com as estruturas associadas. PTH, hormônio da paratireoide.

938 PARTE V | CIRURGIA DE CABEÇA E PESCOÇO E ONCOLOGIA

sérico tem sido um fator particularmente importante que leva à detecção de pacientes com sintomas leves ou nenhum sintoma, especialmente entre as mulheres na pós-menopausa.

APRESENTAÇÃO

O conceito de características clínicas associadas ao hiperparatireoidismo primário mudou nos últimos anos. Os chamados sintomas clássicos e específicos – doença óssea, cálculos renais e crise hipercalcêmica – representam manifestações evidentes da doença. A proporção relativa de pacientes com osteíte fibrosa cística, litíase renal e crise hipercalcêmica tem diminuído continuamente em séries clínicas por causa do aumento do número de pacientes com sintomas inespecíficos ou inaparentes. Atualmente, a osteíte fibrosa ocorre em cerca de 1% dos pacientes e apenas 10 a 20% dos pacientes têm cálculos renais.[125-127] Os sintomas inespecíficos são mal-estar, fadiga, depressão e outros sintomas psiquiátricos, transtornos do sono, perda de peso, dores abdominais, constipação, dores musculoesqueléticas indeterminadas nas extremidades e fraqueza muscular.

O termo *hiperparatireoidismo assintomático* tem sido comumente aplicado quando a doença é detectada durante exames de saúde e estudos populacionais ou coincidentemente durante exames médicos. A anormalidade apresentada habitualmente nesses pacientes é um cálcio sérico anormalmente elevado detectado na triagem química de rotina do sangue. Apesar da falta de anormalidades evidentes observadas no momento do diagnóstico, deve-se ter cuidado antes de declarar que um paciente é assintomático. Muitos pacientes assintomáticos aparentemente podem manifestar sequelas sutis ou mesmo "silenciosas" do hiperparatireoidismo, como queixas emocionais, fadiga muscular, constipação, dores ósseas e articulares. Além disso, há achados objetivos "silenciosos" como cálculos renais assintomáticos e densidade mineral óssea diminuída. Na maioria dos pacientes com hiperparatireoidismo assintomático ou minimamente sintomático, tais sintomas são sutis e tão comuns na população em geral que impossibilitam o estabelecimento de uma relação causal com o hiperparatireoidismo primário.

Entre os pacientes nos quais os sintomas estão presentes ou em evolução no momento do diagnóstico, duas populações podem ser identificadas. No primeiro grupo, a doença progride insidiosamente ao longo de vários anos e manifesta-se, eventualmente, como cólica renal. O segundo grupo manifesta sintomas ao longo de um tempo consideravelmente mais curto com elevações marcantes nos níveis séricos de cálcio que levam a perda de peso, sintomas gastrintestinais agudos, anorexia, dor óssea e, ocasionalmente, fratura patológica. Tradicionalmente, as manifestações clínicas são descritas de acordo com o sistema do órgão afetado.

Rins e Vias Urinárias

Historicamente, mais de 50% dos pacientes com hiperparatireoidismo renal desenvolvem sintomas manifestados por nefrolitíase e nefrocalcinose. Tal percentagem diminuiu significativamente a cerca de 4% após a utilização generalizada de testes de rastreio para os níveis séricos de cálcio.[128] A maioria dos cálculos é composta por oxalato de cálcio, embora também possa haver cálculos de fosfato de cálcio. Os sintomas associados à urolitíase são cólica renal, hematúria e leucocitúrias. A acidose metabólica também pode ser uma parte da síndrome clínica.

Sistema Esquelético

As anormalidades do sistema esquelético na forma de osteíte fibrosa cística, anteriormente uma doença comum em pacientes com hiperparatireoidismo primário, são raramente encontradas hoje em dia (<10%). Tais alterações são a erosão subperiostal das falanges distais, a perda e o amaciamento de massa óssea e a condrocalcinose, como resultado da desmineralização óssea. A doença óssea pode se manifestar como dor óssea, fraturas patológicas, alterações ósseas císticas ou áreas focais de inchaço ósseo (épulis da mandíbula ou "tumor marrom"), o que representa o acúmulo

de osteoclastos, osteoblastos e matriz fibrosa. Os sintomas atribuíveis à doença articular são gota e pseudogota.

A perda óssea no hiperparatireoidismo ocorre em locais de osso cortical e geralmente poupa o osso trabecular.[129] Devido a essa constatação, o hiperparatireoidismo na osteoporose não está claro, especialmente para pacientes em que os sintomas são mínimos ou ausentes e nos quais a doença é leve. As mulheres na pós-menopausa com hiperparatireoidismo primário que apresentam sinais precoces de osteoporose parecem correr risco significativo de desenvolvimento de doença óssea mais grave e de sequelas resultantes (ou seja, fraturas vertebrais e de quadril). O benefício da paratireoidectomia é mais aparente nessas pacientes.[130]

Sistema Neuromuscular

No hiperparatireoidismo primário sintomático, pode ocorrer fraqueza muscular, particularmente nos grupos musculares da extremidade proximal, junto a fadiga e mal-estar progressivo. Alterações eletromiográficas podem ser vistas nestes pacientes, junto a atrofia de músculo esquelético em amostras de biópsia.[131-133] Embora sintomas graves raramente sejam encontrados, pode haver alguns sinais de fadiga e fraqueza muscular em 40% dos pacientes com hiperparatireoidismo primário leve.[134] Geralmente, esses sintomas sutis se manifestam como dores musculares e fadiga ao levantar-se de uma cadeira ou ao subir escadas. No entanto, a progressão da doença pode, em última instância, resultar em fraqueza que limita a atividade e a locomoção ao longo de semanas a meses. Tal síndrome neuromuscular melhora após a paratireoidectomia em 80 a 90% dos pacientes afetados.[135,136]

Sistema Neurológico

As manifestações neurológicas do hiperparatireoidismo primário são representadas por um espectro de sintomas que variam desde ansiedade e transtornos emocionais leves até psicose franca. Depressão, nervosismo e disfunção cognitiva podem comumente ocorrer em graus variados no hiperparatireoidismo primário. Outras alterações neurológicas ocasionalmente vistas em pacientes com hiperparatireoidismo são surdez, disfagia, disosmia e disestesia.[137] Muitos dos sintomas psiquiátricos em pacientes com hiperparatireoidismo primário melhoram após a paratireoidectomia,[136,138] e 50% dos pacientes com depressão e/ou ansiedade melhoram após a cirurgia. Um efeito positivo também tem sido demonstrado em cerca de 50% dos pacientes com síndrome orgânica do cérebro e demência. Alguns pacientes mais velhos observam uma melhora radical, mas é impossível prever se qualquer indivíduo específico irá melhorar após a cirurgia.[138]

Sistema Gastrintestinal

As doenças gastrintestinais que podem ocorrer no hiperparatireoidismo são a doença péptica ácida, a pancreatite e a colelitíase. A ulceração péptica ocorre com maior frequência nesses pacientes como consequência do aumento da gastrina sérica e pela secreção de ácido gástrico estimulada pela hipercalcemia. O hiperparatireoidismo pode ser o precursor da manifestação de doença endócrina em pacientes com síndrome NEM-1, e os pacientes com síndrome Zollinger-Ellison apresentam a maior incidência de úlcera péptica. O intestino grosso também pode ser afetado pelo hiperparatireoidismo. Frequentemente, os pacientes com "doença assintomática" queixam-se de intestino lento ou constipação, o que melhora após a cirurgia e a realização da normocalcemia.

Sistema Cardiovascular

Pode ocorrer hipertensão em 50% dos pacientes com hiperparatireoidismo.[139] Não existe evidência convincente de um mecanismo patogênico, mas a paratireoidectomia resulta em uma redução na pressão sanguínea em alguns desses indivíduos.[140] Pesquisadores suecos relataram uma associação à isquemia miocárdica e à disfunção ventricular esquerda em pacientes com hiperparatireoidismo e vários sintomas, que apresentaram reversibilidade após a paratireoidectomia.[141]

Anormalidades Hipercalcêmicas

A síndrome hipercalcêmica que ocorre como resultado do hiperparatireoidismo inclui polidipsia e poliúria, anorexia, vômitos, constipação, fraqueza muscular e fadiga, alterações do estado mental e anormalidades na pele. Os pacientes que desenvolvem níveis acentuadamente elevados de cálcio no soro, que se aproximam de 15 mg/dL, podem buscar atendimento médico com graves alterações do estado mental ou coma – é a chamada crise hipercalcêmica. Se não tratada, esta condição pode progredir para insuficiência renal aguda e o aparecimento de disritmias, o que pode precipitar a morte súbita.[142] Outras alterações são calcificações metastáticas na junção corneoescleral, chamadas de ceratopatia em banda, intervalo QT encurtado no electrocardiograma, depósitos de cálcio ectópicos em vários órgãos e prurido. Alguns pacientes também podem vir a receber assistência médica com uma debilidade inespecífica manifestada por anorexia, fadiga, anemia, perda de peso e avançada osteíte, todas reversíveis após a paratireoidectomia.

CURSO CLÍNICO DO HIPERPARATIREOIDISMO NÃO TRATADO

Vários estudos prospectivos de 8 a 10 anos têm mostrado um curso benigno do hiperparatireoidismo leve não tratado na maioria dos pacientes, sem progressão significativa dos sintomas, hipercalcemia, perda de densidade da medula óssea ou comprometimento da função renal. Não há fraturas patológicas ou cálculos renais desenvolvidos durante estes períodos de observação.[143,144] No entanto, evidências de progressão da doença foram encontradas em 27% dos pacientes e envolvem hipercalcemia significativa, hipercalciúria ou perda de densidade mineral óssea em 10%.[145]

As manifestações clínicas de hiperparatireoidismo tendem a se relacionar com o nível de hipercalcemia, mesmo que isso nem sempre seja evidente por causa da progressão lenta da doença, da suscetibilidade individual e dos sintomas relacionados com sexo e idade. Os homens mais jovens são particularmente propensos a cálculos renais, às vezes até com hipercalcemia de grau leve. Para os cálculos renais, a suscetibilidade individual é maior do que o nível da hipercalcemia, e o risco deste sintoma particular é provavelmente mais eficientemente revelado pelo histórico clínico do paciente. Em mulheres na pós-menopausa, os cálculos renais ocorrem com pouca frequência (geralmente <5%) e são muitas vezes clinicamente assintomáticos.

Hoje em dia, a osteíte fibrosa cística é incomum em pacientes com hiperparatireoidismo primário e mais frequentemente vista em indivíduos com hipercalcemia grave. As medições de densidade óssea mostraram uma redução média de 17% no osso cortical entre os pacientes sofrendo de hiperparatireoidismo primário, mas a perda óssea tende a ser a mais pronunciada em mulheres pós-menopausadas.[145-147] Muitas vezes, a massa óssea total e trabecular é significativamente reduzida, mas menos acentuadamente.[148] Não foi detectada perda óssea em mulheres pós-menopausadas com hipercalcemia limítrofe, porém as perdas foram significativas quando o nível de cálcio no soro alcançou mais que 2,74 mmol/L.[146]

A insuficiência renal clinicamente evidente é, atualmente, uma complicação rara do hiperparatireoidismo primário. Há redução na eliminação da creatinina e na capacidade de concentração urinária em mais de um terço dos pacientes com hipercalcemia leve, o que indica que o comprometimento das funções glomerular e tubular pode ocorrer em silêncio.[146] As medições de creatinina no soro são estimativas brutas e aumentam somente até a eliminação da creatinina ser substancialmente reduzida. Os níveis de creatinina sérica também diminuem com o declínio da massa muscular no envelhecimento.[146]

Raros pacientes com hipercalcemia inicialmente leve, mas com uma doença de progressão rápida, podem ter carcinoma da paratireoide.[149] Além disso, uma "progressão clínica" gradativa pode ocorrer durante a observação de pacientes com hiperparatireoidismo primário, possivelmente representando o desenvolvimento de mutações secundárias que causam o crescimento acelerado do tumor. O sangramento no tumor cervical também pode causar um aumento abrupto nos níveis séricos de cálcio. Um histórico de hiperparatireoidismo primário leve foi relatado em um terço dos pacientes com crise hipercalcêmica. Como é impossível prever se a doença progressiva ocorrerá em qualquer paciente, o acompanhamento prolongado é fundamental se a cirurgia for adiada no hiperparatireoidismo primário.[150-152] Os pacientes mais jovens parecem estar sob maior risco de doença progressiva, mas a vigilância médica é inadequada em pacientes mais jovens e naqueles com hipercalcemia mais acentuada. As indicações para a intervenção cirúrgica e a alternativa de vigilância médica são discutidas posteriormente.

DIAGNÓSTICO DO HIPERPARATIREOIDISMO
AVALIAÇÃO DA HIPERCALCEMIA

Os relatos da hipercalcemia mostram uma ocorrência entre 1 a 3,9% da população adulta em geral e entre 0,2 a 2,9% dos pacientes hospitalizados.[153] Estes apresentam sintomas clínicos amplamente variáveis, que dependem da gravidade do cálcio sérico elevado. Na maioria das situações, a hipercalcemia leve é assintomática, mas pode se tornar uma hipercalcemia grave com risco de vida, especialmente quando o cálcio sérico é maior do que 14 mg/dL.

A definição de hipercalcemia depende da faixa de cálcio sérico normal, geralmente relatada como 8,5 a 10,5 mg/dL. As variações neste intervalo normal, conforme relatado por vários laboratórios, dependem em grande parte das diferenças nos procedimentos de ensaio. Do cálcio sérico em circulação, 47% ligam-se a proteínas e aproximadamente 10% ligam-se principalmente à albumina ou a complexos de ânions circulantes, como bicarbonato, fosfato, citrato ou sulfato. Os 43% restantes são encontrados na forma livre, ionizada. Apenas a forma livre e ionizada do cálcio sérico exerce efeitos fisiológicos, e o cálcio ionizado sérico é o principal regulador da secreção de PTH.

Vários fatores podem influenciar a medida do cálcio sérico total ou ionizado. Alterações no nível de albumina sérica aumentam ou diminuem o cálcio sérico total, sem afetar o nível de cálcio ionizado. Do cálcio circulante que está ligado à proteína, 70% dele estão ligados à albumina, tendo 12 regiões de ligação por molécula de cálcio. Sob circunstâncias normais, apenas cerca de 20% desses sítios específicos de ligação de cálcio são efetivamente ocupados pelo cálcio sérico. Diminuições na albumina sérica de menos do que 4 g/dL reduzem o cálcio total em 0,8 mg/dL para cada decréscimo de 1 g/dL de albumina no soro. Aumentos da albumina sérica superiores a 4 g/dL elevam o cálcio sérico total em 0,8 mg/dL para cada 1 g/dL de aumento da albumina sérica. A desidratação pode aumentar o cálcio sérico total por causa da hemoconcentração resultante. A acidose aumenta o cálcio ionizado no soro por *diminuir* a ligação do cálcio à albumina, enquanto a alcalose reduz o cálcio ionizado ao *aumentar* a ligação do cálcio à albumina, sem afetar o cálcio total no soro. Na maioria das circunstâncias clínicas, convém medir o cálcio sérico total. Contudo, os níveis séricos de cálcio ionizado devem ser medidos em situações clínicas que possam estar associadas a alterações na concentração de albumina ou no pH do soro.[154,155]

O diagnóstico diferencial da hipercalcemia é variado e extenso. A etiologia mais comum da hipercalcemia em pacientes não internados é o hiperparatireoidismo primário, e a causa mais comum de hipercalcemia em pacientes hospitalizados é uma neoplasia maligna. Na maioria das circunstâncias, o diagnóstico diferencial de hipercalcemia pode ser dividido categoricamente em causas mediadas por PTH e aquelas que não são. A hipercalcemia mediada por PTH é mais frequentemente causada pelo hiperparatireoidismo primário (Quadro 56-1). Além disso, o *hiperparatireoidismo fisiológico secundário*, definido como hiperparatireoidismo causado por uma fonte fisiológica sem insuficiência renal associada, ou o hiperparatireoidismo secundário patológico com insuficiência

PARTE V | CIRURGIA DE CABEÇA E PESCOÇO E ONCOLOGIA

> **Quadro 56-1.** CAUSAS DA HIPERCALCEMIA MEDIADA PELO HORMÔNIO DA PARATIREOIDE
>
> Hiperparatireoidismo primário
> - Adenoma da paratireoide
> - Lipoadenoma da paratireoide
> - Hiperplasia da paratireoide
> - Carcinoma da paratireoide
> - Cisto da paratireoide no pescoço ou no mediastino
>
> Hiperparatireoidismo secundário
> Hiperparatireoidismo terciário

renal associada podem resultar em hipercalcemia mediada por PTH.

O hiperparatireoidismo secundário a partir de uma fonte fisiológica não renal pode ocorrer em pacientes com ingestão insuficiente de cálcio, diminuição da absorção intestinal do cálcio, ingestão insuficiente ou má absorção de vitamina D ou hipercalciúria renal. Assim, representa uma tentativa homeostática de manter um nível normal de cálcio no soro por quaisquer meios necessários. É importante distinguir o hiperparatireoidismo secundário fisiológico do hiperparatireoidismo primário antes de indicar a correção cirúrgica de doença hiperparatireóidea primária presumida.

O hiperparatireoidismo secundário patológico e o hiperparatireoidismo terciário ocorrem como resultado de insuficiência renal ou falência renal. O hiperparatireoidismo associado a essas condições resulta de hipocalcemia ionizada sutil que tem persistido ao longo de meses a anos, resultando em estimulação crônica das glândulas paratireoides. As glândulas paratireoides podem se tornar autônomas após uma longa doença renal e, consequentemente, elas não respondem mais à regulação pelo cálcio sérico ionizado ao longo de desenvolvimento de hiperparatireoidismo terciário. Uma entidade importante que deve ser considerada no diagnóstico diferencial de hipercalcemia é a hipercalcemia hipocalciúrica familiar (HHF).[156,157] Este distúrbio tem a capacidade de simular a aparência bioquímica sérica do hiperparatireoidismo primário, mas não é tratável cirurgicamente. A HHF é uma doença autossômica dominante ligada aos cromossomos 3T, 19p e 19q, sendo em grande parte causada por mutações inativadoras do receptor celular sensível ao cálcio da paratireoide.[158] Os pacientes com HHF têm uma baixa excreção urinária de cálcio em 24 horas com relação à sua hipercalcemia. Atualmente, o estudo mais útil para distinguir a HHF de hiperparatireoidismo primário é a razão da eliminação urinária por 24 horas de cálcio-creatinina.[156] Os pacientes com HHF costumam ter índices inferiores a 0,01, enquanto aqueles com hiperparatireoidismo primário têm razões superiores a 0,01.

A segunda causa mais comum de hipercalcemia consiste nas neoplasias malignas. A hipercalcemia humoral destas neoplasias é causada por secreção excessiva da proteína relacionada com o PTH por vários tipos de tumores e que representa a fonte mais comum de hipercalcemia associada à malignidade.[159] Inúmeros tumores sólidos têm sido descritos como secretores de PTH, de proteína relacionada com PTH em quantidade excessiva, 1,25-di-idroxivitamina D ou citocinas, que podem conduzir à hipercalcemia (Quadro 56-2).[160-166] Outra fonte de hipercalcemia resultante da malignidade é a liberação de cálcio por uma metástase osteolítica extensa.[167]

O Quadro 56-3 é uma extensa lista de causas de hipercalcemia não mediada por PTH.[168-172] A doença granulomatosa na ausência de malignidade ou de distúrbio endócrino pode ser uma fonte de hipercalcemia, especialmente em pacientes mais jovens e de meia-idade. Pode se manifestar ainda com níveis elevados de cálcio no soro. Em geral, a fonte desta hipercalcemia é o aumento da produção de 1,25-di-idroxivitamina D.[173-185]

Os medicamentos podem causar hipercalcemia por meio de vários mecanismos. A ingestão excessiva de vitamina D, ou hipervitaminose D, pode estimular a absorção intestinal de cálcio, e os

diuréticos podem inibir diretamente a excreção de cálcio renal.[186,187] Os compostos de lítio podem interferir com a capacidade da paratireoide de interagir com o cálcio e os receptores renais de detecção de cálcio, aumentando a secreção de PTH pelas glândulas paratireoides.[188] Vários outros agentes estrógenos, antiestrógenos, andrógenos, aminofilina, teofilina, ganciclovir e hormônio de crescimento recombinante em pacientes com a síndrome da imunodeficiência adquirida (AIDS) – junto à hipervitaminose A – podem afetar outros mecanismos fisiológicos e resultar em hipercalcemia.[189-195] Diversos distúrbios que também podem estar associados à hipercalcemia estão listados no Quadro 56-3.

DIAGNÓSTICO DO HIPERPARATIREOIDISMO PRIMÁRIO

O diagnóstico do hiperparatireoidismo primário baseia-se em critérios mínimos que envolvem o cálcio total no soro e a medição dos níveis de PTH intacto. Geralmente, os pacientes buscam atendimento médico com o aumento sérico do cálcio total e com níveis amplamente elevados ou inadequadamente normais altos de PTH. Alguns pacientes com hiperparatireoidismo primário, cirurgicamente comprovado, apresentam cálcio total no soro normal alto e níveis elevados ou inadequadamente normais altos de PTH. Os pacientes com hiperparatireoidismo primário quase sempre têm aumento total no cálcio sérico ou no cálcio ionizado em algum momento durante o curso de sua doença.

Pode ser difícil estabelecer um diagnóstico de hiperparatireoidismo primário em pacientes nos quais se observa que os níveis séricos de cálcio estão na faixa do normal ao baixo ao longo do tempo, mesmo se for observado que eles apresentam níveis elevados de PTH intacto. Tal dificuldade se deve à possibilidade de que tais indivíduos possam ter hiperparatireoidismo secundário fisiológico (ver anteriormente). Os pacientes com níveis séricos de cálcio na faixa do normal ao baixo associado a níveis elevados de PTH intacto ainda devem ser avaliados para garantir que eles não têm baixo teor de cálcio ou baixa ingestão de vitamina D, má absorção de cálcio ou vitamina D, incapacidade de converter a 25-hidroxivitamina D na 1,25-di-idroxivitamina D biologicamente ativa ou hipercalciúria significativa. Tais itens poderiam explicar por que os níveis de PTH estão aumentados no ambiente de cálcio sérico normal.

Os pacientes com hiperparatireoidismo primário geralmente têm níveis séricos de fosfato na faixa do normal-baixo a uma faixa ligeiramente reduzida. Os indivíduos com cálcio sérico normal alto ou aumentado e níveis de fosfato sérico normal alto ou aumentado simultaneamente devem ser mais investigados para estados intestinais hiperabsortivos ou hipervitaminose D.

O PTH intacto, determinado por ensaios imunorradiométricos ou imunoquimioluminométricos atuais, está ligeiramente

> **Quadro 56-2.** CAUSAS DA HIPERCALCEMIA DE MALIGNIDADES
>
> - Secreção da proteína relacionada com o hormônio da paratireoide por pulmão, esôfago, cabeça e pescoço, células renais, ovário, bexiga e cânceres pancreáticos; carcinoma tímico, carcinoma das células da ilhota e carcinoma hepático esclerosante
> - Secreção ectópica do hormônio da paratireoide por câncer pulmonar de pequenas células, carcinoma ovariano de pequenas células, carcinoma pulmonar de células escamosas, adenocarcinoma ovariano, timoma, carcinoma papilar da tireoide, carcinoma hepatocelular e tumor neuroendócrino indiferenciado
> - Produção ectópica de 1,25-di-idroxivitamina D pelo linfoma de células B, doença de Hodgkin e granulomatose linfomatoide
> - Metástases osteolíticas causadas por mieloma múltiplo, linfomas, câncer de mama e sarcoma invasivo
> - Produção tumoral de outras citocinas pelos linfomas de células T/leucemias, linfoma não Hodgkin e outras malignidades hematológicas

Quadro 56-3. CAUSAS DA HIPERCALCEMIA NÃO MALIGNA, MEDIADA POR HORMÔNIOS NÃO PARATIREOIDEOS

Tumores Benignos

Fibroide uterino ou cisto dermoide ovariano secretor de hormônio paratireóideo

Doença Endócrina

Tireotoxicose
Feocromocitoma
Doença de Addison
Tumores pancreáticos de células da ilhota
VIPoma

Distúrbios Granulomatosos

Sarcoidose
Granulomatose de Wegener
Beriliose
Granulomatose induzida por silicone e induzida por parafina
Granuloma eosinofílico
Tuberculose (focal, disseminada, complexo *Mycobacterium avium* na AIDS)
Histoplasmose
Coccidioidomicose
Candidíase
Leprose
Doença da arranhadura do gato

Fármacos

Excesso de vitamina D (oral ou tópica)
Excesso de vitamina A
Diuréticos tiazídicos
Lítio
Estrogênios e antiestrogênios
Androgênios
Aminofilina, teofilina
Ganciclovir
Tratamento com hormônio do crescimento recombinante de pacientes com AIDS
Foscarnet
8-cloromonofosfato de adenosina cíclico

Diversos

Hipercalcemia hipocalciúrica familiar
Imobilização com ou sem doença óssea de Paget
Fase terminal de falência hepática
Nutrição parenteral total
Síndrome do leite alcalóide
Hipofosfatasia
Lúpus eritematoso sistêmico
Artrite reumatoide juvenil
Vacinação recente para hepatite B
Doença de Gaucher com pneumonia aguda
Intoxicação por alumínio (longo período de hemodiálise)
Intoxicação por magnésio
Oxalose primária

AIDS, síndrome da imunodeficiência adquirida; VIPoma, tumor secretor do polipeptídio intestinal vasoativo

---

aumentado ou inapropriadamente normal alto para o nível de cálcio sérico medido ao mesmo tempo em pacientes com hiperparatireoidismo principalmente. A utilização dos ensaios atuais impede qualquer reatividade cruzada entre o PTH e proteína relacionada com o PTH, o que faz a distinção correta entre o hiperparatireoidismo primário e a hipercalcemia de malignidade mediada pela proteína relacionada com o PTH. Os pacientes com hiperparatireoidismo primário quase sempre têm os níveis de proteína relacionada com o PTH suprimidos quando verificados, enquanto aqueles com hipercalcemia dos tumores malignos mediada pela proteína relacionada ao PTH quase sempre têm níveis suprimidos de PTH intacto. Os pacientes que recebem diuréticos ou compostos de lítio podem ter hipercalcemia leve e níveis aumentados de PTH intactos sem hiperparatireoidismo primário

coexistente. Por isso, é importante remover esses medicamentos por pelo menos um mês antes de avaliar os níveis de cálcio total no soro e de PTH intacto para fazer o diagnóstico correto. Os pacientes hipercalcêmicos tratados com tiazidas ou terapia de lítio e que apresentam hiperparatireoidismo primário coexistente têm hipercalcemia persistente e aumento dos níveis de PTH intacto após a interrupção da medicação.

O diagnóstico preciso do hiperparatireoidismo primário é essencial antes de exploração cirúrgica e da tentativa de uma paratireoidectomia. A atenção especial aos parâmetros bioquímicos, conforme descrito para os níveis de cálcio sérico total, fosfato e de PTH intacto, é essencial para se fazer o diagnóstico correto. O nível de cálcio total na urina por 24 horas também é importante para eliminar a possibilidade de um diagnóstico diferencial de HHF.

ESTUDOS DE LOCALIZAÇÃO E SUA APLICAÇÃO

Embora a exploração das quatro glândulas no tratamento cirúrgico do hiperparatireoidismo continue sendo o padrão-ouro, o desenvolvimento de métodos de imagem mais eficazes ou a localização da paratireoide têm permitido que os cirurgiões utilizem procedimentos mais limitados na exploração do pescoço para alcançar os mesmos resultados cirúrgicos ou resultados melhorados, como os alcançados com a exploração das quatro glândulas.[56,196] Além da aplicação dessas técnicas de imagem para localização da paratireoide em explorações mais limitadas e focadas do pescoço para o hiperparatireoidismo primário, o uso de estudos de localização antes da reexploração para o hiperparatireoidismo persistente ou recorrente foi aceito mundialmente.[197-199] Os métodos de localização podem ser operacionalmente classificados como pré-operatório (invasivo ou não invasivo) e intra-operatório (Quadro 56-4).

LOCALIZAÇÃO PRÉ-OPERATÓRIA NÃO INVASIVA

Imagiologia com Cloreto Taloso (Tl 201) e Pertecnetato (Tecnécio 99m)

A captação de tálio por adenomas da paratireoide foi inicialmente relatada por Fukunaga et al..[200-207] Posteriormente, Ferlin, Young et al.[202] realizaram a aplicação clínica de tecnécio (Tc 99m) e tálio (Tl 201). A subtração das duas imagens resultantes ajudou a localizar a glândula ou as glândulas paratireoides anormais. Esta técnica necessita da imobilização prolongada do paciente para

Quadro 56-4. ESTUDOS DE LOCALIZAÇÃO NO HIPERPARATIREOIDISMO

Métodos Pré-operatórios Não Invasivos

Ultrassonografia
Escaneamento da tireoide com radioiodeto ou tecnécio
Cintilografia com tálio-tecnécio
Cintilografia com tecnécio 99m sestamibi
Tomografia computadorizada
Ressonância magnética

Métodos Pré-operatórios Invasivos

Aspiração com agulha fina
Arteriografia seletiva ou angiografia com subtração digital
Amostragem venosa seletiva para ensaio do hormônio da paratireoide
Injeção arterial de selênio-etionina

Métodos Intraoperatórios

Ultrassonografia intraoperatória
Azul de toluidina ou azul de metileno
Monofosfato de adenosina urinário
Hormônio da paratireoide rápido

obtenção das imagens, e o indivíduo permanece na mesma posição para as duas administrações de radionuclídeos. Os resultados dessa tecnologia de localização têm sido variáveis e foram relatadas taxas de sensibilidade que variaram de 27 a 82%.[203,204] Foi relatado que a sensibilidade melhora por meio da aplicação da técnica de tomografia computadorizada simples de emissão de fóton (SPECT) com imagens tridimensionais.[205] As vantagens observadas anteriormente para tal técnica de imagem são a ampla disponibilidade, a irradiação mínima e o baixo risco. Resultados falso-positivos atribuíveis a movimentação do paciente durante o exame ou como resultado de alterações tireoidianas simultâneas levaram a pouca aceitação da técnica como método confiável de localização pré-operatória para a exploração limitada da paratireoide.

Cintilografia com Tecnécio 99m Sestamibi

Em 1989, Coakley et al.[206] relataram o uso de Tc 99m sestamibi para estudos de função cardíaca. As células da paratireoide têm um grande número de mitocôndrias que possibilitam o sestamibi entrar no tecido da paratireoide mais intensamente do que no parênquima tireoidiano vizinho.[208]

Em 1992, Taillefor et al.[209] propuseram uma varredura de fase dupla usando cintilografia planar cervicotorácica da paratireoide com Tc 99m sestamibi. Neste método, é injetado no paciente, por via endovenosa, 20 a 25 mCi de Tc 99m sestamibi. As imagens subsequentes são obtidas após 10 a 15 minutos e, em seguida, 2 a 3 horas após a injeção. Geralmente, prefere-se a fase final para a detecção dos adenomas da paratireoide, pois a tireoide e os nódulos eliminam a absorção do sestamibi mais rapidamente do que as neoplasias da paratireoide. Em certas circunstâncias, imagens oblíquas ou laterais podem ser obtidas para proporcionar uma observação em terceira dimensão. A vantagem da técnica é a possibilidade de usar um método sem imobilização do paciente entre as imagens.

A sensibilidade relatada para os adenomas solitários é de 100% com uma especificidade de cerca de 90%.[210-212] Poucos resultados falso-positivos foram relatados usando esta técnica de imagem, e eles predominantemente decorreram de nódulos tireoidianos sólidos, principalmente adenomas.[213] Também se observou que o carcinoma de células de Hürthle e as metástases da tireoide nos nódulos linfáticos também acarretam resultados falso-positivos de imagem com sestamibi, mas as lesões císticas da glândula tireoide não.[56,214]

Os resultados falso-negativos podem ser atribuíveis ao tamanho menor do adenoma da paratireoide, à posologia subótima do Tc 99m sestamibi ou à doença multinodular da tireoide.[56] As glândulas paratireoides intratireoidiana, mediastínica e cervical profunda foram localizadas com Tc 99m sestamibi, e a localização parece ser independente da sua eficácia. Tal técnica mostrou a presença de doença multiglandular sob a forma de adenomas duplos da paratireoide (Fig. 56-2).[56] O sestamibi, semelhante ao Tl 201, é impreciso em pacientes com hiperplasia difusa das quatro glândulas paratireoides.

O Tc 99m sestamibi também pode ser combinado com o iodo-123 em uma varredura de subtração ou ser usado junto à SPECT. As imagens SPECT acentuadas parecem ter uma resolução maior e têm duas vantagens reconhecidas sobre as imagens planares com o sestamibi: podem indicar a localização anatômica de adenomas ectópicos dentro da bainha da carótida; e podem localizar lesões do mediastino, nos compartimentos anterior ou posterior. Isso torna possível o planejamento de cirurgia por toracotomia lateral contra a esternotomia mediana. A fusão TC-sestamibi, ou fusão TC-MIBI, é uma modalidade de imagem combinada por meio da qual as imagens anatômicas e fisiológicas são combinadas (fundidas) para criar uma única imagem que indica a localização anatômica precisa do tecido paratireoide fisiologicamente hiperativo. As imagens são geradas após a aquisição da tomografia computadorizada com acentuação por contraste do pescoço e do mediastino e uma varredura padrão com Tc 99m sestamibi com imagiologia planar e SPECT.

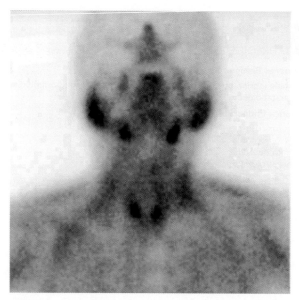

FIGURA 56-2. Escaneamento com tecnécio 99m sestamibi após duas horas em um paciente com hiperparatireoidismo secundário e adenoma paratireóideo duplo. A captação nuclear é mostrada bilateralmente, indicando a localização de ambos os adenomas confirmados na cirurgia.

A imagem SPECT tardia (3 horas) é "fundida" com a tomografia computadorizada usando um *software* especializado, que oferece um alinhamento automático usando uma matriz de coordenadas. A resolução da captação do radiofármaco na imagem fundida é manualmente ajustada pelo radiologista para produzir a região localizada final. As imagens são retratadas em três dimensões – axial, coronal e sagital – em fatias de 3 mm para oferecer uma localização anatômica precisa.

Um dos autores (P.K.P.) usou esta técnica em mais de 300 pacientes. A análise dessa experiência rendeu situações clínicas específicas para as quais tal modalidade mostrou uma clara superioridade sobre as técnicas planar e SPECT. Essas configurações são o aperfeiçoamento da abordagem minimamente invasiva dirigida (Fig. 56-3); a localização exata das glândulas ectópicas (ou seja, tímica, retroesofágica, mediastínica, intratireoidiana; Fig. 56-4); e as vantagens para pacientes nos quais a reexploração está sendo realizada em uma região anteriormente operada com uma mudança fibrovascular significativa para focar a abordagem e o limite de dissecção, na esperança de minimizar o risco de complicações. Em contraste, as experiências iniciais sugerem que a fusão TC-MIBI tem uma vantagem limitada em localizar distintamente as glândulas paratireoides solitárias que são fortemente justapostas à cápsula da tireoide, especialmente as glândulas inferiores. Embora a fusão TC-MIBI tenha demonstrado superioridade sobre a imagiologia sestamibi convencional, os critérios de seleção para a implementação de rotina não foram definidos e exigem mais estudos.

Tomografia Computadorizada de Quatro Dimensões

A TC de quadro dimensões (4DTC) é uma análise de TC multifásica, com multidetectores e com contraste que adquire imagens com uma resolução espacial de 1 mm ou mais. As fases consistem em fase pré-contraste, fase imediata, fase de início com retardo e fase tardia com retardo. Tais dados multifásicos possibilitam a visualização do realce precoce e da eliminação precoce característicos dos adenomas da paratireoide, o que ajuda a distingui-los dos linfonodos e do tecido tireoidiano. Em um estudo de 75 pacientes com hiperparatireoidismo primário, que foram submetidos a várias modalidades de imagens pré-operatórias, a utilização da 4DTC para distinguir a lateralidade de um adenoma da paratireoide demonstrou uma melhora na sensibilidade (88%) em comparação

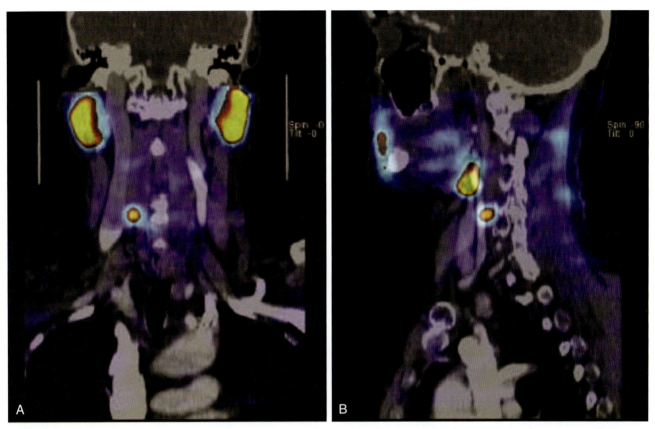

FIGURA 56-3. Imagem da fusão do sestamibi e da tomografia computadorizada nos planos coronal e sagital mostrando um adenoma paratireóideo superior ectópico localizado superiormente ao lobo da tireoide.

com a imagiologia do Tc 99m sestamibi (65%) e com a ultrassonografia (57%).[216] A 4DTC também foi mais sensível (70%) na localização do adenoma em seu quadrante específico. Em outra série, que pesquisou 148 glândulas paratireoides anormais, a 4DTC localizou a glândula anormal no lado correto em 94% e no quadrante correto em 87%.[217] Outros relataram 94% de sensibilidade da 4DTC na lateralização anormal da glândula quando combinada com ultrassonografia e uma sensibilidade de 82% para a localização no quadrante correto.[218] Na ausência de dados concordantes entre a ultrassonografia e o sestamibi, a 4DTC é cada vez mais utilizada como um estudo de localizações pré-operatórias.

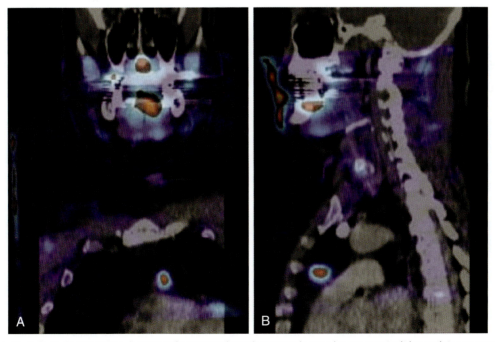

FIGURA 56-4. Imagem da fusão do sestamibi e da tomografia computadorizada mostrando um adenoma paratireóideo ectópico no compartimento mediastínico anterior nos planos coronal e sagital.

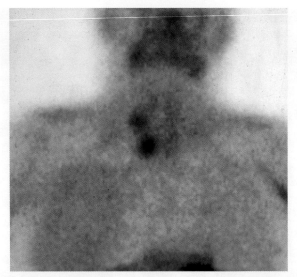

FIGURA 56-5. Escaneamento nuclear com tecnécio 99m sestamibi em um paciente com hiperparatireoidismo e doença nodular da tireoide. A captação nuclear na região cervical inferior direita na imagem tardia representa a captação pelo adenoma da tireoide.

Ultrassonografia

A ultrassonografia de alta resolução (10 ou 12 MHz) possibilita a exploração ultrassonográfica de tireoide, carótida, jugular e áreas da região cervical entre a cartilagem tireoide e a margem esternal. As vantagens desta técnica são que é fácil de executar, é bem tolerada pelo paciente, não exige a injeção de um traçador radioativo, pode ser realizada rapidamente e tem baixo custo. A desvantagem envolve a má localização das glândulas paratireoides aumentadas nas regiões retroesofágica, retrotraqueal, retroesternal e entrada cervicotorácica profunda. Os adenomas da paratireoide intratireoidiana foram supostamente localizados de forma mais eficiente com a ultrassonografia do que com outras técnicas, embora possam ser confundidos com lesões císticas da tireoide.[219] A sensibilidade da ultrassonografia na identificação das glândulas paratireoides anormais varia de acordo com a experiência do ultrassonografista, a frequência do transdutor, a resolução da imagem e o tamanho da glândula paratireoide.[220]

Um adenoma da paratireoide aparece tipicamente como um tumor hipoecoico posterior ou inferior à glândula tireoide em seu local habitual extracapsular. As lesões retrotireoidianas tendem a ser ovais ou planas, enquanto as lesões infratireoidianas são geralmente esféricas. Alguns adenomas da paratireoide podem mostrar porções císticas em seu interior, mas a calcificação é rara. O resultado falso-positivo mais comum com uma varredura com TC 99m sestamibi é aquele causado por um adenoma da tireoide (Fig. 56-5) e esta técnica em particular pode ser conciliada com a ultrassonografia adjuvante. Um suprimento de sangue discreto para um tumor dentro do parênquima da tireoide identificado pelo Doppler colorido sugere um diagnóstico do adenoma da paratireoide intratireoidiana em vez de uma lesão da própria tireoide (Fig. 56-6).

Resultados de nódulos da tireoide, adenopatias e lesões esofágicas apareceram em estudos ultrassonográficos falso-positivos.[220] A presença de clipes cirúrgicos também pode tornar a interpretação mais difícil. A taxa de falso-positivo global tem sido relatada como sendo de aproximadamente 15 a 20%.[219,221,222]

Tomografia Computadorizada

A tomografia computadorizada (TC) é um método menos sensível do que a ressonância magnética (RM). Pode ser útil para as glândulas paratireoides ectópicas (retrotraqueal, retroesofágica e do mediastino), mas é menos eficaz para os adenomas da paratireoide que estão numa localização anatômica normal. Os clipes metálicos distorcem a imagem da TC, e os linfonodos peritireoidianos e a vasculatura ectópica podem tornar a identificação do adenoma difícil.[223] Os resultados falsos-positivos são geralmente mais frequentes do que com outras técnicas e podem chegar até 50%, o que torna esta técnica impraticável para a maioria das situações clínicas.[224,225]

Imagem por Ressonância Magnética

Acredita-se que a imagem por ressonância magnética (RM) seja superior à TC, uma vez que não requer a administração de material de contraste radioiodado e não há nenhuma interferência dos clipes cirúrgicos deixados no pescoço após a exploração inicial. Uma neoplasia da paratireoide geralmente tem uma baixa intensidade de sinal na imagem ponderada em T1 (semelhante ao músculo ou à tireoide) e uma intensidade de sinal elevada (igual a gordura ou ainda mais intensa) na imagem ponderada em T2 (Fig. 56-7).[226]

A RM pode ser mais útil para a identificação de tecido paratireoidiano ectópico. Em uma investigação para avaliar os pacientes submetidos a reoperação por hiperparatireoidismo recidivado, Seelos et al.[227] observaram que a RM localizou 79% das glândulas ectópicas e apenas 59% das glândulas aumentadas situadas em uma posição normal. Foi observado que os adenomas da paratireoide localizados em uma posição superior são difíceis de localizar posteriormente à tireoide em nível da cartilagem cricóidea.[228] A sensibilidade da ressonância magnética tem se mostrado superior à da TC e varia entre 50 a 80%.[224-227] Do mesmo modo que a imagiologia com Tl 201, a RM mostra resultados falso-positivos,

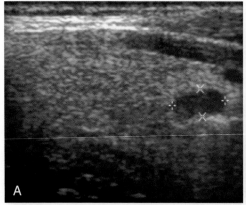 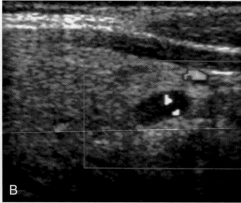

FIGURA 56-6. A, Um adenoma da paratireoide pequeno, mas hiperfuncional, é mostrado na ultrassonografia sagital completamente dentro da glândula tireoide. **B,** Ultrassonografia com Doppler apresentando um suprimento sanguíneo discreto que difere do suporte vascular perinodular mais difuso de um adenoma da tireoide e da glândula circundante.

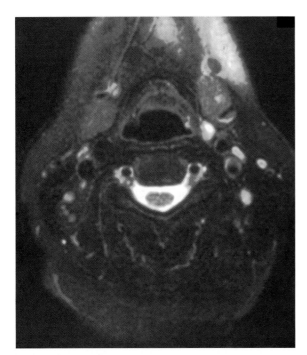

FIGURA 56-7. Imagem de ressonância magnética mostrando um tumor no triângulo submandibular esquerdo consistente com um adenoma paratireóideo superior que não migrou.

como consequência do aumento dos linfonodos.[229] Os adenomas da tireoide também podem levar a resultados falso-positivos com a RM.

A RM e a TC oferecem uma aplicação limitada na localização pré-operatória. No entanto, o custo relativo desses procedimentos e os seus resultados inconsistentes geralmente impedem seu uso universal antes da exploração inicial. A RM e TC são modalidades importantes a serem utilizadas em pacientes com hiperparatireoidismo recidivados e que requerem reexploração.

LOCALIZAÇÃO PRÉ-OPERATÓRIA INVASIVA

Estudos de localização invasivos são indicados quando os resultados combinados de testes não invasivos são negativos, equivocados ou conflitantes. Tais estudos são geralmente indicados na condição de hiperparatireoidismo recidivados antes de reexploração.

Arteriografia da Paratireoide

A arteriografia apropriada da paratireoide inclui exame de ambos os troncos tireocervicais, para procurar glândulas no mediastino superior, no sulco traqueoesofágico ou nas glândulas intratireoidianas ou justatireoidianas; as artérias mamárias internas, para encontrar as glândulas no timo e no mediastino anterior; as carótidas, para ver glândulas justatireoidianas ou não descendentes; e às vezes a cateterização seletiva da artéria tireoidiana superior. Os adenomas da paratireoide parecem altamente vascularizados e ovais ou redondos em sua forma. A arteriografia convencional tem uma sensibilidade relatada de cerca de 60%, embora os resultados obtidos com a arteriografia por subtração digital sejam um pouco melhores.[230-232]

Amostragem Venosa Seletiva para o Hormônio da Paratireoide

A angiografia é realizada principalmente para delinear a drenagem venosa, facilitando a coleta de amostras para o ensaio de PTH. Tal investigação é cara e tecnicamente difícil. A amostragem deve ser obtida tão seletivamente quanto possível a partir do menor ramo venoso para identificar a localização exata do tumor da paratireoide.[233] Os relatórios publicados sugerem, no entanto, que a amostragem de grandes veias, tal como a veia jugular interna, a veia inominada e a veia cava superior podem produzir ótimos resultados.[234] Um gradiente duplo entre a concentração de PTH no sangue periférico e a concentração desta amostra no afluente venoso seletivo estabelece o local da drenagem venosa a partir do tumor.

No geral, acredita-se que esta técnica é a mais sensível e identifica o lado em cerca de 80% dos tumores da paratireoide.[227,231,235,236] Parece ser tão eficaz na localização de glândulas do mediastino quanto é para as glândulas cervicais e depende das propriedades fisiológicas da glândula paratireoide em vez do tamanho. Também pode ser útil nas doenças multiglandulares e tem a capacidade de ajustar um estudo não invasivo equivocado de modo a localização ser alcançada.

Aspiração com Agulha Fina Guiada por Ultrassonografia

A aspiração com agulha fina de um tumor da paratireoide realizada sob orientação de ultrassonografia pode melhorar os resultados. A aspiração com agulha fina (AAF) pode fornecer um exame citológico direto ou facilitar a utilização de um bioensaio do aspirado para determinar o nível de PTH. Quando o aspirado é positivo para o PTH, isso confirma a existência de tecido da paratireoide dentro da glândula aumentada.[237] A determinação do PTH costuma ser mais útil do que o exame de citologia para o diagnóstico de lesões da paratireoide, devido à dificuldade em diferenciar o tecido paratireoidiano do tecido tireoidiano nesta amostra limitada.[238] Em estudo relatado por Tikkakosky et al.,[239] 100% das glândulas paratireoides anormais foram diagnosticadas por meio de testes, mas apenas 60% pelo exame citológico.

MÉTODOS DE LOCALIZAÇÃO INTRAOPERATÓRIA

A ultrassonografia de alta resolução intraoperatória pode ser útil em muitas situações operatórias, mas ela é usada principalmente para a reexploração de hiperparatireoidismo em um pescoço com fibrose cirúrgica significativa. A injeção de azul de metileno ou azul de toluidina tem pouco valor, pois a glândula doente tem de ser identificada.[240] O azul de metileno foi usado no cenário da reoperação, dentro de 1 a 2 dias depois de paratireoidectomia inicial, para o hiperparatireoidismo persistente. Como o edema pós-operatório e o seroma tornam a reexploração difícil nesta circunstância, a cor azul pode ser útil para identificar o tecido paratireoide.

Norman et al.[241,242] têm defendido a identificação e a remoção da glândula paratireoide por meio de radiação. As sondas *gama probe* portáteis são utilizadas para detectar a glândula que concentra o Tc 99m sestamibi, injetado no dia da operação, geralmente dentro de aproximadamente 2 horas antes da cirurgia. A varredura inicial fornece informações sobre a localização de adenomas putativos e a existência de captação tardia de materiais nucleares na glândula tireoide. Se houver atividade excessivamente retardada na tireoide, o paciente é submetido à supressão da glândula durante 6 a 8 semanas antes da operação para reduzir a radiação de fundo no leito da tireoide e para aumentar a precisão da sonda; esta é a circunstância habitual em ambientes de reoperação. O *gama probe* é aplicado na superfície anterior do pescoço para medir a radioatividade do istmo da tireoide, usado para determinar a contagem radioativa de fundo. O limiar do *gama probe* é definido para filtrar a radioatividade de fundo. As contagens radioativas são medidas em cada quadrante do pescoço, e uma caneta é utilizada para marcar a área máxima de radioatividade, local que deve corresponder à localização do adenoma na varredura com sestamibi. O tamanho da incisão pode ser consideravelmente menor do que o utilizado para a exploração bilateral convencional das quatro glândulas paratireoides. A área onde se faz uma incisão recebe anestesia local. Além disso, uma pequena incisão de 2 a 3

946 PARTE V | CIRURGIA DE CABEÇA E PESCOÇO E ONCOLOGIA

cm é feita diretamente sobre a área de radioatividade máxima. O *gama probe* é usado para guiar a dissecção cirúrgica, colocando-o repetidamente no campo cirúrgico, a fim de possibilitar uma dissecção cirúrgica precisa.

Após a identificação e a remoção da glândula ou das glândulas anormais, a última glândula anormal removida é verificada quanto ao grau de radioatividade *ex vivo* contra os tecidos de fundo no leito cirúrgico. Com base nos dados relatados anteriormente, o tecido glandular retirado, que emite radiação maior do que 20% do que a encontrada nos tecidos no leito cirúrgico, é confirmado como o tecido da paratireoide hiperfuncional implicado na doença.[241] Na maioria dos casos, o exame de congelação é desnecessário, mas se executa uma avaliação histopatológica definitiva da amostra. Como a experiência com este procedimento tem aumentado, a técnica tem sido aplicada de forma mais seletiva para descartar certas situações clínicas, como lesões retroesofágicas profundas, glândulas ectópicas, adenomas superiores em homens e hiperparatireoidismo persistente ou recorrente.[243]

TRATAMENTO CIRÚRGICO
INDICAÇÕES PARA A EXPLORAÇÃO

A decisão de realizar a exploração cirúrgica em um paciente clinicamente estável com hiperparatireoidismo primário baseia-se no potencial para o desenvolvimento de complicações decorrentes de uma exposição prolongada à hipercalcemia e nos benefícios a longo prazo da cirurgia. Geralmente, os pacientes devem ser avaliados para o risco de desenvolver complicações com base na gravidade da doença no momento do diagnóstico. Os pacientes que receberam um diagnóstico prévio no qual surgiram complicações ao longo de um curto intervalo de tempo desde o diagnóstico estão sob risco significativo de desenvolver ainda mais problemas.

A idade do paciente não deve representar um critério exclusivo de candidatura para a cirurgia; a condição médica geral e o potencial para buscar um estilo de vida ativo devem ter destaque na determinação da recomendação para o tratamento. Geralmente, os pacientes mais jovens, potencialmente mais exposição à hipercalcemia, estão sob um risco substancialmente maior de desenvolver complicações.

A gravidade da hipercalcemia deve ser considerada na decisão de realizar a cirurgia. Embora nenhum nível absoluto de cálcio sérico forneça critérios rigorosos para a cirurgia, a maioria dos cirurgiões endócrinos considera um nível sérico de cálcio de 11,5 mg/dL ou superior como uma indicação absoluta para a cirurgia. Deve-se dar especial atenção à cirurgia em mulheres na pós-menopausa, independentemente da gravidade da hipercalcemia ou da ausência de sintomas. Tais mulheres estão sob maior risco de desenvolvimento de complicações ósseas a longo prazo por causa da desmineralização generalizada e da osteopenia (ou seja, fraturas do quadril e das vértebras).[244]

Um importante fator a ser considerado na determinação da necessidade de cirurgia é o potencial dos benefícios e as perspectivas de cura a longo prazo. Em 85 a 90% dos pacientes, o hiperparatireoidismo ocorre como resultado de um único adenoma. A exploração e a remoção do adenoma são curativas em mais de 95% dos pacientes, e os benefícios a longo prazo e o potencial de cura costumam ser altos. A hiperplasia primária ocorre em aproximadamente 10 a 12% de pacientes com hiperparatireoidismo. A cirurgia nestes indivíduos envolve a paratireoidectomia subtotal, e a quantidade de tecido deixado determina, por fim, o benefício a longo prazo da cirurgia. Por causa da quantidade variável de tecido paratireoidiano deixado no pescoço e do potencial para uma atividade variável, a perspectiva de cura é menos confiável do que nos pacientes com adenoma. Em comparação com os pacientes nos quais o adenoma é removido, tais indivíduos apresentam taxas de cura significativamente reduzidas.[245]

Devido às considerações mencionadas anteriormente, a decisão de realizar a cirurgia em pacientes assintomáticos e que parecem não ter complicações metabólicas óbvias é problemática. Embora a intervenção cirúrgica precoce pareça ser favorável, critérios rigorosos para determinar se esses pacientes devem ser submetidos à cirurgia ainda não foram claramente definidos. Cerca de 50% dos pacientes assintomáticos irão desenvolver complicações metabólicas do hiperparatireoidismo dentro de 5 a 7 anos após o início da hipercalcemia.[246]

Por causa das incertezas sobre as indicações para a cirurgia em pacientes assintomáticos, uma conferência de consenso foi realizada pelo National Institutes of Health (NIH), em 2002, para expor as recomendações no manejo do hiperparatireoidismo primário assintomático.[247] As indicações para a cirurgia sugeridas pela conferência são as seguintes:

1. Cálcio sérico superior a 1 mg/dL acima do limite superior do normal.
2. Eliminação da creatinina reduzida em mais de 30% para a idade na ausência de outras causas.
3. Medição de 24 horas de cálcio urinário acima de 400 mg/dL.
4. Os pacientes com menos de 50 anos.
5. Medição da densidade mineral óssea na coluna lombar, quadril ou rádio distal é reduzida em mais de 2,5 desvios-padrão (pelo escore T).
6. Pacientes que requerem cirurgia ou pacientes que não são adequados para a vigilância a longo prazo.

Tais indicações recomendadas são conservadoras; elas oferecem subsídios para a tomada de decisão cirúrgica, mas não são absolutas ou universais. A decisão de realizar a cirurgia em um paciente com hiperparatireoidismo primário e com complicações metabólicas é direta. A decisão é menos clara em pacientes assintomáticos e deve ser guiada pelos potenciais benefícios da cirurgia, pelo risco de o indivíduo desenvolver complicações da doença, pelos desejos do paciente e, sobretudo, pela experiência do cirurgião. Tem sido registrado que a taxa de sucesso da cirurgia e a incidência de complicações após a paratireoidectomia variam muito, dependendo da experiência do cirurgião. Em um estudo, cirurgiões suecos experientes alcançaram um valor normal de cálcio em mais de 90% dos pacientes, e complicações do NLR ocorreram em menos de 1%. Os cirurgiões que realizavam menos de 10 paratireoidectomias por ano tiveram uma taxa de sucesso de 70%, mas 15% dos pacientes permaneceram com o quadro de hipercalcemia e 14% se tornaram permanentemente hipocalcêmicos.[248] No balanço dos potenciais benefícios da cirurgia contra os riscos para os pacientes com hiperparatireoidismo assintomático, a experiência do cirurgião deve ser uma consideração primordial.

Embora os pacientes com hipercalcemia leve a moderada raramente experimentem uma rápida elevação no nível sérico de cálcio, a hipercalcemia e o risco de desenvolverem sintomas ocultos e os riscos dos potenciais danos aos órgãos aumentam com o passar do tempo. Como resultado, os pacientes com hiperparatireoidismo primário não tratado estão sob risco de maiores morbidade e mortalidade por doenças cardiovasculares.[249,250] Os benefícios derivados da paratireoidectomia em pacientes com doença oculta ou minimamente sintomática foram discutidos anteriormente no tópico sobre as manifestações clínicas de hiperparatireoidismo. Além disso, a paratireoidectomia parece oferecer uma vantagem clara e mensurável em pacientes com hiperparatireoidismo primário leve assintomático, conforme indicado pelos resultados de um estudo randomizado em que os indivíduos foram entrevistados subjetivamente usando-se um instrumento de pesquisa de saúde padronizado.[251] Nessa investigação, os pacientes com hiperparatireoidismo sintomático leve foram aleatoriamente designados para cirurgia ou observação e foram avaliados a cada 6 meses após a randomização por 2 anos usando o Questionário de Saúde SF-36, um instrumento que mede o bem-estar.[252] Foi observada uma melhoria significativa na qualidade de vida em pacientes pós-paratireoidectomia em comparação com os pacientes que foram somente observados.

TÉCNICA DE PARATIREOIDECTOMIA

Anestesia e Preparação

A exploração do pescoço em pacientes com hiperparatireoidismo costuma ser realizada sob anestesia geral com entubação endotraqueal. Nos pacientes que têm contraindicação para a anestesia geral, a exploração da paratireoide para a remoção de um adenoma solitário localizado no pré-operatório pode ser realizada sob anestesia local complementada por sedação EV.[253,254]

O pescoço do paciente deve ser hiperestendido dorsalmente a fim de facilitar o acesso. Os braços do paciente devem ficar ao longo do corpo para que o cirurgião e o assistente possam estar em ambos os lados do pescoço confortavelmente. Os pacientes nos quais a exploração está sendo realizada de modo dirigido ou minimamente invasivo devem ter um acesso intravascular, venoso ou arterial, a partir do qual possa ser feita uma coleta periférica de sangue para avaliar os níveis de PTH intraoperatórios. O paciente pode ser colocado na posição de Trendelenburg reversa para diminuir a congestão venosa ao redor do leito da tireoide e no pescoço central.

Exploração do Pescoço

A incisão cervical transversal baixa (Kocher) é feita dois dedos acima da fúrcula esternal, geralmente sobre uma prega natural da pele, e é aprofundada para baixo através do platisma. A incisão pode ser adaptada de acordo com a preferência do cirurgião no que diz respeito ao tipo de exploração a ser realizada. Procedimentos focados, mais direcionados, requerem uma incisão menor que a exploração tradicional bilateral das quatro glândulas. Em qualquer caso, a incisão não deve se estender além do esternocleidomastoideo. Após a incisão do platisma, a borda de pele platisma-cranial é dissecada para cima, no nível da cartilagem tireóidea, e a borda de pele platisma-caudal é dissecada inferiormente em direção à fúrcula esternal. Um afastador de autoestático é útil para abrir as bordas craniana e caudal expondo os músculos infra-hióideos na região da linha média do leito da tireoide. A rafe da linha média dos músculos infra-hióideos é identificada e separada do plano da tireoide para o plano supraesternal, o que permite que os músculos esterno-hióideos sejam afastados lateralmente. A secção dos músculos esterno-hióideos, geralmente, é desnecessária. O músculo esternotireóideo é afastado ao longo do lóbulo da tireoide no primeiro lado do pescoço a ser explorado, elevando cuidadosamente o músculo para longe da cápsula da tireoide.

Em contraste com o plano entre os músculos infra-hióideos, predominantemente avascular, o plano que separa o músculo esternotireóideo da verdadeira cápsula da tireoide pode ser bastante vascularizado, sendo importante dar atenção especial à hemostasia para a realização dessa manobra. A hemostasia durante a exploração da paratireoide não pode ser subestimada, pois os tecidos manchados de sangue atrapalham o cirurgião na identificação das glândulas paratireoides normais e anormais no tecido adiposo do pescoço central.

O lobo tireoidiano no lado a ser explorado é retraído anteromedialmente para acessar o potencial espaço posterior ao lobo tireoidiano. Isto é facilitado pela exposição dos vasos venosos dominantes no terço médio da tireoide, seccionando-os e ligando-os para acessar esta região. A ligadura da artéria tireoidiana superior ou inferior é desnecessária para a rotação adequada da tireoide anteromedialmente durante esta manobra.

Após esta região ter sido acessada, uma dissecção romba do tecido fibroareolar facilita a avaliação da área onde as glândulas paratireoides normais e anormais estão, em geral. Essa dissecção permite a visualização e/ou palpação do tecido tireóideo aumentado com uma dissecção mínima para evitar manchar os tecidos com sangue. É essencial manter a retração anteromedial da glândula tireoide para expor o ângulo de visualização e exploração posterior (Fig. 56-8). Isso é facilitado ainda mais pela abertura da bainha fascial (fáscia pré-traqueal), a qual liga a bainha da carótida à glândula tireoide, uma manobra que permite o acesso aos

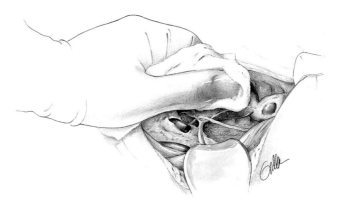

FIGURA 56-8. Exposição alcançada através da rotação anteromedial da glândula tireoide nas posições superior e inferior da glândula paratireoide.

espaços paraesofágico e retroesofágico. Embora a identificação do NLR geralmente não seja obrigatória, a dissecção tanto no espaço retroesofágico quanto no paraesofágico requer a visualização do nervo para evitar lesões.

Uma abordagem sistemática para a identificação cirúrgica das glândulas paratireoides é essencial para garantir uma elevada taxa de sucesso e evitar a perda das glândulas anormais. É importante desenvolver uma sequência metódica e disciplinada de exploração para minimizar o potencial de alguma glândula normal ou anormal passar despercebida. A capacidade de apalpar as glândulas anormais não pode ser subestimada. Muitas vezes, as glândulas dentro do espaço paraesofágico, logo dorsalmente à justaposição do NLR e da artéria tireóidea inferior, podem ser apalpadas antes de elas poderem ser visualizadas. A palpação nesse local geralmente direciona o cirurgião a essa região, de modo que áreas focais de dissecção meticulosa podem ser levadas a cabo, o que minimiza o potencial significativo para a coloração dos tecidos pelo sangue e a desvascularização inadvertida de glândulas paratireoides normais. A palpação inicial ao longo da face posterior da cápsula da tireoide, especialmente ao lado do polo superior acima da entrada da artéria tireóidea inferior na glândula, por vezes, revela a presença de uma glândula paratireoide superior aumentada situada estreitamente contra a verdadeira cápsula da tireoide sob uma cobertura de fáscia pré-traqueal.

Dependendo da preferência cirúrgica, a tendência habitual consiste em identificar as glândulas inferiores inicialmente. Elas tendem a ser maiores e mais anteriores; no entanto, sua localização também pode ser menos previsível e constante. Tipicamente, encontram-se ao lado do polo inferior da glândula tireoide ou dentro de uma projeção de tecido tímico inferior à tireoide, o chamado ligamento tireotímico. Comumente, as glândulas inferiores podem ser localizadas um pouco anterior e medialmente à justaposição da artéria tireóidea inferior e do NLR. As glândulas paratireoides superiores são mais comumente encontradas ao longo da cápsula posterior da glândula tireoide em um ponto ligeiramente lateral e posterior à justaposição entre o nervo recorrente e a artéria tireóidea inferior. A dissecção romba ao longo da cápsula posterior costuma revelar a glândula superior a ser suspendida em forma de lágrima a 1 cm da entrada do NLR sob o músculo cricotireóideo. Uma manobra útil para expor esta localização superior é dividir o músculo esternotireóideo perto do polo superior da tireoide para facilitar uma mobilização medial máxima sem desvascularizar o polo superior da glândula tireoide.

Muitas vezes, as glândulas paratireoides são parcialmente envolvidas por gordura. Qualquer tecido gorduroso observado em locais que podem abrigar as glândulas paratireoides deve ser cuidadosamente inspecionado. Tal inspeção é facilitada abrindo-se a fáscia fina que cobre o tecido gorduroso e a aplicação de pressão para permitir que a glândula paratireoide saia ou "floresça" de dentro da gordura. A maioria das glândulas paratireoides normais tem uma tonalidade castanho-clara ou de tabaco. Esta cor é

PARTE V | CIRURGIA DE CABEÇA E PESCOÇO E ONCOLOGIA

importante na diferenciação das glândulas paratireoides da gordura (que é geralmente mais amarela) contra os nódulos da tireoide, os quais apresentam uma cor de ferrugem avermelhado.

As glândulas paratireoides também têm um grau de liberdade de mobilidade ao longo da verdadeira cápsula tireoide com relação à glândula tireoide. É útil dissecar delicadamente ao longo da cápsula da tireoide com um dissecador Kittner (ou gaze-pipoca) para visualizar a mobilidade das estruturas dentro da gordura e adjacentes à verdadeira cápsula da tireoide. A estreita relação da fáscia pré-traqueal que recobre essas glândulas paratireoides pseudossubcapsular possibilita essa liberdade de movimentação na dissecção romba. Em contraposição, um nódulo de tireoide que imita uma glândula paratireoide não desfruta desta liberdade de movimento e está mais firmemente ligado ao lobo tireoidiano central, sem um plano de clivagem entre ele e a glândula tireoide e sem pedículo vascular.

Os linfonodos peritireoidianos, particularmente aqueles dentro do ligamento tireotímico, podem ser confundidos com as glândulas paratireoides. A consistência dos linfonodos, no entanto, é mais firme do que a das glândulas paratireoides e tem uma aparência mais translúcida branco-acinzentada do que as glândulas paratireoides.

Durante a exploração das paratireoides normais e anormais, a anatomia vascular dessas glândulas deve ser observada. A dissecção das paratireoides superiores deve ser iniciada na ponta ultraperiférica dessa glândula para evitar acidentes com os vasos da paratireoide, que normalmente surgem de anastomoses arteriais originadas a partir da artéria tireóidea inferior. A dissecção da glândula paratireoide inferior deve começar na extremidade caudal da paratireoide, pois o pedículo vascular geralmente entra no lado superior ou craniano da glândula paratireoide inferior. A suspeita de desvitalização de uma glândula paratireoide normal durante a dissecção geralmente exige que ela seja autotransplantada dentro do músculo cervical. Tal procedimento envolve a fragmentação delicada da glândula em pedaços de milímetros cúbicos e a implantação destes de modo hemostático dentro do esternocleidomastóideo do mesmo lado.

Após ela ser identificada, a glândula anormal é removida e enviada para exame anatomopatológico. Faz-se uma busca minuciosa para localizar a segunda glândula no mesmo lado; se for encontrada, ela também é removida e enviada para o exame patológico. Se a glândula aumentada for relatada como sendo hipercelular, e a segunda glândula for normal ou suprimida, a operação prossegue pelo acesso ao ângulo viscerovertebral do lado oposto. A preferência cirúrgica e o tipo de procedimento defendido, direcionado unilateral contra tradicional bilateral, determinam a extensão da exploração neste momento. Se a amostra da biópsia da segunda glândula no lado explorado primeiramente for considerada anormal, ou se ela parecer aumentada, todas as quatro glândulas devem ser identificadas e examinadas histologicamente. Nesse caso, o diagnóstico presuntivo é a hiperplasia, que exige uma paratireoidectomia subtotal (3,5 glândulas). A distinção entre adenoma e tecido paratireoide hiperplásico é difícil ou impossível nas análises de exames de congelação; o cirurgião não pode confiar na análise histológica de apenas uma glândula para uma terapia definitiva.

A aparência do tecido paratireoide normal e doente costuma ser facilmente reconhecível, desde que os tecidos fibroareolares permaneçam livres de manchas excessivas de sangue. Em contraste com o tecido paratireoidiano normal, os adenomas de paratireoide apresentam uma coloração ferrugem-avermelhada ou de vermelho-músculo *in situ*. Eles podem apresentar uma coloração manchada ou matizada e geralmente clareiam na ressecção. Em contraste, as glândulas hiperplásticas geralmente parecem mais escuras do que o adenoma e costumam apresentar tonalidade ferrugem, marrom ou de chocolate escuro que mais se assemelha à cor do tecido tireoidiano.

A falha na identificação de uma glândula escondida suspeita de ser um adenoma – ou, no caso da hiperplasia, a incapacidade

de localizar todas as glândulas – requer uma dissecção profunda, em um esforço para localizar o tecido paratireoide anormalmente localizado ou ectópico. Uma abordagem sistemática é realizada para examinar todas as áreas que poderiam abrigar uma glândula ectópica. É fundamental que o cirurgião saiba qual glândula está faltando com o entendimento de a pesquisa se basear nos prováveis locais variáveis ou ectópicos. A dissecção cirúrgica deve abordar todas as áreas acessíveis através de uma abordagem cervical, como a remoção de tecido tímico dentro do mediastino superior, o exame do espaço retroesofágico e a bainha da carótida até o hioide e a lobectomia da tireoide (lobotomia), se necessário. Aproximadamente 90% de todos os adenomas de paratireoide são removíveis através de uma abordagem transcervical, e uma glândula ausente geralmente está abrigada em um local ectópico acessível para o cirurgião na operação inicial.

Fechamento da Incisão

Após a conclusão da exploração cirúrgica, o campo operatório é irrigado com solução salina aquecida e inspecionado para uma hemostasia adequada. É importante dar atenção especial às eventuais glândulas paratireoides normais que foram isoladas e dissecadas para identificar a viabilidade aparente. As glândulas paratireoides julgadas como pouco vascularizadas ou de viabilidade comprometida devem ser autotransplantadas como discutido anteriormente. Dependendo da extensão da exploração, do biotipo corporal do paciente com relação à profundidade de dissecção dentro da junção cervicotorácica e do grau de sangramento encontrado, um dreno pode ou não ser utilizado. Na maioria dos casos, a drenagem da ferida não é necessária, pois a maioria dos esvaziamentos é limitada e hemostática. Conforme a preferência cirúrgica, a pele pode ser fechada tanto de modo cuticular quanto subcuticular após a reaproximação dos músculos infra-hióideos na linha média e o fechamento do platisma. Um curativo oclusivo é colocado para impedir a retenção de líquidos sob a incisão.

Cuidados Pós-operatórios

A exploração bem-sucedida da paratireoide com remoção de um adenoma solitário resulta em uma diminuição no nível total de cálcio sérico, normalmente alcançando seu nível mais baixo aproximadamente 48 horas após a operação. A hipocalcemia pós-operatória pode ser observada em pacientes com depleção grave do cálcio do esqueleto que resulta na "fome óssea". Em alguns pacientes, os sintomas da hipocalcemia ou tetania podem se desenvolver enquanto o nível de cálcio no soro é normal. Tal fenômeno pode ser devido a uma rápida diminuição no cálcio sérico após a remoção do tumor da paratireoide, o que provoca um aumento da excitabilidade neural, mas também pode persistir após a substituição do cálcio por causa da hipomagnesemia que o acompanha.[255]

Conforme a preferência do cirurgião, os níveis séricos de cálcio total no pós-operatório devem ser medidos pelo menos uma vez nas primeiras 24 horas após a operação, seja no hospital ou em um ambulatório. A normocalcemia aos 6 meses de pós-operatório é a avaliação padrão habitual para o sucesso cirúrgico, e o nível sérico de cálcio total e os níveis de PTH intacto devem ser avaliados em 1 mês e 6 meses de pós-operatório.

ESTRATÉGIA CIRÚRGICA E ABORDAGEM DA EXPLORAÇÃO

A estratégia cirúrgica utilizada para a gestão do hiperparatireoidismo primário é aquela em que se consegue a normocalcemia minimizando-se o potencial de morbidez cirúrgica, que inclui lesão do NLR, hipocalcemia pós-exploração e hiperparatireoidismo persistente ou recorrente que requer reoperação. Além disso, a abordagem escolhida deve ser individualizada para o paciente e para a doença específica (suspeita de doença uniglandular contra multiglandular) e deve ter tempo e custo eficientes. O desenvolvimento de uma estratégia cirúrgica no tratamento de pacientes com hiperparatireoidismo primário tem evoluído nos últimos anos a partir da realização rotineira de exploração cervical bilateral para uma abordagem unilateral mais direcionada. Em teoria, como a maioria dos pacientes com hiperparatireoidismo primário tem apenas um adenoma hiperfuncionante como a lesão doente, a abordagem cirúrgica ideal envolveria a remoção direta da glândula anormal solitária, do modo menos invasivo e traumático. A incorporação deste ideal teórico em uma abordagem cirúrgica prática e confiável já foi limitada por duas restrições, a primeira delas sendo a localização pré-operatória precisa da glândula anormal e a segunda sendo a incapacidade de confirmar intraoperatoriamente a remoção de todo o tecido paratireoide hiperfuncionante, sem executar uma exploração cervical bilateral e examinar todas as quatro glândulas paratireoides.

Tradicionalmente, o argumento para uma exploração cervical bilateral em pacientes com suspeita de adenoma tem sido baseado na alta taxa de sucesso em conseguir a normocalcemia com uma abordagem bilateral convencional em mãos experientes (> 95% de cura); a incapacidade de prever com precisão qual lado explorar seletivamente; e o risco potencial de deixar passar despercebida uma doença multiglandular não suspeitada, como o adenoma duplo ou a hiperplasia não suspeitada.[256-261] Os avanços tecnológicos mais recentes têm ajudado a resolver tais preocupações, e cresce o consenso com relação a uma exploração direta e menos extensiva, na abordagem do hiperparatireoidismo primário. O primeiro impulso para essa mudança de filosofia cirúrgica foi proporcionado por melhorias na imagem pré-operatória para a localização exata dos adenomas solitários hiperfuncionais por meio do uso da imagem com Tc 99m sestamibi, da ultrassonografia e da 4DTC (consulte o tópico anterior sobre localização pré-operatória não invasiva). O segundo grande avanço envolveu a busca por um meio mais preciso e oportuno de julgar o sucesso cirúrgico, o que levou ao desenvolvimento de ensaios para medir a molécula de PTH intacta. Com a capacidade de confirmar bioquimicamente a remoção de todo o tecido paratireoidiano hiperfuncionante no intraoperatório, as vantagens teóricas de uma abordagem cervical unilateral dirigida têm cada vez mais se tornado uma realidade.[262-264]

DOENÇA UNIGLANDULAR

Exploração Cervical Unilateral Direcionada

A exploração cervical unilateral direcionada usa a localização pré-operatória com Tc 99m sestamibi e a implementação do ensaio para a determinação intraoperatória do PTH para o tratamento cirúrgico do hiperparatireoidismo primário decorrente de adenoma de paratireoide localizado. Na avaliação pré-operatória inicial, todos os pacientes com esta doença que apresentam hiperplasia multiglandular, tais como os pacientes com hiperparatireoidismo familiar e NEM-1 ou NEM-2A, são candidatos à exploração cervical bilateral padrão e não requerem estudos de localização antes da operação inicial. A varredura pré-operatória com Tc 99m sestamibi é realizada em todos os outros pacientes com hiperparatireoidismo primário e, dependendo da preferência cirúrgica, ela pode ser combinada com ultrassonografia de alta resolução do leito da tireoide e do pescoço central.

Se o exame for inconclusivo ou equívoco, pode-se considerar a realização de uma varredura por 4DTC. Se nenhuma lesão discreta for identificável em nenhuma das técnicas citadas, planeja-se e executa-se uma exploração cervical bilateral padrão, mesmo se uma glândula aumentada for encontrada ou não no lado explorado primeiramente. Na ausência de doença da tireoide significativa, a incapacidade de localizar com uma varredura com Tc 99m sestamibi realizada de modo otimizado é bastante sugestiva de hiperplasia difusa esporádica.[265,266] Se a verificação radioativa identificar um foco radioativo discreto na imagiologia de retardo, sugestivo de adenoma, realiza-se uma exploração direcionada no lado localizado, e a confirmação bioquímica da remoção de todo o tecido da paratireoide hiperfuncionante é obtida por meio da utilização do ensaio intraoperatório para determinação do PTH.

Foi anteriormente mostrado que a redução mais abrupta nos níveis de PTH ocorre 5 minutos após a remoção de todo o tecido hiperfuncionante da paratireoide.[267] A meia-vida curta do PTH (cerca de 2 a 5 minutos) possibilita que amostras de sangue periférico sejam obtidas intraoperatoriamente para o teste rápido do PTH de 7 a 10 minutos após a excisão de todo o tecido hiperfuncionante paratireóideo suspeito.[265] Uma amostra de sangue periférico para os ensaios de PTH rápidos é retirada no momento da identificação da glândula anormal (valor basal) e, subsequentemente, 10 minutos após a remoção de todo o tecido hiperfuncionante paratireóideo suspeito. A redução no nível sérico de PTH que excede 50% – nível de PTH observado após a excisão, em comparação com o nível pré-excisão – proporciona uma confirmação bioquímica de remoção de todo o tecido paratireoide hiperfuncionante, o que possibilita que o procedimento seja concluído sem identificação ou biópsia de quaisquer outras glândulas paratireoides. Se o nível de PTH após a excisão for maior do que 50% do nível basal pré-excisão, isso sugere a existência de tecido paratireoide hiperfuncionante residual. Então, uma exploração cervical bilateral padrão deve ser executada.

A determinação intraoperatória do PTH pode ser realizada por diversos métodos. Um determinado método utiliza radioimunoensaio desenvolvido por meio de uma adaptação simples de um método de ensaio de PTH intacto durante a noite, anteriormente descrito.[266] O ensaio de PTH intacto é um sistema "sanduíche" com dois anticorpos, em que um anticorpo, o anticorpo de captura, é fixado a uma esfera plástica; o segundo é conjugado com um marcador mensurável, e a quantidade de PTH intacto, presente em uma amostra de plasma, pode ser determinada pela medição da quantidade de material marcador, que permanece após todas as soluções não ligadas serem removidas. Os resultados deste ensaio rápido de PTH estão geralmente disponíveis dentro de 8 a 10 minutos após ser enviado ao laboratório de radioimunoensaio.

Para superar os problemas associados à sensibilidade do ensaio imunorradiométrico rápido, os pesquisadores começaram a conjugação do anticorpo com a rotulagem de marcadores quimioluminescentes, para evitar os problemas de manuseio dos seus antecessores radioativos.[263,264,267] Desde a introdução do ensaio imunoquimioluminométrico em 1993, os pesquisadores fizeram experiências com diversas variações sobre este tema, e alguns fabricantes já oferecem os chamados *kits* rápidos. A experiência com este ensaio é consistente entre os pesquisadores, já que uma redução de 50% ou maior entre os valores pós-excisão e basal pré-excisão do PTH sugere a remoção de todo o tecido hiperfuncionante da paratireoide.[265-273] A principal desvantagem desses *kits* é seu alto custo. A cinética da ressecção pós-adenoma é importante para entender se as estratégias de gestão lógicas se baseiam nestes dados objetivos. Libuttis[274] mostrou que a meia-vida do PTH varia dentro de uma pequena janela de 0,42 a 3,81 minutos. Randolph[275] revelou que os valores mais baixos ocorrem dentro de 1 a 3 dias. Em 38% dos pacientes submetidos à ressecção bem-sucedida de um único adenoma da paratireoide e que retornaram à normocalcemia, os níveis de PTH intacto permaneceram elevados em 1 mês. Os mecanismos sugeridos são a remineralização óssea cortical, o aumento do *set point* do receptor de cálcio e um hiperparatireoidismo secundário relativo.

Técnicas Minimamente Invasivas

As técnicas minimamente invasivas em que uma dissecção unilateral alvo de um adenoma solitário é realizada, muitas vezes sob anestesia local ou regional, têm sido defendidas por muitos pesquisadores, os quais relatam excelentes resultados cirúrgicos.[274,275] A técnica usa a varredura pré-operatória com Tc 99m sestamibi usando imagiologia planar e SPECT e PTH intraoperatório.

As vantagens desta técnica têm sido relatadas como melhora no conforto do paciente no pós-operatório, capacidade de executar procedimentos ambulatoriais e custo reduzido.[274] A desvantagem da técnica é a potencial conversão em anestesia geral, se o adenoma não for encontrado. A paratireoidectomia radioguiada, conforme descrito, pode ser usada para melhorar a localização intraoperatória da glândula em questão em associação a técnicas minimamente invasivas.

Exploração Endoscópica da Paratireoide

Com o advento da tecnologia endoscópica videoassistida, vários pesquisadores pioneiros têm avaliado a exploração endoscópica da paratireoide no tratamento do hiperparatireoidismo.[276-279] Tal procedimento costuma ser feito sob anestesia geral em pacientes que têm estudos de imagem positivos. A instrumentação possibilita um acesso mínimo por várias incisões muito pequenas posicionadas na região cervical, torácica superior ou axila.[277-279] Miccoli et al.[279] relataram uma série maior de paratireoidectomias videoassistidas com uso limitado de insuflação em 137 pacientes.

As vantagens potenciais da abordagem endoscópica para remoção da paratireoide são o excelente resultado cosmético, o mínimo desconforto e poucos problemas com o movimento cervical. Os pesquisadores que defendem esta técnica indicaram que o processo de seleção para determinar quais pacientes são candidatos ao procedimento é um aspecto fundamental para o sucesso cirúrgico. Geralmente, os critérios para a consideração do procedimento são explorações iniciais, doença uniglandular e ausência de aumento significativo da tireoide ou da multinodularidade. Todos os pacientes devem ter um estudo de localização pré-operatória positivo inequívoco, e o PTH intraoperatório deve ser utilizado. Embora a exploração cervical endoscópica para a doença da paratireoide represente a técnica menos invasiva e mais focalizada das técnicas cirúrgicas minimamente invasivas, o tempo necessário para realizar esse procedimento pode ser extenso e, em alguns aspectos, é contraproducente para limitar o tempo de anestesia e o custo.[280] Nessa altura, embora este procedimento seja promissor, a função da exploração endoscópica da paratireoide permanece indefinida.

DOENÇA MULTIGLANDULAR

Adenoma Duplo Verdadeiro

A incidência de adenomas paratireóideos duplos parece aumentar conforme a idade. Os adenomas duplos síncronos foram observados em percentagens que variam de 1 a 2% até 10% em pacientes com mais de 60 anos.[281,282] Cerca de 50% dos adenomas duplos verdadeiros são visualizados com precisão em cada um dos dois locais (Fig. 56-4). A exploração bilateral é necessária para a suspeita de adenoma duplo, devido à possibilidade de hiperplasia assimétrica. Uma redução sequencial nos níveis de PTH intraoperatório é observada após a excisão sucessiva da primeira e da segunda glândula aumentada. Pelo menos outra glândula normal deve ser identificada, mas a biópsia cirúrgica e a análise histológica das glândulas adicionais não são necessárias, desde que o nível final de PTH após a excisão diminua para além dos 50% do nível pré-excisão intraoperatório até um nível normal.

Hiperplasia Esporádica

A hiperplasia multiglandular decorrente da difusão da doença das glândulas paratireoides pode ocorrer em 10 a 15% dos pacientes com hiperparatireoidismo primário esporádico. A abordagem para estes indivíduos inclui uma verificação de desempenho do sestamibi, a menos que o paciente tenha uma síndrome NEM conhecida.

Uma varredura que não indica uma área inequívoca de captação nuclear nas imagens tardias deve levantar a suspeita de hiperplasia difusa. Em uma série realizada por um dos autores (P.K.P.), 40% de varreduras ambíguas foram associadas à descoberta de hiperplasia multiglandular final na exploração (Fig. 56-9). Uma varredura equívoca torna obrigatória a realização de uma exploração bilateral com a identificação histológica de, pelo menos, uma glândula anormal e uma normal e a garantia de que não há glândulas macroscopicamente aumentadas adicionais em ambos os lados. Após a remoção de todas as glândulas

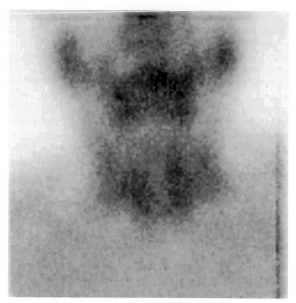

FIGURA 56-9. Escaneamento nuclear posterior com tecnécio 99m sestamibi realizado em um paciente com hiperparatireoidismo secundário para hiperplasia difusa de quatro glândulas. Observe a ausência de qualquer foco de captação nuclear na imagem.

aumentadas, únicas ou múltiplas, e a demonstração de uma glândula histologicamente normal em caso de uma doença em menos de 4 glândulas, a avaliação rápida do PTH é realizada para confirmar a remoção de todo o tecido hiperfuncionante da paratireoide através do mesmo protocolo usado na estratégia de exploração dirigida. A incapacidade de alcançar esse grau de diminuição do PTH exige uma maior exploração, tanto para uma glândula localizada ectopicamente quanto, raramente, para uma glândula supranumerária.

Quando todas as glândulas hiperplásicas forem localizadas *in situ*, as três maiores glândulas são removidas e histologicamente confirmadas. A excisão subtotal da glândula remanescente prossegue, deixando pelo menos de um terço a metade da glândula como um remanescente vascularizado viável. A titulação dos níveis de PTH é útil com um ensaio rápido de PTH. Se o nível pós-excisão diminuir para menos de 10 pg/mL, deve-se considerar a criopreservação do tecido paratireóideo excisado a partir da quarta glândula. Embora isso raramente seja necessário, essa abordagem é favorecida sobre autoenxerto rotineiro de tecido paratireóideo no antebraço, pois se evita outra cirurgia e porque um nível de PTH mensurável detectado intraoperatoriamente geralmente é preditivo de função normal da paratireoide e da normocalcemia.[56,283]

HIPERPARATIREOIDISMO FAMILIAR

O hiperparatireoidismo familiar é responsável por menos de 5% de todos os casos de hiperparatireoidismo.[284] O hiperparatireoidismo familiar compreende um espectro de doenças hereditárias autossômicas dominantes como NEM-1, NEM-2A, hiperparatireoidismo familiar não NEM e hiperparatireoidismo neonatal familiar. Ao contrário do hiperparatireoidismo esporádico, os pacientes com hiperparatireoidismo familiar são mais jovens e mais propensos a ter a doença multiglandular e o hiperparatireoidismo persistente ou recorrente após a paratireoidectomia. A paratireoidectomia subtotal ou total em combinação com a timectomia transcervical bilateral é mais frequentemente necessária para o tratamento definitivo, em vez da simples excisão de um adenoma, procedimento necessário para aproximadamente 80% dos pacientes com hiperparatireoidismo primário esporádico. É fundamental que o acompanhamento a longo prazo de pacientes com hiperparatireoidismo familiar seja realizado para a detecção e o tratamento de outras neoplasias endócrinas associadas a esses distúrbios e para o diagnóstico de hiperparatireoidismo recorrente precoce. Além disso, a avaliação dos membros da família representa um aspecto importante no tratamento geral do hiperparatireoidismo familiar. Como resultado da identificação de componentes genéticos causadores desses distúrbios, o mapeamento genético dos membros da família possibilita um plano de tratamento global para indivíduos identificados como portadores do gene.

Neoplasia Endócrina Múltipla Tipo I

A neoplasia endócrina múltipla tipo 1 (NEM-1) é uma síndrome autossômica dominante hereditária, caracterizada pela presença de lesões neoplásicas que envolvem as glândulas paratireoides, a hipófise anterior, o pâncreas e o duodeno. Os pacientes também podem ter tumores carcinoides do brônquio ou do timo; tumores de ovários, tireoide ou glândulas suprarrenais; ou múltiplos lipomas. A NEM-1 é um distúrbio raro, com uma incidência de 2 a 20 para cada 100.000 indivíduos.[285] Nem todos os pacientes com NEM-1 procuram atendimento médico com a síndrome completa, o que indica um grau variável de penetrância. O hiperparatireoidismo primário é a manifestação mais comum e ocorre em mais de 95% dos pacientes, geralmente antes dos 30 anos e como manifestação inicial da síndrome.[286-288] Os tumores endócrinos do pâncreas são mais frequentemente múltiplos e distribuídos ao longo do pâncreas. Tumores não funcionais, gastrinoma e insulinoma são os tumores de células das ilhotas mais frequentemente associado à NEM-1. O tumor da hipófise é diagnosticado em 30 a 40% dos pacientes e é, geralmente, um prolactinoma.

A síndrome do hiperparatireoidismo pode ocorrer 10 anos antes do aparecimento de outras doenças endócrinas, e a NEM-1 deve ser considerada em qualquer paciente com diagnóstico de hiperparatireoidismo primário em uma idade precoce ou com doença multiglandular.[287] O hiperparatireoidismo na NEM-1 decorre da hiperplasia difusa das quatro glândulas paratireoides.[287-292]

Em geral, as manifestações clínicas do hiperparatireoidismo primário em pacientes com NEM-1 são semelhantes às manifestações encontradas em pacientes com hiperparatireoidismo primário esporádico. Alguns dos sintomas do hiperparatireoidismo primário associados à NEM-1 podem ser mascarados pela síndrome de Zollinger-Ellison ou pelo insulinoma.[287] Os sintomas associados ao hiperparatireoidismo também podem agravar as manifestações clínicas da síndrome de Zollinger-Ellison, como resultado da estimulação da secreção de gastrina pelo cálcio.[287]

Os achados bioquímicos (níveis cálcio sérico e PTH) em pacientes com NEM-1 são semelhantes aos dos pacientes com hiperparatireoidismo primário esporádico.[293] Se um paciente com hiperparatireoidismo tem um histórico familiar do distúrbio ou mesmo de outras endocrinopatias, a pesquisa suplementar para tumores da glândula hipófise e do pâncreas deve ser realizada.[288] Tal análise deve consistir nas dosagens de prolactina sérica, glicose, gastrina sérica basal e níveis do polipeptídeo pancreático.

Werner[294] observou que 50% dos descendentes de indivíduos com NEM-1 herdaram o distúrbio (sem diferenciação de gênero) e que essa herança não pula gerações. Tal padrão de hereditariedade é característico de um traço autossômico dominante com um elevado grau de penetração.[288,295]

O *locus MEN1* foi mapeado em uma seção do cromossomo 11;[296] também foi demonstrado que este envolve uma mutação no *locus* 11q13.[296] Subsequentemente, o gene *MEN1* foi identificado como um gene supressor de tumor que codifica a proteína menin.[297] Mais de 90% dos pacientes com NEM-1 têm mutações genéticas da proteína menin na linhagem germinativa, e a maioria das famílias NEM-1 tem sua própria mutação única.[298] A predisposição para a NEM-1 é uma mutação heterozigótica.[293]

A descoberta de múltiplas glândulas paratireoides anormais e, comumente, glândulas supranumerárias em pacientes com NEM-1 representa um grande dilema na conduta desses indivíduos. A incapacidade de reconhecer uma glândula supranumerária no momento da exploração inicial para esta doença é uma causa bem conhecida da doença persistente.[287,299-301] A abordagem cirúrgica deve consistir em uma exploração cervical bilateral rotineira com a identificação de todas as quatro glândulas paratireoides. A extensão da ressecção cirúrgica das glândulas paratireoides após terem sido identificadas é controversa, com defensores tanto da paratireoidectomia subtotal quanto total. Diversos autores relatam sua experiência com a paratireoidectomia subtotal em pacientes com NEM-1 e hiperparatireoidismo com diferentes graus de sucesso cirúrgico.[287,289,290,299] As explorações cirúrgicas primárias em pacientes com NEM-1 e hiperparatireoidismo podem resultar em taxas de cura superiores a 90%. O requisito para a identificação de todas as quatro glândulas paratireoides nestes pacientes é enfatizado em um relatório de O'Riordan et al.[289] Nesta série, a cura imediata foi observada em 94% dos pacientes. No entanto, observou-se uma hipercalcemia persistente em 19% dos pacientes, nos quais menos de quatro glândulas foram visualizadas na operação inicial, em comparação com 3% de pacientes, em que quatro glândulas ou mais foram observadas no momento da cirurgia inicial. Geralmente, as taxas de doença persistente e recorrente são maiores em pacientes cuja paratireoidectomia não foi total e nos quais se encontraram menos de quatro glândulas no momento da operação inicial.[288,289]

Postulou-se que a diferença nas taxas de sucesso cirúrgico entre o hiperparatireoidismo atribuível à hiperplasia esporádica das quatro glândulas e o hiperparatireoidismo associado à NEM-1 pode ser decorrente da exposição persistente a um fator trófico. Um potencial fator humoral mitogênico da paratireoide foi identificado por Brandi et al.,[302] em 1986, a partir do soro de pacientes com síndrome NEM-1 familiar, e a atividade mitogênica do presente fator humoral foi encontrada no plasma do paciente durante 4 anos após a paratireoidectomia total. Como consequência, qualquer resquício da paratireoide que permaneça após a paratireoidectomia subtotal seria exposto a esse fator humoral e, potencialmente, aumentaria a chance de recorrência. Tal teoria foi sustentada pela apresentação de Prinz et al.,[299] que relataram um paciente com hipoparatireoidismo persistente que necessitou de suplementação de cálcio durante 10 anos após a paratireoidectomia subtotal antes do desenvolvimento da doença recorrente. A reexploração deste paciente mostrou que a hiperplasia da paratireoide remanescente foi a causa da recorrência. O conceito de que um fator humoral pode iniciar o crescimento do tecido paratireóideo remanescente é sustentado ainda pelas descobertas de Mallete et al.,[291] que relataram maior incidência de recorrência dependente de enxerto em pacientes com NEM-1 tratados com paratireoidectomia total com autoenxerto do que em pacientes com hiperplasia esporádica submetidos à mesma operação.

A paratireoidectomia total com autoenxerto de tecido paratireóideo fragmentado tem sido defendida por outros pesquisadores como o procedimento de escolha para a operação inicial de pacientes com hiperplasia primária da paratireoide causada por síndrome NEM-1.[303,304] Nesse procedimento, quatro glândulas são identificadas e removidas com o fracionamento da glândula de aparência mais morfologicamente normal em fragmentos de milímetro cúbico. Tais fragmentos são implantados no músculo braquiorradial do antebraço não dominante. Os fragmentos desta glândula também podem ser criopreservados e autotransplantados com sucesso, se o autoenxerto primário não funcionar. Wells et al.[304] foram os pioneiros nesta abordagem e relataram que 30% de seus pacientes desenvolveram hiperparatireoidismo recorrente, dependente do enxerto. O transplante autólogo de autoenxertos de paratireoide criopreservados tem sido bem-sucedido em apenas 50% dos pacientes, resultando em hipoparatireoidismo permanente.[305]

A constatação de que o hiperparatireoidismo associado à NEM-1 está associado com glândulas paratireoides supranumerárias independe do fator humoral estimulante para a proliferação de células paratireoidianas. Esse fator contribui para a probabilidade de as

952 PARTE V | CIRURGIA DE CABEÇA E PESCOÇO E ONCOLOGIA

glândulas passarem despercebidas no momento da operação inicial, o que aumenta o risco de recorrência. A implementação do ensaio intraoperatório para a determinação do PTH tem sido útil na conciliação deste problema em pacientes com hiperparatireoidismo associado à NEM-1.[56]

Neoplasia Endócrina Múltipla Tipo 2A

A NEM-2A é uma síndrome caracterizada por carcinoma medular da tireoide, feocromocitoma, hiperparatireoidismo, amiloidose com líquen plano e doença de Hirschsprung. Em 1932, Eisenberg e Wallerstein[306] relataram pela primeira vez um feocromocitoma e um carcinoma de tireoide concomitantes na necrópsia de um paciente. Em 1961, Sipple[307] estimou que a incidência de câncer de tireoide em pacientes com feocromocitoma foi 14 vezes maior que a da população normal. Posteriormente, Cushman[308] relatou uma família com carcinoma da tireoide hereditário e feocromocitoma, em que o membro afetado tinha um tumor da paratireoide. Esses relatórios resultaram na descrição e na caracterização da síndrome, anteriormente conhecida como síndrome de Sipple, mas agora conhecida como NEM-2A.[309]

A penetrância das entidades independentes para os pacientes com síndrome NEM-2A varia, com a exceção do carcinoma medular da tireoide, que é visto em praticamente todos os indivíduos afetados. O feocromocitoma ocorre em 70% dos indivíduos afetados e o hiperparatireoidismo é relatado em aproximadamente 20 a 35% dos pacientes atingidoss.[310-314]

O hiperparatireoidismo costuma ser diagnosticado como resultado da triagem de pacientes ou familiares com NEM-2A, mas pode ser encontrado por acaso durante a tireoidectomia para a hiperplasia de células C ou o carcinoma medular da tireoide.[315] Raramente, um diagnóstico de hiperparatireoidismo é realizado por causa do desenvolvimento de sintomas clínicos semelhantes aos encontrados no hiperparatireoidismo primário esporádico.[313]

O hiperparatireoidismo associado à NEM-2A desenvolve-se normalmente após a terceira década de vida, na forma de hipercalcemia leve com crises hipercalcêmicas raras.[312,314] Os pacientes com NEM-2A, geralmente, têm menores níveis séricos de cálcio, menos sintomas ou complicações de hipercalcemia, menor frequência de envolvimento de múltiplas glândulas e menor incidência de doença persistente ou recorrente após tratamento cirúrgico de pacientes com NEM-1 ou hiperparatireoidismo familiar não NEM.[289,313] Tal como a NEM-1, a NEM-2A é uma doença genética transmitida de forma autossômica dominante, com um alto grau de penetrância, mas com uma expressão variável. Na década de 1980, o defeito herdado da síndrome NEM-2 foi mapeado na região pericentromérica do cromossomo 10.[316,317] Trabalhos subsequentes identificaram o proto-oncogene RET como um segmento no cromossomo 10, que codifica um complexo receptor de superfície celular específico, cuja função exata é mal caracterizada. As mutações no segmento do proto-oncogene RET que codifica o domínio extracelular da proteína receptora tirosinaquinase são responsáveis por produzir o fenótipo da NEM-2A.[318] Embora a mutação tenha sido bem caracterizada por sua associação ao carcinoma medular da tireoide, a relação exata com a doença da paratireoide é desconhecida.

Se for necessária a exploração da paratireoide para o hiperparatireoidismo associado à síndrome NEM-2A, a existência de um feocromocitoma deve ser excluída nos pacientes antes da cirurgia. A cirurgia em paciente com feocromocitoma não reconhecido pode resultar em uma crise hipertensiva intraoperatória com potenciais sequelas catastróficas. Tais indivíduos devem ser analisados quanto à presença de uma neoplasia da suprarrenal produtora de catecolaminas, e a coleta de plasma para análise dos níveis de catecolaminas, metanefrina e não metanefrina deve ser realizada antes da exploração da paratireoide. Quando se assegura esta, a abordagem cirúrgica nestes pacientes costuma ser mais conservadora do que em pacientes com hiperparatireoidismo associado à NEM-1.

A exploração cervical bilateral é realizada com a identificação de todas as quatro glândulas paratireoides. Embora o hiperpara-

tireoidismo associado aos pacientes afetados pela NEM-2A mostre uma maior incidência de doença multiglandular do que os pacientes com hiperparatireoidismo primário esporádico, esta não é tão elevada quanto a encontrada em pessoas com a síndrome NEM-1. A paratireoidectomia subtotal com remoção apenas das glândulas paratireoides com morfologia obviamente aumentada é a abordagem de escolha. A timectomia transcervical costuma ser desnecessária, pois o envolvimento da glândula supranumerária é incomum nestes pacientes. Se todas as quatro glândulas estiverem envolvidas, a timectomia transcervical pode ser realizada concomitantemente com a paratireoidectomia subtotal. Na cirurgia para o carcinoma medular da tireoide, as glândulas paratireoides normais na posição superior são geralmente preservadas, com a ressecção da paratireoide inferior e o autoenxerto subsequente para que os linfonodos no compartimento do pescoço central e do mediastino anterior não sejam perdidos.

A exploração cirúrgica para pacientes com hiperparatireoidismo associado à NEM-2A costuma ser bastante eficaz. Cance e Wells[310] relataram uma taxa de sucesso cirúrgico de 100% e 3% de taxa de recorrência nos pacientes tratados com hiperparatireoidismo primário associado à NEM-2A. Em contraste com a NEM-1, em que a extensão da ressecção da glândula paratireoide é importante na definição do sucesso operatório, o grau de ressecção da glândula paratireoide parece não influenciar significativamente a taxa de sucesso nos pacientes operados por hiperparatireoidismo associado à NEM-2A. O'Riordan et al.[289] relataram uma taxa de cura de 100% sem recidivas com a realização da paratireoidectomia total, da paratireoidectomia subtotal ou da excisão das glândulas aumentadas de forma independente.

Hiperparatireoidismo Familiar da Neoplasia Endócrina Não-múltipla

O hiperparatireoidismo familiar não relacionado com a NEM, também conhecido como *hiperparatireoidismo familiar isolado* (HPFI), refere-se ao hiperparatireoidismo que ocorre na ausência de outras endocrinopatias em pacientes com, pelo menos, um parente de primeiro grau com hiperparatireoidismo cirurgicamente comprovado e sem história pessoal ou familiar de NEM. O hiperparatireoidismo familiar (HPF) ocorre em pacientes mais jovens, e a idade média no momento do diagnóstico é de aproximadamente 36 anos. Alguns desses pacientes experimentam esse distúrbio quando crianças, embora seja rara antes dos 10 anos.[319] Em contraposição, os pacientes com hiperparatireoidismo primário esporádico normalmente buscam atendimento médico durante a quinta ou a sexta décadas de vida.[284] O HPF parece ser mais agressivo do que o esporádico ou que o hiperparatireoidismo relacionado com a NEM. Os pacientes com HPF costumam manifestar uma profunda hipercalcemia e mais frequentemente são vistos com crise hipercalcêmica.[319,320] A litíase renal ocorre em um terço até metade dos pacientes com hiperparatireoidismo familiar. Os pacientes também são comumente vistos com outros sinais e sintomas não específicos, como fadiga, fraqueza, hipertensão e úlcera péptica.[319] Foi postulado que o hiperparatireoidismo familiar pode estar associado a um risco aumentado para o desenvolvimento de câncer da paratireoide.[319,321,322]

A alta incidência de doença persistente ou recorrente após o tratamento parece ser uma característica do perfil clínico de HPF não relacionado com a NEM (HPFI). Dos 97 pacientes relatados na literatura, a doença persistente ou recorrente ocorreu a uma taxa de 33%. Esse grau de doença recidivante contrasta significativamente com a taxa muito baixa de doença recorrente após o tratamento por paratireoidectomia em pacientes com hiperparatireoidismo esporádico. Tal característica deve ser bastante considerada no planejamento da estratégia operatória adequada em pacientes com HPF não relacionado com a NEM.

Antes de iniciar o tratamento para o HPF não NEM, é importante descartar todas as outras fontes familiares para o hiperparatireoidismo e também a entidade conhecida como *hipercalcemia hipocalciúrica familiar benigna* (HHF). Quando essas outras entidades forem excluídas, os pacientes com HPF não relacionado com a NEM devem ser considerados para a exploração da paratireoide por causa do comportamento biológico agressivo deste distúrbio. A alta incidência de doença multiglandular e de glândula supranumerária explica a alta taxa de recidiva após a cirurgia inicial. Tal como outros distúrbios de hiperparatireoidismo familiar, uma exploração bilateral do pescoço com a identificação de todas as quatro glândulas paratireoides deve ser realizada.

A paratireoidectomia subtotal ou a total, junto com a timectomia cervical bilateral, geralmente é realizada; realiza-se o autoenxerto de tecido paratireóideo, se necessário, dependendo da extensão de ressecção da glândula paratireoide. Se apenas uma ou duas glândulas paratireoides são morfologicamente anormais e aumentadas, o objetivo da terapia é a ressecção de todo o tecido paratireoidiano anormal de um lado do pescoço e na permanência do tecido paratireoidiano existente remanescente em apenas um dos lados.[319] A visualização e a posterior remoção das glândulas anormalmente aumentadas e os resultados do PTH intraoperatório orientam a extensão da cirurgia em pacientes que manifestam esse distúrbio e têm menos de quatro glândulas que parecem anormais. É importante que tais indivíduos sejam acompanhados a longo prazo para reconhecer a doença recidivada se e quando ela ocorrer.

Hiperparatireoidismo Familiar Neonatal

O hiperparatireoidismo neonatal é uma doença rara caracterizada pela hipercalcemia grave que ocorre em associação a hipotonia grave, má alimentação, prisão de ventre, deficiência no crescimento e desconforto respiratório. As manifestações clínicas desse distúrbio tipicamente se tornam evidentes durante a primeira semana de vida. No entanto, a doença pode não se tornar aparente até a idade de 3 meses ou mesmo mais tarde.[319] A maioria dos pacientes relatados como tendo hiperparatireoidismo neonatal familiar vinha de famílias com um histórico conhecido de HHF benigna. O *locus* cromossômico da doença para a HHF foi identificado no braço longo do cromossomo 3, e os pacientes com HHF são heterozigóticos para a mutação, com um alelo afetado.[323,324] Acredita-se que a ocorrência de dois alelos defeituosos cause o hiperparatireoidismo neonatal grave.[325] A maioria dos pacientes com HTP neonatal requer exploração urgente da paratireoide e ressecção de todas as quatro glândulas. A paratireoidectomia total é defendida – junto com o autoenxerto da paratireoide, a timectomia transcervical bilateral e a criopreservação de tecido da paratireoide por causa da alta taxa de recidiva para o HTP neonatal.

INSUFICIÊNCIA RENAL INDUZIDA POR HIPERPARATIREOIDISMO

As indicações para a exploração da paratireoide em pacientes com hiperparatireoidismo induzido por insuficiência renal podem ser caracterizadas como aquelas manifestadas antes e após o transplante renal. A cirurgia geralmente é indicada quando o tratamento médico falha no controle do hiperparatireoidismo secundário progressivo.[326-328] As manifestações clínicas que ocorrem nesta doença são sintomas esqueléticos persistentes ou agravantes, prurido intratável e calcificações nos tecidos moles.[329] Outras indicações para uma paratireoidectomia são a presença da doença óssea comprovada por biópsia e/ou calcifilaxia em um paciente com insuficiência renal crônica e hiperparatireoidismo secundário.[330-332] A paratireoidectomia pode ser indicada em alguns pacientes após o transplante renal bem-sucedido por causa do desenvolvimento de manifestações clínicas semelhantes às manifestações de hiperparatireoidismo primário, como hipercalcemia com litíase renal, pancreatite, manifestações do sistema nervoso central e desmineralização óssea evidente.[333] A existência de hipercalcemia leve por si só não parece ser uma ameaça séria ao paciente após o transplante renal, mas a função renal prejudicada na presença de altos níveis de PTH e hipercalcemia representa uma indicação para a paratireoidectomia, assim como a associação de cálculos renais à hipercalcemia prolongada.[334-337]

Os dois procedimentos cirúrgicos iniciais mais utilizados para o tratamento do hiperparatireoidismo induzido pela insuficiência renal são a paratireoidectomia subtotal e a paratireoidectomia total com autoenxerto da paratireoide com ou sem criopreservação do tecido paratireoide. Estudos de localização pré-operatórios não são recomendados antes da exploração inicial. Se a paratireoidectomia subtotal for o procedimento de escolha, escolhe-se a menor glândula paratireoide com a aparência mais normal para representar a glândula remanescente deixada *in situ*. O polo oposto do pedículo vascular é extirpado para deixar cerca de um terço até metade de toda a glândula como um remanescente vascularizado. Todas as glândulas paratireoides devem estar *in situ* quando a excisão for realizada, de modo que, se a remanescente se revelar inviável após o seu corte, seleciona-se a próxima glândula com aparência mais normal para ser a remanescente e a remanescente inicial é completamente removida. Geralmente, é mais fácil deixar um resíduo superior com um pedículo viável do que deixar um remanescente inferior, devido à proximidade do pedículo vascular com a posição normal da glândula. A remanescente é marcada com uma sutura não reabsorvível ou com um grampo cirúrgico metálico.

Se apenas três glândulas paratireoides forem encontradas após uma exploração abrangente, todas as três são removidas. Foi observado que tal circunstância ocorre em aproximadamente 30% dos pacientes com hiperparatireoidismo persistente.[338] Estudos controlados objetivos, voltados especificamente para o hiperparatireoidismo induzido por insuficiência renal, são raros. Dos poucos estudos realizados, a única série prospectiva e randomizada foi relatada por Rothmund et al.,[339] os quais descobriram que a paratireoidectomia com autoenxerto foi superior à tireoidectomia subtotal no controle dos sintomas em um grupo de 40 pacientes com hiperparatireoidismo induzido por insuficiência renal. Nesta série, durante o acompanhamento realizado em média por 4 anos, quatro pacientes aleatoriamente designados para a coorte da paratireoidectomia subtotal apresentaram doença recorrente. A supressão da dor óssea foi significativamente melhorada proporcionalmente em pacientes submetidos à paratireoidectomia total com autoenxerto. Três relatórios independentes compararam as duas técnicas em uma análise retrospectiva e descobriram que ambos os procedimentos apresentaram resultados semelhantes.[340-342] O sucesso da paratireoidectomia total com autoenxerto depende, principalmente, dos nódulos da glândula a partir da qual o enxerto é obtido e o número e o peso dos fragmentos implantados. Assim como na doença recorrente dentro de um remanescente nodular após a paratireoidectomia subtotal, a recorrência dependente do enxerto é três vezes maior quando uma glândula nodular, em vez de uma difusamente hiperplásica, é implantada.[343] A vantagem de autoenxerto é que, se o hiperparatireoidismo se repete no remanescente do enxerto, este pode ser parcialmente removido sob anestesia local com mínimas complicações. Vários estudos mostram uma taxa de 5 a 38% de hipercalcemia no pós-operatório atribuível a um enxerto hiperfuncionante, com uma probabilidade de 2 a 6% de recorrência, que irá requerer a ressecção do enxerto e de 5 a 30% da hipocalcemia durar mais do que 12 meses devido a baixa viabilidade e função do enxerto.[344-352]

REEXPLORAÇÃO PARA HIPERPARATIREOIDISMO RECIDIVADO

A distinção entre o *hiperparatireoidismo persistente*, ou hipercalcemia que persiste ou se repete dentro de 6 meses após a operação inicial, e o *hiperparatireoidismo recorrente*, ou hipercalcemia que se repete após 6 meses de normocalcemia após a cirurgia inicial, foi citada vagamente, mas ela representa um dilema no tratamento equitativo e um desafio técnico para o cirurgião. Antes da realização de uma segunda exploração, é essencial que o diagnóstico de hiperparatireoidismo seja reconfirmado, pois se estima que entre 2 a 10% das falhas cirúrgicas podem ser atribuídos a um diagnóstico incorreto.[353,354]

954 PARTE V | CIRURGIA DE CABEÇA E PESCOÇO E ONCOLOGIA

As indicações para a intervenção cirúrgica em casos secundários devem ser sólidas, pois a morbidade e a dificuldade técnica estão aumentadas. Geralmente, as orientações para a cirurgia no hiperparatireoidismo primário, conforme descrito na Conferência de Consenso do NIH em 2002, servem como um guia para a tomada de decisão cirúrgica em pacientes que necessitam de tratamento adicional após a exploração falha inicial.

Causas de Falhas na Exploração

O achado mais comum na reexploração da paratireoide por um cirurgião experiente em paratireoide é apenas um adenoma que passou despercebido. Åkerström et al.[355] relataram 84 reexplorações de paratireoide em 69 pacientes com hiperparatireoidismo primário. Desses pacientes, 37 tinham adenomas perdidos, e quatro desses indivíduos tinham adenomas duplos com apenas um adenoma tendo sido removido na exploração inicial. A maioria dos pacientes restantes teve hiperparatireoidismo persistente secundário à ressecção inadequada da paratireoide hiperplásica, e apenas quatro pacientes apresentaram adenomas individuais recorrentes. Rotstein et al.[356] analisaram sua série de 28 reoperações para hiperparatireoidismo primário. Adenomas solitários foram identificados em 24 pacientes e encontraram-se 2 pacientes que tiveram hiperplasia e carcinoma. Norman e Denham[357] usaram a técnica de paratireoidectomia minimamente invasiva guiada por radiação para a doença reoperatória e 23 adenomas solitários removidos de 24 pacientes. Jaskowiak et al[358] avaliaram sua experiência no NIH com 288 pacientes que tinham hiperparatireoidismo persistente ou recorrente. Por fim, eles demonstraram que, destes pacientes, 222 (77%) apresentavam adenomas solitários.

Na maior parte destes casos, o adenoma perdido estava em uma zona "padrão". No relatório da Åkerström et al.,[355] 5 de 17 pacientes fizeram esternotomia para um adenoma ectópico, embora a lesão tenha sido identificada ao final em uma localização normal no pescoço. Apenas uma glândula era verdadeiramente intratireoidiana, apesar de 19 lobectomias tireoidianas terem sido realizadas como parte da reexploração.

Na série de Norman e Denham,[357] apenas uma glândula foi encontrada no mediastino, anteriormente ao átrio direito, enquanto duas eram intratireoidianas. Jaskowiak et al.[358] identificaram adenomas no mediastino posterossuperior, especificamente no sulco traqueoesofágico, em 27% dos seus pacientes (59 de 215). Este era o local mais comum de adenoma na primeira falha da exploração. Os autores ressaltaram que tais adenomas estavam quase sempre em justaposição direta com o NLR, talvez sugerindo que a dissecção inadequada inicialmente feita ao redor do nervo contribuiu para o resultado malsucedido. Outros 24,3% dos pacientes tinham adenomas nas posições normais adjacentes à glândula tireoide.[359]

Na série do NIH, o sítio ectópico mais comum foi dentro do timo ou do mediastino e representou 16,7% das neoplasias encontradas.[359] Tal valor é inferior ao de outros relatos de 22% de tumores intratímicos na operação inicial e 38% na reoperação.[360] Uma lesão intratireoidiana foi observada em 10% (22 pacientes) de sua população de estudo. Uma percentagem similar de pacientes tinha glândulas paratireoides não descendentes. As chamadas lesões paratímicas estão situadas na bifurcação da artéria carótida na parte superior do pescoço e representam uma glândula inferior impedida de realizar sua descida a partir da terceira bolsa branquial. Outros locais típicos são as lesões ectópicas dentro da bainha da carótida e do espaço retroesofágico. As localizações ectópicas incomuns são a janela aortopulmonar (2 pacientes), a hipofaringe na base da língua (1 paciente), a parede da nasofaringe perto do septo nasal (1 paciente) e dentro do nervo vago na parte superior do pescoço no nível das vértebras C1/C2 (1 paciente). Três pacientes tiveram lesões implantadas dentro dos músculos infra-hióideos, provavelmente por causa da primeira exploração.[359]

Em pacientes com hiperparatireoidismo secundário, a hiperplasia é a histopatologia esperada. Cattan et al.[360] exploraram 89 pacientes para o hiperparatireoidismo secundário persistente ou recorrente; 53 desses indivíduos foram submetidos à paratireoidectomia subtotal, enquanto 36 tiveram uma paratireoidectomia total com autoenxerto anteriormente. Tais autores identificaram uma hipertrofia do remanescente como a principal causa de recorrência no grupo subtotal. No grupo que sofreu uma paratireoidectomia total, a recorrência foi localizada no autoenxerto em metade dos pacientes. A doença hiperplásica foi identificada no pescoço ou no mediastino na outra metade.

Avaliação Pré-Operatória

Como apenas um adenoma perdido localizado em uma posição "padrão" é responsável pela maior parte dos pacientes que não se curam nos procedimentos iniciais, ter acesso aos registros da exploração original, incluindo a descrição cirúrgica e o relatório da patologia, é essencial. As anotações da operação original podem descrever em detalhes a profundidade da exploração, tal como quais as glândulas paratireoides permaneceram *in situ*, se o NLR foi identificado e completamente esqueletizado, e se todas as áreas "atípicas", mas regionais, foram exploradas. Os laudos devem registrar quais itens histológicos foram identificados (ou seja, se todas as glândulas paratireoides normais foram comprovadas por biópsia). A rigor, todas as quatro glândulas devem ser identificadas antes de classificar uma exploração inicial como negativa.

Não importa o que os relatórios originais cirúrgicos e patológicos afirmam, os cirurgiões endócrinos universalmente concordam que os estudos de imagem pré-operatórios são um componente essencial da cirurgia de reoperação da paratireoide. Várias técnicas invasivas e não invasivas estão disponíveis para a imagem ou a localização das glândulas paratireoides anormais, conforme já discutido.

Risco Operatório na Reexploração

O risco de dano no NLR, uma complicação potencialmente muito problemática, é maior nos pescoços reexplorados do que em explorações iniciais. Em dois grandes estudos, a incidência de paralisia da prega vocal ultrapassou os 6% após a reexploração da paratireoide, em nítido contraste com a taxa extremamente baixa (<1%) depois da exploração bilateral inicial.[361] Embora as abordagens mais limitadas para a reexploração da paratireoide, como a exploração direcionada ou a cirurgia minimamente invasiva guiada por radiação, sejam suscetíveis de resultar em uma redução da incidência de lesão do nervo após a reoperação, o tratamento cirúrgico do pescoço operado estará sempre associado ao aumento do risco. Além de um aumento na incidência de lesão do nervo recorrente, a reexploração traz consigo uma maior probabilidade de hipocalcemia temporária e permanente no pós-operatório.[362] Finalmente, embora a taxa de sucesso para a cirurgia de reoperação da paratireoide possa exceder 90% em mãos experientes, esta continua a ser substancialmente inferior à taxa quase perfeita para o sucesso da cirurgia inicial. Além de reconfirmação do diagnóstico e da preparação cuidadosa do paciente, é importante que os riscos associados à reoperação sejam discutidos abertamente com o paciente.

Estratégia Operatória

A abordagem operatória para a cirurgia de revisão baseia-se em uma revisão dos estudos iniciais de localização e do procedimento operatório. A rigor, o objetivo é remover apenas uma glândula sem uma dissecção extensa. Uma abordagem lateromedial é vantajosa para evitar a cicatriz densa e a fibrose no sulco traqueoesofágico. Nessa abordagem, a dissecção procede medialmente do músculo esternomastóideo superficialmente aos grandes vasos e, em seguida, diretamente para a região que cobre a coluna cervical.

Tal técnica explora o conceito do ângulo viscerovertebral, como descrito por Tenta e Keyes.[363] Esse espaço anatômico potencial é definido como a área delimitada lateralmente pelas estruturas da bainha da carótida, medialmente pela traqueia e o esôfago, anteriormente pela tireoide e posteriormente pela coluna cervical

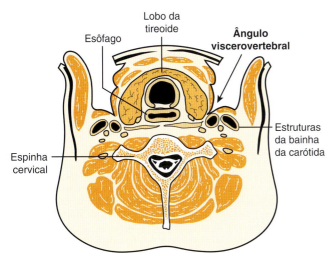

FIGURA 56-10. Abordagem do ângulo viscerovertebral relativa à exploração da paratireoide.

(Fig. 56-10). Ao acessar essa região, o cirurgião pode tirar proveito de um plano de tecido com relativamente pouca vascularização e fibrose. Tal área possibilita que o cirurgião examine o mediastino superior inferiormente, o compartimento retroesofágico medialmente e até o osso hioide superiormente, tudo dentro dos planos de dissecção que se separam com uma liberdade relativa. Embora seja desnecessário na maior parte dos casos, o NLR pode ser identificado e isolado de modo seguro, conforme essa abordagem.

Se uma glândula for suspeita na área retrotireóidea superior, o nervo deve ser identificado, pois ele pode ser lateral a uma glândula superior deslocada medialmente. A maioria dos adenomas escondidos é acessível por meio de uma incisão cervical e pode ser abordada usando esta técnica, que também possibilita a lobectomia da tireoide se houver suspeita de uma glândula intratireoidiana. A situação em que os estudos de localização indicam sua localização no mediastino geralmente exige uma abordagem torácica, seja por esternotomia mediana ou por toracotomia lateral, dependendo da área envolvida dentro do mediastino. Uma glândula aumentada identificada no mediastino anterior geralmente está associada ao timo e pode ser acessada por esternotomia mediana. Tais glândulas são normalmente encontradas no nível da veia inominada dentro do tecido tímico, mas também podem ser encontradas ao lado do arco da aorta ou entre o timo e a pleura.

Se os estudos de localização mostrarem uma glândula mediastínica baseada posteriormente, uma toracotomia lateral ou posterolateral deve ser bastante considerada para evitar tentativas de dissecção através de estruturas críticas no mediastino anterior. Tais glândulas posteriores podem estar na janela aortopulmonar ou na região retroesofágica, e o NLR pode ser lesionado quando se aproxima do mediastino posterior por meio de uma toracotomia lateral esquerda. Apesar do que pode ser interpretado como resultados de localização convincentes, o cirurgião deve estar preparado para realizar uma exploração cervical concorrente se os níveis iniciais de PTH intraoperatórios não confirmarem a remoção de todo o tecido paratireoide hiperfuncional.

O quadro mais problemático a ser enfrentado no pré-operatório é aquele em que não se identifica qualquer local suspeito. Nesta situação, a cirurgia de reoperação para o hiperparatireoidismo é potencialmente menos bem-sucedida e com maior risco de morbidade. A falha na localização geralmente exige uma exploração cervical bilateral que, de maneira abrangente e metódica, aborda todos os potenciais locais que possam abrigar uma glândula ou glândulas despercebidas. É necessária uma abordagem sistemática ordenada para a reexploração nestas circunstâncias para localizar a glândula ou as glândulas escondidas e limitar a morbidade.

A ordem em que as regiões são abordadas pode variar de acordo com o cirurgião, mas é importante que todas as áreas potenciais sejam acessadas para aumentar a probabilidade de sucesso e evitar uma reexploração malsucedida. A abordagem preferida é a de explorar cada lado pelo ângulo viscerovertebral através de uma orientação lateromedial. As regiões de dissecção são abordadas em uma ordem específica. O mediastino anterossuperior é dissecado em primeiro lugar, com uma atenção especial ao ligamento tireotímico e à região do sulco traqueoesofágico. A timectomia cervical, se não for realizada durante a cirurgia inicial, é completada neste momento. A dissecção então se volta para a região retroesofágica retrofaríngea, onde a dissecção romba dentro do espaço pré-vertebral possibilita a exploração digital superiormente na parte de cima da cartilagem cricóidea e inferiormente no mediastino posterior. Muitas vezes, as glândulas aumentadas nesse plano anatômico podem ser sentidas antes de elas serem vistas usando essas técnicas. Em seguida, o lobo tireoidiano é mobilizado, possivelmente, truncando o pedículo vascular superior para girar a glândula anteromedialmente, para que a cápsula posterior da tireoide possa ser analisada de perto, em busca de uma glândula paratireoide lobulada e entrelaçada sob a fáscia capsular. Assim, a bainha da carótida é aberta a partir do mediastino superior ao osso hioide e cuidadosamente inspecionada.

Na falta de identificação no lado explorado pela primeira vez, a dissecção contralateralmente ocorre da mesma maneira. Se a exploração bilateral não conseguir identificar a glândula doente, uma lobectomia da tireoide ou uma lobotomia costumam ser realizadas no lado suspeito de abrigar a glândula não encontrada. Durante estas manobras, é importante registrar cuidadosamente todos os tecidos paratireoidianos normais encontrados ou, se as glândulas não forem identificadas, a glândula paratireoide que supostamente está faltando é indicada pela sua posição.

Se todas as manobras descritas anteriormente forem malsucedidas na identificação da glândula ausente, o procedimento é finalizado, e as demais medidas são realizadas para identificar a posição da glândula por estudos de imagem e possivelmente angioinvasivos. A exploração do mediastino costuma ser adiada diante desse quadro, predominantemente por causa da falta de localização.

CIRCUNSTÂNCIAS ESPECIAIS

Considerações Sobre os Níveis do Hormônio da Paratireoide

A utilidade do PTH intraoperatório é tão valiosa quanto a adequação de sua aplicação. Como os pacientes com hiperparatireoidismo primário são diagnosticados e avaliados para a cirurgia no início do curso da doença, existe a possibilidade de que as variações nos níveis basais do PTH influenciem os perfis de degradação do PTH e a precisão do teste. Às vezes, a interpretação dos níveis de PTH intraoperatórios é confundida com "picos" de PTH não reconhecidos, de modo que os valores pré-excisão variavelmente podem exceder os níveis basais ou pré-incisão. Foi postulado que tais diferenças agudas nos níveis de PTH ocorrem a partir de várias etiologias, como problemas técnicos com o desempenho do ensaio, alterações agudas no estado renal, influências farmacológicas e manipulação da glândula antes da excisão. Na maioria dos casos, quando os problemas técnicos do ensaio são excluídos, a manipulação da glândula hiperfuncionante antes da ressecção parece apresentar a explicação mais plausível para estes picos. Riss et al.[364] observaram que um atraso substancial na degradação do PTH de mais de 10 minutos após a ressecção em pacientes mostra picos de PTH que se devem possivelmente à manipulação da glândula antes da excisão. Este estudo e nossa própria experiência confirmam a importância de reconhecer os picos de PTH e de reagir a eles, postergando as medições pós-excisão do PTH em 20 a 25 minutos. Um declínio subliminar (<50%) além desse intervalo deve levar a uma exploração maior. Os picos de PTH podem ser mais bem reconhecidos por comparação dos valores pré-excisão com os basais obtidos antes da cirurgia, desde que o mesmo laboratório seja utilizado para ambas as determinações.

Um resultado que pode gerar frustração e ansiedade consideráveis é um nível elevado de PTH em um paciente normocalcêmico após uma cirurgia curativa da paratireoide. Aproximadamente 20% (e talvez mais) dos pacientes que conseguem alcançar uma normocalcemia após a cirurgia da paratireoide, durante a qual a determinação intraoperatória do PTH previa uma ressecção curativa, têm níveis persistentemente elevados de PTH no pós-operatório. Foi postulado que tal fenômeno ocorre como resultado do desenvolvimento de hiperparatireoidismo secundário em resposta a um nível de cálcio sérico que muda rapidamente, que é variavelmente explicado por deficiência de vitamina D, alterações na função renal ou resistência periférica ao PTH.[365,366] Em um quadro de normocalcemia após a cirurgia curativa da paratireoide, os níveis de PTH obtidos no pós-operatório não parecem melhorar o valor preditivo dos níveis de PTH intraoperatório. Outras elevações nos níveis de PTH nesses pacientes no pós-operatório não indicam falha operacional na maioria dos pacientes, nos quais os níveis de PTH intraoperatórios previam uma ressecção curativa.[365]

Um crescente grupo de evidências sugere que existe uma disparidade no valor preditivo do PTH intraoperatório entre pacientes com níveis basais baixos e altos de PTH determinados antes do tratamento. Tal evidência indica que os pacientes com níveis basais de PTH mais baixos podem não experimentar um declínio previsível nos níveis hormonais do que se pensava ser uma cirurgia curativa. Isso sugere que esse grupo de pacientes pode estar sob risco de doença multiglandular não reconhecida.

O conceito de que a cinética da curva de decaimento do PTH relacionada com o tempo pode discriminar a doença simples da doença multiglandular e que esta talvez seja influenciada pelos níveis de PTH basais foi investigado por Miller et al.[367] Foram pesquisados dois grupos de pacientes: aqueles com níveis de PTH indexados superiores (valores basais altos) e inferiores (valores basais baixos) a 100 pg/mL. Usando a análise da inclinação da curva de decaimento do PTH e dois pontos de tempo para cada grupo individualmente e combinados, os dados foram gerados e correlacionados com os achados patológicos (p. ex., doença uniglandular contra multiglandular) e, em seguida, comparados com os resultados aritméticos padronizados (regra dos 50%). Esse estudo produziu dois resultados importantes com relação aos pacientes com níveis hormonais basais baixos (<100 pg/mL): em primeiro lugar, que a degradação de 50% foi menos válida na confirmação da doença uniglandular; e, segundo, que a doença multiglandular foi mais prevalente em pacientes com valores basais baixos.

Um dos autores (P.K.P) analisou uma série de 304 pacientes tratados cirurgicamente para o hiperparatireoidismo primário e os categorizou nos grupos de PTH basal baixo (< 100 pg/mL) e PTH basal alto (>100 pg/ml) com base nos níveis de PTH obtidos antes de iniciar o tratamento. Observou-se que 20% do grupo de valores basais baixos (n=146) tiveram uma doença multiglandular em comparação com 8% do grupo valores basais altos (n=158). Não houve uma diminuição significativa (> 50%) no PTH em 15% do grupo com valores basais baixos, enquanto apenas 6% do grupo de valores basais altos apresentaram um declínio subótimo. Mais importante ainda, o declínio ótimo no nível de PTH intraoperatório não sinalizou consistentemente a doença uniglandular no grupo de valores basais baixos, no qual 21 pacientes apresentaram a doença multiglandular apesar da degradação intraoperatória de PTH superior a 50%. Com base nestas investigações, parece que a variabilidade nos níveis basais de PTH pode influenciar o valor preditivo da determinação intraoperatória do hormônio. Os pacientes com níveis basais de PTH baixos parecem estar sob maior risco de apresentar a doença multiglandular e não mostram consistentemente uma cinética de degradação de PTH intraoperatória que são preditivos de cuidados cirúrgicos.

Exploração Mediastínica

Acredita-se que as glândulas paratireoides ectópicas localizadas dentro do mediastino e abaixo do nível do timo sejam as responsáveis pela pequena percentagem (0,2%) de todas as glândulas anormalmente localizadas.[368] No entanto, Wang[369] e Norton[370] demonstraram que uma proporção mais substancial de adenomas ectopicamente localizados, 18[369] e 20%,[370] se localiza no mediastino e só é acessível por meio de uma abordagem do mesmo. Essas glândulas paratireoides inferiores estão associadas em quase todas as circunstâncias com o timo, com o qual elas descem durante o desenvolvimento embrionário.

Os estudos de localização que, em combinação, corroboram e especificam o local do mediastino são necessários antes de se iniciar a exploração. Na experiência da maioria dos pesquisadores, a imagiologia com Tc 99m sestamibi com ressonância magnética representa a combinação ideal de imagiologia fisiológica e anatômica para a localização (Fig. 56-11).

As técnicas disponíveis para o mediastino envolvem abordagem substernal transcervical com timectomia, usando retração anterior do esterno para as glândulas do mediastino superior; esternotomia mediana, com abordagem direta para os compartimentos do mediastino inferior e médio anterior; toracotomia posterolateral para glândulas seletivas localizadas posteriormente no compartimento mediastínico inferior; e dissecção mediastínica endoscópica e minimamente invasiva para uma exploração focada seletivamente.[371] A maioria das glândulas é abordada por meio de uma esternotomia mediana, devido à capacidade de esta técnica tratar com segurança

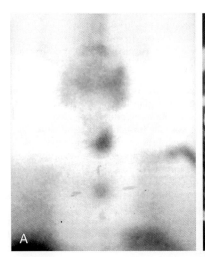
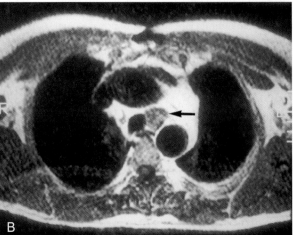

FIGURA 56-11. Escaneamento com tecnécio 99m sestamibi (**A**) e escaneamento por imagem de ressonância magnética (RM) (**B**) em um paciente com um adenoma paratireóideo mediastínico. A área de captação nuclear observada no escaneamento sestamibi correlaciona-se anatomicamente com o nódulo mostrado na janela aortopulmonar na RM (*seta*). O adenoma foi removido através de uma toracotomia lateral esquerda.

várias áreas dentro do mediastino e na região cervical inferior imediatamente posterior às cabeças claviculares e ao manúbrio. Tal técnica também possibilita a visualização ininterrupta de ambos os NLR, o que impede a lesão acidental dessas estruturas dentro do mediastino. Os adjuntos cirúrgicos que podem auxiliar na localização intraoperatória de adenomas, e que podem ser utilizados após a esternotomia mediana, são a ultrassonografia intraoperatória e o *gama probe* após a injeção pré-operatória de sestamibi.

Dispositivo de Detecção da Radiação Gama

A exploração cirúrgica minimamente invasiva utilizando um dispositivo de detecção de radiação gama foi desenvolvida e defendida por Norman et al.[241] para auxiliar e acelerar ativamente a cirurgia inicial para o adenoma da paratireoide (veja o tópico sobre localização intraoperatória).[368] Tal metodologia explora as características de absorção nuclear do adenoma da paratireoide no que diz respeito ao Tc 99m sestamibi e explora a capacidade do *gama probe* de localizar estas glândulas no pescoço intraoperatoriamente.

Tal técnica foi aplicada por um dos autores (P.K.P) na exploração do mediastino após a esternotomia com resultados satisfatórios. Apesar da absorção do sestamibi pelo tecido do miocárdio, a radioatividade de fundo dentro do mediastino parece ser menor do que a do tecido da tireoide, o que facilita uma dissecção focada com o mínimo de alteração das estruturas em torno do mediastino. A reoperação para a doença multiglandular no hiperparatireoidismo secundário e terciário tem sido auxiliada pelo uso do *gama probe* quando há glândulas supranumerárias. Em um exemplo notável desta série, três glândulas paratireoides adicionais, duas cervicais e uma mediastínica, foram recuperadas em um paciente com hiperparatireoidismo terciário que anteriormente havia sido submetido a uma paratireoidectomia das quatro glândulas registrada durante a preparação para o transplante renal de doador falecido. O *gama probe* foi fundamental na identificação de uma das glândulas cervicais e uma glândula do mediastino, que era a única glândula paratireoide localizada precisamente na imagem inicial com sestamibi. O *gama probe* também pode ser aplicado para a remoção de tecido paratireoide hiperfuncional autoenxertado no antebraço na condição de hiperparatireoidismo secundário ou terciário.

Carcinoma da Paratireoide

O carcinoma da paratireoide é relatado como sendo a causa de hiperparatireoidismo primário em apenas 0,1 a 4% dos indivíduos afetados.[368-371] O carcinoma da paratireoide ocorre com igual frequência em pacientes masculinos e femininos. Em contraste, os adenomas de paratireoide ocorrem mais frequentemente em pacientes do sexo feminino.[372] A epidemiologia do carcinoma da paratireoide oferece poucas pistas sobre sua etiologia e sua patogênese. O desenvolvimento do câncer das glândulas paratireoides tem sido associado à insuficiência renal crônica e à diálise,[373-375] às síndromes do hiperparatireoidismo familiar como a NEM-1 e a NEM-2A e à síndrome hereditária do hiperparatireoidismo relacionado com o tumor da mandíbula.[376] O último é caracterizado por adenomas das paratireoides, tumores fibro-ósseos recorrentes da mandíbula e tumores de Wilms.[376]

Geralmente, os pacientes com câncer da paratireoide têm níveis mais elevados de cálcio no soro, níveis mais elevados de PTH intacto e alterações metabólicas mais profundas do que os pacientes com adenoma ou hiperplasia das paratireoides. Aproximadamente 70% dos pacientes com carcinoma da paratireoide têm níveis de cálcio no soro superiores a 14 mg/dL e níveis de PTH intacto, pelo menos, cinco vezes o limite superior do normal.[377-381] Aproximadamente 80% dos pacientes com câncer da paratireoide ou são sintomáticos ou têm alguma anormalidade metabólica associada à doença, e 40% apresentavam um tumor cervical palpável.[377,379] Tal achado contrasta com a apresentação em pacientes com causas benignas de hiperparatireoidismo; 50% desse grupo é de assintomáticos no momento do diagnóstico, e a presença de um tumor cervical é rara.

É impossível fazer um diagnóstico pré-operatório definitivo de carcinoma de paratireoide; as manifestações metabólicas do câncer da paratireoide se sobrepõem às manifestações do adenoma da paratireoide. Um alto índice de suspeita de carcinoma da paratireoide deve ser mantido, no entanto, especialmente em pacientes com níveis de cálcio sérico maior que 14 mg/dL e um tumor cervical palpável.[377,379,381] A paralisia do NLR que se manifesta em um paciente com hiperparatireoidismo também é altamente sugestiva de câncer da paratireoide.[382]

O tratamento definitivo do câncer da paratireoide é a ressecção em bloco do tumor e das áreas de potencial invasão local e/ou metástases regionais. O câncer da paratireoide metastatiza com frequência no compartimento central do pescoço e, normalmente, apresenta um histórico natural marcado pela hipercalcemia recorrente. O desempenho do procedimento cirúrgico apropriado durante a operação inicial é fundamental e um dos fatores prognósticos mais importantes no câncer da paratireoide.[383] A integridade da cápsula da paratireoide deve ser mantida durante a dissecção fazendo-se uma ressecção em bloco dos conteúdos do pescoço central ipsilateral, como o lóbulo da tireoide e dos tecidos moles traqueoesofágicos e linfáticos.[384] Estruturas como o NLR, a parede do esôfago e os músculos infra-hióideos podem exigir sacrifício, se o tumor aderir a eles. Tal sacrifício reduz o risco de extravasamento tumoral e de recorrência local. O maior controle local obtido com a ressecção do NLR supera a complicação da paralisia das pregas vocais, que pode ser tratada por procedimentos de reabilitação fonocirúrgica.

A dissecção do compartimento central do pescoço (nível 6 e possivelmente nível 7) junto com a ressecção dos tecidos moles no mediastino anterossuperior é importante para organizar adequadamente qualquer envolvimento de linfonodos não diretamente palpáveis durante a cirurgia inicial. A metástase linfática lateral à veia jugular é rara no câncer da paratireoide durante a apresentação inicial.[377] Uma dissecção radical modificada (esvaziamento cervical) profilática ou seletiva dos níveis 1 a 5 geralmente não é recomendada. Reserva-se a dissecção cervical para pacientes com metástase linfonodal detectada por radiologia ou por exame clínico, na cadeia jugular ou para pacientes com invasão maciça de partes moles das estruturas laterais do pescoço.

Apesar de a cura após a ressecção do carcinoma recorrente da paratireoide ser rara, recomenda-se a ressecção agressiva da recorrência local para controlar a hipercalcemia grave. Os pacientes

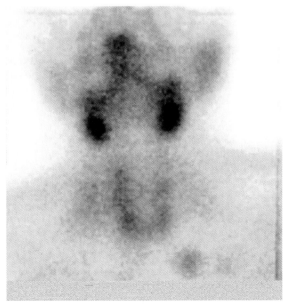

FIGURA 56-12. Imagem de tecnécio 99m sestamibi mostrando uma captação tardia no mediastino superior esquerdo em um paciente com carcinoma paratireóideo recorrente.

PARTE V | CIRURGIA DE CABEÇA E PESCOÇO E ONCOLOGIA

selecionados conseguem intervalos prolongados, livres de doença, após um ou mais procedimentos cirúrgicos para a recidiva no pescoço ou no mediastino anterossuperior.[385]

Além da abordagem para a cirurgia inicial do carcinoma da paratireoide e a recorrência local, tem sido defendida uma abordagem cirúrgica agressiva para o câncer da paratireoide metastático para controlar a hipercalcemia significativa. Obara et al.[384] relataram a ressecção pulmonar para a metástase do câncer da paratireoide, em que 32% dos pacientes operados conseguiram uma redução significativa nos níveis séricos de cálcio total e 14% alcançaram uma sobrevivência prolongada que variou de 9 a 30 anos. A cirurgia para o câncer da paratireoide localmente recidivado pode ser guiada por estudos de localização pré-operatórios para definir melhor a extensão e a localização da recidiva (Fig. 56-12). Contudo, esses estudos devem ser interpretados com cautela, pois nem todos os focos de tumor podem ser detectados e, em pacientes com níveis muito elevados de PTH intacto, lesões ósseas benignas (tumores marrons) podem mimetizar as metástases.[386-390]

A baixa incidência do câncer da paratireoide tornou difícil estudar a atuação da radiação e da quimioterapia. Um relatório emitido pelo National Cancer Database descreveu o uso da RT em combinação com a cirurgia em menos de 7% dos 286 casos incluídos.[372] Alguns relatórios têm defendido a importância da ressecção em bloco completa seguida de RT para aumentar o controle local.[391,392] No entanto, os resultados desses relatórios devem ser moderados pela constatação de que os pacientes nessas séries podem não ter tido uma doença avançada mal removida, um achado que caracterizava as investigações nas quais a RT foi considerada como um fator que piorou o prognóstico para o câncer da paratireoide.

A quimioterapia tem um papel muito limitado no tratamento do câncer da paratireoide. Foram observadas algumas respostas à terapia com uma combinação de fluorouracila, ciclofosfamida, dacarbazina e a combinação de metotrexato, doxorrubicina, ciclofosfamida e lomustina. No entanto, tais agentes não foram administrados em um ambiente controlado e o número de pacientes era extremamente reduzido.[393,394]

HIPERPARATIREOIDISMO DURANTE A GRAVIDEZ

O hiperparatireoidismo durante a gravidez é raro, e as mulheres grávidas geralmente representam uma pequena fração do número total de pacientes tratados com essa doença.[395] Tal como nas pacientes não grávidas, um único adenoma da paratireoide é a causa mais provável de hiperparatireoidismo, embora a hiperplasia e o carcinoma tenham sido relatados.[396-398]

Durante a gravidez, o transporte de cálcio através da placenta fornece um grau de proteção contra a hipercalcemia na mãe.[396] Grandes quantidades de cálcio deprimem a função da paratireoide fetal e resultam em hipoparatireoidismo fetal. Após o parto, quando o cálcio materno não está disponível, a tetania neonatal desenvolve-se como uma consequência da hipercalcemia; este é o sinal inicial mais comum do hiperparatireoidismo materno na gravidez.[398] Outras complicações fetais descritas em mães com hiperparatireoidismo são aborto espontâneo, prematuridade, restrição de crescimento intrauterino e natimorto.[395] Embora muitas mulheres grávidas sejam assintomáticas, os sintomas iniciais de hiperparatireoidismo durante a gravidez podem envolver fraqueza muscular, sintomas abdominais, desorientação, coma e morte.[397]

Tem sido mostrado que o risco de complicações obstétricas é significativamente maior em mulheres que não se submetem à cirurgia para o hiperparatireoidismo durante a gravidez.[397] Alguns pesquisadores acreditam que a hipocalcemia neonatal é transitória e tratável, e a doença materna pode ser clinicamente controlada com sucesso, quando o diagnóstico já é conhecido.[398,399] A opinião contrária é que, independentemente da gravidade do complexo de sintomas, todas as pacientes grávidas com hiperparatireoidismo devem ser submetidas à exploração do

pescoço para evitar a variedade de potenciais complicações maternas e fetais.[400]

Parece haver um acordo uniforme de que, em pacientes gravemente sintomáticos, a cirurgia não deve ser adiada até depois do parto. A rigor, o período seguro para a paratireoidectomia é o segundo trimestre, quando as probabilidades de perda da gravidez ou de parto prematuro em consequência da intervenção cirúrgica são mínimas.[400] Se o diagnóstico for feito durante o terceiro trimestre, a exploração da paratireoide geralmente pode ser adiada para depois do parto. A hipercalcemia pré-operatória pode ser controlada com sucesso com líquidos, diuréticos e fosfato administrado por via oral. A plicamicina, um agente antineoplásico, deve ser evitada durante a gravidez, pois é altamente tóxica para medula óssea, fígado e rins fetais. Os casos mais graves de hipercalcemia podem exigir hemodiálise para o controle e a estabilização adequada.[396]

TRATAMENTO CLÍNICO DO HIPERPARATIREOIDISMO

Pode ser necessário considerar a terapia clínica em pacientes selecionados com hiperparatireoidismo. Isso envolve os indivíduos que uma comorbidade significativa pode colocar em situação de risco significativo de complicações como consequência da exploração cirúrgica e aqueles com carcinoma de paratireoide não removível e hipercalcemia descontrolada. A consideração para o tratamento clínico deve ser ponderada em relação ao complexo de sintomas do paciente, idade, condição clínica geral e estado de saúde. Alguns tratamentos clínicos podem ser utilizados na hipercalcemia. A expansão do volume intravascular por hidratação e administração de diuréticos de alça deve aumentar a excreção urinária de cálcio. Os fármacos que reduzem a reabsorção osteoclástica do osso – tais como os bisfosfonatos, a calcitonina e a plicamicina – podem ser usados em vários cenários clínicos.

O tipo de tratamento utilizado geralmente depende da gravidade da hipercalcemia e do quadro clínico resultante. Em pacientes que não preenchem nenhum dos critérios para a cirurgia, e na ausência de quaisquer circunstâncias que possam tornar o paciente inadequado para o acompanhamento clínico como atualmente aceito, nenhum tratamento é recomendado, exceto ter uma hidratação adequada, evitar diuréticos tiazídicos e adotar a imobilização. Os estrogênios têm uma vantagem teórica vantagem de reduzir potencialmente o cálcio sérico e proporcionam efeitos ósseos benéficos, conhecidos na prevenção da osteoporose, em mulheres na pós-menopausa. O potencial para o desenvolvimento de doenças malignas do útero e da mama com o uso de estrogênio limita a praticidade dessa abordagem para reduzir os níveis de cálcio. Além disso, o estrogênio pode aumentar os níveis de PTH. Considerando essas variáveis, o estrogênio deve ser usado com cautela, e, se estrogênio for necessário para controlar os níveis de cálcio, a exploração cirúrgica deve ser mais fortemente considerada.

Para pacientes nos quais os níveis de cálcio são de 12 mg/dL ou menos, o aumento da excreção urinária de cálcio deve ser a abordagem inicial. A maioria dos pacientes nesta categoria têm depleção de volume devido à perda de água que resulta da hipercalciúria. A correção de volume com a ingestão oral adequada de sal e líquidos corrige mais frequentemente o nível sérico de cálcio. A diurese deve ser implementada com cuidado nestes pacientes, pois o uso de diuréticos pode agravar a depleção de volume e pode exacerbar a hipercalcemia. Se a diurese for garantida para melhorar a calciúria, podem ser utilizados diuréticos de alça, como a furosemida. Os compostos tiazídicos, que podem prejudicar a hipercalcemia, devem ser evitados.

A utilização de sais de fosfato orais tem sido defendida no tratamento da hipercalcemia leve em situações controladas.[401] Tal abordagem pode reduzir os níveis séricos de cálcio em 1 mg/dL por meio de uma série de mecanismos complexos, que envolvem a diminuição da absorção de cálcio a partir do intestino, a diminuição na circulação de 1,25-di-idroxivitamina D e a redução recíproca de cálcio sérico através de um aumento nos níveis séricos de fósforo. Os bisfosfonatos estão entre os inibidores mais eficazes da reabsorção óssea e podem ser oferecidos como uma alternativa no tratamento da hipercalcemia leve causada por hiperparatireoidismo primário, mas até agora eles não forneceram uma redução substancial nos níveis séricos de cálcio.[402] No entanto, a evidência clínica mais recente sugere que a dose de alendronato (10 mg/dia) para a osteoporose pós-menopausa reverte de maneira eficaz a perda óssea no hiperparatireoidismo.[403] Foi descrito que o alendronato aumenta a densidade do osso dentro de 1 ano em mais de 5% na coluna vertebral, que é semelhante ao seu efeito na osteoporose pós-menopausa. Pode-se inferir que a perda óssea associada ao hiperparatireoidismo pode ser controlada por meio do tratamento com bisfosfonatos. Assim, este tratamento pode proteger o osso em casos em que a cirurgia é contraindicada.

O tratamento clínico a longo prazo da hipercalcemia continua a ser problemático em pacientes com hiperparatireoidismo leve ou naqueles em que a cirurgia pode acarretar riscos inaceitáveis. A redução direta dos níveis de PTH, através da manipulação dos receptores sensíveis ao cálcio nas células da paratireoide, deu início a uma nova classe de medicamentos chamados agentes calcimiméticos.[404,405] Tais agentes atuam em nível do receptor de cálcio da célula paratireoide como uma proteína G, de modo que, quando acoplados com o receptor, o complexo receptor-proteína G reconhece o cálcio como o seu ligante.[406] Na presença do cálcio extracelular aumentado, o complexo receptor é ativado, o que resulta em um sinal celular através de uma via de transdução de sinal da proteína G para aumentar o cálcio intracelular, o que inibe a secreção de PTH. Um destes agentes calcimiméticos sob investigação é o R-568, que aumenta o cálcio citoplasmático e reduz a secreção de PTH *in vitro*.[405] Outros experimentos avaliaram mulheres na pós-menopausa com hiperparatireoidismo primário, nas quais a administração de R-568 resultou em diminuição da secreção de PTH e redução nas concentrações de cálcio no soro.[404] Ensaios clínicos maiores são necessários para esclarecer ainda mais o potencial terapêutico destes compostos calcimiméticos, mas parece que eles podem oferecer uma alternativa terapêutica à paratireoidectomia no tratamento a longo prazo da hipercalcemia, especialmente em pacientes com hiperparatireoidismo leve e naqueles nos quais a cirurgia é contraindicada ou impossível (ou seja, carcinoma da paratireoide).

RESUMO

O tratamento do hiperparatireoidismo exige uma abordagem completa e metódica para o diagnóstico, a avaliação e a preparação do paciente e o desenvolvimento de uma estratégia terapêutica abrangente. Avanços na imagiologia nuclear e na capacidade de avaliar o nível sérico de PTH rapidamente possibilitaram que a abordagem cirúrgica original se tornasse mais precisamente direcionada, mais refinada e menos extensa, o que levou a melhorias nos resultados e reduções no tempo de tratamento, morbidade e custo. Embora essas mudanças tenham revolucionado a maneira pela qual os cirurgiões abordam as doenças das glândulas paratireoides, elas podem não ser universalmente aplicáveis e não devem servir como um substituto para uma base de conhecimento bem fundamentado e tradicional em embriologia, anatomia e técnica cirúrgicas. A maioria dos pacientes com hiperparatireoidismo que se submetem ao tratamento cirúrgico vai se beneficiar metabolicamente e sintomaticamente.

Para consultar a lista completa de referências, acesse www.expertconsult.com.

LEITURA SUGERIDA

Akerstrom G, Malmaeus J, Bergstrom R: Surgical anatomy of human parathyroid glands. *Surgery* 95:14, 1984.

Arnold A, Staunton C, Kim H, et al: Monoclonality and abnormal parathyroid hormone genes in parathyroid adenomas. *N Engl J Med* 318:658–662, 1988.

Bilezikian JP, Potts JT, Jr, Fuleihan Gel-H, et al: Summary statement from a workshop on asymptomatic primary hyperparathyroidism: a perspective for the 21st century. *J Clin Endocrinol Metab* 87:5353–5361, 2002.

Chen H, Mack E, Starling J, et al: A comprehensive evaluation of perioperative adjuncts during minimally invasive parathyroidectomy. *Ann Surg* 242:375–383, 2005.

Gao P, Scheibel S, D'Amour P, et al: Development of a novel immunoradiometric assay exclusively for biologically active whole parathyroid hormone 1-84: implications for improvement of accurate assessment of parathyroid function. *J Bone Miner Res* 16:605–614, 2001.

Genc H, Morita E, Perrier N, et al: Differing histologic findings after bilateral and focused parathyroidectomy. *J Am Coll Surg* 196:535–540, 2003.

Grant C, Thompson G, Farley D, et al: Primary hyperparathyroidism surgical management since the introduction of minimally invasive parathyroidectomy. *Arch Surg* 140:472–479, 2005.

Grimelius L, Akerstrom G, Johansson H, et al: Anatomy and histopathology of human parathyroid gland. *Pathol Annu* 16:1, 1981.

Haustein S, Mack E, Starling J, et al: The role of intraoperative parathyroid hormone testing in patients with tertiary hyperparathyroidism after renal transplantation. *Surgery* 138:1066–1071, 2005.

Irvin GL, Dembrow VD, Prudhomme DL, et al: Clinical usefulness of an intraoperative "quick parathyroid hormone" assay. *Surgery* 114:1019, 1993.

Jaskowiak N, Norton J, Alexander R, et al: A prospective trial evaluating a standard approach to re-operation for missed parathyroid adenoma. *Ann Surg* 224:308–322, 1996.

Jaskowiak N, Sugg S, Helke J, et al: Pitfalls of intraoperative quick parathyroid hormone monitoring and gamma probe localization in surgery for primary hyperparathyroidism. *Arch Surg* 137:659–669, 2002.

Lee N, Norton J: Multiple-gland disease in primary hyperparathyroidism. *Arch Surg* 137:896–900, 2002.

Miccoli P, Berti P, Conte M, et al: Minimally invasive video-assisted parathyroidectomy: lesson learned from 137 cases. *J Am Coll Surg* 191:613–618, 2000.

Mundy GR, Guise TA: Hormonal control of calcium homeostasis. *Clin Chem* 45:1347–1352, 1999.

Riss P, Kaczirek K, Bieglmayer C, et al: PTH spikes during parathyroid exploration—a possible pitfall during PTH monitoring? *Langenbecks Arch Surg* 392:427–430, 2007.

Rothmund M, Wagner PK, Schark C: Subtotal parathyroidectomy versus total parathyroidectomy and autotransplantation in secondary hyperparathyroidism: a randomized trial. *World J Surg* 15:745, 1991.

Sackett W, Barraclough B, Reeve T, et al: Worldwide trends in the surgical treatment of primary hyperparathyroidism in the era of minimally invasive parathyroidectomy. *Arch Surg* 137:1055–1059, 2002.

Shane E: Clinical review 122: parathyroid carcinoma. *J Clin Endocrinol Metab* 86:485–493, 2001.

Silverberg SJ, Shane E, Jacobs TP, et al: A 10 year prospective study of primary hyperparathyroidism with or without parathyroid surgery. *N Engl J Med* 341:1249–1255, 1999.

Talpos G, Bowe H, III, Kleerekoper M, et al: Randomized trial of parathyroidectomy in mild asymptomatic primary hyperparathyroidism: patient description and effects on the SF-36 health survey. *Surgery* 128:1013–1021, 2000.

Thompson NW: Surgical anatomy of hyperparathyroidism. In Rothmund M, Wells SA, Jr, editors: *Parathyroid surgery*, Basel, 1986, Karger, p 59.

Wells SA, Jr, Farndon JR, Dale JK, et al: Long-term evaluation of patients with primary parathyroid hyperplasia managed by total parathyroidectomy and heterotopic autotransplantation. *Ann Surg* 192:451–456, 1980.

Yen T, Wilson SD, Krzywda EA, et al: The role of parathyroid hormone measurements after surgery for primary hyperparathyroidism. *Surgery* 140:665–674, 2006.

Yoshimoto K, Yamasaki R, Hideki S, et al: Ectopic production of parathyroid hormone by small cell lung cancer in a patient with hypercalcemia. *J Clin Endocrinol Metab* 68:976, 1989.

Índice

As páginas seguidas por "f" indicam figuras, por "t", tabelas e por "q", quadros.

A

AAO.HNS. *Ver* American Academy of Otolaryngology – Head and Neck Surgery
AAT. *Ver* Anticorpos antitireoglobulina
Ablação
    para câncer glótico inicial, 787-788
    radiofrequência. *Ver* Ablação por radiofrequência
Ablação por radiofrequência (ARF), de língua, para SAOS, 167
Abóbada cartilaginosa, rinoplastia de, 251-254
    acesso do esqueleto nasal em, 252-253, 253f
    deformidade *pollybeak*, 253, 253f
    em homens, 251, 252f
    em mulheres, 251, 252f
    enxertos propagadores para, 253-254, 254f
Abóbada óssea,
    rinoplastia de, 255-258
        estreitamento de nariz com osteotomias, 255-258, 256f-257f
        redução de perfil ósseo, 255, 255f
Abordagem do pescoço central, para neoplasmas da glândula tireoide, 922
Abordagem endoscópica transnasal dos seios paranasais, 395
Abordagem parasselar, para cirurgia transnasal auxiliada por endoscopia da base do crânio anterior, 1438f-1439f, 1439
Abordagem RADPLAT, 829
Abordagem transclival, para cirurgia transnasal da base anterior do crânio assistida por endoscopia
    abordagem para *clivus* e seio cavernoso, 1439-1441, 1440f-1441f
    acesso ao ápice petroso, 1441, 1442f
Abordagem transcoclear, para fossa posterior
Abordagem transcribriforme, para cirurgia transnasal da base anterior do crânio assistida por endoscopia, 1441-1442, 1443f
Abordagem transelar, para cirurgia transnasal da base anterior do crânio assistida por endoscopia, 1438f-1439f, 1439
Abordagem transesfenoidal, por cirurgia transnasal da base anterior do crânio assistida por endoscopia, 1437-1439
    acesso transeptal, 1437, 1438f
    acesso transetmoidal, 1439, 1440f
    acesso transnasal direto, 1437, 1437f-1438f
    acesso transnasal transeptal, 1437, 1439f
Abordagem transmaxilar transpterigóidea infratemporal, para cirurgia transnasal da base anterior do crânio assistida por endoscopia, 1443-1444, 1445f

Abordagem transnasal, para cirurgia transnasal da base anterior do crânio assistida por endoscopia, 1437-1444
Abordagem transnasal da base anterior do crânio assistida por endoscopia
    abordagem da junção craniocervical para, 1444, 1446f
    abordagens combinadas, 1444
    abordagens transelar e parasselar para, 1438f-1439f, 1439
    abordagens transnasais para, 1437-1444
    avaliação pré-operatória para, 1434-1435, 1436f
    complicações com, 1445-1447
    cuidados pós-operatórios para, 1445
    instrumentação para, 1436, 1436f
    reconstrução para, 1445
    técnica operatória para, 1435, 1436f
Abordagem transoral, para neoplasias de orofaringe
    laser. *Ver* Microcirurgia a *laser* transoral
Abordagem transtubercular transplano, para cirurgia transnasal assistida por endoscopia da base anterior do crânio, 1442, 1444f
ABR. *Ver* Potencial Evocado Auditivo de Tronco Encefálico (PEATE)
Abscesso
    espaço mastigatório, imagem do, 54, 53f
    espaço sublingual, imagem do, 58, 57f
    retrofaríngeo, imagem de, 61f
    tonsilar, imagem de, 49, 48f
Abscesso epidural, com otite média, 1569
Abscesso tonsilar, imagem de, 49
Acalasia, 519t, 523-525, 524f-525f
Aceleradores lineares
    para tumores da base do crânio, 880-881
Acetaminofeno (APAP)
    pós-adenotonsilectomia, 1496
Acetazolamida, para enxaqueca, 1359
ACI. *Ver* Artéria carótida interna
Aciclovir, para esofagite, 538
Acidente vascular cerebral
    manifestações orais de, 146
    traqueotomia para, 21-22
Ácido 13-cis-retinoico (13-cRA), para a prevenção do câncer de laringe, 752-753
Ácido algínico, para DRGE, 530
Ácido retinoico, para prevenção do câncer de laringe, 752-753
Ácido valproico
    para enxaqueca, 1359
Acondroplasia
    SAOS pediátrica e, 1493
Acoplamento acústico, 982
Acoplamento ossicular, 982
ACP. *Ver* Ângulo pontocerebelar
Actinomicose
    com doença de glândula salivar em crianças, 1644-1645

de glândulas salivares, 599
    infecções odontogênicas e profundas de pescoço, 91, 91f
    manifestações laríngeas e traqueais de, 140
Acuidade visual dinâmica, 1323
Adenocarcinoma
    de células basais, de glândulas salivares, 637
    de seios paranasais, 565, 569f
    esofágico, 533-534, 534f
    laríngeo, 770
    NOS (*not otherwise specified*), de glândulas salivares, 637
    polimórfico de baixo grau (APBG), de glândulas salivares, 632, 632f
Adenoidectomia
    fundamento lógico para, 1568
    para OMA recorrente, 1562-1563
    para OME, 1564
    para SAOS pediátrica, 1496-1498
    para rinossinusite crônica, pediátrica, 1575
    procedimento para, 1568
Adenoides
    em rinossinusite crônica, pediátrica, 1571
Adenolinfoma. *Ver* Tumor de Warthin
Adenoma(s)
    canaliculares, de glândulas salivares, 614
    das células basais, de glândulas salivares, 613, 613f
    paratireoide, 935-936, 950
        imagem de, 65, 65f
    pleomórficos, 1595
        imagem de, 51, 50f
        da laringe, 483-486
        metástase, das glândulas salivares, 635, 636f
    de glândulas salivares, 604, 606, 606t, 608-609, 608f-613f, 611-612, 685, 685f
    tireoide, 914-915, 1595
    tóxico da tireoide, 896-897
Adenopatia, do pescoço, 11
Adenose policística esclerosante, de glândulas salivares, 615, 615f
Adenotonsilectomia
    dor pós-operatória com, 1496
    para SAOS pediátrica, 1493, 1496-1498
Adenovírus
    faringite causada por, 87
AF. *Ver* Anemia de Fanconi
Afastamento de alérgeno
    tratamento de rinite não alérgica por, 343
AG. *Ver* Avanço genioglosso
Agentes acidificantes, para otite externa
    agudos, 1073-1075
    fúngicos, 1076
Agentes alvo molecular. *Ver* Agentes biológicos direcionados

ÍNDICE

Agentes anti-inflamatórios tópicos, 1071
  para otite externa eczematoide, 1079
Agentes biológicos direcionados
  para câncer glótico avançado, 822
  para neoplasia da glândula tireoide, 908
  para neoplasias malignas de glândulas
    salivares, 646
Agentes calcimiméticos, 958-959
Agentes imunossupressores tópicos, para
  otite externa eczematosa, 1079
AIDS. Ver Vírus da imunodeficiência
  humana/síndrome de imunodeficiência
  adquirida
AJCC. Ver American Joint Committee on
  Cancer
Alças vasculares, PANS com, 1192
Álcool
  risco de CEC laríngeo e, 753
ALD. Ver Aparelhos de amplificação sonora
Alendronato, 958
Alergias
  ao látex, 13
  avaliação pré-operatória de, 13
  otite média e, 1554f, 1555, 1557
Alimentação com mamadeira, otite média e,
  1558
Alimentador de Haberman, 1505-1506,
  1506f
Alimentador de pombo, 1505-1506, 1506f
Alimentador Mead-Johnson, 1505-1506,
  1506f
Alitretinoína, para sarcoma de Kaposi, 110
Alotransplante, traqueal, 514, 514f
Alteração do paladar, após a cirurgia de
  otosclerose, 1133
Alterações cromossômicas, no carcinoma de
  nasofaringe, 719
Altura facial, 178, 181f
Alucinações, olfativas, 298
Amamentação materna, otite média e, 1558
Amantadina, 86
Ameloblastoma, 685, 684f
American Academy of Otolaryngology
  – Head and Neck Surgery (AAO-HNS),
  Facial Nerve Grading System da, 5, 5t
American Joint Committee on Cancer
  (AJCC), sistemas de estadiamento de
  para câncer glótico inicial, 782-787,
    783t-784t, 784f-787f
  para lesões malignas de cavidade oral,
    695,696t
  para lesões malignas de glândulas
    salivares, 628-628, 627t-628t
  para lesões malignas de seios paranasais,
    568-571, 568t, 570f, 570t-571t
  para lesões malignas laríngeas, 745, 746q,
    748-750, 749q, 750t
  para melanoma, 553-556, 554t-555t
  para metástase de linfonodo do pescoço,
    866-873, 867t
  para neoplasmas de glândula tireoide,
    908, 909t
  para neoplasmas de hipofaringe e esôfago
    cervical, 731-732, 731t-732t
  para sarcomas de pescoço, 847, 847q-
    848q, 848t
Amiloidose
  laringite associada a, 493, 493f
  manifestações da cavidade oral de, 683,
    683f
  manifestações laríngeas e traqueais de,
    138, 138f
Aminofilina, para disfunção auditiva, 302
AMM. Ver Avanço maxilomandibular
Amostragem venosa, para PTH, 945

Amoxicilina clavulanato
  para rinossinusite bacteriana aguda, 361
  para faringite SBHGA, 81
Ampicilina sulbactam, para infecções
  odontogênicas e do pescoço profundas,
  97-98, 98q
Ampola, 998-999
Analgesia
  para rinoplastia, 230, 230f
  endovenosa, 231
Analgésicos
  narcóticos. Ver Analgésicos narcóticos
  ototoxicidade com, 1242-1244
  PANS com, 1242-1244
Analgésicos narcóticos
  PANS com, 1187-1188
Análise citológica, das massas cervicais,
  831-832
Análise de estética facial. Ver Análise facial
Análise facial
  análise de subunidade em, 178-187
    linhas de tensão da pele relaxadas em,
      178, 182f
    nariz, 179f, 183, 183f
    olhos, 179-183
    relações nasofaciais, 182f, 183, 184f-185f
    rotação nasal e projeção, 183-184, 185f
    testa, 178-179, 182f-183f
    unidades estéticas em, 178, 182f
  história de, 177, 177f-178f
  proporções faciais em, 178
    altura facial, 178, 181f
    largura facial, 178, 180f
    simetria por meio do plano sagital
      mediano, 178, 180f
  referências anatômicas em, 178
    cefalometria, 178q, 180f
    plano horizontal de Frankfurt, 178, 180f
    tecidos moles, 178q, 179f
Análise perceptiva da fala, para avaliação de
  DVF, 1520-1521, 1520f, 1520t
Anatomia do desenvolvimento de cabeça e
  pescoço, 1479, 1481-1484
  arcos branquiais, 1481-1483, 1481f-1482f
    anomalias de, 1484-1485
    derivados de, 1482-1483
    primeiro arco, 1482-1483, 1482f
    quarto e sexto arcos, 1482f, 1483
    segundo arco, 1482f, 1483
    terceiro arco, 1482f, 1483
  bolsas faríngeas, 1483-1484, 1484f
    primeira bolsa, 1483, 1484f
    quarta até sexta bolsa, 1484, 1484f
    segunda bolsa, 1483, 1484f
    terceira bolsa, 1483-1484, 1484f
  camadas fasciais de pescoço, 1479-1480,
    1480f
  de face, palato e lábio, 1485, 1486f
  glândula tireoide, 1485-1488, 1488f
  língua, 1485, 1487f
  síndromes craniofaciais, 1484
  triângulos e níveis de pescoço, 1481, 1481f
Aneis, esofágicos, 528-529, 528f
Anel A, 529
Anel B. Ver Anel de Schatzki
Anel de Schatzki, 528-529, 528f
Anel de Waldeyer (AW), linfoma de, 864
Anemia de Fanconi (AF), 687
Anemia falciforme, PANS com, 1192
Anestesia
  geral. Ver Anestesia geral
  local. Ver Anestesia local
  para ESS em rinossinusite crônica, 398
  para papilomatose recorrente de vias
    aéreas, 1668

  para rinoplastia, 230, 230f
    infiltração, 231, 230f
    pré-operatória, 231
  tópica. Ver Anestesia tópica
Anestesia endovenosa. Ver também Anestesia
  endovenosa total
Anestesia geral
  ESS para rinossinusite crônica, 398
Anestesia local
  ESS para rinossinusite crônica, 398
  para rinoplastia, 230-231, 231f-232f
Anestesia por infiltração, para rinoplastia,
  231, 233f
Anestesia tópica
  ESS para rinossinusite crônica, 398
Anfotericina B
  para otite externa maligna, 1066
  para rinossinusite crônica, 349-350
  para rinossinusite fúngica alérgica, 372,
    371t
  para rinossinusite fúngica invasiva, 368,
    368t
  para sinusite, 119
Angiíte granulomatosa alérgica. Ver
  Síndrome de Churg-Strauss
Angina de Ludwig, 94-95, 94f
Angiofibroma
  epistaxe causada por, 326f
  juvenil (NAJ), 377-379, 377f-379f
    de nasofaringe, 715-718, 717q, 717f
  nasofaríngeo, do espaço mastigatório,
    imagem de, 54, 54f
Angiografia por ressonância magnética
  (ARM), 36
Angioma em tufos (AT), 1601-1602
Angiossarcoma, do pescoço, 851
Ângulo nasofacial, 183, 184f
Ângulo nasofrontal
  na análise facial, 178-179, 182f
  rinoplastia e, 228, 228f, 262-264, 264f
Ângulo nasolabial, 183, 184f
  rinoplastia e, 228, 228f
Ângulo nasomentoniano, 183, 185f
Ângulo pontocerebelar (ACP)
  anatomia de, 1427f-1429f, 1430
  imagiologia de, 1057-1059, 1058f-1059f,
    1059t
Anomalias congênitas
  da ATM, 673
  da cavidade oral, 680-681, 680f-681f
Anomalias vasculares
  apresentação de, 1599
  base genética para, 1598-1599
  classificação de, 1598, 1598q
Anormalidades craniofaciais
  fenda palatina submucosa com, 1516
  genética molecular de,
  otite média e, 1557
  síndrome de Down
    disfagia e, 1692-1693
Anormalidades sensoriais, após excisão do
  tumor de glândula salivar, 623
Anosmia, 296, 295t
  avaliação diagnóstica de, 302
  causada por cirurgia, 300
  causada por disfunção congênita, 297-298
  causada por distúrbios psiquiátricos, 298
  causada por doença obstrutiva nasal e
    sinusal, 296-297, 295f-296f
  causada por envelhecimento, 295, 297,
    297f
  causada por epilepsia, 298
  causada por exposições tóxicas, 298
  causada por HIV/AIDS, 298
  causada por medicamentos, 300, 299t
  causada por neoplasmas, 298

ÍNDICE **i3**

causada por traumatismo na cabeça, 297-297
causada por URI, 297-302
idiopática, 300-302
tratamento de, 302, 301f
Anquilose, de ATM, 675
Antagonistas de leucotrienos, para rinossinusite crônica, 352
Anti-hélice, 217-218
supercorrigida, 220-221
Anti-histamínicos
para OMA, 1562
para OME, 1563
para rinite não alérgica, 344, 344t
para rinossinusite crônica, 352
Anti-inflamatórios não esteroidais (AINEs)
epistaxe causada por, 327-328
PANS com, 1187
para PFAPA, 1579-1580
rinite induzida por, 340
Antiácidos, para DRGE, 530
Antibióticos. *Ver também* Antibióticos aminoglicosídeos; Macrolídeos
após adenotonsilectomia, 1497
para *Arcanobacterium haemolyticum*, 82
para difteria, 85
para faringite estreptocócica, 1579
para faringite SBHGA, 80-81
para infecções odontogênicas e profundas do pescoço, 97-98, 98q
para *Neisseria gonorrhoeae*, 82
para OMA, 1561
recorrente, 1562
para OME, 1563
para otite externa maligna, 120
para procedimentos odontológicos, 145, 145q, 145t, 149, 149q
para rinossinusite bacteriana aguda, 361-362
para rinossinusite crônica, 347-350, 348t
pediátricos, 1573-1574
para rinossinusite fúngica alérgica, 372
para sialadenite supurativa aguda, 594
para sinusite, 119
para supraglotite, 1584
para tamponamento nasal para, 329-330
para traqueíte bacteriana, 1584-1585
reações alérgicas a, 13
resistência a, em patógenos de rinossinusite bacteriana aguda, 360-362
tópico. *Ver* Antibióticos tópicos
Antibióticos aminoglicosídeos
ototoxicidade com, 1233-1236
farmacocinética de, 1234
histopatologia de, 1234
manifestações clínicas de, 1235
mecanismos de, 1235-1236
PAIR com, 1217-1219
PANS com, 1186-1187
Antibióticos endovenosos, para rinossinusite crônica, 349
Antibióticos tópicos, 1071
hipersensibilidade com, 1076
ototoxicidade com, 1075-1076
para otite externa aguda, 1072-1073
dados com base em evidências para, 1073
resistência associada a, 1073
para rinossinusite crônica, 349
Anticoagulantes
avaliação pré-operatória de, 17
sequelas orais de, 146, 152

Anticolinérgicos
para rinite não alérgica, 344
Anticorpos. *Ver* Imunoglobulinas
Anticorpos antimicrossomais (AMA), 892-893
Anticorpos antitiroglobulina (AAT), 892-893
Anticorpos da tireoide, 892-893
Anticorpos monoclonais
para melanoma, 562
para rinossinusite crônica, 353
para rinossinusite fúngica alérgica, 372
Anticorpos monoclonais anti-EGFR
Antidepressivos
para zumbido, 1206
Antifúngicos
para candidíase orofaríngea, 89, 658
para esofagite, 537
para otite externa fúngica, 1077
para otite externa maligna fúngica, 120
para rinossinusite crônica, 349-350, 372, 371t-372t
para rinossinusite fúngica alérgica, 372, 371t-372t
para rinossinusite fúngica invasiva, 368, 368t
para sinusite, 119
Antifúngicos tópicos
ototoxicidade com, 1077
para otite externa fúngica, 1077
Antígeno leucocitário humano (HLA)
associações de carcinoma de nasofaringe a, 719
Antimaláricos, PANS com, 1187
Antissépticos, para otite externa fúngica, 1076
Antitoxina, difteria, 84-85
Antivirais
para papilomatose recorrente de vias aéreas, 1668-1672, 1669t
para paralisia de Bell, 1396-1397
Antrostomia maxilar, ESS para rinossinusite crônica, 400-401, 402f-403f
APAP. *Ver* Acetaminofeno
Aparelho lacrimal
testes de diagnóstico de, 1382
Aparelhos auditivos
aparelhos de amplificação sonora, 1274-1275
considerações especiais para, 1278-1279
com zumbido, 1280
lactentes e crianças, 1278-1279
pacientes geriátricos, 1279
estilos de, 1273-1274
atrás da orelha, 1274, 1273f
considerações para, 1274
na orelha, 1274, 1274f
implantáveis. *Ver* Aparelhos auditivos implantáveis
indicações para, 1268-1270
considerações de perda auditiva, 1268-1269, 1269f
distúrbio de comunicação e motivação, 1269-1270
fatores otológicos e outros, 1270
medida de prognósticos para, 1278
meta de ganho para, 1275
orientação, aconselhamento e acompanhamento para, 1278
para otoesclerose, 1133
processo de adaptação para, 1277-1278
verificação de, 1278
regras práticas para, 1280
seleção de, 1275-1277, 1276f
considerações de orelha, 1276
outras considerações, 1277

tecnologia de
características eletroacústicas, 1271-1273, 1271f-1273f
componentes de, 1270-1271, 1270f
evolução de, 1270
outras características de, 1273
Aparelhos auditivos (ALD), 1274-1276
Aparelhos auditivos AAIC. *Ver* Aparelhos auditivos intracanal
Aparelhos auditivos AARA. *Ver* Aparelhos auditivos retroauriculares
Aparelhos auditivos IC. *Ver* Aparelhos de amplificação sonora intracanal
Aparelhos auditivos intracanal (AAIC), 1274, 1274f
Aparelhos auditivos personalizados, para zumbido, 1203
Aparelhos auditivos retroauriculares (AARA), 1274, 1273f
Aparelhos auditivos RIC. *Ver* Aparelhos auditivos com receptor no canal
Aparelhos de amplificação sonora intracanal (IC), 1274, 1274f
Aparelhos orais, para SAOS, 162, 163f
Apêndice laríngeo. *Ver* Distúrbios saculares
Ápice petroso
anatomia de, 1099-1100, 1099f-1100f
imagem de, 1054-1056, 1055f-1057f, 1055t
colesteatoma, 1055
fluido aprisionado, 1054-1055, 1055f
granuloma de colesterol, 1055, 1056f
lesões malignas, 1055-1056, 1056f-1057f
normal, 1054, 1055f
lesões de, 1471, 1470f
Aplasia coclear,
imagem de, 1060, 1060f
Apneia. *Ver também* Apneia obstrutiva do sono
central, 170, 170q, 1494
índice de apneia/hipopneia, 1494
obstrutiva. *Ver* Apneia obstrutiva do sono
Apneia do sono central (ASC), 170, 170q
Apneia intermitente/reintubação, para papilomatose recorrente de vias aéreas, 1668
Apneia obstrutiva, 1494, 1494f
Apneia obstrutiva do sono (SAOS), 155-156, 1494, 1494f
classificação de, 156-157, 156t, 157q
consequências de, não tratada, 157-158
diagnóstico de, 158-160, 158q-159q, 158f-162f, 161q
distúrbios do sono concomitantes com, 168-169, 169t
distúrbios respiratórios do sono em, 1489
fisiopatologia de, 157
parassonias associadas a, 172, 172q
pediátrica. *Ver* SAOS pediátrica
perspectivas históricas em, 156
síndrome de, 157, 157q
tratamento de, 161-168, 163q, 163f-164f, 165t, 166f-168f
tratamento pós-operatório de, 168
Aqueduto vestibular (AV), alargado, 1353, 1353f
imagem de, 1052, 1053f
PANS com, 1185, 1189f
Arcanobacterium haemolyticum, faringite causada por, 82
Arco de Corti, 982-983
Arcos branquiais
anomalias de, 1484-1485
primeira fenda, 1485
segunda fenda, 1485
terceira e quarta fendas, 1485

Volume I, pp 1-960 • Volume II, pp 961-1696

ÍNDICE

embriologia de, 1481-1483, 1481f-1482f
  derivados de, 1482-1483
    primeiro arco, 1482-1483, 1482f
    quarto e sexto arcos, 1482f, 1483
    segundo arco, 1482f, 1483
    terceiro arco, 1482f, 1483
  síndromes craniofaciais com, 1484
  terminologia para, 1484-1485
Área de Kiesselbach, 323
Área de Little. *Ver* Área de Kiesselbach
Áreas de Wernicke, 979
Areca, fibrose submucosa causada por, 655-656
ARF. *Ver* Ablação por radiofrequência
Aritenoidectomia endoscópica a *laser*, para estenose glótica, 509, 510f
Aritenóides, endoscopia/videoendoscopia de, 449
Aritenoidopexia, para paralisia de prega vocal, 3125
Armazenamento de velocidade, 1302-1303
Artefatos
  RM, 32, 33f
  TC, 40, 40f
Artefatos dentários, na TC, 40, 40f
Artéria carótida
  a partir do terceiro arco branquial, 1483
  invasão tumoral de, imagem de, 70, 68f
  lesões da base lateral do crânio e, 1451, 1451f
    algoritmos de tratamento para, 1453
  no nariz, 494-495
  pseudoaneurismas ou ruptura de, infecções odontogênicas e profundas do pescoço, por, 101
  traumatismo do osso temporal e, 1147
Artéria carótida interna (ACI), aneurismas de, 1451f, 1466, 1467f
Artéria facial, 323-324
Artéria maxilar
  anatomia de, 1427f, 1430
  no primeiro arco branquial, 1482
Artéria maxilar interna, 323-324
Arteriografia, paratireoide, 945
Arteriografia de quatro vasos, 1451, 1452f
Articulação
  na função da fala, 447
Articulação temporomandibular (ATM)
  anatomia de, 195, 672-673
  cirurgia, procedimentos para, 675-676
  doenças e distúrbios de, 673, 673t
    congênitos e de desenvolvimento, 673, 673t
    intracapsular, 674-675, 674f-675f
    luxação, 674
    neoplasias, 674
    síndrome da dor miofacial MPD, 676-679, 676f, 677t-678t, 678f
    traumatismo, 673
  zumbido com, 1201-1202, 1201q
Artrite
  da ATM, 675
  manifestações laríngeas e traqueais de, 139, 139f
  manifestações orais de, 149, 149q
Artrite reumatoide (AR)
  da ATM, 675
  manifestações laríngeas e traqueais de, 139, 139f
  manifestações orais de, 149
Artrocentese, da ATM, 676
Artroscopia, da ATM, 676
Artrotomia, da ATM, 676
Asma
  papel de DRGE em, 532
  rinossinusite crônica e, pediátrica, 1572

Aspiração crônica
  avaliação de, 496
  cirurgia para
    cricoidectomia parcial, 498
    cricoidectomia subpericondral, 498, 499f
    DET e SLT 501-503, 501f
    fechamento da aleta epiglótica, 499-500, 500f
    fechamento glótico, 501, 501f
    laringectomia, 497-498, 498f
    laringoplastia vertical, 500-501, 501f
    procedimento ideal, 497, 497q
    stents endolaríngeos, 498, 500f
  etiologia de, 495, 496q
  medialização da prega vocal para, 497
  sintomas de, 496
  traqueotomia para, 497
  tratamento não cirúrgico de, 497
Aspiração de corpo estranho. *Ver também* Ingestões e aspirações de corpo estranho aerodigestivas
  esofágica, 536
  remoção ESS de, 394
Aspiração por agulha
  para infecções odontogênicas e do pescoço profundas, 98
Aspiração por agulha fina (PAAF)
  das neoplasias da glândula tireoide, 912
  de glândulas salivares
    em crianças, 1642
    neoplasias, 608, 626-628
  de linfoma do pescoço, 857
  de massa cervical, 831-832
    pediátrica, 1589
  de massas associadas a imunodeficiência, 117
  para hiperparatireoidismo, 945
Aspirina. *Ver também* Salicilatos
  avaliação pré-operatória, 17
  epistaxe causada por, 327-328
  para a prevenção de lesões malignas na cavidade oral, 711
  sequelas orais de, 146
AT. *Ver* Angioma em tufos
Atelectasia, orelha média, 1087, 1087f
Atenuação interaural, 1016
Atividade supraglótica, na endoscopia/ videoendoscopia de laringe, 449, 449f-450f
ATM. *Ver* Articulação temporomandibular
Atresia coanal, 1539
  cirurgia endoscópica para, 394
  diagnóstico de, 1539, 1538f
  membrana nasobucal e, 1539
  quadro clínico de, 1539
  tratamento de, 1539, 1539f
Atresia laríngea
  congênita, 1676, 1677f
  tratamento cirúrgico de, 1655-1656, 1655f
  tratamento de, 1686-1687
Atrofia, com M&T, 1566-1567
Audição
  avaliação de, 7, 7t
  eletrofisiológica. *Ver* Avaliação eletrofisiológica da audição
Audiologia
  aplicações de diagnóstico diferencial, 1018-1026
    com resposta de tronco encefálico auditiva, 1025-1026, 1025f
    eletrococleografia, 1021, 1021f-1024f
    emissões otoacústicas, 1018, 1019f
    respostas sonomotoras, 1024-1025
  bateria de testes para, 1013-1016
    mascaramento, 1016

para sensibilidade ou acuidade auditiva, 1014-1015, 1014f
  teste de condução aérea tonal pura, 1014, 1014f
  teste de condução óssea tonal pura, 1014-1015, 1015f
  teste de fala, 1015-1016
fontes de erro em, 1031-1032
  julgamento clínico, 1031-1032, 1031f
  técnica, 1032
neurodiagnóstico
  de perda auditiva funcional, 1029-1031
  para neuropatia auditiva/dissincronia, 1028-1031, 1030f
  resposta auditiva de tronco encefálico, 1026-1028, 1027f-1029f
  para a função da orelha média, 1016-1018, 1017f
Audiologia diagnóstica. *Ver* Audiologia
Audiometria
  para lactentes, 1547
  para o diagnóstico de otite média, 1552
  para otosclerose, 1128, 1128f
  para PANS, 1184
Audiometria comportamental, para diagnóstico de otite média, 1552
Audiometria de reforço visual (ARV), teste de acompanhamento de perda auditiva infantil, 1547
Audiometria tonal
  para diagnóstico de otite média, 1552
Aumento dorsal, para nariz não caucasiano, 271
Aurículas
  celulite de, 1067-1068
  exame físico de, 6
Autoinflação, para OME, 1563
Avaliação da voz, estenose de laringe e, 1681
Avaliação eletrofisiológica da audição, 1033
  eletrococleografia. *Ver* Eletrococleografia (ECOG)
  emissões otoacústicas. *Ver* Teste de emissões otoacústicas (EOA)
  potenciais auditivos evocados eletricamente, 1043
  potencial de ação composto evocado eletricamente, 1043-1044
  resposta auditiva de tronco encefálico. *Ver* Resposta auditiva de tronco encefálico
  resposta auditiva em estado de equilíbrio dinâmico, 1042-1043
  respostas auditivas de tronco encefálico evocadas eletricamente, 1037f, 1043
  respostas de longa latência e de média latência evocadas eletricamente, 1037f, 1044
Avaliação endoscópica funcional de deglutição (FEES)
  de estenose laríngea, 1681
  para disfagia, 1690, 1691t
Avaliação laboratorial
  das neoplasias de glândula tireoide, 911-912
  de infecções odontogênicas e do pescoço profundas, 96-97, 96f
  de PANS, 1184
  de rinorreia por LCR, 420-421
Avaliação otorrinolaringológica, para a perda de audição infantil, 1547
Avaliação pré-operatória
  consentimento informado em, 13
  de alergias, 13
  de complicações respiratórias, 14
  de distúrbios endócrinos, 15-16
  de distúrbios hematológicos, 17-18

de distúrbios hepáticos, 15, 17
de distúrbios neurológicos, 18
de lesões malignas da cavidade oral, 695
de pacientes mais velhos, 12
de problemas renais, 14-15
de triagem de rotina em, 12
do sistema cardiovascular, 13-14
ESS para rinossinusite crônica, 395-396, 396t
para nova exploração para
hiperparatireoidismo, 954
Avanço genioglosso (AG), para SAOS, 167, 167f
Avanço maxilomandibular (AMM), 167-168, 168f
AW. *Ver* Anel de Waldeyer
Azelastina
para a rinite não alérgica, 344, 344t
Azitromicina
para rinossinusite crônica, 349
para faringite SBHGA, 81

B

BAG. *Ver* Biópsia por agulha grossa
Barotraumatismo, 1352
PANS com, 1190
paralisia facial com, 1402
Bartonella henselae, 91, 599-600
Barulho
efeitos adversos de, 1219-1220
medida de, 1209-1210
Base do crânio
anterior. *Ver* Base do crânio anterior
dissecção de, para ESS para rinossinusite
crônica, 403-405, 405f
imagem de
anatomia, lesões específicas do local e
pseudotumores em, 72-75, 73f-74f
das lesões, 1060-1061, 1060f-1061f
RM, 43, 72-75, 73f
TC, 42, 72-75, 73f-74f
lateral. *Ver* Base lateral do crânio
radioterapia para tumores de, 880, 884
acelerador linear, *gamma knife* e
irradiação estereotática CyberKnife,
880-881
base do crânio anterior, 881-883, 882f,
884t
complicações após, 884-885
feixe de prótons, 881
meio da base do crânio, 883-884, 883f,
884t
RTIM, radioterapia de intensidade
modulada, 880
reparo de, 424-425, 425f-426f
anatomia cirúrgica, 392-393, 392f
rinorreia de LCR e, 418-419, 418f-419f
ruptura de, 208-213
Base do crânio anterior
cirurgia anatômica para, 1431-1435
cavidade nasal, 1431-1433, 1432f-1433f
clivus, 1434, 1434f
fossa anterior do crânio, 1431, 1432f
nasofaringe, 1432f, 1434
região retroclival, 1434, 1435f
seios paranasais, 1433-1434, 1434f
cirurgia endoscópica transnasal de
abordagem da junção craniocervical
para, 1444, 1446f
abordagem transclival para, 1440f-1442f
abordagem transcribiforme para,
1441-1442, 1443f
abordagem transesfenoidal, 1437-1439,
1437f-1440f

abordagem transmaxilar/
transpterigóidea/infratemporal
para, 1443-1444, 1445f
abordagem transtubérculo/transplano
para, 1442, 1444f
abordagens combinadas, 1444
abordagens transelar e parasselar para,
1438f-1439f, 1439
abordagens transnasais para, 1437-1444
avaliação pré-operatório para, 1434-
1435, 1436f
complicações com, 1445-1447
cuidado pós-operatório para, 1445
instrumentação para, 1436, 1436f
reconstrução para, 1445
técnica operatória para, 1435, 1436f
Base do crânio, para a síndrome de
Treacher Collins, 2887-2888
Base do estribo, a partir do segundo arco
branquial, 1482f, 1483
Base do estribo, na otoesclerose
flutuante, 1132
sólida ou obliterada, 1132
Base lateral do crânio
abordagens cirúrgicas para, 1453-1463
ressecção de manga de CAE (MAE), 1453
ressecção parcial do osso temporal,
1454-1455, 1454f
ressecção subtotal e total de osso
temporal, 1454f-1458f, 1455-1456
abordagens da fossa infratemporal para,
1457-1463
abordagens periauriculares para,
1463-1463, 1463f
abordagens retroauricular para,
1457-1463, 1458f-1463f
abordagens da nasofaringe, 1463f, 1474
abordagens do *clivus*, 1473
anatomia cirúrgica de, 1449-1450
anatomia de
ângulo pontocerebelar, 1427f-1429f, 1429
conduto auditivo interno (meato
acústico interno), 1425f-1427f,
1430
forame jugular, 1424f-1425f, 1428f-
1429f, 1430
fossa craniana média, 1424f, 1426f, 1428
fossa craniana posterior, 1428f-1429f,
1428-1430
fossa infratemporal, 1424f-1427f, 1429f,
1430
anatomia óssea de
forame espinhoso, 1424f, 1426
fossa subarqueada, 1425f, 1427, 1428f
mastoide, 1424f, 1425
osso temporal, 1423, 1424f
osso timpânico, 1423-1425, 1424f-1425f
porção petrosa do osso temporal,
1424f-1427f, 1425-1427
aneurismas de ACI, 1451f, 1466, 1467f
colesteatoma congênito, 1471-1472
abordagem cirúrgica para, 1471-1472
avaliação diagnóstica de, 1471,
1471f-1472f
complicações com, 1474-1476
intraoperatórias, 1474-1475
pós-operatórias, 1475-1476
cordoma, 1474, 1473f-1474f
encefalocele e fístula liquórica, 1472-1473
abordagem cirúrgica para, 1473
avaliação diagnóstica para, 1472
forame jugular
schwannomas de, 1467, 1467f
tumores de, 1466-1467

lesões de, 1450-1453
algoritmos de tratamento de carótida,
1453
arteriografia de quatro vasos, 1451, 1452f
avaliação de fluxo sanguíneo cerebral,
1451-1453
avaliação pré-operatória da artéria
carótida, 1451, 1451f
imagem de, 1450
lesões do ápice petroso, 1471, 1470f
lesões do seio cavernoso, 1473
MAE ou CAE e carcinomas de osso
temporal, 1463-1466
anatomia pertinente para, 1463-1464
estadiamento para, 1464, 1464q, 1464f
sintomas e sinais para, 1464
tratamento de, 1464-1466, 1465f
paragangliomas do osso temporal,
1467-1469
abordagem cirúrgica, 1469, 1469f
avaliação diagnóstica de, 1468,
1468f-1469f
radioterapia para, 1469
sintomas de, 1467-1468
rabdomiossarcoma, 1463
schwannomas do nervo facial, 1470
avaliação diagnóstica de, 1470
tratamento e abordagem cirúrgica para,
1470
tumores do espaço parafaríngeo, 1474,
1474f
Bateria de capacidade vocal, avaliação de
distúrbio mucoso benigno de prega
vocal, com
cistos intracordais, 469-472
disfonia pós-operatória, 476
ectasia capilar, 467
geral, 462
granuloma de intubação, 477
hemorragia e pólipo hemorrágico
unilateral, 468
nódulos vocais, 466
polipose bilateral difusa, 473
sulco glótico, 472
úlcera ou granuloma de contato, 476
BBxT. *Ver* Biópsia transbrônquica
Beclometasona, para rinite não alérgica,
343t, 344
Benzotropina, para sialorreia, 1649t
Betel, neoplasias malignas da cavidade oral
e, 687
Bevacizumabe
para papilomatose recorrente de vias
aéreas, 1672
para RRP, 483
BFO. *Ver* Broncofibroscopia com fibra óptica
flexível
BiCROS. *Ver* Roteamento contralateral
bilateral de sinais
Biofilmes
na rinossinusite crônica, pediátrica, 1571
otite média e, 1554, 1554f
Biologia molecular
das neoplasias de hipofaringe, 814, 815f
de doenças malignas da laringe, 754, 814,
815f
de neoplasia da glândula tireoide,
906-908, 907t
de neoplasias malignas da cavidade oral,
688-689
Biomarcadores. *Ver* Marcadores
Biópsia
aspiração por agulha fina. *Ver* Aspiração
por agulha fina

i6 ÍNDICE

de estenose laríngea, 1681
de linfoma de pescoço, 856-857, 856q
de neoplasias de glândulas salivares, 608, 627
de neoplasias malignas dos seios paranasais, 568
do câncer glótico inicial, 787
linfonodo. *Ver* Biópsia de linfonodo sentinela
para distúrbios benignos da mucosa das pregas vocais, 463
para melanoma, 553
para otite externa, 1074
Biópsia aberta, de linfoma pescoço, 857
Biópsia de linfonodo. *Ver* Biópsia do linfonodo sentinela
Biópsia por agulha. *Ver* Aspiração por agulha fina
Biópsia por agulha grossa (BAG), de linfoma de pescoço, 857
Bisfosfonatos
para displasia fibrosa, 383
Blastomicose
laringite causada por, 490
manifestações laríngeas e traqueais de, 140
BLNS. *Ver* Biópsia do linfonodo sentinela
Bloqueadores de H$_2$, para DRGE, 530-531
Bloqueadores dos canais de cálcio
para acalasia, 525
para enxaqueca, 1359
Bloqueio do nervo infraorbitário. *Ver* Bloqueio do nervo maxilar
Boca. *Ver também* Cavidade oral
assoalho de, 692
lesões malignas de, 702-704, 703f
exame físico de, 8
Bócio, 896-897, 899
intratorácico, 924
endêmico, 899
intratorácico multinodular tóxico, 897
Bolas fúngicas, dos seios paranasais, 367f, 369, 369f, 369t
Bolha etmoidal
anatomia cirúrgica de, 387, 388f
Bolha etmoidal gigante, 310
Bolsas de retração, com TV, 1566-1567
Bolsas faríngeas, 1482, 1482f
embriologia de, 1483-1484, 1484f
primeira bolsa, 1483, 1484f
quarta até sexta bolsas, 1484, 1484f
segunda bolsa, 1483, 1484f
terceira bolsa, 1483-1484, 1484f
Bordetella pertussis. Ver Coqueluche
Braquiterapia
para doenças malignas da cavidade oral, 710, 710f
Brometo de ipratrópio
para rinite não alérgica, 344
Broncoscopia. *Ver também* Endoscopia traqueobrônquica
para ingestões e aspirações de corpo estranho aerodigestivas
Bronquiolite, com faringite viral, 1585-1586
Bucinadores, a partir do segundo arco branquial, 1483
Budesonida, para rinite não alérgica, 343t, 344
Bulbo jugular
mastoidectomia e lesões ao, 1124
na ressecção do osso temporal, 1456
Bulbo olfatório, 289-290, 289f

C

CA. *Ver* Carcinoide atípico
Cabeça. *Ver também* Anatomia específica

anatomia de desenvolvimento de, 1481-1484
arcos branquiais, 1481-1483, 1481f-1482f
defeitos de, tratamento protético de. *Ver* Tratamento protético
exame físico de, 5, 5t
imagem de
aplicações de PET, 43-44, 45f
aplicações de RM, 42-43
aplicações de TC, 31f-31f, 39-42, 40f-41f
aplicações de ultrassom, 43
pós-operatório, 77-78, 76f-77f
manifestações de imunodeficiência em, 107, 107q
MAV de, 843-844
movimento de, 1282-1291, 1315-1316
codificação aferente, 1289-1291, 1289f-1290f
membrana otoconial, 1289
resposta da cúpula, 1286-1289, 1287f-1288f
transdução sensorial, 1282-1291, 1283f-1287f
proporções de, 177, 178f
rotação de alta aceleração de
base anatômica e fisiológica de, 1297, 1297f
importância clínica de, 1298, 1298f-1300f
utrículo e movimento de
base anatômica e fisiológica de, 1286f, 1306
importância clínica de, 1307, 1307f
Cabozantinibe, para neoplasia de glândula tireoide, 908
Cadeia ossicular, 969, 969f, 982
CAE. *Ver* Carcinoma adenoescamoso
CAE. *Ver* Conduto auditivo externo, Meato acústico externo (MAE)
CAI, MAI. *Ver* Canal auditivo interno, meato acústico interno
Calvície de padrão masculino. *Ver* Alopecia androgenética
Camada de revestimento, de fáscia profunda, 1480, 1480f
Camada média, da fáscia profunda, 1480, 1480f
Camada profunda, da fáscia profunda, 1480, 1480f
Camadas fasciais
do pescoço, 1479-1480, 1480f
Canal auditivo, *Ver* meato acústico
a partir da primeira bolsa faríngea, 1483, 1484f
exame físico de, 6
interno. *Ver* Canal auditivo interno, meato acústico interno 6
Canal auditivo interno, meato acústico interno (CAI, MAI)
imagem de, 77, 76f, 1057-1059, 1058f-1059f
Canal de Falópio, 968f, 970-971
Canal semicircular (CSC)
anatomia de, 969-970, 993-995, 994f-995f
estímulos simultâneos em
base anatômica e fisiológica de, 1299-1302, 1300f-1301f
implicações clínicas de, 1302
excitação de
base anatômica e fisiológica de, 1295-1296
importância clínica de, 1296-1297, 1296f
fisiologia de, 982, 983f
movimentos dos olhos e, 1291-1295
base anatômica e fisiológica de, 1291-1295, 1292f-1294f

importância clínica de, 1295, 1294f
nistagmo e
base anatômica e fisiológica de, 1302
implicações clínicas de, 1302
rotação da cabeça de alta aceleração e
base anatômica e fisiológica de, 1297, 1297f
importância clínica, 1298, 1298f-1300f
rotação da cabeça e, 1282-1291
codificação aferente, 1289-1291, 1289f-1290f
membrana otoconial, 1289
resposta da cúpula, 1286-1289, 1287f-1288f
transdução sensorial, 1282-1291, 1283f-1287f
rotação de
base anatômica e fisiológica de, 1287f, 1295
importância clínica de, 1295
Canal semicircular horizontal (CSCH)
fístula de, 1123-1124
Câncer. *Ver também* Lesões e tumores; Cânceres específicos
associado a imunodeficiência, 107-109, 108t
abordagem de diagnóstico para, 116-117, 116q
CEC não cutâneo, 111
DLPT, 112-114
linfoma de Hodgkin, 114
linfoma, 112-114
LNH relacionada com AIDS, 112-114
neoplasias cutâneas, 111
outro, 114
sarcoma de Kaposi, 109-110, 109f-110f
cabeça e pescoço, pediátrico. *Ver* Câncer de cabeça e pescoço
CCP. *Ver* Câncer de cabeça e pescoço
esofágico, 533-534, 534f, 535q
hipercalcemia em, 940q
manifestações nasais de, 132
manifestações orais de, 146
perda olfativa devido a, 298
Câncer de cabeça e pescoço (CCP). *Ver também* Lesões e massas; anatomia específica
associada a imunodeficiência, 107-109, 108t
abordagem de diagnóstico para, 116-117, 115q
CEC não cutâneo, 111
DLPT, 112-114
linfoma, 112-114
linfoma de Hodgkin, 114
LNH relacionada com AIDS, 112-114
neoplasias cutâneas, 111
outro, 114
sarcoma de Kaposi, 109-110, 109f-110f
biologia molecular de
carcinoma da tireoide. *Ver* Carcinoma da tireoide
considerações de tratamento para, 547-549
diagnóstico de, 1614-1615, 1615t
distúrbios linfoproliferativos. *Ver* Distúrbios linfoproliferativos
FDG-PET de, 43-44, 45f
HPV em
características clínicas de, 546
demografia de, 546
direções futuras em, 549
epidemiologia de, 545-549
incidência de, 546
local de, 546
perfil de fator de risco para, 546-547

incidência de, 1614, 1615t
melanoma. *Ver* Melanoma
quimioterapia para. *Ver* Terapia de
modalidade combinada de
quimioterapia para
radioterapia para. *Ver* Radioterapia
síndromes associadas a, 1615-1616, 1615t
tipos de, 1614
tratamento protético para. *Ver* Tratamento
protético
tumores neuroectodérmicos, 1631-1632,
1631f, 1632q, 1633f
Câncer de pele
associado a imunodeficiência, 111
melanoma. *Ver* Melanoma
não melanoma. *Ver* Câncer de pele não
melanoma
Câncer glótico precoce, 777, 777f-778f
diagnóstico de
endoscopia, 777-779, 779f-781f
PET, 781
radiografia de tórax, 779-780
RM, 780-781
TC, 779-781
estadiamento de, 782-787, 783t-784t,
784f784f-787f
etiologia de, 782
histologia e distribuição de, 782, 782f
lesões precursoras de, 777, 777f-778f
tratamento de, 758-759
ablativo, 787-788
acompanhamento após, 793
considerações de voz em, 788
excisão endoscópica, 787
para CEC invasivo, 794-795
para CIS. *Ver* Carcinoma *in situ* 793-794
procedimentos cirúrgicos para, 787,
787t
quimioterapia, 793
radioterapia, 788-795, 789f-792f,
816-819, 818f, 819t, 823f, 825f
seleção de, 793-795
Câncer recorrente
de laringe, 767-768, 768f, 828
nasofaríngeo, 723, 725, 725f
Candidíase
esofagite causada por, 537, 537f
faringite causada por, 89
laringite, 489-490, 490f
manifestações laríngeas e traqueais de,
141
oral, 125, 124f, 148, 656-658, 656q-657q,
657f-658f
orofaríngea, 89, 656q-657q, 657f-658f
rinossinusite fúngica, 366-368
Cantores. *Ver* Pacientes profissionais da voz
Canulação, para DCR, 432-433
Cânulas de traqueostomia, 24-25, 25t
obstrução de, 26
Cápsula de pH sem fio Bravo, 521-522, 522f
Cápsula ótica, 982
Carboplatina
ototoxicidade com, 1240
PAIR com, 1217-1219
PANS com, 1188
Carcinoide atípico (CA), laríngeo, 772
Carcinoide típico (CT), de laringe, 772
Carcinoma
de célula acinar, 1596, 1648
de células escamosas. *Ver* Carcinoma de
células escamosas
mucoepidermoide, 1596, 1648
nasofaríngeo. *Ver* Carcinoma nasofaríngeo
tireoide. *Ver* Carcinoma da tireoide

Carcinoma adenoide cístico (CAC)
de glândulas salivares, 630-632, 631f
de nasofaringe, 718
de seios paranasais, 565
do espaço mastigatório, imagem de, 55f
laríngeo, 771-772
Carcinoma anaplástico de tireoide (CAT),
920
Carcinoma da nasofaringe (CNF), 1596,
1621-1622, 1622q, 1622t, 1623f
base do crânio, radioterapia de, 883-884,
883f, 884t
classificação histológica de, 721-722, 721q
diagnóstico de, 721
EBV e, 720, 722
epidemiologia de, 718-719
estadiamento de, 722
etiologia de, 719
fatores ambientais e, 719
fatores genéticos e, 719
pediátrico, 1596, 1621-1622, 1622q, 1622t,
1623f
prognóstico de, 725
quadro clínico de, 720-721, 720f-721f
TC e RM de, 722
tratamento de
cirurgia, 723-725, 723f-725f
planejamento pré-tratamento, 722
quimioterapia, 722
radioterapia, 722
Carcinoma da tireoide, 1596, 1629-1631
avaliação de, 1629-1631
folicular, 1630, 1630f
medular, 1615t, 1631, 1630f
papilar, 1630, 1629f
tratamento pós-operatório de, 1631
Carcinoma de células acinares (CCA), 1596,
de espaço da parótida, imagem de, 51, 50f
de glândulas salivares, 633-634, 634f
Carcinoma de células escamosas (CEC)
associada a imunodeficiência, 111
da cavidade oral, 693
imagem de, 58, 56f
relação de líquen plano com, 655
da glândula tireoide, 921
de cavidade nasal, imagem de, 72, 71f,
315-318, 315f-317f, 316t
de espaço de mucosa da hipofaringe,
imagem de, 63, 62f
de espaço mastigatório, imagem de, 54,
54f
de glândulas salivares, 636-637
de hipofaringe, 727-730
de laringe. *Ver* CEC de laringe
de pescoço, metastático regional oculto,
834-835
de seios paranasais, 565, 567f, 569f-570f
imagem de, 315-318, 315f-317f, 316t
do espaço da mucosa faríngea, imagem
de, 49-50, 48f-49f
em cisto da fenda branquial, 852
epistaxe causada por, 327f
esofágico, 534, 727-730
glótico. *Ver* Lesões malignas glóticas
metástase de linfonodo cervical de. *Ver*
Matástase de linfonodo cervical
orofaríngeo. *Ver* CEC orofaríngeo
primário desconhecido, metástases
cervicais a partir de, 845-847, 846f
quimioterapia para. *Ver* Quimioterapia
radioterapia para. *Ver* Radioterapia
terapia de modalidade combinada para
Carcinoma de células escamosas basaloides
(CCEB), 770

Carcinoma de células fusiformes (CCF)
de glândulas salivares, 634-635, 635f
de laringe, 770
Carcinoma de células pequenas, de
glândulas salivares, 637, 637f
Carcinoma de pequenas células, tipo
neuroendócrino (CECNE), de laringe,
772
Carcinoma de tireoide papilar (CTP), 1630,
1629f
Carcinoma do ducto salivar, 635-636, 637f
Carcinoma do seio piriforme,
faringolaringectomia total para, 808
Carcinoma epitelial/mioepitelial, das
glândulas salivares, 637
Carcinoma ex-adenoma pleomórfico, de
glândulas salivares, 635, 636f
Carcinoma folicular, tireoide, 917-918
imagem de, 65, 65f
Carcinoma folicular de tireoide (CFT),
1630, 1630f
Carcinoma *in situ* (CIS)
da laringe, 750-752, 750f, 751t
de glote, 777, 777f-778f, 783, 793-794
Carcinoma insular da tireoide, 921
Carcinoma medular da tireoide (CMT),
919-920, 1615t, 1631, 1630f
Carcinoma mioepitelial, das glândulas
salivares, 637
Carcinoma mucoepidermoide (CME), 1596
laringe, 771
Carcinoma nasossinusal indiferenciado
(CNSI)
base do crânio, radioterapia para, 883
de seios paranasais, 566
Carcinoma neuroendócrino, das glândulas
salivares, 637, 637f
Carcinoma papilar, tireoide, 915-917
Carcinoma pós-cricoide,
faringolaringectomia total para, 808
Carcinoma sarcomatoide. *Ver* Carcinoma de
células fusiformes
Carcinoma secretor análogo ao mamário
(CSAM), de glândulas salivares, 637
Carcinoma verrucoso (CV), de laringe,
769-770, 770f
Carcinossarcoma. *Ver* Carcinoma de células
fusiformes
Cartilagem alar
assimetrias de
enxertos de ponta para, 264-265,
264f-265f
enxertos de reforço alar para, 265, 265f
rinoplastia para, 264-265
técnicas de sutura, 265
técnicas de transposição, 265
escultura de base nasal
para não caucasianos, 271-273, 275f
preservação de, na rinoplastia, 235, 237f
Cartilagem auricular
condrite de, 1067-1068
em otoplastia
técnicas de incisão de cartilagem, 218
técnicas poupadoras de cartilagem, 218,
218f
Cartilagem costal
para estenose laríngea, 1684, 1685f
Cartilagem de Reichert, a partir do segundo
arco branquial, 1482f, 1483
Cartilagem do pescoço, a partir do primeiro
arco branquial, 1482-1483, 1482f
indicações para pós-operatório, 877-878
para CEC glótico, 760-761
para CEC supraglótico, 764

Volume I, pp 1-960 • Volume II, pp 961-1696

ÍNDICE

para laringectomia total, 800
para neoplasias de hipofaringe e esôfago cervical, 741-742
para neoplasias de orofaringe
Cartilagens laríngeas cuneiformes, do quarto e do sexto arcos branquiais, 1483
Cartilagens laterais inferiores (CLI)
  na rinoplastia de nariz com fenda labial, 273, 277f
  no nariz com fenda labial, 273
  rinoplastia e, 226-228
    enxerto de ponta, 264-265, 264f-265f
    enxertos de cartilagem alar, 265, 265f
    técnicas de sutura, 265
    técnicas de transposição, 265
Cartilagens laterais superiores (CLS)
  rinoplastia e, 226-228
CAT. Ver Carcinoma anaplásico de tireoide
Cautério bipolar, 1496
Cauterização
  para epistaxe, 328-329, 328f
Cavidade nasal
  anatomia cirúrgica de, 1431-1433, 1432f-1433f
  anatomia vascular de, 323-324, 324f-325f
  imagem de, 72, 71f
    anatomia normal em, 304-306, 305f-308f
    doença infecciosa/inflamatória em, 310-315, 312f-314f
    imitações neoplásicas em, 319-322, 320f-322f
    neoplasias malignas em, 315-318, 315f-318f, 316t
    RM, 72, 71f, 304, 306f
    TC de, 41-42, 41f, 70-72, 69f, 303-304, 305f-309f
    técnicas para, 303-304
    tumores benignos em, 318-319, 318f-319f
    variações anatômicas em, 308-310, 309f-311f
  inervação de, 337-338
  linfoma de, 863
  tumores benignos de, 373-374, 374t
    angiofibroma juvenil, 377-379, 377f-379f
    cirurgia endoscópica sinusal para, 395
    displasia fibrosa, 320, 321f, 382-383, 382f
    fibroma ossificante, 319, 319f, 382-383, 382f
    hemangioma capilar lobular, 381-382, 382f
    osteoma, 318-319, 318f, 379-381, 380f-381f
    papiloma invertido, 319, 319f, 374-376, 375f-376f
    schwannoma, 383, 383f
Cavidade oral
  anatomia de, 689, 689f
    arteriovenosa, 690, 690f-691f
    assoalho de boca, 692
    lábios, 691, 691f
    língua oral, 691, 692f
    mucosa bucal, 692
    palato duro, 692
    processo alveolar da maxila, 691
    trígono retromolar, 691-692, 692f
  disfagia em, 1691t, 1692-1693, 1692f
  efeitos da medicação sobre, 143, 144t
  espaço submandibular de, 58, 58f
  exame físico de, 8
  função sensorial de
  imagem de, 57-58, 56f-57f
  lesões malignas de
    acompanhamento para, 713, 713t
    avaliação diagnóstica de, 694-695, 695f

cirurgia da língua oral para, 700-702, 700f-701f
cirurgia da mandíbula para, 707-708, 707f-708f, 708t
cirurgia da mucosa bucal para, 704-705, 704f-705f
cirurgia de rebordo alveolar para, 699-700, 699f-700f
cirurgia de resgate para, 713
cirurgia de trígono retromolar para, 702, 702f-703f
cirurgia do assoalho da boca para, 702-704, 703f
cirurgia do lábio para, 697-699, 698f-699f
cirurgia do palato duro para, 705-706, 705f-706f
cirurgia do pescoço para, 709, 709f
complicações de, 713
considerações sobre o tratamento para, 697
cuidados paliativos para, 713
estadiamento de, 695, 696t
fala e deglutição
  reabilitação para, 712
prognóstico de, 695-697, 696t
quimioterapia para, 710-711
radioterapia para, 710, 710f
recidiva de, 713
reconstrução após ressecção de, 711-712, 711f-712f
tratamento da dor para, 713
tumores primários segundos, 696-697
lesões mucosas de. Ver Lesões mucosas
lesões pré-malignas de, 693
manifestações de doenças sistêmicas em, 142-143, 143t-144t, 654
  artrites e doenças ósseas, 149, 149q
  condições dermatológicas, 150
  distúrbios de colágeno vascular e granulomatosos, 147-148
  distúrbios endócrinos e exócrinos, 147
  distúrbios gastrintestinais, 150-151
  distúrbios hematológicos, 152-153
  distúrbios herdados e congênitos, 153-154
  doença cardíaca, 143-145, 145q, 145t
  doença cerebrovascular, 146
  doença de órgãos e glândulas, 151-152
  doença neurológica, 151
  doença pulmonar, 146
  doenças infecciosas, 148-149
  neoplasias malignas, 146
  saúde da mulher e, 153
manifestações de imunodeficiência em, 125, 123q
  infecções fúngicas, 125-126, 124f
  infecções virais, 126, 125f
  úlceras aftosas, 126f, 664-666, 665q, 665f-666f, 666t, 682, 682f
microbiota normal de, 90, 91t
neoplasias malignas de, 146
  anatomia envolvida em, 689-692, 689f-692f
  biologia molecular de, 688-689
  epidemiologia de, 689
  etiologia de, 686-689, 687f-688f
  histopatologia de, 693-694, 694f
  imagem de, 58, 56f
  relação de líquen plano com, 655
tumores benignos e lesões semelhantes a tumores de
  condições congênitas, 680-681, 680f-681f
  inflamatório/traumático, 682-683, 682f-683f
  neoplasias, 683-685, 683f-685f

Cavitação, para osteomas, 380
Caxumba, 597-598
  labirintite, 1230
CEC acantolítico (CECA), laríngeo, 770-771
CEC laríngeo, 753
  acompanhamento de, 769
  biologia molecular de, 754, 814, 815f
  diagnóstico diferencial, 749q, 758
  diagnóstico e avaliação de, 756-758
  endoscopia de, 757-758
  epidemiologia de, 753-754
  fatores de risco para, 753-754
  imagem de, 64-65, 63f-64f, 757, 768
  metástases de nódulos cervicais em, 755-756, 756f
  metástases distantes em, 756
  patologia de, 754, 755f
  prognóstico de, 758, 758q, 768-769
  quadro clínico de, 755-756
  tratamento de, 758, 758q
    CEC subglótico, 764-765, 765f
    CEC supraglótico, 761-764, 761f
    cirurgia conservadora. Ver Cirurgia conservadora de laríngea
    doença recorrente, 767-768, 768f
    faringolaringectomia total. Ver Faringolaringectomia total
    laringectomia total. Ver Laringectomia total
    lesões glóticas malignas. Ver Lesões malignas glóticas
    MTL. Ver Microcirurgia transoral de laser
    tratamento não cirúrgico de preservação do órgão, 765-767, 765f-766f
  variantes de, 769-771, 770f
CEC orofaríngea positiva para HPV
  biologia molecular de, 1080-1081, 1080f
  características clínicas de, 546
  considerações sobre o tratamento para, 547-549
  demografia de, 546
  direções futuras em, 549
  epidemiologia de, 545-549
  incidência de, 546
  local de, 546
  perfil de fator de risco para, 546-547
CEC orofaríngeo (CECOF)
  HPV positivo. Ver CEC orofaríngeo HPV positivo
CEC papilar (CECP), de laringe, 771
CECOF. Ver CEC orofaríngeo
CECP. Ver CEC papilar
Cefalocele, imagens de, 319-322, 320f-321f
Cefalometria, 160, 160f
Cefalosporinas, reações alérgicas a, 13
Cefixima, para rinossinusite bacteriana aguda, 361
Cefpodoxima, para rinossinusite bacteriana aguda, 361
Ceftriaxona
  para infecções odontogênicas e profundas do pescoço, 98, 98q
  para Neisseria gonorrhoeae, 82
Cegueira
  após ESS para rinossinusite crônica, 412
CEI. Ver Células etmoidais infraorbitárias
Celecoxibe, para papilomatose recorrente das vias aéreass, 1669t, 1671
Célula Agger nasi
  anatomia cirúrgica de, 387-388, 388f
Célula CESO. Ver Célula etmoidal supraorbitária
Célula de Haller. Ver Célula etmoidal infraorbitária

Célula etmoidal supraorbitária (CESO), 390-392, 391f
Células basais, olfativas, 288
Células ciliadas da orelha
  anatomia de, 975-976, 975f, 999, 999f-1001f
  inervação de, 976, 976f
  morfologia celular de, 1000-1001, 1002f
  morfologia de, 988, 1002f-1003f
Células ciliadas internas (CCI)
  corrente de transdução mecanoelétrica sons altos e, 1211-1212
Células de Deiter, 974, 974f
Células de Onodi, 309-310
  anatomia cirúrgica de, 389
Células de recesso infraorbitário. *Ver* Células etmoidais infraorbitárias
Células do gânglio espiral, 986
Células esfenoetmoidais. *Ver* Células de Onodi
Células etmoidais infraorbitárias (CEI), 309, 310f
  anatomia cirúrgica de, 388-389, 388f
Células falângicas, 974, 974f
Células microvilares, olfativas, 287f, 288
Células NK. *Ver* Células *natural killers*
Células olfatórias de embainhamento, 288
Células TH. *Ver* Células T auxiliares
Celulite, da aurícula, 1067-1068
Centers for Disease Control (CDC), sistema de estadiamento e classificação de HIV/AIDS, 104-105, 105t, 106q
Cerebelo, projeções do nervo vestibular para, 1003
Cérebro
  abscesso do, por otite média, 1569
  conexões olfativas no, 290
  lesão do, com reparo de fratura facial, 214
  processamento olfativo no, 291-292
Ceruminolíticos, 1080-1082, 1081t
Cetamina
Cetoconazol, 1077
  para rinossinusite fúngica invasiva, 368t
Cetuximabe, 548,
  para câncer glótico avançado, 822
  para neoplasias dos seios paranasais, 582
CFT. *Ver* Carcinoma folicular de tireoide
CGI. *Ver* Cirurgia guiada por imagem
CHL. *Ver* Perda auditiva condutiva
Chlamydia pneumoniae, faringite causada por, 83
Cicatriz
  com reparo de fratura facial, 214
  em revisão de rinoplastia, 191-192
  hipertrófica. *Ver* Cicatrizes hipertróficas
Cicatrização óssea, 203-204
Cicatrização por segunda intenção, para Cicatrizes hipertróficas
  com otoplastia, 220
Ciclo nasal, 304-305, 306f
Ciclofosfamida
  para granulomatose de Wegener, 130
  para pênfigo vulgar, 660
Ciclopirox olamina, 1077
Ciclosporina
  efeitos orais de, 143-145
  para líquen plano, 655
Cidofovir
  para papilomatose respiratória recorrente, 1670, 1669t, 1671f
  para PRR, 483
CIH. *Ver* Coloração imuno-histoquímica
Cimetidina, para papilomatose recorrente de vias aéreas, 1672

CIN. *Ver* Esteroides intranasais
5-FU. *Ver* 5-fluorouracila
Cinocílios, 1000, 1000f-1001f
Cintilografia
  de doença de glândula salivar em crianças, 1640-1641
  diagnóstico por imagem com, 37-39, 38f
  óssea, para diagnóstico de epífora, 430, 431f
Ciprofloxacino
  com dexametasona, 1072
  com hidrocortisona, 1072
Circular com padrão de fechamento de prega de Passavant, da velofaringe, 1522, 1522f
Cirrose, manifestações orais de, 152
Cirurgia
  disfunção olfativa após, 300
  guiada por imagem, para cavidade nasal/seios paranasais, 304
  rinorreia de LCR causada por, 427
Cirurgia a *laser*
  para estenose glótica, 509, 510f
  para estenose laringotraqueal, 506
  para lesões benignas da mucosa das pregas vocais, 464-465
  para lesões pré-malignas da laringe, 752
  para PRR, 483, 484f
Cirurgia bariátrica, para SAOS pediátrica, 1498
Cirurgia cardiotorácica, traqueotomia em, 22
Cirurgia da base da língua, para SAOS, 167
Cirurgia de expansão, para a estenose de laringe, 1683-1686
Cirurgia de hipofaringe, para SAOS, 163q, 167-168, 167f-168f
Cirurgia de palato, para SAOS, 163q, 164-165, 164f, 165t, 166f
Cirurgia de revisão
  após cirurgia de seio endoscópica após DCR endoscópica, 433-434
Cirurgia do nervo facial
Cirurgia do saco endolinfático, para a doença de Ménière, 1347
Cirurgia de seio
  com auxílio de balão, 408-411, 409f
  endoscópica. *Ver* Cirurgia endoscópica sinusal
  externa
    abordagens de seio esfenoidal, 415
    abordagens do seio frontal, 415, etmoidectomia externa, 414, 414f
    etmoidectomia intranasal, 414
    procedimento de Caldwell-Luc e perfuração da fossa canina, 414-414, 413f
Cirurgia do seio frontal bilateral. *Ver* Procedimento Draf III
Cirurgia endoscópica endonasal para câncer sinonasal, para neoplasias malignas dos seios paranasais, 583-588, 584f-585f, 586q, 587f
Cirurgia endoscópica funcional de seios paranasais (FESS). *Ver também* Cirurgia endoscópica sinusal
  para rinossinusite crônica, 395
  pediátrica, 1575
Cirurgia endoscópica sinusal (ESS), 385
  indicações para, 393-395, 393q
  para angiofibroma juvenil, 378, 378f-379f
  para osteomas, 380-381, 380f-381f
  para papiloma invertido, 375-376, 376f
  para rinossinusite crônica, 353-357, 355t-356t, 356f, 393-394

anestesia para, 398
avaliação pré-operatória para, 395-396, 396t
base do crânio anterior, 392-393, 392f
complexo etmoidal, 387-389, 388f-389f
complexo ostiomeatal, 385-387, 386f
complicações de, 412, 411q
concha média, 387, 387f
considerações intraoperatórias e perioperatórias para, 396-399
cuidado pós-operatório para, 411
extensão de, 395
falha de, 413
papel da fisiopatologia em, 395
passos de, 399-407, 399q, 400f-407f
posicionamento do paciente e preparação para, 398-399
princípios FESS para, 395
resultados de, 413, 413f
seio esfenoidal, 389-390, 390f
seio frontal, 390-392, 390q, 391f-392f
seio maxilar, 388f, 389-390
sistemas de navegação guiados por imagem para, 397, 397f
situações especiais em, 407-411, 408f-409f
TC intraoperatórios em, 398
técnicas de Messerklinger e Wigand para, 399
tratamento clínico pré-operatório para, 397
variações em, 393, 393f
Cirurgia externa dos seios paranasais
  abordagens de seio esfenoidal, 415
  abordagens do seio frontal, 415
  etmoidectomia externa, 414, 414f
  etmoidectomia intranasal, 414
  procedimento de Caldwell-Luc e trepanação da fossa canina, 414-415, 413f
Cirurgia frontal endoscópica. *Ver* Procedimento Draf III
Cirurgia guiada por imagem (CGI), para cavidade nasal/seios paranasais, 304
Cirurgia laríngea conservadora
  para CEC glótico inicial, 758-759
Cirurgia nasal, para SAOS, 163q, 164
Cirurgia orofaríngea, para SAOS, 165, 166f
Cirurgia plástica da face. *Ver* Ritidectomia
Cirurgia reconstrutora. *Ver* Cirurgia plástica e reconstrutora
Cirurgia robótica transoral (TORS)
  para neoplasias de hipofaringe e esôfago cervical, 734t, 739
Cirurgia sinusal assistida por balão, 408-411, 409f
CIS. *Ver* Carcinoma *in situ*
Cisplatina
  ototoxicidade com, 1236-1240
    estudos experimentais de, 1239
    farmacocinética de, 1236
    fatores de risco para, 1238
    histopatologia de, 1239
    manifestações clínicas de, 1236-1237
    mecanismos de, 1239-1240
    predisposição genética para, 1238
    proteção contra, 1240
  PAIR com, 1217-1219
  PANS com, 1188
  para carcinoma nasofaríngeo, 723
  para doenças malignas da cavidade oral, 710-711
  para neoplasias de hipofaringe e esôfago cervical, 741

Volume I, pp 1-960 • Volume II, pp 961-1696

i10 ÍNDICE

Cistadenoma papilar linfomatoso. *Ver* Tumor de Warthin
Cisternografia, 421-422, 421f-422f
Cisto aberto, prega vocal, 469, 470f
Cisto alveolar do recém-nascido *Ver* Cisto gengival do recém-nascido
Cisto da fenda branquial, 58, 58f
  CEC surgindo em, 852
Cisto da lâmina dentária. *Ver* Cisto gengival do recém-nascido
Cisto de Thornwaldt /bursa, da nasofaringe, 715-716
Cisto folicular. *Ver* Cisto dentígero
Cisto linfoepitelial benigno (CLEB), 114-116, 114f, 596, 597f
Cisto odontogênico ortoqueratinizante. *Ver* Cisto odontogênico queratinizante
Cisto periapical lateral. *Ver* Cisto radicular lateralizado
Cisto perirradicular. *Ver* Cisto periapical
Cisto radicular. *Ver* Cisto periapical
Cisto radicular lateral. *Ver* Cisto radicular lateralizado
Cisto sialodontogênico. *Ver* Cisto odontogênico glandular
Cistos, 1484-1485. *Ver também* Cistos específicos de fendas branquiais, pediátricos, 1589, 1589f-1590f
  da doença da glândula salivar, em crianças, 1646, 1646f
  desenvolvimento oral, 681, 681f
  distúrbios da voz e, 1658-1659, 1658f
  intracordal, 469-472, 470f-471f
  odontogênicos. *Ver* Cistos odontogênicos saculares, 478-482, 478f-480f
  tireoide, 915
Cistos de queratina. *Ver* Cistos de inclusão epidérmicos
Cistos dentários. *Ver* Cistos odontogênicos
Cistos dermoides, 681, 681f
  nasais, 1532-1534, 1532f-1533f
  pediátricos, 1591-1592, 1592f
Cistos do ducto nasolacrimal, 1529-1530, 1537f
Cistos do ducto tireoglosso, 1487-1488, 1488f
  carcinoma surgindo dentro de, 852
  imagem de, 65, 65f
  pediátrico, 1589-1590, 1590f
Cistos epidérmicos
  das cordas vocais, 1658-1659, 1658f
  pregas vocais, 469-472, 470f
Cistos intracordais, 469-472, 470f-471f
Cistos nasoalveolares, 681, 681f
Cistos orais de desenvolvimento, 681, 681f
Cistos sebáceos. *Ver* Cistos de inclusão epidérmicos
Cistos tímicos, pediátricos, 1592
Cistos valeculares
  disfagia e, 1693-1694
Citocinas,
  para melanoma, 562
Citomegalovírus (CMV)
  congênito, 1225-1226, 1226f
  esofagite causada por, 537-538, 537f
  PANS com, 1186
Classificação de Mallampati, 164, 164f
Classificação de Tessier, de fissuras cranianas, 1535
CLI. *Ver* Cartilagens laterais inferiores
Clindamicina
  para faringite SBHGA, 81
  para infecções odontogênicas e profundas do pescoço, 97-98, 98q
  para rinossinusite bacteriana aguda, 361
Clivus
  abordagens para, 1473
  anatomia cirúrgica para, 1434, 1434f

Clopidogrel, epistaxe causada por, 327-328
Cloridrato de benzexol, para sialorreia, 1649t
Clotrimazol creme, 1077
CLS. *Ver* Cartilagens laterais superiores
Cluster de família, de carcinoma nasofaríngeo, 719
CM. *Ver* Concha média
CME. *Ver* Carcinoma mucoepidermoide
CMT. *Ver* Carcinoma medular de tireoide
CMV. *Ver* Citomegalovírus
CNSI. *Ver* Carcinoma sinonasal indiferenciado
Coblation®, 1496
Cocaína
  epistaxe causada por, 327f
  ESS para rinossinusite crônica, 398
Coccidioidomicose
  laringite causada por, 490
  manifestações laríngeas e manifestações de, 140
Cóclea
  anatomia de, 973-976
    células ciliadas, 975-976, 975f
    fluidos da orelha interna, 974-975
    inervação, 976, 976f
    labirinto membranoso, 974-975, 974f
    osteologia de, 973-974, 974f
    fisiologia de, 982, 983f
    membrana timpânica secundária. *Ver* Membrana timpânica secundária.
    PAIR e, 1211-1212, 1212f
Cocleostomia, para implante coclear, 1262-1263, 1263f
Cognição, olfativa, 292, 292q
Colapso da parede anterior, laringotraqueal, 513
Colesteatoma
  com M&T, 1567
  congênita, 1471-1472
    abordagem cirúrgica para, 1471-1472
    avaliação diagnóstica de, 1471, 1471f-1472f
  da orelha média de 1049, 1049f-1050f
    adquirida, 1050, 1050f-1051f
  de CAE, 1068-1069
    traumatismo do osso temporal e, 1147
  de conduto auditivo externo, 1047, 1047f-1048f
  do ápice petroso, 1055
  fenda palatina e, 1516
  otite média crônica com, 1087-1093
    complicações com, 1092, 1092q, 1093t
    diagnóstico de, 1088-1089, 1088f-1089f
    erosão óssea em, 1095-1097, 1095f-1096f
    fisiopatologia da, 1089-1092, 1090f
    PANS com, 1095f-1096f, 1097
    teoria da invasão epitelial para, 1091
    teoria de hiperplasia de células basais para, 1087f, 1091
    teoria de invaginação para, 1087f, 1090
    teoria de metaplasia escamosa para, 1091-1092, 1092f
    tratamento de, 1092-1093, 1093q, 1093t
Colesteatoma congênito, 1471-1472
  abordagem cirúrgica para, 1471-1472
  avaliação diagnóstica de, 1471, 1471f-1472f
Colículo inferior
  anatomia de, 977f, 978
  fisiologia de, 989
Colite ulcerativa, manifestações orais de, 150
Colocação do tubo de ventilação
  fenda palatina e, 1516
  obesidade e, 1558
  para a perda de audição infantil, 1547

Coloração imuno-histoquímica (CIH), para melanoma, BLNS biópsia do linfonodo sentinela, 558-559
Columela
  de nariz não caucasiano,
  no nariz com fenda labial, 273
  rinoplastia para, 260-262
    avaliação de septo final, 262, 263f
    complexo septocolumelar, 262, 263f-264f
    encurtamento do septo caudal, 261-262, 261f-262f
    endireitamento do septo, 260, 260f
    para desvio do componente central, 260, 260f
    reposicionamento caudal, 261, 261f
    suturas de coaptação para, 260-261, 261f
COM. *Ver* Complexo ostiomeatal
Coma por mixedema, 902
Comissura anterior
  envolvimento CEC glótico inicial, 759
  lesões malignas de, 748
Comissura posterior, 783
Complexo etmoidal, anatomia cirúrgica de, 387-389, 388f-389f
Complexo olivar superior (COS)
  anatomia de, 977f, 978
  fisiologia de, 988-989
Complexo ostiomeatal (COM)
  anatomia cirúrgica de, 385-387, 386f
  imagem de, 69f-70f, 72, 311, 313f
Complicações de sutura, com otoplastia, 220
Complicações oftálmicas, após ESS para rinossinusite crônica, 411-412
Complicações respiratórias pós-operatórias, com SAOS pediátrica, 1497
Complicações vasculares
  de infecções odontogênicas e do pescoço profundas, 101, 100f
  PANS e, 1191-1192
  repentina, 1197-1198
Comprometimento auditivo não sindrômico, 1152-1157, 1153f
  autossômico dominante, 1153-1154, 1156t
    de alta frequência, 1154-1155
    de baixa frequência, 1156-1157
    de média frequência, 1155-1156
  autossômico recessivo, 1153-1154, 1153t-1154t, 1155f
  início no adulto, 1185
  ligado ao X, 1157, 1157t
  mitocondrial, 1157, 1157t
Comprometimento auditivo sindrômico, 1157-1161, 1158t
  autossômico dominante, 1157-1159, 1158t
    síndrome brânquio-otorrenal, 1157-1159
    síndrome de Stickler, 1159
    síndrome de Treacher Collins, 1159
    síndrome de Waardenburg, 1159
  autossômico recessivo, 1158t, 1159-1160
    deficiência de biotinidase, 1160
    doença de Refsum, 1160
    síndrome de Jervell e Lange-Nielsen, 1160
    síndrome de Pendred, 1160
    síndromes de Usher, 1160
  síndrome brânquio-otorrenal, 1157-1159
    neurofibromatose tipo 2, 1159
    síndrome de Stickler, 1159
    síndrome de Treacher Collins, 1159
    síndrome de Waardenburg, 1159
  síndromes ligadas ao X, 1161
    síndrome de Alport, 1161
    síndrome de Mohr-Tranebjaerg, 1161
  síndromes mitocondriais, 1161

Comprometimento auditivo sindrômico
autossômico dominante, 1157-1159,
1158t
neurofibromatose tipo 2, 1159
Concha bolhosa, 308, 309f, 393
cirurgia endoscópica sinusal e, 408, 409f
Concha Cimba, 217-218
Concha inferior, 304, 305f
Concha média (CM), 304, 305f, 306
anatomia cirúrgica de, 387, 387f
medialização de, EES para rinossinusite
crônica, 399, 401f
paradoxal, 308, 309f
tratamento de, EES para rinossinusite
crônica, 406-407, 407f
Concha média paradoxal, 308, 309f
Concha superior, 304, 305f
Concussão labiríntica, 1351-1352
Condição socioeconômica superior, otite
média e, 1558
Condições granulomatosas, com doença de
glândula salivar em crianças
actinomicose, 1644-1645
doença da arranhadura do gato, 1645
micobactérias atípicas, 1643-1644, 1644f,
1644t
sarcoidose, 1645
Condrite, da cartilagem auricular, 1067-1068
Condroma
da laringe, 486
Condrorradionecrose, estenose de laringe
por, 1679
Condrossarcomas,
da base do crânio, radioterapia para, 883
do pescoço, 851
laríngeos, 773
Conduto auditivo externo (CAE), *Ver* Meato
acústico externo
carcinomas de, 1463-1466
anatomia pertinente para, 1463-1464
estadiamento para, 1464, 1464q, 1464f
sintomas e sinais para, 1464
tratamento de, 1464-1466, 1465f
colesteatoma de, 1068-1069
traumatismo do osso temporal e, 1147
exame físico de, 6
imagiologia de, 1047-1049
estenose e atresia, 1047, 1047f
fibrose do canal medial, 1048, 1048f
infecções, 1047, 1047f
lesões inflamatórias, 1047, 1048f
neoplasias benignas, 1048, 1048f-1049f
neoplasias malignas, 1048-1049, 1049f
queratose obturante, 1047-1048, 1048f
ressecção de manga, 1453
Conexões centrais
olfativas, 290
Conjunto introdutor de traquestomia
percutânea Ciaglia®, 24
Consentimento informado, 13
Controle de altura do som, na função de
fala, 447
Controle de infecção, para traumatismo
facial
Controle de ventilação
função da laringe em, 442-443, 443f
Cooperação do paciente, em imagem de
TC, 32, 31f-31f
Coordenação de olhos e cabeça, 1322
Coqueluche, com faringite bacteriana, 1585
Coqueluche, laringe e traqueia
manifestações de, 139
Cordectomia, para CEC glótico inicial,
758-759

Cordomas, 1474, 1473f-1474f
base do crânio, radioterapia para, 883
da nasofaringe, 718-725
Coronavírus, faringite causada por, 85
Corpo do trapézio, 988
Corpo geniculado medial
anatomia de, 977f, 978
fisiologia de, 989
Correção endoscópica, de estenose
laringotraqueal, 506-507
Córtex auditivo
anatomia de, 977f, 978, 979f
fisiologia de, 989
Córtex do colículo inferior, 978
Corticosteroides
para biópsia do pescoço, 857
para líquen plano, 655
para paralisia de Bell, 1396
para pênfigo vulgar, 660
para rinite não alérgica, 343-344, 343t
para rinossinusite crônica
oral, 351-352, 351t
tópica, 350-351, 350f
para sarcoidose, 131
para úlcera de contato/granuloma da
prega vocal, 477
sequelas orais de, 146-147
Corticosteroides tópicos nasais
para rinite não alérgica, 343-344, 343t
para rinossinusite crônica, 350-351, 350f
Cortisporin®, 1072
Corynebacterium diphtheriae
faringite causada por, 84-85
faringite viral com, 1579
COS. *Ver* Complexo olivar superior
CPAP. *Ver* Pressão positiva contínua das vias
aéreas
Cranialização, 207-208
Craniofaringioma, da nasofaringe, 716
Craniotomia temporal, na ressecção do osso
temporal, 1456
Creche, otite média e, 1557
Crianças. *Ver* Pacientes pediátricos
Cricoaritenoide posterior (CAP), 440-443,
440f-441f, 443f
Cricoidectomia
parcial, por aspiração crônica, 498
subpericondral, por aspiração crônica,
498, 499f
Crioglobulinemia, PANS com, 1192
Criptococose, manifestações laríngeas e
traqueais de, 140
Crista ampular, 998-999, 1000f
Crista de Passavant, 1518-1519
circular com, padrão de fechamento,
1522, 1522f
Critérios de Centor, 80-81
Crupe
causa de, 1580
com faringite viral, 1580-1583,
1581f-1582f
diagnóstico de, 1580, 1581f-1582f
história para, 1581-1582, 1582t
internação para, 1583
traqueíte bacteriana com, 1584
tratamento para, 1582-1583
CSAM. *Ver* Carcinoma secretório análogo ao
mamário
CSC. *Ver* Canal semicircular
CSCH. *Ver* Canal semicircular horizontal
CT. *Ver* Carcinoide típico
Cuidado caseiro, otite média e, 1558
Cuidado paliativo
para doenças malignas da cavidade oral, 713

Cuidados de enfermagem, para fenda labial
e palatina, 1505-1506, 1506f
Cuidados pós-operatórios, após a cirurgia da
paratireoide, 948
Cúpula, 999, 1001f
rotação da cabeça e, 1286-1289,
1287f-1288f
CV. *Ver* Carcinoma verrucoso
cVEMP. *Ver* Potenciais miogênicos evocados
vestibulares cervicais
CZM. *Ver* Complexo zigomático-maxilar

D

Dacarbazina, para melanoma, 560
Dacriocistoceles, 1529-1530, 1537f
Dacriocistograma (DCG), 430, 431f
Dacriocistorrinostomia (DCR)
a *laser*, prognósticos de, 434, 434t
endoscópica, 429, 435
anatomia envolvida em, 429-430, 430f
complicações de, 434
diagnóstico para, 430, 431f
procedimento para, 431-433, 431f-433f
prognósticos de, 434, 434t
revisão de, 433-434
externa, prognósticos de, 434, 434t
DAG. *Ver* Doença da arranhadura do gato
DAOI. *Ver* Doença autoimune da orelha
interna
DAV. *Ver* Dissecção da artéria vertebral
dB. *Ver* Decibel
DBM. *Ver* Deglutição de bário modificada
DCG. *Ver* Dacriocistograma
DCP. *Ver* Discinesia ciliar primária
DCR. *Ver* Dacriocistorrinostomia
DCR. *Ver* Dissecção cervical radical
DCR com auxílio de *laser*, prognósticos de,
434, 434t
DCR endoscópica, 429, 435
anatomia envolvida em, 429-430, 430f
complicações de, 434
diagnósticos para, 430, 431f
procedimento para, 431-433, 431f-433f
prognósticos de, 434, 434t
revisão de, 433-434
DCR externa, prognósticos de, 434, 434t
DCSC. *Ver* Deiscência de canal semicircular
superior
Decanulização, após traqueotomia,
acidental após, 26-28
Decanulização acidental, após traqueotomia,
26
Decay b, 1090
Decibel (dB), 1209
Deferoxamina
ototoxicidade com, 1234
PANS com, 1188-1189
Deficiência de biotinidase,
comprometimento auditivo com, 1160
Deficiências congênitas de hemostasia,
avaliação pré-operatória de, 17
Deficiências de vitaminas, manifestações
orais de, 150-151
Deficiências imunológicas, otite média e,
1554f, 1555
Deformidade de orelha de telefone, 220
Deformidade do nariz em sela
rinoplastia para, 267-270
aumento, 267-268, 270f-271f
enxerto de ponta rotacional ajustável
dinâmica, 268-270, 273f
indicações para, 268-270, 272f

Deformidade nasal de fenda labial, 1536
  bilateral, 273
    com retalho de Abbé, 273, 278f
    técnica de Cronin para, 280, 280f
    técnica de Millard de retalho bifurcado, 280, 280f
  rinoplastia para, 273-280, 275f
    abertura da via aérea para, 280, 280f
    osteotomias maxilares com, 279f, 280
    primária, 1509
  unilateral, 273
    colocação de implante, 273, 277f
    dissecção do ramo lateral, 273, 276f
    sutura de CLI em, 273, 277f
    sutura do ramo lateral, 273, 277f
Deformidade *pollybeak*
  rinoplastia para, 223, 226f, 253, 253f
Deglutição, 1689
  após faringolaringectomia total, 810-811
  após laringectomia total, 807
  complicações pós-tratamento de distúrbios de
    disfagia. Ver Disfagia
  reabilitação de, após doença maligna da cavidade oral, 712
Deglutição de bário modificada (DBM)
  avaliação de disfagia com, 516
Deglutição de bário. Ver Esofagograma; Deglutição de bário modificada
Deiscência do canal semicircular superior (DCSCS)
  imagem de, 1051-1052, 1052f-1053f
  teste de ECOG para, 1022-1024, 1023f-1024f
Demência
  manifestações orais de, 151
DENA. Ver Distúrbio de espectro de neuropatia auditiva
Dentes
  anatomia e fisiologia de, 195-196, 196f
  cistos de. Ver Cistos odontogênicos
  desenvolvimento de. Ver Odontogênese
  tumores de. Ver Tumores odontogênicos
Depressões óticas, 994f, 995
Dermoides nasais, 1532-1533, 1532f-1533f
Desbridamento
  endoscopia traqueobrônquica para, para estenose laringotraqueal, 507, 507q
Descongestionantes
  para OMA, 1562
  para OME, 1563
  para rinossinusite crônica, pediátrica, 1574-1575
Desempenho médico. Ver Medida de desempenho baseada em evidências
Desenvolvimento da fala e linguagem, otite média e, 1568
Deslizamentos, 1316
Deslocamento anterior do disco da ATM
  com redução, 674,674f
  sem redução,674, 675f
Deslocamento atlantoaxial, 1365
Desnutrição, no reparo de fratura facial, 214
Despertares relacionados ao esforço respiratório (DRER), 156-157
Desvio cardiopulmonar, PANS com, 1192
Desvio de inclinação, 1320, 1320f
Desvio de septo nasal, 308, 309f
  cirurgia endoscópica sinusal e, 407-408, 408f
  rinoplastia e, 226-228, 228f, 260, 260f
Desvio salivar, para sialorreia, 1650t
Desvio traqueoesofágico (DTE), para aspiração crônica, 501-503, 502f
DEVH. Ver Doença do enxerto contra hospedeiro

Dexametasona
  ciprofloxacino com, 1072
  tobramicina com, 1072-1073
Diabetes e surdez herdados da mãe (DSHM), 1161
Diabetes melito
  avaliação pré-operatória de, 16
  manifestações orais de, 147
  papel da SAOS em, 158
Dieta. Ver Nutrição
Difteria. Ver *Corynebacterium diphtheriae*
Dilatação, esôfago
  para acalasia, 524-525
  para estenoses, 527
Dilatação com balão
  com adenoidectomia, para rinossinusite crônica pediátrica, 1575
  para estenose subglótica, 510, 510f
  para estenoses salivares, 592, 592f
Discinesia ciliar, manifestações nasais de, 134
Discinesia ciliar primária (DCP)
  avaliação de
    rinossinusite crônica e, pediátrica, 1572
  manifestações nasais de, 134
Discrasias sanguíneas, PANS e, 1192
Discriminação ou reconhecimento da fala, 1015-1016
DISE. Ver Endoscopia de sono induzido por medicamentos
Disfagia
  avaliação clínica ou no leito de, 1689-1690
  avaliação de, 515-516, 516f
  avaliação instrumental de, 1690
  doenças do esôfago que causam
    anéis e membranas, 528-529, 528f
    distúrbios de motilidade. Ver Distúrbios de motilidade
    esofagite eosinofílica, 529, 529f
    estenoses, 526-528, 527q, 527f, 539, 539f
  locais anatômicos de, 1690-1696, 1690f
    cavidade oral e faringe oral, 1691t, 1692-1693, 1692f
    hipofaringe e laringe, 1691t, 1693-1694, 1693f
    nariz e nasofaringe, 1690-1692, 1691f, 1691t
    traqueia e esôfago, 1691t, 1694-1696, 1695f
Disfagia de transferência. Ver Disfagia orofaríngea
Disfagia esofágica, 515-516, 516f
Disfagia orofaríngea, 515-516, 516f
Disfonia pós-operatória, 475-476, 475f
Disfunção velofaríngea (DVF)
  abordagens para, 1519-1520
  avaliação de, 1520-1523
    aerodinâmica, 1521
    análise da fala perceptual, 1520-1521, 1520f, 1520t
    endoscopia nasal de fala, 1522, 1522f
    estudos de imagem, 1521
    nasometria, 1521, 1521f
    ressonância magnética, 1522-1523
    videofluoroscopia de fala, 1521-1522
  causas de 1520,
  intervenção cirúrgica para, 1524-1527
    aumento da parede posterior, 1526-1527
    faringoplastia, 1526
    palatoplastia de Furlow, 1525
    reposicionamento do elevador/ veloplastia intravelar, 1525
    retalho faríngeo, 1525-1526
    seleção de, 1527
  tratamento de, 1523-1527
    protético, 1524, 1524f
    terapia da fala, 1523-1524

Disfunção vestibular
  central. Ver Distúrbios vestibulares centrais
  periférico. Ver Distúrbios vestibulares periféricos
  reabilitação para. Ver Reabilitação vestibular
Disostose mandibulofacial. Ver Síndrome de Treacher Collins
Disparo em linha de base não zero, 1282-1291
  codificação aferente, 1289-1291, 1289f-1290f
  membrana otoconial, 1289
  resposta de cúpula, 1286-1289, 1287f-1288f
  transdução sensorial, 1282-1291, 1283f-1287f
Dispersão clássica. Ver Dispersão coerente
Displasia de Scheibe. Ver Displasia cocleosacular
Displasia fibrosa, 1177-1178, 1177f-1178f
  da cavidade nasal/seios paranasais, 382-383, 382f
  imagem de, 320, 321f
  manifestações otológicas de, 1178
Displasia internasal, 1535-1536
Displasia labiríntica, implante coclear e, 1265
Dispositivo de detecção de radiação gama, para hiperparatiroidismo, 957
Dispositivos auditivos personalizados, 1203
Dissecção da artéria vertebral (DAV), 1363
Dissecção de linfonodo terapêutica (DTLN), para melanoma, 557
Distrofia muscular, manifestações orais de, 151
Distrofia muscular miotônica, manifestações orais de, 151
Distúrbio de movimentos periódicos dos membros (DMPM), 172
Distúrbio do espectro da neuropatia auditiva (DENA), 1545
Distúrbio linfoproliferativo pós-transplante (DLPT), 112-114, 1593, 1620
  manifestações clínicas de, 1620, 1619f
  tipos de, 1620
  tratamento de, 1620
Distúrbios benignos da mucosa das pregas vocais, 459-460
  anatomia e fisiologia de, 460, 460f-461f
  avaliação geral de, 460-461
    bateria de capacidade vocal, 462
    exame de laringe, 462-463, 462f-463f
    história, 460-461
    laringoscopia direta e biópsia, 463
    medidas de débito vocal, 463
  cistos intracordais, 469-472, 470f-471f
  disfonia pós-operatória, 475-476, 475f
  ectasia capilar, 466-468, 467f-468f
  granuloma por intubação, 477, 477f
  hemorragia e pólipo hemorrágico unilateral, 468-469, 468f-470f
  nódulos, 465-466, 467f, 467t
  polipose difusa bilateral, 473-475, 473f-474f
  sintomas de, 461
  sulco glótico, 469, 471f-473f, 472-473
  tratamento geral de
    cirurgia, 464-465, 465f
    hidratação, 463
    instilações laríngeas para inflamação, 464
    medicamentos sistêmicos, 464
    repouso vocal, 464
    terapia de voz, 464
    tratamento de laringofaringite de refluxo agudo, 463-464, 463f
    tratamento sinonasal, 463

úlcera ou granuloma de contato, 476-477, 476f-477f

Distúrbios congênitos
  disfunção olfativa, 297-298
  manifestações orais de, 153-154

Distúrbios da junção craniocervical, 1365-1367
  classificação de, 1365-1367
    assimilação de atlas, 1365
    distúrbios convulsivos focais, 1367
    esclerose múltipla, 1366, 1366f
    hidrocefalia de pressão normal, 1367
    impressão basilar, 1365
    luxação atlantoaxial, 1365
    malformação de Chiari, 1366, 1366f
    síndromes de ataxia cerebelar, 1367
    vertigem fisiológica, 1367
      enjoo por movimento, 1367
      síndrome do mal de desembarque, 1368

Distúrbios da voz
  avaliação de, 1651-1653, 1652f-1653f
  causa subjacente de, 1651
  cistos e sulco vocal, 1658-1659, 1658f
  estenose glótica posterior e, 1656, 1656f
  etiologia funcional de, 1654
  etiologia orgânica de, 1654
  granuloma e, 1657, 1657f
  incidência de, 1651
  nódulos e, 1658, 1658f
  papilomatose recorrente de vias aéreas e, 1656-1657, 1656f
  paralisia das pregas vocais e, 1654-1655
  pólipos e, 1659
  teia laríngea e, 1655-1656, 1655f
  terapia de voz para, 1658-1659
  terapia para, 1653-1654
  tumores malignos e, 1657

Distúrbios das mucosas, de pregas vocais. Ver Distúrbios benignos da mucosa das pregas vocais

Distúrbios de convulsão focal, 1367

Distúrbios de imunodeficiência, manifestações otológicas de, 1181-1182

Distúrbios de leucócitos, manifestações orais de, 152-153

Distúrbios de motilidade
  acalasia, 519t, 523-525, 524f-525f
  classificação de, 523, 523q
  esôfago em quebra-nozes, 519t, 525-526
  espasmo esofágico difuso, 519t, 525, 526f
  motilidade esofágica ineficaz, 519t, 526

Distúrbios do movimento relacionadas com o sono (DMRS), 172, 172q

Distúrbios do movimento rítmico, em pacientes pediátricos, 2852

Distúrbios do ritmo circadiano do sono (DRCS), 171, 171q

Distúrbios endócrinos
  manifestações orais de, 147
  PANS com, 1194

Distúrbios exócrinos, manifestações orais de, 147

Distúrbios gastrintestinais, manifestações orais de, 150-151

Distúrbios hematológicos
  avaliação pré-operatória, 17-18
  manifestações orais de, 152-153
  PANS e, 1191-1192

Distúrbios hemorrágicos, manifestações orais de, 152

Distúrbios intracapsulares da ATM, 674-675, 674f-675f

Distúrbios linfoproliferativos, 1616-1620
  DLPT, 1620-1620, 1619f

linfomas malignos, 1616-1620, 1616q, 1616t
  apresentação e avaliação de, 1616-1617, 1616q, 1617t
  histopatologia de, 1618-1620
  tratamento de, 1617-1618

Distúrbios metabólicos
  manifestações otológicas de
    gota, 1180
    mucopolissacaridoses, 1180
    ocronose, 1180
  PANS com, 1194
  paralisia facial com, 1402

Distúrbios neurológicos
  associados a imunodeficiência
    neuropatias, 121
    PANS, 121-125, 122f, 123q
  manifestações orais de, 151

Distúrbios neuropsiquiátricos autoimunes pediátricos associados a infecções por estreptococos (PANDAS), após infecções SBHGA, 1580

Distúrbios oligogênicos

Distúrbios ósseos
  manifestações orais de, 149, 149q
  manifestações otológicas de
    displasia fibrosa, 1177-1178, 1177f-1178f
    doença de Paget, 1175-1176, 1175f-1176f
    osteíte fibrosa cística, 1178
    osteogênese imperfeita, 1176-1177, 1176f-1177f
    osteopetroses, 1178, 1179f
  PANS com, 1193

Distúrbios otológicos
  associados a imunodeficiência
    meningite criptocócica, 121-123
    neuropatias, 121
    orelha externa, 120
    ouvido médio, 120
    otossífilis, 123
    perda auditiva, 121-125, 122f, 123q

Distúrbios psicogênicos
  PANS súbito com, 1198

Distúrbios psiquiátricos, disfunção olfativa devido a, 298

Distúrbios reológicos, PANS e, 1192

Distúrbios respiratórios, 170, 170q

Distúrbios respiratórios do sono (DRS). Ver também SAOS pediátrica
  pediátricos, 1489
  com síndromes craniofaciais, 1493

Distúrbios saculares, 478-482, 478f-480f

Distúrbios vestibulares centrais, 1361-1364, 1360f
  distúrbios de junção craniocervical. Ver Distúrbios de junção craniovertebral
  distúrbios vasculares
    avaliação inicial de, 1360
    dissecção da artéria vertebral, 1363
    hemorragia cerebelar, 1363, 1363f
    imagiologia de, 1363, 1363f-1364f
    infarto cerebelar, 1362, 1362f
    infarto nodular, 1362
    insuficiência vertebrobasilar, 1361
    síndrome medular lateral, 1361, 1361f
    síndrome pontomedular lateral, 1362, 1362f
  enxaqueca. Ver Enxaqueca
  neoplasmas de, 1364
    cerebelares, 1364
    do tronco encefálico, 1364
    schwannomas vestibulares, 1364
  vertigem cervical, 1365

vertigem periférica comparada com, 1355, 1355t

Distúrbios vestibulares periféricos
  aqueduto vestibular aumentado, 1353, 1353f
  cirurgia vestibular ablativa para. Ver Cirurgia vestibular ablativa
  doença de Ménière. Ver Doença de Ménière
  fisiologia para, 1336-1337
  fístulas perilínficas, 1350-1351, 1351f
  fundamento histórico em, 1337-1338
  hipofunção vestibular bilateral, 1353
  neurite vestibular, 1341
  otossífilis, 1350
  reabilitação para. Ver Reabilitação vestibular
  relevância clínica, 1337
  síndrome de Cogan, 1349-1350
  síndrome de deiscência do canal superior, 1348-1349, 1348f-1349f
  traumatismo de, 1351-1352
    barotraumatismo, 1352
    concussão labiríntica, 1351-1352
    explosão, 1352
    não penetrante, 1351-1352
    penetrante, 1352
  vertigem central em comparação com, 1355, 1355t
  vertigem posicional paroxística benigna. Ver Vertigem posicional paroxística benigna
  vestibulopatia familiar, 1352-1353

Distúrbios vocais, distúrbios mucosos benignos de pregas vocais e, 461

Diuréticos
  alça. Ver Diuréticos de alça
  para doença de Ménière, 1346

Diuréticos de alça
  ototoxicidade com, 1242
  PAIR com, 1217-1219
  PANS com, 1187

Divertículo de Zenker (DZ), 535

Divertículo esofágico, 535, 535f-536f

Divertículos da faringe, disfagia e, 1693

Divisão cricoide posterior, para estenose da laringe, 1683-1684, 1684f

Divisão dorsal do corpo geniculado medial, 978

Divisão medial do corpo geniculado medial, 978

DLPT. Ver Doença linfoproliferativa pós-transplante

DM. Ver Doença de Ménière

DMPM. Ver Distúrbio de movimento periódico do membro

Docetaxel
  para lesões malignas da cavidade oral, 710-711

Docosanol creme, 664

Doença adrenal, manifestações orais de, 147

Doença articular degenerativa, da ATM, 675

Doença cardíaca
  congênita. Ver Doença cardíaca congênita
  manifestações orais de, 143-145, 145q, 145t

Doença cardiovascular
  manifestações orais de, 143-145, 145q, 145t
  papel da SAOS em, 157-158

Doença cerebrovascular, manifestações orais de, 146

Doença da arranhadura do gato (DAG), 91, 599-600

com a doença de glândula salivar em crianças, 1645
linfadenopatia bacteriana com, 1593-1594, 1594f
Doença da mão-pé-e-boca, 1577
Doença da pituitária, manifestações orais de, 147
Doença da tireoide, manifestações orais de, 147
Doença de Behçet
manifestações nasais de, 134
manifestações orais de, 150
Doença de Crohn, manifestações orais de, 150
Doença de glândula salivar em crianças. *Ver também* Sialadenite
avaliação de, 1640-1642
biópsia, 1642
diagnóstico por imagem, 1640-1641
estudos laboratoriais para, 1640
sialoendoscopia, 1641-1642, 1641f-1642f
cistos e mucoceles, 1646, 1646f
diagnóstico diferencial de, 1635, 1637f
doenças granulomatosas com, 1643-1645
actinomicose, 1644-1645
doença da arranhadura do gato, 1645
micobactérias atípicas, 1643-1644, 1644f, 1644t
sarcoidose, 1645
etiologia de, 1635, 1636q
história e exame físico de, 1639-1640
infecções bacterianas em, 1642-1643
infecções virais em, 1643
caxumba, 1643
EBV, 1643
HIV, 1643
neoplasias, 1647-1649
benignas, 1647-1648
malignas, 1648-1649, 1648f
parotidite recorrente juvenil, 1645
sialadenose, 1646
sialolitíase, 1645
sialometaplasia necrotizante, 1646
sialorreia, 1649-1650
classificação de, 1649
tratamento para, 1649-1650, 1649t-1650t
síndrome de Sjögren, 1645
tumores de, 1646-1649, 1647f
tumores, 640
Doença de Graves, 894
Doença de inclusão citomegálica, manifestações otológicas de, 1172, 1172f
Doença de Kawasaki, 1594-1595
paralisia facial com, 1402
Doença de Kimura, manifestações de glândulas salivares de, 602
Doença de Lyme
manifestações otológicas de, 1170
PANS com, 1186
aguda, 1196
paralisia facial com, 1401-1402
Doença de Ménière (DM), 1341-1348
com enxaqueca, 1359
com otosclerose, 1133
diagnóstico de, 1344-1346, 1344q
história, 1344
perda de audição e zumbido com, 1344-1345
quadro clínico, 1344, 1345q
ECOG para, 1021-1022, 1021f-1023f, 1037
etiologia de, 1343
fisiopatologia de, 1342-1343, 1342f-1343f
história de, 1342
imagem de, 1342, 1343f
incidência de, 1342

investigações para, 1345-1346
agentes de desidratação, 1345
eletrococleografia, 1345
testes de impulso da cabeça, 1345
VEMP, 1345-1346
videonistagmografia, 1345
PANS com, 1195
repentina, 1198
tratamento para, 1346-1348
cirurgia do saco endolinfático, 1347
injeções intratimpânicas, 1346-1347, 1347f
labirintectomia, 1348
modificações dietéticas e diuréticos, 1346
secção do nervo, 1347-1348
sintomático, 1346
terapia de sobrepressão local, 1346
vasodilatadores, 1346
Doença de Mikulicz, 593
Doença de Osler-Weber-Rendu. *Ver* Telangiectasia hemorrágica hereditária
Doença de Paget, 1175-1176, 1175f
manifestações orais de, 149
manifestações otológicas de, 1175-1176, 1176f
PANS com, 1193
Doença de Parkinson
manifestações orais de, 151
Doença de Rosai-Dorfman. *Ver* Histiocitose de seio
Doença de Sutton, 126-127, 126f
Doença dental, em cardiopatia, 143
Doença do enxerto *versus* hospedeiro (DEVH), manifestações orais de, 127
Doença do refluxo gastresofágico (DRGE), 529
diagnóstico de, 518f, 530, 530f
disfagia com, 1694-1695
esôfago de Barrett causado por, 517, 517f, 532-534, 533f
rinossinusite crônica e, pediátrica, 1572
Doença do refluxo não erosiva, 529
Doença hepática, manifestações orais de, 152
Doença hereditária. *Ver também* Distúrbios congênitos
Doença hidática, de glândulas salivares, 600
Doença infecciosa pediátrica, 1577
faringite bacteriana
C. diphtheriae, 1579
complicações não supurativas de, 1580
coqueluche com, 1585
PFAPA, 1579-1580
supraglotite com, 1583-1584, 1583f-1584f
traqueíte bacteriana com, 1582t, 1584-1585, 1585f
faringite viral, 1577-1579, 1577f
bronquiolite com, 1585-1586
crupe com, 1580-1583, 1581f-1582f
estreptocócica, 1578-1579
vírus Epstein-Barr, 1577-1578, 1578f
Doença inflamatória crônica, estenose de laringe por, 1679
Doença metastática
CEC de laringe com, 755-756, 756f
da glândula tireoide, 921
de glândulas salivares, 638
dos gânglios do pescoço. *Ver* Metástase de nódulos do pescoço
massas cervicais
CEC primário desconhecido, 845-847, 846f
distantes, 847
melanoma, 847

regional oculto, 834-835
regional, 847
na laringe, 775
no melanoma, 553-556, 553t-555t, 554q-555q
tratamento cirúrgico de, 560
Doença micótica, manifestações otológicas de, 1171-1172, 1172f
Doença neoplásica. *Ver também* Câncer
manifestações otológicas de
leucemia, 1173-1174, 1173f-1174f
linfoma, 1174, 1174f
mieloma múltiplo, 1172-1173, 1173f
neoplasias metastáticas, 1174, 1174f-1175f
otorreia por, 1250
Doença neuromuscular, SAOS pediátrica e, 1493
Doença periodontal
associada a imunodeficiência, 127
na doença cardíaca, 143
Doença periodontal necrosante, 127
Doença pulmonar
manifestações orais de, 146
Doença recorrente
detecção por FDG-PET de, 44, 45f
metástase de nódulo cervical, 879
Doença renal
manifestações orais de, 151-152
PANS com, 1189
Doença residual, detecção de FDG-PET de, 44, 45f
Doença sistêmica
com otorreia, 1249-1250
causas infecciosas, 1249-1250
causas não infecciosas, 1249
laringite associada a, 493, 493f
manifestações esofágicas de, 540-541, 540f
manifestações laríngeas e traqueais de
actinomicose, 140
amiloidose, 138, 138f
artrite reumatoide, 139, 139f
blastomicose, 140
candidíase, 141
coccidioidomicose, 140
coqueluche, 139
criptococose, 140
granulomatose de Wegener, 136-137, 136f
histoplasmose, 140
pênfigo, 139, 139f
policondrite recidivante, 137, 137f
sarcoidose, 137-138, 138f
tuberculose, 140
manifestações nasais de
complicações de, 135
doença autoimune e inflamatória, 132
doença cutânea, 133-134
doença de imunodeficiência, 133
doença granulomatosa, 129-133
doença mucociliar, 134-135
doença neoplásica, 132
emergências causadas por, 135
manifestações orais de, 142-143, 143t-144t, 654
artrites e distúrbios ósseos, 149, 149q
condições dermatológicas, 150
distúrbio de colágeno vascular e granulomatosos, 147-148
distúrbios endócrinos e exócrinos, 147
distúrbios gastrintestinais, 150-151
distúrbios hematológicos, 152-153
distúrbios herdados e congênitos, 153-154
doença cardíaca, 143-145, 145q, 145t
doença cerebrovascular, 146
doença de órgãos e glandular, 151-152

doença infecciosa, 148-149
doença neurológica, 151
doença pulmonar, 146
neoplasias malignas, 146
saúde da mulher e, 153
manifestações otológicas de, 1165, 1166q
AIDS, 1182
displasia fibrosa, 1177-1178, 1177f-1178f
distúrbios de imunodeficiência,
1181-1182
doença de inclusão citomegálica, 1172,
1172f
doença de Lyme, 1170
doença de Paget, 1175-1176, 1175f
doença micótica, 1170-1172, 1172f
esclerose múltipla, 1181
gota, 1180
granulomatose de Wegener, 1168-1169,
1169f
histiocitose das células de Langerhans,
1166, 1166f-1167f
leucemia, 1173-1174, 1173f-1174f
linfoma, 1174, 1174f
mieloma múltiplo, 1172-1173, 1173f
mucopolissacaridoses, 1180
neoplasias metastáticas, 1174,
1174f-1175f
ocronose, 1180
osteíte fibrosa cística, 1178
osteogênese imperfeita, 1176-1177,
1176f-1177f
osteopetroses, 1178, 1179f
sarcoidose, 1169-1170, 1169f
sífilis, 1170, 1170f
síndrome de Susac, 1181
tuberculose, 1167-1168, 1168f
rinite associada a, 342q
Doenças autoimunes
laringite associada a, 492-493, 492f
manifestações otológicas de
esclerose múltipla, 1181
síndrome de Susac, 1181
Doenças de depósito, manifestações
otológicas de
gota, 1180
mucopolissacaridoses, 1180
ocronose, 1180
Doenças de má absorção, manifestações
orais de, 150-151
Doenças granulomatosas
com doença de glândula salivar em
crianças, 1643-1645
manifestações otológicas de
granulomatose de Wegener, 1168-1169,
1169f
histiocitose de células de Langerhans,
1166, 1166f-1167f
sarcoidose, 1169-1170, 1169f
otorreia com, 1249
Doenças malignas glóticas
quadro clínico de, 814
tratamento de
MTL. *Ver* Microcirurgia transoral a *laser*
pescoço, 760-761
tumores primários avançados, 759-760,
820-824, 820t, 823t-824t
tumores primários iniciais. *Ver* Câncer
glótico inicial
Doenças não tireoideanas, 900
Dor
com otoplastia, 220
tratamento de
para doenças malignas da cavidade oral,
713

perioperatória. *Ver* Tratamento de dor
perioperatória
Dor de cabeça
cirurgia de seio endoscópica para, 394
enxaqueca sem, 1358-1359
Dor de cabeça de rebote. *Ver* Dor de cabeça
por uso excessivo de medicamento
Dor de garganta, causas de, 79, 80q
Dor facial, cirurgia endoscópica sinusal
para, 394
Dor no peito
DRGE causando, 532
Dosagem de anticorpo estimulante da
tireoide, 893
Doxiciclina
para rinossinusite bacteriana aguda, 361
para rinossinusite crônica, 347-349
DRCS. *Ver* Distúrbios do ritmo circadiano do
sono
Drenagem lombar, para rinoliquorreia, 424
Drenagem. *Ver também* Incisão e drenagem
após laringectomia total, 806
DRER. *Ver* Despertares relacionados ao
esforço respiratório
DRGE. *Ver* Doença do refluxo gastresofágico
DRS. *Ver* Distúrbios respiratórios do sono
DSHM. *Ver* Diabetes e surdez herdados da
mãe
DTLN. *Ver* Dissecção terapêutica de
linfonodo
Ducto coclear, 982-983, 983f
Ducto parotídeo
anatomia de, 1638f
Duloxetina, para dor oncológica e dor
crônica não oncológica
Dura-máter, na mastoidectomia, 1123
Dürer, Albrecht, 177
DVF específico de fonema, 1521
DVF. *Ver* Disfunção velofaríngea
Dysport®. *Ver* Abobotulinumtoxina A

E

EAR. *Ver* Estomatite aftosa recorrente
EB. *Ver* Esôfago de Barrett
EBV. *Ver* Vírus Epstein-Barr
EC. *Ver* Espaço carotídeo
ECOG. *Ver* Eletrococleografia
Ectasia capilar, 466-468, 467f-468f
Ectrópio, 1409, 1409f
Ectrópio paralítico, 1409
Edema de Reinke crônico. *Ver* Polipose
difusa bilateral
Edema, do espaço retrofaríngeo,
imagiologia de, 56, 55f
Edema mucoso agudo por uso excessivo,
descanso vocal para, 464
Edema pulmonar de pressão negativa. *Ver*
Edema pulmonar pós-obstrutivo
EEo. *Ver* Esofagite eosinofílica
EES. *Ver* Esfíncter esofágico superior
Eflornitina, PANS com, 1188
EFM. *Ver* Espaço faríngeo mucoso
Eikenella corrodens, 98
ELA. *Ver* Excisão local ampla
Eletrococleografia (ECOG), 1021, 1036-1038
aplicações clínicas de, 1037-1038
com eletrodo de membrana timpânica,
1021, 1021f
microfonismo coclear de 1036, 1037f
para a doença de Ménière, 1021-1022,
1021f-1023f, 1037, 1345
para PANS, 1184
para tontura, 1331-1332, 1331f

potencial de ação de, 1015, 1037f
potencial de somação de, 1036, 1037f
teste DCSS, 1022-1024, 1023f-1024f
Eletromiografia (EMG)
do nervo facial, 1387
para lesão do nervo facial, 1140
para paralisia de Bell, 1395
Eletroneuronografia (EnoG), 1386, 1387t,
1395
Elevação do palato, para DVF, 1524, 1524f
Elevador do véu palatino (EVP)
reposicionamento de, para DVF, 1525
velofaringe e, 1518, 1519t
EM. *Ver* Eritema multiforme
EM. *Ver* Espaço mastigatório; Esclerose
múltipla
Embolização
para angiofibroma juvenil, 378
para epistaxe, 332, 332f
para paraganglioma (PGL) de carótida,
841, 842f
Embolização arterial, por epistaxe, 332, 332f
Embriologia, 1481-1484
bolsas faríngeas, 1483-1484, 1484f
primeira bolsa, 1483, 1484f
quarta até sexta bolsa, 1484, 1484f
segunda bolsa, 1483, 1484f
terceira bolsa, 1483-1484, 1484f
camadas fasciais de pescoço, 1479-1480,
1480f
da face, palato e lábio, 1485, 1486f
da orelha externa, 967
das orelhas, 217-218
de fenda labial e palatina, 1501-1503,
1502f-1504f, 1503t
dos arcos branquiais, 1481-1483,
1481f-1482f
anomalias de, 1484-1485
derivados de, 1482-1483
primeiro arco, 1482-1483, 1482f
quarto e sexto arcos, 1482f, 1483
segundo arco, 1482f, 1483
terceiro arco, 1482f, 1483
glândula tireoide, 1485-1488, 1488f
língua, 1485, 1487f
síndromes craniofaciais, 1484
sistema vestibular, 993-994, 994f
triângulos e níveis de pescoço, 1481, 1481f
EMFIV . *Ver* Epilepsia mioclônica com fibras
irregulares vermelhas
EMG. *Ver* Eletromiografia
Eminência piramidal, 971
Emissões otoacústicas espontâneas (EOAE),
1034
Emissões otoacústicas evocadas (EOAE),
para diagnóstico de perda auditiva em
lactente, 1544-1547
Empiema subdural, com otite média, 1569
EMT. *Ver* Estimulação magnética
transcraniana
ENB. *Ver* Estesioneuroblastoma
Encefalocele basal, do nariz, 1530, 1531f,
1531t
análise histopatológica de, 1531
imagens de, 1531, 1531f
tratamento de, 1531-1532
Encefalocele sincipital, do nariz, 1530-1532,
1530f, 1531t
análise histopatológica de, 1531
imagem de, 1531, 1531f
tratamento de, 1531-1532
Encefaloceles
do nariz,
basal, 1530, 1531f, 1531t

ÍNDICE

sincipital, 1530-1532, 1530f, 1531t
  tipos de, 1530, 1531t
fístula liquórica, 1472-1473
  abordagem cirúrgica para, 1473
  avaliação diagnóstica para, 1472
imagiologia de, 319-322, 320f
Encefalopatia mitocondrial, acidose láctica e
  episódios semelhantes a convulsões
  (MELAS), 1161
Endoscopia
  CEC de laringe, 757-758
  de esôfago. *Ver* Esofagoscopia
  de estenose de laringe, 1681
  diagnóstico de câncer glótico inicial com,
    777-779, 779f-781f
  laringe. *Ver* Videoendoscopia da laringe e
    estroboscopia
  nasal. *Ver* Endoscopia nasal
  para avaliação DVF, 1521
  para reparo de fístula liquórica (CSF),
    424-426, 425f-426f
  salivar, 591, 591f
  traqueobrônquica. *Ver* Endoscopia
    traqueobrônquica
Endoscopia de sono induzido por
  medicamentos (DISE), 159-160
Endoscopia flexível
  de crupe, 1580, 1582f
  de estenose laríngea, 1681
Endoscopia nasal
  EES para rinossinusite crônica, 399, 400f
  para epistaxe, 327
  para rinoliquorreia, 422, 422f
Endoscopia nasal de fala, para avaliação de
  DVF, 1522, 1522f
Endoscopia traqueobrônquica
  BFO, broncoscopia com fibra óptica
Endoscópios rígidos, para endoscopia/
  videoendoscopia de laringe, 453-455,
  454t
Enjoo do movimento
  com enxaqueca, 1357
  vertigens fisiológicas e, 1367
EnoG. *Ver* Eletroneuronografia
Envelhecimento
  alterações olfativas com, 295, 297, 297f
Enxaqueca
  basilar, 1358
  distúrbios vestibulares com, 1359
    doença de Ménière, 1359
    VPPB, 1359
  distúrbios vestibulares relacionados com,
    1360
    torcicolo paroxístico, 1360
    vertigem paroxística benigna da
      infância, 1360
  etiologia de, 1358
  PANS e, 1191
  sem dor de cabeça, 1358-1359
  sintomas auditivos, 1357
    distorção, 1357
    fonofobia, 1358
    perda auditiva, 1357
    zumbido, 1357
  sintomas otoneurológicas, 1357-1359
  sintomas vestibulares
    enjoo do movimento, 1357
    tontura inespecífica, 1356
    vertigem, 1356-1357
  tratamento de, 1358-1359, 1358f
  vestibular, 1356, 1356q-1357q
Enxerto. *Ver também* Transferência de tecido
    livre; Retalhos de pele
  para estenose subglótica, 510-512, 511f
  para reparo de estenose laringotraqueal,
    507-508

para reparo de FL, 424-426, 425f-426f
Enxertos de espalhamento
  para nariz torcido, 267, 269f
  para rinoplastia
    para abóbada cartilaginosa, 253-254, 254f
Enxertos de mucosas, para reparo de
  estenose laringotraqueal, 507-508
Enxertos de pele
  para reparo de estenose laringotraqueal,
    507-508
Epidemiologia clínica. *Ver* Pesquisa de
  resultados
Epidermólise bolhosa juncional,
Epífora
  DCR endoscópica para, 429, 435
    anatomia envolvida em, 429-430, 430f
    complicações de, 434
    diagnóstico para, 430, 431f
    procedimento para, 431-433, 431f-433f
    prognósticos de, 434, 434t
    revisão de, 433-434
Epiglotite. *Ver* Supraglotite
Epilepsia, disfunção olfativa devido a, 298
Epilepsia mioclônica com fibras vermelhas
  desiguais (EMFIV), 1161
Epinefrina
  ESS para rinossinusite crônica, 398
  na cardiopatia, 145
Epistaxe
  anatomia vascular envolvida em, 323-324,
    324f-325f
  causas de, 325, 325q, 326f-327f
  tratamento de
    algoritmo para, 334f, 335
    avaliação inicial, 325, 325q
    cautério, 328-329, 328f
    cirurgia endoscópica sinusal, 394
    em adultos, 327-330, 328f
    em crianças, 327
    embolização, 332, 332f
    endoscopia nasal, 327
    exame com fotóforo, 327
    irrigação com água quente, 333
    LEAESPA (ligadura da artéria
      esfenopalatina), 330-332, 330f-331f
    ligação da artéria carótida externa, 330
    ligadura da artéria maxilar, 330
    para pacientes com teleangectasia
      hemorrágica hereditária (THH),
      335, 333f-334f
    para sangramento de artéria etmoidal
      anterior, 332-335, 332f-333f
    tamponamento nasal, 329-330, 329f
    tratamento tópico, 328
Epitélio, olfativo, 286-288, 287f-288f
Epitímpano, na mastoidectomia, 1118, 1119f
Erisipela, 1068, 1068f
Eritema linear gengival, 127
Eritema multiforme (EM), 150, 666-667, 667f
  manifestações orais de, 150
Eritromicina
  ototoxicidade com, 1234
  PANS com, 1188
  para *Arcanobacterium haemolyticum*, 82
  para faringite SBHGA, 81
Erosão dental, causando DRGE, 532
Erosão óssea, na otite média crônica
  com colesteatoma, 1095-1097, 1095f-1096f
Escafa, 217-218
Escala A, 1209
Escala dBA, 1209
Escala de Sonolência Epworth (ESE), 158,
  158f
Escalpelo harmônico, 1496
Esclerodermia
  manifestações esofágicas de, 526, 540, 540f

manifestações nasais de, 134
manifestações orais de, 148
Esclerose múltipla (EM)
  junção craniovertebral e, 1366, 1366f
  manifestações orais de, 151
  manifestações otológicas de, 1181
  PANS com, 1191
    repentina, 1198
Esclerose sistêmica progressiva. *Ver*
  Esclerodermia
Escopolamina, para sialorreia, 1649t
Esofagite
  cáustica. *Ver* Lesões esofágicas cáustica
  de estenose de laringe, 1681
  induzida por medicamentos, 537, 537q
  infecciosa, 537-539, 537f-538f
  outras causas de
  refluxo. *Ver* Esofagite de refluxo
Esofagite de refluxo, 517, 518f, 529
Esofagite eosinofílica (EEo), 529, 529f
  disfagia com, 1695
Esôfago
  avaliação de sintoma para, 515-516, 516f
  compressão de, imagem de,
  disfagia em, 1691t, 1694-1696, 1695f
  divertículos de. *Ver* Divertículos
  doenças cutâneas e, 540-541
  doenças que causam disfagia de
    anéis e membranas, 528-529, 528f
    distúrbios de motilidade. *Ver* Distúrbios
      de motilidade
    esofagite eosinofílica, 529, 529f
    estenoses, 526-528, 527q, 527f, 539, 539f
  DRGE de. *Ver* Doença do refluxo
    gastresofágico
  lesão cáustica de. *Ver* Lesões esofágicas
    cáusticas
  lesão induzida por fármacos de, 537, 537q
  manifestações de doenças sistêmicas em,
    540-541, 540f
  monitoramento da bile de, 521, 521f
  monitoramento de pH de, 519-523, 520f,
    522f-523f
  neoplasias de, 534, 534f, 535q
  neoplasmas de
    anatomia envolvida em, 726-727,
      726f-727f
    avaliação clínica de, 728-729, 728t
    CEC, 534, 727-730, 1558-1562, 1559t,
      1561t
    doença de, 729-730
    epidemiologia de, 727-728
    estadiamento de, 731-732, 731t-732t
    etiologia e biologia de, 728
    imagem de, 729, 729f-730f
    localização e disseminação de, 730-731
    opções de tratamento para, 732-733
    qualidade de vida após, 742
    quimiorradioterapia para, 741
    radioterapia para, 740, 1558-1562,
      1559t, 1561t
    técnicas cirúrgicas para, 733-739, 734t,
      735f-737f, 739f
    tratamento do pescoço para, 741-742
  teste provocativo para, 523
  retalhos fasciocutâneos para,
  varizes de, 517, 518f
Esôfago de Barrett (EB), 517, 517f, 532-534,
  533f,
Esôfago em aneis. *Ver* Esofagite eosinofílica
Esôfago em quebra-nozes, 519t, 525-526
Esôfago felino. *Ver* Esofagite eosinofílica
Esôfago ondulado. *Ver* Esofagite eosinofílica
Esofagoscopia, 516-517, 517f-518f
  transnasal. *Ver* Esofagoscopia transnasal

ÍNDICE **i17**

Espaço bucal, infecções odontogênicas e cervicais profundas em, 91-94

Espaço canino, infecções odontogênicas e cervicais profundas em, 91-94

Espaço carotídeo (EC)
anatomia de linfonodo e classificação em, 65-67
anatomia de, 92t-93t
imagiologia de, 51-53, 51f-52f

Espaço cervical anterior, imagem de, 62, 62f

Espaço cervical lateral. *Ver* Espaço cervical posterior

Espaço cervical posterior
anatomia de linfonodo e classificação em, 65-67
imagem de, 62, 62f

Espaço de perigo, anatomia de, 92t-93t

Espaço mucoso faríngeo (EFM), imagem de, 49-50, 48f-49f

Espaço mastigatório (EM)
anatomia de, 92t-93t
imagem de, 53-56, 53f-55f
ressecções do plano coronal em, 585, 585f

Espaço mucoso hipofaríngeo, imagem de, 62, 62f

Espaço parafaríngeo (PPS)
anatomia de, 92t-93t
excisão de tumor de glândula salivar, para neoplasias de glândulas salivares benignas, 620, 621f-622f
imagem de, 48-49
lesões benignas de, 845, 846f
tumores de, 1474, 1474f
tumores malignos primários de, 847

Espaço parafaríngeo pós-estiloide. *Ver* Espaço carotídeo

Espaço parotídeo (EP)
anatomia de, 92t-93t
anatomia e classificação de linfonodo em, 65-67
imagem de, 50-51, 50f

Espaço peritonsilar, anatomia de, 92t-93t

Espaço pré-vertebral (PVS)
anatomia de, 92t-93t
imagem de
infra-hióidea, 62, 61f
supra-hióidea, 56-57

Espaço retrofaríngeo (RPS)
anatomia de, 92t-93t
infra-hióideo, imagem de, 60, 61f
supra-hióideo
anatomia de linfonodo e classificação em, 65-67
imagem de, 56, 55f

Espaço sublingual (ESL)
imagem de, 58, 57f-58f
infecções odontogênicas e cervicais profundas em, 94-95, 94f

Espaço submandibular (SMS)
anatomia de, 92t-93t
anatomia e classificação de linfonodos em, 65-67
imagem de, 58, 58f
infecções odontogênicas e cervicais profundas em, 94-95, 94f

Espaço submentoniano, infecções odontogênicas e cervicais profundas em, 94, 94f

Espaço visceral
anatomia de, 92t-93t
anatomia e classificação de linfonodo em, 65-67
imagem de, 63

Espaços cervicais
anatomia e classificação de linfonodos em, 65-67
imagiologia de, 62, 62f

Espaços mandibulares, infecções odontogênicas e do pescoço profundas, 94-95, 94f

Espaços maxilares, infecções odontogênicas e profundas do pescoço, 91-94

Espasmo esofágico difuso, 519t, 525, 526f

Esqueleto facial
anatomia de, 191
do terço inferior, 195-196, 196f
do terço médio, 192-195, 192f-194f, 195t
do terço superior, 191-192, 191f
biomecânica, 204-206, 204f
terço inferior, 205-206, 206f
terço médio, 204-205, 205f
terço superior, 204
fraturas de. *Ver* Fraturas faciais

Estadiamento
das neoplasias da glândula tireoide, 908-910, 909t-910t, 910q
de doenças malignas da cavidade oral, 695, 696t
de doenças malignas das glândulas salivares, 628-628, 627t-628t
de HIV/AIDS, 104-105, 105q-106q, 105t
de lesões malignass dos seios paranasais, 568-571, 568t, 570f, 570t-571t
de linfoma da tireoide, 862
de linfoma do pescoço, 858-860, 858t
de melanoma, 553-556, 553t-555t, 554q-555q, 560
de metástase do nódulo cervical, 866-873, 867f
de neoplasias de hipofaringe e esôfago cervical, 731-732, 731t-732t, 816, 817f
de neoplasias malignas da laringe, 745, 746q, 748-750, 749q, 750t, 816, 817f
de sarcomas do pescoço, 847, 847q-848q, 848t
de tumores da nasofaringe, 716t, 717, 717q, 722
do câncer glótico inicial, 782-787, 783t-784t, 784f-787f
FDG-PET para, 43-44

Estadiamento de Ann Arbor, 1616, 1616q

Estadiamento M, FDG-PET para, 44

Estadiamento N, FDG-PET para, 43-44

Estadiamento T, FDG-PET para, 43

Estapedectomia
em crianças, 1134
estapedotomia *versus*, 1131
revisão, 1134

Estenose
após laringectomia total, 806-807
de laringe. *Ver* Estenose de laringe
salivar, 592, 592f-593f
traqueal. *Ver* Estenose traqueal

Estenose da abertura piriforme
nasal congênita, 1536-1538, 1536f-1537f

Estenose de laringe. *Ver também* Estenose glótica; Estenose subglótica
adquirida, 1678-1679
doença inflamatória crônica e, 1679
infecção crônica e, 1679
neoplasia de laringe e, 1679
traumatismo externo e, 1678
traumatismo interno e, 1678-1679
classificação de, 505, 505t
congênita, 1676
diagnóstico de, 1680-1681
etiologia e fisiopatologia de, 1676-1680

fisiopatologia de, 504-505, 505q
paralisia das cordas vocais com, 1687
prevenção de, 1680
tipos de, 1679-1680, 1679f-1680f
tratamento cirúrgico de
cirurgia a *laser*, 506
desbridamento microcirúrgico, 507, 507q
metas e avaliação para, 505, 506f
mitomicina C, 507
momento de, 505-506
para colapso da parede anterior, 513
para estenose glótica, 509-510, 510f
para estenose membranosa cicatricial, 512
para estenose subglótica, 510-512, 510f-511f
para estenose supraglótica crônica, 508-509
para estenose traqueal cervical, 512, 512q
procedimentos de alotransplante traqueal, 514, 514f
procedimentos de liberação da laringe, 513
reparação endoscópica, 506-507
reparo aberto, 507-508, 508f
tratamento de, 1676, 1677f, 1681-1687, 1682t
decanulização, 1688
pós-operatório, 1688

Estenose estomal, após laringectomia total, 806

Estenose faringoesofágica, após laringectomia total, 806-807

Estenose glótica, 509-510, 510f
diagnóstico de, 1680-1681
etiologia e fisiopatologia da, 1676-1680
tipos de, 1679-1680, 1679f-1680f
tratamento de, 1681-1686, 1682t
anterior, 1687
descanulização, 1688
pós-operatória, 1688
posterior, 1680f, 1684f, 1687

Estenose glótica anterior, 509

Estenose glótica completa, 510

Estenose glótica posterior, 509-510, 510f
tratamento cirúrgico de, 1656, 1656f

Estenose membranosa cicatricial, 512

Estenose subglótica (SGS), 510-512, 510f-511f
congênita, 1676-1678
diagnóstico de, 1680-1681
disfagia e, 1694
etiologia e fisiopatologia de, 1676-1680
tipos de, 1679-1680, 1679f-1680f
tratamento de, 1681-1686, 1682t
anterior, 1685f, 1688
decanulização, 1688
pós-operatório, 1688

Estenose supraglótica, 508-509

Estenose traqueal
após traqueotomia, 26
classificação de, 505, 505t
congênita
disfagia com, 1695-1696
fisiopatologia da, 504-505, 505q
tratamento cirúrgico de
cirurgia a *laser*, 506
cirurgia aberta, 507-508, 508f
correção endoscópica, 506-507
desbridamento microcirúrgico, 507, 507q
estenose completa, 513, 513f

metas e avaliação para, 505, 506f
mitomicina C, 507
momento de, 505-506
para colapso da parede anterior, 513
para estenose glótica, 509-510, 510f
para estenose membranosa cicatricial, 512
para estenose subglótica, 510-512, 510f-511f
para estenose supraglótica crônica, 508-509
para estenose traqueal cervical, 512, 512q
procedimentos de alotransplante traqueais, 514, 514f
procedimentos de liberação da laringe, 513
Estenose traqueal cervical, 512, 512q
Estenose traqueal completa, 513, 513f
Estenoses
após faringolaringectomia total, 810
após laringectomia total, 806-807
esofágica, 526-528, 527q, 527f, 539, 539f
Esteroides intranasais (CIN)
para rinossinusite bacteriana aguda, 361
Esteroides tópicos
classes de, 1079, 1079q
ototoxicidade de, 1079
para otite externa eczematosa, 1079
Esteroides. *Ver também* Corticosteroides; Glicocorticoides
intranasal. *Ver* Esteroides intranasais
intratimpânicos. *Ver* Injeções intratimpânicas
para ESS para rinossinusite crônica, 397
para OMA, 1562
para OME, 1563
para SAOS, 163
para paralisia de Bell, 1396
para rinite alérgica
para rinite não alérgica, 343-344, 343t
para rinossinusite crônica, pediátrica, 1574
para rinossinusite fúngica alérgica, 370
para úlceras relacionadas com a AIDS, 87
tópicos. *Ver* Esteroides tópicos
Estesioneuroblastoma (ENB), 568, 568t
base do crânio, radioterapia para, 881-883, 882f, 884t
dos seios paranasais, 565-566
Estilofaríngeo, a partir do terceiro arco branquial, 1483
Estimulação acústica, para zumbido, 1202-1204
estimulação ambiente, 1202-1203
protocolo de dessensibilização acústica, 1204
Estimulação ambiente, para zumbido, 1202-1203
Estimulação do nervo hipoglosso, para SAOS, 165-167
Estimulação elétrica nervosa transcutânea (EETC), para zumbido, 1205
Estimulação elétrica, para zumbido, 1205
Estimulação eletromagnética, para paralisia de Bell, 1396
Estimulação magnética, do nervo facial, 1390
Estimulação magnética transcraniana (EMT), para zumbido, 1204-1205
Estimulação óptica, do nervo facial, 1390
Estimulador de nervo facial de Hilger, 1140
Estoma
para próteses de voz. *Ver* Punção traqueoesofágica
Estomatite aftosa recorrente (EAR), 126f, 664-666, 665q, 665f-666f, 666t, 682, 682f
Estômio, em proporções faciais, 178q, 179f

Estratégias de desintensificação de tratamento, para CEC orofaríngeo positivo para HPV, 548
Estrias de Held, 988
Estrias de Mônaco, 988
Estribo, fisiologia de, 982, 982f
Estriola, 1000
Estroboscopia. *Ver* Videoendoscopia da laringe e estroboscopia
Estrutura do esqueleto, para o reparo de estenose laringotraqueal, 507
Estudo de coorte. *Ver* Estudo observacional
Estudos da função da tireoide, 891-893, 892f
resultados do hipotireoidismo em, 900-901, 901t
Estudos de deglutição videofluoroscópicos (VFSS). *Ver também* Deglutição de bário modificada
de estenose de laringe, 1680-1681
para disfagia, 1690, 1691t
Estudos de localização, para FL, 421-422, 422f-423f
Etmoidectomia
anterior, 401, 404f
EES para rinossinusite crônica, 401-405, 404f-405f
Etmoidectomia anterior. *Ver* Procedimento Draf tipo I
Etmoidectomia externa, 414, 414f
Etmoidectomia intranasal, 414
Etmoidectomia posterior, para ESS para rinossinusite crônica, 401-402, 404f
European Respiratory Society (ERS), recomendações da força-tarefa para SAOS, 161, 161t
Evitação
tratamento de rinite não alérgica por, 343
Evoxac®. *Ver* Cevimelina
Exame com "lâmpada de cabeça", de epistaxe, 327
Exame estroboscópico, para distúrbios da voz, 1652
Exame físico
aparência geral, 5-11
da cavidade oral, 8, 694-695, 695f
da face, 5, 5t
da glândula tireoide, 11, 887-888, 910-911, 911q
da nasofaringe, 8
das orelhas, 6-7, 6f, 7t
de cabeça, 5, 5t
de CEC de laringe, 756-757
de infecções odontogênicas e profundas do pescoço, 95-96, 95f
de laringe e hipofaringe, 9-10, 9f
de linfonodos, 10-11, 11f
de massa cervical, 830-831
de massas associadas a imunodeficiência, 116
de neoplasia da glândula salivar, 624-625
de neoplasias de hipofaringe e esôfago cervical, 728-729
de olhos, 6
de orofaringe, 9, 8f
de pacientes de traumatismo, 11-12
de pele, 11
de rinite não alérgica, 342
de rinoliquorreia, 420
do nariz, 7-8
do pescoço, 10-11, 10f-11f
dos pacientes pediátricos, 12
EES para rinossinusite crônica, 395
neurológico, 11, 12t
para DCR endoscópica, 430
para distúrbios da mucosa das pregas vocais benignos, 462-463, 462f-463f

para melanoma, 552-553
para SAOS, 158, 159q
Exame minucioso metastático, do melanoma, 553, 553t, 554q
Exame neurológico, 11, 12t
Exames de sangramento e coagulação, para rinoplastia, 229-230
Exames de sangue, para infecções odontogênicas e profundas do pescoço, 96
Excisão
para câncer glótico inicial, 787
para melanoma, 556-557, 557t
Excisão endoscópica, para câncer glótico inicial, 787
Excisão local ampla (ELA), para melanoma, 556-557, 557t
Exenteração da órbita, maxilectomia total com, 577
Exercícios de adaptação vestibulares, 1369, 1371f, 1372, 1376, 1376t
Exercícios de equilíbrio, 1370
Exercícios de marcha, 1370, 1376t, 1377
Exercícios de substituição sensorial, 1370, 1372-1373, 1376t, 1377
para melanoma, 557-560, 557q, 558f
Exotoxina botulínica A (Botox®)
para o tratamento de sincinesia, 1421-1422
Exploração cervical unilateral dirigida, para hiperparatiroidismo de 949
Exploração do mediastino, para hiperparatiroidismo, 956, 956f
Exploração endoscópica da paratireoide, para hiperparatiroidismo, 949-950
Exposição a alérgeno
na rinossinusite aguda, 360
Exposição a substâncias químicas, rinite induzida por, 339q, 341
Exposição a substâncias tóxicas
perda olfativa após, 298
risco de CEC de laringe e, 753
Exposição ao sol
neoplasias malignas da cavidade oral e, 687, 688f
risco de melanoma e, 551, 551q
Exposição ocupacional, a HIV/AIDS, 106-107, 107t
Extensões orbitais, endoscópicas, 585-586, 586f
Extensões pseudópodes microscópicas, 1647-1648

F

18F fluoro-2-desoxi-2-glicose PET (FDG-PET), 37-37
aplicações CCP de, 43-44, 45f
do câncer glótico inicial, 781
imagem de glândula salivar com, 611
F_0. *Ver* Frequência fundamental
Face
anatomia do desenvolvimento de, 1485, 1486f
exame físico de, 5, 5t
Facial Nerve Grading System, da AAO-HNS, 5, 5t
Fadiga, condições clínicas que geram, 157q, 158
Faixas de Simonart, 1500, 1501f
Fala
função da laringe e faringe em, 445-447, 445q, 446f
função das pregas vocais em, 445-447, 445q, 446f
reabilitação de. *Ver* Reabilitação vocal e da fala
velofaringe e, 1518

Falantes. *Ver* Pacientes profissionais da voz
Família de tumores de sarcoma de Ewing (FTSE), 1631
Fantosmia, 296, 298-300, 302
Faringe oral, disfagia em, 1691t, 1692-16931693, 1692f
Faringe. *Ver também* Nasofaringe; Neoplasias benignas de orofaringe de, imagens de, função de, 439, 439f
    na fala, 445-447, 445q, 446f
    na respiração, 444-445, 444f-445f
    funções concorrentes de, 439, 439f
Faringectomia
    para neoplasias de hipofaringe e esôfago cervical, 733-735, 734t, 735f-736f, 739
Faringectomia parcial, para neoplasias de hipofaringe e esôfago cervical, 733-735, 734t, 735f-736f, 739
Faringectomia total, para neoplasias de hipofaringe e esôfago cervical, 739
Faringite
    dor de garganta causada por, 79, 80q
    infecção bacteriana causando, 79, 80q
        Arcanobacterium haemolyticum, 82
        Chlamydia pneumoniae, 83
        complicações não supurativas de, 1580
        coqueluche com, 1585
        Corynebacterium diphtheriae, 84-85, 1579
        Francisella tularensis, 84
        infecções por estreptococos do grupo A não b-hemolíticos, 81-85
        Mycobacterium tuberculosis, 83-84
        Mycoplasma pneumoniae, 83
        Neisseria gonorrhoeae, 82, 82f
        pediátricas, 1579-1580
        PFAPA, 1579-1580
        SBHGA, 80-81
        supraglotite com, 1583-1584, 1583f-1584f
        traqueíte bacteriana com, 1582t, 1584-1585, 1585f
        Treponema pallidum, 83
        Yersinia enterocolitica, 85
    infecção fúngica causando, 80q
        espécies de *Candida*, 89
    infecção viral causando, 80q
        adenovírus, 87
        bronquiolite com, 1585-1586
        crupe com, 1580-1583, 1581f-1582f
        EBV, 87-88, 88f, 1577-1578, 1578f
        estreptocócica, 1578-1579
        HIV, 86-87
        pediátrica, 1577-1579, 1577f
        resfriado comum, 85
        VHS, 88, 88f
        vírus da gripe, 86
Faringite estreptocócica, 1578-1579
    glomerulonefrite após, 1580
Faringolaringectomia
    para neoplasia de hipofaringe e esôfago cervical, 734t, 735-737, 737f
    total. *Ver* Faringolaringectomia total
Faringolaringectomia parcial, para neoplasias de hipofaringe e esôfago cervical, 734t, 735-737, 737f
Faringolaringectomia total, para neoplasias laríngeas, 808, 808f
    complicações de, 810-811
    desenvolvimento histórico de, 808
    indicações para, 808
    reabilitação após, 811
    seleção dos pacientes e exame minucioso para, 809
    técnica de reconstrução para, 809, 810f
    técnica de ressecção para, 809, 809f-810f
    tratamento pós-operatório de, 810

Faringolaringoesofagectomia, para neoplasias de hipofaringe e esôfago cervical, 734t, 739
Faringolaringoesofagectomia total, para neoplasias de hipofaringe e esôfago cervical, 734t, 739
Faringoplastia
    após laringectomia total, 803-805, 805f
    para SAOS, 165, 166f
Faringoplastia de avanço transpalatino, 164, 166f
Faringoplastia de esfíncter de expansão, para SAOS, 165, 166f
Faringoplastia lateral, para SAOS, 165, 166f
Faringotomia, por orofaringe
Faringotomia
    para neoplasias de hipofaringe e esôfago cervical, 733-735, 735f
Faringotomia trans-hióidea anterior, para neoplasmas de hipofaringe e esôfago cervical, 735, 736f
Faringotomia transtireoide lateral, para neoplasias de hipofaringe e esôfago cervical, 735, 735f
Farkas, Leslie, 177
Fáscia pré-traqueal, 1480, 1480f
Fáscia pré-vertebral, 1480, 1480f
Fáscia profunda, 1479-1480
    camadas de, 1480, 1480f
Fáscia temporoparietal
Fáscia visceral, 1480, 1480f
Fáscias superficiais, 1479-1480
    em ritidectomia
Fascículo longitudinal superior, 979
Fasciíte necrosante, infecções odontogênicas e cervicais profundas com, 101
Fatores neurotróficos, para transposição do nervo, 1416
Febre do vale. *Ver* Coccidioidomicose
Febre maculosa das Montanhas Rochosas, PANS com, 1186
Febre periódica com estomatite aftosa, faringite e adenite (PFAPA), 1579-1580
Febre reumática
    após faringite SBHGA, 80-81
    após SBHGA de faringe, 1580
Fechamento da glote, na estroboscopia laríngea/videoestroboscopia, 451, 452f, 872t, 873
Fechamento da glote, para aspiração crônica, 501, 501f
Fechamento de fase, em estroboscopia/videoestroboscopia de laringe, 451
Fechamento de linha rompida geométrica (FLRG), para revisão da cicatriz e camuflagem
Fechamento de retalho da epiglote, por aspiração crônica, 499-500, 500f
Feixe olivococlear, 977
Fenda, craniofacial, 1535-1536
Fenda labial
    anatomia de, 1507, 1506f-1507f
    classificação de, 1500-1501, 1500f-1501f
    completa, 1500, 1500f
        deformidade nasal com, 1536
    cuidados de enfermagem para, 1505-1506, 1506f
    diagnóstico de, 1504, 1504f
    embriologia de, 1501-1503, 1502f-1504f, 1503t
    epidemiologia de, 1504-1505
    equipe multidisciplinar para, 1505, 1505q, 1505t
    genética molecular de, 1504-1505

incompleta, 1500, 1501f
reparo de, 1508-1510
    bilateral, 1510, 1510f
    rinoplastia primária, 1509
    unilateral, 1508-1509, 1508f-1509f
Fenda labial completa, 1500, 1500f
    deformidade nasal com, 1536
Fenda labial incompleta, 1500, 1501f
Fenda labiopalatina unilateral, 273
    colocação do implante, 273, 277f
    dissecção do ramo lateral, 273, 276f
    sutura de CLI em, 273, 277f
    sutura do ramo lateral, 273, 277f
Fenda nasal e palatina bilateral, 273
    com retalho de Abbé, 273, 278f
    técnica de Cronin para, 280, 280f
    técnica de retalho bifurcado de Millard, 280, 280f
Fenda palatina
    anatomia de, 1508, 1508f
    bilateral, 1500-1501, 1501f
        anatomia de, 1508, 1507f
    classificação de, 1500-1501, 1501f
    completa, 1500-1501, 1501f
    cuidados de enfermagem para, 1505-1506, 1506f
    diagnóstico de, 1504, 1504f
    disfunção velofaríngea e, 1520
    doença da orelha com, 1516
    embriologia de, 1501-1503, 1502f-1504f, 1503t
    epidemiologia de, 1504-1505
    equipe multidisciplinar para, 1505, 1505q, 1505t
    genética molecular de, 1504-1505
    incompleta, 1500-1501, 1501f
    na sequência de Pierre Robin
    otite média e, 1516, 1557
    reparo de, 1510-1514
        complicações com, 1514
        palatoplastia de dois retalhos, 1511-1512, 1511f-1512f
        palatoplastia de Furlow, 1511, 1513-1514, 1513f-1514f
        técnica cirúrgica para, 1511-1514
        técnicas para, 1511
    sequência de Robin com, 1514-1515
    síndrome de microdeleção de 22Q11.2 e, 1515-1516, 1515f
    submucosa (FPSM), 1500-1501, 1501f
        disfunção velofaríngea e, 1520
        fatores em, 1516
        prevalência de, 1516
    unilateral, 1500-1501, 1501f
        anatomia de, 1508, 1507f
Fenda palatina bilateral, 1500-1501, 1501 f
    anatomia, 1508, 1507f
Fendas branquiais, 1481f-1482f, 1485
    cistos de, pediátricos, 1589, 1589f-1590f
Fendas craniofaciais, 1535-1536
Fendas nasais laterais, 1536
Fendas nasais medianas, 1535-1536
Fenilefrina
    EES para rinossinusite crônica, 398
    para cauterização nasal, 328-329
Fenômeno de Kasabach-Merritt, 1602
Fenômeno de Tullio, 1324
Ferida
    deiscência de após laringectomia total, 806
    fechamento de após excisão de melanoma, 557
Feromônios, 292, 292q
Fibroma
    ameloblástico

Volume I, pp 1-960 • Volume II, pp 961-1696

i20 ÍNDICE

da cavidade nasal/seios paranasais, 382-383, 382f
  imagem de, 319, 319f
da cavidade oral, 682-682, 682f
Fibroma ossificante, da cavidade nasal/seios paranasais, 382-383, 382f
  imagem de, 319, 319f
Fibroma ossificante psamomatoide, 382
Fibrose cística (FC)
  em pacientes pediátricos
    rinossinusite crônica com, 1572
  manifestações nasais de, 134-135
Fibrose do canal medial, imagem de, 1048, 1048f
Fibrose submucosa, 655-656
Fibrossarcoma, 1626, 1627f
  de pescoço, 850
Fisioterapia, para paralisia do nervo facial, 1397
Fístula, 1484-1485
  após a retirada do tumor da glândula salivar, 623
  após laringectomia total, 806
  após traqueotomia, 26
  arteriovenosa. Ver Fístula arteriovenosa
  do canal semicircular horizontal, 1123-1124
  traqueoesofágica. Ver Fístula traqueoesofágica
Fístula faringocutânea, após laringectomia total, 806
Fístula liquórica (FL ou LCR)
  extravasamento de
    após a cirurgia endoscópica sinusal, 412
    com traumatismo do osso temporal, 1143-1145, 1146f
    em cirurgia de otosclerose, 1132
    encefaloceles e, 1472-1473
    fechamento de, 1145, 1146f
  rastreadores de, 421, 421f-422f
  rinorreia, 208-214, 427-428
    cirurgia endoscópica sinusal para, 394
    classificação de, 417, 417q
    diagnóstico de, 419-422, 421f-423f
    fisiopatologia da, 417-419, 418f-419f
    perspectiva histórica sobre, 416-417
    precauções para, 426-427
    tratamento de, 422-427, 423f, 424q, 425f-426f
Fístula perilinfa, 1350-1351, 1351f
  após cirurgia de otosclerose, 1133
  PANS com, 1190
  repentina, 1197
Fístula salivar
  após excisão de tumor da glândula salivar, 623
Fístula traqueocutânea, após traqueotomia, 26
Fístula traqueoesofágica (FTE)
  após traqueotomia, 26
Fístula traqueoinominada (FTI), após traqueotomia, 26
Fluconazol, para candidíase orofaríngea, 89
Fluido perilinfático, 974-975
Fluoresceína, para diagnóstico de FL, 421-422
5-fluorouracila (5-FU)
  DCR com, 434
  para carcinoma nasofaríngeo, 723
  para hipofaringe e neoplasias de esôfago cervical, 741
  para lesões malignas da cavidade oral, 710-711
Fluticasona
  para SAOS, 163
  para rinite não alérgica, 343t, 344

Fluxo de ar
  obstrução de. Ver também Respiração ruidosa
Fluxo glótico, 450
Fluxo sanguíneo cerebral (CBF)
  lesões da base lateral do crânio e, 1451-1453
    avaliação qualitativa de, 1452
    avaliação quantitativa de, 1452-1453
Fogo
  nas vias aéreas durante traqueotomia, 25
Fogo intraoperatório
  via aérea, 25
Fonação
  função de laringe e faringe em, 445-446, 445q, 446f
  regularidade de, 453
  vibração das pregas vocais em, 446, 450-453, 452f
Fonofobia, com enxaqueca, 1358
Fonotraumatismo, laringite aguda causada por, 488-489, 489f
Forame espinhoso, anatomia óssea de, 1424f, 1426
Forame jugular
  anatomia de, 1424f-1425f, 1428f-1429f, 1430
  schwannomas de, 1467, 1467f
  tumores de, 1466-1467
Forame espinhoso, anatomia óssea de, 1424f, 1426
Força expiratória, para a função de fala, 446
"Formante", 1651
Foscarnet, para esofagite, 537-538
Fossa craniana, anatomia de
  anterior, 1431, 1432f
  média, 1424f, 1426f, 1428
  posterior, 1428f-1429f, 1428-1430
Fossa infratemporal. Ver também Espaço mastigatório
  abordagem do tipo A para, 1459-1461
    bulbo jugular e exposição de ACI, 1460, 1460f
    fechamento da ferida, 1461, 1461f
    oclusão do seio sigmoide, 1460, 1460f
    remoção do tumor, 1460-1461, 1460f-1461f
    transposição do nervo facial, 1459-1460, 1459f
  abordagem do tipo B para, 1461-1462, 1461f-1462f
  abordagem do tipo C para, 1462, 1462f-1463f
  abordagens da base do crânio lateral para, 1457-1463
  abordagens periauriculares para, 1462-1463, 1463f
  abordagens pós-auriculares para, 1457-1463
    CAE ou MAE e remoção da membrana timpânica, 1458, 1459f
    dissecção cervical, 1458-1459, 1459f
    dissecção do nervo facial extratemporal, 1459, 1459f
    fechamento de CAE, MAE, 1458, 1458f
    incisões e retalhos cutâneos, 1458, 1458f
    mastoidectomia radical, 1459, 1459f
  anatomia de, 1424f-1427f, 1429f, 1430
  dissecção, na ressecção do osso temporal, 1455-1456
Fossa pterigomaxilar, anatomia de, 92t-93t
Fossa pterigopalatina (FPP), ressecções no plano coronal em, 585, 585f
Fossa subarqueada, anatomia óssea de, 1425f, 1427, 1428f
Fossa temporal, anatomia de, 92t-93t

Fossa tonsilar, 48f
  a partir da segunda bolsa faríngea, 1483, 1484f
Fossa triangular, 217-218
Fracionamento da dose
  para câncer da hipofaringe, 823t, 827-829
  para câncer glótico, 816-817, 822-824, 823t
  para câncer supraglótico, 823t, 825-826
Francisella tularensis, faringite causada por, 84
Fratura Le Fort
  classificação de, 199-200, 199f
  reparação de, 208-211, 208f-209f, 211f
Fratura por explosão, 194
Fratura por explosão orbital, 194
Fraturas
  de zigomáticos, 197, 199-200, 199f
  dos maxilares, 197
  faciais. Ver Fraturas faciais
  nasais. Ver Fraturas nasais
  orbitais. Ver Fraturas orbitais
  reparo de, 206-208
    complicações de, 214
    oclusão, 206-208, 207f
    panfacial, 213-214
    rinoliquorreia e, 208-213
    ruptura da base do crânio, 208-213
    terço inferior, 211-213, 212f
    terço médio, 208-211, 208f-209f, 211f
    terço superior, 207-208, 207f
Fraturas de CNE. Ver Farturas do complexo nasoetmoidal
Fraturas do complexo nasoetmoidal (CNE), 194
  avaliação de, 197, 197f
  classificação de, 200, 200f
Fraturas faciais. Ver também Traumatismo maxilofacial
  imagem de, 72, 71f-72f
  reparação de, 206-208
    mandíbula edêntula, 213
    oclusão, 206-208, 207f
    panfacial, 213-214
    terço inferior, 211-213, 212f
    terço médio, 208-211, 208f-209f, 211f
    terço superior, 207-208, 207f
Fraturas naso-orbitais etmoidais (NOE), 194
  avaliação de, 197, 197f
  classificação de, 200, 200f
  reparo de, 210, 211f
Fraturas NOE. Ver Fraturas naso-orbitais etmoidais
Fraturas orbitais, 194
  abordagem cirúrgica de, 202, 202f
  por explosão, 194
  reparo de, 210
Frequência cardíaca
  função da laringe em, 444, 444f
Frequência fundamental (F_0), 1651
Fumo. Ver Uso do tabaco
Função nasal, 337-338
Furunculose, 1068, 1068f

G

Ganciclovir, para esofagite, 537-538
Gânglio vestibular, 997, 997f
Gene *EGFR*. Ver também Cetuximabe
  agentes biológicos tendo como alvo, 548
Gênero
  otite média e, 1556-1557
Genética
  base histórica de, 1151
  carcinoma da nasofaringe e, 719
  das neoplasias de glândulas salivares, 606
  de suscetibilidade a PAIR, 1215-1216, 1215f

padrões de herança, 1151-1152, 1151f-1152f
  autossômica dominante, 1151-1152
  autossômica recessiva, 1152
  ligada ao X, 1152
  mitocondrial, 1152
  risco de CEC de laringe e, 753-754
  risco de melanoma e, 551, 551q
Gengivite, associada a imunodeficiência, 127
Genioglosso, 445, 445f
Genioplastia. Ver Genioplastia óssea
Gentamicina
  intratimpânica. Ver Injeções intratimpânicas
  tópica, 1072
Giro supramarginal, 979
Glabela, nas proporções faciais, 178, 178q, 179f, 181f
Glândula adrenal, avaliação pré-operatória de, 16
Glândula tireoide
  a partir do quarto e sexto arcos branquiais, 1483
  avaliação pré-operatória de, 15-16
  desenvolvimento de, 1485-1488, 1488f
  distúrbios do, 886-887
    estudos de função para, 891-893, 892f
    exame físico de, 887-888
    hipotireoidismo. Ver Hipotireoidismo
    manifestações orais de, 147
    tireotoxicose. Ver Tireotoxicose
  exame físico de, 11
  fisiologia de, 888, 888f
    armazenamento e liberação de hormônios, 889
    controle de função, 890
    hormônios circulantes, 889-890
    iodação e tireoperoxidase, 889
    mecanismo hormonal de ação, 891
    medicamentos antitireoidianos e, 890-891, 890t
    metabolismo hormonal, 890
    tireoglobulina, 888-889, 888f
    transporte de iodeto, 889
  imagem de
    anatomia, lesões específicas do local e pseudotumores em, 65, 64f-65f
    RM, 42, 65
    TC, 41, 65, 64f-65f
  linfoma de, 862-863
  lingual. Ver Glândula tireoide lingual
  neoplasmas de
    AAF, aspiração por agulha fina, de, 912
    abordagem cirúrgica para, 921-922, 922f
    abordagem de tratamento de, 913-914, 913f
    acompanhamento para, 930-931
    adenoma, 914-915, 1595
    agentes biológicos alvo para, 908
    anatomia e embriologia envolvida em, 904-906, 905f-906f
    carcinoma folicular, 65, 65f, 917-918
    carcinoma insular, 920
    carcinoma papilar, 915-917
    CEC, 921
    cirurgia de reoperação para, 925
    cisto, 915
    classificação histológica de, 914q
    CMT, 919-920, 1615t, 1631, 1630f
    complicações do tratamento de, 928
    em pacientes grávidas, 928
    em pacientes pediátricos, 927-928
    epidemiologia de, 903-904, 904f
    estadiamento e classificação de, 908-910, 909t-910t, 910q

estudos laboratoriais de, 911-912
    evolução de técnica de tireoidectomia para, 927, 926f
    extensão de cirurgia para, 925-927
    fatores de risco e etiologia de, 908
    história e exame físico de, 910-911, 911q
    imagem de, 912-913
    invasão de NLR em, 924
    linfoma de, 862-863, 920-921
    metástases, 921
    noções básicas moleculares para, 906-908, 907t
    ressecção cirúrgica estendida para, 924-925, 923f-924f
    tratamento de bócio intratorácico em, 924
    tratamento linfático regional em, 923
    tratamento pós-operatório de, 929
    tumor de células de Hürthle, 918-919
    varredura de isótopo de, 913
Glândula tireoide lingual, 680-681
  imagem de, 65, 64f
Glândulas paratireoides
  a partir da terceira e quarta bolsas faríngeas, 1483-1484, 1484f
  anatomia cirúrgica embrionária de, 937, 937f
  anatomia de, 934, 937, 937f
  anatomia vascular de, 935
  avaliação pré-operatória de, 16
  características morfológicas de, 935
  distúrbios de
    adenoma, 65, 65f, 935-936, 950
    carcinoma, 936-937, 957-958, 957f
    hiperparatiroidismo. Ver Hiperparatiroidismo
    hiperplasia, 936, 950, 950f
    manifestações orais de, 147
  histopatologia de, 935
  imagem de
    anatomia, lesões específicas do local e pseudotumores, 65, 65f
    RM, 42, 65, 65f
    TC, 41, 65
  localização de, 934-935
  PTH de, 933-934
Glândulas parótidas
  anatomia de, 1635-1636, 1638f-1639f
  avaliação do paciente para, 625
  efeitos de HIV/AIDS em, 596-597, 597f
  neoplasias benignas de
    adenoma pleomórfico, 604, 606, 606t, 608-609, 608f-613f, 611-612
    características clínicas de, 606-608, 607f-608f
    incidência de, 606, 606f, 606t
    lipoma, 608-609, 609f
    tratamento de, 617-620, 618f
  neoplasias malignas de
    incidência e frequência de, 624, 625t
    tratamento de, 642-644, 641f-642f
Glândulas salivares
  anatomia e fisiologia de, 1635-1639, 1638f-1639f
  distúrbios inflamatórios e infecciosos de
    actinomicose, 599
    caxumba, 597-598
    doença da arranhadura do gato, 599-600
    doença de Kimura, 602
    doença de Rosai-Dorfman, 602
    doença micobacteriana não tuberculosa, 598-599, 599f

HIV/AIDS, 596-597, 597f
    infecções parasitárias, 600
    parotidite recorrente da infância, 595-596, 596f
    parotidite supurativa neonatal, 595
    sarcoidose, 602
    sialadenite supurativa aguda (bacteriana), 593-595, 594f
    sialadenite crônica, 592-593, 592f-593f
    sialadenite induzida por radioiodo, 596
    sialolitíase, 589-592, 590f-591f
    síndrome de Sjögren, 600-602, 601f
    toxoplasmose, 600
    tuberculose, 598
  doenças associadas a imunodeficiência de, 596-597, 597f
    lesões, 114-116, 114f, 596, 597f
    SLID, 116, 596-597
    xerostomia, 114
  embriologia de, 604, 605f
  imagem de
    imagem nuclear, 611
    neoplasias benignas, 608-611, 609f-611f
    neoplasias malignas, 317-318, 318f, 625-626, 626f
    RM, 42, 608-611, 609f-611f, 626, 626f
    sialografia, 40-41, 590, 590f
    TC, 40-41, 608-611, 609f-611f, 626
    ultrassonografia, 43, 611
  linfoma de, 863
  neoplasias benignas de
    adenomas canaliculares, 614
    adenomas das células basais, 613, 613f
    adenomas pleomórficos, 604, 606, 606t, 608-609, 608f-613f, 611-612, 685, 685f
    adenose policística esclerosante, 615, 615f
    biópsia por PAAF de, 608
    características clínicas de, 606-608, 607f-608f
    ceratocistoma, 615, 616f
    complicações após tratamento de, 623
    embriologia e, 604, 605f
    etiologia de, 605-606
    histogênese de, 605
    imagem de, 608-611, 609f-611f
    incidência de, 606, 606f, 606t,
    lesões congênitas, 616-617, 616f-617f
    lipoadenoma, 615, 615f
    malformações linfáticas, 617
    malformações venosas, 617
    mioepiteliomas, 612, 613f
    oncocitoma, 614-615, 614f
    tratamento de, 617-620, 618f-619f, 621f-622f
    tumor de Kuttner, 593, 616
    tumor de Warthin, 614, 614f
  neoplasias malignas de
    avaliação do paciente para, 624-628, 626f, 627t-628t
    biópsia de, 627
    envolvimento de linfonodos em, 644-645
    estadiamento de, 628-628, 627t-628t
    histopatologia de, 628-641, 628f-629f, 628t, 630t, 631f-638f
    imagem de, 317-318, 318f, 625-626, 626f
    incidência e frequência de, 624, 625t
    quimioterapia para, 646
    radioterapia para, 645-646, 644t
    tratamento cirúrgico de, 642-645, 641f-642f
    variáveis de prognóstico de, 640-642, 639t
  neoplasias malignas de, 1596

i22 ÍNDICE

Glândulas salivares menores
neoplasias benignas de
características clínicas de 608
incidência de, 606, 606f, 606t
neoplasias malignas de, 625, 644
Glândulas sublinguais (GSL)
anatomia de, 1635-1636, 1638f
excisão de, para neoplasias de glândulas
salivares, 644
Glândulas submandibulares
anatomia de, 1635-1636, 1638f
excisão de
para neoplasias de glândulas salivares,
644
para neoplasias de glândulas salivares
benignas, 620, 619f
neoplasias benignas de
características clínicas de, 607-608
incidência de, 606, 606f, 606t
tratamento de, 620, 619f
neoplasias malignas de, 625, 644
Glicocorticoides, para granulomatose de
Wegener, 130
Glicopirrolato, para sialorreia, 1649t
Gliomas extranasais, 1530f, 1532
Gliomas intranasais, 1530f-1532
Globo, 515-516
Glomerulonefrite, após faringite
estreptocócica, 1580
Glomo timpânico, imagens de, 1051,
1051f-1052f
Glossectomia, para remoção de lesão
maligna, 700-701, 700f
Glossectomia parcial de linha média (GPM),
para SAOS, 167
Glossotomia labiomandibular mediana, para
neoplasias de hipofaringe e de esôfago
cervical, 735
Glote, 450, 783
exame físico de, 9-10, 9f
Gonorreia. *Ver Neisseria gonorrhoeae*
Gota, manifestações otológicas de, 1180
Gotas ototópicas, para miringotomia com
colocação de sonda de timpanostomia,
1565
Granuloma eosinofílico. *Ver* Granuloma
traumático
Granuloma piogênico. *Ver também*
Hemangioma capilar lobular
da cavidade oral, 682, 682f
epistaxe causada por, 326f
Granuloma(s)
da prega vocal, 1657, 1657f
de contato, 476-477, 476f-477f
intubação, 477, 477f
de colesterol do ápice petroso, 1055,
1056f
traumático, 667, 668f
Granulomatose com poliangeíte. *Ver*
Granulomatose de Wegener
Granulomatose de Wegener (GW),
1168-1169, 1169f
epistaxe causada por, 326f
imagem de, 314-315
laringite associada a, 492-493
manifestações laríngeas e traqueais de,
136-137, 136f
manifestações nasais de, 129-131
manifestações orais de, 148
manifestações otológicas de, 1169
otorreia com, 1249
PANS com, 1192
Gravidez
hiperparatiroidismo em, 958
neoplasias de glândula tireoide em, 928

paralisia facial com, 1401
saúde bucal em, 153
Gustação. *Ver* Paladar

H

Habituação vestibular, 1369, 1372, 1376-
1377, 1376t
Haemophilus influenzae
na rinossinusite bacteriana aguda, 359-363
otite média e, 1553-1554
supraglotite com, 1583
vacina para, 1560
Hemangioendotelioma epitelioide, do
pescoço, 851
Hemangioendotelioma kaposiforme (HEK),
1601-1602, 1601f
Hemangioma capilar lobular, 381-382, 382f
Hemangioma cavernoso, epistaxe causada
por, 326f
Hemangioma subglótico, disfagia e, 1694
Hemangiomas
congênitos, 1601, 1601f
da cavidade oral, 684
de glândulas salivares, 616-617, 617f
em glândulas salivares, em crianças,
1646-1647
intranasais, 1539
laríngeos, 486
pediátricos, 1591, 1591f
Hemangiomas da infância (HI), 1599-1600,
1599f-1600f
complicações de, 1602, 1602f-1603f
quadro clínico de, 1600, 1600f
tratamento das vias aéreas, 1605-1606,
1606f-1607f
tratamento facial, 1602-1605, 1603f-1604f
terapia a *laser*, 1604, 1605f
terapia cirúrgica, 1604-1605, 1605f
tratamento clínico, 1604, 1605f
Hemangiomas juvenis, das glândulas
salivares, 616-617, 617f
Hemangiopericitoma maligno, do pescoço,
851
Hematoma
após laringectomia total, 806
com otoplastia, 220
Hematoma orbital, após ESS para
rinossinusite crônica, 412
Hematoma organizado, da cavidade nasal/
seios paranasais, 320, 322f
Hemilaringectomia vertical (VHL)
para CEC de glote inicial, 758-759
Hemilaringectomia. *Ver* Hemilaringectomia
vertical
Hemilaringofaringectomia supracricoide
(HLFSC), para neoplasias de
hipofaringe e esôfago cervical, 734t,
737-738
Hemoglobinopatias
avaliação pré-operatória de, 18
manifestações orais de, 153
Hemograma completo (HC), para
rinoplastia, 229-230
Hemorragia
após ESS para rinossinusite crônica,
411-412
prega vocal, 468-469, 468f-470f
Hemorragia cerebelar, 1363, 1363f
Hemorragia da prega vocal, 468-469,
468f-470f
Hemorragia orbital, após ESS para
rinossinusite crônica, 411-412
Hemostasia, deficiências congênitas de,
avaliação pré-operatória de, 17
Heparina, avaliação pré-operatória de, 17

Herança autossômica dominante, 1151-1152,
1152f
Herança autossômica recessiva, 1152, 1152f
Herança ligada ao X, 1152
Herança mitocondrial, 1152
Herpangina, 1577
Herpes simples, 1577
Herpes-vírus simples (HVS)
esofagite causada por, 538, 538f
faringite causada por, 88, 88f
infecções perinatais labirínticas com, 1227
oral, 126, 148, 662-664, 662f-664f, 666t
Herpes-zóster ótico (HZO), 1066-1067,
1067f
Herpesvírus humano. *Ver* Herpes-vírus
simples
HHV8, no sarcoma de Kaposi, 109
Hiato semilunar, anatomia cirúrgica de,
385-386, 386f
Hidratação, para distúrbios da mucosa de
prega vocal benignos, 463
Hidrocefalia de pressão normal, 1367
Hidrocodona, ototoxicidade com, 1242-1244
Hidrocortisona, ciprofloxacino com, 1072
Hidropisia endolinfática, PANS com, 1195
Hidropisia endolinfática idiopática. *Ver*
Doença de Ménière
Higroma cístico. *Ver* Malformações linfáticas
Hiperacusia, 1207-1208
Hipercalcemia, hiperparatiroidismo
causando, 939-940, 940q-941q
Hipernasalidade, 1654
disfunção velofaríngea e, 1520-1523, 1520t
Hiperparatiroidismo familiar, 950-953
Hiperparatiroidismo familiar não MEN,
952-953
Hiperparatiroidismo isolado familiar. *Ver*
Hiperparatiroidismo familiar não MEN
Hiperparatiroidismo neonatal, 953
Hiperparatiroidismo neonatal familiar
(HNF), 953
Hiperparatiroidismo
adenoma causando, 935-936, 950
aspectos históricos de, 932-933
carcinoma causando, 936-937, 957-958,
957f
considerações do nível de PTH em,
955-956
cuidados pós-operatórios após a cirurgia
para, 948
curso clínico de, 939
diagnóstico de, 940-941
dispositivo de detecção de radiação gama
para, 957
em pacientes grávidas, 958
estudos de localização para, 941q
intraoperatório, 945-946
pré-operatório invasivo, 945
pré-operatório não invasivo, 941-945,
942f-945f
etiologia e fisiopatologia de, 933
exploração cirúrgica para
estratégia para, 948-949
falha de, 953-954
indicações para, 946
para a doença de glândula múltipla,
950, 950f
para a doença de glândula única,
949-950
exploração do mediastino para, 956, 956f
familiar, 950-953
hipercalcemia em, 939-940, 940q-941q
hiperplasia causando, 936, 950, 950f
incidência de, 937-938
induzido por insuficiência renal, 953
paratireoidectomia para, 947-948, 947f

quadro clínico de, 937-938
reexploração para recalcitrante, 953-955, 955f
tratamento médico de, 958-959
Hiperpigmentação. *Ver* Hiperpigmentação pós-inflamatória
Hiperplasia de células claras aquosas, paratireoide, 936
Hiperplasia de células principais, paratireoide, 936
Hiperplasia esporádica, paratireoide, 950, 950f
Hiperplasia melanocítica juncional atípica (HMJA), 551-552
Hiperplasia, paratireoide, 936, 950, 950f
Hiperplasia pseudoepiteliomatosa (HPE), 755
Hiperreatividade, nasal, na rinite não alérgica, 338-339
Hipersensibilidade
rinite alérgica. *Ver* Rinite alérgica com antibióticos tópicos, 1077
Hipersonias centrais, 171, 170q
Hipersonias de origem central, 171, 171q
Hipertensão intracraniana benigna (HIB), 418-419
PANS com, 1191
paralisia facial com, 1402
Hipertensão intracraniana idiopática. *Ver* Hipertensão intracraniana benigna
Hipertireoidismo. *Ver também* Doença de Graves
medicamentos antitireoidianos para, 890-891, 890t
Hiperventilação, tonturas e, 1324
Hipocalcemia, após cirurgia da glândula tireoide, 929
Hipofaringe
disfagia em, 1691t, 1693-1694, 1693f
exame físico de, 9-10, 9f
neoplasmas de
anatomia envolvida em, 726-727, 726f-727f
avaliação clínica de, 728-729, 728t
avaliação diagnóstica e exame minucioso de, 814-816
biologia molecular de, 814, 815f
biomarcadores de, 814, 815f
CEC, 727-730
epidemiologia de, 727-728
estadiamento de, 731-732, 731t-732t, 816, 817f
etiologia e biologia de, 728
histopatologia de, 729-730
imagem de, 729, 729f-730f
localização e disseminação de, 730-731
opções de tratamento para, 732-733
quadro clínico de, 814
qualidade de vida após, 742
quimiorradioterapia para, 741
quimioterapia para, 741
radioterapia para, 740, 813-814, 813f-814f, 827-829, 827t
técnicas cirúrgicas para, 733-739, 734t, 735f-737f, 739f
tratamento do pescoço para, 741-742
Hipofunção vestibular bilateral, 1353
Hiponasalidade, 1654
Hipopneia
índice de apneia/hipopneia, 1494
obstrutiva, 1494, 1494f
Hipótese de filtro de fonte da fala, 447
Hipotireoidismo
após laringectomia, 807, 899

bócio, 899
características clínicas de, 898, 898q-899q
cirurgia para, 902
coma de mixedema em, 902
consulta com endocrinologista para, 902
diagnóstico laboratorial de, 900-902, 901t
etiologia de, 898
familiar, 899
ingestão de iodo em excesso causando, 899
manifestações otorrinolaringológicas de, 898-899
não bocioso, 899
pituitário e hipotalâmico, 899
prevalência de, 898
subclínico, 899-900
transitório, 899
tratamento de, 901
Hipóxia
Histiocitoma fibroso maligno (HFM)
da laringe, 773
do pescoço, 848-849
Histiocitose de células de Langerhans (HCL), 1166, 1620, 1621f
manifestações otológicas de, 1166, 1166f-1167f
Histiocitose sinusal, 1595
manifestações de glândulas salivares, 602
Histoplasmose
laringite causada por, 491
manifestações laríngeas e traqueais de, 140
oral, 125-126
Histoplasmose oral (HO), 125-126
História, 3-4, 4t, 5q
das neoplasias de glândula tireoide, 910-911, 911q
de CEC de laringe, 756-757
de distúrbios da mucosa das pregas vocais benignos, 460-461
de infecções odontogênicas e de pescoço profundas, 95
de lesões malignas da cavidade oral, 694-695, 695f
de massa cervical, 830-831
de massas associadas a imunodeficiência, 116
de rinite não alérgica, 341-342, 342q
de rinoliquorreia, 419-420
para crupe, 1581-1582, 1582t
para ESS para rinossinusite crônica, 395
para melanoma, 552
HIV/AIDS. *Ver* Vírus da imunodeficiência humana/síndrome da imunodeficiência adquirida
Homem vitruviano, 177, 177f
Homeostase do cálcio
efeitos do hiperparatireoidismo em, 939-940, 940q-941q
PTH e, 933-934
Hormônio da paratireoide (PTH)
amostragem venosa para, 945
considerações de hiperparatireoidismo para, 955-956
homeostase do cálcio e, 933-934
Hormônios tireoideanos circulantes
fisiologia de, 889-890
medida de, 891

I

I-123. *Ver* Iodo-123
I-131. *Ver* Iodo-131
IC. *Ver* Implante coclear

Idade
otite média e, 1556
reabilitação de paralisia facial e, 1408
Idosos. *Ver* Pacientes geriátricos
Imagem. *Ver também* anatomia específica
anatomia, lesões específicas do local, e pseudotumores em
base do crânio, 72-75, 73f-74f
cavidade nasal, 72, 71f
cavidade oral, 57-58, 56f-57f
complexo osteomeatal, 69f-70f, 72
espaço carotídeo, 51-53, 51f-52f
espaço da parótida, 50-51, 50f
espaço faríngeo mucoso, 49-50, 48f-49f
espaço mastigatório, 53-56, 53f-55f
espaço mucoso hipofaríngeo, 62, 62f
espaço parafaríngeo, 48-49
espaço pré-vertebral, 56-57, 62, 61f
espaço retrofaríngeo, 56, 55f, 60, 61f
espaço sublingual, 58, 57f-58f
espaço submandibular, 58, 58f
espaço visceral, 63
espaços cervicais, 62, 62f
glândula tireoide, 65, 64f-65f
glândulas paratireoides, 65, 65f
laringe, 63-65, 62f-64f
linfadenopatia, 65-69, 66f-68f
nariz, 70
osso temporal, 75-77, 74f-76f
pescoço infra-hióideo, 59, 59f-60f
pescoço supra-hióideo, 44-48, 46f-47f
seios paranasais, 70-72, 69f
traumatismo facial, 72, 71f-72f
da base do crânio, 1060-1061, 1060f-1061f
da orelha interna, 1051-1054, 1052f-1054f
da orelha média e mastoide, 1049-1051, 1049f-1052f
de CAE ou MAE, 1047-1049, 1047f-1049f
de lesões do ápice petroso, 1054-1056, 1055f-1057f, 1055t
de lesões malignass de seios paranasais, 315-318, 315f-318f, 316t, 566-568, 567f, 569f-570f
diagnóstico diferencial utilizando, 44
do ângulo pontocerebelar e conduto auditivo interno, 1057-1059, 1058f-1059f, 1059t
do nervo coclear, 1059-1060, 1060f
do nervo facial, 1056-1057, 1057f-1058f
EES para rinossinusite crônica, 395-396, 396t
medicina nuclear
aplicações de cabeça e pescoço, 43-44, 45f
modalidade de, 36-39, 38f
para implante coclear, 1258, 1258q, 1259f
PET. *Ver* Tomografia por emissão de pósitrons
pós-operatória, 77-78, 76f-77f
princípios de interpretação e estratégias em, 44
radiografia. *Ver* Radiografia convencional
RM. *Ver* Ressonância magnética
TC. *Ver* Tomografia computadorizada
técnicas de reconstrução tridimensional, 39, 39f
ultrassom. *Ver* Ultrassom para a avaliação de DVF, 1521
Imagem de banda estreita (IBE)
da laringe, 448, 457, 457f, 458f
estimulação do olfato em, 285-286, 286f
HIV/AIDS e, 133
Imagem de radionuclídeo
cisternotomografia, 421-422

de neoplasias de glândula tireoide, 913
diagnóstico por imagem com, 37-39, 38f
Imagem digital de alta velocidade (IDAV),
da laringe, 448
aplicações de, 457
avaliação com, 455
equipamentos para, 455
limitações de, 456-457, 456f
Imagem intraoperatória, ESS para
rinossinusite crônica, 368
monitoramento neurofisiológico
intraoperatório,
Imagem nuclear, de doença de glândula
salivar em crianças, 1640
Imagem pós-operatória, 77-78, 76f-77f
Imagens de RM ponderadas em T2, 34,
34f-35f
Imagens TR longa/TE longa. Ver Imagens
de RM ponderadas em T2
Ímãs permanentes, 31
Ímãs supercondutores, 31
Imitância acústica, 1016-1018, 1017f
teste para, para teste de acompanhamento
para perda auditiva de lactente, 1547
Impactação de cerume, 1080-1082
terapia para, 1080-1082, 1081t
Impedância, do som, 981
Impedância intraluminal multicanal (IIM),
522-523
Implante coclear (IC)
bilateral
considerações especiais para, 1266
complicações com, 1266
considerações especiais para
bilateral, 1266
cura comprometida, 1265
displasia labiríntica, 1265
meningite e cóclea ossificada, 1265
neuropatia auditiva, 1264-1265
otite média e, 1264
para crianças, 1264-1266, 1264q
para perda auditiva unilateral, 1266
desenvolvimento da linguagem em
crianças com,
avaliação médica para, 1257-1259, 1258f
em pacientes geriátricos, 1265-1266
imagiologia para, 1258, 1258q, 1259f
para zumbido, 1205
potenciais auditivos evocados
eletricamente para, 1043
seleção de orelha para, 1259-1260
características físicas, 1259
nível de audição residual, 1259-1260,
1259f
técnica cirúrgica para, 1260-1264
cocleostomia, 1262-1263, 1263f
colocação de receptor/estimulador, 1263
desenho de incisões e de retalho,
1260-1262, 1261f
fixação de receptor/estimulador, 1262,
1262f
inserção dos eletrodos, 1263-1264
mastoidectomia, 1261f, 1262
preparação e colocação de campo
cirúrgico, 1260
retalho cutâneo para, 1261-1262
vacinação contra a meningite com, 1260,
1260q
Implantes ortopédicos, profilaxia de
antibióticos para, 149, 149q
Impressão basilar, 1365
Imunização
difteria, 84-85
materna, otite média e, 1559-1560
para caxumba, 598
vírus da influenza, 86

Imunodeficiência
otite média e, 1557
rinossinusite crônica e, pediátrica, 1572
Imunodeficiência/hospedeiro
imunocomprometido
causas de, 103-104, 104q
manifestações nasais de, 133
pacientes com HIV/AIDS. Ver Vírus da
imunodeficiência humana/síndrome
da imunodeficiência adquirida
receptores de transplante. Ver Receptores
de transplantes
Imunologia, otite média e, 1554f, 1555
Imunoterapia
para melanoma, 562
para rinossinusite fúngica alérgica, 371
Inadequação velofaríngea, 1520
Incisão coronal, 201-202, 201f
Incisão de Caldwell-Luc, para lesões
malignas de seios paranasais, 573
Incisão de Weber-Ferguson, para neoplasias
malignas dos seios paranasais, 573-574,
573f-575f
Incisão e drenagem, para infecções
odontogênicas e de pescoço profundas,
99-101, 99f
Incisão e drenagem transcervical, para
infecções odontogênicas e cervicais
profundas, 99-101
Incisão e drenagem transoral, para infecções
odontogênicas e do pescoço profundas,
99, 99f
Incompetência velofaríngea, 1520
Índice de apneia/hipopneia (AHI), 1494
Índice de distúrbio respiratório (IDR), 1494
Índice de sintoma (IS), 520
Índio-111, rastreamento de FL com, 421
Indol-3-carbinol
para papilomatose recorrente de vias
aéreas, 1669t, 1670
para PRR, 483
Inervação do paladar, da língua,
desenvolvimento de, 1485, 1487f
Inervação sensitiva da língua,
desenvolvimento de, 1485, 1487f
Infarto cerebelar, 1362, 1362f
Infarto nodular, 1362
Infecção. Ver também Infecções específicas
após laringectomia total, 806
após traqueotomia, 26
bacteriana. Ver Infecção bacteriana
com otoplastia, 220
da cavidade nasal, imagem de, 310-315,
312f-314f
de CAE, ou MAE, imagem de, 1047, 1047f
do esôfago, 537-539, 537f-538f
do labirinto. Ver Infecções labirínticas
dos seios paranasais, imagem de, 310-315,
312f-314f
estenose de laringe a partir de, 1679
manifestações otológicas de
doença de inclusão citomegálica, 1172,
1172f
doença de Lyme, 1170f
doença micótica, 1171-1172, 1172f
sífilis, 1170, 1170f
tuberculose, 1167-1168, 1168f
odontogênica. Ver Infecções
odontogênicas
otite média e, 1553-1555, 1553f
bacteriologia, 1553-1554, 1554f
biofilmes, 1554, 1554f
vírus, 1554-1555, 1554f
PANS com, 1186
repentina, 1196-1197
parasitária. Ver Infecções parasitárias

pediátrica. Ver Doença infecciosa
pediátrica
profunda do pescoço. Ver Infecção
profunda do pescoço
viral. Ver Infecção viral
Infecção bacteriana. Ver também agentes
causadores específicos
de glândulas salivares
actinomicose, 599
doença da arranhadura do gato,
599-600
doença micobacteriana não
tuberculosa, 598-599, 599f
em crianças, 1642-1643
parotidite recorrente da infância,
595-596
parotidite supurativa neonatal, 595
sialadenite aguda, 593-595, 594f
toxoplasmose, 600,
tuberculose, 598
em otite externa aguda e crônica, 1064
em rinossinusite aguda, 359-363, 359f
em rinossinusite crônica,
pediátrica, 1571
faringite, 79, 80q
Arcanobacterium haemolyticum, 82
Chlamydia pneumoniae, 83
complicações não supurativas de, 1580
coqueluche com, 1585
Corynebacterium diphtheriae, 84-85, 1579
Francisella tularensis, 84
infecções estreptocócicas não grupo A
β-hemolítico, 81-85
Mycobacterium tuberculosis, 83-84
Mycoplasma pneumoniae, 83
Neisseria gonorrhoeae, 82, 82f
pediátrica, 1579-1580
PFAPA, 1579-1580
SBHGA, 80-81
supraglotite com, 1583-1584,
1583f-1584f
traqueíte bacteriana com, 1582t,
1584-1585, 1585f
Treponema pallidum, 83
Yersinia enterocolitica, 85
labiríntica meningogênica, 1228-1229
laringite, 489-490
manifestações orais de, 148-149
otite média e, 1553-1554, 1554f
otorreia e, 1248
rinoliquorreia e, 426-427
Infecção fúngica invasiva, oral, 126
Infecção por fungos. Ver também Agentes
causadores específicos
da cavidade oral, associada à
imunodeficiência, 125-126, 124f
do pescoço, 1594
faringite, 80q
espécies de Candida, 89
laringite, 489-491, 490f
manifestações orais de, 148
otorreia e, 1248
sinusite, 117-119, 117f, 133
imagem de, 314, 314f
Infecção por micobactérias, linfadenopatia
com, 1594
Infecção profunda do pescoço (IPP)
anatomia envolvida em, 91, 92t-93t, 93f
espaços mandibulares, 94-95, 94f
espaços maxilares, 91-94
avaliação clínica de
exame físico, 95-96, 95f
história, 95
avaliação laboratorial de
estudos de imagem, 96-97, 96f
exames de sangue, 96

complicações de
fasciíte necrosante, 101
mediastinite, 101, 101f
vascular, 101-101, 100f
etiologia de, 90
microbiologia de, 90-91, 91f, 91t
tratamento de
clínico, 97-98, 98q
cirúrgico, 98-101, 99f
Infecção viral. *Ver também* Agentes
causadores específicos
da cavidade oral, associada a
imunodeficiência, 126, 125f
das glândulas salivares em crianças, 1643
caxumba, 1643
EBV, 1643
HIV, 1643
de glândulas salivares
caxumba, 597-598
HIV/AIDS, 596-597, 597f
neoplasias provocadas por, 605
de orelha externa, 1080
tratamento de, 1080
faringite, 80q
adenovírus, 87
bronquiolite com, 1585-1586
crupe com, 1580-1583, 1581f-1582f
EBV, 87-88, 88f, 1577-1578, 1578f
estreptocócica, 1578-1579
HIV, 86-87
pediátrica, 1577-1579, 1577f
resfriado comum, 86
VHS, 88, 88f
vírus da gripe, 86
labirintite, 1230-1231
laringite, 489
manifestações orais de, 148
na rinossinusite aguda, 359, 361
otite média e, 1554-1555, 1554f
PANS com, 1186
repentina, 1196
Infecções estreptocócicas b-hemolíticas do
grupo não A, faringite causada por, 81-85
Infecções fúngicas saprófitas, 369
Infecções granulomatosas de glândulas
salivares, 598-600, 599f
Infecções labirínticas, 1223
adquiridas, 1228-1231
meningogênicas, 1228-1229, 1229f
otogênicas, 1229-1230, 1230f
sifilíticas, 1231, 1231f
virais, 1230-1231
anatomia e fisiologia de base para,
1224-1225, 1224f
identificação de, 1223-1224, 1223q
idiopáticas, 1231-1232
perinatal não viral, 1227-1228
sífilis congênita, 1227, 1228f
toxoplasmose congênita, 1227-1228
perinatal viral, 1225-1227
CMV congênito, 1225-1226, 1226f
infecção por VHS congênita, 1227
síndrome de rubéola congênita,
1226-1227
Infecções labirínticas meningogênicas,
1228-1229
bacterianas, 1228-1229
não bacterianas, 1229, 1229f
Infecções labirínticas não virais perinatais
sífilis congênita, 1227, 1228f
toxoplasmose congênita, 1227-1228
Infecções labirínticas otogênicas, 1229-1230,
1230f
Infecções labirínticas virais perinatais,
1225-1227

CMV congênito, 1225-1226, 1226f
infecção congênita por VHS, 1227
síndrome de rubéola congênita,
1226-1227
Infecções odontogênicas
anatomia envolvida em, 91, 92t-93t, 93f
espaços mandibulares, 94-95, 94f
espaços maxilares, 91-94
avaliação clínica de
exame físico, 95-96, 95f
história, 95
avaliação laboratorial de
estudos de imagem, 96-97, 96f
exames de sangue, 96
complicações de
fasciíte necrosante, 101
mediastinite, 101, 101f
vascular, 101, 100f
etiologia de, 90
microbiologia de, 90-91, 91f, 91t
na doença cardíaca, 143
tratamento de
cirúrgico, 98-101, 99f
clínico, 97-98, 98q
Infecções parasitárias, das glândulas
salivares, 600
Infecções por *Aspergillus*
na rinossinusite fúngica, 314, 365-368,
366f-367f
na sinusite de imunodeficiência, 117-119,
117f
Infecções respiratórias superiores (URI)
otite média e, 1557-1558
perda olfativa após, 297-302
Infectious Diseases Society of America
(IDSA), diretrizes SBHGA de, 81
Inflamação
da cavidade nasal, imagem de, 310-315,
312f-314f
dos seios paranasais, imagem de, 310-315,
312f-314f
Infundíbulo, 305-306, 305f, 307f
anatomia cirúrgica de, 385-386, 386f, 388f
Inibidores da bomba de prótons (PPI), para
DRGE, 530-532
Inibidores da neuraminidase, 86
Inibidores de fosfodiesterase-5 (PDE-5),
PANS com, 1188
Inibidores de HDAC. *Ver* Inibidores de
histona deacetilase
Inibidores de PDE-5. *Ver* Inibidores de
fosfodiesterase-5
Inibidores de tirosina cinase
para melanoma, 562
Inibidores seletivos da recaptação da
serotonina (ISRS), para enxaqueca, 1359
Injeção
prega vocal. *Ver* Medialização de prega
vocal por injeção
Injeção de Polytef®, para VFP, 1655
Input sensorial, no controle de fala, 447
Insônia, 170, 170q
zumbido e, 1207
Instrumentos PRO. *Ver* Instrumentos de
evolução relatados pelo paciente
Instrumentos. *Ver* notas
Insuficiência hepática, avaliação pré-
operatória de, 17
Insuficiência renal, hiperparatiroidismo
induzido por, 953
Insuficiência velofaríngea (IVF), 1520
Insuficiência vertebrobasilar, 1361
Integração de velocidade e posição, 1303,
1304f

Integração sensorial, 1325
Intensificação de contraste de gadolínio, na
RM, 34-36, 35f
Interferons (IFN)
INF a-2b, para melanoma, 561
para papilomatose recorrente de vias
aéreas, 1668-1670, 1669t
para PRR, 483
Interleucinas (IL)
IL-2, para melanoma, 562
Intubação
difícil. *Ver* Via aérea difícil
Intubação lacrimal, para DCR, 433, 433f
Intubação nasotraqueal. *Ver* IFO
nasotraqueal acordada
Iodação, na glândula tireoide, 889
Iodo, hipotireoidismo causado por, 899
Iodo radioativo. *Ver* Iodo-131
Iodo-123 (I-123)
diagnóstico por imagem com, 37
varredura de neoplasma de glândula
tireoide com, 913
Iodo-131 (I-131)
diagnóstico por imagem com, 37
para doença de Graves, 894-895
para neoplasias de glândula tireoide, 930
rastreamento de FL com, 421
Ipilimumabe, para melanoma, 561
IPP. *Ver* Infecção profunda do pescoço
Irmãos, otite média e, 1558
Irradiação, PANS com, 1190-1191
Irradiação estereotáxica CyberKnife, para
tumores da base do crânio, 880-881
Irrigação com água quente, para epistaxe, 333
Irrigação do seio, com adenoidectomia, para
rinossinusite crônica pediátrica, 1575
Irrigações com soluções salinas, para
rinossinusite crônica, 352
IS. *Ver* Índice de sintoma
ISRS. *Ver* Inibidores seletivos da recaptação
da serotonina
ISRSN. *Ver* Inibidores seletivos da recaptação
de serotonina noradrenalina
Itraconazol
para candidíase orofaríngea, 89
para rinossinusite crônica, 350
para rinossinusite fúngica alérgica, 372
para rinossinusite fúngica invasiva, 368,
368t
IVAS . *Ver* Infecções de vias aéreas superiores
IVF. *Ver* Insuficiência velofaríngea

J

Janelas de tecidos moles, TC, 30-31, 30f
Janelas ósseas, CT, 30-31, 30f
Janelas, TC, 30-31, 30f
JCIH. *Ver* Joint Committee on Infant
Hearing
JGE. *Ver* Junção gastresofágica
JLNS. *Ver* Síndrome de Jervell e
Lange-Nielsen
Joint Committee on Infant Hearing (JCIH),
1542-1543
Junção gastresofágica (JGE), 517, 517f-518f

K

Karnofsky Performance Status Scale, 4, 4t
Kepivance®. *Ver* Palifermina
Kinerase®. *Ver* N6-furfuriladenina
Kit introdutor de traquesotomia percutânea
Ciaglia Blue Rhino®, 24

Volume I, pp 1-960 • Volume II, pp 961-1696

i26 ÍNDICE

Kit PercuTwist, 24
Klebsiella rhinoscleromatis, 489

L

Lábio(s), 691, 691f
  branco, 1506
  fenda. *Ver* Fenda labial
  lesões malignas de, tratamento cirúrgico
    de, 697-699, 698f-699f
  vermelho, 1506
Labirintectomia
  para doença de Ménière, 1348
Labirintite
  PANS com, 1186
Labirinto membranoso, anatomia de,
    974-975, 974f, 1224-1225, 1224f
  abóbada cartilaginosa em, 251, 252f
Labrale inferius, em proporções faciais, 178q,
    179f
Labrale superius, em proporções faciais, 178q,
    179f
Lacerações de Mallory-Weiss, 517, 518f
Lactentes. *Ver* Pacientes pediátricos;
    Lactentes prematuros
Lagoftalmia, 1409
Lamela basal, 306, 308f
Lâmina papirácea, desvio medial ou
    deiscência de, 310
Lâmina reticular, 974, 974f
Laringe
  como órgão imunológico, 493-494
  disfagia em, 1691t, 1693-1694, 1693f
  distúrbios da mucosa das pregas vocais
    benignos. *Ver* Distúrbios benignos da
    mucosa das pregas vocais
  distúrbios saculares de, 478-482, 478f-480f
  exame de, para distúrbios da mucosa de
    pregas vocais benignas, 462-463,
    462f-463f,
  exame físico de, 9-10, 9f
  fechamento da aleta epiglótica, para
    aspiração crônica, 499-500, 500f
  função de, 439, 439f
    anatomia envolvida em, 439-442,
      440f-441f
    na fala, 445-447, 445q, 446f
    na respiração, 442-444, 443f-444f
  imagem de
    anatomia, lesões específicas do local e
      pseudotumores, 63-65, 62f-64f
    carcinoma, 757,758
    endoscopia. *Ver* Videoendoscopia da
      laringe e estroboscopia
    estroboscopia. *Ver* Videoendoscopia de
      laringe e estroboscopia
    IDAV, 448, 455-457, 456f
    iIBE, 448, 457, 457f-458f
    RM, 42, 63-65
    TC, 31f, 41, 63-65, 62f-64f
    tecnologias emergentes para, 458
  instilações para a inflamação da mucosa
    em, 464
  manifestações de doenças sistêmicas em
    actinomicose, 140
    amiloidose, 138, 138f
    artrite reumatoide, 139, 139f
    blastomicose, 140
    candidíase, 141
    coccidioidomicose, 140
    coqueluche, 139
    criptococose, 140
    granulomatose de Wegener, 136-137,
      136f
    histoplasmose, 140
    pênfigo, 139, 139f

    policondrite recidivante, 137, 137f
    sarcoidose, 137-138, 138f
    tuberculose, 140
  neoplasias malignas de
    anatomia envolvida em, 744-748,
      745f-748f, 746q
    biologia molecular de, 754, 814, 815f
    biomarcadores de, 814, 815f
    CEC. *Ver* CEC de laringe
    cirurgia conservadora para. *Ver*
      Avaliação diagnóstica de cirurgia
      conservadora de laríngea e exame
      minucioso de, 814-816
    classificação de, 748, 749q
    de comportamento incerto, 774-775
    embriologia e, 744-745
    estadiamento de, 745, 746q, 748-750,
      749q, 750t, 816, 817f
    faringolaringectomia total. *Ver*
      Faringolaringectomia total
    imagem de, 757, 768
    laringectomia total para. *Ver*
      Laringectomia total
    lesões pré-malignas e CIS, 750-752,
      750f, 751t
    melanoma da mucosa, 774
    metástases, 775
    MTL para. *Ver* Microcirurgia a *laser*
      transoral
    neoplasias hematolinfoides, 773-774
    quadro clínico de, 814
    quimioprevenção de, 752-753
    radioterapia para, 765-768, 765f-766f,
      768f, 813-814, 813f-814f, 816-829,
      818f, 819t-820t, 823f, 823t-824t,
      825f, 826t-827t, 1657
    sarcomas, 773
    tumores do tipo glândula salivar, 771-772
    tumores incomuns, 771-775
    tumores secundários, 775
  neoplasias mesenquimatosas benignas de,
    482
    neoplasias adiposas, 486
    neoplasias cartilaginosas, 486
    neoplasias glandulares, 486
    neoplasias musculares, 483
    neoplasias neurais, 486
    neoplasias vasculares, 485
    tumores epiteliais, 482-485, 482f, 484f
  terapia cirúrgica de. *Ver* Microcirurgia de
    prega vocal
Laringectomia
  hipotireoidismo após, 807, 899
  para aspiração crônica, 497-498, 498f
  para CEC de glote inicial, 758-759
  para CEC supraglótico, 761-763, 761f
  para neoplasias de hipofaringe e esôfago
    cervical, 734t, 739, 739f
  parcial. *Ver* Laringectomia parcial
  reabilitação vocal e de fala após, 807
  alaríngea. *Ver* Voz e fala alaríngeas
  total. *Ver* Laringectomia total
Laringectomia parcial
  horizontal. *Ver* Laringectomia parcial
    horizontal
  para CEC glótico inicial, 758-759
  vertical. *Ver* Laringectomia parcial vertical
Laringectomia supraglótica aberta (LSGA),
    para CEC supraglótica, 761-763, 761f
Laringectomia total
  para neoplasias de hipofaringe e de
    esôfago cervical, 734t, 739, 739f
  para neoplasias laríngeas
    complicações de, 806-807
    desenvolvimento histórico de, 797-798
    indicações para, 798-799

    seleção dos pacientes e exame
      minucioso para, 799
    técnica de ressecção para, 799-803,
      800f-801f, 803f803f-804f
    técnicas de reparação e reconstrução
      para, 803-806, 805f
    tratamento pós-operatório de, 806-807
Laringite
  aguda. *Ver* Laringite aguda
  crônica. *Ver* Laringite crônica
  doenças autoimunes associadas a, 492-493,
    492f
  doenças inflamatórias sistêmicas
    associadas a, 493, 493f
  não infecciosa, 491-492, 492f
  refluxo, 491-492, 492f, 531-532
  significância de, 488
Laringite aguda
  bacteriana, 489
  fonotraumatismo, 488-489, 489f
  fúngica, 489-490, 490f
  viral, 489
Laringite crônica
  bacteriana, 490
  fúngica, 490-491
  micobacteriana, 491, 491f
Laringite de refluxo, 491-492, 492f, 531-532
Laringite micobacteriana, 491, 491f
Laringocele, 478-482, 478f-480f
  imagem de, 64, 63f
  pediátrica, 1592
Laringofaringite, refluxo ácido, tratamento
    de, 464, 463f
Laringofissura, para estenose de laringe,
    1683-1684, 1684f
Laringomalácia (LM)
  disfagia e, 1694
Laringoplastia
  vertical, para aspiração crônica, 500-501,
    501f
Laringoplastia vertical, para aspiração
    crônica, 500-501, 501f
Laringoscopia
  de estenose de laringe, 1681
  fibra óptica flexível. *Ver* Laringoscopia de
    fibra óptica flexível
  para distúrbios da mucosa das pregas
    vocais benignos, 463
  para SAOS, 159, 159f-160f
Laringospasmo paroxístico recorrente, 442
Laringotraqueobronquite. *Ver* Crupe
Laser de CO₂. *Ver Laser* de dióxido de carbono
Laser de corante pulsado (LCP)
  para papilomatose respiratória recorrente,
    1667
Laser de dióxido de carbono (CO₂)
  para papilomatose recorrente das vias
    aéreas, 1667
  supraglotoplastia com, para SAOS
    pediátrica, 1498
Laser de Nd:YAG. *Ver Laser* de neodímio:
    ítrio-alumínio-granada
Laser de neodímio: ítrio-alumínio-granada
    (Nd: YAG)
Laser de potássio-titânio-fosfato (KTP)
  para papilomatose respiratória recorrente,
    1667
Laser Er:YAG. *Ver*
    Érbio-ítrio-alumínio-granada
Laser KTP. *Ver Laser* de potássio-titanil-fosfato
Lasers cirúrgicos. *Ver* Cirurgia a *laser*
Lasers CW de onda contínua (LOC). *Ver*
    Lasers de onda contínua
Lasers de onda contínua (LOC),
Lateral do seio, 306, 308f
LDF. *Ver* Limiar de detecção de fala

ÍNDICE i27

LEAESP. *Ver* Ligadura da artéria esfenopalatina endoscópica
Lei de Alexander, 1306, 1305f, 1318-1320, 1319f
Leiomiossarcoma, do pescoço, 851
Lemnisco lateral
anatomia de, 977f, 978
fisiologia de, 989
Lentigo maligno (LM), 551-552
Lepra, 491
Lesão induzida por dármacos, de esôfago, 537, 537q
Lesão vibratória, das pregas vocais, 459
Lesões congênitas, das glândulas salivares, 616-617, 616f-617f
Lesões de fluxo rápido, 1592
Lesões do seio cavernoso, 1473
Lesões e massas. *Ver também* Lesões e massas específicas; localizações específicas
associadas a imunodeficiência, abordagem de diagnóstico para, 116-117, 115q
imagem de
base do crânio, 72-75, 73f-74f
cavidade nasal, 72, 71f, 315-322, 315f-322f, 316t
cavidade oral, 57-58, 56f-57f
complexo ostiomeatal, 69f-70f, 72
espaço carotídeo, 51-53, 51f-52f
espaço da mucosa da faringe, 49-50, 48f-49f
espaço da mucosa hipofaríngea, 62, 62f
espaço da parótida, 50-51, 50f
espaço mastigatório, 53-56, 53f-55f
espaço parafaríngeo, 48-49
espaço pré-vertebral, 56-57, 62, 61f
espaço retrofaríngeo, 56, 55f, 62, 61f
espaço sublingual, 58, 57f-58f
espaço submandibular, 58, 58f
espaço visceral, 63
espaços cervicais, 62, 62f
glândula tireoide, 65, 64f-65f
glândulas paratireoides, 65, 65f
laringe, 63-65, 62f-64f
linfadenopatia, 65-69, 66f-68f
nariz, 70
osso temporal, 75-77, 74f-76f
pescoço infra-hióideo, 59, 59f-60f
pescoço supra-hióideo, 44-48, 46f-47f
seios paranasais, 70-72, 69f, 315-322, 315f-322f, 316t, 566-568, 567f, 569f-570f
traumatismo facial, 72, 71f-72f
PANS com, 1193-1194, 1193f-1194f
aguda, 1197
perda olfativa devido a, 298
tratamento endovascular de. *Ver* Tratamento endovascular
Lesões epidérmicas
do ângulo pontocerebelar, 1059, 1059f
Lesões esofágicas cáusticas, 539, 539f, 539t
Lesões malignas
do ápice petroso, imagem de, 1055-1056, 1056f-1057f
Lesões malignas que definem a AIDS (ADM), 107-109
Lesões malignas subglóticas
quadro clínico da, 814
tratamento de, 764-765, 765f
radioterapia, 764-765, 826-827
Lesões malignas supraglóticas
quadro clínico de, 814
tratamento de
pescoço, 764
radioterapia, 761-764, 824-826, 826t-827t

tumor primário avançado, 763-764
tumor primário inicial, 761-763, 761f
Lesões malignas. *Ver* Câncer
Lesões metacrônicas, nas lesões malignas da cavidade oral, 696-697
Lesões mucosas
fibrose submucosa, 655-656
leucoedema 648-649, 649f
leucoplasia oral, 649-652, 650f-652f
leucoplasia pilosa oral, 126, 125f, 652-653, 653f
líquen plano oral, 150, 653-655, 654f-655f
máculas melanóticas, 668-669, 669f, 669t
melanoma, 669-670, 670f
pigmentadas, 668
tatuagem por amálgama, 670, 671f
vermelhas/brancas, 648
candidíase orofaríngea, 125, 124f, 148, 656-658, 656q-657q, 657f-658f
fibrose submucosa, 655-656
leucoedema, 648-649, 649f
leucoplasia orofaríngea, 649-652, 650f-652f
leucoplasia pilosa oral, 126, 125f, 652-653, 653f
líquen plano oral, 150, 653-655, 654f-655f
xantoma verruciforme, 656
vesiculares e ulcerativas
eritema multiforme, 150, 666-667, 667f
estomatite aftosa recorrente, 126f, 664-666, 665q, 665f-666f, 666t, 682, 682f
granuloma traumático, 667, 668f
pênfigo vulgar, 150, 658-660, 659f-660f
penfigoide, 150, 660-661, 660f-662f, 661q
VHS, 126, 148, 662-664, 662f-664f, 666t
fibrose submucosa, 655-656
leucoedema, 648-649, 649f
leucoplasia oral, 649-652, 650f-652f
leucoplasia pilosa oral, 126, 125f, 652-653, 653f
líquen plano oral, 150, 653-655, 654f-655f
xantoma verruciforme, 656
Lesões pigmentadas de mucosa, 668
máculas melanóticas, 668-669, 669f, 669t
melanoma, 669-670, 670f
tatuagem por amálgama, 670, 671f
Lesões síncronas, em doenças malignas da cavidade oral, 696-697
Lesões vesiculobolhosas, mucosas
eritema multiforme, 150, 666-667, 667f
estomatite recidivante aftosa, 126f, 664-666, 665q, 665f-666f, 666t, 682, 682f
granuloma traumático, 667, 668f
HSV, 126, 148, 662-664, 662f-664f, 666t
pênfigo vulgar, 150, 658-660, 659f-660f
penfigoide, 150, 660-661, 660f-662f, 661q
Leucemia
manifestações orais de, 152-153
manifestações otológicas de, 1173-1174, 1173f-1174f
otorreia com, 1250
Leucoedema 648-649, 649f
Leucoplaquia fina, 650, 651f
Leucoplasia. *Ver* Leucoplasia pilosa oral; Leucoplasia oral
Leucoplasia oral, 649-652, 650f-652f
Leucoplasia pilosa oral (LPO), 126, 125f, 652-653, 653f
Leucoplasia verrucosa proliferativa, 650-651, 651f

Levofloxacino, para rinossinusite bacteriana aguda, 361
Levotiroxina (T_4)
após cirurgia da glândula tireoide, 929
para hipotireoidismo, 901
LFF. *Ver* Laringoscopia flexível por fibra óptica
Lidocaína
ESS para rinossinusite crônica, 398
Ligação arterial, por epistaxe, 330-332, 330f-331f
Ligação da artéria carótida, por epistaxe, 330
Ligações de ponta, 983-985, 986f
Ligadura da artéria carótida externa, para epistaxe, 330
Ligadura da artéria esfenopalatina, para epistaxe, 330-332, 330f-331f
Ligadura da artéria maxilar, para epistaxe, 330
Ligadura endoscópica da artéria esfenopalatina (LEAESP) para epistaxe, 330-332, 330f-331f
Ligamento do canto do olho, reparação de, 210-211, 211f
Ligamento estilo-hióideo, a partir do segundo arco branquial, 1482f, 1483
Limiar de detecção de fala (LDF), 1015-1016
Limiar de recepção da fala (LRF), 1015-1016
Linfadenectomia cervical. *Ver* Dissecção cervical
Linfadenopatia
bacteriana. *Ver* Linfadenopatia bacteriana
imagem de
anatomia e classificação para, 65-67
cervical, 40, 40f, 42
metastática, 43
normal em comparação com nódulos patológicos, 67-69, 66f-68f
induzida por medicamentos, 1595
viral. *Ver* Linfadenopatia viral
Linfadenopatia bacteriana
doença da arranhadura do gato, 1593-1594, 1594f
infecção por micobactérias, 1594
pediátrica, 1593-1594
supurativa, 1593, 1594f
toxoplasmose, 1594
Linfadenopatia metastática, ultrassom de, 43
Linfadenopatia reativa, pediátrica, 1593
Linfadenopatia viral, pediátrica, 1593
Linfangioma. *Ver também* Malformações linfáticas
de espaço cervical, imagem de, 62, 62f
de espaço mastigatório, imagem de, 54, 53f
Linfáticos
da cavidade oral, 689-692, 689f-692f
Linfócitos granulares grandes. *Ver* Células *natural killers*
Linfoma
associado a imunodeficiência, 112-114
da laringe, 774
de glândulas salivares, 639, 638f
do pescoço, 852
altamente agressivo, 862
anel de Waldeyer, 864
de células do manto, 861
epidemiologia de, 854-855
glândula salivar, 863
Hodgkin, 854-855, 858-859, 858t
não Hodgkin, 854-855, 859-861
quadro clínico de, 855-856, 855f

Volume I, pp 1-960 • Volume II, pp 961-1696

i28 ÍNDICE

seios paranasais e cavidade nasal, 863
técnicas de biópsia e manuseamento de amostras para, 856-857, 856q
tireoide, 862-863
Hodgkin. *Ver* Linfoma de Hodgkin
maligno. *Ver* Linfomas malignos
manifestações nasais de, 132-133
manifestações otológicas de, 1174, 1174f
não Hodgkin. *Ver* Linfoma não Hodgkin
tireoide, 862-863, 920-921
Linfoma de Burkitt, do pescoço, 862
Linfoma de célula T, manifestações nasais de, 132-133
Linfoma de células do manto (CLCM), de pescoço, 861
Linfoma de Hodgkin (LH), 1595, 1595f
associado a imunodeficiência, 114
classificação de, 1616, 1616q
do pescoço, 854-855, 858-859, 858t
estadiamento de Ann Arbor para, 1616, 1616q
histopatologia de, 1618, 1618f
não Hodgkin em comparação com, 1616, 1616t
tratamento de, 1617
Linfoma linfoblástico, de pescoço, 862
Linfoma não Hodgkin (LNH), 1595
associado a imunodeficiência, 112-114
da cavidade oral, imagem de, 57f
da laringe, 774
do espaço da mucosa faríngea, imagem de, 50, 49f
do pescoço, 854-855, 859-861
histopatologia de, 1618-1620, 1619q, 1619t
Hodgkin em comparação com, 1616, 1616t
relacionado com AIDS, 112-114
tratamento de, 1617-1618
Linfoma não Hodgkin crônico, de pescoço, 860-861
Linfoma não Hodgkin difuso de células B grandes (LNHCBG), do pescoço, 859-860
Linfomas malignos, 1595, 1595f
apresentação e avaliação de, 1616-1617, 1616q, 1617t
histopatologia de, 1618-1620
tratamento de, 1617-1618
Linfonodos
cervicais. *Ver* Linfonodos cervicais
do pescoço, 866, 866f
exame físico de, 10-11, 11f
metástase para. *Ver* Metástase em nódulo no pescoço
regiões, 10-11, 11f
envolvimento de carcinoma da laringe de, 755-756, 756f, 760-761, 764-767, 765f, 816
envolvimento de lesão de processo alveolar da maxila, 700
envolvimento de melanoma de, 554t-555t, 555-556, 555q
tratamento cirúrgico de, 557-560, 557q, 558f
neoplasias de glândula tireoide envolvendo, 923
neoplasias de glândulas salivares envolvendo, 644-645
neoplasias de hipofaringe e esôfago cervical envolvendo, 741-742, 816
neoplasias malignas da cavidade oral envolvendo, 709, 709f
Linfonodos cervicais
anatomia e de classificação para, 65-67
CT de, 40, 40f
em CEC de laringe, 755-756, 756f, 760-761, 764-767, 765f

imagiologia de, normal em comparação com nódulos patológicos, 67-69, 66f-68f
metástase para. *Ver* Metástase de nódulo no pescoço
RM de, 42
Língua
anatomia de, 691, 692f
desenvolvimento de, 1485, 1487f
lesões malignas de, tratamento cirúrgico de, 700-702, 700f-701f
Linha de Ohngren, 568, 570f
Linhas de tensão da pele relaxadas (LTPR), 178, 182f
Lipídeos, efeitos do hipotireoidismo sobre, 900
Lipoadenoma, das glândulas salivares, 615, 615f
Lipoaspiração facial. *Ver* Lipoaspiração submental
Lipoatrofia facial associada ao HIV, 127-128, 127f
Lipoma atípico, do pescoço, 851
Lipomas, 1595
da cavidade oral, 684
da fossa posterior, 1060f
da glândula parótida, 608-609, 609f
da laringe, 486
do pescoço, 845
atípico, 851
Lipossarcoma
do pescoço, 851
laríngeo, 773
Líquen plano
manifestações orais de, 150
oral, 150, 653-655, 654f-655f
Líquen plano atrófico, 654, 654f
Líquen plano erosivo, 654, 654f
LM. *Ver* Laringomalácia; Lentigo maligno
LNH (linfoma não Hodgkin) relacionado com AIDS, 112-114
LNHCBG. *Ver* Linfoma não Hodgkin difuso de células B grandes
Lóbulo, 217-218
Lothrop endoscópico modificado. *Ver* Procedimento Draf III
LPO. *Ver* Leucoplasia pilosa oral
Lúpus eritematoso sistêmico (LES)
manifestações orais de, 148
Luxação, da ATM, 674

M

Macroglobulinemia de Waldenström, PANS com, 1192
Macroglossia
disfagia e, 1693
Macrolídeos
para rinossinusite crônica, 347, 348t, 349
ototoxicidade com, 1234
Máculas melanóticas, 668-669, 669f, 669t.
Malformação de Chiari, 1366, 1366f
Malformação de Mondini, imagem de, 77, 75f
Malformações arteriovenosas (MAV), 1610, 1612f
das glândulas salivares, 617
de cabeça e pescoço e cervicais (MAV), 843-844
Malformações capilares, 1612, 1612f-1613f
Malformações da linha germinativa, de nariz, 1539
Malformações de Arnold-Chiari, SAOS pediátrica e, condições predisponentes para, 1493
Malformações linfáticas, 1606-1608

avaliação clínica e comportamento, 1607, 1608f
avaliação diagnóstica de, 1606-1607
cirurgia para, 1609, 1609f
condições associadas, 1607-1608, 1608f
da doença de glândula salivar em crianças, 1647, 1647f
de glândulas salivares, 617
escleroterapia para, 1608-1609
macrocística, 1590
opções de tratamento para, 1608-1609, 1609f
pediátrica, 1590-1591, 1591f
Malformações mesodermais, do nariz, 1539
Malformações vasculares, 1606-1610
classificação de, 1598, 1598q, 1599f
de glândulas salivares, 617
escleroterapia para, 1608-1609
cirurgia para, 1609, 1609f
opções de tratamento para, 1608-1609, 1609f
malformações arteriovenosas, 1610, 1610f
malformações capilares, 1612, 1612f-1613f
malformações linfáticas, 1606-1608
avaliação clínica e comportamento, 1607, 1608f
avaliação diagnóstica de, 1606-1607
condições associadas, 1607-1608, 1608f
malformações venosas, 1610, 1611f
pediátricas, 1592
Malformações venolinfáticas combinadas, 1590
Malformações venosas, 1610, 1611f
de glândulas salivares, 617
Mandíbula
a partir do primeiro arco branquial, 1482-1483, 1482f
abordagem cirúrgica para, 203, 203f
anatomia de, 195
biomecânica de, 205-206, 206f
fraturas de, 195
classificação de, 200
edêntulos, 213
reparo de, 206-208, 207f, 211-213, 212f
lesões malignas de, tratamento cirúrgico de, 699-700, 699f-700f
Mandibulectomia
para doenças malignas da cavidade oral, 699-700, 699f-700f, 702-703, 702f-703f, 707-708, 707f-708f, 708t
Mandibulotomia, para remoção de lesão maligna, 700-701, 701f
Manifestações otológicas, de doença sistêmica, 1165, 1166q
AIDS, 1182
da doença de Lyme, 1170
da doença micótica, 1170-1172, 1172f
de doença de inclusão citomegálica, 1172, 1172f
de granulomatose de Wegener, 1168-1169, 1169f
de histiocitose de células de Langerhans, 1166, 1166f-1167f
de sarcoidose, 1169-1170, 1169f
de sífilis, 1170, 1170f
de tuberculose, 1167-1168, 1168f
displasia fibrosa, 1177-1178, 1177f-1178f
distúrbios de imunodeficiência, 1181-1182
doença de Paget, 1175-1176, 1175f-1176f
esclerose múltipla, 1181
gota, 1180
leucemia, 1173-1174, 1173f-1174f
linfoma, 1174, 1174f
mieloma múltiplo, 1172-1173, 1173f
mucopolissacaridoses, 1180
neoplasias metastáticas, 1174, 1174f-1175f

ocronose, 1180
osteíte fibrosa cística, 1178
osteogênese imperfeita, 1176-1177, 1176f-1177f
osteopetroses, 1178, 1179f
síndrome de Susac, 1181
Manobra de Epley, para VPPB, 1340-1341, 1340f
Manobra de Müller, 159, 159f-160f
Manobra de Semont, para VPPB, 1340-1341
Manobras de reposicionamento, 1372
Manometria
esofágica, 517-519, 518f-519f, 519t
MAP. *Ver* Meningoencefalite amebiana primária
Marcadores
das neoplasias da hipofaringe, 814, 815f
de doenças malignas da laringe, 814, 815f
de doenças malignas das glândulas salivares, 641-642
de fístula liquórica, 420-421
de melanoma, 560
de neoplasias da glândula tireoide, 908
do prognóstico de CEC de laringe, 769
Marcadores, FL, 421, 421f-422f
Marcadores químicos. *Ver* Marcadores
Marcos anatômicos e pontos de referência, na análise facial, 178
cefalométricos, 178q, 180f
plano horizontal de Frankfurt, 178, 180f
tecido mole, 178q, 179f
Margens cirúrgicas, para melanoma, 556-557, 557t
transoral. *Ver* Cirurgia robótica transoral
Marsupialização, para DCR, 433, 433f
Martelo, na otosclerose, 1132
Mascaramento, para audiologia, 1016
MASH. *Ver* Multiple-Activity Scale for Hyperacusis
Massa cervical pediátrica
diagnóstico cirúrgico para, 1589
diagnóstico diferencial de, 1587, 1588f
estudos laboratoriais de, 1589
estudos radiológicos para, 1589
exame físico para, 1587-1589
história para, 1587
massas adquiridas, 1593-1595
doença de Kawasaki, 1594-1595
histiocitose sinusal, 1595
infecções fúngicas, 1594
linfadenopatia bacteriana, 1593-1594
linfadenopatia induzida por medicamentos, 1595
linfadenopatia viral, 1593
sarcoidose, 1595
sialadenite, 1594
massas congênitas e malformações, 1589-1593
cistos de fenda branquial, 1589, 1589f-1590f
cistos dermoides, 1591-1592, 1592f
cistos do ducto tireoglosso, 1589-1590, 1590f
cistos tímicos, 1592
hemangiomas, 1591, 1591f
laringoceles, 1592
malformações linfáticas, 1590-1591, 1591f
malformações vasculares, 1592
teratomas, 1591, 1592f
tumores do esternocleidomastóideo da infância, 1592-1593, 1593f
neoplasias benignas, 1595
adenomas da tireoide, 1595

adenomas pleomórficos, 1595, 1647-1648
lipomas, 1595
neurofibromas, 1595
neoplasias malignas, 1595-1596
carcinoma da nasofaringe, 1596
carcinoma da tireoide, 1596
linfomas, 1595, 1595f
neoplasias malignas de glândulas salivares, 1596
neuroblastomas, 1596
rabdomiossarcomas, 1596
Massas cervicais, 11
abordagem de diagnóstico para, 116-117, 115q
anatomia envolvida em, 831
avaliação de diagnóstico de, 836-837
etiologias congênitas de, 832-833, 832f-833f
etiologias inflamatórias/infecciosas de, 833-834
etiologias neoplásicas de, 834-835, 834f
história e exame físico para, 830-831
lesões benignas de espaço parafaríngeo, 845, 846f
lesões metastáticas
de primário desconhecido, 845-847, 846f
distantes, 847
melanoma, 847
regional, 847
regional oculto, 834-835
lipomas, 845
localização compartimental de, 835, 835t
neoplasias vasculares benignas
epidemiologia de, 837-838
MAV, 843-844
nomenclatura de, 837
patologia de, 837
PGL de carótida, 838-842, 838q, 840f, 842f
PGL vagais, 842-843, 843f
neoplasmas benignos de nervos periféricos
neurofibroma, 844-845, 844f
schwannomas, 844, 844f
pediátricas. *Ver* Massa cervical pediátrica
PET de, 831, 837
RM de, 831, 836-837
TC de, 831, 836
testes de diagnóstico de, 831-832
tumores malignos primários
carcinoma que surge dentro do cisto do ducto tiroglosso, 852
CEC proveniente de cisto da fenda branquial, 852
fibroso solitário, 852
neoplasias do espaço parafaríngeo, 847
sarcomas, 847-852, 847q-848q, 848t, 849f, 850t
ultrassom de, 837
Massas cervicais congênitas, 832-833, 832f-833f
Massas congênitas e malformações, pediátricas, 1589-1593
cistos de fenda branquial, 1589, 1589f-1590f
cistos dermoides, 1591-1592, 1592f
cistos do ducto tireoglosso, 1589-1590, 1590f
cistos tímicos, 1592
hemangiomas, 1591, 1591f
laringoceles, 1592
malformações linfáticas, 1590-1591, 1591f
malformações vasculares, 1592

teratomas, 1591, 1592f
tumores esternocleidomastóideos da infância, 1592-1593, 1593f
Massas. *Ver* Lesões e massas
Mastigação, a partir do primeiro arco branquial, 1483
Mastoide
anatomia óssea de, 1424f, 1425
otorreia em, 1247, 1247q
Mastoidectomia, 1114
aberta, 1115q, 1116
comparação de, 1119-1120
indicações para, 1120, 1120f
obliteração da mastoide após, 1120-1121
procedimento para, 1118-1119, 1119f
acima da parede do canal, 1115q, 1116
anatomia para, 1115, 1115f
complicações com, 1123-1124
dura-máter, 1123
fístula do canal semicircular horizontal, 1123-1124
lesão de seio sigmoide e do bulbo jugular, 1124
nervo facial, 1124
história de, 1114
indicações para, 1120, 1120f
modificada radical, 1115q, 1116
nomenclatura para, 1115-1116, 1115q
obliteração da mastoide, 1115q, 1116
aberta, após, 1120-1121
otoendoscopia, 1122, 1123f
para implante coclear, 1261f, 1262
para ressecção do osso temporal, 1454-1455, 1454f
procedimento cirúrgico para, 1116-1119, 1116f-1117f
epitímpano, 1118, 1119f
nervo facial, 1117-1118, 1117f
recesso facial, 1117f-1118f, 1118
radical, 1115q, 1116
retrógrada, 1123, 1123f
revisão, 1121-1122, 1121f-1122f
simples, 1115q, 1116
Mastoidectomia aberta, 1115q, 1116
comparação com a mastoidectomia fechada, 1119-1120
obliteração da mastoide após, 1120-1121
procedimento para, 1118-1119, 1119f
Mastoidectomia de revisão, 1121-1122, 1121f-1122f
Mastoidectomia fechada, 1115q, 1116
Mastoidectomia radical, 1115q, 1116
Mastoidectomia radical modificada, 1115q, 1116
Mastoidectomia retrógrada, 1123, 1123f
Mastoidectomia simples, 1115q, 1116
Material de enxerto, para rinoplastia de revisão
MAV. *Ver* Malformações arteriovenosas
Maxila
anatomia de, 192f-193f, 193-195
fraturas de, 197
reparo de, 208-210, 209f
lesões malignas de, tratamento cirúrgico de, 699-700, 699f-700f
Maxilar swing, para carcinoma de nasofaringe, 724, 724f
Maxilectomia
para carcinoma nasofaríngeo, 724, 724f
para neoplasias malignas do palato duro, 705-706, 705f-706f
para neoplasias malignas dos seios paranasais, 573-577, 575f-577f
endoscópica, 584, 584f

Volume I, pp 1-960 • Volume II, pp 961-1696

ÍNDICE

Maxilectomia medial
  para carcinoma nasofaríngeo, 724, 724f
  para neoplasias malignas dos seios
    paranasais, 573, 575f
    endoscópica, 584, 584f
Maxilectomia parcial, para neoplasias
  malignas dos seios paranasais,
  endoscópica, 584, 584f
Maxilectomia subtotal, para neoplasias
  malignas dos seios paranasais, 573-577,
  575f-577f
Maxilectomia total, para neoplasias malignas
  dos seios paranasais, 573-577, 575f-577f
Meato inferior, 304
Meato médio, 304, 305f
Meato superior, 304
Média de Kalman, 1042
Medialização da prega vocal por injeção,
  para aspiração crônica, 497
Mediastinite, infecções odontogênicas e
  cervicais profundas com, 101, 101f
Medicamentos
  disfunção olfativa causada por, 300, 299t
  lesão esofágica causada por, 537, 537q
  sequelas orais de, 143, 144t
Medicamentos antitireoide, 890-891, 890t
Medicamentos fibrinolíticos. *Ver*
  Medicamentos trombolíticos/
  fibrinolíticos
Medicamentos trombolíticos/fibrinolíticos
  sequelas orais de, 152
Medicina nuclear
  diagnóstico por imagem com, 36-39, 38f
  imagem de glândula salivar com, 611
  imagem de radionuclídeos. *Ver* Imagem
    de radionuclídeos
Medida de desempenho. *Ver* Medida de
  desempenho baseada em evidências
Medida de tireogblobluina sérica, 892
Medida de tireotropina sérica, 891-892, 892f
Medidas de diminuição do reflexo acústico,
  1018, 1128, 1128f
Medidas de saída vocais, avaliação de
  distúrbio benigno da mucosa da prega
  vocal com, 463
Meio ambiente
  carcinoma da nasofaringe e, 719
  otite média e, 1557-1558
    tratamento de, 1558-1559
Melanoma
  acompanhamento/vigilância para, 562
  associada a imunodeficiência, 111
  classificação de, 551-552, 552f
  da laringe, 774
  de origem primária desconhecida, 552
  dos seios paranasais, 566, 568, 570t
  epidemiologia de, 551
  estadiamento de, 553-556, 553t-555t,
    554q-555q, 560
  etiologia de, 551, 551q
  fatores de risco para, 551, 551q
  fatores prognósticos de, 553-556,
    554t-555t, 555q
  imunoterapia para, 561-562
  investigação diagnóstica para, 552-553,
    553t, 554q
  metástases cervicais a partir de, 847
  mucosa oral, 669-670, 670f
  quimioterapia para, 561
  radioterapia para, 561
  tratamento cirúrgico de doença
    metastática para, 560
  tratamento cirúrgico do linfonodo para
    BLNS, 557-560, 557q, 558f
      DTLN (dissecção terapêutica de
        linfonodos), 557

tratamento cirúrgico do tumor primário
  para
    fechamento e reconstrução, 557
    incisão local ampla (ILA) e margens
      cirúrgicas, 556-557, 557t
Melanoma cutâneo. *Ver* Melanoma
Melanoma da mucosa
  da laringe, 774
  dos seios paranasais, 566, 568, 570t
Melanoma desmoplásico (MD), 552, 552f
Melanoma expansivo superficial, 551
Melanoma lentiginoso maligno (MLM),
  551-552, 556-557
Melanoma maligno. *Ver* Melanoma
Melanoma nodular, 551
Membrana da janela redonda (MJR)
  implante coclear em, 1262-1263
Membrana laríngea
  congênita, 1676, 1677f
    tratamento de, 1686-1687
  disfagia e, 1694
  tratamento cirúrgico de, 1655-1656, 1655f
Membrana nasobuccal, erros de
  desenvolvimento de, 1530
Membrana otoconial, aceleração linear e
  inclinação em, 1289
Membrana tectorial, 974
Membrana timpânica (MT)
  a partir da primeira bolsa faríngea, 1483,
    1484f
  anatomia de, 966f-967f, 967
  exame físico de, 6, 6f
  fisiologia de, 982, 982f
  otorreia em, 1247, 1247q
  perfuração de
    após a cirurgia de otosclerose, 1133
    em cirurgia de otosclerose, 1132
    fenda palatina e, 1516
Membranas traqueais
MEN-1. *Ver* Neoplasia endócrina múltipla
  tipo 1
MEN-2A. *Ver* Neoplasia endócrina múltipla
  tipo 2A
Meningiomas, 1058-1059, 1059f
  testes audiovestibulares, 2752
Meningite
  associada a imunodeficiência, 121-123
  com otite média, 1569
  implante coclear e, 1265
    vacinação para, 1260, 1260q
  infecções labirínticas e, 1228-1229
  PANS súbito com, 1196
  parasitária, 1229
  rinoliquorreia e, 426-427
Meningite criptocócica, associada a
  imunodeficiência, 121-123
Meningite parasitária, 1229
Meningocele, 1530-1530
Meningoencefalite amebiana primária
  (MAP), 1229
Meningoencefalocele, 419, 422, 423f,
  1530-1530
Menopausa, saúde oral em, 153
Mento, em proporções faciais, 178, 178q,
  179f, 181f
Metadona
  ototoxicidade com, 1244
Metástase de nódulo cervical, 865-866
  anatomia envolvida em, 866, 866f
  estadiamento de, 866-873, 867t
  incidência e distribuição de, 867-871,
    868f-870f, 870t
  indicações de radioterapia/
    radioquimioterapia pós-operatória
    em, 877, 877t

indicações para o dissecção do pescoço
  pós-operatória em, 877-878
radioterapia de
  complicações após, 878-879
  delineação do volume alvo clínico para,
    873, 874f
  indicações para pós-operatório, 877,
    877t
  para controle de N1 a N3 de pescoço,
    875-876, 876t
  para controle em pacientes HPV-
    positivos, 876
  para doença recorrente, 879
  para o controle de linfonodos negativos
    no pescoço, 874-875, 875t
  seleção de volume-alvo para, 871-873,
    871t-873t
  técnicas para, 873-874, 875f
Metástase em trânsito, no melanoma,
  555-556
Metástase satélite, em melanoma, 555-556
Metimazol
  para doença de Graves, 894
Método FUE. *Ver* Método de extração de
  unidade folicular
Métodos de supressão de gordura, por RM,
  35-36, 35f
Metotrexato
  para doenças malignas da cavidade oral,
    711
  para granulomatose de Wegener, 130
  para PRR, 483
  para sarcoidose, 131
Metronidazol, para infecções odontogênicas
  e do pescoço profundas, 97-98, 98q
Miastenia grave, manifestações orais de, 151
Micetoma, 369
Micobactérias atípicas, com doença de
  glândula salivar em crianças, 1643-1644,
  1644f, 1644t
Micobactérias não tuberculosas (MNT)
  de glândulas salivares, 598-599, 599f
Micofenolato de mofetila
  para granulomatose de Wegener, 130
Microcirurgia a *laser* transoral (MLT)
  para CEC glótico inicial, 759
  para CEC supraglótico, 761-763
  para neoplasias de hipofaringc e esôfago
    cervical, 734t, 738-739
Microcirurgia de prega vocal
  para a polipose difusa bilateral, 475, 474f
  para distúrbios mucosos benignos das
    pregas vocais, 464-465, 465f
    cistos intracordais, 472
    ectasia capilar, 468, 468f
    fenda glótica, 472-473, 473f
    hemorragia e pólipo hemorrágico
      unilateral, 469, 469f-470f
    nódulos vocais, 466, 467f, 467t
Microfonismo coclear (MC) de 1036, 1037f
Micrognatia
  disfagia e, 1693
Microssomia craniofacial, estruturas do arco
  branquial e, 1484
Miectomia seletiva, para o tratamento de
  sincinesia, 1422
Mieloma múltiplo, 1172-1173
  manifestações otológicas de, 1173, 1173f
Miniplacas, para reparo de fraturas
  mandibulares, 212-213
Minociclina, para disfunção olfativa, 302
Mioepitelioma, das glândulas salivares, 612,
  613f
Miotomia, para acalasia, 524-525
Miotomia de hioide (MH), para SAOS, 167,
  168f

Miringite, 1077
terapia tópica para, 1077
Miringite bolhosa, 1067, 1067f
Miringite granular, 1077
Miringotomia
para a perda de audição infantil, 1547
para OMA recorrente, 1562
para OME, 1563
Miringotomia com inserção de tubo de
ventilação (M&T)
acompanhamento pós-cirúrgico para, 1566
complicações e sequelas com, 1566-1568
bloqueio de sonda, 1567
colesteatoma, 1567
deslocamento da sonda, 1567
extrusão precoce, 1567
otorreia, 1566
perfuração persistente, 1567
precauções com água, 1567-1568
sondas retidas, 1567
timpanosclerose, atrofia e bolsas de
retração com, 1566-1567
gotas ototópicas perioperatórias e
pós-operatórias, 1565
para OME, 1563-1564
procedimento para, 1565
fundamento lógico para, 1565
para OMA recorrente, 1562
seleção de tubo para, 1565-1566, 1566f
Mitomicina C (MMC),
DCR com, 434
para estenose de laringe, 1682
para estenose laringotraqueal, 507
Modafinila, para SAOS, 162
Modificações dietéticas, para a doença de
Ménière, 1346
Modíolo, 982
Mometasona
para rinite não alérgica, 343t, 344
Monitoramento
para CCP, FDG-PET em, 44
Monitoramento ambulatorial de pH sem fio,
521-523, 522f-523f
Monitoramento biliar, 521, 521f
Monitoramento de bile 24 horas
ambulatorial, 521, 521f
Monitoramento de pH 24 horas
ambulatorial, 519-523, 520f, 522f-523f
Mononucleose infecciosa. Ver Vírus
Epstein-Barr
Mononucleose. Ver Vírus Epstein-Barr
Montelucaste
para SAOS, 163
para rinossinusite crônica, 352
Moraxella catarrhalis
na rinossinusite bacteriana aguda, 359-363
otite média e, 1553-1554
vacina para, 1560
Mostardas de nitrogênio, PANS com, 1188
Motilidade esofágica não efetiva, 519t, 526
Moxifloxacino
para infecções odontogênicas e profundas
de pescoço, 98, 98q
para rinossinusite bacteriana aguda, 361
Muco
na endoscopia de laringe/
videoendoscopia, 449
olfativo, 286
pregas vocais, 469-472, 470f-471f
Mucocele
cirurgia endoscópica para, 394
imagem de, 72, 70f
Mucopolissacaridoses (MPS), manifestações
otológicas de, 1180

Mucormicose, rinossinusite fúngica, 365-367,
367f
Mucosa
prega vocal, 460, 460f-461f
Mucosa bucal, 692
lesões malignas de, tratamento cirúrgico
de, 704-705, 704f-705f
Mulheres
abóbada cartilaginosa em, 251, 252f
saúde bucal de, 153
Multiple-Activity Scale for Hyperacusis
(MASH), 1207
Músculo cricotireóideo, 440-441, 441f
Músculo da úvula, velofaringe e, 1519t
Músculo orbicular da boca
a partir do segundo arco branquial, 1483
na fenda labial, 1507, 1506f
Músculo palatofaríngeo, velofaringe e, 1518,
1519t
Músculo palatoglosso, velofaringe e, 1518,
1519t
Músculo tireoaritenóideo, 440-441, 441f,
444, 444f
Músculos da faringe, a partir do quarto e
sexto arcos branquiais, 1483
Músculos da laringe, do quarto e do sexto
arcos branquiais, 1483
Mutações genéticas
neuropatia auditiva e, 1545-1546
Mycoplasma pneumoniae, faringite causada
por, 83

N

NA. Ver Neuropatia auditiva
NA/D. Ver Neuropatia auditiva/dissincronia
NAJ. Ver Angiofibroma juvenil
Não união, no reparo de fratura facial, 214
Narina supranumerária, 1535
Nariz. Ver também Vias aéreas nasais;
Cavidade nasal; Olfato
análise facial de
ângulo nasofacial, 183, 184f
ângulo nasofrontal, 178-179, 182f
ângulo nasolabial, 183, 184f
ângulo nasomentoniano, 183, 185f
limites de, 179f, 183
relações nasofaciais em, 183-184
rotação e projeção nasais, 183-184, 185f
subunidades de, 183, 183f
avaliação pré-operatória de, para
rinoplastia, 226, 227f
deformidade em sela de
aumento para, 267-268, 270f-271f
enxerto de ponta rotacional ajustável
dinâmica para, 268-270, 273f
rinoplastia para, 267-270, 272f
disfagia em, 1690-1692, 1691f, 1691t
embriologia de, 1502, 1503f
encefaloceles de, 1530-1532, 1530f
basal, 1530, 1531f, 1531t
sincipital, 1530-1532, 1530f, 1531t
tipos de, 1530, 1531t
exame físico de, 7-8
fenda labial. Ver Nariz de fenda labial
fraturas de. Ver Fraturas nasais
imagem de, anatomia, lesões específicas
do local, e pseudotumores, 70
malformações congênitas de, 1529
arrinia, 1535, 1534f
atresia coanal, 1539, 1538f-1539f
cistos do ducto nasolacrimal, 1529-1530,
1537f
deformidade nasal de fenda labial, 1536

dermoides nasais, 1532-1533,
1532f-1533f
ECANP (estenose congênita da abertura
piriforme nasal), 1536-1538,
1536f-1537f
encefaloceles de, 1530-1532, 1530f-
1531f, 1531t
erros de desenvolvimento de membrana
nasobucal, 1530
erros de desenvolvimento de neuroporo
anterior, 1529, 1530f
erros de desenvolvimento do terço
médio da face, 1534, 1534f
fendas craniofaciais, 1535-1536
gliomas, 1530f, 1532
hemangiomas intranasais, 1539
malformações de mesoderme e linha
germinativa, 1539
narina supranumerária, 1535
polirrinia, 1535
probóscide lateral, 1535, 1535f
teratomas de nasofaringe, 1540 1539f
manifestações de doenças sistêmicas em
complicações de, 135
doença autoimune e inflamatória, 132
doença cutânea, 133-134
doença de imunodeficiência, 133
doença granulomatosa, 129-133
doença mucociliar, 134-135
doença neoplásica, 132
emergências causadas por, 135
não caucasiano
aumento dorsal para, 271
escultura de base nasal para, 271-273,
275f
escultura de tecidos moles alares para,
273, 275f
rinoplastia para, 270-273
ponta de, rinoplastia e, 223-226,
226f-227f
rinoplastia. Ver Rinoplastia
torcido
enxertos de espalhamento para, 267,
269f
osteotomias para, 266-267, 266f-269f
reconstrução do septo, 266
rinoplastia para, 265-267, 266f
Nariz bífido, 1535-1536
Nariz desviado
rinoplastia para, 265-267, 266f
enxertos espalhados para, 267, 269f
osteotomias para, 266-267, 266f-269f
reconstrução do septo, 266
Naseptin®, para epistaxe, 328
Násio, em proporções faciais, 178, 178q,
179f, 181f
Nasofaringe
abordagens para, 1463f, 1474
anatomia cirúrgica para, 1432f, 1434
disfagia em, 1690-1692, 1691f, 1691t
exame físico de, 8
massas de, 715, 716t
abordagem de diagnóstico para,
715-718
angiofibroma, 715-718, 717q, 717f
carcinoma adenocístico, 718
carcinoma. Ver Carcinoma nasofaríngeo
cisto de Thornwaldt/bolsa, 715-716
cordoma, 718-725
craniofaringioma, 716
estadiamento de, 716t, 717, 717q, 722
papiloma escamoso, 716
Nasofaringectomia endoscópica, para
carcinoma nasofaríngeo, 723-724, 723f

i32 ÍNDICE

Nasofaringectomia robótica, para carcinoma nasofaríngeo, 723-724
cirurgia robótica. *Ver* Robótica transoral cirúrgica. *Ver* Cirurgia robótica transoral
Nasofaringoscopia
para SAOS, 159, 159f-160f
para PRR, 1665-1666
Nasometria,
para avaliação de DVF, 1521, 1521f
Neisseria gonorrhoeae, faringite causada por, 82, 82f
Neoplasia, esôfago, 534, 534f, 535q
Neoplasia de laringe, estenose de laringe a partir de, 1679
Neoplasia endócrina múltipla tipo 1 (MEN-1), 950-952
Neoplasia endócrina múltipla Tipo 2A (MEN-2A), 952
Neoplasia mista benigna. *Ver* Adenomas pleomórficos
Neoplasias. *Ver* Lesões e massas
Neoplasias cerebelares, 1364
Neoplasias de células granulosas, de laringe, 486
Neoplasias de nervos periféricos, de pescoço neurofibroma, 844-845, 844f
schwannomas, 844, 844f
Neoplasias do tronco encefálico, 1364
Neoplasias hematolinfoides, da laringe, 773-774
Neoplasias metastáticas, manifestações otológicas de, 1174
Neoplasias oncocíticas, de laringe, 486
Neoplasias vasculares
da laringe, 485
do pescoço
epidemiologia de, 837-838
MAV, 843-844
nomenclatura de, 837
patologia de, 837
PGL (paraganglioma) da carótida, 838-842, 838q, 840f, 842f
Neoplasmas cutâneos
associados a imunodeficiência, 111
Nervo acessório, a partir do quarto arco branquial, 1483
Nervo auditivo
anatomia de 976, 976f
células ciliadas e, 975-976, 975f
fisiologia de, 986-987, 987f
Nervo auricular
lesão ao, na otoplastia, 220
Nervo auricular maior (NGA), 623
Nervo auriculotemporal, orelhas e, 217-218
Nervo coclear, 976-977, 977f
imagiologia de, 1059-1060, 1060f
Nervo cocleovestibular, 977
Nervo corda do tímpano
anatomia de, 1424f-1425f, 1430
danos a, em cirurgia de otosclerose, 1132
Nervo de Arnold, orelhas e, 217-218
Nervo facial
anatomia de, 970-971
em cirurgia da glândula salivar, 1636
enxertia de, 1410-1414
cross-face, 1414
planejamento cirúrgico para, 1410-1414, 1411f
seleção de nervo doador, 1410-1412, 1411f
técnica cirúrgica, 1411f-1413f, 1412-1414
exame físico de, 1379-1381, 1380f, 1380t
imagiologia de, 77, 76f, 1383, 1396
de paralisia, 1056, 1057f
tumores, 1056-1057, 1057f-1058f

lesão de, 1139-1143, 1141t, 1142f-1143f
abordagem para, 1141
algoritmo de tratamento para, 1142-1143, 1142f
atendimento inicial de, 1408-1410
cirurgia para, 1140-1141
exploração com, 1141-1142
fisiopatologia de, 1384, 1383f
grau de, 1140
local de, 1141
monitoramento de, 1387-1389
na otosclerose, 1130f, 1132
na ressecção do osso temporal, 1455-1456, 1456f
neuromas de, 1059
no procedimento de mastoidectomia, 1117-1118, 1117f
complicações com, 1124
no segundo arco branquial, 1482f, 1483
orelhas e, 217-218
paralisia de Bell. *Ver* Paralisia de Bell
paralisia de. *Ver* Paralisia facial
schwannomas de, 1470
avaliação diagnóstica de, 1470
tratamento e abordagem cirúrgica para, 1470
testes eletrodiagnósticos de, 1384-1387
eletromiografia, 1387
eletroneuronografia, 1386, 1387t
teste de estimulação máxima, 1385
teste de excitabilidade do nervo, 1385
testes não convencionais de, 1389-1391
estimulação magnética, 1390
estimulação óptica, 1390
potenciais antidrômicos, 1389
potenciais evocados de reflexo acústico, 1389
potenciais evocados motores faciais induzidos por estimulação elétrica transcraniana, 1390
reflexo de piscamento, 1390
testes topognósticos para, 1381-1383
função lacrimal, 1382
paladar, 1382
pH salivar, 1383
reflexo estapediano, 1382
teste de fluxo salivar, 1383
transposição de
fatores neurotróficos para, 1416
nervo acessório espinal, 1416
nervo hipoglosso, 1414-1416, 1415f
Nervo glossofaríngeo
inervação da língua e, 1485, 1487f
no terceiro arco branquial, 1483
Nervo hipoglosso
transferência de, 1414-1416, 1415f
Nervo laríngeo recorrente (NLR), 441-442, 905-906906, 905f-906f. *Ver também* Alça cervical para anastomose/transferência de NLR
lesão de, após a cirurgia da glândula tireoide, 928
neoplasias da tireoide invadindo, 924
Nervo laríngeo superior (NLS), 441-442, 905-906, 928
Nervo oculomotor, monitoramento neurofisiológico intraoperatório de, 2787-2788, 2788f
Nervo trigêmeo
no primeiro arco branquial, 1482
papel olfativo de, 290
Nervo vago
a partir do quarto arco branquial, 1483
a partir do sexto arco branquial, 1483
Nervo vestibular
entradas de núcleos vestibulares de, 1006-1008, 1008f-1009f

projeções para o cerebelo, 1003
terminações do tronco encefálico de, 1003, 1006f
Nervos cranianos
anatomia de, 1424f-1425f, 1428f-1429f, 1430
cirurgia da base lateral do crânio e, 1475
neuromas de
orelhas e, 217-218
papel olfativo de, 290
Neurilemoma. *Ver também* Schwannoma da laringe, 486
Neurite vestibular, 1341
Neuroblastomas, 1596, 1632, 1632q, 1633f
Neurodiagnóstico
com resposta auditiva de tronco encefálico, 1026-1028, 1027f-1029f
de perda auditiva funcional, 1029-1031
para neuropatia/dissincronia auditiva, 1028-1031, 1030f
teste ABR (ou PEATE) para, 1040-1042
Neurofibroma, 1595
da cavidade oral, 684
da laringe, 486
de espaço carotídeo, imagem de, 53
do pescoço, 844-845, 844f
Neurofibromatose tipo 2 (NF2)
comprometimento auditivo com, 1159, 1158t
Neurofisiologia, na sala de operação. *Ver* Monitoramento neurofisiológico intraoperatório
Neuroma acústico,
PANS súbita com, 1197
Neurônios
olfativos, 288, 287f-288f
Neuropatia auditiva (NA)
implante coclear e, 1264-1265
perda auditiva do lactente e, 1545-1546
Neuropatia auditiva/dissincronia (NA/D)
estudos neurodiagnósticos para, 1028-1031, 1030f
Neuroporo anterior, erros de desenvolvimento de, 1529, 1530f
arrinia, 1535, 1534f
atresia de cóano, 1539, 1538f-1539f
cistos de ducto nasolacrimal, 1529-1530, 1537f
deformidade nasal de fenda labial, 1536
dermoides nasais, 1532-1534, 1532f-1533f
ECAP (estenose congênita da abertura piriforme), 1536-1538, 1536f-1537f
encefaloceles de, 1530-1532, 1530f-1531f, 1531t
erros de desenvolvimento de membrana nasobucal, 1530
erros de desenvolvimento de neuroporo anterior, 1529, 1530f
erros de desenvolvimento do terço médio da face, 1535, 1534f
fendas craniofaciais, 1535-1536
gliomas, 1530f, 1532
hemangiomas intranasais, 1539
malformações mesodérmicas e de linhagem germinativa, 1539
narina supranumerária, 1535
polirrinia, 1535
probóscide lateral, 1535, 1535f
teratomas nasofaríngeos, 1540, 1539f
Nevos
melanocítico mucoso, 669
risco de melanoma e, 551
Nevos melanocíticos congênitos (NCM), 551
Nistagmo
agitação da cabeça, 1303-1306, 1322
disfunção de CEC e

base anatômica e fisiológica de, 1302
implicações clínicas de, 1302
durante o teste calórico, 1297, 1329
espontânea, 1318-1320, 1319f, 1319t
induzida por vibração, 1322
optocinético, 1321
pré-rotatório e pós-rotatório, 1303
teste quantitativo para, 1325
optocinético, 1325
Nistagmo de agitação da cabeça, 1303-1306, 1322
Nistagmo espontâneo, 1318-1320, 1319f, 1319t
Nistagmo induzido por vibração, 1322
Nistagmo optocinético, 1321
teste para, 1325
Nistagmo optocinético tardio (NOCT), 1325
Nistagmo pós-rotatório, 1303
Nistagmo pré-rotatório, 1303
Nistatina, 1077
Nitrato de prata, para epistaxe, 328
Nitratos, para acalasia, 525
Níveis, de pescoço, 1481, 1481f
Níveis de linfonodos, 1481, 1481f
Nível de fechamento vertical, na estroboscopia/videoestroboscopia de laringe, 451
Nível de pressão sonora (NPS), 1209
Nódulos vocais, 465-466, 467f, 467t
distúrbios da voz e, 1658, 1658f
Núcleo coclear, 977, 977f
fisiologia de, 988, 988f
Núcleo coclear dorsal (NCD), 988
Núcleo coclear ventral anterior (NCVA), 988
Núcleo coclear ventral posterior (NCVP), 988
Núcleo paracentral do colículo inferior, 978
Núcleos vestibulares
entradas do nervo vestibular para, 1006-1008, 1008f-1009f
outras entradas para, 1008-1009, 1009f
subdivisões anatômicas de, 1003-1006, 1007f
vias de projeção eferentes de, 1009f-1010f, 1011

O

Obesidade
distúrbios do sono associados a, 156-157, 161
SAOS pediátrica e, 1492, 1492q
otite média e, 1558
Obliteração da mastoide, 1115q, 1116
após mastoidectomia abaixo da parede do canal, 1120-1121
Obliteração, no reparo de fratura, 207, 207f
Obstrução
cânula, após traqueotomia, 26
lacrimal. *Ver* Epífora
nasal
problemas olfativos com, 296-297, 295f-296f
tumores nasossinusais causando, 373-374
Obstrução da sonda, após traqueotomia, 26
Obstrução lacrimal. *Ver* Epífora
Obstrução nasal
problemas olfativos com, 296-297, 295f-296f
tumores nasossinusais causando, 373-374
Obturador do bulbo palatino, para DVF, 1524, 1524f
Oclusão, no reparo de fratura, 206-208, 207f
Oclusão arterial vertebrobasilar, PANS e, 1191-1192

Ocronose, manifestações otológicas de, 1180
Óculos de proteção. *Ver* Proteção dos olhos
Odinofagia, 516
Odorantes
codificação de, 291
processamento central de, 291-292
quadro clínico de, 290
receptores de, 290, 291f
Ofloxacino, 1072
Óleo de cróton, para *peelings* químicos,
Olfação
anatomia envolvida em
bulbo olfatório, 289-290, 289f
conexões cerebrais, 290
epitélio, 286-288, 287f-288f
muco, 286
órgão vomeronasal, 289, 288f
passagens nasais, 285-286, 286f
sentido químico comum, 290
em pacientes geriátricos, 295, 297, 297f
estimulação e medição de, 293-294
papel da cognição em, 292, 292q
perda/disfunção de, 296, 295t
avaliação diagnóstica de, 302
cirurgia causando, 300
disfunção congênita causando, 297-298
doença obstrutiva nasal e doença sinusal causando, 296-297, 295f-296f
envelhecimento causando, 295, 297, 297f
epilepsia causando, 298
exposições tóxicas causando, 298
HIV/AIDS causando, 298
IVAs causando, 297-302
medicamentos causando, 300, 299t
neoplasias causando, 298
parosmia e fantosmia, 296, 299-300, 302
perda idiopática, 300-302
transtornos psiquiátricos causando, 298
tratamento de, 302-302, 301f
traumatismo craniano causando, 297-297
transdução e codificação em, 290-292, 291f
Olhos
análise facial de, 179-183
exame físico de, 6
movimentos de, 1291-1295, 1314-1315, 1314f-1315f, 1315t
bases anatômicas e fisiológicas de, 1291-1295, 1292f-1294f
evocados por som ou alterações de pressão da orelha média, 1324, 1324f
importância clínica de, 1295-1295, 1294f
métodos de gravação para, 1325-1325
na doença de Graves. *Ver* Oftalmopatia de Graves
Olivococlear lateral (OCL), 990f, 991
Olivococlear medial (OCM), 990f, 991
Olopatadina
para rinite não alérgica, 344, 344t
Omalizumabe
para rinossinusite fúngica alérgica, 372
para rinossinusite crônica, 352-353
Oncocitoma, de glândulas salivares, 614-615, 614f
Onda mucosa, na estroboscopia da laringe/videoestroboscopia, 451-452, 452f
Operação de divisão da cricoide anterior, para estenose laríngea, 1682-1683, 1683f
Operação de Sturman-Canfield, para papiloma invertido, 375-376, 376f

Operação endonasal de Denker, para papiloma invertido, 375-376, 376f
Operação Sistrunk, 1590
Órbita
anatomia de, 192f, 193-194, 194f
biomecânica de, 205
Orelha, anatomia de, 217-218
Orelha de nadador. *Ver* Otite externa aguda
Orelha externa
anatomia de, 966-967, 966f, 1062
doenças de, 1063-1069
colesteatoma, 1068-1069
condrite, pericondrite e celulite da orelha, 1067-1068
erisipela, 1068, 1068f
furunculose, 1068, 1068f
herpes-zóster ótico, 1066-1067, 1067f
miringite bolhosa, 1067, 1067f
miringite, 1077
otite externa. *Ver* Otite externa
queratose obturante, 1068-1069
terapia tópica para. *Ver* Terapia tópica, para doenças da orelha externa
fisiologia de, 981
higiene para, 1082-1084, 1084f
impactação de cerume, 1080-1082
terapia para, 1080-1082, 1081t
infecções virais de, 1080
tratamento de, 1080
manifestações de imunodeficiência de, 120
Orelha interna. *Ver também* Cóclea
displasia de, 1185
fisiologia de, 982-986, 983f-984f, 987f
curvas tonais, 984f, 986, 987f
ducto coclear, 982-983
gap aéreo-ósseo, 983, 985f
propagação do som, 982-983, 984f
rampa timpânica, 983, 984f
rampa vestibular, 983, 984f
transdução de sinal de célula ciliada, 983-986, 986f
fluidos de, 974-975
imagem de, 1051-1054, 1052f
aqueduto vestibular, ampliado, 1052, 1053f
DCSCS, 1051-1052, 1052f-1053f
displasia do canal semicircular, 1052, 1053f
inflamação ou neoplasia, 1053, 1054f
otoesclerose, 1051, 1054f
Orelha média
anatomia de, 967-970, 968f-970f
atelectasia, 1087, 1087f
audiologia para, 1016-1018, 1017f
fenda palatina e, 1516
fisiologia de, 982, 982f
imagem de
artéria carótida, 1051, 1051f-1052f
colesteatomas, 1049, 1049f-1050f
colesteatomas adquiridos, 1050, 1050f-1051f
manifestações de imunodeficiência de, 120-121
otite média. *Ver* Otite média
otorreia em, 1247, 1247q
petrosite de, 1099-1101, 1099f-1101f, 1100t
timpanosclerose, 1098-1099, 1098f-1099f
vias reflexas musculares de, 989-991, 990f
Orelhas
exame físico de, 6-7, 6f, 7t
externas. *Ver* Orelha externa
fenda palatina e, 1516
inervação de, 217-218

Volume I, pp 1-960 • Volume II, pp 961-1696

i34 ÍNDICE

internas. *Ver* Orelha interna
médias. *Ver* Orelha média
protrusas. *Ver* Orelhas protrusas
suprimento sanguíneo para, 217-218
Orelhas protrusas, 216
anatomia e embriologia para, 217-218
etiologia de, 217
história de, 216-217, 217f
incidência de, 217
otoplastia para
abordagem graduada, 218-219, 219f
complicações com, 220-221
técnica de marcação de escores para, 219
técnicas adicionais para, 219
técnicas de incisão de cartilagem, 218
técnicas poupadoras de cartilagem, 218, 218f
Organização Mundial da Saúde (OMS)
sistema de estadiamento e classificação de HIV/AIDS de, 104-105, 105q, 105t
Órgão de Corti, 974, 974f, 982-983
Órgão vomeronasal, 289, 288f
Orofaringe
abordagens transorais para. *Ver* Abordagem transoral
CEC. *Ver* CEC orofaríngeo
exame físico de, 9, 8f
Oseltamivir, 86
Ossiculoplastia, 1110-1113
correlatos audiométricos, 1110-1111
fatores nas decisões cirúrgicas para, 1111-1112, 1112f
fisiopatologia para, 1110
descontinuidade ossicular, 1110
fixação ossicular, 1110
insuficiência de, 1113
materiais para, 1111
técnicas cirúrgicas para, 1112-1113, 1112f
descontinuidade ossicular, 1113
fixação ossicular, 1112
Osso hioide, 440, 445
a partir do terceiro arco branquial, 1483
Osso lacrimal, anatomia de, 192f, 193-194, 194f
Osso temporal
a partir da primeira bolsa faríngea, 1483, 1484f
anatomia óssea de, 1423-1428, 1424f
carcinomas de, 1463-1466
anatomia pertinente para, 1463-1464
estadiamento para, 1464, 1464q, 1464f
sintomas e sinais para, 1464
tratamento de, 1465-1466, 1465f
imagem de, 1046-1047
a partir do ângulo pontocerebelar e meato acústico interno, 1057-1059, 1058f-1059f, 1059t
anatomia, lesões específicas do local e pseudotumores, 75-77, 74f-76f
base do crânio, 1060-1061, 1060f-1061f
da orelha interna, 1051-1054, 1052f-1054f
da orelha média e mastoide, 1049-1051, 1049f-1052f
de CAE, MAE, 1047-1049, 1047f-1049f
do nervo facial, 1056-1057, 1057f-1058f
lesões do ápice petroso, 1054-1056, 1055f-1057f, 1055t
nervo coclear, 1059-1060, 1060f
para avaliação de tontura, 1334
RM, 42-43, 75-77, 76f
TC, 42, 75-77, 74f-75f
vistas de CR, 30
neoplasias de, 1449, 1449q
osteologia de, 963-966
porção escamosa, 963, 964f

porção mastoide, 963-964, 964f
porção petrosa, 964-966, 964f-965f
porção timpânica, 964f-965f, 966
otite média de. *Ver* Otite média
parangliomas (PGL) de, 1467-1469
abordagem cirúrgica para, 1469, 1469f
avaliação diagnóstica de, 1468, 1468f-1469f
radioterapia para, 1469
sintomas de, 1467-1468
regiões pneumatizadas de, 971-972
Osso timpânico, anatomia óssea de, 1423-1425, 1424f-1425f
Ossos faciais, CR de, possíveis vistas para, 29
Ossos frontais
anatomia de, 191-192, 191f
biomecânica de, 204
fraturas de, 191-192, 191f
reparo de, 207-208, 207f
Ossos nasais
anatomia de, 192f, 193-195
Osteíte fibrosa cística, manifestações otológicas de, 1178
Osteoartrite (OA), manifestações orais de, 149, 149q
Osteogênese imperfeita, 1176-1177, 1176f
manifestações otológicas de, 1176-1177, 1177f
Osteogênese por tração mandibular
para a sequência de Robin, 1515
para SAOS pediátrica, 1498
Osteoma
da cavidade nasal/seios paranasais, 379-381, 380f-381f
imagem de, 318-319, 318f
Osteoma de marfim, 379
Osteoma ebúrneo. *Ver* Osteoma de marfim
Osteoma esponjoso. *Ver* Osteoma maduro
Osteoma maduro, 379
Osteoma misto, 379
Osteopetroses, 1178, 1179f
manifestações otológicas de, 1178, 1179f
Osteorradionecrose (ORN)
Osteossarcoma, do pescoço, 849-850
Osteotomia
maxilar, para nariz de fenda labial, 279f, 280
na ressecção do osso temporal, 1456, 1456f
para estreitamento da abóbada óssea, 255-258, 256f-257f
para o nariz torcido, 266-267, 266f-269f
Otalgia, 1251
primária, 1251
referida, 1251
Otite externa (OE), 1062
aguda. *Ver* Otite externa aguda
crônica. *Ver* Otite externa crônica
eczematosa. *Ver* Otite externa eczematosa
fisiopatologia de, 1062
fúngica. *Ver* Otite externa fúngica
maligna. *Ver* Otite externa maligna
Otite externa aguda (OEA), 1063-1065, 1071-1075, 1071f
biópsia para, 1075
complicações de, 1065, 1065f
investigação de, 1063-1064
microbiologia para, 1064
sinais e sintomas de, 1063, 1063f, 1071-1072
terapia sistêmica para, 1074
terapia tópica para, 1072-1073
acidificantes, 1073-1075
antibióticos, 1072-1073
falha de, 1075, 1074q
tratamento de, 1064

Otite externa crônica (OEC), 1063-1065
biópsia para, 1075
complicações de, 1065, 1065f
considerações especiais para, 1075
investigação de, 1063-1064
microbiologia para, 1064
sinais e sintomas de, 1063, 1063f
tratamento de, 1064
Otite externa eczematosa, 1078-1080
opções de tratamento de, 1078-1080
anti-inflamatórios e agentes imunossupressores, 1079
esteroides, 1079
sinais e sintomas de, 1079
Otite externa fúngica, 1077
opções de tratamento para, 1077
agentes acidificantes, 1076
antifúngicos tópicos, 1077
antissépticos tópicos, 1076
terapia tópica, 1076
sinais e sintomas de, 1076
Otite externa maligna (OEM), 1065-1066, 1075-1076
investigações de, 1065-1066
cintilografia óssea com tecnécio, 1066
imagem, 1066
RM, 1066
TC, 1066
varredura de radioisótopo, 1066
sinais e sintomas de, 1065, 1065f, 1075
tratamento de, 1075-1076
tratamento para, 1066
Otite média (OM)
adesiva, 1087
aguda. *Ver* Otite média aguda
complicações e sequelas de
abscesso cerebral, 1569
abscesso epidural e empiema subdural, 1569
fala e linguagem e desenvolvimento da criança, 1568
intracraniana, 1569
intratemporal, 1568-1569
mastoidite, 1568
meningite, 1569
perda auditiva e problemas de equilíbrio, 1568
trombose do seio lateral, 1569
crônica. *Ver* Otite média crônica
diagnóstico de, 1551-1552
audiometria, 1552
exame físico, 1551-1552
sinais e sintomas de, 1551
teste de imitância, 1552
em pacientes imunodeficientes, 120-121
epidemiologia de, 1555-1558
incidência e prevalência de, 1555-1556, 1556f
fatores de risco para, 1556-1558
fatores ambientais, 1557-1558
relacionado com o hospedeiro, 1556-1557
fenda palatina e, 1516, 1557
fisiopatologia de, 1552-1555, 1553f
alergia e imunologia, 1555
função da tuba auditiva, 1552-1553, 1553f
infecção, 1553-1555, 1554f
refluxo gastresofágico, 1555
implante coclear e, 1264
PANS com, 1186
paralisia facial com, 1402
prevenção de, 1558-1561
tratamento do fator ambiental, 1558-1559
vacinas, 1559-1561

tratamento de, 1561-1565
OMA, 1561-1562
OMA recorrente, 1562
otite média com efusão, 1563-1565
QOL, 1565
visão geral histórica de, 1551
Otite média aguda (OMA), 1551. *Ver também*
Otite média
em pacientes imunodeficientes, 120-121
Haemophilus influenza e, 1553-1554
vacina para, 1560
incidência e prevalência de, 1556, 1556f
infecções bacterianas com, 1554f
Moraxella catarrhalis e, 1553-1554
vacina para, 1560
OME e, 1086
Streptococcus pneumoniae e, 1553-1554
vacinas para, 1559
tratamento de, 1561-1562
cirúrgica, 1562-1563
observação, 1561
recorrente, 1562-1563
tratamento médico de, 1561-1562
antibióticos, 1561-1562
descongestionantes/anti-histamínicos, 1562
duração de, 1561-1562
esteroides, 1562
Otite média com efusão (OME), 1551. *Ver*
também Otite média
incidência e prevalência de, 1556
infecções bacterianas com, 1554f
pneumatização do mastoide e, 1086-1087
tratamento de, 1563-1565
adenoidectomia, 1564
antibióticos, 1563
autoinflação, 1563
cirúrgico, 1563-1564
descongestionante/anti-histamínico, 1563
diretrizes para, 1565
esteroides, 1563
médico, 1563
miringotomia com colocação de TV, 1563-1564
miringotomia, 1563
observação, 1563
Otite média crônica (OMC)
com colesteatoma, 1087-1093
complicações com, 1092, 1092q, 1093t
diagnóstico de, 1088-1089, 1088f-1089f
erosão óssea, 1095-1097, 1095f-1096f
fisiopatologia de, 1089-1092, 1090f
PANS com, 1095f-1096f, 1097
teoria da invaginação para, 1087f, 1090
teoria da invasão epitelial para, 1091
teoria de hiperplasia de célula basal
para, 1087f, 1091
teoria de metaplasia escamosa para, 1091-1092, 1092f
tratamento de, 1092-1093, 1093q, 1093t
sem colesteatoma, 1093-1095
diagnóstico de, 1093, 1094f
fisiopatologia da, 1093-1094, 1094f, 1094t
tratamento de, 1094-1095
Otite média serosa/com efusão (OME), em
pacientes imunodeficientes, 120-121
Otocisto, 994f, 995
Otoendoscopia, mastoidectomia com, 1122, 1123f
Otoferlina, 1545-1546
Otólitos, 1000
aceleração linear e inclinação em, 1282-1291

codificação aferente, 1289-1291, 1289f-1290f
membrana otoconial, 1289
resposta de cúpula, 1286-1289, 1287f-1288f
transdução sensorial, 1282-1291, 1283f-1287f
Otoplastia, 216, 216f
abordagem graduada, 218-219, 219f
anatomia e embriologia para, 217-218
complicações com, 220-221
anti-hélice sobrecorrigida, 220-221
deformidade da orelha de telefone, 220
perda da correção, 220
etiologia de, 217
história de, 216-217, 217f
incidência de, 217
resultados com, 221, 221f
técnica de marcação de escores para, 219
técnicas adicionais para, 219
técnicas de incisão de cartilagem, 218
técnicas poupadoras de cartilagem, 218, 218f
Otorreia, 1247-1251
a partir de doença neoplásica, 1250
causas de, 1247-1248
causas infecciosas, 1249-1250
causas não infecciosas, 1249
com miringotomia com colocação de TV, 1566
doença sistêmica com, 1249-1250
fontes de, 1247-1249, 1247q
fontes intracranianas de, 1250-1251
Otorreia crônica, 1082-1084, 1084f
Otosclerose, 1126
avaliação de, 1128
história, 1128
cirurgia para, 1128-1131
cuidados pós-operatórios, 1130-1131
estapedectomia *versus* estapedotomia, 1131
laser versus microperfuração, 1131
próteses de estribo, 1131-1132
técnica de estapedotomia, 1128-1130, 1129f-1131f
variações de, 1131-1132
complicações pós-operatórias, 1132-1133
alteração do paladar, 1133
fístula perilinfa, 1133
paralisia facial, 1133
perda auditiva neurossensorial, 1132-1133
perfuração da membrana timpânica, 1133
vertigem, 1133
zumbido, 1133
considerações especiais com, 1133-1134
doença de Ménière, 1133
estapedectomia de revisão, 1134
estapedectomia em crianças, 1134
muito avançadas, 1133-1134
exame físico, 1128
histopatologia de, 1127, 1127f
imagem de, 1051, 1054f
PANS com, 1193
prevalência de, 1126-1127, 1126t
problemas cirúrgicos, 1132
base do estribo flutuante, 1132
base do estribo sólida ou obliterada, 1132
danos no nervo corda do tímpano, 1132
gusher de perilinfa, 1132
martelo fixo, 1132
nervo facial pendente exposto, 1130f, 1132

perfuração da membrana timpânica, 1132
vertigem intraoperatória, 1132
tratamento alternativo para, 1133
aparelhos auditivos, 1133
terapia com flúor, 1133
Otosclerose muito avançada, 1133-1134
Otoscopia pneumática, 1551-1552
Otossífilis, 1350
associada a imunodeficiência, 123
Ototoxicidade, 1233
com analgésicos, 1242-1244
hidrocodona, 1242-1244
metadona, 1244
salicilatos, 1244
com antibióticos aminoglicosídeos, 1233-1236
farmacocinética de, 1234
histopatologia de, 1234
manifestações clínicas de, 1235
mecanismos de, 1235-1236
com antibióticos tópicos, 1075-1076
com antifúngicos tópicos, 1077
com carboplatina, 1240
com cisplatina, 1236-1240
estudos experimentais de, 1239
farmacocinética de, 1236
fatores de risco para, 1238
histopatologia de, 1239
manifestações clínicas de, 1236-1237
mecanismos de, 1239-1240
predisposição genética para, 1238
proteção contra, 1240
com deferoxamina, 1234
com difluorometilornitina, 1241-1242
com diuréticos de alça, 1242
com eritromicina, 1234
com esteroides tópicos, 1079
com macrolídeos, 1234
com quinino e medicamento
relacionados, 1234
com vancomicina, 1234
ligações, 2260f, 2265-2266
perda auditiva e, 1234
sons intensos e, 1211-1212
Oxigênio hiperbárico
para otite externa maligna, 1066
Oximetazolina
ESS para rinossinusite crônica, 398
para SAOS, 163

P

Pacientes geriátricos
alterações olfativas em, 295, 297, 297f
auxílios auditivos para, 1279
avaliação pré-operatória de, 12
perda auditiva em
Pacientes mais velhos. *Ver* Pacientes
geriátricos
Pacientes pediátricos
anomalias traqueais de. *Ver* Anomalias
traqueais pediátricas
aparelhos auditivos para, 1278-1279
câncer de cabeça e pescoço de. *Ver* Câncer
de cabeça e pescoço
desenvolvimento de, otite média e, 1568
distúrbios respiratórios do sono em, 1489
doença infecciosa. *Ver* Doença infecciosa
pediátrica
exame físico de, 12
fraturas faciais de
massa cervical de. *Ver* Massa cervical
pediátrica

Volume I, pp 1-960 • Volume II, pp 961-1696

ÍNDICE

neoplasias da glândula tireoide em, 927-928
PANS em, 1253-1254, 1254q
perda auditiva condutiva em, 1254
perda de audição em. *Ver* Perda auditiva infantil
rinossinusite crônica de. *Ver* Rinossinusite crônica pediátrica
tratamento de epistaxe em, 327
vias aéreas de. *Ver* Vias aéreas pediátricas
Pacientes profissionais da voz
distúrbios benignos da mucosa de, 459-460
Padrão circular de fechamento, da velofaringe, 1522, 1522f
Padrão de fechamento coronal, de velofaringe, 1522, 1522f
Padrão de fechamento sagital, de velofaringe, 1522, 1522f
Padrões de herança, 1151-1152, 1151f-1152f
autossômica dominante, 1151-1152
autossômica recessiva, 1152
ligada ao X, 1152
mitocondrial, 1152
Paladar
testes de topodiagnóstico de, 1382
Palato
anatomia do desenvolvimento de, 1485, 1486f
desenvolvimento de, 1500
duro. *Ver* Palato duro
fenda. *Ver* Fenda palatina
mole. *Ver* Palato mole
reparo de fratura, 208, 209f
Palato duro, 692
lesões malignas de, tratamento cirúrgico de, 705-706, 705f-706f
Palato primário, 1500
Palato secundário, 1500
Palatogênese, 1502-1503, 1503f-1504f
Palatoplastia, 1510-1514
complicações com, 1514
de dois retalhos, 1511, 1511f
técnica cirúrgica para, 1511-1512, 1512f
Furlow, 1511
para DVF, 1525
técnica cirúrgica para, 1513-1514, 1513f-1514f
princípios básicos de, 1511
técnicas para, 1511
Palatoplastia de dois retalhos, 1511, 1511f
complicações com, 1514
técnica cirúrgica para, 1511-1512, 1512f
Palatoplastia de Furlow, 1511
complicações com, 1514
para DVF, 1525
técnica cirúrgica para, 1513-1514, 1513f-1514f
Palatoplastia em Z, 164, 166f
Pálpebras superiores
blefaroplastia para incisão para, 202, 202f
Pâncreas, avaliação pré-operatória de, 16
Papiloma. *Ver também* Papiloma invertido
da cavidade oral, 683, 683f
da nasofaringe, 716
Papiloma aural, 1080, 1080f
Papiloma de Schneiderian, tipo invertido. *Ver* Papiloma
Papiloma escamoso
da nasofaringe, 716
Papiloma invertido (PI), 374-376, 375f-376f
imagem de, 319, 319f
Papilomatose aural, 1080, 1080f
Papilomatose recorrente de vias aéreas (PRR), 482-485, 482f, 484f, 1660
avaliação do paciente para, 1665-1666
endoscopia respiratória, 1665-1666

exame físico, 1665
história, 1665, 1666f
características clínicas de, 1664-1665, 1664f-1665f
epidemiologia de, 1660-1661
gravidade de estadiamento para, 1660, 1673f-1674f
iniciativas de registro e de força-tarefa, 1672-1673
modalidades antivirais para, 1668-1672, 1669t
modalidades de tratamento adjuvante para, 1668-1672, 1669t
papel de HPV em. *Ver* Papilomavírus humano
prevenção de, 1663-1664
prognósticos de voz com, 1673-1674
técnicas anestésicas para, 1668
tratamento cirúrgico de, 1656-1657, 1656f, 1667, 1668f
Papilomavírus humano (HPV)
aparência visível de, 1661-1662, 1662f
de câncer glótico inicial, 782
em CCP,
características clínicas de, 546
considerações sobre o tratamento para, 547-549
demografia de, 546
direções futuras em, 549
epidemiologia de, 545-549
incidência de, 546
local de, 546
perfil de fator de risco para, 546-547
em CEC de laringe, 753
em CEC orofaríngea. *Ver* CEC orofaríngea positiva para HPV
em doenças malignas da cavidade oral, 688-689
em metástases de nódulo cervical, radioterapia para,876
histologia de, 1661-1662, 1661f
oral, 126
epidemiologia de, 545-546
papilomatose respiratória recorrente e, 1660-1661
PCR causada por, 482-485, 482f, 484f
vacina para, 1663-1664
terapêutica, 1672
virologia de, 1661-1662
Paracoccidioidomicose, laringite causada por, 490
Parafusos *lag screw*, para reparo de fraturas mandibulares, 212, 212f
Paragangliomas (PGL)
de espaço carotídeo, imagem de, 53, 52f
de laringe, 772
de pescoço
carótida, 838-842, 838q, 840f, 842f
epidemiologia de, 837-838
lesões malignas de, 839
nomenclatura de, 837
patologia de, 837
vagal, 842-843, 843f
do osso temporal, 1467-1469
abordagem cirúrgica para, 1469, 1469f
avaliação diagnóstica de, 1468, 1468f-1469f
radioterapia para, 1469
sintomas de, 1467-1468
Paralisia
do nervo facial
após cirurgia de otosclerose, 1133
imagem de, 1056, 1057f
Paralisia cerebral, SAOS pediátrica e, 1493
Paralisia de Bell, 1392-1397
alterações do sistema nervoso central com, 1395

classificação de, 1392, 1393f
diagnóstico diferencial de, 1392, 1393t
eletrofisiologia e teste de, 1395-1396
eletromiografia, 1395
eletroneuronografia, 1395
estimulação eletromagnética, 1396
interpretação de, 1396
limiar de excitabilidade nervosa, 1395
teste de estimulação máxima, 1395
velocidade de condução nervosa, 1395-1396
etiologia de, 1392-1394, 1393t
histopatologia de, 1394-1395
imagiologia para, 1396
incidência de, 1392-1394
manifestações orais de, 151
prognóstico e estatísticas para, 1396
reabilitação de paralisia facial, 1397
tratamento de, 1396-1397
Paralisia de prega vocal (PPV). *Ver também* Paralisia laríngea
com estenose de laringe, 1687
disfagia e, 1694
tratamento cirúrgico de, 1654-1655
Paralisia facial
após a cirurgia de otosclerose, 1133
bilateral, 1399
central, 1402
com barotraumatismo, 1402
com distúrbios metabólicos, 1402
com doença de Kawasaki, 1402
com doença de Lyme, 1401-1402
com gravidez, 1401
com HIB (hipertensão intracraniana benigna), 1402
com HIV, 1401
com otite média, 1402
com síndrome de Melkersson-Rosenthal, 1401
congênita, 1398, 1398q
familiar, 1399
paralisia de Bell. *Ver* Paralisia de Bell
progressiva, 1399, 1399f
Paralisia facial bilateral, 1399
Paralisia facial congênita, 1398, 1398q
Paralisia facial espontânea, 1398
Paralisia facial espontânea idiopática. *Ver* Paralisia de Bell
Paralisia facial familiar, 1399
Paralisia facial progressiva, 1399, 1399f
Paralisia facial recorrente, 1399
Paralisia facial traumática, 1400-1401, 1400f
Parassonias, 171-172, 172q
Paratireoidectomia, para hiperparatiroidismo, 947-948, 947f
Parede faríngea, posterior, aumento para DVF, 1526-1527
Parede posterior da hipofaringe, faringolaringectomia total, 808
Paresia/paralisia do nervo facial, após retirada do tumor da glândula salivar, 620
Parosmia, 296, 299-300, 302
Parotidectomia
para neoplasias benignas de glândulas salivares, 617-620, 618f
para neoplasias malignas de glândulas salivares, 642-644, 641f-642f
Parotidite
aguda bacteriana, 593-595, 594f
caxumba, 597-598
recorrente da infância, 595-596, 596f
supurativa, 595
Parotidite aguda, 593-595, 594f
Parotidite recorrente juvenil (PRJ), 1645
Parotidite supurativa neonatal (NSP), 595

Partição coclear, 982-983
PEATE. *Ver* Potencial evocado auditivo elétrico de tronco encefálico e ABR pediátricos, 1593
PEGlyated INF a-2b, para melanoma, 561
Pele
envelhecimento. *Ver* Envelhecimento da pele
exame físico de, 11
refazendo a superfície de. *Ver* Refazendo a superfície
rinoplastia e, 223, 226f
Pele fina, rinoplastia e, 223
Pele grossa, rinoplastia e, 223, 226f
Penciclovir creme, 664
Pênfigo
laringite associada a, 492, 492f
manifestações laríngeas e traqueais de, 139, 139f
Pênfigo vulgar
manifestações nasais de, 133-134
manifestações orais de, 150, 658-660, 659f-660f
Penfigoide
benigno de mucosa, 150, 660-661, 660f-662f, 661q
laringite associada a, 492, 492f
manifestações nasais de, 134
manifestações orais de, 150
Penfigoide benigno de mucosa (PBM), 150, 660-661, 660f-662f, 661q
manifestações nasais de, 134
Penfigoide bolhoso
manifestações nasais de, 134
Penfigoide cicatricial. *Ver* Penfigoide de membrana mucosa
Penicilina
para *Arcanobacterium haemolyticum*, 82
para faringite SBHGA, 81
para infecções odontogênicas e do pescoço profundas, 97-98, 98q
reações alérgicas a, 13
Penicilina benzatina, para faringite SBHGA, 81
Perda auditiva aguda, 1252-1253, 1252q, 1253t
Perda auditiva condutiva (CHL),
com traumatismo do osso temporal, 1145-1147, 1146f
congênita, 1547, 1548f
encaminhamentos para, 1547
etiologias de, 1549
imagiologia para, 1549
em crianças, 1254
Perda auditiva condutiva congênita, 1547, 1548f
encaminhamentos para, 1547
etiologias de, 1549
imagiologia para, 1549
Perda auditiva de alta frequência, 1154-1155
Perda auditiva de baixa frequência, 1156-1157
Perda auditiva flutuante, 1252q, 1253
Perda auditiva funcional. *Ver* Pseudo-hipoacusia
Perda auditiva genética, 1152-1157
comprometimento auditivo não sindrômico, 1152-1157, 1153f
autossômica dominante, 1153-1154, 1156t
autossômica recessiva, 1153-11541154, 1153t-1154t, 1155f
ligada ao X, 1157, 1157t
mitocondrial, 1157, 1157t
comprometimento auditivo sindrômico, 1157-1161, 1158t

autossômico dominante, 1157-1159, 1158t
autossômico recessivo, 1158t, 1159-1160
síndromes ligadas ao X, 1161
síndromes mitocondriais, 1161
considerações culturais para, 1163
diagnóstico de, 1161-1162
testes genéticos para, 1162
prevenção de, 1163
testes de pré-natal para, 1162
tratamento de, 1163
Perda auditiva induzida por ruído (PAIR), 1209
com zumbido, 1201, 1201q
detecção precoce de, 1216-1217, 1217f-1219f
efeitos interativos com, 1217-1219
mecanismos anatômicos de, 1213
mecanismos celulares e moleculares de, 1213-1216
condicionamento de sistema eferente coclear, 1214
farmacológica e proteção dietética a partir de, 1214-1215
regeneração de célula ciliada e reparação, 1213
suscetibilidade a, 1215-1216, 1215f
medição de ruído e, 1209-1210
natureza de, 1210-1212, 1211f
lesão coclear, 1211-1212, 1212f
PANS, 1189-1190, 1189f-1190f
papel do otorrinolaringologista com, 1221-1222
pesquisa sobre, 1212-1213
questões jurídicas com, 1220-1221
Perda auditiva neurossensorial (PANS)
a partir de infecções labirínticas meningogênicas, 1229
após cirurgia de otosclerose, 1132-1133
associada a imunodeficiência, 121-125, 122f, 123q
avaliação clínica de, 1183-1184
exame físico, 1183-1184
exame vestibular, 1184
história, 1183
teste radiográfico, 1184
testes audiométricos, 1184
testes laboratoriais, 1184
com otite média crônica com colesteatoma, 1095f-1096f, 1097
com traumatismo do osso temporal, 1145-1147, 1146f
em adultos, 1183
etiologia de, 1184-1195
desconhecido, 1194-1195
distúrbios do desenvolvimento e hereditários em, 1185
distúrbios endócrinos e metabólicos, 1194
distúrbios imunológicos, 1192-1193
distúrbios infecciosos em, 1186
distúrbios ósseos, 1193
distúrbios renais, 1189
distúrbios vasculares e hematológicos, 1191-1192
neoplasias, 1193-1194, 1193f-1194f
pseudo-hipacusia, 1194
síndromes paraneoplásicas, 1193
toxicidade farmacológica, 1186-1189
transtornos neurológicos, 1191
traumatismo, 1189-1191
na doença de Ménière, 1344-1345
orelha interna e
inflamação ou neoplasia, 1053, 1054f

pediátrica, 1253-1254, 1254q
súbita. *Ver* Perda auditiva neurossensorial súbita
Perda auditiva neurossensorial súbita idiopática (PANSSI), 1231
Perda auditiva no lactente
avaliação clínica de, 1547-1549
avaliação otorrinolaringológica, 1547
colocação de tubo de ventilação para, 1547
encaminhamentos para, 1548
exame físico, 1547
miringotomia, 1547
condutiva congênita, 1547, 1548f
encaminhamentos para, 1547
etiologias de, 1549
imagem para, 1549
métodos de diagnóstico para, 1544
comparação de, 1546
emissões otoacústicas evocadas, 1544-1547
resposta auditiva de tronco encefálico diagnóstica, 1545
resposta auditiva de tronco encefálico, 1544
neuropatia auditiva e, 1545-1546, 1545f
testes de acompanhamento para, 1546
audiometria de reforço visual, 1546
audiometria lúdica, 1547
teste de imitância acústica, 1547
tratamento de, 1546
triagem para, 1541-1544
indicadores de risco em, 1543-1544
Joint Committee on Infant Hearing e, 1542-1543
legislação nacional para, 1541-1542
variações de requisitos de estado, 1543
Perda auditiva rapidamente progressiva, 1252q, 1253
Perda de audição
aguda, 1252-1253, 1252q, 1253t
classificação de, 1149-1150, 1150t, 1252-1254, 1252q
associada a imunodeficiência, 121-125, 122f, 123q
com enxaqueca, 1357
com otite média, 1568
com traumatismo do osso temporal, 1145-1147, 1146f
condutiva. *Ver* Perda auditiva condutiva
considerações de auxílio auditivo com, 1268-1269, 1269f
de início tardio, 1543-1544
diagnóstico de, 1150, 1150t
do recém-nascido, 1549-1550
em lactentes. *Ver* Perda auditiva infantil
epidemiologia de, 1150
flutuante, 1252q, 1253
funcional. *Ver* Pseudo-hipoacusia
genética. *Ver* Perda auditiva genética
hipotiroidismo causando, 898
neurossensorial. *Ver* Perda auditiva neurossensorial
ototoxicidade e, 1234
rapidamente progressiva, 1252q, 1253
Perda de audição em médias frequências, 1155-1156
Perda de cabelo
tratamento cirúrgico de. *Ver* Restauração capilar
Perfil de loquacidade, distúrbios mucosos benignos da prega vocal e, 461
Perfuração
persistente, com TV, 1567

Volume I, pp 1-960 • Volume II, pp 961-1696

i38 ÍNDICE

Perfuração persistente, com M&T, 1567
Pericôndrio auricular, pericondrite de, 1067-1068
Pericondrite
com otoplastia, 220
Perilinfa em jato, em cirurgia de otoesclerose, 1132
Periodicidade, de vibração das pregas vocais, 450
Pescoço. *Ver também* Anatomia específica
adenopatia de, 11
anatomia de desenvolvimento de, 1481-1484
arcos branquiais, 1481-1483, 1481f-1482f
anatomia de, 831
camadas fasciais de, 1479-1480, 1480f
defeitos de, tratamento protético de. *Ver* Tratamento protético
exame físico de, 10-11, 10f-11f
imagem de
aplicações de PET, 43-44, 45f
aplicações de RM, 42-43
aplicações de TC, 31f-31f, 39-42, 40f-41f
aplicações de ultrassom, 43
pós-operatório, 77-78, 76f-77f
vistas de CR, 30
infra-hióideo. *Ver* Pescoço infra-hióideo
linfoma de, 852
altamente agressivo, 862
anel de Waldeyer, 864
de células do manto, 861
epidemiologia de, 854-855
glândula salivar, 863
Hodgkin, 854-855, 858-859, 858t
não Hodgkin, 854-855, 859-861
quadro clínico de, 855-856, 855f
seios paranasais e cavidade nasal, 863
técnicas de biópsia e manipulação de amostras para, 856-857, 856q
tireoide, 862-863
linfonodos de, 10-11, 11f, 866, 866f
exame físico, 10-11, 11f
metástase para. *Ver* Metástase de nódulo do pescoço
manifestações de imunodeficiência em, 107, 107q
profunda. *Ver* Pescoço profundo
radioterapia de, para lesões malignas de glândula salivar, 645
supra-hióideo. *Ver* Pescoço supra-hióideo
tratamento cirúrgico de, para lesões malignass de cavidade oral, 709, 709f
triângulos e níveis de, 10, 10f, 1481, 1481f
Pescoço contralateral, nódulo metastático
incidência e distribuição em, 871
Pescoço, espaços profundos, 92t-93t
Pescoço infra-hióideo
espaço mucoso hipofaríngeo de, 62, 62f
espaço pré-vertebral de, 62, 61f
espaço retrofaríngeo de, 60, 61f
espaço visceral de, 63
espaços cervicais de. *Ver* Espaços cervicais
imagem de
anatomia, lesões específicas do local, e pseudotumores, 59, 59f-60f
RM, 42
TC, 31f, 41
ultrassom, 43
Pescoço supra-hióideo
cavidade oral de. *Ver* Cavidade oral
espaço carotídeo de. *Ver* Espaço carotídeo
espaço mucoso faríngeo de, 49-50, 48f-49f
espaço da parótida de, 50-51, 50f
espaço mastigatório de, 53-56, 53f-55f
espaço parafaríngeo de, 48-49
espaço pré-vertebral de, 56-57

espaço retrofaríngeo de, 56, 55f
espaço sublingual de, 58, 57f-58f
espaço submandibular de, 58, 58f
imagem de
anatomia, lesões específicas do local e pseudotumores, 44-48, 46f-47f
RM, 42-42, 44-48, 47f
TC, 40, 40f, 44-48, 46f
Pesquisa. *Ver* Pesquisa de prognósticos
Pesquisa bioquímica automatizada (SMA-12), para rinoplastia, 229-230
Petrosite, 1099-1101
anatomia para, 1099-1100, 1099f-1100f
diagnóstico de, 1100, 1100t
nota histórica sobre, 1099
testes de diagnóstico para, 1100, 1101f
tratamento de, 1100-1101
PGL (paraganglioma) vagal, do pescoço, 842-843, 843f
PGL de carótida, do pescoço, 837-842, 838q, 840f, 842f
pH salivar, 1383
pHmetria
de saliva, 1383
esofágico, 519-523, 520f, 522f-523f
Pilares da face, 204-205, 205f
reparo de fratura para, 209f, 210
Pilares de Corti, 974, 974f
Pilocarpina (Salagen®), 601-602
Pimecrolimo, 1079
para líquen plano, 655
Pituitária e hipotireoidismo hipotalâmico, 899
Placa de reconstrução mandibular (PRM), 211-212
Placoides óticos, 218, 994f, 995
Planejamento de terapia, para CCP, FDG-PET em, 44
Plano horizontal de Frankfurt, 178, 180f
Plasmocitoma extramedular (PEM), da laringe, 774
Plástica na língua, para SAOS, 167
Plasticidade neural, privação auditiva e, 1202
Platismaplastia. *Ver* Submentoplastia
Plenitude aural, 1251-1252
Plexo cervical, orelhas e, 217-218
Pneumatização da mastoide, otite média com efusão e, 1086-1087
Pneumocystis jirovecii, otomastoidite causada por, 120-121
Pneumomediastino, durante a traqueostomia, 25-26
Pneumotórax
durante traqueotomia, 25-26
Poliarterite nodosa, PAN com, 1192
Policondrite recidivante (PR)
laringite associada a, 493
manifestações laríngeas e traqueais de, 137, 137f
manifestações nasais de, 132
PANS com, 1192
Polineuropatia sensorial distal (PSD), 121
Pólipo hemorrágico unilateral, prega vocal, 468-469, 468f-470f
Pólipos, da prega vocal, 1659
hemorrágica unilateral, 468-469, 468f-470f
polipose difusa bilateral, 473-475, 473f-474f
Pólipos do fumante. *Ver* Polipose difusa bilateral
Pólipos nasais, RSC com. *Ver* Rinossinusite crônica
Polipose bilateral difusa, 473-475, 474f
Polirrinia, 1535
Polissonografia (PSG), 1494

limitações de, 1495
para SAOS pediátrica, 1494-1495, 1494q, 1494f
para SAOS, 160, 161q, 161f-162f
Ponta do nariz
assimetrias de
enxertos de ponta para, 264-265, 264f-265f
enxertos de suporte alar para, 265, 265f
rinoplastia para, 264-265
técnicas de sutura, 265
técnicas de transposição, 265
em proporções faciais, 178q, 179f
com rinoplastia, 234, 234f
enxerto de ponta rotacional ajustável dinâmica para, 268-270, 273f
no nariz de fenda labial, 273
rinoplastia de, 234-251
abordagens abertas para, 236q, 240-247, 245f-249f
abordagens de *delivery* para, 240, 240f, 245f
abordagens não *delivery* para, 235, 237f-239f
algoritmo cirúrgico, 235, 236f
avaliação pré-operatória, 223-226, 226f-227f
considerações para, 235, 237f
indicações para, 235, 236q
mecanismos menores de suporte da ponta, 234, 235f
mecanismos principais de suporte da ponta, 234,235f
preservação da cartilagem alar, 235, 237f
preservação de, 234-235
projeção da ponta, 247-251, 250f-251f
ptose da ponta com, 234, 234f
termos cirúrgicos para, 235, 236q
Ponto. *Ver* Implante percutâneo Baha
Pontos de referência cefalométricos, 179q, 180f
Pontos de referência do esqueleto, 178q, 180f
Porção petrosa do osso temporal, anatomia óssea de, 1424f-1427f, 1425-1427
Pós-menopausa, saúde oral em, 153
Posaconazol, para rinossinusite fúngica invasiva, 368, 368t
Posicionamento do paciente
ESS para rinossinusite crônica, 398-399
Posicionamento do paciente. *Ver* Posicionamento do paciente
Postura
sistema vestibular em, 1281-1282, 1316
Posturografia, 1334, 1333f-1334f
Potenciais antidrômicos, 1389
Potenciais auditivos evocados de tronco cerebral (PEATE), 1044
Potenciais auditivos evocados eletricamente, 1043
Potenciais evocados miogênicos vestibulares (VEMP), 1333, 1332f
para doença de Ménière, 1345-1346
Potenciais evocados motores faciais induzidos por estimulação elétrica transcraniana, 1390
Potenciais miogênicos evocados vestibulares cervicais (cVEMP), 1333, 1332f
Potencial de ação composto evocado eletricamente (PACE), 1043-1044
Potencial endococlear, 983, 984f
Precauções padrão, 107
Predisposição genética, otite média e, 1557
Prednisolona, para ESS para rinossinusite crônica, 397

ÍNDICE **i39**

Prednisona
EES para rinossinusite crônica, 397
para pênfigo vulgar, 660
para rinossinusite fúngica alérgica, 370
Pregas vocais
distúrbios da mucosa benignos de. *Ver*
Distúrbios benignos da mucosa das
pregas vocais
efeitos da laringe e da faringe sobre,
445-447, 445, 446f
endoscopia/videoendoscopia de, 449-450
flexibilidade e rigidez de, 451-452, 452f
nível de fechamento vertical de, 451
pólipos de. *Ver* Pólipos
regularidade de, 453
simetria de, 452-453
vibração de, 446, 450-453, 452f
Preparação do paciente
ESS para rinossinusite crônica, 398-399
para DCR endoscópica, 431, 431f
para tratamento de lesões malignas da
cavidade oral, 695
Presbiacusia
com zumbido, 1201, 1201q
PANS com, 1194-1195, 1194f
Presbiacusia metabólica. *Ver* Presbiacusia
estrial
Preservação de órgãos
no tratamento do câncer de laringe,
765-767, 765f-766f
Pressão arterial
função da laringe em, 444, 444f
Pressão das vias aéreas positiva contínua
(CPAP)
para SAOS, 161-162
Pressão intracraniana (PIC)
rinoliquorreia e, 417-419, 425-427
Pressão intraglótica, 450
Prestina, 985-986
Primário desconhecido
melanoma, 552
metástases cervicais de, 845-847, 846f
Primeira Lei de Ewald, 1291
Primeiros socorros, para epistaxe, 325
Privação auditiva, plasticidade neural e, 1202
PRJ. *Ver* Parotidite recorrente juvenil
recorrente
PRM. *Ver* Placa de reconstrução mandibular
Probabilidade de associação de sintomas
(PAS), 520
Problemas de equilíbrio, com otite média,
1568
Probóscide lateral, 1535, 1535f
Procedimento CHAMP, 1042
Procedimento de Caldwell-Luc, 414-415, 413f
Procedimento de suspensão de língua em
repouso, 167
Procedimento Draf I,
ESS para rinossinusite crônica, 401, 404f
para osteomas, 380-381, 381f
Procedimento PNM. *Ver* Procedimento de
pedículo neuromuscular
Procedimentos de alotransplante traqueal,
514, 514f
Procedimentos de liberação de laringe, 513
Procedimentos odontológicos, profilaxia
antibiótica para, 145, 145q, 145t, 149,
149q
Processamento central, olfativo, 291-292
Processo alveolar da maxila, 691
lesões malignas de, tratamento cirúrgico
de, 699-700, 699f-700f
Processo estiloide, a partir do segundo arco
branquial, 1482f, 1483

Processo mastoide, 963-964, 964f. *Ver também*
Orelha média
Processo maxilar, a partir do primeiro arco
branquial, 1482-1483, 1482f
Processo uncinado, 305-306, 305f
anatomia cirúrgica de, 385-387, 386f
ressecção de, ESS para rinossinusite
crônica, 399-400, 402f
variações em, 309, 310f
Processo uncinado atelectásico, 309, 310f
Processo zigomático, 963, 964 f
Procura, 1314, 1314f
regular
teste no leito para, 1321
teste quantitativo para, 1325, 1327f
Proeminência frontonasal
contribuição facial de, 1502, 1503t
desenvolvimento de, 1501-1502, 1502f
Proeminência mandibular
contribuição facial de, 1502, 1503t
desenvolvimento de, 1485, 1486f
Proeminência maxilar
contribuição facial de, 1502, 1503t
desenvolvimento de, 1485, 1486f,
1501-1502, 1502f
fusão da proeminência nasal medial com,
1502, 1502f
Proeminência nasal
desenvolvimento de, 1485, 1486f, 1502,
1502f
lateral. *Ver* Proeminência nasal lateral
medial. *Ver* Proeminência nasal medial
Proeminência nasal lateral
contribuição facial de, 1502, 1503t
formação de, 1502, 1502f
Proeminência nasal medial
contribuição facial de, 1502, 1503t
formação de, 1502, 1502f
fusão de proeminências maxilares com,
1502, 1502f
Profilaxia pós-exposição (PEP), para HIV/
AIDS, 107, 107t
Profissionais que utilizam a voz. *Ver*
Pacientes profissionais da voz
Profissionalismo. *Ver* Profissionalismo
médico
Projeçao de Schüller, 30
Projeção de Stenvers, 30
Projeção transorbital, 30
Prontuários médicos. *Ver* Registos de saúde
Propecia®. *Ver* Finasterida
Propiltiouracil (PTU)
para doença de Graves, 894
Propofol
reações alérgicas a, 13
Proporções faciais, 178
altura facial, 178, 181f
largura facial, 178, 180f
simetria através do plano sagital mediano,
178, 180f
Propranolol
para enxaqueca, 1359
para HI, 1604, 1605f
Protamina, reações alérgicas a, 13
Proteção
função da laringe em, 442
Proteção dos olhos
para paralisia facial, 1408, 1408f
Proteína b-Traço (bTP), 420-421
Prótese do bulbo da fala, para DVF, 1524,
1524f
Protocolo de dessensibilização acústica, para
zumbido, 1204

Pseudo-hipoacusia
neurodiagnóstico de, 1029-1031
PANS com, 1194
Pseudoartrose, 214
Pseudossarcoma. *Ver* Carcinoma de células
fusiformes
Pseudotumor cerebral. *Ver* Hipertensão
intracraniana benigna
Puberdade, saúde oral em, 153

Q

Qualidade de vida (QOL)
neoplasias de hipofaringe e esôfago
cervical e, 742
para o tratamento de otite média, 1565
com rinossinusite crônica pediátrica,
1571
rinossinusite crônica e, 354-357, 355t-356t
Queixo
mentoplastia. *Ver* Mentoplastia
Queratocisto odontogênico
paraqueratinizante. *Ver* Tumor
odontogênico queratocístico
Queratocistoma, de glândulas salivares, 615,
616f
Queratose obturante, 1068-1069
imagem de, 1047-1048, 1048f
Quimioprevenção
de neoplasias malignas da laringe, 752-753
para doenças malignas da cavidade oral,
711
Quimiorradioterapia (CRT)
para as neoplasias de esôfago, 741
para câncer glótico avançado, 821
para neoplasias de hipofaringe, 741
Quimioterapia
para carcinoma nasofaríngeo, 723, 1622
para CEC de laringe, 765-767, 765f-766f
doença recorrente, 767-768, 768f
para doença recorrente ou metastática
para doenças malignas da cavidade oral,
710-711
para HL em HIV, 114
para LNH relacionada com AIDS, 112-114
para melanoma, 560
para neoplasias de esôfago, 741
para neoplasias de glândula tireoide, 930
para neoplasias de glândulas salivares, 646
para neoplasias de hipofaringe, 741
para neoplasias dos seios paranasais, 571f,
572
para neoplasias glóticas, lesões iniciais, 793
para rabdomiossarcoma, 1624
para sarcoma de Kaposi, 110
Quimioterapia de indução
para câncer glótico avançado, 822
Quinina, ototoxicidade com, 1234

R

Rabdomioma, da laringe, 483
Rabdomiossarcoma (RMS), 1463, 1596,
1622-1624
apresentação de, 1622-1623
do pescoço, 849, 849f, 850t
dos seios paranasais, 566, 568-571, 571t
estadiamento de, 1623, 1624t
histopatologia e biologia molecular de,
1625, 1625q, 1625f-1626f
tratamento de, 1024, 1625t
Raça, otite média e, 1557
Radiação *gamma knife*, para tumores da base
do crânio, 880-881

i40 ÍNDICE

Radiografia. *Ver também* Radiografia
 convencional
 de cistos odontogênicos
 de crupe, 1580, 1581f
 de PANS, 1184
 de supraglotite, 1583-1584, 1583f
 de traqueíte bacteriana, 1584, 1585f
 para SAOS pediátrica, 1493
Radiografia convencional (RC)
 da cavidade nasal, 303
 diagnóstico por imagem com, 29-30
 dos seios paranasais, 303
 para infecções odontogênicas e do
  pescoço profundas, 96
Radiografia de tórax
 de câncer glótico inicial, 779-780
Radioterapia (RT)
 de tumores de laringe, 1657
 hipotiroidismo após, 899
 neoplasias de glândulas salivares causadas
  por, 605
 para carcinoma nasofaríngeo, 722-723,
  1621-1622
 para doenças malignas da cavidade oral,
  710, 710f
 para doenças malignas glóticas
  lesões avançadas, 820-824, 820t,
   823t-824t
  lesões iniciais, 788-795, 789f-792f,
   816-819, 818f, 819t, 823f, 825f
 para lesões malignass de glândulas
  salivares, 645-646, 644t
 para lesões pré-malignas da laringe,
  751-752
 para melanoma, 560
 para metástase de nódulo cervical
  complicações após, 878-879
  controle em pacientes HPV positivos,
   876
  delineamento do volume alvo clínico
   para, 873, 874f
  indicações para pós-operatório, 877,
   877t
  para doença recorrente, 879
  para o controle de linfonodos negativos
   no pescoço, 874-875, 875t
  para o controle de N1 a N3 de pescoço,
   875-876, 876t
  seleção de volume-alvo para, 871-873,
   871t-873t
  técnicas para, 873-874, 875f
 para neoplasias de esôfago, 739-741
 para neoplasias de glândula tireoide, 930
 para neoplasias de hipofaringe, 739-741,
  827-829, 827t
  considerações anatômicas para, 813-814,
   813f-814f
  direções futuras em, 829
 para neoplasias de orofaringe
 para neoplasias dos seios paranasais, 571f,
  572
 para neoplasias laríngeas, 765-767,
  765f-766f, 816-827, 818f, 819t-820t,
  823f, 823t-824t, 825f, 826t-827t, 1657
  considerações anatômicas para, 813-814,
   813f-814f
  direções futuras em, 829
  doença recorrente, 767-768, 768f
 para neoplasias subglóticas, 764-765,
  826-827
 para neoplasias supraglóticas, 761-764,
  824-826, 826t-827t
 para PGL de carótida, 842
 para rabdomiossarcoma, 1624
 para tumores da base do crânio
  feixe de prótons, 881

 metade da base do crânio, 883-884,
  883f, 884t
 radiobiologia e. *Ver* Radiobiologia
Radioterapia adjuvante
 para câncer de glote avançado, 820-821,
  820t
 para lesões malignas de glândulas
  salivares, 645-646, 644t
Radioterapia de intensidade modulada
 (RTIM)
 para tumores da base do crânio, 880
Radioterapia estereotática
 para tumores da base do crânio, 880-881
Radioterapia estereotática de corpo (RTEC),
 829
Radioterapia por feixe de nêutrons, para
 neoplasias malignas de glândulas
 salivares, 646
Radioterapia por feixe de prótons, para os
 tumores da base do crânio, 881
Raiz, em proporções faciais, 178q, 179f
Rampa timpânica, 982-983, 983f-984f
Rampa vestibular, 982-983, 983f-984f
Rânula, 1646, 1646f
 de espaço sublingual, imagem de, 58, 58f
Reabilitação de paralisia facial
 avaliação de deformidade para, 1405,
  1405t
 avaliação do paciente para, 1404-1408,
  1405q
 considerações em, 1406-1408
  consequências aos doadores, 1408
  estado de nervo doador, 1408
  estado de saúde, 1408
  estado do nervo proximal e distal,
   1406-1408, 1407f
  idade, 1408
  paralisia congênita, 1408
  radioterapia prévia, 1408
  regeneração parcial em, 1406
  tempo desde a transecção, 1406
  viabilidade do músculo facial, 1408
 cuidado inicial de, 1408-1410
  proteção para os olhos, 1408, 1408f
  tratamento da pálpebra inferior, 1409,
   1409f
  tratamento da pálpebra superior, 1410
 enxerto de nervo *cross-face*, 1414
 cnxerto de nervo facial, 1410
  planejamento cirúrgico para, 1410-1414,
   1411f
  seleção de nervo doador, 1410-1412,
   1411f
  técnica cirúrgica, 1411f-1413f,
   1412-1414
 procedimentos adjuvantes, 1420-1422
  para o terço inferior da face, 1421,
   1421f
  para o terço médio da face, 1421, 1420f
  para o terço superior da face, 1420
 procedimentos estáticos, 1419
  suspensão facial estática, 1419
 transferências musculares, 1416-1419
  masseter, 1416, 1417f
  microneurovascular, 1419
  temporal, 1416-1419, 1418f
 transferência do nervo, 1414-1416
  fatores neurotróficos para, 1416
  nervo acessório espinal, 1416
  nervo hipoglosso, 1414-1416, 1415f
 tratamento de sincinesia, 1421-1422
  miectomia seletiva, 1422
  toxina botulínica A, 1421-1422
Reabilitação vestibular
 avaliação de compensação, 1373-1374
 história clínica em, 1373

 teste vestibular em, 1373-1374
 critério de seleção de pacientes para,
  1374-1375
  candidatos inadequados, 1375
  como modalidade adjuvante, 1374-1375
  como modalidade de tratamento
   primário, 1374, 1375t
  como teste terapêutico, 1375
  estudos da função de equilíbrio em,
   1375
 fundamento lógico fisiológico para,
  1372-1373
  compensação dinâmica, 1372-1373
  compensação estática, 1372
 medidas de prognóstico de equilíbrio
  objetivo em, 1375-1376
 medidas de prognostico de equilíbrio
  subjetivo em, 1376
 metas de, 1369, 1370f-1371f
 resultados esperados com, 1378
 técnicas comuns para, 1376-1377, 1376t
  atividades de condicionamento e
   manutenção, 1376t, 1377
  controle postural e exercícios de
   marcha, 1370, 1376t, 1377
  exercícios de adaptação vestibular,
   1369, 1371f, 1372, 1376, 1376t
  exercícios de habituação vestibular,
   1369, 1372, 1376-1377, 1376t
  exercícios de substituição, 1370,
   1372-1373, 1376t, 1377
  manutenção dos resultados, 1376t, 1377
  papel do terapeuta, 1377
 técnicas para, 1369-1372, 1371f
Reabilitação vocal e da fala
 após laringectomia, 807
  alaríngea. *Ver* Voz alaríngea e fala
 após faringolaringectomia total, 811
 depois de lesões malignas da cavidade
  oral, 712
Reabsorção óssea, com tumores vasculares,
 1602
Reação de inclinação ocular, 1320, 1320f
Reanimação fluídica, para infecções
 odontogênicas e do pescoço profundas,
 97
Recém-nascidos
 perda auditiva de, 1549-1550
Recém-nascidos prematuros
 otite média e, 1557
Receptor de fator de crescimento
 epidérmico (RFCE), no câncer de
 cabeça e pescoço, 548
Receptores de fluxo de ar, 443
Receptores de impulso, 443
Receptores de transplante (RT)
 distúrbios otológicos e neurológicos em
  orelha externa, 120
  ouvido médio, 120
  perda auditiva, 125
 doença da glândula salivar em,
  xerostomia, 114
 infecção nasossinusal em, 117-119, 117f,
  133
 doenças da cavidade oral em
  infecções fúngicas, 125-126, 124f
  infecções virais, 126, 125f
 lesões malignas associadas a, 107-109, 108t
  abordagem de diagnóstico para,
   116-117, 115q
  CEC não cutâneo, 111
  DLPPT, doença linfoproliferativa
   pós-transplante185-114
  IRIS em, 106
  linfoma de Hodgkin, 114
  linfoma não Hodgkin, 112

linfoma, 112-114
neoplasias cutâneas, 111
outro, 114-114
sarcoma de Kaposi, 109-110, 109f-110f
manifestações de imunodeficiência em, 107, 107q
massas em, abordagem diagnóstica para, 116-117, 115q
Receptores sensoriais, da laringe, 443
Recesso frontal, 305-306, 305f-307f
anatomia cirúrgica de, 390-392, 390q, 391f-392f
Recesso retrobular, 306, 308f
Recesso suprabular, 306, 308f
Recesso supratubal (RST), 969
Recidiva estomal, CEC de laringe, 768, 768f
Reconstrução
após a cirurgia dos seios paranasais, 579-582, 581f-582f, 586
após a excisão de melanoma, 557
após faringolaringectomia total, 809, 810f
após laringectomia total, 803-806, 805f
Reconstrução endonasal endoscópica, para neoplasias malignas dos seios paranasais, 586, 588t
Reconstrução laringotraqueal de estágio único (RLTEL), para estenose de laringe, 1684-1686
Recuo da ponta, 223-226, 226f
Redução da saliva, por sialorreia, 1650t
Redução em imunossupressão (RIS), para DLPT, 1620
Redução para fraturas nasais
Reepitelização da superfície da pele. Ver Reepitelização
Refazendo a superfície
dermoabrasão. Ver Dermoabrasão
laser. Ver Refazendo a superfície a *laser*
peelings químicos. Ver *Peelings* químicos
Reflexo cervicocólico (CCR), 1315-1316
Reflexo do piscamento, 1390
Reflexo estapediano
medidas de, 1017
testes topognósticos de, 1382
Reflexo vestíbulo-ocular (RVO), 1281, 1314-1315, 1314f
ajustes de
base anatômica e fisiológica de, 1308-1309, 1308f
implicações clínicas de, 1309-1310
cancelamento de, 1321
de baixa frequência, 1322
impulso do circuito do tronco encefálico para, 1302-1306
base anatômica e fisiológica de, 1288f, 1302-1303, 1304f
implicações clínicas de, 1302-1303, 1304f
sacadas de olho e cabeça e, 1316
Reflexo vestibulocólico (RVC), 1281, 1315-1316
Reflexos circulatórios, função da laringe em, 444, 444f
Reflexos de onda quadrada, 1321
Reflexos vestibulospinais (RVS), 1281
tontura e, 1325
Reflexo duodenogastresofágico (RDGE)
monitoramento da bile para, 521, 521f
Refluxo extraesofágico, 531, 531f, 1694-1695
asma associada a, 532
dor no peito causada por, 532
erosão dentária causada por, 532
laringite causada por, 491-492, 492f, 531-532

risco de CEC laríngeo e, 753
tosse crônica causada por, 532
Refluxo extraesofágico em. Ver Refluxo extraesofágico
estenose laríngea por, 1679
manifestações orais de, 150
monitoramento de pH para, 519-523, 520f, 522f-523f
SAOS e, 158
sintomas de, 529-530
tratamento de, 530-531
Refluxo gastresofágico (RGE)
avaliação de, 1681
otite média e, 1554f, 1555
Refluxo gastrolaringofaríngeo (RGLF), avaliação de, 1681
Refluxo laringofaríngeo. Ver Refluxo extraesofágico; Laringite de refluxo
Região retroclival, anatomia cirúrgica para, 1434, 1435f
Registros clínicos
de endoscopia de laringe/estroboscopia, 455
eletrônicos. Ver Registros de saúde eletrônicos
Regularidade, em estroboscopia/videoestroboscopia de laringe, 453
Regurgitação, 516
Relações nasofaciais, 183-184
ângulo nasofacial, 183, 184f
ângulo nasofrontal, 178-179, 182f
ângulo nasolabial, 183, 184f
ângulo nasomentoniano, 183, 185f
rotação e projeção nasal, 183-184, 185f
Remoção óssea, para DCR, 432, 432f
Reparo aberto
para estenose laringotraqueal, 507-508, 508f
Reparo extracraniano, para fístula liquórica (FL), 424-426, 425f-426f
Reparo transcraniano, para rinoliquorreia, 424
Reposição hormonal da tireoide, após cirurgia da glândula tireoide, 929
Reposicionamento, para VPPB, 1340-1341, 1340f
Repouso vocal, para inchaço mucoso agudo do uso excessivo, 464
Resfriado comum, faringite causada por, 85
Respiração
função da laringe na, 442-444, 443f-444f
para a função da fala, 446
Resposta auditiva de estado estável (RAEE), 1042-1043
Resposta auditiva de tronco encefálico (PEATE, ABR), 1025-1026, 1025f, 1038-1042
aplicações clínicas de, 1039-1042
aplicações emergentes, 1042
aplicações otoneurológicas, 1040-1042
avaliação de sensibilidade auditiva, 1040, 1041f
aumentos súbitos de tons de, 1038
com ouvinte normal, 1038, 1039f
desenvolvimento e, 1038-1039
eletricamente evocada, 1037f, 1043
neurodiagnóstico com, 1026-1028, 1027f-1029f
nível de estimulação e, 1038, 1039f
ondas de, 1038
para o diagnóstico de otite média, 1552
para o diagnóstico de perda auditiva do lactente, 1544
diagnóstico, 1545
para PANS, 1184

Resposta auditiva de tronco encefálico diagnóstica, para o diagnóstico de perda auditiva do lactente. Ver PEATE, ABR 1545
Resposta auditiva do tronco encefálico evocada eletricamente (ABRE). Ver PEATE, 1037f, 1043
Resposta celular, na rinossinusite crônica, pediátrica, 1571
Respostas de latência média evocadas eletricamente (RLMEE), 1037f, 1044
Respostas de longa latência evocadas eletricamente, 1044
Ressecção completa, para neoplasias malignas da cavidade oral, 704, 704f-705f
Ressecção craniofacial
para cirurgia da base anterior do crânio, para neoplasias malignas dos seios paranasais, 577-579, 577f-580f
Ressecção craniofacial anterior, para lesões malignas de seio paranasal, 577-579, 577f-580f
Ressecção cricotraqueal (RCT), para estenose da laringe, 1686
Ressecção de base craniana transcribiforme endoscópica, para lesões malignas dos seios paranasais, 584-585, 584f
Ressecção do osso temporal
parcial, 1454-1455, 1454f
coleta de amostras, 1454f, 1455
fechamento para, 1455
incisões para, 1454, 1454f
mastoidectomia e abordagem do recesso facial, 1454-1455, 1454f
subtotal e total, 1454f, 1455-1456
controle vascular proximal, dissecção do pescoço, 1455
craniotomia temporal, 1456
delimitação de seio sigmoide e bulbo jugular, 1456
dissecção da fossa infratemporal, 1455-1456
incisão, 1455, 1455f
osteotomia, 1456, 1456f
reconstrução, 1456
ressecção subtotal, 1456, 1456f
ressecção total, 1456, 1457f-1458f
tratamento do nervo facial proximal, 1456, 1456f
tratamento do nervo facial, 1455
Ressecção laringotraqueal parcial (RLTP), para estenose de laringe, 1686
Ressecção transcribiforme da base do crânio, para neoplasias malignas dos seios paranasais, 584-585, 584f
Ressecção transoral
de CEC orofaríngeo HPV positivo, 548-549
Ressecções do plano coronal, em neoplasias malignas dos seios paranasais, 585, 585f
Ressonância
distúrbios de, 1654
em função da fala, 447
em terapia da fala para DVF, 1523-1524
Ressonância magnética (RM)
ARM, 36
artefatos em, 32, 33f
da cavidade nasal, 72, 71f, 304, 306f
da cavidade oral, 57-58
da glândula tireoide, 42, 65
da laringe, 42, 63-65
da rinorreia de LCR, 421-422, 422f-423f
das glândulas paratireoides, 42, 65, 65f
das neoplasias de glândula tireoide, 913

de base do crânio, 43, 72-75, 73f
de câncer glótico inicial, 780-781
de dermoides nasais, 1532, 1533f
de encefaloceles nasais, 1531, 1531f
de espaço da carótida, 51-53, 52f
de espaço mucoso da faringe, 49-50
de espaço da mucosa da hipofaringe, 62
de espaço da parótida, 50-51, 50f
de espaço retrofaríngeo
    infra-hióideo, 62
    supra-hióideo, 56
de espaço sublingual, 58
de espaço submandibular, 58
de espaço visceral, 63
de espaços cervicais, 62
de estenose de laringe, 1680
de glândulas salivares, 42, 608-611,
    609f-611f, 625-626, 626f
    em crianças, 1640
de lesões da base lateral do crânio, 1450
de linfadenopatia cervical, 68, 68f
de linfomas malignos, 1617
de massas cervicais, 831, 836-837
    pediátricas, 1589
de neoplasias da hipofaringe e esôfago
    cervical, 729
de pescoço infra-hióideo, 42, 59, 60f
de pescoço supra-hióideo, 42-42, 44-48,
    47f
de rinossinusite crônica, pediátrica,
    1572-1573, 1574f
de sinusite, 118-119, 117f
desvantagens de, 36
do carcinoma nasofaríngeo, 722
do complexo ostiomeatal, 72, 70f
do espaço mastigatório, 53-56, 53f, 55f
do espaço parafaríngeo, 48-49
do espaço pré-vertebral
    infra-hióideo, 62
    supra-hióideo, 56-57
do nervo facial, 1383
do osso temporal, 42-43, 75-77, 76f
dos seios paranasais, 42, 70-72, 69f, 304,
    306f, 567-568, 567f, 569f-570f
fundamentos de, 31-32
intensificação de contraste com gadolínio
    para, 34-36, 35f
linfadenopatia, 42
localização de hiperparatireoidismo com,
    944-945, 945f
para avaliação de tontura, 1334
para avaliação DVF, 1522-1523
para infecções odontogênicas e profundas
    do pescoço, 96-97
para SAOS pediátrica, 1493
para otite externa maligna, 1066
pós-operatória, 77-78, 76f
sequências de pulsos para, 32-36, 34f-36f
técnicas de reconstrução tridimensionais
    para, 39
Restech Dx-pH Measurement System, 522,
    522f-523f
Retalho de Abbé,
    para rinoplastia em nariz de fenda
        palatina, 273, 278f
Retalho de Abbé-Estlander, 698-699, 698f
Retalho de avanço de rotação, para reparo
    de fenda labial unilateral, 1509, 1509f
Retalho de avanço V-Y,
    para rinoplastia de nariz de fenda labial,
        280, 280f
Retalho de crista ilíaca. Ver Retalho de crista
    ilíaca osteocutâneo
Retalho de fíbula. Ver Retalho de fíbula
    osteocutâneo
Retalho de Karapandzic, 698-699, 699f

Retalho de ponta rotacional ajustável
    dinâmica (RPRAD), 268-270, 273f
Retalho do músculo esternocleidomastóideo,
    para traqueoplastia cervical, 805-806
Retalho faríngeo, para DVF, 1525-1526
Retalho livre da escápula. Ver Retalho livre
    da escápula osteocutâneo
Retalho livre de antebraço radial. Ver
    Retalho osteocutâneo radial livre de
    antebraço
    neoplasias de glândulas salivares causadas
        por, 605
Retalho TPO. Ver Retalho
    temporoparietal-occipital
Retalhos. Ver Retalhos locais; Retalhos de pele
Retalhos de avanço
    para reparo de fenda labial unilateral,
        1509, 1509f
Retalhos de padrão axial. Ver Retalhos
    cutâneos arteriais
Retalhos de rotação
    para reparo de fenda labial unilateral,
        1509, 1509f
Retalhos locais. Ver também Retalhos de pele
Retalhos miocutâneos. Ver Retalhos
    musculocutâneos
Retalhos ósseos. Ver Retalhos ósseos
    vascularizados
Retrognatismo
    disfagia e, 1693
Rhinosinusitis Disability Index (RSDI), 354,
    355t
Rínio, em proporções faciais, 178q, 179f
Rinite
    alérgica. Ver Rinite alérgica
    associada a AIDS, 133
    não alérgica. Ver Rinite não alérgica
Rinite alérgica (RA)
    rinossinusite crônica pediátrica, 1571-1572
Rinite atrófica, 339q, 340
Rinite eosinofílica não alérgica (RENA),
    339, 339q
Rinite gustativa, 340-341
Rinite hormonal, 339q, 340
Rinite induzida por irritante, 339q, 340-341
Rinite induzida por medicação, 339q-340q,
    340
Rinite não alérgica (RNA)
    classificação de, 339-341, 339q-342q
    exame físico de, 342
    fisiopatologia de, 337-339
        componente alérgico, 338
        função nasal e inervação, 337-338
        hiperreatividade nasal, 338-339
        testes de provocação, 338
    história de, 341-342, 342q
    testes de diagnóstico para, 342-343
    tratamento de
        anti-histamínicos, 344, 344t
        anticolinérgicos, 344
        cirurgia, 344-345
        considerações gerais em, 345
        corticosteroides tópicos intra nasais,
            343-344, 343t
        evitação, 343
Rinite não alérgica idiopática, 341
Rinite ocupacional, 339q, 341
Rinite vasomotora (RVM), 337, 341
Rinoplastia
    análise para, 259-260
        incisões e elevação dos tecidos moles
            para, 259-260, 260f
    anestesia e analgesia para, 230, 230f
        anestesia por infiltração, 231, 233f
        medicação pré-operatória e analgesia
            IV, 231

planos cirúrgicos para, 230-231,
    231f-232f
assimetrias de ponta e alar, 264-265
avaliação pré-operatória para, 222-234
    avaliação anatômica para, 222-228, 223f
    avaliação laboratorial, 229-230
    deformidades mínimas, 222-223, 224f
    deformidades significativas, 222-223,
        225f
    fotografia e imagem para, 228-229, 229f
    ponta nasal, 223-226, 226f-227f
    qualidade da pele, 223, 226f
    referênciass cirúrgicos, 232-234, 234f
candidatos ideais para, 222-223, 224f
considerações pós-cirúrgicas para, 258,
    258q
da abóbada óssea, 255-258
    estreitamento do nariz com
        osteotomias, 255-258, 256f-257f
    redução do perfil ósseo, 255, 255f
de abóbada cartilaginosa, 251-254
    acesso do esqueleto nasal em, 252-253,
        253f
    deformidade pollybeak, 253, 253f
    em homens, 251, 252f
    enxertos de espalhamento para,
        253-254, 254f
    nas mulheres, 251, 252f
de ponta nasal, 234-251
    abordagens abertas para, 236q, 240-247,
        245f-249f
    abordagens de administração para, 240,
        240f-245f
    abordagens não cirúrgicas, 235,
        237f-239f
    algoritmo cirúrgico para, 235, 236f
    avaliação pré-operatória para, 223-226,
        226f-227f
    considerações para, 235, 237f
    indicações para, 235, 236q
    mecanismos maiores de suporte de
        ponta, 234, 235f
    mecanismos menore de suporte de
        ponta, 234, 235f
    preservação da cartilagem alar, 235, 237f
    preservação de, 234-235
    projeção da ponta, 247-251, 250f-251f
    ptose da ponta com, 234, 234f
    termos cirúrgicos para, 235, 236q
enxertos de suporte alar, 265, 265f
    enxertos de ponta, 264-265, 264f-265f
    técnicas de sutura, 265
    técnicas de transposição, 265
filosofia para, 222
modificações de septo e columela, 260-262
    alisamento de septo, 260, 260f
    avaliação de septo final, 262, 263f
    complexo septocolumelar, 262,
        263f-264f
    encurtamento do septo caudal, 261-262,
        261f-262f
    para desvio de componente central,
        260, 260f
    reposicionamento caudal, 261, 261f
    suturas de coaptação para, 260-261,
        261f
não caucasianos, 270-273
    aumento dorsal, 271
    escultura de base nasal, 271-273, 275f
    escultura de tecidos moles alares, 273,
        275f
nariz em sela, 267-270
    aumento, 267-268, 270f-271f
    enxerto de ponta rotacional ajustável
        dinâmica, 268-270, 273f
    indicações para, 268-270, 272f

para modificações de ângulo nasofrontal, 228, 228f, 262-264, 264f
para nariz torcido, 265-267, 266f
  enxertos de espalhamento para, 267, 269f
  osteotomias para, 266-267, 266f-269f
  reconstrução do septo, 266
para o nariz de fenda labial, 273-280, 275f
  abertura de vias aéreas para, 280, 280f
  bilateral, 273
  colocação do implante, 273, 277f
  com retalho de Abbé, 273, 278f
  dissecção do ramo lateral, 273, 276f
  osteotomias maxilares com, 279f, 280
  rinoplastia para, 273-280, 275f
  sutura de CLI em, 273, 277f
  sutura do ramo lateral, 273, 277f
  técnica de Cronin para, 280, 280f
  técnica de retalho bifurcado de Millard, 280, 280f
  unilateral, 273
Rinoplastia de não caucasianos, 270-273
  escultura de tecidos moles alares, 273, 275f
  dorsal, 271
Rinorreia
  FL, 427-428
    cirurgia de seio endoscópica para, 394
    classificação de, 417, 417q
    diagnóstico de, 419-422, 421f-423f
    fisiopatologia de, 417-419, 418f-419f
    perspectiva histórica sobre, 416-417
    precauções para, 426-427
    tratamento de, 422-427, 423f, 424q, 425f-426f
Rinoscleroma, 489
Rinoscopia
  para rinoplastia, 226-228
Rinoscopia anterior
  para rinoplastia, 226-228
Rinoscopia posterior, para rinoplastia, 226-228
Rinossinusite
  aguda. *Ver* Rinossinusite aguda
  alérgica, imagem de, 314
  complicações de, cirurgia de seio endoscópica para, 393
  crônica. *Ver* Rinossinusite crônica
  definição de, 358-359, 359q, 359t
  fúngica. *Ver* Rinossinusite fúngica
  granulomatosa, imagem de, 314-315
Rinossinusite aguda (RSA), 358-359, 359q, 359t
  cirurgia endoscópica sinusal para, 393
  diagnóstico de, 360-361
  etiologia de, 359-363, 359f
  imagem de, 310-311
  tratamento de, 361-362
Rinossinusite aguda bacteriana (RSAB), 359-363, 359f
  diagnóstico de, 360-361
  tratamento de, 361-362
Rinossinusite aguda recorrente (RSAR), 360
  cirurgia endoscópica para, 393
Rinossinusite alérgca, imagem de, 314
Rinossinusite com mucina eosinofílica (RSEM), 364
Rinossinusite crônica (RSC), 358-359, 359q, 359t
  cirurgia endoscópica para, 353-357, 355t-356t, 356f, 393-394
    anestesia para, 398
    avaliação pré-operatória para, 395-396, 396t

complicações de, 412, 411q
considerações intraoperatórias e perioperatórias para, 396-399
cuidado pós-operatório para, 411
extensão de, 395
falha de, 412-414
papel da fisiopatologia em, 395
passos de, 399-407, 399q, 400f-407f
posicionamento e preparação do paciente para, 398-399
princípios de FESS para, 395
resultados de, 413, 413f
sistemas de navegação orientados por imagem para, 397, 397f
situações especiais em, 407-411, 408f-409f
TC intraoperatórias em, 398
técnicas de Messerklinger e Wigand para, 399
terapia médica pré-operatória para, 397
com pólipos nasais
  cirurgia endoscópica sinusal para, 393-394, 408
  definição de, 358-359, 359q
fisiopatologia de, 395
futuras pesquisas em, 357
imagem de, 311-314, 312f-313f
pediátrica. *Ver* Rinossinusite crônica pediátrica
sem pólipos nasais
  definição de, 358-359, 359q
tratamento clínico de
  antagonistas de leucotrieno, 352
  anti-histamínicos, 352
  antibióticos antibacterianos, 347-349, 348t
  anticorpos monoclonais, 353
  corticosteroides orais, 351-352, 351t
  corticosteroides tópicos, 350-351, 350f
  irrigações com solução salina, 352
  medicamentos antifúngicos, 349-350, 372, 371t-372t
  outro, 353
  resumo de recomendações para, 353t
Rinossinusite crônica induzida por opioides, 366-367, 366f
Rinossinusite crônica induzida por opioides intranasais, 366-367, 366f
Rinossinusite crônica pediátrica, 1570
  comorbidades, 1571-1572
    asma, 1572
    discinesia ciliar primária, 1572
    DRGE, 1572
    fibrose cística, 1572
    imunodeficiência, 1572
    rinite alérgica, 1571-1572
  fisiopatologia de, 1571
    bacteriologia de, 1571
    biofilmes, 1571
    estudos celulares, 1571
    fatores anatômicos, 1571
    papel das adenoides em, 1571
  investigação diagnóstica para, 1572-1573, 1573f-1574f
  prevalência de, 1570
  qualidade de vida com, 1571
  sintomas clínicos de, 1570
  tratamento cirúrgico para, 1575
    adenoidectomia, 1575
    FESS, 1575
  tratamento clínico de, 1573-1574
    antibióticos, 1573-1574
    esteroides, 1574
  tratamentos auxiliares para, 1574-1575

Rinossinusite fúngica (RSF)
  alérgica. *Ver as* Rinossinusite fúngica alérgica
  bolas fúngicas de seios paranasais, 367f, 369, 369f, 369t
  cirurgia de seio endoscópica para, 394
  definições de, 364, 365t
  imagem de, 314, 314f
  induzida por opioides, 366-367, 366f
  infecções fúngicas saprófitas, 369
  invasiva. *Ver* Rinossinusite fúngica invasiva
  RSENA rinossinusite eosinofílica não alérgica, 364, 372
Rinossinusite fúngica alérgica (RSFA), diagnóstico de, 369, 369f-370f
  epidemiologia e geografia de, 370
  tratamento de, 370-372, 371t-372t
Rinossinusite fúngica eosinofílica não alérgica (RSFENA), 364, 372
Rinossinusite fúngica invasiva (RSFI)
  cirurgia endoscópica sinusal para, 394
  diagnóstico de, 367-368, 367f
  imagem de, 314, 314f
  indolente, 366-368, 366f
  rapidamente, 364-366, 365f
  tratamento de, 368, 368t
Rinossinusite fúngica invasiva crônica, 366-368, 366f
Rinossinusite fúngica rapidamente invasiva, 364-366, 365f
Rinossinusite granulomatosa, imagem de, 314-315
Rinotomia
  para carcinoma nasofaríngeo, 724, 724f
  para neoplasias dos seios paranasais, 573, 573f-574f
Rinotomia lateral
  para carcinoma nasofaríngeo, 724, 724f
  para neoplasias dos seios paranasais, 573, 573f-574f
Rinovírus, faringite causada por, 85
Rins, efeitos do hiperparatireoidismo sobre, 938
Rituximabe
  para granulomatose de Wegener, 130
  para LNH, 114
  para pênfigo vulgar, 660
RM, imagens ponderadas em T1, 32-34, 34f-35f
Ronco, 156, 173
Roteamento contralateral bilateral de sinais (BiCROS), 1277
Roteamento contralateral de sinais (CROS), 1277
Rouquidão, hipotireoidismo causando, 898-899
Roxitromicina, para rinossinusite crônica, 349
RT de feixe externo,
  para neoplasias de glândulas da tireoide, 930
Rupturas da membranaa intracoclear, PANS súbito com, 1197

S

SA. *Ver* Síndrome de Alport
Sacadas, 1314, 1314f
  testes para, 1325, 1326f
  tonturas e, 1315t, 1320-1321
Saco lacrimal, 429-430, 430f
Sáculo, 982, 983f, 994f, 995, 1000, 1000f-1002f
  mudanças de atividade de

ÍNDICE

bases anatômicas e fisiológicas da, 1307
importância clínica, 1307
Salicilatos
ototoxicidade com, 1244
PAIR com, 1217-1219
PANS com, 1187
Salivagrama, de doença de glândula salivar
em crianças, 1641
Sangramento
após cirurgia da glândula tireoide, 928
durante traqueotomia, 25
Sangramento de artéria etmoidal anterior,
tratamento de, 332-335, 332f-333f
Sangramento nasal. *Ver* Epistaxe
SAOS. *Ver* Apneia obstrutiva do sono
SAOS pediátrica
características clínicas de, 1491-1492
sintomas diurnos, 1491, 1491q, 1492f
sintomas noturnos, 1491, 1491q
condições predisponentes para, 1492-1493
acondroplasia, 1493
adenotonsilectomia, 1493
doença neuromuscular, 1493
doenças de armazenamento de
mucopolissacarídeos, 1493
malformações de Arnold-Chiari, 1493
obesidade, 1492, 1492q
paralisia cerebral, 1493
síndrome de Angelman, 1493
síndrome de Down, 1492
síndrome de Prader-Willi, 1493
síndromes craniofaciais, 1493
definições para, 1489, 1490f
epidemiologia de, 1491
estudos complementares para, 1494
gravação em fita de áudio, 1494
oximetria de pulso, 1494
polissonografia, 1494-1495, 1494q, 1494f
RX lateral do pescoço, 1493
etiologia e fisiopatologia de, 1490-1491,
1490f
exame físico para, 1493
história natural de, 1495
perspectiva histórica em, 1489
tratamento para, 1495-1498
adenoidectomia, 1496-1498
cirurgia bariátrica, 1498
clínico, 1495-1496
osteogênese por tração mandibular,
1498
supraglotoplastia com *laser* de dióxido
de carbono, 1498
tonsilectomia, 1496-1498
tonsilectomia lingual por Coblation®,
1498
traqueotomia, 1498
UPFP, 1498
SAPM. *Ver* Sarcoma alveolar de partes moles
Sarampo
labirintite, 1230
PANS com, 1186
rubéola. *Ver* Síndrome de rubéola
congênita
Sarcoidose, 1169-1170, 1169f, 1595
com doença de glândula salivar em
crianças, 1645
laringite associada a, 493, 493f
manifestações de glândulas salivares de, 602
manifestações laríngeas e traqueais de,
137-138, 138f
manifestações nasais de, 129, 131
manifestações orais de, 148
manifestações otológicas de, 1170
PANS súbita com, 1192
paralisia facial com, 1402

Sarcoma alveolar de partes moles (SAPM),
do pescoço, 850
Sarcoma de Ewing (ES), 1625q, 1631, 1631f
de pescoço, 852
manifestações orais de, 149
Sarcoma de Kaposi (SK)
epidemiologia e fisiopatologia de, 109
laringe, 773
quadro clínico e diagnóstico de,
109-110,109f-110f
tratamento de, 110
Sarcoma de tecido mole. *Ver* Sarcomas
Sarcoma de tecido mole não
rabdomiossarcoma (NRSTS), 1626,
1627f-1628f
Sarcoma sinovial, do pescoço, 852
Sarcomas, 1622-1626
da cavidade oral, 694, 694f
de pescoço
classificação e estadiamento de, 847,
847q-848q, 848t
tratamento de, 848-852, 849f, 850t
KS. *Ver* Sarcoma de Kaposi
laríngeo, 773
não rabdomiossarcoma de tecido mole,
1626, 1627f-1628f
rabdomiossarcoma. *Ver* Rabdomiossarcoma
Sazonalidade, de otite média, 1557-1558
SBHGA. *Ver Streptococcus pyogenes*,
b-hemolítico grupo A
Schwannoma
de espaço carotídeo, imagem de, 53, 51f
de forame jugular, 1467, 1467f
de nervo facial, 1470
avaliação diagnóstica de, 1470
tratamento e abordagem cirúrgica para,
1470
do pescoço, 844, 844f
sinonasal, 383, 383f
vestibular. *Ver* Schwannomas vestibulares
Schwannomas vestibulares (SV), 1058, 1058f,
1364
Secção do nervo, para doença de Ménière,
1347-1348
Segunda Lei de Ewald, 1297
Segundo tumor primário (STP)
em doenças malignas da cavidade oral,
696-697
risco de CEC de laringe e, 754
Seio esfenoidal, 304, 305f, 307f
abordagens externas para, 415
anatomia cirúrgica de, 389-390, 390f
pneumatização extensa, 310, 311f
Seio frontal
abordagens externas para, 415
anatomia cirúrgica de, 191-192, 191f
anatomia cirúrgica de, 390-392, 390q,
391f-392f
biomecânica de, 204
papiloma invertido em, 376, 376f
Seio maxilar, anatomia cirúrgica de, 388f,
389-390
Seio sigmoide
mastoidectomia e lesão em, 1124
na ressecção do osso temporal, 1456
Seios, 1484-1485
imagem de
anatomia, lesões específicas do local e
pseudotumores, 70-72, 69f
anatomia normal em, 304-306, 305f-308f
imita neoplasia em, 319-322, 320f-322f
neoplasias malignas em, 315-318,
315f-318f, 316t, 566-568, 567f,
569f-570f
RM, 42, 304

patologia infecciosa/inflamatória em,
310-315, 312f-314f
PET, 304
radiografia de tórax, 303
TC, 41-42, 41f, 303-304
técnicas para, 303-304
tumores benignos em, 318-319,
318f-319f
variações anatômicas em, 308-310,
309f-311f
vistas de CR, 29
paranasais. *Ver* Seios paranasais
problemas olfativos com, 296-297,
295f-296f
Seios paranasais
anatomia cirúrgica para, 1433-1434, 1434f
bolas fúngicas de, 367f, 369, 369f, 369t
imagem de
anatomia, lesões específicas do local e
pseudotumores, 70-72, 69f
anatomia normal em, 304-306, 305f-308f
doença infecciosa/inflamatória em,
310-315, 312f-314f
imitações neoplásicas em, 319-322,
320f-322f
neoplasias malignas em, 315-318,
315f-318f, 316t, 566-568, 567f,
569f-570f
PET, 304, 568
radiografia de tórax, 303
RM, 42, 70-72, 69f, 304, 567-568, 567f,
569f-570f
TC, 41-42, 41f, 70-72, 69f, 303-304,
305f-309f, 567, 570f
técnicas para, 303-304
tumores benignos em, 318-319,
318f-319f
variações anatômicas em, 308-310,
309f-311f
lesões malignas de
apresentação e diagnóstico de, 566-568,
567f
cirurgia de câncer nasossinusal
endonasal endoscópica para,
583-588, 584f-585f, 586q, 587f
complicações de tratamento para, 582
epidemiologia de, 564
estadiamento de, 568-571, 568t, 570f,
570t-571t
histopatologia de, 564-566, 565q
imagiologia de, 315-318, 315f-318f, 316t,
566-568, 567f, 569f-570f
prognósticos e preditores de
prognósticos em, 582-583, 583f,
586-588
quimioterapia, 571f, 572
radioterapia para, 571f, 572
reconstrução endoscópica endonasal
para, 586, 588t
reconstrução para, 579-582, 581f-582f,
586, 588t
tratamento cirúrgico de, 571-579, 571f,
573f-580f
linfoma de, 863
malformações congênitas de. *Ver* Nariz,
malformações congênitas de
RM de, 42, 70-72, 69f, 304, 306f
tumores benignos de, 373-374, 374t
angiofibroma juvenil, 377-379, 377f-379f
cirurgia endoscópica para, 395
displasia fibrosa, 320, 321f, 382-383,
382f
fibroma ossificante, 319, 319f, 382-383,
382f
hemangioma capilar lobular, 381-382,
382f

osteoma, 318-319, 318f, 379-381, 380f-381f
papiloma invertido, 319, 319f, 374-376, 375f-376f
schwannoma, 383, 383f
Sensibilidade ou acuidade auditiva
audiologia para, 1014-1015, 1014f
testes de condução do ar de tom puro, 1014, 1014f
teste de condução óssea de tom puro, 1014-1015, 1015f
teste ABR ou PEATE para, 1040, 1041f
Sentidos químicos olfativos, 290
Separação laringotraqueal (SLT), para aspiração crônica, 501-503, 502f
Septo nasal
no nariz torto, 266
perfuração de
epistaxe causada por, 327f
rinoplastia para, 260-262
avaliação do septo final, 262, 263f
complexo septocolumelar, 262, 263f-264f
encurtamento do septo caudal, 261-262, 261f-262f
estreitamento do septo, 260, 260f
para desvio do componente central, 260, 260f
reposicionamento caudal, 261, 261f
suturas de coaptação para, 260-261, 261f
septoplastia para. *Ver* Septoplastia
Septoplastia,
endoscópica, 407-408, 408f
endoscópica alta, para DCR, 431, 431f
Sequência de Pierre Robin. *Ver* Sequência de Robin
Sequência de Robin
fenda palatina com, 1514-1515
SAOS pediátrica e, 1493
Sequenciamento de todo o exoma, 1162
Sequenciamento paralelo em massa (SPM), 1162
Sequências de pulso, RM, 32-36, 34f-36f
Sertralina, para zumbido, 1206
Sialadenite, 1594
aguda, 593-595, 594f
crônica, 592-593, 592f-593f
induzida por radioiodo, 596
Sialadenose, 1646
Sialendoscopia
de doença de glândula salivar em crianças, 1641-1642, 1641f-1642f
tratamento de sialolitíase com, 591, 591f
Sialoblastoma, 616, 616f, 640, 1648
Sialografia, 40-41, 590, 590f
de doença de glândula salivar em crianças, 1640
Sialolitíase, 589-592, 590f-591f, 1645
Sialometaplasia necrosante, 682-683, 755, 1646
Sialorreia, 1649-1650
classificação de, 1649
tratamento para, 1649-1650, 1649t-1650t
Sialorreia anterior, 1649
Sialorreia posterior, 1649
Sífilis
associada a imunodeficiência, 123
faringite causada por, 83
labiríntica
adquirida, 1231, 1231f
congênita, 1227, 1228f
manifestações otológicas de, 1170, 1170f
PANS com, 1186
repentina, 1196

Sífilis congênita, 1227, 1228f
Simetria de fase, na estroboscopia/videoestroboscopia de laringe, 452-453
Simetria de vibração das pregas vocais, 452-453
Simetria facial por meio de plano sagital médio, 178, 180f
Sinal de Hennebert, 1324
Sinal de impressão digital, 96
Sincinesia, tratamento de, 1421-1422
miectomia seletiva, 1422
toxina botulínica A, 1421-1422
Síndrome SMNMFA. *Ver* Síndrome de melanoma de nevo familiar atípico
Síndrome BOR. *Ver* Síndrome brânquio-otorrenal
Síndrome brânquio-otorrenal (SBOR)
comprometimento auditivo com, 1157-1159, 1158t
estruturas de arco branquial e, 1484
Síndrome CHAOS. *Ver* Síndrome de obstrução das vias aéreas congênita alta
Síndrome da rubéola congênita, 1226-1227
Síndrome da sela vazia (ESS), 418-419
Síndrome das pernas inquietas (SPI), 172
Síndrome de Alport (SA)
início adulto de, 1185
Síndrome de Angelman, SAOS pediátrica e, 1493
Síndrome de Apert
SAOS pediátrica e, 1493
Síndrome de carcinoma basocelular nevoide. *Ver* Síndrome do nevo basocelular
Síndrome de Churg-Strauss (CSS)
falha de cirurgia endoscópica sinusal devido a,
manifestações nasais de, 129, 131-132
otorreia com, 1249
Síndrome de Cogan, 1349-1350
PANS com, 1192
Síndrome de Crouzon
SAOS pediátrica e, 1493
Síndrome de DDM. *Ver* Síndrome de disfunção de dor miofascial
Síndrome de deiscência do canal superior (SDCSCS), 1296-1297, 1296f, 1348-1349, 1348f-1349f
Síndrome de disfunção de dor miofascial (SDDM), 676-679, 676f, 677t-678t, 678f
Síndrome de Down (trissomia do 21)
SAOS pediátrica e, 1492
Síndrome de Frey, 1639
após excisão de tumor de glândula salivar, 623
Síndrome de Goldenhar
estruturas do arco branquial e, 1484
SAOS pediátrica e, 1493
Síndrome de Gorlin. *Ver* Síndrome do nevo basocelular
Síndrome de Gorlin-Goltz. *Ver* Síndrome do nevo basocelular
Síndrome de Guillain-Barré, 1399
Síndrome de Hunter, SAOS pediátrica e, 1493
Síndrome de Hurler e Scheie, SAOS pediátrica e, 1493
Síndrome de Jervell e Lange-Nielsen (JLNS), comprometimento auditivo com, 1160
Síndrome de Kallmann, 298
Síndrome de Lemierre, infecções odontogênicas e cervicais profundas com, 101

Síndrome de linfocitose infiltrativa difusa (SLID), 116, 596-597
Síndrome de McCune-Albright, 382
Síndrome de melanoma de nevo múltiplo atípico familiar (SMNMAF), 551
Síndrome de Melkersson-Rosenthal, paralisia facial com, 1401
Síndrome de microdeleção de 22Q11.2, fenda palatina e, 1515-1516, 1515f
Síndrome de nevo atípica, 551
Síndrome de nevo B-K, 551
Síndrome de Pendred (PS)
comprometimento auditivo com, 1158t, 1160
Síndrome de Pfeiffer
SAOS pediátrica e, 1493
Síndrome de Prader-Willi, SAOS pediátrica e, 1493
Síndrome de Ramsay Hunt, 1080, 1230-1231, 1397-1398
com fraturas do osso temporal, 1139
com sarcoidose, 1402
espontânea, 1398
recorrente, 1399
traumática, 1400-1401, 1400f
Síndrome de referência olfativa, 298
Síndrome de Reiter, 149
Síndrome de resistência das vias aéreas superiores (SRVAS), 157
Síndrome de Robert, 1535
Síndrome de Sjögren (SS), 1645
manifestações de glândulas salivares de, 600-602, 601f
manifestações orais de, 147
Síndrome de Sly, SAOS pediátrica e, 1493
Síndrome de Stickler (SS)
SAOS pediátrica e, 1493
Síndrome de Susac
manifestações otológicas de, 1181
Síndrome de Treacher Collins
atresia coanal e, 1539
comprometimento auditivo com, 1158t, 1159
estruturas do arco branquial e, 1484
SAOS pediátrica e, 1493
Síndrome de Usher, início em idade adulta de, 1185
Síndrome de uso vocal em excesso, distúrbios mucosos vocais benignos de prega vocal e, 461
Síndrome de Waardenburg (SW)
comprometimento auditivo com, 1158t, 1159
início na idade adulta de, 1185, 1185f
Síndrome do doente eutireóideo, 900
Síndrome do linfonodo mucocutâneo. *Ver* Doença de Kawasaki
Síndrome do mal de desembarque, 1368
Síndrome do nervo auriculotemporal. *Ver* Síndrome de Frey
Síndrome do X frágil, SAOS pediátrica e, 1493
Síndrome inflamatória de reconstituição imunológica (IRIS), 106
Síndrome marfanoide. *Ver* Síndrome de Shprintzen-Goldberg
Síndrome medular lateral, 1361, 1362f
Síndrome metabólica, papel da SAOS em, 158
Síndrome PHACES, 1600, 1601f
Síndrome pontomedular lateral, 1362, 1362f
Síndrome retroviral aguda (SRA), 86
Síndrome silenciosa sinusal (SSS), cirurgia de seio endoscópica para, 394-395

Volume I, pp 1-960 • Volume II, pp 961-1696

i46 ÍNDICE

Síndrome velocardiofacial
  SAOS e pediátrica, 1493
Síndrome vestibular aguda (SVA), 1360
Síndromes craniofaciais,
  com arcos branquiais, 1484
  SAOS pediátrica e, 1493
Síndromes de ataxia cerebelar, 1367
Síndromes de deleção, síndrome de
  microdeleção de 22q11.2, 1515-1516,
  1515f
Síndromes paraneoplásicas, PANS com, 1193
Sinonasal Outcomes Test-22 (SNOT-22),
  354, 354t
Sinusite. *Ver também* Rinossinusite
  em pacientes imunodeficientes, 133
  diagnóstico de, 118, 117f
  quadro clínico e fisiopatologia de,
    117-118
  tratamento de, 118-119
  fúngica invasiva. *Ver* Sinusite fúngica
    invasiva
  imagem de, 70, 69f
Sinusite fúngica invasiva (RSFI), 117-119,
  117f
Sinusotomia
  balão, 408-411, 409f
Sinusotomia com balão, 408-411, 409f
Sinusotomia do esfenoide, para ESS para
  rinossinusite crônica, 402-403, 404f
Sinusotomia frontal, ESS para rinossinusite
  crônica, 405-406, 406f
siRNA. *Ver* RNA interferente curto
Sistema auditivo
  anatomia do, 973
    coclear, 973-976
    vias auditivas centrais, 976-979, 977f
    eferente, 989-991
      vias reflexas do músculo da orelha
        média, 989-991, 990f
      vias reflexas olivococleares, 990f, 991
    fisiologia do, 980
      colículo inferior, 989
      complexo olivar superior, 988-989
      corpo geniculado medial, 989
      córtex auditivo, 989
      impedância, 981
      lemnisco lateral, 989
      nervo auditivo, 986-987, 987f
      núcleo coclear, 988, 988f
      orelha externa, 981
      orelha interna, 982-986, 983f-987f
      orelha média, 982, 982f
      som e medida de, 980-981, 981f
      tronco encefálico auditivo e
        mesencéfalo, 988-989, 988f
Sistema auditivo eferente, 989-991
  condicionamento de, 1214
  vias reflexas musculares da orelha média,
    989-991, 990f
  vias reflexas olivococleares, 990f, 991
Sistema cardiovascular
  avaliação pré-operatória de, 13-14
  efeitos do hiperparatiroidismo sobre,
    938-939
Sistema de classificação AGES, para
  neoplasmas de glândula tireoide, 910,
  910t
Sistema de classificação AMES, para
  neoplasmas de glândula tireoide, 908,
  910t
Sistema de classificação de MACIS, para
  neoplasias de glândula tireoide, 910,
  910t
Sistema de classificação de tumor/nódulo/
  metástases (TNM)
  de doenças malignas das glândulas
    salivares, 628-628, 627t-628t

de tumores da nasofaringe, 716t
para câncer glótico inicial, 782-787,
  783t-784t, 784f-787f
para doenças malignas da cavidade oral,
  695, 696t
para lesões malignas de seios paranasais,
  568-571, 570f, 570t-571t
para melanoma, 554-556, 554t-555t
para metástase de nódulo cervical,
  866-873, 867t
para neoplasias de glândula tireoide, 908,
  909t
para neoplasias de hipofaringe e esôfago
  cervical, 731-732, 731t-732t
para neoplasias laríngeas, 745, 746q,
  748-750, 749q, 750t
para sarcomas do pescoço, 847, 847q-
  848q, 848t
tumores. *Ver* Lesões e massas
  neuroectodérmicas. *Ver* Tumores
  neuroectodérmicos
vasculares. *Ver* Tumores vasculares
Sistema de classificação do nervo facial de
  House-Brackmann, 1380-1381, 1380f,
  1380t
Sistema de classificação TNM. *Ver* Sistema de
  classificação tumor/nódulo/metástases
Sistema de escores de Walsh, 80-81
Sistema de estadiamento de Kadish, 568, 568t
Sistema eferente coclear, 1214
Sistema endócrino, avaliação pré-operatória
  de, 15-16
Sistema esquelético, efeitos do
  hiperparatiroidismo, 938
Sistema gastrintestinal, efeitos do
  hiperparatireoidismo sobre, 938
Sistema hepático, avaliação pré-operatória
  de, 15, 17
Sistema imunológico adaptativo, 103
Sistema imunológico inato, 103
Sistema imunológico/imunidade, 103
  adaptativa. *Ver* Sistema imunológico
    adaptativo
  inato. *Ver* Sistema imunológico inato
  papel da laringe em, 493-494
Sistema intersticial, de retalhos de pele,
  1126-1127, 1126f-1127f
Sistema neuromuscular, efeitos do
  hiperparatiroidismo sobre, 938
Sistema renal, avaliação pré-operatória de,
  14-15
Sistema respiratório
  avaliação pré-operatória de, 14
Sistema vestibular
  ajustes reflexos de
    base anatômica e fisiológica de,
      1308-1309, 1308f
    implicações clínicas de, 1309-1310
  anatomia de, 982, 993, 1313-1314
  anatomia do órgão final em, 998-1000,
    999f-1002f
  capacidades adaptativas de, 1334-1335
  circuitos de tronco cerebral e VOR em,
    1302-1306
    base anatômica e fisiológica de, 1288f,
      1302-1303, 1304f
    implicações clínicas de, 1302-1303,
      1304f
  distúrbios centrais. *Ver* Distúrbios
    vestibulares centrais
  distúrbios periféricos. *Ver* Distúrbios
    vestibulares periféricos
  embriologia de, 993-994, 994f
  estímulos simultâneos de CSC
    base anatômica e fisiológica de,
      1299-1302, 1300f-1301f
    implicações clínicas de, 1302

excitação de CSC
  base anatômica e fisiológica de,
    1295-1296
  importância clínica de, 1296-1297, 1296f
fisiologia de, 1313-1314
função sináptica em, 988-989, 1004f-1005f
importância clínica de, 1298, 1298f-1300f
inervação eferente de, 981, 998f
lei de Alexander, 1306, 1305f
morfologia celular de, 988-989, 1002f
morfologia sináptica em, 988, 1002f-1003f
movimento da cabeça em, 1282-1291,
  1315-1316
  codificação aferente, 1289-1291,
    1289f-1290f
  membrana otoconial, 1289
  resposta da cúpula, 1286-1289,
    1287f-1288f
  transdução sensorial, 1282-1291,
    1283f-1287f
movimentos dos olhos e, 1291-1295,
  1314-1315, 1314f-1315f, 1315t
  base anatômica e fisiológica de,
    1291-1295, 1292f-1294f
  importância clínica de, 1295, 1294f
mudanças de atividade sacular
  base anatômica e fisiológica de, 1307
  importância clínica de, 1307
nervo vestibular. *Ver* Nervo vestibular
nistagmo e
  base anatômica e fisiológica de, 1302
  implicações clínicas de, 1302
núcleos vestibulares. *Ver* Núcleos
  vestibulares
organização do labirinto, 995-997,
  995f-997f
postura e, 1281-1282, 1316
reflexos em, 1281-1282
  base anatômica e fisiológica de,
    1281-1282
  importância clínica de, 1282
rotação da cabeça em alta aceleração em
  base anatômica e fisiológica de, 1297,
    1297f
rotação de CSC
  base anatômica e fisiológica de, 1287f,
    1295
  importância clínica de, 1295
ruído e, 1219-1220
testes de cadeira rotatória, 1306-1306
testes para, 1310-1311, 1310f-1311f
tronco encefálico e cerebelo com, 1316
utrículo e movimento da cabeça
  base anatômica e fisiológica de, 1286f,
    1306
  importância clínica de, 1307, 1307f
vias centrais de, 1003-1011
Sistemas de navegação guiados por imagem,
  em ESS para rinossinusite crônica, 397,
  397f
SK. *Ver* Sarcoma de Kaposi
Sobrancelha
  análise facial de
    forma de, 179, 183f
    posição de, 179, 183f
Som, 980-981, 981f
  propagação de, 982-983, 984f
Sondas endotraqueais enroladas, para
  papilomatose respiratória recorrente,
  1668
Staphylococcus aureus
  infecções odontogênicas e cervicais
    profundas causadas por, 90-91, 97, 98q
  na rinossinusite bacteriana aguda, 359-363
Staphylococcus aureus resistente à meticilina
  (MRSA), infecções odontogênicas e

cervicais profundas causadas por, 91, 97, 98q

Stent laríngeo de Montgomery, para reparo de estenose laringotraqueal, 508, 508f

Stents
  endolaríngeos
    para aspiração crônica, 498, 500f
    para estenose de laringe, 1684
    para estenoses salivares, 592, 593f
    para reparo de estenose laringotraqueal, 508, 508f

Stents de silicone
  DCR endoscópica com, complicações de, 433-434, 433f
  para aspiração crônica, 498, 500f

Streptococcus pneumoniae
  na rinossinusite bacteriana aguda, 359-363
  otite média e, 1553-1554
  vacina para, 1559

Streptococcus pyogenes, otite média e, 1553-1554

Streptococcus pyogenes, b-hemolítico do Grupo A (SBHGA), 1578-1579
  faringite causada por, 80-81
  febre reumática após, 1580
  PANDAS após, 1580

Subglote, exame físico de, 9-10, 9f

Subnasal, em proporções faciais, 178, 178q, 179f, 181f

Substâncias desidratantes, para doença de Ménière, 1345

Substituição total da articulação, profilaxia de antibióticos para, 149, 149q

Sucralfato, para DRGE, 530

Sudorese gustativa, após retirada do tumor de glândula salivar, 623

Sulco da glote, 469, 471f-473f, 472-473

Sulco vocal, distúrbios da voz e, 1658-1659, 1658f

Sulfametoxazol-trimetoprima
  para granulomatose de Wegener, 130
  para infecções odontogênicas e cervicais profundas, 98q

Sumatriptano, para enxaqueca, 1359

Supraglote, exame físico de, 9-10, 9f

Supraglotite, 489
  características de, 1583
  com faringite bacteriana, 1583-1584, 1583f
  diagnóstico diferencial para, 1582t, 1584
  estudos radiológicos para, 1583-1584, 1583f
  imagem de, 64, 63f
  incidência de, 1583
  tratamento de, 1584

Supraponta, em proporções faciais, 178q, 179f

Suprimento sanguíneo
  para as orelhas, 217-218
  para o sistema vestibular, 998, 999f

Suprimento vascular
  da cavidade oral, 689-690, 690f-691f
  das glândulas paratireoides, 935

Surdez súbita (SS), 1195-1199
  etiologia de, 1196-1198
    anormalidades do desenvolvimento, 1198
    distúrbios idiopáticos, 1198
    distúrbios imunológicos, 1197
    distúrbios infecciosos, 1196-1197
    distúrbios psicogênicos, 1198
    distúrbios vasculares, 1197-1198
    neoplasias, 1197
    toxicidade farmacológica, 1197
    traumatismo e rupturas de membrana, 1197

idiopática, 1231
  prevalência, história natural, e prognóstico de, 1195-1196
  tratamento de, 1198-1199

Survey em Sinusite Crônica (CSS), 354, 355t

Suspensão facial estática, 1419

Sutura de Frost, 202-203, 202f

Suturas de coaptação, para rinoplastia, 260-261, 261f

T

T_3. *Ver* Tri-iodotironina

T_4. *Ver* Levotiroxina; Tiroxina

Tacrolimo, 1079
  para líquen plano, 655

Talidomida, para úlceras relacionadas com AIDS, 87

Tálio-201 (TL-201)
  diagnóstico por imagem com, 37
  localização de hiperparatiroidismo com, 941-942

Tamponamento nasal, para epistaxe, 329-330, 329f

Tarsorrafia, 1409, 1409f

Tatuagem por amálgama, 670, 671f

Tecido de granulação
  da laringe, 485

Tecido de granulação polipoide, de laringe, 485

Tecido mole
  marcos anatômicos para, 178q, 179f
  traumatismo em. *Ver* Traumatismo facial

Tecnécio-99m (Tc-99m)
  diagnóstico por imagem com, 37-39, 38f
  localização de hiperparatiroidismo com, 941-942, 942f-944f
  rastreamento de FL (fístula liquórica) com, 421
  varredura de neoplasia de glândula tireoide com, 913

Técnica bobina de busca magnética, 1325

Técnica de Cronin, para rinoplastia de nariz de fenda labial, 280

Técnica de estapedotomia
  estapedectomia *versus*, 1131
  para otosclerose, 1128-1130, 1129f-1131f

Técnica de Messerklinger, ESS para rinossinusite crônica, 399

Técnica de pressão de fluxo, para avaliação de DVF, 1521

Técnica de retalho bifurcado de Millard, para rinoplastia de nariz de fenda labial, 280, 280f

Técnica de Wigand, ESS para rinossinusite crônica, 399

Técnicas de análise de movimento ativo da cabeça, 1332, 1332f

Técnicas de reconstrução tridimensional, para diagnóstico por imagem, 39, 39f

Técnicas de ressonância magnética gradiente eco, 36, 36f

Técnicas minimamente invasivas, para exploração de hiperparatiroidismo, 949

Técnicas *pull-through*, para neoplasias malignas da cavidade oral, 707-708, 707f-708f

Tégmen timpânico, 969

Teias, esofágicas, 528-529, 528f, imagem de, 1522, 1523f

Telangiectasia hemorrágica hereditária (THH)
  manifestações nasais de, 134
  tratamento da epistaxe em, 335, 333f-334f

Temperatura. *Ver* Temperatura do corpo

Tempestade tireóidea, 897

Tempo de tamponamento, para doenças malignas da cavidade oral, 710

Tensor do véu palatino
  velofaringe e, 1519t

Teoria *cover-body*, 445-446

Teoria da invasão epitelial, de colesteatoma, 1091

Teoria de célula de reserva bicelular de neoplasias salivares, 605

Teoria de hiperplasia de células basais, de colesteatoma, 1087f, 1091

Teoria de invaginação, de colesteatoma, 1087f, 1090

Teoria de metaplasia escamosa, de colesteatoma, 1091-1092, 1092f

Teoria embriológica de osteomas, 379

Teoria infecciosa dos osteomas, 379

Teoria multicelular de neoplasias salivares, 605

Teoria traumática de osteomas, 379

Terapia anti-IgE
  para rinossinusite crônica, 352-353
  para rinossinusite fúngica alérgica, 372

Terapia antiplaquetária, sequelas orais de, 146, 152

Terapia antirrefluxo, para papilomatose recorrente de vias aéreas, 1672

Terapia antirretroviral altamente ativa (TARVAA), 105-106
  IRIS causada por, 106
  lipoatrofia facial associada a, 127-128, 127f
  para LH em HIV, 114
  para LNH relacionada com AIDS, 112-114
  para sarcoma de Kaposi, 110

Terapia antirretroviral. *Ver* Terapia antirretroviral altamente ativa

Terapia cognitiva comportamental (TCC), para o zumbido, 1204

Terapia com estatina, LMDNA e, 109

Terapia com fluoreto, para otosclerose, 1133

Terapia com *laser*
  para cicatrizes hipertróficas e queloides, 305-306
  para estenose traqueal, 3177-3178, 3177f
  para hemangiomas infantis subglóticos, 3128
  para HI, 1604, 1605f
  para papilomatose recorrente de vias aéreas, 1667
  para perda de cabelo, 375

Terapia de fala
  para DVF, 1523-1524
    articulação, 1523
    estratégias compensatórias, 1524
    ressonância, 1523-1524

Terapia de máscara total, 1203

Terapia de reciclagem de zumbido (TRT), 1203

Terapia de sobrepressão local, para a doença de Ménière, 1346

Terapia de toxina botulínica para paralisia do nervo facial, 1397

Terapia de voz
  para disfonia pós-operatória, 476
  para distúrbios da mucosa das pregas vocais benignos, 464
  para distúrbios da voz, 1653-1654

Terapia fotoangiolítica, para câncer glótico inicial, 787-788

Terapia fotodinâmica (TFD)
  para câncer glótico inicial, 788

ÍNDICE

para doenças malignas da cavidade oral, 711

para lesões pré-malignas da laringe, 752

para papilomatose respiratória recorrente, 1669t, 1670

Terapia neoadjuvante. *Ver* Quimioterapia de induçãoo

Terapia tópica, para distúrbios da orelha externa, 1070-1071

agentes disponíveis para, 1082t-1083t

antibióticos, 1071

dados com base em evidências para, 1073

resistência associada a, 1073

história de, 1070

mecanismo de ação, 1070-1071

medicamentos anti-inflamatórios, 1071

para miringite, 1077

para otite externa aguda, 1072-1073

agentes acidificantes, 1073-1075

antibióticos, 1072-1073

falha de, 1074, 1074q

para otite externa eczematoide, 1079

agentes anti-inflamatórios e imunossupressores, 1079

esteroides, 1079

para otite externa fúngica, 1076

agentes acidificantes, 1076

antifúngicos, 1077

antissépticos, 1076

Terapia total de mascaramento, para zumbido, 1203

Teratógenos no desenvolvimento de fenda labial e palatina, 1504

Teratomas, 1627, 1629f

nasofaríngeos, 1540, 1539f

pediátricos, 1591, 1592f

Teratomas de nasofaringe, 1540, 1539f

Terbinafina

para rinossinusite crônica, 350

para rinossinusite fúngica alérgica, 372

para rinossinusite fúngica invasiva, 368t

Terço médio da face

erros de desenvolvimento do, 1535, 1534f

Testa

análise facial de, 178-179

ângulo nasofrontal na, 178-179, 182f

forma da sobrancelha na, 179, 183f

posição da sobrancelha na, 179, 183f

Teste aerodinâmico, para avaliação de DVF (disfunção velofaríngea), 1521

Teste calórico

nistagmo durante, 1297, 1329

para tontura, 1325-1331, 1327f-1328f

Teste condutivos aéreos de tom puro, 1014, 1014f

Teste da cadeira rotatória, 1306-1306, 1331, 1330f

Teste de Bernstein, 523

Teste de captação da tireoide, 891

Teste de captação de iodo radioativo, 893

Teste de desaparecimento do corante, para diagnóstico de epífora, 430

Teste de edrofônio, 523

Teste de emissões acústicas de frequência de estímulo (EOAFE), 1018

Teste de emissões otoacústicas (EOA), 1033-1036

aplicações clínicas de, 1036

aplicações de diagnóstico diferencial de, 1018, 1019f

espontânea, 1034

evocado transiente. *Ver* Teste de emissões otoacústicas evocadas transientes

PAIR e, 1216-1217, 1217f-1219f

para diagnóstico de otite média, 1552

para PANS, 1184

produto de distorção. *Ver* Teste das emissões otoacústicas de produto de distorção

Teste de estimulação máxima (TEM), 1140, 1385, 1395

Teste de excitabilidade de nervos (TEN), 1140, 1385, 1395

Teste de fala, 1015-1016

Teste de fluxo salivar, 1383

Teste de imitância. *Ver* Timpanometria

Teste de impulso da cabeça, 1322-1324, 1322f, 1355-1356

quantitativo, 1332, 1331f

Teste de impulso da cabeça, para doença de Ménière, 1345

Teste de impulso de cabeça quantitativo, 1332, 1331f

Teste de provocação

de esôfago, 523

para rinite não alérgica, 338

Teste de provocação com metacolina, 338

Teste de provocação de capsaicina, para rinite não alérgica, 338

Teste de provocação de histamina, para rinite não alérgica, 338

Teste de provocação nasal

para rinite não alérgica, 338

Teste de Rinne, 7, 7t

Teste de Schwabach, 7

Teste de Weber, 7, 7t, 1128

Teste posicional, 1323, 1323f

Teste posicional de Dix-Hallpike, 1339-1340

Teste vertical visual subjetivo (VVS), 1331

Testes de ajuste de garfo, 7, 7t

Testes de condução óssea, 1014-1015, 1015f

Testes de emissões otoacústicas, produto de distorção (EOAPD), 1018, 1034, 1544

aplicações clínicas de, 1036

PAIR e, 1216-1217, 1217f-1219f

tons de frequência para, 1034, 1035f

Testes de emissões otoacústicas evocadas (OEAE), 1018, 1019f, 1034, 1544

análise de, 1034, 1035f

aplicações clínicas de, 1036

PAIR e, 1216-1217, 1217f-1219f

para o diagnóstico de otite média, 1552

Testes de função pulmonar para estenose de laringe, 1681

Testes EOFE. *Ver* Testes de emissões otoacústicas de frequência de estímulo

Testes Jones I e II, 430

Testes sorológicos, para tontura, 1334

Teto etmoidal, assimetria na altura de, 310

Timo, a partir da terceira bolsa faríngea, 1483-1484, 1484f

Timpanocentese, para OMA recorrente, 1562

Timpanometria, 1016-1017, 1017f

para otite média, 1552

Timpanoplastia, 1103-1110

avaliação pré-operatória para, 1104

cartilagem, 1109

considerações especiais para, 1109-1110

membrana timpânica atrófica e atelectásica, 1109

timpanosclerose, 1109

considerações funcionais para, 1103-1104

formal, 1105-1109

abordagens e incisões para, 1105-1106, 1105f-1106f

anestesia para, 1105

colocação de enxerto para, 1106-1109

técnica do enxerto lateral para, 1106-1107, 1107f

técnica do enxerto medial para, 1107-1109, 1108f

materiais de enxerto para, 1104-1105

pediátrica, 1110

técnicas minimalistas para, 1105

Timpanoplastia de cartilagem, 1109

Timpanosclerose, 1109

com M&T, 1566-1567

diagnóstico de, 1098-1099, 1098f

fisiopatologia de, 1098, 1098f

tratamento de, 1098, 1099f

Timpanostomia e Miringotomia para tubo de ventilação

acompanhamento pós-cirúrgico para, 1566

complicações e sequelas com, 1566-1568

bloqueio da sonda, 1567

colesteatoma, 1567

deslocamento do TV, 1567

extrusão inicial, 1567

otorreia, 1566

perfuração persistente, 1567

precauções de água, 1567-1568

timpanosclerose, atrofia, e bolsas de retração com, 1566-1567

TV retidos, 1567

fundamento lógico para, 1565

gotas ototópicas perioperatórias e pós-operatórias, 1565

para OMA recorrente, 1562

para OME, 1563

procedimento para, 1565

seleção de sonda para, 1565-1566, 1566f

Tinnitus Handicap Inventory (THI), 1202

Tiossulfato de sódio

para doenças malignas da cavidade oral, 710-711

Tiras dilatadoras nasais, para SAOS, 163

Tireoglobulina (Tg), 888-889, 888f

dosagem sérica de, 892

Tireoidectomia, 927, 926f

Tireoidite, 895-896

Tireoperoxidase, 889

Tireoplastia de medicalização. *Ver também* Medialização de prega vocal por injeção

para aspiração crônica, 497

Tireotoxicose, 893

adenoma da tireoide tóxico, 896-897

bócio multinodular tóxico, 897

doença de Graves. *Ver* Doença de Graves

ectópica, 897

exógena, 896

fisiopatologia de, 893, 894q

subclínica, 897

tempestade tireoidiana, 897

tireoidite, 895-896

Tireotrofina (TSH), 890

medida sérica de, 891-892, 892f

supressão de, após a cirurgia de tireoide, 929

Tiroxina (T_4), 888, 888f

armazenamento e liberação de, 889

circulante, 889-891

mecanismo hormonal de ação, 891

metabolismo de, 890

Tobramicina, com dexametasona, 1072-1073

Tolerância

imunológica, 494

Tolerância imunológica, 494

Tolnaftato, 1077

Tomografia computadorizada (TC), 39-40

cooperação do paciente em, 32, 31f-31f

da base do crânio, 72-75, 73f-74f

da cavidade nasal, 72, 71f, 303-304, 305f-309f

da cavidade oral, 57-58, 56f-57f

ÍNDICE

da glândula tireoide, 65, 64f-65f
das glândulas paratireoides, 65
de dermoides nasais, 1532, 1533f
de encefaloceles nasais, 1531
de espaço carotídeo, 51-53, 51f-52f
de espaço mucoso faríngeo, 49-50, 48f-49f
de espaço mastigatório, 53-56, 53f-54f
de espaço mucoso hipofaríngeo, 62-63, 62f
de espaço retrofaríngeo
  infra-hióideo, 60, 61f
  supra-hióideo, 56, 55f
de espaço sublingual, 58, 57f-58f
de espaço submandibular, 58, 58f
de espaço visceral, 63
de estenose laríngea, 1680
de estenose laringotraqueal, 505, 506f
de glândulas salivares, 40-41, 608-611, 609f-611f, 626
  em crianças, 1640
de laringe e pescoço infra-hióideo, 31f, 41
de laringe, 63-65, 62f-64f
de linfadenopatia cervical, 67-69, 66f-67f
de linfomas malignos, 1617
de massas cervicais, 831, 836
  pediátricas, 1589
de neoplasias malignas de orofaringe
de neoplasmas da glândula tireoide, 913
de neoplasmas de hipofaringe e esôfago cervical, 729, 729f-730f
de pescoço infra-hióideo, 59, 59f
de pescoço supra-hióideo, 40, 40f, 44-48, 46f
de rinossinusite crônica, pediátrica, 1572-1573, 1573f
de sinusite, 118-119, 117f
de traumatismo facial, 42, 72, 71f-72f
de traumatismo maxilofacial, 197-199
  terço inferior, 199
  terço médio, 198, 198f
  terço superior, 198, 198f
do câncer glótico inicial, 779-781
do complexo osteomeatal, 69f, 72
do espaço parafaríngeo, 48-49
do espaço parotídeo, 50-51, 50f
do espaço pré-vertebral
  infra-hióideo, 62, 61f
  supra-hióideo, 56-57
do nervo facial, 1383
do osso temporal, 75-77, 74f-75f
  para avaliação de tontura, 1334
dos espaços cervicais, 62, 62f
dos seios paranasais, 41-42, 41f, 70-72, 69f, 303-304, 305f-309f, 567, 570f
EES para rinossinusite crônica, 395-398, 396t, 397f
exibição de imagem para, 30-31, 30f
exposição à radiação durante, 31, 31t
FL (fístula liquórica), 421-422, 421f-423f
glândulas tireoide e paratireoide, 41
localização de hiperparatiroidismo com, 942-944, 943f
noções básicas de, 30, 30f
osso temporal e base do crânio, 42
para infecções odontogênicas e do pescoço profundas, 96, 96f
para otite externa maligna, 1066
pós-operatório, 77-78, 77f
técnicas para reconstrução tridimensional para, 39
Tomografia computadorizada com contraste (TCc), diagnóstico por imagem com, 30f-31f, 31
Tomografia computadorizada de emissão de

fóton único (TCEFU), diagnóstico por imagem, com, 37, 38f
Tomografia por emissão de pósitrons (PET), 37-37
  aplicações de CCP de, 43-44, 45f
  da cavidade nasal, 304
  das massas cervicais, 831, 837
  de câncer glótico inicial, 781
  de linfomas malignos, 1617
  de neoplasias de hipofaringe e esôfago cervical, 729, 730f
  do carcinoma nasofaríngeo, 722
  dos seios paranasais, 304, 568
  imagem da glândula salivar com, 611
Tonsila palatina
  a partir da segunda bolsa faríngea, 1483, 1484f
Tonsilectomia
  para faringite estreptocócica, 1579
  para OMA recorrente, 1562-1563
  para SAOS pediátrica, 1496-1498
    Coblation® lingual, 1498
  para SAOS, 165, 166f
Tonsilectomia intracapsular (TI), 1496-1498
Tonsilectomia lingual por *coblation*, para SAOS pediátrica, 1498
Tontura
  bases de, 1313
  com enxaqueca, 1356
  distúrbios vestibulares centrais. *Ver* Distúrbios vestibulares centrais
  exame físico para, 1318-1334
  exame no leito para, 1318-1325
    acuidade visual dinâmica, 1324
    coordenação de olho e cabeça, 1321
    desvio de inclinação e reação de inclinação ocular, 1320, 1320f
    função vestibuloespinal, 1325
    hiperventilação, 1324
    inibição do reflexo vestíbulo-ocular, 1321
    integração sensorial, 1325
    movimento dos olhos, 1324, 1324f
    nistagmo de agitação da cabeça, 1322
    nistagmo espontâneo, 1318-1320, 1319f, 1319t
    nistagmo induzido por vibração, 1322
    nistagmo optocinético, 1321
    procura regular, 1321
    reflexo vestíbulo-ocular de baixa frequência, 1321
    movimentos sacádicos, 1315t, 1320-1321
    teste de impulso da cabeça, 1322-1323, 1322f
    teste posicional, 1323, 1323f
    vergência, 1321
  fisiológica. *Ver* Tontura fisiológica
  história de, 1316-1318, 1317f, 1318t
  medicamentos e, 1318, 1318t
  teste quantitativo para, 1325-1334
    audiograma, 1334
    eletrococleografia, 1331, 1331f
    gravação do movimento dos olhos, 1325
    nistagmo, 1325
    posturografia, 1334, 1333f-1334f
    potenciais miogênicos evocados vestibulares, 1333, 1332f
    procura regular, 1325, 1327f
    RM, 1334
    TC de alta resolução de ossos temporais, 1334
    técnicas de análise de movimento ativo de cabeça, 1332, 1332f
    teste calórico, 1325-1331, 1327f-1328f

teste da cadeira giratória, 1331, 1330f
    teste da sacada, 1325, 1326f
    teste optocinético, 1325
    teste vertical visual subjetivo, 1331
    testes de impulso da cabeça quantitativo, 1332, 1331f
    testes sorológicos, 1334
Tontura subjetiva crônica, 1356
Torcicolo paroxístico, enxaqueca e, 1360
Toro, 680, 680f
Tosse
  causando DRGE, 532
  função da laringe em, 442
Tosse crônica, DRGE causando, 532
Toxicidade farmacológica, PANS com, 1186-1189
  repentina, 1197
Toxoplasmose
  congênita, 1227-1228
  de glândulas salivares, 600
  linfadenopatia com, 1594
Trago, 217-218
Transferência de tecido livre
  para reconstrução da cavidade oral, 712, 712f
Transferências musculares, para reabilitação de paralisia facial, 1416-1419
  masseter, 1416, 1417f
  microneurovascular, 1419
  temporal, 1416-1419, 1418f
Transpasse horizontal, 195-196, 196f
Transpasse vertical, 195-196, 196f
Transporte de iodeto, na glândula tireoide, 889
Transtornos do sono, 169, 169t
  classificação de, 169-173, 169q
  distúrbios respiratórios relacionados com o sono, 170, 170q
  DMRS (distúrbios do movimento relacionados ao sono), 172, 172q
  DSRC, distúrbios do sono do ritmo circadiano 171, 171q
  hipersonias de origem central, 171, 171q
  insônia, 170, 170q
  não obstrutivos. *Ver* Distúrbios do sono não obstrutivos
  obstrutivos. *Ver* Apneia do sono obstrutiva
  SAOS. *Ver* Apneia obstrutiva do sono
  parasonias, 171-172, 172q
  sintomas isolados, variantes aparentemente normais e problemas não resolvidos, 173, 172q
Traqueíte bacteriana
  com faringite bacteriana, 1584-1585
  início de, 1582t, 1584
  radiografia de, 1584, 1585f
  tratamento de, 1584-1585, 1585f
Traqueomalácia (TM)
  disfagia com, 1696
Traqueoplastia cervical, 800f, 805-806
Traqueostomia
  cuidado para, 27, 27t
  definição de, 22
  para a sequência de Robin, 1515
Traqueostomia aberta, 22-23, 23f
Traqueotomia
  complicações de, 26t
    intraprocedural, 25-26
    precoce, 26
    tardio, 26
  cuidados após, 27, 27t
  definição de, 22
  descanulização após, 26-28
  história de, 20-21

i50 ÍNDICE

indicações para, 21, 21q
para aspiração crônica, 497
para estenose de laringe, 1681
para estenose subglótica, 1682
para SAOS pediátrica, 1498
para SAOS, 168
percutânea, 23-24
seleção de cânulas para, 24-25, 25t
técnica aberta para, 22-23, 23f
vantagens e tempo de
para pacientes cardiotorácicos, 22
para pacientes com acidente vascular
cerebral, 21-22
para pacientes de traumatismo, 21
para populações combinadas de
pacientes, 22
Traqueotomia dilacional percutânea (TDP),
23-24
diretrizes e contraindicações para, 24
técnicas alternativas para, 24
técnicas para, 24
Traqueotomia translaríngea de Fantoni, *kit*,
24
Tratamento de otite média aguda
recorrente, 1562-1563
cirúrgico, 1562-1563
adenoidectomia com e sem
tonsilectomia, 1562-1563
miringotomia com inserção de TV, 1562
miringotomia/timpanocentese, 1562
profilaxia antibiótica, 1562
Tratamento endoscópico
de estenose laríngea, 1682
Tratamento pós-operatório
de faringolaringectomia total, 810
de laringectomia total, 806-807
de SAOS, 168
EES para rinossinusite crônica, 411
para neoplasias de glândula tireoide, 929
Tratamento protético de DVF, 1524, 1524f
Tratamento sinonasal, para distúrbios
benignos da mucosa das pregas vocais,
463
Trato nasossinual, tumores benignos de,
373-374, 374t
angiofibroma juvenil, 377-379, 377f-379f
cirurgia de seio endoscópica para, 395
displasia fibrosa, 320, 321f, 382-383, 382f
fibroma ossificante, 319, 319f, 382-383, 382f
hemangioma capilar lobular, 381-382, 382f
osteoma, 318-319, 318f, 379-381, 380f-381f
papiloma invertido, 319, 319f, 374-376,
375f-376f
schwannoma, 383, 383f
Trato urinário, efeitos do
hiperparatiroidismo sobre, 938
Tratos de células aéreas, 972
Traumatismo de sopro forte, de distúrbios
vestibulares periféricos, 1352
Traumatismo do osso temporal
avaliação de, 1137-1139
auditiva, 1138
aurículas, 1137
imagem, 1138-1139, 1139f
meato acústico, (MA). *Ver* conduto
auditivo (CA) 1137-1138,
1137f-1138f
membrana timpânica, 1138
nistagmo, 1138
classificação de, 1136-1137
longitudinal, 1136, 1136f
poupador de cápsula ótica, 1136, 1136f
ruptura da cápsula ótica, 1136,
1136f-1137f
epidemiologia de, 1135, 1135f
fisiopatologia de, 1135-1136

tratamento de, 1139-1147
colesteatoma e estenose de MAE, CAE
1147
fístulas liquóricas, 1143-1145, 1146f
lesão da artéria carótida, 1147
lesão do nervo facial, 1139-1143, 1141t,
1142f-1143f
perda auditiva de, 1145-1147, 1146f
Traumatismo facial
fraturas. *Ver* Fraturas faciais
imagiologia de, 72, 71f-72f
TC de, 42
Traumatismo maxilofacial, 190-191
acesso cirúrgico para, 200-203
terço inferior, 203, 203f
terço médio, 202-203, 202f
terço superior, 201-202, 201f
anatomia, fisiologia e fisiopatologia para,
191
do terço inferior, 195-196, 196f
do terço médio, 192-195, 192f-194f, 195t
do terço superior, 191-192, 191f
avaliação radiográfica de, 197-199
terço inferior, 199
terço médio, 198, 198f
terço superior, 198, 198f
biomecânica do esqueleto facial, 204-206,
204f
terço inferior, 205-206, 206f
terço médio, 204-205, 205f
terço superior, 204
cicatrização óssea e, 203-204
classificação de, 199-200
face superior, 199
terço inferior, 200
terço médio, 199-200, 199f-200f
complicações de, 214
direções futuras para, 214
exame físico para, 196-197
terço inferior, 197
terço médio, 196-197, 197f
terço superior, 196
reparo de fratura, 206-208
mandíbula edêntula, 213
oclusão, 206-208, 207f
panfacial, 213-214
terço inferior, 211-213, 212f
terço médio, 208-211, 208f-209f, 211f
terço superior, 207-208, 207f
rinoliquorreia com, 208-214
ruptura da base do crânio com, 208-213
tratamento de, 200-203
Traumatismo na cabeça
PANS com, 1189
repentina, 1197
perda olfativa após, 297-297
Traumatismo brusco de pescoço/
penetrante, 21q
Traumatismo. *Ver também* locais específicos
exame físico de, 11-12
facial. *Ver* Traumatismo facial
PANS com, 1189-1191
agudo, 1197
rinoliquorreia causada por, 427
traqueostomia para, 21
Tregs. *Ver* Células T reguladoras
Trepanação da fossa canina, 414-415, 413f
Treponema pallidum. *Ver* Sífilis
Tri-iodotironina (T$_3$), 888, 888f
armazenamento e liberação de, 889
circulante, 889-891
mecanismo hormonal de ação, 891
metabolismo de, 890
Triagem, para lesões malignas da cavidade
oral, 694
Triancinolona

para úlcera de contato das pregas vocais /
granuloma, 477
Triancinolona acetonida, para úlceras
relacionadas com AIDS, 87
Triângulos do pescoço, 10, 10f, 1481, 1481f
Trígono retromolar, 691-692, 692f
lesões malignas de, tratamento cirúrgico
de, 702, 702f-703f
Tríquio em proporções faciais, 178, 178q,
179f, 181f
Trissomia do 21. *Ver* Síndrome de Down
Trombocitopenia, avaliação pré-operatória
de, 17
Trombose do seio cavernoso, infecções
odontogênicas e cervicais profundas
por, 101, 100f
Tronco encefálico auditivo
fisiologia de, 988-989, 988f
terminações nervosas vestibulares em,
1003, 1006f
Tronco encefálico. *Ver* Tronco encefálico
auditivo
TRT (terapia de retreinamento do
zumbido), 1203
Tuba auditiva
anatomia de, 967-968
plenitude auricular e, 1251-1252
Tubérculo de Darwin, 217-218
Tuberculose (TB)
de glândulas salivares, 598
em pacientes imunodeficientes, 116-117
faringite causada por, 83-84
laringite causada por, 491, 491f
manifestações laríngeas e traqueais de, 140
manifestações orais de, 146
manifestações otológicas de, 1167-1168,
1168f
otorreia com, 1249-1250
Tubo endotraqueal (TET)
com cobertura, para papilomatose
recorrente de vias aéreas, 1668
estenose de laringe por, 1678-1679
estenose laringotraqueal causada por, 504
Tularemia. *Ver Francisella tularensis*
Tumor da bainha de nervo periférico,
maligno. *Ver* Tumor da bainha do nervo
periférico maligno
Tumor de células de Hürthle, tireoide,
918-919
Tumor de células gigantes (TCG)
da laringe, 774-775
de pescoço, 852
Tumor de células gigantes maligno
(TCGM), de pescoço, 852
Tumor de células-fantasma odontogênico
epitelial. *Ver* Tumor de células-fantasma
dentinogênicas
Tumor de Kuttner, 593, 616
Tumor de Pindborg. *Ver* Tumor
odontogênico calcificante epitelial
Tumor de Warthin, 614, 614f
Tumor fibroso solitário, de pescoço, 852
Tumor maligno da bainha do nervo
periférico (TMBNP), 1626, 1628f
do pescoço, 852
Tumor miofibroblástico inflamatório (TMI),
da laringe, 774-775
Tumor misto maligno de glândula salivar
verdadeira, 634-635, 635f
Tumor neuroectodérmico primitivo
periférico (TNPP), 1625q, 1631
Tumor primordial de glândula salivar, 640
Tumores de células azuis redondas
pequenas, 1625q
Tumores de células granulosas
da cavidade oral, 683, 683f-684f

Tumores de infância do esternocleidomastoideo, 1592-1593, 1593f
Tumores de laringe, distúrbios da voz e, 1657
Tumores dentários. *Ver* Tumores odontogênicos
Tumores dermoides, 2762
Tumores do tipo de glândula salivar, de laringe, 771-772
Tumores mistos malignos, de glândulas salivares, 634-635, 635f-636f
Tumores neuroectodérmicos, 1631-1632, 1631f, 1632q, 1633f
Tumores neuroendócrinos, de laringe, 772
Tumores odontogênicos, ameloblastoma, 685, 684f
Tumores transglóticos, 748
Tumores vasculares
  angioma em tufos, 1601-1602
  classificação de, 1598, 1598q, 1598f
  complicações de, 1602, 1602f-1603f
  de doença de glândula salivar em crianças, 1646-1647
  fenômeno de Kasabach-Merritt, 1602
  hemangioendotelioma kaposiforme, 1601-1602, 1601f
  hemangioma congênito, 1601, 1601f
  hemangiomas da infância, 1599-1600, 1599f-1600f
    complicações de, 1602, 1602f-1603f
    quadro clínico de, 1600, 1600f
    tratamento cirúrgico para, 1604-1605, 1605f
    terapia a *laser* para, 1604, 1605f
    tratamento clínico para, 1604, 1605f
    tratamento das vias aéreas, 1605-1606, 1606f-1607f
    tratamento facial, 1602-1605, 1603f-1604f
  reabsorção óssea com, 1602
  síndrome PHACES, 1600, 1601f

U

Úlcera ou granuloma de contato, 476-477, 476f-477f
Úlceras
  aftosa, associada a imunodeficiência, 126f
  mucosa
    eritema multiforme, 150, 666-667, 667f
    estomatite aftosa recidivante, 126f, 664-666, 665q, 665f-666f, 666t, 682, 682f
    granuloma traumático, 667, 668f
    pênfigo vulgar, 150, 658-660, 659f-660f
    penfigoide, 150, 660-661, 660f-662f, 661q
    VHS (herpes-vírus simples), 126, 148, 662-664, 662f-664f, 666t
  prega vocal, 476-477, 476f-477f
  relacionadas a AIDS, 86-87
Úlceras aftosas, 126f, 664-666, 665q, 665f-666f, 666t, 682, 682f
  associada à imunodeficiência, 126f
Úlceras aftosas maiores, 127, 126f
  na laringe, 493-494
Úlceras aftosas menores, 127
Úlceras herpetiformes, 127
Último corpo branquial, 1484, 1484f
Ultrassom, 37
  aplicações de cabeça e pescoço de, 43
  das neoplasias de glândula tireoide, 912-913
  de glândulas salivares, 43, 611
    em crianças, 1640

localização de hiperparatireoidismo com, 944, 944f
  para infecções odontogênicas e profundas de pescoço, 97
Ultrassom com contraste, de glândulas salivares, 611
Ultrassonografia com Doppler colorido, de glândulas salivares, 611
Ultravoice, para pacientes de laringectomia total, 807
Unidade ostiomeatal anterior, 304, 305f
Unidade ostiomeatal posterior, 304
  aumento de, para DVF, 1526-1527
Unidades estéticas, na análise facial, 178, 182f
Urinálise, para rinoplastia, 229-230
Uso de chupeta, otite média e, 1558
Uso do tabaco
  neoplasias de glândulas salivares e, 606
  neoplasias malignas da cavidade oral e, 686-687, 687f
  otite média e, 1558
  risco de CEC de laringe e, 753
  sequelas orais de, 146
Uso excessivo, de voz, 461, 464
  laringite aguda causada por, 488-489, 489f
Utrículo, 982, 983f, 1000, 1000f-1002f
  movimento da cabeça e
    base anatômica e fisiológica de, 1286f, 1306
    importância clínica de, 1307, 1307f
Uvulopalatofaringoplastia (UPPP)
  para SAOS, 164-165, 164f, 165t
  para SAOS pediátrica, 1498

V

Vacina contra caxumba, para papilomatose respiratória recorrente, 1672
Vacina contra influenza, otite média e, 1560
Vacina Jerry Lynn, 598
Vacinação. *Ver também* Imunização
  para caxumba, para papilomatose respiratória recorrente, 1672
  para HPV, 1663-1664
    terapêutica, 1672
  para meningite, com implante coclear, 1260, 1260q
  para prevenção de otite média, 1559-1561
    bacteriana para, 1559-1560
    viral para, 1560-1561
Vacinas bacterianas, para a prevenção de otite média, 1559-1560
Vacinas virais, para prevenção de otite média, 1560-1561
  gripe, 1560
  VSR, 1560-1561
Valva nasal
  rinoplastia e, 226-228
Vancomicina
  ototoxicidade com, 1234
  PANS com, 1188
  para infecções odontogênicas e do pescoço profundas, 98, 98q
Vandetanibe, para neoplasia da glândula tireoide, 908
Varfarina
  avaliação pré-operatória de, 17
  epistaxe causada por, 327-328
  sequelas orais de, 146
Varizes esofágicas, 517, 518f
Varredura de radioisótopos, para otite externa maligna, 1066
Varredura óssea com tecnécio, para otite externa maligna, 1066

Vasodilatadores, para doença de Ménière, 1346
Velocidade de condução nervosa, 1395-1396
Velocidade de hemossedimentação (VHS), para otite externa maligna, 1065
Velofaringe
  anatomia de, 1518-1519, 1519t
  função de, 1518
  padrões de fechamento de, 1522, 1522f
Veloplastia intravelar, para DVF, 1525
Vemurafenibe, para melanoma, 562
Ventilação a jato
  para papilomatose respiratória recorrente, 1668
Ventilação espontânea
  para papilomatose recorrente respiratória de vias aéreas, 1668
Vergência, 1314, 1314f
  tontura e, 1321
Vertigem, 1254-1256, 1255q
  alternobárica, 1352
  cervical, 1365
  cirurgia de otosclerose e
    depois, 1133
    durante, 1132
  com enxaqueca, 1356-1357
  hipotiroidismo causando, 898
  labiríntica, 1255
  posicional paroxística benigna do canal posterior, 1296
  procedimentos ablativos para. *Ver* Cirurgia vestibular ablativa
  retrococlear, 1256
Vertigem fisiológica, 1367
  enjoo do movimento, 1367
  síndrome de mal de desembarque, 1368
Vertigem intraoperatória, em cirurgia de otosclerose, 1132
Vertigem paroxística benigna da infância, enxaqueca e, 1360
Vertigem posicional paroxística benigna (VPPB), 1338-1341
  diagnóstico de, 1338-1340
    achados do exame, 1339, 1339f
    história, 1338-1339
    resultados dos testes para, 1339-1340
  enxaqueca com, 1359
  incidência de, 1338
  tratamento para, 1340-1341
    com reposicionamento, 1340-1341, 1340f
    tratamento cirúrgico, 1341
Vertigem posicional paroxística benigna do canal posterior (VPPB-CP), 1296
Vertigem posicional paroxística central (VPPC), 1345
Vertigem retrococlear, 1256
Vesícula ótica, 994f, 995
Vestibulopatia familiar, 1352-1353
Via aérea nasofaríngea, para a sequência de Robin, 1514-1515
Via de drenagem do seio frontal (VDSF), 305-306
Vias aéreas superiores
  estenose de. *Ver* Estenose de laringe; Estenose traqueal
Vias auditivas centrais, 976-979, 977f
  colículo inferior, 978
  complexo olivar superior, 978
  corpo geniculado medial, 978
  córtex auditivo, 978
  lemnisco lateral, 978
  nervo coclear, 976-977
  núcleo coclear, 977
Vias reflexas olivococleares, 990f, 991

Volume I, pp 1-960 • Volume II, pp 961-1696

i52 ÍNDICE

Vibração, das pregas vocais, 446, 450-453, 452f
Vídeo-oculografia (VOG), 1325
Videoendoscopia, de laringe. *Ver* videoendoscopia laríngea e estroboscopia
Videoendoscopia laríngea e estroboscopia (VELE), 448
  atividade supraglótica em, 449, 449f-450f
  avaliação com, 450-453
  equipamentos para, 454t
  estrutura de laringe em, 448-449
  fechamento da glote em, 451, 452f
  fechamento de fase em, 451
  flexibilidade e rigidez da mucosa em, 451-452, 452f
  limitações de, 450
  movimento aritenoide em, 449
  muco em, 449
  nível de fechamento vertical em, 451
  para distúrbios da mucosa das pregas vocais benignos, 462-463, 462f-463f
  pregas vocais em, 449-450
  protocolo para, 448, 449q, 451, 451q
  registros clínicos de, 455
  regularidade em, 453
  simetria de fase em, 452-453
  vascularidade em, 449
Videoestroboscopia, da laringe. *Ver* Videoendoscopia laríngea e estroboscopia
Videofluoroscopia de fala, para avaliação de DVF, 1521-1522
Videonistagmografia, para a doença de Ménière, 1345
Vimblastina
  PANS com, 1188
Vincristina,
  PANS com, 1188
Vírus da imunodeficiência humana/ síndrome da imunodeficiência adquirida (HIV/AIDS)
  biologia e imunologia de, 104
  diagnóstico e classificação de, 104-105, 105q-106q, 105t
  doença de glândula salivar em, 596-597, 597f
    em crianças, 1643
    lesões, 114-116, 114f, 596, 597f
    SLID, síndrome da linfocitose infiltrativa difusa, 116, 596-597
    xerostomia, 114
  esofagite em, 538-539
  exposição ocupacional a, 106-107, 107t
  faringite em, 86-87
  infecção sinonasal em, 117-119, 117f, 133
  infecções labirínticas e, 1231
  lesões malignass associadas a, 107-109, 108t
    abordagem de diagnóstico para, 116-117, 115q
    CEC não cutâneos, 111
    linfoma de Hodgkin, 114
    linfoma, 112-114
    LNH relacionada com AIDS, 112-114
    neoplasias cutâneas, 111
    outros, 114
    sarcoma de Kaposi, 109-110, 109f-110f

lipoatrofia facial associada a, 127-128, 127f
manifestações da cavidade oral de, 125, 123q
  infecções fúngicas, 125-126, 124f
  infecções virais, 126, 125f
  úlceras aftosas, 126f, 664-666, 665q, 665f-666f, 666t, 682, 682f
manifestações de imunodeficiência em, 107, 107q
manifestações nasais de, 133
manifestações orais de, 148
manifestações otológicas e neurológicas de, 1182
  meningite criptocócica, 121-123
  neuropatias, 121
  orelha externa, 120
  ouvido médio, 120-121
  otossífilis, 123
  perda auditiva, 121-125, 122f, 123q
massas em, abordagem diagnóstica para, 116-117, 115q
PANS com, 1192-1193
  repentina, 1196-1197
paralisia facial com, 1401
perda olfativa devido a, 298
SIRI (síndrome inflamatória de reconstituição imunológica) em, 106
TARVAA para, 105-106
Vírus Epstein-Barr (EBV)
  carcinoma da nasofaringe e, 720, 722
  em doença da glândula salivar em crianças, 1643
  em leucoplasia pilosa oral, 126, 125f, 652-653
  em linfoma de células T, 133
  em linfoma de Hodgkin (LH), 114
  em linfoma não Hodgkin (LNH), 112-114
  faringite causada por, 87-88, 88f
  faringite viral com, 1577-1578, 1578f
  linfomas malignos e, 1618-1620
Vírus influenza, faringite causada por, 86
Vírus parainfluenza
  crupe com, 1580
  faringite causada por, 85
Vírus sincicial respiratório (VSR), otite média e, 1554-1555
  vacina para, 1560-1561
Vírus varicela-zóster (VVZ)
  herpes-zóster ótico com, 1066-1067, 1067f
  labirintite, 1230-1231
  manifestações orais de, 148
Visão estável, sistema vestibular em, 1281-1282
Vitamina A, para disfunção olfativa, 301
Voriconazol, para rinossinusite fúngica invasiva, 368, 368t
Voz
  considerações sobre o tratamento do câncer glótico para, 788
  reabilitação de. *Ver* Reabilitação vocal e da fala
  uso excessivo de, 461, 464
    laringite aguda causada por, 488-489, 489f
  utilização profissional de. *Ver* Pacientes profissionais da voz

Voz e fala alaríngea
  prótese para. *Ver* Prótese fonatória
Voz e fala de eletrolaringe, após laringectomia, 807
Voz e fala esofágica, após laringectomia, 807

X

Xantoma verruciforme, 656
Xeroderma pigmentosa (XP), 551
Xerostomia
  associada a imunodeficiência, 114
XP. *Ver* Xeroderma pigmentosa

Y

Yersinia enterocolitica, faringite causada por, 85

Z

Zafirlucaste
  para rinossinusite crônica, 352
Zanamivir, 86
Zigomas
  anatomia de, 192, 192f-193f
  biomecânica de, 205
  fraturas de, 197, 199-200, 199f
    abordagem cirúrgica para, 202-203
    reparo de, 210
Zileuton®
  para rinossinusite crônica, 352
Zinco, para disfunção olfativa, 302
"Zonas de deformação", da face, 194-195, 195t
Zumbido, 1200-1207
  aparelhos auditivos com, 1279
  após cirurgia de otosclerose, 1133
  avaliação clínica de, 1206-1207
  com enxaqueca, 1357
  comorbidades de, 1207
    medidas de prognósticos padronizados de, 1207
  estratégias de tratamento para, 1202-1206
    EMZ, estimulação magnética para zumbido, 1204-1205
    estimulação acústica, 1202-1204
    estimulação elétrica, 1205
    farmacológico, 1205-1206
    privação auditiva, 1202
    TCC, terapia cognitiva comportamental 1204
  insônia e, 1207
  na doença de Ménière, 1344-1345
  subtipos objetivos de, 1200, 1200q
  subtipos subjetivos de, 1200-1202, 1201q
    máquina de escrever, 1202
    perda auditiva, 1201
    somática, 1201-1202
Zumbido de máquina de escrever, 1201q, 1202
Zumbido objetivo, 1200, 1200q
Zumbido somático, 1201-1202, 1201q
Zumbido subjetivo, 1200-1202, 1201q
  perda auditiva, 1201
  somática, 1201-1202
  máquina de escrever, 1202

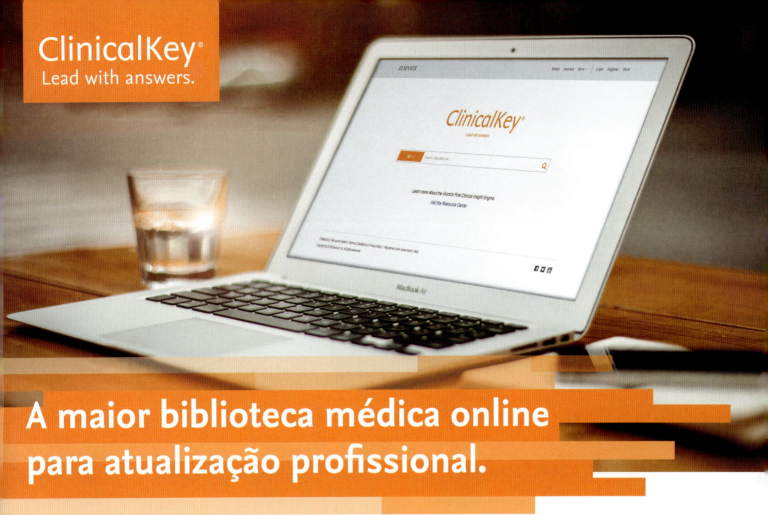

ClinicalKey®
Lead with answers.

A maior biblioteca médica online para atualização profissional.

ClinicalKey é a única fonte de busca clínica que oferece a informação mais confiável, atualizada e abrangente, a qualquer hora, e em qualquer lugar.

A maior base de dados clínica
Mais de 1.000 e-books para download, 600 periódicos, 2.900 monografias sobre drogas, 17.000 vídeos de procedimentos, 2.000.000 de imagens e muito mais.

Buscas mais rápidas
Design que facilita a navegação e ferramentas que salvam o histórico de buscas, capturam e exportam imagens para uso em aulas e palestras.

A melhor tomada de decisão
Informações rápidas e precisas baseadas em evidências para o cuidado à beira do leito, Guidelines, MEDLINE indexado por completo, ensaios clínicos e muito mais.

Experimente. Acesse: www.elsevier.com.br/clinicalkey

Empowering Knowledge

ELSEVIER